本書をご利用になる前に

本書は，2024年３月５日の厚生労働省告示第57号～第59号，保医発通知0305第４号等により改定された2024年度の診療報酬点数表です。

１．本書の構成と色分け

⑴　点数表本体の点線囲み（水色）「通則」については（薄紫色）で表示した部分は，健康保険の診療報酬が告示されたもの（標準点数）です。

⑵　（水色）の枠の外に小活字で掲載したものは，厚生労働省保険局医療課長名で**通知**されたもの（例：保医発0305第４号／具体的な解釈・算定要件・準用点数）です。

⑶　2024年改定により実質的に内容の変わった部分を「緑色」で区別しました。見出し，注・項目番号の 緑色アミ掛け または新はその項目自体が新しいか，または全面的に変わったものです。点数変更または表記の一部のみ変わった場合は緑色の下線を付しました。

⑷　さらに，2023年４月から2024年3月の告示・通知までの変更部分は「オレンジ色」で区別しています。

２．利用される際の留意点

⑴　告示のなかに「別に厚生労働大臣が定める……」などとある場合，アンダーラインを付けて※印のあとに施設基準関連告示・通知の該当ページを赤字で示しました。

⑵　**見出しの略号**：各項目に対応させて，このページの右欄に掲げる見出しを本文ページの端に付けました。記載されている略号は，以下のとおりです。
初再＝初診料・再診料・外来診療料，**入院基本**＝入院基本料，**入院加算**＝入院基本料等加算，**特定入院**＝特定入院料・短期滞在手術等基本料，**医学管理**＝医学管理等，**在宅**＝在宅医療，**検査**，**画像**＝画像診断，**投薬**，**注射**，**リハ**＝リハビリテーション，**精神**＝精神科専門療法，**処置**，**手術**，**麻酔**，**放射**＝放射線治療，**病理**＝病理診断，**その他**，**材料**＝材料価格基準，**食事・生活**＝入院時食事療養費・入院時生活療養費，**基施**＝基本診療料の施設基準等，**特施**＝特掲診療料の施設基準等

※　2024年６月以降の告示・通知等は『月刊／保険診療』（医学通信社刊）にて随時掲載致します。

第１編　医科診療報酬点数表

第１章　基本診療料

第１部　初・再診料

第２部　入院料等

第１節　入院基本料

第２節　入院基本料等加算

第３節　特定入院料

第４節 短期滞在手術等基本料

第２章 特掲診療料

第１部 医学管理等

第１節 医学管理料等

第３節 特定保険医療材料料

第２部 在宅医療

第１節 在宅患者診療・指導料

第２節 在宅療養指導管理料

第３部　検　査

第１節　検体検査料

第３節　生体検査料

第４部　画像診断

第５部　投　薬

第６部　注　射

第７部　リハビリテーション

第８部　精神科専門療法

第2編 厚生労働大臣が定める基準等

2024年度
医科診療報酬点数表

診療報酬の算定方法

平成20年３月５日　厚生労働省告示第59号（改定：告示57，令6.3.5）

健康保険法（大正11年法律第70号）第76条第２項（同法第149条において準用する場合を含む）及び高齢者の医療の確保に関する法律（昭和57年法律第80号）第71条第１項の規定に基づき，診療報酬の算定方法の一部を改定する告示を次のように定める。

附則　この告示は令和６年６月１日から適用する。

参考 2024年診療報酬改定「経過措置」一覧

《2024年９月30日までの主な経過措置》

A000 初診料「注16」医療DX推進体制整備加算	マイナンバーカードの健康保険証利用の実績に係る基準は2024年10月１日から適用される。
A001 再診料「注12」地域包括診療加算，「注13」認知症地域包括診療加算 B001-2-9 地域包括診療料，B001-2-10認知症地域包括診療料	2024年３月末時点の左欄の診療料の届出医療機関は，2024年９月末までは従前の例による。
A100 一般病棟入院基本料：急性期一般入院料１（許可病床数200床未満），急性期一般入院料２・３（同200床以上400床未満）	2024年３月末時点の左欄の入院料（今改定により重症度，医療・看護必要度Ⅱによる評価が新たに要件化）の届出病棟は，2024年９月末までは，**重症度，医療・看護必要度Ⅱにより評価を行うとする基準**を満たすものとする。
A100 一般病棟入院基本料：急性期一般入院料１～５ A102 結核病棟入院基本料：７対１入院基本料 A103 特定機能病院入院基本料／一般病棟：７対１入院基本料 A105 専門病院入院基本料：７対１入院基本料 A103「注５」・A105「注３」：看護必要度加算１～３ A200 総合入院体制加算１～３ A207-3 急性期看護補助体制加算 A207-4 看護職員夜間配置加算 A214 看護補助加算１ A308-3 地域包括ケア病棟入院料 A317 特定一般病棟入院料「注７」	2024年３月末時点の左欄の入院料等の届出病棟・病室は，2024年９月末までは，**重症度，医療・看護必要度の基準**を満たすものとする。
A101 療養病棟入院基本料	看護職員・看護補助者配置20対１以上の基準又は医療区分２・３の患者の合計が５割以上であることの基準が満たせない場合の「注11」の規定（100分の75で算定）が削除されたが，2024年３月末時点の療養病棟入院基本料「注11」の届出医療機関では，2024年９月末までは，**医療区分２・３の患者の合計が５割以上であることの基準**に該当するものとみなす。
	2024年３月末時点の療養病棟入院基本料の届出医療機関では，2024年９月末までは，**療養病棟入院料１・２「入院料27」を算定する日の２単位超の疾患別リハビリテーション包括規定**は適用されない。
A109 有床診療所療養病床入院基本料	2024年３月末時点の有床診療所療養病床入院基本料の届出医療機関は，2024年９月末までは従前の例による。
A200 総合入院体制加算１・２	2024年３月末時点の届出医療機関は，2024年９月末までは，**全身麻酔手術の年間件数に係る基準**を満たすものとする。
A207-3 急性期看護補助体制加算「注４」看護補助体制充実加算１ A214 看護補助加算「注４」看護補助体制充実加算１	2024年３月末時点の看護補助体制充実加算の届出医療機関は，2024年９月末までは，**新設された基準（①３年以上の勤務経験を有する看護補助者を５割以上配置，②看護補助者の育成・評価）**を満たしているものとする。
A246 入退院支援加算１	2024年３月末時点の届出医療機関であり，当該医療機関において急性期一般入院基本料，特定機能病院入院基本料（一般病棟），専門病院入院基本料（13対１を除く），地域包括ケア病棟入院料の算定病棟・病室を有する場合は，2024年９月末までは，**連携機関に係る基準**を満たすものとする。
A247 認知症ケア加算	2024年３月末時点の認知症ケア加算の届出医療機関は，2024年９月末までは，**せん妄のリスク因子確認・せん妄対策のためのチェックリスト作成の基準**を満たしているものとする。
A300 救命救急入院料２・４ A301 特定集中治療室管理料１～４	2024年３月末時点の届出治療室は，2024年９月末までは，**特定集中治療室用の重症度，医療・看護必要度Ⅱにより評価を行うとする基準**に該当するものとする。
A301 特定集中治療室管理料１～４	2024年３月末時点の届出治療室は，2024年９月末までは，**入室時の重症患者受入れ実績（SOFAスコアが一定以上である患者割合が10％以上）の基準**に該当するものとする。

A300 救命救急入院料 A301 特定集中治療室管理料 A301-2 ハイケアユニット入院医療管理料	2024年３月末時点の左欄の入院料等の届出病室は，2024年９月末までは，**重症度，医療・看護必要度の基準**を満たすものとする。
A308 回復期リハビリテーション病棟入院料１	2024年３月末時点の回復期リハビリテーション病棟入院料１の届出病棟は，2024年９月末までは，**入退院時の栄養状態の評価（GLIM基準を用いる）に係る基準**を満たすものとする。
A308 回復期リハビリテーション病棟入院料１・３	2024年３月末時点の回復期リハビリテーション病棟入院料１・３の届出病棟は，2024年９月末までは，**FIMの測定に関する院内研修に係る基準**を満たすものとする。
在宅療養支援診療所・在宅療養支援病院	2024年３月末時点の在宅療養支援診療所・在宅療養支援病院は，2024年９月末までは，「**患者１人当たりの直近３月の訪問診療の回数が一定数未満であること**」とする基準に該当するものとする。
C002 在宅時医学総合管理料 C002-2 施設入居時等医学総合管理料	2024年３月末時点の在宅時医学総合管理料，施設入居時等医学総合管理料の届出医療機関は，2024年９月末までは，**C002「注14」（基準を満たせない場合に100分の60で算定）の基準（訪問診療の回数の合計が一定数を超えないこと）**を満たすものとする。

《2024年12月31日までの主な経過措置》

外来感染対策向上加算（初診料，再診料，医学管理等，在宅医療，精神科訪問看護・指導料などの加算）	2024年３月末時点の外来感染対策向上加算の届出医療機関は，2024年12月末までは，感染症法第38条第２項の規定に基づく「**第２種協定指定医療機関であること**」等とする基準に該当するものとする。
A234-2 感染対策向上加算	2024年３月末時点の感染対策向上加算１～３の届出医療機関は，2024年12月末までは，感染症法第38条第２項の規定に基づく「**第１種協定指定医療機関であること**」等とする基準に該当するものとする。

《2025年３月31日までの主な経過措置》

A000 初診料「注16」医療DX推進体制整備加算 在宅医療DX情報活用加算〔C001・C001-2在宅患者訪問診療料（Ⅰ）（Ⅱ），C002 在宅がん医療総合診療料の加算〕	2025年３月末までは，「**電磁的記録をもって作成された処方箋を発行する体制を有していること**」とする基準に該当するものとみなす。
A200 総合入院体制加算１・２ A200-2 急性期充実体制加算 A300 救命救急入院料１・２	2025年３月末までは「**救急時医療情報閲覧機能を有していること**」とする基準は猶予され，当該基準は2025年４月１日以降に適用される。

《2025年５月31日までの主な経過措置》

入院料等「通則７」意思決定支援の基準	2024年３月末時点の入院基本料・特定入院料の届出病棟（既に意思決定支援が要件化されている療養病棟入院基本料や地域包括ケア病棟入院料等を除く）は，2025年５月末までは基準に該当するものとする。
入院料等「通則７」身体的拘束最小化の基準	2024年３月末時点の入院基本料・特定入院料の届出病棟は，2025年５月末までは基準に該当するものとする。
A200-2 急性期充実体制加算	2024年３月末時点の急性期充実体制加算の届出医療機関は，2025年５月末までは，外来における**化学療法の実施促進体制**の基準に該当するものとする。
A205-2 超急性期脳卒中加算	2024年３月末時点の超急性期脳卒中加算の届出医療機関は，2025年５月末までは，**新設された基準（脳梗塞患者に対する経皮的脳血栓回収術の適応可否の判断に係る連携医療機関との協議・手順書・助言に関する基準）**を満たしているものとする。
A207 診療録管理体制加算	専任の医療情報システム安全管理責任者の配置と院内研修を求める医療機関の対象が許可病床数400床以上の医療機関から200床以上の医療機関に拡大されたが，**許可病床数200床以上400床未満**の2024年３月末時点の届出医療機関は，2025年５月末までは当該基準を満たしているものとする。
A246-3 医療的ケア児（者）入院前支援加算	2025年５月末までは，「**医療的ケア児（者）の入院医療について十分な実績を有していること**」とする基準を満たしているものとする。
A300 救命救急入院料 A301 特定集中治療室管理料 A301-2 ハイケアユニット入院医療管理料 A301-3 脳卒中ケアユニット入院医療管理料 A301-4 小児特定集中治療室管理料 A302 新生児特定集中治療室管理料 A303 総合周産期特定集中治療室管理料	2024年３月末時点の左欄の特定入院料の届出医療機関は，2025年５月末までは，**医療安全対策加算１の届出医療機関であることとする基準**に該当するものとする。
A301 特定集中治療室管理料「注７」特定集中治療室遠隔支援加算	支援側医療機関（特定集中治療室管理料１・２の届出病院）について，2025年５月末までは，**支援する被支援側医療機関に医療資源・医師数が少ない区域に所在する病院が含まれることとする基準**に該当するものとする。
A308 回復期リハビリテーション病棟入院料１・２	2024年３月末時点の回復期リハビリテーション病棟入院料１・２の届出病棟は，2025年５月末までは，**専従・常勤の社会福祉士等が１名以上配置されていることとする基準**に該当するものとする。

A308-3 地域包括ケア病棟入院料	2024年3月末時点の地域包括ケア病棟入院料の届出病棟・病室は，2025年5月末までは，**訪問看護の実績，訪問看護ステーションの併設，訪問介護・訪問リハビリ施設の併設等の基準**に該当するものとする。
	2024年3月末時点の地域包括ケア病棟入院料の届出医療機関は，2025年5月末までは，**在宅復帰率の基準（算出方法），自宅等からの入棟・入室患者の割合の基準（算出方法）**は従前の例による。
機能強化型の在宅療養支援診療所・在宅療養支援病院	2024年3月末時点の機能強化型の在宅療養支援診療所・在宅療養支援病院は，2025年5月末までは，**訪問診療回数が一定数以上の場合に在宅データ提出加算の届出医療機関であることとする基準**に該当するものとする。
在宅療養支援病院	2024年3月末時点の在宅療養支援病院は，2025年5月末までは，**訪問栄養食事指導の体制整備に係る基準**に該当するものとする。
手術「通則4」「通則18」	2024年3月末時点の手術「通則4」「通則18」の届出医療機関は，2025年5月末までは，**医療安全対策加算1の届出医療機関であることとする基準**に該当するものとする。
保険医療機関及び保険医療養担当規則 掲示事項のウェブサイト掲載を施設基準の要件とする診療報酬	2025年5月末までは，**掲示事項を原則としてウェブサイトに掲載するとした基準**に該当するものとする。
A315 精神科地域包括ケア病棟入院料	2024年3月末時点で精神病棟を単位とする入院料の届出病棟は，2025年5月末までは，**①地域の精神科救急医療体制の確保に協力する体制と実績，②精神障害者の地域生活に向けた重点的支援の体制と実績，③措置診察等の協力，④退院支援部門の設置――の基準**に該当するものとする。

《2025年9月30日までの主な経過措置》

A000 初診料「注16」医療DX推進体制整備加算 在宅医療DX情報活用加算〔C001・C001-2在宅患者訪問診療料（Ⅰ）（Ⅱ），C002 在宅がん医療総合診療料の加算〕	2025年9月末までは，**電子カルテ情報共有サービスを活用できる体制に係る基準**に該当するものとみなす。
A315 精神科地域包括ケア病棟入院料	2024年3月末時点で精神病棟を単位とする入院料の届出病棟は，2025年9月末までは，**①退院が着実に進められている医療機関である，②データ提出加算の届出医療機関である――とする基準**に該当するものとする。

《2026年5月31日までの主な経過措置》

処置「通則5」時間外加算1・休日加算1・深夜加算1 手術「通則12」時間外加算1・休日加算1・深夜加算1	2024年3月末時点の時間外加算1・休日加算1・深夜加算1の届出医療機関は，2026年5月末までは従前のとおりとし，**時間外・休日・深夜の手術等に対する手当等の支給，その就業規則への記載と届出，緊急呼び出し当番の配置――を必須とした基準**の適用が猶予される。
基本診療料の施設基準等「別表第6の2」厚生労働大臣が定める地域（医療資源の少ない地域）	2024年3月末時点において，**改定前の対象地域に存在する医療機関が，医療資源の少ない地域の評価に係る届出を行っている場合**は，2026年5月末までの間，なお効力を有するものとする。
A200-2 急性期充実体制加算1	2024年3月末時点の急性期充実体制加算の届出医療機関は，2026年5月末までは，**「心臓胸部大血管手術100件／年以上」の基準**に該当するものとする。
A200-2 急性期充実体制加算1・2	2024年3月末時点の急性期充実体制加算を届け出ている**300床未満の医療機関**は，2026年5月末までは，**手術等の実績（全身麻酔手術や悪性腫瘍手術等の年間件数）に係る基準**については従前の例による。
A103 精神病棟入院基本料（10対1，13対1入院基本料） A311-2 精神科急性期治療病棟入院料 A311-4 児童・思春期精神科入院医療管理料	2024年3月末時点の左欄の入院料の届出医療機関は，2026年5月末までは，**データ提出加算の届出医療機関であることとする基準**を満たすものとする。
D007「1」アルブミン	**BCG法**によるものは，2026年5月末までに限り算定可。

《その他の経過措置》

A101 療養病棟入院基本料（中心静脈注射を行っているもの）	2024年3月末時点において療養病棟入院基本料を算定する病棟の入院患者であって，**中心静脈注射を行っているものについては引き続き「処置等に係る医療区分3」の患者とみなす。**
A100「2」地域一般入院基本料 A101 療養病棟入院基本料（療養病棟入院料1・2，旧点数表による「注11」） A105 専門病院入院基本料（13対1入院基本料） A106 障害者施設等入院基本料 A306 特殊疾患入院医療管理料 A308 回復期リハビリテーション病棟入院料5 A309 特殊疾患病棟入院料 A310 緩和ケア病棟入院料 A311-2 精神科急性期治療病棟入院料	2024年3月末時点の左欄の入院料を算定する病棟・病室であり，**①急性期一般入院基本料等（従前からA245データ提出加算の届出が要件とされている入院料）の算定病棟・病室を有さず，②左欄の算定病棟・病室の病床数合計が200床未満であり，③電子カルテシステムが導入されていないなどデータ提出加算の届出が困難な正当な理由がある場合に限り**，当分の間，**A245データ提出加算の届出を行っていることとする基準**を満たしているものとする。
A103 精神病棟入院基本料（10対1，13対1入院基本料） A311-2 精神科急性期治療病棟入院料 A311-4 児童・思春期精神科入院医療管理料	2024年3月末時点の左欄の入院料を算定する病棟・病室であり，**①急性期一般入院基本料等（従前からA245データ提出加算の届出が要件とされている入院料）の算定病棟・病室を有さず，②電子カルテシステムが導入されていないなどデータ提出加算の届出が困難な正当な理由がある場合に限り**，当分の間，**A245データ提出加算の届出を行っていることとする基準**を満たしているものとする。

A100 一般病棟入院基本料　7対1，10対1 A104 特定機能病院入院基本料 A105 専門病院入院基本料	2014年3月末時点の届出病棟に90日超入院する「特定患者」についてA101療養病棟入院基本料1の例により算定する場合，当分の間，「医療区分3」とみなす。
A103 精神病棟入院基本料　18対1入院基本料，20対1入院基本料	「医科大学付属病院（精神病床のみを有する病院を除く）及び100床以上の総合病院（内科・外科・産婦人科・眼科・耳鼻咽喉科を有する）」以外の病院（特定機能病院を除く）において，当分の間算定できる。
A103　精神病棟入院基本料「注2」（特別入院基本料）の施設基準	看護職員確保が特に困難と認められる医療機関については，特別入院基本料の基準を満たさない場合においても当分の間算定できる。
A307 小児入院医療管理料	当分の間，施設基準の「医師の員数」につき，離島・へき地等による医師の定員減の特例が適用される場合，その特例による「員数」とする。
A311 精神科救急急性期医療入院料 A311-2 精神科急性期治療病棟入院料 A311-3 精神科救急・合併症入院料 A311-4 児童・思春期精神科入院医療管理料	当分の間，施設基準の「医師の員数」につき，離島・へき地等あるいは療養病床5割超の病院による医師の定員減の特例が適用される場合，その特例による「員数」とする。
A311 精神科救急急性期医療入院料 A311-2 精神科急性期治療病棟入院料 A311-3 精神科救急・合併症入院料 A311-4 児童・思春期精神科入院医療管理料 A312 精神療養病棟入院料	当分の間，施設基準の「看護師及び准看護師の員数」につき，「歯科衛生士」を「歯科衛生士と看護補助者」と読み替える規定が適用される場合，その規定による「員数」とする。
公認心理師（2019年3月末時点で臨床心理技術者として保険医療機関に従事していた者，あるいは公認心理師の国家試験の受験資格を有する者）	2019年4月1日から当分の間，公認心理師とみなす。

診療報酬の算定方法

1　健康保険法第63条第3項第1号に規定する保険医療機関に係る療養〔高齢者の医療の確保に関する法律（以下「高齢者医療確保法」という）の規定による療養を含む。以下同じ〕に要する費用の額は，歯科診療以外の診療にあっては別表第1医科診療報酬点数表により，歯科診療にあっては別表第2歯科診療報酬点数表により算定するものとする。ただし，別に厚生労働大臣が指定する病院（DPC対象病院）の病棟における療養〔健康保険法第63条第1項第5号に掲げる療養（同条第2項に規定する食事療養，生活療養，評価療養，患者申出療養及び選定療養を除く）及びその療養に伴う同条第1項第1号から第3号までに掲げる療養並びに高齢者医療確保法第64条第1項第5号に掲げる療養（同条第2項に規定する食事療養，生活療養，評価療養，患者申出療養及び選定療養を除く）及びその療養に伴う同条第1項第1号から第3号までに掲げる療養に限る〕に要する費用の額は，当該療養を提供する病院の病棟ごとに別に厚生労働大臣が定めるところにより算定するものとする。

2　保険医療機関に係る療養に要する費用の額は，**1点の単価を10円**とし，別表第1又は別表第2に定める点数を乗じて算定するものとする。〔3（調剤関係）省略〕

4　前3号の規定により保険医療機関又は保険薬局が毎月分につき保険者（高齢者医療確保法第7条第2項に規定する保険者をいう）又は後期高齢者医療広域連合（同法第48条に規定する後期高齢者医療広域連合をいう）ごとに請求すべき療養に要する費用の額を算定した場合において，その額に1円未満の端数があるときは，その端数金額は切り捨てて計算するものとする。

5　特別の事由がある場合において，都道府県知事が厚生労働大臣の承認を得て別に療養担当手当を定めた場合における療養に要する費用の額は，前各号により算定した額に当該療養担当手当の額を加算して算定するものとする。

6　前各号の規定により保険医療機関又は保険薬局において算定する療養に要する費用の額は，別に厚生労働大臣が定める場合を除き，介護保険法（平成9年法律第123号）第62条に規定する要介護被保険者等については，算定しないものとする。

7　別表第1から別表第3までにおける届出については，届出を行う保険医療機関又は保険薬局の所在地を管轄する地方厚生局長又は地方厚生支局長（以下「地方厚生局長等」という）に対して行うものとする。ただし，当該所在地を管轄する地方厚生局又は地方厚生支局の分室がある場合には，当該分室を経由して行うものとする。

【2024年改定による主な変更点】

(1)　文書により提供等を行うとされている患者の診療情報等を，**電磁的方法によって他の医療機関や薬局，患者等に提供等を行う場合**は，書面での署名又は記名・押印に代わり，「医療情報システムの安全管理に関するガイドライン」に定められた**電子署名**を施すこととされた。

(2)　**電子カルテ情報共有サービスを用いて診療情報提供書**を提供する場合は，一定のセキュリティが確保されていることから**電子署名を行わなくても共有可能**とされた。

→医科診療報酬点数表に関する事項

(1)　1人の患者について療養の給付に要する費用は，第1章基本診療料及び第2章特掲診療料又は第3章介護老人保健施設入所者に係る診療料の規定に基づき算定された点数の総計に**10円**を乗じて得た額とする。

(2)　基本診療料は，簡単な検査（例えば，血圧測定検査等）の費用，簡単な処置の費用等（入院の場合には皮内，皮下及び筋肉内注射並びに静脈内注射の注射手技料等）を含んでいる。

(3)　特掲診療料は，特に規定する場合を除き，当該医療技術に伴い必要不可欠な衛生材料等の費用を含んでいる。

(4)　基本診療料に係る施設基準，届出等の取扱いについては，「基本診療料の施設基準等の一部を改正する告示」（令和6年厚生労働省告示第58号）による改正後の「基本診療料の施設基準等（平成20年厚生労働省告示第62号）」に基づくものとし，その具体的な取扱いについては別途通知する。

(5) 特掲診療料に係る施設基準，届出等の取扱いについては，「特掲診療料の施設基準等の一部を改正する告示」（令和６年厚生労働省告示第59号）による改正後の「特掲診療料の施設基準等（平成20年厚生労働省告示第63号）」に基づくものとし，その具体的な取扱いについては別途通知する。
(6) 「診療報酬の算定方法の一部を改正する告示」（令和６年厚生労働省告示第57号）による改正後の診療報酬の算定方法（平成20年厚生労働省告示第59号）及び本通知において規定する診療科については，医療法施行令（昭和23年政令第326号）及び医療法施行規則（昭和23年厚生省令第50号）の規定に基づき，当該診療科名に他の事項を組み合わせて標榜する場合も含む。
(7) 特掲診療料に掲げられている診療行為を行うに当たっては，医療安全の向上に資するため，当該診療行為を行う医師等の処遇を改善し負担を軽減する体制の確保に努める。
(8) 署名又は記名・押印を要する文書については，自筆の署名（電子的な署名を含む）がある場合には印は不要である。
(9) 文書による提供等をすることとされている個々の患者の診療に関する情報等を，電磁的方法によって，患者，他の保険医療機関，保険薬局，指定訪問看護事業者等に提供等する場合は，厚生労働省「医療情報システムの安全管理に関するガイドライン」を遵守し，安全な通信環境を確保するとともに，書面における署名又は記名・押印に代わり，本ガイドラインに定められた電子署名〘厚生労働省の定める準拠性監査基準を満たす保健医療福祉分野PKI認証局の発行する電子証明書を用いた電子署名，認定認証事業者〔電子署名及び認証業務に関する法律（平成12年法律第102号）第２条第３項に規定する特定認証業務を行う者をいう〕又は認証事業者〔同条第２項に規定する認証業務を行う者（認定認証事業者を除く）をいう〕の発行する電子証明書を用いた電子署名，電子署名等に係る地方公共団体情報システム機構の認証業務に関する法律（平成14年法律第153号）に基づき，平成16年１月29日から開始されている公的個人認証サービスを用いた電子署名等〙を施す。
(10) 所定点数は，特に規定する場合を除き，注に規定する加算を含まない点数を指す。
(11) 区分番号は，例えばＡ000初診料におけるＡ000を指す。なお，以下区分番号という記載は省略し，Ａ000のみ記載する。
(12) 施設基準の取扱いに関する通知について，「基本診療料の施設基準等及びその届出に関する手続きの取扱いについて」（令和６年３月５日保医発0305第５号）を「基本診療料施設基準通知」，「特掲診療料の施設基準等及びその届出に関する手続きの取扱いについて」（令和６年３月５日保医発0305第６号）を「特掲診療料施設基準通知」という。 （令６保医発0305·4）

電子情報処理組織等を用いた請求

→電子情報処理組織等を用いた費用の請求等に関する取扱い

○ 「返戻再請求及び再審査申出のオンライン化等について（周知依頼）」において，オンライン請求医療機関等からの返戻再請求及び保険者からの再審査申出については，令和５年３月原請求分からオンラインによるものとし，システム事業者の対応状況を把握した上で，やむを得ない場合の必要な対応について検討するとしていたところである。

また，オンライン請求医療機関等に対する紙返戻の廃止については，引き続き，医療機関・薬局及びシステム事業者に対応を求め，令和６年度中に廃止を目指すこととしていた。

○ 「やむを得ない場合の必要な対応」（経過措置）として，オンライン請求医療機関等又は保険者がオンラインによる事務に円滑に移行するために必要なシステム事業者の対応が間に合わないなどの場合，当該医療機関等又は保険者は，個別に審査支払機関に届出を行った上，引き続き，紙媒体による返戻再請求又は再審査申出ができることとする。

具体的には，当該医療機関等又は保険者は，令和５年３月末までに，原則としてオンライン（※１）により，以下のいずれかに該当する旨を社会保険診療報酬支払基金（以下「支払基金」という）に届け出る。（※２）

① システム事業者に必要なシステム改修を依頼済みであるが，令和５年４月からの対応が困難（併せてオンライン対応の開始予定時期の報告を求める）
② 令和５年度中に廃止・休止を行う予定若しくは改修工事中・臨時の施設である又は令和５年度中に解散・合併消滅する予定である
③ その他のやむを得ない事情がある

※１：支払基金が運営するオンライン請求システム上で表示される２月又は３月請求時のポップアップ機能を活用した方法が想定される。
※２：届出情報は，支払基金から国民健康保険中央会・国民健康保険団体連合会に連携するため，オンライン請求医療機関等又は保険者は，原則として支払基金にのみに届け出ればよい。ただし，国保単独の医療機関等又は何らかの理由によりポップアップにより届出ができなかった医療機関等又は保険者は，それぞれ国民健康保険団体連合会又は支払基金本部に紙媒体での届出を行う。

○ 紙返戻の廃止後は，返戻された紙レセプトを提出することによる再請求が実施できないこと等を踏まえ，厚生労働省と経過措置の対象となる関係機関は引き続きオンライン化の取組を進めることとする。具体的には，
・令和５年９月末までの間は，オンライン請求医療機関等及び保険者によるオンライン対応の開始に向けた取組を前提としつつ，審査支払機関からの必要な状況確認（上記①においてオンライン対応の開始予定時期が令和５年10月以降と回答した機関又は③を選択した機関への個別照会など）を行う。
・令和５年９月末以降において，仮に未対応のオンライン請求医療機関等又は保険者がある場合には，審査支払機関から医療機関等・保険者に対して働きかけを行うとともに，その際，対応が不十分であるシステム事業者名等の詳細も聴取し，こうした情報を基に厚生労働省から当該事業者に対して必要な対応を完了するよう働きかけを行うなどの対応を行う。

○ その上で，令和６年９月末に紙返戻及び上記の「やむを得ない場合の必要な対応」を廃止する。

（令５保連発0123·1）

第1章　基本診療料

第1部　初・再診料

通　則

1　健康保険法第63条第1項第1号及び高齢者医療確保法第64条第1項第1号の規定による初診及び再診の費用は，第1節又は第2節の各区分の所定点数により算定する。ただし，同時に2以上の傷病について初診を行った場合又は再診を行った場合には，区分番号A000に掲げる初診料の注5のただし書，区分番号A001に掲げる再診料の注3及び区分番号A002に掲げる外来診療料の注5に規定する場合を除き，初診料又は再診料（外来診療料を含む）は，1回として算定する。

2　歯科診療及び歯科診療以外の診療を併せて行う保険医療機関にあっては，歯科診療及び歯科診療以外の診療につき，それぞれ別に初診料又は再診料（外来診療料を含む）を算定する。

3　入院中の患者（第2部第4節に規定する短期滞在手術等基本料を算定する患者を含む）に対する再診の費用（区分番号A001に掲げる再診料の注5及び注6に規定する加算並びに区分番号A002に掲げる外来診療料の注8及び注9に規定する加算を除く）は，第2部第1節，第3節又は第4節の各区分の所定点数に含まれるものとする。

→初・再診料に関する通則

(1)　同一の保険医療機関〔医科歯科併設の保険医療機関（歯科診療及び歯科診療以外の診療を併せて行う保険医療機関をいう。以下同じ）を除く〕において，2以上の傷病に罹っている患者について，それぞれの傷病につき同時に初診又は再診を行った場合においても，初診料又は再診料（外来診療料を含む）は1回に限り算定する。

同一の保険医療機関において，2人以上の保険医（2以上の診療科にわたる場合も含む）が初診又は再診を行った場合においても，同様である。

ただし，初診料の「注5」のただし書に規定する同一保険医療機関において，同一日に他の傷病について，新たに別の医療法施行令第3条の2第1項及び第2項に規定する診療科を初診として受診した場合並びに再診料の「注3」及び外来診療料の「注5」に規定する同一保険医療機関において，同一日に他の傷病で別の診療科を再診として受診した場合の2つ目の診療科については，この限りでない。

(2)　初診又は再診が行われた同一日であるか否かにかかわらず，当該初診又は再診に附随する一連の行為とみなされる次に掲げる場合には，これらに要する費用は当該初診料又は再診料若しくは外来診療料に含まれ，別に再診料又は外来診療料は算定できない。

ア　初診時又は再診時に行った検査，画像診断の結果のみを聞きに来た場合

イ　往診等の後に薬剤のみを取りに来た場合

ウ　初診又は再診の際検査，画像診断，手術等の必要を認めたが，一旦帰宅し，後刻又は後日検査，画像診断，手術等を受けに来た場合

(3)　医科歯科併設の保険医療機関において，医科診療に属する診療科に係る傷病につき入院中の患者が歯又は口腔の疾患のために歯科において初診若しくは再診を受けた場合，又は歯科診療に係る傷病につき入院中の患者が他の傷病により医科診療に属する診療科において初診若しくは再診を受けた場合等，医科診療と歯科診療の両者にまたがる場合は，それぞれの診療科において初診料又は再診料（外来診療料を含む）を算定することができる。

ただし，同一の傷病又は互いに関連のある傷病により，医科と歯科を併せて受診した場合には，主たる診療科においてのみ初診料又は再診料（外来診療料を含む）を算定する。

(4)　医療法（昭和23年法律第205号）に規定する病床に入院（当該入院についてその理由等は問わない）している期間中にあっては，再診料（外来診療料を含む）（ただし，再診料の「注5」及び「注6」に規定する加算並びに外来診療料の「注8」及び「注9」に規定する加算を除く）は算定できない。また，入院中の患者が当該入院の原因となった傷病につき，診療を受けた診療科以外の診療科で，入院の原因となった傷病以外の傷病につき再診を受けた場合においても，再診料（外来診療料を含む）は算定できない。なお，この場合において，再診料（外来診療料を含む）（ただし，再診料の「注5」及び「注6」に規定する加算並びに外来診療料の「注8」及び「注9」に規定する加算を除く）以外の検査，治療等の費用の請求については，診療報酬明細書は入院用を用いる。

(5)　初診又は再診において，患者の診療を担う保険医の指示に基づき，当該保険医の診療日以外の日に訪問看護ステーション等の看護師等が，当該患者に対し点滴又は処置等を実施した場合に，使用した薬剤の費用については第2章第2部第3節薬剤料により，特定保険医療材料の費用については同第4節特定保険医療材料料により，当該保険医療機関において算定する。なお，当該薬剤の費用は，継続的な医学管理を行う必要がある場合に算定するものとし，A000初診料の算定のみの場合にあっては算定できない。また，同様に当該看護師等が検査のための検体採取等を実施した場合には，当該保険医療機関において，第2章第3部第1節第1款検体検査実施料を算定するとともに，検体採取に当たって必要な試験管等の材料を患者に対して支給する。

(6)　算定回数が「週」単位又は「月」単位とされているものについては，特に定めのない限り，それぞれ日曜日から土曜日までの1週間又は月の初日から月の末日までの1か月を単位として算定する。　（令6保医発0305·4）

第1節　初診料

A000　初診料　291点

注1　保険医療機関において初診を行った場合に算定する。ただし，別に厚生労働大臣が

定める施設基準〔※告示③第3・1の3，p.682〕に適合しているものとして地方厚生局長等に届け出た保険医療機関において，情報通信機器を用いた初診を行った場合には，**253点**を算定する。

2 病院である保険医療機関〔特定機能病院〔医療法（昭和23年法律第205号）第4条の2第1項に規定する特定機能病院をいう。以下この表において同じ〕，地域医療支援病院（同法第4条第1項に規定する地域医療支援病院をいう。以下この表において同じ）〔同法第7条第2項第5号に規定する一般病床（以下「一般病床」という）の数が200未満であるものを除く〕及び外来機能報告対象病院等（同法第30条の18の2第1項に規定する外来機能報告対象病院等をいう。以下この表において同じ）（同法第30条の18の4第1項第2号の規定に基づき，同法第30条の18の2第1項第1号の厚生労働省令で定める外来医療を提供する基幹的な病院として都道府県が公表したものに限り，一般病床の数が200未満であるものを除く）に限る〕であって，初診の患者に占める他の病院又は診療所等からの文書による紹介があるものの割合等が低いものにおいて，別に厚生労働大臣が定める患者〔※告示③第3・3，p.682〕に対して初診を行った場合には，注1本文の規定にかかわらず，**216点**（注1のただし書に規定する場合にあっては，**188点**）を算定する。

3 病院である保険医療機関〔許可病床（医療法の規定に基づき許可を受け，若しくは届出をし，又は承認を受けた病床をいう。以下この表において同じ）の数が400床以上である病院（特定機能病院，地域医療支援病院，外来機能報告対象病院等（同法第30条の18の4第1項第2号の規定に基づき，同法第30条の18の2第1項第1号の厚生労働省令で定める外来医療を提供する基幹的な病院として都道府県が公表したものに限る）及び一般病床の数が200未満であるものを除く）に限る〕であって，初診の患者に占める他の病院又は診療所等からの文書による紹介があるものの割合等が低いものにおいて，別に厚生労働大臣が定める患者〔※告示③第3・3，p.682〕に対して初診を行った場合には，注1本文の規定にかかわらず，**216点**（注1のただし書に規定する場合にあっては，**188点**）を算定する。

4 医療用医薬品の取引価格の妥結率〔当該保険医療機関において購入された使用薬剤の薬価（薬価基準）（平成20年厚生労働省告示第60号。以下「薬価基準」という）に収載されている医療用医薬品の薬価総額（各医療用医薬品の規格単位数量に薬価を乗じた価格を合算したものをいう。以下同じ）に占める卸売販売業者〔医薬品，医療機器等の品質，有効性及び安全性の確保等に関する法律（昭和35年法律第145号）第34条第5項に規定する卸売販売業者をいう〕と当該保険医療機関との間での取引価格が定められた薬価基準に収載されている医療用医薬品の薬価総額の割合をいう。以下同じ〕に関して別に厚生労働大臣が定める施設基準〔※告示③第3・1の2，p.681〕を満たす保険医療機関（許可病床数が200床以上である病院に限る）において初診を行った場合には，注1本文の規定にかかわらず，**特定妥結率初診料**として，**216点**（注1のただし書に規定する場合にあっては，**188点**）を算定する。

5 1傷病の診療継続中に他の傷病が発生して初診を行った場合は，それらの傷病に係る初診料は，併せて1回とし，第1回の初診のときに算定する。ただし，同一保険医療機関において，同一日に他の傷病について，新たに別の診療科を初診として受診した場合は，2つ目の診療科に限り**146点**（注1のただし書に規定する場合にあっては，**127点**）を，この場合において注2から注4までに規定する場合は，**108点**（注1のただし書に規定する場合にあっては，**94点**）を算定できる。ただし書の場合においては，注6から注16までに規定する加算は算定しない。

6 6歳未満の乳幼児に対して初診を行った場合は，**乳幼児加算**として，**75点**を所定点数に加算する。ただし，注7又は注8に規定する加算を算定する場合は算定しない。

7 保険医療機関が表示する診療時間以外の時間〔深夜（午後10時から午前6時までの間をいう。以下この表において同じ）及び休日を除く。以下この表において同じ〕，休日（深夜を除く。以下この表において同じ）又は深夜において初診を行った場合は，**時間外加算，休日加算又は深夜加算**として，それぞれ**85点**，**250点**又は**480点**（6歳未満の乳幼児の場合にあっては，それぞれ**200点**，**365点**又は**695点**）を所定点数に加算する。ただし，専ら夜間における救急医療の確保のために設けられている保険医療機関にあっては，夜間であって別に厚生労働大臣が定める時間〔※告示③第3・1，p.681〕において初診を行った場合は，**230点**（6歳未満の乳幼児の場合にあっては，**345点**）を所定点数に加算する。

8 小児科を標榜する保険医療機関（注7のただし書に規定するものを除く）にあっては，夜間であって別に厚生労働大臣が定める時間〔※告示③第3・1，p.681〕，休日又は深夜（当該保険医療機関が表示する診療時間内の時間に限る）において6歳未満の乳幼児に対して初診を行った場合は，注7の規定にかかわらず，それぞれ**200点**，**365点**又は**695点**を所定点数に加算する。

9 別に厚生労働大臣が定める施設基準〔※告示③第3・2，p.682〕を満たす保険医療機関（診療所に限る）が，午後6時（土曜日にあっては正午）から午前8時までの間（深夜及び休日を除く），休日又は深夜であって，当該保険医療機関が表示する診療時間内の時間において初診を行った場合は，**夜間・早朝等加算**として，**50点**を所定点数に加算する。ただし，注７のただし書又は注８に規定する加算を算定する場合にあっては，この限りでない。

10 別に厚生労働大臣が定める施設基準〔※告示③第３・３の２，p.682〕に適合しているものとして地方厚生局長等に届け出た保険医療機関（許可病床数が200床未満の病院又は診療所に限る）において初診を行った場合は，**機能強化加算**として，**80点**を所定点数に加算する。

11 組織的な感染防止対策につき別に厚生労働大臣が定める施設基準〔※告示③第３・３の３，p.683〕に適合しているものとして地方厚生局長等に届け出た保険医療機関（診療所に限る）において初診を行った場合は，**外来感染対策向上加算**として，月１回に限り**６点**を所定点数に加算する。ただし，発熱その他感染症を疑わせるような症状を呈する患者に対して適切な感染防止対策を講じた上で初診を行った場合は，**発熱患者等対応加算**として，月１回に限り**20点**を更に所定点数に加算する。

12 注11本文に該当する場合であって，感染症対策に関する医療機関間の連携体制につき別に厚生労働大臣が定める施設基準〔※告示③第３・３の４，p.684〕に適合しているものとして地方厚生局長等に届け出た保険医療機関において初診を行った場合は，**連携強化加算**として，月１回に限り**３点**を更に所定点数に加算する。

13 注11本文に該当する場合であって，感染防止対策に資する情報を提供する体制につき別に厚生労働大臣が定める施設基準〔※告示③第３・３の５，p.684〕に適合しているものとして地方厚生局長等に届け出た保険医療機関において初診を行った場合は，**サーベイランス強化加算**として，月１回に限り**１点**を更に所定点数に加算する。

14 注11本文に該当する場合であって，抗菌薬の使用状況につき別に厚生労働大臣が定める施設基準〔※告示③第３・３の６，p.684〕に適合しているものとして地方厚生局長等に届け出た保険医療機関において初診を行った場合は，**抗菌薬適正使用体制加算**として，月に１回に限り**５点**を更に所定点数に加算する。

15 別に厚生労働大臣が定める施設基準〔※告示③第３・３の7，p.684〕を満たす保険医療機関を受診した患者に対して十分な情報を取得した上で初診を行った場合は，**医療情報取得加算１**として，月１回に限り**３点**を所定点数に加算する。ただし，健康保険法第３条第13項に規定する電子資格確認により当該患者に係る診療情報を取得等した場合又は他の保険医療機関から当該患者に係る診療情報の提供を受けた場合にあっては，**医療情報取得加算２**として，月１回に限り**１点**を所定点数に加算する。

16 医療DX推進に係る体制として別に厚生労働大臣が定める施設基準〔※告示③第３・３の８，p.685〕に適合しているものとして地方厚生局長等に届け出た保険医療機関を受診した患者に対して初診を行った場合は，**医療DX推進体制整備加算**として，月１回に限り**８点**を所定点数に加算する。

【2024年改定による主な変更点】

(1) 「注11」外来感染対策向上加算について，①発熱患者等の受入れを公表し，患者の動線を分ける等の対応を行う体制がある，②感染症法に基づく**第二種協定指定医療機関**である（**【経過措置】**2024年３月末の届出医療機関は2024年12月末まで猶予）――ことなどが要件とされた。

(2) **【新設】**「注11」**発熱患者等対応加算**：発熱患者等に対して感染防止対策を講じて初診を行った場合，外来感染対策向上加算に加えて，さらに20点を月１回加算できる。

(3) **【新設】**「注14」**抗菌薬適正使用加算**：①抗菌薬使用状況をモニタリングするサーベイランスに参加，②直近６か月の外来で使用する抗菌薬のうちAccess抗菌薬の使用比率が60％以上又は①のサーベイランス参加病院・有床診療所全体の上位30％以内――の届出医療機関で月１回算定可。

(4) 2022年10月に新設された医療情報・システム基盤整備体制充実加算が「**医療情報取得加算**」（注15）に名称変更された。オンライン資格確認によらない場合は加算１（３点），オンライン資格確認による場合は加算２（１点）を算定。

(5) **【新設】**「注16」**医療DX推進体制整備加算**：①電子請求，②電子資格確認，③電子資格確認により取得した診療情報の閲覧・活用，④電子処方箋（**【経過措置】**2025年３月末まで猶予），⑤電子カルテ情報共有サービス活用（**【経過措置】**2025年９月末まで猶予），⑥マイナ保険証利用の実績（**【経過措置】**2024年10月１日から適用），⑦医療DX推進体制の掲示，⑧掲示事項のウェブサイト掲載（**【経過措置】**2025年５月末まで猶予）――などの体制が施設基準の要件となる。

(6) 従前の規定で報告が求められていた医療用医薬品の「単品単価契約率及び一律値引き契約に係る状況」に代えて，「**医療用医薬品の取引に係る状況及び流通改善に関する取組に係る状況**」の報告が求められることになった（報告がない場合は「注４」特定妥結率初診料を算定）。

→初診料算定の原則

(1) 特に初診料が算定できない旨の規定がある場合を除き，患者の傷病について医学的に初診といわれる診療行為があった場合に，初診料を算定する。なお，同一の保険医が別の医療機関において，同一の患者について診療を行った場合は，最初に診療を行った医療機関において初診料を算定する。

(2) 「注１」のただし書に規定する情報通信機器を用いた診療については，以下の**ア**から**キ**までの取扱いとする。

ア 厚生労働省「オンライン診療の適切な実施に関する指針」（以下「オンライン指針」という）に沿って情報通信機器を用いた診療を行った場合に算定する。なお，この場合において，診療内容，診療日及び診療時間等の要点を**診療録**に記載する。

イ 情報通信機器を用いた診療は，原則として，保険医療機関に所属する保険医が保険医療機関内で実施する。なお，保険医療機関外で情報通信機器を用いた診療を実施する場合であっても，オンライン指針に沿った適切な診療が行われるものであり，情報通信機器を用いた診療を実施した場所については，事後的に確認可能な場所である。

ウ 情報通信機器を用いた診療を行う保険医療機関について，患者の急変時等の緊急時には，原則として，当該保険医療機関が必要な対応を行う。ただし，夜間や休日など，当該保険医療機関がやむを得ず対応できない場合については，患者が速やかに受診できる医療機関において対面診療を行えるよう，事前に受診可能な医療機関を患者に説明した上で，以下の内容について，**診療録**に記載しておく。

(イ) 当該患者に「かかりつけの医師」がいる場合には，当該医師が所属する医療機関名

(ロ) 当該患者に「かかりつけの医師」がいない場合には，対面診療により診療できない理由，適切な医療機関としての紹介先の医療機関名，紹介方法及び患者の同意

エ オンライン指針において，「対面診療を適切に組み合わせて行うことが求められる」とされていることから，保険医療機関においては，対面診療を提供できる体制を有する。また，「オンライン診療を行った医師自身では対応困難な疾患・病態の患者や緊急性がある場合については，オンライン診療を行った医師がより適切な医療機関に自ら連絡して紹介することが求められる」とされていることから，患者の状況によって対応することが困難な場合には，ほかの医療機関と連携して対応できる体制を有する。

オ 情報通信機器を用いた診療を行う際には，オンライン指針に沿って診療を行い，オンライン指針において示されている一般社団法人日本医学会連合が作成した「オンライン診療の初診に適さない症状」等を踏まえ，当該診療がオンライン指針に沿った適切な診療であることを**診療録**及び**診療報酬明細書**の摘要欄に記載する。また，処方を行う際には，オンライン指針に沿って処方を行い，一般社団法人日本医学会連合が作成した「オンライン診療の初診での投与について十分な検討が必要な薬剤」等の関係学会が定める診療ガイドラインを踏まえ，当該処方がオンライン指針に沿った適切な処方であることを**診療録**及び**診療報酬明細書**の摘要欄に記載する。

カ 情報通信機器を用いた診療を行う際は，予約に基づく診察による特別の料金の徴収はできない。

キ 情報通信機器を用いた診療を行う際の情報通信機器の運用に要する費用については，療養の給付と直接関係ないサービス等の費用として別途徴収できる。

(3) 患者が異和を訴え診療を求めた場合において，診断の結果，疾病と認むべき徴候のない場合にあっても初診料を算定できる。

(4) 自他覚的症状がなく健康診断を目的とする受診により疾患が発見された患者について，当該保険医が，特に治療の必要性を認め治療を開始した場合には，初診料は算定できない。

ただし，当該治療（初診を除く）については，医療保険給付対象として診療報酬を算定できる。

(5) (4)にかかわらず，健康診断で疾患が発見された患者が，疾患を発見した保険医以外の保険医（当該疾患を発見した保険医の属する保険医療機関の保険医を除く）において治療を開始した場合には，初診料を算定できる。

(6) 労災保険，健康診断，自費等（医療保険給付対象外）により傷病の治療を入院外で受けている期間中又は医療法に規定する病床に入院（当該入院についてその理由等は問わない）している期間中にあっては，当該保険医療機関において医療保険給付対象となる診療を受けた場合においても，初診料は算定できない。

(7) 「注２」又は「注３」に規定する保険医療機関において，病院と診療所の機能分担の推進を図る観点から，他の保険医療機関等からの文書による紹介がなく，初診を行った場合は，「注１」の規定にかかわらず「注２」又は「注３」の所定点数を算定する（緊急その他やむを得ない事情がある場合を除く）。この場合において，患者に対し十分な情報提供を行い，患者の自由な選択と同意があった場合には，「注１」との差額に相当する療養部分について選定療養として，その費用を患者から徴収することができる。なお，保健所及び市町村等の医師が，健康診断等の結果に基づき治療の必要性を認め，当該患者に対し必要な診療が可能な保険医療機関を特定し，当該保険医療機関あてに文書による紹介を行った患者については，紹介のある患者とみなすことができる。

また，初診の患者に占める他の病院又は診療所等からの文書による紹介があるものの割合（以下「紹介割合」という）等が低い保険医療機関とは，「注２」にあっては，紹介割合の実績が50％未満又は逆紹介割合の実績が30‰未満の特定機能病院，地域医療支援病院（医療法第４条第１項に規定する地域医療支援病院をいう。以下同じ）（一般病床の数が200床未満の病院を除く）及び紹介受診重点医療機関（同法第30条の18の２第１項に規定する外来機能報告対象病院等のうち同法第30条の18の４第１項第２号の規定に基づき，同法第30条の18の２第１項第１号の厚生労働省令で定める外来医療を提供する基幹的な病院として都道府県により公表されたものをいう。以下同じ）（一般病床の数が200床未満であるものを除く）をいい，「注３」にあっては，紹介割合の実績が40％未満又は逆紹介割合の実績が20‰未満の許可病床の数が400床以上の病院（特定機能病院，許可病床の数が400床以上の地域医療支援病院及び紹介受診重点医療機関並びに一般病床の数が200床未満の病院を除く）をいう。紹介割合及び逆紹介割合の実績の算定期間は，報告年度の前年度１年間（ただし，前年度１年間の実績が基準に満たなかった保険医療機関については，報告年度の連続する６か月間。また，新規に対象となる保険医療機関については，届出前３か月間の実績を有している）とし，当該期間の紹介割合及び逆紹介割合の実績が基準を上回る場合には，紹介割合等が低い保険医療機関とはみなされない。

※ 紹介割合及び逆紹介割合の計算については，下記のとおりとする。

紹介割合（％）＝（紹介患者数＋救急患者数）÷初診の患者数×100

逆紹介割合（‰）＝逆紹介患者数÷（初診の患者数＋再診の患者数）×1,000

なお，初診の患者数，再診の患者数，紹介患者数，逆紹介患者数，救急患者数については，それぞれ次に掲げる数をいう。

ア 初診の患者数については，患者の傷病について医学的に初診といわれる診療行為があった患者の数（地方公共団体又は医療機関に所属する救急自動車により搬送された患者，当該地域医療支援病院が医療法第30条の４に基づいて作成された医療計画において位置づけられた救急医療事業を行う場合にあっては，当該救急医療事業において休日又は夜間に受診した救急患者の数を除く）とする。

イ 再診の患者数については，患者の傷病について医学的に初診といわれる診療行為があった患者以外の患者の数（地方公共団体又は医療機関に所属する救急自動車により搬送された患者，当該地域医療支援病院が医療法第30条の４に基づいて作成された医療計画において位置づけられた救急医療事業を行う場合にあっては，当該救急医療事業において休日又は

夜間に受診した救急患者，B005-11遠隔連携診療料又はB011連携強化診療情報提供料を算定している患者及び転帰が軽快であり退院後の初回外来時に次回以降の通院の必要がないと判断された患者の数を除く）とする。

ウ　紹介患者数については，他の保険医療機関〔特別の関係〔第2部通則7の(3)に規定する「特別の関係」をいう。以下同じ〕にある保険医療機関を除く〕から診療情報提供書の提供を受け，紹介先保険医療機関において医学的に初診といわれる診療行為（情報通信機器を用いた診療のみを行った場合を除く）があった患者の数とする。

エ　逆紹介患者数については，診療（情報通信機器を用いた診療のみを行った場合を除く）に基づき他の保険医療機関での診療の必要性等を認め，患者に説明し，その同意を得て当該他の保険医療機関に対して，診療状況を示す文書を添えて紹介を行った患者（開設者と直接関係のある他の機関に紹介した患者を除き，B005-11遠隔連携診療料又はB011連携強化診療情報提供料を算定している患者を含む）の数とする。

オ　救急患者数については，地方公共団体又は医療機関に所属する救急自動車により搬送された初診の患者の数（搬送された時間を問わない）とする。

(8)　特定機能病院，地域医療支援病院（一般病床の数が200床未満の病院を除く），紹介受診重点医療機関（一般病床の数が200床未満の病院を除く）及び許可病床の数が400床以上の病院（特定機能病院，地域医療支援病院及び紹介受診重点医療機関並びに一般病床の数が200床未満の病院を除く。以下同じ）は，紹介割合及び逆紹介割合を**別紙様式28**（p.16）により，毎年10月に地方厚生（支）局長へ報告する。また，報告を行った保険医療機関であって，報告年度の連続する6か月間で実績の基準を満たした保険医療機関については，翌年の4月1日までに地方厚生（支）局長へ報告する。

(9)　許可病床の数が400床以上の病院（特定機能病院，地域医療支援病院及び紹介受診重点医療機関並びに一般病床の数が200床未満の病院を除く）のうち，前年度1年間の紹介割合の実績が40％未満又は逆紹介割合の実績が20‰未満の保険医療機関の取扱いについては，(8)と同様である。

(10)　「注4」に規定する保険医療機関において，医薬品価格調査の信頼性を確保する観点から，毎年9月末日においても妥結率が低い状況又は妥結率，医療用医薬品の取引に係る状況及び流通改善に関する取組状況が報告していない状況のまま，初診を行った場合は，特定妥結率初診料を算定する。

(11)　妥結率，医療用医薬品の取引に係る状況及び流通改善に関する取組状況の取扱いについては，基本診療料施設基準通知の**別添1**の**第2の5**（p.681）を参照のこと。

(12)　(11)に規定する報告の際には，保険医療機関と卸売販売業者で取引価格の決定に係る契約書の写し等妥結率の根拠となる資料を併せて提出する。

(13)　現に診療継続中の患者につき，新たに発生した他の傷病で初診を行った場合には，当該新たに発生した傷病について初診料は算定できない。

ただし，「注5」のただし書に規定する同一保険医療機関において，同一日に他の傷病（1つ目の診療科で診療を受けた疾病又は診療継続中の疾病と同一の疾病又は互いに関連のある疾病以外の疾病のことをいう。以下同じ）について，新たに別の診療科（医療法上の標榜診療科のことをいう。以下同じ）を初診として受診した場合（1つ目の診療科の保険医と同一の保険医から診察を受けた場合を除く。以下，同じ）は，現に診療継続中の診療科を除く診療科1つに限り，同ただし書の所定点数を算定できる。また，診療継続中以外の患者であって，同一日に他の傷病で2以上の診療科を初診として受診する場合においても，2つ目の診療科に限り，同ただし書の所定点数を算定できる。この場合において，「注6」から「注16」までに規定する加算は，算定できない。なお，患者が専門性の高い診療科を適切に受診できるよう保険医療機関が設置した総合外来等については，診療科とみなさず，総合外来等を受診後，新たに別の診療科を受診した場合であっても同ただし書の所定点数は算定できない。

(14)　患者が任意に診療を中止し，1月以上経過した後，再び同一の保険医療機関において診療を受ける場合には，その診療が同一病名又は同一症状によるものであっても，その際の診療は，初診として取り扱う。なお，この場合において，1月の期間の計算は，例えば，2月10日～3月9日，9月15日～10月14日等と計算する。

(15)　(14)にかかわらず，慢性疾患等明らかに同一の疾病又は負傷であると推定される場合の診療は，初診として取り扱わない。

(16)　A保険医療機関には，検査又は画像診断の設備がないため，B保険医療機関（特別の関係にあるものを除く）に対して，診療状況を示す文書を添えてその実施を依頼した場合には，次のように取り扱う〔**B009**診療情報提供料（Ⅰ）の(5)から(7)までを参照〕。

ア　B保険医療機関が単に検査又は画像診断の設備の提供にとどまる場合

B保険医療機関においては，診療情報提供料，初診料，検査料，画像診断料等は算定できない。なお，この場合，検査料，画像診断料等を算定するA保険医療機関との間で合議の上，費用の精算を行う。

イ　B保険医療機関が，検査又は画像診断の判読も含めて依頼を受けた場合

B保険医療機関においては，初診料，検査料，画像診断料等を算定できる。　(令6保医発0305・4)

→乳幼児加算（「注6」）

初診料を算定しない場合には，特に規定する場合を除き，「注6」の乳幼児加算は，算定できない。

(令6保医発0305・4)

→時間外加算（「注7」）

ア　各都道府県における医療機関の診療時間の実態，患者の受診上の便宜等を考慮して一定の時間以外の時間をもって時間外として取り扱うこととし，その標準は，概ね午前8時前と午後6時以降（土曜日の場合は，午前8時前と正午以降）及び休日加算の対象となる休日以外の日を終日休診日とする保険医療機関における当該休診日とする。

ただし，午前中及び午後6時以降を診療時間とする保険医療機関等，当該標準によることが困難な保険医療機関については，その表示する診療時間以外の時間をもって時間外として取り扱う。

イ　アにより時間外とされる場合においても，当該保険医療機関が常態として診療応需の態勢をとり，診療時間内と同様の取扱いで診療を行っているときは，時間外の取扱いとはしない。

ウ　保険医療機関は診療時間を分かりやすい場所に表示する。

エ　時間外加算は，保険医療機関の都合（やむを得ない事情の場合を除く）により時間外に診療が開始された

（別紙様式28）

初診料及び外来診療料の注２，注３に掲げる報告書

報告年月日： 年 月 日

区分の種類		□ 注２ □ 注３
保険医療機関の種類		□ 特定機能病院
		□ 地域医療支援病院（一般病床数が200床未満の病院を除く）
		□ 紹介受診重点医療機関（一般病床数が200床未満の病院を除く）
		□ 上記以外の許可病床数が400床以上の病院（一般病床数が200床未満の病院を除く）
①	初診の患者数 （期間： 年 月 ～ 年 月）	名
②	再診の患者数 （期間： 年 月 ～ 年 月）	名
③	紹介患者数 （期間： 年 月 ～ 年 月）	名
④	逆紹介患者数 （期間： 年 月 ～ 年 月）	名
⑤	救急患者数 （期間： 年 月 ～ 年 月）	名
⑥	紹介割合＝（③＋⑤）÷①×100	％
⑦	逆紹介割合＝④÷（①＋②）×1,000	‰

［記載上の注意］
1・「①」から「⑤」までの「初診の患者数」,「紹介患者数」,「逆紹介患者数」,「救急患者数」については，区分番号「A000」初診料の(7)及び区分番号「A002」外来診療料の(3)を参照すること。
2・「①」から「⑤」までの「期間」については，原則として報告時の前年度の１年間とする。
・ただし，報告時の前年度の１年間の実績が基準に満たなかった場合には，報告年度の連続する６月間とする。
・新規に対象となる保険医療機関については，届出前３か月間の実績を有していること。

場合は算定できない。

オ 時間外加算を算定する場合には，休日加算，深夜加算，時間外加算の特例又は夜間・早朝等加算については，算定しない。 （令６保医発0305·4）

→休日加算

ア 休日加算の対象となる休日とは，日曜日及び国民の祝日に関する法律（昭和23年法律第178号）第３条に規定する休日をいう。なお，１月２日及び３日並びに12月29日，30日及び31日は，休日として取り扱う。

イ 休日加算は次の患者について算定できる。

(イ) 客観的に休日における救急医療の確保のために診療を行っていると認められる次に掲げる保険医療機関を受診した患者

① 地域医療支援病院

② 救急病院等を定める省令（昭和39年厚生省令第８号）に基づき認定された救急病院又は救急診療所

③ 「救急医療対策の整備事業について」（昭和52年医発第692号）に規定された保険医療機関又は地方自治体等の実施する救急医療対策事業の一環として位置づけられている保険医療機関

(ロ) 当該休日を休診日とする保険医療機関に，又は当該休日を診療日としている保険医療機関の診療時間以外の時間に，急病等やむを得ない理由により受診した患者〔上記(イ)以外の理由により常態として又は臨時に当該休日を診療日としている保険医療機関の診療時間内に受診した患者を除く〕

ウ 休日加算を算定する場合には，時間外加算，深夜加算，時間外加算の特例又は夜間・早朝等加算については，算定しない。 （令６保医発0305·4）

→深夜加算

ア 深夜加算は，初診が深夜に開始された場合に算定する。ただし，保険医療機関の都合（やむを得ない事情の場合を除く）により深夜に診療が開始された場合は算定できない。なお，深夜とは，いずれの季節においても午後10時から午前６時までの間をいう。

イ いわゆる夜間開業の保険医療機関において，当該保険医療機関の診療時間又は診療態勢が午後10時から午前６時までの間と重複している場合には，当該重複している時間帯における診療については，深夜加算は算定できない。

ウ 深夜加算は，次の患者について算定できる。

(イ) 客観的に深夜における救急医療の確保のために診療を行っていると認められる次に掲げる保険医療機関を受診した患者

① 地域医療支援病院

② 救急病院等を定める省令に基づき認定された救急病院又は救急診療所

③ 「救急医療対策の整備事業について」に規定された保険医療機関又は地方自治体等の実施する救急医療対策事業の一環として位置づけられている保険医療機関

(ロ) 自己の表示する診療時間が深夜を含んでいない保険医療機関に，又は自己の表示する診療時間が深夜にまで及んでいる保険医療機関の当該表示する診療時間と重複していない深夜に，急病等やむを得ない理由により受診した患者〔上記(イ)以外の理由により常態として又は臨時に当該深夜時間帯を診療時間としている保険医療機関に受診した患者を除く〕

エ 深夜加算を算定する場合には，時間外加算，休日加算，時間外加算の特例又は夜間・早朝等加算については，算定しない。 （令６保医発0305·4）

→時間外加算の特例

ア 当該特例の適用を受ける保険医療機関（以下「時間外特例医療機関」という）とは，客観的に専ら夜間における救急医療の確保のために診療を行っていると認められる次に掲げる保険医療機関であって，医療法第30条の４の規定に基づき都道府県が作成する医療計画に記載されている救急医療機関をいう。

① 地域医療支援病院

② 救急病院等を定める省令に基づき認定された救急病院又は救急診療所

③ 「救急医療対策の整備事業について」に規定された病院群輪番制病院，病院群輪番制に参加している

有床診療所又は共同利用型病院

イ 別に厚生労働大臣が定める時間とは，当該地域において一般の保険医療機関が概ね診療応需の態勢を解除した後，翌日に診療応需の態勢を再開するまでの時間（深夜及び休日を除く）とし，その標準は，概ね午前８時前と午後６時以降（土曜日の場合は，午前８時前と正午以降）から，午後10時から午前６時までの間を除いた時間とする。

ウ 時間外特例医療機関において，休日加算又は深夜加算に該当する場合においては，時間外加算の特例を算定せず，それぞれ休日加算，深夜加算を算定する。また，時間外加算の特例を算定する場合には，時間外加算又は夜間・早朝等加算は算定しない。 (令６保医発0305·4)

→小児科（小児外科を含む。以下この部において同じ）を標榜する保険医療機関における夜間，休日又は深夜の診療に係る特例（「注８」）

ア 夜間，休日及び深夜における小児診療体制の一層の確保を目的として，小児科を標榜する保険医療機関（小児科以外の診療科を併せて有する保険医療機関を含む）について，６歳未満の乳幼児に対し，夜間，休日又は深夜を診療時間とする保険医療機関において夜間，休日又は深夜に診療が行われた場合にも，それぞれ時間外加算，休日加算又は深夜加算を算定できる。なお，診療を行う保険医が，小児科以外を担当する保険医であっても算定できる。

イ 夜間であって別に厚生労働大臣が定める時間とは，当該地域において一般の保険医療機関が概ね診療応需の態勢を解除した後，翌日に診療応需の態勢を再開するまでの時間（深夜及び休日を除く）とし，その標準は，概ね午前８時前と午後６時以降（土曜日の場合は，午前８時前と正午以降）から，午後10時から午前６時までの間を除いた時間とする。

ウ 休日加算の対象となる休日，深夜加算の対象となる深夜の基準は，「注７」に係る休日，深夜の基準の例による。

エ 時間外加算，休日加算，深夜加算及び夜間・早朝等加算の併算定に係る取扱いは，「注７」の場合と同様である。 (令６保医発0305·4)

→夜間・早朝等加算（「注９」）

ア 夜間・早朝等加算は，病院勤務医の負担の軽減を図るため，軽症の救急患者を地域の身近な診療所において受け止めることが進むよう，診療所の夜間・早朝等の時間帯における診療を評価する。

イ 表示する診療時間とは，保険医療機関が診療時間として地域に周知している時間であって，来院した患者を常に診療できる体制にある時間又は計画的に訪問診療を行う時間をいう。この場合において，患者が来院したとしても，診療を受けることのできない時間（定期的に学校医，産業医の業務として保険医療機関を不在とする時間や，地域活動や地域行事に出席するとして保険医療機関を不在とする時間を含む）は表示する診療時間に含まない。また，診療時間として表示している時間であっても，訪問診療に要する時間以外に，常態として当該保険医療機関に医師が不在となる場合は，表示する診療時間に含めない。

ウ 夜間・早朝等とは，午後６時（土曜日にあっては正午）から午前８時までの間〔深夜（午後10時から午前６時までの間）及び休日を除く〕，休日又は深夜であって，当該保険医療機関が表示する診療時間内の時間とする。

エ C000往診料を算定した場合にも，初診料に加えて夜間・早朝等加算を算定できる。

オ 夜間・早朝等加算は，当該加算の算定対象となる時間に受付を行った患者について算定するものであり，多数の患者の来院による混雑や，保険医療機関の都合（やむを得ない事情の場合を除く）により当該加算の算定対象となる時間に診療が開始された場合は算定できない。

カ 診療所の夜間・早朝等の時間帯の診療を評価した夜間・早朝等加算は，主として，保険医療機関が診療応需の態勢を解いた後において，急患等やむを得ない事由により診療を求められた場合には再び診療を行う態勢を準備しなければならないことを考慮して設けられている時間外加算，深夜加算，休日加算とは明確に区分される。

キ D282-3コンタクトレンズ検査料，I010精神科ナイト・ケア，J038人工腎臓の「注１」に規定する加算又はJ038-2持続緩徐式血液濾過の「注１」に規定する加算を算定する場合においては，夜間・早朝等加算は算定しない。 (令６保医発0305·4)

→機能強化加算（「注10」）

ア 「注10」に規定する機能強化加算は，外来医療における適切な役割分担を図り，専門医療機関への受診の要否の判断等を含むより的確で質の高い診療機能を評価する観点から，かかりつけ医機能を有する医療機関における初診を評価するものであり，別に厚生労働大臣が定める施設基準に適合しているものとして地方厚生（支）局長に届け出た診療所又は許可病床数が200床未満の病院において初診料（「注５」のただし書に規定する２つ目の診療科に係る初診料を除く）を算定する場合に，加算することができる。

イ 機能強化加算を算定する保険医療機関においては，かかりつけ医機能を有する医療機関として，必要に応じ，患者に対して以下の対応を行うとともに，当該対応を行うことができる旨を院内及びホームページ等に掲示し，必要に応じて患者に対して説明する。

(イ) 患者が受診している他の医療機関及び処方されている医薬品を把握し，必要な服薬管理を行うとともに，<u>診療録</u>に記載する。なお，必要に応じ，担当医の指示を受けた看護職員等が情報の把握を行うことも可能である。

(ロ) 専門医師又は専門医療機関への紹介を行う。

(ハ) 健康診断の結果等の健康管理に係る相談に応じる。

(ニ) 保健・福祉サービスに係る相談に応じる。

(ホ) 診療時間外を含む，緊急時の対応方法等に係る情報提供を行う。 (令６保医発0305·4)

→外来感染対策向上加算（「注11」）

「注11」に規定する外来感染対策向上加算は，診療所における，平時からの感染防止対策の実施や，地域の医療機関等が連携して実施する感染症対策への参画，<u>空間的・時間的分離を含む適切な感染対策の下で発熱患者等</u>の外来診療等を実施する体制の確保を更に推進する観点から，外来診療時の感染防止対策に係る体制を評価するものであり，別に厚生労働大臣が定める施設基準に適合しているものとして地方厚生（支）局長に届け出た診療所において初診料を算定する場合に，患者１人につき月１回に限り加算することができる。 (令６保医発0305·4)

→発熱患者等対応加算（「注11」）

「注11」ただし書に規定する発熱患者等対応加算は，(25)の外来感染対策向上加算を算定している場合であって，発熱，呼吸器症状，発しん，消化器症状又は神経症状その他感染症を疑わせるような症状を有する患者に空間的・時間的分離を含む適切な感染対策の下で診療を行った場合に算定する。 (令６保医発0305·4)

→連携強化加算（「注12」）

(別紙様式54)

初診時の標準的な問診票の項目等

医療情報取得加算を算定する保険医療機関は，当該保険医療機関の受診患者に対する初診時問診票の項目について，以下を参考とすること。

○ マイナ保険証による診療情報取得に同意したか
○ 他の医療機関からの紹介状を持っているか
○ 本日受診した症状について
・・・症状の内容，発症時期，経過 等
○ 現在，他の医療機関に通院しているか
・・・医療機関名，受診日，治療内容 等
○ 現在，処方されている薬があるか（マイナ保険証による情報取得に同意した患者については，直近1ヶ月以内の処方薬を除き，記載を省略可能）
・・・薬剤名，用量，投薬期間 等
○ これまでに大きな病気にかかったことがあるか（入院や手術を要する病気等）
・・・病名，時期，医療機関名，治療内容 等
○ この1年間で健診（特定健診及び高齢者健診に限る）を受診したか（マイナ保険証による情報取得に同意した患者については，記載を省略可能）
・・・受診時期，指摘事項 等
○ これまでに薬や食品などでアレルギーを起こしたことがあるか
・・・原因となったもの，症状 等
○ 現在，妊娠中又は授乳中であるか（女性のみ）
・・・妊娠週数 等

なお，問診票の項目とは別に，以下の内容についても問診票等に記載すること。

○ 当該医療機関は，マイナ保険証の利用や問診票等を通じて患者の診療情報を取得・活用することにより，質の高い医療の提供に努めている医療機関（医療情報取得加算の算定医療機関）であること。
○ マイナ保険証により正確な情報を取得・活用することで，より質の高い医療を提供できるため，マイナ保険証を積極的に利用いただきたいこと。

（記載例）

> 当院は診療情報を取得・活用することにより，質の高い医療の提供に努めています。
> 正確な情報を取得・活用するため，マイナ保険証の利用にご協力をお願いいたします。

「注12」に規定する連携強化加算は，㉕の外来感染対策向上加算を算定する場合であって，外来感染対策向上加算を算定する保険医療機関が，感染対策向上加算1を算定する保険医療機関に対し，感染症の発生状況，抗菌薬の使用状況等について報告を行っている場合に算定する。 （令6保医発0305・4）

→サーベイランス強化加算（「注13」）

「注13」に規定するサーベイランス強化加算は，㉕の外来感染対策向上加算を算定する場合であって，外来感染対策向上加算を算定する保険医療機関が，院内感染対策サーベイランス（JANIS），感染対策連携共通プラットフォーム（J-SIPHE）等，地域や全国のサーベイランスに参加している場合に算定する。 （令6保医発0305・4）

→抗菌薬適正使用体制加算（「注14」）

「注14」に規定する抗菌薬適正使用体制加算は，㉕の外来感染対策向上加算を算定する場合であって，外来感染対策向上加算を算定する保険医療機関が抗菌薬の使用状況のモニタリングが可能なサーベイランスに参加し，使用する抗菌薬のうちAccess抗菌薬に分類されるものの使用比率が60％以上又は当該サーベイランスに参加する診療所全体の上位30％以内である場合に算定する。 （令6保医発0305・4）

→医療情報取得加算（「注15」）

ア 「注15」に規定する医療情報取得加算は，オンライン資格確認を導入している保険医療機関において，初診時に患者の薬剤情報や特定健診情報等の診療情報を活用して質の高い診療を実施する体制を評価するものであり，別に厚生労働大臣が定める施設基準を満たす保険医療機関を受診した患者に対して十分な情報を取得した上で初診を行った場合に，医療情報取得加算1として，月1回に限り**3点**を所定点数に加算する。ただし，健康保険法第3条第13項（大正11年法律第70号）に規定する電子資格確認により当該患者に係る診療情報を取得等した場合又は他の保険医療機関から当該患者に係る診療情報の提供を受けた場合にあっては，医療情報取得加算2として，月1回に限り**1点**を所定点数に加算する。

イ 医療情報取得加算を算定する保険医療機関においては，以下の事項について院内に掲示するとともに，原則として，ウェブサイトに掲載し，必要に応じて患者に対して説明する。
(イ) オンライン資格確認を行う体制を有していること。
(ロ) 当該保険医療機関を受診した患者に対し，受診歴，薬剤情報，特定健診情報その他必要な診療情報を取得・活用して診療を行うこと。

ウ 初診時の標準的な問診票の項目は**別紙様式54**に定めるとおりであり，医療情報取得加算を算定する保険医療機関は，患者に対する初診時問診票の項目について，**別紙様式54**を参考とする。 （令6保医発0305・4）

→医療DX推進体制整備加算（「注16」）

「注16」に規定する医療DX推進体制整備加算は，オンライン資格確認により取得した診療情報・薬剤情報等を実際の診療に活用できる体制を有するとともに，電子処方箋及び電子カルテ情報共有サービスを導入するなど，質の高い医療を提供するため医療DXに対応する体制を評価するものであり，別に厚生労働大臣が定める施設基準に適合しているものとして地方厚生（支）局長等に届け出た保険医療機関を受診した患者に対して初診を行った場合に，月1回に限り**8点**を所定点数に加算する。 （令6保医発0305・4）

第2節 再診料

A001 再診料 75点

注1 保険医療機関（許可病床のうち一般病床に係るものの数が200以上のものを除く）において再診を行った場合（別に厚生労働大臣が定める施設基準〔※告示③第3・1の3，p.682〕に適合しているものとして地方厚生局長等に届け出た保険医療機関において情報通信機器を用いた再診を行った場合を含む）に算定する。

2 医療用医薬品の取引価格の妥結率に関して別に厚生労働大臣が定める施設基準〔※告示③第3・1の2，p.681〕を満たす保険医療機関（許可病床数が200床以上である病院に限る）において再診を行った場合には，注1の規定にかかわらず，**特定妥結率再診料**として，**55点**を算定する。

3 同一保険医療機関において，同一日に他の傷病について，別の診療科を再診として受診した場合は，注1の規定にかかわらず，2つ目の診療科に限り，**38点**（注2に規定する場合にあっては，**28点**）を算定する。この場合において，注4から注8まで及び注10から注20までに規定する加算は算定しない。

4　6歳未満の乳幼児に対して再診を行った場合は，**乳幼児加算**として，**38点**を所定点数に加算する。ただし，注5又は注6に規定する加算を算定する場合は算定しない。

5　保険医療機関が表示する診療時間以外の時間，休日又は深夜において再診を行った場合は，**時間外加算，休日加算又は深夜加算**として，それぞれ**65点**，**190点**又は**420点**（6歳未満の乳幼児の場合にあっては，それぞれ**135点**，**260点**又は**590点**）を所定点数に加算する。ただし，区分番号A000に掲げる初診料の注7のただし書に規定する保険医療機関にあっては，同注のただし書に規定する時間において再診を行った場合は，**180点**（6歳未満の乳幼児の場合にあっては，**250点**）を所定点数に加算する。

6　小児科を標榜する保険医療機関（区分番号A000に掲げる初診料の注7のただし書に規定するものを除く）にあっては，夜間であって別に厚生労働大臣が定める時間〔※告示③第3・1，p.681〕，休日又は深夜（当該保険医療機関が表示する診療時間内の時間に限る）において6歳未満の乳幼児に対して再診を行った場合は，注5の規定にかかわらず，それぞれ**135点**，**260点**又は**590点**を所定点数に加算する。

7　区分番号A000に掲げる初診料の注9に規定する別に厚生労働大臣が定める施設基準〔※告示③第3・2，p.682〕を満たす保険医療機関（診療所に限る）が，午後6時（土曜日にあっては正午）から午前8時までの間（深夜及び休日を除く），休日又は深夜であって，当該保険医療機関が表示する診療時間内の時間において再診を行った場合は，**夜間・早朝等加算**として，**50点**を所定点数に加算する。ただし，注5のただし書又は注6に規定する場合にあっては，この限りでない。

8　入院中の患者以外の患者に対して，慢性疼痛疾患管理並びに別に厚生労働大臣が定める検査〔※告示③第3・4(1)，p.685〕並びに第7部リハビリテーション，第8部精神科専門療法，第9部処置，第10部手術，第11部麻酔及び第12部放射線治療を行わないものとして別に厚生労働大臣が定める計画的な医学管理〔※告示③第3・4(2)，p.685〕を行った場合は，**外来管理加算**として，**52点**を所定点数に加算する。

9　患者又はその看護に当たっている者から電話等によって治療上の意見を求められて指示をした場合においても，再診料を算定することができる。ただし，この場合において，注8，注12，注13及び注15から注20までに規定する加算は算定しない。

10　別に厚生労働大臣が定める施設基準〔※告示③第3・5，p.685〕に適合しているものとして地方厚生局長等に届け出た保険医療機関（診療所に限る）において再診を行った場合には，当該基準に係る区分に従い，次に掲げる点数をそれぞれ所定点数に加算する。

イ	**時間外対応加算1**	5点
ロ	**時間外対応加算2**	4点
ハ	**時間外対応加算3**	3点
ニ	**時間外対応加算4**	1点

11　個別の費用の計算の基礎となった項目ごとに記載した明細書の発行等につき別に厚生労働大臣が定める施設基準〔※告示③第3・6，p.686〕を満たす保険医療機関（診療所に限る）を受診した患者については，**明細書発行体制等加算**として，**1点**を所定点数に加算する。

12　別に厚生労働大臣が定める施設基準〔※告示③第3・7，p.686〕に適合しているものとして地方厚生局長等に届け出た保険医療機関（診療所に限る）において，脂質異常症，高血圧症，糖尿病，慢性心不全，慢性腎臓病（慢性維持透析を行っていないものに限る）又は認知症のうち2以上の疾患を有する患者に対して，当該患者の同意を得て，療養上必要な指導及び診療を行った場合には，**地域包括診療加算**として，当該基準に係る区分に従い，次に掲げる点数を所定点数に加算する。

イ	**地域包括診療加算1**	**28点**
ロ	**地域包括診療加算2**	**21点**

13　別に厚生労働大臣が定める施設基準〔※告示③第3・7の2，p.687〕を満たす保険医療機関（診療所に限る）において，認知症の患者〔認知症以外に1以上の疾患（疑いのものを除く）を有するものであって，1処方につき5種類を超える内服薬の投薬を行った場合及び1処方につき抗うつ薬，抗精神病薬，抗不安薬又は睡眠薬を合わせて3種類を超えて投薬を行った場合のいずれにも該当しないものに限る〕に対して，当該患者又はその家族等の同意を得て，療養上必要な指導及び診療を行った場合には，**認知症地域包括診療加算**として，当該基準に係る区分に従い，次に掲げる点数を所定点数に加算する。

イ	**認知症地域包括診療加算1**	**38点**
ロ	**認知症地域包括診療加算2**	**31点**

14　注12又は注13の場合において，他の保険医療機関に入院した患者又は介護保険法第8条第28項に規定する介護老人保健施設（以下「介護老人保健施設」という）に入所した患者について，当該他の保険医療機関又は介護老人保健施設と連携して薬剤の服用状況や薬剤服用歴に関する情報共有等を行うとともに，当該他の保険医療機関又は介護老人保健施設において処方した薬剤の種類数が減少した場合であって，退院後又は退所後1月以内に当該他の保険医療機関又は介護老人保健施設から入院中又は入所中の処方内容について情報提供を受けた場合には，**薬剤適正使用連携加算**として，退院日

又は退所日の属する月から起算して２月目までに１回に限り，**30点**を更に所定点数に加算する。

15 組織的な感染防止対策につき別に厚生労働大臣が定める施設基準〔※告示③第３・３の３，p.683〕に適合しているものとして地方厚生局長等に届け出た保険医療機関（診療所に限る）において再診を行った場合は，**外来感染対策向上加算**として，月１回に限り**６点**を所定点数に加算する。ただし，発熱その他感染症を疑わせるような症状を呈する患者に対して適切な感染防止対策を講じた上で再診を行った場合については，**発熱患者等対応加算**として，月１回に限り**20点**を更に所定点数に加算する。

16 注15本文に該当する場合であって，感染症対策に関する医療機関間の連携体制につき別に厚生労働大臣が定める施設基準〔※告示③第３・３の４，p.684〕に適合しているものとして地方厚生局長等に届け出た保険医療機関において再診を行った場合は，**連携強化加算**として，月１回に限り**３点**を更に所定点数に加算する。

17 注15本文に該当する場合であって，感染防止対策に資する情報を提供する体制につき別に厚生労働大臣が定める施設基準〔※告示③第３・３の５，p.684〕に適合しているものとして地方厚生局長等に届け出た保険医療機関において再診を行った場合は，**サーベイランス強化加算**として，月１回に限り**１点**を更に所定点数に加算する。

18 注15本文に該当する場合であって，抗菌薬の使用状況につき別に厚生労働大臣が定める施設基準〔※告示③第３・３の６，p.684〕に適合しているものとして地方厚生局長等に届け出た保険医療機関において再診を行った場合は，**抗菌薬適正使用体制加算**として，月に１回に限り**５点**を更に所定点数に加算する。

19 別に厚生労働大臣が定める施設基準〔※告示③第３・３の７，p.684〕を満たす保険医療機関を受診した患者に対して十分な情報を取得した上で再診を行った場合は，**医療情報取得加算３**として，３月に１回に限り**２点**を所定点数に加算する。ただし，健康保険法第３条第13項に規定する電子資格確認により当該患者に係る診療情報を取得等した場合又は他の保険医療機関から当該患者に係る診療情報の提供を受けた場合にあっては，**医療情報取得加算４**として，３月に１回に限り**１点**を所定点数に加算する。

20 別に厚生労働大臣が定める施設基準〔※告示③第３・３の８，p.685〕に適合しているものとして地方厚生局長等に届け出た保険医療機関において，看護師等といる患者に対して情報通信機器を用いた診療を行った場合は，**看護師等遠隔診療補助加算**として，**50点**を所定点数に加算する。

【2024年改定による主な変更点】

(1) 「注10」時間外対応加算に「２」が新設された。
加算１：常勤の医師・看護師等による常時対応
加算２：非常勤の医師・看護師等による常時対応
加算３：常勤の医師・看護師等による夜間数時間の対応
加算４：複数の診療所で対応。当番日は夜間数時間の対応

(2) 時間外対応加算において，週３日以上常態として勤務し，所定労働時間22時間以上の非常勤の医師又は看護職員等により，常時対応ができる場合は加算１を，夜間数時間の対応ができる場合は加算３を満たすとされた。

(3) 「注12」**地域包括診療加算**，「注13」**認知症地域包括診療加算**の算定要件に，①患者・家族からの求めに応じ文書を交付して説明を行うことが望ましい，②介護支援専門員や相談支援専門員からの相談に対応する，③リフィル処方や長期処方に対応する――ことなどが追加された。

(4) 「注12」**地域包括診療加算**，「注13」**認知症地域包括診療加算**の施設基準に，①担当医が認知症研修を修了していることが望ましい，②介護支援専門員や相談支援専門員からの相談・リフィル処方・長期処方に対応可能であることを掲示する，③上記②の掲示事項を原則としてウェブサイトに掲載する（**【経過措置】**2025年５月末まで猶予），④意思決定支援に係る指針を定めている――ことが追加された。また，「いずれかを満たすこと」とされる実績に，①担当医が市区町村の認知症施策に協力，②担当医がサービス担当者会議に参加，③担当医が地域ケア会議に参加，④介護支援専門員と相談の機会を構築――していることが追加された。

【経過措置】施設基準について，2024年３月時点の届出医療機関は2024年９月末までは従前の例によるとされた。

(5) 「注15」**外来感染対策向上加算**について，①発熱患者等の受入れを公表し，患者の動線を分ける等の対応を行う体制がある，②感染症法に基づく**第二種協定指定医療機関**である（**【経過措置】**2024年３月末の届出医療機関は2024年12月末まで猶予）――ことなどが要件とされた。

(6) **【新設】**「注15」**発熱患者等対応加算**：発熱患者等に対して感染防止対策を講じて再診を行った場合，外来感染対策向上加算に加えて，さらに20点を月１回加算できる。

(7) **【新設】**「注18」**抗菌薬適正使用加算**：①抗菌薬使用状況をモニタリングするサーベイランスに参加，②直近６か月の外来で使用する抗菌薬のうちAccess抗菌薬の使用比率が60%以上又は①のサーベイランス参加病院・有床診療所全体の上位30%以内――の届出医療機関で月１回算定可。

(8) 2022年10月に新設された医療情報・システム基盤整備体制充実加算が「**医療情報取得加算**」（注19）に名称変更された。オンライン資格確認によらない場合は加算３（２点），オンライン資格確認による場合は加算４（１点）を算定。

(9) **【新設】**「注20」**看護師等遠隔診療補助加算**：へき地診療所・へき地医療拠点病院において，D to P with N（患者が看護師等といる場合の情報通信機器を用いた診療）を実施した場合に算定可。

→再診料の算定の原則

(1) 再診料は，診療所又は一般病床の病床数が200床未満の病院において，再診の都度（同一日において２以上の再診があってもその都度）算定できる。

(2) 「注１」に規定する情報通信機器を用いた再診については，A000初診料の(2)の取扱いと同様である。ただし，この場合にあっては外来管理加算は算定できない。

(3) 「注２」に規定する保険医療機関の取扱いについては，A000初診料の(10)から(12)（p.15）までと同様である。

(4) ２以上の傷病について同時に再診を行った場合の再診料は，当該１日につき１回に限り算定する。ただし，同一保険医療機関において，同一日に他の傷病について，患者の意思に基づき，別の診療科を再診として受診した場合は，現に診療継続中の診療科１つに限り，

「注３」に掲げる所定点数を算定できる。この場合において，「注４」から「注８」まで，「注10」から「注20」までに規定する加算は，算定できない。

(5) Ａ傷病について診療継続中の患者が，Ｂ傷病に罹り，Ｂ傷病について初診があった場合，当該初診については，初診料は算定できないが，再診料を算定できる。
(令６保医発0305･4)

→時間外加算等の取扱い（「注５〜７」）

再診料における時間外加算，休日加算，深夜加算，時間外特例加算及び夜間・早朝等加算の取扱いは，初診料の場合と同様である(p.15)。(令６保医発0305･4)

→外来管理加算（「注８」）

ア 外来管理加算は，処置，リハビリテーション等（診療報酬点数のあるものに限る）を行わずに計画的な医学管理を行った場合に算定できる。

イ 外来管理加算を算定するに当たっては，医師は丁寧な問診と詳細な身体診察（視診，聴診，打診及び触診等）を行い，それらの結果を踏まえて，患者に対して症状の再確認を行いつつ，病状や療養上の注意点等を懇切丁寧に説明するとともに，患者の療養上の疑問や不安を解消するため次の取組を行う。

［提供される診療内容の事例］

1 問診し，患者の訴えを総括する。

「今日伺ったお話では，『前回処方した薬を飲んで，熱は下がったけれど，咳が続き，痰の切れが悪い』ということですね」

2 身体診察によって得られた所見及びその所見に基づく医学的判断等の説明を行う。

「診察した結果，頸のリンパ節やのどの腫れは良くなっていますし，胸の音も問題ありません。前回に比べて，ずいぶん良くなっていますね」

3 これまでの治療経過を踏まえた，療養上の注意等の説明・指導を行う。

「先日の発熱と咳や痰は，ウイルスによる風邪の症状だと考えられますが，○○さんはタバコを吸っているために，のどの粘膜が過敏で，ちょっとした刺激で咳が出やすく，痰がなかなか切れなくなっているようです。症状が落ち着くまで，しばらくの間はタバコを控えて，部屋を十分に加湿し，外出するときにはマスクをした方が良いですよ」

4 患者の潜在的な疑問や不安等を汲み取る取組を行う。

「他に分からないことや，気になること，ご心配なことはありませんか」

ウ 診察に当たっては，**イ**に規定する項目のうち，患者の状態等から必要と思われるものを行うこととし，必ずしも全ての項目を満たす必要はない。また，患者からの聴取事項や診察所見の要点を**診療録**に記載する。

エ 外来管理加算は，標榜する診療科に関係なく算定できる。ただし，複数科を標榜する保険医療機関において，外来患者が２以上の傷病で複数科を受診し，一方の科で処置又は手術等を行った場合は，他科において外来管理加算は算定できない。

オ **C000**往診料を算定した場合にも，再診料に加えて外来管理加算を算定できる。

カ 投薬は本来直接本人を診察した上で適切な薬剤を投与すべきであるが，やむを得ない事情で看護に当たっている者から症状を聞いて薬剤を投与した場合においても，再診料は算定できるが，外来管理加算は算定できない。また，多忙等を理由に，**イ**に該当する診療行為を行わず，簡単な症状の確認等を行ったのみで継続処方を行った場合にあっては，再診料は算定できるが，外来管理加算は算定できない。

キ 「注８」の厚生労働大臣が別に定める検査とは，第２章第３部第３節生体検査料のうち，次の各区分に掲げるものをいう。

超音波検査等
脳波検査等
神経・筋検査
耳鼻咽喉科学的検査
眼科学的検査
負荷試験等
ラジオアイソトープを用いた諸検査
内視鏡検査
(令６保医発0305･4)

→電話等による再診（「注９」）

ア 当該保険医療機関で初診を受けた患者について，再診以後，当該患者又はその看護に当たっている者から直接又は間接〔電話又はリアルタイムでの画像を介したコミュニケーション（以下「ビデオ通話」という）による場合を含む〕に，治療上の意見を求められた場合に，必要な指示をしたときには，再診料を算定できる。

なお，定期的な医学管理を前提として行われる場合は算定できない。ただし，平成30年３月31日以前に，３月以上継続して定期的に，電話，テレビ画像等による再診料を算定していた患者については，当該医学管理に係る一連の診療が終了するまでの間，当該再診料を引き続き算定することができる。その場合には，**オ**の規定にかかわらず，時間外加算，休日加算，深夜加算又は夜間・早朝等加算は算定できない。

イ 電話又はビデオ通話による再診（聴覚障害者である患者に係る再診に限り，ファクシミリ又は電子メール等によるものを含む）は，患者の病状の変化に応じ療養について医師の指示を受ける必要のある場合であって，当該患者又はその看護に当たっている者からの医学的な意見の求めに対し治療上必要な適切な指示をした場合に限り算定する。ただし，電話又はビデオ通話による指示等が，同一日における初診又は再診に附随する一連の行為とみなされる場合，時間おきに病状の報告を受ける内容のものである場合等は，再診料を算定できない。また，ファクシミリ又は電子メール等による再診については，再診の求めに速やかに応じた場合に限り算定できるものとし，この場合においては，**診療録**に当該ファクシミリ等の送受信の時刻を記載するとともに，当該ファクシミリ等の写しを添付する。

ウ 乳幼児の看護に当たっている者から電話等によって治療上の意見を求められて指示した場合は，「注４」の乳幼児加算を算定する。

エ 時間外加算を算定すべき時間，休日，深夜又は夜間・早朝等に患者又はその看護に当たっている者から電話等によって治療上の意見を求められて指示した場合は，時間外加算，休日加算，深夜加算又は夜間・早朝等加算を算定する。ただし，ファクシミリ又は電子メール等による再診については，これらの加算は算定できない。

オ 当該再診料を算定する際には，第２章第１部の各区分に規定する医学管理等は算定できない。ただし，急病等で患者又はその看護に当たっている者から連絡を受け，治療上の必要性から，休日又は夜間における救急医療の確保のために診療を行っていると認められる次に掲げる保険医療機関の受診を指示した上で，指示を行った同日に，受診先の医療機関に対して必要な診療情報を文書等（ファクシミリ又は電子メールを含む）で提供した場合は，**B009**診療情報提供料（Ⅰ）を算定できる。

(イ) 地域医療支援病院
(ロ) 救急病院等を定める省令に基づき認定された救急病院又は救急診療所
(ハ) 「救急医療対策の整備事業について」に規定された病院群輪番制病院，病院群輪番制に参加している有床診療所又は共同利用型病院

カ　当該再診料を算定する際には，予約に基づく診察による特別の料金の徴収はできない。（令６保医発0305・4）

→時間外対応加算（「注10」）

ア　時間外対応加算は，地域の身近な診療所において，患者からの休日・夜間等の問い合わせや受診に対応することにより，休日・夜間に病院を受診する軽症患者の減少，ひいては病院勤務医の負担軽減につながるような取組を評価する。

イ　当該加算を算定するに当たっては，当該保険医療機関において，算定する区分に応じた対応を行うとともに，緊急時の対応体制や連絡先等について，院内掲示，連絡先を記載した文書の交付，診察券への記載等の方法により患者に対して周知する。

ウ　電話等による相談の結果，緊急の対応が必要と判断された場合には，外来診療，往診，他の医療機関との連携又は緊急搬送等の医学的に必要と思われる対応を行う。

エ　なお，電話等による再診の場合であっても，時間外対応加算の算定が可能である。（令６保医発0305・4）

→労働者災害補償保険法の療養補償給付を同時に受けている場合

健康保険法における療養の給付又は高齢者の医療の確保に関する法律（昭和57年法律第80号）における療養の給付と労働者災害補償保険法（昭和22年法律第50号）における療養補償給付を同時に受けている場合の再診料（外来診療料を含む）は，主たる疾病の再診料（外来診療料を含む）として算定する。なお，入院料及び往診料は，当該入院あるいは往診を必要とした疾病に係るものとして算定する。（令６保医発0305・4）

→地域包括診療加算（「注12」）

ア　地域包括診療加算は，外来の機能分化の観点から，主治医機能を持った診療所の医師が，複数の慢性疾患を有する患者に対し，患者の同意を得た上で，継続的かつ全人的な医療を行うことについて評価したものであり，初診時や訪問診療時（往診を含む）は算定できない。なお，地域包括診療料と地域包括診療加算はどちらか一方に限り届出を行うことができる。

イ　地域包括診療加算の対象患者は，高血圧症，糖尿病，脂質異常症，慢性心不全，慢性腎臓病（慢性維持透析を行っていないものに限る）及び認知症の６疾病のうち，２つ以上（疑いを除く）を有する者である。なお，当該医療機関で診療を行う対象疾病（上記６疾病のうち２つ）と重複しない疾病を対象とする場合に限り，他医療機関でも当該加算，認知症地域包括診療加算，地域包括診療料又は認知症地域包括診療料を算定可能とする。

ウ　当該患者を診療する担当医を決める。担当医は，慢性疾患の指導に係る適切な研修を修了した医師とし，担当医により指導及び診療を行った場合に当該加算を算定する。なお，服薬，運動，休養，栄養，喫煙，家庭での体重や血圧の計測，飲酒，その他療養を行うに当たっての問題点等に係る生活面の指導については，必要に応じて，当該医師の指示を受けた看護師，管理栄養士又は薬剤師が行っても差し支えない。

エ　患者又はその家族からの求めに応じ，疾患名，治療計画等についての文書を交付し，適切な説明を行うことが望ましい。その際，文書の交付については電子カルテ情報共有システムにおける患者サマリーに入力し，診療録にその記録及び患者の同意を得た旨を残している場合は，文書を交付しているものとみなすものとする。

オ　当該患者に対し，以下の指導，服薬管理等を行う。

(イ) 患者の同意を得て，計画的な医学管理の下に療養上必要な指導及び診療を行う。

(ロ) 他の保険医療機関と連携及びオンライン資格確認を活用して，患者が受診している医療機関を全て把握するとともに，当該患者に処方されている医薬品を全て管理し，**診療録**に記載する。必要に応じ，担当医の指示を受けた看護職員等が情報の把握を行うことも可能である。

(ハ) 当該患者について，原則として院内処方を行う。ただし，(ニ)の場合に限り院外処方を可能とする。

(ニ) 院外処方を行う場合は，以下のとおりとする。

①　調剤について24時間対応できる体制を整えている薬局（以下「連携薬局」という）と連携している。

②　原則として，院外処方を行う場合は連携薬局にて処方を行うこととするが，患者の同意がある場合に限り，その他の薬局での処方も可能とする。その場合，当該患者に対して，時間外においても対応できる薬局のリストを文書により提供し，説明する。

③　当該患者が受診している医療機関のリスト及び当該患者が当該加算を算定している旨を，処方箋に添付して患者に渡すことにより，当該薬局に対して情報提供を行う。

④　患者に対して，当該医療機関を受診時に，薬局若しくは当該医療機関が発行するお薬手帳を持参させる。また，当該患者の院外処方を担当する保険薬局から文書で情報提供を受けることでもよい。なお，保険薬局から文書で情報提供を受けた場合も，当該患者に対し，事後的にお薬手帳の提示に協力を求めることが望ましい。

⑤　**診療録**にお薬手帳若しくは保険薬局からの文書のコピーを添付又は当該点数の算定時の投薬内容について**診療録**に記載する。

(ホ) 当該患者に対し，標榜時間外の電話等による問い合わせに対応可能な体制を有し，連絡先について情報提供するとともに，患者又は患者の家族等から連絡を受けた場合には，受診の指示等，速やかに必要な対応を行う。

(ヘ) 当該患者に対し，健康診断や検診の受診勧奨を行い，その結果等を**診療録**に記載するとともに，患者に提供し，評価結果を基に患者の健康状態を管理する。

(ト) 当該患者に対し，必要に応じ，要介護認定に係る主治医意見書を作成する。

(チ) 必要に応じ，患者の予防接種の実施状況を把握すること等により，当該患者からの予防接種に係る相談に対応する。

(リ) 患者の同意について，当該加算の初回算定時に，**別紙様式47**を参考に，当該患者の署名付の同意書を作成し，**診療録**に添付する。ただし，直近１年間に４回以上の受診歴を有する患者については，**別紙様式47**を参考に診療の要点を説明していれば，同意の手続きは省略して差し支えない。なお，当該医療機関自ら作成した文書を用いることでよい。

(ヌ) 当該加算を算定する場合は，投薬の部に掲げる「７種類以上の内服薬の投薬を行う場合」の規定は適用

（別紙様式47）

「地域包括診療加算」・「認知症地域包括診療加算」
に関する説明書

当院では，「地域包括診療加算」等を算定する患者さんに，
「かかりつけ医」として，次のような診療を行います。

○ 生活習慣病や認知症等に対する治療や管理を行います。
○ 他の医療機関で処方されるお薬を含め，服薬状況等を踏まえたお薬の管理を行います。
○ 予防接種や健康診断の結果に関する相談等，健康管理に関するご相談に応じます。必要に応じ，専門の医療機関をご紹介します。
○ 介護保険の利用に関するご相談に応じます。
○ 必要に応じ，訪問診療や往診に対応します。
○ 体調不良時等，患者さんからの電話等による問い合わせに対応しています。

連絡先 ▲▲医院　　●●●－●●●－●●●●

患者さん・ご家族へのお願い

○ 他の医療機関を受診される場合，お急ぎの場合を除き，担当医にご相談ください。お急ぎの場合に，他の医療機関を受診した場合には，次に当院を受診した際にお知らせください（他の医療機関で受けた投薬なども，お知らせください）。
○ 受診時にはお薬手帳をご持参ください。
○ 処方を受けている薬局のお名前をお知らせください。
○ 健康診断の結果については，担当医にお知らせください。

（別紙様式47）

「地域包括診療加算」・「認知症地域包括診療加算」
に関する同意書

「地域包括診療加算」・「認知症地域包括診療加算」について説明を受け，理解した上で，▲▲医院 医師 ○○○○を担当医として，生活習慣病等（●●，□□）に対する継続的な診療，お薬の管理，健康管理に関する相談・指導等を受けることに同意いたします。

※ 他の医療機関で「地域包括診療加算」「認知症地域包括診療加算」「地域包括診療料」「認知症地域包括診療料」を算定している方は，署名する前にお申し出ください。

（患者氏名）

しないものである。

(ル) 認知症の患者に対し本加算を算定する場合であって，当該患者の病状から，患者への説明及び患者の同意について，患者の家族等への説明及び当該患者の家族等による同意による方が適切と考えられる場合には，当該部分について「患者」を「患者の家族等」と読み替えるものとする。

カ 当該医療機関において，院内掲示により以下の対応が可能なことを周知し，患者の求めがあった場合に適切に対応する。
(イ) 健康相談を行っている。
(ロ) 介護保険に係る相談を行っている。
(ハ) 予防接種に係る相談を行っている。

キ 当該保険医療機関に通院する患者について，介護保険法第7条第5項に規定する介護支援専門員及び障害者の日常生活及び社会生活を総合的に支援するための法律に基づく指定計画相談支援の事業の人員及び運営に関する基準（平成24年厚生労働省令第28号）第3条第1項に規定する相談支援専門員からの相談に適切に対応するとともに，当該対応が可能であることを当該保険医療機関の見やすい場所に掲示する。

ク 患者の状態に応じ，28日以上の長期の投薬を行うこと又はリフィル処方箋を交付することについて，当該対応が可能であることを当該保険医療機関の見やすい場所に掲示するとともに，患者から求められた場合に適切に対応する。

ケ キ及びクの掲示事項について，原則として，ウェブサイトに掲載している。

コ 抗菌薬の適正な使用を推進するため，「抗微生物薬適正使用の手引き」（厚生労働省健康局結核感染症課）を参考に，抗菌薬の適正な使用の普及啓発に資する取組を行っている。

サ 地域包括診療加算1を算定する医療機関においては，往診又は訪問診療を提供可能である。往診又は訪問診療の対象の患者には，24時間対応可能な連絡先を提供し，患者又は患者の家族等から連絡を受けた場合には，往診，外来受診の指示等，速やかに必要な対応を行う。特掲診療料施設基準通知の第9在宅療養支援診療所の施設基準の1の(1)（p.905）に規定する在宅療養支援診療所以外の診療所においては以下の(ロ)，在宅療養支援診療所以外の診療所については以下の全てについて，連携する他の保険医療機関とともに行うことも可能である。
(イ) 24時間の連絡体制
(ロ) 連絡を受けて行う往診又は外来診療の体制

（令6保医発0305・4）

→認知症地域包括診療加算（「注13」）

ア 認知症地域包括診療加算は，外来の機能分化の観点から，主治医機能を持った診療所の医師が，認知症患者であって以下の全ての要件を満たす患者に対し，患者の同意を得た上で，継続的かつ全人的な医療を行うことについて評価したものであり，初診時や訪問診療時（往診を含む）は算定できない。
(イ) 認知症以外に1以上の疾病（疑いを除く）を有する者
(ロ) 同月に，当該保険医療機関において以下のいずれの投薬も受けていない患者
① 1処方につき5種類を超える内服薬があるもの
② 1処方につき抗うつ薬，抗精神病薬，抗不安薬及び睡眠薬を合わせて3種類を超えて含むもの
なお，(ロ)①の内服薬数の種類数は錠剤，カプセル剤，散剤，顆粒剤及び液剤については，1銘柄ごとに1種類として計算する。また，(ロ)②の抗うつ薬，抗精神病薬，抗不安薬及び睡眠薬の種類数はF100処方料の「1」における向精神薬の種類と同様の取扱いとする。

イ (11)〔「地域包括診療加算（注12）」に係る保医発通知，p.22〕のウからコまで〔オの(ヌ)を除く〕を満たす。

ウ 認知症地域包括診療加算1を算定する場合には，(11)のサを満たす。

エ 当該保険医療機関で診療を行う疾病（認知症を含む2つ以上）と重複しない疾病を対象とする場合に限り，他医療機関でも地域包括診療加算又は地域包括診療料を算定可能である。また，他医療機関で当該診療加算又は認知症地域包括診療料は算定できない。

（令6保医発0305・4）

→薬剤適正使用連携加算（「注14」）

「注12」に規定する地域包括診療加算又は「注13」に規定する認知症地域包括診療加算を算定する患者であって，他の保険医療機関に入院又は介護老人保健施設に入所していたものについて，以下の全てを満たす場合に，退院日又は退所日の属する月の翌月までに１回算定する。なお，他の保険医療機関又は介護老人保健施設〔以下⒀において「保険医療機関等」という〕との情報提供又は連携に際し，文書以外を用いた場合には，情報提供内容を**診療録等**に記載する。

ア　患者の同意を得て，入院又は入所までに，入院又は入所先の他の保険医療機関等に対し，処方内容，薬歴等について情報提供している。処方内容には，当該保険医療機関以外の処方内容を含む。

イ　入院又は入所先の他の保険医療機関等から処方内容について照会があった場合には，適切に対応する。

ウ　退院又は退所後１か月以内に，ア又はイを踏まえて調整した入院・入所中の処方内容について，入院・入所先の他の保険医療機関等から情報提供を受けている。

エ　以下の(イ)で算出した内服薬の種類数が，(ロ)で算出した薬剤の種類数よりも少ない。いずれも，屯服は含めずに算出する。

(イ)　ウで入院・入所先の他の保険医療機関等から情報提供された入院・入所中の処方内容のうち，内服薬の種類数

(ロ)　アで情報提供した処方内容のうち，内服薬の種類数

（令６保医発0305・4）

→再診料における外来感染対策向上加算，連携強化加算，サーベイランス強化加算及び抗菌薬適正使用体制加算の取扱い（「注15～18」）

初診料の場合と同様である。ただし，同一月にＡ000の「注11」，医学管理等の部の「通則３」，在宅医療の部の「通則５」又はＩ012に規定する外来感染対策向上加算を算定した場合にあっては算定できない。（令６保医発0305・4）

→医療情報取得加算（「注19」）

ア　「注19」に規定する医療情報取得加算は，オンライン資格確認を導入している保険医療機関において，再診時に患者の薬剤情報や特定健診情報等の診療情報を活用して質の高い診療を実施する体制を評価するものであり，別に厚生労働大臣が定める施設基準を満たす保険医療機関を受診した患者に対して十分な情報を取得した上で再診を行った場合に，医療情報取得加算３として，３月に１回に限り**２点**を所定点数に加算する。ただし，健康保険法第３条第13項に規定する電子資格確認により当該患者に係る診療情報を取得等した場合又は他の保険医療機関から当該患者に係る診療情報の提供を受けた場合にあっては，医療情報取得加算４として，３月に１回に限り**１点**を所定点数に加算する。

イ　医療情報取得加算の算定に当たっては，他院における処方を含めた薬剤情報や必要に応じて健診情報等を問診等により確認する。

（令６保医発0305・4）

→看護師等遠隔診療補助加算（「注20」）

「へき地保健医療対策事業について」（平成13年５月16日医政発第529号）に規定されるへき地診療所の医師又はへき地医療拠点病院の医師が，看護師等といる患者に対して情報通信機器を用いた診療を実施した場合に，前回の対面診療を実施した日から起算して，３月以内に限り算定する。

（令６保医発0305・4）

Ａ002　外来診療料　76点

注１　許可病床のうち一般病床に係るものの数が200以上である保険医療機関において再診を行った場合に算定する。ただし，別に厚生労働大臣が定める施設基準〔※告示③第３・１の３，p.682〕に適合しているものとして地方厚生局長等に届け出た保険医療機関において，情報通信機器を用いた再診を行った場合には，**75点**を算定する。

２　病院である保険医療機関〔特定機能病院，地域医療支援病院及び外来機能報告対象病院等（医療法第30条の18の４第１項第２号の規定に基づき，同法第30条の18の２第１項第１号の厚生労働省令で定める外来医療を提供する基幹的な病院として都道府県が公表したものに限る）に限る〕であって，初診の患者に占める他の病院又は診療所等からの文書による紹介があるものの割合等が低いものにおいて，別に厚生労働大臣が定める患者〔※告示③第３・８，p.688〕に対して再診を行った場合には，注１の規定にかかわらず，**56点**を算定する。

３　病院である保険医療機関〔許可病床数が400床以上である病院〔特定機能病院，地域医療支援病院及び外来機能報告対象病院等（医療法第30条の18の４第１項第２号の規定に基づき，同法第30条の18の２第１項第１号の厚生労働省令で定める外来医療を提供する基幹的な病院として都道府県が公表したものに限る）を除く〕に限る〕であって，初診の患者に占める他の病院又は診療所等からの文書による紹介があるものの割合等が低いものにおいて，別に厚生労働大臣が定める患者〔※告示③第３・８，p.688〕に対して再診を行った場合には，注１の規定にかかわらず，**56点**を算定する。

４　医療用医薬品の取引価格の妥結率に関して別に厚生労働大臣が定める施設基準〔※告示③第３・１の２，p.681〕を満たす保険医療機関において再診を行った場合には，注１の規定にかかわらず，**特定妥結率外来診療料**として，**56点**を算定する。

５　同一保険医療機関において，同一日に他の傷病について，別の診療科を再診として受診した場合は，注１の規定にかかわらず，２つ目の診療科に限り**38点**（注２から注４までに規定する場合にあっては，**28点**）を算定する。この場合において，注６のただし書及び注７から注11までに規定する加算は算定しない。

６　第２章第３部検査及び第９部処置のうち次に掲げるものは，外来診療料に含まれるものとする。ただし，第２章第３部第１節第１款検体検査実施料の通則第３号に規定する加算は，外来診療料に係る加算として別に算定することができる。

イ　尿検査
　区分番号Ｄ000からＤ002-2までに掲げるもの

ロ　糞便検査
　区分番号Ｄ003〔カルプロテクチン（糞便）を除く〕に掲げるもの

ハ　血液形態・機能検査
　区分番号Ｄ005〔ヘモグロビンA1c

(HbA1c)，デオキシチミジンキナーゼ（TK）活性，ターミナルデオキシヌクレオチジルトランスフェラーゼ（TdT），骨髄像及び造血器腫瘍細胞抗原検査（一連につき）を除く〕に掲げるもの

ニ 創傷処置
100cm^{2}未満のもの及び100cm^{2}以上500cm^{2}未満のもの

ホ 削除

ヘ 皮膚科軟膏処置
100cm^{2}以上500cm^{2}未満のもの

ト 膀胱洗浄

チ 腟洗浄

リ 眼処置

ヌ 睫毛抜去

ル 耳処置

ヲ 耳管処置

ワ 鼻処置

カ 口腔，咽頭処置

ヨ 間接喉頭鏡下喉頭処置

タ ネブライザ

レ 超音波ネブライザ

ソ 介達牽引

ツ 消炎鎮痛等処置

7 6歳未満の乳幼児に対して再診を行った場合は，**乳幼児加算**として，**38点**を所定点数に加算する。ただし，注8又は注9に規定する加算を算定する場合は算定しない。

8 保険医療機関が表示する診療時間以外の時間，休日又は深夜において再診を行った場合は，**時間外加算，休日加算又は深夜加算**として，それぞれ**65点**，**190点**又は**420点**（6歳未満の乳幼児の場合にあっては，それぞれ**135点**，**260点**又は**590点**）を所定点数に加算する。ただし，区分番号A000に掲げる初診料の注7のただし書に規定する保険医療機関にあっては，同注のただし書に規定する時間において再診を行った場合は，**180点**（6歳未満の乳幼児の場合においては，**250点**）を所定点数に加算する。

9 小児科を標榜する保険医療機関（区分番号A000に掲げる初診料の注7のただし書に規定するものを除く）にあっては，夜間であって別に厚生労働大臣が定める時間〔※告示③第3・1，p.681〕，休日又は深夜（当該保険医療機関が表示する診療時間内の時間に限る）において6歳未満の乳幼児に対して再診を行った場合は，注8の規定にかかわらず，それぞれ**135点**，**260点**又は**590点**を所定点数に加算する。

10 別に厚生労働大臣が定める施設基準〔※告示③第3・3の7，p.684〕を満たす保険医療機関を受診した患者に対して十分な情報を取得した上で再診を行った場合は，**医療情報取得加算3**として，3月に1回に限り**2点**を所定点数に加算する。ただし，健康保険法第3条第13項に規定する電子資格確認により当該患者に係る診療情報を取得等した場合又は他の保険医療機関から当該患者に係る診療情報の提供を受けた場合にあっては，**医療情報取得加算4**として，3月に1回に限り**1点**を所定点数に加算する。

11 別に厚生労働大臣が定める施設基準〔※告示③第3・3の9，p.685〕に適合しているものとして地方厚生局長等に届け出た保険医療機関において，看護師等といる患者に対して情報通信機器を用いた診療を行った場合は，**看護師等遠隔診療補助加算**として，**50点**を所定点数に加算する。

【2024年改定による主な変更点】

(1) 2022年10月に新設された医療情報・システム基盤整備体制充実加算が「医療情報取得加算」（注10）に名称変更された。オンライン資格確認によらない場合は加算3（2点），オンライン資格確認による場合は加算4（1点）を算定。

(2) **【新設】**「注11」看護師等遠隔診療補助加算：へき地診療所・へき地医療拠点病院において，D to P with N（患者が看護師等といる場合の情報通信機器を用いた診療）を実施した場合に算定可。

→外来診療料

(1) 外来診療料は，医療機関間の機能分担の明確化，請求の簡素化を目的として設定されたものであり，一般病床の病床数が200床以上の病院において算定する。

(2) 「注1」のただし書に規定する情報通信機器を用いた診療については，A000初診料の(2)の取扱いと同様である。

(3) 「注2」又は「注3」に規定する保険医療機関において，病院と診療所の機能分担の推進を図る観点から，他の病院（一般病床の病床数が200床未満のものに限る）又は診療所に対し文書による紹介を行う旨の申出を行ったにもかかわらず，当該病院を受診した患者については，「注1」の規定にかかわらず，「注2」又は「注3」の所定点数を算定する（緊急その他やむを得ない事情がある場合を除く）。この場合において，患者に対し十分な情報提供を行い，患者の自由な選択と同意があった場合には，「注1」との差額に相当する療養部分について，選定療養としてその費用を患者から徴収することができる。

また，初診の患者に占める他の病院又は診療所等からの文書による紹介があるものの割合等が低い保険医療機関とは，A000初診料の(7)と同様である。

(4) 特定機能病院，地域医療支援病院及び紹介受診重点医療機関のうち，前年度1年間の紹介割合の実績が50%未満又は逆紹介割合の実績が30‰未満の保険医療機関においては，紹介割合及び逆紹介割合を**別紙様式28**（p.16）により，毎年10月に地方厚生（支）局長へ報告する。また，報告を行った保険医療機関であって，報告年度の連続する6か月間で実績の基準を満たした保険医療機関については，翌年の4月1日までに地方厚生（支）局長へ報告する。

(5) 許可病床の数が400床以上の病院（特定機能病院，地域医療支援病院及び紹介受診重点医療機関を除く）のうち，前年度1年間の紹介割合の実績が40%未満又は逆紹介割合の実績が20‰未満の保険医療機関の取扱いについては，(4)と同様である。

(6) 「注4」に規定する保険医療機関の取扱いについては，A000初診料の(10)から(12)（p.15）までと同様である。

(7) 同一保険医療機関において，同一日に他の傷病について，患者の意思に基づき，別の診療科を再診として受診した場合は，現に診療継続中の診療科1つに限り，「注5」に掲げる所定点数を算定できる。この場合に

おいて，「注６」のただし書及び「注７」から「注11」までに規定する加算は，算定できない。

(8) 外来診療料の取扱いについては，A001再診料の場合と同様である。ただし，電話等による再診料及び外来管理加算は算定できない。

(9) 包括されている検査項目に係る検査の部の款及び「注」に規定する加算は，別に算定できない。ただし，検査の部の第１節第１款検体検査実施料の「通則３」に規定する加算（外来迅速検体検査加算）は，検査の部において算定することができる。

(10) 外来診療料には，包括されている検査項目に係る判断料が含まれず，別に算定できる。なお，当該検査項目が属する区分（尿・糞便等検査判断料又は血液学的検査判断料の２区分）の判断料について，当該区分に属する検査項目のいずれをも行わなかった場合は，当該判断料は算定できない。

(11) 外来診療料には，包括されている処置項目に係る薬剤料及び特定保険医療材料料は含まれず，処置の部の薬剤料及び特定保険医療材料料の定めるところにより別に算定できる。また，熱傷に対する処置についても別に算定できる。

(12) 爪甲除去（麻酔を要しないもの），穿刺排膿後薬液注入，後部尿道洗浄（ウルツマン），義眼処置，矯正固定，変形機械矯正術，腰部又は胸部固定帯固定，低出力レーザー照射及び肛門処置は外来診療料に含まれ別に算定できない。

(13) 医療情報取得加算

ア 「注10」に規定する医療情報取得加算は，オンライン資格確認を導入している保険医療機関において，再診時に患者の薬剤情報や特定健診情報等の診療情報を活用して質の高い診療を実施する体制を評価するものであり，別に厚生労働大臣が定める施設基準を満たす保険医療機関を受診した患者に対して十分な情報を取得した上で再診を行った場合に，医療情報取得加算３として，３月に１回に限り**２点**を所定点数に加算する。ただし，健康保険法第３条第13項に規定する電子資格確認により当該患者に係る診療情報を取得等した場合又は他の保険医療機関から当該患者に係る診療情報の提供を受けた場合にあっては，医療情報取得加算４として，３月に１回に限り**１点**を所定点数に加算する。

イ 医療情報取得加算の算定に当たっては，他院における処方を含めた薬剤情報や必要に応じて健診情報等を問診等により確認する。

(14) 「注11」に規定する看護師等遠隔診療補助加算は，「へき地保健医療対策事業について」（平成13年５月16日医政発第529号）に規定されるへき地診療所の医師又はへき地医療拠点病院の医師が，看護師等といる患者に対して情報通信機器を用いた診療を実施した場合に，前回の対面診療を実施した日から起算して，３月以内に限り算定する。

（令６保医発0305·4）

A003 削除

入院

第2部 入院料等

通則

1 健康保険法第63条第1項第5号及び高齢者医療確保法第64条第1項第5号による入院及び看護の費用は，第1節から第5節までの各区分の所定点数により算定する。この場合において，特に規定する場合を除き，通常必要とされる療養環境の提供，看護及び医学的管理に要する費用は，第1節，第3節又は第4節の各区分の所定点数に含まれるものとする。

2 同一の保険医療機関において，同一の患者につき，第1節の各区分に掲げる入院基本料〔特別入院基本料，月平均夜勤時間超過減算，夜勤時間特別入院基本料及び重症患者割合特別入院基本料（以下「特別入院基本料等」という）を含む〕，第3節の各区分に掲げる特定入院料及び第4節の各区分に掲げる短期滞在手術等基本料を同一の日に算定することはできない。

3 別に厚生労働大臣が定める患者〔※告示③第3の2，p.688〕の場合には，特別入院基本料等，区分番号A108に掲げる有床診療所入院基本料又は区分番号A109に掲げる有床診療所療養病床入院基本料を算定する場合を除き，入院日から起算して5日までの間は，区分番号A400の2に掲げる短期滞在手術等基本料3を算定し，6日目以降は第1節の各区分に掲げる入院基本料（特別入院基本料等を含む）又は第3節の各区分に掲げる特定入院料のいずれかを算定する。

4 歯科診療及び歯科診療以外の診療を併せて行う保険医療機関にあっては，当該患者の主傷病に係る入院基本料（特別入院基本料等を含む），特定入院料又は短期滞在手術等基本料を算定する。

5 第1節から第4節までに規定する期間の計算は，特に規定する場合を除き，保険医療機関に入院した日から起算して計算する。ただし，保険医療機関を退院した後，同一の疾病又は負傷により，当該保険医療機関又は当該保険医療機関と特別の関係（p.30）にある保険医療機関に入院した場合には，急性増悪その他やむを得ない場合を除き，最初の保険医療機関に入院した日から起算して計算する。

6 別に厚生労働大臣が定める入院患者数の基準又は医師等の員数の基準に該当する保険医療機関の入院基本料については，別に厚生労働大臣が定めるところにより算定する。

7 入院診療計画，院内感染防止対策，医療安全管理体制，褥瘡対策，栄養管理体制，意思決定支援及び身体的拘束最小化について，別に厚生労働大臣が定める基準〔※告示③第4，p.688〕を満たす場合に限り，第1節（特別入院基本料等を含む），第3節及び第4節（短期滞在手術等基本料1を除く）の各区分に掲げるそれぞれの入院基本料，特定入院料又は短期滞在手術等基本料の所定点数を算定する。

8 7に規定する別に厚生労働大臣が定める基準〔※告示③第4，p.688〕のうち，栄養管理体制に関する基準を満たすことができない保険医療機関（診療所を除き，別に厚生労働大臣が定める基準〔※告示③第4・6，p.688〕を満たすものに限る）については，第1節（特別入院基本料等を除く），第3節及び第4節（短期滞在手術等基本料1を除く）の各区分に掲げるそれぞれの入院基本料，特定入院料又は短期滞在手術等基本料の所定点数から1日につき**40点**を減算する。

9 7に規定する別に厚生労働大臣が定める基準〔※告示③第4・8，p.688〕のうち，身体的拘束最小化に関する基準を満たすことができない保険医療機関については，第1節（特別入院基本料等を除く），第3節及び第4節（短期滞在手術等基本料1を除く）の各区分に掲げるそれぞれの入院基本料，特定入院料又は短期滞在手術等基本料の所定点数から1日につき**40点**を減算する。

【2024年改定による主な変更点】

(1) **入院料等「通則」において新たに「意思決定支援」と「身体的拘束最小化」が要件化された。「意思決定支援」は入院料等を算定するための必須要件とされ，「身体的拘束最小化」は満たせない場合に1日につき40点の減算となる。**

【経過措置】「意思決定支援」は，2024年3月末時点の入院基本料・特定入院料の届出病棟（すでに「意思決定支援」が要件化されている療養病棟入院基本料等の届出病棟を除く）は，2025年5月末まで猶予される。「身体的拘束最小化」も，2024年3月末時点の入院基本料・特定入院料の届出病棟は，2025年5月末まで猶予される。

(2) **40歳未満の勤務医，事務職員等の賃上げに資する措置として，入院基本料等の点数が全体的に引き上げられた。**

(3) **一般病棟用の重症度，医療・看護必要度の評価項目・施設基準について，以下の見直しが行われた。**

1) **「創傷処置」「呼吸ケア（喀痰吸引のみの場合を除く）」について，重症度，医療・看護必要度Ⅰの評価対象を，必要度Ⅱの評価対象となる診療行為を実施した場合とし，「重度褥瘡処置」を評価対象から除外。**

2) **「注射薬剤3種類以上の管理」について，該当日数の上限を7日間とし，対象薬剤から「アミノ酸・糖・電解質・ビタミン」等の静脈栄養に関する薬剤を除外。**

3) **「専門的な治療・処置」の項目のうち①「抗悪性腫瘍剤の使用（注射剤のみ）」，②「抗悪性腫瘍剤の内服の管理」について，入院での使用割合がそれぞれ①6割未満，②7割未満の薬剤を対象薬剤から除外。**

4) **「専門的な治療・処置」の項目のうち「抗悪性腫瘍剤の使用（注射剤のみ）」，「麻薬の使用（注射剤のみ）」，「昇圧剤の使用（注射剤のみ）」，「抗不整脈薬の使用（注射剤のみ）」，「抗血栓塞栓薬の使用」，「無菌治療室での治療」の評価を2点から3点に変更。**

5) **「救急搬送後の入院」，「緊急に入院を必要とする状態」について，評価日数を5日間から2日間に変更。**

6) **C項目の対象手術，評価日数を見直し。**

7) **短期滞在手術等基本料の対象手術等を実施した患者を評価対象者に追加。**

8) **急性期一般入院料1，特定機能病院入院基本料7対1，専門病院入院基本料7対1の該当患者割合の基準について，B項目（患者の状況等）の評価が廃止され，①A3点以上又はC1点以上の該当割合が一定以上，②A2点以上又はC1点以上の該当割合が一定以上――の両方を満たすことに変更された。**

(3) **各入院料等の施設基準における重症度，医療・看護必要度の該当患者割合の基準が変更された**〔**【経過措置】**2024年9

(別紙様式1)

退院証明書

保険医療機関名称
住所
電話番号
主治医氏名

患者氏名　　　　　　　　　　　性別（男・女）
患者住所
電話番号
生年月日　（明・大・昭・平・令）　　年　　月　　日(　歳)

1．当該保険医療機関における入院年月日及び退院年月日
　・入院年月日　　　年　　月　　日
　・退院年月日　　　年　　月　　日
2．当該保険医療機関における入院基本料等（特定入院料を含む）の種別及び算定期間
　（複数ある場合はそれぞれ記載のこと）
　・入院基本料等の種別：
　・算定期間：　　　日（　年　　月　　日
　　　　　　　　　　　　　　～　年　　月　　日）
3．当該保険医療機関退院日における通算対象入院料を算定した期間
　・　　日（　　年　　月　　日現在）
4．当該保険医療機関の入院に係る傷病名
　・傷病名：
5．転帰（該当するものに○をつける）
　・治癒
　・治癒に近い状態（寛解状態を含む）
　・その他
6．その他の特記事項

月末までは基準を満たすものとする)。

	必要度Ⅰ	必要度Ⅱ
急性期一般入院料１	割合①：21% 割合②：28%	割合①：20% 割合②：27%
急性期一般入院料２	22%	21%
急性期一般入院料３	19%	18%
急性期一般入院料４	16%	15%
急性期一般入院料５	12%	11%
結核病棟入院基本料７対１	８%	７%
特定機能病院入院基本料 ７対１（一般病棟）	——	割合①：20% 割合②：27%
専門病院入院基本料 ７対１入院基本料	割合①：21% 割合②：28%	割合①：20% 割合②：27%
看護必要度加算１	18%	17%
看護必要度加算２	16%	15%
看護必要度加算３	13%	12%
総合入院体制加算１	33%	32%
総合入院体制加算２	31%	30%
総合入院体制加算３	28%	27%
急性期看護補助体制加算	６%	５%
看護職員夜間配置加算	６%	５%
看護補助加算１	４%	３%
地域包括ケア病棟入院料	10%	８%
特定一般病棟入院料「注７」	10%	８%

※　割合①：Ａ３点以上又はＣ１点以上の該当割合
※　割合②：Ａ２点以上又はＣ１点以上の該当割合
※　割合①と割合②の両方を満たす必要がある

(4)　従前から，①許可病床200床以上の病院の急性期一般入院料１，②同400床以上の病院の急性期一般入院料２～５，③特定機能病院入院基本料（一般病棟）７対１入院基本料——の算定病棟では，重症度，医療・看護必要度Ⅱのみによる評価とされていたが，今改定により，新たに以下の病棟・治療室が必要度Ⅱのみによる評価とされた（**【経過措置】** 2024年９月末までは猶予）。

①　許可病床200床未満の病院の急性期一般入院料１の算定病棟（電子カルテを導入していない場合を除く）
②　許可病床200床以上400未満の病院の急性期一般入院料２・３の算定病棟
③　救命救急入院料２・４を算定する治療室
④　特定集中治療室管理料を算定する治療室

→入院基本料，特定入院料，短期滞在手術等基本料

1　入院基本料，特定入院料及び短期滞在手術等基本料は，基本的な入院医療の体制を評価するものであり，療養環境（寝具等を含む）の提供，看護師等の確保及び医学的管理の確保等については，医療法の定めるところによる他,「病院，診療所等の業務委託について（平成５年２月15日指第14号）」等に従い，適切に実施するものとし，これに要する費用は，特に規定する場合を除き，入院基本料，特定入院料及び短期滞在手術等基本料に含まれる。

2　１に規定する他，寝具等について次の基準のいずれかに該当しない場合には，入院基本料，特定入院料，短期滞在手術等基本料は算定できない。

(1)　患者の状態に応じて寝具類が随時利用できるよう用意されている。なお，具備されるべき寝具は，敷布団（マットレスパッドを含む），掛布団（毛布，タオルケット，綿毛布を含む），シーツ類，枕，枕覆等である。

(2)　寝具類が常時清潔な状態で確保されている。シーツ類は，週１回以上の交換がなされている。

(3)　消毒は必要の都度行われている。（令６保医発0305·4）

→入院期間の確認について（入院料の支払要件）

(1)　**保険医療機関の確認等**

ア　保険医療機関は，患者の入院に際し，患者又はその家族等に対して当該患者の過去３か月以内の入院の有無を確認する。過去３か月以内に入院がある場合は，入院の理由を確認する。同一傷病による入院である場合には前保険医療機関における入院期間，算定入院基本料等及び入院に係る傷病名を当該患者の前保険医療機関又は保険者に照会し，当該保険医療機関の入院初日に追加される選定療養に係る入院期間及び当該患者の入院が選定療養に該当するか否かを確認する。

イ　保険医療機関は，当該患者の退院に際しては，他保険医療機関からの当該患者の入院履歴に係る問い合わせに対し速やかに対応できるよう必要な体制を整えておく。円滑な運用のために**別紙様式１**又はこれに準ずる様式による文書を退院証明書として患者に渡すことが望ましい。

ウ　ア，イに定める確認等を怠っている場合は，入院料は算定できない。

(2)　**入院患者の申告等**

患者は，入院に際しては，保険医療機関からの求めに応じ，自己の入院履歴を申告する。なお，虚偽の申告等を行った場合は，それにより発生する損失について，後日費用徴収が行われる可能性がある。

（令６保医発0305·4）

→１日入院

眼科，耳鼻科等において手術を行い，同一の日に入院及び退院した場合，医師が入院の必要を認めて病室に入院させて入院医療が行われた場合にあっては，入院基本料又は特定入院料を算定できるが，単なる覚醒，休養等の目的で入院させた場合は，入院基本料又は特定入院料は算定しない。なお，短期滞在手術等基本料については，第４節に規定するところによる。（令６保医発0305·4）

→入院中の患者の他医療機関への受診

(1) 入院中の患者が，当該入院の原因となった傷病以外の傷病に罹患し，入院している保険医療機関（以下本項において「入院医療機関」という）以外での診療の必要が生じた場合は，他の保険医療機関（以下本項において「他医療機関」という）へ転医又は対診を求めることを原則とする。

(2) 入院中の患者（DPC算定病棟に入院している患者を除く）に対し他医療機関での診療が必要となり，当該入院中の患者が他医療機関を受診した場合（当該入院医療機関にて診療を行うことができない専門的な診療が必要となった場合等のやむを得ない場合に限る）は，他医療機関において当該診療に係る費用を算定することができる。ただし，短期滞在手術等基本料３，医学管理等（診療情報提供料を除く），在宅医療，投薬，注射（当該専門的な診療に特有な薬剤を用いた受診日の投薬又は注射に係る費用を除き，処方料，処方箋料及び外来化学療法加算を含む）及びリハビリテーション（言語聴覚療法に係る疾患別リハビリテーション料を除く）に係る費用は算定できない。

(3) (2)のただし書にかかわらず，出来高入院料を算定する病床に入院している患者の場合には，他医療機関における診療に要する費用のうち，当該専門的な診療に特有な薬剤を用いた投薬に係る費用は算定できる。

(4) 本通則において，出来高入院料とは，特定入院料，一般病棟入院基本料（「注11」の規定により療養病棟入院料１の例により算定する場合に限る），特定機能病院入院基本料（「注９」の規定により療養病棟入院料１の例により算定する場合に限る），専門病院入院基本料（「注８」の規定により療養病棟入院料１の例により算定する場合に限る），療養病棟入院基本料，障害者施設等入院基本料（「注６」，「注13」及び「注14」の例により算定する場合に限る），有床診療所療養病床入院基本料及び特定入院基本料（以下本通則において「特定入院料等」という）を除く入院基本料をいう。

(5) 入院中の患者が他医療機関を受診する場合には，入院医療機関は，当該他医療機関に対し，当該診療に必要な診療情報（当該入院医療機関での算定入院料及び必要な診療科を含む）を文書により提供する（これらに要する費用は患者の入院している保険医療機関が負担するものとする）とともに，**診療録**にその写しを添付する。

(6) (2)の規定により入院中の患者が他医療機関を受診する日の入院医療機関における診療報酬の算定については，以下のとおりとする。この場合において，１点未満の端数があるときは，小数点以下第一位を四捨五入して計算する。

ア 入院医療機関において，当該患者が出来高入院料を算定している場合は，出来高入院料は当該出来高入院料の基本点数の10%を控除した点数により算定する。ただし，他医療機関において，E101シングルホトンエミッションコンピューター断層撮影，E101-2ポジトロン断層撮影，E101-3ポジトロン断層・コンピューター断層複合撮影，E101-4ポジトロン断層・磁気共鳴コンピューター断層複合撮影，E101-5乳房用ポジトロン断層撮影，M001体外照射の「３」の強度変調放射線治療（IMRT），M001-2ガンマナイフによる定位放射線治療，M001-3直線加速器による放射線治療の「１」の定位放射線治療の場合又はM001-4粒子線治療に係る費用を算定する場合は，出来高入院料は当該出来高入院料の基本点数の５%を控除した点数により算定する。

イ 入院医療機関において，当該患者が特定入院料等を算定している場合であって，当該他医療機関において特定入院料等に含まれる診療に係る費用（特掲診療料に限る）を算定する場合は，特定入院料等は，当該特定入院料等の基本点数の40%を控除した点数〔他医療機関において，E101シングルホトンエミッションコンピューター断層撮影，E101-2ポジトロン断層撮影，E101-3ポジトロン断層・コンピューター断層複合撮影，E101-4ポジトロン断層・磁気共鳴コンピューター断層複合撮影，E101-5乳房用ポジトロン断層撮影，M001体外照射の「３」の強度変調放射線治療（IMRT），M001-2ガンマナイフによる定位放射線治療，M001-3直線加速器による放射線治療の「１」の定位放射線治療の場合又はM001-4粒子線治療に係る費用を算定する場合は，特定入院料等は当該特定入院料等の基本点数の35%を控除した点数〕により算定する。ただし，有床診療所療養病床入院基本料，精神療養病棟入院料，認知症治療病棟入院料又は地域移行機能強化病棟入院料を算定している場合は，当該特定入院料等の基本点数の20%を控除した点数〔他医療機関において，E101シングルホトンエミッションコンピューター断層撮影，E101-2ポジトロン断層撮影，E101-3ポジトロン断層・コンピューター断層複合撮影，E101-4ポジトロン断層・磁気共鳴コンピューター断層複合撮影，E101-5乳房用ポジトロン断層撮影，M001体外照射の「３」の強度変調放射線治療（IMRT），M001-2ガンマナイフによる定位放射線治療，M001-3直線加速器による放射線治療の「１」の定位放射線治療の場合又はM001-4粒子線治療に係る費用を算定する場合は，特定入院料等は当該特定入院料等の基本点数の15%を控除した点数〕により算定する。

ウ 入院医療機関において，当該患者が特定入院料等を算定している場合であって，当該他医療機関において特定入院料等に含まれる診療に係る費用（特掲診療料に限る）を算定しない場合は，特定入院料等は，当該特定入院料等の基本点数の10%を控除した点数により算定する。ただし，他医療機関において，E101シングルホトンエミッションコンピューター断層撮影，E101-2ポジトロン断層撮影，E101-3ポジトロン断層・コンピューター断層複合撮影，E101-4ポジトロン断層・磁気共鳴コンピューター断層複合撮影，E101-5乳房用ポジトロン断層撮影，M001体外照射の「３」の強度変調放射線治療（IMRT），M001-2ガンマナイフによる定位放射線治療，M001-3直線加速器による放射線治療の「１」の定位放射線治療の場合又はM001-4粒子線治療に係る費用を算定する場合は，特定入院料等は当該特定入院料等の基本点数の５%を控除した点数により算定する。

エ 他医療機関において当該診療に係る費用を一切算定しない場合には，他医療機関において実施された診療に係る費用は，入院医療機関において算定し，入院基本料等の基本点数は控除せずに算定する。この場合において，入院医療機関で算定している入院料等に包括されている診療に係る費用は，算定できない。なお，この場合の医療機関間での診療報酬の分配は，相互の合議に委ねるものとする。

(7) 他医療機関において診療を行った場合には，入院医療機関から提供される当該患者に係る診療情報に係る文書を**診療録**に添付するとともに，**診療報酬明細書**の摘要欄に「入院医療機関名」,「当該患者の算定する入院料」,「受診した理由」,「診療科」及び「他（受診日数：○日）」を記載する。

(8)　入院医療機関においては，**診療報酬明細書**の摘要欄に,「他医療機関を受診した理由」,「診療科」及び「他（受診日数：○日）」を記載する。ただし，(6)のウの特定入院料等を10%減算する場合（ただし書に該当し５%減算する場合を含む）には，他医療機関のレセプトの写しを添付する。

(9)　入院中の患者（DPC算定病棟に入院している患者であって「診療報酬の算定方法」により入院料を算定する患者に限る）に対し他医療機関での診療が必要となり，当該入院中の患者が他医療機関を受診した場合（当該入院医療機関にて診療を行うことができない専門的な診療が必要となった場合等のやむを得ない場合に限る）の他医療機関において実施された診療に係る費用は，入院医療機関の保険医が実施した診療の費用と同様の取扱いとし，入院医療機関において算定する。なお，この場合の医療機関間での診療報酬の分配は，相互の合議に委ねるものとする。（令６保医発0305·4）

→外泊期間中の入院料等

(1)　入院患者の外泊期間中の入院料等については，入院基本料（療養病棟入院基本料を算定する療養病棟にあっては，外泊前日の入院基本料）の基本点数の15%又は特定入院料の15%を算定するが，精神及び行動の障害の患者について治療のために外泊を行わせる場合は更に15%を算定できる。ただし，入院基本料の基本点数又は特定入院料の30%を算定することができる期間は，連続して３日以内に限り，かつ月（同一暦月）６日以内に限る。

外泊中の入院料等を算定する場合においては，その点数に１点未満の端数があるときは，小数点以下第一位を四捨五入して計算する。

なお，当該外泊期間は，次項「入院期間の計算」の入院期間に算入する。

(2)　入院中の患者が在宅医療に備えて一時的に外泊するに際して，当該在宅医療に関する指導管理が行われた場合は，(1)に規定する点数に加えて，C100退院前在宅療養指導管理料を，外泊初日に１回に限り算定できる。（令６保医発0305·4）

→入院期間の計算

(1)　入院の日とは，入院患者の保険種別変更等の如何を問わず，当該保険医療機関に入院した日をいい，保険医療機関ごとに起算する。

また，A傷病により入院中の患者がB傷病に罹り，B傷病についても入院の必要がある場合（例えば，結核で入院中の患者が虫垂炎で手術を受けた場合等）又はA傷病が退院できる程度に軽快した際に他の傷病に罹り入院の必要が生じた場合においても，入院期間はA傷病で入院した日を起算日とする。

(2)　(1)にかかわらず，保険医療機関を退院後，同一傷病により当該保険医療機関又は当該保険医療機関と特別の関係にある保険医療機関に入院した場合の入院期間は，当該保険医療機関の初回入院日を起算日として計算する。

ただし，次のいずれかに該当する場合は，新たな入院日を起算日とする。

ア　１傷病により入院した患者が退院後，一旦治癒し若しくは治癒に近い状態までになり，その後再発して当該保険医療機関又は当該保険医療機関と特別の関係にある保険医療機関に入院した場合

イ　退院の日から起算して３月以上〔悪性腫瘍，難病の患者に対する医療等に関する法律（平成26年法律第50号）第５条第１項に規定する指定難病〔同法第７条第４項に規定する医療受給者証を交付されている患者（同条第１項各号に規定する特定医療費の支給認定に係る基準を満たすものとして診断を受けたものを含む）に係るものに限る〕又は「特定疾患治療研究事業について」（昭和48年４月17日衛発第242号）に掲げる疾患（当該疾患に罹患しているものとして都道府県知事から受給者証の交付を受けているものに限る。ただし，スモンについては過去に公的な認定を受けたことが確認できる場合等を含む）に罹患している患者については１月以上〕の期間，同一傷病について，いずれの保険医療機関に入院又は介護老人保健施設に入所（短期入所療養介護費を算定すべき入所を除く）することなく経過した後に，当該保険医療機関又は当該保険医療機関と特別の関係にある保険医療機関に入院した場合（令６保医発0305·4）

→「特別の関係」とは

「特別の関係」とは，次に掲げる関係をいう。

ア　当該保険医療機関等と他の保険医療機関等の関係が以下のいずれかに該当する場合に，当該保険医療機関等と当該他の保険医療機関等は特別の関係にあると認められる。

(イ)　当該保険医療機関等の開設者が，当該他の保険医療機関等の開設者と同一の場合

(ロ)　当該保険医療機関等の代表者が，当該他の保険医療機関等の代表者と同一の場合

(ハ)　当該保険医療機関等の代表者が，当該他の保険医療機関等の代表者の親族等の場合

(ニ)　当該保険医療機関等の理事・監事・評議員その他の役員等のうち，当該他の保険医療機関等の役員等の親族等の占める割合が10分の３を超える場合

(ホ)　(イ)から(ニ)までに掲げる場合に準ずる場合（人事，資金等の関係を通じて，当該保険医療機関等が，当該他の保険医療機関等の経営方針に対して重要な影響を与えることができると認められる場合に限る）

イ　「保険医療機関等」とは，保険医療機関である病院若しくは診療所，介護老人保健施設又は指定訪問看護事業者をいう。

ウ　「親族等」とは，親族関係を有する者及び以下に掲げる者をいう。

(イ)　事実上婚姻関係と同様の事情にある者

(ロ)　使用人及び使用人以外の者で当該役員等から受ける金銭その他の財産によって生計を維持しているもの

(ハ)　(イ)又は(ロ)に掲げる者の親族でこれらの者と生計を一にしているもの（令６保医発0305·4）

→入院初日又は入院した日

特に規定する場合を除き，第２部「通則５」に規定する起算日のことをいい，入院期間が通算される再入院の初日は算定できない。（令６保医発0305・4）

→病棟移動時の入院料

同一保険医療機関内の病棟（病室及び治療室を含む）から病棟（病室及び治療室を含む）に移動した日の入院料の算定については，移動先の病棟（病室及び治療室を含む）の入院料（入院基本料又は特定入院料）を算定する。（令６保医発0305·4）

→退院時処方に係る薬剤料の取扱い

投薬に係る費用が包括されている入院基本料（療養病棟入院基本料等）又は特定入院料（特殊疾患病棟入院料等）を算定している患者に対して，退院時に退院後に在

宅において使用するための薬剤（在宅医療に係る薬剤を除く）を投与した場合は，当該薬剤に係る費用（薬剤料に限る）は，算定できる。（令６保医発0305·4）

→定数超過入院，標欠病院の取扱い

定数超過入院に該当する保険医療機関，医療法に定める人員標準を著しく下回る保険医療機関の取扱いについては，「厚生労働大臣の定める入院患者数の基準及び医師等の員数の基準並びに入院基本料の算定方法」（平成18年厚生労働省告示第104号）に基づくものとし，その具体的な取扱いについては別途通知する。（令６保医発0305·4）

→入院診療計画，院内感染防止対策，医療安全管理体制，褥瘡対策，栄養管理体制，意思決定支援及び身体的拘束最小化

別に厚生労働大臣が定める基準に適合している場合に限り入院基本料〔特別入院基本料，月平均夜勤時間超過減算，夜勤時間特別入院基本料及び重症患者割合特別入院基本料（以下「特別入院基本料等」という）及び特定入院基本料を含む〕，特定入院料又は短期滞在手術等基本料３の算定を行うものであり，基準に適合していることを示す資料等を整備しておく必要がある。

（令６保医発0305·4）

→救急患者として受け入れた患者が，処置室，手術室等において死亡した場合

救急患者として受け入れた患者が，処置室，手術室等において死亡した場合は，当該保険医療機関が救急医療を担う施設として確保することとされている専用病床（Ａ205救急医療管理加算又はＡ300救命救急入院料を算定する病床に限る）に入院したものとみなす。

（令６保医発0305·4）

→退院が特定の時間帯に集中している場合の入院基本料の算定について

(1) 以下のいずれも満たす病棟を有する保険医療機関を対象とする。

ア　一般病棟入院基本料，特定機能病院入院基本料（一般病棟に限る）又は専門病院入院基本料を算定している病棟を有する保険医療機関である。

イ　当該病棟の退院全体のうち，正午までに退院するものの割合が９割以上の保険医療機関である。

(2) 減算の対象となる入院基本料は，一般病棟入院基本料（特別入院基本料等を含む），特定機能病院入院基本料（一般病棟に限る）及び専門病院入院基本料のうち，当該病棟に30日を超えて入院している者の退院日の入院基本料であって，以下のいずれも満たすものとする。

ア　退院日に**1,000点**以上の処置又は手術を算定していないもの

イ　入退院支援加算を算定していないもの

(3) (1)のイに係る計算式は退院日に一般病棟入院基本料（特別入院基本料等を含む），特定機能病院入院基本料（一般病棟に限る）又は専門病院入院基本料を算定している患者を対象として，以下のいずれかの方法による。

ア　電子カルテ等で退院時間が明らかな場合については，以下により算定する。

１月当たりの当該病棟の退院患者のうち，正午以前に退院した患者数／１月当たりの退院患者数

イ　退院時間が明らかでない場合は，毎月16日を含む１週間〔例えば16日が火曜日の場合は14日（日）から20日（土）までの７日間〕に当該病棟を退院した患者を対象とし，該当する退院患者の退院日，退院日前日の食事回数をもとに以下により算定する。

（退院日前日に退院患者に提供した夕食数－退院日に退院患者に提供した昼食数）／退院日前日に退院患者に提供した夕食数

ウ　ア又はイのいずれかの方法により，直近６か月の月ごとの割合を算定し，当該６か月のいずれも９割以上の場合，翌月から(2)に該当する入院基本料は，所定点数の**100分の92**に相当する点数により算定する。（令６保医発0305·4）

→入院日及び退院日が特定の日に集中している場合の入院基本料の算定について

(1) 以下のいずれも満たす保険医療機関を対象とする。

ア　一般病棟入院基本料，特定機能病院入院基本料（一般病棟に限る）又は専門病院入院基本料を算定している病棟を有する保険医療機関

イ　アに掲げる病棟の入院全体のうち金曜日に入院したものの割合と，退院全体のうち月曜日に退院したものの割合の合計が40％以上の保険医療機関

(2) 減算の対象となる入院基本料は，金曜日に入院した患者の入院基本料〔一般病棟入院基本料（特別入院基本料等を含む），特定機能病院入院基本料（一般病棟に限る）及び専門病院入院基本料をいう。以下この項において同じ〕又は月曜日に退院した患者の入院基本料とするが，金曜日に入院した患者については，入院日直後の土曜日及び日曜日の入院基本料であって，当該日に**1,000点**以上の処置又は手術を伴わないものであり，月曜日に退院した患者については，退院日直前の土曜日及び日曜日の入院基本料であって，当該日に**1,000点**以上の処置又は手術を伴わないものとする。金曜日に入院し，月曜日に退院した患者については，要件を満たす入院日直後の土曜日及び日曜日，退院日直前の土曜日及び日曜日のいずれも減算の対象となる。なお，金曜日に入院し，その直後の月曜日に退院した患者については，要件を満たす土曜日及び日曜日の入院基本料は所定点数の**100分の92**に相当する点数により算定する。

(3) (1)イに係る計算式において，入院患者は入院日に入院基本料を算定している患者，退院患者は退院日に入院基本料を算定している患者を対象として，以下の方法による。

（１月当たりの金曜日入院患者数／１月当たりの全入院患者数）×100＋（１月当たりの月曜日退院患者数／１月当たりの全退院患者数）×100

直近６か月の月ごとの割合を算定し，当該６か月のいずれも４割以上の場合，翌月より(2)に該当する入院基本料を減算する。（令６保医発0305·4）

→算定回数が「週」単位又は「月」単位とされているもの

特に定めのない限り，それぞれ日曜日から土曜日までの１週間又は月の初日から月の末日までの１か月を単位として算定する。（令６保医発0305·4）

→公認心理師

平成31年４月１日から当分の間，以下のいずれかの要件に該当する者は，公認心理師とみなす。

ア　平成31年３月31日時点で，臨床心理技術者として保険医療機関に従事していた者

イ　公認心理師に係る国家試験の受験資格を有する者

（令6保医発0305・4）

第１節　入院基本料

Ａ100　一般病棟入院基本料（１日につき）

１　急性期一般入院基本料

イ　急性期一般入院料１　**1,688点**

ロ 急性期一般入院料２ 1,644点
ハ 急性期一般入院料３ 1,569点
ニ 急性期一般入院料４ 1,462点
ホ 急性期一般入院料５ 1,451点
ヘ 急性期一般入院料６ 1,404点
２ 地域一般入院基本料
イ 地域一般入院料１ 1,176点
ロ 地域一般入院料２ 1,170点
ハ 地域一般入院料３ 1,003点

注１ 療養病棟入院基本料，結核病棟入院基本料又は精神病棟入院基本料を算定する病棟以外の病院の病棟（以下この表において「一般病棟」という）であって，看護配置，看護師比率，平均在院日数その他の事項につき別に厚生労働大臣が定める施設基準〔※告示③第５・２⑴，p.692〕に適合しているものとして保険医療機関が地方厚生局長等に届け出た病棟に入院している患者（第３節の特定入院料を算定する患者を除く）について，当該基準に係る区分に従い，それぞれ所定点数を算定する。ただし，通則第６号に規定する保険医療機関の病棟については，この限りでない。

２ 注１に規定する病棟以外の一般病棟については，当分の間，地方厚生局長等に届け出た場合に限り，当該病棟に入院している患者（第３節の特定入院料を算定する患者を除く）について，**特別入院基本料**として，**612点**を算定できる。ただし，注１に規定する別に厚生労働大臣が定める施設基準〔※告示③第５・２⑴，p.692〕に適合するものとして地方厚生局長等に届け出ていた病棟であって，当該基準のうち別に厚生労働大臣が定めるもの〔※告示③第５・２⑵，p.694〕のみに適合しなくなったものとして地方厚生局長等に届け出た病棟については，当該病棟に入院している患者（第３節の特定入院料を算定する患者を除く）について，当該基準に適合しなくなった後の直近３月に限り，**月平均夜勤時間超過減算**として，それぞれの所定点数から**100分の15**に相当する点数を減算する。なお，別に厚生労働大臣が定める場合〔※告示③第５・２⑶，p.694〕には，算定できない。

３ 当該病棟の入院患者の入院期間に応じ，次に掲げる点数をそれぞれ１日につき所定点数に加算する。
イ 14日以内の期間 450点
（特別入院基本料等については） 300点
ロ 15日以上30日以内の期間 192点
（特別入院基本料等については） 155点

４ 地域一般入院基本料を算定する病棟において，当該患者が他の保険医療機関から転院してきた者であって，当該他の保険医療機関において区分番号Ａ246に掲げる入退院支援加算３を算定したものである場合には，**重症児（者）受入連携加算**として，入院初日に限り**2,000点**を所定点数に加算する。

５ 地域一般入院基本料を算定する病棟に入院している患者のうち，急性期医療を担う他の保険医療機関の一般病棟から転院した患者又は介護老人保健施設，介護保険法第８条第29項に規定する介護医療院（以下「介護医療院」という），老人福祉法（昭和38年法律第133号）第20条の５に規定する特別養護老人ホーム（以下この表において「特別養護老人ホーム」という），同法第20条の６に規定する軽費老人ホーム（以下この表において「軽費老人ホーム」という），同法第29条第１項に規定する有料老人ホーム（以下この表において「有料老人ホーム」という）等若しくは自宅から入院した患者については，転院又は入院した日から起算して14日を限度として，**救急・在宅等支援病床初期加算**として，１日につき**150点**を所定点数に加算する。

６ 別に厚生労働大臣が定める保険医療機関〔※告示③第５・２⑷，p.694〕においては，別に厚生労働大臣が定める日〔※告示③第５・２⑸，p.694〕の入院基本料（特別入院基本料等を含む）は，**夜間看護体制特定日減算**として，次のいずれにも該当する場合に限り，所定点数の**100分の５**に相当する点数を減算する。
イ 年６日以内であること。
ロ 当該日が属する月が連続する２月以内であること。

７ 注１に規定する別に厚生労働大臣が定める施設基準〔※告示③第５・２⑴，p.692〕に適合するものとして地方厚生局長等に届け出ていた病棟であって，当該基準のうち別に厚生労働大臣が定めるもの〔※告示③第５・２⑵，p.694〕のみに適合しなくなったものとして地方厚生局長等に届け出た病棟については，注２の規定にかかわらず，当該病棟に入院している患者（第３節の特定入院料を算定する患者を除く）について，当分の間，**夜勤時間特別入院基本料**として，それぞれの所定点数の**100分の70**に相当する点数を算定できる。

８ 退院が特定の時間帯に集中しているものとして別に厚生労働大臣が定める保険医療機関〔※告示③第５・２⑹，p.694〕においては，別に厚生労働大臣が定める患者〔※告示③第５・２⑺，p.694〕の退院日の入院基本料（特別入院基本料等を含む）は，所定点数の**100分の92**に相当する点数により算定する。

９ 入院日及び退院日が特定の日に集中しているものとして別に厚生労働大臣が定める保険医療機関〔※告示③第５・２⑻，p.695〕においては，別に厚生労働大臣が定める日〔※告示③第５・２⑼，p.695〕の入院基本料（特別入院基本料等を含む）は，所定点数の**100分の92**に相当する点数により算定する。

10 当該病棟においては，第２節の各区分に掲げる入院基本料等加算のうち，次に掲げる加算について，同節に規定する算定要件を満たす場合に算定できる。
イ　総合入院体制加算
ロ　急性期充実体制加算（急性期一般入院料1を算定するものに限る）
ハ　地域医療支援病院入院診療加算
ニ　臨床研修病院入院診療加算
ホ　紹介受診重点医療機関入院診療加算
ヘ　救急医療管理加算
ト　超急性期脳卒中加算
チ　妊産婦緊急搬送入院加算
リ　在宅患者緊急入院診療加算
ヌ　診療録管理体制加算
ル　医師事務作業補助体制加算
ヲ　急性期看護補助体制加算
ワ　看護職員夜間配置加算
カ　乳幼児加算・幼児加算
ヨ　特定感染症入院医療管理加算
タ　難病等特別入院診療加算
レ　超重症児（者）入院診療加算・準超重症児（者）入院診療加算
ソ　看護配置加算
ツ　看護補助加算
ネ　地域加算
ナ　離島加算
ラ　療養環境加算
ム　HIV感染者療養環境特別加算
ウ　特定感染症患者療養環境特別加算
ヰ　重症者等療養環境特別加算
ノ　小児療養環境特別加算
オ　無菌治療室管理加算
ク　放射線治療病室管理加算
ヤ　緩和ケア診療加算
マ　小児緩和ケア診療加算
ケ　精神科リエゾンチーム加算
フ　強度行動障害入院医療管理加算
コ　依存症入院医療管理加算
エ　摂食障害入院医療管理加算
テ　がん拠点病院加算
ア　リハビリテーション・栄養・口腔連携体制加算（急性期一般入院基本料に限る）
サ　栄養サポートチーム加算
キ　医療安全対策加算
ユ　感染対策向上加算
メ　患者サポート体制充実加算
ミ　報告書管理体制加算
シ　褥瘡ハイリスク患者ケア加算
ヱ　ハイリスク妊娠管理加算
ヒ　ハイリスク分娩等管理加算（ハイリスク分娩管理加算に限る）
モ　呼吸ケアチーム加算
セ　術後疼痛管理チーム加算（急性期一般入院基本料に限る）
ス　後発医薬品使用体制加算
ン　バイオ後続品使用体制加算
イイ　病棟薬剤業務実施加算1
イロ　データ提出加算
イハ　入退院支援加算（1のイ，2のイ又は3に限る）
イニ　医療的ケア児（者）入院前支援加算
イホ　認知症ケア加算
イヘ　せん妄ハイリスク患者ケア加算（急性期一般入院基本料に限る）
イト　精神疾患診療体制加算
イチ　薬剤総合評価調整加算
イリ　排尿自立支援加算
イヌ　地域医療体制確保加算（急性期一般入院基本料に限る）
イル　協力対象施設入所者入院加算

11　当該病棟のうち，保険医療機関が地方厚生局長等に届け出たものに入院している患者であって，当該病棟に90日を超えて入院するものについては，注1から注10までの規定にかかわらず，区分番号A101に掲げる療養病棟入院料1の例により算定する。

【2024年改定による主な変更点】

(1)　急性期一般入院料1の施設基準の平均在院日数が，18日以内→16日以内に短縮された。

(2)　重症度，医療・看護必要度の評価基準が見直され，該当患者割合の基準が変更された（**【経過措置】** 2024年9月末までは基準を満たすものとする）。

●青字は旧基準（カッコ内は許可病床200床未満）	必要度Ⅰ	必要度Ⅱ
急性期一般入院料1	31%（28%）→ 割合①：21% 割合②：28%	28%（25%）→ 割合①：20% 割合②：27%
急性期一般入院料2	27%（25%）→ 22%	24%（22%）→ 21%
急性期一般入院料3	24%（22%）→ 19%	21%（19%）→ 18%
急性期一般入院料4	20%（18%）→ 16%	17%（15%）→ 15%
急性期一般入院料5	17% → 12%	14% → 11%

※　割合①：A3点以上又はC1点以上の該当割合
※　割合②：A2点以上又はC1点以上の該当割合
※　割合①と割合②の両方を満たす必要がある

(3)　重症度，医療・看護必要度Ⅱのみによる評価対象病棟に，①許可病床200床未満の病院の急性期一般入院料1の算定病棟（電子カルテ未導入の場合を除く），②許可病床200床以上400未満の病院の急性期一般入院料2・3の算定病棟――が追加された（**【経過措置】** 2024年9月末までは猶予）。

(4)　従前のADL維持向上等体制加算（注12）が廃止され，それに代わるものとして，入院基本料等加算にA233リハビリテーション・栄養・口腔連携体制加算が新設された。

(5)　地域一般入院基本料の施設基準において，新規に医療機関を開設する場合であって地域一般入院料3に係る届出を行う場合その他やむを得ない事情があるときは，データ提出加算の届出に係る規定を免除するとした。

→一般病棟入院基本料

(1)　一般病棟入院基本料は，「注1」の入院基本料，「注2」の特別入院基本料並びに月平均夜勤時間超過減算及び「注7」の夜勤時間特別入院基本料から構成され，「注1」の入院基本料については，別に厚生労働大臣が定める施設基準に適合しているものとして届け出た一般病棟に入院している患者について，各区分の所定点数を算定し，「注2」の特別入院基本料並びに月平均夜勤時間超過減算及び「注7」の夜勤時間特別入院基本料については，届け出た一般病棟に入院している患者について算定する。

(2) 当該保険医療機関において複数の一般病棟がある場合には，当該病棟のうち，障害者施設等入院基本料等又は特殊疾患病棟入院料等の特定入院料（病棟単位で行うものに限る）を算定する病棟以外の病棟については，同じ区分の一般病棟入院基本料を算定する。ただし，基本診療料施設基準通知の**別紙２**（告示③別表第６の２，p.873）に掲げる医療を提供しているが医療資源の少ない地域に属する保険医療機関（特定機能病院，許可病床数が400床以上の病院，DPC対象病院及び一般病棟入院基本料に係る届出において急性期一般入院料１のみを届け出ている病院を除く）の一般病棟においては，病棟ごとに違う区分の入院基本料を算定しても差し支えない。

(3)「注３」の加算に係る入院期間の起算日は，第２部「通則５」に規定する起算日とする。

(4)「注４」に規定する重症児（者）受入連携加算は，集中治療を経た新生児等を急性期の医療機関から受け入れ，病態の安定化のために密度の高い医療を提供することを評価したものであり，入院前の医療機関においてＡ246入退院支援加算３が算定された患者を一般病棟（地域一般入院基本料に限る）で受け入れた場合に入院初日に算定する。

(5)「注５」に規定する救急･在宅等支援病床初期加算は，急性期医療の後方病床を確保し，在宅患者や介護老人保健施設，介護保険法（平成９年法律第123号）第８条第29項に規定する介護医療院（以下「介護医療院」という），特別養護老人ホーム，軽費老人ホーム，有料老人ホーム等（以下「介護老人保健施設等」という）の入所者等の状態が軽度悪化した際に入院医療を提供できる病床を確保することにより，急性期医療を支えることを目的として，一般病棟（地域一般入院基本料，13対１入院基本料又は15対１入院基本料に限る）が有する以下のような機能を評価したものであり，転院又は入院した日から起算して14日を限度に算定できる。当該加算を算定するに当たっては，入院前の患者の居場所（転院の場合は入院前の医療機関名），自院の入院歴の有無，入院までの経過等を**診療録**に記載する。

ア 急性期医療を担う病院に入院し，急性期治療を終えて一定程度状態が安定した患者を速やかに一般病棟が受け入れることにより，急性期医療を担う病院を後方支援する。急性期医療を担う病院の一般病棟とは，具体的には，急性期一般入院基本料，７対１入院基本料若しくは10対１入院基本料〔特定機能病院入院基本料（一般病棟に限る）又は専門病院入院基本料に限る〕，救命救急入院料，特定集中治療室管理料，ハイケアユニット入院医療管理料，脳卒中ケアユニット入院医療管理料，小児特定集中治療室管理料，新生児特定集中治療室管理料，新生児特定集中治療室重症児対応体制強化管理料，総合周産期特定集中治療室管理料，新生児治療回復室入院医療管理料，一類感染症患者入院医療管理料，特殊疾患入院医療管理料又は小児入院医療管理料を算定する病棟（治療室含む）である。なお，同一医療機関において当該一般病棟に転棟した患者については，算定できない。

イ 自宅や介護老人保健施設等で療養を継続している患者が，軽微な発熱や下痢等の症状をきたしたために入院医療を要する状態になった際に，一般病棟（地域一般入院基本料，13対１入院基本料又は15対１入院基本料に限る）が速やかに当該患者を受け入れる体制を有していることにより，自宅や介護老人保健施設等における療養の継続を後方支援する。なお，当該加算を算定する一般病棟を有する病院に介護老人保健施設等が併設されている場合は，当該併設介護老人保健施設等から受け入れた患者については算定できないものとする。

(6) 一般病棟入院基本料の算定患者が90日を超える期間一般病棟に入院している場合〔(8)に規定する**ア**の方法により算定している患者を除く〕は，平均在院日数の算定の対象から除外する。このため，一般病棟入院基本料の算定患者を入院させる保険医療機関においては，当該患者の人数等が明確に分かるような名簿を月ごとに作成し，適切に管理しておく必要がある。

(7) 一般病棟入院基本料を算定する病棟については，「注10」に掲げる入院基本料等加算について，それぞれの算定要件を満たす場合に算定できる。

(8) 一般病棟入院基本料（特別入院基本料を除く）を算定する病棟に入院している患者であって，当該病棟に90日を超えて入院する患者については，下記のいずれかにより算定する。

ア 引き続き一般病棟入院基本料を算定する（平均在院日数の算定の対象となる）

イ 一般病棟入院基本料の「注11」の規定により，Ａ101療養病棟入院料１の例により算定する（平均在院日数の算定の対象とならない）

上記については，当該保険医療機関の病棟ごとの取扱いとなるが，上記**イ**により算定する場合については，あらかじめ地方厚生（支）局長に届け出た病棟に限る。

平成26年３月31日時点で当該病棟（平成26年改定前における７対１入院基本料又は10対１入院基本料に限る）に入院していた患者であって，**イ**の方法により算定する者については，当分の間，医療区分を３とする。

(9) (8)の**イ**により，Ａ101の療養病棟入院料１の例により算定する場合の費用の請求については，当該保険医療機関に入院した日を入院初日として，下記のとおりとする。

ア Ａ101療養病棟入院基本料の「注３」に規定する費用は入院基本料に含まれるため，別に算定できない。

イ Ａ101療養病棟入院基本料の「注４」に規定する褥瘡対策加算１又は２を算定することができる。

ウ Ａ101療養病棟入院基本料の「注５」に規定する重症児（者）受入連携加算及び「注６」に規定する急性期患者支援療養病床初期加算及び在宅患者支援療養病床初期加算は算定することができない。

エ Ａ101療養病棟入院基本料の「注７」に規定する加算のうち，以下のものを算定することができる。

(イ) 乳幼児加算・幼児加算
(ロ) 超重症児（者）入院診療加算・準超重症児（者）入院診療加算（算定日数の上限については，療養病棟に入院しているものとして取り扱う）
(ハ) 地域加算
(ニ) 離島加算
(ホ) HIV感染者療養環境特別加算
(ヘ) 療養病棟療養環境加算（別に届出を行った場合に限る）
(ト) 重症皮膚潰瘍管理加算（別に届出を行った場合に限る）
(チ) 栄養サポートチーム加算（ただし，当該保険医療機関に入院した日を入院初日と起算して算定する）
(リ) 感染対策向上加算３（ただし，当該保険医療機関に入院した日を入院初日と起算して算定する）

(別紙様式7の2) 新

リハビリテーション・栄養・口腔連携体制加算及び地域包括医療病棟入院料に係る評価書

バーセルインデックス (Barthel Index)

項目	点数	項目	点数
食事	10・5・0	歩行	15・10・5・0
車椅子からベッドへの移動	15・10・5・0	階段昇降	10・5・0
整容	5・0	着替え	10・5・0
トイレ動作	10・5・0	排便コントロール	10・5・0
入浴	5・0	排尿コントロール	10・5・0
		合計得点	(／100点)

栄養状態　栄養状態の評価は，GLIM基準を用いて行う。

●栄養スクリーニング

・全ての対象者に対して栄養スクリーニングを実施し，栄養リスクのある症例を特定
・検証済みのスクリーニングツール（例：MUST，NRS-2002，MINA-SFなど）を使用

↓ 栄養リスクあり ↓

●低栄養診断

表現型基準（フェノタイプ基準）			病因基準（エチオロジー基準）	
意図しない体重減少	低BMI	筋肉量減少	食事摂取量減少／消化吸収能低下	疾病負荷／炎症
□＞5％／6ヶ月以内 □＞10%／6ヶ月以上	□＜18.5，70歳未満 □＞ 20，70歳以上	□筋肉量の減少 ・CTなどの断層画像，バイオインピーダンス分析，DEXAなどによって評価，下腿周囲長などの身体計測値でも代用可。 ・人種に適したサルコペニア診断に用いる筋肉量減少の基準値を使用	□1週間以上，必要栄養量の50％以下の食事摂取量 □2週間以上，様々な程度の食事摂取量減少 □消化吸収に悪影響を及ぼす慢性的な消化管の状態	□急性疾患や外傷による炎症 □慢性疾患による炎症
それぞれの項目で1つ以上に該当			それぞれの項目で1つ以上に該当	

表現型基準と病因基準の両者から1項目以上該当

↓ 低栄養と診断 ↓

□グレーの欄はGLIMの原著で，日本人のカットオフ値が定められていない項目

●重症度判定

	意図しない体重減少	低BMI	筋肉量減少
重度低栄養と診断される項目	□＞10%，過去6ヶ月以内 □＞20%，過去6ヶ月以上	□高度な減少	□高度な減少

表現型基準の3項目で，より高度な基準値を超えたものが一つでもある場合は重度低栄養と判定され，一つも該当しない場合は中等度低栄養と判定

GLIM基準による判定	□低栄養非該当	□低栄養（□中等度低栄養　□重度低栄養）

※詳細については，日本臨床栄養代謝学会（JSPEN）ホームページ「GLIM基準について」を参照

口腔状態

項目	評価	
歯の汚れ	□なし	□あり
歯肉の腫れ，出血	□なし	□あり
左右両方の奥歯でしっかりかみしめられる	□できる	□できない
義歯の使用	□あり	□なし

(ヌ)　入退院支援加算（ただし，当該保険医療機関に入院した日を入院初日として，A 246入退院支援加算「1」又は「2」の「ロ」に規定する療養病棟入院基本料等の場合の例により算定する）
(ル)　データ提出加算
(ヲ)　排尿自立支援加算

オ　A 101療養病棟入院基本料の「注9」に規定する慢性維持透析管理加算を算定することができる。

カ　A 101療養病棟入院基本料の「注10」に規定する在宅復帰機能強化加算は算定することができない。

キ　B 005-7認知症専門診断管理料の算定に当たっては，(8)のイによりA 101の療養病棟入院料1の例により算定する患者を，「療養病棟に入院している患者」とみなす。

(令6保医発0305・4)

入院基本

A 101　療養病棟入院基本料（1日につき）

1　療養病棟入院料1

イ	入院料1	1,964点
	〔健康保険法第63条第2項第2号及び高齢者医療確保法第64条第2項第2号の療養（以下この表において「生活療養」という）を受ける場合にあっては〕	1,949点
ロ	入院料2	1,909点
	(生活療養を受ける場合にあっては)	1,895点
ハ	入院料3	1,621点
	(生活療養を受ける場合にあっては)	1,607点
ニ	入院料4	1,692点
	(生活療養を受ける場合にあっては)	1,677点
ホ	入院料5	1,637点
	(生活療養を受ける場合にあっては)	1,623点
ヘ	入院料6	1,349点
	(生活療養を受ける場合にあっては)	1,335点
ト	入院料7	1,644点
	(生活療養を受ける場合にあっては)	1,629点
チ	入院料8	1,589点
	(生活療養を受ける場合にあっては)	1,575点
リ	入院料9	1,301点
	(生活療養を受ける場合にあっては)	1,287点
ヌ	入院料10	1,831点
	(生活療養を受ける場合にあっては)	1,816点
ル	入院料11	1,776点
	(生活療養を受ける場合にあっては)	1,762点
ヲ	入院料12	1,488点
	(生活療養を受ける場合にあっては)	1,474点
ワ	入院料13	1,455点
	(生活療養を受ける場合にあっては)	1,440点
カ	入院料14	1,427点
	(生活療養を受ける場合にあっては)	1,413点
ヨ	入院料15	1,273点
	(生活療養を受ける場合にあっては)	1,258点
タ	入院料16	1,371点
	(生活療養を受ける場合にあっては)	1,356点
レ	入院料17	1,343点
	(生活療養を受ける場合にあっては)	1,329点
ソ	入院料18	1,189点
	(生活療養を受ける場合にあっては)	1,174点
ツ	入院料19	1,831点
	(生活療養を受ける場合にあっては)	1,816点
ネ	入院料20	1,776点
	(生活療養を受ける場合にあっては)	1,762点
ナ	入院料21	1,488点
	(生活療養を受ける場合にあっては)	1,474点
ラ	入院料22	1,442点
	(生活療養を受ける場合にあっては)	1,427点
ム	入院料23	1,414点
	(生活療養を受ける場合にあっては)	1,400点
ウ	入院料24	1,260点
	(生活療養を受ける場合にあっては)	1,245点
ヰ	入院料25	983点
	(生活療養を受ける場合にあっては)	968点
ノ	入院料26	935点

(生活療養を受ける場合にあっては) 920点
オ 入院料27 830点
(生活療養を受ける場合にあっては) 816点
ク 入院料28 1,831点
(生活療養を受ける場合にあっては) 1,816点
ヤ 入院料29 1,776点
(生活療養を受ける場合にあっては) 1,762点
マ 入院料30 1,488点
(生活療養を受ける場合にあっては) 1,474点
2 療養病棟入院料2
イ 入院料1 1,899点
(生活療養を受ける場合にあっては) 1,885点
ロ 入院料2 1,845点
(生活療養を受ける場合にあっては) 1,831点
ハ 入院料3 1,556点
(生活療養を受ける場合にあっては) 1,542点
ニ 入院料4 1,627点
(生活療養を受ける場合にあっては) 1,613点
ホ 入院料5 1,573点
(生活療養を受ける場合にあっては) 1,559点
ヘ 入院料6 1,284点
(生活療養を受ける場合にあっては) 1,270点
ト 入院料7 1,579点
(生活療養を受ける場合にあっては) 1,565点
チ 入院料8 1,525点
(生活療養を受ける場合にあっては) 1,511点
リ 入院料9 1,236点
(生活療養を受ける場合にあっては) 1,222点
ヌ 入院料10 1,766点
(生活療養を受ける場合にあっては) 1,752点
ル 入院料11 1,712点
(生活療養を受ける場合にあっては) 1,698点
ヲ 入院料12 1,423点
(生活療養を受ける場合にあっては) 1,409点
ワ 入院料13 1,389点
(生活療養を受ける場合にあっては) 1,375点
カ 入院料14 1,362点
(生活療養を受ける場合にあっては) 1,347点
ヨ 入院料15 1,207点
(生活療養を受ける場合にあっては) 1,193点
タ 入院料16 1,305点
(生活療養を受ける場合にあっては) 1,291点
レ 入院料17 1,278点
(生活療養を受ける場合にあっては) 1,263点
ソ 入院料18 1,123点
(生活療養を受ける場合にあっては) 1,109点
ツ 入院料19 1,766点
(生活療養を受ける場合にあっては) 1,752点
ネ 入院料20 1,712点
(生活療養を受ける場合にあっては) 1,698点
ナ 入院料21 1,423点
(生活療養を受ける場合にあっては) 1,409点
ラ 入院料22 1,376点
(生活療養を受ける場合にあっては) 1,362点
ム 入院料23 1,349点
(生活療養を受ける場合にあっては) 1,334点
ウ 入院料24 1,194点
(生活療養を受ける場合にあっては) 1,180点
ヰ 入院料25 918点
(生活療養を受ける場合にあっては) 904点
ノ 入院料26 870点
(生活療養を受ける場合にあっては) 856点
オ 入院料27 766点
(生活療養を受ける場合にあっては) 751点
ク 入院料28 1,766点
(生活療養を受ける場合にあっては) 1,752点
ヤ 入院料29 1,712点
(生活療養を受ける場合にあっては) 1,698点
マ 入院料30 1,423点
(生活療養を受ける場合にあっては) 1,409点

注1 病院の療養病棟〔医療法第7条第2項第4号に規定する療養病床(以下「療養病床」という)に係る病棟として地方厚生局長等に届け出たものをいう。以下この表において同じ〕であって，看護配置，看護師比率，看護補助配置その他の事項につき別に厚生労働大臣が定める施設基準〔※告示③第5・3(1), p.695〕に適合しているものとして保険医療機関が地方厚生局長等に届け出た病棟に入院している患者(第3節の特定入院料を算定する患者を除く)について，当該基準に係る区分及び当該患者の疾患，状態，ADL等について別に厚生労働大臣が定める区分〔※告示③第5・3(2), p.695及び別表第5の2，第5の3，p.872〕に従い，当該患者ごとにそれぞれ所定点数を算定する。ただし，1又は2の入院料1から3まで，10から12まで又は19から21までのいずれかを算定する場合であって，当該病棟において中心静脈栄養を実施している状態にある者の摂食機能又は嚥下機能の回復に必要な体制が確保されていると認められない場合には，それぞれ1又は2の入院料4から6まで，13から15まで又は22から24までのいずれかを算定し，注3のただし書に該当する場合には，当該基準に係る区分に従い，それぞれ1又は2の入院料27を算定する。

2 注1に規定する病棟以外の療養病棟については，当分の間，地方厚生局長等に届け出た場合に限り，当該病棟に入院している患者(第3節の特定入院料を算定する患者を除く)について，**特別入院基本料**として，**582点**(生活療養を受ける場合にあっては，**568点**)を算定できる。

3 療養病棟入院基本料を算定する患者に対して行った第3部検査，第5部投薬，第6部注射，第7部リハビリテーション(別に厚生労働大臣が定めるもの〔告示③第5・3(4), p.696〕に限る)及び第13部病理診断並びに第4部画像診断及び第9部処置のうち別に厚生労働大臣が定める画像診断及び処置〔※告示③別表第5・1，2，p.871〕の費用〔フィルムの費用を含み，別に厚生労働大臣が定める薬剤及び注射薬〔※告示③別表第5・3，4，p.871及び別表第5の1の2，p.871〕(以下この表において「除外薬剤・注射薬」という)の費用を除く〕は，

当該入院基本料に含まれるものとする。ただし，患者の急性増悪により，同一の保険医療機関の一般病棟へ転棟又は別の保険医療機関の一般病棟へ転院する場合には，その日から起算して3日前までの当該費用については，この限りでない。

4 当該病棟に入院している患者のうち，別に厚生労働大臣が定める状態のもの〔※告示③別表第5の4，p.873〕に対して，必要な褥瘡対策を行った場合に，患者の褥瘡の状態に応じて，1日につき次に掲げる点数を所定点数に加算する。

イ **褥瘡対策加算1** **15点**

ロ **褥瘡対策加算2** **5点**

5 当該患者が他の保険医療機関から転院してきた者であって，当該他の保険医療機関において区分番号A246に掲げる入退院支援加算3を算定したものである場合には，**重症児（者）受入連携加算**として，入院初日に限り**2,000点**を所定点数に加算する。

6 当該病棟に入院している患者のうち，急性期医療を担う他の保険医療機関の一般病棟から転院した患者及び当該保険医療機関（急性期医療を担う保険医療機関に限る）の一般病棟から転棟した患者については，転院又は転棟した日から起算して14日を限度として，**急性期患者支援療養病床初期加算**として，1日につき**300点**を所定点数に加算し，介護老人保健施設，介護医療院，特別養護老人ホーム，軽費老人ホーム，有料老人ホーム等又は自宅から入院した患者については，治療方針に関する患者又はその家族等の意思決定に対する支援を行った場合に，入院した日から起算して14日を限度として，**在宅患者支援療養病床初期加算**として，1日につき**350点**を所定点数に加算する。

7 当該病棟においては，第2節の各区分に掲げる入院基本料等加算のうち，次に掲げる加算について，同節に規定する算定要件を満たす場合に算定できる。

イ 地域医療支援病院入院診療加算
ロ 臨床研修病院入院診療加算
ハ 紹介受診重点医療機関入院診療加算
ニ 在宅患者緊急入院診療加算
ホ 診療録管理体制加算
ヘ 医師事務作業補助体制加算（50対1補助体制加算，75対1補助体制加算又は100対1補助体制加算に限る）
ト 乳幼児加算・幼児加算
チ 超重症児（者）入院診療加算・準超重症児（者）入院診療加算
リ 地域加算
ヌ 離島加算
ル HIV感染者療養環境特別加算
ヲ 療養病棟療養環境加算
ワ 療養病棟療養環境改善加算
カ 重症皮膚潰瘍管理加算
ヨ 栄養サポートチーム加算
タ 医療安全対策加算
レ 感染対策向上加算
ソ 患者サポート体制充実加算
ツ 報告書管理体制加算
ネ 病棟薬剤業務実施加算1
ナ データ提出加算
ラ 入退院支援加算（1のロ又は2のロに限る）
ム 医療的ケア児（者）入院前支援加算
ウ 認知症ケア加算
キ 薬剤総合評価調整加算
ノ 排尿自立支援加算
オ 協力対象施設入所者入院加算

8 別に厚生労働大臣が指定する期間において，感染症の予防及び感染症の患者に対する医療に関する法律（平成10年法律第114号。以下「感染症法」という）第6条第7項に規定する新型インフルエンザ等感染症の患者及びその疑似症患者が入院した場合に区分番号A100に掲げる一般病棟入院基本料を算定する旨を地方厚生局長等に届け出た保険医療機関においては，当該患者について，注1の規定にかかわらず，区分番号A100に掲げる一般病棟入院基本料の例により算定する。

9 当該病棟（療養病棟入院料1を算定するものに限る）に入院している患者のうち，当該保険医療機関において，区分番号J038に掲げる人工腎臓，J038-2に掲げる持続緩徐式血液濾過，J039に掲げる血漿交換療法又はJ042に掲げる腹膜灌流を行っている患者については，**慢性維持透析管理加算**として，1日につき**100点**を所定点数に加算する。

10 療養病棟入院料1を算定する病棟において，別に厚生労働大臣が定める施設基準〔※告示③第5・3(5)，p.696〕に適合するものとして保険医療機関が地方厚生局長等に届け出た病棟に入院している患者については，**在宅復帰機能強化加算**として，1日につき**50点**を所定点数に加算する。

11 別に厚生労働大臣が定める施設基準〔※告示③第5・3(7)，p.696〕に適合しているものとして地方厚生局長等に届け出た保険医療機関が，療養病棟入院基本料を算定する患者について，経腸栄養を開始した場合，**経腸栄養管理加算**として，入院中1回に限り，経腸栄養を開始した日から起算して7日を限度として，1日につき**300点**を所定点数に加算する。この場合において，区分番号A233-2に掲げる栄養サポートチーム加算，区分番号B001の10に掲げる入院栄養食事指導料又は区分番号B001の11に掲げる集団栄養食事指導料は別に算定できない。

12 別に厚生労働大臣が定める施設基準〔※告示③第5・3(8)，p.696〕に適合するものとして保険医療機関が地方厚生局長等に届け出た病棟に入院している患者については，

夜間看護加算として，１日につき**50点**を所定点数に加算する。この場合において，注13に規定する看護補助体制充実加算は別に算定できない。

13 別に厚生労働大臣が定める施設基準〔※告示③第５・３(9)，p.697〕に適合するものとして保険医療機関が地方厚生局長等に届け出た病棟に入院している患者については，当該基準に係る区分に従い，次に掲げる点数をそれぞれ１日につき所定点数に加算する。ただし，当該患者について，身体的拘束を実施した日は，看護補助体制充実加算３の例により所定点数に加算する。

イ **看護補助体制充実加算１** **80点**
ロ **看護補助体制充実加算２** **65点**
ハ **看護補助体制充実加算３** **55点**

【2024年改定による主な変更点】

(1) 構成が従前の９分類（医療区分３×ADL区分３）から30分類に変更された。①疾患・状態の医療区分３×処置等の医療区分３×ADL区分３＝27区分と，②スモン×ADL区分３＝３区分で構成される。

(2) 従前の，看護職員・看護補助者配置20対１以上又は医療区分２・３の患者が５割以上であることの基準が満たせない場合の「注11」の規定（100分の75で算定）が削除された（**【経過措置】** 2024年９月末までは，医療区分２・３の患者が５割以上であることの基準に該当するものとみなす）。

(3) 医療区分３に該当する「中心静脈栄養」について，広汎性腹膜炎，腸閉塞，難治性嘔吐，難治性下痢，活動性の消化管出血，炎症性腸疾患，短腸症候群，消化管瘻，急性膵炎の患者を対象とする場合又は中心静脈栄養の開始日から30日以内の場合に実施するものに限ると規定された（**【経過措置】** 2024年３月末時点で中心静脈栄養を行っている患者については引き続き医療区分３の患者とみなす）。上記以外の中心静脈栄養は医療区分２に該当する。

(4) 医療区分，ADL区分ともに「1」である「入院料27」（従前の入院料Ｉ）では，１日２単位を超える疾患別リハビリテーション料が包括されると規定された（**【経過措置】** 2024年９月末までは適用されない）。

(5) **【新設】**「注11」経腸栄養管理加算：届出医療機関において新たに経腸栄養を開始した患者につき，入院中１回に限り，開始日から７日を限度に算定可。

(6) **看護補助体制充実加算**が３区分となった。**加算１**は従前の同加算の基準に加え，①３年以上の勤務経験をもつ看護補助者を５割以上配置，②入院患者数に対する看護補助者の配置100対１以上，③看護補助者の育成・評価が要件。**加算２**は従前の同加算の基準に加え，上記②③を満たすことが要件。**加算３**は従前の同加算の基準を満たすことが要件。身体的拘束を実施した日は，**加算３**で算定する。

(7) 新規に**医療機関**を開設する場合であって**療養病棟入院料２**の届出を行う場合その他やむを得ない事情があるときは，データ提出加算の届出に係る規定を免除するとした。

→療養病棟入院基本料

(1) 療養病棟入院基本料は，「注１」の入院料及び「注２」の特別入院基本料から構成され，「注１」の入院料については，別に厚生労働大臣が定める施設基準に適合しているものとして届け出た療養病棟に入院している患者について，別に厚生労働大臣が定める区分（１日に２つ以上の区分に該当する場合には，該当するもののうち最も高い点数の区分）に従い，当該患者ごとに入院料１等の各区分の所定点数を算定し，「注２」の特別入院基本料については，届け出た療養病棟に入院している患者について算定する。ただし，「注１」の入院料を算定している場合において，患者の急性増悪により，同一の保険医療機関の一般病棟へ転棟する場合にはその前日を１日目として３日前までの間，別の保険医療機関の一般病棟へ転院する場合にはその当日を１日目として３日前までの間は，その日ごとに入院料27を算定することができる。

(2) 当該保険医療機関において複数の療養病棟がある場合には，当該病棟のうち，回復期リハビリテーション病棟入院料等の特定入院料（病棟単位で行うものに限る）を算定する病棟以外の病棟については，「注１」の入院料又は「注２」の特別入院基本料のいずれかを算定する。

(3) 「注１」ただし書の療養病棟入院料１又は２を算定する病棟に入院する中心静脈栄養を実施している状態にある患者については，当該病棟において摂食機能又は嚥下機能の回復に必要な体制が確保されているものと認められない場合には，それぞれ１又は２の入院料１～３，10～12，19～21の算定に代えて入院料４～６，13～15，22～24を算定する。

令和４年３月31日において現に療養病棟入院料１又は２を算定している患者であって，医療区分３のうち「中心静脈注射を実施している状態」に該当しているものについては，当該患者が入院している病棟における摂食機能又は嚥下機能の回復に必要な体制の確保の状況にかかわらず，当該状態が継続している間に限り，処置等に係る医療区分３に該当する場合の点数を算定できる。

(4) 基本診療料の施設基準等**別表第５**（p.871）に掲げる画像診断及び処置並びにこれらに伴い使用する薬剤，特定保険医療材料又は**Ｊ201**酸素加算の費用並びに浣腸，注腸，吸入等基本診療料に含まれるものとされている簡単な処置及びこれに伴い使用する薬剤又は特定保険医療材料の費用については療養病棟入院基本料に含まれる。なお，療養病棟入院基本料を算定する日に使用するものとされた投薬に係る薬剤料は，療養病棟入院基本料に含まれているものであるため別に算定できない。ただし,「注１」のただし書の規定により，入院料27を算定する場合については，この限りではない。

(5) 「注３」について，入院料27を算定する場合，入院中の患者に対する心大血管疾患リハビリテーション料，脳血管疾患等リハビリテーション料，廃用症候群リハビリテーション料，運動器リハビリテーション料又は呼吸器リハビリテーション料について，１日につき２単位を超えるものは，当該入院基本料に含まれる。

(6) 療養病棟入院基本料を算定する病棟は主として長期にわたり療養の必要な患者が入院する施設であり，医療上特に必要がある場合に限り他の病棟への患者の移動は認められるが，その医療上の必要性について**診療報酬明細書**の摘要欄に詳細に記載する。なお，「注１」のただし書の規定により入院料27を算定した場合においても，その医療上の必要性について**診療報酬明細書**の摘要欄に詳細に記載する。

(7) 療養病棟入院基本料を算定するに当たっては，次の点に留意する。

ア 定期的（少なくとも月に１回）に患者の状態の評価及び入院療養の計画を見直し，その要点を**診療録**に記載する。なお，入院時と退院時の日常生活機能（以下「ADL」という）の程度を**診療録**に記載する。

イ 患者の状態に著しい変化がみられた場合には，その都度，患者の状態を評価した上で，治療やケアを見直し，その要点を**診療録等**に記載する。

(8) 「注４」に規定する褥瘡対策加算１及び２は，ADL

区分３の状態の患者について，**別紙様式46**（p.40）の「褥瘡対策に関する評価」を用いて褥瘡の状態を確認し，治療及びケアの内容を踏まえ毎日評価し，以下により算定する。なお，以下において，「褥瘡対策に関する評価」における褥瘡の状態の評価項目のうち「深さ」の項目の点数は加えない当該患者のDESIGN-R2020の合計点数を「DESIGN-R2020の合計点」といい，暦月内におけるDESIGN-R2020の合計点が最も低かった日の点数を当該月における「実績点」という。また，褥瘡の状態の評価の結果を基本診療料施設基準通知の**別添６の別紙８の２**の「医療区分・ADL区分等に係る評価票（療養病棟入院基本料）」の所定欄に記載し，治療及び看護の計画を見直した場合には，その内容を**診療録等**に記載する。なお，特別入院基本料を算定する場合は，当該加算は算定できない。

ア　褥瘡対策加算１については，入院後若しくは新たに当該加算に係る評価を始めて暦月で３月を超えない間又は褥瘡対策加算２を算定する日以外の日において算定する。

イ　褥瘡対策加算２については，直近２月の実績点が２月連続して前月の実績点を上回った場合であって，DESIGN-R2020の合計点が前月の実績点より上回った日に算定する。

(9)「注５」に規定する**重症児（者）受入連携加算**は，集中治療を経た新生児等を急性期の医療機関から受け入れ，病態の安定化のために密度の高い医療を提供することを評価したものであり，入院前の医療機関において**A 246**入退院支援加算３が算定された患者を，療養病棟で受け入れた場合に入院初日に算定する。なお，特別入院基本料を算定する場合は，当該加算は算定できない。

(10)「注６」に規定する**急性期患者支援療養病床初期加算**は，急性期医療の後方病床を確保し，**在宅患者支援療養病床初期加算**は在宅患者や介護保険施設入所者等の状態が軽度悪化した際に入院医療を提供できる病床を確保することにより，急性期医療及び在宅での療養を支えることを目的として，療養病棟が有する以下のような機能を評価したものであり，転院，入院又は転棟した日から起算して14日を限度に算定できる。また，特別入院基本料を算定する場合は，当該加算は算定できない。

ア　**急性期患者支援療養病床初期加算**については，急性期医療を担う病院の一般病棟に入院し，急性期治療を終えて一定程度状態が安定した患者を，速やかに療養病棟が受け入れることにより，急性期医療を担う病院の後方支援を評価する。急性期医療を担う病院の一般病棟とは，具体的には，急性期一般入院基本料，７対１入院基本料若しくは10対１入院基本料〔特定機能病院入院基本料（一般病棟に限る）又は専門病院入院基本料に限る〕，地域一般入院基本料又は13対１入院基本料（専門病院入院基本料に限る）を算定する病棟である。ただし，地域一般入院基本料又は13対１入院基本料を算定する保険医療機関にあっては，**A 205**救急医療管理加算の届出を行っている場合に限る。また，一般病棟と療養病棟が同一の病院に併存する場合で，当該一般病棟から療養病棟に転棟した患者については，１回の転棟に限り算定できる。

イ　**在宅患者支援療養病床初期加算**については，介護保険施設，居住系施設等又は自宅で療養を継続している患者が，軽微な発熱や下痢等の症状を来したために入院医療を要する状態になった際に，療養病棟が速やかに当該患者を受け入れる体制を有していること及び厚生労働省「人生の最終段階における医療・ケアの決定プロセスに関するガイドライン」等の内容を踏まえ，入院時に治療方針に関する患者又はその家族等の意思決定に対する支援を行うことにより，自宅や介護保険施設等における療養の継続に係る後方支援を評価する。なお，当該加算を算定する療養病棟を有する病院に介護保険施設等が併設されている場合は，当該併設介護保険施設等から受け入れた患者については算定できない。

(11)療養病棟入院基本料を算定する病棟については，「注７」に掲げる入院基本料等加算について，それぞれの算定要件を満たす場合に算定できる。

(12)「注８」の規定は，新型インフルエンザ等感染症がまん延している期間として別に厚生労働大臣が指定する期間において，療養病棟入院基本料の届出を行っている病棟においても，新型インフルエンザ等感染症等の患者が当該病棟に入院した場合には，届出を行った上で，一般病棟入院基本料の例により算定することができるようにしたものである。

(13)「注８」の規定により新型インフルエンザ感染症等の患者を入院させる際には，院内感染防止対策を十分に行う。

(14)「注８」の規定により，**A 100**一般病棟入院基本料の例により算定する場合の費用の請求については，当該保険医療機関に入院した日を入院初日として，以下のとおりとする。

ア　**A 100**一般病棟入院基本料の「注４」に規定する重症児(者)受入連携加算は算定することができない。

イ　**A 100**一般病棟入院基本料の「注５」に規定する救急・在宅等支援病床初期加算は算定することができない。

ウ　**A 100**一般病棟入院基本料の「注10」に規定する加算について，当該病棟において各加算の要件を満たしている場合には算定できる。

(15)「注９」に規定する**慢性維持透析管理加算**は，療養病棟における透析患者の診療を評価したものであり，自院で人工腎臓，持続緩徐式血液濾過，腹膜灌流又は血漿交換療法を行っている場合に算定する。なお，これらの項目については，継続的に適切に行われていれば，毎日行われている必要はない。なお，特別入院基本料を算定する場合は，当該加算は算定できない。

(16)「注10」に規定する**在宅復帰機能強化加算**は，在宅復帰機能の高い病棟を評価したものである。なお，特別入院基本料を算定する場合は，当該加算は算定できない。

(17)「注11」に規定する経腸栄養管理加算は，経鼻胃管や胃瘻等の経腸栄養（以下この項において「経腸栄養」という）を開始することで栄養状態の維持又は改善が見込まれる患者に対して新たに経腸栄養を開始する場合に，日本臨床栄養代謝学会の「静脈経腸栄養ガイドライン」等の内容を踏まえた説明を本人又はその家族等に実施した上で，適切な経腸栄養の管理と支援を行うことを評価したものであり，次の**ア**から**ウ**までを実施した場合に算定できる。

ア　医師より本人又はその家族等に対し，「静脈経腸栄養ガイドライン」等を踏まえて経腸栄養と中心静脈栄養の適応やリスク等について説明を行う。なお，説明した内容の要点について**診療録**に記載する。

イ　経腸栄養の開始に当たっては，開始時期や栄養管理の内容について，医師，看護師，薬剤師，管理栄養士等によるカンファレンスを実施する。なお，経

（別紙様式46）

褥瘡対策に関する評価

1 褥瘡の状態（部位毎に記載）　　　　両括弧内は点数（※1）

部位（部位名）
1（　　　　）2（　　　　）3（　　　　）4（　　　　）

	項目									1	2	3	4
褥瘡の状態の評価（DESIGN-R2020）	深さ	（0）皮膚損傷・発赤なし	（1）持続する発赤	（2）真皮までの損傷	（3）皮下組織までの損傷	（4）皮下組織を超える損傷	（5）関節腔，体腔に至る損傷	（DTI）深部損傷褥瘡（DTI）疑い（※2）	（U）深さ判定が不能の場合				
	滲出液	（0）なし	（1）少量：毎日の交換を要しない	（3）中等量：1日1回の交換	（6）多量：1日2回以上の交換								
	大きさ（cm²）長径×長径に直交する最大径（持続する発赤の範囲も含む）	（0）皮膚損傷なし	（3）4未満	（6）4以上16未満	（8）16以上36未満	（9）36以上64未満	（12）64以上100未満	（15）100以上					
	炎症・感染	（0）局所の炎症徴候なし	（1）局所の炎症徴候あり（創周辺の発赤，腫脹，熱感，疼痛）	（3C）（※3）臨界的定着疑い（創面にぬめりがあり，浸出液が多い。肉芽があれば，浮腫性で脆弱など）	（3）（※3）局所の明らかな感染徴候あり（炎症徴候，膿，悪臭）	（9）全身的影響あり（発熱など）							
	肉芽形成 良性肉芽が占める割合	（0）治癒あるいは創が浅い場合，深部損傷褥瘡（DTI）疑い（※2）の場合	（1）創面の90%以上を占める	（3）創面の50%以上90%未満を占める	（4）創面の10%以上50%未満を占める	（5）創面の10%未満を占める	（6）全く形成されていない						
	壊死組織	（0）なし	（3）柔らかい壊死組織あり	（6）硬く厚い密着した壊死組織あり									
	ポケット（cm²）潰瘍面も含めたポケット全周（ポケットの長径×長径に直交する最大径）－潰瘍面積	（0）なし	（6）4未満	（9）4以上16未満	（12）16以上36未満	（24）36以上							
DESIGN-R2020の合計点（深さの点数は加えない）													

（※1）該当する状態について，両括弧内の点数を合計し，「合計点」に記載すること。ただし，深さの点数は加えないこと。
（※2）深部損傷褥瘡（DTI）疑いは，視診・触診，補助データ（発生経緯，血液検査，画像診断等）から判断する。
（※3）「3C」あるいは「3」のいずれかを記載する。いずれの場合も点数は3点とする。

2 褥瘡の状態の変化

	評価日（　月　日）	1月前（　月　日）	2月前（　月　日）	3月前（　月　日）
DESIGN-R2020の合計点				

1 前月までのDESIGN-R2020の合計点は，暦月内で最も低い合計点を記載する。
2 褥瘡の部位により合計点が異なる場合は，最も低い合計点を記載する。

腸栄養の開始後も定期的に多職種によるカンファレンスが実施されることが望ましい。

ウ 管理栄養士は，「静脈経腸栄養ガイドライン」等を参考に，医師，看護師，薬剤師等と連携し，下記の栄養管理を実施する。ただし，1日当たりの算定患者数は，管理栄養士1名につき，15人以内とする。
　(イ) 栄養アセスメント
　(ロ) 経腸栄養の管理に係る計画の作成及び計画に基づく栄養管理の実施
　(ハ) 経腸栄養開始後は，1日に3回以上のモニタリングを実施し，その結果を踏まえ，必要に応じた計画の見直し

(18) 「注11」に規定する経腸栄養管理加算は経腸栄養を開始した日から7日を限度に，経腸栄養を実施している期間に限り算定できる。なお，算定可能な日数を超えた場合においても，多職種による栄養管理を継続的に行うことが望ましい。

(19) 「注11」に規定する経腸栄養管理加算の算定対象となる患者は，次のア又はイに該当し，医師が適切な経腸栄養の管理と支援が必要と判断した者である。経腸栄養を行っている場合は，経口栄養又は中心静脈栄養を併用する場合においても算定できる。ただし，入棟前の1か月間に経腸栄養が実施されていた患者については算定できない。

ア 長期間，中心静脈栄養による栄養管理を実施している患者

イ 経口摂取が不可能となった又は経口摂取のみでは必要な栄養補給ができなくなった患者

(20) 「注12」及び「注13」に規定する**夜間看護加算**及び**看護補助体制充実加算**は，療養生活の支援が必要な患者が多い病棟において，看護要員の手厚い夜間配置を評価したものであり，当該病棟における看護に当たって，次に掲げる身体的拘束を最小化する取組を実施した上で算定する。

ア 入院患者に対し，日頃より身体的拘束を必要としない状態となるよう環境を整える。

イ 身体的拘束を実施するかどうかは，職員個々の判断ではなく，当該患者に関わる医師，看護師等，当該患者に関わる複数の職員で検討する。

ウ やむを得ず身体的拘束を実施する場合であって

も，当該患者の生命及び身体の保護に重点を置いた行動の制限であり，代替の方法が見いだされるまでの間のやむを得ない対応として行われるものであることから，可及的速やかに解除するよう努める。

エ 身体的拘束を実施するに当たっては，次の対応を行う。

(イ) 実施の必要性等のアセスメント
(ロ) 患者家族への説明と同意
(ハ) 身体的拘束の具体的行為や実施時間等の記録
(ニ) 二次的な身体障害の予防
(ホ) 身体的拘束の解除に向けた検討

オ 身体的拘束を実施した場合は，解除に向けた検討を少なくとも1日に1度は行う。なお，身体的拘束を実施することを避けるために，**ウ**及び**エ**の対応をとらず家族等に対し付添いを強要することがあってはならない。

(21) 「注12」及び「注13」に規定する夜間看護加算及び看護補助体制充実加算を算定する各病棟における夜勤を行う看護要員の数は，基本診療料の施設基準等の第5の3の(1)イ① (p.695) に定める夜間の看護職員の最小必要数を超えた看護職員1人を含む看護要員3人以上でなければ算定できない。なお，特別入院基本料を算定する場合は，当該加算は算定できない。

(22) 「注13」については，当該患者について，身体的拘束を実施した日は，看護補助体制充実加算1又は看護補助体制充実加算2の届出を行っている場合であっても，看護補助体制充実加算3を算定する。この場合において，看護補助体制充実加算3の届出は不要である。なお，この身体的拘束を実施した日の取扱いについては，令和7年6月1日より適用する。 (令6保医発0305·4)

A102 結核病棟入院基本料（1日につき）

1	7対1入院基本料	**1,677点**
2	10対1入院基本料	**1,405点**
3	13対1入院基本料	**1,182点**
4	15対1入院基本料	**1,013点**
5	18対1入院基本料	**868点**
6	20対1入院基本料	**819点**

注1 病院（特定機能病院を除く）の結核病棟（医療法第7条第2項第3号に規定する結核病床に係る病棟として地方厚生局長等に届出のあったものをいう。以下この表において同じ）であって，看護配置，看護師比率その他の事項につき別に厚生労働大臣が定める施設基準〔※告示③第5・4(1), p.697〕に適合しているものとして保険医療機関が地方厚生局長等に届け出た病棟に入院している患者（第3節の特定入院料を算定する患者を除く）について，当該基準に係る区分に従い，それぞれ所定点数を算定する。ただし，通則第6号に規定する保険医療機関の病棟については，この限りでない。

2 注1に規定する病棟以外の結核病棟については，当分の間，地方厚生局長等に届け出た場合に限り，当該病棟に入院している患者（第3節の特定入院料を算定する患者を除く）について，**特別入院基本料**として，**586点**を算定できる。ただし，注1に規定する別に厚生労働大臣が定める施設基準〔※告示③第5・4(1), p.697〕に適合するものとして地方厚生局長等に届け出ていた病棟であって，当該基準のうち別に厚生労働大臣が定めるもの〔※告示③第5・4(2), p.698〕のみに適合しなくなったものとして地方厚生局長等に届け出た病棟については，当該病棟に入院している患者（第3節の特定入院料を算定する患者を除く）について，当該基準に適合しなくなった後の直近3月に限り，**月平均夜勤時間超過減算**として，それぞれの所定点数から**100分の15**に相当する点数を減算する。なお，別に厚生労働大臣が定める場合〔※告示③第5・4(3), p.698〕には，算定できない。

3 注1及び注2の規定にかかわらず，別に厚生労働大臣が定める患者〔※告示③第5・4(4), p.698〕については，特別入院基本料を算定する。

4 当該病棟の入院患者の入院期間に応じ，次に掲げる点数をそれぞれ1日につき所定点数に加算する。

イ	14日以内の期間	**400点**
	（特別入院基本料等については）	**320点**
ロ	15日以上30日以内の期間	**300点**
	（特別入院基本料等については）	**240点**
ハ	31日以上60日以内の期間	**200点**
	（特別入院基本料等については）	**160点**
ニ	61日以上90日以内の期間	**100点**

5 当該病棟においては，第2節の各区分に掲げる入院基本料等加算のうち，次に掲げる加算について，同節に規定する算定要件を満たす場合に算定できる。

イ 地域医療支援病院入院診療加算
ロ 臨床研修病院入院診療加算
ハ 紹介受診重点医療機関入院診療加算
ニ 救急医療管理加算
ホ 妊産婦緊急搬送入院加算
ヘ 在宅患者緊急入院診療加算
ト 診療録管理体制加算
チ 医師事務作業補助体制加算（50対1補助体制加算，75対1補助体制加算又は100対1補助体制加算に限る）
リ 乳幼児加算・幼児加算
ヌ 難病等特別入院診療加算（難病患者等入院診療加算に限る）
ル 超重症児（者）入院診療加算・準超重症児（者）入院診療加算
ヲ 看護配置加算
ワ 看護補助加算
カ 地域加算
ヨ 離島加算
タ 療養環境加算
レ HIV感染者療養環境特別加算
ソ 特定感染症患者療養環境特別加算
ツ 栄養サポートチーム加算
ネ 医療安全対策加算
ナ 感染対策向上加算
ラ 患者サポート体制充実加算
ム 報告書管理体制加算
ウ 褥瘡ハイリスク患者ケア加算

入院基本

キ ハイリスク妊娠管理加算
ノ 術後疼痛管理チーム加算
オ 後発医薬品使用体制加算
ク バイオ後続品使用体制加算
ヤ 病棟薬剤業務実施加算１
マ データ提出加算
ケ 入退院支援加算（１のロ又は２のロに限る）
フ 医療的ケア児（者）入院前支援加算
コ 認知症ケア加算
エ 精神疾患診療体制加算
テ 薬剤総合評価調整加算
ア 排尿自立支援加算
サ 地域医療体制確保加算（７対１入院基本料又は10対１入院基本料を算定するものに限る）
キ 協力対象施設入所者入院加算

6 注１に規定する別に厚生労働大臣が定める施設基準〔※告示③第５・４(1)，p.697〕に適合するものとして地方厚生局長等に届け出ていた病棟であって，当該基準のうち別に厚生労働大臣が定めるもの〔※告示③第５・４(2)，p.698〕のみに適合しなくなったものとして地方厚生局長等に届け出た病棟については，注２の規定にかかわらず，当該病棟に入院している患者（第３節の特定入院料を算定する患者を除く）について，当分の間，**夜勤時間特別入院基本料**として，それぞれの所定点数の**100分の70**に相当する点数を算定できる。ただし，当該点数が注２本文に規定する特別入院基本料の点数を下回る場合は，本文の規定にかかわらず，**596点**を算定できる。

7 注１に規定する別に厚生労働大臣が定める施設基準〔※告示③第５・４(1)，p.697〕に適合するものとして地方厚生局長等に届け出ていた病棟（別に厚生労働大臣が定める施設基準〔※告示③第５・４(5)，p.698〕を満たすものに限る）であって，当該基準のうち別に厚生労働大臣が定めるもの〔※告示③第５・４(6)，p.698〕のみに適合しなくなったものとして地方厚生局長等に届け出た場合に限り，注２の本文の規定にかかわらず，当該病棟に入院している患者（第３節の特定入院料を算定する患者を除く）については，**重症患者割合特別入院基本料**として，それぞれの所定点数の**100分の95**に相当する点数により算定する。

8 別に厚生労働大臣が定める保険医療機関〔※告示③第５・４(7)，p.698〕においては，別に厚生労働大臣が定める日〔※告示③第５・４(8)，p.698〕の入院基本料（特別入院基本料等を含む）は，**夜間看護体制特定日減算**として，次のいずれにも該当する場合に限り，所定点数の**100分の５**に相当する点数を減算する。
イ 年６日以内であること。
ロ 当該日が属する月が連続する２月以内であること。

【2024年改定による主な変更点】
(1) 重症度，医療・看護必要度の評価基準が見直され，該当患者割合の基準が変更された（**【経過措置】** 2024年９月末までは基準を満たすものとする）。

●青字は旧基準	必要度Ⅰ	必要度Ⅱ
結核病棟入院基本料７対１	10% → **8%**	8% → **7%**

→結核病棟入院基本料
(1) 結核病棟入院基本料は，「注１」の入院基本料，「注２」の特別入院基本料，月平均夜勤時間超過減算，「注６」の夜勤時間特別入院基本料及び「注７」の重症患者割合特別入院基本料から構成され，「注１」の入院基本料については，別に厚生労働大臣が定める施設基準に適合しているものとして届け出た結核病棟に入院している患者について，７対１入院基本料等の各区分の所定点数を算定し，「注２」の特別入院基本料及び月平均夜勤時間超過減算，「注６」の夜勤時間特別入院基本料並びに「注７」の重症患者割合特別入院基本料については，届け出た結核病棟に入院している患者について算定する。
(2) 結核病棟に入院している結核患者に化学療法を行う際には，日本結核病学会が作成した「院内DOTSガイドライン」を踏まえ，下記の服薬支援計画の作成，服薬確認の実施，患者教育の実施及び保健所との連携を行っている。当該基準を満たさない場合は，「注２」の特別入院基本料として**586点**を算定する。
ア 服薬支援計画の作成
個々の患者の服薬中断リスクを分析し，服薬確認，患者教育，保健所との連携等に関する院内DOTS計画を策定する。計画の策定に当たっては，患者の病態，社会的要因，副作用の発生や退院後の生活状態等による服薬中断リスクを考慮する。
イ 服薬確認の実施
看護師が患者の内服を見届けるなど，個々の患者の服薬中断リスクに応じた方法で服薬確認を行う。
ウ 患者教育の実施
確実な服薬の必要性に関する患者への十分な説明を行うとともに，服薬手帳の活用等により退院後も服薬を継続できるための教育を実施する。
エ 保健所との連携
退院後の服薬の継続等に関して，入院中から保健所の担当者とDOTSカンファレンス等を行うなど，保健所との連絡調整を行い，その要点を**診療録等**に記載する。
(3) 「注３」において結核病棟入院基本料を算定する患者は，「感染症の予防及び感染症の患者に対する医療に関する法律」（平成10年法律第114号。以下「感染症法」という）第19条，第20条及び第22条の規定並びに「感染症の予防及び感染症の患者に対する医療に関する法律における結核患者の入退院及び就業制限の取扱いについて」（平成19年９月７日健感発第0907001号）に基づき入退院が行われている結核患者であり，これらの基準に従い退院させることができる患者については，退院させることができることが確定した日以降は「注２」の特別入院基本料を算定する。
なお，次の全てを満たした場合には，退院させることができることが確定したものとして取り扱う。
ア ２週間以上の標準的化学療法が実施され，咳，発熱，痰等の臨床症状が消失している。
イ ２週間以上の標準的化学療法を実施した後の異なった日の喀痰の塗抹検査又は培養検査の結果が連続して３回陰性である（３回の検査は，原則として塗抹検査を行うものとし，アによる臨床症状消失後にあっては，速やかに連日検査を実施する）。
ウ　患者が治療の継続及び感染拡大の防止の重要性を理解し，かつ，退院後の治療の継続及び他者への感染の防止が可能であると確認できている。
(4)　(3)にかかわらず，カリエス，リンパ節結核などのこれらの基準に従うことができない結核患者については，当該患者の診療を担当する医師の適切な判断により入退院が行われる。
(5)　「注４」の加算に係る入院期間の起算日は，第２部「通則５」に規定する起算日とする。
(6)　当該保険医療機関において複数の結核病棟がある場合には，当該病棟全てについて同じ区分の結核病棟入院基本料を算定する。
(7)　結核病棟入院基本料を算定する病棟については，「注５」に掲げる入院基本料等加算について，それぞれの算定要件を満たす場合に算定できる。（令６保医発0305·4）

A 103　精神病棟入院基本料（１日につき）

１	10対１入院基本料	1,306点
２	13対１入院基本料	973点
３	15対１入院基本料	844点
４	18対１入院基本料	753点
５	20対１入院基本料	697点

注１　病院（特定機能病院を除く）の精神病棟（医療法第７条第２項第１号に規定する精神病床に係る病棟として地方厚生局長等に届出のあったものをいう。以下この表において同じ）であって，看護配置，看護師比率，平均在院日数その他の事項につき別に厚生労働大臣が定める施設基準〔※告示③第５・４の２(1)，p.698〕に適合しているものとして保険医療機関が地方厚生局長等に届け出た病棟に入院している患者（第３節の特定入院料を算定する患者を除く）について，当該基準に係る区分に従い，それぞれ所定点数を算定する。

２　注１に規定する病棟以外の精神病棟については，当分の間，別に厚生労働大臣が定める施設基準〔※告示③第５・４の２(2)，p.699〕に適合しているものとして地方厚生局長等に届け出た場合に限り，当該病棟に入院している患者（第３節の特定入院料を算定する患者を除く）について，**特別入院基本料**として，566点を算定できる。ただし，注１に規定する別に厚生労働大臣が定める施設基準〔※告示③第５・４の２(1)，p.698〕に適合するものとして地方厚生局長等に届け出ていた病棟であって，当該基準のうち別に厚生労働大臣が定めるもの〔※告示③第５・４の２(3)，p.699〕のみに適合しなくなったものとして地方厚生局長等に届け出た病棟については，当該病棟に入院している患者（第３節の特定入院料を算定する患者を除く）について，当該基準に適合しなくなった後の直近３月に限り，**月平均夜勤時間超過減算**として，それぞれの所定点数から100分の15に相当する点数を減算する。なお，別に厚生労働大臣が定める場合〔※告示③第５・４の２(4)，p.699〕には，算定できない。

３　当該病棟の入院患者の入院期間に応じ，次に掲げる点数をそれぞれ１日につき所定点数に加算する。

イ	14日以内の期間	465点
	（特別入院基本料等については）	300点
ロ	15日以上30日以内の期間	250点
	（特別入院基本料等については）	155点
ハ	31日以上90日以内の期間	125点
	（特別入院基本料等については）	100点
ニ	91日以上180日以内の期間	10点
ホ	181日以上１年以内の期間	3点

４　別に厚生労働大臣が定める施設基準〔※告示③第５・４の２(5)イ，p.699〕に適合しているものとして保険医療機関が地方厚生局長等に届け出た病棟に入院している患者が別に厚生労働大臣が定めるもの〔※告示③第５・４の２(5)ロ，p.699〕である場合には，入院した日から起算して１月以内の期間に限り，**重度認知症加算**として，１日につき300点を所定点数に加算する。

５　当該病棟に入院する患者が，入院に当たって区分番号A 238-7に掲げる精神科救急搬送患者地域連携受入加算を算定したものである場合には，入院した日から起算して14日を限度として，**救急支援精神病棟初期加算**として，１日につき100点を所定点数に加算する。

６　当該病棟においては，第２節の各区分に掲げる入院基本料等加算のうち，次に掲げる加算について，同節に規定する算定要件を満たす場合に算定できる。
イ　地域医療支援病院入院診療加算
ロ　臨床研修病院入院診療加算
ハ　紹介受診重点医療機関入院診療加算
ニ　救急医療管理加算
ホ　妊産婦緊急搬送入院加算
ヘ　在宅患者緊急入院診療加算
ト　診療録管理体制加算
チ　医師事務作業補助体制加算（50対１補助体制加算，75対１補助体制加算又は100対１補助体制加算に限る）
リ　乳幼児加算・幼児加算
ヌ　特定感染症入院医療管理加算
ル　難病等特別入院診療加算
ヲ　特殊疾患入院施設管理加算
ワ　超重症児（者）入院診療加算・準超重症児（者）入院診療加算
カ　看護配置加算
ヨ　看護補助加算
タ　地域加算
レ　離島加算
ソ　療養環境加算
ツ　HIV感染者療養環境特別加算
ネ　特定感染症患者療養環境特別加算
ナ　精神科措置入院診療加算
ラ　精神科応急入院施設管理加算
ム　精神科隔離室管理加算
ウ　精神病棟入院時医学管理加算
ヰ　精神科地域移行実施加算
ノ　精神科身体合併症管理加算（18対１入院

基本料及び20対１入院基本料を算定するものを除く）
オ　強度行動障害入院医療管理加算
ク　依存症入院医療管理加算
ヤ　摂食障害入院医療管理加算
マ　栄養サポートチーム加算
ケ　医療安全対策加算
フ　感染対策向上加算
コ　患者サポート体制充実加算
エ　報告書管理体制加算
テ　褥瘡ハイリスク患者ケア加算
ア　ハイリスク妊娠管理加算
サ　ハイリスク分娩等管理加算（ハイリスク分娩管理加算に限る）
キ　精神科救急搬送患者地域連携受入加算
ユ　後発医薬品使用体制加算
メ　バイオ後続品使用体制加算
ミ　病棟薬剤業務実施加算１
シ　データ提出加算
ヱ　精神科入退院支援加算
ヒ　精神科急性期医師配置加算（10対１入院基本料又は13対１入院基本料を算定するものに限る）
モ　薬剤総合評価調整加算
セ　排尿自立支援加算
ス　地域医療体制確保加算（10対１入院基本料を算定するものに限る）
ン　協力対象施設入所者入院加算

7　別に厚生労働大臣が定める施設基準〔※告示③第５・４の２(6)，p.699〕に適合しているものとして保険医療機関が地方厚生局長等に届け出た病棟に入院している患者について，**精神保健福祉士配置加算**として，１日につき**30点**を所定点数に加算する。

8　精神保健福祉士配置加算を算定した場合は，区分番号A230-2に掲げる精神科地域移行実施加算，区分番号A246-2に掲げる精神科入退院支援加算，区分番号B005に掲げる退院時共同指導料２，区分番号B005-1-2に掲げる介護支援等連携指導料，区分番号I011に掲げる精神科退院指導料及び区分番号I011-2に掲げる精神科退院前訪問指導料は，算定しない。

9　注１に規定する別に厚生労働大臣が定める施設基準〔※告示③第５・４の２(1)，p.698〕に適合するものとして地方厚生局長等に届け出ていた病棟であって，当該基準のうち別に厚生労働大臣が定めるもの〔※告示③第５・４の２(3)，p.699〕のみに適合しなくなったものとして地方厚生局長等に届け出た病棟については，注２の規定にかかわらず，当該病棟に入院している患者（第３節の特定入院料を算定する患者を除く）について，当分の間，**夜勤時間特別入院基本料**として，それぞれの所定点数の**100分の70**に相当する点数を算定できる。ただし，当該点数が注２本文に規定する特別入院基本料の点数を下回る場合は，本文の規定にかかわらず，**576点**を算定できる。

10　別に厚生労働大臣が定める保険医療機関〔※告示③第５・４の２(7)，p.699〕においては，別に厚生労働大臣が定める日〔※告示③第５・４の２(8)，p.699〕の入院基本料（特別入院基本料等を含む）は，**夜間看護体制特定日減算**として，次のいずれにも該当する場合に限り，所定点数の**100分の５**に相当する点数を減算する。
イ　年６日以内であること。
ロ　当該日が属する月が連続する２月以内であること。

【2024年改定による主な変更点】10対１・13対１入院基本料において，**A245データ提出加算**の届出が要件とされた（**【経過措置】**2024年３月末時点の10対１・13対１入院基本料の届出医療機関は，2026年５月末まで基準を満たすものとする）。

→精神病棟入院基本料

(1)　精神病棟入院基本料は，「注１」の入院基本料，「注２」の特別入院基本料及び月平均夜勤時間超過減算並びに「注９」の夜勤時間特別入院基本料から構成され，「注１」の入院基本料及び「注２」の特別入院基本料についてはそれぞれ別に厚生労働大臣が定める施設基準に適合しているものとして届け出た精神病棟に入院している患者について，10対１入院基本料等の各区分の所定点数を算定し，「注９」の夜勤時間特別入院基本料については，届け出た精神病棟に入院している患者について算定する。

(2)　当該保険医療機関において複数の精神病棟がある場合には，当該病棟のうち，精神科急性期治療病棟入院料等の特定入院料（病棟単位で行うものに限る）を算定する病棟以外の病棟については，同じ区分の精神病棟入院基本料を算定する。

(3)　「注３」の加算に係る入院期間の起算日は，第２部「通則５」に規定する起算日とする。

(4)　「注４」に掲げる加算を算定するに当たっては，当該加算の施設基準を満たすとともに，次の**ア**から**ウ**までの要件を満たすことが必要である。なお，既に入院中の患者が当該入院期間中に，当該施設基準の要件を満たすこととなっても，当該加算は算定できない。
ア　入院時において，当該加算の施設基準に基づくランクがMである。
イ　当該加算の施設基準に基づき，患者の身体障害の状態及び認知症の状態を評価するとともに，当該加算の施設基準に基づく評価，これらに係る進行予防等の対策の要点及び評価日を**診療録**に記載する。当該加算は，対策の要点に基づき，計画を立て，当該計画を実行した日から算定する。
ウ　当該加算を算定する場合は，**診療報酬明細書**の摘要欄に当該加算の算定根拠となる評価（当該加算の施設基準に基づくランク等）及び評価日を記載する。

(5)　「注５」の救急支援精神病棟初期加算は，当該病棟に入院する患者が，精神科救急搬送患者地域連携受入加算を算定したものである場合には，入院した日から起算して14日を限度として加算する。

(6)　精神病棟入院基本料を算定する病棟については，「注６」に掲げる入院基本料等加算について，それぞれの算定要件を満たす場合に算定できる。

(7)　「注７」の精神保健福祉士配置加算は，入院中の患者の早期退院を目的として精神保健福祉士の病棟配置を評価したものであり，当該病棟の全ての入院患者に対して，医師，看護師，作業療法士，公認心理師等の関係職種と共同して**別紙様式６の２**（p.45）又はこれ

（別紙様式6の2）

退院支援計画書

（患者氏名）＿＿＿＿＿＿殿　入院日：　年　月　日
計画着手日：　年　月　日
計画作成日：　年　月　日

病棟（病室）	
病名	
患者以外の相談者	家族・その他関係者（　　　）
患者の状態	
患者の意向	
退院困難な要因（医学的要因）	1. 精神症状　2. 問題行動　3. ADLの低下　4. IADLの低下　5. 身体合併症
退院困難な要因（社会・環境的要因）	1. 家庭内調整（　　） 2. 受け入れ先の確保が困難（　　） 3. 生活費の確保が困難（　　） 4. 自己負担の費用が増加（　　） 5. その他（　　）
退院に係る問題点，課題等	
退院へ向けた目標設定，評価時期，支援概要	1. 退院へ向けた目標 2. 評価時期 3. 支援概要
予想される退院先	1. 自宅 2. 障害福祉サービスによる入所施設（　　） 3. 介護保険サービスによる入所施設（　　） 4. その他（　　）
退院後に利用が予想される福祉サービス等	
退院後に利用が予想される福祉サービスの担当者	

注）上記内容は，現時点で考えられるものであり，今後の状態の変化等に応じて変わり得るものである。

説明・交付日：　年　月　日
（担当医）　印
（病棟退院支援計画担当精神保健福祉士）　印
（本人）

に準ずる様式を用いて，退院支援計画を作成し，必要に応じて患家等を訪問し，患者の希望を踏まえ，適切な保健医療サービス又は福祉サービス等を受けられるよう，障害福祉サービス事業所，相談支援事業所等と連携しつつ，在宅療養に向けた調整を行った場合に算定する。なお，病棟に配置された精神保健福祉士は当該病棟の入院患者の退院調整等を行うものであり，他病棟の患者の退院調整について行うことはできない。

（令6保医発0305・4）

A 104　特定機能病院入院基本料（1日につき）

1　一般病棟の場合
　イ　7対1入院基本料　**1,822点**
　ロ　10対1入院基本料　**1,458点**
2　結核病棟の場合
　イ　7対1入院基本料　**1,822点**
　ロ　10対1入院基本料　**1,458点**
　ハ　13対1入院基本料　**1,228点**
　ニ　15対1入院基本料　**1,053点**
3　精神病棟の場合
　イ　7対1入院基本料　**1,551点**
　ロ　10対1入院基本料　**1,393点**
　ハ　13対1入院基本料　**1,038点**
　ニ　15対1入院基本料　**948点**

注1　特定機能病院の一般病棟，結核病棟又は精神病棟であって，看護配置，看護師比率，平均在院日数その他の事項につき別に厚生労働大臣が定める施設基準〔※告示③第5・5(1), p.699〕に適合しているものとして保険医療機関が地方厚生局長等に届け出た病棟に入院している患者（第3節の特定入院料を算定する患者を除く）について，当該基準に係る区分に従い，それぞれ所定点数を算定する。

2　注1の規定にかかわらず，別に厚生労働大臣が定める患者〔※告示③第5・5(2), p.700〕については，区分番号A 102に掲げる結核病棟入院基本料の注3に規定する**特別入院基本料**の例により算定する。

3　当該病棟の入院患者の入院期間に応じ，次に掲げる点数をそれぞれ1日につき所定点数に加算する。
イ　一般病棟の場合
　(1)　14日以内の期間　**712点**
　(2)　15日以上30日以内の期間　**207点**
ロ　結核病棟の場合
　(1)　30日以内の期間　**330点**
　(2)　31日以上90日以内の期間　**200点**
ハ　精神病棟の場合
　(1)　14日以内の期間　**505点**
　(2)　15日以上30日以内の期間　**250点**
　(3)　31日以上90日以内の期間　**125点**
　(4)　91日以上180日以内の期間　**30点**
　(5)　181日以上1年以内の期間　**15点**

4　当該病棟（精神病棟に限る）に入院している患者が別に厚生労働大臣が定めるもの〔※告示③第5・5(3), p.701〕である場合には，入院した日から起算して1月以内の期間に限り，**重度認知症加算**として，1日につき**300点**を所定点数に加算する。

5　当該病棟に入院している患者の重症度，医療・看護必要度（以下この表において「看護必要度」という）につき別に厚生労働大臣が定める施設基準〔※告示③第5・5(4), p.701〕に適合するものとして地方厚生局長等に届け出た病棟に入院している患者については，当該基準に係る区分に従い，次に掲げる点数をそれぞれ1日につき所定点数に加算する。
イ　**看護必要度加算1**　**55点**
ロ　**看護必要度加算2**　**45点**
ハ　**看護必要度加算3**　**25点**

6　退院が特定の時間帯に集中しているものとして別に厚生労働大臣が定める保険医療機関〔※告示③第5・5(5), p.701〕においては，別に厚生労働大臣が定める患者〔※告示③第5・5(6), p.701〕の退院日の入院基本料（一般病棟に限る）は，所定点数の**100分の92**に相当する点数により算定する。

7　入院日及び退院日が特定の日に集中しているものとして別に厚生労働大臣が定める保険医療機関〔※告示③第5・5(7), p.701〕においては，別に厚生労働大臣が定める日〔※告示③第5・5(8), p.701〕の入院基本料（一般病棟に限る）は，所定点数の**100分の92**に相当する点数により算定する。

8 当該病棟においては，第2節の各区分に掲げる入院基本料等加算のうち，次に掲げる加算について，同節に規定する算定要件を満たす場合に算定できる。

イ 臨床研修病院入院診療加算
ロ 救急医療管理加算
ハ 超急性期脳卒中加算（一般病棟に限る）
ニ 妊産婦緊急搬送入院加算
ホ 在宅患者緊急入院診療加算
ヘ 診療録管理体制加算
ト 医師事務作業補助体制加算
チ 急性期看護補助体制加算（一般病棟に限る）
リ 看護職員夜間配置加算（一般病棟に限る）
ヌ 乳幼児加算・幼児加算
ル 特定感染症入院医療管理加算
ヲ 難病等特別入院診療加算（二類感染症患者入院診療加算は一般病棟又は精神病棟に限る）
ワ 超重症児（者）入院診療加算・準超重症児（者）入院診療加算
カ 看護補助加算（一般病棟を除く）
ヨ 地域加算
タ 離島加算
レ 療養環境加算
ソ HIV感染者療養環境特別加算
ツ 特定感染症患者療養環境特別加算
ネ 重症者等療養環境特別加算（一般病棟に限る）
ナ 小児療養環境特別加算（一般病棟に限る）
ラ 無菌治療室管理加算（一般病棟に限る）
ム 放射線治療病室管理加算（一般病棟に限る）
ウ 緩和ケア診療加算（一般病棟に限る）
ヰ 小児緩和ケア診療加算（一般病棟に限る）
ノ 精神科措置入院診療加算（精神病棟に限る）
オ 精神科応急入院施設管理加算（精神病棟に限る）
ク 精神科隔離室管理加算（精神病棟に限る）
ヤ 精神病棟入院時医学管理加算（精神病棟に限る）
マ 精神科地域移行実施加算（精神病棟に限る）
ケ 精神科身体合併症管理加算（精神病棟に限る）
フ 精神科リエゾンチーム加算（一般病棟に限る）
コ 強度行動障害入院医療管理加算（一般病棟又は精神病棟に限る）
エ 依存症入院医療管理加算（一般病棟又は精神病棟に限る）
テ 摂食障害入院医療管理加算（一般病棟又は精神病棟に限る）
ア がん拠点病院加算（一般病棟に限る）
サ リハビリテーション・栄養・口腔連携体制加算（一般病棟に限る）
キ 栄養サポートチーム加算
ユ 医療安全対策加算
メ 感染対策向上加算
ミ 患者サポート体制充実加算
シ 報告書管理体制加算
ヱ 褥瘡ハイリスク患者ケア加算
ヒ ハイリスク妊娠管理加算
モ ハイリスク分娩等管理加算（ハイリスク分娩管理加算に限る）（一般病棟又は精神病棟に限る）
セ 呼吸ケアチーム加算（一般病棟に限る）
ス 術後疼痛管理チーム加算（一般病棟又は結核病棟に限る）
ン 後発医薬品使用体制加算
イイ バイオ後続品使用体制加算
イロ 病棟薬剤業務実施加算1
イハ データ提出加算
イニ 入退院支援加算（一般病棟は1のイ，2のイ又は3に限り，結核病棟は1のロ又は2のロに限る）
イホ 精神科入退院支援加算（精神病棟に限る）
イヘ 医療的ケア児（者）入院前支援加算（一般病棟又は結核病棟に限る）
イト 認知症ケア加算（一般病棟又は結核病棟に限る）
イチ せん妄ハイリスク患者ケア加算（一般病棟に限る）
イリ 精神疾患診療体制加算（精神病棟を除く）
イヌ 精神科急性期医師配置加算（精神病棟の7対1入院基本料，10対1入院基本料又は13対1入院基本料を算定するものに限る）
イル 薬剤総合評価調整加算
イヲ 排尿自立支援加算
イワ 地域医療体制確保加算（7対1入院基本料又は10対1入院基本料を算定するものに限る）
イカ 協力対象施設入所者入院加算

9 当該病棟（一般病棟に限る）のうち，保険医療機関が地方厚生局長等に届け出たものに入院している患者であって，当該病棟に90日を超えて入院するものについては，注1から注8までの規定にかかわらず，区分番号A101に掲げる療養病棟入院料1の例により算定する。

10 別に厚生労働大臣が定める施設基準〔※告示③第5・5(9)，p.701〕に適合しているものとして保険医療機関が地方厚生局長等に届け出た病棟に入院している患者に対して，管理栄養士が必要な栄養管理を行った場合には，**入院栄養管理体制加算**として，入院初日及び退院時にそれぞれ1回に限り，**270点**を所定点数に加算する。この場合において，区分番号A233に掲げるリハビリテーション・栄養・口腔連携体制加算，区分番号A233-2に掲げる栄養サポートチーム加算及び区分番号B001の10に掲げる入院栄養食事指導料は別に算定できない。

【2024年改定による主な変更点】

(1) 重症度，医療・看護必要度の評価基準が見直され，該当患者割合の基準が変更された（**【経過措置】** 2024年９月末までは基準を満たすものとする）。

●青字は旧基準	必要度Ⅰ	必要度Ⅱ
特定機能病院入院基本料 ７対１入院基本料（一般病棟）	――	28% → 割合①：20% 割合②：27%
看護必要度加算１	22% → 18%	20% → 17%
看護必要度加算２	20% → 16%	18% → 15%
看護必要度加算３	18% → 13%	15% → 12%

※ 割合①：Ａ３点以上又はＣ１点以上の該当割合
※ 割合②：Ａ２点以上又はＣ１点以上の該当割合
※ 割合①と割合②の両方を満たす必要がある

(2) 従前のADL維持向上等体制加算（注10）が廃止され，それに代わるものとして，入院基本料等加算にA233リハビリテーション・栄養・口腔連携体制加算が新設された。

→特定機能病院入院基本料

(1) 特定機能病院入院基本料は，「注１」に規定する入院基本料について，別に厚生労働大臣が定める施設基準に適合しているものとして届け出た一般病棟，結核病棟又は精神病棟に入院している患者について，７対１入院基本料等の各区分の所定点数を算定する。

(2) 結核病棟に入院している結核患者に化学療法を行う際には，日本結核病学会が作成した「院内DOTSガイドライン」を踏まえ，下記の服薬支援計画の作成，服薬確認の実施，患者教育の実施及び保健所との連携を行っていること。当該基準を満たさない場合は，A102結核病棟入院基本料の「注２」の特別入院基本料として**586点**を算定する。

ア 服薬支援計画の作成
　個々の患者の服薬中断リスクを分析し，服薬確認，患者教育，保健所との連携等に関する院内DOTS計画を策定する。計画の策定に当たっては，患者の病態，社会的要因，副作用の発生や退院後の生活状態等による服薬中断リスクを考慮する。

イ 服薬確認の実施
　看護師が患者の内服を見届けるなど，個々の患者の服薬中断リスクに応じた方法で服薬確認を行う。

ウ 患者教育の実施
　確実な服薬の必要性に関する患者への十分な説明を行うとともに，服薬手帳の活用等により退院後も服薬を継続できるための教育を実施する。

エ 保健所との連携
　退院後の服薬の継続等に関して，入院中から保健所の担当者とDOTSカンファレンス等を行うなど，保健所との連絡調整を行い，その要点を**診療録等**に記載する。

(3) 「注２」において特定機能病院入院基本料（結核病棟に限る）を算定する患者は，感染症法第19条，第20条及び第22条の規定並びに「感染症の予防及び感染症の患者に対する医療に関する法律における結核患者の入退院及び就業制限の取扱いについて」に基づき入退院が行われている結核患者であり，これらの基準に従い退院させることができる患者については，退院させることができることが確定した日以降は「注２」の特別入院基本料を算定する。

　なお，次の全てを満たした場合には，退院させることができることが確定したものとして取り扱う。

ア ２週間以上の標準的化学療法が実施され，咳，発熱，痰等の臨床症状が消失している。

イ ２週間以上の標準的化学療法を実施した後の異なった日の喀痰の塗抹検査又は培養検査の結果が連続して３回陰性である（３回の検査は，原則として塗抹検査を行うものとし，アによる臨床症状消失後にあっては，速やかに連日検査を実施すること）。

ウ 患者が治療の継続及び感染拡大の防止の重要性を理解し，かつ，退院後の治療の継続及び他者への感染の防止が可能であると確認できている。

(4) (3)にかかわらず，カリエス，リンパ節結核などのこれらの基準に従うことができない結核患者については，当該患者の診療を担当する保険医の適切な判断により入退院が行われる。

(5) 当該特定機能病院において同一種別の病棟が複数ある場合の入院基本料の算定については，一般病棟入院基本料の(2)，結核病棟入院基本料の(6)及び精神病棟入院基本料の(2)の例による。

(6) 「注３」の加算に係る入院期間の起算日は，第２部「通則５」に規定する起算日とする。

(7) 「注４」に掲げる加算については，精神病棟入院基本料の(4)の例による。

(8) 「注５」に規定する看護必要度加算は，10対１入院基本料（一般病棟に限る）を算定する病棟であって，別に厚生労働大臣が定める施設基準を満たす病棟に入院している患者について算定する。

(9) 特定機能病院入院基本料を算定する病棟については，「注８」に掲げる入院基本料等加算について，それぞれの算定要件を満たす場合に算定できる。

(10) 特定機能病院入院基本料（一般病棟に限る）を算定する病棟に入院している患者であって，当該病棟に90日を超えて入院する患者の取扱いについては，一般病棟入院基本料の(6)，(8)及び(9)までの例による。

(11) 「注10」に規定する入院栄養管理体制加算については，病棟に常勤管理栄養士を配置して患者の病態・状態に応じた栄養管理を実施できる体制を確保していることを評価したものであり，当該病棟に入院中の患者に対して入院初日及び退院時に算定する。ここでいう入院初日とは，当該患者が当該加算を算定できる病棟に入院又は転棟した日のことをいう。当該病棟へ入院（転棟を含む）した患者が，同一日に退院（死亡退院を含む）した場合は，１回に限り算定できる。また，治療室や他の病棟で，早期栄養介入管理加算又は周術期栄養管理実施加算を算定して転棟した場合は，当該加算を算定できない。

(12) 病棟の管理栄養士は，次に掲げる管理を実施する。

ア 入院前の食生活等の情報収集，入退院支援部門との連携，入院患者に対する栄養スクリーニング，食物アレルギーの確認，栄養状態の評価及び栄養管理計画の策定を行う。なお，第１章第２部入院料等の通則第７号に規定する栄養管理体制の基準における栄養管理計画を当該病棟に専従の管理栄養士が作成した場合は，当該加算における栄養管理計画に代えることができる。

イ 当該病棟に入院している患者に対して，栄養状態に関する定期的な評価，必要に応じミールラウンドや栄養食事指導又は当該患者の病態等に応じた食事内容の調整等の栄養管理を行う。

ウ 医師，看護師等と連携し，当該患者の栄養管理状況等について共有を行う。

（令６保医発0305・4）

A105 専門病院入院基本料（１日につき）

１ ７対１入院基本料 **1,705点**

2　10対1入院基本料　**1,421点**
3　13対1入院基本料　**1,191点**

注1　専門病院（主として悪性腫瘍，循環器疾患等の患者を入院させる保険医療機関であって高度かつ専門的な医療を行っているものとして地方厚生局長等に届け出たものをいう）の一般病棟であって，看護配置，看護師比率，平均在院日数その他の事項につき別に厚生労働大臣が定める施設基準〔※告示③第5・6(2)，p.701〕に適合しているものとして保険医療機関が地方厚生局長等に届け出た病棟に入院している患者（第3節の特定入院料を算定する患者を除く）について，当該基準に係る区分に従い，それぞれ所定点数を算定する。ただし，通則第6号に規定する保険医療機関の病棟については，この限りでない。

2　当該病棟の入院患者の入院期間に応じ，次に掲げる点数をそれぞれ1日につき所定点数に加算する。
イ　14日以内の期間　**512点**
ロ　15日以上30日以内の期間　**207点**

3　当該病棟に入院している患者の看護必要度につき別に厚生労働大臣が定める施設基準〔※告示③第5・6(3)，p.702〕に適合するものとして地方厚生局長等に届け出た病棟に入院している患者については，当該基準に係る区分に従い，次に掲げる点数をそれぞれ1日につき所定点数に加算する。
イ　**看護必要度加算1**　**55点**
ロ　**看護必要度加算2**　**45点**
ハ　**看護必要度加算3**　**25点**

4　別に厚生労働大臣が定める施設基準〔※告示③第5・6(4)，p.702〕に適合するものとして地方厚生局長等に届け出た病棟において，当該患者の看護必要度について測定を行った場合には，**一般病棟看護必要度評価加算**として，1日につき**5点**を所定点数に加算する。

5　退院が特定の時間帯に集中しているものとして別に厚生労働大臣が定める保険医療機関〔※告示③第5・6(5)，p.702〕においては，別に厚生労働大臣が定める患者〔※告示③第5・6(6)，p.702〕の退院日の入院基本料は，所定点数の**100分の92**に相当する点数により算定する。

6　入院日及び退院日が特定の日に集中しているものとして別に厚生労働大臣が定める保険医療機関〔※告示③第5・6(7)，p.702〕においては，別に厚生労働大臣が定める日〔※告示③第5・6(8)，p.702〕の入院基本料は，所定点数の**100分の92**に相当する点数により算定する。

7　当該病棟においては，第2節の各区分に掲げる入院基本料等加算のうち，次に掲げる加算について，同節に規定する算定要件を満たす場合に算定できる。
イ　臨床研修病院入院診療加算
ロ　救急医療管理加算
ハ　超急性期脳卒中加算
ニ　妊産婦緊急搬送入院加算
ホ　在宅患者緊急入院診療加算
ヘ　診療録管理体制加算
ト　医師事務作業補助体制加算
チ　急性期看護補助体制加算
リ　看護職員夜間配置加算
ヌ　乳幼児加算・幼児加算
ル　特定感染症入院医療管理加算
ヲ　難病等特別入院診療加算（難病患者等入院診療加算に限る）
ワ　超重症児（者）入院診療加算・準超重症児（者）入院診療加算
カ　看護補助加算
ヨ　地域加算
タ　離島加算
レ　療養環境加算
ソ　HIV感染者療養環境特別加算
ツ　特定感染症患者療養環境特別加算
ネ　重症者等療養環境特別加算
ナ　小児療養環境特別加算
ラ　無菌治療室管理加算
ム　放射線治療病室管理加算
ウ　緩和ケア診療加算
ヰ　小児緩和ケア診療加算
ノ　精神科リエゾンチーム加算
オ　強度行動障害入院医療管理加算
ク　依存症入院医療管理加算
ヤ　摂食障害入院医療管理加算
マ　がん拠点病院加算
ケ　リハビリテーション・栄養・口腔連携体制加算（7対1入院基本料又は10対1入院基本料を算定するものに限る）
フ　栄養サポートチーム加算
コ　医療安全対策加算
エ　感染対策向上加算
テ　患者サポート体制充実加算
ア　報告書管理体制加算
サ　褥瘡ハイリスク患者ケア加算
キ　ハイリスク妊娠管理加算
ユ　呼吸ケアチーム加算
メ　術後疼痛管理チーム加算
ミ　後発医薬品使用体制加算
シ　バイオ後続品使用体制加算
ヱ　病棟薬剤業務実施加算1
ヒ　データ提出加算
モ　入退院支援加算（1のイ，2のイ又は3に限る）
セ　医療的ケア児（者）入院前支援加算
ス　認知症ケア加算
ン　精神疾患診療体制加算
イイ　薬剤総合評価調整加算
イロ　排尿自立支援加算
イハ　地域医療体制確保加算（7対1入院基本料又は10対1入院基本料を算定するものに限る）
イニ　協力対象施設入所者入院加算

8　当該病棟のうち，保険医療機関が地方厚生局長等に届け出たものに入院している患者であって，当該病棟に90日を超えて入院するものについては，注１から注７までの規定にかかわらず，区分番号Ａ101に掲げる療養病棟入院料１の例により算定する。

９ 別に厚生労働大臣が定める保険医療機関〔※告示③第５・６(9)，p.702〕においては，別に厚生労働大臣が定める日〔※告示③第５・６(10)，p.702〕の入院基本料は，**夜間看護体制特定日減算**として，次のいずれにも該当する場合に限り，所定点数の**100分の５**に相当する点数を減算する。

イ　年６日以内であること。

ロ　当該日が属する月が連続する２月以内であること。

【2024年改定により新設】

(1) 重症度，医療・看護必要度の評価基準が見直され，該当患者割合の基準が変更された（**【経過措置】** 2024年９月末までは基準を満たすものとする）。

●青字は旧基準	必要度Ⅰ	必要度Ⅱ
専門病院入院基本料 ７対１入院基本料	30％ → 割合①：21％ 割合②：28％	28％ → 割合①：20％ 割合②：27％
看護必要度加算１	22％ → 18％	20％ → 17％
看護必要度加算２	20％ → 16％	18％ → 15％
看護必要度加算３	18％ → 13％	15％ → 12％

※　割合①：Ａ３点以上又はＣ１点以上の該当割合

※　割合②：Ａ２点以上又はＣ１点以上の該当割合

※　割合①と割合②の両方を満たす必要がある

(2) 従前のADL維持向上等体制加算（注９）が廃止され，それに代わるものとして，入院基本料等加算に**Ａ233リハビリテーション・栄養・口腔連携体制加算**が新設された。

→専門病院入院基本料

(1) 専門病院入院基本料は，「注１」に規定する入院基本料について，別に厚生労働大臣が定める施設基準に適合しているものとして届け出た一般病棟に入院している患者について，７対１入院基本料等の各区分の所定点数を算定する。

(2) 当該専門病院において複数の一般病棟がある場合には，当該病棟のうち，障害者施設等入院基本料又は緩和ケア病棟入院料等の特定入院料（病棟単位で行うものに限る）を算定する病棟以外の病棟については，同じ区分の専門病院入院基本料を算定する。

(3) 「注２」の加算に係る入院期間の起算日は，第２部「通則５」に規定する起算日とする。

(4) 「注３」に規定する看護必要度加算は，10対１入院基本料を算定する病棟であって，別に厚生労働大臣が定める施設基準を満たす病棟に入院している患者について算定する。

(5) 「注４」に規定する一般病棟看護必要度評価加算は，13対１入院基本料を算定する病棟であって，別に厚生労働大臣が定める施設基準を満たす病棟に入院しており，一般病棟用の重症度，医療・看護必要度（以下この節において「看護必要度」という）の測定及び評価が行われた患者について算定する。

(6) 専門病院入院基本料を算定する病棟については，「注７」に掲げる入院基本料等加算について，それぞれの算定要件を満たす場合に算定できる。

(7) 専門病院入院基本料を算定する病棟に入院している患者であって，当該病棟に90日を超えて入院する患者の取扱いについては，一般病棟入院基本料の(6)，(8)及び(9)まで（p.34）の例による。（令６保医発0305・4）

Ａ106　障害者施設等入院基本料（１日につき）

１	７対１入院基本料	**1,637点**
２	10対１入院基本料	**1,375点**
３	13対１入院基本料	**1,155点**
４	15対１入院基本料	**1,010点**

注１　障害者施設等一般病棟〔児童福祉法（昭和22年法律第164号）第42条第２号に規定する医療型障害児入所施設〔主として肢体不自由のある児童又は重症心身障害児（同法第７条第２項に規定する重症心身障害児をいう）を入所させるものに限る〕及びこれらに準ずる施設に係る一般病棟並びに別に厚生労働大臣が定める重度の障害者（重度の意識障害者を含む），筋ジストロフィー患者又は難病患者等を主として入院させる病棟に関する施設基準〔※告示③第５・７(1)，p.703〕に適合しているものとして，保険医療機関が地方厚生局長等に届け出た一般病棟をいう〕であって，看護配置，看護師比率その他の事項につき別に厚生労働大臣が定める施設基準〔※告示③第５・７(2)，p.703〕に適合しているものとして保険医療機関が地方厚生局長等に届け出た一般病棟に入院している患者（第３節の特定入院料を算定する患者を除く）について，当該基準に係る区分に従い，それぞれ所定点数を算定する。

２　注１に規定する別に厚生労働大臣が定める施設基準〔※告示③第５・７(1)(2)，p.703〕に適合するものとして地方厚生局長等に届け出ていた病棟であって，当該基準のうち別に厚生労働大臣が定めるもの〔※告示③第５・７(3)，p.703〕のみに適合しなくなったものとして地方厚生局長等に届け出た病棟については，当該病棟に入院している患者（第３節の特定入院料を算定する患者を除く）については，当該基準に適合しなくなった後の直近３月に限り，**月平均夜勤時間超過減算**として，それぞれの所定点数から**100分の15**に相当する点数を減算する。なお，別に厚生労働大臣が定める場合〔※告示③第５・７(4)，p.703〕には，算定できない。

３　当該病棟の入院患者の入院期間に応じ，次に掲げる点数をそれぞれ１日につき所定点数に加算する。

イ	14日以内の期間	**312点**
ロ	15日以上30日以内の期間	**167点**

４　当該患者が他の保険医療機関から転院してきた者であって，当該他の保険医療機関において区分番号Ａ246に掲げる入退院支援加算３を算定したものである場合には，**重症児（者）受入連携加算**として，入院初日に限り**2,000点**を所定点数に加算する。

５　当該病棟に入院している特定患者〔当該病棟に90日を超えて入院する患者（別に厚生労働大臣が定める状態等にあるもの〔※告示③別表第４，p.873〕を除く）をいう〕に該当する者（第３節の特定入院料を算定する患者を除く）については，注１から注３まで及び注13の規定にかかわらず，**特定入院基本料**として**984点**を算定する。ただし，**月平均夜勤時間超過減算**として所定点数の**100分の15**に相当する点数を減算する患者については，**878点**を算定する。この場合において，特定入院基本料を算定する患者に対して行った第３部検査，第５部投薬，第６部注射及び第13部病理診断並びに第４部画像診断及び第９部処置のうち別に厚生労働大臣が定める画像診断及び処置〔※告示③別表第５・１，２，p.871〕の費用（フィルムの費用を含み，除外薬剤・注射薬〔※告示③別表第５の１の２，p.871〕の費用を除く）は，所定点数に含まれるものとする。

6 当該病棟に入院する重度の意識障害（脳卒中の後遺症であるものに限る）の患者であって，基本診療料の施設基準等（平成20年厚生労働省告示第62号）第５の３(1)のロ（p.736）に規定する医療区分２の患者又は第６の３(2)のロの④に規定する医療区分１の患者に相当するものについては，注１及び注３の規定にかかわらず，当該患者が入院している病棟の区分に従い，次に掲げる点数をそれぞれ算定する。

イ ７対１入院基本料又は10対１入院基本料の施設基準を届け出た病棟に入院している場合
　(1) 医療区分２の患者に相当するもの **1,517点**
　(2) 医療区分１の患者に相当するもの **1,377点**

ロ 13対１入院基本料の施設基準を届け出た病棟に入院している場合
　(1) 医療区分２の患者に相当するもの **1,362点**
　(2) 医療区分１の患者に相当するもの **1,224点**

ハ 15対１入院基本料の施設基準を届け出た病棟に入院している場合
　(1) 医療区分２の患者に相当するもの **1,262点**
　(2) 医療区分１の患者に相当するもの **1,124点**

7 当該病棟においては，第２節の各区分に掲げる入院基本料等加算のうち，次に掲げる加算について，同節に規定する算定要件を満たす場合に算定できる。

イ 臨床研修病院入院診療加算
ロ 在宅患者緊急入院診療加算
ハ 診療録管理体制加算
ニ 医師事務作業補助体制加算
ホ 乳幼児加算・幼児加算
ヘ 特定感染症入院医療管理加算
ト 難病等特別入院診療加算（難病患者等入院診療加算に限る）
チ 特殊疾患入院施設管理加算
リ 超重症児（者）入院診療加算・準超重症児（者）入院診療加算
ヌ 看護配置加算
ル 看護補助加算（特定入院基本料を算定するものを除く）
ヲ 地域加算
ワ 離島加算
カ 療養環境加算
ヨ HIV感染者療養環境特別加算
タ 特定感染症患者療養環境特別加算
レ 重症者等療養環境特別加算
ソ 強度行動障害入院医療管理加算
ツ 栄養サポートチーム加算
ネ 医療安全対策加算
ナ 感染対策向上加算
ラ 患者サポート体制充実加算
ム 報告書管理体制加算
ウ 褥瘡ハイリスク患者ケア加算
ヰ 後発医薬品使用体制加算（特定入院基本料を算定するものを除く）
ノ バイオ後続品使用体制加算（特定入院基本料を算定するものを除く）
オ データ提出加算
ク 入退院支援加算（１のロ又は２のロに限る）
ヤ 医療的ケア児（者）入院前支援加算
マ 認知症ケア加算
ケ 排尿自立支援加算
フ 協力対象施設入所者入院加算

8 注６，13又は注14に規定する点数を算定する患者に対して行った第３部検査，第５部投薬，第６部注射及び第13部病理診断並びに第４部画像診断及び第９部処置のうち別に厚生労働大臣が定める画像診断及び処置〔※告示③別表第５・１，２，p.871〕の費用（フィルムの費用を含み，除外薬剤・注射薬〔※告示③別表第５・３，４，p.871及び別表第５の１の２，p.871〕の費用を除く）は，当該入院基本料に含まれるものとする。ただし，患者の急性増悪により，同一の保険医療機関の他の一般病棟へ転棟又は別の保険医療機関の一般病棟へ転院する場合には，その日から起算して３日前までの当該費用については，この限りでない。

9 別に厚生労働大臣が定める施設基準〔※告示③第５・７(7)，p.704〕に適合しているものとして地方厚生局長等に届け出た病棟に入院している患者（７対１入院基本料又は10対１入院基本料を現に算定している患者に限る）については，看護補助加算として，当該患者の入院期間に応じ，次に掲げる点数をそれぞれ１日につき所定点数に加算する。この場合において，注10に規定する看護補助体制充実加算は別に算定できない。

イ 14日以内の期間 **146点**
ロ 15日以上30日以内の期間 **121点**

10 別に厚生労働大臣が定める施設基準〔※告示③第５・７(8)，p.704〕に適合しているものとして地方厚生局長等に届け出た病棟に入院している患者（７対１入院基本料又は10対１入院基本料を現に算定している患者に限る）については，当該基準に係る区分に従い，かつ，当該患者の入院期間に応じ，次に掲げる点数をそれぞれ１日につき所定点数に加算する。ただし，当該患者について，身体的拘束を実施した日は，看護補助体制充実加算３の例により所定点数に加算する。

イ　14日以内の期間
　(1)　**看護補助体制充実加算１**　176点
　(2)　**看護補助体制充実加算２**　161点
　(3)　**看護補助体制充実加算３**　151点

ロ　15日以上30日以内の期間
　(1)　**看護補助体制充実加算１**　151点
　(2)　**看護補助体制充実加算２**　136点
　(3)　**看護補助体制充実加算３**　126点

11　夜間における看護業務の体制につき別に厚生労働大臣が定める施設基準〔※告示③第５・７(9)，p.704〕に適合しているものとして地方厚生局長等に届け出た病棟に入院している患者（７対１入院基本料又は10対１入院基本料を現に算定している患者に限る）について，**夜間看護体制加算**として，入院初日に限り**161点**を所定点数に加算する。

12　別に厚生労働大臣が定める保険医療機関〔※告示③第５・７(10)，p.704〕においては，別に厚生労働大臣が定める日〔※告示③第５・７(11)，p.704〕の入院基本料（注２の規定により算定される入院基本料及び注５に規定する特定入院基本料を含む）は，**夜間看護体制特定日減算**として，次のいずれにも該当する場合に限り，所定点数の**100分の５**に相当する点数を減算する。

イ　年６日以内であること。

ロ　当該日が属する月が連続する２月以内であること。

13　当該病棟に入院する脳卒中又は脳卒中の後遺症の患者（重度の意識障害者，筋ジストロフィー患者及び難病患者等を除く）であって，基本診療料の施設基準等第５の３(1)のロに規定する医療区分２の患者又は第６の３(2)のロの④に規定する医療区分１の患者に相当するものについては，注１及び注３の規定にかかわらず，当該患者が入院している病棟の区分に従い，次に掲げる点数をそれぞれ算定する。

イ　７対１入院基本料又は10対１入院基本料の施設基準を届け出た病棟に入院している場合
　(1)　医療区分２の患者に相当するもの　**1,364点**
　(2)　医療区分１の患者に相当するもの　**1,239点**

ロ　13対１入院基本料の施設基準を届け出た病棟に入院している場合
　(1)　医療区分２の患者に相当するもの　**1,225点**
　(2)　医療区分１の患者に相当するもの　**1,100点**

ハ　15対１入院基本料の施設基準を届け出た病棟に入院している場合
　(1)　医療区分２の患者に相当するもの　**1,135点**
　(2)　医療区分１の患者に相当するもの　**1,010点**

14　当該病棟に入院している患者のうち，区分番号Ｊ038に掲げる人工腎臓，区分番号Ｊ038-2に掲げる持続緩徐式血液濾過，区分番号Ｊ039に掲げる血漿交換療法又は区分番号Ｊ042に掲げる腹膜灌流を行っている慢性腎臓病の患者（注６及び注13に規定する点数を算定する患者を除く）であって，基本診療料の施設基準等第５の３(1)のロに規定する医療区分２の患者に相当するものについては，注１及び注３の規定にかかわらず，当該患者が入院している病棟の区分に従い，次に掲げる点数をそれぞれ算定する。

イ　７対１入院基本料又は10対１入院基本料の施設基準を届け出た病棟に入院している場合　**1,581点**

ロ　13対１入院基本料の施設基準を届け出た病棟に入院している場合　**1,420点**

ハ　15対１入院基本料の施設基準を届け出た病棟に入院している場合　**1,315点**

A107　削除

【2024年改定による主な変更点】

(1)　重度の肢体不自由児（者）等の患者割合について，従前の「おおむね７割以上」を「**７割以上**」とし，暦月で６か月を超えない期間の１割以内の一時的な変動にあっては変更届出を行う必要はないとした。

(2)　Ｊ038人工腎臓，Ｊ038-2持続緩徐式血液濾過，Ｊ039血漿交換療法，Ｊ042腹膜灌流を行っている**慢性腎臓病の患者**であって，A101療養病棟入院基本料において規定する**医療区分２**の患者については，７対１・10対１入院基本料の届出病棟：1581点，13対１入院基本料の届出病棟：1420点，15対１入院基本料の届出病棟：1315点で算定する。

(3)　**看護補助体制充実加算**が３区分となった。**加算１**は従前の同加算の基準に加え，①３年以上の勤務経験をもつ看護補助者を５割以上配置，②入院患者数に対する看護補助者の配置100対１以上，③看護補助者の育成・評価が要件。**加算２**は従前の同加算の基準に加え，上記②③を満たすことが要件。**加算３**は従前の同加算の基準を満たすことが要件。身体的拘束を実施した日は，**加算３**で算定する。

→障害者施設等入院基本料

(1)　障害者施設等入院基本料は，「注１」の入院基本料及び「注２」の月平均夜勤時間超過減算により算定するものから構成され，「注１」の入院基本料については，それぞれ別に厚生労働大臣が定める施設基準に適合しているものとして届け出た障害者施設等一般病棟に入院している患者について，７対１入院基本料等の各区分の所定点数を算定し，「注２」の月平均夜勤時間超過減算については，届け出た障害者施設等一般病棟に入院している患者について算定する。

(2)　当該保険医療機関において複数の障害者施設等一般病棟がある場合には，当該病棟全てについて同じ区分の障害者施設等入院基本料を算定する。

(3)　「注３」及び「注９」及び「注９」の加算に係る入院期間の起算日は，第２部「通則５」に規定する起算日とする。

(4)　「注４」に規定する重症児（者）受入連携加算は，

集中治療を経た新生児等を急性期の医療機関から受け入れ，病態の安定化のために密度の高い医療を提供することを評価したものであり，入院前の医療機関においてA246入退院支援加算3が算定された患者を，障害者施設等で受け入れた場合に入院初日に算定する。

(5) 「注5」に規定する特定患者は，特定入院基本料（**984点又は878点**）を算定する。

(6) 特定患者とは，90日を超える期間，同一の保険医療機関〔特別の関係（p.30）にある保険医療機関を含む〕の一般病棟〔障害者施設等入院基本料を算定する病棟に限り，一般病棟入院基本料，特定機能病院入院基本料（一般病棟に限る）及び専門病院入院基本料を除く〕に入院している患者であって，当該90日を経過する日の属する月（90日経過後にあってはその後の各月とする。以下，下の表において単に「月」という）に下の表の左欄に掲げる状態等にあって，中欄の診療報酬点数に係る療養のいずれかについて，右欄に定める期間等において実施している患者（以下「基本料算定患者」という）以外のものをいう。

なお，左欄に掲げる状態等にある患者が，退院，転棟又は死亡により右欄に定める実施の期間等を満たさない場合においては，当該月の前月に基本料算定患者であった場合に限り，当該月においても同様に取り扱うこととする。

《基本料算定患者》

状態等	診療報酬点数	実施の期間等
1 難病患者等入院診療加算を算定する患者	難病患者等入院診療加算	当該加算を算定している期間
2 重症者等療養環境特別加算を算定する患者	重症者等療養環境特別加算	当該加算を算定している期間
3 重度の肢体不自由者（脳卒中の後遺症の患者及び認知症の患者を除く），**脊髄損傷等の重度障害者**（脳卒中の後遺症の患者及び認知症の患者を除く），**重度の意識障害者，筋ジストロフィー患者及び難病患者等**（※1）	──	左欄の状態にある期間
4 悪性新生物に対する治療（重篤な副作用のおそれがあるもの等に限る）**を実施している状態**（※2）	動脈注射 抗悪性腫瘍剤局所持続注入 点滴注射 中心静脈注射 骨髄内注射 放射線治療（エックス線表在治療又は血液照射を除く）	左欄治療により，集中的な入院加療を要する期間
5 観血的動脈圧測定を実施している状態	観血的動脈圧測定	当該月において2日以上実施
6 リハビリテーションを実施している状態（患者の入院の日から起算して180日までの間に限る）	心大血管疾患リハビリテーション，脳血管疾患等リハビリテーション，廃用症候群リハビリテーション，運動器リハビリテーション，呼吸器リハビリテーション	週3回以上実施している週が，当該月において2週以上
7 ドレーン法若しくは胸腔又は腹腔の洗浄を実施している状態	ドレーン法（ドレナージ） 胸腔穿刺 腹腔穿刺	当該月において2週以上実施
8 頻回に喀痰吸引・排出を実施している状態（※3）	喀痰吸引，干渉低周波去痰器による喀痰排出 気管支カテーテル薬液注入法	1日に8回以上（夜間を含め約3時間に1回程度）実施している日が，当該月において20日以上
9 人工呼吸器を使用している状態	間歇的陽圧吸入法，体外式陰圧人工呼吸器治療 人工呼吸	当該月において1週以上使用
10 人工腎臓，持続緩徐式血液濾過又は血漿交換療法を実施している状態	人工腎臓，持続緩徐式血液濾過 血漿交換療法	各週2日以上実施 当該月において2日以上実施
11 全身麻酔その他これに準ずる麻酔を用いる手術を実施し，当該疾病に係る治療を継続している状態（当該手術を実施した日から起算して30日までの間に限る）	脊椎麻酔 開放点滴式全身麻酔 マスク又は気管内挿管による閉鎖循環式全身麻酔	──

※1 3の左欄に掲げる状態等にある患者は具体的には以下のような状態等にあるものをいう。

a 重度の肢体不自由者（脳卒中の後遺症の患者及び認知症の患者を除く。以下単に「重度の肢体不自由者」という）及び脊髄損傷等の重度障害者（脳卒中の後遺症の患者及び認知症の患者を除く。以下単に「脊髄損傷等の重度障害者」という）

なお，脳卒中の後遺症の患者及び認知症の患者については，当該傷病が主たる傷病である患者のことをいう。

b 重度の意識障害者

重度の意識障害者とは，次に掲げる者をいう。なお，病因が脳卒中の後遺症であっても，次の状態である場合には，重度の意識障害者となる。

ア 意識障害レベルがJCS（Japan Coma Scale）でⅡ－3（又は30）以上又はGCS（Glasgow Coma Scale）で8点以下の状態が2週以上持続している患者

イ 無動症の患者（閉じ込め症候群，無動性無言，失外套症候群等）

c 以下の疾患に罹患している患者

筋ジストロフィー，多発性硬化症，重症筋無力症，スモン，筋萎縮性側索硬化症，脊髄小脳変性症，ハンチントン病，パーキンソン病関連疾患〔進行性核上性麻痺，大脳皮質基底核変性症，パーキンソン病（ホーエン・ヤールの重症度分類がステージ3以上であって生活機能障害度がⅡ度又はⅢ度のものに限る）〕，多系統萎縮症（線条体黒質変性症，オリーブ橋小脳萎縮症，シャイ・ドレーガー症候群），プリオン病，亜急性硬化性全脳炎，ライソゾーム病，副腎白質ジストロフィー，脊髄性筋萎縮症，球脊髄性筋萎縮症，慢性炎症性脱髄性多発神経炎及びもやもや病（ウィリス動脈輪閉塞症）

※2 4の「重篤な副作用のおそれがあるもの等」とは，以下のものである。

a 肝障害，間質性肺炎，骨髄抑制，心筋障害等の生命予後に影響を与えうる臓器障害を有する腫瘍用薬による治療

b 放射線治療

c 末期の悪性新生物に対する治療

※3 8に係る喀痰吸引又は干渉低周波去痰器による喀痰排出を算定した場合は，当該喀痰吸引又は干渉低周波去痰器による喀痰排出を頻回に行った旨，その実施時刻及び実施者について**診療録等**に記載する。

(7) 基本診療料の施設基準等別表第5（p.871）に掲げる画像診断及び処置並びにこれらに伴い使用する薬剤，特定保険医療材料又はJ201酸素加算の費用並びに浣腸，注腸，吸入等基本診療料に含まれるものとされている簡単な処置及びこれに伴い使用する薬剤又は特定保険医療材料の費用については特定入院基本料に含まれる。

なお，特定入院基本料を算定する日に使用するものとされた投薬に係る薬剤料は，特定入院基本料に含まれているものであるため別に算定できない。

(8)「注６」に定める脳卒中を原因とする重度の意識障害によって当該病棟に入院する患者，「注13」に定める脳卒中又は脳卒中の後遺症の患者（重度の意識障害者，筋ジストロフィー患者及び難病患者等を除く）及び「注14」に定めるＪ038人工腎臓，Ｊ038-2持続緩徐式血液濾過，Ｊ039血漿交換療法又はＪ042腹膜灌流を行っている慢性腎臓病の患者〔重度の肢体不自由児（者），脊髄損傷等の重度障害者，重度の意識障害者，筋ジストロフィー患者，難病患者等及び「注６」又は「注13」に規定する点数を算定する患者を除く〕については，Ａ101療養病棟入院基本料における医療区分（１日に２つ以上の区分に該当する場合には，該当するもののうち最も高い点数の区分）の例に従い，「注６」及び「注13」については，当該患者ごとに各医療区分に相当する所定点数を算定し，「注14」については，疾患・状態の医療区分２又は処置等の医療区分２（以下「医療区分２」という）に相当する患者である場合に配置基準に応じて所定点数を算定する。その際，当該患者の疾患及び状態の該当する医療区分の項目について，医療機関において**診療録等**に記録する。

(9)「注６」，「注13」又は「注14」に定める所定点数を算定する場合は，第２章特掲診療料の算定については，Ａ101療養病棟入院基本料の規定に従って算定し，第１章第２部第２節入院基本料等加算については，障害者施設等入院基本料の規定に従って算定する。

(10) 平成30年３月31日時点で，継続して６月以上脳卒中を原因とする重度の意識障害により障害者施設等入院基本料を算定する病棟に入院している患者であって，引き続き当該病棟に入院しているもの，令和４年３月31日時点で脳卒中又は脳卒中の後遺症により障害者施設等入院基本料を算定する病棟に入院している患者（重度の意識障害者，筋ジストロフィー患者及び難病患者等を除く）であって，引き続き当該病棟に入院しているもの及び令和６年３月31日時点で障害者施設等入院基本料を算定する病棟に入院している患者であって，Ｊ038人工腎臓，Ｊ038-2持続緩徐式血液濾過，Ｊ039血漿交換療法又はＪ042腹膜灌流を行っている慢性腎臓病の患者〔重度の肢体不自由児（者），脊髄損傷等の重度障害者，重度の意識障害者，筋ジストロフィー患者，難病患者等及び「注６」又は「注13」に規定する点数を算定する患者を除く〕であり，引き続き当該病棟に入院しているものについては，疾患・状態の医療区分３又は処置等の医療区分３（以下単に「医療区分３」という）の患者に相当するものとみなす。なお，脳卒中を原因とする重度の意識障害によって障害者施設等入院基本料を算定する病棟に入院している患者であって，その疾患及び状態等が医療区分３に規定する疾患及び状態等に相当するものについては，「注６」の規定によらず，障害者施設等入院基本料に規定する所定点数を算定する。

(11) 障害者施設等入院基本料を算定する病棟については，「注７」に掲げる入院基本料等加算について，それぞれの算定要件を満たす場合に算定できる。

(12)「注９」及び「注10」に規定する看護補助加算及び看護補助体制充実加算は，当該病棟において入院基本料等の施設基準に定める必要な数を超えて配置している看護職員については，看護補助者とみなして（以下「みなし看護補助者」という）計算することができる。ただし，基本診療料の施設基準等の第５の７の(7)のロ，(8)のイの①〔(7)のロに限る〕，(8)のロの①〔(7)のロに限る〕及び(8)のハの①〔(7)のロに限る〕に定める夜勤を行う看護補助者の数は，みなし補助者を除いた看護補助者を夜勤時間帯に配置している場合のみ算定できる。

(13)「注９」及び「注10」に規定する看護補助加算及び看護補助体制充実加算を算定する病棟は，身体的拘束を最小化する取組を実施した上で算定する。取組内容については，Ａ101療養病棟入院基本料の(20)の例による。

(14)「注10」については，当該患者について，身体的拘束を実施した日は，看護補助体制充実加算１又は看護補助体制充実加算２の届出を行っている場合であっても，看護補助体制充実加算３を算定する。この場合において，看護補助体制充実加算３の届出は不要である。なお，この身体的拘束を実施した日の取扱いについては，令和７年６月１日より適用する。

(15)「注14」に定めるＪ038人工腎臓，Ｊ038-2持続緩徐式血液濾過，Ｊ039血漿交換療法又はＪ042腹膜灌流を行っている慢性腎臓病の患者とは，Ｊ038人工腎臓，Ｊ038-2持続緩徐式血液濾過，Ｊ039血漿交換療法又はＪ042腹膜灌流が継続的に行われているものとする。なお，「注14」に定めるＪ038人工腎臓，Ｊ038-2持続緩徐式血液濾過，Ｊ039血漿交換療法又はＪ042腹膜灌流を行っている慢性腎臓病の患者と特定患者のいずれにも該当する場合においては，「注５」に規定する特定入院基本料を算定する。

（令６保医発0305・4）

A108 有床診療所入院基本料（１日につき）

1	有床診療所入院基本料１	
イ	14日以内の期間	**932点**
ロ	15日以上30日以内の期間	**724点**
ハ	31日以上の期間	**615点**
2	有床診療所入院基本料２	
イ	14日以内の期間	**835点**
ロ	15日以上30日以内の期間	**627点**
ハ	31日以上の期間	**566点**
3	有床診療所入院基本料３	
イ	14日以内の期間	**616点**
ロ	15日以上30日以内の期間	**578点**
ハ	31日以上の期間	**544点**
4	有床診療所入院基本料４	
イ	14日以内の期間	**838点**
ロ	15日以上30日以内の期間	**652点**
ハ	31日以上の期間	**552点**
5	有床診療所入院基本料５	
イ	14日以内の期間	**750点**
ロ	15日以上30日以内の期間	**564点**
ハ	31日以上の期間	**509点**
6	有床診療所入院基本料６	
イ	14日以内の期間	**553点**
ロ	15日以上30日以内の期間	**519点**
ハ	31日以上の期間	**490点**

注１ 有床診療所（療養病床に係るものを除く）であって，看護配置その他の事項につき別に厚生労働大臣が定める施設基準〔※告示③第６・２(1)，p.735〕に適合しているものとして地方厚生局長等に届け出た診療所である保険医療機関に入院している患者について，当該基準に係る区分に従い，それぞれ所定点数を算定する。

入院基本

2 当該患者が他の保険医療機関から転院してきた者であって，当該他の保険医療機関において区分番号A246に掲げる入退院支援加算3を算定したものである場合には，**重症児（者）受入連携加算**として，入院初日に限り**2,000点**を所定点数に加算する。

3 別に厚生労働大臣が定める施設基準〔※告示③第6・2(2), p.736〕に適合しているものとして地方厚生局長等に届け出た診療所である保険医療機関に入院している患者のうち，急性期医療を担う他の保険医療機関の一般病棟から転院した患者については，転院した日から起算して21日を限度として，**有床診療所急性期患者支援病床初期加算**として，1日につき**150点**を所定点数に加算し，介護老人保健施設，介護医療院，特別養護老人ホーム，軽費老人ホーム，有料老人ホーム等又は自宅から入院した患者については，治療方針に関する当該患者又はその家族等の意思決定に対する支援を行った場合に，入院した日から起算して21日を限度として，**有床診療所在宅患者支援病床初期加算**として，1日につき**300点**を所定点数に加算する。

4 夜間の緊急体制確保につき別に厚生労働大臣が定める施設基準〔※告示③第6・2(3), p.736〕に適合しているものとして地方厚生局長等に届け出た診療所である保険医療機関に入院している患者については，**夜間緊急体制確保加算**として，1日につき**15点**を所定点数に加算する。

5 医師配置等につき別に厚生労働大臣が定める施設基準〔※告示③第6・2(4), p.736〕に適合しているものとして地方厚生局長等に届け出た診療所である保険医療機関に入院している患者については，当該基準に係る区分に従い，次に掲げる点数をそれぞれ1日につき所定点数に加算する。

イ	**医師配置加算1**	**120点**
ロ	**医師配置加算2**	**90点**

6 看護配置等につき別に厚生労働大臣が定める施設基準〔※告示③第6・2(5), p.736〕に適合しているものとして地方厚生局長等に届け出た診療所である保険医療機関に入院している患者については，当該基準に係る区分に従い，次に掲げる点数をそれぞれ1日につき所定点数に加算する。

イ	**看護配置加算1**	**60点**
ロ	**看護配置加算2**	**35点**
ハ	**夜間看護配置加算1**	**105点**
ニ	**夜間看護配置加算2**	**55点**
ホ	**看護補助配置加算1**	**25点**
ヘ	**看護補助配置加算2**	**15点**

7 別に厚生労働大臣が定める施設基準〔※告示③第6・2(6), p.736〕に適合しているものとして地方厚生局長等に届け出た診療所である保険医療機関において，入院している患者を，当該入院の日から30日以内に看取った場合には，**看取り加算**として，**1,000点**〔在宅療養支援診療所（区分番号B004に掲げる退院時共同指導料1に規定する在宅療養支援診療所をいう）にあっては，**2,000点**〕を所定点数に加算する。

8 当該診療所においては，第2節の各区分に掲げる入院基本料等加算のうち，次に掲げる加算について，同節に規定する算定要件を満たす場合に算定できる。

イ 救急医療管理加算
ロ 超急性期脳卒中加算
ハ 妊産婦緊急搬送入院加算
ニ 在宅患者緊急入院診療加算
ホ 診療録管理体制加算
ヘ 医師事務作業補助体制加算（50対1補助体制加算，75対1補助体制加算又は100対1補助体制加算に限る）
ト 乳幼児加算・幼児加算
チ 特定感染症入院医療管理加算
リ 難病等特別入院診療加算（難病患者等入院診療加算に限る）
ヌ 特殊疾患入院施設管理加算
ル 超重症児（者）入院診療加算・準超重症児（者）入院診療加算
ヲ 地域加算
ワ 離島加算
カ HIV感染者療養環境特別加算
ヨ 特定感染症患者療養環境特別加算
タ 小児療養環境特別加算
レ 無菌治療室管理加算
ソ 放射線治療病室管理加算
ツ 重症皮膚潰瘍管理加算
ネ 有床診療所緩和ケア診療加算
ナ 医療安全対策加算
ラ 感染対策向上加算
ム 患者サポート体制充実加算
ウ 報告書管理体制加算
ヰ ハイリスク妊娠管理加算
ノ ハイリスク分娩等管理加算（地域連携分娩管理加算に限る）
オ 後発医薬品使用体制加算
ク バイオ後続品使用体制加算
ヤ 入退院支援加算（1のイ又は2のイに限る）
マ 医療的ケア児（者）入院前支援加算
ケ 薬剤総合評価調整加算
フ 排尿自立支援加算
コ 協力対象施設入所者入院加算

9 別に厚生労働大臣が定める施設基準〔※告示③第6・2(7), p.736〕に適合しているものとして地方厚生局長等に届け出た診療所である保険医療機関については，注1から注8までの規定にかかわらず，当該保険医療機関に入院している患者について，区分番号A109に掲げる有床診療所療養病床入院基本料の例により算定できる。

10 栄養管理体制その他の事項につき別に厚生労働大臣が定める施設基準〔※告示③第6・2(8), p.736〕に適合しているものとして地方厚生局長等に届け出た診療所である保険医療機関に入院している患者について，**栄養管理実施加算**として，1日につき**12点**を所定点数に加算する。この場合において，区分番号B001の10に掲げる入院栄養食事指導料は，算定できない。

11　1から3までを算定する診療所である保険医療機関であって，別に厚生労働大臣が定める施設基準〔※告示③第6・2⑼，p.736〕に適合するものとして地方厚生局長等に届け出たものに入院している患者については，**有床診療所在宅復帰機能強化加算**として，入院日から起算して15日以降に1日につき**20点**を所定点数に加算する。

12　1から3までを算定する診療所である保険医療機関であって，別に厚生労働大臣が定める施設基準〔※告示③第6・2⑽，p.736〕を満たすものに入院している患者のうち，介護保険法施行令（平成10年政令第412号）第2条各号に規定する疾病を有する40歳以上65歳未満のもの又は65歳以上のもの又は重度の肢体不自由児（者）については，当該基準に係る区分に従い，入院日から起算して15日以降30日までの期間に限り，次に掲げる点数をそれぞれ1日につき所定点数に加算する。

イ	**介護障害連携加算1**	**192点**
ロ	**介護障害連携加算2**	**38点**

【2024年改定による主な変更点】

⑴　介護連携加算が「**介護障害連携加算**」に改められ，「重度の肢体不自由児（者）」が対象として追加された（注12）。

⑵　**介護障害連携加算**の要件は次の**いずれか**を満たすこと。

ア　①過去1年間に，介護保険の通所リハビリ又は介護予防通所リハビリ，居宅療養管理指導，短期入所療養介護，複合型サービス，介護予防居宅療養管理指導，介護予防短期入所療養介護を提供した実績がある，②介護医療院を併設している，または③指定居宅介護支援事業者もしくは指定介護予防事業者である

イ　過去1年間に，介護保険の訪問リハビリ又は介護予防訪問リハビリを提供した実績がある

ウ　過去1年間に，C009在宅患者訪問栄養食事指導料又は介護保険の居宅療養管理指導（管理栄養士により行われたもの），介護予防居宅療養管理指導（同上）を提供した実績がある

エ　過去1年間に，障害者総合支援法に規定する指定短期入所を提供した実績がある

→有床診療所入院基本料

⑴　有床診療所入院基本料は，別に厚生労働大臣が定める施設基準に適合しているものとして届け出た診療所（療養病床に係るものを除く）に入院している患者について，有床診療所入院基本料1等の各区分の所定点数を算定する。

⑵　有床診療所入院基本料に係る入院期間の起算日は，第2部「通則5」に規定する起算日とする。

⑶　「注2」に規定する重症児（者）受入連携加算は，集中治療を経た新生児等を急性期の医療機関から受け入れ，病態の安定化のために密度の高い医療を提供することを評価したものであり，入院前の医療機関においてA246入退院支援加算3が算定された患者を，有床診療所で受け入れた場合に入院初日に算定する。

⑷　「注3」に規定する有床診療所急性期患者支援病床初期加算は，急性期医療の後方病床を確保し，有床診療所在宅患者支援病床初期加算は在宅患者や介護保険施設入所者等の状態が軽度悪化した際に入院医療を提供できる病床を確保することにより，急性期医療及び在宅での療養を支えることを目的として，有床診療所が有する以下のような機能を評価したものであり，転院，入院又は転棟した日から起算して21日を限度に算定できる。

ア　有床診療所急性期患者支援病床初期加算については，急性期医療を担う病院の一般病棟に入院し，急性期治療を終えて一定程度状態が安定した患者を，速やかに有床診療所の一般病床が受け入れることにより，急性期医療を担う病院の後方支援を評価する。急性期医療を担う病院の一般病棟とは，具体的には，急性期一般入院基本料，7対1入院基本料若しくは10対1入院基本料〔特定機能病院入院基本料（一般病棟に限る）又は専門病院入院基本料に限る〕，地域一般入院基本料又は13対1入院基本料（専門病院入院基本料に限る）を算定する病棟である。ただし，地域一般入院基本料又は13対1入院基本料を算定する保険医療機関にあっては，A205救急医療管理加算の届出を行っている場合に限る。

イ　有床診療所在宅患者支援病床初期加算については，介護保険施設，居住系施設等又は自宅で療養を継続している患者が，軽微な発熱や下痢等の症状をきたしたために入院医療を要する状態になった際に，有床診療所の一般病床が速やかに当該患者を受け入れる体制を有していること及び厚生労働省「人生の最終段階における医療・ケアの決定プロセスに関するガイドライン」等の内容を踏まえ，入院時に治療方針に関する患者又はその家族等の意思決定に対する支援を行うことにより，自宅や介護保険施設等における療養の継続に係る後方支援を評価する。なお，当該加算を算定する一般病床を有する有床診療所に介護保険施設等が併設されている場合は，当該併設介護保険施設等から受け入れた患者については算定できない。

⑸　有床診療所入院基本料を算定する診療所であって，別に厚生労働大臣が定める施設基準に適合しているものとして届け出た診療所において，夜間に医師を配置している，又は近隣の保険医療機関が連携して入院患者の急変に備えて夜間の緊急診療体制を確保した場合について，その体制を入院患者に対して文書で説明し，夜間に緊急対応できる医師名を院内に掲示している場合に，「注4」に掲げる加算を算定することができる。

⑹　有床診療所入院基本料1から6までを算定する診療所であって，別に厚生労働大臣が定める施設基準に適合しているものとして届け出た診療所において，療養病床の有無に関わらず，当該診療所に勤務する医師が2人以上の場合に，各区分に応じて「注5」に掲げる加算を算定することができる。

⑺　有床診療所入院基本料1から6までを算定する診療所であって，別に厚生労働大臣が定める施設基準に適合しているものとして届け出た診療所において，各区分に応じて「注6」のイからへまでに掲げる加算を算定することができる。イとロ，ハとニ，ホとへは併算定出来ない。

⑻　「注7」に規定する看取り加算は，夜間に1名以上の看護職員が配置されている有床診療所において，入院の日から30日以内に看取った場合に算定する。この場合，看取りに係る診療内容の要点等を**診療録**に記載する。

入院基本

(9) 有床診療所入院基本料を算定する診療所については,「注８」に掲げる入院基本料等加算について，それぞれの算定要件を満たす場合に算定できる。

(10) 有床診療所入院基本料を算定する診療所のうち，A109有床診療所療養病床入院基本料を算定する病床を有する診療所においては，有床診療所入院基本料を算定する病床に入院している患者であっても，患者の状態に応じて，A109有床診療所療養病床入院基本料を算定することができる。

なお，この取扱いについては，患者の状態に応じて算定する入院基本料を変更できるが，変更は月単位とし，同一月内は同じ入院基本料を算定する。

(11) A109有床診療所療養病床入院基本料の例により算定する場合の費用の請求については，下記のとおりとする。

ア A109有床診療所療養病床入院基本料の「注３」に定める費用は基本料に含まれるため，算定できない。

イ A109有床診療所療養病床入院基本料の「注４」から「注７」までの加算並びに「注８」及び「注11」に掲げる各加算については，当該診療所に入院した日を入院初日として，それぞれの算定要件を満たす場合に算定することができる。

この場合において，入退院支援加算については，A246入退院支援加算１又は２の「ロ」の療養病棟入院基本料等の場合の例により算定する。

(12)「注10」に規定する栄養管理実施加算については，以下のとおりとする。

ア 栄養管理実施加算は，入院患者ごとに作成された栄養管理計画に基づき，関係職種が共同して患者の栄養状態等の栄養管理を行うことを評価したものである。

イ 当該加算は，入院患者であって，栄養管理計画を策定し，当該計画に基づき，関係職種が共同して栄養管理を行っている患者について算定できる。なお，当該加算は，食事を供与しておらず，食事療養に係る費用の算定を行っていない中心静脈注射等の治療を行っている患者であっても，栄養管理計画に基づき適切な栄養管理が行われている者であれば算定対象となる。

ウ 救急患者や休日に入院した患者など，入院日に策定できない場合の栄養管理計画は，入院後７日以内に策定したものについては，入院初日に遡って当該加算を算定することができる。

エ 管理栄養士をはじめとして，医師，薬剤師，看護師その他の医療従事者が共同して栄養管理を行う体制を整備し，あらかじめ栄養管理手順（標準的な栄養スクリーニングを含む栄養状態の評価，栄養管理計画，退院時を含む定期的な評価等）を作成する。

オ 栄養管理は，次に掲げる内容を実施する。

(イ) 入院患者ごとの栄養状態に関するリスクを入院時に把握する（栄養スクリーニング)。

(ロ) 栄養スクリーニングを踏まえて栄養状態の評価を行い，入院患者ごとに栄養管理計画〔栄養管理計画の様式は，基本診療料施設基準通知の**別添６の別紙23**（p.693）又はこれに準じた様式とする〕を作成する。

(ハ) 栄養管理計画には，栄養補給に関する事項（栄養補給量，補給方法，特別食の有無等)，栄養食事相談に関する事項（入院時栄養食事指導，退院時の指導の計画等)，その他栄養管理上の課題に関する事項，栄養状態の評価の間隔等を記載する。また，当該計画書又はその写しを**診療録等**に添付する。

(ニ) 医師又は医師の指導の下に管理栄養士，薬剤師，看護師その他の医療従事者が栄養管理計画を入院患者に説明し，当該栄養管理計画に基づき栄養管理を実施する。

(ホ) 栄養管理計画に基づき患者の栄養状態を定期的に評価し，必要に応じて当該計画を見直している。

カ 当該栄養管理の実施体制に関する成果を含めて評価し，改善すべき課題を設定し，継続的な品質改善に努める。

キ 当該診療所以外の管理栄養士等により栄養管理を行っている場合は，算定できない。

ク 当該加算を算定する場合は，B001特定疾患治療管理料の「10」入院栄養食事指導料は別に算定できない。

(13)「注11」に規定する有床診療所在宅復帰機能強化加算は，在宅復帰機能の高い有床診療所を評価したものである。

(14)「注12」に規定する介護障害連携加算１及び２は，介護保険法施行令（平成10年政令第412号）第２条各号に規定する疾病を有する40歳以上65歳未満の者又は65歳以上若しくは重度の肢体不自由児（者）（脳卒中の後遺症の患者及び認知症の患者を除く。以下単に「重度の肢体不自由児（者）」という）の者の受入について，十分な体制を有している有床診療所を評価したものである。なお，当該加算に係る入院期間の起算日は，第２部「通則５」に規定する起算日とする。

(令６保医発0305·4)

A109 有床診療所療養病床入院基本料（１日につき）

1	入院基本料A	1,073点
	(生活療養を受ける場合にあっては)	1,058点
2	入院基本料B	960点
	(生活療養を受ける場合にあっては)	944点
3	入院基本料C	841点
	(生活療養を受ける場合にあっては)	826点
4	入院基本料D	665点
	(生活療養を受ける場合にあっては)	650点
5	入院基本料E	575点
	(生活療養を受ける場合にあっては)	560点

注１ 有床診療所（療養病床に係るものに限る）であって，看護配置その他の事項につき別に厚生労働大臣が定める施設基準〔※告示③第６・３(2)イ，p.736〕に適合しているものとして地方厚生局長等に届け出た診療所である保険医療機関に入院している患者について，当該患者の疾患，状態，ADL等について別に厚生労働大臣が定める区分〔※告示③第６・３(2)ロ，p.736〕に従い，当該患者ごとにそれぞれ所定点数を算定する。ただし，注３のただし書に該当する場合には，入院基本料Eを算定する。

2 注１に規定する有床診療所以外の療養病床を有する有床診療所については，当分の間，地方厚生局長等に届け出た場合に限り，当該有床診療所に入院している患者について，**特別入院基本料**として，**493点**（生活療養を受ける場合にあっては，**478点**）を算定できる。

3 有床診療所療養病床入院基本料を算定している患者に対して行った第３部検査，第５部投薬，第６部注射及び第13部病理診断並びに第４部画像診断及び第９部処置のうち別に厚生労働大臣が定める画像診断及び処置〔※告示③別表第５・１，２，p.871〕の費用（フィルムの費用を含み，除外薬剤・注射薬の費用を除く）は，当該入院基本料に含まれるものとする。ただし，患者の急性増悪により，同一の保険医療機関の療養病床以外へ転室又は別の保険医療機関の一般病棟若しくは有床診療所の療養病床以外の病室へ転院する場合には，その日から起算して３日前までの当該費用については，この限りでない。

4 入院患者が別に厚生労働大臣が定める状態〔※告示③別表第５の４，p.873〕にあり，必要な褥瘡対策を行った場合は，患者の褥瘡の状態に応じて，１日につき次に掲げる点数を所定点数に加算する。

イ **褥瘡対策加算１** **15点**

ロ **褥瘡対策加算２** **5点**

5 当該患者が他の保険医療機関から転院してきた者であって，当該他の保険医療機関において区分番号Ａ246に掲げる入退院支援加算３を算定したものである場合には，**重症児（者）受入連携加算**として，入院初日に限り**2,000点**を所定点数に加算する。

6 別に厚生労働大臣が定める施設基準〔※告示③第６・３(2)ホ，p.737〕に適合しているものとして地方厚生局長等に届け出た診療所である保険医療機関に入院している患者のうち，急性期医療を担う他の保険医療機関の一般病棟から転院した患者については，転院した日から起算して21日を限度として，**有床診療所急性期患者支援療養病床初期加算**として，１日につき**300点**を所定点数に加算し，介護老人保健施設，介護医療院，特別養護老人ホーム，軽費老人ホーム，有料老人ホーム等又は自宅から入院した患者については，治療方針に関する当該患者又はその家族等の意思決定に対する支援を行った場合に，入院した日から起算して21日を限度として，**有床診療所在宅患者支援療養病床初期加算**として，１日につき**350点**を所定点数に加算する。

7 別に厚生労働大臣が定める施設基準〔※告示③第６・３(2)ヘ，p.737〕に適合しているものとして地方厚生局長等に届け出た診療所である保険医療機関において，入院している患者を，当該入院の日から30日以内に看取った場合には，**看取り加算**として，**1,000点**〔在宅療養支援診療所（区分番号Ｂ004に掲げる退院時共同指導料１に規定する在宅療養支援診療所をいう）にあっては，**2,000点**〕を所定点数に加算する。

8 当該診療所においては，第２節の各区分に掲げる入院基本料等加算のうち，次に掲げる加算について，同節に規定する算定要件を満たす場合に算定できる。

イ 在宅患者緊急入院診療加算
ロ 診療録管理体制加算
ハ 医師事務作業補助体制加算（50対１補助体制加算，75対１補助体制加算又は100対１補助体制加算に限る）
ニ 乳幼児加算・幼児加算
ホ 超重症児（者）入院診療加算・準超重症児（者）入院診療加算
ヘ 地域加算
ト 離島加算
チ HIV感染者療養環境特別加算
リ 診療所療養病床療養環境加算
ヌ 診療所療養病床療養環境改善加算
ル 重症皮膚潰瘍管理加算
ヲ 有床診療所緩和ケア診療加算
ワ 医療安全対策加算
カ 感染対策向上加算
ヨ 患者サポート体制充実加算
タ 報告書管理体制加算
レ 入退院支援加算（１のロ又は２のロに限る）
ソ 医療的ケア児（者）入院前支援加算
ツ 薬剤総合評価調整加算
ネ 排尿自立支援加算
ナ 協力対象施設入所者入院加算

9 別に厚生労働大臣が定める施設基準〔※告示③第６・３(2)ト，p.737〕に適合しているものとして地方厚生局長等に届け出た診療所である保険医療機関については，注１から注８までの規定にかかわらず，当該保険医療機関に入院している患者について，区分番号Ａ108に掲げる有床診療所入院基本料の例により算定できる。

10 栄養管理体制その他の事項につき別に厚生労働大臣が定める施設基準〔※告示③第６・３(2)チ，p.737〕に適合しているものとして地方厚生局長等に届け出た診療所である保険医療機関に入院している患者について，**栄養管理実施加算**として，１日につき**12点**を所定点数に加算する。この場合において，区分番号Ｂ001の10に掲げる入院栄養食事指導料は，算定できない。

11 有床診療所療養病床入院基本料を算定する診療所である保険医療機関であって，別に厚生労働大臣が定める施設基準〔※告示③第６・３(3)，p.737〕に適合するものとして地方厚生局長等に届け出たものに入院している患者については，**有床診療所療養病床在宅復帰機能強化加算**として，１日につき**10点**を所定点数に加算する。

12 有床診療所療養病床入院基本料を算定する診療所である保険医療機関に入院している患者のうち，当該保険医療機関において，区分番号Ｊ038に掲げる人工腎臓，Ｊ038-2に掲げる持続緩徐式血液濾過，Ｊ039に掲げる血漿交換療法又はＪ042に掲げる腹膜灌流を行っている患者については，**慢性維**

持透析管理加算として，1日につき**100点**を所定点数に加算する。

【2024年改定による主な変更点】
(1) 療養病床の人員配置標準に係る経過措置終了に伴い，看護職員・看護補助者の人員配置基準が4対1に統一され，特定患者8割未満の場合の6対1の基準が削除された（【経過措置】2024年3月末時点の届出医療機関は，2024年9月末までは従前の例による）。

→有床診療所療養病床入院基本料

(1) 有床診療所療養病床入院基本料は，「注1」の入院基本料及び「注2」の特別入院基本料から構成され，「注1」の入院基本料については，別に厚生労働大臣が定める施設基準に適合しているものとして届け出た診療所（療養病床に係るものに限る）に入院している患者について，別に厚生労働大臣が定める区分（1日に2つ以上の区分に該当する場合には，該当するもののうち最も高い点数の区分）に従い，当該患者ごとに入院基本料A等の各区分の所定点数を算定し，「注2」の特別入院基本料については，届け出た診療所（療養病床に係るものに限る）に入院している患者について算定する。ただし，「注1」の入院基本料を算定している場合において，患者の急性増悪により，同一の保険医療機関の療養病床以外へ転室する場合にはその前日を1日目として3日前までの間，別の保険医療機関の一般病棟若しくは有床診療所の療養病床以外の病室へ転院する場合にはその当日を1日目として3日前までの間は，その日ごとに入院基本料Eを算定することができる。

(2) 基本診療料の施設基準等**別表第5**（p.871）に掲げる画像診断及び処置並びにこれらに伴い使用する薬剤，特定保険医療材料又は**J 201**酸素加算の費用並びに浣腸，注腸，吸入等基本診療料に含まれるものとされている簡単な処置及びこれに伴い使用する薬剤又は特定保険医療材料の費用については有床診療所療養病床入院基本料に含まれる。なお，有床診療所療養病床入院基本料を算定する日に使用するものとされた投薬に係る薬剤料は，有床診療所療養病床入院基本料に含まれているものであるため別に算定できない。ただし，「注1」のただし書の規定により，入院基本料Eを算定する場合については，この限りではない。

(3) 有床診療所療養病床入院基本料を算定する病床は主として長期にわたり療養の必要な患者が入院する施設であり，医療上特に必要がある場合に限り他の病床への患者の移動は認められるが，その医療上の必要性について**診療報酬明細書**の摘要欄に詳細に記載する。なお，「注1」のただし書の規定により入院基本料Eを算定した場合においても，その医療上の必要性について**診療報酬明細書**の摘要欄に詳細に記載する。

(4) 有床診療所療養病床入院基本料を算定するに当たっては，次の点に留意する。

ア 定期的（少なくとも月に1回）に患者の状態の評価及び入院療養の計画を見直し，その要点を**診療録**に記載する。なお，入院時と退院時のADLの程度を**診療録**に記載する。

イ 患者の状態に著しい変化がみられた場合には，その都度，患者の状態を評価した上で，治療やケアを見直し，その要点を**診療録等**に記載する。

(5) 「注4」に規定する褥瘡対策加算1及び2については，**A 101**療養病棟入院基本料の(8)の例による。

(6) 「注5」に規定する重症児（者）受入連携加算は，**A 108**有床診療所入院基本料の(3)の例による。

(7) 「注6」に規定する有床診療所急性期患者支援療養病床初期加算は，急性期医療の後方病床を確保し，有床診療所在宅患者支援療養病床初期加算は在宅患者や介護保険施設入所者等の状態が軽度悪化した際に入院医療を提供できる病床を確保することにより，急性期医療及び在宅での療養を支えることを目的として，有床診療所療養病床が有する以下のような機能を評価したものであり，転院，入院又は転棟した日から起算して21日を限度に算定できる。

ア 有床診療所急性期患者支援療養病床初期加算については，急性期医療を担う病院の一般病棟に入院し，急性期治療を終えて一定程度状態が安定した患者を，速やかに有床診療所の一般病床が受け入れることにより，急性期医療を担う病院の後方支援を評価する。急性期医療を担う病院の一般病棟とは，具体的には，急性期一般入院基本料，7対1入院基本料若しくは10対1入院基本料〔特定機能病院入院基本料（一般病棟に限る）又は専門病院入院基本料に限る〕，地域一般入院基本料又は13対1入院基本料（専門病院入院基本料に限る）を算定する病棟である。ただし，地域一般入院基本料又は13対1入院基本料を算定する保険医療機関にあっては，**A 205**救急医療管理加算の届出を行っている場合に限る。

イ 有床診療所在宅患者支援療養病床初期加算については，介護保険施設，居住系施設等又は自宅で療養を継続している患者が，軽微な発熱や下痢等の症状をきたしたために入院医療を要する状態になった際に，有床診療所の療養病床が速やかに当該患者を受け入れる体制を有していること及び厚生労働省「人生の最終段階における医療・ケアの決定プロセスに関するガイドライン」等の内容を踏まえ，入院時に治療方針に関する患者又はその家族等の意思決定に対する支援を行うことにより，自宅や介護保険施設等における療養の継続に係る後方支援を評価する。なお，当該加算を算定する療養病床を有する有床診療所に介護保険施設等が併設されている場合は，当該併設介護保険施設等から受け入れた患者については算定できない。

(8) 「注7」に規定する看取り加算は有床診療所入院基本料の(8)の例による。

(9) 有床診療所療養病床入院基本料を算定する病床については，「注8」に掲げる入院基本料等加算について，それぞれの算定要件を満たす場合に算定できる。

(10) 有床診療所療養病床入院基本料を算定する診療所のうち，**A 108**有床診療所入院基本料を算定する病床を有する診療所においては，有床診療所療養病床入院基本料を算定する病床に入院している患者であっても，患者の状態に応じて，**A 108**有床診療所入院基本料の例により算定することができる。

なお，この取扱いについては，患者の状態に応じて算定する入院基本料を変更できるが，変更は月単位とし，同一月内は同じ入院基本料を算定する。

(11) **A 108**の有床診療所入院基本料の例により算定する場合，**A 108**有床診療所入院基本料の「注2」から「注7」までの加算並びに「注8」，「注11」及び「注12」に掲げる各加算については，当該診療所に入院した日を初日として，それぞれの算定要件を満たす場合に算定することができる。

この場合において，入退院支援加算については，**A 246**入退院支援加算「1」又は「2」の「イ」の一般病棟入院基本料等の場合の例により算定する。

(12) 「注10」に規定する栄養管理実施加算の算定については，有床診療所入院基本料の(12)の例による。

(別紙様式2) 医療区分・ADL区分等に係る評価票

年　月分

氏名	
	1男 2女　1明 2大 3昭 4平 5令　.　.　生

入院元(入院した月に限り記載)
- □ 一般病棟(自院以外の急性期病院からの転院)
- □ 一般病棟(自院の急性期病棟からの転棟)
- □ 他の病棟(急性期医療を担う保険医療機関の一般病棟以外)
- □ 介護医療院
- □ 介護老人保健施設
- □ 特別養護老人ホーム
- □ 有料老人ホーム等
- □ 自宅

退院先(退院した月に限り記載)
- □ 一般病棟(急性期病棟への転院・転棟)
- □ 他の病棟(急性期医療を担う保険医療機関の一般病棟以外)
- □ 介護医療院
- □ 介護老人保健施設
- □ 特別養護老人ホーム
- □ 有料老人ホーム等
- □ 自宅
- □ 死亡

【留意事項】

療養病棟に入院する患者については，別添6の別紙8の「医療区分・ADL区分等に係る評価票　評価の手引き」を用いて毎日評価を行い，患者の状態像に応じて，該当する区分に「○」を記入すること。その際，該当する全ての項目に記載すること。また，頻度が定められていない項目については☆に「○」を記入すること。

Ⅰ 算定期間に限りがある区分

医療区分 3

項目	期間	1	2	3	4	5	6	7	8	9	10	11	12	13	14	15	16	17	18	19	20	21	22	23	24	25	26	27	28	29	30	31
1 24時間持続して点滴を実施している状態	7																															

医療区分 2

項目	期間	1	2	3	4	5	6	7	8	9	10	11	12	13	14	15	16	17	18	19	20	21	22	23	24	25	26	27	28	29	30	31
2 尿路感染症に対する治療を実施している状態	14																															
3 傷病等によりリハビリテーションが必要な状態	30																															
4 81，かつ，83の状態	7																															
5 消化管等の体内からの出血が反復継続している状態	7																															
6 82，かつ，83の状態	3																															
7 せん妄に対する治療を実施している状態	7																															
8 84，かつ，82又は83の状態	7																															
9 頻回の血糖検査を実施している状態	3																															

Ⅱ 算定期間に限りがない区分

医療区分 3

項目	☆
10 スモン	
11 注1を参照	

項目	1	2	3	4	5	6	7	8	9	10	11	12	13	14	15	16	17	18	19	20	21	22	23	24	25	26	27	28	29	30	31
12 86に該当，かつ，1～38（12を除く）に1項目以上該当する状態																															
13 中心静脈栄養を実施している状態																															
14 人工呼吸器を使用している状態																															
15 ドレーン法又は胸腔若しくは腹腔の洗浄を実施している状態																															
16 85，かつ，83の状態																															
17 酸素療法を実施している状態（密度の高い治療を要する状態に限る）																															
18 感染症の治療の必要性から隔離室での管理を実施している状態																															

医療区分 2

項目	☆
19 筋ジストロフィー	
20 多発性硬化症	
21 筋萎縮性側索硬化症	
22 パーキンソン病関連疾患〔進行性核上性麻痺，大脳皮質基底核変性症，パーキンソン病（ホーエン・ヤールの重症度分類がステージ3以上であって生活機能障害度がⅡ度又はⅢ度の状態に限る）〕	
23 その他の指定難病等（10及び19～22までを除く）	

項目	☆	1	2	3	4	5	6	7	8	9	10	11	12	13	14	15	16	17	18	19	20	21	22	23	24	25	26	27	28	29	30	31
24 脊髄損傷（頸椎損傷を原因とする麻痺が四肢すべてに認められる場合に限る）																																
25 慢性閉塞性肺疾患（ヒュー・ジョーンズの分類がV度の状態に該当する場合に限る）																																
26 人工腎臓，持続緩徐式血液濾過，腹膜灌流又は血漿交換療法を実施している状態																																
27 注2を参照																																
28 基本診療料の施設基準等の別表第5の3の3の患者																																
29 悪性腫瘍（医療用麻薬等の薬剤投与による疼痛コントロールが必要な場合に限る）																																
30 肺炎に対する治療を実施している状態																																
31 褥瘡に対する治療を実施している状態（皮膚層の部分的喪失が認められる場合又は褥瘡が2カ所以上に認められる場合に限る）																																
32 末梢循環障害による下肢末端の開放創に対する治療を実施している状態																																
33 うつ症状に対する治療を実施している状態																																
34 他者に対する暴行が毎日認められる場合																																
35 1日8回以上の喀痰吸引を実施している状態																																
36 気管切開又は気管内挿管が行われている状態（発熱を伴う状態を除く）																																
37 創傷（手術創や感染創を含む），皮膚潰瘍又は下腿若しくは足部の蜂巣炎，膿等の感染症に対する治療を実施している状態																																
38 酸素療法を実施している状態（17を除く）																																
39 86に該当，かつ1～38（12を除く）に該当しない状態																																
医療区分3の該当有無																																
医療区分2の該当有無																																
医療区分3・2いずれも0（医療区分1）																																
81 脱水に対する治療を実施している状態																																
82 頻回の嘔吐に対する治療をしている状態																																
83 発熱がある状態																																
84 経鼻胃管や胃瘻等の経腸栄養が行われている状態																																
85 気管切開又は気管内挿管が行われている状態																																
86 医師及び看護職員により，常時，監視及び管理を実施している状態																																
87 中心静脈カテーテル関連血流感染症に対して治療を実施している状態																																
91 身体抑制を実施している																																

Ⅲ ADL区分評価

【留意事項】

月初め（月の途中から入院又は転棟してきた場合には，入院又は転棟時）に，必ず各項目に評価点（0～6）を記入することとし，その後ADLが変化した場合は該当日に評価点を記入すること。なお，該当日以降に各区分のADLの変化がなければ記入しなくても良い。

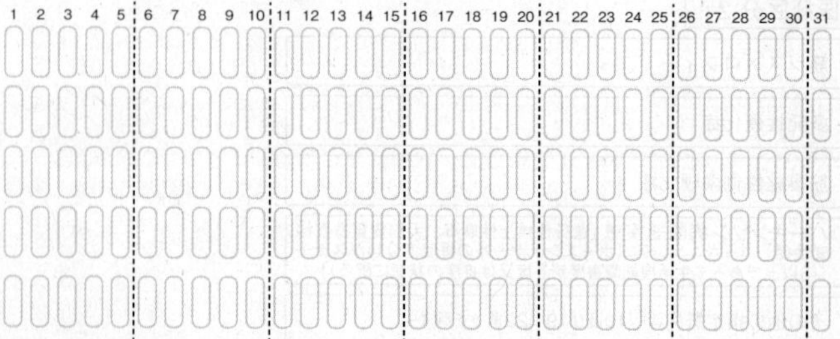

項目	1	2	3	4	5	6	7	8	9	10	11	12	13	14	15	16	17	18	19	20	21	22	23	24	25	26	27	28	29	30	31
a ベッド上の可動性																															
b 移乗																															
c 食事																															
d トイレの使用																															
ADL得点（合計得点0～24）																															

患者の状態像評価

【留意事項】

月初め（月の途中から入院した場合には，入院時）に，必ずⅠ～Ⅲの評価結果に基づき，該当する区分に「○」を記入することとし，その後状態等が変化し，該当しなくなった場合には「×」を記入すること。なお，該当日以降に状態等の変化がなければ記入しなくても良い。

1．病院の場合

	医療区分の評価		ADL区分の評価		1	2	3	4	5	6	7	8	9	10	11	12	13	14	15	16	17	18	19	20	21	22	23	24	25	26	27	28	29	30	31
A	医療区分3	医療区分３の該当項目数が１以上	ADL区分3	ADL得点23～24																															
B	医療区分3	医療区分３の該当項目数が１以上	ADL区分2	ADL得点11～22																															
C	医療区分3	医療区分３の該当項目数が１以上	ADL区分1	ADL得点0～10																															
D	医療区分2	医療区分3の該当項目数が0で医療区分2の該当項目数が1以上	ADL区分3	ADL得点23～24																															
E	医療区分2	医療区分3の該当項目数が0で医療区分2の該当項目数が1以上	ADL区分2	ADL得点11～22																															
F	医療区分2	医療区分3の該当項目数が0で医療区分2の該当項目数が1以上	ADL区分1	ADL得点0～10																															
G	医療区分1	医療区分評価３・２いずれの該当項目数も０	ADL区分3	ADL得点23～24																															
H	医療区分1	医療区分評価３・２いずれの該当項目数も０	ADL区分2	ADL得点11～22																															
I	医療区分1	医療区分評価３・２いずれの該当項目数も０	ADL区分1	ADL得点0～10																															

※ 当該患者に係る疾患又は状態等，ADL区分評価については，該当する全てのものについて記入すること。

2．診療所の場合

	医療区分の評価		ADL区分の評価		1	2	3	4	5	6	7	8	9	10	11	12	13	14	15	16	17	18	19	20	21	22	23	24	25	26	27	28	29	30	31
A	医療区分3	医療区分３の該当項目数が１以上	ADL区分3～1	ADL得点0～24																															
B	医療区分2	医療区分３の該当項目数が０で医療区分２の該当項目数が１以上	ADL区分3～2	ADL得点11～24																															
C			ADL区分1	ADL得点0～10																															
D	医療区分1	医療区分評価３・２いずれの該当項目数も０	ADL区分3	ADL得点23～24																															
E			ADL区分2～1	ADL得点0～22																															

※　当該患者に係る疾患又は状態等，ADL区分評価については，該当する全てのものについて記入すること。ただし，該当する疾患又は状態等について全て記入することが困難である場合にあっては，主となる疾患又は状態等の記入でも差し支えないこと。

注１

ア　平成20年３月31日において現に障害者施設等入院基本料を算定する病棟に入院している患者のうち，重度の肢体不自由児（者），脊髄損傷等の重度障害者，重度の意識障害者，筋ジストロフィー患者，難病患者等であって別表第５の２若しくは別表第５の３の患者

イ　「基本診療料の施設基準等」の別表第12に掲げる神経難病等の患者であって，平成18年６月30日において現に特殊疾患療養病棟入院料１を算定する療養病棟に入院している患者（仮性球麻痺の患者以外の患者に限る）

ウ　平成20年３月31日において現に特殊疾患入院医療管理料を算定する病室に入院している患者のうち，脊髄損傷等の重度障害者，重度の意識障害者，筋ジストロフィー患者，難病患者等

エ　平成20年３月31日において現に特殊疾患療養病棟入院料１を算定する病棟に入院している患者のうち，脊髄損傷等の重度障害者，重度の意識障害者，筋ジストロフィー患者，難病患者等

注２

ア　平成20年３月31日において現に障害者施設等入院基本料を算定する病棟に入院している患者のうち，重度の肢体不自由児（者），脊髄損傷等の重度障害者，重度の意識障害者，筋ジストロフィー患者，難病患者等であって別表第５の２又は別表第５の３の患者以外の患者

イ　「基本診療料の施設基準等」の別表第12に掲げる神経難病等の患者であって，平成18年６月30日において現に特殊疾患療養病棟入院料２を算定する療養病棟に入院している患者（仮性球麻痺の患者以外の患者に限る）（別表第５の２の患者は除く）

ウ　平成20年３月31日において現に特殊疾患療養病棟入院料２を算定する病棟に入院している患者のうち，重度の肢体不自由児（者）等，重度の障害者（脊髄損傷等の重度障害者，重度の意識障害者，筋ジストロフィー患者及び難病患者等を除く）（別表第５の２の患者は除く）

褥瘡の状態の評価

【留意事項】

ADL区分３の状態の患者において，褥瘡対策加算を算定する日は，別紙様式46「褥瘡対策に関する評価」を用いて評価した当該日のDESIGN-R2020の合計点（深さの点数は加えない）を必ず記入すること。なお，ADL区分３以外の状態の日又は褥瘡対策加算を算定しない日は記入しなくても良い。

	1	2	3	4	5	6	7	8	9	10	11	12	13	14	15	16	17	18	19	20	21	22	23	24	25	26	27	28	29	30	31
DESIGN－Rの合計点（深さの点数は加えない）																															

⒀　「注11」に規定する有床診療所療養病床在宅復帰機能強化加算は，在宅復帰機能の高い療養病床を持つ有床診療所を評価したものである。

⒁　「注12」に規定する慢性維持透析管理加算は，有床診療所療養病床入院基本料を算定する病床における透析患者の診療を評価したものであり，自院で人工腎臓，持続緩徐式血液濾過，血漿交換療法又は腹膜灌流を行っている場合に算定する。なお，これらの項目については，継続的に適切に行われていれば，毎日行われている必要はない。

（令６保医発0305･4）

第２節　入院基本料等加算

第１節入院基本料，第３節特定入院料及び第４節短期滞在手術等基本料と本節との関係は，**別表１**（p.114）のとおりであるため，参考にされたい。（令６保医発0305·4）

A 200 総合入院体制加算（１日につき）

1 総合入院体制加算１ **260点**
2 総合入院体制加算２ **200点**
3 総合入院体制加算３ **120点**

注 急性期医療を提供する体制，医療従事者の負担の軽減及び処遇の改善に対する体制その他の事項につき別に厚生労働大臣が定める施設基準〔※告示③第８・１，p.740〕に適合しているものとして地方厚生局長等に届け出た保険医療機関に入院している患者〔第１節の入院基本料（特別入院基本料等を除く）又は第３節の特定入院料のうち，総合入院体制加算を算定できるものを現に算定している患者に限る〕について，当該基準に係る区分に従い，入院した日から起算して14日を限度として所定点数に加算する。この場合において，区分番号 **A 200-2**に掲げる急性期充実体制加算は別に算定できない。

【2024年改定による主な変更点】

(1) 施設基準の**全身麻酔手術**の年間件数が，加算１は800件以上→2000件以上，加算２は800件以上→1200件以上に引き上げられた（**【経過措置】** 2024年9月末まで猶予）。
(2) 「**特定の保険薬局との間で不動産取引等その他特別な関係がないこと**」が要件とされた（2024年３月末以前から不動産の賃貸借取引関係にある場合は特別の関係がないものとみなす）。
(3) 加算１・２において，**救急時医療情報閲覧機能**を有していることが要件となった（**【経過措置】** 2025年４月１日以降に適用）。これは，救急時において患者の同意取得が困難な場合でも，レセプト情報に基づく医療情報等が閲覧できる機能のこと（2024年10月運用開始予定）。
(4) **重症度，医療・看護必要度の評価基準**が見直され，**該当患者割合の基準**が変更された（**【経過措置】** 2024年９月末までは基準を満たすものとする）。

●青字は旧基準	必要度Ⅰ	必要度Ⅱ
総合入院体制加算１	33%	30% → 32%
総合入院体制加算２	33% → 31%	30%
総合入院体制加算３	30% → 28%	27%

→総合入院体制加算

総合入院体制加算は，十分な人員配置及び設備等を備え総合的かつ専門的な急性期医療を24時間提供できる体制及び医療従事者の負担の軽減及び処遇の改善に資する体制等を評価した加算であり，入院した日から起算して14日を限度として算定できる。当該加算を算定する場合は，**A 200-2**急性期充実体制加算は別に算定できない。（令６保医発0305·4）

A 200-2 急性期充実体制加算（１日につき）

1 急性期充実体制加算１
　イ ７日以内の期間 **440点**
　ロ ８日以上11日以内の期間 **200点**
　ハ 12日以上14日以内の期間 **120点**
2 急性期充実体制加算２
　イ ７日以内の期間 **360点**
　ロ ８日以上11日以内の期間 **150点**
　ハ 12日以上14日以内の期間 **90点**

注１ 高度かつ専門的な医療及び急性期医療を提供する体制その他の事項につき別に厚生労働大臣が定める施設基準〔※告示③第８・１の２(1)(2)，p.744〕に適合しているものとして地方厚生局長等に届け出た保険医療機関に入院している患者〔第１節の入院基本料（特別入院基本料等を除く）又は第３節の特定入院料のうち，急性期充実体制加算を算定できるものを現に算定している患者に限る〕について，当該基準に係る区分に従い，かつ，当該患者の入院期間に応じ，それぞれ所定点数に加算する。この場合において，区分番号 **A 200**に掲げる総合入院体制加算は別に算定できない。

2 小児患者，妊産婦である患者及び精神疾患を有する患者の受入れに係る充実した体制の確保につき別に厚生労働大臣が定める施設基準〔※告示③第８・１の２(3)，p.744〕に適合しているものとして地方厚生局長等に届け出た保険医療機関に入院している患者については，小児・周産期・精神科充実体制加算として，算定する急性期充実体制加算の区分に応じ，次に掲げる点数を更に所定点数に加算する。
　イ 急性期充実体制加算１の場合 **90点**
　ロ 急性期充実体制加算２の場合 **60点**

3 注２に該当しない場合であって，精神疾患を有する患者の受入れに係る充実した体制の確保につき別に厚生労働大臣が定める施設基準〔※告示③第８・１の２(4)，p.744〕に適合しているものとして地方厚生局長等に届け出た保険医療機関に入院している患者については，**精神科充実体制加算**として，**30点**を更に所定点数に加算する。

A 201～A 203 削除

【2024年改定による主な変更点】

(1) 手術等の実績に応じて，**加算１**と**加算２**に分けられた。**加算１**は，全身麻酔・緊急手術の実績のほか，**悪性腫瘍手術等の実績を「十分」（６基準中５つ以上）**有していることが要件となる。**加算２**は，全身麻酔・緊急手術の実績のほか，**悪性腫瘍手術等の実績を「相当程度」（６基準中２つ以上）**有し，かつ**産科・小児科手術の実績**を有していることが要件となる。

《施設基準／手術等の実績》（年間件数）

	加算１	加算２
必須要件		
全身麻酔手術	2000件（緊急手術350件）以上	
①～⑥のうち	５以上満たす	２以上満たす
①悪性腫瘍手術	400件以上	400件以上
②腹腔鏡·胸腔鏡下手術	400件以上	400件以上
③心臓カテーテル手術	200件以上	200件以上
④消化管内視鏡手術	600件以上	600件以上
⑤化学療法（※）	1000件以上	1000件以上
⑥心臓胸部大血管手術	100件以上	100件以上
⑦，⑧のいずれかを満たす（加算２のみ）		
⑦異常分娩	──	50件以上
⑧６歳未満の乳幼児手術	──	40件以上

【経過措置】 2024年３月末の許可病床300床未満の届出医療機関は，2026年５月末まで上記基準を満たすものとする。
【経過措置】 2024年３月末の加算１の届出医療機関は，2026年５月末まで⑥心臓胸部大血管手術の基準を満たすものとする。
※ ⑤化学療法の基準を満たすものとして届出を行った医

療機関は，次のいずれにも該当すること（【経過措置】2025年5月末まで当該基準を満たすものとする）。

ア B001-2-12外来腫瘍化学療法診療料1の届出医療機関

イ 化学療法を実施した患者全体に占める，外来で化学療法を実施した患者の割合が6割以上

(2) 救急時医療情報閲覧機能を有していることが要件となった（【経過措置】2025年4月1日以降に適用）。救急時医療情報閲覧機能とは，救急時に患者の同意取得が困難な場合，レセプト情報に基づく医療情報等が閲覧できる機能のこと（2024年10月運用開始予定）。

(3) 【新設】「注2」小児・周産期・精神科充実体制加算：①異常分娩の件数（50件／年以上），②6歳未満の乳幼児の手術件数（40件／年以上），③精神病床を有していること，④精神疾患の患者への24時間対応の体制，⑤精神病棟入院基本料等の届出医療機関であること――等をいずれも満たしていることが要件。

→急性期充実体制加算

(1) 急性期充実体制加算は，地域において急性期・高度急性期医療を集中的・効率的に提供する体制を確保する観点から，手術等の高度かつ専門的な医療に係る実績及び高度急性期医療を実施する体制を評価したものであり，入院した日から起算して14日を限度として，当該患者の入院期間に応じて所定点数を算定する。なお，ここでいう入院した日とは，当該患者が当該加算を算定できる病棟に入院又は転棟した日のことをいう。当該加算を算定する場合は，A200総合入院体制加算は別に算定できない。

(2) 「注2」に規定する小児・周産期・精神科充実体制加算は，高度かつ専門的な医療及び急性期医療を提供する十分な体制を有した上で，小児患者，妊産婦である患者及び精神疾患を有する患者の充実した受入体制を確保している体制を評価するものである。

(3) 「注3」に規定する精神科充実体制加算は，高度かつ専門的な医療及び急性期医療を提供する十分な体制を有した上で，精神疾患を有する患者の充実した受入体制を確保している体制を評価するものである。

（令6保医発0305·4）

A204 地域医療支援病院入院診療加算（入院初日） **1,000点**

注 地域医療支援病院である保険医療機関に入院している患者〔第1節の入院基本料（特別入院基本料等を除く）のうち，地域医療支援病院入院診療加算を算定できるものを現に算定している患者に限る〕について，入院初日に限り所定点数に加算する。この場合において，区分番号A204-3に掲げる紹介受診重点医療機関入院診療加算は別に算定できない。

→地域医療支援病院入院診療加算

(1) 地域医療支援病院入院診療加算は，地域医療支援病院における紹介患者に対する医療提供，病床や高額医療機器等の共同利用，24時間救急医療の提供等を評価するものであり，入院初日に算定する。当該加算を算定する場合は，A204-3紹介受診重点医療機関入院診療加算は別に算定できない。

(2) (1)にかかわらず入院初日に病棟単位で行うべき特定入院料以外の特定入院料を算定した場合については，入院基本料の入院期間の計算により一連の入院期間とされる期間中に特定入院料を算定しなくなった日（当該日が退院日の場合は，退院日）において1回に限り算定する。

（令6保医発0305·4）

A204-2 臨床研修病院入院診療加算（入院初日）

1 基幹型 **40点**

2 協力型 **20点**

注 医師法（昭和23年法律第201号）第16条の2第1項に規定する都道府県知事の指定する病院であって，別に厚生労働大臣が定める施設基準〔※告示③第8・6，p.746〕を満たす保険医療機関に入院している患者〔第1節の入院基本料（特別入院基本料等を除く），第3節の特定入院料又は第4節の短期滞在手術等基本料のうち，臨床研修病院入院診療加算を算定できるものを現に算定している患者に限る〕について，当該基準に係る区分に従い，現に臨床研修を実施している期間について，入院初日に限り所定点数に加算する。

→臨床研修病院入院診療加算

(1) 臨床研修病院入院診療加算は，研修医が，当該保険医療機関の研修プログラムに位置づけられた臨床研修病院及び臨床研修協力施設において，実際に臨床研修を実施している場合に，入院初日に限り算定できる。

(2) (1)において研修を実施している場合とは，基幹型臨床研修病院においては実際に研修医が研修を実施している期間及び研修医が協力型臨床研修病院又は協力施設において研修を実施している期間，協力型臨床研修病院においては実際に研修医が研修を実施している期間のことをいう。

(3) 研修医の**診療録**の記載に係る指導及び確認は，速やかに行うこととし，**診療録**には指導の内容が分かるように指導医自らが記載を行い，署名をする。

（令6保医発0305·4）

A204-3 紹介受診重点医療機関入院診療加算（入院初日） **800点**

注 外来機能報告対象病院等（医療法第30条の18の4第1項第2号の規定に基づき，同法第30条の18の2第1項第1号の厚生労働省令で定める外来医療を提供する基幹的な病院として都道府県が公表したものに限り，一般病床の数が200未満であるものを除く）である保険医療機関に入院している患者〔第1節の入院基本料（特別入院基本料等を除く）のうち，紹介受診重点医療機関入院診療加算を算定できるものを現に算定している患者に限る〕について，入院初日に限り所定点数に加算する。この場合において，区分番号A204に掲げる地域医療支援病院入院診療加算は別に算定できない。

→紹介受診重点医療機関入院診療加算

(1) 紹介受診重点医療機関入院診療加算は，紹介受診重点医療機関における，入院の前後の外来や医療機器・設備等，医療資源の活用が大きく，紹介患者への外来を基本とする外来を担う機能等を評価するものであり，入院初日に算定する。当該加算を算定する場合は，A204地域医療支援病院入院診療加算は別に算定できない。

(2) (1)にかかわらず入院初日に病棟単位で行うべき特定入院料以外の特定入院料を算定した場合については，入院基本料の入院期間の計算により一連の入院期間とされる期間中に特定入院料を算定しなくなった日（当該日が退院日の場合は，退院日）において1回に限り算定する。

（令6保医発0305·4）

A205 救急医療管理加算（1日につき）

1 救急医療管理加算1 **1,050点**

2 救急医療管理加算2 **420点**

注1 救急医療管理加算は，地域における救急医療体制の計画的な整備のため，入院可能な診療応需の態勢を確保する保険医療機関であって，別に厚生労働大臣が定める施設基準〔※告示③第8・6の2(1)，p.747〕に適合しているものとして地方厚生局長等に届け出た保険医療機関において，当該態勢を確保している日に救急医療を受け，緊急に入院を必要とする重症患者として入院した患者〔第1節の入院基本料（特別入院基本料等を含む）又は第3節の特定入院料のうち，救急医療管理加算を算定できるものを現に算定している患者に限る〕について，当該患者の状態に従い，入院した日から起算して7日を限度として所定点数に加算する。ただし，別に厚生労働大臣が定める施設基準〔※告示③第8・6の2(2)，p.747〕に該当する保険医療機関において，救急医療管理加算2を算定する患者については，本文の規定にかかわらず，入院した日から起算して7日を限度として，**210点**を所定点数に加算する。

2 救急医療管理加算を算定する患者が6歳未満である場合には，**乳幼児加算**として，**400点**を更に所定点数に加算する。

3 救急医療管理加算を算定する患者が6歳以上15歳未満である場合には，**小児加算**として，**200点**を更に所定点数に加算する。

【2024年改定による主な変更点】

(1) 「単なる経過観察で入院させる場合やその後の重症化リスクが高いために入院させる場合など，入院時点で重症患者ではない患者は含まれない」ことが明確化された。

(2) 救急医療管理加算2を算定する場合のうち，直近6カ月において「その他の重症な状態」の割合が5割以上の医療機関については，210点で算定するとされた。

(3) 従前の算定通知における対象患者の規定（「ア」から「シ」の状態）が，施設基準の**別表第7の3**において別に規定された。「呼吸不全」と「心不全」が分割されたほかは，対象となる状態に変更はない。

→救急医療管理加算

(1) 救急医療管理加算は，緊急に入院を必要とする重症患者に対して救急医療が行われた場合に，入院した日から起算して7日に限り算定できる。なお，他の保険医療機関に入院中の患者が転院により入院する場合であって，同一傷病により転院前の保険医療機関に入院していた場合には，算定できない。

(2) 「注1」ただし書は、別に厚生労働大臣が定める施設基準に該当する保険医療機関において、救急医療管理加算2の対象となる患者に対して救急医療が行われた場合に、入院した日から起算して7日を限度として算定する。

(3) 救急医療管理加算1の対象となる患者は，基本診療料の施設基準等の**別表第7の3**（以下この項において「別表」という）に掲げる状態のうち1から12のいずれかの状態にあって，医師が診察等の結果，入院時点で重症であり緊急に入院が必要であると認めた重症患者をいい，単なる経過観察で入院させる場合や，入院後の重症化リスクが高いために入院させる場合等，入院時点で重症ではない患者は含まれない。なお，当該加算は，入院時において当該重症患者の状態であれば算定できるものであり，当該加算の算定期間中において継続して当該状態でなくても算定できる。

(4) 救急医療管理加算2の対象となる患者は，**別表の1**から12までに準ずる状態又は13の状態にあって，医師が診察等の結果，入院時点で重症であり緊急に入院が必要であると認めた重症患者をいい，単なる経過観察で入院させる場合や，入院後の重症化リスクが高いために入院させる場合等，入院時点で重症ではない患者は含まれない。なお，当該加算は，患者が入院時において当該重症患者の状態であれば算定できるものであり，当該加算の算定期間中において継続して当該状態でなくても算定できる。

(5) 救急医療管理加算1を算定する場合は，以下の内容について，**診療報酬明細書**の摘要欄に記載する。

ア **別表の1**から12までのうち該当する状態

イ **別表の2，3，4，6，7**又は**8**の状態に該当する場合は，それぞれの入院時の状態に係る指標（P/F比は，酸素投与前の値とする。ただし，酸素投与前の測定が困難である場合は，酸素投与後の値である旨及び酸素投与後の値並びにFiO_2を記載する。また，酸素投与前の測定が困難であって，かつ，**別表の3**に掲げる状態であってP/F比400以上の場合は，呼吸不全と判断する根拠となった理学的所見について記載する）

ウ 当該重症な状態に対して，入院後3日以内に実施した検査，画像診断，処置又は手術のうち主要なもの

エ 重症患者の状態のうち，**別表の2**に掲げる状態であってJCS（Japan Coma Scale）0の状態，**別表の3**に掲げる状態であってP/F比400以上の状態，**別表の4**に掲げる状態であってNYHAⅠ度の状態，又は**別表の8**に掲げる状態（顔面熱傷若しくは気道熱傷を除く）であってBurn Index0の状態について，緊急入院が必要であると判断した医学的根拠

(6) 救急医療管理加算2を算定する場合は，以下の内容について，**診療報酬明細書**の摘要欄に記載する。

ア **別表の1**から12までに準ずる状態又は13の状態として該当するもの

イ **別表の2，3，4，6，7**又は**8**に準ずる状態に該当する場合は，それぞれの入院時の状態に係る指標（P/F比は，酸素投与前の値とする。ただし，酸素投与前の測定が困難である場合は，酸素投与後の値である旨及び酸素投与後の値並びにFiO_2を記載する。また，酸素投与前の測定が困難であって，かつ，**別表の3**に掲げる状態に準ずる状態であってP/F比400以上の場合は，呼吸不全と判断する根拠となった理学的所見について記載する）

ウ 当該重症な状態に対して，入院後3日以内に実施した検査，画像診断，処置又は手術のうち主要なもの

エ 重症患者の状態のうち，**別表の2**に掲げる状態に準ずる状態であってJCS（Japan Coma Scale）0の状態，**別表の3**に掲げる状態に準ずる状態であってP/F比400以上の状態，**別表の4**に掲げる状態に準ずる状態であってNYHAⅠ度の状態，又は**別表の8**に掲げる状態に準ずる状態（顔面熱傷若しくは気道熱傷を除く）であってBurn Index0の状態について，緊急入院が必要であると判断した医学的根拠

(7) 都道府県知事又は指定都市市長の指定する精神科救急医療施設において，緊急に入院を必要とする重症患

者（精神疾患であり，入院させなければ医療及び保護を図る上で支障のある状態）に対して救急医療が行われた場合にも算定できる。ただし，精神科応急入院施設管理加算又は精神科措置入院診療加算を算定した患者については算定できない。なお，精神科救急医療施設の運営については，「精神科救急医療体制整備事業の実施について」（平成20年５月26日障発第0526001号）に従い実施されたい。

(8) 加算の起算日となる入院日については，夜間又は休日において入院治療を必要とする重症患者に対して救急医療を提供した日（午前０時から午後12時まで）であって，その旨を地域の行政部門，医師会等の医療関係者及び救急搬送機関等にあらかじめ周知している日（あらかじめ定められた当番日以外の日でもよい）とする。また，午前０時をまたいで夜間救急医療を提供する場合においては，夜間の救急医療を行った前後２日間とする。なお，当該加算の起算日に行う夜間又は休日の救急医療にあっては，第二次救急医療施設として必要な診療機能及び専用病床を確保するとともに，診療体制として通常の当直体制のほかに重症救急患者の受入れに対応できる医師等を始めとする医療従事者を確保していることとする。

(9) 「注２」に規定する乳幼児加算は，６歳未満の緊急に入院を必要とする重症患者に対して救急医療が行われた場合に７日を限度として算定する。

(10) 「注３」に規定する小児加算は，６歳以上15歳未満の緊急に入院を必要とする重症患者に対して救急医療が行われた場合に７日を限度として算定する。

（令６保医発0305·4）

→救急患者として受け入れた患者が，処置室，手術室等において死亡した場合

当該保険医療機関が救急医療を担う施設として確保することとされている専用病床（A 205救急医療管理加算又はA 300救命救急入院料を算定する病床に限る）に入院したものとみなす。（令６保医発0305·4）

A 205-2 超急性期脳卒中加算（入院初日）

10,800点

注 別に厚生労働大臣が定める施設基準〔※告示③第８・６の３(1)，p.747〕に適合しているものとして地方厚生局長等に届け出た保険医療機関に入院している患者〔第１節の入院基本料（特別入院基本料等を除く）又は第３節の特定入院料のうち，超急性期脳卒中加算を算定できるものを現に算定している患者に限る〕であって別に厚生労働大臣が定めるもの〔※告示③第８・６の３(2)，p.747〕に対して，組織プラスミノーゲン活性化因子を投与した場合又は当該施設基準に適合しているものとして地方厚生局長等に届け出た他の保険医療機関の外来において，組織プラスミノーゲン活性化因子の投与後に搬送され，入院治療を行った場合に，入院初日に限り所定点数に加算する。

【2024年改定による主な変更点】

(1) 医療資源の少ない地域（別表第６の２）の医療機関に加え，**医師少数区域の医療機関**についても，専門施設と情報通信機器を用いて連携した場合に算定可とされた。

(2) 専門施設と情報通信機器を用いて連携する医療機関について，経皮的脳血栓回収術の適応判断について基幹施設と協議し助言を受けること（**【経過措置】** 2025年５月末までは基準を満たすとされる）が要件とされる一方，専用治療室と脳外科的処置の体制整備の要件が緩和された。

→超急性期脳卒中加算

(1) 超急性期脳卒中加算は脳梗塞と診断された患者であって，発症後4.5時間以内に組織プラスミノーゲン活性化因子を投与されたものに対して，入院治療を行った場合又は脳梗塞を発症後4.5時間以内に基本診療料の施設基準等第８の６の３に定める施設基準に適合しているものとして地方厚生（支）局長に届け出た他の保険医療機関の外来で組織プラスミノーゲン活性化因子を投与された患者を受け入れ，入院治療を行った場合に入院初日に限り所定点数に加算する。

(2) 基本診療料の施設基準等**別表第６の２**（p.873）に掲げる地域又は医療法第30条の４第６項に規定する医師の数が少ないと認められる同条第２項第14号に規定する区域に所在する保険医療機関において，情報通信機器を用いて他の保険医療機関と連携し，診療を行うに当たっては，日本脳卒中学会が定める「脳卒中診療における遠隔医療（テレストローク）ガイドライン」に沿って診療を行う。なお，この場合の診療報酬の請求については(6)と同様である。また，当該他の保険医療機関との間で，脳梗塞患者に対する経皮的脳血栓回収術の適応の可否の判断における連携について協議し，手順書を整備した上で，対象となる患者について経皮的脳血栓回収術の適応の可否の判断についても助言を受ける。

(3) 投与に当たっては，日本脳卒中学会が定める「静注血栓溶解（rt-PA）療法適正治療指針」を踏まえ適切に行われるよう十分留意する。

(4) 投与を行う保険医は日本脳卒中学会等の関係学会が行う脳梗塞t-PA適正使用に係る講習会を受講している。

(5) 組織プラスミノーゲン活性化因子の投与に当たっては，必要に応じて，薬剤師，診療放射線技師又は臨床検査技師と連携を図る。

(6) 組織プラスミノーゲン活性化因子を投与した保険医療機関と投与後に入院で治療を行った保険医療機関が異なる場合の当該診療報酬の請求は，組織プラスミノーゲン活性化因子の投与後に入院治療を行った保険医療機関で行うものとし，当該診療報酬の分配は相互の合議に委ねる。

（令６保医発0305·4）

A 205-3 妊産婦緊急搬送入院加算（入院初日）

7,000点

注 産科又は産婦人科を標榜する保険医療機関であって，別に厚生労働大臣が定める施設基準〔※告示③第８・６の４，p.748〕を満たすものにおいて，入院医療を必要とする異常が疑われ緊急用の自動車等で緊急に搬送された妊産婦を入院させた場合に，当該患者〔第１節の入院基本料（特別入院基本料等を除く）又は第３節の特定入院料のうち，妊産婦緊急搬送入院加算を算定できるものを現に算定している患者に限る〕について，入院初日に限り所定点数に加算する。

→妊産婦緊急搬送入院加算

(1) 妊産婦緊急搬送入院加算は，次に掲げる場合（当該妊娠及び入院医療を必要とする異常の原因疾患につき，直近３か月以内に当該加算を算定する保険医療機関への受診歴のある患者が緊急搬送された場合を除く）において受け入れた妊産婦が，母体又は胎児の状態により緊急入院の必要があり，医療保険の対象となる入院診療を行った場合に入院初日に限り算定する。

ア 妊娠に係る異常又はその他入院医療を必要とする

異常が疑われ，救急車等により当該保険医療機関に緊急搬送された場合

イ 他の医療機関において，妊娠に係る異常又はその他入院医療を必要とする異常が認められ，当該保険医療機関に緊急搬送された場合

ウ 助産所において，妊娠に係る異常又はその他入院医療を必要とする異常が疑われ，当該保険医療機関に緊急搬送された場合

(2) 当該加算は，緊急搬送された妊産婦が妊娠に係る異常以外の入院医療を必要とする異常が疑われる場合においては，当該保険医療機関において産科又は産婦人科の医師と当該異常に係る診療科の医師が協力して妊産婦の緊急搬送に対応することを評価するものであり，産科又は産婦人科以外の診療科への入院の場合においても算定できる。

(3) (1)において，受診歴とは妊婦健診及び往診等による受診を含むものである。ただし，(1)のウの場合において，当該保険医療機関が当該助産所の嘱託医療機関である場合又は当該保険医療機関の保険医が当該助産所の嘱託医である場合においては，嘱託医療機関又は嘱託医が実施した妊婦健診は，受診歴に含まない。なお，この場合においては，嘱託医療機関であること又は嘱託医の氏名を**診療録**に記載する。

(4) 妊産婦とは産褥婦を含む（以下この節において同じ）。

(令6保医発0305･4)

A206 在宅患者緊急入院診療加算（入院初日）

1 他の保険医療機関との連携により在宅療養支援診療所（区分番号B004に掲げる退院時共同指導料1に規定する在宅療養支援診療所をいう）若しくは在宅療養支援病院（区分番号C000に掲げる往診料の注1に規定する在宅療養支援病院をいう）（別に厚生労働大臣が定めるもの〔※告示③第8・6の5, p.748〕に限る）の体制を確保している保険医療機関において，当該他の保険医療機関の求めに応じて行う場合又は在宅療養後方支援病院（区分番号C012に掲げる在宅患者共同診療料の注1に規定する在宅療養後方支援病院をいう）が他の保険医療機関の求めに応じて行う場合 **2,500点**

2 連携医療機関である場合（1の場合を除く） **2,000点**

3 1及び2以外の場合 **1,000点**

注1 別の保険医療機関（診療所に限る）において区分番号C002に掲げる在宅時医学総合管理料，区分番号C002-2に掲げる施設入居時等医学総合管理料，区分番号C003に掲げる在宅がん医療総合診療料又は第2章第2部第2節第1款の各区分に掲げる在宅療養指導管理料（区分番号C101に掲げる在宅自己注射指導管理料を除く）を入院した日の属する月又はその前月に算定している患者の病状の急変等に伴い，当該保険医療機関の医師の求めに応じて入院させた場合に，当該患者〔第1節の入院基本料（特別入院基本料等を含む）又は第3節の特定入院料のうち，在宅患者緊急入院診療加算を算定できるものを現に算定している患者に限る〕について，入院初日に限り所定点数に加算する。

2 1について，在宅療養後方支援病院（許可病床数が400床以上のものに限る）において，別に厚生労働大臣が定める疾病等〔※告示③別表第13, p.877〕を有する患者を入院させた場合に，当該患者〔第1節の入院基本料（特別入院基本料等を含む）又は第3節の特定入院料のうち，在宅患者緊急入院診療加算を算定できるものを現に算定している患者に限る〕について，入院初日に限り所定点数に加算する。

→在宅患者緊急入院診療加算

(1) 在宅患者緊急入院診療加算は，在宅での療養を行っている患者の病状の急変等により入院が必要となった場合に，円滑に入院でき，かつ入院を受け入れた保険医療機関（以下この項において「受入保険医療機関」という）においても患者の意向を踏まえた医療が引き続き提供されるための取組を評価した加算である。

(2) 診療所においてC002在宅時医学総合管理料，C002-2施設入居時等医学総合管理料，C003在宅がん医療総合診療料又は第2章第2部第2節第1款に掲げる在宅療養指導管理料の各区分に掲げる指導管理料（C101在宅自己注射指導管理料を除く）を入院の月又はその前月に算定している患者について，当該患者の病状の急変等に伴い当該診療所の保険医の求めに応じて入院させた場合に，受入保険医療機関において，当該入院中1回に限り，入院初日に算定する。

(3) 当該診療所の保険医の求めによらない緊急入院において，当該患者の入院後24時間以内に，当該診療所の保険医から，受入保険医療機関の保険医に対して当該患者の診療情報が提供された場合であっても算定できる。

(4) 在宅患者緊急入院診療加算の「1」は，以下の場合に算定する。

ア 特掲診療料施設基準通知の第9に掲げる在宅療養支援診療所（当該基準を満たすものを以下この項において「在宅療養支援診療所」という）の施設基準の1の(2)（p.906，機能強化型・連携型の在宅療養支援診療所に係る規定）又は第14の2に掲げる在宅療養支援病院（当該基準を満たすものを以下この項において「在宅療養支援病院」という）の施設基準の1の(2)（p.916，機能強化型・連携型の在宅療養支援病院に係る規定）に規定する在宅支援連携体制を構築している在宅療養支援診療所が診療を行っている患者を，当該診療所の保険医の求めに応じて，同じく当該体制を構築している，病床を有する他の在宅療養支援診療所〔在宅療養支援診療所の施設基準の1(2)の在宅療養支援診療所（機能強化型・連携型の在宅療養支援診療所）に限る〕又は在宅療養支援病院〔在宅療養支援病院の施設基準の1の(2)の在宅療養支援病院（機能強化型・連携型の在宅療養支援病院）に限る〕に入院させた場合

イ 特掲診療料施設基準通知の第16の3（p.927）に掲げる在宅療養後方支援病院（当該施設基準を満たすものを以下この項において「在宅療養後方支援病院」という）の施設基準の1の(2)に規定する連携医療機関が訪問診療を行っている患者であって，緊急時に当該在宅療養後方支援病院に入院を希望する者として当該在宅療養後方支援病院にあらかじめ届け出ている者を，当該連携医療機関の保険医の求めに応じて，当該在宅療養後方支援病院に入院させた場合

(5) 在宅患者緊急入院診療加算の「2」は，当該診療所の保険医が患者又はその家族に対して，事前に緊急時

の受入保険医療機関の名称等を文書にて提供し，受入保険医療機関に入院した場合（在宅患者緊急入院診療加算の「1」の場合を除く）に算定する。また，当該診療所の保険医は，提供した文書の写しを**診療録**に添付する。

(6) 受入保険医療機関の保険医は，入院前又は入院後速やかに患者の希望する診療内容等の情報を当該診療所の保険医に確認し共有する。（令6保医発0305·4）

A 207 診療録管理体制加算（入院初日）

1	診療録管理体制加算1	**140点**
2	診療録管理体制加算2	**100点**
3	診療録管理体制加算3	**30点**

注 診療録管理体制その他の事項につき別に厚生労働大臣が定める施設基準〔※告示③第8・7，p.748〕に適合しているものとして地方厚生局長等に届け出た保険医療機関に入院している患者〔第1節の入院基本料（特別入院基本料等を含む）又は第3節の特定入院料のうち，診療録管理体制加算を算定できるものを現に算定している患者に限る〕について，当該基準に係る区分に従い，入院初日に限り所定点数に加算する。

【2024年改定による主な変更点】

(1) 診療録管理体制加算3が新設された形だが，実質的には，**非常時に備えたサイバーセキュリティ対策**（**複数の方式によるバックアップの確保，オフラインでの保管など**）**の整備**を評価した加算1が新設され，従前の加算1が加算2に，加算2が加算3に移行した。

(2) 専任の医療情報システム安全管理責任者の配置と院内研修を求める医療機関の対象が，許可病床数400床以上の医療機関から**200床以上の医療機関**に拡大された（**【経過措置】**許可病床数200床以上400床未満の2024年3月末時点の届出医療機関は，2025年5月末までは当該基準を猶予）。

→診療録管理体制加算

診療録管理体制加算は，適切な診療記録の管理を行っている体制を評価するものであり，現に患者に対し診療情報を提供している保険医療機関において，入院初日に限り算定する。（令6保医発0305·4）

A 207-2 医師事務作業補助体制加算（入院初日）

1 医師事務作業補助体制加算1

イ	15対1補助体制加算	**1,070点**
ロ	20対1補助体制加算	**855点**
ハ	25対1補助体制加算	**725点**
ニ	30対1補助体制加算	**630点**
ホ	40対1補助体制加算	**530点**
ヘ	50対1補助体制加算	**450点**
ト	75対1補助体制加算	**370点**
チ	100対1補助体制加算	**320点**

2 医師事務作業補助体制加算2

イ	15対1補助体制加算	**995点**
ロ	20対1補助体制加算	**790点**
ハ	25対1補助体制加算	**665点**
ニ	30対1補助体制加算	**580点**
ホ	40対1補助体制加算	**495点**
ヘ	50対1補助体制加算	**415点**
ト	75対1補助体制加算	**335点**
チ	100対1補助体制加算	**280点**

注 勤務医の負担の軽減及び処遇の改善を図るための医師事務作業の補助の体制その他の事項につき別に厚生労働大臣が定める施設基準〔※告示③第8・7の2，p.749〕に適合しているものとして地方厚生局長等に届け出た保険医療機関に入院している患者〔第1節の入院基本料（特別入院基本料等を除く）又は第3節の特定入院料のうち，医師事務作業補助体制加算を算定できるものを現に算定している患者に限る〕について，当該基準に係る区分に従い，入院初日に限り所定点数に加算する。

→医師事務作業補助体制加算

(1) 医師事務作業補助体制加算は，医師の負担の軽減及び処遇の改善に対する体制を確保することを目的として，医師，医療関係職員，事務職員等との間での業務の役割分担を推進し，医師の事務作業を補助する専従者（以下「医師事務作業補助者」という）を配置している体制を評価するものである。

(2) 医師事務作業補助体制加算は，当該患者の入院初日に限り算定する。

(3) 医師事務作業補助者の業務は，医師（歯科医師を含む）の指示の下に，診断書等の文書作成補助，診療記録への代行入力，医療の質の向上に資する事務作業（診療に関するデータ整理，院内がん登録等の統計・調査，教育や研修・カンファレンスのための準備作業等），入院時の案内等の病棟における患者対応業務及び行政上の業務（救急医療情報システムへの入力，感染症サーベイランス事業に係る入力等）への対応に限定する。なお，医師以外の職種の指示の下に行う業務，診療報酬の請求事務（DPCのコーディングに係る業務を含む），窓口・受付業務，医療機関の経営，運営のためのデータ収集業務，看護業務の補助及び物品運搬業務等については医師事務作業補助者の業務としない。

(4) 医師事務作業補助者は，院内の医師の業務状況等を勘案して配置することとし，病棟における業務以外にも，外来における業務や，医師の指示の下であれば，例えば文書作成業務専門の部屋等における業務も行うことができる。（令6保医発0305·4）

A 207-3 急性期看護補助体制加算（1日につき）

1	25対1急性期看護補助体制加算（看護補助者5割以上）	**240点**
2	25対1急性期看護補助体制加算（看護補助者5割未満）	**220点**
3	50対1急性期看護補助体制加算	**200点**
4	75対1急性期看護補助体制加算	**160点**

注1 看護職員の負担の軽減及び処遇の改善を図るための看護業務の補助の体制その他の事項につき別に厚生労働大臣が定める施設基準〔※告示③第8・7の3(1)〜(4)，p.751〕に適合しているものとして地方厚生局長等に届け出た病棟に入院している患者〔第1節の入院基本料（特別入院基本料等を除く）のうち，急性期看護補助体制加算を算定できるものを現に算定している患者に限る〕について，入院した日から起算して14日を限度として所定点数に加算する。

2 夜間における看護業務の補助の体制につき別に厚生労働大臣が定める施設基準〔※告示③第8・7の3(5)〜(7)，p.751〕に適合しているものとして地方厚生局長等に届け出た病棟に入院している患者については，当該基準に係る区分に従い，1日につき次に掲げる点数をそれぞれ更に所定点数に加算する。

イ **夜間30対1急性期看護補助体制加算** **125点**

ロ **夜間50対1急性期看護補助体制加算** **120点**

ハ **夜間100対1急性期看護補助体制加算** **105点**

3 夜間における看護業務の体制につき別に厚生労働大臣が定める施設基準〔※告示③第8・7の3(8), p.751〕に適合しているものとして地方厚生局長等に届け出た病棟に入院している患者については，**夜間看護体制加算**として，**71点**を更に所定点数に加算する。

4 看護職員の負担の軽減及び処遇の改善を図るための看護業務の補助に係る十分な体制につき別に厚生労働大臣が定める施設基準〔告示③第8・7の3(9)(10), p.751〕に適合しているものとして地方厚生局長等に届け出た病棟に入院している患者について，当該基準に係る区分に従い，1日につき次に掲げる点数をそれぞれ更に所定点数に加算する。ただし，当該患者について，身体的拘束を実施した日は，看護補助体制充実加算2の例により算定する。

イ **看護補助体制充実加算1** **20点**

ロ **看護補助体制充実加算2** **5点**

【2024年改定による主な変更点】

(1) 看護補助体制充実加算2が新設された。身体的拘束を実施した場合はその理由によらず，「2」を算定する

(2) 看護補助体制充実加算1について，①3年以上の看護補助の勤務経験を有する看護補助者を5割以上配置，②看護補助者に必要な能力を示し，育成・評価に活用していること――が新たに要件とされた。**【経過措置】**2024年3月末時点の看護補助体制充実加算の届出医療機関は，2024年9月末までは上記①②の基準を満たすものとする。

(3) 重症度，医療・看護必要度の評価基準が見直され，該当患者割合の基準が変更された（**【経過措置】**2024年9月末までは基準を満たすものとする）。

●青字は旧基準	必要度Ⅰ	必要度Ⅱ
急性期看護補助体制加算	7%→6%	6%→5%

→急性期看護補助体制加算

(1) 急性期看護補助体制加算は，地域の急性期医療を担う保険医療機関において，看護職員の負担の軽減及び処遇の改善に資する体制を確保することを目的として，看護業務を補助する看護補助者を配置している体制を評価するものである。

(2) 急性期看護補助体制加算は，当該加算を算定できる病棟において，看護補助者の配置基準に応じて算定する。なお，当該病棟において入院基本料等の施設基準に定める必要な数を超えて配置している看護職員については，看護補助者とみなして計算することができるが，25対1急性期看護補助体制加算は，当該加算の配置基準に必要な看護補助者の数に対するみなし看護補助者を除いた看護補助者の比率に応じた点数を算定する。

(3) 急性期看護補助体制加算を算定する病棟は，身体的拘束を最小化する取組を実施した上で算定する。取組内容については，A101療養病棟入院基本料の⑳の例による。

(4) 夜間急性期看護補助体制加算は，みなし看護補助者ではなく，看護補助者の配置を夜勤時間帯に行っている場合にのみ算定できる。

(5) 急性期看護補助体制加算及び夜間急性期看護補助体制加算は，当該患者が入院した日から起算して14日を限度として算定できる。

(6) 「注3」に規定する夜間看護体制加算は，「注2」に規定する夜間30対1急性期看護補助体制加算，夜間50対1急性期看護補助体制加算又は夜間100対1急性期看護補助体制加算を算定している病棟において算定する。

(7) 「注4」に規定する看護補助体制充実加算は，看護職員の負担の軽減及び処遇の改善に資する十分な体制を評価するものである。

(8) 「注4」については，当該患者について，身体的拘束を実施した日は，看護補助体制充実加算1の届出を行っている場合であっても，看護補助体制充実加算2を算定する。この場合において，看護補助体制充実加算2の届出は不要である。なお，この身体的拘束を実施した日の取扱いについては，令和7年6月1日より適用する。

（令6保医発0305·4）

A207-4 看護職員夜間配置加算（1日につき）

1 看護職員夜間12対1配置加算

イ 看護職員夜間12対1配置加算1 **110点**

ロ 看護職員夜間12対1配置加算2 **90点**

2 看護職員夜間16対1配置加算

イ 看護職員夜間16対1配置加算1 **70点**

ロ 看護職員夜間16対1配置加算2 **45点**

注 別に厚生労働大臣が定める施設基準〔※告示③第8・7の4, p.753〕に適合しているものとして地方厚生局長等に届け出た病棟に入院している患者〔第1節の入院基本料（特別入院基本料等を除く）のうち，看護職員夜間配置加算を算定できるものを現に算定している患者に限る〕について，当該基準に係る区分に従い，入院した日から起算して14日を限度として所定点数に加算する。

【2024年改定による主な変更点】重症度，医療・看護必要度の評価基準が見直され，該当患者割合の基準が変更された（**【経過措置】**2024年9月末までは基準を満たすものとする）。

●青字は旧基準	必要度Ⅰ	必要度Ⅱ
看護職員夜間配置加算	7%→6%	6%→5%

→看護職員夜間配置加算

(1) 看護職員夜間配置加算は，看護職員の手厚い夜間配置を評価したものであるため，当該基準を満たしていても，基本診療料の施設基準等の**第5の1の(7)**（p.692）に定める夜勤の看護職員の最小必要数を超えた3人以上でなければ算定できない。

(2) 看護職員夜間配置加算は，当該患者が入院した日から起算して14日を限度として算定できる。

（令6保医発0305·4）

A208 乳幼児加算・幼児加算（1日につき）

1 乳幼児加算

イ 病院の場合（特別入院基本料等を算定する場合を除く） **333点**

ロ 病院の場合（特別入院基本料等を算定する場合に限る） **289点**

ハ 診療所の場合 **289点**

2 幼児加算
イ 病院の場合（特別入院基本料等を算定する場合を除く） **283点**
ロ 病院の場合（特別入院基本料等を算定する場合に限る） **239点**
ハ 診療所の場合 **239点**

注1 **乳幼児加算**は，保険医療機関に入院している３歳未満の乳幼児〔第１節の入院基本料（特別入院基本料等を含む）又は第３節の特定入院料のうち，乳幼児加算・幼児加算を算定できるものを現に算定している患者に限る〕について，所定点数に加算する。

2 幼児加算は，保険医療機関に入院している３歳以上６歳未満の幼児〔第１節の入院基本料（特別入院基本料等を含む）又は第３節の特定入院料のうち，乳幼児加算・幼児加算を算定できるものを現に算定している患者に限る〕について，所定点数に加算する。

→乳幼児加算・幼児加算

乳幼児加算又は幼児加算は，当該患者を入院させた場合に算定するものであって，産婦又は生母の入院に伴って健康な乳幼児又は幼児を在院させた場合にあっては，算定できない。 （令６保医発0305·4）

A 209 特定感染症入院医療管理加算（１日につき）

1 治療室の場合 **200点**
2 それ以外の場合 **100点**

注 感染症法第６条第４項に規定する三類感染症の患者，同条第５項に規定する四類感染症の患者，同条第６項に規定する五類感染症の患者及び同条第８項に規定する指定感染症の患者並びにこれらの疑似症患者のうち感染対策が特に必要なものに対して，適切な感染防止対策を実施した場合に，１入院に限り７日（当該感染症を他の患者に感染させるおそれが高いことが明らかであり，感染対策の必要性が特に認められる患者に対する場合を除く）を限度として，算定する。ただし，疑似症患者については，初日に限り所定点数に加算する。

【2024年改定により新設】

(1) 感染症法上の**３類・４類・５類感染症の患者**，**指定感染症の患者**に対して，適切な感染防止対策を実施した場合に，**１入院に限り７日を限度**（他の患者に感染させるおそれが高く，感染対策の必要性が特に認められる患者に対する場合を除く）として算定する。また，それらの**疑似症患者**に対しては，**初日に限り**算定する。

(2) 当該加算は，特定集中治療室管理料などの**特定入院料**（A300〜A303-2）の**包括対象外**となる（別に算定可）。

→特定感染症入院医療管理加算

(1) 特定感染症入院医療管理加算は，院内感染対策において感染管理の必要性が特に高い次に掲げる感染症の患者及び疑似症患者であって，他者に感染させるおそれがあると医学的に認められる患者について，標準予防策に加えて，空気感染対策，飛沫感染対策，接触感染対策など当該感染症の感染経路等の性質に応じて必要な感染対策を講じた上で入院医療を提供した場合に，１入院に限り７日（当該感染症を他の患者に感染させるおそれが高いことが明らかであり，感染対策の必要性が特に認められる患者に対する場合を除く）を限度として加算する。ただし，疑似症患者については，入院初日に限り加算する。なお，当該患者に係る感染症について，**診療報酬明細書**の摘要欄に記載する。

ア 狂犬病
イ 鳥インフルエンザ（特定鳥インフルエンザを除く）
ウ エムポックス
エ 重症熱性血小板減少症候群（病原体がフレボウイルス属SFTSウイルスであるものに限る）
オ 腎症候性出血熱
カ ニパウイルス感染症
キ ハンタウイルス肺症候群
ク ヘンドラウイルス感染症
ケ インフルエンザ（鳥インフルエンザ及び新型インフルエンザ等感染症を除く）
コ 後天性免疫不全症候群（ニューモシスチス肺炎に限る）
サ 麻しん
シ メチシリン耐性黄色ブドウ球菌感染症
ス RSウイルス感染症
セ カルバペネム耐性腸内細菌目細菌感染症
ソ 感染性胃腸炎（病原体がノロウイルスであるものに限る）
タ 急性弛緩性麻痺（急性灰白髄炎を除く。病原体がエンテロウイルスによるものに限る）
チ 新型コロナウイルス感染症
ツ 侵襲性髄膜炎菌感染症
テ 水痘
ト 先天性風しん症候群
ナ バンコマイシン耐性黄色ブドウ球菌感染症
ニ バンコマイシン耐性腸球菌感染症
ヌ 百日咳
ネ 風しん
ノ ペニシリン耐性肺炎球菌感染症
ハ 無菌性髄膜炎（病原体がパルボウイルスB19によるものに限る）
ヒ 薬剤耐性アシネトバクター感染症
フ 薬剤耐性緑膿菌感染症
ヘ 流行性耳下腺炎
ホ 感染症法第６条第８項に規定する指定感染症

(2) (1)のシ，セ，ナ，ニ，ノ，ヒ及びフについては，症状や所見から当該感染症が疑われ，分離・同定による当該細菌の検出及び薬剤耐性の確認を行い当該感染症と診断した場合に対象となり，単なる保菌者は対象とならない。

(3) (1)の「当該感染症を他の患者に感染させるおそれが高いことが明らかであり，感染対策の必要性が特に認められる患者に対する場合」とは，特定感染症入院医療管理加算を算定した日から起算して７日目以降に，患者から排出される検体から感染性を有する病原体が現に検出されており，他の患者への感染の危険性が特に高いと医学的に認められる患者のことをいう。この場合は，当該検体検査の結果及び他の患者への感染の危険性が特に高いと判断する根拠について**診療報酬明細書**の摘要欄に記載する。

(4) 特定感染症入院医療管理加算は，難病等特別入院診療加算と併せて算定できない。 （令６保医発0305·4）

A 210 難病等特別入院診療加算（１日につき）

1 難病患者等入院診療加算 **250点**
2 二類感染症患者入院診療加算 **250点**

注1 難病患者等入院診療加算は，別に厚生労働大臣が定める疾患〔※告示③別表第６・１，p.873〕を主病として保険医療機関に入院し

ている患者であって，別に厚生労働大臣が定める状態〔※告示③別表第6・2，p.873〕にあるもの〔第1節の入院基本料（特別入院基本料等を含む）又は第3節の特定入院料のうち，難病等特別入院診療加算を算定できるものを現に算定している患者に限る〕について，所定点数に加算する。

2　二類感染症患者入院診療加算は，感染症法第6条第15項に規定する第二種感染症指定医療機関である保険医療機関に入院している同条第3項に規定する二類感染症の患者及び同条第7項に規定する新型インフルエンザ等感染症の患者並びにそれらの疑似症患者〔第1節の入院基本料（特別入院基本料等を含む）又は第3節の特定入院料のうち，難病等特別入院診療加算を算定できるものを現に算定している患者に限る〕について，所定点数に加算する。

【2024年改定による主な変更点】「2」二類感染症患者入院診療加算が，特定集中治療室管理料などの特定入院料（A300～A303-2）の包括対象外となった（別に算定可）。

→難病等特別入院診療加算

(1)　メチシリン耐性黄色ブドウ球菌感染症患者については，菌の排出がなくなった後，3週間を限度として算定する。

(2)　特殊疾患入院施設管理加算を算定している患者については算定できない。　（令6保医発0305・4）

A211　特殊疾患入院施設管理加算（1日につき）　**350点**

注　重度の障害者（重度の意識障害者を含む），筋ジストロフィー患者又は難病患者等を主として入院させる病院の病棟又は有床診療所に関する別に厚生労働大臣が定める施設基準〔※告示③第8・9，p.754〕に適合しているものとして，保険医療機関が地方厚生局長等に届け出た病棟又は有床診療所に入院している患者〔第1節の入院基本料（特別入院基本料等を含む）のうち，特殊疾患入院施設管理加算を算定できるものを現に算定している患者に限る〕について，所定点数に加算する。ただし，この場合において，難病等特別入院診療加算は算定しない。

【2024年改定による変更点】重度の肢体不自由児（者）等の患者割合について，従前の「おおむね7割以上」を「7割以上」とし，暦月で6か月を超えない期間の1割以内の一時的な変動にあっては変更届出を行う必要はないとした。

→特殊疾患入院施設管理加算

(1)　重度の肢体不自由児（者）〔脳卒中の後遺症の患者及び認知症の患者を除く。以下単に「重度の肢体不自由児（者）」という〕，脊髄損傷等の重度の障害者，重度の意識障害者，筋ジストロフィー患者又は神経難病患者等を主として入院させる障害者施設等一般病棟等その他の病棟及び有床診療所（一般病床に限る）において算定する。

(2)　重度の意識障害者とは，次に掲げる者をいう。なお，病因が脳卒中の後遺症であっても，次の状態である場合には，重度の意識障害者となる。

ア　意識障害レベルがJCS（Japan Coma Scale）でⅡ-3（又は30）以上又はGCS（Glasgow Coma Scale）で8点以下の状態が2週以上持続している患者

イ　無動症の患者（閉じ込め症候群，無動性無言，失外套症候群等）

(3)　神経難病患者とは，多発性硬化症，重症筋無力症，スモン，筋萎縮性側索硬化症，脊髄小脳変性症，ハンチントン病，パーキンソン病関連疾患〔進行性核上性麻痺，大脳皮質基底核変性症，パーキンソン病（ホーエン・ヤールの重症度分類がステージ3以上であって生活機能障害度がⅡ度又はⅢ度のものに限る）〕，多系統萎縮症（線条体黒質変性症，オリーブ橋小脳萎縮症，シャイ・ドレーガー症候群），プリオン病，亜急性硬化性全脳炎，ライソゾーム病，副腎白質ジストロフィー，脊髄性筋萎縮症，球脊髄性筋萎縮症，慢性炎症性脱髄性多発神経炎又はもやもや病（ウイリス動脈輪閉塞症）に罹患している患者をいう。　（令6保医発0305・4）

A212　超重症児（者）入院診療加算・準超重症児（者）入院診療加算（1日につき）

1　超重症児（者）入院診療加算

イ　6歳未満の場合　**800点**

ロ　6歳以上の場合　**400点**

2　準超重症児（者）入院診療加算

イ　6歳未満の場合　**200点**

ロ　6歳以上の場合　**100点**

注1　超重症児（者）入院診療加算は，保険医療機関に入院している患者であって，別に厚生労働大臣が定める超重症の状態〔※告示③第8・10(1)，p.755〕にあるもの〔第1節の入院基本料（特別入院基本料等を含む）又は第3節の特定入院料のうち，超重症児（者）入院診療加算・準超重症児（者）入院診療加算を算定できるものを現に算定している患者に限る〕について，所定点数に加算する。

2　準超重症児（者）入院診療加算は，保険医療機関に入院している患者であって，別に厚生労働大臣が定める準超重症の状態〔※告示③第8・10(2)，p.755〕にあるもの〔第1節の入院基本料（特別入院基本料等を含む）又は第3節の特定入院料のうち，超重症児（者）入院診療加算・準超重症児（者）入院診療加算を算定できるものを現に算定している患者に限る〕について，所定点数に加算する。

3　当該患者が自宅から入院した患者又は他の保険医療機関から転院してきた患者であって，当該他の保険医療機関において区分番号A301に掲げる特定集中治療室管理料の注2に規定する小児加算，区分番号A301-4に掲げる小児特定集中治療室管理料，区分番号A302に掲げる新生児特定集中治療室管理料，区分番号A302-2に掲げる新生児特定集中治療室重症児対応体制強化管理料又は区分番号A303の2に掲げる新生児集中治療室管理料を算定したことのある者である場合には，入院した日から起算して5日を限度として，**救急・在宅重症児（者）受入加算**として，1日につき**200点**を更に所定点数に加算する。

4　超重症児（者）入院診療加算・準超重症児（者）入院診療加算は，一般病棟に入院している患者（区分番号A106に掲げる障害者施設等入院基本料，区分番号**A 306**に掲げる特殊疾患入院医療管理料及び区分番号**A 309**に掲げる特殊疾患病棟入院料を算定するものを除く）については，入院した日から起算して90日を限度として，所定点数に加算する。

→超重症児（者）入院診療加算・準超重症児（者）入院診療加算

(1) 超重症児（者）入院診療加算・準超重症児（者）入院診療加算は，出生時，乳幼児期又は小児期等の15歳までに障害を受けた児（者）で，当該障害に起因して超重症児（者）又は準超重症児（者）の判定基準を満たしている児（者）に対し，算定する。

ただし，上記以外の場合であって，重度の肢体不自由児（者）（脳卒中の後遺症の患者及び認知症の患者を除く），脊髄損傷等の重度障害者（脳卒中の後遺症の患者及び認知症の患者を除く），重度の意識障害者（脳卒中の後遺症の患者及び認知症の患者については，平成24年３月31日時点で30日以上継続して当該加算を算定している患者に限る），筋ジストロフィー患者又は神経難病患者等については，(2)又は(3)の基準を満たしていれば，当面の間，当該加算を算定できるものとする。

(2) 超重症児（者）入院診療加算の対象となる超重症の状態は，基本診療料施設基準通知の**別添６の別紙14** (p.71) の「超重症児（者）・準超重症児（者）の判定基準」による判定スコアが25以上のものをいう。

(3) 準超重症児（者）入院診療加算の対象となる準超重症の状態は，当該「超重症児（者）・準超重症児（者）の判定基準」による判定スコアが10以上のものをいう。

(4) 「注３」の救急・在宅重症児（者）受入加算については，超重症児（者）又は準超重症児（者）の判定基準を満たす患者が自宅から入院する場合又は急性期医療を担う病院から転院する場合に，入院又は転院した日から起算して５日を限度として算定する。急性期医療を担う病院から転院する場合の患者については，特定集中治療室管理料の「注２」の小児加算，小児特定集中治療室管理料，新生児特定集中治療室管理料，新生児特定集中治療室重症児対応体制強化管理料又は総合周産期特定集中治療室管理料の「２」新生児集中治療室管理料を算定したことのある患者である。なお，同一医療機関において転棟した患者については，当該加算は算定できない。

(5) 超重症児（者）入院診療加算・準超重症児（者）入院診療加算は，一般病棟（障害者施設等入院基本料，特殊疾患病棟入院料及び特殊疾患入院医療管理料を算定する病棟又は病室を除く）においては，入院した日から起算して90日間に限り算定する。 （令６保医発0305･4）

（別添６の別紙14） 超重症児（者）・準超重症児（者）の判定基準

【超重症児(者)・準超重症児(者)の判定基準】

以下の各項目に規定する状態が６か月以上継続する場合＊1に，それぞれのスコアを合算する。

1．運動機能：座位まで

2．判定スコア （スコア）

(1) レスピレーター管理＊2 ＝10
(2) 気管内挿管，気管切開 ＝8
(3) 鼻咽頭エアウェイ ＝5
(4) O_2 吸入又はSpO_2 90％以下の状態が10％以上 ＝5
(5) １回/時間以上の頻回の吸引 ＝8
　６回/日以上の頻回の吸引 ＝3
(6) ネブライザー ６回/日以上または継続使用 ＝3
(7) IVH ＝10
(8) 経口摂取（全介助）＊3 ＝3
　経管（経鼻・胃ろう含む）＊3 ＝5
(9) 腸ろう・腸管栄養＊3 ＝8
　持続注入ポンプ使用（腸ろう・腸管栄養時） ＝3
(10) 手術・服薬にても改善しない過緊張で，発汗による更衣と姿勢修正を３回/日以上 ＝3
(11) 継続する透析（腹膜灌流を含む） ＝10
(12) 定期導尿（３回/日以上）＊4 ＝5
(13) 人工肛門 ＝5
(14) 体位交換 ６回/日以上 ＝3

〈判 定〉

１の運動機能が座位までであり，かつ，２の判定スコアの合計が25点以上の場合を超重症児（者），10点以上25点未満である場合を準超重症児（者）とする。

＊1 新生児集中治療室を退室した児であって当該治療室での状態が引き続き継続する児については，当該状態が１か月以上継続する場合とする。ただし，新生児集中治療室を退室した後の症状増悪，又は新たな疾患の発生についてはその後の状態が６か月以上継続する場合とする。
＊2 毎日行う機械的気道加圧を要するカフマシン・NIPPV・CPAPなどは，レスピレーター管理に含む。
＊3 (8) (9)は経口摂取，経管，腸ろう・腸管栄養のいずれかを選択。
＊4 人工膀胱を含む。

A 213 看護配置加算（１日につき） **25点**

注 別に厚生労働大臣が定める基準〔※告示[3]第８・12，p.755〕に適合しているものとして保険医療機関が地方厚生局長等に届け出て当該基準による看護を行う病棟に入院している患者〔第１節の入院基本料（特別入院基本料等を除く）又は第３節の特定入院料のうち，看護配置加算を算定できるものを現に算定している患者に限る〕について，所定点数に加算する。

→看護配置加算

看護配置加算は，看護師比率が40％以上と規定されている入院基本料を算定している病棟全体において，70％を超えて看護師を配置している場合に算定する。

（令６保医発0305･4）

A 214 看護補助加算（１日につき）

1	看護補助加算１	**141点**
2	看護補助加算２	**116点**
3	看護補助加算３	**88点**

注１ 別に厚生労働大臣が定める基準〔※告示[3]第８・13(1)〜(3)，p.755〕に適合しているものとして保険医療機関が地方厚生局長等に届け出て当該基準による看護を行う病棟に

入院加算

入院している患者〔第1節の入院基本料（特別入院基本料等を除く）又は第3節の特定入院料のうち，看護補助加算を算定できるものを現に算定している患者に限る〕について，当該基準に係る区分に従い，所定点数に加算する。

2 別に厚生労働大臣が定める基準〔※告示③第8・13⑷, p.756〕に適合しているものとして地方厚生局長等に届け出た病棟に入院している患者については，**夜間75対1看護補助加算**として，入院した日から起算して20日を限度として**55点**を更に所定点数に加算する。

3 夜間における看護業務の体制につき別に厚生労働大臣が定める基準〔※告示③第8・13⑸, p.756〕に適合しているものとして地方厚生局長等に届け出た病棟に入院している患者については，**夜間看護体制加算**として，入院初日に限り**176点**を更に所定点数に加算する。

4 看護職員の負担の軽減及び処遇の改善を図るための看護業務の補助に係る十分な体制につき別に厚生労働大臣が定める基準〔告示③第8・13⑹⑺, p.756〕に適合しているものとして地方厚生局長等に届け出た病棟に入院している患者について，当該基準に係る区分に従い，1日につき次に掲げる点数をそれぞれ更に所定点数に加算する。ただし，当該患者について，身体的拘束を実施した日は，看護補助体制充実加算2の例により算定する。

イ	看護補助体制充実加算1	**20点**
ロ	看護補助体制充実加算2	**5点**

A215〜A217 削除

【2024年改定による変更点】

⑴ **看護補助体制充実加算2が新設された。身体的拘束を実施した場合はその理由によらず，「2」を算定する**

⑵ **看護補助体制充実加算1について，①3年以上の看護補助の勤務経験を有する看護補助者を5割以上配置，②看護補助者に必要な能力を示し，育成・評価に活用していること——が新たに要件とされた**（**【経過措置】** 2024年3月末時点の看護補助体制充実加算の届出医療機関は，2024年9月末までは上記①②の基準を満たすものとする）。

⑶ **重症度，医療・看護必要度の評価基準が見直され，該当患者割合の基準が変更された**（**【経過措置】** 2024年9月末までは基準を満たすものとする）。

●青字は旧基準	必要度Ⅰ	必要度Ⅱ
看護補助加算1	5％ → 4％	4％ → 3％

→看護補助加算

⑴ 看護補助加算は，当該加算を算定できる病棟において，看護補助者の配置基準に応じて算定する。なお，当該病棟において必要最小数を超えて配置している看護職員について，看護補助者とみなして計算することができる。

⑵ 看護補助加算を算定する病棟は，次に掲げる身体的拘束を最小化する取組を実施した上で算定する。

ア 入院患者に対し，日頃より身体的拘束を必要としない状態となるよう環境を整える。

イ 身体的拘束を実施するかどうかは，職員個々の判断でなく，当該患者に関わる医師，看護師等，当該患者に関わる複数の職員で検討する（精神病棟を除く）。

ウ やむを得ず身体的拘束を実施する場合であっても，当該患者の生命及び身体の保護に重点を置いた行動の制限であり，代替の方法が見いだされるまでの間のやむを得ない対応として行われるものであることから，可及的速やかに解除するよう努める。

エ 身体的拘束を実施するに当たっては，次の対応を行う。

㈠ 実施の必要性等のアセスメント
㈡ 患者家族への説明と同意
㈢ 身体的拘束の具体的行為や実施時間等の記録
㈣ 二次的な身体障害の予防
㈤ 身体的拘束の解除に向けた検討

オ 身体的拘束を実施した場合は，解除に向けた検討を少なくとも1日に1度は行う。

なお，身体的な拘束を実施することを避けるために，ウ及びエの対応をとらずに家族等に対し付き添いを強要することがあってはならない。

⑶ 夜間75対1看護補助加算は，看護補助加算を算定している病棟において，当該患者が入院した日から起算して20日を限度として所定点数に加算する。なお，みなし看護補助者ではなく，看護補助者の配置を夜勤時間帯に行っている場合にのみ算定できる。

⑷「注4」に規定する看護補助体制充実加算は，看護職員の負担の軽減及び処遇の改善に資する十分な体制を評価するものである。

⑸「注4」については，当該患者について，身体的拘束を実施した日は，看護補助体制充実加算1の届出を行っている場合であっても，看護補助体制充実加算2を算定する。この場合において，看護補助体制充実加算2の届出は不要である。なお，この身体的拘束を実施した日の取扱いについては，令和7年6月1日以降より適用する。

（令6保医発0305·4）

A218 地域加算（1日につき）

1	1級地	**18点**
2	2級地	**15点**
3	3級地	**14点**
4	4級地	**11点**
5	5級地	**9点**
6	6級地	**5点**
7	7級地	**3点**

注 一般職の職員の給与に関する法律（昭和25年法律第95号）第11条の3第1項に規定する人事院規則で定める地域その他の厚生労働大臣が定める地域〔※告示③第8・14, p.757, 関連通知別紙, p.72〕に所在する保険医療機関に入院している患者〔第1節の入院基本料（特別入院基本料等を含む），第3節の特定入院料又は第4節の短期滞在手術等基本料のうち，地域加算を算定できるものを現に算定している患者に限る〕について，同令で定める級地区分に準じて，所定点数に加算する。

→地域加算

地域加算は，医業経費における地域差に配慮したものであり，人事院規則で定める地域及び当該地域に準じる地域に所在する保険医療機関において，入院基本料又は特定入院料の加算として算定できる。

（令6保医発0305·4）

（別紙1）人事院規則で定める地域及び当該地域に準じる地域

人事院規則９－49第2条に規定する地域

都道府県	地　域
	１　級　地
東京都	特別区
	２　級　地
茨城県	取手市，つくば市
埼玉県	和光市
千葉県	袖ケ浦市，印西市
東京都	武蔵野市，調布市，町田市，小平市，日野市，国分寺市，狛江市，清瀬市，多摩市
神奈川県	横浜市，川崎市，厚木市
愛知県	刈谷市，豊田市
大阪府	大阪市，守口市
	３　級　地
茨城県	守谷市
埼玉県	さいたま市，志木市
千葉県	千葉市，成田市
東京都	八王子市，青梅市，府中市，東村山市，国立市，福生市，稲城市，西東京市
神奈川県	鎌倉市
愛知県	名古屋市，豊明市
大阪府	池田市，高槻市，大東市，門真市
兵庫県	西宮市，芦屋市，宝塚市
	４　級　地
茨城県	牛久市
埼玉県	東松山市，朝霞市
千葉県	船橋市，浦安市
東京都	立川市
神奈川県	相模原市，藤沢市
三重県	鈴鹿市
京都府	京田辺市
大阪府	豊中市，吹田市，寝屋川市，箕面市，羽曳野市
兵庫県	神戸市
奈良県	天理市
	５　級　地
宮城県	多賀城市
茨城県	水戸市，日立市，土浦市，龍ケ崎市
埼玉県	坂戸市
千葉県	市川市，松戸市，佐倉市，市原市，富津市
東京都	三鷹市，あきる野市
神奈川県	横須賀市，平塚市，小田原市，茅ヶ崎市，大和市
愛知県	西尾市，知多市，みよし市
三重県	四日市市
滋賀県	大津市，草津市，栗東市
京都府	京都市
大阪府	堺市，枚方市，茨木市，八尾市，柏原市，東大阪市，交野市
兵庫県	尼崎市，伊丹市，三田市
奈良県	奈良市，大和郡山市
広島県	広島市
福岡県	福岡市，春日市，福津市
	６　級　地
宮城県	仙台市
茨城県	古河市，ひたちなか市，神栖市
栃木県	宇都宮市，大田原市，下野市
群馬県	高崎市
埼玉県	川越市，川口市，行田市，所沢市，飯能市，加須市，春日部市，羽生市，鴻巣市，深谷市，上尾市，草加市，越谷市，戸田市，入間市，久喜市，三郷市，比企郡滑川町，比企郡鳩山町，北葛飾郡杉戸町
千葉県	野田市，茂原市，東金市，柏市，流山市，印旛郡酒々井町，印旛郡栄町
神奈川県	三浦市，三浦郡葉山町，中郡二宮町
山梨県	甲府市
長野県	塩尻市
岐阜県	岐阜市
静岡県	静岡市，沼津市，磐田市，御殿場市
愛知県	岡崎市，瀬戸市，春日井市，豊川市，津島市，碧南市，安城市，犬山市，江南市，田原市，弥富市，西春日井郡豊山町
三重県	津市，桑名市，亀山市
滋賀県	彦根市，守山市，甲賀市
京都府	宇治市，亀岡市，向日市，木津川市
大阪府	岸和田市，泉大津市，泉佐野市，富田林市，河内長野市，和泉市，藤井寺市，泉南市，阪南市，泉南郡熊取町，泉南郡田尻町，泉南郡岬町，南河内郡太子町
兵庫県	明石市，赤穂市
奈良県	大和高田市，橿原市，香芝市，北葛城郡王寺町
和歌山県	和歌山市，橋本市
香川県	高松市
福岡県	太宰府市，糸島市，糟屋郡新宮町，糟屋郡粕屋町
	７　級　地
北海道	札幌市
宮城県	名取市
茨城県	笠間市，鹿嶋市，筑西市
栃木県	栃木市，鹿沼市，小山市，真岡市
群馬県	前橋市，太田市，渋川市
埼玉県	熊谷市
千葉県	木更津市，君津市，八街市
東京都	武蔵村山市
新潟県	新潟市
富山県	富山市
石川県	金沢市，河北郡内灘町
福井県	福井市
山梨県	南アルプス市
長野県	長野市，松本市，諏訪市，伊那市
岐阜県	大垣市，多治見市，美濃加茂市，各務原市，可児市
静岡県	浜松市，三島市，富士宮市，富士市，焼津市，掛川市，藤枝市，袋井市
愛知県	豊橋市，一宮市，半田市，常滑市，小牧市，海部郡飛島村
三重県	名張市，伊賀市
滋賀県	長浜市，東近江市
兵庫県	姫路市，加古川市，三木市
奈良県	桜井市，宇陀市
岡山県	岡山市
広島県	三原市，東広島市，廿日市市，安芸郡海田町，安芸郡坂町
山口県	周南市
徳島県	徳島市，鳴門市，阿南市
香川県	坂出市
福岡県	北九州市，筑紫野市，糟屋郡宇美町
長崎県	長崎市

備考　この表の「地域」欄に掲げる名称は，平成27年４月１日においてそれらの名称を有する市，町又は特別区の同日における区域によって示された地域を示し，その後におけるそれらの名称の変更又はそれらの名称を有するものの区域の変更によって影響されるものではない。

人事院規則で定める地域に準じる地域

都道府県	地　域
	３　級　地
東京都	東久留米市
愛知県	大府市
	４　級　地
千葉県	習志野市
東京都	昭島市
神奈川県	愛川町，清川村
	５　級　地
茨城県	阿見町，稲敷市，つくばみらい市
千葉県	八千代市，四街道市

東京都	小金井市，羽村市，日の出町，檜原村
神奈川県	座間市，綾瀬市，寒川町，伊勢原市，秦野市，海老名市
愛知県	東海市，日進市，東郷町
京都府	八幡市
大阪府	島本町，摂津市，四條畷市
兵庫県	川西市，猪名川町
奈良県	川西町，生駒市，平群町
広島県	安芸郡府中町
6 級 地	
宮城県	利府町，七ヶ浜町
茨城県	東海村，那珂市，大洗町，坂東市，境町，五霞町，常総市，利根町，河内町
栃木県	さくら市
群馬県	明和町
埼玉県	八潮市，吉川市，松伏町，幸手市，宮代町，白岡市，蓮田市，桶川市，川島町，蕨市，新座市，富士見市，三芳町，狭山市，鶴ヶ島市，日高市，毛呂山町，越生町，ときがわ町
千葉県	我孫子市，白井市，鎌ケ谷市，大網白里市，長柄町，長南町，香取市
東京都	奥多摩町
神奈川県	逗子市，大磯町，中井町
愛知県	蒲郡市，幸田町，知立市，尾張旭市，長久手市，扶桑町，あま市，蟹江町，愛西市
三重県	東員町，朝日町，川越町，木曽岬町
滋賀県	湖南市，野洲市
京都府	精華町，井手町，城陽市，久御山町，長岡京市，南丹市，宇治田原町，和束町，笠置町
大阪府	松原市，大阪狭山市，高石市，忠岡町，貝塚市，河南町，千早赤阪村，豊能町
奈良県	御所市，葛城市，斑鳩町，上牧町，広陵町，五條市，三郷町
和歌山県	かつらぎ町，紀の川市，岩出市
福岡県	古賀市，久山町
佐賀県	佐賀市
7 級 地	
宮城県	村田町
茨城県	城里町，茨城町，桜川市，石岡市，下妻市，結城市，八千代町，潮来市
栃木県	日光市，芳賀町，上三川町，壬生町，佐野市，野木町
群馬県	伊勢崎市，沼田市，東吾妻町，玉村町，吉岡町，榛東村，桐生市，大泉町，千代田町，みどり市，板倉町
埼玉県	吉見町，嵐山町
千葉県	富里市，山武市，大多喜町，鴨川市
東京都	東大和市，瑞穂町
神奈川県	箱根町，山北町，大井町
富山県	南砺市
石川県	津幡町
山梨県	甲斐市，昭和町，中央市，市川三郷町，北杜市，早川町，南部町，身延町，富士河口湖町
長野県	上田市，筑北村，大町市，長和町，茅野市，下諏訪町，岡谷市，箕輪町，辰野町，南箕輪村，朝日村，木祖村，木曽町，大鹿村，飯田市
岐阜県	土岐市，八百津町，坂祝町，関市，岐南町，笠松町，羽島市，瑞穂市，高山市，御嵩町，海津町
静岡県	小山町，裾野市，長泉町，清水町，函南町，川根本町，島田市，森町，湖西市
愛知県	新城市，東浦町，阿久比町，武豊町，大口町，岩倉市，北名古屋市，清須市，高浜市，稲沢市
三重県	菰野町，いなべ市
滋賀県	米原市，多賀町，愛荘町，日野町，竜王町，高島市
京都府	南山城村
兵庫県	加東市，小野市，稲美町，播磨町，高砂市，加西市
奈良県	山添村，吉野町，明日香村，田原本町，曽爾村，安堵町，河合町
岡山県	備前市
広島県	世羅町，安芸高田市，安芸太田町，竹原市，熊野町，呉市
山口県	岩国市
徳島県	小松島市，勝浦町，松茂町，北島町，藍住町
香川県	綾川町
福岡県	須惠町，志免町，飯塚市，大野城市，那珂川町，篠栗町

備考　この表の「地域」欄に掲げる名称は，平成27年4月1日においてそれらの名称を有する市，町又は村の同日における区域によって示された地域を示し，その後におけるそれらの名称の変更又はそれらの名称を有するものの区域の変更によって影響されるものではない。

別紙2
医療を提供しているが，医療資源の少ない地域

都道府県	二次医療圏	市　町　村
北海道	南檜山	江差町，上ノ国町，厚沢部町，乙部町，奥尻町
	日高	日高町，平取町，新冠町，浦河町，様似町，えりも町，新ひだか町
	宗谷	稚内市，猿払村，浜頓別町，中頓別町，枝幸町，豊富町，礼文町，利尻町，利尻富士町，幌延町
	根室	根室市，別海町，中標津町，標津町，羅臼町
青森県	西北五地域	五所川原市，つがる市，鰺ヶ沢町，深浦町，鶴田町，中泊町
	下北地域	むつ市，大間町，東通村，風間浦村，佐井村
岩手県	岩手中部	花巻市，北上市，遠野市，西和賀町
	気仙	大船渡市，陸前高田市，住田町
	宮古	宮古市，山田町，岩泉町，田野畑村
	久慈	久慈市，普代村，野田村，洋野町
秋田県	県南	大仙市，仙北市，美郷町，横手町，湯沢市，羽後町，東成瀬村
山形県	最上	新庄市，金山町，最上町，舟形町，真室川町，大蔵村，鮭川村，戸沢村
東京都	島しょ	大島町，利島村，新島村，神津島村，三宅村，御蔵島村，八丈町，青ヶ島村，小笠原村
新潟県	魚沼	十日町市，魚沼市，南魚沼市，湯沢町，津南町
	佐渡	佐渡市
石川県	能登北部	輪島市，珠洲市，穴水町，能登町
福井県	奥越	大野市，勝山市
山梨県	峡南	市川三郷町，早川町，身延町，南部町，富士川町
長野県	木曽	木曽郡（上松町，南木曽町，木祖村，王滝村，大桑村，木曽町）
	大北	大町市，北安曇野郡（池田町，松川村，白馬村，小谷村）
岐阜県	飛騨	高山市，飛騨市，下呂市，白川町
愛知県	東三河北部	新城市，設楽町，東栄町，豊根村
滋賀県	湖北	長浜市，米原市
	湖西	高島市
奈良県	南和	五條市，吉野町，大淀町，下市町，黒滝村，天川村，野迫川村，十津川村，下北山村，上北山村，川上村，東吉野村
兵庫県	但馬	豊岡市，養父市，朝来市，香美町，新温泉町

島根県	雲南	雲南市，奥出雲町，飯南町
	隠岐	海士町，西ノ島町，知夫村，隠岐の島町
香川県	小豆	小豆郡（土庄町，小豆島町）
長崎県	五島	五島市
	上五島	小値賀町，新上五島町
	壱岐	壱岐市
	対馬	対馬市
鹿児島県	熊毛	西之表市，熊毛郡（中種子町，南種子町，屋久島町）
	奄美	奄美市，大島郡（大和村，宇検村，瀬戸内町，龍郷町，喜界町，徳之島町，天城町，伊仙町，和泊町，知名町，与論町）
沖縄県	宮古	宮古島市，多良間村
	八重山	石垣市，竹富町，与那国町

上記のほか，離島振興法（昭和28年法律第72号）第２条第１項の規定により離島振興対策実施地域として指定された離島の地域，奄美群島振興開発特別措置法（昭和29年法律第189号）第１条に規定する奄美群島の地域，小笠原諸島振興開発特別措置法（昭和44年法律第79号）第４条第１項に規定する小笠原諸島の地域及び沖縄振興特別措置法（平成14年法律第14号）第３条第三号に規定する離島の地域に該当する地域

A 218-2　離島加算（1日につき）　**18点**

注　別に厚生労働大臣が定める地域〔※告示③第8・18，p.757〕に所在する保険医療機関に入院している患者〔第１節の入院基本料（特別入院基本料等を含む），第３節の特定入院料又は第４節の短期滞在手術等基本料のうち，離島加算を算定できるものを現に算定している患者に限る〕について，所定点数に加算する。

→離島加算

離島加算は，離島における入院医療の応需体制を確保する必要があることから，別に厚生労働大臣が定める地域に所在する保険医療機関において，入院基本料又は特定入院料の加算として算定できる。（令６保医発0305·4）

A 219　療養環境加算（1日につき）　**25点**

注　１床当たりの平均床面積が８m^2以上である病室（健康保険法第63条第２項第５号及び高齢者医療確保法第64条第２項第５号に規定する選定療養としての特別の療養環境の提供に係るものを除く）として保険医療機関が地方厚生局長等に届け出た病室に入院している患者〔第１節の入院基本料（特別入院基本料等を含む）又は第３節の特定入院料のうち，療養環境加算を算定できるものを現に算定している患者に限る〕について，所定点数に加算する。〔療養環境加算の施設基準はp.757〕

→療養環境加算

(1)　特別の療養環境の提供に係る病室については，加算の対象とはならない。

(2)　医師並びに看護師，准看護師及び看護補助者の員数が医療法の定める標準を満たしていない病院では算定できない。（令６保医発0305·4）

A 220　HIV感染者療養環境特別加算（1日につき）

1　個室の場合　**350点**

2　２人部屋の場合　**150点**

注　HIV感染者療養環境特別加算は，保険医療機関に入院している後天性免疫不全症候群の病原体に感染している患者〔第１節の入院基本料（特別入院基本料等を含む）又は第３節の特定入院料のうち，HIV感染者療養環境特別加算を算定できるものを現に算定している患者に限り，小児療養環境特別加算又は無菌治療室管理加算を算定するものを除く〕について，所定点数に加算する。

→HIV感染者療養環境特別加算

後天性免疫不全症候群の病原体に感染している者については，CD4リンパ球数の値にかかわらず，抗体の陽性反応があれば，患者の希望により特別の設備の整った個室に入室する場合を除き，当該加算を算定する。（令６保医発0305·4）

A 220-2　特定感染症患者療養環境特別加算（1日につき）

1　個室加算　**300点**

2　陰圧室加算　**200点**

注　保険医療機関に入院している次に掲げる感染症の患者及びそれらの疑似症患者であって個室又は陰圧室に入院させる必要性が特に高い患者並びにそれらの疑似症患者〔第１節の入院基本料（特別入院基本料等を含む）又は第３節の特定入院料のうち，特定感染症患者療養環境特別加算を算定できるものを現に算定している患者に限る〕について，必要を認めて個室又は陰圧室に入院させた場合に，個室加算又は陰圧室加算として，それぞれ所定点数に加算する。ただし，疑似症患者については，初日に限り所定点数に加算する。

イ　感染症法第６条第３項に規定する二類感染症

ロ　感染症法第６条第４項に規定する三類感染症

ハ　感染症法第６条第５項に規定する四類感染症

ニ　感染症法第６条第６項に規定する五類感染症

ホ　感染症法第６条第７項に規定する新型インフルエンザ等感染症

ヘ　感染症法第６条第８項に規定する指定感染症

【2024年改定による主な変更点】

(1)　従前の二類感染症患者療養環境特別加算の名称が**特定感染症患者療養環境特別加算**に変更され，対象患者が，２類・３類・４類・５類感染症，新型インフルエンザ等感染症，指定感染症，それらの疑似症の患者に拡大された。

(2)　疑似症の患者については初日のみの算定とされた。

(3)　当該加算は，地域包括ケア病棟入院料などの**特定入院料**（A306～A319）の包括対象外となった（別に算定可）。

→特定感染症患者療養環境特別加算

(1)　特定感染症患者療養環境特別加算の個室加算の対象となる者は，次に掲げる感染症の患者及びそれらの疑似症患者であって，医学的に他者へ感染させるおそれがあると医師が認め，状態に応じて，個室に入院した者である。ただし，疑似症患者については，入院初日に限り加算する。なお，個室管理を必要とする原因となった感染症について，診療報酬明細書の摘要欄に記載する。また，当該加算を算定する場合，当該患者の管理に係る個室が特別の療養環境の提供に係る病室であっても差し支えないが，患者から特別の料金の徴収

を行うことはできない。
ア　狂犬病
イ　鳥インフルエンザ（特定鳥インフルエンザを除く）
ウ　エムポックス
エ　重症熱性血小板減少症候群（病原体がフレボウイルス属SFTSウイルスであるものに限る）
オ　腎症候性出血熱
カ　ニパウイルス感染症
キ　ハンタウイルス肺症候群
ク　ヘンドラウイルス感染症
ケ　インフルエンザ（鳥インフルエンザ及び新型インフルエンザ等感染症を除く）
コ　麻しん
サ　メチシリン耐性黄色ブドウ球菌感染症
シ　RSウイルス感染症
ス　カルバペネム耐性腸内細菌目細菌感染症
セ　感染性胃腸炎（病原体がノロウイルスであるものに限る）
ソ　急性弛緩性麻痺（急性灰白髄炎を除く。病原体がエンテロウイルスによるものに限る）
タ　新型コロナウイルス感染症
チ　侵襲性髄膜炎菌感染症
ツ　水痘
テ　先天性風しん症候群
ト　バンコマイシン耐性黄色ブドウ球菌感染症
ナ　バンコマイシン耐性腸球菌感染症
ニ　百日咳
ヌ　風しん
ネ　ペニシリン耐性肺炎球菌感染症
ノ　無菌性髄膜炎（病原体がパルボウイルスB19によるものに限る）
ハ　薬剤耐性アシネトバクター感染症
ヒ　薬剤耐性緑膿菌感染症
フ　流行性耳下腺炎
ヘ　感染症法第６条第３項に規定する二類感染症
ホ　感染症法第６条第７項に規定する新型インフルエンザ等感染症
マ　感染症法第６条第８項に規定する指定感染症

(2)　(1)のサ，ス，ト，ナ，ネ，ハ及びヒについては，症状や所見から当該感染症が疑われ，分離・同定による当該細菌の検出及び薬剤耐性の確認を行い当該感染症と診断した場合に対象となり，単なる保菌者は対象とならない。

(3)　特定感染症患者療養環境特別加算の陰圧室加算の対象となる者は，次に掲げる感染症の患者及び当該感染症を疑う患者であって，医師が他者へ感染させるおそれがあると認め，状態に応じて，陰圧室に入院した者である。なお，陰圧室管理を必要とする原因となった感染症について，診療報酬明細書の摘要欄に記載する。
ア　鳥インフルエンザ（特定鳥インフルエンザを除く）
イ　麻しん
ウ　新型コロナウイルス感染症
エ　水痘
オ　感染症法第６条第３項に規定する二類感染症
カ　感染症法同法第６同条第７項に規定する新型インフルエンザ等感染症
キ　感染症法同法第６同条第８項に規定する指定感染症

(4)　個室かつ陰圧室である場合には，個室加算及び陰圧室加算を併算定できる。

(5)　陰圧室加算を算定する場合は，結核患者等を収容している日にあっては，病室及び特定区域の陰圧状態を煙管（ベビーパウダー等を用いて空気流の状況を確認する方法で代用可能）又は差圧計等によって点検し，記録をつける。ただし，差圧計はその位置によって計測値が変わることに注意する。差圧計によって陰圧の確認を行う場合，差圧計の動作確認及び点検を定期的に実施する。

(6)　個室加算は，HIV感染者療養環境特別加算，重症者等療養環境特別加算，小児療養環境特別加算及び無菌治療室管理加算と併せて算定できない。（令６保医発0305·4）

A221　重症者等療養環境特別加算（１日につき）
１　個室の場合　**300点**
２　２人部屋の場合　**150点**
注　別に厚生労働大臣が定める施設基準〔※告示③第８・19，p.758〕に適合しているものとして保険医療機関が地方厚生局長等に届け出た病室に入院している重症者等〔第１節の入院基本料（特別入院基本料等を除く）又は第３節の特定入院料のうち，重症者等療養環境特別加算を算定できるものを現に算定している患者に限り，小児療養環境特別加算又は無菌治療室管理加算を算定するものを除く〕について，所定点数に加算する。

→重症者等療養環境特別加算
(1)　重症者等療養環境特別加算の対象となる者は，次のいずれかに該当する患者であって，特に医療上の必要から個室又は２人部屋の病床に入院した者である。
ア　病状が重篤であって絶対安静を必要とする患者
イ　必ずしも病状は重篤ではないが，手術又は知的障害のため常時監視を要し，適時適切な看護及び介助を必要とする患者
(2)　インキュベーターに収容した新生児又は乳幼児は，加算の対象とならない。
(3)　当該加算の対象となった患者の氏名及び入院日数を記録し，３年間保存しておく。（令６保医発0305·4）

A221-2　小児療養環境特別加算（１日につき）
300点
注　治療上の必要があって，保険医療機関において，個室に入院した15歳未満の小児〔第１節の入院基本料（特別入院基本料等を含む）又は第３節の特定入院料のうち，小児療養環境特別加算を算定できるものを現に算定している患者に限り，HIV感染者療養環境特別加算，重症者等療養環境特別加算又は無菌治療室管理加算を算定するものを除く〕について，所定点数に加算する。

→小児療養環境特別加算
(1)　小児療養環境特別加算の対象となる患者は，次のいずれかの状態に該当する15歳未満の小児患者であって，保険医が治療上の必要から個室での管理が必要と認めたものである。
ア　麻疹等の感染症に罹患しており，他の患者への感染の危険性が高い患者
イ　易感染性により，感染症罹患の危険性が高い患者
(2)　当該加算を算定する場合は，(1)のア又はイのいずれに該当するかを診療報酬明細書の摘要欄に記載する。
(3)　当該患者の管理に係る個室が特別の療養環境の提供に係る病室であっても差し支えないが，患者から特別の料金の徴収を行うことはできない。（令６保医発0305·4）

A222　療養病棟療養環境加算（１日につき）

1　療養病棟療養環境加算1　132点
2　療養病棟療養環境加算2　115点
注　療養病棟であって，別に厚生労働大臣が定める施設基準〔※告示③第8・20, p.758〕に適合しているものとして保険医療機関が地方厚生局長等に届け出た病棟に入院している患者〔第1節の入院基本料（特別入院基本料等を除く）のうち，療養病棟療養環境加算を算定できるものを現に算定している患者に限る〕について，当該基準に係る区分に従い，所定点数に加算する。

→療養病棟療養環境加算
(1)　療養病棟療養環境加算は，長期にわたり療養を必要とする患者に提供される療養環境を総合的に評価したものである。
(2)　患者から特別の料金の徴収を行っている場合には算定できない。
（令6保医発0305·4）

A222-2　療養病棟療養環境改善加算（1日につき）
1　療養病棟療養環境改善加算1　80点
2　療養病棟療養環境改善加算2　20点
注　療養病棟であって，療養環境の改善につき別に厚生労働大臣が定める施設基準〔※告示③第8・20の2, p.758〕に適合しているものとして保険医療機関が地方厚生局長等に届け出た病棟に入院している患者〔第1節の入院基本料（特別入院基本料等を除く）のうち，療養病棟療養環境改善加算を算定できるものを現に算定している患者に限る〕について，当該基準に係る区分に従い，所定点数に加算する。

→療養病棟療養環境改善加算
(1)　療養病棟療養環境改善加算は，長期にわたり療養を必要とする患者に提供するための療養環境の整備に資する取組みを総合的に評価したものである。
(2)　患者から特別の料金の徴収を行っている場合には算定できない。
（令6保医発0305·4）

A223　診療所療養病床療養環境加算（1日につき）　100点
注　診療所の療養病床であって，別に厚生労働大臣が定める施設基準〔※告示③第8・21, p.759〕に適合しているものとして保険医療機関が地方厚生局長等に届け出たものに入院している患者について，所定点数に加算する。

→診療所療養病床療養環境加算
(1)　診療所療養病床療養環境加算は，長期にわたり療養を必要とする患者に提供される療養環境を総合的に評価したものである。
(2)　患者から特別の料金の徴収を行っている場合には算定できない。
（令6保医発0305·4）

A223-2　診療所療養病床療養環境改善加算（1日につき）　35点
注　診療所の療養病床であって，療養環境の改善につき別に厚生労働大臣が定める施設基準〔※告示③第8・21の2, p.759〕に適合しているものとして保険医療機関が地方厚生局長等に届け出たものに入院している患者について，所定点数に加算する。

→診療所療養病床療養環境改善加算
(1)　診療所療養病床療養環境改善加算は，長期にわたり療養を必要とする患者に提供するための療養環境の整備に資する取組みを総合的に評価したものである。
(2)　患者から特別の料金の徴収を行っている場合には算定できない。
（令6保医発0305·4）

入院加算

A224　無菌治療室管理加算（1日につき）
1　無菌治療室管理加算1　3,000点
2　無菌治療室管理加算2　2,000点
注　別に厚生労働大臣が定める施設基準〔※告示③第8・21の3, p.760〕に適合しているものとして保険医療機関が地方厚生局長等に届け出た病室において，治療上の必要があって無菌治療室管理が行われた入院患者〔第1節の入院基本料（特別入院基本料等を除く）又は第3節の特定入院料のうち，無菌治療室管理加算を算定できるものを現に算定している患者に限り，HIV感染者療養環境特別加算，重症者等療養環境特別加算又は小児療養環境特別加算を算定するものを除く〕について，当該基準に係る区分に従い，90日を限度として所定点数に加算する。

→無菌治療室管理加算
(1)　無菌治療室管理加算は，保険医療機関において，白血病，再生不良性貧血，骨髄異形成症候群，重症複合型免疫不全症等の患者に対して，必要があって無菌治療室管理を行った場合に算定する。なお，無菌治療室管理とは，当該治療室において，医師等の立入等の際にも無菌状態が保たれるよう必要な管理をいう。
(2)　当該加算は，一連の治療につき，無菌室に入室した日を起算日として90日を限度として算定する。
（令6保医発0305·4）

A225　放射線治療病室管理加算（1日につき）
1　**治療用放射性同位元素による治療の場合**　6,370点
2　**密封小線源による治療の場合**　2,200点
注1　1については，別に厚生労働大臣が定める施設基準〔告示③第8・21の4(1), p.760〕に適合しているものとして保険医療機関が地方厚生局長等に届け出た病室において，治療上の必要があって放射線治療病室管理が行われた入院患者〔第1節の入院基本料（特別入院基本料等を含む）又は第3節の特定入院料のうち，放射線治療病室管理加算を算定できるものを現に算定している患者であって，治療用放射性同位元素による治療が行われたものに限る〕について，所定点数に加算する。
2　2については，別に厚生労働大臣が定める施設基準〔告示③第8・21の4(2), p.760〕に適合しているものとして保険医療機関が地方厚生局長等に届け出た病室において，治療上の必要があって放射線治療病室管理が行われた入院患者〔第1節の入院基本料（特別入院基本料等を含む）又は第3節の特定入院料のうち，放射線治療病室管理加算を算定できるものを現に算定している患者であって，密封小線源による治療が行われたものに限る〕について，所定点数に加算する。

→放射線治療病室管理加算

放射線治療病室管理加算は，悪性腫瘍の患者に対して，必要な放射線治療病室管理を行った場合に算定する。なお，放射線治療病室管理とは，治療用放射性同位元素あるいは密封小線源による治療を受けている患者を入院させる病室における放射線に係る必要な管理をいう。

（令6保医発0305・4）

A 226 重症皮膚潰瘍管理加算（1日につき） **18点**

注 別に厚生労働大臣が定める施設基準〔※告示③第8・22，p.760〕を満たす保険医療機関において，重症皮膚潰瘍を有している患者に対して，当該保険医療機関が計画的な医学管理を継続して行い，かつ，療養上必要な指導を行った場合に，当該患者〔第1節の入院基本料（特別入院基本料等を含む）のうち，重症皮膚潰瘍管理加算を算定できるものを現に算定している患者に限る〕について，所定点数に加算する。

→重症皮膚潰瘍管理加算

(1) 重症皮膚潰瘍管理とは，重症な皮膚潰瘍（Sheaの分類Ⅲ度以上のものに限る）を有している者に対して，計画的な医学管理を継続して行い，かつ，療養上必要な指導を行うことをいう。

(2) 当該加算を算定する場合は，当該患者の皮膚潰瘍がSheaの分類のいずれに該当するかについて，**診療報酬明細書**の摘要欄に記載する。（令6保医発0305・4）

A 226-2 緩和ケア診療加算（1日につき） **390点**

注1 別に厚生労働大臣が定める施設基準〔※告示③第8・23(1)，p.760〕に適合しているものとして地方厚生局長等に届け出た保険医療機関において，緩和ケアを要する患者に対して，必要な診療を行った場合に，当該患者〔第1節の入院基本料（特別入院基本料等を除く）又は第3節の特定入院料のうち，緩和ケア診療加算を算定できるものを現に算定している患者に限る。以下この区分番号において同じ〕について，所定点数に加算する。

2 医療提供体制の確保の状況に鑑み別に厚生労働大臣が定める地域〔※告示③別表第6の2，p.873〕に所在する保険医療機関であって，別に厚生労働大臣が定める施設基準〔※告示③第8・23(3)，p.760〕に適合しているものとして地方厚生局長等に届け出たものにおいては，注1に規定する届出の有無にかかわらず，当該加算の点数に代えて，**緩和ケア診療加算**（特定地域）として，**200点**を所定点数に加算することができる。

3 当該患者が15歳未満の小児である場合には，**小児加算**として，**100点**を更に所定点数に加算する。

4 別に厚生労働大臣が定める施設基準〔※告示③第8・23(4)，p.761〕を満たす保険医療機関において，緩和ケアを要する患者に対して，緩和ケアに係る必要な栄養食事管理を行った場合には，**個別栄養食事管理加算**として，**70点**を更に所定点数に加算する。

【2024年改定による主な変更点】 介護保険施設等に対する助言に携わる時間（原則として月10時間以下）が緩和ケアチームの構成員の専従業務に含まれることが明確化された。

→緩和ケア診療加算

(1) 緩和ケア診療加算は，一般病床に入院する悪性腫瘍，後天性免疫不全症候群又は末期心不全の患者のうち，疼痛，倦怠感，呼吸困難等の身体的症状又は不安，抑うつなどの精神症状を持つ者に対して，当該患者の同意に基づき，症状緩和に係るチーム（以下「緩和ケアチーム」という）による診療が行われた場合に算定する。

(2) 末期心不全の患者とは，以下の**ア**から**ウ**までの基準及び**エ**から**カ**までのいずれかの基準に該当するものをいう。

ア 心不全に対して適切な治療が実施されている。

イ 器質的な心機能障害により，適切な治療にかかわらず，慢性的にNYHA重症度分類Ⅳ度の症状に該当し，頻回又は持続的に点滴薬物療法を必要とする状態である。

ウ 過去1年以内に心不全による急変時の入院が2回以上ある。なお，「急変時の入院」とは，患者の病状の急変等による入院を指し，予定された入院を除く。

エ 左室駆出率が20％以下である。

オ 医学的に終末期であると判断される状態である。

カ **エ**又は**オ**に掲げる状態に準ずる場合である。

(3) 緩和ケアチームは，身体症状及び精神症状の緩和を提供することが必要であり，緩和ケアチームの医師は緩和ケアに関する研修を修了した上で診療に当たる。ただし，後天性免疫不全症候群の患者を診療する際には当該研修を修了していなくても当該加算は算定できる。

(4) 緩和ケアチームは初回の診療に当たり，当該患者の診療を担う保険医，看護師及び薬剤師などと共同の上**別紙様式3**（p.79）又はこれに準じた緩和ケア診療実施計画書を作成し，その内容を患者に説明の上交付するとともに，その写しを**診療録等**に添付する。

(5) 当該加算を算定する患者については入院精神療法の算定は週に1回までとする。

(6) 1日当たりの算定患者数は，1チームにつき概ね30人以内とする。ただし，「注2」に規定する点数を算定する場合は，1日当たりの算定患者数は，1チームにつき概ね15人以内とする。

(7) 症状緩和に係るカンファレンスが週1回程度開催されており，緩和ケアチームの構成員及び必要に応じて，当該患者の診療を担当する保険医，看護師などが参加している。

(8) 「注2」に規定する点数は，基本診療料の施設基準等**別表第6の2**（p.873）に掲げる地域に所在する保険医療機関（特定機能病院，許可病床数が400床以上の病院，DPC対象病院及び一般病棟入院基本料に係る届出において急性期一般入院料1のみを届け出ている病院を除く）の一般病棟において，算定可能である。なお，基本診療料施設基準通知の**別添2**「入院基本料等の施設基準等」**第5の6**の規定により看護配置の異なる病棟ごとに一般病棟入院基本料の届出を行っている保険医療機関においては，一般病棟入院基本料（急性期一般入院料1を除く）を算定している病棟で当該点数を算定できる。

(9) 「注4」に規定する点数は，緩和ケア診療加算を算定している患者について，緩和ケアチームに管理栄養士が参加し，個別の患者の症状や希望に応じた栄養食事管理を行った場合に算定する。

(10) 「注4」に規定する点数を算定する場合は，緩和ケア診療実施計画に基づき実施した栄養食事管理の内容を**診療録等**に記載又は当該内容を記録したものを**診療**

（別紙様式3）

緩和ケア実施計画書

氏名	（ふりがな）	年齢	ID
生年月日	明・大・昭・平・令　年　月　日	歳	
主訴			
診断	1） 2） 3） 4）	5） 6） 7） 8）	
現病歴	年　月　日		
既往歴	年　月　日		

身体症状

	【重症度】
1. 痛み	□なし □軽 □中 □重
2. 呼吸困難	□なし □軽 □中 □重
3. 倦怠感	□なし □軽 □中 □重
4. 発熱	□なし □軽 □中 □重
5. 口渇	□なし □軽 □中 □重
6. 咳・痰	□なし □軽 □中 □重
7. 食欲不振	□なし □軽 □中 □重
8. 嘔気・嘔吐	□なし □軽 □中 □重
9 腹部膨満感	□なし □軽 □中 □重
10. 便秘	□なし □軽 □中 □重
11. 尿閉，失禁	□なし □軽 □中 □重
12. 浮腫	□なし □軽 □中 □重
13. 栄養障害	□なし □軽 □中 □重
14. その他（具体的に）	

【症状の性質，分布】

身体活動状態　全般　□0. 問題なし　□1. 軽度の症状があるも，軽い労働は可能　□2. 時に介助が必要，一日の半分以上は起きている　□3. しばしば介助が必要，一日の半分以上臥床している　□4. 常に介助が必要，終日臥床している

歩行　□問題なし　□要介助　□不可　　排泄　□問題なし　□ポータブル　□要介助

食事　□問題なし　□要介助　□不可　　入浴　□問題なし　□要介助　□不可

精神状態

	【重症度】
1. 不安	□なし □軽 □中 □重
2. 抑うつ	□なし □軽 □中 □重
3. せん妄	□なし □軽 □中 □重
4. 不眠	□なし □軽 □中 □重
5. 眠気	□なし □軽 □中 □重
6. その他（具体的に）	

その他の問題

□家族
□経済
□仕事・趣味・交際などの活動や生きがい
□その他

本人の希望	家族の希望

治療目標（優先順に） ①	②	③

緩和治療・検査計画

□薬物療法
□精神療法（カウンセリング，リラクセーション）
□理学・作業療法
□栄養食事管理
□その他

備考

説明日　年　月　日	
本人の署名	家族の署名　（続柄　）
主治医	精神科医
緩和ケア医	緩和ケア担当看護師
緩和ケア担当薬剤師	（緩和ケア担当管理栄養士）

録等に添付する。　（令6保医発0305・4）

(4) 当該加算を算定する患者については入院精神療法の算定は週に1回までとする。　（令6保医発0305・4）

A 226-3　有床診療所緩和ケア診療加算（1日につき）　**250点**

注　別に<u>厚生労働大臣が定める施設基準</u>〔※告示③第8・23の2，p.762〕に適合しているものとして地方厚生局長等に届け出た診療所である保険医療機関において，緩和ケアを要する患者に対して，必要な診療を行った場合に，当該患者について，所定点数に加算する。

→有床診療所緩和ケア診療加算

(1)　有床診療所緩和ケア診療加算は，一般病床に入院する悪性腫瘍，後天性免疫不全症候群又は末期心不全の患者のうち，疼痛，倦怠感，呼吸困難等の身体的症状又は不安，抑うつなどの精神症状を持つ者に対して，当該患者の同意に基づき，医師，看護師が共同して緩和ケアに係る診療が行われた場合に算定する。なお，末期心不全の患者については，A 226-2緩和ケア診療加算の(2)の基準に該当するものに限る。

(2)　緩和ケアに従事する医師，看護師は，身体症状及び精神症状の緩和を提供することが必要であり，緩和ケアに従事する医師又は看護師のいずれかは緩和ケアに関する研修を修了している。ただし，後天性免疫不全症候群の患者を診療する際には当該研修を修了していなくても当該加算は算定できる。

(3)　緩和ケアに係る診療に当たり，医師，看護師が共同の上**別紙様式3**（p.79）（主治医，精神科医，緩和ケア医は同一で差し支えない）又はこれに準じた緩和ケア診療実施計画書を作成し，その内容を患者に説明の上交付するとともに，その写しを<u>診療録等</u>に添付する。

A 226-4　小児緩和ケア診療加算（1日につき）　**700点**

注1　別に<u>厚生労働大臣が定める施設基準</u>〔※告示③第8・23の3(1)，p.762〕に適合しているものとして地方厚生局長等に届け出た保険医療機関において，緩和ケアを要する15歳未満の小児に対して，必要な診療を行った場合に，当該患者〔第1節の入院基本料（特別入院基本料等を除く）又は第3節の特定入院料のうち，小児緩和ケア診療加算を算定できるものを現に算定している患者に限る。以下この区分番号において同じ〕について，所定点数に加算する。この場合において，区分番号A 226-2に掲げる緩和ケア診療加算は別に算定できない。

2　別に<u>厚生労働大臣が定める施設基準</u>〔※告示③第8・23の3(2)，p.762〕を満たす保険医療機関において，緩和ケアを要する15歳未満の小児に対して，緩和ケアに係る必要な栄養食事管理を行った場合には，**小児個別栄養食事管理加算**として，**70点**を更に所定点数に加算する。

【2024年改定により新設】届出医療機関（小児科経験を有する医師及び看護師を含む緩和ケアチーム設置）において，緩和ケアを要する**15歳未満の小児患者**（悪性腫瘍，後天性免疫不全症候群，末期心不全の患者のうち，疼痛，倦怠感，呼吸困難等の身体的症状又は不安，抑うつなどの精神症状をもつ

入院加算

患者）に対して，必要な診療を行った場合に算定可。緩和ケアに必要な栄養食事管理を行った場合には小児個別栄養食事管理加算（注２）が算定可。

→小児緩和ケア診療加算

(1) 小児緩和ケア診療加算は，一般病床に入院する悪性腫瘍，後天性免疫不全症候群又は末期心不全の15歳未満の小児患者のうち，疼痛，倦怠感，呼吸困難等の身体的症状又は不安，抑うつなどの精神症状を持つ者に対して，当該患者又は家族等の同意に基づき，症状緩和に係るチーム（以下「小児緩和ケアチーム」という）による診療が行われた場合に算定する。

(2) 末期心不全の患者とは，以下のアとイの基準及びウからオまでのいずれかの基準に該当するものをいう。

ア 心不全に対して適切な治療が実施されている。

イ 器質的な心機能障害により，適切な治療にかかわらず，慢性的にNYHA重症度分類Ⅳ度の症状に該当し，頻回又は持続的に点滴薬物療法を必要とする状態である。

ウ 左室駆出率が20％以下である。

エ 医学的に終末期であると判断される状態である。

オ ウ又はエに掲げる状態に準ずる場合である。

(3) 小児緩和ケアチームは，身体症状及び精神症状の緩和を提供することが必要であり，小児緩和ケアチームの医師のうち，身体症状及び精神症状の緩和を担当する医師は緩和ケアに関する研修を修了した上で診療に当たる。ただし，後天性免疫不全症候群の患者を診療する際には当該研修を修了していなくても当該加算は算定できる。

(4) 小児緩和ケアチームは初回の診療に当たり，当該患者の診療を担う保険医，看護師及び薬剤師などと共同の上**別紙様式３**又はこれに準じた緩和ケア診療実施計画書を作成し，その内容を患者又はその家族等に説明の上交付するとともに，その写しを**診療録等**に添付する。

(5) 小児緩和ケアチームは，必要に応じて家族等に対してもケアを行う。

(6) 当該加算を算定する患者については入院精神療法の算定は週に１回までとする。

(7) １日当たりの算定患者数は，１チームにつき概ね30人以内とする。

(8) 症状緩和に係るカンファレンスが週１回程度開催されており，小児緩和ケアチームの構成員及び必要に応じて，当該患者の診療を担当する保険医，看護師などが参加している。

(9) 「注２」に規定する点数は，小児緩和ケア診療加算を算定している患者について，小児緩和ケアチームに管理栄養士が参加し，個別の患者の症状や希望に応じた栄養食事管理を行った場合に算定する。

(10) 「注２」に規定する点数を算定する場合は，緩和ケア診療実施計画に基づき実施した栄養食事管理の内容を診療録等に記載又は当該内容を記録したものを**診療録等**に添付する。

（令６保医発0305·4）

A 227 精神科措置入院診療加算（入院初日） **2,500点**

注 精神保健及び精神障害者福祉に関する法律（昭和25年法律第123号。以下「精神保健福祉法」という）第29条又は第29条の２に規定する入院措置に係る患者〔第１節の入院基本料（特別入院基本料等を含む）又は第３節の特定入院料のうち，精神科措置入院診療加算を算定できるものを現に算定している患者に限る〕について，当該措置に係る入院初日に限り所定点数に加算する。

→精神科措置入院診療加算

精神科措置入院診療加算は，措置入院又は緊急措置入院に係る患者について当該入院期間中１回に限り入院初日に限り算定する。ただし，応急入院患者として入院し，入院後措置入院又は緊急措置入院が決定した場合は，当該措置入院又は緊急措置入院が決定した日に算定する。また，この場合にあっては，A 228精神科応急入院施設管理加算は算定できない。

（令６保医発0305·4）

A 228 精神科応急入院施設管理加算（入院初日） **2,500点**

注 別に厚生労働大臣が定める施設基準〔※告示③第８・24，p.764〕に適合しているものとして地方厚生局長等に届け出た保険医療機関において，精神保健福祉法第33条の６第１項に規定する入院等に係る患者〔第１節の入院基本料（特別入院基本料等を含む）又は第３節の特定入院料のうち，精神科応急入院施設管理加算を算定できるものを現に算定している患者に限る〕について，当該措置に係る入院初日に限り所定点数に加算する。

→精神科応急入院施設管理加算

(1) 精神科応急入院施設管理加算の算定の対象となる応急入院患者は，精神保健及び精神障害者福祉に関する法律（昭和25年法律第123号。以下「精神保健福祉法」という）第33条の６第１項に規定する応急入院患者及び精神保健福祉法第34条第１項から第３項までの規定により移送された患者（以下「応急入院患者等」という）であり，その取扱いについては昭和63年４月６日健医発第433号厚生省保健医療局長通知に即して行う。

(2) 当該加算は，入院初日に算定できる。

(3) 応急入院患者等として入院した場合であっても，入院後，精神保健福祉法第29条第１項に規定する措置入院として措置が決定した場合は精神科応急入院施設管理加算は算定できない。なお，応急入院等の後の入院形態の変更については，各都道府県の衛生担当部局との連絡を密にする。

(4) **診療報酬明細書**を審査支払機関に提出した後に措置入院が決定した場合にあっては，遅滞なく，精神科応急入院施設管理加算の請求を取り下げる旨を当該保険医療機関が審査支払機関に申し出る。

(5) 精神科応急入院施設管理加算を算定する場合にあっては，応急入院患者等である旨を**診療報酬明細書**の摘要欄に記載する。

（令６保医発0305·4）

A 229 精神科隔離室管理加算（１日につき） **220点**

注 精神科を標榜する病院である保険医療機関において，入院中の精神障害者である患者に対して，精神保健福祉法第36条第３項の規定に基づいて隔離を行った場合に，当該患者〔第１節の入院基本料（特別入院基本料等を含む）のうち，精神科隔離室管理加算を算定できるものを現に算定している患者に限る〕について，月７日に限り，所定点数に加算する。ただし，同法第33条の６第１項に規定する入院に係る患者について，精神科応急入院施設管理加算を算定した場合には，当該入院中は精神科隔離室管理加算を算定しない。

→精神科隔離室管理加算

(1) 精神科隔離室管理加算が算定できる隔離とは，精神保健福祉法第36条第３項の規定に基づいて行われるものをいう。患者の隔離に当たっては，同法第37条第１項の規定に基づき厚生労働大臣が定める基準に従うとともに，隔離を行っている間は１日１回以上診察を行う。

(2) 精神科隔離室管理加算を算定する場合には，その隔離の理由を**診療録**に記載し，１日１回の診察の内容を**診療録**に記載する。

(3) 精神保健福祉法第36条第３項に規定する隔離が数日間にわたり連続して行われた場合にあっては，当該隔離の開始日及び終了日についても精神科隔離室管理加算を算定できる。

(4) 隔離時間が12時間以下の場合や患者本人の意思に基づいて隔離を行った場合には算定できない。また，当該加算は，月に７日を超えて算定できない。なお，応急入院中の期間及び精神科措置入院診療加算を算定した日に行った隔離については，当該加算の日数には数えない。

(5) 精神科応急入院施設管理加算を算定した入院患者について，当該応急入院中に行った隔離については，精神科隔離室管理加算は算定できない。ただし，当該応急入院の終了後も措置入院等で入院を継続している場合であって，精神保健福祉法第36条第３項の規定に基づく隔離を行った場合は算定できる。

(6) 精神科措置入院診療加算を算定する同一日に行った隔離については，精神科隔離室管理加算は算定できない。

(7) 当該加算は，「厚生労働大臣の定める入院患者数の基準及び医師等の員数の基準並びに入院基本料の算定方法」に規定する基準に該当する保険医療機関については，算定できない。

(令６保医発0305·4)

A 230 精神病棟入院時医学管理加算（１日につき） **5点**

注 医師の配置その他の事項につき別に厚生労働大臣が定める施設基準〔※告示③第８・25，p.764〕に適合しているものとして保険医療機関が地方厚生局長等に届け出た精神病棟に入院している患者〔第１節の入院基本料（特別入院基本料等を含む）のうち，精神病棟入院時医学管理加算を算定できるものを現に算定している患者に限る〕について，所定点数に加算する。

→精神病棟入院時医学管理加算

精神病棟においては，総合入院体制加算は算定できず，精神病棟入院時医学管理加算のみを算定する。

(令６保医発0305·4)

A 230-2 精神科地域移行実施加算（１日につき） **20点**

注 別に厚生労働大臣が定める施設基準〔※告示③第８・25の２，p.764〕に適合しているものとして地方厚生局長等に届け出た保険医療機関において，精神病棟における入院期間が５年を超える患者に対して，退院調整を実施し，計画的に地域への移行を進めた場合に，当該保険医療機関の精神病棟に入院した患者〔第１節の入院基本料（特別入院基本料等を含む）又は第３節の特定入院料のうち，精神科地域移行実施加算を算定できるものを現に算定している患者に限る〕について，所定点数に加算する。

→精神科地域移行実施加算

精神科地域移行実施加算は，精神障害者の地域移行支援に係る取組を計画的に進めることにより，当該保険医療機関における入院期間５年を超える入院患者のうち，１年間に５％以上の患者（退院後３月以内に再入院した患者を除く）が退院した実績がある場合に，１年間算定する。

(令６保医発0305·4)

A 230-3 精神科身体合併症管理加算（１日につき）

１ ７日以内 **450点**

２ ８日以上15日以内 **300点**

注 精神科を標榜する病院であって別に厚生労働大臣が定める施設基準〔※告示③第８・25の３(1)，p.765〕に適合しているものとして地方厚生局長等に届け出た保険医療機関において，別に厚生労働大臣が定める身体合併症を有する精神障害者〔※告示③別表第７の２，p.874〕である患者に対して必要な治療を行った場合に，当該患者〔第１節の入院基本料（特別入院基本料等を含む）又は第３節の特定入院料のうち，精神科身体合併症管理加算を算定できるものを現に算定している患者に限る〕について，当該疾患の治療開始日から起算して15日を限度として，当該患者の治療期間に応じ，所定点数に加算する。

→精神科身体合併症管理加算

(1) 精神科身体合併症管理加算は，精神科を標榜する保険医療機関であって，精神科以外の診療科の医療体制との連携が取られている病棟において，精神病床に入院している身体合併症を併発した精神疾患患者に対して，精神疾患，身体疾患両方について精神科を担当する医師と内科又は外科を担当する医師が協力し，治療が計画的に提供されることを評価したものである。

(2) 当該加算は，当該疾患の治療開始日から15日間に限り算定できるものであり，同一月において同一疾患に対して１回に限り算定できる。また，同一月に複数の身体疾患を発症した場合には，それぞれの疾患について，それぞれの疾患の治療開始日から15日間に限り当該加算を算定することが可能であるが，この場合であっても，同一月内に当該加算を算定できる期間は20日間までとする。なお，複数の身体疾患を同時期に発症した場合であって，当該加算を算定する日が重複する日は，いずれか１つの疾患に係る加算を算定する。

(3) 精神科身体合併症管理加算の「注」に規定する厚生労働大臣が定める身体合併症のうち，肺炎については，抗生物質又はステロイドの投与を要する状態，意識障害については，意識レベルにかかわらず，規定された疾患や手術後によるせん妄状態に準ずる状態である。また，手術又は直達・介達牽引を要する骨折については，骨折の危険性が高い骨粗鬆症であって骨粗鬆症治療剤の注射を要する状態を含むものとする。

(4) 当該加算を算定する場合は，**診療報酬明細書**の摘要欄に，別に厚生労働大臣が定める身体合併症の患者のいずれに該当するかを記載する。

(令６保医発0305·4)

A 230-4 精神科リエゾンチーム加算（週１回） **300点**

注 別に厚生労働大臣が定める施設基準〔※告示③第８・25の４，p.765〕に適合しているもの

入院加算

として地方厚生局長等に届け出た保険医療機関において，抑うつ若しくはせん妄を有する患者，精神疾患を有する患者又は自殺企図により入院した患者に対して，当該保険医療機関の精神科の医師，看護師，精神保健福祉士等が共同して，当該患者の精神症状の評価等の必要な診療を行った場合に，当該患者〔第1節の入院基本料（特別入院基本料等を除く）又は第3節の特定入院料のうち，精神科リエゾンチーム加算を算定できるものを現に算定している患者に限る〕について，所定点数に加算する。ただし，区分番号A247に掲げる認知症ケア加算1は別に算定できない。

A231 削除

→精神科リエゾンチーム加算

(1) 精神科リエゾンチーム加算は，一般病棟におけるせん妄や抑うつといった精神科医療のニーズの高まりを踏まえ，一般病棟に入院する患者の精神状態を把握し，精神科専門医療が必要な者を早期に発見し，可能な限り早期に精神科専門医療を提供することにより，症状の緩和や早期退院を推進することを目的として，精神科医，専門性の高い看護師，薬剤師，作業療法士，精神保健福祉士，公認心理師等多職種からなるチーム（以下「精神科リエゾンチーム」という）が診療することを評価したものである。

(2) 精神科リエゾンチーム加算の算定対象となる患者は，せん妄や抑うつを有する患者，精神疾患を有する患者，自殺企図で入院した患者であり，当該患者に対して精神科医療に係る専門的知識を有した精神科リエゾンチームによる診療が行われた場合に週1回に限り算定する。

(3) 1週間当たりの算定患者数は，1チームにつき概ね30人以内とする。

(4) 精神科リエゾンチームは以下の診療を行う。

ア 精神科リエゾンチームは初回の診療に当たり，当該患者の診療を担当する保険医，看護師等と共同で**別紙様式29の2**（p.85）又はこれに準じた診療実施計画書を作成し，その内容を患者等に説明した上で**診療録等**に添付する。

イ 精神症状の評価や診療方針の決定等に係るカンファレンス及び回診が週1回程度実施されており，必要に応じて当該患者の診療を担当する医師，看護師等が参加し，**別紙様式29**（p.83）又はこれに準じた治療評価書を作成し，その内容を患者等に説明した上で**診療録等**に添付する。

ウ 治療終了時又は退院若しくは転院時に，治療結果の評価を行い，それを踏まえてチームで終了時指導又は退院時等指導を行い，その内容を**別紙様式29**又はこれに準じた治療評価書を作成し，その内容を患者等に説明した上で**診療録等**に添付する。

エ 退院又は転院後も継続した精神科医療が必要な場合，退院又は転院後も継続できるような調整を行う。紹介先保険医療機関等に対して，診療情報提供書を作成した場合は，当該計画書及び評価書を添付する。

(5) 精神科リエゾンチーム加算を算定した患者に精神科専門療法を行った場合には別に算定できる。

(6) 精神科リエゾンチームは，現に当該加算の算定対象となっていない患者の診療を担当する医師，看護師等からの相談に速やかに応じ，必要に応じて精神状態の評価等を行う。

（令6保医発0305·4）

A231-2 強度行動障害入院医療管理加算（1日につき） **300点**

注 別に**厚生労働大臣が定める施設基準**〔※告示③第8・26(1)，p.765〕を満たす保険医療機関に入院している患者〔第1節の入院基本料（特別入院基本料等を除く）又は第3節の特定入院料のうち，強度行動障害入院医療管理加算を算定できるものを現に算定している患者に限る〕であって別に**厚生労働大臣が定めるもの**〔※告示③第8・26(2)，p.765〕に対して必要な治療を行った場合に，所定点数に加算する。

→強度行動障害入院医療管理加算

(1) 強度行動障害入院医療管理加算は，医学的管理を要する行為があるが意思の伝達が困難な強度行動障害児（者）に対して，経験を有する医師，看護師等による臨床的観察を伴う専門的入院医療が提供されることを評価したものである。

(2) 強度行動障害入院医療管理加算の対象となる強度行動障害の状態は，基本診療料施設基準**通知**の**別添6**の**別紙14の2**（p.765）の強度行動障害スコアが10以上及び医療度判定スコアが24以上のものをいう。

（令6保医発0305·4）

A231-3 依存症入院医療管理加算（1日につき）

1 30日以内 **200点**

2 31日以上60日以内 **100点**

注 別に**厚生労働大臣が定める施設基準**〔※告示③第8・26の2(1)，p.767〕に適合しているものとして地方厚生局長等に届け出た保険医療機関に入院している患者〔第1節の入院基本料（特別入院基本料等を除く）又は第3節の特定入院料のうち，依存症入院医療管理加算を算定できるものを現に算定している患者に限る〕であって別に**厚生労働大臣が定めるもの**〔※告示③第8・26の2(2)，p.767〕に対して必要な治療を行った場合に，入院した日から起算して60日を限度として，当該患者の入院期間に応じ，それぞれ所定点数に加算する。

→依存症入院医療管理加算

(1) 依存症入院医療管理加算は，アルコール依存症又は薬物依存症の入院患者に対して，医師，看護師，精神保健福祉士，公認心理師等による依存症に対する集中的かつ多面的な専門的治療の計画的な提供を評価したものであり，入院した日から起算して60日を限度として，当該患者の入院期間に応じて算定する。

(2) 当該加算の対象となるのは，入院治療を要するアルコール依存症患者又は薬物依存症患者に対して，治療プログラムを用いた依存症治療を行った場合であり，合併症の治療のみを目的として入院した場合は算定できない。

(3) 当該加算を算定する場合には，医師は看護師，精神保健福祉士，公認心理師等と協力し，家族等と協議の上，詳細な診療計画を作成する。また，作成した診療計画を家族等に説明の上交付するとともにその写しを**診療録**に添付する。なお，これにより入院診療計画の基準を満たしたものとされる。

(4) 家族等に対して面接相談等適切な指導を適宜行う。

（令6保医発0305·4）

A231-4 摂食障害入院医療管理加算（1日につき）

(別紙様式29)

精神科リエゾンチーム治療評価書

作成日　　　年　　　月　　　日

(ふりがな) 氏名	性別 (男・女)	ID：
生年月日　明・大・昭・平・令　　年　　月　　日(　　歳)		病棟：

診断(身体疾患)	1)	2)
診断(精神疾患)	1)	2)
実施要件	□　せん妄又は抑うつを有する □　自殺企図で入院 □　精神疾患を有する □　その他(　　　　　　　　)	

＜現症＞　　　　　【重症度】

精神症状	不安・焦燥	□なし	□軽症	□中等症	□重症
	抑うつ	□なし	□軽症	□中等症	□重症
	せん妄	□なし	□軽症	□中等症	□重症
	幻覚・妄想	□なし	□軽症	□中等症	□重症
	興奮	□なし	□軽症	□中等症	□重症
	自殺念慮	□なし	□軽症	□中等症	□重症
睡眠障害	不眠	□なし	□軽症	□中等症	□重症
	傾眠	□なし	□軽症	□中等症	□重症
問題行動	徘徊	□なし	□軽症	□中等症	□重症
	暴力行為	□なし	□軽症	□中等症	□重症
	安静保持困難	□なし	□軽症	□中等症	□重症
意識障害		□なし	□軽症	□中等症	□重症
認知機能障害		□なし	□軽症	□中等症	□重症
その他(具体的に)(　　　　　)		□なし	□軽症	□中等症	□重症

【重症度評価】　軽症：入院治療継続に支障がない　　中等症：入院治療継続に支障がでている
重症：入院治療継続が困難である

＜その他の状態＞

精神機能の全体的評価(GAF)尺度		[　　　　　　]　(0-100)
身体活動状態	全般	□問題なし □軽度の症状があるも，日常生活動作は自立 □時に介助が必要，1日の半分以上は起きている □しばしば介助が必要，1日の半分以上臥床している □常に介助が必要，終日臥床している
	歩行	□問題なし　□要介助　□不可
	排泄	□問題なし　□要介助　□ポータブル
	食事	□問題なし　□要介助　□不可
	入浴	□問題なし　□要介助　□不可

＜総合評価と今後の方針＞

重症度	具体的な状況	チームでの対応方法
□軽症	精神症状を伴っている	・チーム回診でのフォロー
□中等症	精神症状を伴い，入院治療に影響がでている	・チーム回診でのフォロー　＋　適宜診療 ・精神科専門医療の提供(精神療法，薬物療法等)
□重症	精神症状を伴い，入院治療の継続が困難である	・チーム回診でのフォロー　＋　頻回の診療 ・精神科専門医療の提供(精神療法，薬物療法等)
□最重症	精神症状を伴い，一般病棟では治療継続できない	・精神科病棟での治療を検討

			今後の治療計画
治療評価(Ⅰ)	薬物療法	□実施　□未実施	
	心理療法	□実施　□未実施	
	ソーシャルワーク	□実施　□未実施	
	心理教育	□実施　□未実施	
	服薬指導	□実施　□未実施	
	作業療法	□実施　□未実施	
	その他	□実施　□未実施	
	退院後も精神科医療(外来など)が継続できるような調整	□実施　□未実施	

<table>
<tr><td rowspan="6">治療評価
（Ⅱ）</td><td>精神症状</td><td>□なし □改善 □不変 □増悪</td><td></td></tr>
<tr><td>睡眠障害</td><td>□なし □改善 □不変 □増悪</td><td></td></tr>
<tr><td>問題行動</td><td>□なし □改善 □不変 □増悪</td><td></td></tr>
<tr><td>意識障害</td><td>□なし □改善 □不変 □増悪</td><td></td></tr>
<tr><td>認知機能障害</td><td>□なし □改善 □不変 □増悪</td><td></td></tr>
<tr><td>その他（具体的に）
（ ）</td><td>□なし □改善 □不変 □増悪</td><td></td></tr>
<tr><td rowspan="2">治療評価
（Ⅲ）</td><td>精神機能の全体的評価（GAF）尺度</td><td>□なし □改善 □不変 □増悪</td><td></td></tr>
<tr><td>身体活動状態</td><td>□なし □改善 □不変 □増悪</td><td></td></tr>
<tr><td>主治医</td><td></td><td>精神科医</td><td></td></tr>
<tr><td>看護師</td><td></td><td>精神保健福祉士</td><td></td></tr>
<tr><td>作業療法士</td><td></td><td>薬剤師</td><td></td></tr>
<tr><td>公認心理師</td><td></td><td>（ ）</td><td></td></tr>
<tr><td colspan="2">次回の再評価予定日</td><td colspan="2">年 月 日</td></tr>
<tr><td colspan="2">本人・家族への説明日</td><td colspan="2">年 月 日</td></tr>
</table>

1 30日以内 **200点**
2 31日以上60日以内 **100点**

注 別に厚生労働大臣が定める施設基準〔※告示③第８・26の３(1)，p.768〕に適合しているものとして地方厚生局長等に届け出た保険医療機関に入院している患者〔第１節の入院基本料（特別入院基本料等を除く）又は第３節の特定入院料のうち，摂食障害入院医療管理加算を算定できるものを現に算定している患者に限る〕であって別に厚生労働大臣が定めるもの〔※告示③第８・26の３(2)，p.768〕に対して必要な治療を行った場合に，入院した日から起算して60日を限度として，当該患者の入院期間に応じ，それぞれ所定点数に加算する。

→摂食障害入院医療管理加算

(1) 摂食障害入院医療管理加算は，摂食障害の患者に対して，医師，看護師，精神保健福祉士，公認心理師及び管理栄養士等による集中的かつ多面的な治療が計画的に提供されることを評価したものである。

(2) 摂食障害入院医療管理加算の算定対象となる患者は，摂食障害による著しい体重減少が認められる者であって，ＢＭＩ（Body Mass Index）が15未満であるものをいう。

(令６保医発0305·4)

A 232 がん拠点病院加算（入院初日）

1 がん診療連携拠点病院加算
　イ がん診療連携拠点病院 **500点**
　ロ 地域がん診療病院 **300点**
2 小児がん拠点病院加算 **750点**

注１ 別に厚生労働大臣が定める施設基準〔※告示③第８・27(1)(3)，p.768〕を満たす保険医療機関に，他の保険医療機関等からの紹介により入院した悪性腫瘍と診断された患者〔第１節の入院基本料（特別入院基本料等を除く），第３節の特定入院料又は第４節の短期滞在手術等基本料のうち，がん拠点病院加算を算定できるものを現に算定している患者に限る〕について，当該基準に係る区分に従い，入院初日に限り所定点数に加算する。ただし，別に厚生労働大臣が定める施設基準〔※告示③第８・27(2)，p.768〕を満たす保険医療機関に，他の保険医療機関等からの紹介により入院した悪性腫瘍と診断された患者について，１のイ又はロの当該加算の点数に代えて，それぞれ**300点**又は**100点**を所定点数に加算する。

２ 別に厚生労働大臣が定める施設基準〔※告示③第８・27(4)，p.768〕を満たす保険医療機関であって，ゲノム情報を用いたがん医療を提供する保険医療機関に入院している患者については，**がんゲノム拠点病院加算**として，**250点**を更に所定点数に加算する。

【2024年改定による主な変更点】 都道府県がん診療連携拠点病院，特定領域がん診療連携拠点病院，地域がん診療病院が一時的に要件を満たさなくなった場合の「特例型」の医療機関が算定する点数が新設された（「注１」ただし書き）

→がん拠点病院加算

(1) がん診療の拠点となる病院として，当該加算の対象となる病院は，「がん診療連携拠点病院等の整備について」（令和４年８月１日健発0801第16号厚生労働省健康局長通知）に定めるがん診療連携拠点病院等〔がん診療連携拠点病院〔都道府県がん診療連携拠点病院及び地域がん診療連携拠点病院（いずれも特例型を含む)〕，特定領域がん診療連携拠点病院及び地域がん診療病院（いずれも特例型を含む)〕又は「小児がん拠点病院等の整備について」（令和４年８月１日健発0801第17号厚生労働省健康局長通知）に定める小児がん拠点病院をいう。特定領域がん診療連携拠点病院については，当該特定領域の悪性腫瘍の患者についてのみ，がん拠点病院加算の「１」の「イ」を算定する（以下同じ)。

(2) がん拠点病院加算の「１」の「イ」は，キャンサーボードの設置を含めたがんの集学的治療，緩和ケアの提供，地域医療との連携，専門医師その他の専門の医療従事者の配置，院内がん登録の適切な実施，相談支援センター等の体制を備え，がん診療連携拠点病院として指定された病院を評価したものである。

(3) がん拠点病院加算の「１」の「ロ」は，がんの集学的治療，緩和ケアの提供，地域医療との連携，専門医師その他の専門の医療従事者の配置，院内がん登録の適切な実施，相談支援センター等の体制を備え，地域がん診療病院として指定された病院を評価したものである。

(4) がん拠点病院加算の「２」は，地域における小児がん医療及び支援を提供する中心施設として，キャンサーボードの設置を含めたがんの集学的治療，長期フォローアップ体制，緩和ケアの提供，地域医療との連携，

(別紙様式29の2)

精神科リエゾンチーム診療実施計画書

作成日　　　年　　　月　　　日

（ふりがな）		性別	ID：
氏名		（男・女）	病棟：
生年月日　明・大・昭・平・令　　年　　月　　日（　　歳）			
診断（身体疾患）	1)		2)
診断（精神疾患）	1)		2)
実施要件	□ せん妄又は抑うつを有する		
	□ 自殺企図で入院		
	□ 精神疾患を有する		
	□ その他（　　　　　　　）		

＜現症＞		【重症度】			
精神症状	不安・焦燥	□なし	□軽症	□中等症	□重症
	抑うつ	□なし	□軽症	□中等症	□重症
	せん妄	□なし	□軽症	□中等症	□重症
	幻覚・妄想	□なし	□軽症	□中等症	□重症
	興奮	□なし	□軽症	□中等症	□重症
	自殺念慮	□なし	□軽症	□中等症	□重症
睡眠障害	不眠	□なし	□軽症	□中等症	□重症
	傾眠	□なし	□軽症	□中等症	□重症
問題行動	徘徊	□なし	□軽症	□中等症	□重症
	暴力行為	□なし	□軽症	□中等症	□重症
	安静保持困難	□なし	□軽症	□中等症	□重症
意識障害		□なし	□軽症	□中等症	□重症
認知機能障害		□なし	□軽症	□中等症	□重症
その他（具体的に）（　　　　）		□なし	□軽症	□中等症	□重症

【重症度評価】　軽症：入院治療継続に支障がない　　中等症：入院治療継続に支障がでている
重症：入院治療継続が困難である

＜その他の状態＞		
精神機能の全体的評価（GAF）尺度		［　　　　］　（0-100）
身体活動状態	全般	□問題なし □軽度の症状があるも，日常生活動作は自立 □時に介助が必要，1日の半分以上は起きている □しばしば介助が必要，1日の半分以上臥床している □常に介助が必要，終日臥床している
	歩行	□問題なし　□要介助　□不可
	排泄	□問題なし　□要介助　□ポータブル
	食事	□問題なし　□要介助　□不可
	入浴	□問題なし　□要介助　□不可

＜総合評価と今後の方針＞

重症度	具体的な状況	チームでの対応方法
□軽症	精神症状を伴っている	・チーム回診でのフォロー
□中等症	精神症状を伴い，入院治療に影響がでている	・チーム回診でのフォロー ＋ 適宜診療 ・精神科専門医療の提供（精神療法，薬物療法等）
□重症	精神症状を伴い，入院治療の継続が困難である	・チーム回診でのフォロー ＋ 頻回の診療 ・精神科専門医療の提供（精神療法，薬物療法等）
□最重症	精神症状を伴い，一般病棟では治療継続できない	・精神科病棟での治療を検討
治療目標	□ せん妄又は抑うつの改善 □ 自殺念慮の消失 □ 精神疾患の治療継続，軽快 □ その他（　　　　　　）	
治療計画（Ⅰ）	□薬物療法　□抗精神病薬　□抗うつ薬　□気分安定薬 □抗不安薬　□睡眠薬　□認知症治療薬 □その他（　　　） □心理療法　□ソーシャルワーク □心理教育　□服薬指導 □作業療法　□その他（　　　）	

	現症		短期目標	具体的アプローチ
治療計画（Ⅱ）	精神症状	不安・焦燥		
		抑うつ		
		せん妄		
		幻覚・妄想		
		興奮		
		自殺念慮		
	睡眠障害	（　　　　）		
	問題行動	（　　　　）		
	意識障害			
	認知機能障害			
	その他（具体的に）	（　　　　）		
主治医			精神科医	
看護師			精神保健福祉士	
作業療法士			薬剤師	
公認心理師			（　　　　）	
次回の再評価予定日			年　　月　　日	
本人・家族への説明日			年　　月　　日	

専門医師その他の専門の医療従事者の配置，院内がん登録の適切な実施，相談支援センター，適切な療育環境等の体制を備え，小児がん拠点病院として指定された病院を評価したものである。

(5) 当該加算は，他の保険医療機関又は健康診断を実施した医療機関の医師により，悪性腫瘍の疑いがあるとされた患者（最終的に悪性腫瘍と診断された患者に限る）又は悪性腫瘍と診断された患者であって，これらの保険医療機関等からの紹介により，当該がん診療連携拠点病院，地域がん診療病院又は小児がん拠点病院に入院した患者（小児がん拠点病院に入院した患者については，20歳未満のものに限る）について，当該入院中１回に限り，入院初日に算定する。なお，悪性腫瘍の疑いがあるとされ，入院中に悪性腫瘍と診断された患者については，入院初日に限らず，悪性腫瘍と確定診断を行った日に算定する。

(6) 当該加算の対象患者は，(5)に定める患者であり，別の保険医療機関からの紹介を受け，当該がん診療連携拠点病院，地域がん診療病院又は小児がん拠点病院で通院治療を行った後入院した患者を含む。なお，悪性腫瘍以外の疾患で別の保険医療機関から紹介を受け，当該がん診療連携拠点病院，地域がん診療病院又は小児がん拠点病院において悪性腫瘍と診断された患者は含まれない。

(7) (1)から(3)までの規定に関わらず，がん診療連携拠点病院及び特定領域がん診療連携拠点病院のうち特例型に指定された病院に入院した患者（特定領域がん診療連携拠点病院については，当該特定領域の悪性腫瘍の患者に限る）については，がん拠点病院加算の１のイの所定点数に代えて**300点**を，地域がん診療病院のうち特例型に指定された病院に入院した患者については，がん拠点病院加算の１のロの所定点数に代えて**100点**を，それぞれ所定点数に加算する。

(8) 「注２」に規定する加算は，がんゲノム医療を牽引する高度な機能を有する医療機関として，遺伝子パネル検査等の実施及び治療への活用，遺伝性腫瘍等の患者に対する専門的な遺伝カウンセリングの実施，がんゲノム情報に基づく臨床研究・治験の実施等の体制を評価したものであり，がんゲノム医療中核拠点病院又はがんゲノム医療拠点病院において算定する。

(9) がん拠点病院加算を算定した場合は，**B005-6-3**がん治療連携管理料は算定できない。 （令６保医発0305･4）

A233 リハビリテーション・栄養・口腔連携体制加算（１日につき） 120点

注 リハビリテーション，栄養管理及び口腔管理を連携・推進する体制につき別に厚生労働大臣が定める施設基準〔※告示③第８・27の2，p.768〕に適合しているものとして保険医療機関が地方厚生局長等に届け出た病棟に入院している患者〔急性期一般入院基本料，特定機能病院入院基本料（一般病棟に限る）又は専門病院入院基本料（７対１入院基本料又は10対１入院基本料に限る）を現に算定している患者に限る〕について，リハビリテーション，栄養管理及び口腔管理に係る計画を作成した日から起算して14日を限度として所定点数に加算する。この場合において，区分番号**A233-2**に掲げる栄養サポートチーム加算は別に算定できない。

【2024年改定により新設】 リハビリ・栄養管理・口腔管理の体制を評価。急性期一般入院基本料・特定機能病院入院基本料（一般病棟）・専門病院入院基本料（７対１・10対１）の算定患者について，計画作成日から14日に限り算定可。

→リハビリテーション・栄養・口腔連携体制加算

(1) リハビリテーション・栄養・口腔連携体制加算は，急性期医療において，当該病棟に入院中の患者のADLの維持，向上等を目的に，早期からの離床や経口摂取が図られるよう，リハビリテーション，栄養管理及び口腔管理に係る多職種による評価と計画に基づき，医師，看護師，当該病棟に専従の理学療法士，作業療法士及び言語聴覚士（以下この項において「専従の理学療法士等」という），当該病棟に専任の管理栄養士及びその他必要に応じた他の職種により，以下の**ア**から**エ**までに掲げる取組を行った場合に，患者１人につきリハビリテーション・栄養管理・口腔管理に係る計画を作成した日から起算して14日を限度に算定できる。ただし，やむを得ない理由により，入棟後48時間を超えて計画を策定した場合においては，当該計画の策定日にかかわらず，入棟後３日目を起算日とする。

ア 当該病棟に入棟した患者全員に対し，原則入棟後48時間以内にADL，栄養状態，口腔状態について**別紙様式７の２**（p.35）又はこれに準ずる様式を用いた評価に基づき，リハビリテーション・栄養管理・口腔管理に係る計画を**別紙様式７の４**（p.88）又はこれに準ずる様式を用いて作成する。なお，リスクに応じた期間で定期的な再評価を実施すること。退棟時においても**別紙様式7の2**又はこれに準ずる様式を用いた評価を行うこと及びリスクに応じた期間で再評価を実施することが望ましい。

イ 入院患者のADL等の維持，向上等に向け，リハビリテーション・栄養管理・口腔管理の評価と計画についてのカンファレンスが定期的に開催されていること。なお，カンファレンスにおいては，必要に応じ，想定される退棟先の環境を踏まえた退棟後に起こりうるリスク，転倒リスクを踏まえた転倒防止対策，患者の機能予後，患者が再び実現したいと願っている活動や社会参加等について共有を行う。当該病棟におけるカンファレンスの内容を記録していること。

ウ 適切な口腔ケアを提供するとともに，口腔状態に係る課題（口腔衛生状態の不良や咬合不良等）を認めた場合は必要に応じて当該保険医療機関の歯科医師等と連携する又は歯科診療を担う他の保険医療機関への受診を促す。

エ 指導内容等について，**診療録等**に要点を簡潔に記載する。

(2) 当該病棟の専従の理学療法士等は，当該病棟の患者に対し(1)の**ア**から**エ**までの取組を実施するとともに，以下に掲げる疾患別リハビリテーション等の提供等により，全ての入院患者に対するADLの維持，向上等を目的とした指導を行うこととし，疾患別リハビリテーション等の対象とならない患者についても，ADLの維持，向上等を目的とした指導を行う。このため，専従の理学療法士等は1日につき9単位を超えた疾患別リハビリテーション料等の算定はできないものとする。

ア H000心大血管疾患リハビリテーション料
イ H001脳血管疾患等リハビリテーション料
ウ H001-2廃用症候群リハビリテーション料
エ H002運動器リハビリテーション料
オ H003呼吸器リハビリテーション料
カ H004摂食機能療法
キ H005視能訓練
ク H007障害児（者）リハビリテーション料
ケ H007-2がん患者リハビリテーション料
コ H007-3認知症患者リハビリテーション料
サ H008集団コミュニケーション療法料

(3) 専任の管理栄養士は，(1)の**ア**から**エ**までの取組を実施するとともに，次に掲げる栄養管理を実施すること。

ア リハビリテーション・栄養管理・口腔管理に係る計画の作成に当たって，原則入棟後48時間以内に，患者に対面の上，入院前の食生活や食物アレルギー等の確認を行うとともに，GLIM基準を用いた栄養状態の評価を行う。

イ 週5回以上，食事の提供時間に，低栄養等のリスクの高い患者を中心に食事の状況を観察し，食欲や食事摂取量等の把握を行う。問題があった場合は，速やかに医師，看護師等と共有し，食事変更や食形態の調整等の対応を行う。

ウ 多職種のカンファレンスにおいて，患者の状態を踏まえ，必要に応じ食事調整（経口摂取・経管栄養の開始を含む）に関する提案を行う。（令6保医発0305·4）

A233-2 栄養サポートチーム加算（週1回） **200点**

注1 栄養管理体制その他の事項につき別に厚生労働大臣が定める施設基準〔※告示③第8・28(1)，p.769〕に適合しているものとして地方厚生局長等に届け出た保険医療機関において，栄養管理を要する患者として別に厚生労働大臣が定める患者〔※告示③第8・28(2)，p.769〕に対して，当該保険医療機関の保険医，看護師，薬剤師，管理栄養士等が共同して必要な診療を行った場合に，当該患者〔第1節の入院基本料（特別入院基本料等を除く）又は第3節の特定入院料のうち，栄養サポートチーム加算を算定できるものを現に算定している患者に限る〕について，週1回〔療養病棟入院基本料，結核病棟入院基本料，精神病棟入院基本料又は特定機能病院入院基本料（結核病棟又は精神病棟に限る）を算定している患者については，入院した日から起算して1月以内の期間にあっては週1回，入院した日から起算して1月を超え6月以内の期間にあっては月1回〕（障害者施設等入院基本料を算定している患者については，月1回）に限り所定点数に加算する。この場合において，区分番号**B001**の10に掲げる入院栄養食事指導料，区分番号**B001**の11に掲げる集団栄養食事指導料及び区分番号**B001-2-3**に掲げる乳幼児育児栄養指導料は別に算定できない。

2 医療提供体制の確保の状況に鑑み別に厚生労働大臣が定める地域〔※告示③別表第6の2，p.873〕に所在する保険医療機関であって，別に厚生労働大臣が定める施設基準〔※告示③第8・28(4)，p.769〕に適合しているものとして地方厚生局長等に届け出たものについては，注1に規定する届出の有無にかかわらず，当該加算の点数に代えて，**栄養サポートチーム加算**（特定地域）として，**100点**を所定点数に加算することができる。

3 注1の場合において，歯科医師が，注1の必要な診療を保険医等と共同して行った場合は，**歯科医師連携加算**として，**50点**を更に所定点数に加算する。

→栄養サポートチーム加算

(1) 栄養サポートチーム加算は，栄養障害の状態にある患者や栄養管理をしなければ栄養障害の状態になることが見込まれる患者に対し，患者の生活の質の向上，原疾患の治癒促進及び感染症等の合併症予防等を目的として，栄養管理に係る専門的知識を有した多職種からなるチーム（以下「栄養サポートチーム」という）が診療することを評価したものである。

(2) 栄養サポートチーム加算は，栄養管理計画を策定している患者のうち，次の**ア**から**エ**までのいずれかに該当する者について算定できる。

ア 栄養管理計画の策定に係る栄養スクリーニングの結果を踏まえ，GLIM基準による栄養評価を行い，低栄養と判定された患者

イ 経口摂取又は経腸栄養への移行を目的として，現に静脈栄養法を実施している患者

ウ 経口摂取への移行を目的として，現に経腸栄養法を実施している患者

エ 栄養サポートチームが，栄養治療により改善が見込めると判断した患者

(3) 1日当たりの算定患者数は，1チームにつき概ね30人以内とする。ただし，「注2」に規定する点数を算定する場合，1日当たりの算定患者数は，1チームにつき概ね15人以内とする。

（別紙様式7の4） 新

リハビリテーション・栄養・口腔連携体制加算及び地域包括医療病棟入院料に係る計画書

（患者氏名）　　　　　殿

年　　月　　日

病棟（病室）	
リハビリテーション（離床，ADL 動作，排泄に係る内容を含む）	
栄養管理（栄養補給，栄養食事相談，その他の栄養管理上解決すべき課題に関する内容を含む）	
口腔管理（口腔ケアに係る内容を含む）	
歯科医師等への連携の必要性	
その他	

担当者氏名

担当医	看護師	理学療法士	作業療法士	言語聴覚士	管理栄養士

(4)　療養病棟，結核病棟及び精神病棟において，栄養サポートチーム加算は入院日から起算して180日以内に限り算定可能とするが，180日を超えても定期的に栄養サポートチームによる栄養管理を行うことが望ましい。

(5)　栄養サポートチームは，以下の診療を通じ，栄養状態を改善させ，また，必要に応じて経口摂取への円滑な移行を促進することが必要である。

ア　栄養状態の改善に係るカンファレンス及び回診が週１回程度開催されており，栄養サポートチームの構成員及び必要に応じて，当該患者の診療を担当する保険医，看護師等が参加している。

イ　カンファレンス及び回診の結果を踏まえて，当該患者の診療を担当する保険医，看護師等と共同の上で，**別紙様式５**（p.90）又はこれに準じた栄養治療実施計画を作成し，その内容を患者等に説明の上交付するとともに，その写しを**診療録等**に添付する。

ウ　栄養治療実施計画に基づいて適切な治療を実施し，適宜フォローアップを行う。

エ　治療終了時又は退院・転院時に，治療結果の評価を行い，それを踏まえてチームで終了時指導又は退院時等指導を行い，その内容を**別紙様式５**（p.90）又はこれに準じた栄養治療実施報告書として記録し，その写しを患者等に交付するとともに**診療録等**に添付する。

オ　当該患者の退院・転院時に，紹介先保険医療機関等に対して診療情報提供書を作成した場合は，当該報告書を添付する。

(6)　栄養サポートチームは，以下の診療を通じ，当該保険医療機関における栄養管理体制を充実させるとともに，当該保険医療機関において展開されている様々なチーム医療の連携を図ることが必要である。

ア　現に当該加算の算定対象となっていない患者の診療を担当する保険医，看護師等からの相談に速やかに応じ，必要に応じて栄養評価等を実施する。

イ　褥瘡対策チーム，感染制御チーム，緩和ケアチーム，摂食嚥下支援チーム等，当該保険医療機関において活動している他チームとの合同カンファレンスを，必要に応じて開催し，患者に対する治療及びケアの連携に努める。

(7)　「注２」に規定する点数は，基本診療料の施設基準等**別表第６の２**（p.873）に掲げる地域に所在する保険医療機関（特定機能病院，許可病床数が400床以上の病院，DPC対象病院及び一般病棟入院基本料に係る届出において急性期一般入院料１のみを届け出ている病院を除く）の一般病棟において，算定可能である。なお，基本診療料施設基準通知の**別添２**「**入院基本料等の施設基準等**」**第５の６**の規定により看護配置の異なる病棟ごとに一般病棟入院基本料の届出を行っている保険医療機関においては，一般病棟入院基本料（急性期一般入院料１を除く）を算定する病棟で当該点数を算定できる。

(8)　「注３」に規定する歯科医師連携加算は，栄養サポートチームに歯科医師が参加し，当該チームとしての診療に従事した場合に，所定点数に加算する。

なお，栄養サポートチームに参加する歯科医師は，院外の歯科医師であっても差し支えないが，当該チームの構成員として継続的に診療に従事していることが必要である。

（令６保医発0305·4）

A234　医療安全対策加算（入院初日）

１	医療安全対策加算１	**85点**
２	医療安全対策加算２	**30点**

注１　別に厚生労働大臣が定める組織的な医療安全対策に係る施設基準〔※告示③第８・29 (1)(2)，p.770〕に適合しているものとして地方厚生局長等に届け出た保険医療機関に入院している患者〔第１節の入院基本料（特別入院基本料等を除く），第３節の特定入院料又は第４節の短期滞在手術等基本料のうち，医療安全対策加算を算定できるものを現に算定している患者に限る〕について，当該基準に係る区分に従い，入院初日に限りそれぞれ所定点数に加算す

(別紙様式 12の5)新

記入日　　　年　　　月　　　日

情報提供先医療機関・施設名
担当医師又は管理栄養士　　　　　　　　　殿

【注２の場合】
左記管理栄養士への説明日
年　　月　　日

患者 氏名		男・女	生年 月日	年　　月　　日 （　　）歳	
身長	cm（測定日　年　月　日）□計測不能		BMI	kg/m² □算出不能	
体重	kg（測定日　年　月　日）				
体重変化	変化なし　・　過去（　　）週間・カ月　／　増加　・　減少		変化量	kg	

栄養状態の評価と課題（傷病名を含む）

【GLIM基準による評価　（□非対応）※１】　判定：　□ 低栄養非該当　　□ 低栄養（□ 中等度低栄養，□ 重度低栄養）
該当項目：表現型（□ 体重減少，□ 低BMI，□ 筋肉量減少）　病因（□ 食事摂取量減少/消化吸収能低下，□ 疾病負荷/炎症）

栄養補給に関する事項

必要栄養量	エネルギー　　kcal	たんぱく質　　g	
摂取栄養量	エネルギー　　kcal	たんぱく質　　g	

経口 摂取 □ 無	食事内容（治療食，補助食品等）		
	嚥下 調整食の 必要性	主食	□ 無　□ 有（学会分類コード※２　　）
		副食	□ 無　□ 有（学会分類コード※２　　）
		とろみ	□ 無　□ 有（学会分類コード※２　　）
	留意事項（食物アレルギー，その他禁止食品等）：		
経管 栄養 □ 無	□ 経鼻 □ 胃瘻 □ その他	留意事項（製品名，投与速度等）：	
静脈栄養 □ 無	□ 末梢 □ 中心	留意事項（製品名，投与速度等）：	

入院中の栄養管理に係る経過，栄養指導の内容等

※１　GLIM基準による評価を行っている場合は，記載すること。行っていない場合は，非対応にチェックすること。
※２　日本摂食嚥下リハビリテーション学会の分類

問合せ先　　医療機関名：
担当管理栄養士名：
電話番号：　　　　　　（FAX）：

る。
２　医療安全対策に関する医療機関間の連携体制につき別に厚生労働大臣が定める施設基準〔※告示③第８・29(3)(4)，p.770〕に適合しているものとして地方厚生局長等に届け出た保険医療機関（特定機能病院を除く）に入院している患者については，当該基準に係る区分に従い，次に掲げる点数をそれぞれ更に所定点数に加算する。

イ	医療安全対策地域連携加算１	50点
ロ	医療安全対策地域連携加算２	20点

→医療安全対策加算
(1)　医療安全対策加算は，組織的な医療安全対策を実施している保険医療機関を評価したものであり，当該保険医療機関に入院している患者について，入院期間中１回に限り，入院初日に算定する。
(2)　組織的な医療安全対策とは，医療安全管理部門に所属する医療安全管理者が，医療安全管理委員会と連携

（別紙様式5）

栄養治療実施計画 兼 栄養治療実施報告書

<table>
<tr><td>患者氏名</td><td></td><td>患者ID</td><td></td><td>性 ： 男・女</td><td>年齢</td><td>歳</td><td>入院日</td><td>年 月 日</td></tr>
<tr><td>病棟</td><td></td><td>主治医</td><td></td><td>NST患者担当者</td><td colspan="2"></td><td>初回回診日</td><td>年 月 日</td></tr>
<tr><td>NST回診実施者名</td><td colspan="2">医師</td><td>看護師</td><td colspan="2">薬剤師</td><td colspan="3">管理栄養士</td></tr>
<tr><td>NST回診実施者名</td><td colspan="2">歯科医師
歯科衛生士</td><td>臨床検査技師</td><td colspan="2">PT・OT・ST
MSWほか</td><td>NST専従者氏名</td><td colspan="2"></td></tr>
<tr><td>現疾患</td><td colspan="2"></td><td>褥瘡</td><td>なし
あり（ ）</td><td>嚥下障害</td><td>なし
あり（ ）</td><td>前回回診日</td><td>年 月 日</td></tr>
<tr><td>その他の合併疾患※1</td><td colspan="2"></td><td>感染症</td><td>なし
あり（ ）</td><td>社会的問題点</td><td>なし
あり（ ）</td><td>回診日</td><td>年 月 日</td></tr>
<tr><td>身長</td><td>cm</td><td>現体重</td><td>浮腫 有□ 無□
kg</td><td>BMI：</td><td>標準体重
(BMI=22)</td><td>kg</td><td>通常時体重</td><td>kg</td></tr>
<tr><td rowspan="2">栄養評価</td><td>主観的栄養評価</td><td>アルブミン
(g/dL)</td><td>リンパ球数
(/mm³)</td><td>ヘモグロビン
(g/dL)</td><td>中性脂肪
(mg/dL)</td><td>トランスサイレチン
(TTR：プレアルブミン)
(mg/dL)</td><td></td><td>総合評価
（栄養障害の程度）</td></tr>
<tr><td>良・普通・悪</td><td>検査日 月 日</td><td>検査日 月 日</td><td>検査日 月 日</td><td>検査日 月 日</td><td>検査日 月 日</td><td>検査日 月 日</td><td>良・軽度・中等度・高度</td></tr>
<tr><td>前回との比較</td><td>改善・不変・増悪</td><td>改善・不変・増悪</td><td>改善・不変・増悪</td><td>改善・不変・増悪</td><td>改善・不変・増悪</td><td>改善・不変・増悪</td><td>改善・不変・増悪</td><td>改善・不変・増悪</td></tr>
<tr><td colspan="9">栄養管理法</td></tr>
<tr><td>経口栄養</td><td colspan="2">□ 普通食 □ 該当無し
□ 咀嚼困難食
□ 嚥下調整食
学会分類コード：（ ）
□ 濃厚流動食・経腸栄養剤</td><td>経腸栄養※2</td><td colspan="2">□ 該当無し
□ 経鼻（ ）
□ 胃瘻（ ）
□ 腸瘻（ ）</td><td>経静脈栄養</td><td colspan="2">□ 末梢静脈栄養 □ 該当無し
□ 中心静脈栄養
（鎖骨下・ソケイ部・PICC・リザーバー）</td></tr>
<tr><td colspan="4">栄養投与法の推移（前回との比較）
（例：経腸栄養→経口栄養，経口栄養→中心静脈栄養）</td><td colspan="5">□無
（ ）→（ ）</td></tr>
<tr><td colspan="9">投与組成・投与量（該当無しの場合□にチェックを入れること）</td></tr>
<tr><td></td><td>水分量
(mL/日)</td><td>エネルギー
(kcal/日)</td><td>たんぱく質・アミノ酸
(g/日)</td><td></td><td></td><td></td><td></td><td></td></tr>
<tr><td>前回栄養管理プラン※3</td><td>□無</td><td>□無</td><td>□無</td><td>□無</td><td>□無</td><td>□無</td><td>□無</td><td>□無</td></tr>
<tr><td>実投与量</td><td>□無</td><td>□無</td><td>□無</td><td>□無</td><td>□無</td><td>□無</td><td>□無</td><td>□無</td></tr>
<tr><td>投与バランス※4</td><td>□無</td><td>□無</td><td>□無</td><td>□無</td><td>□無</td><td>□無</td><td>□無</td><td>□無</td></tr>
<tr><td>新規栄養管理プラン</td><td>□無</td><td>□無</td><td>□無</td><td>□無</td><td>□無</td><td>□無</td><td>□無</td><td>□無</td></tr>
<tr><td>栄養管理上の注意点・特徴※5</td><td colspan="8"></td></tr>
<tr><td colspan="9">活動状況・評価</td></tr>
<tr><td>他チームとの連携状況</td><td colspan="2">摂食嚥下支援チーム
（あり なし）</td><td colspan="2">褥瘡対策チーム
（あり なし）</td><td colspan="2">感染制御チーム
（あり なし）</td><td>緩和ケアチーム
（あり なし）</td><td>その他のチーム
（ チーム）</td></tr>
<tr><td>治療法の総合評価※6
【 】
①改善
②不変
③増悪</td><td colspan="5">【評価項目】※7
1．身体的栄養評価： 改善度 5･4･3･2･1（改善項目： ）
2．血液学的栄養評価： 改善度 5･4･3･2･1（改善項目： ）
3．摂食・嚥下状態： 改善度 5･4･3･2･1
4．褥瘡： 改善度 5･4･3･2･1
5．感染・免疫力： 改善度 5･4･3･2･1
6．
7．</td><td colspan="3">コメント※8 【入院中・転院・退院】：</td></tr>
</table>

※1：褥瘡・嚥下障害・感染症以外で，栄養管理に際して重要と思われる疾患を優先的に記載すること。
※2：投与速度と形状（半固形化の有無など）を含めて記載すること。
※3：初回時には記載を要しない。
※4：必要に応じ患者及び家族等に確認し，提供している食事・薬剤のみではなく，間食等の状況を把握した上で，体内へ入った栄養量を記載するよう努めること。
※5：栄養管理の上で特に注意を要する点や特徴的な点を記載すること。
※6：栄養療法による効果判定を総合的に行うこと。【 】内には，①〜③のいずれかを記載すること。
※7：評価項目中変化があった項目を選択し，程度を「5：極めて改善」「4：改善」「3：不変」「2：やや悪化」「1：悪化」の5段階で記載すること。また，改善項目の詳細も記載すること。なお，必要に応じて項目を追加しても構わない。
※8：治療評価時の状況として「入院中」「転院」「退院」のうちいずれか一つを選択し，栄養治療の効果についての補足事項や詳細を記載すること。特に，「転院」又は「退院」の場合にあっては，患者及び家族に対して今後の栄養管理の留意点等（在宅での献立を含む）について丁寧な説明を記載するとともに，転院先又は退院先で当該患者の栄養管理を担当する医師等に対し，治療継続の観点から情報提供すべき事項について記載すること。

しつつ，当該保険医療機関の医療安全に係る状況を把握し，その分析結果に基づいて医療安全確保のための業務改善等を継続的に実施していることをいう。

(3) 医療安全確保のための職員研修を計画的に実施するとともに，医療安全管理者が必要に応じて各部門における医療安全管理の担当者への支援を実施し，その結果を記録していること。

(4) 「注2」に掲げる加算は，医療安全対策加算を算定する複数の医療機関が連携し，互いに医療安全対策に関する評価を行っている場合に算定する。

（令6保医発0305･4）

A234-2 感染対策向上加算（入院初日）

1	感染対策向上加算1	710点
2	感染対策向上加算2	175点
3	感染対策向上加算3	75点

注1 組織的な感染防止対策につき別に厚生労働大臣が定める施設基準〔※告示③第8・29の2(1)〜(3)，p.771〕に適合しているものとして地方厚生局長等に届け出た保険医療機関

に入院している患者〔第1節の入院基本料（特別入院基本料等を除く），第3節の特定入院料又は第4節の短期滞在手術等基本料のうち，感染対策向上加算を算定できるものを現に算定している患者に限る〕について，当該基準に係る区分に従い，入院初日に限り（3については，入院初日及び入院期間が90日を超えるごとに1回）それぞれ所定点数に加算する。

2 感染対策向上加算1を算定する場合について，感染症対策に関する医療機関間の連携体制につき別に厚生労働大臣が定める施設基準〔※告示③第8・29の2(4)，p.772〕に適合しているものとして地方厚生局長等に届け出た保険医療機関に入院している患者については，**指導強化加算**として，**30点**を更に所定点数に加算する。

3 感染対策向上加算2又は感染対策向上加算3を算定する場合について，感染症対策に関する医療機関間の連携体制につき別に厚生労働大臣が定める施設基準〔告示③第8・29の2(5)，p.772〕に適合しているものとして地方厚生局長等に届け出た保険医療機関に入院している患者については，**連携強化加算**として，**30点**を更に所定点数に加算する。

4 感染対策向上加算2又は感染対策向上加算3を算定する場合について，感染防止対策に資する情報を提供する体制につき別に厚生労働大臣が定める施設基準〔告示③別表第8・29の2(6)，p.772〕に適合しているものとして地方厚生局長等に届け出た保険医療機関に入院している患者については，**サーベイランス強化加算**として，**3点**を更に所定点数に加算する。

5 感染対策向上加算を算定する場合について，抗菌薬の使用状況につき別に厚生労働大臣が定める施設基準〔※告示③第8・29の2(7)，p.771〕に適合しているものとして地方厚生局長等に届け出た保険医療機関に入院している患者については，**抗菌薬適正使用体制加算**として，**5点**を更に所定点数に加算する。

【2024年改定による主な変更点】

(1) 加算1・2については，感染症法に基づき都道府県知事の指定を受けている**第一種協定指定医療機関**であることが要件とされ，加算3については同・**第一種協定指定医療機関又は第二種協定指定医療機関**であることが要件とされた。

【経過措置】 2024年3月末時点の届出医療機関は2024年12月末までは猶予される。

(2) 介護保険施設等から求められた場合に，当該施設等に赴いて**感染対策に関する助言を行うこと及び院内研修を合同で開催すること**が望ましいとされた。

(3) 介護保険施設等に対する**助言に携わる時間（原則として月10時間以下）**が，感染制御チームの構成員の専従業務に含まれることが明確化された。

(4) **【新設】「注5」抗菌薬適正使用加算**：①抗菌薬使用状況をモニタリングするサーベイランスに参加，②直近6か月の外来で使用する抗菌薬のうちAccess抗菌薬の使用比率が60％以上又は①のサーベイランス参加病院・有床診療所全体の上位30％以内――の届出医療機関で算定可。

→感染対策向上加算

(1) 感染対策向上加算は，第2部「通則7」に規定する院内感染防止対策を行った上で，更に院内に感染制御チームを設置し，院内感染状況の把握，抗菌薬の適正使用，職員の感染防止等を行うことによる医療機関の感染防止対策の実施や地域の医療機関等が連携して実施する感染症対策の取組，新興感染症の発生時等に都道府県等の要請を受けて感染症患者を受け入れる体制等の確保を評価するものであり，当該保険医療機関に入院している患者について，感染対策向上加算1及び感染対策向上加算2は入院初日，感染対策向上加算3は入院初日及び入院期間が90日を超えるごとに1回算定する。90日を超えるごとの計算は，入院日から起算して91日目，181日目等と計算する。なお，ここでいう入院とは，第2部「通則5」に規定する入院期間中の入院のことをいい，感染対策向上加算1及び2については入院期間が通算される再入院の場合は算定できず，感染対策向上加算3については通算した入院期間から算出し算定する。

(2) 感染制御チームは以下の業務を行うものとする。

ア 感染制御チームは，1週間に1回程度，定期的に院内を巡回し，院内感染事例の把握を行うとともに，院内感染防止対策の実施状況の把握・指導を行う。また，院内感染事例，院内感染の発生率に関するサーベイランス等の情報を分析，評価し，効率的な感染対策に役立てる。院内感染の増加が確認された場合には病棟ラウンドの所見及びサーベイランスデータ等を基に改善策を講じる。巡回，院内感染に関する情報を記録に残す。

イ 感染制御チームは微生物学的検査を適宜利用し，抗菌薬の適正使用を推進する。感染対策向上加算1及び感染対策向上加算2の届出を行っている保険医療機関にあっては，バンコマイシン等の抗MRSA薬及び広域抗菌薬等の使用に際して届出制又は許可制をとり，投与量，投与期間の把握を行い，臨床上問題となると判断した場合には，投与方法の適正化をはかる。感染対策向上加算3の届出を行っている保険医療機関にあっては，感染対策向上加算1を算定する他の保険医療機関又は地域の医師会とのカンファレンス等により助言を受け，適切に抗MRSA薬及び広域抗菌薬等が使用されているか確認する。

ウ 感染制御チームは院内感染対策を目的とした職員の研修を行う。また院内感染に関するマニュアルを作成し，職員がそのマニュアルを遵守していることを巡回時に確認する。

エ 感染制御チームは緊急時に地域の医療機関同士が速やかに連携して各医療機関の対応への支援がなされるよう，日常的な相互の協力関係を築く。なお，その際，感染対策向上加算1の届出を行っている保険医療機関の感染制御チームが中心的な役割を担う。

オ 感染制御チームは保健所や地域の医師会と適切な連携体制を構築する。

(3) 「注2」に規定する指導強化加算は，感染対策向上加算1の届出を行っている保険医療機関が感染対策向上加算2，感染対策向上加算3又は**A000**の「注11」若しくは**A001**の「注15」外来感染対策向上加算を算定する他の保険医療機関に対し，院内感染対策等に係る助言を行っている場合に算定する。

(4) 「注3」に規定する連携強化加算は，感染対策向上加算2又は感染対策向上加算3の届出を行っている保険医療機関が，感染対策向上加算1の届出を行っている保険医療機関に対し，感染症の発生状況，抗菌薬の使用状況等について報告を行っている場合に算定する。

(5) 「注4」に規定するサーベイランス強化加算は，感染対策向上加算2又は感染対策向上加算3を算定する保険医療機関が，院内感染対策サーベイランス（JANIS），感染対策連携共通プラットフォーム（J-SIPHE）等，地域や全国のサーベイランスに参加している場合に算定する。

(6) 「注5」に規定する抗菌薬適正使用体制加算は，感染対策向上加算を算定する保険医療機関が，抗菌薬の使用状況のモニタリングが可能なサーベイランスに参加し，入院中の患者以外の患者に使用する抗菌薬のうちAccess抗菌薬に分類されるものの使用比率が60%以上又は当該サーベイランスに参加する病院又は有床診療所全体の上位30%以内である場合に算定する。

（令6保医発0305·4）

A234-3 患者サポート体制充実加算（入院初日） **70点**

注 患者に対する支援体制につき別に厚生労働大臣が定める施設基準〔※告示③第8・29の3，p.778〕に適合しているものとして地方厚生局長等に届け出た保険医療機関に入院している患者〔第1節の入院基本料（特別入院基本料等を除く），第3節の特定入院料又は第4節の短期滞在手術等基本料のうち，患者サポート体制充実加算を算定できるものを現に算定している患者に限る〕について，入院初日に限り所定点数に加算する。

→患者サポート体制充実加算

(1) 患者サポート体制充実加算は，医療従事者と患者との対話を促進するため，患者又はその家族等（以下この項において「患者等」という）に対する支援体制を評価したものであり，当該保険医療機関に入院している患者について，入院期間中1回に限り，入院初日に算定する。

(2) 当該保険医療機関に相談支援窓口を設置し，患者等からの疾病に関する医学的な質問並びに生活上及び入院上の不安等に関する相談について懇切丁寧に対応する。

(3) 医療従事者と患者等との良好な関係を築くため，患者支援体制が整備されている。

(4) A232がん拠点病院加算を算定している場合は算定できない。

（令6保医発0305·4）

A234-4 重症患者初期支援充実加算（1日につき） **300点**

注 特に重篤な患者及びその家族等に対する支援体制につき別に厚生労働大臣が定める施設基準〔※告示③第8・29の4，p.778〕に適合しているものとして地方厚生局長等に届け出た保険医療機関に入院している患者（第3節の特定入院料のうち，重症患者初期支援充実加算を算定できるものを現に算定している患者に限る）について，入院した日から起算して3日を限度として所定点数に加算する。

→重症患者初期支援充実加算

(1) 重症患者初期支援充実加算は，集中治療領域において，患者の治療に直接関わらない専任の担当者（以下「入院時重症患者対応メディエーター」という）が，特に重篤な状態の患者の治療を行う医師・看護師等の他職種とともに，当該患者及びその家族等に対して，治療方針・内容等の理解及び意向の表明を支援する体制を評価したものであり，当該保険医療機関に入院している患者について，入院した日から起算して3日を限度として算定できる。なお，ここでいう入院した日とは，当該患者が当該加算を算定できる治療室に入院又は転棟した日のことをいう。

(2) 入院時重症患者対応メディエーターは，以下の業務を行うものとする。

ア 当該患者及びその家族等の同意を得た上で，当該患者及びその家族等が治療方針及びその内容等を理解し，当該治療方針等に係る意向を表明することを，当該患者の治療を行う医師・看護師等の他職種とともに，支援を行う。

イ 当該患者及びその家族等に対して支援を行うに当たっては，支援の必要性が生じてから可能な限り早期に支援が開始できるよう取り組む。

ウ 当該患者及びその家族等の心理状態に配慮した環境で支援を行う。

エ 当該患者及びその家族等に対して実施した支援の内容及び実施時間について**診療録等**に記載する。

（令6保医発0305·4）

A234-5 報告書管理体制加算（退院時1回） **7点**

注 組織的な医療安全対策の実施状況の確認につき別に厚生労働大臣が定める施設基準〔※告示③第8・29の5，p.778〕に適合しているものとして地方厚生局長等に届け出た保険医療機関に入院している患者であって，当該入院中に第4部画像診断又は第13部病理診断に掲げる診療料を算定したもの〔第1節の入院基本料（特別入院基本料等を除く）又は第3節の特定入院料のうち，報告書管理体制加算を算定できるものを現に算定している患者に限る〕について，退院時1回に限り，所定点数に加算する。

A235 削除

→報告書管理体制加算

(1) 報告書管理体制加算は，医療機関全体の医療安全の一環として行われる，画像診断報告書・病理診断報告書（以下この項において「報告書」という）の確認漏れによる診断又は治療開始の遅延を防止する取組を評価するものであり，当該保険医療機関に入院している患者であって，第4部画像診断又は第13部病理診断に掲げる診療料を算定するものについて，退院時1回に限り算定する。

(2) 組織的な報告書管理とは，画像診断部門，病理診断部門又は医療安全管理部門に所属する報告書確認管理者が，医療安全管理対策委員会と連携し，当該保険医療機関内の報告書の確認漏れによる診断及び治療開始の遅れを防止する取組に係る状況を把握するとともに，当該保険医療機関内に報告書確認対策チームを設置し，当該チームが，報告書管理のための支援や業務改善等を継続的に実施していることをいう。

（令6保医発0305·4）

A236 褥瘡ハイリスク患者ケア加算（入院中1回） **500点**

注1 別に厚生労働大臣が定める施設基準〔※告示③第8・30(1)，p.779〕に適合しているものとして地方厚生局長等に届け出た保険医療機関に入院している患者〔第1節の入院基本料（特別入院基本料等を除く）又は第3節の特定入院料のうち，褥瘡ハイリスク患者ケア加算を

算定できるものを現に算定している患者に限る〕について，重点的な褥瘡ケアを行う必要を認め，計画的な褥瘡対策が行われた場合に，入院中1回に限り，所定点数に加算する。

2 医療提供体制の確保の状況に鑑み別に厚生労働大臣が定める地域〔※告示③別表第6の2，p.873〕に所在する保険医療機関であって，別に厚生労働大臣が定める施設基準〔※告示③第8・30(3)，p.779〕に適合しているものとして地方厚生局長等に届け出たものについては，注1に規定する届出の有無にかかわらず，当該加算の点数に代えて，**褥瘡ハイリスク患者ケア加算**（特定地域）として，**250点**を所定点数に加算することができる。

【2024年改定による主な変更点】 介護保険施設等に対する助言に携わる時間（原則として月10時間以下）が，褥瘡管理者の専従業務に含まれることが明確化された。

→褥瘡ハイリスク患者ケア加算

(1) 褥瘡ハイリスク患者ケア加算は，別に厚生労働大臣が定める施設基準に適合しているものとして届け出た保険医療機関に入院している患者であって，当該加算の要件を満たすものについて算定する。

(2) 褥瘡ハイリスク患者ケア加算は，褥瘡ケアを実施するための適切な知識・技術を有する専従の褥瘡管理者が，褥瘡予防・管理が難しく重点的な褥瘡ケアが必要な患者に対し，適切な褥瘡予防・治療のための予防治療計画に基づく総合的な褥瘡対策を継続して実施した場合，当該入院期間中1回に限り算定する。なお，当該加算は，第2部「通則5」に規定する入院期間が通算される再入院であっても別に算定できる。

(3) 褥瘡予防・管理が難しく重点的な褥瘡ケアが必要な患者とは，ベッド上安静であって，次に掲げるものをいう。

ア ショック状態のもの
イ 重度の末梢循環不全のもの
ウ 麻薬等の鎮痛・鎮静剤の持続的な使用が必要であるもの
エ 6時間以上の全身麻酔下による手術を受けたもの
オ 特殊体位による手術を受けたもの
カ 強度の下痢が続く状態であるもの
キ 極度の皮膚の脆弱（低出生体重児，GVHD，黄疸等）であるもの
ク 皮膚に密着させる医療関連機器の長期かつ持続的な使用が必要であるもの
ケ 褥瘡に関する危険因子（病的骨突出，皮膚湿潤，浮腫等）があって既に褥瘡を有するもの

(4) 「注2」に規定する点数は，基本診療料の施設基準等**別表第6の2**（p.873）に掲げる地域に所在する保険医療機関（特定機能病院，許可病床数が400床以上の病院，DPC対象病院及び一般病棟入院基本料に係る届出において急性期一般入院料1のみを届け出ている病院を除く）の一般病棟において，算定可能である。なお，基本診療料施設基準通知の**別添2**「入院基本料等の施設基準等」**第5の6**（p.884）の規定により看護配置の異なる病棟ごとに一般病棟入院基本料の届出を行っている保険医療機関においては，一般病棟入院基本料（急性期一般入院料1を除く）を算定する病棟で当該点数を算定できる。

(5) 「注2」に規定する点数を算定する場合は，褥瘡管理者は，褥瘡リスクアセスメント票・褥瘡予防治療計画書に基づき実施した褥瘡ケアの内容を**診療録等**に記載する。 (令6保医発0305·4)

A 236-2 ハイリスク妊娠管理加算（1日につき） 1,200点

注 別に厚生労働大臣が定める施設基準〔※告示③第8・31(1)，p.780〕に適合しているものとして地方厚生局長等に届け出た保険医療機関が，別に厚生労働大臣が定める患者〔※告示③別表第6の3，p.873〕〔第1節の入院基本料（特別入院基本料等を除く）又は第3節の特定入院料のうち，ハイリスク妊娠管理加算を算定できるものを現に算定している患者に限る〕について，入院中にハイリスク妊娠管理を行った場合に，1入院に限り20日を限度として所定点数に加算する。

→ハイリスク妊娠管理加算

(1) ハイリスク妊娠管理加算の算定対象となる患者は，次に掲げる疾患等の妊婦であって，医師がハイリスク妊娠管理が必要と認めた者である。

ア 分娩時の妊娠週数が22週から32週未満の早産である患者（早産するまでの患者に限る）
イ 妊娠高血圧症候群重症の患者
ウ 前置胎盤（妊娠28週以降で出血等の症状を伴う場合に限る）の患者
エ 妊娠30週未満の切迫早産の患者であって，子宮収縮，子宮出血，頸管の開大，短縮又は軟化のいずれかの兆候を示しかつ以下のいずれかを満たすものに限る。
(イ) 前期破水を合併したもの
(ロ) 羊水過多症又は羊水過少症のもの
(ハ) 経腟超音波検査で子宮頸管長が20mm未満のもの
(ニ) 切迫早産の診断で他の医療機関より搬送されたもの
(ホ) 早産指数（tocolysis index）が3点以上のもの
オ 多胎妊娠の患者
カ 子宮内胎児発育遅延の患者
キ 心疾患（治療中のものに限る）の患者
ク 糖尿病（治療中のものに限る）の患者
ケ 甲状腺疾患（治療中のものに限る）の患者
コ 腎疾患（治療中のものに限る）の患者
サ 膠原病（治療中のものに限る）の患者
シ 特発性血小板減少性紫斑病（治療中のものに限る）の患者
ス 白血病（治療中のものに限る）の患者
セ 血友病（治療中のものに限る）の患者
ソ 出血傾向のある状態（治療中のものに限る）の患者
タ HIV陽性の患者
チ Rh不適合の患者
ツ 当該妊娠中に帝王切開術以外の開腹手術（腹腔鏡による手術を含む）を行った患者又は行う予定のある患者
テ 精神疾患の患者（当該保険医療機関において精神療法を実施している者又は他の保険医療機関において精神療法を実施している者であって当該保険医療機関に対して診療情報が文書により提供されているものに限る）

ただし，治療中のものとは，対象疾患について専門的治療が行われているものを指し，単なる経過観察のために年に数回程度通院しているのみの患者は算定で

きない。

(2) 当該加算は，１入院に20日を限度として所定点数に加算する。ただし，第２部「通則５」に規定する入院期間が通算される入院については，１入院として取り扱う。

(3) １入院の期間中に，A 237ハイリスク分娩等管理加算を算定するハイリスク分娩管理又は地域連携分娩管理とハイリスク妊娠管理を併せて行うことは可能であり，ハイリスク妊娠管理加算とハイリスク分娩管理加算又は地域連携分娩管理加算を併せ，１入院当たり28日を限度として算定できるが，ハイリスク分娩管理加算又は地域連携分娩管理加算を算定する日と同一日に行うハイリスク妊娠管理に係る費用は，ハイリスク分娩管理加算又は地域連携分娩管理加算に含まれ，別に算定できない。

(4) 妊婦とは産褥婦を含まない。

［早産指数（tocolysis index）］

スコア	0	1	2	3	4
子宮収縮	無	不規則	規則的	－	－
破水	無	－	高位破水	－	低位破水
出血	無	有	－	－	－
子宮口の開大度	無	1cm	2cm	3cm	4cm以上

（令６保医発0305·4）

A 237 ハイリスク分娩等管理加算（１日につき）

１ **ハイリスク分娩管理加算** **3,200点**

２ **地域連携分娩管理加算** **3,200点**

注１ １については，別に厚生労働大臣が定める施設基準〔※告示③第８・32(1)，p.780〕に適合しているものとして地方厚生局長等に届け出た保険医療機関が，別に厚生労働大臣が定める患者〔※告示③別表第７・１，p.874〕〔第１節の入院基本料（特別入院基本料等を除く）又は第３節の特定入院料のうち，ハイリスク分娩管理加算を算定できるものを現に算定している患者に限る〕について，分娩を伴う入院中にハイリスク分娩管理を行った場合に，１入院に限り８日を限度として所定点数に加算する。

２ ２については，別に厚生労働大臣が定める施設基準〔※告示③第８・32(2)，p.780〕に適合しているものとして地方厚生局長等に届け出た保険医療機関が，別に厚生労働大臣が定める患者〔※告示③別表第７・２，p.874〕〔第１節の入院基本料（特別入院基本料等を除く）のうち，地域連携分娩管理加算を算定できるものを現に算定している患者に限る〕について，分娩を伴う入院中に地域連携分娩管理を行った場合に，１入院に限り８日を限度として所定点数に加算する。

３ ハイリスク分娩管理又は地域連携分娩管理と同一日に行うハイリスク妊娠管理に係る費用は，１又は２に含まれるものとする。

→ハイリスク分娩等管理加算

(1) 「１」ハイリスク分娩管理加算の算定対象となる患者は，次に掲げる疾患等の妊産婦であって，医師がハイリスク分娩管理が必要と認めた者である。

ア 妊娠22週から32週未満の早産の患者

イ 40歳以上の初産婦である患者

ウ 分娩前のBMIが35以上の初産婦である患者

エ 妊娠高血圧症候群重症の患者

オ 常位胎盤早期剥離の患者

カ 前置胎盤（妊娠28週以降で出血等の症状を伴う場合に限る）の患者

キ 双胎間輸血症候群の患者

ク 多胎妊娠の患者

ケ 子宮内胎児発育遅延の患者

コ 心疾患（治療中のものに限る）の患者

サ 糖尿病（治療中のものに限る）の患者

シ 特発性血小板減少性紫斑病（治療中のものに限る）の患者

ス 白血病（治療中のものに限る）の患者

セ 血友病（治療中のものに限る）の患者

ソ 出血傾向のある状態（治療中のものに限る）の患者

タ HIV陽性の患者

チ 当該妊娠中に帝王切開術以外の開腹手術（腹腔鏡による手術を含む）を行った患者又は行う予定のある患者

ツ 精神疾患の患者（当該保険医療機関において精神療法を実施している者又は他の保険医療機関において精神療法を実施している者であって当該保険医療機関に対して診療情報が文書により提供されているものに限る）

ただし，治療中のものとは，対象疾患について専門的治療が行われているものを指し，単なる経過観察のために年に数回程度通院しているのみの患者は算定できない。

(2) 「２」地域連携分娩管理加算の算定対象となる患者は，次に掲げる疾患等の妊産婦であって，医師が地域連携分娩管理が必要と認めた者である。

ア 40歳以上の初産婦である患者

イ 子宮内胎児発育遅延の患者〔重度の子宮内胎児発育遅延の患者以外の患者であって，総合周産期母子医療センター又は地域周産期母子医療センター（以下この項において「総合周産期母子医療センター等」という）から当該保険医療機関に対して診療情報が文書により提供されているものに限る〕

ウ 糖尿病の患者〔２型糖尿病又は妊娠糖尿病の患者（食事療法のみで血糖コントロールが可能なものに限る）であって，専門医又は総合周産期母子医療センター等から当該保険医療機関に対して診療情報が文書により提出されているものに限る〕

エ 精神疾患の患者（他の保険医療機関において精神療法を実施している者であって当該保険医療機関に対して診療情報が文書により提供されているものに限る）

ただし，**ア**から**エ**までに該当する妊産婦であっても，当該患者が複数の疾患等を有する場合においては，当該加算は算定できない。

(3) 地域連携分娩管理加算の算定に当たっては，当該患者の分娩を伴う入院前において，当該保険医療機関から，当該保険医療機関と連携している総合周産期母子医療センター等に対して当該患者を紹介し，当該患者が受診している必要がある。

(4) ハイリスク分娩管理加算又は地域連携分娩管理加算は，ハイリスク分娩管理又は地域連携分娩管理の対象となる妊産婦に対して，分娩を伴う入院中にハイリスク分娩管理又は地域連携分娩管理を行った場合に，８日を限度として算定する。ただし，第２部「通則５」

に規定する入院期間が通算される入院については，1入院として取り扱う。

(5) 1入院の期間中に，A 236-2ハイリスク妊娠管理加算を算定するハイリスク妊娠管理とハイリスク分娩管理又は地域連携分娩管理を併せて行うことは可能であり，ハイリスク妊娠管理加算とハイリスク分娩管理加算又は地域連携分娩管理加算を併せ，1入院当たり28日を限度として算定できるが，ハイリスク妊娠管理加算を算定するハイリスク妊娠管理とハイリスク分娩管理又は地域連携分娩管理を同一日に行う場合には，ハイリスク分娩管理加算又は地域連携分娩管理加算のみを算定する。 (令6保医発0305・4)

A 238～A 238-5 削除

A 238-6 精神科救急搬送患者地域連携紹介加算（退院時1回） **1,000点**

注 別に厚生労働大臣が定める施設基準〔※告示③第8・33の6，p.781〕に適合しているものとして地方厚生局長等に届け出た保険医療機関が，緊急に入院した患者（第3節の特定入院料のうち，精神科救急搬送患者地域連携紹介加算を算定できるものを現に算定している患者に限る）について，当該入院した日から起算して60日以内に，当該患者に係る診療情報を文書により提供した上で，他の保険医療機関に転院させた場合に，退院時に1回に限り，所定点数に加算する。

A 238-7 精神科救急搬送患者地域連携受入加算（入院初日） **2,000点**

注 別に厚生労働大臣が定める施設基準〔※告示③第8・33の7，p.781〕に適合しているものとして地方厚生局長等に届け出た保険医療機関が，他の保険医療機関において区分番号A 238-6に掲げる精神科救急搬送患者地域連携紹介加算を算定した患者を入院させた場合に，当該患者〔第1節の入院基本料（特別入院基本料等を除く）又は第3節の特定入院料のうち，精神科救急搬送患者地域連携受入加算を算定できるものを現に算定している患者に限る〕について，入院初日に限り所定点数に加算する。

→精神科救急搬送患者地域連携紹介加算，精神科救急搬送患者地域連携受入加算

(1) 精神科救急搬送患者地域連携紹介加算及び精神科救急搬送患者地域連携受入加算は，精神科救急医療機関（A 311精神科救急急性期医療入院料，A 311-2精神科急性期治療病棟入院料又はA 311-3精神科救急・合併症入院料に係る届出を行っている保険医療機関をいう。以下同じ）に緊急入院した患者（当該保険医療機関の一般病棟等へ緊急入院した後，2日以内に当該特定入院料を算定する病棟に転棟した患者を含む）について，後方病床の役割を担う保険医療機関（A 103精神病棟入院基本料，A 311-4児童・思春期精神科入院医療管理料，A 312精神療養病棟入院料，A 314認知症治療病棟入院料又はA 315精神科地域包括ケア病棟入院料に係る届出を行っている保険医療機関をいう。以下同じ）で対応可能な場合に，後方病床の役割を担う保険医療機関が当該患者の転院を速やかに受け入れることで，精神科救急医療機関の負担軽減及び緊急入院の受入が円滑になるよう地域における連携を評価するものである。

(2) 精神科救急搬送患者地域連携紹介加算は，精神科救急医療機関が緊急入院患者を受け入れ，入院後60日以内に，あらかじめ連携している後方病床の役割を担う保険医療機関に当該患者に関する診療情報を提供し，転院した場合に，精神科救急医療機関において転院時に算定する。なお，この場合において，診療情報提供料（I）は算定できない。

(3) 精神科救急搬送患者地域連携受入加算は，後方病床の役割を担う保険医療機関が精神科救急医療機関に緊急入院した患者を，当該緊急入院から60日以内に受け入れた場合に，後方病床の役割を担う保険医療機関において入院時に算定する。

(4) 精神科救急搬送患者地域連携紹介加算は，他の保険医療機関から転院してきた患者を後方病床の役割を担う保険医療機関に更に転院させた場合には算定できない。ただし，当該他の保険医療機関への入院時から48時間以内に，患者の症状の増悪等により精神科救急搬送患者地域連携紹介加算を届け出ている精神科救急医療機関に転院した後，精神科救急医療機関への入院から60日以内に後方病床の役割を担う保険医療機関に転院させた場合に限り，精神科救急搬送患者地域連携紹介加算を算定できる。精神科救急搬送患者地域連携受入加算も同様とする。 (令6保医発0305・4)

A 238-8～A 241 削除

A 242 呼吸ケアチーム加算（週1回） **150点**

注 別に厚生労働大臣が定める施設基準〔※告示③第8・35の2(1)，p.781〕に適合しているものとして地方厚生局長等に届け出た保険医療機関において，別に厚生労働大臣が定める患者〔※告示③第8・35の2(2)，p.781〕に対して，当該保険医療機関の保険医，看護師，臨床工学技士，理学療法士等が共同して，人工呼吸器の離脱のために必要な診療を行った場合に，当該患者〔第1節の入院基本料（特別入院基本料等を除く）又は第3節の特定入院料のうち，呼吸ケアチーム加算を算定できるものを現に算定している患者に限る〕について，週1回に限り所定点数に加算する。ただし，区分番号B 011-4に掲げる医療機器安全管理料の1は別に算定できない。

→呼吸ケアチーム加算

(1) 呼吸ケアチーム加算は，別に厚生労働大臣が定める施設基準に適合しているものとして届け出た保険医療機関に入院している患者であって，当該加算の要件を満たすものについて算定する。

(2) 呼吸ケアチーム加算の算定対象となる患者は，48時間以上継続して人工呼吸器を装着している患者であって，人工呼吸器を装着している状態で当該病棟に入院した日から1月以内の患者又は当該病棟に入院した後人工呼吸器を装着し，装着日から1月以内の患者である。ただし，人工呼吸器離脱の過程において，一時的に短時間，人工呼吸器を装着していない時間については，継続して装着しているものとみなす。

(3) 呼吸ケアチーム加算は，人工呼吸器離脱のための呼吸ケアに係る専任のチーム（以下「呼吸ケアチーム」という）による診療が行われた場合に週1回に限り算定する。

(4) 呼吸ケアチームは初回の診療に当たり，当該患者の診療計画書を作成し，その内容に基づき，人工呼吸器離脱のために当該患者の状態に応じたチームによる診療を行い，その評価を行う。なお，必要に応じて呼吸ケアチーム以外の医師，看護師等に人工呼吸器の管理や呼吸ケア等の指導を行う。

(5) 呼吸ケアチームは当該患者の診療を担う保険医，看護師等と十分に連携を図る。 (令6保医発0305·4)

A 242-2 術後疼痛管理チーム加算（1日につき） **100点**

注 別に厚生労働大臣が定める施設基準〔※告示③第8・35の2の2，p.782〕に適合しているものとして地方厚生局長等に届け出た保険医療機関において，区分番号 L 008に掲げるマスク又は気管内挿管による閉鎖循環式全身麻酔を伴う手術を行った患者であって，継続して手術後の疼痛管理を要するものに対して，当該保険医療機関の麻酔に従事する医師，看護師，薬剤師等が共同して疼痛管理を行った場合に，当該患者〔第1節の入院基本料（特別入院基本料等を除く）又は第3節の特定入院料のうち，術後疼痛管理チーム加算を算定できるものを現に算定している患者に限る〕について，手術日の翌日から起算して3日を限度として所定点数に加算する。

→術後疼痛管理チーム加算

(1) 術後疼痛管理チーム加算は，質の高い疼痛管理による患者の疼痛スコアの減弱，生活の質の向上及び合併症予防等を目的として，術後疼痛管理に係る専門的知識を有した多職種からなるチーム（以下「術後疼痛管理チーム」という）が必要な疼痛管理を実施することを評価したものである。

(2) 術後疼痛管理チーム加算は，L 008マスク又は気管内挿管による閉鎖循環式全身麻酔を受けた患者であって，手術後に継続した硬膜外麻酔後における局所麻酔剤の持続的注入，神経ブロックにおける麻酔剤の持続的注入又は麻薬を静脈内注射により投与しているもの（覚醒下のものに限る）に対して，術後疼痛管理チームが必要な疼痛管理を行った場合に，手術日の翌日から起算して3日を限度として，所定点数に加算する。

(3) 術後疼痛管理チームは，術後疼痛管理プロトコルを作成し，その内容に基づき，術後疼痛管理が必要な患者の状態に応じた疼痛管理及びその評価を行い，その内容を**診療録**に記載する。なお，必要に応じて当該患者の診療を行う医師及び術後疼痛管理チーム以外の医師，看護師等と連携して対応する。 (令6保医発0305·4)

A 243 後発医薬品使用体制加算（入院初日）

1	後発医薬品使用体制加算1	**87点**
2	後発医薬品使用体制加算2	**82点**
3	後発医薬品使用体制加算3	**77点**

注 別に厚生労働大臣が定める施設基準〔※告示③第8・35の3，p.782〕に適合しているものとして地方厚生局長等に届け出た保険医療機関に入院している患者〔第1節の入院基本料（特別入院基本料等を含む）又は第3節の特定入院料のうち，後発医薬品使用体制加算を算定できるものを現に算定している患者に限る〕について，当該基準に係る区分に従い，それぞれ入院初日に限り所定点数に加算する。

【2024年改定による主な変更点】 施設基準において，医薬品の供給不足等の場合における治療計画の見直し等に対応できる体制の整備，患者への説明，院内掲示，ウェブサイト掲載に係る要件が新設された。

→後発医薬品使用体制加算

(1) 後発医薬品使用体制加算は，後発医薬品の品質，安全性，安定供給体制等の情報を収集・評価し，その結果を踏まえ後発医薬品の採用を決定する体制が整備されている保険医療機関を評価したものである。

(2) 後発医薬品使用体制加算は，当該保険医療機関において調剤した後発医薬品のある先発医薬品及び後発医薬品を合算した規格単位数量に占める後発医薬品の規格単位数量の割合が75%以上，85%以上又は90%以上であるとともに，入院及び外来において後発医薬品（ジェネリック医薬品）の使用を積極的に行っている旨を当該保険医療機関の見やすい場所に掲示するとともに，原則としてウェブサイトに掲載している保険医療機関に入院している患者について，入院初日に算定する。 (令6保医発0305·4)

A 243-2 バイオ後続品使用体制加算（入院初日） **100点**

注 別に厚生労働大臣が定める施設基準〔※告示③第8・35の3の2，p.783〕に適合しているものとして地方厚生局長等に届け出た保険医療機関に入院している患者〔第1節の入院基本料（特別入院基本料等含む）又は第3節の特定入院料のうち，バイオ後続品使用体制加算を算定できるものを現に算定している患者に限る〕であって，バイオ後続品のある先発バイオ医薬品（バイオ後続品の適応のない患者に対して使用する先発バイオ医薬品は除く）及びバイオ後続品を使用する患者について，バイオ後続品使用体制加算として，入院初日に限り所定点数に加算する。

【2024年改定により新設】

(1) バイオ後続品の使用促進体制が整備されている届出医療機関において，**バイオ後続品のある先発バイオ医薬品**（バイオ後続品の適応のない患者に使用する先発バイオ医薬品は除く。以下同）**及びバイオ後続品**を使用している入院患者について，入院初日に算定可。

(2) 施設基準は以下のとおり。

① バイオ後続品の使用促進体制が整備されている

② バイオ後続品のある先発バイオ医薬品及びバイオ後続品の使用回数が**直近1年間で100回超**

③ 院内で調剤したバイオ後続品のある先発バイオ医薬品及びバイオ後続品を合算した規格単位数量に占める**バイオ後続品の規格単位数量の割合が「エポエチン」等の成分で80%以上，かつ「ソマトロピン」等の成分で50%以上**（規格単位数量が50未満の成分を除く）

④ バイオ後続品の使用を促進している旨を院内に掲示し，原則としてウェブサイトに掲載していること

→バイオ後続品使用体制加算

(1) バイオ後続品使用体制加算は，バイオ後続品の品質，有効性，安全性，安定供給体制等の情報を収集・評価し，その結果を踏まえバイオ後続品の採用を決定する体制が整備されている保険医療機関を評価したものである。

(2) バイオ後続品使用体制加算は，入院及び外来においてバイオ後続品の導入に関する説明を積極的に行っている旨を当該保険医療機関の見やすい場所に掲示するとともに，原則としてウェブサイトに掲載している保険医療機関であって，当該保険医療機関の調剤したバイオ後続品のある先発バイオ医薬品（バイオ後続品の適応のない患者に対して使用する先発バイオ医薬品は除く。以下同じ）及びバイオ後続品を合算した規格単

位数量に占めるバイオ後続品の規格単位数量の割合が各成分に定められた割合以上である保険医療機関において，バイオ後続品のある先発バイオ医薬品及びバイオ後続品を使用する患者について，入院初日に算定する。 （令６保医発0305·4）

A244 病棟薬剤業務実施加算

1 病棟薬剤業務実施加算１（週１回） **120点**

2 病棟薬剤業務実施加算２（１日につき） **100点**

注１ 別に厚生労働大臣が定める施設基準〔※告示③第８・35の４(1)(2)，p.784〕に適合しているものとして地方厚生局長等に届け出た保険医療機関に入院している患者について，薬剤師が病棟等において病院勤務医等の負担軽減及び薬物療法の有効性，安全性の向上に資する薬剤関連業務を実施している場合に，当該患者〔第１節の入院基本料（特別入院基本料等を除く）及び第３節の特定入院料のうち，病棟薬剤業務実施加算１又は病棟薬剤業務実施加算２を算定できるものを現に算定している患者に限る〕について，病棟薬剤業務実施加算１にあっては週１回に限り，病棟薬剤業務実施加算２にあっては１日につき所定点数に加算する。この場合において，療養病棟入院基本料，精神病棟入院基本料又は特定機能病院入院基本料（精神病棟に限る）を算定している患者については，入院した日から起算して８週間を限度とする。

２ 病棟薬剤業務の質の向上を図るための薬剤師の研修体制その他の事項につき別に厚生労働大臣が定める施設基準〔※告示③第８・35の４(3)，p.784〕に適合しているものとして地方厚生局長等に届け出た保険医療機関に入院している患者であって，病棟薬剤業務実施加算１を算定しているものについて，**薬剤業務向上加算**として，週１回に限り**100点**を所定点数に加算する。

【2024年改定による主な変更点】【新設】「注２」薬剤業務向上加算：①免許取得直後の薬剤師を対象とした病棟業務等に係る総合的な研修体制，②薬剤師が別の医療機関において地域医療に係る業務等を実践的に修得する体制を整備した届出医療機関において，**病棟薬剤業務実施加算１**の算定患者について，週１回算定可。

→病棟薬剤業務実施加算

(1) 病棟薬剤業務実施加算は，当該保険医療機関の病棟等において，薬剤師が医療従事者の負担軽減及び薬物療法の有効性，安全性の向上に資する業務（以下「病棟薬剤業務」という）を実施していることを評価したものであり，病棟専任の薬剤師が病棟薬剤業務を１病棟又は治療室１週間につき20時間相当以上（複数の薬剤師が一の病棟又は治療室において実施する場合には，当該薬剤師が実施に要した時間を全て合算して得た時間が20時間相当以上）実施している場合に，病棟薬剤業務実施加算１にあっては週１回に限り，病棟薬剤業務実施加算２にあっては１日につき所定点数に加算する。ただし，**A101**療養病棟入院基本料，**A103**精神病棟入院基本料又は**A104**特定機能病院入院基本料（精神病棟に限る）を算定している患者については，入院した日から起算して８週を限度として加算できる。

(2) 病棟薬剤業務実施加算の「１」については，**A100**一般病棟入院基本料，**A101**療養病棟入院基本料，**A102**結核病棟入院基本料，**A103**精神病棟入院基本料，**A104**特定機能病院入院基本料，**A105**専門病院入院基本料，**A304**地域包括医療病棟入院料又は**A307**小児入院医療管理料のいずれかを算定している患者に対して，病棟薬剤業務実施加算の「２」については，**A300**救命救急入院料，**A301**特定集中治療室管理料，**A301-2**ハイケアユニット入院医療管理料，**A301-3**脳卒中ケアユニット入院医療管理料，**A301-4**小児特定集中治療室管理料，**A302**新生児特定集中治療室管理料，**A302-2**新生児特定集中治療室重症児対応体制強化管理料又は**A303**総合周産期特定集中治療室管理料のいずれかを算定している患者に対して，薬剤師が病棟において病院勤務医等の負担軽減及び薬物療法の有効性，安全性の向上に資する薬剤関連業務を実施している場合に算定する。

(3) 病棟薬剤業務とは，次に掲げるものである。

ア 過去の投薬・注射及び副作用発現状況等を患者又はその家族等から聴取し，当該保険医療機関及び可能な限り他の保険医療機関における投薬及び注射に関する基礎的事項を把握する。

イ 医薬品医療機器情報配信サービス（PMDAメディナビ）によるなど，インターネットを通じて常に最新の医薬品緊急安全性情報，医薬品・医療機器等安全性情報，製造販売業者が作成する医薬品リスク管理計画（RMP：Risk Management Plan）に関する情報，医薬品・医療機器等の回収等の医薬品情報の収集を行うとともに，重要な医薬品情報については，医療従事者へ周知している。

ウ 当該保険医療機関において投薬される医薬品について，以下の情報を知ったときは，速やかに当該患者の診療を担当する医師に対し，当該情報を文書により提供する。

ⅰ 緊急安全性情報，安全性速報

ⅱ 医薬品・医療機器等安全性情報

ⅲ 医薬品・医療機器等の回収等

エ 入院時に，持参薬の有無，薬剤名，規格，剤形等を確認し，服薬計画を書面で医師等に提案するとともに，その書面の写しを**診療録等**に添付する。

オ 当該病棟に入院している患者に対し２種以上（注射薬及び内用薬を各１種以上含む）の薬剤が同時に投与される場合には，治療上必要な応急の措置として薬剤を投与する場合等を除き，投与前に，注射薬と内用薬との間の相互作用の有無等の確認を行う。

カ 患者又はその家族に対し，治療方針に係る説明を行う中で，特に安全管理が必要な医薬品等の説明を投与前に行う必要がある場合には，病棟専任の薬剤師がこれを行う。なお，ここでいう特に安全管理が必要な医薬品とは，薬剤管理指導料の対象患者に規定する医薬品のことをいう。

キ 特に安全管理が必要な医薬品等のうち，投与の際に流量又は投与量の計算等が必要な場合は，治療上必要な応急の措置として薬剤を投与する場合等を除き，投与前に病棟専任の薬剤師が当該計算等を実施する。

ク **ア**から**キ**までに掲げる業務のほか，「医療スタッフの協働・連携によるチーム医療の推進について」（平成22年４月30日医政発0430第１号）の記の２の(1)（③，⑥及び⑧を除く）に掲げる業務についても，可能な限り実施するよう努める。

ケ 退院時の薬学的管理指導について，可能な限り実

（別紙様式30）

病棟薬剤業務日誌

年　　月　　日

病棟名：

病棟専任の薬剤師名：

1　この病棟におけるこの日の病棟薬剤業務の実施時間　　　　時間

2　業務時間・業務内容・実施薬剤師名

業務時間		業務内容	実施薬剤師名	業務時間		業務内容	実施薬剤師名
時間帯	小計			時間帯	小計		

※　実施した業務の内容を次の業務の番号から選択して「業務内容」欄へ記入するとともに，当該業務の実施に要した時間を「業務時間」欄へ，実施した薬剤師の氏名を「実施薬剤師名」欄へ記入すること。業務の内容について⑦を選択した場合には，その内容を具体的に記載すること。

①　医薬品の投薬・注射状況の把握
②　医薬品の医薬品安全性情報等の把握及び周知並びに医療従事者からの相談応需
③　入院時の持参薬の確認及び服薬計画の提案
④　２種以上の薬剤を同時に投与する場合における投与前の相互作用の確認
⑤　患者等に対するハイリスク薬等に係る投与前の詳細な説明
⑥　薬剤の投与にあたり，流量又は投与量の計算等の実施
⑦　その他（業務内容を具体的に記入すること）

※　当該病棟以外の場所で実施した病棟薬剤業務についても，実施場所とともに記載すること。

3　その他

施する。

(4)　病棟薬剤業務の実施に当たっては，次の点に留意する。

ア　医薬品情報の収集，抗がん剤の無菌調製など，病棟薬剤業務の内容によっては，必ずしも病棟において実施されるものではない。

イ　病棟専任の薬剤師は，**別紙様式30**（p.98）又はこれに準じた当該病棟に係る病棟薬剤業務日誌を作成・管理し，記入の日から５年間保存しておく。また，患者の薬物療法に直接的に関わる業務については，可能な限り，その実施内容を<u>診療録等</u>にも記録する。

ウ　病棟薬剤業務実施加算を算定できない病棟又は治療室においても病棟薬剤業務を実施するよう努める。

(5)　「注２」に規定する薬剤業務向上加算は，さらなるチーム医療の推進と薬物治療の質の向上を図る観点から，地域医療に係る業務の実践的な修得を含めた病院薬剤師の充実した研修体制を整備した医療機関において病棟薬剤業務を実施することを評価するものである。

(6)　薬剤業務向上加算は，別に厚生労働大臣が定める施設基準に適合しているものとして地方厚生（支）局に届け出た保険医療機関において，薬剤師が(3)に掲げる病棟薬剤業務を実施している場合に週１回に限り所定点数に加算する。

（令６保医発0305·4）

A245　データ提出加算

1　データ提出加算１（入院初日）
　イ　許可病床数が200床以上の病院の場合　**145点**
　ロ　許可病床数が200床未満の病院の場合　**215点**

2　データ提出加算２（入院初日）
　イ　許可病床数が200床以上の病院の場合　**155点**
　ロ　許可病床数が200床未満の病院の場合　**225点**

3　データ提出加算３（入院期間が90日を超えるごとに１回）
　イ　許可病床数が200床以上の病院の場合　**145点**
　ロ　許可病床数が200床未満の病院の場合　**215点**

4　データ提出加算４（入院期間が90日を超えるごとに１回）
　イ　許可病床数が200床以上の病院の場合　**155点**
　ロ　許可病床数が200床未満の病院の場合　**225点**

注１　１及び２については，別に<u>厚生労働大臣が定める施設基準</u>〔※告示③第８・35の５(1)(2)，p.785〕に適合しているものとして地方厚生局長等に届け出た保険医療機関において，当該保険医療機関における診療報酬の請求状況，手術の実施状況等の診療の内容に関するデータを継続して厚生労働省に提出している場合に，当該保険医療機関に入院している患者〔第１節の入院基本料（特別入院基本料等を除く）又は第３節の特定入院料のうち，データ提出加算を算定できるものを現に算定している患者に限る〕について，当該基準に係る区分に従い，入院初日に限り所定点数に加算する。

２　３及び４については，別に<u>厚生労働大臣が定める施設基準</u>〔※告示③第８・35の５(1)(2)，p.785〕に適合しているものとして地方厚生局長等に届け出た保険医療機関において，当該保険医療機関における診療報酬の請求状況，手術の実施状況等の診療の内容に関するデータを継続して厚生労働省に提出し

ている場合に，当該保険医療機関に入院している患者〔第１節の入院基本料（特別入院基本料等を除く）又は第３節の特定入院料のうち，データ提出加算を算定できるものを現に算定している患者に限る〕であって，療養病棟入院基本料，結核病棟入院基本料，精神病棟入院基本料，障害者施設等入院基本料，特殊疾患入院医療管理料，回復期リハビリテーション病棟入院料，特殊疾患病棟入院料，緩和ケア病棟入院料，児童・思春期精神科入院医療管理料，精神療養病棟入院料，認知症治療病棟入院料，精神科地域包括ケア病棟入院料又は地域移行機能強化病棟入院料を届け出た病棟又は病室に入院しているものについて，当該基準に係る区分に従い，入院期間が90日を超えるごとに１回，所定点数に加算する。

【2024年改定による主な変更点】

(1) 従前の提出データ評価加算（注３）が廃止された。

(2) データ提出の遅延等が認められた場合，当該月の翌々月は算定できないとされているが，A207診療録管理体制加算１の届出医療機関において，サイバー攻撃により診療体制に甚大な影響等が発生しデータ提出が困難である場合は「この限りでない」とされた。

→データ提出加算

(1) 厚生労働省が実施する「DPCの評価・検証等に係る調査」(以下「DPC調査」という）の退院患者調査に準拠したデータを正確に作成し，継続して提出されることを評価したものである。

提出されたデータについては，特定の患者個人を特定できないように集計し，医療機関毎に公開されるものである。

また，提出されたデータは，入院医療等を担う保険医療機関の機能や役割の分析・評価等や健康保険法第150条の２第１項の規定に基づき，厚生労働省が行う匿名診療等関連情報の第三者提供のために適宜活用されるものである。

(2) 当該加算は，データ提出の実績が認められた保険医療機関において，データ作成対象病棟（以下「対象病棟」という）に入院している患者について算定する。データ提出加算１及び２は入院初日，データ提出加算３及び４は入院期間が90日を超えるごとに１回算定する。90日を超えるごと，の計算は，入院日から起算して91日目，181日目等と計算する。なお，ここでいう入院とは第２部「通則５」に規定する入院期間中の入院のことをいい，データ提出加算１及び２については入院期間が通算される再入院の場合には算定できず，データ提出加算３及び４については通算した入院期間から算出し算定する。

(3) データの提出（データの再照会に係る提出も含む）に遅延等が認められた場合，当該月の翌々月について，当該加算は算定できない。なお，遅延等とは，厚生労働省がDPC調査の一部事務を委託するDPC調査事務局宛てに，DPCの評価・検証等に係る調査（退院患者調査）実施説明資料（以下「調査実施説明資料」という）に定められた期限までに，当該医療機関のデータが提出されていない場合（提出時刻が確認できない手段等，調査実施説明資料にて定められた提出方法以外の方法で提出された場合を含む），提出されたデータが調査実施説明資料に定められたデータと異なる内容であった場合（データが格納されていない空の媒体が提出された場合を含む）をいう。ただし，A207診療録管理体制加算１の届出を行っている保険医療機関において，サイバー攻撃により診療体制に甚大な影響等が発生し，データを継続的かつ適切に提出することが困難である場合は，この限りでない。

(4) データの作成は月単位で行うものとし，作成されたデータには月の初日から末日までの診療に係るデータが全て含まれていなければならない。

(5) (2)の対象病棟とは，第１節の入院基本料（A108有床診療所入院基本料及びA109有床診療所療養病床入院基本料を除く），第３節の特定入院料及び第４節の短期滞在手術等基本料（A400の「１」短期滞在手術等基本料１を除く）を算定する病棟をいう。

(6) (2)の「データ提出の実績が認められた保険医療機関」とは，データの提出が厚生労働省保険局医療課において確認され，その旨を通知された保険医療機関をいう。

(7) (3)のデータを継続的かつ適切に提出することが困難である場合に該当するか否かについては，地方厚生（支）局医療課長を経由して厚生労働省保険局医療課長へ確認を行う。

(8) データ提出加算１及び３は，入院患者に係るデータを提出した場合に算定し，データ提出加算２及び４は，入院患者に係るデータに加え，外来患者に係るデータを提出した場合に算定することができる。

（令６保医発0305・4）

A246 入退院支援加算（退院時１回）

１ 入退院支援加算１		
イ	一般病棟入院基本料等の場合	700点
ロ	療養病棟入院基本料等の場合	1,300点
２ 入退院支援加算２		
イ	一般病棟入院基本料等の場合	190点
ロ	療養病棟入院基本料等の場合	635点
３ 入退院支援加算３		1,200点

注１ 入退院支援加算１は，別に厚生労働大臣が定める施設基準〔※告示③第８・35の６(1), p.786〕に適合しているものとして地方厚生局長等に届け出た保険医療機関が，次に掲げる入退院支援のいずれかを行った場合に，退院時１回に限り，所定点数に加算する。

イ 退院困難な要因を有する入院中の患者であって，在宅での療養を希望するもの〔第１節の入院基本料（特別入院基本料等を除く）又は第３節の特定入院料のうち，入退院支援加算１を算定できるものを現に算定している患者に限る〕に対して入退院支援を行った場合

ロ 連携する他の保険医療機関において当該加算を算定した患者〔第１節の入院基本料（特別入院基本料等を除く）又は第３節の特定入院料のうち，入退院支援加算１を算定できるものを現に算定している患者に限る〕の転院（１回の転院に限る）を受け入れ，当該患者に対して入退院支援を行った場合

２ 入退院支援加算２は，別に厚生労働大臣が定める施設基準〔※告示③第８・35の６(2), p.786〕に適合しているものとして地方厚生局長等に届け出た保険医療機関が，退院困難な要因を有する入院中の患者であって，

入院加算

在宅での療養を希望するもの〔第１節の入院基本料（特別入院基本料等を除く）又は第３節の特定入院料のうち，入退院支援加算２を算定できるものを現に算定している患者に限る〕に対して，入退院支援を行った場合に，退院時１回に限り，所定点数に加算する。

3　入退院支援加算３は，別に厚生労働大臣が定める施設基準〔※告示③第８・35の６(3)，p.787〕に適合しているものとして地方厚生局長等に届け出た保険医療機関が，次に掲げる入退院支援のいずれかを行った場合に，退院時１回に限り，所定点数に加算する。

イ　当該保険医療機関に入院している患者であって，区分番号Ａ302に掲げる新生児特定集中治療室管理料，区分番号Ａ302-2に掲げる新生児特定集中治療室重症児対応体制強化管理料又は区分番号Ａ303の２に掲げる新生児集中治療室管理料を算定したことがあるもの〔第１節の入院基本料（特別入院基本料等を除く）又は第３節の特定入院料のうち，入退院支援加算３を算定できるものを現に算定している患者に限る〕に対して，退院支援計画を作成し，入退院支援を行った場合

ロ　他の保険医療機関において当該加算を算定した患者〔第１節の入院基本料（特別入院基本料等を除く）又は第３節の特定入院料のうち，入退院支援加算３を算定できるものを現に算定している患者に限る〕の転院（１回の転院に限る）を受け入れ，当該患者に対して，退院支援計画を作成し，入退院支援を行った場合

4　別に厚生労働大臣が定める施設基準〔※告示③第８・35の６(4)，p.787〕に適合しているものとして地方厚生局長等に届け出た保険医療機関が，次に掲げる入退院支援のいずれかを行った場合に，**地域連携診療計画加算**として，退院時１回に限り，**300点**を更に所定点数に加算する。ただし，区分番号Ｂ003に掲げる開放型病院共同指導料（Ⅱ），区分番号Ｂ005に掲げる退院時共同指導料２，区分番号Ｂ005-1-2に掲げる介護支援等連携指導料，区分番号Ｂ009に掲げる診療情報提供料（Ⅰ）及び区分番号Ｂ011に掲げる連携強化診療情報提供料は別に算定できない。

イ　当該保険医療機関において入退院支援加算の届出を行っている病棟に入院している患者（あらかじめ地域連携診療計画を作成し，当該計画に係る疾患の治療等を担う他の保険医療機関又は介護サービス事業者等と共有するとともに，当該患者の同意を得た上で，入院時に当該計画に基づく当該患者の診療計画を作成及び説明し，文書により提供したものに限る）について，退院時又は転院時に当該他の保険医療機関又は介護サービス事業者等に当該患者に係る診療情報を文書により提供した場合

ロ　他の保険医療機関からの転院（１回の転院に限る）患者（当該他の保険医療機関において当該加算を算定したものであって，当該患者の同意を得た上で，入院時にあらかじめ作成した地域連携診療計画に基づき当該患者の診療計画を作成及び説明し，文書により提供したものに限る）について，退院時又は転院時に当該他の保険医療機関に当該患者に係る診療情報を文書により提供した場合

5　医療提供体制の確保の状況に鑑み別に厚生労働大臣が定める地域〔※告示③別表第６の２，p.873〕に所在する保険医療機関であって，別に厚生労働大臣が定める施設基準〔※告示③第８・35の６(6)，p.787〕に適合しているものとして地方厚生局長等に届け出たものについては，注２に規定する届出の有無にかかわらず，注２に規定する加算の点数に代えて，**入退院支援加算**（特定地域）として，それぞれ**95点**又は**318点**を所定点数に加算することができる。

6　入退院支援加算１又は入退院支援加算２を算定する患者が15歳未満である場合には，**小児加算**として，**200点**を更に所定点数に加算する。

7　別に厚生労働大臣が定める施設基準〔※告示③第８・35の６(7)，p.787〕に適合しているものとして地方厚生局長等に届け出た保険医療機関に入院している患者であって別に厚生労働大臣が定めるもの〔※告示③第８・35の６(8)，p.787〕に対して，入院前に支援を行った場合に，その支援の内容に応じて，次に掲げる点数をそれぞれ更に所定点数に加算する。

イ　**入院時支援加算１**　**240点**

ロ　**入院時支援加算２**　**200点**

8　別に厚生労働大臣が定める施設基準〔※告示③第８・35の６(9)，p.787〕に適合しているものとして地方厚生局長等に届け出た保険医療機関に入院している患者であって別に厚生労働大臣が定めるもの〔※告示③第８・35の６(10)，p.787〕に対して，当該患者の基本的な日常生活能力，認知機能，意欲等について総合的な評価を行った上で，その結果を踏まえて，入退院支援を行った場合に，**総合機能評価加算**として，**50点**を更に所定点数に加算する。

9　別に厚生労働大臣が定める患者〔※告示③第８・35の６(11)，p.787〕に対して，入院前に患者及びその家族等並びに当該患者の在宅での生活を支援する障害福祉サービス事業者等と事前に入院中の支援に必要な調整を行った場合に，**入院事前調整加算**として，**200点**を更に所定点数に加算する。

【2024年改定による主な変更点】

(1)　**【新設】**「注９」**入院事前調整加算**：別に厚生労働大臣が定める患者（コミュニケーションに特別な支援を要する者又は強度行動障害を有する者）に対して，入院前に患者・

家族等・障害福祉サービス事業者等と入院中の支援について事前に調整を行った場合に算定できる。

(2) **入退院支援加算１**において，①急性期一般入院基本料等の算定病棟を有する場合は連携機関のうち**医療機関**が１以上，②地域包括ケア病棟入院料の算定病棟・病室を有する場合は連携機関のうち**介護保険事業者及び障害福祉サービス事業所等が５以上**――であることが要件化された（2024年9月末までの経過措置あり）。

(3) **入退院支援加算３**について，（他医療機関で入退院支援加算３を算定していない）**転院搬送**された児であって退院困難な要因を有する患者も算定可とされた。また，入退院支援部門の専任の看護師の経験について，新生児集中治療だけでなく**小児患者の看護業務の経験**も含まれるとされた。

→入退院支援加算

(1) 入退院支援加算は，患者が安心・納得して退院し，早期に住み慣れた地域で療養や生活を継続できるように，施設間の連携を推進した上で，入院早期より退院困難な要因を有する患者を抽出し，入退院支援を実施することを評価するものである。なお，第２部「通則５」に規定する入院期間が通算される入院については，１入院として取り扱うものとするが，入退院支援加算１にあってはこの限りでない。

(2) 入退院支援加算１にあっては，入退院支援及び地域連携業務に専従する職員（以下「入退院支援職員」という）を各病棟に専任で配置し，原則として入院後３日以内に患者の状況を把握するとともに退院困難な要因を有している患者を抽出する。また，入退院支援加算２にあっては，患者の入院している病棟等において，原則として入院後７日以内に退院困難な要因を有している患者を抽出する。なお，ここでいう退院困難な要因とは，以下のものである。

ア　悪性腫瘍，認知症又は誤嚥性肺炎等の急性呼吸器感染症のいずれかである

イ　緊急入院である

ウ　要介護状態であるとの疑いがあるが要介護認定が未申請である又は要支援状態であるとの疑いがあるが要支援認定が未申請である（介護保険法施行令第２条各号に規定する特定疾病を有する40歳以上65歳未満の者及び65歳以上の者に限る）

エ　コミュニケーションに特別な技術が必要な障害を有する者

オ　強度行動障害の状態の者

カ　家族又は同居者から虐待を受けている又はその疑いがある

キ　生活困窮者である

ク　入院前に比べADLが低下し，退院後の生活様式の再編が必要である（必要と推測される）

ケ　排泄に介助を要する

コ　同居者の有無に関わらず，必要な養育又は介護を十分に提供できる状況にない

サ　退院後に医療処置（胃瘻等の経管栄養法を含む）が必要

シ　入退院を繰り返している

ス　入院治療を行っても長期的な低栄養状態となることが見込まれる

セ　家族に対する介助や介護等を日常的に行っている児童等である

ソ　児童等の家族から，介助や介護等を日常的に受けている

タ　その他患者の状況から判断してアからソまでに準ずると認められる場合

(3) 退院困難な要因を有する患者について，入退院支援加算１の「イ　一般病棟入院基本料等の場合」にあっては原則として７日以内，「ロ　療養病棟入院基本料等の場合」にあっては原則として14日以内に患者及び家族と病状や退院後の生活も含めた話合いを行うとともに，関係職種と連携し，入院後７日以内に退院支援計画の作成に着手する。また，入退院支援加算２を算定する場合においても，できるだけ早期に患者及び家族と話合いを行うとともに，入院後７日以内に退院支援計画の作成に着手する。

(4) ここでいう退院支援計画の内容は，以下の内容を含むものとする。

ア　患者氏名，入院日，退院支援計画着手日，退院支援計画作成日

イ　退院困難な要因

ウ　退院に関する患者以外の相談者

エ　退院支援計画を行う者の氏名（病棟責任者，病棟に専任の入退院支援職員及び入退院支援部門の担当者名をそれぞれ記入）

オ　退院に係る問題点，課題等

カ　退院へ向けた目標設定，支援期間，支援概要，予想される退院先，退院後の利用が予測される福祉サービスと担当者名

キ　リハビリテーション，栄養管理及び口腔管理等を含む，退院に向けて入院中に必要な療養支援の内容並びに栄養サポートチーム等の多職種チームとの役割分担

(5) 退院支援計画を実施するに当たって，入退院支援加算１にあっては，入院後７日以内に病棟の看護師及び病棟に専任の入退院支援職員並びに入退院支援部門の看護師及び社会福祉士等が共同してカンファレンスを実施する。また，入退院支援加算２にあっても，できるだけ早期に病棟の看護師及び入退院支援部門の看護師並びに社会福祉士等が共同してカンファレンスを実施する。なお，カンファレンスの実施に当たっては，必要に応じてその他の関係職種が参加すること。

(6) 退院支援計画については，文書で患者又は家族に説明を行い，交付するとともに，その内容を**診療録等**に添付又は記載する。また，当該計画に基づき，患者又は家族に退院後の療養上必要な事項について説明するとともに，必要に応じて退院・転院後の療養生活を担う保険医療機関等との連絡や調整，介護サービス又は障害福祉サービス，地域相談支援若しくは障害児通所支援の導入に係る支援を行う。なお，当該計画を患者又は家族に交付した後，計画内容が変更となった場合は，患者又は家族に説明を行い，必要時，変更となった計画を交付する。

(7) 入退院支援加算１については，当該病棟又は入退院支援部門の入退院支援職員が，他の保険医療機関や介護サービス事業所等を訪れるなどしてこれらの職員と面会し，転院・退院体制に関する情報の共有等を行う。

(8) 入退院支援加算３は，当該入院期間中に**A 302**新生児特定集中治療室管理料，**A 302-2**新生児特定集中治療室重症児対応体制強化管理料又は**A 303**総合周産期特定集中治療室管理料の「２」新生児集中治療室管理料を算定した退院困難な要因を有する患者（他の保険医療機関において入退院支援加算３を算定していない患者を含む）又は他の保険医療機関において入退院支援加算３を算定した上で転院した患者について，当該患者又はその家族の同意を得て退院支援計画を策定し，当該計画に基づき退院した場合に算定する。なお，ここでいう退院困難な要因とは，以下のものである。

ア　先天奇形

イ　染色体異常

（別紙様式6）

退院支援計画書

（患者氏名）＿＿＿＿＿＿＿殿

入院日： 年 月 日
計画着手日： 年 月 日
計画作成日： 年 月 日

病棟（病室）	
病名（他に考え得る病名）	
退院に関する患者以外の相談者	家族・その他関係者（ ）
退院支援計画を行う者の氏名（下記担当者を除く）	
退院困難な要因	
退院に係る問題点，課題等	
退院へ向けた目標設定，支援期間，支援概要	
予想される退院先	
退院後に利用が予想される福祉サービス等	
退院後に利用が予想される福祉サービスの担当者	

注） 上記内容は，現時点で考えられるものであり，今後の状態の変化等に応じて変わり得るものである。

説明・交付日： 年 月 日

（病棟の退院支援担当者） 印

（入退院支援部門の担当者） 印

（本人）

ウ 出生体重1,500g未満
エ 新生児仮死（Ⅱ度以上のものに限る）
オ その他，生命に関わる重篤な状態

(9) 入退院支援加算3について，入院後7日以内に退院困難な要因を有する患者を抽出し，現在の病状及び今後予想される状態等について家族等と話し合いを開始する。この他，家族等に対して退院後の療養上必要な事項について説明するとともに，転院・退院後の療養生活を担う保険医療機関等との連絡や調整，福祉サービスの導入に係る支援等を行う。

(10) 入退院支援加算3について，入院後1か月以内に退院支援計画の作成に着手し，文書で家族等に説明を行い交付するとともに**診療録等**に添付又は記載する。なお，退院支援計画は**別紙様式6**（p.102）を参考として関係職種と連携して作成することとし，病棟及び入退院支援部門の看護師並びに社会福祉士等の関係職種が共同してカンファレンスを行った上で作成及び実施する。また，退院時には家族等に対して，緊急時の連絡先等を文書で提供し，24時間連絡が取れる体制を取る。

(11) 入退院支援加算と退院時共同指導料を同時に算定する場合には，在宅療養を担う保険医療機関等と患者が在宅療養に向けて必要な準備を確認し，患者に対して文書により情報提供する。

(12) 退院先については，**診療録等**に記載し，又は退院先を記載した文書を**診療録等**に添付する。

(13) 死亡による退院については算定できない。また，入退院支援加算1の「ロ」又は2の「ロ」の療養病棟入院基本料等の場合については，他の保険医療機関に入院するために転院した患者については算定できない。

(14) 入退院支援加算1の「ロ」又は2の「ロ」の療養病棟入院基本料等の場合について，当該加算を算定する病棟に転棟後，当該病棟から退院する場合にあっては，転棟後14日以上入院していた場合に限り算定できる。

(15) 「注4」において，地域連携診療計画は，疾患ごとに作成され，一連の治療を担う複数の保険医療機関，介護保険法に定める居宅サービス事業者，地域密着型サービス事業者，居宅介護支援事業者，施設サービス事業者，障害者の日常生活及び社会生活を総合的に支援する法律（平成17年法律第123号。以下「障害者総合支援法」という）第51条の17第1項第1号に規定する指定特定相談支援事業者（以下「指定特定相談支援事業者」という），児童福祉法（昭和22年法律第164号）第24条の26第1項第1号に規定する指定障害児相談支援事業者（以下「指定障害児相談支援事業者」という）等（以下この項において「連携保険医療機関等」という）との間であらかじめ共有して活用されるものであり，病名，入院時の症状，予定されている診療内容，標準的な転院までの期間，転院後の診療内容，連携する保険医療機関を退院するまでの標準的な期間，退院に当たり予想される患者の状態に関する退院基準，その他必要な事項が記載されたものであること。

また，地域連携診療計画は，患者の状態等により，異なる連携が行われることが想定されることから，あらかじめ複数の地域連携診療計画を作成しておき，患者の状態等に応じて最も適切な地域連携診療計画を選択することは差し支えない。

(16) 地域連携診療計画加算の算定に当たっては，地域連携診療計画の対象疾患の患者に対し，地域連携診療計画に沿って治療を行うことについて患者の同意を得た上で，入院後7日以内に地域連携診療計画に基づく個別の患者ごとの診療計画を作成し，文書で家族等に説明を行い交付するとともに**診療録**に添付又は記載する。

(17) 地域連携診療計画加算について，当該患者に対して連携保険医療機関等において引き続き治療等が行われる場合には，連携保険医療機関等に対して，当該患者に係る診療情報や退院後の診療計画等を文書により提供する。

また，当該患者が転院前の保険医療機関において当該加算を算定した場合には，退院時に，当該転院前の保険医療機関に対して当該患者に係る診療情報等を文書により提供する。

(18) 「注5」に規定する点数は，基本診療料の施設基準等**別表第6の2**（p.873）に掲げる地域に所在する保険医療機関（特定機能病院，許可病床数が400床以上の病院，DPC対象病院及び一般病棟入院基本料に係る届出において急性期一般入院料1のみを届け出ている病院を除く）の一般病棟及び療養病棟等において，算定可能である。なお，基本診療料施設基準通知の**別添2**「入院基本料等の施設基準等」**第5の6**（p.884）の規定により看護配置の異なる病棟ごとに一般病棟入院基本料の届出を行っている保険医療機関においては，一般病院入院基本料（急性期一般入院料1を除く）を算定する病棟で当該点数を算定できる。

(19) 「注7」に規定する入院時支援加算は，入院を予定している患者が入院生活や入院後にどのような治療過程を経るのかをイメージでき，安心して入院医療が受け入れられるよう，入院前の外来において，入院中に行われる治療の説明，入院生活に関するオリエンテーション，入院前の服薬状況の確認，褥瘡・栄養スクリーニング等を実施し，支援することを評価するものである。

(20) 「注7」に規定する入院時支援加算を算定するに当たっては，入院の決まった患者に対し，入院中の治療や入院生活に係る計画に備え，入院前に以下の**ア**から**ク**まで（**イ**については，患者が要介護又は要支援状態の場合のみ）を実施し，その内容を踏まえ，入院中の看護や栄養管理等に係る療養支援の計画を立て，患者及び入院予定先の病棟職員と共有した場合に算定する。入院前に**ア**から**ク**（**イ**については，患者が要介護又は要支援状態の場合のみ）までを全て実施して療養支援の計画書（以下「療養支援計画書」という）を作成した場合は入院時支援加算１を，患者の病態等によりアからクまでの全ては実施できず，**ア**，**イ**及び**ク**（**イ**については，患者が要介護又は要支援状態の場合のみ）を含む一部の項目を実施して療養支援計画書を作成した場合は，入院時支援加算２を算定する。

ア　身体的・社会的・精神的背景を含めた患者情報の把握
イ　入院前に利用していた介護サービス又は福祉サービスの把握
ウ　褥瘡に関する危険因子の評価
エ　栄養状態の評価
オ　服薬中の薬剤の確認
カ　退院困難な要因の有無の評価
キ　入院中に行われる治療・検査の説明
ク　入院生活の説明

(21)「注７」に規定する入院時支援加算を算定するに当たって，作成した療養支援計画書を，患者の入院前に入院予定先の病棟職員に共有する。また，当該計画書については，入院前又は入院日に患者又はその家族等に説明を行い交付するとともに，**診療録**に添付又は記載する。なお，第１章第２部の「通則７」の規定に基づき作成する入院診療計画書等をもって，当該計画書としても差し支えない。

(22)　患者の栄養状態の評価や服薬中の薬剤の確認に当たっては，必要に応じて，管理栄養士や薬剤師等の関係職種と十分に連携を図る。

(23)「注８」に規定する総合機能評価加算については，介護保険法施行令第２条各号に規定する疾病を有する40歳以上65歳未満である者又は65歳以上である者について，身体機能や退院後に必要となりうる介護サービス等について総合的に評価を行った上で，当該評価の結果を入院中の診療や適切な退院支援に活用する取組を評価するものである。

(24)「注８」に規定する総合機能評価加算は，患者の病状の安定が見込まれた後できるだけ早期に，患者の基本的な日常生活能力，認知機能，意欲等について総合的な評価（以下「総合的な機能評価」という）を行った上で，結果を踏まえて入退院支援を行った場合に算定する。

(25)　総合的な機能評価に係る測定は，医師又は歯科医師以外の医療職種が行うことも可能であるが，当該測定結果に基づく評価は，研修を修了した医師若しくは歯科医師，総合的な機能評価の経験を１年以上有する医師若しくは歯科医師又は当該患者に対する診療を担う医師若しくは歯科医師が行わなければならない。なお，総合的な機能評価の実施に当たっては，関係学会等より示されているガイドラインに沿った適切な評価が実施されるよう十分留意する。

(26)　総合的な機能評価の結果については，患者及びその家族等に説明するとともに，説明内容を**診療録**に記載又は添付する。

(27)「注９」に規定する入院事前調整加算を算定するに当たっては，コミュニケーションに特別な技術が必要な障害を有する者又は強度行動障害の状態の者であって入院の決まったものについて，当該患者の特性を踏まえた入院中の治療や入院生活に係る支援が行えるよう，当該患者，その家族等及び当該患者の在宅における生活を支援する障害福祉サービス事業者等から事前に情報提供を受け，その内容を踏まえ，入院中の看護等に係る療養支援の計画を立て，患者及び入院予定先の病棟職員と共有した場合に算定する。（令６保医発0305·4）

A 246-2　精神科入退院支援加算（退院時１回）

1,000点

注１　別に厚生労働大臣が定める施設基準〔※告示③第８・35の６の２，p.789〕に適合しているものとして地方厚生局長等に届け出た保険医療機関が，次に掲げる入退院支援のいずれかを行った場合に，退院時１回に限り，所定点数に加算する。ただし，区分番号A 103に掲げる精神病棟入院基本料の注７若しくは区分番号A 312に掲げる精神療養病棟入院料の注５に規定する精神保健福祉士配置加算，区分番号A 230-2に掲げる精神科地域移行実施加算又は区分番号I 011に掲げる精神科退院指導料を算定する場合は，算定できない。

イ　退院困難な要因を有する入院中の患者であって，在宅での療養を希望するもの〔第１節の入院基本料（特別入院基本料等を除く）又は第３節の特定入院料のうち，精神科入退院支援加算を算定できるものを現に算定している患者に限る〕に対して入退院支援を行った場合

ロ　連携する他の保険医療機関において当該加算を算定した患者〔第１節の入院基本料（特別入院基本料等を除く）又は第３節の特定入院料のうち，精神科入退院支援加算を算定できるものを現に算定している患者に限る〕の転院（１回の転院に限る）を受け入れ，当該患者に対して入退院支援を行った場合

２　精神保健福祉法第29条又は第29条の２に規定する入院措置に係る患者について，都道府県，保健所を設置する市又は特別区と連携して退院に向けた支援を行った場合に，精神科措置入院退院支援加算として，退院時１回に限り，**300点**を更に所定点数に加算する。

【2024年改定により新設】

(1)　届出医療機関において，①**退院困難な要因を有する入院患者であって在宅療養を希望するもの**，②**連携医療機関において当該加算を算定した転院患者（１回の転院に限る）**――のいずれかに対して入退院支援を行った場合に，退院時１回に限り算定可。

(2)　**入退院支援・地域連携業務を担う部門**（専従の看護師又は精神保健福祉士を配置）の設置等が施設基準の要件。

(3)　当加算新設に伴い従前のA 227-2精神科措置入院退院支援加算が廃止され，当加算の「注２」に**精神科措置入院退院支援加算**が設定された。措置入院患者について都道府県等と連携して退院支援を行った場合に算定可。

→精神科入退院支援加算

(1)　精神科入退院支援加算は，精神病棟に入院中の患者が，早期に退院するとともに，医療，障害福祉，介護その他のサービスを切れ目なく受けられるように，入

（別紙様式6の4） 新

退院支援計画書

計画作成日：　　年　　月　　日
計画見直し予定日：　　年　　月　　日

氏名：　　　　　様　　性別：男・女　　生年月日：　　年　　月　　日（　　歳）
主治医：　　　　看護師：　　　　精神保健福祉士：
参加者
□本人　□家族　□主治医　□看護師・保健師　□精神保健福祉士　□薬剤師　□作業療法士　□公認心理師
□訪問看護ステーション　□行政機関　□障害福祉サービス等事業者　□介護サービス事業所
□その他（　　　　　　　　　　　　）

病　名	
今回の入院年月日	

退院後の生活に関する本人の希望	家族その他の支援者の意見

支援ニーズ／課題への対応

評価項目	支援の必要性	課題内容 本人の希望	本人の実施事項（※1）	支援者の実施事項（※1）	支援者（機関名・担当者名・連絡先）
環境要因	□				
生活機能（活動）	□				
社会参加	□				
心身の状態	□				
支援継続に関する課題（※2）	□				
行動に関する課題（※3）	□				

（※1）課題内容，本人の希望に対する実施事項を記載すること
（※2）病状の理解の程度や自己管理等　（※3）アルコールや薬物，自他の安全確保に関する課題，こだわり等

医療・障害福祉サービス等に関する基本情報	自立支援医療	無　有	不明	申請予定
	精神障害者保健福祉手帳：	無　有（　　級）	不明	申請予定
	療育手帳：	無　有（等級　　）	不明	申請予定
	身体障害者：	無　有（　　級）	不明	申請予定
	障害年金受給：	無　有（　　級）	不明	申請予定
	障害支援区分：	無　有（区分　　）	不明	申請予定
	要介護認定：	無　有（　　）	不明	申請予定
	生活保護受給：	無　有	不明	申請予定
退院後に必要な医療等の支援	□ 精神科外来通院　□ 保健所等による相談支援 □ 外来診療以外の精神科医療サービス（訪問看護，デイケア等，その他） □ 身体合併症治療　□ 障害福祉サービス　□ 介護サービス　□ その他			

調子が悪くなってきたときのサイン	
自分でわかるサイン	周りの人が気づくサイン
サインに気づいたときにすること	
自分がすること	周りの人がすること

緊急連絡先：氏名　　　　所属　　　　連絡先
緊急連絡先：氏名　　　　所属　　　　連絡先
緊急連絡先：氏名　　　　所属　　　　連絡先
署名　本人：　　　　主治医：　　　　担当者：

院早期から包括的支援マネジメントに基づく入退院支援を実施することを評価するものである。なお，第2部通則5に規定する入院期間が通算される入院については，1入院として取り扱うものとするが，精神科入退院支援加算にあってはこの限りでない。

(2) 入退院支援及び地域連携業務に専従する職員（以下「入退院支援職員」という）を各病棟に専任で配置し，原則として入院後7日以内に患者の状況を把握するとともに退院困難な要因を有している患者を抽出する。なお，ここでいう退院困難な要因とは，以下のものである。

ア　精神保健福祉法第29条又は第29条の2に規定する入院措置に係る患者である

イ　心神喪失等の状態で重大な他害行為を行った者の医療及び観察等に関する法律第42条第1項第1号又は第61条第1項第1号に規定する同法による入院又は同法第42条第1項第2号に規定する同法による通院をしたことがある患者である

ウ　医療保護入院の者であって，当該入院中に精神保健及び精神障害者福祉に関する法律第33条第6項第2号に規定する委員会の開催があった者である

エ　当該入院の期間が1年以上の患者である

オ　家族又は同居者から虐待を受けている又はその疑いがある

カ　生活困窮者である

キ　同居者の有無に関わらず，必要な養育又は介護を十分に提供できる状況にない

ク　身体合併症を有する患者であって，退院後に医療処置が必要

ケ　入退院を繰り返している

コ　家族に対する介助や介護等を日常的に行っている児童等である

サ　児童等の家族から，介助や介護等を日常的に受けている

シ　その他平成28～30年度厚生労働行政調査推進補助金障害者対策総合研究事業において「多職種連携による包括的支援マネジメントに関する研究」の研究班が作成した，別紙様式51に掲げる「包括的支援マ

ネジメント実践ガイド」における「包括的支援マネジメント導入基準」を1つ以上満たす者であること（この場合，「包括的支援マネジメント導入基準」のうち該当するものを**診療録等**に添付又は記載すること）

(3) 退院困難な要因を有する患者について，原則として7日以内に患者及びその家族等と病状や退院後の生活も含めた話合いを行うとともに，関係職種と連携し，入院後7日以内に退院支援計画の作成に着手する。

なお，必要に応じ，退院後の居住先や日中の活動場所を訪問し，患者の病状，生活環境及び家族関係等を考慮しながら作成することが望ましい。

(4) 退院支援計画の作成に当たっては，入院後7日以内に病棟の看護師及び病棟に専任の入退院支援職員並びに入退院支援部門の看護師及び精神保健福祉士等が共同してカンファレンスを実施する。なお，カンファレンスの実施に当たっては，必要に応じてその他の関係職種が参加する。また，当該患者に対し，精神保健福祉法第29条の6に規定する退院後生活環境相談員が別に選任されている場合は，退院後生活環境相談員もカンファレンスに参加する。当該加算の届出を行った時点で入院中の患者については，できるだけ早期に病棟の看護師及び病棟に専任の入退院支援職員並びに入退院支援部門の看護師及び精神保健福祉士等が共同してカンファレンスを実施する。

(5) 退院支援計画については，**別紙様式6の4** (p.104)又はこれに準ずる様式を用いて作成すること。また，文書で患者又はその家族等に説明を行い，交付するとともに，その内容を診療録等に添付又は記載する。なお，当該計画を患者又は家族に交付した後，計画内容が変更となった場合は，患者又はその家族等に説明を行い，必要に応じて，変更となった計画を交付する。

(6) 退院困難な要因を有している患者のうち，「ウ 医療保護入院の者であって，当該入院中に精神保健及び精神障害者福祉に関する法律第33条第6項第2号に規定する委員会の開催があった者」にあっては，(3)及び(4)の規定に関わらず，当該委員会の開催及び退院支援計画の作成をもって，当該加算の算定対象とする。また，退院困難な要因を有している患者のうち，「エ 当該入院の期間が1年以上の患者」にあっては，(3)及び(4)の規定に関わらず，退院支援計画の作成及び退院・転院後の療養生活を担う保険医療機関等との連絡や調整又は障害福祉サービス等若しくは介護サービス等の導入に係る支援を開始することをもって，当該加算の算定対象とする。

(7) 当該病棟又は入退院支援部門の入退院支援職員は，他の保険医療機関や障害福祉サービス等事業所等を訪れるなどしてこれらの職員と面会し，転院・退院体制に関する情報の共有等を行う。

(8) 当該患者について，概ね3月に1回の頻度でカンファレンスを実施し，支援計画の見直しを適宜行う。また，必要に応じてより頻回の開催や，臨時のカンファレンスを開催する。

なお，医療保護入院の者について，精神保健及び精神障害者福祉に関する法律第33条第6項第2号に規定する委員会の開催をもって，当該カンファレンスの開催とみなすことができる。この際，「措置入院者及び医療保護入院者の退院促進に関する措置について」（令和5年11月27日障発1127第7号）に規定する医療保護入院者退院支援委員会の審議記録の写しを**診療録等**に添付する。

(9) (8)のカンファレンスの出席者は，以下のとおりとする。

ア 当該患者の主治医

イ 看護職員（当該患者を担当する看護職員が出席することが望ましい）

ウ 病棟に専任の入退院支援職員

エ アからウまで以外の病院の管理者が出席を求める当該病院職員（当該患者に対し，精神保健福祉法第29条の6に規定する退院後生活環境相談員が選任されており，当該退院後生活環境相談員が**ア**から**ウ**までと別の職員である場合は，当該退院後生活環境相談員も退院支援委員会に参加する）

オ 当該患者

カ 当該患者の家族等

キ 精神保健及び精神障害者福祉に関する法律第29条の7に規定する地域援助事業者その他の当該患者の退院後の生活環境に関わる者

アから**エ**までは参加が必須である。**オ**がカンファレンスに出席するのは，本人が出席を希望する場合であるが，本人には開催日時及びカンファレンスの趣旨について事前に丁寧に説明し，委員会の出席希望について本人の意向をよく聞き取ること。また，参加希望の有無にかかわらずカンファレンスの内容を説明すること。

カ及び**キ**は，**オ**が出席を求め，かつ，当該出席を求められた者が出席要請に応じるときに限り出席するものとする。また，出席に際しては，**オ**の了解が得られる場合には，オンライン会議等，情報通信機器の使用による出席も可能とすること。

(10) 退院先については，**診療録等**に記載し，又は退院先を記載した文書を**診療録等**に添付する。

(11) 死亡による退院については算定できない。

(12) 「注2」に規定する精神科措置入院退院支援加算は，措置入院又は緊急措置入院に係る患者（措置入院又は緊急措置入院後に当該入院を受け入れた保険医療機関又は転院先の保険医療機関において医療保護入院等により入院継続した者を含む。以下この項において「措置入院者」という）に対して，入院中から，都道府県，保健所を設置する市又は特別区（以下この項において「都道府県等」という）と連携して退院に向けた以下の全ての支援を実施した場合に，所定点数に加算する。

ア 当該保険医療機関の管理者は，措置入院者を入院させた場合には，入院後速やかに，当該患者の退院後の生活環境に関し，本人及びその家族等の相談支援を行う担当者を選任する。

イ 都道府県等が作成する退院後支援に関する計画が適切なものとなるよう，多職種で共同して当該患者の退院後支援のニーズに関するアセスメントを実施し，都道府県等と協力して計画作成のために必要な情報収集，連絡調整を行う。

ウ 退院後支援に関する計画を作成する都道府県等に協力し，当該患者の入院中に，退院後支援のニーズに関するアセスメントの結果及びこれを踏まえた計画に係る意見書を都道府県等へ提出する。

エ アからウまでに関して，精神障害者の退院後支援に関する指針に沿って実施する。

(13) 「注2」における退院とは，自宅等へ移行することをいう。なお，ここでいう「自宅等へ移行する」とは，患家，介護老人保健施設，介護医療院又は障害者総合支援法に規定する障害福祉サービスを行う施設又は福祉ホーム（以下「精神障害者施設」という）へ移行することである。また，ここでいう「患家」とは，退院先のうち，同一の保険医療機関において転棟した場合，他の保険医療機関へ転院した場合及び介護老人保健施設，介護医療院又は精神障害者施設に入所した場合を除いたものをいう。（令６保医発0305･4）

A 246-3　医療的ケア児（者）入院前支援加算　1,000点

注１　別に厚生労働大臣が定める施設基準〔※告示③第８・35の６の３(1)，p.789〕に適合しているものとして地方厚生局長等に届け出た保険医療機関において，当該保険医療機関の医師又は当該医師の指示を受けた看護職員が，入院前に別に厚生労働大臣が定める患者〔※告示③第８・35の６の３(3)，p.789〕〔第１節の入院基本料（特別入院基本料等を含む）及び第３節の特定入院料のうち，医療的ケア児（者）入院前支援加算を算定できるものを現に算定している患者に限り，当該保険医療機関の入院期間が通算30日以上のものを除く〕の患家等を訪問し，患者の状態，療養生活環境及び必要な処置等を確認した上で療養支援計画を策定し，入院前又は入院した日に当該計画書を患者又はその家族等に説明し，文書により提供した場合に，保険医療機関ごとに患者１人につき１回に限り，入院初日に限り所定点数に加算する。

２　別に厚生労働大臣が定める施設基準〔※告示③第８・35の６の３(2)，p.789〕に適合しているものとして地方厚生局長等に届け出た保険医療機関において，医療的ケア児（者）入院前支援加算を算定すべき入院前支援を情報通信機器を用いて行った場合は，当該加算の点数に代えて，**500点**を所定点数に加算する。

３　区分番号Ａ246の注７に掲げる入院時支援加算は別に算定できない。

【2024年改定により新設】届出医療機関において，当該医療機関の入院期間が通算30日未満の**医療的ケア児（者）**（**医療的ケア判定スコア16点以上**）の入院前に，医師又は看護職員が患家等を訪問して**療養支援計画**を策定し，入院前又は入院日に当該計画書を説明し文書で提供した場合に，患者１人１回に限り入院初日に算定可（**【経過措置】**2025年５月末までは施設基準を満たしているものとする）。情報通信機器を用いて入院前支援を行った場合は500点で算定する。

→医療的ケア児（者）入院前支援加算

(1)　医療的ケア児（者）入院前支援加算は，医療的ケア児（者）が入院する際の在宅からの連続的なケアを確保する観点から，事前に自宅等を訪問し，患者の状態，療養生活環境及び必要な処置等を確認し，支援することを評価するものである。

(2)　医療的ケア児（者）入院前支援加算の算定対象となる患者は，基本診療料施設基準通知**別添６**の**別紙14の３**（p.790）の「医療的ケア判定スコア表」における「医療的ケア判定スコア」が16点以上のものをいう。

(3)　当該加算を算定するに当たっては，当該保険医療機関の医師又は医師の指示を受けた当該保険医療機関の看護職員が，患家等を訪問し，次に掲げるもののうち，医療的ケア児（者）のケアを行うにあたり必要なものの実施方法の確認，患者の状態，療養生活環境及びその他患者が入院をするにあたり必要な情報の把握を行い，その内容を踏まえ，入院中の看護や医療的ケアの方法等に係る療養支援の計画を立て，患者とその家族等及び入院予定先の病棟職員と共有した場合に算定する。

ア　人工呼吸器の管理
イ　気管切開の管理
ウ　鼻咽頭エアウェイの管理
エ　酸素療法
オ　吸引（口鼻腔・気管内吸引）
カ　ネブライザーの管理
キ　経管栄養
ク　中心静脈カテーテルの管理
ケ　皮下注射
コ　血糖測定
サ　継続的な透析（血液透析，腹膜透析を含む）
シ　導尿
ス　排便管理
セ　痙攣時の座薬挿入，吸引，酸素投与，迷走神経刺激装置の作動等の処置

(4)　入院予定先の病棟職員との共有にあたって，療養支援計画書を作成する。また，入院前又は入院日に患者又はその家族等に当該計画書の説明を行い交付するとともに，**診療録**に添付する。なお，第１章第２部の通則７の規定に基づき作成する入院診療計画書等をもって，当該計画書としても差し支えない。

(5)　医療的ケア児（者）入院前支援加算を算定すべき入院前支援を行った日においては，同一の保険医療機関及び当該保険医療機関と特別の関係にある保険医療機関は，Ｃ000往診料，Ｃ001在宅患者訪問診療料（Ⅰ），Ｃ001-2在宅患者訪問診療料（Ⅱ），Ｃ005在宅患者訪問看護・指導料，Ｃ005-1-2同一建物居住者訪問看護・指導料及びＩ012精神科訪問看護・指導料を算定できない。ただし，入院前支援を行った後，患者の病状の急変等により，往診を行った場合の往診料の算定については，この限りではない。

(6)　入院前支援を行った日を**診療報酬明細書**の摘要欄に記載する。

(7)　「注２」に規定する情報通信機器を用いた入院前支援については，以下の要件を満たす。

ア　入院前支援を情報通信機器を用いて行う場合において，患者の個人情報を情報通信機器等の画面上で取り扱う場合には，患者の同意を得る。また，厚生労働省の定める「医療情報システムの安全管理に関するガイドライン」等に対応している。加えて，情報通信機器等による入院前支援の実施に際しては，オンライン指針を参考に必要な対応を行う。

イ　情報通信機器等による入院前支援は，原則として当該保険医療機関内において行う。なお，当該保険医療機関外で情報通信機器等による入院前支援を実施する場合であってもアに沿った対応を行うとともに，指導を実施した場所については，事後的に実施状況が確認可能な場所である。（令６保医発0305･4）

A 247　認知症ケア加算（１日につき）

１　認知症ケア加算１
　イ　14日以内の期間　180点
　ロ　15日以上の期間　34点
２　認知症ケア加算２
　イ　14日以内の期間　112点
　ロ　15日以上の期間　28点
３　認知症ケア加算３
　イ　14日以内の期間　44点
　ロ　15日以上の期間　10点

注１　別に厚生労働大臣が定める施設基準〔※

告示③第８・35の７(1)(2)(3), p.791〕に適合しているものとして地方厚生局長等に届け出た保険医療機関に入院している患者〔第１節の入院基本料（特別入院基本料等を除く）又は第３節の特定入院料のうち，認知症ケア加算を算定できるものを現に算定している患者に限る〕であって別に厚生労働大臣が定めるもの〔※告示③第８・35の７(4), p.791〕に対して必要なケアを行った場合に，当該基準に係る区分に従い，当該患者が入院した日から起算し，当該患者の入院期間に応じ，それぞれ所定点数に加算する。この場合において，区分番号Ａ230-4に掲げる精神科リエゾンチーム加算（認知症ケア加算１を算定する場合に限る）又は区分番号Ａ247-2に掲げるせん妄ハイリスク患者ケア加算は別に算定できない。

２ 身体的拘束を実施した日は，所定点数の100分の40に相当する点数により算定する。

【2024年改定による主な変更点】

(1) **せん妄のリスク因子確認とハイリスク患者へのせん妄対策実施**が算定要件に追加された。それに伴い，A247-2せん妄ハイリスク患者ケア加算との併算定は不可とされた。

(2) 施設基準において，**せん妄のリスク因子確認・せん妄対策のためのチェックリスト作成**が要件とされた（**【経過措置】**2024年９月末まで猶予）。

(3) **身体的拘束**を実施した日の点数が，所定点数の100分の60から100分の40に低減された。

→認知症ケア加算

(1) 認知症ケア加算は，認知症による行動・心理症状や意思疎通の困難さが見られ，身体疾患の治療への影響が見込まれる患者に対し，病棟の看護師等や専門知識を有した多職種が適切に対応することで，認知症症状の悪化を予防し，身体疾患の治療を円滑に受けられることを目的とした評価である。

(2) 認知症ケア加算の算定対象となる患者は，『「認知症高齢者の日常生活自立度判定基準」の活用について』（平成18年４月３日老発第0403003号）〔基本診療料施設基準通知の**別添６**の**別紙12**（p.735）参照〕におけるランクⅢ以上に該当する。ただし，重度の意識障害のある者〔JCS(Japan Coma Scale)でⅡ-３（又は30）以上又はGCS（Glasgow Coma Scale）で８点以下の状態にある者〕を除く。

(3) 身体的拘束を実施した場合の点数については，理由によらず，身体的拘束を実施した日に適用する。この点数を算定する場合は，身体的拘束の開始及び解除した日，身体的拘束が必要な状況等を**診療録等**に記載する。

(4) **身体的拘束について**

ア 入院患者に対し，日頃より身体的拘束を必要としない状態となるよう環境を整える。また，身体的拘束を実施するかどうかは，職員個々の判断ではなく，当該患者に関わる医師，看護師等，当該患者に関わる複数の職員で検討する。

イ やむを得ず身体的拘束を実施する場合であっても，当該患者の生命及び身体の保護に重点を置いた行動の制限であり，代替の方法が見出されるまでの間のやむを得ない対応として行われるものであることから，できる限り早期に解除するよう努める。

ウ 身体的拘束を実施するに当たっては，以下の対応を行う。

(イ) 実施の必要性等のアセスメント
(ロ) 患者家族への説明と同意
(ハ) 身体的拘束の具体的行為や実施時間等の記録
(ニ) 二次的な身体障害の予防
(ホ) 身体的拘束の解除に向けた検討

エ 身体的拘束を実施することを避けるために，イ，ウの対応をとらず家族等に対し付添いを強要するようなことがあってはならない。

(5) 認知症ケア加算を算定した場合には，Ａ247-2せん妄ハイリスク患者ケア加算は別に算定できない。

(6) **認知症ケア加算１**

ア 認知症ケアに係る専門知識を有した多職種からなるチーム（以下「認知症ケアチーム」という）が当該患者の状況を把握・評価するなど当該患者に関与し始めた日から算定できることとし，当該患者の入院期間に応じ所定点数を算定する。

イ 当該患者を診療する医師，看護師等は，認知症ケアチームと連携し，病棟職員全体で以下の対応に取り組む必要がある。

① 当該患者の入院前の生活状況等を情報収集し，その情報を踏まえたアセスメントを行い，看護計画を作成する。その際，行動・心理症状がみられる場合には，その要因をアセスメントし，症状の軽減を図るための適切な環境調整や患者とのコミュニケーションの方法等について検討する。また，せん妄のリスク因子の確認を行い，ハイリスク患者に対するせん妄対策を併せて実施する。せん妄のリスク因子の確認及びハイリスク患者に対するせん妄対策の取扱いについては，Ａ247-2せん妄ハイリスク患者ケア加算の例による。

② 当該計画に基づき認知症症状を考慮したケアを実施し，その評価を定期的に行う。身体的拘束を実施した場合は，解除に向けた検討を少なくとも１日に１度は行う。

③ 計画作成の段階から，退院後に必要な支援について，患者家族を含めて検討し，円滑な退院支援となるよう取り組む。

④ ①から③までについて**診療録等**に記載する。

ウ 認知症ケアチームは，以下の取組を通じ，当該保険医療機関における認知症ケアの質の向上を図る必要がある。

① 認知症患者のケアに係るチームによるカンファレンスを週１回程度開催し，症例等の検討を行う。カンファレンスには，病棟の看護師等が参加し，検討の内容に応じ，当該患者の診療を担う医師等が参加する。

② 週１回以上，各病棟を巡回し，病棟における認知症ケアの実施状況を把握し，病棟職員及び患者家族に対し助言等を行う。

③ 当該加算の算定対象となっていない患者に関するものを含め，患者の診療を担当する医師，看護師等からの相談に速やかに応じ，必要なアセスメント及び助言を実施する。

④ 認知症患者に関わる職員を対象として，認知症患者のケアに関する研修を定期的に実施する。

(7) **認知症ケア加算２**

ア 病棟において，看護師等が，当該患者の行動・心理症状等を把握し，対応について看護計画を作成した日から算定できることとし，当該患者の入院期間に応じ所定点数を算定する。

イ 当該患者が入院する病棟の看護師等は，当該患者の行動・心理症状等が出現し，あるいは出現すると見込まれ，身体疾患の治療への影響が見込まれる場

（別紙様式7の3）

せん妄ハイリスク患者ケア加算に係るチェックリスト

（患者氏名）＿＿＿＿＿＿＿＿殿

入院日　　　　　　：令和　年　月　日
リスク因子確認日：令和　年　月　日
せん妄対策実施日：令和　年　月　日

1．せん妄のリスク因子の確認

（該当するものにチェック）
- □ 70歳以上
- □ 脳器質的障害
- □ 認知症
- □ アルコール多飲
- □ せん妄の既往
- □ リスクとなる薬剤（特にベンゾジアゼピン系薬剤）の使用
- □ 全身麻酔を要する手術後又はその予定があること

⇩

2．ハイリスク患者に対するせん妄対策

（リスク因子に1項目以上該当する場合は，以下の対応を実施）
- □ 認知機能低下に対する介入（見当識の維持等）
- □ 脱水の治療・予防（適切な補液と水分摂取）
- □ リスクとなる薬剤（特にベンゾジアゼピン系薬剤）の漸減・中止
- □ 早期離床の取組
- □ 疼痛管理の強化（痛みの客観的評価の併用等）
- □ 適切な睡眠管理（非薬物的な入眠の促進等）
- □ 本人及び家族へのせん妄に関する情報提供

⇩

3．早期発見

せん妄のハイリスク患者については，せん妄対策を実施した上で，定期的にせん妄の有無を確認し，早期発見に努める。

※1　せん妄のリスク因子の確認は入院前又は入院後3日以内に行う。
※2　せん妄対策はリスク因子の確認後速やかに行う。

合に，症状の軽減を図るための適切な環境調整や患者とのコミュニケーションの方法等を踏まえた看護計画を作成し，当該計画に基づき認知症症状を考慮したケアを実施し，その評価を行う。また，せん妄のリスク因子の確認を行い，ハイリスク患者に対するせん妄対策を併せて実施する。せん妄のリスク因子の確認及びハイリスク患者に対するせん妄対策の取扱いについては，A 247-2せん妄ハイリスク患者ケア加算の例による。

ウ　認知症患者の診療について十分な経験を有する専任の常勤医師又は認知症患者の看護に従事した経験を5年以上有する看護師であって，認知症看護に係る適切な研修を修了した専任の常勤看護師が，病棟における認知症患者に対するケアの実施状況を定期的に把握し，病棟職員に対し必要な助言等を行う。

エ　身体的拘束を実施した場合は，解除に向けた検討を少なくとも1日に1度は行う。

(8)　**認知症ケア加算3**

(7)のア，イ及びエを満たすものである。（令6保医発0305･4）

A 247-2　せん妄ハイリスク患者ケア加算（入院中1回）　**100点**

注　別に厚生労働大臣が定める施設基準〔※告示③第8・35の7の2，p.792〕に適合しているものとして地方厚生局長等に届け出た保険医療機関に入院している患者〔第1節の入院基本料（特別入院基本料等を除く）又は第3節の特定入院料のうち，せん妄ハイリスク患者ケア加算を算定できるものを現に算定している患者に限る〕について，せん妄のリスクを確認し，その結果に基づいてせん妄対策の必要を認め，当該対策を行った場合に，入院中1回に限り，所定点数に加算する。

→せん妄ハイリスク患者ケア加算

(1)　せん妄ハイリスク患者ケア加算は，別に厚生労働大臣が定める施設基準に適合しているものとして届け出た保険医療機関に入院している患者であって，当該加算の要件を満たすものについて算定する。

(2)　せん妄ハイリスク患者ケア加算は，急性期医療を担う保険医療機関の一般病棟において，全ての入院患者に対してせん妄のリスク因子の確認を行い，ハイリスク患者に対するせん妄対策を実施した場合に，当該対策を実施した患者について，当該入院期間中1回に限り算定する。

(3)　せん妄のリスク因子の確認及びハイリスク患者に対するせん妄対策は，各保険医療機関において作成したチェックリストに基づいて行う。なお，当該チェックリストを作成するに当たっては，**別紙様式7の3**（p.108）を参考にする。

(4)　せん妄のリスク因子の確認は患者の入院前又は入院後3日以内，ハイリスク患者に対するせん妄対策はリスク因子の確認後速やかに行う。また，リスク因子の確認及びせん妄対策に当たっては，それぞれの病棟において，医師，看護師及び薬剤師等の関係職種が連携を図る。

(5)　せん妄のハイリスク患者については，せん妄対策を実施した上で，定期的にせん妄の有無を確認し，早期発見に努める。なお，せん妄ハイリスク患者ケア加算は，せん妄対策を実施したが，結果的にせん妄を発症した患者についても算定可能である。（令6保医発0305･4）

A 248　精神疾患診療体制加算

1　精神疾患診療体制加算1（入院初日）　**1,000点**

2　精神疾患診療体制加算2（入院初日から3日以内に1回）　**330点**

注1　精神疾患診療体制加算1は，別に厚生労働大臣が定める施設基準〔※告示③第8・35の8，p.792〕に適合しているものとして地方厚生局長等に届け出た保険医療機関が，他の保険医療機関の求めに応じ，当該他の保険医療機関の精神病棟に入院する身体合併症の入院治療を要する精神疾患患者〔第1節の入院基本料（特別入院基本料等を含む）又は第3節の特定入院料のうち，精神疾患診療体制加算を算定できるものを現に算定している患者に限る〕の転院を受け入れた場合に，入院初日に限り所定点数に加算する。

2　精神疾患診療体制加算2は，別に厚生労働大臣が定める施設基準〔※告示③第8・35の8，p.792〕に適合しているものとして地方厚生局長等に届け出た保険医療機関において，救急用の自動車等により緊急に搬送された身体疾患又は外傷及び抑うつ，せん妄等の精神症状を有する患者〔第1節の入院基本料（特別入院基本料等を含む）又は第3節の特定入院料のうち，精神疾患診療体制加算を算定できるものを現に算定している患者に限る〕に対し，精神保健福祉法第18条第1項に規定する精神保健指定医（以下この表において「精神保健指定医」という）等の精神科の医師が診察を行った場合に，入院初日から３日以内に１回に限り，所定点数に加算する。

→精神疾患診療体制加算

(1) 精神疾患診療体制加算は，身体合併症を有する精神疾患患者の転院の受入れや，身体疾患や外傷のために救急搬送された患者であって，精神症状を伴う者の診療を行った場合を評価するものである。

(2) **精神疾患診療体制加算１**は，他の保険医療機関の精神病棟に入院する精神疾患患者の身体合併症の入院治療のために，当該他の保険医療機関の求めに応じて転院を受け入れた場合に入院初日に限り算定する。

(3) 精神疾患診療体制加算１を算定する患者の精神疾患に係る薬剤は，当該保険医療機関で処方する必要がある。やむを得ず他の保険医療機関が処方した持参薬を投与する場合は，入院後５日以内に限られる。この場合には，持参した薬剤名，規格，剤形等を確認し，**診療録等**に記載する。

(4) **精神疾患診療体制加算２**は，当該保険医療機関の精神保健福祉法第18条第１項に規定する精神保健指定医（以下「精神保健指定医」という）若しくは精神科医又は当該保険医療機関の求めに応じた他の保険医療機関の精神保健指定医が，身体疾患や外傷に加え，精神症状等を有する患者であって，救急用の自動車等〔消防法（昭和23年法律第186号）及び消防法施行令（昭和36年政令第37号）に規定する市町村又は都道府県の救急業務を行うための救急隊の救急自動車並びに道路交通法（昭和35年法律第105号）及び道路交通法施行令（昭和35年政令第270号）に規定する緊急自動車（傷病者の緊急搬送に用いるものに限る）をいう〕及び救急医療用ヘリコプターを用いた救急医療の確保に関する特別措置法（平成19年法律第103号）第２条に規定する救急医療用ヘリコプターにより搬送された患者を診察した場合に，入院初日から３日以内に１回に限り算定する。

(5) (4)において，**精神症状を有する患者**とは，以下の場合をいう。

イ 過去６か月以内に精神科受診の既往がある患者

ロ 医師が，抑うつ，せん妄，躁状態等，精神状態の異常を認めた患者

ハ アルコール中毒を除く急性薬毒物中毒が診断された患者

(6) 精神疾患診療体制加算２を算定した場合には，Ａ300救命救急入院料の「注２」に規定する加算及びＩ001入院精神療法は算定できない。ただし，精神保健指定医又は精神科医による初回の診察の結果，継続して精神疾患の管理が必要と判断された場合には，入院した日から起算して４日目以降に限り，Ｉ001入院精神療法を算定することができる。 （令６保医発0305·4）

A 249 精神科急性期医師配置加算（１日につき）

１ 精神科急性期医師配置加算１ **600点**

２ 精神科急性期医師配置加算２

イ 精神病棟入院基本料等の場合 **500点**

ロ 精神科急性期治療病棟入院料の場合 **450点**

３ 精神科急性期医師配置加算３ **400点**

注 別に厚生労働大臣が定める施設基準〔※告示③第８・35の９，p.792〕に適合しているものとして地方厚生局長等に届け出た病棟に入院している患者〔第１節の入院基本料（特別入院基本料等を除く）又は第３節の特定入院料のうち，精神科急性期医師配置加算を算定できるものを現に算定している患者に限る〕について，当該基準に係る区分に従い，それぞれ所定点数に加算する。

→精神科急性期医師配置加算

精神科急性期医師配置加算は，精神症状とともに身体疾患又は外傷を有する患者の入院医療体制を確保している保険医療機関の精神病棟や，急性期の精神疾患患者及び治療抵抗性統合失調症患者（クロザピンの新規導入を目的とした患者に限る）に密度の高い入院医療を提供する精神病棟において，医師を手厚く配置することを評価したものである。 （令６保医発0305·4）

A 250 薬剤総合評価調整加算（退院時１回） **100点**

注１ 入院中の患者について，次のいずれかに該当する場合に，退院時１回に限り所定点数に加算する。

イ 入院前に６種類以上の内服薬（特に規定するものを除く）が処方されていた患者について，当該処方の内容を総合的に評価した上で，当該処方の内容を変更し，かつ，療養上必要な指導を行った場合

ロ 精神病棟に入院中の患者であって，入院直前又は退院１年前のいずれか遅い時点で抗精神病薬を４種類以上内服していたものについて，当該抗精神病薬の処方の内容を総合的に評価した上で，当該処方の内容を変更し，かつ，療養上必要な指導を行った場合

２ 次のいずれかに該当する場合に，**薬剤調整加算**として**150点**を更に所定点数に加算する。

イ 注１のイに該当する場合であって，当該患者の退院時に処方する内服薬が２種類以上減少した場合

ロ 注１のロに該当する場合であって，退院日までの間に抗精神病薬の種類数が２種類以上減少した場合その他これに準ずる場合

→薬剤総合評価調整加算

(1)「注１」に規定する薬剤総合評価調整加算は，複数の内服薬が処方されている患者であって，薬物有害事象の存在や服薬過誤，服薬アドヒアランス低下等のおそれのあるものに対して，処方の内容を総合的に評価した上で，当該処方の内容を変更し，当該患者に対して療養上必要な指導を行う取組を評価したものであり，次に掲げる指導等を全て実施している場合に算定する。

ア 患者の入院時に，持参薬を確認するとともに，(7)の関連ガイドライン等を踏まえ，特に慎重な投与を要する薬剤等の確認を行う。

イ アを踏まえ，患者の病状，副作用，療養上の問題点の有無を評価するために，医師，薬剤師及び看護師等の多職種による連携の下で，薬剤の総合的な評価を行い，適切な用量への変更，副作用の被疑薬の中止及びより有効性・安全性の高い代替薬への変更等の処方内容の変更を行う。また，評価した内容や変更の要点を**診療録等**に記載する。

ウ 処方の内容を変更する際の留意事項を多職種で共

（別紙36の２）

抗精神病薬一般名	クロルプロマジン100mg相当量
クロルプロマジン塩酸塩	100mg
クロルプロマジンフェノールフタリン酸塩	100mg
ペルフェナジンフェンジゾ酸塩	10mg
ペルフェナジン	10mg
ペルフェナジンマレイン酸塩	10mg
プロペリシアジン	20mg
フルフェナジンマレイン酸塩	2mg
プロクロルペラジンマレイン酸塩	15mg
レボメプロマジンマレイン酸塩	100mg
ピパンペロン塩酸塩	200mg
オキシペルチン	80mg
スピペロン	1mg
スルピリド	200mg
ハロペリドール	2mg
ピモジド	4mg
ゾテピン	66mg
チミペロン	1.3mg
ブロムペリドール	2mg
クロカプラミン塩酸塩水和物	40mg
スルトプリド塩酸塩	200mg
モサプラミン塩酸塩	33mg
ネモナプリド	4.5mg
レセルピン	0.15mg
リスペリドン	1mg
クエチアピンフマル酸塩	66mg
ペロスピロン塩酸塩水和物（ペロスピロン塩酸塩）	8mg
オランザピン	2.5mg
アリピプラゾール	4mg
ブロナンセリン	4mg
クロザピン	50mg
パリペリドン	1.5mg
パリペリドンパルミチン酸エステル	1.5mg

有した上で，患者に対して処方変更に伴う注意点を説明する。また，併せて当該患者に対し，ポリファーマシーに関する一般的な注意の啓発を行う。なお，ここでいうポリファーマシーとは，「単に服用する薬剤数が多いことではなく，それに関連して薬物有害事象のリスク増加，服薬過誤，服薬アドヒアランス低下等の問題につながる状態」をいう。

エ　処方変更による病状の悪化や新たな副作用の有無について，多職種で確認し，必要に応じて，再評価を行う。

オ　イ，ウ及びエを実施するに当たっては，ポリファーマシー対策に係るカンファレンスを実施するほか，病棟等における日常的な薬物療法の総合的評価及び情報共有ができる機会を活用して，多職種が連携して実施する。

カ　(7)に規定するガイドライン等を参考にして，ポリファーマシー対策に関する手順書を作成し，保険医療機関内に周知し活用する。

(2)「注１」の「イ」については，入院中の患者であって，入院前に内服を開始して４週間以上経過した内服薬が６種類以上処方されていたものについて，算定する。この場合において，「特に規定するもの」として，屯服薬については内服薬の種類数から除外する。また，服用を開始して４週間以内の薬剤については，調整前の内服薬の種類数からは除外する。

(3)「注１」の「ロ」については，精神病棟に入院中の患者であって，入院時又は退院１年前のうちいずれか遅い時点で抗精神病薬を４種類以上内服していたものについて，算定する。

(4)　当該加算の算定における内服薬の種類数の計算に当たっては，錠剤，カプセル剤，散剤，顆粒剤及び液剤については，１銘柄ごとに１種類として計算する。

(5)「注１」の「ロ」及び「注２」の「ロ」に規定する抗精神病薬の種類については，第２章第５部第２節(3)イ（F100処方料に係る通知，別紙36，p.428）における抗精神病薬の種類と同様の取扱いとする。

(6)　医師は，処方内容の総合調整に当たって，薬効の類似した処方や相互作用を有する処方等について，当該保険医療機関の薬剤師に必要に応じ照会を行う。また，当該保険医療機関の薬剤師は，薬効の類似した処方や相互作用を有する処方等について，必要に応じ医師に情報提供を行う。

(7)　持参薬の確認及び内服薬の総合的な評価及び変更に当たっては，「高齢者の医薬品適正使用の指針（総論編）」（厚生労働省），「高齢者の医薬品適正使用の指針〔各論編（療養環境別）〕」（厚生労働省），日本老年医学会の関連ガイドライン（高齢者の安全な薬物療法ガイドライン），「病院における高齢者のポリファーマシー対策の始め方と進め方」（厚生労働省），「ポリファーマシー対策の進め方」（日本病院薬剤師会）等を参考にする。

(8)　患者に対してポリファーマシーに関する一般的な注意の啓発を行うに当たっては，「高齢者が気を付けたい多すぎる薬と副作用」（日本老年医学会，日本老年薬学会）等を参考にする。

(9)「注２」に規定する薬剤調整加算は，「注１」に規定する薬剤総合評価調整加算に係る算定要件を満たした上で，薬効の重複する薬剤の減少等により，退院時に処方される内服薬が減少したことを評価したものである。

(10)「注２」に規定する薬剤調整加算は，「注１」に規定する薬剤総合評価調整加算に係る算定要件を満たした上で，退院時に処方される内服薬が２種類以上減少し，その状態が４週間以上継続すると見込まれる場合又は退院までの間に，抗精神病薬の種類数が２種類以上減少した場合に算定する。なお，保険医療機関がクロルプロマジン換算を用いた評価を行う場合には，**別紙36の２**（p.110）に示す係数を用い，クロルプロマジン換算で2,000mg以上内服していたものについて，クロルプロマジン換算で1,000mg以上減少した場合を含めることができる。

(11)「注２」に規定する薬剤調整加算の算定に当たっては，内服薬が減少する前後の内服薬の種類数（クロルプロマジン換算の評価による場合はクロルプロマジン換算した量）を**診療報酬明細書**の摘要欄に記載する。

(12)「注２」に規定する薬剤調整加算の算定に当たっては，当該保険医療機関及び他の保険医療機関で処方された内服薬を合計した種類数から２種類以上減少した場合については，B008-2薬剤総合評価調整管理料と合わせて，１か所の保険医療機関に限り算定できる。この場合には，当該他の保険医療機関名及び各保険医療機関における調整前後の薬剤の種類数を**診療報酬明細書**の摘要欄に記載する。

(13)「注２」に規定する薬剤調整加算は，当該保険医療機関で薬剤調整加算又はB008-2薬剤総合評価調整管理料を１年以内に算定した場合においては，前回の算定に当たって減少した後の内服薬の種類数から，更に２種類以上減少しているときに限り新たに算定するこ

とができる。 (令6保医発0305·4)

A 251 排尿自立支援加算（週1回） **200点**

注 別に厚生労働大臣が定める施設基準〔※告示③第8・35の10(1), p.793〕に適合しているものとして地方厚生局長等に届け出た保険医療機関に入院している患者〔第1節の入院基本料（特別入院基本料等を除く）又は第3節の特定入院料のうち，排尿自立支援加算を算定できるものを現に算定している患者に限る〕であって別に厚生労働大臣が定めるもの〔※告示③第8・35の10(2), p.793〕に対して，包括的な排尿ケアを行った場合に，患者1人につき，週1回に限り12週を限度として所定点数に加算する。

→排尿自立支援加算

(1) 排尿自立支援加算は，当該保険医療機関に排尿に関するケアに係る専門的知識を有した多職種からなるチーム（以下「排尿ケアチーム」という）を設置し，当該患者の診療を担う医師，看護師等が，排尿ケアチームと連携して，当該患者の排尿自立の可能性及び下部尿路機能を評価し，排尿誘導等の保存療法，リハビリテーション，薬物療法等を組み合わせるなど，下部尿路機能の回復のための包括的なケア（以下「包括的排尿ケア」という）を実施することを評価するものである。

(2) 当該指導料は，次のいずれかに該当する者について算定できる。

ア 尿道カテーテル抜去後に，尿失禁，尿閉等の下部尿路機能障害の症状を有するもの

イ 尿道カテーテル留置中の患者であって，尿道カテーテル抜去後に下部尿路機能障害を生ずると見込まれるもの

(3) 病棟の看護師等は，次の取組を行った上で，排尿ケアチームに相談する。

ア 尿道カテーテル抜去後の患者であって，尿失禁，尿閉等の下部尿路機能障害の症状を有する患者を抽出する。

イ アの患者について下部尿路機能評価のための情報収集（排尿日誌，残尿測定等）を行う。

ウ 尿道カテーテル挿入中の患者について，尿道カテーテル抜去後の，排尿自立の可能性について評価し，抜去後に下部尿路機能障害を生ずると見込まれるが，排尿自立の可能性がある患者を抽出する。

(4) 排尿ケアチームは，(3)を基に下部尿路機能障害を評価し，病棟の看護師等と共同して，排尿自立に向けた包括的排尿ケアの計画を策定する。包括的排尿ケアの内容は，看護師等による排尿誘導や生活指導，必要に応じ理学療法士等による排尿に関連する動作訓練，医師による薬物療法等を組み合わせた計画とする。

(5) 排尿ケアチーム，病棟の看護師等及び関係する従事者は，共同して(4)に基づく包括的排尿ケアを実施し，定期的な評価を行う。

(6) (3)から(5)までについて，**診療録等**に記載する。

(7) 排尿ケアチームが当該患者の状況を評価する等の関与を行うと共に，病棟の看護師等が，包括的排尿ケアの計画に基づいて患者に対し直接的な指導又は援助を行った場合について，週1回に限り，12週を限度として算定できる。排尿ケアチームによる関与と，病棟の看護師等による患者への直接的な指導又は援助のうち，いずれか片方のみしか行われなかった週については算定できない。また，排尿が自立し指導を終了した場合には，その後については算定できない。

(8) 退院後に外来において，引き続き，包括的排尿ケアを実施する必要性を認めた場合には，**診療録等**にその旨を記載する。 (令6保医発0305·4)

A 252 地域医療体制確保加算（入院初日） **620点**

注 救急医療を提供する体制，病院勤務医の負担の軽減及び処遇の改善に対する体制その他の事項につき別に厚生労働大臣が定める施設基準〔※告示③第8・35の11, p.793〕に適合しているものとして地方厚生局長等に届け出た保険医療機関に入院している患者〔第1節の入院基本料（特別入院基本料等を除く）又は第3節の特定入院料のうち，地域医療体制確保加算を算定できるものを現に算定している患者に限る〕について，入院初日に限り所定点数に加算する。

【2024年改定による主な変更点】

(1) 医師の労働時間の客観的な記録と確認が要件とされた。

(2) **特定地域医療提供機関**（**B水準**）の医師，**連携型特定地域医療提供機関**（**連携B水準**）から他の医療機関に派遣される医師について，**1年間の時間外・休日労働時間**（**2024年度は1785時間以下，2025年度は1710時間以下**）の原則が設けられた。ただし，原則を満たさない医師がいた場合でも，その理由・改善計画を院内掲示するとともにホームページ等で公開した場合はその限りではないとされた。

→地域医療体制確保加算

(1) 地域医療体制確保加算は，地域の救急医療体制，周産期医療体制又は小児救急医療体制において重要な機能を担うとともに，病院勤務医の負担の軽減及び処遇の改善に資する取組を実施する体制を評価するものである。

(2) 地域医療体制確保加算は，当該患者の入院初日に限り算定する。 (令6保医発0305·4)

A 253 協力対象施設入所者入院加算（入院初日）

1 往診が行われた場合 **600点**

2 1以外の場合 **200点**

注 別に厚生労働大臣が定める施設基準〔※告示③第8・35の12, p.794〕に適合しているものとして地方厚生局長等に届け出た保険医療機関において介護老人保健施設，介護医療院及び特別養護老人ホーム（以下この区分番号において，「介護保険施設等」という）であって当該保険医療機関を協力医療機関として定めているものに入所している患者の病状の急変等に伴い，当該介護保険施設等の従事者等の求めに応じて当該保険医療機関又は当該保険医療機関以外の協力医療機関が診療を行い，当該保険医療機関に入院させた場合に，協力対象施設入所者入院加算として，入院初日に限り所定点数に加算する。

【2024年改定により新設】

(1) **介護保険施設等**（**介護老人保健施設，介護医療院，特別養護老人ホーム**）**の入所者**を，病状急変等に伴い，当該施設等の**協力医療機関**として定められた届出医療機関に入院させた場合に，入院初日に算定。

(2) ①在宅療養支援病院又は在宅療養支援診療所，②在宅療養後方支援病院，③地域包括ケア病棟入院料の届出病棟又は病室を有する医療機関――のいずれかであること。

→協力対象施設入所者入院加算

(1) 協力対象施設入所者入院加算は，介護老人保健施設，介護医療院及び特別養護老人ホーム（以下この項にお

いて「介護保険施設等」という）において療養を行っている患者の病状の急変等により入院が必要となった場合に，当該介護保険施設等の従事者の求めに応じて当該患者に関する診療情報及び病状の急変時の対応方針等を踏まえて診療が行われ，入院の必要性を認め入院させた場合に，入院初日に算定する。

(2)　「2」については，「1」以外の場合であって，当該保険医療機関が当該介護保険施設等の従事者の求めに応じて当該患者（救急用の自動車等により緊急に搬送された者を除く）に対し，診療を行い，入院の必要性を判断して当該保険医療機関に入院させた場合に，所定点数に加算する。

(3)　当該保険医療機関と当該介護保険施設等が特別の関係にある場合，協力対象施設入所者入院加算は算定できない。なお，この項において「特別の関係」とは，以下に掲げる関係をいう。

ア　当該保険医療機関と介護保険施設等の関係が以下のいずれかに該当する場合に，当該保険医療機関と当該介護保険施設等は特別の関係にあると認められる。

(イ)　当該保険医療機関の開設者が，当該介護保険施設等の開設者と同一の場合

(ロ)　当該保険医療機関の代表者が，当該介護保険施設等の代表者と同一の場合

(ハ)　当該保険医療機関の代表者が，当該介護保険施設等の代表者の親族等の場合

(ニ)　当該保険医療機関の理事・監事・評議員その他の役員等のうち，当該介護保険施設等の役員等の親族等の占める割合が10分の3を超える場合

(ホ)　(イ)から(ニ)までに掲げる場合に準ずる場合（人事，資金等の関係を通じて，当該保険医療機関が，当該介護保険施設等の経営方針に対して重要な影響を与えることができると認められる場合に限る。）

イ　「親族等」とは，親族関係を有する者及び以下に掲げる者をいう。

(イ)　事実上婚姻関係と同様の事情にある者

(ロ)　使用人及び使用人以外の者で当該役員等から受ける金銭その他の財産によって生計を維持しているもの

(ハ)　(イ)又は(ロ)に掲げる者の親族でこれらの者と生計を一にしているもの

（令6保医発0305･4）

第3節　特定入院料

【2024年改定による主な変更点】A300救命救急入院料，A301特定集中治療室管理料，A301-2ハイケアユニット入院医療管理料，A301-3脳卒中ケアユニット入院医療管理料，A301-4小児特定集中治療室管理料，A302新生児特定集中治療室管理料，A303総合周産期特定集中治療室管理料の施設基準において，**A234医療安全対策加算1の届出医療機関**であることが要件とされた（**【経過措置】**2024年3月末時点の上記入院料の届出医療機関は2025年5月末まで猶予）。

→特定入院料の「一般的事項」

(1)　特定入院料（特殊疾患入院医療管理料，小児入院医療管理料，回復期リハビリテーション病棟入院料，特殊疾患病棟入院料，緩和ケア病棟入院料，精神科急性期治療病棟入院料，精神療養病棟入院料，認知症治療病棟入院料，精神科地域包括ケア病棟入院料，地域移行機能強化病棟入院料及び特定機能病院リハビリテーション病棟入院料を除く。以下この項において同じ）は，1回の入院について，当該治療室に入院させた連続する期間1回に限り算定できるものであり，1回の入院期間中に，当該特定入院料を算定した後に，入院基本料又は他の特定入院料を算定し，再度同一の特定入院料を算定することはできない。

ただし，特定集中治療室管理料，ハイケアユニット入院医療管理料，脳卒中ケアユニット入院医療管理料，小児特定集中治療室管理料，新生児特定集中治療室管理料，小児特定集中治療室重症児対応体制強化管理料，総合周産期特定集中治療室管理料（新生児集中治療室管理料を算定するものに限る），新生児治療回復室入院医療管理料，精神科救急急性期医療入院料，精神科急性期治療病棟入院料及び精神科救急・合併症入院料については，前段の規定にかかわらず，1回の入院期間中に当該特定集中治療室管理料，ハイケアユニット入院医療管理料，脳卒中ケアユニット入院医療管理料，小児特定集中治療室管理料，新生児特定集中治療室管理料，総合周産期特定集中治療室管理料（新生児集中治療室管理料を算定するものに限る），新生児治療回復室入院医療管理料，精神科救急急性期医療入院料，精神科急性期治療病棟入院料又は精神科救急・合併症入院料を算定した後に，入院基本料又は他の特定入院料を算定し，再度病状が悪化などして当該特定集中治療室，ハイケアユニット入院医療管理を行う専用の治療室，脳卒中ケアユニット入院医療管理を行う専用の治療室，小児特定集中治療室，新生児特定集中治療室，総合周産期特定集中治療室（新生児集中治療室管理料を算定するものに限る），新生児治療回復室入院医療管理料，精神科救急急性期医療入院料，精神科急性期治療病棟入院料又は精神科救急・合併症入院料を算定する治療室へ入院させた場合には，これを算定できる。

(2)　特定入院料を算定できる2以上の治療室に患者を入院させた場合において，特定入院料を算定できる日数の限度は，他の特定入院料を算定した日数を控除して計算する。例えば，救命救急入院料を算定した後，ハイケアユニット入院医療管理を行う専用の治療室に入院させた場合においては，21日から救命救急入院料を算定した日数を控除して得た日数を限度として，ハイケアユニット入院医療管理料を算定する。

(3)　各特定入院料について，別に厚生労働大臣の定める施設基準に適合していると地方厚生（支）局長に届出を行った保険医療機関の病棟，治療室又は病室において，一時的に施設基準を満たさなかった場合，当該病棟，治療室又は病室の病床区分に応じて，次に掲げる入院基本料等により算定する。

特定入院

ア　救命救急入院料，特定集中治療室管理料，ハイケアユニット入院医療管理料，脳卒中ケアユニット入院医療管理料，小児特定集中治療室管理料，新生児特定集中治療室管理料，新生児特定集中治療室重症児対応体制強化管理料，総合周産期特定集中治療室管理料，新生児治療回復室入院医療管理料及び一類感染症患者入院医療管理料については，急性期一般入院料6を算定する。

イ　地域包括医療病棟入院料及び小児入院医療管理料（5の精神病棟を除く）については，地域一般入院料3を算定する。

ウ　特殊疾患入院医療管理料，回復期リハビリテーション病棟入院料（一般病棟に限る），地域包括ケア病棟入院料（一般病棟に限る），特殊疾患病棟入院料，緩和ケア病棟入院料（一般病棟に限る），特定一般病棟入院料及び特定機能病院リハビリテーション病棟入院料については，一般病棟入院基本料の特別入院基本料を算定する。

エ　回復期リハビリテーション病棟入院料（療養病棟に限る）及び地域包括ケア病棟入院料（療養病棟に限る）については，療養病棟入院基本料1の入院料27（回復期リハビリテーション病棟入院料1から4まで若しくは回復期リハビリテーション入院医療管理料又は地域包括ケア病棟入院料1，地域包括ケア入院医療管理料1，地域包括ケア病棟入院料2若しくは地域包括ケア入院医療管理料2に限る）又は療養病棟入院基本料2の入院料27（回復期リハビリテーション病棟入院基本料5又は地域包括ケア病棟入院料3，地域包括ケア入院医療管理料3，地域包括ケア病棟入院料4若しくは地域包括ケア病棟入院医療管理料4に限る）を算定する。

オ　小児入院医療管理料（5の精神病棟に限る），精神科救急急性期医療入院料，精神科急性期治療病棟入院料，精神科救急・合併症入院料及び地域移行機能強化病棟入院料については，精神病棟入院基本料15対1入院基本料を算定する。

カ　児童・思春期精神科入院医療管理料，精神療養病棟入院料，認知症治療病棟入院料及び精神科地域包括ケア病棟入院料については，精神病棟入院基本料の特別入院基本料を算定する。　　（令6保医発0305·4）

A300　救命救急入院料（1日につき）

1　救命救急入院料1

イ　3日以内の期間	10,268点
ロ　4日以上7日以内の期間	9,292点
ハ　8日以上の期間	7,934点

2　救命救急入院料2

イ　3日以内の期間	11,847点
ロ　4日以上7日以内の期間	10,731点
ハ　8日以上の期間	9,413点

3　救命救急入院料3

イ　救命救急入院料

(1)　3日以内の期間	10,268点
(2)　4日以上7日以内の期間	9,292点
(3)　8日以上の期間	7,934点

ロ　広範囲熱傷特定集中治療管理料

(1)　3日以内の期間	10,268点
(2)　4日以上7日以内の期間	9,292点
(3)　8日以上60日以内の期間	8,356点

4　救命救急入院料4

イ　救命救急入院料

(1)　3日以内の期間	11,847点
(2)　4日以上7日以内の期間	10,731点
(3)　8日以上の期間	9,413点

ロ　広範囲熱傷特定集中治療管理料

(1)　3日以内の期間	11,847点
(2)　4日以上7日以内の期間	10,731点
(3)　8日以上14日以内の期間	9,413点
(4)　15日以上60日以内の期間	8,356点

注1　別に厚生労働大臣が定める施設基準〔※告示③第9・2(1)，p.795〕に適合しているものとして地方厚生局長等に届け出た保険医療機関において，重篤な患者に対して救命救急医療が行われた場合に，当該基準に係る区分及び当該患者の状態について別に厚生労働大臣が定める区分〔※告示③第9・2(2)，p.795〕（救命救急入院料3及び救命救急入院料4に限る）に従い，14日《別に厚生労働大臣が定める状態の患者〔※告示③第9・2(3)，p.795〕（救命救急入院料3又は救命救急入院料4に係る届出を行った保険医療機関に入院した患者に限る）にあっては60日，別に厚生労働大臣が定める施設基準〔※告示③第9・2(4)，p.795〕に適合しているものとして地方厚生局長等に届け出た保険医療機関に入院している患者であって，急性血液浄化（腹膜透析を除く）又は体外式心肺補助（ECMO）を必要とするものにあっては25日，臓器移植を行ったものにあっては30日》を限度として，それぞれ所定点数を算定する。

2　当該保険医療機関において，自殺企図等による重篤な患者であって精神疾患を有するもの又はその家族等からの情報等に基づいて，当該保険医療機関の精神保健指定医又は精神科の医師が，当該患者の精神疾患にかかわる診断治療等を行った場合は，**精神疾患診断治療初回加算**として，当該精神保健指定医等による最初の診療時に限り，次に掲げる点数をそれぞれ所定点数に加算する。この場合において，区分番号A248に掲げる精神疾患診療体制加算は別に算定できない。

イ　別に厚生労働大臣が定める施設基準〔告示③第9・2(5)，p.795〕に適合しているものとして地方厚生局長等に届け出た保険医療機関において行った場合	7,000点
ロ　イ以外の場合	3,000点

3　別に厚生労働大臣が定める施設基準〔※告示③第9・2(6)，p.795〕に適合しているものとして地方厚生局長等に届け出た保険医療機関において救命救急医療が行われた場合には，当該基準に係る区分に従い，1日につき次に掲げる点数をそれぞれ所定点数に加算する。

イ　**救急体制充実加算1**	1,500点
ロ　**救急体制充実加算2**	1,000点
ハ　**救急体制充実加算3**	500点

4　別に厚生労働大臣が定める施設基準〔※告示③第9・2(7)，p.795〕に適合しているも

特定
入院

別表1（第1節入院基本料，第3節特定入院料及び第4節短期滞在手術等基本料との関係）

○ 算定可（特定入院料は，包括されず別途算定可という意味）
× 算定不可（特定入院料は，包括されており別途算定不可という意味）
⊙ 50対1補助体制加算，75対1補助体制加算及び100対1補助体制加算に限る。
□ 精神病棟を除く。
▲ 母体・胎児集中治療室管理料に限る。

		入院基本料																						特定入院料																
		A100									A101		A102		A103	A104			A105	A106			A108	A109	A300	A301	A301-2	A301-3	A301-4	A302	A302-2	A303	A303-2	A304	A305	A306		A307			
	特別入院基本料等	急性期一般入院料1	急性期一般入院料2	急性期一般入院料3	急性期一般入院料4	急性期一般入院料5	急性期一般入院料6	地域一般入院料1	地域一般入院料2	地域一般入院料3	療養病棟入院料1	療養病棟入院料2	結核病棟入院基本料	重症患者割合特別入院基本料	精神病棟入院基本料	特定機能病院入院基本料（一般病棟）	特定機能病院入院基本料（結核病棟）	特定機能病院入院基本料（精神病棟）	専門病院入院基本料	障害者施設等入院基本料	特定入院基本料	医療区分（1・2）に応じた点数	有床診療所入院基本料	有床診療所療養病床入院基本料	救命救急入院料	特定集中治療室管理料	ハイケアユニット入院医療管理料	脳卒中ケアユニット入院医療管理料	小児特定集中治療室管理料	新生児特定集中治療室管理料	新生児特定集中治療室重症児対応体制強化管理料	総合周産期特定集中治療室管理料	新生児治療回復室入院医療管理料	地域包括医療病棟入院料	一類感染症患者入院医療管理料	特殊疾患入院医療管理料	医療区分（1・2）に応じた点数	小児入院医療管理料1	小児入院医療管理料2	小児入院医療管理料3	小児入院医療管理料4
		一般	一般	一般	一般	一般	一般	一般	一般	一般	療養	療養	結核	結核	精神	一般	結核	精神	一般	一般	一般	一般	一般	療養	一般	一般	一般	一般	一般	一般	一般	一般	一般	一般	一般	一般	一般	一般	一般	一般	一般
A200 総合入院体制加算	×	○	○	○	○	○	○	○	○	○	×	×	×	×	×	×	×	×	×	×	×	×	×	×	×	×	×	×	×	×	×	×	×	×	×	×	×	×	×	×	×
A200－2 急性期充実体制加算	×	○	×	×	×	×	×	×	×	×	×	×	×	×	×	×	×	×	×	×	×	×	×	×	×	×	×	×	×	×	×	×	×	×	×	×	×	×	×	×	×
A204 地域医療支援病院入院診療加算	×	○	○	○	○	○	○	○	○	○	○	○	○	×	○	×	×	×	×	×	×	×	×	×	×	×	×	×	×	×	×	×	×	×	×	×	×	×	×	×	×
A204－2 臨床研修病院入院診療加算	×	○	○	○	○	○	○	○	○	○	○	○	○	×	○	○	○	○	○	○	○	○	×	×	○	○	○	○	○	○	○	○	○	○	○	○	○	○	○	○	○
A204－3 紹介受診重点医療機関入院診療加算	×	○	○	○	○	○	○	○	○	○	○	○	○	×	○	×	×	×	×	×	×	×	×	×	×	×	×	×	×	×	×	×	×	×	×	×	×	×	×	×	×
A205 救急医療管理加算	○	○	○	○	○	○	○	○	○	○	×	×	○	○	○	○	○	○	○	×	×	×	○	×	×	×	×	×	×	×	×	×	×	○	×	×	×	×	×	×	×
A205－2 超急性期脳卒中加算	×	○	○	○	○	○	○	○	○	○	×	×	×	×	×	○	×	×	○	×	×	×	○	×	○	○	○	○	○	○	○	○	○	×	○	○	○	○	○	○	○
A205－3 妊産婦緊急搬送入院加算	×	○	○	○	○	○	○	○	○	○	×	×	○	×	○	○	○	○	○	×	×	×	○	×	○	○	○	○	×	×	×	○	×	×	○	×	×	×	×	×	×
A206 在宅患者緊急入院診療加算	○	○	○	○	○	○	○	○	○	○	○	○	○	○	○	○	○	○	○	○	○	○	○	○	×	×	×	×	×	×	×	×	×	○	×	×	×	○	○	○	○
A207 診療録管理体制加算	○	○	○	○	○	○	○	○	○	○	○	○	○	○	○	○	○	○	○	○	○	○	○	○	×	×	×	×	×	×	×	×	×	×	×	×	×	×	×	×	×
A207－2 医師事務作業補助体制加算	×	○	○	○	○	○	○	○	○	○	⊙	⊙	⊙	×	⊙	○	○	○	○	○	○	○	⊙	⊙	○	○	○	○	○	○	○	○	○	○	○	○	○	○	○	○	○
A207－3 急性期看護補助体制加算	×	○	○	○	○	○	★	×	×	×	×	×	×	×	×	★	×	×	★	×	×	×	×	×	×	×	×	×	×	×	×	×	×	×	×	×	×	×	×	×	×
A207－4 看護職員夜間配置加算	×	○	○	○	○	○	★	×	×	×	×	×	×	×	×	★	×	×	★	×	×	×	×	×	×	×	×	×	×	×	×	×	×	×	×	×	×	×	×	×	×
A208 乳幼児加算・幼児加算	○	○	○	○	○	○	○	○	○	○	○	○	○	○	○	○	○	○	○	○	○	○	○	○	×	×	×	×	×	×	×	×	×	×	×	×	×	×	×	×	×
A209 特定感染症入院医療管理加算	○	○	○	○	○	○	○	○	○	○	×	×	×	×	○	○	×	○	○	○	○	○	○	×	○	○	○	○	○	○	○	○	○	×	×	×	×	×	×	×	×
A210 難病等特別入院診療加算	○	○	○	○	○	○	○	○	○	○	×	×	●	●	○	○	●	○	●	●	●	●	●	×	■	■	■	■	■	■	■	■	■	×	×	×	×	×	×	×	×
A211 特殊疾患入院施設管理加算	○	×	×	×	×	×	×	×	×	×	×	×	×	×	○	×	×	×	×	○	○	○	○	×	×	×	×	×	×	×	×	×	×	×	×	×	×	×	×	×	×
A212 超重症児（者）入院診療加算・準超重症児（者）入院診療加算	○	○	○	○	○	○	○	○	○	○	○	○	○	○	○	○	○	○	○	○	○	○	○	○	×	×	×	×	×	×	×	×	×	×	×	○	○	○	○	○	○
A213 看護配置加算	×	×	×	×	×	×	×	×	×	○	×	×	★	×	★	×	×	×	×	★	★	★	×	×	×	×	×	×	×	×	×	×	×	×	×	×	×	×	×	×	×
A214 看護補助加算	×	×	×	×	×	×	×	★	★	○	×	×	★	×	★	×	★	★	★	★	×	★	×	×	×	×	×	×	×	×	×	×	×	×	×	×	×	×	×	×	×
A218 地域加算	○	○	○	○	○	○	○	○	○	○	○	○	○	○	○	○	○	○	○	○	○	○	○	○	○	○	○	○	○	○	○	○	○	○	○	○	○	○	○	○	○
A218－2 離島加算	○	○	○	○	○	○	○	○	○	○	○	○	○	○	○	○	○	○	○	○	○	○	○	○	○	○	○	○	○	○	○	○	○	○	○	○	○	○	○	○	○
A219 療養環境加算	○	○	○	○	○	○	○	○	○	○	×	×	○	○	○	○	○	○	○	○	○	○	×	×	×	×	×	×	×	×	×	×	×	×	×	×	×	×	×	×	×
A220 HIV感染者療養環境特別加算	○	○	○	○	○	○	○	○	○	○	○	○	○	○	○	○	○	○	○	○	○	○	○	○	×	×	×	×	×	×	×	×	×	×	×	×	×	×	×	×	×
A220－2 特定感染症患者療養環境特別加算	○	○	○	○	○	○	○	○	○	○	×	×	○	○	○	○	○	○	○	○	○	○	○	×	×	×	×	×	×	×	×	×	×	○	×	○	○	○	○	○	○
A221 重症者等療養環境特別加算	×	○	○	○	○	○	○	○	○	○	×	×	×	×	×	○	×	×	○	○	○	○	×	×	×	×	×	×	×	×	×	×	×	×	×	×	×	×	×	×	×
A221－2 小児療養環境特別加算	○	○	○	○	○	○	○	○	○	○	×	×	×	×	×	○	×	×	○	×	×	×	○	×	×	×	×	×	×	×	×	×	×	×	×	×	×	○	○	○	○
A222 療養病棟療養環境加算	×	×	×	×	×	×	×	×	×	×	○	○	×	×	×	×	×	×	×	×	×	×	×	×	×	×	×	×	×	×	×	×	×	×	×	×	×	×	×	×	×
A222－2 療養病棟療養環境改善加算	×	×	×	×	×	×	×	×	×	×	○	○	×	×	×	×	×	×	×	×	×	×	×	×	×	×	×	×	×	×	×	×	×	×	×	×	×	×	×	×	×
A223 診療所療養病床療養環境加算	−	×	×	×	×	×	×	×	×	×	×	×	×	×	×	×	×	×	×	×	×	×	×	○	×	×	×	×	×	×	×	×	×	×	×	×	×	×	×	×	×
A223－2 診療所療養病床療養環境改善加算	−	×	×	×	×	×	×	×	×	×	×	×	×	×	×	×	×	×	×	×	×	×	×	○	×	×	×	×	×	×	×	×	×	×	×	×	×	×	×	×	×
A224 無菌治療室管理加算	×	○	○	○	○	○	○	○	○	○	×	×	×	×	×	○	×	×	○	×	×	×	○	×	×	×	×	×	×	×	×	×	×	×	×	×	×	×	×	×	×
A225 放射線治療病室管理加算	○	○	○	○	○	○	○	○	○	○	×	×	×	×	×	○	×	×	○	×	×	×	○	×	×	×	×	×	×	×	×	×	×	×	×	×	×	×	×	×	×
A226 重症皮膚潰瘍管理加算	○	×	×	×	×	×	×	×	×	×	○	○	×	×	×	×	×	×	×	×	×	×	○	○	×	×	×	×	×	×	×	×	×	×	×	×	×	×	×	×	×
A226－2 緩和ケア診療加算	×	○	○	○	○	○	○	○	○	○	×	×	×	×	×	○	×	×	○	×	×	×	×	×	×	×	×	×	×	×	×	×	×	×	×	×	×	○	○	×	×
A226－3 有床診療所緩和ケア診療加算	−	×	×	×	×	×	×	×	×	×	×	×	×	×	×	×	×	×	×	×	×	×	○	○	×	×	×	×	×	×	×	×	×	×	×	×	×	×	×	×	×
A226－3 小児緩和ケア診療加算	×	○	○	○	○	○	○	○	○	○	×	×	×	×	×	○	×	×	○	×	×	×	×	×	×	×	×	×	×	×	×	×	×	×	×	×	×	○	○	×	×
A227 精神科措置入院診療加算	○	×	×	×	×	×	×	×	×	×	×	×	×	×	○	×	×	○	×	×	×	×	×	×	×	×	×	×	×	×	×	×	×	×	×	×	×	×	×	×	×
A228 精神科応急入院施設管理加算	○	×	×	×	×	×	×	×	×	×	×	×	×	×	○	×	×	○	×	×	×	×	×	×	×	×	×	×	×	×	×	×	×	×	×	×	×	×	×	×	×
A229 精神科隔離室管理加算	○	×	×	×	×	×	×	×	×	×	×	×	×	×	○	×	×	○	×	×	×	×	×	×	×	×	×	×	×	×	×	×	×	×	×	×	×	×	×	×	×
A230 精神病棟入院時医学管理加算	○	×	×	×	×	×	×	×	×	×	×	×	×	×	○	×	×	○	×	×	×	×	×	×	×	×	×	×	×	×	×	×	×	×	×	×	×	×	×	×	×
A230－2 精神科地域移行実施加算	○	×	×	×	×	×	×	×	×	×	×	×	×	×	○	×	×	○	×	×	×	×	×	×	×	×	×	×	×	×	×	×	×	×	×	×	×	×	×	×	×

● 難病患者等入院診療加算に限る。
■ 二類感染症患者入院診療加算に限る。
★ 看護配置等による制限あり

△ A 300 の「注２」加算を算定しない場合に限る。
注 短期滞在手術等基本料３はＤＰＣ対象病院を除く。

	特定入院料																																													短期滞在	
	A307	A308												A308-3															A309				A310	A311	A311-2		A311-3	A311-4	A312	A314	A315	A317	A318	A319	A400	
	小児入院医療管理料5	回復期リハビリテーション病棟入院料1		回復期リハビリテーション病棟入院料2		回復期リハビリテーション病棟入院料3		回復期リハビリテーション病棟入院料4		回復期リハビリテーション病棟入院料5		回復期リハビリテーション入院医療管理料		地域包括ケア病棟入院料1		地域包括ケア病棟入院料2		地域包括ケア病棟入院料3		地域包括ケア病棟入院料4		地域包括ケア入院医療管理料1		地域包括ケア入院医療管理料2		地域包括ケア入院医療管理料3		地域包括ケア入院医療管理料4		特殊疾患病棟入院料1	特殊疾患病棟入院料2	医療区分（1・2）に応じた点数 イ	医療区分（1・2）に応じた点数 ロ	緩和ケア病棟入院料	精神科救急急性期医療入院料	精神科急性期治療病棟入院料1	精神科急性期治療病棟入院料2	精神科救急・合併症入院料	児童・思春期精神科入院医療管理料	精神療養病棟入院料	認知症治療病棟入院料	精神科地域包括ケア病棟入院料	特定一般病棟入院料	地域移行機能強化病棟入院料	特定機能病院リハビリテーション入院料	短期滞在手術等基本料1	短期滞在手術等基本料3
	一般・結核・精神	一般	療養	一般	療養	一般	療養	一般	療養	一般	療養	一般	療養	一般	療養	一般	療養	一般	療養	一般	療養	一般	療養	一般	療養	一般	療養	一般	療養	一般	一般・精神	一般	一般・精神	一般	精神	精神	精神	精神	精神	精神	精神	精神	一般	精神	一般		
A200	×	×	×	×	×	×	×	×	×	×	×	×	×	×	×	×	×	×	×	×	×	×	×	×	×	×	×	×	×	×	×	×	×	×	×	×	×	×	×	×	×	×	○	×	×	×	×
A200－2	×	×	×	×	×	×	×	×	×	×	×	×	×	×	×	×	×	×	×	×	×	×	×	×	×	×	×	×	×	×	×	×	×	×	×	×	×	×	×	×	×	×	○	×	×	×	×
A204	×	×	×	×	×	×	×	×	×	×	×	×	×	×	×	×	×	×	×	×	×	×	×	×	×	×	×	×	×	×	×	×	×	×	×	×	×	×	×	×	×	×	×	×	×	×	×
A204－2	○	○	○	○	○	○	○	○	○	○	○	○	○	○	○	○	○	○	○	○	○	○	○	○	○	○	○	○	○	○	○	○	○	○	○	○	○	○	○	○	○	○	○	○	○	×	×
A204－3	×	×	×	×	×	×	×	×	×	×	×	×	×	×	×	×	×	×	×	×	×	×	×	×	×	×	×	×	×	×	×	×	×	×	×	×	×	×	×	×	×	×	×	×	×	×	×
A205	×	×	×	×	×	×	×	×	×	×	×	×	×	×	×	×	×	×	×	×	×	×	×	×	×	×	×	×	×	×	×	×	×	×	×	×	×	×	×	×	×	×	○	×	×	×	×
A205－2	○	×	×	×	×	×	×	×	×	×	×	×	×	×	×	×	×	×	×	×	×	×	×	×	×	×	×	×	×	×	×	×	×	×	×	×	×	×	×	×	×	×	○	×	×	×	×
A205－3	×	×	×	×	×	×	×	×	×	×	×	×	×	×	×	×	×	×	×	×	×	×	×	×	×	×	×	×	×	×	×	×	×	○	×	○	○	○	×	×	×	×	○	×	×	×	×
A206	○	×	×	×	×	×	×	×	×	×	×	×	×	○	○	○	○	○	○	○	○	○	○	○	○	○	○	○	○	×	×	×	×	×	×	×	×	×	×	×	×	×	○	×	×	×	×
A207	×	×	×	×	×	×	×	×	×	×	×	×	×	×	×	×	×	×	×	×	×	×	×	×	×	×	×	×	×	×	×	×	×	×	×	×	×	×	×	×	×	×	○	×	×	×	×
A207－2	○	○	○	○	○	○	○	○	○	○	○	○	○	○	○	○	○	○	○	○	○	○	○	○	○	○	○	○	○	⊙	⊙	⊙	⊙	○	○	○	○	○	⊙	⊙	⊙	⊙	○	⊙	○	×	×
A207－3	×	×	×	×	×	×	×	×	×	×	×	×	×	×	×	×	×	×	×	×	×	×	×	×	×	×	×	×	×	×	×	×	×	×	×	×	×	×	×	×	×	×	×	×	×	×	×
A207－4	×	×	×	×	×	×	×	×	×	×	×	×	×	×	×	×	×	×	×	×	×	×	×	×	×	×	×	×	×	×	×	×	×	×	×	×	×	×	×	×	×	×	×	×	×	×	×
A208	×	×	×	×	×	×	×	×	×	×	×	×	×	×	×	×	×	×	×	×	×	×	×	×	×	×	×	×	×	×	×	×	×	×	×	×	×	×	×	×	×	×	○	×	×	×	×
A209	×	×	×	×	×	×	×	×	×	×	×	×	×	×	×	×	×	×	×	×	×	×	×	×	×	×	×	×	×	×	×	×	×	×	×	×	×	×	×	×	×	×	○	×	×	×	×
A210	×	×	×	×	×	×	×	×	×	×	×	×	×	×	×	×	×	×	×	×	×	×	×	×	×	×	×	×	×	×	×	×	×	×	×	×	×	×	×	×	×	×	○	×	×	×	×
A211	×	×	×	×	×	×	×	×	×	×	×	×	×	×	×	×	×	×	×	×	×	×	×	×	×	×	×	×	×	×	×	×	×	×	×	×	×	×	×	×	×	×	×	×	×	×	×
A212	○	×	×	×	×	×	×	×	×	×	×	×	×	×	×	×	×	×	×	×	×	×	×	×	×	×	×	×	×	○	○	○	○	×	×	×	×	×	×	×	×	×	○	×	×	×	×
A213	×	×	×	×	×	×	×	×	×	×	×	×	×	×	×	×	×	×	×	×	×	×	×	×	×	×	×	×	×	×	×	×	×	×	×	×	×	×	×	×	×	×	★	×	×	×	×
A214	×	×	×	×	×	×	×	×	×	×	×	×	×	×	×	×	×	×	×	×	×	×	×	×	×	×	×	×	×	×	×	×	×	×	×	×	×	×	×	×	×	×	○	×	×	×	×
A218	○	○	○	○	○	○	○	○	○	○	○	○	○	○	○	○	○	○	○	○	○	○	○	○	○	○	○	○	○	○	○	○	○	○	○	○	○	○	○	○	○	○	○	○	○	×	×
A218－2	○	○	○	○	○	○	○	○	○	○	○	○	○	○	○	○	○	○	○	○	○	○	○	○	○	○	○	○	○	○	○	○	○	○	○	○	○	○	○	○	○	○	○	○	○	×	×
A219	×	×	×	×	×	×	×	×	×	×	×	×	×	×	×	×	×	×	×	×	×	×	×	×	×	×	×	×	×	×	×	×	×	×	×	×	×	×	×	×	×	×	○	×	×	×	×
A220	×	×	×	×	×	×	×	×	×	×	×	×	×	×	×	×	×	×	×	×	×	×	×	×	×	×	×	×	×	×	×	×	×	×	×	×	×	×	×	×	×	×	○	×	×	×	×
A220－2	○	○	○	○	○	○	○	○	○	○	○	○	○	○	○	○	○	○	○	○	○	○	○	○	○	○	○	○	○	○	○	○	○	○	○	○	○	○	○	○	○	○	○	○	○	×	×
A221	×	×	×	×	×	×	×	×	×	×	×	×	×	×	×	×	×	×	×	×	×	×	×	×	×	×	×	×	×	×	×	×	×	×	×	×	×	×	×	×	×	×	○	×	×	×	×
A221－2	○	×	×	×	×	×	×	×	×	×	×	×	×	×	×	×	×	×	×	×	×	×	×	×	×	×	×	×	×	×	×	×	×	×	×	×	×	×	×	×	×	×	○	×	×	×	×
A222	×	×	×	×	×	×	×	×	×	×	×	×	×	×	×	×	×	×	×	×	×	×	×	×	×	×	×	×	×	×	×	×	×	×	×	×	×	×	×	×	×	×	×	×	×	×	×
A222－2	×	×	×	×	×	×	×	×	×	×	×	×	×	×	×	×	×	×	×	×	×	×	×	×	×	×	×	×	×	×	×	×	×	×	×	×	×	×	×	×	×	×	×	×	×	×	×
A223	×	×	×	×	×	×	×	×	×	×	×	×	×	×	×	×	×	×	×	×	×	×	×	×	×	×	×	×	×	×	×	×	×	×	×	×	×	×	×	×	×	×	×	×	×	×	×
A223－2	×	×	×	×	×	×	×	×	×	×	×	×	×	×	×	×	×	×	×	×	×	×	×	×	×	×	×	×	×	×	×	×	×	×	×	×	×	×	×	×	×	×	×	×	×	×	×
A224	×	×	×	×	×	×	×	×	×	×	×	×	×	×	×	×	×	×	×	×	×	×	×	×	×	×	×	×	×	×	×	×	×	×	×	×	×	×	×	×	×	×	○	×	×	×	×
A225	×	×	×	×	×	×	×	×	×	×	×	×	×	×	×	×	×	×	×	×	×	×	×	×	×	×	×	×	×	×	×	×	×	×	×	×	×	×	×	×	×	×	○	×	×	×	×
A226	×	×	×	×	×	×	×	×	×	×	×	×	×	×	×	×	×	×	×	×	×	×	×	×	×	×	×	×	×	×	×	×	×	×	×	×	×	×	×	×	×	×	×	×	×	×	×
A226－2	×	×	×	×	×	×	×	×	×	×	×	×	×	×	×	×	×	×	×	×	×	×	×	×	×	×	×	×	×	×	×	×	×	×	×	×	×	×	×	×	×	×	○	×	×	×	×
A226－3	×	×	×	×	×	×	×	×	×	×	×	×	×	×	×	×	×	×	×	×	×	×	×	×	×	×	×	×	×	×	×	×	×	×	×	×	×	×	×	×	×	×	×	×	×	×	×
A226－3	×	×	×	×	×	×	×	×	×	×	×	×	×	×	×	×	×	×	×	×	×	×	×	×	×	×	×	×	×	×	×	×	×	×	×	×	×	×	×	×	×	×	○	×	×	×	×
A227	×	×	×	×	×	×	×	×	×	×	×	×	×	×	×	×	×	×	×	×	×	×	×	×	×	×	×	×	×	×	×	×	×	×	○	○	○	○	×	○	○	○	×	○	×	×	×
A228	×	×	×	×	×	×	×	×	×	×	×	×	×	×	×	×	×	×	×	×	×	×	×	×	×	×	×	×	×	×	×	×	×	×	○	○	○	○	×	×	×	○	×	×	×	×	×
A229	×	×	×	×	×	×	×	×	×	×	×	×	×	×	×	×	×	×	×	×	×	×	×	×	×	×	×	×	×	×	×	×	×	×	×	×	×	×	×	×	×	×	×	×	×	×	×
A230	×	×	×	×	×	×	×	×	×	×	×	×	×	×	×	×	×	×	×	×	×	×	×	×	×	×	×	×	×	×	×	×	×	×	×	×	×	×	×	×	×	×	×	×	×	×	×
A230－2	×	×	×	×	×	×	×	×	×	×	×	×	×	×	×	×	×	×	×	×	×	×	×	×	×	×	×	×	×	×	×	×	×	×	×	×	×	×	×	○	×	×	×	×	×	×	×

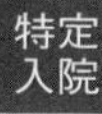

○ 算定可（特定入院料は，包括されず別途算定可という意味）
× 算定不可（特定入院料は，包括されており別途算定不可という意味）
⊙ 50 対 1 補助体制加算，75 対 1 補助体制加算及び 100 対 1 補助体制加算に限る。
□ 精神病棟を除く。
▲ 母体・胎児集中治療室管理料に限る。

		入院基本料																							特定入院料																
		A100									A101		A102		A103	A104			A105	A106			A108	A109	A300	A301	A301−2	A301−3	A301−4	A302	A302−2	A303	A303−2	A304	A305	A306		A307			
	特別入院基本料等	急性期一般入院料1	急性期一般入院料2	急性期一般入院料3	急性期一般入院料4	急性期一般入院料5	急性期一般入院料6	地域一般入院料1	地域一般入院料2	地域一般入院料3	療養病棟入院料1	療養病棟入院料2	結核病棟入院基本料	重症患者割合特別入院基本料	精神病棟入院基本料	特定機能病院入院基本料（一般病棟）	特定機能病院入院基本料（結核病棟）	特定機能病院入院基本料（精神病棟）	専門病院入院基本料	障害者施設等入院基本料	特定入院基本料	医療区分（1・2）に応じた点数	有床診療所入院基本料	有床診療所療養病床入院基本料	救命救急入院料	特定集中治療室管理料	ハイケアユニット入院医療管理料	脳卒中ケアユニット入院医療管理料	小児特定集中治療室管理料	新生児特定集中治療室管理料	新生児特定集中治療室重症児対応体制強化管理料	総合周産期特定集中治療室管理料	新生児治療回復室入院医療管理料	地域包括医療病棟入院料	一類感染症患者入院医療管理料	特殊疾患入院医療管理料	医療区分（1・2）に応じた点数	小児入院医療管理料1	小児入院医療管理料2	小児入院医療管理料3	小児入院医療管理料4
		一般	一般	一般	一般	一般	一般	一般	一般	一般	療養	療養	結核	結核	精神	一般	結核	精神	一般	一般	一般	一般	一般	療養	一般	一般	一般	一般	一般	一般	一般	一般	一般	一般	一般	一般	一般	一般	一般	一般	一般
A 230 − 3 精神科身体合併症管理加算	○	×	×	×	×	×	×	×	×	×	×	×	×	×	★	×	×	○	×	×	×	×	×	×	×	×	×	×	×	×	×	×	×	×	×	×	×	×	×	×	×
A 230 − 4 精神科リエゾンチーム加算	×	○	○	○	○	○	○	○	○	○	×	×	×	×	×	○	×	×	○	×	×	×	×	×	×	○	○	○	×	×	×	×	×	×	×	×	×	×	×	×	×
A 231 − 2 強度行動障害入院医療管理加算	×	○	○	○	○	○	○	○	○	○	×	×	×	×	○	○	×	○	○	○	○	○	×	×	×	×	×	×	×	×	×	×	×	×	×	×	×	×	×	×	×
A 231 − 3 依存症入院医療管理加算	×	○	○	○	○	○	○	○	○	○	×	×	×	×	○	○	×	○	○	×	×	×	×	×	×	×	×	×	×	×	×	×	×	×	×	×	×	×	×	×	×
A 231 − 4 摂食障害入院医療管理加算	×	○	○	○	○	○	○	○	○	○	×	×	×	×	○	○	×	○	○	×	×	×	×	×	×	×	×	×	×	×	×	×	×	×	×	×	×	×	×	×	×
A 232 がん拠点病院加算	×	○	○	○	○	○	○	○	○	○	×	×	×	×	×	○	×	×	○	×	×	×	×	×	×	○	○	×	×	×	×	×	×	×	×	×	×	○	○	×	×
A 233 リハビリテーション・栄養・口腔連携体制加算	×	○	○	○	○	○	○	×	×	×	×	×	×	×	×	○	×	×	○	×	×	×	×	×	×	×	×	×	×	×	×	×	×	×	×	×	×	×	×	×	×
A 233 − 2 栄養サポートチーム加算	×	○	○	○	○	○	○	○	○	○	○	○	○	×	○	○	○	○	○	○	○	○	×	×	×	×	×	×	×	×	×	×	×	○	×	×	×	×	×	×	×
A 234 医療安全対策加算	×	○	○	○	○	○	○	○	○	○	○	○	○	×	○	○	○	○	○	○	○	○	○	○	○	○	○	○	○	○	○	○	○	○	○	○	○	○	○	○	○
A 234 − 2 感染対策向上加算	×	○	○	○	○	○	○	○	○	○	○	○	○	×	○	○	○	○	○	○	○	○	○	○	○	○	○	○	○	○	○	○	○	○	○	○	○	○	○	○	○
A 234 − 3 患者サポート体制充実加算	×	○	○	○	○	○	○	○	○	○	○	○	○	×	○	○	○	○	○	○	○	○	○	○	○	○	○	○	○	○	○	○	○	○	○	○	○	○	○	○	○
A 234 − 4 重症患者初期支援充実加算	×	×	×	×	×	×	×	×	×	×	×	×	×	×	×	×	×	×	×	×	×	×	×	×	○	○	○	○	○	○	○	○	○	×	×	×	×	×	×	×	×
A 234 − 5 報告書管理体制加算	×	○	○	○	○	○	○	○	○	○	○	○	○	×	○	○	○	○	○	○	○	○	○	○	○	○	○	○	○	○	○	○	○	○	○	○	○	○	○	○	○
A 236 褥瘡ハイリスク患者ケア加算	×	○	○	○	○	○	○	○	○	○	×	×	○	×	○	○	○	○	○	○	○	○	×	×	○	○	○	○	○	○	○	○	○	○	○	×	×	○	○	○	○
A 236 − 2 ハイリスク妊娠管理加算	×	○	○	○	○	○	○	○	○	○	×	×	○	×	○	○	○	○	○	×	×	×	○	×	×	×	×	×	×	×	×	×	×	×	×	×	×	×	×	×	×
A 237 1 ハイリスク分娩管理加算	×	○	○	○	○	○	○	○	○	○	×	×	×	×	○	○	×	○	×	×	×	×	×	×	×	×	×	×	×	×	×	×	×	×	×	×	×	×	×	×	×
A 237 2 地域連携分娩管理加算	×	×	×	×	×	×	×	×	×	×	×	×	×	×	×	×	×	×	×	×	×	×	○	×	×	×	×	×	×	×	×	×	×	×	×	×	×	×	×	×	×
A 238 − 6 精神科救急搬送患者地域連携紹介加算	×	×	×	×	×	×	×	×	×	×	×	×	×	×	×	×	×	×	×	×	×	×	×	×	×	×	×	×	×	×	×	×	×	×	×	×	×	×	×	×	×
A 238 − 7 精神科救急搬送患者地域連携受入加算	×	×	×	×	×	×	×	×	×	×	×	×	×	×	○	×	×	×	×	×	×	×	×	×	×	×	×	×	×	×	×	×	×	×	×	×	×	×	×	×	×
A 242 呼吸ケアチーム加算	×	○	○	○	○	○	○	○	○	○	×	×	×	×	×	○	×	×	○	×	×	×	×	×	×	×	×	×	×	×	×	×	×	×	×	×	×	×	×	×	×
A 242 − 2 術後疼痛管理チーム加算	×	○	○	○	○	○	○	×	×	×	×	×	○	×	×	○	○	×	○	×	×	×	×	×	○	○	○	×	○	×	×	▲	×	×	×	×	×	○	○	○	○
A 243 後発医薬品使用体制加算	○	○	○	○	○	○	○	○	○	○	×	×	○	○	○	○	○	○	○	○	×	○	○	×	×	×	×	×	×	×	×	×	×	×	×	×	×	×	×	×	×
A 243 − 2 バイオ後続品体制加算	○	○	○	○	○	○	○	○	○	○	×	×	○	○	○	○	○	○	○	○	×	○	○	×	×	×	×	×	×	×	×	×	×	×	×	×	×	×	×	×	×
A 244 病棟薬剤業務実施加算1	×	○	○	○	○	○	○	○	○	○	○	○	○	×	○	○	○	○	○	×	×	×	×	×	×	×	×	×	×	×	×	×	×	○	×	×	×	○	○	○	○
A 244 病棟薬剤業務実施加算2	×	×	×	×	×	×	×	×	×	×	×	×	×	×	×	×	×	×	×	×	×	×	×	×	○	○	○	○	○	○	○	○	×	×	×	×	×	×	×	×	×
A 245 データ提出加算	×	○	○	○	○	○	○	○	○	○	○	○	○	×	○	○	○	○	○	○	○	○	×	×	○	○	○	○	○	○	○	○	○	○	○	○	○	○	○	○	○
A 246 入退院支援加算1 イ	×	○	○	○	○	○	○	○	○	○	×	×	×	×	×	○	×	×	○	×	×	×	○	×	○	○	○	○	○	○	○	○	○	○	○	×	×	○	○	○	○
A 246 入退院支援加算1 ロ	×	×	×	×	×	×	×	×	×	×	○	○	○	×	×	×	○	×	×	○	○	○	×	○	×	×	×	×	×	×	×	×	×	×	×	○	○	×	×	×	×
A 246 入退院支援加算2 イ	×	○	○	○	○	○	○	○	○	○	×	×	×	×	×	○	×	×	○	×	×	×	○	×	×	×	×	×	×	×	×	×	×	×	×	×	×	×	×	×	×
A 246 入退院支援加算2 ロ	×	×	×	×	×	×	×	×	×	×	○	○	○	×	×	×	○	×	×	○	○	○	×	○	×	×	×	×	×	×	×	×	×	×	×	○	○	×	×	×	×
A 246 入退院支援加算3	×	○	○	○	○	○	○	○	○	○	×	×	×	×	×	○	×	×	○	×	×	×	×	×	○	○	○	○	○	○	○	○	○	×	×	×	×	○	○	○	○
A 246 − 2 精神科入退院支援加算	×	×	×	×	×	×	×	×	×	×	×	×	×	×	○	×	×	○	×	×	×	×	×	×	×	×	×	×	×	×	×	×	×	×	×	×	×	×	×	×	×
A 246 − 3 医療的ケア児（者）入院前支援加算	○	○	○	○	○	○	○	○	○	○	○	○	○	○	×	○	○	×	○	○	○	○	○	○	×	×	×	×	×	×	×	×	×	○	○	○	○	○	○	○	○
A 247 認知症ケア加算	×	○	○	○	○	○	○	○	○	○	○	○	○	×	×	○	○	×	○	○	○	○	×	×	○	○	○	○	×	×	×	×	×	○	×	○	○	×	×	×	×
A 247 − 2 せん妄ハイリスク患者ケア加算	×	○	○	○	○	○	○	×	×	×	×	×	×	×	×	○	×	×	×	×	×	×	×	×	○	○	○	○	×	×	×	×	×	×	×	×	×	×	×	×	×
A 248 精神疾患診療体制加算	○	○	○	○	○	○	○	○	○	○	×	×	○	○	×	○	○	×	○	×	×	×	×	×	△	○	○	○	○	×	×	○	×	×	×	×	×	○	○	○	○
A 249 精神科急性期医師配置加算 1	×	×	×	×	×	×	×	×	×	×	×	×	×	×	×	×	×	×	×	×	×	×	×	×	×	×	×	×	×	×	×	×	×	×	×	×	×	×	×	×	×
A 249 精神科急性期医師配置加算 2 イ	×	×	×	×	×	×	×	×	×	×	×	×	×	×	★	×	×	★	×	×	×	×	×	×	×	×	×	×	×	×	×	×	×	×	×	×	×	×	×	×	×
A 249 精神科急性期医師配置加算 2 ロ	×	×	×	×	×	×	×	×	×	×	×	×	×	×	×	×	×	×	×	×	×	×	×	×	×	×	×	×	×	×	×	×	×	×	×	×	×	×	×	×	×
A 249 精神科急性期医師配置加算 3	×	×	×	×	×	×	×	×	×	×	×	×	×	×	×	×	×	×	×	×	×	×	×	×	×	×	×	×	×	×	×	×	×	×	×	×	×	×	×	×	×
A 250 薬剤総合評価調整加算	○	○	○	○	○	○	○	○	○	○	○	○	○	○	○	○	○	○	○	×	×	×	○	○	×	×	×	×	×	×	×	×	×	○	×	×	×	×	×	×	×
A 251 排尿自立支援加算	×	○	○	○	○	○	○	○	○	○	○	○	○	×	○	○	○	○	○	○	○	○	○	○	○	○	○	○	○	○	○	○	○	○	○	○	○	○	○	○	○
A 252 地域医療体制確保加算	×	○	○	○	○	○	○	×	×	×	×	×	★	×	★	○	★	★	★	×	×	×	×	×	○	○	○	○	○	○	○	○	○	○	○	×	×	○	○	○	○
A 253 協力対象施設入所者入院加算	○	○	○	○	○	○	○	○	○	○	○	○	○	○	○	○	○	○	○	○	○	○	○	○	×	×	×	×	×	×	×	×	×	○	×	×	×	×	×	×	×

●　難病患者等入院診療加算に限る。
■　二類感染症患者入院診療加算に限る。
★　看護配置等による制限あり

△　A 300 の「注２」加算を算定しない場合に限る。
注　短期滞在手術等基本料３はＤＰＣ対象病院を除く。

特定入院

	特定入院料																																													短期滞在	
	A307	A308												A308-3																A309				A310	A311	A311-2		A311-3	A311-4	A312	A314	A315	A317	A318	A319	A400	
	小児入院医療管理料5	回復期リハビリテーション病棟入院料1		回復期リハビリテーション病棟入院料2		回復期リハビリテーション病棟入院料3		回復期リハビリテーション病棟入院料4		回復期リハビリテーション病棟入院料5		回復期リハビリテーション入院医療管理料		地域包括ケア病棟入院料1		地域包括ケア病棟入院料2		地域包括ケア病棟入院料3		地域包括ケア病棟入院料4		地域包括ケア入院医療管理料1		地域包括ケア入院医療管理料2		地域包括ケア入院医療管理料3		地域包括ケア入院医療管理料4		特殊疾患病棟入院料1	特殊疾患病棟入院料2	医療区分（1・2）に応じた点数 イ	医療区分（1・2）に応じた点数 ロ	緩和ケア病棟入院料	精神科救急急性期医療入院料	精神科急性期治療病棟入院料1	精神科急性期治療病棟入院料2	精神科救急・合併症入院料	児童・思春期精神科入院医療管理料	精神療養病棟入院料	認知症治療病棟入院料	精神科地域包括ケア病棟入院料	特定一般病棟入院料	地域移行機能強化病棟入院料	特定機能病院リハビリテーション入院料	短期滞在手術等基本料1	短期滞在手術等基本料3
	一般・結核・精神	一般	療養	一般	療養	一般	療養	一般	療養	一般	療養	一般	療養	一般	療養	一般	療養	一般	療養	一般	療養	一般	療養	一般	療養	一般	療養	一般	療養	一般	一般・精神	一般	一般・精神	一般	精神	精神	精神	精神	精神	精神	精神	精神	一般	精神	一般		
A230－3	×	×	×	×	×	×	×	×	×	×	×	×	×	×	×	×	×	×	×	×	×	×	×	×	×	×	×	×	×	×	×	×	×	×	○	○	○	○	×	×	○	○	×	×	×	×	×
A230－4	×	×	×	×	×	×	×	×	×	×	×	×	×	×	×	×	×	×	×	×	×	×	×	×	×	×	×	×	×	×	×	×	×	×	×	×	×	×	×	×	×	×	○	×	×	×	×
A231－2	○	×	×	×	×	×	×	×	×	×	×	×	×	×	×	×	×	×	×	×	×	×	×	×	×	×	×	×	×	×	×	×	×	×	×	×	×	×	○	×	×	○	○	×	×	×	×
A231－3	×	×	×	×	×	×	×	×	×	×	×	×	×	×	×	×	×	×	×	×	×	×	×	×	×	×	×	×	×	×	×	×	×	×	×	○	○	○	×	×	×	○	○	×	×	×	×
A231－4	○	×	×	×	×	×	×	×	×	×	×	×	×	×	×	×	×	×	×	×	×	×	×	×	×	×	×	×	×	×	×	×	×	×	×	×	×	○	○	×	×	○	○	×	×	×	×
A232	×	×	×	×	×	×	×	×	×	×	×	×	×	×	×	×	×	×	×	×	×	×	×	×	×	×	×	×	×	×	×	×	×	○	×	×	×	×	×	×	×	×	○	×	×	×	×
A233	×	×	×	×	×	×	×	×	×	×	×	×	×	×	×	×	×	×	×	×	×	×	×	×	×	×	×	×	×	×	×	×	×	×	×	×	×	×	×	×	×	×	×	×	×	×	×
A233－2	×	×	×	×	×	×	×	×	×	×	×	×	×	×	×	×	×	×	×	×	×	×	×	×	×	×	×	×	×	×	×	×	×	×	×	×	×	×	×	×	×	×	○	×	×	×	×
A234	○	○	○	○	○	○	○	○	○	○	○	○	○	○	○	○	○	○	○	○	○	○	○	○	○	○	○	○	○	○	○	○	○	○	○	○	○	○	○	○	○	○	○	○	○	×	×
A234－2	○	○	○	○	○	○	○	○	○	○	○	○	○	○	○	○	○	○	○	○	○	○	○	○	○	○	○	○	○	○	○	○	○	○	○	○	○	○	○	○	○	○	○	○	○	×	×
A234－3	○	○	○	○	○	○	○	○	○	○	○	○	○	○	○	○	○	○	○	○	○	○	○	○	○	○	○	○	○	○	○	○	○	○	○	○	○	○	○	○	○	○	○	○	○	×	×
A234－4	×	×	×	×	×	×	×	×	×	×	×	×	×	×	×	×	×	×	×	×	×	×	×	×	×	×	×	×	×	×	×	×	×	×	×	×	×	×	×	×	×	×	×	×	×	×	×
A234－5	○	○	○	○	○	○	○	○	○	○	○	○	○	○	○	○	○	○	○	○	○	○	○	○	○	○	○	○	○	○	○	○	○	○	○	○	○	○	○	○	○	○	○	○	○	×	×
A236	○	×	×	×	×	×	×	×	×	×	×	×	×	×	×	×	×	×	×	×	×	×	×	×	×	×	×	×	×	×	×	×	×	○	○	○	○	○	○	×	×	○	○	×	×	×	×
A236－2	×	×	×	×	×	×	×	×	×	×	×	×	×	×	×	×	×	×	×	×	×	×	×	×	×	×	×	×	×	×	×	×	×	×	×	×	×	×	×	×	×	×	○	×	×	×	×
A237 1	×	×	×	×	×	×	×	×	×	×	×	×	×	×	×	×	×	×	×	×	×	×	×	×	×	×	×	×	×	×	×	×	×	×	×	×	×	×	×	×	×	×	○	×	×	×	×
A237 2	×	×	×	×	×	×	×	×	×	×	×	×	×	×	×	×	×	×	×	×	×	×	×	×	×	×	×	×	×	×	×	×	×	×	×	×	×	×	×	×	×	×	×	×	×	×	×
A238－6	×	×	×	×	×	×	×	×	×	×	×	×	×	×	×	×	×	×	×	×	×	×	×	×	×	×	×	×	×	×	×	×	×	×	○	○	○	○	×	×	×	×	×	×	×	×	×
A238－7	×	×	×	×	×	×	×	×	×	×	×	×	×	×	×	×	×	×	×	×	×	×	×	×	×	×	×	×	×	×	×	×	×	×	×	×	×	×	○	○	○	○	×	×	×	×	×
A242	×	×	×	×	×	×	×	×	×	×	×	×	×	×	×	×	×	×	×	×	×	×	×	×	×	×	×	×	×	×	×	×	×	×	×	×	×	×	×	×	×	×	○	×	×	×	×
A242－2	○	×	×	×	×	×	×	×	×	×	×	×	×	×	×	×	×	×	×	×	×	×	×	×	×	×	×	×	×	×	×	×	×	×	×	×	×	×	×	×	×	×	○	×	×	×	×
A243	×	×	×	×	×	×	×	×	×	×	×	×	×	×	×	×	×	×	×	×	×	×	×	×	×	×	×	×	×	×	×	×	×	×	×	×	×	×	×	×	×	×	○	×	×	×	×
A243－2	×	×	×	×	×	×	×	×	×	×	×	×	×	×	×	×	×	×	×	×	×	×	×	×	×	×	×	×	×	×	×	×	×	×	×	×	×	×	×	×	×	×	○	×	×	×	×
A244	○	×	×	×	×	×	×	×	×	×	×	×	×	×	×	×	×	×	×	×	×	×	×	×	×	×	×	×	×	×	×	×	×	×	×	×	×	×	×	×	×	×	×	×	×	×	×
A244	×	×	×	×	×	×	×	×	×	×	×	×	×	×	×	×	×	×	×	×	×	×	×	×	×	×	×	×	×	×	×	×	×	×	×	×	×	×	×	×	×	×	×	×	×	×	×
A245	○	○	○	○	○	○	○	○	○	○	○	○	○	○	○	○	○	○	○	○	○	○	○	○	○	○	○	○	○	○	○	○	○	○	○	○	○	○	○	○	○	○	○	○	○	×	×
A246	○	○	○	○	○	○	○	○	○	○	○	○	○	○	○	○	○	○	○	○	○	○	○	○	○	○	○	○	○	×	×	×	×	○	×	×	×	×	×	×	×	×	○	×	○	×	×
A246	×	×	×	×	×	×	×	×	×	×	×	×	×	×	×	×	×	×	×	×	×	×	×	×	×	×	×	×	×	○	○	○	○	×	×	×	×	×	×	×	×	×	×	×	×	×	×
A246	×	×	×	×	×	×	×	×	×	×	×	×	×	×	×	×	×	×	×	×	×	×	×	×	×	×	×	×	×	×	×	×	×	×	×	×	×	×	×	×	×	×	○	×	×	×	×
A246	×	×	×	×	×	×	×	×	×	×	×	×	×	×	×	×	×	×	×	×	×	×	×	×	×	×	×	×	×	○	○	○	○	×	×	×	×	×	×	×	×	×	×	×	×	×	×
A246	○	×	×	×	×	×	×	×	×	×	×	×	×	×	×	×	×	×	×	×	×	×	×	×	×	×	×	×	×	×	×	×	×	×	×	×	×	×	×	×	×	×	○	×	×	×	×
A246－2	×	×	×	×	×	×	×	×	×	×	×	×	×	×	×	×	×	×	×	×	×	×	×	×	×	×	×	×	×	×	×	×	×	×	○	○	○	○	○	○	○	○	×	○	×	×	×
A246－3	○	×	×	×	×	×	×	×	×	×	×	×	×	○	○	○	○	○	○	○	○	○	○	○	○	○	○	○	○	○	○	○	○	×	×	×	×	×	×	×	×	×	○	×	×	×	×
A247	×	○	○	○	○	○	○	○	○	○	○	○	○	○	○	○	○	○	○	○	○	○	○	○	○	○	○	○	○	○	○	○	○	×	×	×	×	×	×	×	×	×	○	×	○	×	×
A247－2	×	×	×	×	×	×	×	×	×	×	×	×	×	×	×	×	×	×	×	×	×	×	×	×	×	×	×	×	×	×	×	×	×	×	×	×	×	×	×	×	×	×	○	×	×	×	×
A248	□	×	×	×	×	×	×	×	×	×	×	×	×	×	×	×	×	×	×	×	×	×	×	×	×	×	×	×	×	×	×	×	×	×	×	×	×	×	×	×	×	×	○	×	×	×	×
A249	×	×	×	×	×	×	×	×	×	×	×	×	×	×	×	×	×	×	×	×	×	×	×	×	×	×	×	×	×	×	×	×	×	×	○	○	×	×	×	×	×	×	×	×	×	×	×
A249	×	×	×	×	×	×	×	×	×	×	×	×	×	×	×	×	×	×	×	×	×	×	×	×	×	×	×	×	×	×	×	×	×	×	×	×	×	×	×	×	×	×	×	×	×	×	×
A249	×	×	×	×	×	×	×	×	×	×	×	×	×	×	×	×	×	×	×	×	×	×	×	×	×	×	×	×	×	×	×	×	×	×	×	○	×	×	×	×	×	×	×	×	×	×	×
A249	×	×	×	×	×	×	×	×	×	×	×	×	×	×	×	×	×	×	×	×	×	×	×	×	×	×	×	×	×	×	×	×	×	×	○	○	×	×	×	×	×	×	×	×	×	×	×
A250	×	○	○	○	○	○	○	○	○	○	○	○	○	○	○	○	○	○	○	○	○	○	○	○	○	○	○	○	○	×	×	×	×	×	○	○	○	○	○	○	○	○	○	○	○	×	×
A251	○	○	○	○	○	○	○	○	○	○	○	○	○	○	○	○	○	○	○	○	○	○	○	○	○	○	○	○	○	○	○	○	○	○	○	○	○	○	○	○	○	○	○	○	○	×	×
A252	×	×	×	×	×	×	×	×	×	×	×	×	×	×	×	×	×	×	×	×	×	×	×	×	×	×	×	×	×	×	×	×	×	×	○	×	×	○	×	×	×	×	×	×	×	×	×
A253	×	×	×	×	×	×	×	×	×	×	×	×	×	○	○	○	○	○	○	○	○	○	○	○	○	○	○	○	○	○	○	○	○	×	×	×	×	×	×	×	×	×	○	×	×	×	×

のとして地方厚生局長等に届け出た保険医療機関において救命救急医療が行われた場合には，1日につき**100点**を所定点数に加算する。

5 当該保険医療機関において，急性薬毒物中毒の患者に対して救命救急医療が行われた場合には，入院初日に限り，次に掲げる点数をそれぞれ所定点数に加算する。

イ **急性薬毒物中毒加算1**（機器分析） **5,000点**

ロ **急性薬毒物中毒加算2**（その他のもの） **350点**

6 別に厚生労働大臣が定める施設基準〔※告示③第9・2⑻，p.796〕に適合しているものとして地方厚生局長等に届け出た保険医療機関において，15歳未満の重篤な患者に対して救命救急医療が行われた場合には，**小児加算**として，入院初日に限り**5,000点**を所定点数に加算する。

7 第1章基本診療料並びに第2章第3部検査，第6部注射，第9部処置及び第13部病理診断のうち次に掲げるものは，救命救急入院料に含まれるものとする。

イ 入院基本料

ロ 入院基本料等加算〔臨床研修病院入院診療加算，超急性期脳卒中加算，妊産婦緊急搬送入院加算，医師事務作業補助体制加算，特定感染症入院医療管理加算，難病等特別入院診療加算（二類感染症患者入院診療加算に限る），地域加算，離島加算，医療安全対策加算，感染対策向上加算，患者サポート体制充実加算，重症患者初期支援充実加算，報告書管理体制加算，褥瘡ハイリスク患者ケア加算，術後疼痛管理チーム加算，病棟薬剤業務実施加算2，データ提出加算，入退院支援加算（1のイ及び3に限る），認知症ケア加算，せん妄ハイリスク患者ケア加算，精神疾患診療体制加算，排尿自立支援加算及び地域医療体制確保加算を除く〕

ハ 第2章第3部の各区分の検査（同部第1節第2款の検体検査判断料を除く）

ニ 点滴注射

ホ 中心静脈注射

ヘ 酸素吸入（使用した酸素及び窒素の費用を除く）

ト 留置カテーテル設置

チ 第13部第1節の病理標本作製料

8 別に厚生労働大臣が定める施設基準〔告示③第9・2⑼，p.796〕に適合しているものとして地方厚生局長等に届け出た病室に入院している患者に対して，入室後早期から離床等に必要な治療を行った場合に，**早期離床・リハビリテーション加算**として，入室した日から起算して14日を限度として**500点**を所定点数に加算する。この場合において，同一日に区分番号H000に掲げる心大血管疾患リハビリテーション料，H001に掲げる脳血管疾患等リハビリテーション料，H001-2に掲げる廃用症候群リハビリテーション料，H002に掲げる運動器リハビリテーション料，H003に掲げる呼吸器リハビリテーション料，H007に掲げる障害児（者）リハビリテーション料及びH007-2に掲げるがん患者リハビリテーション料は，算定できない。

9 別に厚生労働大臣が定める施設基準〔告示③第9・2⑽，p.796〕に適合しているものとして地方厚生局長等に届け出た病室に入院している患者に対して，入室後早期から必要な栄養管理を行った場合に，**早期栄養介入管理加算**として，入室した日から起算して7日を限度として**250点**（入室後早期から経腸栄養を開始した場合は，当該開始日以降は**400点**）を所定点数に加算する。ただし，区分番号B001の10に掲げる入院栄養食事指導料は別に算定できない。

10 注2のイに該当する場合であって，当該患者に対し，生活上の課題又は精神疾患の治療継続上の課題を確認し，助言又は指導を行った場合は，当該患者の退院時に1回に限り，**2,500点**を更に所定点数に加算する。この場合において，区分番号I002-3に掲げる救急患者精神科継続支援料は別に算定できない。

11 重症患者の対応に係る体制につき別に厚生労働大臣が定める施設基準〔※告示③第9・2⑾，p.796〕に適合しているものとして地方厚生局長等に届け出た病室に入院している患者（救命救急入院料2又は救命救急入院料4に係る届出を行った保険医療機関の病室に入院した患者に限る）について，**重症患者対応体制強化加算**として，当該患者の入院期間に応じ，次に掲げる点数をそれぞれ所定点数に加算する。

イ 3日以内の期間 **750点**

ロ 4日以上7日以内の期間 **500点**

ハ 8日以上14日以内の期間 **300点**

【2024年改定による主な変更点】

⑴ 救命救急入院料1・2において，救急時医療情報閲覧機能を有していることが要件となった（**【経過措置】**2025年4月1日以降に適用）。救急時医療情報閲覧機能とは，救急時に患者の同意取得が困難な場合，レセプト情報に基づく医療情報等（診療／薬剤情報，患者の基本情報・医療情報等が集約された救急用サマリー）が閲覧できる機能のこと（2024年10月運用開始予定）。

⑵ 救命救急入院料2・4を算定する治療室は，特定集中治療室用の重症度，医療・看護必要度Ⅱのみによる評価に変更された（**【経過措置】**2024年9月末までは猶予）。

⑶ 「注11」重症患者対応体制強化加算の「特殊な治療法等」に該当する患者が「直近6カ月間で1割5分以上」と規定され，「暦月で6カ月を超えない期間の1割以内の一次的な変動」は変更届出が不要とする規定が削除された。

→救命救急入院料

⑴ 救命救急入院料の算定対象となる重篤な救急患者とは，次に掲げる状態にあって，医師が救命救急入院が必要であると認めた者である。

ア 意識障害又は昏睡

イ 急性呼吸不全又は慢性呼吸不全の急性増悪

ウ 急性心不全（心筋梗塞を含む）

エ　急性薬物中毒
オ　ショック
カ　重篤な代謝障害（肝不全，腎不全，重症糖尿病等）
キ　広範囲熱傷
ク　大手術を必要とする状態
ケ　救急蘇生後
コ　その他外傷，破傷風等で重篤な状態

(2)　広範囲熱傷特定集中治療管理料の算定対象となる患者とは，第２度熱傷30％程度以上の重症広範囲熱傷患者であって，医師が広範囲熱傷特定集中治療が必要であると認めた者である。なお，熱傷には電撃傷，薬傷及び凍傷が含まれる。

(3)　救命救急入院料は，救命救急医療に係る入院初期の医療を重点的に評価したものであり，救命救急入院後症状の安定等により他病棟に転棟した患者又は他病棟に入院中の患者が症状の増悪等をきたしたことにより当該救命救急センターに転棟した場合にあっては，救命救急入院料は算定できない。

(4)「注１」に掲げる臓器移植を行った患者とは，当該入院期間中に心臓，肺又は肝臓の移植を行った患者のことをいう。

(5)「注２」に規定する精神疾患診断治療初回加算については，自殺企図及び自傷又はそれが疑われる行為により医師が救命救急入院が必要であると認めた重篤な患者であって，統合失調症，躁うつ病，神経症，中毒性精神障害（アルコール依存症等をいう），心因反応，児童・思春期精神疾患，パーソナリティ障害又は精神症状を伴う脳器質性障害等（以下この節において「精神疾患」という）を有する患者又はその家族等に対して，精神保健指定医又は当該保険医療機関の精神科の常勤医師が，患者又は家族等からの情報を得て，精神疾患に対する診断治療等を行った場合に，救命救急入院料の算定期間中における当該精神保健指定医又は当該精神科の常勤医師の最初の診察時に算定する。この場合の精神保健指定医は当該保険医療機関を主たる勤務先とする精神保健指定医以外の者であっても算定できる。ただし，当該加算を算定する場合には，A 248精神疾患診療体制加算は算定できない。

(6)「注５」に規定する急性薬毒物中毒加算１については，急性薬毒物中毒（催眠鎮静剤，抗不安剤による中毒を除く）が疑われる患者（以下「急性薬毒物中毒患者」という）の原因物質について，日本中毒学会が作成する「急性中毒標準診療ガイド」における機器分析法に基づく機器分析を当該保険医療機関において行い，必要な救命救急管理を実施した場合に算定する。

(7)「注５」に規定する急性薬毒物中毒加算１を算定する場合は，**診療報酬明細書**の摘要欄に，急性薬毒物中毒の原因物質として同定した薬物を記載する。

(8)「注５」に規定する急性薬毒物中毒加算２については，急性薬毒物中毒患者の原因物質等について，(5)の機器分析以外の検査を当該保険医療機関において行い，必要な救命救急管理を実施した場合に算定する。

(9)「注５」に規定する急性薬毒物中毒加算１又は２については，入院初日にいずれか一方のみを算定することができる。

(10)「注５」に規定する急性薬毒物中毒加算については，薬毒物中毒を疑って検査を実施した結果，実際には薬毒物中毒ではなかった場合には，算定できない。

(11)「注６」に規定する小児加算については，専任の小児科の医師が常時配置されている保険医療機関において，15歳未満の重篤な救急患者に対して救命救急医療が行われた場合に入院初日に限り算定する。なお，ここでいう入院初日とは，第２部「通則５」に規定する起算日のことをいい，入院期間が通算される再入院の初日は算定できない。

(12)「注８」に規定する早期離床・リハビリテーション加算は，救命救急入院料を算定する病室に入室した患者に対する，患者に関わる医師，看護師，理学療法士，作業療法士，言語聴覚士又は臨床工学技士等の多職種と早期離床・リハビリテーションに係るチーム（以下「早期離床・リハビリテーションチーム」という）による総合的な離床の取組を評価したものであり，当該加算を算定する場合の取扱いは，A 301特定集中治療室管理料の(5)と同様である。

(13)「注９」早期栄養介入管理加算は，重症患者の救命救急入院料を算定する病室への入室後，早期に管理栄養士が当該治療室の医師，看護師，薬剤師等と連携し，早期の経口移行・維持及び低栄養の改善等につながる栄養管理を評価したものであり，当該加算を算定する場合の取扱いは，A 301特定集中治療室管理料の(6)から(8)までと同様である。

(14)「注10」については，「注２」の「イ」に掲げる別に厚生労働大臣が定める施設基準に適合しているものとして地方厚生局長等に届け出た保険医療機関において精神科医又は精神科医の指示を受けた看護師，作業療法士，精神保健福祉士，公認心理師若しくは社会福祉士が，自殺企図や精神状態悪化の背景にある生活上の課題の状況を確認した上で，解決に資する社会資源について情報提供する等の援助を行う他，かかりつけ医への受診や定期的な服薬等，継続して精神疾患の治療を受けるための指導や助言を行った場合に，退院時に１回に限り算定する。この場合，I 002-3救急患者精神科継続支援料は別に算定できない。なお，指導等を行う精神科医又は精神科医の指示を受けた看護師等は，適切な研修を受講している必要がある。

(15)「注11」に規定する重症患者対応体制強化加算は，重症患者対応に係る体制について，集中治療領域における重症患者対応の強化及び人材育成に係る体制を評価したものである。

(16)「注11」に規定する重症患者対応体制強化加算は，救命救急入院料２又は４を算定している患者について，当該患者の入院期間に応じて算定する。

(17)　救命救急入院料に係る算定要件に該当しない患者が，当該治療室に入院した場合には，入院基本料等を算定する。この際，A 100一般病棟入院基本料を算定する場合の費用の請求については，A 101療養病棟入院基本料の(14)（p.39）に準ずる。

また，A 104特定機能病院入院基本料を算定する場合の費用の請求については，A 104「注５」に規定する看護必要度加算は算定できず，同「注８」に規定する加算は，当該病棟において要件を満たしている場合に算定できる。その他，A 105専門病院入院基本料を算定する場合の費用の請求については，A 105「注３」に規定する看護必要度加算，同「注４」に規定する一般病棟看護必要度評価加算は算定できず，同「注７」に規定する加算は，当該病棟において要件を満たしている場合に算定できる。
（令６保医発0305·4）

→救急患者として受け入れた患者が，処置室，手術室等において死亡した場合

当該保険医療機関が救急医療を担う施設として確保することとされている専用病床（A 205救急医療管理加算又はA 300救命救急入院料を算定する病床に限る）に入院したものとみなす。
（令６保医発0305·4）

A 301　特定集中治療室管理料（１日につき）

1　特定集中治療室管理料１
　イ　７日以内の期間　14,406点
　ロ　８日以上の期間　12,828点
2　特定集中治療室管理料２
　イ　特定集中治療室管理料
　　(1)　７日以内の期間　14,406点
　　(2)　８日以上の期間　12,828点
　ロ　広範囲熱傷特定集中治療管理料
　　(1)　７日以内の期間　14,406点
　　(2)　８日以上60日以内の期間　13,028点
3　特定集中治療室管理料３
　イ　７日以内の期間　9,890点
　ロ　８日以上の期間　8,307点
4　特定集中治療室管理料４
　イ　特定集中治療室管理料
　　(1)　７日以内の期間　9,890点
　　(2)　８日以上の期間　8,307点
　ロ　広範囲熱傷特定集中治療管理料
　　(1)　７日以内の期間　9,890点
　　(2)　８日以上60日以内の期間　8,507点
5　特定集中治療室管理料５
　イ　７日以内の期間　8,890点
　ロ　８日以上の期間　7,307点
6　特定集中治療室管理料６
　イ　特定集中治療室管理料
　　(1)　７日以内の期間　8,890点
　　(2)　８日以上の期間　7,307点
　ロ　広範囲熱傷特定集中治療管理料
　　(1)　７日以内の期間　8,890点
　　(2)　８日以上60日以内の期間　7,507点

注１　別に厚生労働大臣が定める施設基準〔※告示③第９・３(1)，p.798〕に適合しているものとして地方厚生局長等に届け出た保険医療機関において，必要があって特定集中治療室管理が行われた場合に，当該基準に係る区分及び当該患者の状態について別に厚生労働大臣が定める区分〔※告示③第９・３(2)，p.799〕（特定集中治療室管理料２，４及び６に限る）に従い，14日〖別に厚生労働大臣が定める状態〔※告示③第９・３(3)，p.799〕の患者（特定集中治療室管理料２，４及び６に係る届出を行った保険医療機関に入院した患者に限る）にあっては60日，別に厚生労働大臣が定める施設基準〔※告示③第９・３(4)，p.799〕に適合しているものとして地方厚生局長等に届け出た保険医療機関に入院している患者であって，急性血液浄化（腹膜透析を除く）又は体外式心肺補助（ECMO）を必要とするものにあっては25日，臓器移植を行ったものにあっては30日〗を限度として，それぞれ所定点数を算定する。

２　別に厚生労働大臣が定める施設基準〔※告示③第９・３(5)，p.799〕に適合しているものとして地方厚生局長等に届け出た保険医療機関において，15歳未満の重篤な患者に対して特定集中治療室管理が行われた場合には，**小児加算**として，当該患者の入院期間に応じ，次に掲げる点数をそれぞれ１日につき所定点数に加算する。
　イ　７日以内の期間　2,000点
　ロ　８日以上14日以内の期間　1,500点

３　第１章基本診療料並びに第２章第３部検査，第６部注射，第９部処置及び第13部病理診断のうち次に掲げるものは，特定集中治療室管理料に含まれるものとする。
　イ　入院基本料
　ロ　入院基本料等加算〔臨床研修病院入院診療加算，超急性期脳卒中加算，妊産婦緊急搬送入院加算，医師事務作業補助体制加算，特定感染症入院医療管理加算，難病等特別入院診療加算（二類感染症患者入院診療加算に限る），地域加算，離島加算，精神科リエゾンチーム加算，がん拠点病院加算，医療安全対策加算，感染対策向上加算，患者サポート体制充実加算，重症患者初期支援充実加算，報告書管理体制加算，褥瘡ハイリスク患者ケア加算，術後疼痛管理チーム加算，病棟薬剤業務実施加算２，データ提出加算，入退院支援加算（１のイ及び３に限る），認知症ケア加算，せん妄ハイリスク患者ケア加算，精神疾患診療体制加算，排尿自立支援加算及び地域医療体制確保加算を除く〕
　ハ　第２章第３部の各区分の検査（同部第１節第２款の検体検査判断料を除く）
　ニ　点滴注射
　ホ　中心静脈注射
　ヘ　酸素吸入（使用した酸素及び窒素の費用を除く）
　ト　留置カテーテル設置
　チ　第13部第１節の病理標本作製料

４　別に厚生労働大臣が定める施設基準〔※告示③第９・３(6)，p.799〕に適合しているものとして地方厚生局長等に届け出た病室に入院している患者に対して，入室後早期から離床等に必要な治療を行った場合に，**早期離床・リハビリテーション加算**として，入室した日から起算して14日を限度として**500点**を所定点数に加算する。この場合において，同一日に区分番号Ｈ000に掲げる心大血管疾患リハビリテーション料，Ｈ001に掲げる脳血管疾患等リハビリテーション料，Ｈ001-2に掲げる廃用症候群リハビリテーション料，Ｈ002に掲げる運動器リハビリテーション料，Ｈ003に掲げる呼吸器リハビリテーション料，Ｈ007に掲げる障害児（者）リハビリテーション料及びＨ007-2に掲げるがん患者リハビリテーション料は，算定できない。

５　別に厚生労働大臣が定める施設基準〔※告示③第９・３(7)，p.799〕に適合しているものとして地方厚生局長等に届け出た病室に入院している患者に対して，入室後早期から必要な栄養管理を行った場合に，**早期栄養介入管理加算**として，入室した日から起算して７日を限度として**250点**（入室後早期から経腸栄養を開始した場合は，当該開始日以降は**400点**）を所定点数に加算する。ただし，区分番号Ｂ001の10に掲げる入院栄養食事

指導料は別に算定できない。

6 重症患者の対応に係る体制につき別に厚生労働大臣が定める施設基準〔※告示③第9・3(8), p.799〕に適合しているものとして地方厚生局長等に届け出た病室に入院している患者について，**重症患者対応体制強化加算**として，当該患者の入院期間に応じ，次に掲げる点数をそれぞれ所定点数に加算する。

イ　3日以内の期間　**750点**
ロ　4日以上7日以内の期間　**500点**
ハ　8日以上14日以内の期間　**300点**

7 特定集中治療室管理料5又は特定集中治療室管理料6を算定する保険医療機関であって別に厚生労働大臣が定める施設基準〔※告示③第9・3(9), p.799〕を満たすものにおいて，特定集中治療室管理に係る専門的な医療機関として別に厚生労働大臣が定める保険医療機関〔※告示③第9・3(10), p.799〕と情報通信機器を用いて連携して特定集中治療室管理が行われた場合に，**特定集中治療室遠隔支援加算**として，**980点**を所定点数に加算する。

【2024年改定による主な変更点】

(1) 特定集中治療室管理料5・6が新設された。1～4は「治療室内」の専任医師の配置を要件とし，5・6は「医療機関内」の専任医師の配置を要件とする。「治療室内」の専任医師は宿日直を行っていない医師であり，「医療機関内」の専任医師は宿日直を行っている医師を含む。

(2) 特定集中治療室管理料1～6の施設基準において，重症度，医療・看護必要度はすべて「Ⅱ」（診療実績データ使用）による評価のみとされた。

特定集中治療室管理料	基準を満たす患者割合
1・2	80%以上
3～6	70%以上

【経過措置】 2024年3月末時点の特定集中治療室管理料又は救命救急入院料2・4の届出治療室は，2024年9月末までは基準を満たすものとする。

(3) **特定集中治療室管理料1～4において，直近12カ月の新たな入室患者（15歳未満の小児は対象から除く）の入室日のSOFAスコア（重要臓器の機能不全のスコア）が一定以上である患者割合が要件とされた。**

【経過措置】 2024年3月末時点の特定集中治療室管理料の届出治療室は2024年9月末までは基準を満たすものとする。

(4) 特定集中治療室管理料5・6では，**①医療機関内における専任医師の配置，②専任の常勤看護師を治療室内に週20時間以上配置すること**――等が要件となる（SOFAスコアが一定以上である患者割合は要件とならない）。

【経過措置】 2026年5月末までは，専任の常勤看護師の週20時間の配置基準を満たすものとする。

(5) 「注6」**重症患者対応体制強化加算**の「特殊な治療法等」に該当する患者が「**直近6カ月間で1割5分以上**」と規定され，「暦月で6カ月を超えない期間の1割以内の一次的な変動」は変更届出が不要とする規定が削除された。

(6) **【新設】**「注7」特定集中治療室遠隔支援加算：特定集中治療室管理料5・6において，特定集中治療室管理料1・2の届出医療機関から情報通信機器（遠隔ICUモニタリング）を用いて連携し支援を受けた場合に算定可。

→特定集中治療室管理料

(1) 特定集中治療室管理料の算定対象となる患者は，次に掲げる状態にあって，医師が特定集中治療室管理が必要であると認めた者である。

ア　意識障害又は昏睡
イ　急性呼吸不全又は慢性呼吸不全の急性増悪
ウ　急性心不全（心筋梗塞を含む）
エ　急性薬物中毒
オ　ショック
カ　重篤な代謝障害（肝不全，腎不全，重症糖尿病等）
キ　広範囲熱傷
ク　大手術後
ケ　救急蘇生後
コ　その他外傷，破傷風等で重篤な状態

(2) 広範囲熱傷特定集中治療管理料の算定対象となる広範囲熱傷特定集中治療管理が必要な患者とは，A300救命救急入院料の(2)と同様である。

(3) 「注1」に掲げる臓器移植を行った患者とは，当該入院期間中に心臓，肺又は肝臓の移植を行った患者のことをいう。

(4) 「注2」に規定する小児加算については，専任の小児科の医師が常時配置されている保険医療機関において，15歳未満の重篤な患者に対して特定集中治療室管理が行われた場合に14日を限度として算定する。

(5) 「注4」に規定する早期離床・リハビリテーション加算は，特定集中治療室に入室した患者に対し，患者に関わる医師，看護師，理学療法士，作業療法士，言語聴覚士又は臨床工学技士等の多職種と早期離床・リハビリテーションチームによる以下のような総合的な離床の取組を行った場合の評価である。

ア　早期離床・リハビリテーションチームは，当該患者の状況を把握・評価した上で，当該患者の運動機能，呼吸機能，摂食嚥下機能，消化吸収機能及び排泄機能等の各種機能の維持，改善又は再獲得に向けた具体的な支援方策について，関係学会の指針等に基づき患者が入室する治療室の職員とともに計画を作成する。

イ　当該患者を診療する医師，看護師，理学療法士，作業療法士，言語聴覚士又は臨床工学技士等が，早期離床・リハビリテーションチームと連携し，当該患者が特定集中治療室に入室後48時間以内に，当該計画に基づく早期離床の取組を開始する。

ウ　早期離床・リハビリテーションチームは，当該計画に基づき行われた取組を定期的に評価する。

エ　アからウまでの取組等の内容及び実施時間について**診療録等**に記載する。

(6) 「注5」早期栄養介入管理加算は，重症患者の特定集中治療室への入室後，早期に管理栄養士が当該治療室の医師，看護師，薬剤師等と連携し，早期の経口移行・維持及び低栄養の改善等につながる栄養管理を実施した場合の評価である。なお，当該加算を算定する場合は，同一日にB001の10入院栄養食事指導料を別に算定できないが，他の病棟に転棟後，退院後の生活を見据えて必要性が認められる場合は，この限りではない。

(7) 「注5」に規定する加算を算定する場合には，日本集中治療医学会の「日本版重症患者の栄養療法ガイドライン」に沿った栄養管理を実施する。また，入室患者全員に栄養スクリーニングを実施し，抽出された患者に対し，次の項目を実施する。なお，ア及びイ（「注5」に規定する「入室後早期から経腸栄養を開始した場合」の所定点数を算定する場合にあっては，アからウまで）は入室後48時間以内に実施する。

ア　栄養アセスメント
イ　栄養管理に係る早期介入の計画の作成及び計画に基づく栄養管理の実施
ウ　腸管機能評価を実施し，入室後48時間以内に経腸

栄養等を開始
エ 経腸栄養開始後は，1日に3回以上のモニタリングを行い，その結果を踏まえ，必要に応じて計画を見直すとともに栄養管理を実施
オ 再アセスメントを実施し，胃管からの胃内容物の逆流の有無等を確認
カ アからオまでの内容を診療録等に記載する。なお，ウに関しては，入室時刻及び経腸栄養の開始時刻を記載する

加えて，上記項目を実施する場合，特定集中治療室の医師，看護師，薬剤師等とのカンファレンス及び回診等を実施するとともに，早期離床・リハビリテーションチームが設置されている場合は，適切に連携して栄養管理を実施する。

(8) 「注５」に規定する加算の１日当たりの算定患者数は，管理栄養士１名につき，10人以内とする。また，当該加算及びA233-2栄養サポートチーム加算を算定する患者数は，管理栄養士１名につき，合わせて15人以内とする。

(9) 「注６」に規定する重症患者対応体制強化加算は，重症患者対応に係る体制について，集中治療領域における重症患者対応の強化及び人材育成に係る体制を評価したものである。

(10) 「注６」に規定する重症患者対応体制強化加算は，特定集中治療室管理料を算定している患者について，当該患者の入院期間に応じて算定する。

(11) 「注７」に規定する特定集中治療室遠隔支援加算は，特定集中治療室管理料を算定している患者について，「医療情報システムの安全管理に関するガイドライン」及び関係学会の定めるガイドラインを参考に通信環境等を整備した上で，情報通信機器を用いて支援側の保険医療機関と連携して特定集中治療室管理を行った場合に被支援側の保険医療機関において算定する。なお，この場合の医療機関間での診療報酬の分配は，相互の合議に委ねるものとする。

(12) 特定集中治療室管理料に係る算定要件に該当しない患者が，当該治療室に入院した場合には，入院基本料等を算定する。

この際，入院基本料等を算定する場合の費用の請求については，A300救命救急入院料の(17)（p.119）と同様である。

（令６保医発0305･4）

A301-2 ハイケアユニット入院医療管理料（１日につき）

1 ハイケアユニット入院医療管理料１ **6,889点**
2 ハイケアユニット入院医療管理料２ **4,250点**

注１ 別に厚生労働大臣が定める施設基準〔※告示③第９・４(1)(2)，p.805〕に適合しているものとして地方厚生局長等に届け出た保険医療機関において，必要があってハイケアユニット入院医療管理が行われた場合に，当該基準に係る区分に従い，21日を限度として算定する。

２ 第１章基本診療料並びに第２章第３部検査，第６部注射，第９部処置及び第13部病理診断のうち次に掲げるものは，ハイケアユニット入院医療管理料に含まれるものとする。

イ 入院基本料
ロ 入院基本料等加算〔臨床研修病院入院診療加算，超急性期脳卒中加算，妊産婦緊急搬送入院加算，医師事務作業補助体制加算，特定感染症入院医療管理加算，難病等特別入院診療加算（二類感染症患者入院診療加算に限る），地域加算，離島加算，精神科リエゾンチーム加算，がん拠点病院加算，医療安全対策加算，感染対策向上加算，患者サポート体制充実加算，重症患者初期支援充実加算，報告書管理体制加算，褥瘡ハイリスク患者ケア加算，術後疼痛管理チーム加算，病棟薬剤業務実施加算２，データ提出加算，入退院支援加算（１のイ及び３に限る），認知症ケア加算，せん妄ハイリスク患者ケア加算，精神疾患診療体制加算，排尿自立支援加算及び地域医療体制確保加算を除く〕
ハ 第２章第３部の各区分の検査（同部第１節第２款の検体検査判断料を除く）
ニ 点滴注射
ホ 中心静脈注射
ヘ 酸素吸入（使用した酸素及び窒素の費用を除く）
ト 留置カテーテル設置
チ 第13部第１節の病理標本作製料

３ 別に厚生労働大臣が定める施設基準〔告示③第９・４(3)，p.805〕に適合しているものとして地方厚生局長等に届け出た病室に入院している患者に対して，入室後早期から離床等に必要な治療を行った場合に，**早期離床・リハビリテーション加算**として，入室した日から起算して14日を限度として**500点**を所定点数に加算する。この場合において，同一日に区分番号H000に掲げる心大血管疾患リハビリテーション料，H001に掲げる脳血管疾患等リハビリテーション料，H001-2に掲げる廃用症候群リハビリテーション料，H002に掲げる運動器リハビリテーション料，H003に掲げる呼吸器リハビリテーション料，H007に掲げる障害児（者）リハビリテーション料及びH007-2に掲げるがん患者リハビリテーション料は，算定できない。

４ 別に厚生労働大臣が定める施設基準〔告示③第９・４(4)，p.806〕に適合しているものとして地方厚生局長等に届け出た病室に入院している患者に対して，入室後早期から必要な栄養管理を行った場合に，**早期栄養介入管理加算**として，入室した日から起算して７日を限度として**250点**（入室後早期から経腸栄養を開始した場合は，当該開始日以降は**400点**）を所定点数に加算する。ただし，区分番号B001の10に掲げる入院栄養食事指導料は別に算定できない。

【2024年改定による主な変更点】

(1) ハイケアユニット用の重症度，医療・看護必要度の評価基準について，以下の見直しが行われた。
1) レセプト電算処理システム用コードを用いた評価（重症度，医療・看護必要度Ⅱ）を導入。
2) 「創傷処置」「呼吸ケア」の評価対象を，一般病棟用の重症度，医療・看護必要度Ⅱの評価対象となる診療行為（重

度褥瘡処置を除く）を実施した場合とする。

3) 従前の「点滴ライン同時３本以上の管理」を「注射薬剤３種類以上の管理」に変更し，評価対象を一般病棟用の重症度，医療・看護必要度の同項目と同じにする。

4) Ａ項目から「心電図モニターの管理」「輸液ポンプの管理」の項目を削除。

(2) 重症度，医療・看護必要度の該当患者割合の基準について，以下の①②のいずれも満たすことに変更する。

① Ａ項目の「蘇生術の施行」「中心静脈圧測定」「人工呼吸器の管理」「輸血や血液製剤の管理」「肺動脈圧測定」「特殊な治療法等」のいずれかに該当する患者割合が一定以上

② Ａ項目のいずれかに該当する患者割合が一定以上

	必要度Ⅰ	必要度Ⅱ
ハイケアユニット入院医療管理料１	割合①：15% 割合②：80%	割合①：15% 割合②：80%
ハイケアユニット入院医療管理料２	割合①：15% 割合②：65%	割合①：15% 割合②：65%

【経過措置】2024年３月末時点でのハイケアユニット入院医療管理料１・２，救命救急入院料１・３の届出病室については，2024年９月末までは基準を満たすものとする。

→ハイケアユニット入院医療管理料

(1) ハイケアユニット入院医療管理料の算定対象となる患者は，次に掲げる状態に準じる状態にあって，医師がハイケアユニット入院医療管理が必要であると認めた者である。

ア 意識障害又は昏睡
イ 急性呼吸不全又は慢性呼吸不全の急性増悪
ウ 急性心不全（心筋梗塞を含む）
エ 急性薬物中毒
オ ショック
カ 重篤な代謝障害（肝不全，腎不全，重症糖尿病等）
キ 広範囲熱傷
ク 大手術後
ケ 救急蘇生後
コ その他外傷，破傷風等で重篤な状態

(2) 「注３」に規定する早期離床・リハビリテーション加算は，ハイケアユニット入院医療管理料を算定する病室に入室した患者に対する，早期離床・リハビリテーションチームによる総合的な離床の取組を評価したものであり，当該加算を算定する場合の取扱いは，Ａ301特定集中治療室管理料の(5)と同様である。

(3) 「注４」に規定する早期栄養介入管理加算は，重症患者のハイケアユニット入院医療管理料を算定する病室への入室後，早期に管理栄養士が当該治療室の医師，看護師，薬剤師等と連携し，早期の経口移行・維持及び低栄養の改善等につながる栄養管理を評価したものであり，当該加算を算定する場合の取扱いは，Ａ301特定集中治療室管理料の(6)から(8)までと同様である。

(4) ハイケアユニット入院医療管理料に係る算定要件に該当しない患者が，当該治療室に入院した場合には，入院基本料等を算定する。この際，入院基本料等を算定する場合の費用の請求については，Ａ300救命救急入院料の⒄（p.119）と同様である。 （令６保医発0305·4）

Ａ301-3 脳卒中ケアユニット入院医療管理料（１日につき） **6,045点**

注１ 別に厚生労働大臣が定める施設基準〔※告示③第９・５(1)～(10)，p.811〕に適合しているものとして地方厚生局長等に届け出た保険医療機関において，脳梗塞，脳出血又はくも膜下出血の患者に対して，専門の医師等により組織的，計画的に脳卒中ケアユニット入院医療管理が行われた場合に，発症後14日を限度として算定する。

２ 第１章基本診療料並びに第２章第３部検査，第６部注射，第９部処置及び第13部病理診断のうち次に掲げるものは，脳卒中ケアユニット入院医療管理料に含まれるものとする。

イ 入院基本料
ロ 入院基本料等加算〔臨床研修病院入院診療加算，超急性期脳卒中加算，妊産婦緊急搬送入院加算，医師事務作業補助体制加算，特定感染症入院医療管理加算，難病等特別入院診療加算（二類感染症患者入院診療加算に限る），地域加算，離島加算，精神科リエゾンチーム加算，医療安全対策加算，感染対策向上加算，患者サポート体制充実加算，重症患者初期支援充実加算，報告書管理体制加算，褥瘡ハイリスク患者ケア加算，病棟薬剤業務実施加算２，データ提出加算，入退院支援加算（１のイ及び３に限る），認知症ケア加算，せん妄ハイリスク患者ケア加算，精神疾患診療体制加算，排尿自立支援加算及び地域医療体制確保加算を除く〕
ハ 第２章第３部の各区分の検査（同部第１節第２款の検体検査判断料を除く）
ニ 点滴注射
ホ 中心静脈注射
ヘ 酸素吸入（使用した酸素及び窒素の費用を除く）
ト 留置カテーテル設置
チ 第13部第１節の病理標本作製料

３ 別に厚生労働大臣が定める施設基準〔告示③第９・５⑾，p.811〕に適合しているものとして地方厚生局長等に届け出た病室に入院している患者に対して，入室後早期から離床等に必要な治療を行った場合に，**早期離床・リハビリテーション加算**として，入室した日から起算して14日を限度として**500点**を所定点数に加算する。この場合において，同一日に区分番号Ｈ000に掲げる心大血管疾患リハビリテーション料，Ｈ001に掲げる脳血管疾患等リハビリテーション料，Ｈ001-2に掲げる廃用症候群リハビリテーション料，Ｈ002に掲げる運動器リハビリテーション料，Ｈ003に掲げる呼吸器リハビリテーション料，Ｈ007に掲げる障害児（者）リハビリテーション料及びＨ007-2に掲げるがん患者リハビリテーション料は，算定できない。

４ 別に厚生労働大臣が定める施設基準〔告示③第９・５⑿，p.812〕に適合しているものとして地方厚生局長等に届け出た病室に入院している患者に対して，入室後早期から必要な栄養管理を行った場合に，**早期栄養介入管理加算**として，入室した日から起算して７日を限度として**250点**（入室後早期から経腸栄養を開始した場合は，当該開始日以降は**400点**）を所定点数に加算する。ただし，区分番号Ｂ001の10に掲げる入院栄養食事指導料は別に算定できない。

→脳卒中ケアユニット入院医療管理料

(1) 脳卒中ケアユニット入院医療管理料の算定対象となる患者は，次に掲げる疾患であって，医師が脳卒中ケアユニット入院医療管理が必要であると認めた者である。
ア 脳梗塞
イ 脳出血
ウ くも膜下出血

(2) 「注３」に規定する早期離床・リハビリテーション加算は，脳卒中ケアユニット入院医療管理料を算定する病室に入室した患者に対する，早期離床・リハビリテーションチームによる総合的な離床の取組を評価したものであり，当該加算を算定する場合の取扱いは，A301特定集中治療室管理料の(5)と同様である。

(3) 「注４」に規定する早期栄養介入管理加算は，重症患者の脳卒中ケアユニット入院医療管理料を算定する病室への入室後，早期に管理栄養士が当該治療室の医師，看護師，薬剤師等と連携し，早期の経口移行・維持及び低栄養の改善等につながる栄養管理を評価したものであり，当該加算を算定する場合の取扱いは，A301特定集中治療室管理料の(6)から(8)までと同様である。

(4) 脳卒中ケアユニット入院医療管理料に係る算定要件に該当しない患者が，当該治療室に入院した場合には，入院基本料等を算定する。この際，入院基本料等を算定する場合の費用の請求については，A300救命救急入院料の⒄（p.119）と同様である。（令６保医発0305·4）

A301-4 小児特定集中治療室管理料（１日につき）
１ ７日以内の期間 **16,362点**
２ ８日以上の期間 **14,256点**

注１ 別に厚生労働大臣が定める施設基準〔※告示③第９・５の２(1)～(6)，p.813〕に適合しているものとして地方厚生局長等に届け出た保険医療機関において，15歳未満の小児（児童福祉法第６条の２第３項に規定する小児慢性特定疾病医療支援の対象である場合は，20歳未満の者）に対し，必要があって小児特定集中治療室管理が行われた場合に，14日〔急性血液浄化（腹膜透析を除く）を必要とする状態，心臓手術ハイリスク群，左心低形成症候群，急性呼吸窮迫症候群又は心筋炎・心筋症のいずれかに該当する小児にあっては21日，臓器移植を行った小児にあっては30日，体外式心肺補助（ECMO）を必要とする状態の小児にあっては35日，手術を必要とする先天性心疾患の新生児にあっては55日〕を限度として算定する。

２ 第１章基本診療料並びに第２章第３部検査，第６部注射，第９部処置及び第13部病理診断のうち次に掲げるものは，小児特定集中治療室管理料に含まれるものとする。
イ 入院基本料
ロ 入院基本料等加算〔臨床研修病院入院診療加算，超急性期脳卒中加算，医師事務作業補助体制加算，特定感染症入院医療管理加算，難病等特別入院診療加算（二類感染症患者入院診療加算に限る），地域加算，離島加算，医療安全対策加算，感染対策向上加算，患者サポート体制充実加算，重症患者初期支援充実加算，報告書管理体制加算，褥瘡ハイリスク患者ケア加算，術後疼痛管理チーム加算，病棟薬剤業務実施加算２，データ提出加算，入退院支援加算（１のイ及び３に限る），精神疾患診療体制加算，排尿自立支援加算及び地域医療体制確保加算を除く〕
ハ 第２章第３部の各区分の検査（同部第１節第２款の検体検査判断料を除く）
ニ 点滴注射
ホ 中心静脈注射
ヘ 酸素吸入（使用した酸素及び窒素の費用を除く）
ト 留置カテーテル設置
チ 第13部第１節の病理標本作製料

３ 別に厚生労働大臣が定める施設基準〔告示③第９・５の２(7)，p.813〕に適合しているものとして地方厚生局長等に届け出た病室に入院している患者に対して，入室後早期から離床等に必要な治療を行った場合に，**早期離床・リハビリテーション加算**として，入室した日から起算して14日を限度として**500点**を所定点数に加算する。この場合において，同一日に区分番号H000に掲げる心大血管疾患リハビリテーション料，H001に掲げる脳血管疾患等リハビリテーション料，H001-2に掲げる廃用症候群リハビリテーション料，H002に掲げる運動器リハビリテーション料，H003に掲げる呼吸器リハビリテーション料，H007に掲げる障害児（者）リハビリテーション料及びH007-2に掲げるがん患者リハビリテーション料は，算定できない。

４ 別に厚生労働大臣が定める施設基準〔告示③第９・５の２(8)，p.813〕に適合しているものとして地方厚生局長等に届け出た病室に入院している患者に対して，入室後早期から必要な栄養管理を行った場合に，**早期栄養介入管理加算**として，入室した日から起算して７日を限度として**250点**（入室後早期から経腸栄養を開始した場合は，当該開始日以降は**400点**）を所定点数に加算する。ただし，区分番号B001の10に掲げる入院栄養食事指導料は別に算定できない。

→小児特定集中治療室管理料

(1) 小児特定集中治療室管理料の算定対象となる患者は，15歳未満（児童福祉法第６条の２第２項に規定する小児慢性特定疾病医療支援の対象である場合は，20歳未満）であって，次に掲げる状態にあり，医師が特定集中治療室管理が必要であると認めた者である。
ア 意識障害又は昏睡
イ 急性呼吸不全又は慢性呼吸不全の急性増悪
ウ 急性心不全（心筋梗塞を含む）
エ 急性薬物中毒
オ ショック
カ 重篤な代謝障害（肝不全，腎不全，重症糖尿病等）
キ 広範囲熱傷
ク 大手術後
ケ 救急蘇生後
コ その他外傷，破傷風等で重篤な状態

なお，小児慢性特定疾病医療支援の対象患者については，当該病棟の対象となる年齢以降を見据えた診療体制の構築や診療計画の策定等に留意する。

(2) 「注1」に掲げる手術を必要とする先天性心疾患の新生児とは，当該入院期間中に新生児であったものを含む。

(3) 「注1」に掲げる臓器移植を行った小児とは，当該入院期間中に心臓，肺又は肝臓の移植を行った小児のことをいう。

(4) 「注3」に規定する早期離床・リハビリテーション加算は，小児特定集中治療室管理料を算定する病室に入室した患者に対する早期離床・リハビリテーションチームによる総合的な離床の取組を評価したものであり，当該加算を算定する場合の取扱いは，A301特定集中治療室管理料の(5)と同様である。

(5) 「注4」に規定する早期栄養介入管理加算は，重症患者の小児特定集中治療室管理料を算定する病室への入室後，早期に管理栄養士が当該集中治療室の医師，看護師，薬剤師等と連携し，早期の経口移行・維持及び低栄養の改善等につながる栄養管理を評価したものであり，当該加算を算定する場合の取扱いは，A301特定集中治療室管理料の(6)から(8)までと同様である。

(6) 小児特定集中治療室管理料に係る算定要件に該当しない患者が，当該治療室に入院した場合には，入院基本料等を算定する。この際，入院基本料等を算定する場合の費用の請求については，A300救命救急入院料の(17)（p.119）と同様である。 （令6保医発0305･4）

A302 新生児特定集中治療室管理料（1日につき）

1 新生児特定集中治療室管理料1 **10,584点**

2 新生児特定集中治療室管理料2 **8,472点**

注1 別に厚生労働大臣が定める施設基準〔※告示③第9・6(1)(2)，p.815〕に適合しているものとして地方厚生局長等に届け出た保険医療機関において，必要があって新生児特定集中治療室管理が行われた場合に，当該基準に係る区分に従い，区分番号A302-2に掲げる新生児特定集中治療室重症児対応体制強化管理料，区分番号A303の2に掲げる新生児集中治療室管理料及び区分番号A303-2に掲げる新生児治療回復室入院医療管理料を算定した期間と通算して21日〔出生時体重が1,500g以上であって，別に厚生労働大臣が定める疾患〔※告示③別表第14，p.877〕を主病として入院している新生児にあっては35日，出生時体重が1,000g未満の新生児にあっては90日（出生時体重が500g以上750g未満であって慢性肺疾患の新生児にあっては105日，出生時体重が500g未満であって慢性肺疾患の新生児にあっては110日），出生時体重が1,000g以上1,500g未満の新生児にあっては60日〕を限度として，それぞれ所定点数を算定する。

2 第1章基本診療料並びに第2章第3部検査，第6部注射，第9部処置及び第13部病理診断のうち次に掲げるものは，新生児特定集中治療室管理料に含まれるものとする。

イ 入院基本料

ロ 入院基本料等加算〔臨床研修病院入院診療加算，超急性期脳卒中加算，医師事務作業補助体制加算，特定感染症入院医療管理加算，難病等特別入院診療加算（二類感染症患者入院診療加算に限る），地域加算，離島加算，医療安全対策加算，感染対策向上加算，患者サポート体制充実加算，重症患者初期支援充実加算，報告書管理体制加算，褥瘡ハイリスク患者ケア加算，病棟薬剤業務実施加算2，データ提出加算，入退院支援加算（1のイ及び3に限る），排尿自立支援加算及び地域医療体制確保加算を除く〕

ハ 第2章第3部の各区分の検査（同部第1節第2款の検体検査判断料を除く）

ニ 点滴注射

ホ 中心静脈注射

ヘ 酸素吸入（使用した酸素及び窒素の費用を除く）

ト インキュベーター（使用した酸素及び窒素の費用を除く）

チ 第13部第1節の病理標本作製料

→新生児特定集中治療室管理料

(1) 新生児特定集中治療室管理料の算定対象となる新生児は，次に掲げる状態にあって，医師が新生児特定集中治療室管理が必要であると認めた者である。

ア 高度の先天奇形
イ 低体温
ウ 重症黄疸
エ 未熟児
オ 意識障害又は昏睡
カ 急性呼吸不全又は慢性呼吸不全の急性増悪
キ 急性心不全（心筋梗塞を含む）
ク 急性薬物中毒
ケ ショック
コ 重篤な代謝障害（肝不全，腎不全，重症糖尿病等）
サ 大手術後
シ 救急蘇生後
ス その他外傷，破傷風等で重篤な状態

(2) 新生児特定集中治療室管理料に係る算定要件に該当しない患者が，当該治療室に入院した場合には，入院基本料等を算定する。この際，入院基本料等を算定する場合の費用の請求については，A300救命救急入院料の(17)（p.119）と同様である。

(3) 新生児特定集中治療室管理料を算定する場合は，(1)のアからスまでのいずれに該当するかを**診療報酬明細書**の摘要欄に記載する。 （令6保医発0305･4）

A302-2 新生児特定集中治療室重症児対応体制強化管理料（1日につき） **14,539点**

注1 別に厚生労働大臣が定める施設基準〔※告示③第9・6の1の1(1)，p.815〕に適合しているものとして地方厚生局長等に届け出た保険医療機関において，別に厚生労働大臣が定める状態〔※告示③別表第14の2，p.877〕の患者に対して，必要があって新生児特定集中治療室管理が行われた場合に，区分番号A302に掲げる新生児特定集中治療室管理料，区分番号A303の2に掲げる新生児集中治療室管理料及び区分番号A303-2に掲げる新生児治療回復室入院医療管理料を算定した期間と通算して，当該管理料の届出を行っている病床を有する治療室に入室した日から起算して7日を限度として，所定点数を算定する。

2 第1章基本診療料並びに第2章第3部検

査，第６部注射，第９部処置及び第13部病理診断のうち次に掲げるものは，新生児特定集中治療室重症児対応体制強化管理料に含まれるものとする。
イ 入院基本料
ロ 入院基本料等加算（臨床研修病院入院診療加算，超急性期脳卒中加算，医師事務作業補助体制加算，特定感染症入院医療管理加算，難病等特別入院診療加算（二類感染症患者入院診療加算に限る），地域加算，離島加算，医療安全対策加算，感染対策向上加算，患者サポート体制充実加算，重症患者初期支援充実加算，報告書管理体制加算，褥瘡ハイリスク患者ケア加算，病棟薬剤業務実施加算２，データ提出加算，入退院支援加算（１のイ及び３に限る），排尿自立支援加算及び地域医療体制確保加算を除く）
ハ 第２章第３部の各区分の検査（同部第１節第２款の検体検査判断料を除く）
ニ 点滴注射
ホ 中心静脈注射
ヘ 酸素吸入（使用した酸素及び窒素の費用を除く）
ト インキュベーター（使用した酸素及び窒素の費用を除く）
チ 第13部第１節の病理標本作製料

【2024年改定により新設】 高度な医療が必要な重症新生児に対して新生児特定集中治療室管理が行われた場合に，A302新生児特定集中治療室管理料，A303「2」新生児集中治療室管理料，A303-2新生児治療回復室入院医療管理料を算定した期間と通算して，入室日から７日を限度に算定可。A302「1」新生児特定集中治療室管理料１又はA303「2」新生児集中治療室管理料の届出治療室を単位として行う。

→新生児特定集中治療室重症児対応体制強化管理料

(1) 新生児特定集中治療室重症児対応体制強化管理料の算定対象となる新生児は，次に掲げる状態であって，医師が新生児特定集中治療室管理が必要であると認めた者である。
ア 体外式膜型人工肺を実施している状態
イ 腎代替療法（血液透析，腹膜透析等）を実施している状態
ウ 交換輸血を実施している状態
エ 低体温療法を実施している状態
オ 人工呼吸器を使用している状態（出生時体重が750グラム未満である場合に限る）
カ 人工呼吸器を使用している状態であって，一酸化窒素吸入療法を実施している状態
キ 人工呼吸器を使用している状態であって，胸腔・腹腔ドレーン管理を実施している状態
ク 開胸手術，開頭手術，開腹手術等後に人工呼吸器を使用している状態
ケ 新興感染症や先天性感染症等の感染症患者であって，陰圧個室管理など厳重な感染対策を行いながら人工呼吸器を使用している状態（合併症として発生した感染症は除く）

(2) 新生児特定集中治療室重症児対応体制強化管理料はA302の「1」の新生児特定集中治療室管理料１又はA303の「2」の新生児集中治療室管理料の届出を行っている治療室における助産師又は看護師の手厚い配置を評価したものであるため，新生児特定集中治療室管理料１又は新生児集中治療室管理料の施設基準により看護を実施する場合は，新生児特定集中治療室管理料１の例により算定することができる。ただし，このような算定ができる期間は，当該患者が算定要件を満たす状態になった時点（入室時含む）から24時間以内に限る。

(3) 当該治療室に入室した患者が当該入院料に係る算定要件に該当しない場合は，新生児特定集中治療室管理料１の算定要件に該当する患者については，A302の１に掲げる新生児特定集中治療室管理料１の例により算定し，新生児特定集中治療室管理料１の算定要件に該当しない患者については，入院基本料等を算定する。この際，入院基本料等を算定する場合の費用の請求については，A300の救命救急入院料の(17)と同様である。

(4) 当該管理料を算定する病床に入院している患者が算定要件を満たさなくなった場合であって，当該患者の移動が困難な場合には，治療室内で当該管理料を届け出ている病床以外に当該管理料の算定対象となる患者を入院させた場合であっても当該管理料を算定することができる。ただし，当該管理料を届け出ている病床数を超えて算定することはできない。

(5) 新生児特定集中治療室重症児対応体制強化管理料を算定する場合は，(1)のアからケまでのいずれに該当するかを**診療報酬明細書**の摘要欄に記載する。

（令６保医発0305･4）

A303 総合周産期特定集中治療室管理料（１日につき）

1	母体・胎児集中治療室管理料	7,417点
2	新生児集中治療室管理料	10,584点

注１ 別に厚生労働大臣が定める施設基準〔※告示③第９・６の２(1)(2)，p.816〕に適合しているものとして地方厚生局長等に届け出た保険医療機関において，必要があって総合周産期特定集中治療室管理が行われた場合に，１については妊産婦である患者に対して14日を限度として，２については新生児である患者に対して区分番号A302に掲げる新生児特定集中治療室管理料，区分番号A302-2に掲げる新生児特定集中治療室重症児対応体制強化管理料及び区分番号A303-2に掲げる新生児治療回復室入院医療管理料を算定した期間と通算して21日〔出生時体重が1,500g以上であって，別に厚生労働大臣が定める疾患〔※告示③別表第14，p.877〕を主病として入院している新生児にあっては35日，出生時体重が1,000g未満の新生児にあっては90日（出生時体重が500g以上750g未満であって慢性肺疾患の新生児にあっては105日，出生時体重が500g未満であって慢性肺疾患の新生児にあっては110日），出生時体重が1,000g以上1,500g未満の新生児にあっては60日〕を限度として，それぞれ所定点数を算定する。

２ 第１章基本診療料並びに第２章第３部検査，第６部注射，第９部処置及び第13部病理診断のうち次に掲げるものは，総合周産期特定集中治療室管理料（ロに掲げる術後疼痛管理チーム加算及びトにあっては母体・胎児集中治療室管理料に限り，チにあっては新生児集中治療室管理料に限る）に含まれるものとする。
イ 入院基本料
ロ 入院基本料等加算〔臨床研修病院入院診

療加算，超急性期脳卒中加算，妊産婦緊急搬送入院加算，医師事務作業補助体制加算，特定感染症入院医療管理加算，難病等特別入院診療加算（二類感染症患者入院診療加算に限る），地域加算，離島加算，医療安全対策加算，感染対策向上加算，患者サポート体制充実加算，重症患者初期支援充実加算，報告書管理体制加算，褥瘡ハイリスク患者ケア加算，術後疼痛管理チーム加算，病棟薬剤業務実施加算2，データ提出加算，入退院支援加算（1のイ及び3に限る），精神疾患診療体制加算，排尿自立支援加算及び地域医療体制確保加算を除く〕

ハ　第2章第3部の各区分の検査（同部第1節第2款の検体検査判断料を除く）
ニ　点滴注射
ホ　中心静脈注射
ヘ　酸素吸入（使用した酸素及び窒素の費用を除く）
ト　留置カテーテル設置
チ　インキュベーター（使用した酸素及び窒素の費用を除く）
リ　第13部第1節の病理標本作製料

3　別に厚生労働大臣が定める施設基準〔告示③第9・6の2⑷，p.816〕に適合しているものとして地方厚生局長等に届け出た保険医療機関において，胎児が重篤な状態であると診断された，又は疑われる妊婦に対して，当該保険医療機関の医師，助産師，看護師，社会福祉士，公認心理師等が共同して必要な支援を行った場合に，**成育連携支援加算**として，入院中1回に限り，**1,200点**を所定点数に加算する。

【2024年改定による主な変更点】母体・胎児集中治療室管理料の施設基準で，次の**いずれか**を満たすこととされた。
① 専任の医師が常時，治療室内に勤務していること（当該専任の医師は宿日直を行う医師ではないこと）
② 専ら産婦人科又は産科に従事する医師（宿日直を行う医師を含む）が常時2名以上医療機関内に勤務しており，そのうち1名は専任の医師であること

→総合周産期特定集中治療室管理料

(1)　総合周産期特定集中治療室管理料は，出産前後の母体及び胎児並びに新生児の一貫した管理を行うため，都道府県知事が適当であると認めた病院であって，別に厚生労働大臣が定める施設基準に適合していると地方厚生（支）局長に届出を行った病院である保険医療機関に限って算定できる。

(2)「1」の母体・胎児集中治療室管理料の算定対象となる妊産婦は，次に掲げる疾患等のため母体又は胎児に対するリスクの高い妊娠と認められる妊産婦であって，医師が，常時十分な監視のもとに適時適切な治療を行うために母体・胎児集中治療室管理が必要であると認めたものである。なお，妊産婦とは，産褥婦を含むものである。
ア　合併症妊娠
イ　妊娠高血圧症候群
ウ　多胎妊娠
エ　胎盤位置異常
オ　切迫流早産
カ　胎児発育遅延や胎児奇形などの胎児異常を伴うもの

(3)「2」の新生児集中治療室管理料の算定対象となる新生児は，A302新生児特定集中治療室管理料の⑴に掲げる状態にあって，医師が新生児集中治療室管理が必要であると認めたものである。

(4)「注3」の成育連携支援加算については，胎児が重篤な状態であると診断された，又は疑われる妊婦が入院している場合に，当該保険医療機関の医師，助産師，看護師，社会福祉士及び公認心理師等が共同して，胎児の疾患に係る十分な情報提供その他必要な支援を行った場合に，入院中1回に限り算定する。なお，ここでいう胎児が重篤な状態とは，以下のものである。
ア　先天奇形
イ　染色体異常
ウ　出生体重1,500g未満

(5)「注3」の成育連携支援加算について，対象となる妊婦とその家族等に対し，分娩方針，母胎の病状，胎児の予後，出生後必要となる治療及び出生後利用可能な福祉サービス等について，十分な説明を行う。また，当該説明内容は，成育連携チーム及び必要に応じ関係職種が共同してカンファレンスを行った上で決定するものとし，妊婦又はその家族等に対し，文書により行うとともに，その写しを**診療録**に添付する。なお，妊婦とその家族等の求めがあった場合には，懇切丁寧に対応する。

(6)　総合周産期特定集中治療室管理料に係る算定要件に該当しない患者が，当該治療室に入院した場合には，入院基本料等を算定する。この際，入院基本料等を算定する場合の費用の請求については，A300救命救急入院料の⒄（p.119）と同様である。

(7)「1」の母体・胎児集中治療室管理料を算定する場合は，⑵の**ア**から**カ**までのいずれに該当するかを**診療報酬明細書**の摘要欄に記載する。「2」の新生児集中治療室管理料を算定する場合は，A302新生児特定集中治療室管理料の⑴の**ア**から**ス**までのいずれに該当するかを**診療報酬明細書**の摘要欄に記載する。

（令6保医発0305・4）

A303-2　新生児治療回復室入院医療管理料

（1日につき）　**5,728点**

注1　別に厚生労働大臣が定める施設基準〔※告示③第9・6の3⑴～⑹，p.817〕に適合しているものとして地方厚生局長等に届け出た保険医療機関において，必要があって新生児治療回復室入院医療管理が行われた場合に，区分番号A302に掲げる新生児特定集中治療室管理料，区分番号A302-2に掲げる新生児特定集中治療室重症児対応体制強化管理料及び区分番号A303の2に掲げる新生児集中治療室管理料を算定した期間と通算して30日〔出生時体重が1,500g以上であって，別に厚生労働大臣が定める疾患〔※告示③別表第14，p.877〕を主病として入院している新生児にあっては50日，出生時体重が1,000g未満の新生児にあっては120日（出生時体重が500g以上750g未満であって慢性肺疾患の新生児にあっては135日，出生時体重が500g未満であって慢性肺疾患の新生児にあっては140日），出生時体重が1,000g以上1,500g未満の新生児にあっては90日〕を限度として算定する。

2　第1章基本診療料並びに第2章第3部検査，第6部注射，第9部処置及び第13部病

理診断のうち次に掲げるものは，新生児治療回復室入院医療管理料に含まれるものとする。
イ 入院基本料
ロ 入院基本料等加算〔臨床研修病院入院診療加算，超急性期脳卒中加算，医師事務作業補助体制加算，特定感染症入院医療管理加算，難病等特別入院診療加算（二類感染症患者入院診療加算に限る），地域加算，離島加算，医療安全対策加算，感染対策向上加算，患者サポート体制充実加算，重症患者初期支援充実加算，報告書管理体制加算，褥瘡ハイリスク患者ケア加算，データ提出加算，入退院支援加算（1のイ及び3に限る），排尿自立支援加算及び地域医療体制確保加算を除く〕
ハ 第2章第3部の各区分の検査（同部第1節第2款の検体検査判断料を除く）
ニ 点滴注射
ホ 中心静脈注射
ヘ 酸素吸入（使用した酸素及び窒素の費用を除く）
ト インキュベーター（使用した酸素及び窒素の費用を除く）
チ 第13部第1節の病理標本作製料

→新生児治療回復室入院医療管理料

(1) 新生児治療回復室入院医療管理料は，集中的な医療を必要とする新生児に対して十分な体制を整えた治療室において医療管理を行った場合に算定する。
(2) 新生児治療回復室入院医療管理料の算定対象となる新生児は，次に掲げる状態にあって，医師が入院医療管理が必要であると認めた者である。
ア 高度の先天奇形
イ 低体温
ウ 重症黄疸
エ 未熟児
オ 意識障害又は昏睡
カ 急性呼吸不全又は慢性呼吸不全の急性増悪
キ 急性心不全（心筋梗塞を含む）
ク 急性薬物中毒
ケ ショック
コ 重篤な代謝障害（肝不全，腎不全，重症糖尿病等）
サ 大手術後
シ 救急蘇生後
ス その他外傷，破傷風等で重篤な状態
(3) 新生児治療回復室入院医療管理料に係る算定要件に該当しない患者が，当該治療室に入院した場合には，入院基本料等を算定する。この際，入院基本料等を算定する場合の費用の請求については，A300救命救急入院料の(17)と同様である。
(4) 新生児治療回復室入院医療管理料を算定する場合は，(2)のアからスまでのいずれに該当するかを**診療報酬明細書**の摘要欄に記載する。（令6保医発0305·4）

A304 地域包括医療病棟入院料（1日につき） **3,050点**

注1 別に厚生労働大臣が定める施設基準〔※告示③第9・6の4(1)，p.817〕に適合しているものとして地方厚生局長等に届け出た病棟を有する保険医療機関において，当該届出に係る病棟に入院している患者について，所定点数を算定する。ただし，90日を超えて入院するものについては，区分番号A100に掲げる一般病棟入院基本料の地域一般入院料3の例により，算定する。

2 入院した日から起算して14日を限度として，初期加算として，1日につき**150点**を所定点数に加算する。

3 別に厚生労働大臣が定める保険医療機関〔※告示③第9・6の4(2)，p.818〕においては，別に厚生労働大臣が定める日〔※告示③第9・6の4(3)，p.818〕の特定入院料は，夜間看護体制特定日減算として，次のいずれにも該当する場合に限り，所定点数の**100分の5**に相当する点数を減算する。
イ 年6日以内であること。
ロ 当該日が属する月が連続する2月以内であること。

4 診療に係る費用のうち次に掲げるものは，地域包括医療病棟入院料に含まれるものとする。
イ 入院基本料
ロ 入院基本料等加算（**編注**：以下のカッコ内の項目は別に算定可）〔臨床研修病院入院診療加算，救急医療管理加算，在宅患者緊急入院診療加算，医師事務作業補助体制加算，地域加算，離島加算，特定感染症患者療養環境特別加算，栄養サポートチーム加算，医療安全対策加算，感染対策向上加算，患者サポート体制充実加算，報告書管理体制加算，褥瘡ハイリスク患者ケア加算，病棟薬剤業務実施加算（1に限る），データ提出加算，入退院支援加算（1のイに限る），医療的ケア児（者）入院前支援加算，認知症ケア加算，薬剤総合評価調整加算，排尿自立支援加算，地域医療体制確保加算及び協力対象施設入所者入院加算を除く〕
ハ 第2章第1部医学管理等（**編注**：以下のカッコ内の項目は別に算定可）〔B000特定疾患療養管理料，B001特定疾患治療管理料，B001-2小児科外来診療料，B001-2-2地域連携小児夜間・休日診療料，B001-2-3乳幼児育児栄養指導料，B001-2-4地域連携夜間・休日診療料，B001-2-5院内トリアージ実施料，B001-2-6夜間休日救急搬送医学管理料，B001-2-7外来リハビリテーション診療料，B001-2-8外来放射線照射診療料，B001-2-9地域包括診療料，B001-2-10認知症地域包括診療料，B001-2-11小児かかりつけ診療料，B001-2-12外来腫瘍化学療法診療料，B001-3生活習慣病管理料（Ⅰ），B001-3-2ニコチン依存症管理料，B001-3-3生活習慣病管理料（Ⅱ），B001-6肺血栓塞栓症予防管理料，B001-7リンパ浮腫指導管理料，B001-8臍ヘルニア圧迫指導管理料，B001-9療養・就労両立支援指導料，B002開放型病院共同指導料（Ⅰ），B003開放型病院共同指導料（Ⅱ），B004退院時共同指導料1，B005退院時共同指導料2，B005-1-2介護支援等連携指導料，B005-1-3介護保険リハビリテーション移行支援料，B005-4ハイリスク妊産婦共同管理料（Ⅰ），B

005-5ハイリスク妊産婦共同管理料（Ⅱ），B005-6がん治療連携計画策定料，B005-6-2がん治療連携指導料，B005-6-3がん治療連携管理料，B005-6-4外来がん患者在宅連携指導料，B005-7認知症専門診断管理料，B005-7-2認知症療養指導料，B005-7-3認知症サポート指導料，B005-8肝炎インターフェロン治療計画料，B005-9外来排尿自立指導料，B005-10ハイリスク妊産婦連携指導料1，B005-10-2ハイリスク妊産婦連携指導料2，B005-11遠隔連携診療料，B005-12こころの連携指導料（Ⅰ），B005-13こころの連携指導料（Ⅱ），B005-14プログラム医療機器等指導管理料，B006救急救命管理料，B006-3退院時リハビリテーション指導料，B007退院前訪問指導料，B007-2退院後訪問指導料，B008薬剤管理指導料，B008-2薬剤総合評価調整管理料，B009診療情報提供料（Ⅰ），B009-2電子的診療情報評価料，B010診療情報提供料（Ⅱ），B010-2診療情報連携共有料，B011連携強化診療情報提供料，B011-3薬剤情報提供料，B011-4医療機器安全管理料，B011-5がんゲノムプロファイリング評価提供料，B011-6栄養情報連携料，B012傷病手当金意見書交付料，B013療養費同意書交付料，B014退院時薬剤情報管理指導料，B015精神科退院時共同指導料及びB200特定保険医療材料（B000，B001，B001-2，B001-2-2，B001-2-3，B001-2-4，B001-2-5，B001-2-6，B001-2-7，B001-2-8，B001-2-9，B001-2-10，B001-2-11，B001-2-12，B001-3，B001-3-2，B001-3-3，B001-6，B001-7，B001-8，B001-9，B002，B003，B004，B005，B005-1-2，B005-1-3，B005-4，B005-5，B005-6，B005-6-2，B005-6-3，B005-6-4，B005-7，B005-7-2，B005-7-3，B005-8，B005-9，B005-10，B005-10-2，B005-11，B005-12，B005-13，B005-14，B006，B006-3，B007，B007-2，B008，B008-2，B009，B009-2，B010，B010-2，B011，B011-3，B011-4，B011-5，B011-6，B012，B013，B014及びB015に係るものに限る）を除く〕（**編注**：医学管理等のうち包括対象は，B001-4手術前医学管理料，B001-5手術後医学管理料及びこれらに係る特定保険医療材料のみとなる）

ニ　第3部検査（**編注**：以下のカッコ内の項目は別に算定可）〔D206心臓カテーテル法による諸検査（一連の検査について），D295関節鏡検査（片側），D296喉頭直達鏡検査，D296-2鼻咽腔直達鏡検査，D296-3内視鏡用テレスコープを用いた咽頭画像等解析（インフルエンザの診断の補助に用いるもの），D298嗅裂部・鼻咽腔・副鼻腔入口部ファイバースコピー（部位を問わず一連につき），D298-2内視鏡下嚥下機能検査，D299喉頭ファイバースコピー，D300中耳ファイバースコピー，D300-2顎関節鏡検査（片側），D302気管支ファイバースコピー，D302-2気管支カテーテル気管支肺胞洗浄法検査，D303胸腔鏡検査，D304縦隔鏡検査，D306食道ファイバースコピー，D308胃・十二指腸ファイバースコピー，D309胆道ファイバースコピー，D310小腸内視鏡検査，D310-2消化管通過性検査，D311直腸鏡検査，D311-2肛門鏡検査，D312直腸ファイバースコピー，D312-2回腸嚢ファイバースコピー，D313大腸内視鏡検査，D314腹腔鏡検査，D315腹腔ファイバースコピー，D316クルドスコピー，D317膀胱尿道ファイバースコピー，D317-2膀胱尿道鏡検査，D318尿管カテーテル法（ファイバースコープによるもの）（両側），D319腎盂尿管ファイバースコピー（片側），D320ヒステロスコピー，D321コルポスコピー，D322子宮ファイバースコピー，D323乳管鏡検査，D324血管内視鏡検査，D325肺臓カテーテル法，肝臓カテーテル法，膵臓カテーテル法，D401脳室穿刺，D402後頭下穿刺，D403腰椎穿刺，胸椎穿刺，頸椎穿刺（脳脊髄圧測定を含む），D404骨髄穿刺，D404-2骨髄生検，D405関節穿刺（片側），D406上顎洞穿刺（片側），D406-2扁桃周囲炎又は扁桃周囲膿瘍における試験穿刺（片側），D407腎嚢胞又は水腎症穿刺，D408ダグラス窩穿刺，D409リンパ節等穿刺又は針生検，D409-2センチネルリンパ節生検（片側），D410乳腺穿刺又は針生検（片側），D411甲状腺穿刺又は針生検，D412経皮的針生検法（透視，心電図検査及び超音波検査を含む），D412-2経皮的腎生検法，D412-3経頸静脈的肝生検，D413前立腺針生検法，D414内視鏡下生検法（1臓器につき），D414-2超音波内視鏡下穿刺吸引生検法（EUS-FNA），D415経気管肺生検法，D415-2超音波気管支鏡下穿刺吸引生検法（EBUS-TBNA），D415-3経気管肺生検法（ナビゲーションによるもの），D415-4経気管肺生検法（仮想気管支鏡を用いた場合），D415-5経気管支凍結生検法，D416臓器穿刺，組織採取，D417組織試験採取，切採法，D418子宮腟部等からの検体採取，D419その他の検体採取，D419-2眼内液（前房水・硝子体液）検査，D500薬剤〔D206，D295，D296，D296-2，D296-3，D298，D298-2，D299，D300，D300-2，D302，D302-2，D303，D304，D306，D308，D309，D310，D310-2，D311，D311-2，D312，D312-2，D313，D314，D315，D316，D317，D317-2，D318，D319，D320，D321，D322，D323，D324，D325，D401，D402，D403，D404，D404-2，D405，D406，D406-2，D407，D408，D409，D409-2，D410，D411，D412，D412-2，D412-3，D413，D414，D414-2，D415，D415-2，D415-3，D415-4，D415-5，D416，D417，D418，D419及びD419-2に係るものに限る〕及びD600特定保険医療材料〔D206，D295，D296，D296-2，D296-3，D298，D298-2，D299，D300，D300-2，D302，D302-2，D303，D304，D306，D308，D309，D310，D310-2，D311，D311-2，D312，D312-2，D313，D314，D315，D316，D317，D317-2，D318，D319，D320，D321，D322，D323，D324，D325，D401，D402，D403，D404，D404-2，D405，D406，D406-2，D407，D

408，D409，D409-2，D410，D411，D412，D412-2，D412-3，D413，D414，D414-2，D415，D415-2，D415-3，D415-4，D415-5，D416，D417，D418，D419及びD419-2に係るものに限る〕を除く〕〔**編注**：検査のうち，生体検査料のD206心臓カテーテル法による諸検査，内視鏡検査（D295～D325），診断穿刺・検体採取料（D400血液採取を除く）及びこれらに係る薬剤料・特定保険医療材料は包括対象外＝別に算定可となる。それ以外の検体検査料（D000～D027），生体検査料のD200～D205，D207～D294，診断穿刺・検体採取料のD400血液採取及びこれらに係る薬剤料・特定保険医療材料は包括される〕

特定入院

ホ　第４部画像診断（**編注**：以下のカッコ内の項目は別に算定可）〔通則第４号及び第６号画像診断管理加算１，通則第５号及び第７号画像診断管理加算２，画像診断管理加算３及び画像診断管理加算４，E003造影剤注入手技〔３のイ（注１及び注２を含む）に限る〕，E300薬剤〔E003造影剤注入手技〔３のイ（注１及び注２を含む）に限る〕に係るものに限る〕並びにE401特定保険医療材料〔E003造影剤注入手技〔３のイ（注１及び注２を含む）に限る〕に係るものに限る〕を除く〕

へ　第５部投薬（除外薬剤・注射薬に係る費用を除く）

ト　第６部注射（G020無菌製剤処理料及び除外薬剤・注射薬に係る費用を除く）

チ　第７部第２節薬剤料

リ　第８部第２節薬剤料

ヌ　第９部処置（**編注**：以下のカッコ内の項目は別に算定可）〔J001熱傷処置（５に限る），J003局所陰圧閉鎖処置（入院），J003-3局所陰圧閉鎖処置（腹部開放創），J003-4多血小板血漿処置，J007-2硬膜外自家血注入，J010-2経皮的肝膿瘍等穿刺術，J017エタノールの局所注入，J017-2リンパ管腫局所注入，J027高気圧酸素治療，J034-3内視鏡的結腸軸捻転解除術，J038人工腎臓，J038-2持続緩徐式血液濾過，J039血漿交換療法，J040局所灌流，J041吸着式血液浄化法，J041-2血球成分除去療法，J042腹膜灌流，J043-6人工膵臓療法，J043-7経会陰的放射線治療用材料局所注入，J045-2一酸化窒素吸入療法，J047カウンターショック，J047-2心腔内除細動，J049食道圧迫止血チューブ挿入法，J052-2熱傷温浴療法，J054-2皮膚レーザー照射療法，J062腎盂内注入（尿管カテーテル法を含む），J116-5酵素注射療法，J118-4歩行運動処置（ロボットスーツによるもの），J122四肢ギプス包帯（４から６までに限る。ただし，既装着のギプス包帯をギプスシャーレとして切割使用した場合を除く），J123体幹ギプス包帯（既装着のギプス包帯をギプスシャーレとして切割使用した場合を除く），J124鎖骨ギプス包帯（片側）（既装着のギプス包帯をギプスシャーレとして切割使用した場合を除く），J125ギプスベッド（既装着のギプス包帯をギプスシャーレとして切割使用した場合を除く），J126斜頸矯正ギプス包帯（既装着のギプス包帯をギプスシャーレとして切割使用した場合を除く），J127先天性股関節脱臼ギプス包帯（既装着のギプス包帯をギプスシャーレとして切割使用した場合を除く），J128脊椎側弯矯正ギプス包帯（既装着のギプス包帯をギプスシャーレとして切割使用した場合を除く），J129義肢採型法（２に限る。ただし，既装着のギプス包帯をギプスシャーレとして切割使用した場合を除く），J129-2練習用仮義足又は仮義手採型法（２に限る。ただし，既装着のギプス包帯をギプスシャーレとして切割使用した場合を除く），J300薬剤〔J001（５に限る），J003，J003-3，J003-4，J007-2，J010-2，J017，J017-2，J027，J034-3，J038，J038-2，J039，J040，J041，J041-2，J042，J043-6，J043-7，J045-2，J047，J047-2，J049，J052-2，J054-2，J062，J116-5，J118-4，J122（４から６までに限る。ただし，既装着のギプス包帯をギプスシャーレとして切割使用した場合を除く），J123（既装着のギプス包帯をギプスシャーレとして切割使用した場合を除く），J124（既装着のギプス包帯をギプスシャーレとして切割使用した場合を除く），J125（既装着のギプス包帯をギプスシャーレとして切割使用した場合を除く），J126（既装着のギプス包帯をギプスシャーレとして切割使用した場合を除く），J127（既装着のギプス包帯をギプスシャーレとして切割使用した場合を除く），J128（既装着のギプス包帯をギプスシャーレとして切割使用した場合を除く），J129（２に限る。ただし，既装着のギプス包帯をギプスシャーレとして切割使用した場合を除く）及びJ129-2（２に限る。ただし，既装着のギプス包帯をギプスシャーレとして切割使用した場合を除く）に係るものに限る〕及びJ400特定保険医療材料〔J001（５に限る），J003，J003-3，J003-4，J007-2，J010-2，J017，J017-2，J027，J034-3，J038，J038-2，J039，J040，J041，J041-2，J042，J043-6，J043-7，J045-2，J047，J047-2，J049，J052-2，J054-2，J062，J116-5，J118-4，J122（４から６までに限る。ただし，既装着のギプス包帯をギプスシャーレとして切割使用した場合を除く），J123（既装着のギプス包帯をギプスシャーレとして切割使用した場合を除く），J124（既装着のギプス包帯をギプスシャーレとして切割使用した場合を除く），J125（既装着のギプス包帯をギプスシャーレとして切割使用した場合を除く），J126（既装着のギプス包帯をギプスシャーレとして切割使用した場合を除く），J127（既装着のギプス包帯をギプスシャーレとして切割使用した場合を除く），J128（既装着のギプス包帯をギプスシャーレとして切割使用した場合を除く），J129（２に限る。ただし，既装着のギプス包帯をギプスシャーレとして切割使用した場合を除く）及びJ129-2（２に限る。ただし，既装着のギプス包帯をギプスシャーレとして切割使用した場合を除く）に係るものに限る〕を除く〗（**編注**：処置のうち，基本点数1000点以上の処置及びＪ042「1」及びこれらに係る薬剤料・特定保険医療材料は包括対象外＝別に算定可となる。基本点数1000点未満の処置及びこれらに係る薬剤料・特定保険医療材料は包括される）

ル　第13部第1節病理標本作製料（N003術中迅速病理組織標本作製（1手術につき）を除く）

5　看護職員の負担の軽減及び処遇の改善を図るための看護業務の補助の体制その他の事項につき別に厚生労働大臣が定める施設基準〔※告示③第9・6の4(4)，p.818〕に適合しているものとして地方厚生局長等に届け出た病棟に入院している患者については，看護補助体制加算として，当該基準に係る区分に従い，入院した日から起算して14日を限度として，それぞれ所定点数に加算する。

イ　25対1看護補助体制加算（看護補助者5割以上）　**240点**
ロ　25対1看護補助体制加算（看護補助者5割未満）　**220点**
ハ　50対1看護補助体制加算　**200点**
ニ　75対1看護補助体制加算　**160点**

6　夜間における看護業務の補助の体制につき別に厚生労働大臣が定める施設基準〔※告示③第9・6の4(5)，p.818〕に適合しているものとして地方厚生局長等に届け出た病棟に入院している患者（看護補助体制加算を算定する患者に限る）については，夜間看護補助体制加算として，当該基準に係る区分に従い，1日につき次に掲げる点数をそれぞれ更に所定点数に加算する。

イ　夜間30対1看護補助体制加算　**125点**
ロ　夜間50対1看護補助体制加算　**120点**
ハ　夜間100対1看護補助体制加算　**105点**

7　夜間における看護業務の体制につき別に厚生労働大臣が定める施設基準〔※告示③第9・6の4(6)，p.818〕に適合しているものとして地方厚生局長等に届け出た病棟に入院している患者（看護補助体制加算を算定する患者に限る）については，夜間看護体制加算として，**71点**を更に所定点数に加算する。

8　看護職員の負担の軽減及び処遇の改善を図るための看護業務の補助に係る十分な体制につき別に厚生労働大臣が定める施設基準〔※告示③第9・6の4(7)，p.818〕に適合しているものとして地方厚生局長等に届け出た病棟に入院している患者（看護補助体制加算を算定する患者に限る）については，看護補助体制充実加算として，当該基準に係る区分に従い，1日につきそれぞれ更に所定点数に加算する。ただし，当該患者について，身体的拘束を実施した日は，看護補助体制充実加算3の例により所定点数に加算する。

イ　看護補助体制充実加算1　**25点**
ロ　看護補助体制充実加算2　**15点**
ハ　看護補助体制充実加算3　**5点**

9　別に厚生労働大臣が定める施設基準〔※告示③第9・6の4(8)，p.818〕に適合しているものとして地方厚生局長等に届け出た病棟に入院している患者については，看護職員夜間配置加算として，当該基準に係る区分に従い，入院した日から起算して14日を限度として所定点数に加算する。

イ　看護職員夜間12対1配置加算
(1)　看護職員夜間12対1配置加算1　**110点**
(2)　看護職員夜間12対1配置加算2　**90点**

ロ　看護職員夜間16対1配置加算
(1)　看護職員夜間16対1配置加算1　**70点**
(2)　看護職員夜間16対1配置加算2　**45点**

10　リハビリテーション，栄養管理及び口腔管理を連携・推進する体制につき別に厚生労働大臣が定める施設基準〔※告示③第9・6の4(9)，p.819〕に適合しているものとして保険医療機関が地方厚生局長等に届け出た病棟に入院している患者については，リハビリテーション・栄養・口腔連携加算として，リハビリテーション，栄養管理及び口腔管理に係る計画を作成した日から起算して14日を限度として**80点**を所定点数に加算する。この場合において，**A233-2栄養サポートチーム加算は別に算定できない。**

【2024年改定により新設】

(1)　地域において救急患者等を受け入れる体制を整え，リハビリ・栄養管理・入退院支援・在宅復帰等の機能を包括的に提供する病棟を評価したもの。

(2)　**90日を限度に算定**（90日超はA100一般病棟入院基本料・地域一般入院料3により算定）。夜間救急外来に対応するため夜勤看護職員の数が一時的に2未満となった場合は，**夜間看護体制特定日減算として100分の5を減算する。**

(3)　包括範囲はDPC/PDPSの包括範囲に準じて（多くが共通して）設定されている。「注4」のカッコ内に掲げられた診療報酬は包括対象外＝別に算定可となる。

(4)　主な施設基準は以下のとおり。
①病院の一般病棟を単位として行う
②入院患者数に対する看護職員数：**常時10対1以上**
③夜勤看護職員数：**2以上**
④看護職員の最小必要数に対する看護師の割合：**70%以上**
⑤常勤の理学療法士・作業療法士・言語聴覚士：**2名以上**
⑥専任・常勤の管理栄養士：**1名以上**
⑦**一般病棟用の重症度，医療・看護必要度Ⅰ・Ⅱ**のいずれかの評価票を用いて測定し，**別表1の基準①②**を満たす患者の割合が**別表2**のとおりであること。

別表1

基準①：当該病棟の入院患者が右記のいずれかに該当	A得点2点以上かつB得点3点以上
	A得点3点以上
	C得点1点以上
基準②：新入棟患者が右記に該当	入棟初日のB得点3点以上

別表2

	必要度Ⅰ	必要度Ⅱ
基準①の割合	16%以上	15%以上
基準②の割合	50%以上	

⑧当該病棟の入院患者の平均在院日数：21日以内

特定入院

⑨在宅等への退院患者（退院患者比）：80%以上
⑩一般病棟からの転棟患者（入院患者比）：５%未満
⑪救急搬送の患者（入院患者比）：15%以上

→地域包括医療病棟入院料

(1) 地域包括医療病棟入院料を算定する病棟は，高齢者の救急患者等に対して，一定の体制を整えた上でリハビリテーション，栄養管理，入退院支援，在宅復帰等の機能を包括的に提供する役割を担うものである。

特定入院

(2) 基本診療料に含まれるものとされている簡単な処置及びこれに伴い使用する薬剤又は特定保険医療材料等の費用については，地域包括医療病棟入院料に含まれ，別に算定できない。

(3) 当該病棟に入棟した患者全員に対し，入棟後，原則48時間以内にADL，栄養状態，口腔状態について**別紙様式７の２**（p.35）又はこれに準ずる様式を用いた評価に基づき，リハビリテーション・栄養管理・口腔管理に係る計画を**別紙様式７の４**又はこれに準ずる様式を用いて作成する。退棟時においても**別紙様式７の２**（p.88）又はこれに準ずる様式を用いた評価を行うこと及びリスクに応じた期間で再評価を実施することが望ましい。

(4) 入院患者のADL等の維持，向上等に係るカンファレンスが定期的に開催されており，医師，看護師，当該病棟に専従の理学療法士，作業療法士及び言語聴覚士（以下この項において「専従の理学療法士等」という），当該病棟に専任の管理栄養士及び必要に応じてその他の職種が参加している。当該病棟におけるカンファレンスの内容を記録している。

(5) 当該病棟に専従の理学療法士等は，当該病棟の患者に対し，以下に掲げる疾患別リハビリテーション等の提供等により，全ての入院患者に対するADLの維持，向上等を目的とした指導を行うこととし，疾患別リハビリテーション料等の対象とならない患者についても，ADLの維持，向上等を目的とした指導を行う。このため，専従の理学療法士等は１日につき６単位を超えた疾患別リハビリテーション料等の算定はできないものとする。

ア H000心大血管疾患リハビリテーション料
イ H001脳血管疾患等リハビリテーション料
ウ H001-2廃用症候群リハビリテーション料
エ H002運動器リハビリテーション料
オ H003呼吸器リハビリテーション料
カ H004摂食機能療法
キ H005視能訓練
ク H007障害児（者）リハビリテーション料
ケ H007-2がん患者リハビリテーション料
コ H007-3認知症患者リハビリテーション料
サ H008集団コミュニケーション療法料

(6) 当該病棟に専任の管理栄養士は，全ての入院患者に対する低栄養の予防，改善等を目的とした栄養管理を行い，多職種のカンファレンスにおいて，患者の状態を踏まえ，必要に応じ食事調整（経口摂取・経管栄養の開始を含む）に関する提案を行う。

(7) 地域包括医療棟入院料を算定した患者が退院又は退棟した場合，退院又は退棟した先について**診療録**に記載する。

(8) 「注２」の加算に係る入院期間の起算日は，第２部「通則５」に規定する起算日とする。

(9) 「注５」に規定する看護補助体制加算を算定するに当たっては，次の点に留意する。

ア 看護補助体制加算は，看護職員の負担の軽減及び処遇の改善に資する体制を確保することを目的として，看護業務を補助する看護補助者を配置している体制を評価するものである。

イ 看護補助体制加算は，看護補助者の配置基準に応じて算定する。なお，当該病棟において施設基準に定める必要な数を超えて配置している看護職員については，看護補助者とみなして計算することができるが，25対１看護補助体制加算は，当該加算の配置基準に必要な看護補助者の数に対するみなし看護補助者を除いた看護補助者の比率に応じた点数を算定する。

ウ 看護補助体制加算を算定する病棟は，身体的拘束を最小化する取組を実施した上で算定する。取組内容については，A101療養病棟入院基本料の(20)の例による。

エ 当該患者が入院した日から起算して14日を限度として算定できる。

(10) 「注６」に規定する夜間看護補助体制加算は，みなし看護補助者ではなく，看護補助者の配置を夜勤時間帯に行っている場合にのみ算定できる。

(11) 「注７」に規定する夜間看護体制加算は，「注６」に規定する夜間30対１看護補助体制加算，夜間50対１看護補助体制加算又は夜間100対１看護補助体制加算を算定している病棟において算定する。

(12) 「注８」に規定する看護補助体制充実加算は，看護職員と看護補助者の業務分担及び協働に資する十分な体制を評価するものである。

(13) 「注８」については，当該患者について，身体的拘束を実施した日は，看護補助体制充実加算１又は看護補助体制充実加算２の届出を行っている場合であっても，看護補助体制充実加算３を算定する。この場合において，看護補助体制充実加算３の届出は不要である。なお，この身体的拘束を実施した日の取扱いについては，令和７年６月１日より適用する。

(14) 「注９」に規定する看護職員夜間配置加算を算定するに当たっては，次の点に留意する。

ア 看護職員夜間配置加算は，看護職員の手厚い夜間配置を評価したものであるため，当該基準を満たしていても，基本診療料の施設基準等の**第９の６の４**の(8)（p.818）に定める夜勤の看護職員の最小必要数を超えた３人以上でなければ算定できない。

イ 看護職員夜間配置加算は，当該患者が入院した日から起算して14日を限度として算定できる。

(15) 「注10」に規定するリハビリテーション・栄養・口腔連携加算は，当該病棟に入院中の患者のADLの維持，向上等を目的に，早期からの離床や経口摂取が図られるよう，リハビリテーション，栄養管理及び口腔管理に係る多職種による評価と計画に基づき，医師，看護師，専従の理学療法士等，専任の管理栄養士，その他必要に応じた他の職種の協働により，以下の**ア**から**ウ**までに掲げる取組を行った場合に，患者１人につきリハビリテーション・栄養管理・口腔管理に係る計画を作成した日から起算して14日を限度に算定できる。ただし，やむを得ない理由により，入棟後48時間を超えて計画を策定した場合においては，当該計画の策定日にかかわらず，入棟後３日目を起算日とする。

ア 定期的なカンファレンスにおいて，必要に応じ，想定される退棟先の環境を踏まえた退棟後に起こりうるリスク，転倒リスクを踏まえた転倒防止対策，患者の機能予後，患者が再び実現したいと願っている活動や社会参加等について共有を行う。

イ 適切な口腔ケアを提供するとともに，口腔状態に係る課題（口腔衛生状態の不良や咬合不良等）を認めた場合は，必要に応じて当該保険医療機関の歯科医師等と連携する又は歯科診療を担う他の保険医療機関への受診を促す。

ウ 指導内容等について，診療録等に要点を簡潔に記載する。

(16) 「注10」に規定するリハビリテーション・栄養・口腔連携加算は，(15)のアからウまでの取組を実施するとともに，専任の管理栄養士が次に掲げる栄養管理を実施する場合に算定できる。

ア リハビリテーション・栄養管理・口腔管理に係る計画の作成に当たって，入棟後，原則48時間以内に，患者に対面の上，入院前の食生活や食物アレルギー等の確認を行うとともに，GLIM基準を用いた栄養状態の評価を行う。

イ 週５回以上，食事の提供時間に，低栄養等のリスクの高い患者を中心に食事の状況を観察し，食欲や食事摂取量等の把握を行う。問題があった場合は，速やかに医師，看護師等と共有し，食事変更や食形態の調整等の対応を行う。

(17) 地域包括医療病棟入院料に係る算定要件に該当しない患者が，当該病棟に入院した場合には，地域一般入院料３を算定する。この際，地域一般入院料３を算定する場合の費用の請求については，地域一般入院料３と同様である。 (令６保医発0305・4)

A 305 一類感染症患者入院医療管理料（１日につき）

1	14日以内の期間	**9,413点**
2	15日以上の期間	**8,147点**

注１ 別に厚生労働大臣が定める施設基準〔※告示③第９・７(1)，p.823〕に適合しているものとして地方厚生局長等に届け出た感染症法第６条第13項に規定する特定感染症指定医療機関又は同条第14項に規定する第一種感染症指定医療機関である保険医療機関において，別に厚生労働大臣が定める感染症患者〔※告示③別表第８，p.874〕に対して入院医療管理が行われた場合に算定する。なお，同法第19条及び第20条の規定に係る入院の期間を超えた期間は算定しない。

２ 第１章基本診療料並びに第２章第９部処置及び第13部病理診断のうち次に掲げるものは，一類感染症患者入院医療管理料に含まれるものとする。

イ 入院基本料

ロ 入院基本料等加算〔臨床研修病院入院診療加算，超急性期脳卒中加算，妊産婦緊急搬送入院加算，医師事務作業補助体制加算，地域加算，離島加算，医療安全対策加算，感染対策向上加算，患者サポート体制充実加算，報告書管理体制加算，褥瘡ハイリスク患者ケア加算，データ提出加算，入退院支援加算（１のイに限る），医療的ケア児（者）入院前支援加算，排尿自立支援加算及び地域医療体制確保加算を除く〕

ハ 酸素吸入（使用した酸素及び窒素の費用を除く）

ニ 留置カテーテル設置

ホ 第13部第１節の病理標本作製料

→一類感染症患者入院医療管理料

(1) 一類感染症患者入院医療管理料の算定対象となる患者は，次に掲げる患者であって，医師が一類感染症患者入院医療管理が必要と認めた者である。

ア 感染症法第６条第９項に規定する新感染症又は同法第６条第２項に規定する一類感染症に罹患している患者

イ アの感染症の疑似症患者又は無症状病原体保有者

(2) 一類感染症患者入院医療管理料に係る算定要件に該当しない患者が，当該治療室に入院した場合には，入院基本料等を算定する。この際，入院基本料等を算定する場合の費用の請求については，A 300救命救急入院料の(16)（p.119）と同様である。 (令６保医発0305・4)

特定入院

A 306 特殊疾患入院医療管理料（１日につき） **2,090点**

注１ 重度の障害者（重度の意識障害者を含む），筋ジストロフィー患者又は難病患者等を主として入院させる病室に関する別に厚生労働大臣が定める施設基準〔※告示③第９・８(1)，p.823〕に適合しているものとして，地方厚生局長等に届け出た保険医療機関（療養病棟入院基本料，障害者施設等入院基本料，特殊疾患入院施設管理加算又は特殊疾患病棟入院料を算定する病棟を有しないものに限る）に入院している患者について，所定点数を算定する。

２ 当該病室に入院している患者が人工呼吸器を使用している場合は，１日につき所定点数に**600点**を加算する。

３ 当該患者が，他の保険医療機関から転院してきた者であって，当該他の保険医療機関において区分番号A 246に掲げる入退院支援加算３を算定したものである場合には，**重症児（者）受入連携加算**として，入院初日に限り**2,000点**を所定点数に加算する。

４ 当該病室に入院する重度の意識障害（脳卒中の後遺症であるものに限る）の患者であって，基本診療料の施設基準等第５の３(1)のロ（p.695）に規定する医療区分２の患者又は第６の３(2)のロの④（p.736）に規定する医療区分１の患者に相当するものについては，注１の規定にかかわらず，次に掲げる点数をそれぞれ算定する。

イ 医療区分２の患者に相当するもの **1,927点**

ロ 医療区分１の患者に相当するもの **1,761点**

５ 診療に係る費用〔注２及び注３に規定する加算，第２節に規定する臨床研修病院入院診療加算，超急性期脳卒中加算，医師事務作業補助体制加算，特定感染症患者療養環境特別加算，超重症児（者）入院診療加算・準超重症児（者）入院診療加算，地域加算，離島加算，医療安全対策加算，感染対策向上加算，患者サポート体制充実加算，報告書管理体制加算，データ提出加算，入退院支援加算（１のロ及び２のロに限る），医療的ケア児（者）入院前支援加算，認知症ケア加算及び排尿自立支援加算，第14部その他並びに除外薬剤・注射薬（※告示③別表第５の１の２，p.871）の費用を除く〕は，特殊疾患入院医療管理料に含まれるものとする。

6 当該病室に入院する脳卒中又は脳卒中の後遺症の患者（重度の意識障害者，筋ジストロフィー患者及び難病患者等を除く）であって，基本診療料の施設基準等第５の３(1)のロに規定する医療区分２の患者又は第６の３(2)のロの④に規定する医療区分１の患者に相当するものについては，注１の規定にかかわらず，次に掲げる点数をそれぞれ算定する。

イ 医療区分２の患者に相当するもの **1,734点**

ロ 医療区分１の患者に相当するもの **1,588点**

7 当該病棟に入院している患者のうち，区分番号Ｊ038に掲げる人工腎臓，区分番号Ｊ038-2に掲げる持続緩徐式血液濾過，区分番号Ｊ039に掲げる血漿交換療法又は区分番号Ｊ042に掲げる腹膜灌流を行っている慢性腎臓病の患者（注４及び注６に規定する点数を算定する患者を除く）であって，基本診療料の施設基準等第５の３(1)のロに規定する医療区分２の患者に相当するものについては，注１の規定にかかわらず，**2,011点**を算定する。

【2024年改定による変更点】

(1) 重度の肢体不自由児（者）等の患者割合について，従前の「おおむね７割以上」を「７割以上」とし，暦月で６か月を超えない期間の１割以内の一時的な変動にあっては変更届出を行う必要はないとした。

(2) Ｊ038人工腎臓，Ｊ038-2持続緩徐式血液濾過，Ｊ039血漿交換療法，Ｊ042腹膜灌流を行っている**慢性腎臓病の患者**であって，Ａ101療養病棟入院基本料において規定する**医療区分２**の患者については，2011点で算定する。

→特殊疾患入院医療管理料

(1) 特殊疾患入院医療管理料を算定する病室は，主として長期にわたり療養の必要な患者が入院する病室であり，医療上特に必要がある場合に限り他の病室への患者の移動は認められるが，その医療上の必要性について**診療報酬明細書**の摘要欄に詳細に記載する。

(2) 特殊疾患入院医療管理料を算定する日に使用するものとされた投薬に係る薬剤料は，特殊疾患入院医療管理料に含まれ，別に算定できない。

(3) 特殊疾患入院医療管理料を算定している患者に対して，１日５時間を超えて体外式陰圧人工呼吸器を使用した場合は，「注２」の加算を算定できる。

(4) 「注２」に掲げる加算を算定する際に使用した酸素及び窒素の費用は，「酸素及び窒素の価格」（平成２年厚生省告示第41号）に定めるところによる。

(5) 「注３」重症児（者）受入連携加算は，集中治療を経た新生児等を急性期の保険医療機関から受け入れ，病態の安定化のために密度の高い医療を提供することを評価したものであり，入院前の保険医療機関において入退院支援加算３が算定された患者を，特殊疾患入院医療管理料を算定する病床において受け入れた場合に入院初日に算定する。

(6) 「注４」に定める脳卒中を原因とする重度の意識障害によって当該病室に入院するもの，「注６」に定める脳卒中又は脳卒中の後遺症の患者（重度の意識障害者，筋ジストロフィー患者及び難病患者等を除く）及び「注７」に定めるＪ038人工腎臓，Ｊ038-2持続緩徐式血液濾過，Ｊ039血漿交換療法又はＪ042腹膜灌流を行っている慢性腎臓病の患者（重度の意識障害者，筋ジストロフィー患者，難病患者等及び「注４」又は「注６」に規定する点数を算定する患者を除く）については，Ａ101療養病棟入院基本料における医療区分（１日に２つ以上の区分に該当する場合には，該当するもののうち最も高い点数の区分）に従い，「注４」及び「注６」については，当該患者ごとに各医療区分に相当する所定点数を算定し，「注７」については，医療区分２に相当する患者である場合に配置基準に応じて所定点数を算定する。その際，当該患者の疾患及び状態の該当する医療区分の項目について，保険医療機関において**診療録等**に記録する。

(7) 平成28年３月31日時点で，継続して６か月以上脳卒中を原因とする重度の意識障害によって特殊疾患入院医療管理料を算定する病室に入院している患者であって，引き続き同病室に入院しているもの，令和４年３月31日時点で脳卒中又は脳卒中の後遺症により特殊疾患入院医療管理料を算定する病棟に入院している患者（重度の意識障害者，筋ジストロフィー患者及び難病患者等を除く）であって，引き続き同病棟に入院しているもの及び令和６年３月31日時点で特殊疾患入院医療管理料を算定している病棟に入院している患者であって，Ｊ038人工腎臓，Ｊ038-2持続緩徐式血液濾過，Ｊ039血漿交換療法又はＪ042腹膜灌流を行っている慢性腎臓病の患者（重度の意識障害者，筋ジストロフィー患者，難病患者等及び「注４」又は「注６」に規定する点数を算定する患者を除く）であり，引き続き当該病棟に入院しているものについては，医療区分３に相当するものとみなす。なお，脳卒中を原因とする重度の意識障害によって特殊疾患入院医療管理料を算定する病室に入院している患者であって，その疾患及び状態等が医療区分３に規定する疾患及び状態等に相当するものについては，「注４」によらず，特殊疾患入院医療管理料に規定する所定点数を算定する。

(8) 「注７」に定めるＪ038人工腎臓，Ｊ038-2持続緩徐式血液濾過，Ｊ039血漿交換療法又はＪ042腹膜灌流を行っている慢性腎臓病の患者とは，Ｊ038人工腎臓，Ｊ038-2持続緩徐式血液濾過，Ｊ039血漿交換療法又はＪ042腹膜灌流が継続的に行われているものとする。

（令６保医発0305･4）

Ａ307 小児入院医療管理料（１日につき）

1	小児入院医療管理料１	**4,807点**
2	小児入院医療管理料２	**4,275点**
3	小児入院医療管理料３	**3,849点**
4	小児入院医療管理料４	**3,210点**
5	小児入院医療管理料５	**2,235点**

注１ 別に厚生労働大臣の定める小児を入院させる病棟又は施設に関する基準〔※告示③第９・９(1)～(6)，p.823〕に適合しているものとして地方厚生局長等に届け出た小児科を標榜する保険医療機関の病棟（療養病棟を除く）に入院している15歳未満の小児（児童福祉法第６条の２第３項に規定する小児慢性特定疾病医療支援の対象である場合は，20歳未満の者）について，当該基準に係る区分に従い，所定点数を算定する。ただし，小児入院医療管理料５を算定する病棟において，当該入院医療管理料に係る算定要件に該当しない患者が当該病棟（精神病棟に限る）に入院した場合は，区分番号Ａ103に掲げる精神病棟入

院基本料の15対１入院基本料の例により算定する。

2 別に厚生労働大臣が定める施設基準〔※告示③第９・９(7), p.824〕に適合しているものとして地方厚生局長等に届け出た保険医療機関の病棟において小児入院医療管理が行われた場合は，当該基準に係る区分に従い，次に掲げる点数をそれぞれ１日につき所定点数に加算する。

イ 保育士１名の場合 100点
ロ 保育士２名以上の場合 180点

3 当該病棟に入院している患者が人工呼吸器を使用している場合は，**人工呼吸器使用加算**として，１日につき**600点**を所定点数に加算する。

4 別に厚生労働大臣が定める施設基準〔※告示③第９・９(8), p.824〕に適合しているものとして地方厚生局長等に届け出た保険医療機関に入院している患者（小児入院医療管理料３，小児入院医療管理料４又は小児入院医療管理料５を算定している患者に限る）について，当該基準に係る区分に従い，次に掲げる点数をそれぞれ１日につき所定点数に加算する。

イ 重症児受入体制加算１ 200点
ロ 重症児受入体制加算２ 280点

5 別に厚生労働大臣が定める施設基準〔告示③第９・９(9), p.824〕に適合しているものとして地方厚生局長等に届け出た保険医療機関の病室において，造血幹細胞移植を実施する患者に対して，治療上の必要があって無菌治療室管理が行われた場合は，当該基準に係る区分に従い，90日を限度として，１日につき次に掲げる点数をそれぞれ所定点数に加算する。ただし，区分番号A221-2小児療養環境特別加算を算定する場合は算定しない。

イ **無菌治療管理加算１** **2,000点**
ロ **無菌治療管理加算２** **1,500点**

6 当該病棟に入院している児童福祉法第６条の２第３項に規定する小児慢性特定疾病医療支援の対象である患者又は同法第56条の６第２項に規定する障害児である患者について，当該保険医療機関の医師又は当該医師の指示に基づき薬剤師が，退院に際して当該患者又はその家族等に対して，退院後の薬剤の服用等に関する必要な指導を行った上で，保険薬局に対して，当該患者又はその家族等の同意を得て，当該患者に係る調剤に際して必要な情報等を文書により提供した場合は，**退院時薬剤情報管理指導連携加算**として，退院の日に１回に限り，**150点**を所定点数に加算する。

7 患者に対する支援体制につき別に厚生労働大臣が定める施設基準〔告示③第９・９(10), p.825〕に適合しているものとして地方厚生局長等に届け出た保険医療機関の病棟に入院している患者について，**養育支援体制加算**として，入院初日に限り**300点**を所定点数に加算する。

8 当該保険医療機関が表示する診療時間以外の時間，休日又は深夜において，緊急に入院を必要とする小児患者を受け入れる体制の確保につき別に厚生労働大臣が定める施設基準〔告示③第９・９(11), p.825〕に適合しているものとして地方厚生局長等に届け出た保険医療機関の病棟に入院している患者（小児入院医療管理料１又は小児入院医療管理料２を現に算定している患者に限る）について，当該基準に係る区分に従い，入院初日に限り，次に掲げる点数をそれぞれ所定点数に加算する。

イ **時間外受入体制強化加算１** **300点**
ロ **時間外受入体制強化加算２** **180点**

9 別に厚生労働大臣が定める基準〔※告示③第９・９(12), p.825〕に適合しているものとして保険医療機関が地方厚生局長等に届け出た病棟に入院している患者（小児入院医療管理料１，小児入院医療管理料２又は小児入院医療管理料３を算定している患者に限る）について，**看護補助加算**として，入院した日から起算して14日を限度として，**151点**を所定点数に加算する。この場合において，注10に掲げる看護補助体制充実加算は別に算定できない。

10 看護職員の負担の軽減及び処遇の改善を図るための看護業務の補助の体制その他の事項につき別に厚生労働大臣が定める施設基準〔※告示③第９・９(13), p.825〕に適合しているものとして地方厚生局長等に届け出た病棟に入院している患者（小児入院医療管理料１，小児入院医療管理料２又は小児入院医療管理料３を算定している患者に限る）について，**看護補助体制充実加算**として，入院した日から起算して14日を限度として，**156点**を所定点数に加算する。

11 診療に係る費用〔注２，注３及び注５から注10までに規定する加算，当該患者に対して行った第２章第２部第２節在宅療養指導管理料，第３節薬剤料，第４節特定保険医療材料料，第５部投薬，第６部注射，第10部手術，第11部麻酔，第12部放射線治療，第13部第２節病理診断・判断料及び第14部その他の費用並びに第２節に規定する臨床研修病院入院診療加算，超急性期脳卒中加算，在宅患者緊急入院診療加算，医師事務作業補助体制加算，超重症児（者）入院診療加算・準超重症児（者）入院診療加算，地域加算，離島加算，特定感染症患者療養環境特別加算，小児療養環境特別加算，緩和ケア診療加算，小児緩和ケア診療加算，がん拠点病院加算，医療安全対策加算，感染対策向上加算，患者サポート体制充実加算，報告書管理体制加算，褥瘡ハイリスク患者ケア加算，術後疼痛管理チーム加算，病棟薬剤業務実施加算１，データ提出加算，入退院支援加算（１のイ及び３に限る），医療的ケア児（者）入院前支援加算，精神疾患診療体制加算，排尿自立支援加算及び地域医療体制確保加算を除く〕は，小児入院医療管理料１及び小児入院医療管理料２に含まれるものとする。

12 診療に係る費用〔注２から注７まで，注９（小児入院医療管理料３を算定するものに限る）及び注10（小児入院医療管理料３を算定するものに限る）に規定する加算，当該患者に対して行った第２章第２部第２節在宅療養指導管理料，第３節薬剤料，第４節特定保険医療材料料，第５部投薬，第６部注射，第10部手術，第11部麻酔，第12部放射線治療，第13部第２節病理診断・判断料及び第14部その他の費用並びに第２節に規定する臨床研修病院入院診療加算，超急性期脳卒中加算，在宅患者緊急入院診療加算，医師事務作業補助体制加算，超重症児（者）入院診療加算・準超重症児（者）入院診療加算，地域加算，離島加算，特定感染症患者療養環境特別加算，小児療養環境特別加算，医療安全対策加算，感染対策向上加算，患者サポート体制充実加算，報告書管理体制加算，褥瘡ハイリスク患者ケア加算，術後疼痛管理チーム加算，病棟薬剤業務実施加算１，データ提出加算，入退院支援加算（１のイ及び３に限る），医療的ケア児（者）入院前支援加算，精神疾患診療体制加算，排尿自立支援加算及び地域医療体制確保加算を除く〕は，小児入院医療管理料３及び小児入院医療管理料４に含まれるものとする。

13 診療に係る費用〔注２から注７までに規定する加算，当該患者に対して行った第２章第２部第２節在宅療養指導管理料，第３節薬剤料，第４節特定保険医療材料料，第５部投薬，第６部注射，第10部手術，第11部麻酔，第12部放射線治療，第13部第２節病理診断・判断料及び第14部その他の費用並びに第２節に規定する臨床研修病院入院診療加算，超急性期脳卒中加算，在宅患者緊急入院診療加算，医師事務作業補助体制加算，超重症児（者）入院診療加算・準超重症児（者）入院診療加算，地域加算，離島加算，特定感染症患者療養環境特別加算，小児療養環境特別加算，強度行動障害入院医療管理加算，摂食障害入院医療管理加算，医療安全対策加算，感染対策向上加算，患者サポート体制充実加算，報告書管理体制加算，褥瘡ハイリスク患者ケア加算，術後疼痛管理チーム加算，病棟薬剤業務実施加算１，データ提出加算，入退院支援加算（１のイ及び３に限る），医療的ケア児（者）入院前支援加算，精神疾患診療体制加算（精神病棟を除く）及び排尿自立支援加算を除く〕は，小児入院医療管理料５に含まれるものとする。

【2024年改定による変更点】

(1) 小児入院医療管理料３について，平均入院患者数30名程度以下の小規模病棟を有する場合，**急性期一般入院料１，７対１入院基本料**（特定機能病院入院基本料・一般病棟，専門病院入院基本料）**の算定病棟と当該小児病棟を併せて１看護単位**とすることができるとされた（その場合，小児用の病床を集めて区域特定すること等が要件となる）。

(2) 「注２」「注４」の加算において，**保育士を複数名かつ夜間に配置**している場合の評価が新設された。

(3) **【新設】**「注９」看護補助加算，「注10」看護補助体制充実加算：看護補助者が常時30対１以上，夜勤を行う看護補助者が常時75対１以上である届出病棟の入院患者（小児入院医療管理料１～３の算定患者に限る）について，入院日から14日を限度に算定可。「注10」看護補助体制充実加算は，看護職員の負担軽減・処遇改善に資する「**十分な体制**」が整備されている場合に算定可。両加算の併算定は不可。

(4) 小児の家族等が希望により付き添うときは，その食事や睡眠環境等に対して配慮することが規定された。

→小児入院医療管理料

(1) 小児入院医療管理料は，届け出た保険医療機関における入院中の15歳未満の患者（児童福祉法第６条の２第３項に規定する小児慢性特定疾病医療支援の対象である場合は，20歳未満の患者）を対象とする。ただし，当該患者が他の特定入院料を算定できる場合は，小児入院医療管理料は算定しない。

なお，小児慢性特定疾病医療支援の対象患者については，当該病棟の対象となる年齢以降を見据えた診療体制の構築や診療計画の策定等に留意する。

(2) 小児入院医療管理料を算定する場合であって，患者の家族等が希望により付き添うときは，当該家族等の食事や睡眠環境等の付き添う環境に対して配慮する。

(3) 「注２」に掲げる加算については，当該入院医療管理料を算定する病棟において算定するものであるが，小児入院医療管理料５を算定する医療機関にあっては，院内の当該入院医療管理料を算定する患者の全てについて算定できる。

(4) 「注３」に掲げる加算を算定する際に使用した酸素及び窒素の費用は，「酸素及び窒素の価格」に定めるところによる。

(5) 「注４」に規定する重症児受入体制加算は，高度急性期の医療機関から集中治療を経た新生児の受入れを行う等，重症児の受入機能が高い病棟を評価したものである。

(6) 小児入院医療管理料を算定している患者に対して，１日５時間を超えて体外式陰圧人工呼吸器を使用した場合は，「注３」の加算を算定できる。

(7) 小児入院医療管理料１から４までにおいて，当該入院医療管理料に係る算定要件に該当しない患者が当該病棟に入院した場合には，当該医療機関が算定している入院基本料等を算定する。この際，入院基本料等を算定する場合の費用の請求については，**A 300**救命救急入院料の(17) (p.119) と同様である。

(8) 小児入院医療管理料５において，当該入院医療管理料に係る算定要件に該当しない患者が当該病棟（精神病棟に限る）に入院した場合は，精神病棟入院基本料の15対１入院基本料を算定する。

(9) (8)により，**A 103**精神病棟入院基本料の例により算定する場合の費用の請求については，当該保険医療機関に入院した日を入院初日として，以下のとおりとする。

ア **A 103**精神病棟入院基本料の「注４」に規定する重度認知症加算は算定することができない。

イ **A 103**精神病棟入院基本料の「注５」に規定する救急支援精神病棟初期加算は算定することができない。

ウ **A 103**精神病棟入院基本料の「注６」に規定する加算について，当該病棟において各加算の要件を満たしている場合に算定できる。

エ **A 103**精神病棟入院基本料の「注７」に規定する精神保健福祉士配置加算は算定することができない。

(10) 「注５」に規定する無菌治療管理加算１及び２については，保険医療機関において，造血幹細胞移植を実施する患者に対して，必要があって無菌治療室管理を行った場合に，一連の治療につき，90日を限度として算定する。

なお，無菌治療室管理とは，当該治療室において，医師等の立入等の際にも無菌状態が保たれるよう必要な管理をいう。

(11) 「注６」に規定する退院時薬剤情報管理指導連携加算は，当該保険医療機関の医師又は医師の指示に基づき薬剤師が，小児慢性特定疾病の児童等又は医療的ケア児の退院時に，当該患者又はその家族等に対し退院後の薬剤の服用等に関する必要な指導を行い，当該患者又はその家族等の同意を得て，患者又はその家族等が選択する保険薬局に対して当該患者の調剤に関して必要な情報等を文書により提供した場合に，退院の日に１回に限り算定する。保険薬局への情報提供に当たっては，「薬剤管理サマリー（小児版）」（日本病院薬剤師会）等の様式を参照して，以下の事項を記載した情報提供文書を作成し，作成した文書の写しを**診療録等**に添付する。

ア　患者の状態に応じた調剤方法
イ　服用状況に合わせた剤形変更に関する情報
ウ　服用上の工夫
エ　入院前の処方薬の変更又は中止に関する情報や変更又は中止後の患者の状態等に関する情報

(12) 当該文書の交付方法は，患者又はその家族等が選択する保険薬局に直接送付することに代えて，患者又はその家族等に交付し，患者又はその家族等が保険薬局に持参することでも差し支えない。

(13) 患者１人につき複数の保険薬局に対し情報提供を行った場合においても，１回のみの算定とする。また，死亡退院の場合は算定できない。

(14) 「注７」に規定する養育支援体制加算は，虐待等不適切な養育が行われていることが疑われる小児患者に対する必要な支援体制を評価するものであり，当該病棟に入院している患者について，入院初日に算定する。

(15) 「注８」に規定する時間外受入体制強化加算は，保険医療機関において，当該保険医療機関が表示する診療時間以外の時間，休日又は深夜において，緊急に入院を必要とする小児患者を受け入れる体制を確保していることを評価するものであり，当該病棟に入院している患者について，入院初日に算定する。

(16) 「注９」及び「注10」に規定する看護補助加算及び看護補助体制充実加算は，当該病棟において施設基準に定める必要な数を超えて配置している看護職員については，看護補助者とみなして計算することができる。ただし，基本診療料の施設基準等の**第９の９**の(12)の**ロ**及び(13)の**ロ**に定める夜勤を行う看護補助者の数は，みなし補助者を除いた看護補助者を夜勤時間帯に配置している場合のみ算定できる。

(17) 「注９」及び「注10」に規定する看護補助加算及び看護補助体制充実加算を算定する病棟は，身体的拘束を最小化する取組を実施した上で算定する。取組内容については，A101療養病棟入院基本料の(20)の例による。 （令６保医発0305・4）

A308 回復期リハビリテーション病棟入院料（１日につき）

１　回復期リハビリテーション病棟入院料１　**2,229点**
（生活療養を受ける場合にあっては）　**2,215点**
２　回復期リハビリテーション病棟入院料２　**2,166点**
（生活療養を受ける場合にあっては）　**2,151点**
３　回復期リハビリテーション病棟入院料３　**1,917点**
（生活療養を受ける場合にあっては）　**1,902点**
４　回復期リハビリテーション病棟入院料４　**1,859点**
（生活療養を受ける場合にあっては）　**1,845点**
５　回復期リハビリテーション病棟入院料５　**1,696点**
（生活療養を受ける場合にあっては）　**1,682点**
６　回復期リハビリテーション入院医療管理料　**1,859点**
（生活療養を受ける場合にあっては）　**1,845点**

注１　１から５までについては，別に厚生労働大臣が定める施設基準〔※告示③第９・10(1)～(6)，p.827〕に適合しているものとして保険医療機関が地方厚生局長等に届け出た病棟に入院している患者（別に厚生労働大臣が定める回復期リハビリテーションを要する状態にあるものに限る）について，６については，別に厚生労働大臣が定める施設基準〔※告示③第９・10(7)，p.828〕に適合しているものとして保険医療機関が地方厚生局長等に届け出た病室に入院している患者（別に厚生労働大臣が定める回復期リハビリテーションを要する状態にあるものに限る）について，当該基準に係る区分に従い，当該病棟又は病室に入院した日から起算して，それぞれの状態に応じて別に厚生労働大臣が定める日数〔※告示③別表第９，p.874〕を限度として所定点数を算定する。ただし，当該病棟又は病室に入院した患者が当該入院料に係る算定要件に該当しない場合は，当該病棟が一般病棟であるときには区分番号A100に掲げる一般病棟入院基本料の注２に規定する特別入院基本料の例により，当該病棟が療養病棟であるときには区分番号A101に掲げる療養病棟入院料１の入院料27又は療養病棟入院料２の入院料27の例により，それぞれ算定する。

２　回復期リハビリテーション病棟入院料を算定する患者（回復期リハビリテーション病棟入院料３，回復期リハビリテーション病棟入院料４，回復期リハビリテーション病棟入院料５又は回復期リハビリテーション入院医療管理料を現に算定している患者に限る）が入院する保険医療機関について，別に厚生労働大臣が定める施設基準〔※告示③第９・10(9)，p.828〕を満たす場合（注１のただし書に規定する場合を除く）は，**休日リハビリテーション提供体制加算**として，患者１人につき１日につき**60点**を所定点数に加算する。

３　診療に係る費用〔注２及び注４に規定する加算，当該患者に対して行った第２章第１部医学管理等の区分番号B001の10に掲げる入院栄養食事指導料（回復期リハビリテーション病棟入院料１を算定するものに限る），区分番号B011-6に掲げる栄養情報連携料（回復期リハビリテーション病棟入院料１を算定するものに限る）及び区分番号B001の34に掲げる二次性骨折予防継続管理料（ロに限る)，第14部その他，第2部在宅医療，第7部リハビリテーションの費用（別に厚生労働大臣が定める費用〔※告示③別表第9の3，p.875〕を除く)，第2節に規定する臨床研修病院入院診療加算，医師事務作業補助体制加算，地域加算，離島加算，特定感染症患者療養環境特別加算，医療安全対策加算，感染対策向上加算，患者サポート体制充実加算，報告書管理体制加算，データ提出加算，入退院支援加算（1のイに限る)，認知症ケア加算，薬剤総合評価調整加算及び排尿自立支援加算，第5節に掲げる看護職員処遇改善評価料，区分番号J038に掲げる人工腎臓，区分番号J042に掲げる腹膜灌流及び区分番号J400に掲げる特定保険医療材料（区分番号J038に掲げる人工腎臓又は区分番号J042に掲げる腹膜灌流に係るものに限る）並びに除外薬剤・注射薬（※告示③別表第5の1の2，p.871）の費用を除く〕は，回復期リハビリテーション病棟入院料1，回復期リハビリテーション病棟入院料2，回復期リハビリテーション病棟入院料3，回復期リハビリテーション病棟入院料4，回復期リハビリテーション病棟入院料5及び回復期リハビリテーション入院医療管理料に含まれるものとする。

4 5については，算定を開始した日から起算して2年（回復期リハビリテーション病棟入院料1，回復期リハビリテーション病棟入院料2，回復期リハビリテーション病棟入院料3又は回復期リハビリテーション病棟入院料4を算定していた病棟にあっては，1年）を限度として算定する。

A308-2 削除

【2024年改定による変更点】

(1) 医療資源の少ない地域で，病室単位で届出可能な「**回復期リハビリテーション入院医療管理料**」が新設された。

(2) **①回復期リハビリテーション病棟入院料1～5**：FIMを定期的に測定すること，**②同入院料1・2**：専従の社会福祉士の配置（**【経過措置】**2025年5月末まで猶予)，**口腔管理の体制整備**，**③同入院料1・3**：FIMの測定に関する院内研修の実施（**【経過措置】**2024年9月末まで猶予)，**④同入院料1**：入退院時の栄養状態の評価にGLIM基準を用いること（**【経過措置】**2024年9月末まで猶予）――が要件とされた。

(3) 従前の「体制強化加算1・2」が廃止された。

(4) 回復期リハビリテーション病棟入院料を算定する患者は，疾患別リハビリテーション料に係る**算定単位数上限緩和（1日9単位算定可）**の対象となるが（リハビリテーション「通則4｣)，その対象から**H002運動器リハビリテーション料を算定する患者**が除外された（特掲診療料の施設基準等・別表第9の3，p.1033)。

→回復期リハビリテーション病棟入院料

(1) 回復期リハビリテーション病棟入院料及び回復期リハビリテーション入院医療管理料（以下「回復期リハビリテーション病棟入院料等」という）を算定する病棟又は病室は，脳血管疾患又は大腿骨頸部骨折等の患者に対して，ADLの向上による寝たきりの防止と家庭復帰を目的としたリハビリテーションを集中的に行うための病棟及び病室であり，回復期リハビリテーションを要する状態の患者が**常時8割以上**入院している病棟及び病室をいう。なお，リハビリテーションの実施に当たっては，医師は定期的な機能検査等をもとに，その効果判定を行いリハビリテーション実施計画書を作成する必要がある。

(2) 医療上特に必要がある場合に限り回復期リハビリテーション病棟入院料等を算定する病棟又は病室から他の病棟への患者の移動は認められるが，その医療上の必要性について**診療報酬明細書**の摘要欄に詳細に記載する。

(3) 回復期リハビリテーション病棟入院料等を算定する日に使用するものとされた投薬に係る薬剤料は，回復期リハビリテーション病棟入院料等に含まれ，別に算定できない。

(4) 回復期リハビリテーション病棟入院料等に係る**算定要件に該当しない患者が，当該病棟又は病室に入院した場合**には，当該病棟又は病室が一般病棟である場合は特別入院基本料を，当該病棟又は病室が療養病棟である場合は療養病棟入院基本料の入院料27を算定する。

この場合において，当該病棟が回復期リハビリテーション病棟入院料1から4まで又は回復期リハビリテーション入院医療管理料を算定する病棟又は病室である場合は，療養病棟入院料1の入院料27により，回復期リハビリテーション病棟入院料5を算定する病棟である場合は，療養病棟入院料2の入院料27により算定する。

この際，**A100**の「注2」に規定する特別入院基本料を算定する場合の費用の請求については，同「注4」に規定する重症児（者）受入連携加算，同「注5」に規定する救急・在宅等支援病床初期加算は算定できず，同「注10」に規定する加算（特別入院基本料において算定できるものに限る）は，当該病棟において要件を満たしている場合に算定できる。また，**A101**療養病棟入院基本料を算定する場合の費用の請求については，**A100**一般病棟入院基本料の(9)に準ずる。

(5) 必要に応じて病棟等における早期歩行，ADLの自立等を目的とした理学療法又は作業療法が行われることとする。

(6) 回復期リハビリテーション病棟入院料等を算定している患者は，転院してきた場合においても，転院先の保険医療機関で当該入院料を継続して算定できる。ただし，その場合にあっては，当該入院料等の算定期間を通算する。なお，**診療報酬明細書**の摘要欄に転院前の保険医療機関における当該入院料の算定日数を記載する。

(7) 回復期リハビリテーション病棟入院料等を算定するに当たっては，当該回復期リハビリテーション病棟入院料等を算定する病棟又は病室への入院時又は転院時及び退院時に日常生活機能評価又は機能的自立度評価法（Functional Independence Measure)（以下「FIM」という）の測定を行い，その結果について**診療録等**に記載する。なお，**A246**入退院支援加算の「注4」に規定する地域連携診療計画加算を算定する患者が当該回復期リハビリテーション病棟入院料等を算定する病棟に転院してきた場合には，原則として当該患者に対して作成された地域連携診療計画に記載された日常生活機能評価又はFIMの結果を入院時に測定された日常生活機能評価又はFIMとみなす。

(8) 回復期リハビリテーション病棟入院料等を算定するに当たっては，定期的（2週間に1回以上）に日常生活機能評価又はFIMの測定を行い，その結果について**診療録等**に記載する。

(9) 回復期リハビリテーション病棟入院料等を算定するに当たっては，当該入院料等を算定する患者に対し，入棟後2週間以内に入棟時のFIM運動項目の得点について，また退棟（死亡の場合を除く）に際して退棟時のFIM運動項目の得点について，その合計及び項目別内訳を記載したリハビリテーション実施計画書を作成し，説明する。なお，患者の求めがあった場合には，作成したリハビリテーション実施計画書を交付する。
(10) 医師，看護師，理学療法士，作業療法士，言語聴覚士，社会福祉士等の多職種が共同してリハビリテーション総合実施計画書を作成し，これに基づいて行ったリハビリテーションの効果，実施方法等について共同して評価を行った場合は，H003-2リハビリテーション総合計画評価料を算定できる。
(11) 「注２」**休日リハビリテーション提供体制加算**は，患者が入院当初から集中的なリハビリテーションを継続して受けられるよう，休日であっても平日と同様のリハビリテーションの提供が可能な体制をとる保険医療機関を評価したものである。
(12) 「注３」に規定する**「別に厚生労働大臣が定める費用」**に係る取扱いについては，以下のとおりとする。
ア 基本診療料の施設基準等**別表第９の３**（p.875）に規定する「当該保険医療機関における回復期リハビリテーション病棟入院料等を算定する病棟又は病室においてリハビリテーションの提供実績を相当程度有する」場合とは，①及び②を各年度４月，７月，10月及び１月において算出し，①が**10名以上**かつ②が**６単位以上**である状態が２回連続した場合をいう。②の算出には，基本診療料施設基準通知の**別添４第11の１(8)**（p.831）に示した式において「直近１か月間」とあるものを「直近６か月間」と読み替えた計算式を用いる。
① 前月までの６か月間に回復期リハビリテーション病棟入院料等を算定する病棟又は病室から退棟した患者数（ウ及びエの規定により計算対象から除外するものを除く）
② 直近６か月間の回復期リハビリテーションを要する状態の患者（在棟中に死亡した患者，入棟日においてウの①から④までのいずれかに該当した患者及びエの規定によりリハビリテーション実績指数の計算対象から除外した患者を含む）に対する１日当たりのリハビリテーション提供単位数の平均値
イ 基本診療料の施設基準等**別表第９の３**に規定する**「効果に係る相当程度の実績が認められない場合」**とは，前月までの６か月間に当該医療機関の回復期リハビリテーション病棟入院料等を算定する病棟又は病室から退棟した患者（ウ及びエの規定によって計算対象から除外する患者を除く）について，以下の①の総和を②の総和で除したもの（以下**「リハビリテーション実績指数」**という）を各年度４月，７月，10月及び１月において算出し，リハビリテーション実績指数が２回連続して**27**を下回った場合をいう。
① 退棟時のFIM運動項目の得点から，入棟時のFIM運動項目の得点を控除したもの
② 各患者の入棟から退棟までの日数を，「注１」に規定する厚生労働大臣が定める日数の上限のうち当該患者の入棟時の状態に応じたもので除したもの
［計算例］
① 前月までの６か月間に50人退棟し，入棟時にFIM運動項目が50点，退棟時に80点だったものが30人，入棟時にFIM運動項目が40点，退棟時に65点だったものが20人とすると，
(80−50)×30＋(65−40)×20＝1,400
② 前月までの６か月間に50人退棟し，そのうち30人が大腿骨骨折手術後（回復期リハビリテーション病棟入院料の算定日数上限が90日）で実際には72日で退棟，残り20人が脳卒中（回復期リハビリテーション病棟入院料の算定日数上限が150日）で実際には135日で退棟したとすると，
(72/90)×30＋(135/150)×20＝42
従って，この例ではリハビリテーション実績指数は①／②＝33.3となる。
ウ 在棟中に一度も回復期リハビリテーション病棟入院料等を算定しなかった患者及び在棟中に死亡した患者はリハビリテーション実績指数の算出対象から除外する。また，入棟日において次に該当する患者については，当該月の入棟患者数（入棟時に回復期リハビリテーションを要する状態であったものに限る）の100分の30を超えない範囲で，リハビリテーション実績指数の算出対象から除外できる。ただし，次の⑤に該当する患者について算出対象から除外する場合であっても，当該患者に係るFIMの測定を行うこと。
① FIM運動項目の得点が20点以下のもの
② FIM運動項目の得点が76点以上のもの
③ FIM認知項目の得点が24点以下のもの
④ 年齢が80歳以上のもの
⑤ 基本診療料の施設基準等**別表第９**に掲げる「急性心筋梗塞，狭心症発作その他急性発症した心大血管疾患又は手術後の状態」に該当するもの
エ 前月までの６か月間に回復期リハビリテーション病棟入院料等を算定する病棟又は病室を退棟した患者（在棟中に回復期リハビリテーション病棟入院料等を算定した患者に限る）の数に対する**高次脳機能障害の患者**（基本診療料の施設基準等**別表第９**（p.874）に掲げる「高次脳機能障害を伴った重症脳血管障害，重度の頸髄損傷及び頭部外傷を含む多部位外傷の場合」に該当し，回復期リハビリテーション病棟入院料等を算定開始日から起算して180日まで算定できるものに限る）**の数の割合が４割以上である保険医療機関**においては，当該月に入棟した高次脳機能障害の患者をリハビリテーション実績指数の算出から全て除外することができる。除外する場合，**ウ**については，「当該月の入棟患者数（入棟時に回復期リハビリテーションを要する状態であったものに限る）の100分の30」を，「当該月の入棟患者数（入棟時に回復期リハビリテーションを要する状態であったものに限る）のうち高次脳機能障害の患者を除いた患者数の100分の30」と読み替えるものとする。
オ ウ及びエの除外の判断に当たっては，除外した患者の氏名と除外の理由を一覧性のある台帳に順に記入するとともに，当該患者の入棟月の**診療報酬明細書**の摘要欄に，リハビリテーション実績指数の算出から除外する旨とその理由を記載する。
カ 在棟中にFIM運動項目の得点が１週間で**10点以上低下**したものについては，リハビリテーション実績指数の算出においては，当該低下の直前の時点をもって退棟したものとみなすことができる。
キ ア及びイによって算出した実績等から，「当該保険医療機関における回復期リハビリテーション病棟入院料等を算定する病棟又は病室においてリハビリテーションの提供実績を相当程度有するとともに，効果に係る相当程度の実績が認められない場合」に該当した場合，当該月以降，１日につき６単位を超える疾患別リハビリテーション料（脳血管疾患等の患者であって発症後60日以内のものに対して行った

ものを除く）は回復期リハビリテーション病棟入院料等に包括される。なお，その後，別の月（4月，7月，10月又は1月以外の月を含む）において，アの①が10名未満，アの②が6単位未満，又はイのリハビリテーション実績指数が27以上となった場合，当該月以降，再び1日につき6単位を超える疾患別リハビリテーション料を出来高により算定することができる。

ク　回復期リハビリテーション病棟入院料等を算定する保険医療機関は，各年度4月，7月，10月及び1月においてア及びイで算出した内容等について，毎年8月に**別紙様式45**を用いて地方厚生（支）局長に報告する。また，各年度4月，7月，10月及び1月において「当該保険医療機関における回復期リハビリテーション病棟入院料等を算定する病棟又は病室においてリハビリテーションの提供実績を相当程度有するとともに，効果に係る相当程度の実績が認められない場合」に該当した場合及びキの規定によりその後，別の月（4月，7月，10月又は1月以外の月を含む）にア及びイの算出を行った場合には，その都度同様に報告する。

(12)　回復期リハビリテーション病棟入院料1を算定するに当たっては，**栄養管理**に関するものとして，次に掲げる内容を行う。ただし，令和6年3月31日時点において現に回復期リハビリテーション病棟入院料1を算定する病棟については，令和6年9月30日までの間に限り，アの「栄養状態の評価には，GLIM基準を用いること」の要件を満たしているものとみなす。

ア　当該入院料を算定する全ての患者について，患者ごとに行うリハビリテーション実施計画又はリハビリテーション総合実施計画の作成に当たっては，管理栄養士も参画し，患者の栄養状態を十分に踏まえて行う。その際，栄養状態の評価には，GLIM基準を用いる。なお，リハビリテーション実施計画書又はリハビリテーション総合実施計画書における栄養関連項目については，必ず記載する。

イ　当該入院料を算定する全ての患者について，管理栄養士を含む医師，看護師その他医療従事者が，入棟時の患者の栄養状態の確認，当該患者の栄養状態の定期的な評価及び栄養管理に係る計画の見直しを共同して行う。

ウ　当該入院料を算定する患者のうち，栄養障害の状態にあるもの又は栄養管理をしなければ栄養障害の状態になることが見込まれるものその他の重点的な栄養管理が必要なものについては，栄養状態に関する再評価を週1回以上行うとともに，再評価の結果も踏まえた適切な栄養管理を行い，栄養状態の改善等を図る。

(13)　回復期リハビリテーション病棟入院料2から5及び回復期リハビリテーション入院医療管理料を算定するに当たっては，専任の常勤管理栄養士を配置し，栄養管理に関するものとして，次に掲げる内容を行うことが望ましい。

ア　当該入院料等を算定する全ての患者について，患者ごとに行うリハビリテーション実施計画書又はリハビリテーション総合実施計画書の作成に当たっては，管理栄養士も参画し，患者の栄養状態を十分に踏まえて行うとともに，リハビリテーション実施計画書又はリハビリテーション総合実施計画書における栄養関連項目に記載する。その際，栄養状態の評価には，GLIM基準を用いる。

イ　当該入院料等を算定する全ての患者について，管理栄養士を含む医師，看護師その他医療従事者が，入棟時の患者の栄養状態の確認，当該患者の栄養状態の定期的な評価及び計画の見直しを共同して行う。

ウ　当該入院料等を算定する患者のうち，栄養障害の状態にあるもの又は栄養管理をしなければ栄養障害の状態になることが見込まれるものその他の重点的な栄養管理が必要なものについては，栄養状態に関する再評価を週1回以上行うとともに，再評価の結果も踏まえた適切な栄養管理を行い，栄養状態の改善等を図る。

(14)　回復期リハビリテーション病棟入院料1を算定している患者については，B001の「10」入院栄養食事指導料及びB011-6の栄養情報連携料を別に算定できる。

(15)　急性心筋梗塞等の患者（基本診療料の施設基準等**別表第9**に掲げる「急性心筋梗塞，狭心症発作その他急性発症した心大血管疾患又は手術後の状態」に該当する患者であって，回復期リハビリテーション病棟入院料等を算定開始日から起算して90日まで算定できるものに限る）については，「心血管疾患におけるリハビリテーションに関するガイドライン」（日本循環器学会，日本心臓リハビリテーション学会合同ガイドライン）の内容を踏まえ，心肺運動負荷試験〔CPX（cardiopulmonary exercise testing）〕を入棟時又は入室時及び入棟後又は入室後月に1回以上実施することが望ましい。

(16)　令和4年4月1日以降に，新たに回復期リハビリテーション病棟入院料5を算定する病棟については，当該算定を行った日から起算して，2年の間に限り，また，回復期リハビリテーション病棟入院料1，2，3又は4を算定する病棟について，新たに回復期リハビリテーション病棟入院料5を算定しようとする場合にあっては，当該算定の日から起算して，1年の間に限り，当該入院料を算定できるものとする。（令6保医発0305·4）

A308-3　地域包括ケア病棟入院料（1日につき）

1　地域包括ケア病棟入院料1	
イ　40日以内の期間	2,838点
（生活療養を受ける場合にあっては）	2,823点
ロ　41日以上の期間	2,690点
（生活療養を受ける場合にあっては）	2,675点
2　地域包括ケア入院医療管理料1	
イ　40日以内の期間	2,838点
（生活療養を受ける場合にあっては）	2,823点
ロ　41日以上の期間	2,690点
（生活療養を受ける場合にあっては）	2,675点
3　地域包括ケア病棟入院料2	
イ　40日以内の期間	2,649点
（生活療養を受ける場合にあっては）	2,634点
ロ　41日以上の期間	2,510点
（生活療養を受ける場合にあっては）	2,495点
4　地域包括ケア入院医療管理料2	
イ　40日以内の期間	2,649点
（生活療養を受ける場合にあっては）	2,634点
ロ　41日以上の期間	2,510点
（生活療養を受ける場合にあっては）	2,495点
5　地域包括ケア病棟入院料3	
イ　40日以内の期間	2,312点
（生活療養を受ける場合にあっては）	2,297点
ロ　41日以上の期間	2,191点
（生活療養を受ける場合にあっては）	2,176点
6　地域包括ケア入院医療管理料3	

(別紙様式45)

回復期リハビリテーション病棟入院料及び特定機能病院リハビリテーション病棟入院料におけるリハビリテーション実績指数等に係る報告書

保険医療機関名	
郵便番号	
住所	
報告年月日	
直近の報告年月日	
届出入院料	□ 回復期リハビリテーション病棟入院料　□ 特定機能病院リハビリテーション病棟入院料

※（特定機能病院リハビリテーション病棟入院料を届け出ている場合は，以下における「回復期リハビリテーション病棟入院料」を「特定機能病院リハビリテーション病棟入院料」と読み替えること）

1．退棟患者数

①		(　)月	(　)月	(　)月	(　)月
②	前月までの６か月間に回復期リハビリテーション病棟から退棟した患者数	名	名	名	名

2．1日当たりのリハビリテーション提供単位数

①			(　)月	(　)月	(　)月	(　)月
③	前月までの６か月間に回復期リハビリテーション病棟に入院していた回復期リハビリテーションを要する状態の患者の延べ入院日数		日	日	日	日
④	前月までの６か月間に③の患者に対して提供された疾患別リハビリテーションの総単位数（ⅰ＋ⅱ＋ⅲ＋ⅳ＋ⅴ）		単位	単位	単位	単位
再掲	ⅰ	前月までの６か月間に③の患者に対して提供された心大血管疾患リハビリテーションの総単位数	単位	単位	単位	単位
	ⅱ	前月までの６か月間に③の患者に対して提供された脳血管疾患等リハビリテーションの総単位数	単位	単位	単位	単位
	ⅲ	前月までの６か月間に③の患者に対して提供された廃用症候群リハビリテーションの総単位数	単位	単位	単位	単位
	ⅳ	前月までの６か月間に③の患者に対して提供された運動器リハビリテーションの総単位数	単位	単位	単位	単位
	ⅴ	前月までの６か月間に③の患者に対して提供された呼吸器リハビリテーションの総単位数	単位	単位	単位	単位
⑤	1日当たりのリハビリテーション提供単位数（④／③）		単位	単位	単位	単位

3．リハビリテーション実績指数

①		(　)月	(　)月	(　)月	(　)月
⑥	前月までの6か月間に回復期リハビリテーション病棟を退棟した回復期リハビリテーションを要する状態の患者数	名	名	名	名
⑦	⑥のうち，リハビリテーション実績指数の計算対象とした患者数	名	名	名	名
⑧	⑦の患者の退棟時のＦＩＭ得点（運動項目）から入棟時のＦＩＭ得点（運動項目）を控除したものの総和	点	点	点	点
⑨	⑦の各患者の入棟から退棟までの日数を，当該患者の入棟時の状態に応じた回復期リハビリテーション病棟入院料の算定日数上限で除したものの総和				
⑩	リハビリテーション実績指数（⑧／⑨）	点	点	点	点

4．除外患者について（届出の前月までの６か月について以下を記入する）

⑪	届出の前月までの６か月	(　)月	(　)月	(　)月	(　)月	(　)月	(　)月
⑫	入棟患者数	名	名	名	名	名	名
⑬	高次脳機能障害患者が退棟患者数の40％以上であることによる除外の有無	有・無	有・無	有・無	有・無	有・無	有・無
⑭	⑬による除外がある場合は除外後の入棟患者数（⑬が有の場合のみ）	名	名	名	名	名	名
⑮	リハビリテーション実績指数の計算対象から除外した患者数	名	名	名	名	名	名
⑯	除外割合〔⑮÷（⑫又は⑭）〕	％	％	％	％	％	％

5．高次脳機能障害患者が40％以上であることによる除外について（⑬が有の場合には，それぞれ⑪の７か月前から前月までの６か月間の状況について記入）

※(　　)にはそれぞれ⑪の前月を記載		(　)月までの６か月	(　)月までの６か月	(　)月までの６か月	(　)月までの６か月	(　)月までの６か月	(　)月までの６か月
⑰	６か月間の退棟患者数	名	名	名	名	名	名
⑱	⑰のうち，高次脳機能障害の患者数	名	名	名	名	名	名
⑲	高次脳機能障害患者の割合（⑱÷⑰）	％	％	％	％	％	％

6．前月の外来患者に対するリハビリテーション又は訪問リハビリテーション指導の実施

（あり・なし）

［記載上の注意］

1．①については，毎年７月に報告する際には，前年10月，当該年１月，４月及び７月について記入する。別の月に報告する際には，報告を行う月及び報告を行う月以前で１月，４月，７月及び10月のうち直近の月について記入する。ただし，新規に当該入院料の届出を行うなど，当該月について算出を行っていない項目については，記入は不要である。
2．②はリハビリテーション実績指数の計算対象となったものに限る。
3．④は選定療養として行われたもの及びその費用が回復期リハビリテーション病棟入院料に包括されたものを除く。
4．⑫は入棟時に回復期リハビリテーションを要する状態であったものに限る。
5．⑮の除外患者数は，入棟日においてFIM運動項目の得点が20点以下若しくは76点以上，FIM認知項目の得点が24点以下，又は年齢が80歳以上であったことによりリハビリテーション実績指数の計算対象から除外したものに限る。
6．⑯の除外割合は，⑬が「有」の場合は⑮÷⑭，「無」の場合は⑮÷⑫とする。
7．⑰は在棟中に回復期リハビリテーション病棟入院料を算定した患者に限る。
8．⑬，⑱，⑲の高次脳機能障害とは，「基本診療料の施設基準等」別表第９に掲げる「高次脳機能障害を伴った重症脳血管障害，重度の頸髄損傷及び頭部外傷を含む多部位外傷の場合」に該当する，回復期リハビリテーション入院料が算定開始日から起算して180日以内まで算定できるものに限る。
9．「前月の外来患者に対するリハビリテーション又は訪問リハビリテーション指導の実施」については「あり」又は「なし」の該当するものを○で囲むこと。

イ 40日以内の期間 2,312点
(生活療養を受ける場合にあっては) 2,297点
ロ 41日以上の期間 2,191点
(生活療養を受ける場合にあっては) 2,176点
7 地域包括ケア病棟入院料4
イ 40日以内の期間 2,102点
(生活療養を受ける場合にあっては) 2,086点
ロ 41日以上の期間 1,992点
(生活療養を受ける場合にあっては) 1,976点
8 地域包括ケア入院医療管理料4
イ 40日以内の期間 2,102点
(生活療養を受ける場合にあっては) 2,086点
ロ 41日以上の期間 1,992点
(生活療養を受ける場合にあっては) 1,976点

注1 1，3，5及び7については，別に厚生労働大臣が定める施設基準〔※告示③第9・11の2(1)(2)(4)(6)(8)，p.839〕に適合しているものとして地方厚生局長等に届け出た病棟を有する保険医療機関において，当該届出に係る病棟に入院している患者について，2，4，6及び8については，別に厚生労働大臣が定める施設基準〔※告示③第9・11の2(1)(3)(5)(7)(9)，p.839〕に適合しているものとして地方厚生局長等に届け出た病室を有する保険医療機関において，当該届出に係る病室に入院している患者について，当該病棟又は病室に入院した日から起算して60日を限度としてそれぞれ所定点数（当該病棟又は病室に係る病床が療養病床である場合にあっては，別に厚生労働大臣が定める場合〔告示③第9・11の2(10)，p.840〕を除き，所定点数の**100分の95**に相当する点数）を算定する。ただし，当該病棟又は病室に入院した患者が地域包括ケア病棟入院料又は地域包括ケア入院医療管理料に係る算定要件に該当しない場合は，当該病棟又は病室を有する病棟が一般病棟であるときには区分番号A100に掲げる一般病棟入院基本料の注2に規定する特別入院基本料の例により，当該病棟又は病室を有する病棟が療養病棟であるときには区分番号A101に掲げる療養病棟入院料1の入院料27又は療養病棟入院料2の入院料27の例により，それぞれ算定する。

2 医療提供体制の確保の状況に鑑み別に厚生労働大臣が定める地域〔※告示③別表第6の2，p.873〕に所在する保険医療機関であって，別に厚生労働大臣が定める施設基準〔※告示③第9・11の2(12)，p.841〕に適合しているものとして地方厚生局長等に届け出た病棟又は病室を有するものについては，注1に規定する届出の有無にかかわらず，地域包括ケア病棟入院料1のイ（特定地域）地域包括ケア病棟入院料1のロ（特定地域），地域包括ケア入院医療管理料1のイ（特定地域），地域包括ケア入院医療管理料1のロ（特定地域），地域包括ケア病棟入院料2のイ（特定地域），地域包括ケア病棟入院料2のロ（特定地域），地域包括ケア入院医療管理料2のイ（特定地域），地域包括ケア入院医療管理料2のロ（特定地域），地域包括ケア病棟入院料3のイ（特定地域），地域包括ケア病棟入院料3のロ（特定地域），地域包括ケア入院医療管理料3のイ（特定地域），地域包括ケア入院医療管理料3のロ（特定地域），地域包括ケア病棟入院料4のイ（特定地域），地域包括ケア病棟入院料4のロ（特定地域），地域包括ケア入院医療管理料4のイ（特定地域）又は地域包括ケア入院医療管理料4のロ（特定地域）について，所定点数に代えて，当該病棟又は病室に入院した日から起算して60日を限度として，1日につき，それぞれ**2,460点，2,331点，2,460点，2,331点，2,271点，2,152点，2,271点，2,152点，2,008点，1,903点，2,008点，1,903点，1,797点，1,703点，1,797点**又は**1,703点**（生活療養を受ける場合にあっては，それぞれ**2,445点，2,316点，2,445点，2,316点，2,257点，2,138点，2,257点，2,138点，1,994点，1,889点，1,994点，1,889点，1,783点，1,689点，1,783点**又は**1,689点**）を算定することができる。ただし，当該病棟又は病室に入院した患者が地域包括ケア病棟入院料（特定地域）又は地域包括ケア入院医療管理料（特定地域）に係る算定要件に該当しない場合は，当該病棟又は病室を有する病棟が一般病棟であるときには区分番号A100に掲げる一般病棟入院基本料の注2に規定する特別入院基本料の例により，当該病棟又は病室を有する病棟が療養病棟であるときには区分番号A101に掲げる療養病棟入院料1の入院料27又は療養病棟入院料2の入院料27の例により，それぞれ算定する。

3 別に厚生労働大臣が定める施設基準〔※告示③第9・11の2(13)，p.841〕に適合しているものとして地方厚生局長等に届け出た病棟又は病室に入院している患者については，**看護職員配置加算**として，1日につき**150点**を所定点数に加算する。

4 別に厚生労働大臣が定める施設基準〔※告示③第9・11の(14)，p.841〕に適合しているものとして地方厚生局長等に届け出た病棟又は病室に入院している患者については，看護補助者配置加算として，1日につき**160点**を所定点数に加算する。この場合において，注5に規定する看護補助体制充実加算は別に算定できない。

5 別に厚生労働大臣が定める施設基準〔※告示③第9・11の2(15)，p.841〕に適合しているものとして地方厚生局長等に届け出た病棟又は病室に入院している患者については，当該基準に係る区分に従い，次に掲げる点数をそれぞれ1日につき所定点数に加算する。ただし，当該患者について，身体的拘束を実施した日は，看護補助体制充実加算3の例により所定点数に加算する。
イ **看護補助体制充実加算1** **190点**

ロ　**看護補助体制充実加算２**　175点
ハ　**看護補助体制充実加算３**　165点

6　当該病棟又は病室に入院している患者のうち，急性期医療を担う他の保険医療機関の一般病棟から転院した患者又は当該保険医療機関（急性期医療を担う保険医療機関に限る）の一般病棟から転棟した患者については，**急性期患者支援病床初期加算**として，介護老人保健施設，介護医療院，特別養護老人ホーム，軽費老人ホーム，有料老人ホーム等又は自宅から入院した患者については，治療方針に関する患者又はその家族の意思決定に対する支援を行った場合に，**在宅患者支援病床初期加算**として，転棟若しくは転院又は入院した日から起算して14日を限度として，次に掲げる点数をそれぞれ１日につき所定点数に加算する。

イ　**急性期患者支援病床初期加算**

(1)　許可病床数が400床以上の保険医療機関の場合

①　他の保険医療機関（当該保険医療機関と特別の関係にあるものを除く）の一般病棟から転棟した患者の場合　150点

②　①の患者以外の患者の場合　50点

(2)　許可病床数400床未満の保険医療機関の場合

①　他の保険医療機関（当該保険医療機関と特別の関係にあるものを除く）の一般病棟から転棟した患者の場合　250点

②　①の患者以外の患者の場合　125点

ロ　**在宅患者支援病床初期加算**

(1)　介護老人保健施設から入院した患者の場合

①　救急搬送された患者又は他の保険医療機関で区分番号Ｃ004-2に掲げる救急患者連携搬送料を算定し当該他の保険医療機関から搬送された患者であって，入院初日から当該病棟に入院した患者の場合　580点

②　①の患者以外の患者の場合　480点

(2)　介護医療院，特別養護老人ホーム，軽費老人ホーム，有料老人ホーム等又は自宅から入院した患者の場合

①　救急搬送された患者又は他の保険医療機関で区分番号Ｃ004-2に掲げる救急患者連携搬送料を算定し当該他の保険医療機関から搬送された患者であって，入院初日から当該病棟に入院した患者の場合　480点

②　①の患者以外の患者の場合　380点

7　診療に係る費用〔注３から注６まで及び注８に規定する加算，第２節に規定する臨床研修病院入院診療加算，在宅患者緊急入院診療加算，医師事務作業補助体制加算，地域加算，離島加算，特定感染症患者療養環境特別加算，医療安全対策加算，感染対策向上加算，患者サポート体制充実加算，報告書管理体制加算，データ提出加算，入退院支援加算（１のイに限る），医療的ケア児（者）入院前支援加算，認知症ケア加算，薬剤総合評価調整加算，排尿自立支援加算及び協力対象施設入所者入院加算，区分番号Ｂ001の34に掲げる二次性骨折予防継続管理料（ロに限る），第２章第２部在宅医療，区分番号Ｈ004に掲げる摂食機能療法，区分番号Ｊ038に掲げる人工腎臓，区分番号Ｊ042に掲げる腹膜灌流及び区分番号Ｊ400に掲げる特定保険医療材料（区分番号Ｊ038に掲げる人工腎臓又は区分番号Ｊ042に掲げる腹膜灌流に係るものに限る），第10部手術，第11部麻酔，第14部その他並びに除外薬剤・注射薬〔※告示③別表第５の１の３，p.871〕の費用を除く〕は，地域包括ケア病棟入院料１，地域包括ケア入院医療管理料１，地域包括ケア病棟入院料２，地域包括ケア入院医療管理料２，地域包括ケア病棟入院料３，地域包括ケア入院医療管理料３，地域包括ケア病棟入院料４及び地域包括ケア入院医療管理料４に含まれるものとする。

8　別に厚生労働大臣が定める施設基準〔※告示③第９・11の２(17)，p.841〕に適合しているものとして地方厚生局長等に届け出た病棟又は病室に入院している患者については，**看護職員夜間配置加算**として，１日（別に厚生労働大臣が定める日〔※告示③第９・11の２(18)，p.841〕を除く）につき**70点**を所定点数に加算する。

9　別に厚生労働大臣が定める保険医療機関〔※告示③第９・11の２(19)，p.841〕においては，別に厚生労働大臣が定める日〔※告示③第９・11の２(20)，p.841〕の特定入院料は，**夜間看護体制特定日減算**として，次のいずれにも該当する場合に限り，所定点数の**100分の５**に相当する点数を減算する。

イ　年６日以内であること。

ロ　当該日が属する月が連続する２月以内であること。

10　注１に規定する地域包括ケア病棟入院料２又は地域包括ケア病棟入院料４の施設基準のうち別に厚生労働大臣が定めるもの〔※告示③第９・11の２(21)，p.841〕のみに適合しなくなったものとして地方厚生局長等に届け出た場合に限り，当該病棟に入院している患者については，それぞれの所定点数の**100分の85**に相当する点数を算定する。

11　注１に規定する地域包括ケア病棟入院料３，地域包括ケア入院医療管理料３，地域包括ケア病棟入院料４又は地域包括ケア入院医療管理料４の施設基準のうち別に厚生労働大臣が定めるもの〔告示③第９・11の２(22)，p.841〕のみに適合しなくなったものとして地方厚生局長等に届け出た場合に限り，当該病棟又は病室に入院している患者については，それぞれの所定点数の**100分の90**に相当する点数を算定する。

12　注１に規定する地域包括ケア病棟入院料

(別紙様式7)

地域包括ケア病棟入院診療計画書
(在宅復帰支援に関する事項)

(患者氏名) 殿

年 月 日

病棟（病室）	
在宅復帰支援担当者名	
病名(他に考え得る病名)	
推定される入院期間	
在宅復帰支援計画	

注1） 病名等は，現時点で考えられるものであり，今後の状態の変化等に応じて変わりうるものである。
注2） 入院期間については，現時点で予想されるものである。

(主治医氏名) 印

2，地域包括ケア入院医療管理料2，地域包括ケア病棟入院料4又は地域包括ケア入院医療管理料4の施設基準のうち別に厚生労働大臣が定めるもの〔告示③第9・11の2㉓，p.841〕のみに適合しなくなったものとして地方厚生局長等に届け出た場合に限り，当該病棟又は病室に入院している患者については，それぞれの所定点数の**100分の90**に相当する点数を算定する。

13 別に厚生労働大臣の定める保険医療機関〔告示③第9・11の2㉔，p.841〕において，地域包括ケア病棟入院料1，地域包括ケア入院医療管理料1，地域包括ケア病棟入院料2又は地域包括ケア入院医療管理料2を算定する病棟又は病室に入院している患者については，それぞれの所定点数の**100分の90**に相当する点数を算定する。

【2024年改定による主な変更点】

(1) 入院期間（40日以内・41日以上）に応じた評価に変更。

(2) 重症度，医療・看護必要度の評価基準が見直され，該当患者割合の基準が変更された（**【経過措置】**2024年9月末までは基準を満たすものとする）。

●青字は旧基準	必要度Ⅰ	必要度Ⅱ
地域包括ケア病棟入院料	12% → 10%	8%

(3) 訪問看護に係る実績の基準が引き上げられた（**【経過措置】**2025年5月末までは基準を満たすとされた）。

(4) 「在宅復帰率」「自宅等からの入棟・入室患者の割合」「一般病棟からの転棟患者の割合」の計算から，①短期滞在手術等基本料1・3を算定する患者，②DPC病院において同基本料3の対象手術等を行った患者，③同基本料1の対象手術等を行った患者——が除外された。

(5) 在宅復帰率における「在宅等に退院するもの」から控除する「介護老人保健施設に入所した患者」の算出方法が変更された（退院患者の数から以下の①②の数を控除）。

① 「在宅強化型」の施設サービス費〔介護保健施設サービス費（Ⅰ）の(ii)(iv)，ユニット型介護保健施設サービス費（Ⅰ）の(ii)，経過的ユニット型介護保健施設サービス費(ii)〕の届出を行っている介護老人保健施設に入所した患者数の5割の数

② 上記①の「在宅強化型」の施設サービス費の届出を行っていない介護老人保健施設に入所した患者の数

【経過措置】 上記(4)(5)の「在宅復帰率」「自宅等からの入棟・入室患者の割合」「一般病棟からの転棟患者の割合」の算出方法は，2025年5月末までは従前の例によるとされた。

(6) 地域包括ケア病棟入院料2・4における自院の一般病棟からの転棟患者の割合を6割未満とする要件について，**医療資源の少ない地域の医療機関**が対象外となった。

(7) 介護保険施設等（介護老人保健施設，介護医療院，特別養護老人ホーム）の求めに応じて，その**協力医療機関**として定められることが望ましいとされた。

(8) 従前の「注4」の**看護補助体制充実加算**が「注5」に移行し3区分となった。**加算1**は従前の看護補助体制充実加算の基準に加え，①3年以上の勤務経験を有する看護補助者を5割以上配置，②入院患者数に対する看護補助者の配置100対1以上，③看護補助者に必要な能力を示し育成・評価に活用していることが要件となる。**加算2**は従前の同加算の基準に加え，上記②③を満たすことが要件。**加算3**は従前の同加算の基準を満たすことが要件。身体的拘束を実施した日は，その理由によらず，**加算3**で算定する。

(9) 「注5」「ロ」在宅患者支援病床初期加算において，①救急搬送患者又は他医療機関でC004-2救急患者連携搬送料を算定し搬送された患者が入院初日から当該病棟に入院した場合の点数と，②上記以外の場合の点数が設定された。

→地域包括ケア病棟入院料

(1) 地域包括ケア病棟入院料及び地域包括ケア入院医療管理料（以下「地域包括ケア病棟入院料等」という）を算定する病棟又は病室は，急性期治療を経過した患者及び在宅において療養を行っている患者等の受入れ並びに患者の在宅復帰支援等を行う機能を有し，地域包括ケアシステムを支える役割を担うものである。

(2) リハビリテーションに係る費用（H004摂食機能療法を除く）及び薬剤料（基本診療料の施設基準等**別表第5の1の3**に掲げる薬剤及び注射薬に係る薬剤料を除く）等は，地域包括ケア病棟入院料等に含まれ，別に算定できない。

(3) 地域包括ケア病棟入院料等を算定する患者が当該病室に入院してから7日以内（当該病室に直接入院した患者を含む）に，医師，看護師，在宅復帰支援を担当する者，その他必要に応じ関係職種が共同して新たに診療計画(退院に向けた指導・計画等を含む)を作成し，基本診療料施設基準通知の**別添6**の**別紙2**（p.689）を参考として，文書により病状，症状，治療計画，検査内容及び日程，手術内容及び日程，推定される入院期間等について，患者に対して説明を行い，交付するとともに，その写しを**診療録等**に添付するものとする（ただし，同一保険医療機関の他の病室から地域包括ケア病棟入院料等を算定する病室へ移動した場合，すでに交付されている入院診療計画書に記載した診療計画に変更がなければ**別紙様式7**（p.144）を参考に在宅復帰支援に係る文書のみを交付するとともに，その写しを**診療録等**に添付することでも可とする）。

(4) 地域包括ケア病棟入院料等を算定した患者が退室した場合，退室した先について**診療録**に記載する。

(5) 「注2」に規定する地域の保険医療機関であって，基本診療料施設基準通知**別添2**「入院基本料等の施設基準等」**第5の6**（p.884）の規定により看護配置の異なる病棟毎に一般病棟入院基本料を算定しているものについては，各病棟の施設基準に応じて，「注1」に規定する点数又は「注2」に規定する点数を算定する。

(6) 「注3」，「注4」及び「注5」に規定する**看護職員配置加算**，**看護補助者配置加算**及び**看護補助体制充実加算**は，看護職員及び看護補助者の配置について，別に厚生労働大臣が定める施設基準に適合しているものとして地方厚生（支）局長に届け出た病棟又は病室において算定する。

(7) 「注4」及び「注5」に規定する**看護補助者配置加算**及び**看護補助体制充実加算**を算定する病棟は，身体

的拘束を最小化する取組を実施した上で算定する。取組内容については，**A 101**療養病棟入院基本料の⒇の例による。

(8) 「注５」については，当該患者について，身体的拘束を実施した日は，看護補助体制充実加算１又は看護補助体制充実加算２の届出を行っている場合であっても，看護補助体制充実加算３を算定する。この場合において，看護補助体制充実加算３の届出は不要である。なお，この身体的拘束を実施した日の取扱いについては，令和７年６月１日より適用する。

(9) 「注６」に規定する**急性期患者支援病床初期加算**は，急性期医療の後方病床を確保し，**在宅患者支援病床初期加算**は介護老人保健施設等の入居者等の状態が軽度悪化した際に入院医療を提供できる病床を確保することにより，急性期医療及び在宅での療養を支えることを目的として，地域包括ケア病棟入院料等を届け出た病棟又は病室が有する以下のような機能を評価したものであり，転院，入院又は転棟した日から起算して14日を限度に算定できる。当該加算を算定するに当たっては，入院前の患者の居場所（転院の場合は入院前の医療機関名），救急搬送の有無，自院の入院歴の有無，入院までの経過等を**診療録**に記載する。

ア **急性期患者支援病床初期加算**については，急性期医療を担う病院に入院し，急性期治療を終えて一定程度状態が安定した患者を速やかに当該病棟又は病室が受け入れることにより，急性期医療を担う病院の後方支援を評価するものである。急性期医療を担う病院の一般病棟とは，具体的には，急性期一般入院基本料，７対１入院基本料若しくは10対１入院基本料〔特定機能病院入院基本料（一般病棟に限る）又は専門病院入院基本料に限る〕，救命救急入院料，特定集中治療室管理料，ハイケアユニット入院医療管理料，脳卒中ケアユニット入院医療管理料，小児特定集中治療室管理料，新生児特定集中治療室管理料，総合周産期特定集中治療室管理料，新生児治療回復室入院医療管理料，一類感染症患者入院医療管理料，特殊疾患入院医療管理料又は小児入院医療管理料を算定する病棟である。

イ **在宅患者支援病床初期加算**については，介護老人保健施設等又は自宅で療養を継続している患者が，軽微な発熱や下痢等の症状をきたしたために入院医療を要する状態になった際に，当該病棟又は病室が速やかに当該患者を受け入れる体制を有していること及び厚生労働省「人生の最終段階における医療・ケアの決定プロセスに関するガイドライン」等の内容を踏まえ，入院時に治療方針に関する患者又はその家族等の意思決定に対する支援を行うことにより，自宅や介護老人保健施設等における療養の継続に係る後方支援を評価するものである。なお，当該加算を算定する病棟又は病室を有する病院に介護老人保健施設等が併設されている場合は，当該併設介護老人保健施設等から受け入れた患者については算定できない。

(10) 「注８」に規定する**看護職員夜間配置加算**は，看護職員の手厚い夜間配置を評価したものであるため，当該基準を満たしていても，各病棟における夜勤を行う看護職員の数は，基本診療料の施設基準等の**第９の11の２の⑴のイ**に定める夜間の看護職員の最小必要数を超えた看護職員３人以上でなければ算定できない。

(11) 診断群分類点数表に従って診療報酬を算定していた患者が同一保険医療機関内の地域包括ケア病棟入院料を算定する病棟に転棟した場合については，診断群分類点数表に定められた**入院日Ⅱ**までの間，地域包括ケア入院医療管理料を算定する病室に転室した場合については，診断群分類点数表に定められた**入院日Ⅲ**までの間，診断群分類点数表に従って診療報酬を算定する。なお，入院日Ⅱ又はⅢを超えた日以降は，医科点数表に従って当該入院料又は管理料を算定することとするが，その算定期間は診療報酬の算定方法にかかわらず，当該病棟又は病室に最初に入棟又は入室した日から起算して60日間とする。

(12) 地域包括ケア病棟入院料等に係る算定要件に該当しない患者が，当該病棟等に入院した場合には，当該病棟が一般病棟等である場合は特別入院基本料を，当該病棟が療養病棟等である場合は療養病棟入院基本料の入院料27を算定する。その際，地域包括ケア病棟入院料１，地域包括ケア入院医療管理料１，地域包括ケア病棟入院料２又は地域包括ケア入院医療管理料２の場合は療養病棟入院料１の27を，地域包括ケア病棟入院料３，地域包括ケア入院医療管理料３，地域包括ケア病棟入院料４又は地域包括ケア入院医療管理料４の場合は療養病棟入院料２の27を算定する。この際，**A 100**の「注２」に規定する特別入院基本料又は**A 101**療養病棟入院基本料を算定する場合の費用の請求については，**A 308**回復期リハビリテーション病棟入院料の⑷と同様である。

(13) 地域包括ケア病棟入院料及び地域包括ケア病棟入院医療管理料の「注１」及び「注10」から「注13」までの減算に係る算定方法について，これらのうち複数に該当する場合は，最初に所定点数に「注１」（**100分の95**），「注10」（**100分の85**），「注11」（**100分の90**），「注12」（**100分の90**），「注13」（**100分の90**）のうち該当するものを乗じ，次に該当するものの加算等を行い，最後に小数点以下第一位を四捨五入した点数を算定する。

（令６保医発0305·4）

A 309 特殊疾患病棟入院料（１日につき）

１	特殊疾患病棟入院料１	**2,090点**
２	特殊疾患病棟入院料２	**1,694点**

注１ 別に厚生労働大臣が定める重度の障害者（重度の意識障害者を含む），筋ジストロフィー患者又は難病患者等を主として入院させる病棟に関する施設基準〔※告示③第９・12⑴⑵，p.846〕に適合しているものとして，保険医療機関が地方厚生局長等に届け出た病棟に入院している患者について，当該基準に係る区分に従い，それぞれ所定点数を算定する。

２ 当該病棟に入院している患者が人工呼吸器を使用している場合は，１日につき**600点**を所定点数に加算する。

３ 当該患者が，他の保険医療機関から転院してきた者であって，当該他の保険医療機関において区分番号**A 246**に掲げる入退院支援加算３を算定したものである場合には，**重症児（者）受入連携加算**として，入院初日に限り**2,000点**を所定点数に加算する。

４ 当該病棟に入院する重度の意識障害（脳卒中の後遺症であるものに限る）の患者であって，基本診療料の施設基準等第５の３⑴のロ（p.695）に規定する医療区分２の患者又は第６の３⑵のロの④に規定する医療区分

1の患者に相当するものについては，注1の規定にかかわらず，当該患者が入院している病棟の区分に従い，次に掲げる点数をそれぞれ算定する。

イ 特殊疾患病棟入院料1の施設基準を届け出た病棟に入院している場合

(1) 医療区分2の患者に相当するもの **1,928点**

(2) 医療区分1の患者に相当するもの **1,763点**

ロ 特殊疾患病棟入院料2の施設基準を届け出た病棟に入院している場合

(1) 医療区分2の患者に相当するもの **1,675点**

(2) 医療区分1の患者に相当するもの **1,508点**

5 診療に係る費用〔注2及び注3に規定する加算，第2節に規定する臨床研修病院入院診療加算，医師事務作業補助体制加算（50対1補助体制加算，75対1補助体制加算又は100対1補助体制加算に限る），超重症児（者）入院診療加算・準超重症児（者）入院診療加算，地域加算，離島加算，特定感染症患者療養環境特別加算，医療安全対策加算，感染対策向上加算，患者サポート体制充実加算，報告書管理体制加算，データ提出加算，入退院支援加算（1の口及び2の口に限る），医療的ケア児（者）入院前支援加算，認知症ケア加算，排尿自立支援加算及び協力対象施設入所者入院加算，第14部その他並びに除外薬剤・注射薬（※告示③別表第5の1の2，p.871）の費用を除く〕は，特殊疾患病棟入院料に含まれるものとする。

6 当該病棟に入院する脳卒中又は脳卒中の後遺症の患者（重度の意識障害者，筋ジストロフィー患者及び難病患者等を除く）であって，基本診療料の施設基準等第5の3(1)のロ（p.695）に規定する医療区分2の患者又は第6の3(2)のロの④（p.736）に規定する医療区分1の患者に相当するものについては，注1の規定にかかわらず，当該患者が入院している病棟の区分に従い，次に掲げる点数をそれぞれ算定する。

イ 特殊疾患病棟入院料1の施設基準を届け出た病棟に入院している場合

(1) 医療区分2の患者に相当するもの **1,735点**

(2) 医療区分1の患者に相当するもの **1,586点**

ロ 特殊疾患病棟入院料2の施設基準を届け出た病棟に入院している場合

(1) 医療区分2の患者に相当するもの **1,507点**

(2) 医療区分1の患者に相当するもの **1,357点**

7 当該病棟に入院する患者のうち，区分番号J038に掲げる人工腎臓，区分番号J038-2に掲げる持続緩徐式血液濾過，区分番号J039に掲げる血漿交換療法又は区分番号J042に掲げる腹膜灌流を行っている慢性腎臓病の患者（注4及び注6に規定する点数を算定する患者を除く）であって，基本診療料の施設基準等第5の3(1)のロに規定する医療区分2の患者に相当するものについては，注1の規定にかかわらず，当該患者が入院している病棟の区分に従い，次に掲げる点数をそれぞれ算定する。

イ 特殊疾患病棟入院料1の施設基準を届け出た病棟に入院している場合 **2,010点**

ロ 特殊疾患病棟入院料2の施設基準を届け出た病棟に入院している場合 **1,615点**

【2024年改定による主な変更点】

(1) 重度の肢体不自由児（者）等の患者割合について，従前の「おおむね7割以上」を「7割以上」とし，暦月で6か月を超えない期間の1割以内の一時的な変動にあっては変更届出を行う必要はないとした。

(2) J038人工腎臓，J038-2持続緩徐式血液濾過，J039血漿交換療法，J042腹膜灌流を行っている**慢性腎臓病**の患者であって，A101療養病棟入院基本料において規定する**医療区分**2の患者については，特殊疾患病棟入院料1：2010点，同2：1615点で算定する。

→特殊疾患病棟入院料

(1) 特殊疾患病棟は，主として長期にわたり療養が必要な重度の肢体不自由児（者），脊髄損傷等の重度の障害者，重度の意識障害者（病因が脳卒中の後遺症の患者を含む），筋ジストロフィー患者又は神経難病患者が入院する病棟であり，医療上特に必要がある場合に限り他の病棟への患者の移動は認められるが，その医療上の必要性について**診療報酬明細書**の摘要欄に詳細に記載する。

(2) 特殊疾患病棟入院料を算定する日に使用するものとされた投薬に係る薬剤料は，特殊疾患病棟入院料に含まれ，別に算定できない。

(3) 特殊疾患病棟入院料を算定している患者に対して，1日5時間を超えて体外式陰圧人工呼吸器を使用した場合は，「注2」の加算を算定できる。

(4) 「注2」に掲げる加算を算定する際に使用した酸素及び窒素の費用は，「酸素及び窒素の価格」に定めるところによる。

(5) 「注3」重症児（者）受入連携加算は，集中治療を経た新生児等を急性期の保険医療機関から受け入れ，病態の安定化のために密度の高い医療を提供することを評価したものであり，入院前の保険医療機関において入退院支援加算3が算定された患者を，特殊疾患病棟入院料を算定する病床において受け入れた場合に入院初日に算定する。

(6) 「注4」に定める脳卒中を原因とする重度の意識障害によって当該病棟に入院するもの，「注6」に定める脳卒中又は脳卒中の後遺症の患者（重度の意識障害者，筋ジストロフィー患者及び難病患者等を除く）及び「注7」に定めるJ038人工腎臓，J038-2持続緩徐式血液濾過，J039血漿交換療法又はJ042腹膜灌流を行っている慢性腎臓病の患者〔重度の肢体不自由児（者），脊髄損傷等の重度障害者，重度の意識障害者，筋ジストロフィー患者，難病患者等及び「注4」又は「注6」に規定する点数を算定する患者を除く〕については，A101療養病棟入院基本料における医療区分（1日に2つ以上の区分に該当する場合には，該当するもののうち最も高い点数の区分）に従い，「注4」又は「注

6」については，当該患者ごとに各医療区分に相当する所定点数を算定し，「注7」については，医療区分2に相当する患者である場合に配置基準に応じて所定点数を算定する。その際，当該患者の疾患及び状態の該当する医療区分の項目について，保険医療機関において**診療録等**に記録する。

(7) 平成28年3月31日時点で，継続して6か月以上脳卒中を原因とする重度の意識障害によって特殊疾患病棟入院料を算定する病棟に入院している患者であって，引き続き同病棟に入院しているもの，令和4年3月31日時点で脳卒中又は脳卒中の後遺症により特殊疾患病棟入院料を算定する病棟に入院している患者（重度の意識障害者，筋ジストロフィー患者及び難病患者等を除く）であって，引き続き同病棟に入院しているもの及び令和6年3月31日時点で特殊疾患病棟入院料を算定している病棟に入院している患者であって，J038人工腎臓，J038-2持続緩徐式血液濾過，J039血漿交換療法又はJ042腹膜灌流を行っている慢性腎臓病の患者〔重度の肢体不自由児（者），脊髄損傷等の重度障害者，重度の意識障害者，筋ジストロフィー患者，難病患者等及び「注4」若しくは「注6」に規定する点数を算定する患者を除く〕であり，引き続き当該病棟に入院しているものについては，医療区分3に相当するものとみなす。なお，脳卒中を原因とする重度の意識障害によって特殊疾患病棟入院料を算定する病棟に入院している患者であって，その疾患及び状態等が医療区分3に規定する疾患及び状態等に相当するものについては，「注4」によらず，特殊疾患病棟入院料に規定する所定点数を算定する。

(8) 「注7」に定めるJ038人工腎臓，J038-2持続緩徐式血液濾過，J039血漿交換療法又はJ042腹膜灌流を行っている慢性腎臓病の患者とは，J038人工腎臓，J038-2持続緩徐式血液濾過，J039血漿交換療法又はJ042腹膜灌流が継続的に行われているものとする。

（令6保医発0305·4）

A310 緩和ケア病棟入院料（1日につき）

1 緩和ケア病棟入院料1

イ	30日以内の期間	5,135点
ロ	31日以上60日以内の期間	4,582点
ハ	61日以上の期間	3,373点

2 緩和ケア病棟入院料2

イ	30日以内の期間	4,897点
ロ	31日以上60日以内の期間	4,427点
ハ	61日以上の期間	3,321点

注1 別に厚生労働大臣が定める施設基準〔※告示③第9・13(1)(2)，p.847〕に適合しているものとして地方厚生局長等に届け出た緩和ケアを行う病棟を有する保険医療機関において，当該届出に係る病棟に入院している緩和ケアを要する患者について，当該基準に係る区分に従い，それぞれ算定する。ただし，悪性腫瘍の患者及び後天性免疫不全症候群の患者以外の患者が当該病棟に入院した場合は，区分番号A100に掲げる一般病棟入院基本料の注2に規定する特別入院基本料の例により算定する。

2 当該保険医療機関と連携して緩和ケアを提供する別の保険医療機関（在宅療養支援診療所又は在宅療養支援病院に限る）により在宅での緩和ケアが行われ，当該別の保険医療機関からあらかじめ文書で情報提供を受けた患者について，病状の急変等に伴い，当該別の保険医療機関からの求めに応じて入院させた場合に，**緩和ケア病棟緊急入院初期加算**として，入院した日から起算して15日を限度として，1日につき**200点**を更に所定点数に加算する。

3 診療に係る費用〔注2及び注4に規定する加算，第2節に規定する臨床研修病院入院診療加算，妊産婦緊急搬送入院加算，医師事務作業補助体制加算，地域加算，離島加算，特定感染症患者療養環境特別加算，がん拠点病院加算，医療安全対策加算，感染対策向上加算，患者サポート体制充実加算，報告書管理体制加算，褥瘡ハイリスク患者ケア加算，データ提出加算，入退院支援加算（1のイに限る）及び排尿自立支援加算，第2章第2部第2節在宅療養指導管理料，第3節薬剤料，第4節特定保険医療材料料，第12部放射線治療及び第14部その他，退院時に当該指導管理を行ったことにより算定できる区分番号C108に掲げる在宅麻薬等注射指導管理料，区分番号C108-2に掲げる在宅腫瘍化学療法注射指導管理料，区分番号C108-3に掲げる在宅強心剤持続投与指導管理料，区分番号C108-4に掲げる在宅悪性腫瘍患者共同指導管理料及び区分番号C109に掲げる在宅寝たきり患者処置指導管理料並びに除外薬剤・注射薬（※告示③別表第5の1の2，p.871）の費用を除く〕は，緩和ケア病棟入院料に含まれるものとする。

4 当該病棟に入院している疼痛を有する患者に対して，疼痛の評価その他の療養上必要な指導を行った場合は，**緩和ケア疼痛評価加算**として，1日につき**100点**を所定点数に加算する。

【2024年改定による主な変更点】 緩和ケア病棟緊急入院初期加算における事前の文書による情報提供の要件について，ICTを活用して患者の診療情報等が確認できる体制が構築されている場合は，事前の文書による情報提供がない場合であっても要件を満たすとされた。

→緩和ケア病棟入院料

(1) 緩和ケア病棟は，主として苦痛の緩和を必要とする悪性腫瘍及び後天性免疫不全症候群の患者を入院させ，緩和ケアを行うとともに，外来や在宅への円滑な移行も支援する病棟であり，当該病棟に入院した緩和ケアを要する悪性腫瘍及び後天性免疫不全症候群の患者について算定する。

(2) 緩和ケア病棟入院料を算定する日に使用するものとされた薬剤に係る薬剤料は緩和ケア病棟入院料に含まれるが，退院日に退院後に使用するものとされた薬剤料は別に算定できる。

(3) 悪性腫瘍の患者及び後天性免疫不全症候群の患者以外の患者が，当該病棟に入院した場合には，一般病棟入院基本料の特別入院基本料を算定する。この際，同特別入院基本料の費用の請求については，A308回復期リハビリテーション病棟入院料の(4)（p.138）と同様である。

(4) 緩和ケア病棟における悪性腫瘍患者のケアに関しては，「がん疼痛薬物療法ガイドライン」（日本緩和医療学会），「新版 がん緩和ケアガイドブック」（日本医師会監修 厚生労働科学特別研究事業「適切な緩和ケア提供のための緩和ケアガイドブックの改訂に関する研究」班）等の緩和ケアに関するガイドライン（以下この項において「緩和ケアに関するガイドライン」という）を参考とする。

(5) 「注２」に規定する緩和ケア病棟緊急入院初期加算は，当該保険医療機関と連携して緩和ケアを提供する別の保険医療機関（在宅療養支援診療所又は在宅療養支援病院に限る）（以下本項において「連携保険医療機関」という）から在宅緩和ケアを受ける患者の病状が急変し，症状緩和のために一時的に入院治療を要する場合の緩和ケア病棟への受入れを通じ，在宅での緩和ケアを後方支援することを評価するものである。

当該保険医療機関と連携保険医療機関の間では，過去１年以内に，緩和ケアを受ける患者の紹介，緩和ケアに係る研修又は共同でのカンファレンスの実施等の際に，医師その他の職員が面会した実績が記録されている必要がある。

また，在宅緩和ケアを受け，緊急に入院を要する可能性のある患者について，緊急時の円滑な受入れのため，病状及び投薬内容のほか，患者及び家族への説明等について，当該連携保険医療機関より予め文書による情報提供を受ける必要がある。ただし，当該情報についてICTの活用により，当該保険医療機関が常に連携保険医療機関の有する診療情報の閲覧が可能な場合，文書による情報提供に関する要件を満たしていると見なすことができる。

(6) 「注４」に規定する緩和ケア疼痛評価加算を算定する場合には，緩和ケアに関するガイドラインを参考として，疼痛の評価その他の療養上必要な指導等を実施する。

（令６保医発0305·4）

A311 精神科救急急性期医療入院料（１日につき）

１	30日以内の期間	**2,420点**
２	31日以上60日以内の期間	**2,120点**
３	61日以上90日以内の期間	**1,918点**

注１ 別に厚生労働大臣が定める施設基準〔※告示③第９・14(1)，p.848〕に適合しているものとして地方厚生局長等に届け出た精神病棟を有する保険医療機関において，当該届出に係る精神病棟に入院している患者〔別に厚生労働大臣が定める基準〔※告示③別表第10・１，p.875〕に適合するものに限る〕について算定する。ただし，当該病棟に入院した患者が当該入院料に係る算定要件に該当しない場合は，区分番号**A103**に掲げる精神病棟入院基本料の15対１入院基本料の例により算定する。

２ 診療に係る費用〔注３から注５までに規定する加算，第２節に規定する臨床研修病院入院診療加算，医師事務作業補助体制加算，地域加算，離島加算，特定感染症患者療養環境特別加算，精神科措置入院診療加算，精神科応急入院施設管理加算，精神科身体合併症管理加算，医療安全対策加算，感染対策向上加算，患者サポート体制充実加算，報告書管理体制加算，褥瘡ハイリスク患者ケア加算，精神科救急搬送患者地域連携紹介加算，データ提出加算，精神科入退院支援加算，精神科急性期医師配置加算（精神科救急急性期医療入院料を算定するものに限る），薬剤総合評価調整加算，排尿自立支援加算及び地域医療体制確保加算，第２章第１部医学管理等の区分番号**B015**に掲げる精神科退院時共同指導料２，第８部精神科専門療法，第10部手術，第11部麻酔，第12部放射線治療及び第14部その他並びに除外薬剤・注射薬〔※告示③別表５の１の４，p.872〕に係る費用を除く〕は，精神科救急急性期医療入院料に含まれるものとする。

３ 当該病棟に入院している統合失調症の患者に対して，計画的な医学管理の下に非定型抗精神病薬による治療を行い，かつ，療養上必要な指導を行った場合には，当該患者が使用した１日当たりの抗精神病薬が２種類以下の場合に限り，**非定型抗精神病薬加算**として，１日につき**15点**を所定点数に加算する。

４ 別に厚生労働大臣が定める施設基準〔※告示③第９・14(4)，p.848〕に適合しているものとして地方厚生局長等に届け出た病棟に入院している患者については，入院した日から起算して30日を限度として，**看護職員夜間配置加算**として，１日（別に厚生労働大臣が定める日〔※告示③第９・14(5)，p.848〕を除く）につき**70点**を所定点数に加算する。

５ 別に厚生労働大臣が定める施設基準〔告示③第９・14(6)，p.848〕に適合しているものとして地方厚生局長等に届け出た病棟に入院している患者については，当該基準に係る区分に従い，入院した日から起算して90日を限度として，**精神科救急医療体制加算**として，次に掲げる点数（別に厚生労働大臣が定める場合〔告示③第９・14(7)，p.848〕にあっては，それぞれの点数の**100分の60**に相当する点数）をそれぞれ１日につき所定点数に加算する。

イ	精神科救急医療体制加算１	**600点**
ロ	精神科救急医療体制加算２	**590点**
ハ	精神科救急医療体制加算３	**500点**

【2024年改定による主な変更点】 A246-2精神科入退院支援加算が新設されたことに伴い，従前の「注４」院内標準診療計画加算が廃止された。

→精神科救急急性期医療入院料

(1) 精神科救急急性期医療入院料の算定対象となる患者は，次の**ア**若しくは**イ**に該当する患者（以下この項において「新規患者」という）又は**ウ**に該当する患者である。

ア 措置入院患者，緊急措置入院患者又は応急入院患者

イ ア以外の患者であって，当該病棟に入院する前３か月において保険医療機関（当該病棟を有する保険医療機関を含む）の精神病棟に入院〔心神喪失等の状態で重大な他害行為を行った者の医療及び観察等に関する法律（平成15年法律第110号）第42条第１項第１号又は第61条第１項第１号に規定する同法による入院（医療観察法入院）を除く〕したことがない患者のうち，入院基本料の入院期間の起算日の取扱いにおいて，当該病院への入院日が入院基本料の起算日に当たる患者（当該病棟が満床である等の理由により一旦他の病棟に入院した後，入院日を含め２日以内に当該病棟に転棟した患者を含む）

ウ ア及びイにかかわらず，クロザピンを新規に導入することを目的として，当該入院料に係る病棟を有する保険医療機関において，当該保険医療機関の他の病棟（精神科救急急性期医療入院料，精神科急性

期治療病棟入院料及び精神科救急・合併症入院料を算定する病棟を除く）から当該病棟に転棟した患者又は他の保険医療機関（精神科救急急性期医療入院料，精神科急性期治療病棟入院料及び精神科救急・合併症入院料を算定する病棟を除く）から当該病棟に転院した患者

(2) 当該入院料は，入院日から起算して90日を限度として算定する。なお，届出を行い，新たに算定を開始することとなった日から90日以内においては，届出の効力発生前に当該病棟に新規入院した入院期間が90日以内の患者を，新規患者とみなして算定できる。

(3) (1)の**ウ**に該当する患者については，当該保険医療機関の他の病棟から転棟又は他の保険医療機関から転院後，当該病棟においてクロザピンの投与を開始した日から起算して90日を限度として算定する。ただし，クロザピンの投与後に投与を中止した場合については，以下の取扱いとする。

ア クロザピン投与による無顆粒球症又は好中球減少症により，投与を中止した場合は，投与中止日から２週間まで当該入院料を算定できる

イ ア以外の事由により，投与を中止した場合は，投与中止日まで当該入院料を算定できる。

(4) 精神科救急急性期医療入院料を算定する日に使用するものとされた投薬に係る薬剤料は，精神科救急急性期医療入院料に含まれ，別に算定できない。

(5) 精神科救急急性期医療入院料に係る算定要件に該当しない患者が，当該病棟に入院した場合には，精神病棟入院基本料の15対１入院基本料を算定する。

(6) (5)により，**A 103**精神病棟入院基本料の例により算定する場合の費用の請求については，**A 307**小児入院医療管理料の(9)と同様である。

(7) 当該入院料の算定対象となる患者は以下の障害を有する者に限る。

ア 症状性を含む器質性精神障害（精神症状を有する状態に限り，単なる認知症の症状を除く）

イ 精神作用物質使用による精神及び行動の障害（アルコール依存症にあっては，単なる酩酊状態であるものを除く）

ウ 統合失調症，統合失調症型障害及び妄想性障害

エ 気分（感情）障害

オ 神経症性障害，ストレス関連障害及び身体表現性障害（自殺・自傷行為及び栄養障害・脱水等の生命的危険を伴う状態に限る）

カ 成人の人格及び行動の障害（精神症状を有する状態に限る）

キ 知的障害（精神症状を有する状態に限る）

(8) 「注３」に規定する非定型抗精神病薬及び抗精神病薬の種類数は一般名で計算する。また，非定型抗精神病薬及び抗精神病薬の種類については，**別紙36** (p.428)を参考にする。ただし，クロザピンはこれに含めない。

(9) 「注３」に規定する加算は，非定型抗精神病薬を投与している統合失調症患者に対して，計画的な治療管理を継続して行い，かつ，当該薬剤の効果及び副作用に関する説明を含め，療養上必要な指導を行った場合に算定する。

(10) 「注３」に規定する加算を算定する場合には，１月に１度，治療計画及び指導内容の要点を**診療録**に記載し，投与している薬剤名を**診療報酬明細書**に記載する。

(11) 「注４」に規定する看護職員夜間配置加算は，看護職員の手厚い夜間配置を評価したものであり，当該病棟における看護にあたり以下の隔離及び身体的拘束その他の行動制限を最小化する取組を実施した上で算定する。

ア 入院患者に対し，日頃より行動制限を必要としない状態となるよう環境を整える。

イ やむを得ず行動制限を実施する場合であっても，当該患者の生命及び身体の保護に重点を置いた行動の制限であり，代替の方法が見いだされるまでの間のやむを得ない対応として行われるものであることから，可及的速やかに解除するよう努める。

ウ 行動制限を実施するに当たっては，以下の対応を行う。

(イ) 実施の必要性等のアセスメント

(ロ) 患者家族への説明と同意

(ハ) 行動制限の具体的行為や実施時間等の記録

(ニ) 二次的な身体障害の予防

(ホ) 行動制限の解除に向けた検討

エ 行動制限を実施した場合は，解除に向けた検討を少なくとも１日に１度は行う。なお，行動制限を実施することを避けるために，**イ**及び**ウ**の対応をとらず家族等に対し付添いを強要することがあってはならない。

(12) 「注４」に規定する看護職員夜間配置加算を算定する病院は，行動制限を最小化するための委員会において，入院医療について定期的（少なくとも月１回）な評価を行う。

(13) 「注４」に規定する看護職員夜間配置加算は，当該患者が入院した日から起算して30日を限度として算定できる。

(14) 「注４」に規定する看護職員夜間配置加算を算定する各病棟における夜勤を行う看護職員の数は，基本診療料の施設基準等の**第９の14の**(1)のへに定める夜間の看護師の最小必要数を超えた看護職員３人以上でなければ算定できない。

(15) (1)の**ウ**に該当する患者について，当該病棟においてクロザピンの投与を開始した日を**診療報酬明細書**の摘要欄に記載する。また，当該病棟において，クロザピンの投与を中止した場合は，投与中止日及び投与を中止した理由を(3)の**ア**又は**イ**のいずれか該当するものを**診療報酬明細書**の摘要欄に記載する。あわせて，(1)の**ウ**に該当する患者として当該病棟へ転棟又は転院する以前にクロザピンの投与を中止したことがある場合は，転棟又は転院する以前の直近の投与中止日及び同一入院期間中における通算の投与中止回数を**診療報酬明細書**の摘要欄に記載する。なお，通算の投与中止回数に(3)の**ア**又は**イ**のいずれかに該当するものとして中止した場合は含めない。

(16) 「注５」に規定する精神科救急医療体制加算は，地域における役割に応じた精神科救急入院医療の体制の確保を評価したものであり，当該病棟に入院した日から起算して90日を限度として算定する。

(17) 「注５」の算定対象となる患者は以下の障害を有する者に限る。

ア 認知症を除く症状性を含む器質性精神障害（精神症状を有する状態に限る）

イ 精神作用物質使用による精神及び行動の障害（アルコール依存症にあっては，単なる酩酊状態であるものを除く）

ウ 統合失調症，統合失調症型障害及び妄想性障害

エ 気分（感情）障害（躁状態又は自殺・自傷行為及び栄養障害・脱水等の生命的危険を伴う状態に限る）

オ 神経症性障害，ストレス関連障害及び身体表現性障害（自殺・自傷行為及び栄養障害・脱水等の生命的危険を伴う状態に限る）

カ 成人の人格及び行動の障害（精神症状を有する状態に限る）
キ 知的障害（精神症状を有する状態に限る）

⒅ 「注５」に規定する精神科救急医療体制加算を算定する病棟の病床数（精神病床に限る）は120床までとする。ただし，令和４年３月31日時点で，現に旧医科点数表の精神科救急入院料を算定している病棟において，都道府県等から当該病棟を有する保険医療機関に対し，地域における医療提供体制や医療計画上の必要性等に係る文書が提出されていることが確認できる場合に限り，同時点で精神科救急入院料を算定する病棟の病床数を上限として算定することができる。ただし，この場合にあっては，120床を超えていない病床数も含め，それぞれの所定点数の**100分の60**に相当する点数により算定する。 （令６保医発0305·4）

特定入院

A311-2 精神科急性期治療病棟入院料（１日につき）

1 精神科急性期治療病棟入院料１
イ 30日以内の期間 **2,020点**
ロ 31日以上60日以内の期間 **1,719点**
ハ 61日以上90日以内の期間 **1,518点**

2 精神科急性期治療病棟入院料２
イ 30日以内の期間 **1,903点**
ロ 31日以上60日以内の期間 **1,618点**
ハ 61日以上90日以内の期間 **1,466点**

注１ 別に厚生労働大臣が定める施設基準〔※告示③第９・15⑴～⑶，p.850〕に適合しているものとして地方厚生局長等に届け出た精神病棟を有する保険医療機関において，当該届出に係る精神病棟に入院している患者〔別に厚生労働大臣が定める基準〔※告示③別表第10・2，p.875〕に適合するものに限る〕について，当該基準に係る区分に従い，それぞれ所定点数を算定する。ただし，当該病棟に入院した患者が当該入院料に係る算定要件に該当しない場合は，区分番号**A103**に掲げる精神病棟入院基本料の15対１入院基本料の例により算定する。

２ 診療に係る費用〔注３に規定する加算，第２節に規定する臨床研修病院入院診療加算，妊産婦緊急搬送入院加算，医師事務作業補助体制加算，地域加算，離島加算，特定感染症患者療養環境特別加算，精神科措置入院診療加算，精神科応急入院施設管理加算，精神科身体合併症管理加算，依存症入院医療管理加算，医療安全対策加算，感染対策向上加算，患者サポート体制充実加算，報告書管理体制加算，褥瘡ハイリスク患者ケア加算，精神科救急搬送患者地域連携紹介加算，データ提出加算，精神科入退院支援加算，精神科急性期医師配置加算（精神科急性期治療病棟入院料１を算定するものに限る），薬剤総合評価調整加算及び排尿自立支援加算，第２章第１部医学管理等の区分番号**B015**に掲げる精神科退院時共同指導料２，第８部精神科専門療法，第10部手術，第11部麻酔，第12部放射線治療及び第14部その他並びに除外薬剤・注射薬〔※告示③別表５の１の４，p.872〕に係る費用を除く〕は，精神科急性期治療病棟入院料に含まれるものとする。

３ 当該病棟に入院している統合失調症の患者に対して，計画的な医学管理の下に非定型抗精神病薬による治療を行い，かつ，療養上必要な指導を行った場合には，当該患者が使用した１日当たりの抗精神病薬が２種類以下の場合に限り，**非定型抗精神病薬加算**として，１日につき**15点**を所定点数に加算する。

【2024年改定による主な変更点】
⑴ **A245データ提出加算**の届出医療機関であることが施設基準の要件に追加された（**【経過措置】**2024年３月末時点の精神科急性期治療病棟入院料の届出医療機関は，2026年５月末まで基準を満たすものとする）。
⑵ **A246-2精神科入退院支援加算**が新設されたことに伴い，従前の「注４」院内標準診療計画加算が廃止された。

→精神科急性期治療病棟入院料
⑴ 精神科急性期治療病棟入院料の算定対象となる患者は，次に掲げる患者である。
ア 入院基本料の入院期間の起算日の取扱いにおいて，当該保険医療機関への入院日が入院基本料の起算日に当たる患者（当該病棟が満床である等の理由により一旦他の病棟に入院した後，入院日を含め２日以内に当該病棟に転棟した患者を含む）（以下この項において「新規患者」という）
イ 他の病棟から当該病棟に移動した入院患者又は当該病棟に入院中の患者であって当該入院料を算定していない患者のうち，意識障害，昏迷状態等の急性増悪のため当該病院の精神保健指定医が当該病棟における集中的な治療の必要性を認めた患者（以下この項において「転棟患者等」という）
ウ ア及びイにかかわらず，クロザピンを新規に導入することを目的として，当該入院料に係る病棟を有する保険医療機関において，当該保険医療機関の他の病棟（精神科救急急性期医療入院料，精神科急性期治療病棟入院料及び精神科救急・合併症入院料を算定する病棟を除く）から当該病棟に転棟した患者又は他の保険医療機関（精神科救急急性期医療入院料，精神科急性期治療病棟入院料及び精神科救急・合併症入院料を算定する病棟を除く）から当該病棟に転院した患者
⑵ 新規患者については入院日から起算して90日を限度として算定する。なお，届出を行い，新たに算定を開始することとなった日から90日以内においては，届出の効力発生前に当該病棟に新規入院した入院期間が90日以内の患者を，新規患者とみなして算定できる。
⑶ 転棟患者等については，１年に１回に限り，１月を限度として算定する。１年とは暦年をいい，同一暦年において当該入院料の算定開始日が２回にはならない。なお，転棟患者等が当該入院料を算定する場合は，その医療上の必要性について**診療報酬明細書**の摘要欄に記載する。
⑷ ⑴の**ウ**に該当する患者については，当該保険医療機関の他の病棟から転棟又は他の保険医療機関から転院後，当該病棟においてクロザピンの投与を開始した日から起算して90日を限度として算定する。ただし，クロザピンの投与後に投与を中止した場合については，以下の取扱いとする。
ア クロザピン投与による無顆粒球症又は好中球減少症により，投与を中止した場合は，投与中止日から２週間まで当該入院料を算定できる。
イ ア以外の事由により，投与を中止した場合は，投与中止日まで当該入院料を算定できる。
⑸ 精神科急性期治療病棟入院料を算定する日に使用す

るものとされた投薬に係る薬剤料は，精神科急性期治療病棟入院料に含まれ，別に算定できない。

(6) 精神科急性期治療病棟入院料に係る算定要件に該当しない患者が，当該病棟に入院した場合には，精神病棟入院基本料の15対１入院基本料を算定する。

(7) (6)により，A103精神病棟入院基本料の例により算定する場合の費用の請求については，A307小児入院医療管理料の(9)と同様である。

(8) 当該入院料の算定対象となる患者は，A311精神科救急急性期医療入院料の(7)の例による。

(9) 「注３」に規定する加算の算定に当たっては，A311精神科救急急性期医療入院料の(8)から(10)までの例による。

(10) (1)のウに該当する患者について，当該病棟においてクロザピンの投与を開始した日を**診療報酬明細書**の摘要欄に記載する。また，当該病棟において，クロザピンの投与を中止した場合は，投与中止日及び投与を中止した理由を(4)のア又はイのいずれか該当するものを**診療報酬明細書**の摘要欄に記載する。あわせて，(1)のウに該当する患者として当該病棟へ転棟又は転院する以前にクロザピンの投与を中止したことがある場合は，転棟又は転院する以前の直近の投与中止日及び同一入院期間中における通算の投与中止回数を**診療報酬明細書**の摘要欄に記載する。なお，通算の投与中止回数に(4)のア又はイのいずれかに該当するものとして中止した場合は含めない。

(11) 精神科急性期治療病棟入院料を算定する病棟の病床（精神病床に限る）数は合計で130床を上限として算定できる。

（令６保医発0305·4）

A311-3 精神科救急・合併症入院料（１日につき）

1	30日以内の期間	**3,624点**
2	31日以上60日以内の期間	**3,323点**
3	61日以上90日以内の期間	**3,123点**

注１ 別に厚生労働大臣が定める施設基準〔※告示③第９・15の２(1)，p.852〕に適合しているものとして地方厚生局長等に届け出た精神病棟を有する保険医療機関において，当該届出に係る精神病棟に入院している患者〔別に厚生労働大臣が定める基準〔※告示③別表第10・３，p.875〕に適合するものに限る〕について算定する。ただし，当該病棟に入院した患者が当該入院料に係る算定要件に該当しない場合は，区分番号A103に掲げる精神病棟入院基本料の15対１入院基本料の例により算定する。

２ 診療に係る費用〔注３及び注４までに規定する加算，第２節に規定する臨床研修病院入院診療加算，妊産婦緊急搬送入院加算，医師事務作業補助体制加算，地域加算，離島加算，特定感染症患者療養環境特別加算，精神科措置入院診療加算，精神科応急入院施設管理加算，精神科身体合併症管理加算，依存症入院医療管理加算，摂食障害入院医療管理加算，医療安全対策加算，感染対策向上加算，患者サポート体制充実加算，報告書管理体制加算，褥瘡ハイリスク患者ケア加算，精神科救急搬送患者地域連携紹介加算，データ提出加算，精神科入退院支援加算，薬剤総合評価調整加算，排尿自立支援加算及び地域医療体制確保加算，第２章第１部医学管理等の区分番号B015に掲げる精神科退院時共同指導料２，第７部リハビリテーションの区分番号H000に掲げる心大血管疾患リハビリテーション料，H001に掲げる脳血管疾患等リハビリテーション料，H001-2に掲げる廃用症候群リハビリテーション料，H002に掲げる運動器リハビリテーション料，H003に掲げる呼吸器リハビリテーション料，区分番号H004に掲げる摂食機能療法，区分番号H007に掲げる障害児（者）リハビリテーション料及び区分番号H007-2に掲げるがん患者リハビリテーション料，第８部精神科専門療法，第９部処置の区分番号J038に掲げる人工腎臓，区分番号J042に掲げる腹膜灌流及び区分番号J400に掲げる特定保険医療材料（区分番号J038に掲げる人工腎臓又は区分番号J042に掲げる腹膜灌流に係るものに限る），第10部手術，第11部麻酔，第12部放射線治療並びに第14部その他並びに除外薬剤・注射薬〔※告示③別表５の１の４，p.872〕に係る費用を除く〕は，精神科救急・合併症入院料に含まれるものとする。

３ 当該病棟に入院している統合失調症の患者に対して，計画的な医学管理の下に非定型抗精神病薬による治療を行い，かつ，療養上必要な指導を行った場合には，当該患者が使用した１日当たりの抗精神病薬が２種類以下の場合に限り，**非定型抗精神病薬加算**として，１日につき**15点**を所定点数に加算する。

４ 別に厚生労働大臣が定める施設基準〔※告示③第９・15の２(4)，p.852〕に適合しているものとして地方厚生局長等に届け出た病棟に入院している患者については，入院した日から起算して30日を限度として，**看護職員夜間配置加算**として，１日（別に厚生労働大臣が定める日〔※告示③第９・15の２(5)，p.852〕を除く）につき**70点**を所定点数に加算する。

【2024年改定による主な変更点】 A246-2精神科入退院支援加算が新設されたことに伴い，従前の「注４」院内標準診療計画加算が廃止された。

→精神科救急・合併症入院料

(1) 精神科救急・合併症入院料の算定対象となる患者は，次のアからウまでのいずれかに該当する患者（以下この項において「新規患者」という）又はエに該当する患者である。

ア 措置入院患者，緊急措置入院患者又は応急入院患者

イ ア以外の患者であって，当該病棟に入院する前３か月において保険医療機関（当該病棟を有する保険医療機関を含む）の精神病棟（精神病床のみを有する保険医療機関の精神病棟を除く）に入院〔心神喪失等の状態で重大な他害行為を行った者の医療及び観察等に関する法律第42条第１項第１号又は第61条第１項第１号に規定する同法による入院（医療観察法入院）を除く〕したことがない患者のうち，入院基本料の入院期間の起算日の取扱いにおいて，当該病院への入院日が入院基本料の起算日に当たる患者（当該病棟が満床である等の理由により一旦他の病棟に入院した後，入院日を含め２日以内に当該病棟に転棟した患者を含む）

ウ イの規定にかかわらず，精神科救急・合併症入院料を算定した後に，身体合併症の病状が悪化等して，当該医療機関において特定集中治療室管理料，ハイ

ケアユニット入院医療管理料，脳卒中ケアユニット入院医療管理料，小児特定集中治療室管理料又は総合周産期特定集中治療室管理料（母体・胎児集中治療室管理料を算定するものに限る）を算定し，再度精神科救急・合併症入院料を算定する病棟へ入院した患者

エ アからウまでにかかわらず，クロザピンを新規に導入することを目的として，当該入院料に係る病棟を有する保険医療機関において，当該保険医療機関の他の病棟（精神科救急急性期医療入院料，精神科急性期治療病棟入院料及び精神科救急・合併症入院料を算定する病棟を除く）から当該病棟に転棟した患者又は他の保険医療機関（精神科救急急性期医療入院料，精神科急性期治療病棟入院料及び精神科救急・合併症入院料を算定する病棟を除く）から当該病棟に転院した患者

(2) 当該入院料は，入院日から起算して90日を限度として算定する。なお，届出を行い，新たに算定を開始することとなった日から90日以内においては，届出の効力発生前に当該病棟に新規入院した入院期間が90日以内の患者を，新規患者とみなして算定できる。

(3) (1)の**エ**に該当する患者については，当該保険医療機関の他の病棟から転棟又は他の保険医療機関から転院後，当該病棟においてクロザピンの投与を開始した日から起算して90日を限度として算定する。ただし，クロザピンの投与後に投与を中止した場合については，以下の取扱いとする。

ア クロザピン投与による無顆粒球症又は好中球減少症により，投与を中止した場合は，投与中止日から２週間まで当該入院料を算定できる。

イ ア以外の事由により，投与を中止した場合は，投与中止日まで当該入院料を算定できる。

(4) 精神科救急・合併症入院料を算定する日に使用するものとされた投薬に係る薬剤料は，精神科救急・合併症入院料に含まれ，別に算定できない。

(5) 精神科救急・合併症入院料に係る算定要件に該当しない患者が，当該病棟に入院した場合には，精神病棟入院基本料の15対１入院基本料を算定する。

(6) (5)により，**A 103**精神病棟入院基本料の例により算定する場合の費用の請求については，**A 307**小児入院医療管理料の(9)と同様である。

(7) 当該入院料の算定対象となる患者は，**A 311**精神科救急急性期医療入院料の(7)の例による。

(8) 「注３」に規定する加算の算定に当たっては，**A 311**精神科救急急性期医療入院料の(8)から(10)までの例による。

(9) 「注４」に規定する看護職員夜間配置加算の算定に当たっては，**A 311**精神科救急急性期医療入院料の(11)から(13)までの例による。

(10) 「注４」に規定する看護職員夜間配置加算を算定する各病棟における夜勤を行う看護職員の数は，「基本診療料の施設基準等」の**第９の15の２**の(1)の**ト**に定める夜間の看護師の最小必要数を超えた看護職員３人以上でなければ算定できない。

(11) (1)の**エ**に該当する患者について，当該病棟においてクロザピンの投与を開始した日を**診療報酬明細書**の摘要欄に記載する。また，当該病棟において，クロザピンの投与を中止した場合は，投与中止日及び投与を中止した理由を(3)の**ア**又は**イ**のいずれか該当するものを**診療報酬明細書**の摘要欄に記載する。あわせて，同一の保険医療機関において，(1)の**エ**に該当する患者として当該病棟へ転棟又は転院する以前にクロザピンの投与を中止したことがある場合は，転棟又は転院する以前の直近の投与中止日及び同一入院期間中における通算の投与中止回数を**診療報酬明細書**の摘要欄に記載する。なお，通算の投与中止回数に(3)の**ア**又は**イ**のいずれかに該当するものとして中止した場合は含めない。

（令６保医発0305·4）

A 311-4 児童・思春期精神科入院医療管理料（１日につき） 3,016点

注１ 別に厚生労働大臣が定める施設基準〔※告示③第９・15の３(1)，p.853〕に適合しているものとして地方厚生局長等に届け出た病棟又は治療室に入院している20歳未満の精神疾患を有する患者について，所定点数を算定する。ただし，当該病棟又は治療室に入院した患者が当該入院料に係る算定要件に該当しない場合は，区分番号**A 103**に掲げる精神病棟入院基本料の注２に規定する特別入院基本料の例により算定する。

２ 診療に係る費用〔注３に規定する加算，第２節に規定する臨床研修病院入院診療加算，医師事務作業補助体制加算（50対１補助体制加算，75対１補助体制加算又は100対１補助体制加算に限る），地域加算，離島加算，特定感染症患者療養環境特別加算，強度行動障害入院医療管理加算，摂食障害入院医療管理加算，医療安全対策加算，感染対策向上加算，患者サポート体制充実加算，報告書管理体制加算，褥瘡ハイリスク患者ケア加算，精神科救急搬送患者地域連携受入加算，データ提出加算，精神科入退院支援加算，薬剤総合評価調整加算及び排尿自立支援加算並びに第２章第５部投薬，第６部注射，第10部手術，第11部麻酔，第13部第２節病理診断・判断料及び第14部その他の費用を除く〕は，児童・思春期精神科入院医療管理料に含まれるものとする。

３ 当該病棟又は治療室に入院している20歳未満の精神疾患を有する患者に対する支援体制につき別に厚生労働大臣が定める施設基準〔※告示③第９・15の３(2)，p.854〕に適合しているものとして地方厚生局長等に届け出た保険医療機関の病棟に入院している患者について，**精神科養育支援体制加算**として，入院初日に限り**300点**を所定点数に加算する。

【2024年改定による主な変更点】

(1) A245データ提出加算の届出医療機関であることが施設基準の要件に追加された（**【経過措置】**2024年３月末時点の児童・思春期精神科入院医療管理料の届出医療機関は，2026年５月末まで基準を満たすものとする）。

(2) **【新設】**「注３」精神科養育支援体制加算：虐待等不適切な養育が行われていることが疑われる20歳未満の精神疾患患者に対する支援体制（多職種による専任チーム設置等）を整備した届出医療機関において，20歳未満の精神疾患患者について入院初日に算定可。

→児童・思春期精神科入院医療管理料

(1) 児童・思春期精神科入院医療管理料を算定する病棟又は治療室は，児童及び思春期の精神疾患患者に対して，家庭及び学校関係者等との連携も含めた体制の下に，医師，看護師，精神保健福祉士及び公認心理師等による集中的かつ多面的な治療が計画的に提供される

（別紙様式4）

児童・思春期精神医療入院診療計画書

患者氏名	（男・女）	生年月日	昭・平・令　年　月　日生（　歳）
診断名（状態像名）		ICD-10（コード番号）:	

Ⅰ．発育・社会的環境

発達・生育歴 □特記事項なし □あり	家族構成： （同居家族を含む）	社会的環境： a．就学状況	c．職歴
		b．教育歴 （最終学歴：　　　）	d．交友関係など

Ⅱ．入院時の状況

入院年月日	年　月　日（　曜日）	入院形態	□任意入院　□医療保護入院 □措置入院　□その他
主訴	患者：		
	家族（父・母・その他　　）：		

特別な栄養管理の必要性：有・無

症状　および　問題行動：

A．行　　動：a．動　き：□多動　□寡動　□常同症　□拒絶症　□奇妙な動作（　　　）
b．表　情：□不安・恐怖・心配　□憂うつ　□怒り・敵意　□無表情
c．話し方：□緘黙　□不明瞭　□吃音　□反響言語
d．その他：□睡眠障害　□食行動異常　□排泄障害　□習癖異常

B．情　　緒：□不安定　□無感情　□怒り・敵意　□不安・恐怖・心配　□高揚　□抑うつ気分　□感情の不調和

C．対人関係：□ひきこもり　□自己中心的　□他罰的　□共感性欠如

D．知的機能：□注意散漫　□興味限局　□記憶障害　□知的障害　□学習（能力）障害

E．意　　識：□見当識障害　□意識障害

F．意　　欲：□消極性　□意欲減退　□無為　□意欲亢進

G．行　　為：□自傷　□他害・暴行　□盗み　□器物破損

H．知　　覚：□錯覚　□幻覚

I．思　　考：□心気症　□強迫観念・行為　□恐怖症　□自殺念慮・自殺企図　□離人体験　□病的な空想
□作為体験　□罪業妄想　□被害・関係妄想　□その他の妄想（　　　）　□連合障害

J．そ の 他：□病識欠如　□不登校　□計画的な行動がとれない　□衝動コントロールの欠如　□主体性の未確立

具体的な事柄：

（※）担当者名

主治医	看護師	精神保健福祉士	公認心理師	その他

（※次頁に続く）

病棟又は治療室である。

(2) 当該入院料の対象は，20歳未満の精神疾患を有する患者（精神作用物質使用による精神及び行動の障害の患者並びに知的障害の患者を除く）である。

(3) 当該入院料を算定する場合には，医師は看護師，精神保健福祉士及び公認心理師等と協力し，保護者等と協議の上，**別紙様式４**（p.153）又は**別紙様式４の２**（p.155）若しくはこれに準ずる様式を用いて，詳細な診療計画を作成する。また，作成した診療計画を保護者等に説明の上交付するとともにその写しを**診療録**に添付する。なお，これにより入院診療計画の基準を満たしたものとされる。

(4) 当該入院料を算定する場合には，保護者，学校関係者等に対して面接相談等適切な指導を適宜行う。

(5) 児童・思春期精神科入院医療管理に係る算定要件に該当しない患者が当該病棟又は治療室に入院した場合には，精神病棟入院基本料の特別入院基本料を算定する。

(6) (5)により，**A 103**精神病棟入院基本料の例により算定する場合の費用の請求については，**A 307**小児入院医療管理料の(9)と同様である。

(7) 「注３」に規定する精神科養育支援体制加算は，虐待等不適切な養育が行われていることが疑われる20歳未満の精神疾患を有する患者に対する必要な支援体制を評価するものであり，当該病棟又は治療室に入院し，当該入院管理料を算定している患者について，入院初日に算定する。

（令６保医発0305・4）

A 312　精神療養病棟入院料（１日につき）**1,108点**

注１　別に厚生労働大臣が定める施設基準〔※告示③第９・16(1)，p.854〕に適合しているものとして地方厚生局長等に届け出た精神病棟を有する保険医療機関において，当該届出に係る精神病棟に入院している患者について，所定点数を算定する。

２　診療に係る費用〔注３から注５までに規定する加算，第２節に規定する臨床研修病院入院診療加算，医師事務作業補助体制加算（50対１補助体制加算，75対１補助体制加算又は100対１補助体制加算に限る），地域加算，離島加算，特定感染症患

特定入院

Ⅲ．治療計画　　（患者氏名　）

推定される入院期間（　週間/月） 本人の希望： 家族の希望： 目標の設定： 同意事項： □検査　□診断の確定 □薬物療法の調整　□精神症状の改善 □問題行動の改善　□生活リズムの改善 □家族関係の調整　□主体性の確立 □社会復帰 □その他（　）	基本方針： 治療と検査： A．治療： 精神療法： □個人精神療法：　回/週　□集団精神療法：　回/週 □認知行動療法：　回/週　□生活療法：　回/週 薬物療法： □抗精神病薬　□抗うつ薬　□抗躁薬　□抗不安薬 □抗てんかん薬　□睡眠導入剤 □その他（　） B．検査： 理化学検査： □血液検査　□心電図　□脳波　□X線 □ CT（MRI）検査　□その他（　） 心理検査： □知能検査（　） □性格検査（　）
行動制限：□なし　□あり（電話，面会，外出，外泊，その他　）	隔離室・個室使用：□なし　□あり
退院後の目標：□家庭内適応　□復学　□就労　□デイケア　□地域作業所　□施設入所 □その他（　）	

Ⅳ．家族へのアプローチ

面接： □家族面接：　回/週・月〔□父親　□母親　□その他（　）〕 □本人との同席面接：　回/週・月 その他： □家族療法：　回/週・月　□その他：　回/週・月	具体的アプローチ

Ⅴ．学校・教育へのアプローチ

入院中の教育的配慮： □院内学級・院内分校への通級（学） □地元（原籍）校への通学　□訪問学級 □通信教育　□その他（　）	学校への具体的アプローチ：□本人の同意　□保護者の同意 □担任　□養護教諭　□生徒指導担当　□その他（　） □現状での問題点（　） □今後の方向性（　）

上記説明を受けました。　年　月　日　本人サイン　保護者サイン

(注)内容は，現時点で考えられるものであり，今後の状態の変化等に応じて変わり得るものである。
(児童・思春期精神医療入院診療計画書記載上の注意)
1．入院の早い時期に，医師，看護師，精神保健福祉士，公認心理師などの関係者が協力し，治療計画を決めること。
2．すみやかに，患者，保護者へ説明を行うとともに交付すること（病状によっては，別紙2のみの交付でも可）。

者療養環境特別加算，精神科措置入院診療加算，精神科地域移行実施加算，医療安全対策加算，感染対策向上加算，患者サポート体制充実加算，報告書管理体制加算，精神科救急搬送患者地域連携受入加算，データ提出加算，精神科入退院支援加算，薬剤総合評価調整加算及び排尿自立支援加算，第２章第１部医学管理等の区分番号B015に掲げる精神科退院時共同指導料２，第７部リハビリテーションの区分番号H000に掲げる心大血管疾患リハビリテーション料，区分番号H001に掲げる脳血管疾患等リハビリテーション料，区分番号H001-2に掲げる廃用症候群リハビリテーション料，区分番号H002に掲げる運動器リハビリテーション料，区分番号H003に掲げる呼吸器リハビリテーション料及び区分番号H003-2に掲げるリハビリテーション総合計画評価料，第８部精神科専門療法，第14部その他並びに除外薬剤・注射薬（※告示③別表第５の１の５，p.872）に係る費用を除く〕は，精神療養病棟入院料に含まれるものとする。

3　当該病棟に入院している統合失調症の患者に対して，計画的な医学管理の下に非定型抗精神病薬による治療を行い，かつ，療養上必要な指導を行った場合には，当該患者が使用した１日当たりの抗精神病薬が２種類以下の場合に限り，**非定型抗精神病薬加算**として，１日につき**15点**を所定点数に加算する。

4　別に厚生労働大臣が定める状態〔※告示③第９・16(3)(4)，p.855〕の患者については，重症者加算として，当該患者に係る区分に従い，次に掲げる点数をそれぞれ１日につき所定点数に加算する。ただし，重症者加算１については，別に厚生労働大臣が定める施設基準〔※告示③第９・16(5)，p.855〕に適合しているものとして地方厚生局長等に届け出た保険医療機関に入院している患者に

（別紙様式4の2）

児童・思春期精神医療入院診療計画書（医療保護入院者用）

患者氏名	（男・女）	生年月日	昭和・平成・令和　　年　月　日生（　　歳）
診断名（状態像名）		ICD-10（コード番号）：	

Ⅰ．発育・社会的環境

発達・生育歴 □特記事項なし □あり	家族構成： （同居家族を含む）	社会的環境： a. 就学状況	c. 職歴
		b. 教育歴 （最終学歴：　　　）	d. 交友関係など

Ⅱ．入院時の状況

入院年月日	年　月　日（　曜日）	入院形態	□任意入院　□医療保護入院 □措置入院　□その他

主訴	患者：
	家族（父・母・その他　　　）：

特別な栄養管理の必要性：　有　・　無

症状　および　問題行動：

A. 行　動：a. 動　き：□多動　□寡動　□常同症　□拒絶症　□奇妙な動作（　　　）
b. 表　情：□不安・恐怖・心配　□憂うつ　□怒り・敵意　□無表情
c. 話し方：□緘黙　□不明瞭　□吃音　□反響言語
d. その他：□睡眠障害　□食行動異常　□排泄障害　□習癖異常

B. 情　緒：□不安定　□無感情　□怒り・敵意　□不安・恐怖・心配　□高揚　□抑うつ気分　□感情の不調和

C. 対人関係：□ひきこもり　□自己中心的　□他罰的　□共感性欠如

D. 知的機能：□注意散漫　□興味限局　□記憶障害　□知的障害　□学習（能力）障害

E. 意　識：□見当識障害　□意識障害

F. 意　欲：□消極性　□意欲減退　□無為　□意欲亢進

G. 行　為：□自傷　□他害・暴行　□盗み　□器物破損

H. 知　覚：□錯覚　□幻覚

I. 思　考：□心気症　□強迫観念・行為　□恐怖症　□自殺念慮・自殺企図　□離人体験　□病的な空想　□作為体験
□罪業妄想　□被害・関係妄想　□その他の妄想（　　　）　□連合障害

J. その他：□病識欠如　□不登校　□計画的な行動がとれない　□衝動コントロールの欠如　□主体性の未確立

具体的な事柄：

（※）担当者名

主治医	看護師	精神保健福祉士	公認心理師	その他

（※次頁に続く）

ついてのみ加算する。

イ　**重症者加算1**　60点

ロ　**重症者加算2**　30点

5　別に厚生労働大臣が定める施設基準〔※告示③第９・16⑹，p.855〕に適合しているものとして保険医療機関が地方厚生局長等に届け出た病棟に入院している患者について，**精神保健福祉士配置加算**として，１日につき**30点**を所定点数に加算する。

6　精神保健福祉士配置加算を算定した場合は，注５に規定する加算，区分番号A230-2に掲げる精神科地域移行実施加算，区分番号A246-2に掲げる精神科入退院支援加算，区分番号Ｉ011に掲げる精神科退院指導料及び区分番号Ｉ011-2に掲げる精神科退院前訪問指導料は，算定しない。

A313　削除

【2024年改定による主な変更点】　A246-2精神科入退院支援加算が新設され，従前の「注５」退院調整加算が廃止された。

→精神療養病棟入院料

⑴　精神療養病棟は，主として長期にわたり療養が必要な精神障害患者が入院する病棟として認められたものであり，医療上特に必要がある場合に限り他の病棟への患者の移動は認められるが，その医療上の必要性について**診療報酬明細書**の摘要欄に詳細に記載する。

⑵　精神療養病棟入院料を算定する日に使用するものとされた投薬に係る薬剤料は，精神療養病棟入院料に含まれ，別に算定できない。

⑶　当該病棟の入院患者に対して退院に向けた相談支援業務等を行う者（以下「退院支援相談員」という）は，以下アからウまでの全ての業務を行う。

ア　退院に向けた相談支援業務

㈠　当該患者及びその家族等からの相談に応じ，退院に向けた意欲の喚起等に努める。相談を行った場合には，当該相談内容について看護記録等に記録をする。

㈡　退院に向けた相談支援を行うに当たっては，主治医の指導を受けるとともに，その他当該患者の治療に関わる者との連携を図る。

Ⅲ．治療計画　（患者氏名　）

推定される入院期間（　週間/月） 本人の希望： 家族の希望： 目標の設定： 同意事項： □検査　□診断の確定 □薬物療法の調整　□精神症状の改善 □問題行動の改善　□生活リズムの改善 □家族関係の調整　□主体性の確立 □社会復帰 □その他（　）	基本方針： 治療と検査： A. 治療： 精神療法： □個人精神療法：　回/週　□集団精神療法：　回/週 □認知行動療法：　回/週　□生活療法：　回/週 薬物療法： □抗精神病薬　□抗うつ薬　□抗躁薬　□抗不安薬 □抗てんかん薬　□睡眠導入剤 □その他（　） B. 検査： 理化学検査： □血液検査　□心電図　□脳波　□X線 □CT（MRI）検査　□その他（　） 心理検査： □知能検査（　） □性格検査（　）
行動制限：□なし　□あり（電話，面会，外出，外泊，その他　）	隔離室・個室使用：□なし　□あり
選任された退院後生活環境相談員の氏名	
退院後の目標：□家庭内適応　□復学　□就労　□デイケア　□地域作業所　□施設入所 □その他（　）	

Ⅳ．家族へのアプローチ

面接： □家族面接：　回/週・月〔□父親　□母親　□その他（　）〕 □本人との同席面接：　回/週・月 その他： □家族療法：　回/週・月　□その他：　回/週・月	具体的アプローチ

Ⅴ．学校・教育へのアプローチ

入院中の教育的配慮： □院内学級・院内分校への通級（学） □地元（原籍）校への通学　□訪問学級 □通信教育　□その他（　）	学校への具体的アプローチ：□本人の同意　□保護者の同意 □担任　□養護教諭　□生徒指導担当　□その他（　） □現状での問題点（　） □今後の方向性（　）

上記説明を受けました。　年　月　日 本人サイン　保護者サイン

（注）内容は，現時点で考えられるものであり，今後の状態の変化等に応じて変わり得るものである。
（児童・思春期精神医療入院診療計画書記載上の注意）
1．入院の早い時期に，医師，看護師，精神保健福祉士，公認心理師などの関係者が協力し，治療計画を決めること。
2．すみやかに，患者，保護者へ説明を行うとともに交付すること（病状によっては，別紙2のみの交付でも可）。

イ 退院支援委員会に関する業務

退院支援相談員は，担当する患者について退院に向けた支援を推進するための委員会（以下「退院支援委員会」という）を，当該患者1人につき月1回以上行う。なお，医療保護入院の者について，精神保健及び精神障害者福祉に関する法律第33条第6項第2号に規定する委員会の開催をもって，退院支援委員会の開催とみなすことができる。

ウ 退院調整に関する業務

患者の退院に向け，居住の場の確保等の退院後の環境にかかる調整を行うとともに，必要に応じて相談支援事業所等と連携する等，円滑な地域生活への移行を図る。

(4) 退院支援委員会の出席者は，以下のとおりとする。

ア 当該患者の主治医

イ 看護職員（当該患者を担当する看護職員が出席することが望ましい）

ウ 当該患者について指定された退院支援相談員

エ アからウまで以外の病院の管理者が出席を求める当該病院職員

オ 当該患者

カ 当該患者の家族等

キ 相談支援事業所等の当該精神障害者の退院後の生活環境に関わる者

なお，**オ**及び**カ**については，必要に応じて出席する。また，**キ**の出席については，当該患者の同意を得る。

(5) 退院支援委員会の開催に当たっては，**別紙様式38** (p.157) 又はこれに準じた様式を用いて会議の記録を作成し，その写しを**診療録等**に添付する。なお，医療保護入院の者について，医療保護入院者退院支援委員会の開催をもって，退院支援委員会の開催とみなす場合については，「措置入院及び医療保護入院者の退院促進に関する措置について」（令和5年11月27日障発1127第7号）に規定する医療保護入院者退院支援委員会の審議記録の写しを代わりに**診療録等**に添付する必要がある。

(6) 「注3」に規定する加算の算定に当たっては，**A311** 精神科救急急性期医療入院料の(8)から(10)までの例によ

(別紙様式38)

退院支援委員会会議記録

(患者氏名)＿＿＿＿＿＿殿 生年月日　　年　　月　　日

委員会開催日：　年　　月　　日

病棟（病室）	
病名	
入院年月日	
担当退院支援相談員の氏名	
出席者	主治医（　　　），主治医以外の医師（　　　） 看護職員（　　　） 担当退院支援相談員（　　　） 本人（出席・欠席），家族〔　　　（続柄）〕 その他（　　　）
退院困難な要因（医学的要因）	1. 精神症状　4. IADLの低下 2. 問題行動　5. 身体合併症 3. ADLの低下
退院困難な要因（社会・環境的要因）	1. 家庭内調整（　　　） 2. 受け入れ先の確保が困難（　　　） 3. 生活費の確保が困難（　　　） 4. 自己負担の費用が増加（　　　） 5. その他（　　　）
退院に係る問題点，課題等	
退院へ向けた目標設定，評価時期，支援概要	1. 退院へ向けた目標 2. 評価時期 3. 支援概要
予想される退院先	1. 自宅 2. 障害福祉サービスによる入所施設（　　　） 3. 介護保険サービスによる入所施設（　　　） 4. その他（　　　）
退院後に利用が予想される社会福祉サービス等	
退院後に利用が予想される社会福祉サービスの担当者	

(担当医)　　　　　　　　　　印

(記録者署名)　　　　　　　　印

る。

(7) 「注４」の重症者加算１は，算定する日においてGAF尺度による判定が30以下の患者である場合に算定する。

(8) 「注４」の重症者加算２は，算定する日においてGAF尺度による判定が40以下の患者である場合に算定する。

(9) 「注５」に規定する加算の算定に当たっては，A103精神病棟入院基本料の(7)（p.45）の例による。

（令６保医発0305･4）

A314 認知症治療病棟入院料（１日につき）

1　認知症治療病棟入院料１

イ	30日以内の期間	1,829点
ロ	31日以上60日以内の期間	1,521点
ハ	61日以上の期間	1,221点

2　認知症治療病棟入院料２

イ	30日以内の期間	1,334点
ロ	31日以上60日以内の期間	1,129点
ハ	61日以上の期間	1,003点

注１　別に厚生労働大臣が定める施設基準〔※告示③第９・18(1)～(3)，p.856〕に適合しているものとして地方厚生局長等に届け出た病院である保険医療機関において，当該届出に係る病棟に入院している患者について，当該基準に係る区分に従い，それぞれ算定する。

2　当該病棟が，別に厚生労働大臣が定める施設基準〔※告示③第９・18(4)，p.856〕に適合しているものとして保険医療機関が地方厚生局長等に届け出た病棟である場合には，**認知症夜間対応加算**として，当該患者の入院期間に応じ，次に掲げる点数をそれぞれ１日につき所定点数に加算する。

イ	30日以内の期間	84点
ロ	31日以上の期間	40点

3　診療に係る費用〔注２に規定する加算，第２節に規定する臨床研修病院入院診療加算，医師事務作業補助体制加算（50対１補助体制加算，75対１補助体制加算又は100対１補助体制加算に限る），地域加算，離島加算，特定感染症患者療養環境特別加算，精神科措置入院診療加算，精神科身体合併症管理加算，医療安全対策加算，感染対策向上加算，患者サポート体制充実加算，報告書管理体制加算，精神科救急搬送患者地域連携受入加算，データ提出加算，精神科入退院支援加算，薬剤総合評価調整加算及び排尿自立支援加算，第２章第１部医学管理等の区分番号B015に掲げる精神科退院時共同指導料２，第７部リハビリテーションの区分番号H003-2に掲げるリハビリテーション総合計画評価料（１に限る），区分番号H004に掲げる摂食機能療法及び区分番号H007-3に掲げる認知症患者リハビリテーション料，第８部精神科専門療法，第９部処置の区分番号J038に掲げる人工腎臓（入院した日から起算して60日以内の期間に限る）及び区分番号J400に掲げる特定保険医療材料（入院した日から起算して60日以内の期間における区分番号J038に掲げる人工腎臓に係るものに限る），第14部その他並びに除外薬剤・注射薬（※告示③別表第５の１の２，p.871）に係る費用を除く〕は，認知症治療病棟入院料に含まれるものとする。

【2024年改定による主な変更点】 A246-2精神科入退院支援加算が新設され，従前の「注２」退院調整加算が廃止された。

→認知症治療病棟入院料

(1) 認知症治療病棟入院料は，精神症状及び行動異常が特に著しい重度の認知症患者を対象とした急性期に重点をおいた集中的な認知症治療病棟入院医療を行うため，その体制等が整備されているものとして，別に厚生労働大臣が定める施設基準に適合しているものとして届け出た保険医療機関の精神病棟に入院している患者について算定する。なお，精神症状及び行動異常が特に著しい重度の認知症患者とは，ADLにかかわらず認知症に伴って幻覚，妄想，夜間せん妄，徘徊，弄便，異食等の症状が著しく，その看護が著しく困難な患者をいう。

(2) 認知症治療病棟入院医療を行う病棟は重度認知症患者を入院させる施設として特に認められたものであり，他の病棟への移動は医療上特に必要がある場合に限るものとし，単に検査のために短期間他の病棟に転棟すること等は認められない。

なお，必要があって他の病棟へ移動した場合は，その医療上の必要性について**診療報酬明細書**に詳細に記載する。

(3) 認知症治療病棟入院料を算定する日に使用するものとされた投薬に係る薬剤料は，認知症治療病棟入院料に含まれ，別に算定できない。

(4) 生活機能回復のための訓練及び指導の内容の要点及

び実施に要した時間については，**診療録等**に記載する。

(5)「注２」の認知症夜間対応加算は，別に厚生労働大臣が定める施設基準に適合しているものとして届け出た保険医療機関において，当該病棟に夜勤を行う看護要員が３人以上の場合に算定できる。

(6)「注２」の認知症夜間対応加算を算定する病棟は，行動制限を最小化する取組を実施した上で算定する。取組内容については，A311精神科救急急性期医療入院料の(11)及び(12)の例による。 (令６保医発0305･4)

A315　精神科地域包括ケア病棟入院料（１日につき） **1,535点**

注１　別に厚生労働大臣が定める施設基準〔※告示③第９・18の２(1)，p.857〕に適合しているものとして地方厚生局長等に届け出た精神病棟を有する保険医療機関において，当該届出に係る精神病棟に入院している患者について，区分番号A311に掲げる精神科救急急性期医療入院料，区分番号A311-2に掲げる精神科急性期治療病棟入院料及び区分番号A311-3に掲げる精神科救急・合併症入院料を算定した期間と通算して180日を限度として，所定点数を算定する。ただし，当該病棟に入院した患者が当該入院料に係る算定要件に該当しない場合は，区分番号A103に掲げる精神病棟入院基本料の注２に規定する特別入院基本料の例により算定する。

２　当該病棟に転棟若しくは転院又は入院した日から起算して90日間に限り，**自宅等移行初期加算**として，**100点**を加算する。

３　過去１年以内に，注１本文及び注２に規定する点数を算定した患者（当該保険医療機関以外の保険医療機関で算定した患者を含む）については，当該期間を注１本文及び注２に規定する期間に通算する。

４　区分番号A103に掲げる精神病棟入院基本料の15対１入院基本料，18対１入院基本料並びに20対１入院基本料，区分番号A312に掲げる精神療養病棟入院料，区分番号A314に掲げる認知症治療病棟入院料及び区分番号A318に掲げる地域移行機能強化病棟入院料を届け出ている病棟から，当該病棟への転棟は，患者１人につき１回に限る。

５　当該病棟に入院している統合失調症の患者に対して，計画的な医学管理の下に非定型抗精神病薬による治療を行い，かつ，療養上必要な指導を行った場合には，当該患者が使用した１日当たりの抗精神病薬が２種類以下の場合に限り，**非定型抗精神病薬加算**として，１日につき**15点**を所定点数に加算する。

６　診療に係る費用〔注２及び注５に規定する加算，第２節に規定する臨床研修病院入院診療加算，医師事務作業補助体制加算（50対１補助体制加算，75対１補助体制加算又は100対１補助体制加算に限る），特定感染症入院医療管理加算，地域加算，離島加算，特定感染症患者療養環境特別加算，精神科措置入院診療加算，精神科応急入院施設管理加算，精神科身体合併症管理加算，強度行動障害入院医療管理加算，依存症入院医療管理加算，摂食障害入院医療管理加算，医療安全対策加算，感染対策向上加算，患者サポート体制充実加算，報告書管理体制加算，褥瘡ハイリスク患者ケア加算，精神科救急搬送患者地域連携受入加算，データ提出加算，精神科入退院支援加算，薬剤総合評価調整加算及び排尿自立支援加算，第２章第１部医学管理等の区分番号B015に掲げる精神科退院時共同指導料２，第７部リハビリテーションの区分番号H000に掲げる心大血管疾患リハビリテーション料，区分番号H001に掲げる脳血管疾患等リハビリテーション料，区分番号H001-2に掲げる廃用症候群リハビリテーション料，区分番号H002に掲げる運動器リハビリテーション料，区分番号H003に掲げる呼吸器リハビリテーション料，区分番号H003-2に掲げるリハビリテーション総合計画評価料，第８部精神科専門療法（区分番号I011に掲げる精神科退院指導料及び区分番号I011-2に掲げる精神科退院前訪問指導料を除く），第10部手術，第11部麻酔，第12部放射線治療及び第14部その他並びに除外薬剤・注射薬〔※告示③第９・18の２(2)，p.858〕に係る費用を除く〕は，精神科地域包括ケア病棟入院料に含まれるものとする。

【2024年改定により新設】

(1) 届出精神病棟を有する医療機関において，精神病棟の入院患者について，A311精神科救急急性期医療入院料，A311-2精神科急性期治療病棟入院料，A311-3精神科救急・合併症入院料を算定した期間と通算して180日を限度として算定可。当該病棟に転棟・転院・入院した日から90日間に限り**自宅等移行初期加算**が算定できる。

(2) 主な施設基準は以下のとおり。

①**精神病棟**を単位として行う
②常勤の精神保健指定医**２名以上**，かつ，専任の常勤精神科医**１名以上**配置
③入院患者数に対する看護職員・作業療法士・精神保健福祉士・公認心理師の数：**常時13対１以上**
④作業療法士，精神保健福祉士又は公認心理師：１以上
⑤入院患者数に対する看護職員の数：**常時15対１以上**
⑥看護職員の最小必要数に対する看護師の割合：40％以上
⑦夜勤の看護職員数：２以上

→精神科地域包括ケア病棟入院料

(1) 精神科地域包括ケア病棟入院料を算定する病棟は，精神疾患を有する者の地域移行・地域定着に向けた重点的な支援を提供する精神病棟であり，主として急性期治療を経過した精神疾患を有する患者及び在宅において療養を行っている精神疾患を有する患者等の受入れ並びに患者の在宅復帰支援等を行う機能を有し，精神障害にも対応した地域包括ケアシステムを支える役割を担うものである。

(2) 当該病棟の入院患者に対しては，主治医が病状の評価に基づいた診療計画を作成し，適切な治療を実施するとともに，医師，看護職員，薬剤師，作業療法士，精神保健福祉士，公認心理師等の多職種が共同して，個々の患者の希望や状態に応じて，退院後の療養生活を見据え必要な療養上の指導，服薬指導，作業療法，相談支援，心理支援等を行う。

(3) 当該病棟の入院患者のうち必要なものに対しては，療養上の指導，服薬指導，作業療法，相談支援又は心理支援等を，１日平均２時間以上提供していることが

望ましい。

(4) 精神科地域包括ケア病棟入院料を算定する日に使用するものとされた投薬に係る薬剤料は，精神科地域包括ケア病棟入院料に含まれ，別に算定できない。

(5) 当該入院料の算定期間の計算に当たっては，以下のとおりとする。

ア 当該入院料は，A311精神科救急急性期医療入院料，A311-2精神科急性期治療病棟入院料及びA311-3精神科救急・合併症入院料（以下「精神科救急急性期医療入院料等」という）を算定した期間と通算して180日を限度として算定する。ただし，精神科救急急性期医療入院料等を算定する病棟から退院した日から起算して3月以内に当該病棟に入院した場合も，精神科救急急性期医療入院料等を算定する病棟から退院するまでの間に精神科救急急性期医療入院料等を算定した期間を，当該入院料の算定期間に算入することとする。

イ 過去1年以内に当該入院料を算定した患者については，過去1年以内に当該入院料を算定した期間をアの算定期間に算入することとする。

ウ ア及びイについては，当該保険医療機関以外の保険医療機関において精神科救急急性期医療入院料等を算定していた場合も含む。

エ 当該入院料を算定する保険医療機関は，患者の当該病棟への入院に際し，患者又はその家族等に対して当該患者の過去1年以内の入院の有無を確認するとともに，入院前の患者の居場所（転院の場合は入院前の医療機関名），自院の入院歴の有無，入院までの経過等を**診療録**に記載する。必要に応じて，他の保険医療機関等に対し照会等を行うことにより，他の保険医療機関における当該入院料の算定の有無及び算定日数を確認する。

(6) 精神科地域包括ケア病棟入院料を算定した患者が退院した場合，退院した先について**診療録**に記載する。

(7) 精神科地域包括ケア病棟入院料に係る算定要件に該当しない患者が，当該病棟に入院した場合には，精神病棟入院基本料の特別入院基本料を算定する。

(8) 症状性を含む器質性精神障害の患者にあっては，精神症状を有する状態に限り，当該入院料を算定できるものとし，単なる認知症の症状のみを有する患者については，当該入院料を算定できない。

(9) 「注2」に規定する自宅等移行初期加算は，早期の地域移行・地域定着を推進する観点から，当該病棟への受入れ初期に行われる支援を評価するものであり，転棟若しくは転院又は入院した日から起算して90日を限度として算定できる。なお，当該加算の算定期間の計算に当たって，過去1年以内に当該加算を算定した患者（当該保険医療機関以外の保険医療機関において当該加算を算定していた場合も含む）については，当該算定期間を当該加算の算定期間に算入する。

(10) 「注5」に規定する加算の算定に当たっては，精神科救急急性期医療入院料の(8)から(10)までの例による。

（令6保医発0305･4）

A316 削除

A317 特定一般病棟入院料（1日につき）

1 特定一般病棟入院料1 **1,168点**

2 特定一般病棟入院料2 **1,002点**

注1 医療提供体制の確保の状況に鑑み別に厚生労働大臣が定める地域〔※告示③別表第6の2，p.873〕に所在する保険医療機関（一般病棟が1病棟のものに限る）が，一定地域で必要とされる医療を当該保険医療機関で確保するための体制につき別に厚生労働大臣が定める施設基準〔※告示③第9・19(2)(3)，p.859〕に適合しているものとして地方厚生局長等に届け出た病棟に入院している患者について，当該基準に係る区分に従い，それぞれ所定点数を算定する。

2 当該病棟の入院患者の入院期間に応じ，次に掲げる点数をそれぞれ1日につき所定点数に加算する。

イ 14日以内の期間 **450点**

ロ 15日以上30日以内の期間 **192点**

3 当該患者が他の保険医療機関から転院してきた者であって，当該他の保険医療機関において区分番号A246に掲げる入退院支援加算3を算定したものである場合には，**重症児（者）受入連携加算**として，入院初日に限り**2,000点**を所定点数に加算する。

4 当該病棟に入院している患者のうち，急性期医療を担う他の保険医療機関の一般病棟から転院した患者又は介護老人保健施設，介護医療院，特別養護老人ホーム，軽費老人ホーム，有料老人ホーム等若しくは自宅から入院した患者については，転院又は入院した日から起算して14日を限度として，**救急・在宅等支援病床初期加算**として，1日につき**150点**を所定点数に加算する。

5 別に厚生労働大臣が定める施設基準〔※告示③第9・19(4)，p.859〕に適合するものとして地方厚生局長等に届け出た病棟において，当該患者の看護必要度について測定を行った場合には，**一般病棟看護必要度評価加算**として，1日につき**5点**を所定点数に加算する。

6 当該病棟においては，第2節の各区分に掲げる入院基本料等加算のうち，総合入院体制加算，急性期充実体制加算，臨床研修病院入院診療加算，救急医療管理加算，超急性期脳卒中加算，妊産婦緊急搬送入院加算，在宅患者緊急入院診療加算，診療録管理体制加算，医師事務作業補助体制加算，乳幼児加算・幼児加算，特定感染症入院医療管理加算，難病等特別入院診療加算，超重症児（者）入院診療加算・準超重症児（者）入院診療加算，看護配置加算，看護補助加算，地域加算，離島加算，療養環境加算，HIV感染者療養環境特別加算，特定感染症患者療養環境特別加算，重症者等療養環境特別加算，小児療養環境特別加算，無菌治療室管理加算，放射線治療病室管理加算，緩和ケア診療加算，小児緩和ケア診療加算，精神科リエゾンチーム加算，強度行動障害入院医療管理加算，依存症入院医療管理加算，摂食障害入院医療管理加算，がん拠点病院加算，栄養サポートチーム加算，医療安全対策加算，感染対策向上加算，患者サポート体制充実加算，報告書管理体制加算，褥瘡ハイリスク患者ケア加算，ハイリスク妊娠管理加算，ハイリスク分娩等管理加算（ハイリスク分娩管理加算に限る），呼吸ケアチーム加算，術後疼痛管理チーム加算，後発医薬品使用体制加算，バイオ後続品使用体制加算，データ提出加算，入退院支援加算（1のイ，2のイ及び3に限る），医療的ケア児（者）入院前支援加算，認知症ケア加算，せん妄ハイリスク患者ケア加算，精神疾患診療体制加算，薬剤総合評価調整加算，排尿自立支援加算及び協力対象施設入所者入院加算について，同節に規定する算定要件を満たす場合に算定できる。

7 当該病棟の病室のうち，別に厚生労働大臣が定める施設基準〔※告示③第9・19(5)，p.859〕に適合しているものとして地方厚生局長等に届け出たものに入院する患者に対し，必要があって地域包括ケア入院医療管理が行われた場合には，注1から注6までの規定にかかわらず，当該病室に入院した日から起算して60日を限度として，40日以内の期間においては，それぞれ**2,459点**，**2,270点**，**2,007点**又は**1,796点**を，41日以上の期間においては，それぞれ**2,330点**，**2,151点**，**1,902点**又は**1,702点**を算定する。ただし，当該病室に入院した患者が算定要件に該当しない場合は，区分番号**A100**に掲げる一般病棟入院基本料の注2に規定する特別入院基本料の例により算定する。

8 注7本文の規定により所定点数を算定する場合においては，診療に係る費用〔区分番号A308-3に掲げる地域包括ケア病棟入院料の注3から注6まで及び注8に規定する加算，第2節に規定する臨床研修病院入院診療加算，在宅患者緊急入院診療加算，医師事務作業補助体制加算，地域加算，離島加算，特定感染症患者療養環境特別加算，医療安全対策加算，感染対策向上加算，患者サポート体制充実加算，報告書管理体制加算，データ提出加算，入退院支援加算（1のイに限る），医療的ケア児（者）入院前支援加算，認知症ケア加算，薬剤総合評価調整加算，排尿自立支援加算及び協力対象施設入院加算，第2章第2部在宅医療，第7部リハビリテーションの区分番号H004に掲げる摂食機能療法，第9部処置の区分番号J038に掲げる人工腎臓，区分番号J042に掲げる腹膜灌流及び区分番号J400に掲げる特定保険医療材料（区分番号J038に掲げる人工腎臓又は区分番号J042に掲げる腹膜灌流に係るものに限る）及び第14部その他並びに除外薬剤・注射薬〔※告示③別表第5の1の3，p.871〕の費用を除く〕は，当該所定点数に含まれるものとする。

9 注1から注6までの規定にかかわらず，保険医療機関が地方厚生局長等に届け出た病棟に入院している患者（注7の規定により地方厚生局長等に届け出た病室に入院する者を除く）であって，当該病棟に90日を超えて入院する患者については，区分番号**A101**に掲げる療養病棟入院料1の例により算定する。

→特定一般病棟入院料

(1) 特定一般病棟は，医療提供体制の確保の状況に鑑み，自己完結した医療を提供しているが，医療資源の少ない地域に所在する一般病棟が1病棟から成る保険医療機関の一般病棟であり，当該病棟に入院した患者について算定する。

(2) 「注2」の加算に係る入院期間の起算日は，第2部「通則5」に規定する起算日とする。

(3) 「注5」に規定する一般病棟看護必要度評価加算は，特定一般病棟入院料を算定する病棟であって，別に厚生労働大臣が定める施設基準を満たす病棟に入院しており，看護必要度の測定が行われた患者について算定する。

(4) 特定一般病棟入院料を算定する病棟については，「注6」に掲げる入院基本料等加算について，それぞれの算定要件を満たす場合に算定できる。

(5) 「注7」に規定する点数については，地域包括ケア入院医療管理を行うものとして地方厚生（支）局長に届け出た病室において，急性期治療を経過した患者及び在宅において療養を行っている患者等の受入れ並びに患者の在宅復帰支援等の地域包括ケアシステムを支える医療を提供した場合に，40日以内の期間においては，それぞれ**2,459点**（地域包括ケア1，40日以内），**2,270点**（地域包括ケア2，40日以内），**2,007点**（地域包括ケア3，40日以内）又は**1,796点**（地域包括ケア4，40日以内）を，41日以上の期間においては，それぞれ**2,330点**（地域包括ケア1，41日以降），**2,151点**（地域包括ケア2，41日以降），**1,902点**（地域包括ケア3，41日以降）又は**1,702点**（地域包括ケア4，41日以降）を算定する。

（令6保医発0305・4）

A318 地域移行機能強化病棟入院料（1日につき） **1,557点**

注1 別に厚生労働大臣が定める施設基準〔※告示③第9・20(1)，p.862〕に適合しているものとして地方厚生局長等に届け出た精神病棟を有する保険医療機関において，当該届出に係る精神病棟に入院している患者について算定する。ただし，当該病棟に入院した患者が当該入院料に係る算定要件に該当しない場合は，区分番号**A103**に掲げる精神病棟入院基本料の15対1入院基本料の例により算定する。

2 当該病棟に入院している統合失調症の患者に対して，計画的な医学管理の下に非定型抗精神病薬による治療を行い，かつ，療養上必要な指導を行った場合には，当該患者が使用した1日当たりの抗精神病薬が2種類以下の場合に限り，**非定型抗精神病薬加算**として，1日につき**15点**を所定点数に加算する。

3 別に厚生労働大臣が定める状態〔※告示③第9・20(2)(3)，p.862〕の患者については，重症者加算として，当該患者に係る区分に従い，次に掲げる点数をそれぞれ1日につき所定点数に加算する。ただし，重症者加算1については，別に厚生労働大臣が定める施設基準〔※告示③第9・20(4)，p.862〕に適合しているものとして地方厚生局長等に届け出た保険医療機関に入院している患者についてのみ加算する。

イ　重症者加算１　60点
ロ　重症者加算２　30点

4　診療に係る費用〔注２及び注３本文に規定する加算，第２節に規定する臨床研修病院入院診療加算，医師事務作業補助体制加算（50対１補助体制加算，75対１補助体制加算又は100対１補助体制加算に限る），地域加算，離島加算，特定感染症患者療養環境特別加算，精神科措置入院診療加算，医療安全対策加算，感染対策向上加算，患者サポート体制充実加算，報告書管理体制加算，データ提出加算，精神科入退院支援加算，薬剤総合評価調整加算及び排尿自立支援加算，第２章第１部医学管理等の区分番号B015に掲げる精神科退院時共同指導料２，第８部精神科専門療法（区分番号I011に掲げる精神科退院指導料及び区分番号I011-2に掲げる精神科退院前訪問指導料を除く）第14部その他並びに除外薬剤・注射薬〔※告示③別表第５の１の５，p.872〕に係る費用を除く〕は，**地域移行機能強化病棟入院料に含まれるものとする。**

【2024年改定による主な変更点】

(1)　**長期入院患者の退院実績**〔１年以上の長期入院患者のうち地域移行機能強化病棟から自宅等に退院した患者数（１カ月当たりの平均）÷当該病棟の届出病床数〕の数値基準が，（2.4%以上→）**3.3%以上**に引き上げられた。

(2)　**精神病床削減の基準**が引き上げられ，地域移行機能強化病棟を１年当たり（30%→）**40%以上**減らしていることが基準とされた。

(3)　従前の「専従・常勤の精神保健福祉士１名以上かつ専任・常勤の精神保健福祉士１名以上（入院患者数が40を超える場合は２名以上）」とする規定が，「**専従・常勤の精神保健福祉士１名以上**」のみに緩和された。

(4)　退院支援相談員の対象に「**公認心理師**」が加えられた。

(5)　当該入院料の届出期限が，（2024年３月末→）**2030年３月末**まで延長された。

→地域移行機能強化病棟入院料

(1)　地域移行機能強化病棟は，当該保険医療機関に１年以上入院している患者又は当該保険医療機関での入院が１年以上に及ぶ可能性がある患者に対し，退院後に地域で安定的に日常生活を送るための訓練や支援を集中的に実施し，地域生活への移行を図る病棟である。

(2)　地域移行機能強化病棟入院料を算定する日に使用するものとされた投薬に係る薬剤料は，地域移行機能強化病棟入院料に含まれ，別に算定できない。

(3)　当該病棟の入院患者には，主治医を含む多職種が共同して，以下の支援を行う。このうち，**ア**から**オ**までについては，入院患者全員に行う必要がある。個々の患者に応じた具体的支援の内容については退院支援委員会で議論し，退院支援計画に記載する。これらの支援については，必要に応じ，退院後の居住先や日中の活動場所を訪問して行う必要がある。

ア　保健所，指定特定相談支援事業所・指定一般相談支援事業所の職員，障害福祉サービス事業者の職員，ピアサポーター等との定期的な交流機会を通じた退院意欲の喚起

イ　家事能力や服薬管理等，日常生活に必要な能力を習得する訓練や外出等，地域生活を念頭に置いた実際的なプログラムの実施

ウ　退院後の医療の確保に関すること

(イ)　通院医療機関の確保

(ロ)　訪問診療及び訪問看護の必要性の検討（必要な場合には，対応可能な医療機関や訪問看護ステーションも確保）

(ハ)　薬物療法のアドヒアランスの確認と安定に向けた介入

エ　居住先に関すること

(イ)　居住の場の検討と居住先（自宅を含む）の確保

(ロ)　居住先等での試験外泊や訓練の実施

オ　退院後の生活に関すること

(イ)　障害福祉サービスや介護保険サービス等の利用の必要性の検討

(ロ)　後見人，補佐人又は補助人の必要性の検討

(ハ)　退院後の相談支援に応じる者の検討と確保（指定一般相談支援事業者，指定特定相談支援事業者，市町村の精神保健相談員又は市町村の保健師等）

(ニ)　症状の悪化時等，トラブル時の対処方法や連絡先の一覧の作成（作成した一覧の写しを**診療録**に添付するとともに，患者及び家族等患者の日常生活を支援する者に交付する）

カ　その他

(イ)　市区町村役所での諸手続や居住先で必要な日用品購入等への同行

(ロ)　適切な日中の活動場所の検討

(ハ)　活動場所への移動手段に応じた訓練

(4)　主治医は，当該病棟入院時に，患者と面談し，当該病棟で行われる訓練や治療の内容や目的等について説明する。併せて退院時にも，精神症状や日常生活能力の評価及び改善の可能性，退院後の治療継続の必要性について，患者に説明する。

(5)　当該病棟の入院患者に対して退院に向けた相談支援業務等を行う者（以下本項において「退院支援相談員」という）は，以下**ア**から**エ**までの全ての業務を行う。

ア　退院に向けた意欲の喚起及び個別相談支援業務

(イ)　月１回以上，当該患者と面談し，本人の意向や退院後の生活に関する疑問等を聴取し，退院に向けた意欲の喚起に努める。

(ロ)　(イ)とは別に，当該患者及びその家族等の求めに応じ，随時退院に向けた相談に応じる機会を設ける。

(ハ)　(イ)及び(ロ)で患者から聴取した内容や，助言・指導の要点を看護記録等に記録をする。

(ニ)　退院に向けた相談支援を行うに当たっては，主治医，当該患者の治療に関わる者及び相談支援事業者又は居宅介護支援事業者等の当該精神障害者の退院後の生活環境の調整に関わる者との連携を図る。

イ　退院支援委員会に関する業務

退院支援相談員は，退院支援委員会を，当該患者１人につき月１回以上開催し，退院支援計画の進捗状況について検証する。また，退院支援委員会の議事の要点を**診療録等**に記載する。

なお，医療保護入院の者について，精神保健及び精神障害者福祉に関する法律第33条第６項第２号に規定する委員会の開催をもって，退院支援委員会の開催とみなすことができる。この際，「措置入院及び医療保護入院者の退院促進に関する措置について」に規定する医療保護入院者退院支援委員会の審議記録の写しを**診療録等**に添付する必要がある。

ウ　退院調整に関する業務

患者の退院に向け，居住の場の確保等の退院後の環境に係る調整を行うとともに，必要に応じて相談支援事業所等と連携する等，円滑な地域生活への移行を図る。

エ 退院支援計画の作成及び患者等への説明
担当する患者について，当該患者の意向や退院支援委員会での議事等を踏まえ，具体的な支援の内容とスケジュールを明記した退院支援計画を作成する。退院支援計画の作成に当たっては，**別紙様式6の3**又はこれに準ずる様式を用いて作成し，作成した退院支援計画の内容を患者又はその家族等に文書で説明する。退院支援計画は，退院支援委員会の議事等を踏まえ，少なくとも月に1回以上変更の必要性を検討するとともに，変更が必要な場合には変更点を患者又はその家族等に文書で説明する。説明に用いた文書及び退院支援計画の写しを**診療録**に添付する。

(6) 退院支援委員会の出席者は，以下のとおりとする。
ア 当該患者の主治医
イ 看護職員（当該患者を担当する看護職員が出席することが望ましい）
ウ 当該患者について指定された退院支援相談員
エ アからウまで以外の病院の管理者が出席を求める当該病院職員
オ 当該患者
カ 当該患者の家族等
キ 指定特定相談支援事業者，指定一般相談支援事業者，居宅介護支援事業者等の当該精神障害者の退院後の生活環境に関わる者
なお，オ及びカについては，必要に応じて出席する。また，キについては，当該患者の同意が得られない場合を除き，必ず出席を求める。

(7) 退院を予定している患者（指定特定相談支援事業者又は居宅介護支援事業者が退院後のサービス等利用計画を作成している患者に限る）に係る他の保険医療機関におけるＩ008-2精神科ショート・ケア又はＩ009精神科デイ・ケアの利用については，第2部「通則5」に規定する入院料の基本点数の控除を行わないものとする。

(8) 精神疾患を有する患者が地域で生活するために必要な保健医療福祉資源の確保に努める。必要な地域資源が十分に確保できない場合には，当該保険医療機関自ら地域資源の整備に取り組むことが望ましい。

(9) 「注2」については，Ａ311精神科救急急性期医療入院料の(8)から(10)までの例により，「注3」については，Ａ312精神療養病棟入院料の(7)及び(8)の例による。

（令6保医発0305·4）

Ａ319 特定機能病院リハビリテーション病棟入院料 2,229点

（生活療養を受ける場合にあっては，2,215点）

注1 主として回復期リハビリテーションを行う病棟に関する別に厚生労働大臣が定める施設基準〔※告示③第9・21(1)，p.863〕に適合しているものとして保険医療機関（特定機能病院に限る）が地方厚生局長等に届け出た病棟に入院している患者であって，別に厚生労働大臣が定める回復期リハビリテーションを要する状態〔※告示③別表第9，p.874〕にあるものについて，当該病棟に入院した日から起算して，それぞれの状態に応じて別に厚生労働大臣が定める日数〔※告示③別表第9，p.874〕を限度として所定点数を算定する。ただし，当該病棟に入院した患者が当該入院料に係る算定要件に該当しない場合は，区分番号Ａ100に掲げる一般病棟入院基本料の注2に規定する特別入院基本料の例により算定する。

2 診療に係る費用〔当該患者に対して行った第2章第1部医学管理等の区分番号Ｂ001の10に掲げる入院栄養食事指導料及び区分番号Ｂ011-6に掲げる栄養情報連携料，第2部在宅医療，第7部リハビリテーションの費用（別に厚生労働大臣が定める費用〔※告示③別表第9の3，p.875〕を除く），第2節に規定する臨床研修病院入院診療加算，医師事務作業補助体制加算，地域加算，離島加算，特定感染症患者療養環境特別加算，医療安全対策加算，感染対策向上加算，患者サポート体制充実加算，報告書管理体制加算，データ提出加算，入退院支援加算（1のイに限る），認知症ケア加算，薬剤総合評価調整加算及び排尿自立支援加算，区分番号Ｊ038に掲げる人工腎臓，区分番号Ｊ042に掲げる腹膜灌流及び区分番号Ｊ400に掲げる特定保険医療材料（区分番号Ｊ038に掲げる人工腎臓又は区分番号Ｊ042に掲げる腹膜灌流に係るものに限る）及び第14部その他並びに除外薬剤・注射薬〔※告示③別表第5の1の2，p.871〕の費用を除く〕は，特定機能病院リハビリテーション病棟入院料に含まれるものとする。

【2024年改定による主な変更点】 特定機能病院リハビリテーション病棟入院料の算定患者は，疾患別リハビリテーション料に係る**算定単位数上限緩和**（1日9単位算定可）の対象となるが（リハビリテーション「通則4」），その対象から**H002運動器リハビリテーション料を算定する患者**が除外された（特掲診療料の施設基準等・別表第9の3，p.875）。

→特定機能病院リハビリテーション病棟入院料

(1) 特定機能病院リハビリテーション病棟は，脳血管疾患又は大腿骨頸部骨折等の患者に対して，ADLの向上による寝たきりの防止と家庭復帰を目的としたリハビリテーションを特に集中的に行うための病棟であり，回復期リハビリテーションを要する状態の患者が常時8割以上入院している病棟をいう。なお，リハビリテーションの実施に当たっては，医師は定期的な機能検査等をもとに，その効果判定を行いリハビリテーション実施計画書を作成する必要がある。

(2) 医療上特に必要がある場合に限り特定機能病院リハビリテーション病棟から他の病棟への患者の移動は認められるが，その医療上の必要性について**診療報酬明細書**の摘要欄に詳細に記載する。

(3) 特定機能病院リハビリテーション病棟入院料を算定する日に使用するものとされた投薬に係る薬剤料は，特定機能病院リハビリテーション病棟入院料に含まれ，別に算定できない。

(4) 特定機能病院リハビリテーション病棟入院料に係る算定要件に該当しない患者が，当該病棟に入院した場合には，Ａ100の「注2」に規定する特別入院基本料を算定する。

Ａ100の「注2」に規定する特別入院基本料を算定する場合の費用の請求については，同「注4」に規定する重症児（者）受入連携加算，同「注5」に規定する救急・在宅等支援病床初期加算は算定できず，同「注10」に規定する加算（特別入院基本料において算定できるものに限る）は，当該病棟において要件を満たしている場合に算定できる。

(5) 必要に応じて病棟等における早期歩行，ADLの自立等を目的とした理学療法又は作業療法が行われることとする。

(別紙様式6の3)

退院支援計画書

(患者氏名)＿＿＿＿＿＿＿＿殿

(担当医)

(担当退院支援相談員)

地域移行機能強化病棟への転棟日：　　年　　月　　日
退院支援委員会開催日：　　年　　月　　日
患者等への説明日：　　年　　月　　日
計画の変更日：　　年　　月　　日

1	病名	
2	患者以外の相談者	家族・その他関係者（　　　　）
3	退院についての患者の意向，希望（本人の言葉で記述）	
4	退院後の生活の目標	
5	退院支援で留意すべき主な問題点，課題等 （退院支援委員会の審議等を踏まえ，退院支援において，特に重点的に解決を図る必要があると考えられるもの（最大３つ）を選択した上で，関連する精神症状の状況等とともに，詳細を記載すること）	【本人の受け入れ】 □退院意欲　□退院そのものへの不安 【生活基盤領域】 □経済環境　□住環境 【健康領域】 □服薬管理　□食事管理　□病気の理解（病識）　□身体疾患の管理 □体力　□危機管理 【日常生活領域】 □食事の準備　□金銭管理　□睡眠　□外出 【社会生活技能／社会参加領域】 □対人関係　□日中の過ごし方　□就学　□就労 □その他社会的活動（　　　　） 【家族支援領域】 □家族への情報提供　□家族の負担軽減　□家族関係調整 【その他】 □その他（　　　　） 問題点・課題等の詳細
6	その他退院支援で留意すべき問題点，課題等 （５以外の問題点，課題等について優先順位をつけて記載すること）	
7	退院予定時期	

8			退院支援内容（スケジュールには時期と担当者を併記すること）
	退院意欲の喚起に関すること		【目標】 【実施内容とスケジュール】
	地域生活を念頭に置いたプログラムや訓練の実施に関すること	院内プログラム	【目標】 【実施内容】 □心理教育　□家族心理教育　□就労・就学支援 □個別認知行動療法　□集団認知行動療法　□デイ・ケア等体験利用 □その他（　　　　） 【今後のスケジュール】
		院外プログラム	【目標】 【実施内容】 □宿泊　□買い物　□公共・金融機関利用　□交通機関利用 □住居見学　□通所施設見学　□余暇活動 □その他（　　　　） 【今後のスケジュール】
	退院後の医療の確保に関すること		【退院後の医療サービスに関する課題】 【必要な医療サービス】 □外来通院先の確保　□身体疾患治療のための通院先の確保　□訪問診療　□訪問看護 □デイ・ケア等　□その他（　　　　） 【必要な支援と今後のスケジュール】
	居住先に関すること（※）		【評価】 自宅　□あり　□なし 同居家族　□あり　□なし その他，居住先に関する課題： 【適切な居住先の種類と必要な支援】 【今後の支援のスケジュール】 【外部の支援者（相談支援事業者等）の意見】

	収入と金銭管理に関すること（※）	【評価】 障害年金　□受給中 生活保護　□受給中 その他，退院後の収入と金銭管理に関する課題：	【収入と金銭管理に関する必要な支援】 【今後の支援のスケジュール】
		【外部の支援者（相談支援事業者等）の意見】	
	栄養摂取・調理・火の管理に関すること（※）	【栄養摂取等に関する課題と必要な支援】	【今後の支援のスケジュール】
		【外部の支援者（相談支援事業者等）の意見】	
8	障害福祉サービス等の利用に関すること（※）	【評価】 指定特定相談支援事業所　□未定（　年　月頃までに決定予定）□不要 □決定（事業所名：　担当者：　） 障害者手帳　□取得済［　級］□申請予定（　年　頃まで）□不要 障害支援区分　□認定済［区分　］□申請予定（　年　頃まで）□不要 要介護認定　□認定済［　］□申請予定（　年　頃まで）□不要	
		【その他，障害福祉サービス等に関する課題】	【今後の支援のスケジュール】
		【外部の支援者（相談支援事業者等）の意見】	
	成年後見制度に関すること（※）	【成年後見制度利用に関する課題と必要な支援】	【今後の支援のスケジュール】
		【外部の支援者（相談支援事業者等）の意見】	
	退院後，主に相談援助に応じる者に関すること（※）	【現時点で考えられる主たる援助者】	【今後の支援のスケジュール】
		【外部の支援者（相談支援事業者等）の意見】	
	日中の活動に関すること（※）（趣味や生きがいを考慮すること）	【日中の活動に関する課題と必要な支援】	【今後の支援のスケジュール】
		【外部の支援者（相談支援事業者等）の意見】	
9	その他退院支援に関する特記事項		

（※）指定一般相談支援事業者等，外部の支援を活用する場合には，「今後の支援のスケジュール」に外部の支援を活用するスケジュールを記載すること。

(6) 特定機能病院リハビリテーション病棟入院料又は回復期リハビリテーション病棟入院料を算定している患者は，特定機能病院リハビリテーション病棟入院料を算定する病棟へ転院してきた場合においても，特定機能病院リハビリテーション病棟入院料を継続して算定できる。ただし，その場合にあっては，当該入院料の算定期間を通算する。なお，**診療報酬明細書**の摘要欄に転院前の保険医療機関における当該入院料の算定日数を記載する。

(7) 特定機能病院リハビリテーション病棟入院料を算定するに当たっては，当該特定機能病院リハビリテーション病棟への入院時又は転院時及び退院時に日常生活機能評価，FIM及びSection GGの測定を行い，その結果について**診療録等**に記載する。

(8) 特定機能病院リハビリテーション病棟入院料等を算定するに当たっては，定期的（２週間に１回以上）に日常生活機能評価又はFIMの測定を行い，その結果について**診療録等**に記載する。

(9) 特定機能病院リハビリテーション病棟入院料を算定するに当たっては，当該入院料を算定する患者に対し，入棟後１週間以内に入棟時のFIM運動項目の得点について，また退棟（死亡の場合を除く）に際して退棟時のFIM運動項目の得点について，その合計及び項目別内訳を記載したリハビリテーション実施計画書を作成し，説明する。なお，患者の求めがあった場合には，作成したリハビリテーション実施計画書を交付する。

(10) 医師，看護師，理学療法士，作業療法士，言語聴覚士，社会福祉士等の多職種が共同してリハビリテーション総合実施計画書を作成し，これに基づいて行ったリハビリテーションの効果，実施方法等について共同して評価を行った場合は，**H003-2**リハビリテーション総合計画評価料を算定できる。

(11) 特定機能病院リハビリテーション病棟入院料を算定するに当たっては，栄養管理に関するものとして，次に掲げる内容を行う。

ア 当該入院料を算定する全ての患者について，患者ごとに行うリハビリテーション実施計画又はリハビリテーション総合実施計画の作成に当たっては，管理栄養士も参画し，患者の栄養状態を十分に踏まえて行う。なお，リハビリテーション実施計画書又はリハビリテーション総合実施計画書における栄養関連項目については，必ず記載する。その際，栄養状態の評価には，GLIM基準を用いる。

イ 当該入院料を算定する全ての患者について，管理栄養士を含む医師，看護師その他医療従事者が，入棟時の患者の栄養状態の確認，当該患者の栄養状態の定期的な評価及び栄養管理に係る計画の見直しを共同して行う。

ウ 当該入院料を算定する患者のうち，栄養障害の状態にあるもの又は栄養管理をしなければ栄養障害の状態になることが見込まれるものその他の重点的な栄養管理が必要なものについては，栄養状態に関する再評価を週１回以上行うとともに，再評価の結果も踏まえた適切な栄養管理を行い，栄養状態の改善等を図る。

(12) 急性心筋梗塞等の患者（基本診療料の施設基準等**別表第９**（p.874）に掲げる「急性心筋梗塞，狭心症発作その他急性発症した心大血管疾患又は手術後の状態」に該当する患者であって，回復期リハビリテーション病棟入院料を算定開始日から起算して90日まで算定できるものに限る）については，「心血管疾患におけるリハビリテーションに関するガイドライン」（日本循環器学会，日本心臓リハビリテーション学会合同ガイドライン）の内容を踏まえ，心肺運動負荷試験〔CPX (cardiopulmonary exercise testing)〕を入棟時及び入棟後月に１回以上実施することが望ましい。

（令６保医発0305·4）

第４節 短期滞在手術等基本料

A400 短期滞在手術等基本料
1 短期滞在手術等基本料１
（日帰りの場合）
イ 主として入院で実施されている手術を行った場合
(1) 麻酔を伴う手術を行った場合 2,947点
(2) (1)以外の場合 2,718点
ロ イ以外の場合
(1) 麻酔を伴う手術を行った場合 1,588点
(2) (1)以外の場合 1,359点
2 短期滞在手術等基本料３
（４泊５日までの場合）
イ D237 終夜睡眠ポリグラフィー ３ １及び２以外の場合 イ 安全精度管理下で行うもの 9,537点
（生活療養を受ける場合にあっては） 9,463点
ロ D237 終夜睡眠ポリグラフィー ３ １及び２以外の場合 ロ その他のもの 8,400点
（生活療養を受ける場合にあっては） 8,326点
ハ D237-2 反復睡眠潜時試験（MSLT） 12,676点
（生活療養を受ける場合にあっては） 12,602点
ニ D287 内分泌負荷試験 １ 下垂体前葉負荷試験 イ 成長ホルモン（GH）（一連として） 9,194点
（生活療養を受ける場合にあっては） 9,120点
ホ D291-2 小児食物アレルギー負荷検査 5,278点
（生活療養を受ける場合にあっては） 5,204点
ヘ D413 前立腺針生検法 ２ その他のもの 10,262点
（生活療養を受ける場合にあっては） 10,188点
ト K007-2 経皮的放射線治療用金属マーカー留置術 30,882点
（生活療養を受ける場合にあっては） 30,808点
チ K030 四肢・躯幹軟部腫瘍摘出術 ２ 手，足（手に限る） 14,667点
（生活療養を受ける場合にあっては） 14,593点
リ K046 骨折観血的手術 ２ 前腕，下腿，手舟状骨（手舟状骨に限る） 36,240点
（生活療養を受ける場合にあっては） 36,166点
ヌ K048 骨内異物（挿入物を含む）除去術 ３ 前腕，下腿（前腕に限る） 19,082点
（生活療養を受ける場合にあっては） 19,008点
ル K048 骨内異物（挿入物を含む）除去術 ４ 鎖骨，膝蓋骨，手，足，指（手，足）その他（鎖骨に限る） 20,549点
（生活療養を受ける場合にあっては） 20,475点
ヲ K048 骨内異物（挿入物を含む）除去術 ４ 鎖骨，膝蓋骨，手，足，指（手，足）その他（手に限る） 14,893点
（生活療養を受ける場合にあっては） 14,819点
ワ K070 ガングリオン摘出術 １ 手，足，指（手，足）（手に限る） 13,653点
（生活療養を受ける場合にあっては） 13,579点
カ K093-2 関節鏡下手根管開放手術 18,038点
（生活療養を受ける場合にあっては） 17,964点
ヨ K196-2 胸腔鏡下交感神経節切除術（両側） 32,137点
（生活療養を受ける場合にあっては） 32,063点
タ K202 涙管チューブ挿入術 １ 涙道内視鏡を用いるもの（片側） 8,663点
（生活療養を受ける場合にあっては） 8,589点
レ K202 涙管チューブ挿入術 １ 涙道内視鏡を用いるもの（両側） 13,990点
（生活療養を受ける場合にあっては） 13,916点
ソ K217 眼瞼内反症手術 ２ 皮膚切開法（片側） 6,524点
（生活療養を受ける場合にあっては） 6,450点
ツ K217 眼瞼内反症手術 ２ 皮膚切開法（両側） 14,425点
（生活療養を受ける場合にあっては） 14,351点
ネ K219 眼瞼下垂症手術 １ 眼瞼挙筋前転法（片側） 11,000点
（生活療養を受ける場合にあっては） 10,926点
ナ K219 眼瞼下垂症手術 １ 眼瞼挙筋前転法（両側） 19,357点
（生活療養を受ける場合にあっては） 19,283点
ラ K219 眼瞼下垂症手術 ３ その他のもの（片側） 10,493点
（生活療養を受ける場合にあっては） 10,419点
ム K219 眼瞼下垂症手術 ３ その他のもの（両側） 17,249点
（生活療養を受ける場合にあっては） 17,175点
ウ K224 翼状片手術（弁の移植を要するもの）（片側） 8,437点
（生活療養を受ける場合にあっては） 8,363点
ヰ K224 翼状片手術（弁の移植を要するもの）（両側） 13,030点
（生活療養を受ける場合にあっては） 12,956点
ノ K242 斜視手術 ２ 後転法（片側） 13,877点
（生活療養を受ける場合にあっては） 13,803点
オ K242 斜視手術 ２ 後転法（両側） 19,632点
（生活療養を受ける場合にあっては） 19,558点
ク K242 斜視手術 ３ 前転法及び後転法の併施（片側） 20,488点
（生活療養を受ける場合にあっては） 20,414点
ヤ K242 斜視手術 ３ 前転法及び後転法の併施（両側） 33,119点
（生活療養を受ける場合にあっては） 33,045点
マ K254 治療的角膜切除術 １ エキシマレーザーによるもの（角膜ジストロフィー又は帯状角膜変性に係るものに限る）（片側） 16,748点
（生活療養を受ける場合にあっては） 16,674点
ケ K254 治療的角膜切除術 １ エキシマレーザーによるもの（角膜ジストロフィー又は帯状角膜変性に係るものに限

る）（両側） 28,464点
（生活療養を受ける場合にあっては） 28,390点

フ K268 緑内障手術 6 水晶体再建術併用眼内ドレーン挿入術（片側） 34,516点
（生活療養を受ける場合にあっては） 34,442点

コ K268 緑内障手術 6 水晶体再建術併用眼内ドレーン挿入術（両側） 67,946点
（生活療養を受ける場合にあっては） 67,872点

エ K282 水晶体再建術 1 眼内レンズを挿入する場合 ロ その他のもの（片側） 17,457点
（生活療養を受ける場合にあっては） 17,383点

テ K282 水晶体再建術 1 眼内レンズを挿入する場合 ロ その他のもの（両側） 31,685点
（生活療養を受ける場合にあっては） 31,611点

ア K282 水晶体再建術 2 眼内レンズを挿入しない場合（片側） 14,901点
（生活療養を受ける場合にあっては） 14,827点

サ K282 水晶体再建術 2 眼内レンズを挿入しない場合（両側） 25,413点
（生活療養を受ける場合にあっては） 25,339点

キ K318 鼓膜形成手術 31,981点
（生活療養を受ける場合にあっては） 31,907点

ユ K333 鼻骨骨折整復固定術 16,988点
（生活療養を受ける場合にあっては） 16,914点

メ K389 喉頭・声帯ポリープ切除術 2 直達喉頭鏡又はファイバースコープによるもの 24,709点
（生活療養を受ける場合にあっては） 24,635点

ミ K474 乳腺腫瘍摘出術 1 長径5cm未満 16,684点
（生活療養を受ける場合にあっては） 16,610点

シ K474 乳腺腫瘍摘出術 2 長径5cm以上 22,904点
（生活療養を受ける場合にあっては） 22,830点

ヱ K616-4 経皮的シャント拡張術・血栓除去術 1 初回 26,013点
（生活療養を受ける場合にあっては） 25,939点

ヒ K616-4 経皮的シャント拡張術・血栓除去術 2 1の実施後3月以内に実施する場合 26,057点
（生活療養を受ける場合にあっては） 25,983点

モ K617 下肢静脈瘤手術 1 抜去切除術 20,366点
（生活療養を受ける場合にあっては） 20,292点

セ K617 下肢静脈瘤手術 2 硬化療法（一連として） 8,262点
（生活療養を受ける場合にあっては） 8,188点

ス K617 下肢静脈瘤手術 3 高位結紮術 9,258点
（生活療養を受ける場合にあっては） 9,184点

ン K617-2 大伏在静脈抜去術 20,829点
（生活療養を受ける場合にあっては） 20,755点

イイ K617-4 下肢静脈瘤血管内焼灼術 19,368点
（生活療養を受ける場合にあっては） 19,294点

イロ K617-6 下肢静脈瘤血管内塞栓術 20,479点
（生活療養を受ける場合にあっては） 20,405点

イハ K633 ヘルニア手術 5 鼠径ヘルニア（3歳未満に限る） 31,914点
（生活療養を受ける場合にあっては） 31,840点

イニ K633 ヘルニア手術 5 鼠径ヘルニア（3歳以上6歳未満に限る） 24,786点
（生活療養を受ける場合にあっては） 24,712点

イホ K633 ヘルニア手術 5 鼠径ヘルニア（6歳以上15歳未満に限る） 21,023点
（生活療養を受ける場合にあっては） 20,949点

イヘ K633 ヘルニア手術 5 鼠径ヘルニア（15歳以上に限る） 24,147点
（生活療養を受ける場合にあっては） 24,073点

イト K634 腹腔鏡下鼠径ヘルニア手術（両側）（3歳未満に限る） 63,751点
（生活療養を受ける場合にあっては） 63,677点

イチ K634 腹腔鏡下鼠径ヘルニア手術（両側）（3歳以上6歳未満に限る） 50,817点
（生活療養を受ける場合にあっては） 50,743点

イリ K634 腹腔鏡下鼠径ヘルニア手術（両側）（6歳以上15歳未満に限る） 37,838点
（生活療養を受ける場合にあっては） 37,764点

イヌ K634 腹腔鏡下鼠径ヘルニア手術（両側）（15歳以上に限る） 49,389点
（生活療養を受ける場合にあっては） 49,315点

イル K721 内視鏡的大腸ポリープ・粘膜切除術 1 長径2cm未満 12,580点
（生活療養を受ける場合にあっては） 12,506点

イヲ K721 内視鏡的大腸ポリープ・粘膜切除術 2 長径2cm以上 16,153点
（生活療養を受ける場合にあっては） 16,079点

イワ K743 痔核手術（脱肛を含む）2 硬化療法（四段階注射法によるもの） 10,386点
（生活療養を受ける場合にあっては） 10,312点

イカ K747 肛門良性腫瘍，肛門ポリープ，肛門尖圭コンジローム切除術（肛門ポリープ切除術に限る） 10,017点
（生活療養を受ける場合にあっては） 9,943点

イヨ K747 肛門良性腫瘍，肛門ポリープ，肛門尖圭コンジローム切除術（肛門尖圭コンジローム切除術に限る） 7,617点
（生活療養を受ける場合にあっては） 7,543点

イタ K768 体外衝撃波腎・尿管結石破砕術（一連につき） 25,702点
（生活療養を受ける場合にあっては） 25,628点

イレ K823-6 尿失禁手術（ボツリヌス毒素によるもの） 23,829点
（生活療養を受ける場合にあっては） 23,755点

イソ　K834-3　顕微鏡下精索静脈瘤手術　21,524点
（生活療養を受ける場合にあっては）　21,450点
イツ　K867　子宮頸部（腟部）切除術　15,253点
（生活療養を受ける場合にあっては）　15,179点
イネ　K872-3　子宮鏡下有茎粘膜下筋腫切出術，子宮内膜ポリープ切除術
1　電解質溶液利用のもの　22,099点
（生活療養を受ける場合にあっては）　22,025点
イナ　K872-3　子宮鏡下有茎粘膜下筋腫切出術，子宮内膜ポリープ切除術
2　その他のもの　18,115点
（生活療養を受ける場合にあっては）　18,041点
イラ　K873　子宮鏡下子宮筋腫摘出術
1　電解質溶液利用のもの　36,674点
（生活療養を受ける場合にあっては）　36,600点
イム　K873　子宮鏡下子宮筋腫摘出術
2　その他のもの　32,538点
（生活療養を受ける場合にあっては）　32,464点
イウ　K890-3　腹腔鏡下卵管形成術　100,243点
（生活療養を受ける場合にあっては）　100,169点
イキ　M001-2　ガンマナイフによる定位放射線治療　60,796点
（生活療養を受ける場合にあっては）　60,722点

注1　別に厚生労働大臣が定める施設基準〔※告示③第10・2，p.866〕に適合しているものとして地方厚生局長等に届け出た保険医療機関において，別に厚生労働大臣が定める手術〔※告示③別表第11・1，p.875〕を行った場合（同一の日に入院及び退院した場合に限る）は，短期滞在手術等基本料１を算定する。ただし，当該患者が同一の疾病又は負傷につき，退院の日から起算して７日以内に再入院した場合は，当該基本料は算定しない。

2　別に厚生労働大臣が定める保険医療機関〔※告示③第10・3，p.866〕において，当該手術を行った場合（入院した日から起算して５日までの期間に限る）は，短期滞在手術等基本料３を算定する。ただし，当該患者が同一の疾病につき，退院の日から起算して７日以内に再入院した場合は，当該基本料は算定しない。

3　第２章第３部検査，第４部画像診断及び第11部麻酔のうち次に掲げるものは，短期滞在手術等基本料１に含まれるものとする。

イ　尿中一般物質定性半定量検査
ロ　血液形態・機能検査
末梢血液像（自動機械法），末梢血液像（鏡検法）及び末梢血液一般検査
ハ　出血・凝固検査
出血時間，プロトロンビン時間（PT）及び活性化部分トロンボプラスチン時間（APTT）
ニ　血液化学検査
総ビリルビン，直接ビリルビン又は抱合型ビリルビン，総蛋白，アルブミン（BCP改良法・BCG法），尿素窒素，クレアチニン，尿酸，アルカリホスファターゼ（ALP），コリンエステラーゼ（ChE），γ-グルタミルトランスフェラーゼ（γ-GT），中性脂肪，ナトリウム及びクロール，カリウム，カルシウム，マグネシウム，クレアチン，グルコース，乳酸デヒドロゲナーゼ（LD），アミラーゼ，ロイシンアミノペプチダーゼ（LAP），クレアチンキナーゼ（CK），アルドラーゼ，遊離コレステロール，鉄（Fe），血中ケトン体・糖・クロール検査（試験紙法・アンプル法・固定化酵素電極によるもの），リン脂質，HDL-コレステロール，LDL-コレステロール，無機リン及びリン酸，総コレステロール，アスパラギン酸アミノトランスフェラーゼ（AST），アラニンアミノトランスフェラーゼ（ALT）並びにイオン化カルシウム
ホ　感染症免疫学的検査
梅毒血清反応（STS）定性，抗ストレプトリジンO（ASO）定性，抗ストレプトリジンO（ASO）半定量，抗ストレプトリジンO（ASO）定量，抗ストレプトキナーゼ（ASK）定性，抗ストレプトキナーゼ（ASK）半定量，梅毒トレポネーマ抗体定性，HIV-1抗体，肺炎球菌抗原定性（尿・髄液），ヘモフィルス・インフルエンザｂ型（Hib）抗原定性（尿・髄液），単純ヘルペスウイルス抗原定性，RSウイルス抗原定性及び淋菌抗原定性
ヘ　肝炎ウイルス関連検査
HBs抗原定性・半定量及びHCV抗体定性・定量
ト　血漿蛋白免疫学的検査
C反応性蛋白（CRP）定性及びC反応性蛋白（CRP）
チ　心電図検査
区分番号D208の１に掲げるもの
リ　写真診断
区分番号E001の１に掲げるもの
ヌ　撮影
区分番号E002の１に掲げるもの
ル　麻酔管理料（Ⅰ）
区分番号L009に掲げるもの
ヲ　麻酔管理料（Ⅱ）
区分番号L010に掲げるもの

4　第１章基本診療料及び第２章特掲診療料に掲げるもの〔当該患者に対して行った第２章第２部第２節在宅療養指導管理料，第３節薬剤料，第４節特定保険医療材料料，区分番号J038に掲げる人工腎臓及び退院時の投薬に係る薬剤料，第14部その他並びに除外薬剤・注射薬〔※告示③別表第５の１の３，p.871〕の費用を除く〕は，短期滞在手術等基本料３に含まれるものとする。

（編注）本書では，該当手術等に 短1 ， 短3 と付記。

→短期滞在手術等基本料

(1)　短期滞在手術等基本料は，短期滞在手術等（日帰り

(別紙様式8)

短期滞在手術等同意書

(患者氏名)　　　　　　　　殿

令和　　年　　月　　日

病　　　名	
症　　　状	
治　療　計　画	
手術内容及び日程	
手術等後に起こりうる症状とその際の対処	

(主治医氏名)　　　　　　　　印

私は，現在の疾病の診療に関して，上記の説明を受け，十分に理解した上で短期滞在手術等を受けることに同意します。

(患者氏名)　　　　　　　　印

短期手術

及び4泊5日以内の入院による手術，検査及び放射線治療）を行うための環境及び当該手術等を行うために必要な術前・術後の管理や定型的な検査，画像診断等を包括的に評価したものであり，次に定める要件を満たしている場合に限り算定できる。

ア　手術室を使用している〔(6)のアから**カ**までを算定する場合を除く〕。なお，内視鏡を用いた手術を実施する場合については，内視鏡室を使用してもよい。

イ　手術等の実施前に十分な説明を行った上で，**別紙様式8**を参考にした様式を用いて患者の同意を得る。

ウ　退院翌日に患者の状態を確認する等，十分なフォローアップを行う。

エ　退院後概ね3日間，患者が1時間以内で当該医療機関に来院可能な距離にいる（短期滞在手術等基本料3を除く）。

(2)　短期滞在手術等基本料を算定した後，当該患者が同一の疾病につき再入院した場合であって，当該再入院日が前回入院の退院の日から起算して7日以内である場合は，当該再入院においては短期滞在手術等基本料を算定せず，第1章基本診療料（第2部第4節短期滞在手術等基本料を除く）及び第2章特掲診療料に基づき算定する。

(3)　短期滞在手術等基本料1の「イ」主として入院で実施されている手術を行った場合とは，以下に掲げる手術等を行った場合をいう。

ア　D287内分泌負荷試験の「1」下垂体前葉負荷試験の「イ」成長ホルモン（GH）（一連として）

イ　D291-2小児食物アレルギー負荷検査

ウ　K006皮膚，皮下腫瘍摘出術（露出部以外）の「4」長径12cm以上（6歳未満に限る）

エ　K030四肢・躯幹軟部腫瘍摘出術の「2」手，足（手に限る）

オ　K048骨内異物（挿入物を含む）除去術の「4」鎖骨，膝蓋骨，手，足，指（手，足）その他（手に限る）

カ　K068半月板切除術

キ　K068-2関節鏡下半月板切除術

ク　K282水晶体再建術の「1」眼内レンズを挿入する場合の「イ」縫着レンズを挿入するもの

ケ　K282水晶体再建術の「2」眼内レンズを挿入しない場合

コ　K282水晶体再建術の「3」計画的後嚢切開を伴う場合

サ　K474乳腺腫瘍摘出術の「1」長径5cm未満

シ　K474乳腺腫瘍摘出術の「2」長径5cm以上

ス　K508気管支狭窄拡張術（気管支鏡によるもの）

セ　K510気管支腫瘍摘出術（気管支鏡又は気管支ファイバースコープによるもの）

ソ　K617下肢静脈瘤手術の「1」抜去切除術

タ　K653内視鏡的胃，十二指腸ポリープ・粘膜切除術の「1」早期悪性腫瘍粘膜切除術

チ　K834-3顕微鏡下精索静脈瘤手術

ツ　K841-2経尿道的レーザー前立腺切除・蒸散術の「1」ホルミウムレーザー又は倍周波数レーザーを用いるもの

テ　K841-2経尿道的レーザー前立腺切除・蒸散術の「2」ツリウムレーザーを用いるもの

ト　K841-2経尿道的レーザー前立腺切除・蒸散術の「3」その他のもの

(4)　短期滞在手術等基本料1の「イ」又は「ロ」の「(1)」麻酔を伴う手術を行った場合とは，医科点数表第2章第11部に掲げる麻酔のうち，L009麻酔管理料（Ⅰ）及びL010麻酔管理料（Ⅱ）の対象となる，以下に掲げる麻酔を伴う手術等を行った場合をいう。

ア　L002硬膜外麻酔

イ　L004脊椎麻酔

ウ　L008マスク又は気管内挿管による閉鎖循環式全身麻酔

(5)　DPC対象病院においては，短期滞在手術等基本料3を算定できない。

(6)　DPC対象病院及び診療所を除く保険医療機関において，入院した日から起算して5日以内に以下の手術等を行う場合には，特に規定する場合を除き，全ての患者について短期滞在手術等基本料3を算定する。

ア　D237終夜睡眠ポリグラフィーの「3」「1」及び「2」以外の場合の「イ」安全精度管理下で行うもの

イ　D237終夜睡眠ポリグラフィーの「3」「1」及び「2」以外の場合の「ロ」その他のもの

ウ　D237-2反復睡眠潜時試験（MSLT）

エ　D287内分泌負荷試験の「1」下垂体前葉負荷試験の「イ」成長ホルモン（GH）（一連として）

オ　D291-2小児食物アレルギー負荷検査

カ　D413前立腺針生検法の「2」その他のもの

キ　K007-2経皮的放射線治療用金属マーカー留置術

ク　K030四肢・躯幹軟部腫瘍摘出術の「2」手，足（手に限る）

ケ　K046骨折観血的手術の「2」前腕，下腿，手舟状骨（手舟状骨に限る）

コ　K048骨内異物（挿入物を含む）除去術の「3」前腕，下腿（前腕に限る）

サ　K048骨内異物（挿入物を含む）除去術の「4」鎖骨，膝蓋骨，手，足，指（手，足）その他（鎖骨に限る）

シ　K048骨内異物（挿入物を含む）除去術の「4」鎖骨，膝蓋骨，手，足，指（手，足）その他（手に限る）

ス　K070ガングリオン摘出術の「1」手，足，指（手，足）（手に限る）

セ　K093-2関節鏡下手根管開放手術

ソ　K196-2胸腔鏡下交感神経節切除術（両側）

タ　K202涙管チューブ挿入術の「1」涙道内視鏡を用いるもの

チ　K217眼瞼内反症手術の「2」皮膚切開法
ツ　K219眼瞼下垂症手術の「1」眼瞼挙筋前転法
テ　K219眼瞼下垂症手術の「3」その他のもの
ト　K224翼状片手術（弁の移植を要するもの）
ナ　K242斜視手術の「2」後転法
ニ　K242斜視手術の「3」前転法及び後転法の併施
ヌ　K254治療的角膜切除術の「1」エキシマレーザーによるもの（角膜ジストロフィー又は帯状角膜変性に係るものに限る）
ネ　K268緑内障手術の「6」水晶体再建術併用眼内ドレーン挿入術
ノ　K282水晶体再建術の「1」眼内レンズを挿入する場合の「ロ」その他のもの
ハ　K282水晶体再建術の「2」眼内レンズを挿入しない場合
ヒ　K318鼓膜形成手術
フ　K333鼻骨骨折整復固定術
ヘ　K389喉頭・声帯ポリープ切除術の「2」直達喉頭鏡又はファイバースコープによるもの
ホ　K474乳腺腫瘍摘出術の「1」長径5cm未満
マ　K474乳腺腫瘍摘出術の「2」長径5cm以上
ミ　K616-4経皮的シャント拡張術・血栓除去術の「1」初回
ム　K616-4経皮的シャント拡張術・血栓除去術の「2」1の実施後3月以内に実施する患者
メ　K617下肢静脈瘤手術の「1」抜去切除術
モ　K617下肢静脈瘤手術の「2」硬化療法（一連として）
ヤ　K617下肢静脈瘤手術の「3」高位結紮術
ユ　K617-2大伏在静脈抜去術
ヨ　K617-4下肢静脈瘤血管内焼灼術
ラ　K617-6下肢静脈瘤血管内塞栓術
リ　K633ヘルニア手術の「5」鼠径ヘルニア
ル　K634腹腔鏡下鼠径ヘルニア手術（両側）
レ　K721内視鏡的大腸ポリープ・粘膜切除術の「1」長径2cm未満
ロ　K721内視鏡的大腸ポリープ・粘膜切除術の「2」長径2cm以上
ワ　K743痔核手術（脱肛を含む）の「2」硬化療法（四段階注射法によるもの）
ヰ　K747肛門良性腫瘍，肛門ポリープ，肛門尖圭コンジローム切除術（肛門ポリープ切除術に限る）
ヱ　K747肛門良性腫瘍，肛門ポリープ，肛門尖圭コンジローム切除術（肛門尖圭コンジローム切除術に限る）
ヲ　K768体外衝撃波腎・尿管結石破砕術（一連につき）
ン　K823-6尿失禁手術（ボツリヌス毒素によるもの）
アア　K834-3顕微鏡下精索静脈瘤手術
アイ　K867子宮頸部（腟部）切除術
アウ　K872-3子宮鏡下有茎粘膜下筋腫切出術，子宮内膜ポリープ切除術の「1」電解質溶液利用のもの
アエ　K872-3子宮鏡下有茎粘膜下筋腫切出術，子宮内膜ポリープ切除術の「3」その他のもの
アオ　K873子宮鏡下子宮筋腫摘出術の「1」電解質溶液利用のもの
アカ　K873子宮鏡下子宮筋腫摘出術の「2」その他のもの
アキ　K890-3腹腔鏡下卵管形成術
アク　M001-2ガンマナイフによる定位放射線治療

(7) 以下の**ア**から**オ**までに該当する場合は，短期滞在手術等基本料3を算定しない。なお，**イ**及び**ウ**については，例えば眼科で同一の手術を両眼に実施した場合等，同一の手術等を複数回実施する場合は含まれない。また，**エ**については，手術等を実施した保険医療機関，転院先の保険医療機関ともに短期滞在手術等基本料3を算定しない。
　ア　特別入院基本料及び月平均夜勤時間超過減算を算定する保険医療機関の場合
　イ　入院した日から起算して5日以内に(6)に掲げる手術等の中から2以上を実施した場合
　ウ　入院した日から起算して5日以内に(6)に掲げる手術等に加えて，手術（第2章特掲診療料第10部手術に掲げるもの）を実施した場合
　エ　入院した日から起算して5日以内に(6)に掲げる手術等を実施した後，入院した日から起算して5日以内に他の保険医療機関に転院した場合
　オ　K721内視鏡的大腸ポリープ・粘膜切除術を行う場合であって，内視鏡的大腸ポリープ・粘膜切除術の「注1」又は「注2」に規定する加算を算定する場合

(8) 短期滞在手術等基本料3を算定する場合は，当該患者に対して行った第2章第2部第2節在宅療養指導管理料，第3節薬剤料，第4節特定保険医療材料料，J038人工腎臓及び退院時の投薬に係る薬剤料（第2章第5部第3節薬剤料に掲げる各所定点数をいう）並びに別に厚生労働大臣が定める除外薬剤・注射薬の費用を除き，医科点数表に掲げる全ての項目について，別に算定できない。また，入院中の患者に対して使用する薬剤は，入院医療機関が入院中に処方することが原則であり，入院が予定されている場合に，当該入院の契機となる傷病の治療に係るものとして，あらかじめ当該又は他の保険医療機関等で処方された薬剤を患者に持参させ，入院医療機関が使用することは特別な理由がない限り認められない（やむを得ず患者が持参した薬剤を入院中に使用する場合については，当該特別な理由を**診療録**に記載する）。

(9) 短期滞在手術等基本料3を算定する患者について，6日目以降においても入院が必要な場合には，6日目以降の療養に係る費用は，第1章基本診療料（第2部第4節短期滞在手術等基本料を除く）及び第2章特掲診療料に基づき算定する。

(10) 短期滞在手術等を行うことを目的として本基本料1に包括されている検査及び当該検査項目等に係る判断料並びに画像診断項目を実施した場合の費用は短期滞在手術等基本料1に含まれ，別に算定できない。ただし，当該手術等の実施とは別の目的で当該検査又は画像診断項目を実施した場合は，この限りでない。この場合において，その旨を**診療報酬明細書**の摘要欄に記載する。

(11) 短期滞在手術等基本料を算定している月においては，血液学的検査判断料，生化学的検査（Ⅰ）判断料又は免疫学的検査判断料は算定できない。ただし，短期滞在手術等基本料3を算定している月においては，入院日の前日までに行った血液学的検査判断料，生化学的検査（Ⅰ）判断料又は免疫学的検査判断料はこの限りではない。

(12) 短期滞在手術等基本料を算定した同一月に心電図検査を算定した場合は，算定の期日にかかわらず，所定点数の**100分の90**の点数で算定する。ただし，短期滞在手術等基本料3を算定している月においては，退院日の翌日以降に限る。

(13) 短期滞在手術等基本料1を算定する際，使用したフィルムの費用は，E400のフィルムの所定点数により算定する。

⒁ 同一の部位につき短期滞在手術等基本料１に含まれる写真診断及び撮影と同時に２枚以上のフィルムを使用して同一の方法により撮影を行った場合における第２枚目から第５枚目までの写真診断及び撮影の費用は，それぞれの所定点数の**100分の50**に相当する点数で別に算定できる。なお，第６枚目以後の写真診断及び撮影の費用については算定できない。

⒂ 短期滞在手術等基本料１の届出を行った保険医療機関が，短期滞在手術等基本料の対象となる手術等を行った場合であって入院基本料を算定する場合には，短期滞在手術等基本料を算定しない詳細な理由を**診療報酬明細書**の摘要欄に記載する。

⒃ 短期滞在手術等基本料１を算定する場合，実施した当該基本料の対象手術等を**診療報酬明細書**の摘要欄に記載する。

⒄ 短期滞在手術等基本料に包括されている肝炎ウイルス関連検査を行った場合には，当該検査の結果が陰性であった場合を含め，当該検査の結果について患者に適切な説明を行い，文書により提供する。

(令６保医発0305·4)

〔第５節　削除（A500看護職員処遇改善評価料は「第14部その他」p.653に移動）〕

第2章　特掲診療料

→**特掲診療料に関する通則**

1　第1部に規定するB000特定疾患療養管理料，B001特定疾患治療管理料の「1」ウイルス疾患指導料，B001「4」小児特定疾患カウンセリング料，B001「5」小児科療養指導料，B001「6」てんかん指導料，B001「7」難病外来指導管理料，B001「8」皮膚科特定疾患指導管理料，B001「17」慢性疼痛疾患管理料，B001「18」小児悪性腫瘍患者指導管理料及びB001「21」耳鼻咽喉科特定疾患指導管理料並びに第2部第2節第1款の各区分に規定する在宅療養指導管理料（C100～C121）及び第8部精神科専門療法に掲げるI004心身医学療法は特に規定する場合を除き同一月に算定できない。

2　算定回数が「週」単位又は「月」単位とされているものについては，特に定めのない限り，それぞれ日曜日から土曜日までの1週間又は月の初日から月の末日までの1か月を単位として算定する。（令6保医発0305・4）

医学管理

第1部　医学管理等

通　則

1　医学管理等の費用は，第1節の各区分の所定点数により算定する。

2　医学管理等に当たって，別に厚生労働大臣が定める保険医療材料（以下この部において「特定保険医療材料」という）を使用した場合は，前号により算定した点数及び第3節の所定点数を合算した点数により算定する。

3　組織的な感染防止対策につき区分番号A000に掲げる初診料の注11及び区分番号A001に掲げる再診料の注15に規定する別に厚生労働大臣が定める施設基準〔告示③第3・3の3，p.683〕に適合しているものとして地方厚生局長等に届け出た保険医療機関（診療所に限る）において，第1節の各区分に掲げる医学管理料等のうち次に掲げるものを算定した場合は，**外来感染対策向上加算**として，月1回に限り**6点**を所定点数に加算する。ただし，発熱その他感染症を疑わせるような症状を呈する患者に対して適切な感染防止対策を講じた上で，第1節の各区分に掲げる医学管理料等のうち次に掲げるものを算定した場合については，**発熱患者等対応加算**として，月1回に限り**20点**を更に所定点数に加算する。この場合において，区分番号A000に掲げる初診料の注11，区分番号A001に掲げる再診料の注15，第2部の通則第5号又は区分番号I012に掲げる精神科訪問看護・指導料の注13にそれぞれ規定する外来感染対策向上加算を算定した月は，別に算定できない。

イ　小児科外来診療料
ロ　外来リハビリテーション診療料
ハ　外来放射線照射診療料
ニ　地域包括診療料
ホ　認知症地域包括診療料
ヘ　小児かかりつけ診療料
ト　外来腫瘍化学療法診療料
チ　救急救命管理料
リ　退院後訪問指導料

4　感染症対策に関する医療機関間の連携体制につき区分番号A000に掲げる初診料の注12及び区分番号A001に掲げる再診料の注16に規定する別に厚生労働大臣が定める施設基準〔告示③第3・3の4，p.684〕に適合しているものとして地方厚生局長等に届け出た保険医療機関において，前号に規定する外来感染対策向上加算を算定した場合は，**連携強化加算**として，月1回に限り**3点**を更に所定点数に加算する。

5　感染防止対策に資する情報を提供する体制につき区分番号A000に掲げる初診料の注13及び区分番号A001に掲げる再診料の注17に規定する別に厚生労働大臣が定める施設基準〔告示③第3・3の5，p.684〕に適合しているものとして地方厚生局長等に届け出た保険医療機関において，第3号に規定する外来感染対策向上加算を算定した場合は，**サーベイランス強化加算**として，月1回に限り**1点**を更に所定点数に加算する。

6　抗菌薬の使用状況につき区分番号A000に掲げる初診料の注14及び区分番号A001に掲げる再診料の注18に規定する別に厚生労働大臣が定める施設基準〔※告示③第3・3の6，p.684〕に適合しているものとして地方厚生局長等に届け出た保険医療機関において，第3号に規定する外来感染対策向上加算を算定した場合は，**抗菌薬適正使用体制加算**として，月1回に限り**5点**を更に所定点数に加算する。

→**医学管理等に関する通則**

1　医学管理等の費用は，第1節医学管理料等及び第3節特定保険医療材料料に掲げる所定点数を合算した点数により算定する。

2　「通則3」の外来感染対策向上加算は，診療所における，平時からの感染防止対策の実施や，地域の医療機関等が連携して実施する感染症対策への参画，空間的・時間的分離を含む適切な感染対策の下で発熱患者等の外来診療等を実施する体制の確保を更に推進する観点から，診療時の感染防止対策に係る体制を評価するものであり，別に厚生労働大臣が定める施設基準に適合しているものとして地方厚生（支）局長に届け出た診療所において次に掲げるものを算定する場合に，患者1人につき月1回に限り加算することができる。ただし，同一月にA000の「注11」，A001の「注15」，第2章第2部の通則第5号又はI012の「注13」に規定する外来感染対策向上加算を算定した場合にあっては算定できない。

(1)　小児科外来診療料

(2) 外来リハビリテーション診療料
(3) 外来放射線照射診療料
(4) 地域包括診療料
(5) 認知症地域包括診療料
(6) 小児かかりつけ診療料
(7) 外来腫瘍化学療法診療料
(8) 救急救命管理料
(9) 退院後訪問指導料

3 「通則３」の発熱患者等対応加算は，外来感染対策向上加算を算定している場合であって，発熱，呼吸器症状，発しん，消化器症状又は神経症状その他感染症を疑わせるような症状を有する患者に適切な感染対策の下で「通則３」に掲げるイからリまでのいずれかを算定する場合に算定する。

医学管理

4 「通則４」の連携強化加算は，２の外来感染対策向上加算を算定する場合であって，外来感染対策向上加算を算定する保険医療機関が，A234-2感染対策向上加算１を算定する保険医療機関に対し，感染症の発生状況，抗菌薬の使用状況等について報告を行っている場合に算定する。

5 「通則５」のサーベイランス強化加算は，２の外来感染対策向上加算を算定する場合であって，外来感染対策向上加算を算定する保険医療機関が，院内感染対策サーベイランス（JANIS），感染対策連携共通プラットフォーム（J-SIPHE）等，地域や全国のサーベイランスに参加している場合に算定する。

6 「通則６」の抗菌薬適正使用体制加算は，２の外来感染対策向上加算を算定する場合であって，外来感染対策向上加算を算定する保険医療機関が抗菌薬の使用状況のモニタリングが可能なサーベイランスに参加し，使用する抗菌薬のうちAccess抗菌薬に分類されるものの使用比率が60％以上又は当該サーベイランスに参加する診療所全体の上位30％以内である場合に算定する。
（令６保医発0305·4）

第１節　医学管理料等

B000　特定疾患療養管理料

1 診療所の場合　**225点**
2 許可病床数が100床未満の病院の場合　**147点**
3 許可病床数が100床以上200床未満の病院の場合　**87点**

注１　別に厚生労働大臣が定める疾患〔※告示④別表第１，p.1029〕を主病とする患者に対して，治療計画に基づき療養上必要な管理を行った場合に，月２回に限り算定する。

２　区分番号A000に掲げる初診料を算定する初診の日に行った管理又は当該初診の日から１月以内に行った管理の費用は，初診料に含まれるものとする。

３　入院中の患者に対して行った管理又は退院した患者に対して退院の日から起算して１月以内に行った管理の費用は，第１章第２部第１節に掲げる入院基本料に含まれるものとする。

４　第２部第２節第１款在宅療養指導管理料の各区分に掲げる指導管理料又は区分番号B001の８に掲げる皮膚科特定疾患指導管理料を算定すべき指導管理を受けている患者に対して行った管理の費用は，各区分に掲げるそれぞれの指導管理料に含まれるものとする。

５　別に厚生労働大臣が定める施設基準〔※告示④第３・１の２，p.886〕に適合しているものとして地方厚生局長等に届け出た保険医療機関において，特定疾患療養管理料を算定すべき医学管理を**情報通信機器を用いて行った場合**は，１，２又は３の所定点数に代えて，それぞれ**196点**，**128点**又は**76点**を算定する。

【2024年改定による主な変更点】

(1) 対象疾患から**脂質異常症**，**高血圧症**，**糖尿病**が削除され，これらの生活習慣病に対する医学管理料が生活習慣病管理料（Ⅰ）（Ⅱ）に一本化された〔生活習慣病管理料（Ⅱ）を特定疾患療養管理料による上記３疾患に対する従前の評価に代替するものとして新設〕。

(2) 対象疾患として「アナフィラキシー」「ギラン・バレー症候群」が新たに追加された。

→特定疾患療養管理料

(1) 特定疾患療養管理料は，別に厚生労働大臣が定める疾患（以下，この項において「特定疾患」という）を主病とする患者について，プライマリケア機能を担う地域のかかりつけ医師が計画的に療養上の管理を行うことを評価したものであり，許可病床数が200床以上の病院においては算定できない。

(2) 特定疾患療養管理料は，特定疾患を主病とする患者に対して，治療計画に基づき，服薬，運動，栄養等の療養上の管理を行った場合に，月２回に限り算定する。

(3) 第１回目の特定疾患療養管理料は，A000初診料（「注５」のただし書に規定する所定点数を算定する場合を含む。特に規定する場合を除き，以下この部において同じ）を算定した初診の日又は当該保険医療機関から退院した日からそれぞれ起算して１か月を経過した日以降に算定する。ただし，本管理料の性格に鑑み，１か月を経過した日が休日の場合であって，その休日の直前の休日でない日に特定疾患療養管理料の「注１」に掲げる要件を満たす場合には，その日に特定疾患療養管理料を算定できる。

(4) A000初診料を算定した初診の日又は当該保険医療機関から退院した日からそれぞれ起算して１か月を経過した日が翌々月の１日となる場合であって，初診料を算定した初診の日又は退院の日が属する月の翌月の末日（その末日が休日の場合はその前日）に特定疾患療養管理料の「注１」に掲げる要件を満たす場合には，本管理料の性格に鑑み，その日に特定疾患療養管理料を算定できる。

(5) 診察に基づき計画的な診療計画を立てている場合であって，必要やむを得ない場合に，看護に当たっている家族等を通して療養上の管理を行ったときにおいても，特定疾患療養管理料を算定できる。

(6) 管理内容の要点を**診療録**に記載する。

(7) 同一保険医療機関において，２以上の診療科にわたり受診している場合においては，主病と認められる特定疾患の治療に当たっている診療科においてのみ算定する。

(8) 特定疾患療養管理料は，特定疾患を主病とする者に対し，実際に主病を中心とした療養上必要な管理が行われていない場合又は実態的に主病に対する治療が当該保険医療機関では行われていない場合には算定できない。

(9) 主病とは，当該患者の全身的な医学管理の中心となっている特定疾患をいうものであり，対診又は依頼により検査のみを行っている保険医療機関にあっては算定できない。

(10) 入院中の患者については，いかなる場合であっても特定疾患療養管理料は算定できない。

(11) 別に厚生労働大臣が定める疾患名は，「疾病，傷害及び死因の統計分類基本分類表（平成27年総務省告示第35号）」（以下「分類表」という）に規定する分類に該当する疾患の名称であるが，疾患名について各医療機関での呼称が異なっていても，その医学的内容が分類表上の対象疾患名と同様である場合は算定の対象となる。ただし，混乱を避けるため，できる限り分類表上の名称を用いることが望ましい。

(12) 「注５」に規定する情報通信機器を用いた医学管理については，オンライン指針に沿って診療を行った場合に算定する。　　（令６保医発0305・4）

B001　特定疾患治療管理料

1　ウイルス疾患指導料

イ　ウイルス疾患指導料１　**240点**

ロ　ウイルス疾患指導料２　**330点**

注１　イについては，肝炎ウイルス疾患又は成人T細胞白血病に罹患している患者に対して，ロについては，後天性免疫不全症候群に罹患している患者に対して，それぞれ療養上必要な指導及び感染予防に関する指導を行った場合に，イについては患者１人につき１回に限り，ロについては患者１人につき月１回に限り算定する。ただし，区分番号B000に掲げる特定疾患療養管理料を算定している患者については算定しない。

2　別に厚生労働大臣が定める施設基準〔※告示④第３・２(1)，p.886〕に適合しているものとして地方厚生局長等に届け出た保険医療機関において，ロの指導が行われる場合は，**220点**を所定点数に加算する。

3　別に厚生労働大臣が定める施設基準〔※告示④第３・２(1)の２，p.886〕に適合しているものとして地方厚生局長等に届け出た保険医療機関において，ウイルス疾患指導料を算定すべき医学管理を**情報通信機器を用いて行った場合**は，イ又はロの所定点数に代えて，それぞれ**209点**又は**287点**を算定する。

→ウイルス疾患指導料

(1) 肝炎ウイルス，HIV又は成人T細胞白血病ウイルスによる疾患に罹患しており，かつ，他人に対し感染させる危険がある者又はその家族に対して，療養上必要な指導及びウイルス感染防止のための指導を行った場合に，肝炎ウイルス疾患又は成人T細胞白血病については，患者１人につき１回に限り算定し，後天性免疫不全症候群については，月１回に限り算定する。

(2) ウイルス疾患指導料は，当該ウイルス疾患に罹患していることが明らかにされた時点以降に，「注１」に掲げる指導を行った場合に算定する。なお，ウイルス感染防止のための指導には，公衆衛生上の指導及び院内感染，家族内感染防止のための指導等が含まれる。

(3) HIVの感染者に対して指導を行った場合には，「ロ」を算定する。

(4) 同一の患者に対して，同月内に「イ」及び「ロ」の双方に該当する指導が行われた場合は，主たるもの一方の所定点数のみを算定する。

(5) 「注２」に掲げる加算は，別に厚生労働大臣が定める施設基準に適合しているものとして地方厚生（支）局長に届け出た保険医療機関において，後天性免疫不全症候群に罹患している患者又はHIVの感染者に対して療養上必要な指導及び感染予防に関する指導を行った場合に算定する。

(6) 指導内容の要点を**診療録**に記載する。

(7) 「注３」に規定する情報通信機器を用いた医学管理については，オンライン指針に沿って診療を行った場合に算定する。　　（令６保医発0305・4）

医学管理

（B001　特定疾患治療管理料）

2　特定薬剤治療管理料

イ　特定薬剤治療管理料１　**470点**

ロ　特定薬剤治療管理料２　**100点**

注１　イについては，ジギタリス製剤又は抗てんかん剤を投与している患者，免疫抑制剤を投与している臓器移植後の患者その他別に厚生労働大臣が定める患者〔※告示④別表第２・１，p.1029〕に対して，薬物血中濃度を測定して計画的な治療管理を行った場合に算定する。

2　イについては，同一の患者につき特定薬剤治療管理料を算定すべき測定及び計画的な治療管理を月２回以上行った場合においては，特定薬剤治療管理料は１回に限り算定することとし，第１回の測定及び計画的な治療管理を行ったときに算定する。

3　イについては，ジギタリス製剤の急速飽和を行った場合又はてんかん重積状態の患者に対して，抗てんかん剤の注射等を行った場合は，所定点数にかかわらず，１回に限り**740点**を特定薬剤治療管理料１として算定する。

4　イについては，抗てんかん剤又は免疫抑制剤を投与している患者以外の患者に対して行った薬物血中濃度の測定及び計画的な治療管理のうち，４月目以降のものについては，所定点数の**100分の50**に相当する点数により算定する。

5　イについては，てんかんの患者であって，２種類以上の抗てんかん剤を投与されているものについて，同一暦月に血中の複数の抗てんかん剤の濃度を測定し，その測定結果に基づき，個々の投与量を精密に管理した場合は，当該管理を行った月において，２回に限り所定点数を算定できる。

6　イについては，臓器移植後の患者に対して，免疫抑制剤の投与を行った場合は，臓器移植を行った日の属する月を含め３月に限り，**2,740点**を所定点数に加算する。

7　イについては，入院中の患者であって，バンコマイシンを投与しているものに対して，血中のバンコマイシンの濃度を複数回測定し，その測定結果に基づき，投与量を精密に管理した場合は，1回に限り，**530点**を所定点数に加算する。

8 イについては，注6及び注7に規定する患者以外の患者に対して，特定薬剤治療管理に係る薬剤の投与を行った場合は，1回目の特定薬剤治療管理料を算定すべき月に限り，**280点**を所定点数に加算する。

9 イについては，ミコフェノール酸モフェチルを投与している臓器移植後の患者であって，2種類以上の免疫抑制剤を投与されているものについて，医師が必要と認め，同一暦月に血中の複数の免疫抑制剤の濃度を測定し，その測定結果に基づき，個々の投与量を精密に管理した場合は，6月に1回に限り**250点**を所定点数に加算する。

10 イについては，エベロリムスを投与している臓器移植後の患者であって，2種類以上の免疫抑制剤を投与されているものについて，医師が必要と認め，同一暦月に血中の複数の免疫抑制剤の濃度を測定し，その測定結果に基づき，個々の投与量を精密に管理した場合は，エベロリムスの初回投与を行った日の属する月を含め3月に限り月1回，4月目以降は4月に1回に限り**250点**を所定点数に加算する。

11 ロについては，サリドマイド及びその誘導体を投与している患者について，服薬に係る安全管理の遵守状況を確認し，その結果を所定の機関に報告する等により，投与の妥当性を確認した上で，必要な指導等を行った場合に月1回に限り所定点数を算定する。

→特定薬剤治療管理料

(1) **特定薬剤治療管理料1**

ア 特定薬剤治療管理料1は，下記のものに対して投与薬剤の血中濃度を測定し，その結果に基づき当該薬剤の投与量を精密に管理した場合，月1回に限り算定する。

(イ) 心疾患患者であってジギタリス製剤を投与しているもの

(ロ) てんかん患者であって抗てんかん剤を投与しているもの

(ハ) 臓器移植術を受けた患者であって臓器移植における拒否反応の抑制を目的として免疫抑制剤を投与しているもの

(ニ) 気管支喘息，喘息性（様）気管支炎，慢性気管支炎，肺気腫又は未熟児無呼吸発作の患者であってテオフィリン製剤を投与しているもの

(ホ) 不整脈の患者であって不整脈用剤を継続的に投与しているもの

(ヘ) 統合失調症の患者であってハロペリドール製剤又はブロムペリドール製剤を投与しているもの

(ト) 躁うつ病の患者であってリチウム製剤を投与しているもの

(チ) 躁うつ病又は躁病の患者であってバルプロ酸ナトリウム又はカルバマゼピンを投与しているもの

(リ) ベーチェット病の患者であって活動性・難治性眼症状を有するもの又はその他の非感染性ぶどう膜炎（既存治療で効果不十分で，視力低下のおそれのある活動性の中間部又は後部の非感染性ぶどう膜炎に限る），再生不良性貧血，赤芽球癆，尋常性乾癬，膿疱性乾癬，乾癬性紅皮症，関節症性乾癬，全身型重症筋無力症，アトピー性皮膚炎（既存治療で十分な効果が得られない患者に限る），ネフローゼ症候群若しくは川崎病の急性期の患者であってシクロスポリンを投与しているもの

(ヌ) 全身型重症筋無力症，関節リウマチ，ループス腎炎，潰瘍性大腸炎又は間質性肺炎（多発性筋炎又は皮膚筋炎に合併するものに限る）の患者であってタクロリムス水和物を投与しているもの

(ル) 若年性関節リウマチ，リウマチ熱又は慢性関節リウマチの患者であってサリチル酸系製剤を継続的に投与しているもの

(ヲ) 悪性腫瘍の患者であってメトトレキサートを投与しているもの

(ワ) 結節性硬化症の患者であってエベロリムスを投与しているもの

(カ) 入院中の患者であってアミノ配糖体抗生物質，グリコペプチド系抗生物質又はトリアゾール系抗真菌剤を数日間以上投与しているもの

(ヨ) 重症又は難治性真菌感染症又は造血幹細胞移植の患者であってトリアゾール系抗真菌剤を投与（造血幹細胞移植の患者にあっては，深在性真菌症の予防を目的とするものに限る）しているもの

(タ) イマチニブを投与しているもの

(レ) リンパ脈管筋腫症の患者であってシロリムス製剤を投与しているもの

(ソ) 腎細胞癌の患者であって抗悪性腫瘍剤としてスニチニブを投与しているもの

(ツ) 片頭痛の患者であってバルプロ酸ナトリウムを投与しているもの

(ネ) 統合失調症の患者であって治療抵抗性統合失調症治療薬を投与しているもの

(ナ) ブスルファンを投与しているもの

イ 特定薬剤治療管理料1を算定できる不整脈用剤とはプロカインアミド，N-アセチルプロカインアミド，ジソピラミド，キニジン，アプリンジン，リドカイン，ピルジカイニド塩酸塩，プロパフェノン，メキシレチン，フレカイニド，シベンゾリンコハク酸塩，ピルメノール，アミオダロン，ソタロール塩酸塩及びベプリジル塩酸塩をいう。

ウ 特定薬剤治療管理料1を算定できるグリコペプチド系抗生物質とは，バンコマイシン及びテイコプラニンをいい，トリアゾール系抗真菌剤とは，ボリコナゾールをいう。

エ 特定薬剤治療管理料1を算定できる免疫抑制剤とは，シクロスポリン，タクロリムス水和物，エベロリムス及びミコフェノール酸モフェチルをいう。

オ 特定薬剤治療管理料1を算定できる治療抵抗性統合失調症治療薬とは，クロザピンをいう。

カ 当該管理料には，薬剤の血中濃度測定，当該血中濃度測定に係る採血及び測定結果に基づく投与量の管理に係る費用が含まれるものであり，1月のうちに2回以上血中濃度を測定した場合であっても，それに係る費用は別に算定できない。ただし，別の疾患に対して別の薬剤を投与した場合（例えば，てんかんに対する抗てんかん剤と気管支喘息に対するテオフィリン製剤の両方を投与する場合）及び同一疾

患についてアの(イ)から(ネ)までのうち同一の区分に該当しない薬剤を投与した場合（例えば，発作性上室性頻脈に対してジギタリス製剤及び不整脈用剤を投与した場合）はそれぞれ算定できる。

キ　薬剤の血中濃度，治療計画の要点を**診療録**に添付又は記載する。

ク　ジギタリス製剤の急速飽和を行った場合は，１回に限り急速飽和完了日に「注３」に規定する点数を算定することとし，当該算定を行った急速飽和完了日の属する月においては，別に特定薬剤治療管理料１は算定できない。なお，急速飽和とは，重症うっ血性心不全の患者に対して２日間程度のうちに数回にわたりジギタリス製剤を投与し，治療効果が得られる濃度にまで到達させることをいう。

ケ　てんかん重積状態のうち算定の対象となるものは，全身性けいれん発作重積状態であり，抗てんかん剤を投与している者について，注射薬剤等の血中濃度を測定し，その測定結果をもとに投与量を精密に管理した場合は，１回に限り，重積状態が消失した日に「注３」に規定する点数を算定することとし，当該算定を行った重積状態消失日の属する月においては，別に特定薬剤治療管理料１は算定できない。

コ「注３」に規定する点数を算定する場合にあっては，「注８」に規定する加算を含め別に特定薬剤治療管理料１は算定できない。

サ「注４」に規定する「抗てんかん剤又は免疫抑制剤を投与している患者」には，躁うつ病又は躁病によりバルプロ酸又はカルバマゼピンを投与している患者が含まれ，当該患者は４月目以降においても減算対象とならない。また，所定点数の**100分の50**に相当する点数により算定する「４月目以降」とは，初回の算定から暦月で数えて４月目以降のことである。

シ　免疫抑制剤を投与している臓器移植後の患者については，臓器移植を行った日の属する月を含め３月に限り，臓器移植加算として「注６」に規定する加算を算定し，「注８」に規定する初回月加算は算定しない。また，「注６」に規定する加算を算定する場合には，「注９」及び「注10」に規定する加算は算定できない。

ス「注７」に規定する加算は，入院中の患者であって，バンコマイシンを数日間以上投与しているものに対して，バンコマイシンの安定した血中至適濃度を得るため頻回の測定を行った場合は，１回に限り，初回月加算（バンコマイシンを投与した場合）として「注７」に規定する加算を算定し，「注８」に規定する加算は別に算定できない。

セ「注８」に規定する初回月加算は，投与中の薬剤の安定した血中至適濃度を得るため頻回の測定が行われる初回月に限り算定できるものであり，薬剤を変更した場合においては算定できない。

ソ「注９」に規定する加算を算定する場合は，ミコフェノール酸モフェチルの血中濃度測定の必要性について**診療報酬明細書**の摘要欄に詳細を記載する。

タ「注10」に規定する加算を算定する場合は，エベロリムスの初回投与から３月の間に限り，当該薬剤の血中濃度測定の必要性について**診療報酬明細書**の摘要欄に詳細を記載する。

チ「注９」及び「注10」に規定する加算は同一月内に併せて算定できない。

ツ　特殊な薬物血中濃度の測定及び計画的な治療管理のうち，特に本項を準用する必要のあるものについては，その都度当局に内議し，最も近似する測定及び治療管理として準用が通知された算定方法により算定する。

(2)　**特定薬剤治療管理料２**

ア　特定薬剤治療管理料２は，胎児曝露を未然に防止するための安全管理手順を遵守した上でサリドマイド製剤及びその誘導体の処方及び調剤を実施した患者に対して，医師及び薬剤師が，当該薬剤の管理の状況について確認及び適正使用に係る必要な説明を行い，当該医薬品の製造販売を行う企業に対して確認票等を用いて定期的に患者の服薬に係る安全管理の遵守状況等を報告した場合において，月に１回につき算定する。

イ　サリドマイド製剤及びその誘導体とは，サリドマイド，レナリドミド及びポマリドミドをいう。

ウ　安全管理手順については「サリドマイド製剤安全管理手順（TERMS）」及び「レナリドミド・ポマリドミド適正管理手順（RevMate）」を遵守する。

エ　特定薬剤治療管理料２を算定する場合は，**診療録等**に指導内容の要点を記録する。（令６保医発0305·4）

（**B001**　特定疾患治療管理料）

3　悪性腫瘍特異物質治療管理料

イ　尿中BTAに係るもの　**220点**

ロ　その他のもの

(1)　１項目の場合　**360点**

(2)　２項目以上の場合　**400点**

注１　イについては，悪性腫瘍の患者に対して，尿中BTAに係る検査を行い，その結果に基づいて計画的な治療管理を行った場合に，月１回に限り第１回の検査及び治療管理を行ったときに算定する。

２　ロについては，悪性腫瘍の患者に対して，区分番号**D009**に掲げる腫瘍マーカーに係る検査（注１に規定する検査を除く）のうち１又は２以上の項目を行い，その結果に基づいて計画的な治療管理を行った場合に，月１回に限り第１回の検査及び治療管理を行ったときに算定する。

３　注２に規定する悪性腫瘍特異物質治療管理に係る腫瘍マーカーの検査を行った場合は，１回目の悪性腫瘍特異物質治療管理料を算定すべき月に限り，**150点**をロの所定点数に加算する。ただし，当該月の前月に腫瘍マーカーの所定点数を算定している場合は，この限りでない。

４　注１に規定する検査及び治療管理並びに注２に規定する検査及び治療管理を同一月に行った場合にあっては，ロの所定点数のみにより算定する。

５　腫瘍マーカーの検査に要する費用は所定点数に含まれるものとする。

６　注１及び注２に規定されていない腫瘍マーカーの検査及び計画的な治療管理であって特殊なものに要する費用は，注１又は注２に掲げられている腫瘍マーカーの検査及び治療管理のうち，最も近似するものの所定点数により算定する。

→悪性腫瘍特異物質治療管理料

(1)　悪性腫瘍特異物質治療管理料は，悪性腫瘍であると既に確定診断がされた患者について，腫瘍マーカー検査を行い，当該検査の結果に基づいて計画的な治療管理を行った場合に，月1回に限り算定する。

(2) 悪性腫瘍特異物質治療管理料には，腫瘍マーカー検査，当該検査に係る採血及び当該検査の結果に基づく治療管理に係る費用が含まれるものであり，1月のうち2回以上腫瘍マーカー検査を行っても，それに係る費用は別に算定できない。

(3) 腫瘍マーカー検査の結果及び治療計画の要点を**診療録**に添付又は記載する。

(4)「注3」に規定する初回月加算は，適切な治療管理を行うために多項目の腫瘍マーカー検査を行うことが予想される初回月に限って算定する。ただし，悪性腫瘍特異物質治療管理料を算定する当該初回月の前月において，D009腫瘍マーカーを算定している場合は，当該初回月加算は算定できない。

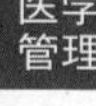
医学管理

(5) D009腫瘍マーカーにおいて，併算定が制限されている項目を同一月に併せて実施した場合には，1項目とみなして，本管理料を算定する。

(6) 当該月に悪性腫瘍特異物質以外の検査（本通知の腫瘍マーカーの項に規定する例外規定を含む）を行った場合は，本管理料とは別に，検査に係る判断料を算定できる。

(例) 肝癌の診断が確定している患者でα-フェトプロテインを算定し，別に，D008内分泌学的検査を行った場合の算定
悪性腫瘍特異物質治療管理料「ロ」の「(1)」
＋D008内分泌学的検査の実施料
＋D026の「5」生化学的検査（Ⅱ）判断料

(7) 特殊な腫瘍マーカー検査及び計画的な治療管理のうち，特に本項を準用する必要のあるものについては，その都度当局に内議し，最も近似する腫瘍マーカー検査及び治療管理として準用が通知された算定方法により算定する。

(令6保医発0305·4)

（B001 特定疾患治療管理料）

4 小児特定疾患カウンセリング料

イ 医師による場合

(1) 初回 **800点**

(2) 初回のカウンセリングを行った日から起算して1年以内の期間に行った場合
① 月の1回目 **600点**
② 月の2回目 **500点**

(3) 初回のカウンセリングを行った日から起算して2年以内の期間に行った場合〔(2)の場合を除く〕
① 月の1回目 **500点**
② 月の2回目 **400点**

(4) 初回のカウンセリングを行った日から起算して4年以内の期間に行った場合〔(2)及び(3)の場合を除く〕 **400点**

ロ 公認心理師による場合 **200点**

注1 小児科又は心療内科を標榜する保険医療機関において，小児科若しくは心療内科を担当する医師又は医師の指示を受けた公認心理師が，別に厚生労働大臣が定める患者〔※告示④別表第2・2，p.1029〕であって入院中以外のものに対して，療養上必要なカウンセリングを同一月内に1回以上行った場合に，初回のカウンセリングを行った日から起算して，2年以内の期間においては月2回に限り，2年を超える期間においては，4年を限度として，月1回に限り，算定する。ただし，区分番号B000に掲げる特定疾患療養管理料，区分番号I002に掲げる通院・在宅精神療法又は区分番号I004に掲げる心身医学療法を算定している患者については算定しない。

2 別に厚生労働大臣が定める施設基準〔※告示④第3・2(2)の2の2，p.886〕に適合しているものとして地方厚生局長等に届け出た保険医療機関において，小児特定疾患カウンセリング料イの(1)，(2)，(3)又は(4)を算定すべき医学管理を情報通信機器を用いて行った場合は，イの(1)，(2)の①若しくは②，(3)の①若しくは②又は(4)の所定点数に代えて，それぞれ**696点**，**522点**若しくは**435点**，**435点**若しくは**348点**又は**348点**を算定する。

【2024年改定による主な変更点】

(1) 初回カウンセリングからの期間（初回・1年・2年・4年以内）に応じた区分が新設された。4年を限度とし，2年以内は月2回，2年超4年以内は月1回に限り算定可。

(2) 届出医療機関において情報通信機器を用いて行った場合の点数が新設された（注2）。

イ 医師による場合		
(1) 初回		696点
(2) 1年以内	①月1回目	522点
	②月2回目	435点
(3) 2年以内	①月1回目	435点
	②月2回目	348点
(4) 4年以内		348点

→小児特定疾患カウンセリング料

(1)「イ」については，乳幼児期及び学童期における特定の疾患を有する患者及びその家族に対して日常生活の環境等を十分勘案した上で，小児科（小児外科を含む。以下この部において同じ）又は心療内科の医師が一定の治療計画に基づいて療養上必要なカウンセリングを行った場合に算定する。

(2)「ロ」については，乳幼児期及び学童期における特定の疾患を有する患者及びその家族等に対して，日常生活の環境等を十分勘案した上で，当該患者の診療を担当する小児科又は心療内科の医師の指示の下，公認心理師が当該医師による治療計画に基づいて療養上必要なカウンセリングを20分以上行った場合に算定する。なお，一連のカウンセリングの初回は当該医師が行うものとし，継続的にカウンセリングを行う必要があると認められる場合においても，3月に1回程度，医師がカウンセリングを行う。

(3) カウンセリングを患者の家族等に対して行った場合は，患者を伴った場合に限り算定する。

(4) 小児特定疾患カウンセリング料の対象となる患者は，次に掲げる患者である。

ア 気分障害の患者
イ 神経症性障害の患者
ウ ストレス関連障害の患者
エ 身体表現性障害（小児心身症を含む。また，喘息や周期性嘔吐症等の状態が心身症と判断される場合は対象となる）の患者
オ 生理的障害及び身体的要因に関連した行動症候群

（摂食障害を含む）の患者
カ　心理的発達の障害（自閉症を含む）の患者
キ　小児期又は青年期に通常発症する行動及び情緒の障害（多動性障害を含む）の患者

(5)　小児特定疾患カウンセリング料の対象となる患者には，登校拒否の者及び家族又は同居者から虐待を受けている又はその疑いがある者を含む。

(6)　イの(1)は，原則として同一患者に対して，初めてカウンセリングを行った場合に限り算定することができる。

(7)　小児特定疾患カウンセリング料は，同一暦月において，初回のカウンセリングを行った日から起算して２年以内は第１回目及び第２回目のカウンセリングを行った日，２年を超える期間においては４年を限度として第１回目のカウンセリングを行った日に算定する。

(8)　「ロ」を算定する場合，公認心理師は，当該疾病の原因と考えられる要素，治療計画及び指導内容の要点等についてカウンセリングに係る概要を作成し，指示を行った医師に報告する。当該医師は，公認心理師が作成した概要の写しを**診療録**に添付する。

(9)　小児特定疾患カウンセリング料を算定する場合には，同一患者に対し初めてのカウンセリングを行った年月日を**診療報酬明細書**の摘要欄に記載する。

(10)　電話によるカウンセリングは，本カウンセリングの対象とはならない。

(11)　「注２」に規定する情報通信機器を用いたカウンセリングについては，オンライン指針に沿って診療を行った場合に算定する。
（令６保医発0305·4）

（B001　特定疾患治療管理料）

5　小児科療養指導料　270点

注１　小児科を標榜する保険医療機関において，慢性疾患であって生活指導が特に必要なものを主病とする15歳未満の患者であって入院中以外のものに対して，必要な生活指導を継続して行った場合に，月１回に限り算定する。ただし，区分番号B000に掲げる特定疾患療養管理料，区分番号B001の７に掲げる難病外来指導管理料又は区分番号B001の18に掲げる小児悪性腫瘍患者指導管理料を算定している患者については算定しない。

２　区分番号A000に掲げる初診料を算定する初診の日に行った指導又は当該初診の日の同月内に行った指導の費用は，初診料に含まれるものとする。

３　入院中の患者に対して行った指導又は退院した患者に対して退院の日から起算して１月以内に行った指導の費用は，第１章第２部第１節に掲げる入院基本料に含まれるものとする。

４　第２部第２節第１款在宅療養指導管理料の各区分に掲げる指導管理料又は区分番号B001の８に掲げる皮膚科特定疾患指導管理料を算定すべき指導管理を受けている患者に対して行った指導の費用は，各区分に掲げるそれぞれの指導管理料に含まれるものとする。

５　人工呼吸器管理の適応となる患者と病状，治療方針等について話し合い，当該患者に対し，その内容を文書により提供した場合は，**人工呼吸器導入時相談支援加算**として，当該内容を文書により提供した日の属する月から起算して１月を限度として，１回に限り，**500点**を所定点数に加算する。

６　別に厚生労働大臣が定める施設基準〔※告示④第３・２(2)の３，p.887〕に適合しているものとして地方厚生局長等に届け出た保険医療機関において，小児科療養指導料を算定すべき医学管理を**情報通信機器を用いて行った場合**は，所定点数に代えて，**235点**を算定する。

→小児科療養指導料

(1)　小児科のみを専任する医師が作成する一定の治療計画に基づき療養上の指導を行った場合に限り算定する。治療計画を作成する医師が当該保険医療機関が標榜する他の診療科を併せ担当している場合にあっては算定できない。ただし，アレルギー科を併せ担当している場合はこの限りでない。

(2)　小児科療養指導料の対象となる疾患及び状態は，脳性麻痺，先天性心疾患，ネフローゼ症候群，ダウン症等の染色体異常，川崎病で冠動脈瘤のあるもの，脂質代謝障害，腎炎，溶血性貧血，再生不良性貧血，血友病，血小板減少性紫斑病，先天性股関節脱臼，内反足，二分脊椎，骨系統疾患，先天性四肢欠損，分娩麻痺，先天性多発関節拘縮症及び児童福祉法第６条の２第１項に規定する小児慢性特定疾病（同条第３項に規定する小児慢性特定疾病医療支援の対象に相当する状態のものに限る）並びに同法第56条の６第２項に規定する障害児に該当する状態であり，対象となる患者は，15歳未満の入院中の患者以外の患者である。また，出生時の体重が1,500g未満であった６歳未満の者についても，入院中の患者以外の患者はその対象となる。

(3)　小児科療養指導料は，当該疾病又は状態を主病とする患者又はその家族に対して，治療計画に基づき療養上の指導を行った場合に月１回に限り算定する。ただし，家族に対して指導を行った場合は，患者を伴った場合に限り算定する。

(4)　第１回目の小児科療養指導料は，A000初診料を算定した初診の日の属する月の翌月の１日又は当該保険医療機関から退院した日から起算して１か月を経過した日以降に算定する。

(5)　指導内容の要点を**診療録等**に記載する。

(6)　必要に応じ，患者の通学する学校との情報共有・連携を行う。

(7)　日常的に車椅子を使用する患者であって，車椅子上での姿勢保持が困難なため，食事摂取等の日常生活動作の能力の低下を来した患者については，医師の指示を受けた理学療法士又は作業療法士等が，車椅子や座位保持装置上の適切な姿勢保持や褥瘡予防のため，患者の体幹機能や座位保持機能を評価した上で体圧分散やサポートのためのクッションや附属品の選定や調整を行うことが望ましい。

(8)　「注５」に規定する加算は，長期的に人工呼吸器による呼吸管理が必要と見込まれる患者に対して，患者やその家族等の心理状態に十分配慮された環境で，医師及び看護師が必要に応じてその他の職種と共同して，人工呼吸器による管理が適応となる病状及び治療方法等について，患者やその家族等が十分に理解し，同意した上で治療方針を選択できるよう，説明及び相談を行った場合に算定する。説明及び相談に当たっては，患者及びその家族が理解できるよう，必要時に複数回に分けて説明や相談を行う。なお，説明等の内容の要点を**診療録等**に記載する。

(9)「注６」に規定する情報通信機器を用いた医学管理については，オンライン指針に沿って診療を行った場合に算定する。

(令６保医発0305･4)

（B001 特定疾患治療管理料）

6 てんかん指導料 250点

注１ 小児科，神経科，神経内科，精神科，脳神経外科又は心療内科を標榜する保険医療機関において，その標榜する診療科を担当する医師が，てんかん（外傷性のものを含む）の患者であって入院中以外のものに対して，治療計画に基づき療養上必要な指導を行った場合に，月１回に限り算定する。

２ 区分番号A000に掲げる初診料を算定する初診の日に行った指導又は当該初診の日から１月以内に行った指導の費用は，初診料に含まれるものとする。

３ 退院した患者に対して退院の日から起算して１月以内に指導を行った場合における当該指導の費用は，第１章第２部第１節に掲げる入院基本料に含まれるものとする。

４ 区分番号B000に掲げる特定疾患療養管理料，区分番号B001の５に掲げる小児科療養指導料又は区分番号B001の18に掲げる小児悪性腫瘍患者指導管理料を算定している患者については算定しない。

５ 第２部第２節第１款在宅療養指導管理料の各区分に掲げる指導管理料を算定すべき指導管理を受けている患者に対して行った指導の費用は，各区分に掲げるそれぞれの指導管理料に含まれるものとする。

６ 別に厚生労働大臣が定める施設基準〔※告示④第３・２(2)の４，p.887〕に適合しているものとして地方厚生局長等に届け出た保険医療機関において，てんかん指導料を算定すべき医学管理を**情報通信機器を用いて行った場合**は，所定点数に代えて，**218点**を算定する。

→てんかん指導料

(1) てんかん指導料は，小児科（小児外科を含む），神経科，神経内科，精神科，脳神経外科又は心療内科を標榜する保険医療機関において，当該標榜診療科の専任の医師（**編注**：常勤・非常勤を問わない）が，てんかん（外傷性を含む）の患者であって入院中以外のもの又はその家族に対し，治療計画に基づき療養上必要な指導を行った場合に，月１回に限り算定する。

(2) 第１回目のてんかん指導料は，A000初診料を算定した初診の日又は当該保険医療機関から退院した日からそれぞれ起算して１か月を経過した日以降に算定できる。

(3) 診療計画及び診療内容の要点を**診療録**に記載する。

(4)「注６」に規定する情報通信機器を用いた医学管理については，オンライン指針に沿って診療を行った場合に算定する。

(令６保医発0305･4)

（B001 特定疾患治療管理料）

7 難病外来指導管理料 270点

注１ 入院中の患者以外の患者であって別に厚生労働大臣が定める疾患〔※告示④第３・２(3)，p.887〕を主病とするものに対して，計画的な医学管理を継続して行い，かつ，治療計画に基づき療養上必要な指導を行った場合に，月１回に限り算定する。

２ 区分番号A000に掲げる初診料を算定する初診の日に行った指導又は当該初診の日から１月以内に行った指導の費用は，初診料に含まれるものとする。

３ 退院した患者に対して退院の日から起算して１月以内に指導を行った場合における当該指導の費用は，第１章第２部第１節に掲げる入院基本料に含まれるものとする。

４ 区分番号B000に掲げる特定疾患療養管理料又は区分番号B001の８に掲げる皮膚科特定疾患指導管理料を算定している患者については算定しない。

５ 人工呼吸器管理の適応となる患者と病状，治療方針等について話し合い，当該患者に対し，その内容を文書により提供した場合は，**人工呼吸器導入時相談支援加算**として，当該内容を文書により提供した日の属する月から起算して１月を限度として，１回に限り，**500点**を所定点数に加算する。

６ 別に厚生労働大臣が定める施設基準〔※告示④第３・２(3)の２，p.887〕に適合しているものとして地方厚生局長等に届け出た保険医療機関において，難病外来指導管理料を算定すべき医学管理を**情報通信機器を用いて行った場合**は，所定点数に代えて，**235点**を算定する。

→難病外来指導管理料

(1) 難病外来指導管理料は，別に厚生労働大臣が定める疾病を主病とする患者に対して，治療計画に基づき療養上の指導を行った場合に，月１回に限り算定する。

(2) 第１回目の難病外来指導管理料は，A000初診料を算定した初診の日又は当該保険医療機関から退院した日からそれぞれ起算して１か月を経過した日以降に算定できる。

(3) 別に厚生労働大臣が定める疾患を主病とする患者にあっても，実際に主病を中心とした療養上必要な指導が行われていない場合又は実態的に主病に対する治療が行われていない場合には算定できない。

(4) 診療計画及び診療内容の要点を**診療録**に記載する。

(5)「注５」に規定する加算は，長期的に人工呼吸器による呼吸管理が必要と見込まれる患者に対して，患者やその家族等の心理状態に十分配慮された環境で，医師及び看護師が必要に応じてその他の職種と共同して，人工呼吸器による管理が適応となる病状及び治療方法等について，患者やその家族等が十分に理解し，同意した上で治療方針を選択できるよう，説明及び相談を行った場合に算定する。説明及び相談に当たっては，患者及びその家族が理解できるよう，必要時に複数回に分けて説明や相談を行う。なお，説明等の内容の要点を**診療録等**に記載する。

(6)「注６」に規定する情報通信機器を用いた医学管理については，オンライン指針に沿って診療を行った場合に算定する。（令６保医発0305・4）

（B001　特定疾患治療管理料）
8　皮膚科特定疾患指導管理料
イ　皮膚科特定疾患指導管理料（Ⅰ）　**250点**
ロ　皮膚科特定疾患指導管理料（Ⅱ）　**100点**

注１　皮膚科又は皮膚泌尿器科を標榜する保険医療機関において，皮膚科又は皮膚泌尿器科を担当する医師が，別に厚生労働大臣が定める疾患〔※告示4別表第２・４，５，p.1029〕に罹患している患者に対して，計画的な医学管理を継続して行い，かつ，療養上必要な指導を行った場合に，当該疾患の区分に従い，それぞれ月１回に限り算定する。

２　区分番号A000に掲げる初診料を算定する初診の日に行った指導又は当該初診の日から１月以内に行った指導の費用は，初診料に含まれるものとする。

３　入院中の患者に対して指導を行った場合又は退院した患者に対して退院の日から１月以内に指導を行った場合における当該指導の費用は，第１章第２部第１節に掲げる入院基本料に含まれるものとする。

４　別に厚生労働大臣が定める施設基準〔※告示4第３・２(5)の２，p.887〕に適合しているものとして地方厚生局長等に届け出た保険医療機関において，皮膚科特定疾患指導管理料を算定すべき医学管理を**情報通信機器を用いて行った場合**は，イ又はロの所定点数に代えて，それぞれ**218点**又は**87点**を算定する。

→皮膚科特定疾患指導管理料

(1) 皮膚科を標榜する保険医療機関とは，皮膚科，皮膚泌尿器科又は皮膚科及び泌尿器科，形成外科若しくはアレルギー科を標榜するものをいい，他の診療科を併せ標榜するものにあっては，皮膚科又は皮膚泌尿器科を専任する医師が本指導管理を行った場合に限り算定するものであり，同一医師が当該保険医療機関が標榜する他の診療科を併せ担当している場合にあっては算定できない。

(2) 皮膚科特定疾患指導管理料（Ⅰ）の対象となる特定疾患は，天疱瘡，類天疱瘡，エリテマトーデス（紅斑性狼瘡），紅皮症，尋常性乾癬，掌蹠膿疱症，先天性魚鱗癬，類乾癬，扁平苔癬並びに結節性痒疹及びその他の痒疹（慢性型で経過が１年以上のものに限る）であり，皮膚科特定疾患指導管理料（Ⅱ）の対象となる特定疾患は，帯状疱疹，じんま疹，アトピー性皮膚炎（16歳以上の患者が罹患している場合に限る），尋常性白斑，円形脱毛症及び脂漏性皮膚炎である。ただし，アトピー性皮膚炎については，外用療法を必要とする場合に限り算定できる。

(3) 医師が一定の治療計画に基づいて療養上必要な指導管理を行った場合に，月１回に限り算定する。

(4) 第１回目の皮膚科特定疾患指導管理料は，A000初診料を算定した初診の日又は当該保険医療機関から退院した日からそれぞれ起算して１か月を経過した日以降に算定する。

(5)「注４」に規定する情報通信機器を用いた医学管理については，オンライン指針に沿って診療を行った場合に算定する。

(6) 皮膚科特定疾患指導管理料（Ⅰ）及び（Ⅱ）は，同一暦月には算定できない。

(7) 診療計画及び指導内容の要点を**診療録**に記載する。

（令６保医発0305・4）

（B001　特定疾患治療管理料）
9　外来栄養食事指導料
イ　外来栄養食事指導料１
(1)　初回
①　対面で行った場合　**260点**
②　情報通信機器等を用いた場合　**235点**
(2)　２回目以降
①　対面で行った場合　**200点**
②　情報通信機器等を用いた場合　**180点**
ロ　外来栄養食事指導料２
(1)　初回
①　対面で行った場合　**250点**
②　情報通信機器等を用いた場合　**225点**
(2)　２回目以降
①　対面で行った場合　**190点**
②　情報通信機器等を用いた場合　**170点**

注１　イの(1)の①及び(2)の①については，入院中の患者以外の患者であって，別に厚生労働大臣が定めるもの〔※告示4第３・２(6)の２，p.887。「特別食」は別表第３，p.1029〕に対して，保険医療機関の医師の指示に基づき当該保険医療機関の管理栄養士が具体的な献立等によって指導を行った場合に，初回の指導を行った月にあっては月２回に限り，その他の月にあっては月１回に限り算定する。

２　別に厚生労働大臣が定める施設基準〔※告示4第３・２(6)，p.887〕に適合しているものとして地方厚生局長等に届け出た保険医療機関において，外来化学療法を実施している悪性腫瘍の患者に対して，医師の指示に基づき，当該保険医療機関の管理栄養士が具体的な献立等によって月２回以上の指導を行った場合に限り，月の２回目の指導時にイの(2)の①の点数を算定する。ただし，区分番号B001-2-12に掲げる外来腫瘍化学療法診療料を算定した日と同日であること。

３　別に厚生労働大臣が定める施設基準〔告示4第３・２(6)の２の２，p.887〕に適合しているものとして地方厚生局長等に届け出た保険医療機関において，外来化学療法を実施している悪性腫瘍の患者に対して，医師の指示に基づき当該保険医療機関の専門的な知識を有する管理栄養士が具体的な献立等によって指導を行った場合に限り，月１回に限り**260点**を算定する。

４　イの(1)の②及び(2)の②については，入院中の患者以外の患者であって，別に厚生労働大臣が定めるもの〔告示④第3・2(6)の2，p.887〕に対して，保険医療機関の医師の指示に基づき当該保険医療機関の管理栄養士が電話又は情報通信機器によって必要な指導を行った場合に，初回の指導を行った月にあっては月2回に限り，その他の月にあっては月1回に限り算定する。

5 ロの(1)の①及び(2)の①については，入院中の患者以外の患者であって，別に厚生労働大臣が定めるもの〔※告示④第3・2(6)の2，p.887。「特別食」は別表第3，p.1029〕に対して，保険医療機関（診療所に限る）の医師の指示に基づき当該保険医療機関以外の管理栄養士が具体的な献立等によって指導を行った場合に，初回の指導を行った月にあっては月2回に限り，その他の月にあっては月1回に限り算定する。

6 ロの(1)の②及び(2)の②については，入院中の患者以外の患者であって，別に厚生労働大臣が定めるもの〔告示④第3・2(6)の2，p.887〕に対して，保険医療機関（診療所に限る）の医師の指示に基づき当該保険医療機関以外の管理栄養士が電話又は情報通信機器によって必要な指導を行った場合に，初回の指導を行った月にあっては月2回に限り，その他の月にあっては月1回に限り算定する。

→外来栄養食事指導料

(1) 外来栄養食事指導料（「注2」及び「注3」を除く）は，入院中の患者以外の患者であって，別に厚生労働大臣が定める特別食を保険医療機関の医師が必要と認めた者又は次のいずれかに該当する者に対し，管理栄養士が医師の指示に基づき，患者ごとにその生活条件，し好を勘案した食事計画案等を必要に応じて交付し，初回にあっては概ね30分以上，2回目以降にあっては概ね20分以上，療養のため必要な栄養の指導を行った場合に算定する。

ア がん患者

イ 摂食機能又は嚥下機能が低下した患者

ウ 低栄養状態にある患者

(2) 特別食には，心臓疾患及び妊娠高血圧症候群等の患者に対する減塩食，十二指腸潰瘍の患者に対する潰瘍食，侵襲の大きな消化管手術後の患者に対する潰瘍食，クローン病及び潰瘍性大腸炎等により腸管の機能が低下している患者に対する低残渣食，高度肥満症（肥満度が+40%以上又はBMIが30以上）の患者に対する治療食並びにてんかん食〔難治性てんかん（外傷性のものを含む），グルコーストランスポーター1欠損症又はミトコンドリア脳筋症の患者に対する治療食であって，グルコースに代わりケトン体を熱量源として供給することを目的に炭水化物量の制限と脂質量の増加が厳格に行われたものに限る〕を含む。ただし，高血圧症の患者に対する減塩食（塩分の総量が6g未満のものに限る）及び小児食物アレルギー患者〔食物アレルギー検査の結果（他の保険医療機関から提供を受けた食物アレルギー検査の結果を含む），食物アレルギーを持つことが明らかな16歳未満の小児に限る〕に対する小児食物アレルギー食については，入院時食事療養（Ⅰ）又は入院時生活療養（Ⅰ）の特別食加算の場合と異なり，特別食に含まれる。なお，妊娠高血圧症候群の患者に対する減塩食は，日本高血圧学会，日本妊娠高血圧学会等の基準に準じていること。

(3) 管理栄養士への指示事項は，当該患者ごとに適切なものとし，熱量・熱量構成，蛋白質，脂質その他の栄養素の量，病態に応じた食事の形態等に係る情報のうち医師が必要と認めるものに関する具体的な指示を含まなければならない。

(4) 管理栄養士は常勤である必要はなく，要件に適合した指導が行われていれば算定できる。

(5) 摂食機能又は嚥下機能が低下した患者とは，医師が，硬さ，付着性，凝集性などに配慮した嚥下調整食（日本摂食嚥下リハビリテーション学会の分類に基づく）に相当する食事を要すると判断した患者をいう。

(6) 低栄養状態にある患者とは，次のいずれかを満たす患者をいう。

ア GLIM基準による栄養評価を行い，低栄養と判定された患者

イ 医師が栄養管理により低栄養状態の改善を要すると判断した患者

(7) 外来栄養食事指導料1は，保険医療機関の管理栄養士が当該保険医療機関の医師の指示に基づき，指導を行った場合に算定する。

また，外来栄養食事指導料2は，当該診療所以外（公益社団法人日本栄養士会若しくは都道府県栄養士会が設置し，運営する「栄養ケア・ステーション」又は他の保険医療機関に限る）の管理栄養士が当該診療所の医師の指示に基づき，指導を行った場合に算定する。

(8) 外来栄養食事指導料（「注2」及び「注3」を除く）は初回の指導を行った月にあっては1月に2回を限度として，その他の月にあっては1月に1回を限度として算定する。ただし，初回の指導を行った月の翌月に2回指導を行った場合であって，初回と2回目の指導の間隔が30日以内の場合は，初回の指導を行った翌月に2回算定することができる。

(9) 「注2」については，B001-2-12外来腫瘍化学療法診療料の「注8」に規定する連携充実加算の施設基準を満たす外来化学療法室を担当する管理栄養士が外来化学療法を実施している悪性腫瘍の患者に対して，具体的な献立等によって月2回以上の指導をした場合に限り，指導の2回目に外来栄養食事指導料の「イ」の「(2)」の「①」を算定する。ただし，当該指導料を算定する日は，B001-2-12外来腫瘍化学療法診療料を算定した日と同日であること。

なお，外来栄養食事指導料の留意事項の(1)の初回の要件を満たしている場合は，外来栄養食事指導料の「イ」の「(1)」の所定点数を算定できる。

(10) 「注1」に規定する「イ」の「(2)」の「①」，「注2」に規定する「イ」の「(2)」の「①」及び「注3」に規定する指導料は，同一月に併せて算定できない。

(11) 「注3」については，専門的な知識を有した管理栄養士が医師の指示に基づき，外来化学療法を実施している悪性腫瘍の患者ごとにその生活条件，し好を勘案した食事計画案等を必要に応じて交付し，療養のため必要な指導を行った場合に算定する。患者の症状等に応じ，対面又は電話若しくはビデオ通話が可能な情報通信機器等（以下この区分において「情報通信機器等」という）による指導のいずれを選択することも可能であるが，情報通信機器等を用いる場合は，(12)と同様の対応を行う。

(12) 「注4」及び「注6」については，以下の要件を満

たすこと。
ア　管理栄養士が(1)の患者に対し，情報通信機器等を活用して，指導を行う。
イ　外来受診した場合は必ず対面にて指導を行う。
ウ　情報通信機器等による指導の実施に当たっては，事前に対面による指導と情報通信機器等による指導を組み合わせた指導計画を作成し，当該計画に基づいて指導を実施する。また，外来受診時等に受診結果等を基に，必要に応じて指導計画を見直す。なお，当該保険医療機関を退院した患者に対して，初回から情報通信機器等による指導を実施する場合は，当該指導までの間に指導計画を作成する。
エ　当該指導において，患者の個人情報を情報通信機器等の画面上で取り扱う場合には，患者の同意を得る。また，厚生労働省の定める「医療情報システムの安全管理に関するガイドライン」等に対応している。加えて，情報通信機器等による指導の実施に際しては，オンライン指針を参考に必要な対応を行う。
オ　情報通信機器等による指導は，原則として当該保険医療機関内において行う。なお，当該保険医療機関外で情報通信機器等による指導を実施する場合であっても上記「エ」に沿った対応を行うとともに，指導を実施した場所については，事後的に実施状況が確認可能な場所である。

(13)「イ」の「(1)」の「①」については「イ」の「(1)」の「②」と，「イ」の「(2)」の「①」については「イ」の「(2)」の「②」と，「ロ」の「(1)」の「①」については「ロ」の「(1)」の「②」と，並びに「ロ」の「(2)」の「①」については「ロ」の「(2)」の「②」と同一月に併せて算定できない。

(14)「注４」及び「注６」の指導を行う際の情報通信機器等の運用に要する費用については，療養の給付と直接関係ないサービス等の費用として別途徴収できる。

(15) 外来栄養食事指導料を算定するに当たって，管理栄養士は，患者ごとに栄養指導記録を作成するとともに，指導内容の要点，指導時間（「注２」及び「注３」を除く）及び指導した年月日（「注４」及び「注６」に限る）を記載する。

(16)「注２」の場合，指導した年月日を全て診療報酬明細書の摘要欄に記載する。（令６保医発0305·4）

（B001　特定疾患治療管理料）

10　入院栄養食事指導料（週１回）

イ　入院栄養食事指導料１
　(1)　初回　**260点**
　(2)　２回目　**200点**

ロ　入院栄養食事指導料２
　(1)　初回　**250点**
　(2)　２回目　**190点**

注１　イについては，入院中の患者であって，別に厚生労働大臣が定めるもの〔※告示④第３・２(6)の２，p.887。「特別食」は別表第３，p.1029〕に対して，保険医療機関の医師の指示に基づき当該保険医療機関の管理栄養士が具体的な献立等によって指導を行った場合に，入院中２回に限り算定する。

２　ロについては，診療所において，入院中の患者であって，別に厚生労働大臣が定めるもの〔※告示④第３・２(6)の２，p.887。「特別食」は別表第３，p.1029〕に対して，保険医療機関の医師の指示に基づき当該保険医療機関以外の管理栄養士が具体的な献立等によって指導を行った場合に，入院中２回に限り算定する。

→入院栄養食事指導料

(1)　入院栄養食事指導料は，入院中の患者であって，別に厚生労働大臣が定める特別食を保険医療機関の医師が必要と認めた者又は次のいずれかに該当する者に対し，管理栄養士が医師の指示に基づき，患者ごとにその生活条件，し好を勘案した食事計画案等を必要に応じて交付し，初回にあっては概ね30分以上，２回目にあっては概ね20分以上，療養のため必要な栄養の指導を行った場合に入院中２回に限り算定する。ただし，１週間に１回に限りとする。
ア　がん患者
イ　摂食機能又は嚥下機能が低下した患者
ウ　低栄養状態にある患者

(2)　入院栄養食事指導料１は，当該保険医療機関の管理栄養士が当該保険医療機関の医師の指示に基づき，指導を行った場合に算定する。
　また，入院栄養食事指導料２は，有床診療所において，当該診療所以外（公益社団法人日本栄養士会若しくは都道府県栄養士会が設置し，運営する「栄養ケア・ステーション」又は他の保険医療機関に限る）の管理栄養士が当該診療所の医師の指示に基づき，対面による指導を行った場合に算定する。

(3)　入院栄養食事指導料を算定するに当たって，上記以外の事項はB001の「９」外来栄養食事指導料における留意事項の(2)から(6)まで及び(15)の例による。

（令６保医発0305·4）

（B001　特定疾患治療管理料）

11　集団栄養食事指導料　80点

注　別に厚生労働大臣が定める特別食〔※告示④別表第３，p.1029〕を必要とする複数の患者に対して，保険医療機関の医師の指示に基づき当該保険医療機関の管理栄養士が栄養指導を行った場合に，患者１人につき月１回に限り算定する。

→集団栄養食事指導料

(1)　集団栄養食事指導料は，別に厚生労働大臣が定める特別食を保険医療機関の医師が必要と認めた者に対し，当該保険医療機関の管理栄養士が当該保険医療機関の医師の指示に基づき，複数の患者を対象に指導を行った場合に患者１人につき月１回に限り所定点数を算定する。

(2)　集団栄養食事指導料は，入院中の患者については，入院期間が２か月を超える場合であっても，入院期間中に２回を限度として算定する。

(3)　入院中の患者と入院中の患者以外の患者が混在して指導が行われた場合であっても算定できる。

(4)　１回の指導における患者の人数は15人以下を標準とする。

(5)　１回の指導時間は40分を超えるものとする。

(6)　それぞれの算定要件を満たしていれば，B001の「11」集団栄養食事指導料とB001の「９」外来栄養食事指導料又はB001の「10」入院栄養食事指導料を同一日に併せて算定することができる。

(7)　集団栄養食事指導料を算定する医療機関にあっては，集団による指導を行うのに十分なスペースを持つ指導室を備えるものとする。ただし，指導室が専用であることを要しない。

(8)　管理栄養士は，患者ごとに栄養指導記録を作成するとともに，指導内容の要点及び指導時間を記載する。

(9)　集団栄養食事指導料を算定するに当たって，上記以外の事項はＢ001の「９」外来栄養食事指導料における留意事項の(2)から(4)までの例による。ただし，同留意事項の(2)の小児食物アレルギー患者（16歳未満の小児に限る）に対する特別食の取扱いを除く。

（令６保医発0305･4）

（Ｂ001　特定疾患治療管理料）

12　心臓ペースメーカー指導管理料

イ　着用型自動除細動器による場合　**360点**

ロ　ペースメーカーの場合　**300点**

ハ　植込型除細動器又は両室ペーシング機能付き植込型除細動器の場合　**520点**

注１　体内植込式心臓ペースメーカー等を使用している患者（ロについては入院中の患者以外のものに限る）に対して，療養上必要な指導を行った場合に，１月に１回に限り算定する。

２　区分番号Ｋ597に掲げるペースメーカー移植術，区分番号Ｋ598に掲げる両心室ペースメーカー移植術，区分番号Ｋ599に掲げる植込型除細動器移植術又は区分番号Ｋ599-3に掲げる両室ペーシング機能付き植込型除細動器移植術を行った日から起算して３月以内の期間に行った場合には，**導入期加算**として，**140点**を所定点数に加算する。

３　区分番号Ｂ000に掲げる特定疾患療養管理料を算定している患者については算定しない。

４　別に厚生労働大臣が定める施設基準〔※告示④第３・２(6)の４，p.887〕を満たす保険医療機関において，当該患者（イを算定する場合に限る）に対して，植込型除細動器の適応の可否が確定するまでの期間等に使用する場合に限り，初回算定日の属する月から起算して３月を限度として，月１回に限り，**植込型除細動器移行期加算**として，**31,510点**を所定点数に加算する。

５　ロ又はハを算定する患者について，別に厚生労働大臣が定める施設基準〔※告示④第３・２(6)の５，p.887〕に適合しているものとして地方厚生局長等に届け出た保険医療機関において，前回受診月の翌月から今回受診月の前月までの期間，遠隔モニタリングを用いて療養上必要な指導を行った場合は，**遠隔モニタリング加算**として，それぞれ**260点**又は**480点**に当該期間の月数（当該指導を行った月に限り，11月を限度とする）を乗じて得た点数を，所定点数に加算する。

→心臓ペースメーカー指導管理料

(1)　「注１」に規定する「体内植込式心臓ペースメーカー等」とは特定保険医療材料のペースメーカー，植込型除細動器，両室ペーシング機能付き植込型除細動器及び着用型自動除細動器を指す。

(2)　心臓ペースメーカー指導管理料は，電気除細動器，一時的ペーシング装置，ペースメーカー機能計測装置（ペーサーグラフィー，プログラマー等）等を有する保険医療機関において，体内植込式心臓ペースメーカー等を使用している患者であって入院中の患者以外のものについて，当該ペースメーカー等のパルス幅，スパイク間隔，マグネットレート，刺激閾値，感度等の機能指標を計測するとともに，療養上必要な指導を行った場合に算定する。この場合において，プログラム変更に要する費用は所定点数に含まれる。

(3)　計測した機能指標の値及び指導内容の要点を**診療録**に添付又は記載する。

(4)　心臓ペースメーカー患者等の指導管理については，関係学会より示された留意事項を参考とする。

(5)　「注４」の植込型除細動器移行期加算は，次のいずれかに該当する場合に算定する。当該加算を算定する場合は，着用型自動除細動器の使用開始日及び次のいずれに該当するかを**診療報酬明細書**の摘要欄に記載する。

ア　心室頻拍又は心室細動による心臓突然死のリスクが高く，植込型除細動器（以下「ICD」という）の適応の可否が未確定の患者を対象として，除細動治療を目的に，ICDの適応の可否が確定するまでの期間に限り使用する場合

イ　ICDの適応であるが，患者の状態等により直ちにはICDが植え込めない患者を対象として，ICDの植え込みを行うまでの期間に限り使用する場合

(6)　「注５」の遠隔モニタリング加算は，遠隔モニタリングに対応した体内植込式心臓ペースメーカー，植込型除細動器又は両室ペーシング機能付き植込型除細動器を使用している患者であって，入院中の患者以外のものについて，適切な管理を行い，状況に応じて適宜患者に来院等を促す体制が整っている場合に算定する。この場合において，当該加算は，遠隔モニタリングによる来院時以外の期間における体内植込式心臓ペースメーカー等の機能指標の計測等を含めて評価したものであり，このような一連の管理及び指導を行った場合において，11か月を限度として来院時に算定することができる。なお，この場合において，プログラム変更に要する費用は所定点数に含まれる。また，患者の急変等により患者が受診し，療養上必要な指導を行った場合は，「ロ」又は「ハ」を算定することができる。

（令６保医発0305･4）

（Ｂ001　特定疾患治療管理料）

13　在宅療養指導料　170点

注１　第２部第２節第１款在宅療養指導管理料の各区分に掲げる指導管理料を算定すべき指導管理を受けている患者，器具を装着しておりその管理に配慮を必要とする患者又は退院後１月以内の慢性心不全の患者に対して，医師の指示に基づき保健師，助産師又は看護師が在宅療養上必要な指導を個別に行った場合に，患者１人につき月１回（初回の指導を行った月にあっては，月２回）に限り算定する。

２　１回の指導時間は30分を超えるものでなければならないものとする。

【2024年改定による主な変更点】在宅療養指導料の対象に，

退院後１月以内の慢性心不全の患者が追加された。

→在宅療養指導料

(1) 次のいずれかの患者に対して指導を行った場合に，初回の指導を行った月にあっては月２回に限り，その他の月にあっては月１回に限り算定する。

ア　在宅療養指導管理料を算定している患者

イ　入院中の患者以外の患者であって，器具（人工肛門，人工膀胱，気管カニューレ，留置カテーテル，ドレーン等）を装着しており，その管理に配慮を要する患者

ウ　退院後１月以内の患者であって，過去１年以内に心不全による入院が，当該退院に係る直近の入院を除き，１回以上ある慢性心不全の患者（治療抵抗性心不全の患者を除く）

(2) 保健師，助産師又は看護師が個別に30分以上療養上の指導を行った場合に算定できるものであり，同時に複数の患者に行った場合や指導の時間が30分未満の場合には算定できない。なお，指導は患者のプライバシーが配慮されている専用の場所で行うことが必要であり，保険医療機関を受診した際に算定できるものであって，患家において行った場合には算定できない。

(3) 療養の指導に当たる保健師，助産師又は看護師は，訪問看護や外来診療の診療補助を兼ねることができる。

(4) 保健師，助産師又は看護師は，患者ごとに療養指導記録を作成し，当該療養指導記録に指導の要点，指導実施時間を明記する。

(5) 当該療養上の指導を行う保健師，助産師又は看護師は，次に掲げる在宅療養支援能力向上のための適切な研修を修了していることが望ましい。

ア　国，都道府県及び医療関係団体等が主催する研修である（５時間程度）

イ　講義及び演習により，次の項目を行う研修である

(イ) 外来における在宅療養支援について

(ロ) 在宅療養を支える地域連携とネットワークについて

(ハ) 在宅療養患者（外来患者）の意思決定支援について

(ニ) 在宅療養患者（外来患者）を支える社会資源について

（令６保医発0305･4）

（B001　特定疾患治療管理料）

14　高度難聴指導管理料

イ　区分番号K328に掲げる人工内耳植込術を行った日から起算して３月以内の期間に行った場合　**500点**

ロ　イ以外の場合　**420点**

注１　別に厚生労働大臣が定める施設基準〔※告示④第３・２(7)，p.887〕を満たす保険医療機関において，高度難聴の患者に対して必要な療養上の指導を行った場合に算定する。

２　区分番号K328に掲げる人工内耳植込術を行った患者については月１回に限り，その他の患者については年１回に限り算定する。

３　区分番号K328に掲げる人工内耳植込術を行った患者に対して，人工内耳用音声信号処理装置の機器調整を行った場合は，**人工内耳機器調整加算**として６歳未満の乳幼児については３月に１回に限り，６歳以上の患者については６月に１回に限り**800点**を所定点数に加算する。

→高度難聴指導管理料

(1) 高度難聴指導管理料は，K328人工内耳植込術を行った患者，伝音性難聴で両耳の聴力レベルが60dB以上の場合，混合性難聴又は感音性難聴の患者について，別に厚生労働大臣が定める施設基準を満たす保険医療機関において，耳鼻咽喉科の常勤医師が耳鼻咽喉科学的検査の結果に基づき療養上必要な指導を行った場合に算定する。

(2) 人工内耳植込術を行った患者については，１か月に１回を限度として，その他の患者については年１回に限って算定する。

(3) 指導内容の要点を**診療録**に記載する。

(4)「注３」に規定する人工内耳機器調整加算は，耳鼻咽喉科の常勤医師又は耳鼻咽喉科の常勤医師の指示を受けた言語聴覚士が人工内耳用音声信号処理装置の機器調整を行った場合に算定する。なお，６歳の誕生日より前に当該加算を算定した場合にあっては，６歳の誕生日以後，最初に算定する日までは６歳未満の乳幼児の算定方法の例によるものとする。また，前回の算定年月日（初回の場合は初回である旨）を**診療報酬明細書**の摘要欄に記載する。

(5) 人工内耳用音声信号処理装置の機器調整とは，人工内耳用音声信号処理装置と機器調整専用のソフトウエアが搭載されたコンピューターを接続し，人工内耳用インプラントの電気的な刺激方法及び大きさ等について装用者に適した調整を行うことをいう。

（令６保医発0305･4）

（B001　特定疾患治療管理料）

15　慢性維持透析患者外来医学管理料　2,211点

注１　入院中の患者以外の慢性維持透析患者に対して検査の結果に基づき計画的な医学管理を行った場合に，月１回に限り算定する。

２　第３部検査及び第４部画像診断のうち次に掲げるものは所定点数に含まれるものとし，また，区分番号D026に掲げる尿・糞便等検査判断料，血液学的検査判断料，生化学的検査（Ⅰ）判断料，生化学的検査（Ⅱ）判断料又は免疫学的検査判断料は別に算定できないものとする。

イ　尿中一般物質定性半定量検査

ロ　尿沈渣（鏡検法）

ハ　糞便検査

糞便中ヘモグロビン定性

ニ　血液形態・機能検査

赤血球沈降速度(ESR)，網赤血球数，末梢血液一般検査，末梢血液像（自動機械法），末梢血液像（鏡検法），ヘモグロビンA1c（HbA1c）

ホ　出血・凝固検査

出血時間

ヘ　血液化学検査

総ビリルビン，総蛋白，アルブミン(BCP改良法・BCG法)，尿素窒素，クレアチニン，尿酸，グルコース，乳酸デヒドロゲナーゼ（LD），アルカリホスファターゼ（ALP），コリンエステラーゼ（ChE），アミラーゼ，γ-グル

タミルトランスフェラーゼ（γ-GT），ロイシンアミノペプチダーゼ(LAP)，クレアチンキナーゼ(CK)，中性脂肪，ナトリウム及びクロール，カリウム，カルシウム，鉄（Fe），マグネシウム，無機リン及びリン酸，総コレステロール，アスパラギン酸アミノトランスフェラーゼ（AST），アラニンアミノトランスフェラーゼ（ALT），グリコアルブミン，1,5-アンヒドロ-D-グルシトール（1,5AG），1,25-ジヒドロキシビタミンD_3，HDL-コレステロール，LDL-コレステロール，不飽和鉄結合能(UIBC)（比色法），総鉄結合能(TIBC)（比色法），蛋白分画，血液ガス分析，アルミニウム（Al），フェリチン半定量，フェリチン定量，シスタチンC，ペントシジン

ト　内分泌学的検査

トリヨードサイロニン（T_3），サイロキシン（T_4），甲状腺刺激ホルモン(TSH)，副甲状腺ホルモン（PTH），遊離トリヨードサイロニン（FT_3），C-ペプチド（CPR），遊離サイロキシン（FT_4），カルシトニン，心房性Na利尿ペプチド（ANP），脳性Na利尿ペプチド（BNP）

チ　感染症免疫学的検査

梅毒血清反応（STS）定性，梅毒血清反応（STS）半定量，梅毒血清反応（STS）定量

リ　肝炎ウイルス関連検査

HBs抗原，HBs抗体，HCV抗体定性・定量

ヌ　血漿蛋白免疫学的検査

C反応性蛋白（CRP），血清補体価(CH_{50})，免疫グロブリン，C_3，C_4，トランスフェリン（Tf），β_2-マイクログロブリン

ル　心電図検査

ヲ　写真診断

単純撮影（胸部）

ワ　撮影

単純撮影（胸部）

3　腎代替療法に関して別に厚生労働大臣が定める施設基準〔※告示④第3・2(7)の2，p.887〕に適合しているものとして地方厚生局長等に届け出た保険医療機関においては，**腎代替療法実績加算**として，**100点**を所定点数に加算する。

→慢性維持透析患者外来医学管理料

(1)　慢性維持透析患者外来医学管理料は，安定した状態にある慢性維持透析患者について，特定の検査結果に基づいて計画的な治療管理を行った場合に，月1回に限り算定し，本管理料に含まれる検査の点数は別途算定できない。なお，安定した状態にある慢性維持透析患者とは，透析導入後3か月以上が経過し，定期的に透析を必要とする入院中の患者以外の患者をいう〔ただし，結核病棟入院基本料，精神病棟入院基本料，特定機能病院入院基本料（結核病棟及び精神病棟に限る），有床診療所入院基本料，有床診療所療養病床入院基本料，精神科救急急性期医療入院料，精神科急性期治療病棟入院料，精神科救急・合併症入院料，児童・思春期入院医療管理料，精神療養病棟入院料，認知症治療病棟入院料，精神科地域包括ケア病棟及び地域移行機能強化病棟入院料を算定する場合における入院中の患者の他医療機関への受診時の透析を除く〕。なお，**診療録**に特定の検査結果及び計画的な治療管理の要点を添付又は記載する。

(2)　特定の検査とは「注2」に掲げるものをいい，実施される種類及び回数にかかわらず，所定点数のみを算定する。これらの検査料及び**D026**尿・糞便等検査判断料，血液学的検査判断料，生化学的検査（Ⅰ）判断料，生化学的検査（Ⅱ）判断料，免疫学的検査判断料は本管理料に含まれ，別に算定できない。また，これらの検査に係る検査の部の「通則」，「款」及び「注」に規定する加算は，別に算定できない。

(3)　同一検査名で，定性，半定量及び定量測定がある場合は，いずれの検査も本管理料に含まれ，別に算定できない。試験紙法等による血中の糖の検査についても同様である。

(4)　慢性維持透析患者外来医学管理料に包括される検査以外の検体検査を算定する場合には，その必要性を**診療報酬明細書**の摘要欄に記載する。

(5)　包括されている画像診断に係る画像診断の部の「通則」，「節」及び「注」に規定する加算は別に算定できる。なお，本管理料を算定した月において，本管理料に包括されていない**E001**の「1」単純撮影（胸部を除く）及び**E002**の「1」単純撮影（胸部を除く）を算定した場合は，**診療報酬明細書**の摘要欄に撮影部位を記載する。

(6)　透析導入後3か月目が月の途中である場合は，当該月の翌月より本管理料を算定する。

(7)　同一月内に2以上の保険医療機関で透析を定期的に行っている場合は，主たる保険医療機関において本管理料を請求し，その配分は相互の合議に委ねる。

(8)　同一の保険医療機関において同一月内に入院と入院外が混在する場合，又は人工腎臓と自己腹膜灌流療法を併施している場合は，本管理料は算定できない。

(9)　**C102-2**在宅血液透析指導管理料は，本管理料と別に算定できる。

(10)　下記の**ア**から**カ**までに掲げる要件に該当するものとして，それぞれ算定を行った場合は，該当するものを**診療報酬明細書**の摘要欄に記載する。

ア　出血性合併症を伴った患者が手術のため入院した後退院した場合，退院月の翌月における末梢血液一般検査は，月2回以上実施する場合においては，当該2回目以後の検査について，慢性維持透析患者外来医学管理料に加えて別に算定する。

イ　副甲状腺機能亢進症に対するパルス療法施行時のカルシウム，無機リンの検査は，月2回以上実施する場合においては，当該2回目以後の検査について月2回に限り，慢性維持透析患者外来医学管理料に加えて別に算定する。また，副甲状腺機能亢進症に対するパルス療法施行時のPTH検査は，月2回以上実施する場合においては，当該2回目以後の検査について月1回に限り，慢性維持透析患者外来医学管理料に加えて別に算定する。

ウ　副甲状腺機能亢進症により副甲状腺切除を行った患者に対するカルシウム，無機リンの検査は，退院

月の翌月から５か月間は，月２回以上実施する場合においては，当該２回目以後の検査について慢性維持透析患者外来医学管理料に加えて別に算定する。また，副甲状腺機能亢進症により副甲状腺切除を行った患者に対するPTH検査は，月２回以上実施する場合においては，当該２回目以後の検査について月１回に限り，慢性維持透析患者外来医学管理料に加えて別に算定する。

エ　シナカルセト塩酸塩，エテルカルセチド，エボカルセト又はウパシカルセトナトリウムの初回投与から３か月以内の患者に対するカルシウム，無機リンの検査は，月２回以上実施する場合においては，当該２回目以後の検査について月２回に限り，慢性維持透析患者外来医学管理料に加えて別に算定する。また，当該薬剤の初回投与から３か月以内の患者に対するPTH検査を月２回以上実施する場合においては，当該２回目以後の検査について月１回に限り，慢性維持透析患者外来医学管理料に加えて別に算定する。

オ　透析導入後５年以上経過した透析アミロイド症に対して，ダイアライザーの選択に当たりβ_2-マイクログロブリン除去効果の確認が必要な場合においては，その選択をした日の属する月を含めた３か月間に，β_2-マイクログロブリン検査を月２回以上実施する場合においては，当該２回目以後の検査について月１回に限り，慢性維持透析患者外来医学管理料に加えて別に算定する。

カ　高アルミニウム血症とヘモクロマトージスを合併した透析患者に対して，デフェロキサミンメシル酸塩を投与している期間中におけるアルミニウム（Al）の検査は，慢性維持透析患者外来医学管理料に加えて別に算定する。

(11)　慢性維持透析患者の検査の実施に当たっては，関係学会より標準的な検査項目及びその頻度が示されており，それらを踏まえ患者管理を適切に行う。

（令６保医発0305・4）

（**B 001**　特定疾患治療管理料）

16　喘息治療管理料

イ　喘息治療管理料１

(1)　１月目　**75点**

(2)　２月目以降　**25点**

ロ　喘息治療管理料２　**280点**

注１　イについては，入院中の患者以外の喘息の患者に対して，ピークフローメーターを用いて計画的な治療管理を行った場合に，月１回に限り算定する。

２　イについては，別に厚生労働大臣が定める施設基準〔※告示④第３・２(8)，p.887〕に適合しているものとして地方厚生局長等に届け出た保険医療機関において，重度喘息である20歳以上の患者〔中等度以上の発作により当該保険医療機関に緊急受診（区分番号**A 000**に掲げる初診料の注７，区分番号**A 001**に掲げる再診料の注５又は区分番号**A 002**に掲げる外来診療料の注８に規定する加算を算定したものに限る）した回数が過去１年間に３回以上あるものに限る〕に対して，治療計画を策定する際に，日常の服薬方法，急性増悪時における対応方法について，その指導内容を文書により交付し，週１回以上ピークフローメーターに加え１秒量等計測器を用い，検査値等を報告させた上で管理した場合に，**重度喘息患者治療管理加算**として，次に掲げる点数を月１回に限り加算する。

イ　１月目　**2,525点**

ロ　２月目以降６月目まで　**1,975点**

３　ロについては，入院中の患者以外の喘息の患者（６歳未満又は65歳以上のものに限る）であって，吸入ステロイド薬を服用する際に吸入補助器具を必要とするものに対して，吸入補助器具を用いた服薬指導等を行った場合に，初回に限り算定する。

→喘息治療管理料

(1)　喘息治療管理料１は，保険医療機関が，ピークフローメーター，ピークフロー測定日記等を患者に提供し，計画的な治療管理を行った場合に月１回に限り算定する。なお，当該ピークフローメーター，ピークフロー測定日記等に係る費用は所定点数に含まれる。なお，喘息治療管理料１において，「１月目」とは初回の治療管理を行った月のことをいう。

(2)　喘息治療管理料２は，６歳未満又は65歳以上の喘息の患者であって，吸入ステロイド薬を服用する際に吸入補助器具を必要とするものに対して，吸入補助器具を患者に提供し，服薬指導等を行った場合に，初回に限り算定する。指導に当たっては，吸入補助器具の使用方法等について文書を用いた上で患者等に説明し，指導内容の要点を**診療録**に記載する。なお，この場合において，吸入補助器具に係る費用は所定点数に含まれる。

(3)　喘息治療管理料を算定する場合，保険医療機関は，次の機械及び器具を備えていなければならない。ただし，これらの機械及び器具を備えた別の保険医療機関と常時連携体制をとっている場合には，その旨を患者に対して文書により説明する場合は，備えるべき機械及び器具は**カ**及び**キ**で足りるものとする。

ア　酸素吸入設備

イ　気管内挿管又は気管切開の器具

ウ　レスピレーター

エ　気道内分泌物吸引装置

オ　動脈血ガス分析装置（常時実施できる状態にあるもの）

カ　スパイロメトリー用装置（常時実施できる状態にあるもの）

キ　胸部エックス線撮影装置（常時実施できる状態にあるもの）

(4)　ピークフローメーターによる治療管理の実施に当たっては，関係学会よりガイドラインが示されているので，治療管理が適切になされるよう十分留意されたい。

(5)　「注２」に規定する加算については，当該加算を算定する前１年間において，中等度以上の発作による当該保険医療機関への緊急外来受診回数が３回以上あり，在宅での療養中である20歳以上の重度喘息患者を対象とし，初回の所定点数を算定する月（暦月）から連続した６か月について，必要な治療管理を行った場合に月１回に限り算定する。

(6)　当該加算を算定する場合，ピークフローメーター，１秒量等計測器及びスパイロメーターを患者に提供するとともに，ピークフローメーター，１秒量等計測器及びスパイロメーターの適切な使用方法，日常の服薬方法及び増悪時の対応方法を含む治療計画を作成し，その指導内容を文書で交付する。

(7) 当該加算を算定する患者に対しては，ピークフロー値，1秒量等を毎日計測させ，その検査値について週に1度以上報告させるとともに，その検査値等に基づき，随時治療計画の見直しを行い，服薬方法及び増悪時の対応について指導する。

(8) 当該加算を算定する患者が重篤な喘息発作を起こすなど，緊急入院による治療が必要となった場合は，適切に対応する。

(令6保医発0305·4)

(B001 特定疾患治療管理料)

17 慢性疼痛疾患管理料 130点

注1 診療所である保険医療機関において，入院中の患者以外の慢性疼痛に係る疾患を主病とする患者に対して，療養上必要な指導を行った場合に，月1回に限り算定する。

2 区分番号J118に掲げる介達牽引，区分番号J118-2に掲げる矯正固定，区分番号J118-3に掲げる変形機械矯正術，区分番号J119に掲げる消炎鎮痛等処置，区分番号J119-2に掲げる腰部又は胸部固定帯固定，区分番号J119-3に掲げる低出力レーザー照射及び区分番号J119-4に掲げる肛門処置の費用（薬剤の費用を除く）は，所定点数に含まれるものとする。

→慢性疼痛疾患管理料

(1) 慢性疼痛疾患管理料は，変形性膝関節症，筋筋膜性腰痛症等の疼痛を主病とし，疼痛による運動制限を改善する等の目的でマッサージ又は器具等による療法を行った場合に算定することができる。

(2) J118介達牽引，J118-2矯正固定，J118-3変形機械矯正術，J119消炎鎮痛等処置，J119-2腰部又は胸部固定帯固定，J119-3低出力レーザー照射及びJ119-4肛門処置の費用は所定点数に含まれるが，これらの処置に係る薬剤料は，別途算定できる。

(令6保医発0305·4)

(B001 特定疾患治療管理料)

18 小児悪性腫瘍患者指導管理料 550点

注1 小児科を標榜する保険医療機関において，悪性腫瘍を主病とする15歳未満の患者であって入院中の患者以外のものに対して，計画的な治療管理を行った場合に，月1回に限り算定する。ただし，区分番号B000に掲げる特定疾患療養管理料又は区分番号B001の5に掲げる小児科療養指導料を算定している患者については算定しない。

2 区分番号A000に掲げる初診料を算定する初診の日に行った指導又は当該初診の日の同月内に行った指導の費用は，初診料に含まれるものとする。

3 入院中の患者に対して行った指導又は退院した患者に対して退院の日から起算して1月以内に行った指導の費用は，第1章第2部第1節に掲げる入院基本料に含まれるものとする。

4 第2部第2節第1款在宅療養指導管理料の各区分に掲げる指導管理料又は区分番号B001の8に掲げる皮膚科特定疾患指導管理料を算定すべき指導管理を受けている患者に対して行った指導の費用は，各区分に掲げるそれぞれの指導管理料に含まれるものとする。

5 別に厚生労働大臣が定める施設基準〔告示4第3・2(8)の2，p.887〕に適合しているものとして地方厚生局長等に届け出た保険医療機関において，小児悪性腫瘍患者指導管理料を算定すべき医学管理を**情報通信機器を用いて行った場合**は，所定点数に代えて，**479点**を算定する。

19 削除

→小児悪性腫瘍患者指導管理料

(1) 小児悪性腫瘍患者指導管理料は，小児科（小児外科を含む）を標榜する保険医療機関において，小児悪性腫瘍，白血病又は悪性リンパ腫の患者であって入院中以外のもの又はその家族等に対し，治療計画に基づき療養上必要な指導管理を行った場合に，月1回に限り算定する。ただし，家族等に対して指導を行った場合は，患者を伴った場合に限り算定する。

(2) 第1回目の小児悪性腫瘍患者指導管理料は，A000初診料を算定した初診の日の属する月の翌月の1日以降又は当該保険医療機関から退院した日から起算して1か月を経過した日以降に算定する。

(3) 治療計画及び指導内容の要点を**診療録**に記載する。

(4) 必要に応じ，患者の通学する学校との情報共有・連携を行う。

(5) 「注5」に規定する情報通信機器を用いた医学管理については，オンライン指針に沿って診療を行った場合に算定する。

(令6保医発0305·4)

(B001 特定疾患治療管理料)

20 糖尿病合併症管理料 170点

注1 別に厚生労働大臣が定める施設基準〔※告示4第3・2(9)，p.887〕に適合しているものとして地方厚生局長等に届け出た保険医療機関において，糖尿病足病変ハイリスク要因を有し，医師が糖尿病足病変に関する指導の必要性があると認めた入院中の患者以外の患者に対して，医師又は医師の指示に基づき看護師が当該指導を行った場合に，月1回に限り算定する。

2 1回の指導時間は30分以上でなければならないものとする。

→糖尿病合併症管理料

(1) 糖尿病合併症管理料は，次に掲げるいずれかの糖尿病足病変ハイリスク要因を有する入院中の患者以外の患者（通院する患者のことをいい，在宅での療養を行うものを除く）に対し，医師が糖尿病足病変に関する指導の必要性があると認めた場合に，月1回に限り算定する。

ア 足潰瘍，足趾・下肢切断既往

イ 閉塞性動脈硬化症

ウ 糖尿病神経障害

(2) 当該管理料は，専任の常勤医師又は当該医師の指示を受けた専任の看護師が，(1)の患者に対し，爪甲切除（陥入爪，肥厚爪又は爪白癬等に対して麻酔を要しないで行うもの），角質除去，足浴等を必要に応じて実施するとともに，足の状態の観察方法，足の清潔・爪切り等の足のセルフケア方法，正しい靴の選択方法についての指導を行った場合に算定する。

(3)　当該管理料を算定すべき指導の実施に当たっては，専任の常勤医師又は当該医師の指示を受けた専任の看護師が，糖尿病足病変ハイリスク要因に関する評価を行い，その結果に基づいて，指導計画を作成する。

(4)　当該管理を実施する医師又は看護師は，糖尿病足病変ハイリスク要因に関する評価結果，指導計画及び実施した指導内容を**診療録**又は療養指導記録に記載する。

(5)　同一月又は同一日においても第２章第１部の各区分に規定する他の医学管理等及び第２部第２節第１款の各区分に規定する在宅療養指導管理料は併算定できる。

(6)　(2)及び(3)の常勤医師については，週３日以上常態として勤務しており，かつ，所定労働時間が週22時間以上の勤務を行っている専任の非常勤医師（糖尿病治療及び糖尿病足病変の診療に従事した経験を５年以上有する医師に限る）を２名以上組み合わせることにより，常勤医師の勤務時間帯と同じ時間帯に当該医師が配置されている場合には，当該２名以上の非常勤医師が連携して当該管理料に係る指導を実施した場合に限り，常勤医師の配置基準を満たしているものとして算定できる。

（令６保医発0305·4）

（B001　特定疾患治療管理料）

21　耳鼻咽喉科特定疾患指導管理料　150点

注１　耳鼻咽喉科を標榜する保険医療機関において，耳鼻咽喉科を担当する医師が，別に厚生労働大臣が定める患者〔※告示④第３・２(10)，p.887〕であって入院中以外のものに対して，計画的な医学管理を継続して行い，かつ，療養上必要な指導を行った場合に，月１回に限り算定する。

２　区分番号Ａ000に掲げる初診料を算定する初診の日に行った指導又は当該初診の日から１月以内に行った指導の費用は，初診料に含まれるものとする。

３　退院した患者に対して退院の日から起算して１月以内に指導を行った場合における当該指導の費用は，第１章第２部第１節に掲げる入院基本料に含まれるものとする。

→耳鼻咽喉科特定疾患指導管理料

(1)　耳鼻咽喉科と他の診療科を併せ標榜する保険医療機関にあっては，耳鼻咽喉科を専任する医師が当該指導管理を行った場合に限り算定するものであり，同一医師が当該保険医療機関が標榜する他の診療科を併せて担当している場合にあっては算定できない。

(2)　耳鼻咽喉科特定疾患指導管理料の対象となる患者は，15歳未満の患者であって，発症から３か月以上遷延している若しくは当該管理料を算定する前の１年間において３回以上繰り返し発症している滲出性中耳炎の患者である。

(3)　医師が一定の治療計画に基づいて療養上必要な指導管理を行った場合に，月１回に限り算定する。

(4)　耳鼻咽喉科特定疾患指導管理料は，Ａ000初診料を算定した初診の日又は当該保険医療機関から退院した日からそれぞれ起算して１か月を経過した日以降に算定する。

(5)　診療計画及び指導内容の要点を**診療録**に記載する。

（令６保医発0305·4）

（B001　特定疾患治療管理料）

22　がん性疼痛緩和指導管理料　200点

注１　別に厚生労働大臣が定める施設基準〔※告示④第３・２(11)，p.887〕に適合しているものとして地方厚生局長等に届け出た保険医療機関において，がん性疼痛の症状緩和を目的として麻薬を投与している患者に対して，WHO方式のがん性疼痛の治療法に基づき，当該保険医療機関の緩和ケアに係る研修を受けた保険医が計画的な治療管理及び療養上必要な指導を行い，麻薬を処方した場合に，月１回に限り算定する。

２　別に厚生労働大臣が定める施設基準〔※告示④第３・２(11)の２，p.887〕に適合しているものとして地方厚生局長等に届け出た保険医療機関において，がん性疼痛緩和のための専門的な治療が必要な患者に対して，当該患者又はその家族等の同意を得て，当該保険医療機関の保険医が，その必要性及び診療方針等について文書により説明を行った場合に，**難治性がん性疼痛緩和指導管理加算**として，患者１人につき１回に限り所定点数に**100点**を加算する。

３　当該患者が15歳未満の小児である場合には，**小児加算**として，所定点数に**50点**を加算する。

４　別に厚生労働大臣が定める施設基準〔※告示④第３・２(11)の３，p.887〕に適合しているものとして地方厚生局長等に届け出た保険医療機関において，がん性疼痛緩和指導管理料を算定すべき医学管理を**情報通信機器を用いて行った場合**は，所定点数に代えて，**174点**を算定する。

【2024年改定による主な変更点】

(1)　介護老人保健施設入所者に対するがん性疼痛緩和指導管理料が新たに算定可とされた。

(2)　**【新設】「注２」難治性がん性疼痛緩和指導管理加算**：放射線治療と神経ブロックを行う体制・実績を有する届出医療機関において，がん性疼痛緩和のための専門的治療が必要な患者に対して，診療方針等について文書を用いて説明を行った場合に，患者１人につき１回に限り算定可。

→がん性疼痛緩和指導管理料

(1)　がん性疼痛緩和指導管理料は，医師ががん性疼痛の症状緩和を目的として麻薬を投与しているがん患者に対して，WHO方式のがん性疼痛の治療法（World Guidelines for pharmacological and radiotherapeutic management of cancer pain in adults and adolescents 2018）に従って，副作用対策等を含めた計画的な治療管理を継続して行い，療養上必要な指導を行った場合に，月１回に限り，当該薬剤に関する指導を行い，当該薬剤を処方した日に算定する。なお，当該指導には，当該薬剤の効果及び副作用に関する説明，疼痛時に追加する臨時の薬剤の使用方法に関する説明を含める。

(2)　がん性疼痛緩和指導管理料は，緩和ケアの経験を有する医師（緩和ケアに係る研修を受けた者に限る）が当該指導管理を行った場合に算定する。

(3) がん性疼痛緩和指導管理料を算定する場合は，麻薬の処方前の疼痛の程度（疼痛の強さ，部位，性状，頻度等），麻薬の処方後の効果判定，副作用の有無，治療計画及び指導内容の要点を**診療録**に記載する。

(4) 「注２」に規定する難治性がん性疼痛緩和指導管理加算は，がん疼痛の症状緩和を目的とした放射線治療及び神経ブロック等の療法について，患者又はその家族等が十分に理解し，納得した上で治療方針を選択できるように文書を用いて説明を行った場合に，患者１人につき１回に限り算定する。

(5) 「注２」に規定する難治性がん性疼痛緩和指導管理加算を算定する場合は，説明内容の要点を**診療録**に記載する。

(6) 同一月又は同一日においても第２章第１部の各区分に規定する他の医学管理等及び第２部第２節第１款の各区分に規定する在宅療養指導管理料は併算定できる。

(7) 「注４」に規定する情報通信機器を用いた医学管理については，オンライン指針に沿って診療を行った場合に算定する。

（令６保医発0305·4）

（B001 特定疾患治療管理料）

23 **がん患者指導管理料**

イ 医師が看護師と共同して診療方針等について話し合い，その内容を文書等により提供した場合 **500点**

ロ 医師，看護師又は公認心理師が心理的不安を軽減するための面接を行った場合 **200点**

ハ 医師又は薬剤師が抗悪性腫瘍剤の投薬又は注射の必要性等について文書により説明を行った場合 **200点**

ニ 医師が遺伝子検査の必要性等について文書により説明を行った場合 **300点**

注１ イについては，別に厚生労働大臣が定める施設基準〔※告示④第３・２⑿イ，p.887〕に適合しているものとして地方厚生局長等に届け出た保険医療機関において，がんと診断された患者であって継続して治療を行うものに対して，当該患者の同意を得て，当該保険医療機関の保険医が看護師と共同して，診療方針等について十分に話し合い，その内容を文書等により提供した場合又は入院中の患者以外の末期の悪性腫瘍の患者に対して，当該患者の同意を得て，当該保険医療機関の保険医が看護師と共同して，診療方針等について十分に話し合った上で，当該診療方針等に関する当該患者の意思決定に対する支援を行い，その内容を文書等により提供した場合に，患者１人につき１回（当該患者について区分番号Ｂ005-6に掲げるがん治療連携計画策定料を算定した保険医療機関及び区分番号Ｂ005-6-2に掲げるがん治療連携指導料を算定した保険医療機関が，それぞれ当該指導管理を実施した場合には，それぞれの保険医療機関において，患者１人につき１回）に限り算定する。

２ ロについては，別に厚生労働大臣が定める施設基準〔※告示④第３・２⑿ロ，p.887〕に適合しているものとして地方厚生局長等に届け出た保険医療機関において，がんと診断された患者であって継続して治療を行うものに対して，当該患者の同意を得て，当該保険医療機関の保険医又は当該保険医の指示に基づき看護師若しくは公認心理師が，患者の心理的不安を軽減するための面接を行った場合に，患者１人につき６回に限り算定する。

３ ハについては，別に厚生労働大臣が定める施設基準〔※告示④第３・２⑿ロ，p.887〕に適合しているものとして地方厚生局長等に届け出た保険医療機関において，がんと診断された患者であって継続して抗悪性腫瘍剤の投薬又は注射を受けているものに対して，当該患者の同意を得て，当該保険医療機関の保険医又は当該保険医の指示に基づき薬剤師が，投薬又は注射の前後にその必要性等について文書により説明を行った場合に，患者１人につき６回に限り算定する。

４ ニについては，別に厚生労働大臣が定める施設基準〔※告示④第３・２⑿ロ，p.887〕に適合しているものとして地方厚生局長等に届け出た保険医療機関において，別に厚生労働大臣が定める患者〔※告示④第３・２⑿ハ，p.887〕に対して，当該患者の同意を得て，当該保険医療機関の保険医が，区分番号Ｄ006-18に掲げるBRCA1/2遺伝子検査の血液を検体とするものを実施する前にその必要性及び診療方針等について文書により説明を行った場合に，患者１人につき１回に限り算定する。

５ ロについて，区分番号Ａ226-2に掲げる緩和ケア診療加算，区分番号Ｂ001の18に掲げる小児悪性腫瘍患者指導管理料，区分番号Ｂ001の22に掲げるがん性疼痛緩和指導管理料又は区分番号Ｂ001の24に掲げる外来緩和ケア管理料は，別に算定できない。

６ ハについて，区分番号Ｂ001の18に掲げる小児悪性腫瘍患者指導管理料，区分番号Ｂ001-2-12に掲げる外来腫瘍化学療法診療料，区分番号Ｂ008に掲げる薬剤管理指導料，区分番号Ｆ100に掲げる処方料の注７に規定する加算又は区分番号Ｆ400に掲げる処方箋料の注６に規定する加算は，別に算定できない。

７ 別に厚生労働大臣が定める施設基準〔※告示④第３・２⑿ニ，p.887〕に適合しているものとして地方厚生局長等に届け出た保険医療機関において，がん患者指導管理料を算定すべき医学管理を**情報通信機器を用いて行った場合**は，イ，ロ，ハ又はニの所定点数に代えて，それぞれ**435点**，**174点**，**174点**又は**261点**を算定する。

→がん患者指導管理料

(1) **がん患者指導管理料イ**

ア　悪性腫瘍と診断された患者に対して，患者の心理状態に十分配慮された環境で，がん診療の経験を有する医師及びがん患者の看護に従事した経験を有する専任の看護師が適宜必要に応じてその他の職種と共同して，診断結果及び治療方法等について患者が十分に理解し，納得した上で治療方針を選択できるように説明及び相談を行った場合又は入院中の患者以外の末期の悪性腫瘍の患者に対して，当該患者の同意を得て，患者の心理状態に十分配慮された環境で，がん診療の経験を有する医師及びがん患者の看護に従事した経験を有する専任の看護師が適宜必要に応じてその他の職種と共同して，診療方針等について十分に話し合った上で，当該診療方針等に関する当該患者の意思決定に対する支援を行い，その内容を文書等により提供した場合に算定する。なお，化学療法の対象となる患者に対しては，外来での化学療法の実施方法についても説明を行う。

イ　当該患者について**B005-6**がん治療連携計画策定料を算定した保険医療機関及び**B005-6-2**がん治療連携指導料を算定した保険医療機関が，それぞれ当該指導管理を実施した場合には，それぞれの保険医療機関において，患者１人につき１回算定できる。ただし，当該悪性腫瘍の診断を確定した後に新たに診断された悪性腫瘍（転移性腫瘍及び再発性腫瘍を除く）に対して行った場合は別に算定できる。

ウ　指導内容等の要点を**診療録**又は看護記録に記載する。

エ　患者の十分な理解が得られない場合又は患者の意思が確認できない場合は，算定の対象とならない。また患者を除く家族等にのみ説明を行った場合は算定できない。

オ「注７」に規定する情報通信機器を用いた医学管理については，オンライン指針に沿って診療を行った場合に算定する。

(2) **がん患者指導管理料ロ**

ア　悪性腫瘍と診断された患者に対して，患者の心理状態に十分配慮された環境で，がん診療の経験を有する医師，がん患者の看護に従事した経験を有する専任の看護師又はがん患者への心理支援に従事した経験を有する専任の公認心理師が適宜必要に応じてその他の職種と共同して，身体症状及び精神症状の評価及び対応，病状，診療方針，診療計画，外来での化学療法の実施方法，日常生活での注意点等の説明，患者の必要とする情報の提供，意思決定支援，他部門との連絡及び調整等，患者の心理的不安を軽減するための指導を実施した場合に算定する。なお，患者の理解に資するため，必要に応じて文書を交付するなど，分かりやすく説明するよう努める。

イ　がん患者指導管理料ロの算定対象となる患者は，がんと診断された患者であって継続して治療を行う者のうち，STAS－J（STAS日本語版）で２以上の項目が２項目以上該当する者，又はDCS（Dicisional Conflict Scale）40点以上のものであること。なお，STAS－Ｊについては日本ホスピス・緩和ケア研究振興財団（以下「ホスピス財団」という）の「STAS－Ｊ（STAS日本語版）スコアリングマニュアル第３版」（ホスピス財団ホームページに掲載）に沿って評価を行う。

ウ　看護師又は公認心理師が実施した場合は，**ア**に加えて，指導を行った看護師又は公認心理師が，当該患者の診療を担当する医師に対して，患者の状態，指導内容等について情報提供等を行わなければならない。

エ　指導内容等の要点を**診療録**又は看護記録に記載する。

オ　患者の十分な理解が得られない場合又は患者の意思が確認できない場合は，算定の対象とならない。また患者を除く家族等にのみ説明を行った場合は算定できない。

カ「注７」に規定する情報通信機器を用いた医学管理については，オンライン指針に沿って診療を行った場合に算定する。

(3) **がん患者指導管理料ハ**

ア　悪性腫瘍と診断された患者のうち，抗悪性腫瘍剤を投薬又は注射されている者（予定を含む）に対して，患者の心理状態に十分配慮された環境で，がん診療の経験を有する医師又は抗悪性腫瘍剤に係る業務に従事した経験を有する専任の薬剤師が必要に応じてその他の職種と共同して，抗悪性腫瘍剤の投薬若しくは注射の開始日前30日以内，又は投薬若しくは注射をしている期間に限り，薬剤の効能・効果，服用方法，投与計画，副作用の種類とその対策，日常生活での注意点，副作用に対応する薬剤や医療用麻薬等の使い方，他の薬を服用している場合は薬物相互作用，外来での化学療法の実施方法等について文書により説明を行った場合に算定する。

イ　薬剤師が実施した場合は，**ア**に加えて，指導を行った薬剤師が，当該患者の診療を担当する医師に対して，指導内容，過去の治療歴に関する患者情報（患者の投薬歴，副作用歴，アレルギー歴等），服薬状況，患者の不安の有無等について情報提供するとともに，必要に応じて，副作用に対応する薬剤，医療用麻薬等又は抗悪性腫瘍剤の処方に関する提案等を行わなければならない。

ウ　指導内容等の要点を**診療録**若しくは薬剤管理指導記録に記載又は説明に用いた文書の写しを**診療録等**に添付する。

エ　患者の十分な理解が得られない場合又は患者の意思が確認できない場合は，算定の対象とならない。また患者を除く家族等にのみ説明を行った場合は算定できない。

オ「注７」に規定する情報通信機器を用いた医学管理については，オンライン指針に沿って診療を行った場合に算定する。

(4) **がん患者指導管理料ニ**

ア　乳癌，卵巣癌又は卵管癌と診断された患者のうち遺伝性乳癌卵巣癌症候群が疑われる患者に対して，臨床遺伝学に関する十分な知識を有する医師及びがん診療の経験を有する医師が共同で，診療方針，診療計画及び遺伝子検査の必要性等について患者が十分に理解し，納得した上で診療方針を選択できるように説明及び相談を行った場合に算定する。

イ　説明及び相談内容等の要点を**診療録**に記載する。

ウ　説明した結果，**D006-18**「２」BRCA1/2遺伝子検査の血液を検体とするものを実施し，**D026**検体検査判断料「注６」遺伝カウンセリング加算を算定する場合は，がん患者指導管理料ニの所定点数は算定できない。

エ　遺伝カウンセリング加算に係る施設基準の届出を行っている他保険医療機関の臨床遺伝学に関する十分な知識を有する医師と連携して指導を行った場合

においても算定できる。なお，その場合の診療報酬の分配は相互の合議に委ねる。ただし，その場合であってもD026検体検査判断料の「注６」に掲げる遺伝カウンセリング加算を算定する場合は，がん患者指導管理料ニの所定点数は算定できない。

オ　「注７」に規定する情報通信機器を用いた医学管理については，オンライン指針に沿って診療を行った場合に算定する。

（令６保医発0305･4）

（**B001**　特定疾患治療管理料）

24　外来緩和ケア管理料　290点

注１　別に厚生労働大臣が定める施設基準〔※告示④第３・２⒀イ，p.887〕に適合しているものとして地方厚生局長等に届け出た保険医療機関において，緩和ケアを要する入院中の患者以外の患者（症状緩和を目的として麻薬が投与されている患者に限る）に対して，当該保険医療機関の保険医，看護師，薬剤師等が共同して療養上必要な指導を行った場合に，月１回に限り算定する。

２　当該患者が15歳未満の小児である場合には，**小児加算**として，所定点数に**150点**を加算する。

３　区分番号**B001**の22に掲げるがん性疼痛緩和指導管理料は，別に算定できない。

４　医療提供体制の確保の状況に鑑み別に厚生労働大臣が定める地域〔※告示③別表第６の２，p.873〕に所在する保険医療機関であって，別に厚生労働大臣が定める施設基準〔※告示④第３・２⒀ハ，p.888〕に適合しているものとして地方厚生局長等に届け出たものについては，注１に規定する届出の有無にかかわらず，所定点数に代えて，**外来緩和ケア管理料**（特定地域）として，**150点**を算定する。

５　別に厚生労働大臣が定める施設基準〔※告示④第３・２⒀ニ，p.888〕に適合しているものとして地方厚生局長等に届け出た保険医療機関において，外来緩和ケア管理料を算定すべき医学管理を**情報通信機器を用いて行った場合**は，所定点数に代えて，**252点**〔注４に規定する外来緩和ケア管理料（特定地域）を算定すべき医学管理を情報通信機器を用いて行った場合にあっては，**131点**〕を算定する。

【2024年改定による主な変更点】

⑴　介護老人保健施設入所者に対する外来緩和ケア管理料（悪性腫瘍の患者に限る）が新たに算定可とされた。

⑵　介護保険施設等に対する助言に携わる時間（原則として月10時間以下）が，緩和ケアチームの構成員の専従業務に含まれることが明確化された。

→外来緩和ケア管理料

⑴　外来緩和ケア管理料については，医師がん性疼痛の症状緩和を目的として麻薬を投与している入院中の患者以外の悪性腫瘍，後天性免疫不全症候群又は末期心不全の患者のうち，疼痛，倦怠感，呼吸困難等の身体的症状又は不安，抑うつなどの精神症状を持つ者に対して，当該患者の同意に基づき，症状緩和に係るチーム（以下「緩和ケアチーム」という）による診療が行われた場合に算定する。

⑵　末期心不全の患者とは，以下の**ア**から**ウ**までの基準及び**エ**から**カ**までのいずれかの基準に該当するものをいう。

ア　心不全に対して適切な治療が実施されている。

イ　器質的な心機能障害により，適切な治療にもかかわらず，慢性的にNYHA重症度分類Ⅳ度の症状に該当し，頻回又は持続的に点滴薬物療法を必要とする状態である。

ウ　過去１年以内に心不全による急変時の入院が２回以上ある。なお，「急変時の入院」とは，患者の病状の急変等による入院を指し，予定された入院を除く。

エ　左室駆出率が20%以下である。

オ　医学的に終末期であると判断される状態である。

カ　**エ**又は**オ**に掲げる状態に準ずる場合である。

⑶　緩和ケアチームは，身体症状及び精神症状の緩和を提供することが必要である。緩和ケアチームの医師は緩和ケアに関する研修を修了した上で診療に当たる。ただし，後天性免疫不全症候群の患者を診療する際には当該研修を修了していなくても本管理料は算定できる。

⑷　緩和ケアチームは初回の診療に当たり，当該患者の診療を担う保険医，看護師及び薬剤師などと共同の上，**別紙様式３**（p.79）又はこれに準じた緩和ケア診療実施計画書を作成し，その内容を患者に説明の上交付するとともに，その写しを**診療録等**に添付する。

⑸　１日当たりの算定患者数は，１チームにつき概ね30人以内とする。ただし，「注４」に規定する点数を算定する場合は，１日当たりの算定患者数は，１チームにつき概ね15人以内とする。

⑹　症状緩和に係るカンファレンスが週１回程度開催されており，緩和ケアチームの構成員及び必要に応じて，当該患者の診療を担当する保険医，看護師などが参加している。

⑺　当該保険医療機関に緩和ケアチームが組織上明確に位置づけられている。

⑻　院内の見やすい場所に緩和ケアチームによる診療が受けられる旨の掲示をするなど，患者に対して必要な情報提供がなされている。

⑼　当該緩和ケアチームは，緩和ケア診療加算の緩和ケアチームと兼任可能である。

⑽　「注４」に規定する点数は，「基本診療料の施設基準等」の**別表第６の２**に掲げる地域に所在する保険医療機関（特定機能病院，許可病床数が400床以上の病院，DPC対象病院及び一般病棟入院基本料に係る届出において急性期一般入院料１のみを届け出ている病院を除く）において，算定可能である。

⑾　「注５」に規定する情報通信機器を用いた医学管理については，オンライン指針に沿って診療を行った場合に算定する。

（令６保医発0305･4）

（**B001**　特定疾患治療管理料）

25　移植後患者指導管理料

イ　臓器移植後の場合　**300点**

ロ　造血幹細胞移植後の場合　**300点**

注１　別に厚生労働大臣が定める施設基準〔※告示④第３・２⒁，p.888〕に適合しているものとして地方厚生局長等に届け出た保険医療機関において，臓器移植後又は造血幹細胞移植後の患者であって，入院中の患者以外の患者に対して，当該保険

医療機関の保険医，看護師，薬剤師等が共同して計画的な医学管理を継続して行った場合に，月１回に限り算定する。

2　区分番号Ｂ000に掲げる特定疾患療養管理料を算定している患者については算定しない。

3　別に厚生労働大臣が定める施設基準〔※告示4第３・２⒁ロ，p.888〕に適合しているものとして地方厚生局長等に届け出た保険医療機関において，移植後患者指導管理料を算定すべき医学管理を**情報通信機器を用いて行った場合**は，イ又ロの所定点数に代えて，それぞれ**261点**を算定する。

→移植後患者指導管理料

(1)　移植後患者指導管理料は，臓器移植（角膜移植を除く）又は造血幹細胞移植を受けた患者（以下「臓器等移植後の患者」という）が，移植した臓器又は造血幹細胞を長期にわたって生着させるために，多職種が連携して，移植の特殊性に配慮した専門的な外来管理を行うことを評価するものである。臓器移植後の患者については「イ　臓器移植後の場合」を，造血幹細胞移植後の患者については「ロ　造血幹細胞移植後の場合」を算定する。

(2)　移植後患者指導管理料は，臓器等移植後の患者に対して，移植に係る診療科に専任する医師と移植医療に係る適切な研修を受けた専任の看護師が，必要に応じて，薬剤師等と連携し，治療計画を作成し，臓器等移植後の患者に特有の拒絶反応や移植片対宿主病（GVHD），易感染性等の特性に鑑みて，療養上必要な指導管理を行った場合に，月１回に限り算定する。

(3)　移植医療に係る適切な研修を受けた看護師は，関係診療科及び関係職種と緊密に連携をとり，かつ適切な役割分担を考慮しつつ，医師の指示のもと臓器等移植後の患者に対して提供される医療について調整を行う。

(4)　臓器等移植後患者であっても，移植後の患者に特有な指導が必要ない状態となった場合は移植後患者指導管理料は算定できない。

(5)「注３」に規定する情報通信機器を用いた医学管理については，オンライン指針に沿って診療を行った場合に算定する。（令６保医発0305·4）

（Ｂ001　特定疾患治療管理料）

26　植込型輸液ポンプ持続注入療法指導管理料　810点

注1　植込型輸液ポンプ持続注入療法（髄腔内投与を含む）を行っている入院中の患者以外の患者に対して，当該療法に関する指導管理を行った場合に算定する。

2　植込術を行った日から起算して３月以内の期間に行った場合には，**導入期加算**として，**140点**を所定点数に加算する。

→植込型輸液ポンプ持続注入療法指導管理料

(1)　植込型輸液ポンプを使用している患者であって，入院中の患者以外の患者について，診察とともに投与量の確認や調節など，療養上必要な指導を行った場合に，１月に１回に限り算定する。この場合において，プログラム変更に要する費用は所定点数に含まれる。

(2)　指導内容の要点を**診療録**に記載する。（令６保医発0305·4）

（Ｂ001　特定疾患治療管理料）

27　糖尿病透析予防指導管理料　350点

注1　別に厚生労働大臣が定める施設基準〔※告示4第３・２⒂イ，p.888〕に適合しているものとして地方厚生局長等に届け出た保険医療機関において，糖尿病の患者〔別に厚生労働大臣が定める者〔※告示4第３・２⒂ロ，p.888〕に限る〕であって，医師が透析予防に関する指導の必要性があると認めた入院中の患者以外の患者に対して，当該保険医療機関の医師，看護師又は保健師及び管理栄養士等が共同して必要な指導を行った場合に，月１回に限り算定する。

2　区分番号Ｂ001の９に掲げる外来栄養食事指導料及び区分番号Ｂ001の11に掲げる集団栄養食事指導料は，所定点数に含まれるものとする。

3　医療提供体制の確保の状況に鑑み別に厚生労働大臣が定める地域〔※告示3別表第６の２，p.873〕に所在する保険医療機関であって，別に厚生労働大臣が定める施設基準〔※告示4第３・２⒂ニ，p.888〕に適合しているものとして地方厚生局長等に届け出たものについては，注１に規定する届出の有無にかかわらず，所定点数に代えて，**糖尿病透析予防指導管理料**（特定地域）として，**175点**を算定する。

4　別に厚生労働大臣が定める施設基準〔※告示4第３・２⒂ホ，p.888〕に適合しているものとして地方厚生局長等に届け出た保険医療機関において，高度腎機能障害の患者に対して医師が必要な指導を行った場合には，**高度腎機能障害患者指導加算**として，**100点**を所定点数に加算する。

5　別に厚生労働大臣が定める施設基準〔※告示4第３・２⒂へ，p.888〕に適合しているものとして地方厚生局長等に届け出た保険医療機関において，糖尿病透析予防指導管理料を算定すべき医学管理を**情報通信機器を用いて行った場合**は，所定点数に代えて，**305点**〔注３に規定する糖尿病透析予防指導管理料（特定地域）を算定すべき医学管理を情報通信機器を用いて行った場合にあっては，**152点**〕を算定する。

→糖尿病透析予防指導管理料

(1)　糖尿病透析予防指導管理料は，入院中の患者以外の糖尿病患者（通院する患者のことをいい，在宅での療養を行う患者を除く）のうち，ヘモグロビンA1c（HbA1c）がJDS値で6.1％以上（NGSP値で6.5％以上）又は内服薬やインスリン製剤を使用している者であって，糖尿病性腎症第２期以上の患者（現に透析療法を行っている者を除く）に対し，医師が糖尿病透析予防に関する指導の必要性があると認めた場合に，月１回に限り算定する。

(2)　当該指導管理料は，専任の医師，当該医師の指示を受けた専任の看護師（又は保健師）及び管理栄養士（以下「透析予防診療チーム」という）が，⑴の患者に対し，日本糖尿病学会の「糖尿病治療ガイド」等に基づき，患者の病期分類，食塩制限及び蛋白制限等の食事指導，運動指導，その他生活習慣に関する指導等を必要に応じて個別に実施した場合に算定する。

(3)　当該指導管理料を算定すべき指導の実施に当たっては，透析予防診療チームは，糖尿病性腎症のリスク要因に関する評価を行い，その結果に基づいて，指導計画を作成する。

(4)　当該管理を実施する透析予防診療チームは，糖尿病性腎症のリスク要因に関する評価結果，指導計画及び実施した指導内容を**診療録**，療養指導記録又は栄養指導記録に添付又は記載する。

医学管理

(5)　「注３」に規定する点数は，「基本診療料の施設基準等」**別表第６の２**に掲げる地域に所在する保険医療機関（特定機能病院，許可病床数が400床以上の病院，DPC対象病院及び一般病棟入院基本料に係る届出において急性期一般入院料１のみを届け出ている病院を除く）において，算定可能である。

(6)　同一月又は同一日においても，「注２」に規定するものを除き，第２章第１部の各区分に規定する他の医学管理等及び第２部第２節第１款の各区分に規定する在宅療養指導管理料は併算定できる。

(7)　当該管理料を算定する場合は，特掲診療料施設基準通知の**別添２の様式５の７**（→Web 版）に基づき，１年間に当該指導管理料を算定した患者の人数，状態の変化等について報告を行う。

(8)　「注４」に規定する高度腎機能障害患者指導加算は，eGFR（mL/分/1.73㎡）が45未満の患者に対し，専任の医師が，当該患者が腎機能を維持する観点から必要と考えられる運動について，その種類，頻度，強度，時間，留意すべき点等について指導し，また既に運動を開始している患者についてはその状況を確認し，必要に応じて更なる指導を行った場合に算定する。なお，指導については日本腎臓リハビリテーション学会から「保存期CKD患者に対する腎臓リハビリテーションの手引き」が示されているので，指導が適切になされるよう留意されたい。

(9)　本管理料を算定する患者について，保険者から保健指導を行う目的で情報提供等の協力の求めがある場合には，患者の同意を得て，必要な協力を行う。

(10)　「注５」に規定する情報通信機器を用いた医学管理については，オンライン指針に沿って診療を行った場合に算定する。

(11)　「注５」に規定する点数を算定する場合には，以下の要件を満たすこと。

ア　透析予防診療チームが，情報通信機器を用いた診療による計画的な療養上の医学管理を行う月において，(1)の患者に対し，ビデオ通話が可能な情報通信機器を活用して，日本糖尿病学会の「糖尿病治療ガイド」等に基づき，患者の病期分類，食塩制限，蛋白制限等の食事指導，運動指導，その他生活習慣に関する指導等を必要に応じて個別に実施する。なお，情報通信機器を用いた診療による計画的な療養上の医学管理を行う月にあっては，医師又は医師の指示を受けた看護師若しくは管理栄養士による指導等について，各職種が当該月の別日に指導等を実施した場合においても算定できる。

イ　当該指導等の実施に当たっては，透析予防診療チームは，事前に，対面による指導と情報通信機器を用いた診療による指導を組み合わせた指導計画を作成し，当該計画に基づいて指導を実施する。

ウ　透析予防診療チームは，情報通信機器を用いた診療により実施した指導内容，指導実施時間等を**診療録**，療養指導記録又は栄養指導記録に記載する。

（令６保医発0305・４）

（B001　特定疾患治療管理料）

28　小児運動器疾患指導管理料　250点

注　別に厚生労働大臣が定める施設基準〔※告示④第３・２(16)，p.888〕に適合しているものとして地方厚生局長等に届け出た保険医療機関において，入院中の患者以外の患者であって，運動器疾患を有する20歳未満のものに対し，小児の運動器疾患に関する専門の知識を有する医師が，計画的な医学管理を継続して行い，かつ，療養上必要な指導を行った場合に，６月に１回（初回算定日の属する月から起算して６月以内は月１回）に限り算定する。ただし，同一月に区分番号Ｂ001の５に掲げる小児科療養指導料を算定している患者については，算定できない。

→小児運動器疾患指導管理料

(1)　小児運動器疾患指導管理料は，入院中の患者以外の患者であって，運動器疾患に対し継続的な管理を必要とするものに対し，専門的な管理を行った場合に算定するものであり，小児の運動器疾患に関する適切な研修を修了した医師が，治療計画に基づき療養上の指導を行った場合に算定できる。

(2)　対象患者は，以下のいずれかに該当する20歳未満の患者とする。

ア　先天性股関節脱臼，斜頸，内反足，ペルテス病，脳性麻痺，脚長不等，四肢の先天奇形，良性骨軟部腫瘍による四肢変形，外傷後の四肢変形，二分脊椎，脊髄係留症候群又は側弯症を有する患者

イ　装具を使用する患者

ウ　医師が継続的なリハビリテーションが必要と判断する状態の患者

エ　その他，手術適応の評価等，成長に応じた適切な治療法の選択のために，継続的な診療が必要な患者

(3)　初回算定時に治療計画を作成し，患者の家族等に説明して同意を得るとともに，毎回の指導の要点を**診療録**に記載する。

(4)　日常的に車椅子を使用する患者であって，車椅子上での姿勢保持が困難なため，食事摂取等の日常生活動作の能力の低下を来した患者については，医師の指示を受けた理学療法士又は作業療法士等が，車椅子や座位保持装置上の適切な姿勢保持や褥瘡予防のため，患者の体幹機能や座位保持機能を評価した上で体圧分散やサポートのためのクッションや附属品の選定や調整を行うことが望ましい。

（令６保医発0305・４）

（B001　特定疾患治療管理料）

29　乳腺炎重症化予防ケア・指導料

イ　乳腺炎重症化予防ケア・指導料１

(1)　初回　**500点**

(2)　２回目から４回目まで　**150点**

ロ　乳腺炎重症化予防ケア・指導料２

(1)　初回　**500点**

(2)　２回目から８回目まで　**200点**

注１　イについては，別に厚生労働大臣が定める施設基準〔※告示④第３・２(17)，p.888〕に適合しているものとして地方厚生局長等に届け出た保険医療機関において，入

院中の患者以外の患者であって，乳腺炎が原因となり母乳育児に困難を来しているものに対して，医師又は助産師が乳腺炎に係る包括的なケア及び指導を行った場合に，１回の分娩につき４回に限り算定する。

2　ロについては，別に厚生労働大臣が定める施設基準〔※告示④第３・２⒄ロ，p.888〕に適合しているものとして地方厚生局長等に届け出た保険医療機関において，入院中の患者以外の患者であって，乳腺炎が悪化し区分番号Ｋ472に掲げる乳腺膿瘍切開術を行ったことに伴い母乳育児に困難を来しているものに対し，医師又は助産師が乳腺膿瘍切開創の管理を含む乳腺炎に係る包括的なケア及び指導を行った場合に，１回の分娩につき８回に限り算定する。

→乳腺炎重症化予防ケア・指導料

(1)　乳腺炎重症化予防ケア・指導料１は，入院中以外の乳腺炎の患者であって，乳腺炎が原因となり母乳育児に困難がある患者に対して，医師がケア及び指導の必要性があると認めた場合で，乳腺炎の重症化及び再発予防に係る指導並びに乳房に係る疾患を有する患者の診療について経験を有する医師又は乳腺炎及び母乳育児に関するケア・指導に係る経験を有する助産師が，当該患者に対して乳房のマッサージや搾乳等の乳腺炎に係るケア，授乳や生活に関する指導，心理的支援等の乳腺炎の早期回復，重症化及び再発予防に向けた包括的なケア及び指導を行った場合に，分娩１回につき４回に限り算定する。

(2)　乳腺炎重症化予防ケア・指導料２は，入院中以外の乳腺炎の患者であって，乳腺膿瘍切開術を行ったことに伴い母乳育児に困難がある患者に対して，医師がケア及び指導の必要性があると認めた場合で，乳腺炎の重症化及び再発予防に係る指導並びに乳房に係る疾患を有する患者の診療について経験を有する医師又は乳腺炎及び母乳育児に関するケア・指導に係る経験を有する助産師が，当該患者に対して乳腺膿瘍切開創の感染予防管理，排膿促進及び切開創を避けた授乳指導並びに(1)に規定する包括的なケア及び指導を行った場合に，分娩１回につき８回に限り算定する。

(3)　乳腺炎重症化予防ケア・指導料１を算定した後に乳腺膿瘍切開術を行った場合，引き続き乳腺炎重症化予防ケア・指導料２を分娩１回につき８回に限り算定できる。

(4)　当該ケア及び指導を実施する医師又は助産師は，包括的なケア及び指導に関する計画を作成し計画に基づき実施するとともに，実施した内容を**診療録等**に記載する。（令６保医発0305·4）

（B001　特定疾患治療管理料）

30　婦人科特定疾患治療管理料　250点

注１　別に厚生労働大臣が定める施設基準〔※告示④第３・２⒅，p.888〕に適合しているものとして地方厚生局長等に届け出た保険医療機関において，入院中の患者以外の器質性月経困難症の患者であって，ホルモン剤（器質性月経困難症に対して投与されたものに限る）を投与している患者に対して，婦人科又は産婦人科を担当する医師が，患者の同意を得て，計画的な医学管理を継続して行い，かつ，療養上必要な指導を行った場合に，３月に１回に限り算定する。

2　区分番号Ａ000に掲げる初診料を算定する初診の日に行った指導又は当該初診の日の同月内に行った指導の費用は，初診料に含まれるものとする。

→婦人科特定疾患治療管理料

(1)　婦人科又は産婦人科を標榜する保険医療機関において，入院中の患者以外の器質性月経困難症の患者であって，ホルモン剤（器質性月経困難症に対して投与されたものに限る）を投与しているものに対して，婦人科又は産婦人科を担当する医師が，患者の同意を得て，計画的な医学管理を継続して行い，かつ，療養上必要な指導を行った場合に，３月に１回に限り算定する。

(2)　治療計画を作成し，患者に説明して同意を得るとともに，毎回の指導内容の要点を**診療録**に記載する。なお，治療計画の策定に当たっては，患者の病態，社会的要因，薬物療法の副作用や合併症のリスク等を考慮する。

(3)　治療に当たっては，関連学会等から示されているガイドラインを踏まえ，薬物療法等の治療方針について適切に検討する。（令６保医発0305·4）

（B001　特定疾患治療管理料）

31　腎代替療法指導管理料　500点

注１　別に厚生労働大臣が定める施設基準〔※告示④第３・２⒆イ，p.888〕に適合しているものとして地方厚生局長等に届け出た保険医療機関において，別に厚生労働大臣が定める患者〔※告示④第３・２⒆ロ，p.888〕であって入院中の患者以外のものに対して，当該患者の同意を得て，看護師と共同して，当該患者と診療方針等について十分に話し合い，その内容を文書等により提供した場合に，患者１人につき２回に限り算定する。

2　１回の指導時間は30分以上でなければならないものとする。

3　別に厚生労働大臣が定める施設基準〔※告示④第３・２⒆ハ，p.888〕に適合しているものとして地方厚生局長等に届け出た保険医療機関において，腎代替療法指導管理料を算定すべき医学管理を**情報通信機器を用いて行った場合**は，所定点数に代えて，**435点**を算定する。

→腎代替療法指導管理料

(1)　腎代替療法指導管理料は，腎臓内科の経験を有する常勤医師及び腎臓病患者の看護に従事した経験を有する専任の看護師が，当該患者への腎代替療法の情報提供が必要と判断した場合に，腎代替療法について指導を行い，当該患者が十分に理解し，納得した上で治療方針を選択できるように説明及び相談を行った場合に，患者１人につき２回に限り算定する。なお，２回目の当該管理料の算定に当たっては，その医療上の必要性について**診療報酬明細書**の摘要欄に記載する。

(2)　当該管理料の対象となる患者は，次のいずれかの要件を満たすものとする。

ア　慢性腎臓病の患者であって，３月前までの直近２回のeGFR（mL/分/1.73m²）がいずれも30未満の場合

イ　急速進行性糸球体腎炎等による腎障害により，急速な腎機能低下を呈し，不可逆的に慢性腎臓病に至ると判断される場合

(3)　当該管理料を算定すべき指導の実施に当たっては，(2)の要件を満たす慢性腎臓病患者の腎代替療法選択にとって，適切と判断される時期に行うこととし，血液透析，腹膜透析，腎移植等の腎代替療法のうち，いずれについても情報提供する。なお，当該情報提供は，腎臓病教室とは別に行う。

(4)　指導内容等の要点を**診療録**に記載する。なお，説明に用いた文書の写しの**診療録**への添付により**診療録**への記載に代えることができる。

(5)　説明に当たっては，関連学会の作成した腎代替療法選択に係る資料又はそれらを参考に作成した資料に基づき説明を行う。

(6)　当該管理料を算定する場合にあっては，(2)の**ア**又は**イ**のうち該当するものに応じて，以下の事項を**診療報酬明細書**の摘要欄に記載する。

ア　(2)のアに該当する場合は，直近の血液検査におけるeGFRの検査値について，以下の(イ)から(ハ)までのうちいずれかに該当するもの。

(イ)　25mL/min/1.73m²以上 30mL/min/1.73m²未満

(ロ)　15mL/min/1.73m²以上 25mL/min/1.73m²未満

(ハ)　15mL/min/1.73m²未満

イ　(2)のイに該当する場合は，当該指導管理の実施について適切な時期と判断した理由。

(7)　「注３」に規定する情報通信機器を用いた医学管理については，オンライン指針に沿って診療を行った場合に算定する。　（令６保医発0305・4）

（B001　特定疾患治療管理料）

32　一般不妊治療管理料　250点

注１　別に厚生労働大臣が定める施設基準〔※告示4第３・２(20)，p.888〕に適合しているものとして地方厚生局長等に届け出た保険医療機関において，入院中の患者以外の不妊症の患者であって，一般不妊治療を実施しているものに対して，当該患者の同意を得て，計画的な医学管理を継続して行い，かつ，療養上必要な指導を行った場合に，３月に１回に限り算定する。ただし，区分番号Ｂ001の33に掲げる生殖補助医療管理料を算定している患者については算定しない。

２　区分番号Ａ000に掲げる初診料を算定する初診の日に行った指導又は当該初診の日の同月内に行った指導の費用は，初診料に含まれるものとする。

【2024年改定による主な変更点】 施設基準の「不妊症の患者に係る診療を年間20例以上実施していること」とする要件が，医療機関単位から医師単位の基準（20例以上実施した医師が１名以上）に変更された。また，不妊症に係る医療機関の情報提供に関する事業に協力することが要件とされた。

→一般不妊治療管理料

(1)　一般不妊治療管理料は，入院中の患者以外の不妊症の患者であって，一般不妊治療を実施しているものに対して，当該患者の同意を得て，計画的な医学管理を継続して行い，かつ，療養上必要な指導を行った場合に，３月に１回に限り算定する。

(2)　治療計画を作成し，当該患者及びそのパートナー（当該患者と共に不妊症と診断された者をいう。以下この区分において同じ）に文書を用いて説明の上交付し，文書による同意を得る。また，交付した文書の写し及び同意を得た文書を**診療録**に添付する。なお，治療計画の作成に当たっては，当該患者及びそのパートナーの病態，就労の状況を含む社会的要因，薬物療法の副作用や合併症のリスク等を考慮する。

(3)　少なくとも６月に１回以上，当該患者及びそのパートナーに対して治療内容等に係る同意について確認するとともに，必要に応じて治療計画の見直しを行う。なお，治療計画の見直しを行った場合には，当該患者及びそのパートナーに文書を用いて説明の上交付し，文書による同意を得る。また，交付した文書の写し及び同意を得た文書を**診療録**に添付する。

(4)　治療計画の作成に当たっては，関係学会から示されているガイドライン等を踏まえ，薬物療法等の治療方針について適切に検討する。また，治療が奏効しない場合には，治療計画の見直しを行う。なお，必要に応じて，連携する生殖補助医療を実施できる他の保険医療機関への紹介を行う。

(5)　当該患者に対する毎回の指導内容の要点を**診療録**に記載する。

(6)　当該管理料の初回算定時に，当該患者及びそのパートナーを不妊症と診断した理由について，**診療録**に記載する。

(7)　当該管理料の初回算定時に，以下のいずれかに該当することを確認する。

ア　当該患者及びそのパートナーが，婚姻関係にある。

イ　当該患者及びそのパートナーが，治療の結果，出生した子について認知を行う意向がある。

(8)　(7)の確認に当たっては，確認した方法について，**診療録**に記載するとともに，提出された文書等がある場合には，当該文書等を**診療録**に添付する。　（令６保医発0305・4）

（B001　特定疾患治療管理料）

33　生殖補助医療管理料

イ　生殖補助医療管理料１　**300点**

ロ　生殖補助医療管理料２　**250点**

注１　別に厚生労働大臣が定める施設基準〔※告示4第３・２(21)，p.888〕に適合しているものとして地方厚生局長等に届け出た保険医療機関において，入院中の患者以外の不妊症の患者であって，生殖補助医療を実施しているものに対して，当該患者の同意を得て，計画的な医学管理を継続して行い，かつ，療養上必要な指導を行った場合に，当該基準に係る区分に従い，月１回に限り算定する。

２　区分番号Ａ000に掲げる初診料を算定する初診の日に行った指導又は当該初診の日の同月内に行った指導の費用は，初診料に含まれるものとする。

→生殖補助医療管理料

(1)　生殖補助医療管理料は，入院中の患者以外の不妊症の患者であって，生殖補助医療を実施しているもの〔実施するための準備をしている者を含み，当該患者又はそのパートナー（当該患者と共に不妊症と診断された者をいう。以下この区分において同じ）のうち女性の

年齢が当該生殖補助医療の開始日において43歳未満である場合に限る〕に対して，当該患者の同意を得て，計画的な医学管理を継続して行い，かつ，療養上必要な指導を行った場合に，月に１回に限り算定する。

(2)　治療計画を作成し，当該患者及びそのパートナーに文書を用いて説明の上交付し，文書による同意を得る。また，交付した文書の写し及び同意を得た文書を**診療録**に添付する。なお，治療計画の作成に当たっては，当該患者及びそのパートナーの病態，就労の状況を含む社会的要因，薬物療法の副作用や合併症のリスク等を考慮する。

(3)　治療計画は，胚移植術の実施に向けた一連の診療過程ごとに作成する。また，当該計画は，採卵術（実施するための準備を含む）から胚移植術（その結果の確認を含む）までの診療過程を含めて作成する。ただし，既に凍結保存されている胚を用いて凍結・融解胚移植術を実施する場合には，当該胚移植術の準備から結果の確認までを含めて作成すればよい。

(4)　治療計画の作成に当たっては，当該患者及びそのパートナーのこれまでの治療経過を把握する。特に，治療計画の作成時点における胚移植術の実施回数の合計について確認した上で，**診療録**に記載するとともに，当該時点における実施回数の合計及び確認した年月日を**診療報酬明細書**の摘要欄に記載する。なお，確認に当たっては，患者及びそのパートナーからの申告に基づき確認するとともに，必要に応じて，過去に治療を実施した他の保険医療機関に照会する。

(5)　少なくとも６月に１回以上，当該患者及びそのパートナーに対して治療内容等に係る同意について確認するとともに，必要に応じて治療計画の見直しを行う。なお，治療計画の見直しを行った場合には，当該患者及びそのパートナーに文書を用いて説明の上交付し，文書による同意を得る。また，交付した文書の写し及び同意を得た文書を**診療録**に添付する。

(6)　治療計画の作成に当たっては，関係学会から示されているガイドライン等を踏まえ，薬物療法等の治療方針について適切に検討する。また，治療が奏効しない場合には，治療計画の見直しを行う。

(7)　治療計画を作成し，又は見直した場合における当該患者及びそのパートナーに説明して同意を得た年月日を**診療報酬明細書**の摘要欄に記載する。また，２回目以降の胚移植術に向けた治療計画を作成した場合には，その内容について当該患者及びそのパートナーに説明して同意を得た年月日を**診療報酬明細書**の摘要欄に記載する。

(8)　当該患者に対する毎回の指導内容の要点を**診療録**に記載する。

(9)　治療に当たっては，当該患者の状態に応じて，必要な心理的ケアや社会的支援について検討し，適切なケア・支援の提供又は当該支援等を提供可能な他の施設への紹介等を行う。

(10)　当該管理料の初回算定時に，当該患者及びそのパートナーを不妊症と診断した理由について，**診療録**に記載する。

(11)　当該管理料の初回算定時に，以下のいずれかに該当することを確認する。ただし，同一保険医療機関において，当該患者又はそのパートナーに対してB001の「32」一般不妊治療管理料に係る医学管理を行っていた場合にあっては，この限りではない。

ア　当該患者及びそのパートナーが，婚姻関係にある。
イ　当該患者及びそのパートナーが，治療の結果，出生した子について認知を行う意向がある。

(12)　(11)の確認に当たっては，確認した方法について，**診療録**に記載するとともに，提出された文書等がある場合には，当該文書等を**診療録**に添付する。

（令６保医発0305・4）

（B001　特定疾患治療管理料）

34　二次性骨折予防継続管理料

イ　二次性骨折予防継続管理料１　**1,000点**
ロ　二次性骨折予防継続管理料２　**750点**
ハ　二次性骨折予防継続管理料３　**500点**

注１　イについては，別に厚生労働大臣が定める施設基準〔※告示④第３・２(22)イ，p.889〕に適合しているものとして保険医療機関が地方厚生局長等に届け出た病棟に入院している患者であって，大腿骨近位部骨折に対する手術を行ったものに対して，二次性骨折の予防を目的として，骨粗鬆症の計画的な評価及び治療等を行った場合に，当該入院中１回に限り算定する。

２　ロについては，別に厚生労働大臣が定める施設基準〔※告示④第３・２(22)ロ，p.889〕に適合しているものとして保険医療機関が地方厚生局長等に届け出た病棟に入院している患者であって，他の保険医療機関においてイを算定したものに対して，継続して骨粗鬆症の計画的な評価及び治療等を行った場合に，当該入院中１回に限り算定する。

３　ハについては，別に厚生労働大臣が定める施設基準〔※告示④第３・２(22)ハ，p.889〕に適合しているものとして地方厚生局長等に届け出た保険医療機関において，入院中の患者以外の患者であって，イを算定したものに対して，継続して骨粗鬆症の計画的な評価及び治療等を行った場合に，初回算定日の属する月から起算して１年を限度として，月１回に限り算定する。

→二次性骨折予防継続管理料

(1)　二次性骨折予防継続管理料は，骨粗鬆症の治療による二次性骨折の予防を推進する観点から，骨粗鬆症を有する大腿骨近位部骨折患者に対して早期から必要な治療を実施した場合について評価を行うものである。大腿骨近位部骨折の患者に対して，関係学会のガイドラインに沿って継続的に骨粗鬆症の評価を行い，必要な治療等を実施した場合に，「イ」及び「ロ」については入院中に１回，「ハ」については初回算定日より１年を限度として月に１回に限り算定する。

(2)　「イ」を算定した患者が当該保険医療機関と特別の関係にある保険医療機関に転院した場合又は同一の保険医療機関のリハビリテーション医療等を担う病棟に転棟した場合において「ロ」は算定できない。

(3)　「イ」又は「ロ」を算定した患者が退院し，入院していた保険医療機関と同一の保険医療機関又は当該保険医療機関と特別の関係にある保険医療機関の外来を受診した場合について，「イ」又は「ロ」を算定した同一月において「ハ」は算定できない。

(4)　「イ」については，関係学会より示されている「骨折リエゾンサービス（FLS）クリニカルスタンダード」及び「骨粗鬆症の予防と治療ガイドライン」に沿った

医学管理

適切な評価及び治療等が実施された場合に算定する。

(5)　「ロ」及び「ハ」は，関係学会より示されている「骨折リエゾンサービス（FLS）クリニカルスタンダード」及び「骨粗鬆症の予防と治療ガイドライン」に沿った適切な評価及び治療効果の判定等，必要な治療を継続して実施した場合に算定する。

(6)　当該管理料を算定すべき医学管理の実施に当たっては，骨量測定，骨代謝マーカー，脊椎エックス線写真等による必要な評価を行う。（令６保医発0305·4）

（B001　特定疾患治療管理料）

35　アレルギー性鼻炎免疫療法治療管理料

イ　１月目　**280点**

ロ　２月目以降　**25点**

注　別に厚生労働大臣が定める施設基準〔※告示④第３・２⒇，p.889〕を満たす保険医療機関において，入院中の患者以外のアレルギー性鼻炎の患者に対して，アレルゲン免疫療法による治療の必要を認め，治療内容等に係る説明を文書を用いて行い，当該患者の同意を得た上で，アレルゲン免疫療法による計画的な治療管理を行った場合に，月１回に限り算定する。

→アレルギー性鼻炎免疫療法治療管理料

(1)　アレルギー性鼻炎免疫療法治療管理料は，入院中の患者以外のアレルギー性鼻炎と診断された患者に対して，アレルゲン免疫療法による計画的な治療管理を行った場合に月１回に限り算定する。なお，アレルギー性鼻炎免疫療法治療管理料イにおいて「１月目」とは初回の治療管理を行った月のことをいう。

(2)　アレルゲン免疫療法を開始する前に，治療内容，期待される効果，副作用等について文書を用いた上で患者に説明し，同意を得る。また，説明内容の要点を**診療録**に記載する。

(3)　学会によるガイドライン等を参考にする。

（令６保医発0305·4）

（B001　特定疾患治療管理料）

36　下肢創傷処置管理料　500点

注　別に厚生労働大臣が定める施設基準〔※告示④第３・２㉔，p.889〕に適合しているものとして地方厚生局長等に届け出た保険医療機関において，入院中の患者以外の患者であって，下肢の潰瘍を有するものに対して，下肢創傷処置に関する専門の知識を有する医師が，計画的な医学管理を継続して行い，かつ，療養上必要な指導を行った場合に，区分番号Ｊ000-2に掲げる下肢創傷処置を算定した日の属する月において，月１回に限り算定する。ただし，区分番号Ｂ001の20に掲げる糖尿病合併症管理料は，別に算定できない。

→下肢創傷処置管理料

(1)　下肢創傷処置管理料は，入院中の患者以外の患者であって，下肢の潰瘍に対し継続的な管理を必要とするものに対し，Ｊ000-2下肢創傷処置と併せて，専門的な管理を行った場合に算定するものであり，下肢創傷処置に関する適切な研修を修了した医師が，治療計画に基づき療養上の指導を行った場合に算定できる。

(2)　初回算定時に治療計画を作成し，患者及び家族等に説明して同意を得るとともに，毎回の指導の要点を**診療録**に記載する。

(3)　学会によるガイドライン等を参考にする。

（令６保医発0305·4）

（B001　特定疾患治療管理料）

37　慢性腎臓病透析予防指導管理料

イ　初回の指導管理を行った日から起算して１年以内の期間に行った場合　**300点**

ロ　初回の指導管理を行った日から起算して１年を超えた期間に行った場合　**250点**

注１　別に厚生労働大臣が定める施設基準〔※告示④第３・２㉕イ，p.889〕に適合しているものとして地方厚生局長等に届け出た保険医療機関において，慢性腎臓病の患者（糖尿病患者又は現に透析療法を行っている患者を除き，別に厚生労働大臣が定める者に限る）であって，医師が透析予防に関する指導の必要性があると認めた入院中の患者以外の患者に対して，当該保険医療機関の医師，看護師又は保健師及び管理栄養士等が共同して必要な指導を行った場合に，月１回に限り算定する。

２　区分番号Ｂ001の９に掲げる外来栄養食事指導料及び区分番号Ｂ001の11に掲げる集団栄養食事指導料は，所定点数に含まれるものとする。

３　別に厚生労働大臣が定める施設基準〔※告示④第３・２㉕ハ，p.889〕に適合しているものとして地方厚生局長等に届け出た保険医療機関において，慢性腎臓病透析予防指導管理料を算定すべき医学管理を情報通信機器を用いて行った場合は，イ又はロの所定点数に代えて，**261点**又は**218点**を算定する。

【2024年改定により新設】

(1)　慢性腎臓病透析予防診療チームを設置している届出医療機関において，入院外の慢性腎臓病の患者（透析状態になることを予防するための重点的指導管理を要する患者。糖尿病患者又は現に透析療法を行う患者を除く）に対して，医師，看護師又は保健師及び管理栄養士等が共同して，患者の病期分類，食事指導，運動指導，その他生活習慣に関する指導等を個別に行った場合に月１回算定可。

(2)　届出医療機関において，情報通信機器を用いて行った場合は，所定点数に代えて261点又は218点を算定する。

→慢性腎臓病透析予防指導管理料

(1)　慢性腎臓病透析予防指導管理料は，入院中の患者以外の患者（通院する患者のことをいい，在宅での療養を行う患者を除く）であって慢性腎臓病の患者のうち慢性腎臓病の重症度分類で透析のリスクが高い患者（糖尿病患者又は現に透析療法を行っている患者を除く）に対し，医師が透析を要する状態となることを予防するために重点的な指導の必要性があると認めた場合に，月１回に限り算定する。

(2)　当該指導管理料は，専任の医師，当該医師の指示を受けた専任の看護師（又は保健師）及び管理栄養士（以下「透析予防診療チーム」という）が，(1)の患者に対し，日本腎臓学会の「エビデンスに基づくCKD診療ガイドライン」等に基づき，患者の病期分類，食塩制限及び蛋白制限等の食事指導，運動指導，その他生活習慣に関する指導等を必要に応じて個別に実施した場合に算定する。
(3)　当該指導管理料を算定すべき指導の実施に当たっては，透析予防診療チームは，慢性腎臓病のリスク要因に関する評価を行い，その結果に基づいて，指導計画を作成する。
(4)　当該管理を実施する透析予防診療チームは，慢性腎臓病のリスク要因に関する評価結果，指導計画及び実施した指導内容を診療録，療養指導記録又は栄養指導記録に添付又は記載する。
(5)　同一月又は同一日においても，「注２」に規定するものを除き，第２章第１部の各区分に規定する他の医学管理等及び第２部第２節第１款の各区分に規定する在宅療養指導管理料は併算定できる。
(6)　当該管理料を算定する場合は，特掲診療料施設基準通知の**別添２**の**様式13の10**に基づき，１年間に当該指導管理料を算定した患者の人数，状態の変化等について報告を行う。
(7)　本管理料を算定する患者について，保険者から保健指導を行う目的で情報提供等の協力の求めがある場合には，患者の同意を得て，必要な協力を行う。
(8)　「注３」に規定する情報通信機器を用いた医学管理については，オンライン指針に沿って診療を行った場合に算定する。
(9)　「注３」に規定する点数を算定する場合には，以下の要件を満たす。
ア　透析予防診療チームが，情報通信機器を用いた診療による計画的な療養上の医学管理を行う月において，(1)の患者に対し，ビデオ通話が可能な情報通信機器を活用して，日本腎臓学会の「エビデンスに基づくCKD診療ガイドライン」等に基づき，患者の病期分類，食塩制限及び蛋白制限等の食事指導，運動指導，その他生活習慣に関する指導等を必要に応じて個別に実施する。なお，情報通信機器を用いた診療による計画的な療養上の医学管理を行う月にあっては，医師又は当該医師の指示を受けた看護師（又は保健師）若しくは管理栄養士による指導等について，各職種が当該月の別日に指導等を実施した場合においても算定できる。
イ　当該指導等の実施に当たっては，透析予防診療チームは，事前に，対面による指導と情報通信機器を用いた診療による指導を組み合わせた指導計画を作成し，当該計画に基づいて指導を実施する。
ウ　透析予防診療チームは，情報通信機器を用いた診療により実施した指導内容，指導実施時間等を診療録，療養指導記録又は栄養指導記録に記載する。

(令６保医発0305·4)

B001-2　小児科外来診療料（１日につき）
1　保険薬局において調剤を受けるために処方箋を交付する場合
イ　初診時　**604点**
ロ　再診時　**410点**
2　１以外の場合
イ　初診時　**721点**
ロ　再診時　**528点**

注１　小児科を標榜する保険医療機関において，入院中の患者以外の患者（６歳未満の乳幼児に限る）に対して診療を行った場合に，保険医療機関単位で算定する。
２　区分番号A001に掲げる再診料の注９に規定する場合，区分番号B001-2-11に掲げる小児かかりつけ診療料を算定する場合，第２部第２節第１款在宅療養指導管理料の各区分に掲げる指導管理料を算定している場合又は別に厚生労働大臣が定める薬剤〔※告示④第３・３，p.896〕を投与している場合については，算定しない。
３　注４に規定する加算，区分番号A000に掲げる初診料の注７，注８，注10，注15及び注16に規定する加算，区分番号A001に掲げる再診料の注５，注６及び注19に規定する加算，区分番号A002に掲げる外来診療料の注８から注10までに規定する加算，通則第３号から第６号までに規定する加算，区分番号B001-2-2に掲げる地域連携小児夜間・休日診療料，区分番号B001-2-5に掲げる院内トリアージ実施料，区分番号B001-2-6に掲げる夜間休日救急搬送医学管理料，区分番号B010に掲げる診療情報提供料（Ⅱ），区分番号B011に掲げる連携強化診療情報提供料，区分番号C000に掲げる往診料及び第14部その他を除き，診療に係る費用は，小児科外来診療料に含まれるものとする。ただし，区分番号A000に掲げる初診料の注７及び注８に規定する加算を算定する場合については，それぞれの加算点数から**115点**を減じた点数を，区分番号A001に掲げる再診料の注５及び注６に規定する加算並びに区分番号A002に掲げる外来診療料の注８及び注９に規定する加算を算定する場合については，それぞれの加算点数から**70点**を減じた点数を算定するものとする。
４　１のイ又は２のイについて，別に厚生労働大臣が定める施設基準〔※告示④第３・３の２，p.896〕を満たす保険医療機関において，急性気道感染症，急性中耳炎，急性副鼻腔炎又は急性下痢症により受診した患者であって，診察の結果，抗菌薬の投与の必要性が認められないため抗菌薬を使用しないものに対して，療養上必要な指導及び検査結果の説明を行い，文書により説明内容を提供した場合は，**小児抗菌薬適正使用支援加算**として，月１回に限り**80点**を所定点数に加算する。

【2024年改定による主な変更点】小児抗菌薬適正使用支援加算（注４）の対象疾患に，**急性中耳炎**，**急性副鼻腔炎**が追加された。

→小児科外来診療料
(1)　小児科外来診療料は，入院中の患者以外の患者であって，６歳未満の全ての者を対象とする。また，対象患者に対する診療報酬の請求については，原則として小児科外来診療料により行うものとする。
(2)　小児科外来診療料は，小児科（小児外科を含む）を標榜する保険医療機関において算定する。ただし，B001-2-11小児かかりつけ診療料を算定している患者，第２部第２節第１款の各区分に掲げる在宅療養指導管理料を算定している患者（他の保険医療機関で算定している患者を含む）及びパリビズマブを投与している患者（投与当日に限る）については，小児科外来診療料の算定対象とはならない。

(3) 当該患者の診療に係る費用は，「注４」の小児抗菌薬適正使用支援加算，Ａ000初診料，Ａ001再診料及びＡ002外来診療料の時間外加算，休日加算，深夜加算，小児科特例加算及び医療情報取得加算，Ａ000初診料の機能強化加算，医療ＤＸ推進体制整備加算，「通則」第３号の外来感染対策向上加算及び発熱患者等対応加算，「通則」第４号の連携強化加算，「通則」第５号のサーベイランス強化加算，「通則」第６号の抗菌薬適正使用体制加算，Ｂ001-2-2地域連携小児夜間・休日診療料，Ｂ001-2-5院内トリアージ実施料，Ｂ001-2-6夜間休日救急搬送医学管理料，Ｂ010診療情報提供料（Ⅱ），Ｂ011連携強化診療情報提供料並びにＣ000往診料（往診料の加算を含む）並びに第14部その他を除き，全て所定点数に含まれる。ただし，初診料の時間外加算，休日加算，深夜加算又は小児科特例加算を算定する場合は，それぞれ**85点**，**250点**，**580点**又は**230点**を，再診料及び外来診療料の時間外加算，休日加算，深夜加算又は小児科特例加算を算定する場合は，それぞれ**65点**，**190点**，**520点**又は**180点**を算定する。

(4) 同一日において，同一患者の再診が２回以上行われた場合であっても，１日につき所定の点数を算定する。

(5) 同一月において，院外処方箋を交付した日がある場合は，当該月においては，「１」の所定点数により算定する。ただし，この場合であっても，院外処方箋を交付している患者に対し，夜間緊急の受診の場合等やむを得ない場合において院内投薬を行う場合は，「２」の所定点数を算定できるが，その場合には，その理由を**診療報酬明細書**の摘要欄に記載する。

(6) 当該保険医療機関において，院内処方を行わない場合は，「１ 処方箋を交付する場合」の所定点数を算定する。

(7) 小児科外来診療料を算定している保険医療機関において，６歳未満の小児が初診を行いそのまま入院となった場合の初診料は，小児科外来診療料ではなく，初診料を算定し，当該初診料の請求は入院の**診療報酬明細書**により行う。

(8) ６歳の誕生日が属する月において，６歳の誕生日前に当該保険医療機関を受診し，小児科外来診療料を算定した場合にあっては，６歳の誕生日後に当該保険医療機関を受診しても，当該月の診療に係る請求は小児科外来診療料により行う。

(9) 小児科外来診療料を算定している保険医療機関のうち，許可病床数が200床以上の病院においては，他の保険医療機関等からの紹介なしに受診した６歳未満の乳幼児の初診については，保険外併用療養費に係る選定療養の対象となる。したがって，小児科外来診療料の初診時の点数を算定した上に，患者からの特別の料金を徴収できる。

(10) 本診療料を算定する保険医療機関の保険医が「特別養護老人ホーム等における療養の給付の取扱いについて」（平成18年３月31日保医発第0331002号）に定める「配置医師」であり，それぞれの配置されている施設に赴き行った診療については，本診療料は算定できないが，それぞれの診療行為に係る所定点数により算定できる。

(11) 本診療料を算定する場合，抗菌薬の適正な使用を推進するため，「抗微生物薬適正使用の手引き」（厚生労働省健康局結核感染症課）を参考に，抗菌薬の適正な使用の普及啓発に資する取組を行っている。

(12) 「注４」に規定する小児抗菌薬適正使用支援加算は，急性気道感染症，急性中耳炎，急性副鼻腔炎又は急性下痢症により受診した基礎疾患のない患者であって，診察の結果，抗菌薬の投与の必要性が認められないため抗菌薬を使用しないものに対して，療養上必要な指導及び検査結果の説明を行い，文書により説明内容を提供した場合に，小児科を担当する専任の医師が診療を行った初診時に，月に１回に限り算定する。なお，インフルエンザウイルス感染の患者又はインフルエンザウイルス感染の疑われる患者及び新型コロナウイルス感染症の患者又は新型コロナウイルス感染症が疑われる患者については，算定できない。（令６保医発0305·4）

Ｂ001-2-2 地域連携小児夜間・休日診療料

１ 地域連携小児夜間・休日診療料１ **450点**

２ 地域連携小児夜間・休日診療料２ **600点**

注 別に厚生労働大臣が定める施設基準〔※告示④第３・４(1)，p.896〕に適合しているものとして地方厚生局長等に届け出た小児科を標榜する保険医療機関において，夜間であって別に厚生労働大臣が定める時間〔※告示④第３・４(2)，p.896〕，休日又は深夜において，入院中の患者以外の患者（６歳未満の小児に限る）に対して診療を行った場合に，当該基準に係る区分に従い，それぞれ算定する。

→地域連携小児夜間・休日診療料

(1) 地域連携小児夜間・休日診療料は，保険医療機関が地域の小児科（小児外科を含む）を専ら担当する診療所その他の保険医療機関の医師と連携をとりつつ，小児の救急医療の確保のために，夜間，休日又は深夜に小児の診療が可能な体制を保つことを評価する。

(2) 地域連携小児夜間・休日診療料１については，夜間，休日又は深夜であって，保険医療機関があらかじめ地域に周知している時間に，地域連携小児夜間・休日診療料２については，保険医療機関が24時間診療することを周知した上で，夜間，休日又は深夜に，それぞれ６歳未満の小児を診療した場合に算定する。

(3) 地域連携小児夜間・休日診療料は，夜間，休日又は深夜に急性に発症し，又は増悪した６歳未満の患者であって，やむを得ず当該時間帯に保険医療機関を受診するものを対象としたものである。したがって，慢性疾患の継続的な治療等のための受診については算定できない。

(4) 夜間，休日又は深夜における担当医師名とその主たる勤務先について，予定表を作成し院内に掲示する。

(5) 地域連携小児夜間・休日診療料を算定する場合にあっては，診療内容の要点，診療医師名及びその主たる勤務先名を**診療録**に記載する。

(6) 一連の夜間及び深夜又は同一休日に，同一の患者に対しては，地域連携小児夜間・休日診療料は原則として１回のみ算定する。なお，病態の度重なる変化等による複数回の受診のため２回以上算定する場合は，**診療報酬明細書**の摘要欄にその理由を詳細に記載する。

(7) 入院中の患者については，地域連携小児夜間・休日診療料は算定できない。ただし，患者が地域連携小児夜間・休日診療料を算定すべき診療を経た上で入院した場合は，算定できる。

(8) 患者本人が受診せず，家族などに対して指導等を行った場合には，当該診療料は算定できない。

(9) 地域連携小児夜間・休日診療料は地域の夜間・急病センター，病院等において地域の医師が連携・協力して，診療に当たる体制を評価したものであり，在宅当番医制で行う夜間・休日診療においては算定できない。

（令６保医発0305･4）

B001-2-3　乳幼児育児栄養指導料　130点

注１　小児科を標榜する保険医療機関において，小児科を担当する医師が，３歳未満の乳幼児に対する初診時に，育児，栄養その他療養上必要な指導を行った場合に算定する。

２　別に厚生労働大臣が定める施設基準〔※告示④第３・４の２，p.897〕に適合しているものとして地方厚生局長等に届け出た保険医療機関において，乳幼児育児栄養指導料を算定すべき医学管理を**情報通信機器を用いて行った場合**は，所定点数に代えて，**113点**を算定する。

→乳幼児育児栄養指導料

(1)　乳幼児育児栄養指導料は，小児科（小児外科を含む）を標榜する保険医療機関において，小児科を担当する医師が３歳未満の乳幼児に対してA000初診料（「注５」のただし書に規定する初診を除く）を算定する初診を行った場合に，育児，栄養その他療養上必要な指導を行ったときに算定する。この場合，指導の要点を**診療録**に記載する。ただし，初診料を算定する初診を行った後，即入院となった場合には算定できない。

(2)「注２」に規定する情報通信機器を用いた医学管理については，オンライン指針に沿って診療を行った場合に算定する。（令６保医発0305･4）

B001-2-4　地域連携夜間・休日診療料　200点

注　別に厚生労働大臣が定める施設基準〔※告示④第３・４の３(1)，p.897〕に適合しているものとして地方厚生局長等に届け出た保険医療機関において，夜間であって別に厚生労働大臣が定める時間〔※告示④第３・４の３(2)，p.897〕，休日又は深夜において，入院中の患者以外の患者（区分番号B001-2-2に掲げる地域連携小児夜間・休日診療料を算定する患者を除く）に対して診療を行った場合に算定する。

→地域連携夜間・休日診療料

(1)　地域連携夜間・休日診療料は，保険医療機関が地域の他の保険医療機関の医師と連携をとりつつ，救急医療の確保のために，夜間，休日又は深夜に診療が可能な体制を保つことを評価するものである。

(2)　地域連携夜間・休日診療料については，夜間，休日又は深夜であって，保険医療機関があらかじめ地域に周知している時間に，患者を診療した場合に算定する。

(3)　地域連携夜間・休日診療料は，夜間，休日又は深夜に急性に発症し，又は増悪した患者であって，やむを得ず当該時間帯に保険医療機関を受診するものを対象としたものである。したがって，慢性疾患の継続的な治療等のための受診については算定できない。

(4)　夜間，休日又は深夜における担当医師名とその主たる勤務先について，予定表を作成し院内に掲示する。

(5)　地域連携夜間・休日診療料を算定する場合にあっては，診療内容の要点，診療医師名及びその主たる勤務先名を**診療録**に記載する。

(6)　一連の夜間及び深夜又は同一休日に，同一の患者に対しては，地域連携夜間・休日診療料は原則として１回のみ算定する。なお，病態の度重なる変化等による複数回の受診のため２回以上算定する場合は，**診療報酬明細書**の摘要欄にその理由を詳細に記載する。

(7)　入院中の患者については，地域連携夜間・休日診療料は算定できない。ただし，患者が地域連携夜間・休日診療料を算定すべき診療を経た上で入院した場合は，算定できる。

(8)　患者本人が受診せず，家族などに対して指導等を行った場合には，当該診療料は算定できない。

(9)　地域連携夜間・休日診療料は地域の夜間・急病センター，病院等において地域の医師が連携・協力して，診療に当たる体制を評価したものであり，在宅当番医制で行う夜間・休日診療においては算定できない。

（令６保医発0305･4）

B001-2-5　院内トリアージ実施料　300点

注　別に厚生労働大臣が定める施設基準〔※告示④第３・４の４(1)，p.897〕に適合しているものとして地方厚生局長等に届け出た保険医療機関において，夜間であって別に厚生労働大臣が定める時間〔※告示④第３・４の４(2)，p.897〕，休日又は深夜において，入院中の患者以外の患者（救急用の自動車等により緊急に搬送された者を除く）であって，区分番号A000に掲げる初診料を算定する患者に対し，当該患者の来院後速やかに院内トリアージが実施された場合に算定する。

→院内トリアージ実施料

(1)　院内トリアージ実施料については，院内トリアージ体制を整えている保険医療機関において，夜間，休日又は深夜に受診した患者であって初診のものに対して当該保険医療機関の院内トリアージ基準に基づいて専任の医師又は救急医療に関する３年以上の経験を有する専任の看護師により患者の来院後速やかに患者の状態を評価し，患者の緊急度区分に応じて診療の優先順位付けを行う院内トリアージが行われ，**診療録等**にその旨を記載した場合に算定できる。ただし，B001-2-6夜間休日救急搬送医学管理料を算定した患者については算定できない。

(2)　院内トリアージを行う際には患者又はその家族等に対して，十分にその趣旨を説明する。（令６保医発0305･4）

B001-2-6　夜間休日救急搬送医学管理料　600点

注１　別に厚生労働大臣が定める施設基準〔※告示④第３・４の５(1)，p.897〕を満たす保険医療機関において，当該保険医療機関が表示する診療時間以外の時間〔土曜日以外の日（休日を除く）にあっては，夜間に限る〕，休日又は深夜において，救急用の自動車等により緊急に搬送された患者に対して必要な医学管理を行った場合に，区分番号A000に掲げる初診料を算定する初診の日に限り算定する。

２　急性薬毒物中毒（アルコール中毒を除く）と診断された患者又は過去６月以内に精神科受診の既往がある患者に対して必要な医学管理を行った場合には，**精神科疾患患者等受入加算**として，**400点**を所定点数に加算する。

３　別に厚生労働大臣が定める施設基準〔※告示④第３・４の５(2)(3)，p.897〕に適合しているものとして地方厚生局長等に届け出た保険医療機関において，必要な医学管理を行った場合は，当該基準に係る区分に従い，次に掲げる点数をそれぞれ所定点数に加算する。
イ **救急搬送看護体制加算１** **400点**
ロ **救急搬送看護体制加算２** **200点**

→夜間休日救急搬送医学管理料

(1) 夜間休日救急搬送医学管理料については，第二次救急医療機関（都道府県が作成する医療計画において，入院を要する救急医療を担う医療機関であって，第三次救急医療機関以外のものをいう）又は都道府県知事若しくは指定都市市長の指定する精神科救急医療施設において，深夜，時間外〔土曜日以外の日（休日を除く）にあっては，夜間に限る〕，休日に，救急用の自動車〔消防法及び消防法施行令に規定する市町村又は都道府県の救急業務を行うための救急隊の救急自動車，並びに道路交通法及び道路交通法施行令に規定する緊急自動車（傷病者の緊急搬送に用いるものに限る）をいう〕及び救急医療用ヘリコプターを用いた救急医療の確保に関する特別措置法第２条に規定する救急医療用ヘリコプターにより搬送された患者であって初診のものについて，必要な医学管理が行われた場合に算定する。
　なお，夜間及び深夜の取扱いは，往診料の場合と同様である。

(2) 「注２」に規定する精神科疾患患者等受入加算の対象患者は，深夜，時間外又は休日に救急用の自動車及び救急医療用ヘリコプターで搬送された患者のうち，以下のいずれかのものとする。
イ 過去６月以内に精神科受診の既往がある患者
ロ アルコール中毒を除く急性薬毒物中毒が診断された患者

(3) B001-2-5院内トリアージ実施料を算定した患者には夜間休日救急搬送医学管理料は算定できない。

（令６保医発0305・4）

B001-2-7 外来リハビリテーション診療料

１ 外来リハビリテーション診療料１ **73点**
２ 外来リハビリテーション診療料２ **110点**

注１ 別に厚生労働大臣が定める施設基準〔※告示④第３・４の６，p.898〕を満たす保険医療機関において，リハビリテーション（区分番号H000に掲げる心大血管疾患リハビリテーション料，区分番号H001に掲げる脳血管疾患等リハビリテーション料，区分番号H001-2に掲げる廃用症候群リハビリテーション料，区分番号H002に掲げる運動器リハビリテーション料又は区分番号H003に掲げる呼吸器リハビリテーション料を算定するものに限る。以下この区分番号において同じ）を要する入院中の患者以外の患者に対して，リハビリテーションの実施に関し必要な診療を行った場合に，外来リハビリテーション診療料１については７日間に１回に限り，外来リハビリテーション診療料２については14日間に１回に限り算定する。

２ 外来リハビリテーション診療料１を算定する日から起算して７日以内の期間においては，当該リハビリテーションの実施に係る区分番号A000に掲げる初診料（注15及び注16に規定する加算を除く），区分番号A001に掲げる再診料（注19に規定する加算を除く），区分番号A002に掲げる外来診療料（注10に規定する加算を除く）及び外来リハビリテーション診療料２は，算定しない。

３ 外来リハビリテーション診療料２を算定する日から起算して14日以内の期間においては，当該リハビリテーションの実施に係る区分番号A000に掲げる初診料（注15及び注16に規定する加算を除く），区分番号A001に掲げる再診料（注19に規定する加算を除く），区分番号A002に掲げる外来診療料（注10に規定する加算を除く）及び外来リハビリテーション診療料１は，算定しない。

→外来リハビリテーション診療料

(1) 外来リハビリテーション診療料は，医師によるリハビリテーションに関する包括的な診察を評価するものである。

(2) 外来リハビリテーション診療料１の対象患者は，状態が比較的安定している患者であって，リハビリテーション実施計画書において心大血管疾患リハビリテーション料，脳血管疾患等リハビリテーション料，廃用症候群リハビリテーション料，運動器リハビリテーション料又は呼吸器リハビリテーション料に掲げるリハビリテーション（以下「疾患別リハビリテーション」という）を１週間に２日以上提供することとしている患者である。

(3) 外来リハビリテーション診療料１を算定した日から起算して７日間は，疾患別リハビリテーションの提供に係るA000初診料，A001再診料又はA002外来診療料は算定できないものとし，当該７日間は，A000初診料，A001再診料又はA002外来診療料を算定せずに，疾患別リハビリテーションの費用を算定できるものとする。

(4) 外来リハビリテーション診療料２の対象患者は，状態が比較的安定している患者であって，リハビリテーション実施計画書において疾患別リハビリテーションを２週間に２日以上提供することとしている患者である。

(5) 外来リハビリテーション診療料２を算定した日から起算して14日間は，疾患別リハビリテーションの提供に係るA000初診料，A001再診料又はA002外来診療料は算定できないものとし，当該14日間はA000初診料，A001再診料又はA002外来診療料を算定せずに，疾患別リハビリテーションの費用を算定できるものとする。

(6) 外来リハビリテーション診療料１及び２を算定している場合は，疾患別リハビリテーションを提供する日において，リハビリテーションスタッフ（疾患別リハビリテーションの実施に係る理学療法士，作業療法士及び言語聴覚士等をいう。以下同じ）がリハビリテーション提供前に患者の状態を十分に観察し，療養指導記録に記載する。また，患者の状態を観察した際に，前回と比べて状態の変化が認められた場合や患者の求めがあった場合等には，必要に応じて医師が診察を行う。

(7) 外来リハビリテーション診療料１及び２を算定している場合は，医師は疾患別リハビリテーション料の算定ごとに当該患者にリハビリテーションを提供したリハビリテーションスタッフからの報告を受け，当該患者のリハビリテーションの効果や進捗状況等を確認し，**診療録等**に記載する。なお，リハビリテーションスタッフからの報告は，カンファレンスの実施により

代えることとしても差し支えない。　(令6保医発0305・4)

B001-2-8　外来放射線照射診療料　297点

注1　別に厚生労働大臣が定める施設基準〔※告示④第3・4の7, p.898〕に適合しているものとして地方厚生局長等に届け出た保険医療機関において，放射線治療を要する入院中の患者以外の患者に対して，放射線治療の実施に関し必要な診療を行った場合に，7日間に1回に限り算定する。

2　外来放射線照射診療料を算定する日から起算して7日以内の期間に4日以上の放射線治療を予定していない場合には，所定点数の**100分の50**に相当する点数により算定する。

3　外来放射線照射診療料を算定する日から起算して7日以内の期間においては，当該放射線治療の実施に係る区分番号A000に掲げる初診料（注15及び注16に規定する加算を除く），区分番号A001に掲げる再診料（注19に規定する加算を除く）及び区分番号A002に掲げる外来診療料（注10に規定する加算を除く）は，算定しない。

【2024年改定による主な変更点】 介護老人保健施設入所者に対する外来放射線照射診療料が新たに算定可とされた。

→外来放射線照射診療料

(1)　放射線治療医（放射線治療の経験を5年以上有するものに限る）が診察を行った日に算定し，算定日から起算して7日間は放射線照射の実施に係るA000初診料，A001再診料又はA002外来診療料は算定できないものとし，当該7日間は，A000初診料，A001再診料又はA002外来診療料を算定せずに，放射線照射の費用は算定できるものとする。

(2)　外来放射線照射診療料を算定した場合にあっては，第2日目以降の看護師，診療放射線技師等による患者の観察については，照射ごとに記録し，医師に報告する。

(3)　放射線治療を行う前に，放射線治療により期待される治療効果や成績などとともに，合併症，副作用等についても必ず患者又はその家族に説明し，文書等による同意を得る。

(4)　関係学会による放射線精度管理等のガイドラインを遵守する。

(5)　算定した日を含め，3日間以内で放射線照射が終了する場合は，本点数の**100分の50**に相当する点数を算定する。　(令6保医発0305・4)

B001-2-9　地域包括診療料（月1回）

1　地域包括診療料1　**1,660点**

2　地域包括診療料2　**1,600点**

注1　別に厚生労働大臣が定める施設基準〔※告示④第3・4の8(1)(2), p.898〕に適合しているものとして地方厚生局長等に届け出た保険医療機関（許可病床数が200床未満の病院又は診療所に限る）において，脂質異常症，高血圧症，糖尿病，慢性心不全，慢性腎臓病（慢性維持透析を行っていないものに限る）又は認知症のうち2以上の疾患を有する入院中の患者以外の患者に対して，当該患者の同意を得て，療養上必要な指導及び診療を行った場合（初診の日を除く）に，当該基準に係る区分に従い，それぞれ患者1人につき月1回に限り算定する。

2　地域包括診療を受けている患者に対して行った注3に規定する加算並びに区分番号A001に掲げる再診料の注5から注7まで及び注19に規定する加算，通則第3号から第6号までに規定する加算，区分番号B001-2-2に掲げる地域連携小児夜間・休日診療料，区分番号B010に掲げる診療情報提供料（Ⅱ）及び区分番号B011に掲げる連携強化診療情報提供料並びに第2章第2部在宅医療〔区分番号C001に掲げる在宅患者訪問診療料（Ⅰ），区分番号C001-2に掲げる在宅患者訪問診療料（Ⅱ），区分番号C002に掲げる在宅時医学総合管理料及び区分番号C002-2に掲げる施設入居時等医学総合管理料を除く〕，第5部投薬（区分番号F100に掲げる処方料及び区分番号F400に掲げる処方箋料を除く）及び第14部その他を除く費用は，地域包括診療料に含まれるものとする。ただし，患者の病状の急性増悪時に実施した検査，画像診断及び処置に係る費用は，所定点数が**550点**未満のものに限り，当該診療料に含まれるものとする。

3　他の保険医療機関に入院した患者又は介護老人保健施設に入所した患者について，当該他の保険医療機関又は介護老人保健施設と連携して薬剤の服用状況や薬剤服用歴に関する情報共有等を行うとともに，当該他の保険医療機関又は介護老人保健施設において処方した薬剤の種類数が減少した場合であって，退院後又は退所後1月以内に当該他の保険医療機関又は介護老人保健施設から入院中又は入所中の処方内容について情報提供を受けた場合には，**薬剤適正使用連携加算**として，退院日又は退所日の属する月から起算して2月目までに1回に限り，**30点**を所定点数に加算する。

【2024年改定による主な変更点】

(1)　算定要件に，①患者・家族からの求めに応じ文書を交付して説明を行うことが望ましい，②介護支援専門員や相談支援専門員からの相談に対応する，③リフィル処方や長期処方に対応する――ことなどが追加された。

(2)　施設基準に，①担当医が認知症研修を修了していることが望ましい，②介護支援専門員や相談支援専門員からの相談・リフィル処方・長期処方に対応可能であることを掲示する，③上記②の掲示事項を原則としてウェブサイトに掲載する（**【経過措置】** 2025年5月末まで猶予），④意思決定支援に係る指針を定めている――ことが追加された。また，「いずれかを満たすこと」とされる実績に，①担当医が市区町村の認知症施策に協力，②担当医がサービス担当者会議に参加，③担当医が地域ケア会議に参加，④介護支援専門員と相談の機会を構築――していることが追加された。

【経過措置】 施設基準について，2024年3月時点の届出医療機関は2024年9月末までは従前の例によるとされた。

→地域包括診療料

(1)　地域包括診療料は，外来の機能分化の観点から，主治医機能を持った中小病院及び診療所の医師が，複数の慢性疾患を有する患者に対し，患者の同意を得た上で，継続的かつ全人的な医療を行うことについて評価したものであり，初診時や訪問診療時（往診を含む）

は算定できない。なお，地域包括診療料とＡ001再診料の「注12」地域包括診療加算はどちらか一方に限り届出することができる。

(2)　地域包括診療料の対象患者は，高血圧症，糖尿病，脂質異常症，慢性心不全，慢性腎臓病（慢性維持透析を行っていないものに限る）及び認知症の６疾病のうち，２つ以上（疑いを除く）を有する者である。なお，当該医療機関で診療を行う対象疾病（上記６疾病のうち２つ）と重複しない疾病を対象とする場合に限り，他医療機関でも当該診療料，Ａ001再診料の「注12」地域包括診療加算，同「注13」認知症地域包括診療加算又はＢ001-2-10認知症地域包括診療料を算定可能である。

(3)　当該患者を診療する担当医を決める。担当医は，慢性疾患の指導に係る適切な研修を修了した医師とし，担当医により指導及び診療を行った場合に当該診療料を算定する。なお，服薬，運動，休養，栄養，喫煙，家庭での体重や血圧の計測，飲酒，その他療養を行うに当たっての問題点等に係る生活面の指導については，必要に応じて，当該医師の指示を受けた看護師や管理栄養士，薬剤師が行っても差し支えない。

(4)　患者又はその家族からの求めに応じ，疾患名，治療計画等についての文書を交付し，適切な説明を行うことが望ましい。その際，文書の交付については電子カルテ情報共有システムにおける患者サマリーに入力し，**診療録**にその記録及び患者の同意を得た旨を残している場合は，文書を交付しているものとみなすものとする。

(5)　当該患者に対し，以下の指導，服薬管理等を行う。

ア　患者の同意を得て，計画的な医学管理の下に療養上必要な指導及び診療を行う。

イ　他の保険医療機関と連携及びオンライン資格確認を活用して，患者が受診している医療機関を全て把握するとともに，当該患者に処方されている医薬品を全て管理し，**診療録等**に記載する。必要に応じ，担当医の指示を受けた看護師，准看護師等が情報の把握を行うことも可能。

ウ　当該患者について，原則として院内処方を行う。ただし，エ及びオの場合に限り院外処方を可能とする。

エ　病院において，患者の同意が得られた場合は，以下の全てを満たす薬局に対して院外処方を行うことを可能とする。

(イ)　24時間開局している薬局である。なお，24時間開局している薬局のリストを患者に説明した上で患者が選定した薬局である。

(ロ)　当該患者がかかっている医療機関を全て把握した上で，薬剤服用歴を一元的かつ継続的に管理し，投薬期間中の服薬状況等を確認及び適切な指導を行い，当該患者の服薬に関する情報を医療機関に提供している薬局である。

(ハ)　病院において院外処方を行う場合は，以下の通りとする。

①　当該患者が受診している医療機関のリスト及び当該患者が当該診療料を算定している旨を，処方箋に添付して患者に渡すことにより，当該薬局に対して情報提供を行う。

②　患者に対して，当該医療機関を受診時に，薬局若しくは当該医療機関が発行するお薬手帳を持参させる。また，当該患者の院外処方を担当する保険薬局から文書で情報提供を受けることでもよい。なお，保険薬局から文書で情報提供を受けた場合も，当該患者に対し，事後的にお薬手帳の提示に協力を求めることが望ましい。

③　また，**診療録**にお薬手帳のコピー若しくは保険薬局からの文書のコピーを添付する，又は，当該点数の算定時の投薬内容について**診療録**に記載する。

オ　診療所において，院外処方を行う場合は，以下のとおりとする。

(イ)　調剤について24時間対応できる体制を整えている薬局（以下「連携薬局」という）と連携している。

(ロ)　原則として，院外処方を行う場合は連携薬局にて処方を行うこととするが，患者の同意がある場合に限り，その他の薬局での処方も可能とする。その場合，当該患者に対して，時間外においても対応できる薬局のリストを文書により提供し，説明する。

(ハ)　当該患者が受診している医療機関のリスト及び当該患者が当該診療料を算定している旨を，処方箋に添付して患者に渡すことにより，当該薬局に対して情報提供を行う。

(ニ)　患者に対して，当該医療機関を受診時に，薬局若しくは当該医療機関が発行するお薬手帳を持参させる。また，当該患者の院外処方を担当する保険薬局から文書で情報提供を受けることでもよい。なお，保険薬局から文書で情報提供を受けた場合も，当該患者に対し，事後的にお薬手帳の提示に協力を求めることが望ましい。

(ホ)　また，**診療録**にお薬手帳のコピー若しくは保険薬局からの文書のコピーを添付する，又は，当該点数の算定時の投薬内容について**診療録等**に記載する。

カ　標榜診療時間外の電話等による問い合わせに対応可能な体制を有し，連絡先について情報提供するとともに，患者又は患者の家族等から連絡を受けた場合には，受診の指示等，速やかに必要な対応を行う。

キ　当該患者について，当該医療機関で検査（院外に委託した場合を含む）を行う。

ク　健康診断や検診の受診勧奨を行い，その結果等を**診療録**に添付又は記載するとともに，患者に提供し，評価結果をもとに患者の健康状態を管理する。

ケ　必要に応じ，要介護認定に係る主治医意見書を作成する。

コ　必要に応じ，患者の予防接種の実施状況を把握すること等により，当該患者からの予防接種に係る相談に対応する。

サ　患者の同意について，当該診療料の初回算定時に，**別紙様式48**を参考に，当該患者の署名付の同意書を作成し，**診療録等**に添付する。ただし，直近１年間に４回以上の受診歴を有する患者については，**別紙様式48**を参考に診療の要点を説明していれば，同意の手続きは省略して差し支えない。なお，当該医療機関自ら作成した文書を用いることでよい。

シ　当該診療料を算定する場合は，投薬の部に掲げる「７種類以上の内服薬の投薬を行う場合」の規定は適用しない。

ス　認知症の患者に対し当該診療料を算定する場合であって，当該患者の病状から，患者への説明及び患者の同意について，患者の家族等への説明及び当該患者の家族等による同意による方が適切と考えられる場合には，当該部分について「患者」を「患者の家族等」と読み替えるものとする。

(6)　当該医療機関において，院内掲示により以下の対応

（別紙様式48）

「地域包括診療料」・「認知症地域包括診療料」
に関する説明書

当院では，「地域包括診療料」等を算定する患者さんに，「かかりつけ医」として，次のような診療を行います。

○　生活習慣病や認知症等に対する治療や管理を行います。
○　他の医療機関で処方されるお薬を含め，服薬状況等を踏まえたお薬の管理を行います。
○　予防接種や健康診断の結果に関する相談等，健康管理に関するご相談に応じます。必要に応じ，専門の医療機関をご紹介します。
○　介護保険の利用に関するご相談に応じます。
○　必要に応じ，訪問診療や往診に対応します。
○　体調不良時等，患者さんからの電話等による問い合わせに対応しています。

連絡先 ▲▲医院　●●－●●●－●●●●

患者さん・ご家族へのお願い

○　他の医療機関を受診される場合，お急ぎの場合を除き，担当医にご相談ください。お急ぎの場合に，他の医療機関を受診した場合には，次に当院を受診した際にお知らせください（他の医療機関で受けた投薬なども，お知らせください）。
○　受診時にはお薬手帳をご持参ください。
○　処方を受けている薬局のお名前をお知らせください。
○　健康診断の結果については，担当医にお知らせください。

（別紙様式48）

「地域包括診療料」・「認知症地域包括診療料」
に関する同意書

「地域包括診療料」・「認知症地域包括診療料」について説明を受け，理解した上で，▲▲医院 医師 ○○○○を担当医として，生活習慣病等（●●，□□）に対する継続的な診療，お薬の管理，健康管理に関する相談・指導等を受けることに同意いたします。

※　他の医療機関で「地域包括診療加算」「認知症地域包括診療加算」「地域包括診療料」「認知症地域包括診療料」を算定している方は，署名する前にお申し出ください。

（患者氏名）＿＿＿＿＿＿＿＿

が可能なことを周知し，患者の求めがあった場合に適切に対応する。
ア　健康相談を行っている。
イ　介護保険に係る相談を行っている。
ウ　予防接種に係る相談を行っている。

(7)　当該保険医療機関に通院する患者について，介護保険法第７条第５項に規定する介護支援専門員及び障害者の日常生活及び社会生活を総合的に支援するための法律に基づく指定計画相談支援の事業の人員及び運営に関する基準第３条第１項に規定する相談支援専門員からの相談に適切に対応するとともに，当該対応が可能であることを当該保険医療機関の見やすい場所に掲示する。

(8)　患者の状態に応じ，28日以上の長期の投薬を行うこと又はリフィル処方箋を交付することについて，当該対応が可能であることを当該保険医療機関の見やすい場所に掲示するとともに，患者から求められた場合に適切に対応する。

(9)　(7)及び(8)の掲示事項について，原則として，ウェブサイトに掲載している。

(10)　地域包括診療料を算定する医療機関においては，往診又は訪問診療を提供可能である。往診又は訪問診療の対象の患者には，24時間対応可能な夜間の連絡先を提供し，患者又は患者の家族等から連絡を受けた場合には，往診，外来受診の指示等，速やかに必要な対応を行う。特掲診療料施設基準通知の第９在宅療養支援診療所の施設基準の１の(1)（p.905）に規定する在宅療養支援診療所（機能強化型・単独型の在宅療養支援診療所）以外の在宅療養支援診療所においては，連絡を受けて行う往診又は外来診療の体制について，連携する他の保険医療機関とともに行うことも可能である。

(11)　抗菌薬の適正な使用を推進するため，「抗微生物薬適正使用の手引き」（厚生労働省健康局結核感染症課）を参考に，抗菌薬の適正な使用の普及啓発に資する取組を行っている。

(12)　「注３」の薬剤適正使用連携加算については，A001再診料の「注14」に規定する薬剤適正使用連携加算の例による。

（令６保医発0305・4）

B001-2-10　認知症地域包括診療料（月１回）

１	認知症地域包括診療料１	1,681点
２	認知症地域包括診療料２	1,613点

注１　別に厚生労働大臣が定める施設基準〔※告示④第３・４の８の２(1)(2)，p.899〕を満たす保険医療機関（許可病床数が200床未満の病院又は診療所に限る）において，認知症の患者〔認知症以外に１以上の疾患（疑いのものを除く）を有する入院中の患者以外のものであって，１処方につき５種類を超える内服薬の投薬を行った場合及び１処方につき抗うつ薬，抗精神病薬，抗不安薬又は睡眠薬を合わせて３種類を超えて投薬を行った場合のいずれにも該当しないものに限る〕に対して，当該患者又はその家族等の同意を得て，療養上必要な指導及び診療を行った場合（初診の日を除く）に，当該基準に係る区分に従い，それぞれ患者１人につき月１回に限り算定する。

２　認知症地域包括診療を受けている患者に対して行った注３に規定する加算並びに区分番号A001に掲げる再診料の注５から注７まで及び注19に規定する加算，通則第３号から第６号までに規定する加算，区分番号B001-2-2に掲げる地域連携小児夜間・休日診療料，区分番号B010に掲げる診療情報提供料（Ⅱ）及び区分番号B011に掲げる連携強化診療情報提供料並びに第２章第２部在宅医療（区分番号C001に掲げる在宅患者訪問診療料（Ⅰ），区分番号C001-2に掲げる在宅患者訪問診療料（Ⅱ），区分番号C002に掲げる在宅時医学総合管理料及び区分番号C002-2に掲げる施設入居時等医学総合管理料を除く），第５部投薬（区分番号F100に掲げる処方料及び区分番号F400に掲げる処方箋料を除く）及び第14部その他を除く費用は，認知症地域包括診療料に含まれるものとする。ただし，患者の病状の急性増悪時に実施した検査，画像診断及び処置に係る費用は，所定点数が**550点**未満のものに限り，当該診療料に含まれるものとする。

3 他の保険医療機関に入院した患者又は介護老人保健施設に入所した患者について，当該他の保険医療機関又は介護老人保健施設と連携して薬剤の服用状況や薬剤服用歴に関する情報共有等を行うとともに，当該他の保険医療機関又は介護老人保健施設において処方した薬剤の種類数が減少した場合であって，退院後又は退所後１月以内に当該他の保険医療機関又は介護老人保健施設から入院中又は入所中の処方内容について情報提供を受けた場合には，**薬剤適正使用連携加算**として，退院日又は退所日の属する月から起算して２月目までに１回に限り，**30点**を所定点数に加算する。

【2024年改定による主な変更点】 B001-2-9地域包括診療料と同様の変更が行われた（B001-2-9参照）。

→認知症地域包括診療料

(1) 認知症地域包括診療料は，外来の機能分化の観点から，主治医機能を持った中小病院及び診療所の医師が，認知症患者であって以下の全ての要件を満たす患者に対し，患者の同意を得た上で，継続的かつ全人的な医療を行うことについて評価したものであり，初診時や訪問診療時（往診を含む）は算定できない。

ア 認知症以外に１以上の疾病（疑いを除く）を有する者

イ 同月に，当該保険医療機関において以下のいずれの投薬も受けていない患者

(イ) １処方につき５種類を超える内服薬があるもの

(ロ) １処方につき抗うつ薬，抗精神病薬，抗不安薬及び睡眠薬をあわせて３種類を超えて含むもの

なお，イ(イ)の内服薬数の種類数は錠剤，カプセル剤，散剤，顆粒剤及び液剤については，１銘柄ごとに１種類として計算する。また，イ(ロ)の抗うつ薬，抗精神病薬，抗不安薬及び睡眠薬の種類数はF100処方料の「1」における向精神薬の種類と同様の取扱いとする。

(2) B001-2-9地域包括診療料の(3)から(11)まで〔(5)のシを除く〕を満たす。

(3) 「注３」の薬剤適正使用連携加算については，A001再診料の「注14」に規定する薬剤適正使用連携加算の例による。

(4) 当該医療機関で診療を行う疾病（認知症を含む２つ以上）と重複しない疾病を対象とする場合に限り，他医療機関でも地域包括診療加算又は地域包括診療料を算定可能である。また，他医療機関で当該診療料又は認知症地域包括診療加算は算定できない。

（令６保医発0305·4）

B001-2-11 小児かかりつけ診療料（１日につき）

1 小児かかりつけ診療料１

イ 処方箋を交付する場合

(1) 初診時 **652点**

(2) 再診時 **458点**

ロ 処方箋を交付しない場合

(1) 初診時 **769点**

(2) 再診時 **576点**

2 小児かかりつけ診療料２

イ 処方箋を交付する場合

(1) 初診時 **641点**

(2) 再診時 **447点**

ロ 処方箋を交付しない場合

(1) 初診時 **758点**

(2) 再診時 **565点**

注１ 別に厚生労働大臣が定める施設基準〔※告示④第３・４の８の３(1)(2)，p.899〕に適合しているものとして地方厚生局長等に届け出た保険医療機関において，未就学児（６歳以上の患者にあっては，６歳未満から小児かかりつけ診療料を算定しているものに限る）の患者であって入院中の患者以外のものに対して診療を行った場合に，当該基準に係る区分に従い，それぞれ算定する。

２ 区分番号A001に掲げる再診料の注９に規定する場合については，算定しない。

３ 注４に規定する加算，区分番号A000に掲げる初診料の注７，注８，注10，注15及び注16に規定する加算，区分番号A001に掲げる再診料の注５，注６及び注19に規定する加算，区分番号A002に掲げる外来診療料の注８から注10までに規定する加算並びに通則第３号から第６号までに規定する加算，区分番号B001-2-2に掲げる地域連携小児夜間・休日診療料，区分番号B001-2-5に掲げる院内トリアージ実施料，区分番号B001-2-6に掲げる夜間休日救急搬送医学管理料，区分番号B009に掲げる診療情報提供料（Ⅰ），区分番号B009-2に掲げる電子的診療情報評価料，区分番号B010に掲げる診療情報提供料（Ⅱ），区分番号B011に掲げる連携強化診療情報提供料，区分番号C000に掲げる往診料（同区分番号の注１から注３までに規定する加算を含む）及び第14部その他を除き，診療に係る費用は，小児かかりつけ診療料に含まれるものとする。

４ 別に厚生労働大臣が定める施設基準〔※告示④第３・４の８の３(3)，p.900〕を満たす保険医療機関において，急性気道感染症，急性中耳炎，急性副鼻腔炎又は急性下痢症により受診した患者であって，診察の結果，抗菌薬の投与の必要性が認められないため抗菌薬を使用しないものに対して，療養上必要な指導及び検査結果の説明を行い，文書により説明内容を提供した場合（初診時に限る）は，**小児抗菌薬適正使用支援加算**として，月１回に限り**80点**を所定点数に加算する。

【2024年改定による主な変更点】

(1) ①発達障害を疑う患者の診療，保護者への相談対応，専門医への紹介等，②不適切な養育にもつながる育児不安等への相談対応，③B001-2小児科外来診療料の算定，④医師は発達障害等・虐待に関する研修を修了していることが望ましいこと――が要件として追加された。

(2) 小児抗菌薬適正使用支援加算（注４）の対象疾患に，**急性中耳炎，急性副鼻腔炎**が追加された。

(別紙様式10)

「小児かかりつけ診療料」に関する説明書

当院では，当院を継続して受診され，同意された患者さんに，小児科の「かかりつけ医」として，次のような診療を行います。

○　急な病気の際の診療や，慢性疾患の指導管理を行います。
○　発達段階に応じた助言・指導等を行い，健康相談に応じます。
○　予防接種の接種状況を確認し，接種の時期についての指導を行います。また，予防接種の有効性・安全性に関する情報提供を行います。
○　「小児かかりつけ診療料」に同意する患者さんからの電話等による問い合わせに常時対応しています。

当院がやむを得ず対応できない場合などには，下記の提携医療機関や，小児救急電話相談にご相談ください。

連絡先　▲▲医院　●●●－●●●－●●●●
提携医療機関　◆◆医院
●●●－●●●－●●●●
小児救急電話相談　#●●●●

患者さん・ご家族へのお願い

○　緊急時など，都合により他の医療機関を受診した場合には，次に当院を受診した際にお知らせください（他の医療機関で受けた投薬なども，お知らせください）。
○　健康診断の結果や，予防接種の受診状況を定期的に確認しますので，受診時にお持ちください（母子健康手帳に記載されています）。

「小児かかりつけ診療料」に関する同意書

「小児かかりつけ診療料」について説明を受け，理解した上で，▲▲医院　医師　○○○○を主治医として，病気の際の診療，継続的な医学管理，予防接種や健康に関する相談・指導等を受けることに同意いたします。

※　「小児かかりつけ診療料」は１人の患者さんにつき１か所の医療機関が対象となっています。他の医療機関で同じ説明を受けた方は，署名する前にお申し出ください。

(患者氏名)

(保護者署名)

→小児かかりつけ診療料

(1)　小児かかりつけ診療料は，かかりつけ医として，患者の同意を得た上で，緊急時や明らかに専門外の場合等を除き継続的かつ全人的な医療を行うことについて評価したものであり，原則として１人の患者につき１か所の保険医療機関が算定する。

(2)　小児かかりつけ診療料は，当該保険医療機関を４回以上受診（予防接種の実施等を目的とした保険外のものを含む）した未就学児（６歳以上の患者にあっては，６歳未満から小児かかりつけ診療料を算定しているものに限る）の患者を対象とする。なお，過去に当該診療料の算定を行っていた患者が，当該診療料の算定を行わなくなった場合，６歳以上の患者については，再度当該診療料を算定することはできない。

(3)　同一日において，同一患者の再診が２回以上行われた場合であっても，１日につき所定の点数を算定する。

(4)　同一月において，院外処方箋を交付した日がある場合は，当該月においては，「イ」の所定点数により算定する。ただし，この場合であっても，院外処方箋を交付している患者に対し，夜間緊急の受診の場合等やむを得ない場合において院内投薬を行う場合は，「ロ」の所定点数を算定できるが，その場合には，その理由を**診療報酬明細書**の摘要欄に記載する。

(5)　当該保険医療機関において院内処方を行わない場合は，「イ　処方箋を交付する場合」の所定点数を算定する。

(6)　小児かかりつけ診療料の算定に当たっては，以下の指導等を行う。

ア　急性疾患を発症した際の対応の仕方や，アトピー性皮膚炎，喘息その他乳幼児期に頻繁にみられる慢性疾患の管理等について，かかりつけ医として療養上必要な指導及び診療を行う。

イ　他の保険医療機関との連携及びオンライン資格確認を活用して，患者が受診している医療機関を全て把握するとともに，必要に応じて専門的な医療を要する際の紹介等を行う。

ウ　患者について，健康診査の受診状況及び受診結果を把握するとともに，発達段階に応じた助言・指導を行い，保護者からの健康相談に応じる。

エ　患者について，予防接種の実施状況を把握するとともに，予防接種の有効性・安全性に関する指導やスケジュール管理等に関する指導を行う。

オ　発達障害の疑いがある患者について，診療及び保護者からの相談に対応するとともに，必要に応じて専門的な医療を要する際の紹介等を行う。

カ　不適切な養育にも繋がりうる育児不安等の相談に適切に対応する。

キ　かかりつけ医として，上記アからカまでに掲げる指導等を行う旨を患者に対して書面〔**別紙様式10** (p.205) を参考とし，各医療機関において作成する〕を交付して説明し，同意を得る。また，小児かかりつけ医として上記アからカまでに掲げる指導等を行っている旨を，当該保険医療機関の外来受付等の見やすい場所及びホームページ等に掲示している。

ク　キの掲示事項について，原則として，ウェブサイトに掲載している。自ら管理するホームページ等を有しない場合については，この限りではない。また，令和７年５月31日までの間に限り，クに該当するものとみなす。

(7)　小児かかりつけ診療料を算定した場合は，B001-2小児科外来診療料は算定できない。

(8)　小児かかりつけ診療料を算定する場合，抗菌薬の適正な使用を推進するため，「抗微生物薬適正使用の手引き」（厚生労働省健康局結核感染症課）を参考に，抗菌薬の適正な使用の普及啓発に資する取組を行っていること。

(9)　「注４」に規定する小児抗菌薬適正使用支援加算は，急性気道感染症，急性中耳炎，急性副鼻腔炎又は急性下痢症により受診した基礎疾患のない患者であって，診察の結果，抗菌薬の投与の必要性が認められないため抗菌薬を使用しないものに対して，療養上必要な指導及び検査結果の説明を行い，文書により説明内容を提供した場合に，小児科を担当する専任の医師が診療を行った初診時に，月に１回に限り算定する。なお，インフルエンザウイルス感染の患者又はインフルエンザウイルス感染の疑われる患者及び新型コロナウイルス感染症の患者又は新型コロナウイルス感染症が疑われる患者については，算定できない。（令６保医発0305·4）

医学管理

B001-2-12　外来腫瘍化学療法診療料

1　外来腫瘍化学療法診療料１
　イ　抗悪性腫瘍剤を投与した場合
　　(1)　初回から３回目まで　**800点**
　　(2)　４回目以降　**450点**
　ロ　イ以外の必要な治療管理を行った場合　**350点**

2　外来腫瘍化学療法診療料２
　イ　抗悪性腫瘍剤を投与した場合
　　(1)　初回から３回目まで　**600点**
　　(2)　４回目以降　**320点**
　ロ　イ以外の必要な治療管理を行った場合　**220点**

3　外来腫瘍化学療法診療料３
　イ　抗悪性腫瘍剤を投与した場合
　　(1)　初回から３回目まで　**540点**
　　(2)　４回目以降　**280点**
　ロ　イ以外の必要な治療管理を行った場合　**180点**

注１　別に厚生労働大臣が定める施設基準〔※告示④第３・４の８の４(1)(2)(3)，p.900〕に適合しているものとして地方厚生局長等に届け出た保険医療機関において，悪性腫瘍を主病とする患者であって入院中の患者以外のものに対して，外来化学療法（別に厚生労働大臣が定めるもの〔※告示④第３・４の８の４(4)，p.900〕に限る）の実施その他の必要な治療管理を行った場合に，当該基準に係る区分に従い算定する。この場合において，区分番号Ａ000に掲げる初診料（注６から注８まで，注15及び注16に規定する加算を除く），区分番号Ａ001に掲げる再診料（注４から注６まで及び注19に規定する加算を除く），区分番号Ａ002に掲げる外来診療料（注７から注10までに規定する加算を除く），区分番号Ｂ001の23に掲げるがん患者指導管理料のハ又は区分番号Ｃ101に掲げる在宅自己注射指導管理料は，別に算定できない。

２　１のイの(1)２のイの(1)及び３のイの(1)については，当該患者に対して，抗悪性腫瘍剤を投与した場合に，月３回に限り算定する。

３　１のイの(2)，２のイの(2)及び３のイの(2)については，１のイの(1)，２のイの(1)又は３のイの(1)を算定する日以外の日において，当該患者に対して，抗悪性腫瘍剤を投与した場合に，週１回に限り算定する。

４　１のロについては，次に掲げるいずれかの治療管理を行った場合に，週１回に限り算定する。
　イ　１のイの(1)又は(2)を算定する日以外の日において，当該患者に対して，抗悪性腫瘍剤の投与以外の必要な治療管理を行った場合
　ロ　連携する他の保険医療機関が外来化学療法を実施している患者に対し，緊急に抗悪性腫瘍剤の投与以外の必要な治療管理を行った場合

５　２のロ及び３のロについては，２のイの(1)若しくは(2)又は３のイの(1)若しくは(2)を算定する日以外の日において，当該患者に対して，抗悪性腫瘍剤の投与以外の必要な治療管理を行った場合に，週１回に限り算定する。

６　退院した患者に対して退院の日から起算して７日以内に行った治療管理の費用は，第１章第２部第１節に掲げる入院基本料に含まれるものとする。

７　当該患者が15歳未満の小児である場合には，**小児加算**として，所定点数に**200点**を加算する。

８　別に厚生労働大臣が定める施設基準〔※告示④第３・４の８の４(5)，p.900〕に適合しているものとして地方厚生局長等に届け出た保険医療機関において，１のイの(1)を算定した患者に対して，当該保険医療機関の医師又は当該医師の指示に基づき薬剤師が，副作用の発現状況，治療計画等を文書により提供した上で，当該患者の状態を踏まえて必要な指導を行った場合は，**連携充実加算**として，月１回に限り**150点**を所定点数に加算する。

９　別に厚生労働大臣が定める施設基準〔※告示④第３・４の８の４(6)，p.900〕に適合しているものとして地方厚生局長等に届け出た保険医療機関において，１のイの(1)を算定する患者に対して，当該保険医療機関の医師の指示に基づき薬剤師が，服薬状況，副作用の有無等の情報の収集及び評価を行い，医師の診察前に情報提供や処方の提案等を行った場合は，**がん薬物療法体制充実加算**として，月１回に限り**100点**を所定点数に加算する。

【2024年改定による主な変更点】

(1)　外来腫瘍化学療法診療料３が新設され，①外来腫瘍化学療法診療料１の届出医療機関との連携体制，②緊急の相談等に24時間対応できる連携体制等が要件とされた。専任の医師の配置（「１」の要件），看護師又は薬剤師の配置（「１」「２」の要件）は求められてない。

(2)　外来腫瘍化学療法診療料１の施設基準において，Ｂ001「22」がん性疼痛緩和指導管理料の届出（必須），Ｂ001「23」がん患者指導管理料の届出（努力義務），医師の研修等が新たに要件に加えられた。

(3)　注射の部の「通則７」バイオ後続品導入初期加算の対象が従前の「外来化学療法を実施している患者」から「入院中の患者以外の患者」に拡大されたことに伴い，従前の「注７」バイオ後続品導入初期加算が廃止された。

→外来腫瘍化学療法診療料

(1)　外来腫瘍化学療法診療料は，入院中の患者以外の悪性腫瘍を主病とする患者に対して，患者の同意を得た上で，化学療法の経験を有する医師，化学療法に従事した経験を有する専任の看護師及び化学療法に係る調剤の経験を有する専任の薬剤師が必要に応じてその他の職種と共同して，注射による外来化学療法の実施その他の必要な治療管理を行った場合に算定する。

(2)　「１」の「イ」の(1)，「２」の「イ」の(1)又は「３」の「イ」の(1)に規定する点数は，月の初日から起算して，抗悪性腫瘍剤を１回目に投与した日から３回目に投与

した日に算定し，「１」の「イ」の⑵，「２」の「イ」⑵又「３」の「イ」の⑵に規定する点数は，月の初日から起算して，抗悪性腫瘍剤を４回目以降に投与した日に算定する。

⑶　「１」の「ロ」，「２」の「ロ」及び「３」の「ロ」に規定する点数は，注射による外来化学療法の実施その他必要な治療管理を実施中の期間に，当該外来化学療法を実施している保険医療機関において，当該外来化学療法又は治療に伴う副作用等で来院した患者に対し，診察（視診，聴診，打診及び触診等の身体診察を含む）の上，必要に応じて速やかに検査，投薬等を行う体制を評価したものである。

　また，外来腫瘍化学療法診療料３の届出を行っている保険医療機関において外来化学療法を実施している患者が，外来腫瘍化学療法診療料１の届出を行っている他の連携する保険医療機関を緊急的な副作用等で受診した場合には，「１」の「ロ」を算定できる。ただし，あらかじめ治療等に必要な情報を文書（電子媒体を含む）により当該外来腫瘍化学療法診療料３の届出を行っている医療機関から受理している場合に限る。

　なお，「外来化学療法の実施その他必要な治療管理を実施中の期間」とは，当該化学療法のレジメンの期間内とする。

⑷　外来化学療法の実施及びその他必要な治療管理を行うに当たっては，患者の心理状態に十分配慮された環境で，以下の説明及び指導等を行う。

　なお，患者の十分な理解が得られない場合又は患者を除く家族等にのみ説明を行った場合は算定できない。

ア　化学療法を初めて実施する場合，レジメンを変更した際，及び必要に応じて，患者に対して，抗悪性腫瘍剤の効能・効果，投与計画，副作用の種類とその対策，副作用に対する薬剤や医療用麻薬等の使い方，他の薬を服用している場合は薬物相互作用，日常生活での注意点，抗悪性腫瘍剤ばく露の予防方法等について文書により説明を行う。

　なお，抗悪性腫瘍剤ばく露の予防方法については，関係学会から示されている抗悪性腫瘍剤ばく露対策の指針に基づき，患者及びその家族等に対して指導を行う。

イ　アについては，医師の指示を受けた，抗悪性腫瘍剤に係る業務に従事した経験を有する専任の薬剤師が実施しても差し支えない。ただし，その場合，アに加えて，指導を行った薬剤師が，当該患者の診療を担当する医師に対して，指導内容，過去の治療歴に関する患者情報（患者の投薬歴，副作用歴，アレルギー歴等），服薬状況，患者からの症状及び不安等の訴えの有無等について医師に報告するとともに，必要に応じて，副作用に対応する薬剤，医療用麻薬等又は抗悪性腫瘍剤の処方に関する提案等を行う。

ウ　指導内容等の要点を**診療録**若しくは薬剤管理指導記録に記載又は説明に用いた文書の写しを**診療録等**に添付する。

⑸　抗悪性腫瘍剤の注射による投与を行うに当たっては，外来化学療法に係る専用室において，投与を行う。

⑹　当該診療料を算定する患者からの電話等による緊急の相談等に対して24時間対応できる体制を確保し，連絡先電話番号及び緊急時の注意事項等について，文書により提供する。

⑺　外来腫瘍化学療法診療料１は，当該保険医療機関で実施される化学療法のレジメン（治療内容）の妥当性を評価し，承認する委員会（他の保険医療機関と連携し，共同で開催する場合を含む）において，承認され，登録されたレジメンを用いて治療を行ったときのみ算定できる。

⑻　外来腫瘍化学療法診療料３の届出を行う医療機関は，外来腫瘍化学療法診療料１の届出を行っている他の連携する保険医療機関に対して，緊急時に当該他の連携する保険医療機関に受診を希望する患者について，あらかじめ治療等に必要な情報を文書により，少なくとも治療開始時に１回は提供し，以降は適宜必要に応じて提供している。

⑼　「注８」に規定する連携充実加算については，外来腫瘍化学療法診療料１を届け出た保険医療機関において，外来腫瘍化学療法診療料１のイの⑴を算定する日に，次に掲げる全ての業務を実施した場合に月１回に限り算定する。

ア　化学療法の経験を有する専任の医師又は化学療法に係る調剤の経験を有する専任の薬剤師が必要に応じてその他の職種と共同して，患者に注射又は投薬されている抗悪性腫瘍剤等の副作用の発現状況を評価するとともに，副作用の発現状況を記載した治療計画等の治療の進捗に関する文書を患者に交付する。なお，当該文書に次に掲げる事項が記載されている。

㈠　患者に実施しているレジメン
㈡　当該レジメンの実施状況
㈢　患者に投与した抗悪性腫瘍剤等の投与量
㈣　主な副作用の発現状況（「有害事象共通用語規準v5.0日本語訳JCOG版」に基づく副作用の重篤度のスケール（Grade）及び関連する血液・生化学的検査の結果等）
㈤　その他医学・薬学的管理上必要な事項

イ　治療の状況等を共有することを目的に，交付した治療計画等の治療の進捗に関する文書を他の保険医療機関の医師若しくは薬剤師又は保険薬局の薬剤師に提示するよう患者に指導を行う。

ウ　他の保険医療機関又は保険薬局から服薬状況，抗悪性腫瘍剤等の副作用等に関する情報が提供された場合には，必要な分析又は評価等を行う。

エ　悪性腫瘍の治療を担当する医師の診察に当たっては，あらかじめ薬剤師，看護師等と連携して服薬状況，抗悪性腫瘍剤等の副作用等に関する情報を収集し，診療に活用することが望ましい。

オ　療養のため必要な栄養の指導を実施する場合には，管理栄養士と連携を図る。

⑽　「注９」に規定するがん薬物療法体制充実加算については，外来腫瘍化学療法診療料１を届け出た保険医療機関において，外来腫瘍化学療法診療料１のイの⑴を算定する患者に対して⑷イ及びウに掲げる業務について，医師の指示を受けた薬剤師による業務のうち，医師の診察前に服薬状況，副作用の有無等の情報を患者から直接収集し，評価を行った上で，当該医師に当該患者に係る情報提供，処方提案等を行った場合は，月１回に限り**100点**を所定点数に加算する。なお，必要に応じて，医師の診察後においても，抗悪性腫瘍剤，副作用に対する薬剤等の使い方等について，適宜患者に対して説明を行う。

（令６保医発0305·4）

B001-3　生活習慣病管理料（Ⅰ）

１	脂質異常症を主病とする場合 生脂	**610点**
２	高血圧症を主病とする場合 生高	**660点**
３	糖尿病を主病とする場合 生糖	**760点**

注１　別に厚生労働大臣が定める施設基準〔※

告示④第3・4の9(1), p.901〕を満たす保険医療機関（許可病床数が200床未満の病院又は診療所に限る）において，脂質異常症，高血圧症又は糖尿病を主病とする患者（入院中の患者を除く）に対して，当該患者の同意を得て治療計画を策定し，当該治療計画に基づき，生活習慣に関する総合的な治療管理を行った場合に，月1回に限り算定する。ただし，糖尿病を主病とする場合にあっては，区分番号C101に掲げる在宅自己注射指導管理料を算定しているときは，算定できない。

2 生活習慣病管理を受けている患者に対して行った区分番号A001の注8に掲げる医学管理，第2章第1部医学管理等（区分番号B001の20に掲げる糖尿病合併症管理料，区分番号B001の22に掲げるがん性疼痛緩和指導管理料，区分番号B001の24に掲げる外来緩和ケア管理料，区分番号B001の27に掲げる糖尿病透析予防指導管理料及び区分番号B001の37に掲げる慢性腎臓病透析予防指導管理料を除く），第3部検査，第6部注射及び第13部病理診断の費用は，生活習慣病管理料（Ⅰ）に含まれるものとする。

3 糖尿病を主病とする患者（2型糖尿病の患者であってインスリン製剤を使用していないものに限る）に対して，血糖自己測定値に基づく指導を行った場合は，**血糖自己測定指導加算**として，年1回に限り所定点数に**500点**を加算する。

4 別に厚生労働大臣が定める施設基準〔告示④第3・4の9(2), p.901〕に適合しているものとして地方厚生局長等に届け出た保険医療機関において，当該保険医療機関における診療報酬の請求状況，生活習慣病の治療管理の状況等の診療の内容に関するデータを継続して厚生労働省に提出している場合は，**外来データ提出加算**として，**50点**を所定点数に加算する。

【2024年改定による主な変更点】

(1) 名称を生活習慣病管理料（Ⅰ）とし，検査等を包括しないB001-3-3生活習慣病管理料（Ⅱ）が別に新設された。

(2) ①28日以上の長期投薬又はリフィル処方箋交付が可能であることを掲示する，②総合的な治療管理を多職種と連携して行うことが望ましい，③糖尿病患者に対して歯科受診を推奨する――ことなどが新たに要件とされた。

(3) 従前の「少なくとも1月に1回以上の総合的な治療管理が行われなければならない」，「患者の病状の悪化等の場合には，翌月に生活習慣病管理料を算定しないことができる」とする要件が廃止された。

(4) 従前の「学会等の診療ガイドライン等や診療データベース等の診療支援情報を必要に応じて参考にする」とした要件から，「必要に応じて」の文言が削除された。

(5) 療養計画書を簡素化し，2025年運用開始予定の**電子カルテ情報共有サービス**を活用する場合，**血液検査項目の記載を不要**とした。また，電子カルテ情報共有サービスの患者サマリーに療養計画書の記載事項を入力した場合，**療養計画書を作成・交付しているものとみなす**とした。

→生活習慣病管理料（Ⅰ）

(1) 生活習慣病管理料（Ⅰ）は，脂質異常症，高血圧症又は糖尿病を主病とする患者の治療においては生活習慣に関する総合的な治療管理が重要であることから設定されたものであり，治療計画を策定し，当該治療計画に基づき，栄養，運動，休養，喫煙，家庭での体重や血圧の測定，飲酒，服薬及びその他療養を行うに当たっての問題点等の生活習慣に関する総合的な治療管理を行った場合に，許可病床数が200床未満の病院及び診療所である保険医療機関において算定する。この場合において，当該治療計画に基づく総合的な治療管理は，歯科医師，薬剤師，看護職員，管理栄養士等の多職種と連携して実施することが望ましい。なお，A000初診料を算定した日の属する月においては，本管理料は算定しない。

(2) 生活習慣病管理料（Ⅰ）は，栄養，運動，休養，喫煙，飲酒及び服薬等の生活習慣に関する総合的な治療管理を行う旨，患者に対して療養計画書〔療養計画書の様式は，**別紙様式9** (p.209) 又はこれに準じた様式とする。以下同じ〕により丁寧に説明を行い，患者の同意を得るとともに，当該計画書に患者の署名を受けた場合に算定できるものである。また，交付した療養計画書の写しは**診療録**に添付しておくものとする。なお，療養計画書は，当該患者の治療管理において必要な項目のみを記載することで差し支えない。また，血液検査結果を療養計画書と別に交付している場合又は患者の求めに応じて，電子カルテ情報共有サービスを活用して共有している場合であって，その旨を**診療録**に記載している場合は，療養計画書の血液検査項目についての記載を省略して差し支えない。

(3) 当該患者の診療に際して行ったA001の「注8」に規定する外来管理加算，第1部第1節医学管理料等（B001の「20」糖尿病合併症管理料，同「22」がん性疼痛緩和指導管理料，同「24」外来緩和ケア管理料，同「27」糖尿病透析予防指導管理料及び同「37」腎臓病透析予防指導管理料を除く），第3部検査，第6部注射及び第13部病理診断の費用は全て所定点数に含まれる。

(4) 生活習慣病管理料（Ⅰ）を継続して算定する月においては，栄養，運動，休養，喫煙，家庭での体重や血圧の測定，飲酒に係る情報提供及びその他療養を行うに当たっての問題点等の生活習慣に関する総合的な治療管理に係る療養計画書〔療養計画書の様式は，**別紙様式9の2** (p.210) 又はこれに準じた様式とする〕を交付するものとするが，当該療養計画書の内容に変更がない場合はこの限りでない。ただし，その場合においても，患者又はその家族等から求めがあった場合に交付するものとするとともに，概ね4月に1回以上は交付する。なお，交付した当該療養計画書の写しは**診療録**に添付しておく。また，血液検査結果を療養計画書と別に交付している場合又は患者の求めに応じて，電子カルテ情報共有サービスを活用して共有している場合であって，その旨を**診療録**に記載している場合は，療養計画書の血液検査項目についての記載を省略して差し支えない。

(5) (2)及び(4)について，患者の求めに応じて，電子カルテ情報共有サービスにおける患者サマリーに，療養計画書での記載事項を入力し，診療録にその記録及び患者の同意を得た旨を記録している場合は，療養計画書の作成及び交付をしているものとみなすものとする。ただし，この場合においても，(2)のとおり，栄養，運動，休養，喫煙，飲酒及び服薬等の生活習慣に関する総合的な治療管理を行う旨，丁寧に説明を行い，患者の同意を得ることとする。

(6) 同一保険医療機関において，脂質異常症，高血圧症又は糖尿病を主病とする患者について，当該管理料を

（別紙様式９）

生活習慣病　療養計画書　初回用

（記入日：　　年　　月　　日）

患者氏名：　　　　　　　　　（男・女）	主病：
生年月日：明・大・昭・平・令　年　月　日生（　才）	□糖尿病　□高血圧症　□脂質異常症

ねらい：検査結果を理解できること・自分の生活上の問題点を抽出し，目標を設定できること		
【目標】	【目標】□体重：（　kg）　□BMI：（　）　□収縮期／拡張期血圧（　／　mmHg） □HbA1c：（　%） 【①達成目標】：患者と相談した目標 （　　） 【②行動目標】：患者と相談した目標 （　　）	
【重点を置く領域と指導項目】	□食事	□食事摂取量を適正にする　□食塩・調味料を控える □野菜・きのこ・海藻など食物繊維の摂取を増やす　□外食の際の注意事項（　） □油を使った料理（揚げ物や炒め物等）の摂取を減らす　□その他（　） □節酒：〔減らす（種類・量：　を週　回）〕 □間食：〔減らす（種類・量：　を週　回）〕 □食べ方：〔ゆっくり食べる・その他（　）〕 □食事時間：朝食，昼食，夕食を規則正しくとる
	□運動	□運動処方：種類（ウォーキング・　　） 時間（30分以上・　　），頻度（ほぼ毎日・週　日） 強度（息がはずむが会話が可能な強さ　or　脈拍　拍/分　or　） □日常生活の活動量増加（例：１日１万歩・　） □運動時の注意事項など（　）
	□たばこ	□非喫煙者である □禁煙・節煙の有効性　□禁煙の実施方法等
	□その他	□仕事　□余暇　□睡眠の確保（質・量）　□減量 □家庭での計測（歩数，体重，血圧，腹囲等） □その他（　）
【検査】	【血液検査項目】（採血日　月　日） □血糖（□空腹時　□随時　□食後（　）時間） （　mg/dl） □HbA1c：（　%） ※血液検査結果を手交している場合は記載不要	□総コレステロール（　mg/dl） □中性脂肪（　mg/dl） □HDLコレステロール（　mg/dl） □LDLコレステロール（　mg/dl） □その他（　）
	【その他】 □栄養状態（低栄養状態の恐れ　良好　肥満） □その他（　）	

※実施項目は，□にチェック，（　）内には具体的に記入

患者署名	医師氏名

算定するものと算定しないものが混在するような算定を行うことができる。

(7)　学会等の診療ガイドライン等や診療データベース等の診療支援情報を参考にする。

(8)　患者の状態に応じ，28日以上の長期の投薬を行うこと又はリフィル処方箋を交付することについて，当該対応が可能であることを当該保険医療機関の見やすい場所に掲示するとともに，患者から求められた場合に，患者の状態を踏まえて適切に対応を行う。

(9)　本管理料を算定する患者について，保険者から特定保健指導を行う目的で情報提供の求めがある場合には，患者の同意の有無を確認するとともに，患者の同意が得られている場合は必要な協力を行う。

(10)　糖尿病の患者については，患者の状態に応じて，年１回程度眼科の医師の診察を受けるよう指導を行う。また，糖尿病の患者について，歯周病の診断と治療のため，歯科を標榜する保険医療機関への受診を促す。

(11)　「注３」に規定する加算については，中等度以上の糖尿病（２型糖尿病の患者であってインスリン製剤を使用していないものに限る）の患者を対象とし，必要な指導を行った場合に１年に１回に限り算定する。なお，中等度以上の糖尿病の患者とは，当該加算を算定する当月若しくは前月においてヘモグロビンA1c（HbA1c）がJDS値で8.0%以上（NGSP値で8.4%以上）の者をいう。

(12)　「注３」の加算を算定する患者に対しては，患者教育の観点から血糖自己測定器を用いて月20回以上血糖を自己測定させ，その検査値や生活状況等を報告させるとともに，その報告に基づき，必要な指導を行い療養計画に反映させる。

当該加算は，血糖試験紙（テスト・テープ）又は固定化酵素電極（バイオセンサー）を給付し，在宅で血糖の自己測定をさせ，その記録に基づき指導を行った場合に算定するものであり，血糖試験紙，固定化酵素電極，穿刺器，穿刺針及び測定機器を患者に給付又は貸与した場合における費用その他血糖自己測定に係る全ての費用は当該加算点数に含まれ，別に算定できない。

(13)　「注４」に規定する外来データ提出加算を算定する場合には，以下の要件を満たす。

（別紙様式9の2）

生活習慣病　療養計画書　継続用

（記入日：　　年　　月　　日）（　　）回目

患者氏名：	（男・女）
生年月日：明・大・昭・平・令　年　月　日生（　才）	

主病：
□糖尿病　□高血圧症　□脂質異常症

ねらい：重点目標の達成状況を理解できること・目標再設定と指導された生活習慣改善に取り組めること

【目標】
【目標】□体重：（　　kg）　□BMI：（　　）　□収縮期／拡張期血圧（　／　mmHg）
□HbA1c：（　　%）
【①達成目標】：患者と相談した目標
〔　　〕
【②行動目標】：患者と相談した目標
〔　　〕

【重点を置く領域と指導項目】

□食事
□今回は，指導の必要なし
□食事摂取量を適正にする　□食塩・調味料を控える
□野菜・きのこ・海藻など食物繊維の摂取を増やす　□外食の際の注意事項（　　）
□油を使った料理（揚げ物や炒め物等）の摂取を減らす　□その他（　　）
□節酒：〔減らす（種類・量：　　を週　回）〕
□間食：〔減らす（種類・量：　　を週　回）〕
□食べ方：〔ゆっくり食べる・その他（　　）〕
□食事時間：朝食，昼食，夕食を規則正しくとる

□運動
□今回は，指導の必要なし
□運動処方：種類（ウォーキング・　　）
時間（30分以上・　　），頻度（ほぼ毎日・週　　日）
強度（息がはずむが会話が可能な強さ or 脈拍　　拍/分 or　　）
□日常生活の活動量増加（例：１日１万歩・　　）
□運動時の注意事項など（　　）

□たばこ
□禁煙・節煙の有効性　□禁煙の実施方法等

□その他
□仕事　□余暇　□睡眠の確保（質・量）　□減量
□家庭での計測（歩数，体重，血圧，腹囲等）
□その他（　　）

【検査】
【血液検査項目】（採血日　　月　　日）
□血糖（□空腹時　□随時　□食後（　）時間）
（　　mg/dl）
□HbA1c：（　　%）
※血液検査結果を手交している場合は記載不要
□総コレステロール（　　mg/dl）
□中性脂肪（　　mg/dl）
□HDLコレステロール（　　mg/dl）
□LDLコレステロール（　　mg/dl）
□その他（　　）
【その他】
□栄養状態（低栄養状態の恐れ　良好　肥満）
□その他（　　）

※実施項目は，□にチェック，（　）内には具体的に記入

患者署名	医師氏名

□　患者が療養計画書の内容について説明を受けた上で十分に理解したことを確認した。
（なお，上記項目に担当医がチェックした場合については患者署名を省略して差し支えない）

ア　厚生労働省が毎年実施する「外来医療，在宅医療，リハビリテーション医療の影響評価に係る調査」（以下「外来医療等調査」という）に準拠したデータを正確に作成し，継続して提出されることを評価したものである。

イ　当該加算は，データ提出の実績が認められた保険医療機関において，生活習慣病管理料（Ⅰ）を現に算定している患者について，データを提出する外来診療に限り算定する。

ウ　データの提出を行っていない場合又はデータの提出（データの再照会に係る提出も含む）に遅延等が認められた場合，当該月の翌々月以降について，算定できない。なお，遅延等とは，厚生労働省が調査の一部事務を委託する調査事務局宛てに，調査実施説明資料に定められた期限までに，当該医療機関のデータが提出されていない場合（提出時刻が確認できない手段等，調査実施説明資料にて定められた提出方法以外の方法で提出された場合を含む），提出されたデータが調査実施説明資料に定められたデータと異なる内容であった場合（データが格納されていない空の媒体が提出された場合を含む）をいう。
　また，算定ができなくなった月以降，再度，データ提出の実績が認められた場合は，翌々月以降について，算定ができる。

エ　データの作成は３月単位で行うものとし，作成されたデータには第１月の初日から第３月の末日までにおいて対象となる診療に係るデータが全て含まれていなければならない。

オ　イの「データ提出の実績が認められた保険医療機関」とは，データの提出が厚生労働省保険局医療課において確認され，その旨を通知された保険医療機関をいう。

（令６保医発0305·4）

B001-3-2　ニコチン依存症管理料

1　ニコチン依存症管理料1
　イ　初回　**230点**
　ロ　2回目から4回目まで
　　(1)　対面で行った場合　**184点**
　　(2)　情報通信機器を用いた場合　**155点**
　ハ　5回目　**180点**
2　ニコチン依存症管理料2（一連につき）　**800点**

注1　別に厚生労働大臣が定める施設基準〔※告示[4]第3・5(1)，p.902〕に適合しているものとして地方厚生局長等に届け出た保険医療機関において，禁煙を希望する患者であって，スクリーニングテスト（TDS）等によりニコチン依存症であると診断されたものに対し，治療の必要を認め，治療内容等に係る説明を行い，当該患者の同意を文書により得た上で，禁煙に関する総合的な指導及び治療管理を行うとともに，その内容を文書により情報提供した場合に，1の場合は5回に限り，2の場合は初回時に1回に限り算定する。ただし，別に厚生労働大臣が定める基準〔※告示[4]第3・5(2)，p.902〕を満たさない場合には，それぞれの所定点数の**100分の70**に相当する点数により算定する。

2　区分番号**D200**に掲げるスパイログラフィー等検査の4の呼気ガス分析の費用は，所定点数に含まれるものとする。

3　1のロの(2)を算定する場合は，区分番号**A001**に掲げる再診料，区分番号**A002**に掲げる外来診療料，区分番号**C000**に掲げる往診料，区分番号**C001**に掲げる在宅患者訪問診療料（Ⅰ）又は区分番号**C001-2**に掲げる在宅患者訪問診療料（Ⅱ）は別に算定できない。

→ニコチン依存症管理料

(1)　ニコチン依存症管理料は，入院中の患者以外の患者に対し，「禁煙治療のための標準手順書」（日本循環器学会，日本肺癌学会，日本癌学会及び日本呼吸器学会の承認を得たものに限る）に沿って，初回の当該管理料を算定した日から起算して12週間にわたり計5回の禁煙治療を行った場合に算定する。なお，加熱式たばこを喫煙している患者についても，「禁煙治療のための標準手順書」に沿って禁煙治療を行う。

(2)　ニコチン依存症管理料の算定対象となる患者は，次の全てに該当するものであって，医師がニコチン依存症の管理が必要であると認めたものである。

ア　「禁煙治療のための標準手順書」に記載されているニコチン依存症に係るスクリーニングテスト（TDS）で，ニコチン依存症と診断されたもの。

イ　35歳以上の者については，1日の喫煙本数に喫煙年数を乗じて得た数が200以上であるもの。

ウ　直ちに禁煙することを希望している患者であって，「禁煙治療のための標準手順書」に則った禁煙治療について説明を受け，当該治療を受けることを文書により同意しているもの。

(3)　ニコチン依存症管理料は，初回算定日より起算して1年を超えた日からでなければ，再度算定することはできない。

(4)　治療管理の要点を**診療録**に記載する。

(5)　情報通信機器を用いて診察を行う医師は，初回に診察を行う医師と同一のものに限る。

(6)　情報通信機器を用いて診察を行う際には，オンライン指針に沿って診療を行う。

(7)　情報通信機器を用いた診察は，当該保険医療機関内において行う。

(8)　情報通信機器を用いた診察時に，投薬の必要性を認めた場合は，**F100**処方料又は**F400**処方箋料を別に算定できる。

(9)　情報通信機器を用いて診察を行う際には，予約に基づく診察による特別の料金の徴収を行うことはできない。

(10)　情報通信機器を用いた診察を行う際の情報通信機器の運用に要する費用については，療養の給付と直接関係ないサービス等の費用として別途徴収できる。

(11)　ニコチン依存症管理料2を算定する場合は，患者の同意を文書により得た上で初回の指導時に，診療計画書を作成し，患者に説明し，交付するとともに，その写しを**診療録**に添付する。

(12)　ニコチン依存症管理料2を算定した患者について，2回目以降の指導予定日に受診しなかった場合は，当該患者に対して電話等によって，受診を指示する。また，受診を中断する場合には，受診を中断する理由を聴取し，**診療録等**に記載する。

(13)　ニコチン依存症管理料2を算定する場合においても，2回目から4回目の指導について，情報通信機器を用いて実施することができる。なお，その場合の留意事項は，(5)から(10)まで及び(12)に示すものと同様である。

(14)　(2)に規定するニコチン依存症管理料の算定対象となる患者について，「注1」に規定する厚生労働大臣が定める基準を満たさない場合には，所定点数の**100分の70**に相当する点数を算定する。（令6保医発0305・4）

B001-3-3　生活習慣病管理料（Ⅱ）　333点

注1　別に厚生労働大臣が定める施設基準〔※告示[4]第3・4の9(1)，p.901〕を満たす保険医療機関（許可病床数が200床未満の病院又は診療所に限る）において，脂質異常症，高血圧症又は糖尿病を主病とする患者（入院中の患者を除く）に対して，当該患者の同意を得て治療計画を策定し，当該治療計画に基づき，生活習慣に関する総合的な治療管理を行った場合に，月1回に限り算定する。ただし，糖尿病を主病とする場合にあっては，区分番号**C101**に掲げる在宅自己注射指導管理料を算定しているときは，算定できない。

2　生活習慣病管理を受けている患者に対して行った区分番号**A001**の注8に掲げる医学管理，第2章第1部第1節医学管理等（**B001**の9に掲げる外来栄養食事指導料，**B001**の11に掲げる集団栄養食事指導料，**B001**の20に掲げる糖尿病合併症管理料，**B001**の22に掲げるがん性疼痛緩和指導管理料，**B001**の24に掲げる外来緩和ケア管理料，**B001**の27に掲げる糖尿病透析予防指導管理料，**B001**の37に掲げる慢性腎臓病透析予防指導管理料，**B001-3-2**に掲げるニコチン依存症管理料，**B001-9**に掲げる療養・就労両立支援指導料，

医学管理

B005の14に掲げるプログラム医療機器等指導管理料，B009に掲げる診療情報提供料（Ⅰ），B009-2に掲げる電子的診療情報評価料，B010に掲げる診療情報提供料（Ⅱ），B010-2に掲げる診療情報連携共有料，B011に掲げる連携強化診療情報提供料及びB011-3に掲げる薬剤情報提供料を除く）の費用は，生活習慣病管理料（Ⅱ）に含まれるものとする。

3 糖尿病を主病とする患者（2型糖尿病の患者であってインスリン製剤を使用していないものに限る）に対して，血糖自己測定値に基づく指導を行った場合は，**血糖自己測定指導加算**として，年1回に限り所定点数に**500点**を加算する。

4 別に厚生労働大臣が定める施設基準〔※告示④第3・4の9(2)，p.901〕に適合しているものとして地方厚生局長等に届け出た保険医療機関において，当該保険医療機関における診療報酬の請求状況，生活習慣病の治療管理の状況等の診療の内容に関するデータを継続して厚生労働省に提出している場合は，**外来データ提出加算**として，**50点**を所定点数に加算する。

5 区分番号B001-3に掲げる生活習慣病管理料（Ⅰ）を算定した日の属する月から起算して6月以内の期間においては，生活習慣病管理料（Ⅱ）は，算定できない。

6 別に厚生労働大臣が定める施設基準〔※告示④第3・4の9(3)，p.902〕に適合しているものとして地方厚生局長等に届け出た保険医療機関において，生活習慣病管理料（Ⅱ）を算定すべき医学管理を情報通信機器を用いて行った場合は，所定点数に代えて，**290点**を算定する。

【2024年改定により新設】

(1) B000特定疾患療養管理料，処方料・処方箋料の特定疾患処方管理加算の対象疾患から**脂質異常症，高血圧症，糖尿病**が除外され，これらの生活習慣病に対する医学管理料が生活習慣病管理料（Ⅰ）（Ⅱ）に一本化された。**生活習慣病管理料（Ⅱ）**は，特定疾患療養管理料による上記3疾患に対する従前の評価に代替するものとして新設された。

(2) 生活習慣病管理料（Ⅰ）と同様，許可病床200床未満の病院又は診療所において，**脂質異常症，高血圧症，糖尿病**を主病とする入院外の患者を対象に月1回算定する。

(3) 生活習慣病管理料（Ⅰ）とは異なり，**検査・注射・病理診断の費用は包括されず別に算定可**となる。また，**情報通信機器を用いた場合の点数**（290点）が設定された。

→生活習慣病管理料（Ⅱ）

(1) 生活習慣病管理料（Ⅱ）は，脂質異常症，高血圧症又は糖尿病を主病とする患者の治療においては生活習慣に関する総合的な治療管理が重要であることから設定されたものであり，治療計画を策定し，当該治療計画に基づき，栄養，運動，休養，喫煙，家庭での体重や血圧の測定，飲酒，服薬及びその他療養を行うに当たっての問題点等の生活習慣に関する総合的な治療管理を行った場合に，許可病床数が200床未満の病院及び診療所である保険医療機関において算定する。この場合において，当該治療計画に基づく総合的な治療管理は，歯科医師，薬剤師，看護職員，管理栄養士等の多職種と連携して実施することが望ましい。なお，A000初診料を算定した日の属する月においては，本管理料は算定しない。

(2) 生活習慣病管理料（Ⅱ）は，栄養，運動，休養，喫煙，飲酒及び服薬等の生活習慣に関する総合的な治療管理を行う旨，患者に対して療養計画書（療養計画書の様式は，**別紙様式9**又はこれに準じた様式とする。以下同じ）により丁寧に説明を行い，患者の同意を得るとともに，当該計画書に患者の署名を受けた場合に算定できるものである。また，交付した療養計画書の写しは診療録に添付しておくものとする。なお，療養計画書は，当該患者の治療管理において必要な項目のみを記載することで差し支えない。また，血液検査結果を療養計画書と別に交付している場合又は患者の求めに応じて，電子カルテ情報共有サービスを活用して共有している場合であって，その旨を診療録に記載している場合は，療養計画書の血液検査項目についての記載を省略して差し支えない。

(3) 当該患者の診療に際して行ったA001の「注8」に規定する外来管理加算，第2章第1部第1節医学管理料等（B001の「9」外来栄養食事指導料，同「11」集団栄養食事指導料，同「20」糖尿病合併症管理料，同「22」がん性疼痛緩和指導管理料，同「24」外来緩和ケア管理料，同「27」糖尿病透析予防指導管理料，同「37」慢性腎臓病透析予防指導管理料，B0001-3-2ニコチン依存症管理料，B001-9療養・就労両立支援指導料，B005-14プログラム医療機器等指導管理料，B009診療情報提供料（Ⅰ），B009-2電子的診療情報評価料，B010診療情報提供料（Ⅱ），B010-2診療情報連携共有料，B011連携強化診療情報提供料及びB011-3薬剤情報提供料を除く）の費用は全て所定点数に含まれる。

(4) 生活習慣病管理料（Ⅱ）を継続して算定する月においては，栄養，運動，休養，喫煙，家庭での体重や血圧の測定，飲酒に係る情報提供及びその他療養を行うに当たっての問題点等の生活習慣に関する総合的な治療管理に係る療養計画書（療養計画書の様式は，**別紙様式9の2**又はこれに準じた様式とする）を交付するものとするが，当該療養計画書の内容に変更がない場合はこの限りでない。ただし，その場合においても，患者又はその家族等から求めがあった場合に交付するものとするとともに，概ね4月に1回以上は交付するものとする。交付した当該療養計画書の写しは診療録に添付しておくものとする。なお，血液検査結果を療養計画書と別に交付している場合又は患者の求めに応じて，電子カルテ情報共有サービスを活用して共有している場合であって，その旨を診療録に記載している場合は，療養計画書の血液検査項目についての記載を省略して差し支えない。

(5) (2)及び(4)について，患者の求めに応じて，電子カルテ情報共有サービスにおける患者サマリーに，療養計画書での記載事項を入力し，診療録にその記録及び患者の同意を得た旨を記録している場合は，療養計画書の作成及び交付をしているものとみなすものとする。ただし，この場合においても，(2)のとおり，栄養，運動，休養，喫煙，飲酒及び服薬等の生活習慣に関する総合的な治療管理を行う旨，丁寧に説明を行い，患者の同意を得ることとする。

(6) 同一保険医療機関において，脂質異常症，高血圧症又は糖尿病を主病とする患者について，当該管理料を算定するものと算定しないものが混在するような算定を行うことができるものとする。

(7) 学会等の診療ガイドライン等や診療データベース等

の診療支援情報を参考にする。
(8) 患者の状態に応じ，28日以上の長期の投薬を行うこと又はリフィル処方箋を交付することについて，当該対応が可能であることを当該保険医療機関の見やすい場所に掲示するとともに，患者から求められた場合に，患者の状態を踏まえて適切に対応する。
(9) 本管理料を算定する患者について，保険者から特定保健指導を行う目的で情報提供の求めがある場合には，患者の同意の有無を確認するとともに，患者の同意が得られている場合は必要な協力を行う。
(10) 糖尿病の患者については，患者の状態に応じて，年1回程度眼科の医師の診察を受けるよう指導を行う。また，糖尿病の患者について，歯周病の診断と治療のため，歯科を標榜する保険医療機関への受診を促す。
(11) 「注３」及び「注４」に規定する加算の取扱いについては，生活習慣病管理料（Ｉ）の(11)～(13)の例による。
(12) 「注６」に規定する情報通信機器を用いた医学管理については，オンライン指針に沿って診療を行った場合に算定する。 (令６保医発0305·1)

B001-4　手術前医学管理料　1,192点

注１　手術前に行われる検査の結果に基づき計画的な医学管理を行う保険医療機関において，手術の実施に際して区分番号Ｌ002に掲げる硬膜外麻酔，区分番号Ｌ004に掲げる脊椎麻酔又は区分番号Ｌ008に掲げるマスク又は気管内挿管による閉鎖循環式全身麻酔を行った場合に，当該手術に係る手術料を算定した日に算定する。

２　同一の患者につき１月以内に手術前医学管理料を算定すべき医学管理を２回以上行った場合は，第１回目の手術前医学管理に係る手術料を算定した日１回に限り，手術前医学管理料を算定する。

３　手術前医学管理料を算定した同一月に区分番号Ｄ208に掲げる心電図検査を算定した場合には，算定の期日にかかわらず，所定点数の**100分の90**に相当する点数を算定する。

４　同一の部位につき当該管理料に含まれる区分番号Ｅ001に掲げる写真診断及び区分番号Ｅ002に掲げる撮影と同時に２枚以上のフィルムを使用して同一の方法により撮影を行った場合における第２枚目から第５枚目までの写真診断及び撮影の費用は，それぞれの所定点数の**100分の50**に相当する点数で別に算定できる。この場合において，第６枚目以後の写真診断及び撮影の費用については算定できない。

５　第３部検査及び第４部画像診断のうち次に掲げるもの（手術を行う前１週間以内に行ったものに限る）は，所定点数に含まれるものとする。ただし，当該期間において同一の検査又は画像診断を２回以上行った場合の第２回目以降のものについては，別に算定することができる。

イ　尿中一般物質定性半定量検査

ロ　血液形態・機能検査
　末梢血液像（自動機械法），末梢血液像（鏡検法）及び末梢血液一般検査

ハ　出血・凝固検査
　出血時間，プロトロンビン時間（PT）及び活性化部分トロンボプラスチン時間（APTT）

ニ　血液化学検査
　総ビリルビン，直接ビリルビン又は抱合型ビリルビン，総蛋白，アルブミン（BCP改良法・BCG法），尿素窒素，クレアチニン，尿酸，アルカリホスファターゼ（ALP），コリンエステラーゼ（ChE），γ-グルタミルトランスフェラーゼ（γ-GT），中性脂肪，ナトリウム及びクロール，カリウム，カルシウム，マグネシウム，クレアチン，グルコース，乳酸デヒドロゲナーゼ（LD），アミラーゼ，ロイシンアミノペプチダーゼ（LAP），クレアチンキナーゼ（CK），アルドラーゼ，遊離コレステロール，鉄（Fe），血中ケトン体・糖・クロール検査（試験紙法・アンプル法・固定化酵素電極によるもの），不飽和鉄結合能（UIBC）（比色法），総鉄結合能（TIBC）（比色法），リン脂質，HDL-コレステロール，LDL-コレステロール，無機リン及びリン酸，総コレステロール，アスパラギン酸アミノトランスフェラーゼ（AST），アラニンアミノトランスフェラーゼ（ALT）並びにイオン化カルシウム

ホ　感染症免疫学的検査
　梅毒血清反応（STS）定性，抗ストレプトリジンＯ（ASO）定性，抗ストレプトリジンＯ（ASO）半定量，抗ストレプトリジンＯ（ASO）定量，抗ストレプトキナーゼ（ASK）定性，抗ストレプトキナーゼ（ASK）半定量，梅毒トレポネーマ抗体定性，HIV-１抗体，肺炎球菌抗原定性（尿・髄液），ヘモフィルス・インフルエンザｂ型（Hib）抗原定性（尿・髄液），単純ヘルペスウイルス抗原定性，RSウイルス抗原定性及び淋菌抗原定性

ヘ　肝炎ウイルス関連検査
　HBs抗原定性・半定量及びHCV抗体定性・定量

ト　血漿蛋白免疫学的検査
　C反応性蛋白（CRP）定性及びC反応性蛋白（CRP）

チ　心電図検査
　区分番号Ｄ208の１に掲げるもの

リ　写真診断
　区分番号Ｅ001の１のイに掲げるもの

ヌ　撮影
　区分番号Ｅ002の１に掲げるもの

６　区分番号Ｄ026に掲げる血液学的検査判断料，生化学的検査（Ｉ）判断料又は免疫学的検査判断料を算定している患者については算定しない。

７　第１章第２部第３節に掲げる特定入院料又は区分番号Ｄ027に掲げる基本的検体検

査判断料を算定している患者については算定しない。

→手術前医学管理料

(1) 手術前医学管理料は硬膜外麻酔，脊椎麻酔又は全身麻酔下で行われる手術の前に行われる定型的な検査・画像診断について，請求の簡素化等の観点から包括して評価したものであり，L002硬膜外麻酔，L004脊椎麻酔若しくはL008マスク又は気管内挿管による閉鎖循環式全身麻酔下に手術が行われた場合に，月1回に限り，疾病名を問わず全て本管理料を算定する。

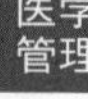

(2) 手術前1週間に本管理料に包括されている検査及び画像診断項目（以下この項において「検査項目等」という）のいずれも行わなかった場合は，本管理料は算定しない。なお,「手術を行う前1週間以内に行ったもの」とは，手術を行う日の前日を起算日として1週間前の日から当該手術を実施した当日の手術実施前までに行ったものをいう。

(3) 手術前医学管理料には，包括されている検査項目等に係る判断料が含まれており，手術前医学管理料を算定した月にD026血液学的検査判断料，生化学的検査（Ⅰ）判断料及び免疫学的検査判断料は別に算定できない。

(4) 手術前医学管理料を算定する際使用したフィルムの費用は，E400フィルムの所定点数により算定する。

(5) 本管理料を算定する手術前1週間において，入院と入院外が混在する場合においても，本管理料に包括されている検査項目等の1回目の所定点数については別に算定できない。

(6) 本管理料を月初めに算定し，手術前1週間が月をまたがる場合においても，本管理料の所定点数に包括されている検査項目等の1回目の所定点数については別に算定できない。

(7) 同一の患者について，月をまたがって1週間以内に硬膜外麻酔，脊椎麻酔又は全身麻酔下の手術を2回以上行った場合には，最初に行った手術の際に手術前医学管理料を算定し，2回目の手術の際には手術前医学管理料を算定せず，それぞれの検査項目等の所定点数により算定する。

(例) 当該月の29日に硬膜外麻酔，脊椎麻酔，全身麻酔下の手術を行い，翌月の3日に再び硬膜外麻酔，脊椎麻酔，全身麻酔下の手術を行った場合の算定。

当該月の29日に手術前医学管理料を算定し，翌月の手術の3日の際には手術前医学管理料を算定せず，それぞれの検査項目等の所定点数で算定する。

(8) 本管理料に包括されている肝炎ウイルス関連検査を行った場合には，当該検査の結果が陰性であった場合も含め，当該検査の結果について患者に適切な説明を行い，文書により提供する。 （令6保医発0305·4）

B001-5 手術後医学管理料（1日につき）

1	病院の場合	**1,188点**
2	診療所の場合	**1,056点**

注1 病院（療養病棟，結核病棟及び精神病棟を除く）又は診療所（療養病床に係るものを除く）に入院している患者について，入院の日から起算して10日以内に行われた区分番号L008に掲げるマスク又は気管内挿管による閉鎖循環式全身麻酔を伴う手術後に必要な医学管理を行った場合に，当該手術に係る手術料を算定した日の翌日から起算して3日に限り算定する。

2 同一の手術について，同一月に区分番号B001-4に掲げる手術前医学管理料を算定する場合は，本管理料を算定する3日間については，所定点数の**100分の95**に相当する点数を算定する。

3 第3部検査のうち次に掲げるもの（当該手術に係る手術料を算定した日の翌日から起算して3日以内に行ったものに限る）は，所定点数に含まれるものとする。

イ 尿中一般物質定性半定量検査

ロ 尿中特殊物質定性定量検査
　尿蛋白及び尿グルコース

ハ 血液形態・機能検査
　赤血球沈降速度（ESR），末梢血液像（自動機械法），末梢血液像（鏡検法）及び末梢血液一般検査

ニ 血液化学検査
　総ビリルビン，直接ビリルビン又は抱合型ビリルビン，総蛋白，アルブミン（BCP改良法・BCG法），尿素窒素，クレアチニン，尿酸，アルカリホスファターゼ（ALP），コリンエステラーゼ（ChE），γ-グルタミルトランスフェラーゼ（γ-GT），中性脂肪，ナトリウム及びクロール，カリウム，カルシウム，マグネシウム，クレアチン，グルコース，乳酸デヒドロゲナーゼ（LD），アミラーゼ，ロイシンアミノペプチダーゼ（LAP），クレアチンキナーゼ（CK），アルドラーゼ，遊離コレステロール，鉄（Fe），血中ケトン体・糖・クロール検査（試験紙法・アンプル法・固定化酵素電極によるもの），不飽和鉄結合能（UIBC）（比色法），総鉄結合能（TIBC）（比色法），リン脂質，HDL-コレステロール，LDL-コレステロール，無機リン及びリン酸，総コレステロール，アスパラギン酸アミノトランスフェラーゼ（AST），アラニンアミノトランスフェラーゼ（ALT），イオン化カルシウム並びに血液ガス分析

ホ 心電図検査

ヘ 呼吸心拍監視

ト 経皮的動脈血酸素飽和度測定

チ 終末呼気炭酸ガス濃度測定

リ 中心静脈圧測定

ヌ 動脈血採取

4 区分番号D026に掲げる尿・糞便等検査判断料，血液学的検査判断料又は生化学的検査（Ⅰ）判断料を算定している患者については算定しない。

5 第1章第2部第3節に掲げる特定入院料又は区分番号D027に掲げる基本的検体検査判断料を算定している患者については算定しない。

6 区分番号A300の救命救急入院料又は区分番号A301の特定集中治療室管理料に係る別に厚生労働大臣が定める施設基準〔※

告示③第９・２，３，p.795，p.798〕に適合しているものとして地方厚生局長等に届け出た保険医療機関に入院している患者については算定しない。

→手術後医学管理料

(1)　手術後医学管理料は，L008マスク又は気管内挿管による閉鎖循環式全身麻酔を伴う手術後に必要な医学的管理を評価するとともに，手術後に行われる定型的な検査について，請求の簡素化等の観点から包括して評価したものであり，A300救命救急入院料又はA301特定集中治療室管理料に係る届出を行っていない保険医療機関の一般病棟に入院する患者について算定する。

(2)　手術後医学管理料には，包括されている検査項目に係る判断料が含まれており，手術後医学管理料を算定した月にD026尿・糞便等検査判断料，血液学的検査判断料及び生化学的検査（Ⅰ）判断料は別に算定できない。ただし，本管理料を算定する３日間が月をまたがる場合は，本管理料を算定する最初の日が属する月に係るこれらの判断料は別に算定できないが，その翌月にこれらの判断料の対象となる検査を実施した場合には，別に算定できる。

(3)　同一保険医療機関において，同一月に本管理料を算定するものと算定しないものが混在するような算定はできない。

(4)　手術後医学管理料の算定開始日となる入院の日とは，第１章第２部「通則５」に定める起算日のことをいう。

(令６保医発0305･4)

B001-6　肺血栓塞栓症予防管理料　305点

注１　病院（療養病棟を除く）又は診療所（療養病床に係るものを除く）に入院中の患者であって肺血栓塞栓症を発症する危険性が高いもの（結核病棟に入院中の患者においては手術を伴うもの，精神病棟に入院中の患者においては治療上必要があって身体拘束が行われているものに限る）に対して，肺血栓塞栓症の予防を目的として，必要な機器又は材料を用いて計画的な医学管理を行った場合に，当該入院中１回に限り算定する。

２　肺血栓塞栓症の予防を目的として行った処置に用いた機器及び材料の費用は，所定点数に含まれるものとする。

→肺血栓塞栓症予防管理料

(1)　肺血栓塞栓症予防管理料は，肺血栓塞栓症を発症する危険性が高い患者に対して，肺血栓塞栓症の予防を目的として，必要な医学管理を行った場合を評価するものである。

(2)　肺血栓塞栓症予防管理料は，病院（療養病棟を除く）又は診療所（療養病床に係るものを除く）に入院中の患者であって，肺血栓塞栓症を発症する危険性の高いもの（結核病棟においては手術を伴う患者，精神病棟においては治療上の必要から身体拘束が行われている患者に限る）に対して，肺血栓塞栓症の予防を目的として，弾性ストッキング（患者の症状により弾性ストッキングが使用できないなどやむを得ない理由により使用する弾性包帯を含む）又は間歇的空気圧迫装置を用いて計画的な医学管理を行った場合に，入院中１回に限り算定する。なお，当該管理料は，肺血栓塞栓症の予防を目的として弾性ストッキング又は間歇的空気圧迫装置を用いた場合に算定できるものであり，薬剤のみで予防管理を行った場合には算定できない。また，第１章第２部「通則５」に規定する入院期間が通算される再入院の場合においても，各々の入院において入院中１回算定できる。

(3)　肺血栓塞栓症の予防を目的として使用される弾性ストッキング及び間歇的空気圧迫装置を用いた処置に要する費用は所定点数に含まれており，別にJ119消炎鎮痛等処置の点数は算定できない。肺血栓塞栓症の予防を目的として弾性ストッキングが複数回使用される場合であっても，当該費用は所定点数に含まれる。なお，肺血栓塞栓症の予防を目的としないJ119消炎鎮痛等処置は別に算定できる。また，同一の弾性ストッキングを複数の患者に使用しない。

(4)　肺血栓塞栓症の予防に係る計画的な医学管理を行うに当たっては，関係学会より標準的な管理方法が示されているので，患者管理が適切になされるよう十分留意されたい。

(令６保医発0305･4)

B001-7　リンパ浮腫指導管理料　100点

注１　保険医療機関に入院中の患者であって，鼠径部，骨盤部若しくは腋窩部のリンパ節郭清を伴う悪性腫瘍に対する手術を行ったもの又は原発性リンパ浮腫と診断されたものに対して，当該手術を行った日の属する月又はその前月若しくは翌月のいずれか（原発性リンパ浮腫と診断されたものにあっては，当該診断がされた日の属する月又はその翌月のいずれか）に，医師又は医師の指示に基づき看護師，理学療法士若しくは作業療法士が，リンパ浮腫の重症化等を抑制するための指導を実施した場合に，入院中１回に限り算定する。

２　注１に基づき当該点数を算定した患者であって当該保険医療機関を退院したものに対して，当該保険医療機関又は当該患者の退院後において区分番号B005-6の注１に規定する地域連携診療計画に基づいた治療を担う他の保険医療機関（当該患者について区分番号B005-6-2に掲げるがん治療連携指導料を算定した場合に限る）において，退院した日の属する月又はその翌月に注１に規定する指導を再度実施した場合に，当該指導を実施した，いずれかの保険医療機関において，１回に限り算定する。

→リンパ浮腫指導管理料

(1)　リンパ浮腫指導管理料は，手術前若しくは手術後又は診断時若しくは診断後において，以下に示す事項について，個別に説明及び指導管理を行った場合に算定できる。

当該指導管理料は，当該指導管理料の算定対象となる手術を受けた保険医療機関に入院中に当該説明及び指導管理を行った場合に１回，当該保険医療機関を退院した後に，当該保険医療機関又は当該患者の退院後においてB005-6の「注１」に規定する地域連携診療計画に基づいた治療を担う他の保険医療機関（当該患者についてB005-6-2がん治療連携指導料を算定した場合に限る）において当該説明及び指導管理を行った場合にいずれか一方の保険医療機関において１回に限り，算定できる。

ア　リンパ浮腫の病因と病態

イ　リンパ浮腫の治療方法の概要
ウ　セルフケアの重要性と局所へのリンパ液の停滞を予防及び改善するための具体的実施方法
(イ)　リンパドレナージに関すること
(ロ)　弾性着衣又は弾性包帯による圧迫に関すること
(ハ)　弾性着衣又は弾性包帯を着用した状態での運動に関すること
(ニ)　保湿及び清潔の維持等のスキンケアに関すること
エ　生活上の具体的注意事項
リンパ浮腫を発症又は増悪させる感染症又は肥満の予防に関すること
オ　感染症の発症等増悪時の対処方法
感染症の発症等による増悪時における診察及び投薬の必要性に関すること
(2)　指導内容の要点を<u>診療録等</u>に記載する。
(3)　手術前においてリンパ浮腫に関する指導を行った場合であって，結果的に手術が行われなかった場合にはリンパ浮腫指導管理料は算定できない。（令6保医発0305·4）

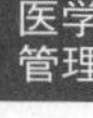

B001-8　臍ヘルニア圧迫指導管理料　100点
注　保険医療機関において，医師が1歳未満の乳児に対する臍ヘルニアについて療養上の必要な指導を行った場合に，患者1人につき1回に限り算定する。

→臍ヘルニア圧迫指導管理料
(1)　臍ヘルニア圧迫指導管理料は，臍ヘルニアの患者の保護者に対して以下に示す事項について，個別に説明及び指導管理を行った場合に算定できる。
ア　臍ヘルニアの病態
イ　臍ヘルニア圧迫療法の概要及び具体的実施方法
ウ　臍ヘルニア圧迫療法の治癒率と治癒しなかった場合の治療法
エ　想定される合併症及び緊急時の対処方法
(2)　指導内容の要点を<u>診療録</u>に記載する。（令6保医発0305·4）

B001-9　療養・就労両立支援指導料
1　初回　**800点**
2　2回目以降　**400点**
注1　1については，別に<u>厚生労働大臣が定める疾患</u>〔※告示④第3・5の1の2(1)，p.903，→別表第3の1の2，p.1030〕に罹患している患者に対して，当該患者と当該患者を使用する事業者が共同して作成した勤務情報を記載した文書の内容を踏まえ，就労の状況を考慮して療養上の指導を行うとともに，当該患者の同意を得て，当該患者が勤務する事業場において選任されている労働安全衛生法（昭和47年法律第57号）第13条第1項に規定する産業医，同法第10条第1項に規定する総括安全衛生管理者，同法第12条に規定する衛生管理者若しくは同法第12条の2に規定する安全衛生推進者若しくは衛生推進者又は同法第13条の2の規定により労働者の健康管理等を行う保健師（以下「産業医等」という）に対し，病状，治療計画，就労上の措置に関する意見等当該患者の就労と療養の両立に必要な情報を提供した場合に，月1回に限り算定する。
2　2については，当該保険医療機関において1を算定した患者について，就労の状況を考慮して療養上の指導を行った場合に，1を算定した日の属する月又はその翌月から起算して3月を限度として，月1回に限り算定する。
3　別に<u>厚生労働大臣が定める施設基準</u>〔※告示④第3・5の1の2(2)，p.903〕に適合しているものとして地方厚生局長等に届け出た保険医療機関において，当該患者に対して，看護師，社会福祉士，精神保健福祉士又は公認心理師が相談支援を行った場合に，**相談支援加算**として，**50点**を所定点数に加算する。
4　注1の規定に基づく産業医等への文書の提供に係る区分番号**B009**に掲げる診療情報提供料（Ⅰ）又は区分番号**B010**に掲げる診療情報提供料（Ⅱ）の費用は，所定点数に含まれるものとする。
5　別に<u>厚生労働大臣が定める施設基準</u>〔※告示④第3・5の1の2(3)，p.903〕に適合しているものとして地方厚生局長等に届け出た保険医療機関において，療養・就労両立支援指導料を算定すべき医学管理を**情報通信機器を用いて行った場合**は，1又は2の所定点数に代えて，それぞれ**696点**又は**348点**を算定する。

→療養・就労両立支援指導料
(1)　療養・就労両立支援指導料は，就労中の患者の療養と就労の両立支援のため，患者と患者を雇用する事業者が共同して作成した勤務情報を記載した文書の内容を踏まえ，就労の状況を考慮して，療養上の指導を行うこと及び当該患者が勤務する事業場において選任されている労働安全衛生法（昭和47年法律第57号）第13条第1項に規定する産業医，同法第10条第1項に規定する総括安全衛生管理者，同法第12条に規定する衛生管理者若しくは同法12条の2に規定する安全衛生推進者若しくは衛生推進者又は同法第13条の2の規定により労働者の健康管理等を行う保健師（以下この区分において「産業医等」という）に就労と療養の両立に必要な情報を提供すること並びに診療情報を提供した後の勤務環境の変化を踏まえ療養上必要な指導を行った場合を評価するものである。
(2)　療養・就労両立支援指導料は，入院中の患者以外の患者であって，別に厚生労働大臣が定める疾患に罹患しているものの求めを受けて，患者の同意を得て，以下の全ての医学管理を実施した場合に，月1回に限り算定する。
ア　治療を担当する医師が，患者から当該患者と当該患者を使用する事業者が共同して作成した勤務情報を記載した文書を当該患者から受け取る。
イ　治療を担当する医師が，アの文書の内容を踏まえ，療養上の指導を行うとともに，当該医師又は当該医師の指示を受けた看護師，社会福祉士，精神保健福祉士又は，公認心理師が，患者から就労の状況を聴取した上で，治療や疾患の経過に伴う状態変化に応じた就労上の留意点に係る指導を行う。
ウ　治療を担当する医師が，①又は②のいずれかにより，当該患者が勤務する事業場において選任されている産業医等に対し，病状，治療計画，就労上の措置に関する意見等当該患者の就労と療養の両立に必

（別紙様式49）

職場復帰の可否等についての主治医意見書

患者氏名		生年月日	年　月　日
住所			

復職に関する意見	□復職可 □条件付き可 □現時点で不可（休業：～　年　月　日） 意見
業務の内容について職場で配慮したほうがよいこと（望ましい就業上の措置）	例：重いものを持たない，暑い場所での作業は避ける，車の運転は不可，残業を避ける，長期の出張や海外出張は避けるなど 注）提供された勤務情報を踏まえて，医学的見地から必要と考えられる配慮等の記載をお願いします。
その他配慮事項	例：通院時間を確保する，休憩場所を確保する など 注）治療のために必要と考えられる配慮等の記載をお願いします。
上記の措置期間	年　月　日～　年　月　日

上記内容を確認しました。
年　月　日　（本人署名）＿＿＿＿＿＿

上記のとおり，職場復帰の可否等に関する意見を提出します。
年　月　日　（主治医署名）＿＿＿＿＿＿

（注）この様式は，患者が病状を悪化させることなく治療と就労を両立できるよう，職場での対応を検討するために使用するものです。この書類は，患者本人から会社に提供され，プライバシーに十分配慮して管理されます。

要な情報の提供を行う。

① 病状，治療計画，治療に伴い予想される症状，就労上必要な配慮等について，**別紙様式49**，**別紙様式49の２**又はこれに準ずる様式を用いて，患者の勤務する事業場の産業医等に対して就労と療養の両立に必要な情報を記載した文書の提供を行い，当該文書の写しを診療録に添付する。患者の勤務する事業場の産業医等があらかじめ指定した様式を用いて就労上の留意点等を提供することも差し支えない。なお，当該患者が勤務する事業場において産業医が選任されている場合は，当該産業医に対して当該患者の就労と療養の両立に必要な情報の提供を行う。

② 当該患者の診察に同席した産業医等に対して，就労と療養の両立に必要なことを説明し，説明の内容を診療録等に記載する。

(3) 「２」については，「１」を算定した患者について，情報提供を行った診療の次回以降の受診時に，就労の状況等を確認し，必要な療養上の指導を行った場合に，「１」を算定した日の属する月又はその翌月から起算して３月を限度として，月１回に限り算定する。なお，「１」を算定した日の属する月に「２」を算定しなかった場合に限り，その翌月から起算する。

(4) 「注３」に規定する相談支援加算については，専任の看護師，社会福祉士，精神保健福祉士又は公認心理師が，療養上の指導に同席し，相談支援を行った場合に算定できる。

(5) 「１」については，事業場の産業医等への就労と療養の両立に必要な情報を記載した文書の作成に係る評価を含むことから，当該指導料を算定する場合，当該文書の発行に係る費用を，療養の給付と直接関係ないサービス等の費用として別途徴収できない。

(6) 治療を担当する医師と産業医が同一の者である場合及び治療を担当する医師が患者の勤務する事業場と同一資本の施設で勤務している場合においては，当該指導料は算定できない。

（別紙様式49の２）

治療の状況や就業継続の可否等についての主治医意見書

患者氏名		生年月日	年　月　日
住所			

病名	
現在の症状	（通勤や業務遂行に影響を及ぼし得る症状や薬の副作用等）
治療の予定	〔入院治療・通院治療の必要性，今後のスケジュール（半年間，月１回の通院が必要，等）〕
退院後／治療中の就業継続の可否	□可（職務の健康への悪影響は見込まれない） □条件付きで可（就業上の措置があれば可能） □現時点で不可（療養の継続が望ましい）
業務の内容について職場で配慮したほうがよいこと（望ましい就業上の措置）	例：重いものを持たない，暑い場所での作業は避ける，車の運転は不可，残業を避ける，長期の出張や海外出張は避けるなど 注）提供された勤務情報を踏まえて，医学的見地から必要と考えられる配慮等の記載をお願いします。
その他配慮事項	例：通院時間を確保する，休憩場所を確保する など 注）治療のために必要と考えられる配慮等の記載をお願いします。
上記の措置期間	年　月　日～　年　月　日

上記内容を確認しました。
年　月　日　（本人署名）＿＿＿＿＿＿

上記のとおり，診断し，就業継続の可否等に関する意見を提出します。
年　月　日　（主治医署名）＿＿＿＿＿＿

（注）この様式は，患者が病状を悪化させることなく治療と就労を両立できるよう，職場での対応を検討するために使用するものです。この書類は，患者本人から会社に提供され，プライバシーに十分配慮して管理されます。

(7) 「注５」に規定する情報通信機器を用いた医学管理については，オンライン指針に沿って診療を行った場合に算定する。

（令６保医発0305·4）

B002　開放型病院共同指導料（Ⅰ）　350点

注１　診察に基づき紹介された患者が，別に厚生労働大臣が定める開放利用に係る施設基準〔※告示④第３・５の２，p.903〕に適合しているものとして地方厚生局長等に届け出た保険医療機関（以下この表において「開放型病院」という）に入院中である場合において，当該開放型病院に赴いて，当該患者に対して療養上必要な指導を共同して行った場合に，患者１人１日につき１回算定する。

２　区分番号A000に掲げる初診料，区分番号A001に掲げる再診料，区分番号A002に掲げる外来診療料，区分番号C000に掲げる往診料，区分番号C001に掲げる在宅患者訪問診療料（Ⅰ）又は区分番号C001-2に掲げる在宅患者訪問診療料（Ⅱ）は別に算定できない。

B003　開放型病院共同指導料（Ⅱ）　220点

注　診察に基づき紹介された患者が開放型病院に入院中である場合において，当該開放型病院において，当該患者を診察した保険医療機関の医師と共同して療養上必要な指導を行った場合に，患者１人１日につき１回算定する。

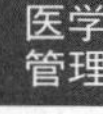

→開放型病院共同指導料（Ⅰ）

(1) 開放型病院共同指導料（Ⅰ）は，開放型病院に自己の診察した患者を入院させた保険医が，開放型病院に赴き，開放型病院の保険医と共同で診療，指導等を行った場合に１人の患者に１日につき１回算定できるものであり，その算定は当該患者を入院させた保険医が属する保険医療機関において行う。

(2) 開放型病院共同指導料（Ⅰ）を算定した場合は，A000初診料，A001再診料，A002外来診療料，C000往診料及びC001在宅患者訪問診療料（Ⅰ）の「1」等は算定できない。

(3) 診療所による紹介に基づき開放型病院に入院している患者に対して，当該診療所の保険医が開放型病院に赴き診療，指導等を行った場合において，その患者について，B009診療情報提供料（Ⅰ）が既に算定されている場合であっても，開放型病院共同指導料（Ⅰ）を算定できる。

(4) 開放型病院共同指導料（Ⅰ）を算定する場合，当該患者を入院させた保険医の**診療録**には，開放型病院において患者の指導等を行った事実を記載し，開放型病院の**診療録**には当該患者を入院させた保険医の指導等が行われた旨を記載する。 （令６保医発0305·4）

→開放型病院共同指導料（Ⅱ）

開放型病院共同指導料（Ⅱ）は，当該患者を入院させた保険医の属する保険医療機関が開放型病院共同指導料（Ⅰ）を算定した場合に，開放型病院において算定する。 （令６保医発0305·4）

B004 退院時共同指導料１

1 在宅療養支援診療所〔地域における退院後の患者に対する在宅療養の提供に主たる責任を有する診療所であって，別に厚生労働大臣が定める施設基準〔※告示④第３・６，p.903〕に適合しているものとして地方厚生局長等に届け出たものをいう。以下この表において同じ〕の場合 **1,500点**

2 １以外の場合 **900点**

注１ 保険医療機関に入院中の患者について，地域において当該患者の退院後の在宅療養を担う保険医療機関（以下この区分番号，区分番号B005及び区分番号B015において「在宅療養担当医療機関」という）の保険医又は当該保険医の指示を受けた保健師，助産師，看護師，准看護師（以下この区分番号及び区分番号B005において「看護師等」という），薬剤師，管理栄養士，理学療法士，作業療法士，言語聴覚士若しくは社会福祉士が，当該患者の同意を得て，退院後の在宅での療養上必要な説明及び指導を，入院中の保険医療機関の保険医又は看護師等，薬剤師，管理栄養士，理学療法士，作業療法士，言語聴覚士若しくは社会福祉士と共同して行った上で，文書により情報提供した場合に，当該入院中１回に限り，在宅療養担当医療機関において算定する。ただし，別に厚生労働大臣が定める疾病等の患者〔※告示④別表第３の１の３，p.1030〕については，在宅療養担当医療機関の保険医又は当該保険医の指示を受けた看護師等が，当該患者が入院している保険医療機関の保険医又は看護師等と１回以上共同して行う場合は，当該入院中２回に限り算定できる。

２ 注１の場合において，当該患者が別に厚生労働大臣が定める特別な管理を要する状態等〔※告示④別表第８，p.1031〕にあるときは，**特別管理指導加算**として，所定点数に**200点**を加算する。

３ 区分番号A000に掲げる初診料，区分番号A001に掲げる再診料，区分番号A002に掲げる外来診療料，区分番号B002に掲げる開放型病院共同指導料（Ⅰ），区分番号C000に掲げる往診料，区分番号C001に掲げる在宅患者訪問診療料（Ⅰ）又は区分番号C001-2に掲げる在宅患者訪問診療料（Ⅱ）は別に算定できない。

B005 退院時共同指導料２ 400点

注１ 保険医療機関に入院中の患者について，当該保険医療機関の保険医又は看護師等，薬剤師，管理栄養士，理学療法士，作業療法士，言語聴覚士若しくは社会福祉士が，入院中の患者に対して，当該患者の同意を得て，退院後の在宅での療養上必要な説明及び指導を，在宅療養担当医療機関の保険医若しくは当該保険医の指示を受けた看護師等，薬剤師，管理栄養士，理学療法士，作業療法士，言語聴覚士若しくは社会福祉士又は在宅療養担当医療機関の保険医の指示を受けた訪問看護ステーションの看護師等（准看護師を除く），理学療法士，作業療法士若しくは言語聴覚士と共同して行った上で，文書により情報提供した場合に，当該患者が入院している保険医療機関において，当該入院中１回に限り算定する。ただし，別に厚生労働大臣が定める疾病等の患者〔※告示④別表第３の１の３，p.1030〕については，当該患者が入院している保険医療機関の保険医又は看護師等が，在宅療養担当医療機関の保険医若しくは当該保険医の指示を受けた看護師等又は在宅療養担当医療機関の保険医の指示を受けた訪問看護ステーションの看護師等（准看護師を除く）と１回以上，共同して行う場合は，当該入院中２回に限り算定できる。

２ 注１の場合において，入院中の保険医療機関の保険医及び在宅療養担当医療機関の保険医が共同して指導を行った場合に，**300点**を所定点数に加算する。ただし，注３に規定する加算を算定する場合は，算定できない。

３ 注１の場合において，入院中の保険医療機関の保険医又は看護師等が，在宅療養担当医療機関の保険医若しくは看護師等，保険医である歯科医師若しくはその指示を受けた歯科衛生士，保険薬局の保険薬剤師，訪問看護ステーションの看護師等（准看護師を除く），理学療法士，作業療法士若しくは言語聴覚士，介護支援専門員（介護保険法第７条第５項に規定する介護支援専門員をいう。以下同じ）又は相談支援専門員〔障害者の日常生活及び社会生活を総合的に支援するための法律に基づく指定計画相談支援の事業の人員及び運営に関する基準（平成24年厚生労働省令第28号）第３条第１項又は児童福祉法に基づく指定障害児相談支援の事業の人員及び運営に関する基準（平成24年厚生労働省令第29号）第３条第１項に規定する相談支援専門員をいう。以下同じ〕のうちいずれか３者以上と共同して指導を行った場合に，**多機関共同指導加算**として，**2,000点**を所定点数に加算する。

４　注１の規定にかかわらず，区分番号Ａ246に掲げる入退院支援加算を算定する患者にあっては，当該保険医療機関において，疾患名，当該保険医療機関の退院基準，退院後に必要とされる診療等の療養に必要な事項を記載した退院支援計画を策定し，当該患者に説明し，文書により提供するとともに，これを在宅療養担当医療機関と共有した場合に限り算定する。

５　区分番号Ｂ003に掲げる開放型病院共同指導料（Ⅱ）は別に算定できない。

【2024年改定による主な変更点】 共同指導について，患者が退院後に介護保険のリハビリの利用を予定している場合，**介護保険の訪問・通所リハビリ事業所の医師・理学療法士等の参加を求めることが望ましい旨が要件化された。**

→退院時共同指導料１，退院時共同指導料２

(1)　退院時共同指導料１又は退院時共同指導料２は，保険医療機関に入院中の患者について，地域において当該患者の退院後の在宅療養を担う保険医療機関（以下この区分において「在宅療養担当医療機関」という）の保険医又は当該保険医の指示を受けた当該保険医療機関の保健師，助産師，看護師若しくは准看護師（以下この区分において「看護師等」という），薬剤師，管理栄養士，理学療法士，作業療法士，言語聴覚士若しくは社会福祉士が，患者の同意を得て，退院後の在宅での療養上必要な説明及び指導を，入院中の保険医療機関の保険医又は看護師等，薬剤師，管理栄養士，理学療法士，作業療法士，言語聴覚士若しくは社会福祉士と共同して行った上で，文書により情報提供した場合に，当該入院中１回に限り，それぞれの保険医療機関において算定する。ただし，特掲診療料の施設基準等の**別表第３の１の３**に掲げる「退院時共同指導料１及び退院時共同指導料２を２回算定できる疾病等の患者」であって，当該入院中に２回算定する場合は，当該２回中１回はそれぞれの保険医療機関の保険医，看護師又は准看護師が共同して指導する。なお，当該患者の在宅療養担当医療機関の准看護師と当該患者が入院中の保険医療機関の准看護師が共同して在宅での療養上必要な説明及び指導を行う場合には，それぞれの保険医療機関の医師又は看護師の指示を受けて行う。

(2)　退院時共同指導料は，患者の家族等退院後に患者の看護を担当する者に対して指導を行った場合にも算定できる。

(3)　行った指導の内容等について，要点を**診療録等**に記載し，又は患者若しくはその家族等に提供した文書の写しを**診療録等**に添付する。

(4)　退院時共同指導料１の「１」は，在宅療養支援診療所の医師が当該患者に対して，その退院後に往診及び訪問看護により24時間対応できる体制等を確保し，在宅療養支援診療所において，24時間連絡を受ける医師又は看護師等の氏名，連絡先電話番号等，担当日，緊急時の注意事項等並びに往診担当医及び訪問看護担当者の氏名等について，文書により提供した場合に限り算定できる。

(5)　退院時共同指導料は，退院後在宅での療養を行う患者が算定の対象となり，他の保険医療機関，社会福祉施設，介護老人保健施設，介護老人福祉施設に入院若しくは入所する患者又は死亡退院した患者については，対象とはならない。ただし，退院時共同指導料２の「注４」は，本文の規定にかかわらず，退院後在宅で療養を行う患者に加え，退院後に介護老人保健施設，介護医療院，介護老人福祉施設（地域密着型介護老人福祉施設を含む），特定施設（地域密着型特定施設を含む）又は障害者支援施設〔生活介護を行う施設又は自立訓練（機能訓練）を行う施設に限る〕，福祉型障害児入所施設若しくは医療型障害児入所施設（以下この区分において「介護施設等」という）に入所する患者も対象となる。なお，当該患者が当該保険医療機関に併設する介護施設等に入所する場合は算定することはできない。

(6)　退院時共同指導料１の「注２」に規定する加算は，当該患者が厚生労働大臣の定める特別な管理を必要とする者であった場合，１人の患者に対して入院中１回に限り算定できる。ただし，厚生労働大臣が定める疾病等の患者については当該入院中に２回に限り算定できる。

(7)　退院時共同指導料２の「注１」は，退院後の在宅での療養上必要な説明及び指導を，当該患者が入院している保険医療機関の保険医又は看護師等，薬剤師，管理栄養士，理学療法士，作業療法士，言語聴覚士若しくは社会福祉士と在宅療養担当医療機関の保険医若しくは当該保険医の指示を受けた看護師等，薬剤師，管理栄養士，理学療法士，作業療法士，言語聴覚士若しくは社会福祉士又は在宅療養担当医療機関の保険医の指示を受けた訪問看護ステーションの保健師，助産師，看護師，理学療法士，作業療法士若しくは言語聴覚士が共同して行った場合に算定する。なお，退院後に介護保険によるリハビリテーション（介護保険法第８条第５項に規定する訪問リハビリテーション，同法第８条第８項に規定する通所リハビリテーション，同法第８条の２第４項に規定する介護予防訪問リハビリテーション又は同法第８条の２第６項に規定する介護予防通所リハビリテーションをいう）を利用予定の場合，在宅での療養上必要な説明及び指導について，当該患者が入院している医療機関の医師等が，介護保険によるリハビリテーションを提供する事業所の医師，理学療法士，作業療法士又は言語聴覚士の参加を求めることが望ましい。

(8)　退院時共同指導料１の「注１」及び退院時共同指導料２の「注１」の共同指導は，ビデオ通話が可能な機器を用いて実施しても差し支えない。

(9)　退院時共同指導料２の「注３」に規定する加算は，退院後の在宅での療養上必要な説明及び指導を，当該患者が入院している保険医療機関の保険医又は看護師等が，在宅療養担当医療機関の保険医若しくは看護師等，保険医である歯科医師若しくはその指示を受けた歯科衛生士，保険薬局の保険薬剤師，訪問看護ステーションの保健師，助産師，看護師，理学療法士，作業療法士若しくは言語聴覚士，介護支援専門員又は相談支援専門員のいずれかのうち３者以上と共同して行った場合に算定する。

(10)　(9)における共同指導は，ビデオ通話が可能な機器を用いて実施しても差し支えない。

(11)　退院時共同指導料２の「注３」に規定する指導と同一日に行う「注２」に規定する指導に係る費用及び**B005-1-2介護支援等連携指導料**は，「注３」に規定する加算に含まれ，別に算定できない。

(12)　退院時共同指導料２の「注４」は，地域連携診療計画と同等の事項（当該医療機関の退院基準，退院後に必要とされる診療等）に加えて退院後の在宅又は介護施設等での療養上必要な指導を行うために必要な看護及び栄養管理の状況等の情報を当該患者及び家族に**別紙様式50**（p.221）を参考に文書で説明し，退院後の治療等を担う他の保険医療機関のほか，訪問看護ステーション，介護施設等と共有する。

(13)　(8)及び(10)において，患者の個人情報を当該ビデオ通話の画面上で共有する際は，患者の同意を得ている。また，保険医療機関の電子カルテなどを含む医療情報システムと共通のネットワーク上の端末において共同指導を実施する場合には，厚生労働省「医療情報システムの安全管理に関するガイドライン」に対応している。

(14)　退院時共同指導料２については，入院中の保険医療機関の理学療法士，作業療法士又は言語聴覚士が指導等を行った場合は，同一日に**B006-3退院時リハビリテーション指導料**は別に算定できない。また，入院中の保険医療機関の薬剤師が指導等を行った場合は，同一日に**B014退院時薬剤情報管理指導料**は別に算定できない。

(15)　同一日に退院時共同指導料２と**B006-3退院時リハビリテーション指導料**又は**B014退院時薬剤情報管理指導料**を算定した場合は，**診療報酬明細書**の摘要欄に，共同指導を行った者の職種及び年月日を記載する。

（令６保医発0305･4）

B005-1-2　介護支援等連携指導料　　400点

注　当該保険医療機関に入院中の患者に対して，当該患者の同意を得て，医師又は医師の指示を受けた看護師，社会福祉士等が介護支援専門員又は相談支援専門員と共同して，患者の心身の状態等を踏まえて導入が望ましい介護サービス又は障害福祉サービス等や退院後に利用可能な介護サービス又は障害福祉サービス等について説明及び指導を行った場合に，当該入院中２回に限り算定する。この場合において，同一日に，区分番号**B005**の注３に掲げる加算（介護支援専門員又は相談支援専門員と共同して指導を行った場合に限る）は，別に算定できない。

→介護支援等連携指導料

(1)　介護支援等連携指導料は，入院の原因となった疾患・障害や入院時に行った患者の心身の状況等の総合的な評価の結果を踏まえ，退院後に介護サービス又は障害福祉サービス，地域相談支援若しくは障害児通所支援（以下この区分において「介護等サービス」という）を導入することが適当であると考えられ，また，本人も導入を望んでいる患者が，退院後により適切な介護等サービスを受けられるよう，入院中から居宅介護支援事業者等の介護支援専門員（ケアマネジャー）又は指定特定相談支援事業者若しくは指定障害児相談支援事業者（以下この区分において「指定特定相談支援事業者等」という）の相談支援専門員と連携し退院後のケアプラン又はサービス等利用計画若しくは障害児支援利用計画（以下この区分において「ケアプラン等」という）の作成につなげることを評価するものである。

(2)　介護支援等連携指導料は，医師又は医師の指示を受けた看護師，社会福祉士，薬剤師，理学療法士，作業療法士，言語聴覚士，その他，退院後に導入が望ましい介護等サービスから考え適切な医療関係職種が，患者の入院前からケアマネジメントを担当していた介護支援専門員若しくは相談支援専門員又は退院後のケアプラン等の作成を行うため患者が選択した居宅介護支援事業者，介護予防支援事業者，介護保険施設等の介護支援専門員若しくは指定特定相談支援事業者等の相談支援専門員と共同して，患者に対し，患者の心身の状況等を踏まえ導入が望ましいと考えられる介護等サービスや，当該地域において提供可能な介護等サービス等の情報を提供した場合に入院中２回に限り算定できる。

(3)　ここでいう介護保険施設等とは，介護保険の給付が行われる保健医療サービス又は福祉サービスを提供する施設であって，次の施設をいう。

ア　**介護老人福祉施設**（介護保険法第８条第22項に規定する地域密着型介護老人福祉施設及び同条第27項に規定する介護老人福祉施設のことをいう）

イ　介護保険法第８条第28項に規定する**介護老人保健施設**

ウ　介護保険法第８条第29項に規定する**介護医療院**

エ　**特定施設**〔介護保険法第８条第11項に規定する特定施設，同条第21項に規定する地域密着型特定施設及び同法第８条の２第９項に規定する介護予防特定施設入居者生活介護を提供する施設のことをいい，指定居宅サービス等の事業の人員，設備及び運営に関する基準（平成11年厚生省令第37号）第192条の２に規定する外部サービス利用型指定特定施設入居者生活介護を受けている患者が入居する施設を含む〕

オ　**認知症対応型グループホーム**（介護保険法第８条第20項に規定する認知症対応型共同生活介護及び同法第８条の２第15項に規定する介護予防認知症対応型共同生活介護を提供する施設のことをいう）

カ　**小規模多機能居宅介護事業所**（介護保険法第８条第19項に規定する小規模多機能型居宅介護及び同法第８条の２第14項に規定する介護予防小規模多機能型居宅介護を提供する施設のことをいう）

キ　**複合型サービス事業所**（介護保険法第８条第23項に規定する複合型サービスを提供する施設のことをいう）

(4)　初回の指導は，介護等サービスの利用の見込みがついた段階で，退院後の生活を見越し，当該地域で導入可能な介護等サービスや要介護認定の申請の手続き等の情報について，患者や医療関係者と情報共有することで，適切な療養場所の選択や手続きの円滑化に資するものであり，２回目の指導は，実際の退院を前に，退院後に想定されるケアプラン等の原案の作成に資するような情報の収集や退院後の外来診療の見込み等を念頭に置いた指導を行うこと等を想定したものである。

(5)　行った指導の内容等について，要点を**診療録等**に記載する。また，指導の内容を踏まえ作成されたケアプラン等については，患者の同意を得た上で，当該介護支援専門員又は相談支援専門員に情報提供を求めることとし，ケアプラン等の写しを**診療録等**に添付する。

(6)　介護支援等連携指導料を算定するに当たり共同指導を行う介護支援専門員又は相談支援専門員は，介護等サービスの導入を希望する患者の選択によるものであり，患者が選択した場合には，当該医療機関に併設す

（別紙様式50）

看護及び栄養管理等に関する情報（1）

年　　月　　日

患者氏名（ふりがな）		性別	生年月日　　年　　月　　日
入退院日		入院日：　　年　　月　　日	退院（予定）日：　　年　　月　　日
主たる傷病名			
主な既往歴		□診療情報提供書参照	アレルギー　□薬剤（　　） □食物（　　） □その他（　　）
入院中の経過		□診療情報提供書参照	
継続する看護上の問題等			
ケア時の具体的な方法や留意点			
病状等の説明内容と受け止め	医師の説明		
	患者		
	家族		
患者・家族の今後の希望・目標や，大切にしていること	患者		
	家族		
家族構成 （同居者の有無，キーパーソン等）			緊急連絡先（氏名・続柄・連絡先） ① ②
介護者等の状況		介護者（　　）協力者：（　　） 対応可能な時間： □24時間　□日中のみ　□夜間のみ　□独居・介護者や協力者がいない	
日常生活自立度		J1・J2・A1・A2・B1・B2・C1・C2	
認知症自立度		正常　・　Ⅰ　・　Ⅱa　・　Ⅱb　・　Ⅲa　・　Ⅲb　・　Ⅳ　・　M	
社会資源	要介護認定	□申請中　要支援状態区分（□1　□2） 要介護状態区分（□1　□2　□3　□4　□5）	
	介護支援専門員／訪問看護ステーション／訪問診療医療機関		
	障害手帳	□有（　　）	
生活等の状況	清潔	入浴：　□自立　□一部介助（介助方法：　　） □全介助（□シャワー浴　□機械浴　□清拭　最終：　　月　　日） 口腔ケア：□自立　□部分介助（介助方法：　　） □全介助 更衣：　□自立　□部分介助（介助方法：　　） □全介助	
	活動	座位：　□自立　□部分介助（介助方法：　　） □全介助 移乗：　□自立　□部分介助（介助方法：　　） □全介助 移動：　□自立　□部分介助（介助方法：　　） □全介助 方法：　□T杖・松葉杖　□歩行器　□車椅子　□車椅子自走　□ストレッチャー	
	排泄	□自立　□部分介助（介助方法：　　） □全介助 方法：□トイレ　□ポータブルトイレ　□尿器　□便器　□パッド　□オムツ □自己導尿 排泄機能障害：□尿意がない　□尿失禁　□便意がない　□便失禁 排便回数：（　　）日に（　　）回　最終排便：　　月　　日	
	食事	介助方法：	
	睡眠	□特記事項なし　□その他（　　）	
	精神状態	□特記事項なし　□抑うつ　□せん妄　□その他（　　） □認知症（症状，行動等：　　）	
	運動機能障害	□麻痺：（□右上肢　□左上肢　□右下肢　□左下肢） □言語障害：（□構音障害　□失語症）□視力障害：（□右　□左） □聴力障害：（□右　□左）　補聴器使用（□有　□無）	
	安全対策	方法：	
医療処置・挿入物等の状況	□点滴投与経路	□PICC（末梢挿入型中心静脈カテーテル）□CVC（中心静脈カテーテル） □末梢静脈ライン　□静注CVポート　挿入部位： サイズ：　　最終交換日：　　月　　日 最終ロック日：　　交換頻度：	
	□経管栄養	□経鼻　□胃瘻　□腸瘻　□その他（　　） サイズ：　　Fr　　cm　挿入日：　　月　　日 最終交換日：　　月　　日　　交換頻度：	
	□膀胱留置カテーテル	種類：　　サイズ：　　Fr 固定水：　　mL　最終交換日：　　月　　日　交換頻度：	
	□透析	週　　回　　シャント：□有（部位	
	□呼吸管理	□吸引　回数： □酸素療法（□経鼻　□マスク　□その他　　） 酸素設定： □気管切開：気管内チューブ　　㎜ 最終交換日：　　月　　日　　交換頻度： □人工呼吸器　設定，モード：	
	□創傷処置	□褥瘡　部位・深度・大きさ等： ケア方法： □手術創　部位：　　ケア方法：	
	□ストーマ処置	種類：　　サイズ： 最終交換日：　　月　　日　　交換頻度：	
服薬管理		□自立　□要確認・見守り　□一部介助（方法：　　） 他院処方薬：□有　□無	
その他			

（記入者氏名）
（照会先）

看護及び栄養管理等に関する情報（2）

患者氏名		
入退院日	入院日： 年 月 日	退院（予定）日： 年 月 日

（太枠：必須記入）

栄養管理に関する情報			
栄養管理・栄養指導等の経過			
栄養管理上の注意点と課題			
評価日	年 月 日	過去（ 週間）の体重変化	増加・変化なし・減少：（ kg %）
身体計測	体重 kg 測定日（ / ）	BMI kg/m^2	下腿周囲長 cm・不明　握力 kgf・不明

栄養評価				
身体所見	食欲低下	無・有・不明（ ）	消化器症状	無・有（嘔気・嘔吐・下痢・便秘）・不明
	味覚障害	無・有・不明（ ）	褥瘡	無・有（部位等 ）・不明
	浮腫	無・有（胸水・腹水・下肢）・不明	その他	
	嚥下障害	無・有	特記事項	
	咀嚼障害	無・有		
検査・その他	過去１か月以内Alb値（ ）g/dL・測定なし		その他	

1日栄養量	エネルギー	たんぱく質	食塩	水分	その他
必要栄養量	（ ）kcal/標準体重kg （ ）kcal/現体重kg	（ ）g/標準体重kg （ ）g/現体重kg	g	mL	
摂取栄養量	（ ）kcal/標準体重kg （ ）kcal/現体重kg	（ ）g/標準体重kg （ ）g/現体重kg	g	mL	
栄養補給法	経口・経腸（経口・経鼻・胃瘻・腸瘻）・静脈	食事回数： 回/日	朝・昼・夕・その他（ ）		

退院時食事内容				
食種	一般食・特別食（ ）・その他（ ）			
食事形態	主食種類	朝	米飯・軟飯・全粥・パン・その他（ ）	量 g/食
		昼	米飯・軟飯・全粥・パン・その他（ ）	g/食
		夕	米飯・軟飯・全粥・パン・その他（ ）	g/食
	副食形態	常菜・軟菜・その他（ ）＊）自由記載：例 ペースト		
	嚥下調整食	不要・必要	コード（嚥下調整食の場合は必須）0j・0t・1j・2-1・2-2・3・4	
	とろみ調整食品の使用	無・有	種類（製品名）／使用量（gまたは包）	とろみの濃度：薄い／中間／濃い
その他影響する問題点	無・有（ ）			
禁止食品	食物アレルギー	無・有	乳・乳製品・卵・小麦・そば・落花生・えび・かに・青魚・大豆 その他・詳細（ ）	
	禁止食品（治療,服薬,宗教上などによる事項）			

退院時栄養設定の詳細	補給量	エネルギー	たんぱく質（アミノ酸）	脂質	炭水化物（糖質）	食塩	水分	その他
栄養量	経口（食事）	kcal	g	g	g	g	mL	
	経腸	kcal	g	g	g	g	mL	
	静脈	kcal	g	g	g	g	mL	
	経口飲水						mL	
	合計	kcal	g	g	g	g	mL	
	（現体重当たり）	kcal/kg	g/kg				mL	

退院時栄養設定の詳細				
経腸栄養詳細	種類	朝：	昼：	夕：
	量	朝： mL	昼： mL	夕： mL
	投与経路	経口・経鼻・胃瘻・腸瘻・その他（ ）		
	投与速度	朝： mL/h	昼： mL/h	夕： mL/h
	追加水分	朝： mL	昼： mL	夕： mL
静脈栄養詳細	種類・量			
	投与経路	末梢・中心静脈		
備考				

【記入上の注意】
1. 必要が有る場合には，続紙に記載して添付すること。
2. 地域連携診療計画に添付すること。

（記入者氏名）
（照会先）

る居宅介護事業所の介護支援専門員又は指定特定相談支援事業者等の相談支援専門員であっても介護支援等連携指導料の算定を妨げるものではない。ただし，当該医療機関に併設する介護保険施設等の介護支援専門員と共同指導を行った場合については介護支援等連携指導料を算定することはできない。

(7) 同一日に**B 005**退院時共同指導料２の「注３」に掲げる加算を算定すべき介護支援専門員又は相談支援専門員を含めた共同指導を行った場合には，介護支援等連携指導料あるいは退院時共同指導料２の「注３」に掲げる加算の両方を算定することはできない。

(8) 当該共同指導は，ビデオ通話が可能な機器を用いて実施しても差し支えない。この場合において，患者の個人情報を当該ビデオ通話の画面上で共有する際は，患者の同意を得ている。また，保険医療機関の電子カルテなどを含む医療情報システムと共通のネットワーク上の端末において共同指導を実施する場合には，厚生労働省「医療情報システムの安全管理に関するガイドライン」に対応している。（令６保医発0305·4）

B 005-1-3 介護保険リハビリテーション移行支援料 500点

注 入院中の患者以外の患者（区分番号**H 001**の注５，区分番号**H 001-2**の注５又は区分番号**H 002**の注

5の規定により所定点数を算定する者に限る）に対して，当該患者の同意を得て，医師又は医師の指示を受けた看護師，社会福祉士等が介護支援専門員等と連携し，当該患者を介護保険法第８条第５項に規定する訪問リハビリテーション，同条第８項に規定する通所リハビリテーション，同法第８条の２第４項に規定する介護予防訪問リハビリテーション又は同条第６項に規定する介護予防通所リハビリテーション（以下「介護リハビリテーション」という）に移行した場合に，患者１人につき１回に限り算定する。

→介護保険リハビリテーション移行支援料

(1) 介護保険リハビリテーション移行支援料は，維持期のリハビリテーション（H001脳血管疾患等リハビリテーション料の「注５」，H001-2廃用症候群リハビリテーション料の「注５」及びH002運動器リハビリテーション料の「注５」に規定するものをいう）を受けている入院中の患者以外の者に対して，患者の同意を得て，介護保険によるリハビリテーション（介護保険法第８条第５項に規定する訪問リハビリテーション，同法第８条第８項に規定する通所リハビリテーション，同法第８条の２第４項に規定する介護予防訪問リハビリテーション又は同法第８条の２第６項に規定する介護予防通所リハビリテーションをいう）へ移行するため，居宅介護支援事業者等の介護支援専門員（ケアマネジャー）及び必要に応じて，介護保険によるリハビリテーションを当該患者に対して提供する事業所の従事者と連携し，介護サービス計画書（ケアプラン）作成を支援した上で，介護保険によるリハビリテーションを開始し，維持期のリハビリテーションを終了した場合に，患者１人につき１回に限り算定できる。なお，維持期のリハビリテーションと介護保険によるリハビリテーションを併用して行うことができる２月間〔「医療保険と介護保険の給付調整に関する留意事項及び医療保険と介護保険の相互に関連する事項等について」（平成28年３月25日保医発0325第８号）の第４の10に規定する２月間をいう〕は，当該支援料を算定できない。

(2) 患者の同意を得た上で，介護支援専門員より情報提供を受け，介護サービス計画書（ケアプラン）の写しを**診療録等**に添付するとともに，**診療報酬明細書**の摘要欄に当該患者が介護保険によるリハビリテーションを開始した日及び維持期のリハビリテーションを終了した日を記載する。

(3) 当該患者が，当該医療機関内で維持期のリハビリテーションから介護保険によるリハビリテーションに移行した場合は算定できない。（令６保医発0305・4）

B005-2～B005-3-2　削除

B005-4　ハイリスク妊産婦共同管理料（Ⅰ）　800点

注 別に厚生労働大臣が定める施設基準〔※告示④第３・９(1)，p.908〕に適合しているものとして地方厚生局長等に届け出た保険医療機関において，診療に基づき紹介した患者（別に厚生労働大臣が定める状態等〔※告示④別表第３の２，p.1030〕であるものに限る）が病院である別の保険医療機関（区分番号A236-2に掲げるハイリスク妊娠管理加算の注又は区分番号A237に掲げるハイリスク分娩管理加算の注１に規定する施設基準に適合しているものとして届け出た保険医療機関に限る）に入院中である場合において，当該病院に赴いて，当該病院の保険医と共同してハイリスク妊娠又はハイリスク分娩に関する医学管理を共同して行った場合に，当該患者を紹介した保険医療機関において患者１人につき１回算定する。

B005-5　ハイリスク妊産婦共同管理料（Ⅱ）　500点

注 区分番号A236-2に掲げるハイリスク妊娠管理加算の注又は区分番号A237に掲げるハイリスク分娩管理加算の注１に規定する施設基準に適合するものとして届け出た病院である保険医療機関において，ハイリスク妊娠又はハイリスク分娩に関する医学管理が必要であるとして別に厚生労働大臣が定める施設基準〔※告示④第３・９(1)，p.908〕に適合しているものとして地方厚生局長等に届け出た別の保険医療機関から紹介された患者〔区分番号B005-4に掲げるハイリスク妊産婦共同管理料（Ⅰ）の注に規定する別に厚生労働大臣が定める状態等〔※告示④別表第３の２，p.1030〕であるものに限る〕が当該病院に入院中である場合において，当該患者を紹介した別の保険医療機関の保険医と共同してハイリスク妊娠又はハイリスク分娩に関する医学管理を行った場合に，当該病院において，患者１人につき１回算定する。

→ハイリスク妊産婦共同管理料（Ⅰ）（Ⅱ）

(1) ハイリスク妊産婦共同管理料（Ⅰ）は，診療に基づき患者を紹介した医師（以下この項において「紹介元医師」という）が，当該患者が入院中である紹介先の病院に赴き，紹介先の病院の医師と共同で，医学管理等を行った場合に患者１人につき１回に限り，算定できるものであり，その算定は紹介元医師が属する保険医療機関において行う。

(2) ハイリスク妊産婦共同管理料（Ⅰ）を算定した場合は，A001再診料，A002外来診療料，C000往診料及びC001在宅患者訪問診療料（Ⅰ）の「１」等は算定できない。

(3) 紹介元医師による紹介に基づき紹介先の病院に入院している患者に対して，当該紹介元医師が病院に赴き診療，指導等を行った場合において，その患者について，B009診療情報提供料（Ⅰ）が既に算定されている場合であっても，その算定された日を除き，ハイリスク妊産婦共同管理料（Ⅰ）を算定できる。

(4) ハイリスク妊産婦共同管理料（Ⅰ）を算定する場合，紹介元医師の**診療録**には，紹介先の病院において患者の医学管理等を行った事実を記載し，紹介先の病院の**診療録**には紹介元医師による医学管理等が行われた旨を記載する。

(5) ハイリスク妊産婦共同管理料（Ⅱ）は，紹介元医師の属する保険医療機関がハイリスク妊産婦共同管理料（Ⅰ）を算定した場合に，紹介先の病院において算定する。

(6) 自院にて診療していた妊産婦の状態に異常が認められたために，他院へ搬送する場合において，医師が搬送先医療機関まで付き添い，搬送先の病院の医師と共同で医学管理等を行った場合においても算定できる。

(7) ハイリスク妊産婦共同管理料（Ⅰ）は，C004救急搬送診療料と併せて算定することができる。

（令6保医発0305·4）

B005-6　がん治療連携計画策定料

1　がん治療連携計画策定料1　**750点**

2　がん治療連携計画策定料2　**300点**

注1　がん治療連携計画策定料1については，入院中のがん患者の退院後の治療を総合的に管理するため，別に厚生労働大臣が定める施設基準〔※告示④第3・9の2(1), p.909〕に適合しているものとして地方厚生局長等に届け出た病院である保険医療機関（以下この表において「計画策定病院」という）が，あらかじめがんの種類やステージを考慮した地域連携診療計画を作成し，がん治療を担う別の保険医療機関と共有し，かつ，当該患者の同意を得た上で，入院中又は当該保険医療機関を退院した日から起算して30日以内に，当該計画に基づき当該患者の治療計画を作成し，患者に説明し，文書により提供するとともに，退院時又は退院した日から起算して30日以内に当該別の保険医療機関に当該患者に係る診療情報を文書により提供した場合（がんと診断されてから最初の入院に係るものに限る）に，退院時又は退院した日から起算して30日以内に1回に限り所定点数を算定する。

2　がん治療連携計画策定料2については，当該保険医療機関において注1に規定するがん治療連携計画策定料1を算定した患者であって，他の保険医療機関において区分番号B005-6-2に掲げるがん治療連携指導料を算定しているものについて，状態の変化等に伴う当該他の保険医療機関からの紹介により，当該患者を診療し，当該患者の治療計画を変更した場合に，患者1人につき月1回に限り所定点数を算定する。

3　注1及び注2の規定に基づく当該別の保険医療機関への文書の提供に係る区分番号B009に掲げる診療情報提供料（Ⅰ）の費用は，所定点数に含まれるものとする。

4　区分番号B003に掲げる開放型病院共同指導料（Ⅱ）又は区分番号B005に掲げる退院時共同指導料2は，別に算定できない。

5　がん治療連携計画策定料2については，別に厚生労働大臣が定める施設基準〔※告示④第3・9の2(2), p.909〕に適合しているものとして地方厚生局長等に届け出た保険医療機関において，がん治療連携計画策定料2を算定すべき医学管理を**情報通信機器を用いて行った場合**は，所定点数に代えて，**261点**を算定する。

B005-6-2　がん治療連携指導料　300点

注1　別に厚生労働大臣が定める施設基準〔※告示④第3・9の3, p.909〕に適合しているものとして地方厚生局長等に届け出た保険医療機関（計画策定病院を除く）が，区分番号B005-6に掲げるがん治療連携計画策定料1又はがん治療連携計画策定料2を算定した患者であって入院中の患者以外のものに対して，地域連携診療計画に基づいた治療を行うとともに，当該患者の同意を得た上で，計画策定病院に当該患者に係る診療情報を文書により提供した場合に，月1回に限り算定する。

2　注1の規定に基づく計画策定病院への文書の提供に係る区分番号B009に掲げる診療情報提供料（Ⅰ）及び区分番号B011に掲げる連携強化診療情報提供料の費用は，所定点数に含まれるものとする。

→がん治療連携計画策定料，がん治療連携指導料

(1)　がん治療連携計画策定料，がん治療連携指導料は，がん診療連携拠点病院，地域がん診療病院又は小児がん拠点病院を中心に策定された地域連携診療計画に沿ったがん治療に関わる医療機関の連携により，がん患者に対して地域における切れ目のない医療が提供されることを評価したものである。

(2)　地域連携診療計画は，あらかじめがん診療連携拠点病院等において，がんの種類や治療方法等ごとに作成され，当該がん診療連携拠点病院等からの退院後の治療を共同して行う複数の連携保険医療機関との間で共有して活用されるものであり，病名，ステージ，入院中に提供される治療，退院後，計画策定病院で行う治療内容及び受診の頻度，連携医療機関で行う治療の内容及び受診の頻度，その他必要な項目が記載されたものである。

(3)　がん治療連携計画策定料1は，がんと診断され，がんの治療目的に初回に入院した際に，地域連携診療計画に沿って治療を行うことについて患者の同意を得た上で，地域連携診療計画に基づく個別の患者ごとの治療計画を作成するとともに，説明し，それを文書にて患者又は家族に提供した場合に，退院時又は退院した日から起算して30日以内に計画策定病院において算定する。その際，患者に交付した治療計画書の写しを**診療録**に添付する。

(4)　がん治療連携計画策定料1は，病理診断の結果が出ない又は退院後一定期間の外来診療を必要とする等の理由で，個別の患者の治療計画を入院中に策定できない場合であっても，退院した日から起算して30日以内に速やかに個別の治療計画を策定するとともに，文書にて患者又は家族に提供した場合にあっては，算定可能とする。その際，交付した治療計画書の写しを**診療録**に添付する。

(5)　計画策定病院は，治療計画に基づき，患者に対して治療を提供するとともに，患者の同意を得て，適切に連携医療機関と情報共有を図るとともに，必要に応じて適宜治療計画を見直す。なお，がん治療連携計画策定料2は，当該患者の状態の変化等により連携医療機関から紹介を受け，当該患者を診療した上で，当該患者の治療計画を変更し，患者又はその家族等に説明するとともに，文書にて提供した場合に計画策定病院において算定する（連携医療機関においてB005-6-2がん治療連携指導料を算定している患者に限る）。その際，交付した治療計画書の写しを**診療録**に添付する。

(6)　がん治療連携指導料は，連携医療機関において，患者ごとに作成された治療計画に基づく診療を提供し，計画策定病院に対し患者の診療に関する情報提供をした際に算定する。計画策定病院に対する情報提供の頻度は，基本的には治療計画に記載された頻度に基づくものとするが，患者の状態の変化等により，計画策定病院に対し治療方針等につき，相談・変更が必要となった際に情報提供を行った際にも算定できる。
(7)　がん治療連携計画策定料又はがん治療連携指導料を算定した場合は，A246入退院支援加算の「注４」及びB009診療情報提供料（Ⅰ）の「注16」に規定する地域連携診療計画加算は算定できない。
(8)　がん治療連携計画策定料の「注５」に規定する情報通信機器を用いた医学管理については，オンライン指針に沿って診療を行った場合に算定する。

（令６保医発0305·4）

B005-6-3　がん治療連携管理料

1　がん診療連携拠点病院の場合　**500点**
2　地域がん診療病院の場合　**300点**
3　小児がん拠点病院の場合　**750点**

注　別に厚生労働大臣が定める施設基準〔※告示④第３・９の４，p.909〕を満たす保険医療機関が，他の保険医療機関等から紹介された患者であってがんと診断された入院中の患者以外の患者に対して，化学療法又は放射線治療を行った場合に，当該基準に係る区分に従い，１人につき１回に限り所定点数を算定する。

→がん治療連携管理料

(1)　がん治療連携管理料は，がんの集学的治療，緩和ケアの提供，地域医療との連携，専門医師その他の専門の医療従事者の配置，院内がん登録の適切な実施，相談支援センター等の体制を備えた，がん診療連携拠点病院，地域がん診療病院又は小児がん拠点病院として指定された病院を評価したものである。
(2)　別の保険医療機関又は健康診断を実施した医療機関の医師により，悪性腫瘍の疑いがあるとされた患者（最終的に悪性腫瘍と診断された患者に限る）又は悪性腫瘍と診断された患者に対し，がん治療連携管理料の「１」についてはこれらの保険医療機関等から紹介を受けたがん診療連携拠点病院が，がん治療連携管理料の「２」についてはこれらの保険医療機関等から紹介を受けた地域がん診療病院が，外来における化学療法又は放射線治療を行った場合に，患者１人につき１回に限り所定点数を算定する。
(3)　がん治療連携管理料の「３」は，別の保険医療機関又は健康診断を実施した医療機関の医師により，悪性腫瘍の疑いがあるとされた小児の患者（最終的に悪性腫瘍と診断された患者に限る）又は悪性腫瘍と診断された小児の患者に対し，これらの保険医療機関等から紹介を受けた小児がん拠点病院が，外来における化学療法又は放射線治療を行った場合に，患者１人につき１回に限り所定点数を算定する。
(4)　当該管理料の対象患者は，(2)及び(3)に定める患者であり，悪性腫瘍以外の疾患で別の保険医療機関から紹介を受け，当該がん診療連携拠点病院において悪性腫瘍と診断された患者は含まれない。
(5)　がん治療連携管理料を算定した場合は，A232がん拠点病院加算は算定できない。

（令６保医発0305·4）

B005-6-4　外来がん患者在宅連携指導料　500点

注１　別に厚生労働大臣が定める施設基準〔※告示④第３・９の４の２，p.909〕を満たす保険医療機関が，外来で化学療法又は緩和ケアを実施している進行がんの患者であって，在宅での緩和ケアに移行が見込まれるものについて，患者と診療の方針等について十分に話し合い，当該患者の同意を得た上で，在宅で緩和ケアを実施する他の保険医療機関に対して文書で紹介を行った場合に，１人につき１回に限り所定点数を算定する。

２　注１の規定に基づく他の保険医療機関への文書の提供に係る区分番号B009に掲げる診療情報提供料（Ⅰ）の費用は，所定点数に含まれるものとする。

３　別に厚生労働大臣が定める施設基準〔※告示④第３・９の４の２(2)，p.909〕に適合しているものとして地方厚生局長等に届け出た保険医療機関において，外来がん患者在宅連携指導料を算定すべき医学管理を**情報通信機器を用いて行った場合**は，所定点数に代えて，**435点**を算定する。

→外来がん患者在宅連携指導料

(1)　外来がん患者在宅連携指導料は，進行がん患者の緩和ケアに係る外来から在宅への切れ目のない移行を図り，在宅において質の高い緩和ケアを提供する体制を実現するため，進行がん患者に対して外来で化学療法又は緩和ケアを行う保険医療機関が，当該患者を在宅で緩和ケアを実施する別の保険医療機関に適切な時期に紹介することを評価したものである。
(2)　外来がん患者在宅連携指導料を算定する保険医療機関においては，在宅での緩和ケアを行う保険医療機関や訪問看護ステーションと連携関係を構築するとともに，そのリストを整備し，患者の特性や居住する地域に応じて患者に紹介できる体制を確保する。
(3)　進行がん患者に対して外来で化学療法又は緩和ケアを提供する病院は，当該患者の病状が進行した際に在宅で緩和ケアを実施する体制を早期に整えることのできるよう，外来において化学療法等を実施している段階から，在宅で実施することが見込まれる緩和ケア及び見込まれる予後等について十分に患者に説明し，患者の同意を得た上で，在宅で緩和ケアを実施する保険医療機関を紹介する。
(4)「注３」に規定する情報通信機器を用いた医学管理については，オンライン指針に沿って診療を行った場合に算定する。

（令６保医発0305·4）

B005-7　認知症専門診断管理料

1　認知症専門診断管理料１
　イ　基幹型又は地域型の場合　**700点**
　ロ　連携型の場合　**500点**
2　認知症専門診断管理料２
　イ　基幹型又は地域型の場合　**300点**
　ロ　連携型の場合　**280点**

注１　認知症専門診断管理料１については，別に厚生労働大臣が定める施設基準〔※告示④第３・９の５，p.910〕を満たす保険医療機関が，他の保険医療機関から紹介された認知症の疑いのある患者であって，入院中の患者以外のもの又は当該他の保険医療機関の療養病棟に入院している患者に対して，当該患者又はその家族等の同意を得て，認知症の鑑別診断を行った上で療養方針を決定するとともに，認知症と診断された患者については認知症療養計画を作成し，これらを患者に説明し，文書により提供するとともに，地域において療養を担う他の保険

医療機関に当該患者に係る診療情報を文書により提供した場合に，１人につき１回に限り所定点数を算定する。

2　認知症専門診断管理料２については，別に厚生労働大臣が定める施設基準〔※告示④第３・９の５，p.910〕を満たす保険医療機関が，地域において診療を担う他の保険医療機関から紹介された患者であって認知症の症状が増悪したもの（入院中の患者以外の患者又は当該他の保険医療機関の療養病棟に入院している患者に限る）に対して，当該患者又はその家族等の同意を得て，診療を行った上で今後の療養計画等を患者に説明し，文書により提供するとともに，当該他の保険医療機関に当該患者に係る診療情報を文書により提供した場合に，３月に１回に限り所定点数を算定する。

3　注１及び注２の規定に基づく他の保険医療機関への文書の提供に係る区分番号Ｂ009に掲げる診療情報提供料（Ⅰ）及び区分番号Ｂ011に掲げる連携強化診療情報提供料の費用は，所定点数に含まれるものとする。

4　区分番号Ｂ000に掲げる特定疾患療養管理料は，別に算定できない。

→認知症専門診断管理料

(1)　認知症専門診断管理料１は，基幹型，地域型又は連携型認知症疾患医療センターが他の保険医療機関から紹介された患者に対して，患者又は家族等の同意を得た上で，認知症の鑑別診断を行った上で療養方針を決定（認知症と診断された患者については認知症療養計画を作成）し，説明し，それを文書にて患者又は家族等に提供した場合であって，紹介を受けた他の保険医療機関に対して文書にて報告した場合に，１人につき１回に限り算定する。なお，患者に交付した文書の写しを**診療録等**に添付する。

(2)「注１」に規定する認知症療養計画は，**別紙様式32**（p.227）及び**別紙様式32の２**（p.227）又はこれらに準じて作成された，病名，検査結果，症状の評価〔認知機能（MMSE，HDS-R等），生活機能（ADL，IADL等），行動・心理症状（NPI，DBD等）等〕，家族又は介護者等による介護の状況〔介護負担度の評価（NPI等）等〕，治療計画（受診頻度，内服薬の調整等），必要と考えられる医療連携や介護サービス，緊急時の対応，その他必要な項目が記載されたものであり，認知症に係る専門知識を有する多職種が連携していることが望ましい。認知症専門診断管理料１を算定するに当たり文書にて報告した他の保険医療機関と定期的に診療情報等の共有を図ることが望ましい。

(3)　認知症専門診断管理料２は，基幹型，地域型又は連携型認知症疾患医療センターが認知症の症状が増悪した患者に対して，患者又は家族等の同意を得た上で，今後の療養計画等を説明し，それを文書にて患者又は家族等に提供した場合であって，紹介を受けた他の保険医療機関に対して文書にて報告した場合に，患者１人につき３月に１回に限り算定する。なお，患者に交付した文書の写しを**診療録**に添付する。（令６保医発0305･4）

Ｂ005-7-2　認知症療養指導料

1	認知症療養指導料１	**350点**
2	認知症療養指導料２	**300点**
3	認知症療養指導料３	**300点**

注1　１については，当該保険医療機関の紹介により他の保険医療機関において認知症の鑑別診断を受け，区分番号Ｂ005-7に掲げる認知症専門診断管理料１を算定した患者であって，入院中の患者以外の患者又は療養病棟に入院している患者に対して，当該保険医療機関において，認知症療養計画に基づいた治療を行うとともに，当該患者又はその家族等の同意を得た上で，当該他の保険医療機関に当該患者に係る診療情報を文書により提供した場合に，当該治療を行った日の属する月を含め６月を限度として，月１回に限り算定する。

2　２については，当該保険医療機関の紹介により他の保険医療機関において区分番号Ｂ005-7-3に掲げる認知症サポート指導料を算定した患者であって，入院中の患者以外のものに対して，当該他の保険医療機関から認知症の療養方針に係る助言を得て，当該保険医療機関において，認知症療養計画に基づいた治療を行うとともに，当該患者又はその家族等の同意を得た上で，当該他の保険医療機関に当該患者に係る診療情報を文書により提供した場合に，当該治療を行った日の属する月を含め６月を限度として，月１回に限り算定する。

3　３については，新たに認知症と診断された患者又は認知症の病状変化により認知症療養計画の再検討が必要な患者であって，入院中の患者以外のものに対して，認知症患者に対する支援体制の確保に協力している医師が，当該患者又はその家族等の同意を得て，療養方針を決定し，認知症療養計画を作成の上，これらを当該患者又はその家族等に説明し，文書により提供するとともに，当該保険医療機関において当該計画に基づく治療を行う場合に，当該治療を開始した日の属する月を含め６月を限度として，月１回に限り算定する。

4　注１及び注２の規定に基づく他の保険医療機関への文書の提供に係る区分番号Ｂ009に掲げる診療情報提供料（Ⅰ）及び区分番号Ｂ011に掲げる連携強化診療情報提供料の費用は，所定点数に含まれるものとする。

5　１から３までは同時に算定できず，区分番号Ｂ000に掲げる特定疾患療養管理料及び区分番号Ｉ002に掲げる通院・在宅精神療法は，別に算定できない。

→認知症療養指導料

(1)　認知症療養指導料は，保険医療機関が認知症の患者に対して，認知症療養計画に基づき，症状の定期的な評価〔認知機能（MMSE，HDS-R等），生活機能（ADL，IADL等），行動・心理症状（NPI，DBD等）等〕，家族又は介護者等による介護の状況〔介護負担度の評価（NPI等）〕の定期的な評価，抗認知症薬等の効果や副

(別紙様式32)

認知症療養計画書

説明日　　年　　月　　日

患者氏名		性別		年齢		生年月日

病　　名	
検査結果	
介護認定	申請予定・申請中　非該当・要支援（Ⅰ・Ⅱ）・要介護（Ⅰ・Ⅱ・Ⅲ・Ⅳ・Ⅴ）

Ⅰ．症状

認知障害（MMSE，HDS-R等）	
生活障害（IADL，ADL）	
行動・心理症状（DBD等）	
介護上特に問題となる症状	

Ⅱ．家族又は介護者による介護の状況

Ⅲ．治療計画

	短期計画	中期計画	長期計画
認知障害			
生活障害			
行動・心理症状			
総合			

Ⅳ．必要と考えられる医療連携や介護サービス

Ⅴ．緊急時の対応方法・連絡先

Ⅵ．特記事項

担当医

本人又は家族又は介護者の署名

(別紙様式32の2)

認知症療養計画書

ID番号　　　　患者氏名

生年月日＿＿年＿＿月＿＿日（年齢＿＿歳）

＿＿＿＿認知症疾患医療センター　説明医＿＿＿＿

説明年月日＿＿年＿＿月＿＿日

かかりつけ医へ伝達事項（注：認知症療養指導料３を算定する場合には，今後の療養指導に必要な事項として記載のこと）

●症状（認知機能障害／行動・心理症状）経過等，生活状況等

●身体合併症・身体機能障害，血液検査，神経画像検査，診断等

●要介護認定の状況（※該当に○をつける）
未申請・申請中・非該当・要支援１・要支援２・要介護１・要介護２・要介護３・要介護４・要介護５

●現在の医療，介護等の社会支援サービス，その他

●今後の医療，必要とされる介護等の社会支援サービス，その他

本人・家族へ伝達事項

●診察結果（病状，身体合併症等）

●今後の生活上の留意点，その他

説明を受けた方（本人または家族・介護者等）の署名＿＿＿＿＿　続柄（＿＿＿）

作用の有無等の定期的な評価等を行い，**診療録**にその要点を記載し，療養指導を行う。

(2) 「１」については，認知症疾患医療センターで認知症と診断された患者について，当該認知症疾患医療センターにおいて作成された認知症療養計画に基づき，(1)に規定する定期的な評価等を行った場合に算定する。

(3) 「２」については，認知症の患者であって，病状悪化や介護負担の増大等が生じたものについて，療養に係る助言を得ることを目的に，地域において認知症患者に対する支援体制の確保に協力している認知症サポート医に紹介した場合であって，当該認知症サポート医の助言を受けて，認知症に係る療養計画を作成した上で，(1)に規定する定期的な評価等を行った場合に算定する。ただし，当該認知症サポート医からの文書により，当該認知症サポート医が**B005-7-3**認知症サポート指導料を算定していることが明らかな場合に限る。また，認知症に係る療養計画については**診療録**に記載する。

(4) 「３」については，初めて認知症と診断された患者又は認知症の患者であって病状悪化や介護負担の増大等が生じたものに対し，地域において認知症患者に対する支援体制の確保に協力している認知症サポート医が，**別紙様式32**及び**別紙様式32の２**又はこれらに準じて認知症療養計画を作成した上で，(1)に規定する定期的な評価等を行った場合に算定する。

(5) 地域において認知症患者に対する支援体制の確保に協力している認知症サポート医とは，アに加え，イ又はウのいずれかを満たす医師をいう。

ア　国立研究開発法人国立長寿医療研究センターが都

道府県又は指定都市の委託を受けて実施する認知症サポート医養成研修を修了した医師である。

イ　直近１年間に，「認知症初期集中支援チーム」等，市区町村が実施する認知症施策に協力している実績がある。

ウ　直近１年間に，都道府県医師会又は指定都市医師会を単位とした，かかりつけ医等を対象とした認知症対応力の向上を図るための研修の講師を務めた実績がある。

（令６保医発0305·4）

B 005-7-3　認知症サポート指導料　450点

注１　認知症患者に対する支援体制の確保に協力している医師が，他の保険医療機関からの求めに応じ，認知症を有する入院中の患者以外の患者に対し，当該患者又はその家族等の同意を得て療養上の指導を行うとともに，当該他の保険医療機関に対し，療養方針に係る助言を行った場合に，６月に１回に限り算定する。

２　注１の規定に基づく他の保険医療機関への助言に係る区分番号B 009に掲げる診療情報提供料（Ⅰ）及び区分番号B 011に掲げる連携強化診療情報提供料の費用は，所定点数に含まれるものとする。

→認知症サポート指導料

(1)　認知症サポート指導料は，地域において認知症患者に対する支援体制の確保に協力している認知症サポート医が，他の保険医療機関から紹介された認知症の患者に対して，患者又は家族等の同意を得た上で，患者又は家族等に文書を用いて療養上の指導を行うとともに，今後の療養方針について，紹介を受けた他の保険医療機関に対して文書にて助言を行った場合に，１人につき６月に１回に限り算定する。なお，患者及び紹介を受けた他の医療機関に交付した文書の写しを**診療録**に添付する。

(2)　地域において認知症患者に対する支援体制の確保に協力している認知症サポート医については，B 005-7-2認知症療養指導料の例による。

(3)　紹介を受けた他の保険医療機関に対して助言を行う文書において，認知症サポート指導料を算定した患者である旨を記載する。

（令６保医発0305·4）

B 005-8　肝炎インターフェロン治療計画料　700点

注１　別に厚生労働大臣が定める施設基準〔※告示④第３・９の６(1)，p.910〕に適合しているものとして地方厚生局長等に届け出た保険医療機関が，長期継続的にインターフェロン治療が必要な肝炎の患者に対して，当該患者の同意を得た上で，治療計画を作成し，副作用等を含めて患者に説明し，文書により提供するとともに，地域において治療を担う他の保険医療機関に当該患者に係る治療計画及び診療情報を文書により提供した場合に，１人につき１回に限り算定する。

２　注１の規定に基づく他の保険医療機関への文書の提供に係る区分番号B 009に掲げる診療情報提供料（Ⅰ）の費用は，所定点数に含まれるものとする。

３　別に厚生労働大臣が定める施設基準〔※告示④第３・９の６(2)，p.910〕に適合しているものとして地方厚生局長等に届け出た保険医療機関において，入院中の患者以外の患者に対して，肝炎インターフェロン治療計画料を算定すべき医学管理を**情報通信機器を用いて行った場合**は，所定点数に代えて，**609点**を算定する。

→肝炎インターフェロン治療計画料

(1)　肝炎インターフェロン治療計画料は，インターフェロン治療を受ける肝炎患者に対して，治療計画に沿って治療を行うことについて患者の同意を得た上で，治療計画を作成し，副作用等を含めて患者に説明し，文書により提供するとともに，地域で連携して当該インターフェロン治療を行う保険医療機関に当該患者に係る治療計画及び診療情報を文書により提供した場合に，１人につき１回に限り算定する。患者に交付した治療計画書の写しを**診療録**に添付する。

(2)　治療計画の策定に当たっては，患者の求めに応じて夜間や休日に診療を行っている医療機関を紹介するなど，当該患者が長期の治療を継続できるよう配慮を行う。

(3)　入院中の患者については退院時に算定する。

(4)　「注３」に規定する情報通信機器を用いた医学管理については，オンライン指針に沿って診療を行った場合に算定する。

（令６保医発0305·4）

B 005-9　外来排尿自立指導料　200点

注　別に厚生労働大臣が定める施設基準〔※告示④第３・９の７(1)，p.910〕に適合しているものとして地方厚生局長等に届け出た保険医療機関において，入院中の患者以外の患者であって，別に厚生労働大臣が定めるもの〔※告示④第３・９の７(2)，p.910〕に対して，包括的な排尿ケアを行った場合に，患者１人につき，週１回に限り，区分番号A 251に掲げる排尿自立支援加算を算定した期間と通算して12週を限度として算定する。ただし，区分番号C 106に掲げる在宅自己導尿指導管理料を算定する場合は，算定できない。

→外来排尿自立指導料

(1)　外来排尿自立指導料は，当該保険医療機関に排尿に関するケアに係る専門的知識を有した多職種からなるチーム（以下「排尿ケアチーム」という）を設置し，入院中から当該患者の排尿自立の可能性及び下部尿路機能を評価し，排尿誘導等の保存療法，リハビリテーション，薬物療法等を組み合わせるなど，下部尿路機能の回復のための包括的なケア（以下「包括的排尿ケア」という）を実施していた患者に対して，入院中に退院後の包括的排尿ケアの必要性を認めた場合に，外来において，引き続き包括的排尿ケアを実施することを評価するものである。

(2)　当該指導料は，当該保険医療機関の入院中にA 251排尿自立支援加算を算定し，かつ，退院後に継続的な包括的排尿ケアの必要があると認めたものであって，次のいずれかに該当する者について算定できる。なお，排尿自立支援加算に規定するとおり，退院後に継続的な包括的排尿ケアの必要があると認めた旨を**診療録等**に記載している。

ア　尿道カテーテル抜去後に，尿失禁，尿閉等の下部尿路機能障害の症状を有するもの

イ　尿道カテーテル留置中の患者であって，尿道カテーテル抜去後に下部尿路機能障害を生ずると見込まれるもの

(3)　排尿ケアチーム及び当該患者の診療を担う医師又は看護師等は，共同して，入院中に策定した包括的排尿ケアの計画に基づき包括的排尿ケアを実施し，定期的に評価を行う。必要に応じて排尿ケアチームが当該計画の見直しを行う。

(4)　(3)について，**診療録等**に記載する。なお，見直した計画については，計画書を**診療録等**に添付することとしても差し支えない。

(5)　当該指導料を算定するに当たっては，排尿ケアチームが当該患者の状況を評価する等の関与を行い，かつ，排尿ケアチーム，当該患者の診療を担う医師又は当該医師の指示を受けた看護師等が，包括的排尿ケアの計画に基づいて患者に対し直接的な指導又は援助を行う。当該指導料は，週１回に限り，排尿自立支援加算を算定した期間と通算して計12週を限度として算定できる。（令６保医発0305･4）

B005-10　ハイリスク妊産婦連携指導料１　1,000点

注１　別に厚生労働大臣が定める施設基準〔※告示[4]第３・９の７の２，p.910〕に適合しているものとして地方厚生局長等に届け出た産科又は産婦人科を標榜する保険医療機関において，入院中の患者以外の患者であって，精神疾患を有する又は精神疾患が疑われるものとして精神科若しくは心療内科を担当する医師への紹介が必要であると判断された妊婦又は出産後２月以内であるものに対して，当該患者の同意を得て，産科又は産婦人科を担当する医師及び保健師，助産師又は看護師が共同して精神科又は心療内科と連携し，診療及び療養上必要な指導を行った場合に，患者１人につき月１回に限り算定する。

２　同一の保険医療機関において，区分番号B005-10-2に掲げるハイリスク妊産婦連携指導料２を同一の患者について別に算定できない。

【2024年改定による主な変更点】多職種カンファレンスの参加者に，訪問看護ステーションの看護師等が加えられた。

→ハイリスク妊産婦連携指導料１

(1)　ハイリスク妊産婦連携指導料１の算定対象となる患者とは，当該保険医療機関で精神療法が実施されている患者若しくは他の保険医療機関で精神療法が実施されている患者であって当該保険医療機関に対して診療情報が文書により提供されている又はエジンバラ産後うつ病質問票（EPDS）等を参考にしてメンタルヘルスのスクリーニングを実施し，精神疾患が疑われるものとして精神科若しくは心療内科を標榜する保険医療機関に対して診療情報が文書により提供された妊婦又は出産後２ヶ月以内であるものに限る。

(2)　精神療法が他の保険医療機関で実施されている場合については，患者の同意を得て，当該他の保険医療機関との間で当該患者に係る診療情報が相互かつ定期的に提供されている。

(3)　必要に応じて小児科と適切に連携して診療する体制を有している。

(4)　産科又は産婦人科を担当する医師又は当該医師の指示を受けた保健師，助産師若しくは看護師が，概ね月に１回の頻度で，患者の心理的不安を軽減するための面接及び療養上の指導を行う。

(5)　当該患者の診療方針等に係るカンファレンスが概ね２か月に１回の頻度で開催されている。また，当該カンファレンスには以下に掲げる者が参加している。

ア　当該患者の診療を担当する産科又は産婦人科を担当する医師

イ　当該患者の診療を担当する精神科又は心療内科を担当する医師

ウ　当該患者の診療を担当する保健師，助産師又は看護師（ア及びイの診療科からそれぞれ参加している）

エ　市町村又は都道府県の担当者

オ　必要に応じて，精神保健福祉士，社会福祉士，公認心理師等

カ　必要に応じて，当該患者の訪問看護を担当する訪問看護ステーションの保健師，助産師又は看護師

(6)　(5)のカンファレンスは，関係者全員が一堂に会し実施することが原則であるが，ビデオ通話が可能な機器を用いて実施した場合でも算定可能である。なお，(5)のカンファレンスにおいて，ビデオ通話が可能な機器を用いる場合，患者の個人情報を当該ビデオ通話の画面上で共有する際は，患者の同意を得ている。また，保険医療機関の電子カルテなどを含む医療情報システムと共通のネットワーク上の端末においてカンファレンスを実施する場合には，厚生労働省「医療情報システムの安全管理に関するガイドライン」に対応している。

(7)　(5)の規定にかかわらず，カンファレンスに市町村等の担当者が参加しなかった場合は，その都度，患者の同意を得た上で，市町村等の担当者にその結果を文書により情報提供することに代えることとしても差し支えない。

(8)　当該患者について，出産後の養育について支援を行うことが必要と認められる場合，その旨を患者に説明し，当該患者の同意を得た上で，市町村等に相談し，情報提供を行う。

(9)　以上の実施に当たっては，日本産婦人科医会が作成した「妊産婦メンタルヘルスケアマニュアル～産後ケアへの切れ目のない支援に向けて～」を参考にする。

(10)　当該連携指導料を算定する場合は，B009診療情報提供料（Ⅰ）は別に算定できない。（令６保医発0305･4）

B005-10-2　ハイリスク妊産婦連携指導料２　750点

注１　別に厚生労働大臣が定める施設基準〔※告示[4]第３・９の７の２，p.910〕に適合しているものとして地方厚生局長等に届け出た精神科又は心療内科を標榜する保険医療機関において，入院中の患者以外の患者であって，精神疾患を有する又は精神疾患が疑われるものとして産科若しくは産婦人科を担当する医師から紹介された妊婦又は出産後６月以内であるものに対して，当該患者の同意を得て，精神科又は心療内科を担当する医師が産科又は産婦人科と連携し，診療及び療養上必要な指導を行った場合に，患者１人につき月１回に限り算定する。

２　同一の保険医療機関において，区分番号B005-10に掲げるハイリスク妊産婦連携指導料１を同一の患者について別に算定でき

ない。

【2024年改定による主な変更点】多職種カンファレンスの参加者に，訪問看護ステーションの看護師等が加えられた。

→ハイリスク妊産婦連携指導料２

(1) ハイリスク妊産婦連携指導料２の算定対象となる患者とは，当該保険医療機関で精神療法が実施されている又は精神疾患が疑われるものとして産科若しくは産婦人科を担当する医師から紹介された妊婦又は出産後６月以内であるものに限る。

(2) 産科又は産婦人科に係る診療が他の保険医療機関で実施されている場合については，患者の同意を得て，当該他の保険医療機関との間で当該患者に係る診療情報が相互かつ定期的に提供されている。特に，向精神薬が投与されている患者については，当該薬剤が妊娠，出産等に与える影響等の情報について，当該他の保険医療機関に対し適切に提供している。

(3) 必要に応じて小児科と適切に連携して診療する体制を有している。

(4) 精神科又は心療内科を担当する医師が，精神疾患及びその治療による妊娠，出産等への影響について患者に説明し，療養上の指導を行う。

(5) 当該患者の診療方針等に係るカンファレンスが概ね２か月に１回の頻度で開催されている。また，当該カンファレンスには以下に掲げる者が参加している。

ア 当該患者の診療を担当する精神科又は心療内科を担当する医師

イ 当該患者の診療を担当する産科又は産婦人科を担当する医師

ウ 当該患者の診療を担当する保健師，助産師又は看護師（**ア**及び**イ**の診療科からそれぞれ参加している）

エ 市町村又は都道府県の担当者

オ 必要に応じて，精神保健福祉士，社会福祉士，公認心理師等

カ 必要に応じて，当該患者の訪問看護を担当する訪問看護ステーションの保健師，助産師又は看護師

なお，出産後，産科又は産婦人科による医学的な管理が終了した場合については，当該カンファレンスへの産科又は産婦人科を担当する医師の参加は不要である。

(6) (5)のカンファレンスは，関係者全員が一堂に会し実施することが原則であるが，ビデオ通話が可能な機器を用いて実施した場合でも算定可能である。なお，(5)のカンファレンスにおいて，ビデオ通話が可能な機器を用いる場合，患者の個人情報を当該ビデオ通話の画面上で共有する際は，患者の同意を得ている。また，保険医療機関の電子カルテなどを含む医療情報システムと共通のネットワーク上の端末においてカンファレンスを実施する場合には，厚生労働省「医療情報システムの安全管理に関するガイドライン」に対応している。

(7) (5)の規定にかかわらず，カンファレンスに市町村等の担当者が参加しなかった場合は，その都度，患者の同意を得た上で，市町村等の担当者にその結果を文書により情報提供することに代えることとしても差し支えない。

(8) 当該患者について，出産後の養育について支援を行うことが必要と認められる場合，その旨を患者に説明し，当該患者の同意を得た上で，市町村等に相談し，情報提供を行う。

(9) 当該連携指導料を算定する場合は，**B009**診療情報提供料（Ⅰ）及び**B011**連携強化診療情報提供料は別に算定できない。

（令６保医発0305·4）

B005-11 遠隔連携診療料

1	診断を目的とする場合	**750点**
2	その他の場合	**500点**

注１ １については，別に厚生労働大臣が定める施設基準〔※告示④第３・９の７の３(1)，p.911〕を満たす保険医療機関において，対面診療を行っている入院中の患者以外の患者であって，別に厚生労働大臣が定めるもの〔※告示④第３・９の７の３(2)，p.911〕に対して，診断を目的として，患者の同意を得て，当該施設基準を満たす難病又はてんかんに関する専門的な診療を行っている他の保険医療機関の医師に事前に診療情報提供を行った上で，当該患者の来院時に，情報通信機器を用いて，当該他の保険医療機関の医師と連携して診療を行った場合に，当該診断の確定までの間に３月に１回に限り算定する。

２ ２については，別に厚生労働大臣が定める施設基準〔告示④第３・９の７の３(1)，p.911〕を満たす保険医療機関において，対面診療を行っている入院中の患者以外の患者であって，別に厚生労働大臣が定めるもの〔※告示④第３・９の７の３(3)，p.911〕に対して，治療を行うことを目的として，患者の同意を得て，当該施設基準を満たす難病又はてんかんに関する専門的な診療を行っている他の保険医療機関の医師に事前に診療情報提供を行った上で，当該患者の来院時に，情報通信機器を用いて，当該他の保険医療機関の医師と連携して診療を行った場合に，３月に１回に限り算定する。

【2024年改定による主な変更点】対象に指定難病の患者が追加され，最初の算定日から１年を限度とする規定が削除された。

→遠隔連携診療料

(1) 「注１」については，難病の患者に対する医療等に関する法律第５条第１項に規定する指定難病又はてんかん（外傷性のてんかん及び知的障害を有する者に係るものを含む）の診断を行うことを目的として，患者の同意を得て，難病又はてんかんに関する専門的な診療を行っている他の保険医療機関の医師に事前に診療情報提供を行った上で，当該患者の来院時に，ビデオ通話が可能な情報通信機器を用いて，当該他の保険医療機関の医師と連携して診療を行った場合に，患者の診断の確定までの間に３月に１回に限り算定する。

(2) 「注２」については，指定難病又はてんかん（知的障害を有する者に係るものに限る）の治療を行うことを目的として，患者の同意を得て，指定難病又はてんかんに関する専門的な診療を行っている他の保険医療機関の医師に事前に診療情報提供を行った上で，当該患者の来院時に，ビデオ通話が可能な情報通信機器を用いて，当該他の保険医療機関の医師と連携して診療を行った場合に，３月に１回に限り算定する。

(3) 遠隔連携診療料の算定に当たっては，患者に対面診療を行っている保険医療機関の医師が，他の保険医療機関の医師に診療情報の提供を行い，当該医師と連携して診療を行うことについて，あらかじめ患者に説明し同意を得る。

(4) 他の保険医療機関の医師と連携して診療を行った際には，患者に対面診療を行っている保険医療機関の医

師は，当該診療の内容，診療を行った日，診療時間等の要点を**診療録**に記載する。

(5) 当該他の保険医療機関は，「都道府県における地域の実情に応じた難病の医療提供体制の構築について」（平成29年４月14日健難発0414第３号厚生労働省健康局難病対策課長通知）に規定する難病診療連携拠点病院，難病診療分野別拠点病院及び難病医療協力病院又は「てんかん地域診療連携体制整備事業の実施について」（平成27年５月28日障発0528第１号）に定めるてんかん診療拠点機関である。

(6) 連携して診療を行う他の保険医療機関の医師は，オンライン指針に沿って診療を行う。また，当該他の保険医療機関内において診療を行う。

(7) 事前の診療情報提供については，**B009**診療情報提供料（Ⅰ）は別に算定できない。

(8) 当該診療報酬の請求については，対面による診療を行っている保険医療機関が行うものとし，当該診療報酬の分配は相互の合議に委ねる。（令６保医発0305･4）

B005-12　こころの連携指導料（Ⅰ）　350点

注　別に厚生労働大臣が定める施設基準〔※告示④第３・９の７の４，p.911〕に適合しているものとして地方厚生局長等に届け出た保険医療機関において，入院中の患者以外の患者であって，地域社会からの孤立の状況等により，精神疾患が増悪するおそれがあると認められるもの又は精神科若しくは心療内科を担当する医師による療養上の指導が必要であると判断されたものに対して，診療及び療養上必要な指導を行い，当該患者の同意を得て，精神科又は心療内科を標榜する保険医療機関に対して当該患者に係る診療情報の文書による提供等を行った場合に，初回算定日の属する月から起算して１年を限度として，患者１人につき月１回に限り算定する。

→こころの連携指導料（Ⅰ）

(1) 精神疾患が増悪するおそれがあると認められる患者又は精神科若しくは心療内科を担当する医師による療養上の指導が必要であると判断された患者とは，SAD Personsスケール，EPDS，PHQ-9又はK-6等によるスクリーニングにより，精神科又は心療内科への紹介が必要であると認められる患者をいう。

(2) 診療及び療養上必要な指導においては，患者の心身の不調に配慮するとともに，当該患者の生活上の課題等について聴取し，その内容及び指導の要点を**診療録**に記載する。

(3) 当該患者に対する２回目以降の診療等においては，連携する精神科又は心療内科を担当する医師から提供された当該患者に係る診療情報等を踏まえ，適切な診療及び療養上必要な指導に努める。また，２回目以降の診療等に関し，連携する精神科又は心療内科を担当する医師に対して文書による情報提供を行うことは必ずしも要しないが，あらかじめ定められた方法で，情報共有を行う。

(4) 初回の診療等における他の保険医療機関への文書の提供に係る**B009**診療情報提供料（Ⅰ）の費用は，別に算定できない。

(5) 必要に応じて，当該患者の同意を得た上で，当該患者に係る情報を市町村等に提供する。（令６保医発0305･4）

B005-13　こころの連携指導料（Ⅱ）　500点

注　別に厚生労働大臣が定める施設基準〔※告示④第３・９の７の５，p.911〕に適合しているものとして地方厚生局長等に届け出た保険医療機関において，入院中の患者以外の患者であって，区分番号**B005-12**に掲げるこころの連携指導料（Ⅰ）を算定し，当該保険医療機関に紹介されたものに対して，精神科又は心療内科を担当する医師が，診療及び療養上必要な指導を行い，当該患者の同意を得て，当該患者を紹介した医師に対して当該患者に係る診療情報の文書による提供等を行った場合に，初回算定日の属する月から起算して１年を限度として，患者１人につき月１回に限り算定する。

→こころの連携指導料（Ⅱ）

(1) 当該指導料は，連携体制を構築しているかかりつけ医等からの診療情報等を活用し，患者の心身の不調に対し早期に専門的に対応することを評価したものである。

(2) 当該患者に対する２回目以降の診療等については，当該患者を紹介した医師に対して文書による情報提供を行うことは必ずしも要しないが，あらかじめ定められた方法で，情報共有を行う。

(3) 初回の診療等における他の保険医療機関への文書の提供に係る**B009**診療情報提供料（Ⅰ）及び**B011**連携強化診療情報提供料の費用は，別に算定できない。

(4) 必要に応じて，当該患者の同意を得た上で，当該患者に係る情報を市町村等に提供する。（令６保医発0305･4）

B005-14　プログラム医療機器等指導管理料　90点

注１　別に厚生労働大臣が定める施設基準〔※告示④第３・９の７の６，p.911〕に適合しているものとして地方厚生局長等に届け出た保険医療機関において，主に患者自らが使用するプログラム医療機器等（特定保険医療材料に限る）に係る指導管理を行った場合は，プログラム医療機器等指導管理料として，月に１回に限り算定する。

２　プログラム医療機器等に係る初回の指導管理を行った場合は，当該初回の指導管理を行った月に限り，**導入期加算**として，**50点**を更に所定点数に加算する。

【2024年改定により新設】主に患者自ら使用するプログラム医療機器（特定保険医療材料）に係る指導管理を評価。当該管理料の新設に伴い，従前の**B100**禁煙治療補助システム指導管理加算が廃止された。

→プログラム医療機器等指導管理料

プログラム医療機器等指導管理料は，疾病の管理等のために主に患者自らが使用するプログラム医療機器等である特定保険医療材料の使用に係る指導及び医学管理を行った場合に月１回に限り算定する。具体的には，例えば以下のような場合を指す。

ア　ニコチン依存症治療補助アプリを用いる場合は，**B001-3-2**に掲げるニコチン依存症管理料の「１」の「イ」又は「２」を算定し，かつ，特定保険医療材料のニコチン依存症治療補助アプリを算定する場合

イ　高血圧治療補助アプリを用いる場合は，高血圧症の医学管理において第２章第１部第１節医学管理料等（プログラム医療機器等指導管理料を除く）のうち要件を満たすものを算定し，かつ，特定保険医療材料の

高血圧治療補助アプリを算定する場合
また，導入期加算は，プログラム医療機器等に係る初回の指導管理の際に，当該プログラム医療機器等を使用する際の療養上の注意点及び当該プログラム医療機器等の使用方法等の指導を行った場合に算定する。

(令６保医発0305・4)

B006　救急救命管理料　500点

注１　患者の発生した現場に保険医療機関の救急救命士が赴いて必要な処置等を行った場合において，当該救急救命士に対して必要な指示を行った場合に算定する。

２　救急救命士が行った処置等の費用は，所定点数に含まれるものとする。

B006-2　削除

→救急救命管理料

(1)　保険医療機関に所属する救急救命士に対して，必要な指示等を行った医師の所属する保険医療機関において算定する。

(2)　救急救命士の行った処置等の費用は，所定点数に含まれ別に算定できない。

(3)　救急救命士の所属する保険医療機関と指示等を行った医師の所属する保険医療機関が異なる場合においても，当該指示等を行った医師の所属する保険医療機関において算定する。

(4)　医師が救急救命士に指示を行ったのみで，診察をしていない場合には，救急救命管理料のみを算定し，A000初診料，A001再診料又はA002外来診療料は算定できない。

(令６保医発0305・4)

B006-3　退院時リハビリテーション指導料　300点

注　患者の退院時に当該患者又はその家族等に対して，退院後の在宅での基本的動作能力若しくは応用的動作能力又は社会的適応能力の回復を図るための訓練等について必要な指導を行った場合に算定する。この場合において，同一日に，区分番号B005に掲げる退院時共同指導料２（注１の規定により，入院中の保険医療機関の理学療法士，作業療法士又は言語聴覚士が指導等を行った場合に限る）は，別に算定できない。

→退院時リハビリテーション指導料

(1)　退院時リハビリテーション指導料は，入院していた患者の退院に際し，患者の病状，患家の家屋構造，介護力等を考慮しながら，患者又はその家族等退院後患者の看護に当たる者に対して，リハビリテーションの観点から退院後の療養上必要と考えられる指導を行った場合に算定する。

(2)　退院時リハビリテーション指導料は，指導を行った者及び指導を受けたものが患者又はその家族等であるかの如何を問わず，退院日に１回に限り算定する。

(3)　当該患者の入院中，主として医学的管理を行った医師又はリハビリテーションを担当した医師が，患者の退院に際し，指導を行った場合に算定する。なお，医師の指示を受けて，保険医療機関の理学療法士，作業療法士又は言語聴覚士が保健師，看護師，社会福祉士，精神保健福祉士とともに指導を行った場合にも算定できる。

(4)　指導の内容は，患者の運動機能及び日常生活動作能力の維持及び向上を目的として行う体位変換，起座又は離床訓練，起立訓練，食事訓練，排泄訓練，生活適応訓練，基本的対人関係訓練，家屋の適切な改造，患者の介助方法，患者の居住する地域において利用可能な在宅保健福祉サービスに関する情報提供等に関する指導とする。

(5)　指導（又は指示）内容の要点を**診療録等**に記載する。

(6)　死亡退院の場合は，算定できない。　(令６保医発0305・4)

B007　退院前訪問指導料　580点

注１　入院期間が１月を超えると見込まれる患者の円滑な退院のため，患家を訪問し，当該患者又はその家族等に対して，退院後の在宅での療養上の指導を行った場合に，当該入院中１回（入院後早期に退院前訪問指導の必要があると認められる場合は，２回）に限り算定する。

２　注１に掲げる指導に要した交通費は，患家の負担とする。

→退院前訪問指導料

(1)　退院前訪問指導料は，継続して１月を超えて入院すると見込まれる入院患者の円滑な退院のため，入院中（外泊時を含む）又は退院日に患家を訪問し，患者の病状，患家の家屋構造，介護力等を考慮しながら，患者又はその家族等退院後に患者の看護に当たる者に対して，退院後の在宅での療養上必要と考えられる指導を行った場合に算定する。なお，入院期間は暦月で計算する。

(2)　退院前訪問指導料は，指導の対象が患者又はその家族等であるかの如何を問わず，１回の入院につき１回を限度として，指導の実施日にかかわらず，退院日に算定する。ただし，入院後早期（入院後14日以内とする）に退院に向けた訪問指導の必要性を認めて訪問指導を行い，かつ在宅療養に向けた最終調整を目的として再度訪問指導を行う場合に限り，指導の実施日にかかわらず退院日に２回分を算定する。

(3)　退院前訪問指導料は，退院して家庭に復帰する患者が算定の対象であり，特別養護老人ホーム等医師又は看護師等が配置されている施設に入所予定の患者は算定の対象としない。

(4)　医師の指示を受けて保険医療機関の保健師，看護師，理学療法士，作業療法士等が訪問し，指導を行った場合にも算定できる。

(5)　指導又は指示内容の要点を**診療録等**に記載する。

(6)　退院前訪問指導に当たっては，当該保険医療機関における看護業務等に支障をきたすことのないよう留意する。

(7)　保険医療機関は，退院前訪問指導の実施に当たっては，市町村の実施する訪問指導事業等関連事業との連携に十分配意する。

(令６保医発0305・4)

B007-2　退院後訪問指導料　580点

注１　当該保険医療機関が，保険医療機関を退院した別に**厚生労働大臣が定める状態**〔※告示④第３・９の８，p.911〕の患者の地域における円滑な在宅療養への移行及び在宅療養の継続のため，患家等を訪問し，当該患者又はその家族等に対して，在宅での療養上の指導を行った場合に，当該患者が退院した日から起算して１月（退院日を除く）を限度として，５回に限り算定する。

2　在宅療養を担う訪問看護ステーション又は他の保険医療機関の保健師，助産師，看護師又は准看護師と同行し，必要な指導を行った場合には，**訪問看護同行加算**として，退院後1回に限り，**20点**を所定点数に加算する。

3　注1及び注2に掲げる指導に要した交通費は，患家の負担とする。

→退院後訪問指導料

(1)　退院後訪問指導料は，医療ニーズが高い患者が安心・安全に在宅療養に移行し，在宅療養を継続できるようにするために，患者が入院していた保険医療機関（以下この区分において「入院保険医療機関」という）が退院直後において行う訪問指導を評価するものである。

(2)　退院後訪問指導料は，入院保険医療機関の医師又は当該医師の指示を受けた当該保険医療機関の保健師，助産師又は看護師が患家，介護保険施設又は指定障害者支援施設等において患者又はその家族等の患者の看護に当たる者に対して，在宅での療養上必要な指導を行った場合に算定する。ただし，介護老人保健施設に入所中又は医療機関に入院中の患者は算定の対象としない。

(3)　指導又は指示内容の要点を**診療録等**に記載する。

(4)　退院後訪問指導に当たっては，当該保険医療機関における看護業務等に支障をきたすことのないよう留意する。

(5)「注2」に規定する訪問看護同行加算は，当該患者の在宅療養を担う訪問看護ステーション又は他の保険医療機関の看護師等と同行して患家等を訪問し，当該看護師等への技術移転又は療養上必要な指導を行った場合に算定する。

(6)　退院後訪問指導料を算定した場合は，同一の保険医療機関において，I016精神科在宅患者支援管理料は算定できない。

(7)　退院後訪問指導料を算定した日においては，C013在宅患者訪問褥瘡管理指導料は算定できない。

(8)　退院後訪問指導料を算定した日においては，同一の保険医療機関及び特別の関係（p.30）にある保険医療機関は，C000往診料，C001在宅患者訪問診療料（Ⅰ），C001-2在宅患者訪問診療料（Ⅱ），C005在宅患者訪問看護・指導料，C005-1-2同一建物居住者訪問看護・指導料，I012精神科訪問看護・指導料を算定できない。ただし，退院後訪問指導を行った後，患者の病状の急変等により，往診を行った場合の往診料の算定については，この限りではない。（令6保医発0305·4）

B008　薬剤管理指導料

1　特に安全管理が必要な医薬品〔※告示④別表第3の3，p.1030〕が投薬又は注射されている患者の場合　**380点**

2　1の患者以外の患者の場合　**325点**

注1　別に厚生労働大臣が定める施設基準〔※告示④第3・10(1)，p.911〕に適合しているものとして地方厚生局長等に届け出た保険医療機関に入院している患者のうち，1については別に厚生労働大臣が定める患者〔※告示④第3・10(2)，p.911〕に対して，2についてはそれ以外の患者に対して，それぞれ投薬又は注射及び薬学的管理指導を行った場合は，当該患者に係る区分に従い，患者1人につき週1回かつ月4回に限り算定する。

2　麻薬の投薬又は注射が行われている患者に対して，麻薬の使用に関し，必要な薬学的管理指導を行った場合は，**麻薬管理指導加算**として，1回につき**50点**を所定点数に加算する。

→薬剤管理指導料

(1)　薬剤管理指導料は，当該保険医療機関の薬剤師が医師の同意を得て薬剤管理指導記録に基づき，直接服薬指導，服薬支援その他の薬学的管理指導（処方された薬剤の投与量，投与方法，投与速度，相互作用，重複投薬，配合変化，配合禁忌等に関する確認並びに患者の状態を適宜確認することによる効果，副作用等に関する状況把握を含む）を行った場合に週1回に限り算定できる。

また，薬剤管理指導料の算定対象となる小児及び精神障害者等については，必要に応じて，その家族等に対して服薬指導等を行った場合であっても算定できる。

なお，施設基準を満たしていても，上記要件に該当しない場合にあっては，F500調剤技術基本料の「1」により算定する。

(2)　薬剤管理指導料の「1」は，抗悪性腫瘍剤，免疫抑制剤，不整脈用剤，抗てんかん剤，血液凝固阻止剤（内服薬に限る），ジギタリス製剤，テオフィリン製剤，カリウム製剤（注射薬に限る），精神神経用剤，糖尿病用剤，膵臓ホルモン剤又は抗HIV薬が投薬又は注射されている患者に対して，これらの薬剤に関し，薬学的管理指導を行った場合に算定する。なお，具体的な対象薬剤については，その一覧を厚生労働省のホームページに掲載している。

(3)　当該保険医療機関の薬剤師は，過去の投薬・注射及び副作用発現状況等を患者又はその家族等から聴取し，当該医療機関及び可能な限り他の医療機関における投薬及び注射に関する基礎的事項を把握する。

(4)　薬剤管理指導料の算定日を**診療報酬明細書**の摘要欄に記載する。

(5)　当該保険医療機関の薬剤師が患者ごとに作成する薬剤管理指導記録には，次の事項を記載し，最後の記入の日から最低3年間保存する。

患者の氏名，生年月日，性別，入院年月日，退院年月日，診療録の番号，投薬・注射歴，副作用歴，アレルギー歴，薬学的管理指導の内容，患者への指導及び患者からの相談事項，薬剤管理指導等の実施日，記録の作成日及びその他の事項

なお，薬剤管理指導記録を**診療録等**とともに管理する場合にあっては，上記の記載事項のうち，重複する項目については，別途記録の作成を要しない。また，薬剤管理指導記録に添付が必要な文書等を別途保存することは差し支えないが，この場合にあっては，薬剤管理指導記録と当該文書等を速やかに突合できるような管理体制を整備する。

(6)「注2」の麻薬管理指導加算は，当該指導料を算定している患者のうち，麻薬が投与されている患者に対して，投与される麻薬の服用に関する注意事項等に関し，必要な薬学的管理指導を行った場合に算定する。

(7)　薬剤管理指導料を算定している患者に投薬された医薬品について，当該保険医療機関の薬剤師が以下の情報を知ったときは，原則として当該薬剤師は，速やかに当該患者の診療を担う保険医に対し，当該情報を文書により提供するとともに，当該保険医に相談の上，

必要に応じ，患者に対する薬学的管理指導を行う。
ア 緊急安全性情報，安全性速報
イ 医薬品・医療機器等安全性情報

(8) 「注２」の麻薬管理指導加算の算定に当たっては，前記の薬剤管理指導記録に少なくとも次の事項についての記載がされていなければならない。
ア 麻薬に係る薬学的管理指導の内容（麻薬の服薬状況，疼痛緩和の状況等）
イ 麻薬に係る患者への指導及び患者からの相談事項
ウ その他麻薬に係る事項

(9) 薬剤管理指導及び麻薬管理指導を行った場合は，必要に応じ，その要点を文書で医師に提供する。

（令６保医発0305･4）

B008-2 薬剤総合評価調整管理料 250点

注１ 入院中の患者以外の患者であって，６種類以上の内服薬（特に規定するものを除く）が処方されていたものについて，当該処方の内容を総合的に評価及び調整し，当該患者に処方する内服薬が２種類以上減少した場合に，月１回に限り所定点数を算定する。

２ 処方の内容の調整に当たって，別の保険医療機関又は保険薬局に対して，照会又は情報提供を行った場合，**連携管理加算**として，**50点**を所定点数に加算する。ただし，連携管理加算を算定した場合において，区分番号B009に掲げる診療情報提供料（Ⅰ）（当該別の保険医療機関に対して患者の紹介を行った場合に限る）は同一日には算定できない。

３ 別に厚生労働大臣が定める施設基準〔※告示④第３・10の２，p.912〕に適合しているものとして地方厚生局長等に届け出た保険医療機関において，薬剤総合評価調整管理料を算定すべき医学管理を**情報通信機器を用いて行った場合**は，所定点数に代えて，**218点**を算定する。

→薬剤総合評価調整管理料

(1) 薬剤総合評価調整管理料は，内服を開始して４週間以上経過した内服薬が６種類以上処方されている入院中の患者以外の患者に対して，複数の薬剤の投与により期待される効果と副作用の可能性等について，当該患者の病状及び生活状況等に伴う服薬アドヒアランスの変動等について十分に考慮した上で，総合的に評価を行い，処方内容を検討した結果，処方される内服薬が減少した場合について評価したものである。

(2) 薬剤総合評価調整管理料は，当該保険医療機関で処方された内服薬の種類数が２種類以上減少し，その状態が４週間以上継続すると見込まれる場合に算定する。ただし，他の保険医療機関から投薬を受けていた患者については，当該保険医療機関及び当該他の保険医療機関で処方された内服薬を合計した種類数から２種類以上減少した場合については，A250薬剤総合評価調整加算と合わせて，１か所の保険医療機関に限り算定できる。この場合には当該他の保険医療機関名及び各保険医療機関における調整前後の薬剤の種類数を**診療報酬明細書**の摘要欄に記載する。また，保険薬局からの提案を踏まえて，処方内容の評価を行い，処方内容を調整した場合には，その結果について当該保険薬局に情報提供を行う。

(3) 連携管理加算は，処方内容の総合調整に当たって，薬効の類似した処方又は相互作用を有する処方等について，患者が受診する他の保険医療機関又は保険薬局に照会を行った場合及び当該他の保険医療機関等からの情報提供を受けて，処方内容の調整又は評価を行い，その結果について当該他の保険医療機関等に情報提供を行った場合に算定する。

(4) 受診時において当該患者が処方されている内服薬のうち，屯服薬については内服薬の種類数から除外する。また，服用を開始して４週間以内の薬剤については，調整前の内服薬の種類数から除外する。

(5) 当該管理料の算定における内服薬の種類数の計算に当たっては，錠剤，カプセル剤，散剤，顆粒剤及び液剤については，１銘柄ごとに１種類として計算する。

(6) 医師が内服薬を総合的に評価及び調整するに際しては，「高齢者の医薬品適正使用の指針（総論編）」（厚生労働省），「高齢者の医薬品適正使用の指針〔各論編（療養環境別）〕」（厚生労働省），日本老年医学会の関連ガイドライン（高齢者の安全な薬物療法ガイドライン）等を参考にする。

(7) 医師が内服薬を調整するに当たっては，評価した内容や調整の要点を**診療録**に記載する。

(8) 当該保険医療機関でA250の「注２」に掲げる薬剤調整加算又は薬剤総合評価調整管理料を１年以内に算定した場合においては，前回の算定に当たって減少した後の内服薬の種類数から更に２種類以上減少しているときに限り新たに算定することができる。

(9) 「注３」に規定する情報通信機器を用いた医学管理については，オンライン指針に沿って診療を行った場合に算定する。

（令６保医発0305･4）

B009 診療情報提供料（Ⅰ） 250点

注１ 保険医療機関が，診療に基づき，別の保険医療機関での診療の必要を認め，これに対して，患者の同意を得て，診療状況を示す文書を添えて患者の紹介を行った場合に，紹介先保険医療機関ごとに患者１人につき月１回に限り算定する。

２ 保険医療機関が，診療に基づき患者の同意を得て，当該患者の居住地を管轄する市町村又は介護保険法第46条第１項に規定する指定居宅介護支援事業者，同法第58条第１項に規定する指定介護予防支援事業者，障害者の日常生活及び社会生活を総合的に支援するための法律第51条の17第１項第１号に規定する指定特定相談支援事業者，児童福祉法第24条の26第１項第１号に規定する指定障害児相談支援事業者等に対して，診療状況を示す文書を添えて，当該患者に係る保健福祉サービスに必要な情報を提供した場合に，患者１人につき月１回に限り算定する。

３ 保険医療機関が，診療に基づき保険薬局による在宅患者訪問薬剤管理指導の必要を認め，在宅での療養を行っている患者であって通院が困難なものの同意を得て，当該保険薬局に対して，診療状況を示す文書を添えて，当該患者に係る在宅患者訪問薬剤管理指導に必要な情報を提供した場合に，患者１人につき月１回に限り算定する。

４ 保険医療機関が，精神障害者である患者であって，障害者の日常生活及び社会生活を総合的に支援するための法律に規定する障害福祉サービスを行う施設又は福祉ホーム（以下「精神障害者施設」という）に入所若しくは通所しているもの又は介護老人保健施設に入所しているものの同意を得て，当該精神障害者施設又は介護老人保健施設に対して，診療状況を示す文書を添えて，当該患者の社会復帰の促進に必要な情報を提供した場合に，患者1人につき月1回に限り算定する。

5　保険医療機関が，診療に基づき患者の同意を得て，介護老人保健施設又は介護医療院に対して，診療状況を示す文書を添えて患者の紹介を行った場合に，患者1人につき月1回に限り算定する。

6　保険医療機関が，認知症の状態にある患者について，診断に基づき認知症に関する専門の保険医療機関等での鑑別診断等の必要を認め，当該患者又はその家族等の同意を得て，認知症に関する専門の保険医療機関等に対して診療状況を示す文書を添えて患者の紹介を行った場合に，患者1人につき月1回に限り算定する。

7　保険医療機関が，児童福祉法第6条の2第3項に規定する小児慢性特定疾病医療支援の対象である患者，同法第56条の6第2項に規定する障害児である患者又はアナフィラキシーの既往歴のある患者若しくは食物アレルギー患者について，診療に基づき当該患者又はその家族等の同意を得て，当該患者が通園又は通学する同法第39条第1項に規定する保育所又は学校教育法（昭和22年法律第26号）第1条に規定する学校（大学を除く）等の学校医等に対して，診療状況を示す文書を添えて，当該患者が学校生活等を送るに当たり必要な情報を提供した場合に，患者1人につき月1回に限り算定する。

8　保険医療機関が，患者の退院日の属する月又はその翌月に，添付の必要を認め，当該患者の同意を得て，別の保険医療機関，精神障害者施設又は介護老人保健施設若しくは介護医療院に対して，退院後の治療計画，検査結果，画像診断に係る画像情報その他の必要な情報を添付して紹介を行った場合は，200点を所定点数に加算する。

9　区分番号B005-4に掲げるハイリスク妊産婦共同管理料（Ⅰ）の施設基準に適合しているものとして地方厚生局長等に届け出た保険医療機関が，ハイリスク妊産婦共同管理料（Ⅰ）に規定する別に厚生労働大臣が定める状態等〔※告示④別表第3の2，p.1030〕の患者の同意を得て，検査結果，画像診断に係る画像情報その他の必要な情報を添付してハイリスク妊産婦共同管理料（Ⅰ）に規定する別の保険医療機関に対して紹介を行った場合は，**ハイリスク妊婦紹介加算**として，当該患者の妊娠中1回に限り200点を所定点数に加算する。

10　保険医療機関が，認知症の疑いのある患者について専門医療機関での鑑別診断等の必要を認め，当該患者又はその家族等の同意を得て，当該専門医療機関に対して，診療状況を示す文書を添えて，患者の紹介を行った場合は，**認知症専門医療機関紹介加算**として，100点を所定点数に加算する。

11　保険医療機関が，認知症の専門医療機関において既に認知症と診断された患者であって入院中の患者以外のものについて症状が増悪した場合に，当該患者又はその家族等の同意を得て，当該専門医療機関に対して，診療状況を示す文書を添えて当該患者の紹介を行った場合は，**認知症専門医療機関連携加算**として，50点を所定点数に加算する。

12　精神科以外の診療科を標榜する保険医療機関が，入院中の患者以外の患者について，うつ病等の精神障害の疑いによりその診断治療等の必要性を認め，当該患者の同意を得て，精神科を標榜する別の保険医療機関に当該患者が受診する日の予約を行った上で患者の紹介を行った場合は，**精神科医連携加算**として，200点を所定点数に加算する。

13　保険医療機関が，治療計画に基づいて長期継続的にインターフェロン治療が必要な肝炎の患者であって入院中の患者以外のものの同意を得て，当該保険医療機関と連携して治療を行う肝疾患に関する専門医療機関に対して，治療計画に基づく診療状況を示す文書を添えて当該患者の紹介を行った場合は，**肝炎インターフェロン治療連携加算**として，50点を所定点数に加算する。

14　保険医療機関が，患者の口腔機能の管理の必要を認め，歯科診療を行う他の保険医療機関に対して，患者又はその家族等の同意を得て，診療情報を示す文書を添えて，当該患者の紹介を行った場合は，**歯科医療機関連携加算1**として，100点を所定点数に加算する。

15　保険医療機関が，周術期等における口腔機能管理の必要を認め，患者又はその家族等の同意を得て，歯科を標榜する他の保険医療機関に当該患者が受診する日の予約を行った上で当該患者の紹介を行った場合は，**歯科医療機関連携加算2**として100点を所定点数に加算する。

16　別に厚生労働大臣が定める施設基準〔※告示④第3・10の2の2，p.912〕に適合しているものとして地方厚生局長等に届け出た保険医療機関が，患者の退院日の属する月又はその翌月に，連携する保険医療機関において区分番号A246の注4に掲げる地域連携診療計画加算を算定して当該連携保険医療機関を退院した患者（あらかじめ共有されている地域連携診療計画に係る入院中の患者以外の患者に限る）の同意を得て，当該連携保険医療機関に対して，診療状況を示す文書を添えて当該患者の地域連携診療計画に基づく療養に係る必要な情報を提供した場合に，**地域連携診療計画加算**として，**50点**を所定点数に加算する。

17 保険医療機関が，患者の同意を得て，当該患者が入院又は入所する保険医療機関又は介護老人保健施設若しくは介護医療院に対して文書で診療情報を提供する際，当該患者に対して定期的に訪問看護を行っている訪問看護ステーションから得た療養に係る情報を添付して紹介を行った場合は，**療養情報提供加算**として，**50点**を所定点数に加算する。

18 別に厚生労働大臣が定める施設基準〔※告示④第３・10の２の３，p.912〕に適合しているものとして地方厚生局長等に届け出た保険医療機関が，患者の紹介を行う際に，検査結果，画像情報，画像診断の所見，投薬内容，注射内容，退院時要約等の診療記録のうち主要なものについて，他の保険医療機関に対し，電子的方法により閲覧可能な形式で提供した場合又は電子的に送受される診療情報提供書に添付した場合に，**検査・画像情報提供加算**として，次に掲げる点数をそれぞれ所定点数に加算する。ただし，イについては，注８に規定する加算を算定する場合は算定しない。

イ 退院する患者について，当該患者の退院日の属する月又はその翌月に，必要な情報を提供した場合 **200点**

ロ 入院中の患者以外の患者について，必要な情報を提供した場合 **30点**

【2024年改定による主な変更点】「注４」の情報提供先に障害者総合支援法に規定する就労選択支援事業所が追加された。

→診療情報提供料（Ⅰ）

(1) 診療情報提供料（Ⅰ）は，医療機関間の有機的連携の強化及び医療機関から保険薬局又は保健・福祉関係機関への診療情報提供機能の評価を目的として設定されたものであり，両者の患者の診療に関する情報を相互に提供することにより，継続的な医療の確保，適切な医療を受けられる機会の増大，医療・社会資源の有効利用を図ろうとするものである。

(2) 保険医療機関が，診療に基づき他の機関での診療の必要性等を認め，患者に説明し，その同意を得て当該機関に対して，診療状況を示す文書を添えて患者の紹介を行った場合に算定する。

(3) 紹介に当たっては，事前に紹介先の機関と調整の上，下記の紹介先機関ごとに定める様式又はこれに準じた様式の文書に必要事項を記載し，患者又は紹介先の機関に交付する。また，交付した文書の写しを**診療録**に添付するとともに，診療情報の提供先からの当該患者に係る問い合わせに対しては，懇切丁寧に対応する。

ア イ，ウ及びエ以外の場合 **別紙様式11**（p.238）又は**別紙様式11の２**（p.238）

イ 市町村又は指定居宅介護支援事業者等 **別紙様式12から別紙様式12の４まで**（p.239～242）

ウ 介護老人保健施設又は介護医療院 **別紙様式13**（p.244）

エ 保育所等又は幼稚園，小学校，中学校，義務教育学校，高等学校，中等教育学校，特別支援学校，高等専門学校若しくは専修学校 **別紙様式14から別紙様式14の３まで**（p.244～p.246）

(4) 当該情報を提供する保険医療機関と特別の関係（p.30）にある機関に情報提供が行われた場合や，市町村等が開設主体である保険医療機関が当該市町村等に対して情報提供を行った場合は算定できない。

(5) A保険医療機関には，検査又は画像診断の設備がないため，B保険医療機関（特別の関係にあるものを除く）に対して，診療状況を示す文書を添えてその実施を依頼した場合には，診療情報提供料（Ⅰ）は算定できる。

(6) (5)の場合において，B保険医療機関が単に検査又は画像診断の設備の提供にとどまる場合には，B保険医療機関においては，診療情報提供料（Ⅰ），初診料，検査料，画像診断料等は算定できない。なお，この場合，検査料，画像診断料等を算定するA保険医療機関との間で合議の上，費用の精算を行う。

(7) (5)の場合において，B保険医療機関が，検査又は画像診断の判読も含めて依頼を受け，その結果をA保険医療機関に文書により回答した場合には，診療情報提供料（Ⅰ）を算定できる。なお，この場合に，B保険医療機関においては，初診料，検査料，画像診断料等を算定でき，A保険医療機関においては検査料，画像診断料等は算定できない。

(8) 提供される情報の内容が，患者に対して交付された診断書等であって，当該患者より自費を徴収している場合，意見書等であって，意見書の交付について診療報酬又は公費で既に相応の評価が行われている場合には，診療情報提供料（Ⅰ）は算定できない。

(9) 下記のア，イの場合については，患者１人につき月１回に限り，所定点数を算定する。また，いずれの場合も診療情報の提供に当たって交付した文書の写しを**診療録**に添付する。

ア **C001**在宅患者訪問診療料（Ⅰ）又は**C001-2**在宅患者訪問診療料（Ⅱ）を算定すべき訪問診療を行っている保険医療機関が，患者の同意を得て，診療の日から２週間以内に，当該患者に対して継続して**C005**在宅患者訪問看護・指導料又は**C005-1-2**同一建物居住者訪問看護・指導料を算定すべき看護若しくは指導又は**C006**在宅患者訪問リハビリテーション指導管理料を算定すべき指導管理を行っている別の保険医療機関に対して，診療日，診療内容，患者の病状，日常生活動作能力等の診療情報を示す文書を添えて，当該患者に係る療養上必要な情報を提供した場合

イ **C005**在宅患者訪問看護・指導料又は**C005-1-2**同一建物居住者訪問看護・指導料を算定すべき看護若しくは指導又は**C006**在宅患者訪問リハビリテーション指導管理料を算定すべき指導管理を行っている保険医療機関が，患者の同意を得て，診療の日から２週間以内に，別の保険医療機関に対して，病歴，診療内容，患者の病状等の診療状況を示す文書を添えて，当該患者に係る療養上必要な情報を提供した場合

(10) 診療情報の提供に当たり，レントゲンフィルム等をコピーした場合には，当該レントゲンフィルム等及びコピーに係る費用は当該情報提供料に含まれ，別に算定できない。

(11) 「注２」に掲げる「市町村又は介護保険法第46条第１項に規定する指定居宅介護支援事業者，同法第58条第１項に規定する指定介護予防支援事業者，障害者総合支援法第51条の17第１項第１号に規定する指定特定

相談支援事業者，児童福祉法第24条の26第１項第１号に規定する指定障害児相談支援事業者等」とは，当該患者の居住地を管轄する市町村（特別区を含む。以下同じ），保健所若しくは精神保健福祉センター，児童相談所，指定居宅介護支援事業者，指定介護予防支援事業者若しくは地域包括支援センター又は指定特定相談支援事業者若しくは指定障害児相談支援事業者をいう（以下「**指定居宅介護支援事業者等**」という）。また，「保健福祉サービスに必要な情報」とは，当該患者に係る健康教育，健康相談，機能訓練，訪問指導等の保健サービス又はホームヘルプサービス，ホームケア促進事業，ショートステイ，デイサービス，日常生活用具の給付等の介護保険の居宅サービス若しくは福祉サービスを有効かつ適切に実施するために必要な診療並びに家庭の状況に関する情報をいう。

(12) 「**注２**」に掲げる「**市町村**」又は「**指定居宅介護支援事業者等**」に対する診療情報提供は，入院患者については，退院時に患者の同意を得て退院の日の前後２週間以内の期間に診療情報の提供を行った場合にのみ算定する。ただし，退院前に算定する場合，介護支援等連携指導料を算定した患者については算定できない。また，「市町村」又は「指定居宅介護支援事業者等」に対する診療情報提供においては，自宅に復帰する患者が対象であり，別の保険医療機関，社会福祉施設，介護老人保健施設等に入院若しくは入所する患者又は死亡退院した患者について，その診療情報を市町村又は指定居宅介護支援事業者等に提供しても，**B009**診療情報提供料（Ⅰ）の算定対象とはならない。

(13) 「**注３**」については，在宅での療養を行っている疾病，負傷のため通院困難な患者（以下「**在宅患者**」という）に対して，適切な在宅医療を確保するため，当該患者の選択する保険薬局の保険薬剤師が，訪問薬剤管理指導を行う場合であって，当該患者又はその看護等に当たる者の同意を得た上で，当該保険薬局に対して処方箋又はその写しに添付して，当該患者の訪問薬剤管理指導に必要な診療情報を提供した場合に算定する。この場合において，交付した文書の他，処方箋の写しを**診療録**に添付する。

なお，処方箋による訪問薬剤管理指導の依頼のみの場合は診療情報提供料（Ⅰ）は算定できない。

(14) 「**注４**」については，精神障害者である患者であって，次に掲げる施設に入所している患者又は介護老人保健施設（当該保険医療機関と同一の敷地内にある介護老人保健施設その他これに準ずる介護老人保健施設を除く。「**注５**」において同じ）に入所している患者の診療を行っている保険医療機関が，診療の結果に基づき，患者の同意を得て，当該患者が入所しているこれらの施設に対して文書で診療情報を提供した場合に算定する。

ア　グループホーム（障害者総合支援法第５条第17項に規定する共同生活援助を行う事業所をいう）

イ　障害者支援施設（障害者総合支援法第５条第11項に規定する障害者支援施設をいい，日中活動として同条第７項に規定する生活介護を行うものを除く）

ウ　障害者の日常生活及び社会生活を総合的に支援するための法律施行規則（平成18年厚生労働省令第19号）第６条の７第２号に規定する自立訓練（生活訓練）を行う事業所

エ　障害者総合支援法第５条第13項に規定する就労移行支援を行う事業所

オ　障害者総合支援法第５条第14項に規定する就労継続支援を行う事業所

カ　障害者総合支援法第５条第28項に規定する福祉ホーム

なお，障害者の日常生活及び社会生活を総合的に支援するための法律等の一部を改正する法律が令和７年10月１日に施行され，新たに就労選択支援が創設される予定であることを踏まえ，**エ**から**カ**までに掲げる施設については，同日以降，次の**エ**から**キ**までに掲げる施設とする。

エ　障害者総合支援法第５条第13項に規定する就労選択支援を行う事業所

オ　障害者総合支援法第５条第14項に規定する就労移行支援を行う事業所

カ　障害者総合支援法第５条第15項に規定する就労継続支援を行う事業所

キ　障害者総合支援法第５条第29項に規定する福祉ホーム

(15) 「**注６**」に掲げる「**認知症に関する専門の保険医療機関等**」とは，「認知症施策等総合支援事業の実施について」〔平成26年７月９日老発0709第３号（一部改正，平成27年６月26日老発0626第３号）老健局長通知〕に規定されている認知症疾患医療センターである。

(16) 「**注７**」に掲げる児童福祉法第６条の２第３項に規定する小児慢性特定疾病医療支援の対象患者又は同法第56条の６第２項に規定する，人工呼吸器を装着している障害児その他の日常生活を営むために医療を要する状態にある障害児である患者については，当該患者が通園又は通学する学校等の学校医等に対して，当該学校等において当該患者（18歳に達する日以後最初の３月31日以前の患者をいう）が生活するに当たり看護職員が実施する診療の補助に係る行為について，学校医等が指導，助言等を行うに当たり必要な診療情報を提供した場合に算定する。

なお，当該患者の診療情報に係る文書を交付する場合にあっては，患者又は家族等を介して当該学校等に交付できるものである。

(17) 「**注７**」に掲げるアナフィラキシーの既往歴のある患者若しくは食物アレルギー患者については，保険医療機関が交付する生活管理指導表のアナフィラキシーありに該当する患者若しくは食物アレルギーあり（除去根拠のうち，食物経口負荷試験陽性又は明らかな症状の既往及びIgE抗体等検査結果陽性に該当する者に限る）に該当する患者であって，当該患者が通園又は通学する学校等の学校医等に対して，当該学校等において当該患者（18歳に達する日以後最初の３月31日以前の患者をいう）が生活するに当たり必要な診療情報や学校生活上の留意点等を記載した生活管理指導表を交付した場合に算定する。

なお，アナフィラキシーの既往歴のある患者若しくは食物アレルギー患者に生活管理指導表を交付する場合にあっては，患者又は家族等を介して当該学校等に交付できるものである。ただし，食物アレルギー患者については，当該学校等からの求めに応じて交付するものである。

(18) 「注７」に掲げる「学校等」とは，児童福祉法第39条第１項に規定する保育所，就学前の子どもに関する教育，保育等の総合的な提供の推進に関する法律（平成18年法律第77号）第２条第６項に規定する認定こども園，児童福祉法第６条の３第９項に規定する家庭的保育事業を行う者，同条第10項に規定する小規模保育事業を行う者及び同条第12項に規定する事業所内保育事業を行う者並びに学校教育法（昭和22年法律第26号）第１条に規定する幼稚園，小学校，中学校，義務教育

（別紙様式11）（編注：保険医療機関等への診療情報提供書／以下の別紙様式12〜14以外の場合）

紹介先医療機関等名
担当医　　科　　殿　　年　月　日
紹介元医療機関の所在地及び名称
電話番号
医師氏名　　印

患者氏名	性別　男・女
患者住所	
電話番号	
生年月日　明・大・昭・平・令　年　月　日（　歳）	職業

傷病名
紹介目的
既往歴及び家族歴
症状経過及び検査結果
治療経過
現在の処方
備考

備考　1．必要がある場合は続紙に記載して添付すること。
2．必要がある場合は画像診断のフィルム，検査の記録を添付すること。
3．紹介先が保険医療機関以外である場合は，紹介先医療機関等名の欄に紹介先保険薬局，市町村，保健所名等を記入すること。かつ，患者住所及び電話番号を必ず記入すること。

（別紙様式11の2）　（編注：保険医療機関等への診療情報提供書／以下の別紙様式12〜14以外の場合）

紹介先医療機関等名
担当医　　科　　殿　　年　月　日
紹介元医療機関の所在地及び名称
電話番号
以下の診療報酬項目の届出状況
□ 地域包括診療加算　□ 地域包括診療料　□ 小児かかりつけ診療料　□ 在宅時医学総合管理料（□在宅療養支援診療所又は在宅療養支援病院）　□ 施設入居時等医学総合管理料（□在宅療養支援診療所又は在宅療養支援病院）
医師氏名　　印

患者氏名	性別　男・女
患者住所	
電話番号	
生年月日　明・大・昭・平・令　年　月　日（　歳）	職業

傷病名
紹介目的
既往歴及び家族歴
症状経過及び検査結果
治療経過
現在の処方
備考

備考　1．必要がある場合は続紙に記載して添付すること。
2．必要がある場合は画像診断のフィルム，検査の記録を添付すること。
3．紹介先が保険医療機関以外である場合は，紹介先医療機関等名の欄に紹介先保険薬局，市町村，保健所名等を記入すること。かつ，患者住所及び電話番号を必ず記入すること。

学校，高等学校，中等教育学校，特別支援学校，高等専門学校及び同法第124条に規定する専修学校をいう。

(19) 「注７」に掲げる「学校医等」とは，当該学校等の学校医，嘱託医又は当該学校等が医療的ケアについて助言や指導を得るために委嘱する医師をいう。

(20) 「注７」については，当該保険医療機関の主治医と学校医等が同一の場合は算定できない。

(21) 「注８」に掲げる**退院患者の紹介**に当たっては，心電図，脳波，画像診断の所見等診療上必要な検査結果，画像情報等及び退院後の治療計画等を添付する。また，添付した写し又はその内容を**診療録**に添付又は記載する。なお，算定対象が介護老人保健施設又は介護医療院である場合は，当該加算を算定した患者にあっては，その後６か月間，当該加算は算定できない。

(22) 「注９」の加算は，Ｂ005-4ハイリスク妊産婦共同管理料（Ⅰ）が算定されない場合であっても算定できる。

(23) 「注10」に掲げる「**専門医療機関**」とは，鑑別診断，専門医療相談，合併症対応，医療情報提供等を行うとともに，かかりつけの医師や介護サービス等との調整を行う保険医療機関である。

(24) 「注11」に規定する**認知症専門医療機関連携加算**は，Ｂ005-7認知症専門診断管理料２を算定する専門医療機関において既に認知症と診断された患者が，症状の増悪や療養方針の再検討を要する状態となった場合に，当該専門医療機関に対して，診療状況を示す文書を添えて当該患者の紹介を行った場合に算定する。

(25) 「注12」に規定する**精神科医連携加算**については，身体症状を訴えて精神科以外の診療科を受診した患者について，当該精神科以外の診療科の医師が，その原因となりうる身体疾患を除外診断した後に，うつ病等の精神疾患を疑い，精神医療の必要性を認め，患者に十分な説明を行い，同意を得て，精神科を標榜する別

（別紙様式12）（**編注**：市町村への情報提供に用いる診療情報提供書）

情報提供先市町村　　　　　　　　　　　市町村長　殿　　　　　　　　　　年　　月　　日

紹介元医療機関の所在地及び名称
電話番号
医師氏名　　　　　　　　　　　　　　　　　　印

患者氏名
性別（男・女）　生年月日　明・大・昭　　年　　月　　日生（　　歳）　職業
住所
電話番号

診療形態	1．外来　2．往診　3．入院（　　年　　月　　日）		情報提供回数　　回
傷病名（疑いを含む）	1．脳梗塞（ア．脳血栓　イ．脳塞栓　ウ．不明）　2．脳出血　3．クモ膜下出血 4．その他の脳血管障害		
	発症年月日	年　　月　　日	
	受診年月日	年　　月　　日	
	初発／再発	1．初発　　2．再発（　　年　　月　　日初発）	
その他の傷病名			

寝たきり度（該当するものに○）
J　一部自立　　　何らかの障害等を有するが，日常生活はほぼ自立しており独力で外出する。
A　準寝たきり　　屋内での生活は概ね自立しているが，介助なしには外出しない。
B　寝たきり　1　屋内での生活は何らかの介助を要し，日中もベッドの上の生活が主体であるが座位を保つ。
C　寝たきり　2　1日中ベッド上で過ごし，排泄，食事，着替において介助を要する。

日常生活活動（ADL）の状況（該当するものに○）

移動　自立・一部介助・全面介助	食事　自立・一部介助・全面介助
排泄　自立・一部介助・全面介助	入浴　自立・一部介助・全面介助
着替　自立・一部介助・全面介助	整容　自立・一部介助・全面介助

認知症である老人の日常生活自立度（該当するものに○）
Ⅰ　何らかの認知症を有するが，日常生活は家庭内及び社会的にほぼ自立している。
Ⅱ　日常生活に支障を来すような症状，行動や意思疎通の困難さが多少みられても，誰かが注意していれば自立可能。
Ⅲ　日常生活に支障を来すような症状，行動や意思疎通の困難さが時々みられ，介護を必要とする。
Ⅳ　日常生活に支障を来すような症状，行動や意思疎通の困難さが頻繁にみられ，常に介護を必要とする。
M　著しい精神症状や問題行動あるいは，重篤な身体疾患がみられ，専門医療を必要とする。

病状・既往歴・治療状況・退院の年月日等
訪問診療　　有　・　無　　　　　訪問看護　　有　・　無

必要と考える保健福祉サービスの内容等提供する情報の内容

注意　1．必要がある場合には，続紙に記載して添付すること。
2．わかりやすく記入すること。
3．必要がある場合には，家庭環境等についても記載すること。

の保険医療機関の精神科に当該患者が受診する日（紹介した日より1月間以内とし，当該受診日を診療録に記載する）について予約を行った上で，患者の紹介を行った場合に算定する。

(26) 「注13」に規定する**肝炎インターフェロン治療連携加算**は，B005-8肝炎インターフェロン治療計画料を算定する専門医療機関において作成された治療計画に基づいて行った診療の状況を示す文書を添えて，当該専門医療機関に対して当該患者の紹介を行った場合に算定する。

(27) 「注14」に規定する**歯科医療機関連携加算1**は，保険医療機関（歯科診療を行う保険医療機関を除く）が，歯科を標榜する保険医療機関に対して，当該歯科を標榜する保険医療機関において口腔内の管理が必要であると判断した患者に関する情報提供を，以下のア又はイにより行った場合に算定する。なお，診療録に情報提供を行った歯科医療機関名を記載する。

ア　歯科を標榜していない病院が，医科点数表第2章第10部手術の第1節第6款，第7款及び第9款に掲げる悪性腫瘍手術（病理診断により悪性腫瘍であることが確認された場合に限る）又は第8款に掲げる心・脈管系（動脈・静脈を除く）の手術，人工関節置換術若しくは人工関節再置換術（股関節に対して行うものに限る）又は造血幹細胞移植の手術を行う患者について，手術前に歯科医師による周術期口腔機能管理の必要性を認め，歯科を標榜する保険医療機関に対して情報提供を行った場合

イ　医科の保険医療機関又は医科歯科併設の保険医療機関の医師が，歯科訪問診療の必要性を認めた患者について，在宅歯科医療を行う，歯科を標榜する保険医療機関に対して情報提供を行った場合

(28) 「注15」に規定する**歯科医療機関連携加算2**については，(27)のアによる情報提供を行う際に，患者に十分な説明を行い，同意を得て，歯科を標榜する他の保険医療機関に当該患者が受診する日（手術前に必要な歯科診療を行うことができる日とし，当該受診日を診療録に記載する）について予約を行った場合に算定する。なお，「注14」に規定する歯科医療機関連携加算1と併せて算定することができる。

(29) 「注16」に規定する**地域連携診療計画加算**は，あらかじめ地域連携診療計画を共有する連携保険医療機関において，A246の「注4」に掲げる地域連携診療計画加算を算定して退院した入院中の患者以外の患者について，地域連携診療計画に基づく療養を提供するとともに，患者の同意を得た上で，退院時の患者の状態や在宅復帰後の患者の状況等について，退院の属する月又はその翌月までに当該連携保険医療機関に対して情報提供を行った場合に算定する。

(30) 「注17」に規定する**療養情報提供加算**は，在宅で療養を行う患者の診療を担う保険医療機関が，当該患者が入院又は入所する他の保険医療機関，介護老人保健施設又は介護医療院（以下この区分において「保険医療機関等」という）に対し患者の紹介を行う際に，当該患者に訪問看護を行っている訪問看護ステーション

（別紙様式12の2）（編注：市町村への情報提供に使用／患者が18歳以下の場合）

情報提供先市町村　　　　　　　　　　　　　　　年　月　日

市町村長　殿
紹介元医療機関の所在地及び名称
電話番号
医師名　　　　　　　　　　　　　　　　印

患児の氏名		男・女　年　月　日生	
傷病名	（疑いを含む）	その他の傷病名	
病状 既往症 治療状況等			
父母の氏名	父：　　（　）歳 職業（　）	母：　　（　）歳 職業（　）	
住所	電話番号　（自宅・実家・その他）		
退院先の住所	様方　電話番号　（自宅・実家・その他）		
入退院日	入院日：　年　月　日	退院（予定）日　年　月　日	
出生時の状況	出生場所：当院・他院 （　） 在　胎：（　）週　単胎・多胎（　）子中（　）子 体重：（　g）身長：（　cm） 出生時の特記事項：無・有（　） 妊娠中の異常の有無：無・有（　） 妊婦健診の受診有無：無・有（　回：　）	家族構成 育児への支援者：無・有（）	
※以下の項目は，該当するものに○，その他には具体的に記入してください			
児の状況	発育・発達	・発育不良・発達のおくれ・その他（　）	
	情緒	・表情が乏しい・極端におびえる・大人の顔色をうかがう・多動・乱暴	
		・身体接触を極端にいやがる・多動・誰とでもべたべたする	
		・その他（　）	
	日常的世話の状況	・健診，予防接種未受診・不潔・その他（　）	
養育者の状況	健康状態等	・疾患（　）・障害（　）	
		・出産後の状況（マタニティ・ブルーズ，産後うつ等）・その他（　）	
	こどもへの思い・態度	・拒否的・無関心・過干渉・権威的・その他（　）	
養育環境	家族関係	・面会が極端に少ない・その他（　）	
	同胞の状況	・同胞に疾患（　）・同胞に障害（　）	
	養育者との分離歴	・出産後の長期入院・施設入所等・その他（　）	
情報提供の目的とその理由			

＊備考　1．必要がある場合は続紙に記載して添付すること。
　　　　2．本様式は，患者が18歳以下である場合について用いること。

から得た訪問看護に係る情報を診療情報提供書に添付し，当該患者の保険医療機関等への入院又は入所後速やかに情報提供を行った場合に算定する。なお，訪問看護ステーションからの情報を添付し保険医療機関等へ診療情報を提供した際は，その旨を当該訪問看護ステーションに共有する。

(31) 「注18」に規定する**検査・画像情報提供加算**は，保険医療機関が，患者の紹介を行う際に，検査結果，画像情報，画像診断の所見，投薬内容，注射内容及び退院時要約等の診療記録のうち主要なもの（少なくとも検査結果及び画像情報を含むものに限る。画像診断の所見を含むことが望ましい。また，「イ」については，平成30年４月以降は，退院時要約を含むものに限る）について，①医療機関間で電子的に医療情報を共有するネットワークを通じ他の保険医療機関に常時閲覧可能なよう提供した場合，又は②電子的に送受される診療情報提供書に添付した場合に加算する。なお，多数の検査結果及び画像情報等を提供する場合には，どの検査結果及び画像情報等が主要なものであるかを併せて情報提供することが望ましい。（令６保医発0305・4）

B 009-2　電子的診療情報評価料　30点

注　別に厚生労働大臣が定める施設基準〔※告示④第３・10の２の３，p.912〕に適合しているものとして地方厚生局長等に届け出た保険医療機関が，別の保険医療機関から診療情報提供書の提供を受けた患者に係る検査結果，画像情報，画像診断の所見，投薬内容，注射内容，退院時要約等の診療記録のうち主要なものについて，電子的方法により閲覧又は受信し，当該患者の診療に活用した場合に算定する。

→電子的診療情報評価料

(1) 電子的診療情報評価料は，別の保険医療機関から診療情報提供書の提供を受けた患者について，同時に電子的方法により提供された検査結果，画像情報，画像診断の所見，投薬内容，注射内容及び退院時要約等のうち主要なものを電子的方法により閲覧又は受信し，当該検査結果等を診療に活用することによって，質の高い診療が効率的に行われることを評価するものである。

(2) 保険医療機関が，他の保険医療機関から診療情報提供書の提供を受けた患者について，検査結果，画像情報，画像診断の所見，投薬内容，注射内容及び退院時要約等のうち主要なもの（少なくとも検査結果及び画像情報を含む場合に限る）を①医療機関間で電子的に医療情報を共有するネットワークを通じ閲覧，又は②電子的に送付された診療情報提供書と併せて受信し，

（別紙様式12の3）（**編注**：市町村への情報提供に使用／患者が子供の養育者の場合）

情報提供先市町村　　　　　　　　　　　　　　　　　　　　年　月　日

市町村長　殿
紹介元医療機関の所在地及び名称
電話番号
医師名　　　　　　　　　　　　　　　　　印

患者の氏名	男・女　　年　月　日生（　）歳　職業（　）		
傷病名	（疑いを含む）	その他の傷病名	
病状 既往症 治療状況等			
児の氏名	男・女　　年　月　日生まれ		
住所	電話番号　（自宅・実家・その他）		
退院先の住所	様方　電話番号　（自宅・実家・その他）		
入退院日	入院日：　年　月　日	退院（予定）日　年　月　日	
今回の出産時の状況	出産場所：当院・他院 （　　） 在　胎：（　）週　単胎・多胎（　）子中（　）子 体重：（　g）身長：（　cm） 出産時の特記事項：無・有（　） 妊娠中の異常の有無：無・有（　） 妊婦健診の受診有無：無・有（　回：　）	家族構成 育児への支援者：無・有（　）	
※以下の項目は，該当するものに○，その他には具体的に記入してください			
児の状況	発育・発達	・発育不良・発達のおくれ・その他（　）	
	日常的世話の状況	・健診，予防接種未受診・不潔・その他（　）	
養育環境	家族関係	・面会が極端に少ない・その他（　）	
	他の児の状況	・疾患（　）・障害（　）	
	こどもとの分離歴	・出産後の長期入院・施設入所等・その他（　）	
情報提供の目的とその理由			

＊備考　1．必要がある場合は続紙に記載して添付すること。
2．本様式は，患者が現に子供の養育に関わっている者である場合について用いること。
3．出産時の状況及び児の状況については，今回出産をした児のことについて記入すること。

当該検査結果や画像を評価して診療に活用した場合に算定する。その際，検査結果や画像の評価の要点を**診療録**に記載する。

(3)　電子的診療情報評価料は，提供された情報が当該保険医療機関の依頼に基づくものであった場合は，算定できない。

(4)　検査結果や画像情報の電子的な方法による閲覧等の回数にかかわらず，B009診療情報提供料（Ⅰ）を算定する他の保険医療機関からの１回の診療情報提供に対し，１回に限り算定する。（令６保医発0305·4）

B010　診療情報提供料（Ⅱ）　500点

注　保険医療機関が，治療法の選択等に関して当該保険医療機関以外の医師の意見を求める患者からの要望を受けて，治療計画，検査結果，画像診断に係る画像情報その他の別の医療機関において必要な情報を添付し，診療状況を示す文書を患者に提供することを通じて，患者が当該保険医療機関以外の医師の助言を得るための支援を行った場合に，患者１人につき月１回に限り算定する。

→診療情報提供料（Ⅱ）

(1)　診療情報提供料（Ⅱ）は，診療を担う医師以外の医師による助言（セカンド・オピニオン）を得ることを推進するものとして，診療を担う医師がセカンド・オピニオンを求める患者又はその家族からの申し出に基づき，治療計画，検査結果，画像診断に係る画像情報等，他の医師が当該患者の診療方針について助言を行うために必要かつ適切な情報を添付した診療状況を示す文書を患者又はその家族に提供した場合に算定できる。なお，入院中の患者に対して当該情報を提供した場合であっても算定できる。

(2)　診療情報提供料（Ⅱ）は，患者又はその家族からの申し出に基づき，診療に関する情報を患者に交付し，当該患者又はその家族が診療を担う医師及び当該保険医療機関に所属する医師以外の医師による助言を求めるための支援を行うことを評価したものであり，医師が別の保険医療機関での診療の必要性を認め，患者の同意を得て行うB009診療情報提供料（Ⅰ）を算定すべき診療情報の提供とは明確に区別されるべきものである。

(3)　診療情報提供料（Ⅱ）を算定すべき診療情報の提供に当たっては，患者又はその家族からの希望があった旨を**診療録**に記載する。

(4)　助言を受けた患者又はその家族の希望については，その後の治療計画に十分に反映させる。（令６保医発0305·4）

B010-2　診療情報連携共有料　120点

注１　歯科診療を担う別の保険医療機関からの求めに応じ，患者の同意を得て，検査結果，投薬内容等を文書により提供した場合に，提供する保険医療機関ごとに患者１人につき３月に１回に限り算定する。

(別紙様式12の4)(編注:指定居宅介護支援事業所等への情報提供に使用)

指定居宅介護支援事業所向け診療情報提供書(退院時)

情報提供先事業所

担当　　　　　　殿

年　月　日

医療機関の所在地及び名称
電話番号
FAX番号
医師氏名　　　　印

患者氏名	(ふりがな) 生年月日:西暦　　年　　月　　日(　　歳)	男・女	〒　　－ 連絡先　　(　　)

1.患者の病状,経過等

(1) 診断名(生活機能低下の直接の原因となっている傷病名又は特定疾病については1.に記入)及び発症年月日
1　　発症年月日(西暦　　年　　月　　日頃)
2　　発症年月日(西暦　　年　　月　　日頃)
3　　発症年月日(西暦　　年　　月　　日頃)

(2) 生活機能低下の直接の原因となっている傷病又は特定疾病の経過及び治療内容

(3) 病状等の説明内容と患者の希望

(4) 日常生活の自立度等について
・障害高齢者の日常生活自立度(寝たきり度)　□自立 □J1 □J2 □A1 □A2 □B1 □B2 □C1 □C2
・認知症高齢者の日常生活自立度　□自立 □Ⅰ □Ⅱa □Ⅱb □Ⅲa □Ⅲb □Ⅳ □M

(5) 栄養・口腔に関する情報
□下記参照　□別紙様式50等参照

摂食方法:□経口　□経管栄養　□静脈栄養　食物アレルギー:□なし　□あり(　　)
摂食嚥下機能障害:□なし　□あり　水分とろみ　:□なし □あり(□薄い・□中間・□濃い)
食 形 態:主食　□米飯　□軟飯　□全粥　□その他(　　)　副食　□普通　□軟菜　□その他(　　)
義歯使用:□なし　□あり(□部分・□総)　左右両方の奥歯でしっかりかみしめられる:□できる　□できない
歯の汚れ:□なし　□あり　歯肉の腫れ,出血:□なし　□あり
在宅生活における留意点:

(6) 服薬に関する情報
内 服 薬:□なし　□あり(入院後の内服薬変更:□なし　□あり)　一包化の必要性:□なし　□あり
服薬介助:□自立　□一部介助(介助内容:　　)□全介助
退院時処方:□なし　□あり(退院日含め　　日分)　服薬アレルギー:□なし　□あり(　　)
在宅生活における留意点:

(7) 療養上の工夫点(医療上の留意点,安全の配慮等)
□なし　□あり
→工夫点(例:ご本人の見えない位置にカテーテルを固定した等):

(8) 入院期間
入院日:　　年　　月　　日　　退院日:　　年　　月　　日

2.退院後のサービスの必要性

□訪問診療　□訪問看護(特別指示書:□あり　□なし)　□訪問歯科診療　□訪問薬剤管理指導
□訪問リハビリテーション　□訪問歯科衛生指導　□訪問栄養食事指導
□通所リハビリテーション　□短期入所療養介護　□その他の医療系サービス(　　)

3.介護サービスを利用する上での留意点,介護方法等

(1) ADLに関する入院中の変化
□あり(同封の書類をご確認ください)□なし

(2) 自助具の使用
□なし □あり(　　)

(3) 現在あるかまたは今後発生の可能性の高い生活機能の低下とその対処方針
□尿失禁　□転倒・骨折　□移動能力の低下　□褥瘡　□心肺機能の低下　□閉じこもり　□意欲低下　□徘徊
□低栄養　□摂食・嚥下機能低下　□脱水　□易感染性　□がん等による疼痛　□その他(　　)
→　対処方針(　　)

(4) サービス提供時における医学的観点からの留意事項とその対処方針
□起居動作　□移動　□運動　□排泄　□睡眠　□入浴
□摂食　□嚥下　□血圧　□その他(　　)
→　対処方針(　　)

4.患者の日常生活上の留意事項・社会生活面の課題と地域社会において必要な支援等

(1) 利用者の日常生活上の留意事項

(2) 社会生活面の課題と地域社会において必要な支援
社会生活面の課題　□特になし　□あり
(　　)
→　必要な支援(　　)

(2) 特記事項

5．人生の最終段階における医療・ケアに関する情報
※本人の意思は変わりうるものであり，本記載が最新の意向を反映しているとは限らないため，常に最新の意向の確認が必要であることについて十分に留意すること

（1）意向の話し合い：□本人・家族等との話し合いを実施している（最終実施日：　年　月　日） □話し合いを実施していない（□本人からの話し合いの希望がない　□それ以外）

※（2）から（5）は，本人・家族等との話し合いを実施している場合のみ記載

（2）本人・家族の意向：□下記をご参照ください　□別紙参照（入院中に記載した書類等：　）
（3）話し合いの参加者：□本人　□家族（氏名：　続柄：　）（氏名：　続柄：　） □医療・ケアチーム　□その他（　）
（4）医療・ケアに関して本人または本人・家族等と医療・ケアチームで話し合った内容
（5）その他（上記のほか，人生の最終段階における医療・ケアに関する情報で介護支援専門員と共有したい内容）

医学管理

2　区分番号B009に掲げる診療情報提供料（Ⅰ）（同一の保険医療機関に対して紹介を行った場合に限る）を算定した同一月においては，別に算定できない。

→診療情報連携共有料

(1)　診療情報連携共有料は，歯科診療を担う別の保険医療機関との間で情報共有することにより，質の高い診療が効率的に行われることを評価するものであり，歯科診療を担う別の保険医療機関からの求めに応じ，患者の同意を得て，当該患者に関する検査結果，投薬内容等の診療情報を提供した場合に，提供する保険医療機関ごとに3月に1回に限り算定する。

(2)　診療情報を提供するに当たっては，次の事項を記載した文書を作成し，患者又は提供する保険医療機関に交付する。また，交付した文書の写しを**診療録**に添付すること。
ア　患者の氏名，生年月日，連絡先
イ　診療情報の提供先保険医療機関名
ウ　提供する診療情報の内容（検査結果，投薬内容等）
エ　診療情報を提供する保険医療機関名及び担当医師名

(3)　診療情報連携共有料を算定するに当たっては，歯科診療を担う別の保険医療機関と連携を図り，必要に応じて問い合わせに対応できる体制（窓口の設置など）を確保している。

(4)　同一の患者について，同一の保険医療機関に対して紹介を行いB009診療情報提供料（Ⅰ）を算定した月においては，診療情報連携共有料は別に算定できない。

（令6保医発0305・4）

B011　連携強化診療情報提供料　150点

注1　別に厚生労働大臣が定める施設基準〔※告示④第3・10の2の4(1)，p.912〕を満たす保険医療機関において，別に厚生労働大臣が定める基準〔※告示④第3・10の2の4(2)，p.912〕を満たす他の保険医療機関から紹介された患者について，当該患者を紹介した他の保険医療機関からの求めに応じ，患者の同意を得て，診療状況を示す文書を提供した場合（区分番号A000に掲げる初診料を算定する日を除く。ただし，当該保険医療機関に次回受診する日の予約を行った場合はこの限りでない）に，提供する保険医療機関ごとに患者1人につき月1回に限り算定する。

2　注1に該当しない場合であって，注1に規定する別に厚生労働大臣が定める施設基準〔告示④第3・10の2の4(1)，p.912〕を満たす外来機能報告対象病院等（医療法第30条の18の4第1項第2号の規定に基づき，同法第30条の18の2第1項第1号の厚生労働省令で定める外来医療を提供する基幹的な病院又は診療所として都道府県が公表したものに限る）である保険医療機関において，他の保険医療機関（許可病床の数が200未満の病院又は診療所に限る）から紹介された患者について，当該患者を紹介した他の保険医療機関からの求めに応じ，患者の同意を得て，診療状況を示す文書を提供した場合（区分番号A000に掲げる初診料を算定する日を除く。ただし，当該保険医療機関に次回受診する日の予約を行った場合はこの限りではない）に，提供する保険医療機関ごとに患者1人につき月1回に限り算定する。

3　注1又は注2に該当しない場合であって，別に厚生労働大臣が定める施設基準〔※告示④第3・10の2の4(3)，p.913〕を満たす保険医療機関において，他の保険医療機関から紹介された患者について，当該患者を紹介した他の保険医療機関からの求めに応じ，患者の同意を得て，診療状況を示す文書を提供した場合（区分番号A000に掲げる初診料を算定する日を除く。ただし，当該保険医療機関に次回受診する日の予約を行った場合はこの限りではない）に，提供する保険医療機関ごとに患者1人につき月1回に限り算定する。

4　注1から注3までのいずれにも該当しない場合であって，別に厚生労働大臣が定める施設基準〔告示④第3・10の2の4(4)，p.913〕を満たす保険医療機関において，他の保険医療機関から紹介された難病の患者に対する医療等に関する法律（平成26年法律第50号）第5条第1項に規定する指定難病の患者又はてんかんの患者（当該疾病が疑われる患者を含む）について，当該患者を紹介した他の保険医療機関からの求めに応じ，患者の同意を得て，診療状況を示す文書を提供した場合（区分番号A000に掲げる初診料を算定する日を除く。ただし，当該保険医療機関に次回受診する日の予約を行った場合はこの限りではない）に，提供する保険医療機関ごとに患者1人につき月1回に限り算定する。

5　注1から注4までのいずれにも該当しな

(別紙様式13) (**編注**:介護老人保健施設・介護医療院への情報提供に使用)

介護老人保健施設・介護医療院　　殿　　　　年　月　日

医療機関名
住　　所
電　　話
(FAX.)
医師氏名　　　　　　　　　　　㊞

患者	氏　名		男・女
	生年月日	明・大・昭　　　年　月　日生	(　歳)

病　名	
現　症	
所見及び診断	

今後の診療に関する情報

い場合であって,注1に規定する別に厚生労働大臣が定める施設基準〔告示④第3・10の2の4(1), p.912〕を満たす保険医療機関において,他の保険医療機関から紹介された妊娠中の患者について,当該患者を紹介した他の保険医療機関からの求めに応じ,患者の同意を得て,診療状況を示す文書を提供した場合(区分番号A000に掲げる初診料を算定する日を除く。ただし,当該保険医療機関に次回受診する日の予約を行った場合はこの限りでない)に,提供する保険医療機関ごとに患者1人につき3月に1回(別に厚生労働大臣が定める施設基準〔※告示④第3・10の2の4(5), p.913〕を満たす保険医療機関において,産科若しくは産婦人科を標榜する保険医療機関から紹介された妊娠中の患者又は産科若しくは産婦人科を標榜する別に厚生労働大臣が定める施設基準〔※告示④第3・10の2の4(5), p.913〕を満たす保険医療機関において,他の保険医療機関から紹介された妊娠中の患者について,診療に基づき,頻回の情報提供の必要を認め,当該患者を紹介した他の保険医療機関に情報提供を行った場合にあっては,月1回)に限り算定する。

6 区分番号B009に掲げる診療情報提供料(Ⅰ)(同一の保険医療機関に対して紹介を行った場合に限る)を算定した月は,別に算定できない。

→連携強化診療情報提供料

(1) 連携強化診療情報提供料は,かかりつけ医機能を有する保険医療機関,外来機能報告対象病院等(医療法第30条の18の4第1項第2号の規定に基づき,同法第30条の18の2第1項第1号の厚生労働省令で定める外来医療を提供する基幹的な病院として都道府県により公表されたものに限る)又は難病若しくはてんかんに係る専門的な外来医療を提供する保険医療機関又は産科若しくは産婦人科を標榜する保険医療機関等と他の保険医療機関が連携することで,質の高い診療が効率的に行われることを評価するものであり,他の保険医療機関から紹介された患者について,当該患者を紹介した他の保険医療機関等からの求めに応じ,患者の同意を得て,診療状況を示す文書を提供した場合に,患者1人につき提供する保険医療機関ごとに1月に1回又は3月に1回に限り算定する。

(別紙様式14) (**編注**:学校等への情報提供に使用)

令和　年　月　日

情報提供先学校名 ＿＿＿＿＿＿
学校医等 ＿＿＿＿＿＿ 殿

紹介元医療機関の所在地及び名称
電話番号
医師名　　　　　　印

患児の氏名	男・女　平成・令和　年　月　日生
患児の住所	電話番号
傷病名	その他の傷病名
病状,既往歴,治療状況等	
日常生活に必要な医療的ケアの状況(使用している医療機器等の状況を含む)	
学校生活上の留意事項	
その他	

備考　1. 必要がある場合は続紙に記載して添付すること。
2. わかりやすく記入すること。
3. 必要がある場合には,家庭環境等についても記載すること。

(2) 診療状況を示す文書については,次の事項を記載し,患者又は提供する保険医療機関に交付する。また,交付した文書の写しを**診療録**に添付する。
ア 患者の氏名,生年月日,連絡先
イ 診療情報の提供先保険医療機関名
ウ 診療の方針,患者への指導内容,検査結果,投薬内容その他の診療状況の内容
エ 診療情報を提供する保険医療機関名及び担当医師名

(3) 必要に応じて,紹介元の保険医療機関が「注1」に規定する別に厚生労働大臣が定める基準を満たす保険医療機関であるかを確認する。

(4) 「次回受診する日の予約を行った場合」については,次回受診する日を**診療録**に記載する。なお,予約診療を実施していない保険医療機関については,次回受診する日を決めた上で,次回受診する日を**診療録**に記載していればよい。

(5) 次回受診する日の予約を行った上で,初診時に連携強化診療情報提供料を算定した場合は,次回受診時に予約に基づく診察による特別の料金の徴収はできない。

(6) 「注5」については,3月に1回に限り算定する。ただし,診療に基づき,頻回の情報提供の必要性を認め,当該患者を紹介した他の保険医療機関に情報提供

(別紙様式 14の2)　　(編注：保育所等への情報提供に使用)

情報提供先保育所等名＿＿＿＿＿＿＿＿＿＿＿＿
嘱託医＿＿＿＿＿＿＿＿＿＿＿＿殿

※「保育所におけるアレルギー対応ガイドライン」(2019 年改訂版)

保育所におけるアレルギー疾患生活管理指導表（食物アレルギー・アナフィラキシー）

提出日　　年　　月　　日

名前＿＿＿＿＿＿　男・女　＿＿年＿＿月＿＿日生（＿＿歳＿＿ヶ月）＿＿組

※この生活管理指導表は，保育所の生活において特別な配慮や管理が必要となった子どもに限って，医師が作成するものです。

緊急連絡先
★保護者 電話：
★連絡医療機関 医療機関名： 電話：

食物アレルギー（あり・なし） アナフィラキシー（あり・なし）	病型・治療	保育所での生活上の留意点		記載日
	A．食物アレルギー病型 1．食物アレルギーの関与する乳児アトピー性皮膚炎 2．即時型 3．その他（新生児・乳児消化管アレルギー・口腔アレルギー症候群・食物依存性運動誘発アナフィラキシー・その他：　　　）	A．給食・離乳食 1．管理不要 2．管理必要（管理内容については，病型・治療のC．欄及び下記C．E欄を参照）		年　月　日
	B．アナフィラキシー病型 1．食物（原因：　　　） 2．その他（医薬品・食物依存性運動誘発アナフィラキシー・ラテックスアレルギー・昆虫・動物のフケや毛）	B．アレルギー用調整粉乳 1．不要 2．必要　下記該当ミルクに○，又は（　）内に記入 ミルフィー HP・ニュー MA-1・MA-mi・ペプディエット・エレメンタルフォーミュラ その他（　　　）		医師名
	C．原因食品・除去根拠 該当する食品の番号に○をし，かつ《　》内に除去根拠を記載 1．鶏卵《　》 2．牛乳・乳製品《　》 3．小麦《　》 4．ソバ《　》 5．ピーナッツ《　》 6．大豆《　》 7．ゴマ《　》 8．ナッツ類＊《　》 （すべて・クルミ・カシューナッツ・アーモンド・　） 9．甲殻類＊《　》 （すべて・エビ・カニ・　） 10．軟体類・貝類＊《　》 （すべて・イカ・タコ・ホタテ・アサリ・　） 11．魚卵＊《　》 （すべて・イクラ・タラコ・　） 12．魚類＊《　》 （すべて・サバ・サケ・　） 13．肉類＊《　》 （鶏肉・牛肉・豚肉・　） 14．果物類＊《　》 （キウイ・バナナ・　） 15．その他（　） [除去根拠] 該当するもの全てを《　》内に番号を記載 ①明らかな症状の既往 ②食物負荷試験陽性 ③IgE 抗体等検査結果陽性 ④未摂取 「＊は（　）の中の該当する項目に○をするか具体的に記載すること」	C．除去食品においてより厳しい除去が必要なもの 病型・治療のC．欄で除去の際に，より厳しい除去が必要となるもののみに○をつける ※本欄に○がついた場合，該当する食品を使用した料理については，給食対応が困難となる場合があります。 1．鶏卵： 卵殻カルシウム 2．牛乳・乳製品： 乳糖 3．小麦： 醤油・酢・麦茶 6．大豆： 大豆油・醤油・味噌 7．ゴマ： ゴマ油 12．魚類： かつおだし・いりこだし 13．肉類： エキス	E．特記事項 （その他に特別な配慮や管理が必要な事項がある場合には，医師が保護者と相談のうえ記載。対応内容は保育所が保護者と相談のうえ決定）	医療機関名 電話
	D．緊急時に備えた処方薬 1．内服薬（抗ヒスタミン薬，ステロイド薬） 2．アドレナリン自己注射薬「エピペン®」 3．その他（　　　）	D．食物・食材を扱う活動 1．管理不要 2．原因食材を教材とする活動の制限（　） 3．調理活動時の制限（　） 4．その他（　　　）		

●保育所における日常の取り組み及び緊急時の対応に活用するため，本表に記載された内容を保育所の職員及び消防機関・医療機関等と共有することに同意しますか。
・同意する
・同意しない　　　　保護者氏名＿＿＿＿＿＿＿＿＿＿＿＿

を行った場合に，月１回に限り算定する。

(7)　同一の患者について，同一の保険医療機関に対して紹介を行いＢ009診療情報提供料（Ⅰ）を算定した保険医療機関においては，Ｂ009診療情報提供料（Ⅰ）を算定した月について，当該患者に対して連携強化診療情報提供料は別に算定できない。

(8)　当該情報を提供する保険医療機関と特別の関係にある保険医療機関に情報提供が行われた場合は算定できない。

（令６保医発0305･4）

Ｂ011-2　削除

Ｂ011-3　薬剤情報提供料　　　４点

注１　入院中の患者以外の患者に対して，処方した薬剤の名称，用法，用量，効能，効果，副作用及び相互作用に関する主な情報を文書により提供した場合に，月１回に限り（処方の内容に変更があった場合は，その都度）算定する。

２　注１の場合において，処方した薬剤の名称を当該患者の求めに応じて患者の薬剤服用歴等を経時的に記録する手帳（以下単に「手帳」という）に記載した場合には，**手帳記載加算**として，**３点**を所定点数に加算する。

３　保険薬局において調剤を受けるために処方箋を交付した患者については，算定しない。

→薬剤情報提供料

(1)　薬剤情報提供料は入院中の患者以外の患者に対して，処方した薬剤の名称（一般名又は商品名），用法，用量，効能，効果，副作用及び相互作用に関する主な情報を，当該処方に係る全ての薬剤について，文書（薬袋等に記載されている場合も含む）により提供した場合に月１回に限り所定点数を算定する。

(2)　「注１」に規定する場合において，さらに，当該患者の求めに応じて薬剤服用歴が経時的に管理できる手

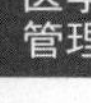

(別紙様式 14の3)　　(編注：学校等への情報提供に使用)

情報提供先学校名＿＿＿＿＿＿＿＿＿＿＿＿
学校医等＿＿＿＿＿＿＿＿＿＿＿＿殿

学校生活管理指導表（アレルギー疾患用）

名前＿＿＿＿(男・女)＿＿＿年＿＿＿月＿＿＿日生　＿＿＿年＿＿＿組　　提出日＿＿＿年＿＿＿月＿＿＿日

※この生活管理指導表は，学校の生活において特別な配慮や管理が必要となった場合に医師が作成するものです。

	病型・治療	学校生活上の留意点	【緊急時連絡先】
アナフィラキシー（あり・なし）	A　食物アレルギー病型（食物アレルギーありの場合のみ記載） 1．即時型 2．口腔アレルギー症候群 3．食物依存性運動誘発アナフィラキシー B　アナフィラキシー病型（アナフィラキシーの既往ありの場合のみ記載） 1．食物（原因　　　　） 2．食物依存性運動誘発アナフィラキシー 3．運動誘発アナフィラキシー 4．昆虫（　　　　） 5．医薬品（　　　　） 6．その他（　　　　）	A　給食 1．管理不要　　2．管理必要 B　食物・食材を扱う授業・活動 1．管理不要　　2．管理必要 C　運動（体育・部活動等） 1．管理不要　　2．管理必要 D　宿泊を伴う校外活動 1．管理不要　　2．管理必要 E　原因食物を除去する場合により厳しい除去が必要なもの ※本欄に○がついた場合，該当する食品を使用した料理については，給食対応が困難となる場合があります。 鶏卵：卵殻カルシウム 牛乳：乳糖・乳清焼成カルシウム 小麦：醤油・酢・味噌 大豆：大豆油・醤油・味噌 ゴマ：ゴマ油 魚類：かつおだし・いりこだし・魚醤 肉類：エキス F　その他の配慮・管理事項（自由記述）	★保護者 電話： ★連絡医療機関 医療機関名： 電話：
食物アレルギー（あり・なし）	C　原因食物・除去根拠　　該当する食品の番号に○をし，かつ《　》内に除去根拠を記載 1．鶏卵《　》 2．牛乳・乳製品《　》 3．小麦《　》 4．ソバ《　》 5．ピーナッツ《　》 6．甲殻類《　》（すべて・エビ・カニ　　） 7．木の実類《　》（すべて・クルミ・カシュー・アーモンド　） 8．果物類《　》（　　） 9．魚類《　》（　　） 10．肉類《　》（　　） 11．その他1《　》（　　） 12．その他2《　》（　　） [除去根拠]　該当するもの全てを《　》内に記載 ① 明らかな症状の既往　② 食物経口負荷試験陽性 ③ IgE 抗体等検査結果陽性 ④ 未摂取 （　）に具体的な食品名を記載 D　緊急時に備えた処方薬 1．内服薬（抗ヒスタミン薬，ステロイド薬） 2．アドレナリン自己注射薬（「エピペン®」） 3．その他（　　　　）		記載日 年　月　日 医師名 ㊞ 医療機関名

学校における日常の取組及び緊急時の対応に活用するため，本票に記載された内容を学校の全教職員及び関係機関等で共有することに同意します。
保護者氏名＿＿＿＿＿＿＿＿＿＿

帳に，処方した薬剤の名称（一般名又は商品名），保険医療機関名及び処方年月日を記載した場合には，月1回に限り「注2」に規定する手帳記載加算を算定できる。なお，この場合の「手帳」とは，経時的に薬剤の記録が記入でき，かつ次のアからウまでに掲げる事項を記録する欄がある薬剤の記録用の手帳をいう。

ア　患者の氏名，生年月日，連絡先等患者に関する記録

イ　患者のアレルギー歴，副作用歴等薬物療法の基礎となる記録

ウ　患者の主な既往歴等疾病に関する記録

また，所有している手帳を持参しなかった患者に対して薬剤の名称が記載された簡潔な文書（シール等）を交付した場合は，手帳記載加算を算定できない。

(3)　やむを得ない理由により，薬剤の名称に関する情報を提供できない場合は，これに代えて薬剤の形状（色，剤形等）に関する情報を提供することにより算定できる。また，効能，効果，副作用及び相互作用に関する情報については患者が理解しやすい表現であることが必要である。

(4)　同一薬剤であっても，投与目的（効能又は効果）が異なる場合には，当該情報を提供すれば薬剤情報提供料を算定できる。また，類似する効能又は効果を有する薬剤への変更の場合にあっても薬剤情報提供料を算定できる。

(5)　処方の内容に変更があった場合については，その都度薬剤情報提供料を算定できる。ただし，薬剤の処方日数のみの変更の場合は，薬剤情報提供料は算定できない。

(6)　複数の診療科を標榜する保険医療機関において，同一日に2以上の診療科で処方された場合であっても，1回のみの算定とする。

(7)　薬剤情報提供料を算定した場合は，薬剤情報を提供した旨を**診療録等**に記載する。

(令6保医発0305・4)

B011-4　医療機器安全管理料

1　臨床工学技士が配置されている保険医療機関において，生命維持管理装置を用いて治療を行う場合（1月につき）　**100点**

2　放射線治療機器の保守管理，精度管理等の体制が整えられている保険医療機関において，放射線治療計画を策定する場合（一連につき）　**1,100点**

注1　1については，別に**厚生労働大臣が定める施設基準**〔※告示[4]第3・10の2の5(1), p.913〕に適合しているものとして地方厚生局長等に届け出た保険医療機関において，生命維持管理装置を用いて治療を行った場合に，患者1人につき月1回に限り算定する。

2　2については，別に**厚生労働大臣が定める施設基準**〔※告示[4]第3・10の2の5(2), p.913〕に適合しているものとして地方厚生局長等に届け出た保険医療機関において，放射線治療が必要な患者に対して，放射線治療計画に基づいて治療を行った場合に算定する。

→医療機器安全管理料

(1)　医療機器安全管理料を算定する保険医療機関においては，医療機器の安全使用のための職員研修を計画的に実施するとともに，医療機器の保守点検に関する計

画の策定，保守点検の適切な実施及び医療機器の安全使用のための情報収集等が適切に行われている。

(2) 医療機器安全管理料１は，医師の指示の下に，生命維持管理装置の安全管理，保守点検及び安全使用を行う臨床工学技士を配置した保険医療機関を評価したものであり，当該保険医療機関において，生命維持管理装置を用いて治療を行った場合に１月に１回に限り算定する。

(3) 生命維持管理装置とは，人工心肺装置及び補助循環装置，人工呼吸器，血液浄化装置（人工腎臓を除く），除細動装置及び閉鎖式保育器をいう。

(4) 医療機器安全管理料２は，医師の指示の下に，放射線治療機器の安全管理，保守点検及び安全使用のための精度管理を行う体制を評価したものであり，当該保険医療機関において，照射計画に基づく放射線治療が行われた場合，一連の照射につき当該照射の初日に１回に限り算定する。

(5) 放射線治療機器とは，高エネルギー放射線治療装置（直線加速器），ガンマナイフ装置及び密封小線源治療機器をいう。（令６保医発0305・4）

B 011-5　がんゲノムプロファイリング評価提供料　12,000点

注　別に厚生労働大臣が定める施設基準〔※告示④第４・10の２の６，p.914〕を満たす保険医療機関において，区分番号Ｄ006-19に掲げるがんゲノムプロファイリング検査により得られた包括的なゲノムプロファイルの結果について，当該検査結果を医学的に解釈するためのがん薬物療法又は遺伝医学に関する専門的な知識及び技能を有する医師，遺伝カウンセリング技術を有する者等による検討会での検討を経た上で患者に提供し，かつ，治療方針等について文書を用いて当該患者に説明した場合に，患者１人につき１回に限り算定する。

→がんゲノムプロファイリング評価提供料

(1) がんゲノムプロファイリング評価提供料は，固形がん患者について，Ｄ006-19がんゲノムプロファイリング検査を行った場合であって，得られた包括的なゲノムプロファイルの結果を医学的に解釈するための多職種（がん薬物療法に関する専門的な知識及び技能を有する医師，遺伝医学に関する専門的な知識及び技能を有する医師，遺伝カウンセリング技術を有する者等）による検討会（エキスパートパネル）で検討を行った上で，治療方針等について文書を用いて患者に説明した場合に患者１人につき１回に限り算定する。

(2) 当該検査実施時に患者から得られた同意に基づき，当該患者のがんゲノムプロファイルの解析により得られた遺伝子のシークエンスデータ（FASTQ又はBAM），解析データ（VCF，XML又はYAML）及び臨床情報等を，保険医療機関又は検査会社等からがんゲノム情報管理センター（C-CAT）に提出した場合に算定する。ただし，患者から同意が得られなかった場合については，この限りではない。

(3) C-CATへのデータ提出に係る手続きに当たっては，個人情報の保護に係る諸法令を遵守する。

（令６保医発0305・4）

B 011-6　栄養情報連携料　70点

注１　区分番号Ｂ001の10に掲げる入院栄養食事指導料を算定する患者に対して，退院後の栄養食事管理について指導を行った内容及び入院中の栄養管理に関する情報を示す文書を用いて説明し，これを他の保険医療機関，介護老人保健施設，介護医療院，特別養護老人ホーム又は障害者の日常生活及び社会生活を総合的に支援する法律第34条第１項に規定する指定障害者支援施設等若しくは児童福祉法第42条第１号に規定する福祉型障害児入所施設（以下この区分番号において「保険医療機関等」という）の医師又は管理栄養士に情報提供し，共有した場合に，入院中１回に限り算定する。

２　注１に該当しない場合であって，当該保険医療機関を退院後に他の保険医療機関等に転院又は入所する患者であって栄養管理計画が策定されているものについて，患者又はその家族等の同意を得て，入院中の栄養管理に関する情報を示す文書を用いて当該他の保険医療機関等の管理栄養士に情報提供し，共有した場合に，入院中に１回に限り算定する。

３　区分番号Ｂ005に掲げる退院時共同指導料２は，別に算定できない。

【2024年改定により新設】 他の医療機関・介護保険施設等に転院・入所する患者（B001「10」入院栄養食事指導料の算定患者）について，**入院医療機関の管理栄養士と転院・入所先の医療機関・介護保険施設等の管理栄養士が連携して入院中の栄養管理に関する情報を共有した場合に**，入院中１回に限り算定可。当該項目の新設に伴い，入院栄養食事指導料の従前の「注３」栄養情報提供加算は廃止された。

→栄養情報連携料

(1) 栄養情報連携料は，退院後の栄養食事指導に関する内容（「注１」の場合に限る）及び入院中の栄養管理に関する情報について，医療機関間の有機的連携の強化及び保健又は福祉関係機関等への栄養情報提供等の連携機能の評価を目的として設定されたものであり，両者が患者の栄養に関する情報〔必要栄養量，摂取栄養量，食事形態（嚥下食コードを含む），禁止食品，栄養管理に係る経過等〕を共有することにより，継続的な栄養管理の確保等を図るものである。

(2)「注１」は，当該保険医療機関の管理栄養士が栄養指導に加え，当該指導内容及び入院中の栄養管理に関する情報を**別紙様式12の５**（p.89）又はこれに準ずる様式を用いて患者に退院の見通しが立った際に説明するとともに，これを他の保険医療機関，介護老人保健施設，介護医療院，特別養護老人ホーム又は障害者の日常生活及び社会生活を総合的に支援する法律第34条第１項に規定する指定障害者支援施設等若しくは児童福祉法第42条第１号に規定する福祉型障害児入所施設（以下この区分番号において「保険医療機関等」という）の医師又は管理栄養士に情報提供し，共有した場合に，入院中１回に限り算定する。

(3)「注２」は，患者又はその家族等の同意を得た上で，当該保険医療機関の管理栄養士が入院中の栄養管理に関する情報を**別紙様式12の５**又はこれに準ずる様式を用いて，入院または入所する先の他の保険医療機関等の管理栄養士に，対面又は電話，ビデオ通話が可能な情報通信機器等により説明の上，情報提供し，共有した場合に，入院中に１回に限り算定する。

(4) 当該情報を提供する保険医療機関と特別の関係にある機関に情報提供が行われた場合は，算定できない。

(5) 栄養情報提供に当たっては，**別紙様式12の５又はこれに準ずる様式**を交付するとともに交付した文書の写しを**診療録**等に添付する。なお，診療情報を示す文書等が交付されている場合にあっては，当該文書等と併せて他の保険医療機関等に情報提供することが望ましい。（令６保医発0305·4）

B012 傷病手当金意見書交付料 100点

注 健康保険法第99条第１項の規定による傷病手当金に係る意見書を交付した場合に算定する。

→傷病手当金意見書交付料

(1) 傷病手当金意見書交付料は，医師・歯科医師が労務不能と認め証明した期間ごとにそれぞれ算定できる。

(2) 傷病手当金意見書交付料は，意見書の交付時点において当該被保険者に対し療養の給付を行うべき者に対し請求する。

(3) 傷病手当金を受給できる被保険者が死亡した後に，その遺族等が当該傷病手当金を受給するために意見書の交付を求め，医師・歯科医師が意見書を交付した場合は，当該遺族等に対する療養の給付として請求する。

なお，この場合において，**診療報酬明細書**の摘要欄に［相続］と表示し，また，傷病名欄には，遺族等が他に療養の給付を受けていない場合は意見書の対象となった傷病名を，他に療養の給付を受けている場合は遺族自身の傷病名と意見書の対象となった傷病名の両方を記載する。

(4) 医師・歯科医師が傷病手当金意見書を被保険者に交付した後に，被保険者が当該意見書を紛失し，再度医師・歯科医師が意見書を交付した場合は，最初の傷病手当金意見書交付料のみを算定する。この場合，２度目の意見書の交付に要する費用は，被保険者の負担とする。（令６保医発0305·4）

→感染症法公費負担申請に関する費用

感染症法第37条の２による医療を受けるべき患者に対して，公費負担申請のために必要な診断書の記載を行った場合は，傷病手当金意見書交付料の所定点数の**100分の100**を，更に被保険者である患者について，この申請手続に協力して保険医療機関が代行した場合は，同じく傷病手当金意見書交付料の所定点数の**100分の100**を算定できる。なお，感染症法第37条による結核患者の入院に係る感染症法関係の診断書についても所定点数の**100分の100**を算定できる。（令６保医発0305·4）

→出産育児一時金若しくは出産手当金に係る証明書又は意見書の費用

健康保険法若しくは国民健康保険法（昭和33年法律第192号）に基づく出産育児一時金若しくは出産手当金に係る証明書又は意見書については算定しない。

（令６保医発0305·4）

B013 療養費同意書交付料 100点

注 健康保険法第87条の規定による療養費（柔道整復以外の施術に係るものに限る）に係る同意書を交付した場合に算定する。

→療養費同意書交付料

(1) 療養費同意書交付料は，当該疾病について現に診察している主治の医師（緊急その他やむを得ない場合は主治の医師に限らない）が，当該診察に基づき，(2)から(4)までの療養費の支給対象に該当すると認めた患者に対し，あん摩・マッサージ・指圧，はり，きゅうの施術に係る同意書又は診断書（以下「同意書等」という）を交付した場合に算定する。

(2) あん摩・マッサージ・指圧の施術に係る療養費の支給対象となる適応症は，一律にその診断名によることなく筋麻痺・関節拘縮等であって，医療上マッサージを必要とする症例について支給対象とされている。

(3) はり，きゅうの施術に係る療養費の支給対象となる疾病は，慢性病であって医師による適当な治療手段がないものとされており，主として神経痛・リウマチなどであって，類症疾患についてはこれらの疾病と同一範疇と認められる疾病（頸腕症候群・五十肩・腰痛症及び頸椎捻挫後遺症等の慢性的な疼痛を症状とする疾患）に限り支給対象とされている。具体的には，神経痛，リウマチ，頸腕症候群，五十肩，腰痛症，頸椎捻挫後遺症について，保険医より同意書の交付を受けて施術を受けた場合は，保険者は医師による適当な治療手段のないものとし療養費の支給対象として差し支えないものとされている。また，神経痛，リウマチ，頸腕症候群，五十肩，腰痛症及び頸椎捻挫後遺症以外の疾病による同意書又は慢性的な疼痛を主症とする６疾病以外の類症疾患について診断書が提出された場合は，記載内容等から医師による適当な治療手段のないものであるか支給要件を保険者が個別に判断し，支給の適否が決定される。なお，これらの疾病については，慢性期に至らないものであっても差し支えない。

(4) あん摩·マッサージ·指圧及びはり，きゅうについて，保険医療機関に入院中の患者の施術は，当該保険医療機関に往療した場合，患者が施術所に出向いてきた場合のいずれであっても療養費は支給されず，はり，きゅうについて，同一疾病に係る療養の給付（診察，検査及び療養費同意書交付を除く）との併用は認められていない。

(5) 患者が同意書等により療養費の支給可能な期間（初療又は同意の日から６月。変形徒手矯正術に係るものについては１月）を超えてさらにこれらの施術を受ける必要がある場合において，医師が当該患者に対し同意書等を再度交付する場合にも別に算定できる。ただし，同意書等によらず，医師の同意によった場合には算定できない。

(6) 同意書等を再度交付する場合，前回の交付年月日が月の15日以前の場合は当該月の４ヶ月後の月の末日，月の16日以降の場合は当該月の５ヶ月後の月の末日までの交付については算定できない。ただし，変形徒手矯正術については，前回の交付年月日から起算して１月以内の交付については１回に限り算定できる。

(7) 医師が同意書等を交付した後に，被保険者等が当該同意書等を紛失し，再度医師が同意書等を交付した場合は，最初に同意書等を交付した際にのみ算定できる。この場合において，２度目の同意書等の交付に要する費用は，被保険者の負担とする。（令６保医発0305·4）

B014 退院時薬剤情報管理指導料 90点

注１ 保険医療機関が，患者の入院時に当該患者が服薬中の医薬品等について確認するとともに，当該患者に対して入院中に使用した主な薬剤の名称（副作用が発現した場合については，当該副作用の概要，講じた措置等を含む）に関して当該患者の手帳に記載した上で，退院に際して当該患者又はその家族等に対して，退院後の薬剤の服用等に関する必要な指導を行った場合に，退院の日に１回に限り算定する。この場合において，同一日に，区分番号Ｂ005に掲げる退院時共同指

導料２（注１の規定により，入院中の保険医療機関の薬剤師が指導等を行った場合に限る）は，別に算定できない。

2　保険医療機関が，入院前の内服薬の変更をした患者又は服用を中止した患者について，保険薬局に対して，当該患者又はその家族等の同意を得て，その理由や変更又は中止後の当該患者の状況を文書により提供した場合に，**退院時薬剤情報連携加算**として，**60点**を所定点数に加算する。

→退院時薬剤情報管理指導料

(1)　退院時薬剤情報管理指導料は，医薬品の副作用や相互作用，重複投薬を防止するため，患者の入院時に，必要に応じ保険薬局に照会するなどして薬剤服用歴や患者が持参した医薬品等（医薬部外品及びいわゆる健康食品等を含む）を確認するとともに，入院中に使用した主な薬剤の名称等について，患者の薬剤服用歴が経時的に管理できる手帳〔B 011-3薬剤情報提供料の(2)に掲げる手帳をいう。以下同じ〕に記載した上で，患者の退院に際して当該患者又はその家族等に対して，退院後の薬剤の服用等に関する必要な指導を行った場合に，退院の日に１回に限り算定する。なお，ここでいう退院とは，第１章第２部「通則５」に規定する入院期間が通算される入院における退院のことをいい，入院期間が通算される再入院に係る退院日には算定できない。

(2)　入院時に，医薬品の服用状況及び薬剤服用歴を手帳等により確認するとともに，患者が，医薬品等を持参している場合には，当該医薬品等について実際に確認し，その名称等及び確認した結果の要点を**診療録等**に記載する。

(3)　入院中に使用した薬剤のうち，どの薬剤について手帳に記載するかは，患者の病態や使用する薬剤の種類によるが，少なくとも，退院直前（概ね退院前１週間以内）に使用した薬剤及び入院中に副作用が発現した薬剤については記載する。副作用が発現した薬剤については，投与量，当該副作用の概要，投与継続の有無を含む講じた措置，転帰等について記載する。

(4)　患者の退院に際して，当該患者又はその家族等に，退院後の薬剤の服用等に関する必要な指導（保険医療機関を受診する際や保険薬局に処方箋を提出する際に，手帳を提示する旨の指導を含む）を行うとともに，退院後の療養を担う保険医療機関での投薬又は保険薬局での調剤に必要な服薬の状況及び投薬上の工夫に関する情報について，手帳に記載する。なお，指導の要点についても，分かりやすく手帳に記載し，必要に応じて退院時の処方に係る薬剤の情報を文書で提供する。なお，退院後，在宅療養を必要とする患者であって，手帳にかかりつけ薬剤師の氏名が記載されている場合は，退院後の薬学的管理及び指導に関しかかりつけ薬剤師への相談を促すよう努める。

　また，入院時に当該患者が持参した医薬品の服用状況等について保険薬局から提供を受けた場合には，患者の退院に際して，患者の同意を得たうえで，当該保険薬局に対して当該患者の入院中の使用薬剤や服薬の状況等について情報提供する。

(5)　手帳を所有している患者については，原則として，退院時までに家族等に持参してもらうこととするが，持参できない場合には，必要な情報が記載された簡潔な文書（シール等）を交付し，所有している手帳に添付するよう，患者に対して指導を行った場合又は新たに手帳を発行した場合でも算定できる。

(6)　退院時薬剤情報管理指導料を算定した場合は，薬剤情報を提供した旨及び提供した情報並びに指導した内容の要点を**診療録等**に記載する。なお，B 008薬剤管理指導料を算定している患者の場合にあっては，薬剤管理指導記録に記載することで差し支えない。

(7)　「注２」に規定する退院時薬剤情報連携加算は，地域における継続的な薬学的管理指導を支援するため，保険医療機関から保険薬局に対して，患者の入院前の処方薬の変更又は中止に関する情報や変更又は中止後の患者の状態等に関する情報を提供することを評価するものである。

(8)　「注２」に規定する退院時薬剤情報連携加算は，退院時薬剤情報管理指導料の算定対象となる患者であって，入院前の処方の内容に変更又は中止の見直しがあったものに対して，患者又はその家族等の同意を得て，退院時に見直しの理由や見直し後の患者の状態等を，患者又はその家族等の選択する保険薬局に対して，文書で情報提供を行った場合に，退院の日に１回に限り算定する。なお，患者１人につき複数の保険薬局に対し情報提供を行った場合においても，１回のみの算定とする。

(9)　保険薬局への情報提供に当たっては，「薬剤管理サマリー」（日本病院薬剤師会）等の様式を参照して情報提供文書を作成し，当該文書を患者若しくはその家族等又は保険薬局に交付する。この場合において交付した文書の写しを**診療録等**に添付する。

(10)　死亡退院の場合は算定できない。（令６保医発0305･4）

B 015　精神科退院時共同指導料

1　精神科退院時共同指導料１（外来を担う保険医療機関又は在宅療養担当医療機関の場合）

イ	精神科退院時共同指導料（Ⅰ）	**1,500点**
ロ	精神科退院時共同指導料（Ⅱ）	**900点**

2　精神科退院時共同指導料２（入院医療を提供する保険医療機関の場合）　**700点**

注１　１のイについては，精神保健福祉法第29条若しくは第29条の２に規定する入院措置に係る患者，心神喪失等の状態で重大な他害行為を行った者の医療及び観察等に関する法律（平成15年法律第110号）第42条第１項第１号若しくは第61条第１項第１号に規定する同法による入院若しくは同法第42条第１項第２号に規定する同法による通院をしたことがあるもの又は当該入院の期間が１年以上のものに対して，当該患者の外来を担う保険医療機関又は在宅療養担当医療機関であって，別に厚生労働大臣が定める施設基準〔※告示④第３・10の３，p.914〕に適合しているものとして地方厚生局長等に届け出た保険医療機関が，当該患者が入院している他の保険医療機関と共同して，当該患者の同意を得て，退院後の療養上必要な説明及び指導を行った上で，支援計画を作成し，文書により情報提供した場合に，入院中に１回に限り算定する。

2　１のロについては，療養生活環境の整備のため重点的な支援を要する患者に対して，当該患者の外来を担う保険医療機関又は在宅療養担当医療機関であって，別に厚生労働大臣が定める施設基準〔※告示④第３・

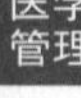

（別紙様式51）

包括的支援マネジメント　導入基準

評価日 年　月　日	患者氏名	評価者 （職種） （氏名）

過去１年間において，基準を満たすもの全てについて，□に✓を記入すること。

1	６ヶ月間継続して社会的役割（就労・就学・通所，家事労働を中心的に担う）を遂行することに重大な問題がある。	□
2	自分１人で地域生活に必要な課題（栄養・衛生・金銭・安全・人間関係・書類等の管理・移動等）を遂行することに重大な問題がある（家族が過剰に負担している場合を含む）。	□
3	家族以外への暴力行為，器物破損，迷惑行為，近隣とのトラブル等がある。	□
4	行方不明，住居を失う，立ち退きを迫られる，ホームレスになったことがある。	□
5	自傷や自殺を企てたことがある。	□
6	家族への暴力，暴言，拒絶がある。	□
7	警察・保健所介入歴がある。	□
8	定期的な服薬ができていなかったことが２か月以上あった。	□
9	外来受診をしないことが２か月以上あった。	□
10	自分の病気についての知識や理解に乏しい，治療の必要性を理解していない。	□
11	直近の入院は措置入院である。	□
12	日常必需品の購入，光熱費／医療費等の支払いに関して，経済的な問題がある。	□
13	家賃の支払いに経済的な問題を抱えている。	□
14	支援をする家族がいない（家族が拒否的・非協力的，天涯孤独）。	□
15	同居家族が支援を要する困難な問題を抱えている（介護・教育・障害等）。	□

10の３，p.914〕に適合しているものとして地方厚生局長等に届け出た保険医療機関が，当該患者が入院している他の保険医療機関と共同して，当該患者の同意を得て，退院後の療養上必要な説明及び指導を行った上で，支援計画を作成し，文書により情報提供した場合に，入院中に１回に限り算定する。

3　１について，区分番号**A000**に掲げる初診料，区分番号**A001**に掲げる再診料，区分番号**A002**に掲げる外来診療料，区分番号**B002**に掲げる開放型病院共同指導料（Ⅰ），区分番号**B004**に掲げる退院時共同指導料１，区分番号**C000**に掲げる往診料，区分番号**C001**に掲げる在宅患者訪問診療料（Ⅰ）又は区分番号**C001-2**に掲げる在宅患者訪問診療料（Ⅱ）は別に算定できない。

4　２については，精神病棟に入院している患者であって，他の保険医療機関において１を算定するものに対して，当該患者が入院している保険医療機関であって，別に厚生労働大臣が定める施設基準〔※告示④第３・10の３，p.914〕に適合しているものとして地方厚生局長等に届け出た保険医療機関が，当該患者の外来を担う保険医療機関又は在宅療養担当医療機関と共同して，当該患者の同意を得て，退院後の療養上必要な説明及び指導を行った上で，支援計画を作成し，文書により情報提供した場合に，入院中に１回に限り算定する。ただし，区分番号**B003**に掲げる開放型病院共同指導料（Ⅱ），区分番号**B005**に掲げる退院時共同指導料２又は区分番号**I011**に掲げる精神科退院指導料は，別に算定できない。

B016～B018　削除

→精神科退院時共同指導料

(1)　精神科退院時共同指導料１については，他の保険医療機関の精神病棟に入院中の患者であって，(2)又は(3)に定める患者に対して，当該患者の外来又は在宅療養を担う保険医療機関の多職種チームが，入院中の保険医療機関の多職種チームとともに，当該患者の同意を得て，退院後の療養上必要な説明及び指導を共同で行った上で，支援計画を作成し，文書により情報提供した場合に外来又は在宅療養を担う精神科又は心療内科を標榜する保険医療機関において，入院中に１回に限り算定する。

(2)　「１」の「イ」については，精神病棟に入院中の患者であって，精神保健福祉法第29条又は第29条の２に規定する入院措置に係る患者，心神喪失等の状態で重大な他害行為を行った者の医療及び観察等に関する法律第42条第１項第１号又は第61条第１項第１号に規定する同法による入院又は同法第42条第１項第２号に規定する同法による通院をしたことがある患者又は当該入院の期間が１年以上の患者（この区分において「措置入院患者等」という）に対して，当該保険医療機関の多職種チームが，当該患者が入院中の保険医療機関の多職種チームとともに，共同指導を行った場合に算定する。なお，共同指導を行う当該保険医療機関の多職種チームには，以下の**ア**から**ウ**までの職種がそれぞれ１名以上参加している。また，必要に応じて**エ**から**コ**までの職種が参加している。ただし，**ア**から**カ**までについては，当該保険医療機関の者に限る。

ア　精神科の担当医
イ　保健師又は看護師（この区分において「看護師等」という）
ウ　精神保健福祉士
エ　薬剤師
オ　作業療法士
カ　公認心理師
キ　在宅療養担当医療機関の保険医の指示を受けた訪問看護ステーションの看護師等
ク　在宅療養担当医療機関の保険医の指示を受けた訪問看護ステーションの作業療法士
ケ　市町村若しくは都道府県，保健所を設置する市又は特別区等（この区分において「市町村等」という）の担当者
コ　その他の関係職種

(3)　「１」の「ロ」については，「１」の「イ」以外の患者であって，平成28～30年度厚生労働行政調査推進補助金障害者対策総合研究事業において「多職種連携による包括的支援マネジメントに関する研究」の研究班が作成した，**別紙様式51**に掲げる「包括的支援マネジメント　実践ガイド」における「包括的支援マネジメント　導入基準」を１つ以上満たした療養生活環境の整備のため重点的な支援を要する患者（この区分において「重点的な支援を要する患者」という）に対して，当該保険医療機関の多職種チームが，当該患者が入院中の保険医療機関の多職種チームとともに，共同指導を行った場合に算定する。なお，共同指導を行う当該保険医療機関の多職種チームには，(2)の**ア**又は**イ**及び

（別紙様式51の２）

計画作成日：　　年　月　日
計画見直し予定日：　　年　月　日

療養生活の支援に関する計画書

氏名：　　　　　　様　　性別：男・女　　生年月日：　　年　月　日（　歳）
主治医：　　　　看護師・保健師：　　　　精神保健福祉士：
参加者
□本人　□家族　□主治医　□看護師・保健師　□精神保健福祉士　□薬剤師　□作業療法士　□公認心理師
□訪問看護ステーション　□行政機関　□指定特定相談支援事業所　□障害福祉サービス事業所
□その他（　　　　）

本人の目標（したい又はできるようになりたい生活の希望）	今回の支援計画における目標

評価項目	支援の必要性	課題内容 本人の希望	本人の実施事項（※１）	支援者の実施事項（※１）	支援者（機関名・担当者名・連絡先）
環境要因	□				
生活機能（活動）	□				
社会参加	□				
心身の状態	□				
支援継続に関する課題（※２）	□				
行動に関する課題（※３）	□				

（※１）課題内容，本人の希望に対する実施事項を記載すること
（※２）病状の理解の程度や自己管理等　（※３）アルコールや薬物，自他の安全確保に関する課題，こだわり等

調子が悪くなってきたときのサイン	
自分でわかるサイン	周りの人が気づくサイン
サインに気づいたときにすること	
自分がすること	周りの人がすること

緊急連絡先：氏名　　　所属　　　連絡先
緊急連絡先：氏名　　　所属　　　連絡先
緊急連絡先：氏名　　　所属　　　連絡先
署名　本人：　　　　主治医：　　　　担当者：

ウの職種がそれぞれ１名以上参加している。また，必要に応じてエからコまでの職種が参加している。ただし，アからカまでについては，当該保険医療機関の者に限る。

(4)　精神科退院時共同指導料２については，精神病棟に入院中の患者であって，措置入院患者等又は重点的な支援を要する患者に対して，入院中の保険医療機関の多職種チームが，当該患者の外来又は在宅療養を担う他の保険医療機関の多職種チームとともに，当該患者の同意を得て，退院後の療養上必要な説明及び指導を共同で行った上で，支援計画を作成し，文書により情報提供した場合に入院医療を担う保険医療機関において，入院中に１回に限り算定する。

(5)「２」については，(4)に規定する患者に対して，当該保険医療機関の精神科の医師，看護師等及び精神保健福祉士並びに必要に応じて薬剤師，作業療法士，公認心理師，在宅療養担当医療機関の保険医の指示を受けた訪問看護ステーションの看護師等若しくは作業療法士又は市町村等の担当者等が共同指導を行った場合に算定する。

(6)　重点的な支援を要する患者に対して共同指導を実施する場合,「包括的支援マネジメント　導入基準」のうち該当するものを**診療録等**に添付又は記載する。

(7)　共同指導の実施及び支援計画の作成に当たっては，平成28～30年度厚生労働行政調査推進補助金障害者対策総合研究事業において「多職種連携による包括的支援マネジメントに関する研究」の研究班が作成した,「包括的支援マネジメント　実践ガイド」を参考にする。なお，患者又はその家族等に対して提供する文書については，**別紙様式51の２**「療養生活の支援に関する計画書」を用いる。また，当該文書の写しを**診療録等**に添付する。

(8)　共同指導は，ビデオ通話が可能な機器を用いて実施しても差し支えない。なお，ビデオ通話が可能な機器を用いる場合，患者の個人情報を当該ビデオ通話の画面上で共有する際は，患者の同意を得ている。また，保険医療機関の電子カルテなどを含む医療情報システムと共通のネットワーク上の端末においてカンファレンスを実施する場合には，厚生労働省「医療情報システムの安全管理に関するガイドライン」に対応している。

(9)　精神科退院時共同指導料は，退院後在宅での療養を行う患者が算定の対象となり，他の保険医療機関，社会福祉施設，介護老人保健施設，介護老人福祉施設に入院若しくは入所する患者又は死亡退院した患者については，対象とはならない。

(10)　精神科退院時共同指導料を算定する場合は，**診療報酬明細書**の摘要欄に，当該指導料の対象となる患者の状態について記載する。
（令６保医発0305･4）

第２節　削除

【2024年改定により削除】「第２節　プログラム医療機器等医学管理加算」及びＢ100禁煙治療補助システム指導管理加算が削除され，それに代わるものとして，Ｂ005-14プログラム医療機器等指導管理料が新設された。

第３節　特定保険医療材料料

B 200　特定保険医療材料　材料価格を10円で除して得た点数

注　使用した特定保険医療材料の材料価格は，別に厚生労働大臣が定める。

第２部　在宅医療

→特掲診療料に関する通則

1　第１部に規定するＢ000特定疾患療養管理料，Ｂ001特定疾患治療管理料の「１」ウイルス疾患指導料，Ｂ001「４」小児特定疾患カウンセリング料，Ｂ001「５」小児科療養指導料，Ｂ001「６」てんかん指導料，Ｂ001「７」難病外来指導管理料，Ｂ001「８」皮膚科特定疾患指導管理料，Ｂ001「17」慢性疼痛疾患管理料，Ｂ001「18」小児悪性腫瘍患者指導管理料及びＢ001「21」耳鼻咽喉科特定疾患指導管理料並びに第２部第２節第１款の各区分に規定する在宅療養指導管理料（Ｃ100～Ｃ121）及び第８部精神科専門療法に掲げるＩ004心身医学療法は特に規定する場合を除き同一月に算定できない。

2　算定回数が「週」単位又は「月」単位とされているものについては，特に定めのない限り，それぞれ日曜日から土曜日までの１週間又は月の初日から月の末日までの１か月を単位として算定する。（令６保医発0305・4）

通　則

1　在宅医療の費用は，第１節又は第２節の各区分の所定点数により算定する。

2　在宅療養指導管理に当たって患者に対して薬剤を使用した場合は，前号により算定した点数及び第３節の所定点数を合算した点数により算定する。

3　在宅療養指導管理に当たって，別に厚生労働大臣が定める保険医療材料（以下この部において「特定保険医療材料」という）〔※告示①，p.663〕を支給した場合は，前２号により算定した点数及び第４節の所定点数を合算した点数により算定する。

4　第１節又は第２節に掲げられていない在宅医療であって特殊なものの費用は，第１節又は第２節に掲げられている在宅医療のうちで最も近似する在宅医療の各区分の所定点数により算定する。

5　組織的な感染防止対策につき区分番号Ａ000に掲げる初診料の注11及び区分番号Ａ001に掲げる再診料の注15に規定する別に厚生労働大臣が定める施設基準〔※告示③第３・３の３，p.683〕に適合しているものとして地方厚生局長等に届け出た保険医療機関（診療所に限る）において，第１節の各区分に掲げる在宅患者診療・指導料のうち次に掲げるものを算定した場合は，**外来感染対策向上加算**として，月１回に限り**６点**を所定点数に加算する。ただし，発熱その他感染症を疑わせるような症状を呈する患者に対して適切な感染防止対策を講じた上で，第１節の各区分に掲げる在宅患者診療・指導料のうち次に掲げるものを算定した場合については，**発熱患者等対応加算**として，月1回に限り**20点**を更に所定点数に加算する。この場合において，区分番号Ａ000に掲げる初診料の注11，区分番号Ａ001に掲げる再診料の注15，第１部の通則第３号又は区分番号Ｉ012に掲げる精神科訪問看護・指導料の注13にそれぞれ規定する外来感染対策向上加算を算定した月は，別に算定できない。

イ　在宅患者訪問診療料（Ⅰ）
ロ　在宅患者訪問診療料（Ⅱ）
ハ　在宅患者訪問看護・指導料
ニ　同一建物居住者訪問看護・指導料
ホ　在宅患者訪問点滴注射管理指導料
ヘ　在宅患者訪問リハビリテーション指導管理料
ト　在宅患者訪問薬剤管理指導料
チ　在宅患者訪問栄養食事指導料
リ　在宅患者緊急時等カンファレンス料

6　感染症対策に関する医療機関間の連携体制につき区分番号Ａ000に掲げる初診料の注12及び区分番号Ａ001に掲げる再診料の注16に規定する別に厚生労働大臣が定める施設基準〔※告示③第３・３の４，p.684〕に適合しているものとして地方厚生局長等に届け出た保険医療機関において，前号に規定する外来感染対策向上加算を算定した場合は，**連携強化加算**として，月１回に限り**３点**を更に所定点数に加算する。

7　感染防止対策に資する情報を提供する体制につき区分番号Ａ000に掲げる初診料の注13及び区分番号Ａ001に掲げる再診料の注17に規定する別に厚生労働大臣が定める施設基準〔※告示③第３・３の５，p.684〕に適合しているものとして地方厚生局長等に届け出た保険医療機関において，第５号に規定する外来感染対策向上加算を算定した場合は，**サーベイランス強化加算**として，月１回に限り**１点**を更に所定点数に加算する。

8　抗菌薬の使用状況につき区分番号Ａ000に掲げる初診料の注14及び区分番号Ａ001に掲げる再診料の注18に規定する別に厚生労働大臣が定める施設基準に適合しているものとして地方厚生局長等に届け出た保険医療機関において，第５号に規定する外来感染対策向上加算を算定した場合は，**抗菌薬適正使用体制加算**として，月１回に限り**５点**を更に所定点数に加算する。

【2024年改定による主な変更点】

(1)　在宅療養支援診療所・病院の施設基準に，①**各年度５月～７月の訪問診療の回数が2100回以上の場合は在宅データ提出加算の届出医療機関であること**（**【経過措置】**2024年３月末時点の機能強化型の在宅療養支援診療所・病院は，2025年５月末までは在宅データ提出加算の基準を満たすものとする），②**訪問栄養食事指導が可能な体制をとっていること**（**【経過措置】**2024年３月末時点の在宅療養支援病院は2025年５月末までは当該基準を猶予）――**とする要件が新設された。**

(2)　在宅療養支援診療所・病院の**24時間往診体制**の施設基準について，医療資源の少ない地域では，**看護師等といる患者に対して情報通信機器を用いた診療が24時間可能な体制**を確保した場合，同基準を満たすものとされた。

(3)　在宅療養支援診療所・病院，在宅療養後方支援病院について，介護保険施設等（介護老人保健施設，介護医療院，特別養護老人ホーム）の求めに応じて，その**協力医療機関として定められることが望ましい**とされた。

→通則

(1)　在宅医療の費用は，第１節在宅患者診療・指導料，

在宅

第２節在宅療養指導管理料第１款在宅療養指導管理料，第２節在宅療養指導管理料第２款在宅療養指導管理材料加算，第３節薬剤料及び第４節特定保険医療材料料に掲げる所定点数を合算した点数により算定する。

(2) 在宅医療において，患者の診療を担う保険医の指示に基づき，当該保険医の診療日以外の日に訪問看護ステーション等の看護師等が，当該患者に対し点滴又は処置等を実施した場合は，使用した薬剤の費用については第３節薬剤料により，特定保険医療材料の費用については第４節特定保険医療材料料により，当該保険医療機関において算定する。

(3) 「通則５」の外来感染対策向上加算は，診療所における，平時からの感染防止対策の実施や，地域の医療機関等が連携して実施する感染症対策への参画，空間的・時間的分離を含む適切な感染対策の下で発熱患者等の外来診療等を実施する体制の確保を更に推進する観点から，診療時の感染防止対策に係る体制を評価するものであり，別に厚生労働大臣が定める施設基準に適合しているものとして地方厚生（支）局長に届け出た診療所において次に掲げるものを算定する場合に，患者１人につき月１回に限り加算することができる。ただし，同一月にＡ000「注11」，Ａ001「注15」，第２章第１部の通則第３号又はＩ012「注13」に規定する外来感染対策向上加算を算定した場合にあっては算定できない。

(1) 在宅患者訪問診療料（Ⅰ）
(2) 在宅患者訪問診療料（Ⅱ）
(3) 在宅患者訪問看護・指導料
(4) 同一建物居住者訪問看護・指導料
(5) 在宅患者訪問点滴注射管理指導料
(6) 在宅患者訪問リハビリテーション指導管理料
(7) 在宅患者訪問薬剤管理指導料
(8) 在宅患者訪問栄養食事指導料
(9) 在宅患者緊急時等カンファレンス料

(4) 「通則５」の発熱患者等対応加算は，外来感染対策向上加算を算定している場合であって，発熱，呼吸器症状，発しん，消化器症状又は神経症状その他感染症を疑わせるような症状を有する患者に適切な感染対策の下で「通則５」に掲げるイからリまでのいずれかを算定する場合に算定する。

(5) 「通則６」の連携強化加算は，(3)の外来感染対策向上加算を算定する場合であって，外来感染対策向上加算を算定する保険医療機関が，Ａ234-2感染対策向上加算１を算定する保険医療機関に対し，感染症の発生状況，抗菌薬の使用状況等について報告を行っている場合に算定する。

(6) 「通則７」のサーベイランス強化加算は，(3)の外来感染対策向上加算を算定する場合であって，外来感染対策向上加算を算定する保険医療機関が，院内感染対策サーベイランス（ＪＡＮＩＳ），感染対策連携共通プラットフォーム（Ｊ－ＳＩＰＨＥ）等，地域や全国のサーベイランスに参加している場合に算定する。

(7) 「通則８」の抗菌薬適正使用体制加算は，「通則５」の外来感染対策向上加算を算定する場合であって，外来感染対策向上加算を算定する保険医療機関が抗菌薬の使用状況のモニタリングが可能なサーベイランスに参加し，使用する抗菌薬のうちAccess抗菌薬に分類されるものの使用比率が60％以上又は当該サーベイランスに参加する診療所全体の上位30％以内である場合に算定する。 (令６保医発0305·4)

第１節　在宅患者診療・指導料

→在宅患者診療・指導料

(1) 保険医療機関は，同一の患者について，Ｃ000往診料，Ｃ001在宅患者訪問診療料（Ⅰ），Ｃ001-2在宅患者訪問診療料（Ⅱ），Ｃ005在宅患者訪問看護・指導料，Ｃ005-1-2同一建物居住者訪問看護・指導料，Ｃ006在宅患者訪問リハビリテーション指導管理料，Ｃ008在宅患者訪問薬剤管理指導料，Ｃ009在宅患者訪問栄養食事指導料又はＩ012精神科訪問看護・指導料（以下この部において「訪問診療料等」という）のうち，いずれか１つを算定した日においては，他のものを算定できない。

ただし，在宅患者訪問診療等を行った後，患者の病状の急変等により，往診を行った場合の往診料の算定については，この限りではない。

(2) 一の保険医療機関が訪問診療料等のいずれか１つを算定した日については，当該保険医療機関と特別の関係 (p.30) にある他の保険医療機関は訪問診療料等を算定できない。

ただし，訪問診療等を行った後，患者の病状の急変等により，往診を行った場合の往診料の算定については，この限りではない。

(3) 保険医療機関と特別の関係にある訪問看護ステーションが，当該保険医療機関の医師から訪問看護指示書の交付を受けた患者について，訪問看護療養費を算定した日においては，当該保険医療機関は訪問診療料等を算定できない。

ただし，当該訪問看護を行った後，患者の病状の急変等により，往診を行った場合の往診料の算定については，この限りではない。また，Ｉ016精神科在宅患者支援管理料の「１」を算定する保険医療機関と連携する訪問看護ステーションのそれぞれが，同一日に訪問看護を実施した場合における精神科訪問看護・指導料（作業療法士又は精神保健福祉士による場合に限る）及び精神科訪問看護基本療養費の算定については，この限りでない。 (令６保医発0305·4)

→在宅療養支援診療所

(1) 在宅療養支援診療所とは，地域における患者の在宅療養の提供に主たる責任を有するものであり，患者からの連絡を一元的に当該診療所で受けるとともに，患者の診療情報を集約する等の機能を果たす必要がある。このため，緊急時の連絡体制及び24時間往診できる体制（基本診療料の施設基準等の別表**第６の２**に掲げる地域に所在し，看護師等といる患者に対して情報通信機器を用いた診療を行うことが24時間可能な体制を有する保険医療機関を除く）等を確保しなければならない。なお，当該診療所が他の保険医療機関（特別の関係にあるものを含む）又は訪問看護ステーション（特別の関係にあるものを含む）（以下この部において「連携保険医療機関等」という）と連携する場合には，連携保険医療機関等の保険医又は看護師等との診療情報の共有に際し，当該患者の診療情報の提供を行った場合，これに係る費用は各所定点数に含まれ別に算定できない。

(2) 連携保険医療機関等の保険医又は看護師等であって，在宅療養支援診療所の保険医の指示により，緊急の往診又は訪問看護を行うものは，患者の診療情報について，あらかじめ在宅療養支援診療所の保険医から提供を受け，緊急時に十分活用できる体制にて保管する必要がある。また，当該緊急の往診又は訪問看護の後には，診療内容等の要点を**診療録等**に記載するとともに，在宅療養支援診療所の保険医が患者の診療情報を集約して管理できるよう，速やかに在宅療養支援診療所の保険医に対し，診療情報の提供を行う。なお，在宅療養支援診療所の保険医に対し，連携保険医療機関等から当該患者の診療情報の提供を行った場合の費用は，各所定点数に含まれ別に算定できない。

(3) 当該患者の病状急変時等に，連携保険医療機関等の保険医又は看護師等が往診又は訪問看護を行った場合には，A000初診料，A001再診料，C000往診料又はC005在宅患者訪問看護・指導料は往診等を行った保険医又は看護師等の属する保険医療機関において算定する。

(4) 連携保険医療機関等が，在宅療養支援診療所の保険医の指示により往診又は訪問看護を行った場合は，診療報酬明細書の摘要欄に連携する在宅療養支援診療所の名称及び[支援]と記載する。 (令6保医発0305・4)

在宅

診療・指導

C000 往診料 720点

注1 別に厚生労働大臣が定める時間〔※告示④第4・1の3，p.918〕において入院中の患者以外の患者に対して診療に従事している場合に緊急に行う往診，夜間（深夜を除く）又は休日の往診，深夜の往診を行った場合には，在宅療養支援診療所，在宅療養支援病院（地域において在宅療養を提供する診療所がないことにより，当該地域における退院後の患者に対する在宅療養の提供に主たる責任を有する病院であって，別に厚生労働大臣が定める施設基準〔※告示④第4・1，p.914〕に適合しているものとして地方厚生局長等に届け出たものをいう。以下この表において同じ）等の区分に従い，次に掲げる点数を，それぞれ所定点数に加算する。

イ 別に厚生労働大臣が定める患者〔※告示④第4・1の3の2，p.918〕に対し，在宅療養支援診療所又は在宅療養支援病院であって別に厚生労働大臣が定めるもの〔※告示④第4・1の2，p.918〕の保険医が行う場合

(1) 病床を有する場合
① **緊急往診加算** 850点
② **夜間・休日往診加算** 1,700点
③ **深夜往診加算** 2,700点

(2) 病床を有しない場合
① **緊急往診加算** 750点
② **夜間・休日往診加算** 1,500点
③ **深夜往診加算** 2,500点

ロ 別に厚生労働大臣が定める患者〔※告示④第4・1の3の2，p.918〕に対し，在宅療養支援診療所又は在宅療養支援病院（イに規定するものを除く）の保険医が行う場合
(1) **緊急往診加算** 650点
(2) **夜間・休日往診加算** 1,300点
(3) **深夜往診加算** 2,300点

ハ 別に厚生労働大臣が定める患者〔※告示④第4・1の3の2，p.918〕に対し，イからロまでに掲げるもの以外の保険医療機関の保険医が行う場合
(1) **緊急往診加算** 325点
(2) **夜間・休日往診加算** 650点
(3) **深夜往診加算** 1,300点

ニ 別に厚生労働大臣が定める患者〔※告示④第4・1の3の2，p.918〕以外の患者に対して行う場合
(1) **緊急往診加算** 325点
(2) **夜間・休日往診加算** 405点
(3) **深夜往診加算** 485点

2 患家における診療時間が1時間を超えた場合は，**患家診療時間加算**として，30分又はその端数を増すごとに，**100点**を所定点数に加算する。

3 在宅で死亡した患者（往診を行った後，24時間以内に在宅以外で死亡した患者を含む）に対して，その死亡日及び死亡日前14日以内に，区分番号B004に掲げる退院時共同指導料1を算定し，かつ，往診を実施した場合には，当該患者に係る区分等に従い，**在宅ターミナルケア加算**として，次に掲げる点数をそれぞれ所定点数に加算する。この場合において，区分番号C001の注6に規定する在宅ターミナルケア加算及び区分番号C001-2の注5に規定する在宅ターミナルケア加算は算定できない。ただし，別に厚生労働大臣が定める施設基準〔※告示④第4・1の4，p.920〕に適合するものとして地方厚生局長等に届け出た保険医療機関が行った場合は，当該基準に掲げる区分に従い，**在宅緩和ケア充実診療所・病院加算**，**在宅療養実績加算1**又は**在宅療養実績加算2**として，それぞれ**1,000点**，**750点**又は**500点**を，がん患者に対して酸素療法を行っていた場合は酸素療法加算として**2,000点**を更に所定点数に加算する。

イ 有料老人ホームその他これに準ずる施設（以下この区分番号，区分番号C001及び区分番号C001-2において「有料老人ホーム等」という）に入居する患者以外の患者
(1) 在宅療養支援診療所又は在宅療養支援病院であって別に厚生労働大臣が定めるもの〔※告示④第4・1の2，p.918〕の場合
① 病床を有する場合 6,500点
② 病床を有しない場合 5,500点
(2) 在宅療養支援診療所又は在宅療養支援病院〔(1)に規定するものを除く〕の場合 4,500点
(3) (1)及び(2)に掲げるもの以外の場合 3,500点

ロ 有料老人ホーム等に入居する患者
(1) 在宅療養支援診療所又は在宅療養支援病院であって別に厚生労働大臣が定めるもの〔※告示④第4・1の2，p.918〕の場合
① 病床を有する場合 6,500点
② 病床を有しない場合 5,500点
(2) 在宅療養支援診療所又は在宅療養支援病院〔(1)に規定するものを除く〕の場合 4,500点
(3) (1)及び(2)に掲げるもの以外の場

合　3,500点

4 往診を行い，在宅で患者を看取った場合（注３に規定する在宅ターミナルケア加算を算定する場合に限る）には，**看取り加算**として，**3,000点**を所定点数に加算する。この場合において，区分番号C001の注７（区分番号C001-2の注６の規定により準用する場合を含む）に規定する看取り加算は算定できない。

5 患家において死亡診断を行った場合は，**死亡診断加算**として，**200点**を所定点数に加算する。ただし，注４に規定する加算を算定する場合は，算定できない。

6 保険医療機関の所在地と患家の所在地との距離が16kmを超えた場合又は海路による往診を行った場合で，特殊の事情があったときの往診料は，別に厚生労働大臣が定めるところにより算定する。

7 往診に要した交通費は，患家の負担とする。

8 注１のイからハまでについては，別に厚生労働大臣が定める施設基準〔※告示④第４・１の４，p.920〕に適合するものとして地方厚生局長等に届け出た保険医療機関の保険医が行った場合は，当該基準に掲げる区分に従い，**在宅緩和ケア充実診療所・病院加算**，**在宅療養実績加算１**又は**在宅療養実績加算２**として，**100点**，**75点**又は**50点**を，それぞれ更に所定点数に加算する。

9 在宅療養支援診療所又は在宅療養支援病院が，当該保険医療機関と連携する他の保険医療機関（在宅療養支援診療所又は在宅療養支援病院以外の保険医療機関に限る）によって計画的な医学管理の下に主治医として定期的に訪問診療を行っている患者に対して，往診を行った場合，**往診時医療情報連携加算**として**200点**を所定点数に加算する。

10 別に厚生労働大臣が定める施設基準〔※告示④第４・１の３の３，p.919〕に適合しているものとして地方厚生局長等に届け出た保険医療機関が，介護老人保健施設，介護医療院及び特別養護老人ホーム（以下この注において「介護保険施設等」という）の協力医療機関であって，当該介護保険施設等に入所している患者の病状の急変等に伴い，往診を行った場合に，**介護保険施設等連携往診加算**として，**200点**を所定点数に加算する。

【2024年改定による主な変更点】

(1) 厚生労働大臣が定める患者（①往診医療機関で訪問診療等を行う患者，②往診医療機関と連携体制を構築する他医療機関で訪問診療等を行う患者，③往診医療機関の外来で継続的に診療を受ける患者，④往診医療機関と平時から連携体制を構築する介護保険施設等の入所患者――のいずれか）以外の患者に対する緊急・夜間・休日・深夜の往診に係る点数が新設された（「注１」「ニ」）。

(2) **【新設】**「注３」在宅ターミナルケア加算：死亡日及び死亡日前14日以内にＢ004退院時共同指導料１を算定して往診を実施した場合に算定可。

(3) **【新設】**「注４」看取り加算：「注３」在宅ターミナルケア加算を算定して，在宅で患者を看取った場合に算定可。

(4) **【新設】**「注９」往診時医療情報連携加算：在宅療養支援診療所・病院以外の他医療機関が訪問診療を行う患者に対し，在宅療養支援診療所・病院が当該他医療機関と平時から連携体制を構築したうえで往診を行った場合に算定可。

(5) **【新設】**「注10」介護保険施設等連携往診加算：介護保険施設等の入所者の病状急変時に，定期的なカンファレンスを実施するなど平時から当該施設等と連携体制を構築している協力医療機関の医師が往診を行った場合に算定可。

→往診料

(1) 往診料は，患者又は家族等の患者の看護等に当たる者が，保険医療機関に対し電話等で直接往診を求め，当該保険医療機関の医師が往診の必要性を認めた場合に，可及的速やかに患家に赴き診療を行った場合に算定できるものであり，定期的ないし計画的に患家又は他の保険医療機関に赴いて診療を行った場合には算定できない。

(2) 往診又は訪問診療を行った後に，患者又はその家族等が単に薬剤を取りに医療機関に来た場合は，再診料又は外来診療料は算定できない。

(3) 往診を求められて患家へ赴いたが，既に他医に受診していたため，診察を行わないで帰った場合の往診料は，療養の給付の対象としない扱いとする。したがって患者負担とする。

(4) 特定の被保険者の求めに応ずるのではなく，保険診療を行う目的をもって定期又は不定期に事業所へ赴き，被保険者（患者）を診療する場合は，往診料として取り扱うことは認められない。

(5) 複数事業所の衛生管理医をしている保険医が，衛生管理医として毎日又は定期的に事業所に赴いた（巡回）際，当該事業所において常態として診療を行う場合は，(4)と同様である。

(6) 同一保険医が２か所の保険医療機関を開設している場合の往診料は，往診の依頼を受けた医療機関を起点とするのではなく，当該保険医が患家に赴くために出発した保険医療機関から患家までの距離により算定する。

(7) 定期的又は計画的に行われる対診の場合は往診料を算定できない。（令６保医発0305·4）

→緊急往診加算，夜間・休日・深夜加算（「注１」）

(1) 緊急往診加算は，保険医療機関において，標榜時間内であって，入院中の患者以外の患者に対して診療に従事している時に，患者又は現にその看護に当たっている者から緊急に求められて往診を行った場合に算定する。

(2) 「注１」に規定する「**別に厚生労働大臣が定める時間**」とは，保険医療機関において専ら診療に従事している時間であって，概ね午前８時から午後１時までの間とする。

(3) 「注１」における**緊急に行う往診**とは，患者又は現にその看護に当たっている者からの訴えにより，速やかに往診しなければならないと判断した場合をいい，具体的には，往診の結果，急性心筋梗塞，脳血管障害，急性腹症等が予想される場合〔15歳未満の小児（児童福祉法第６条の２第３項に規定する小児慢性特定疾病医療支援の対象である場合は，20歳未満の者）については，これに加えて，低体温，けいれん，意識障害，急性呼吸不全等が予想される場合〕をいう。また，医学的に終末期であると考えられる患者（当該保険医療機関又は当該保険医療機関と連携する保険医療機関が訪問診療を提供している患者に限る）に対して往診した場合にも緊急往診加算を算定できる。

(4) 「注１」における**所定点数**とは，往診料に「**注２**」及び「**注６**」における加算点数を合算した点数をいう。

(5) 夜間（深夜を除く）とは午後６時から午前８時まで

とし，深夜の取扱いについては，午後10時から午前６時までとする。ただし，これらの時間帯が標榜時間に含まれる場合，夜間・休日往診加算及び深夜往診加算は算定できない。

(6) 休日とは，日曜日及び国民の祝日に関する法律第３条に規定する休日をいう。なお，１月２日及び３日並びに12月29日，30日及び31日は，休日として取り扱う。

(7) 「注１のイ」，「注３のイの(1)」及び「注３のロの(1)」に規定する「**在宅療養支援診療所又は在宅療養支援病院であって別に厚生労働大臣が定めるもの**」とは，特掲診療料施設基準通知の第９在宅療養支援診療所の施設基準の１の(1)及び(2)（p.905）に規定する**在宅療養支援診療所**，第14の２在宅療養支援病院の施設基準の１の(1)及び(2)（p.915）に規定する**在宅療養支援病院**である。

「注１のイの(1)」，「注３のイの(1)の①」及び「注３のロの(1)の①」に規定する「**病床を有する場合**」，「注１のイの(2)」，「注３のイの(1)の②」及び「注３のロの(1)の②」に規定する「**病床を有しない場合**」とは，同通知の第９在宅療養支援診療所の施設基準の２の(1)及び(2)（p.907），第14の２在宅療養支援病院の施設基準の２の(1)（p.918）の規定による。 （令６保医発0305·4）

→診療時間加算（「注２」）

(1) 「注２」における**診療時間**とは，実際に診療に当たっている時間をいう。交通機関の都合その他診療の必要以外の事由によって患家に滞在又は宿泊した場合においては，その患家滞在の時間については，診療時間に算入しない。

(2) 同一の患家又は有料老人ホーム等であって，その形態から当該ホーム全体を同一の患家とみなすことが適当であるものにおいて，２人以上の患者を診療した場合は，２人目以降の患者については往診料を算定せず，A000初診料又はA001再診料若しくはA002外来診療料及び第２章特掲診療料のみを算定する。この場合において，２人目以降のそれぞれの患者の診療に要した時間が１時間を超えた場合は，その旨を**診療報酬明細書**の摘要欄に記載し，往診料の「注２」に規定する加算を算定する。

(3) 「注３」に規定する在宅ターミナルケア加算は，死亡日及び死亡日前14日以内の計15日間にB004退院時共同指導料１を算定した上で往診を行った患者が，在宅で死亡した場合（往診を行った後，24時間以内に在宅以外で死亡した場合を含む）に算定する。この場合，診療内容の要点等を**診療録**に記載する。また，ターミナルケアの実施については，厚生労働省「人生の最終段階における医療・ケアの決定プロセスに関するガイドライン」等の内容を踏まえ，患者本人及びその家族等と話し合いを行い，患者本人の意思決定を基本に，他の関係者と連携の上対応する。なお，死亡日及び死亡日前14日以内の計15日間にC001在宅患者訪問診療料（Ⅰ）又はC001-2在宅患者訪問診療料（Ⅱ）を算定している場合は，C001在宅患者訪問診療料（Ⅰ）の「注６」に規定する在宅ターミナルケア加算又はC001-2在宅患者訪問診療料（Ⅱ）の「注５」に規定する在宅ターミナルケア加算を算定する。

(4) 「注３のイ」及び「注３のロ」に規定する**有料老人ホーム等に入居する患者**とは，以下のいずれかに該当する患者をいう。

ア C002-2施設入居時等医学総合管理料の(3)において施設入居時等医学総合管理料の算定患者とされている患者

イ 障害者総合支援法に規定する障害福祉サービスを行う施設及び事業所又は福祉ホームに入居する患者

ウ 介護保険法第８条第19項に規定する小規模多機能型居宅介護又は同法第８条第23項に規定する複合型サービスにおける宿泊サービスを利用中の患者

(5) 「注３」に規定する酸素療法加算は，悪性腫瘍と診断されている患者に対し，死亡した月において，在宅酸素療法を行った場合に算定する。在宅酸素療法を指示した医師は，在宅酸素療法のための酸素投与方法（使用機器，ガス流量，吸入時間等），緊急時連絡方法等を装置に掲示すると同時に，夜間も含めた緊急時の対処法について，患者本人及びその家族等に説明を行う。酸素療法加算を算定した月については，C103在宅酸素療法指導管理料，C107在宅人工呼吸指導管理料，C157酸素ボンベ加算，C158酸素濃縮装置加算，C159液化酸素装置加算，C164人工呼吸器加算，J018喀痰吸引，J018-3干渉低周波去痰器による喀痰排出，J024酸素吸入，J024-2突発性難聴に対する酸素療法，J025酸素テント，J026間歇的陽圧吸入法，J026-2鼻マスク式補助換気法，J026-3体外式陰圧人工呼吸器治療及びJ045人工呼吸は算定できない。

(6) 「注４」に規定する看取り加算は，事前に当該患者又はその家族等に対して，療養上の不安等を解消するために十分な説明と同意を行った上で，死亡日及び死亡日前14日以内の計15日間に退院時共同指導を行った上で死亡日に往診を行い，当該患者を患家で看取った場合に算定する。この場合，診療内容の要点等を当該患者の**診療録**に記載する。 （令６保医発0305·4）

→死亡診断加算（「注５」）

「注５」に規定する死亡診断加算は，患者が在宅で死亡した場合であって，死亡日に往診を行い，死亡診断を行った場合に算定する。ただし，「注４」に規定する看取り加算には，死亡診断に係る費用が含まれており，「注５」に規定する死亡診断加算は別に算定できない。

（令６保医発0305·4）

→16km超の場合の扱い（「注６」）

(1) 「注６」に規定する保険医療機関の所在地と患家の所在地との距離が16kmを超える往診については，当該保険医療機関からの往診を必要とする絶対的な理由がある場合に認められるものであって，この場合の往診料の算定については，16km以内の場合と同様，本区分及び「注１」から「注５」まで及び「注８」から「注10」までにより算定する。この絶対的に必要であるという根拠がなく，特に患家の希望により16kmを超える往診をした場合の往診料は保険診療としては算定が認められないことから，患者負担とする。この場合において，「保険医療機関の所在地と患家の所在地との距離が16kmを超えた場合」とは，当該保険医療機関を中心とする半径16kmの圏域の外側に患家が所在する場合をいう。

(2) (1)にかかわらず，往診距離が片道16kmを超えて又は海路によりアの適用地域に往診した場合であって，イの各号の一に該当する特殊の事情があったときの往診料は，ウの算定方法によって算定する。

ア 適用地域

次の各号の一に該当する地域であって，イに掲げる特殊の事情のいずれかが一般的に存するものについて，地方厚生（支）局長が厚生労働大臣の承認を得て指定した地域とする。

なお，指定地域が指定要件を欠くに至ったときは，当局に内議のうえ，速やかに地域の指定を取り消す。

i 医療機関のない島の地域又は通例路程の大部分を海路による以外に往診することが困難な事情にある地域であって医療機関のないもの（以下「1

号地域」という。地域の単位は，原則として，島，部落又は小字とする）。

ⅱ　1号地域以外の地域であって，最寄りの医療機関からの往診距離が片道16kmを超えるもの（以下「2号地域」という。地域の単位は，原則として，部落又は小字とする）。

イ　特殊の事情

ⅰ　定期に航行する船舶がないか，又は定期に航行する船舶があっても航行回数がきわめて少ないか，若しくは航行に長時間を要する。

ⅱ　海上の状態や気象条件がきわめて悪いため，又は航路に暗礁が散在するため，若しくは流氷等のため航行に危険が伴う。

ⅲ　冬期積雪の期間通常の車両の運行が不能のため往診に相当長時間を要する事情にあること，又は道路事情がきわめて悪く，相当の路程を徒歩によらなければならないため，往診に相当長時間を要する事情にある。

ウ　算定方法

往診料の項に定める算定方法に準じて算定した点数（**720点**に「注1」から「注5」まで及び「注8」から「注10」までによる点数を加算した点数）に，次の点数〔1号地域については次のⅰの(イ)及び(ロ)により算出した点数，2号地域については，次のⅱにより算出した点数〕を加算する。

ⅰ　1号地域に対する往診の場合

(イ)　波浪時（波浪注意報の出ていたとき又は波浪により通常の航海時間の概ね1.5倍以上を要したときとする）であった海路につき海路距離が片道1km又はその端数を増すごとに所定点数に「注2」に規定する点数の**100分の150**を加算した点数（往復の場合は**100分の200**，片道の場合は**100分の100**とする）。

(ロ)　適用地域における往診に必要とした滞在時間（島に上陸したときから離島するまでの時間）については30分又はその端数を増すごとに**100点**を加算する方法で算出した点数の**100分の200**に相当する点数。

ⅱ　2号地域に対する往診の場合

往診のため保険医が当該保険医療機関を出発してから帰院するまでの往診時間について，30分又はその端数を増すごとに**100点**を加算する方法で算出した点数の**100分の300**に相当する点数。

(3)　保険医療機関の所在地と患家の所在地との距離が16km以上の地域に居住する保険医に対して在宅での療養を行う患者の診療を担う保険医が往診による対診を求めることができるのは，患家の所在地から半径16km以内に患家の求める診療に専門的に対応できる保険医療機関が存在しない場合や，患家の求める診療に専門的に対応できる保険医療機関が存在していても当該保険医療機関が往診等を行っていない場合などのやむを得ない絶対的理由のある場合に限られる。

（令6保医発0305·4）

→交通費の扱い（「注7」）

(1)　「注7」に規定する交通費は実費とする。

(2)　交通費には自家用車による費用を含む。

(3)　自転車，スクーター等の費用は往診料に含まれているので前項は適用されず，したがって「注7」に規定する患家の負担となる交通費には該当しない。

（令6保医発0305·4）

→往診時医療情報連携加算（「注9」）

(1)　「注9」に規定する往診時医療情報連携加算は，他の保険医療機関（在宅療養支援診療所又は在宅療養支援病院以外の保険医療機関に限る）と月1回程度の定期的なカンファレンス又はICTの活用により当該他の保険医療機関が定期的に訪問診療を行っている患者の診療情報及び当該患者の病状の急変時の対応方針等の情報(以下「診療情報等」という)の共有を行っている保険医療機関（在宅療養支援診療所又は在宅療養支援病院に限る）が，当該患者（当該他の保険医療機関が往診を行うことが困難な時間帯等に対応を行う予定の在宅療養支援診療所又は在宅療養支援病院の医療機関名，電話番号及び担当医師の氏名等を提供されている患者に限る）に対して，当該他の保険医療機関が往診を行うことが困難な時間帯に，共有された診療情報等を参考にして，往診を行った場合において算定できる。この場合，当該他の保険医療機関名，参考にした診療情報等及び診療の要点を**診療録**に記録する。

(2)　往診時医療情報連携加算を算定するに当たって，ICTを用いて連携機関と患者の個人情報を取り扱う場合には，厚生労働省の定める「医療情報システムの安全管理に関するガイドライン」に対応していること。

（令6保医発0305·4）

→介護保険施設等連携往診加算（「注10」）

「注10」に規定する介護保険施設等連携往診加算は，介護老人保健施設，介護医療院及び特別養護老人ホーム（当該保険医療機関と特別の関係にあるものを除く。以下この項において「介護保険施設等」という）において療養を行っている患者の病状の急変等に伴い，当該介護保険施設等の従事者等の求めに応じて事前に共有されている当該患者に関する診療情報及び病状の急変時の対応方針等を踏まえて往診を行った際に，提供する医療の内容について患者又は当該介護保険施設等の従事者に十分に説明した場合に限り算定できる。この場合，介護保険施設等の名称，活用した当該患者の診療情報，急変時の対応方針及び診療の要点を**診療録**に記録する。なお，この項において「特別の関係」とは，当該保険医療機関と介護保険施設等の関係が以下のいずれかに該当する場合は特別の関係にあると認められる。

ア　当該保険医療機関の開設者が，当該介護保険施設等の開設者と同一の場合

イ　当該保険医療機関の代表者が，当該介護保険施設等の代表者と同一の場合

ウ　当該保険医療機関の代表者が，当該介護保険施設等の代表者の親族等の場合

エ　当該保険医療機関の理事・監事・評議員その他の役員等のうち，当該介護保険施設等の役員等の親族等の占める割合が10分の3を超える場合

オ　アからエまでに掲げる場合に準ずる場合（人事，資金等の関係を通じて，当該保険医療機関が，当該介護保険施設等の経営方針に対して重要な影響を与えることができると認められる場合に限る）

（令6保医発0305·4）

C001　在宅患者訪問診療料（Ⅰ）（1日につき）

1　在宅患者訪問診療料1	
イ　同一建物居住者以外の場合	**888点**
ロ　同一建物居住者の場合	**213点**
2　在宅患者訪問診療料2	
イ　同一建物居住者以外の場合	**884点**
ロ　同一建物居住者の場合	**187点**

注1　1については，在宅で療養を行っている患者であって通院が困難なものに対して，当該患者の同意を得て，計画的な医学管理の下に定期的に訪問して診療を行った場合

(区分番号A000に掲げる初診料を算定する初診の日に訪問して診療を行った場合及び有料老人ホームに併設される保険医療機関が，当該有料老人ホーム等に入居している患者に対して行った場合を除く）に，当該患者が同一建物居住者（当該患者と同一の建物に居住する他の患者に対して当該保険医療機関が同一日に訪問診療を行う場合の当該患者をいう。以下この区分番号において同じ）以外である場合はイを，当該患者が同一建物居住者である場合はロを，それぞれ，当該患者１人につき週３回（同一の患者について，イ及びロを併せて算定する場合において同じ）に限り〔別に厚生労働大臣が定める疾病等〔※告示④別表第７，p.1031〕の患者に対する場合を除く〕算定する。この場合において，区分番号A001に掲げる再診料，区分番号A002に掲げる外来診療料又は区分番号C000に掲げる往診料は，算定しない。

在宅

診療・指導

2　2については，区分番号C002に掲げる在宅時医学総合管理料，区分番号C002-2に掲げる施設入居時等医学総合管理料又は区分番号C003に掲げる在宅がん医療総合診療料の算定要件を満たす他の保険医療機関の求めに応じ，当該他の保険医療機関から紹介された患者に対して，当該患者の同意を得て，計画的な医学管理の下に訪問して診療を行った場合（有料老人ホーム等に併設される保険医療機関が，当該有料老人ホーム等に入居している患者に対して行った場合を除く）に，当該患者が同一建物居住者以外である場合はイを，当該患者が同一建物居住者である場合はロを，当該患者１人につき，訪問診療を開始した日の属する月から起算して６月（別に厚生労働大臣が定める疾病等の患者〔※告示④別表第７，p.1031〕に対する場合を除く）を限度として，月１回に限り算定する。この場合において，区分番号A000に掲げる初診料，区分番号A001に掲げる再診料，区分番号A002に掲げる外来診療料又は区分番号C000に掲げる往診料は，算定しない。

3　1について，保険医療機関が，診療に基づき，患者の急性増悪等により一時的に頻回の訪問診療を行う必要性を認め，計画的な医学的管理の下に，在宅での療養を行っている患者であって通院が困難なものに対して訪問診療を行った場合は，注１の規定にかかわらず，１月に１回に限り，当該診療の日から14日以内に行った訪問診療については14日を限度として算定する。

4　６歳未満の乳幼児に対して訪問診療を行った場合には，**乳幼児加算**として，**400点**を所定点数に加算する。

5　患家における診療時間が１時間を超えた場合は，**患家診療時間加算**として，30分又はその端数を増すごとに，**100点**を所定点数に加算する。

6　在宅で死亡した患者（往診又は訪問診療を行った後，24時間以内に在宅以外で死亡した患者を含む）に対してその死亡日及び死亡日前14日以内に，２回以上の往診若しくは訪問診療を実施した場合（１を算定する場合に限る）又は区分番号B004に掲げる退院時共同指導料１を算定し，かつ，訪問診療を実施した場合（１を算定する場合に限る）には，当該患者に係る区分等に従い，**在宅ターミナルケア加算**として，次に掲げる点数を，それぞれ所定点数に加算する。この場合において，区分番号C000の注３に規定する在宅ターミナルケア加算は算定できない。ただし，別に厚生労働大臣が定める施設基準〔※告示④第４・１の４，p.920〕に適合するものとして地方厚生局長等に届け出た保険医療機関が行った場合は，当該基準に掲げる区分に従い，**在宅緩和ケア充実診療所・病院加算**，**在宅療養実績加算１**又は**在宅療養実績加算２**として，それぞれ**1,000点**，**750点**又は**500点**を，がん患者に対して酸素療法を行っていた場合は**酸素療法加算**として**2,000点**を更に所定点数に加算する。

イ　有料老人ホーム等に入居する患者以外の患者
(1)　在宅療養支援診療所又は在宅療養支援病院であって別に厚生労働大臣が定めるもの〔※告示④第４・１の２，p.918〕の場合
①　病床を有する場合　**6,500点**
②　病床を有しない場合　**5,500点**
(2)　在宅療養支援診療所又は在宅療養支援病院〔(1)に規定するものを除く〕の場合　**4,500点**
(3)　(1)及び(2)に掲げるもの以外の場合　**3,500点**

ロ　有料老人ホーム等に入居する患者
(1)　在宅療養支援診療所又は在宅療養支援病院であって別に厚生労働大臣が定めるもの〔※告示④第４・１の２，p.918〕の場合
①　病床を有する場合　**6,500点**
②　病床を有しない場合　**5,500点**
(2)　在宅療養支援診療所又は在宅療養支援病院〔(1)に規定するものを除く〕の場合　**4,500点**
(3)　(1)及び(2)に掲げるもの以外の場合　**3,500点**

7　往診又は訪問診療を行い，在宅で患者を看取った場合（１を算定する場合に限る）には，**看取り加算**として，**3,000点**を所定点数に加算する。

8　死亡診断を行った場合（１を算定する場合に限る）には，**死亡診断加算**として，**200点**を所定点数に加算する。ただし，注７に規定する加算を算定する場合は，算定できない。

9　保険医療機関の所在地と患家の所在地との距離が16kmを超えた場合又は海路による訪問診療を行った場合で，特殊の事情があったときの在宅患者訪問診療料（Ⅰ）は，

別に厚生労働大臣が定めるところによって算定する。

10 往診料を算定する往診の日の翌日までに行った訪問診療（在宅療養支援診療所又は在宅療養支援病院の保険医が行ったものを除く）の費用は算定しない。

11 訪問診療に要した交通費は，患家の負担とする。

12 1について，在宅療養支援診療所又は在宅療養支援病院であって別に厚生労働大臣が定める基準〔※告示④第4・1の4，p.920〕に適合しなくなった場合には，当該基準に適合しなくなった後の直近1月に限り，同一患者につき同一月において訪問診療を5回以上実施した場合における5回目以降の当該訪問診療については，所定点数の**100分の50**に相当する点数により算定する。

13 別に厚生労働大臣が定める施設基準〔※告示④第4・1の5の3，p.920〕に適合しているものとして地方厚生局長等に届け出た保険医療機関において，健康保険法第3条第13項に規定する電子資格確認等により得られる情報を踏まえて計画的な医学管理の下に，訪問して診療を行った場合は，**在宅医療DX情報活用加算**として，月1回に限り**10点**を所定点数に加算する。ただし，区分番号A000に掲げる初診料の注15，区分番号A001に掲げる再診料の注19若しくは区分番号A002に掲げる外来診療料の注10にそれぞれ規定する医療情報取得加算，区分番号A000に掲げる初診料の注16に規定する医療DX推進体制整備加算，区分番号C003に掲げる在宅がん医療総合診療料の注8に規定する在宅医療DX情報活用加算又は区分番号C005に掲げる在宅患者訪問看護・指導料の注17（区分番号C005-1-2の注6の規定により準用する場合を含む）若しくは区分番号I012に掲げる精神科訪問看護・指導料の注17にそれぞれ規定する訪問看護医療DX情報活用加算を算定した月は，在宅医療DX情報活用加算は算定できない。

【2024年改定による主な変更点】

(1) 在宅ターミナルケア加算（注6）について，**死亡日及び死亡日前14日以内にB004退院時共同指導料1を算定**して訪問診療を行った場合，「1」在宅患者訪問診療料1を算定する場合に限り算定可とされた。

(2) 厚生労働大臣が定める基準（患者1人当たりの直近3月の訪問診療回数の平均が12回未満であること）に適合しなくなった直近1カ月は，同一患者の**5回目以降**の訪問診療料を100分の50にするとされた（**【経過措置】**2024年3月末時点の在宅療養支援診療所・病院は，2024年9月末までは施設基準を満たすものとする）。

(3) **【新設】**「注13」在宅医療DX情報活用加算：①電子請求，②電子資格確認，③電子処方箋（**【経過措置】**2025年3月末まで猶予），④電子カルテ情報共有サービス活用（**【経過措置】**2025年9月末まで猶予），⑤医療DX推進体制の掲示，⑥掲示事項のウェブサイト掲載（**【経過措置】**2025年5月末まで猶予）——等に適合した届出医療機関で月1回算定可。

(4) **指定障害者施設（生活介護施設）の悪性腫瘍の末期患者**に対する在宅患者訪問診療料が算定可とされた（「特別養護老人ホーム等における療養の給付の取扱い」）。

→在宅患者訪問診療料（Ⅰ）

(1) 在宅患者訪問診療料（Ⅰ）は，在宅での療養を行っている患者であって，疾病，傷病のために通院による療養が困難な者に対して，患者の入居する有料老人ホーム等に併設される保険医療機関以外の保険医療機関が定期的に訪問して診療を行った場合の評価であり，継続的な診療の必要のない者や通院が可能な者に対して安易に算定してはならない。例えば，少なくとも独歩で家族・介助者等の助けを借りずに通院ができる者などは，通院は容易であると考えられるため，在宅患者訪問診療料（Ⅰ）は算定できない。なお，訪問診療を行っておらず外来受診が可能な患者には，外来においてA001再診料の「注12」地域包括診療加算又はB001-2-9地域包括診療料が算定可能である。

(2) 在宅での療養を行っている患者とは，保険医療機関，介護老人保健施設又は介護医療院で療養を行っている患者以外の患者をいう。

ただし，「要介護被保険者等である患者について療養に要する費用の額を算定できる場合」（平成20年厚生労働省告示第128号），「特別養護老人ホーム等における療養の給付の取扱いについて」（平成18年3月31日保医発第0331002号）等（以下「給付調整告示等」という）に規定する場合を除き，医師の配置が義務づけられている施設に入所している患者については算定の対象としない。

(3) 「在宅患者訪問診療料（Ⅰ）」の「**同一建物居住者の場合**」は，同一建物居住者に対して保険医療機関の保険医が同一日に訪問診療を行う場合に，患者1人につき所定点数を算定する。**同一建物居住者**とは，基本的には，建築基準法（昭和25年法律第201号）第2条第1号に掲げる建築物に居住する複数の者（往診を実施した患者，末期の悪性腫瘍と診断した後に訪問診療を行い始めた日から60日以内の患者，又は死亡日からさかのぼって30日以内の患者を除く）のことをいう。

(4) 保険医療機関の保険医が，同一建物に居住する当該患者1人のみに対し訪問診療を行う場合は，「同一建物居住者以外の場合」の所定点数を算定する。

(5) 同居する同一世帯の複数の患者に対して診察をした場合など，同一の患家において2人以上の患者を診療した場合には，(3)の規定にかかわらず，1人目は，「同一建物居住者以外の場合」を算定し，2人目以降の患者については，A000初診料又はA001再診料若しくはA002外来診療料及び第2章特掲診療料のみを算定する。この場合において，2人目の患者の診療に要した時間が1時間を超えた場合は，その旨を**診療報酬明細書**の摘要欄に記載し，在宅患者訪問診療料（Ⅰ）の「注5」に規定する加算を算定する。

(6) 「1」は，1人の患者に対して1つの保険医療機関の保険医の指導管理の下に継続的に行われる訪問診療について，1日につき1回に限り算定するが，A000初診料を算定した初診の日には算定できない。

ただし，C108-4在宅悪性腫瘍患者共同指導管理料を算定する場合に限り，1人の患者に対して2つの保険医療機関の保険医が，1日につきそれぞれ1回に限り算定できる。なお，この場合においても，A000初診料を算定した初診の日には算定できない。

(7) 「2」は，当該患者の同意を得て，計画的な医学管理のもと，主治医として定期的に訪問診療を行っている保険医が属する他の保険医療機関（以下この区分で単に「他の保険医療機関」という）の求めを受けて，他の保険医療機関が診療を求めた傷病に対し訪問診療を行った場合に，求めがあった日を含む月から6月を限度として算定できる。ただし，他の保険医療機関の求めに応じ，既に訪問診療を行った患者と同一の患者について，他の保険医療機関との間で情報共有し，主治医である保険医がその診療状況を把握した上で，医学的に必要と判断し，以下に該当する診療の求めが新たにあった場合には，6月を超えて算定できる。また，この場合において，**診療報酬明細書**の摘要欄に，継続的な訪問診療の必要性について記載する。

ア　その診療科の医師でなければ困難な診療

イ　既に診療した傷病やその関連疾患とは明らかに異なる傷病に対する診療

(8)　(7)の前段の規定にかかわらず，別に厚生労働大臣が定める疾病等の患者については，6月を超えて算定することも差し支えない。この場合において，診療を求めた他の保険医療機関に対し，概ね6月ごとに診療の状況を情報提供するとともに，**診療報酬明細書**の摘要欄に，別に厚生労働大臣が定める疾病等の患者のいずれに該当するかを記載すること。

【厚生労働大臣が定める疾病等の患者】

末期の悪性腫瘍，多発性硬化症，重症筋無力症，スモン，筋萎縮性側索硬化症，脊髄小脳変性症，ハンチントン病，進行性筋ジストロフィー症，パーキンソン病関連疾患〔進行性核上性麻痺，大脳皮質基底核変性症，パーキンソン病（ホーエン・ヤールの重症度分類がステージ3以上かつ生活機能障害度がⅡ度又はⅢ度のものに限る)〕，多系統萎縮症（線条体黒質変性症，オリーブ橋小脳萎縮症，シャイ・ドレーガー症候群)，プリオン病，亜急性硬化性全脳炎，ライソゾーム病，副腎白質ジストロフィー，脊髄性筋萎縮症，球脊髄性筋萎縮症，慢性炎症性脱髄性多発神経炎，後天性免疫不全症候群若しくは頸髄損傷の患者又は人工呼吸器を使用している状態の患者

(9)　「1」の算定については週3回を限度とするが，(8)に規定する厚生労働大臣が定める疾病等の患者についてはこの限りでない。

(10)　「1」について，診療に基づき患者の病状の急性増悪，終末期等により一時的に週4回以上の頻回な訪問診療の必要を認め，当該患者の病状に基づいた訪問診療の計画を定め，当該計画に基づいて患家を定期的に訪問し，診療を行った場合には，

ア　当該訪問診療が必要な旨

イ　当該訪問診療の必要を認めた日

ウ　当該訪問診療を行った日

を**診療報酬明細書**に付記することにより，1月に1回に限り，当該診療を行った日から14日以内について14日を限度として算定することができる。

(11)　定期的・計画的な訪問診療を行っている期間における緊急の場合の往診の費用の算定については，在宅患者訪問診療料（Ⅰ）は算定せず，往診料及び再診料又は外来診療料を算定する。ただし，当該緊急往診を必要とした症状が治まったことを在宅での療養を行っている患者の療養を担う保険医が判断した以降の定期的訪問診療については，在宅患者訪問診療料（Ⅰ）の算定対象とする。

(12)　訪問診療を実施する場合には，以下の要件を満たす。

①　当該患者又はその家族等の署名付の訪問診療に係る同意書を作成した上で**診療録**に添付する。

②　訪問診療の計画及び診療内容の要点を**診療録**に記載する。「2」を算定する場合には，他の保険医療機関が診療を求めた傷病も記載する。

③　訪問診療を行った日における当該医師の当該在宅患者に対する診療時間（開始時刻及び終了時刻）及び診療場所について，**診療録**に記載する。

(13)　「**注4**」に規定する**乳幼児加算**は，6歳未満の乳幼児に対して訪問診療を実施した場合に，1日につき1回に限り算定できる。

(14)　「**注6**」に規定する**在宅ターミナルケア加算**は，死亡日及び死亡日前14日以内の計15日間に2回以上往診若しくは訪問診療を行った患者又は退院時共同指導料1を算定し，かつ，訪問診療を行った患者が，在宅で死亡した場合（往診又は訪問診療を行った後，24時間以内に在宅以外で死亡した場合を含む）に算定する。この場合，診療内容の要点等を**診療録**に記載する。また，ターミナルケアの実施については，厚生労働省「人生の最終段階における医療・ケアの決定プロセスに関するガイドライン」等の内容を踏まえ，患者本人及びその家族等と話し合いを行い，患者本人の意思決定を基本に，他の関係者との連携の上対応すること。

(15)　「**注6のイの(1)**」に規定する「**在宅療養支援診療所又は在宅療養支援病院であって別に厚生労働大臣が定めるもの**」とは，特掲診療料施設基準通知の第9在宅療養支援診療所の施設基準の1の(1)及び(2)（p.905）に規定する**在宅療養支援診療所**，第14の2在宅療養支援病院の施設基準の1の(1)及び(2)（p.915）に規定する**在宅療養支援病院**である。

「注6のイの(1)の①」に規定する「病床を有する場合」，「注6のイの(1)の②」に規定する「病床を有しない場合」とは，同通知の第9在宅療養支援診療所の施設基準の2の(1)及び(2)（p.907），第14の2在宅療養支援病院の施設基準の2の(1)（p.918）の規定による。「注6のロ」についても，この例による。

(16)　「**注6のイ**」及び「**注6のロ**」に規定する有料老人ホーム等に入居する患者とは，以下のいずれかに該当する患者をいう。

ア　C002-2施設入居時等医学総合管理料の(3)において施設入居時等医学総合管理料の算定患者とされている患者

イ　障害者総合支援法に規定する障害福祉サービスを行う施設及び事業所又は福祉ホームに入居する患者

ウ　介護保険法第8条第19項に規定する小規模多機能型居宅介護又は同法第8条第23項に規定する複合型サービスにおける宿泊サービスを利用中の患者

(17)　「**注6**」に規定する**酸素療法加算**は，悪性腫瘍と診断されている患者に対し，死亡した月において，在宅酸素療法を行った場合に算定する。在宅酸素療法を指示した医師は，在宅酸素療法のための酸素投与方法（使用機器，ガス流量，吸入時間等)，緊急時連絡方法等を装置に掲示すると同時に，夜間も含めた緊急時の対処法について，患者に説明を行うこと。酸素療法加算を算定した月については，C103在宅酸素療法指導管理料，C107在宅人工呼吸指導管理料，C157酸素ボンベ加算，C158酸素濃縮装置加算，C159液化酸素装置加算，C164人工呼吸器加算，J018喀痰吸引，J018-3干渉低周波去痰器による喀痰排出，J024酸素吸入，J024-2突発性難聴に対する酸素療法，J025酸素テント，J026間歇的陽圧吸入法，J026-2鼻マスク式補助換気法，J026-3体外式陰圧人工呼吸器治療及びJ045人工呼吸は算定できない。

(18)　「**注7**」に規定する**看取り加算**は，事前に当該患者又はその家族等に対して，療養上の不安等を解消するために十分な説明と同意を行った上で，死亡日に往診又は訪問診療を行い，当該患者を患家で看取った場合

に算定する。この場合，診療内容の要点等を当該患者の**診療録**に記載する。

(19) 「**注８**」に規定する死亡診断加算は，在宅での療養を行っている患者が在宅で死亡した場合であって，死亡日に往診又は訪問診療を行い，死亡診断を行った場合に算定する。ただし，「**注７**」に規定する加算には，死亡診断に係る費用が含まれており，「**注８**」に規定する加算は別に算定できない。以下の要件を満たしている場合であって，「情報通信機器（ICT）を利用した死亡診断等ガイドライン（平成29年９月厚生労働省）」に基づき，ICTを利用した看護師との連携による死亡診断を行う場合には，往診又は訪問診療の際に死亡診断を行っていない場合でも，死亡診断加算のみを算定可能である。この場合，**診療報酬明細書**の摘要欄に，ICTを利用した看護師との連携による死亡診断を行った旨記載すること。

ア 当該患者に対して定期的・計画的な訪問診療を行っていたこと。

イ 正当な理由のために，医師が直接対面での死亡診断等を行うまでに12時間以上を要することが見込まれる状況であること。

ウ 特掲診療料の施設基準等の第４の４の３の３に規定する地域に居住している患者であって，連携する他の保険医療機関において**C005**在宅患者訪問看護・指導料の在宅ターミナルケア加算若しくは**C005-1-2**同一建物居住者訪問看護・指導料の同一建物居住者ターミナルケア加算又は連携する訪問看護ステーションにおいて訪問看護ターミナルケア療養費若しくは指定居宅サービスに要する費用の額の算定に関する基準（平成12年厚生省告示第19号）別表の指定居宅サービス介護給付費単位数表の３のイ，ロ及びハの注15に掲げるターミナルケア加算を算定していること。

(20) 患家における診療時間が１時間を超える場合の加算の算定方法，保険医療機関の所在地と患家の所在地との距離が16kmを超えた場合又は海路による訪問診療を行った場合であって特殊な事情があった場合の在宅患者訪問診療料（Ⅰ）の算定方法及び訪問診療に要した交通費の取扱いは，**C000**往診料における取扱いの例による。

(21) 往診の日又はその翌日に行う訪問診療の費用については，算定できない。ただし，在宅療養支援診療所若しくは在宅療養支援診療所と連携する保険医療機関〔特別の関係（p.30）にある保険医療機関を含む〕又は在宅療養支援病院の保険医が，往診及び訪問看護により24時間対応できる体制を確保し，在宅療養支援診療所又は在宅療養支援病院の連絡担当者の氏名，連絡先電話番号等，担当日，緊急時の注意事項等並びに往診担当医及び訪問看護担当者の氏名等について，文書により提供している患者に対して，往診を行った場合はこの限りではない。

(22) 「**注11**」に規定する交通費は実費とする。

(23) 「**注12**」に規定する点数は，算定月において施設基準通知第９の３又は第14の２の３の基準に該当しなくなった場合において，当該算定月の５回目以降の訪問診療を行った際に算定するものであり，各月の４回目の訪問診療までは，「**注12**」の規定にかかわらず，「１」に掲げる所定点数により算定する。

(24) 「**注13**」に規定する在宅医療ＤＸ情報活用加算は，在宅医療における診療計画の作成において居宅同意取得型のオンライン資格確認等システム等，電子処方箋及び電子カルテ情報共有サービス等により取得された患者の診療情報や薬剤情報等（以下この項において「診療情報等」という）を活用することで質の高い医療を実施することを評価するものであり，別に厚生労働大臣が定める施設基準を満たす保険医療機関において当該診療情報等を踏まえて，計画的な医学管理の下に，訪問して診療を行った場合は，在宅医療ＤＸ情報活用加算として，月１回に限り所定点数に**10点**を加算する。

(25) 在宅医療ＤＸ情報活用加算の算定に当たっては，初回の訪問診療の場合には，訪問診療に係る計画の作成において，あらかじめ，診療情報等を活用していない場合には算定できない。ただし，あらかじめ診療情報等を取得している場合であって，初回の訪問診療の際に患者の診療情報等を活用可能な場合には，初回の訪問診療から算定できる。

(26) **A000**初診料の「**注15**」，**A001**再診料の「**注19**」若しくは**A002**外来診療料の「**注10**」に規定する医療情報取得加算，**A000**初診料の「**注16**」に規定する医療ＤＸ推進体制整備加算，**C003**在宅がん医療総合診療料の「**注８**」に規定する在宅医療ＤＸ情報活用加算又は**C005**在宅患者訪問看護・指導料の「**注17**」（**C005-1-2**の「**注６**」の規定により準用する場合を含む。）若しくは**I012**精神科訪問看護・指導料の「**注17**」に規定する訪問看護医療ＤＸ情報活用加算を算定した月は，在宅医療ＤＸ情報活用加算は算定できない。

（令６保医発0305·4）

C001-2 在宅患者訪問診療料（Ⅱ）（１日につき） **150点**

注１ 有料老人ホーム等に併設される保険医療機関が，当該施設に入居している患者に対して，次のいずれかに該当する訪問診療を行った場合に算定する。この場合において，区分番号**A000**に掲げる初診料，区分番号**A001**に掲げる再診料，区分番号**A002**に掲げる外来診療料又は区分番号**C000**に掲げる往診料は，算定しない。

イ 当該保険医療機関が，区分番号**C002**に掲げる在宅時医学総合管理料又は区分番号**C002-2**に掲げる施設入居時等医学総合管理料の算定要件を満たす保険医療機関として，当該患者の同意を得て，計画的な医学管理の下に定期的に訪問して診療を行った場合（区分番号**A000**に掲げる初診料を算定する初診の日に訪問して診療を行った場合を除く）

ロ 区分番号**C002**に掲げる在宅時医学総合管理料，区分番号**C002-2**に掲げる施設入居時等医学総合管理料又は区分番号**C003**に掲げる在宅がん医療総合診療料の算定要件を満たす他の保険医療機関の求めに応じ，当該他の保険医療機関から紹介された患者に対して，当該患者の同意を得て，計画的な医学管理の下に訪問して診療を行った場合

２ 注１のイの場合については，当該患者１人につき週３回（別に厚生労働大臣が定める疾病等の患者〔※告示④別表第７，p.1031〕に対する場合を除く）に限り算定する。

３ 注１のロの場合については，当該患者１人につき訪問診療を開始した日の属する月

から起算して6月（別に厚生労働大臣が定める疾病等の患者〔※告示④別表第7，p.1031〕に対する場合を除く）を限度として，月1回に限り算定する。

4　注1のイの場合について，保険医療機関が，診療に基づき，患者の急性増悪等により一時的に頻回の訪問診療を行う必要性を認め，計画的な医学管理の下に，訪問診療を行った場合は，注2の規定にかかわらず，1月に1回に限り，当該診療の日から14日以内に行った訪問診療については14日を限度として算定する。

5　患者の居住する有料老人ホーム等で死亡した患者（往診又は訪問診療を行った後，24時間以内に当該有料老人ホーム等以外で死亡した患者を含む）に対してその死亡日及び死亡日前14日以内に，2回以上の往診若しくは訪問診療を実施した場合（注1のイの場合に限る）又は区分番号B004に掲げる退院時共同指導料1を算定し，かつ，訪問診療を実施した場合（注1のイの場合に限る）には，**在宅ターミナルケア加算**として，次に掲げる点数を，それぞれ所定点数に加算する。この場合において，区分番号C000の注3に規定する在宅ターミナルケア加算は算定できない。ただし，別に厚生労働大臣が定める施設基準〔※告示④第4・1の4，p.920〕に適合するものとして地方厚生局長等に届け出た保険医療機関が行った場合は，当該基準に掲げる区分に従い，**在宅緩和ケア充実診療所・病院加算**，**在宅療養実績加算1**又は**在宅療養実績加算2**として，それぞれ1,000点，750点又は500点を，がん患者に対して酸素療法を行っていた場合は**酸素療法加算**として2,000点を，更に所定点数に加算する。

イ　在宅療養支援診療所又は在宅療養支援病院であって別に厚生労働大臣が定めるもの〔※告示④第4・1の2，p.918〕の場合
(1)　病床を有する場合　**6,200点**
(2)　病床を有しない場合　**5,200点**

ロ　在宅療養支援診療所又は在宅療養支援病院（イに規定するものを除く）の場合　**4,200点**

ハ　イ及びロに掲げるもの以外の場合　**3,200点**

6　区分番号C001の注4，注5，注7，注8，注10，注12及び注13の規定は，在宅患者訪問診療料（Ⅱ）について準用する。この場合において，同注7中「在宅」とあるのは「患者の入居する有料老人ホーム等」と，「1を算定する場合」とあるのは「注1のイの場合」と，同注8中「1を算定する場合」とあるのは「注1のイの場合」と，「注7に規定する加算」とあるのは「注6において準用するC001の注7に規定する加算」，同注12中「1について」とあるのは「注1のイについて」と読み替えるものとする。

【2024年改定による主な変更点】

(1)　在宅ターミナルケア加算（注5）について，**死亡日及び死亡日前14日以内にB004退院時共同指導料1を算定**して訪問診療を行った場合，「注1」「イ」を算定する場合に限り算定可とされた。

(2)　厚生労働大臣が定める基準（患者1人当たりの直近3月の訪問診療回数の平均が12回未満であること）に適合しなくなった直近1カ月は，同一患者の5回目以降の訪問診療料を100分の50にするとされた（C001準用）。

(3)　**【新設】在宅医療DX情報活用加算**：C001準用。

(4)　**指定障害者施設（生活介護施設）の悪性腫瘍の末期患者**に対する在宅患者訪問診療料が算定可とされた（「特別養護老人ホーム等における療養の給付の取扱い」）。

→在宅患者訪問診療料（Ⅱ）

(1)　在宅患者訪問診療料（Ⅱ）は，在宅での療養を行っている患者であって，疾病，傷病のために通院による療養が困難な者に対して，患者の入居する有料老人ホーム等に併設される保険医療機関が定期的に訪問して診療を行った場合の評価であり，継続的な診療の必要のない者や通院が可能な者に対して安易に算定してはならない。例えば，少なくとも独歩で家族又は介助者等の助けを借りずに通院ができる者などは，通院は容易であると考えられるため，在宅患者訪問診療料（Ⅱ）は算定できない。なお，訪問診療を行っておらず外来受診が可能な患者には，外来においてA001再診料の「注12」地域包括診療加算又はB001-2-9地域包括診療料が算定可能である。

(2)　有料老人ホーム等に入居している患者とは，以下のいずれかに該当する患者をいう。

ア　C002-2施設入居時等医学総合管理料の(3)において施設入居時等医学総合管理料の算定患者とされている患者

イ　障害者総合支援法に規定する障害福祉サービスを行う施設及び事業所又は福祉ホームに入居する患者

ウ　介護保険法第8条第19項に規定する小規模多機能型居宅介護又は同法第8条第23項に規定する複合型サービスにおける宿泊サービスを利用中の患者

(3)　有料老人ホーム等に併設される保険医療機関とは，有料老人ホーム等と同一敷地内又は隣接する敷地内に位置する保険医療機関をいう。

(4)　「注2」から「注5」の取扱いについては，C001在宅患者訪問診療料（Ⅰ）の例によること。この場合において，「1」及び「2」については，それぞれ「注1のイ」及び「注1のロ」と読み替えるものとする。

（令6保医発0305·4）

C002　在宅時医学総合管理料（月1回）

1　在宅療養支援診療所又は在宅療養支援病院であって別に厚生労働大臣が定めるもの〔※告示④第4・1の2，p.918〕**の場合**

イ　病床を有する場合

(1)　別に厚生労働大臣が定める状態〔※告示④別表第8の2，p.1031〕の患者に対し，月2回以上訪問診療を行っている場合

①　単一建物診療患者が1人の場合　**5,385点**

②　単一建物診療患者が2人以上9人以下の場合　**4,485点**

③　単一建物診療患者が10人以上19人以下の場合　**2,865点**

④　単一建物診療患者が20人以上49人以下の場合　**2,400点**

⑤ ①から④まで以外の場合 2,110点
(2) 月２回以上訪問診療を行っている場合〔(1)の場合を除く〕
① 単一建物診療患者が１人の場合 4,485点
② 単一建物診療患者が２人以上９人以下の場合 2,385点
③ 単一建物診療患者が10人以上19人以下の場合 1,185点
④ 単一建物診療患者が20人以上49人以下の場合 1,065点
⑤ ①から④まで以外の場合 905点
(3) 月２回以上訪問診療等を行っている場合であって，うち１回以上情報通信機器を用いた診療を行っている場合〔(1)及び(2)の場合を除く〕
① 単一建物診療患者が１人の場合 3,014点
② 単一建物診療患者が２人以上９人以下の場合 1,670点
③ 単一建物診療患者が10人以上19人以下の場合 865点
④ 単一建物診療患者が20人以上49人以下の場合 780点
⑤ ①から④まで以外の場合 660点
(4) 月１回訪問診療を行っている場合
① 単一建物診療患者が１人の場合 2,745点
② 単一建物診療患者が２人以上９人以下の場合 1,486点
③ 単一建物診療患者が10人以上19人以下の場合 765点
④ 単一建物診療患者が20人以上49人以下の場合 670点
⑤ ①から④まで以外の場合 575点
(5) 月１回訪問診療等を行っている場合であって，２月に１回に限り情報通信機器を用いた診療を行っている場合
① 単一建物診療患者が１人の場合 1,500点
② 単一建物診療患者が２人以上９人以下の場合 828点
③ 単一建物診療患者が10人以上19人以下の場合 425点
④ 単一建物診療患者が20人以上49人以下の場合 373点
⑤ ①から④まで以外の場合 317点

ロ 病床を有しない場合
(1) 別に厚生労働大臣が定める状態〔※告示④別表第８の２，p.1031〕の患者に対し，月２回以上訪問診療を行っている場合
① 単一建物診療患者が１人の場合 4,985点
② 単一建物診療患者が２人以上９人以下の場合 4,125点
③ 単一建物診療患者が10人以上19人以下の場合 2,625点
④ 単一建物診療患者が20人以上49人以下の場合 2,205点
⑤ ①から④まで以外の場合 1,935点
(2) 月２回以上訪問診療を行っている場合〔(1)の場合を除く〕
① 単一建物診療患者が１人の場合 4,085点
② 単一建物診療患者が２人以上９人以下の場合 2,185点
③ 単一建物診療患者が10人以上19人以下の場合 1,085点
④ 単一建物診療患者が20人以上49人以下の場合 970点
⑤ ①から④まで以外の場合 825点
(3) 月２回以上訪問診療等を行っている場合であって，うち１回以上情報通信機器を用いた診療を行っている場合〔(1)及び(2)の場合を除く〕
① 単一建物診療患者が１人の場合 2,774点
② 単一建物診療患者が２人以上９人以下の場合 1,550点
③ 単一建物診療患者が10人以上19人以下の場合 805点
④ 単一建物診療患者が20人以上49人以下の場合 720点
⑤ ①から④まで以外の場合 611点
(4) 月１回訪問診療を行っている場合
① 単一建物診療患者が１人の場合 2,505点
② 単一建物診療患者が２人以上９人以下の場合 1,365点
③ 単一建物診療患者が10人以上19人以下の場合 705点
④ 単一建物診療患者が20人以上49人以下の場合 615点
⑤ ①から④まで以外の場合 525点
(5) 月１回訪問診療等を行っている場合であって，２月に１回に限り情報通信機器を用いた診療を行っている場合
① 単一建物診療患者が１人の場合 1,380点
② 単一建物診療患者が２人以上９人以下の場合 768点
③ 単一建物診療患者が10人以上19人以下の場合 395点
④ 単一建物診療患者が20人以上49人以下の場合 344点
⑤ ①から④まで以外の場合 292点

2 在宅療養支援診療所又は在宅療養支援病院（１に規定するものを除く）の場合

イ 別に厚生労働大臣が定める状態〔※告示④別表第８の２，p.1031〕の患者に対し，月２回以上訪問診療を行っている場合
(1) 単一建物診療患者が１人の場合 4,585点
(2) 単一建物診療患者が２人以上９人以下の場合 3,765点
(3) 単一建物診療患者が10人以上19人

以下の場合 2,385点
(4) 単一建物診療患者が20人以上49人以下の場合 2,010点
(5) (1)から(4)まで以外の場合 1,765点
ロ 月2回以上訪問診療を行っている場合（イの場合を除く）
(1) 単一建物診療患者が1人の場合 3,685点
(2) 単一建物診療患者が2人以上9人以下の場合 1,985点
(3) 単一建物診療患者が10人以上19人以下の場合 985点
(4) 単一建物診療患者が20人以上49人以下の場合 875点
(5) (1)から(4)まで以外の場合 745点
ハ 月2回以上訪問診療等を行っている場合であって，うち1回以上情報通信機器を用いた診療を行っている場合（イ及びロの場合を除く）
(1) 単一建物診療患者が1人の場合 2,554点
(2) 単一建物診療患者が2人以上9人以下の場合 1,450点
(3) 単一建物診療患者が10人以上19人以下の場合 765点
(4) 単一建物診療患者が20人以上49人以下の場合 679点
(5) (1)から(4)まで以外の場合 578点
ニ 月1回訪問診療を行っている場合
(1) 単一建物診療患者が1人の場合 2,285点
(2) 単一建物診療患者が2人以上9人以下の場合 1,265点
(3) 単一建物診療患者が10人以上19人以下の場合 665点
(4) 単一建物診療患者が20人以上49人以下の場合 570点
(5) (1)から(4)まで以外の場合 490点
ホ 月1回訪問診療等を行っている場合であって，2月に1回に限り情報通信機器を用いた診療を行っている場合
(1) 単一建物診療患者が1人の場合 1,270点
(2) 単一建物診療患者が2人以上9人以下の場合 718点
(3) 単一建物診療患者が10人以上19人以下の場合 375点
(4) 単一建物診療患者が20人以上49人以下の場合 321点
(5) (1)から(4)まで以外の場合 275点

3 1及び2に掲げるもの以外の場合

イ 別に厚生労働大臣が定める状態〔※告示④別表第8の2，p.1031〕の患者に対し，月に2回以上訪問診療を行っている場合
(1) 単一建物診療患者が1人の場合 3,435点
(2) 単一建物診療患者が2人以上9人以下の場合 2,820点
(3) 単一建物診療患者が10人以上19人以下の場合 1,785点
(4) 単一建物診療患者が20人以上49人以下の場合 1,500点
(5) (1)から(4)まで以外の場合 1,315点
ロ 月2回以上訪問診療を行っている場合（イの場合を除く）
(1) 単一建物診療患者が1人の場合 2,735点
(2) 単一建物診療患者が2人以上9人以下の場合 1,460点
(3) 単一建物診療患者が10人以上19人以下の場合 735点
(4) 単一建物診療患者が20人以上49人以下の場合 655点
(5) (1)から(4)まで以外の場合 555点
ハ 月2回以上訪問診療等を行っている場合であって，うち1回以上情報通信機器を用いた診療を行っている場合（イ及びロの場合を除く）
(1) 単一建物診療患者が1人の場合 2,014点
(2) 単一建物診療患者が2人以上9人以下の場合 1,165点
(3) 単一建物診療患者が10人以上19人以下の場合 645点
(4) 単一建物診療患者が20人以上49人以下の場合 573点
(5) (1)から(4)まで以外の場合 487点
ニ 月1回訪問診療を行っている場合
(1) 単一建物診療患者が1人の場合 1,745点
(2) 単一建物診療患者が2人以上9人以下の場合 980点
(3) 単一建物診療患者が10人以上19人以下の場合 545点
(4) 単一建物診療患者が20人以上49人以下の場合 455点
(5) (1)から(4)まで以外の場合 395点
ホ 月1回訪問診療等を行っている場合であって，2月に1回に限り情報通信機器を用いた診療を行っている場合
(1) 単一建物診療患者が1人の場合 1,000点
(2) 単一建物診療患者が2人以上9人以下の場合 575点
(3) 単一建物診療患者が10人以上19人以下の場合 315点
(4) 単一建物診療患者が20人以上49人以下の場合 264点
(5) (1)から(4)まで以外の場合 225点

注1 別に厚生労働大臣が定める施設基準〔※告示④第4・1の6(1)，p.920〕に適合しているものとして地方厚生局長等に届け出た保険医療機関〔診療所，在宅療養支援病院及び許可病床数が200床未満の病院（在宅療養支援病院を除く）に限る〕において，在宅での療養を行っている患者〔特別養護老人ホーム，軽費老人ホ

ーム又は有料老人ホームその他入居している施設において療養を行っている患者（以下「施設入居者等」という）を除く〕であって通院が困難なものに対して，当該患者の同意を得て，計画的な医学管理の下に定期的な訪問診療を行っている場合に，訪問回数及び単一建物診療患者（当該患者が居住する建物に居住する者のうち，当該保険医療機関が訪問診療を実施し，医学管理を行っているものをいう。以下この表において同じ）の人数に従い，所定点数を月１回に限り算定する。

2 注１において，処方箋を交付しない場合は，**300点**を所定点数に加算する。

3 在宅時医学総合管理料を算定すべき医学管理を行った場合においては，別に厚生労働大臣が定める診療に係る費用〔※告示④第４・１の６(3)，p.921〕及び投薬の費用は，所定点数に含まれるものとする。

4 在宅医療に移行後，当該点数を算定した日の属する月から起算して３月以内の期間，月１回に限り，**在宅移行早期加算**として，**100点**を所定点数に加算する。ただし，在宅医療に移行後，１年を経過した患者については算定しない。

5 在宅時医学総合管理料を算定すべき医学管理に関し特別な管理を必要とする患者〔別に厚生労働大臣が定める状態等にあるもの〔※告示④別表第３の１の３，p.1030〕に限る〕に対して，１月に４回以上の往診又は訪問診療を行った場合には，患者１人につき１回に限り，**頻回訪問加算**として，次に掲げる点数を所定点数に加算する。

イ　初回の場合　**800点**

ロ　２回目以降の場合　**300点**

6 区分番号Ｃ002-2に掲げる施設入居時等医学総合管理料を算定している患者については算定しない。

7 別に厚生労働大臣が定める施設基準〔※告示④第４・１の４，p.920〕に適合するものとして地方厚生局長等に届け出た保険医療機関が行った場合は，当該基準に掲げる区分に従い，次に掲げる点数を，それぞれ更に所定点数に加算する。

イ　**在宅緩和ケア充実診療所・病院加算**

(1)　単一建物診療患者が１人の場合　**400点**

(2)　単一建物診療患者が２人以上９人以下の場合　**200点**

(3)　単一建物診療患者が10人以上19人以下の場合　**100点**

(4)　単一建物診療患者が20人以上49人以下の場合　**85点**

(5)　(1)から(4)まで以外の場合　**75点**

ロ　**在宅療養実績加算１**

(1)　単一建物診療患者が１人の場合　**300点**

(2)　単一建物診療患者が２人以上９人以下の場合　**150点**

(3)　単一建物診療患者が10人以上19人以下の場合　**75点**

(4)　単一建物診療患者が20人以上49人以下の場合　**63点**

(5)　(1)から(4)まで以外の場合　**56点**

ハ　**在宅療養実績加算２**

(1)　単一建物診療患者が１人の場合　**200点**

(2)　単一建物診療患者が２人以上９人以下の場合　**100点**

(3)　単一建物診療患者が10人以上19人以下の場合　**50点**

(4)　単一建物診療患者が20人以上49人以下の場合　**43点**

(5)　(1)から(4)まで以外の場合　**38点**

8 ３について，別に厚生労働大臣が定める基準〔※告示④４・１の６(5)，p.921〕を満たさない場合には，それぞれ所定点数の**100分の80**に相当する点数を算定する。

9 ３を算定する患者であって継続的に診療を行っているものに対して，保険医療機関が，当該患者の同意を得て，当該保険医療機関において又は他の保険医療機関等との連携により，常時往診を行う体制等を確保した上で訪問診療を行った場合に，当該体制等に応じて，次に掲げる点数を所定点数に加算する。

イ　**在宅療養移行加算１**　**316点**

ロ　**在宅療養移行加算２**　**216点**

ハ　在宅療養移行加算３　**216点**

ニ　在宅療養移行加算４　**116点**

10 １のイの(2)から(5)まで，１のロの(2)から(5)まで，２のロからホまで及び３のロからホまでについて，別に厚生労働大臣が定める状態の患者〔※告示④別表第８の３，p.1031〕については，**包括的支援加算**として，**150点**を所定点数に加算する。

11 区分番号Ｉ002に掲げる通院・在宅精神療法を算定している患者であって，区分番号Ｃ001に掲げる在宅患者訪問診療料（Ｉ）の１を算定しているものについては，別に厚生労働大臣が定める状態の患者〔※告示④別表第８の４，p.1031〕に限り，算定できるものとする。

12 １のイの(3)及び(5)，１のロの(3)及び(5)，２のハ及びホ並びに３のハ及びホについては，別に厚生労働大臣が定める施設基準〔告示④第４・１の６(8)，p.921〕に適合しているものとして地方厚生局長等に届け出た保険医療機関において行われる場合に限り算定する。

13 別に厚生労働大臣が定める施設基準〔告示④第４・１の６(9)，p.921〕に適合しているものとして地方厚生局長等に届け出た保険医療機関において，当該保険医療機関における診療報酬の請求状況，診療の内容に関するデータを継続して厚生労働省に提出している場合は，**在宅データ提出加算**として，**50点**を所定点数に加算する。

14　1のイの(1)の③から⑤まで，1のイの(2)の③から⑤まで，1のイの(3)の③から⑤まで，1のイの(4)の③から⑤まで，1のイの(5)の③から⑤まで，1のロの(1)の③から⑤まで，1のロの(2)の③から⑤まで，1のロの(3)の③から⑤まで，1のロの(4)の③から⑤まで，1のロの(5)の③から⑤まで，2のイの(3)から(5)まで，2のロの(3)から(5)まで，2のハの(3)から(5)まで，2のニの(3)から(5)まで，2のホの(3)から(5)まで，3のイの(3)から(5)まで，3のロの(3)から(5)まで，3のハの(3)から(5)まで，3のニの(3)から(5)まで及び3のホの(3)から(5)までについて，別に厚生労働大臣が定める基準〔※告示④第4・1の6（10），p.921〕を満たさない場合には，それぞれ所定点数の**100分の60**に相当する点数を算定する。

15　別に厚生労働大臣が定める施設基準〔※告示④第4・1の6の2，p.922〕に適合しているものとして地方厚生局長等に届け出た訪問診療を実施している保険医療機関の保険医が，在宅での療養を行っている患者であって通院が困難なものの同意を得て，当該保険医療機関と連携する他の保険医療機関の保険医，歯科訪問診療を実施している保険医療機関の保険医である歯科医師等，訪問薬剤管理指導を実施している保険薬局の保険薬剤師，訪問看護ステーションの保健師，助産師，看護師，理学療法士，作業療法士若しくは言語聴覚士，管理栄養士，介護支援専門員又は相談支援専門員等であって当該患者に関わる者が，電子情報処理組織を使用する方法その他の情報通信の技術を利用する方法を用いて記録した当該患者に係る診療情報等を活用した上で，計画的な医学管理を行った場合に，**在宅医療情報連携加算**として，月1回に限り，**100点**を所定点数に加算する。

C002-2　施設入居時等医学総合管理料（月1回）

1　在宅療養支援診療所又は在宅療養支援病院であって別に厚生労働大臣が定めるもの〔※告示④第4・1の2，p.918〕の場合

イ　病床を有する場合

(1)　別に厚生労働大臣が定める状態〔※告示④別表第8の2，p.1031〕の患者に対し，月2回以上訪問診療を行っている場合

①　単一建物診療患者が1人の場合　**3,885点**

②　単一建物診療患者が2人以上9人以下の場合　**3,225点**

③　単一建物診療患者が10人以上19人以下の場合　**2,865点**

④　単一建物診療患者が20人以上49人以下の場合　**2,400点**

⑤　①から④まで以外の場合　**2,110点**

(2)　月2回以上訪問診療を行っている場合〔(1)の場合を除く〕

①　単一建物診療患者が1人の場合　**3,185点**

②　単一建物診療患者が2人以上9人以下の場合　**1,685点**

③　単一建物診療患者が10人以上19人以下の場合　**1,185点**

④　単一建物診療患者が20人以上49人以下の場合　**1,065点**

⑤　①から④まで以外の場合　**905点**

(3)　月2回以上訪問診療等を行っている場合であって，うち1回以上情報通信機器を用いた診療を行っている場合〔(1)及び(2)の場合を除く〕

①　単一建物診療患者が1人の場合　**2,234点**

②　単一建物診療患者が2人以上9人以下の場合　**1,250点**

③　単一建物診療患者が10人以上19人以下の場合　**865点**

④　単一建物診療患者が20人以上49人以下の場合　**780点**

⑤　①から④まで以外の場合　**660点**

(4)　月1回訪問診療を行っている場合

①　単一建物診療患者が1人の場合　**1,965点**

②　単一建物診療患者が2人以上9人以下の場合　**1,065点**

③　単一建物診療患者が10人以上19人以下の場合　**765点**

④　単一建物診療患者が20人以上49人以下の場合　**670点**

⑤　①から④まで以外の場合　**575点**

(5)　月1回訪問診療等を行っている場合であって，2月に1回に限り情報通信機器を用いた診療を行っている場合

①　単一建物診療患者が1人の場合　**1,110点**

②　単一建物診療患者が2人以上9人以下の場合　**618点**

③　単一建物診療患者が10人以上19人以下の場合　**425点**

④　単一建物診療患者が20人以上49人以下の場合　**373点**

⑤　①から④まで以外の場合　**317点**

ロ　病床を有しない場合

(1)　別に厚生労働大臣が定める状態〔※告示④別表第8の2，p.1031〕の患者に対し，月2回以上訪問診療を行っている場合

①　単一建物診療患者が1人の場合　**3,585点**

②　単一建物診療患者が2人以上9人以下の場合　**2,955点**

③　単一建物診療患者が10人以上19人以下の場合　**2,625点**

④　単一建物診療患者が20人以上49人以下の場合　**2,205点**

⑤　①から④まで以外の場合　**1,935点**

(2) 月２回以上訪問診療を行っている場合〔(1)の場合を除く〕
① 単一建物診療患者が１人の場合 2,885点
② 単一建物診療患者が２人以上９人以下の場合 1,535点
③ 単一建物診療患者が10人以上19人以下の場合 1,085点
④ 単一建物診療患者が20人以上49人以下の場合 970点
⑤ ①から④まで以外の場合 825点

(3) 月２回以上訪問診療等を行っている場合であって，うち１回以上情報通信機器を用いた診療を行っている場合〔(1)及び(2)の場合を除く〕
① 単一建物診療患者が１人の場合 2,054点
② 単一建物診療患者が２人以上９人以下の場合 1,160点
③ 単一建物診療患者が10人以上19人以下の場合 805点
④ 単一建物診療患者が20人以上49人以下の場合 720点
⑤ ①から④まで以外の場合 611点

(4) 月１回訪問診療を行っている場合
① 単一建物診療患者が１人の場合 1,785点
② 単一建物診療患者が２人以上９人以下の場合 975点
③ 単一建物診療患者が10人以上19人以下の場合 705点
④ 単一建物診療患者が20人以上49人以下の場合 615点
⑤ ①から④まで以外の場合 525点

(5) 月１回訪問診療等を行っている場合であって，２月に１回に限り情報通信機器を用いた診療を行っている場合
① 単一建物診療患者が１人の場合 1,020点
② 単一建物診療患者が２人以上９人以下の場合 573点
③ 単一建物診療患者が10人以上19人以下の場合 395点
④ 単一建物診療患者が20人以上49人以下の場合 344点
⑤ ①から④まで以外の場合 292点

２ 在宅療養支援診療所又は在宅療養支援病院（１に規定するものを除く）の場合

イ 別に厚生労働大臣が定める状態〔※告示④別表第８の２，p.1031〕の患者に対し，月２回以上訪問診療を行っている場合
(1) 単一建物診療患者が１人の場合 3,285点
(2) 単一建物診療患者が２人以上９人以下の場合 2,685点
(3) 単一建物診療患者が10人以上19人以下の場合 2,385点
(4) 単一建物診療患者が20人以上49人以下の場合 2,010点
(5) (1)から(4)まで以外の場合 1,765点

ロ 月２回以上訪問診療を行っている場合（イの場合を除く）
(1) 単一建物診療患者が１人の場合 2,585点
(2) 単一建物診療患者が２人以上９人以下の場合 1,385点
(3) 単一建物診療患者が10人以上19人以下の場合 985点
(4) 単一建物診療患者が20人以上49人以下の場合 875点
(5) (1)から(4)まで以外の場合 745点

ハ 月２回以上訪問診療等を行っている場合であって，うち１回以上情報通信機器を用いた診療を行っている場合（イ及びロの場合を除く）
(1) 単一建物診療患者が１人の場合 1,894点
(2) 単一建物診療患者が２人以上９人以下の場合 1,090点
(3) 単一建物診療患者が10人以上19人以下の場合 765点
(4) 単一建物診療患者が20人以上49人以下の場合 679点
(5) (1)から(4)まで以外の場合 578点

ニ 月１回訪問診療を行っている場合
(1) 単一建物診療患者が１人の場合 1,625点
(2) 単一建物診療患者が２人以上９人以下の場合 905点
(3) 単一建物診療患者が10人以上19人以下の場合 665点
(4) 単一建物診療患者が20人以上49人以下の場合 570点
(5) (1)から(4)まで以外の場合 490点

ホ 月１回訪問診療等を行っている場合であって，２月に１回に限り情報通信機器を用いた診療を行っている場合
(1) 単一建物診療患者が１人の場合 940点
(2) 単一建物診療患者が２人以上９人以下の場合 538点
(3) 単一建物診療患者が10人以上19人以下の場合 375点
(4) 単一建物診療患者が20人以上49人以下の場合 321点
(5) (1)から(4)まで以外の場合 275点

３ １及び２に掲げるもの以外の場合

イ 別に厚生労働大臣が定める状態〔※告示④別表第８の２，p.1031〕の患者に対し，月２回以上訪問診療を行っている場合
(1) 単一建物診療患者が１人の場合 2,435点
(2) 単一建物診療患者が２人以上９人以下の場合 2,010点
(3) 単一建物診療患者が10人以上19人以下の場合 1,785点
(4) 単一建物診療患者が20人以上49人

以下の場合 1,500点
(5) (1)から(4)まで以外の場合 1,315点
ロ 月２回以上訪問診療を行っている場合（イの場合を除く）
(1) 単一建物診療患者が１人の場合 1,935点
(2) 単一建物診療患者が２人以上９人以下の場合 1,010点
(3) 単一建物診療患者が10人以上19人以下の場合 735点
(4) 単一建物診療患者が20人以上49人以下の場合 655点
(5) (1)から(4)まで以外の場合 555点
ハ 月２回以上訪問診療等を行っている場合であって，うち１回以上情報通信機器を用いた診療を行っている場合（イ及びロの場合を除く）
(1) 単一建物診療患者が１人の場合 1,534点
(2) 単一建物診療患者が２人以上９人以下の場合 895点
(3) 単一建物診療患者が10人以上19人以下の場合 645点
(4) 単一建物診療患者が20人以上49人以下の場合 573点
(5) (1)から(4)まで以外の場合 487点
ニ 月１回訪問診療を行っている場合
(1) 単一建物診療患者が１人の場合 1,265点
(2) 単一建物診療患者が２人以上９人以下の場合 710点
(3) 単一建物診療患者が10人以上19人以下の場合 545点
(4) 単一建物診療患者が20人以上49人以下の場合 455点
(5) (1)から(4)まで以外の場合 395点
ホ 月１回訪問診療等を行っている場合であって，２月に１回に限り情報通信機器を用いた診療を行っている場合
(1) 単一建物診療患者が１人の場合 760点
(2) 単一建物診療患者が２人以上９人以下の場合 440点
(3) 単一建物診療患者が10人以上19人以下の場合 315点
(4) 単一建物診療患者が20人以上49人以下の場合 264点
(5) (1)から(4)まで以外の場合 225点

注１ 別に厚生労働大臣が定める施設基準〔※告示④第４・１の６(1)，p.920〕に適合しているものとして地方厚生局長等に届け出た保険医療機関〔診療所，在宅療養支援病院及び許可病床数が200床未満の病院（在宅療養支援病院を除く）に限る〕において，施設入居者等であって通院が困難なものに対して，当該患者の同意を得て，計画的な医学管理の下に定期的な訪問診療を行っている場合，訪問回数及び単一建物診療患者の人数に従い，所定点数を月１回に限り算定する。

２ 区分番号Ｃ002に掲げる在宅時医学総合管理料を算定している患者については算定しない。

３ 別に厚生労働大臣が定める施設基準〔※告示④第４・１の４，p.920〕に適合するものとして地方厚生局長等に届け出た保険医療機関が行った場合は，当該基準に掲げる区分に従い，次に掲げる点数を，それぞれ更に所定点数に加算する。
イ **在宅緩和ケア充実診療所・病院加算**
(1) 単一建物診療患者が１人の場合 300点
(2) 単一建物診療患者が２人以上９人以下の場合 150点
(3) 単一建物診療患者が10人以上19人以下の場合 75点
(4) 単一建物診療患者が20人以上49人以下の場合 63点
(5) (1)から(4)まで以外の場合 56点
ロ **在宅療養実績加算１**
(1) 単一建物診療患者が１人の場合 225点
(2) 単一建物診療患者が２人以上９人以下の場合 110点
(3) 単一建物診療患者が10人以上19人以下の場合 56点
(4) 単一建物診療患者が20人以上49人以下の場合 47点
(5) (1)から(4)まで以外の場合 42点
ハ **在宅療養実績加算２**
(1) 単一建物診療患者が１人の場合 150点
(2) 単一建物診療患者が２人以上９人以下の場合 75点
(3) 単一建物診療患者が10人以上19人以下の場合 40点
(4) 単一建物診療患者が20人以上49人以下の場合 33点
(5) (1)から(4)まで以外の場合 30点

４ 区分番号Ｉ002に掲げる通院・在宅精神療法を算定している患者であって，区分番号Ｃ001に掲げる在宅患者訪問診療料（Ⅰ）の１又は区分番号Ｃ001-2に掲げる在宅患者訪問診療料（Ⅱ）（注１のイの場合に限る）を算定しているものについては，別に厚生労働大臣が定める状態の患者〔※告示④別表第８の４，p.1031〕に限り，算定できるものとする。

５ 区分番号Ｃ002の注２から注５まで，注８から注10まで，注14及び注15までの規定は，施設入居時等医学総合管理料について準用する。この場合において，同注３及び同注５中「在宅時医学総合管理料」とあるのは，「施設入居時等医学総合管理料」と読み替えるものとする。

６ １のイの(3)及び(5)，１のロの(3)及び(5)，２のハ及びホ並びに３のハ及びホについては，別に厚生労働大臣が定める施設基準〔告

示④第4・1の6(8), p.921〕に適合しているものとして地方厚生局長等に届け出た保険医療機関において行われる場合に限り算定する。

7 別に厚生労働大臣が定める施設基準〔告示④第4・1の6(9), p.921〕に適合しているものとして地方厚生局長等に届け出た保険医療機関において，当該保険医療機関における診療報酬の請求状況，診療の内容に関するデータを継続して厚生労働省に提出している場合は，**在宅データ提出加算**として，**50点**を所定点数に加算する。

【2024年改定による主な変更点】（C002，C002-2共通）

(1) 単一建物診療患者の数が10人以上19人以下，20人以上49人以下，50人以上の場合の点数が新設された。

(2) 在宅時（施設入居時等）医学総合管理料「1」「2」の単一建物診療患者が①10人以上19人以下，②20人以上49人以下，③50人以上の場合において，施設基準を満たさない場合（直近3月の訪問診療の算定回数等が2100回以上の場合），所定点数の100分の60で算定する（**【経過措置】** 2024年3月末時点の機能強化型の在宅療養支援診療所・病院は2024年9月末までは施設基準を満たすものとする）。

(3) 在宅療養移行加算（注9）が病院でも算定可となった（同加算は在宅療養支援診療所・病院以外の医療機関で算定可）。また，以下の4区分となった。

加算1：①単独型，②診療情報等を定期的カンファレンス又はICT等によって連携医療機関に提供
加算2：①単独型（上記②の要件を満たしていない）
加算3：①連携型，②診療情報等を定期的カンファレンス又はICT等によって連携医療機関に提供
加算4：①連携型（上記②の要件を満たしていない）

(4) 包括的支援加算（注10）について，対象患者の範囲が，要介護度3以上と認知症高齢者の日常生活自立度のランクⅢ以上に改められ（障害者支援区分の変更はない），対象患者に「麻薬の投薬を受けている状態」が追加された。

(5) **【新設】**「注15」在宅医療情報連携加算：届出医療機関の医師が，当該医療機関と連携する他医療機関等の関係職種がICTを用いて記録した診療情報等を活用したうえで医学管理を行った場合に，月1回算定可。

【2024年改定による主な変更点】（C002-2）：指定障害者施設（生活介護施設）の悪性腫瘍の末期患者に対する施設入居時等医学総合管理料が算定可とされた（「特別養護老人ホーム等における療養の給付の取扱い」）。

→在宅時医学総合管理料，施設入居時等医学総合管理料

(1) 在宅時医学総合管理料又は施設入居時等医学総合管理料は，在宅での療養を行っている患者に対するかかりつけ医機能の確立及び在宅での療養の推進を図る。

(2) **在宅時医学総合管理料**は，在宅での療養を行っている患者であって，通院困難な者〔(3)で規定する施設入居時等医学総合管理料の対象患者を除く〕に対して，個別の患者ごとに総合的な在宅療養計画を作成し，定期的に訪問して診療を行い，総合的な医学管理を行った場合の評価であることから，継続的な診療の必要のない者や通院が可能な者に対して安易に算定してはならない。例えば，少なくとも独歩で家族・介助者等の助けを借りずに通院ができる者などは，通院は容易であると考えられるため，在宅時医学総合管理料は算定できない。なお，訪問診療を行っておらず外来受診が可能な患者には，外来においてA001再診料の「注12」地域包括診療加算又はB001-2-9地域包括診療料が算定可能である。

(3) **施設入居時等医学総合管理料**は，施設において療養を行っている次に掲げる患者であって，通院困難な者に対して個別の患者ごとに総合的な在宅療養計画を作成し，定期的に訪問して診療を行い，総合的な医学管理を行った場合の評価であることから，継続的な診療の必要のない者や通院が可能な者に対して安易に算定してはならない。例えば，少なくとも独歩で家族・介助者等の助けを借りずに通院ができる者などは，通院は容易であると考えられるため，施設入居時等医学総合管理料は算定できない。なお，訪問診療を行っておらず外来受診が可能な患者には，外来においてA001再診料の「注12」地域包括診療加算又はB001-2-9地域包括診療料が算定可能である。なお，施設入居時等医学総合管理料の算定の対象となる患者は，給付調整告示等の規定による。

ア 次に掲げるいずれかの施設において療養を行っている患者
(イ) 養護老人ホーム
(ロ) 軽費老人ホーム〔「軽費老人ホームの設備及び運営に関する基準」(平成20年厚生労働省令第107号）附則第2条第1号に規定する軽費老人ホームA型に限る〕
(ハ) 特別養護老人ホーム
(ニ) 有料老人ホーム
(ホ) 高齢者の居住の安定確保に関する法律（平成13年法律第26号）第5条第1項に規定するサービス付き高齢者向け住宅
(ヘ) 認知症対応型共同生活介護事業所

イ 次に掲げるいずれかのサービスを受けている患者
(イ) 短期入所生活介護
(ロ) 介護予防短期入所生活介護

(4) 在宅時医学総合管理料又は施設入居時等医学総合管理料は，別に厚生労働大臣の定める施設基準に適合しているものとして地方厚生（支）局長に届け出た保険医療機関の保険医が，在宅療養計画に基づき診療を行った場合に月1回に限り算定する。特掲診療料の施設基準等**別表第8の2**（p.1031）に掲げる「別に厚生労働大臣が定める状態の患者」に対して，C001在宅患者訪問診療料（Ⅰ）の「1」又はC001-2在宅患者訪問診療料（Ⅱ）（「注1」の「イ」の場合に限る）を月2回以上算定した場合には「別に厚生労働大臣が定める状態の患者に対し，月2回以上訪問診療を行っている場合」を単一建物診療患者の人数に従い算定する。同様に，C001在宅患者訪問診療料（Ⅰ）の「1」又はC001-2在宅患者訪問診療料（Ⅱ）（「注1」の「イ」の場合に限る）を月2回以上算定した場合には「月2回以上訪問診療を行っている場合」を，C001在宅患者訪問診療料（Ⅰ）の「1」又はC001-2在宅患者訪問診療料（Ⅱ）（「注1」の「イ」の場合に限る）を月1回算定した場合には「月1回訪問診療を行っている場合」を単一建物診療患者の人数に従い算定する。ここでいう単一建物診療患者の人数とは，当該患者が居住する建築物に居住する者のうち，当該保険医療機関がC002在宅時医学総合管理料又はC002-2施設入居時等医学総合管理料を算定する者〔当該保険医療機関と特別の関係（p.30）にある保険医療機関において算定するものを含む〕の人数をいう。なお，ユニット数が3以下の認知症対応型共同生活介護事業所については，それぞれのユニットにおいて，施設入居時等医学総合管理料を算定する人数を，単一建物診療患者の人数とみなすことができる。また，同居する同一世帯の複数の患者に対して診察をした場合など，同一の患家において2人以上の患者を診療した場合に，2人目以降の患者について，A000初診料又はA001再診料若し

在宅
診療・指導

くはA002外来診療料及び第2章特掲診療料のみを算定した場合においては，その旨を**診療報酬明細書**の摘要欄に記載し，C001在宅患者訪問診療料（Ⅰ）の「1」又はC001-2在宅患者訪問診療料（Ⅱ）（「注1」の「イ」の場合に限る）を算定したものとみなすことができる。

「1」及び「2」については，在宅療養支援診療所又は在宅療養支援病院の保険医が，往診及び訪問看護により24時間対応できる体制を確保し，在宅療養支援診療所又は在宅療養支援病院の連絡担当者の氏名，連絡先電話番号等，担当日，緊急時の注意事項等並びに往診担当医及び訪問看護担当者の氏名等について，文書により提供している患者に限り，在宅療養支援診療所又は在宅療養支援病院において算定し，在宅療養支援診療所又は在宅療養支援病院の保険医が，当該患者以外の患者に対し，継続して訪問した場合には，「3」を算定する。

なお，「1」に規定する**「在宅療養支援診療所又は在宅療養支援病院であって別に厚生労働大臣が定めるもの」**とは，特掲診療料施設基準等通知の第9在宅療養支援診療所の施設基準の1の⑴及び⑵（p.905）に規定する**在宅療養支援診療所**，第14の2在宅療養支援病院の施設基準の1の⑴及び⑵（p.915）に規定する**在宅療養支援病院**である。

また，「1」の「イ」に規定する「病床を有する場合」，「1」の「ロ」に規定する「病床を有しない場合」とは，同通知の第9在宅療養支援診療所の施設基準の2の⑴及び⑵（p.907），第14の2在宅療養支援病院の施設基準の2の⑴（p.918）の規定による。

⑸ 個別の患者ごとに総合的な在宅療養計画を作成し，その内容を患者，家族及びその看護に当たる者等に対して説明し，在宅療養計画及び説明の要点等を**診療録**に記載する。

⑹ 他の保健医療サービス又は福祉サービスとの連携に努める。

⑺ 当該患者が診療科の異なる他の保険医療機関を受診する場合には，診療の状況を示す文書を当該保険医療機関に交付する等十分な連携を図るよう努める。

⑻ 当該保険医療機関以外の保険医療機関が，当該患者に対して診療を行おうとする場合には，当該患者等に対し照会等を行うことにより，他の保険医療機関における在宅時医学総合管理料又は施設入居時等医学総合管理料の算定の有無を確認する。

⑼ 当該患者について在宅時医学総合管理料又は施設入居時等医学総合管理料が算定されている月において，B000特定疾患療養管理料，B001の「4」小児特定疾患カウンセリング料，「5」小児科療養指導料，「6」てんかん指導料，「7」難病外来指導管理料，「8」皮膚科特定疾患指導管理料，「18」小児悪性腫瘍患者指導管理料，「27」糖尿病透析予防指導管理料，「37」慢性腎臓病透析予防指導管理料，B001-3生活習慣病管理料（Ⅰ），B001-3-3生活習慣病管理料（Ⅱ），C007の「注4」に規定する衛生材料等提供加算，C109在宅寝たきり患者処置指導管理料，I012-2の「注4」に規定する衛生材料等提供加算，J000創傷処置，J001-7爪甲除去，J001-8穿刺排膿後薬液注入，J018喀痰吸引，J018-3干渉低周波去痰器による喀痰排出，J043-3ストーマ処置，J053皮膚科軟膏処置，J060膀胱洗浄，J060-2後部尿道洗浄，J063留置カテーテル設置，J064導尿，J118介達牽引，J118-2矯正固定，J118-3変形機械矯正術，J119消炎鎮痛等処置，J119-2腰部又は胸部固定帯固定，J119-3低出力レーザー照射，J119-4肛門処置及びJ120鼻腔栄養は所定点数に含まれ，別に算定できない。

なお，在宅での総合的な医学管理に当たって必要な薬剤（投薬に係るものを除く）及び特定保険医療材料については，第3節薬剤料及び第4節特定保険医療材料料において算定することができる。

⑽ 当該点数を算定した月において，当該点数を算定する保険医療機関の外来を受診した場合においても第5部投薬の費用は算定できない。

⑾ 1つの患家に在宅時医学総合管理料又は施設入居時等医学総合管理料の対象となる同居する同一世帯の患者が2人以上いる場合の在宅時医学総合管理料又は施設入居時等医学総合管理料は，患者ごとに「単一建物診療患者が1人の場合」を算定する。また，在宅時医学総合管理料について，当該建築物において当該保険医療機関が在宅医学管理を行う患者数が，当該建築物の戸数の10%以下の場合又は当該建築物の戸数が20戸未満であって，当該保険医療機関が在宅医学管理を行う患者が2人以下の場合には，それぞれ「単一建物診療患者が1人の場合」を算定すること。

⑿ 同一月内において院外処方箋を交付した訪問診療と院外処方箋を交付しない訪問診療とが行われた場合は，在宅時医学総合管理料の「注2」又は施設入居時等医学総合管理料の「注5」の規定により準用する在宅時医学総合管理料の「注2」に係る加算は算定できない。

⒀ 投与期間が30日を超える薬剤を含む院外処方箋を交付した場合は，その投与期間に係る在宅時医学総合管理料の「注2」又は施設入居時等医学総合管理料の「注5」の規定により準用する在宅時医学総合管理料の「注2」に係る加算は算定できない。

⒁ 在宅時医学総合管理料又は施設入居時等医学総合管理料は，当該患者に対して主として診療を行っている保険医が属する1つの保険医療機関において算定する。

⒂ C003在宅がん医療総合診療料を算定した日の属する月にあっては，在宅時医学総合管理料又は施設入居時等医学総合管理料は算定できない。

⒃ 在宅時医学総合管理料の「注4」又は施設入居時等医学総合管理料の「注5」の規定により準用する在宅時医学総合管理料の「注4」に規定する**在宅移行早期加算**は，退院後に在宅において療養を始めた患者であって，訪問診療を行うものに対し，在宅時医学総合管理料又は施設入居時等医学総合管理料の算定開始月から3月を限度として，1月1回に限り所定点数に加算する。

⒄ 在宅移行早期加算は，退院から1年を経過した患者に対しては算定できない。ただし，在宅移行早期加算を既に算定した患者が再度入院し，その後退院した場合にあっては，新たに3月を限度として，月1回に限り所定点数に加算できる。

⒅ 在宅時医学総合管理料の「注5」又は施設入居時等医学総合管理料の「注5」の規定により準用する在宅時医学総合管理料の「注5」に係る加算は，特掲診療料の施設基準等**別表第3の1の3**（p.1030）に掲げる患者に対し，月4回以上の往診又は訪問診療を行い，必要な医学管理を行っている場合に**頻回訪問加算**として算定する。

⒆ 別に厚生労働大臣が定める状態等のうち，特掲診療料の施設基準等**別表第3の1の3**第3号に掲げる「高度な指導管理を必要とするもの」とは，**別表第3の1の3**第2号の⑴に掲げる指導管理を2つ以上行っているものをいう。

⒇ 在宅時医学総合管理料の「注9」又は施設入居時等

医学総合管理料の「注５」の規定により準用する在宅時医学総合管理料の「注９」に規定する**在宅療養移行加算１，２，３及び４**は，保険医療機関（在宅療養支援診療所及び在宅療養支援病院を除く）の外来を４回以上受診した後に，訪問診療に移行した患者に対して，当該保険医療機関が訪問診療を実施した場合に，以下により算定する。

ア 在宅療養移行加算１については，以下の全ての要件を，在宅療養移行加算２については，以下の(イ)から(ハ)を満たして訪問診療を実施した場合に算定する。なお，在宅療養移行加算１を算定して訪問診療及び医学管理を行う月のみ以下の体制を確保すればよく，地域医師会等の協力を得て(イ)又は(ロ)に規定する体制を確保することでも差し支えない。

(イ) 当該医療機関単独又は連携する他の医療機関の協力により，24時間の往診体制及び24時間の連絡体制を有している。

(ロ) 訪問看護が必要な患者に対し，当該保険医療機関，連携する他の医療機関又は連携する訪問看護ステーションが訪問看護を提供する体制を確保している。

(ハ) 当該医療機関又は連携する医療機関の連絡担当者の氏名，診療時間内及び診療時間外の連絡先電話番号等，緊急時の注意事項等並びに往診担当医の氏名等について，患者又は患者の家族に文書により提供し，説明している。

(ニ) 当該医療機関が保有する当該患者の診療情報及び患者の病状の急変時の対応方針について，当該医療機関と連携する医療機関との月に１回程度の定期的なカンファレンスにより当該連携医療機関に適切に提供している。ただし，当該情報についてICT等を活用して連携する医療機関が常に確認できる体制を確保している場合はこの限りでない。

イ 在宅療養移行加算３については，以下の全ての要件を，在宅療養移行加算４については以下の(イ)から(ニ)を満たして訪問診療を実施した場合に算定する。なお，在宅療養移行加算３又は４を算定して訪問診療及び医学管理を行う月のみ以下の体制を確保すればよく，市町村や地域医師会との協力により(イ)又は(ロ)に規定する体制を確保することでも差し支えない。

(イ) 往診が必要な患者に対し，当該医療機関又は連携する他の医療機関が往診を提供する体制を有している。

(ロ) 当該医療機関単独又は連携する他の医療機関の協力により，24時間の連絡体制を有している。

(ハ) 訪問看護が必要な患者に対し，当該医療機関，連携する他の医療機関，連携する訪問看護ステーションが訪問看護を提供する体制を確保している。

(ニ) 当該医療機関又は連携する他の医療機関の診療時間内及び診療時間外の連絡先電話番号等，緊急時の注意事項等について，患者又は患者の家族に文書により提供し，説明している。

(ホ) 当該医療機関が保有する当該患者の診療情報及び患者の病状の急変時の対応方針について，当該医療機関と連携する他の医療機関との月１回程度の定期的なカンファレンスにより連携する他の医療機関に適切に提供していること。ただし，当該情報についてICT等を活用して連携する他の医療機関が常に確認できる体制を確保している場合はこの限りでない。

(21) (20)の**ア**の(イ)及び**イ**の(イ)に掲げる連携する他の医療機関が訪問診療を行った場合には，当該他の医療機関では，在宅時医学総合管理料は算定できない。また，当該他の医療機関が，患家を訪問して診療を行った場合には，**C001**在宅患者訪問診療料（Ⅰ）及び**C001-2**在宅患者訪問診療料（Ⅱ）は算定できず，**C000**往診料を算定すること。また，訪問看護が必要な患者については，当該患者の訪問看護を提供する訪問看護ステーション等に対し，当該他の医療機関の医師による指示についても適切に対応するよう，連携を図る。

(22) 在宅療養移行加算を算定するに当たって，ICTを用いて連携機関と患者の個人情報を取り扱う場合には，厚生労働省の定める「医療情報システムの安全管理に関するガイドライン」に対応していること。

(23) 在宅時医学総合管理料の「**注10**」又は施設入居時等医学総合管理料の「**注５**」の規定により準用する在宅時医学総合管理料の「**注10**」に規定する**包括的支援加算**は，特掲診療料の施設基準等**別表８の３**（p.1031）に規定する状態の患者に対し，訪問診療を行っている場合に算定する。当該状態については，以下のとおりとし，いずれの状態に該当するかを**診療報酬明細書**の摘要欄に記載する。

ア 「要介護３以上の状態又はこれに準ずる状態」とは，介護保険法第７条に規定する要介護状態区分における要介護３，要介護４若しくは要介護５である状態又は障害者総合支援法における障害支援区分において障害支援区分２以上と認定されている状態をいう。

イ 「日常生活に支障を来たすような症状・行動や意思疎通の困難さが見られ，介護を必要とする認知症の状態」とは，医師が「認知症高齢者の日常生活自立度」におけるランクⅢ以上と診断した状態をいう。

ウ 「頻回の訪問看護を受けている状態」とは，週１回以上訪問看護を受けている状態をいう。

エ 「訪問診療又は訪問看護において処置を受けている状態」とは，訪問診療又は訪問看護において，注射又は喀痰吸引，経管栄養等の処置〔特掲診療料の施設基準等第４の１の６(3)（p.921）に掲げる処置のうち，**ヨ**から**レ**まで及び**ツ**から**フ**までに規定する処置を除く〕を受けている状態をいう。

オ 「介護保険法第８条第11項に規定する特定施設等看護職員が配置された施設に入居し，医師の指示を受けた看護職員による処置を受けている状態」とは，特定施設，認知症対応型共同生活介護事業所，特別養護老人ホーム，障害者総合支援法第５条第11項に規定する障害者支援施設等に入居又は入所する患者であって，医師による文書での指示を受け，当該施設に配置された看護職員による注射又は処置を受けている状態をいう。処置の範囲は**エ**の例による。

カ 「麻薬の投薬を受けている状態」とは，医師から麻薬の投薬を受けている状態をいう。

キ 「その他関係機関との調整等のために訪問診療を行う医師による特別な医学管理を必要とする状態」とは，以下のいずれかに該当する患者の状態をいう。

(イ) 脳性麻痺，先天性心疾患，ネフローゼ症候群，ダウン症等の染色体異常，川崎病で冠動脈瘤のあるもの，脂質代謝障害，腎炎，溶血性貧血，再生不良性貧血，血友病，血小板減少性紫斑病，先天性股関節脱臼，内反足，二分脊椎，骨系統疾患，先天性四肢欠損，分娩麻痺，先天性多発関節拘縮症，児童福祉法第６条の２第１項に規定する小児慢性特定疾病（同条第３項に規定する小児慢性特定疾病医療支援の対象に相当する状態のものに限る）及び同法第56条の６第２項に規定する障害児

に該当する状態である15歳未満の患者
(ロ)　出生時の体重が1,500ｇ未満であった１歳未満の患者
(ハ)「超重症児（者）・準超重症児（者）の判定基準」による判定スコアが10以上である患者
(ニ)　訪問診療を行う医師又は当該医師の指示を受けた看護職員の指導管理に基づき，家族等患者の看護に当たる者が注射又は喀痰吸引，経管栄養等の処置〔特掲診療料の施設基準等第４の１の６(3)に掲げる処置のうち，ヨからコまでに規定する処置（p.921）をいう〕を行っている患者

(24)　算定対象となる患者が入居又は入所する施設と特別の関係にある保険医療機関においても，算定できる。

(25)「３」について，主として往診又は訪問診療を実施する診療所で算定する場合は，それぞれ所定点数の100分の80に相当する点数を算定する。

(26)　悪性腫瘍と診断された患者については，医学的に末期であると判断した段階で，当該患者のケアマネジメントを担当する居宅介護支援専門員に対し，予後及び今後想定される病状の変化，病状の変化に合わせて必要となるサービス等について，適時情報提供すること。

(27)　在宅時医学総合管理料の「注11」について，当該医療機関において，Ｉ002通院・在宅精神療法及びＣ001在宅患者訪問診療料（Ⅰ）の「１」を算定している場合には，在宅時医学総合管理料は算定できない。また，施設入居時等医学総合管理料の「注４」について，当該医療機関において，Ｉ002通院・在宅精神療法及びＣ001在宅患者訪問診療料（Ⅰ）の「１」又はＣ001-2在宅患者訪問診療料（Ⅱ）（「注１」の「イ」の場合に限る）を算定している場合には，施設入居時等医学総合管理料は算定できない。

ただし，特掲診療料の施設基準等別表第８の４（p.1031）に規定する状態の患者に対し，訪問診療を行っている場合にはこの限りでない。当該別表第８の４に規定する状態のうち，別表第８の２に掲げる状態以外の状態については，以下のとおりとする。

ア「要介護２以上の状態又はこれに準ずる状態」とは，介護保険法第７条に規定する要介護状態区分における要介護２，要介護３，要介護４若しくは要介護５である状態又は身体障害者福祉法（昭和24年法律第283号）第４条に規定する身体障害者であって，障害者総合支援法第４条第４項に規定する障害支援区分において障害支援区分２，障害支援区分３，障害支援区分４若しくは障害支援区分５である状態をいう。

イ「訪問診療又は訪問看護において処置を受けている状態」及び「介護保険法第８条第11項に規定する特定施設等看護職員が配置された施設に入居し，医師の指示を受けた看護職員による処置を受けている状態」については，それぞれ(23)のエ及びオの例による。

ウ「がんに対し治療を受けている状態」及び「精神疾患以外の疾患の治療のために訪問診療を行う医師による特別な医学管理を必要とする状態」は，それぞれ悪性腫瘍と診断された患者であって，悪性腫瘍に対する治療（緩和ケアを含む）を行っている状態及び(23)のキに該当する状態をいう。

(28)　情報通信機器を用いた診療を行っている場合については，次の点に留意する。

ア　情報通信機器を用いた診療は，訪問診療と情報通信機器を用いた診療を組み合わせた在宅診療計画を作成し，当該計画に基づいて，計画的な療養上の医学管理を行うことを評価したものである。

イ　患者の同意を得た上で，訪問診療と情報通信機器を用いた診療を組み合わせた在宅診療計画を作成する。当該計画の中には，患者の急変時における対応等も記載する。

ウ　当該計画に沿って，情報通信機器を用いた診療による計画的な療養上の医学管理を行った際には，当該管理の内容，当該管理に係る情報通信機器を用いた診療を行った日，診察時間等の要点を診療録に記載すること。

エ　情報通信機器を用いた診療による計画的な療養上の医学管理を行う医師は，在宅時医学総合管理料又は施設入居時等医学総合管理料を算定する際に診療を行う医師と同一のものに限る。ただし，在宅診療を行う医師が，同一の保険医療機関に所属するチームで診療を行っている場合であって，あらかじめ診療を行う医師について在宅診療計画に記載し，複数医師が診療を行うことについて患者の同意を得ている場合に限り，事前の対面診療を行っていない医師が情報通信機器を用いた診療による医学管理を行っても差し支えない。

オ　情報通信機器を用いた診療を行う際には，オンライン指針に沿って診察を行う。

カ　情報通信機器を用いた診療による計画的な療養上の医学管理は，原則として，保険医療機関に所属する保険医が保険医療機関内で実施する。なお，保険医療機関外で情報通信機器を用いた診療を実施する場合であっても，オンライン指針に沿った適切な診療が行われるものであり，情報通信機器を用いた診療を実施した場所については，事後的に確認可能な場所であること。

キ　当該管理料を算定する場合，情報通信機器を用いた診療を受ける患者は，当該患者の自宅において情報通信機器を用いた診療を受ける必要がある。また，複数の患者に対して同時に情報通信機器を用いた診療を行った場合，当該管理料は算定できない。

ク　当該診察を行う際の情報通信機器の運用に要する費用については，療養の給付と直接関係ないサービス等の費用として別途徴収できる。

(29)　在宅時医学総合管理料の「注13」又は施設入居時等医学総合管理料の「注７」に規定する在宅データ提出加算を算定する場合には，次の点に留意する。

ア　厚生労働省が毎年実施する外来医療等調査に準拠したデータを正確に作成し，継続して提出されることを評価したものである。

提出されたデータについては，特定の患者個人を特定できないように集計し，厚生労働省保険局において外来医療等に係る実態の把握・分析等のために適宜活用されるものである。

イ　当該加算は，データ提出の実績が認められた保険医療機関において，在宅時医学総合管理料又は施設入居時等医学総合管理料を現に算定している患者について，データを提出する診療に限り算定する。

ウ　データの提出を行っていない場合又はデータの提出（データの再照会に係る提出も含む）に遅延等が認められた場合，当該月の翌々月以降について，算定できない。なお，遅延等とは，厚生労働省が調査の一部事務を委託する調査事務局宛てに，調査実施説明資料に定められた期限までに，当該医療機関のデータが提出されていない場合（提出時刻が確認できない手段等，調査実施説明資料にて定められた提出方法以外の方法で提出された場合を含む），提出されたデータが調査実施説明資料に定められたデー

タと異なる内容であった場合（データが格納されていない空の媒体が提出された場合を含む）をいう。

また，算定ができなくなった月以降，再度，データ提出の実績が認められた場合は，翌々月以降について，算定ができる。

エ データの作成は3月単位で行うものとし，作成されたデータには第1月の初日から第3月の末日までにおいて対象となる診療に係るデータが全て含まれていなければならない。

オ イの「データ提出の実績が認められた保険医療機関」とは，データの提出が厚生労働省保険局医療課において確認され，その旨を通知された保険医療機関をいう。

(30) 在宅時医学総合管理料の「**注15**」及び施設入居時等医学総合管理料の「**注5**」の規定により準用する在宅時医学総合管理料の「**注15**」に規定する在宅医療情報連携加算は，在宅での療養を行っている患者に対し，訪問診療を行っている保険医療機関の医師が，連携する他の保険医療機関等に所属する患者の医療・ケアに関わる医療関係職種及び介護関係職種等（以下「医療関係職種等」という）によりICTを用いて記録された情報を取得及び活用し，計画的な医学管理を行った場合に算定できる。なお，算定に当たっては以下の要件をいずれも満たす必要がある。

ア 以下について，患者からの同意を得ている。

(イ) 当該保険医療機関の医師が，医療関係職種等によりICTを用いて記録された患者の医療・ケアに関わる情報を取得及び活用した上で，計画的な医学管理を行う。

(ロ) 医師が診療を行った際の診療情報等についてICTを用いて記録し，医療関係職種等に共有する。

イ 訪問診療を行った日に当該保険医療機関の職員が，次回の訪問診療の予定日及び当該患者の治療方針の変更の有無について，ICTを用いて医療関係職種等に共有できるように記録する。また，当該患者の治療方針に変更があった場合には，医師がその変更の概要について同様に記録する。

ウ 訪問診療を行った日に医師が，患者の医療・ケアを行う際の留意点を医療関係職種等に共有することが必要と判断した場合において，当該留意点をICTを用いて医療関係職種等に共有できるように記録する。

エ 当該保険医療機関の患者の医療・ケアに関わる者が，患者の人生の最終段階における医療・ケア及び病状の急変時の治療方針等についての希望を患者又はその家族等から取得した場合に，患者又はその家族等の同意を得た上でICTを用いて医療関係職種等に共有できるように記録する。なお，医療関係職種等が当該情報を取得した場合も同様に記録することを促すよう努める。

オ 訪問診療を行う場合に，過去90日以内に記録された患者の医療・ケアに関する情報（当該保険医療機関及び当該保険医療機関と特別の関係にある保険医療機関等が記録した情報を除く）をICTを用いて取得した数が1つ以上である。なお，当該情報は当該保険医療機関において常に確認できる状態である。

カ 医療関係職種等から患者の医療・ケアを行うに当たっての助言の求めがあった場合は，適切に対応する。

（令6保医発0305·4）

C003 在宅がん医療総合診療料（1日につき）

1 在宅療養支援診療所又は在宅療養支援病院であって別に厚生労働大臣が定めるもの〔※告示[4]第4・1の2，p.918〕の場合

イ 病床を有する場合

(1) 保険薬局において調剤を受けるために処方箋を交付する場合 **1,798点**

(2) 処方箋を交付しない場合 **2,000点**

ロ 病床を有しない場合

(1) 保険薬局において調剤を受けるために処方箋を交付する場合 **1,648点**

(2) 処方箋を交付しない場合 **1,850点**

2 在宅療養支援診療所又は在宅療養支援病院（1に規定するものを除く）の場合

イ 保険薬局において調剤を受けるために処方箋を交付する場合 **1,493点**

ロ 処方箋を交付しない場合 **1,685点**

注1 別に厚生労働大臣が定める施設基準〔※告示[4]第4・2，p.922〕に適合しているものとして地方厚生局長等に届け出た保険医療機関（在宅療養支援診療所又は在宅療養支援病院に限る）において，在宅での療養を行っている末期の悪性腫瘍の患者であって通院が困難なものに対して，当該患者の同意を得て，計画的な医学管理の下に総合的な医療を提供した場合に1週を単位として算定する。

2 死亡診断を行った場合は，**死亡診断加算**として，**200点**を所定点数に加算する。

3 注2に規定する加算及び特に規定するものを除き，診療に係る費用は，在宅がん医療総合診療料に含まれるものとする。

4 在宅がん医療総合診療に要した交通費は，患家の負担とする。

5 別に厚生労働大臣が定める施設基準〔※告示[4]第4・1の4，p.920〕に適合するものとして地方厚生局長等に届け出た保険医療機関が行った場合は，当該基準に掲げる区分に従い，**在宅緩和ケア充実診療所・病院加算**，**在宅療養実績加算1**又は**在宅療養実績加算2**として，**150点**，**110点**又は**75点**を，それぞれ更に所定点数に加算する。

6 15歳未満の小児（児童福祉法第6条の2第3項に規定する小児慢性特定疾病医療支援の対象である場合は，20歳未満の者）に対して総合的な医療を提供した場合は，**小児加算**として，週1回に限り，**1,000点**を所定点数に加算する。

7 別に厚生労働大臣が定める施設基準〔告示[4]第4・2(2)，p.923〕に適合しているものとして地方厚生局長等に届け出た保険医療機関において，当該保険医療機関における診療報酬の請求状況，診療の内容に関するデータを継続して厚生労働省に提出している場合は，**在宅データ提出加算**として，月1回に限り，**50点**を所定点数に加算する。

8 別に厚生労働大臣が定める施設基準〔※告示[4]第4・1の5の3，p.920〕に適合しているものとして地方厚生局長等に届け出た保険医療機関において，健康保険法第3条第13項に規定する電子資格確認等により得ら

れる情報を踏まえて計画的な医学管理の下に，訪問して診療を行った場合は，**在宅医療DX情報活用加算**として，月１回に限り**10点**を所定点数に加算する。ただし，区分番号Ａ000に掲げる初診料の注15，区分番号Ａ001に掲げる再診料の注19若しくは区分番号Ａ002に掲げる外来診療料の注10にそれぞれ規定する医療情報取得加算，区分番号Ａ000に掲げる初診料の注16に規定する医療DX推進体制整備加算，区分番号Ｃ001に掲げる在宅患者訪問診療料（Ⅰ）の注13（区分番号Ｃ001-2の注６の規定により準用する場合を含む）に規定する在宅医療DX情報活用加算又は区分番号Ｃ005に掲げる在宅患者訪問看護・指導料の注17（区分番号Ｃ005-1-2の注６の規定により準用する場合を含む）若しくは区分番号Ｉ012に掲げる精神科訪問看護・指導料の注17にそれぞれ規定する訪問看護医療DX情報活用加算を算定した月は，在宅医療DX情報活用加算は算定できない。

9 別に厚生労働大臣が定める施設基準〔※告示④第４・１の６の２，p.922〕に適合しているものとして地方厚生局長等に届け出た訪問診療を実施している保険医療機関の保険医が，在宅での療養を行っている末期の悪性腫瘍の患者であって通院が困難なものの同意を得て，当該保険医療機関と連携する他の保険医療機関の保険医，歯科訪問診療を実施している保険医療機関の保険医である歯科医師等，訪問薬剤管理指導を実施している保険薬局の保険薬剤師，訪問看護ステーションの保健師，助産師，看護師，理学療法士，作業療法士若しくは言語聴覚士，管理栄養士，介護支援専門員又は相談支援専門員等であって当該患者に関わる者が，電子情報処理組織を使用する方法その他の情報通信の技術を利用する方法を用いて記録した当該患者に係る診療情報等を活用した上で，計画的な医学管理を行った場合に，**在宅医療情報連携加算**として，月１回に限り，**100点**を所定点数に加算する。

【2024年改定による主な変更点】

(1) 【新設】「注９」在宅医療情報連携加算：届出医療機関の医師が，当該医療機関と連携する他医療機関等の関係職種がICTを用いて記録した診療情報等を活用したうえで医学管理を行った場合に，月１回算定可。

(2) 指定障害者施設（生活介護施設）の悪性腫瘍の末期患者に対する在宅がん医療総合診療料が算定可とされた（「特別養護老人ホーム等における療養の給付の取扱い」）。

→在宅がん医療総合診療料

(1) 在宅がん医療総合診療料は，別に厚生労働大臣の定める施設基準に適合しているものとして地方厚生（支）局長に届け出た保険医療機関である在宅療養支援診療所又は在宅療養支援病院が，在宅での療養を行っている通院が困難な末期の悪性腫瘍の患者〔医師又は看護師等の配置が義務付けられている施設に入居又は入所している患者（給付調整告示等に規定する場合を除く）の場合を除く〕であって，往診及び訪問看護により24時間対応できる体制を確保し，在宅療養支援診療所又は在宅療養支援病院の連絡担当者の氏名，連絡先電話番号等，担当日，緊急時の注意事項等並びに往診担当医及び訪問看護担当者の氏名等について，文書により提供しているものに対して，計画的な医学管理の下に，次に掲げる基準のいずれにも該当する総合的な医療を提供した場合に，１週間（日曜日から土曜日までの暦週をいう。本項において同じ）を単位として当該基準を全て満たした日に算定する。

ア 当該患者に対し，訪問診療又は訪問看護を行う日が合わせて週４日以上である（同一日において訪問診療及び訪問看護を行った場合であっても１日とする）。

イ 訪問診療の回数が週１回以上である。

ウ 訪問看護の回数が週１回以上である。

(2) 在宅がん医療総合診療料は，１週間のうちに全ての要件を満たさなかった場合，１週間のうちに在宅医療と入院医療が混在した場合には算定できない。ただし，現に在宅がん医療総合診療料を算定している患者が，当該在宅療養支援診療所又は当該在宅療養支援病院に一時的に入院する場合は，引き続き計画的な医学管理の下に在宅における療養を継続しているものとみなし，当該入院の日も含めた１週間について，(1)の**ア**から**ウ**までの要件を満たす場合には，在宅がん医療総合診療料を算定できる。ただし，この場合には，入院医療に係る費用は別に算定できない。

(3) 在宅療養支援診療所において，連携により必要な体制を確保する場合にあっては，緊急時の往診又は訪問看護を連携保険医療機関等の医師又は看護師等が行うことが有り得ることを予め患者等に説明するとともに，当該患者の病状，治療計画，直近の診療内容等緊急時の対応に必要な診療情報を連携保険医療機関等に文書（電子媒体を含む）により随時提供し，当該提供した診療情報は当該患者の**診療録**に添付する。なお，連携保険医療機関等の保険医又は看護師等との診療情報の共有に際し，当該患者の診療情報の提供を行った場合，これに係る費用は各所定点数に含まれ別に算定できない。

(4) 在宅療養支援診療所と連携保険医療機関等，又は在宅療養支援病院と訪問看護ステーションが共同で訪問看護を行い，又は緊急時の往診体制をとっている場合は，当該患者の訪問看護，往診に係る費用は，在宅がん医療総合診療料を算定する在宅療養支援診療所又は在宅療養支援病院の保険医の属する保険医療機関において一括して算定する。

(5) 連携保険医療機関等又は在宅療養支援病院と連携する訪問看護ステーションが当該患者に訪問看護を行った場合又は当該患者の病状急変時等に連携保険医療機関の保険医が往診を行った場合は，当該連携保険医療機関等又は在宅療養支援病院と連携する訪問看護ステーションは，診療内容等を在宅がん医療総合診療料を算定する在宅療養支援診療所又は在宅療養支援病院の保険医に速やかに報告し，当該保険医は診療内容等の要点を当該患者の**診療録**に記載する必要がある。ただし，これに係る診療情報提供の費用は所定点数に含まれ別に算定できない。

(6) 在宅療養支援診療所又は在宅療養支援病院は，算定の対象となる患者について，総合的な在宅医療計画を策定し，これに基づいて訪問診療及び訪問看護を積極的に行うとともに，他の保健医療サービス又は福祉サービスとの連携に努める。なお，在宅がん医療総合診療は，同一の患者に対して継続的に行うことが望ましい。

(7) 在宅療養支援診療所又は在宅療養支援病院が，当該患者に対して診療を行おうとする場合には，当該患者等に対し照会等を行うことにより，他の保険医療機関における在宅がん医療総合診療料の算定の有無を確認する。

(8) 「1」に規定する**「在宅療養支援診療所又は在宅療養支援病院であって別に厚生労働大臣が定めるもの」**とは，特掲診療料施設基準通知の第9在宅療養支援診療所の施設基準の1の(1)及び(2)（p.905）に規定する**在宅療養支援診療所**，第14の2在宅療養支援病院の施設基準の1の(1)及び(2)（p.915）に規定する**在宅療養支援病院**である。

「1」の「イ」に規定する「病床を有する場合」，「1」の「ロ」に規定する「病床を有しない場合」とは，同通知の第9在宅療養支援診療所の施設基準の2の(1)及び(2)（p.907），第14の2在宅療養支援病院の施設基準の2の(1)（p.918）の規定による。

(9) 1週間のうち院外処方箋を交付した日がある場合は，当該1週間分を「院外処方箋を交付する場合」で算定し，それ以外の場合は「院外処方箋を交付しない場合」で算定する。

なお，当該診療を開始又は終了（死亡による場合を含む）した週にあって，当該1週間のうちに(1)に掲げる基準を満たした場合には，当該診療の対象となった日数分について算定する。

(10) **「注2」**に規定する加算は，在宅での療養を行っている患者が在宅で死亡した場合であって，死亡日に往診又は訪問診療を行い，死亡診断を行った場合に算定する。ただし，(12)のイに基づき，C001在宅患者訪問診療料（Ⅰ）の「注7」又はC001-2在宅患者訪問診療料（Ⅱ）の「注6」の規定により準用するC001在宅患者訪問診療料（Ⅰ）の「注7」に規定する加算を算定する場合には，算定できない。

(11) 当該患者の診療に係る費用は，(12)に掲げる費用及び**「注2」**の加算を除き，全て所定点数に含まれる。ただし，同一月において在宅がん医療総合診療料が算定された日の前日までに算定された検体検査判断料等については，別に算定できる。

(12) **「注3」**の特に規定するものとは次の費用であり，当該費用は，要件を満たせば在宅がん医療総合診療料と別に算定できる。

ア 週3回以上の訪問診療を行った場合であって，訪問診療を行わない日に患家の求めに応じて緊急に往診を行った場合の往診料（C000往診料の「注1」及び「注2」の加算を含む）（ただし，週2回を限度とする）

イ C001在宅患者訪問診療料（Ⅰ）の「注6」に規定する加算及び「注7」に規定する加算並びにC001-2在宅患者訪問診療料（Ⅱ）の「注5」に規定する加算及び「注6」の規定により準用するC001在宅患者訪問診療料（Ⅰ）の「注7」に規定する加算〔ただし，C001在宅患者訪問診療料（Ⅰ）の「注6」に規定する加算又はC001-2在宅患者訪問診療料（Ⅱ）の「注5」の加算を算定する場合には，C005在宅患者訪問看護・指導料の「注10」の加算及びC005-1-2同一建物居住者訪問看護・指導料の「注4」の規定により準用するC005在宅患者訪問看護・指導料の「注10」の加算，C001在宅患者訪問診療料（Ⅰ）の「注7」の加算又はC001-2在宅患者訪問診療料（Ⅱ）の「注6」の規定により準用するC001在宅患者訪問診療料（Ⅰ）の「注7」の加算を算定する場合には，在宅がん医療総合診療料の「注2」の加算，C005在宅患者訪問看護・指導料の「注10」の加算及びC005-1-2同一建物居住者訪問看護・指導料の「注4」の規定により準用するC005在宅患者訪問看護・指導料の「注10」の加算は別に算定できない。なお，在宅療養支援診療所及びその連携保険医療機関が連携してC001在宅患者訪問診療料（Ⅰ）の「注6」の加算又はC001-2在宅患者訪問診療料（Ⅱ）の「注5」に規定する加算の要件を満たした場合には在宅療養支援診療所が，当該C001在宅患者訪問診療料（Ⅰ）の「注7」の加算又はC001-2在宅患者訪問診療料（Ⅱ）の「注6」の規定により準用するC001在宅患者訪問診療料（Ⅰ）の「注7」の加算の要件を満たした場合については，看取った保険医療機関が診療報酬請求を行い，それぞれの費用の分配は相互の合議に委ねることとする〕

ウ 第14部に規定するその他の費用（ただし，訪問診療を行った場合に限る）

(13) 当該患者を担当する居宅介護支援事業者に対し，予後及び今後想定される病状の変化，病状の変化に合わせて必要となるサービス等について，適時情報提供すること。

(14) **「注4」**に規定する交通費は実費とする。

(15) **「注6」**に掲げる小児加算については，15歳未満（児童福祉法第6条の2第3項に規定する小児慢性特定疾病医療支援の対象である場合は，20歳未満）の患者に対して診療が行われた場合に週に1回を限度として算定する。

(16) **「注7」**に規定する在宅データ提出加算の取扱いは，C002在宅時医学総合管理料及びC002-2施設入居時等医学総合管理料の(29)と同様である。

(17) **「注8」**に規定する在宅医療DX情報活用加算の取扱いは，C001在宅患者訪問診療料（Ⅰ）の(24)から(26)と同様である。

(18) **「注9」**に規定する在宅医療情報連携加算の取扱いは，C002在宅時医学総合管理料，C002-2施設入居時等医学総合管理料の(30)と同様である。 （令6保医発0305・4）

C004 救急搬送診療料 1,300点

注1 患者を救急用の自動車等で保険医療機関に搬送する際，診療上の必要から，当該自動車等に同乗して診療を行った場合に算定する。

2 新生児又は6歳未満の乳幼児（新生児を除く）に対して当該診療を行った場合には，**新生児加算**又は**乳幼児加算**として，それぞれ**1,500点**又は**700点**を所定点数に加算する。

3 注1に規定する場合であって，当該診療に要した時間が30分を超えた場合には，**長時間加算**として，**700点**を所定点数に加算する。

4 注1に規定する場合であって，別に厚生労働大臣が定める施設基準〔告示[4]第4・2の2，p.923〕に適合しているものとして地方厚生局長等に届け出た保険医療機関が，重篤な患者に対して当該診療を行った場合には，**重症患者搬送加算**として，**1,800点**を所定点数に加算する。

→救急搬送診療料

(1) 救急用の自動車とは，消防法及び消防法施行令に規定する市町村又は都道府県の救急業務を行うための救急隊の救急自動車並びに道路交通法及び道路交通法施行令に規定する緊急自動車であって当該保険医療機関に属するものをいう。

(2) 救急医療用ヘリコプターを用いた救急医療の確保に関する特別措置法第２条に規定する「救急医療用ヘリコプター」により搬送される患者に対して，救急医療用ヘリコプター内において診療を行った場合についても救急搬送診療料を算定することができる。

(3) 診療を継続して提供した場合，A000初診料，A001再診料又はA002外来診療料は，救急搬送の同一日に１回に限り算定する。

(4) 搬送先の保険医療機関の保険医に立会診療を求められた場合は，A000初診料，A001再診料又はA002外来診療料は１回に限り算定し，C000往診料は併せて算定できない。ただし，患者の発生した現場に赴き，診療を行った後，救急用の自動車等に同乗して診療を行った場合は，往診料を併せて算定できる。

(5) 救急搬送診療料は，救急用の自動車等に同乗して診療を行った医師の所属する保険医療機関において算定する。

(6) 入院患者を他の保険医療機関に搬送した場合，救急搬送診療料は算定できない。ただし，以下のいずれかに該当する場合においては，入院患者についても救急搬送診療料を算定することができる。

ア 搬送元保険医療機関以外の保険医療機関の医師が，救急用の自動車等に同乗して診療を行った場合

イ 救急搬送中に人工心肺補助装置，補助循環装置又は人工呼吸器を装着し医師による集中治療を要する状態の患者について，日本集中治療医学会の定める指針等に基づき，患者の搬送を行う場合

(7) 「注２」の加算は，新生児又は６歳未満の乳幼児（新生児を除く）に対して救急搬送診療料を算定する場合に加算する。

(8) 「注３」の加算は，患者の発生した現場に赴き，診療を開始してから，医療機関に到着し，医療機関内で診療を開始するまでの時間が30分を超えた場合に加算する。

(9) 「注４」の加算は，救急搬送中に人工心肺補助装置，補助循環装置又は人工呼吸器を装着し医師による集中治療を要する状態の患者について，日本集中治療医学会の定める指針等に基づき，重症患者搬送チームが搬送を行った場合に加算する。

(10) 同一の搬送において，複数の保険医療機関の医師が診療を行った場合，主に診療を行った医師の所属する保険医療機関が診療報酬請求を行い，それぞれの費用の分配は相互の合議に委ねる。 (令６保医発0305·4)

C004-2 救急患者連携搬送料

1	入院中の患者以外の患者の場合	1,800点
2	入院初日の患者の場合	1,200点
3	入院２日目の患者の場合	800点
4	入院３日目の患者の場合	600点

注 別に厚生労働大臣が定める施設基準〔※告示④第４・２の３，p.923〕に適合しているものとして地方厚生局長等に届け出た保険医療機関において，救急外来を受診した患者に対する初期診療を実施し，連携する他の保険医療機関において入院医療を提供することが適当と判断した上で，当該他の保険医療機関において入院医療を提供する目的で医師，看護師又は救急救命士が同乗の上，搬送を行った場合に算定する。この場合において，区分番号C004に掲げる救急搬送診療料は別に算定できない。

【2024年改定により新設】

(1) 第３次救急医療機関など救急搬送受入れの実績を有する届出医療機関において，**救急外来を受診した患者又は入院３日目までの患者**について，医師，看護師又は救急救命士が同乗して**連携医療機関に転院搬送する場合に算定可**。

(2) 救急患者連携搬送料を算定し他の医療機関に転院した患者については，急性期一般入院料１，７対１入院基本料（特定機能病院・一般病棟，専門病院入院基本料）の施設基準における**在宅復帰率の計算から除外される**。

→救急患者連携搬送料

(1) 救急患者連携搬送料は，厚生労働大臣が定める施設基準に適合しているものとして地方厚生（支）局長に届け出た保険医療機関において，救急外来を受診した患者に対する初期診療を実施した場合に，連携する他の保険医療機関〔特定機能病院，「救急医療対策事業実施要綱」（昭和52年７月６日医発第692号）に定める第３「救命救急センター」又は第４「高度救命救急センター」を設置している保険医療機関，A200総合入院体制加算又はA200-2急性期充実体制加算の届出を行っている保険医療機関及び特別の関係にある保険医療機関を除く〕において入院医療を提供することが適当と判断した上で，当該他の保険医療機関に入院医療を提供する目的で搬送を行った場合に算定する。ただし，搬送された後に当該患者が搬送先の保険医療機関に入院しなかった場合には算定できない。

(2) 救急患者連携搬送料は，地域における医療資源の効率的な活用の観点から，第三次救急医療機関等が高度で専門的な知識や技術を要する患者に十分対応できるように他の保険医療機関と連携し，当該他の医療機関で対応可能な患者を初期診療後に搬送することを評価したものであり，より高度で専門的な体制を有する医療機関に搬送する場合や，初期診療を行った医療機関において入院医療の提供を行っていない診療科に係る入院医療を提供するために他の医療機関に搬送する場合等は，算定できない。

(3) 他の保険医療機関への搬送は，救急患者連携搬送料を算定する保険医療機関に所属する医師，看護師又は救急救命士が同乗の上で，道路交通法及び道路交通法施行令に規定する緊急自動車であって当該保険医療機関又は搬送先の保険医療機関に属するものにより行われること。

(4) 救急患者連携搬送料を算定する保険医療機関は，搬送する患者の初期診療における診断名，診療経過及び初期診療後に入院が必要な理由等の情報について，搬送先の他の保険医療機関に対して搬送を行う際に文書等により提供するとともに，提供した情報の内容について**診療録**に添付又は記載する。また，搬送先の保険医療機関名について**診療録**及び**診療報酬明細書**の摘要欄に記載する。 (令６保医発0305·1)

C005 在宅患者訪問看護・指導料（１日につき）

1 保健師，助産師又は看護師（3の場合を除く）**による場合**

イ	週３日目まで	580点
ロ	週４日目以降	680点

2 准看護師による場合

イ	週３日目まで	530点
ロ	週４日目以降	630点

3 悪性腫瘍の患者に対する緩和ケア，褥

瘡ケア又は人工肛門ケア及び人工膀胱ケアに係る専門の研修を受けた看護師による場合 **1,285点**

注1　1及び2については，保険医療機関が，在宅で療養を行っている患者〔当該患者と同一の建物に居住する他の患者に対して当該保険医療機関が同一日に訪問看護・指導を行う場合の当該患者（以下この区分番号及び区分番号C005-1-2において「同一建物居住者」という）を除く。注8及び注9において同じ〕であって通院が困難なものに対して，診療に基づく訪問看護計画により，保健師，助産師，看護師又は准看護師（以下この部において「看護師等」という）を訪問させて看護又は療養上必要な指導を行った場合に，当該患者1人について日単位で算定する。ただし，別に厚生労働大臣が定める疾病等〔※告示④別表第7，第8，p.1031〕の患者以外の患者については，区分番号C005-1-2に掲げる同一建物居住者訪問看護・指導料（3を除く）又は区分番号I012に掲げる精神科訪問看護・指導料を算定する日と合わせて週3日〔保険医療機関が，診療に基づき患者の急性増悪等により一時的に頻回の訪問看護・指導を行う必要を認めて，訪問看護・指導を行う場合にあっては，1月に1回（別に厚生労働大臣が定めるもの〔※告示④第4・4の3，p.924〕については，月2回）に限り，週7日（当該診療の日から起算して14日以内の期間に行われる場合に限る）〕を限度とする。

2　3については，別に厚生労働大臣が定める施設基準〔※告示④第4・4(2)，p.924〕に適合しているものとして地方厚生局長等に届け出た保険医療機関が，在宅で療養を行っている悪性腫瘍の鎮痛療法若しくは化学療法を行っている患者，真皮を越える褥瘡の状態にある患者（区分番号C013に掲げる在宅患者訪問褥瘡管理指導料を算定する場合にあっては真皮までの状態の患者）又は人工肛門若しくは人工膀胱を造設している者で管理が困難な患者（いずれも同一建物居住者を除く）であって通院が困難なものに対して，診療に基づく訪問看護計画により，緩和ケア，褥瘡ケア又は人工肛門ケア及び人工膀胱ケアに係る専門の研修を受けた看護師を訪問させて，他の保険医療機関の看護師若しくは准看護師又は訪問看護ステーションの看護師若しくは准看護師と共同して同一日に看護又は療養上必要な指導を行った場合に，当該患者1人について，それぞれ月1回に限り算定する。

3　1及び2については，注1ただし書に規定する別に厚生労働大臣が定める疾病等〔※告示④別表第7，第8，p.1031〕の患者又は同注ただし書の規定に基づき週7日を限度として所定点数を算定する患者に対して，当該患者に対する診療を担う保険医療機関の保険医が必要と認めて，1日に2回又は3回以上訪問看護・指導を実施した場合は，**難病等複数回訪問加算**として，それぞれ**450点**又は**800点**を所定点数に加算する。

4　1及び2については，患者又はその看護に当たっている者の求めを受けた診療所又は在宅療養支援病院の保険医の指示により，保険医療機関の看護師等が緊急に訪問看護・指導を実施した場合には，**緊急訪問看護加算**として，次に掲げる区分に従い，1日につきいずれかを所定点数に加算する。

イ　月14日目まで　**265点**

ロ　月15日目以降　**200点**

5　1及び2については，別に厚生労働大臣が定める長時間の訪問を要する者〔※告示④第4・4(3)，p.924〕に対し，保険医療機関の看護師等が，長時間にわたる訪問看護・指導を実施した場合には，**長時間訪問看護・指導加算**として，週1日（別に厚生労働大臣が定める者〔※告示④第4・4(3)，p.924〕の場合にあっては週3日）に限り，**520点**を所定点数に加算する。

6　1及び2については，6歳未満の乳幼児に対し，保険医療機関の看護師等が訪問看護・指導を実施した場合には，**乳幼児加算**として，1日につき**130点**（別に厚生労働大臣が定める者〔※告示④第4・4(6)，p.924〕に該当する場合にあっては，**180点**）を所定点数に加算する。

7　1及び2については，同時に複数の看護師等又は看護補助者による訪問看護・指導が必要な者として別に厚生労働大臣が定める者〔※告示④第4・4の2(1)，p.924〕に対して，保険医療機関の看護師等が，当該保険医療機関の他の看護師等又は看護補助者（以下この部において「その他職員」という）と同時に訪問看護・指導を行うことについて，当該患者又はその家族等の同意を得て，訪問看護・指導を実施した場合には，**複数名訪問看護・指導加算**として，次に掲げる区分に従い，1日につき，いずれかを所定点数に加算する。ただし，イ又はロの場合にあっては週1日を，ハの場合にあっては週3日を限度として算定する。

イ　所定点数を算定する訪問看護・指導を行う看護師等が他の保健師，助産師又は看護師と同時に訪問看護・指導を行う場合　**450点**

ロ　所定点数を算定する訪問看護・指導を行う看護師等が他の准看護師と同時に訪問看護・指導を行う場合　**380点**

ハ　所定点数を算定する訪問看護・指導を行う看護師等がその他職員と同時に訪問看護・指導を行う場合（別に厚生労働大臣が定める場合〔※告示④第4・4の2(2)，p.924〕を除く）　**300点**

ニ　所定点数を算定する訪問看護・指導を行う看護師等がその他職員と同時に訪問

看護・指導を行う場合（別に厚生労働大臣が定める場合〔※告示④第4・4の2⑵, p.924〕に限る）

⑴ 1日に1回の場合 **300点**
⑵ 1日に2回の場合 **600点**
⑶ 1日に3回以上の場合 **1,000点**

8 1及び2については，訪問診療を実施している保険医療機関の保健師，助産師又は看護師が，在宅で療養を行っている患者であって通院が困難なものに対して，当該患者の同意を得て，訪問診療を実施している保険医療機関を含め，歯科訪問診療を実施している保険医療機関又は訪問薬剤管理指導を実施している保険薬局と文書等により情報共有を行うとともに，共有された情報を踏まえて療養上必要な指導を行った場合に，**在宅患者連携指導加算**として，月1回に限り**300点**を所定点数に加算する。

9 1及び2については，保険医療機関の保健師，助産師又は看護師が，在宅で療養を行っている患者であって通院が困難なものの状態の急変等に伴い，当該患者の在宅療養を担う他の保険医療機関の保険医の求めにより，当該他の保険医療機関の保険医等，歯科訪問診療を実施している保険医療機関の保険医である歯科医師等，訪問薬剤管理指導を実施している保険薬局の保険薬剤師，介護支援専門員又は相談支援専門員と共同で，カンファレンスに参加し，それらの者と共同で療養上必要な指導を行った場合には，**在宅患者緊急時等カンファレンス加算**として，月2回に限り**200点**を所定点数に加算する。

10 1及び2については，在宅で死亡した患者又は特別養護老人ホームその他これに準ずる施設（以下この注において「特別養護老人ホーム等」という）で死亡した患者に対して，保険医療機関の保険医の指示により，その死亡日及び死亡日前14日以内に，2回以上訪問看護・指導を実施し，かつ，訪問看護におけるターミナルケアに係る支援体制について患者及び家族等に対して説明した上でターミナルケアを行った場合は，**在宅ターミナルケア加算**として，次に掲げる区分に従い，いずれかを所定点数に加算する。

イ 在宅で死亡した患者（ターミナルケアを行った後，24時間以内に在宅以外で死亡した患者を含む）又は特別養護老人ホーム等で死亡した患者〔ターミナルケアを行った後，24時間以内に当該特別養護老人ホーム等以外で死亡した患者を含み，指定施設サービス等に要する費用の額の算定に関する基準（平成12年厚生省告示第21号）別表の1に規定する看取り介護加算その他これに相当する加算（以下この注において「看取り介護加算等」という）を算定しているものを除く〕 **2,500点**

ロ 特別養護老人ホーム等で死亡した患者（ターミナルケアを行った後，24時間以内に当該特別養護老人ホーム等以外で死亡した患者を含む）であって，看取り介護加算等を算定しているもの **1,000点**

11 1及び2については，訪問看護・指導に関して特別な管理を必要とする患者〔別に厚生労働大臣が定める状態等にある者〔※告示④別表第8，p.1031〕に限る。以下この注において同じ〕に対して，当該患者に係る訪問看護・指導に関する計画的な管理を行った場合は，患者1人につき1回に限り，**在宅移行管理加算**として，**250点**を所定点数に加算する。ただし，特別な管理を必要とする患者のうち重症度等の高いものとして別に厚生労働大臣が定める状態等〔※告示④別表第8・1，p.1031〕にあるものについては，患者1人につき1回に限り，**500点**を所定点数に加算する。

12 1及び2については，夜間（午後6時から午後10時までの時間をいう）又は早朝（午前6時から午前8時までの時間をいう）に訪問看護・指導を行った場合は，**夜間・早朝訪問看護加算**として**210点**を所定点数に加算し，深夜に訪問看護・指導を行った場合は，**深夜訪問看護加算**として**420点**を所定点数に加算する。

13 1及び2については，別に厚生労働大臣が定める者〔※告示④第4・4の3の2，p.924〕について，保険医療機関の看護師又は准看護師が，登録喀痰吸引等事業者〔社会福祉士及び介護福祉士法（昭和62年法律第30号）第48条の3第1項の登録を受けた登録喀痰吸引等事業者をいう。以下同じ〕又は登録特定行為事業者（同法附則第27条第1項の登録を受けた登録特定行為事業者をいう。以下同じ）と連携し，社会福祉士及び介護福祉士法施行規則（昭和62年厚生省令第49号）第1条各号に掲げる医師の指示の下に行われる行為（以下「喀痰吸引等」という）が円滑に行われるよう，喀痰吸引等に関してこれらの事業者の介護の業務に従事する者に対して必要な支援を行った場合には，**看護・介護職員連携強化加算**として，月1回に限り**250点**を所定点数に加算する。

14 保険医療機関の看護師等が，最も合理的な経路及び方法による当該保険医療機関の所在地から患家までの移動にかかる時間が1時間以上である者に対して訪問看護・指導を行い，次のいずれかに該当する場合，**特別地域訪問看護加算**として，所定点数の**100分の50**に相当する点数を加算する。

イ 別に厚生労働大臣が定める地域〔※告示④第4・4の3の3，p.924〕に所在する保険医療機関の看護師等が訪問看護・指導を行う場合

ロ 別に厚生労働大臣が定める地域〔※告示④第4・4の3の3，p.924〕外に所在する保険医療機関の看護師等が別に厚生労働

大臣が定める地域〔※告示4第4・4の3の3, p.924〕に居住する患者に対して訪問看護・指導を行う場合

15 別に厚生労働大臣が定める施設基準〔※告示4第4・4の3の4, p.925〕に適合しているものとして地方厚生局長等に届け出た保険医療機関の看護師等が訪問看護・指導を実施した場合には, **訪問看護・指導体制充実加算**として, 月1回に限り**150点**を所定点数に加算する。

16 1については, 別に厚生労働大臣が定める施設基準〔告示4第4・4の3の5, p.925〕に適合しているものとして地方厚生局長等に届け出た保険医療機関の緩和ケア, 褥瘡ケア若しくは人工肛門ケア及び人工膀胱ケアに係る専門の研修を受けた看護師又は保健師助産師看護師法(昭和23年法律第203号)第37条の2第2項第5号に規定する指定研修機関において行われる研修(以下「特定行為研修」という)を修了した看護師が, 訪問看護・指導の実施に関する計画的な管理を行った場合には, **専門管理加算**として, 月1回に限り, 次に掲げる区分に従い, いずれかを所定点数に加算する。

イ 緩和ケア, 褥瘡ケア又は人工肛門ケア及び人工膀胱ケアに係る専門の研修を受けた看護師が計画的な管理を行った場合(悪性腫瘍の鎮痛療法若しくは化学療法を行っている患者, 真皮を越える褥瘡の状態にある患者(区分番号C013に掲げる在宅患者訪問褥瘡管理指導料を算定する場合にあっては真皮までの状態の患者)又は人工肛門若しくは人工膀胱を造設している者で管理が困難な患者に対して行った場合に限る) **250点**

ロ 特定行為研修を修了した看護師が計画的な管理を行った場合(保健師助産師看護師法第37条の2第2項第1号に規定する特定行為(訪問看護において専門の管理を必要とするものに限る。以下この部において同じ)に係る管理の対象となる患者に対して行った場合に限る) **250点**

17 別に厚生労働大臣が定める施設基準〔※告示4第4・4の3の6, p.925〕に適合しているものとして地方厚生局長等に届け出た保険医療機関の看護師等(准看護師を除く)が, 健康保険法第3条第13項の規定による電子資格確認により, 患者の診療情報を取得等した上で訪問看護・指導の実施に関する計画的な管理を行った場合には, **訪問看護医療DX情報活用加算**として, 月1回に限り**5点**を所定点数に加算する。ただし, 区分番号A000に掲げる初診料の注15, 区分番号A001に掲げる再診料の注19若しくは区分番号A002に掲げる外来診療料の注10にそれぞれ規定する医療情報取得加算, 区分番号A000に掲げる初診料の注16に規定する医療DX推進体制整備加算, 区分番号C001に掲げる在宅患者訪問診療料(Ⅰ)の注13(区分番号C001-2の注6の規定により準用する場合を含む)若しくは区分番号C003に掲げる在宅がん医療総合診療料の注8にそれぞれ規定する在宅医療DX情報活用加算又は区分番号I012に掲げる精神科訪問看護・指導料の注17に規定する訪問看護医療DX情報活用加算を算定した月は, 訪問看護医療DX情報活用加算は算定できない。

18 別に厚生労働大臣が定める施設基準〔※告示4第4・4の3の7, p.925〕に適合しているものとして地方厚生局長等に届け出た保険医療機関において, 区分番号C001の注8(区分番号C001-2の注6の規定により準用する場合を含む)に規定する死亡診断加算及び区分番号C005の注10(区分番号C005-1-2の注6の規定により準用する場合を含む)に規定する在宅ターミナルケア加算を算定する患者(別に厚生労働大臣が定める地域〔※告示4第4・4の3の3, p.924〕に居住する患者に限る)に対して, 医師の指示の下, 情報通信機器を用いた在宅での看取りに係る研修を受けた看護師が, 情報通信機器を用いて医師の死亡診断の補助を行った場合は, **遠隔死亡診断補助加算**として, **150点**を所定点数に加算する。

19 在宅患者訪問看護・指導料を算定した場合には, 区分番号C005-1-2に掲げる同一建物居住者訪問看護・指導料又は区分番号I012に掲げる精神科訪問看護・指導料は, 算定しない。

20 訪問看護・指導に要した交通費は, 患家の負担とする。

C005-1-2 同一建物居住者訪問看護・指導料(1日につき)

1 **保健師, 助産師又は看護師**(3の場合を除く)**による場合**

イ 同一日に2人
(1) 週3日目まで **580点**
(2) 週4日目以降 **680点**

ロ 同一日に3人以上
(1) 週3日目まで **293点**
(2) 週4日目以降 **343点**

2 **准看護師による場合**

イ 同一日に2人
(1) 週3日目まで **530点**
(2) 週4日目以降 **630点**

ロ 同一日に3人以上
(1) 週3日目まで **268点**
(2) 週4日目以降 **318点**

3 **悪性腫瘍の患者に対する緩和ケア, 褥瘡ケア又は人工肛門ケア及び人工膀胱ケアに係る専門の研修を受けた看護師による場合** **1,285点**

注1 1及び2については, 保険医療機関が, 在宅で療養を行っている患者(同一建物居住者に限る)であって通院が困難なものに対

して，診療に基づく訪問看護計画により，看護師等を訪問させて看護又は療養上必要な指導を行った場合に，患者１人について日単位で算定する。ただし，別に厚生労働大臣が定める疾病等の患者〔※告示④別表第７，第８，p.1031〕以外の患者については，区分番号C005に掲げる在宅患者訪問看護・指導料（３を除く）又は区分番号I012に掲げる精神科訪問看護・指導料を算定する日と合わせて週３日〔保険医療機関が，診療に基づき患者の急性増悪等により一時的に頻回の訪問看護・指導を行う必要を認めて，訪問看護・指導を行う場合にあっては，１月に１回（別に厚生労働大臣が定めるもの〔※告示④第４・４の３，p.924〕については，月２回）に限り，週７日（当該診療の日から起算して14日以内の期間に行われる場合に限る)〕を限度とする。

2　３については，別に厚生労働大臣が定める施設基準〔※告示④第４・４(2)，p.924〕に適合しているものとして地方厚生局長等に届け出た保険医療機関が，在宅で療養を行っている悪性腫瘍の鎮痛療法若しくは化学療法を行っている患者，真皮を越える褥瘡の状態にある患者（区分番号C013に掲げる在宅患者訪問褥瘡管理指導料を算定する場合にあっては真皮までの状態の患者）又は人工肛門若しくは人工膀胱を造設している者で管理が困難な患者（いずれも同一建物居住者に限る）であって通院が困難なものに対して，診療に基づく訪問看護計画により，緩和ケア，褥瘡ケア又は人工肛門ケア及び人工膀胱ケアに係る専門の研修を受けた看護師を訪問させて，他の保険医療機関の看護師若しくは准看護師又は訪問看護ステーションの看護師若しくは准看護師と共同して同一日に看護又は療養上必要な指導を行った場合に，当該患者１人について，それぞれ月１回に限り算定する。

3　１及び２については，注１ただし書に規定する別に厚生労働大臣が定める疾病等〔※告示④別表第７，第８，p.1031〕の患者又は同注ただし書の規定に基づき週７日を限度として所定点数を算定する患者に対して，当該患者に対する診療を担う保険医療機関の保険医が必要と認めて，１日に２回又は３回以上訪問看護･指導を実施した場合は，**難病等複数回訪問加算**として，次に掲げる区分に従い，１日につき，いずれかを所定点数に加算する。

イ　１日に２回の場合
- (1)　同一建物内１人又は２人　**450点**
- (2)　同一建物内３人以上　**400点**

ロ　１日に３回以上の場合
- (1)　同一建物内１人又は２人　**800点**
- (2)　同一建物内３人以上　**720点**

4　１及び２については，同時に複数の看護師等又は看護補助者による訪問看護・指導が必要な者として別に厚生労働大臣が定める者〔※告示④第４・４の２(1)，p.924〕に対して，保険医療機関の看護師等が，当該保険医療機関のその他職員と同時に訪問看護・指導を行うことについて，当該患者又はその家族等の同意を得て，訪問看護・指導を実施した場合には，**複数名訪問看護・指導加算**として，次に掲げる区分に従い，１日につき，いずれかを所定点数に加算する。ただし，イ又はロの場合にあっては週１日を，ハの場合にあっては週３日を限度として算定する。

イ　所定点数を算定する訪問看護・指導を行う看護師等が他の保健師，助産師又は看護師と同時に訪問看護・指導を行う場合
- (1)　同一建物内１人又は２人　**450点**
- (2)　同一建物内３人以上　**400点**

ロ　所定点数を算定する訪問看護・指導を行う看護師等が他の准看護師と同時に訪問看護・指導を行う場合
- (1)　同一建物内１人又は２人　**380点**
- (2)　同一建物内３人以上　**340点**

ハ　所定点数を算定する訪問看護・指導を行う看護師等がその他職員と同時に訪問看護・指導を行う場合（別に厚生労働大臣が定める場合〔※告示④第４・４の２(2)，p.924〕を除く）
- (1)　同一建物内１人又は２人　**300点**
- (2)　同一建物内３人以上　**270点**

ニ　所定点数を算定する訪問看護・指導を行う看護師等がその他職員と同時に訪問看護・指導を行う場合（別に厚生労働大臣が定める場合〔※告示④第４・４の２(2)，p.924〕に限る）
- (1)　１日に１回の場合
  - ①　同一建物内１人又は２人　**300点**
  - ②　同一建物内３人以上　**270点**
- (2)　１日に２回の場合
  - ①　同一建物内１人又は２人　**600点**
  - ②　同一建物内３人以上　**540点**
- (3)　１日に３回以上の場合
  - ①　同一建物内１人又は２人　**1,000点**
  - ②　同一建物内３人以上　**900点**

5　同一建物居住者訪問看護・指導料を算定した場合には，区分番号C005に掲げる在宅患者訪問看護・指導料又は区分番号I012に掲げる精神科訪問看護・指導料は，算定しない。

6　区分番号C005の注４から注６まで，注８から注18まで及び注20の規定は，同一建物居住者訪問看護・指導料について準用する。この場合において，同注８中「在宅で療養を行っている患者」とあるのは「在宅で療養を行っている患者（同一建物居住者に限る)」と，「在宅患者連携指導加算」とあるのは「同一建物居住者連携指導加算」と，同注９中「在宅で療養を行っている患者」とあるのは「在宅で療養を行っている患者

(同一建物居住者に限る)」と,「在宅患者緊急時等カンファレンス加算」とあるのは「同一建物居住者緊急時等カンファレンス加算」と,同注10及び同注18中「在宅ターミナルケア加算」とあるのは「同一建物居住者ターミナルケア加算」と読み替えるものとする。

【2024年改定による主な変更点】(C005, C005-1-2共通)

(1) **【新設】**「注17」訪問看護医療DX情報活用加算:①電子請求,②電子資格確認,③医療DX推進体制の掲示,④掲示事項のウェブサイト掲載(**【経過措置】** 2025年5月末まで猶予)——等に適合した届出医療機関で月1回算定可。

(2) **【新設】**「注18」遠隔死亡診断補助加算:届出医療機関において,C001・C001-2の死亡診断加算及びC005・C005-1-2の在宅ターミナルケア加算を算定する患者(離島等に居住する患者に限る)に対して,情報通信機器を用いた在宅での看取りに係る研修を受けた看護師が,情報通信機器を用いて医師の死亡診断の補助を行った場合に算定可。

→在宅患者訪問看護・指導料,同一建物居住者訪問看護・指導料

(1) 在宅患者訪問看護・指導料及び同一建物居住者訪問看護・指導料は,在宅での療養を行っている通院困難な患者の病状に基づいて訪問看護・指導計画を作成し,かつ,当該計画に基づき実際に患家を定期的に訪問し,看護及び指導を行った場合に,1日に1回を限度として算定する。ただし,医師又は看護師の配置が義務付けられている施設に入所している患者(給付調整告示等により規定する場合を除く)については,算定の対象としない。

在宅患者訪問看護・指導料は,在宅での療養を行っている患者(同一建物居住者であるものを除く)に対して,同一建物居住者訪問看護・指導料は,同一建物居住者であるものに対して算定する。

(2) 在宅患者訪問看護・指導料又は同一建物居住者訪問看護・指導料(以下**「在宅患者訪問看護・指導料等」**という)は,訪問看護・指導を実施する保険医療機関において医師による診療のあった日から1月以内に行われた場合に算定する。

ただし,当該患者(患者の病状に特に変化がないものに限る)に関し,**C001**在宅患者訪問診療料(Ⅰ)等を算定すべき訪問診療を行っている保険医療機関が,患者の同意を得て,診療の日から2週間以内に,当該患者に対して継続して訪問看護・指導を行っている別の保険医療機関に対して,診療状況を示す文書を添えて,当該患者に係る療養上必要な情報を提供した場合には,当該診療情報の提供〔**B009**診療情報提供料(Ⅰ)の場合に限る〕を行った保険医療機関において,当該診療情報提供料の基礎となる診療があった日から1月以内に行われた場合に算定する。

(3) 同一建物居住者訪問看護・指導料については,以下の**ア**又は**イ**により算定する。なお,同一建物居住者に係る人数については,同一日に同一建物居住者訪問看護・指導料を算定する患者数と**I012**の「**3**」精神科訪問看護・指導料(Ⅲ)を算定する患者数とを合算した人数とする。

ア 同一建物居住者が2人の場合は,当該患者全員に対して,「**1**」の「**イ**」又は「**2**」の「**イ**」により算定

イ 同一建物居住者が3人以上の場合は,当該患者全員に対して,「**1**」の「**ロ**」又は「**2**」の「**ロ**」により算定

(4) 在宅患者訪問看護・指導料等の算定は週3日を限度とするが,厚生労働大臣が定める疾病等の患者については週4日以上算定できる。

【厚生労働大臣が定める疾病等の患者】

○特掲診療料の施設基準等「別表第7」に掲げる疾病等の患者

末期の悪性腫瘍,多発性硬化症,重症筋無力症,スモン,筋萎縮性側索硬化症,脊髄小脳変性症,ハンチントン病,進行性筋ジストロフィー症,パーキンソン病関連疾患〔進行性核上性麻痺,大脳皮質基底核変性症,パーキンソン病(ホーエン・ヤールの重症度分類がステージ3以上かつ生活機能障害度がⅡ度又はⅢ度のものに限る)〕,多系統萎縮症(線条体黒質変性症,オリーブ橋小脳萎縮症,シャイ・ドレーガー症候群),プリオン病,亜急性硬化性全脳炎,ライソゾーム病,副腎白質ジストロフィー,脊髄性筋萎縮症,球脊髄性筋萎縮症,慢性炎症性脱髄性多発神経炎,後天性免疫不全症候群若しくは頸髄損傷の患者又は人工呼吸器を使用している状態

○特掲診療料の施設基準等「別表第8」に掲げる状態等の患者

在宅麻薬等注射指導管理,在宅腫瘍化学療法注射指導管理又は在宅強心剤持続投与患者指導管理若しくは在宅気管切開患者指導管理を受けている状態にある者又は気管カニューレ若しくは留置カテーテルを使用している状態にある者,在宅自己腹膜灌流指導管理,在宅血液透析指導管理,在宅酸素療法指導管理,在宅中心静脈栄養法指導管理,在宅成分栄養経管栄養法指導管理,在宅自己導尿指導管理,在宅人工呼吸指導管理,在宅持続陽圧呼吸療法指導管理,在宅自己疼痛管理指導管理又は在宅肺高血圧症患者指導管理を受けている状態にある者,人工肛門又は人工膀胱を設置している状態にある者,真皮を越える褥瘡の状態にある者,在宅患者訪問点滴注射管理指導料を算定している者

(5) 診療に基づき,患者の病状の急性増悪,終末期,退院直後等により**一時的に週4日以上の頻回の訪問看護・指導が必要であると認められた患者**(厚生労働大臣が定める疾病等の患者を除く)については,月1回(気管カニューレを使用している状態にある者又は真皮を越える褥瘡の状態にある者については,月2回)に限り,当該診療を行った日から14日以内の期間において,14日を限度として算定できる。また,当該患者に対する訪問看護・指導については,当該患者の病状等を十分把握し,一時的に頻回に訪問看護・指導が必要な理由を訪問看護計画書及び訪問看護報告書等に記載し,訪問看護・指導の実施等において,医師と連携を密にする。また,例えば,毎月,恒常的に週4日以上の訪問看護・指導が頻回に必要な場合については,その理由を訪問看護計画書及び報告書に記載する。

当該患者が介護保険法第62条に規定する要介護被保険者等である場合には,看護記録に頻回の訪問看護・指導が必要であると認めた理由及び頻回の訪問看護・指導が必要な期間(ただし14日間以内に限る)を記載する。

(6) (4)又は(5)により,週4回以上在宅患者訪問看護・指導料等を算定する場合は,在宅患者訪問看護・指導料の「**1**」の「**ロ**」又は「**2**」の「**ロ**」,同一建物居住者訪問看護・指導料の「**1**」の「**イ**」の(2),「**1**」の「**ロ**」の(2),「**2**」の「**イ**」の(2)又は「**2**」の「**ロ**」の(2)により算定する。

(7) 在宅患者訪問看護・指導料等の「**3**」については,在宅で療養を行っている悪性腫瘍の鎮痛療法若しくは

化学療法を行っている患者，真皮を越える褥瘡の状態にある患者（C013在宅患者訪問褥瘡管理指導料を算定する場合にあっては真皮までの状態の患者）又は人工肛門若しくは人工膀胱周囲の皮膚にびらん等の皮膚障害が継続若しくは反復して生じている状態にある患者若しくは人工肛門若しくは人工膀胱のその他の合併症を有する患者に対し，別に定める施設基準に適合しているものとして届け出た保険医療機関が専門の研修を受けた看護師を訪問させて，他の保険医療機関の看護師若しくは准看護師又は訪問看護ステーションの看護師若しくは准看護師と共同して同一日に看護又は療養上必要な指導を行った場合に，在宅患者訪問看護・指導料等の「3」により当該患者につきそれぞれ月1回を限度として，当該専門の看護師が所属する保険医療機関において算定する。この場合，当該医療機関で別に定める専従要件となっている場合であっても，別に定める専従業務に支障が生じなければ訪問しても差し支えない。

(8)「1」の助産師による在宅患者訪問看護・指導料等の算定の対象となる患者は，在宅での療養を行っている通院困難な妊産婦及び乳幼児であって，疾病等に係る療養上の指導等が必要な患者であり，療養上必要と認められない一般的保健指導を専ら行う場合は算定しない。

(9) 訪問看護・指導計画は，医師又は保健師，助産師若しくは看護師が患家を訪問し，患者の家庭における療養状況を踏まえて作成し，当該計画は少なくとも1月に1回は見直しを行うほか，患者の病状に変化があった場合には適宜見直す。

訪問看護・指導計画には，看護及び指導の目標，実施すべき看護及び指導の内容並びに訪問頻度等を記載する。

(10) 医師は，保健師，助産師，看護師又は准看護師（以下この区分において「**看護師等**」という）に対して行った指示内容の要点を**診療録**に記載する。また，看護師等に対して指示を行ったときは，その内容の要点を記録する。また，保険医療機関における日々の訪問看護・指導を実施した患者氏名，訪問場所，訪問時間（開始時刻及び終了時刻）及び訪問人数等について記録し，保管しておく。

(11) 看護師等は，患者の体温，血圧等基本的な病態を含む患者の状態並びに行った指導及び看護の内容の要点を記録する。

(12) 他の保険医療機関において在宅患者訪問看護・指導料等を算定している患者については，在宅患者訪問看護・指導料等を算定できない。ただし，保険医療機関を退院後1月以内の患者に対して当該保険医療機関が行った訪問看護・指導及び緩和ケア，褥瘡ケア又は人工肛門ケア及び人工膀胱ケアに係る専門の研修を受けた看護師が，当該患者の在宅療養を担う他の保険医療機関の看護師若しくは准看護師又は訪問看護ステーションの看護師若しくは准看護師と共同して行った訪問看護・指導については，この限りではない。

(13) 同一の患者について，**訪問看護ステーションにおいて訪問看護療養費を算定した月**については，在宅患者訪問看護・指導料等を算定できない。ただし，次に掲げる場合はこの限りではない。

ア (4)の厚生労働大臣が定める疾病等の患者について，訪問看護療養費を算定した場合

イ 急性増悪等により一時的に週4日以上の頻回の訪問看護・指導を行う必要を認めた患者

ウ 当該保険医療機関を退院後1月以内の患者

エ 緩和ケア，褥瘡ケア又は人工肛門ケア及び人工膀胱ケアに係る専門の研修を受けた看護師が，当該患者の在宅療養を担う他の保険医療機関の看護師若しくは准看護師又は訪問看護ステーションの看護師若しくは准看護師と共同して訪問看護・指導を行った場合

(14) (13)において，同一の患者について，在宅患者訪問看護・指導料等及び訪問看護療養費を算定できる場合であっても，訪問看護療養費を算定した日については，在宅患者訪問看護・指導料等を算定できない。ただし，(13)の**ウ**及び**エ**の場合は，この限りではない。

(15) 同一の患者について，複数の保険医療機関や訪問看護ステーションにおいて訪問看護・指導を行う場合は，保険医療機関間及び保険医療機関と訪問看護ステーションとの間において十分に連携を図る。具体的には，訪問看護・指導の実施による患者の目標の設定，訪問看護・指導計画の立案，訪問看護・指導の実施状況及び評価を共有する。

(16) 介護保険法第8条第20項に規定する認知症対応型共同生活介護を行う施設，高齢者の居住の安定確保に関する法律第5条第1項に規定するサービス付き高齢者向け住宅，障害者総合支援法第5条第1項に規定する障害福祉サービスを行う施設，その他の高齢者向け施設等に入所している患者に訪問看護・指導を行う場合においては，介護保険又は障害福祉サービスによる医療及び看護サービスの提供に係る加算の算定等を含む当該施設における利用者の医療ニーズへの対応について確認し，当該施設で行われているサービスと十分に連携する。また，当該施設において当該保険医療機関が日常的な健康管理等（医療保険制度の給付によるものを除く）を行っている場合は，健康管理等と医療保険制度の給付による訪問看護・指導を区別して実施する。

(17) 在宅患者訪問看護・指導料の「**注3**」又は同一建物居住者訪問看護・指導料の「**注3**」に規定する**難病等複数回訪問加算**は，(4)の厚生労働大臣が定める疾病等の患者又は一時的に頻回の訪問看護・指導を行う必要が認められた患者に対して，1日に2回又は3回以上訪問看護・指導を実施した場合に算定する。

また，同一建物居住者訪問看護・指導料の「**注3**」に規定する**難病等複数回訪問加算**を算定する場合にあっては，同一建物内において，当該加算又はI012精神科訪問看護・指導料の「**注10**」に規定する**精神科複数回訪問加算**（1日当たりの回数の区分が同じ場合に限る）を同一日に算定する患者の人数に応じて，以下の**ア**又は**イ**により算定する。

ア 同一建物内に1人又は2人の場合は，当該加算を算定する患者全員に対して，「**注3**」の「イ」の(1)又は「ロ」の(1)により算定

イ 同一建物内に3人以上の場合は，当該加算を算定する患者全員に対して，「**注3**」の「イ」の(2)又は「ロ」の(2)により算定

(18) 在宅患者訪問看護・指導料の「**注4**」又は同一建物居住者訪問看護・指導料の「**注6**」の規定により準用する在宅患者訪問看護・指導料の「**注4**」に規定する**緊急訪問看護加算**は，訪問看護・指導計画に基づき定期的に行う訪問看護・指導以外であって，緊急の患家の求めに応じて，診療所又は在宅療養支援病院の保険医の指示により，当該保険医の属する保険医療機関又は連携する保険医療機関の看護師等が訪問看護・指導した場合に1日につき1回に限り算定する。その際，当該保険医はその指示内容を**診療録**に記載する。また，

当該看護師等は，患者又はその家族等の緊急の求めの内容の要点，医師の指示及び当該指示に基づき行った訪問看護・指導の日時，内容の要点及び対応状況を看護記録等に記録する。なお，当該加算は，診療所又は在宅療養支援病院が24時間往診及び訪問看護により対応できる体制を確保し，診療所又は在宅療養支援病院の連絡担当者の氏名，連絡先電話番号等，担当日，緊急時の注意事項等並びに往診担当医及び訪問看護担当者の氏名等について，文書により提供している患者に限り算定できる。

当該加算を算定する場合には，**診療報酬明細書**の摘要欄にその理由を詳細に記載する。

(19) 在宅患者訪問看護・指導料の「**注5**」又は同一建物居住者訪問看護・指導料の「**注6**」の規定により準用する在宅患者訪問看護・指導料の「**注5**」に規定する**長時間訪問看護・指導加算**は，特掲診療料の施設基準等**第4の4**の(3)の**イ**（p.924）に規定する長時間の訪問を要する者に対して，1回の訪問看護・指導の時間が90分を超えた場合について算定するものであり，週1回〔特掲診療料の施設基準等**第4の4**の(3)の**ロ**（p.924）に規定する者にあっては週3回〕に限り算定できる。なお，特掲診療料の施設基準等**第4の4**の(3)の**ロ**に規定する者のうち，超重症児・準超重症児については，基本診療料施設基準通知の**別添6**の**別紙14**（p.755）の超重症児（者）・準超重症児（者）の判定基準による判定スコアが10以上のものをいう（以下この項において同じ）。

(20) 在宅患者訪問看護・指導料の「**注6**」又は同一建物居住者訪問看護・指導料の「**注6**」の規定により準用する在宅患者訪問看護・指導料の「**注6**」に規定する**乳幼児加算**は，6歳未満の乳幼児に対して，訪問看護・指導を実施した場合に1日につき1回に限り算定できる。

「厚生労働大臣が定める者」とは，特掲診療料の施設基準等**第4の4**の(6)に規定する者をいう。

【厚生労働大臣が定める者】
ア 超重症児・準超重症児
イ 特掲診療料の施設基準等別表**第7**に掲げる疾病等の者
ウ 特掲診療料の施設基準等別表**第8**に掲げる者

(21) 在宅患者訪問看護・指導料の「**注7**」又は同一建物居住者訪問看護・指導料の「**注4**」に規定する**複数名訪問看護・指導加算**は，特掲診療料の施設基準等**第4の4の2**の(1)（p.924）に規定する複数名訪問看護・指導加算に係る厚生労働大臣が定める者に該当する1人の患者に対して，患者又はその家族等の同意を得て，看護師等と他の看護師等又は看護補助者（以下「その他職員」という）の複数名が同時に訪問看護・指導を実施した場合に，1日につき在宅患者訪問看護・指導料の「**注7**」の「イ」から「ニ」まで又は同一建物居住者訪問看護・指導料の「**注4**」の「イ」から「ニ」までのいずれかを，以下の**ア**から**エ**までにより算定する。なお，単に2人の看護師等又は看護補助者が同時に訪問看護・指導を行ったことのみをもって算定することはできない。

ア 看護師等が他の保健師，助産師又は看護師と同時に訪問看護・指導を行う場合は，週1日に限り，在宅患者訪問看護・指導料の「**注7**」の「イ」又は同一建物居住者訪問看護・指導料の「**注4**」の「イ」を算定する。

イ 看護師等が他の准看護師と同時に訪問看護・指導を行う場合は，週1日に限り，在宅患者訪問看護・指導料の「**注7**」の「ロ」又は同一建物居住者訪問看護・指導料の「**注4**」の「ロ」を算定する。

ウ 看護師等がその他職員と同時に，特掲診療料の施設基準等**第4の4の2**の(1)（p.924）に規定する複数名訪問看護・指導加算に係る厚生労働大臣が定める者のうち，同(2)に規定する厚生労働大臣が定める場合に該当しない患者に訪問看護・指導を行う場合は，週3日に限り，在宅患者訪問看護・指導料の「**注7**」の「ハ」又は同一建物居住者訪問看護・指導料の「**注4**」の「ハ」を算定する。

エ 看護師等がその他職員と同時に，特掲診療料の施設基準等**第4の4の2**の(1)（p.924）に規定する複数名訪問看護・指導加算に係る厚生労働大臣が定める者のうち，同(2)に規定する厚生労働大臣が定める場合に該当する患者に訪問看護・指導を行う場合は在宅患者訪問看護・指導料の「**注7**」の「ニ」又は同一建物居住者訪問看護・指導料の「**注4**」の「ニ」を，1日当たりの回数に応じて算定する。

また，同一建物居住者訪問看護・指導料の「**注4**」に規定する複数名訪問看護・指導加算を算定する場合にあっては，同一建物内において，当該加算又は**I012**精神科訪問看護・指導料の「**注4**」に規定する**複数名精神科訪問看護・指導加算**（同時に訪問看護・指導を実施する職種及び1日当たりの回数の区分が同じ場合に限る）を同一日に算定する患者の人数に応じて，以下の**オ**又は**カ**までにより算定する。

オ 同一建物内に1人又は2人の場合は，当該加算を算定する患者全員に対して，「**注4**」の「イ」の(1)，「ロ」の(1)，「ハ」の(1)，「ニ」の(1)の①，「ニ」の(2)の①又は「ニ」の(3)の①により算定

カ 同一建物内に3人以上の場合は，当該加算を算定する患者全員に対して，「**注4**」の「イ」の(2)，「ロ」の(2)，「ハ」の(2)，「ニ」の(1)の②，「ニ」の(2)の②又は「ニ」の(3)の②により算定

(22) 在宅患者訪問看護・指導料の「**注8**」又は同一建物居住者訪問看護・指導料の「**注6**」の規定により準用する在宅患者訪問看護・指導料の「**注8**」に規定する**在宅患者連携指導加算**又は**同一建物居住者連携指導加算**は，以下の要件を満たす場合に算定する。

ア 当該加算は，在宅での療養を行っている患者の診療情報等を，当該患者の診療等を担う保険医療機関等の医療関係職種間で文書等により共有し，それぞれの職種が当該診療情報等を踏まえ診療等を行う取組を評価するものである。

イ 在宅での療養を行っている患者であって通院が困難な者に対して，患者の同意を得て，月2回以上医療関係職種間で文書等（電子メール，ファクシミリでも可）により共有された診療情報を基に，患者に対して指導等を行った場合に，月1回に限り算定できる。

ウ 単に医療関係職種間で当該患者に関する診療情報等を交換したのみの場合は算定できない。

エ 他職種から情報提供を受けた場合，できる限り速やかに患者への指導等に反映させるよう留意しなければならない。また，当該患者の療養上の指導に関する留意点がある場合には，速やかに他職種に情報提供するよう努めなければならない。

オ 当該患者の診療を担う保険医療機関の保険医との間のみで診療情報等を共有し，訪問看護・指導を行った場合は，所定点数を算定できない。

カ 他職種から受けた診療情報等の内容及びその情報提供日並びにその診療情報等を基に行った指導等の

内容の要点及び指導日を看護記録に記載する。

(23) 在宅患者訪問看護・指導料の「注９」又は同一建物居住者訪問看護・指導料の「注６」の規定により準用する在宅患者訪問看護・指導料の「注９」に規定する**在宅患者緊急時等カンファレンス加算**又は**同一建物居住者緊急時等カンファレンス加算**は，以下の要件を満たす場合に算定する。

ア 当該加算は，在宅で療養を行っている患者の状態の急変や診療方針の変更等の際，当該患者に対する診療等を行う医療関係職種等が一堂に会しカンファレンスを行うことにより，より適切な診療方針を立てること及び当該カンファレンスの参加者の間で診療方針の変更等の的確な情報共有を可能とすることは，患者及びその家族が安心して療養生活を行う上で重要であることから，そのような取組に対して評価するものである。

イ 関係する医療関係職種等が共同でカンファレンスを行い，当該カンファレンスで共有した当該患者の診療情報等を踏まえ，それぞれの職種が患者に対して療養上必要な指導を行った場合に月２回に限り算定する。なお，当該カンファレンスは，原則として患家で行うこととするが，患者又は家族が患家以外の場所でのカンファレンスを希望する場合はこの限りではない。

ウ 当該カンファレンスは，１者以上が患家に赴きカンファレンスを行う場合には，その他の関係者はビデオ通話が可能な機器を用いて参加することができる。

エ ウにおいて，患者の個人情報を当該ビデオ通話の画面上で共有する際は，患者の同意を得ていること。また，保険医療機関の電子カルテなどを含む医療情報システムと共通のネットワーク上の端末においてカンファレンスを実施する場合には，厚生労働省「医療情報システムの安全管理に関するガイドライン」に対応していること。

オ カンファレンスに参加した医療関係職種等の氏名，カンファレンスの要点，患者に行った指導の要点及びカンファレンスを行った日を看護記録に記載する。

カ 当該患者の診療を担う保険医療機関の保険医と当該患者の訪問看護を担う看護師等（当該保険医療機関の保険医とは異なる保険医療機関の看護師等に限る）と２者でカンファレンスを行った場合であっても算定できる。

キ 在宅患者緊急時等カンファレンス加算及び同一建物居住者緊急時等カンファレンス加算は，カンファレンスを行い，当該カンファレンスで共有した当該患者の診療情報を踏まえた療養上必要な指導を行った場合に，当該指導日以降最初の在宅患者訪問看護・指導料等を算定する日に合わせて算定する。また，必要に応じ，カンファレンスを行った日以降に当該指導を行う必要がある場合には，カンファレンスを行った日以降できる限り速やかに指導を行う。

なお，当該指導とは，在宅患者訪問看護・指導料等を算定する訪問看護・指導とは異なるものであるが，例えば，当該指導とは別に継続的に実施している訪問看護・指導を当該指導を行った日と同一日に行う場合には，当該指導を行った日において在宅患者訪問看護・指導料又は同一建物居住者訪問看護・指導料を合わせて算定することは可能である。

(24) 在宅患者訪問看護・指導料の「注10」又は同一建物居住者訪問看護・指導料の「注６」の規定により準用する在宅患者訪問看護・指導料の「注10」に規定する**在宅ターミナルケア加算**又は**同一建物居住者ターミナルケア加算**について

ア 在宅ターミナルケア加算又は同一建物居住者ターミナルケア加算は，在宅患者訪問看護・指導料等を死亡日及び死亡日前14日以内の計15日間に２回以上算定し，かつ，訪問看護におけるターミナルケアの支援体制（訪問看護に係る連絡担当者の氏名，連絡先電話番号，緊急時の注意事項等）について患者及びその家族に対して説明した上でターミナルケアを行った場合（ターミナルケアを行った後，24時間以内に在宅以外で死亡した場合を含む）に算定する。ターミナルケアにおいては，厚生労働省「人生の最終段階における医療・ケアの決定プロセスに関するガイドライン」等の内容を踏まえ，患者本人及びその家族等と話し合いを行い，患者本人の意思決定を基本に，他の関係者と連携の上対応する。当該加算を算定した場合は，死亡した場所，死亡時刻等を看護記録に記録する。１つの保険医療機関において，死亡日及び死亡日前14日以内の計15日間に介護保険制度又は医療保険制度の給付の対象となる訪問看護をそれぞれ１日以上実施した場合は，最後に実施した訪問看護が医療保険制度の給付による場合に，当該加算を算定する。また，同一の患者に，他の保険医療機関において在宅患者訪問看護・指導料の在宅ターミナルケア加算若しくは同一建物居住者訪問看護・指導料の同一建物居住者ターミナルケア加算を算定している場合又は訪問看護ステーションにおいて訪問看護ターミナルケア療養費を算定している場合においては算定できない。

イ 在宅ターミナルケア加算の「イ」又は同一建物居住者ターミナルケア加算の「イ」は，在宅で死亡した患者（ターミナルケアを行った後，24時間以内に在宅以外で死亡した者を含む）又は指定居宅サービス基準第174条第１項に規定する指定特定施設，指定地域密着型サービス基準第90条第１項に規定する指定認知症対応型共同生活介護事業所若しくは介護保険法第48条第１項第１号に規定する指定介護老人福祉施設（以下「特別養護老人ホーム等」という）で死亡した患者〔指定施設サービス等に要する費用の額の算定に関する基準（平成12年厚生省告示第21号）別表の１に規定する看取り介護加算その他これに相当する加算（以下「看取り介護加算等」という）を算定している者を除き，ターミナルケアを行った後，24時間以内に特別養護老人ホーム等以外で死亡した者を含む〕に対して，ターミナルケアを行った場合に算定する。

ウ 在宅ターミナルケア加算の「ロ」又は同一建物居住者ターミナルケア加算の「ロ」については，特別養護老人ホーム等で死亡した患者（看取り介護加算等を算定している者に限り，ターミナルケアを行った後，24時間以内に特別養護老人ホーム等以外で死亡した者を含む）に対して，ターミナルケアを行った場合に算定する。

(25) 在宅患者訪問看護・指導料の「注11」又は同一建物居住者訪問看護・指導料の「注６」の規定により準用する在宅患者訪問看護・指導料の「注11」に規定する**在宅移行管理加算**は，当該保険医療機関を退院した日から起算して１月以内の期間に次のいずれかに該当する患者又はその家族からの相談等に対して，24時間対応できる体制が整備されている保険医療機関において，患者１人につき１回に限り算定する。

この場合において，特別な管理を必要とする患者はアからオまでに掲げるものとし，そのうち重症度等の高い患者は，アに掲げるものとする。なお，エにおいて当該加算を算定する場合は，定期的（１週間に１回以上）に褥瘡の状態の観察・アセスメント・評価（褥瘡の深さ，滲出液，大きさ，炎症・感染，肉芽組織，壊死組織，ポケット）を行い，褥瘡の発生部位及び実施したケアについて看護記録に記録する。なお，実施したケアには必要に応じて患者の家族等への指導も含むものである。

ア　C108在宅麻薬等注射指導管理料を算定している患者，C108-2在宅腫瘍化学療法注射指導管理料を算定している患者，C108-3在宅強心剤持続投与指導管理料を算定している者，C112在宅気管切開患者指導管理料を算定している患者，気管カニューレを使用している患者及び留置カテーテルを使用している患者

イ　C102在宅自己腹膜灌流指導管理料，C102-2在宅血液透析指導管理料，C103在宅酸素療法指導管理料，C104在宅中心静脈栄養法指導管理料，C105在宅成分栄養経管栄養法指導管理料，C106在宅自己導尿指導管理料，C107在宅人工呼吸指導管理料，C107-2在宅持続陽圧呼吸療法指導管理料，C110在宅自己疼痛管理指導管理料又はC111在宅肺高血圧症患者指導管理料のうちいずれかを算定している患者

ウ　人工肛門又は人工膀胱を設置している患者であってその管理に配慮を必要とする患者

エ　以下の(イ)又は(ロ)のいずれかの真皮を越える褥瘡の状態にある者

(イ)　NPUAP（The National Pressure Ulcer Advisory Panel）分類Ⅲ度又はⅣ度

(ロ)　DESIGN-R2020分類（日本褥瘡学会によるもの）D３，D４又はD５

オ　C005-2在宅患者訪問点滴注射管理指導料を算定している患者

(26)　在宅患者訪問看護・指導料の「注12」又は同一建物居住者訪問看護・指導料の「注６」の規定により準用する在宅患者訪問看護・指導料の「注12」に規定する**夜間・早朝訪問看護加算**及び**深夜訪問看護加算**については，夜間（午後６時から午後10時までをいう）又は早朝（午前６時から午前８時までの時間をいう），深夜（午後10時から午前６時までをいう）に患家の求めに応じて訪問看護・指導を行った場合に算定する。またこれは，緊急訪問看護加算との併算定を可とする。

(27)　在宅患者訪問看護・指導料の「注13」又は同一建物居住者訪問看護・指導料の「注６」の規定により準用する在宅患者訪問看護・指導料の「注13」に規定する**看護・介護職員連携強化加算**については，保険医療機関の看護師又は准看護師が，口腔内の喀痰吸引，鼻腔内の喀痰吸引，気管カニューレ内部の喀痰吸引，胃瘻若しくは腸瘻による経管栄養又は経鼻経管栄養を必要とする患者に対して，社会福祉士及び介護福祉士法（昭和62年法律第30号）第48条の３第１項の登録を受けた登録喀痰吸引等事業者又は同法附則第27条第１項の登録を受けた登録特定行為事業者（以下「登録喀痰吸引等事業者等」という）の介護職員等（以下「介護職員等」という）が実施する社会福祉士及び介護福祉士法施行規則（昭和62年厚生省令第49号）第１条各号に掲げる医師の指示の下に行われる行為（以下「喀痰吸引等」という）の業務が円滑に行われるよう支援を行う取組を評価するものである。

ア　当該加算は，患者の病状やその変化に合わせて，医師の指示により，(イ)及び(ロ)の対応を行っている場合に算定する。

(イ)　喀痰吸引等に係る計画書や報告書の作成及び緊急時等の対応についての助言

(ロ)　介護職員等に同行し，患者の居宅において喀痰吸引等の業務の実施状況についての確認

イ　当該加算は，次の場合には算定できない。

(イ)　介護職員等の喀痰吸引等に係る基礎的な技術取得や研修目的での同行訪問

(ロ)　同一の患者に，他の保険医療機関又は訪問看護ステーションにおいて看護・介護職員連携強化加算を算定している場合

ウ　当該加算は，介護職員等と同行訪問を実施した日の属する月の初日の訪問看護・指導の実施日に算定する。また，その内容を訪問看護記録書に記録する。

エ　登録喀痰吸引等事業者等が，患者に対する安全なサービス提供体制整備や連携体制確保のために会議を行う場合は，当該会議に出席し連携する。また，その場合は，会議の内容を訪問看護記録書に記録する。

オ　患者又はその家族等から電話等により看護に関する意見を求められた場合に対応できるよう，患者又はその家族等に対して，保険医療機関の名称，所在地，電話番号並びに時間外及び緊急時の連絡方法を記載した文書を交付する。

(28)　在宅患者訪問看護・指導料の「注14」又は同一建物居住者訪問看護・指導料の「注６」の規定により準用する在宅患者訪問看護・指導料の「注14」に規定する**特別地域訪問看護加算**は，当該保険医療機関の所在地から患家までの訪問につき，最も合理的な通常の経路及び方法で片道１時間以上要する患者に対して，特掲診療料の施設基準等**第４の４の３の３**（p.924）に規定する地域（以下「特別地域」という）に所在する保険医療機関の看護師等が訪問看護・指導を行った場合又は特別地域以外に所在する保険医療機関の看護師等が特別地域に居住する患者に対して訪問看護・指導を行った場合に，在宅患者訪問看護・指導料又は同一建物訪問看護・指導料の所定点数（「注」に規定する加算は含まない）の**100分の50**に相当する点数を加算する。なお，当該加算は，交通事情等の特別の事情により訪問に要した時間が片道１時間以上となった場合は算定できない。特別地域訪問看護加算を算定する保険医療機関は，その所在地又は患家の所在地が特別地域に該当するか否かについては，地方厚生（支）局に確認する。

(29)　在宅患者訪問看護・指導料の「注15」又は同一建物居住者訪問看護・指導料の「注６」の規定により準用する在宅患者訪問看護・指導料の「注15」に規定する**訪問看護・指導体制充実加算**は，訪問看護・指導に係る十分な体制を整備し，訪問看護・指導等に係る相当の実績を有する保険医療機関における訪問看護・指導を評価するものであり，別に定める施設基準に適合しているものとして届け出た保険医療機関の看護師等が訪問看護・指導を実施した場合に，月１回に限り算定する。

(30)　在宅患者訪問看護・指導料の「注16」又は同一建物居住者訪問看護・指導料の「注６」の規定により準用する在宅患者訪問看護・指導料の「注16」に規定する**専門管理加算**について

ア　専門管理加算の「イ」は，在宅で療養を行っている悪性腫瘍の鎮痛療法若しくは化学療法を行っている患者，真皮を越える褥瘡の状態にある患者（C

在宅

診療・指導

013在宅患者訪問褥瘡管理指導料を算定する場合にあっては真皮までの状態の患者）又は人工肛門若しくは人工膀胱周囲の皮膚にびらん等の皮膚障害が継続若しくは反復して生じている状態にある患者若しくは人工肛門若しくは人工膀胱のその他の合併症を有する患者に対して，別に定める施設基準に適合しているものとして届け出た保険医療機関の緩和ケア，褥瘡ケア又は人工肛門ケア及び人工膀胱ケアに係る専門の研修を受けた看護師が，定期的（１月に１回以上）に訪問看護・指導を行うとともに，当該患者に係る訪問看護・指導の実施に関する計画的な管理を行った場合に，月１回に限り所定点数に加算する。

イ　専門管理加算の「ロ」は，保健師助産師看護師法（昭和23年法律第203号）第37条の２第２項第１号に規定する特定行為（訪問看護において専門の管理を必要とするものに限る）に係る管理の対象となる患者に対して，別に定める施設基準に適合しているものとして届け出た保険医療機関の同項第５号に規定する指定研修機関において行われる研修を修了した看護師が，同項第２号に規定する手順書に基づき，定期的（１月に１回以上）に訪問看護・指導を行うとともに，当該患者に係る訪問看護・指導の実施に関する計画的な管理を行った場合に，月１回に限り所定点数に加算する。また，手順書について，医師と共に，利用者の状態に応じて手順書の妥当性を検討すること。なお，特定行為のうち訪問看護において専門の管理を必要とするものとは，以下の(イ)から(ト)までに掲げるものをいう。

(イ)　気管カニューレの交換
(ロ)　胃ろうカテーテル若しくは腸ろうカテーテル又は胃ろうボタンの交換
(ハ)　膀胱ろうカテーテルの交換
(ニ)　褥瘡又は慢性創傷の治療における血流のない壊死組織の除去
(ホ)　創傷に対する陰圧閉鎖療法
(ヘ)　持続点滴中の高カロリー輸液の投与量の調整
(ト)　脱水症状に対する輸液による補正

(31)　(30)において，当該医療機関で別に定める専従要件となっている場合であっても，別に定める専従業務に支障が生じなければ訪問しても差し支えない。

(32)　在宅患者訪問看護・指導料の「注17」又は同一建物居住者訪問看護・指導料の「注６」の規定により準用する在宅患者訪問看護・指導料の「注17」に規定する訪問看護医療ＤＸ情報活用加算は，健康保険法第３条第13項に規定する電子資格確認を行う体制を有し，患者の同意を得て，居宅同意取得型のオンライン資格確認等システムにより得られる患者の診療情報，薬剤情報や特定健診等情報を取得した上で計画的な管理を行うことを評価するものであり，単に健康保険法第３条第13項に規定する電子資格確認を行う体制を有していることのみをもって算定することはできない。

(33)　在宅患者訪問看護・指導料の「注18」又は同一建物居住者訪問看護・指導料の「注６」の規定により準用する在宅患者訪問看護・指導料の「注18」に規定する遠隔死亡診断補助加算は，当該保険医療機関及び連携する保険医療機関においてＣ001の「注８」（Ｃ001-2の「注６」の規定により準用する場合を含む）に規定する死亡診断加算を算定する患者（特別地域に居住する患者に限る）について，医師の指示により，情報通信機器を用いた在宅での看取りに係る研修を受けた看護師が，厚生労働省「情報通信機器（ICT）を利用した死亡診断等ガイドライン」に基づき，医師による情報通信機器を用いた死亡診断の補助を行った場合に算定する。

(34)　訪問看護・指導の実施に当たっては，保険医療機関における看護業務に支障を来すことのないよう留意するとともに，市町村の実施する訪問指導事業等関連事業との連携に十分留意する。

(35)　在宅患者訪問看護・指導料の「注20」又は同一建物居住者訪問看護・指導料の「注６」の規定により準用する在宅患者訪問看護・指導料の「注20」に規定する交通費は実費とする。
（令６保医発0305･4）

Ｃ005-2　在宅患者訪問点滴注射管理指導料

（１週につき）　**100点**

注　区分番号Ｃ005に掲げる在宅患者訪問看護・指導料又は区分番号Ｃ005-1-2に掲げる同一建物居住者訪問看護・指導料を算定すべき訪問看護・指導を受けている患者又は指定訪問看護事業者〔健康保険法第88条第１項に規定する指定訪問看護事業者，介護保険法第41条第１項の規定による指定居宅サービス事業者（訪問看護事業を行う者に限る）の指定，同法第42条の２第１項の規定による指定地域密着型サービス事業者（訪問看護事業を行う者に限る）の指定又は同法第53条第１項の規定による指定介護予防サービス事業者（訪問看護事業を行う者に限る）をいう〕から訪問看護を受けている患者であって，当該患者に対する診療を担う保険医療機関の保険医の診療に基づき，週３日以上の点滴注射を行う必要を認めたものについて，訪問を行う看護師又は准看護師に対して，点滴注射に際し留意すべき事項等を記載した文書を交付して，必要な管理指導を行った場合に，患者１人につき週１回に限り算定する。

→在宅患者訪問点滴注射管理指導料

(1)　在宅患者訪問点滴注射管理指導料は，在宅での療養を行っている患者であって，通院困難な者について，当該患者の在宅での療養を担う保険医の診療に基づき，週３日以上の点滴注射を行う必要を認め，当該保険医療機関の看護師又は准看護師（以下この項において「看護師等」という）に対して指示を行い，その内容を**診療録**に記載した場合又は指定訪問看護事業者に**別紙様式16**（p.287），**別紙様式17の２**（p.496）又は**別紙様式18**（p.288）を参考に作成した在宅患者訪問点滴注射指示書に有効期間（７日以内に限る）及び指示内容を記載して指示を行った場合において，併せて使用する薬剤，回路等，必要十分な保険医療材料，衛生材料を供与し，１週間（指示を行った日から７日間）のうち３日以上看護師等が患家を訪問して点滴注射を実施した場合に３日目に算定する。なお，算定要件となる点滴注射は，看護師等が実施した場合であり，医師が行った点滴注射は含まれない。

(2)　点滴注射指示に当たっては，その必要性，注意点等を点滴注射を実施する看護師等に十分な説明を行う。

(3)　点滴注射を実施する看護師等は，患者の病状の把握に努めるとともに，当該指示による点滴注射の終了日及び必要を認めた場合には在宅での療養を担う保険医への連絡を速やかに行う。なお，その連絡は電話等でも差し支えない。

(4)　在宅での療養を担う保険医は，患者，患者の家族又は看護師等から容態の変化等についての連絡を受けた

(別紙様式16)

訪 問 看 護 指 示 書
在宅患者訪問点滴注射指示書

※該当する指示書を○で囲むこと
訪問看護指示期間　（　　　　年　月　日～　年　月　日）
点滴注射指示期間　（　　　　年　月　日～　年　月　日）

患者氏名			生年月日　　年　月　日（　歳）
患者住所			電話（　　）　－
主たる傷病名	(1)	(2)	(3)
傷病名コード			

現在の状況（該当項目に○等）		
	病状・治療状態	
	投与中の薬剤の用量・用法	1.　　2. 3.　　4. 5.　　6.
	日常生活自立度	寝たきり度　J1　J2　A1　A2　B1　B2　C1　C2 認知症の状況　Ⅰ　Ⅱa　Ⅱb　Ⅲa　Ⅲb　Ⅳ　M
	要介護認定の状況	要支援（1　2）　要介護（1　2　3　4　5）
	褥瘡の深さ	DESIGN-R2020分類　D3　D4　D5　NPUAP分類　Ⅲ度　Ⅳ度
	装着・使用医療機器等	1. 自動腹膜灌流装置　2. 透析液供給装置　3. 酸素療法（　L/min） 4. 吸引器　5. 中心静脈栄養　6. 輸液ポンプ 7. 経管栄養　（経鼻・胃瘻：　サイズ　，　日に1回交換） 8. 留置カテーテル（部位：　サイズ　，　日に1回交換） 9. 人工呼吸器　（陽圧式・陰圧式：設定　） 10. 気管カニューレ（サイズ　） 11. 人工肛門　12. 人工膀胱　13. その他（　）

留意事項及び指示事項
Ⅰ　療養生活指導上の留意事項

Ⅱ　1.　理学療法士・作業療法士・言語聴覚士が行う訪問看護
　〔1日あたり（　）分を週（　）回〕
2.　褥瘡の処置等
3.　装着・使用医療機器等の操作援助・管理
4.　その他

在宅患者訪問点滴注射に関する指示（投与薬剤・投与量・投与方法等）

緊急時の連絡先
不在時の対応

特記すべき留意事項（注：薬の相互作用・副作用についての留意点，薬物アレルギーの既往，定期巡回・随時対応型訪問介護看護及び複合型サービス利用時の留意事項等があれば記載して下さい）

他の訪問看護ステーションへの指示
（無　有：指定訪問看護ステーション名　）
たんの吸引等実施のための訪問介護事業所への指示
（無　有：訪問介護事業所名　）

上記のとおり，指示いたします。　年　月　日

医療機関名
住　　所
電　　話
（FAX.）
医師氏名　　印

事業所　　殿

場合は，速やかに対応する。

(5)　在宅患者訪問点滴注射管理指導料には，必要な回路等の費用が含まれており，別に算定できない。

(6)　C104在宅中心静脈栄養法指導管理料，C108在宅麻薬等注射指導管理料，C108-2在宅腫瘍化学療法注射指導管理料又はC108-3在宅強心剤持続投与指導管理料を算定した場合には，当該管理指導料は算定できない。

(7)　在宅患者訪問点滴注射管理指導料に係る薬剤料は別に算定できる。

(8)　週3日以上実施できなかった場合においても，使用した分の薬剤料は算定できる。　(令6保医発0305・4)

C006　在宅患者訪問リハビリテーション指導管理料（1単位）

1　同一建物居住者以外の場合　**300点**
2　同一建物居住者の場合　**255点**

注1　1については，在宅で療養を行っている患者〔当該患者と同一の建物に居住する他の患者に対して当該保険医療機関が同一日に訪問リハビリテーション指導管理を行う場合の当該患者（以下この区分番号において「同一建物居住者」という）を除く〕であって通院が困難なものに対して，2については，在宅で療養を行っている患者（同一建物居住者に限る）であって通院が困難なものに対して，診療に基づき計画的な医学管理を継続して行い，かつ，当該

(別紙様式18)

特別訪問看護指示書 在宅患者訪問点滴注射指示書 ※該当する指示書を○で囲むこと 特別看護指示期間(　年　月　日～　年　月　日) 点滴注射指示期間(　年　月　日～　年　月　日)	
患者氏名	生年月日　年　月　日(　歳)
病状・主訴： 一時的に訪問看護が頻回に必要な理由：	
留意事項及び指示事項(注：点滴注射薬の相互作用・副作用についての留意点があれば記載して下さい)	
点滴注射指示内容(投与薬剤・投与量・投与方法等)	
緊急時の連絡先等	

上記のとおり，指示いたします。　年　月　日

医療機関名
電　話
(FAX.)
医師氏名　印

事業所　殿

診療を行った保険医療機関の理学療法士，作業療法士又は言語聴覚士を訪問させて基本的動作能力若しくは応用的動作能力又は社会的適応能力の回復を図るための訓練等について必要な指導を行わせた場合に，患者1人につき，1と2を合わせて**週6単位**(退院の日から起算して3月以内の患者にあっては，**週12単位**)に限り算定する。

2　保険医療機関が，診療に基づき，患者の急性増悪等により一時的に頻回の訪問リハビリテーション指導管理を行う必要性を認め，計画的な医学管理の下に，在宅で療養を行っている患者であって通院が困難なものに対して訪問リハビリテーション指導管理を行った場合は，注1の規定にかかわらず，1と2を合わせて，6月に1回に限り，当該診療の日から14日以内に行った訪問リハビリテーション指導管理については，14日を限度として**1日4単位**に限り，算定する。

3　在宅患者訪問リハビリテーション指導管理に要した交通費は，患家の負担とする。

→在宅患者訪問リハビリテーション指導管理料

(1)　在宅患者訪問リハビリテーション指導管理料は，在宅での療養を行っている患者であって，疾病，傷病のために通院してリハビリテーションを受けることが困難な者又はその家族等患者の看護に当たる者に対して，医師の診療に基づき，理学療法士，作業療法士又は言語聴覚士を訪問させて，患者の病状及び療養環境等を踏まえ療養上必要な指導を20分以上行った場合(以下この区分において「1単位」という)に算定する。

(2)　在宅患者訪問リハビリテーション指導管理料の「1」は，在宅での療養を行っている患者(同一建物居住者であるものを除く)に対して，在宅患者訪問リハビリテーション指導管理料の「2」は，同一建物居住者であるものに対して，必要な指導を行わせた場合に算定する。

(3)　在宅患者訪問リハビリテーション指導管理料の算定は週6単位を限度(末期の悪性腫瘍の患者の場合を除く)とする。ただし，退院の日から起算して3月以内の患者に対し，入院先の医療機関の医師の指示に基づき継続してリハビリテーションを行う場合は，週12単位まで算定できる。

(4)　在宅患者訪問リハビリテーション指導管理料は，訪問診療を実施する保険医療機関において医師の診療のあった日から1月以内に行われた場合に算定する。

ただし，当該患者(患者の病状に特に変化がないものに限る)に関し，在宅患者訪問診療料(Ⅰ)の「1」又は在宅患者訪問診療料(Ⅱ)の「注1」の「イ」を算定すべき訪問診療を行っている保険医療機関が，患者の同意を得て，診療の日から2週間以内に，当該患者に対して継続して在宅患者訪問リハビリテーション指導管理を行っている別の保険医療機関に対して，診療状況を示す文書を添えて，当該患者に係る療養上必要な情報を提供した場合には，当該診療情報の提供〔B009診療情報提供料(Ⅰ)の場合に限る〕を行った保険医療機関において，当該診療情報提供料の基礎となる診療があった日から1月以内に行われた場合に算定する。

(5)　指導の内容は，患者の運動機能及び日常生活動作能力の維持及び向上を目的として行う体位変換，起座又は離床訓練，起立訓練，食事訓練，排泄訓練，生活適応訓練，基本的対人関係訓練，言語機能又は聴覚機能等に関する指導とする。

(6)　医師は，理学療法士，作業療法士又は言語聴覚士に対して行った指示内容の要点を**診療録**に記載する。

(7)　理学療法士，作業療法士又は言語聴覚士は，医師の指示に基づき行った指導の内容の要点及び指導に要した時間を記録する。

(8)　他の保険医療機関において在宅患者訪問リハビリテーション指導管理料を算定している患者については，在宅患者訪問リハビリテーション指導管理料を算定できない。

(9)　「注3」に規定する交通費は実費とする。

(10)　保険医療機関が診療に基づき，1月にバーセル指数又はFIMが5点以上悪化し，一時的に頻回の訪問リハビリテーションが必要であると認められた患者については，6月に1回に限り，当該診療を行った日から14日以内の期間において，14日を限度として1日に4単位まで算定できる。

当該患者が介護保険法第62条に規定する要介護被保険者等である場合には，**診療録**に頻回の訪問リハビリ

テーションが必要であると認めた理由及び頻回の訪問リハビリテーションが必要な期間（ただし14日間以内に限る）を記載する。（令６保医発0305・4）

C007 訪問看護指示料 300点

注１ 当該患者に対する診療を担う保険医療機関の保険医が，診療に基づき指定訪問看護事業者〔介護保険法第41条第１項に規定する指定居宅サービス事業者若しくは同法第53条第１項に規定する指定介護予防サービス事業者（いずれも訪問看護事業を行う者に限る）又は健康保険法第88条第１項に規定する指定訪問看護事業者をいう〕からの指定訪問看護の必要を認め，又は，介護保険法第42条の２第１項に規定する指定地域密着型サービス事業者（定期巡回・随時対応型訪問介護看護又は複合型サービスを行う者に限る）からの指定定期巡回・随時対応型訪問介護看護又は指定複合型サービス（いずれも訪問看護を行うものに限る）の必要を認め，患者の同意を得て当該患者の選定する訪問看護ステーション等に対して，訪問看護指示書を交付した場合に，患者１人につき月１回に限り算定する。

２ 当該患者に対する診療を担う保険医療機関の保険医が，診療に基づき，当該患者の急性増悪等により一時的に頻回の指定訪問看護を行う必要を認め，当該患者の同意を得て当該患者の選定する訪問看護ステーション等に対して，その旨を記載した訪問看護指示書を交付した場合は，**特別訪問看護指示加算**として，患者１人につき月１回（別に厚生労働大臣が定める者〔※告示④第４・４の３，p.924〕については，月２回）に限り，**100点**を所定点数に加算する。

３ 当該患者に対する診療を担う保険医療機関の保険医が，診療に基づき，保健師助産師看護師法第37条の２第２項第１号に規定する特定行為に係る管理の必要を認め，当該患者の同意を得て当該患者の選定する訪問看護ステーション等の看護師（同項第５号に規定する指定研修機関において行われる研修を修了した者に限る）に対して，同項第２号に規定する手順書を交付した場合は，**手順書加算**として，患者１人につき６月に１回に限り**150点**を所定点数に加算する。

４ 注１の場合において，必要な衛生材料及び保険医療材料を提供した場合に，**衛生材料等提供加算**として，患者１人につき月１回に限り，**80点**を所定点数に加算する。

５ 訪問看護指示料を算定した場合には，区分番号Ｉ012-2に掲げる精神科訪問看護指示料は算定しない。

→訪問看護指示料

(1) 訪問看護指示料は，在宅での療養を行っている患者であって，疾病，負傷のために通院による療養が困難な者に対する適切な在宅医療を確保するため，指定訪問看護に関する指示を行うことを評価するものであり，在宅での療養を行っている患者の診療を担う保険医（患者が選定する保険医療機関の保険医に限る。以下この項において「主治医」という）が，診療に基づき指定訪問看護の必要性を認め，当該患者の同意を得て，**別紙様式16**（p.287）を参考に作成した訪問看護指示書に有効期間（６月以内に限る）を記載して，当該患者が選定する訪問看護ステーション等に対して交付した場合に算定する。なお，１か月の指示を行う場合には，訪問看護指示書に有効期間を記載することを要しない。

(2) 主治医は，在宅療養に必要な衛生材料及び保険医療材料（以下この項において「衛生材料等」という）の量の把握に努め，十分な量の衛生材料等を患者に支給する。

(3) 指定訪問看護の指示は，当該患者に対して主として診療を行う保険医療機関が行うことを原則とし，訪問看護指示料は，退院時に１回算定できるほか，在宅での療養を行っている患者について１月に１回を限度として算定できる。なお，同一月において，１人の患者について複数の訪問看護ステーション等に対して訪問看護指示書を交付した場合であっても，当該指示料は，１月に１回を限度に算定する。

ただし，A保険医療機関と特別の関係（p.30）にあるB保険医療機関において**C005**在宅患者訪問看護・指導料又は**C005-1-2**同一建物居住者訪問看護・指導料及び**Ｉ012**精神科訪問看護・指導料を算定している月においては，A保険医療機関は当該患者について訪問看護指示料は算定できない。

(4) 「注２」に規定する特別訪問看護指示加算は，患者の主治医が，診療に基づき，急性増悪，終末期，退院直後等の事由により，週４回以上の頻回の指定訪問看護を一時的に当該患者に対して行う必要性を認めた場合であって，当該患者の同意を得て，**別紙様式18**（p.288）を参考に作成した特別訪問看護指示書を，当該患者が選定する訪問看護ステーション等に対して交付した場合に，１月に１回（別に厚生労働大臣が定める者については２回）を限度として算定する。ここでいう頻回の訪問看護を一時的に行う必要性とは，恒常的な頻回の訪問看護の必要性ではなく，状態の変化等で日常行っている訪問看護の回数では対応できない場合である。また，その理由等については，特別訪問看護指示書に記載する。

なお，当該頻回の指定訪問看護は，当該特別の指示に係る診療の日から14日以内に限り実施する。

【厚生労働大臣が定める者】

ア 気管カニューレを使用している状態にある者

イ 以下の(イ)又は(ロ)のいずれかの真皮を越える褥瘡の状態にある者

(イ) NPUAP（The National Pressure Ulcer Advisory Panel）分類Ⅲ度又はⅣ度

(ロ) DESIGN-R2020 分類（日本褥瘡学会によるもの）D３，D４又はD５

(5) 患者の主治医は，指定訪問看護の必要性を認めた場合には，診療に基づき速やかに訪問看護指示書及び特別訪問看護指示書（以下この項において「訪問看護指示書等」という）を作成する。当該訪問看護指示書等には，緊急時の連絡先として，診療を行った保険医療機関の電話番号等を必ず記載した上で，訪問看護ステーション等に交付する。また，当該訪問看護指示書等には，原則として主たる傷病名の傷病名コードを記載する。

なお，訪問看護指示書等は，特に患者の求めに応じて，患者又はその家族等を介して訪問看護ステーション等に交付できる。

(6) 主治医は，交付した訪問看護指示書等の写しを**診療録**に添付する。

(7) 患者の主治医は，当該訪問看護指示書交付後であっても，患者の病状等に応じてその期間を変更することができる。なお，指定訪問看護の指示を行った保険医療機関は，訪問看護ステーション等からの対象患者について相談等があった場合には，懇切丁寧に対応する。

(8) C005在宅患者訪問看護・指導料又はC005-1-2同一建物居住者訪問看護・指導料の(4)に掲げる疾病等の患者について，２つの訪問看護ステーション等に対して訪問看護指示書を交付する場合には，それぞれの訪問看護指示書に，他の訪問看護ステーション等に対して訪問看護指示書を交付している旨及び当該他の訪問看護ステーション等の名称を記載する。

(9) 「注３」に規定する手順書加算は，患者の主治医が，診療に基づき，訪問看護において保健師助産師看護師法第37条の２第２項第１号に規定する特定行為（訪問看護において専門の管理を必要とするものに限る）に係る管理の必要を認め，同項第２号に規定する手順書を当該患者が選定する訪問看護ステーション等の看護師（同項第５号に規定する指定研修機関において行われる研修を修了した者に限る）に対して交付した場合に，患者１人につき６月に１回を限度として算定する。手順書を交付した主治医は当該訪問看護ステーション等の当該看護師と共に，患者の状態に応じて手順書の妥当性を検討する。なお，特定行為のうち訪問看護において専門の管理を必要とするものとは，以下の**ア**から**キ**までに掲げるものをいう。

ア 気管カニューレの交換
イ 胃ろうカテーテル若しくは腸ろうカテーテル又は胃ろうボタンの交換
ウ 膀胱ろうカテーテルの交換
エ 褥瘡又は慢性創傷の治療における血流のない壊死組織の除去
オ 創傷に対する陰圧閉鎖療法
カ 持続点滴中の高カロリー輸液の投与量の調整
キ 脱水症状に対する輸液による補正

(10) 「注４」に規定する衛生材料等提供加算は，在宅療養において衛生材料等が必要な患者に対し，当該患者へ訪問看護を実施している訪問看護ステーション等から提出された訪問看護計画書及び訪問看護報告書を基に，療養上必要な量について判断の上，必要かつ十分な量の衛生材料等を患者に支給した場合に算定する。

(11) C002在宅時医学総合管理料，C002-2施設入居時等医学総合管理料，C003在宅がん医療総合診療料，C005-2在宅患者訪問点滴注射管理指導料，第２節第１款の各区分に規定する在宅療養指導管理料を算定した場合は，「注４」の加算は当該管理料等に含まれ別に算定できない。

(令６保医発0305·4)

C007-2 介護職員等喀痰吸引等指示料 240点

注 当該患者に対する診療を担う保険医療機関の保険医が，診療に基づき介護保険法第41条第１項に規定する指定居宅サービス事業者（同法第８条第２項に規定する訪問介護，同条第３項に規定する訪問入浴介護，同条第７項に規定する通所介護又は同条第11項に規定する特定施設入居者生活介護に係る指定を受けている者に限る），同法第42条の２第１項に規定する指定地域密着型サービス事業者（同法第８条第22項に規定する地域密着型介護老人福祉施設を除く）その他別に厚生労働大臣が定める者〔※告示④第４・４の４，p.926〕による喀痰吸引等の必要を認め，患者の同意を得て当該患者の選定する事業者に対して介護職員等喀痰吸引等指示書を交付した場合に，患者１人につき３月に１回に限り算定する。

→介護職員等喀痰吸引等指示料

介護職員等喀痰吸引等指示料は，当該患者に対する診療を担う保険医療機関の保険医が，診療に基づき訪問介護，訪問入浴介護，通所介護，特定施設入居者生活介護等の指定居宅サービス事業者その他別に厚生労働大臣が定めるものによる社会福祉士及び介護福祉士法施行規則第１条各号に掲げる医師の指示の下に行われる行為の必要を認め，患者の同意を得て当該患者の選定する事業者に対して，**別紙様式34**（p.291）を参考に作成した介護職員等喀痰吸引等指示書に有効期限（６月以内に限る）を記載して交付した場合に，患者１人につき３月に１回に限り算定する。

(令６保医発0305·4)

C008 在宅患者訪問薬剤管理指導料

1	単一建物診療患者が１人の場合	**650点**
2	単一建物診療患者が２人以上９人以下の場合	**320点**
3	１及び２以外の場合	**290点**

注１ 在宅で療養を行っている患者であって通院が困難なものに対して，診療に基づき計画的な医学管理を継続して行い，かつ，薬剤師が訪問して薬学的管理指導を行った場合に，単一建物診療患者（当該患者が居住する建物に居住する者のうち，当該保険医療機関の薬剤師が訪問し薬学的管理指導を行っているものをいう）の人数に従い，患者１人につき月４回（末期の悪性腫瘍の患者及び中心静脈栄養法の対象患者については，週２回かつ月８回）に限り算定する。この場合において，１から３までを合わせて薬剤師１人につき週40回に限り算定できる。

２ 麻薬の投薬が行われている患者に対して，麻薬の使用に関し，その服用及び保管の状況，副作用の有無等について患者に確認し，必要な薬学的管理指導を行った場合は，１回につき**100点**を所定点数に加算する。

３ 在宅患者訪問薬剤管理指導に要した交通費は，患家の負担とする。

４ ６歳未満の乳幼児に対して，薬剤師が訪問して薬学的管理指導を行った場合には，**乳幼児加算**として，**100点**を所定点数に加算する。

→在宅患者訪問薬剤管理指導料

(1) 在宅患者訪問薬剤管理指導料は，在宅での療養を行っている患者であって，疾病，負傷のために通院による療養が困難な者について，保険医療機関の薬剤師が当該保険医療機関の医師及び当該患者の同意を得て，患家を訪問して薬剤管理指導記録に基づいて直接患者又はその家族等に服薬指導，服薬支援その他の薬学的管理指導を行った場合に算定する。

ただし，薬学的管理指導の対象となる患者が他の保険医療機関に入院している場合，医師若しくは薬剤師の配置が義務付けられている施設に入居若しくは入所

(別紙様式34)

介護職員等喀痰吸引等指示書

標記の件について，下記の通り指示いたします。　　　　指示期間（　年　月　日～　年　月　日）

<table>
<tr><td colspan="2" rowspan="2">事業者</td><td>事業者種別</td><td colspan="3"></td></tr>
<tr><td>事業者名称</td><td colspan="3"></td></tr>
<tr><td rowspan="5">対象者</td><td>氏名</td><td colspan="2"></td><td colspan="2">生年月日 明・大・昭・平・令　年　月　日
（　歳）</td></tr>
<tr><td>住所</td><td colspan="4">電話（　）　－</td></tr>
<tr><td>要介護認定区分</td><td colspan="4">要支援（ 1 2 ）　要介護（ 1 2 3 4 5 ）</td></tr>
<tr><td>障害程度区分</td><td colspan="4">区分1　区分2　区分3　区分4　区分5　区分6</td></tr>
<tr><td>主たる疾患(障害)名</td><td colspan="4"></td></tr>
<tr><td colspan="2">実施行為種別</td><td colspan="4">口腔内の喀痰吸引・鼻腔内の喀痰吸引・気管カニューレ内部の喀痰吸引
胃ろうによる経管栄養・腸ろうによる経管栄養・経鼻経管栄養</td></tr>
<tr><td rowspan="6">指示内容</td><td colspan="5">具体的な提供内容</td></tr>
<tr><td colspan="5">喀痰吸引（吸引圧，吸引時間，注意事項等を含む）</td></tr>
<tr><td colspan="5">経管栄養（栄養剤の内容，投与時間，投与量，注意事項等を含む）</td></tr>
<tr><td colspan="5"></td></tr>
<tr><td colspan="2">その他留意事項（介護職員等）</td><td colspan="3"></td></tr>
<tr><td colspan="2">その他留意事項（看護職員）</td><td colspan="3"></td></tr>
<tr><td colspan="2" rowspan="6">（参考）
使用医療機器等</td><td>1. 経鼻胃管</td><td colspan="3">サイズ：＿＿Fr，種類：</td></tr>
<tr><td>2. 胃ろう・腸ろうカテーテル</td><td colspan="3">種類：ボタン型・チューブ型，サイズ：＿Fr，＿cm</td></tr>
<tr><td>3. 吸引器</td><td colspan="3"></td></tr>
<tr><td>4. 人工呼吸器</td><td colspan="3">機種：</td></tr>
<tr><td>5. 気管カニューレ</td><td colspan="3">サイズ：外径＿＿mm，長さ＿＿mm</td></tr>
<tr><td>6. その他</td><td colspan="3"></td></tr>
<tr><td colspan="2">緊急時の連絡先
不在時の対応法</td><td colspan="4"></td></tr>
</table>

※1.「事業者種別」欄には，介護保険法，障害者総合支援法等による事業の種別を記載すること。
　2.「要介護認定区分」または「障害程度区分」欄，「実施行為種別」欄，「使用医療機器等」欄については，該当項目に○を付し，空欄に必要事項を記入すること。

上記のとおり，指示いたします。　　　　年　月　日

機関名
住所
電話
（FAX）
医師氏名

〔登録喀痰吸引等（特定行為）事業者の長〕　　殿

している場合（給付調整告示等に規定する場合を除く）又は現に他の保険医療機関若しくは保険薬局の薬剤師が在宅患者訪問薬剤管理指導を行っている場合には，在宅患者訪問薬剤管理指導料は算定できない。

(2) 在宅患者訪問薬剤管理指導料は，単一建物診療患者の人数に従い算定する。ここでいう単一建物診療患者の人数とは，当該患者が居住する建築物に居住する者のうち，当該保険医療機関が在宅患者訪問薬剤管理指導料を算定する者〔当該保険医療機関と特別の関係(p.30)にある保険医療機関において算定するものを含む。以下この区分において同じ〕の人数をいう。なお，ユニット数が3以下の認知症対応型共同生活介護事業所については，それぞれのユニットにおいて，在宅患者訪問薬剤管理指導料を算定する人数を，単一建物診療患者の人数とみなすことができる。

(3) 1つの患家に当該指導料の対象となる同居する同一世帯の患者が2人以上いる場合は，患者ごとに「単一建物診療患者が1人の場合」を算定する。また，当該建築物において，当該保険医療機関が在宅患者訪問薬剤管理指導料を算定する者の数が，当該建築物の戸数の10％以下の場合又は当該建築物の戸数が20戸未満であって，当該保険医療機関が在宅患者訪問薬剤管理指導料を算定する者が2人以下の場合には，それぞれ「単一建物診療患者が1人の場合」を算定する。

(4) 在宅患者訪問薬剤管理指導料は，「1」，「2」及び「3」を合わせて1月に4回（末期の悪性腫瘍の患者及び中心静脈栄養法の対象患者については，週2回かつ月8回）を限度として算定できるが，その場合であっても薬剤師1人につき週40回に限るものとする。ただし，月2回以上算定する場合にあっては，本指導料を算定する日の間隔は6日以上とする。なお，この場合には**診療報酬明細書**の摘要欄に当該算定日を記載する。

(5) 当該保険医療機関の薬剤師は，指導に当たって，過去の投薬及び副作用発現状況等の基礎的事項を把握するとともに，指導の対象となる患者ごとに薬剤管理指導記録を作成する。なお，当該薬剤管理指導記録には，次の事項を記載し，最後の記入の日から最低3年間保存する。

ア 患者の氏名，生年月日，性別，住所，診療録の番号
イ 患者の投薬歴，副作用歴，アレルギー歴
ウ 薬学的管理指導の内容（医薬品の保管状況，服薬状況，残薬の状況，重複投薬，配合禁忌等に関する確認及び実施した服薬支援措置を含む）
エ 患者への指導及び患者からの相談の要点
オ 訪問指導等の実施日，訪問指導を行った薬剤師の氏名
カ その他の事項

(6) 「注2」の麻薬管理指導加算は，本指導料を算定している患者のうち，麻薬が投与されている患者に対し

て，定期的に，投与される麻薬の服用状況，残薬の状況及び保管状況について確認し，残薬の適切な取扱方法も含めた保管取扱上の注意事項等に関し，必要な指導を行うとともに，麻薬による鎮痛効果や副作用の有無の確認を行い，必要な薬学的管理指導を行った場合に算定する。

(7)　麻薬管理指導加算の算定に当たっては，(5)の薬剤管理指導記録に，少なくとも次の事項について記載しなければならない。

ア　麻薬に係る薬学的管理指導の内容（麻薬の保管管理状況，服薬状況，残薬の状況，疼痛緩和の状況，副作用の有無の確認等）

イ　麻薬に係る患者・家族への指導・相談事項（麻薬に係る服薬指導，残薬の適切な取扱方法も含めた保管管理の指導等）

ウ　患者又は家族から返納された麻薬の廃棄に関する事項

エ　その他麻薬に係る事項

(8)　乳幼児加算は，乳幼児に係る薬学的管理指導の際に，患者の体重，適切な剤形その他必要な事項等の確認を行った上で，患者の家族等に対して適切な服薬方法，誤飲防止等の必要な服薬指導を行った場合に算定する。

(9)　「注３」に規定する交通費は実費とする。

(10)　在宅患者訪問薬剤管理指導料を算定している患者に投薬された医薬品について，当該保険医療機関の薬剤師が以下の情報を知ったときは，原則として当該薬剤師は，速やかに在宅での療養を行っている患者の診療を担う保険医に対し，当該情報を文書により提供するとともに，当該保険医に相談の上，必要に応じ，患者に対する薬学的管理指導を行う。

ア　緊急安全性情報，安全性速報

イ　医薬品・医療機器等安全性情報

（令６保医発0305･4）

C009　在宅患者訪問栄養食事指導料

1　在宅患者訪問栄養食事指導料１

イ　単一建物診療患者が１人の場合　**530点**

ロ　単一建物診療患者が２人以上９人以下の場合　**480点**

ハ　イ及びロ以外の場合　**440点**

2　在宅患者訪問栄養食事指導料２

イ　単一建物診療患者が１人の場合　**510点**

ロ　単一建物診療患者が２人以上９人以下の場合　**460点**

ハ　イ及びロ以外の場合　**420点**

注１　１については，在宅で療養を行っており通院が困難な患者であって，別に厚生労働大臣が定めるもの〔※告示④第４・５，p.927〕に対して，診療に基づき計画的な医学管理を継続して行い，かつ，保険医療機関の医師の指示に基づき当該保険医療機関の管理栄養士が訪問して具体的な献立等によって栄養管理に係る指導を行った場合に，単一建物診療患者（当該患者が居住する建物に居住する者のうち，管理栄養士が訪問し栄養食事指導を行っているものをいう。注２において同じ）の人数に従い，患者１人につき月２回に限り所定点数を算定する。

２　２については，在宅で療養を行っており通院が困難な患者であって，別に厚生労働大臣が定めるもの〔※告示④第４・５，p.927〕に対して，診療に基づき計画的な医学管理を継続して行い，かつ，保険医療機関の医師の指示に基づき当該保険医療機関以外の管理栄養士が訪問して具体的な献立等によって栄養管理に係る指導を行った場合に，単一建物診療患者の人数に従い，患者１人につき月２回に限り所定点数を算定する。

３　在宅患者訪問栄養食事指導に要した交通費は，患家の負担とする。

→在宅患者訪問栄養食事指導料

(1)　在宅患者訪問栄養食事指導料は，在宅での療養を行っている患者であって，疾病，負傷のために通院による療養が困難な者について，保険医療機関の医師が当該患者に特掲診療料の施設基準等に規定する特別食を提供する必要性を認めた場合又は次のいずれかに該当するものとして医師が栄養管理の必要性を認めた場合であって，当該医師の指示に基づき，管理栄養士が患家を訪問し，患者の生活条件，し好等を勘案した食品構成に基づく食事計画案又は具体的な献立等を示した栄養食事指導箋を患者又はその家族等に対して交付するとともに，当該指導箋に従い，食事の用意や摂取等に関する具体的な指導を30分以上行った場合に算定する。

ア　がん患者

イ　摂食機能又は嚥下機能が低下した患者

ウ　低栄養状態にある患者

(2)　**在宅患者訪問栄養食事指導料１**は，保険医療機関の管理栄養士が当該保険医療機関の医師の指示に基づき，指導を行った場合に算定する。

また，**在宅患者訪問栄養食事指導料２**は，診療所において，当該診療所以外（公益社団法人日本栄養士会若しくは都道府県栄養士会が設置し，運営する「栄養ケア・ステーション」又は他の保険医療機関に限る）の管理栄養士が当該診療所の医師の指示に基づき，対面による指導を行った場合に算定する。

(3)　在宅患者訪問栄養食事指導料は，単一建物診療患者の人数に従い算定する。ここでいう単一建物診療患者の人数とは，当該患者が居住する建築物に居住する者のうち，当該保険医療機関が在宅患者訪問栄養食事指導料を算定する者〔当該保険医療機関と特別の関係(p.30)にある保険医療機関において算定するものを含む。以下この区分において同じ〕の人数をいう。なお，ユニット数が３以下の認知症対応型共同生活介護事業所については，それぞれのユニットにおいて，在宅患者訪問栄養食事指導料を算定する人数を，単一建物診療患者の人数とみなすことができる。

(4)　１つの患家に当該指導料の対象となる同居する同一世帯の患者が２人以上いる場合は，患者ごとに「単一建物診療患者が１人の場合」を算定する。また，当該建築物において，当該保険医療機関が在宅患者訪問栄養食事指導料を算定する者の数が，当該建築物の戸数の10％以下の場合又は当該建築物の戸数が20戸未満であって，当該保険医療機関が在宅患者訪問栄養食事指導料を算定する者が２人以下の場合には，それぞれ「単一建物診療患者が１人の場合」を算定する。

(5)　「注３」に規定する交通費は実費とする。

(6)　上記以外の点に関しては，B001の「９」外来栄養食事指導料における留意事項の例による。

（令６保医発0305･4）

C010　在宅患者連携指導料　900点

注１　訪問診療を実施している保険医療機関

〔診療所，在宅療養支援病院及び許可病床数が200床未満の病院（在宅療養支援病院を除く）に限る〕の保険医が，在宅での療養を行っている患者であって通院が困難なものに対して，当該患者の同意を得て，歯科訪問診療を実施している保険医療機関，訪問薬剤管理指導を実施している保険薬局又は訪問看護ステーションと文書等により情報共有を行うとともに，共有された情報を踏まえて療養上必要な指導を行った場合に，月1回に限り算定する。

2 区分番号A000に掲げる初診料を算定する初診の日に行った指導又は当該初診の日から1月以内に行った指導の費用は，初診料に含まれるものとする。

3 当該保険医療機関を退院した患者に対して退院の日から起算して1月以内に行った指導の費用は，第1章第2部第1節に掲げる入院基本料に含まれるものとする。

4 区分番号B001の1に掲げるウイルス疾患指導料，区分番号B001の6に掲げるてんかん指導料，区分番号B001の7に掲げる難病外来指導管理料又は区分番号B001の12に掲げる心臓ペースメーカー指導管理料を算定している患者については算定しない。

5 在宅患者連携指導料を算定すべき指導を行った場合においては，区分番号B000に掲げる特定疾患療養管理料及び区分番号B001の8に掲げる皮膚科特定疾患指導管理料を算定すべき指導管理の費用は，所定点数に含まれるものとする。

6 区分番号B009に掲げる診療情報提供料（Ⅰ），区分番号C002に掲げる在宅時医学総合管理料，区分番号C002-2に掲げる施設入居時等医学総合管理料又は区分番号C003に掲げる在宅がん医療総合診療料を算定している患者については算定しない。

→在宅患者連携指導料

(1) 在宅患者連携指導料は，在宅での療養を行っている患者の診療情報等を，当該患者の診療等を担う保険医療機関等の医療関係職種間で文書等により共有し，それぞれの職種が当該診療情報等を踏まえ診療等を行う取組を評価するものである。

例えば，在宅での療養を行っている一人の患者に対して，保険医療機関の保険医と保険医である歯科医師がそれぞれ訪問診療により当該患者の診療を担っている場合において，保険医である歯科医師が訪問診療を行った際に得た当該患者の口腔内の状態に関する診療情報を保険医に対して文書等で提供し，保険医が当該患者に訪問診療を行った際に，その情報を踏まえた指導を行った場合に算定できる。

(2) 在宅での療養を行っている患者であって通院が困難な者に対して，患者の同意を得て，月2回以上医療関係職種間で文書等（電子メール，ファクシミリでも可）により共有された診療情報を基に，患者又はその家族等に対して指導等を行った場合に，月1回に限り算定する。

(3) 単に医療関係職種間で当該患者に関する診療情報を交換したのみの場合や訪問看護や訪問薬剤指導を行うよう指示を行ったのみでは算定できない。

(4) 他職種から情報提供を受けた場合，できる限り速やかに患者への指導等に反映させるよう留意しなければならない。また，当該患者の療養上の指導に関する留意点がある場合には，速やかに他職種に情報提供するよう努めなければならない。

(5) 他職種から受けた診療情報の内容及びその情報提供日並びにその診療情報を基に行った診療の内容又は指導等の内容の要点及び診療日を**診療録**に記載する。

（令6保医発0305・4）

C011 在宅患者緊急時等カンファレンス料 200点

注 訪問診療を実施している保険医療機関の保険医が，在宅での療養を行っている患者であって通院が困難なものの状態の急変等に伴い，当該保険医の求め又は当該患者の在宅療養を担う保険医療機関の保険医の求めにより，歯科訪問診療を実施している保険医療機関の保険医である歯科医師等，訪問薬剤管理指導を実施している保険薬局の保険薬剤師，訪問看護ステーションの保健師，助産師，看護師，理学療法士，作業療法士若しくは言語聴覚士，介護支援専門員又は相談支援専門員と共同でカンファレンスを行い又はカンファレンスに参加し，それらの者と共同で療養上必要な指導を行った場合に，月2回に限り算定する。

→在宅患者緊急時等カンファレンス料

(1) 在宅患者緊急時等カンファレンス料は，在宅での療養を行っている患者の状態の急変や診療方針の変更等の際，当該患者に対する診療等を行う医療関係職種等が一堂に会す等，カンファレンスを行うことにより，より適切な治療方針を立てること及び当該カンファレンスの参加者の間で診療方針の変更等の的確な情報共有を可能とすることは，患者及びその家族等が安心して療養生活を行う上で重要であることから，そのような取組に対して評価するものである。

(2) 在宅患者緊急時等カンファレンス料は，在宅での療養を行っている患者の病状が急変した場合や，診療方針の大幅な変更等の必要が生じた場合に，患家を訪問し，関係する医療関係職種等が共同でカンファレンスを行い，当該カンファレンスで共有した当該患者の診療情報等を踏まえ，それぞれの職種が患者に対して療養上必要な指導を行った場合に月2回に限り算定する。

(3) 当該カンファレンスは，1者以上が患家に赴きカンファレンスを行う場合には，その他の関係者はビデオ通話が可能な機器を用いて参加することができる。

(4) (3)において，患者の個人情報を当該ビデオ通話の画面上で共有する際は，患者の同意を得ている。また，保険医療機関の電子カルテなどを含む医療情報システムと共通のネットワーク上の端末においてカンファレンスを実施する場合には，厚生労働省「医療情報システムの安全管理に関するガイドライン」に対応している。

(5) 在宅患者緊急時等カンファレンス料は，カンファレンスを行い，当該カンファレンスで共有した当該患者の診療情報を踏まえた療養上必要な指導を行った場合に，当該指導を行った日に算定することとし，A000初診料，A001再診料，C001在宅患者訪問診療料（Ⅰ）

又はC001-2在宅患者訪問診療料（Ⅱ）は併せて算定できない。また，必要に応じ，カンファレンスを行った日以降に当該指導を行う必要がある場合には，カンファレンスを行った日以降できる限り速やかに指導を行う。

なお，当該指導とは，C001在宅患者訪問診療料（Ⅰ）又はC001-2在宅患者訪問診療料（Ⅱ）を算定する訪問診療とは異なるものであるが，例えば，当該指導とは別に継続的に実施している訪問診療を当該指導を行った日と同一日に行う場合には，当該指導を行った日においてC001在宅患者訪問診療料（Ⅰ）又はC001-2在宅患者訪問診療料（Ⅱ）を併せて算定することは可能である。

(6) 当該在宅患者緊急時等カンファレンス料を算定する場合には，カンファレンスの実施日及び当該指導日を**診療報酬明細書**に記載する。

(7) 当該カンファレンスは，原則として患家で行うこととするが，患者又は家族が患家以外の場所でのカンファレンスを希望する場合はこの限りでない。

(8) 在宅での療養を行っている患者の診療を担う保険医は，当該カンファレンスに参加した医療関係職種等の氏名，カンファレンスの要点，患者に行った指導の要点及びカンファレンスを行った日を**診療録**に記載する。

（令６保医発0305·4）

C012 在宅患者共同診療料

1 往診の場合 **1,500点**

2 訪問診療の場合（同一建物居住者以外） **1,000点**

3 訪問診療の場合（同一建物居住者） **240点**

注１ １については，在宅療養後方支援病院（在宅において療養を行っている患者を緊急時に受け入れる病院であって，別に厚生労働大臣が定める施設基準〔※告示④第４・５の２，p.927〕に適合しているものとして地方厚生局長等に届け出たものをいう。以下この表において同じ）（許可病床数が400床未満の病院に限る）が，在宅で療養を行っている別に厚生労働大臣が定める疾病等〔※告示③別表第13，p.877〕を有する患者以外の患者であって通院が困難なもの（当該在宅療養後方支援病院を緊急時の搬送先として希望するものに限る。以下この区分番号において同じ）に対して，当該患者に対する在宅医療を担う他の保険医療機関からの求めに応じて共同で往診を行った場合に，１から３までのいずれかを最初に算定した日から起算して１年以内に，患者１人につき１から３までを合わせて２回に限り算定する。

２ ２については，在宅療養後方支援病院（許可病床数が400床未満の病院に限る）が，在宅で療養を行っている別に厚生労働大臣が定める疾病等〔※告示③別表第13，p.877〕を有する患者以外の患者〔当該患者と同一の建物に居住する他の患者に対して当該保険医療機関が同一日に訪問診療を行う場合の当該患者（以下この区分番号において「同一建物居住者」という）を除く〕であって通院が困難なものに対して，当該患者に対する在宅医療を担う他の保険医療機関からの求めに応じて計画的な医学管理の下に定期的に訪問して共同で診療を行った場合に，１から３までのいずれかを最初に算定した日から起算して１年以内に，患者１人につき１から３までを合わせて２回に限り算定する。

３ ３については，在宅療養後方支援病院（許可病床数が400床未満の病院に限る）が，在宅で療養を行っている別に厚生労働大臣が定める疾病等〔※告示③別表第13，p.877〕を有する患者以外の患者（同一建物居住者に限る）であって通院が困難なものに対して，当該患者に対する在宅医療を担う他の保険医療機関からの求めに応じて計画的な医学管理の下に定期的に訪問して共同で診療を行った場合に，１から３までのいずれかを最初に算定した日から起算して１年以内に，患者１人につき１から３までを合わせて２回に限り算定する。

４ 注１から注３までの規定にかかわらず，在宅療養後方支援病院が，別に厚生労働大臣が定める疾病等〔※告示③別表第13，p.877〕を有する患者に対して行った場合については，１から３までのいずれかを最初に算定した日から起算して１年以内に，患者１人につき１から３までを合わせて12回に限り算定する。

５ 往診又は訪問診療に要した交通費は，患家の負担とする。

→在宅患者共同診療料

(1) 在宅患者共同診療料は，在宅での療養を行っている患者であって，疾病，負傷のために通院による療養が困難かつ在宅療養後方支援病院を緊急時の搬送先として希望する患者に対して，在宅療養後方支援病院が，在宅医療を提供する医療機関（以下「連携医療機関」という）からの求めに応じて共同で往診又は訪問診療を行った場合に算定する。

(2) 在宅療養後方支援病院は，訪問診療を行った後に，連携医療機関と十分情報交換を行った上で計画を策定することとする。

(3) 15歳未満の人工呼吸器装着患者，15歳未満から引き続き人工呼吸を実施しており体重が20kg未満の患者又は神経難病等の患者を対象とする場合については，当該診療料を１年に12回算定することができる。

（令６保医発0305·4）

C013 在宅患者訪問褥瘡管理指導料 750点

注１ 別に厚生労働大臣が定める施設基準〔※告示④第４・５の３，p.928〕に適合しているものとして地方厚生局長等に届け出た保険医療機関において，重点的な褥瘡管理を行う必要が認められる患者（在宅での療養を行っているものに限る）に対して，当該患者の同意を得て，当該保険医療機関の保険医，管理栄養士又は当該保険医療機関以外の管理栄養士及び看護師又は連携する他の保険医療機関等の看護師が共同して，褥瘡管理に関する計画的な指導管理を行った場合には，初回のカンファレンスから起算して６月以内に限り，当該患者１人につき３回に限り所定点数を算定する。

2　区分番号C001に掲げる在宅患者訪問診療料（Ⅰ），区分番号C001-2に掲げる在宅患者訪問診療料（Ⅱ），区分番号C005に掲げる在宅患者訪問看護・指導料又は区分番号C009に掲げる在宅患者訪問栄養食事指導料は別に算定できない。ただし，カンファレンスを行う場合にあっては，この限りでない。

→在宅患者訪問褥瘡管理指導料

(1)　在宅患者訪問褥瘡管理指導料は，在宅褥瘡管理に係る専門的知識・技術を有する在宅褥瘡管理者を含む多職種からなる在宅褥瘡対策チームが，褥瘡予防や管理が難しく重点的な褥瘡管理が必要な者に対し，褥瘡の改善等を目的として，共同して指導管理を行うことを評価したものであり，褥瘡の改善等を目的とした指導管理のための初回訪問から起算して，当該患者１人について６月以内に限り，カンファレンスを実施した場合に３回を限度に所定点数を算定することができる。なお，当該指導料を算定した場合，初回訪問から１年以内は当該指導料を算定することはできない。

(2)　重点的な褥瘡管理が必要な者とは，ベッド上安静であって，既にDESIGN-R2020による深さの評価がd2以上の褥瘡を有する者であって，かつ，次に掲げる**ア**から**オ**までのいずれかを有する者をいう。

ア　重度の末梢循環不全のもの

イ　麻薬等の鎮痛・鎮静剤の持続的な使用が必要であるもの

ウ　強度の下痢が続く状態であるもの

エ　極度の皮膚脆弱であるもの

オ　皮膚に密着させる医療関連機器の長期かつ持続的な使用が必要であるもの

(3)　在宅褥瘡対策チームは，褥瘡の改善，重症化予防，発生予防のための以下の計画的な指導管理を行う。

ア　初回訪問時に，在宅褥瘡管理者を含む在宅褥瘡対策チームの構成員の他，必要に応じて当該患者の診療を行う医療関係職種が患家に一堂に会し，褥瘡の重症度やリスク因子についてのアセスメントを行い，褥瘡の指導管理方針について，カンファレンス（以下「初回カンファレンス」という）を実施し，在宅褥瘡診療計画を立案する。

イ　初回カンファレンス実施後，評価のためのカンファレンスの実施までの間，在宅褥瘡対策チームの各構成員は，月１回以上，計画に基づき，適切な指導管理を行い，その結果について情報共有する。

ウ　初回訪問後３月以内に，褥瘡の改善状況，在宅褥瘡診療計画に基づく指導管理の評価及び必要に応じて見直し（以下「評価等」という）のためのカンファレンスを行う。２回目のカンファレンスにおいて評価等の結果，更に継続して指導管理が必要な場合に限り，初回カンファレンスの後４月以上６月以内の期間に３回目のカンファレンスにおいて評価等を実施することができる。なお，３回目のカンファレンスでの評価等は，２回目のカンファレンスの評価等の実施日から起算して３月以内に実施しなければならない。

(4)　初回カンファレンス及び２回目以降のカンファレンスは，関係者全員が患家に赴き実施することが原則であるが，以下のいずれも満たす場合は，ビデオ通話が可能な機器を用いて参加することができる。

ア　当該カンファレンスに，当該保険医療機関から在宅褥瘡対策チームの構成員として複数名参加する

イ　当該保険医療機関の在宅褥瘡対策チームの構成員のうち，１名以上は患家に赴きカンファレンスを行っている

(5)　(4)において，患者の個人情報を当該ビデオ通話の画面上で共有する際は，患者の同意を得ている。また，保険医療機関の電子カルテなどを含む医療情報システムと共通のネットワーク上の端末においてカンファレンスを実施する場合には，厚生労働省「医療情報システムの安全管理に関するガイドライン」に対応している。

(6)　カンファレンス及び月１回以上の指導管理の結果を踏まえ，在宅褥瘡対策チームにおいて**別紙様式43**（p.296）又はこれに準じた在宅褥瘡診療計画を作成し，その内容を患者等に説明するとともに，**診療録**に添付する。

(7)　「注１」について，当該保険医療機関以外（公益社団法人日本栄養士会若しくは都道府県栄養士会が設置し，運営する「栄養ケア・ステーション」又は他の保険医療機関に限る）の管理栄養士は，当該保険医療機関の保険医の指示に基づき，管理指導を実施する。

(8)　「注１」については，初回カンファレンスを実施した場合に算定する。

なお，初回カンファレンス以降に在宅褥瘡対策チームの各構成員が月１回以上，計画に基づき行う適切な指導管理については，C001在宅患者訪問診療料（Ⅰ），C001-2在宅患者訪問診療料（Ⅱ），C005在宅患者訪問看護・指導料又はC005-1-2同一建物居住者訪問看護・指導料，I012精神科訪問看護・指導料（Ⅰ）（Ⅲ），C009在宅患者訪問栄養食事指導料，訪問看護基本療養費（Ⅰ）（Ⅱ），精神科訪問看護基本療養費（Ⅰ）（Ⅲ）を算定することができる。

(9)　「注２」については，褥瘡の指導管理のために患家に訪問して行われる初回カンファレンスのほか，２回目以降のカンファレンスを患家で行った日に，当該カンファレンスとは別に継続的に実施する必要のある訪問診療，訪問看護，訪問栄養指導を併せて行う場合には，C001在宅患者訪問診療料（Ⅰ），C001-2在宅患者訪問診療料（Ⅱ），C005在宅患者訪問看護・指導料又はC005-1-2同一建物居住者訪問看護・指導料，C009在宅患者訪問栄養食事指導料，I012精神科訪問看護・指導料（Ⅰ），（Ⅲ），訪問看護基本療養費（Ⅰ），（Ⅱ），精神科訪問看護基本療養費（Ⅰ），（Ⅲ）を算定することができる。また，当該保険医療機関と特別の関係（p.30）にある訪問看護ステーションによる場合においても，算定することができる。ただし，当該保険医療機関が訪問看護を実施している訪問看護ステーションと連携する場合は，当該保険医療機関において，訪問看護に係る費用を算定できないものとする。なお，当該保険医療機関及び継続的に訪問看護を実施している訪問看護ステーションに適切な在宅褥瘡管理者がいない場合において，褥瘡ケアに係る専門的な研修を受けた看護師が所属する保険医療機関等と共同して行った場合は，C005在宅患者訪問看護・指導料の「３」，C005-1-2同一建物居住者訪問看護・指導料の「３」，訪問看護基本療養費（Ⅰ）の「ハ」又は訪問看護基本療養費（Ⅱ）の「ハ」のいずれかを算定することができる。

(10)　(8)，(9)の算定に当たっては，カンファレンスの実施日，DESIGN-R2020による深さの評価及び(2)のいずれに該当するかを**診療報酬明細書**の摘要欄に記載する。

（令６保医発0305·4）

C014　外来在宅共同指導料

1　外来在宅共同指導料１　**400点**

（別紙様式43）

褥瘡対策に関する診療計画書

氏　名　　　　　　　　　　　殿　男　女　　　　　　　　　　　　　　計画作成日　　　.　　　.

年　　月　　日 生（　　歳）

褥瘡の有無	1. 現在　なし　あり〔仙骨部，坐骨部，尾骨部，腸骨部，大転子部，踵部，その他（　　　）〕		褥瘡発生日　　　.　　　.
	2. 過去　なし　あり〔仙骨部，坐骨部，尾骨部，腸骨部，大転子部，踵部，その他（　　　）〕		

危険因子の評価	日常生活自立度　J（1，2）　A（1，2）　B（1，2）　C（1，2）			対処
	・基本的動作能力（ベッド上　自力体位変換）	できる	できない	「あり」もしくは「できない」が1つ以上の場合，看護計画を立案し実施する
	（イス上　坐位姿勢の保持，除圧）	できる	できない	
	・病的骨突出	なし	あり	
	・関節拘縮	なし	あり	
	・栄養状態低下	なし	あり	
	・皮膚湿潤（多汗，尿失禁，便失禁）	なし	あり	
	・皮膚の脆弱性（浮腫）	なし	あり	
	・皮膚の脆弱性（スキン－テアの保有，既往）	なし	あり	

両括弧内は点数（※1）

褥瘡の状態の評価（DESIGN-R2020）									合計点
	深さ	(0)皮膚損傷・発赤なし	(1)持続する発赤	(2)真皮までの損傷	(3)皮下組織までの損傷	(4)皮下組織をこえる損傷	(5)関節腔，体腔に至る損傷	(DTI)深部損傷褥瘡(DTI)疑い（※2）	
	滲出液	(0)なし	(1)少量:毎日の交換を要しない		(3)中等量:1日1回の交換		(6)多量:1日2回以上の交換		
	大きさ（cm²）長径×長径に直交する最大径（持続する発赤の範囲も含む）	(0)皮膚損傷なし	(3)4未満	(6)4以上16未満	(8)16以上36未満	(9)36以上64未満	(12)64以上100未満	(15)100以上	
	炎症・感染	(0)局所の炎症徴候なし	(1)局所の炎症徴候あり（創周辺の発赤，腫脹，熱感，疼痛）		(3C)（※3）臨界的定着疑い（創面にぬめりがあり，滲出液が多い。肉芽があれば，浮腫性で脆弱など）		(3)（※3）局所の明らかな感染徴候あり（炎症徴候，膿，悪臭）	(9)全身的影響あり（発熱など）	
	肉芽形成 良性肉芽が占める割合	(0)創が治癒した場合，創が浅い場合，深部損傷褥瘡(DTI)疑い（※2）		(1)創面の90%以上を占める	(3)創面の50%以上90%未満を占める	(4)創面の10%以上50%未満を占める	(5)創面の10%未満を占める	(6)全く形成されていない	
	壊死組織	(0)なし	(3)柔らかい壊死組織あり		(6)硬く厚い密着した壊死組織あり				
	ポケット（cm²）潰瘍面も含めたポケット全周（ポケットの長径×長径に直交する最大径）－潰瘍面積	(0)なし	(6)4未満	(9)4以上16未満	(12)16以上36未満		(24)36以上		

※1　該当する状態について，両括弧内の点数を合計し，「合計点」に記載すること。ただし，深さの点数は加えないこと。
※2　深部損傷褥瘡（DTI）疑いは，視診・触診，補助データ（発生経緯，血液検査，画像診断等）から判断する。
※3「3C」あるいは「3」のいずれかを記載する。いずれの場合も点数は3点とする。

継続的な管理が必要な理由
計画
実施した内容（初回及び評価カンファレンスの記録及び月1回以上の構成員の訪問結果の情報共有の結果について記載）

カンファレンス実施日	開催場所	参加した構成員の署名	議事概要
初回　月　日			
2回目　月　日			
3回目　月　日			

評価

説明日　　　　年　　　月　　　日

本人又は家族（続柄）の署名

在宅褥瘡対策チーム構成員の署名

医師

看護師

管理栄養士

在宅褥瘡管理者

［記載上の注意］

1　日常生活自立度の判定に当たっては『「障害老人の日常生活自立度（寝たきり度）判定基準」の活用について』（平成3年11月18日　厚生省大臣官房老人保健福祉部長通知 老健第102-2号）を参照のこと。

2　日常生活自立度がJ1～A2である患者については，当該評価票の作成を要しないものであること。

(別紙様式52)

在宅療養計画書

(患者氏名)＿＿＿＿＿＿＿＿殿

最終の外来受診日： 年 月 日
初回の往診又は訪問診療日： 年 月 日
計画作成日： 年 月 日

在宅での療養を担う医療機関名及び医師氏名	
病名・状態等(他に考え得る病名等)	
在宅での療養に関する患者以外の相談者	家族・その他関係者（ ）
在宅での療養を担当する者の氏名（下記担当者及び上記医師を除く）	
通院困難な要因	
在宅での療養上の問題点，課題等	
在宅での療養について，必要な支援（概要等）	
在宅において必要となることが予想される医療の内容等	
利用が予想される介護サービス等	
利用が予想される介護サービスの担当者	

注）上記内容は，現時点で考えられるものであり，今後の状態の変化等に応じて変わり得るものである。

説明・交付日： 年 月 日
(外来において診療を担当する医師)＿＿＿＿
(在宅における療養を担う医師)＿＿＿＿
(本人)＿＿＿＿

2 外来在宅共同指導料２ **600点**

注１ １については，保険医療機関の外来において継続的に診療を受けている患者について，当該患者の在宅療養を担う保険医療機関の保険医が，当該患者の同意を得て，患家等を訪問して，在宅での療養上必要な説明及び指導を，外来において当該患者に対して継続的に診療を行っている保険医療機関の保険医と共同して行った上で，文書により情報提供した場合に，患者１人につき１回に限り，当該患者の在宅療養を担う保険医療機関において算定する。

２ ２については，注１に規定する場合において，外来において当該患者に対して継続的に診療を行っている保険医療機関において，患者１人につき１回に限り算定する。この場合において，区分番号Ａ000に掲げる初診料，区分番号Ａ001に掲げる再診料，区分番号Ａ002に掲げる外来診療料，区分番号Ｃ000に掲げる往診料，区分番号Ｃ001に掲げる在宅患者訪問診療料(Ⅰ)又は区分番号Ｃ001-2に掲げる在宅患者訪問診療料(Ⅱ)は別に算定できない。

→外来在宅共同指導料

(1) 外来在宅共同指導料１又は外来在宅共同指導料２は，保険医療機関の外来において継続して４回以上受診している患者について，当該患者の在宅療養を担う保険医療機関の保険医が，当該患者の同意を得て，患家等を訪問して，在宅での療養上必要な説明及び指導を，外来において当該患者に対して継続的に診療を行っている保険医療機関の保険医と共同して行った上で，文書により情報提供した場合に，患者１人につき１回に限り，それぞれの保険医療機関において算定する。

(2) 外来在宅共同指導料は，患者の家族等在宅での患者の看護を担当する者に対して指導を行った場合にも算定できる。

(3) 外来から在宅への移行に当たって，在宅での療養上必要な指導を行うために必要な看護及び栄養管理の状況等の情報を当該患者及び家族等に**別紙様式52** (p.297)を参考に文書で説明し，必要に応じて，治療等を担う他の保険医療機関のほか，訪問看護ステーション，介護施設，市町村等と共有する。

(4) 行った指導の内容等について，要点を**診療録等**に記載し，又は患者若しくはその家族等に提供した文書の写しを**診療録等**に添付する。

(5) 外来在宅共同指導料は，在宅での療養を行う患者が算定の対象となり，他の保険医療機関，社会福祉施設，介護老人保健施設，介護医療院，特別養護老人ホーム，軽費老人ホーム，有料老人ホーム又は高齢者の居住の安定確保に関する法律第５条第１項に規定するサービス付き高齢者向け住宅その他施設等に入院若しくは入所する患者については，対象とはならない。

(6) 外来在宅共同指導料は，外来において当該患者に対して継続的に診療を行っている保険医療機関と在宅療養を担う保険医療機関が特別の関係にある場合は算定できない。

(7) **診療報酬明細書**の摘要欄に，共同指導を行った者の属する保険医療機関の名称及び年月日を記載する。

(8) 外来在宅共同指導料の共同指導は，外来において当該患者に対して継続的に診療を行っている保険医療機関と当該患者の在宅療養を担う保険医療機関等の関係者全員が，患家において実施することが原則であるが，ビデオ通話が可能な機器を用いて共同指導した場合でも算定可能である。ただし，この場合であっても，当該患者の在宅療養を担う保険医療機関の保険医は，患家に赴き共同指導していること。

(9) 当該指導において，患者の個人情報を情報通信機器等の画面上で取り扱う場合には，患者の同意を得る。また，厚生労働省の定める「医療情報システムの安全管理に関するガイドライン」等に対応している。

(10) 情報通信機器等の運用に要する費用については，療養の給付と直接関係ないサービス等の費用として別途徴収できる。

(11) 外来在宅共同指導料２を算定する場合には，Ａ000初診料，Ａ001再診料，Ａ002外来診療料，Ｃ000往診料，Ｃ001在宅患者訪問診療料（Ⅰ）又はＣ001-2在宅患者訪問診療料等（Ⅱ）は別に算定できない。

(令６保医発0305·4)

C015 在宅がん患者緊急時医療情報連携指導料 200点

注 訪問診療を実施している保険医療機関の保険医が，在宅での療養を行っている患者であって通院が困難なもの〔区分番号Ｃ002に掲げる在宅時医学総合管理料の注15（区分番号Ｃ002-2の注５の規定により準用する場合を含む）又は区分番号Ｃ003に掲げる在宅がん医療総合診療料の注９に規定する在宅医療情報連携加算を算定しているものに限る〕の同意を得て，末期の悪性腫瘍の患者の病状の急変等に伴い，当該保険医療機関と連携する他の保険医療機関の保険医，歯科訪問診療を実施している保険医療機関の保険医である歯科医師，訪問薬剤管理指導を実施している保険薬局の保険薬剤師，訪問看護ステーションの保健師，助産師，看護師，理学療法士，作業療法士若しくは言語聴覚士，管理栄養士，介護支援専門員又は相談支援専門員等であって当該患者に関わる者が電子情報処理組織を使用する方法その他の情報通信の技術を利用する方法を用いて記録した当該患者に係る人生の最終段階における医療・ケアに関する情報を取得した上で，療養上必要な指導を行った場合に，月１回に限り算定する。

【2024年改定により新設】 在宅療養を行う**悪性腫瘍の末期患者**の病状急変時に，ICT活用によって医療従事者等の間で共有されている**人生の最終段階における医療・ケアに関する情報**を踏まえ医師が指導を行った場合に，月１回算定可。

→在宅がん患者緊急時医療情報連携指導料

(1) 在宅がん患者緊急時医療情報連携指導料は，在宅で療養を行っている末期の悪性腫瘍の患者について，当該患者の計画的な医学管理を行っている医師が，当該患者の病状の急変時等に，当該患者に関わる医療関係職種及び介護関係職種等（以下単に「関係職種」という）によりICTを用いて記録されている当該患者の人生の最終段階における医療・ケアに関する情報（以下単に「当該患者の情報」という）を踏まえ，療養上必要な指導を行うことが，患者及びその家族等が安心して療養生活を行う上で重要であることから，そのような取組を評価するものである。

(2) 在宅がん患者緊急時医療情報連携指導料は，過去30日以内にC002の「注15」（C002-2の「注５」の規定により準用する場合を含む）又はC003の「注９」に規定する在宅医療情報連携加算を算定している末期の悪性腫瘍の患者に対し，関係職種が，当該患者の情報について，当該患者の計画的な医学管理を行う医師が常に確認できるように記録している場合であって，当該患者の病状の急変時等に，当該医師が当該患者の情報を活用して患家において，当該患者又はその家族等に療養上必要な指導を行った場合に，月1回に限り算定する。

(3) 在宅で療養を行っている末期の悪性腫瘍の患者に対して診療等を行う医師は，療養上の必要な指導を行うにあたり，活用された当該患者の情報について，当該情報を記録した者の氏名，記録された日，取得した情報の要点及び患者に行った指導の要点を**診療録**に記載する。

(4) 在宅がん患者緊急時医療情報連携指導料を算定するに当たって，ICTを用いて連携機関と患者の個人情報を取り扱う場合には，厚生労働省の定める「医療情報システムの安全管理に関するガイドライン」に対応していること。

（令６保医発0305·4）

第２節　在宅療養指導管理料

通　則

在宅療養指導管理料の費用は，第１款及び第２款の各区分の所定点数を合算した費用により算定する。

第１款　在宅療養指導管理料

通　則

1　本款各区分に掲げる在宅療養指導管理料は，特に規定する場合を除き，月１回に限り算定し，同一の患者に対して１月以内に指導管理を２回以上行った場合においては，第１回の指導管理を行ったときに算定する。

2　同一の患者に対して，本款各区分に掲げる在宅療養指導管理料に規定する在宅療養指導管理のうち２以上の指導管理を行っている場合は，主たる指導管理の所定点数のみにより算定する。

3　在宅療養支援診療所又は在宅療養支援病院から患者の紹介を受けた保険医療機関が，在宅療養支援診療所又は在宅療養支援病院が行う在宅療養指導管理と異なる在宅療養指導管理を行った場合（紹介が行われた月に限る）及び在宅療養後方支援病院が，別に厚生労働大臣の定める患者〔※告示④第４・５の４，p.928〕に対して当該保険医療機関と連携する他の保険医療機関と異なる在宅療養指導管理を行った場合（C102に規定する指導管理とC102-2に規定する指導管理，C103に規定する指導管理とC107に規定する指導管理，C107-2に規定する指導管理又はC107-3に規定する指導管理，C104に規定する指導管理とC105に規定する指導管理，C104に規定する指導管理とC105-2に規定する指導管理，C105に規定する指導管理とC105-2に規定する指導管理，C105-2に規定する指導管理とC109に規定する指導管理，C105-2に規定する指導管理とC105-3に規定する指導管理，C105-3に規定する指導管理とC109に規定する指導管理，C107に規定する指導管理とC107-2に規定する指導管理又はC107-3に規定する指導管理，C107-2に規定する指導管理とC107-3に規定する指導管理，C108（３を除く）に規定する指導管理とC110に規定する指導管理，C108-4に規定する指導管理とC110に規定する指導管理及びC109に規定する指導管理とC114に規定する指導管理の組合せを除く）には，それぞれの保険医療機関において，本款各区分に掲げる在宅療養指導管理料を算定できるものとする。

4　入院中の患者に対して退院時に本款各区分に掲げる在宅療養指導管理料を算定すべき指導管理を行った場合においては，各区分の規定にかかわらず，当該退院の日に所定点数を算定できる。この場合において，当該退院した患者に対して行った指導管理（当該退院した日の属する月に行ったものに限る）の費用は算定しない。

→在宅療養指導管理料の一般的事項

(1) 在宅療養指導管理料は，当該指導管理が必要かつ適切であると医師が判断した患者について，患者又は患者の看護に当たる者に対して，当該医師が療養上必要な事項について適正な注意及び指導を行った上で，当該患者の医学管理を十分に行い，かつ，各在宅療養の方法，注意点，緊急時の措置に関する指導等を行い，併せて必要かつ十分な量の衛生材料及び保険医療材料（以下この項において「衛生材料等」という）を支給した場合に算定する。

ただし，当該保険医療機関に来院した患者の看護者に対してのみ当該指導を行った場合には算定できない。

なお，衛生材料等の支給に当たっては，以下の(2)又は(3)の方法によることも可能である。

(2) 衛生材料又は保険医療材料の支給に当たっては，当該患者へ訪問看護を実施している訪問看護事業者から，訪問看護計画書（「訪問看護計画書等の記載要領等について」**別紙様式1**）により必要とされる衛生材料等の量について報告があった場合，医師は，その報告を基に療養上必要な量について判断の上，患者へ衛生材料等を支給する。

また，当該訪問看護事業者から，訪問看護報告書（「訪問看護計画書等の記載要領等について」**別紙様式2**）により衛生材料等の使用実績について報告があった場合は，医師は，その内容を確認した上で，衛生材料等の量の調整，種類の変更等の指導管理を行う。

(3) また，医師は，(2)の訪問看護計画書等を基に衛生材料等を支給する際，保険薬局（当該患者に対して在宅患者訪問薬剤管理指導を行っており，地域支援体制加算又は在宅患者調剤加算の届出を行っているものに限る）に対して，必要な衛生材料等の提供を指示することができる。

(4) 在宅療養指導管理料は1月1回を限度として算定し，特に規定する場合を除き，同一の患者に対して同一月に指導管理を2回以上行った場合は，第1回の指導管理を行ったときに算定する。

(5) 2以上の保険医療機関が同一の患者について同一の在宅療養指導管理料を算定すべき指導管理を行っている場合には，特に規定する場合を除き，主たる指導管理を行っている保険医療機関において当該在宅療養指導管理料を算定する。

(6) 同一の保険医療機関において，2以上の指導管理を行っている場合は，主たる指導管理の所定点数を算定する。

(7) 「通則6」〔上記(6)〕について，15歳未満の人工呼吸器を装着している患者又は15歳未満から引き続き人工呼吸器を装着しており体重が20kg未満の患者に対して，A206在宅患者緊急入院診療加算に規定する在宅療養後方支援病院と連携している保険医療機関が，在宅療養後方支援病院と異なる在宅療養指導管理を行った場合には，それぞれの保険医療機関において在宅療養指導管理料を算定できる。なお，この場合は，それぞれの保険医療機関において算定している在宅療養指導管理料について，適切な情報交換を行い，重複した算定がないよう留意する。

(8) 入院中の患者に対して，退院時に退院後の在宅療養指導管理料を算定すべき指導管理を行った場合には，退院の日1回に限り，在宅療養指導管理料の所定点数を算定できる。この場合においては，当該保険医療機関において当該退院月に外来，往診又は訪問診療にて行った指導管理の費用は算定できない。また，死亡退院の場合又は他の病院若しくは診療所へ入院するため転院した場合には算定できない。

(9) 退院した患者に対して，当該退院月に外来，往診又は訪問診療において在宅療養指導管理料を算定すべき指導管理を行った場合は，当該患者について当該保険医療機関において退院日に在宅療養指導管理料を算定していない場合に限り，在宅療養指導管理料を算定することができる。ただし，退院日に在宅療養指導管理料を算定した保険医療機関以外の保険医療機関において在宅療養指導管理料を算定する場合においては，**診療報酬明細書**の摘要欄に当該算定理由を記載する。このため，在宅療養指導管理料を算定する場合は，患者に対し当該月の入院の有無を確認する。

(10) 在宅療養を実施する保険医療機関においては，緊急事態に対処できるよう施設の体制，患者の選定等に十分留意する。特に，入院施設を有しない診療所が在宅療養指導管理料を算定するに当たっては，緊急時に必要かつ密接な連携を取り得る入院施設を有する他の保険医療機関において，緊急入院ができる病床が常に確保されていることが必要である。

(11) 当該在宅療養を指示した根拠，指示事項（方法，注意点，緊急時の措置を含む），指導内容の要点を**診療録**に記載する。

(12) 保険医療機関が在宅療養指導管理料を算定する場合には，当該指導管理に要するアルコール等の消毒薬，衛生材料（脱脂綿，ガーゼ，絆創膏等），酸素，注射器，注射針，翼状針，カテーテル，膀胱洗浄用注射器，クレンメ等は，当該保険医療機関が提供する。なお，当該医療材料の費用は，別に診療報酬上の加算等として評価されている場合を除き所定点数に含まれ，別に算定できない。

(13) 関連学会より留意事項が示されている在宅療養については，指示，管理に当たってはこれらの事項を十分参考とする〔例：「がん緩和ケアに関するマニュアル」（厚生労働省・日本医師会監修）〕。 (令6保医発0305·4)

C100 退院前在宅療養指導管理料 120点

注1 入院中の患者が在宅療養に備えて一時的に外泊するに当たり，当該在宅療養に関する指導管理を行った場合に算定する。

2 6歳未満の乳幼児に対して在宅療養に関する指導管理を行った場合には，**乳幼児加算**として，**200点**を所定点数に加算する。

→退院前在宅療養指導管理料

(1) 入院中の患者に対して外泊時に退院後の在宅療養指導管理料を算定すべき指導管理を行った場合には，外泊の初日1回に限り退院前在宅療養指導管理料を算定する。

(2) 退院前在宅療養指導管理料を算定した同一月に他の在宅療養指導管理料を算定することができるが，退院前在宅療養指導管理料を算定した日には他の在宅療養指導管理料及び在宅療養指導管理材料加算は算定できない。

(3) 入院料の取扱い上は外泊とならない1泊2日の場合であっても，退院前在宅療養指導管理料の算定要件を満たせば当該指導管理料を算定することができる。

(4) 退院前在宅療養指導管理料を算定できるのは，あくまでも退院した場合であり，病状の悪化等により退院できなかった場合には算定できない。また，外泊後，帰院することなく転院した場合には算定できない。

(5) 「注2」に規定する乳幼児加算は，6歳未満の乳幼児に対して退院前在宅療養指導管理料を算定する場合に加算する。 (令6保医発0305·4)

C101 在宅自己注射指導管理料

1 複雑な場合 **1,230点**

2 1以外の場合

イ 月27回以下の場合 **650点**

ロ 月28回以上の場合 **750点**

注1 別に厚生労働大臣が定める注射薬〔※告示④別表第9，p.1031〕の自己注射を行っている入院中の患者以外の患者に対して，自己注射に関する指導管理を行った場合に算定する。ただし，同一月に区分番号B001-2-

12に掲げる外来腫瘍化学療法診療料又は第6部の通則第6号に規定する外来化学療法加算を算定している患者については，当該管理料を算定できない。

2 初回の指導を行った日の属する月から起算して3月以内の期間に当該指導管理を行った場合には，**導入初期加算**として，3月を限度として，**580点**を所定点数に加算する。

3 処方の内容に変更があった場合には，注2の規定にかかわらず，当該指導を行った日の属する月から起算して1月を限度として，1回に限り**導入初期加算**を算定できる。

4 患者に対し，バイオ後続品に係る説明を行い，バイオ後続品を処方した場合には，**バイオ後続品導入初期加算**として，当該バイオ後続品の初回の処方日の属する月から起算して3月を限度として，**150点**を所定点数に加算する。

5 別に厚生労働大臣が定める施設基準〔※告示④第4・6の2，p.928〕に適合しているものとして地方厚生局長等に届け出た保険医療機関において，在宅自己注射指導管理料を算定すべき医学管理を**情報通信機器を用いて行った場合**は，1又は2のイ若しくはロの所定点数に代えて，それぞれ**1,070点**又は**566点**若しくは**653点**を算定する。

→在宅自己注射指導管理料

(1) インターフェロンベータ製剤については，多発性硬化症に対して用いた場合に限り算定する。

(2) インターフェロンアルファ製剤については，C型慢性肝炎におけるウイルス血症の改善（血中HCV RNA量が高い場合を除く）を目的として単独投与に用いた場合，C型代償性肝硬変におけるウイルス血症の改善（セログループ1の血中HCV RNA量が高い場合を除く）を目的として単独投与に用いた場合，HBe抗原陽性でかつDNAポリメラーゼ陽性のB型慢性活動性肝炎のウイルス血症の改善を目的として単独投与に用いた場合及びHTLV-1関連脊髄症（HAM）に対して用いた場合に限り算定する。なお，ペグインターフェロンアルファ製剤については算定できない。

(3) グリチルリチン酸モノアンモニウム・グリシン・L-システイン塩酸塩配合剤については，慢性肝疾患における肝機能異常の改善に対して用い，在宅自己注射での静脈内投与について十分な経験を有する患者であって，医師により必要な指導を受けた場合に限り算定する。

(4) 顆粒球コロニー形成刺激因子製剤については，再生不良性貧血及び先天性好中球減少症の患者に対して用いた場合に限り算定する。

(5) アドレナリン製剤については，蜂毒，食物及び毒物等に起因するアナフィラキシーの既往のある患者又はアナフィラキシーを発現する危険性の高い患者に対して，定量自動注射器を緊急補助的治療として用いた場合に限り算定する。

(6) 「1」複雑な場合については，間歇注入シリンジポンプを用いて在宅自己注射を行っている患者について，診察を行った上で，ポンプの状態，投与量等について確認・調整等を行った場合に算定する。この場合，プログラムの変更に係る費用は所定点数に含まれる。

(7) 在宅自己注射の導入前に，入院又は2回以上の外来，往診若しくは訪問診療により，医師による十分な教育期間をとり，十分な指導を行った場合に限り算定する。ただし，アドレナリン製剤については，この限りではない。また，指導内容を詳細に記載した文書を作成し患者に交付する。なお，第2節第1款の在宅療養指導管理料の「通則」の留意事項（p.299）に従い，衛生材料等については，必要かつ十分な量を支給する。

(8) 「2」については，医師が当該月に在宅で実施するよう指示した注射の総回数に応じて所定点数を算定する。なお，この場合において，例えば月の途中にて予期せぬ入院等があり，やむを得ずあらかじめ指示した回数が在宅で実施されなかった場合であっても，当該指示回数に応じて算定することができる。ただし，予定入院等あらかじめ在宅で実施されないことが明らかな場合は，当該期間中の指示回数から実施回数を除して算定する。また，「2」はB001「7」難病外来指導管理料との併算定は可とする。

(9) 「注2」に規定する導入初期加算については，新たに在宅自己注射を導入した患者に対し，3月に限り，月1回に限り算定する。ただし，処方の内容に変更があった場合は，さらに1回に限り算定することができる。

(10) 「注3」に規定する「処方の内容に変更があった場合」とは，処方された特掲診療料の施設基準等の**別表第9**に掲げる注射薬に変更があった場合をいう。また，先発バイオ医薬品とバイオ後続品の変更を行った場合及びバイオ後続品から先発バイオ医薬品が同一であるバイオ後続品に変更した場合には算定できない。なお，過去1年以内に処方されたことがある特掲診療料の施設基準等の**別表第9**に掲げる注射薬に変更した場合は，算定できない。

(11) 「注4」に規定するバイオ後続品導入初期加算については，当該患者に対して，バイオ後続品の有効性や安全性等について説明した上で，バイオ後続品を処方した場合に，当該バイオ後続品の初回の処方日の属する月から起算して，3月に限り，月1回に限り算定する。「バイオ後続品を処方した場合」とは，バイオ後続品の一般的名称で処方した場合（例えば，「○○○○○○（遺伝子組換え）［●●●●●後続1］」と処方した場合をいう）又はバイオ後続品の販売名で処方した場合（例えば，「●●●●● BS 注射液 含量 会社名」と処方した場合をいう）をいう。

(12) 「注2」及び「注3」に規定する導入初期加算並びに「注4」に規定するバイオ後続品導入初期加算は，対面診療を行った場合に限り，算定できる。

(13) 在宅自己注射指導管理料を算定している患者の外来受診時（緊急時に受診した場合を除く）に，当該在宅自己注射指導管理に係るG000皮内，皮下及び筋肉内注射，G001静脈内注射を行った場合の費用及び当該注射に使用した当該患者が在宅自己注射を行うに当たり医師が投与を行っている特掲診療料の施設基準等の**別表第9**（p.1031）に掲げる注射薬の費用は算定できない。なお，緊急時に受診した場合の注射に係る費用を算定する場合は，**診療報酬明細書**の摘要欄に緊急時の受診である旨を記載する。

(14) 在宅自己注射指導管理料を算定している患者については，当該保険医療機関においてC001在宅患者訪問診療料（Ⅰ）又はC001-2在宅患者訪問診療料（Ⅱ）を算定する日に行ったG000皮内，皮下及び筋肉内注射，G001静脈内注射及びG004点滴注射の費用（薬剤及び特定保険医療材料に係る費用を含む）は算定できない。

⒂　同一月にB001-2-12外来腫瘍化学療法診療料又は第２章第６部の「通則６」に規定する外来化学療法加算を算定している患者の外来受診時に，当該加算に係る注射薬を用いて当該患者に対して自己注射に関する指導管理を行った場合については，当該管理料を算定できない。

⒃　トシリズマブ製剤については，皮下注射により用いた場合に限り算定する。

⒄　アバタセプト製剤については，皮下注射により用いた場合に限り算定する。

⒅　２以上の保険医療機関が同一の患者について，異なった疾患に対する当該指導管理を行っている場合には，いずれの保険医療機関においても，当該在宅療養指導管理料を算定できる。なお，この場合にあっては，相互の保険医療機関において処方されている注射薬等を把握する。

⒆　ヒドロコルチゾンコハク酸エステルナトリウム製剤については，急性副腎皮質機能不全（副腎クリーゼ）の既往のある患者又は急性副腎皮質機能不全（副腎クリーゼ）を発症する危険性の高い患者に対して，筋肉内注射により用いた場合に限り算定する。

⒇　「注５」に規定する情報通信機器を用いた医学指導管理については，オンライン指針に沿って診療を行った場合に算定する。　(令６保医発0305·4)

C101-2　在宅小児低血糖症患者指導管理料　820点

注　12歳未満の小児低血糖症であって入院中の患者以外の患者に対して，重篤な低血糖の予防のために適切な指導管理を行った場合に算定する。

→在宅小児低血糖症患者指導管理料

在宅小児低血糖症患者指導管理料は，12歳未満の小児低血糖症の患者であって，薬物療法，経管栄養法若しくは手術療法を現に行っているもの又はそれらの終了後６月以内のものに対して，患者及びその家族等に対して適切な療養指導を行った場合に算定する。　(令６保医発0305·4)

C101-3　在宅妊娠糖尿病患者指導管理料

１　在宅妊娠糖尿病患者指導管理料１　**150点**

２　在宅妊娠糖尿病患者指導管理料２　**150点**

注１　１については，妊娠中の糖尿病患者又は妊娠糖尿病の患者（別に厚生労働大臣が定める者〔※告示④第４・６の２の２，p.928〕に限る）であって入院中の患者以外の患者に対して，周産期における合併症の軽減のために適切な指導管理を行った場合に算定する。

２　２については，１を算定した入院中の患者以外の患者に対して，分娩後も継続して血糖管理のために適切な指導管理を行った場合に，当該分娩後12週の間，１回に限り算定する。

→在宅妊娠糖尿病患者指導管理料

(1)　在宅妊娠糖尿病患者指導管理料１は，妊娠中の糖尿病患者又は妊娠糖尿病の患者であって，下記の者のうち，血糖自己測定値に基づく指導を行うため血糖測定器を現に使用している者に対して，適切な療養指導を行った場合に算定する。

妊娠中の糖尿病患者又は妊娠糖尿病患者のうち，以下のア又はイに該当する者

ア　以下のいずれかを満たす糖尿病である者（妊娠時に診断された明らかな糖尿病）

(イ)　空腹時血糖値が126mg/dL以上

(ロ)　HbA1cがJDS値で6.1％以上（NGSP値で6.5％以上）

(ハ)　随時血糖値が200mg/dL以上

（注）(ハ)の場合は，空腹時血糖値又はHbA1cで確認する。

(ニ)　糖尿病網膜症が存在する場合

イ　ハイリスクな妊娠糖尿病である者

(イ)　HbA1cがJDS値で6.1％未満（NGSP値で6.5％未満）で75gOGTT２時間値が200mg/dL以上

(ロ)　75gOGTTを行い，次に掲げる項目に２項目以上該当する場合又は非妊娠時のBMIが25以上であって，次に掲げる項目に１項目以上該当する場合

①　空腹時血糖値が92mg/dL以上

②　１時間値が180mg/dL以上

③　２時間値が153mg/dL以上

(2)　在宅妊娠糖尿病患者指導管理料２は，(1)に該当し，妊娠中に在宅妊娠糖尿病患者指導管理料１を算定した患者であって，引き続き分娩後における血糖管理を必要とするものについて，当該分娩後12週間以内に適切な療養指導を行った場合に，１回に限り算定する。　(令６保医発0305·4)

C102　在宅自己腹膜灌流指導管理料　4,000点

注１　在宅自己連続携行式腹膜灌流を行っている入院中の患者以外の患者に対して，在宅自己連続携行式腹膜灌流に関する指導管理を行った場合に算定するものとし，頻回に指導管理を行う必要がある場合は，同一月内の２回目以降１回につき**2,000点**を月２回に限り算定する。

２　当該指導管理を算定する同一月内に区分番号J038に掲げる人工腎臓又はJ042に規定する腹膜灌流の１を算定する場合は，注１に規定する２回目以降の費用は，算定しない。

３　注１に規定する患者であって継続的に遠隔モニタリングを実施したものに対して当該指導管理を行った場合は，**遠隔モニタリング加算**として，月１回に限り**115点**を所定点数に加算する。

→在宅自己腹膜灌流指導管理料

(1)　「注１」の「頻回に指導管理を行う必要がある場合」とは，次のような患者について指導管理を行う場合をいう。

ア　在宅自己連続携行式腹膜灌流の導入期にあるもの

イ　糖尿病で血糖コントロールが困難であるもの

ウ　腹膜炎の疑い，トンネル感染及び出口感染のあるもの

エ　腹膜の透析効率及び除水効率が著しく低下しているもの

オ　その他医師が特に必要と認めるもの

(2)　１か月に２回以上在宅自己腹膜灌流指導管理料を算定した場合は，診療報酬明細書の摘要欄に(1)の**ア**から**オ**までの中から該当するものを明記する。

(3)　在宅自己腹膜灌流指導管理料を算定している患者（入院中の患者を除く）は週１回を限度として，J038人工腎臓又はJ042腹膜灌流の「１」の連続携行式腹

膜灌流のいずれか一方を算定できる。なお，当該管理料を算定している患者に対して，他の医療機関において連続携行式腹膜灌流を行っても，当該所定点数は算定できない。また，当該管理料を算定している患者に対して，他の保険医療機関において人工腎臓を行った場合は，**診療報酬明細書**の摘要欄にＪ038人工腎臓を算定している他の保険医療機関名及び他の保険医療機関での実施の必要性を記載する。

(4)　遠隔モニタリング加算は，以下の全てを実施する場合に算定する。

ア　注液量，排液量，除水量，体重，血圧，体温等の状態について継続的なモニタリングを行う。

イ　モニタリングの状況に応じて，適宜患者に来院を促す等の対応を行う。

ウ　当該加算を算定する月にあっては，モニタリングにより得られた所見等及び行った指導管理の内容を**診療録**に記載する。

エ　モニタリングの実施に当たっては，厚生労働省の定める「医療情報システムの安全管理に関するガイドライン」等に対応する。（令6保医発0305·4）

C102-2　在宅血液透析指導管理料　10,000点

注1　別に厚生労働大臣が定める施設基準〔※告示④第4・6の3，p.929〕に適合しているものとして地方厚生局長等に届け出た保険医療機関において，在宅血液透析を行っている入院中の患者以外の患者に対して在宅血液透析に関する指導管理を行った場合に算定するものとし，頻回に指導管理を行う必要がある場合には，当該指導管理料を最初に算定した日から起算して２月までの間は，同一月内の２回目以降１回につき**2,000点**を月２回に限り算定する。

2　当該指導管理を算定する同一月内に区分番号Ｊ038に掲げる人工腎臓を算定する場合は，注１に規定する２回目以降の費用は，算定しない。

3　注１に規定する患者であって継続的に遠隔モニタリングを実施したものに対して当該指導管理を行った場合は，**遠隔モニタリング加算**として，月１回に限り**115点**を所定点数に加算する。

→在宅血液透析指導管理料

(1)　在宅血液透析とは，維持血液透析を必要とし，かつ，安定した病状にあるものについて，在宅において実施する血液透析療法をいう。

(2)　導入時に頻回の指導を行う必要がある場合とは，当該患者が初めて在宅血液透析を行う場合であり，保険医療機関の変更によるものは含まれない。

(3)　「注１」の「頻回に指導管理を行う必要がある場合」とは，次のような患者について指導管理を行う場合をいう。

ア　在宅血液透析の導入期にあるもの

イ　合併症の管理が必要なもの

ウ　その他医師が特に必要と認めるもの

(4)　在宅血液透析指導管理料を算定している患者は，週１回を限度として，Ｊ038人工腎臓を算定できる。

(5)　日本透析医会が作成した「在宅血液透析管理マニュアル」に基づいて患者及び介助者が医療機関において十分な教育を受け，文書において在宅血液透析に係る説明及び同意を受けた上で，在宅血液透析が実施されている。また，当該マニュアルに基づいて在宅血液透析に関する指導管理を行う。

(6)　遠隔モニタリング加算は，以下の全てを実施する場合に算定する。

ア　注液量，排液量，除水量，体重，血圧，体温等の状態について継続的なモニタリングを行う。

イ　モニタリングの状況に応じて，適宜患者に来院を促す等の対応を行う。

ウ　当該加算を算定する月にあっては，モニタリングにより得られた所見等及び行った指導管理の内容を**診療録**に記載する。

エ　モニタリングの実施に当たっては，厚生労働省の定める「医療情報システムの安全管理に関するガイドライン」等に対応する。（令6保医発0305·4）

C103　在宅酸素療法指導管理料

1　チアノーゼ型先天性心疾患の場合　**520点**

2　その他の場合　**2,400点**

注1　在宅酸素療法を行っている入院中の患者以外の患者に対して，在宅酸素療法に関する指導管理を行った場合に算定する。

2　別に厚生労働大臣が定める施設基準〔※告示④第4・6の3の2，p.929〕に適合しているものとして地方厚生局長等に届け出た保険医療機関において，２を算定する患者について，前回受診月の翌月から今回受診月の前月までの期間，遠隔モニタリングを用いて療養上必要な指導を行った場合は，**遠隔モニタリング加算**として，**150点**に当該期間の月数（当該指導を行った月に限り，２月を限度とする）を乗じて得た点数を，所定点数に加算する。

→在宅酸素療法指導管理料

(1)　チアノーゼ型先天性心疾患に対する在宅酸素療法とは，ファロー四徴症，大血管転位症，三尖弁閉鎖症，総動脈幹症，単心室症などのチアノーゼ型先天性心疾患患者のうち，発作的に低酸素又は無酸素状態になる患者について，発作時に在宅で行われる救命的な酸素吸入療法をいう。

この場合において使用される酸素は，小型酸素ボンベ（500L以下）又はクロレート・キャンドル型酸素発生器によって供給される。

(2)　保険医療機関が，チアノーゼ型先天性心疾患の患者について在宅酸素療法指導管理料を算定する場合には，これに使用する小型酸素ボンベ又はクロレート・キャンドル型酸素発生器は当該保険医療機関が患者に提供する。

(3)　「その他の場合」に該当する在宅酸素療法とは，諸種の原因による高度慢性呼吸不全例，肺高血圧症の患者，慢性心不全の患者のうち，安定した病態にある退院患者及び手術待機の患者又は重度の群発頭痛の患者について，在宅で患者自らが酸素吸入を実施するものをいう。

(4)　「その他の場合」の対象となる患者は，高度慢性呼吸不全例のうち，在宅酸素療法導入時に動脈血酸素分圧55mmHg以下の者及び動脈血酸素分圧60mmHg以下で睡眠時又は運動負荷時に著しい低酸素血症を来す者であって，医師が在宅酸素療法を必要であると認めたもの，慢性心不全患者のうち，医師の診断により，NYHAⅢ度以上であると認められ，睡眠時のチェーンストークス呼吸がみられ，無呼吸低呼吸指数（１時間当たりの無呼吸数及び低呼吸数をいう）が20以上であることが睡眠ポリグラフィー上確認されている症例及び関連学会の診断基準により群発頭痛と診断されている患者のうち，群発期間中の患者であって，１日平均１回以上の頭痛発作を認めるものとする。この場合，適応患者の判定に経皮的動脈血酸素飽和度測定器による酸素飽和度を用いることができる。

ただし，経皮的動脈血酸素飽和度測定器，D223経皮的動脈血酸素飽和度測定及びD223-2終夜経皮的動脈血酸素飽和度測定の費用は所定点数に含まれており別に算定できない。

(5) 在宅酸素療法指導管理料の算定に当たっては，動脈血酸素分圧の測定を月１回程度実施し，その結果について**診療報酬明細書**に記載する。この場合，適応患者の判定に経皮的動脈血酸素飽和度測定器による酸素飽和度を用いることができる。ただし，経皮的動脈血酸素飽和度測定器，経皮的動脈血酸素飽和度測定及び終夜経皮的動脈血酸素飽和度測定の費用は所定点数に含まれており別に算定できない。

(6) 在宅酸素療法を指示した医師は，在宅酸素療法のための酸素投与方法（使用機器，ガス流量，吸入時間等），緊急時連絡方法等を装置に掲示すると同時に，夜間も含めた緊急時の対処法について，患者に説明を行う。

(7) 在宅酸素療法を実施する保険医療機関又は緊急時に入院するための施設は，次の機械及び器具を備えなければならない。

ア 酸素吸入設備
イ 気管内挿管又は気管切開の器具
ウ レスピレーター
エ 気道内分泌物吸引装置
オ 動脈血ガス分析装置（常時実施できる状態であるもの）
カ スパイロメトリー用装置（常時実施できる状態であるもの）
キ 胸部エックス線撮影装置（常時実施できる状態であるもの）

(8) 在宅酸素療法指導管理料を算定している患者（入院中の患者を除く）については，J024酸素吸入，J024-2突発性難聴に対する酸素療法，J025酸素テント，J026間歇的陽圧吸入法，J026-3体外式陰圧人工呼吸器治療，J018喀痰吸引，J018-3干渉低周波去痰器による喀痰排出及びJ026-2鼻マスク式補助換気法（これらに係る酸素代も含む）の費用（薬剤及び特定保険医療材料に係る費用を含む）は算定できない。

(9) 遠隔モニタリング加算は，以下の全てを実施する場合に算定する。

ア 「その他の場合」の対象で，かつ，日本呼吸器学会「COPD（慢性閉塞性肺疾患）診断と治療のためのガイドライン」の病期分類でⅢ期以上の状態となる入院中の患者以外の患者について，前回受診月の翌月から今回受診月の前月までの期間，情報通信機器を活用して，脈拍，酸素飽和度，機器の使用時間及び酸素流量等の状態について定期的にモニタリングを行った上で，状況に応じ，療養上必要な指導を行った場合に，２月を限度として来院時に算定することができる。

イ 患者の同意を得た上で，対面による診療とモニタリングを組み合わせた診療計画を作成する。当該計画の中には，患者の急変時における対応等も記載し，当該計画に沿ってモニタリングを行った上で，状況に応じて適宜患者に来院を促す等の対応を行う。なお，当該モニタリングの開始に当たっては，患者やその家族等に対し，情報通信機器の基本的な操作や緊急時の対応について十分に説明する。

ウ 当該加算を算定する月にあっては，モニタリングにより得られた臨床所見等及び行った指導内容を**診療録**に記載する。

エ 療養上必要な指導はビデオ通話が可能な情報通信機器を用いて，オンライン指針に沿って行う。なお，当該診療に関する費用は当該加算の所定点数に含まれる。 (令６保医発0305·4)

C104 在宅中心静脈栄養法指導管理料 3,000点

注 在宅中心静脈栄養法を行っている入院中の患者以外の患者に対して，在宅中心静脈栄養法に関する指導管理を行った場合に算定する。

→在宅中心静脈栄養法指導管理料

(1) 在宅中心静脈栄養法とは，諸種の原因による腸管大量切除例又は腸管機能不全例等のうち，安定した病態にある患者について，在宅での療養を行っている患者自らが実施する栄養法をいう。

(2) 対象となる患者は，原因疾患の如何にかかわらず，中心静脈栄養以外に栄養維持が困難な者で，当該療法を行うことが必要であると医師が認めた者とする。

(3) 在宅中心静脈栄養法指導管理料を算定している患者（入院中の患者を除く）については，G005中心静脈注射及びG006植込型カテーテルによる中心静脈注射の費用は算定できない。

(4) 在宅中心静脈栄養法指導管理料を算定している患者については，当該保険医療機関においてC001在宅患者訪問診療料（Ⅰ）又はC001-2在宅患者訪問診療料（Ⅱ）を算定する日に行ったG001静脈内注射，G004点滴注射及びG006植込型カテーテルによる中心静脈注射の費用（薬剤及び特定保険医療材料に係る費用を含む）は算定できない。 (令６保医発0305·4)

C105 在宅成分栄養経管栄養法指導管理料 2,500点

注 在宅成分栄養経管栄養法を行っている入院中の患者以外の患者に対して，在宅成分栄養経管栄養法に関する指導管理を行った場合に算定する。

→在宅成分栄養経管栄養法指導管理料

(1) 在宅成分栄養経管栄養法とは，諸種の原因によって経口摂取ができない患者又は経口摂取が著しく困難な患者について，在宅での療養を行っている患者自らが実施する栄養法をいう。このうち在宅成分栄養経管栄養法指導管理料算定の対象となるのは，栄養維持のために主として栄養素の成分の明らかなもの（アミノ酸，ジペプチド又はトリペプチドを主なタンパク源とし，未消化態タンパクを含まないもの。以下同じ）を用いた場合のみであり，栄養維持のために主として単なる流動食（栄養素の成分の明らかなもの以外のもの）を用いており，栄養素の成分の明らかなものを一部用いているだけの場合や単なる流動食について鼻腔栄養を行った場合等は該当しない。

(2) 対象となる患者は，原因疾患の如何にかかわらず，在宅成分栄養経管栄養法以外に栄養の維持が困難な者で，当該療法を行うことが必要であると医師が認めた者とする。

(3) 在宅成分栄養経管栄養法指導管理料を算定している患者（入院中の患者を除く）については，J120鼻腔栄養の費用は算定できない。 (令６保医発0305·4)

C 105-2 在宅小児経管栄養法指導管理料 1,050点

注 在宅小児経管栄養法を行っている入院中の患者以外の患者（別に厚生労働大臣が定める者〔※告示④第４・６の４，p.929〕に限る）に対して，在宅小児経管栄養法に関する指導管理を行った場合に算定する。

→在宅小児経管栄養法指導管理料

(1) 在宅小児経管栄養法とは，諸種の原因によって経口摂取が著しく困難な15歳未満の患者又は15歳以上の患者であって経口摂取が著しく困難である状態が15歳未満から継続しているもの（体重が20kg未満である場合に限る）について，在宅での療養を行っている患者自らが実施する栄養法をいう。

(2) 対象となる患者は，原因疾患の如何にかかわらず，在宅小児経管栄養法以外に栄養の維持が困難な者で，当該療法を行うことが必要であると医師が認めた者とする。

(3) 在宅小児経管栄養法指導管理料を算定している患者（入院中の患者を除く）については，J 120鼻腔栄養の費用は算定できない。

（令６保医発0305·4）

C 105-3 在宅半固形栄養経管栄養法指導管理料 2,500点

注 在宅半固形栄養経管栄養法を行っている入院中の患者以外の患者（別に厚生労働大臣が定める者〔※告示④第４・６の４の２，p.929〕に限る）に対して，在宅半固形栄養経管栄養法に関する指導管理を行った場合に，最初に算定した日から起算して１年を限度として算定する。

→在宅半固形栄養経管栄養法指導管理料

(1) 在宅半固形栄養経管栄養法とは，諸種の原因によって経口摂取が著しく困難な患者であって栄養管理を目的として胃瘻を造設しているものについて，在宅での療養を行っている患者自らが実施する栄養法をいう。このうち在宅半固形栄養経管栄養法指導管理料算定の対象となるのは，栄養維持のために，主として，使用薬剤の薬価（薬価基準）（平成20年厚生労働省告示第60号。以下「薬価基準」という）に収載されている高カロリー薬又は薬価基準に収載されていない流動食（市販されているものに限る。以下この区分において同じ）であって，投与時間の短縮が可能な形状にあらかじめ調整された半固形状のもの（以下「半固形栄養剤等」という）を用いた場合のみであり，主として，単なる液体状の栄養剤等，半固形栄養剤等以外のものを用いた場合は該当しない。ただし，半固形栄養剤等のうち，薬価基準に収載されていない流動食を使用する場合にあっては，入院中の患者に対して退院時に当該指導管理を行っている必要がある。

(2) 対象となる患者は，原因疾患の如何にかかわらず，在宅半固形栄養経管栄養法により，単なる液体状の栄養剤等を用いた場合に比べて投与時間の短縮が可能な者で，経口摂取の回復に向けて当該療法を行うことが必要であると医師が認めた者とする。

(3) 在宅半固形栄養経管栄養法指導管理料を算定している患者については，経口摂取の回復に向けた指導管理（口腔衛生管理に係るものを含む）を併せて行う。なお，経口摂取の回復に向けた指導管理は，胃瘻造設術を実施した保険医療機関から提供された情報（嚥下機能評価の結果，嚥下機能訓練等の必要性や実施すべき内容，嚥下機能の観点から適切と考えられる食事形態や量の情報等を含む嚥下調整食の内容等）も利用して行う。

(4) 在宅半固形栄養経管栄養法指導管理料を算定している患者（入院中の患者を除く）については，J 120鼻腔栄養の費用は算定できない。

（令６保医発0305·4）

C 106 在宅自己導尿指導管理料 1,400点

注１ 在宅自己導尿を行っている入院中の患者以外の患者に対して，在宅自己導尿に関する指導管理を行った場合に算定する。

２ カテーテルの費用は，第２款（編注：在宅療養指導管理材料加算）に定める所定点数により算定する。

→在宅自己導尿指導管理料

(1) 在宅自己導尿とは，諸種の原因により自然排尿が困難な患者について，在宅での療養を行っている患者自らが実施する排尿法をいう。

(2) 対象となる患者は，下記の患者のうち，残尿を伴う排尿困難を有する者であって在宅自己導尿を行うことが必要と医師が認めた者とする。

ア 諸種の原因による神経因性膀胱

イ 下部尿路通過障害（前立腺肥大症，前立腺癌，膀胱頸部硬化症，尿道狭窄等）

ウ 腸管を利用した尿リザーバー造設術の術後

(3) 在宅自己導尿指導管理料を算定している患者（入院中の患者を除く）については，J 064導尿（尿道拡張を要するもの），J 060膀胱洗浄，J 060-2後部尿道洗浄（ウルツマン）及びJ 063留置カテーテル設置の費用（薬剤及び特定保険医療材料に係る費用を含む）は算定できない。

（令６保医発0305·4）

C 107 在宅人工呼吸指導管理料 2,800点

注 在宅人工呼吸を行っている入院中の患者以外の患者に対して，在宅人工呼吸に関する指導管理を行った場合に算定する。

→在宅人工呼吸指導管理料

(1) 在宅人工呼吸とは，長期にわたり持続的に人工呼吸に依存せざるを得ず，かつ，安定した病状にあるものについて，在宅において実施する人工呼吸療法をいう。

(2) 次のいずれも満たす場合に，当該指導管理料を算定する。

ア 患者が使用する装置の保守・管理を十分に行う（委託の場合を含む）。

イ 装置に必要な保守・管理の内容を患者に説明する。

ウ 夜間・緊急時の対応等を患者に説明する。

エ その他，療養上必要な指導管理を行う。

(3) 対象となる患者は，病状が安定し，在宅での人工呼吸療法を行うことが適当と医師が認めた者とする。なお，睡眠時無呼吸症候群の患者〔Adaptive Servo Ventilation（ASV）を使用する者を含む〕は対象とならない。

(4) 在宅人工呼吸療法を実施する保険医療機関又は緊急時に入院するための施設は，次の機械及び器具を備えなければならない。

ア 酸素吸入設備

イ 気管内挿管又は気管切開の器具

ウ レスピレーター

エ 気道内分泌物吸引装置

オ 動脈血ガス分析装置（常時実施できる状態であるもの）

カ 胸部エックス線撮影装置（常時実施できる状態であるもの）

在宅

療養指導

(5) 人工呼吸装置は患者に貸与し，装置に必要な回路部品その他の附属品等に係る費用は所定点数に含まれ，別に算定できない。
(6) 在宅人工呼吸指導管理料を算定している患者（入院中の患者を除く）については，J024酸素吸入，J024-2突発性難聴に対する酸素療法，J025酸素テント，J026間歇的陽圧吸入法，J026-3体外式陰圧人工呼吸器治療，J018喀痰吸引，J018-3干渉低周波去痰器による喀痰排出，J026-2鼻マスク式補助換気法及びJ045人工呼吸の費用（これらに係る酸素代を除き，薬剤及び特定保険医療材料に係る費用を含む）は算定できない。
(7) 指導管理の内容について，**診療録**に記載する。
(8) 脊髄損傷又は中枢性低換気症候群の患者に対して，呼吸補助を行うことを目的として横隔神経電気刺激装置を使用する場合には，関連学会の定める適正使用指針を遵守して指導管理を行う。 （令6保医発0305·4）

C107-2 在宅持続陽圧呼吸療法指導管理料

1 在宅持続陽圧呼吸療法指導管理料1 **2,250点**

2 在宅持続陽圧呼吸療法指導管理料2 **250点**

注1 在宅持続陽圧呼吸療法を行っている入院中の患者以外の患者に対して，在宅持続陽圧呼吸療法に関する指導管理を行った場合に算定する。

2 別に厚生労働大臣が定める施設基準〔※告示④第4・6の4の3，p.929〕に適合しているものとして地方厚生局長等に届け出た保険医療機関において，2を算定し，CPAPを用いている患者について，前回受診月の翌月から今回受診月の前月までの期間，遠隔モニタリングを用いて療養上必要な管理を行った場合は，**遠隔モニタリング加算**として，**150点**に当該期間の月数（当該管理を行った月に限り，2月を限度とする）を乗じて得た点数を，所定点数に加算する。

3 別に厚生労働大臣が定める施設基準〔※告示④第4・6の4の3(2)，p.929〕に適合しているものとして地方厚生局長等に届け出た保険医療機関において，在宅持続陽圧呼吸療法指導管理料2を算定すべき指導管理を情報通信機器を用いて行った場合は，2の所定点数に代えて，**218点**を算定する。

【2024年改定による主な変更点】 在宅持続陽圧呼吸療法指導管理料2に，情報通信機器を用いた場合の点数が新設された。

→在宅持続陽圧呼吸療法指導管理料

(1) 在宅持続陽圧呼吸療法とは，睡眠時無呼吸症候群又は慢性心不全である患者について，在宅において実施する呼吸療法をいう。
(2) 在宅持続陽圧呼吸療法指導管理料1の対象となる患者は，以下の全ての基準に該当する患者とする。
ア 慢性心不全患者のうち，医師の診断により，NYHAⅢ度以上であると認められ，睡眠時にチェーンストークス呼吸がみられ，無呼吸低呼吸指数が20以上であることが睡眠ポリグラフィー上確認されているもの
イ 持続陽圧呼吸（CPAP）療法を実施したにもかかわらず，無呼吸低呼吸指数が15以下にならない者に対してASV療法を実施したもの
(3) 在宅持続陽圧呼吸療法指導管理料2の対象となる患者は，以下のアからウまでのいずれかの基準に該当する患者とする。
ア 慢性心不全患者のうち，医師の診断により，NYHAⅢ度以上であると認められ，睡眠時にチェーンストークス呼吸がみられ，無呼吸低呼吸指数が20以上であることが睡眠ポリグラフィー上確認されているもので，在宅持続陽圧呼吸療法指導管理料1の対象患者以外にASV療法を実施した場合
イ 心不全である者のうち，日本循環器学会・日本心不全学会によるASV適正使用に関するステートメントに留意した上で，ASV療法を継続せざるを得ない場合
ウ 以下の(イ)から(ハ)までの全ての基準に該当する患者。ただし，無呼吸低呼吸指数が40以上である患者については，(ロ)の要件を満たせば対象患者となる。
(イ) 無呼吸低呼吸指数（1時間当たりの無呼吸数及び低呼吸数をいう）が20以上
(ロ) 日中の傾眠，起床時の頭痛などの自覚症状が強く，日常生活に支障を来している症例
(ハ) 睡眠ポリグラフィー上，頻回の睡眠時無呼吸が原因で，睡眠の分断化，深睡眠が著しく減少又は欠如し，持続陽圧呼吸療法により睡眠ポリグラフィー上，睡眠の分断が消失，深睡眠が出現し，睡眠段階が正常化する症例
(4) 在宅持続陽圧呼吸療法指導管理料については，当該治療の開始後最長2か月間の治療状況を評価し，当該療法の継続が可能であると認められる症例についてのみ，引き続き算定の対象とする。
(5) 保険医療機関が在宅持続陽圧呼吸療法指導管理料を算定する場合には，持続陽圧呼吸療法装置は当該保険医療機関が患者に貸与する。
(6) 遠隔モニタリング加算は，以下の全てを実施する場合に算定する。
ア 在宅持続陽圧呼吸療法指導管理料2の対象で，かつ，CPAPを実施している入院中の患者以外の患者について，前回受診月の翌月から今回受診月の前月までの期間，使用時間等の着用状況，無呼吸低呼吸指数等がモニタリング可能な情報通信機器を活用して，定期的なモニタリングを行った上で，状況に応じ，療養上必要な指導を行った場合又は患者の状態を踏まえた療養方針について**診療録**に記載した場合に，2月を限度として来院時に算定することができる。
イ 患者の同意を得た上で，対面による診療とモニタリングを組み合わせた診療計画を作成する。当該計画の中には，患者の急変時における対応等も記載し，当該計画に沿ってモニタリングを行った上で，状況に応じて適宜患者に来院を促す等の対応を行う。
ウ 当該加算を算定する月にあっては，モニタリングにより得られた臨床所見等を**診療録**に記載しており，また，必要な指導を行った際には，当該指導内容を**診療録**に記載している。
エ 療養上必要な指導は電話又はビデオ通話が可能な情報通信機器を用いて行う。情報通信機器を用いて行う場合は，オンライン指針に沿って行う。なお，当該診療に関する費用は当該加算の所定点数に含まれる。
(7) 「注3」に規定する情報通信機器を用いた指導管理については，在宅持続陽圧呼吸療法指導管理料2の対象となる患者のうち(3)のウの要件に該当する患者，か

つ，CPAP療法を実施している閉塞性無呼吸症候群の診断が得られている入院中の患者以外の患者について，オンライン指針に沿って診療を行った場合に算定する。

(8) 「注３」に規定する情報通信機器を用いた指導管理については，CPAP療法を開始したことにより睡眠時無呼吸症候群の症状である眠気やいびきなどの症状が改善していることを対面診療で確認した場合に実施する。また，通常の対面診療で確認するCPAP管理に係るデータについて，情報通信機器を用いた診療において確認する。さらに，睡眠時無呼吸症候群に合併する身体疾患管理の必要性に応じて対面診療を適切に組み合わせること及び情報通信機器を用いた診療を開始した後にも症状の悪化等の不調等が生じた場合には，速やかに対面診療に切り替えることが求められる。その他，関係学会が提示する情報通信機器を用いた場合のCPAP療法に係る指針に沿った診療を実施する。

(9) 「注３」に規定する情報通信機器を用いた指導管理を実施する際は，当該診療に係る初診日及びCPAP療法を開始したことにより睡眠時無呼吸症候群の症状である眠気やいびきなどの症状が改善していることを対面診療で確認した日を**診療録**及び**診療報酬明細書**の摘要欄に記載する。

(令６保医発0305･4)

C107-3 在宅ハイフローセラピー指導管理料 2,400点

注 在宅ハイフローセラピーを行っている入院中の患者以外の患者に対して，在宅ハイフローセラピーに関する指導管理を行った場合に算定する。

→在宅ハイフローセラピー指導管理料

(1) 在宅ハイフローセラピーとは，慢性閉塞性肺疾患（ＣＯＰＤ）の患者のうち，安定した病態にある退院患者について，在宅において実施するハイフローセラピーをいう。

(2) 次のいずれも満たす場合に，当該指導管理料を算定する。

ア 患者が使用する装置の保守･管理を十分に行う（委託の場合を含む）。

イ 装置に必要な保守･管理の内容を患者に説明する。

ウ 夜間・緊急時の対応等を患者に説明する。

エ その他，療養上必要な指導管理を行う。

(3) 対象となる患者は，在宅ハイフローセラピー導入時に以下のいずれも満たす慢性閉塞性肺疾患（ＣＯＰＤ）の患者であって，病状が安定し，在宅でのハイフローセラピーを行うことが適当と医師が認めた者とする。

ア 呼吸困難，去痰困難，起床時頭痛・頭重感等の自覚症状を有する。

イ 在宅酸素療法を実施している患者であって，次のいずれかを満たす。

(イ) 在宅酸素療法導入時又は導入後に動脈血二酸化炭素分圧45mmHg以上55mgHg未満の高炭酸ガス血症を認める。

(ロ) 在宅酸素療法導入時又は導入後に動脈血二酸化炭素分圧55mmHg以上の高炭酸ガス血症を認める患者であって，在宅人工呼吸療法が不適である。

(ハ) 在宅酸素療法導入後に夜間の低換気による低酸素血症を認める（終夜睡眠ポリグラフィー又は経皮的動脈血酸素飽和度測定を実施し，経皮的動脈血酸素飽和度が90％以下となる時間が５分間以上持続する場合又は全体の10％以上である場合に限る）。

(4) 在宅ハイフローセラピーを実施する保険医療機関又は緊急時に入院するための施設は，次の機械及び器具を備えなければならない。

ア 酸素吸入設備

イ 気管内挿管又は気管切開の器具

ウ レスピレーター

エ 気道内分泌物吸引装置

オ 動脈血ガス分析装置（常時実施できる状態であるもの）

カ スパイロメトリー用装置（常時実施できる状態であるもの）

キ 胸部エックス線撮影装置（常時実施できる状態であるもの）

(5) 在宅ハイフローセラピー指導管理料を算定している患者（入院中の患者を除く）については，Ｊ024酸素吸入，Ｊ024-2突発性難聴に対する酸素療法，Ｊ025酸素テント，Ｊ026間歇的陽圧吸入法，Ｊ026-3体外式陰圧人工呼吸器治療，Ｊ018喀痰吸引，Ｊ018-3干渉低周波去痰器による喀痰排出，Ｊ026-2鼻マスク式補助換気法及びＪ026-4ハイフローセラピー（これらに係る酸素代も含む）の費用（薬剤及び特定保険医療材料に係る費用を含む）は算定できない。

(6) 指導管理の内容について，**診療録**に記載する。

(令６保医発0305･4)

C108 在宅麻薬等注射指導管理料

1	悪性腫瘍の場合	1,500点
2	筋萎縮性側索硬化症又は筋ジストロフィーの場合	1,500点
3	心不全又は呼吸器疾患の場合	1,500点

注１ １については，悪性腫瘍の患者であって，入院中の患者以外の末期の患者に対して，在宅における麻薬等の注射に関する指導管理を行った場合に算定する。

２ ２については，筋萎縮性側索硬化症又は筋ジストロフィーの患者であって，入院中の患者以外の患者に対して，在宅における麻薬等の注射に関する指導管理を行った場合に算定する。

３ ３については，１又は２に該当しない場合であって，緩和ケアを要する心不全又は呼吸器疾患の患者であって，入院中の患者以外の末期の患者に対して，在宅における麻薬の注射に関する指導管理を行った場合に算定する。

【2024年改定による主な変更点】 従前のC108在宅悪性腫瘍等患者指導管理料が，C108在宅麻薬等注射指導管理料（麻薬等の注射に関する指導管理）とC108-2在宅腫瘍化学療法注射指導管理料（抗悪性腫瘍剤等の注射に関する指導管理）に分けられ，C108在宅麻薬等注射指導管理料の対象に**心不全又は呼吸器疾患の末期患者**が追加された。

→在宅麻薬等注射指導管理料

(1) 在宅麻薬等注射指導管理料の「注１」及び「注２」に規定する在宅における麻薬等の注射とは，末期の悪性腫瘍又は筋萎縮性側索硬化症若しくは筋ジストロフィーの患者であって，持続性の疼痛があり鎮痛剤の経口投与では疼痛が改善しない場合に，在宅において実施する注射による麻薬等の投与をいう。なお，患者が末期であるかどうかは在宅での療養を行っている患者の診療を担う保険医の判断によるものとする。

(2) 在宅麻薬等注射指導管理料の「注３」に規定する緩和ケアを要する心不全又は呼吸器疾患の患者とは，次のいずれかに該当する患者をいう。
ア 以下の(イ)及び(ロ)の基準並びに(ハ)又は(ニ)のいずれかの基準に該当するもの
(イ) 心不全に対して適切な治療が実施されている。
(ロ) 器質的な心機能障害により，適切な治療にかかわらず，慢性的にNYHA重症度分類Ⅳ度の症状に該当し，頻回又は持続的に点滴薬物療法を必要とする状態である。
(ハ) 左室駆出率が20％以下である。
(ニ) 医学的に終末期であると判断される状態である。
イ 以下の(イ)，(ロ)及び(ハ)のすべての基準に該当するもの
(イ) 呼吸器疾患に対して適切な治療が実施されている。
(ロ) 在宅酸素療法やNPPV（非侵襲的陽圧換気）を継続的に実施している。
(ハ) 過去半年以内に10％以上の体重減少を認める。
(3) 在宅麻薬等注射指導管理料の「注３」に規定する在宅における麻薬の注射とは，緩和ケアを要する心不全または呼吸器疾患の患者であって，咳嗽発作等の症状を有しており麻薬の経口投与ができないものに対して，在宅において実施する注射による麻薬の投与をいう。なお，実施に当たっては，関係学会の定める診療に関する指針を遵守する。
(4) (1)の麻薬等の投与とは，ブプレノルフィン製剤，モルヒネ塩酸塩製剤，フェンタニルクエン酸塩製剤，複方オキシコドン製剤，オキシコドン塩酸塩製剤，フルルビプロフェンアキセチル製剤又はヒドロモルフォン塩酸塩製剤を注射又は携帯型ディスポーザブル注入ポンプ若しくは輸液ポンプを用いて注入する療法をいう。また，(3)の麻薬の投与とは，モルヒネ塩酸塩製剤を注射又は携帯型ディスポーザブル注入ポンプ若しくは輸液ポンプを用いて注入する療法をいう。
なお，モルヒネ塩酸塩製剤，フェンタニルクエン酸塩製剤，複方オキシコドン製剤，オキシコドン塩酸塩製剤又はヒドロモルフォン塩酸塩製剤を使用できるのは，以下の条件を満たす連続注入器等に必要に応じて生理食塩水等で希釈の上充填して交付した場合に限る。
ア 薬液が取り出せない構造である。
イ 患者等が注入速度を変えることができないものである。
(5) 在宅において同一月に抗悪性腫瘍剤の注射を行うものについては，在宅麻薬等注射指導管理料は算定せず，C108-2在宅腫瘍化学療法注射指導管理料を算定する。
(6) 在宅麻薬等注射指導管理料を算定する月は，G003抗悪性腫瘍剤局所持続注入の費用は算定できない。ただし，抗悪性腫瘍剤局所持続注入に用いる薬剤に係る費用は算定できる。
(7) 在宅麻薬等注射指導管理料を算定する月はB001-2-12外来腫瘍化学療法診療料等及び第６部「通則６」に規定する外来化学療法加算は算定できない。
(8) 在宅麻薬等注射指導管理料を算定している患者の外来受診時に，当該在宅麻薬等注射指導管理料に係るG000皮内，皮下及び筋肉内注射，G001静脈内注射，G004点滴注射，G005中心静脈注射及びG006植込型カテーテルによる中心静脈注射を行った場合の手技料，注射薬（在宅で使用していない抗悪性腫瘍剤も含む）及び特定保険医療材料の費用は算定できない。ただし，当該在宅麻薬等注射指導管理料に係らないG000皮内，皮下及び筋肉内注射，G001静脈内注射，G004点滴注射，G005中心静脈注射及びG006植込型カテーテルによる中心静脈注射を行った場合の手技料，注射薬及び特定保険医療材料の費用は算定できる。
(9) 在宅麻薬等注射指導管理料を算定している患者については，当該保険医療機関においてC001在宅患者訪問診療料(Ⅰ)又はC001-2在宅患者訪問診療料(Ⅱ)を算定する日に行ったG000皮内，皮下及び筋肉内注射，G001静脈内注射，G004点滴注射，G005中心静脈注射及びG006植込型カテーテルによる中心静脈注射の手技料，注射薬及び特定保険医療材料の費用は算定できない。

（令６保医発0305･1）

C108-2 在宅腫瘍化学療法注射指導管理料 1,500点

注 悪性腫瘍の患者であって，入院中の患者以外の患者に対して，在宅における抗悪性腫瘍剤等の注射に関する指導管理を行った場合に算定する。

→在宅腫瘍化学療法注射指導管理料
(1) 在宅腫瘍化学療法注射指導管理料の「注」に規定する在宅における抗悪性腫瘍剤等の注射とは，悪性腫瘍の患者に対して，在宅において実施する注射による抗悪性腫瘍剤等の投与をいう。
(2) (1)の抗悪性腫瘍剤等の投与とは，携帯型ディスポーザブル注入ポンプ若しくは輸液ポンプを用いて中心静脈注射若しくは植込型カテーテルアクセスにより抗悪性腫瘍剤を注入する療法又はインターフェロンアルファ製剤を多発性骨髄腫，慢性骨髄性白血病，ヘアリー細胞白血病若しくは腎癌の患者に注射する療法をいう。
(3) 外来と在宅において抗悪性腫瘍剤の投与を行うものについては，主に在宅において抗悪性腫瘍剤の投与を行う場合は，在宅腫瘍化学療法注射指導管理料を算定し，主に外来で行う場合には在宅腫瘍化学療法注射指導管理料は算定せず，B001-2-12外来腫瘍化学療法診療料等を算定する。なお，外来で抗悪性腫瘍剤の注射を行い，注入ポンプなどを用いてその後も連続して自宅で抗悪性腫瘍剤の注入を行う等の治療法のみを行う場合は当該指導管理料の対象には該当しない。
(4) 在宅腫瘍化学療法注射指導管理料を算定する月は，G003抗悪性腫瘍剤局所持続注入の費用は算定できない。ただし，抗悪性腫瘍剤局所持続注入に用いる薬剤に係る費用は算定できる。
(5) 在宅腫瘍化学療法注射指導管理料を算定する月はB001-2-12外来腫瘍化学療法診療料等及び第６部「通則６」に規定する外来化学療法加算は算定できない。
(6) 在宅腫瘍化学療法注射指導管理料を算定している患者の外来受診時に，当該在宅腫瘍化学療法注射指導管理料に係るG000皮内，皮下及び筋肉内注射，G001静脈内注射，G004点滴注射，G005中心静脈注射及びG006植込型カテーテルによる中心静脈注射を行った場合の手技料，注射薬（在宅で使用していない抗悪性腫瘍剤も含む）及び特定保険医療材料の費用は算定できない。ただし，当該在宅腫瘍化学療法注射指導管理料に係らないG000皮内，皮下及び筋肉内注射，G001静脈内注射，G004点滴注射，G005中心静脈注射及びG006植込型カテーテルによる中心静脈注射を行った場合の手技料，注射薬及び特定保険医療材料の費用は算定できる。
(7) 在宅腫瘍化学療法注射指導管理料を算定している患者については，当該保険医療機関においてC001在宅患者訪問診療料（Ⅰ）又はC001-2在宅患者訪問診療料（Ⅱ）を算定する日に行ったG000皮内，皮下及び

筋肉内注射，G001静脈内注射，G004点滴注射，G005中心静脈注射及びG006植込型カテーテルによる中心静脈注射の手技料，注射薬及び特定保険医療材料の費用は算定できない。
（令6保医発0305・4）

C108-3　在宅強心剤持続投与指導管理料 1,500点

注　別に厚生労働大臣が定める注射薬〔※告示[4]別表9の1の1の2，p.1032〕の持続投与を行っている入院中の患者以外の患者に対して，在宅心不全管理に関する指導管理を行った場合に算定する。

→在宅強心剤持続投与指導管理料

(1)　在宅強心剤持続投与指導管理料は，循環血液量の補正のみでは心原性ショック（Killip分類 class Ⅳ）からの離脱が困難な心不全の患者であって，安定した病状にある患者に対して，携帯型ディスポーザブル注入ポンプ又は輸液ポンプを用いて強心剤の持続投与を行い，当該治療に関する指導管理を行った場合に算定する。なお，実施に当たっては，関係学会の定める診療に関する指針を遵守する。

(2)　(1)の持続投与に用いる携帯型ディスポーザブル注入ポンプ又は輸液ポンプは，以下のいずれも満たす場合に限られる。

ア　薬液が取り出せない構造である。

イ　患者等が注入速度を変えることができないものである。

(3)　在宅強心剤持続投与指導管理料を算定している患者の外来受診時に，当該在宅強心剤持続投与指導管理料に係るG001静脈内注射，G004点滴注射，G005中心静脈注射及びG006植込型カテーテルによる中心静脈注射を行った場合の手技料，注射薬及び特定保険医療材料の費用は算定できない。ただし，在宅強心剤持続投与指導管理料に係らないG001静脈内注射，G004点滴注射，G005中心静脈注射及びG006植込型カテーテルによる中心静脈注射を行った場合の手技料，注射薬及び特定保険医療材料の費用は算定できる。

(4)　在宅強心剤持続投与指導管理料を算定している患者については，当該保険医療機関においてC001在宅患者訪問診療料（Ⅰ）又はC001-2在宅患者訪問診療料（Ⅱ）を算定する日に行ったG001静脈内注射，G004点滴注射，G005中心静脈注射及びG006植込型カテーテルによる中心静脈注射の手技料，注射薬及び特定保険医療材料の費用は算定できない。

(5)　在宅強心剤持続投与指導管理料を算定する医師は，心不全の治療に関し，専門の知識並びに5年以上の経験を有する常勤の医師である必要がある。
（令6保医発0305・4）

C108-4　在宅悪性腫瘍患者共同指導管理料 1,500点

注　別に厚生労働大臣が定める保険医療機関の保険医〔※告示[4]第4・6の5，p.929〕が，他の保険医療機関において区分番号C108に掲げる在宅麻薬等注射指導管理料の1又は区分番号C108-2に掲げる在宅腫瘍化学療法注射指導管理料を算定する指導管理を受けている患者に対し，当該他の保険医療機関と連携して，同一日に当該患者に対する麻薬等又は抗悪性腫瘍剤等の注射に関する指導管理を行った場合に算定する。

→在宅悪性腫瘍患者共同指導管理料

(1)　在宅悪性腫瘍患者共同指導管理料の「注」に規定する麻薬等又は抗悪性腫瘍剤等の注射とは，末期の悪性腫瘍の患者であって，持続性の疼痛があり鎮痛剤の経口投与では疼痛が改善しない場合に，在宅において実施する注射による麻薬等の投与，又は悪性腫瘍の患者に対して，在宅において実施する注射による抗悪性腫瘍剤等の投与をいう。

(2)　(1)の麻薬等の投与とは，ブプレノルフィン製剤，モルヒネ塩酸塩製剤，フェンタニルクエン酸塩製剤，複方オキシコドン製剤，オキシコドン塩酸塩製剤，フルルビプロフェンアキセチル製剤又はヒドロモルフォン塩酸塩製剤を注射又は携帯型ディスポーザブル注入ポンプ若しくは輸液ポンプを用いて注入する療法をいう。

　なお，モルヒネ塩酸塩製剤，フェンタニルクエン酸塩製剤，複方オキシコドン製剤，オキシコドン塩酸塩製剤又はヒドロモルフォン塩酸塩製剤を使用できるのは，以下の条件を満たす連続注入器等に必要に応じて生理食塩水等で希釈の上充填して交付した場合に限る。

ア　薬液が取り出せない構造である

イ　患者等が注入速度を変えることができないものである

　また，(1)の抗悪性腫瘍剤等の投与とは，携帯型ディスポーザブル注入ポンプ若しくは輸液ポンプを用いて中心静脈注射若しくは植込型カテーテルアクセスにより抗悪性腫瘍剤を注入する療法又はインターフェロンアルファ製剤を多発性骨髄腫，慢性骨髄性白血病，ヘアリー細胞白血病又は腎癌の患者に注射する療法をいう。

(3)　在宅悪性腫瘍患者共同指導管理料は，C108在宅麻薬等注射指導管理料の「1」又はC108-2在宅腫瘍化学療法注射指導管理料を算定する指導管理を受けている患者に対し，当該保険医療機関の保険医と，C108在宅麻薬等注射指導管理料の「1」又はC108-2在宅腫瘍化学療法注射指導管理料を算定する保険医療機関の保険医とが連携して，同一日に当該患者に対する麻薬等又は抗悪性腫瘍剤等の注射に関する指導管理を行った場合に算定する。

(4)　在宅悪性腫瘍患者共同指導管理料を算定する医師は，以下のいずれかの緩和ケアに関する研修を修了している者である。

ア「がん等の診療に携わる医師等に対する緩和ケア研修会の開催指針」に準拠した緩和ケア研修会

イ　緩和ケアの基本教育のための都道府県指導者研修会（国立研究開発法人国立がん研究センター主催）等
（令6保医発0305・4）

C109　在宅寝たきり患者処置指導管理料 1,050点

注1　在宅における創傷処置等の処置を行っている入院中の患者以外の患者であって，現に寝たきりの状態にあるもの又はこれに準ずる状態にあるものに対して，当該処置に関する指導管理を行った場合に算定する。

2　区分番号B001の8に掲げる皮膚科特定疾患指導管理料を算定している患者については，算定しない。

→在宅寝たきり患者処置指導管理料

(1)　在宅における創傷処置等の処置とは，家庭において療養を行っている患者であって，現に寝たきりの状態にあるもの又はこれに準ずる状態にあるものが，在宅において自ら又はその家族等患者の看護に当たる者が実施する創傷処置（気管内ディスポーザブルカテーテル交換を含む），皮膚科軟膏処置，留置カテーテル設置，膀胱洗浄，導尿（尿道拡張を要するもの），鼻腔栄養，ストーマ処置，喀痰吸引，介達牽引又は消炎鎮痛等処置をいう。

(2) 「これに準ずる状態にあるもの」とは，以下に掲げる疾患に罹患しているものとして，常時介護を要する状態にあるものを含む。

ア 難病の患者に対する医療等に関する法律第５条に規定する指定難病〔同法第７条第４項に規定する医療受給者証を交付されている患者（同条第１項各号に規定する特定医療費の支給認定に係る基準を満たすものとして診断を受けたものを含む）に係るものに限る〕

イ 「特定疾患治療研究事業について」（昭和48年４月17日衛発第242号）に掲げる疾患（当該疾患に罹患しているものとして都道府県知事から受給者証の交付を受けているものに限る。ただし，スモンについては過去に公的な認定を受けたことが確認できる場合等を含む）

(3) 在宅寝たきり患者処置指導管理料は，原則として，当該医師が患家に訪問して指導管理を行った場合に算定する。ただし，寝たきりの状態にあるもの又はこれに準ずる状態にあるものが，家族等に付き添われて来院した場合については，例外的に算定することができる。

(4) 在宅寝たきり患者処置指導管理料を算定している患者（入院中の患者を除く）については，J 000創傷処置，J 001-7爪甲除去（麻酔を要しないもの），J 001-8穿刺排膿後薬液注入，J 053皮膚科軟膏処置，J 063留置カテーテル設置，J 060膀胱洗浄，J 060-2後部尿道洗浄（ウルツマン），J 064導尿（尿道拡張を要するもの），J 120鼻腔栄養，J 043-3ストーマ処置，J 018喀痰吸引，J 018-3干渉低周波去痰器による喀痰排出，J 118介達牽引，J 118-2矯正固定，J 118-3変形機械矯正術，J 119消炎鎮痛等処置，J 119-2腰部又は胸部固定帯固定，J 119-3低出力レーザー照射及びJ 119-4肛門処置の費用（薬剤及び特定保険医療材料に係る費用を含む）は算定できない。 （令６保医発0305·4）

C110 在宅自己疼痛管理指導管理料 1,300点

注 疼痛除去のため植込型脳・脊髄刺激装置を植え込んだ後に，在宅において自己疼痛管理を行っている入院中の患者以外の難治性慢性疼痛の患者に対して，在宅自己疼痛管理に関する指導管理を行った場合に算定する。

→在宅自己疼痛管理指導管理料

(1) 在宅自己疼痛管理指導管理料は，疼痛除去のために植込型脳・脊髄電気刺激装置を植え込んだ後に，在宅において，患者自らが送信器を用いて疼痛管理を実施する場合に算定する。

(2) 対象となる患者は難治性慢性疼痛を有するもののうち，植込型脳・脊髄電気刺激装置を植え込み，疼痛管理を行っている患者のうち，在宅自己疼痛管理を行うことが必要と医師が認めたものである。 （令６保医発0305·4）

C110-2 在宅振戦等刺激装置治療指導管理料 810点

注１ 振戦等除去のため植込型脳・脊髄刺激装置を植え込んだ後に，在宅において振戦等管理を行っている入院中の患者以外の患者に対して，在宅振戦等管理に関する指導管理を行った場合に算定する。

２ 植込術を行った日から起算して３月以内の期間に行った場合には，**導入期加算**として，**140点**を所定点数に加算する。

→在宅振戦等刺激装置治療指導管理料

(1) 在宅振戦等刺激装置治療指導管理料は，植込型脳・脊髄電気刺激装置を植え込んだ後に，在宅において，患者自らが送信器等を用いて治療を実施する場合に，診察とともに治療効果を踏まえ，装置の状態について確認・調節等を行った上で，当該治療に係る指導管理を行った場合に算定する。

(2) プログラムの変更に係る費用は所定点数に含まれる。

(3) 計測した指標と指導内容を**診療録**に添付又は記載する。 （令６保医発0305·4）

C110-3 在宅迷走神経電気刺激治療指導管理料 810点

注１ てんかん治療のため植込型迷走神経電気刺激装置を植え込んだ後に，在宅においててんかん管理を行っている入院中の患者以外の患者に対して，在宅てんかん管理に関する指導管理を行った場合に算定する。

２ 植込術を行った日から起算して３月以内の期間に行った場合には，**導入期加算**として，**140点**を所定点数に加算する。

→在宅迷走神経電気刺激治療指導管理料

(1) 在宅迷走神経電気刺激治療指導管理料は，植込型迷走神経電気刺激装置を植え込んだ後に，在宅において，患者自らがマグネット等を用いて治療を実施する場合に，診察とともに治療効果を踏まえ，装置の状態について確認・調整等を行った上で，当該治療に係る指導管理を行った場合に算定する。

(2) プログラムの変更に係る費用は所定点数に含まれる。

(3) 計測した指標と指導内容を**診療録**に添付又は記載する。 （令６保医発0305·4）

C110-4 在宅仙骨神経刺激療法指導管理料 810点

注 便失禁又は過活動膀胱に対するコントロールのため植込型仙骨神経刺激装置を植え込んだ後に，患者の同意を得て，在宅において，自己による便失禁管理又は過活動膀胱管理を行っている入院中の患者以外の患者に対して，在宅便失禁管理又は在宅過活動膀胱管理に関する指導管理を行った場合に算定する。

→在宅仙骨神経刺激療法指導管理料

(1) 在宅仙骨神経刺激療法指導管理料は，植込型仙骨神経刺激装置を植え込んだ後に，在宅において，患者自らが送信器等を用いて治療を実施する場合に，診察とともに治療効果を踏まえ，装置の状態について確認・調節等を行った上で，当該治療に係る指導管理を行った場合に算定する。

(2) プログラムの変更に係る費用は所定点数に含まれる。

(3) 計測した指標と指導内容を**診療録**に添付又は記載する。 （令６保医発0305·4）

C110-5 在宅舌下神経電気刺激療法指導管

理料 810点

注 別に厚生労働大臣が定める施設基準〔告示④第4・6の5の2，p.929〕を満たす保険医療機関において，在宅において舌下神経電気刺激療法を行っている入院中の患者以外の患者に対して，在宅舌下神経電気刺激療法に関する指導管理を行った場合に算定する。

→在宅舌下神経電気刺激療法指導管理料

(1) 在宅舌下神経電気刺激療法指導管理料は，舌下神経電気刺激装置を植え込んだ閉塞性睡眠時無呼吸症候群患者に対し，診察とともに使用状況・治療効果を踏まえ，装置の状態について確認・調整等を行った上で，当該治療に係る指導管理を行った場合に算定する。

(2) プログラムの変更に係る費用は所定点数に含まれる。

(3) 計測した指標と指導内容を診療録に添付又は記載する。 (令6保医発0305・4)

C111 在宅肺高血圧症患者指導管理料 1,500点

注 肺高血圧症の患者であって入院中の患者以外の患者に対して，プロスタグランジンI_2製剤の投与等に関する医学管理等を行った場合に算定する。

→在宅肺高血圧症患者指導管理料

「プロスタグランジンI_2製剤の投与等に関する医学管理等」とは，在宅において，肺高血圧症患者自らが携帯型精密輸液ポンプ又は携帯型精密ネブライザを用いてプロスタグランジンI_2製剤を投与する場合に，医師が患者又は患者の看護に当たる者に対して，当該療法の方法，注意点及び緊急時の措置等に関する指導を行い，当該患者の医学管理を行うことをいう。 (令6保医発0305・4)

C112 在宅気管切開患者指導管理料 900点

注 気管切開を行っている患者であって入院中の患者以外のものに対して，在宅における気管切開に関する指導管理を行った場合に算定する。

→在宅気管切開患者指導管理料

(1) 「在宅における気管切開に関する指導管理」とは，諸種の原因により気管切開を行った患者のうち，安定した病態にある退院患者について，在宅において実施する気管切開に関する指導管理のことをいう。

(2) 在宅気管切開患者指導管理を実施する保険医療機関又は緊急時に入院するための施設は，次の機械及び器具を備えなければならない。

ア 酸素吸入設備

イ レスピレーター

ウ 気道内分泌物吸引装置

エ 動脈血ガス分析装置（常時実施できる状態であるもの）

オ 胸部エックス線撮影装置（常時実施できる状態であるもの）

(3) 在宅気管切開患者指導管理料を算定している患者（入院中の患者を除く）については，J000創傷処置（気管内ディスポーザブルカテーテル交換を含む），J001-7爪甲除去（麻酔を要しないもの），J001-8穿刺排膿後薬液注入，J018喀痰吸引及びJ018-3干渉低周波去痰器による喀痰排出の費用は算定できない。 (令6保医発0305・4)

C112-2 在宅喉頭摘出患者指導管理料 900点

注 喉頭摘出を行っている患者であって入院中の患者以外のものに対して，在宅における人工鼻材料の使用に関する指導管理を行った場合に算定する。

→在宅喉頭摘出患者指導管理料

(1) 「在宅における人工鼻材料の使用に関する指導管理」とは，喉頭摘出患者について，在宅において実施する人工鼻材料に関する指導管理のことをいう。

(2) 在宅喉頭摘出患者指導管理料を算定している患者（入院中の患者を除く）については，J000創傷処置（気管内ディスポーザブルカテーテル交換を含む），J001-7爪甲除去（麻酔を要しないもの），J001-8穿刺排膿後薬液注入，J018喀痰吸引及びJ018-3干渉低周波去痰器による喀痰排出の費用は算定できない。 (令6保医発0305・4)

C113 削除

C114 在宅難治性皮膚疾患処置指導管理料 1,000点

注1 皮膚科又は形成外科を担当する医師が，別に厚生労働大臣が定める疾患〔※告示④別表第9の1の2，p.1032〕の患者であって，在宅において皮膚処置を行っている入院中の患者以外のものに対して，当該処置に関する指導管理を行った場合に算定する。

2 区分番号B001の7に掲げる難病外来指導管理料又は区分番号B001の8に掲げる皮膚科特定疾患指導管理料を算定している患者については，算定しない。

→在宅難治性皮膚疾患処置指導管理料

(1) 在宅難治性皮膚疾患処置指導管理料は，表皮水疱症患者又は水疱型先天性魚鱗癬様紅皮症患者であって，難治性の皮膚病変に対する特殊な処置が必要なものに対して，水疱，びらん又は潰瘍等の皮膚の状態に応じた薬剤の選択及び被覆材の選択等について療養上の指導を行った場合に，月1回に限り算定する。

(2) 特定保険医療材料以外のガーゼ等の衛生材料や，在宅における水疱の穿刺等の処置に必要な医療材料に係る費用は当該指導管理料に含まれる。

(3) 当該指導管理料を算定している患者に対して行う処置の費用（薬剤及び特定保険医療材料に係る費用を含む）は別に算定できる。 (令6保医発0305・4)

C115 削除

C116 在宅植込型補助人工心臓（非拍動流型）指導管理料 45,000点

注 別に厚生労働大臣が定める施設基準〔※告示④第4・6の7，p.929〕に適合しているものとして地方厚生局長等に届け出た保険医療機関において，体内植込型補助人工心臓（非拍動流型）を使用している患者であって入院中の患者以外のものに対して，療養上必要な指導を行った場合に算定する。

【2024年改定による主な変更点】介護老人保健施設入所者，介護医療院入所者に対する在宅植込型補助人工心臓（非拍動流型）指導管理料が新たに算定可とされた。

→在宅植込型補助人工心臓（非拍動流型）指導管理料

(1) 在宅植込型補助人工心臓（非拍動流型）指導管理料は，植込型補助人工心臓（非拍動流型）を使用している患者であって入院中の患者以外のものについて，当該月にＫ604-2植込型補助人工心臓（非拍動流型）を算定したか否かにかかわらず，月に１回に限り算定できる。

(2) 当該指導管理料は，駆動状況の確認と調整，抗凝固療法の管理等の診察を行った上で，緊急時の対応を含む療養上の指導管理を行った場合に算定する。

(3) 当該指導管理に要する療養上必要なモニター，バッテリー，充電器等の回路部品その他附属品等に係る費用及び衛生材料等は，第４節に定めるものを除き，当該指導管理料に含まれ，別に算定できない。

(4) 機器の設定内容と，指導管理の内容を**診療録**に添付又は記載する。 （令６保医発0305･4）

C117 在宅経腸投薬指導管理料 1,500点

注 入院中の患者以外の患者であって，レボドパ・カルビドパ水和物製剤の経腸投薬を行っているものに対して，投薬等に関する医学管理等を行った場合に算定する。

→在宅経腸投薬指導管理料

パーキンソン病の患者に対し，レボドパ・カルビドパ水和物製剤を経胃瘻空腸投与する場合に，医師が患者又は患者の看護に当たる者に対して，当該療法の方法，注意点及び緊急時の措置等に関する指導を行い，当該患者の医学管理を行った場合に算定する。 （令６保医発0305･4）

C118 在宅腫瘍治療電場療法指導管理料 2,800点

注 別に厚生労働大臣が定める施設基準〔※告示④第４・６の７の２，p.930〕に適合しているものとして地方厚生局長等に届け出た保険医療機関において，入院中の患者以外の患者であって，在宅腫瘍治療電場療法を行っているものに対して，療養上必要な指導を行った場合に算定する。

→在宅腫瘍治療電場療法指導管理料

(1) 在宅腫瘍治療電場療法とは，テント上膠芽腫の治療を目的として交流電場を形成する治療法を在宅で患者自らが行うことをいい，当該指導管理料は，初発膠芽腫の治療を目的とした場合に算定する。

(2) 次のいずれも満たす場合に，当該指導管理料を算定する。

ア 患者が使用する装置の保守・管理を十分に行う（委託の場合を含む）。

イ 装置に必要な保守・管理の内容を患者に説明する。

ウ 夜間・緊急時の対応等を患者に説明する。

エ その他，療養上必要な指導管理を行う。

(3) 交流電場腫瘍治療システム（ジェネレーター）は患者に貸与し，電極以外の装置に必要な回路部品その他の附属品等に係る費用は所定点数に含まれ，別に算定できない。

(4) 指導管理の内容について，**診療録**に記載する。 （令６保医発0305･4）

C119 在宅経肛門的自己洗腸指導管理料 800点

注１ 別に厚生労働大臣が定める施設基準〔※告示④第４・６の７の３，p.930〕に適合しているものとして地方厚生局長等に届け出た保険医療機関において，在宅で経肛門的に自己洗腸を行っている入院中の患者以外の患者に対して，経肛門的自己洗腸療法に関する指導管理を行った場合に算定する。

２ 経肛門的自己洗腸を初めて実施する患者について，初回の指導を行った場合は，当該初回の指導を行った月に限り，**導入初期加算**として，**500点**を所定点数に加算する。

→在宅経肛門的自己洗腸指導管理料

(1) 在宅経肛門的自己洗腸指導管理料は，３月以上の保存的治療によっても十分な改善を得られない，脊髄障害を原因とする排便障害を有する患者（直腸手術後の患者を除く）に対し，在宅で療養を行っている患者自ら経肛門的自己洗腸用の器具を用いて実施する洗腸について，指導管理を行った場合に算定する。

(2) 指導に当たっては，経肛門的自己洗腸の適応の可否についての評価を行い，特掲診療料施設基準通知の別添１の第16の10に掲げる医師及び看護師が指導計画を作成する。指導計画及び実施した指導内容は**診療録等**に記載する。

(3) 「注２」に規定する導入初期加算については，新たに経肛門的自己洗腸を導入する患者に対し，(2)の医師又は看護師が十分な指導を行った場合，当該初回の指導を行った月に１回に限り算定する。

(4) 実施に当たっては，関係学会の定める経肛門的自己洗腸の適応及び指導管理に関する指針を遵守する。 （令６保医発0305･4）

C120 在宅中耳加圧療法指導管理料 1,800点

注 在宅中耳加圧療法を行っている入院中の患者以外の患者に対して，在宅中耳加圧療法に関する指導管理を行った場合に算定する。

→在宅中耳加圧療法指導管理料

(1) メニエール病又は遅発性内リンパ水腫の患者に対し，在宅中耳加圧装置を用いた療養を実施する場合に，医師が患者又は患者の看護に当たる者に対して，当該療法の方法，注意点及び緊急時の措置等について療養上の指導を行った場合に算定する。

(2) 関連学会の定める適正使用指針を遵守して実施した場合に限り算定する。なお，療養上必要な機器等に係る費用は，所定点数に含まれ別に算定できない。 （令６保医発0305･4）

C121 在宅抗菌薬吸入療法指導管理料 800点

注１ 在宅抗菌薬吸入療法を行っている入院中の患者以外の患者に対して，在宅抗菌薬吸入療法に関する指導管理を行った場合に算定する。

２ 在宅抗菌薬吸入療法を初めて実施する患者について，初回の指導を行った場合は，当該初回の指導を行った月に限り，**導入初期加算**として，**500点**を所定点数に加算する。

→在宅抗菌薬吸入療法指導管理料

(1) マイコバクテリウム・アビウムコンプレックス（ＭＡＣ）による肺非結核性抗酸菌症患者であって，多剤併用療法による前治療において効果不十分な患者自らが，在宅において，超音波ネブライザを用いてアミカシン硫酸塩吸入用製剤を投与する場合において，医師が患者又は患者の看護に当たる者に対して，当該療法の方法及び注意点等に関する指導管理を行った場合に算定する。

(2) 「注２」に規定する導入初期加算については，新たに在宅抗菌薬吸入療法を導入する患者に対し，十分な指導を行った場合，当該初回の指導を行った月に1回に限り算定する。

(令6保医発0305·4)

第2款 在宅療養指導管理材料加算

通 則

1 本款各区分に掲げる在宅療養指導管理材料加算は，第1款各区分に掲げる在宅療養指導管理料のいずれかの所定点数を算定する場合に，特に規定する場合を除き，月1回に限り算定する。

2 前号の規定にかかわらず，本款各区分に掲げる在宅療養指導管理材料加算のうち，保険医療材料の使用を算定要件とするものについては，当該保険医療材料が別表第3調剤報酬点数表第4節の規定により調剤報酬として算定された場合には算定しない。

3 6歳未満の乳幼児に対して区分番号C103に掲げる在宅酸素療法指導管理料，C107に掲げる在宅人工呼吸指導管理料又はC107-2に掲げる在宅持続陽圧呼吸療法指導管理料を算定する場合は，**乳幼児呼吸管理材料加算**として，3月に3回に限り**1,500点**を所定点数に加算する。

→在宅療養指導管理材料加算

(1) 在宅療養指導管理材料加算は，要件を満たせば，第1款在宅療養指導管理料を算定するか否かにかかわらず，別に算定できる。

(2) 同一の保険医療機関において，2以上の指導管理を行っている場合は，主たる指導管理の所定点数を算定する。この場合にあって，在宅療養指導管理材料加算及び当該2以上の指導管理に使用した薬剤，特定保険医療材料の費用は，それぞれ算定できる。

(3) 在宅療養指導管理材料加算は，例えば「酸素ボンベを使用した場合」とは当該保険医療機関の酸素ボンベを在宅で使用させた場合をいう等，保険医療機関が提供すること及び在宅における状態であることを前提にしている。

なお，保険医療機関が所有する装置（酸素濃縮装置等）を患者に貸与する場合，保険医療機関は，当該装置の保守・管理を十分に行う。また，これらの装置の保守・管理を販売業者に委託する場合には，保険医療機関は，当該販売業者との間で，これらの装置の保守・管理に関する契約を締結し，保守・管理の内容を患者に説明した上で，定期的な確認と指導を行い，当該装置の保守・管理が当該販売業者により十分に行われている状況を維持する。

(4) 「2」の「保険医療材料の使用を算定要件とするもの」とは，C160在宅中心静脈栄養法用輸液セット加算等をいう。

(5) 「3」の加算については，6歳未満の乳幼児に対する在宅呼吸管理を行い，専用の経皮的動脈血酸素飽和度測定器その他附属品を貸与又は支給したときに算定する。なお，**診療報酬明細書**の摘要欄に貸与又は支給した機器等の名称及びその数量を記載する。

(令6保医発0305·4)

C150 血糖自己測定器加算

1	月20回以上測定する場合	**350点**
2	月30回以上測定する場合	**465点**
3	月40回以上測定する場合	**580点**
4	月60回以上測定する場合	**830点**
5	月90回以上測定する場合	**1,170点**
6	月120回以上測定する場合	**1,490点**
7	間歇スキャン式持続血糖測定器によるもの	**1,250点**

注1 1から4までについては，入院中の患者以外の患者であって次に掲げるものに対して，血糖自己測定値に基づく指導を行うため血糖自己測定器を使用した場合に，3月に3回に限り，第1款の所定点数に加算する。

イ インスリン製剤又はヒトソマトメジンC製剤の自己注射を1日に1回以上行っている患者（1型糖尿病の患者及び膵全摘後の患者を除く）

ロ インスリン製剤の自己注射を1日に1回以上行っている患者（1型糖尿病の患者又は膵全摘後の患者に限る）

ハ 12歳未満の小児低血糖症の患者

ニ 妊娠中の糖尿病患者又は妊娠糖尿病の患者（別に厚生労働大臣が定める者〔※告示④第4・6の2の2，p.928〕に限る）

2 5及び6については，入院中の患者以外の患者であって次に掲げるものに対して，血糖自己測定値に基づく指導を行うため，血糖自己測定器を使用した場合に，3月に3回に限り，第1款の所定点数に加算する。

イ インスリン製剤の自己注射を1日に1回以上行っている患者（1型糖尿病の患者又は膵全摘後の患者に限る）

ロ 12歳未満の小児低血糖症の患者

ハ 妊娠中の糖尿病患者又は妊娠糖尿病の患者（別に厚生労働大臣が定める者〔※告示④第4・6の2の2，p.928〕に限る）

3 7については，インスリン製剤の自己注射を1日に1回以上行っている入院中の患者以外の患者に対して，血糖自己測定値に基づく指導を行うため，間歇スキャン式持続血糖測定器を使用した場合に，3月に3回に限り，第1款の所定点数に加算する。

4 SGLT2阻害薬を服用している1型糖尿病の患者に対して，血中ケトン体自己測定器を使用した場合は，**血中ケトン体自己測定器加算**として，3月に3回に限り，**40点**を更に第1款の所定点数に加算する。

→血糖自己測定器加算

(1) 血糖自己測定器加算は，インスリン製剤又はヒトソマトメジンC製剤の在宅自己注射を毎日行っている患者のうち血糖値の変動が大きい者又は12歳未満の小児低血糖症患者に対して，医師が，血糖のコントロールを目的として当該患者に血糖試験紙（テスト・テープ），固定化酵素電極（バイオセンサー）又は皮下グルコース用電極を給付し，在宅で血糖又は間質液中のグルコース濃度の自己測定をさせ，その記録に基づき指導を行った場合に，C101在宅自己注射指導管理料，C101-2在宅小児低血糖症患者指導管理料又はC101-3在宅妊娠糖尿病患者指導管理料に加算する。

なお，血糖試験紙，固定化酵素電極，穿刺器，穿刺針，皮下グルコース用電極及び測定機器を患者に給付又は貸与した場合における費用その他血糖自己測定に係る全ての費用は所定点数に含まれ，別に算定できない。

(2) 入院中の患者に対して，退院時にC101在宅自己注射指導管理料，C101-2在宅小児低血糖症患者指導管理料又はC101-3在宅妊娠糖尿病患者指導管理料を算定すべき指導管理を行った場合は，退院の日に限り，在宅自己注射指導管理料，在宅小児低血糖症患者指導管理料又は在宅妊娠糖尿病患者指導管理料の所定点数及び血糖自己測定器加算の点数を算定できる。この場合において，当該保険医療機関において当該退院月に外来，往診又は訪問診療において在宅自己注射指導管理料，在宅小児低血糖症患者指導管理料又は在宅妊娠糖尿病患者指導管理料を算定すべき指導管理を行った場合であっても，指導管理の所定点数及び血糖自己測定器加算は算定できない。

(3) 当該加算は，1月に2回又は3回算定することもできるが，このような算定ができる患者は，C101在宅自己注射指導管理料を算定している患者のうちインスリン製剤を2月分又は3月分以上処方している患者又はC101-2在宅小児低血糖症患者指導管理料を算定している患者に限る。

(4) グルカゴン様ペプチド-1受容体アゴニストの自己注射を承認された用法及び用量に従い1週間に1回以上行っている者に対して，血糖自己測定値に基づく指導を行うために血糖自己測定器を使用した場合には，インスリン製剤の自己注射を行っている者に準じて，所定点数を算定する。

(5) 「7」においては，糖尿病の治療に関し，専門の知識及び5年以上の経験を有する常勤の医師又は当該専門の医師の指導の下で糖尿病の治療を実施する医師が，間歇スキャン式持続血糖測定器を使用して血糖管理を行った場合に算定する。

(6) 「7」においては，間歇スキャン式持続血糖測定器以外の血糖自己測定については所定点数に含まれ，別に算定できない。

(7) 「注3」の場合を除き，間歇スキャン式持続血糖測定器を使用する場合には，間歇スキャン式持続血糖測定器以外の血糖自己測定をした回数を基準に算定する。

(8) 「注4」の血中ケトン体自己測定器加算は，SGLT2阻害薬を服用している1型糖尿病の患者に対し，糖尿病性ケトアシドーシスのリスクを踏まえ，在宅で血中のケトン体濃度の自己測定を行うために血中ケトン体自己測定器を給付した場合に算定する。なお，血中ケトン体測定用電極及び測定機器を患者に給付又は貸与した場合における費用その他血中ケトン体自己測定に係る全ての費用は所定点数に含まれ，別に算定できない。 (令6保医発0305·4)

C151 注入器加算 300点

注 別に厚生労働大臣が定める注射薬〔※告示④別表第9の1の3，p.1032〕の自己注射を行っている入院中の患者以外の患者に対して，注入器を処方した場合に，第1款の所定点数に加算する。

→注入器加算

(1) 「注入器」とは，自己注射適応患者（性腺刺激ホルモン放出ホルモン剤の自己注射を除く）に対するディスポーザブル注射器（注射針一体型に限る），自動注入ポンプ，携帯用注入器又は針無圧力注射器のことをいい，加算の算定はこれらを処方した月に限って可能であり，単に注入器の使用を行っているのみでは算定できない。注入器加算は，針付一体型の製剤を処方した場合には算定できない。

(2) 入院中の患者に対して，退院時にC101在宅自己注射指導管理料を算定すべき指導管理を行った場合は，退院の日に限り，在宅自己注射指導管理料の所定点数及び注入器加算の点数を算定できる。この場合において，当該保険医療機関において当該退院月に外来，往診又は訪問診療において在宅自己注射指導管理料を算定すべき指導管理を行った場合であっても，指導管理の所定点数及び注入器加算は算定できない。 (令6保医発0305·4)

C152 間歇注入シリンジポンプ加算

1 プログラム付きシリンジポンプ 2,500点
2 1以外のシリンジポンプ 1,500点

注 別に厚生労働大臣が定める注射薬〔※告示④別表第9，p.1031〕の自己注射を行っている入院中の患者以外の患者に対して，間歇注入シリンジポンプを使用した場合に，2月に2回に限り第1款の所定点数に加算する。

→間歇注入シリンジポンプ加算

(1) 「間歇注入シリンジポンプ」とは，インスリン，性腺刺激ホルモン放出ホルモン剤又はソマトスタチンアナログを間歇的かつ自動的に注入するシリンジポンプをいう。

(2) 「プログラム付きシリンジポンプ」とは，間歇注入シリンジポンプのうち，基礎注入と独立して追加注入がプログラム可能であり，また基礎注入の流量について，1日につき24プログラム以上の設定が可能なものをいう。

(3) 入院中の患者に対して，退院時にC101在宅自己注射指導管理料を算定すべき指導管理を行った場合は，退院の日に限り，在宅自己注射指導管理料の所定点数及び間歇注入シリンジポンプ加算の点数を算定できる。この場合において，当該保険医療機関において当該退院月に外来，往診又は訪問診療において在宅自己注射指導管理料を算定すべき指導管理を行った場合であっても，指導管理の所定点数及び間歇注入シリンジポンプ加算は算定できない。

(4) 間歇注入シリンジポンプを使用する際に必要な輸液回路，リザーバーその他療養上必要な医療材料の費用については，所定点数に含まれる。 (令6保医発0305·4)

C152-2 持続血糖測定器加算

1 間歇注入シリンジポンプと連動する持続血糖測定器を用いる場合
　イ 2個以下の場合 1,320点
　ロ 3個又は4個の場合 2,640点
　ハ 5個以上の場合 3,300点
2 間歇注入シリンジポンプと連動しない持続血糖測定器を用いる場合
　イ 2個以下の場合 1,320点
　ロ 3個又は4個の場合 2,640点
　ハ 5個以上の場合 3,300点

注1 別に厚生労働大臣が定める施設基準〔※告示④第4・6の8，p.930〕に適合しているものとして地方厚生局長等に届け出た保険医療機関において，別に厚生労働大臣が定める注射薬〔※告示④別表第9，p.1031〕の自己注射を行っている入院中の患者以外の患者に対して，持続血糖測定器を使用した場合に，2月に2回に限り，第1款の所定点数に加算する。

2 当該患者に対して，プログラム付きシリンジポンプ又はプログラム付きシリンジポンプ以外のシリンジポンプを用いて，トランスミッターを使用した場合は，2月に2回に限り，第1款の所定点数にそれぞれ**3,230点**又は**2,230点**を加算する。ただし，この場合において，区分番号C152に掲げる間歇注入シリンジポンプ加算は算定できない。

→持続血糖測定器加算

(1) 入院中の患者以外の患者であって次に掲げる者に対して，持続的に測定した血糖値に基づく指導を行うために持続血糖測定器を使用した場合に算定する。

ア 間歇注入シリンジポンプと連動する持続血糖測定器を用いる場合

(イ) 血糖コントロールが不安定な1型糖尿病患者又は膵全摘後の患者であって，持続皮下インスリン注入療法を行っている者。

(ロ) 低血糖発作を繰り返す等重篤な有害事象がおきている血糖コントロールが不安定な2型糖尿病患者であって，医師の指示に従い血糖コントロールを行う意志のある，持続皮下インスリン注入療法を行っている者。

イ 間歇注入シリンジポンプと連動しない持続血糖測定器を用いる場合

(イ) 急性発症若しくは劇症1型糖尿病患者又は膵全摘後の患者であって，皮下インスリン注入療法を行っている者。

(ロ) 内因性インスリン分泌の欠乏（空腹時血清Cペプチドが0.5ng/mL未満を示すものに限る）を認め，低血糖発作を繰り返す等重篤な有害事象がおきている血糖コントロールが不安定な2型糖尿病患者であって，医師の指示に従い血糖コントロールを行う意志のある，皮下インスリン注入療法を行っている者。

(2) 持続血糖測定器加算を算定する場合は，(1)のいずれに該当するかを**診療報酬明細書**の摘要欄に記載する。また，(1)のイの(ロ)に該当する場合，直近の空腹時血清Cペプチドの測定値を併せて記載する。

(3) 間歇注入シリンジポンプと連動する持続血糖測定器を用いる場合，同一月において，C152間歇注入シリンジポンプ加算と当該加算は，併せて算定できない。ただし，間歇注入インスリンポンプと連動していない持続血糖測定器については「注2」の加算を算定できず，間歇注入インスリンポンプを併用した場合にはC152間歇注入シリンジポンプ加算を併せて算定できる。

(4) 間歇注入シリンジポンプと連動しない持続血糖測定器と間歇注入インスリンポンプを併用した場合には，「注2」に規定する加算は算定できず，C152間歇注入シリンジポンプ加算を併せて算定できる。

(5) 入院中の患者に対して，退院時にC101在宅自己注射指導管理料を算定すべき指導管理を行った場合は，退院の日に限り，在宅自己注射指導管理料の所定点数及び持続血糖測定器加算の点数を算定できる。この場合において，当該保険医療機関において当該退院月に外来，往診又は訪問診療において在宅自己注射指導管理料を算定すべき指導管理を行った場合であっても，指導管理の所定点数及び持続血糖測定器加算は算定できない。

(6) 「注2」に規定するシリンジポンプを使用する際に必要な輸液回路，リザーバーその他療養上必要な医療材料の費用については，所定点数に含まれる。

(7) 間歇注入シリンジポンプと連動しない持続血糖測定器を用いる場合には，次のいずれも満たす場合に算定できる。

ア 関連学会が定める適正使用指針を遵守する。

イ 1日当たり少なくとも2回の自己血糖測定を行っている。

ウ 次のいずれかに掲げる者が，患者又は患者家族等に対し，持続血糖測定器の使用方法の十分な説明や持続血糖測定器の結果に基づく低血糖及び高血糖への対応等，必要な指導を行っている。

(イ) 糖尿病の治療に関し，専門の知識及び5年以上の経験を有し，持続血糖測定器に係る適切な研修を修了した常勤の医師

(ロ) 糖尿病の治療に関し，治療持続皮下インスリン注入療法に従事した経験を2年以上有し，持続血糖測定器に係る適切な研修を修了した常勤の看護師又は薬剤師

エ ウの(イ)及び(ロ)に掲げる適切な研修とは，次のいずれにも該当する研修のことをいう。

(イ) 医療関係団体が主催する研修である。

(ロ) 糖尿病患者への生活習慣改善の意義・基礎知識，評価方法，セルフケア支援，持続血糖測定器に関する理解・活用及び事例分析・評価等の内容が含まれているものである。

(8) 間歇注入シリンジポンプと連動しない持続血糖測定器を用いる場合は，患者ごとに指導者名が記載されている指導記録を作成し，患者に提供する。また，指導記録の写しを**診療録**に添付する。 (令6保医発0305·4)

C152-3 経腸投薬用ポンプ加算 2,500点

注 別に厚生労働大臣が定める内服薬〔※告示[4]別表第9の1の4，p.1032〕の経腸投薬を行っている入院中の患者以外の患者に対して，経腸投薬用ポンプを使用した場合に，2月に2回に限り第1款の所定点数に加算する。

→経腸投薬用ポンプ加算

経腸投薬用ポンプ加算は，レボドパ・カルビドパ水和物製剤を経胃瘻空腸投与することを目的とした場合に限り算定できる。 (令6保医発0305·4)

C152-4 持続皮下注入シリンジポンプ加算

1	月5個以上10個未満の場合	**2,330点**
2	月10個以上15個未満の場合	**3,160点**
3	月15個以上20個未満の場合	**3,990点**
4	月20個以上の場合	**4,820点**

注 別に厚生労働大臣が定める注射薬〔※告示[4]別表第9の1の4の2，p.1032〕の自己注射を行っている入院中の患者以外の患者に対して，持続皮下注入シリンジポンプを使用した場合に，2月に2回に限り第1款の所定点数に加算する。

→持続皮下注入シリンジポンプ加算

使用したシリンジ、輸液セット等の材料の費用は、これらの点数に含まれるものとする。 (令6保医発0305·4)

C153 注入器用注射針加算

1 治療上の必要があって，1型糖尿病若しくは血友病の患者又はこれらの患者に準ずる状態にある患者に対して処方した場合 **200点**

2　1以外の場合　130点
注　別に厚生労働大臣が定める注射薬〔※告示④別表第9，p.1031〕の自己注射を行っている入院中の患者以外の患者に対して，注入器用の注射針を処方した場合に，第1款の所定点数に加算する。

→注入器用注射針加算

(1)　C151注入器加算に規定する「注入器」を処方せず，注射針一体型でないディスポーザブル注射器を処方した場合は，注入器用注射針加算のみ算定する。
(2)　注入器用注射針加算は，注入器用注射針を処方した場合に算定できる。この場合において，「1」の加算は，以下のいずれかの場合に算定できるものであり，算定する場合は，診療報酬明細書の摘要欄に次のいずれに該当するかを記載する。
　ア　糖尿病等で1日概ね4回以上自己注射が必要な場合
　イ　血友病で自己注射が必要な場合
(3)　注入器用注射針加算は，針付一体型の製剤又は針無圧力注射器を処方した場合には算定できない。
(4)　入院中の患者に対して，退院時にC101在宅自己注射指導管理料を算定すべき指導管理を行った場合は，退院の日に限り，在宅自己注射指導管理料の所定点数及び注入器用注射針加算の点数を算定できる。この場合において，当該保険医療機関において当該退院月に外来，往診又は訪問診療において在宅自己注射指導管理料を算定すべき指導管理を行った場合であっても，指導管理の所定点数及び注入器用注射針加算は算定できない。（令6保医発0305·4）

C154　紫外線殺菌器加算　360点

注　在宅自己連続携行式腹膜灌流を行っている入院中の患者以外の患者に対して，紫外線殺菌器を使用した場合に，第1款の所定点数に加算する。

→紫外線殺菌器加算

在宅自己連続携行式腹膜灌流液交換用熱殺菌器を使用した場合には，紫外線殺菌器加算の点数を算定する。（令6保医発0305·4）

C155　自動腹膜灌流装置加算　2,500点

注　在宅自己連続携行式腹膜灌流を行っている入院中の患者以外の患者に対して，自動腹膜灌流装置を使用した場合に，第1款の所定点数に加算する。

C156　透析液供給装置加算　10,000点

注　在宅血液透析を行っている入院中の患者以外の患者に対して，透析液供給装置を使用した場合に，第1款の所定点数に加算する。

→透析液供給装置加算

透析液供給装置は患者1人に対して1台を貸与し，透析液供給装置加算には，逆浸透を用いた水処理装置・前処理のためのフィルターの費用を含む。（令6保医発0305·4）

C157　酸素ボンベ加算

1　携帯用酸素ボンベ　880点
2　1以外の酸素ボンベ　3,950点
注　在宅酸素療法を行っている入院中の患者以外の患者（チアノーゼ型先天性心疾患の患者を除く）に対して，酸素ボンベを使用した場合に，3月に3回に限り，第1款の所定点数に加算する。

→酸素ボンベ加算

(1)　チアノーゼ型先天性心疾患の患者に対して指導管理を行った場合は，酸素ボンベ加算は別に算定できない。
(2)　「1」の加算は，医療機関への通院等に実際に携帯用小型ボンベを使用した場合に算定できる。なお，用いられるボンベのうち概ね1,500L以下の詰め替え可能なものについて算定の対象とし，使い捨てのものについては算定の対象としない。
(3)　同一患者に対して酸素ボンベ（携帯用酸素ボンベを除く），酸素濃縮装置及び設置型液化酸素装置を併用して在宅酸素療法を行った場合は，合わせて3月に3回に限り算定する。
(4)　同一患者に対して，携帯用酸素ボンベ及び携帯型液化酸素装置を併用して在宅酸素療法を行った場合は，合わせて3月に3回に限り算定する。（令6保医発0305·4）

C158　酸素濃縮装置加算　4,000点

注　在宅酸素療法を行っている入院中の患者以外の患者（チアノーゼ型先天性心疾患の患者を除く）に対して，酸素濃縮装置を使用した場合に，3月に3回に限り，第1款の所定点数に加算する。ただし，この場合において，区分番号C157に掲げる酸素ボンベ加算の2は算定できない。

→酸素濃縮装置加算

(1)　チアノーゼ型先天性心疾患の患者に対して指導管理を行った場合は，酸素濃縮装置加算は別に算定できない。
(2)　同一患者に対して酸素ボンベ（携帯用酸素ボンベを除く），酸素濃縮装置及び設置型液化酸素装置を併用して在宅酸素療法を行った場合は，合わせて3月に3回に限り算定する。
(3)　同一患者に対して携帯用酸素ボンベ及び携帯型液化酸素装置を併用して在宅酸素療法を行った場合は，合わせて3月に3回に限り算定する。（令6保医発0305·4）

C159　液化酸素装置加算

1　設置型液化酸素装置　3,970点
2　携帯型液化酸素装置　880点
注　在宅酸素療法を行っている入院中の患者以外の患者（チアノーゼ型先天性心疾患の患者を除く）に対して，液化酸素装置を使用した場合に，3月に3回に限り，第1款の所定点数に加算する。

→液化酸素装置加算

(1)　チアノーゼ型先天性心疾患の患者に対して指導管理を行った場合は，液化酸素装置加算は別に算定できない。
(2)　液化酸素装置加算を算定する場合，設置型液化酸素装置から携帯型液化酸素装置へ液化酸素の移充填を行う場合の方法，注意点，緊急時の措置等に関する患者への指導が必要である。この場合，「設置型液化酸素装置」とは，20～50Lの内容積の設置型液化酸素装置のことをいい，「携帯型液化酸素装置」とは，1L前後の内容積の携帯型液化酸素装置のことをいう。なお，使用した酸素の費用及び流量計，加湿器等の費用は加算点数に含まれ，別に算定できない。
(3)　設置型液化酸素装置に係る加算と携帯型液化酸素装

置に係る加算とは併せて算定できるが，それぞれ3月に3回に限り算定する。

(4) 同一患者に対して酸素ボンベ（携帯用酸素ボンベを除く），酸素濃縮装置及び設置型液化酸素装置を併用して在宅酸素療法を行った場合は，合わせて3月に3回に限り算定する。

(5) 同一患者に対して携帯用酸素ボンベ及び携帯型液化酸素装置を併用して在宅酸素療法を行った場合は，合わせて3月に3回に限り算定する。（令6保医発0305・4）

C159-2 呼吸同調式デマンドバルブ加算 291点

注 在宅酸素療法を行っている入院中の患者以外の患者（チアノーゼ型先天性心疾患の患者を除く）に対して，呼吸同調式デマンドバルブを使用した場合に，3月に3回に限り，第1款の所定点数に加算する。

→呼吸同調式デマンドバルブ加算

呼吸同調式デマンドバルブ加算は，呼吸同調式デマンドバルブを携帯用酸素供給装置と鼻カニューレとの間に装着して使用した場合に算定できる。（令6保医発0305・4）

C160 在宅中心静脈栄養法用輸液セット加算 2,000点

注 在宅中心静脈栄養法を行っている入院中の患者以外の患者に対して，輸液セットを使用した場合に，第1款の所定点数に加算する。

→在宅中心静脈栄養法用輸液セット加算

「輸液セット」とは，在宅で中心静脈栄養法を行うに当たって用いる輸液用器具（輸液バッグ），注射器及び採血用輸血用器具（輸液ライン）をいう。（令6保医発0305・4）

C161 注入ポンプ加算 1,250点

注 次のいずれかに該当する入院中の患者以外の末期の患者又は別に厚生労働大臣が定める注射薬〔※告示④別表第9の1の5，p.1032〕の自己注射を行っている入院中の患者以外の患者に対して，注入ポンプを使用した場合に，2月に2回に限り，第1款の所定点数に加算する。

イ 在宅中心静脈栄養法，在宅成分栄養経管栄養法又は在宅小児経管栄養法を行っている患者

ロ 次のいずれかに該当する患者

(1) 悪性腫瘍の患者であって，在宅において麻薬等の注射を行っている末期の患者

(2) 筋萎縮性側索硬化症又は筋ジストロフィーの患者であって，在宅において麻薬等の注射を行っている患者

(3) (1)又は(2)に該当しない場合であって，緩和ケアを要する心不全又は呼吸器疾患の患者に対して，在宅において麻薬の注射を行っている末期の患者

ハ 悪性腫瘍の患者であって，在宅において抗悪性腫瘍剤等の注射を行っている患者

ニ 在宅強心剤持続投与を行っている患者

ホ 別に厚生労働大臣が定める注射薬〔※告示④別表第9の1の5，p.1032〕の自己注射を行っている患者

【2024年改定による主な変更点】

(1) 心不全又は呼吸器疾患の末期患者に対する麻薬の注射が対象として追加された。

(2) 別に厚生労働大臣が定める注射薬に「ペグセタコプラン製剤」が追加された。

→注入ポンプ加算

(1) 「注入ポンプ」とは、在宅で次のいずれかを行うに当たって用いる注入ポンプをいう。

ア 中心静脈栄養法、成分栄養経管栄養法又は小児経管栄養法

イ 麻薬等の注射

ウ 抗悪性腫瘍剤の注射

エ 強心剤の持続投与

オ 注射薬の精密自己注射

(2) 「麻薬等の注射」とは、末期の悪性腫瘍又は筋萎縮性側索硬化症若しくは筋ジストロフィーの患者であって、持続性の疼痛があり鎮痛剤の経口投与では疼痛が改善しない場合に、在宅において実施する注射による麻薬等の投与、又は緩和ケアを要する心不全または呼吸器疾患の患者であって、咳嗽発作等の症状を有しており麻薬の経口投与ができないものに対して、在宅において実施する注射による麻薬の投与をいう。

(3) 「抗悪性腫瘍剤の注射」とは、悪性腫瘍の患者に対して、在宅において実施する注射による抗悪性腫瘍剤の投与をいう。（令6保医発0305・4）

C162 在宅経管栄養法用栄養管セット加算 2,000点

注 在宅成分栄養経管栄養法，在宅小児経管栄養法又は在宅半固形栄養経管栄養法を行っている入院中の患者以外の患者（在宅半固形栄養経管栄養法を行っている患者については，区分番号C105-3に掲げる在宅半固形栄養経管栄養法指導管理料を算定しているものに限る）に対して，栄養管セットを使用した場合に，第1款の所定点数に加算する。

→在宅経管栄養法用栄養管セット加算

在宅経管栄養法用栄養管セット加算とC161注入ポンプ加算とは，併せて算定することができるが，それぞれ月1回に限り算定する。（令6保医発0305・4）

C163 特殊カテーテル加算

1 再利用型カテーテル	400点
2 間歇導尿用ディスポーザブルカテーテル	
イ 親水性コーティングを有するもの	
(1) 60本以上90本未満の場合	1,700点
(2) 90本以上120本未満の場合	1,900点
(3) 120本以上の場合	2,100点
ロ イ以外のもの	1,000点
3 間歇バルーンカテーテル	1,000点

注 在宅自己導尿を行っている入院中の患者以外の患者に対して，再利用型カテーテル，間歇導尿用ディスポーザブルカテーテル又は間歇バルーンカテーテルを使用した場合に，3月に3回に限り，第1款の所定点数に加算する。

→特殊カテーテル加算

(1) 在宅療養において在宅自己導尿が必要な患者に対し，療養上必要なカテーテルについて判断の上，必要かつ十分な量のカテーテルを患者に支給した場合に算定する。

(2) 「2」の「イ」親水性コーティングを有するものについては，間歇導尿用ディスポーザブルカテーテルとして，親水性コーティングが施されたカテーテルであって，包装内に潤滑剤が封入されており，開封後すぐに挿入可能なもののみを使用した場合に算定する。
(3) 「2」の「イ」親水性コーティングを有するものについては，排尿障害が長期間かつ不可逆的に持続し，代替となる排尿方法が存在せず，適切な消毒操作が困難な場所において導尿が必要となる場合等，当該カテーテルを使用する医学的な妥当性が認められる場合に使用することとし，原則として次のいずれかに該当する患者に使用した場合に算定する。なお，**診療報酬明細書**の摘要欄に**ア**から**エ**までのいずれかの要件を満たす医学的根拠を記載する。
ア 脊髄障害
イ 二分脊椎
ウ 他の中枢神経を原因とする神経因性膀胱
エ その他
(4) 「2」の「イ」親水性コーティングを有するものについては，1月あたり60本以上使用した場合（他のカテーテルを合わせて用いた場合を含む）に算定することとし，これに満たない場合は「2」の「イ」以外の主たるものの所定点数を算定する。
(5) 「3」の「間歇バルーンカテーテル」とは，患者自身が間歇導尿を行うことが可能なカテーテルであって，当該カテーテルに接続してバルーンを膨らませるためのリザーバーを有し，患者自身が消毒下で携帯することが可能であるものをいう。
(6) 間歇導尿用ディスポーザブルカテーテル，間歇バルーンカテーテル又は再利用型カテーテルのいずれかを併せて使用した場合は，主たるもののみを算定する。
（令6保医発0305·4）

C164 人工呼吸器加算
1 陽圧式人工呼吸器 **7,480点**
注 気管切開口を介した陽圧式人工呼吸器を使用した場合に算定する。
2 人工呼吸器 **6,480点**
注 鼻マスク又は顔マスクを介した人工呼吸器を使用した場合に算定する。
3 陰圧式人工呼吸器 **7,480点**
注 陰圧式人工呼吸器を使用した場合に算定する。
注 在宅人工呼吸を行っている入院中の患者以外の患者に対して，人工呼吸器を使用した場合に，いずれかを第1款の所定点数に加算する。

→人工呼吸器加算
療養上必要な回路部品その他附属品（療養上必要なバッテリー及び手動式肺人工蘇生器等を含む）の費用は当該所定点数に含まれ，別に算定できない。（令6保医発0305·4）

C165 在宅持続陽圧呼吸療法用治療器加算
1 ASVを使用した場合 **3,750点**
2 CPAPを使用した場合 **960点**
注 在宅持続陽圧呼吸療法を行っている入院中の患者以外の患者に対して，持続陽圧呼吸療法用治療器を使用した場合に，3月に3回に限り，第1款の所定点数に加算する。

→在宅持続陽圧呼吸療法用治療器加算
(1) 在宅持続陽圧呼吸療法用治療器加算1については，C107-2在宅持続陽圧呼吸療法指導管理料1並びにC107-2在宅持続陽圧呼吸療法指導管理料2の**ア**及び**イ**の要件に該当する患者に対して保険医療機関が患者に貸与する持続陽圧呼吸療法装置のうち，ASVを使用して治療を行った場合に，3月に3回に限り算定できる。なお，在宅持続陽圧呼吸療法指導管理料2の**ア**及び**イ**の要件に該当する患者については，診療報酬請求に当たって，**診療報酬明細書**の摘要欄に，算定の根拠となった要件（在宅持続陽圧呼吸療法指導管理料2の**ア**又は**イ**）を記載する。なお，**イ**の要件を根拠に算定をする場合は，当該患者に対するASV療法の実施開始日も併せて記載する。
(2) 在宅持続陽圧呼吸療法用治療器加算2については，在宅持続陽圧呼吸療法指導管理料2の**ウ**の要件に該当する患者に対して保険医療機関が患者に貸与する持続陽圧呼吸療法装置のうち，CPAPを使用して治療を行った場合に，3月に3回に限り算定できる。なお、在宅持続陽圧呼吸療法用治療器加算2は、C107-2在宅持続陽圧呼吸療法指導管理料の「注3」に規定する情報通信機器を用いた指導管理を算定した場合についても算定できる。
（令6保医発0305·4）

C166 携帯型ディスポーザブル注入ポンプ加算 **2,500点**
注 次のいずれかに該当する入院中の患者以外の末期の悪性腫瘍の患者に対して，携帯型ディスポーザブル注入ポンプを使用した場合に，第1款の所定点数に加算する。
イ 悪性腫瘍の患者であって，在宅において麻薬等の注射を行っている末期の患者
ロ 悪性腫瘍の患者であって，在宅において抗悪性腫瘍剤等の注射を行っている患者
ハ イ又はロに該当しない場合であって，緩和ケアを要する心不全又は呼吸器疾患の患者に対して，在宅において麻薬の注射を行っている末期の患者

【2024年改定による主な変更点】心不全又は呼吸器疾患の末期患者に対する麻薬の注射が対象として追加された。

→携帯型ディスポーザブル注入ポンプ加算
外来で抗悪性腫瘍剤の注射を行い，携帯型ディスポーザブル注入ポンプなどを用いてその後も連続して自宅で抗悪性腫瘍剤の注入を行う場合においては，本加算を算定できない。
（令6保医発0305·4）

C167 疼痛等管理用送信器加算 **600点**
注 疼痛除去等のため植込型脳・脊髄刺激装置又は植込型迷走神経刺激装置を植え込んだ後に，在宅疼痛管理，在宅振戦管理又は在宅てんかん管理を行っている入院中の患者以外の患者に対して，疼痛等管理用送信器（患者用プログラマを含む）を使用した場合に，第1款の所定点数に加算する。

C168 携帯型精密輸液ポンプ加算 **10,000点**
注 肺高血圧症の患者であって入院中の患者以外のものに対して，携帯型精密輸液ポンプを使用した場合に，第1款の所定点数に加算する。

→携帯型精密輸液ポンプ加算
携帯型精密輸液ポンプ加算には，カセット，延長チュ

ーブその他携帯型精密輸液ポンプに必要な全ての機器等の費用が含まれ，別に算定できない。 (令6保医発0305·4)

C168-2 携帯型精密ネブライザ加算 3,200点

注 肺高血圧症の患者であって入院中の患者以外のものに対して，携帯型精密ネブライザを使用した場合に，第1款の所定点数に加算する。

→携帯型精密ネブライザ加算

(1) 本加算は，吸入用のプロスタグランジンI_2製剤を使用するに当たり，一定量の薬液を効率的に吸入させるため，患者の呼吸に同調して薬液を噴霧する機構を備えた携帯型精密ネブライザを使用した場合に算定する。

(2) 携帯型精密ネブライザ加算には，携帯型精密ネブライザを使用するに当たって必要な全ての費用が含まれ，別に算定できない。 (令6保医発0305·4)

C169 気管切開患者用人工鼻加算 1,500点

注 気管切開を行っている患者であって入院中の患者以外のものに対して，人工鼻を使用した場合に，第1款の所定点数に加算する。

→気管切開患者用人工鼻加算

喉頭摘出患者において，人工鼻材料を使用する場合は算定できない。 (令6保医発0305·4)

C170 排痰補助装置加算 1,829点

注 在宅人工呼吸を行っている入院中の患者以外の神経筋疾患等の患者に対して，排痰補助装置を使用した場合に，第1款の所定点数に加算する。

→排痰補助装置加算

(1) 排痰補助装置加算は，在宅人工呼吸を行っている患者であって，換気能力が低下し，自力での排痰が困難と医師が認めるものに対して，排痰補助装置を使用した場合に算定できる。

(2) 「注」に規定する神経筋疾患等の患者とは，筋ジストロフィー，筋萎縮性側索硬化症，脳性麻痺，脊髄損傷等の患者をさす。 (令6保医発0305·4)

C171 在宅酸素療法材料加算

1 チアノーゼ型先天性心疾患の場合 **780点**

2 その他の場合 **100点**

注 在宅酸素療法を行っている入院中の患者以外の患者に対して，当該療法に係る機器を使用した場合に，3月に3回に限り，第1款の所定点数に加算する。

→在宅酸素療法材料加算

(1) 在宅酸素療法材料加算1は，C103在宅酸素療法指導管理料の「1」を算定すべき指導管理を行った患者に対し，保険医療機関からチアノーゼ型先天性心疾患の患者に小型酸素ボンベ又はクロレート・キャンドル型酸素発生器が提供される場合に，3月に3回に限り算定できる。なお，本加算には当該装置に係る費用のうち，装置に必要な回路部品その他の附属品等に係る費用が含まれる。

(2) 在宅酸素療法材料加算2は，C103在宅酸素療法指導管理料の「2」を算定すべき指導管理を行った患者に対し，保険医療機関から在宅酸素療法装置が提供される場合に，3月に3回に限り算定できる。なお，本加算には当該装置に係る費用のうち，装置に必要な回路部品その他の附属品等に係る費用が含まれる。 (令6保医発0305·4)

C171-2 在宅持続陽圧呼吸療法材料加算 100点

注 在宅持続陽圧呼吸療法を行っている入院中の患者以外の患者に対して，当該療法に係る機器を使用した場合に，3月に3回に限り，第1款の所定点数に加算する。

→在宅持続陽圧呼吸療法材料加算

在宅持続陽圧呼吸療法材料加算には，C107-2在宅持続陽圧呼吸療法指導管理料を算定する患者に対し，保険医療機関が貸与する持続陽圧呼吸療法装置に係る費用のうち，装置に必要な回路部品その他の附属品等に係る費用が含まれ，3月に3回に限り算定できる。

(令6保医発0305·4)

C171-3 在宅ハイフローセラピー材料加算 100点

注 在宅ハイフローセラピーを行っている入院中の患者以外の患者に対して，当該療法に係る機器を使用した場合に，3月に3回に限り，第1款の所定点数に加算する。

→在宅ハイフローセラピー材料加算

在宅ハイフローセラピー材料加算は，C107-3在宅ハイフローセラピー指導管理料を算定すべき指導管理を行った患者に対し，保険医療機関から在宅ハイフローセラピー装置が提供される場合に，3月に3回に限り算定できる。なお，本加算には当該装置に係る費用のうち，装置に必要な回路部品その他の附属品等に係る費用が含まれる。 (令6保医発0305·4)

C172 在宅経肛門的自己洗腸用材料加算 2,400点

注 在宅で経肛門的に自己洗腸を行っている入院中の患者以外の患者に対して，自己洗腸用材料を使用した場合に，3月に3回に限り，第1款の所定点数に加算する。

→在宅経肛門的自己洗腸用材料加算

在宅経肛門的自己洗腸用材料加算は，在宅療養において経肛門的自己洗腸が必要な患者に対して，自己洗腸用材料を使用した場合に，3月に3回に限り算定できる。

(令6保医発0305·4)

C173 横隔神経電気刺激装置加算 600点

注 別に厚生労働大臣が定める施設基準〔※告示④第4・6の11，p.930〕を満たす保険医療機関において，在宅人工呼吸を行っている入院中の患者以外の患者に対して，横隔神経電気刺激装置を使用した場合に，第1款の所定点数に加算する。

→横隔神経電気刺激装置加算

(1) 横隔神経電気刺激装置加算は，在宅人工呼吸を行っている脊髄損傷又は中枢性低換気症候群の患者に対して，呼吸補助を行うことを目的として横隔神経電気刺激装置を使用した場合に算定する。

(2) 関連学会の定める適正使用指針を遵守して使用した場合に限り算定する。なお，横隔神経電気刺激装置を使用するに当たり必要なバックアップ用体表面不関電極セット，コネクタホルダ，ストレインリリーフブートキット，その他療養上必要な医療材料の費用は，所定点数に含まれる。 (令6保医発0305·4)

C174 在宅ハイフローセラピー装置加算
1 自動給水加湿チャンバーを用いる場合 **3,500点**
2 1以外の場合 **2,500点**
注 在宅ハイフローセラピーを行っている入院中の患者以外の患者に対して，在宅ハイフローセラピー装置を使用した場合に，3月に3回に限り，第1款の所定点数に加算する。

C175 在宅抗菌薬吸入療法用ネブライザ加算
1 1月目 **7,480点**
2 2月目以降 **1,800点**
注 在宅抗菌薬吸入療法を行っている入院中の患者以外の患者に対して，超音波ネブライザを使用した場合に，第1款の所定点数に加算する。

→在宅抗菌薬吸入療法用ネブライザ加算
(1) 在宅抗菌薬吸入療法用ネブライザ加算は，マイコバクテリウム・アビウムコンプレックス（MAC）による肺非結核性抗酸菌症患者であって，多剤併用療法による前治療において効果不十分な患者（入院中の患者以外のものに限る）に対して，アミカシン硫酸塩吸入用製剤を投与するに当たり，超音波ネブライザを使用した場合に算定する。なお，在宅抗菌薬吸入療法用ネブライザ加算において，「1月目」とは初回の投与を行った月のことをいう。
(2) 入院中の患者又はその看護に当たる者に対して，退院時にC121在宅抗菌薬吸入療法指導管理料を算定すべき指導管理を行った場合は，退院の日に限り，在宅抗菌薬吸入療法指導管理料の所定点数及び在宅抗菌薬吸入療法用ネブライザ加算の点数を算定できる。この場合において，当該保険医療機関において当該退院月に外来，往診又は訪問診療において在宅抗菌薬吸入療法指導管理料を算定すべき指導管理を行った場合であっても，指導管理の所定点数及び在宅抗菌薬吸入療法用ネブライザ加算は算定できない。（令6保医発0305·4）

第3節 薬剤料

C200 薬剤 薬価が15円を超える場合は，薬価から15円を控除した額を10円で除して得た点数につき1点未満の端数を切り上げて得た点数に1点を加算して得た点数とする。
注1 薬価が15円以下である場合は算定しない。
2 使用薬剤の薬価は，別に厚生労働大臣が定める。

→薬剤
(1) 次の厚生労働大臣の定める注射薬に限り投与することができる。

【厚生労働大臣の定める注射薬】

インスリン製剤，ヒト成長ホルモン剤，遺伝子組換え活性型血液凝固第Ⅶ因子製剤，乾燥濃縮人血液凝固第Ⅹ因子加活性化第Ⅶ因子製剤，遺伝子組換え型血液凝固第Ⅷ因子製剤，乾燥人血液凝固第Ⅷ因子製剤，遺伝子組換え型血液凝固第Ⅸ因子製剤，乾燥人血液凝固第Ⅸ因子製剤，活性化プロトロンビン複合体，乾燥人血液凝固因子抗体迂回活性複合体，性腺刺激ホルモン放出ホルモン剤，性腺刺激ホルモン製剤，ゴナドトロピン放出ホルモン誘導体，ソマトスタチンアナログ，顆粒球コロニー形成刺激因子製剤，自己連続携行式腹膜灌流用灌流液，在宅中心静脈栄養法用輸液，インターフェロンアルファ製剤，インターフェロンベータ製剤，ブプレノルフィン製剤，モルヒネ塩酸塩製剤，抗悪性腫瘍剤，グルカゴン製剤，グルカゴン様ペプチド-1受容体アゴニスト，ヒトソマトメジンC製剤，人工腎臓用透析液，血液凝固阻止剤，生理食塩液，プロスタグランジンI_2製剤，エタネルセプト製剤，注射用水，ペグビソマント製剤，スマトリプタン製剤，フェンタニルクエン酸塩製剤，複方オキシコドン製剤，オキシコドン塩酸塩製剤，ベタメタゾンリン酸エステルナトリウム製剤，デキサメタゾンリン酸エステルナトリウム製剤，デキサメタゾンメタスルホ安息香酸エステルナトリウム製剤，プロトンポンプ阻害剤，H_2遮断剤，カルバゾクロムスルホン酸ナトリウム製剤，トラネキサム酸製剤，フルルビプロフェンアキセチル製剤，メトクロプラミド製剤，プロクロルペラジン製剤，ブチルスコポラミン臭化物製剤，グリチルリチン酸モノアンモニウム・グリシン・L-システイン塩酸塩配合剤，アダリムマブ製剤，エリスロポエチン，ダルベポエチン，テリパラチド製剤，アドレナリン製剤，ヘパリンカルシウム製剤，アポモルヒネ塩酸塩製剤，セルトリズマブペゴル製剤，トシリズマブ製剤，メトレレプチン製剤，アバタセプト製剤，pH4処理酸性人免疫グロブリン（皮下注射）製剤，電解質製剤，注射用抗菌薬，エダラボン製剤，アスホターゼ アルファ製剤，グラチラマー酢酸塩製剤，脂肪乳剤，セクキヌマブ製剤，エボロクマブ製剤，ブロダルマブ製剤，アリロクマブ製剤，ベリムマブ製剤，イキセキズマブ製剤，ゴリムマブ製剤，エミシズマブ製剤，イカチバント製剤，サリルマブ製剤，デュピルマブ製剤，ヒドロモルフォン塩酸塩製剤，インスリン・グルカゴン様ペプチド-1受容体アゴニスト配合剤，ヒドロコルチゾンコハク酸エステルナトリウム製剤，遺伝子組換えヒトvon Willebrand因子製剤，ブロスマブ製剤，アガルシダーゼ アルファ製剤，アガルシダーゼ ベータ製剤，アルグルコシダーゼ アルファ製剤，イデュルスルファーゼ製剤，イミグルセラーゼ製剤，エロスルファーゼ アルファ製剤，ガルスルファーゼ製剤，セベリパーゼ アルファ製剤，ベラグルセラーゼアルファ製剤，ラロニダーゼ製剤，メポリズマブ製剤，オマリズマブ製剤，テデュグルチド製剤，サトラリズマブ製剤，ビルトラルセン製剤及びレムデシビル製剤，ガルカネズマブ製剤，オファツムマブ製剤，ボソリチド製剤，エレヌマブ製剤，アバロパラチド酢酸塩製剤，カプラシズマブ製剤，乾燥濃縮人C1-インアクチベーター製剤，フレマネズマブ製剤，メトトレキサート製剤，チルゼパチド製剤，ビメキズマブ製剤，ホスレボドパ・ホスカルビドパ水和物配合剤，ペグバリアーゼ製剤，パビナフスプ アルファ製剤，アバルグルコシダーゼ アルファ製剤，ラナデルマブ製剤，ネモリズマブ製剤，ペグセタコプラン製剤，ジルコプランナトリウム製剤，コンシズマブ製剤，テゼペルマブ製剤及びオゾラリズマブ製剤

(2) 上記の注射薬の投与日数は，以下のとおりである。
ア 投与日数に制限のないもの
イ及びウに該当しない注射薬
イ 14日分を限度に投与することができるもの
(イ) 新医薬品〔医薬品，医療機器等の品質，有効性及び安全性の確保等に関する法律（昭和35年法律第145号。以下「医薬品医療機器等法」という）第14条の4第1項第1号に規定する新医薬品をいう〕であって，薬価基準への収載の日の属する月

の翌月の初日から起算して１年を経過していない注射薬（次に掲げるものを除く）

ガニレスト皮下注0.25mgシリンジ，セトロタイド注射用0.25mg

(ロ) 複方オキシコドン製剤，ヒドロモルフォン塩酸塩製剤

ウ 30日分を限度に投与することができるもの

ブプレノルフィン製剤，モルヒネ塩酸塩製剤，フェンタニルクエン酸塩製剤

(3) 厚生労働大臣の定める注射薬のうち，「在宅中心静脈栄養法用輸液」とは，高カロリー輸液をいう。なお，高カロリー輸液を投与する場合には，これ以外にビタミン剤，高カロリー輸液用微量元素製剤及び血液凝固阻止剤を投与することができる。

(4) 厚生労働大臣の定める注射薬のうち，「電解質製剤」とは，経口摂取不能又は不十分な場合の水分・電解質の補給・維持を目的とした注射薬（高カロリー輸液を除く）をいい，電解質製剤以外に電解質補正製剤（電解質製剤に添加して投与する注射薬に限る），ビタミン剤，高カロリー輸液用微量元素製剤及び血液凝固阻止剤を投与することができる。

(5) 厚生労働大臣の定める注射薬のうち，「注射用抗菌薬」とは，病原体に殺菌的又は静菌的に作用する注射薬をいう。

(6) 初診，再診又は在宅医療において，患者の診療を担う保険医の指示に基づき，当該保険医の診療日以外の日に訪問看護ステーション等の看護師等が，当該患者に対し点滴又は処置等を実施した場合は，当該保険医療機関において，本区分により点滴又は処置等に用いた薬剤（当該患者に対し使用した分に限る）の費用を算定する。なお，この場合にあっては，当該薬剤が使用された日を**診療報酬明細書**の摘要欄に記載する。ただし，Ａ000初診料の算定のみの場合にあっては，当該薬剤料の費用は算定できない。 （令６保医発0305·4）

●告示① 材料価格基準 （告示④：令6.3.5）

Ⅷ 別表第３ 調剤報酬点数表に規定する特定保険医療材料及びその材料価格

001 インスリン製剤等注射用ディスポーザブル注射器
- (1) 標準型 ……17円
- (2) 針刺し事故防止機能付加型 ……17円

002 削除

003 ホルモン製剤等注射用ディスポーザブル注射器 ……11円

004 腹膜透析液交換セット
- (1) 交換キット ……554円
- (2) 回路
  - ①Yセット ……884円
  - ②APDセット ……5,470円
  - ③IPDセット ……1,040円

005 在宅中心静脈栄養用輸液セット
- (1) 本体 ……1,400円
- (2) 付属品
  - ①フーバー針 ……419円
  - ②輸液バッグ ……414円

006 在宅寝たきり患者処置用栄養用ディスポーザブルカテーテル
- (1) 経鼻用
  - ①一般用 ……183円
  - ②乳幼児用
    - ア 一般型 ……94円
    - イ 非DEHP型 ……147円
  - ③経腸栄養用 ……1,600円
  - ④特殊型 ……2,110円
- (2) 腸瘻用 ……3,870円

007 万年筆型注入器用注射針
- (1) 標準型 ……17円
- (2) 超微細型 ……18円

008 携帯型ディスポーザブル注入ポンプ
- (1) 化学療法用 ……3,180円
- (2) 標準型 ……3,090円
- (3) PCA型 ……4,270円
- (4) 特殊型 ……3,240円

009 在宅寝たきり患者処置用気管切開後留置用チューブ
- (1) 一般型
  - ①カフ付き気管切開チューブ
    - ア カフ上部吸引機能あり
      - i 一重管 ……4,020円
      - ii 二重管 ……5,690円
    - イ カフ上部吸引機能なし
      - i 一重管 ……3,800円
      - ii 二重管 ……6,080円
  - ②カフなし気管切開チューブ ……4,080円
- (2) 輪状甲状膜切開チューブ ……2,030円
- (3) 保持用気管切開チューブ ……6,140円

010 在宅寝たきり患者処置用膀胱留置用ディスポーザブルカテーテル
- (1) ２管一般（Ⅰ） ……233円
- (2) ２管一般（Ⅱ）
  - ①標準型 ……561円
  - ②閉鎖式導尿システム ……862円
- (3) ２管一般（Ⅲ）
  - ①標準型 ……1,650円
  - ②閉鎖式導尿システム ……2,030円
- (4) 特定（Ⅰ） ……741円
- (5) 特定（Ⅱ） ……2,060円

011 在宅血液透析用特定保険医療材料（回路を含む）
- (1) ダイアライザー
  - ①Ⅰa型 ……1,440円
  - ②Ⅰb型 ……1,500円
  - ③Ⅱa型 ……1,450円
  - ④Ⅱb型 ……1,520円
  - ⑤S型 ……2,220円
  - ⑥特定積層型 ……5,590円
- (2) 吸着型血液浄化器（β_2-ミクログロブリン除去用） ……21,700円

012 皮膚欠損用創傷被覆材
- (1) 真皮に至る創傷用 1cm²当たり ……6円
- (2) 皮下組織に至る創傷用
  - ①標準型 1cm²当たり ……10円
  - ②異形型 1g当たり ……35円
- (3) 筋・骨に至る創傷用 1cm²当たり ……25円

013 非固着性シリコンガーゼ
- (1) 広範囲熱傷用 ……1,080円
- (2) 平坦部位用 ……142円
- (3) 凹凸部位用 ……309円

014 水循環回路セット ……1,100,000円

015 人工鼻材料
- (1) 人工鼻
  - ① 標準型 ……492円
  - ② 特殊型 ……1,000円
- (2) 接続用材料

①　シール型
ア　標準型……675円
イ　特殊型……1,150円
②　チューブ型……16,800円
③　ボタン型……22,100円
(3)　呼気弁……51,100円

第4節　特定保険医療材料料

C300　特定保険医療材料　材料価格を10円で除して得た点数

注　使用した特定保険医療材料の材料価格は，別に厚生労働大臣が定める〔※告示1〕。

→特定保険医療材料

初診，再診又は在宅医療において，患者の診療を担う保険医の指示に基づき，当該保険医の診療日以外の日に訪問看護ステーション等の看護師等が，当該患者に対し点滴又は処置等を実施した場合は，当該保険医療機関において，本区分により点滴又は処置等に用いた特定保険医療材料（当該患者に対し使用した分に限る）の費用を算定する。なお，この場合にあっては，当該特定保険医療材料が使用された日を**診療報酬明細書**の摘要欄に記載する。（令6保医発0305·4）

●告示1　材料価格基準　（告示4，令6.3.5）

別表　Ⅰ　第2章第2部（在宅医療）に規定する特定保険医療材料及びその材料価格

001　腹膜透析液交換セット
(1)交換キット　554円
(2)回路
①Yセット　884円
②APDセット　5,470円
③IPDセット　1,040円

002　在宅中心静脈栄養用輸液セット
(1)本体　1,400円
(2)付属品
①フーバー針　419円
②輸液バッグ　414円

003　在宅寝たきり患者処置用気管切開後留置用チューブ
(1)一般型
①カフ付き気管切開チューブ
ア　カフ上部吸引機能あり
ⅰ　一重管　4,020円
ⅱ　二重管　5,690円
イ　カフ上部吸引機能なし
ⅰ　一重管　3,800円
ⅱ　二重管　6,080円
②カフなし気管切開チューブ　4,080円
(2)輪状甲状膜切開チューブ　2,030円
(3)保持用気管切開チューブ　6,140円

004　在宅寝たきり患者処置用膀胱留置用ディスポーザブルカテーテル
(1)2管一般（Ⅰ）　233円
(2)2管一般（Ⅱ）
①標準型　561円
②閉鎖式導尿システム　862円
(3)2管一般（Ⅲ）
①標準型　1,650円
②閉鎖式導尿システム　2,030円
(4)特定（Ⅰ）　741円
(5)特定（Ⅱ）　2,060円

005　在宅寝たきり患者処置用栄養用ディスポーザブルカテーテル
(1)経鼻用
①一般用　183円
②乳幼児用
ア　一般型　94円
イ　非DEHP型　147円
③経腸栄養用　1,600円
④特殊型　2,110円
(2)腸瘻用　3,870円

006　在宅血液透析用特定保険医療材料（回路を含む）
(1)ダイアライザー
①Ⅰa型　1,440円
②Ⅰb型　1,500円
③Ⅱa型　1,450円
④Ⅱb型　1,520円
⑤S型　2,220円
⑥特定積層型　5,590円
(2)吸着型血液浄化器（β_2-ミクログロブリン除去用）　21,700円

007　携帯型ディスポーザブル注入ポンプ
(1)化学療法用　3,180円
(2)標準型　3,080円
(3)PCA型　4,270円
(4)特殊型　3,240円

008　皮膚欠損用創傷被覆材
(1)真皮に至る創傷用　1cm²当たり　6円
(2)皮下組織に至る創傷用
①標準型　1cm²当たり　10円
②異形型　1g当たり　35円
(3)筋・骨に至る創傷用　1cm²当たり　25円

009　非固着性シリコンガーゼ
(1)広範囲熱傷用　1,080円
(2)平坦部位用　142円
(3)凹凸部位用　309円

010　水循環回路セット　1,100,000円

011　膀胱瘻用カテーテル　3,770円

012　交換用胃瘻カテーテル
(1)胃留置型
①バンパー型
ア　ガイドワイヤーあり　21,700円
イ　ガイドワイヤーなし　15,500円
②バルーン型　7,420円
(2)小腸留置型
①バンパー型　26,500円
②一般型　15,800円

013　局所陰圧閉鎖処置用材料　1cm²当たり　18円

014　陰圧創傷治療用カートリッジ　19,800円

015　人工鼻材料
(1)人工鼻
①標準型　492円
②特殊型　1,000円
(2)接続用材料
①シール型
ア　標準型　675円
イ　特殊型　1,150円
②チューブ型　16,800円
③ボタン型　22,100円
(3)呼気弁　51,100円

在宅

第３部　検　査

（編注）検査の部で使用する記号

判　検査判断料と合算して算定する検査〔「遺伝子関連・染色体検査判断料」には（遺伝）と付記〕
迅　外来迅速検体検査加算の対象検査（検体検査料・検体検査実施料「通則３」）
乳　新生児又は３歳未満の乳幼児に対して行った場合に所定点数の100分の100又は100分の70を加算する検査（生体検査）
幼　３歳以上６歳未満の幼児に対して行った場合に所定点数の100分の40を加算する検査（生体検査）
90　同一月の同一検査２回目以降を100分の90で算定する検査（生体検査）
短１　A 400短期滞在手術等基本料１（日帰り）の対象検査
短３　A 400短期滞在手術等基本料３（４泊５日まで）の対象検査

通　則

１　検査の費用は，第１節又は第３節の各区分の所定点数により算定する。ただし，検査に当たって患者から検体を穿刺し又は採取した場合は，第１節又は第３節の各区分の所定点数及び第４節の各区分の所定点数を合算した点数により算定する。

→検査の費用

検査の費用には，検査を行う医師，看護師及び技術者等の人件費，試薬，デッキグラス，試験管等の材料費，機器の減価償却費，管理費及び患者の衣類等の費用が含まれる。なお，患者に施用する薬剤及び特定保険医療材料の費用は検査料とは別に算定する。（令６保医発0305･4）

通　則

２　検査に当たって患者に対し薬剤を施用した場合は，特に規定する場合を除き，前号により算定した点数及び第５節の所定点数を合算した点数により算定する。

→検査に用いた薬剤の費用

検査に当たって施用した薬剤の費用は別に算定できるが，第２章第５部投薬の部に掲げる処方料，調剤料，処方箋料及び調剤技術基本料並びに同第６部注射の部に掲げる注射料は，別に算定できない。なお，検査に当たって施用される薬剤（検査用試薬を含む）は，原則として医薬品として承認されたものであることを要する。

（令６保医発0305･4）

通　則

３　検査に当たって，別に厚生労働大臣が定める保険医療材料（以下この部において「特定保険医療材料」という）〔※告示[1], p.663〕を使用した場合は，前２号により算定した点数及び第６節の所定点数を合算した点数により算定する。

４　第１節又は第３節に掲げられていない検査であって特殊なものの費用は，第１節又は第３節に掲げられている検査のうちで最も近似する検査の各区分の所定点数により算定する。

→検査料の項に掲げられていない検査

第１節又は第３節に掲げる検査料の項に掲げられていない検査のうち，特殊なものの費用については，その都度当局に内議し，最も近似する検査として通知されたものの算定方法及び「注」（特に定めるものを除く）を準用して，準用された検査に係る判断料と併せて算定する。

（令６保医発0305･4）

通　則

５　対称器官に係る検査の各区分の所定点数は，特に規定する場合を除き，両側の器官の検査料に係る点数とする。

→電子媒体の費用

撮影した画像を電子媒体に保存した場合，保存に要した電子媒体の費用は検査にかかる所定点数に含まれる。

（令６保医発0305･4）

→基本診療料に含まれる検査

第１節及び第３節に掲げられていない検査で簡単な検査は，基本診療料に含まれ，別に算定できない。なお，基本診療料に含まれる検査の主なものは，次のとおりである。

(1)　血圧測定
(2)　視野眼底検査のうち簡単なもの
(3)　眼科検査のうち斜照法，徹照法，細隙燈検査（ルーペ式），機器を使用しない眼圧測定検査
(4)　D 244自覚的聴力検査の「３」の簡易聴力検査に該当しない簡単な聴力検査
(5)　精液pH測定
(6)　デビス癌反応検査
(7)　鼓膜運動検査
(8)　イクテロメーター黄疸反応検査
(9)　簡易循環機能検査
　ア　スラッジテスト
　イ　指尖部皮膚毛細血管像検査
　ウ　皮膚粘膜撮影検査
　エ　寒冷血圧検査
　オ　ビッケンバッハ起立試験
　カ　ヒスタミンテスト
　キ　レジチンテスト
　ク　末梢の静脈圧測定
　ケ　ビュルゲル病及び脱疽等の場合における電気的皮膚温度測定
　　a　単純な場合
　　b　負荷を行った場合
　コ　ギボン-ランディステスト
　サ　基礎代謝率簡易測定法
　注　簡易循環機能検査とは，生体に対して物理的又は化学的負荷をかけ，血圧，脈拍等の理学所見の観察を行うことにより循環機能を検査することを目的とする簡易な検査であり，負荷の種類としては起立，寒冷，運動及び薬物等がある。
(10)　自律神経機能検査
(11)　アルコール中毒に対する飲酒試験における症状監視
(12)　皮膚のインピーダンス検査（皮電図記録作成）
(13)　６誘導未満の心電図検査
(14)　尿中ブロムワレリル尿素検出検査
(15)　尿脚気反応（沢田氏反応）
(16)　シュミット氏昇汞試験
(17)　糞便のストール氏虫卵数計算法
(18)　髄膜透過性検査

(19) 横田氏反応
(20) ユーグロブリン全プラスミン測定法（ユーグロブリン分屑SK活性化プラスミン値測定）
(21) 緒方法等の補体結合反応による梅毒脂質抗原使用検査
(22) 卵白アルブミン感作血球凝集反応検査
(23) ラクトアルブミン感作血球凝集反応検査
(24) Miller Kurzrok検査
(25) Schick反応
(26) Dick反応
(27) Frei反応
(28) 光田反応
(29) 松原反応
(30) 伊藤反応
(31) トキソプラズマ症，ジストマ症及び猩紅熱の皮内テスト
(32) 膨疹吸収時間測定
(33) ジアゾ反応
(34) インジカン
(35) 血液比重測定
(36) 末梢血液像及び骨髄像における特殊染色のBRACHET試験
(37) 赤血球抵抗試験のリビエール法
(38) ナイアシンテスト
(39) RPHA法によるα－フェトプロテイン（AFP）
(40) リウマチ因子スクリーニング
(41) α_1－酸性糖蛋白測定
(42) β－リポ蛋白
(43) モノアミンオキシダーゼ（MAO）
(44) ヴィダール反応
(45) ヒト絨毛性ゴナドトロピンβ（HCGβ）分画定性
(46) 凝集法及び免疫染色法による抗DNA抗体
(47) 全血凝固溶解時間測定
(48) 血清全プラスミン測定 （令６保医発0305・4）

→検査料の一般的事項

(1) 点数表において２つの項目を「及び」で結んで規定している検査については，特に定めるものを除き，当該両項目の検査を併せて行った場合にのみ算定する。
(2) 検査に当たって，麻酔を行った場合は，第２章第11部麻酔に規定する所定点数を別に算定する。ただし，麻酔手技料を別に算定できない麻酔を行った場合の薬剤料は，第５節薬剤料の規定に基づき算定できる。
(3) 同一検体について，定性検査，半定量検査及び定量検査のうち２項目以上を併せて行った場合又はスクリーニング検査とその他の検査とを一連として行った場合は，それぞれ主たる検査の所定点数のみ算定する。ただし，併せて行う検査の区分が異なる場合は，それぞれについて算定する。
(4) 「分画」と記されている検査について，同一検体の各分画に対して定量検査を行った場合は，所定点数を１回のみ算定する。
(5) 定性，半定量又は定量の明示がない検査については，定量検査を行った場合にのみ当該検査の所定点数を算定する。
(6) 測定方法又は検査方法が明示されていない検査については，測定又は検査の方法の如何にかかわらず，その検査料の項に掲げる所定点数を算定する。
(7) 同時又は一連として行った２以上の検査の結果から計算して求めた内容が，検査料に掲げられた項目に該当する場合であっても，当該内容についての点数は算定できない。
(8) ２回目以降について所定点数の**100分の90**に相当する点数により算定することとされている場合において「所定点数」とは，当該項目に掲げられている点数及び当該「注」に掲げられている加算点数を合算した点数である。
(9) 同一項目について検査方法を変えて測定した場合には，測定回数にかかわらず，主たる測定方法の所定点数のみを算定する。
(10) 算定回数が複数月に１回又は年１回のみとされている検査を実施した場合は，**診療報酬明細書**の摘要欄に前回の実施日（初回の場合は初回である旨）を記載する。
(11) 「定性」とは分析物の有無を判定するもの，「半定量」とは段階希釈などを用いて得られる最高希釈倍率や一定濃度の標準品との対比によって得られる濃度段階区分など，相対的な多寡を判定・分類するもの，「定量」とは分析物の量を標準品との対比によって精密に測定するものをいう。
(12) 初診，再診又は在宅医療において，患者の診療を担う保険医の指示に基づき，当該保険医の診療日以外の日に訪問看護ステーション等の看護師等が，当該患者に対し検査のための検体採取等を実施した場合は，当該保険医療機関において，第１節第１款検体検査実施料を算定するとともに，検体採取に当たって必要な試験管等の材料を患者に対して支給する。なお，この場合にあっては，当該検体採取が実施された日を**診療報酬明細書**の摘要欄に記載する。 （令６保医発0305・4）

→検査法の略号

第３部検査の部において用いられる検査法の略号については下記のとおりである。

PHA：Passive hemagglutination 受身赤血球凝集反応
RPHA：Reversed passive hemagglutination 逆受身赤血球凝集反応
LA：Latex agglutination ラテックス凝集法
（**LPIA**：Latex photometric immuno assay）
PCIA：Particle counting immuno assay 微粒子計数免疫凝集測定法
PAMIA：Particle mediated immuno assay 粒度分布解析ラテックス免疫測定法
IAHA：Immuno adherence hemagglutination 免疫粘着赤血球凝集反応
RIA：Radio immuno assay 放射性免疫測定法
RIST：Radio immuno sorbent test
RAST：Radio allergo sorbent test
RA：Radioassay ラジオアッセイ
RRA：Radioreceptorassay ラジオレセプターアッセイ
CPBA：Competitive protein binding analysis 競合性蛋白結合分析法
EIA：Enzyme immuno assay 酵素免疫測定法
（**ELISA**：Enzyme linked immuno sorbent assay）
FA：Fluorescent antibody method 蛍光抗体法
FPA：Fluorescence polarization assay 蛍光偏光法
FPIA：Fluorescence polarization immuno assay 蛍光偏光免疫測定法
TR-FIA：Time resolved fluoro immuno assay 時間分解蛍光免疫測定法
IRMA：Immuno radiometric assay 免疫放射定量法
SRID：Single radial immuno diffusion method 一元拡散法
ES：Electrosyneresis method 向流電気泳動法
TIA：Turbidimetric immuno assay 免疫比濁法
HPLC：High performance liquid chromatography 高性能液体クロマトグラフィー
GLC：Gas-liquid chromatography 気液クロマトグラフ

ィー
GC：Gas chromatography ガスクロマトグラフィー
CLIA：Chemiluminescent immuno assay 化学発光免疫測定法
CLEIA：Chemiluminescent enzyme immuno assay 化学発光酵素免疫測定法
ECLIA：Electrochemiluminescence immuno assay 電気化学発光免疫測定法
SIA：Split immuno assay
PCR：Polymerase chain reaction
PCR-rSSO：Polymerase chain reaction-reverse sequence specific oligonucleotide
EV-FIA：Evanescent wave fluoro immuno assay エバネセント波蛍光免疫測定法
FIA：Fluoro immuno assay 蛍光免疫測定法
LBA：Liquid-phase binding assay 液相結合法
FISH：Fluorescence in situ hybridization
SISH：silver in situ hybridization
LAMP：Loop-mediated isothermal amplification
TMA：Transcription-mediated amplification
SDA：Strand displacement amplification
SSCP：Single strand conformation polymorphism
RFLP：Restriction fragment length polymorphism
LCR：Ligase chain reaction
HDRA：Histoculture drug response assay
CD-DST：Collagen gel droplet embedded culture drug sensitivity test
TRC：Transcription Reverse-transcription Concerted reaction

注 LA（測定機器を用いるもの）とは，抗原抗体反応によりラテックス粒子が形成する凝集塊を光学的な分析機器を用いて定量的に測定する方法をいう。

（令６保医発0305·4）

通 則

6 保険医療機関が，患者の人体から排出され，又は採取された検体について，当該保険医療機関以外の施設に臨床検査技師等に関する法律（昭和33年法律第76号）第２条に規定する検査を委託する場合における検査に要する費用については，別に厚生労働大臣が定めるところ（※下記告示）により算定する。

第１節 検体検査料

通 則

検体検査の費用は，第１款及び第２款の各区分の所定点数を合算した点数により算定する。

（編注）本書では，D026検体検査判断料と合算して算定する検査（D001～D023-2）に判と付し，該当頁を示している。

第１款 検体検査実施料

（編注）「検体検査実施料」で使用する記号
迅……「通則３」の外来迅速検体検査加算の対象検査

通 則

1 入院中の患者以外の患者について，緊急のために，保険医療機関が表示する診療時間以外の時間，休日又は深夜において，当該保険医療機関内において検体検査を行った場合は，**時間外緊急院内検査加算**として，第１款の各区分の所定点数に１日につき**200点**を所定点数に加算する。ただし，この場合において，同一日に第３号の加算は別に算定できない。

2 特定機能病院である保険医療機関においては，入院中の患者に係る検体検査実施料は，基本的検体検査実施料に掲げる所定点数及び当該所定点数に含まれない各項目の所定点数により算定する。

3 入院中の患者以外の患者に対して実施した検体検査であって，別に厚生労働大臣が定めるもの〔※告示④別表第９の２，p.1032〕の結果について，検査実施日のうちに説明した上で文書により情報を提供し，当該検査の結果に基づく診療が行われた場合に，５項目を限度として，**外来迅速検体検査加算**として，第１節第１款の各区分に掲げる検体検査実施料の各項目の所定点数にそれぞれ**10点**を加算する。

（編注）本書では，「通則３」の「外来迅速検体検査加算」の対象検査に迅と付記した。

→時間外緊急院内検査加算

(1) 時間外緊急院内検査加算については，保険医療機関において，当該保険医療機関が表示する診療時間以外の時間，休日又は深夜に入院中の患者以外の患者に対して診療を行った際，医師が緊急に検体検査の必要性を認め，当該保険医療機関において，当該保険医療機関の従事者が当該保険医療機関内に具備されている検査機器等を用いて当該検体検査を実施した場合に限り算定できる。

なお，当該加算の算定に当たっては，当該加算の対象たる検査の開始時間をもって算定する。

(2) 検査の開始時間が診療時間以外の時間，休日又は深夜に該当する場合に当該加算を算定する。なお，時間外等の定義については，A000初診料の「注７」に規定する時間外加算等における定義と同様である。

(3) 同一患者に対して，同一日に２回以上，時間外，休日又は深夜の診療を行い，その都度緊急の検体検査を行った場合（複数の区分にまたがる場合を含む）も，１日につき１回のみ算定する。

(4) 現に入院中の患者については算定できない。ただし，時間外，休日又は深夜に外来を受診した患者に対し，検体検査の結果，入院の必要性を認めて，引き続き入院となった場合は，この限りでない。

(5) 時間外緊急院内検査加算を算定する場合においては，A000初診料の「注９」及びA001再診料の「注７」に規定する夜間・早朝等加算は算定できない。

(6) 緊急の場合とは，直ちに何らかの処置・手術等が必要である重篤な患者について，通常の診察のみでは的確な診断が困難であり，かつ，通常の検査体制が整うまで検査の実施を見合わせることができないような場合をいう。

（令６保医発0305·4）

→外来迅速検体検査加算

(1) 外来迅速検体検査加算については，当日当該保険医療機関で行われた検体検査について，当日中に結果を説明した上で文書により情報を提供し，結果に基づく診療が行われた場合に，５項目を限度として，検体検査実施料の各項目の所定点数にそれぞれ**10点**を加算する。

(2) 以下の多項目包括規定に掲げる点数を算定する場合には，その規定にかかわらず，実施した検査項目数に相当する点数を加算する。

D006出血・凝固検査の「注」の場合
D007血液化学検査の「注」の場合
D008内分泌学的検査の「注」の場合
D009腫瘍マーカーの「注2」の場合

例 患者から1回に採取した血液等を用いてD009腫瘍マーカーの「3」の癌胎児性抗原（CEA）と「9」のCA19-9を行った場合，検体検査実施料の請求はD009腫瘍マーカーの「注2」の「イ」2項目となるが，外来迅速検体検査加算は，行った検査項目数が2項目であることから，**20点**を加算する。

(3) 同一患者に対して，同一日に2回以上，その都度迅速に検体検査を行った場合も，1日につき5項目を限度に算定する。

(4) A002外来診療料に含まれる検体検査とそれ以外の検体検査の双方について加算する場合も，併せて5項目を限度とする。

(5) 現に入院中の患者については算定できない。ただし，外来を受診した患者に対し，迅速に実施した検体検査の結果，入院の必要性を認めて，引き続き入院となった場合は，この限りでない。 （令6保医発0305･4）

尿・糞便等検査

D000 尿中一般物質定性半定量検査 迅 26点

注 当該保険医療機関内で検査を行った場合に算定する。

→尿中一般物質定性半定量検査に係る判断料

検体検査を行った場合は所定の判断料を算定できるものであるが，尿中一般物質定性半定量検査を実施した場合は，当該検査に係る判断料は算定できない。 （令6保医発0305･4）

→尿中一般物質定性半定量検査

ア 尿中一般物質定性半定量検査とは，試験紙，アンプル若しくは錠剤を用いて検査する場合又は試験紙等を比色計等の機器を用いて判定する場合をいい，検査項目，方法にかかわらず，1回につき所定点数により算定する。

イ 尿中一般物質定性半定量検査に含まれる定性半定量の検査項目は，次のとおりである。

(イ) 比重
(ロ) pH
(ハ) 蛋白定性
(ニ) グルコース
(ホ) ウロビリノゲン
(ヘ) ウロビリン定性
(ト) ビリルビン
(チ) ケトン体
(リ) 潜血反応
(ヌ) 試験紙法による尿細菌検査（亜硝酸塩）
(ル) 食塩
(ヲ) 試験紙法による白血球検査（白血球エステラーゼ）
(ワ) アルブミン （令6保医発0305･4）

→尿中一般物質定性半定量検査の外部委託

尿中一般物質定性半定量検査は当該検査の対象患者の診療を行っている保険医療機関内で実施した場合にのみ算定できるものであり，委託契約等に基づき当該保険医療機関外で実施された検査の結果報告を受けるのみの場合は算定できない。ただし，委託契約等に基づき当該保険医療機関内で実施された検査について，その結果が当該保険医療機関に対して速やかに報告されるような場合は，所定点数を算定できる。 （令6保医発0305･4）

D001 尿中特殊物質定性定量検査 判 （p.368）

1 尿蛋白 **7点**
2 VMA定性（尿），尿グルコース **9点**
3 ウロビリノゲン（尿），先天性代謝異常症スクリーニングテスト（尿），尿浸透圧 **16点**
4 ポルフィリン症スクリーニングテスト（尿） **17点**
5 N-アセチルグルコサミニダーゼ（NAG）（尿） **41点**
6 アルブミン定性（尿） **49点**
7 黄体形成ホルモン（LH）定性（尿），フィブリン・フィブリノゲン分解産物（FDP）（尿） **72点**
8 トランスフェリン（尿） **98点**
9 アルブミン定量（尿） **99点**
10 ウロポルフィリン（尿），トリプシノーゲン2（尿） **105点**
11 δアミノレブリン酸（δ - ALA）（尿） **106点**
12 ポリアミン（尿） **115点**
13 ミオイノシトール（尿） **120点**
14 コプロポルフィリン（尿） **131点**
15 Ⅳ型コラーゲン（尿） **184点**
16 総ヨウ素（尿），ポルフォビリノゲン（尿）* **186点**
17 プロスタグランジンE主要代謝物（尿） **187点**
18 シュウ酸（尿） **200点**
19 L型脂肪酸結合蛋白（L-FABP）（尿），好中球ゼラチナーゼ結合性リポカリン（NGAL）（尿） **210点**
20 尿の蛋白免疫学的検査 区分番号D015に掲げる血漿蛋白免疫学的検査の例により算定した点数
21 その他 検査の種類の別により区分番号D007に掲げる血液化学検査，区分番号D008に掲げる内分泌学的検査，区分番号D009に掲げる腫瘍マーカー又は区分番号D010に掲げる特殊分析の例により算定した点数

注 区分番号D007に掲げる血液化学検査，区分番号D008に掲げる内分泌学的検査，区分番号D009に掲げる腫瘍マーカー又は区分番号D010に掲げる特殊分析の所定点数を準用した場合は，当該区分の注についても同様に準用するものとする。

〔*＝本項目のみ点数変更〕

→「3」の先天性代謝異常症スクリーニングテスト（尿）

「3」の先天性代謝異常症スクリーニングテスト（尿）とは，次に掲げる物質の定性半定量検査及び反応検査をいう。

ア 塩化鉄（Ⅲ）反応（フェニールケトン体及びアルカプトン体の検出を含む）
イ 酸性ムコ多糖類
ウ システイン，シスチン等のSH化合物
エ ヒスチジン定性
オ メチルマロン酸

カ Millon反応
キ イサチン反応
ク Benedict反応 (令6保医発0305·4)

→「4」のポルフィリン症スクリーニングテスト(尿)

「4」のポルフィリン症スクリーニングテスト(尿)として,Watson-Schwartz反応,Rimington反応又はDean and Barnes反応を行った場合は,それぞれ所定点数を算定する。 (令6保医発0305·4)

→「8」のトランスフェリン(尿),「9」のアルブミン定量(尿)及び「15」のⅣ型コラーゲン(尿)

糖尿病又は糖尿病性早期腎症患者であって微量アルブミン尿を疑うもの(糖尿病性腎症第1期又は第2期のものに限る)に対して行った場合に,3月に1回に限り算定できる。なお,これらを同時に行った場合は,主たるもののみ算定する。 (令6保医発0305·4)

→「10」のトリプシノーゲン2(尿)

ア 「10」のトリプシノーゲン2(尿)は,免疫クロマト法により測定した場合に算定する。この場合,急性膵炎を疑う医学的根拠について,<u>診療報酬明細書</u>の摘要欄に記載する。

イ 「10」のトリプシノーゲン2(尿)と,D007血液化学検査の「1」アミラーゼ,「6」リパーゼ,「14」アミラーゼアイソザイム,「49」トリプシン又はD009腫瘍マーカーの「8」エラスターゼ1を併せて実施した場合には,いずれか主たるもののみ算定する。 (令6保医発0305·4)

→「13」のミオイノシトール(尿)

空腹時血糖が110mg/dL以上126mg/dL未満の患者に対し,耐糖能診断の補助として,尿中のミオイノシトールを測定した場合に1年に1回に限り算定できる。ただし,既に糖尿病と診断されている場合は,算定できない。 (令6保医発0305·4)

→「17」のプロスタグランジンE主要代謝物(尿)

ア 「17」のプロスタグランジンE主要代謝物(尿)は,潰瘍性大腸炎の患者の病態把握の補助を目的として,尿を検体とし,CLEIA法により測定した場合に,3月に1回を限度として算定できる。ただし,医学的な必要性から,本検査を1月に1回行う場合には,その詳細な理由及び検査結果を<u>診療録</u>及び<u>診療報酬明細書</u>の摘要欄に記載する。

イ 潰瘍性大腸炎の病態把握を目的として,D003糞便検査の「9」カルプロテクチン(糞便),D007血液化学検査の「57」ロイシンリッチα_2グリコプロテイン又はD313大腸内視鏡検査を同一月中に併せて行った場合は,主たるもののみ算定する。 (令6保医発0305·4)

→「18」のシュウ酸(尿)

再発性尿路結石症の患者に対して,キャピラリー電気泳動法により行った場合に,原則として1年に1回に限り算定する。 (令6保医発0305·4)

→「19」のL型脂肪酸結合蛋白(L-FABP)(尿)

原則として3月に1回に限り算定する。ただし,医学的な必要性からそれ以上算定する場合においては,その詳細な理由を<u>診療報酬明細書</u>の摘要欄に記載する。 (令6保医発0305·4)

→「19」の好中球ゼラチナーゼ結合性リポカリン(NGAL)(尿)

ア 「19」の好中球ゼラチナーゼ結合性リポカリン(NGAL)(尿)は,急性腎障害の診断時又はその治療中に,CLIA法により測定した場合に算定できる。ただし,診断時においては1回,その後は急性腎障害に対する一連の治療につき3回を限度として算定する。なお,医学的な必要性からそれ以上算定する場合においては,その詳細な理由を<u>診療報酬明細書</u>の摘要欄に記載する。

イ 「19」のL型脂肪酸結合蛋白(L-FABP)(尿)と好中球ゼラチナーゼ結合性リポカリン(NGAL)(尿)を併せて実施した場合には,主たるもののみ算定する。 (令6保医発0305·4)

→「21」のその他によるクレアチニン(尿)

蛋白質とクレアチニンの比を測定する目的で試験紙により実施した場合は,「21」のその他によるクレアチニン(尿)として算定し,その判断料は,D026検体検査判断料の「1」尿・糞便等検査判断料を算定する。 (令6保医発0305·4)

→同一日に尿,穿刺液・採取液及び血液を検体として生化学的検査(Ⅰ)又は生化学的検査(Ⅱ)の検査項目を測定する場合

同一日に尿,穿刺液・採取液及び血液を検体として生化学的検査(Ⅰ)又は生化学的検査(Ⅱ)に掲げる検査項目につきそれぞれを実施した場合の,多項目包括規定の適用については,尿,穿刺液・採取液及び血液のそれぞれについて算出した項目数により所定点数を算定するのではなく,血液,尿,穿刺液・採取液それぞれに係る項目数を合算した項目数により,所定点数を算定する。ただし,同一日に行う2回目以降の血液採取による検体を用いた検査項目については,当該項目数に合算せず,所定点数を別途算定する。 (令6保医発0305·4)

D002 尿沈渣(鏡検法) 迅 判 (p.368) **27点**

注1 同一検体について当該検査と区分番号D017に掲げる排泄物,滲出物又は分泌物の細菌顕微鏡検査を併せて行った場合は,主たる検査の所定点数のみ算定する。

2 当該保険医療機関内で検査を行った場合に算定する。

3 染色標本による検査を行った場合は,**染色標本加算**として,**9点**を所定点数に加算する。

→尿沈渣(鏡検法)

(1) 尿沈渣(鏡検法)の所定点数は,赤血球,白血球,上皮細胞,各種円柱,類円柱,粘液系,リポイド,寄生虫等の無染色標本検査の全ての費用を含む。

(2) 尿沈渣(鏡検法)は,D000尿中一般物質定性半定量検査若しくはD001尿中特殊物質定性定量検査において何らかの所見が認められ,又は診察の結果からその実施が必要と認められて実施した場合に算定する。

(3) 尿沈渣(鏡検法)は当該検査の対象患者の診療を行っている保険医療機関内で実施した場合にのみ算定できるものであり,委託契約等に基づき当該保険医療機関外で実施された検査の結果報告を受けるのみの場合は算定できない。ただし,委託契約等に基づき当該保険医療機関内で実施された検査について,その結果が当該保険医療機関に速やかに報告されるような場合は,所定点数により算定する。

(4) 尿路系疾患が強く疑われる患者について,診療所が尿沈渣(鏡検法)を衛生検査所等に委託する場合であって,当該衛生検査所等が採尿後4時間以内に検査を行い,検査結果が速やかに当該診療所に報告された場合は,所定点数を算定できる。

(5) 当該検査とD002-2尿沈渣(フローサイトメトリー法)を併せて実施した場合は,主たるもののみ算定する。 (令6保医発0305·4)

D002-2 尿沈渣（フローサイトメトリー法） 判 (p.368) **24点**

注1 同一検体について当該検査と区分番号D017に掲げる排泄物，滲出物又は分泌物の細菌顕微鏡検査を併せて行った場合は，主たる検査の所定点数のみ算定する。

2 当該保険医療機関内で検査を行った場合に算定する。

→尿沈渣（フローサイトメトリー法）

(1) 本測定はD000尿中一般物質定性半定量検査若しくはD001尿中特殊物質定性定量検査において何らかの所見が認められ，又は診察の結果からその実施が必要と認められ，赤血球，白血球，上皮細胞，円柱及び細菌を同時に測定した場合に算定する。

(2) 本検査とD002尿沈渣（鏡検法）を併せて実施した場合は，主たるもののみ算定する。（令6保医発0305・4）

D003 糞便検査 判 (p.368)

1	虫卵検出（集卵法）（糞便），ウロビリン（糞便）	15点
2	糞便塗抹顕微鏡検査（虫卵，脂肪及び消化状況観察を含む）	20点
3	虫体検出（糞便）	23点
4	糞便中脂質	25点
5	糞便中ヘモグロビン定性	37点
6	虫卵培養（糞便）	40点
7	糞便中ヘモグロビン 迅	41点
8	糞便中ヘモグロビン及びトランスフェリン定性・定量	56点
9	カルプロテクチン（糞便）	268点

→糞便中の細菌，原虫検査

D017排泄物，滲出物又は分泌物の細菌顕微鏡検査により算定する。（令6保医発0305・4）

→ヘモグロビン検査

(1) ヘモグロビン検査を免疫クロマト法にて行った場合は，「5」の糞便中ヘモグロビン定性により算定する。

(2) ヘモグロビン検査を金コロイド凝集法による定量法にて行った場合は，「7」の糞便中ヘモグロビンにより算定する。（令6保医発0305・4）

→「9」のカルプロテクチン（糞便）

ア 「9」のカルプロテクチン（糞便）を慢性的な炎症性腸疾患（潰瘍性大腸炎やクローン病等）の診断補助を目的として測定する場合は，ELISA法，FEIA法，イムノクロマト法，LA法又は金コロイド凝集法により測定した場合に算定できる。ただし，腸管感染症が否定され，下痢，腹痛や体重減少などの症状が3月以上持続する患者であって，肉眼的血便が認められない患者において，慢性的な炎症性腸疾患が疑われる場合の内視鏡前の補助検査として実施する。また，その要旨を**診療録**及び**診療報酬明細書**の摘要欄に記載する。

イ 本検査を潰瘍性大腸炎又はクローン病の病態把握を目的として測定する場合，潰瘍性大腸炎についてはELISA法，FEIA法，金コロイド凝集法，イムノクロマト法又はLA法により，クローン病についてはELISA法，FEIA法，イムノクロマト法，LA法又は金コロイド凝集法により測定した場合に，それぞれ3月に1回を限度として算定できる。ただし，医学的な必要性から，本検査を1月に1回行う場合には，その詳細な理由及び検査結果を**診療録**及び**診療報酬明細書**の摘要欄に記載する。

ウ 慢性的な炎症性腸疾患（潰瘍性大腸炎やクローン病等）の診断補助又は病態把握を目的として，本検査及びD313大腸内視鏡検査を同一月中に併せて行った場合は，主たるもののみ算定する。（令6保医発0305・4）

D004 穿刺液・採取液検査 判 (p.368)

1	ヒューナー検査	20点
2	関節液検査	50点
3	胃液又は十二指腸液一般検査	55点
4	髄液一般検査	62点
5	精液一般検査	70点
6	頸管粘液一般検査	75点
7	顆粒球エラスターゼ定性（子宮頸管粘液），IgE定性（涙液）	100点
8	顆粒球エラスターゼ（子宮頸管粘液）	116点
9	マイクロバブルテスト	200点
10	IgGインデックス	390点
11	オリゴクローナルバンド	522点
12	ミエリン塩基性蛋白（MBP）（髄液）	570点
13	タウ蛋白（髄液）	622点
14	リン酸化タウ蛋白（髄液）	641点
15	アミロイドβ42/40比（髄液）	1,282点
16	髄液蛋白免疫学的検査 区分番号D015に掲げる血漿蛋白免疫学的検査の例により算定した点数	
17	髄液塗抹染色標本検査 区分番号D017に掲げる排泄物，滲出物又は分泌物の細菌顕微鏡検査の例により算定した点数	
18	その他 検査の種類の別により区分番号D007に掲げる血液化学検査，区分番号D008に掲げる内分泌学的検査，区分番号D009に掲げる腫瘍マーカー又は区分番号D010に掲げる特殊分析の例により算定した点数	

注 区分番号D007に掲げる血液化学検査，区分番号D008に掲げる内分泌学的検査，区分番号D009に掲げる腫瘍マーカー又は区分番号D010に掲げる特殊分析の所定点数を準用した場合は，当該区分の注についても同様に準用するものとする。

→穿刺液・採取液検査

(1) 「2」の関節液検査については，関節水腫を有する患者であって，結晶性関節炎が疑われる者に対して実施した場合，一連につき1回に限り算定する。なお，当該検査とD017排泄物，滲出物又は分泌物の細菌顕微鏡検査を併せて実施した場合は，主たるもののみ算定する。

(2) 「3」の胃液又は十二指腸液一般検査の所定点数には，量，色調，混濁，粘液量，臭気，酸度測定，ペプシン及び乳酸定量，ラブ酵素の証明，蛋白質の呈色反応（ニンヒドリン反応，ビウレット反応等），毒物，潜血，虫卵，ウロビリン体の定性定量，コレステリン体の定量，液に含まれる物質の定性半定量の検査等の費用が含まれる。

(3) 「4」の髄液一般検査の所定点数には，外見，比重，ノンネアペルト，パンディ，ワイヒブロート等のグロブリン反応，トリプトファン反応，細胞数，細胞の種類判定及び蛋白，グルコース，ビリルビン，ケトン体等の定性半定量の検査等が含まれる。

(4) 「5」の精液一般検査の所定点数には，精液の量，顕微鏡による精子の数，奇形の有無，運動能等の検査の全ての費用が含まれる。

(5)「6」の頸管粘液一般検査の所定点数には，量，粘稠度，色調，塗抹乾燥標本による顕微鏡検査（結晶，細菌，血球，腟上皮細胞等）等の費用が含まれる。

(6)「7」の顆粒球エラスターゼ定性（子宮頸管粘液）は，フロースルー免疫測定法（赤色ラテックス着色法）により，絨毛羊膜炎の診断のために妊娠満22週以上満37週未満の妊婦で切迫早産の疑いがある者に対して測定した場合に算定する。

(7)「7」のIgE定性（涙液）は，アレルギー性結膜炎の診断の補助を目的として判定した場合に月１回に限り算定できる。

(8)「8」の顆粒球エラスターゼ（子宮頸管粘液）は，絨毛羊膜炎の診断のために妊娠満22週以上満37週未満の妊婦で切迫早産の疑いがある者に対して行った場合に算定する。

(9)「9」のマイクロバブルテストは妊娠中の患者又は新生児の患者に対して週に１回に限り算定できる。

(10)「10」のIgGインデックス，「11」のオリゴクローナルバンド及び「12」のミエリン塩基性蛋白（MBP）（髄液）は，多発性硬化症の診断の目的で行った場合に算定する。

(11)「13」のタウ蛋白（髄液）は，クロイツフェルト・ヤコブ病の診断を目的に，患者１人につき１回に限り算定する。

(12)「14」のリン酸化タウ蛋白（髄液）は，認知症の診断を目的に，患者１人につき１回に限り算定する。

(13) アミロイドβ42/40比（髄液）

ア「15」のアミロイドβ42/40比（髄液）は，厚生労働省の定めるレカネマブ（遺伝子組換え）製剤に係る最適使用推進ガイドラインに沿って，アルツハイマー病による軽度認知障害又は軽度の認知症が疑われる患者等に対し，レカネマブ（遺伝子組換え）製剤の投与の要否を判断する目的でアミロイドβ病理を示唆する所見を確認するため，CLEIA法により，脳脊髄液中のβ-アミロイド１-42及びβ-アミロイド１-40を同時に測定した場合，患者１人につき１回に限り算定する。ただし，レカネマブ（遺伝子組換え）製剤の投与中止後に初回投与から18か月を超えて再開する場合は，さらに１回に限り算定できる。なお，この場合においては，本検査が必要と判断した医学的根拠を**診療報酬明細書**の摘要欄に記載する。

イ　本区分「14」のリン酸化タウ蛋白（髄液）と併せて行った場合は主たるもののみ算定する。

(14) 同一日に尿，穿刺液・採取液及び血液を検体として生化学的検査（Ⅰ）又は生化学的検査（Ⅱ）に掲げる検査項目につきそれぞれを実施した場合の，多項目包括規定の適用については，尿，穿刺液・採取液及び血液のそれぞれについて算出した項目数により所定点数を算定するのではなく，血液，尿，穿刺液・採取液それぞれに係る項目数を合算した項目数により，所定点数を算定する。ただし，同一日に行う２回目以降の血液採取による検体を用いた検査項目については，当該項目数に合算せず，所定点数を別途算定する。

（令６保医発0305·4）

D004-2　悪性腫瘍組織検査 判 (p.368)

1　悪性腫瘍遺伝子検査 判（遺伝）(p.368)

イ　処理が容易なもの

(1) 医薬品の適応判定の補助等に用いるもの　**2,500点**

(2) その他のもの　**2,100点**

ロ　処理が複雑なもの　**5,000点**

注１　患者から１回に採取した組織等を用いて同一がん種に対してイに掲げる検査を実施した場合は，所定点数にかかわらず，検査の項目数に応じて次に掲げる点数により算定する。

イ　２項目　**4,000点**
ロ　３項目　**6,000点**
ハ　４項目以上　**8,000点**

２　患者から１回に採取した組織等を用いて同一がん種に対してロに掲げる検査を実施した場合は，所定点数にかかわらず，検査の項目数に応じて次に掲げる点数により算定する。

イ　２項目　**8,000点**
ロ　３項目以上　**12,000点**

2　抗悪性腫瘍剤感受性検査　2,500点

→悪性腫瘍組織検査

(1)「1」の**悪性腫瘍遺伝子検査**は，固形腫瘍又は悪性リンパ腫の腫瘍細胞を検体とし，悪性腫瘍の詳細な診断及び治療法の選択を目的として悪性腫瘍患者本人に対して行った，(2)から(4)までに掲げる遺伝子検査について，患者１人につき１回に限り算定する。ただし，肺癌におけるEGFR遺伝子検査については，再発や増悪により，２次的遺伝子変異等が疑われ，再度治療法を選択する必要がある場合にも算定できることとし，マイクロサテライト不安定性検査については，リンチ症候群の診断の補助を目的とする場合又は固形癌の抗悪性腫瘍剤による治療法の選択を目的とする場合に，当該検査を実施した後に，もう一方の目的で当該検査を実施した場合にあっても，別に１回に限り算定できる。

早期大腸癌におけるリンチ症候群の除外を目的としてBRAF遺伝子検査を実施した場合にあっては，KRAS遺伝子検査又はRAS遺伝子検査を併せて算定できないこととし，マイクロサテライト不安定性検査又はN005-4ミスマッチ修復タンパク免疫染色（免疫抗体法）病理組織標本作製を実施した年月日を，**診療報酬明細書**の摘要欄に記載する。

(2)「1」の「イ」の「(1)」医薬品の適応判定の補助等に用いるものとは，次に掲げる遺伝子検査のことをいい，使用目的又は効果として，医薬品の適応を判定するための補助等に用いるものとして薬事承認又は認証を得ている体外診断用医薬品又は医療機器を用いて，リアルタイムPCR法，PCR-rSSO法，マルチプレックスPCRフラグメント解析法又は次世代シーケンシングにより行う場合に算定できる。

ア　肺癌におけるEGFR遺伝子検査，ROS１融合遺伝子検査，ALK融合遺伝子検査，BRAF遺伝子検査（次世代シーケンシングを除く），METex14遺伝子検査（次世代シーケンシングを除く），KRAS遺伝子変異（G12C）検査

イ　大腸癌におけるRAS遺伝子検査，BRAF遺伝子検査

ウ　乳癌におけるHER２遺伝子検査

エ　固形癌におけるマイクロサテライト不安定性検査

オ　濾胞性リンパ腫におけるEZH2遺伝子検査

(3)「1」の「イ」の「(2)」その他のものとは，次に掲げる遺伝子検査のことをいい，PCR法，SSCP法，RFLP法等により行う場合に算定できる。

ア　肺癌におけるKRAS遺伝子検査

イ　膵癌におけるKRAS遺伝子検査
ウ　悪性骨軟部組織腫瘍におけるEWS-Fli１遺伝子検査，TLS-CHOP遺伝子検査，SYT-SSX遺伝子検査
エ　消化管間葉系腫瘍におけるc-kit遺伝子検査
オ　悪性黒色腫におけるセンチネルリンパ節生検に係る遺伝子検査
カ　大腸癌におけるEGFR遺伝子検査，KRAS遺伝子検査
キ　リンチ症候群におけるマイクロサテライト不安定性検査（使用目的又は効果として，医薬品の適応を判定するための補助等に用いるものとして薬事承認又は認証を得ている体外診断用医薬品を使用した場合を除く）

(4)「１」の「ロ」処理が複雑なものとは，次に掲げる遺伝子検査のことをいい，使用目的又は効果として，医薬品の適応を判定するための補助等に用いるものとして薬事承認又は認証を得ている体外診断用医薬品又は医療機器を用いて，次世代シーケンシング等により行う場合に算定できる。
ア　肺癌におけるBRAF遺伝子検査（次世代シーケンシング），METex14遺伝子検査（次世代シーケンシング），RET融合遺伝子検査，HER２遺伝子検査（次世代シーケンシング）
イ　悪性黒色腫におけるBRAF遺伝子検査（リアルタイムPCR法，PCR-rSSO法）
ウ　固形癌におけるNTRK融合遺伝子検査，腫瘍遺伝子変異量検査
エ　胆道癌におけるFGFR2融合遺伝子検査
オ　甲状腺癌におけるRET融合遺伝子検査
カ　甲状腺髄様癌におけるRET遺伝子変異検査
キ　固形腫瘍（肺癌及び大腸癌を除く）におけるBRAF遺伝子検査（PCR-rSSO法）
ク　悪性リンパ腫におけるBRAF遺伝子検査（PCR-rSSO法）

(5) 患者から１回に採取した組織等を用いて同一がん種に対して「１」の「イ」処理が容易なものと「１」の「ロ」処理が複雑なものを実施した場合は，「注１」及び「注２」の規定に基づき，それぞれの検査の項目数に応じた点数を合算した点数により算定する。

(6)「１」の悪性腫瘍遺伝子検査を算定するに当たっては，(2)から(4)までに掲げる遺伝子検査の中から該当するものを**診療報酬明細書**の摘要欄に記載する。

(7)「１」の悪性腫瘍遺伝子検査，**D006-2**造血器腫瘍遺伝子検査，**D006-6**免疫関連遺伝子再構成，**D006-14**FLT３遺伝子検査又は**D006-16**JAK２遺伝子検査のうちいずれかを同一月中に併せて行った場合には，主たるもののみ算定する。

(8) 肺癌において，「１」の「イ」の「(1)」医薬品の適応判定の補助等に用いるもののうち，(2)のアに規定する肺癌におけるEGFR遺伝子検査と**D006-12**EGFR遺伝子検査（血漿）又は**D006-24**肺癌関連遺伝子多項目同時検査を同一月中に併せて行った場合には，主たるもののみ算定する。

(9) 肺癌において，「１」の「イ」の「(1)」医薬品の適応判定の補助等に用いるもののうち，(2)のアに規定する肺癌におけるALK融合遺伝子検査と**D006-24**肺癌関連遺伝子多項目同時検査，**N002**免疫染色（免疫抗体法）病理組織標本作製の「６」ALK融合タンパク又は**N005-2**ALK融合遺伝子標本作製を併せて行った場合には，主たるもののみ算定する。

(10) 乳癌において，「１」の「イ」の「(1)」医薬品の適応判定の補助等に用いるもののうち，(2)のウに規定する乳癌におけるHER２遺伝子検査と**N005**HER２遺伝子標本作製を併せて行った場合には，主たるもののみ算定する。

(11) 卵巣癌又は前立腺癌において，「１」の「イ」の「(1)」医薬品の適応判定の補助等に用いるもののうち，(2)のエに規定する固形癌におけるマイクロサテライト不安定性検査又は「１」の「ロ」処理が複雑なもののうち，(4)のウに規定する固形癌におけるNTRK融合遺伝子検査若しくは腫瘍遺伝子変異量検査**D006-18**BRCA１／２遺伝子検査の「１」腫瘍細胞を検体とするものを併せて行った場合には，主たるもののみ算定する。

(12) 次世代シーケンシングを用いて，抗悪性腫瘍剤による治療法の選択を目的として特定の遺伝子の変異の評価を行う際に，包括的なゲノムプロファイルを併せて取得している場合には，包括的なゲノムプロファイルの結果ではなく，目的とする遺伝子変異の結果についてのみ患者に提供すること。また，その場合においては，目的以外の遺伝子の変異に係る検査結果については患者の治療方針の決定等には用いない。

(13)「２」の**抗悪性腫瘍剤感受性検査**は，手術等によって採取された消化器癌，頭頸部癌，乳癌，肺癌，癌性胸膜・腹膜炎，子宮頸癌，子宮体癌又は卵巣癌の組織を検体とし，HDRA法又はCD-DST法を用いて，抗悪性腫瘍剤による治療法の選択を目的として行った場合に限り，患者１人につき１回に限り算定する。

(14) 当該検査の対象となる抗悪性腫瘍剤は，細胞毒性を有する薬剤に限る。また，当該検査に係る薬剤の費用は，所定点数に含まれる。

(15) リンチ症候群の診断の補助を目的としてマイクロサテライト不安定性検査を行う場合でも，使用目的又は効果として，医薬品の適応を判定するための補助等に用いるものとして薬事承認又は認証を得ている体外診断用医薬品を用いる場合には「１」の「イ」の「(1)」医薬品の適応判定の補助等に用いるものの所定点数を算定する。

（令６保医発0305·4）

血液学的検査

D005　血液形態・機能検査 判 (p.368)

1　赤血球沈降速度（ESR）迅　**9点**
　注　当該保険医療機関内で検査を行った場合に算定する。
2　網赤血球数　**12点**
3　血液浸透圧，好酸球（鼻汁・喀痰），末梢血液像（自動機械法）　**15点**
4　好酸球数　**17点**
5　末梢血液一般検査 迅　**21点**
6　末梢血液像（鏡検法）　**25点**
　注　特殊染色を併せて行った場合は，**特殊染色加算**として，特殊染色ごとにそれぞれ**37点**を所定点数に加算する。
7　血中微生物検査，DNA含有赤血球計数検査　**40点**
8　赤血球抵抗試験　**45点**
9　ヘモグロビンA1c（HbA1c）迅　**49点**
10　自己溶血試験，血液粘稠度　**50点**
11　ヘモグロビンF（HbF）　**60点**
12　デオキシチミジンキナーゼ（TK）活性　**233点**
13　ターミナルデオキシヌクレオチジルト

ランスフェラーゼ（TdT） **250点**
14 骨髄像 **788点**
注 特殊染色を併せて行った場合は，**特殊染色加算**として，特殊染色ごとにそれぞれ**60点**を所定点数に加算する。
15 造血器腫瘍細胞抗原検査（一連につき） **1,940点**

→「1」の赤血球沈降速度（ESR）の外部委託

「1」の赤血球沈降速度（ESR）は当該検査の対象患者の診療を行っている保険医療機関内で実施した場合にのみ算定できるものであり，委託契約等に基づき当該保険医療機関外で実施された検査の結果報告を受けるのみの場合は算定できない。ただし，委託契約等に基づき当該保険医療機関内で実施された検査について，その結果が当該保険医療機関に速やかに報告されるような場合は，所定点数により算定する。 （令6保医発0305·4）

→「3」の末梢血液像（自動機械法），「6」の末梢血液像（鏡検法）及び「14」の骨髄像の検査

「3」の末梢血液像（自動機械法），「6」の末梢血液像（鏡検法）及び「14」の骨髄像の検査については，少なくともリンパ球，単球，好中球，好酸球，好塩基球の5分類以上の同定・比率計算を行った場合に算定する。 （令6保医発0305·4）

→同一検体による「4」好酸球数，「3」又は「6」の末梢血液像

同一検体について，「4」の好酸球数及び「3」の末梢血液像（自動機械法）又は「6」の末梢血液像（鏡検法）を行った場合は，主たる検査の所定点数のみを算定する。 （令6保医発0305·4）

→「5」の末梢血液一般検査

赤血球数，白血球数，血色素測定（Hb），ヘマトクリット値（Ht），血小板数の全部又は一部を行った場合に算定する。 （令6保医発0305·4）

→「6」の末梢血液像（鏡検法）及び「14」の骨髄像の検査

(1) 「6」の末梢血液像（鏡検法）及び「14」の骨髄像の検査に当たって，位相差顕微鏡又は蛍光顕微鏡を用いた場合であっても所定点数により算定する。また，末梢血液像（鏡検法）の検査の際に赤血球直径の測定を併せて行った場合であっても，所定点数により算定する。

(2) 「6」の「注」及び「14」の「注」にいう特殊染色は，次のとおりである。
ア オキシダーゼ染色
イ ペルオキシダーゼ染色
ウ アルカリホスファターゼ染色
エ パス染色
オ 鉄染色（ジデロブラスト検索を含む）
カ 超生体染色
キ 脂肪染色
ク エステラーゼ染色 （令6保医発0305·4）

→「7」のDNA含有赤血球計数検査

マラリアが疑われた患者に対して，マラリアの診断を目的として，多項目自動血球分析装置を用いてDNA含有感染赤血球の計数に基づく定性判定を実施した場合に算定する。ただし，マラリアの診断を目的として，血中微生物検査を併せて実施した場合は，主たるもののみ算定する。 （令6保医発0305·4）

→「8」の赤血球抵抗試験

赤血球抵抗試験は，次のとおりである。
ア シュガーウォーターテスト
イ ハムテスト
ウ クロスビーテスト
エ パルパート法
オ サンフォード法 （令6保医発0305·4）

→「9」のヘモグロビンA1c（HbA1c），D007血液化学検査の「17」グリコアルブミン又は同「21」の1,5-アンヒドロ-D-グルシトール（1,5AG）のうちいずれかを同一月中に併せて2回以上実施した場合

月1回に限り主たるもののみ算定する。ただし，妊娠中の患者，1型糖尿病患者，経口血糖降下薬の投与を開始して6月以内の患者，インスリン治療を開始して6月以内の患者等については，いずれか1項目を月1回に限り別に算定できる。また，クロザピンを投与中の患者については，「9」のヘモグロビンA1c（HbA1c）を月1回に限り別に算定できる。 （令6保医発0305·4）

→「12」のデオキシチミジンキナーゼ（TK）活性

造血器腫瘍の診断又は治療効果判定のために行った場合に算定する。 （令6保医発0305·4）

→「13」のターミナルデオキシヌクレオチジルトランスフェラーゼ（TdT）

白血病又は悪性リンパ腫の診断又は治療効果判定のために行った場合に算定する。 （令6保医発0305·4）

→「15」の造血器腫瘍細胞抗原検査

ア モノクローナル抗体を用いて蛍光抗体法，酵素抗体法，免疫ロゼット法等により白血病細胞又は悪性リンパ腫細胞の表面抗原又は細胞内抗原の検索を実施して病型分類を行った場合に算定できる。
イ 対象疾病は白血病，悪性リンパ腫等である。
ウ 検査に用いられるモノクローナル抗体は，医薬品として承認されたものであり，検査に当たって用いたモノクローナル抗体の種類，回数にかかわらず，一連として所定点数を算定する。 （令6保医発0305·4）

D006 出血・凝固検査 判 （p.368）

1 出血時間 **15点**
2 プロトロンビン時間（PT） 迅 **18点**
3 血餅収縮能，毛細血管抵抗試験 **19点**
4 フィブリノゲン半定量，フィブリノゲン定量，クリオフィブリノゲン **23点**
5 トロンビン時間 **25点**
6 蛇毒試験，トロンボエラストグラフ，ヘパリン抵抗試験 **28点**
7 活性化部分トロンボプラスチン時間（APTT） **29点**
8 血小板粘着能 **64点**
9 アンチトロンビン活性，アンチトロンビン抗原 **70点**
10 フィブリン・フィブリノゲン分解産物（FDP）定性 迅，フィブリン・フィブリノゲン分解産物（FDP）半定量 迅，フィブリン・フィブリノゲン分解産物（FDP）定量 迅，プラスミン，プラスミン活性，α_1-アンチトリプシン **80点**
11 フィブリンモノマー複合体定性 **93点**
12 プラスミノゲン活性，プラスミノゲン抗原，凝固因子インヒビター定性（クロスミキシング試験） **100点**
13 Dダイマー定性 **121点**
14 von Willebrand因子（VWF）活性 **126点**
15 Dダイマー 迅 **127点**
16 プラスミンインヒビター（アンチプラス

ミン），Dダイマー半定量 128点
17 α_2－マクログロブリン 138点
18 PIVKA－Ⅱ 143点
19 凝固因子インヒビター 144点
20 von Willebrand因子（VWF）抗原 147点
21 プラスミン・プラスミンインヒビター複合体（PIC） 150点
22 プロテインＳ抗原 154点
23 プロテインＳ活性 163点
24 β－トロンボグロブリン（β－TG），トロンビン・アンチトロンビン複合体（TAT） 171点
25 血小板第４因子（PF_4） 173点
26 プロトロンビンフラグメントＦ１＋２ 192点
27 トロンボモジュリン 204点
28 フィブリンモノマー複合体 215点
29 凝固因子（第Ⅱ因子，第Ⅴ因子，第Ⅶ因子，第Ⅷ因子，第Ⅸ因子，第Ⅹ因子，第Ⅺ因子，第Ⅻ因子，第XIII因子） 223点
30 プロテインＣ抗原 226点
31 プロテインＣ活性 227点
32 tPA・PAI－１複合体 240点
33 ADAMTS13活性 400点
34 血小板凝集能
　イ 鑑別診断の補助に用いるもの 450点
　ロ その他のもの 50点
35 ADAMTS13インヒビター 1,000点
注 患者から１回に採取した血液を用いて本区分の13から32までに掲げる検査を３項目以上行った場合は，所定点数にかかわらず，検査の項目数に応じて次に掲げる点数により算定する。（編注：上記の青色文字の項目）
　イ ３項目又は４項目 530点
　ロ ５項目以上 722点

→「１」の出血時間測定時の耳朶採血料

「１」の出血時間の所定点数に含まれる。 （令６保医発0305・4）

→「12」の凝固因子インヒビター定性（クロスミキシング試験）

原因不明のプロトロンビン時間延長又は活性化部分トロンボプラスチン時間延長がみられる患者に対して行った場合に限り算定できる。 （令６保医発0305・4）

→「18」のPIVKA-Ⅱ

出血・凝固検査として行った場合に算定する。 （令６保医発0305・4）

→「19」の凝固因子インヒビター

第Ⅷ因子又は第Ⅸ因子の定量測定を行った場合に，それぞれの測定１回につきこの項で算定する。 （令６保医発0305・4）

→「20」のvon Willebrand因子（VWF）抗原

SRID法，ロケット免疫電気泳動法等による。 （令６保医発0305・4）

→「27」のトロンボモジュリン

膠原病の診断若しくは経過観察又はDIC若しくはそれに引き続いて起こるMOF観察のために測定した場合に限り算定できる。 （令６保医発0305・4）

→「28」のフィブリンモノマー複合体

ア 「28」のフィブリンモノマー複合体は，DIC，静脈血栓症又は肺動脈血栓塞栓症の診断及び治療経過の観察のために実施した場合に算定する。

イ 「24」のトロンビン・アンチトロンビン複合体（TAT），「26」のプロトロンビンフラグメントF1＋２及び「28」のフィブリンモノマー複合体のうちいずれか複数を同時に測定した場合は，主たるもののみ算定する。 （令６保医発0305・4）

→「33」のADAMTS13活性

ア 「33」のADAMTS13活性は，他に原因を認めない血小板減少を示す患者に対して，血栓性血小板減少性紫斑病の診断補助を目的として測定した場合又はその再発を疑い測定した場合に算定できる。

イ 血栓性血小板減少性紫斑病と診断された患者又はその再発が認められた患者に対して，診断した日又は再発を確認した日から起算して１月以内の場合には，１週間に１回に限り別に算定できる。なお，血栓性血小板減少性紫斑病と診断した日付又はその再発を確認した日付を，**診療報酬明細書**の摘要欄に記載する。

ウ 血栓性血小板減少性紫斑病に対し，血漿交換療法，免疫抑制療法及びカプラシズマブ製剤による治療を行った際に治療の継続の要否を判定することを目的として測定を行った場合，30日間を超えた場合でも，１週間に１回に限り別に算定できる。なお，その医学的な必要性を**診療報酬明細書**の摘要欄に記載する。 （令６保医発0305・4）

→「34」の血小板凝集能

ア 「34」の「イ」鑑別診断の補助に用いるものについては，先天性血小板機能低下症が疑われる患者に対し，当該疾患の鑑別診断の補助を目的として，３種類以上の試薬を用いて血小板凝集能を測定した場合に，原則として患者１人につき１回に限り算定する。ただし，２回以上算定する場合は，その医学的必要性について**診療報酬明細書**の摘要欄に記載する。

イ 血小板凝集能を測定するに際しては，その過程で血小板数を測定することから，Ｄ005血液形態・機能検査の「５」末梢血液一般検査の所定点数を別に算定することはできない。 （令６保医発0305・4）

→「35」のADAMTS13インヒビター

ア 「35」のADAMTS13インヒビターは，ADAMTS13活性の著減を示す患者に対して，血栓性血小板減少性紫斑病の診断補助を目的として測定した場合又はその再発を疑い測定した場合に算定できる。

イ 後天性血栓性血小板減少性紫斑病と診断された患者又はその再発が認められた患者に対して，診断した日又は再発を確認した日から起算して１月以内の場合には，１週間に１回に限り別に算定できる。なお，後天性血栓性血小板減少性紫斑病と診断した日付又はその再発を確認した日付を，**診療報酬明細書**の摘要欄に記載する。 （令６保医発0305・4）

Ｄ006-2 造血器腫瘍遺伝子検査 判（遺伝）

（p.368） 2,100点

注 別に厚生労働大臣が定める施設基準〔※告示④第５・３，p.931〕を満たす保険医療機関において行われる場合に算定する。

→造血器腫瘍遺伝子検査

(1) 造血器腫瘍遺伝子検査は，PCR法，LCR法又はサザンブロット法により行い，月１回を限度として算定できる。

(2) Ｄ004-2悪性腫瘍組織検査の「１」悪性腫瘍遺伝子検査，Ｄ006-2造血器腫瘍遺伝子検査，Ｄ006-6免疫関連遺伝子再構成，Ｄ006-14FLT３遺伝子検査又はＤ006-16JAK２遺伝子検査のうちいずれかを同一月中に

併せて行った場合には，主たるもののみ算定する。

（令６保医発0305·4）

D006-3 BCR-ABL1 判（遺伝）（p.368）

1 Major BCR-ABL1〔mRNA定量（国際標準値）〕
イ 診断の補助に用いるもの **2,520点**
ロ モニタリングに用いるもの **2,520点**

2 Major BCR－ABL１（mRNA定量）
イ 診断の補助に用いるもの **2,520点**
ロ モニタリングに用いるもの **2,520点**

3 minor BCR-ABL mRNA
イ 診断の補助に用いるもの **2,520点**
ロ モニタリングに用いるもの **2,520点**

→BCR-ABL1

(1) 「１」のMajor BCR-ABL１〔mRNA定量（国際標準値）〕は，慢性骨髄性白血病の診断補助及び治療効果のモニタリングを目的として，リアルタイムRT-PCR法により測定した場合に限り算定できる。

(2) 「２」のMajor BCR-ABL１（mRNA定量）は，フィラデルフィア染色体陽性急性リンパ性白血病の診断補助及び治療効果のモニタリングを目的として，リアルタイムRT-PCR法により測定した場合に限り算定できる。

(3) 「３」のminor BCR-ABL mRNAは，フィラデルフィア染色体陽性急性リンパ性白血病の診断補助及び治療効果のモニタリングを目的として，リアルタイムRT-PCR法により測定した場合に限り算定できる。

（令６保医発0305·4）

D006-4 遺伝学的検査 判（遺伝）（p.368）

1 処理が容易なもの **3,880点**
2 処理が複雑なもの **5,000点**
3 処理が極めて複雑なもの **8,000点**

注１ 別に厚生労働大臣が定める疾患〔※告示④第５・３の１の２(2)，p.931〕の患者については，別に厚生労働大臣が定める施設基準〔※告示④第５・３の１の２(1)，p.931〕に適合しているものとして地方厚生局長等に届け出た保険医療機関において行われる場合に限り算定する。

２ 別に厚生労働大臣が定める施設基準〔※告示④第５・３の１の２(3)，p.931〕に適合しているものとして地方厚生局長等に届け出た保険医療機関において，患者から１回に採取した検体を用いて複数の遺伝子疾患に対する検査を実施した場合は，主たる検査の所定点数及び当該主たる検査の所定点数の100分の50に相当する点数を合算した点数により算定する。

【2024年改定による主な変更点】 届出医療機関において，患者から１回に採取した検体を用いて複数の遺伝子疾患の検査を行った場合，①主たる検査の所定点数，②当該点数の100分の50の点数を合算して算定するとされた（注２）。

→遺伝学的検査

(1) 遺伝学的検査は以下の遺伝子疾患が疑われる場合に行うものとし，原則として患者１人につき１回に限り算定できる。ただし，２回以上実施する場合は，その医療上の必要性について診療報酬明細書の摘要欄に記載する。

ア PCR法，DNAシーケンス法，FISH法又はサザンブロット法による場合に算定できるもの
① デュシェンヌ型筋ジストロフィー，ベッカー型筋ジストロフィー及び家族性アミロイドーシス
② 福山型先天性筋ジストロフィー及び脊髄性筋萎縮症
③ 栄養障害型表皮水疱症及び先天性QT延長症候群

イ PCR法による場合に算定できるもの
① 球脊髄性筋萎縮症
② ハンチントン病，網膜芽細胞腫，甲状腺髄様癌及び多発性内分泌腫瘍症１型

ウ ア，イ，エ及びオ以外のもの
① 筋強直性ジストロフィー及び先天性難聴
② フェニルケトン尿症，ホモシスチン尿症，シトルリン血症（１型），アルギノコハク酸血症，イソ吉草酸血症，HMG血症，複合カルボキシラーゼ欠損症，グルタル酸血症１型，MCAD欠損症，VLCAD欠損症，CPT1欠損症，隆起性皮膚線維肉腫及び先天性銅代謝異常症
③ メープルシロップ尿症，メチルマロン酸血症，プロピオン酸血症，メチルクロトニルグリシン尿症，MTP（LCHAD）欠損症，色素性乾皮症，ロイスディーツ症候群及び家族性大動脈瘤・解離

エ 別に厚生労働大臣が定める施設基準に適合しているものとして地方厚生（支）局長に届け出た保険医療機関において検査が行われる場合に算定できるもの
① ライソゾーム病（ムコ多糖症Ⅰ型，ムコ多糖症Ⅱ型，ゴーシェ病，ファブリ病及びポンペ病を含む）及び脆弱Ｘ症候群
② プリオン病，クリオピリン関連周期熱症候群，脳内鉄沈着神経変性症，先天性大脳白質形成不全症（中枢神経白質形成異常症を含む），環状20番染色体症候群，PCDH19関連症候群，低ホスファターゼ症，ウィリアムズ症候群，アペール症候群，ロスムンド・トムソン症候群，プラダー・ウィリ症候群，1p36欠失症候群，4p欠失症候群，5p欠失症候群，第14番染色体父親性ダイソミー症候群，アンジェルマン症候群，スミス・マギニス症候群，22q11.2欠失症候群，エマヌエル症候群，脆弱Ｘ症候群関連疾患，ウォルフラム症候群，高IgD症候群，化膿性無菌性関節炎・壊疽性膿皮症・アクネ症候群，先天異常症候群，副腎皮質刺激ホルモン不応症，根性点状軟骨異形成症１型及び家族性部分性脂肪萎縮症
③ 神経有棘赤血球症，先天性筋無力症候群，原発性免疫不全症候群，ペリー症候群，クルーゾン症候群，ファイファー症候群，アントレー・ビクスラー症候群，タンジール病，先天性赤血球形成異常性貧血，若年発症型両側性感音難聴，尿素サイクル異常症，マルファン症候群，血管型エーラスダンロス症候群，遺伝性自己炎症疾患，エプスタイン症候群及び遺伝性ジストニア

オ 臨床症状や他の検査等では診断がつかない場合に，別に厚生労働大臣が定める施設基準に適合しているものとして地方厚生（支）局長に届け出た保険医療機関において検査が行われる場合に算定できるもの
① TNF受容体関連周期性症候群，中條－西村症候群，家族性地中海熱，ベスレムミオパチー，過剰自己貪食を伴うX連鎖性ミオパチー，非ジストロフィー性ミオトニー症候群，遺伝性周期性四肢麻

痺，禿頭と変形性脊椎症を伴う常染色体劣性白質脳症，結節性硬化症，肥厚性皮膚骨膜症，神経線維腫症，アレキサンダー病，非特異性多発性小腸潰瘍症及びＴＲＰＶ４異常症

② ソトス症候群，CPT２欠損症，CACT欠損症，OCTN－２異常症，シトリン欠損症，非ケトーシス型高グリシン血症，β－ケトチオラーゼ欠損症，メチルグルタコン酸尿症，グルタル酸血症２型，先天性副腎低形成症，ATR－X症候群，ハッチンソン・ギルフォード症候群，軟骨無形成症，ウンフェルリヒト・ルンドボルグ病，ラフォラ病，セピアプテリン還元酵素欠損症，芳香族Ｌ－アミノ酸脱炭酸酵素欠損症，オスラー病，CFC症候群，コステロ症候群，チャージ症候群，リジン尿性蛋白不耐症，副腎白質ジストロフィー，ブラウ症候群，鰓耳腎症候群，ヤング・シンプソン症候群，先天性腎性尿崩症，ビタミンD依存性くる病／骨軟化症，ネイルパテラ症候群（爪膝蓋症候群）／LMX1B関連腎症，グルコーストランスポーター１欠損症，甲状腺ホルモン不応症，ウィーバー症候群，コフィン・ローリー症候群，モワット・ウィルソン症候群，肝型糖原病（糖原病Ⅰ型，Ⅲ型，Ⅵ型，Ⅸa型，Ⅸb型，Ⅸc型，Ⅳ型），筋型糖原病（糖原病Ⅲ型，Ⅳ型，Ⅸd型），先天性プロテインＣ欠乏症，先天性プロテインＳ欠乏症，先天性アンチトロンビン欠乏症，筋萎縮性側索硬化症，家族性特発性基底核石灰化症，縁取り空胞を伴う遠位型ミオパチー，シュワルツ・ヤンペル症候群，肥大型心筋症，家族性高コレステロール血症，先天性ミオパチー，皮質下梗塞と白質脳症を伴う常染色体優性脳動脈症，神経軸索スフェロイド形成を伴う遺伝性びまん性白質脳症，先天性無痛無汗症，家族性良性慢性天疱瘡，那須・ハコラ病，カーニー複合，ペルオキシソーム形成異常症，ペルオキシソームβ酸化系酵素欠損症，プラスマローゲン合成酵素欠損症，アカタラセミア，原発性高シュウ酸尿症Ⅰ型，レフサム病，先天性葉酸吸収不全症，異型ポルフィリン症，先天性骨髄性ポルフィリン症，急性間欠性ポルフィリン症，赤芽球性プロトポルフィリン症，X連鎖優性プロトポルフィリン症，遺伝性コプロポルフィリン症，晩発性皮膚ポルフィリン症，肝性骨髄性ポルフィリン症，原発性高カイロミクロン血症，無βリポタンパク血症，タナトフォリック骨異形成症，遺伝性膵炎，嚢胞性線維症，アッシャー症候群（タイプ１，タイプ２，タイプ３），カナバン病，先天性グリコシルホスファチジルイノシトール欠損症，大理石骨病，脳クレアチン欠乏症候群，ネフロン癆，家族性低βリポタンパク血症１（ホモ接合体）及び進行性家族性肝内胆汁うっ滞症

③ ドラベ症候群，コフィン・シリス症候群，歌舞伎症候群，肺胞蛋白症（自己免疫性又は先天性），ヌーナン症候群，骨形成不全症，脊髄小脳変性症（多系統萎縮症を除く），古典型エーラスダンロス症候群，非典型溶血性尿毒症症候群，アルポート症候群，ファンコニ貧血，遺伝性鉄芽球性貧血，アラジール症候群，ルビンシュタイン・テイビ症候群，ミトコンドリア病及び線毛機能不全症候群（カルタゲナー症候群を含む）

(2) 検査の実施に当たっては，個人情報保護委員会・厚生労働省「医療・介護関係事業者における個人情報の適切な取扱いのためのガイダンス」（平成29年４月）及び関係学会による「医療における遺伝学的検査・診断に関するガイドライン」（平成23年２月）を遵守する。

(3) (1)の**エ**及び**オ**に掲げる遺伝子疾患に対する検査については，(2)に掲げるガイダンス及びガイドラインに加え，別に厚生労働大臣が定める施設基準に適合しているものとして地方厚生（支）局長に届け出た保険医療機関において行われる場合に限り算定する。

(4) (1)の**オ**に掲げる遺伝子疾患に対する検査を実施する場合には，臨床症状や他の検査等では当該疾患の診断がつかないこと及びその医学的な必要性を**診療報酬明細書**の摘要欄に記載する。

(5) 「１」の「処理が容易なもの」とは，(1)の**ア**から**オ**までの①に掲げる遺伝子疾患の検査のことをいう。

(6) 「２」の「処理が複雑なもの」とは，(1)の**ア**から**オ**までの②に掲げる遺伝子疾患の検査のことをいう。

(7) 「３」の「処理が極めて複雑なもの」とは，(1)の**ア**及び**ウ**から**オ**までの③に掲げる遺伝子疾患の検査のことをいう。

(8) 別に厚生労働大臣が定める施設基準に適合しているものとして地方厚生（支）局長に届け出た保険医療機関において，関係学会の定めるガイドラインに基づき，複数の遺伝子疾患に対する遺伝学的検査を実施する医学的必要性が認められる患者に対し，患者から１回に採取した検体を用いて(1)の**ア**から**オ**に掲げる遺伝子疾患のうち複数の疾患に対する検査を実施した場合については，疾患数にかかわらず「注２」に規定する点数を算定する。ただし，検査の対象となった全ての遺伝子疾患の名称及び検査の実施の必要性について，**診療報酬明細書**の摘要欄に記載する。 （令６保医発0305・4）

D006-5 染色体検査（全ての費用を含む） 判（遺伝）
（p.368）

1	FISH法を用いた場合	**2,477点**
2	流産検体を用いた絨毛染色体検査を行った場合	**4,603点**
3	その他の場合	**2,477点**

注１ 分染法を行った場合は，**分染法加算**として，**397点**を所定点数に加算する。

２ ２については，別に厚生労働大臣が定める施設基準〔※告示④第５・３の１の２の２，p.931〕に適合しているものとして地方厚生局長等に届け出た保険医療機関において行う場合に限り算定する。

→染色体検査

(1) 染色体検査の所定点数には，フィルム代，現像代，引伸印画作製代を含む。

(2) 染色体検査の「注１」の分染法加算については，その種類，方法にかかわらず，１回の算定とする。

(3) 「１」のFISH法を用いた場合については，患者１人につき１回に限り算定できる。ただし，びまん性大細胞型Ｂ細胞リンパ腫又は多発性骨髄腫の診断の目的で検査を行った場合に，患者の診断の確定までの間に３回に限り算定する。

(4) 「２」の流産検体を用いた絨毛染色体検査については，自然流産の既往のある患者であって，流産手術を行った者に対して，流産検体を用いたギムザ分染法による絨毛染色体検査を実施した場合に算定できる。

（令６保医発0305・4）

D006-6 免疫関連遺伝子再構成 判（遺伝）
（p.368） **2,373点**

→免疫関連遺伝子再構成

(1) 免疫関連遺伝子再構成は，PCR法，LCR法又はサザンブロット法により，悪性リンパ腫，急性リンパ性白血病又は慢性リンパ性白血病の診断の目的で検査を行った場合に，6月に1回を限度として算定できる。

(2) D004-2悪性腫瘍組織検査の「1」悪性腫瘍遺伝子検査，D006-2造血器腫瘍遺伝子検査，D006-6免疫関連遺伝子再構成，D006-14FLT3遺伝子検査又はD006-16JAK2遺伝子検査のうちいずれかを同一月中に併せて行った場合には，主たるもののみ算定する。

(令6保医発0305·4)

D006-7 UDPグルクロン酸転移酵素遺伝子多型 判（遺伝）(p.368) **2,004点**

→UDPグルクロン酸転移酵素遺伝子多型

UDPグルクロン酸転移酵素遺伝子多型は，塩酸イリノテカンの投与対象となる患者に対して，その投与量等を判断することを目的として，インベーダー法又はPCR法により測定を行った場合，当該抗悪性腫瘍剤の投与方針の決定までの間に1回を限度として算定する。

(令6保医発0305·4)

D006-8 サイトケラチン19（KRT19）mRNA検出 判（遺伝）(p.368) **2,400点**

→サイトケラチン19（KRT19）mRNA検出

サイトケラチン19（KRT19）mRNA検出は，視触診等による診断又は術前の画像診断でリンパ節転移陽性が明らかでない乳癌，胃癌，大腸癌又は非小細胞肺癌に対して，摘出された乳癌，胃癌，大腸癌又は非小細胞肺癌所属リンパ節中のサイトケラチン19（KRT19）mRNAの検出によるリンパ節転移診断及び術式の選択等の治療方針の決定の補助を目的として，OSNA（One-Step Nucleic Acid Amplification）法により測定を行った場合に，一連につき1回に限り算定する。(令6保医発0305·4)

D006-9 WT1 mRNA 判（遺伝）(p.368) **2,520点**

→WT1 mRNA

WT1 mRNAは，リアルタイムRT-PCR法により，急性骨髄性白血病，急性リンパ性白血病又は骨髄異形成症候群の診断の補助又は経過観察時に行った場合に月1回を限度として算定できる。(令6保医発0305·4)

D006-10 CCR4タンパク（フローサイトメトリー法）判 (p.368) **10,000点**

→CCR4タンパク（フローサイトメトリー法）

CCR4タンパク（フローサイトメトリー法）及びN002免疫染色（免疫抗体法）病理組織標本作製の「5」CCR4タンパクを同一の目的で行った場合には，原則としていずれか一方のみを算定する。ただし，医学的な必要性がある場合には，併せて実施した場合であっても，いずれの点数も算定できる。なお，この場合においては，**診療報酬明細書**の摘要欄にその理由及び医学的な必要性を記載する。(令6保医発0305·4)

D006-11 FIP1L1-PDGFRα融合遺伝子検査 判（遺伝）(p.368) **3,105点**

→FIP1L1-PDGFRα融合遺伝子検査

(1) FIP1L1-PDGFRα融合遺伝子検査は，二次性好酸球増加症を除外した上で，慢性好酸球性白血病又は好酸球増多症候群と診断した患者において，治療方針の決定を目的としてFISH法により行った場合に，原則として1回に限り算定できる。ただし，臨床症状・検査所見等の変化を踏まえ，治療法を選択する必要があり，本検査を再度実施した場合にも算定できる。

(2) FIP1L1-PDGFRα融合遺伝子検査を算定するに当たっては，本検査を必要と判断した理由又は本検査を再度実施した場合にはその理由を**診療録**及び**診療報酬明細書**の摘要欄に記載する。

(令6保医発0305·4)

D006-12 EGFR遺伝子検査（血漿）判（遺伝）(p.368) **2,100点**

注 同一の患者につき同一月において検査を2回以上実施した場合における2回目以降の当該検査の費用は，所定点数の**100分の90**に相当する点数により算定する。

→EGFR遺伝子検査（血漿）

(1) EGFR遺伝子検査（血漿）は，血漿を用いてリアルタイムPCR法又は次世代シーケンシングにより行った場合に算定できる。

(2) 肺癌の詳細な診断及び治療法を選択する場合，又は肺癌の再発や増悪により，EGFR遺伝子変異の2次的遺伝子変異等が疑われ，再度治療法を選択する場合に，患者1人につき，診断及び治療法を選択する場合には1回，再度治療法を選択する場合には2回に限り算定できる。ただし，本検査の実施は，医学的な理由により，肺癌の組織を検体として，D004-2悪性腫瘍組織検査の「1」悪性腫瘍遺伝子検査の「イ」処理が容易なものの「(1)」医薬品の適応判定の補助等に用いるもののうち，肺癌におけるEGFR遺伝子検査を行うことが困難な場合に限る。

(3) EGFR遺伝子検査（血漿）を実施した場合には，肺癌の組織を検体とした検査が実施困難である医学的な理由を**診療録**及び**診療報酬明細書**の摘要欄に記載する。

(4) EGFR遺伝子検査（血漿），肺癌の組織を検体としたD004-2悪性腫瘍組織検査の「1」悪性腫瘍遺伝子検査の「イ」処理が容易なものの「(1)」医薬品の適応判定の補助等に用いるもののうち，肺癌におけるEGFR遺伝子検査又はD006-24肺癌関連遺伝子多項目同時検査を同一月中に併せて行った場合には，主たるもののみ算定する。(令6保医発0305·4)

D006-13 骨髄微小残存病変量測定 判（遺伝）(p.368)

1 遺伝子再構成の同定に用いるもの **3,395点**

2 モニタリングに用いるもの **2,100点**

注 別に厚生労働大臣が定める施設基準〔※告示4第5・3の1の3，p.931〕に適合しているものとして地方厚生局長等に届け出た保険医療機関において実施した場合に限り算定する。

→骨髄微小残存病変量測定

(1) 骨髄微小残存病変量測定は，PCR法により，急性リンパ性白血病の診断補助又は経過観察を目的に行った場合に算定できる。

(2) 「1」の遺伝子再構成の同定に用いるものについては，急性リンパ性白血病と診断された患者又は再発が認められた患者に対して，遺伝子再構成の同定及び当該遺伝子のプライマー作成を行った場合に，それぞれ1回に限り算定できる。

(3) 「2」のモニタリングに用いるものについては，「1」の遺伝子再構成に用いるものを行った患者に対して，PCR法により急性リンパ性白血病の経過観察を目的と

して行った場合に，初発時と再発時にそれぞれ２回を限度として算定できる。 （令６保医発0305·4）

D006-14 FLT3遺伝子検査 判（遺伝）（p.368） 4,200点

→FLT３遺伝子検査

(1) FLT３遺伝子検査は，急性骨髄性白血病（急性前骨髄性白血病を除く）の骨髄液又は末梢血を検体とし，PCR法及びキャピラリー電気泳動法により，抗悪性腫瘍剤による治療法の選択を目的として，FLT３遺伝子の縦列重複（ITD）変異及びチロシンキナーゼ（TKD）変異の評価を行った場合に，患者１人につき１回に限り算定する。

(2) D004-2悪性腫瘍組織検査の「１」悪性腫瘍遺伝子検査，D006-2造血器腫瘍遺伝子検査，D006-6免疫関連遺伝子再構成又はD006-16JAK２遺伝子検査のうちいずれかを同一月中に併せて行った場合には，主たるもののみ算定する。 （令６保医発0305·4）

D006-15 膀胱がん関連遺伝子検査 判（遺伝）（p.368） 1,597点

→膀胱がん関連遺伝子検査

(1) 膀胱がん関連遺伝子検査は，膀胱がんの患者であって，上皮内癌（CIS）と診断され，過去にK803膀胱悪性腫瘍手術の「６」経尿道的手術を行った者に対して，FISH法により，再発の診断の補助を目的として実施した場合に，経尿道的手術後２年以内に限り，２回を限度として算定する。ただし，同時に膀胱鏡により，膀胱がん再発の所見が認められないことを確認した患者に対して実施した場合に限る。

(2) 本検査を実施した場合には，上皮内癌（CIS）と診断された病理所見，K803膀胱悪性腫瘍手術の「６」経尿道的手術の実施日及び本検査を過去に算定している場合にはその算定日を診療報酬明細書の摘要欄に記載する。

(3) 本検査と同時にN004細胞診（１部位につき）の「２」穿刺吸引細胞診，体腔洗浄等によるものを実施した場合は，主たるもののみ算定する。 （令６保医発0305·4）

D006-16 JAK2遺伝子検査 判（遺伝）（p.368） 2,504点

→JAK２遺伝子検査

(1) JAK２遺伝子検査は，骨髄液又は末梢血を検体とし，アレル特異的定量PCR法により，真性赤血球増加症，本態性血小板血症及び原発性骨髄線維症の診断補助を目的として，JAK２V617F遺伝子変異割合を測定した場合に，患者１人につき１回に限り算定する。

(2) D004-2悪性腫瘍組織検査の「１」悪性腫瘍遺伝子検査，D006-2造血器腫瘍遺伝子検査，D006-6免疫関連遺伝子再構成又はD006-14FLT３遺伝子検査のうちいずれかを同一月中に併せて行った場合には，主たるもののみ算定する。 （令６保医発0305·4）

D006-17 Nudix hydrolase 15（NUDT15）遺伝子多型 判（遺伝）（p.368） 2,100点

→Nudix hydrolase 15（NUDT15）遺伝子多型

NUDT15遺伝子多型は，難治性の炎症性腸疾患，急性リンパ性白血病及び治療抵抗性のリウマチ性疾患〔全身性血管炎（顕微鏡的多発血管炎，多発血管炎性肉芽腫症，結節性多発動脈炎，好酸球性多発血管炎性肉芽腫症，高安動脈炎等），全身性エリテマトーデス（SLE），多発性筋炎，皮膚筋炎，強皮症，混合性結合組織病及び難治性リウマチ性疾患〕，自己免疫性肝炎の患者であって，チオプリン製剤の投与対象となる患者に対して，その投与の可否，投与量等を判断することを目的として，リアルタイムPCR法により測定を行った場合に，当該薬剤の投与を開始するまでの間に１回を限度として算定する。 （令６保医発0305·4）

D006-18 BRCA1/2遺伝子検査 判（遺伝）（p.368）

１ 腫瘍細胞を検体とするもの 20,200点

２ 血液を検体とするもの 20,200点

注 別に厚生労働大臣が定める施設基準〔※告示④第５・３の１の３の２，p.932〕に適合しているものとして地方厚生局長等に届け出た保険医療機関において実施した場合に限り算定する。

→BRCA1/2遺伝子検査

(1) 「１」腫瘍細胞を検体とするものについては，初発の進行卵巣癌患者又は転移性去勢抵抗性前立腺癌患者の腫瘍細胞を検体とし，次世代シーケンシングにより，抗悪性腫瘍剤による治療法の選択を目的として，BRCA１遺伝子及びBRCA２遺伝子の変異の評価を行った場合に限り算定する。

(2) 「２」血液を検体とするものについては，転移性，再発若しくはHER２陰性の術後薬物療法の適応となる乳癌患者，初発の進行卵巣癌患者，治癒切除不能な膵癌患者，転移性去勢抵抗性前立腺癌患者又は遺伝性乳癌卵巣癌症候群が疑われる乳癌若しくは卵巣癌患者の血液を検体とし，PCR法等により，抗悪性腫瘍剤による治療法の選択又は遺伝性乳癌卵巣癌症候群の診断を目的として，BRCA１遺伝子及びBRCA２遺伝子の変異の評価を行った場合に限り算定する。

(3) 「２」血液を検体とするものについて，遺伝性乳癌卵巣癌症候群の診断を目的として当該検査を実施するに当たっては，関係学会による「遺伝性乳癌卵巣癌症候群（HBOC）診療の手引き2021年版」を参照する。なお，その医療上の必要性について診療報酬明細書の摘要欄に記載する。 （令６保医発0305·4）

D006-19 がんゲノムプロファイリング検査 判（遺伝）（p.368） 44,000点

注１ 別に厚生労働大臣が定める施設基準〔※告示④第５・３の１の３の３，p.932〕に適合しているものとして地方厚生局長等に届け出た保険医療機関において実施した場合に限り算定する。

２ 抗悪性腫瘍剤による治療法の選択を目的として他の検査を実施した場合であって，当該他の検査の結果により区分番号B011-5に掲げるがんゲノムプロファイリング評価提供料を算定する場合は，所定点数から当該他の検査の点数を減算する。

→がんゲノムプロファイリング検査

(1) 固形腫瘍の腫瘍細胞又は血液を検体とし，100以上のがん関連遺伝子の変異等を検出するがんゲノムプロファイリング検査に用いる医療機器等として薬事承認又は認証を得ている次世代シーケンシングを用いて，包括的なゲノムプロファイルの取得を行う場合に，検体提出時に患者１人につき１回（以下のイの場合については，血液を検体とする検査を含めて２回）に限り

算定できる。ただし，血液を検体とする場合については，以下に掲げる場合にのみ算定できる。

ア 医学的な理由により，固形腫瘍の腫瘍細胞を検体としてがんゲノムプロファイリング検査を行うことが困難な場合。この際，固形腫瘍の腫瘍細胞を検体とした検査が実施困難である医学的な理由を**診療録**及び**診療報酬明細書**の摘要欄に記載する。

イ 固形腫瘍の腫瘍細胞を検体として実施したがんゲノムプロファイリング検査において，包括的なゲノムプロファイルの結果を得られなかった場合。この際，その旨を**診療録**及び**診療報酬明細書**の摘要欄に記載する。

(2) 標準治療がない固形がん患者又は局所進行若しくは転移が認められ標準治療が終了となった固形がん患者（終了が見込まれる者を含む）であって，関連学会の化学療法に関するガイドライン等に基づき，全身状態及び臓器機能等から，当該検査施行後に化学療法の適応となる可能性が高いと主治医が判断した者に対して実施する場合に限り算定できる。

(3) がんゲノムプロファイルの解析により得られる遺伝子のシークエンスデータ（FASTQ又はBAM），解析データ（VCF，XML又はYAML）及び臨床情報等を，患者の同意に基づき，保険医療機関又は検査会社等からがんゲノム情報管理センター（C－CAT）に提出する。この際，当該データの提出及び二次利用について，患者に対して書面を用いて説明し，同意の有無について**診療録**及び管理簿等に記載する。なお，これらの手続きに当たっては，個人情報の保護に係る諸法令を遵守する。

(4) C－CATへのデータ提出又はデータの二次利用に係る同意が得られない場合であっても，当該検査を実施し，算定することができる。その際には同意が得られなかった旨を**診療録**及び管理簿に記載する。

(5) 医療関係団体が定める「インフォームド・コンセント手順書」を遵守し，患者からの同意取得について適切な手続きを確保する。

(6) 「注２」に係る規定は，固形腫瘍の腫瘍細胞又は血液を検体とし，100以上のがん関連遺伝子の変異等を検出するがんゲノムプロファイリング検査に用いる医療機器等として薬事承認又は認証を得ている次世代シーケンシングを用いて，次に掲げる抗悪性腫瘍剤による治療法の選択を目的とした検査を実施した際に併せて取得している包括的なゲノムプロファイルの結果を，標準治療後（終了が見込まれる場合も含む）にエキスパートパネルで検討を行った上で，治療方針等について文書を用いて患者に説明することにより，B011-5がんゲノムプロファイリング評価提供料を算定する場合に適用する。なお，この場合には(2)から(5)までを満たすこと。この際，**診療報酬明細書**の摘要欄に，包括的なゲノムプロファイルの結果を併せて取得した検査の実施日を記載する。

ア 肺癌におけるEGFR遺伝子検査，ROS1融合遺伝子検査，ALK融合遺伝子検査，RAS遺伝子検査，HER２遺伝子検査

イ 大腸癌におけるRAS遺伝子検査，HER２遺伝子検査，BRAF遺伝子検査

ウ 乳癌におけるHER2遺伝子検査

エ 固形癌におけるマイクロサテライト不安定性検査

オ 肺癌におけるMETex14遺伝子検査

カ 悪性黒色腫におけるBRAF遺伝子検査

キ 固形癌におけるNTRK融合遺伝子検査，腫瘍遺伝子変異量検査

ク 胆道癌におけるFGFR2融合遺伝子検査

ケ 卵巣癌又は前立腺癌におけるBRCA1遺伝子及びBRCA2遺伝子検査

（令６保医発0305·4）

D006-20 角膜ジストロフィー遺伝子検査 判

（遺伝）（p.368） **1,200点**

注 別に**厚生労働大臣が定める施設基準**〔※告示④第５・３の１の３の４，p.933〕に適合しているものとして地方厚生局長等に届け出た保険医療機関において行われる場合に，患者１人につき１回に限り算定する。

→角膜ジストロフィー遺伝子検査

(1) 角膜ジストロフィー遺伝子検査は，角膜混濁等の前眼部病変を有する患者であって，臨床症状，検査所見，家族歴等から角膜ジストロフィーと診断又は疑われる者に対して，治療方針の決定を目的として行った場合に算定する。本検査を実施した場合には，その医学的な必要性を**診療報酬明細書**の摘要欄に記載する。

(2) 検査の実施に当たっては，個人情報保護委員会・厚生労働省「医療・介護関係事業者における個人情報の適切な取扱いのためのガイダンス」（平成29年４月）及び関係学会による「医療における遺伝学的検査・診断に関するガイドライン」（平成23年２月）を遵守する。

（令６保医発0305·4）

D006-21 血液粘弾性検査（一連につき） 判

（p.368） **600点**

→血液粘弾性検査（一連につき）

(1) 血液粘弾性検査は，心臓血管手術（人工心肺を用いたものに限る）を行う患者に対して，血液製剤等の投与の必要性の判断又は血液製剤等の投与後の評価を目的として行った場合に算定できる。

(2) 術前，術中又は術後に実施した場合に，それぞれ１回ずつ算定できる。なお，所期の目的を達するために複数回実施した場合であっても，一連として算定する。

(3) 検査の実施に当たっては，日本心臓血管麻酔学会の定める指針を遵守し，適切な輸血管理を行う。

（令６保医発0305·4）

D006-22 RAS遺伝子検査（血漿） 判（遺伝）

（p.368） **7,500点**

→RAS遺伝子検査（血漿）

(1) RAS遺伝子検査（血漿）は，大腸癌患者の血漿を検体とし，抗悪性腫瘍剤による治療法の選択を目的として，高感度デジタルPCR法とフローサイトメトリー法を組み合わせた方法により行った場合に，患者１人につき１回に限り算定できる。ただし，再度治療法を選択する必要がある場合にも算定できる。なお，本検査の実施は，医学的な理由により，大腸癌の組織を検体として，D004-2悪性腫瘍組織検査の「１」の「イ」処理が容易なものの「(1)」医薬品の適応判定の補助等に用いるもののうち，大腸癌におけるRAS遺伝子検査又はD004-2悪性腫瘍組織検査の「１」の「イ」処理が容易なものの「(2)」その他のもののうち，大腸癌におけるKRAS遺伝子検査を行うことが困難な場合に限る。

(2) 本検査を実施した場合は，大腸癌の組織を検体とした検査が実施困難である医学的な理由を**診療録**及び**診療報酬明細書**に記載する。

(3) 本検査と，大腸癌の組織を検体として，D004-2悪性腫瘍組織検査の「１」の「イ」処理が容易なものの「(1)」

医薬品の適応判定の補助等に用いるもののうち，大腸癌におけるRAS遺伝子検査又はD004-2悪性腫瘍組織検査の「1」の「イ」処理が容易なものの「(2)」その他のもののうち，大腸癌におけるKRAS遺伝子検査を同一月中に併せて行った場合には，主たるもののみ算定する。（令6保医発0305・4）

D006-23　遺伝子相同組換え修復欠損検査 判
（遺伝）（p.368）　**32,200点**

注　別に厚生労働大臣が定める施設基準〔※告示④第5・3の1の3の5，p.933〕を満たす保険医療機関において行われる場合に算定する。

→遺伝子相同組換え修復欠損検査

遺伝子相同組換え修復欠損検査は，卵巣癌患者の腫瘍組織を検体とし，抗悪性腫瘍剤による治療法の選択を目的として，次世代シーケンシングにより，相同組換え修復欠損の評価を行った場合に，患者1人につき1回に限り算定する。（令6保医発0305・4）

D006-24　肺癌関連遺伝子多項目同時検査 判
（遺伝）（p.368）　**12,500点**

→肺癌関連遺伝子多項目同時検査

(1)　肺癌関連遺伝子多項目同時検査は，肺癌患者の腫瘍組織を検体とし，EGFR遺伝子検査，ROS1融合遺伝子検査，ALK融合遺伝子検査，BRAF遺伝子検査，METex14遺伝子検査，KRAS遺伝子検査及びRET融合遺伝子検査をリアルタイムPCR法により同時に実施した場合に，患者1人につき1回に限り算定する。

(2)　肺癌関連遺伝子多項目同時本検査とD004-2悪性腫瘍組織検査の「1」の「イ」の「(1)」医薬品の適応判定の補助等に用いるもの〔肺癌におけるEGFR遺伝子検査，ROS1融合遺伝子検査，ALK融合遺伝子検査，BRAF遺伝子検査（次世代シーケンシングを除く），METex14遺伝子検査（次世代シーケンシングを除く）又はKRAS遺伝子変異（G12C）検査に限る〕，D004-2悪性腫瘍組織検査の「1」の「ロ」処理が複雑なもの〔肺癌におけるBRAF遺伝子検査（次世代シーケンシング），METex14遺伝子検査（次世代シーケンシング）又はRET融合遺伝子検査に限る〕，D006-12EGFR遺伝子検査（血漿），D006-27悪性腫瘍遺伝子検査（血液・血漿）の「1」ROS1融合遺伝子検査，「2」ALK融合遺伝子検査若しくは「3」METex14遺伝子検査，N002免疫染色（免疫抗体法）病理組織標本作製の「4」EGFRタンパク若しくは「6」ALK融合タンパク又はN005-2ALK融合遺伝子標本作製を併せて実施した場合は，主たるもののみ算定する。

（令6保医発0305・4，令5保医発0428・4，0829・7）

D006-25　CYP2C9遺伝子多型 判（遺伝）
（p.368）　**2,037点**

→CYP2C9遺伝子多型

二次性進行型多発性硬化症患者に対するシポニモドフマル酸の投与の可否の判定又は投与量の判定を目的として，リアルタイムPCR法により，全血又は口腔粘膜から抽出されたゲノムDNA中の薬物代謝酵素CYP2C9遺伝子多型を測定した場合に，患者1人につき1回に限り算定する。なお，本検査が必要と判断した医学的根拠を**診療報酬明細書**の摘要欄に記載する。（令6保医発0305・4）

D006-26　染色体構造変異解析 判（遺伝）
（p.368）　**8,000点**

注　別に厚生労働大臣が定める施設基準〔※告示④第5・3の1の3の6，p.933〕を満たす保険医療機関において行われる場合に算定する。

→染色体構造変異解析

(1)　染色体構造変異解析は，薬事承認を得ている体外診断用医薬品を用いて，アレイCGH法により染色体ゲノムDNAのコピー数変化及びヘテロ接合性の喪失を測定した場合に，患者1人につき1回に限り算定する。

(2)　本検査は，12q14欠失症候群，15q13.3欠失症候群，15q24反復性微細欠失症候群，15q26過成長症候群，16p11.2重複症候群，16p11.2-p12.2欠失症候群，16p11.2-p12.2重複症候群，16p13.11反復性微細欠失症候群，16p13.11反復性微細重複症候群，17q21.31反復性微細欠失症候群，1p36欠失症候群，1q21.1反復性微細欠失症候群，1q21.1反復性微細重複症候群，1q21.1領域血小板減少-橈骨欠損症候群，22q11.2欠失症候群，22q11重複症候群，22q11.2遠位欠失症候群，22q13欠失症候群（フェラン・マクダーミド症候群），2p15-16.1欠失症候群，2p21欠失症候群，2q33.1欠失症候群，2q37モノソミー，3q29欠失症候群，3q29重複症候群，7q11.23重複症候群，8p23.1微細欠失症候群，8p23.1重複症候群，8q21.11欠失症候群，9q34欠失症候群，アンジェルマン症候群，ATR-16症候群，22qテトラソミー症候群（キャットアイ症候群），シャルコー・マリー・トゥース病，5p-症候群，遺伝圧脆弱性ニューロパチー，レリー・ワイル症候群，ミラー・ディカー症候群，NF1欠失症候群，ペリツェウス・メルツバッハ病（先天性大脳白質形成不全症），ポトキ・ルプスキ症候群，ポトキ・シェイファー症候群，プラダー・ウィリ症候群，腎嚢胞-糖尿病症候群，16p12.1反復性微細欠失症候群，ルビンシュタイン・テイビ症候群，スミス・マギニス症候群，ソトス症候群，裂手／裂足奇形1，ステロイドスルファターゼ欠損症，WAGR症候群，ウィリアムズ症候群，ウォルフ・ヒルシュホーン症候群，Xp11.22連鎖性知的障害，Xp11.22-p11.23重複症候群，MECP2重複症候群，ベックウィズ・ヴィーデマン症候群，シルバー・ラッセル症候群，第14番染色体父親性ダイソミー症候群（鏡-緒方症候群）又は14番染色体母親性ダイソミーおよび類縁疾患のいずれかを疑う患者に対して実施する。

(3)　本検査を実施する場合は，関連学会が定める指針を遵守し，本検査を実施する医学的な理由を**診療報酬明細書**の摘要欄に記載する。（令6保医発0305・4）

D006-27　悪性腫瘍遺伝子検査（血液・血漿）
判（遺伝）（p.368）

1	ROS1融合遺伝子検査	**2,500点**
2	ALK融合遺伝子検査	**2,500点**
3	METex14遺伝子検査	**5,000点**
4	NTRK融合遺伝子検査	**5,000点**
5	RAS遺伝子検査	**2,500点**
6	BRAF遺伝子検査	**2,500点**
7	HER2遺伝子検査（大腸癌に係るもの）	**2,500点**
8	HER2遺伝子検査（肺癌に係るもの）	**5,000点**
9	マイクロサテライト不安定性検査	**2,500点**

注1　患者から1回に採取した血液又は(血漿)を用いて本区分の1，2，5，6，7若しくは9に掲げる検査又は区分番号D006-12に掲げるEGFR遺伝子検査（血漿）を2項目，3項目又は4項目以上行った場合は，所定点

数にかかわらず，それぞれ4,000点，6,000点又は8,000点を算定する。

2 患者から1回に採取した血液又は血漿を用いて本区分の3，4又は8に掲げる検査を2項目又は3項目以上行った場合は，所定点数にかかわらず，それぞれ8,000点又は12,000点を算定する。

→悪性腫瘍遺伝子検査（血液・血漿）

(1) 悪性腫瘍遺伝子検査（血液・血漿）は，固形癌患者の血液又は血漿を検体とし，悪性腫瘍の詳細な診断及び治療法の選択を目的として悪性腫瘍患者本人に対して行った場合に，それぞれ患者1人につき1回に限り算定する。

(2) ROS1融合遺伝子検査

ア 「1」のROS1融合遺伝子検査は，肺癌患者の血液を検体とし，抗悪性腫瘍剤による治療法の選択を目的として，次世代シーケンシングにより行った場合に，患者1人につき1回に限り算定する。

イ 本検査は，医学的な理由により，肺癌の組織を検体として，D004-2悪性腫瘍組織検査の「1」の「イ」処理が容易なものの「(1)」医薬品の適応判定の補助等に用いるもののうち，肺癌におけるROS1融合遺伝子検査を行うことが困難な場合に算定でき，本検査を併せて実施した場合には，本検査は算定できない。

ウ 本検査の実施に当たっては，肺癌の組織を検体とした検査が実施困難である医学的な理由を**診療録**及び**診療報酬明細書**の摘要欄に記載する。

(3) ALK融合遺伝子検査

ア 「2」のALK融合遺伝子検査は，肺癌患者の血液を検体とし，抗悪性腫瘍剤による治療法の選択を目的として，次世代シーケンシングにより行った場合に，患者1人につき1回に限り算定する。

イ 本検査は，医学的な理由により，肺癌の組織を検体として，D004-2の「1」の「イ」処理が容易なものの「(1)」医薬品の適応判定の補助等に用いるもののうち，肺癌におけるALK融合遺伝子検査を行うことが困難な場合に算定でき，当該検査と本検査を併せて実施した場合には，本検査は算定できない。

ウ 本検査の実施に当たっては，肺癌の組織を検体とした検査が実施困難である医学的な理由を**診療録**及び**診療報酬明細書**の摘要欄に記載する。

エ 本検査とN002免疫染色（免疫抗体法）病理組織標本作製の「6」ALK融合タンパク又はN005-2ALK融合遺伝子標本作製を併せて行った場合には，主たるもののみ算定する。

(4) METex14遺伝子検査

ア 「3」のMETex14遺伝子検査は，肺癌患者の血漿を検体とし，抗悪性腫瘍剤による治療法の選択を目的として，次世代シーケンシングにより行った場合に，患者1人につき1回に限り算定する。

イ 本検査は，医学的な理由により，肺癌の組織を検体として，D004-2悪性腫瘍組織検査の「1」の「ロ」処理が複雑なもののうち，肺癌におけるMETex14遺伝子検査を行うことが困難な場合に算定でき，本検査を併せて実施した場合には，本検査は算定できない。

ウ 本検査の実施に当たっては，肺癌の組織を検体とした検査が実施困難である医学的な理由を**診療録**及び**診療報酬明細書**に記載する。

(5) NTRK融合遺伝子検査

ア 「4」のNTRK融合遺伝子検査は，固形癌患者の血液を検体とし，抗悪性腫瘍剤による治療法の選択を目的として，次世代シーケンシングにより行った場合に，患者1人につき1回に限り算定する。

イ 本検査は，医学的な理由により，固形癌の組織を検体として，D004-2悪性腫瘍組織検査の「1」の「ロ」処理が複雑なもののうち，固形癌におけるNTRK融合遺伝子検査を行うことが困難な場合に算定でき，本検査を併せて実施した場合には，本検査は算定できない。

ウ 本検査の実施に当たっては，固形癌の組織を検体とした検査が実施困難である医学的な理由を**診療録**及び**診療報酬明細書**の摘要欄に記載する。

エ 卵巣癌，乳癌，膵癌又は前立腺癌において，本検査とD006-18BRCA1/2遺伝子検査を併せて行った場合には，主たるもののみ算定する。

(6) RAS遺伝子検査

ア 「5」のRAS遺伝子検査は，大腸癌又は肺癌患者の血液を検体とし，次世代シーケンシングにより行った場合に，患者1人につき1回に限り算定する。

イ 本検査は，医学的な理由があって以下のいずれかに該当する場合に限り算定できる。

(イ) 大腸癌の組織を検体として，D004-2悪性腫瘍組織検査の「1」悪性腫瘍遺伝子検査の「イ」処理が容易なものの「(1)」医薬品の適応判定の補助等に用いるもののうち，大腸癌におけるRAS遺伝子検査，又は「1」悪性腫瘍遺伝子検査の「イ」処理が容易なものの「(2)」その他のもののうち，大腸癌におけるKRAS遺伝子検査を行うことが困難な場合。なお，いずれかの検査と本検査を，それぞれ大腸癌に対する抗悪性腫瘍剤による治療法の選択を目的として実施した場合には，本検査は算定できない。

(ロ) 肺癌の組織を検体として，D004-2悪性腫瘍組織検査の「1」悪性腫瘍遺伝子検査の「イ」処理が容易なものの「(1)」医薬品の適応判定の補助等に用いるもののうち，肺癌におけるKRAS遺伝子変異（G12C）検査，又は「1」悪性腫瘍遺伝子検査の「イ」処理が容易なものの「(2)」その他のもののうち，肺癌におけるKRAS遺伝子検査を実施することが困難な場合。なお，いずれかの検査と本検査を，それぞれ肺癌に対する抗悪性腫瘍剤による治療法の選択を目的として実施した場合には，本検査は算定できない。

(ハ) 肺癌の組織を検体として，D006-24肺癌関連遺伝子多項目同時検査を行うことが困難な場合。なお，本検査を，それぞれ肺癌に対する抗悪性腫瘍剤による治療法の選択を目的として併せて実施した場合には，本検査は算定できない。

ウ 本検査の実施に当たっては，イに該当する医学的な理由を**診療録**及び**診療報酬明細書**の摘要欄に記載する。

エ 大腸癌患者の血漿を検体として，大腸癌に対する抗悪性腫瘍剤による治療法の選択を目的として実施した場合に，D006-22RAS遺伝子検査（血漿）は併せて算定できない。

(7) BRAF遺伝子検査

ア 「6」のBRAF遺伝子検査は，大腸癌患者の血液を検体とし，抗悪性腫瘍剤による治療法の選択を目的として，次世代シーケンシングにより行った場合に，患者1人につき1回に限り算定する。

イ 本検査は，医学的な理由により，大腸癌の組織を検体として，D004-2悪性腫瘍組織検査の「1」悪性腫瘍遺伝子検査の「イ」処理が容易なものの「(1)」医薬品の適応判定の補助等に用いるもののうち，大腸癌におけるBRAF遺伝子検査を行うことが困難な場合に算定でき，本検査を併せて実施した場合には，本検査は算定できない。

ウ 本検査の実施に当たっては，大腸癌の組織を検体とした検査が実施困難である医学的な理由を**診療録**及び**診療報酬明細書**の摘要欄に記載する。

(8) HER２遺伝子検査（大腸癌に係るもの）

「7」のHER２遺伝子検査（大腸癌に係るもの）は，大腸癌患者の血液を検体とし，抗悪性腫瘍剤による治療法の選択を目的として，次世代シーケンシングにより行った場合に，患者１人につき１回に限り算定する。

(9) HER２遺伝子検査（肺癌に係るもの）

ア 「8」のHER２遺伝子検査（肺癌に係るもの）は，肺癌患者の血液を検体とし，抗悪性腫瘍剤による治療法の選択を目的として，次世代シーケンシングにより行った場合に，患者１人につき１回に限り算定する。

イ 本検査は，医学的な理由により，肺癌の組織を検体として，D004-2悪性腫瘍組織検査の「1」悪性腫瘍遺伝子検査の「ロ」処理が複雑なもののうち，肺癌におけるHER２遺伝子検査を行うことが困難な場合に算定でき，本検査を併せて実施した場合には，本検査は算定できない。

ウ 本検査の実施に当たっては，肺癌の組織を検体とした検査が実施困難である医学的な理由を**診療録**及び**診療報酬明細書**の摘要欄に記載する。

(10) マイクロサテライト不安定性検査

ア 「9」のマイクロサテライト不安定性検査は，固形癌患者の血液を検体とし，抗悪性腫瘍剤による治療法の選択を目的として，次世代シーケンシングにより行った場合に，患者１人につき１回に限り算定する。

イ 本検査は，医学的な理由により，固形癌の組織を検体として，D004-2悪性腫瘍組織検査の「1」悪性腫瘍遺伝子検査の「イ」処理が容易なものの「(1)」医薬品の適応判定の補助等に用いるもののうち，固形癌におけるマイクロサテライト不安定性検査を行うことが困難な場合に算定でき，本検査を併せて実施した場合には，本検査は算定できない。

ウ 卵巣癌，乳癌，膵癌又は前立腺癌に対する抗悪性腫瘍剤による治療法の選択を目的として，本検査とD006-18BRCA1/2遺伝子検査の「1」腫瘍細胞を検体とするものを併せて行った場合には，いずれか主たるもののみ算定する。

エ 本検査の実施に当たっては，固形癌の組織を検体とした検査が実施困難である医学的な理由を**診療録**及び**診療報酬明細書**の摘要欄に記載する。

(11) 次世代シーケンシングを用いて，抗悪性腫瘍剤による治療法の選択を目的として特定の遺伝子の変異の評価を行う際に，包括的なゲノムプロファイルを併せて取得している場合には，包括的なゲノムプロファイルの結果ではなく，目的とする遺伝子変異の結果についてのみ患者に提供する。また，その場合においては，目的以外の遺伝子の変異に係る検査結果については患者の治療方針の決定等には用いない。（令６保医発0305·4）

D006-28 Y染色体微小欠失検査 判（遺伝）

(p.368) 3,770点

注 別に厚生労働大臣が定める施設基準〔※告示④第５・３の１の３の７，p.933〕を満たす保険医療機関において行われる場合に算定する。

→Y染色体微小欠失検査

Y染色体微小欠失検査は，不妊症の患者であって，生殖補助医療を実施しているものに対して，PCR-rSSO法により，精巣内精子採取術の適応の判断を目的として実施した場合に，患者１人につき１回に限り算定する。なお，本検査を実施する医学的な理由を**診療録**に記載する。

（令６保医発0305·4）

D006-29 乳癌悪性度判定検査 判（遺伝）

(p.368) 43,500点

→乳癌悪性度判定検査

(1) ホルモン受容体陽性かつHER２陰性であって，リンパ節転移陰性，微小転移又はリンパ節転移１～３個の早期浸潤性乳癌患者を対象として，遠隔再発リスクの提示及び化学療法の要否の決定を目的として，腫瘍組織から抽出した21遺伝子のRNA発現の定量値に基づき乳癌悪性度判定検査を実施した場合に，原則として患者１人につき１回に限り算定できる。ただし，医学的な必要性から患者１人につき２回以上実施した場合には，その理由を**診療報酬明細書**の摘要欄に記載する。

(2) 本検査の実施に当たっては，ホルモン受容体，HER２の検査結果及びリンパ節転移の状況について**診療報酬明細書**の摘要欄に記載する。（令６保医発0305·4）

D006-30 遺伝性網膜ジストロフィ遺伝子検査 判（遺伝）(p.368) 20,500点

→遺伝性網膜ジストロフィ遺伝子検査

(1) 遺伝性網膜ジストロフィ遺伝子検査は，臨床症状，検査所見，家族歴等からRPE65遺伝子変異による遺伝性網膜ジストロフィと疑われる者であって，十分な生存網膜細胞を有することが確認された者に対して，血液を検体とし，次世代シーケンシングを用いてボレチゲンネパルボベクの適応の判定の補助を目的として実施した場合にのみ，患者１人につき１回に限り算定できる。

(2) 本検査の実施に当たっては，以下のいずれにも該当する医療機器を用いる。

ア 遺伝性網膜ジストロフィの疾患原因遺伝子の情報を取得するものとして薬事承認又は認証を得ている。

イ 厚生労働省難治性疾患政策研究事業において，「遺伝性網膜ジストロフィの原因となりうる主な遺伝子」（網膜脈絡膜・視神経萎縮症に関する調査研究班網膜ジストロフィにおける遺伝学的検査のガイドライン作成ワーキンググループ作成）リストに記載されている遺伝遺伝子の変異の評価が可能である。

(3) 本検査は，厚生労働省難治性疾患政策研究事業において「網膜脈絡膜・視神経萎縮症に関する調査研究班IRDパネル検査における遺伝学的検査運用ガイドライン作成ワーキンググループ」が作成した検査運用指針に従って実施された場合に限り算定する。

（令６保医発0305·4）

生化学的検査（Ⅰ）

D007 血液化学検査 判 (p.368)

1 総ビリルビン迅，直接ビリルビン又は抱合型ビリルビン，総蛋白迅，アルブミ

ン（BCP改良法・BCG法）迅，尿素窒素迅，クレアチニン迅，尿酸迅，アルカリホスファターゼ（ALP）迅，コリンエステラーゼ（ChE）迅，γ-グルタミルトランスフェラーゼ（γ-GT）迅，中性脂肪迅，ナトリウム及びクロール迅，カリウム迅，カルシウム迅，マグネシウム，クレアチン，グルコース迅，乳酸デヒドロゲナーゼ（LD）迅，アミラーゼ，ロイシンアミノペプチダーゼ（LAP），クレアチンキナーゼ（CK）迅，アルドラーゼ，遊離コレステロール，鉄（Fe），血中ケトン体・糖・クロール検査（試験紙法・アンプル法・固定化酵素電極によるもの），不飽和鉄結合能（UIBC）（比色法），総鉄結合能（TIBC）（比色法）　11点

2　リン脂質　15点

3　HDL-コレステロール迅，無機リン及びリン酸，総コレステロール迅，アスパラギン酸アミノトランスフェラーゼ（AST）迅，アラニンアミノトランスフェラーゼ（ALT）迅　17点

4　LDL-コレステロール迅，蛋白分画　18点

5　銅（Cu）　23点

6　リパーゼ　24点

7　イオン化カルシウム　26点

8　マンガン（Mn）　27点

9　ケトン体　30点

10　アポリポ蛋白

イ　1項目の場合　31点

ロ　2項目の場合　62点

ハ　3項目以上の場合　94点

11　アデノシンデアミナーゼ（ADA）　32点

12　グアナーゼ　35点

13　有機モノカルボン酸，胆汁酸　47点

14　ALPアイソザイム，アミラーゼアイソザイム，γ-GTアイソザイム，LDアイソザイム，重炭酸塩　48点

15　ASTアイソザイム，リポ蛋白分画　49点

16　アンモニア　50点

17　CKアイソザイム，グリコアルブミン迅　55点

18　コレステロール分画　57点

19　ケトン体分画，遊離脂肪酸　59点

20　レシチン・コレステロール・アシルトランスフェラーゼ（L-CAT）　70点

21　グルコース-6-リン酸デヒドロゲナーゼ（G-6-PD），リポ蛋白分画（PAGディスク電気泳動法），1,5-アンヒドロ-D-グルシトール（1,5AG），グリココール酸　80点

22　CK-MB（蛋白量測定）　90点

23　LDアイソザイム1型，総カルニチン，遊離カルニチン　95点

24　ALPアイソザイム及び骨型アルカリホスファターゼ（BAP）　96点

25　フェリチン半定量，フェリチン定量　102点

26　エタノール　105点

27　リポ蛋白（a）　107点

28　ヘパリン，KL－6　108点

29　心筋トロポニンＩ，心筋トロポニンT（TnT）定性・定量，アルミニウム（Al）　109点

30　シスタチンC　112点

31　25－ヒドロキシビタミン　117点

32　ペントシジン　118点

33　イヌリン　120点

34　リポ蛋白分画（HPLC法）　129点

35　肺サーファクタント蛋白－A（SP-A），ガラクトース　130点

36　血液ガス分析，Ⅳ型コラーゲン，ミオグロビン定性，ミオグロビン定量，心臓由来脂肪酸結合蛋白（H-FABP）定性，心臓由来脂肪酸結合蛋白（H-FABP）定量　131点

注　血液ガス分析については，当該保険医療機関内で行った場合に算定する。

37　亜鉛（Zn）　132点

38　アルブミン非結合型ビリルビン　135点

39　肺サーファクタント蛋白－D（SP-D），プロコラーゲン－Ⅲ－ペプチド（P-Ⅲ-P），アンギオテンシンＩ転換酵素（ACE）＊，ビタミンB_{12}＊　136点

40　セレン　144点

41　葉酸　146点

42　Ⅳ型コラーゲン・7S　148点

43　ピルビン酸キナーゼ（PK）　150点

44　レムナント様リポ蛋白コレステロール（RLP－C）　174点

45　腟分泌液中インスリン様成長因子結合蛋白1型（IGFBP-1）定性　175点

46　ヒアルロン酸　179点

47　ALPアイソザイム（PAG電気泳動法），アセトアミノフェン＊　180点

48　心室筋ミオシン軽鎖Ｉ　184点

49　トリプシン　189点

50　Mac-2結合蛋白糖鎖修飾異性体，マロンジアルデヒド修飾LDL（MDA-LDL），オートタキシン，サイトケラチン18フラグメント（CK－18F），ELFスコア　194点

51　ホスフォリパーゼA_2（PLA_2）　204点

52　赤血球コプロポルフィリン　210点

53　リポ蛋白リパーゼ（LPL）　219点

54　肝細胞増殖因子（HGF）　227点

55　ビタミンB_2　235点

56　ビタミンB_1　239点

57　ロイシンリッチα_2グリコプロテイン　268点

58　赤血球プロトポルフィリン　272点

59　プロカルシトニン（PCT）定量，プロカルシトニン（PCT）半定量　276点

60　ビタミンC　296点

61　プレセプシン定量　301点

62　インフリキシマブ定性　310点

63　1,25-ジヒドロキシビタミンD_3　388点

64　血管内皮増殖因子（VEGF），コクリントモプロテイン（CTP）　460点

65　FGF23　788点

注 患者から１回に採取した血液を用いて本区分の１から８までに掲げる検査を５項目以上行った場合は，所定点数にかかわらず，検査の項目数に応じて次に掲げる点数により算定する。（**編注**：上記の青色文字の項目）

イ　５項目以上７項目以下　**93点**
ロ　８項目又は９項目　**99点**
ハ　10項目以上　**103点**

注 入院中の患者について算定した場合は，**入院時初回加算**として，初回に限り**20点**を所定点数に加算する。

〔＊＝本項目のみ点数変更〕

【2024年改定による主な変更点】 アルブミン（BCG法）について，算定可能な期間を2026年５月末まで延長した。

→「１」のナトリウム及びクロールについて

両方を測定した場合も，いずれか一方のみを測定した場合も，同一の所定点数により算定する。（令６保医発0305·4）

→「１」のカルシウム及び「７」のイオン化カルシウムを同時に測定した場合

いずれか一方についてのみ所定点数を算定する。（令６保医発0305·4）

→「１」の総鉄結合能（TIBC）（比色法）と「１」の不飽和鉄結合能（UIBC）（比色法）

「１」の総鉄結合能（TIBC）（比色法）と不飽和鉄結合能（UIBC）（比色法）を同時に実施した場合は，「１」の不飽和鉄結合能（UIBC）（比色法）又は総鉄結合能（TIBC）（比色法）の所定点数を算定する。（令６保医発0305·4）

→「１」のクレアチニンについて

ヤッフェ法を用いて実施した場合は算定できない。（令６保医発0305·4）

→「３」のHDL-コレステロール，「３」の総コレステロール及び「４」のLDL-コレステロールを併せて測定した場合

主たるもの２つの所定点数を算定する。（令６保医発0305·4）

→「３」の無機リン及びリン酸の測定

「３」の無機リン及びリン酸については，両方を測定した場合も，いずれか一方のみを測定した場合も，同一の所定点数により算定する。（令６保医発0305·4）

→「４」の蛋白分画，「１」の総蛋白及びアルブミン（BCP改良法・BCG法）の併施

「４」の蛋白分画，「１」の総蛋白及びアルブミン（BCP改良法・BCG法）を併せて測定した場合は，主たるもの２つの所定点数を算定する。（令６保医発0305·4）

→「８」のマンガン（Mn）

１月以上（胆汁排泄能の低下している患者については２週間以上）高カロリー静脈栄養法が行われている患者に対して，３月に１回に限り算定することができる。（令６保医発0305·4）

→「９」のケトン体及び「19」のケトン体分画の併施

「９」のケトン体及び「19」のケトン体分画の検査を併せて実施した場合は，ケトン体分画の所定点数のみ算定する。（令６保医発0305·4）

→「10」のアポリポ蛋白

AⅠ，AⅡ，B，CⅡ，CⅢ及びEのうち，測定した項目数に応じて，所定点数を算定する。（令６保医発0305·4）

→「13」の有機モノカルボン酸

グルタチオン，乳酸，ピルビン酸及びα-ケトグルタール酸の各物質の測定を行った場合に，それぞれの測定ごとに所定点数を算定する。（令６保医発0305·4）

→同一検体について，「14」の重炭酸塩及び「36」の血液ガス分析の検査を併せて行った場合

血液ガス分析の所定点数のみ算定する。（令６保医発0305·4）

→「17」のグリコアルブミン

HPLC（２カラム），HPLC（１カラム）-発色法，アフィニティークロマトグラフィー・免疫比濁法によるグリコアルブミン測定装置を用いて測定した場合，EIA法又は酵素法により測定した場合に所定点数を算定する。（令６保医発0305·4）

→D005血液形態・機能検査の「９」のヘモグロビンA1c（HbA1c），D007血液化学検査「17」のグリコアルブミン又は「21」の1,5-アンヒドロ-D-グルシトール（1,5AG）の併施

いずれかを同一月中に合わせて２回以上実施した場合は，月１回に限り主たるもののみ算定する。ただし，妊娠中の患者，１型糖尿病患者，経口血糖降下薬の投与を開始して６月以内の患者，インスリン治療を開始して６月以内の患者等については，いずれか１項目を月１回に限り別に算定できる。（令６保医発0305·4）

→肝胆道疾患の診断の目的で尿中硫酸抱合型胆汁酸測定を酵素法により実施した場合

「18」のコレステロール分画に準じて算定する。ただし，「13」の胆汁酸を同時に測定した場合には，いずれか一方の所定点数のみを算定する。（令６保医発0305·4）

→「23」のLDアイソザイム１型

酵素学的阻害法による。（令６保医発0305·4）

→「23」の総カルニチン及び遊離カルニチン

ア　「23」の総カルニチン及び遊離カルニチンは，関係学会の定める診療に関する指針を遵守し，酵素サイクリング法により測定した場合に算定する。

イ　本検査を先天性代謝異常症の診断補助又は経過観察のために実施する場合は，月に１回を限度として算定する。

ウ　静脈栄養管理若しくは経腸栄養管理を長期に受けている筋ジストロフィー，筋萎縮性側索硬化症若しくは小児の患者，人工乳若しくは特殊治療用ミルクを使用している小児患者，バルプロ酸ナトリウム製剤投与中の患者，Fanconi症候群の患者又は慢性維持透析の患者におけるカルニチン欠乏症の診断補助若しくは経過観察のために，本検査を実施する場合は，６月に１回を限度として算定する。

エ　同一検体について，本検査と**D010**特殊分析の「８」先天性代謝異常症検査を併せて行った場合は，主たるもののみ算定する。（令６保医発0305·4）

→「24」のALPアイソザイム及び骨型アルカリホスファターゼ（BAP）

アガロース電気泳動法によって，一連の検査によって同時に行った場合に算定する。また，**D008**内分泌学的検査の「26」の骨型アルカリホスファターゼ（BAP）と併せて実施した場合には，いずれか主たるもののみ算定する。（令６保医発0305·4）

→「27」のリポ蛋白（a）

３月に１回を限度として算定できる。（令６保医発0305·4）

→「28」のヘパリンの血中濃度測定

同一の患者につき１月以内に当該検査を２回以上行った場合においては，算定は１回とし，１回目の測定を行ったときに算定する。（令６保医発0305·4）

→「28」のKL-6，「35」の肺サーファクタント蛋白-A（SP-A）及び「39」の肺サーファクタント蛋白-D（SP-D）のうちいずれかを併せて実施した場合

主たるもののみ算定する。KL-6は，EIA法，ECLIA法又はラテックス凝集比濁法により，肺サーファクタント蛋白-A（SP-A）はEIA法により，肺サーファクタント蛋白-D（SP-D）は，EIA法又はラテックス免疫比濁

法による。 (令6保医発0305・4)

→「29」の心筋トロポニンⅠと「29」の心筋トロポニンT（TnT）定性・定量を同一月に併せて実施した場合

主たるもののみ算定する。 (令6保医発0305・4)

→「30」のシスタチンC

ア　EIA法，ラテックス凝集比濁法，金コロイド凝集法又はネフェロメトリー法により実施した場合に限り算定できる。

イ「1」の尿素窒素又は「1」のクレアチニンにより腎機能低下が疑われた場合に，3月に1回に限り算定できる。ただし，「32」のペントシジンを併せて実施した場合は，主たるもののみ算定する。 (令6保医発0305・4)

→「31」の25-ヒドロキシビタミン

ア　原発性骨粗鬆症の患者に対して，ECLIA法，CLIA法又はCLEIA法により測定した場合は，骨粗鬆症の薬剤治療方針の選択時に1回に限り算定できる。なお，本検査を実施する場合は関連学会が定める実施方針を遵守すること。

イ　ビタミンD欠乏性くる病若しくはビタミンD欠乏性骨軟化症の診断時又はそれらの疾患に対する治療中にECLIA法，CLIA法又はCLEIA法により測定した場合は，診断時においては1回を限度とし，その後は3月に1回を限度として算定できる。 (令6保医発0305・4)

→「32」のペントシジン

「1」の尿素窒素又は「1」のクレアチニンにより腎機能低下（糖尿病性腎症によるものを除く）が疑われた場合に，3月に1回に限り算定できる。ただし，「30」のシスタチンCを併せて実施した場合は，主たるもののみ算定する。 (令6保医発0305・4)

→「33」のイヌリン

「1」の尿素窒素又は「1」のクレアチニンにより腎機能低下が疑われた場合に，6月に1回に限り算定できる。ただし，「1」のクレアチニン（腎クリアランス測定の目的で行い，血清及び尿を同時に測定する場合に限る）を併せて実施した場合は，主たるもののみ算定する。 (令6保医発0305・4)

→「36」の血液ガス分析

(1)　所定点数には，ナトリウム，カリウム，クロール，pH, PO_2, PCO_2及びHCO_3^-の各測定を含むものであり，測定項目数にかかわらず，所定点数により算定する。なお，同時に行ったヘモグロビンについては算定しない。

(2)　当該検査の対象患者の診療を行っている保険医療機関内で実施した場合にのみ算定できるものであり，委託契約等に基づき当該保険医療機関外で実施された検査の結果報告を受けるのみの場合は算定できない。ただし，委託契約等に基づき当該保険医療機関内で実施された検査について，その結果が当該保険医療機関に速やかに報告されるような場合は，所定点数により算定する。

なお，在宅酸素療法を実施している入院施設を有しない診療所が，緊急時に必要，かつ，密接な連携を取り得る入院施設を有する他の保険医療機関において血液ガス分析を行う場合であって，採血後，速やかに検査を実施し，検査結果が速やかに当該診療所に報告された場合にあっては算定できる。 (令6保医発0305・4)

→「36」のⅣ型コラーゲン又は「42」のⅣ型コラーゲン・7S

「39」のプロコラーゲン-Ⅲ-ペプチド（P-Ⅲ-P）又は「50」のMac－2結合蛋白糖鎖修飾異性体と併せて行った場合には，主たるもののみ算定する。 (令6保医発0305・4)

→「36」の心臓由来脂肪酸結合蛋白（H-FABP）定性及び定量

ELISA法，免疫クロマト法，ラテックス免疫比濁法又はラテックス凝集法により，急性心筋梗塞の診断を目的に用いた場合に限り算定する。

ただし，心臓由来脂肪酸結合蛋白（H-FABP）定性又は定量と「36」のミオグロビン定性又は定量を併せて実施した場合は，主たるもののみ算定する。 (令6保医発0305・4)

→「38」のアルブミン非結合型ビリルビン

診察及び他の検査の結果から，核黄疸に進展するおそれがある新生児である患者に対して，生後2週間以内に経過観察を行う場合に算定する。ただし，早産児にあっては，生後2週間を超えて，修正週数として正期産に相当する期間まで経過観察を行う場合にも算定できる。なお，その場合には，検査を実施した日に相当する修正週数を診療報酬明細書の摘要欄に記載する。 (令6保医発0305・4)

→「40」のセレン

長期静脈栄養管理若しくは長期成分栄養剤を用いた経腸栄養管理を受けている患者，人工乳若しくは特殊治療用ミルクを使用している小児患者又は重症心身障害児（者）に対して，診察及び他の検査の結果からセレン欠乏症が疑われる場合の診断及び診断後の経過観察を目的として実施した場合に限り算定する。 (令6保医発0305・4)

→「44」のレムナント様リポ蛋白コレステロール（RLP-C）

免疫吸着法-酵素法又は酵素法により実施し，3月に1回を限度として算定できる。 (令6保医発0305・4)

→「45」腟分泌液中インスリン様成長因子結合蛋白1型（IGFBP-1）定性

ア　免疫クロマト法により，破水の診断のために妊娠満22週以上満37週未満の者を対象として測定した場合に限り算定する。

イ「45」の腟分泌液中インスリン様成長因子結合蛋白1型（IGFBP-1）定性及びD015血漿蛋白免疫学的検査の「23」癌胎児性フィブロネクチン定性（頸管腟分泌液）を併せて実施した場合は，主たるもののみ算定する。 (令6保医発0305・4)

→「46」のヒアルロン酸

サンドイッチ バインディング プロテイン アッセイ法，^{125}Iによる競合法を用いたバインディング プロテイン アッセイ法，LA法（測定機器を用いるもの）又はLBA法による。ただし，本検査は慢性肝炎の患者に対して，慢性肝炎の経過観察及び肝生検の適応の確認を行う場合に算定できる。 (令6保医発0305・4)

→「47」のALPアイソザイム（PAG電気泳動法），「24」のALPアイソザイム及び骨型アルカリホスファターゼ（BAP）及びD008内分泌学的検査の「26」の骨型アルカリホスファターゼ（BAP）

併せて実施した場合は，主たるもののみ算定する。 (令6保医発0305・4)

→「47」のアセトアミノフェン

同一の患者につき1月以内に2回以上行った場合は，第1回目の測定を行ったときに1回に限り算定する。 (令6保医発0305・4)

→「48」の心室筋ミオシン軽鎖Ⅰ

同一の患者につき同一日に当該検査を2回以上行った場合は，1回のみ算定する。 (令6保医発0305・4)

→「50」のマロンジアルデヒド修飾LDL（MDA-LDL）

冠動脈疾患既往歴のある糖尿病患者で，冠動脈疾患発症に関する予後予測の補助の目的で測定する場合に3月に1回に限り算定できる。ただし，糖尿病患者の経皮的冠動脈形成術治療時に，治療後の再狭窄に関する予後予測の目的で測定する場合，上記と別に術前1回に限り算定できる。 (令6保医発0305・4)

→「50」のMac-2結合蛋白糖鎖修飾異性体

ア 「50」のMac-2結合蛋白糖鎖修飾異性体は，2ステップサンドイッチ法を用いた化学発光酵素免疫測定法により，慢性肝炎又は肝硬変の患者（疑われる患者を含む）に対して，肝臓の線維化進展の診断補助を目的に実施した場合に算定する。

イ 本検査と「36」のⅣ型コラーゲン，「39」のプロコラーゲン-Ⅲ-ペプチド（P-Ⅲ-P），「42」のⅣ型コラーゲン・7S又は「46」のヒアルロン酸を併せて実施した場合は，主たるもののみ算定する。（令6保医発0305·4）

→「50」のオートタキシン

ア 「50」のオートタキシンは，サンドイッチ法を用いた蛍光酵素免疫測定法，化学発光酵素免疫測定法又は酵素法により，慢性肝炎又は肝硬変の患者（疑われる患者を含む）に対して，肝臓の線維化進展の診断補助を目的に実施した場合に算定する。

イ 本検査と「36」のⅣ型コラーゲン，「39」のプロコラーゲン-Ⅲ-ペプチド（P-Ⅲ-P），「42」のⅣ型コラーゲン・7S，「46」のヒアルロン酸又は「50」のMac-2結合蛋白糖鎖修飾異性体を併せて実施した場合は，主たるもののみ算定する。（令6保医発0305·4）

→「50」のサイトケラチン18フラグメント（CK-18F）

ア 「50」のサイトケラチン18フラグメント（CK-18F）は，1ステップのサンドイッチ法を用いた酵素免疫測定法により，非アルコール性脂肪肝疾患の患者（疑われる患者を含む）に対して，非アルコール性脂肪性肝炎の診断補助を目的として，実施した場合に算定する。

イ 本検査と「36」のⅣ型コラーゲン，「39」のプロコラーゲン－Ⅲ－ペプチド（P-Ⅲ-P），「42」のⅣ型コラーゲン・7S，「46」のヒアルロン酸，「50」のMac-2結合蛋白糖鎖修飾異性体又は「50」のオートタキシンを併せて実施した場合は，主たるもののみ算定する。（令6保医発0305·4）

→「50」のELFスコア

ア 「50」のELFスコアは，化学発光免疫測定法により，慢性肝疾患患者（疑われる患者を含む）に対して，肝臓の繊維化進展の診断補助又は経過観察を目的として，組織メタロプロテアーゼ阻害物質1（TIMP-1），プロコラーゲン-Ⅲ-ペプチド（P-Ⅲ-P）及びヒアルロン酸を測定し，ELFスコアを算出した場合に，半年に1回に限り算定する。

イ 本区分「39」のプロコラーゲン-Ⅲ-ペプチド（P-Ⅲ-P）及び本区分「46」のヒアルロン酸の費用は，所定点数に含まれ別に算定できない。

ウ 本検査と，本区分「36」のⅣ型コラーゲン，本区分「42」のⅣ型コラーゲン・7S，本区分「50」のMac-2結合蛋白糖鎖修飾異性体，本区分「50」のオートタキシン又は本区分「50」のサイトケラチン18フラグメント（CK-18F）を併せて実施した場合は，主たるもののみ算定する。（令6保医発0305·4）

→「53」のリポ蛋白リパーゼ（LPL）

高トリグリセライド血症及びLPL欠損症が疑われる場合の鑑別のために測定した場合に限り算定できる。また，ヘパリン負荷が行われた場合，投与したヘパリンはD500の薬剤として算定できるが，注射料は算定できない。（令6保医発0305·4）

→「54」の肝細胞増殖因子（HGF）

ELISA法により，肝炎にて劇症化が疑われる場合又は劇症肝炎の経過観察に用いた場合に限り算定する。（令6保医発0305·4）

→「57」のロイシンリッチα_2グリコプロテイン

ア 「57」のロイシンリッチα_2グリコプロテインは，潰瘍性大腸炎又はクローン病の病態把握を目的として測定した場合に3月に1回を限度として算定できる。ただし，医学的な必要性から，本検査を1月に1回行う場合には，その詳細な理由及び検査結果を**診療録**及び**診療報酬明細書**の摘要欄に記載する。

イ 「57」のロイシンリッチα_2グリコプロテインと，D003糞便検査の「9」のカルプロテクチン（糞便）又はD313大腸内視鏡検査を同一月中に併せて行った場合は，主たるもののみ算定する。（令6保医発0305·4）

→「59」のプロカルシトニン（PCT）定量又は半定量

敗血症（細菌性）を疑う患者を対象として測定した場合に算定できる。ただし，D012感染症免疫学的検査の「52」のエンドトキシンを併せて実施した場合は，主たるもののみ算定する。（令6保医発0305·4）

→「61」のプレセプシン定量

ア 敗血症（細菌性）を疑う患者を対象として測定した場合に算定できる。

イ 「61」のプレセプシン定量と「59」のプロカルシトニン（PCT）定量，同半定量又はD012感染症免疫学的検査の「52」エンドトキシンを併せて実施した場合は，主たるもののみ算定する。（令6保医発0305·4）

→「62」のインフリキシマブ定性

「62」のインフリキシマブ定性は，関節リウマチの患者に対して，インフリキシマブ投与量の増量等の判断のために，イムノクロマト法により測定した場合に，患者1人につき3回を限度として算定できる。（令6保医発0305·4）

→「63」の1,25-ジヒドロキシビタミンD_3

ラジオレセプターアッセイ法，RIA法又はELISA法により，慢性腎不全，特発性副甲状腺機能低下症，偽性副甲状腺機能低下症，ビタミンD依存症Ⅰ型若しくは低リン血症性ビタミンD抵抗性くる病の診断時又はそれらの疾患に対する活性型ビタミンD_3剤による治療中に測定した場合に限り算定できる。ただし，活性型ビタミンD_3剤による治療開始後1月以内においては2回を限度とし，その後は3月に1回を限度として算定する。（令6保医発0305·4）

→「64」の血管内皮増殖因子（VEGF）

クロウ・深瀬症候群（POEMS症候群）の診断又は診断後の経過観察の目的として，ELISA法により測定した場合に，月1回を限度として算定できる。（令6保医発0305·4）

→「64」のコクリントモプロテイン（CTP）

ア 「64」コクリントモプロテイン（CTP）は，ELISA法により，外リンパ瘻を疑う患者に対して，診断のために中耳洗浄液中のコクリントモプロテイン（CTP）を測定した場合に算定する。なお，本検査を実施する場合は関連学会が定める適正使用指針を遵守する。

イ 本検査を実施した場合，D026検体検査判断料については，「1」尿・糞便等検査判断料を算定する。（令6保医発0305·4）

→「65」のFGF23

「65」のFGF23は，CLEIA法により，FGF23関連低リン血症性くる病・骨軟化症の診断時又は治療効果判定時に測定した場合に限り算定できる。ただし，診断時においては1回を限度とし，その後は腫瘍性骨軟化症の場合には腫瘍摘出後に1回，薬剤性の場合には被疑薬中止後に1回を限度として算定する。（令6保医発0305·4）

→血液化学検査の「注」に掲げる検査と併せて，血液化学検査の「注」に掲げる検査を準用することが認められている検査を行った場合

当該検査も「注」に掲げる項目数の算定に含める。（令6保医発0305·4）

→10項目以上の検査における入院時初回加算

血液化学検査の「注」の「ハ」の「注」に規定する10項目以上の包括点数を算定する場合の入院時初回加算は，入院時に初めて行われる検査は項目数が多くなることに鑑み，血液化学検査の「注」に掲げる検査を10項目以上行った場合に，入院時初回検査に限り**20点**を加算するものであり，入院後初回の検査以外の検査において10項目以上となった場合にあっては，当該加算は算定できない。また，基本的検体検査実施料を算定している場合にあっても，当該加算は算定できない。（令6保医発0305·4）

生化学的検査（Ⅱ）

D008 内分泌学的検査 判 (p.368)

1 ヒト絨毛性ゴナドトロピン（HCG）定性 **55点**
2 11-ハイドロキシコルチコステロイド（11-OHCS） **60点**
3 ホモバニリン酸（HVA） **69点**
4 バニールマンデル酸（VMA） **90点**
5 5-ハイドロキシインドール酢酸（5-HIAA） **95点**
6 プロラクチン（PRL），甲状腺刺激ホルモン（TSH）* 迅 **98点**
7 トリヨードサイロニン（T_3） **99点**
8 レニン活性，インスリン（IRI）* **100点**
9 ガストリン **101点**
10 レニン定量 **102点**
11 サイロキシン（T_4） **105点**
12 成長ホルモン（GH），卵胞刺激ホルモン（FSH），C-ペプチド（CPR），黄体形成ホルモン（LH） **105点**
13 テストステロン **119点**
14 遊離サイロキシン（FT_4） 迅，遊離トリヨードサイロニン（FT_3） 迅，コルチゾール **121点**
15 アルドステロン **122点**
16 サイログロブリン **128点**
17 ヒト絨毛性ゴナドトロピン-βサブユニット（HCG-β） **129点**
18 サイロキシン結合グロブリン（TBG），脳性Na利尿ペプチド（BNP）*，カルシトニン*，ヒト絨毛性ゴナドトロピン（HCG）定量*，ヒト絨毛性ゴナドトロピン（HCG）半定量* **130点**
19 抗グルタミン酸デカルボキシラーゼ抗体（抗GAD抗体） **134点**
20 脳性Na利尿ペプチド前駆体N端フラグメント（NT－proBNP），ヒト胎盤性ラクトーゲン（HPL） **136点**
21 サイロキシン結合能（TBC） **137点**
22 プロゲステロン **143点**
23 グルカゴン **150点**
24 低カルボキシル化オステオカルシン（ucOC） **154点**
25 Ⅰ型コラーゲン架橋N-テロペプチド（NTX），酒石酸抵抗性酸ホスファターゼ（TRACP-5b） **156点**
26 オステオカルシン（OC），骨型アルカリホスファターゼ（BAP）* **157点**
27 遊離テストステロン **159点**
28 Ⅰ型プロコラーゲン-N-プロペプチド（PINP） **160点**
29 副甲状腺ホルモン(PTH),カテコールアミン分画 **161点**
30 インタクトⅠ型プロコラーゲン-N-プロペプチド（Intact PINP） **163点**
31 デヒドロエピアンドロステロン硫酸抱合体（DHEA-S） **164点**
32 低単位ヒト絨毛性ゴナドトロピン（HCG）半定量，サイクリックAMP（cAMP）* **165点**
33 エストラジオール（E_2） **167点**
34 Ⅰ型コラーゲン架橋C-テロペプチド-β異性体（β-CTX）（尿） **169点**
35 Ⅰ型コラーゲン架橋C-テロペプチド-β異性体（β-CTX） **170点**
36 エストリオール（E_3），エストロゲン半定量，エストロゲン定量，副甲状腺ホルモン関連蛋白C端フラグメント（C-PTHrP） **180点**
37 副腎皮質刺激ホルモン（ACTH），カテコールアミン **184点**
38 副甲状腺ホルモン関連蛋白（PTHrP） **186点**
39 デオキシピリジノリン（DPD）（尿） **191点**
40 17-ケトジェニックステロイド（17-KGS） **200点**
41 エリスロポエチン **209点**
42 ソマトメジンC **212点**
43 17-ケトステロイド分画（17-KS分画），17α-ヒドロキシプロゲステロン（17α-OHP），抗IA-2抗体，プレグナンジオール **213点**
44 メタネフリン **217点**
45 17－ケトジェニックステロイド分画（17-KGS分画），メタネフリン・ノルメタネフリン分画 **220点**
46 心房性Na利尿ペプチド（ANP） **221点**
47 抗利尿ホルモン（ADH） **224点**
48 プレグナントリオール **232点**
49 ノルメタネフリン **250点**
50 インスリン様成長因子結合蛋白３型（IGFBP-3） **280点**
51 遊離メタネフリン・遊離ノルメタネフリン分画 **450点**
52 抗ミュラー管ホルモン（AMH） **597点**
53 レプチン **1,000点**

注 患者から１回に採取した血液を用いて本区分の12から51までに掲げる検査を３項目以上行った場合は，所定点数にかかわらず，検査の項目数に応じて次に掲げる点数により算定する。（**編注**：上記の青色文字の項目）

イ ３項目以上５項目以下 **410点**
ロ ６項目又は７項目 **623点**
ハ ８項目以上 **900点**

〔＊＝本項目のみ点数変更〕

→各種ホルモンの日内変動検査
内分泌学的検査の該当する項目の測定回数により算定するが，その回数については妥当適切な範囲である。（令６保医発0305･4）

→「1」のヒト絨毛性ゴナドトロピン（HCG）定性及び「17」のヒト絨毛性ゴナドトロピン-βサブユニット（HCG-β）
免疫学的妊娠試験に該当する。（令６保医発0305･4）

→「8」のレニン活性と「10」のレニン定量の併施
「8」のレニン活性と「10」のレニン定量を併せて行った場合は，一方の所定点数のみ算定する。（令６保医発0305･4）

→「12」のC-ペプチド（CPR）の検体
「12」のC-ペプチド（CPR）を同時に血液及び尿の両方の検体について測定した場合は，血液の場合の所定点数のみを算定する。（令６保医発0305･4）

→「12」の黄体形成ホルモン（LH）
LA法等による。（令６保医発0305･4）

→「17」のヒト絨毛性ゴナドトロピン-βサブユニット（HCG-β）
ア　HCG産生腫瘍患者に対して測定した場合に限り算定できる。
イ　「17」のヒト絨毛性ゴナドトロピン-βサブユニット（HCG-β），「1」のヒト絨毛性ゴナドトロピン（HCG）定性，「18」のヒト絨毛性ゴナドトロピン（HCG）定量又は同半定量を併せて実施した場合は，主たるもの1つに限り算定する。（令６保医発0305･4）

→「18」の脳性Na利尿ペプチド（BNP）
ア　心不全の診断又は病態把握のために実施した場合に月1回に限り算定する。
イ　「18」の脳性Na利尿ペプチド（BNP），「20」の脳性Na利尿ペプチド前駆体N端フラグメント（NT-proBNP）及び「46」の心房性Na利尿ペプチド（ANP）のうち2項目以上をいずれかの検査を行った日から起算して1週間以内に併せて実施した場合は，主たるもの1つに限り算定する。
ウ　「18」の脳性Na利尿ペプチド（BNP），「20」の脳性Na利尿ペプチド前駆体N端フラグメント（NT-proBNP）及び「46」の心房性Na利尿ペプチド（ANP）のうち2項目以上を実施した場合は，各々の検査の実施日を**診療報酬明細書**の摘要欄に記載する。（令６保医発0305･4）

→「18」のヒト絨毛性ゴナドトロピン（HCG）定量及び同半定量
HCG・LH検査（試験管法）を含む。（令６保医発0305･4）

→「19」の抗グルタミン酸デカルボキシラーゼ抗体（抗GAD抗体）
すでに糖尿病の診断が確定した患者に対して1型糖尿病の診断に用いた場合又は自己免疫介在性脳炎・脳症の診断に用いた場合に算定できる。（令６保医発0305･4）

→「20」の脳性Na利尿ペプチド前駆体N端フラグメント（NT-proBNP）
ア　心不全の診断又は病態把握のために実施した場合に月1回に限り算定する。
イ　「20」の脳性Na利尿ペプチド前駆体N端フラグメント（NT-proBNP），「18」の脳性Na利尿ペプチド（BNP）及び「46」の心房性Na利尿ペプチド（ANP）のうち2項目以上をいずれかの検査を行った日から起算して1週間以内に併せて実施した場合は，主たるもの1つに限り算定する。
ウ　「18」の脳性Na利尿ペプチド（BNP），「20」の脳性Na利尿ペプチド前駆体N端フラグメント（NT-proBNP）及び「46」の心房性Na利尿ペプチド（ANP）のうち2項目以上を実施した場合は，各々の検査の実施日を**診療報酬明細書**の摘要欄に記載する。（令６保医発0305･4）

→「24」の低カルボキシル化オステオカルシン（ucOC）
骨粗鬆症におけるビタミンK_2剤の治療選択目的で行った場合又は治療経過観察を行った場合に算定できる。ただし，治療開始前においては1回，その後は6月以内に1回に限り算定できる。（令６保医発0305･4）

→「25」のⅠ型コラーゲン架橋N-テロペプチド（NTX）及び「39」のデオキシピリジノリン（DPD）（尿）
原発性副甲状腺機能亢進症の手術適応の決定，副甲状腺機能亢進症手術後の治療効果判定又は骨粗鬆症の薬剤治療方針の選択に際して実施された場合に算定する。
なお，骨粗鬆症の薬剤治療方針の選択時に1回，その後6月以内の薬剤効果判定時に1回に限り，また薬剤治療方針を変更したときは変更後6月以内に1回に限り算定できる。（令６保医発0305･4）

→「25」のⅠ型コラーゲン架橋N-テロペプチド（NTX），「26」のオステオカルシン（OC）又は「39」のデオキシピリジノリン（DPD）（尿）を併せて実施した場合
いずれか1つのみ算定する。（令６保医発0305･4）

→「25」の酒石酸抵抗性酸ホスファターゼ（TRACP-5b）
代謝性骨疾患及び骨転移（代謝性骨疾患や骨折の併発がない肺癌，乳癌，前立腺癌に限る）の診断補助として実施した場合に1回，その後6月以内の治療経過観察時の補助的指標として実施した場合に1回に限り算定できる。また治療方針を変更した際には変更後6月以内に1回に限り算定できる。
本検査と「25」のⅠ型コラーゲン架橋N-テロペプチド（NTX），「26」のオステオカルシン（OC）又は「39」のデオキシピリジノリン（DPD）（尿）を併せて実施した場合は，いずれか1つのみ算定する。
なお，乳癌，肺癌又は前立腺癌であると既に確定診断された患者について骨転移の診断のために当該検査を行い，当該検査に基づいて計画的な治療管理を行った場合は，B001特定疾患治療管理料の「3」悪性腫瘍特異物質治療管理料の「ロ」を算定する。（令６保医発0305･4）

→「26」のオステオカルシン（OC）
続発性副甲状腺機能亢進症の手術適応の決定及び原発性又は続発性の副甲状腺機能亢進症による副甲状腺（上皮小体）腺腫過形成手術後の治療効果判定に際して実施した場合に限り算定できる。（令６保医発0305･4）

→「26」の骨型アルカリホスファターゼ（BAP），「28」のⅠ型プロコラーゲン-N-プロペプチド（PINP），「30」のインタクトⅠ型プロコラーゲン-N-プロペプチド（Intact PINP）及びD007血液化学検査の「47」ALPアイソザイム（PAG電気泳動法）のうち2項目以上を併せて実施した場合
主たるもののみ算定する。（令６保医発0305･4）

→「34」のⅠ型コラーゲン架橋C-テロペプチド-β異性体（β-CTX）（尿）
骨粗鬆症におけるホルモン補充療法及びビスフォスフォネート療法等，骨吸収抑制能を有する薬物療法の治療効果判定又は治療経過観察を行った場合に算定できる。ただし，治療開始前においては1回，その後は6月以内に1回に限り算定できる。（令６保医発0305･4）

→「35」のⅠ型コラーゲン架橋C-テロペプチド-β異性体（β-CTX）
骨粗鬆症におけるホルモン補充療法及びビスフォスフォネート療法等，骨吸収抑制能を有する薬物療法の治療効果判定又は治療経過観察を行った場合に算定できる。

ただし，治療開始前においては１回，その後は６月以内に１回に限り算定できる。

また，「34」のⅠ型コラーゲン架橋C-テロペプチド-β異性体（β-CTX）（尿）と併せて実施した場合は，主たるもののみ算定する。 (令６保医発0305·4)

→「36」のエストロゲン半定量又は定量

「36」のエストリオール（E_3）又は「33」のエストラジオール（E_2）と同時に実施した場合は算定できない。 (令６保医発0305·4)

→「36」の副甲状腺ホルモン関連蛋白C端フラグメント（C-PTHrP）又は「38」の副甲状腺ホルモン関連蛋白（PTHrP）

高カルシウム血症の鑑別並びに悪性腫瘍に伴う高カルシウム血症に対する治療効果の判定のために測定した場合に限り算定する。 (令６保医発0305·4)

→「41」のエリスロポエチン

以下のいずれかの目的で行った場合に算定する。

ア　赤血球増加症の鑑別診断

イ　重度の慢性腎不全患者又はエリスロポエチン，ダルベポエチン，エポエチンベータペゴル若しくはHIF-PH阻害薬投与前の透析患者における腎性貧血の診断

ウ　骨髄異形成症候群に伴う貧血の治療方針の決定 (令６保医発0305·4)

→「43」の抗IA-2抗体

すでに糖尿病の診断が確定し，かつ，「19」の抗グルタミン酸デカルボキシラーゼ抗体（抗GAD抗体）の結果，陰性が確認された患者に対し，１型糖尿病の診断に用いた場合に算定する。

なお，当該検査を算定するに当たっては，抗グルタミン酸デカルボキシラーゼ抗体（抗GAD抗体）の結果，陰性が確認された年月日を**診療報酬明細書**の摘要欄に記載する。 (令６保医発0305·4)

→「43」の17α-ヒドロキシプロゲステロン（17α-OHP）

先天性副腎皮質過形成症の診断又は治療効果判定のために行った場合に算定する。 (令６保医発0305·4)

→「46」の心房性Na利尿ペプチド（ANP）

「46」の心房性Na利尿ペプチド(ANP),「18」の脳性Na利尿ペプチド(BNP)及び「20」の脳性Na利尿ペプチド前駆体N端フラグメント（NT-proBNP）のうち２項目以上をいずれかの検査を行った日から起算して１週間以内に併せて実施した場合は，主たるもの１つに限り算定する。 (令６保医発0305·4)

→「49」のノルメタネフリン

褐色細胞腫の診断又は術後の効果判定のため行った場合に算定し,「44」のメタネフリンを併せて行った場合は,主たるもののみ算定する。 (令６保医発0305·4)

→「50」のインスリン様成長因子結合蛋白３型（IGFBP-3）

ア　成長ホルモン分泌不全症の診断と治療開始時の適応判定のために実施した場合に算定できる。なお，成長ホルモン分泌不全症の診断については，厚生労働省間脳下垂体機能障害に関する調査研究班「成長ホルモン分泌不全性低身長症診断の手引き」を，治療開始時の適応判定については（財）成長科学協会「ヒト成長ホルモン治療開始時の適応基準」を参照する。

イ　「50」のインスリン様成長因子結合蛋白３型（IGFBP-3）を「42」のソマトメジンCと併せて実施した場合は，主たるもののみ算定する。 (令６保医発0305·4)

→「51」の遊離メタネフリン・遊離ノルメタネフリン分画

ア　「51」の遊離メタネフリン・遊離ノルメタネフリン分画は，褐色細胞腫の鑑別診断を行った場合に１回に限り算定する。本検査を実施するに当たっては，関連学会が定める指針を遵守し，褐色細胞腫を疑う医学的な理由を**診療録**に記載すること。

イ　「44」メタネフリン，「45」メタネフリン・ノルメタネフリン分画，「49」ノルメタネフリン又は「51」遊離メタネフリン・遊離ノルメタネフリン分画のうちいずれかを併せて実施した場合は，主たるもののみ算定する。 (令６保医発0305·4)

→「52」の抗ミュラー管ホルモン（AMH）

不妊症の患者に対して，卵巣の機能の評価及び治療方針の決定を目的として，血清又は血漿を検体としてEIA法，CLEIA法又はECLIA法により測定した場合に，６月に１回に限り算定できる。 (令６保医発0305·4)

→「53」のレプチン

ア　「53」のレプチンは，脂肪萎縮，食欲亢進，インスリン抵抗性，糖尿病及び脂質異常症のいずれも有する患者に対して，全身性脂肪萎縮症の診断の補助を目的として，ELISA法により測定した場合に，患者１人につき１回に限り算定する。

イ　本検査の実施に当たっては，関連学会が定める指針を遵守し，脂肪萎縮の発症時期及び全身性脂肪萎縮症を疑う医学的な理由を**診療報酬明細書**の摘要欄に記載する。 (令６保医発0305·4)

D009　腫瘍マーカー 判 (p.368)

1	尿中BTA	80点
2	α-フェトプロテイン（AFP） 迅	98点
3	癌胎児性抗原（CEA） 迅	99点
4	扁平上皮癌関連抗原（SCC抗原）	101点
5	組織ポリペプタイド抗原（TPA）	110点
6	NCC-ST-439，CA15-3	112点
7	DUPAN-2	115点
8	エラスターゼ１	120点
9	前立腺特異抗原（PSA） 迅，CA19-9 迅	121点
10	PIVKA-Ⅱ半定量，PIVKA-Ⅱ定量	131点
11	CA125	136点
12	核マトリックスプロテイン22（NMP22）定量（尿），核マトリックスプロテイン22（NMP22）定性（尿）	139点
13	シアリルLe^{X}-i抗原（SLX）	140点
14	神経特異エノラーゼ（NSE）	142点
15	SPan-1	144点
16	CA72-4，シアリルTn抗原（STN）	146点
17	塩基性フェトプロテイン（BFP），遊離型PSA比（PSA F/T比）	150点
18	サイトケラチン19フラグメント（シフラ）	154点
19	シアリルLe^{x}抗原（CSLEX）*	156点
20	BCA225	158点
21	サイトケラチン８・18（尿）	160点
22	抗ｐ53抗体	163点
23	Ⅰ型コラーゲン-C-テロペプチド（ICTP）	170点
24	ガストリン放出ペプチド前駆体（ProGRP）	175点
25	CA54／61	184点
26	α-フェトプロテインレクチン分画（AFP-L3%）	185点

27 CA602，組織因子経路インヒビター２（TFPI2） 190点
28 γ-セミノプロテイン（γ-Sm） 192点
29 ヒト精巣上体蛋白４（HE4） 200点
30 可溶性メソテリン関連ペプチド 220点
31 Ｓ２，３PSA％ 248点
32 プロステートヘルスインデックス（phi） 281点
33 癌胎児性抗原（CEA）定性（乳頭分泌液），癌胎児性抗原（CEA）半定量（乳頭分泌液） 305点
34 HER2蛋白 320点
35 アポリポ蛋白Ａ２（APOA２）アイソフォーム 335点
36 可溶性インターロイキン-２レセプター（sIL-2R） 438点

注１ 診療及び腫瘍マーカー以外の検査の結果から悪性腫瘍の患者であることが強く疑われる者に対して，腫瘍マーカーの検査を行った場合に，１回に限り算定する。ただし，区分番号Ｂ001の３に掲げる悪性腫瘍特異物質治療管理料を算定している患者については算定しない。

２ 患者から１回に採取した血液等を用いて本区分の２から36までに掲げる検査を２項目以上行った場合は，所定点数にかかわらず，検査の項目数に応じて次に掲げる点数により算定する。
イ ２項目 230点
ロ ３項目 290点
ハ ４項目以上 385点

〔＊＝本項目のみ点数変更〕

→腫瘍マーカー検査の一般的事項

(1) 腫瘍マーカーは，悪性腫瘍の患者であることが強く疑われる者に対して検査を行った場合に，悪性腫瘍の診断の確定又は転帰の決定までの間に１回を限度として算定する。

悪性腫瘍の診断が確定し，計画的な治療管理を開始した場合，当該治療管理中に行った腫瘍マーカーの検査の費用はＢ001特定疾患治療管理料の「３」悪性腫瘍特異物質治療管理料に含まれ，腫瘍マーカーは，原則として，Ｂ001特定疾患治療管理料の「３」悪性腫瘍特異物質治療管理料と同一月に併せて算定できない。ただし，悪性腫瘍の診断が確定した場合であっても，次に掲げる場合においては，Ｂ001特定疾患治療管理料の「３」悪性腫瘍特異物質治療管理料とは別に腫瘍マーカーの検査料を算定できる。

ア 急性及び慢性膵炎の診断及び経過観察のために「８」のエラスターゼ１を行った場合

イ 肝硬変，HBs抗原陽性の慢性肝炎又はHCV抗体陽性の慢性肝炎の患者について，「２」のα-フェトプロテイン（AFP），「10」のPIVKA-Ⅱ半定量又は定量を行った場合（月１回に限る）

ウ 子宮内膜症の診断又は治療効果判定を目的として「11」のCA125又は「27」のCA602を行った場合（診断又は治療前及び治療後の各１回に限る）

エ 家族性大腸腺腫症の患者に対して「３」の癌胎児性抗原（CEA）を行った場合

(2) 「11」のCA125及び「27」のCA602を併せて測定した場合は，主たるもののみ算定する。

(3) 上記(1)にかかわらず，(2)に掲げる項目について，１つをＢ001特定疾患治療管理料の「３」悪性腫瘍特異物質治療管理料の項目とし，他の１つの検査を腫瘍マーカーの項目として算定することはできず，いずれか一方のみ算定する。 (令６保医発0305･4)

→「１」の尿中BTA

膀胱癌であると既に確定診断がされた患者に対して，膀胱癌再発の診断のために行い，当該検査の結果に基づいて計画的な治療管理を行った場合に限り，Ｂ001特定疾患治療管理料の「３」悪性腫瘍特異物質治療管理料の「イ」を算定する。 (令６保医発0305･4)

→「３」の癌胎児性抗原（CEA）と「７」のDUPAN-２を併せて測定した場合

主たるもののみ算定する。 (令６保医発0305･4)

→「９」の前立腺特異抗原（PSA）

診察，腫瘍マーカー以外の検査，画像診断等の結果から，前立腺癌の患者であることを強く疑われる者に対して検査を行った場合に，前立腺癌の診断の確定又は転帰の決定までの間に原則として，１回を限度として算定する。ただし，前立腺特異抗原（PSA）の検査結果が4.0ng/mL以上であって前立腺癌の確定診断がつかない場合においては，３月に１回に限り，３回を限度として算定できる。

なお，当該検査を２回以上算定するに当たっては，検査値を**診療報酬明細書**の摘要欄に記載する。 (令６保医発0305･4)

→「12」の核マトリックスプロテイン22（NMP22）定量（尿）及び「12」の核マトリックスプロテイン22（NMP22）定性（尿）

ア Ｄ002尿沈渣（鏡検法）により赤血球が認められ，尿路上皮癌の患者であることが強く疑われる者に対して行った場合に限り算定する。

イ 尿路上皮癌の診断が確定した後に行った場合であっても，Ｂ001特定疾患治療管理料の「３」悪性腫瘍特異物質治療管理料は算定できない。 (令６保医発0305･4)

→「12」の核マトリックスプロテイン22（NMP22）定量（尿）又は「12」の核マトリックスプロテイン22（NMP22）定性（尿）及び「21」のサイトケラチン８・18（尿）を同時に実施した場合

いずれか一方の所定点数を算定する。 (令６保医発0305･4)

→「17」の遊離型PSA比（PSA Ｆ/Ｔ比）

診療及び他の検査〔前立腺特異抗原（PSA）等〕の結果から前立腺癌の患者であることが強く疑われる者に対して行った場合に限り算定する。 (令６保医発0305･4)

→「18」のサイトケラチン19フラグメント（シフラ）

悪性腫瘍であることが既に確定診断された患者については，小細胞癌を除く肺癌の場合に限り，Ｂ001特定疾患治療管理料の「３」悪性腫瘍特異物質治療管理料を算定できる。 (令６保医発0305･4)

→「19」のシアリルLeX抗原（CSLEX）

ア 診療及び他の検査の結果から乳癌の患者であることが強く疑われる者に対して検査を行った場合に算定する。

イ 「19」のシアリルLeX抗原（CSLEX）と「６」のCA15-3を併せて測定した場合は，主たるもののみ算定する。 (令６保医発0305･4)

→「21」のサイトケラチン８・18（尿）

ア Ｄ002尿沈渣（鏡検法）により赤血球が認められ，尿路上皮癌の患者であることが強く疑われる者に対して行った場合に限り算定する。

イ 尿路上皮癌の診断が確定した後に行った場合であっても，Ｂ001特定疾患治療管理料の「３」悪性腫瘍特

検査

検体検査

異物質治療管理料は算定できない。（令６保医発0305·4）

→「22」の抗p53抗体

食道癌，大腸癌又は乳癌が強く疑われる患者に対して行った場合に月１回に限り算定できる。（令６保医発0305·4）

→「23」のⅠ型コラーゲン-C-テロペプチド（ICTP），D008内分泌学的検査の「25」のⅠ型コラーゲン架橋N-テロペプチド（NTX）又は「39」のデオキシピリジノリン（DPD）（尿）

乳癌，肺癌又は前立腺癌であると既に確定診断された患者について骨転移の診断のために当該検査を行い，当該検査の結果に基づいて計画的な治療管理を行った場合に限り，B001特定疾患治療管理料の「３」悪性腫瘍特異物質治療管理料の「ロ」を算定する。（令６保医発0305·4）

→「24」のガストリン放出ペプチド前駆体（ProGRP）

「14」の神経特異エノラーゼ（NSE）と併せて実施した場合には，主たるもののみ算定する。（令６保医発0305·4）

→「26」のα-フェトプロテインレクチン分画（AFP-L3%）

電気泳動法及び抗体親和性転写法又はLBA法による。（令６保医発0305·4）

→「27」の組織因子経路インヒビター２（TFPI2）

EIA法により測定した場合に算定できる。（令６保医発0305·4）

→「29」のヒト精巣上体蛋白４（HE4）

CLIA法又はECLIA法により測定した場合に算定できる。（令６保医発0305·4）

→「30」の可溶性メソテリン関連ペプチド

ア　「30」の可溶性メソテリン関連ペプチドは，悪性中皮腫の診断の補助又は悪性中皮腫であると既に確定診断された患者に対して治療効果の判定若しくは経過観察を目的として実施した場合に算定する。

イ　本検査を悪性中皮腫の診断の補助を目的として実施する場合は，以下のいずれかに該当する患者に対して使用した場合に限り算定する。この場合，本検査が必要である理由を**診療報酬明細書**の摘要欄に記載する。

(イ)　石綿曝露歴があり，胸水，腹水等の貯留が認められる患者

(ロ)　体腔液細胞診で悪性中皮腫が疑われる患者

(ハ)　画像診断で胸膜腫瘍，腹膜腫瘍等の漿膜腫瘍が認められる患者

ウ　本検査を悪性中皮腫の治療効果の判定又は経過観察を目的として実施する場合は，悪性中皮腫であると既に確定診断された患者に対して，本検査の結果に基づいて計画的な治療管理を行った場合に限り，B001特定疾患治療管理料の「３」悪性腫瘍特異物質治療管理料の「ロ」を算定する。（令６保医発0305·4）

→「31」のS2，3PSA%

ア　「31」のS2，3PSA%は，前立腺癌であることが強く疑われる者であって，前立腺特異抗原（PSA）の結果が4.0ng/mL以上10.0ng/mL以下である者に対して，LBA法（定量）により，S2，3PSA%を測定した場合に限り算定できる。

イ　本検査は，前立腺癌の診断に当たって実施した場合に，原則として１回を限度として算定する。ただし，前立腺針生検法等により前立腺癌の確定診断がつかない場合においては，３月に１回に限り，３回を限度として算定できる。

ウ　S2，3PSA%と，「9」前立腺特異抗原（PSA），「17」遊離型PSA比（PSA F/T比）又は「32」プロステートヘルスインデックス（phi）を併せて実施した場合には，いずれか主たるもののみ算定する。

エ　**診療報酬明細書**の摘要欄に，前立腺特異抗原（PSA）の測定年月日及び測定結果を記載する。また，本検査を２回以上算定する場合は，本検査の２回以上の実施が必要と判断した医学的根拠を**診療報酬明細書**の摘要欄に記載する。（令６保医発0305·4）

→「32」のプロステートヘルスインデックス（*phi*）

ア　診療及び他の検査〔前立腺特異抗原（PSA）等〕の結果から前立腺癌の患者であることが強く疑われる者であって，以下の(イ)から(ハ)までのいずれかに該当する者に対して，CLEIA法により，前立腺特異抗原（PSA），遊離型PSA及び［-2］proPSAを測定し，プロステートヘルスインデックス（*phi*）を算出した場合に限り算定する。

(イ)　前立腺特異抗原（PSA）値が4.0ng/mL以上かつ10.0ng/mL以下

(ロ)　50歳以上65歳未満であって，前立腺特異抗原（PSA）値が3.0ng/mL以上かつ10.0ng/mL以下

(ハ)　65歳以上70歳未満であって，前立腺特異抗原（PSA）値が3.5ng/mL以上かつ10.0ng/mL以下

イ　アに該当する患者に対して，前立腺癌の診断の確定又は転帰の決定までの間に，原則として１回を限度として算定する。ただし，前立腺針生検法等により前立腺癌の確定診断がつかない場合においては，３月に１回に限り，３回を限度として算定できる。

ウ　「9」の前立腺特異抗原（PSA）を併せて実施した場合には，主たるもののみ算定する。

エ　「17」遊離型PSA比（PSA F/T比）を併せて実施した場合には，主たるもののみ算定する。

オ　本検査を算定する場合は，**診療報酬明細書**の摘要欄に，前立腺特異抗原（PSA）の測定年月日及び測定結果を記載する。また，本検査を２回以上算定する場合は，**診療報酬明細書**の摘要欄にその必要性を記載する。（令６保医発0305·4）

→「33」の癌胎児性抗原（CEA）定性（乳頭分泌液）又は同半定量（乳頭分泌液）

乳頭異常分泌患者に対して非腫瘤性乳癌を強く疑って，乳頭分泌液中の癌胎児性抗原（CEA）を測定した場合に算定する。（令６保医発0305·4）

→「34」のHER2蛋白

悪性腫瘍が既に確定診断され，かつ，HER2蛋白過剰発現が認められている患者又は他の測定法により，HER2蛋白過剰発現の有無が確認されていない再発癌患者に対して，当該検査の結果に基づいて計画的な治療管理を行った場合に限り，B001特定疾患治療管理料の「３」悪性腫瘍特異物質治療管理料の「ロ」を算定する。（令６保医発0305·4）

→「35」のアポリポ蛋白A2（APOA2）アイソフォーム

ア　「35」のアポリポ蛋白A2（APOA2）アイソフォームは，以下の(イ)から(ハ)までのいずれかに該当する者に対して膵癌の診断の補助を目的として，血液を検体としてELISA法により測定した場合に，膵癌の診断の確定までの間に原則として１回を限度として算定できる。本検査を実施するに当たっては，関連学会が定める指針を遵守するとともに，本検査が必要と判断した医学的根拠を膵癌を疑う医学的な理由を**診療報酬明細書**の摘要欄に記載する。

(イ)　関連学会が定める指針に基づき膵癌の高度リスクに該当する患者。ただし，本検査を実施する患者が３月以内にCA19-9検査を行われており，CA19-9の値が37.0U/mL以上である場合には，本検査は算定できない。

(ロ)　関連学会が定める指針に基づき膵癌の中等度リスクに該当する患者であって，癌胎児性抗原（CEA）検査の結果が陰性であり，CA19-9値が37.0U/mL以

上かつ100U/mL以下の患者。

(ハ) 関連学会が定める指針に基づき膵癌のリスク因子が３項目以上該当する患者であって，癌胎児性抗原（CEA）及びCA19-9検査の結果が陰性である患者。

イ アポリポ蛋白Ａ２（APOA2）アイソフォームと，「3」の癌胎児性抗原（CEA），「7」DUPAN-2又は「15」のSPan-1を併せて測定した場合は主たるもののみ算定する。

ウ 本検査をアの(イ)に対して実施する場合はCA19-9の測定年月日及び測定結果を，アの(ロ)及び(ハ)に対して実施する場合は癌胎児性抗原（CEA）及びCA19-9の測定年月日並びに測定結果を，診療報酬明細書の摘要欄に記載する。（令６保医発0305·4）

→「36」の可溶性インターロイキン-２レセプター（sIL-2R）

非ホジキンリンパ腫，ATL又はメトトレキサート使用中のリンパ増殖性疾患の診断の目的で測定した場合に算定できる。

また，非ホジキンリンパ腫又はATLであることが既に確定診断された患者に対して，経過観察のために測定した場合は，Ｂ001特定疾患治療管理料の「３」悪性腫瘍特異物質治療管理料の「ロ」により算定する。（令６保医発0305·4）

→D009の「注２」に係る規定

本区分に掲げる血液を検体とする検査と「33」の癌胎児性抗原（CEA）定性（乳頭分泌液）又は同半定量（乳頭分泌液）を同一日に行った場合にも，適用する。（令６保医発0305·4）

D010 特殊分析 判 （p.368）

1 糖分析（尿）	38点
2 結石分析	117点
3 チロシン	200点
4 アミノ酸	
イ １種類につき	279点
ロ ５種類以上	1,107点
5 総分岐鎖アミノ酸／チロシンモル比（BTR）	283点
6 アミノ酸定性	350点
7 脂肪酸分画	393点
8 先天性代謝異常症検査	
イ 尿中有機酸分析	1,141点
ロ 血中極長鎖脂肪酸	1,141点
ハ タンデムマス分析	1,107点
ニ その他	1,107点

注１ イ，ロ及びハについては，別に厚生労働大臣が定める施設基準〔※告示④第５・３の１の３の８，p.933〕に適合しているものとして地方厚生局長等に届け出た保険医療機関において行われる場合に，患者１人につき月１回に限り算定する。

２ ニについては，別に厚生労働大臣が定める施設基準〔※告示④第５・３の１の３の８，p.933〕に適合しているものとして地方厚生局長等に届け出た保険医療機関において，当該保険医療機関内で検査を行った場合に，患者１人につき月１回に限り算定する。

→フェニール・アラニン又はヒスチジンの定量検査

フェニール・アラニン又はヒスチジンを服用させ血清又は尿中のフェニール・アラニン又はヒスチジンの定量検査を行った場合は，それぞれ１回の測定につき「４」により算定し，使用した薬剤は，Ｄ500薬剤により算定する。（令６保医発0305·4）

→「３」のチロシン

酵素法による。（令６保医発0305·4）

→「５」の総分岐鎖アミノ酸／チロシンモル比（BTR）

酵素法による。（令６保医発0305·4）

→「８」の先天性代謝異常症検査

臨床症状・検査所見・家族歴等から先天性代謝異常症等が強く疑われた患者に対し，疾患の診断又は経過観察を目的に行った場合に算定する。

ア 「イ」の尿中有機酸分析は，有機酸代謝異常症が疑われる患者に対して，ガスクロマトグラフ質量分析装置を用いて尿中有機酸の分析を行った場合に算定する。

イ 「ロ」の血中極長鎖脂肪酸は，副腎白質ジストロフィーやペルオキシソーム形成異常症，ペルオキシソームβ酸化系酵素欠損症が疑われる患者に対して，ガスクロマトグラフ質量分析装置を用いて血中極長鎖脂肪酸の測定を行った場合に算定する。

ウ 「ハ」のタンデムマス分析は，有機酸代謝異常症，脂肪酸代謝異常症が疑われる患者に対して，タンデム質量分析装置を用いて遊離カルニチン及びアシルカルニチンの分析を行った場合に算定する。

エ 「ニ」のその他は，ムコ多糖症，ムコリピドーシスが疑われる患者に対して，セルロースアセテート膜電気泳動を用いてムコ多糖体分画の定量検査等を行った場合に算定する。（令６保医発0305·4）

免疫学的検査

D011 免疫血液学的検査 判 （p.368）

1 ABO血液型，Rh（D）血液型	24点
2 Coombs試験	
イ 直接	34点
ロ 間接	47点
3 Rh（その他の因子）血液型	148点
4 不規則抗体	159点

注 第10部手術第７款の各区分に掲げる胸部手術，同部第８款の各区分に掲げる心・脈管手術，同部第９款の各区分に掲げる腹部手術又は同部第11款の各区分に掲げる性器手術のうち区分番号Ｋ898に掲げる帝王切開術等を行った場合に算定する。

5 ABO血液型関連糖転移酵素活性	181点
6 血小板関連IgG（PA-IgG）	190点
7 ABO血液型亜型	260点
8 抗血小板抗体	261点
9 血小板第４因子－ヘパリン複合体抗体（IgG抗体）	376点
10 血小板第４因子－ヘパリン複合体抗体（IgG，IgM及びIgA抗体）	390点
11 血小板第４因子－ヘパリン複合体抗体定性	420点

→「３」のRh（その他の因子）血液型

同一検体による検査の場合は因子の種類及び数にかかわらず，所定点数を算定する。（令６保医発0305·4）

→「４」の不規則抗体

輸血歴又は妊娠歴のある患者に対し，第２章第10部手術第７款の各区分に掲げる胸部手術，同部第８款の各区分に掲げる心・脈管手術，同部第９款の各区分に掲げる腹部手術又はＫ877子宮全摘術，Ｋ879子宮悪性腫瘍手術，Ｋ889子宮附属器悪性腫瘍手術（両側），Ｋ898帝王切開術若しくはＫ912異所性妊娠手術が行われた場合に，手術の当日に算定する。

また，手術に際して輸血が行われた場合は，本検査又はＫ920輸血の「注６」に定める不規則抗体検査加算のいずれかを算定する。

この場合，**診療報酬明細書**の摘要欄に輸血歴がある患者又は妊娠歴がある患者のいずれに該当するかを記載する。（令６保医発0305・4）

→「６」の血小板関連IgG（PA-IgG）

特発性血小板減少性紫斑病の診断又は経過判定の目的で行った場合に算定する。（令６保医発0305・4）

→「９」の血小板第４因子－ヘパリン複合体抗体（IgG抗体），「10」の血小板第４因子－ヘパリン複合体抗体（IgG，IgM及びIgA抗体），及び「11」の血小板第４因子－ヘパリン複合体抗体定性

ア 「９」の血小板第４因子－ヘパリン複合体抗体（IgG抗体），「10」の血小板第４因子－ヘパリン複合体抗体（IgG，IgM及びIgA抗体）及び「11」の血小板第４因子－ヘパリン複合体抗体定性は，ヘパリン起因性血小板減少症の診断を目的として行った場合に算定する。

イ 「11」の血小板第４因子－ヘパリン複合体抗体定性は，イムノクロマト法により測定した場合に算定する。

ウ 一連の検査で，「９」の血小板第４因子－ヘパリン複合体抗体（IgG抗体），「10」の血小板第４因子－ヘパリン複合体抗体（IgG，IgM及びIgA抗体）及び「11」の血小板第４因子－ヘパリン複合体抗体定性を測定した場合は，主たるもののみ算定する。（令６保医発0305・4）

D012 感染症免疫学的検査 判 （p.368）

1 梅毒血清反応（STS）定性，抗ストレプトリジンO（ASO）定性，抗ストレプトリジンO（ASO）半定量，抗ストレプトリジンO（ASO）定量 15点
2 トキソプラズマ抗体定性，トキソプラズマ抗体半定量 26点
3 抗ストレプトキナーゼ（ASK）定性，抗ストレプトキナーゼ（ASK）半定量 29点
4 梅毒トレポネーマ抗体定性，マイコプラズマ抗体定性，マイコプラズマ抗体半定量 32点
5 梅毒血清反応（STS）半定量，梅毒血清反応（STS）定量 34点
6 梅毒トレポネーマ抗体半定量，梅毒トレポネーマ抗体定量 53点
7 アデノウイルス抗原定性（糞便），迅速ウレアーゼ試験定性 60点
8 ロタウイルス抗原定性（糞便），ロタウイルス抗原定量（糞便） 65点
9 ヘリコバクター・ピロリ抗体定性・半定量，クラミドフィラ・ニューモニエIgG抗体 70点
10 クラミドフィラ・ニューモニエIgA抗体 75点
11 ウイルス抗体価（定性・半定量・定量）（１項目当たり） 79点

注 同一検体についてウイルス抗体価（定性・半定量・定量）の測定を行った場合は，８項目を限度として算定する。

12 クロストリジオイデス・ディフィシル抗原定性，ヘリコバクター・ピロリ抗体，百日咳菌抗体定性，百日咳菌抗体半定量 80点
13 HTLV-Ⅰ抗体定性，HTLV-Ⅰ抗体半定量 85点
14 トキソプラズマ抗体 93点
15 トキソプラズマIgM抗体 95点
16 HIV-1,2抗体定性，HIV-1,2抗体半定量，HIV-1,2抗原・抗体同時測定定性 109点
17 HIV-1抗体 113点
18 抗酸菌抗体定量，抗酸菌抗体定性 116点
19 A群β溶連菌迅速試験定性 121点
20 HIV-1,2抗体定量，HIV-1,2抗原・抗体同時測定定量 127点
21 ヘモフィルス・インフルエンザb型（Hib）抗原定性（尿・髄液） 129点
22 インフルエンザウイルス抗原定性 132点
23 カンジダ抗原定性，カンジダ抗原半定量，カンジダ抗原定量，梅毒トレポネーマ抗体（FTA-ABS試験）定性，梅毒トレポネーマ抗体（FTA-ABS試験）半定量 134点
24 RSウイルス抗原定性 138点
25 ヘリコバクター・ピロリ抗原定性，ヒトメタニューモウイルス抗原定性 142点
26 肺炎球菌抗原定性（尿・髄液） 146点
27 マイコプラズマ抗原定性（免疫クロマト法） 148点
28 ノロウイルス抗原定性，インフルエンザ菌（無莢膜型）抗原定性，SARS－CoV－２抗原定性 150点
29 クラミドフィラ・ニューモニエIgM抗体，クラミジア・トラコマチス抗原定性* 152点
30 アスペルギルス抗原 157点
31 大腸菌O157抗体定性，HTLV-Ⅰ抗体 159点
32 D-アラビニトール 160点
33 大腸菌O157抗原定性 161点
34 クリプトコックス抗原半定量 166点
35 クリプトコックス抗原定性 169点
36 マイコプラズマ抗原定性（FA法） 170点
37 大腸菌血清型別 175点
38 アデノウイルス抗原定性（糞便を除く），肺炎球菌細胞壁抗原定性 179点
39 淋菌抗原定性，単純ヘルペスウイルス抗原定性，単純ヘルペスウイルス抗原定性（皮膚） 180点
40 カンピロバクター抗原定性（糞便） 184点
41 肺炎球菌莢膜抗原定性（尿・髄液） 188点
42 （1→3）－β-D-グルカン 195点
43 ブルセラ抗体定性，ブルセラ抗体半定量，グロブリンクラス別クラミジア・トラコマチス抗体 200点
44 グロブリンクラス別ウイルス抗体価（１項目当たり） 200点

注 同一検体についてグロブリンクラス別ウ

イルス抗体価の測定を行った場合は，２項目を限度として算定する。

45 ツツガムシ抗体定性，ツツガムシ抗体半定量 203点
46 レジオネラ抗原定性（尿） 205点
47 単純ヘルペスウイルス抗原定性（角膜），単純ヘルペスウイルス抗原定性（性器），アニサキスIgG・IgA抗体 210点
48 百日咳菌抗原定性 217点
49 赤痢アメーバ抗体半定量，赤痢アメーバ抗原定性 223点
50 SARS－CoV－２・インフルエンザウイルス抗原同時検出定性 225点
51 水痘ウイルス抗原定性（上皮細胞） 227点
52 エンドトキシン 229点
53 デングウイルス抗原定性，デングウイルス抗原・抗体同時測定定性，白癬菌抗原定性 233点

注 デングウイルス抗原定性及びデングウイルス抗原・抗体同時測定定性については，別に厚生労働大臣が定める施設基準〔※告示④第５・３の１の４，p.933〕を満たす保険医療機関において実施した場合に算定する。

54 百日咳菌抗体 257点
55 HIV-1抗体（ウエスタンブロット法） 280点
56 結核菌群抗原定性 291点
57 サイトメガロウイルスpp65抗原定性 356点
58 HIV-2抗体（ウエスタンブロット法） 380点
59 SARS－CoV－２・RSウイルス抗原同時検出定性，SARS－CoV－２・インフルエンザウイルス・RSウイルス抗原同時検出定性 420点
60 HTLV-Ⅰ抗体（ウエスタンブロット法及びラインブロット法） 425点
61 SARS－CoV－２抗原定量 560点
62 HIV抗原 600点
63 HIV-1特異抗体・HIV-2特異抗体 660点
64 抗トリコスポロン・アサヒ抗体 822点
65 鳥特異的IgG抗体 873点
66 抗アデノ随伴ウイルス９型（AAV9）抗体 12,850点

注 別に厚生労働大臣が定める施設基準〔※告示④第５・３の１の４の２，p.933〕に適合しているものとして地方厚生局長等に届け出た保険医療機関において実施した場合に限り算定する。

〔＊＝本項目のみ点数変更〕

→「1」及び「5」における梅毒血清反応（STS）定性，梅毒血清反応（STS）半定量及び梅毒血清反応（STS）定量

従来の梅毒沈降反応（ガラス板法，VDRL法，RPR法，凝集法等）をいい，梅毒血清反応（STS）定性，梅毒血清反応（STS）半定量及び梅毒血清反応（STS）定量ごとに梅毒沈降反応を併せて２種類以上ずつ行った場合でも，それぞれ主たるもののみ算定する。（令６保医発0305·4）

→「4」のマイコプラズマ抗体定性，マイコプラズマ抗体半定量

「27」のマイコプラズマ抗原定性（免疫クロマト法）又は「36」のマイコプラズマ抗原定性（FA法）を併せて実施した場合は，主たるもののみ算定する。（令６保医発0305·4）

→「7」の迅速ウレアーゼ試験定性を含むヘリコバクター・ピロリ感染診断の保険診療上の取扱い

「ヘリコバクター・ピロリ感染の診断及び治療に関する取扱いについて」（平成12年10月31日保険発第180号）に即して行う。（令６保医発0305·4）

→「7」のアデノウイルス抗原定性（糞便）と「8」のロタウイルス抗原定性（糞便）又は定量（糞便）

同時に行った場合は，主たる検査のみ算定する。（令６保医発0305·4）

→「9」のヘリコバクター・ピロリ抗体定性・半定量

ア LA法，免疫クロマト法，金コロイド免疫測定法又はEIA法（簡易法）により実施した場合に算定する。

イ 当該検査を含むヘリコバクター・ピロリ感染診断の保険診療上の取扱いについては「ヘリコバクター・ピロリ感染の診断及び治療に関する取扱いについて」（平成12年10月31日保険発第180号）に即して行う。（令６保医発0305·4）

→「11」のウイルス抗体価（定性・半定量・定量）

ア 治療上必要な場合に行うものとし，次に掲げるものを当該検査の対象とする。
(イ) アデノウイルス
(ロ) コクサッキーウイルス
(ハ) サイトメガロウイルス
(ニ) EBウイルス
(ホ) エコーウイルス
(ヘ) ヘルペスウイルス
(ト) インフルエンザウイルスA型
(チ) インフルエンザウイルスB型
(リ) ムンプスウイルス
(ヌ) パラインフルエンザウイルスⅠ型
(ル) パラインフルエンザウイルスⅡ型
(ヲ) パラインフルエンザウイルスⅢ型
(ワ) ポリオウイルスⅠ型
(カ) ポリオウイルスⅡ型
(ヨ) ポリオウイルスⅢ型
(タ) RSウイルス
(レ) 風疹ウイルス
(ソ) 麻疹ウイルス
(ツ) 日本脳炎ウイルス
(ネ) オーム病クラミジア
(ナ) 水痘・帯状疱疹ウイルス

イ ウイルス抗体価（定性・半定量・定量）に当たって，同一検体について同一ウイルスに対する複数の測定方法を行った場合であっても，所定点数のみを算定する。（令６保医発0305·4）

→「12」のヘリコバクター・ピロリ抗体

「12」のヘリコバクター・ピロリ抗体を含むヘリコバクター・ピロリ感染診断の保険診療上の取扱いについては「ヘリコバクター・ピロリ感染の診断及び治療に関する取扱いについて」（平成12年10月31日保険発第180号）に即して行う。（令６保医発0305·4）

→「13」のHTLV-Ⅰ抗体定性又は半定量

粒子凝集法により実施した場合に算定する。（令６保医発0305·4）

→血液製剤投与に伴うHIV抗体価測定の実施について

診療録等から非加熱血液凝固因子製剤の投与歴が明らかな者及び診療録等が確認できないため血液凝固因子製剤の投与歴は不明であるが，昭和53年から昭和63年の間に入院し，かつ，次のいずれかに該当する者に対して，「17」のHIV-1抗体，「16」のHIV-1,2抗体定性，同半定

量，「20」のHIV-1,2抗体定量，「16」のHIV-1,2抗原・抗体同時測定定性又は「20」のHIV-1,2抗原・抗体同時測定定量を実施した場合は，HIV感染症を疑わせる自他覚症状の有無に関わらず所定点数を算定する。

ただし，保険医療機関において採血した検体の検査を保健所に委託した場合は，算定しない。

ア 新生児出血症（新生児メレナ，ビタミンK欠乏症等）等の病気で「血が止まりにくい」との指摘を受けた者
イ 肝硬変や劇症肝炎で入院し，出血の著しかった者
ウ 食道静脈瘤の破裂，消化器系疾患により大量の吐下血があった者
エ 大量に出血するような手術を受けた者（出産時の大量出血も含む）

なお，間質性肺炎等後天性免疫不全症候群の疾病と鑑別が難しい疾病が認められる場合やHIVの感染に関連しやすい性感染症が認められる場合，既往がある場合又は疑われる場合でHIV感染症を疑う場合は，本検査を算定できる。（令6保医発0305・4）

→「16」のHIV-1,2抗体定性，同半定量，及び「20」のHIV-1,2抗体定量

LA法，EIA法，PA法又は免疫クロマト法による。

（令6保医発0305・4）

→「17」のHIV-1抗体及び「16」のHIV-1,2抗体定性，同半定量又は「20」の同定量，「16」のHIV-1,2抗原・抗体同時測定定性又は「20」同定量

ア K920輸血（「4」の自己血輸血を除く。以下この項において同じ）を算定した患者又は血漿成分製剤（新鮮液状血漿，新鮮凍結人血漿等）の輸注を行った患者に対して，一連として行われた当該輸血又は輸注の最終日から起算して，概ね2か月後に「17」のHIV-1抗体，「16」のHIV-1,2抗体定性，同半定量，「20」のHIV-1,2抗体定量，「16」のHIV-1,2抗原・抗体同時測定定性又は「20」のHIV-1,2抗原・抗体同時測定定量の測定が行われた場合は，HIV感染症を疑わせる自他覚症状の有無に関わらず，当該輸血又は輸注につき1回に限り，所定点数を算定できる。
イ 他の保険医療機関において輸血料の算定又は血漿成分製剤の輸注を行った場合であってもアと同様とする。
ウ ア又はイの場合においては，診療報酬明細書の摘要欄に当該輸血又は輸注が行われた最終日を記載する。

（令6保医発0305・4）

→「18」の抗酸菌抗体定量又は同定性

金コロイド免疫測定法又はEIA法により実施した場合に算定する。（令6保医発0305・4）

→「19」のA群β溶連菌迅速試験定性とD018細菌培養同定検査を同時に実施した場合

A群β溶連菌迅速試験定性の所定点数のみを算定する。この場合において，A群β溶連菌迅速試験定性の結果が陰性のため，引き続いて細菌培養同定検査を実施した場合であっても，A群β溶連菌迅速試験定性の所定点数のみ算定する。（令6保医発0305・4）

→「22」のインフルエンザウイルス抗原定性

ア 発症後48時間以内に実施した場合に限り算定することができる。
イ 本検査と「11」のウイルス抗体価（定性・半定量・定量）のインフルエンザウイルスA型若しくはインフルエンザウイルスB型を併せて実施した場合は，主たるもののみ算定する。
ウ 本検査は光学的抗原抗体反応（OIA法）により実施した場合にも算定できる。（令6保医発0305・4）

→「23」のカンジダ抗原定性，半定量又は定量

カンジダ血症又はカンジダ肺炎の診断の目的で行った場合に算定する。（令6保医発0305・4）

→「24」のRSウイルス抗原定性

以下のいずれかに該当する患者について，当該ウイルス感染症が疑われる場合に適用する。

ア 入院中の患者
イ 1歳未満の乳児
ウ パリビズマブ製剤の適応となる患者（令6保医発0305・4）

→「25」のヘリコバクター・ピロリ抗原定性

ア EIA法又は免疫クロマト法により測定した場合に限り算定できる。
イ 当該検査を含むヘリコバクター・ピロリ感染診断の保険診療上の取扱いについては「ヘリコバクター・ピロリ感染の診断及び治療に関する取扱いについて」（平成12年10月31日保険発第180号）に即して行う。

（令6保医発0305・4）

→「25」のヒトメタニューモウイルス抗原定性

ア 「25」のヒトメタニューモウイルス抗原定性と「11」のウイルス抗体価（定性・半定量・定量）のインフルエンザウイルスA型若しくはインフルエンザウイルスB型，「22」のインフルエンザウイルス抗原定性又は「24」のRSウイルス抗原定性のうち3項目を併せて実施した場合には，主たるもの2つに限り算定する。ただし，「11」のウイルス抗体価（定性・半定量・定量）のインフルエンザウイルスA型若しくはインフルエンザウイルスB型又は「22」のインフルエンザウイルス抗原定性を併せて実施した場合は1項目として数える。
イ 本検査は，当該ウイルス感染症が疑われる6歳未満の患者であって，画像診断又は胸部聴診所見により肺炎が強く疑われる患者を対象として測定した場合に算定する。（令6保医発0305・4）

→「27」のマイコプラズマ抗原定性（免疫クロマト法）

「4」のマイコプラズマ抗体定性若しくは同半定量又は「36」のマイコプラズマ抗原定性（FA法）を併せて実施した場合は，主たるもののみ算定する。

（令6保医発0305・4）

→「28」のインフルエンザ菌（無莢膜型）抗原定性

ELISA法により，インフルエンザ菌感染が疑われる中耳炎又は副鼻腔炎患者に対して，インフルエンザ菌（無莢膜型）感染の診断の目的で実施した場合に算定する。

（令6保医発0305・4）

→「28」のノロウイルス抗原定性

以下のいずれかに該当する患者について，当該ウイルス感染症が疑われる場合に算定する。

ア 3歳未満の患者
イ 65歳以上の患者
ウ 悪性腫瘍の診断が確定している患者
エ 臓器移植後の患者
オ 抗悪性腫瘍剤，免疫抑制剤，又は免疫抑制効果のある薬剤を投与中の患者（令6保医発0305・4）

→「28」のSARS-CoV-2抗原定性

ア 「28」のSARS-CoV-2抗原定性は，COVID-19（新型コロナウイルス感染症をいう。以下同じ）が疑われる患者に対して，COVID-19の診断を目的として実施した場合に1回に限り算定する。ただし，本検査の結果が陰性であったものの，COVID-19以外の診断がつかない場合は，さらに1回に限り算定できる。この場合において，本検査が必要と判断した医学的根拠を診療報酬明細書の摘要欄に記載する。
イ 本検査を実施した場合，本区分の「50」SARS-CoV-2・インフルエンザウイルス抗原同時検出定性，「59」SARS-CoV-2・RSウイルス抗原同時検出定性，SARS-CoV-2・インフルエンザウイルス・RSウイル

ス抗原同時検出定性及び「61」SARS-CoV-2抗原定量については，別に算定できない。（令６保医発0305・4）

→「29」のクラミドフィラ・ニューモニエIgM抗体

「９」のクラミドフィラ・ニューモニエIgG抗体又は「10」のクラミドフィラ・ニューモニエIgA抗体と併せて実施した場合は，主たるもの１つに限り算定する。

（令６保医発0305・4）

→「29」のクラミジア・トラコマチス抗原定性

泌尿器，生殖器，結膜又は鼻咽腔内からの検体によるものであり，本検査に係る検体採取料は所定点数に含まれる。（令６保医発0305・4）

→「29」のクラミジア・トラコマチス抗原定性

結膜又は鼻咽腔内からの検体による場合は，封入体結膜炎若しくはトラコーマ又は乳児クラミジア・トラコマチス肺炎の診断のために実施した場合に算定できる。

（令６保医発0305・4）

→「30」のアスペルギルス抗原

LA法又はELISA法により，侵襲性肺アスペルギルス症の診断のために実施した場合にのみ算定できる。

（令６保医発0305・4）

→「31」の大腸菌O157抗体定性，「33」の大腸菌O157抗原定性

「31」の大腸菌O157抗体定性，「33」の大腸菌O157抗原定性及び**D018**細菌培養同定検査の「２」消化管からの検体によるもののうちいずれかを複数測定した場合は，主たるもののみ算定する。なお，「33」の大腸菌O157抗体定性はLA法による。（令６保医発0305・4）

→「32」のD-アラビニトール

カンジダ血症又はカンジダ肺炎の診断の目的で行った場合に算定する。（令６保医発0305・4）

→「36」のマイコプラズマ抗原定性（FA法）

「４」のマイコプラズマ抗体定性，同半定量又は「27」のマイコプラズマ抗原定性（免疫クロマト法）を併せて実施した場合は，主たるもののみ算定する。

（令６保医発0305・4）

→「37」の大腸菌血清型別

D018細菌培養同定検査により大腸菌が確認され，及び**D023-2**その他の微生物学的検査の「３」大腸菌ベロトキシン定性により毒素が確認又は腸管出血性大腸菌用の選択培地に菌の発育が確認され，並びに血清抗体法により大腸菌のO抗原又はH抗原の同定を行った場合に，使用した血清の数，菌種等に関わらず算定する。この場合において**D018**細菌培養同定検査の費用は別に算定できない。（令６保医発0305・4）

→「38」の肺炎球菌細胞壁抗原定性

ア 次のいずれかの場合に算定する。

(イ) 喀痰又は上咽頭ぬぐいを検体として，イムノクロマト法により，肺炎又は下気道感染症の診断に用いた場合

(ロ) イムノクロマト法により，中耳炎及び副鼻腔炎の診断に用いた場合

イ 本検査と「41」の肺炎球菌莢膜抗原定性（尿・髄液）を併せて実施した場合には，主たるもののみ算定する。

（令６保医発0305・4）

→「39」の淋菌抗原定性

D018細菌培養同定検査を同時に実施した場合は，別に算定できない。（令６保医発0305・4）

→「39」の単純ヘルペスウイルス抗原定性

ヘルペスウイルスの型別確認を行った場合に算定できる。（令６保医発0305・4）

→「39」の単純ヘルペスウイルス抗原定性（皮膚）

単純ヘルペスウイルス感染症が疑われる皮膚病変を認めた初発の患者を対象として，イムノクロマト法により測定した場合に算定する。なお，医学的な必要性から，本検査を２回以上算定する場合は，その理由を**診療報酬明細書**の摘要欄に記載する。ただし，本検査と，本区分の「39」単純ヘルペスウイルス抗原定性，「47」単純ヘルペスウイルス抗原定性（角膜）及び「47」単純ヘルペスウイルス抗原定性（性器）は併せて算定できない。

（令６保医発0305・4）

→「40」のカンピロバクター抗原定性（糞便）

カンピロバクター感染を疑う患者を対象として，イムノクロマト法により測定した場合に算定できる。

（令６保医発0305・4）

→「41」の肺炎球菌莢膜抗原定性（尿・髄液）

免疫クロマト法により実施した場合に限り算定できる。（令６保医発0305・4）

→「42」の（1→3）－β-D-グルカン

発色合成基質法，比濁時間分析法又はELISA法により，深在性真菌感染症が疑われる患者に対する治療法の選択又は深在性真菌感染症に対する治療効果の判定に使用した場合に算定する。

なお，本検査を「23」のカンジダ抗原定性，同半定量，同定量，「30」のアスペルギルス抗原，「32」のD-アラビニトール，「34」のクリプトコックス抗原半定量又は「35」のクリプトコックス抗原定性と併せて実施した場合は，主たるもののみ算定する。（令６保医発0305・4）

→「43」のグロブリンクラス別クラミジア・トラコマチス抗体

ア クラミジア・トラコマチス抗原検出不能又は検体採取の困難な疾患（骨盤内感染症，卵管炎，副睾丸炎，新生児・乳児肺炎等）の診断に際し，IgG抗体価又はIgA抗体価を測定した場合又は新生児・乳幼児肺炎の診断に際し，IgM抗体価を測定した場合に算定する。

イ IgG抗体価，IgA抗体価及びIgM抗体価のうち２項目以上を同時に測定した場合は，主たるもののみ算定する。（令６保医発0305・4）

→「44」のグロブリンクラス別ウイルス抗体価

ア 下記の項目のウイルスのIgG型ウイルス抗体価又はIgM型ウイルス抗体価を測定した場合に算定する。ただし，「(ト)」のヒトパルボウイルスB19は，紅斑が出現している15歳以上の成人について，このウイルスによる感染症が強く疑われ，IgM型ウイルス抗体価を測定した場合に算定する。

(イ) ヘルペスウイルス

(ロ) 風疹ウイルス

(ハ) サイトメガロウイルス

(ニ) EBウイルス

(ホ) 麻疹ウイルス

(ヘ) ムンプスウイルス

(ト) ヒトパルボウイルスB19

(チ) 水痘・帯状疱疹ウイルス

イ 同一ウイルスについてIgG型ウイルス抗体価及びIgM型ウイルス抗体価を測定した場合にあっては，いずれか一方の点数を算定する。

ウ 「11」のウイルス抗体価（定性・半定量・定量）と併せて測定した場合にあっては，いずれか一方の点数を算定する。（令６保医発0305・4）

→「45」のツツガムシ抗体半定量又は同定性

各株ごとに算定する。（令６保医発0305・4）

→「46」のレジオネラ抗原定性（尿）

症状や所見からレジオネラ症が疑われる患者に対して，ELISA法又は免疫クロマト法により実施した場合に限り１回を限度として算定する。（令６保医発0305・4）

→「47」のアニサキスIgG・IgA抗体

腸アニサキス症，肉芽腫を伴う慢性胃アニサキス症又はアニサキス異所迷入例（肺アニサキス症等）における診断のために実施した場合に限り算定できる。

（令6保医発0305・4）

→「47」の単純ヘルペスウイルス抗原定性（角膜）

角膜ヘルペスが疑われる角膜上皮病変を認めた患者に対し，イムノクロマト法により行った場合に算定する。

（令6保医発0305・4）

→「48」の百日咳菌抗原定性

ア　関連学会が定めるガイドラインの百日咳診断基準における臨床判断例の定義を満たす患者に対して，イムノクロマト法により百日咳菌抗原を測定した場合に算定する。

イ　本検査とD023微生物核酸同定・定量検査の「13」百日咳菌核酸検出，同区分「22」ウイルス・細菌核酸多項目同時検出（SARS-CoV-2核酸検出を含まないもの）又は「23」ウイルス・細菌核酸多項目同時検出（SARS-CoV-2核酸検出を含む）を併せて実施した場合は，主たるもののみ算定する。（令6保医発0305・4）

→「49」の赤痢アメーバ抗原定性

腸管アメーバ症の症状を呈する患者に対して，アメーバ赤痢の診断を目的として，酵素免疫測定法（定性）により糞便中の赤痢アメーバ抗原を測定した場合に算定する。（令6保医発0305・4）

→「50」のSARS-CoV-2・インフルエンザウイルス抗原同時検出定性

ア「50」のSARS-CoV-2・インフルエンザウイルス抗原同時検出定性は，COVID-19が疑われる患者に対して，COVID-19の診断を目的として実施した場合に1回に限り算定する。ただし，本検査の結果が陰性であったものの，COVID-19以外の診断がつかない場合は，さらに1回に限り算定できる。この場合において，本検査が必要と判断した医学的根拠を**診療報酬明細書**の摘要欄に記載する。

イ　本検査を実施した場合，本区分の「22」インフルエンザウイルス抗原定性，「28」SARS-CoV-2抗原定性，「59」SARS-CoV-2・ＲＳウイルス抗原同時検出定性，SARS-CoV-2・インフルエンザウイルス・ＲＳウイルス抗原同時検出定性及び「61」SARS-CoV-2抗原定量については，別に算定できない。（令6保医発0305・4）

→「53」のデングウイルス抗原定性又は同抗原・抗体同時測定定性

ア「53」のデングウイルス抗原・抗体同時測定定性は，デングウイルスNS1抗原，IgG抗体及びIgM抗体を，イムノクロマト法を用いて同時に測定した場合に算定できる。

イ「53」のデングウイルス抗原定性及び同抗原・抗体同時測定定性は，国立感染症研究所が作成した「蚊媒介感染症の診療ガイドライン」に基づきデング熱を疑う患者が，入院を要する場合に限り算定できる。

ウ「53」のデングウイルス抗原定性及び同抗原・抗体同時測定定性は，感染症の発生の状況，動向及び原因を明らかにするための積極的疫学調査を目的として実施された場合は算定できない。

エ「53」のデングウイルス抗原定性及び同抗原・抗体同時測定定性を併せて実施した場合は，主たるもののみ算定する。

（令6保医発0305・4）

→「53」の白癬菌抗原定性

ア　爪白癬が疑われる患者に対して，イムノクロマト法により爪中の白癬菌抗原を測定した場合に算定する。

イ　本検査は，以下のいずれかに該当する場合に算定できる。

(イ)　KOH直接鏡検が陰性であったものの，臨床所見等から爪白癬が疑われる場合。なお，この場合においては，本検査を実施した医学的な必要性を**診療報酬明細書**の摘要欄に記載する。

(ロ)　KOH直接鏡検が実施できない場合。なお，この場合においては，KOH直接鏡検を実施できない理由を**診療報酬明細書**の摘要欄に記載する。

ウ　本検査は，関連学会の定める指針に従って実施する。

（令6保医発0305・4）

→「55」のHIV-1抗体（ウエスタンブロット法）及び「58」のHIV-2抗体（ウエスタンブロット法）

スクリーニング検査としての「16」のHIV-1,2抗体定性若しくは同半定量，「16」のHIV-1,2抗原・抗体同時測定定性，「17」のHIV-１抗体，「20」のHIV-1,2抗体定量又は「20」のHIV-1,2抗原・抗体同時測定定量によって陽性が確認された症例について，確定診断を目的としてウエスタンブロット法により行った場合に，それぞれ算定する。（令6保医発0305・4）

→「57」のサイトメガロウイルスpp65抗原定性

免疫染色法により，臓器移植後若しくは造血幹細胞移植後の患者又はHIV感染者又は高度細胞性免疫不全の患者に対して行った場合に限り算定できる。ただし，高度細胞性免疫不全の患者については，当該検査が必要であった理由について，**診療報酬明細書**の摘要欄に記載する。

（令6保医発0305・4）

→「59」のSARS-CoV-2・RSウイルス抗原同時検出定性

ア「59」のSARS-CoV-2・RSウイルス抗原同時検出定性は，COVID-19が疑われる患者に対して，COVID-19の診断を目的として実施した場合に１回に限り算定する。ただし，本検査の結果が陰性であったものの，COVID-19又はＲＳウイルス感染以外の診断がつかない場合は，さらに１回に限り算定できる。この場合において，本検査が必要と判断した医学的根拠を**診療報酬明細書**の摘要欄に記載する。

イ　本検査を実施した場合，本区分の「24」ＲＳウイルス抗原定性，「28」SARS-CoV-2抗原定性，「50」SARS-CoV-2・インフルエンザウイルス抗原同時検出定性，「59」SARS-CoV-2・インフルエンザウイルス・ＲＳウイルス抗原同時検出定性及び「61」SARS-CoV-2抗原定量については，別に算定できない。

（令6保医発0305・4）

→「59」のSARS-CoV-2・インフルエンザウイルス・ＲＳウイルス抗原同時検出定性

ア「59」のSARS-CoV-2・インフルエンザウイルス・ＲＳウイルス抗原同時検出定性は，COVID-19が疑われる患者に対して，COVID-19の診断を目的として実施した場合に１回に限り算定する。ただし，本検査の結果が陰性であったものの，COVID-19以外の診断がつかない場合は，さらに１回に限り算定できる。この場合において，本検査が必要と判断した医学的根拠を**診療報酬明細書**の摘要欄に記載する。

イ　本検査を実施した場合，本区分の「22」インフルエンザウイルス抗原定性，「24」ＲＳウイルス抗原定性，「28」SARS-CoV-2抗原定性，「50」SARS-CoV-2・インフルエンザウイルス抗原同時検出定性，「59」SARS-CoV-2・RSウイルス抗原同時検出定性及び「61」SARS-CoV-2抗原定量については，別に算定できない。

（令6保医発0305・4）

→「60」のHTLV-Ⅰ抗体（ウエスタンブロット法及びラインブロット法）

「13」のＨＴＬＶ-Ⅰ抗体定性，半定量又は「31」のHTLV-Ⅰ抗体によって陽性が確認された症例について，確定診断を目的としてウエスタンブロット法又はラインブロット法により行った場合に算定する。(令６保医発0305･4)

→「61」のSARS-CoV-2抗原定量

ア 「61」のSARS-CoV-2抗原定量は，COVID-19が疑われる患者に対して，COVID-19の診断を目的として，化学発光酵素免疫測定法（定量），電気化学発光免疫測定法（定量），化学発光免疫測定法（定量）又は免疫光導波検出法により実施した場合に１回に限り算定する。ただし，本検査の結果が陰性であったものの，COVID-19以外の診断がつかない場合は，さらに１回に限り算定できる。この場合において，本検査が必要と判断した医学的根拠を**診療報酬明細書**の摘要欄に記載する。

イ 本検査を実施した場合，本区分の「28」SARS-CoV-2抗原定性，「50」SARS-CoV-2・インフルエンザウイルス抗原同時検出定性，「59」SARS-CoV-2・ＲＳウイルス抗原同時検出定性及びSARS-CoV-2・インフルエンザウイルス・ＲＳウイルス抗原同時検出定性については，別に算定できない。(令６保医発0305･4)

→「62」のHIV抗原

HIV感染者の経過観察又はHIV感染ハイリスク群が急性感染症状を呈した場合の確定診断に際して測定した場合に算定する。(令６保医発0305･4)

→「63」のHIV-1特異抗体・HIV-2特異抗体

スクリーニング検査としての「16」のHIV-1,2抗体定性若しくは同半定量，「16」のHIV-1,2抗原・抗体同時測定定性，「17」のHIV-1抗体，「20」のHIV-1,2抗体定量又は「20」のHIV-1,2抗原・抗体同時測定定量によって陽性が確認された症例について，確定診断を目的として，全血，血清又は血漿を検体とし，イムノクロマト法により測定した場合に算定する。なお，本検査を実施した場合，「55」HIV-1抗体（ウエスタンブロット法）及び「58」HIV-2抗体（ウエスタンブロット法）は，別に算定できない。(令６保医発0305･4)

→「64」の抗トリコスポロン・アサヒ抗体

ELISA法により，夏型過敏性肺炎の鑑別診断を目的として測定した場合に算定できる。なお，鑑別診断目的の対象患者は，厚生省特定疾患びまん性肺疾患調査研究班による「過敏性肺炎の診断の手引と診断基準」により，夏型過敏性肺炎が疑われる患者とする。(令６保医発0305･4)

→「65」の鳥特異的IgG抗体

診察又は画像診断等により鳥関連過敏性肺炎が強く疑われる患者を対象として，EIA法により測定した場合に算定する。なお，本検査が必要と判断した医学的根拠を**診療報酬明細書**の摘要欄に記載する。(令６保医発0305･4)

→「66」の抗アデノ随伴ウイルス９型（AAV9）抗体

２歳未満の脊髄性筋萎縮症患者に対して，オナセムノゲンアベパルボベクの適応の判定の補助を目的として実施する場合に，原則として患者１人につき１回に限り算定できる。ただし，２回以上算定する場合は，その医療上の必要性について**診療報酬明細書**の摘要欄に記載する。(令６保医発0305･4)

D013 肝炎ウイルス関連検査 判 (p.368)

1	HBs抗原定性・半定量	29点
2	HBs抗体定性，HBs抗体半定量	32点
3	HBs抗原，HBs抗体	88点
4	HBe抗原，HBe抗体	98点
5	HCV抗体定性・定量，HCVコア蛋白	102点
6	HBc抗体半定量・定量	130点
7	HCVコア抗体	143点
8	HA-IgM抗体，HA抗体，HBc-IgM抗体	146点
9	HCV構造蛋白及び非構造蛋白抗体定性，HCV構造蛋白及び非構造蛋白抗体半定量	160点
10	HE-IgA抗体定性	210点
11	HCV血清群別判定	215点
12	HBVコア関連抗原（HBcrAg）	252点
13	デルタ肝炎ウイルス抗体	330点
14	HCV特異抗体価，HBVジェノタイプ判定	340点

注 患者から１回に採取した血液を用いて本区分の３から14までに掲げる検査を３項目以上行った場合は，所定点数にかかわらず，検査の項目数に応じて次に掲げる点数により算定する。（**編注**：上記の青色文字の項目）

イ	３項目	290点
ロ	４項目	360点
ハ	５項目以上	425点

→「１」のHBs抗原定性・半定量

免疫クロマト法，赤血球凝集法，粒子凝集法，EIA法（簡易法），金コロイド凝集法による。(令６保医発0305･4)

→「２」のHBs抗体半定量

赤血球凝集法，粒子凝集法，EIA法（簡易法），金コロイド凝集法による。(令６保医発0305･4)

→「３」のHBs抗原，HBs抗体及び「６」のHBc抗体半定量・定量

免疫抑制剤の投与や化学療法を行う患者に対して，Ｂ型肝炎の再活性化を考慮し，当該治療開始前に「３」のHBs抗原，HBs抗体及び「６」のHBc抗体半定量・定量を同時に測定した場合は，患者１人につきそれぞれ１回に限り算定できる。(令６保医発0305･4)

→「５」のHCVコア蛋白

EIA法又はIRMA法による。(令６保医発0305･4)

→「６」のHBc抗体半定量・定量と「８」のHBc-IgM抗体を同時に測定

一方の所定点数を算定する。(令６保医発0305･4)

→「８」のHA抗体とHA-IgM抗体を同時に測定

一方の所定点数のみを算定する。(令６保医発0305･4)

→「11」のHCV血清群別判定

EIA法により，C型肝炎の診断が確定した患者に対して，C型肝炎の治療法の選択の目的で実施した場合に，患者１人につき１回に限り算定できる。(令６保医発0305･4)

→「12」のHBVコア関連抗原（HBcrAg）

HBV感染の診断の補助及び治療効果の判定の目的で，血清又は血漿中のHBVコア関連抗原（HBcrAg）を測定した場合に１月に１回に限り算定する。なお，Ｄ023微生物核酸同定・定量検査の「４」のHBV核酸定量を同時に測定した場合は，主たるもののみ算定する。(令６保医発0305･4)

→「14」のHBVジェノタイプ判定

B型肝炎の診断が確定した患者に対して，B型肝炎の治療法の選択の目的で実施した場合に，患者１人につき１回に限り算定できる。(令６保医発0305･4)

D014 自己抗体検査 判 (p.368)

1	寒冷凝集反応	11点
2	リウマトイド因子（RF）定量	30点

検査

検体検査

3 抗サイログロブリン抗体半定量，抗甲状腺マイクロゾーム抗体半定量 **37点**
4 Donath-Landsteiner試験 **55点**
5 抗核抗体（蛍光抗体法）定性，抗核抗体（蛍光抗体法）半定量，抗核抗体（蛍光抗体法）定量 **99点**
6 抗インスリン抗体 **107点**
7 抗核抗体（蛍光抗体法を除く） **110点**
8 抗ガラクトース欠損IgG抗体定性，抗ガラクトース欠損IgG抗体定量 **111点**
9 マトリックスメタロプロテイナーゼ-3（MMP-3） **116点**
10 抗サイログロブリン抗体 **136点**
11 抗甲状腺ペルオキシダーゼ抗体 **138点**
12 抗Jo-1抗体定性，抗Jo-1抗体半定量，抗Jo-1抗体定量 **140点**
13 抗RNP抗体定性，抗RNP抗体半定量，抗RNP抗体定量 **144点**
14 抗Sm抗体定性，抗Sm抗体半定量，抗Sm抗体定量 **147点**
15 $C_{1}q$結合免疫複合体 **153点**
16 抗Scl-70抗体定性，抗Scl-70抗体半定量，抗Scl-70抗体定量，抗SS-B/La抗体定性*，抗SS-B/La抗体半定量*，抗SS-B/La抗体定量* **157点**
17 抗DNA抗体定量，抗DNA抗体定性 **159点**
18 抗SS-A/Ro抗体定性，抗SS-A/Ro抗体半定量，抗SS-A/Ro抗体定量 **161点**
19 抗RNAポリメラーゼⅢ抗体 **170点**
20 抗セントロメア抗体定量，抗セントロメア抗体定性 **174点**
21 抗ミトコンドリア抗体定性，抗ミトコンドリア抗体半定量 **181点**
22 抗ミトコンドリア抗体定量 **189点**
23 抗ARS抗体 **190点**
24 抗シトルリン化ペプチド抗体定性，抗シトルリン化ペプチド抗体定量 **193点**
25 モノクローナルRF結合免疫複合体 **194点**
26 IgG型リウマトイド因子 **198点**
27 抗TSHレセプター抗体（TRAb） **214点**
28 抗LKM-1抗体 **215点**
29 抗カルジオリピンβ_2グリコプロテインI複合体抗体 **223点**
30 抗カルジオリピンIgG抗体，抗カルジオリピンIgM抗体，抗β_2グリコプロテインⅠIgG抗体，抗β_2グリコプロテインⅠIgM抗体 **226点**
31 IgG_2（TIA法によるもの） **239点**
32 抗好中球細胞質ミエロペルオキシダーゼ抗体（MPO-ANCA） **251点**
33 抗好中球細胞質プロテイナーゼ3抗体（PR3-ANCA） **252点**
34 抗糸球体基底膜抗体（抗GBM抗体） **262点**
35 ループスアンチコアグラント定量，ループスアンチコアグラント定性 **265点**
36 抗デスモグレイン3抗体，抗BP180-NC16a抗体 **270点**
37 抗MDA5抗体，抗TIF1-γ抗体，抗Mi-2抗体 **270点**
38 抗好中球細胞質抗体（ANCA）定性 **290点**
39 抗デスモグレイン1抗体 **300点**
40 甲状腺刺激抗体（TSAb） **330点**
41 IgG_4 **377点**
42 IgG_2（ネフェロメトリー法によるもの） **388点**
43 抗GM1IgG抗体，抗GQ1bIgG抗体 **460点**
44 抗デスモグレイン1抗体，抗デスモグレイン3抗体及び抗BP180-NC16a抗体同時測定 **490点**
45 抗アセチルコリンレセプター抗体（抗AChR抗体） **775点**
46 抗グルタミン酸レセプター抗体 **970点**
47 抗アクアポリン4抗体，抗筋特異的チロシンキナーゼ抗体，抗P／Q型電位依存性カルシウムチャネル抗体（抗P／Q型VGCC抗体） **1,000点**
48 抗HLA抗体（スクリーニング検査） **1,000点**
49 抗HLA抗体（抗体特異性同定検査） **4,850点**

注1 本区分の10から16まで，18，19，23及び37に掲げる検査を2項目又は3項目以上行った場合は，所定点数にかかわらず，それぞれ320点又は490点を算定する。（編注：上記の青色文字の項目）

2 本区分の48及び49に掲げる検査については，別に厚生労働大臣が定める施設基準〔※告示④第5・3の1の5，p.934〕に適合しているものとして地方厚生局長等に届け出た保険医療機関において実施した場合に限り算定する。

〔＊＝本項目のみ点数変更〕

→「2」のリウマトイド因子（RF）定量，「8」の抗ガラクトース欠損IgG抗体定性，同定量，「9」のマトリックスメタロプロテイナーゼ-3（MMP-3），「15」の$C_{1}q$結合免疫複合体，「25」のモノクローナルRF結合免疫複合体及び「26」のIgG型リウマトイド因子のうち3項目以上を併せて実施した場合

主たるもの2つに限り算定する。（令6保医発0305·4）

→「8」の抗ガラクトース欠損IgG抗体定性，同定量

ECLIA法又はレクチン酵素免疫測定法による。なお，「2」のリウマトイド因子（RF）定量を併せて実施した場合は，主たるもののみ算定する。（令6保医発0305·4）

→「11」の抗甲状腺ペルオキシダーゼ抗体

「3」の抗甲状腺マイクロゾーム抗体半定量と併せて実施した場合は，主たるもののみ算定する。（令6保医発0305·4）

→「19」の抗RNAポリメラーゼⅢ抗体

びまん性型強皮症の確定診断を目的として行った場合に，1回を限度として算定できる。また，その際陽性と認められた患者に関し，腎クリーゼのリスクが高い者については治療方針の決定を目的として行った場合に，また，腎クリーゼ発症後の者については病勢の指標として測定した場合に，それぞれ3月に1回を限度として算定できる。（令6保医発0305·4）

→「20」の抗セントロメア抗体定量又は同定性

原発性胆汁性胆管炎又は強皮症の診断又は治療方針の決定を目的に用いた場合に限り算定できる。（令6保医発0305·4）

→「23」の抗ARS抗体と「12」の抗Jo-1抗体定性，同半

定量又は同定量を併せて実施した場合
主たるもののみ算定する。（令６保医発0305·4）

→「24」の抗シトルリン化ペプチド抗体定性又は同定量
ア　以下のいずれかに算定できる。
(イ)　関節リウマチと確定診断できない者に対して診断の補助として検査を行った場合に，原則として１回を限度として算定できる。ただし，当該検査結果が陰性の場合においては，３月に１回に限り算定できる。なお，当該検査を２回以上算定するに当たっては，検査値を**診療報酬明細書**の摘要欄に記載する。
(ロ)　(イ)とは別に，関節リウマチに対する治療薬の選択のために行う場合においては，患者１人につき原則として１回に限り算定する。ただし，臨床症状・検査所見等の変化を踏まえ，再度治療薬を選択する必要がある場合においては，6月に１回に限り算定できる。なお，当該検査を２回以上算定するに当たっては，その医学的な必要性を**診療報酬明細書**の摘要欄に記載する。
イ　「24」の抗シトルリン化ペプチド抗体定性，同定量，「８」の抗ガラクトース欠損IgG抗体定性，同定量，「９」のマトリックスメタロプロテイナーゼ－３（MMP-3），「15」のC1q結合免疫複合体，「25」のモノクローナルRF結合免疫複合体及び「26」のIgG型リウマトイド因子のうち２項目以上を併せて実施した場合には，主たるもの１つに限り算定する。（令６保医発0305·4）

→「27」の抗TSHレセプター抗体（TRAb）及び「40」の甲状腺刺激抗体（TSAb）を同時に行った場合
いずれか一方のみ算定する。（令６保医発0305·4）

→「29」の抗カルジオリピンβ2グリコプロテインⅠ複合体抗体と「30」の抗カルジオリピンIgG抗体，抗カルジオリピンIgM抗体，抗β2グリコプロテインⅠIgG抗体又は抗β2グリコプロテインⅠIgM抗体を併せて実施した場合
主たるもののみ算定する。（令６保医発0305·4）

→「28」の抗LKM-1抗体
ア　ウイルス肝炎，アルコール性肝障害及び薬剤性肝障害のいずれでもないことが確認され，かつ，抗核抗体陰性の自己免疫性肝炎が強く疑われる患者を対象として測定した場合に限り算定できる。
イ　本検査を実施した場合は，**診療報酬明細書**の摘要欄に抗核抗体陰性を確認した年月日を記載する。（令６保医発0305·4）

→「30」の抗カルジオリピンIgG抗体，抗カルジオリピンIgM抗体，抗β2グリコプロテインⅠIgG抗体，抗β2グリコプロテインⅠIgM抗体
ア　「30」の抗カルジオリピンIgM抗体は，抗リン脂質抗体症候群の診断を目的として，ELISA法又はCLIA法により実施した場合に，一連の治療につき２回に限り算定する。
イ　「30」の抗β2グリコプロテインⅠIgG抗体は，抗リン脂質抗体症候群の診断を目的として，CLEIA法又はCLIA法により実施した場合に，一連の治療につき２回に限り算定する。
ウ　「30」の抗β2グリコプロテインⅠIgM抗体は，抗リン脂質抗体症候群の診断を目的として，CLEIA法又はCLIA法により実施した場合に，一連の治療につき２回に限り算定する。
エ　「30」の抗カルジオリピンIgG抗体，抗カルジオリピンIgM抗体，抗β2グリコプロテインⅠIgG抗体及び抗β2グリコプロテインⅠIgM抗体を併せて実施した場合は，主たるもの３つに限り算定する。（令６保医発0305·4）

→「31」のIgG2（TIA法によるもの）及び「42」のIgG2（ネフェロメトリー法によるもの）
原発性免疫不全等を疑う場合に算定する。これらを併せて実施した場合は，「31」のIgG2（TIA法によるもの）により算定する。（令６保医発0305·4）

→「32」の抗好中球細胞質ミエロペルオキシダーゼ抗体（MPO-ANCA）
ELISA法，CLEIA法，ラテックス免疫比濁法又はFIA法により，急速進行性糸球体腎炎の診断又は経過観察のために測定した場合に算定する。（令６保医発0305·4，0428·9）

→「34」の抗糸球体基底膜抗体（抗GBM抗体）
抗糸球体基底膜抗体腎炎及びグッドパスチャー症候群の診断又は治療方針の決定を目的として行った場合に限り算定する。（令６保医発0305·4）

→「35」のループスアンチコアグラント定量及び同定性
希釈ラッセル蛇毒試験法又はリン脂質中和法により，抗リン脂質抗体症候群の診断を目的として行った場合に限り算定する。（令６保医発0305·4）

→「36」の抗デスモグレイン３抗体
ア　ELISA法又はCLEIA法により，天疱瘡の鑑別診断又は経過観察中の治療効果判定を目的として測定した場合に算定できる。なお，鑑別診断目的の対象患者は，厚生労働省 難治性疾患政策研究事業研究班による「天疱瘡診断基準」により，天疱瘡が強く疑われる患者とする。
イ　尋常性天疱瘡の患者に対し，経過観察中の治療効果判定の目的で，本検査と「39」の抗デスモグレイン１抗体を併せて測定した場合は，主たるもののみ算定する。（令６保医発0305·4）

→「36」の抗BP180-NC16a抗体
ELISA法又はCLEIA法により，水疱性類天疱瘡の鑑別診断又は経過観察中の治療効果判定を目的として測定した場合に算定できる。（令６保医発0305·4）

→「37」の抗MDA5抗体，抗TIF1-γ抗体，抗Mi-2抗体
「34」の抗MDA5抗体，抗TIF1-γ抗体及び抗Mi-2抗体は，厚生労働省難治性疾患克服研究事業自己免疫疾患に関する調査研究班による「皮膚筋炎診断基準」を満たす患者において，ELISA法により測定した場合に算定できる。（令６保医発0305·4）

→「39」の抗デスモグレイン１抗体
ア　ELISA法又はCLEIA法により，天疱瘡の鑑別診断又は経過観察中の治療効果判定を目的として測定した場合に算定できる。なお，鑑別診断目的の対象患者は，厚生労働省 難治性疾患政策研究事業研究班による「天疱瘡診断基準」により，天疱瘡が強く疑われる患者とする。
イ　落葉状天疱瘡の患者に対し，経過観察中の治療効果判定の目的で，本検査と「36」の抗デスモグレイン３抗体を併せて測定した場合は，主たるもののみ算定する。（令６保医発0305·4）

→「41」のIgG4
ネフェロメトリー法又はTIA法による。（令６保医発0305·4）

→「43」の抗GM1IgG抗体
ELISA法により，進行性筋力低下又は深部腱反射低下等のギラン・バレー症候群が疑われる所見が見られる場合において，診断時に１回に限り算定でき，経過観察時は算定できない。（令６保医発0305·4）

→「43」の抗GQ1bIgG抗体
ELISA法により，眼筋麻痺又は小脳性運動失調等のフィッシャー症候群が疑われる場合において，診断時に１回に限り算定でき，経過観察時は算定できない。（令６保医発0305·4）

→「44」の抗デスモグレイン１抗体，抗デスモグレイン

3抗体及び抗BP180-NC16 a 抗体同時測定

ア　「44」の抗デスモグレイン１抗体，抗デスモグレイン３抗体及び抗BP180-NC16 a 抗体同時測定は，天疱瘡又は水疱性類天疱瘡が疑われる患者に対して，間接蛍光抗体法（IF法）により，鑑別診断を目的として測定した場合に算定できる。なお，天疱瘡についての鑑別診断目的の対象患者は，厚生労働省 難治性疾患政策研究事業研究班による「天疱瘡診断基準」により，天疱瘡が強く疑われる患者とする。

イ　天疱瘡又は水疱性類天疱瘡の鑑別診断の目的で，本検査と「36」の抗デスモグレイン３抗体若しくは抗BP180-NC16 a 抗体又は「39」の抗デスモグレイン１抗体を併せて測定した場合は，主たるもののみ算定する。（令６保医発0305･4）

→「45」の抗アセチルコリンレセプター抗体（抗AChR抗体）

ア　重症筋無力症の診断又は診断後の経過観察の目的で行った場合に算定できる。

イ　本検査と「47」の抗筋特異的チロシンキナーゼ抗体を併せて測定した場合は，主たるもののみ算定する。

（令６保医発0305･4）

→「46」の抗グルタミン酸レセプター抗体

ラスムッセン脳炎，小児の慢性進行性持続性部分てんかん又はオプソクローヌス・ミオクローヌス症候群の診断の補助として行った場合に，月１回を限度として算定できる。（令６保医発0305･4）

→「47」の抗アクアポリン４抗体

ELISA法により視神経脊髄炎の診断（治療効果判定を除く）を目的として測定した場合に算定できる。なお，当該検査の結果は陰性であったが，臨床症状・検査所見等の変化を踏まえ，視神経脊髄炎が強く疑われる患者に対して，疾患の診断を行う必要があり，当該検査を再度実施した場合においても算定できる。ただし，この場合，前回の検査実施日及び検査を再度実施する医学的な必要性について**診療報酬明細書**の摘要欄に記載する。

（令６保医発0305･4）

→「47」の抗筋特異的チロシンキナーゼ抗体

ア　RIA法により重症筋無力症の診断又は診断後の経過観察を目的として測定した場合に算定できる。

イ　本検査と「45」抗アセチルコリンレセプター抗体（抗AChR抗体）を併せて測定した場合は，主たるもののみ算定する。（令６保医発0305･4）

→「47」の抗P/Q型電位依存性カルシウムチャネル抗体（抗P/Q型VGCC抗体）

ア　ランバート・イートン筋無力症候群の診断を目的として，RIA法により測定した場合に算定する。

イ　本検査は，臨床症状によりランバート・イートン筋無力症候群が疑われる患者であって，反復刺激誘発筋電図検査において異常所見を認める患者を対象として実施した場合に限り算定できる。ただし，医学的な必要性から反復刺激誘発筋電図検査において異常所見を認めない患者を対象として実施する場合には，**診療報酬明細書**の摘要欄にその詳細な理由を記載する。

（令６保医発0305･4）

→「48」の抗HLA抗体（スクリーニング検査）

肺移植，心移植，肝移植，膵移植，小腸移植若しくは腎移植後の患者又は日本臓器移植ネットワークに移植希望者として登録された患者であって，輸血歴や妊娠歴等から医学的に既存抗体陽性が疑われるものに対して実施した場合に，原則として１年に１回に限り算定する。ただし，抗体関連拒絶反応を強く疑う場合等，医学的必要性がある場合には，１年に１回に限り更に算定できる。なお，この場合においては，その理由及び医学的な必要性を**診療録**及び**診療報酬明細書**の摘要欄に記載する。

（令６保医発0305･4）

→「49」の抗HLA抗体（抗体特異性同定検査）

「48」の抗HLA抗体（スクリーニング検査）によって陽性が確認された症例について，抗体関連拒絶反応の確定診断を目的に行われた場合，又は抗HLA抗体獲得の確定を目的に行われた場合に算定する。ただし，抗体関連拒絶反応と診断された患者の経過観察時に行った場合又は日本臓器移植ネットワークに移植希望者として登録された患者であって，「49」の抗HLA抗体検査（抗体特異性同定検査）の結果が陽性であったものに対して脱感作療法を行った場合には，１年に２回に限り更に算定できる。なお，この場合においては，その理由及び医学的な必要性を**診療録**及び**診療報酬明細書**の摘要欄に記載する。

（令６保医発0305･4）

D015　血漿蛋白免疫学的検査 判 (p.368)

1	C反応性蛋白（CRP）定性，C反応性蛋白（CRP）迅	**16点**
2	赤血球コプロポルフィリン定性，グルコース-6-ホスファターゼ（G-6-Pase）	**30点**
3	グルコース-6-リン酸デヒドロゲナーゼ（G-6-PD）定性，赤血球プロトポルフィリン定性	**34点**
4	血清補体価（CH_{50}），免疫グロブリン	**38点**
5	クリオグロブリン定性，クリオグロブリン定量	**42点**
6	血清アミロイドA蛋白（SAA）	**47点**
7	トランスフェリン（Tf）	**60点**
8	C_3，C_4	**70点**
9	セルロプラスミン	**90点**
10	β_2-マイクログロブリン	**98点**
11	非特異的IgE半定量，非特異的IgE定量	**100点**
12	トランスサイレチン（プレアルブミン）	**101点**
13	特異的IgE半定量・定量	**110点**

注　特異的IgE半定量・定量検査は，特異抗原の種類ごとに所定点数を算定する。ただし，患者から１回に採取した血液を用いて検査を行った場合は，**1,430点**を限度として算定する。

14	α_1-マイクログロブリン，ハプトグロビン（型補正を含む）	**129点**
15	レチノール結合蛋白（RBP）	**132点**
16	C_3プロアクチベータ	**160点**
17	免疫電気泳動法（抗ヒト全血清），インターロイキン-6（IL-6）	**170点**
18	TARC	**179点**
19	ヘモペキシン	**180点**
20	APRスコア定性	**191点**
21	アトピー鑑別試験定性	**194点**
22	Bence Jones蛋白同定（尿）	**201点**
23	癌胎児性フィブロネクチン定性（頸管腟分泌液）	**204点**
24	免疫電気泳動法（特異抗血清）	**218点**
25	C_1インアクチベータ	**253点**
26	SCCA2	**300点**
27	免疫グロブリンL鎖κ/λ比	**330点**

28 インターフェロン-λ3（IFN-λ3），sFlt-1／PlGF比 **340点**
29 免疫グロブリン遊離L鎖κ/λ比 **388点**
30 結核菌特異的インターフェロン-γ産生能 **593点**

→「4」の免疫グロブリン

IgG，IgA，IgM及びIgDを測定した場合に，それぞれ所定点数を算定する。（令6保医発0305·4）

→「6」の血清アミロイドA蛋白（SAA）

「1」のC反応性蛋白（CRP）定性又は「1」のC反応性蛋白（CRP）と併せて測定した場合は，主たるもののみ算定する。（令6保医発0305·4）

→「7」のトランスフェリン（Tf），「8」のC_3及びC_4

SRID法等による。（令6保医発0305·4）

→「17」の免疫電気泳動法（抗ヒト全血清）及び「24」の免疫電気泳動法（特異抗血清）

ア 「17」の免疫電気泳動法（抗ヒト全血清）及び「24」の免疫電気泳動法（特異抗血清）については，同一検体につき1回に限り算定する。

イ 同一検体について「17」の免疫電気泳動法（抗ヒト全血清）及び「24」の免疫電気泳動法（特異抗血清）を併せて行った場合は，主たる検査の所定点数のみを算定する。

ウ 「24」の免疫電気泳動法（特異抗血清）は，免疫固定法により実施した場合にも算定できる。

（令6保医発0305·4）

→「17」のインターロイキン-6（IL-6）

全身性炎症反応症候群の患者（疑われる患者を含む）の重症度判定の補助を目的として，血清又は血漿を検体とし，ECLIA法，CLIA法又はCLEIA法により測定した場合に，一連の治療につき2回に限り算定する。なお，本検査を実施した年月日を**診療報酬明細書**に記載する。また，医学的な必要性から一連の治療につき3回以上算定する場合においては，その詳細な理由を**診療報酬明細書**の摘要欄に記載する。（令6保医発0305·4，0428·9）

→「18」のTARC

以下のいずれかの場合に算定できる。

ア アトピー性皮膚炎の重症度評価の補助を目的として，血清中のTARC量を測定する場合に，月1回を限度として算定できる。

イ COVID-19と診断された患者（呼吸不全管理を要する中等症以上の患者を除く）の重症化リスクの判定補助を目的として，血清中のTARC量を測定する場合は，一連の治療につき1回を限度として算定できる。

（令6保医発0305·4）

→「20」のAPRスコア定性

α_1-酸性糖蛋白，ハプトグロビン及びC反応性蛋白（CRP）定性の3つを測定した場合に算定する。

（令6保医発0305·4）

→「21」のアトピー鑑別試験定性

12種類の吸入性アレルゲン〔ヤケヒョウヒダニ，コナヒョウヒダニ，ネコ皮屑，イヌ皮屑，ギョウギシバ，カモガヤ，ブタクサ，ヨモギ，シラカンバ（属），スギ，カンジダ，アルテルナリア〕に対する特異的IgEを測定した場合に算定する。（令6保医発0305·4）

→「23」の癌胎児性フィブロネクチン定性（頸管腟分泌液）

破水の診断のために妊娠満22週以上満37週未満の者を対象として測定した場合又は切迫早産の診断のために妊娠満22週以上満33週未満の者を対象として測定した場合のみ算定する。（令6保医発0305·4）

→「23」の癌胎児性フィブロネクチン定性（頸管腟分泌液）及びD007血液化学検査の「45」腟分泌液中インスリン様成長因子結合蛋白1型（IGFBP-1）定性を併せて実施した場合

主たるもののみ算定する。（令6保医発0305·4）

→「26」のSCCA2

ア 15歳以下の小児におけるアトピー性皮膚炎の重症度評価を行うことを目的として，ELISA法により測定した場合に，月1回を限度として算定する。

イ アトピー性皮膚炎の重症度評価を行うことを目的として本検査及び「19」TARCを同一月中に併せて行った場合は，主たるもののみ算定する。（令6保医発0305·4）

→「27」の免疫グロブリンL鎖κ/λ比

ア ネフェロメトリー法により，高免疫グロブリン血症の鑑別のために測定した場合に算定できる。

イ 「27」の免疫グロブリンL鎖κ/λ比と「17」の免疫電気泳動法（抗ヒト全血清）又は「24」の免疫電気泳動法（特異抗血清）を同時に実施した場合は，主たるもののみ算定する。（令6保医発0305·4）

→「28」のインターフェロン-λ3（IFN-λ3）

ア COVID-19と診断された患者（呼吸不全管理を要する中等症以上の患者を除く）の重症化リスクの判定補助を目的として，2ステップサンドイッチ法を用いた化学発光酵素免疫測定法により測定した場合に算定する。

イ 本検査を2回以上算定する場合は，前回の検査結果が基準値未満であることを確認する。（令6保医発0305·4）

→「28」のsFlt-1／PlGF比

ア 血清を検体とし，ECLIA法により可溶性fms様チロシンキナーゼ1（sFlt-1）及び胎盤増殖因子（PlGF）を測定し，sFlt-1／PlGF比を算出した場合に算定する。

イ 本検査は，妊娠18週から36週未満の妊娠高血圧腎症が疑われる妊婦であって，以下のリスク因子のうちいずれか1つを有するものに対して実施した場合に，原則として一連の妊娠につき1回に限り算定できる。なお，リスク因子を2つ以上有する場合は，原則として当該点数は算定できない。

(イ) 収縮期血圧が130mmHg以上又は拡張期血圧80mmHg以上
(ロ) 蛋白尿
(ハ) 妊娠高血圧腎症を疑う臨床症状又は検査所見
(ニ) 子宮内胎児発育遅延
(ホ) 子宮内胎児発育遅延を疑う検査所見

ウ 本検査を算定する場合は，イのリスク因子のいずれに該当するかを**診療報酬明細書**の摘要欄に記載する。また，イの(ハ)又は(ホ)に該当する場合は，その医学的根拠を併せて記載する。なお，医学的な必要性から，リスク因子を2つ以上有する妊婦において算定する場合，又は一連の妊娠につき2回以上算定する場合は，その詳細な理由を**診療報酬明細書**の摘要欄に記載する。（令6保医発0305·4）

→「30」の結核菌特異的インターフェロン-γ産生能

診察又は画像診断等により結核感染が強く疑われる患者を対象として測定した場合のみ算定できる。

（令6保医発0305·4）

D016 細胞機能検査 判 (p.368)

1 B細胞表面免疫グロブリン **155点**
2 T細胞サブセット検査（一連につき） **185点**
3 T細胞・B細胞百分率 **193点**
4 顆粒球機能検査（種目数にかかわらず一連につき） **200点**
5 顆粒球スクリーニング検査（種目数にか

かわらず一連につき) 220点
6 赤血球・好中球表面抗原検査 320点
7 リンパ球刺激試験(LST)
イ 1薬剤 345点
ロ 2薬剤 425点
ハ 3薬剤以上 515点
8 顆粒球表面抗原検査 640点

→細胞機能検査

(1)「5」の顆粒球スクリーニング検査は,白血球墨粒貪食試験,NBT還元能検査を,「4」の顆粒球機能検査は,化学遊走物質,細菌,光化学反応を用いた検査を,「2」のT細胞サブセット検査は,免疫不全の診断目的に行う検査をいい,いずれも検査方法にかかわらず,一連として算定する。

(2)「6」の赤血球・好中球表面抗原検査は,発作性夜間血色素尿症(PNH)の鑑別診断のため,2種類のモノクローナル抗体を用いて赤血球及び好中球の表面抗原の検索を行った場合に算定できる。

(3)「7」のリンパ球刺激試験(LST)は,Con-A,PHA又は薬疹の被疑医薬品によるものである。

(4)「8」の顆粒球表面抗原検査は,「指定難病に係る診断基準及び重症度分類等について」(平成26年11月12日付け健発1112第1号厚生労働省健康局長通知)において示されている診断基準に基づき,臨床症状・検査所見等から先天性グリコシルホスファチジルイノシトール(GPI)欠損症が強く疑われた患者に対し,当該疾患の診断を目的として,モノクローナル抗体を用いて顆粒球の表面抗原の解析を行った場合に算定できる。なお本検査を実施した場合には,当該診断基準に基づいて,当該疾患を疑う根拠を診療報酬明細書の摘要欄に記載する。
(令6保医発0305・4)

微生物学的検査

D017 排泄物,滲出物又は分泌物の細菌顕微鏡検査 判 (p.368)

1 蛍光顕微鏡,位相差顕微鏡,暗視野装置等を使用するもの 50点
注 集菌塗抹法を行った場合には,**集菌塗抹法加算**として,35点を所定点数に加算する。
2 保温装置使用アメーバ検査 45点
3 その他のもの 迅 67点
注 同一検体について当該検査と区分番号D002に掲げる尿沈渣(鏡検法)又は区分番号D002-2に掲げる尿沈渣(フローサイトメトリー法)を併せて行った場合は,主たる検査の所定点数のみ算定する。

→排泄物,滲出物又は分泌物の細菌顕微鏡検査

(1) 尿,糞便,喀痰,穿刺液,胃液,十二指腸液,胆汁,膿,眼分泌液,鼻腔液,咽喉液,口腔液,その他の滲出物等について細菌,原虫等の検査を行った場合に該当する。

(2) 染色の有無及び方法の如何にかかわらず,また,これら各種の方法を2以上用いた場合であっても,1回として算定する。

(3) 当該検査とD002の尿沈渣(鏡検法)又はD002-2の尿沈渣(フローサイトメトリー法)を同一日に併せて算定する場合は,当該検査に用いた検体の種類を診療報酬明細書の摘要欄に記載する。

(4) 症状等から同一起因菌によると判断される場合であって,当該起因菌を検索する目的で異なる複数の部位又は同一部位の複数の箇所から検体を採取した場合は,主たる部位又は1箇所のみの所定点数を算定する。
(令6保医発0305・4)

D018 細菌培養同定検査 判 (p.368)

1 口腔,気道又は呼吸器からの検体 180点
2 消化管からの検体 200点
3 血液又は穿刺液 225点
4 泌尿器又は生殖器からの検体 190点
5 その他の部位からの検体 180点
6 簡易培養 60点
注1 1から6までについては,同一検体について一般培養と併せて嫌気性培養を行った場合は,**嫌気性培養加算**として,122点を所定点数に加算する。
2 入院中の患者に対して,質量分析装置を用いて細菌の同定を行った場合は,**質量分析装置加算**として,40点を所定点数に加算する。

→細菌培養同定検査

ア 細菌培養同定検査は,抗酸菌を除く一般細菌,真菌,原虫等を対象として培養を行い,同定検査を行うことを原則とする。

イ 同定検査を予定して培養したものであれば,菌が陰性の場合であっても「1」から「5」までの項により算定するが,あらかじめ培養により菌の有無のみを検索する場合は,検体の種類にかかわらず,「6」の簡易培養により算定する。

ウ 細菌培養同定検査は,検体ごとに「1」から「5」までの所定点数を算定できるが,同一検体を用いて簡易培養を併せて行った場合は,「6」の簡易培養は算定できない。

エ 症状等から同一起因菌によると判断される場合であって,当該起因菌を検索する目的で異なった部位から,又は同一部位の数か所から検体を採取した場合は,主たる部位又は1か所のみの所定点数を算定する。ただし,血液を2か所以上から採取した場合に限り,「3」の血液又は穿刺液を2回算定できる。この場合,「注1」及び「注2」の加算は2回算定できる。

オ 各検体別の所定点数には,定量培養を行った場合を含む。
(令6保医発0305・4)

→「3」の穿刺液と「5」のその他の部位からの検体

「3」における穿刺液とは,胸水,腹水,髄液及び関節液をいい,「5」の「その他の部位からの検体」とは,「1」から「4」までに掲げる部位に含まれない全ての部位からの検体をいい,例えば,皮下からの検体をいう。
(令6保医発0305・4)

→「6」の簡易培養

ア Dip-Slide法,簡易培地等を用いて簡単な培養を行う。

イ ウロトレース,ウリグロックスペーパー等の尿中細菌検査用試験紙による検査は,D000尿中一般物質定性半定量検査に含まれるものであり,別に算定できない。
(令6保医発0305・4)

→嫌気性培養のみを行った場合

「1」から「6」までの所定点数のみ算定し,「注1」の加算は算定できない。
(令6保医発0305・4)

→質量分析装置加算

「注2」に規定する質量分析装置加算については,入

院中の患者に対して細菌培養同定検査を当該保険医療機関内で実施する際に，質量分析装置を用いて細菌の同定を行った場合に，所定点数に加算する。 (令6保医発0305·4)

D019 細菌薬剤感受性検査 判 (p.368)

1	1菌種	185点
2	2菌種	240点
3	3菌種以上	310点
4	薬剤耐性菌検出	50点
5	抗菌薬併用効果スクリーニング	150点

→細菌薬剤感受性検査

(1) 結果として菌が検出できず実施できなかった場合においては算定しない。

(2) 「4」の薬剤耐性菌検出は，基質特異性拡張型β-ラクタマーゼ産生，メタロβ-ラクタマーゼ産生，AmpC産生等の薬剤耐性因子の有無の確認を行った場合に算定する。

(3) 「5」の抗菌薬併用効果スクリーニングは，多剤耐性グラム陰性桿菌が検出された際に，チェッカーボード法により，抗菌薬の併用効果の確認を行った場合に算定する。 (令6保医発0305·4)

D019-2 酵母様真菌薬剤感受性検査 判 (p.368) 150点

→酵母様真菌薬剤感受性検査

深在性真菌症（カンジダ，クリプトコックスに限る）であり，原因菌が分離できた患者に対して行った場合に限り算定する。 (令6保医発0305·4)

D020 抗酸菌分離培養検査 判 (p.368)

1	抗酸菌分離培養（液体培地法）	300点
2	抗酸菌分離培養（それ以外のもの）	209点

→抗酸菌分離培養検査

(1) 検体の採取部位が異なる場合であっても，同時に又は一連として検体を採取した場合は，1回のみ所定点数を算定する。

(2) 「1」の抗酸菌分離培養（液体培地法）は，液体培地を用いて培養を行い，酸素感受性蛍光センサー，二酸化炭素センサー又は酸化還元呈色色素を用いて検出を行った場合に算定する。

(3) 「2」の抗酸菌分離培養（それ以外のもの）は，(2)に掲げるもの以外について算定する。

(4) 抗酸菌分離培養検査は，結核患者の退院の可否を判断する目的で，患者の病状を踏まえ頻回に行われる場合においても算定できる。 (令6保医発0305·4)

D021 抗酸菌同定（種目数にかかわらず一連につき） 判 (p.368) 361点

→抗酸菌同定

検査方法，培地数にかかわらず，1回のみ所定点数を算定する。 (令6保医発0305·4)

D022 抗酸菌薬剤感受性検査（培地数に関係なく） 判 (p.368) 400点

注 4薬剤以上使用した場合に限り算定する。

→抗酸菌薬剤感受性検査

(1) 直接法，間接法等の方法及び培地数にかかわらず，感受性検査を行った薬剤が4種類以上の場合に限り算定する。

(2) 混合薬剤耐性検査においても，使われた薬剤が4種類以上の場合に限り算定する。 (令6保医発0305·4)

D023 微生物核酸同定・定量検査 判 (p.368)

1 クラミジア・トラコマチス核酸検出 188点
2 淋菌核酸検出 198点
3 A群β溶血連鎖球菌核酸検出 204点
4 HBV核酸定量 256点
5 淋菌及びクラミジア・トラコマチス同時核酸検出 262点
6 マイコプラズマ核酸検出，インフルエンザ核酸検出* 291点
7 レジオネラ核酸検出 292点
8 EBウイルス核酸定量 310点
9 HCV核酸検出 330点
10 HPV核酸検出 347点

注 HPV核酸検出については，別に厚生労働大臣が定める施設基準〔※告示④第5・3の2，p.934〕に適合しているものとして地方厚生局長等に届け出た保険医療機関において，細胞診によりベセスダ分類がASC-USと判定された患者又は過去に区分番号K867に掲げる子宮頸部（腟部）切除術，区分番号K867-3に掲げる子宮頸部摘出術（腟部切断術を含む）若しくは区分番号K867-4に掲げる子宮頸部異形成上皮又は上皮内癌レーザー照射治療を行った患者に対して行った場合に限り算定する。

11 HPV核酸検出（簡易ジェノタイプ判定） 347点

注 HPV核酸検出（簡易ジェノタイプ判定）については，別に厚生労働大臣が定める施設基準〔※告示④第5・3の2，p.934〕に適合しているものとして地方厚生局長等に届け出た保険医療機関において，細胞診によりベセスダ分類がASC－USと判定された患者又は過去に区分番号K867に掲げる子宮頸部（腟部）切除術，区分番号K867-3に掲げる子宮頸部摘出術（腟部切断術を含む）若しくは区分番号K867-4に掲げる子宮頸部異形成上皮又は上皮内癌レーザー照射治療を行った患者に対して行った場合に限り算定する。

12 腟トリコモナス及びマイコプラズマ・ジェニタリウム核酸同時検出 350点
13 百日咳菌核酸検出，肺炎クラミジア核酸検出，百日咳菌・パラ百日咳菌核酸同時検出，ヘリコバクター・ピロリ核酸及びクラリスロマイシン耐性遺伝子検出 360点
14 抗酸菌核酸同定，結核菌群核酸検出 410点
15 HCV核酸定量 412点
16 マイコバクテリウム・アビウム及びイントラセルラー（MAC）核酸検出 421点
17 HBV核酸プレコア変異及びコアプロモーター変異検出，ブドウ球菌メチシリン耐性遺伝子検出，SARSコロナウイルス核酸検出，HTLV-1核酸検出，単純疱疹ウイルス・水痘帯状疱疹ウイルス核酸定量，サイトメガロウイルス核酸定量 450点
18 HIV-1核酸定量 520点

検査
検体検査

注 検体の超遠心による濃縮前処理を加えて行った場合は，**濃縮前処理加算**として，**130点**を所定点数に加算する。

19 SARS－CoV－２核酸検出，SARS－CoV－２・インフルエンザ核酸同時検出，SARS－CoV－２・RSウイルス核酸同時検出，SARS－CoV－２・インフルエンザ・RSウイルス核酸同時検出 **700点**

20 サイトメガロウイルス核酸検出 **801点**

21 結核菌群リファンピシン耐性遺伝子検出，結核菌群ピラジナミド耐性遺伝子検出，結核菌群イソニアジド耐性遺伝子検出 **850点**

22 ウイルス・細菌核酸多項目同時検出（SARS－CoV－２核酸検出を含まないもの），結核菌群リファンピシン耐性遺伝子及びイソニアジド耐性遺伝子同時検出 **963点**

注 ウイルス・細菌核酸多項目同時検出（SARS－CoV－２核酸検出を含まないもの）については，別に厚生労働大臣が定める施設基準〔※告示④第５・３の２の２(1)，p.934〕に適合しているものとして地方厚生局長等に届け出た保険医療機関において，別に厚生労働大臣が定める患者〔※告示④第５・３の２の２(2)，p.934〕に対して実施した場合に限り算定する。

23 ウイルス・細菌核酸多項目同時検出（SARS－CoV－２核酸検出を含む） **1,350点**

24 細菌核酸・薬剤耐性遺伝子同時検出，ウイルス・細菌核酸多項目同時検出（髄液） **1,700点**

注１ 細菌核酸・薬剤耐性遺伝子同時検出については，別に厚生労働大臣が定める施設基準〔※告示④第５・３の２の３p.934〕を満たす保険医療機関において実施した場合に算定する。

２ ウイルス・細菌核酸多項目同時検出（髄液）については，別に厚生労働大臣が定める施設基準〔※告示④第５・３の２の３の２，p.934〕に適合しているものとして地方厚生局長等に届け出た保険医療機関において実施した場合に限り算定する。

25 HPVジェノタイプ判定 **2,000点**

26 HIVジェノタイプ薬剤耐性 **6,000点**

注 ６（マイコプラズマ核酸検出に限る），７，13（百日咳菌核酸検出及び百日咳菌・パラ百日咳菌核酸同時検出に限る）又は14（結核菌群核酸検出に限る）に掲げる検査の結果について，検査実施日のうちに説明した上で文書により情報を提供した場合は，**迅速微生物核酸同定・定量検査加算**として，**100点**を所定点数に加算する。

〔＊＝本項目のみ点数変更〕

→「１」のクラミジア・トラコマチス核酸検出

ア 「１」のクラミジア・トラコマチス核酸検出とD012感染症免疫学的検査の「29」クラミジア・トラコマチス抗原定性を併用した場合は，主なもののみ算定する。

イ クラミジア・トラコマチス核酸検出は，PCR法，LCR法，ハイブリッドキャプチャー法若しくはTMA法による同時増幅法並びにHPA法及びDKA法若しくは核酸ハイブリダイゼーション法による同時検出法，SDA法又はTRC法により，泌尿器，生殖器又は咽頭からの検体により実施した場合に限り算定できる。

（令６保医発0305･4）

→「２」の淋菌核酸検出

ア 「２」の淋菌核酸検出，D012感染症免疫学的検査の「39」淋菌抗原定性又はD018細菌培養同定検査（淋菌感染を疑って実施するもの）を併せて実施した場合は，主なもののみ算定する。

イ 淋菌核酸検出は，DNAプローブ法，LCR法による増幅とEIA法による検出を組み合わせた方法，PCR法による増幅と核酸ハイブリダイゼーション法による検出を組み合わせた方法，SDA法，TMA法による同時増幅法並びにHPA法及びDKA法による同時検出法又はTRC法による。淋菌核酸検出は，泌尿器，生殖器又は咽頭からの検体（尿検体を含む）によるものである。なお，SDA法，PCR法による増幅と核酸ハイブリダイゼーション法による検出を組み合わせた方法，TMA法による同時増幅法並びにHPA法及びDKA法による同時検出法又はTRC法においては咽頭からの検体も算定できる。

（令６保医発0305･4）

→「３」のA群β溶血連鎖球菌核酸検出

「３」のA群β溶血連鎖球菌核酸検出は，A群β溶血連鎖球菌感染が疑われる15歳未満の患者を対象として，等温核酸増幅法により測定し，当日中に結果を説明した場合に算定できる。なお，本検査とD012感染症免疫学的検査「19」のA群β溶連菌迅速試験定性又はD018細菌培養同定検査を同時に実施した場合は，主たるもののみ算定する。

（令５保医発0731･14）

→「４」のHBV核酸定量

分岐DNAプローブ法，TMA法又はPCR法による。また，B型肝炎ウイルス既感染者であって，免疫抑制剤の投与や化学療法を行っている悪性リンパ腫等の患者に対して，B型肝炎の再活性化を考慮し，「４」のHBV核酸定量を行った場合は，当該治療中及び治療終了後１年以内に限り，月１回を限度として算定できる。

（令６保医発0305･4）

→「５」の淋菌及びクラミジア・トラコマチス同時核酸検出

ア クラミジア・トラコマチス感染症若しくは淋菌感染症が疑われる患者又はクラミジア・トラコマチスと淋菌による重複感染が疑われる患者であって，臨床所見，問診又はその他の検査による病原微生物鑑別が困難なものに対して治療法選択のために実施した場合及びクラミジア・トラコマチスと淋菌の重複感染者に対して治療効果判定に実施した場合に算定できる。

ただし，D012感染症免疫学的検査の，「29」のクラミジア・トラコマチス抗原定性，同区分「39」淋菌抗原定性，D018細菌培養同定検査（淋菌及びクラミジアによる感染を疑って実施するもの），本区分「１」のクラミジア・トラコマチス核酸検出又は「２」の淋菌核酸検出を併せて実施した場合は，主たるもののみ算定する。

イ 「５」の淋菌及びクラミジア・トラコマチス同時核酸検出は，TMA法による同時増幅法並びにHPA法及びDKA法による同時検出法，PCR法による同時増幅法及び核酸ハイブリダイゼーション法による同時検出法，SDA法又はTRC法による。淋菌及びクラミジア・トラコマチス同時核酸検出は，泌尿器，生殖器又は咽頭からの検体（尿検体を含む）によるものである。なお，

TMA法による同時増幅法並びにHPA法及びDKA法による同時検出法，SDA法，PCR法による同時増幅法及び核酸ハイブリダイゼーション法による同時検出法又はTRC法においては咽頭からの検体も算定できる。
（令6保医発0305·4）

→「6」のインフルエンザ核酸検出

以下のいずれかに該当する患者について，発症12時間以内に実施し，当日中に結果を説明した場合に限り算定する。なお，当該検査が必要である理由を診療報酬明細書の摘要欄に記載する。

ア　5歳未満の幼児
イ　65歳以上の高齢者
ウ　妊婦
エ　その他重症化リスクのある患者　（令6保医発0305·4）

→「8」のEBウイルス核酸定量

以下のいずれかに該当する患者に対して，リアルタイムPCR法により実施した場合に算定する。

ア　臓器移植後の患者については，移植後3月以内の場合は1週に1回，移植後1年以内の場合は1月に1回に限り算定する。ただし，移植後1年以内にEBウイルス核酸定量の測定を行い，核酸量の高値が認められた患者については，移植後1年以上経過した場合も，3月に1回に限り算定できる。
イ　造血幹細胞移植後の患者であって，HLA型不一致の移植が行われた患者又は移植に伴い抗胸腺細胞グロブリンが投与された患者については，移植後3月以内の場合は1週に1回，移植後1年以内の場合は1月に1回に限り算定する。
ウ　臓器移植後の急性拒絶反応又は造血幹細胞移植後の急性移植片対宿主病に対して抗胸腺細胞グロブリンが投与された患者については，抗胸腺細胞グロブリンの投与開始日から起算して2月以内の場合は1週に1回，6月以内の場合は1月に1回に限り算定する。
エ　移植後リンパ増殖性疾患を疑う患者に対して，当該疾患の診断の補助又は診断された後の経過観察を目的として実施する場合に算定する。ただし，経過観察を目的とする場合は，当該疾患と診断された日から起算して1月以内の場合は1週に1回，6月以内の場合は1月に1回に限り算定する。
オ　悪性リンパ腫又は白血病の患者に対して，EBウイルス陽性の確認又は確認された後の経過観察を目的として実施する場合に算定する。ただし，経過観察を目的とする場合は，悪性リンパ腫又は白血病と診断された日から1年以内に限り，1月に1回に限り算定する。
カ　再生不良性貧血の患者であって，抗胸腺細胞グロブリンが投与された患者については，抗胸腺細胞グロブリンの投与開始日から起算して2月以内の場合は1週に1回，6月以内の場合は1月に1回に限り算定する。
キ　慢性活動性EBウイルス感染症を疑う患者に対して，当該疾患の診断の補助又は診断された後の経過観察を目的に実施された場合は，1月に1回に限り算定する。
ク　上咽頭癌を疑う患者に対して，当該疾患の診断の補助又は診断された後の治療効果判定を目的として実施した場合に，それぞれ1回に限り算定できる。ただし，D012感染症免疫学的検査の「11」ウイルス抗体価（定性・半定量・定量）又は「44」のグロブリンクラス別ウイルス抗体価におけるEBウイルスを対象とした検査を併せて実施した場合には，主たるもののみ算定する。
（令6保医発0305·4）

→「9」のHCV核酸検出

ア　PCR法又はTMA法により，C型肝炎の治療方法の選択及び治療経過の観察に用いた場合にのみ算定できる。
イ　治療方法の選択の場合においては，抗体陽性であり，かつ，「15」のHCV核酸定量で検出限界を下回る者について実施した場合に算定できるものとし，治療経過の観察の場合においては，本検査と「15」のHCV核酸定量を併せて実施した場合には，いずれか一方に限り算定する。
（令6保医発0305·4）

→「10」のHPV核酸検出，「11」のHPV核酸検出（簡易ジェノタイプ判定）

ア　予め行われた細胞診の結果，ベセスダ分類上ASC-US（意義不明異型扁平上皮）と判定された患者又は過去に子宮頸部円錐切除若しくはレーザー照射治療を行った患者に対して行った場合に限り算定できる。なお，過去に子宮頸部円錐切除又はレーザー照射治療を行った患者以外の患者については，細胞診と同時に実施した場合は算定できない。
イ　「10」のHPV核酸検出と「11」のHPV核酸検出（簡易ジェノタイプ判定）を併せて実施した場合は，主たるもの1つに限り算定する。（令6保医発0305·4）

→「12」の腟トリコモナス及びマイコプラズマ・ジェニタリウム核酸同時検出

以下のいずれかに該当する場合であって，リアルタイムPCR法により測定した場合に算定する。

ア　腟トリコモナス感染症を疑う患者であって，鏡検が陰性又は実施できないもの若しくはマイコプラズマ・ジェニタリウム感染症を疑う患者に対して，治療法の選択を目的として行った場合。
イ　腟トリコモナス感染症又はマイコプラズマ・ジェニタリウム感染症の患者に対して，治療効果判定を目的として実施した場合。　（令6保医発0305·4）

→「13」の百日咳菌核酸検出

「13」の百日咳菌核酸検出は，関連学会が定めるガイドラインの百日咳診断基準における臨床判断例の定義を満たす患者に対して，LAMP法により測定した場合に算定できる。　（令6保医発0305·4）

→「13」の百日咳菌・パラ百日咳菌核酸同時検出

関連学会が定めるガイドラインの百日咳診断基準における臨床判断例の定義を満たす患者に対して，PCR法により測定した場合に算定できる。　（令6保医発0305·4）

→「13」の肺炎クラミジア核酸検出

ア　肺炎クラミジア感染の診断を目的として，LAMP法により実施した場合に算定する。
イ　本検査とD012感染症免疫学的検査の「9」クラミドフィラ・ニューモニエIgG抗体，「10」クラミドフィラ・ニューモニエIgA抗体若しくは「29」クラミドフィラ・ニューモニエIgM抗体「22」ウイルス・細菌核酸多項目同時検出（SARS-CoV-2核酸検出を含まないもの）又は「23」ウイルス・細菌核酸多項目同時検出（SARS-CoV-2核酸検出を含む）を併せて実施した場合は，主たるもののみを算定する。（令6保医発0305·4）

→「13」のヘリコバクター・ピロリ核酸及びクラリスロマイシン耐性遺伝子検出

ア　「13」のヘリコバクター・ピロリ核酸及びクラリスロマイシン耐性遺伝子検出は，ヘリコバクター・ピロリ感染が強く疑われる患者に対し，PCR法により測定した場合に算定できる。
イ　当該検査を含むヘリコバクター・ピロリ感染診断の保険診療上の取扱いについては「ヘリコバクター・ピロリ感染の診断及び治療に関する取扱いについて」（平成12年10月31日保険発第180号）に即して行う。
（令6保医発0305·4）

→「14」の結核菌群核酸検出

核酸増幅と液相ハイブリダイゼーション法による検出

を組み合わせた方法，LCR法による核酸増幅とEIA法による検出を組み合わせた方法，LAMP法又は核酸増幅とキャピラリ電気泳動分離による検出を組み合わせた方法による。

なお，結核患者の退院の可否を判断する目的で，患者の病状を踏まえ頻回に行われる場合においても算定できる。（令６保医発0305･4）

→「14」の抗酸菌核酸同定

ア　マイクロプレート・ハイブリダイゼーション法によるものをいう。

イ　当該検査は，結核患者の退院の可否を判断する目的で，患者の病状を踏まえ頻回に行われる場合においても算定できる。（令６保医発0305･4）

→「15」のHCV核酸定量

ア　分岐DNAプローブ法，PCR法又はTMA法と核酸ハイブリダイゼーション法を組み合わせた方法により，急性C型肝炎の診断，C型肝炎の治療法の選択及び治療経過の観察に用いた場合にのみ算定できる。

イ　治療経過の観察の場合において，「９」のHCV核酸検出及び「15」のHCV核酸定量を併せて実施した場合は，主たるもののみ算定する。（令６保医発0305･4）

→「16」のマイコバクテリウム・アビウム及びイントラセルラー（MAC）核酸検出

ア　他の検査により結核菌が陰性であることが確認された場合のみに算定できる。

イ　**D021**抗酸菌同定と併せて実施された場合にあっては，主なもののみ算定する。（令６保医発0305･4）

→「17」のHBV核酸プレコア変異及びコアプロモーター変異検出

ア　下記イ又はウに掲げる患者に対し，PCR法により測定した場合に限り算定できる。

イ　B型急性肝炎患者に対しては，劇症肝炎が疑われる場合に限り，患者１人につき１回算定できる。

ウ　B型慢性肝炎患者に対しては，経過観察中にALT異常値などにより肝炎増悪が疑われ，かつ，抗ウイルス薬等のB型肝炎治療薬の投与対象患者の選択のために行われた場合に限り算定できる。なお，本検査実施以降は，**D013**肝炎ウイルス関連検査のうちB型肝炎に関する検査（ただし，抗ウイルス薬等のB型肝炎治療薬の治療効果判定に用いる検査を除く）は，算定できない。（令６保医発0305･4）

→「17」のブドウ球菌メチシリン耐性遺伝子検出

ED-PCR法又はPCR法により，血液培養により黄色ブドウ球菌が検出された患者又は免疫不全状態であって，MRSA感染症が強く疑われる患者を対象として測定した場合のみ算定できる。（令６保医発0305･4）

→「17」のSARSコロナウイルス核酸検出

ア　LAMP法により測定した場合に限り算定できる。

イ　本検査は，糞便又は鼻腔咽頭拭い液からの検体により行う。

ウ　本検査は，「感染症の予防及び感染症の患者に対する医療に関する法律第12条第１項及び第14条第２項に基づく届出の基準等について」（平成18年３月８日健感発第0308001号）による臨床的特徴，届出基準によりSARS感染症の患者であることが強く疑われる者に対して行った場合に，診断の確定までの間に１回を限度として算定する。ただし，発症後10日以内に他疾患であるとの診断がつかない場合は，さらに１回に限り算定できる。（令６保医発0305･4）

→「17」のHTLV-１核酸検出

D012感染症免疫学的検査の「60」のHTLV-Ⅰ抗体（ウエスタンブロット法及びラインブロット法）によって判定保留となった妊婦，移植者（生体部分肺移植，生体部分肝移植，生体腎移植又は生体部分小腸移植の場合に限る）又は臓器等提供者（生体部分肺移植，生体部分肝移植，生体腎移植又は生体部分小腸移植の場合に限る）を対象として測定した場合にのみ算定する。本検査を実施した場合は，HTLV－Ⅰ抗体（ウエスタンブロット法及びラインブロット法）の判定保留を確認した年月日を**診療報酬明細書**の摘要欄に記載する。（令６保医発0305･4）

→「17」の単純疱疹ウイルス・水痘帯状疱疹ウイルス核酸定量

免疫不全状態であって，単純疱疹ウイルス感染症又は水痘帯状疱疹ウイルス感染症が強く疑われる患者を対象としてリアルタイムPCR法により測定した場合に，一連として１回のみ算定できる。（令６保医発0305･4）

→「17」のサイトメガロウイルス核酸定量

以下のいずれかに該当する場合であって，血液を検体としてリアルタイムＰＣＲ法によりサイトメガロウイルスＤＮＡを測定した場合に算定する。

ア　臓器移植後若しくは造血幹細胞移植後の患者，ＨＩＶ感染者又は高度細胞性免疫不全の患者に対して，サイトメガロウイルス感染症の診断又は治療効果判定を目的として行った場合。ただし，高度細胞性免疫不全の患者については，本検査が必要であった理由について，**診療報酬明細書**の摘要欄に記載する。

イ　症候性先天性サイトメガロウイルス感染症患者に対して，治療効果判定を目的として行った場合。（令６保医発0305･4）

→「18」のHIV-１核酸定量

ア　PCR法と核酸ハイブリダイゼーション法を組み合わせた方法又はTMA法と核酸ハイブリダイゼーション法を組み合わせた方法により，HIV感染者の経過観察に用いた場合又は**D012**感染症免疫学的検査の「16」のHIV-1,2抗体定性，同半定量，HIV-1,2抗原・抗体同時測定定性，「17」HIV-1抗体，「20」のHIV-1,2抗原・抗体同時測定定量，又は「20」のHIV-1,2抗体定量が陽性の場合の確認診断に用いた場合にのみ算定する。

イ　当該検査と**D012**感染症免疫学的検査の「55」HIV-1抗体（ウエスタンブロット法）を併せて実施した場合は，それぞれを算定することができる。（令６保医発0305･4）

→「19」のSARS-CoV-2核酸検出

ア「19」のSARS-CoV-2核酸検出は，COVID-19が疑われる患者に対して，COVID-19の診断を目的として実施した場合に１回に限り算定する。ただし，本検査の結果が陰性であったものの，COVID-19以外の診断がつかない場合は，さらに１回に限り算定できる。この場合において，本検査が必要と判断した医学的根拠を**診療報酬明細書**の摘要欄に記載する。なお，採取した検体を，検体採取を行った保険医療機関以外の施設へ輸送し検査を委託により実施する場合は，国立感染症研究所が作成した「感染性物質の輸送規則に関するガイダンス2013－2014版」に記載されたカテゴリーBの感染性物質の規定に従う。

イ　本検査を実施した場合，本区分の「19」SARS-CoV-2・インフルエンザウイルス核酸同時検出，SARS-CoV-2・ＲＳウイルス核酸同時検出，SARS-CoV-2・インフルエンザ・RSウイルス核酸同時検出及び「23」ウイルス・細菌核酸多項目同時検出（SARS-CoV-2核酸検出を含む）については，別に算定できない。（令６保医発0305･4）

→「19」のSARS-CoV-2・インフルエンザ核酸同時検出

ア「19」のSARS-CoV-2・インフルエンザ核酸同時検出は，ＣＯＶＩＤ-19が疑われる患者に対して，

COVID-19の診断を目的として実施した場合に1回に限り算定する。ただし，本検査の結果が陰性であったものの，COVID-19以外の診断がつかない場合は，さらに1回に限り算定できる。この場合において，本検査が必要と判断した医学的根拠を**診療報酬明細書**の摘要欄に記載する。なお，採取した検体を，検体採取を行った保険医療機関以外の施設へ輸送し検査を委託により実施する場合は，国立感染症研究所が作成した「感染性物質の輸送規則に関するガイダンス2013－2014版」に記載されたカテゴリーBの感染性物質の規定に従う。

イ　本検査を実施した場合，D012感染症免疫学的検査の「22」インフルエンザウイルス抗原定性，本区分の「6」インフルエンザ核酸検出，「19」SARS-CoV-2核酸検出，SARS-CoV-2・RSウイルス核酸同時検出，SARS-CoV-2・インフルエンザ・RSウイルス核酸同時検出及び「23」ウイルス・細菌核酸多項目同時検出（SARS-CoV-2核酸検出を含む）については，別に算定できない。（令6保医発0305·4）

→「19」のSARS-CoV-2・RSウイルス核酸同時検出

ア「19」のSARS-CoV-2・RSウイルス核酸同時検出は，COVID-19が疑われる患者に対して，COVID-19の診断を目的として実施した場合に1回に限り算定する。ただし，本検査の結果が陰性であったものの，COVID-19以外の診断がつかない場合は，さらに1回に限り算定できる。この場合において，本検査が必要と判断した医学的根拠を**診療報酬明細書**の摘要欄に記載する。なお，採取した検体を，検体採取を行った保険医療機関以外の施設へ輸送し検査を委託により実施する場合は，国立感染症研究所が作成した「感染性物質の輸送規則に関するガイダンス2013－2014版」に記載されたカテゴリーBの感染性物質の規定に従う。

イ　本検査を実施した場合，D012感染症免疫学的検査の「24」RSウイルス抗原定性，本区分の「19」SARS-CoV-2核酸検出，SARS-CoV-2・インフルエンザ核酸同時検出，SARS-CoV-2・インフルエンザ・RSウイルス核酸同時検出及び「22」ウイルス・細菌核酸多項目同時検出（SARS-CoV-2核酸検出を含む）については，別に算定できない。（令6保医発0305·4）

→「19」のSARS-CoV-2・インフルエンザ・RSウイルス核酸同時検出

ア「19」のSARS-CoV-2・インフルエンザ・RSウイルス核酸同時検出は，COVID-19が疑われる患者に対して，COVID-19の診断を目的として実施した場合に1回に限り算定する。ただし，本検査の結果が陰性であったものの，COVID-19以外の診断がつかない場合は，さらに1回に限り算定できる。この場合において，本検査が必要と判断した医学的根拠を**診療報酬明細書**の摘要欄に記載する。なお，採取した検体を，検体採取を行った保険医療機関以外の施設へ輸送し検査を委託により実施する場合は，国立感染症研究所が作成した「感染性物質の輸送規則に関するガイダンス2013－2014版」に記載されたカテゴリーBの感染性物質の規定に従う。

イ　本検査を実施した場合，D012感染症免疫学的検査の「22」インフルエンザウイルス抗原定性，「24」RSウイルス抗原定性，本区分の「6」インフルエンザ核酸検出，「19」SARS-CoV-2核酸検出，SARS-CoV-2・インフルエンザ核酸同時検出，SARS-CoV-2・RSウイルス核酸同時検出及び「22」ウイルス・細菌核酸多項目同時検出（SARS-CoV-2核酸検出を含む）については，別に算定できない。（令6保医発0305·4）

→「20」のサイトメガロウイルス核酸検出

ア「20」のサイトメガロウイルス核酸検出は，先天性サイトメガロウイルス感染の診断を目的として，尿を検体として等温核酸増幅法により測定した場合に，1回に限り算定できる。

イ　先天性サイトメガロウイルス感染の診断を目的として，「20」のサイトメガロウイルス核酸検出とD012感染症免疫学的検査の「11」ウイルス抗体価（定性・半定量・定量）又は「44」グロブリンクラス別ウイルス抗体価におけるサイトメガロウイルスを対象とした検査を併せて実施した場合には，主たるもののみ算定する。（令6保医発0305·4）

→「21」の結核菌群リファンピシン耐性遺伝子検出，結核菌群ピラジナミド耐性遺伝子検出，結核菌群イソニアジド耐性遺伝子検出

ア　同時に結核菌を検出した場合に限り算定する。

イ「14」の結核菌群核酸検出を併用した場合は，主たるもののみ算定する。

ウ　当該検査は，薬剤耐性結核菌感染が疑われる患者を対象として測定した場合のみ算定できる。（令6保医発0305·4）

→「22」のウイルス・細菌核酸多項目同時検出（SARS-CoV-2核酸検出を含まないもの）

ア「22」のウイルス・細菌核酸多項目同時検出（SARS-CoV-2核酸検出を含まないもの）は，重症呼吸器感染症と診断された又は疑われる場合に，病原微生物の検索を目的として，マイクロアレイ法（定性）により，鼻腔咽頭拭い液中のインフルエンザウイルス，コロナウイルス，パラインフルエンザウイルス，ヒトメタニューモウイルス，アデノウイルス，RSウイルス，ヒトライノウイルス，エンテロウイルス，マイコプラズマ・ニューモニエ，クラミジア・ニューモニエ及び百日咳菌の核酸検出を同時に行った場合に，一連の治療につき1回に限り算定する。なお，検査を実施した年月日を**診療報酬明細書**の摘要欄に記載する。

イ　本検査は，以下のいずれかに該当する場合に算定できる。

(イ)　A300救命救急入院料，A301特定集中治療室管理料，A301-4小児特定集中治療室管理料，A302新生児特定集中治療室管理料又はA303総合周産期特定集中治療室管理料の「2」新生児集中治療室管理料を算定する病床で集中治療が行われた場合。

(ロ)　(イ)に掲げる病床以外の病床で，(イ)に掲げる病床で行われる集中治療に準じた治療が行われた場合。なお，この場合においては，治療内容を**診療報酬明細書**の摘要欄に記載する。

ウ　一連の治療期間において別に実施した以下の検査については別に算定できない。

(イ)　D012「4」のマイコプラズマ抗体定性

(ロ)　D012「4」のマイコプラズマ抗体半定量

(ハ)　D012「9」のクラミドフィラ・ニューモニエIgG抗体

(ニ)　D012「10」のクラミドフィラ・ニューモニエIgA抗体

(ホ)　D012「11」のウイルス抗体価（定性・半定量・定量）（1項目当たり）において算定対象として掲げられているもののうち，インフルエンザウイルスA型，インフルエンザウイルスB型，パラインフルエンザウイルスⅠ型，パラインフルエンザウイルスⅡ型，パラインフルエンザウイルスⅢ型又はRSウイルスに関する検査

(ヘ)　D012「12」の百日咳菌抗体定性

(ト) D012「12」の百日咳菌抗体半定量
(チ) D012「22」のインフルエンザウイルス抗原定性
(リ) D012「24」のRSウイルス抗原定性
(ヌ) D012「25」のヒトメタニューモウイルス抗原定性
(ル) D012「27」のマイコプラズマ抗原定性（免疫クロマト法）
(ヲ) D012「29」のクラミドフィラ・ニューモニエIgM抗体
(ワ) D012「36」のマイコプラズマ抗原定性（FA法）
(カ) D012「38」のアデノウイルス抗原定性（糞便を除く）
(ヨ) D012「48」の百日咳菌抗原定性
(タ) D012「54」の百日咳菌抗体
(レ) D023「6」のマイコプラズマ核酸検出
(ソ) D023「6」のインフルエンザ核酸検出
(ツ) D023「13」の百日咳菌核酸検出
(ネ) D023「13」の肺炎クラミジア核酸検出
(ナ) D023「13」の百日咳菌・パラ百日咳菌核酸同時検出

（令6保医発0305·4）

→「22」の結核菌群リファンピシン耐性遺伝子及びイソニアジド耐性遺伝子同時検出

ア 「22」の結核菌群リファンピシン耐性遺伝子及びイソニアジド耐性遺伝子同時検出は，塗抹検査又はその他の検査所見で結核菌感染の診断が確定した患者を対象として，薬剤耐性結核菌感染を疑う場合に算定する。

イ 本検査と本区分「21」の結核菌群リファンピシン耐性遺伝子検出及び結核菌群イソニアジド耐性遺伝子検出を併せて実施した場合は，主たるもののみ算定する。

（令6保医発0305·4）

→「23」のウイルス・細菌核酸多項目同時検出（SARS-CoV-2核酸検出を含む）

ア 「23」のウイルス・細菌核酸多項目同時検出（SARS-CoV-2核酸検出を含む）は，COVID-19が疑われる患者であって，医学的に多項目の病原微生物の検索の必要性が高いと考えられる患者に対し，マイクロアレイ法（定性）により，鼻咽頭拭い液中のインフルエンザウイルス，コロナウイルス，パラインフルエンザウイルス，ヒトメタニューモウイルス，アデノウイルス，RSウイルス，ヒトライノウイルス/エンテロウイルス，マイコプラズマ・ニューモニエ，クラミジア・ニューモニエ，百日咳菌，パラ百日咳菌及びSARS-CoV-2の核酸検出を同時に行った場合，一連の治療につき1回に限り算定する。この場合において，本検査が必要と判断した医学的根拠を**診療報酬明細書**の摘要欄に記載する。

イ 採取した検体を，検体採取を行った保険医療機関以外の施設へ輸送し検査を委託により実施する場合は，国立感染症研究所が作成した「感染性物質の輸送規則に関するガイダンス2013－2014版」に記載されたカテゴリーBの感染性物質の規定に従う。

ウ 本検査を実施した場合，D012感染症免疫学的検査の「28」SARS-CoV-2抗原定性，「50」SARS-CoV-2・インフルエンザウイルス抗原同時検出定性，「59」SARS-CoV-2・RSウイルス抗原同時検出定性，「59」SARS-CoV-2・インフルエンザウイルス・RSウイルス抗原同時検出定性，「61」SARS-CoV-2抗原定量，本区分の「19」SARS-CoV-2核酸検出，SARS-CoV-2・インフルエンザ核酸同時検出，SARS-CoV-2・RSウイルス核酸同時検出，SARS-CoV-2・インフルエンザ・RSウイルス核酸同時検出，「22」ウイルス・細菌核酸多項目同時検出（SARS-CoV-2核酸検出を含まないもの）及び(32)のウに規定する検査については，別に算定できない。

（令6保医発0305·4）

→「24」の細菌核酸・薬剤耐性遺伝子同時検出

ア 「24」の細菌核酸・薬剤耐性遺伝子同時検出は，敗血症が疑われる患者に対して，細菌核酸及び関連する薬剤耐性遺伝子（計15項目以上）をマイクロアレイ法により同時測定した場合に，当該疾患に対する一連の治療につき1回に限り算定できる。なお，本検査を行う場合には，関連学会が定める実施指針を遵守する。

イ 本検査と「17」のブドウ球菌メチシリン耐性遺伝子検出，D023-2その他の微生物学的検査の「1」黄色ブドウ球菌ペニシリン結合蛋白2'(PBP2')定性又は「4」黄色ブドウ球菌ペニシリン結合蛋白2'(PBP2')定性（イムノクロマト法によるもの）を併せて実施した場合には，主たるもののみ算定する。

ウ 本検査を実施した場合には，関連学会が定める敗血症診断基準に基づいて，敗血症を疑う根拠を**診療録**及び**診療報酬明細書**の摘要欄に記載する。（令6保医発0305·4）

→「24」のウイルス・細菌核酸多項目同時検出（髄液）

ア 「24」のウイルス・細菌核酸多項目同時検出（髄液）は，関連学会が定めるガイドラインに基づき，問診，身体所見又は他の検査所見から髄膜炎又は脳炎が強く疑われる患者に対して，脳脊髄液中の病原体の核酸検出を目的として，マイクロアレイ法（定性）により，大腸菌，インフルエンザ菌，リステリア菌，髄膜炎菌，B群溶連菌，肺炎球菌，サイトメガロウイルス，ヒトヘルペスウイルス，ヒトパレコウイルス，エンテロウイルス，単純疱疹ウイルス・水痘帯状疱疹ウイルス及びクリプトコックスの核酸検出を同時に行った場合に，一連の治療につき1回に限り算定する。なお，髄膜炎又は脳炎を疑う臨床症状又は検査所見及び医学的な必要性を**診療報酬明細書**の摘要欄に詳細に記載する。

イ 一連の治療期間において別に実施した以下の検査については別に算定できない。
(イ) D012感染症免疫学的検査「11」のウイルス抗体価（定性・半定量・定量）（1項目当たり）において算定対象として掲げられているもののうち，サイトメガロウイルス，ヘルペスウイルス及び水痘・帯状疱疹ウイルスに関する検査
(ロ) D012「26」の肺炎球菌抗原定性（尿・髄液）
(ハ) D012「28」のインフルエンザ菌（無莢膜型）抗原定性
(ニ) D012「34」のクリプトコックス抗原半定量
(ホ) D012「35」のクリプトコックス抗原定性
(ヘ) D012「39」の単純ヘルペスウイルス抗原定性，単純ヘルペスウイルス抗原定性（皮膚）
(ト) D012「41」の肺炎球菌莢膜抗原定性（尿・髄液）
(チ) D012「47」の単純ヘルペスウイルス抗原定性（角膜），単純ヘルペスウイルス抗原定性（性器）
(リ) D012「57」のサイトメガロウイルスpp65 抗原定性
(ヌ) D023「17」の単純疱疹ウイルス・水痘帯状疱疹ウイルス核酸定量，サイトメガロウイルス核酸定量
(ル) D023「20」のサイトメガロウイルス核酸検出

（令6保医発0305·4）

→「25」のHPVジェノタイプ判定

ア あらかじめ行われた組織診断の結果，CIN1又はCIN2と判定された患者に対し，治療方針の決定を目的として，ハイリスク型HPVのそれぞれの有無を確認した場合に算定する。

イ 当該検査は，「10」のHPV核酸検出及び「11」のHPV核酸検出（簡易ジェノタイプ判定）の施設基準を

届け出ている保険医療機関のみ算定できる。

ウ　当該検査を算定するに当たっては，あらかじめ行われた組織診断の実施日及び組織診断の結果，CIN１又はCIN２のいずれに該当するかを**診療報酬明細書**の摘要欄に記載する。

エ　同一の患者について，当該検査を２回目以降行う場合は，当該検査の前回実施日を上記に併せて記載する。

（令６保医発0305·4）

→「26」のHIVジェノタイプ薬剤耐性

抗HIV治療の選択及び再選択の目的で行った場合に，3月に１回を限度として算定できる。（令６保医発0305·4）

D023-2　その他の微生物学的検査 判 (p.368)

1　黄色ブドウ球菌ペニシリン結合蛋白2'（PBP2'）定性　**55点**

2　尿素呼気試験（UBT）　**70点**

3　大腸菌ベロトキシン定性　**184点**

4　黄色ブドウ球菌ペニシリン結合蛋白２'（PBP２'）定性（イムノクロマト法によるもの）　**291点**

5　クロストリジオイデス・ディフィシルのトキシンＢ遺伝子検出　**450点**

注　別に厚生労働大臣が定める施設基準〔※告示④第５・３の２の４，p.935〕を満たす保険医療機関において実施した場合に算定する。

D024　削除

→その他の微生物学的検査

(1)　**黄色ブドウ球菌ペニシリン結合蛋白2'（PBP2'）定性**

ア「１」の黄色ブドウ球菌ペニシリン結合蛋白2'（PBP2'）定性は，血液培養により黄色ブドウ球菌が検出された患者又は免疫不全状態であって，MRSA感染症が強く疑われる患者を対象として測定した場合のみ算定できる。

イ　本検査とD023微生物核酸同定・定量検査の「17」ブドウ球菌メチシリン耐性遺伝子検出を併せて実施した場合は，主たるもののみ算定する。

(2)「２」の尿素呼気試験（UBT）を含むヘリコバクター・ピロリ感染診断の保険診療上の取扱いについては「ヘリコバクター・ピロリ感染の診断及び治療に関する取扱いについて」（平成12年10月31日保険発第180号）に即して行う。

(3)　**大腸菌ベロトキシン定性**

ア「３」の大腸菌ベロトキシン定性は，D018細菌培養同定検査により大腸菌が確認され，病原性大腸菌が疑われる患者に対して行った場合に算定する。

イ「３」の大腸菌ベロトキシン定性のうち，細菌培養を行うことなく糞便から直接検出する方法であってELISA法によるものについては，臨床症状や流行状況から腸管出血性大腸菌感染症が強く疑われる場合に限り，D018細菌培養同定検査を踏まえることなく行った場合にも算定できる。

(4)　**黄色ブドウ球菌ペニシリン結合蛋白２'（PBP2'）定性（イムノクロマト法によるもの）**

ア「４」の黄色ブドウ球菌ペニシリン結合蛋白2'（PBP2'）定性（イムノクロマト法によるもの）は，血液培養により黄色ブドウ球菌が検出された患者又は免疫不全状態であって，MRSA感染症が強く疑われる患者を対象とし，血液培養で陽性となった培養液を検体として，イムノクロマト法により測定した場合のみ算定できる。

イ　本検査は，D023微生物核酸同定・定量検査の「17」ブドウ球菌メチシリン耐性遺伝子検出が実施できない場合に限り算定できることとし，本区分の「１」黄色ブドウ球菌ペニシリン結合蛋白2'（PBP2'）定性と併せて算定できない。

(5)　**クロストリジオイデス・ディフィシルのトキシンＢ遺伝子検出**

ア「５」のクロストリジオイデス・ディフィシルのトキシンＢ遺伝子検出は，以下の(イ)から(ハ)をいずれも満たす入院中の患者に対して実施した場合に限り算定する。

(イ)　クロストリジオイデス・ディフィシル感染症を疑う場合であって，D012感染症免疫学的検査の「12」クロストリジオイデス・ディフィシル抗原定性において，クロストリジオイデス・ディフィシル抗原陽性かつクロストリジオイデス・ディフィシルトキシン陰性である。

(ロ)　２歳以上でBristol Stool Scale ５以上の下痢症状がある。

(ハ)　24時間以内に３回以上，又は平常時より多い便回数がある。

イ　本検査は，関連学会の定める指針に沿って実施した場合に限り算定できる。なお，下痢症状並びに本検査を行う前のクロストリジオイデス・ディフィシル抗原及びクロストリジオイデス・ディフィシルトキシンの検査結果について**診療録**に記載する。

（令６保医発0305·4）

基本的検体検査実施料

D025　基本的検体検査実施料（１日につき）

1　入院の日から起算して４週間以内の期間　**140点**

2　入院の日から起算して４週間を超えた期間　**110点**

注１　特定機能病院である保険医療機関において，入院中の患者に対して行った検体検査について算定する。

２　次に掲げる検体検査の費用は所定点数に含まれるものとする。

イ　尿中一般物質定性半定量検査
ロ　尿中特殊物質定性定量検査
ハ　尿沈渣（鏡検法）
ニ　糞便検査〔カルプロテクチン（糞便）を除く〕
ホ　穿刺液・採取液検査
ヘ　血液形態・機能検査
ト　出血・凝固検査
チ　造血器腫瘍遺伝子検査
リ　血液化学検査
ヌ　免疫血液学的検査
　　ABO血液型及びRh（D）血液型
ル　感染症免疫学的検査
　　梅毒血清反応（STS）定性，抗ストレプトリジンO（ASO）定性，抗ストレプトリジンO（ASO）半定量，抗ストレプトリジンO（ASO）定量，トキソプラズマ抗体定性，トキソプラズマ抗体半定量，梅毒トレポネーマ抗体定性，梅毒血清反応（STS）半定量，梅毒血清反応（STS）

定量，梅毒トレポネーマ抗体半定量，梅毒トレポネーマ抗体定量及びHIV-1抗体
ヲ　肝炎ウイルス関連検査
　HBs抗原定性・半定量，HBs抗体定性，HBs抗体半定量，HBs抗原，HBs抗体，HCV抗体定性・定量，HCV構造蛋白及び非構造蛋白抗体定性及びHCV構造蛋白及び非構造蛋白抗体半定量
ワ　自己抗体検査
　寒冷凝集反応及びリウマトイド因子（RF）定量
カ　血漿蛋白免疫学的検査
　C反応性蛋白（CRP）定性，C反応性蛋白（CRP），血清補体価（CH_{50}）及び免疫グロブリン
ヨ　微生物学的検査
3　療養病棟，結核病棟又は精神病棟に入院している患者及び第1章第2部第2節に規定するHIV感染者療養環境特別加算，特定感染症患者療養環境特別加算若しくは重症者等療養環境特別加算又は同部第3節に規定する特定入院料を算定している患者については適用しない。

→基本的検体検査実施料

(1)　基本的検体検査実施料は，特定機能病院である保険医療機関の入院医療において通常行われる基本的な検査について，請求の簡素化の観点から包括化して入院日数に応じた請求方法を導入したものである。
(2)　基本的検体検査実施料に含まれない検査を行った場合は，別途当該検査に係る所定点数を算定でき，当該検査が基本的検体検査判断料の対象に含まれないものであるときは，当該検査に係る検体検査判断料も併せて別途算定できる。
(3)　入院日数については，入院の都度当該入院の初日から起算し，また，退院日も算定対象とする。
(4)　外泊期間中は，入院日数に含まれない。
(5)　療養病棟，結核病棟若しくは精神病棟に入院している患者及び第1章第2部第2節に規定するA220HIV感染者療養環境特別加算，A220-2特定感染症患者療養環境特別加算若しくはA221重症者等療養環境特別加算又は同部第3節に規定する特定入院料を算定している患者については，基本的検体検査実施料は別に算定しないが，入院日数は入院の初日から数える。
(6)　1月を通じて，基本的検体検査実施料に包括されている検査項目のいずれも行われなかった場合は，当該月は本実施料は算定できない。（令6保医発0305･4）

第2款　検体検査判断料

D026　検体検査判断料

1	尿・糞便等検査判断料	34点
2	遺伝子関連・染色体検査判断料	100点
3	血液学的検査判断料	125点
4	生化学的検査（Ⅰ）判断料	144点
5	生化学的検査（Ⅱ）判断料	144点
6	免疫学的検査判断料	144点
7	微生物学的検査判断料	150点

注1　検体検査判断料は該当する検体検査の種類又は回数にかかわらずそれぞれ月1回に限り算定できるものとする。ただし，区分番号D027に掲げる基本的検体検査判断料を算定する患者については，尿・糞便等検査判断料，遺伝子関連・染色体検査判断料，血液学的検査判断料，生化学的検査（Ⅰ）判断料，免疫学的検査判断料及び微生物学的検査判断料は別に算定しない。
2　注1の規定にかかわらず，区分番号D000に掲げる尿中一般物質定性半定量検査の所定点数を算定した場合にあっては，当該検査については尿・糞便等検査判断料は算定しない。
3　区分番号D004-2の1，区分番号D006-2からD006-9まで，区分番号D006-11からD006-20まで及び区分番号D006-22からD006-30までに掲げる検査は，遺伝子関連・染色体検査判断料により算定するものとし，尿・糞便等検査判断料又は血液学的検査判断料は算定しない。
4　検体検査管理に関する別に厚生労働大臣が定める施設基準〔※告示④第5・4，p.935〕に適合しているものとして地方厚生局長等に届け出た保険医療機関において検体検査を行った場合には，当該基準に係る区分に従い，患者〔検体検査管理加算（Ⅱ），検体検査管理加算（Ⅲ）及び検体検査管理加算（Ⅳ）については入院中の患者に限る〕1人につき月1回に限り，次に掲げる点数を所定点数に加算する。ただし，いずれかの検体検査管理加算を算定した場合には，同一月において他の検体検査管理加算は，算定しない。

イ	**検体検査管理加算（Ⅰ）**	40点
ロ	**検体検査管理加算（Ⅱ）**	100点
ハ	**検体検査管理加算（Ⅲ）**	300点
ニ	**検体検査管理加算（Ⅳ）**	500点

5　別に厚生労働大臣が定める施設基準〔※告示④第5・4の2，p.936〕に適合しているものとして地方厚生局長等に届け出た保険医療機関において，検体検査管理加算（Ⅱ），検体検査管理加算（Ⅲ）又は検体検査管理加算（Ⅳ）を算定した場合は，**国際標準検査管理加算**として，40点を所定点数に加算する。
6　別に厚生労働大臣が定める施設基準〔※告示④第5・5(1)，p.936〕に適合しているものとして地方厚生局長等に届け出た保険医療機関において，難病に関する検査（区分番号D006-4に掲げる遺伝学的検査，区分番号D006-20に掲げる角膜ジストロフィー遺伝子検査，区分番号D006-26に掲げる染色体構造変異解析及び区分番号D006-30に掲げる遺伝性網膜ジストロフィ遺伝子検査をいう。以下同じ）又は遺伝性腫瘍に関する検査（区分番号D006-19に掲げるがんゲノムプロファイリング検査を除く）を実施し，その結果について患者又はその家族等に対し遺伝カウンセリングを行った場合には，**遺伝カウンセリング加算**として，患者1人につき月1回に限り，1,000

点を所定点数に加算する。ただし，遠隔連携遺伝カウンセリング〔情報通信機器を用いて，他の保険医療機関と連携して行う遺伝カウンセリング（難病に関する検査に係るものに限る）をいう〕を行う場合は，別に厚生労働大臣が定める施設基準〔※告示④第５・５⑵, p.936〕を満たす保険医療機関において行う場合に限り算定する。

7 別に厚生労働大臣が定める施設基準〔※告示④第５・５の２，p.936〕に適合しているものとして地方厚生局長等に届け出た保険医療機関において，区分番号**D006-19**に掲げるがんゲノムプロファイリング検査を実施し，その結果について患者又はその家族等に対し遺伝カウンセリングを行った場合には，**遺伝性腫瘍カウンセリング加算**として，患者１人につき月１回に限り，**1,000点**を所定点数に加算する。

8 区分番号**D005**の14に掲げる骨髄像を行った場合に，血液疾患に関する専門の知識を有する医師が，その結果を文書により報告した場合は，**骨髄像診断加算**として，**240点**を所定点数に加算する。

9 区分番号**D015**の17に掲げる免疫電気泳動法（抗ヒト全血清）又は24に掲げる免疫電気泳動法（特異抗血清）を行った場合に，当該検査に関する専門の知識を有する医師が，その結果を文書により報告した場合は，**免疫電気泳動法診断加算**として，**50点**を所定点数に加算する。

→検体検査判断料

⑴ 検体検査については，実施した検査に係る検体検査実施料及び当該検査が属する区分（尿・糞便等検査判断料から微生物学的検査判断料までの７区分）に係る検体検査判断料を合算した点数を算定する。

⑵ 各区分の検体検査判断料については，その区分に属する検体検査の種類及び回数にかかわらず，月１回に限り，初回検査の実施日に算定する。

⑶ 実施した検査が属する区分が２以上にわたる場合は，該当する区分の判断料を合算した点数を算定できる。

⑷ 同一月内において，同一患者に対して，入院及び外来の両方又は入院中に複数の診療科において検体検査を実施した場合においても，同一区分の判断料は，入院・外来又は診療科の別にかかわらず，月１回に限る。

⑸ 上記の規定にかかわらず，**D000**尿中一般物質定性半定量検査を実施した場合は，当該検査に係る検体検査判断料は算定しない。

B001特定疾患治療管理料の「15」の慢性維持透析患者外来医学管理料又は**D025**基本的検体検査実施料を算定した月と同一月に検体検査を行った場合は，それぞれの区分に包括されている検体検査に係る判断料は別に算定できない。

⑹ **D004-2**悪性腫瘍組織検査の「１」悪性腫瘍遺伝子検査，**D006-2**造血器腫瘍遺伝子検査から**D006-9**WT１mRNAまで及び**D006-11**FIP１L１-PDGFRα融合遺伝子検査から**D006-20**角膜ジストロフィー遺伝子検査まで及び**D006-22**RAS遺伝子検査（血漿）から**D006-30**遺伝性網膜ジストロフィ遺伝子検査までに掲げる検査に係る判断料は，遺伝子関連・染色体検査判断料により算定するものとし，尿・糞便等検査判断料又は血液学的検査判断料は算定しない。（令６保医発0305･4）

→「注４」の検体検査管理加算

⑴ 「注４」に規定する検体検査管理加算（Ⅰ）は入院中の患者及び入院中の患者以外の患者に対し，検体検査管理加算（Ⅱ），検体検査管理加算（Ⅲ）及び検体検査管理加算（Ⅳ）は入院中の患者に対して，検体検査を実施し検体検査判断料のいずれかを算定した場合に，患者１人につき月１回に限り加算するものであり，検体検査判断料を算定しない場合に本加算は算定できない。

また，**D027**基本的検体検査判断料の「注２」に掲げる加算を算定した場合には，本加算は算定できない。

⑵ 入院中の患者について「注４」に規定する検体検査管理加算（Ⅱ），検体検査管理加算（Ⅲ）又は検体検査管理加算（Ⅳ）を算定している保険医療機関であっても，入院中の患者以外の患者について検体検査管理加算（Ⅰ）を算定することができる。（令６保医発0305･4）

→「注６」の遺伝カウンセリング加算

⑴ **D004-2**悪性腫瘍組織検査の「１」のうち，マイクロサテライト不安定性検査（リンチ症候群の診断の補助に用いる場合に限る），**D006-4**遺伝学的検査，**D006-18**BRCA１/２遺伝子検査，**D006-20**角膜ジストロフィー遺伝子検査，**D006-26**染色体構造変異解析又は**D006-30**遺伝性網膜ジストロフィ遺伝子検査を実施する際，以下のいずれも満たす場合に算定できる。

ア 当該検査の実施前に，臨床遺伝学に関する十分な知識を有する医師が，患者又はその家族等に対し，当該検査の目的並びに当該検査の実施によって生じうる利益及び不利益についての説明等を含めたカウンセリングを行うとともに，その内容を文書により交付する。

イ 臨床遺伝学に関する十分な知識を有する医師が，患者又はその家族等に対し，当該検査の結果に基づいて療養上の指導を行うとともに，その内容を文書により交付する。

なお，遺伝カウンセリングの実施に当たっては，厚生労働省「医療・介護関係事業者における個人情報の適切な取り扱いのためのガイダンス」（平成29年４月）及び関係学会による「医療における遺伝学的検査・診断に関するガイドライン」（平成23年２月）を遵守する。

D006-18BRCA１/２遺伝子検査を実施する際，BRCA１/２遺伝子検査を行った保険医療機関と遺伝カウンセリングを行った保険医療機関とが異なる場合の当該区分に係る診療報酬の請求は，BRCA１/２遺伝子検査を行った保険医療機関で行い，診療報酬の分配は相互の合議に委ねる。その際，遺伝カウンセリングを行った保険医療機関名と当該医療機関を受診した日付を**診療報酬明細書**の摘要欄に記載する。また，遺伝カウンセリング加算を算定する患者については，**B001**特定疾患治療管理料の「23」がん患者指導管理料の「ニ」の所定点数は算定できない。

⑵ 難病に関する検査（**D006-4**遺伝学的検査，**D006-20**角膜ジストロフィー遺伝子検査，**D006-26**染色体構造変異解析及び**D006-30**遺伝性網膜ジストロフィ遺伝子検査をいう）に係る遺伝カウンセリングについては，ビデオ通話が可能な情報通信機器を用いた他の保険医療機関の医師と連携した遺伝カウンセリング（以下「遠隔連携遺伝カウンセリング」という）を行っても差し支えない。なお，遠隔連携遺伝カウンセリングを行う場合の遺伝カウンセリング加算は，以下のいずれも満たす場合に算定できる。

検査

検体検査

ア　患者に対面診療を行っている保険医療機関の医師は，疑われる疾患に関する十分な知識等を有する他の保険医療機関の医師と連携し，遠隔連携遺伝カウンセリングの実施前に，当該他の保険医療機関の医師に診療情報の提供を行う。
イ　患者に対面診療を行っている保険医療機関の医師は，他の保険医療機関の医師に診療情報の提供を行い，当該医師と連携して診療を行うことについて，あらかじめ患者に説明し同意を得る。
ウ　患者に対面診療を行っている保険医療機関の医師は，当該診療の内容，診療を行った日，診療時間等の要点を**診療録**に記載する。
エ　当該他の保険医療機関は本区分の「注６」遺伝カウンセリング加算の施設基準に適合しているものとして地方厚生局長等に届け出た保険医療機関である。
オ　当該他の保険医療機関の医師は，オンライン指針に沿って診療を行う。また，個人の遺伝情報を適切に扱う観点から，当該他の保険医療機関内において診療を行う。
カ　事前の診療情報提供については，B009診療情報提供料（Ⅰ）は別に算定できない。
キ　当該診療報酬の請求については，対面による診療を行っている保険医療機関が行うものとし，当該診療報酬の分配は相互の合議に委ねる。（令６保医発0305･4）

→「注７」の遺伝性腫瘍カウンセリング加算

D006-19がんゲノムプロファイリング検査を実施する際，(9)〔編注：「注６」の遺伝カウンセリング加算の通知(1)〕のア及びイのいずれも満たした場合に算定できる。

なお，遺伝カウンセリングの実施に当たっては，厚生労働省「医療・介護関係事業者における個人情報の適切な取り扱いのためのガイダンス」（平成29年４月）及び関係学会による「医療における遺伝学的検査・診断に関するガイドライン」（平成23年２月）を遵守する。

（令６保医発0305･4）

→「注８」の骨髄像診断加算

血液疾患に関する専門の知識及び少なくとも５年以上の経験を有する医師が，当該保険医療機関内で採取された骨髄液に係る検査結果の報告書を作成した場合に，月１回に限り算定する。（令６保医発0305･4）

→「注９」の免疫電気泳動法診断加算

免疫電気泳動法の判定について少なくとも５年以上の経験を有する医師が，免疫電気泳動像を判定し，M蛋白血症等の診断に係る検査結果の報告書を作成した場合に算定する。（令６保医発0305･4）

D027　基本的検体検査判断料　604点

注１　特定機能病院である保険医療機関において，尿・糞便等検査，血液学的検査，生化学的検査（Ⅰ），免疫学的検査又は微生物学的検査の各項に掲げる検体検査を入院中の患者に対して行った場合に，当該検体検査の種類又は回数にかかわらず月１回に限り算定できるものとする。
２　区分番号D026に掲げる検体検査判断料の注４本文及び注５に規定する施設基準に適合しているものとして届出を行った保険医療機関（特定機能病院に限る）において，検体検査を行った場合には，当該基準に係る区分に従い，患者１人につき月１回に限り，同注に掲げる点数を所定点数に加算する。ただし，同注に掲げる点数のうちいずれかの点数を算定した場合には，同一月において同注に掲げる他の点数は，算定しない。

→基本的検体検査判断料

(1)　基本的検体検査判断料は，特定機能病院である保険医療機関の入院医療において通常行われる基本的な検査について，請求の簡素化の観点から，月１回の包括的な判断料を設定したものである。
(2)　基本的検体検査実施料に含まれない検査を行った場合は，当該検査が基本的検体検査判断料の対象に含まれないものであるときは，当該検査に係る検体検査判断料も併せて別途算定できる。
(3)　療養病棟，結核病棟若しくは精神病棟に入院している患者及び第１章第２部第２節に規定するA220HIV感染者療養環境特別加算，A220-2特定感染症患者療養環境特別加算若しくはA221重症者等療養環境特別加算を算定している患者については，基本的検体検査判断料は，別に算定しない。
(4)　１月を通じて，基本的検体検査実施料に包括されている検査項目のいずれも行われなかった場合は，当該月は本判断料は算定できない。
(5)　特定機能病院において，(3)に掲げる場合以外で基本的検体検査判断料を算定すべき場合は，D026尿・糞便等検査判断料，遺伝子関連・染色体検査判断料，血液学的検査判断料，生化学的検査（Ⅰ）判断料，免疫学的検査判断料及び微生物学的検査判断料を算定することはできず，本判断料を算定する。（令６保医発0305･4）

（第２節　削除）

第３節　生体検査料

通　則

1　新生児又は３歳未満の乳幼児（新生児を除く）に対して本節に掲げる検査（次に掲げるものを除く）を行った場合は，**新生児加算**又は**乳幼児加算**として，各区分に掲げる所定点数にそれぞれ所定点数の**100分の100**又は**100分の70**に相当する点数を加算する。（編注）本書では対象となる検査に乳と付記。以下の項目は対象外となる検査。
イ　呼吸機能検査等判断料
ロ　心臓カテーテル法による諸検査
ハ　心電図検査の注に掲げるもの
ニ　負荷心電図検査の注１に掲げるもの
ホ　呼吸心拍監視，新生児心拍・呼吸監視，カルジオスコープ（ハートスコープ），カルジオタコスコープ
ヘ　経皮的血液ガス分圧測定，血液ガス連続測定
ト　経皮的酸素ガス分圧測定
チ　深部体温計による深部体温測定
リ　前額部，胸部，手掌部又は足底部体表面体温測定による末梢循環不全状態観察
ヌ　脳波検査の注２に掲げるもの
ル　脳波検査判断料
ヲ　神経・筋検査判断料
ワ　ラジオアイソトープ検査判断料
カ　内視鏡検査の通則第３号に掲げるもの
ヨ　超音波内視鏡検査を実施した場合の加算
タ　内視鏡用テレスコープを用いた咽頭画像等

解析（インフルエンザの診断の補助に用いるもの）
レ 肺臓カテーテル法，肝臓カテーテル法，膵臓カテーテル法
2 3歳以上6歳未満の幼児に対して区分番号D200からD242までに掲げる検査（次に掲げるものを除く），区分番号D306に掲げる食道ファイバースコピー，区分番号D308に掲げる胃・十二指腸ファイバースコピー，区分番号D310に掲げる小腸内視鏡検査，区分番号D312に掲げる直腸ファイバースコピー，区分番号D313に掲げる大腸内視鏡検査，区分番号D317に掲げる膀胱尿道ファイバースコピー又は区分番号D325に掲げる肺臓カテーテル法，肝臓カテーテル法，膵臓カテーテル法を行った場合は，**幼児加算**として，各区分に掲げる所定点数に所定点数の**100分の40**に相当する点数を加算する。（**編注**）本書では対象となる検査に幼と付記。以下は対象外となる検査。
イ 呼吸機能検査等判断料
ロ 心臓カテーテル法による諸検査
ハ 心電図検査の注に掲げるもの
ニ 負荷心電図検査の注1に掲げるもの
ホ 呼吸心拍監視，新生児心拍・呼吸監視，カルジオスコープ（ハートスコープ），カルジオタコスコープ
ヘ 経皮的血液ガス分圧測定，血液ガス連続測定
ト 経皮的酸素ガス分圧測定
チ 深部体温計による深部体温測定
リ 前額部，胸部，手掌部又は足底部体表面体温測定による末梢循環不全状態観察
ヌ 脳波検査の注2に掲げるもの
ル 脳波検査判断料
ヲ 神経・筋検査判断料

→生体検査料の一般的事項

(1) 同一月内において，同一患者に対して，入院及び外来の両方又は入院中に複数の診療科において生体検査が実施された場合であっても，同一の生体検査判断料は，月1回を限度として算定する。
(2) 2回目以降について所定点数の**100分の90**に相当する点数により算定することとされている場合において「所定点数」とは，当該項目に掲げられている点数及び当該「注」に掲げられている加算点数を合算した点数である。
(3) 同一月内に2回以上実施した場合，所定点数の**100分の90**に相当する点数により算定することとされている生体検査は，外来及び入院にまたがって行われた場合においても，これらを通算して2回目以降は**100分の90**で算定する。
(4) 2回目以降**100分の90**に相当する点数により算定することとされている場合に，新生児加算，乳幼児加算若しくは幼児加算を行う場合又は内視鏡検査の「通則5」に掲げる休日加算，時間外加算若しくは深夜加算を行う場合は，所定点数にそれぞれの割合を乗じた上で，端数が生じた場合には，これを四捨五入した点数により算定する。（令6保医発0305·4）

呼吸循環機能検査等

通 則

1 区分番号D200からD204までに掲げる呼吸機能検査等については，各所定点数及び区分番号D205に掲げる呼吸機能検査等判断料の所定点数を合算した点数により算定し，区分番号D206からD214-2までに掲げる呼吸循環機能検査等については，特に規定する場合を除き，同一の患者につき同一月において同一検査を2回以上実施した場合における2回目以降の当該検査の費用は，所定点数の**100分の90**に相当する点数により算定する。
2 使用したガスの費用として，購入価格を10円で除して得た点数を所定点数に加算する。

（**編注**）判断料と合算する検査に判（D205）と付記。
（**編注**）同一月の同一検査2回目以降を100分の90で算定する検査に，90と付記。

→2回目以降100分の90で算定する場合の「同一の検査」

D208心電図検査の「1」から「5」まで，D209負荷心電図検査の「1」及び「2」，D210ホルター型心電図検査の「1」及び「2」については，それぞれ同一の検査として扱う。また，準用が通知されている検査については，当該検査が準ずることとされている検査と同一の検査として扱う。（令6保医発0305·4）

→呼吸循環機能検査等に係る一般事項

ア 「通則」の「特に規定する場合」とは，D208心電図検査の「注」又はD209負荷心電図検査の「注1」に掲げる場合をさす。
イ D200スパイログラフィー等検査からD203肺胞機能検査までの各検査については，特に定めのない限り，次に掲げるところによる。
 a 実測値から算出される検査値については算定できない。
 b 測定方法及び測定機器は限定しない。
 c 負荷を行った場合は，負荷の種類及び回数にかかわらず，その前後の検査について，それぞれ1回のみ所定点数を算定する。
 d 使用したガス（CO，CO_2，He等）は，購入価格を**10円**で除して得た点数を別に算定できる。
 e 喘息に対する吸入誘発試験は，負荷試験に準ずる。
（令6保医発0305·4）

→肺活量計による肺活量の測定

別に算定できない。（令6保医発0305·4）

D200 スパイログラフィー等検査 乳 幼 判（D205）

1	肺気量分画測定（安静換気量測定及び最大換気量測定を含む）	90点
2	フローボリュームカーブ（強制呼出曲線を含む）	100点
3	機能的残気量測定	140点
4	呼気ガス分析	100点
5	左右別肺機能検査	1,010点

→スパイログラフィー等検査

(1) 「1」の肺気量分画測定には，予備吸気量，1回換気量及び予備呼気量の全ての実測及び実測値から算出される最大呼吸量の測定のほか，安静換気量及び最大換気量の測定が含まれる。
(2) 「1」の肺気量分画測定及びD202肺内ガス分布の「1」の指標ガス洗い出し検査を同時に実施した場合には，機能的残気量測定は算定できない。

(3) 「2」のフローボリュームカーブは，曲線を描写し記録した場合にのみ算定し，強制呼出曲線の描出に係る費用を含む。また，フローボリュームカーブから計算によって求められる努力肺活量，1秒量，1秒率，MMF，PFR等は，別に算定できない。

(4) 「5」の左右別肺機能検査の所定点数には，カテーテル挿入並びに他の「1」から「4」までのスパイログラフィー等検査及び換気力学的検査，又は側副換気の有無を検出する検査を実施する際に，カテーテル挿入及び側副換気の有無を検出する検査の費用を含む。

(令6保医発0305·4)

→体プレスチモグラフを用いる諸検査

別に定めのない限り，「3」により算定する。

(令6保医発0305·4)

D201 換気力学的検査 乳 幼 判 (D205)

1 呼吸抵抗測定

イ 広域周波オシレーション法を用いた場合 **150点**

ロ その他の場合 **60点**

2 コンプライアンス測定，気道抵抗測定，肺粘性抵抗測定，1回呼吸法による吸気分布検査 **135点**

→換気力学的検査

「2」中のコンプライアンス測定の所定点数には，動肺コンプライアンス測定及び静肺コンプライアンス測定の双方を含む。 (令6保医発0305·4)

D202 肺内ガス分布 乳 幼 判 (D205)

1 指標ガス洗い出し検査 **135点**

2 クロージングボリューム測定 **135点**

D203 肺胞機能検査 乳 幼 判 (D205)

1 肺拡散能力検査 **180点**

2 死腔量測定，肺内シャント検査 **135点**

D204 基礎代謝測定 乳 幼 判 (D205) **85点**

→基礎代謝測定

基礎代謝測定の所定点数には，患者に施用する窒素ガス又は酸素ガスの費用を含む。 (令6保医発0305·4)

D205 呼吸機能検査等判断料 **140点**

注 呼吸機能検査等の種類又は回数にかかわらず，月1回に限り算定するものとする。

D206 心臓カテーテル法による諸検査（一連の検査について）90

1 右心カテーテル **3,600点**

2 左心カテーテル **4,000点**

注1 新生児又は3歳未満の乳幼児（新生児を除く）に対して当該検査を行った場合は，**新生児加算**又は**乳幼児加算**として，1については**10,800点**又は**3,600点**を，2については**12,000点**又は**4,000点**を，それぞれ所定点数に加算する。

2 当該検査に当たって，❶卵円孔又は欠損孔を通しての左心カテーテル検査，❷経中隔左心カテーテル検査（ブロッケンブロー），❸伝導機能検査，❹ヒス束心電図，❺診断ペーシング，❻期外（早期）刺激法による測定・誘発試験，❼冠攣縮誘発薬物負荷試験又は❽冠動脈造影を行った場合は，**卵円孔・欠損孔加算**，**ブロッケンブロー加算**，**伝導機能検査加算**，**ヒス束心電図加算**，**診断ペーシング加算**，**期外刺激法加算**，**冠攣縮誘発薬物負荷試験加算**又は**冠動脈造影加算**として，それぞれ❶**800点**，❷**2,000点**，❸**400点**，❹**400点**，❺**400点**，❻**800点**，❼**800点**又は❽**1,400点**を加算する。

3 血管内超音波検査又は血管内光断層撮影を実施した場合は，**血管内超音波検査加算**又は**血管内光断層撮影加算**として，**400点**を所定点数に加算する。

4 冠動脈血流予備能測定検査を実施した場合は，**冠動脈血流予備能測定検査加算**として，**600点**を所定点数に加算する。

5 循環動態解析装置を用いて冠動脈血流予備能測定検査を実施した場合は，**冠動脈血流予備能測定検査加算**（循環動態解析装置）として，**7,200点**を所定点数に加算する。

6 別に厚生労働大臣が定める施設基準〔※告示④第5・6，p.936〕に適合しているものとして地方厚生局長等に届け出た保険医療機関において，血管内視鏡検査を実施した場合は，**血管内視鏡検査加算**として，**400点**を所定点数に加算する。

7 同一月中に血管内超音波検査，血管内光断層撮影，冠動脈血流予備能測定検査及び血管内視鏡検査のうち，2以上の検査を行った場合には，主たる検査の点数を算定する。

8 カテーテルの種類，挿入回数によらず一連として算定し，諸監視，血液ガス分析，心拍出量測定，脈圧測定，肺血流量測定，透視，造影剤注入手技，造影剤使用撮影及びエックス線診断の費用は，全て所定点数に含まれるものとする。

9 エックス線撮影に用いられたフィルムの費用は，区分番号E400に掲げるフィルムの所定点数により算定する。

10 心腔内超音波検査を実施した場合は，**心腔内超音波検査加算**として，**400点**を所定点数に加算する。

→心臓カテーテル法による諸検査

(1) 心臓カテーテル検査により大動脈造影，肺動脈造影及び肺動脈閉塞試験を行った場合においても，心臓カテーテル法による諸検査により算定するものとし，血管造影等のエックス線診断の費用は，別に算定しない。

(2) 心臓カテーテル法による諸検査のようなカテーテルを用いた検査を実施した後の縫合に要する費用は，所定点数に含まれる。

(3) 「注5」の循環動態解析装置を用いる冠動脈血流予備能測定検査は，関連学会の定める指針に沿って行われた場合に限り算定する。ただし，本加算とE200-2血流予備量比コンピューター断層撮影は併せて算定できない。

(4) 「注5」の循環動態解析装置を用いる冠動脈血流予備能測定検査を実施した場合，「注4」の冠動脈血流予備能測定検査に係る特定保険医療材料は算定できない。

(5) 「1」の右心カテーテル及び「2」の左心カテーテルを同時に行った場合であっても，「注1」，「注2」，「注

3」,「注4」及び「注5」の加算は1回のみに限られる。

(6) 「注3」,「注4」,「注5」及び「注6」に掲げる加算は主たる加算を患者1人につき月1回に限り算定する。

(7) 心筋生検を行った場合は，D417組織試験採取，切採法の所定点数を併せて算定する。 (令6保医発0305·4)

D207 体液量等測定 乳 幼 90

1 体液量測定，細胞外液量測定 **60点**

2 血流量測定，皮膚灌流圧測定，皮弁血流検査，循環血流量測定（色素希釈法によるもの），電子授受式発消色性インジケーター使用皮膚表面温度測定 **100点**

3 心拍出量測定，循環時間測定，循環血液量測定（色素希釈法以外によるもの），脳循環測定（色素希釈法によるもの） **150点**

注1 心拍出量測定に際してカテーテルを挿入した場合は，**心拍出量測定加算**として，開始日に限り**1,300点**を所定点数に加算する。この場合において，挿入に伴う画像診断及び検査の費用は算定しない。

2 カテーテルの交換の有無にかかわらず一連として算定する。

4 血管内皮機能検査（一連につき） **200点**

5 脳循環測定（笑気法によるもの） **1,350点**

→体液量等測定

(1) 体液量等測定の所定点数には，注射又は採血を伴うものについては第6部第1節第1款の注射実施料及びD400血液採取を含む。

(2) 「2」の皮弁血流検査は，1有茎弁につき2回までを限度として算定するものとし，使用薬剤及び注入手技料は，所定点数に含まれ，別に算定しない。

(3) 「2」の血流量測定は，電磁式によるものを含む。

(4) 「2」の電子授受式発消色性インジケーター使用皮膚表面温度測定は，皮弁形成術及び四肢の血行再建術後に，術後の血行状態を調べるために行った場合に算定する。

ただし，術後1回を限度とする。

なお，使用した電子授受式発消色性インジケーターの費用は，所定点数に含まれ，別に算定できない。

(5) 「2」の皮膚灌流圧測定は，2箇所以上の測定を行う場合は，一連につき2回を限度として算定する。

(6) 「4」の血管内皮機能検査を行った場合は，局所ボディプレティスモグラフ又は超音波検査等，血管内皮反応の検査方法及び部位数にかかわらず，1月に1回に限り，一連として当該区分において算定する。この際，超音波検査を用いて行った場合であっても，超音波検査の費用は算定しない。 (令6保医発0305·4)

D208 心電図検査 乳 幼 90

1 四肢単極誘導及び胸部誘導を含む最低12誘導 **130点**

2 ベクトル心電図，体表ヒス束心電図 **150点**

3 携帯型発作時心電図記憶伝達装置使用心電図検査 **150点**

4 加算平均心電図による心室遅延電位測定 **200点**

5 その他（6誘導以上） **90点**

注 当該保険医療機関以外の医療機関で描写した心電図について診断を行った場合は，1回につき**70点**とする。

→心電図検査

(1) 「1」の四肢単極誘導及び胸部誘導を含む最低12誘導は，普通，標準肢誘導（Ⅰ，Ⅱ，Ⅲ），単極肢誘導（$_aV_R$，$_aV_L$，$_aV_F$），胸部誘導（V_1，V_2，V_3，V_4，V_5，V_6）の12誘導で，その他特別の場合にV_7，V_8，食道誘導等を行う場合もこれに含まれる。

(2) 当該保険医療機関以外の医療機関で描写したものについて診断のみを行った場合は，診断料として1回につき所定点数を算定できるが，患者が当該傷病につき当該医療機関で受診していない場合は算定できない。

(3) 当該保険医療機関以外の医療機関で描写した検査について診断を行った場合の算定については，2回目以降においても**100分の90**の算定としない。

(4) 「3」の携帯型発作時心電図記憶伝達装置使用心電図検査は，入院中の患者以外の患者に対して，携帯型発作時心電図記憶伝達装置を用いて発作時等の心電図を記録させた場合に，一連につき1回算定する。

(5) 「4」加算平均心電図による心室遅延電位測定

ア 心筋梗塞，心筋症，Brugada症候群等により，致死性の心室性不整脈が誘発される可能性がある患者に対し行われた場合に算定する。

イ 当該検査の実施に当たり行った他の心電図検査は，別に算定できない。 (令6保医発0305·4)

D209 負荷心電図検査 乳 幼 90

1 四肢単極誘導及び胸部誘導を含む最低12誘導 **380点**

2 その他（6誘導以上） **190点**

注1 当該保険医療機関以外の医療機関で描写した負荷心電図について診断を行った場合は，1回につき**70点**とする。

2 区分番号D208に掲げる心電図検査であって，同一の患者につき，負荷心電図検査と同一日に行われたものの費用は，所定点数に含まれるものとする。

→負荷心電図検査

(1) 負荷心電図検査の「負荷」は，運動負荷，薬剤負荷をいい，負荷の種類及び回数によらない。

(2) 当該保険医療機関以外の医療機関で描写したものについて診断のみを行った場合は，診断料として1回につき所定点数を算定できるが，患者が当該傷病につき当該医療機関で受診していない場合は算定できない。

(3) 当該保険医療機関以外の医療機関で描写した検査について診断を行った場合の算定については，2回目以降においても**100分の90**の算定としない。

(4) 負荷心電図検査には，この検査を行うために一連として実施された心電図検査を含むものであり，同一日に行われた心電図検査は，別に算定できない。 (令6保医発0305·4)

D210 ホルター型心電図検査 乳 幼 90

1 30分又はその端数を増すごとに **90点**

2 8時間を超えた場合 **1,750点**

注 解析に係る費用は，所定点数に含まれるものとする。

→ホルター型心電図検査

(1) ホルター型心電図検査は，患者携帯用の記録装置を使って長時間連続して心電図記録を行った場合に算定するものであり，所定点数には，単に記録を行うだけではなく，再生及びコンピューターによる解析を行った場合の費用を含む。

(2) やむを得ず不連続に記録した場合においては，記録した時間を合算した時間により算定する。また，24時間を超えて連続して記録した場合であっても，「2」により算定する。（令6保医発0305·4）

D210-2 体表面心電図，心外膜興奮伝播図 乳 幼 90 **1,500点**

D210-3 植込型心電図検査 乳 幼 90 **90点**

注1 別に厚生労働大臣が定める施設基準〔※告示④第5・6の2，p.937〕を満たす保険医療機関において行われる場合に限り算定する。

2 30分又はその端数を増すごとに算定する。

3 解析に係る費用は，所定点数に含まれるものとする。

→植込型心電図検査

(1) 短期間に失神発作を繰り返し，その原因として不整脈が強く疑われる患者であって，心臓超音波検査及び心臓電気生理学的検査（心電図検査及びホルター型心電図検査を含む）等によりその原因が特定できない者又は関連する学会の定める診断基準に従い，心房細動検出を目的とする植込型心電図記録計検査の適応となり得る潜因性脳梗塞と判断された者に対して，原因究明を目的として使用した場合に限り算定できる。

(2) 植込型心電図検査は，患者の皮下に植込まれた記録装置を使って長時間連続して心電図記録を行った場合に算定するものであり，所定点数には，単に記録を行うだけではなく，再生及びコンピューターによる解析を行った場合の費用を含む。

(3) 植込型心電図記録計を使用し診断を行った場合は，当該機器が植込まれた時間ではなく，心電図が記録された時間に応じて算定する。（令6保医発0305·4）

D210-4 T波オルタナンス検査 乳 幼 90 **1,100点**

→T波オルタナンス検査

(1) 心筋梗塞，心筋症，Brugada症候群等により，致死性の心室性不整脈が誘発される可能性がある患者に対し行われた場合に算定する。

(2) 当該検査の実施に当たり行ったD208心電図検査，D209負荷心電図検査，D210ホルター型心電図検査及びD211トレッドミルによる負荷心肺機能検査，サイクルエルゴメーターによる心肺機能検査は別に算定できない。（令6保医発0305·4）

D211 トレッドミルによる負荷心肺機能検査，サイクルエルゴメーターによる心肺機能検査 乳 幼 90 **1,600点**

注1 負荷の回数又は種類にかかわらず所定点数により算定する。

2 区分番号D200に掲げるスパイログラフィー等検査又は区分番号D208に掲げる心電図検査であって，同一の患者につき当該検査と同一日に行われたものの費用は，所定点数に含まれるものとする。

3 運動療法における運動処方の作成，心・肺疾患の病態や重症度の判定，治療方針の決定又は治療効果の判定を目的として連続呼気ガス分析を行った場合には，**連続呼気ガス分析加算**として，**520点**を所定点数に加算する。

→トレッドミルによる負荷心肺機能検査，サイクルエルゴメーターによる心肺機能検査

(1) この検査を行うために一連として実施されたD208心電図検査，D200スパイログラフィー等検査を含むものであり，負荷の種類及び回数にかかわらず，所定点数により算定する。

(2) 呼吸器疾患に対して施行された場合にも，所定点数を算定できる。（令6保医発0305·4）

D211-2 喘息運動負荷試験 乳 幼 90 **800点**

注 喘息の気道反応性の評価，治療方針の決定等を目的として行った場合に算定する。

→喘息運動負荷試験

(1) 喘息運動負荷試験は，運動負荷前後での換気機能の変化を観察した場合に算定できる。

(2) 喘息運動負荷試験には，この検査を行うために一連として実施されたD208心電図検査，D200スパイログラフィー等検査を含むものであり，負荷の種類及び回数にかかわらず，所定点数により算定する。

（令6保医発0305·4）

D211-3 時間内歩行試験 乳 幼 90 **200点**

注1 別に厚生労働大臣が定める施設基準〔※告示④第5・6の3，p.937〕に適合しているものとして地方厚生局長等に届け出た保険医療機関において行われる場合に限り算定する。

2 区分番号D200に掲げるスパイログラフィー等検査及び区分番号D220からD223-2までに掲げる諸監視であって，時間内歩行試験と同一日に行われたものの費用は，所定点数に含まれるものとする。

→時間内歩行試験

(1) 時間内歩行試験は，在宅酸素療法を施行している患者又はC103在宅酸素療法指導管理料の算定要件を満たす患者若しくは本試験により算定要件を満たすことが可能となる患者で在宅酸素療法の導入を検討している患者に対し，医師又は医師の指導管理の下に看護職員，臨床検査技師若しくは理学療法士がパルスオキシメーター等を用いて動脈血酸素飽和度を測定しながら6分間の歩行を行わせ，到達した距離，動脈血酸素飽和度及び呼吸・循環機能検査等の結果を記録し，医師が患者の運動耐容能等の評価及び治療方針の決定を行った場合に，年4回を限度として算定する。なお，当該検査の実施に係る時間（準備や説明に要した時間を含む）については，第7部に掲げるリハビリテーションを実施した時間に含めることはできない。

(2) 医師の指導管理の下に看護職員，臨床検査技師又は理学療法士が6分間の歩行を行わせる場合は，医師が同一建物内において当該看護職員，臨床検査技師又は理学療法士と常時連絡が取れる状態かつ緊急事態に即時的に対応できる体制である。

(3) 以下の事項を診療録に記載する。

ア 当該検査結果の評価

イ 到達した距離，施行前後の動脈血酸素飽和度，呼吸・循環機能検査等の結果

(4) 当該検査を算定する場合にあっては，過去の実施日を診療報酬明細書の摘要欄に記載する。（令6保医発0305·4）

D211-4 シャトルウォーキングテスト 乳 幼 90 200点

注1 別に厚生労働大臣が定める施設基準〔※告示④第5・6の3の2, p.937〕に適合しているものとして地方厚生局長等に届け出た保険医療機関において行われる場合に限り算定する。

2 区分番号D200に掲げるスパイログラフィー等検査及び区分番号D220からD223-2までに掲げる諸監視であって，シャトルウォーキングテストと同一日に行われたものの費用は，所定点数に含まれるものとする。

→シャトルウォーキングテスト

(1) シャトルウォーキングテストは，在宅酸素療法を施行している患者又はC103在宅酸素療法指導管理料の算定要件を満たす患者若しくは本試験により算定要件を満たすことが可能となる患者であって在宅酸素療法の導入を検討しているものに対し，医師又は医師の指導管理の下に看護職員若しくは臨床検査技師がパルスオキシメーター等を用いて動脈血酸素飽和度を測定しながら一定の距離を往復で歩行させ，歩行可能距離又は歩行持続時間，動脈血酸素飽和度及び呼吸・循環機能検査等の結果を記録し，医師が患者の運動耐容能等の評価及び治療方針の決定を行った場合に，年に4回を限度として算定する。なお，D211-3時間内歩行試験を併せて実施した場合には，時間内歩行試験又はシャトルウォーキングテストを合わせて年に4回を限度として算定する。

(2) 医師の指導管理の下に看護職員又は臨床検査技師がシャトルウォーキングテストを行う場合は，医師が同一建物内において当該看護職員又は臨床検査技師と常時連絡が取れる状態かつ緊急事態に即時的に対応できる体制である。

(3) 以下の事項を**診療録**に記載する。

ア 当該検査結果の評価

イ 歩行可能距離又は歩行持続時間，施行前後の動脈血酸素飽和度，呼吸・循環機能検査等の結果

(4) 当該検査を算定する場合にあっては，以下の事項を**診療報酬明細書**の摘要欄に記載する。

ア 過去の実施日

イ 在宅酸素療法の実施の有無又は流量の変更を含む患者の治療方針

(令6保医発0305·4)

D212 リアルタイム解析型心電図 乳 幼 90 600点

→リアルタイム解析型心電図

(1) 入院中の患者以外の患者に対して8時間以上心電図をモニターしながら同時に波形を解析し，異常波形発現時にのみ記録を行い得るものをいう。

(2) リアルタイム解析型心電図記録計を用いて8時間以上心電図をモニターした場合は，解析の費用を含め，一連の使用について1回として算定する。

(令6保医発0305·4)

D212-2 携帯型発作時心電図記録計使用心電図検査 乳 幼 90 500点

→携帯型発作時心電図記録計使用心電図検査

心電図を2日間以上連続して記録することができる携帯型発作時心電図記録計を用いて，記録スイッチ入力前を含む心電図を記録した場合に，解析の費用を含め，一連の使用について1回として算定する。 (令6保医発0305·4)

D213 心音図検査 乳 幼 90 150点

→亜硝酸アミル吸入心音図検査

点数算定は，薬剤負荷の前後の検査をそれぞれ1回として心音図検査により算定し，亜硝酸アミルについては，D500薬剤により算定する。 (令6保医発0305·4)

D214 脈波図，心機図，ポリグラフ検査 乳 幼 90

1	1検査	60点
2	2検査	80点
3	3又は4検査	130点
4	5又は6検査	180点
5	7検査以上	220点
6	血管伸展性検査	100点

注1 数種目を行った場合でも同時に記録を行った最高検査数により算定する。

2 脈波図，心機図又はポリグラフ検査の一部として記録した心電図は，検査数に数えない。

3 検査の実施ごとに1から6までに掲げる所定点数を算定する。

→脈波図，心機図，ポリグラフ検査

(1) 脈波図については，次に掲げる検査を2以上行った場合であり，脈波曲線を描写し記録した場合に算定する。

ア 心及び肝拍動図

イ 動脈波

ウ 静脈波

エ 容積脈波

オ 指尖脈波

カ 心尖（窩）拍動図

また，心機図とは各種脈波図と心電図，心音図検査等の2以上を同時に記録し，循環機能の解析を行う検査である。

(2) 「1」から「5」までの検査数については，種目又は部位を順次変えて検査した場合であっても，一連の検査のうちの最高検査数による。

(3) 運動又は薬剤の負荷による検査を行った場合には，負荷前後の検査をそれぞれ1回の検査として算定し，複数の負荷を行った場合であっても，負荷の種類及び回数にかかわらず，所定点数の**100分の200**を限度として算定する。

(4) 「6」の血管伸展性検査は，描写し記録した脈波図により脈波伝達速度を求めて行うものであり，このために行った脈波図検査と併せて算定できない。

(5) 閉塞性動脈硬化症は，「6」の血管伸展性検査により算定する。

(令6保医発0305·4)

D214-2 エレクトロキモグラフ 乳 幼 90 260点

超音波検査等

通　則

区分番号D215（3の二の場合を除く）及びD216に掲げる超音波検査等について，同一患者につき同一月において同一検査を2回以上実施した場合における2回目以降の当該検査の費用は，所定点数の**100分の90**に相当する点数により算定する。

（編注）同一月の同一検査２回目以降を100分の90で算定する検査に，90と付記。

D215 超音波検査（記録に要する費用を含む） 乳 幼 90

1　Aモード法　**150点**
2　断層撮影法（心臓超音波検査を除く）
　イ　訪問診療時に行った場合　**400点**
　　注　訪問診療時に行った場合は，月１回に限り算定する。
　ロ　その他の場合
　　(1)　胸腹部　**530点**
　　(2)　下肢血管　**450点**
　　(3)　その他（頭頸部，四肢，体表，末梢血管等）　**350点**
3　心臓超音波検査
　イ　経胸壁心エコー法　**880点**
　ロ　Mモード法　**500点**
　ハ　経食道心エコー法　**1,500点**
　ニ　胎児心エコー法　**300点**
　　注１　別に厚生労働大臣が定める施設基準〔※告示④第５・６の４，p.937〕に適合しているものとして地方厚生局長等に届け出た保険医療機関において行われる場合に，月１回に限り算定する。
　　　２　当該検査に伴って診断を行った場合は，**胎児心エコー法診断加算**として，**1,000点**を所定点数に加算する。
　ホ　負荷心エコー法　**2,010点**
4　ドプラ法（１日につき）
　イ　胎児心音観察，末梢血管血行動態検査　**20点**
　ロ　脳動脈血流速度連続測定　**150点**
　ハ　脳動脈血流速度マッピング法　**400点**
5　血管内超音波法　**4,290点**

注１　２又は３について，造影剤を使用した場合は，**造影剤使用加算**として，**180点**を所定点数に加算する。この場合において，造影剤注入手技料及び麻酔料（区分番号L008に掲げるマスク又は気管内挿管による閉鎖循環式全身麻酔に係るものを除く）は，加算点数に含まれるものとする。

２　２について，パルスドプラ法を行った場合は，**パルスドプラ法加算**として，**150点**を所定点数に加算する。

３　心臓超音波検査に伴って同時に記録した心電図，心音図，脈波図及び心機図の検査の費用は，所定点数に含まれるものとする。

４　ドプラ法について，ロ及びハを併せて行った場合は，主たるものの所定点数のみにより算定する。

５　血管内超音波法について，呼吸心拍監視，新生児心拍・呼吸監視，カルジオスコープ（ハートスコープ），カルジオタコスコープ，血液ガス分析，心拍出量測定，脈圧測定，透視，造影剤注入手技，造影剤使用撮影及びエックス線診断の費用は，所定点数に含まれるものとする。

６　血管内超音波法と同一月中に行った血管内視鏡検査は所定点数に含まれるものとする。

７　４のロについて，微小栓子シグナル（HITS／MES）の検出を行った場合は，**微小栓子シグナル加算**として，**150点**を所定点数に加算する。

→超音波検査

(1)　「１」から「５」までに掲げる検査のうち２以上のものを同一月内に同一の部位について行った場合，同一月内に２回以上行った場合の算定方法の適用においては，同一の検査として扱う。

(2)　超音波検査を同一の部位に同時に２以上の方法を併用する場合は，主たる検査方法により１回として算定する。また，同一の方法による場合は，部位数にかかわらず，１回のみの算定とする。

(3)　超音波検査（「３」の「ニ」の胎児心エコー法を除く）を算定するに当たっては，当該検査で得られた主な所見を**診療録**に記載する又は検査実施者が測定値や性状等について文書に記載する。なお，医師以外が検査を実施した場合は，その文書について医師が確認した旨を**診療録**に記載する。

(4)　検査で得られた画像を**診療録**に添付する。また，測定値や性状等について文書に記載した場合は，その文書を**診療録**に添付する。

(5)　超音波検査の記録に要した費用（フィルム代，印画紙代，記録紙代，テープ代等）は，所定点数に含まれる。

(6)　体表には肛門，甲状腺，乳腺，表在リンパ節等を含む。

(7)　C001在宅患者訪問診療料（Ⅰ）又はC001-2在宅患者訪問診療料（Ⅱ）を算定した日と同一日に，患家等で断層撮影法（心臓超音波検査を除く）を行った場合は，部位にかかわらず，「２」の「イ」の訪問診療時に行った場合を月１回に限り算定する。

(8)　「２」の「ロ」の「(1)」の胸腹部を算定する場合は，検査を行った領域について**診療報酬明細書**の摘要欄に該当項目を記載する。複数領域の検査を行った場合は，その全てを記載する。また，**カ**に該当する場合は，具体的な臓器又は領域を**診療報酬明細書**の摘要欄に記載する。
　ア　消化器領域
　イ　腎・泌尿器領域
　ウ　女性生殖器領域
　エ　血管領域（大動脈・大静脈等）
　オ　腹腔内・胸腔内の貯留物等
　カ　その他

(9)　「２」の断層撮影法（心臓超音波検査を除く）において血管の血流診断を目的としてパルスドプラ法を併せて行った場合には，「注２」に掲げる加算を算定できる。

(10)　「３」の心臓超音波検査の所定点数には，同時に記録した心音図，脈波図，心電図及び心機図の検査の費用を含む。

(11)　「３」の心臓超音波検査の所定点数にはパルスドプラ法の費用が含まれており，別に算定できない。

(12)　「３」の心臓超音波検査以外で，断層撮影法とMモード法を併用した場合の点数算定は，「２」の「ロ」の「(1)」により算定する。

(13)　「３」の「ロ」のMモード法はMモード法のみで検査を行った場合に算定する。「３」の心臓超音波検査以外で，Mモード法のみの検査を行った場合は，「３」の「ロ」により算定する。

(14)　「３」の「ニ」の胎児心エコー法は，胎児の心疾患が強く疑われた症例に対して，循環器内科，小児科又は産婦人科の経験を５年以上有する医師（胎児心エコー法を20症例以上経験している者に限る）が診断又は経過観察を行う場合に算定し，「注２」の胎児心エコー法診断加算は，当該検査に伴って診断を行った場合に限り算定する。その際，当該検査で得られた主な所見を**診療録**に記載する。また，「４」の「イ」の胎児心音観察に係る費用は所定点数に含まれており，別に算定できない。

(15) 「３」の「ホ」の負荷心エコー法には，負荷に係る費用が含まれており，また併せて行ったD211トレッドミルによる負荷心肺機能検査，サイクルエルゴメーターによる心肺機能検査は別に算定できない。

(16) 「４」の「イ」の末梢血管血行動態検査は，慢性動脈閉塞症の診断及び病態把握のために行った場合に算定する。

(17) 「４」の「ロ」の脳動脈血流速度連続測定とは，経頭蓋骨的に連続波又はパルスドプラを用いて，ソノグラムを記録して血流の分析を行う場合をいう。

(18) 「４」の「ハ」の脳動脈血流速度マッピング法とは，パルスドプラにより脳内動脈の描出を行う場合をいう。

(19) 「５」の血管内超音波法の算定は次の方法による。

ア　検査を実施した後の縫合に要する費用は所定点数に含まれる。

イ　本検査を，左心カテーテル検査及び右心カテーテル検査と併せて行った場合は，左心カテーテル検査及び右心カテーテル検査の所定点数に含まれる。

ウ　エックス線撮影に用いられたフィルムの費用は，E400フィルムの所定点数により算定する。

エ　D220呼吸心拍監視，新生児心拍・呼吸監視，カルジオスコープ（ハートスコープ），カルジオタコスコープの費用は，所定点数に含まれる。

(20) 「注１」における「造影剤を使用した場合」とは，静脈内注射，動脈注射又は点滴注射により造影剤を使用し検査を行った場合をいう。また，「３」の心臓超音波検査においては，心筋虚血の診断を目的とした場合に算定できる。この場合，心筋シンチグラフィーを同一月に実施した場合には主たるもののみ算定する。

（令６保医発0305·4）

D215-2　肝硬度測定 乳 幼　**200点**

→肝硬度測定

肝硬度測定は，汎用超音波画像診断装置のうち，使用目的，効能又は効果として，肝臓の硬さについて，非侵襲的に計測するものとして薬事承認又は認証を得ているものを使用し，肝硬変の患者（肝硬変が疑われる患者を含む）に対し，肝臓の硬さを非侵襲的に測定した場合に，原則として３月に１回に限り算定する。ただし，医学的な必要性から３月に２回以上算定する場合には，**診療報酬明細書**の摘要欄にその理由及び医学的根拠を詳細に記載する。（令６保医発0305·4）

D215-3　超音波エラストグラフィー 乳 幼　**200点**

注　区分番号D215-2に掲げる肝硬度測定を算定する患者については，当該検査の費用は別に算定しない。

→超音波エラストグラフィー

(1)　超音波エラストグラフィーは，汎用超音波画像診断装置のうち，使用目的又は効果として，肝臓の硬さについて，非侵襲的に計測するものとして薬事承認又は認証を得ているものを使用し，肝硬変の患者（肝硬変が疑われる患者を含む）に対し，肝臓の線維化の程度を非侵襲的に評価した場合に，原則として３月に１回に限り算定する。ただし，医学的な必要性から３月に２回以上算定する場合には，**診療報酬明細書**の摘要欄にその理由及び医学的根拠を詳細に記載する。

(2)　D215-2肝硬度測定について，同一の患者につき，当該検査実施日より３月以内に行われたものの費用は，原則として所定点数に含まれるものとする。ただし，医学的な必要性から別途肝硬度測定を算定する必要がある場合には，**診療報酬明細書**の摘要欄にその理由及び医学的根拠を詳細に記載する。（令６保医発0305·4）

D215-4　超音波減衰法検査 乳 幼　**200点**

注　区分番号D215-2に掲げる肝硬度測定又は区分番号D215-3に掲げる超音波エラストグラフィーを算定する患者については，当該検査の費用は別に算定しない。

→超音波減衰法検査

(1)　超音波減衰法検査は，汎用超音波画像診断装置のうち，使用目的又は効果として，超音波の減衰量を非侵襲的に計測し，肝臓の脂肪量を評価するための情報を提供するものとして薬事承認又は認証を得ているものを使用し，脂肪性肝疾患の患者であって慢性肝炎又は肝硬変の疑いがある者に対し，肝臓の脂肪量を評価した場合に，３月に１回に限り算定する。

(2)　当該検査の実施に当たっては，関係学会が定めるガイドラインを踏まえ適切に行う。

(3)　D215-2肝硬度測定又はD215-3超音波エラストグラフィーについて，同一の患者につき，当該検査実施日より３月以内に行われたものの費用は，原則として所定点数に含まれる。ただし，医学的な必要性から別途肝硬度測定又は超音波エラストグラフィーを算定する必要がある場合には，**診療報酬明細書**の摘要欄にその理由及び医学的根拠を詳細に記載する。（令６保医発0305·4）

D216　サーモグラフィー検査（記録に要する費用を含む）乳 幼 90　**200点**

注　負荷検査を行った場合は，**負荷検査加算**として，負荷の種類又は回数にかかわらず**100点**を所定点数に加算する。

D216-2　残尿測定検査 乳 幼

１　超音波検査によるもの　**55点**

２　導尿によるもの　**45点**

注　残尿測定検査は，患者１人につき月２回に限り算定する。

→残尿測定検査

(1)　残尿測定検査は，前立腺肥大症，神経因性膀胱又は過活動膀胱の患者に対し，超音波若しくはカテーテルを用いて残尿を測定した場合に算定する。

(2)　「１」の超音波検査によるものと「２」の導尿によるものを同一日に行った場合は，主たるもののみ算定する。（令６保医発0305·4）

D217　骨塩定量検査 乳 幼

１　DEXA法による腰椎撮影　**360点**

注　同一日にDEXA法により大腿骨撮影を行った場合には，**大腿骨同時撮影加算**として，**90点**を所定点数に加算する。

２　REMS法（腰椎）　**140点**

注　同一日にREMS法により大腿骨の骨塩定

検査

生体検査

量検査を行った場合には，**大腿骨同時検査加算**として，**55点**を所定点数に加算する。
3 MD法，SEXA法等 **140点**
4 超音波法 **80点**
注 検査の種類にかかわらず，患者1人につき4月に1回に限り算定する。

→骨塩定量検査

(1) 骨塩定量検査は，骨粗鬆症の診断及びその経過観察の際のみ算定できる。ただし，4月に1回を限度とする。

(2) 「1」の「注」はDEXA法による腰椎撮影及び大腿骨撮影を同一日に行った場合にのみ算定できる。

(3) 「2」のREMS法（腰椎）は，REMS法（Radiofrequency Echographic Multi-spectrometry）による腰椎の骨塩定量検査を実施した場合に算定する。

(4) 「2」の「注」は，REMS法により腰椎及び大腿骨の骨塩定量検査を同一日に行った場合にのみ算定できる。

(5) 「3」の「MD法，SEXA法等」の方法には，DEXA法(dual Energy x-Ray Absorptiometry)，単一光子吸収法（SPA：Single Photon Absorptiometry)，二重光子吸収法（DPA：Dual Photon Absorptiometry)，MD法(Microdensitometryによる骨塩定量法)，DIP法（Digital Image Processing)，SEXA法(single Energy x-Ray Absorptiometry)，単色X線光子を利用した骨塩定量装置による測定及びpQCT（peripheral Quantitative Computed Tomography）による測定がある。

(6) MD法による骨塩定量検査を行うことを目的として撮影したフィルムを用いて画像診断を併施する場合は，「3」の「MD法，SEXA法等」の所定点数又は画像診断の手技料（E001写真診断及びE002撮影）の所定点数のいずれか一方により算定する。ただし，E400フィルムの費用は，いずれの場合でも，手技料とは別に算定できる。 （令6保医発0305·4）

監視装置による諸検査

D218 分娩監視装置による諸検査 乳 幼
1 1時間以内の場合 **510点**
2 1時間を超え1時間30分以内の場合 **700点**
3 1時間30分を超えた場合 **890点**

→分娩監視装置による諸検査

胎児仮死，潜在胎児仮死及び異常分娩の経過改善の目的で陣痛促進を行う場合にのみ算定できるものであり，陣痛曲線，胎児心電図及び胎児心音図を記録した場合も，所定点数に含まれる。 （令6保医発0305·4）

D219 ノンストレステスト（一連につき） 乳 幼 **210点**

→ノンストレステスト

(1) ノンストレステストは，以下に掲げる患者に対し行われた場合に算定する。

ア 40歳以上の初産婦である患者
イ BMIが35以上の初産婦である患者
ウ 多胎妊娠の患者
エ 子宮内胎児発育不全の認められる患者
オ 子宮収縮抑制剤を使用中の患者
カ 妊娠高血圧症候群重症の患者
キ 常位胎盤早期剥離の患者
ク 前置胎盤（妊娠22週以降で出血等の症状を伴う場合に限る）の患者
ケ 胎盤機能不全の患者
コ 羊水異常症の患者
サ 妊娠30週未満の切迫早産の患者で，子宮収縮，子宮出血，頸管の開大，短縮又は軟化のいずれかの切迫早産の兆候を示し，かつ，以下のいずれかを満たすもの
　(イ) 前期破水を合併したもの
　(ロ) 経腟超音波検査で子宮頸管長が20mm未満のもの
　(ハ) 切迫早産の診断で他の医療機関から搬送されたもの
　(ニ) 早産指数（tocolysis index）が3点以上のもの
シ 心疾患（治療中のものに限る）の患者
ス 糖尿病（治療中のものに限る）又は妊娠糖尿病（治療中のものに限る）の患者
セ 甲状腺疾患（治療中のものに限る）の患者
ソ 腎疾患（治療中のものに限る）の患者
タ 膠原病（治療中のものに限る）の患者
チ 特発性血小板減少性紫斑病（治療中のものに限る）の患者
ツ 白血病（治療中のものに限る）の患者
テ 血友病（治療中のものに限る）の患者
ト 出血傾向（治療中のものに限る）のある患者
ナ HIV陽性の患者
ニ Rh不適合の患者
ヌ 当該妊娠中に帝王切開術以外の開腹手術を行った患者又は行う予定のある患者

ただし，治療中のものとは，対象疾患について専門的治療が行われているものを指し，単なる経過観察のために年に数回程度通院しているのみでは算定できない。

(2) ノンストレステストは入院中の患者に対して行った場合には1週間につき3回，入院中の患者以外の患者に対して行った場合には1週間につき1回に限り算定できる。なお，1週間の計算は暦週による。 （令6保医発0305·4）

D220 呼吸心拍監視，新生児心拍・呼吸監視，カルジオスコープ（ハートスコープ），**カルジオタコスコープ**
1 1時間以内又は1時間につき **50点**
2 3時間を超えた場合（1日につき）
　イ 7日以内の場合 **150点**
　ロ 7日を超え14日以内の場合 **130点**
　ハ 14日を超えた場合 **50点**
注1 心電曲線及び心拍数のいずれも観察した場合に算定する。
2 呼吸曲線を同時に観察した場合の費用は，所定点数に含まれるものとする。
3 人工呼吸と同時に行った呼吸心拍監視の費用は，人工呼吸の所定点数に含まれるものとする。
4 同一の患者につき，区分番号L008に掲げるマスク又は気管内挿管による閉鎖循環式全身麻酔と同一日に行われた場合における当該検査の費用は，当該麻酔の費用に含まれる。

D221 削除

→呼吸心拍監視，新生児心拍・呼吸監視，カルジオスコープ（ハートスコープ），カルジオタコスコープ

(1) 呼吸心拍監視は，重篤な心機能障害若しくは呼吸機能障害を有する患者又はそのおそれのある患者に対して，常時監視を行っている場合に算定されるものである。この際，呼吸曲線の観察の有無に関わらず，心電曲線，心拍数の観察を行った場合は，所定点数を算定する。
(2) 呼吸心拍監視，新生児心拍・呼吸監視，カルジオスコープ（ハートスコープ）又はカルジオタコスコープは，観察した呼吸曲線，心電曲線，心拍数のそれぞれの観察結果の要点を**診療録**に記載した場合に算定できる。
(3) 新生児心拍・呼吸監視，カルジオスコープ（ハートスコープ）又はカルジオタコスコープは，重篤な心機能障害若しくは呼吸機能障害を有する患者又はそのおそれのある患者に対し，心電曲線及び心拍数の観察を行っている場合に算定する。この際，呼吸曲線を同時に観察した場合の費用は所定点数に含まれる。
(4) 呼吸心拍監視，新生児心拍・呼吸監視，カルジオスコープ（ハートスコープ）又はカルジオタコスコープを同一日に行った場合は，主たるもののみ算定する。
(5) **診療報酬明細書**の摘要欄に呼吸心拍監視，新生児心拍・呼吸監視，カルジオスコープ（ハートスコープ）又はカルジオタコスコープの算定開始日を記載する。
(6) 呼吸心拍監視装置等の装着を中止した後30日以内に再装着が必要となった場合の日数の起算日は，最初に呼吸心拍監視，新生児心拍・呼吸監視，カルジオスコープ（ハートスコープ）又はカルジオタコスコープを算定した日とする。特定入院料を算定した患者が引き続き呼吸心拍監視，新生児心拍・呼吸監視，カルジオスコープ（ハートスコープ）又はカルジオタコスコープを行う場合の日数の起算日についても同様とする。なお，当該検査を中止している期間についても実施日数の計算に含める。
(7) ７日を超えた場合は，検査に要した時間にかかわらず「２」の「ロ」又は「ハ」を上限として算定する。
(8) 人工呼吸を同一日に行った場合は，呼吸心拍監視，新生児心拍・呼吸監視，カルジオスコープ（ハートスコープ），カルジオタコスコープに係る費用は**J 045**人工呼吸の所定点数に含まれる。（令６保医発0305·4）

D 221-2 筋肉コンパートメント内圧測定 乳 幼 **620点**

注 筋肉コンパートメント内圧測定は骨折，外傷性の筋肉内出血，長時間の圧迫又は動脈損傷等により，臨床的に疼痛，皮膚蒼白，脈拍消失，感覚異常及び麻痺を認める等，急性のコンパートメント症候群が疑われる患者に対して，同一部位の診断を行う場合に，測定の回数にかかわらず１回のみ算定する。

D 222 経皮的血液ガス分圧測定，血液ガス連続測定

1	1時間以内又は1時間につき	**100点**
2	5時間を超えた場合（1日につき）	**630点**

→経皮的血液ガス分圧測定，血液ガス連続測定
(1) 経皮的血液ガス分圧測定は，以下のいずれかに該当する場合に算定する。
ア 循環不全及び呼吸不全があり，酸素療法を行う必要のある新生児に対して測定を行った場合。その際には，測定するガス分圧の種類にかかわらず，所定点数により算定する。ただし，出生時体重が1,000g未満又は1,000g以上1,500g未満の新生児の場合は，それぞれ90日又は60日を限度として算定する。
イ 神経筋疾患，肺胞低換気症候群〔難病の患者に対する医療等に関する法律第５条第１項に規定する指定難病の患者であって，同法第７条第４項に規定する医療受給者証を交付されているもの（同条第１項各号に規定する特定医療費の支給認定に係る基準を満たすものとして診断を受けたものを含む）に限る〕又は慢性呼吸器疾患の患者に対し，NPPVの適応判定及び機器の調整を目的として経皮的に血中のPCO_2を測定した場合。その際には，１入院につき２日を限度として算定できる。
(2) 血液ガス連続測定は，閉鎖循環式全身麻酔において分離肺換気を行う際に血中のPO_2，PCO_2及びpHの観血的連続測定を行った場合に算定できる。（令６保医発0305·4）

D 222-2 経皮的酸素ガス分圧測定（1日につき） **100点**

→経皮的酸素ガス分圧測定
重症下肢血流障害が疑われる患者に対し，虚血肢の切断若しくは血行再建に係る治療方針の決定又は治療効果の判定のために経皮的に血中のPO_2を測定した場合に，３月に１回に限り算定する。（令６保医発0305·4）

D 223 経皮的動脈血酸素飽和度測定（1日につき） 乳 幼 **35点**

注 人工呼吸と同時に行った経皮的動脈血酸素飽和度測定の費用は，人工呼吸の所定点数に含まれるものとする。

→経皮的動脈血酸素飽和度測定
(1) 経皮的動脈血酸素飽和度測定は，次のいずれかに該当する患者に対して行った場合に算定する。
ア 呼吸不全若しくは循環不全又は術後の患者であって，酸素吸入若しくは突発性難聴に対する酸素療法を現に行っているもの又は酸素吸入若しくは突発性難聴に対する酸素療法を行う必要があるもの
イ 静脈麻酔，硬膜外麻酔又は脊椎麻酔を実施中の患者に行った場合
なお，閉鎖式全身麻酔を実施した際に**L 008**マスク又は気管内挿管による閉鎖循環式全身麻酔を算定した日と同一日には算定できない。
(2) **C 103**在宅酸素療法指導管理料を算定している患者（これに係る在宅療養指導管理材料加算のみを算定している者を含み，医療型短期入所サービス費又は医療型特定短期入所サービス費を算定している短期入所中の者を除く）については，経皮的動脈血酸素飽和度測定の費用は算定できない。（令６保医発0305·4）

D 223-2 終夜経皮的動脈血酸素飽和度測定（一連につき） 乳 幼 **100点**

→終夜経皮的動脈血酸素飽和度測定
(1) 終夜経皮的動脈血酸素飽和度測定は，睡眠時呼吸障害の疑われる患者に対して行った場合に算定し，数日間連続して測定した場合でも，一連のものとして算定する。
(2) **C 103**在宅酸素療法指導管理料を算定している患者（これに係る在宅療養指導管理材料加算のみを算定している者を含み，医療型短期入所サービス費又は医療型特定短期入所サービス費を算定している短期入所中の者を除く）については，終夜経皮的動脈血酸素飽和度測定（一連につき）の費用は算定できない。
（令６保医発0305·4）

検査

生体検査

D 224　終末呼気炭酸ガス濃度測定（1日につき）乳 幼　**100点**

→終末呼気炭酸ガス濃度測定

(1)　終末呼気炭酸ガス濃度測定は，気管内挿管又は気管切開している患者であって，次のいずれかに該当する患者に対して行った場合に算定する。

ア　人工呼吸器を装着している患者

イ　自発呼吸が不十分な患者

ウ　脳外傷等換気不全が生じる可能性が非常に高いと判断される患者

(2)　閉鎖式全身麻酔を実施した際にL 008マスク又は気管内挿管による閉鎖循環式全身麻酔を算定した日と同一日には算定できない。（令6保医発0305·4）

D 225　観血的動脈圧測定（カテーテルの挿入に要する費用及びエックス線透視の費用を含む）乳 幼

1　1時間以内の場合　**130点**

2　1時間を超えた場合（1日につき）　**260点**

注　カテーテルの交換の有無にかかわらず一連として算定する。

→観血的動脈圧測定

(1)　観血的動脈圧測定は，動脈圧測定用カテーテルを挿入して測定するもの又はエラスター針等を動脈に挿入してトランスデューサーを用いて測定するものをいう。

(2)　穿刺部位のガーゼ交換等の処置料及び材料料は別に算定できない。（令6保医発0305·4）

D 225-2　非観血的連続血圧測定（1日につき）乳 幼　**100点**

注　人工呼吸と同時に行った非観血的連続血圧測定の費用は，人工呼吸の所定点数に含まれるものとする。

→非観血的連続血圧測定

非観血的連続血圧測定は，トノメトリー法により麻酔に伴って実施した場合に限り算定できるものとし，また，観血的動脈圧測定と同一日に実施した場合は，主たるもののみ算定する。（令6保医発0305·4）

D 225-3　24時間自由行動下血圧測定 乳 幼　**200点**

→24時間自由行動下血圧測定

24時間自由行動下血圧測定は，日本循環器学会，日本心臓病学会及び日本高血圧学会の承認を得た「24時間血圧計の使用（ABPM）基準に関するガイドライン」に沿って行われた場合に，1月に1回に限り算定する。（令6保医発0305·4）

D 225-4　ヘッドアップティルト試験 乳 幼　**1,030点**

注　別に厚生労働大臣が定める施設基準〔※告示④第5・6の5，p.937〕に適合しているものとして地方厚生局長等に届け出た保険医療機関において行われる場合に限り算定する。

→ヘッドアップティルト試験

(1)　ヘッドアップティルト試験は，患者を臥位から傾斜位の状態に起こし，傾斜位の状態に保ちながら，連続的に血圧，脈拍及び症状の推移等を測定及び観察する検査をいう。なお，単に臥位及び立位又は座位時の血圧等を測定するだけのものは当該検査に該当しない。

(2)　失神発作があり，他の原因が特定されずに神経調節性失神が疑われる患者に対して，医師が行った場合に限り算定する。

(3)　使用する薬剤の費用は所定点数に含まれる。

(4)　検査に伴い施行した心電図に係る費用は別に算定できない。

(5)　診療録に，当該検査中に測定された指標等について記載する。（令6保医発0305·4）

D 226　中心静脈圧測定（1日につき）乳 幼

1　4回以下の場合　**120点**

2　5回以上の場合　**240点**

注　カテーテルの交換の有無にかかわらず一連として算定する。

→中心静脈圧測定

(1)　穿刺部位のガーゼ交換等の処置料及び材料料は別に算定できない。

(2)　中心静脈圧測定を算定中にカテーテルの挿入手技を行った場合（手術に関連して行う場合を除く）は，G 005-2中心静脈注射用カテーテル挿入により算定する。

この場合において，カテーテルの挿入に伴う画像診断及び検査の費用は算定しない。（令6保医発0305·4）

D 227　頭蓋内圧持続測定 乳 幼

1　1時間以内又は1時間につき　**200点**

2　3時間を超えた場合（1日につき）　**800点**

→頭蓋内圧持続測定

穿刺部位のガーゼ交換等の処置料及び材料料は別に算定できない。（令6保医発0305·4）

D 228　深部体温計による深部体温測定（1日につき）　**100点**

→深部体温計による深部体温測定

直腸温又は膀胱温の測定は，深部体温測定と異なるものであり，深部体温計による深部体温の測定には該当しない。（令6保医発0305·4）

D 229　前額部，胸部，手掌部又は足底部体表面体温測定による末梢循環不全状態観察（1日につき）　**100点**

→前額部，胸部，手掌部又は足底部体表面体温測定による末梢循環不全状態観察

前額部，胸部，手掌部又は足底部体表面体温測定による末梢循環不全状態観察とD 228深部体温計による深部体温測定を同一日に行った場合は，主たるもののみ算定する。（令6保医発0305·4）

D 230　観血的肺動脈圧測定 乳 幼

1　1時間以内又は1時間につき　**180点**

2　2時間を超えた場合（1日につき）　**570点**

注1　バルーン付肺動脈カテーテルを挿入した場合は，**バルーン付肺動脈カテーテル挿入加算**として，開始日に限り**1,300点**を所定点数に加算する。この場合において，挿入に伴う画像診断及び検査の費用は算定しない。

2　カテーテルの交換の有無にかかわらず一連として算定する。

→観血的肺動脈圧測定

(1)　肺動脈楔入圧を持続的に測定する場合に所定点数を

算定する。
(2) 測定のために右心カテーテル法により，バルーン付肺動脈カテーテルを挿入した場合には挿入日にカテーテル挿入加算を算定できる。この場合，使用したカテーテルの本数にかかわらず，一連として算定する。
(3) 観血的肺動脈圧測定と右心カテーテル法による諸検査又はD226中心静脈圧測定を同一日に実施した場合は，主たるもののみ算定する。
(4) 左心カテーテル法による諸検査を同一日に実施した場合は別に算定できる。
(5) 穿刺部位のガーゼ交換等の処置料及び材料料は別に算定できない。 (令6保医発0305·4)

D231 人工膵臓検査（一連につき）乳 幼 **5,000点**
注 別に厚生労働大臣が定める施設基準〔※告示4第5・6の7，p.937〕に適合しているものとして地方厚生局長等に届け出た保険医療機関において行われる場合に限り算定する。

→人工膵臓検査
(1) 人工膵臓検査は，糖尿病患者の治療に際してインスリン抵抗性の評価，至適インスリン用量の決定等を目的として，血管内に留置した二重腔カテーテルから吸引した血中のグルコース値を連続して測定した場合に算定できる。
(2) 算定の対象となる患者は，次の療養が必要な糖尿病等の患者であって，医師が人工膵臓検査以外による血糖調整が困難であると認めたものである。
ア 糖尿病性腎症に対する透析時の血糖管理
イ 難治性低血糖症の治療のための血糖消費量決定
ウ インスリン抵抗性がみられる難治性糖尿病に対するインスリン感受性テスト及び血糖管理
(3) 2日以上にわたり連続して実施した場合においても，一連として1回の算定とする。
(4) 人工膵臓検査と同一日に行った血中グルコース測定は別に算定できない。
(5) 穿刺部位のガーゼ交換等の処置料及び材料料は別に算定できない。 (令6保医発0305·4)

D231-2 皮下連続式グルコース測定（一連につき）乳 幼 **700点**
注1 別に厚生労働大臣が定める施設基準〔※告示4第5・6の6，p.937〕に適合しているものとして地方厚生局長等に届け出た保険医療機関において行われる場合に限り算定する。
2 注1に規定する届出を行った診療所において行われる場合は，6月に2回に限り算定する。

→皮下連続式グルコース測定
(1) 糖尿病患者の治療に際してインスリン抵抗性の評価，至適インスリン用量の決定等を目的として，皮下に留置した電極から皮下組織中のグルコース値を連続して測定した場合に算定できる。
(2) 皮下連続式グルコース測定は以下に掲げる患者に対し行われた場合に算定する。また，算定した場合は，以下のいずれに該当するかを診療報酬明細書の摘要欄に明記する。
ア 治療方針策定のために血糖プロファイルを必要とする1型糖尿病患者
イ 低血糖発作を繰り返す等重篤な有害事象がおきている血糖コントロールが不安定な2型糖尿病患者であって，医師の指示に従い血糖コントロールを行う意志のある者
(3) 2日以上にわたり連続して実施した場合においても，一連として1回の算定とする。
(4) 皮下連続式グルコース測定と同一日に行った血中グルコース測定に係る費用は所定点数に含まれる。
(5) 人工膵臓検査又は人工膵臓療法を同一日に行った場合は，主たるもののみ算定する。
(6) 穿刺部位のガーゼ交換等の処置料及び材料料は別に算定できない。 (令6保医発0305·4)

D232 食道内圧測定検査 乳 幼 **780点**
D233 直腸肛門機能検査 乳 幼
1 1項目行った場合 **800点**
2 2項目以上行った場合 **1,200点**
注 直腸肛門機能検査は，患者1人につき月1回に限り算定する。

→直腸肛門機能検査
(1) 直腸肛門機能検査とは，次のアからオまでに掲げる検査をいう。
ア 直腸肛門内圧測定
イ 直腸感覚検査
ウ 直腸コンプライアンス検査
エ 直腸肛門反射検査
オ 排出能力検査
(2) 直腸肛門機能検査は，ヒルシュスプルング病，鎖肛，肛門括約不全，直腸肛門由来の排便障害等の直腸肛門疾患に対して行う検査をいう。
(3) 直腸肛門機能検査は，直腸肛門内圧検査用バルーン，マイクロチップ，インフューズドオープンチップ又はマイクロバルーン等を用いて実施されるものである。 (令6保医発0305·4)

D234 胃・食道内24時間pH測定 乳 幼 **3,000点**

→胃・食道内24時間pH測定
(1) 胃・食道逆流症の診断及び治療方法の選択のために実施された場合に算定する。
(2) 胃・食道内24時間pH測定に用いる測定器，基準電極，pHカテーテル，ガラス電極，保護チューブ，電解液，電極用ゼリー，pH緩衝液等の費用は，所定点数に含まれる。
(3) 胃・食道内24時間pH測定は，概ね24時間以上連続して行われるものであり，これを1回として算定する。
(4) 食道内多チャンネルインピーダンス・pH測定検査を行った場合は所定点数を算定する。 (令6保医発0305·4)

脳波検査等

通 則
区分番号D235からD237-3までに掲げる脳波検査等については，各所定点数及び区分番号D238に掲げる脳波検査判断料の所定点数を合算した点数により算定する。

(編注) 判断料と合算する検査に 判（D238）と付記。

D235 脳波検査（過呼吸，光及び音刺激による負荷検査を含む）乳 幼 判（D238） **720点**
注1 検査に当たって睡眠賦活検査又は薬物賦活検査を行った場合は，**賦活検査加算**とし

て，これらの検査の別にかかわらず250点を所定点数に加算する。

2 当該保険医療機関以外の医療機関で描写した脳波について診断を行った場合は，1回につき70点とする。

→脳波検査

(1) 脳波検査を算定するものは，同時に８誘導以上の記録を行った場合である。

(2) ８誘導未満の誘導数により脳波を測定した場合は，誘導数をD214脈波図，心機図，ポリグラフ検査の検査数と読み替えて算定するものとし，種々の賦活検査（睡眠，薬物を含む）を行った場合も，同区分の所定点数のみにより算定する。

(3) 心臓及び脳手術中における脳波検査は，８誘導以上の場合は脳波検査により，それ以外の場合は誘導数をD214脈波図，心機図，ポリグラフ検査の検査数と読み替えて算定する。

（令６保医発0305·4）

D235-2 長期継続頭蓋内脳波検査（１日につき）乳 幼 判（D238） 500点

注 別に厚生労働大臣が定める施設基準〔※告示④第５・６，p.936〕に適合しているものとして地方厚生局長等に届け出た保険医療機関において行われる場合に限り算定する。

→長期継続頭蓋内脳波検査

長期継続頭蓋内脳波検査は，難治性てんかんの患者に対し，硬膜下電極若しくは深部電極を用いて脳波測定を行った場合，患者１人につき14日間を限度として算定する。

（令６保医発0305·4）

D235-3 長期脳波ビデオ同時記録検査（１日につき）乳 幼 判（D238）

1 長期脳波ビデオ同時記録検査１ 3,500点

2 長期脳波ビデオ同時記録検査２ 900点

注 １については，別に厚生労働大臣が定める施設基準〔※告示④第５・６の８，p.938〕に適合しているものとして地方厚生局長等に届け出た保険医療機関において行われる場合に限り算定する。

→長期脳波ビデオ同時記録検査

長期脳波ビデオ同時記録検査は，難治性てんかんの患者に対し，てんかん発作型診断，局在診断（硬膜下電極又は深部電極を用いて脳波測定を行っている患者に対するものに限る）又は手術前後に行った場合，患者１人につきそれぞれ５日間を限度として算定する。

（令６保医発0305·4）

D236 脳誘発電位検査（脳波検査を含む）乳 幼 判（D238）

1 体性感覚誘発電位 850点

2 視覚誘発電位 850点

3 聴性誘発反応検査，脳波聴力検査，脳幹反応聴力検査，中間潜時反応聴力検査 850点

注 ２種類以上行った場合は，主たるもののみ算定する。

4 聴性定常反応 1,010点

→脳誘発電位検査

(1) 脳誘発電位検査は，刺激又は負荷を加えながら脳活動電位を記録し，コンピューター等により解析を行うものであり，同時に記録した脳波検査については，別に算定できない。

(2) 「３」と「４」を両方行った場合は，主たるもののみ算定する。

（令６保医発0305·4）

D236-2 光トポグラフィー 乳 幼 判（D238）

1 脳外科手術の術前検査に使用するもの 670点

2 抑うつ症状の鑑別診断の補助に使用するもの

イ 地域の精神科救急医療体制を確保するために必要な協力等を行っている精神保健指定医による場合 400点

ロ イ以外の場合 200点

注１ ２について，別に厚生労働大臣が定める施設基準〔※告示④第５・７(1)，p.938〕に適合しているものとして地方厚生局長等に届け出た保険医療機関において行われる場合に限り算定する。

２ 別に厚生労働大臣が定める施設基準〔※告示④第５・７(2)，p.938〕に適合しているものとして地方厚生局長等に届け出た保険医療機関以外の保険医療機関において行われる場合には，所定点数の100分の80に相当する点数により算定する。

→光トポグラフィー「１」脳外科手術の術前検査に使用するもの

ア 近赤外光等により，血液中のヘモグロビンの相対的な濃度，濃度変化等を計測するものとして薬事承認又は認証を得ている医療機器を使用した場合であって，下記の(イ)又は(ロ)の場合に限り，各手術前に１回のみ算定できる。

(イ) 言語野関連病変（側頭葉腫瘍等）又は正中病変における脳外科手術に当たり言語優位半球を同定する必要がある場合

(ロ) 難治性てんかんの外科的手術に当たりてんかん焦点計測を目的に行われた場合

イ 当該検査を算定するに当たっては，手術実施日又は手術実施予定日を**診療報酬明細書**の摘要欄に記載する。また，手術が行われなかった場合はその理由を**診療報酬明細書**の摘要欄に記載する。（令６保医発0305·4）

→光トポグラフィー「２」抑うつ症状の鑑別診断の補助に使用するもの

(1) 「２」抑うつ症状の鑑別診断の補助に使用するもの

ア 抑うつ症状を有している場合であって，下記の(イ)から(ハ)までを全て満たす患者に実施し，当該保険医療機関内に配置されている精神保健指定医が鑑別診断の補助に使用した場合に，１回に限り算定できる。また，下記の(イ)から(ハ)までを全て満たしており，かつ，症状の変化等により，再度鑑別が必要である場合であって，前回の当該検査から１年以上経過している場合は，１回に限り算定できる。

(イ) 当該保険医療機関内に配置されている神経内科医又は脳神経外科医により器質的疾患が除外されている。

(ロ) うつ病として治療を行っている患者であって，治療抵抗性であること，統合失調症・双極性障害が疑われる症状を呈すること等により，うつ病と統合失調症又は双極性障害との鑑別が必要な患者である。

(ハ) 近赤外光等により，血液中のヘモグロビンの相対的な濃度，濃度変化等を測定するものとして薬事承認又は認証を得ている医療機器であって，10チャンネル以上の多チャンネルにより脳血液量変化を計測可能な機器を使用する。

イ 当該検査が必要な理由及び前回の実施日（該当する患者に限る）を**診療報酬明細書**の摘要欄に記載する。

(2) 「2」抑うつ症状の鑑別診断の補助に使用するものの「イ」地域の精神科救急医療体制を確保するために必要な協力等を行っている精神保健指定医による場合

以下のアからウまでのいずれかの要件を満たした場合に算定できる。

ア 精神科救急医療体制整備事業の常時対応型精神科救急医療施設，身体合併症対応施設，地域搬送受入対応施設又は身体合併症後方搬送対応施設である。

イ 精神科救急医療体制整備事業の輪番対応型精神科救急医療施設又は協力施設であって，次の①又は②のいずれかに該当する。

① 時間外，休日又は深夜における入院件数が年4件以上である。そのうち1件以上は，精神科救急情報センター（精神科救急医療体制整備事業），救急医療情報センター，救命救急センター，一般医療機関，都道府県（政令市の地域を含むものとする。以下，本区分に同じ），市町村，保健所，警察，消防（救急車）等からの依頼である。

② 時間外，休日又は深夜における外来対応件数が年10件以上である。なお，精神科救急情報センター（精神科救急医療体制整備事業），救急医療情報センター，救命救急センター，一般医療機関，都道府県，市町村，保健所，警察，消防（救急車）等からの依頼の場合は，日中の対応であっても件数に含む。

ウ 当該保険医療機関の精神保健指定医が，精神科救急医療体制の確保への協力を行っており，次の①又は②のいずれかに該当する。

① 時間外，休日又は深夜における外来対応施設（自治体等の夜間・休日急患センター等や精神科救急医療体制整備事業の常時対応型又は輪番型の外来対応施設等）での外来診療又は救急医療機関への診療協力（外来，当直又は対診）を年6回以上行う（いずれも精神科医療を必要とする患者の診療を行う）。

② 精神保健福祉法上の精神保健指定医の公務員としての業務（措置診察等）について，都道府県に積極的に協力し，診察業務等を年1回以上行う。具体的には，都道府県に連絡先等を登録し，都道府県の依頼による公務員としての業務等に参画し，次のイからホまでのいずれかの診察あるいは業務を年1回以上行う。

イ 措置入院及び緊急措置入院時の診察

ロ 医療保護入院及び応急入院のための移送時の診察

ハ 精神医療審査会における業務

ニ 精神科病院への立入検査での診察

ホ その他都道府県の依頼による公務員としての業務

（令6保医発0305・4）

D236-3 脳磁図 乳 幼 判 （D238）

1	自発活動を測定するもの	17,100点
2	その他のもの	5,100点

注1 1については，別に__厚生労働大臣が定める施設基準__〔※告示④第5・8(1)，p.938〕に適合しているものとして地方厚生局長等に届け出た保険医療機関において，てんかんの診断を目的として行われる場合に限り算定する。

2 2については，別に__厚生労働大臣が定める施設基準__〔※告示④第5・8(2)，p.938〕に適合しているものとして地方厚生局長等に届け出た保険医療機関において行われる場合に限り算定する。

→脳磁図「1」自発活動を測定するもの

ア てんかんの患者に対する手術部位の診断や手術方法の選択を含めた治療方針の決定のために，自発脳磁図の測定及びてんかん性異常活動の解析を行った場合に，患者1人につき1回に限り算定できる。

イ 当該検査を算定するに当たっては，手術実施日又は手術実施予定日を**診療報酬明細書**の摘要欄に記載する。また，手術が行われなかった場合はその理由を**診療報酬明細書**の摘要欄に記載する。

ウ 当該検査の実施に当たっては，関連学会の定める実施指針に沿って検査を行う。

（令6保医発0305・4）

→脳磁図「2」その他のもの

ア 中枢神経疾患に伴う感覚障害若しくは運動障害，原発性てんかん又は続発性てんかんの鑑別診断のために行った場合に，患者1人につき1回に限り算定できる。

イ 当該検査を算定するに当たっては，当該検査の医学的な必要性及び結果の概要を**診療報酬明細書**の摘要欄に記載する。

（令6保医発0305・4）

D237 終夜睡眠ポリグラフィー 乳 幼 判 （D238）

1	携帯用装置を使用した場合	720点
2	多点感圧センサーを有する睡眠評価装置を使用した場合	250点
3	1及び2以外の場合 短3	
イ	安全精度管理下で行うもの	4,760点
ロ	その他のもの	3,570点

注 3のイについては，別に__厚生労働大臣が定める施設基準__〔※告示④第5・8の2，p.939〕に適合しているものとして地方厚生局長等に届け出た保険医療機関において行われる場合に限り算定する。

→終夜睡眠ポリグラフィー「1」の「携帯用装置を使用した場合」

ア 問診，身体所見又は他の検査所見から睡眠時呼吸障害が強く疑われる患者に対し，睡眠時無呼吸症候群の診断を目的として使用した場合に算定する。なお，C107-2在宅持続陽圧呼吸療法指導管理料を算定している患者又は当該保険医療機関からの依頼により睡眠時無呼吸症候群に対する口腔内装置を製作した歯科医療機関から検査の依頼を受けた患者については，治療の効果を判定するため，6月に1回を限度として算定できる。

イ 鼻呼吸センサー又は末梢動脈波センサー，気道音センサーによる呼吸状態及び経皮的センサーによる動脈血酸素飽和状態を終夜連続して測定した場合に算定する。この場合のD214脈波図，心機図，ポリグラフ検査，D223経皮的動脈血酸素飽和度測定及びD223-2終夜経皮的動脈血酸素飽和度測定の費用は所定点数に含まれる。

ウ 数日間連続して測定した場合でも，一連のものとして算定する。

エ　**診療録**に検査結果の要点を記載する。（令６保医発0305·4）

→終夜睡眠ポリグラフィー「２」の「多点感圧センサーを有する睡眠評価装置を使用した場合」

ア　多点感圧センサーを有する睡眠評価装置を使用する場合は，パルスオキシメーターモジュールを組み合わせて行い，問診，身体所見又は他の検査所見から睡眠時呼吸障害が強く疑われる患者に対し，睡眠時無呼吸症候群の診断を目的として使用し，解析を行った場合に算定する。

イ　C107-2在宅持続陽圧呼吸療法指導管理料を算定している患者又は当該保険医療機関からの依頼により睡眠時無呼吸症候群に対する口腔内装置を製作した歯科医療機関から検査の依頼を受けた患者については，治療の効果を判定するため，６月に１回を限度として算定できる。

ウ　D223経皮的動脈血酸素飽和度測定及びD223-2終夜経皮的動脈血酸素飽和度測定の費用は所定点数に含まれる。

エ　数日間連続して測定した場合でも，一連のものとして算定する。

オ　**診療録**に検査結果の要点を記載する。（令６保医発0305·4）

→終夜睡眠ポリグラフィー「３」の「１及び２以外の場合」の「イ　安全精度管理下で行うもの」

ア　次のいずれかに該当する患者等であって，安全精度管理下に当該検査を実施する医学的必要性が認められるものに該当する場合に，１月に１回を限度として算定する。なお，C107-2在宅持続陽圧呼吸療法指導管理料を算定している患者については，治療の効果を判定するため，初回月に限り２回，翌月以後は１月に１回を限度として算定する。

なお，**診療報酬明細書**の摘要欄に下記(イ)から(ホ)までのいずれかの要件を満たす医学的根拠を記載する。

(イ)　以下のいずれかの合併症を有する睡眠関連呼吸障害の患者
- ①　心疾患，神経筋疾患（脳血管障害を含む）又は呼吸器疾患（継続的に治療を行っている場合に限る）
- ②　BMI35以上の肥満
- ③　生活に常時介護を要する認知機能障害

(ロ)　以下のいずれかの睡眠障害の患者
- ①　中枢性過眠症
- ②　パラソムニア
- ③　睡眠関連運動障害
- ④　睡眠中多発するてんかん発作

(ハ)　13歳未満の小児の患者

(ニ)　C107-2在宅持続陽圧呼吸療法指導管理料を算定している患者であって，(イ)～(ハ)で治療の効果を判定するため，安全精度管理下にCPAPを用いて当該検査を実施する医学的必要性が認められる患者

(ホ)　その他，安全精度管理が医学的に必要と主治医が認める場合

イ　当該検査を実施するに当たっては，下記(イ)から(ニ)までに掲げる検査の全て〔睡眠時呼吸障害の疑われない患者については(イ)のみ〕を，当該患者の睡眠中８時間以上連続して当該保険医療機関内で測定し，記録する。また，当該検査は，専ら当該検査の安全及び精度の確保を担当する医師，看護師又は臨床検査技師の下で実施することとし，原則として当該検査の実施中に他の業務を兼任しない。

(イ)　８極以上の脳波，眼球運動及びおとがい筋筋電図

(ロ)　鼻又は口における気流の検知

(ハ)　胸壁及び腹壁の換気運動記録

(ニ)　パルスオキシメーターによる動脈血酸素飽和度連続測定

ウ　脳波等の記録速度は，毎秒1.5cm以上のものを標準とする。

エ　同時に行った検査のうち，D200スパイログラフィー等検査から本区分「２」までに掲げるもの及びD239筋電図検査については，併せて算定できない。

オ　測定を開始した後，患者の覚醒等やむを得ない事情により，当該検査を途中で中絶した場合には，当該中絶までに施行した検査に類似する検査項目によって算定する。

カ　**診療録**に，検査結果の要点を記載し，検査中の安全精度管理に係る記録を添付するとともに，**診療報酬明細書**の摘要欄に，安全精度管理を要した患者の診断名（疑い病名を含む），検査中の安全精度管理を担当した従事者の氏名，検査中の安全精度管理に係る記録及び検査結果の要点を記載する。また，合併症を有する睡眠関連呼吸障害の患者に対して実施した場合は，当該患者の継続的な治療の内容，BMI又は日常生活の状況等の当該検査を実施する医学的な必要性についても**診療報酬明細書**の摘要欄に記載する。（令６保医発0305·4）

→終夜睡眠ポリグラフィー「３」の「１及び２以外の場合」の「ロ　その他のもの」

ア　他の検査により睡眠中無呼吸発作の明らかな患者に対して睡眠時無呼吸症候群の診断を目的として行った場合及び睡眠中多発するてんかん発作の患者又はうつ病若しくはナルコレプシーであって，重篤な睡眠，覚醒リズムの障害を伴うものの患者に対して行った場合に，１月に１回を限度として算定する。なお，C107-2在宅持続陽圧呼吸療法指導管理料を算定している患者については，治療の効果を判定するため，初回月に限り２回，翌月以後は１月に１回を限度として算定できる。

当該検査を実施するに当たっては，下記(イ)から(ニ)までに掲げる検査の全て〔睡眠時呼吸障害の疑われない患者については(イ)のみ〕を当該患者の睡眠中８時間以上連続して測定し，記録する。

(イ)　脳波，眼球運動及びおとがい筋筋電図

(ロ)　鼻又は口における気流の検知

(ハ)　胸壁及び腹壁の換気運動記録

(ニ)　パルスオキシメーターによる動脈血酸素飽和度連続測定

イ　脳波等の記録速度は，毎秒1.5cm以上のものを標準とする。

ウ　同時に行った検査のうち，D200スパイログラフィー等検査から本区分「２」までに掲げるもの及びD239筋電図検査については，併せて算定できない。

エ　測定を開始した後，患者の覚醒等やむを得ない事情により，当該検査を途中で中絶した場合には，当該中絶までに施行した検査に類似する検査項目によって算定する。

オ　**診療録**に検査結果の要点を記載する。（令６保医発0305·4）

D237-2　反復睡眠潜時試験（MSLT）乳 幼 判

（D238）短３　**5,000点**

→反復睡眠潜時試験（MSLT）

(1)　反復睡眠潜時試験（MSLT）は，ナルコレプシー又は特発性過眠症が強く疑われる患者に対し，診断の補助として，概ね２時間間隔で４回以上の睡眠検査を行った場合に１月に１回を限度として算定する。

(2)　関連学会より示されている指針を遵守し，適切な手

順で行われた場合に限り算定できる。

(3) 本検査とD237終夜睡眠ポリグラフィーを併せて行った場合には，主たるもののみ算定する。

(令6保医発0305·4)

D237-3 覚醒維持検査 乳 幼 判（D238） **5,000点**

→覚醒維持検査

(1) 覚醒維持検査は，過眠症状を伴う睡眠障害の重症度又は治療効果の判定を目的として，概ね2時間間隔で4回以上の覚醒維持検査を行った場合に1月に1回を限度として算定する。

(2) 関連学会より示されている指針を遵守し，適切な手順で行われた場合に限り算定できる。 (令6保医発0305·4)

D238 脳波検査判断料

1 脳波検査判断料1 **350点**

2 脳波検査判断料2 **180点**

注1 脳波検査等の種類又は回数にかかわらず月1回に限り算定するものとする。

2 1については，別に厚生労働大臣が定める施設基準〔※告示④第5・8の3，p.939〕に適合しているものとして地方厚生局長等に届け出た保険医療機関において行われる場合に限り算定する。

3 遠隔脳波診断を行った場合については，別に厚生労働大臣が定める施設基準〔※告示④第5・8の4，p.939〕に適合しているものとして地方厚生局長等に届け出た保険医療機関間で行われた場合に限り算定する。この場合において，受信側の保険医療機関が脳波検査判断料1の届出を行った保険医療機関であり，当該保険医療機関において常勤の医師が脳波診断を行い，その結果を送信側の保険医療機関に文書等により報告した場合は，脳波検査判断料1を算定することができる。

→脳波検査判断料

(1) 脳波検査判断料1は，脳波診断を担当した経験を5年以上有する医師が脳波診断を行い，その結果を文書により当該患者の診療を担当する医師に報告した場合に，月の最初の診断の日に算定する。なお，当該保険医療機関以外の施設に脳波診断を委託した場合は算定できない（「注3」の遠隔脳波診断により算定する場合を除く）。

(2) 遠隔脳波診断を行った場合，脳波検査判断料1は，受信側の保険医療機関において，脳波診断を担当した経験を5年以上有する医師が脳波診断を行い，その結果を文書により送信側の保険医療機関における当該患者の診療を担当する医師に報告した場合に，月の最初の診断の日に算定する。この場合，当該患者の診療を担当する医師は，報告された文書又はその写しを**診療録**に添付する。

(3) 遠隔脳波診断を行った場合は，送信側の保険医療機関においてD235脳波検査及び本区分の脳波検査判断料1を算定できる。受信側の保険医療機関における診断等に係る費用については受信側，送信側の医療機関間における相互の合議に委ねる。 (令6保医発0305·4)

神経・筋検査

通 則

区分番号D239からD240までに掲げる神経・筋検査については，各所定点数及び区分番号D241に掲げる神経・筋検査判断料の所定点数を合算した点数により算定する。

(編注) 判断料と合算する検査に 判（D241）と付記。

D239 筋電図検査 乳 幼 判（D241）

1 筋電図〔1肢につき（針電極にあっては1筋につき）〕 **320点**

2 誘発筋電図（神経伝導速度測定を含む）（1神経につき） **200点**

3 中枢神経磁気刺激による誘発筋電図（一連につき） **800点**

4 単線維筋電図（一連につき） **1,500点**

注1 2については，2神経以上に対して行う場合には，**複数神経加算**として，1神経を増すごとに**150点**を所定点数に加算する。ただし，加算点数は**1,050点**を超えないものとする。

2 3については，別に厚生労働大臣が定める施設基準〔※告示④第5・9，p.939〕に適合しているものとして地方厚生局長等に届け出た保険医療機関以外の保険医療機関において行われる場合には，所定点数の**100分の80**に相当する点数により算定する。

3 4については，別に厚生労働大臣が定める施設基準〔※告示④第5・9の2，p.939〕に適合しているものとして地方厚生局長等に届け出た保険医療機関において行われる場合に限り算定する。

→筋電図検査

(1) 「1」において，顔面及び躯幹は，左右，腹背を問わずそれぞれ1肢として扱う。

(2) 「2」については，混合神経について，感覚神経及び運動神経をそれぞれ測定した場合には，それぞれを1神経として数える。また，左右の神経は，それぞれを1神経として数える。なお，横隔神経電気刺激装置の適応の判定を目的として実施する場合は，当該検査を横隔膜電極植込術前に1回に限り算定できる。

(3) 「3」については，多発性硬化症，運動ニューロン疾患等の神経系の運動障害の診断を目的として，単発若しくは二連発磁気刺激法による。検査する筋肉の種類及び部位にかかわらず，一連として所定点数により算定する。

(4) 「4」については，重症筋無力症の診断を目的として，単線維筋電図に関する所定の研修を修了した十分な経験を有する医師により，単一の運動単位の機能の評価を行った場合に，一連として所定点数により算定する。診療報酬請求に当たっては，**診療報酬明細書**に当該医師が所定の研修を修了していること及び当該検査に係る十分な経験を有することを証する文書を添付し，検査実施日，実施医療機関の名称，診断名（疑いを含む）及び当該検査を行う医学的必要性の症状詳記を記載する。 (令6保医発0305·4)

D239-2 電流知覚閾値測定（一連につき） 乳 幼 判（D241） **200点**

→電流知覚閾値測定

検査

生体検査

電流知覚閾値測定は，末梢神経障害の重症度及び治療効果の判定を目的として，神経線維を刺激することによりその電流知覚閾値を測定した場合に，検査する筋肉の種類及び部位にかかわらず，一連につき所定点数により算定する。 （令6保医発0305·4）

D239-3 神経学的検査 乳 幼 判（D241） **500点**
注 別に厚生労働大臣が定める施設基準〔※告示④第5・10，p.939〕に適合しているものとして地方厚生局長等に届け出た保険医療機関において行われる場合に限り算定する。

→神経学的検査

(1) 神経学的検査は，意識状態，言語，脳神経，運動系，感覚系，反射，協調運動，髄膜刺激症状，起立歩行等に関する総合的な検査及び診断を，成人においては**別紙様式19**（p.387）の神経学的検査チャートを，小児においては**別紙様式19の2**（p.389）の小児神経学的検査チャートを用いて行った場合に一連につき1回に限り算定する。
(2) 神経学的検査は，専ら神経系疾患（小児を対象とする場合も含む）の診療を担当する医師（専ら神経系疾患の診療を担当した経験を10年以上有するものに限る）として，地方厚生（支）局長に届け出ている医師が当該検査を行った上で，その結果を患者及びその家族等に説明した場合に限り算定する。
(3) 神経学的検査と一連のものとして実施された検査（眼振を検査した場合の**D250**平衡機能検査，眼底を検査した場合の**D255**精密眼底検査等を指す）については，所定点数に含まれ，別に算定できない。 （令6保医発0305·4）

D239-4 全身温熱発汗試験 乳 幼 判（D241） **600点**

→全身温熱発汗試験

(1) 本検査は，多系統萎縮症，パーキンソン病，ポリニューロパチー，特発性無汗症，ホルネル症候群及びロス症候群等の患者に対し，ヨウ素デンプン反応又は換気カプセル法を利用して患者の全身の発汗の有無及び発汗部位を確認した場合に，診断時に1回，治療効果判定時に1回に限り算定できる。
(2) 医師が直接監視を行うか，又は医師が同一建物内において直接監視をしている他の従事者と常時連絡が取れる状態かつ緊急事態に即時的に対応できる体制である。 （令6保医発0305·4）

D239-5 精密知覚機能検査 乳 幼 判（D241） **280点**

→精密知覚機能検査

末梢神経断裂，縫合術後又は絞扼性神経障害の患者に対して，当該検査に関する研修を受講した者が，Semmes-Weinstein monofilament setを用いて知覚機能を定量的に測定した場合に算定できる。なお，検査の実施に当たっては，関係学会の定める診療に関する評価マニュアルを遵守する。 （令6保医発0305·4）

D240 神経・筋負荷テスト 乳 幼 判（D241）
1 テンシロンテスト（ワゴスチグミン眼筋力テストを含む） **130点**
2 瞳孔薬物負荷テスト **130点**
3 乏血運動負荷テスト（乳酸測定等を含む） **200点**

→神経・筋負荷テスト

(1) 「1」のテンシロンテストについては，Edrophonium Chlorideを負荷して行う検査に伴う全ての検査（前後の観察及び精密眼圧測定を含む）を含む。
(2) 「2」の瞳孔薬物負荷テストは，ホルネル症候群又はアディー症候群について行った場合に，負荷する薬剤の種類にかかわらず，一連として所定点数により算定する。
なお，使用した薬剤については，**D500**薬剤により算定する。
(3) 「3」の乏血運動負荷テストについては，血中乳酸，焦性ブドウ酸，カリウム，無機リン等の測定検査の費用及び採血料を含む。 （令6保医発0305·4）

D241 神経・筋検査判断料 **180点**
注 神経・筋検査等の種類又は回数にかかわらず月1回に限り算定するものとする。

D242 尿水力学的検査 乳 幼
1 膀胱内圧測定 **260点**
2 尿道圧測定図 **260点**
3 尿流測定 **205点**
4 括約筋筋電図 **310点**

→尿水力学的検査

排尿筋圧測定の目的で，膀胱内圧測定と併せて直腸内圧を測定した場合には，「1」の膀胱内圧測定と**D233**直腸肛門機能検査の「1」1項目行った場合の所定点数を併せて算定する。
また，内圧流量検査の目的で，**D242**に掲げる検査を複数行った場合には，それぞれの所定点数を算定する。 （令6保医発0305·4）

耳鼻咽喉科学的検査

D243 削除
D244 自覚的聴力検査 乳
1 標準純音聴力検査，自記オージオメーターによる聴力検査 **350点**
2 標準語音聴力検査，ことばのききとり検査 **350点**
3 簡易聴力検査
イ 気導純音聴力検査 **110点**
ロ その他（種目数にかかわらず一連につき） **40点**
4 後迷路機能検査（種目数にかかわらず一連につき） **400点**
5 内耳機能検査（種目数にかかわらず一連につき），耳鳴検査（種目数にかかわらず一連につき） **400点**
6 中耳機能検査（種目数にかかわらず一連につき） **150点**

→自覚的聴力検査

(1) 「1」の標準純音聴力検査は，日本工業規格の診断用オージオメーターを使用し，日本聴覚医学会制定の測定方法により，気導聴力（測定周波数250，500，1,000，2,000，4,000，8,000Hz）及び骨導聴力（測定周波数250，500，1,000，2,000，4,000Hz）を両耳について測定する方法をいう。
(2) 「2」のことばのききとり検査は，難聴者の語音了解度を測定し，補聴器及び聴能訓練の効果の評価を行

(別紙様式19)

年　月　日　時　分

神経学的検査チャート

患者氏名
患者ID
患者性別　男　女　　年齢

1）意識・精神状態　a）意識：清明，異常（　　　　　）
＊Japan Coma Scale（1，2，3，10，20，30，100，200，300）
＊Glasgow Coma Scale（E1，2，3，4，V1，2，3，4，5，M1，2，3，4，5，6　total　　）
b）検査への協力：協力的，非協力的
c）けいれん：なし，あり（　　　　　　）
d）見当識：正常，障害（時間，場所，人）
e）記憶：正常，障害（　　　　　　）
f）数字の逆唱：286，3529
g）計算：100－7＝　　　93－7＝　　　86－7＝
h）失行（　　　　　　），失認（　　　　　　）
2）言語　　正常，失語（　　　　　），構音障害（　　　　　），嗄声，開鼻声
3）利き手　　右，左
4）脳神経

	右	左
視力	正，低下	正，低下
視野	正，⊕	正，⊕
眼底	正常，動脈硬化（　）度，出血，白斑，うっ血乳頭，視神経萎縮	
眼裂	>　＝　<	
眼瞼下垂	(－)　(＋)	(－)　(＋)
眼球位置	正，斜視（　），偏視（　），突出（　）	
眼球運動	上直筋　下斜筋 外直筋 ―┼―┼― 内直筋 下直筋　上斜筋	下斜筋　上直筋 内直筋 ―┼―┼― 外直筋 上斜筋　下直筋
眼振		
複視	(－)　(＋)　：方向（　　）	
瞳孔　大きさ	（正，縮，散）　mm　>　＝　<　mm　（正，縮，散）	
形	正円，不正	正円，不正
対光反射	速，鈍，消失	速，鈍，消失
輻湊反射	正常，障害	
角膜反射	正常，障害	正常，障害
顔面感覚	正常，障害	正常，障害
上部顔面筋	正常，麻痺	正常，麻痺
下部顔面筋	正常，麻痺	正常，麻痺
聴力	正常，低下	正常，低下
めまい	(－)　(＋)：回転性・非回転性（　　）	
耳鳴り	(－)　(＋)	(－)　(＋)
軟口蓋	正常，麻痺	正常，麻痺
咽頭反射	(＋)　(－)	(＋)　(－)
嚥下	正常，障害（　　）	
胸鎖乳突筋	正常，麻痺	正常，麻痺
上部僧帽筋	正常，麻痺	正常，麻痺
舌偏倚	(－)　(＋)：偏倚（右　左）	
舌萎縮	(－)　(＋)	(－)　(＋)
舌線維束性収縮	(－)　(＋)	

5）運動系　a）筋トーヌス　上肢（右・左，正常　痙縮　強剛　低下）　その他（　　　　）
下肢（右・左，正常　痙縮　強剛　低下）
b）筋萎縮　(－)　(＋)　：部位（　　　　）
c）線維束性収縮　(－)　(＋)　：部位（　　　　）
d）関節　変形，拘縮　：部位（　　　　）
e）不随意運動　(－)　(＋)　：部位（　　　　），性質（　　　　）
f）無動・運動緩慢　(－)　(＋)
g）筋力　正常，麻痺　：部位（　　　　），程度（　　　　）

		右	左		右	左
頸部屈曲	C1〜6	5 4 3 2 1 0	5 4 3 2 1 0	上肢バレー	(－)　(＋)	(－)　(＋)
伸展	C1〜T1	5 4 3 2 1 0	5 4 3 2 1 0	(下肢バレー)	(－)　(＋)	(－)　(＋)
三角筋	C5,6	5 4 3 2 1 0	5 4 3 2 1 0	Mingazzini	(－)　(＋)	(－)　(＋)
上腕二頭筋	C5,6	5 4 3 2 1 0	5 4 3 2 1 0	握力	kg	kg
上腕三頭筋	C6〜8	5 4 3 2 1 0	5 4 3 2 1 0			
手関節背屈	C6〜8	5 4 3 2 1 0	5 4 3 2 1 0			
掌屈	C6〜8,T1	5 4 3 2 1 0	5 4 3 2 1 0			

母指対立筋	C8,T1	5 4 3 2 1 0	5 4 3 2 1 0
腸腰筋	L1～4	5 4 3 2 1 0	5 4 3 2 1 0
大腿四頭筋	L2～4	5 4 3 2 1 0	5 4 3 2 1 0
大腿屈筋群	L4,5,S1,2	5 4 3 2 1 0	5 4 3 2 1 0
前脛骨筋	L4,5	5 4 3 2 1 0	5 4 3 2 1 0
下腿三頭筋	S1,2	5 4 3 2 1 0	5 4 3 2 1 0

筋萎縮・感覚

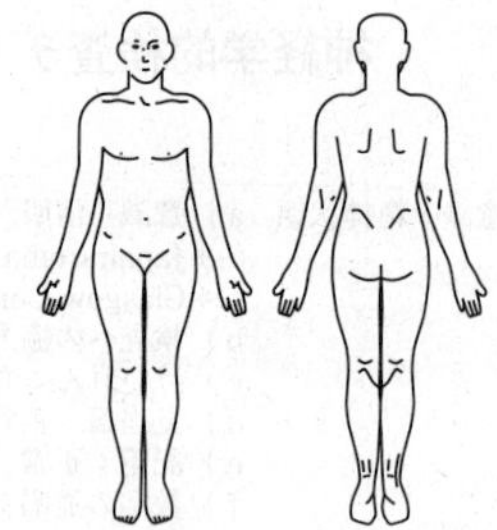

6）感覚系 a）触覚 正常，障害：部位（ ）
b）痛覚 正常，障害：部位（ ）
c）温度覚 正常，障害：部位（ ）
d）振動覚 正常，障害：部位（ ）
e）位置覚 正常，障害：部位（ ）
f）異常感覚・神経痛 （－）（＋）：部位（ ）

7）反射

	右	左		右	左		右	左
ホフマン	（－）（＋）	（－）（＋）	バビンスキー	（－）（＋）	（－）（＋）		（－）（＋）	（－）（＋）
トレムナー	（－）（＋）	（－）（＋）	チャドック	（－）（＋）	（－）（＋）		（－）（＋）	（－）（＋）
（腹壁）上			（膝クローヌス）	（－）（＋）	（－）（＋）		（－）（＋）	（－）（＋）
下			足クローヌス	（－）（＋）	（－）（＋）		（－）（＋）	（－）（＋）

8）協調運動

	右	左
指―鼻―指	正常，拙劣	正常，拙劣
かかと―膝	正常，拙劣	正常，拙劣
反復拮抗運動	正常，拙劣	正常，拙劣

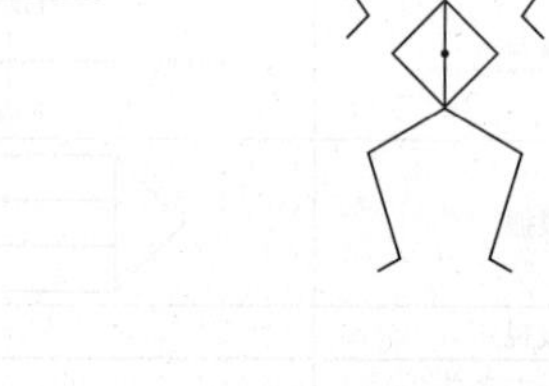

9）髄膜刺激徴候 項部硬直（－）（＋），ケルニッヒ徴候（－）（＋）
10）脊柱 正常，異常（ ），ラゼーグ徴候（－）（＋）
11）姿勢 正常，異常（ ）
12）自律神経 排尿機能 正常，異常（ ）
排便機能 正常，異常（ ）
起立性低血圧（－）（＋）
13）起立，歩行 ロンベルク試験 正常，異常，マン試験 正常，異常
歩行 正常，異常（ ）
つぎ足歩行（可能・不可能），しゃがみ立ち（可能・不可能）

神経学的所見のまとめ

神経学的検査担当医師 署名

った場合に算定する。

(3) 「3」の簡易聴力検査とは，室内騒音が30ホーン以下の防音室で行う検査である。

(4) 「3」の簡易聴力検査のうち「イ」は，日本工業規格の診断用オージオメーターを使用して標準純音聴力検査時と同じ測定周波数について気導聴力検査のみを行った場合に算定する。

(5) 「3」の簡易聴力検査のうち「ロ」は，次に掲げるア及びイを一連として行った場合に算定する。

ア 音叉を用いる検査（ウェーバー法，リンネ法，ジュレ法を含む）

イ オージオメーターを用いる検査〔閉鎖骨導試験（耳栓骨導試験），日本工業規格選別用オージオメーターによる気導検査を含む〕

(6) 「4」の後迷路機能検査とは，短音による検査，方向感機能検査，ひずみ語音明瞭度検査及び一過性閾値上昇検査（TTD）のうち，1種又は2種以上のものを組み合わせて行うものをいい，2種以上行った場合においても，所定点数により算定する。

(7) 「5」の内耳機能検査の所定点数は，レクルートメント検査（ABLB法），音の強さ及び周波数の弁別域検査，SISIテスト等の内耳障害の鑑別に係る全ての検査の費用を含むものであり，検査の数にかかわらず，所定点数により算定する。

(8) 「5」の耳鳴検査は，診断用オージオメーター，自記オージオメーター又は耳鳴検査装置を用いて耳鳴同調音の検索やラウドネスの判定及び耳鳴り遮蔽検査等を行った場合に算定する。

(9) 「6」の中耳機能検査は，骨導ノイズ法，鼓膜穿孔閉鎖検査（パッチテスト），気導聴力検査等のうち2種以上を組み合わせて行った場合にのみ算定する。

（令6保医発0305·4）

D244-2 補聴器適合検査 乳

1 1回目 **1,300点**

2 2回目以降 **700点**

注 別に厚生労働大臣が定める施設基準〔※告示4第5・10の2，p.940〕に適合しているものとして地方厚生局長等に届け出た保険医療機関において行われる場合に，患者1人につき月2回に限り算定する。

→補聴器適合検査

(1) 補聴器適合検査は，聴力像に対し電気音響的に適応と思われる補聴器を選択の上，音場での補聴器装着実耳検査を実施した場合に算定する。

(2) 植込型骨導補聴器の植え込み及び接合子付骨導端子又は骨導端子を交換した後，補聴器適合検査を実施した場合は，「2」の2回目以降により算定する。

（令6保医発0305·4）

D245 鼻腔通気度検査 乳 **300点**

→鼻腔通気度検査

鼻腔通気度検査は，当該検査に関連する手術日の前後3月以内に行った場合に算定する。その場合は，**診療報酬明細書**の摘要欄に当該検査に関連する手術名及び手術

（別紙様式19の2）

月　日　時　分

小児神経学的検査チャート

患者氏名＿＿＿＿＿＿＿＿（男，女）
患者ID ＿＿＿＿＿＿＿＿
生年月日　　年　　月　　日
年齢　　歳　　ヶ月（修正　　歳　　ヶ月）

1　身体発育：身長＿＿cm（＿＿SD），体重＿＿kg（＿＿SD），頭囲＿＿cm（＿＿SD）

2　発達指数（DQ　　）遠城寺式乳幼児分析的発達検査表またはデンバー式発達スクリーニング検査で発達レベルを評価。
□遠城寺　移動＿＿，手運動＿＿，基本習慣＿＿，対人関係＿＿，発語＿＿，言語理解＿＿
□デンバー　粗大運動＿＿，言語＿＿，微細運動 - 適応＿＿，個人 - 社会＿＿

3　精神状態
a) 意識：清明，意識不鮮明，傾眠，混迷，半昏睡，昏睡，せん妄
b) Japan coma scale（1，2，3，10，20，30，100，200，300）

4　行動　多動，無関心，マイペース，視線を合わせない，こだわり，過敏，（　　　）

5　肢位・姿勢・不随意運動（寝たきり，寝返り可，座位可，つかまり立ち可，立位可）
除脳硬直，除皮質硬直，蛙肢位，（　　　）
不随意運動（－・＋　種類　　　部位：　　　）

6　移動，起立，歩行
背這い，寝返り，座位移動，ずり這い，高這い，伝い歩き，独歩
片足立ち（右　　秒／左　　秒，不能　）つぎ足歩行（　可能　不能　）　かかと歩き（　可能　不能　）　つま先歩き（　可能　不能　）
ガワーズ徴候（－／＋）

7　脳神経
Ⅱ　視力（右：正常，低下　左：正常，低下）
視野（右：正常，低下　左：正常，低下）
眼底：乳頭（正常，浮腫，充血，萎縮），網膜（正常，　　　）
Ⅲ，Ⅳ，Ⅵ（固視，追視，　　　）
眼瞼下垂（右：－／＋　左：－／＋）　眼球位置（正常，斜視，共同偏視）
眼球運動〔正常，異常（　　　）〕　眼振（－／＋）
瞳孔；（正円，不正，縮瞳，散瞳，瞳孔不同）　対光反射（右：－／＋　左：－／＋）
Ⅴ　咀嚼について問診〔正常・異常（　　　）〕
下顎の運動（正常，異常）　咬筋　側頭筋（正常，異常）
Ⅶ　口角（対称，非対称）　閉眼（正常，異常）
Ⅷ　聴力（正常，異常）　視運動性眼振（－／＋）　回転誘発眼振（－／＋）
Ⅸ，Ⅹ　嚥下障害（－／＋）　咽頭反射（－／＋）　軟口蓋（対称，非対称）　嗄声（－／＋）　鼻声（－／＋）
Ⅺ　胸鎖乳突筋（右：　左：　）　僧帽筋（右：　左：　）
Ⅻ　舌運動（正常，異常）　舌萎縮（－／＋）　線維束性攣縮（－／＋）

8　感覚　痛覚　　正常，障害（部位　　　）

9　筋力　年長児はMMT（0～5），乳幼児はADLでの評価で代替可

	右	左
上肢バレー	－／＋	－／＋
上腕二頭筋	0 1 2 3 4 5	0 1 2 3 4 5
上腕三頭筋	0 1 2 3 4 5	0 1 2 3 4 5
握力	kg	kg
大腿四頭筋	0 1 2 3 4 5	0 1 2 3 4 5
大腿屈筋群	0 1 2 3 4 5	0 1 2 3 4 5
前脛骨筋	0 1 2 3 4 5	0 1 2 3 4 5
腓腹筋	0 1 2 3 4 5	0 1 2 3 4 5

10 筋肉量
筋萎縮　（－／＋）　（部位：　　　）
肥大／仮性肥大　（－／＋）　（部位：　　　）

11　筋緊張
硬さ　正常　亢進　低下（部位　　　）
被動性　正常　亢進　低下（部位　　　）
伸展性　Double folding（－／＋）　逆U姿勢（－／＋）
Slip through sign（－／＋）　スカーフ徴候（－／＋）　踵耳徴候（－／＋）

関節可動域	右	左
股関節外転	正常，亢進，低下	正常，亢進，低下
膝窩角度	正常，亢進，低下	正常，亢進，低下
足関節背屈角度	正常，亢進，低下	正常，亢進，低下
手関節掌屈（背屈）角度	正常，亢進，低下	正常，亢進，低下

関節拘縮　－／＋（部位　　　）
関節変形　－／＋（部位　　　）

12　深部腱反射

	右	左
下顎	－　＋　2＋	
上腕二頭筋	－　±　＋　2＋　3＋	－　±　＋　2＋　3＋
上腕三頭筋	－　±　＋　2＋　3＋	－　±　＋　2＋　3＋

腕とう骨筋	−　±　＋　2＋　3＋	−　±　＋　2＋　3＋
膝蓋腱	−　±　＋　2＋　3＋	−　±　＋　2＋　3＋
アキレス腱	−　±　＋　2＋　3＋	−　±　＋　2＋　3＋

13　病的反射，クローヌス

	右	左
バビンスキー	−＋	−＋
チャドック	−＋	−＋
手掌頤	−＋	−＋
ワルテンベルグ	−＋	−＋
足クローヌス	−＋	−＋

14　原始反射
乳探し反応（−／＋）　吸啜反応（−／＋）　モロー反射（−／＋）　手掌把握（−／＋）　足底把握（−／＋）
逃避反射（−／＋）　交差伸展反射（−／＋）　足踏み反射（−／＋）　踏み直り反射（−／＋）　ギャラン反射（−／＋）

15　姿勢反射
非対称性緊張性頸反射（−／＋）　引き起こし反応（−／＋）　陽性支持反応（−／＋）　パラシュート反応　前方（−／＋）
ランドー反応（−／＋）　ホッピング反応（−／＋）

16　髄膜刺激症状
大泉門（　×　cm，陥凹，平坦，膨隆）　項部硬直（−／＋）
ケルニッヒ徴候（−／＋）　ブルジンスキー徴候（−／＋）

17　神経学的所見のまとめ

神経学的検査担当医師　　署名＿＿＿＿＿＿＿＿

日（手術前に当該検査を実施した場合においては手術実施予定日）を記載する。

なお，手術に関係なく，睡眠時無呼吸症候群又は神経性（心因性）鼻閉症の診断の目的で行った場合にも，所定点数を算定できる。
（令6保医発0305·4）

D246　アコースティックオトスコープを用いた鼓膜音響反射率検査 乳　**100点**

→アコースティックオトスコープを用いた鼓膜音響反射率検査

アコースティックオトスコープを用いて鼓膜音響反射率検査と耳鏡検査及び鼓膜可動性検査を併せて行い，リコーダーで記録を診療録に残した場合のみ算定できる。

なお，この場合の耳鏡検査及び鼓膜可動性検査の手技料は，当該所定点数に含まれ，別に算定できない。
（令6保医発0305·4）

D247　他覚的聴力検査又は行動観察による聴力検査 乳

1　鼓膜音響インピーダンス検査　290点
2　チンパノメトリー　340点
3　耳小骨筋反射検査　450点
4　遊戯聴力検査　500点
5　耳音響放射（OAE）検査
　イ　自発耳音響放射（SOAE）　100点
　ロ　その他の場合　300点

→他覚的聴力検査又は行動観察による聴力検査

「5」の耳音響放射（OAE）検査の「ロ」の「その他の場合」とは，誘発耳音響放射（EOAE）及び結合音耳音響放射（DPOAE）をいう。

なお，「イ」及び「ロ」の両方を同一月中に行った場合は，「イ」の所定点数は算定できない。（令6保医発0305·4）

D248　耳管機能測定装置を用いた耳管機能測定 乳　**450点**

→耳管機能測定装置を用いた耳管機能測定

耳管機能測定装置を用いた耳管機能測定において音響耳管法，耳管鼓室気流動体法又は加圧減圧法のいずれか又は複数により測定した場合に算定する。（令6保医発0305·4）

D249　蝸電図 乳　**750点**

D250　平衡機能検査 乳

1　標準検査（一連につき）　20点
2　刺激又は負荷を加える特殊検査（1種目につき）　120点
3　頭位及び頭位変換眼振検査
　イ　赤外線CCDカメラ等による場合　300点
　ロ　その他の場合　140点
4　電気眼振図（誘導数にかかわらず一連につき）
　イ　皿電極により4誘導以上の記録を行った場合　400点
　ロ　その他の場合　260点
5　重心動揺計，下肢加重検査，フォースプレート分析，動作分析検査　250点
6　ビデオヘッドインパルス検査　300点

注　5について，パワー・ベクトル分析を行った場合には，**パワー・ベクトル分析加算**として200点を，刺激又は負荷を加えた場合には，**刺激又は負荷加算**として，1種目につき120点を所定点数に加算する。

→平衡機能検査

(1)「1」の標準検査とは，上肢偏倚検査（遮眼書字検査，指示検査，上肢偏倚反応検査，上肢緊張検査等），下肢偏倚検査（歩行検査，足ぶみ検査等），立ちなおり検査（ゴニオメーター検査，単脚起立検査，両脚起立検査等），自発眼振検査（正面，右，左，上，下の注視眼振検査，異常眼球運動検査，眼球運動の制限の有無及び眼位検査を含む検査）をいい，その数にかかわらず，一連として所定点数により算定する。

(2)「2」の刺激又は負荷を加える特殊検査とは，次に掲げるものをいい，それぞれ検査1回につき所定点数により算定する。

ア　温度眼振検査（温度による眼振検査）
イ　視運動眼振検査（電動式装置又はそれに準じた定

量的方法により刺激を行う検査）
ウ 回転眼振検査（電動式装置又はそれに準じた定量的方法により刺激を行う検査）
エ 視標追跡検査
オ 迷路瘻孔症状検査
(3) 「3」の「イ」は，赤外線カメラを用い，暗視野において眼振及び眼球運動等の観察を行った場合に算定する。
(4) 「3」の「ロ」その他の場合とは，フレンツェル眼鏡下における頭位眼振及び変換眼振検査をいい，その数にかかわらず，一連として所定点数により算定する。
(5) 頭位及び頭位変換眼振検査と併せて行った浮遊耳石置換法は，当該検査料に含まれる。
(6) 「4」の電気眼振図をD278眼球電位図（EOG）と併せて行った場合は，主たる検査の所定点数のみを算定する。
(7) 「5」の重心動揺計
ア 重心動揺計は，荷重変動を測定する検出器とこの荷重信号を記録・分析するデータ処理装置から成る装置を用いて，めまい・平衡障害の病巣診断のために行う。
本検査は，当該装置を用いて，重心動揺軌跡を記録し，その面積（外周・矩形・実効値面積），軌跡長（総軌跡長・単位軌跡長・単位面積軌跡長），動揺中心変位，ロンベルグ率を全て計測した場合に算定する。
なお，本検査は，「1」の標準検査を行った上，実施の必要が認められたものに限り算定する。
イ 「注」のパワー・ベクトル分析加算は，記録された重心動揺軌跡のコンピューター分析を行い，パワー・スペクトル，位置ベクトル，速度ベクトル，振幅確率密度分布を全て算出した場合に算定する。
ウ 「注」の刺激又は負荷加算は，電気刺激，視運動刺激，傾斜刺激，水平運動刺激，振動刺激等姿勢反射誘発を加えて本検査を行った場合に1種目ごとに算定する。
(8) 「5」に掲げる別の検査を行った場合には，それぞれ算定できる。
(9) 「6」のビデオヘッドインパルス検査は，眼球運動記録用のCCDカメラと頭部運動を検出するセンサーが内蔵されたゴーグルを用いて，定量的に平衡機能の評価を行った場合に算定する。（令6保医発0305・4）

D251 音声言語医学的検査 乳

1	喉頭ストロボスコピー	450点
2	音響分析	450点
3	音声機能検査	450点

→音声言語医学的検査
(1) 「2」の音響分析は，種々の原因による音声障害及び発音，構音，話しことば等の障害がある患者に対して，音声パターン検査又は音声スペクトル定量検査のうちの一方又は両方を行った場合に算定する。
(2) 「3」の音声機能検査とは，嗄声等の音声障害について，発声状態の総合的分析を行う検査であり，音域検査，声の強さ測定，発声時呼吸流の測定，発声持続時間の測定を組み合わせて，それぞれ又は同時に測定するものをいい，種類及び回数にかかわらず，一連として1回算定する。（令6保医発0305・4）

D252 扁桃マッサージ法 乳 40点

→扁桃マッサージ法
扁桃マッサージ法は，慢性扁桃炎に対する病巣誘発試験として行われた場合に算定する。（令6保医発0305・4）

D253 嗅覚検査 乳

1	基準嗅覚検査	450点
2	静脈性嗅覚検査	45点

→嗅覚検査
(1) 「1」の基準嗅覚検査は，5種の基準臭（T&Tオルファクトメーター）による嗅力検査である。
(2) 「2」の静脈性嗅覚検査は，有嗅医薬品静注後の嗅感発現までの時間と嗅感の持続時間を測定するものであり，第6部第1節第1款の注射実施料は，所定点数に含まれる。（令6保医発0305・4）

D254 電気味覚検査（一連につき） 乳 300点

→電気味覚検査
電気味覚検査については，検査の対象とする支配神経領域に関係なく所定点数を一連につき1回算定する。（令6保医発0305・4）

→濾紙ディスク法による味覚定量検査
電気味覚検査により算定する。（令6保医発0305・4）

眼科学的検査

通 則
コンタクトレンズの装用を目的に受診した患者に対して眼科学的検査を行った場合は，区分番号D282-3に掲げるコンタクトレンズ検査料のみ算定する。

D255 精密眼底検査（片側） 乳 56点

→精密眼底検査
精密眼底検査は，手持式，額帯式，固定式等の電気検眼鏡による眼底検査をいい，眼底カメラ撮影のみでは算定できない。（令6保医発0305・4）

D255-2 汎網膜硝子体検査（片側） 乳 150点
注 患者1人につき月1回に限り算定する。ただし，汎網膜硝子体検査と併せて行った，区分番号D255に掲げる精密眼底検査（片側），D257に掲げる細隙灯顕微鏡検査（前眼部及び後眼部）又はD273に掲げる細隙灯顕微鏡検査（前眼部）に係る費用は所定点数に含まれるものとする。

→汎網膜硝子体検査
増殖性網膜症，網膜硝子体界面症候群又は硝子体混濁を伴うぶどう膜炎の患者に対して，散瞳剤を使用し，細隙燈顕微鏡及び特殊レンズを用いて網膜，網膜硝子体界面及び硝子体の検査を行った場合に限り算定する。（令6保医発0305・4）

D256 眼底カメラ撮影 乳
1 通常の方法の場合
イ アナログ撮影 54点
ロ デジタル撮影 58点
2 蛍光眼底法の場合 400点
3 自発蛍光撮影法の場合 510点
注1 使用したフィルムの費用として，購入価

検査
生体検査

格を10円で除して得た点数を所定点数に加算する（1のロの場合を除く）。
2 広角眼底撮影を行った場合は，**広角眼底撮影加算**として，**100点**を所定点数に加算する。

→眼底カメラ撮影
(1) 眼底カメラ撮影は片側，両側の区別なく所定点数により算定する。
(2) 「1」の通常の方法の場合，「2」の蛍光眼底法の場合又は「3」の自発蛍光撮影法の場合のいずれか複数の検査を行った場合においては，主たる検査の所定点数により算定する。
(3) デジタル撮影とは，画像情報をデジタル処理して管理及び保存が可能な撮影方法をいう。
(4) デジタル撮影したものをフィルムへプリントアウトした場合，「ロ」のデジタル撮影を算定できるが，当該フィルムの費用は別に算定できない。
(5) 使用したフィルム及び現像の費用は，**10円**で除して得た点数を加算する。
(6) インスタントフィルムを使用した場合は，フィルムの費用として**10円**で除した点数を加算する。なお，1回当たり**16点**を限度とする。
(7) アナログ撮影を行ったものをデジタルに変換した場合は，「イ」のアナログ撮影を算定する。
(8) 広角眼底撮影加算は，次のいずれかに該当する場合に限り加算する。
ア 3歳未満の乳幼児であって，未熟児網膜症，網膜芽細胞腫又は網膜変性疾患が疑われる患者に対して広角眼底撮影を行った場合
イ 糖尿病網膜症，網膜静脈閉塞症又はコーツ病の患者に対して蛍光眼底法による観察のために広角眼底撮影を行った場合
（令6保医発0305・4）

D256-2 眼底三次元画像解析 乳 **190点**
注 患者1人につき月1回に限り算定する。ただし，眼底三次元画像解析と併せて行った，区分番号D256の1に掲げる眼底カメラ撮影の通常の方法の場合に係る費用は，所定点数に含まれるものとする。

D256-3 光干渉断層血管撮影 乳 **400点**
注 光干渉断層血管撮影は，患者1人につき月1回に限り算定する。ただし，当該検査と併せて行った，区分番号D256に掲げる眼底カメラ撮影に係る費用は，所定点数に含まれるものとする。

→光干渉断層血管撮影
光干渉断層血管撮影は片側，両側の区別なく所定点数により算定する。（令6保医発0305・4）

D257 細隙灯顕微鏡検査（前眼部及び後眼部） 乳 **110点**
注 使用したフィルムの費用として，購入価格を10円で除して得た点数を所定点数に加算する。

→細隙灯顕微鏡検査（前眼部及び後眼部）
(1) 散瞳剤を使用し，前眼部，透光体及び網膜に対して細隙灯顕微鏡検査を行った場合には，検査の回数にかかわらず，1回に限り所定点数を算定する。
(2) 細隙灯を用いた場合であって写真診断を必要として撮影を行った場合は，使用したフィルム代等については，眼底カメラ撮影の例により算定する。
(3) 細隙灯顕微鏡検査（前眼部及び後眼部）を行った後，更に必要があって生体染色を施して再検査を行った場合は，再検査1回に限りD273細隙灯顕微鏡検査（前眼部）により算定する。
（令6保医発0305・4）

D258 網膜電位図（ERG） 乳 **230点**

→網膜電位図（ERG）
網膜電位図（ERG）は，前眼部又は中間透光体に混濁があって，眼底検査が不能の場合又は眼底疾患の場合に限り，誘導数にかかわらず，所定点数により算定する。
（令6保医発0305・4）

D258-2 網膜機能精密電気生理検査（多局所網膜電位図） 乳 **500点**

→網膜機能精密電気生理検査（多局所網膜電位図）
網膜機能精密電気生理検査（多局所網膜電位図）はD258網膜電位図（ERG）では十分な情報が得られないと医師が認めるものであって，以下に掲げる場合において算定できる。
(1) 前眼部又は中間透光体に混濁があって，眼底検査が不能な黄斑疾患が疑われる患者に対して診断を目的として行う場合（初回診断時1回，以降3月に1回に限る）
(2) 黄斑ジストロフィーの診断を目的とした場合（初回診断時1回，以降3月に1回に限る）
(3) 網膜手術の前後（それぞれ1回ずつに限る）
（令6保医発0305・4）

D258-3 黄斑局所網膜電図，全視野精密網膜電図 乳 **800点**
注 別に厚生労働大臣が定める施設基準〔※告示④第5・10の3，p.940〕に適合しているものとして地方厚生局長等に届け出た保険医療機関において行われる場合に限り算定する。

→黄斑局所網膜電図，全視野精密網膜電図
黄斑局所網膜電図及び全視野精密網膜電図は，D258網膜電位図（ERG）では十分な情報が得られないと医師が認めるものであって，以下に掲げる場合において算定できる。
(1) 黄斑局所網膜電図は，黄斑ジストロフィーの診断を目的に，網膜の層別機能解析を行った場合に，患者1人につき年1回に限り算定できる。ただし，当該検査を年2回以上算定する場合は，診療報酬明細書の摘要欄にその医学的必要性を記載する。
(2) 全視野精密網膜電図は，網膜色素変性疾患の鑑別と視機能の評価又は黄斑ジストロフィーの診断を目的に行った場合に，原則として患者1人につき年1回に限り算定できる。ただし，当該検査を年2回以上算定する場合は，診療報酬明細書の摘要欄にその医学的必要性を記載する。
(3) D258網膜電位図（ERG）又はD258-2網膜機能精密電気生理検査（多局所網膜電位図）を併せて実施した場合は，主たるものの所定点数を算定する。
（令6保医発0305・4）

D259 精密視野検査（片側） 乳 **38点**

→精密視野検査
(1) 精密視野検査は，中心視野計又は周辺視野計を用いて視野の測定を行った場合に，それぞれ所定点数によ

り算定する。
(2) 河本氏暗点計による検査及び機器を使用しない検査は，基本診療料に含まれる。（令6保医発0305・4）

D260 量的視野検査（片側）乳
1 動的量的視野検査 **195点**
2 静的量的視野検査 **290点**

→量的視野検査
量的視野検査には，全視野にわたって検査する場合のほか，例えば，中心視野を特に重点的に検査する量的中心視野検査等，視野の一定部位を限定して検査する場合があるが，2つ以上の部位にわたって当該検査を同時に実施した場合においても，本区分の所定点数のみを算定する。（令6保医発0305・4）

D261 屈折検査 乳
1 6歳未満の場合 **69点**
2 1以外の場合 **69点**
注 1について，弱視又は不同視と診断された患者に対して，眼鏡処方箋の交付を行わずに矯正視力検査を実施した場合には，**小児矯正視力検査加算**として，**35点**を所定点数に加算する。この場合において，区分番号D263に掲げる矯正視力検査は算定しない。

→屈折検査
(1) 屈折検査は，検眼レンズ等による自覚的屈折検定法又は検影法，レフラクトメーターによる他覚的屈折検定法をいい，両眼若しくは片眼又は検査方法の種類にかかわらず，所定点数により算定し，裸眼視力検査のみでは算定できない。
(2) 散瞳剤又は調節麻痺剤を使用してその前後の屈折の変化を検査した場合には，前後各1回を限度として所定点数を算定する。
(3) 屈折検査とD263矯正視力検査を併施した場合は，屈折異常の疑いがあるとして初めて検査を行った場合又は眼鏡処方箋を交付した場合に限り併せて算定できる。ただし，本区分「1」については，弱視又は不同視が疑われる場合に限り，3月に1回（散瞳剤又は調節麻痺剤を使用してその前後の屈折の変化を検査した場合には，前後各1回）に限り，D263矯正視力検査を併せて算定できる。
(4) 「注」に規定する加算は，「1」について，弱視又は不同視と診断された患者に対して，眼鏡処方箋の交付を行わずに矯正視力検査を実施した場合に，3月に1回（散瞳剤又は調節麻痺剤を使用してその前後の屈折の変化を検査した場合には，前後各1回）に限り，所定点数に加算する。（令6保医発0305・4）

D262 調節検査 乳 **70点**

→調節検査
(1) 調節検査は，近点計等による調節力の測定をいうものであり，両眼若しくは片眼又は検査方法（調節力検査及び調節時間検査等を含む）の種類にかかわらず，所定点数により算定する。
(2) 負荷調節検査を行った場合であって，負荷の前後に調節検査を行った場合には，所定点数の100分の200の点数を限度として算定する。（令6保医発0305・4）

D263 矯正視力検査 乳
1 眼鏡処方箋の交付を行う場合 **69点**
2 1以外の場合 **69点**

→矯正視力検査
眼鏡を処方する前後のレンズメーターによる眼鏡検査は，矯正視力検査に含む。（令6保医発0305・4）

D263-2 コントラスト感度検査 乳 **207点**
注 コントラスト感度検査は，患者1人につき手術の前後においてそれぞれ1回に限り算定する。

→コントラスト感度検査
コントラスト感度検査は，空間周波数特性（MTF）を用いた視機能検査をいい，水晶体混濁があるにも関わらず矯正視力が良好な白内障患者であって，K282水晶体再建術の手術適応の判断に必要な場合に，当該手術の前後においてそれぞれ1回に限り算定する。（令6保医発0305・4）

D264 精密眼圧測定 乳 **82点**
注 水分の多量摂取，薬剤の注射，点眼，暗室試験等の負荷により測定を行った場合は，**負荷測定加算**として，**55点**を所定点数に加算する。

→精密眼圧測定
(1) 精密眼圧測定は，ノンコンタクトトノメーター若しくはアプラネーショントノメーターを使用する場合又はディファレンシャル・トノメトリーにより眼内圧を測定する場合（眼球壁の硬性測定検査を行った場合を含む）をいい，検査の種類にかかわらず，所定点数により算定する。
(2) 「注」の加算は，水分を多量に摂取させた場合，薬剤の注射，点眼若しくは暗室試験等の負荷により眼圧の変化をみた場合又は眼圧計等を使用して前房水の流出率，産出量を測定した場合に，検査の種類，負荷回数にかかわらず，1回のみ所定点数により算定する。（令6保医発0305・4）

D265 角膜曲率半径計測 乳 **84点**
D265-2 角膜形状解析検査 乳 **105点**
注 角膜形状解析検査は，患者1人につき月1回に限り算定する。ただし，当該検査と同一月内に行った区分番号D265に掲げる角膜曲率半径計測は所定点数に含まれるものとする。

→角膜形状解析検査
(1) 角膜形状解析検査は，初期円錐角膜などの角膜変形患者，角膜移植後の患者又は高度角膜乱視（2ジオプトリー以上）を伴う白内障患者の手術前後に行われた場合に限り算定する。
(2) 角膜移植後の患者については2か月に1回を限度として算定し，高度角膜乱視を伴う白内障患者については手術の前後各1回に限り算定する。
(3) 角膜変形患者に対して行われる場合は，コンタクトレンズ処方に伴う場合を除く。（令6保医発0305・4）

D266 光覚検査 乳 **42点**

→光覚検査
光覚検査とは，アダプトメーター等による光覚検査をいう。（令6保医発0305・4）

D267 色覚検査 乳
1 アノマロスコープ又は色相配列検査を行った場合 **70点**
2 1以外の場合 **48点**

検査
生体検査

→色覚検査

「２」の場合には，ランターンテスト及び定量的色盲表検査が含まれるが，色覚検査表による単なるスクリーニング検査は算定しない。 (令６保医発0305･4)

D268　眼筋機能精密検査及び輻輳検査 乳　**48点**

→眼筋機能精密検査及び輻輳検査

眼筋機能精密検査及び輻輳検査とは，マドックスによる複像検査，正切スカラによる眼位の検査，プリズムを用いた遮閉試験（交代遮閉試験），HESS赤緑試験，輻輳近点検査及び視診での眼球運動検査（遮閉-遮閉除去試験，９方向眼位検査，固視検査，Bielschowsky頭部傾斜試験及びParksの３ステップテスト）等をいう。 (令６保医発0305･4)

D269　眼球突出度測定 乳　**38点**
D269-2　光学的眼軸長測定 乳　**150点**
D270　削除

→光学的眼軸長測定

光学的眼軸長測定は非接触型機器を用いて眼軸長を測定した場合に算定する。接触型Ａモード法による場合は，D215超音波検査の「１」のAモード法により算定する。 (令６保医発0305･4)

D270-2　ロービジョン検査判断料 乳　**250点**

注　別に厚生労働大臣が定める施設基準〔※告示④第５・11の２，p.941〕に適合しているものとして地方厚生局長等に届け出た保険医療機関において行われる場合に１月に１回に限り算定する。

→ロービジョン検査判断料

(1)　身体障害者福祉法別表に定める障害程度の視覚障害を有するもの（ただし身体障害者手帳の所持の有無を問わない）に対して，眼科学的検査（D282-3を除く）を行い，その結果を踏まえ，患者の保有視機能を評価し，それに応じた適切な視覚的補助具（補装具を含む）の選定と，生活訓練・職業訓練を行っている施設等との連携を含め，療養上の指導管理を行った場合に限り算定する。

(2)　当該判断料は，厚生労働省主催視覚障害者用補装具適合判定医師研修会（眼鏡等適合判定医師研修会）を修了した医師が，眼科学的検査（D282-3を除く）を行い，その結果を判断した際に，月に１回に限り算定する。 (令６保医発0305･4)

D271　角膜知覚計検査 乳　**38点**
D272　両眼視機能精密検査，立体視検査（三杆法又はステレオテスト法による），**網膜対応検査**（残像法又はバゴリニ線条試験による） 乳　**48点**

→両眼視機能精密検査

両眼視機能精密検査とは，Worth4灯法，赤フィルター法等による両眼単視検査をいう。 (令６保医発0305･4)

D273　細隙灯顕微鏡検査（前眼部） 乳　**48点**

注　使用したフィルムの費用として，購入価格を10円で除して得た点数を所定点数に加算する。

→細隙燈顕微鏡検査（前眼部）

(1)　細隙燈顕微鏡検査（前眼部）とは，細隙燈顕微鏡を用いて行う前眼部及び透光体の検査をいうものであり，D257細隙灯顕微鏡検査（前眼部及び後眼部）と併せて算定できない。

(2)　細隙燈を用いた場合であって，写真診断を必要として撮影を行った場合は，使用したフィルム代等については，眼底カメラ撮影の例により算定する。

(3)　細隙燈顕微鏡検査（前眼部）を行った後，更に必要があって生体染色を施して再検査を行った場合は，再検査１回に限り算定する。 (令６保医発0305･4)

D274　前房隅角検査 乳　**38点**

→前房隅角検査

前房隅角検査とは，隅角鏡を用いて行う前房隅角検査であり，緑内障等の場合に行う。 (令６保医発0305･4)

D274-2　前眼部三次元画像解析 乳　**265点**

注　前眼部三次元画像解析は，患者１人につき月１回に限り算定する。ただし，当該検査と併せて行った区分番号D265-2に掲げる角膜形状解析検査及び区分番号D274に掲げる前房隅角検査に係る費用は，所定点数に含まれるものとする。

→前眼部三次元画像解析

前眼部三次元画像解析は，急性緑内障発作を疑う狭隅角眼，角膜移植術後又は外傷後毛様体剥離の患者に対して，月１回に限り算定する。 (令６保医発0305･4)

D275　圧迫隅角検査 乳　**76点**
D275-2　前房水漏出検査 乳　**149点**

注　緑内障濾過手術後の患者であって，術後から１年を経過していないものについて，前房水漏出が強く疑われる症例に対して当該検査を行った場合に限り算定する。

→前房水漏出検査

前房水漏出検査は，当該検査について十分な経験を有する医師により実施された場合に算定する。 (令６保医発0305･4)

D276　削除
D277　涙液分泌機能検査，涙管通水・通色素検査 乳　**38点**

→涙液分泌機能検査，涙管通水・通色素検査

涙液分泌機能検査とは，シルメル法等による涙液分泌機能検査をいう。 (令６保医発0305･4)

D277-2　涙道内視鏡検査 乳　**640点**

注　同一日に区分番号K202に掲げる涙管チューブ挿入術を実施した場合には，涙道内視鏡検査は算定できない。

D278　眼球電位図（EOG） 乳　**280点**

→眼球電位図（EOG）

D250平衡機能検査の「４」電気眼振図と併せて行った場合は，主たる検査の所定点数のみを算定する。 (令６保医発0305･4)

D279　角膜内皮細胞顕微鏡検査 乳　**160点**

→角膜内皮細胞顕微鏡検査

眼内手術，角膜手術における手術の適応の決定及び術

後の経過観察若しくは円錐角膜又は水疱性角膜症の患者に対する角膜状態の評価の際に算定する。（令６保医発0305･4）

D280　レーザー前房蛋白細胞数検査 乳　160点

→レーザー前房蛋白細胞数検査
レーザー前房蛋白細胞測定装置を用いて，前眼部炎症の程度を診断するために，前房内の蛋白濃度及び細胞数を測定する。（令６保医発0305･4）

D281　瞳孔機能検査（電子瞳孔計使用）乳　160点

→瞳孔機能検査（電子瞳孔計使用）
視神経炎，視神経症等の求心性疾患や動眼神経麻痺，ホルネル症候群，アディー症候群，糖尿病による自律神経障害等の遠心性疾患又は変性疾患及び中毒による疾患の診断を目的として行った場合に算定できる。（令６保医発0305･4）

D282　中心フリッカー試験 乳　38点

→中心フリッカー試験
視神経疾患の診断のために行った場合に算定する。（令６保医発0305･4）

D282-2　行動観察による視力検査 乳
1　PL（Preferential Looking）法　100点
2　乳幼児視力測定（テラーカード等によるもの）　60点

→行動観察による視力検査
(1)　PL（Preferential Looking）法
ア　PL法は４歳未満の乳幼児又は通常の視力検査で視力測定ができない患者に対し，栗屋-Mohindra方式等の測定装置を用いて視力測定を行った場合に算定する。
イ　テラーカード等による簡易測定は本検査には含まれない。
ウ　**診療録**に検査結果の要点を記載する。
(2)　乳幼児視力測定（テラーカード等によるもの）
乳幼児視力測定は，４歳未満の乳幼児又は通常の視力検査で視力測定できない患者に対し，テラーカード等による簡易視力測定を行った場合に算定し，**診療録**に検査結果の要点を記載する。
また，D282-2行動観察による視力検査の「１」のPL（Preferential Looking）法と併せて行った場合には，主たるもののみ算定する。（令６保医発0305･4）

D282-3　コンタクトレンズ検査料 乳
1　コンタクトレンズ検査料１　200点
2　コンタクトレンズ検査料２　180点
3　コンタクトレンズ検査料３　56点
4　コンタクトレンズ検査料４　50点
注１　別に厚生労働大臣が定める施設基準〔※告示④第５・11，p.940〕に適合しているものとして地方厚生局長等に届け出た保険医療機関において，コンタクトレンズの装用を目的に受診した患者に対して眼科学的検査を行った場合は，コンタクトレンズ検査料１，２又は３を算定し，当該保険医療機関以外の保険医療機関であって，別に厚生労働大臣が定める施設基準〔※告示④第５・11(1)，p.940〕に適合しているものにおいて，コンタクトレンズの装用を目的に受診した患者に対して眼科学的検査を行った場合は，コンタクトレンズ検査料４を算定する。
２　注１により当該検査料を算定する場合は，区分番号Ａ000に掲げる初診料の注９及び区分番号Ａ001に掲げる再診料の注７に規定する夜間・早朝等加算は算定できない。
３　当該保険医療機関又は当該保険医療機関と特別の関係にある保険医療機関において過去にコンタクトレンズの装用を目的に受診したことのある患者について，当該検査料を算定した場合は，区分番号Ａ000に掲げる初診料は算定せず，区分番号Ａ001に掲げる再診料又は区分番号Ａ002に掲げる外来診療料を算定する。

→コンタクトレンズ検査料
(1)　コンタクトレンズの装用を目的に受診した患者（既装用者の場合を含む。以下同じ）に対して眼科学的検査を行った場合は，コンタクトレンズ検査料「１」，「２」，「３」又は「４」により算定する。
(2)　別に厚生労働大臣が定める施設基準を満たさない保険医療機関において，コンタクトレンズの装用を目的に受診した患者に対して眼科学的検査を行った場合は，コンタクトレンズ検査料「１」,「２」,「３」又は「４」の他，D255精密眼底検査（片側）からD282-2行動観察による視力検査までに掲げる眼科学的検査についても算定できない。
(3)　コンタクトレンズ検査料を算定する場合においては，Ａ000初診料の「注９」及びＡ001再診料の「注７」に規定する夜間・早朝等加算は算定できない。
(4)　当該保険医療機関又は当該保険医療機関と特別の関係（p.30）にある保険医療機関において過去にコンタクトレンズ検査料を算定した患者に対してコンタクトレンズ検査料を算定する場合は，Ａ000初診料は算定せず，Ａ001再診料又はＡ002外来診療料を算定する。
(5)　コンタクトレンズの装用を目的に受診した患者に対して眼科学的検査を行った場合は，コンタクトレンズ検査料「１」,「２」,「３」又は「４」の所定点数を算定し，別にD255精密眼底検査（片側）からD282-2行動観察による視力検査までに掲げる眼科学的検査は別に算定できない。ただし，新たな疾患の発生（屈折異常以外の疾患の急性増悪を含む）によりコンタクトレンズの装用を中止しコンタクトレンズの処方を行わない場合，円錐角膜，角膜変形若しくは高度不正乱視の治療を目的としてハードコンタクトレンズの処方を行った場合，９歳未満の小児に対して弱視，斜視若しくは不同視の治療を目的としてコンタクトレンズの処方を行った場合，緑内障又は高眼圧症の患者（治療計画を作成し**診療録**に記載するとともに，アプラネーショントノメーターによる精密眼圧測定及び精密眼底検査を実施し，視神経乳頭の所見を詳細に**診療録**に記載した場合に限る），網膜硝子体疾患若しくは視神経疾患の患者〔治療計画を作成し**診療録**に記載するとともに，散瞳剤を使用し，汎網膜硝子体検査又は精密眼底検査，細隙燈顕微鏡検査（前眼部及び後眼部）並びに眼底カメラ撮影を実施し，網膜硝子体又は視神経乳頭の所見を図示して詳細に**診療録**に記載した場合に限る〕，度数のない治療用コンタクトレンズを装用する患者，眼内の手術（角膜移植術を含む）前後の患者，スティーヴンス・ジョンソン症候群又は中毒性表皮壊死症の眼後遺症に対する治療用コンタクトレンズを装用する患者等にあっては，当該点数を算定せず，D255精密眼底検査（片側）からD282-2行動観察による視力検査までに掲げる眼科学的検査により算定する。なお，この場合においても，A000初診料は算定せず，A001再診料又はA002外来診療料を算定する。

(6) コンタクトレンズ検査料3又は4を算定する医療機関のうち，コンタクトレンズに係る診療の割合が，7.5割を超える医療機関においては，病態により個別の検査を実施する必要がある場合には，適切な治療が提供されるよう，速やかにより専門的な医療機関へ転医させるよう努める。 (令6保医発0305·4)

皮膚科学的検査

D282-4 ダーモスコピー 乳 **72点**

注 検査の回数又は部位数にかかわらず，4月に1回に限り算定する。

→ダーモスコピー

ダーモスコピーは，悪性黒色腫，基底細胞癌，ボーエン病，色素性母斑，老人性色素斑，脂漏性角化症，エクリン汗孔腫，血管腫等の色素性皮膚病変，円形脱毛症若しくは日光角化症の診断又は経過観察の目的で行った場合に，検査の回数又は部位数にかかわらず4月に1回に限り算定する。なお，新たに他の病変で検査を行う場合であって，医学的な必要性から4月に2回以上算定するときは，**診療報酬明細書**の摘要欄にその理由を記載することとし，この場合であっても1月に1回を限度とする。 (令6保医発0305·4)

臨床心理・神経心理検査

→D283発達及び知能検査，D284人格検査，D285認知機能検査その他の心理検査

(1) 検査を行うに当たっては，個人検査用として標準化され，かつ，確立された検査方法により行う。

(2) 各区分のうち「1」の「操作が容易なもの」とは，検査及び結果処理に概ね40分以上を要するもの，「2」の「操作が複雑なもの」とは，検査及び結果処理に概ね1時間以上を要するもの，「3」の「操作と処理が極めて複雑なもの」とは，検査及び結果処理に1時間30分以上要するものをいう。また，D285認知機能検査その他の心理検査「1」の「イ」の「簡易なもの」とは，主に疾患（疑いを含む）の早期発見を目的とするものをいう。

なお，臨床心理・神経心理検査は，医師が自ら，又は医師の指示により他の従事者が自施設において検査及び結果処理を行い，かつ，その結果に基づき医師が自ら結果を分析した場合にのみ算定する。

(3) 医師は**診療録**に分析結果を記載する。 (令6保医発0305·4)

D283 発達及び知能検査 乳

1	操作が容易なもの	80点
2	操作が複雑なもの	280点
3	操作と処理が極めて複雑なもの	450点

注 同一日に複数の検査を行った場合であっても，主たるもの1種類のみの所定点数により算定する。

→発達及び知能検査の「1」とは

津守式乳幼児精神発達検査，牛島乳幼児簡易検査，日本版ミラー幼児発達スクリーニング検査，遠城寺式乳幼児分析的発達検査，デンバー式発達スクリーニング，DAMグッドイナフ人物画知能検査，フロスティッグ視知覚発達検査，脳研式知能検査，コース立方体組み合わせテスト，レーヴン色彩マトリックス及びJARTのことをいう。 (令6保医発0305·4)

→発達及び知能検査の「2」とは

MCCベビーテスト，PBTピクチュア・ブロック知能検査，新版K式発達検査，WPPSI知能診断検査，WPPSI-Ⅲ知能診断検査，，田中ビネー知能検査V，鈴木ビネー式知能検査，WAIS-R成人知能検査（WAISを含む），大脇式盲人用知能検査，ベイリー発達検査及びVineland-Ⅱ日本版のことをいう。 (令6保医発0305·4)

→発達及び知能検査の「3」とは

WISC-Ⅲ知能検査，WISC-Ⅳ知能検査，WISC-Ⅴ知能検査，WAIS-Ⅲ成人知能検査又はWAIS-Ⅳ成人知能検査のことをいう。 (令6保医発0305·4)

D284 人格検査 乳

1	操作が容易なもの	80点
2	操作が複雑なもの	280点
3	操作と処理が極めて複雑なもの	450点

注 同一日に複数の検査を行った場合であっても，主たるもの1種類のみの所定点数により算定する。

→人格検査の「1」とは

パーソナリティイベントリー，モーズレイ性格検査，Y-G矢田部ギルフォード性格検査，TEG-Ⅱ東大式エゴグラム，新版TEG，新版TEGⅡ及びTEG3のことをいう。 (令6保医発0305·4)

→人格検査の「2」とは

バウムテスト，SCT，P-Fスタディ，MMPI，MMPI-3，TPI，EPPS性格検査，16P-F人格検査，描画テスト，ゾンディーテスト及びPILテストのことをいう。 (令6保医発0305·4)

→人格検査の「3」とは

ロールシャッハテスト，CAPS，TAT絵画統覚検査及びCAT幼児児童用絵画統覚検査のことをいう。 (令6保医発0305·4)

D285 認知機能検査その他の心理検査 乳

1	操作が容易なもの	
イ	簡易なもの	80点
ロ	その他のもの	80点
2	操作が複雑なもの	280点
3	操作と処理が極めて複雑なもの	450点

注 同一日に複数の検査を行った場合であっても，主たるもの1種類のみの所定点数により算定する。

→認知機能検査その他の心理検査の「1」

「イ」の簡易なものとは，MAS不安尺度，MEDE多面的初期認知症判定検査，AQ日本語版，日本語版LSAS−J，M−CHAT，長谷川式知能評価スケール及びMMSEのことをいい，「ロ」のその他のものとは，CAS不安測定検査，SDSうつ性自己評価尺度，CES-Dうつ病（抑うつ状態）自己評価尺度，HDRSハミルトンうつ病症状評価尺度，STAI状態・特性不安検査，POMS，POMS2，IES-R，PDS，TK式診断的新親子関係検査，CMI健康調査票，GHQ精神健康評価票，ブルドン抹消検査，WHO QOL26，COGNISTAT，SIB，Coghealth（医師，看護師又は公認心理師が検査に立ち会った場合に限る），NPI，

BEHAVE-AD, 音読検査（特異的読字障害を対象にしたものに限る), WURS, MCMI-Ⅱ, MOCI邦訳版, DES-Ⅱ, EAT-26, STAI-C状態・特性不安検査（児童用), DSRS-C, 前頭葉評価バッテリー, ストループテスト, MoCA-J及びClinical Dementia Rating（CDR）のことをいう。（令6保医発0305・4）

→認知機能検査その他の心理検査の「1」の「イ」

原則として3月に1回に限り算定する。ただし，医学的な必要性から3月以内に2回以上算定する場合には，**診療報酬明細書**の摘要欄にその理由及び医学的根拠を詳細に記載する。（令6保医発0305・4）

→認知機能検査その他の心理検査の「2」とは

ベントン視覚記銘検査，内田クレペリン精神検査，三宅式記銘力検査，標準言語性対連合学習検査（S-PA)，ベンダーゲシュタルトテスト，WCSTウイスコンシン・カード分類検査，SCID構造化面接法，遂行機能障害症候群の行動評価（BADS)，リバーミード行動記憶検査及びRay-Osterrieth Complex Figure Test（ROCFT）のことをいう。（令6保医発0305・4）

→認知機能検査その他の心理検査の「3」とは

ITPA，標準失語症検査，標準失語症検査補助テスト，標準高次動作性検査，標準高次視知覚検査，標準注意検査法・標準意欲評価法，WAB失語症検査，老研版失語症検査，K-ABC，K-ABCⅡ，WMS-R，ADAS，DN-CAS認知評価システム，小児自閉症評定尺度，発達障害の要支援度評価尺度（MSPA)，親面接式自閉スペクトラム症評定尺度改訂版（PARS-TR）及び子ども版解離評価表のことをいう。（令6保医発0305・4）

→国立精研式認知症スクリーニングテストの費用

基本診療料に含まれているものであり，別に算定できない。（令6保医発0305・4）

→公認心理師

平成31年4月1日から当分の間，以下のいずれかの要件に該当する者は，公認心理師とみなす。

ア　平成31年3月31日時点で，臨床心理技術者として保険医療機関に従事していた者

イ　公認心理師に係る国家試験の受験資格を有する者

（令6保医発0305・4）

負荷試験等

D286　肝及び腎のクリアランステスト 乳　150点

注1　検査に当たって，尿管カテーテル法，膀胱尿道ファイバースコピー又は膀胱尿道鏡検査を行った場合は，区分番号**D318**に掲げる尿管カテーテル法，**D317**に掲げる膀胱尿道ファイバースコピー又は**D317-2**に掲げる膀胱尿道鏡検査の所定点数を併せて算定する。

2　検査に伴って行った注射，採血及び検体測定の費用は，所定点数に含まれるものとする。

→肝及び腎のクリアランステスト

(1) 肝及び腎のクリアランステストとは，負荷後に検体採取及び検体分析を経時的若しくは連続的に行う検査である。

(2) 肝クリアランステストに該当するものは，ICG等を用いた検査であり，腎クリアランステストに該当するものは，PSP，チオ硫酸等を負荷して行うクリアランステスト，腎血漿流量測定，糸球体濾過値測定である。

(3) 肝及び腎のクリアランステストは，肝クリアランステスト又は腎クリアランステストのいずれかを実施した場合に算定できる。

(4) 「注2」の注射とは，第6部第1節第1款の注射実施料をいい，施用した薬剤の費用は，別途算定する。

（令6保医発0305・4）

D286-2　イヌリンクリアランス測定 乳　1,280点

→イヌリンクリアランス測定

(1) 検査に伴って行った注射，採血及び検体測定の費用は，所定点数に含まれるが，使用した薬剤は別途算定できる。

(2) 6月に1回に限り算定する。

(3) **D286**肝及び腎のクリアランステストのうち，腎のクリアランステストと，本検査を併せて行った場合には，いずれか主たるもののみ算定する。（令6保医発0305・4）

D287　内分泌負荷試験 乳

1　下垂体前葉負荷試験

イ　成長ホルモン（GH)（一連として）
短1 短3　**1,200点**

注　患者1人につき月2回に限り算定する。

ロ　ゴナドトロピン（LH及びFSH)（一連として月1回）　**1,600点**

ハ　甲状腺刺激ホルモン（TSH)（一連として月1回）　**1,200点**

ニ　プロラクチン（PRL)（一連として月1回）　**1,200点**

ホ　副腎皮質刺激ホルモン（ACTH)（一連として月1回）　**1,200点**

2　下垂体後葉負荷試験（一連として月1回）　**1,200点**

3　甲状腺負荷試験（一連として月1回）　**1,200点**

4　副甲状腺負荷試験（一連として月1回）　**1,200点**

5　副腎皮質負荷試験

イ　鉱質コルチコイド（一連として月1回）　**1,200点**

ロ　糖質コルチコイド（一連として月1回）　**1,200点**

6　性腺負荷試験（一連として月1回）　**1,200点**

注1　1月に**3,600点**を限度として算定する。

2　負荷試験に伴って行った注射，採血及び検体測定の費用は，採血回数及び測定回数にかかわらず，所定点数に含まれるものとする。ただし，区分番号**D419**の5に掲げる副腎静脈サンプリングを行った場合は，当該検査の費用は別に算定できる。

→内分泌負荷試験

(1) 各負荷試験については，測定回数及び負荷する薬剤の種類にかかわらず，一連のものとして月1回に限り所定点数を算定する。ただし，「1」の「イ」の成長ホルモンに限り，月2回まで所定点数を算定できる。

なお,「1」の下垂体前葉負荷試験及び「5」の副腎皮質負荷試験以外のものについては，測定するホルモンの種類にかかわらず，一連のものとして算定する。

(2) 内分泌負荷試験において，負荷の前後に係る血中又は尿中のホルモン等測定に際しては，測定回数，測定間隔等にかかわらず，一連のものとして扱い，当該負荷試験の項により算定するものであり，検体検査実施

料における生化学的検査（Ⅰ）又は生化学的検査（Ⅱ）の項では算定できない。
(3) 「1」の下垂体前葉負荷試験に含まれるものとしては，下記のものがある。
ア 成長ホルモン（GH）については，インスリン負荷，アルギニン負荷，L-DOPA負荷，クロニジン負荷，グルカゴン負荷，プロプラノロール負荷，ブロモクリプチン負荷，睡眠負荷等
イ ゴナドトロピン（LH及びFSH）については，LH-RH負荷，クロミフェン負荷等
ウ 甲状腺刺激ホルモン（TSH）については，TRH負荷等
エ プロラクチン（PRL）については，TRH負荷，ブロモクリプチン負荷等
オ 副腎皮質刺激ホルモン（ACTH）については，インスリン負荷，メトピロン負荷，デキサメサゾン負荷，CRH負荷等
(4) 「2」の下垂体後葉負荷試験の抗利尿ホルモン（ADH）については，水制限，高張食塩水負荷（カーター・ロビンステスト）等が含まれる。
(5) 「3」の甲状腺負荷試験の甲状腺ホルモンについては，T_3抑制等が含まれる。
(6) 「4」の副甲状腺負荷試験の副甲状腺ホルモン（PTH）については，カルシウム負荷，PTH負荷（エルスワースハワードテスト），EDTA負荷等が含まれる。
(7) 「5」の副腎皮質負荷試験に含まれるものとしては，下記のものがある。
ア 鉱質コルチコイド（レニン，アルドステロン）については，フロセマイド負荷，アンギオテンシン負荷等
イ 糖質コルチコイド（コルチゾール，DHEA及びDHEAS）については，ACTH負荷，デキサメサゾン負荷，メトピロン負荷等
(8) 「6」の性腺負荷試験に含まれるものとしては，下記のものがある。
ア テストステロンについては，HCG負荷等
イ エストラジオールについては，HMG負荷等
(9) 「注2」の注射とは，第6部第1節第1款の注射実施料をいい，施用した薬剤の費用は，別途算定する。
(10) 本試験に伴ってD419その他の検体採取の「5」副腎静脈サンプリングにより採血を行った場合，その費用は別に算定できる。
（令6保医発0305・4）

D288 糖負荷試験 乳
1 常用負荷試験（血糖及び尿糖検査を含む） **200点**
2 耐糖能精密検査（常用負荷試験及び血中インスリン測定又は常用負荷試験及び血中C-ペプチド測定を行った場合），グルカゴン負荷試験 **900点**
注 注射，採血及び検体測定の費用は，採血回数及び測定回数にかかわらず所定点数に含まれるものとする。

→糖負荷試験
(1) 負荷の前後に係る血中又は尿中のホルモン等測定に際しては，測定回数，測定間隔等にかかわらず，一連のものとして扱い，当該負荷試験の項により算定するものであり，検体検査実施料における生化学的検査（Ⅰ）又は生化学的検査（Ⅱ）の項では算定できない。
(2) 「2」の耐糖能精密検査（常用負荷試験及び血中インスリン測定又は常用負荷試験及び血中C-ペプチド測定を行った場合）は，常用負荷試験及び負荷前後の血中インスリン測定又は血中C-ペプチド測定を行った場合に算定する。
(3) 乳糖を服用させて行う耐糖試験は，糖負荷試験により算定する。また，使用した薬剤は，D500薬剤により算定する。
(4) ブドウ糖等を1回負荷し，負荷前後の血糖値等の変動を把握する検査は，糖負荷試験の所定点数により算定する。
(5) 「注」の注射とは，第6部第1節第1款の注射実施料をいい，施用した薬剤の費用は，別途算定する。
（令6保医発0305・4）

D289 その他の機能テスト 乳
1 膵機能テスト（PFDテスト） **100点**
2 肝機能テスト（ICG1回又は2回法，BSP2回法），ビリルビン負荷試験，馬尿酸合成試験，フィッシュバーグ，水利尿試験，アジスカウント（Addis尿沈渣定量検査），モーゼンタール法，ヨードカリ試験 **100点**
3 胆道機能テスト，胃液分泌刺激テスト **700点**
4 セクレチン試験 **3,000点**
注 検査に伴って行った注射，検体採取，検体測定及びエックス線透視の費用は，全て所定点数に含まれるものとする。

→「3」の胃液分泌刺激テスト
ア 「3」の胃液分泌刺激テストは，生体に分泌刺激物質を投与し，胃液若しくは血液を採取，分析することにより胃液分泌機能を検査するものであり，胃液分泌刺激テストに該当するものは，ガストリン刺激テスト，ヒスタログ刺激試験，Katsch-Kalk法，ヒスタミン法等である。
イ 検査に伴って行った注射，検体採取，検体測定及びエックス線透視の費用は，別に算定できない。
（令6保医発0305・4）

→「3」の胆道機能テスト
十二指腸ゾンデを十二指腸乳頭部まで挿入し，胆道刺激物を投与して十二指腸液を分画採取した場合に算定する。
（令6保医発0305・4）

→「4」のセクレチン試験
十二指腸液採取用二重管を十二指腸まで挿入し，膵外分泌刺激ホルモンであるセクレチンを静脈注射し，刺激後の膵液量，重炭酸濃度及びアミラーゼ排出量を測定した場合に算定する。
ただし，セクレチン注射の手技料，測定に要する費用，血清酵素逸脱誘発試験の費用等は所定点数に含まれる。
（令6保医発0305・4）

→「注」の注射とは
第6部第1節第1款の注射実施料をいい，施用した薬剤の費用は，別途算定する。
（令6保医発0305・4）

D290 卵管通気・通水・通色素検査，ルビンテスト 乳 **100点**

→卵管通気・通水・通色素検査，ルビンテスト
卵管通気・通水・通色素検査，ルビンテストの所定点数は，それぞれ両側についての点数であり，検査の種類及び回数にかかわらず，所定点数のみを算定する。
（令6保医発0305・4）

D290-2 尿失禁定量テスト（パッドテスト） 乳

100点

→尿失禁定量テスト（パッドテスト）

尿失禁定量テスト（パッドテスト）は，尿失禁患者において，体動時の失禁尿をパッドにより採取し，定量的な尿失禁の評価を行うものであり，1月につき1回に限り算定できる。ただし，使用されるパッドの費用は，所定点数に含まれる。
（令6保医発0305・4）

D291 皮内反応検査，ヒナルゴンテスト，鼻アレルギー誘発試験，過敏性転嫁検査，薬物光線貼布試験，最小紅斑量（MED）測定 乳

1 21箇所以内の場合（1箇所につき） 16点
2 22箇所以上の場合（1箇所につき） 12点

→皮内反応検査，ヒナルゴンテスト，鼻アレルギー誘発試験，過敏性転嫁検査，薬物光線貼布試験，最小紅斑量（MED）測定

(1) 1箇所目から21箇所目までについては，1箇所につき「1」の所定点数により算定する。
(2) 22箇所目以降については，1箇所につき「2」の所定点数により算定する。
(3) 皮内反応検査とは，ツベルクリン反応，各種アレルゲンの皮膚貼布試験（皮内テスト，スクラッチテストを含む）等であり，ツベルクリン，アレルゲン等検査に使用した薬剤に係る費用は，D500薬剤により算定する。
(4) 数種のアレルゲン又は濃度の異なったアレルゲンを用いて皮内反応検査を行った場合は，それぞれにつき1箇所として所定点数を算定する。
(5) 薬物投与に当たり，あらかじめ皮内反応，注射等による過敏性検査を行った場合にあっては，皮内反応検査の所定点数は算定できない。 （令6保医発0305・4）

→薬物光線貼布試験，最小紅斑量（MED）測定

薬物光線貼布試験，最小紅斑量（MED）測定は，1照射につき1箇所として算定する。 （令6保医発0305・4）

D291-2 小児食物アレルギー負荷検査 乳
短1 短3 1,000点

注1 別に厚生労働大臣が定める施設基準〔※告示④第5・12，p.941〕に適合しているものとして地方厚生局長等に届け出た保険医療機関において，16歳未満の患者に対して食物アレルギー負荷検査を行った場合に，年3回に限り算定する。

2 小児食物アレルギー負荷検査に係る投薬，注射及び処置の費用は，所定点数に含まれるものとする。

→小児食物アレルギー負荷検査

(1) 問診及び血液検査等から，食物アレルギーが強く疑われる16歳未満の小児に対し，原因抗原の特定，耐性獲得の確認のために，食物負荷検査を実施した場合に，12月に3回を限度として算定する。
(2) 検査を行うに当たっては，食物アレルギー負荷検査の危険性，必要性，検査方法及びその他の留意事項について，患者又はその家族等に対して文書により説明の上交付するとともに，その文書の写しを**診療録**に添付する。
(3) 負荷試験食の費用は所定点数に含まれる。
(4) 小児食物アレルギーの診療に当たっては，「AMED研究班による食物アレルギーの診療の手引き2017」を参考とする。
(5) 「注2」の注射とは，第6部第1節第1款の注射実施料をいい，施用した薬剤の費用は，別途算定する。
（令6保医発0305・4）

D291-3 内服・点滴誘発試験 乳 1,000点

注 別に厚生労働大臣が定める施設基準〔※告示④第5・13，p.941〕に適合しているものとして地方厚生局長等に届け出た保険医療機関において行われる場合に，2月に1回に限り算定する。

→内服・点滴誘発試験

(1) 貼付試験，皮内反応，リンパ球幼若化検査等で診断がつかない薬疹の診断を目的とした場合であって，入院中の患者に対して被疑薬を内服若しくは点滴・静注した場合に限り算定できる。
(2) 検査を行うに当たっては，内服・点滴誘発試験の危険性，必要性，検査方法及びその他の留意事項について，患者又はその家族等に対して文書により説明の上交付するとともに，その文書の写しを**診療録**に添付する。 （令6保医発0305・4）

ラジオアイソトープを用いた諸検査

通 則

区分番号D292及びD293に掲げるラジオアイソトープを用いた諸検査については，各区分の所定点数及び区分番号D294に掲げるラジオアイソトープ検査判断料の所定点数を合算した点数により算定する。〔編注：該当検査に 判（D294）と付記〕

D292 体外からの計測によらない諸検査 乳 判（D294）

1 循環血液量測定，血漿量測定 480点
2 血球量測定 800点
3 吸収機能検査，赤血球寿命測定 1,550点
4 造血機能検査，血小板寿命測定 2,600点

注1 同一のラジオアイソトープを用いて区分番号D292若しくはD293に掲げる検査又は区分番号E100からE101-4までに掲げる核医学診断のうちいずれか2以上を行った場合の検査料又は核医学診断料は，主たる検査又は核医学診断に係るいずれかの所定点数のみにより算定する。

2 検査に数日を要した場合であっても同一のラジオアイソトープを用いた検査は，一連として1回の算定とする。

3 核種が異なる場合であっても同一の検査とみなすものとする。

D293 シンチグラム（画像を伴わないもの） 乳 判（D294）

1 甲状腺ラジオアイソトープ摂取率（一連につき） 365点
2 レノグラム，肝血流量（ヘパトグラム） 575点

注 核種が異なる場合であっても同一の検査とみなすものとする。

D294 ラジオアイソトープ検査判断料 110点

注 ラジオアイソトープを用いた諸検査の種類又は回数にかかわらず月1回に限り算定する

ものとする。

内視鏡検査

通　則

1　超音波内視鏡検査を実施した場合は，**超音波内視鏡検査加算**として，**300点**を所定点数に加算する。

2　区分番号D295からD323まで及びD325に掲げる内視鏡検査について，同一の患者につき同一月において同一検査を２回以上実施した場合における２回目以降の当該検査の費用は，所定点数の**100分の90**に相当する点数により算定する。（**編注**）同一月の同一検査２回目以降を100分の90で算定する検査に，90と付記。

3　当該保険医療機関以外の医療機関で撮影した内視鏡写真について診断を行った場合は，１回につき**70点**とする。

4　写真診断を行った場合は，使用したフィルムの費用として，購入価格を10円で除して得た点数を所定点数に加算する。

5　緊急のために休日に内視鏡検査を行った場合又はその開始時間が保険医療機関の表示する診療時間以外の時間若しくは深夜である内視鏡検査（区分番号D296-3，D324及びD325に掲げるものを除く）を行った場合において，当該内視鏡検査の費用は，次に掲げる点数を，それぞれ所定点数に加算した点数により算定する。

イ　休日加算

所定点数の**100分の80**に相当する点数

ロ　時間外加算（入院中の患者以外の患者に対して行われる場合に限る）

所定点数の**100分の40**に相当する点数

ハ　深夜加算

所定点数の**100分の80**に相当する点数

ニ　イからハまでにかかわらず，区分番号A000に掲げる初診料の注７のただし書に規定する保険医療機関において，入院中の患者以外の患者に対して，その開始時間が同注のただし書に規定する時間である内視鏡検査を行った場合

所定点数の**100分の40**に相当する点数

→内視鏡検査に係る共通事項（D295からD325まで）

(1)　本節の「通則」による新生児加算又は乳幼児加算を行う場合には，超音波内視鏡検査加算は，所定点数に含まない。

(2)　内視鏡検査の「通則２」による算定において，D313大腸内視鏡検査の「1」の「イ」,「ロ」及び「ハ」については，同一の検査として扱う。また，準用が通知されている検査については，当該検査が準ずることとされている検査と同一の検査として扱う。

(3)「通則３」の当該保険医療機関以外の医療機関で撮影した内視鏡写真について診断を行った場合の点数は，A000初診料（「注５」に規定する２つ目の診療科に係る初診料を含む）を算定した日に限り，算定できる。

(4)「通則５」の入院中の患者以外の患者に対する内視鏡検査（D296-3，D324及びD325を除く。以下，「通則５」に係る留意事項において，「内視鏡検査」という）の休日加算，時間外加算又は深夜加算は，次の場合に算定できる。ただし，内視鏡検査が保険医療機関又は保険医の都合により休日，時間外又は深夜に行われた場合には算定できない。

(ア)　休日加算，時間外加算又は深夜加算が算定できる初診又は再診に引き続き行われた緊急内視鏡検査の場合

(イ)　初診又は再診に引き続いて，内視鏡検査に必要不可欠な検査等を行った後速やかに内視鏡検査〔休日に行うもの又はその開始時間（患者に対し直接施療した時をいう）が診療時間以外の時間若しくは深夜であるものに限る〕を開始した場合であって，当該初診又は再診から内視鏡検査の開始時間までの間が８時間以内である場合（当該内視鏡検査の開始時間が入院手続きの後の場合を含む）

(5)「通則５」の入院中の患者に対する内視鏡検査の休日加算又は深夜加算は，病状の急変により，休日に緊急内視鏡検査を行った場合又は開始時間が深夜である緊急内視鏡検査を行った場合に算定できる。

ただし，内視鏡検査が保険医療機関又は保険医の都合により休日又は深夜に行われた場合には算定できない。

(6)「通則５」の休日加算，時間外加算又は深夜加算の対象となる時間の取扱いは初診料と同様であり，A000初診料の「注９」又はA001再診料の「注７」に規定する夜間・早朝等加算を算定する場合にあっては，「通則５」の休日加算，時間外加算又は深夜加算は算定しない。

(7)「通則５」の休日加算，時間外加算又は深夜加算に係る「所定点数」とは，D295関節鏡検査（片側）からD323乳管鏡検査までに掲げられた点数及び各「注」による加算を合計した点数であり，内視鏡検査の「通則」における費用は含まない。ただし，同一の患者につき同一月において同一検査を２回以上実施した場合における２回目以降の検査である場合「所定点数」は，D295関節鏡検査（片側）からD323乳管鏡検査までに掲げられた点数及び各「注」による加算を合計した点数の**100分の90**に相当する点数とする。

(8)　内視鏡検査に際して第２章第11部に掲げる麻酔を行った場合は，麻酔の費用を別に算定する。

(9)　内視鏡検査で麻酔手技料を別に算定できない麻酔を行った場合の薬剤料は，D500薬剤により算定する。

(10)　処置又は手術と同時に行った内視鏡検査は，別に算定できない。

(11)　内視鏡検査当日に，検査に関連して行う第６部第１節第１款の注射実施料は別に算定できない。

(12)　D295関節鏡検査からD325肺臓カテーテル法，肝臓カテーテル法，膵臓カテーテル法までに掲げる内視鏡検査は，次により算定する。

ア　生検用ファイバースコピーを使用して組織の採取を行った場合は，採取した組織の個数にかかわらず，１回の内視鏡検査についてD414内視鏡下生検法に掲げる所定点数を別に算定する。

イ　互いに近接する部位の２以上のファイバースコピー検査を連続的に行った場合には，主たる検査の所定点数のみにより算定する。

ウ　内視鏡検査をエックス線透視下において行った場合にあっても，E000透視診断は算定しない。

エ　写真診断を行った場合は，使用フィルム代（現像料及び郵送料を含むが，書留代等は除く）を**10円**で除して得た点数を加算して算定するが，E002撮影

及びE001写真診断は算定しない。

オ 当該保険医療機関以外の医療機関で撮影した内視鏡写真について診断のみを行った場合は，診断料として1回につき所定点数を算定できるが，患者が当該傷病につき当該医療機関で受診していない場合は算定できない。

(13) D306食道ファイバースコピー，D308胃・十二指腸ファイバースコピー，D310小腸内視鏡検査，D312直腸ファイバースコピー又はD313大腸内視鏡検査を行う際に，インジゴカルミン，メチレンブルー，トルイジンブルー，コンゴーレッド等による色素内視鏡法を行った場合は，粘膜点墨法に準じて算定する。ただし，使用される色素の費用は所定点数に含まれる。

(14) 内視鏡検査を行うに当たっては，関係学会のガイドライン等に基づき，必要な消毒及び洗浄を適切に行う。

(15) 鎮静下に内視鏡検査を実施する場合には，モニター等で患者の全身状態の把握を行う。 (令6保医発0305·4)

D295 関節鏡検査（片側） 乳 90 **760点**
D296 喉頭直達鏡検査 乳 90 **190点**
D296-2 鼻咽腔直達鏡検査 乳 90 **220点**

→鼻咽腔直達鏡検査

鼻咽腔直達鏡検査は，D298嗅裂部・鼻咽腔・副鼻腔入口部ファイバースコピーと同時に行った場合は算定できない。 (令6保医発0305·4)

D296-3 内視鏡用テレスコープを用いた咽頭画像等解析（インフルエンザの診断の補助に用いるもの） 90 **305点**

注 入院中の患者以外の患者について，緊急のために，保険医療機関が表示する診療時間以外の時間，休日又は深夜において行った場合は，時間外加算として，**200点**を所定点数に加算する。ただし，この場合において，同一日に第1節第1款の通則第1号又は第3号の加算は別に算定できない。

→内視鏡用テレスコープを用いた咽頭画像等解析（インフルエンザの診断の補助に用いるもの）

(1) 内視鏡用テレスコープを用いた咽頭画像等解析（インフルエンザの診断の補助に用いるもの）は，6歳以上の患者に対し，インフルエンザの診断の補助を目的として薬事承認された内視鏡用テレスコープを用いて咽頭画像等の取得及び解析を行い，インフルエンザウイルス感染症の診断を行った場合に算定する。

(2) 本検査は，発症後48時間以内に実施した場合に限り算定することができる。

(3) 「注」に規定する時間外加算は，入院中の患者以外の患者に対して診療を行った際，医師が緊急に本検査を行う必要性を認め実施した場合であって，本検査の開始時間が当該保険医療機関が表示する診療時間以外の時間，休日又は深夜に該当する場合に算定する。なお，時間外等の定義については，A000初診料の「注7」に規定する時間外加算等における定義と同様である。

(4) 「注」に規定する時間外加算を算定する場合においては，A000初診料の「注9」及びA001再診料の「注7」に規定する夜間・早朝等加算，並びに検体検査実施料に係る時間外緊急院内検査加算及び外来迅速検体検査加算は算定できない。

(5) 本検査と，一連の治療期間において別に実施したD012感染症免疫学的検査の「22」インフルエンザウイルス抗原定性は併せて算定できない。 (令6保医発0305・4)

D297 削除
D298 嗅裂部・鼻咽腔・副鼻腔入口部ファイバースコピー（部位を問わず一連につき） 乳 90 **600点**

→嗅裂部・鼻咽腔・副鼻腔入口部ファイバースコピー

嗅裂部・鼻咽腔・副鼻腔入口部の全域にわたっての一連の検査として算定する。 (令6保医発0305·4)

D298-2 内視鏡下嚥下機能検査 乳 90 **720点**

→内視鏡下嚥下機能検査

(1) 内視鏡下嚥下機能検査は，嚥下機能が低下した患者に対して，喉頭内視鏡等を用いて直接観察下に着色水を嚥下させ，嚥下反射惹起のタイミング，着色水の咽頭残留及び誤嚥の程度を指標に嚥下機能を評価した場合に算定する。

(2) 内視鏡下嚥下機能検査，D298嗅裂部・鼻咽腔・副鼻腔入口部ファイバースコピー及びD299喉頭ファイバースコピーを2つ以上行った場合は，主たるもののみ算定する。 (令6保医発0305·4)

D299 喉頭ファイバースコピー 乳 90 **600点**
D300 中耳ファイバースコピー 乳 90 **240点**
D300-2 顎関節鏡検査（片側） 乳 90 **1,000点**
D301 削除
D302 気管支ファイバースコピー 乳 90 **2,500点**

注 気管支肺胞洗浄法検査を同時に行った場合は，**気管支肺胞洗浄法検査同時加算**として，**200点**を所定点数に加算する。

→気管支ファイバースコピー

「注」の気管支肺胞洗浄法検査同時加算は，肺胞蛋白症，サルコイドーシス等の診断のために気管支肺胞洗浄を行い，洗浄液を採取した場合に算定する。 (令6保医発0305·4)

D302-2 気管支カテーテル気管支肺胞洗浄法検査 乳 90 **320点**

→気管支カテーテル気管支肺胞洗浄法検査

(1) 気管支ファイバースコピーを使用せずに気管支肺胞洗浄用カテーテルを用いて気管支肺胞洗浄を実施した場合に算定する。

(2) 人工呼吸器使用中の患者であって，浸潤影が肺の両側において，びまん性を示すことを胸部X線画像等で確認した患者に対して，肺炎の診断に関連した培養検体採取のために実施した場合に限り算定できる。

(3) 本検査とD302気管支ファイバースコピーの「注」の気管支肺胞洗浄法検査を同一入院期間中にそれぞれ行った場合は，主たるものの所定点数のみにより算定する。 (令6保医発0305·4)

D303 胸腔鏡検査 乳 90 **7,200点**
D304 縦隔鏡検査 乳 90 **7,000点**

→縦隔鏡検査

縦隔鏡検査は，主に胸部（肺及び縦隔）の疾病の鑑別，肺癌の転移の有無，手術適応の決定のために用いられるものをいう。 (令6保医発0305·4)

D305 削除
D306 食道ファイバースコピー 乳 幼 90 **800点**

注1 粘膜点墨法を行った場合は，**粘膜点墨法加算**として，**60点**を所定点数に加算する。

2　拡大内視鏡を用いて，狭帯域光による観察を行った場合には，**狭帯域光強調加算**として，**200点**を所定点数に加算する。

→食道ファイバースコピー

(1)「注」の粘膜点墨法とは，治療範囲の決定，治療後の部位の追跡等を目的として，内視鏡直視下に無菌の墨汁を消化管壁に極少量注射して点状の目印を入れるものである。

(2) 表在性食道がんの診断のための食道ヨード染色法は，粘膜点墨法に準ずる。ただし，染色に使用されるヨードの費用は，所定点数に含まれる。

(3)「注２」の狭帯域光強調加算は，拡大内視鏡を用いた場合であって，狭い波長帯による画像を利用した観察を行った場合に算定できる。

(4) 関連する学会の消化器内視鏡に関するガイドラインを参考に消化器内視鏡の洗浄消毒を実施していることが望ましい。

(令６保医発0305·4)

D307　削除

D308　胃・十二指腸ファイバースコピー　乳 幼 90　1,140点

注１　胆管・膵管造影法を行った場合は，**胆管・膵管造影法加算**として，**600点**を所定点数に加算する。ただし，諸監視，造影剤注入手技及びエックス線診断の費用（フィルムの費用は除く）は所定点数に含まれるものとする。

２　粘膜点墨法を行った場合は，**粘膜点墨法加算**として，**60点**を所定点数に加算する。

３　胆管・膵管鏡を用いて行った場合は，**胆管・膵管鏡加算**として，**2,800点**を所定点数に加算する。

４　拡大内視鏡を用いて，狭帯域光による観察を行った場合には，**狭帯域光強調加算**として，**200点**を所定点数に加算する。

→胃・十二指腸ファイバースコピー

関連する学会の消化器内視鏡に関するガイドラインを参考に消化器内視鏡の洗浄消毒を実施していることが望ましい。

(令６保医発0305·4)

D309　胆道ファイバースコピー　乳 90　4,000点

→胆道ファイバースコピー

関連する学会の消化器内視鏡に関するガイドラインを参考に消化器内視鏡の洗浄消毒を実施していることが望ましい。

(令６保医発0305·4)

D310　小腸内視鏡検査　乳 幼 90

1	バルーン内視鏡によるもの	6,800点
2	スパイラル内視鏡によるもの	6,800点
3	カプセル型内視鏡によるもの	1,700点
4	その他のもの	1,700点

注１　２種類以上行った場合は，主たるもののみ算定する。

２　３について，15歳未満の患者に対して，内視鏡的挿入補助具を用いて行った場合は，**内視鏡的留置術加算**として，**260点**を所定点数に加算する。

３　４について，粘膜点墨法を行った場合は，**粘膜点墨法加算**として，**60点**を所定点数に加算する。

→小腸内視鏡検査

(1)「２」のスパイラル内視鏡によるものは，電動回転可能なスパイラル形状のフィンを装着した内視鏡を用いて小腸内視鏡検査を行った場合に算定する。

(2)「３」のカプセル型内視鏡によるものは，次の場合に算定する。

ア　カプセル型内視鏡によるものは，消化器系の内科又は外科の経験を５年以上有する常勤の医師が１人以上配置されている場合に限り算定する。なお，カプセル型内視鏡の滞留に適切に対処できる体制が整っている保険医療機関において実施する。

イ　カプセル型内視鏡の適用対象（患者）については，薬事承認の内容に従う。

ウ　カプセル型内視鏡を使用した患者については，診療報酬請求に当たって，**診療報酬明細書**に症状詳記を記載する。

(3) 小腸内視鏡検査は，２種類以上行った場合は，主たるもののみ算定する。ただし，「３」のカプセル型内視鏡によるものを行った後に，診断の確定又は治療を目的として「１」のバルーン内視鏡によるもの又は「２」のスパイラル内視鏡によるものを行った場合においては，いずれの点数も算定する。

(4) 関連する学会の消化器内視鏡に関するガイドラインを参考に消化器内視鏡の洗浄消毒を実施していることが望ましい。

(5)「注２」に規定する内視鏡的留置術加算については，小児の麻酔及び鎮静に十分な経験を有する常勤の医師が１人以上配置されている保険医療機関において，消化器内視鏡を経口的に挿入し，カプセル内視鏡の挿入及び配置に用いるものとして薬事承認又は認証を得ている内視鏡的挿入補助具を用いてカプセル型内視鏡を十二指腸に誘導し，「３」のカプセル型内視鏡によるものを実施した場合に算定する。また，この適応の判断及び実施に当たっては，関連学会が定めるガイドラインを遵守する。ただし，内視鏡的挿入補助具を使用した患者については，診療報酬請求に当たって，**診療報酬明細書**に症状詳記を記載する。なお，D308胃・十二指腸ファイバースコピーの点数は別に算定できない。

(令６保医発0305·4)

D310-2　消化管通過性検査　乳 90　600点

→消化管通過性検査

消化管通過性検査は，消化管の狭窄又は狭小化を有する又は疑われる患者に対して，D310小腸内視鏡検査の「３」のカプセル型内視鏡によるものを実施する前に，カプセル型内視鏡と形・大きさが同一の造影剤入りカプセルを患者に内服させ，消化管の狭窄や狭小化を評価した場合に，一連の検査につき１回に限り算定する。また，E001の写真診断及びE002の撮影は別に算定できる。

(令６保医発0305·4)

D311　直腸鏡検査　乳 90　300点

→直腸鏡検査

(1) 直腸鏡検査を，D311-2肛門鏡検査と同時に行った場合は主たるもののみ算定する。

(2) 肛門部の観察のみを行った場合は，直腸鏡検査ではなく，D311-2肛門鏡検査を算定する。

(3) コロンブラッシュ法は，直腸鏡検査の所定点数に，検鏡診断料として沈渣塗抹染色による細胞診断の場合は，N004細胞診（１部位につき）の所定点数を，また，包埋し組織切片標本を作製し検鏡する場合は，N000病理組織標本作製（1臓器につき）の所定点数を併せて算定する。
（令6保医発0305·4）

D311-2 肛門鏡検査 乳 90 **200点**

→肛門鏡検査

肛門鏡検査を，D311直腸鏡検査と同時に行った場合は主たるもののみ算定する。
（令6保医発0305·4）

D312 直腸ファイバースコピー 乳 幼 90 **550点**

注 粘膜点墨法を行った場合は，**粘膜点墨法加算**として，**60点**を所定点数に加算する。

→直腸ファイバースコピー

関連する学会の消化器内視鏡に関するガイドラインを参考に消化器内視鏡の洗浄消毒を実施していることが望ましい。
（令6保医発0305·4）

D312-2 回腸嚢ファイバースコピー 乳 90 **550点**

→回腸嚢ファイバースコピー

関連する学会の消化器内視鏡に関するガイドラインを参考に消化器内視鏡の洗浄消毒を実施していることが望ましい。
（令6保医発0305·4）

D313 大腸内視鏡検査 乳 幼 90

1 ファイバースコピーによるもの
　イ S状結腸 **900点**
　ロ 下行結腸及び横行結腸 **1,350点**
　ハ 上行結腸及び盲腸 **1,550点**
2 カプセル型内視鏡によるもの **1,550点**

注1 粘膜点墨法を行った場合は，**粘膜点墨法加算**として，**60点**を所定点数に加算する。
2 拡大内視鏡を用いて，狭帯域光による観察を行った場合には，**狭帯域光強調加算**として，**200点**を所定点数に加算する。
3 1のハについて，バルーン内視鏡を用いて行った場合は，**バルーン内視鏡加算**として，**450点**を所定点数に加算する。
4 2について，15歳未満の患者に対して，内視鏡的挿入補助具を用いて行った場合は，**内視鏡的留置術加算**として，**260点**を所定点数に加算する。

→大腸内視鏡検査

(1)「1」のファイバースコピーによるものについては，関連する学会の消化器内視鏡に関するガイドラインを参考に消化器内視鏡の洗浄消毒を実施していることが望ましい。

(2)「2」のカプセル型内視鏡によるものは以下のいずれかに該当する場合に限り算定する。

ア 大腸内視鏡検査が必要であり，大腸ファイバースコピーを実施したが，腹腔内の癒着等により回盲部まで到達できなかった患者に用いた場合

イ 大腸内視鏡検査が必要であるが，腹部手術歴があり癒着が想定される場合等，器質的異常により大腸ファイバースコピーが実施困難であると判断された患者に用いた場合

ウ 大腸内視鏡検査が必要であるが，以下のいずれかに該当し，身体的負担により大腸ファイバースコピーが実施困難であると判断された患者に用いた場合

① 以下の(イ)から(ニ)のいずれかに該当する場合

(イ) 3剤の異なる降圧剤を用いても血圧コントロールが不良の高血圧症（収縮期血圧160mmHg以上）

(ロ) 慢性閉塞性肺疾患（1秒率 70%未満）

(ハ) 6か月以上の内科的治療によっても十分な効果が得られないBMIが35以上の高度肥満症の患者であって，糖尿病，高血圧症，脂質異常症又は閉塞性睡眠時無呼吸症候群のうち1つ以上を合併している患者

(ニ) 左室駆出率低下（LVEF 40%未満）

② 放射線医学的に大腸過長症と診断されており，かつ慢性便秘症で，大腸内視鏡検査が実施困難であると判断された場合。大腸過長症はS状結腸ループが腸骨稜を超えて頭側に存在，横行結腸が腸骨稜より尾側の骨盤内に存在又は肝弯曲や脾弯曲がループを描いている場合とし，慢性便秘症はRome Ⅳ基準とする。また診断根拠となった画像を<u>**診療録**</u>に添付する。

(3) 同一の患者につき，「1」のファイバースコピーによるものと「2」のカプセル型内視鏡によるものを併せて2回以上行った場合には，主たるもののみ算定する。ただし，(2)のアに掲げる場合は，併せて2回に限り算定する。

(4)「2」のカプセル型内視鏡によるものは，消化器系の内科又は外科の経験を5年以上有する常勤の医師が1人以上配置されている場合に限り算定する。なお，カプセル型内視鏡の滞留に適切に対処できる体制が整っている保険医療機関において実施する。

(5)「2」のカプセル型内視鏡により大腸内視鏡検査を実施した場合は，診療報酬請求に当たって，<u>**診療報酬明細書**</u>に症状詳記を<u>**記載**</u>する。さらに，(2)のアの場合は大腸ファイバースコピーを実施した日付を明記し，(2)のイ又はウの場合は大腸ファイバースコピーが実施困難な理由を明記する。

(6)「注3」に規定するバルーン内視鏡加算は，大腸内視鏡検査が必要であり，大腸ファイバースコピーを実施したが，腹腔内の癒着等により回盲部まで到達できなかった患者に大腸ファイバースコピーを用いた場合に限り算定できる。ただし，バルーン内視鏡を使用した患者については，診療報酬請求に当たって，<u>**診療報酬明細書**</u>に症状詳記を<u>**記載**</u>する。

(7)「注4」に規定する内視鏡的留置術加算については，小児の麻酔及び鎮静に十分な経験を有する常勤の医師が1人以上配置されている保険医療機関において，消化器内視鏡を経口的に挿入し，カプセル内視鏡の挿入及び配置に用いるものとして薬事承認又は認証を得ている内視鏡的挿入補助具を用いてカプセル型内視鏡を十二指腸に誘導し，「2」のカプセル型内視鏡によるものを実施した場合に算定する。また，この適応の判断及び実施に当たっては，関連学会が定めるガイドラインを遵守する。ただし，内視鏡的挿入補助具を使用した患者については，診療報酬請求に当たって，<u>**診療報酬明細書**</u>に症状詳記を添付する。なお，D308胃・十二指腸ファイバースコピーの点数は別に算定できない。
（令6保医発0305·4）

D314 腹腔鏡検査 乳 90 **2,270点**

→腹腔鏡検査

(1) 人工気腹術は，腹腔鏡検査に伴って行われる場合にあっては，別に算定できない。

(2) 腹腔鏡検査を，D315腹腔ファイバースコピーと同時に行った場合は主たるものの所定点数を算定する。
（令6保医発0305·4）

D315 腹腔ファイバースコピー 乳 90 2,160点
D316 クルドスコピー 乳 90 400点
D317 膀胱尿道ファイバースコピー 乳 幼 90 950点
注 狭帯域光による観察を行った場合には，**狭帯域光強調加算**として，**200点**を所定点数に加算する。

→膀胱尿道ファイバースコピー
(1) 膀胱尿道ファイバースコピーは軟性膀胱鏡を用いた場合に算定する。
(2) 膀胱尿道ファイバースコピーを必要とする場合において，膀胱結石等により疼痛が甚しいとき，あるいは著しく患者の知覚過敏なとき等にキシロカインゼリーを使用した場合における薬剤料は，D500薬剤により算定する。
(3) 膀胱尿道ファイバースコピーにインジゴカルミンを使用した場合は，D289その他の機能テストの「2」の所定点数を併せて算定する。
(4) 膀胱尿道ファイバースコピーについては，前部尿道から膀胱までの一連の検査を含む。
(5) 「注」の狭帯域光強調加算は，上皮内癌（CIS）と診断された患者に対し，治療方針の決定を目的に実施した場合に限り算定する。 (令6保医発0305·4)

D317-2 膀胱尿道鏡検査 乳 90 890点
注 狭帯域光による観察を行った場合には，**狭帯域光強調加算**として，**200点**を所定点数に加算する。

→膀胱尿道鏡検査
(1) 膀胱尿道鏡検査は硬性膀胱鏡を用いた場合に算定する。
(2) 膀胱尿道鏡検査を必要とする場合において，膀胱結石等により疼痛が甚しいとき，あるいは著しく患者の知覚過敏なとき等にキシロカインゼリーを使用した場合における薬剤料は，D500薬剤により算定する。
(3) 膀胱尿道鏡検査にインジゴカルミンを使用した場合は，D289その他の機能テストの「2」の所定点数を併せて算定する。
(4) 膀胱尿道鏡検査については，前部尿道から膀胱までの一連の検査を含むものとする。
なお，膀胱のみ又は尿道のみの観察では所定点数は算定できない。
(5) 「注」の狭帯域光強調加算は，上皮内癌（CIS）と診断された患者に対し，治療方針の決定を目的に実施した場合に限り算定する。 (令6保医発0305·4)

D318 尿管カテーテル法（ファイバースコープによるもの）（両側）乳 90 **1,200点**
注 膀胱尿道ファイバースコピー及び膀胱尿道鏡検査の費用は，所定点数に含まれるものとする。

→尿管カテーテル法（両側）
尿管カテーテル法は，ファイバースコープを用いて尿管の通過障害，結石，腫瘍等の検索を行った場合に算定できるもので，同時に行うD317膀胱尿道ファイバースコピー及びD317-2膀胱尿道鏡検査を含む。
なお，ファイバースコープ以外の膀胱鏡による場合には算定できない。 (令6保医発0305·4)

D319 腎盂尿管ファイバースコピー（片側）乳 90 **1,800点**

→腎盂尿管ファイバースコピー（片側）
腎盂尿管ファイバースコピーの所定点数には，ファイバースコープを用いた前部尿道から腎盂までの一連の検査を含む。 (令6保医発0305·4)

D320 ヒステロスコピー 乳 90 620点

→ヒステロスコピー
ヒステロスコピーに際して，子宮腔内の出血により子宮鏡検査が困難なため，子宮鏡検査時の腟内灌流液を使用した場合における薬剤料は，D500薬剤により算定する。ただし，注入手技料は算定しない。 (令6保医発0305·4)

D321 コルポスコピー 乳 90 210点
D322 子宮ファイバースコピー 乳 90 800点
D323 乳管鏡検査 乳 90 960点
D324 血管内視鏡検査 乳 2,040点
注1 血管内視鏡検査は，患者1人につき月1回に限り算定する。
2 呼吸心拍監視，血液ガス分析，心拍出量測定，脈圧測定，造影剤注入手技及びエックス線診断の費用（フィルムの費用は除く）は，所定点数に含まれるものとする。

→血管内視鏡検査
D220呼吸心拍監視，新生児心拍・呼吸監視，カルジオスコープ（ハートスコープ），カルジオタコスコープの費用は，所定点数に含まれる。 (令6保医発0305·4)

D325 肺臓カテーテル法，肝臓カテーテル法，膵臓カテーテル法 幼 90 3,600点
注1 新生児又は3歳未満の乳幼児（新生児を除く）に対して当該検査を行った場合は，**新生児加算又は乳幼児加算**として，それぞれ**10,800点**又は**3,600点**を所定点数に加算する。
2 カテーテルの種類，挿入回数によらず一連として算定し，諸監視，血液ガス分析，心拍出量測定，脈圧測定，肺血流量測定，透視，造影剤注入手技，造影剤使用撮影及びエックス線診断の費用は，全て所定点数に含まれるものとする。
3 エックス線撮影に用いられたフィルムの費用は，区分番号E400に掲げるフィルムの所定点数により算定する。

→肺臓カテーテル法，肝臓カテーテル法，膵臓カテーテル法
(1) 造影剤を使用した場合においても，血管造影等のエックス線診断の費用は，別に算定しない。
(2) 検査を実施した後の縫合に要する費用は，所定点数に含まれる。 (令6保医発0305·4)

第4節 診断穿刺・検体採取料

通 則
1 手術に当たって診断穿刺又は検体採取を行った場合は算定しない。
2 処置の部と共通の項目は，同一日に算定できない。

→診断穿刺・検体採取料

(1) 各部位の穿刺・針生検においては，同一部位において2か所以上行った場合にも，所定点数のみの算定とする。

(2) 診断穿刺・検体採取後の創傷処置については，J000創傷処置における手術後の患者に対するものとして翌日より算定できる。

(3) 同一日に実施された下記に掲げる穿刺と同一の処置としての穿刺については，いずれか一方のみ算定する。

(1) 脳室穿刺
(2) 後頭下穿刺
(3) 腰椎穿刺，胸椎穿刺又は頸椎穿刺
(4) 骨髄穿刺
(5) 関節穿刺
(6) 上顎洞穿刺並びに扁桃周囲炎又は扁桃周囲膿瘍における試験穿刺
(7) 腎嚢胞又は水腎症穿刺
(8) ダグラス窩穿刺
(9) リンパ節等穿刺
(10) 乳腺穿刺
(11) 甲状腺穿刺

(4) D409リンパ節等穿刺又は針生検からD413前立腺針生検法までに掲げるものをCT透視下に行った場合は，E200コンピューター断層撮影（CT撮影）の所定点数を別途算定する。ただし，第2章第4部第3節コンピューター断層撮影診断料の「通則2」に規定する場合にあっては，「通則2」に掲げる点数を算定する。

（令6保医発0305・4）

D400 血液採取（1日につき）
1 静脈 **40点**
2 その他 **6点**
注1 入院中の患者以外の患者についてのみ算定する。
2 6歳未満の乳幼児に対して行った場合は，**乳幼児加算**として，**35点**を所定点数に加算する。
3 血液回路から採血した場合は算定しない。

→血液採取

血液採取に係る乳幼児加算は，「1」の静脈及び「2」のその他のそれぞれについて加算する。（令6保医発0305・4）

D401 脳室穿刺 **500点**
注 6歳未満の乳幼児の場合は，**乳幼児加算**として，**100点**を所定点数に加算する。

D402 後頭下穿刺 **300点**
注 6歳未満の乳幼児の場合は，**乳幼児加算**として，**100点**を所定点数に加算する。

D403 腰椎穿刺，胸椎穿刺，頸椎穿刺（脳脊髄圧測定を含む） **260点**
注 6歳未満の乳幼児の場合は，**乳幼児加算**として，**100点**を所定点数に加算する。

D404 骨髄穿刺
1 胸骨 **260点**
2 その他 **300点**
注 6歳未満の乳幼児の場合は，**乳幼児加算**として，**100点**を所定点数に加算する。

D404-2 骨髄生検 **730点**
注 6歳未満の乳幼児の場合は，**乳幼児加算**として，**100点**を所定点数に加算する。

→骨髄生検

骨髄生検は，骨髄生検針を用いて採取した場合にのみ算定できる。骨髄穿刺針を用いた場合はD404骨髄穿刺の所定点数により算定する。（令6保医発0305・4）

D405 関節穿刺（片側） **100点**
注 3歳未満の乳幼児の場合は，**乳幼児加算**として，**100点**を所定点数に加算する。

D406 上顎洞穿刺（片側） **60点**

D406-2 扁桃周囲炎又は扁桃周囲膿瘍における試験穿刺（片側） **180点**

D407 腎嚢胞又は水腎症穿刺 **240点**
注 6歳未満の乳幼児の場合は，**乳幼児加算**として，**100点**を所定点数に加算する。

D408 ダグラス窩穿刺 **240点**

D409 リンパ節等穿刺又は針生検 **200点**

D409-2 センチネルリンパ節生検（片側）
1 併用法 **5,000点**
2 単独法 **3,000点**
注 別に厚生労働大臣が定める施設基準〔※告示④第5・14，p.941〕に適合しているものとして地方厚生局長等に届け出た保険医療機関において，乳癌の患者に対して，1については放射性同位元素及び色素を用いて行った場合に，2については放射性同位元素又は色素を用いて行った場合に算定する。ただし，当該検査に用いた色素の費用は，算定しない。

→センチネルリンパ節生検

(1) 触診及び画像診断の結果，腋窩リンパ節への転移が認められない乳がんに係る手術を予定している場合のみ算定する。

(2) センチネルリンパ節生検を乳房悪性腫瘍手術と同一日に行う場合は，K476乳腺悪性腫瘍手術の「注1」又は「注2」で算定する。

(3) センチネルリンパ節生検に伴う放射性同位元素の薬剤料は，D500薬剤として算定する。

(4) 放射性同位元素の検出に要する費用は，E100シンチグラム（画像を伴うもの）の「1」部分（静態）（一連につき）により算定する。

(5) 摘出したセンチネルリンパ節の病理診断に係る費用は，第13部病理診断の所定点数を算定する。

（令6保医発0305・4）

D410 乳腺穿刺又は針生検（片側）
1 生検針によるもの **690点**
2 その他 **200点**

D411 甲状腺穿刺又は針生検 **150点**

D412 経皮的針生検法（透視，心電図検査及び超音波検査を含む） **1,600点**

→経皮的針生検法

経皮的針生検法とはD404-2骨髄生検，D409リンパ節等穿刺又は針生検，D410乳腺穿刺又は針生検（片側），D411甲状腺穿刺又は針生検，D412-2経皮的腎生検法及びD413前立腺針生検法に掲げる針生検以外の臓器に係る経皮的針生検をいう。

なお，所定点数には透視（CT透視を除く），心電図検査及び超音波検査が含まれており，別途算定できない。

（令6保医発0305・4）

D412-2 経皮的腎生検法 **2,000点**

→経皮的腎生検法

所定点数には心電図検査及び超音波検査が含まれており，別途算定できない。（令6保医発0305·4）

D412-3　経頸静脈的肝生検　13,000点

注　別に厚生労働大臣が定める施設基準〔※告示4第5・14の1の2，p.941〕に適合しているものとして地方厚生局長等に届け出た保険医療機関において行われる場合に限り算定する。

→経頸静脈的肝生検

(1)　経頸静脈的肝生検は，経皮的又は開腹による肝生検が禁忌となる出血傾向等を呈する患者に対して，経頸静脈的に肝組織の採取を行った場合に算定できる。

(2)　経頸静脈的肝生検と同時に行われる透視及び造影剤注入手技に係る費用は，当該検査料に含まれる。また，写真診断を行った場合は，フィルム代のみ算定できるが，撮影料及び診断料は算定できない。

(3)　経頸静脈的肝生検は，採取部位の数にかかわらず，所定点数のみ算定する。（令6保医発0305·1）

D413　前立腺針生検法

1　MRI撮影及び超音波検査融合画像によるもの　8,210点

2　その他のもの　短3　1,540点

注　1については，別に厚生労働大臣が定める施設基準〔※告示4第6・14の2，p.942〕に適合しているものとして地方厚生局長等に届け出た保険医療機関において，別に厚生労働大臣が定める患者に対して実施した場合に限り算定する。

→前立腺針生検法

(1)「1」のMRI撮影及び超音波検査融合画像によるものは，MRI撮影及び超音波検査融合画像ガイド下で，前立線に対する針生検を実施した場合に限り算定する。なお，組織の採取に用いる保険医療材料の費用は，所定点数に含まれ別に算定できない。

(2)「1」は，超音波検査では検出できず，MRI撮影によってのみ検出できる病変が認められる患者に対して，当該病変が含まれる前立腺を生検する目的で実施した場合に限り算定できる。（令6保医発0305·4）

D414　内視鏡下生検法（1臓器につき）　**310点**

→内視鏡下生検法

「1臓器」の取扱いについては，N000病理組織標本作製（1臓器につき）に準ずる。（令6保医発0305·4）

D414-2　超音波内視鏡下穿刺吸引生検法（EUS-FNA）　**4,800点**

→超音波内視鏡下穿刺吸引生検法（EUS-FNA）

(1)　超音波内視鏡下穿刺吸引生検法（EUS-FNA）はコンベックス走査型超音波内視鏡を用いて，経消化管的に生検を行った場合に算定できる。

(2)　採取部位に応じて，内視鏡検査のうち主たるものの所定点数を併せて算定する。ただし，内視鏡検査「通則1」に掲げる超音波内視鏡検査加算は所定点数に含まれ，算定できない。（令6保医発0305·4）

D415　経気管肺生検法　4,800点

注1　ガイドシースを用いた超音波断層法を併せて行った場合は，**ガイドシース加算**として，**500点**を所定点数に加算する。

2　別に厚生労働大臣が定める施設基準〔※告示4第5・15，p.942〕に適合しているものとして地方厚生局長等に届け出た保険医療機関において，CT透視下に当該検査を行った場合は，**CT透視下気管支鏡検査加算**として，**1,000点**を所定点数に加算する。

3　プローブ型顕微内視鏡を用いて行った場合は，**顕微内視鏡加算**として，**1,500点**を所定点数に加算する。ただし，注1に規定するガイドシース加算は別に算定できない。

→経気管肺生検法

(1)　経気管肺生検法と同時に行われるエックス線透視に係る費用は，当該検査料に含まれる。

また，写真診断を行った場合は，フィルム代のみ算定できるが，撮影料，診断料は算定できない。

(2)　経気管肺生検法は，採取部位の数にかかわらず，所定点数のみ算定する。

(3)　D302気管支ファイバースコピーの点数は別に算定できない。

(4)　CT透視下とは，気管支鏡を用いた肺生検を行う場合に，CTを連続的に撮影することをいう。またこの場合，CTに係る費用は別に算定できる。（令6保医発0305·4）

D415-2　超音波気管支鏡下穿刺吸引生検法（EBUS-TBNA）　**5,500点**

→超音波気管支鏡下穿刺吸引生検法（EBUS-TBNA）

(1)　超音波気管支鏡（コンベックス走査方式に限る）を用いて行う検査をいい，気管支鏡検査及び超音波に係る費用は別に算定できない。

(2)　採取部位の数にかかわらず，所定点数のみ算定する。

(3)　当該検査と同時に行われるエックス線透視に係る費用は，当該検査料に含まれる。また，写真診断を行った場合は，フィルム代のみ算定できるが，撮影料，診断料は算定できない。（令6保医発0305·4）

D415-3　経気管肺生検法（ナビゲーションによるもの）　**5,500点**

→経気管肺生検法（ナビゲーションによるもの）

(1)　経気管肺生検法の実施にあたり，胸部X線検査において2cm以下の陰影として描出される肺末梢型小型病変が認められる患者又は到達困難な肺末梢型病変が認められる患者に対して，患者のCT画像データを基に電磁場を利用したナビゲーションを行った場合に算定できる。なお，この場合，CTに係る費用は別に算定できる。

(2)　経気管肺生検法（ナビゲーションによるもの）は，採取部位の数にかかわらず，所定点数のみ算定する。

(3)　D302気管支ファイバースコピーの点数は別に算定できない。（令6保医発0305·4）

D415-4　経気管肺生検法（仮想気管支鏡を用いた場合）　**5,000点**

注　ガイドシースを用いた超音波断層法を併せて行った場合は，**ガイドシース加算**として，**500点**を所定点数に加算する。

→経気管肺生検法（仮想気管支鏡を用いた場合）

(1)　経気管肺生検法の実施にあたり，胸部X線検査において2cm以下の陰影として描出される肺末梢型小型

病変が認められる患者又は到達困難な肺末梢型病変が認められる患者に対して，患者のCT画像データから構築した仮想気管支鏡の画像を利用して行った場合に算定できる。なお，この場合，CTに係る費用は別に算定できる。

(2) 経気管肺生検法（仮想気管支鏡を用いた場合）は，採取部位の数にかかわらず，所定点数のみ算定する。

(3) D302気管支ファイバースコピーの点数は別に算定できない。 （令6保医発0305・4）

D415-5 経気管支凍結生検法 5,500点

注 別に厚生労働大臣が定める施設基準〔※告示④第5・15の2，p.942〕に適合しているものとして地方厚生局長等に届け出た保険医療機関において行われる場合に限り算定する。

→経気管支凍結生検法

(1) 経気管支凍結生検法の実施に当たり，肺組織を凍結させて採取した場合に算定できる。

(2) 経気管支凍結生検法と同時に行われるエックス線透視に係る費用は，当該検査料に含まれる。また，写真診断を行った場合は，フィルム代のみ算定できるが，撮影料及び診断料は算定できない。

(3) 経気管支凍結生検法は，採取部位の数にかかわらず，所定点数のみ算定する。

(4) D302気管支ファイバースコピーの点数は別に算定できない。 （令6保医発0305・4）

D416 臓器穿刺，組織採取

1 開胸によるもの 9,070点

2 開腹によるもの（腎を含む） 5,550点

注 6歳未満の乳幼児の場合は，**乳幼児加算**として，**2,000点**を所定点数に加算する。

→臓器穿刺，組織採取

「2」の開腹による臓器穿刺，組織採取については，穿刺回数，採取臓器数又は採取した組織の数にかかわらず，1回として算定する。 （令6保医発0305・4）

D417 組織試験採取，切採法

1 皮膚（皮下，筋膜，腱及び腱鞘を含む） 500点

2 筋肉（心筋を除く） 1,500点

3 骨，骨盤，脊椎 4,600点

4 眼

イ 後眼部 650点

ロ その他（前眼部を含む） 350点

5 耳 400点

6 鼻，副鼻腔 400点

7 口腔 400点

8 咽頭，喉頭 650点

9 甲状腺 650点

10 乳腺 650点

11 直腸 650点

12 精巣（睾丸），精巣上体（副睾丸） 400点

13 末梢神経 1,620点

14 心筋 6,000点

注 6歳未満の乳幼児に対して行った場合は，**乳幼児加算**として，**100点**を所定点数に加算する。

D418 子宮腟部等からの検体採取

1 子宮頸管粘液採取 40点

2 子宮腟部組織採取 200点

3 子宮内膜組織採取 370点

→子宮腟部等からの検体採取

子宮全摘術後の腟端細胞診を目的とした検体採取は，「1」の所定点数を算定する。 （令6保医発0305・4）

D419 その他の検体採取

1 胃液・十二指腸液採取（一連につき） 210点

2 胸水・腹水採取（簡単な液検査を含む） 220点

注 6歳未満の乳幼児に対して行った場合は，**乳幼児加算**として，**60点**を所定点数に加算する。

3 動脈血採取（1日につき） 60点

注1 血液回路から採血した場合は算定しない。

2 6歳未満の乳幼児に対して行った場合は，**乳幼児加算**として，**35点**を所定点数に加算する。

4 前房水採取 420点

注 6歳未満の乳幼児に対して行った場合は，**乳幼児加算**として，**90点**を所定点数に加算する。

5 副腎静脈サンプリング（一連につき） 4,800点

注1 カテーテルの種類，挿入回数によらず一連として算定し，透視，造影剤注入手技，造影剤使用撮影及びエックス線診断の費用は，全て所定点数に含まれるものとする。

2 エックス線撮影に用いられたフィルムの費用は，区分番号E400に掲げるフィルムの所定点数により算定する。

3 6歳未満の乳幼児に対して行った場合は，**乳幼児加算**として，**1,000点**を所定点数に加算する。

6 鼻腔・咽頭拭い液採取 25点

→その他の検体採取

(1) 「1」の胃液・十二指腸液採取については，1回採取，分割採取にかかわらず，この項の所定点数により算定するものとし，ゾンデ挿入に伴いエックス線透視を行った場合においても，エックス線透視料は，別に算定しない。

(2) 「2」の胸水・腹水採取の所定点数には，採取及び簡単な液検査（肉眼的性状観察，リバルタ反応，顕微鏡による細胞の数及び種類の検査）の費用が含まれる。

なお，塗抹染色顕微鏡検査を行った場合は，D017排泄物，滲出物又は分泌物の細菌顕微鏡検査により，血液化学検査を行った場合は，D004穿刺液・採取液検査の「18」その他により，細胞診検査を行った場合は，N004細胞診により算定する。

(3) 「4」の前房水採取については，内眼炎等の診断を目的に前房水を採取した場合に算定する。

(4) 人工腎臓，人工心肺等の回路から動脈血採取を行った場合の採血料は算定できない。

(5) 「5」副腎静脈サンプリング（一連につき）

ア 原発性アルドステロン症及び原発性アルドステロン症合併クッシング症候群の患者に対して，副腎静脈までカテーテルを進め，左右副腎静脈から採血を行った場合に算定する。

イ 副腎静脈サンプリング実施時に副腎静脈造影を行った場合においては，血管造影等のエックス線診断

の費用は，別に算定しない。

ウ　副腎静脈サンプリングで実施する血液採取以外の血液採取は，別に算定できない。 (令６保医発0305·4)

D419-2　眼内液（前房水・硝子体液）検査　1,000点

→眼内液（前房水・硝子体液）検査

眼内液（前房水・硝子体液）検査は，眼内リンパ腫の診断目的に眼内液（前房水・硝子体液）を採取し，ELISA法によるIL－10濃度と，CLEIA法によるIL－６濃度を測定した場合に算定する。なお，眼内液採取に係る費用は別に算定できない。 (令６保医発0305·4)

第５節　薬剤料

D500　薬剤　薬価が15円を超える場合は，薬価から15円を控除した額を10円で除して得た点数につき１点未満の端数を切り上げて得た点数に１点を加算して得た点数とする。

注１　薬価が15円以下である場合は算定しない。

２　使用薬剤の薬価は，別に厚生労働大臣が定める。

第６節　特定保険医療材料料

D600　特定保険医療材料　材料価格を10円で除して得た点数

注　使用した特定保険医療材料の材料価格は，別に厚生労働大臣が定める〔※告示[1]，p.663〕。

検査

第４部　画像診断

通　則

1　画像診断の費用は，第１節，第２節若しくは第３節の各区分の所定点数により，又は第１節，第２節若しくは第３節の各区分の所定点数及び第４節の各区分の所定点数を合算した点数により算定する。

2　画像診断に当たって，別に厚生労働大臣が定める保険医療材料（以下この部において「特定保険医療材料」という）〔※告示①，p.663〕を使用した場合は，前号により算定した点数及び第５節の所定点数を合算した点数により算定する。

3　入院中の患者以外の患者について，緊急のために，保険医療機関が表示する診療時間以外の時間，休日又は深夜において，当該保険医療機関内において撮影及び画像診断を行った場合は，**時間外緊急院内画像診断加算**として，１日につき**110点**を所定点数に加算する。

4　区分番号Ｅ001（写真診断），Ｅ004（基本的エックス線診断料），Ｅ102（核医学診断）及びＥ203（コンピューター断層診断）に掲げる画像診断については，別に厚生労働大臣が定める施設基準〔※告示④第６・１(1)，p.942〕に適合しているものとして地方厚生局長等に届け出た保険医療機関において画像診断を専ら担当する常勤の医師が，画像診断を行い，その結果を文書により報告した場合は，**画像診断管理加算１**として，区分番号Ｅ001又はＥ004に掲げる画像診断，区分番号Ｅ102に掲げる画像診断及び区分番号Ｅ203に掲げる画像診断のそれぞれについて月１回に限り**70点**を所定点数に加算する。ただし，画像診断管理加算２，画像診断管理加算３又は画像診断管理加算４を算定する場合はこの限りでない。

5　区分番号Ｅ102（核医学診断）及びＥ203（コンピューター断層診断）に掲げる画像診断については，別に厚生労働大臣が定める施設基準〔※告示④第６・１(2)(3)(4)，p.942〕に適合しているものとして地方厚生局長等に届け出た保険医療機関において画像診断を専ら担当する常勤の医師が，画像診断を行い，その結果を文書により報告した場合は，**画像診断管理加算２，画像診断管理加算３**又は**画像診断管理加算４**として，区分番号Ｅ102に掲げる画像診断及び区分番号Ｅ203に掲げる画像診断のそれぞれについて月１回に限り**175点，235点**又は**340点**を所定点数に加算する。（**編注**：画像診断管理加算２は病院のみ届出可，画像診断管理加算３は特定機能病院のみ届出可）

6　**遠隔画像診断による画像診断**（区分番号Ｅ001，Ｅ004，Ｅ102又はＥ203に限る）を行った場合については，別に厚生労働大臣が定める施設基準〔※告示④第６・２，p.943〕に適合しているものとして地方厚生局長等に届け出た保険医療機関間で行われた場合に限り算定する。この場合において，受信側の保険医療機関が通則第４号本文の届出を行った保険医療機関であり，当該保険医療機関において画像診断を専ら担当する常勤の医師が，画像診断を行い，その結果を送信側の保険医療機関に文書等により報告した場合は，区分番号Ｅ001又はＥ004に掲げる画像診断，区分番号Ｅ102に掲げる画像診断及び区分番号Ｅ203に掲げる画像診断のそれぞれについて月１回に限り，**画像診断管理加算１**を算定することができる。ただし，画像診断管理加算２，画像診断管理加算３又は画像診断管理加算４を算定する場合はこの限りでない。

7　**遠隔画像診断による画像診断**（区分番号Ｅ102及びＥ203に限る）を通則第６号本文に規定する保険医療機関間で行った場合であって，受信側の保険医療機関が通則第５号の届出を行った保険医療機関であり，当該保険医療機関において画像診断を専ら担当する常勤の医師が，画像診断を行い，その結果を送信側の保険医療機関に文書等により報告した場合は，区分番号Ｅ102に掲げる画像診断及び区分番号Ｅ203に掲げる画像診断のそれぞれについて月１回に限り，**画像診断管理加算２，画像診断管理加算３又は画像診断管理加算４**を算定することができる。

→薬剤料

(1)　画像診断のために使用した薬剤料は別に算定できるが，投薬に係る処方料，処方箋料，調剤料及び調剤技術基本料並びに注射に係る注射料は別に算定できない。

(2)　画像診断のために使用した造影剤又は造影剤以外の薬剤は，Ｅ300薬剤料により算定する。（令６保医発0305·4）

→画像診断に当たって，麻酔を行った場合

第２章第11部麻酔に規定する所定点数を別に算定する。ただし，麻酔手技料を別に算定できない麻酔を行った場合の薬剤料は，第４節薬剤料の規定に基づき算定できる。（令６保医発0305·4）

→時間外緊急院内画像診断加算

(1)　保険医療機関において，当該保険医療機関が表示する診療時間以外の時間，休日又は深夜に入院中の患者以外の患者に対して診療を行った際，医師が緊急に画像診断を行う必要性を認め，当該保険医療機関において，当該保険医療機関の従事者が当該保険医療機関に具備されている画像診断機器を用いて当該画像撮影及び診断を実施した場合に限り算定できる。

(2)　画像診断の開始時間が診療時間以外の時間，休日又は深夜に該当する場合に当該加算を算定する。なお時間外等の定義については，Ａ000初診料の「注７」に規定する時間外加算等における定義と同様である。

(3)　同一患者に同一日に２回以上，時間外，休日又は深夜の診療を行い，その都度緊急の画像診断を行った場合（複数の区分にまたがる場合を含む）においても１回のみの算定とする。

(4)　入院中の患者には当該加算は算定できない。ただし，時間外，休日又は深夜に外来を受診した患者に対し，画像診断の結果入院の必要性を認めて，引き続き入院となった場合はこの限りではない。

(5)　時間外緊急院内画像診断加算を算定する場合においては，Ａ000初診料の「注９」及びＡ001再診料の「注７」に規定する夜間・早朝等加算は算定できない。

(6)　時間外緊急院内画像診断加算は他の医療機関で撮影されたフィルムを診断した場合は算定できない。

画像

(7)　緊急に画像診断を要する場合とは，直ちに何らかの処置・手術等が必要な患者であって，通常の診察のみでは的確な診断が下せず，なおかつ通常の画像診断が整う時間まで画像診断の実施を見合わせることができないような重篤な場合をいう。　(令6保医発0305·4)

→画像診断に当たって通常使用される患者の衣類の費用

画像診断の所定点数に含まれる。　(令6保医発0305·4)

→画像診断管理加算

(1)　画像診断管理加算1は，専ら画像診断を担当する医師〔地方厚生（支）局長に届け出た，専ら画像診断を担当した経験を10年以上有するもの又は当該療養について，関係学会から示されている2年以上の所定の研修を修了し，その旨が登録されているものに限る。以下同じ〕が読影及び診断を行い，その結果を文書により当該専ら画像診断を担当する医師の属する保険医療機関において当該患者の診療を担当する医師に報告した場合に，月の最初の診断の日に算定する。画像診断管理加算2，画像診断管理加算3又は画像診断管理加算4は，当該保険医療機関において実施される核医学診断，CT撮影及びMRI撮影について，専ら画像診断を担当する医師が読影及び診断を行い，その結果を文書により当該専ら画像診断を担当する医師の属する保険医療機関において当該患者の診療を担当する医師に報告した場合に，月の最初の診断の日に算定する。なお，夜間又は休日に撮影された画像については，当該専ら画像診断を担当する医師が，自宅等の当該保険医療機関以外の場所で，画像の読影及び送受信を行うにつき十分な装置・機器を用いた上で読影及び診断を行い，その結果を文書により当該患者の診療を担当する医師に報告した場合も算定できる。その際には，患者の個人情報を含む医療情報の送受信に当たり，安全管理を確実に行った上で実施する。また，当該保険医療機関以外の施設に読影又は診断を委託した場合は，これらの加算は算定できない（「6」又は「7」により算定する場合を除く）。また，これらの加算を算定する場合は，報告された文書又はその写しを**診療録**に添付する。

(2)　画像診断管理加算1，画像診断管理加算2，画像診断管理加算3又は画像診断管理加算4は，それぞれの届出を行った保険医療機関において，専ら画像診断を担当する常勤の医師のうち当該保険医療機関において勤務する1名（画像診断管理加算3を算定する場合にあっては3名，画像診断管理加算4を算定する場合にあっては6名）を除いた専ら画像診断を担当する医師については，当該保険医療機関において常態として週3日以上かつ週22時間以上の勤務を行っている場合に，当該勤務時間以外の所定労働時間については，自宅等の当該保険医療機関以外の場所で，画像の読影及び送受信を行うにつき十分な装置・機器を用いた上で読影を行い，その結果を文書により当該患者の診療を担当する医師に報告した場合も算定できる。その際，患者の個人情報を含む医療情報の送受信に当たり，安全管理を確実に行った上で実施する。また，病院の管理者が当該医師の勤務状況を適切に把握していること。　(令6保医発0305·4)

→遠隔画像診断による画像診断管理加算

(1)　遠隔画像診断を行った場合は，送信側の保険医療機関において撮影料，診断料及び画像診断管理加算（当該加算の算定要件を満たす場合に限る）を算定できる。受信側の保険医療機関における診断等に係る費用については受信側，送信側の医療機関間における相互の合議に委ねる。

(2)　遠隔画像診断を行った場合，画像診断管理加算1は，受信側の保険医療機関において専ら画像診断を担当する医師が読影及び診断を行い，その結果を文書により送信側の保険医療機関において当該患者の診療を担当する医師に報告した場合に，月の最初の診断の日に算定する。遠隔画像診断を行った場合，画像診断管理加算2，画像診断管理加算3又は画像診断管理加算4は，送信側の保険医療機関において実施される核医学診断，CT撮影及びMRI撮影について，受信側の保険医療機関において専ら画像診断を担当する医師が読影を行い，その結果を文書により送信側の保険医療機関において当該患者の診療を担当する医師に報告した場合に，月の最初の診断の日に算定する。なお，夜間又は休日に撮影された画像については，受信側の保険医療機関において専ら画像診断を担当する医師が，自宅等の当該保険医療機関以外の場所で，画像の読影及び送受信を行うにつき十分な装置・機器を用いた上で読影及び診断を行い，その結果を文書により当該患者の診療を担当する医師に報告した場合も算定できる。その際には，患者の個人情報を含む医療情報の送受信に当たり，安全管理を確実に行った上で実施する。また，受信側又は送信側の保険医療機関が受信側及び送信側の保険医療機関以外の施設に読影又は診断を委託した場合は，当該加算は算定できない。また，これらの加算を算定する場合は，報告された文書又はその写しを**診療録**に添付する。

(3)　遠隔画像診断を行った場合，画像診断管理加算1，画像診断管理加算2，画像診断管理加算3又は画像診断管理加算4は，それぞれの届出を行った保険医療機関において，専ら画像診断を担当する常勤の医師のうち当該保険医療機関において勤務する1名（画像診断管理加算3を算定する場合にあっては3名，画像診断管理加算4を算定する場合にあっては6名）を除いた専ら画像診断を担当する医師については，当該保険医療機関において常態として週3日以上かつ週22時間以上の勤務を行っている場合に，当該勤務時間以外の所定労働時間については，自宅等の当該保険医療機関以外の場所で，画像の読影及び送受信を行うにつき十分な装置・機器を用いた上で読影を行い，その結果を文書により当該患者の診療を担当する医師に報告した場合も算定できる。その際，患者の個人情報を含む医療情報の送受信に当たり，安全管理を確実に行った上で実施する。また，病院の管理者が当該医師の勤務状況を適切に把握していること。　(令6保医発0305·4)

第1節　エックス線診断料

通　則

1　エックス線診断の費用は，区分番号Ｅ000に掲げる透視診断若しくは区分番号Ｅ001に掲げる写真診断の各区分の所定点数，区分番号Ｅ001に掲げる写真診断及び区分番号Ｅ002に掲げる撮影の各区分の所定点数を合算した点数若しくは区分番号Ｅ001に掲げる写真診断，区分番号Ｅ002に掲げる撮影及び区分番号Ｅ003に掲げる造影剤注入手技の各区分の所定点数を合算した点数又はこれらの点数を合算した点数により算定する。

2　同一の部位につき，同時に2以上のエックス線撮影を行った場合における写真診断の費用は，第1の診断については区分番号Ｅ001に掲げる写真診断の各所定点数により，第２の診断以後の診断については同区分番号の各所定点数の**100分の50**に相当する点数により算定する。

３　同一の部位につき，同時に２枚以上のフィルムを使用して同一の方法により，撮影を行った場合における写真診断及び撮影の費用は，区分番号**Ｅ001**に掲げる写真診断の２（特殊撮影）及び４（乳房撮影）並びに区分番号**Ｅ002**に掲げる撮影の２（特殊撮影）及び４（乳房撮影）並びに注４及び注５に掲げる場合を除き，第１枚目の写真診断及び撮影の費用については区分番号**Ｅ001**に掲げる写真診断及び区分番号**Ｅ002**に掲げる撮影の各所定点数により，第２枚目から第５枚目までの写真診断及び撮影の費用については区分番号**Ｅ001**に掲げる写真診断及び区分番号**Ｅ002**に掲げる撮影の各所定点数の**100分の50**に相当する点数により算定し，第６枚目以後の写真診断及び撮影については算定しない。

→再撮影に要する費用

エックス線写真撮影の際に失敗等により，再撮影をした場合については再撮影に要した費用は算定できない。再撮影に要した費用は，その理由が患者の故意又は重大な過失による場合を除き，当該保険医療機関の負担とする。（令６保医発0305･4）

→「同一の部位」とは

「２」又は「３」の「同一の部位」とは，部位的な一致に加え，腎と尿管，胸椎下部と腰椎上部のように通常同一フィルム面に撮影し得る範囲をいう。

ただし，食道・胃・十二指腸，血管系（血管及び心臓），リンパ管系及び脳脊髄腔については，それぞれ全体を「同一の部位」として取り扱うものである。（令６保医発0305･4）

→「同時に」とは

「２」又は「３」の「同時に」とは，診断するため予定される一連の経過の間に行われたものをいう。例えば，消化管の造影剤使用写真診断（食道・胃・十二指腸等）において，造影剤を嚥下させて写真撮影し，その後２～３時間経過して再びレリーフ像を撮影した場合は，その診断料は**100分の50**とする。

ただし，胸部単純写真を撮影して診断した結果，断層像の撮影の必要性を認めて，当該断層像の撮影を行った場合等，第１の写真診断を行った後に別種の第２の撮影，診断の必要性を認めて第２の撮影診断を行った場合は，「同時に」には該当せず，第２の診断についても**100分の50**とはしない。（令６保医発0305･4）

→「２以上のエックス線撮影」とは

「２」の「２以上のエックス線撮影」とは，単純撮影，特殊撮影，造影剤使用撮影又は乳房撮影のうち２種以上の撮影を行った場合をいう。この場合，デジタル撮影及びアナログ撮影については区別せず，１種の撮影として扱う。（令６保医発0305･4）

→一連の撮影とは

特殊撮影，乳房撮影，心臓及び冠動脈の造影剤使用撮影の診断料及び撮影料は，フィルム枚数にかかわらず，一連のものについて１回として算定する。ただし，別個に撮影した両側の肺野の断層写真等，撮影部位の異なる場合（乳房撮影を除く）は，部位ごとに１回とする。（令６保医発0305･4）

→「同一の方法」による撮影とは

(1)「３」の「同一の方法」による撮影とは，単純撮影，特殊撮影，造影剤使用撮影又は乳房撮影のそれぞれの撮影方法をいい，デジタル撮影及びアナログ撮影については「同一の方法」として扱う。

(2) 次の場合は，「同一の方法」の繰り返しと考えられるので，「３」の算定方法が適用される。ただし，**ウ**については，いずれか一方の写真診断の結果，他法による撮影の必要性を認め，診断を行った場合は「同時に」には該当しないので，胸部単純撮影及び胸椎撮影のそれぞれについて「３」の適用となるか否かを判断する。なお，仮にそれぞれについて同時に２枚以上のフィルムが使用されれば「３」の適用となる。

ア　脊椎の単純撮影において，頸椎及び胸椎上部を正面・側面等曝射の角度を変えて数回にわたって撮影した場合

イ　胸部単純撮影と肺尖撮影を併施した場合

ウ　胸部単純撮影と胸椎撮影を併施した場合

エ　消化管造影において，食道・胃・十二指腸を背腹・腹背等体位を変換させて数回にわたって撮影した場合

オ　耳鼻科領域におけるシュラー法，ステンバー法及びマイヤー法のうち，２方法以上の撮影を併せて実施した場合（令６保医発0305･4）

→対称部位の撮影

耳・肘・膝等の対称器官又は対称部位の健側を患側の対照として撮影する場合における撮影料，診断料については，同一部位の同時撮影を行った場合と同じ取扱いとする。（令６保医発0305･4）

→100分の50で算定する場合の端数処理

２枚目以降**100分の50**で算定する場合及び間接撮影を行った場合に端数が生じる場合の端数処理は，点数計算の最後に行うものとする。

例　２枚の頭部単純デジタルエックス線撮影を行った場合

［診断料］85点＋85点×0.5＝127.5点
→（四捨五入）→**128点**

［撮影料］68点＋68点×0.5＝**102点**

３枚の頭部単純デジタルエックス線撮影を行った場合

［診断料］85点＋85点×0.5×２＝**170点**

［撮影料］68点＋68点×0.5×２＝**136点**

２枚の胸部アナログエックス線間接撮影を行った場合

［診断料］85点×0.5＋85点×0.5×0.5＝63.75点
→（四捨五入）→**64点**

［撮影料］60点×0.5＋60点×0.5×0.5＝**45点**

（令６保医発0305･4）

→デジタル撮影

デジタル撮影とは，エックス線撮影後，画像情報のデジタル処理を行うことが可能なものをいい，デジタル・サブトラクション・アンギオグラフィー法，コンピューテッド・ラジオグラフィー法又はデジタル透視撮影法による。

なお，デジタル透視撮影法とは，超細密イメージング・インテンシファイアー及び超細密ビデオカメラを用いてデジタル映像化処理を行うものをいう。（令６保医発0305･4）

通　則

４　撮影した画像を電子化して管理及び保存した場合においては，**電子画像管理加算**として，前３号までにより算定した点数に，一連の撮影について次の点数を加算する。ただし，この場合において，フィルムの費用は，算定できない。

イ　単純撮影の場合　**57点**

ロ　特殊撮影の場合　**58点**

ハ　造影剤使用撮影の場合　**66点**

ニ 乳房撮影の場合 **54点**

→電子画像管理加算

(1) 「4」に規定する画像を電子化して管理及び保存した場合とは，デジタル撮影した画像を電子媒体に保存して管理した場合をいい，フィルムへのプリントアウトを行った場合にも当該加算を算定することができるが，本加算を算定した場合には当該フィルムの費用は算定できない。

(2) 電子画像管理加算は，同一の部位につき，同時に2種類以上の撮影方法を使用した場合は一連の撮影とみなし，主たる撮影の点数のみ算定する。

(3) 電子画像管理加算は，他の医療機関で撮影したフィルム等についての診断のみを行った場合には算定しない。 (令6保医発0305·4)

通 則

5 特定機能病院である保険医療機関における入院中の患者に係るエックス線診断料は，区分番号E004に掲げる基本的エックス線診断料の所定点数及び当該所定点数に含まれない各項目の所定点数により算定する。

E000 透視診断 **110点**

→透視診断

(1) 本項の透視診断とは，透視による疾病，病巣の診断を評価するものであり，特に別途疑義解釈通知等により取扱いを示した場合を除き，消化管の造影剤使用撮影に際し腸管の所要の位置に造影剤が到達しているか否かを透視により検査する場合等，撮影の時期決定や準備手段又は他の検査，注射，処置及び手術の補助手段として行う透視については算定できない。

(2) 造影剤を使用する透視診断は一連の診断目的のために行うものについては，時間を隔てて行う場合であっても1回として算定する。ただし，腸管の透視を時間を隔てて数回行いその時間が数時間にわたる場合には，2回以上として算定できる。その基準は概ね2時間に1回とする。 (令6保医発0305·4)

E001 写真診断

1 単純撮影
　イ 頭部，胸部，腹部又は脊椎 **85点**
　ロ その他 **43点**
2 特殊撮影（一連につき） **96点**
3 造影剤使用撮影 **72点**
4 乳房撮影（一連につき） **306点**

注 間接撮影を行った場合は，所定点数の100分の50に相当する点数により算定する。

→写真診断

(1) 他の医療機関で撮影したフィルム等についての診断料は撮影部位及び撮影方法（単純撮影，特殊撮影，造影剤使用撮影又は乳房撮影を指し，アナログ撮影又はデジタル撮影の別は問わない）別に1回の算定とする。例えば，胸部単純写真と断層像についてであれば2回として算定できる。

ただし，1つの撮影方法については撮影回数，写真枚数にかかわらず1回として算定する。

(2) 写真診断においては，耳，副鼻腔は頭部として，骨盤，腎，尿管，膀胱は腹部として，それぞれ「1」の「イ」により算定する。また，頸部，腋窩，股関節部，肩関節部，肩胛骨又は鎖骨にあっても，「1」の「イ」により算定する。

(3) 写真診断に掲げる所定点数は，フィルムへのプリントアウトを行わずに画像を電子媒体に保存した場合にも算定できる。

(4) イメージ・インテンシファイアー間接撮影装置によるエックス線撮影については，診断料及び撮影料は間接撮影の場合の所定点数により算定できる。また，同一部位に対し直接撮影を併せて行った場合は，イメージ・インテンシファイアー間接撮影装置による一連の撮影として間接撮影の場合の所定点数のみを算定する。 (令6保医発0305·4)

E002 撮影

1 単純撮影
　イ アナログ撮影 **60点**
　ロ デジタル撮影 **68点**
2 特殊撮影（一連につき）
　イ アナログ撮影 **260点**
　ロ デジタル撮影 **270点**
3 造影剤使用撮影
　イ アナログ撮影 **144点**
　ロ デジタル撮影 **154点**
4 乳房撮影（一連につき）
　イ アナログ撮影 **192点**
　ロ デジタル撮影 **202点**

注1 間接撮影を行った場合は，所定点数の100分の50に相当する点数により算定する。

2 新生児，3歳未満の乳幼児（新生児を除く）又は3歳以上6歳未満の幼児に対して撮影を行った場合は，**新生児加算，乳幼児加算又は幼児加算**として，当該撮影の所定点数にそれぞれ所定点数の100分の80，100分の50又は100分の30に相当する点数を加算する。

3 造影剤使用撮影について，脳脊髄腔造影剤使用撮影を行った場合は，**脳脊髄腔造影剤使用撮影加算**として，**148点**を所定点数に加算する。

4 造影剤使用撮影について，心臓及び冠動脈造影を行った場合は，一連につき区分番号D206に掲げる心臓カテーテル法による諸検査の所定点数により算定するものとし，造影剤使用撮影に係る費用及び造影剤注入手技に係る費用は含まれるものとする。

5 造影剤使用撮影について，胆管・膵管造影法を行った場合は，画像診断に係る費用も含め，一連につき区分番号D308に掲げる胃・十二指腸ファイバースコピーの所定点数（加算を含む）により算定する。

6 乳房撮影（一連につき）について，乳房トモシンセシス撮影を行った場合は，**乳房トモシンセシス加算**として，**100点**を所定点数に加算する。

→撮影

(1) 高圧撮影，拡大撮影及び軟部組織撮影は，「1」の単純撮影として算定する。

(2) エックス線フィルムサブトラクションについては，

画像

反転フィルムの作製の費用として，一連につき，「1」及びE400フィルムによって算定し，診断料は別に算定できない。なお，診療継続中の患者であって診療上の必要性を認め以前撮影した脳血管造影フィルムを用いてサブトラクションを実施した場合であっても，反転フィルムの作製の費用及びフィルム料は算定できるが，診断料は別に算定できない。

(3) 特殊撮影とは，パントモグラフィー，断層撮影（同時多層撮影，回転横断撮影を含む），スポット撮影（胃，胆嚢及び腸），側頭骨・上顎骨・副鼻腔曲面断層撮影及び児頭骨盤不均衡特殊撮影〔側面撮影及び骨盤入口撮影後，側面，骨盤入口撮影のフィルムに対し特殊ルーラー（計測板）の重複撮影を行う方法をいう〕をいう。なお，胃のスポット撮影，胆嚢スポット撮影及び腸スポット撮影については，消化管撮影の一連の診断行為の1つとみなされる場合であっても，第1節エックス線診断料の「2」の適用の対象とする。

(4) 撮影に掲げる所定点数は，フィルムへのプリントアウトを行わずに画像を電子媒体に保存した場合にも算定できる。
(令6保医発0305·4)

→造影剤使用撮影時の算定方法

ア 造影剤使用撮影とは，血管造影，瘻孔造影及び気造影等の造影剤を使用して行った撮影をいう。

イ 二重造影は，消化管診断に含まれ，別に算定できないが，その際に使用される発泡錠は薬剤料として別に算定できる。

ウ 椎間板の変性を見るため，エックス線透視下に造影剤を使用し，椎間板を求めて1～3か所注入し，四ツ切フィルム2枚のエックス線写真診断を行った場合は，「3」により算定する。

エ 高速心大血管連続撮影装置による撮影は，「3」により算定する。

オ 子宮卵管造影法による検査は，E001写真診断の「3」，E002撮影の「3」，E003造影剤注入手技の「6」の「ロ」，E300薬剤及びE400フィルムにより算定する。
(令6保医発0305·4)

→乳房撮影

乳房撮影とは，当該撮影専用の機器を用いて，原則として両側の乳房に対し，それぞれ2方向以上の撮影を行うものをいい，両側について一連として算定する。
(令6保医発0305·4)

→新生児加算，乳幼児加算又は幼児加算

「注2」により新生児加算，乳幼児加算又は幼児加算を行う場合の所定点数とは，「1」，「2」，「3」（「注3」による加算を含む）又は「4」の点数（間接撮影の場合は**100分の50**に相当する点数）をいう。

なお，新生児加算，乳幼児加算又は幼児加算を行う場合に端数が生じる場合の端数処理は，当該撮影の最後に行う。

例 単純撮影（デジタル撮影）における新生児加算，乳幼児加算又は幼児加算を行う場合の端数処理の例

1枚撮影の場合

［新生児加算］68点×1.8＝122.4点→（四捨五入）→ **122点**

3枚撮影の場合

［新生児加算］68点×1.8＋68点×1.8×0.5×2＝244.8点→（四捨五入）→ **245点**
(令6保医発0305·4)

E003 造影剤注入手技

1 点滴注射 区分番号G004に掲げる点滴注射の所定点数

2 動脈注射 区分番号G002に掲げる動脈注射の所定点数

3 動脈造影カテーテル法

イ 主要血管の分枝血管を選択的に造影撮影した場合 **3,600点**

注1 血流予備能測定検査を実施した場合は，**血流予備能測定検査加算**として，**400点**を所定点数に加算する。

2 頸動脈閉塞試験（マタス試験）を実施した場合は，**頸動脈閉塞試験加算**として，**1,000点**を所定点数に加算する。

ロ イ以外の場合 **1,180点**

注 血流予備能測定検査を実施した場合は，**血流予備能測定検査加算**として，**400点**を所定点数に加算する。

4 静脈造影カテーテル法 **3,600点**

5 内視鏡下の造影剤注入

イ 気管支ファイバースコピー挿入

区分番号D302に掲げる気管支ファイバースコピーの所定点数

ロ 尿管カテーテル法（両側）

区分番号D318に掲げる尿管カテーテル法の所定点数

6 腔内注入及び穿刺注入

イ 注腸 **300点**

ロ その他のもの **120点**

7 嚥下造影 **240点**

→造影剤注入手技

(1) 造影剤注入手技料は，造影剤使用撮影を行うに当たって造影剤を注入した場合に算定する。ただし，同一日にG001静脈内注射又はG004点滴注射を算定した場合は造影剤注入手技の「1」点滴注射の所定点数は重複して算定できない。

(2) 「3」の動脈造影カテーテル法及び「4」の静脈造影カテーテル法とは，血管造影用カテーテルを用いて行った造影剤注入手技をいう。

(3) 「3」の「イ」は，主要血管である総頸動脈，椎骨動脈，鎖骨下動脈，気管支動脈，腎動脈，腹部動脈（腹腔動脈，上及び下腸間膜動脈をも含む），骨盤動脈又は各四肢の動脈の分枝血管を選択的に造影撮影した場合，分枝血管の数にかかわらず1回に限り算定できる。

総頸動脈，椎骨動脈，鎖骨下動脈，気管支動脈及び腎動脈の左右両側をあわせて造影した場合であっても一連の主要血管として所定点数は1回に限り算定する。

(4) 静脈造影カテーテル法は，副腎静脈，奇静脈又は脊椎静脈に対して実施した場合に算定できる。

(5) 「6」の「イ」注腸を実施する際の前処置として行った高位浣腸の処置料は所定点数に含まれ，別途算定できない。

(6) 「6」の「ロ」その他のものとは，腰椎穿刺注入，胸椎穿刺注入，頸椎穿刺注入，関節腔内注入，上顎洞穿刺注入，気管内注入（内視鏡下の造影剤注入によらないもの），子宮卵管内注入，胃・十二指腸ゾンデ挿入による注入，膀胱内注入，腎盂内注入及び唾液腺注入をいう。

(7) 経皮経肝胆管造影における造影剤注入手技はD314腹腔鏡検査により算定し，胆管に留置したドレーンチューブ等からの造影剤注入手技はE003の「6」の「ロ」により算定する。

(8) 精嚢撮影を行うための精管切開は，K829精管切断，

画像

切除術により算定する。

(9)　造影剤を注入するために観血手術を行った場合は，当該観血手術の所定点数をあわせて算定する。

(10)　リンパ管造影を行うときの造影剤注入のための観血手術及び注入の手技料は，あわせて，K626リンパ節摘出術の「1」により算定する。（令6保医発0305·4）

E004　基本的エックス線診断料（1日につき）

1　入院の日から起算して4週間以内の期間　**55点**

2　入院の日から起算して4週間を超えた期間　**40点**

注1　特定機能病院である保険医療機関において，入院中の患者に対して行ったエックス線診断について算定する。

2　次に掲げるエックス線診断の費用は所定点数に含まれるものとする。

イ　区分番号E001に掲げる写真診断の1に掲げるもの（間接撮影の場合を含む）

ロ　区分番号E002に掲げる撮影の1に掲げるもの（間接撮影の場合を含む）

3　療養病棟，結核病棟又は精神病棟に入院している患者及び第1章第2部第2節に規定するHIV感染者療養環境特別加算，特定感染症患者療養環境特別加算若しくは重症者等療養環境特別加算又は同部第3節に規定する特定入院料を算定している患者については適用しない。

→基本的エックス線診断料

(1)　基本的エックス線診断料は，特定機能病院の入院医療において通常行われる基本的な画像診断について，その適正化及び請求事務の簡素化の観点から包括化して入院日数に応じた算定を行うものである。

(2)　1月を通じて，基本的エックス線診断料に包括されている画像診断項目のいずれも行われなかった場合は，当該月は本診断料は算定できない。

(3)　写真診断及び撮影を行い，これに伴って使用されるフィルムは，別に算定できる。

(4)　基本的エックス線診断料を算定している患者に対して，撮影した画像を電子化して管理及び保存した場合は，一連の撮影ごとに第1節のエックス線診断料「通則」の「4」に規定する電子画像管理加算を別に算定できる。

(5)　基本的エックス線診断料を算定している患者に対して，エックス線フィルムサブトラクションを行った場合は，基本的エックス線診断料の他，手技料としてE002の「1」の所定点数を算定できる。

(6)　基本的エックス線診断料に含まれない画像診断を行った場合は，別途当該画像診断に係る所定点数を算定できる。

(7)　単純撮影を2枚以上撮影した場合又は間接撮影を行った場合にあっても，手技料は基本的エックス線診断料に含まれ，別に算定できない。

(8)　入院日数については，入院基本料とは異なり，入院の都度当該入院の初日から数え，また，退院日も算定対象となる。なお，外泊期間中は，入院日数に含まれない。

(9)　療養病棟，結核病棟又は精神病棟に入院している患者及び第1章第2部第2節に規定するA220HIV感染者療養環境特別加算，A220-2特定感染症患者療養環境特別加算若しくはA221重症者等療養環境特別加算又は同部第3節に規定する特定入院料を算定している患者については，基本的エックス線診断料は別に算定しないが，入院日数は入院初日から数える。

（令6保医発0305·4）

第2節　核医学診断料

通　則

1　同一のラジオアイソトープを用いて，区分番号D292に掲げる体外からの計測によらない諸検査若しくは区分番号D293に掲げるシンチグラム（画像を伴わないもの）の項に掲げる検査又は区分番号E100からE101-4までに掲げる核医学診断のうちいずれか2以上を行った場合は，主たる検査又は核医学診断に係るいずれかの所定点数のみにより算定する。

2　核医学診断の費用は，区分番号E100からE101-5までに掲げる各区分の所定点数及び区分番号E102に掲げる核医学診断の所定点数を合算した点数により算定する。

3　撮影した画像を電子化して管理及び保存した場合においては，**電子画像管理加算**として，前2号により算定した点数に，一連の撮影について1回に限り，**120点**を所定点数に加算する。ただし，この場合において，フィルムの費用は算定できない。

→核医学診断に係る一般的事項

「1」に規定する核医学診断に係る所定点数とは，E100からE101-5までに掲げる所定点数及びE102に掲げる所定点数を合算した点数をいう。（令6保医発0305·4）

→電子画像管理加算

「3」に規定する画像を電子化して管理及び保存した場合とは，デジタル撮影した画像を電子媒体に保存して管理した場合をいい，フィルムへのプリントアウトを行った場合にも当該加算を算定することができるが，本加算を算定した場合には当該フィルムの費用は算定できない。（令6保医発0305·4）

→ラジオアイソトープの費用

ラジオアイソトープの費用を算定する場合は，「使用薬剤の薬価（薬価基準）」の定めるところによる。

（令6保医発0305·4）

E100　シンチグラム（画像を伴うもの）

1　部分（静態）（一連につき）　**1,300点**

2　部分（動態）（一連につき）　**1,800点**

3　全身（一連につき）　**2,200点**

注1　同一のラジオアイソトープを使用して数部位又は数回にわたってシンチグラム検査を行った場合においても，一連として扱い，主たる点数をもって算定する。

2　甲状腺シンチグラム検査に当たって，甲状腺ラジオアイソトープ摂取率を測定した場合は，**甲状腺ラジオアイソトープ摂取率測定加算**として，**100点**を所定点数に加算する。

3　新生児，3歳未満の乳幼児（新生児を除く）又は3歳以上6歳未満の幼児に対してシンチグラムを行った場合は，**新生児加算，乳幼児加算又は幼児加算**として，当該シンチグラムの所定点数にそれぞれ所定点数の**100分の80**，**100分の50**又は**100分の30**に相当する点数を加算する。

4　ラジオアイソトープの注入手技料は，所定点数に含まれるものとする。

→シンチグラム（画像を伴うもの）

(1)「注３」の加算における所定点数には「注２」による加算は含まれない。

(2)　当該撮影に用いる放射性医薬品については，専門の知識及び経験を有する放射性医薬品管理者の下で管理されていることが望ましい。（令６保医発0305·4）

E 101　シングルホトンエミッションコンピューター断層撮影（同一のラジオアイソトープを用いた一連の検査につき）　**1,800点**

注１　甲状腺シンチグラム検査に当たって，甲状腺ラジオアイソトープ摂取率を測定した場合は，**甲状腺ラジオアイソトープ摂取率測定加算**として，**100点**を所定点数に加算する。

２　新生児，３歳未満の乳幼児（新生児を除く）又は３歳以上６歳未満の幼児に対して断層撮影を行った場合は，**新生児加算，乳幼児加算又は幼児加算**として，所定点数にそれぞれ所定点数の**100分の80**，**100分の50**又は**100分の30**に相当する点数を加算する。

３　負荷試験を行った場合は，負荷の種類又は測定回数にかかわらず，**断層撮影負荷試験加算**として，所定点数の**100分の50**に相当する点数を加算する。

４　ラジオアイソトープの注入手技料は，所定点数に含まれるものとする。

→シングルホトンエミッションコンピューター断層撮影

(1)　シングルホトンエミッションコンピューター断層撮影は，同一のラジオアイソトープを使用した一連の検査につき，撮影の方向，スライスの数，撮影の部位数及び疾病の種類等にかかわらず所定点数のみにより算定する。

(2)「注２」の加算における所定点数とは，「注１」及び「注３」の加算を含まない点数である。

(3)「注３」の加算における所定点数とは，「注１」及び「注２」の加算を含まない点数である。

(4)　当該撮影に用いる放射性医薬品については，専門の知識及び経験を有する放射性医薬品管理者の下で管理されていることが望ましい。（令６保医発0305·4）

E 101-2　ポジトロン断層撮影

1　^{15}O標識ガス剤を用いた場合（一連の検査につき）　**7,000点**

2　^{18}FDGを用いた場合（一連の検査につき）　**7,500点**

3　^{13}N標識アンモニア剤を用いた場合（一連の検査につき）　**9,000点**

4　^{18}F標識フルシクロビンを用いた場合（一連の検査につき）　**2,500点**

5　アミロイドPETイメージング剤を用いた場合（一連の検査につき）

イ　放射性医薬品合成設備を用いた場合　**12,500点**

ロ　イ以外の場合　**2,600点**

注１　^{15}O標識ガス剤の合成及び吸入，^{18}FDGの合成及び注入，^{13}N標識アンモニア剤の合成及び注入，^{18}F標識フルシクロビンの注入並びにアミロイドPETイメージング剤の合成（放射性医薬品合成設備を用いた場合に限る）及び注入に要する費用は，所定点数に含まれる。

２　別に厚生労働大臣が定める施設基準〔※告示④第６・３(1)(2)，p.944〕に適合しているものとして地方厚生局長等に届け出た保険医療機関において行われる場合に限り算定する。

３　別に厚生労働大臣が定める施設基準〔※告示④第６・３(3)，p.944〕に適合しているものとして地方厚生局長等に届け出た保険医療機関以外の保険医療機関において行われる場合は，所定点数の**100分の80**に相当する点数により算定する。

４　１から４までについては，新生児，３歳未満の乳幼児（新生児を除く）又は３歳以上６歳未満の幼児に対して断層撮影を行った場合は，**新生児加算，乳幼児加算又は幼児加算**として，**1,600点**，**1,000点**又は**600点**を所定点数に加算する。ただし，注３の規定により所定点数を算定する場合においては，**1,280点**，**800点**又は**480点**を所定点数に加算する。

→ポジトロン断層撮影

(1)　ポジトロン断層撮影（PET）は，撮影の方向，スライスの数，撮影の部位数及び疾患の種類等にかかわらず所定点数のみにより算定する。

(2)　^{15}O標識ガス剤を用いた場合

ア「１」の^{15}O標識ガス剤を用いた場合（一連の検査につき）について，当該画像診断に伴って行われる血液ガス分析の費用は所定点数に含まれ，別に算定できない。

イ　ターゲットガス（窒素，酸素，二酸化炭素）等の^{15}O標識ガス剤の合成及び吸入に係る費用は所定点数に含まれ，別に算定できない。

(3)　^{18}FDGを用いた場合

ア「２」の^{18}FDGを用いた場合（一連の検査につき）については，てんかん，心疾患若しくは血管炎の診断又は悪性腫瘍（早期胃癌を除き，悪性リンパ腫を含む）の病期診断若しくは転移・再発の診断を目的とし，次の表に定める要件を満たす場合に限り算定する。

1. てんかん	難治性部分てんかんで外科切除が必要とされる患者に使用する。
2. 心疾患	虚血性心疾患による心不全患者における心筋組織のバイアビリティ診断（他の検査で判断のつかない場合に限る），心サルコイドーシスの診断（心臓以外で類上皮細胞肉芽腫が陽性でサルコイドーシスと診断され，かつ心臓病変を疑う心電図又は心エコー所見を認める場合に限る）又は心サルコイドーシスにおける炎症部位の診断が必要とされる患者に使用する。

3. 悪性腫瘍（早期胃癌を除き，悪性リンパ腫を含む）	他の検査又は画像診断により病期診断又は転移若しくは再発の診断が確定できない患者に使用する。
4. 血管炎	高安動脈炎等の大型血管炎において，他の検査で病変の局在又は活動性の判断のつかない患者に使用する。

イ ^{18}FDG製剤を医療機関内で製造する場合は，^{18}FDG製剤の製造に係る衛生管理，品質管理等については，関係学会の定める基準を参考として，十分安全な体制を整備した上で実施する。なお，高安動脈炎等の大型血管炎の診断に用いる^{18}FDG製剤については，当該診断のために用いるものとして薬事承認を得ている^{18}FDG製剤を使用した場合に限り算定する。

ウ 当該画像診断を実施した同一月内に悪性腫瘍の診断の目的でE100シンチグラム（画像を伴うもの）（ガリウムにより標識された放射性医薬品を用いるものに限る）を実施した場合には，主たるもののみを算定する。

エ ^{18}FDGの合成及び注入に係る費用は所定点数に含まれ，別に算定できない。

(4) ^{13}N標識アンモニア剤を用いた場合

ア 「3」の^{13}N標識アンモニア剤を用いた場合（一連の検査につき）については，他の検査で判断のつかない虚血性心疾患の診断を目的として行った場合に算定する。なお，負荷に用いる薬剤料は所定点数に含まれ，別に算定できない。

イ ^{13}N標識アンモニア剤の合成及び注入に係る費用は所定点数に含まれ，別に算定できない。

(5) ^{18}F標識フルシクロビンを用いた場合

ア 「4」の^{18}F標識フルシクロビンを用いた場合（一連の検査につき）については，初発の悪性神経膠腫が疑われる患者に対して，腫瘍摘出範囲の決定の補助を目的として，腫瘍の可視化に用いるものとして薬事承認を得ている放射性医薬品を用いて行った場合に限り算定する。

イ ^{18}F標識フルシクロビンの注入に係る費用は所定点数に含まれ，別に算定できない。

(6) アミロイドPETイメージング剤を用いた場合

ア 「5」のアミロイドPETイメージング剤を用いた場合（一連の検査につき）については，厚生労働省の定めるレカネマブ（遺伝子組換え）製剤に係る最適使用推進ガイドラインに沿って，アルツハイマー病による軽度認知障害又は軽度の認知症が疑われる患者等に対し，レカネマブ（遺伝子組換え）製剤の投与の要否を判断する目的でアミロイドβ病理を示唆する所見を確認する場合に，患者1人につき1回に限り算定する。ただし，レカネマブ（遺伝子組換え）製剤の投与中止後に初回投与から18か月を超えて再開する場合は，さらに1回に限り算定できる。なお，この場合においては，本撮影が必要と判断した医学的根拠を診療報酬明細書の摘要欄に記載する。

イ 「5」の「イ」放射性医薬品合成設備を用いた場合については，使用目的又は効果として，アミロイドPETイメージング剤の製造に使用するものとして薬事承認又は認証を得ている放射性医薬品合成設備を用いて，アミロイドPETイメージング剤を医療機関内で製造した場合に限り算定する。ただし，アミロイドPETイメージング剤の製造に係る衛生管理，品質管理等については，関係学会の定める基準を参考として，十分安全な体制を整備した上で実施する。なお，アミロイドPETイメージング剤の合成及び注入に係る費用は所定点数に含まれ，別に算定できない。

ウ 「5」の「ロ」イ以外の場合については，効能又は効果として，アルツハイマー病による軽度認知障害又は認知症が疑われる患者の脳内アミロイドベータプラークの可視化に用いるものとして薬事承認を得ているアミロイドPETイメージング剤を使用した場合に限り算定する。なお，アミロイドPETイメージング剤の注入に係る費用は所定点数に含まれ，別に算定できない。

エ レカネマブ（遺伝子組換え）製剤の投与の要否を判断する目的で，E101-3ポジトロン断層・コンピューター断層複合撮影（一連の検査につき）の「4」アミロイドPETイメージング剤を用いた場合（一連の検査につき）又はE101-4ポジトロン断層・磁気共鳴コンピューター断層複合撮影（一連の検査につき）の「3」アミロイドPETイメージング剤を用いた場合（一連の検査につき）を併せて実施した場合には，主たるもののみ算定する。

(7) ポジトロン断層撮影と同時に同一の機器を用いて行ったコンピューター断層撮影の費用はポジトロン断層撮影の所定点数に含まれ，別に算定できない。

(8) 当該撮影に用いる放射性医薬品については，専門の知識及び経験を有する放射性医薬品管理者の下で管理されていることが望ましい。 （令6保医発0305・4）

E101-3 ポジトロン断層・コンピューター断層複合撮影（一連の検査につき）

1 ^{15}O標識ガス剤を用いた場合（一連の検査につき） **7,625点**

2 ^{18}FDGを用いた場合（一連の検査につき） **8,625点**

3 ^{18}F標識フルシクロビンを用いた場合（一連の検査につき） **3,625点**

4 アミロイドPETイメージング剤を用いた場合（一連の検査につき）

イ 放射性医薬品合成設備を用いた場合 **13,625点**

ロ イ以外の場合 **3,725点**

注1 ^{15}O標識ガス剤の合成及び吸入，^{18}FDGの合成及び注入，^{18}F標識フルシクロビンの注入並びにアミロイドPETイメージング剤の合成（放射性医薬品合成設備を用いた場合に限る）及び注入に要する費用は，所定点数に含まれる。

2 別に厚生労働大臣が定める施設基準〔※告示4第6・3(1)(2)，p.944〕に適合しているものとして地方厚生局長等に届け出た保険医療機関において行われる場合に限り算定する。

3 別に厚生労働大臣が定める施設基準〔※告示4第6・3(3)，p.944〕に適合しているものとして地方厚生局長等に届け出た保険医療機関以外の保険医療機関において行われる場合は，所定点数の**100分の80**に相当する点数により算定する。

4 1から3までについては，新生児，3歳未満の乳幼児（新生児を除く）又は3歳以上6歳未満の幼児に対して断層撮影を行った場合は，**新生児加算**，**乳幼児加算**又は**幼児**

加算として，1,600点，1,000点又は600点を所定点数に加算する。ただし，注３の規定により所定点数を算定する場合においては，1,280点，800点又は480点を所定点数に加算する。

→ポジトロン断層・コンピューター断層複合撮影（一連の検査につき）

(1) ポジトロン断層・コンピューター断層複合撮影は，X線CT組合せ型ポジトロンCT装置を用いて，診断用の画像としてポジトロン断層撮影画像，コンピューター断層撮影画像及び両者の融合画像を取得するものをいい，ポジトロン断層撮影画像の吸収補正用としてのみコンピューター断層撮影を行った場合は該当しない。また，撮影の方向，スライスの数，撮影の部位数及び疾患の種類等にかかわらず所定点数により算定する。

(2) 同一月に，E200コンピューター断層撮影（CT撮影）を行った後にポジトロン断層・コンピューター断層複合撮影を行う場合は，本区分は算定せず，E101-2ポジトロン断層撮影により算定する。この場合においては，E101-2の別に厚生労働大臣が定める施設基準に適合しているものとして地方厚生（支）局長に届け出ていなくても差し支えない。

(3) ^{15}O標識ガス剤を用いた場合

ア「１」の^{15}O標識ガス剤を用いた場合（一連の検査につき）について，当該画像診断に伴って行われる血液ガス分析の費用は所定点数に含まれ，別に算定できない。

イ ターゲットガス（窒素，酸素，二酸化炭素）等の^{15}O標識ガス剤の合成及び吸入に係る費用は所定点数に含まれ，別に算定できない。

(4) ^{18}FDGを用いた場合

ア「２」の^{18}FDGを用いた場合（一連の検査につき）については，てんかん若しくは血管炎の診断又は悪性腫瘍（早期胃癌を除き，悪性リンパ腫を含む）の病期診断若しくは転移・再発の診断を目的とし，次の表に定める要件を満たす場合に限り算定する。ただし，表中の「画像診断」からは，コンピューター断層撮影を除く。次の表に定める要件は満たさないが，E101-2ポジトロン断層撮影に定める要件を満たす場合は，E101-2により算定する。

1. てんかん	難治性部分てんかんで外科切除が必要とされる患者に使用する。
2. 悪性腫瘍（早期胃癌を除き，悪性リンパ腫を含む）	他の検査又は画像診断により病期診断又は転移若しくは再発の診断が確定できない患者に使用する。
3. 血管炎	高安動脈炎等の大型血管炎において，他の検査で病変の局在又は活動性の判断のつかない患者に使用する。

イ ^{18}FDG製剤を医療機関内で製造する場合は，^{18}FDG製剤の製造に係る衛生管理，品質管理等については，関係学会の定める基準を参考として，十分安全な体制を整備した上で実施する。なお，高安動脈炎等の大型血管炎の診断に用いる^{18}FDG製剤については，当該診断のために用いるものとして薬事承認を得ている^{18}FDG製剤を使用した場合に限り算定する。

ウ 当該画像診断を実施した同一月内に悪性腫瘍の診断の目的でE100シンチグラム（画像を伴うもの）（ガリウムにより標識された放射性医薬品を用いるものに限る）又はE101-4ポジトロン断層・磁気共鳴コンピューター断層複合撮影（一連の検査につき）を実施した場合には，主たるもののみを算定する。

エ ^{18}FDGの合成及び注入に係る費用は所定点数に含まれ，別に算定できない。

(5) ^{18}F標識フルシクロビンを用いた場合

ア「３」の^{18}F標識フルシクロビンを用いた場合（一連の検査につき）については，初発の悪性神経膠腫が疑われる患者に対して，腫瘍摘出範囲の決定の補助を目的として，腫瘍の可視化に用いるものとして薬事承認を得ている放射性医薬品を用いて行った場合に限り算定する。

イ ^{18}F標識フルシクロビンの注入に係る費用は所定点数に含まれ，別に算定できない。

(6) アミロイドPETイメージング剤を用いた場合

ア「４」のアミロイドPETイメージング剤を用いた場合（一連の検査につき）については，厚生労働省の定めるレカネマブ（遺伝子組換え）製剤に係る最適使用推進ガイドラインに沿って，アルツハイマー病による軽度認知障害又は軽度の認知症が疑われる患者等に対し，レカネマブ（遺伝子組換え）製剤の投与の要否を判断する目的でアミロイドβ病理を示唆する所見を確認する場合に，患者１人につき１回に限り算定する。ただし，レカネマブ（遺伝子組換え）製剤の投与中止後に初回投与から18か月を超えて再開する場合は，さらに１回に限り算定できる。なお，本撮影が必要と判断した医学的根拠を診療報酬明細書の摘要欄に記載する。

イ「４」の「イ」放射性医薬品合成設備を用いた場合については，使用目的又は効果として，アミロイドPETイメージング剤の製造に使用するものとして薬事承認又は認証を得ている放射性医薬品合成設備を用いて，アミロイドPETイメージング剤を医療機関内で製造した場合に限り算定する。ただし，アミロイドPETイメージング剤の製造に係る衛生管理，品質管理等については，関係学会の定める基準を参考として，十分安全な体制を整備した上で実施する。なお，アミロイドPETイメージング剤の合成及び注入に係る費用は所定点数に含まれ，別に算定できない。

ウ「４」の「ロ」イ以外の場合については，効能又は効果として，アルツハイマー病による軽度認知障害又は認知症が疑われる患者の脳内アミロイドベータプラークの可視化に用いるものとして薬事承認を得ているアミロイドPETイメージング剤を使用した場合に限り算定する。なお，この場合においては，アミロイドPETイメージング剤の注入に係る費用は所定点数に含まれ，別に算定できない。

エ レカネマブ（遺伝子組換え）製剤の投与の要否を判断する目的で，E101-2ポジトロン断層撮影の「５」アミロイドPETイメージング剤を用いた場合（一連の検査につき）又はE101-4ポジトロン断層・磁気共鳴コンピューター断層複合撮影（一連の検査につき）の「３」アミロイドPETイメージング剤を用いた場合（一連の検査につき）を併せて実施した場合には，主たるもののみ算定する。

(7) 撮影に当たって造影剤を使用した場合は，E200コンピューター断層撮影（CT撮影）の「注３」の加算を本区分に対する加算として併せて算定する。

(8) 当該撮影に用いる放射性医薬品については，専門の知識及び経験を有する放射性医薬品管理者の下で管理

画像

されていることが望ましい。（令6保医発0305·4）

E 101-4 ポジトロン断層・磁気共鳴コンピューター断層複合撮影（一連の検査につき）

1 ^{18}FDGを用いた場合（一連の検査につき） **9,160点**

2 ^{18}F標識フルシクロビンを用いた場合（一連の検査につき） **4,160点**

3 アミロイドPETイメージング剤を用いた場合（一連の検査につき）

イ 放射性医薬品合成設備を用いた場合 **14,160点**

ロ イ以外の場合 **4,260点**

注1 ^{18}FDGの合成及び注入，^{18}F標識フルシクロビンの注入並びにアミロイドPETイメージング剤の合成（放射性医薬品合成設備を用いた場合に限る）及び注入に要する費用は，所定点数に含まれる。

2 別に厚生労働大臣が定める施設基準〔※告示④第6・3(1)(2)，p.944〕に適合しているものとして地方厚生局長等に届け出た保険医療機関において行われる場合に限り算定する。

3 別に厚生労働大臣が定める施設基準〔※告示④第6・3(3)，p.944〕に適合しているものとして地方厚生局長等に届け出た保険医療機関以外の保険医療機関において行われる場合は，所定点数の**100分の80**に相当する点数により算定する。

4 1及び2については，新生児，3歳未満の乳幼児（新生児を除く）又は3歳以上6歳未満の幼児に対して断層撮影を行った場合は，**新生児加算**，**乳幼児加算**又は**幼児加算**として，**1,600点**，**1,000点**又は**600点**を所定点数に加算する。ただし，注3の規定により所定点数を算定する場合においては，**1,280点**，**800点**又は**480点**を所定点数に加算する。

→ポジトロン断層・磁気共鳴コンピューター断層複合撮影（一連の検査につき）

(1) ポジトロン断層・磁気共鳴コンピューター断層複合撮影は，PET装置とMRI装置を組み合わせた装置を用いて，診断用の画像としてポジトロン断層撮影画像，磁気共鳴コンピューター断層撮影画像及び両者の融合画像を取得するものをいう。また，画像のとり方，画像処理法の種類，スライスの数，撮影の部位数，疾病の種類等にかかわらず，所定点数により算定する。

(2) 同一月に，E 202磁気共鳴コンピューター断層撮影（MRI撮影）を行った後にポジトロン断層・磁気共鳴コンピューター断層複合撮影を行う場合は，本区分は算定せず，E 101-2ポジトロン断層撮影により算定する。この場合においては，E 101-2の別に厚生労働大臣が定める施設基準に適合しているものとして地方厚生（支）局長に届け出ていなくても差し支えない。

(3) ^{18}FDGを用いた場合

ア 「1」の^{18}FDGを用いた場合（一連の検査につき）については，心疾患の診断又は悪性腫瘍（脳，頭頸部，縦隔，胸膜，乳腺，直腸，泌尿器，卵巣，子宮，骨軟部組織，造血器，悪性黒色腫）の病期診断及び転移・再発の診断を目的とし，次の表に定める要件を満たす場合に限り算定する。ただし，表中の「画像診断」からは，磁気共鳴コンピューター断層撮影を除く。

1. 心疾患	心サルコイドーシスにおける炎症部位の診断が必要とされる患者に使用する。
2. 悪性腫瘍（脳，頭頸部，縦隔，胸膜，乳腺，直腸，泌尿器，卵巣，子宮，骨軟部組織，造血器，悪性黒色腫）	他の検査又は画像診断により病期診断又は転移若しくは再発の診断が確定できない患者に使用する。

イ ^{18}FDG製剤を医療機関内で製造する場合は，^{18}FDG製剤の製造に係る衛生管理，品質管理等については，関係学会の定める基準を参考として，十分安全な体制を整備した上で実施する。

ウ 当該画像診断を実施した同一月内に悪性腫瘍の診断の目的でE 100シンチグラム（画像を伴うもの）（ガリウムにより標識された放射性医薬品を用いるものに限る）又はE 101-3ポジトロン断層・コンピューター断層複合撮影（一連の検査につき）を実施した場合には，主たるもののみを算定する。

エ ^{18}FDGの合成及び注入に係る費用は所定点数に含まれ，別に算定できない。

(4) ^{18}F標識フルシクロビンを用いた場合

ア 「2」の^{18}F標識フルシクロビンを用いた場合（一連の検査につき）については，初発の悪性神経膠腫が疑われる患者に対して，腫瘍摘出範囲の決定の補助を目的として，腫瘍の可視化に用いるものとして薬事承認を得ている放射性医薬品を用いて行った場合に限り算定する。

イ ^{18}F標識フルシクロビンの注入に係る費用は所定点数に含まれ，別に算定できない。

(5) アミロイドPETイメージング剤を用いた場合

ア 「3」のアミロイドPETイメージング剤を用いた場合（一連の検査につき）については，厚生労働省の定めるレカネマブ（遺伝子組換え）製剤に係る最適使用推進ガイドラインに沿って，アルツハイマー病による軽度認知障害又は軽度の認知症が疑われる患者等に対し，レカネマブ（遺伝子組換え）製剤の投与の要否を判断する目的でアミロイドβ病理を示唆する所見を確認する場合に，患者1人につき1回に限り算定する。ただし，レカネマブ（遺伝子組換え）製剤の投与中止後に初回投与から18か月を超えて再開する場合は，さらに1回に限り算定できる。なお，この場合においては，本撮影が必要と判断した医学的根拠を診療報酬明細書の摘要欄に記載する。

イ 「3」の「イ」放射性医薬品合成設備を用いた場合については，使用目的又は効果として，アミロイドPETイメージング剤の製造に使用するものとして薬事承認又は認証を得ている放射性医薬品合成設備を用いて，アミロイドPETイメージング剤を医療機関内で製造した場合に限り算定する。ただし，アミロイドPETイメージング剤の製造に係る衛生管理，品質管理等については，関係学会の定める基準を参考として，十分安全な体制を整備した上で実施する。なお，アミロイドPETイメージング剤の合成及び注入に係る費用は所定点数に含まれ，別に算定できない。

ウ 「3」の「ロ」イ以外の場合については，効能又は効果として，アルツハイマー病による軽度認知障害又は認知症が疑われる患者の脳内アミロイドベータプラークの可視化に用いるものとして薬事承認を得ているアミロイドPETイメージング剤を使用した場合に限り算定する。なお，アミロイドPETイメージング剤の注入に係る費用は所定点数に含まれ，別に算定できない。

エ　レカネマブ（遺伝子組換え）製剤の投与の要否を判断する目的で，E 101-2ポジトロン断層撮影の「5」アミロイドPETイメージング剤を用いた場合（一連の検査につき）又はE 101-3ポジトロン断層・コンピューター断層複合撮影（一連の検査につき）の「4」アミロイドPETイメージング剤を用いた場合（一連の検査につき）を併せて実施した場合には，主たるもののみ算定する。

(6)　撮影に当たって造影剤を使用した場合は，E 202磁気共鳴コンピューター断層撮影（MRI撮影）の「注3」の加算を本区分に対する加算として併せて算定する。

(7)　当該撮影に用いる放射性医薬品については，専門の知識及び経験を有する放射性医薬品管理者の下で管理されていることが望ましい。（令6保医発0305·4）

E 101-5　乳房用ポジトロン断層撮影　4,000点

注1　^{18}FDGの合成及び注入に要する費用は，所定点数に含まれる。

2　別に厚生労働大臣が定める施設基準〔※告示4第6・3(1)(2)，p.944〕に適合しているものとして地方厚生局長等に届け出た保険医療機関において行われる場合に限り算定する。

3　別に厚生労働大臣が定める施設基準〔※告示4第6・3(3)，p.944〕に適合しているものとして地方厚生局長等に届け出た保険医療機関以外の保険医療機関において行われる場合は，所定点数の**100分の80**に相当する点数により算定する。

→乳房用ポジトロン断層撮影

(1)　乳房用ポジトロン断層撮影とは，乳房専用のPET装置を用いて，診断用の画像としてポジトロン断層撮影画像を撮影するものをいう。また，画像の方向，スライスの数，撮影の部位数，疾病の種類等にかかわらず，所定点数により算定する。

(2)　^{18}FDGを用いて，乳がんの病期診断及び転移又は再発の診断を目的とし，他の検査又は画像診断により病期診断又は転移若しくは再発の診断が確定できない患者に使用した場合に限り算定する。

(3)　E 101-2ポジトロン断層撮影の「2」^{18}FDGを用いた場合（一連の検査につき），E 101-3ポジトロン断層・コンピューター断層複合撮影（一連の検査につき）の「2」^{18}FDGを用いた場合（一連の検査につき）又はE 101-4のポジトロン断層・磁気共鳴コンピューター断層複合撮影の「1」^{18}FDGを用いた場合（一連の検査につき）と併せて同日に行った場合に限り算定する。

(4)　^{18}FDG製剤を医療機関内で製造する場合は，^{18}FDG製剤の製造に係る衛生管理，品質管理等については，関係学会の定める基準を参考として，十分安全な体制を整備した上で実施する。^{18}FDGの合成及び注入に係る費用は所定点数に含まれ，別に算定できない。

(5)　当該撮影に用いる放射性医薬品については，専門の知識及び経験を有する放射性医薬品管理者の下で管理されていることが望ましい。（令6保医発0305·4）

E 102　核医学診断

1　区分番号E 101-2に掲げるポジトロン断層撮影，E 101-3に掲げるポジトロン断層・コンピューター断層複合撮影（一連の検査につき），E 101-4に掲げるポジトロン断層・磁気共鳴コンピューター断層複合撮影（一連の検査につき）及びE 101-5に掲げる乳房用ポジトロン断層撮影の場合　450点

2　1以外の場合　370点

注　行った核医学診断の種類又は回数にかかわらず，月1回に限り算定できるものとする。

→核医学診断

(1)　核医学診断料は，実施したE 100からE 101-5までに掲げる各区分の種類又は回数にかかわらず，月1回の算定とし，初回のシンチグラム（画像を伴うもの），シングルホトンエミッションコンピューター断層撮影，ポジトロン断層撮影，ポジトロン断層・コンピューター断層複合撮影，ポジトロン断層・磁気共鳴コンピューター断層複合撮影又は乳房用ポジトロン断層撮影を実施する日に算定する。

(2)　同一月内において入院及び外来の両方又は入院中に複数の診療科においてシンチグラム（画像を伴うもの），シングルホトンエミッションコンピューター断層撮影，ポジトロン断層撮影，ポジトロン断層・コンピューター断層複合撮影，ポジトロン断層・磁気共鳴コンピューター断層複合撮影又は乳房用ポジトロン断層撮影を実施した場合においては，入院若しくは外来又は診療科の別にかかわらず，月1回に限り算定する。（令6保医発0305·4）

第3節　コンピューター断層撮影診断料

通　則

1　コンピューター断層撮影診断の費用は，区分番号E 200に掲げるコンピューター断層撮影（CT撮影），区分番号E 200-2に掲げる血流予備量比コンピューター断層撮影，区分番号E 201に掲げる非放射性キセノン脳血流動態検査又は区分番号E 202に掲げる磁気共鳴コンピューター断層撮影（MRI撮影）の各区分の所定点数及び区分番号E 203に掲げるコンピューター断層診断の所定点数を合算した点数により算定する。

2　区分番号E 200に掲げるコンピューター断層撮影（CT撮影）及び区分番号E 202に掲げる磁気共鳴コンピューター断層撮影（MRI撮影）を同一月に2回以上行った場合は，当該月の2回目以降の断層撮影については，所定点数にかかわらず，一連につき所定点数の**100分の80**に相当する点数により算定する。

3　撮影した画像を電子化して管理及び保存した場合においては，**電子画像管理加算**として，前2号により算定した点数に，一連の撮影について1回に限り，**120点**を所定点数に加算する。ただし，この場合において，フィルムの費用は算定できない。

4　新生児，3歳未満の乳幼児（新生児を除く）又は3歳以上6歳未満の幼児に対して区分番号E

200，区分番号Ｅ201又は区分番号Ｅ202に掲げるコンピューター断層撮影を行った場合（頭部外傷に対してコンピューター断層撮影を行った場合を除く）にあっては，**新生児加算，乳幼児加算又は幼児加算**として，それぞれ所定点数の100分の80，100分の50又は100分の30に相当する点数を，頭部外傷に対してコンピューター断層撮影を行った場合にあっては，**新生児頭部外傷撮影加算，乳幼児頭部外傷撮影加算**又は**幼児頭部外傷撮影加算**として，それぞれ所定点数の100分の85，100分の55又は100分の35に相当する点数を加算する。

→コンピューター断層撮影と磁気共鳴コンピューター断層撮影を行う際の取扱い

(1) 同一月にＥ101-3ポジトロン断層・コンピューター断層複合撮影又はＥ101-4ポジトロン断層・磁気共鳴コンピューター断層複合撮影を行った後にＥ200コンピューター断層撮影（CT撮影）又はＥ202磁気共鳴コンピューター断層撮影（MRI撮影）を行った場合には，当該コンピューター断層撮影又は磁気共鳴コンピューター断層撮影については，２回目以降として「２」の例により算定する。

(2) 開設者が同一である複数の保険医療機関又は検査施設提供の契約を結んだ複数の医療機関において，同一の患者につき，コンピューター断層撮影及び磁気共鳴コンピューター断層撮影を同一月に２回以上行った場合は，当該月の２回目以降の断層撮影について，「２」により算定する。（令６保医発0305·4）

→電子画像管理加算

「３」に規定する画像を電子化して管理及び保存した場合とは，デジタル撮影した画像を電子媒体に保存して管理した場合をいい，フィルムへのプリントアウトを行った場合にも当該加算を算定することができるが，本加算を算定した場合には当該フィルムの費用は算定できない。（令６保医発0305·4）

→「通則２」「通則４」における「所定点数」とは

「４」の加算における所定点数には，Ｅ200の「注３」及びＥ202の「注３」による加算が含まれる。「２」における所定点数には，「注」に掲げる加算は含まれない。（令６保医発0305·4）

→新生児頭部外傷撮影加算等

「４」の新生児頭部外傷撮影加算，乳幼児頭部外傷撮影加算及び幼児頭部外傷撮影加算は，６歳未満の小児の頭部外傷に対して，関連学会が定めるガイドラインに沿って撮影を行った場合に限り算定する。この場合において，その医学的な理由について**診療報酬明細書**の摘要欄に該当項目を記載する。また，カに該当する場合は，その詳細な理由及び医学的な必要性を**診療報酬明細書**の摘要欄に記載する。

ア GCS≦14
イ 頭蓋骨骨折の触知又は徴候
ウ 意識変容（興奮，傾眠，会話の反応が鈍い等）
エ 受診後の症状所見の悪化
オ 家族等の希望
カ その他
（令６保医発0305·4）

Ｅ200 コンピューター断層撮影（CT撮影）（一連につき）

1 CT撮影

イ 64列以上のマルチスライス型の機器による場合

(1) 共同利用施設において行われる場合 **1,020点**

(2) その他の場合 **1,000点**

ロ 16列以上64列未満のマルチスライス型の機器による場合 **900点**

ハ ４列以上16列未満のマルチスライス型の機器による場合 **750点**

ニ イ，ロ又はハ以外の場合 **560点**

2 脳槽CT撮影（造影を含む） **2,300点**

注１ CT撮影のイ，ロ及びハについては，別に厚生労働大臣が定める施設基準〔※告示④第６・４(1)(2)，p.944〕に適合しているものとして地方厚生局長等に届け出た保険医療機関において行われる場合に限り算定する。

２ CT撮影及び脳槽CT撮影（造影を含む）に掲げる撮影のうち２以上のものを同時に行った場合にあっては，主たる撮影の所定点数のみにより算定する。

３ CT撮影について造影剤を使用した場合は，**造影剤使用加算**として，**500点**を所定点数に加算する。この場合において，造影剤注入手技料及び麻酔料（区分番号Ｌ008に掲げるマスク又は気管内挿管による閉鎖循環式全身麻酔を除く）は，加算点数に含まれるものとする。

４ CT撮影について，別に厚生労働大臣が定める施設基準〔※告示④第６・５，p.945〕に適合しているものとして地方厚生局長等に届け出た保険医療機関において，冠動脈のCT撮影を行った場合は，**冠動脈CT撮影加算**として，**600点**を所定点数に加算する。

５ 脳槽CT撮影（造影を含む）に係る造影剤注入手技料及び麻酔料（区分番号Ｌ008に掲げるマスク又は気管内挿管による閉鎖循環式全身麻酔を除く）は，所定点数に含まれるものとする。

６ CT撮影について，別に厚生労働大臣が定める施設基準〔※告示④第６・５の２，p.946〕に適合しているものとして地方厚生局長等に届け出た保険医療機関において，全身外傷に対して行った場合には，**外傷全身CT加算**として，**800点**を所定点数に加算する。

７ CT撮影のイ又はロについて，別に厚生労働大臣が定める施設基準〔※告示④第６・５の３，p.946〕を満たす保険医療機関において，大腸のCT撮影（炭酸ガス等の注入を含む）を行った場合は，**大腸CT撮影加算**として，それぞれ**620点**又は**500点**を所定点数に加算する。この場合において，造影剤注入手技料及び麻酔料（区分番号Ｌ008に掲げるマスク又は気管内挿管による閉鎖循環式全身麻酔を除く）は，所定点数に含まれるものとする。

８ CT撮影のイの(1)については，別に厚生労働大臣が定める施設基準〔※告示④第６・４(3)，p.945〕に適合しているものとして地方厚生局長等に届け出た保険医療機関において行われる場合又は診断撮影機器での撮影を目的として別の保険医療機関に依頼し行われる場合に限り算定する。

→コンピューター断層撮影（CT撮影）

(1) コンピューター断層撮影は，スライスの数，疾患の種類等にかかわらず，所定点数のみにより算定する。

(2) 「1」の「イ」から「ニ」まで及び「2」に掲げる撮影のうち2以上のものを同時に行った場合は主たる撮影の所定点数のみにより算定する。

(3) 「1」のCT撮影の「イ」から「ハ」までについては，別に厚生労働大臣が定める施設基準に適合しているものとして地方厚生（支）局長に届け出た保険医療機関において，64列以上のマルチスライス型，16列以上64列未満のマルチスライス型又は4列以上16列未満のマルチスライス型のCT装置を使用して撮影を行った場合に限りそれぞれ算定する。

(4) 「1」の「イ」について，64列以上のマルチスライス型の機器であって，別に厚生労働大臣が定める施設基準に適合しない場合には，「ロ」として届け出たうえで，「ロ」を算定する。

(5) 「注3」に規定する「1」のCT撮影における「造影剤を使用した場合」とは，静脈内注射，点滴注射，腔内注入及び穿刺注入等により造影剤使用撮影を行った場合をいう。ただし，経口造影剤を使用した場合を除く。

(6) 造影剤を使用しないCT撮影を行い，引き続き造影剤を使用して撮影を行った場合は，所定点数及び造影剤の使用による加算点数のみにより算定する。

(7) 造影剤を使用してコンピューター断層撮影を行った場合，閉鎖循環式全身麻酔に限り麻酔手技料を別に算定できる。

(8) 「注4」に規定する冠動脈CT撮影加算は，別に厚生労働大臣が定める施設基準に適合しているものとして地方厚生（支）局長に届け出た保険医療機関において，以下の**ア**から**オ**までの場合に，64列以上のマルチスライス型のCT装置を使用し，冠動脈を撮影した上で三次元画像処理を行った場合に限り算定する。なお，その医学的根拠について**診療報酬明細書**の摘要欄に該当項目を記載する。また，**オ**に該当する場合は，その詳細な理由を**診療報酬明細書**の摘要欄に記載する。

ア 諸種の原因による冠動脈の構造的・解剖学的異常（超音波検査等の所見から疑われた場合に限る）

イ 急性冠症候群（血液検査や心電図検査等により治療の緊急性が高いと判断された場合に限る）

ウ 狭心症（定量的負荷心電図又は負荷心エコー法により機能的虚血が確認された場合又はその確認が困難な場合に限る）

エ 狭心症等が疑われ，冠動脈疾患のリスク因子（糖尿病，高血圧，脂質異常症，喫煙等）が認められる場合

オ その他，冠動脈CT撮影が医学的に必要と認められる場合

(9) 「注6」の外傷全身CTとは，全身打撲症例における初期診断のため行う，頭蓋骨から少なくとも骨盤骨までの連続したCT撮影をいう。

(10) 「注7」に規定する大腸CT撮影加算

ア 他の検査で大腸悪性腫瘍が疑われる患者に対して，「1」の「イ」又は「ロ」として届出を行っている機器を使用し，大腸のCT撮影を行った場合に算定する。

なお，当該撮影は，直腸用チューブを用いて，二酸化炭素を注入し下部消化管をCT撮影した上で三次元画像処理を行うものであり，大腸CT撮影に係る「注3」の加算，造影剤注入手技料及び麻酔料（**L008**マスク又は気管内挿管による閉鎖循環式全身麻酔を除く）は，所定点数に含まれる。

イ アとは別に，転移巣の検索や他の部位の検査等の目的で，静脈内注射，点滴注射等により造影剤使用撮影を同時に行った場合には，「注3」の加算を別に算定できる。

(11) 「1」の「イ」の「(1)」については，別に厚生労働大臣が定める施設基準に適合しているものとして地方厚生（支）局長に届け出た保険医療機関において64列以上のマルチスライス型のCT装置を使用して撮影が行われる場合，又は診断撮影機器での撮影を目的として別の保険医療機関に依頼し64列以上のマルチスライス型のCT装置を使用して撮影が行われる場合に限り算定する。

（令6保医発0305・4）

E200-2 血流予備量比コンピューター断層撮影 9,400点

注1 血流予備量比コンピューター断層撮影の種類又は回数にかかわらず，月1回に限り算定できるものとする。

2 別に厚生労働大臣が定める施設基準〔※告示④第6・5，p.945〕に適合しているものとして地方厚生局長等に届け出た保険医療機関において行われる場合に限り算定する。

→血流予備量比コンピューター断層撮影

(1) 血流予備量比コンピューター断層撮影は，血流予備量比コンピューター断層撮影の解析を行うものとして薬事承認を取得したプログラムを用いた解析結果を参照して，コンピューター断層撮影による診断を行った場合に限り算定する。

(2) 血流予備量比コンピューター断層撮影の結果により，血流予備量比が陰性にもかかわらず，本検査実施後90日以内に**D206**心臓カテーテル法による諸検査を行った場合は，主たるものの所定点数のみ算定する。

(3) 血流予備量比コンピューター断層撮影と**D206**の「注4」冠動脈血流予備能測定検査加算，**D215**の「3」の「ホ」負荷心エコー法，**E101**シングルホトンエミッションコンピューター断層撮影（同一のラジオアイソトープを用いた一連の検査につき），**E101-2**ポジトロン断層撮影，**E101-3**ポジトロン断層・コンピューター断層複合撮影（一連の検査につき），**E101-4**ポジトロン断層・磁気共鳴コンピューター断層複合撮影（一連の検査につき），**E102**核医学診断，**E200**コンピューター断層撮影（CT撮影）（一連につき）及び**E202**磁気共鳴コンピューター断層撮影（MRI撮影）（一連につき）は併せて算定できない。

(4) 血流予備量比コンピューター断層撮影の検査結果及び検査結果に基づき患者に説明した内容を**診療録**に記載する。

(5) 血流予備量比コンピューター断層撮影が必要な医学的理由及び冠動脈CT撮影による診断のみでは治療方針の決定が困難である理由を患者に説明した書面又はその写しを**診療録**に添付する。

(6) 血流予備量比コンピューター断層撮影による血流予備量比の値を**診療報酬明細書**の摘要欄に記載する。

(7) 関連学会が定める適正使用指針に沿って実施する。

（令6保医発0305・4）

E201 非放射性キセノン脳血流動態検査 2,000点

注 非放射性キセノン吸入手技料及び同時に行うコンピューター断層撮影に係る費用は，所定点数に含まれるものとする。

画像

E 202 磁気共鳴コンピューター断層撮影（MRI撮影）（一連につき）

1 3テスラ以上の機器による場合
　イ 共同利用施設において行われる場合 **1,620点**
　ロ その他の場合 **1,600点**
2 1.5テスラ以上3テスラ未満の機器による場合 **1,330点**
3 1又は2以外の場合 **900点**

注1 1及び2については，別に厚生労働大臣が定める施設基準〔※告示④第6・4(1)(2)，p.944〕に適合しているものとして地方厚生局長等に届け出た保険医療機関において行われる場合に限り算定する。

2 1，2及び3を同時に行った場合にあっては，主たる撮影の所定点数のみにより算定する。

3 MRI撮影（脳血管に対する造影の場合は除く）について造影剤を使用した場合は，**造影剤使用加算**として，**250点**を所定点数に加算する。この場合において，造影剤注入手技料及び麻酔料（区分番号L008に掲げるマスク又は気管内挿管による閉鎖循環式全身麻酔を除く）は，加算点数に含まれるものとする。

4 MRI撮影について，別に厚生労働大臣が定める施設基準〔※告示④第6・5，p.945〕に適合しているものとして地方厚生局長等に届け出た保険医療機関において，心臓のMRI撮影を行った場合は，**心臓MRI撮影加算**として，**400点**を所定点数に加算する。

5 MRI撮影について，別に厚生労働大臣が定める施設基準〔※告示④第6・5，p.945〕に適合しているものとして地方厚生局長等に届け出た保険医療機関において，乳房のMRI撮影を行った場合は，**乳房MRI撮影加算**として，**100点**を所定点数に加算する。

6 1のイについては，別に厚生労働大臣が定める施設基準〔※告示④第6・4(3)，p.945〕に適合しているものとして地方厚生局長等に届け出た保険医療機関において行われる場合又は診断撮影機器での撮影を目的として別の保険医療機関に依頼し行われる場合に限り算定する。

7 MRI撮影について，別に厚生労働大臣の定める施設基準〔※告示④第6・5，p.945〕に適合しているものとして地方厚生局長等に届け出た保険医療機関において，15歳未満の小児に対して，麻酔を用いて鎮静を行い，1回で複数の領域を一連で撮影した場合は，**小児鎮静下MRI撮影加算**として，当該撮影の所定点数に**100分の80**に相当する点数を加算する。

8 1について，別に厚生労働大臣の定める施設基準〔※告示④第6・5，p.945〕に適合しているものとして地方厚生局長等に届け出た保険医療機関において，頭部のMRI撮影を行った場合は，**頭部MRI撮影加算**として，**100点**を所定点数に加算する。

9 MRI撮影について，別に厚生労働大臣が定める施設基準〔※告示④第6・5，p.945〕に適合しているものとして地方厚生局長等に届け出た保険医療機関において，全身のMRI撮影を行った場合は，**全身MRI撮影加算**として，**600点**を所定点数に加算する。

10 MRI撮影について，別に厚生労働大臣が定める施設基準〔※告示④第6・5，p.945〕に適合しているものとして地方厚生局長等に届け出た保険医療機関において，肝エラストグラフィを行った場合は，**肝エラストグラフィ加算**として，**600点**を所定点数に加算する。

→磁気共鳴コンピューター断層撮影（MRI撮影）

(1) 磁気共鳴コンピューター断層撮影は，画像のとり方，画像処理法の種類，スライスの数，撮影の部位数，疾病の種類等にかかわらず，所定点数のみにより算定する。

(2) 「1」から「3」までに掲げる撮影を同時に行った場合は，主たる撮影の所定点数のみにより算定する。

(3) 「1」及び「2」については，別に厚生労働大臣が定める施設基準に適合しているものとして地方厚生（支）局長に届け出た保険医療機関において，3テスラ以上又は1.5テスラ以上3テスラ未満のMRI装置を使用して撮影を行った場合に限り算定する。

(4) 「1」の3テスラ以上の機器であって，別に厚生労働大臣が定める施設基準に該当しない場合には，「2」として届け出た上で，「2」を算定する。

(5) 「注3」に規定する「造影剤を使用した場合」とは，静脈内注射等により造影剤使用撮影を行った場合をいう。ただし，経口造影剤を使用した場合は除く。

(6) 造影剤を使用しない磁気共鳴コンピューター断層撮影を行い，引き続き造影剤を使用して撮影を行った場合は，所定点数及び造影剤の使用による加算点数のみにより算定する。

(7) 造影剤を使用して磁気共鳴コンピューター断層撮影を行った場合，閉鎖循環式全身麻酔に限り麻酔手技料を別に算定できる。

(8) 「注4」に規定する心臓MRI撮影加算は，別に厚生労働大臣が定める施設基準に適合しているものとして地方厚生（支）局長に届け出た保険医療機関において，1.5テスラ以上のMRI装置を使用して心臓又は冠動脈を描出した場合に限り算定する。

(9) MRI対応型ペースメーカー，MRI対応型植込型除細動器又はMRI対応型両室ペーシング機能付き植込型除細動器を植え込んだ患者に対してMRI撮影を行う場合，別に厚生労働大臣が定める施設基準に加えて，日本医学放射線学会，日本磁気共鳴医学会，日本不整脈学会が定める「MRI対応植込み型デバイス患者のMRI検査の施設基準」を満たす保険医療機関で行う。

(10) MRI対応型ペースメーカー，MRI対応型植込型除細動器又はMRI対応型両室ペーシング機能付き植込型除細動器を植え込んだ患者に対してMRI撮影を行う場合は，患者が携帯している当該機器を植え込んでいることを示すカード（製造販売業者が発行する「条件付きMRI対応ペースメーカーカード」，「条件付きMRI対応ICDカード」又は「条件付きMRI対応CRT-Dカード」）を確認し，そのカードの写しを**診療録等**に添付する。

(11) 「1」の「イ」については，別に厚生労働大臣が定める施設基準に適合しているものとして地方厚生（支）局長に届け出た保険医療機関において3テスラ以上の

MRI装置を使用して撮影が行われる場合，又は診断撮影機器での撮影を目的として別の保険医療機関に依頼し３テスラ以上のMRI装置を使用して撮影が行われる場合に限り算定する。

(12)「注５」に規定する乳房MRI撮影加算は，別に厚生労働大臣が定める施設基準に適合しているものとして地方厚生（支）局長に届け出た保険医療機関において，触診，エックス線撮影，超音波検査等の検査で乳腺の悪性腫瘍が疑われる患者に対して，手術適応及び術式を決定するために，1.5テスラ以上のMRI装置及び乳房専用撮像コイルを使用して乳房を描出した場合又は遺伝性乳癌卵巣癌症候群患者に対して，乳癌の精査を目的として1.5テスラ以上のMRI装置及び乳房専用撮像コイルを使用して乳房を描出した場合に限り算定する。

(13)「注７」に規定する小児鎮静下MRI撮影加算は，別に厚生労働大臣が定める施設基準に適合しているものとして地方厚生（支）局長に届け出た保険医療機関において，15歳未満の小児に対して，複数の医師の管理の下，麻酔薬を投与して鎮静を行い，1.5テスラ以上のMRI装置を使用して１回で頭部，頸部，胸部，腹部，脊椎又は四肢軟部のうち複数の領域を一連で撮影した場合に限り算定する。なお，所定点数とは，「注３」から「注５」まで，「注８」から「注10」までの加算を含まない点数とする。

(14)「注８」に規定する頭部MRI撮影加算は，別に厚生労働大臣が定める施設基準に適合しているものとして地方厚生（支）局長に届け出た保険医療機関において，３テスラ以上のMRI装置を使用して頭部の画像を撮影した場合に限り算定する。

(15)「注９」に規定する全身MRI撮影加算は，別に厚生労働大臣が定める施設基準に適合しているものとして地方厚生（支）局長に届け出た保険医療機関において，関連学会の定める指針に従って，前立腺癌の骨転移の診断を目的とし，1.5テスラ以上のMRI装置を使用して複数の躯幹部用コイルと脊椎用コイルを組み合わせ，頸部から骨盤部を少なくとも３部位に分けて撮像した場合に限り算定する。なお，当該画像診断を実施した同一月内に骨転移の診断の目的でE100シンチグラム（画像を伴うもの）又はE101シングルホトンエミッションコンピューター断層撮影（同一のラジオアイソトープを用いた一連の検査につき）を実施した場合には，主たるもののみ算定する。

(16)「注10」に規定する肝エラストグラフィ加算は，別に厚生労働大臣が定める施設基準に適合しているものとして地方厚生（支）局長に届け出た保険医療機関において，関連学会の定める指針に従って，非アルコール性脂肪肝炎の患者（疑われる患者を含む）に対して，肝臓の線維化の診断を目的とし，1.5テスラ以上のMRI装置及び薬事承認を得た専用装置を使用して肝臓を描出した場合に年１回に限り算定する。

(17)「注10」に規定する肝エラストグラフィ加算と肝臓の線維化の診断を目的としてD412経皮的針生検法（透視，心電図検査及び超音波検査を含む）を併せて実施した場合には，主たるもののみ算定する。また，当該画像診断を実施したと同一月内に肝臓の線維化の診断を目的としてD215-2肝硬度測定，D215-3超音波エラストグラフィ又はD215-4超音波減衰法検査を実施した場合には，主たるもののみを算定する。

（令６保医発0305･4）

E203 コンピューター断層診断 450点

注 コンピューター断層撮影の種類又は回数にかかわらず，月１回に限り算定できるものとする。

→コンピューター断層診断

(1) コンピューター断層診断は，実施したコンピューター断層撮影（磁気共鳴コンピューター断層撮影，血流予備量比コンピューター断層撮影及び非放射性キセノン脳血流動態検査を含み，E101-3ポジトロン断層・コンピューター断層複合撮影及びE101-4ポジトロン断層・磁気共鳴コンピューター断層複合撮影は含まない。以下同じ）の種類又は回数にかかわらず，月１回の算定とし，初回のコンピューター断層撮影を実施する日に算定する。

(2) 同一月内において，入院及び外来の両方又は入院中に複数の診療科において，コンピューター断層撮影を実施した場合においては，入院若しくは外来又は診療科の別にかかわらず，月１回に限り算定する。

(3) 当該保険医療機関以外の医療機関で撮影したフィルムについて診断を行った場合には，A000初診料（「注５」のただし書に規定する２つ目の診療科に係る初診料を含む）を算定した日に限り，コンピューター断層診断料を算定できる。

（令６保医発0305･4）

画像

第４節 薬剤料

E300 薬剤 薬価が15円を超える場合は，薬価から15円を控除した額を10円で除して得た点数につき１点未満の端数を切り上げて得た点数に１点を加算して得た点数とする。

注１ 薬価が15円以下である場合は算定しない。

２ 使用薬剤の薬価は，別に厚生労働大臣が定める。

第５節 特定保険医療材料料

E400 フィルム 材料価格を10円で除して得た点数

注１ ６歳未満の乳幼児に対して胸部単純撮影又は腹部単純撮影を行った場合は，材料価格に1.1を乗じて得た額を10円で除して得た点数とする。

２ 使用したフィルムの材料価格は，別に厚生労働大臣が定める〔※告示[1], p.424〕。

→フィルムに係る取扱いについて

(1) １枚のフィルムを半分ずつ使用して２回撮影した場合のフィルム料は，当該フィルムの材料価格によって算定する。即ち実際に使用したフィルムの価格による。

(2) ６歳未満の乳幼児の胸部単純撮影又は腹部単純撮影を行った場合には，損耗量が多いことを考慮して材料価格に1.1を乗じて算定する。

(3) マンモグラフィー用フィルム以外の軟部組織撮影用フィルムについては，一般の直接撮影用フィルムとして算定する。

(4) マンモグラフィー用フィルムの撮影対象部位は乳房のみである。

(5) 画像記録用フィルムとは，コンピューター断層撮影，コンピューテッド・ラジオグラフィー法撮影，シンチグラム（画像を伴うもの），シングルホトンエミッションコンピューター断層撮影，磁気共鳴コンピューター断層撮影又はデジタル・サブトラクション・アンギオグラフィー法に用いるフィルムをいう。

(6) コンピューター断層撮影又はコンピューテッド・ラジオグラフィー用の乾式イメージャーを用いる非銀塩感熱記録式フィルム，非銀塩高安定ラミネート方式フィルムは，画像記録用フィルムとして算定して差し支えない。

(7) ロールフィルムのうち，フィルムの幅が告示に定められている規格と同様であるか又は類似している場合（35.6cm，30.5cm及び10.5cm等）にあっては，告示に定められている規格の枚数に換算し，算出した額を限度とする。

(8) 心臓又は血管の動態を把握するために使用したロールフィルム（シネフィルム）については，所定点数に含まれ別に算定できない。

(9) 画像診断に係る手技料を別に算定できない検査，処置又は手術を行った場合においても，使用したフィルムに要する費用については，E400に掲げるフィルム料を算定できる。また，特定保険医療材料及び造影剤を使用した場合は，各部に掲げる特定保険医療材料料及び薬剤料を算定できる。

(10) フィルムの規格が定められていないフィルムにあっては，定められている規格のうちで最も近似するフィルムの規格の材料価格により算定する。（令6保医発0305・8）

画像

●告示1 材料価格基準 （最終改定：告示61：令6.3.5）

Ⅲ 医科点数表の第2章第4部に規定するフィルム及びその材料価格

規格	1枚当たり材料価格
001 半切	120円
002 大角	115円
003 大四ツ切	76円
004 四ツ切	62円
005 六ツ切	48円
006 八ツ切	46円
007 カビネ	38円
008 30cm×35cm	87円
009 24cm×30cm	68円
010 18cm×24cm	46円
011 標準型（3cm×4cm）	29円
012 咬合型（5.7cm×7.6cm，5.5cm×7.5cm又は5.4cm×7cm）	27円
013 咬翼型（4.1cm×3cm又は2.1cm×3.5cm）	40円
014 オルソパントモ型	
20.3cm×30.5cm	103円
15cm×30cm	120円
015 小児型	
2.2cm×3.5cm	31円
2.4cm×3cm	23円
016 間接撮影用フィルム	
10cm×10cm	29円
7cm×7cm	22円
6cm×6cm	15円
017 オデルカ用フィルム	
10cm×10cm	33円
7cm×7cm	22円
018 マンモグラフィー用フィルム	
24cm×30cm	135円
20.3cm×25.4cm	135円
18cm×24cm	121円
019 画像記録用フィルム	
(1) 半切	226円
(2) 大角	188円
(3) 大四ツ切	186円
(4) B4	149円
(5) 四ツ切	135円
(6) 六ツ切	115円
(7) 24cm×30cm	145円

E401 特定保険医療材料（フィルムを除く） 材料価格を10円で除して得た点数

注 使用した特定保険医療材料（フィルムを除く）の材料価格は，別に厚生労働大臣が定める〔※告示1，p.663〕。

第5部 投 薬

通 則

1 投薬の費用は，第１節から第３節までの各区分の所定点数を合算した点数により算定する。ただし，処方箋を交付した場合は，第５節の所定点数のみにより算定する。

2 投薬に当たって，別に厚生労働大臣が定める保険医療材料（以下この部において「特定保険医療材料」という）〔※告示[1], p.663〕を支給した場合は，前号により算定した点数及び第４節の所定点数により算定する。

3 薬剤師が常時勤務する保険医療機関において投薬を行った場合（処方箋を交付した場合を除く）は，前２号により算定した点数及び第６節の所定点数を合算した点数により算定する。

4 入院中の患者以外の患者に対して，うがい薬のみを投薬した場合には，区分番号Ｆ000に掲げる調剤料，区分番号Ｆ100に掲げる処方料，区分番号Ｆ200に掲げる薬剤，区分番号Ｆ400に掲げる処方箋料及び区分番号Ｆ500に掲げる調剤技術基本料は，算定しない。

5 入院中の患者以外の患者に対して，１処方につき63枚を超えて貼付剤を投薬した場合は，区分番号Ｆ000に掲げる調剤料，区分番号Ｆ100に掲げる処方料，区分番号Ｆ200に掲げる薬剤（当該超過分に係る薬剤料に限る），区分番号Ｆ400に掲げる処方箋料及び区分番号Ｆ500に掲げる調剤技術基本料は，算定しない。ただし，医師が疾患の特性等により必要性があると判断し，やむを得ず63枚を超えて投薬する場合には，その理由を処方箋及び診療報酬明細書に記載することで算定可能とする。

【2024年改定による主な変更点】

(1) 「通則３」の投薬時における薬剤の容器の取扱いについて，患者が医療機関又は薬局に当該容器を返還した場合の実費の返還の取扱いが廃止された。

(2) 「通則５」の「湿布薬」が「貼付剤」に変更された。

→通則

1 **投薬の費用**は，第１節調剤料，第２節処方料，第３節薬剤料，第４節特定保険医療材料料及び第６節調剤技術基本料に掲げる所定点数を合算した点数で算定する。ただし，処方箋を交付した場合は第５節処方箋料に掲げる所定点数のみを算定する。

なお，使用薬剤の薬価（薬価基準）に収載されている臨床試用医薬品を使用した場合は，薬剤料は算定せず，調剤料，処方料，特定保険医療材料料，調剤技術基本料のみを算定する。

2 別に規定する場合を除き，**入院実日数を超えて投薬**を算定することができる。**退院時の投薬**については，服用の日の如何にかかわらず入院患者に対する投薬として扱う。

3 **投薬時に**おいて薬剤の容器を交付する場合は，その実費を徴収できる。

4 患者に直接投薬する目的で製品化されている薬剤入りチューブ及び薬剤入り使い捨て容器のように**再使用できない薬剤の容器**については，患者に容器代金を負担させることは認められない。

5 保険医療機関が患者に喘息治療剤の施用のため小型吸入器及び鼻腔・口腔内治療剤の施用のため**噴霧・吸入用器具（散粉器）**を交付した場合は，患者にその実費負担を求めることができるが，患者が当該吸入器を返還した場合には当該実費を返還しなければならない。

6 **入院中の患者に月をまたがって投与**した薬剤は，投薬の日の属する月により区分する。

7 **外来において数日分投与しその薬剤を入院後も服用**する場合，この入院後服用の分の請求区分は服用の日の如何にかかわらず，外来投与として扱う。

8 被保険者が保険医より薬品の授与を受け，持ち帰りの途中又は自宅において**薬品を紛失**したために（天災地変の他やむを得ない場合を除く）保険医が再交付した場合は，その薬剤の費用は，被保険者の負担とする。

9 **「通則４」**については，**うがい薬のみの投薬**が治療を目的としないものである場合には算定しないことを明らかにしたものであり，治療を目的とする場合にあっては，この限りでない。なお，うがい薬とは，薬効分類上の含嗽剤をいう。

10 **「通則５」の**貼付剤とは，鎮痛・消炎に係る効能・効果を有する貼付剤（麻薬若しくは向精神薬であるもの又は専ら皮膚疾患に用いるものを除く）をいう。ただし，各種がんにおける鎮痛の目的で用いる場合はこの限りでない。

11 入院中の患者以外の患者に対して，**血行促進・皮膚保湿剤（ヘパリンナトリウム又はヘパリン類似物質に限る）**を処方された場合で，疾病の治療を目的としたものであり，かつ，医師が当該保湿剤の使用が有効であると判断した場合を除き，これを算定しない。

（令６保医発0305·4）

第１節 調剤料

Ｆ000 調剤料

1 入院中の患者以外の患者に対して投薬を行った場合

イ 内服薬，浸煎薬及び屯服薬（１回の処方に係る調剤につき） **11点**

ロ 外用薬（１回の処方に係る調剤につき） **8点**

2 入院中の患者に対して投薬を行った場合（１日につき） **7点**

注 麻薬，向精神薬，覚醒剤原料又は毒薬を調剤した場合は，**麻薬等加算**として，１に係る場合には１処方につき**１点**を，２に係る場合には１日につき**１点**を，それぞれ所定点数に加算する。

→調剤料

(1) **入院中の患者以外の患者に係る調剤料の所定単位**については，１回の処方に係る調剤料として，その剤数・日数又は調剤した量にかかわらず「１」の所定点数を処方料算定時にまとめて算定する。ただし，２以上の診療科で異なる医師が処方した場合は，それぞれの処方につき，調剤料を算定できる。

(2) **トローチ剤又は亜硝酸アミル等の嗅薬，噴霧吸入剤**については外用薬として，投薬に係る費用を算定する。例えば，トローチ剤の１日量６錠３日分は，18錠分を１調剤の薬剤料として算定する。

(3) **外泊期間中及び入院実日数を超えた部分**について，調剤料は算定できない。

(4) **「注」の加算**については，内服薬，浸煎薬及び屯服薬，外用薬等の区分，剤数，用法用量等の如何にかかわらず，入院中の患者以外の患者に対して投薬を行う場合は1処方につき**1点**を，また，入院中の患者に対して投薬を行う場合は1日につき**1点**を所定点数に加算する。なお，コデインリン酸塩散1%のように，当該薬剤の基剤が麻薬等に属していても，稀釈度により麻薬等の取扱いを受けていないものを調剤又は処方した場合には対象とならない。

(5) 「注」にいう**麻薬，向精神薬，覚醒剤原料及び毒薬**は次のとおりである。

ア 毒薬とは医薬品医療機器等法第44条第1項の規定(同施行規則第204条，別表第3)による毒薬をいう。

イ 向精神薬とは，麻薬及び向精神薬取締法第2条第6号の規定(同法別表第3)による向精神薬をいう。

(令6保医発0305・4)

第2節 処方料

F100 処方料

1 3種類以上の抗不安薬，3種類以上の睡眠薬，3種類以上の抗うつ薬，3種類以上の抗精神病薬又は4種類以上の抗不安薬及び睡眠薬の投薬(臨時の投薬等のもの及び3種類の抗うつ薬又は3種類の抗精神病薬を患者の病状等によりやむを得ず投与するものを除く)を行った場合 **18点**

2 1以外の場合であって，7種類以上の内服薬の投薬(臨時の投薬であって，投薬期間が2週間以内のもの及び区分番号A001に掲げる再診料の注12に掲げる地域包括診療加算を算定するものを除く)を行った場合又は不安若しくは不眠の症状を有する患者に対して1年以上継続して別に厚生労働大臣が定める薬剤〔※告示④第7・1，p.946〕の投薬(当該症状を有する患者に対する診療を行うにつき十分な経験を有する医師が行う場合又は精神科の医師の助言を得ている場合その他これに準ずる場合を除く)を行った場合 **29点**

3 1及び2以外の場合 **42点**

注1 入院中の患者以外の患者に対する1回の処方について算定する。

2 麻薬，向精神薬，覚醒剤原料又は毒薬を処方した場合は，**麻薬等加算**として，1処方につき**1点**を所定点数に加算する。

3 入院中の患者に対する処方を行った場合は，当該処方の費用は，第1章第2部第1節に掲げる入院基本料に含まれるものとする。

4 3歳未満の乳幼児に対して処方を行った場合は，**乳幼児加算**として，1処方につき**3点**を所定点数に加算する。

5 診療所又は許可病床数が200床未満の病院である保険医療機関において，入院中の患者以外の患者〔別に厚生労働大臣が定める疾患〔※告示④別表第1，p.1029〕を主病とするものに限る〕に対して薬剤の処方期間が28日以上の処方を行った場合は，**特定疾患処方管理加算**として，月1回に限り，1処方につき**56点**を所定点数に加算する。

6 別に厚生労働大臣が定める施設基準〔※告示④第7・2，p.946〕に適合しているものとして地方厚生局長等に届け出た保険医療機関(許可病床数が200床以上の病院に限る)において，治療の開始に当たり投薬の必要性，危険性等について文書により説明を行った上で抗悪性腫瘍剤を処方した場合には，**抗悪性腫瘍剤処方管理加算**として，月1回に限り，1処方につき**70点**を所定点数に加算する。

7 区分番号A000に掲げる初診料の注2又は注3，区分番号A002に掲げる外来診療料の注2又は注3を算定する保険医療機関において，別に厚生労働大臣が定める薬剤〔※告示④第7・3，p.947〕を除き，1処方につき投与期間が30日以上の投薬を行った場合には，所定点数の**100分の40**に相当する点数により算定する。

8 別に厚生労働大臣が定める施設基準〔※告示④第7・4，p.947〕に適合しているものとして地方厚生局長等に届け出た保険医療機関において投薬を行った場合には，外来後発医薬品使用体制加算として，当該基準に係る区分に従い，1処方につき次に掲げる点数をそれぞれ所定点数に加算する。

イ **外来後発医薬品使用体制加算1** **8点**
ロ **外来後発医薬品使用体制加算2** **7点**
ハ **外来後発医薬品使用体制加算3** **5点**

9 抗不安薬，睡眠薬，抗うつ薬又は抗精神病薬(以下この区分番号及び区分番号F400において「抗不安薬等」という)が処方されていた患者であって，当該処方の内容を総合的に評価及び調整し，当該患者に処方する抗不安薬等の種類数又は投薬量が減少したものについて，薬剤師，看護師又は准看護師に対し，薬剤の種類数又は投薬量が減少したことによる症状の変化等の確認を指示した場合に，**向精神薬調整連携加算**として，月1回に限り，1処方につき**12点**を所定点数に加算する。ただし，同一月において，区分番号A250に掲げる薬剤総合評価調整加算及び区分番号B008-2に掲げる薬剤総合評価調整管理料は別に算定できない。

【2024年改定による主な変更点】

(1) 従前の「注5」特定疾患処方管理加算1(処方期間28日未満)が廃止され，特定疾患処方管理加算は**処方期間28日以上の場合**(従前の加算2)のみ算定可となった。

(2) 特定疾患処方管理加算の対象疾患から**脂質異常症，高血圧症，糖尿病**が削除され，新たに**アナフィラキシー，ギラン・バレー症候群**が追加された。

(3) **外来後発医薬品使用体制加算**(注8)の施設基準において，医薬品の供給不足等の場合における治療計画の見直し等に対応できる体制の整備，患者への説明，院内掲示，ウェブサイト掲載に係る要件が新設された。

→処方料

(1) **医師が処方する投薬量**については，予見することができる必要期間に従ったものでなければならず，30日を超える長期の投薬を行うに当たっては，長期の投薬が可能な程度に病状が安定し，服薬管理が可能である旨を医師が確認するとともに，病状が変化した際の対応方法及び当該保険医療機関の連絡先を患者に周知する。なお，上記の要件を満たさない場合は，原則として次に掲げるいずれかの対応を行う。

ア 30日以内に再診を行う。

イ 許可病床数が200床以上の保険医療機関にあっては，患者に対して他の保険医療機関（許可病床数が200床未満の病院又は診療所に限る）に文書による紹介を行う旨の申出を行う。

ウ 患者の病状は安定しているものの服薬管理が難しい場合には，分割指示に係る処方箋を交付する。

(2) 複数の診療科を標榜する保険医療機関において，**2以上の診療科で異なる医師が処方**した場合は，それぞれの処方につき処方料を算定する。

(3) **「1」について**（向精神薬多剤投与）

ア 当該保険医療機関が，1回の処方において，抗不安薬を3種類以上，睡眠薬を3種類以上，抗うつ薬を3種類以上，抗精神病薬を3種類以上又は抗不安薬と睡眠薬を合わせて4種類以上投与（以下この部において**「向精神薬多剤投与」**という）した場合に算定する。ただし，以下の(イ)から(ハ)までのいずれかに該当する場合，又は抗うつ薬を3種類若しくは抗精神病薬を3種類投与する場合であって(ニ)に該当する場合には，「1」の所定点数は算定せず，「2」又は「3」により算定する。なお，この場合においては，**診療報酬明細書**の摘要欄に向精神薬多剤投与に該当するが「1」の所定点数を算定しない理由を記載する。

なお，**「臨時の投薬等のもの」**とは(イ)から(ハ)までのいずれかを満たすことをいい，「患者の病状等によりやむを得ず投与するもの」とは，(ニ)を満たすことをいう。

(イ) 精神疾患を有する患者が，当該疾患の治療のため，当該保険医療機関を初めて受診した日において，他の保険医療機関で既に向精神薬多剤投与されている場合の連続した6か月間。この場合，**診療報酬明細書**の摘要欄に，当該保険医療機関の初診日を記載する。

(ロ) 向精神薬多剤投与に該当しない期間が1か月以上継続しており，向精神薬が投与されている患者について，当該患者の症状の改善が不十分又はみられず，薬剤の切り替えが必要であり，既に投与されている薬剤と新しく導入する薬剤を一時的に併用する場合の連続した3か月間（年2回までとする）。この場合，**診療報酬明細書**の摘要欄に，薬剤の切り替えの開始日，切り替え対象となる薬剤名及び新しく導入する薬剤名を記載する。

(ハ) 臨時に投与した場合（臨時に投与した場合とは，連続する投与期間が2週間以内又は14回以内のものをいう。1回投与量については，1日量の上限を超えないよう留意する。なお，投与中止期間が1週間以内の場合は，連続する投与とみなして投与期間を計算する）。なお，抗不安薬及び睡眠薬については，臨時に投与する場合についても種類数に含める。この場合，**診療報酬明細書**の摘要欄に，臨時の投与の開始日を記載する。

(ニ) 抗うつ薬又は抗精神病薬に限り，精神科の診療に係る経験を十分に有する医師として**別紙様式39**を用いて地方厚生（支）局長に届け出たものが，患者の病状等によりやむを得ず投与を行う必要があると認めた場合。なお，ここでいう精神科の診療に係る経験を十分に有する医師とは以下のいずれにも該当するものであること。

① 臨床経験を5年以上有する医師である。

② 適切な保険医療機関において3年以上の精神科の診療経験を有する医師である。なお，ここでいう適切な保険医療機関とは，医師に対する適切な研修を実施するため，常勤の指導責任者を配置した上で，研修プログラムの策定，医師に対する精神科医療に係る講義の提供，症例検討会の実施等を満たす保険医療機関を指す。

③ 精神疾患に関する専門的な知識と，ICD-10〔平成21年総務省告示第176号（統計法第28条及び附則第3条の規定に基づき，疾病，傷害及び死因に関する分類の名称及び分類表を定める件）の「3」の「(1) 疾病，傷害及び死因の統計分類基本分類表」に規定する分類をいう〕においてF0からF9までの全てについて主治医として治療した経験を有する。

④ 精神科薬物療法に関する適切な研修を修了している。

イ 抗不安薬，睡眠薬，抗うつ薬及び抗精神病薬の種類数は一般名で計算する。また，抗不安薬，睡眠薬，抗うつ薬及び抗精神病薬の種類については，**別紙36**を参考にする。

ウ 向精神薬多剤投与を行った保険医療機関は，毎年度4月，7月，10月，1月に，前月までの3か月間の向精神薬多剤投与の状況を**別紙様式40**を用いて地方厚生（支）局長に報告する。

(4) 「2」において，**処方料における内服薬の種類**については，**F200**薬剤の「注3」における内服薬の種類と同様の取扱いとする。なお，当該処方に係る内服薬の投薬が6種類以下の場合又は外用薬，屯服薬のみの投薬の場合は「3」で算定する。

(5) 「2」において，**臨時的に内服薬の追加投与等**を行った場合の取扱いについては，**F200**薬剤の(6)（「注3」の多剤投与の場合の算定に係る通知）に準じる。

(6) 「2」において，**「不安若しくは不眠の症状を有する**

(別紙様式39)

精神科の診療に係る経験を十分に有する医師に係る届出書添付書類（区分番号「F100」処方料，「F200」薬剤料，「F400」処方箋料，「I002」通院・在宅精神療法，「I002-2」精神科継続外来支援・指導料の向精神薬多剤投与に係る部分）

区　分	氏　名
精神科の診療に係る経験を十分に有する医師	

［記載上の注意］

1 以下の要件を満たす医師の氏名を記載すること。
①臨床経験を5年以上有する医師であること。
②適切な保険医療機関において3年以上の精神科の診療経験を有する医師であること。
③精神疾患に関する専門的な知識と，ICD-10〔平成21年総務省告示第176号（統計法第28条及び附則第3条の規定に基づき，疾病，傷害及び死因に関する分類の名称及び分類表を定める件）の「3」の「（1）疾病，傷害及び死因の統計分類基本分類表」に規定する分類をいう〕においてF0からF9の全てについて主治医として治療した経験を有すること。
④精神科薬物療法に関する適切な研修を修了していること。

2 「1」について確認できる文書を添付すること。

（別紙36）

抗不安薬

オキサゾラム
クロキサゾラム
クロラゼプ酸二カリウム
ジアゼパム
フルジアゼパム
ブロマゼパム
メダゼパム
ロラゼパム
アルプラゾラム
フルタゾラム
メキサゾラム
トフィソパム
フルトプラゼパム
クロルジアゼポキシド
ロフラゼプ酸エチル
タンドスピロンクエン酸塩
ヒドロキシジン塩酸塩
クロチアゼパム
ヒドロキシジンパモ酸塩
エチゾラム
ガンマオリザノール

睡眠薬

ブロモバレリル尿素
抱水クロラール
エスタゾラム
フルラゼパム塩酸塩
ニトラゼパム
ニメタゼパム
ハロキサゾラム
トリアゾラム
フルニトラゼパム
ブロチゾラム
ロルメタゼパム
クアゼパム
アモバルビタール
バルビタール
フェノバルビタール
フェノバルビタールナトリウム
ペントバルビタールカルシウム
トリクロホスナトリウム
リルマザホン塩酸塩水和物
ゾピクロン
ゾルピデム酒石酸塩
エスゾピクロン
ラメルテオン
スボレキサント
レンボレキサント
メラトニン

抗うつ薬

クロミプラミン塩酸塩
ロフェプラミン塩酸塩
トリミプラミンマレイン酸塩
イミプラミン塩酸塩
アモキサピン
アミトリプチリン塩酸塩
ノルトリプチリン塩酸塩
マプロチリン塩酸塩
ペモリン
ドスレピン塩酸塩
ミアンセリン塩酸塩
セチプチリンマレイン酸塩
トラゾドン塩酸塩
フルボキサミンマレイン酸塩
ミルナシプラン塩酸塩
パロキセチン塩酸塩水和物
塩酸セルトラリン
ミルタザピン
デュロキセチン塩酸塩
エスシタロプラムシュウ酸塩
ベンラファキシン塩酸塩
ボルチオキセチン臭化水素酸塩

抗精神病薬（○印は非定型抗精神病薬，△は持続性抗精神病注射薬剤）

＜定型薬＞
クロルプロマジン塩酸塩
クロルプロマジンフェノールフタリン酸塩
ペルフェナジンフェンジゾ酸塩
ペルフェナジン
ペルフェナジンマレイン酸塩
プロペリシアジン
フルフェナジンマレイン酸塩
プロクロルペラジンマレイン酸塩
レボメプロマジンマレイン酸塩
ピパンペロン塩酸塩
オキシペルチン
スピペロン
スルピリド
ハロペリドール
ピモジド
ゾテピン
チミペロン
ブロムペリドール
クロカプラミン塩酸塩水和物
スルトプリド塩酸塩
モサプラミン塩酸塩
ネモナプリド
レセルピン
△ ハロペリドールデカン酸エステル
△ フルフェナジンデカン酸エステル
＜非定型薬＞
○△リスペリドン
○ クエチアピンフマル酸塩
○ ペロスピロン塩酸塩水和物（ペロスピロン塩酸塩）
○ オランザピン
○△アリピプラゾール（アリピプラゾール水和物）
○ ブロナンセリン
○ クロザピン
○ パリペリドン
○△パリペリドンパルミチン酸エステル
○ アセナピンマレイン酸塩
○ ブレクスピプラゾール
○ ルラシドン塩酸塩

患者に対して１年以上継続して別に厚生労働大臣が定める薬剤の投薬を行った場合（以下「向精神薬長期処方」という）」とは，薬効分類上の抗不安剤，催眠鎮静剤，精神神経用剤又はその他の中枢神経系用薬のいずれかに該当する医薬品のうち，ベンゾジアゼピン受容体作動薬を１年以上にわたって，同一の成分を同一の１日当たり用量で連続して処方している場合をいう。なお，定期処方と屯服間の変更については，同一の１日当たり用量には該当しない。また，以下のいずれかに該当する医師が行った処方又は当該処方の直近１年以内に精神科の医師からの助言を得て行っている処方については，向精神薬長期処方に該当せず，「３」を算定する。

ア　不安又は不眠に係る適切な研修を修了した医師である。

イ　精神科薬物療法に係る適切な研修を修了した医師である。

(7)　**「注２」の加算**は，内服薬，浸煎薬及び屯服薬，外用薬等の区分，剤数，用法用量等の如何にかかわらず，１処方につき**１点**を所定点数に加算する。

(8)　複数の診療科を標榜する保険医療機関において，**２以上の診療科で，異なる医師が３歳未満の乳幼児に対して処方**を行った場合は，それぞれの処方について「注４」による乳幼児加算を算定することができる。

(9)　**「注５」特定疾患処方管理加算**

ア　特定疾患処方管理加算は，別に厚生労働大臣が定める疾患（以下，この項において「特定疾患」という）を主病とする患者について，プライマリ機能を担う地域のかかりつけ医師が総合的に病態分析を行い，それに基づく処方管理を行うことを評価したものであり，診療所又は許可病床数が200床未満の病院においてのみ算定する。

イ　同一暦月にＦ100処方料とＦ400処方箋料を算定する場合にあっては，Ｆ100処方料又はＦ400処方箋料のいずれか一方の加算として月１回に限り算定する。

ウ　当該加算は，長期投薬の際の病態分析及び処方管理の評価の充実を図るものであり，特定疾患に対する薬剤の処方期間が28日以上の場合に算定する。ただし，当該患者に処方された薬剤の処方期間が全て28日以上である必要はない。

エ　主病とは，当該患者の全身的な医学管理の中心となっている特定疾患をいうものであり，２以上の診療科にわたり受診している場合においては，主病と認められる特定疾患の治療に当たっている診療科においてのみ算定する。

オ　特定疾患処方管理加算は初診料を算定した初診の日においても算定できる。

カ　投薬は本来直接本人を診察した上で適切な薬剤を投与すべきであるが，やむを得ない事情で看護等に当たっている者から症状を聞いて薬剤を投与した場合においても算定できる。

(10)　**「注６」抗悪性腫瘍剤処方管理加算**

ア　「注６」に規定する抗悪性腫瘍剤処方管理加算については，入院中の患者以外の悪性腫瘍の患者に対して，抗悪性腫瘍剤による投薬の必要性，副作用，用法・用量，その他の留意点等について文書で説明

注文書

2024.3

※この面を弊社宛にFAXして下さい。あるいはこのハガキをそのままご投函下さい。

医学通信社・直通 FAX → 03-3512-0250

お客様コード	(わかる場合のみで結構です)		
ご住所〔ご自宅又は医療機関・会社等の住所〕	〒	電話番号	
お名前〔ご本人又は医療機関等の名称・部署名〕	(フリガナ)	ご担当者	(法人・団体でご注文の場合)

〔送料〕 1～9冊：100円×冊数，10冊以上何冊でも1,000円(消費税別)

書籍	ご注文部数		
診療点数早見表 2024年度版〔2024年5月刊予定〕		医療事務【BASIC】問題集 2024〔2024年5月刊予定〕	
DPC点数早見表 2024年度版〔2024年5月刊予定〕		医療事務100問100答 2024年版〔2024年7月刊予定〕	
薬価・効能早見表 2024年4月版〔2024年4月刊〕		入門・診療報酬の請求 2024-25年版〔2024年7月刊予定〕	
診療報酬BASIC点数表 2024〔2024年3月刊〕		レセプト請求の全技術 2024-25年版〔2024年6月刊予定〕	
受験対策と予想問題集 2024年版〔2024年7月刊予定〕		“保険診療＆請求”ガイドライン 2024-25年版〔2024年7月刊予定〕	
診療報酬・完全攻略マニュアル 2024-25年版〔2024年6月刊予定〕		介護報酬早見表 2024-26年版〔2024年5月刊予定〕	
医療事務【実践対応】ハンドブック 2024年版〔2024年5月刊予定〕		介護報酬パーフェクトガイド 2024-26年版〔2024年6月刊予定〕	
窓口事務【必携】ハンドブック 2024年版〔2024年5月刊予定〕		介護報酬サービスコード表 2024-26年版〔2024年4月刊予定〕	
最新・医療事務入門 2024年版〔2024年4月刊予定〕		特定保険医療材料ガイドブック 2024年度版〔2024年7月刊予定〕	
公費負担医療の実際知識 2024年版〔2024年4月刊予定〕		標準・傷病名事典 Ver.4.0〔2024年2月刊〕	
医療関連法の完全知識 2024年版〔2024年6月刊予定〕		外保連試案 2024〔2023年12月刊〕	
最新 検査・画像診断事典 2024-25年版〔2024年5月刊予定〕		診療情報管理パーフェクトガイド 2023年改訂新版〔2023年9月刊〕	
手術術式の完全解説 2024-25年版〔2024年6月刊予定〕		診療報酬Q&A 2023年版〔2022年12月刊〕	
臨床手技の完全解説 2024-25年版〔2024年6月刊予定〕		【電子カルテ版】診療記録監査の手引き〔2020年10月刊〕	
医学管理の完全解説 2024-25年版〔2024年6月刊予定〕		“リアル”なクリニック経営―300の鉄則〔2020年1月刊〕	
在宅医療の完全解説 2024-25年版〔2024年7月刊予定〕		医業経営を“最適化”させる38メソッド 2021年新版〔2021年4月刊〕	
レセプト総点検マニュアル 2024年版〔2024年6月刊予定〕		リーダー心得＆チームマネジメント術〔2021年9月刊〕	
診療報酬・完全マスタードリル 2024-25年版〔2024年6月刊予定〕		デジタル“医業”プロフェッショナル〔2023年8月刊〕	
		(その他ご注文書籍)	

電子辞書BOX『GiGi-Brain』申込み ※折返し，契約・ダウンロードのご案内をお送りいたします

□『GiGi-Brain』を申し込む　(□欄に ✓ を入れてください)

メールアドレス(必須)

『月刊／保険診療』申込み(番号・文字を○で囲んで下さい)　※割引特典は支払い手続き時に選択できます

① 定期購読を申し込む〔　　〕年〔　　〕月号から　〔 1年 or 半年 〕

② 単品注文する(　　年　　月号　　冊)　③『月刊／保険診療』見本誌を希望する(無料)

料金受取人払郵便

神田局
承認

2194

差出有効期間
2025年 9 月
28日まで

101-8795

308

（受取人）
東京都千代田区神田神保町 2-6
（十歩ビル）

医 学 通 信 社 行

TEL. 03-3512-0251　FAX. 03-3512-0250

【ご注文方法】

①裏面に注文冊数，氏名等をご記入の上，弊社宛に FAX して下さい。
このハガキをそのまま投函もできます。

②電話（03-3512-0251），HP でのご注文も承っております。

→振込用紙同封で書籍をお送りします。（書籍代と，別途送料がかかります。）

③または全国の書店にて，ご注文下さい。

（今後お知らせいただいたご住所宛に，弊社書籍の新刊・改訂のご案内をお送りいたします。）

※今後，発行してほしい書籍・CD-ROM のご要望，あるいは既存書籍へのご意見がありましたら，ご自由にお書きください。

(別紙様式40)

向精神薬多剤投与に係る報告書

直近３月に受診した外来患者に対して，向精神薬多剤投与を行った保険医療機関のみ提出すること。

保険医療機関名	
郵便番号	
住所	
標榜科	精神科 ・ 心療内科 ・ どちらもない
対象期間	年　月　日から　年　月　日の３月間
「精神科の診療に係る経験を十分に有する医師」の数（届出時点）	名

1　向精神薬の投与を受けている患者数，その内訳（対象となる患者は直近３か月間に受診した外来患者）
※ここでいう向精神薬とは，抗不安薬，睡眠薬，抗うつ薬，抗精神病薬をさす。

向精神薬の投与を受けている患者数①			
	うち，抗うつ薬又は抗精神病薬の投与を受けている患者数②		
		うち，抗うつ薬の投与を受けている患者数③	うち，抗精神病薬の投与を受けている患者数④
名	名	名	名

2　向精神薬多剤投与を受けている患者数とその内訳（対象となる患者は直近３か月間に受診した外来患者）
※ここでいう向精神薬多剤投与とは，抗不安薬３種類以上，睡眠薬３種類以上，抗うつ薬３種類以上，抗精神病薬３種類以上又は抗不安薬及び睡眠薬４種類以上に該当することをさす。

向精神薬の投与を受けている患者数①						
	向精神薬多剤投与を受けている患者数⑤					
		うち，抗不安薬３種類以上の投与を受けている患者数⑥	うち，睡眠薬３種類以上の投与を受けている患者数⑦	うち，抗うつ薬３種類以上又は抗精神病薬３種類以上の投与を受けている患者数⑧		
					うち，抗うつ薬３種類以上の投与を受けている患者数⑨	うち，抗精神病薬３種類以上の投与を受けている患者数⑩
名	名	名	名	名	名	名

⑧／② ＝ ［　　　　％］

※ ⑧／②が10％未満であるか，又は⑧が20名未満である場合，「Ｉ００２」通院・在宅精神療法（17）のアに掲げる要件を満たす。

［記載上の注意］
1．直近３か月とは，届出を行う日の前月から起算して３か月をいう。
2．患者数は，条件に該当するものを，「Ｆ１００」処方料（３）（イ）から（ニ）への該当の有無にかかわらず全て，それぞれ実人数で計上すること。例えば，期間中に抗うつ薬及び抗精神病薬の療法の投与を受けた患者がいる場合には，③と④に重複して計上され，③と④の和が②より大きくなる。同様に，期間中に抗うつ薬３種類以上及び抗精神病薬３種類以上の投与を受けた患者がいる場合には，⑨と⑩に重複して計上され，⑨と⑩の和が⑧より大きくなる。
3．「１」と「２」の①にはそれぞれ同じ数字を記入すること。
4．平成30年７月以降の報告において，⑤の患者数に，４種類の抗不安薬及び睡眠薬の投与を受けている患者数を含めること。

し同意を得た上で，抗悪性腫瘍剤の適正使用及び副作用管理に基づく処方管理のもとに悪性腫瘍の治療を目的として抗悪性腫瘍剤が処方された場合に算定する。

イ　同一暦月にＦ100処方料とＦ400処方箋料を算定する場合にあっては，Ｆ100処方料又はＦ400処方箋料のいずれか一方の加算として月１回に限り算定する。

ウ　加算対象となる抗悪性腫瘍剤は，薬効分類上の腫瘍用薬とする。

(11)　「注７」（投与期間が30日以上の投薬）については，Ａ000初診料の「注２」又は「注３」，Ａ002外来診療料の「注２」又は「注３」を算定する保険医療機関において，以下の**ア**から**コ**までに定める薬剤を除き，１処方につき投与期間が30日以上の投薬を行った場合には，所定点数の**100分の40**に相当する点数により算定する。

ア　薬効分類が抗てんかん剤のもので，てんかんに対して用いた場合

イ　薬効分類の小分類が甲状腺ホルモン製剤のもので，甲状腺の障害に対して用いた場合

ウ　薬効分類が副腎ホルモン剤のもので，副腎性器障害又は副腎皮質機能不全に対して用いた場合

エ　薬効分類が卵胞ホルモン及び黄体ホルモン剤のもので，卵巣除去後機能不全その他の卵巣機能不全に対して用いた場合

オ　薬効分類の小分類が合成ビタミンD製剤のもので，副甲状腺機能低下症又は偽性副甲状腺機能低下症に対して用いた場合

カ　薬効分類が乳幼児用剤のもので，フェニルケトン尿症，楓糖尿症，ホモシスチン尿症又はガラクトース血症に対して用いた場合

キ　薬効分類が抗ウイルス剤のもので，後天性免疫不全症候群の病原体に感染している者に対して用いた場合

ク　薬効分類が血液製剤類のもので，血友病の者に対して用いた場合

ケ　薬効分類がその他の腫瘍用薬のもので，慢性骨髄性白血病に対して用いた場合

コ　**ア**から**ケ**までの内服薬と併用する薬効分類が健胃消化剤のもので，**ア**から**ケ**までに該当する疾患に対して用いた場合

(12)　「注８」に規定する**外来後発医薬品使用体制加算**は，後発医薬品の品質，安全性，安定供給体制等の情報を収集・評価し，その結果を踏まえ後発医薬品の採用を決定する体制が整備されている保険医療機関を評価したものであり，診療所においてのみ算定する。

(13)　「注９」に規定する**向精神薬調整連携加算**については，直近の処方が向精神薬多剤投与又は向精神薬長期処方に該当する患者であって，当該処方において直近の処方から抗不安薬等の種類数又は１日当たり用量が減少したものについて，薬剤師又は看護職員に処方内容の変更に伴う心身の状態の変化について確認を指示した場合に算定する。指示に当たっては，処方の変更点を説明するとともに，独立行政法人医薬品医療機器総合機構（PMDA）による「PMDAからの医薬品適正使用のお願い（No.11　2017年３月）」又は睡眠薬の適正使用及び減量・中止のための診療ガイドラインに関する研究班（平成24年度厚生労働科学研究・障害者対策総合研究事業）が作成した「睡眠薬の適正な使用と休薬のための診療ガイドライン」等を参考に特に留意すべき症状等について具体的に指示をする。

(14)　(13)における**「抗不安薬等の種類数の減少」**については，一般名で種類数を計算した場合に抗不安薬等の種類数が減少している場合をいう。また，「抗不安薬等の１日当たり用量の減少」には，一般名で用量を計算した場合に抗不安薬等の用量が減少している場合をいい，定期処方を屯服に変更した場合が含まれる。

(15)　**外来後発医薬品使用体制加算**は，当該保険医療機関において調剤した後発医薬品のある先発医薬品及び後発医薬品を合算した規格単位数量に占める後発医薬品の規格単位数量の割合が**75％**以上，**85％**以上又は**90％**以上であるとともに，外来において後発医薬品（ジェネリック医薬品）の使用を積極的に行っている旨を当

該保険医療機関の見やすい場所に掲示している保険医療機関において，１処方につき**５点**，**７点**又は**８点**を所定点数に加算する。（令６保医発0305·4）

第３節　薬剤料

F 200　薬剤

薬剤料は，次の各区分ごとに所定単位につき，薬価が15円以下である場合は１点とし，15円を超える場合は10円又はその端数を増すごとに１点を所定点数に加算する。

使用薬剤	単位
内服薬及び浸煎薬	１剤１日分
屯服薬	１回分
外用薬	１調剤

注１　特別入院基本料等を算定している病棟を有する病院に入院している患者であって入院期間が１年を超えるものに対する同一月の投薬に係る薬剤料と注射に係る薬剤料とを合算して得た点数（以下この表において「合算薬剤料」という）が，**220点**にその月における当該患者の入院日数を乗じて得た点数を超える場合（悪性新生物その他の特定の疾患に罹患している患者に対して投薬又は注射を行った場合を除く）には，当該合算薬剤料は，所定点数にかかわらず，**220点**にその月における当該患者の入院日数を乗じて得た点数により算定する。

２　１処方につき３種類以上の抗不安薬，３種類以上の睡眠薬，３種類以上の抗うつ薬，３種類以上の抗精神病薬又は４種類以上の抗不安薬及び睡眠薬の投薬（臨時の投薬等のもの及び３種類の抗うつ薬又は３種類の抗精神病薬を患者の病状等によりやむを得ず投与するものを除く）を行った場合には，抗不安薬，睡眠薬，抗うつ薬及び抗精神病薬に係る薬剤料に限り，所定点数の**100分の80**に相当する点数により算定する。

３　注２以外の場合であって，１処方につき７種類以上の内服薬の投薬（臨時の投薬であって，投薬期間が２週間以内のもの及び区分番号A 001に掲げる再診料の注12に掲げる地域包括診療加算又は区分番号B 001-2-9に掲げる地域包括診療料を算定するものを除く）を行った場合には，所定点数の**100分の90**に相当する点数により算定する。

４　区分番号A 000に掲げる初診料の注２又は注３，区分番号A 002に掲げる外来診療料の注２又は注３を算定する保険医療機関において，別に厚生労働大臣が定める薬剤〔※告示④第７・３，p.947〕を除き，１処方につき投与期間が30日以上の投薬を行った場合には，所定点数の**100分の40**に相当する点数により算定する。

５　健康保険法第85条第１項及び高齢者医療確保法第74条第１項に規定する入院時食事療養費に係る食事療養又は健康保険法第85条の２第１項及び高齢者医療確保法第75条第１項に規定する入院時生活療養費に係る生活療養の食事の提供たる療養を受けている患者又は入院中の患者以外の患者に対して投与されたビタミン剤については，当該患者の疾患又は症状の原因がビタミンの欠乏又は代謝異常であることが明らかであり，かつ，必要なビタミンを食事により摂取することが困難である場合その他これに準ずる場合であって，医師が当該ビタミン剤の投与が有効であると判断したときを除き，これを算定しない。

６　使用薬剤の薬価は，別に厚生労働大臣が定める。

→薬剤

(1)「注２」については，F 100処方料の(3)（「１向精神薬多剤投与」に係る通知，p.427）に準じる。

(2)「**注２」の算定**は，外来の場合に限る。なお，１処方とは処方料の算定単位となる処方をいう。

(3)　**１回の処方において，２種類以上の内服薬を調剤**する場合には，それぞれの薬剤を個別の薬包等に調剤しても，服用時点及び服用回数が同じであるものについては，次の場合を除き１剤として算定する。

ア　配合不適等調剤技術上の必要性から個別に調剤した場合

イ　固形剤と内用液剤の場合

ウ　内服錠とチュアブル錠等のように服用方法が異なる場合

(4)「注１」における**「その他の特定の疾患」**とは，難病の患者に対する医療等に関する法律第５条第１項に規定する指定難病〔同法第７条第４項に規定する医療受給者証を交付されている患者（同条第１項各号に規定する特定医療費の支給認定に係る基準を満たすものとして診断を受けたものを含む）に係るものに限る〕又は「特定疾患治療研究事業について」に掲げる疾患（当該疾患に罹患しているものとして都道府県知事から受給者証の交付を受けているものに限る。ただし，スモンについては過去に公的な認定を受けたことが確認できる場合等を含む）をいう。

(5)　**特別入院基本料等を算定する病棟を有する病院の長期入院患者に係る入院期間**の算定は，当該特別入院基本料等を算定する病棟を有する病院となる以前からの入院期間を通算する。

また，入院期間の算定は第１章第２部入院料等の「通則」の例に準じる。

(6)　**「注３」の多剤投与の場合の算定**

ア「注３」の算定は，外来の場合に限り，１処方のうち，内服薬についてのみ対象とする。この場合の「種類」については，次のように計算する。なお，１処方とは処方料の算定単位となる処方をいう。

(イ)　錠剤，カプセル剤については，１銘柄ごとに１種類と計算する。

(ロ)　散剤，顆粒剤及び液剤については，１銘柄ごとに１種類と計算する。

(ハ)　(ロ)の薬剤を混合して服薬できるよう調剤を行ったものについては，１種類とする。

(ニ)　薬剤料に掲げる所定単位当たり（１剤１日分）の薬価が**205円**以下の場合には，１種類とする。

イ「注３」の「所定点数」とは，１処方のうちの全ての内服薬の薬剤料をいう。

ウ「注３」の算定は，常態として投与する内服薬が７種類以上の場合に行い，臨時に投与する薬剤については対象としない。

投薬

エ　ウの臨時に投与する薬剤とは連続する投与期間が２週間以内のものをいい，２週間を超える投与期間の薬剤にあっては常態として投与する薬剤として扱う。なお，投与中止期間が１週間以内の場合は，連続する投与とみなして投与期間を計算する。

オ　臨時的に内服薬の追加投与等を行った結果，１処方につき内服薬が７種類以上となる場合において，傷病名欄からその必要性が明らかでない場合には，**診療報酬明細書**の摘要欄にその必要性を記載する。

(7)　「注４」については，Ｆ100処方料の⑾〔「注７」（投与期間が30日以上の投薬）に係る通知〕に準じる。

(8)　**ビタミン剤**

ア「注５」に規定するビタミン剤とは，内服薬及び注射薬をいうものであり，また，ビタミンを含有する配合剤を含む。

イ　ビタミン剤に係る薬剤料が算定できるのは，医師が当該ビタミン剤の投与が有効であると判断し，適正に投与された場合に限られるものであり，医師が疾患の特性により投与の必要性を認める場合のほか，具体的には，次のような場合をいう。ただし，薬事承認の内容に従って投与された場合に限る。

(イ)　患者の疾患又は症状の原因がビタミンの欠乏又は代謝障害であることが明らかであり，かつ，必要なビタミンを食事により摂取することが困難である場合（例えば，悪性貧血のビタミンB_{12}の欠乏等，診察及び検査の結果から当該疾患又は症状が明らかな場合）

(ロ)　患者が妊産婦，乳幼児等（手術後の患者及び高カロリー輸液療法実施中の患者を含む）であり，診察及び検査の結果から食事からのビタミンの摂取が不十分であると診断された場合

(ハ)　患者の疾患又は症状の原因がビタミンの欠乏又は代謝障害であると推定され，かつ，必要なビタミンを食事により摂取することが困難である場合

(ニ)　重湯等の流動食及び軟食のうち，一分がゆ，三分がゆ又は五分がゆを食している場合

(ホ)　無菌食，フェニールケトン尿症食，楓糖尿症食，ホモシスチン尿症食又はガラクトース血症食を食している場合

ウ　ビタミン剤に係る薬剤料を算定する場合には，当該ビタミン剤の投与が必要かつ有効と判断した趣旨を具体的に**診療録**及び**診療報酬明細書**に記載しなければならない。ただし，病名によりビタミン剤の投与が必要，かつ，有効と判断できる場合は趣旨を**診療報酬明細書**に記載することは要しない。

（令６保医発0305·4）

→トローチ剤又は嗅薬及び噴霧吸入剤

〔Ｆ000調剤料・通知(2)（p.425）参照〕

第４節　特定保険医療材料料

Ｆ300　特定保険医療材料　材料価格を10円で除して得た点数

注　支給した特定保険医療材料の材料価格は，別に厚生労働大臣が定める〔※告示①，p.663〕。

第５節　処方箋料

Ｆ400　処方箋料

１　３種類以上の抗不安薬，３種類以上の睡眠薬，３種類以上の抗うつ薬，３種類以上の抗精神病薬又は４種類以上の抗不安薬及び睡眠薬の投薬（臨時の投薬等のもの及び３種類の抗うつ薬又は３種類の抗精神病薬を患者の病状等によりやむを得ず投与するものを除く）を行った場合　**20点**

２　１以外の場合であって，７種類以上の内服薬の投薬（臨時の投薬であって，投薬期間が２週間以内のもの及び区分番号Ａ001に掲げる再診料の注12に掲げる地域包括診療加算を算定するものを除く）を行った場合又は不安若しくは不眠の症状を有する患者に対して１年以上継続して別に厚生労働大臣が定める薬剤〔※告示④第７・１，p.946〕の投薬（当該症状を有する患者に対する診療を行うにつき十分な経験を有する医師が行う場合又は精神科の医師の助言を得ている場合その他これに準ずる場合を除く）を行った場合　**32点**

３　１及び２以外の場合　**60点**

注１　保険薬局において調剤を受けるために処方箋を交付した場合に，交付１回につき算定する。

２　区分番号Ａ000に掲げる初診料の注２又は注３，区分番号Ａ002に掲げる外来診療料の注２又は注３を算定する保険医療機関において，別に厚生労働大臣が定める薬剤〔※告示④第７・３，p.947〕を除き，１処方につき投与期間が30日以上の投薬を行った場合〔保険医療機関及び保険医療養担当規則（昭和32年厚生省令第15号）第20条第３号ロ及び高齢者の医療の確保に関する法律の規定による療養の給付等の取扱い及び担当に関する基準（昭和58年厚生省告示第14号）第20条第４号ロに規定するリフィル処方箋を交付する場合であって，当該リフィル処方箋の１回の使用による投与期間が29日以内の投薬を行った場合を除く〕には，所定点数の**100分の40**に相当する点数により算定する。

３　３歳未満の乳幼児に対して処方箋を交付した場合は，**乳幼児加算**として，処方箋の交付１回につき**３点**を所定点数に加算する。

４　診療所又は許可病床数が200床未満の病院である保険医療機関において，入院中の患者以外の患者〔別に厚生労働大臣が定める疾患〔※告示④別表第１，p.1029〕を主病とするものに限る〕に対して薬剤の処方期間が28日以上の処方（リフィル処方箋の複数回の使用による合計の処方期間が28日以上の処方を含む）を行った場合は，**特定疾患処方管理加算**として，月１回に限り，１処方につき**56点**を所定点数に加算する。

５　別に厚生労働大臣が定める施設基準〔※告示④第７・２，p.946〕に適合しているものとして地方厚生局長等に届け出た保険医療機関（許可病床数が200床以上の病院に限る）において，治療の開始に当たり投薬の必要性，危険性等について文書により説明を行った上で抗悪性腫瘍剤に係る処方箋を交付した場合には，**抗悪性腫瘍剤処方管理加算**として，月１回に限り，処方箋の交付１回につ

き70点を所定点数に加算する。

6 別に厚生労働大臣が定める施設基準〔※告示④第7・5，p.947〕を満たす保険医療機関において，薬剤の一般的名称を記載する処方箋を交付した場合は，当該処方箋の内容に応じ，次に掲げる点数を処方箋の交付1回につきそれぞれ所定点数に加算する。

イ **一般名処方加算1** **10点**
ロ **一般名処方加算2** **8点**

7 抗不安薬等が処方されていた患者であって，当該処方の内容を総合的に評価及び調整し，当該患者に処方する抗不安薬等の種類数又は投薬量が減少したものについて，薬剤師に対し，薬剤の種類数又は投薬量が減少したことによる症状の変化等の確認を指示した場合に，**向精神薬調整連携加算**として，月1回に限り，1処方につき**12点**を所定点数に加算する。ただし，同一月において，区分番号A250に掲げる薬剤総合評価調整加算及び区分番号B008-2に掲げる薬剤総合評価調整管理料は別に算定できない。

8 1，2及び3について，直近3月に処方箋を交付した回数が一定以上である保険医療機関が，別表第3調剤報酬点数表区分番号00調剤基本料に掲げる特別調剤基本料Aを算定する薬局であって，当該保険医療機関から集中的に処方箋を受け付けているものと不動産取引等その他の特別な関係を有する場合は，1，2又は3の所定点数に代えて，それぞれ**18点**，**29点**又は**42点**を算定する。

【2024年改定による主な変更点】

(1) **介護老人保健施設・介護医療院入所者**に対する処方箋料（抗悪性腫瘍剤，HIF-PH阻害剤，疼痛コントロールのための医療用麻薬，抗ウイルス薬の処方）が算定可とされた。

(2) 従前の「注4」特定疾患処方管理加算1（処方期間28日未満）が廃止された。特定疾患処方管理加算は**処方期間28日以上の場合**（従前の加算2）のみ算定可となり，「**リフィル処方箋の複数回の使用による合計の処方期間が28日以上**」の場合も算定可とされた。

(3) 特定疾患処方管理加算の対象疾患から**脂質異常症**，**高血圧症**，**糖尿病**が削除され，新たに**アナフィラキシー**，**ギラン・バレー症候群**が追加された。

(4) **一般名処方加算**（注6）について，医薬品の供給不足等の場合における治療計画の見直し等に対応できる体制の整備，患者への説明，院内掲示，ウェブサイト掲載に係る施設基準が新設された。

(5) 以下の①～③のいずれにも該当する場合，処方箋料の「1」「2」「3」の所定点数に代えて，それぞれ18点・29点・42点で算定するとされた（注9）。

① 直近3月の**処方箋交付回数**が12,000回超の医療機関
② 保険薬局(調剤点数表「00」「4」特別調剤基本料Aを算定)と**不動産取引等その他の特別な関係**がある
③ 保険薬局において当該医療機関に係る**処方箋集中率**（特定の医療機関に係る処方箋受付回数を全ての処方箋受付回数で除して得た値）が9割を超えている

→処方箋料

(1) **医師が処方する投薬量**については，予見することができる必要期間に従ったものでなければならず，30日を超える長期の投薬を行うに当たっては，長期の投薬が可能な程度に病状が安定し，服薬管理が可能である旨を医師が確認するとともに，病状が変化した際の対応方法及び当該保険医療機関の連絡先を患者に周知する。なお，上記の要件を満たさない場合は，原則として次に掲げるいずれかの対応を行う。

ア 30日以内に再診を行う。
イ 許可病床数が200床以上の保険医療機関にあっては，患者に対して他の保険医療機関（許可病床数が200床未満の病院又は診療所に限る）に文書による紹介を行う旨の申出を行う。
ウ 患者の病状は安定しているものの服薬管理が難しい場合には，分割指示に係る処方箋を交付する。

(2) 保険薬局で保険調剤を受けさせるために，患者に保険医療機関及び保険医療養担当規則（昭和32年厚生省令第15号）に定められている様式の完備した**処方箋（院外処方箋）**を交付した場合に限り算定し，その処方箋に処方した剤数，投与量（日分数）等の如何にかかわらず，1回として算定する。なお，分割指示に係る処方箋を発行する場合は，保険医療機関及び保険医療養担当規則に定められている**様式第2号の2**を用いることとし，分割の回数は3回までとする。また，患者に対し，調剤を受ける度に別紙を含む分割指示に係る処方箋の全てを保険薬局に提出するよう指導する。

(3) 同一の保険医療機関が一連の診療に基づいて，**同時に，同一の患者に2枚以上の処方箋を交付**した場合は，1回として算定する。

(4) 複数の診療科を標榜する保険医療機関において，**2以上の診療科で**，**異なる医師が処方**した場合は，それぞれの処方につき処方箋料を算定することができる。

(5)「1」については，F100処方料の(3)（「向精神薬多剤投与」に係る通知，p.427）に準じる。

(6)「2」において，**処方箋料における内服薬の種類**については，F200薬剤の「注3」における内服薬の種類と同様の取扱いとする。なお，当該処方に係る内服薬の投薬が6種類以下の場合又は外用薬，屯服薬のみの投薬の場合は「3」（編注：7種類以上でない場合の処方箋料）で算定する。

(7)「2」において，**臨時的に内服薬の追加投与等**を行った結果，1処方につき内服薬が7種類以上となる場合には，処方箋の備考欄にその必要性を記載する。

その他，臨時的に内服薬の追加投与を行った場合の取扱いについてはF200薬剤の(6)（→「注3」多剤投与の場合の薬剤算定，p.430）に準じる。

(8)「2」において，「**不安若しくは不眠の症状を有する患者に対して1年以上継続して別に厚生労働大臣が定める薬剤の投薬を行った場合**」については，F100処方料の(6)に準じる。

(9) 同一の患者に対して，同一診療日に，**一部の薬剤を院内において投薬し，他の薬剤を院外処方箋により投薬すること**は，原則として認められない。

また，注射器，注射針又はその両者のみを処方箋により投与することは認められない。

(10)「注2」については，F100処方料の(11)〔「注7」（投与期間が30日以上の投薬）に係る通知〕に準じる。

(11) **乳幼児加算及び抗悪性腫瘍剤処方管理加算**はF100処方料の(8)，(9)又は(10)に準じる。ただし，(9)のウに規定する「特定疾患に対する薬剤の処方期間が28日以上」については，「特定疾患に対する薬剤の処方期間が28日以上（リフィル処方箋の複数回の使用による合計の処方期間が28日以上の場合を含む）」と読み替えるものとする。

(12)「注6」に規定する**一般名処方加算**は，別に厚生労

働大臣が定める施設基準を満たす保険医療機関が，後発医薬品のある医薬品について，薬価基準に収載されている品名に代えて，一般的名称に剤形及び含量を付加した記載（以下「**一般名処方**」という）による処方箋を交付した場合に限り算定できるものである。交付した処方箋に含まれる医薬品のうち，後発医薬品のある全ての医薬品（２品目以上の場合に限る）が一般名処方されている場合には一般名処方加算１を，１品目でも一般名処方されたものが含まれている場合には一般名処方加算２を，処方箋の交付１回につきそれぞれ加算する。品目数については，一般的名称で計算する。ただし，投与経路が異なる場合は，一般的名称が同一であっても，別品目として計算する。

なお，一般名処方とは，単に医師が先発医薬品か後発医薬品かといった個別の銘柄にこだわらずに処方を行っているものである。

また，一般名処方を行った場合の(6)〔編注：多剤投与の場合の処方箋料の(1)〕の取扱いにおいて，「種類」の計算に当たっては，該当する医薬品の薬価のうち最も低いものの薬価とみなす。

(13) 「注７」（向精神調整連携加算）については，Ｆ100処方料の(13)及び(14)（→Ｆ100「注９」の関連通知）に準じる。

(14) **訪問薬剤管理指導との関係**

保険薬局に訪問薬剤管理指導を依頼している場合は，当該保険医療機関はＣ008在宅患者訪問薬剤管理指導料を算定できない。保険薬局から情報提供があった場合は，当該保険医療機関は文書を**診療録等**に添付する。なお，地方厚生（支）局長に届出を行った保険薬局が在宅患者訪問薬剤管理指導料を算定できるのは月に４回（末期の悪性腫瘍の患者，注射による麻薬の投与が必要な患者及び中心静脈栄養法の対象患者については，週２回かつ月８回）に限られる。

(15) 保険医療機関及び保険医療養担当規則において，投与量に限度が定められている医薬品及び貼付剤については，リフィル処方箋による処方を行うことはできない。

(16) 「注８」において，「直近３月に処方箋を交付した回数が一定以上である保険医療機関が，調剤報酬点数表00調剤基本料の４に規定する特別調剤基本料Ａを算定する薬局であって，当該保険医療機関から集中的に処方箋を受け付けているものと不動産取引等その他の特別の関係を有する場合」とは，以下のいずれにも該当する医療機関が処方箋を交付する場合をいう。

ア　直近３月の処方箋を交付した回数が12,000回を超える。

イ　保険薬局(調剤点数表00の４に規定する特別調剤基本料Ａを算定しているものに限る)と不動産取引等その他の特別な関係を有している保険医療機関である。

ウ　当該特別な関係を有する保険薬局の当該保険医療機関に係る処方箋による調剤の割合が９割を超えている。なお，当該保険医療機関に係る処方箋による調剤の割合については，特掲診療料施設基準通知の第88の２の(3)の取扱いに準じる。 （令６保医発0305･4）

第６節　調剤技術基本料

F500　調剤技術基本料

１　入院中の患者に投薬を行った場合　**42点**

２　その他の患者に投薬を行った場合　**14点**

注１　薬剤師が常時勤務する保険医療機関において投薬を行った場合（処方箋を交付した場合を除く）に算定する。

２　同一の患者につき同一月内に調剤技術基本料を算定すべき投薬を２回以上行った場合においては，調剤技術基本料は月１回に限り算定する。

３　１において，調剤を院内製剤の上行った場合は，**院内製剤加算**として**10点**を所定点数に加算する。

４　区分番号Ｂ008に掲げる薬剤管理指導料又は区分番号Ｃ008に掲げる在宅患者訪問薬剤管理指導料を算定している患者については，算定しない。

→調剤技術基本料

(1) 調剤技術基本料は，重複投薬の防止等保険医療機関内における調剤の管理の充実を図るとともに投薬の適正を確保することを目的としており，薬剤師が常態として勤務する保険医療機関において，薬剤師の管理のもとに調剤が行われた場合に，患者１人につき，月１回に限り算定する。

(2) 同一医療機関において**同一月内に処方箋の交付がある場合**は，調剤技術基本料は算定できない。

(3) 同一月にＢ008薬剤管理指導料又はＣ008在宅患者訪問薬剤管理指導料を算定している場合には，調剤技術基本料は算定しない。

(4) **院内製剤加算**

ア　「注３」の院内製剤加算は，薬価基準に収載されている医薬品に溶媒，基剤等の賦形剤を加え，当該医薬品とは異なる剤形の医薬品を院内製剤の上調剤した場合に，次の場合を除き算定できる。

(イ) 調剤した医薬品と同一規格を有する医薬品が薬価基準に収載されている場合

(ロ) 散剤を調剤した場合

(ハ) 液剤を調剤する場合であって，薬事承認の内容が用時溶解して使用することとなっている医薬品を交付時に溶解した場合

(ニ) １種類のみの医薬品を水に溶解して液剤とする場合（安定剤，溶解補助剤，懸濁剤等製剤技術上必要と認められる添加剤を使用した場合及び調剤技術上，ろ過，加温，滅菌行為をなす必要があって，これらの行為を行った場合を除く）

イ　上記アにかかわらず，剤形が変わらない場合であっても，次に該当する場合には，院内製剤加算が算定できる。ただし，調剤した医薬品と同一規格を有する医薬品が薬価基準に収載されている場合を除く。

(イ) 同一剤形の２種類以上の既製剤（賦形剤，矯味矯臭剤等を除く）を混合した場合（散剤及び顆粒剤を除く）

(ロ) 安定剤，溶解補助剤，懸濁剤等製剤技術上必要と認められる添加剤を加えて調剤した場合

(ハ) 調剤技術上，ろ過，加温，滅菌行為をなす必要があって，これらの行為を行った場合

ウ　ア，イにかかわらず調剤した医薬品を，原料とした医薬品の承認内容と異なる用法・用量あるいは効能・効果で用いる場合は院内製剤加算は算定できない。 （令６保医発0305･4）

投薬

第6部　注　射

通　則

1　注射の費用は，第1節及び第2節の各区分の所定点数を合算した点数により算定する。

2　注射に当たって，別に厚生労働大臣が定める保険医療材料（以下この部において「特定保険医療材料」という）〔※告示①，p.663〕を使用した場合は，前号により算定した点数及び第3節の所定点数を合算した点数により算定する。

3　生物学的製剤注射を行った場合は，**生物学的製剤注射加算**として，前2号により算定した点数に**15点**を加算する。

4　精密持続点滴注射を行った場合は，**精密持続点滴注射加算**として，前3号により算定した点数に1日につき**80点**を加算する。

5　注射に当たって，麻薬を使用した場合は，**麻薬注射加算**として，前各号により算定した点数に**5点**を加算する。

6　区分番号G001に掲げる静脈内注射，G002に掲げる動脈注射，G004に掲げる点滴注射，G005に掲げる中心静脈注射又はG006に掲げる植込型カテーテルによる中心静脈注射について，別に厚生労働大臣が定める施設基準〔※告示④第8・1，p.948〕に適合しているものとして地方厚生局長等に届け出た保険医療機関において，入院中の患者以外の患者（悪性腫瘍を主病とする患者を除く）に対して，治療の開始に当たり注射の必要性，危険性等について文書により説明を行った上で化学療法を行った場合は，当該基準に係る区分に従い，次に掲げる点数を，それぞれ1日につき前各号により算定した点数に加算する。この場合において，同一月に区分番号C101に掲げる在宅自己注射指導管理料は算定できない。

イ　**外来化学療法加算1**
　(1)　15歳未満の患者の場合　**670点**
　(2)　15歳以上の患者の場合　**450点**
ロ　**外来化学療法加算2**
　(1)　15歳未満の患者の場合　**640点**
　(2)　15歳以上の患者の場合　**370点**

7　入院中の患者以外の患者に対する注射に当たって，当該患者に対し，バイオ後続品に係る説明を行い，バイオ後続品を使用した場合は，**バイオ後続品導入初期加算**として，当該バイオ後続品の初回の使用日の属する月から起算して3月を限度として，月1回に限り**150点**を所定点数に加算する。

8　第1節に掲げられていない注射であって簡単なものの費用は，第2節の各区分の所定点数のみにより算定し，特殊なものの費用は，第1節に掲げられている注射のうちで最も近似する注射の各区分の所定点数により算定する。

9　注射に伴って行った反応試験の費用は，第1節の各区分の所定点数に含まれるものとする。

【2024年改定による主な変更点】バイオ後続品導入初期加算（通則7）は，従前は「外来化学療法を実施している患者」のみを対象としていたが，**「入院中の患者以外の患者」**に対象が拡大された。

→「通則」

1　注射に係る費用は，第1節注射料，第2節薬剤料及び第3節特定保険医療材料料（別に厚生労働大臣が定める保険医療材料のうち注射に当たり使用したものの費用に限る）に掲げる所定点数を合算した点数によって算定する。

2　生物学的製剤注射加算

(1)「通則3」の生物学的製剤注射加算を算定できる注射薬は，トキソイド，ワクチン及び抗毒素であり，注射の方法にかかわらず，次に掲げる薬剤を注射した場合に算定できる。
ア　[局]乾燥組織培養不活化狂犬病ワクチン
イ　組換え沈降B型肝炎ワクチン（酵母由来）
ウ　組換え沈降B型肝炎ワクチン（チャイニーズ・ハムスター卵巣細胞由来）
エ　肺炎球菌ワクチン
オ　髄膜炎菌ワクチン
カ　乾燥ヘモフィルスb型ワクチン
キ　沈降破傷風トキソイド
ク　[局]ガスえそウマ抗毒素
ケ　乾燥ガスえそウマ抗毒素
コ　[局]乾燥ジフテリアウマ抗毒素
サ　[局]乾燥破傷風ウマ抗毒素
シ　[局]乾燥はぶウマ抗毒素
ス　[局]乾燥ボツリヌスウマ抗毒素
セ　[局]乾燥まむしウマ抗毒素

(2)　G005中心静脈注射又はG006植込型カテーテルによる中心静脈注射の回路より生物学的製剤を注入した場合は，「通則3」の加算を算定できる。

3　精密持続点滴注射加算

(1)「通則4」の精密持続点滴注射は，自動輸液ポンプを用いて1時間に30mL以下の速度で体内（皮下を含む）又は注射回路に薬剤を注入することをいう。

(2)　1歳未満の乳児に対して精密持続点滴注射を行う場合は，注入する薬剤の種類にかかわらず算定できるが，それ以外の者に対して行う場合は，緩徐に注入する必要のあるカテコールアミン，βブロッカー等の薬剤を医学的必要性があって注入した場合に限り算定する。

(3)　G003抗悪性腫瘍剤局所持続注入の実施時に精密持続点滴を行った場合は，「通則4」の加算を算定できる。

(4)　G005中心静脈注射又はG006植込型カテーテルによる中心静脈注射の回路より精密持続点滴注射を行った場合は，「通則4」の加算を算定できる。

4　外来化学療法加算

(1)「通則6」に規定する外来化学療法加算については，入院中の患者以外の関節リウマチ等の患者に対して，注射による化学療法の必要性，副作用，用法・用量，その他の留意点等について文書で説明し同意を得た上で，外来化学療法に係る専用室において，注射により薬剤等が投与された場合に加算する。

(2)　外来化学療法加算1を届け出た保険医療機関において外来化学療法加算1を算定するに当たり，当該保険医療機関で実施される化学療法のレジメン（治療内容）の妥当性を評価し，承認する委員会（他の保険医療機関と連携し，共同で開催する場合を含む）

において，承認され，登録されたレジメンを用いて治療を行ったときのみ算定でき，それ以外の場合には，外来化学療法加算１及び２は算定できない。

(3) 外来化学療法加算は，次に掲げるいずれかの投与を行った場合に限り算定する。なお，この場合において，引き続き次に掲げる製剤を用いて，入院中の患者以外の患者に対して在宅自己注射指導管理に係る自己注射に関する指導管理を行った場合であっても，同一月にＣ101在宅自己注射指導管理料は算定できない。

ア 関節リウマチ，クローン病，ベーチェット病，強直性脊椎炎，潰瘍性大腸炎，尋常性乾癬，関節症性乾癬，膿疱性乾癬又は乾癬性紅皮症の患者に対してインフリキシマブ製剤を投与した場合

イ 関節リウマチ，多関節に活動性を有する若年性特発性関節炎，全身型若年性特発性関節炎，キャッスルマン病又は成人スチル病の患者に対してトシリズマブ製剤を投与した場合

ウ 関節リウマチ又は多関節に活動性を有する若年性特発性関節炎の患者に対してアバタセプト製剤を投与した場合

エ 多発性硬化症の患者に対してナタリズマブ製剤を投与した場合

オ 全身性エリテマトーデスの患者に対してベリムマブ製剤を投与した場合

カ 視神経脊髄炎スペクトラム障害の患者に対してイネビリズマブ製剤を投与した場合

5 バイオ後続品導入初期加算

「通則７」に規定するバイオ後続品導入初期加算については，入院中の患者以外の患者に対する注射に当たって，バイオ後続品の有効性や安全性等について説明した上で，バイオ後続品を使用した場合に，当該バイオ後続品の初回の使用日の属する月から起算して，３月を限度として，月１回に限り算定する。

6 特定入院料等**注射の手技料を含む点数を算定した場合**は，「通則３」から「通則５」までの加算は算定できない。なお，薬価基準に収載されている臨床試用医薬品を使用した場合は，第２節薬剤料は算定せず，第１節注射料及び第３節特定保険医療材料料のみ算定する。

7 心臓内注射及び痔核注射等の**第１節に掲げられていない注射のうち簡単なもの**に係る費用については，第２節薬剤料に掲げる所定点数のみ算定する。ただし，胸腔注入，前房注射，副鼻腔注入及び気管支カテーテル薬液注入法については，第２章第９部処置に掲げる所定点数をそれぞれ算定し，これらに係る薬剤料の算定に関しては第２章第５部投薬のＦ200薬剤の(4)，(5)及び(8)（**編注**：「特別入院基本料等を算定する病棟を有する病院の薬剤料」および「ビタミン剤の算定」）の例による。

8 第１節に掲げられていない注射のうち，特殊なもの（点数表にあっても，手技が従来の注射と著しく異なる場合等を含む）の費用は，その都度当局に内議し，最も近似する注射として準用が通知された算定方法により算定する。

9 Ｇ001静脈内注射，Ｇ004点滴注射，Ｇ005中心静脈注射又はＧ006植込型カテーテルによる中心静脈注射のうち２以上を同一日に併せて行った場合は，主たるものの所定点数のみ算定する。

10 Ｇ004点滴注射，Ｇ005中心静脈注射及びＧ006植込型カテーテルによる中心静脈注射の回路に係る費用並びに穿刺部位のガーゼ交換等の処置料及び材料料については，それぞれの所定点数に含まれ，別に算定できない。

11 **人工腎臓の回路より注射**を行った場合は，当該注射に係る費用は別に算定できない。 (令６保医発0305･4)

第１節 注射料

通 則

注射料は，第１款（注射実施料，Ｇ000～Ｇ018）及び第２款（Ｇ020無菌製剤処理料，p.439）の各区分の所定点数を合算した点数により算定する。

→「通則」

注射料は，第１款注射実施料及び第２款無菌製剤処理料に掲げる点数を合算した所定点数により算定する。なお，６歳未満の乳幼児である入院患者に対する１日分の注射量が100mL未満の点滴注射等，注射実施料が算定できないこととされる場合であっても，無菌製剤処理料を算定できる。 (令６保医発0305･4)

第１款 注射実施料

Ｇ000 皮内，皮下及び筋肉内注射（１回につき） **25点**

注１ 入院中の患者以外の患者に対して行った場合に算定する。

２ 区分番号Ｃ101に掲げる在宅自己注射指導管理料，区分番号Ｃ108に掲げる在宅麻薬等注射指導管理料，区分番号Ｃ108-2に掲げる在宅腫瘍化学療法注射指導管理料又は区分番号Ｃ108-4に掲げる在宅悪性腫瘍患者共同指導管理料を算定している患者について，区分番号Ｃ001に掲げる在宅患者訪問診療料（Ⅰ）又は区分番号Ｃ001-2に掲げる在宅患者訪問診療料（Ⅱ）を算定する日に併せて行った皮内，皮下及び筋肉内注射の費用は算定しない。

→皮内，皮下及び筋肉内注射

(1) 入院中の患者以外の患者に対して行った場合にのみ算定し，入院中の患者に行った場合は，１日の薬剤料を合算し，第２節薬剤料のみ算定できる。

(2) 涙のう内薬液注入，鼓室内薬液注入，局所・病巣内薬剤注入，子宮腟部注射，咽頭注射（軟口蓋注射，口蓋ヒヤリー氏点の注射を含む），腱鞘周囲注射及び血液注射については，皮内，皮下及び筋肉内注射に準じて算定する。ただし，涙のう内薬液注入については，両眼にそれぞれ異なる薬剤を使用した場合は，片眼ごとに所定点数を算定する。

(3) Ｃ101在宅自己注射指導管理料，Ｃ108在宅麻薬等注射指導管理料，Ｃ108-2在宅腫瘍化学療法注射指導管理料又はＣ108-4在宅悪性腫瘍患者共同指導管理料を算定している患者（これらに係る在宅療養指導管理材料加算又は薬剤料若しくは特定保険医療材料料のみを算定している者を含む）に対して，Ｃ001在宅患者訪問診療料（Ⅰ）又はＣ001-2在宅患者訪問診療料（Ⅱ）を算定する日に，患家において当該訪問診療と併せて皮内，皮下及び筋肉内注射を行った場合は，当該注射に係る費用は算定しない。 (令６保医発0305･4)

Ｇ001 静脈内注射（１回につき） **37点**

注１ 入院中の患者以外の患者に対して行った場合に算定する。

2　6歳未満の乳幼児に対して行った場合は，**乳幼児加算**として，52点を所定点数に加算する。

3　区分番号C101に掲げる在宅自己注射指導管理料，区分番号C104に掲げる在宅中心静脈栄養法指導管理料，区分番号C108に掲げる在宅麻薬等注射指導管理料，区分番号C108-2に掲げる在宅腫瘍化学療法注射指導管理料，区分番号C108-3に掲げる在宅強心剤持続投与指導管理料又は区分番号C108-4に掲げる在宅悪性腫瘍患者共同指導管理料を算定している患者について，区分番号C001に掲げる在宅患者訪問診療料（Ⅰ）又は区分番号C001-2に掲げる在宅患者訪問診療料（Ⅱ）を算定する日に併せて行った静脈内注射の費用は算定しない。

→静脈内注射

(1)　入院中の患者以外の患者に対して行った場合にのみ算定し，入院中の患者に行った場合は，1日の薬剤料を合算し，第2節薬剤料のみ算定する。

(2)　C101在宅自己注射指導管理料，C104在宅中心静脈栄養法指導管理料，C108在宅麻薬等注射指導管理料，C108-2在宅腫瘍化学療法注射指導管理料，C108-3在宅強心剤持続投与指導管理料又はC108-4在宅悪性腫瘍患者共同指導管理料を算定している患者（これらに係る在宅療養指導管理材料加算又は薬剤料若しくは特定保険医療材料料のみを算定している者を含む）に対して，C001在宅患者訪問診療料（Ⅰ）又はC001-2在宅患者訪問診療料（Ⅱ）を算定する日に，患家において当該訪問診療と併せて静脈内注射を行った場合は，当該注射に係る費用は算定しない。　（令6保医発0305·4）

G002　動脈注射（1日につき）

1	内臓の場合	**155点**
2	その他の場合	**45点**

→動脈注射

「内臓の場合」とは，肺動脈起始部，大動脈弓及び腹部大動脈等深部動脈に対して行う場合であり，「その他の場合」とは，頸動脈，鎖骨下動脈，股動脈，上腕動脈等に対して行う場合をいう。　（令6保医発0305·4）

G003　抗悪性腫瘍剤局所持続注入（1日につき）　**165点**

注　皮下植込型カテーテルアクセス等を用いて抗悪性腫瘍剤を動脈内，静脈内又は腹腔内に局所持続注入した場合に算定する。

G003-2　削除

→抗悪性腫瘍剤局所持続注入

(1)　ポンプを利用して注入する場合におけるポンプの費用及び当該注入に必要なカテーテル等の材料の費用は，所定点数に含まれ，別に算定できない。

(2)　C108在宅麻薬等注射指導管理料又はC108-2在宅腫瘍化学療法注射指導管理料を算定している月においては，当該抗悪性腫瘍剤局所持続注入に係る費用（薬剤料を除く）は算定できない。　（令6保医発0305·4）

G003-3　肝動脈塞栓を伴う抗悪性腫瘍剤肝動脈内注入（1日につき）　**165点**

→肝動脈塞栓を伴う抗悪性腫瘍剤肝動脈内注入

(1)　抗悪性腫瘍剤注入用肝動脈塞栓材と抗悪性腫瘍剤を混和して肝動脈内に注入する場合に算定できる。なお，当該注入に必要なカテーテル等の材料の費用は所定点数に含まれ，別に算定できない。

(2)　抗悪性腫瘍剤注入用肝動脈塞栓材の使用量を決定する目的で当該塞栓材のみを注入する場合は，その必要性が高い場合に限り，月1回に限り算定できる。　（令6保医発0305·4）

G004　点滴注射（1日につき）

1	6歳未満の乳幼児に対するもの（1日分の注射量が100mL以上の場合）	**105点**
2	1に掲げる者以外の者に対するもの（1日分の注射量が500mL以上の場合）	**102点**
3	その他の場合（入院中の患者以外の患者に限る）	**53点**

注1　点滴に係る管理に要する費用を含む。

2　6歳未満の乳幼児に対して行った場合は，**乳幼児加算**として，48点を所定点数に加算する。

3　血漿成分製剤の注射を行う場合であって，1回目の注射に当たって，患者に対して注射の必要性，危険性等について文書による説明を行ったときは，**血漿成分製剤加算**として，当該注射を行った日に限り，**50点**を所定点数に加算する。

4　区分番号C101に掲げる在宅自己注射指導管理料，区分番号C104に掲げる在宅中心静脈栄養法指導管理料，区分番号C108に掲げる在宅麻薬等注射指導管理料，区分番号C108-2に掲げる在宅腫瘍化学療法注射指導管理料，区分番号C108-3に掲げる在宅強心剤持続投与指導管理料又は区分番号C108-4に掲げる在宅悪性腫瘍患者共同指導管理料を算定している患者について，区分番号C001に掲げる在宅患者訪問診療料（Ⅰ）又は区分番号C001-2に掲げる在宅患者訪問診療料（Ⅱ）を算定する日に併せて行った点滴注射の費用は算定しない。

→点滴注射

(1)　6歳未満の乳幼児に対する1日分の注射量が100mL未満の場合及び6歳以上の者に対する1日分の注射量が500mL未満の場合は，入院中の患者以外の患者に限り，「3」に掲げる所定点数で算定する。

(2)　**「注射量」**は，次のように計算する。

ア　点滴回路より薬物を注入するいわゆる「管注」を行った場合には，「管注」に用いた薬剤及び補液に用いた薬剤の総量。

イ　同一の者に対して，点滴注射を1日に2回以上行った場合には，それぞれの注射に用いた薬剤の総量。

(3)　**血漿成分製剤加算**

ア　「注3」に規定する「文書による説明」とは，1回目の輸注を行う際（当該患者に対して複数回の輸注を行う場合は概ね1週間毎）に，**別紙様式20**（p.437）又はこれに準ずる様式により，患者（医師の説明に対して理解が困難と認められる小児又は意識障害者等にあっては，その家族等）に対して，輸注の必要性，副作用，輸注方法及びその他の留意点等について説明することをいう。

イ　説明に用いた文書については，患者（医師の説明

（別紙様式20）

年　月　日

主　治　医　氏　名	
1.血漿成分製剤の種類及び輸注量等	
2.血漿成分製剤輸注の必要性及び輸注を行わない場合の危険性等	
3.血漿成分製剤の輸注により起こりうる副作用等	
4.血漿成分製剤の輸注に当たり必要とされる感染症検査及び患者血液の保管	
5.その他留意点（副作用・感染症救済制度等）	

私は，現在の疾病の診療に関して，上記の説明を受け，質問する機会があり，十分に理解した上で血漿成分製剤輸注を受けることに同意しました。

（患者氏名）　　　　　　　　印

（家族等氏名）　　　　　　　印

（患者との続柄：　　　）

※患者の署名がある場合には家族等の署名は不要

に対して理解が困難と認められる小児又は意識障害者等にあっては，その家族等）から署名又は押印を得た上で，当該患者に交付するとともに，その文書の写しを**診療録**に添付する。

ウ　緊急その他やむを得ない場合は，輸注後に説明を行った場合も算定できるが，この場合輸注後速やかに行う。

エ　「注３」に規定する血漿成分製剤とは，新鮮液状血漿及び新鮮凍結人血漿等をいい，血漿分画製剤（アルブミン製剤，グロブリン製剤等）は含まれないが，血漿成分製剤に準じ，患者に対して輸注の必要性等の説明を行うよう努める。なお，血漿成分製剤及び血漿分画製剤の輸注に当たっては，『「輸血療法の実施に関する指針」及び「血液製剤の使用指針」の一部改正について』（平成26年11月12日薬食発1112第12号）及び『「血液製剤の使用指針」の改定について』（平成31年3月25日薬生発0325第1号）を遵守するよう努める。

(4)　C101在宅自己注射指導管理料，C104在宅中心静脈栄養法指導管理料，C108在宅麻薬等注射指導管理料，C108-2在宅腫瘍化学療法注射指導管理料，C108-3在宅強心剤持続投与指導管理料又はC108-4在宅悪性腫瘍患者共同指導管理料を算定している患者（これらに係る在宅療養指導管理材料加算又は薬剤料若しくは特定保険医療材料料のみを算定している者を含む）に対して，C001在宅患者訪問診療料（Ⅰ）又はC001-2在宅患者訪問診療料（Ⅱ）を算定する日に，患家において当該訪問診療と併せて点滴注射を行った場合は，当該注射に係る費用は算定しない。（令6保医発0305·4）

→静脈内注射，点滴注射，中心静脈注射又は植込型カテーテルによる中心静脈注射の併施

G001静脈内注射，G004点滴注射，G005中心静脈注射又はG006植込型カテーテルによる中心静脈注射のうち２以上を同一日に併せて行った場合は，主たるものの所定点数のみ算定する。（令6保医発0305·4）

→点滴注射，中心静脈注射及び植込型カテーテルによる中心静脈注射の回路

G004点滴注射，G005中心静脈注射及びG006植込型カテーテルによる中心静脈注射の回路に係る費用並びに穿刺部位のガーゼ交換等の処置料及び材料料については，それぞれの所定点数に含まれ，別に算定できない。（令6保医発0305·4）

G005　中心静脈注射（１日につき）　**140点**

注１　血漿成分製剤の注射を行う場合であって，１回目の注射に当たって，患者に対して注射の必要性，危険性等について文書による説明を行ったときは，**血漿成分製剤加算**として，当該注射を行った日に限り，**50点**を所定点数に加算する。

２　中心静脈注射の費用を算定した患者については，同一日に行われた区分番号G004に掲げる点滴注射の費用は算定しない。

３　区分番号C104に掲げる在宅中心静脈栄養法指導管理料を算定している患者に対して行った中心静脈注射の費用は算定しない。

４　区分番号C108に掲げる在宅麻薬等注射指導管理料，区分番号C108-2に掲げる在宅腫瘍化学療法注射指導管理料，区分番号C108-3に掲げる在宅強心剤持続投与指導管理料又は区分番号C108-4に掲げる在宅悪性腫瘍患者共同指導管理料を算定している患者について，区分番号C001に掲げる在宅患者訪問診療料（Ⅰ）又は区分番号C001-2に掲げる在宅患者訪問診療料（Ⅱ）を算定する日に併せて行った中心静脈注射の費用は算定しない。

５　６歳未満の乳幼児に対して行った場合は，**乳幼児加算**として，**50点**を所定点数に加算する。

→中心静脈注射

(1)　中心静脈注射により高カロリー輸液を行っている場合であっても，必要に応じ食事療養又は生活療養を行った場合は，入院時食事療養（Ⅰ）若しくは入院時食事療養（Ⅱ）又は入院時生活療養（Ⅰ）の食事の提供たる療養に係る費用若しくは入院時生活療養（Ⅱ）の食事の提供たる療養に係る費用を別に算定できる。

(2)　「注１」に掲げられる血漿成分製剤加算については，G004点滴注射の(3)に規定する血漿成分製剤加算の例による。

(3)　C104在宅中心静脈栄養法指導管理料を算定している患者（これに係る在宅療養指導管理材料加算又は薬剤料若しくは特定保険医療材料料のみを算定している者を含み，入院中の患者及び医療型短期入所サービス費又は医療型特定短期入所サービス費を算定している短期入所中の患者を除く）については，中心静脈注射の費用は算定できない。

(4)　C108在宅麻薬等注射指導管理料，C108-2在宅腫瘍化学療法注射指導管理料，C108-3在宅強心剤持続投与指導管理料又はC108-4在宅悪性腫瘍患者共同指導管理料を算定している患者（これに係る在宅療養指導管理材料加算又は薬剤料若しくは特定保険医療材料料のみを算定している者を含む）について，C001在宅患者訪問診療料（Ⅰ）又はC001-2在宅患者訪問診療料（Ⅱ）を算定する日に，患家において当該訪問診療と併せて中心静脈注射を行った場合は当該注射の費用は算定しない。
(令６保医発0305·4)

G005-2　中心静脈注射用カテーテル挿入 1,400点

注１　カテーテルの挿入に伴う検査及び画像診断の費用は，所定点数に含まれるものとする。

２　６歳未満の乳幼児に対して行った場合は，**乳幼児加算**として，**500点**を所定点数に加算する。

３　別に厚生労働大臣が定める患者〔※告示④別表第９の２の２，p.1032〕に対して静脈切開法を用いて行った場合は，**静脈切開法加算**として，**2,000点**を所定点数に加算する。

→中心静脈注射用カテーテル挿入

(1)　長期の栄養管理を目的として，中心静脈注射用カテーテル挿入を行う際には，中心静脈注射用カテーテルによる療養の必要性，管理の方法及び終了の際に要される身体の状態等，療養上必要な事項について患者又はその家族等への説明を行う。

(2)　長期の栄養管理を目的として，中心静脈注射用カテーテル挿入を実施した後，他の保険医療機関等に患者を紹介する場合は，中心静脈注射用カテーテルによる療養の必要性，管理の方法及び終了の際に要される身体の状態等，療養上必要な事項並びに患者又はその家族等への説明内容等を情報提供する。

(3)　中心静脈圧測定の目的でカテーテルを挿入した場合は，中心静脈注射用カテーテル挿入に準じて算定する。中心静脈注射及び中心静脈圧測定を同一の回路より同時に行った場合は，どちらか一方のみを算定する。

　ただし，中心静脈注射及び中心静脈圧測定を別の回路から別のカテーテルを用いて同時に行った場合は，それぞれ材料料及び手技料を算定できる。

(4)　カテーテルの詰まり等によりカテーテルを交換する場合は，カテーテルの材料料及び手技料はその都度算定できる。

(5)　カテーテル挿入時の局所麻酔の手技料は別に算定できず，使用薬剤の薬剤料は別に算定できる。

(6)　C104在宅中心静脈栄養法指導管理料，C108在宅麻薬等注射指導管理料，C108-2在宅腫瘍化学療法注射指導管理料，C108-3在宅強心剤持続投与指導管理料又はC108-4在宅悪性腫瘍患者共同指導管理料を算定している患者（これらに係る在宅療養指導管理材料加算又は薬剤料若しくは特定保険医療材料料のみを算定している者を含む）について，C001在宅患者訪問診療料（Ⅰ）又はC001-2在宅患者訪問診療料（Ⅱ）を算定する日に，患家において当該訪問診療と併せて中心静脈注射用カテーテル挿入を行った場合は，カテーテルの材料料及び手技料は別に算定できる。

(7)　緊急時ブラッドアクセス用留置カテーテル（カフ型緊急時ブラッドアクセス用留置カテーテルを除く）を挿入した場合は，中心静脈注射用カテーテル挿入に準じて算定する。

(8)　中心静脈注射用カテーテル挿入に係る抜去の費用は，所定点数に含まれ別に算定できない。
(令６保医発0305·4)

G005-3　末梢留置型中心静脈注射用カテーテル挿入 700点

注１　カテーテルの挿入に伴う検査及び画像診断の費用は，所定点数に含まれるものとする。

２　６歳未満の乳幼児に対して行った場合には，**乳幼児加算**として，**500点**を所定点数に加算する。

→末梢留置型中心静脈注射用カテーテル挿入

(1)　長期の栄養管理を目的として，末梢留置型中心静脈注射用カテーテル挿入を行う際には，末梢留置型中心静脈注射用カテーテルによる療養の必要性，管理の方法及び終了の際に要される身体の状態等，療養上必要な事項について患者又はその家族等への説明を行う。

(2)　長期の栄養管理を目的として，末梢留置型中心静脈注射用カテーテル挿入を実施した後，他の保険医療機関等に患者を紹介する場合は，末梢留置型中心静脈注射用カテーテルによる療養の必要性，管理の方法及び終了の際に要される身体の状態等，療養上必要な事項並びに患者又はその家族等への説明内容等を情報提供する。

(3)　カテーテルの詰まり等によりカテーテルを交換する場合は，カテーテルの材料料及び手技料はその都度算定できる。

(4)　カテーテル挿入時の局所麻酔の手技料は別に算定できず，使用薬剤の薬剤料は別に算定できる。

(5)　C104在宅中心静脈栄養法指導管理料，C108在宅麻薬等注射指導管理料，C108-2在宅腫瘍化学療法注射指導管理料，C108-3在宅強心剤持続投与指導管理料又はC108-4在宅悪性腫瘍患者共同指導管理料を算定している患者（これらに係る在宅療養指導管理材料加算又は薬剤料若しくは特定保険医療材料料のみを算定している者を含む）に対して，C001在宅患者訪問診療料（Ⅰ）又はC001-2在宅患者訪問診療料（Ⅱ）を算定する日に，患家において当該訪問診療と併せて末梢留置型中心静脈注射用カテーテル挿入を行った場合は，カテーテルの材料料及び手技料は別に算定できる。
(令６保医発0305·4)

G005-4　カフ型緊急時ブラッドアクセス用留置カテーテル挿入 2,500点

注１　カテーテルの挿入に伴う検査及び画像診断の費用は，所定点数に含まれるものとする。

２　６歳未満の乳幼児に対して行った場合には，**乳幼児加算**として，**500点**を所定点数に加算する。

→カフ型緊急時ブラッドアクセス用留置カテーテル挿入

(1)　本カテーテルの材料料及び手技料は１週間に１回を限度として算定できる。

(2)　カテーテル挿入時の局所麻酔の手技料は別に算定できず，使用薬剤の薬剤料は別に算定できる。
(令６保医発0305·4)

G006　植込型カテーテルによる中心静脈注射（1日につき） **125点**

注１　区分番号C104に掲げる在宅中心静脈栄養法指導管理料を算定している患者に対して行った植込型カテーテルによる中心静脈注射の費用は算定しない。

２　区分番号C108に掲げる在宅麻薬等注射指導管理料，区分番号C108-2に掲げる在宅腫瘍化学療法注射指導管理料，区分番号C108-3に掲げる在宅強心剤持続投与指導

注射

管理料又は区分番号C108-4に掲げる在宅悪性腫瘍患者共同指導管理料を算定している患者について，区分番号C001に掲げる在宅患者訪問診療料（Ⅰ）又は区分番号C001-2に掲げる在宅患者訪問診療料（Ⅱ）を算定する日に併せて行った植込型カテーテルによる中心静脈注射の費用は算定しない。

3　6歳未満の乳幼児に対して行った場合には，**乳幼児加算**として，**50点**を所定点数に加算する。

→植込型カテーテルによる中心静脈注射

(1)　植込型カテーテルにより中心静脈栄養を行った場合は，本区分により算定する。

(2)　植込型カテーテルによる中心静脈注射により高カロリー輸液を行っている場合であっても，必要に応じ食事療養又は生活療養を行った場合は，入院時食事療養（Ⅰ）若しくは入院時食事療養（Ⅱ）又は入院時生活療養（Ⅰ）の食事の提供たる療養に係る費用若しくは入院時生活療養（Ⅱ）の食事の提供たる療養に係る費用を別に算定できる。

(3)　C104在宅中心静脈栄養法指導管理料を算定している患者（これに係る在宅療養指導管理材料加算又は薬剤料若しくは特定保険医療材料料のみを算定している者を含み，入院中の患者及び医療型短期入所サービス費又は医療型特定短期入所サービス費を算定している短期入所中の者を除く）については，植込型カテーテルによる中心静脈注射の費用は算定できない。

(4)　C108在宅麻薬等注射指導管理料，C108-2在宅腫瘍化学療法注射指導管理料，C108-3在宅強心剤持続投与指導管理料又はC108-4在宅悪性腫瘍患者共同指導管理料を算定している患者（これに係る在宅療養指導管理材料加算又は薬剤料若しくは特定保険医療材料料のみを算定している者を含む）について，C001在宅患者訪問診療料(Ⅰ)又はC001-2在宅患者訪問診療料(Ⅱ)を算定する日に，患家において当該訪問診療と併せて植込型カテーテルによる中心静脈注射を行った場合は当該注射の費用は算定しない。（令6保医発0305·4）

G007　腱鞘内注射　42点

G008　骨髄内注射

1　胸骨　80点

2　その他　90点

G009　脳脊髄腔注射

1　脳室　300点

2　後頭下　220点

3　腰椎　160点

注　6歳未満の乳幼児に対して行った場合は，**乳幼児加算**として，**60点**を所定点数に加算する。

→脳脊髄腔注射

検査，処置を目的とする穿刺と同時に実施した場合は，当該検査若しくは処置又は脳脊髄腔注射のいずれかの所定点数を算定する。（令6保医発0305·4）

G010　関節腔内注射　80点

→関節腔内注射

検査，処置を目的とする穿刺と同時に実施した場合は，当該検査若しくは処置又は関節腔内注射のいずれかの所定点数を算定する。（令6保医発0305·4）

G010-2　滑液嚢穿刺後の注入　100点

G011　気管内注入　100点

G012　結膜下注射　42点

→結膜下注射

(1)　両眼に行った場合は，それぞれに片眼ごとの所定点数を算定する。

(2)　結膜下注射又は眼球注射の実施時に使用された麻薬については，「通則5」の加算は算定できない。（令6保医発0305·4）

G012-2　自家血清の眼球注射　27点

→自家血清の眼球注射

眼球注射に際し，患者の血液を採取する場合は所定点数に採血料を加算して算定する。（令6保医発0305·4）

G013　角膜内注射　35点

G014　球後注射　80点

G015　テノン氏嚢内注射　80点

G016　硝子体内注射　600点

注　未熟児に対して行った場合には，**未熟児加算**として，**600点**を所定点数に加算する。

→硝子体内注射

(1)　両眼に行った場合は，それぞれに片眼ごとの所定点数を算定する。

(2)　未熟児加算は，出生時体重が2,500g未満の新生児に対し，出生後90日以内に硝子体内注射が行われた場合に限り算定できる。（令6保医発0305·4）

G017　腋窩多汗症注射（片側につき）　**200点**

→腋窩多汗症注射

同一側の2箇所以上に注射を行った場合においても，1回のみの算定とする。（令6保医発0305·4）

G018　外眼筋注射（ボツリヌス毒素によるもの）　**1,500点**

→外眼筋注射（ボツリヌス毒素によるもの）

当該注射の実施に当たっては，関連学会の定める手引きを遵守する。（令6保医発0305·4）

第2款　無菌製剤処理料

G020　無菌製剤処理料

1　無菌製剤処理料1（悪性腫瘍に対して用いる薬剤が注射される一部の患者）

イ　閉鎖式接続器具を使用した場合　180点

ロ　イ以外の場合　45点

2　無菌製剤処理料2（1以外のもの）　40点

注　別に厚生労働大臣が定める施設基準〔※告示④第8・3(1)，p.948〕に適合しているものとして地方厚生局長等に届け出た保険医療機関において，皮内注射，皮下注射，筋肉内注射，動脈注射，抗悪性腫瘍剤局所持続注入，肝動脈塞栓を伴う抗悪性腫瘍剤肝動脈内注入，点滴注射，中心静脈注射，植込型カテーテルによる中心静脈注射又は脳脊髄腔注射を行う際に，別に厚生労働大臣が定める患者〔※告示④第8・3(2)，p.948〕に対して使用する薬剤について，必要があって無菌製剤処理が行われた場合は，当該患者に係る区分に従い１日につき所定点数を算定する。

→無菌製剤処理料

(1)　無菌製剤処理とは，無菌室，クリーンベンチ，安全キャビネット等の無菌環境において，無菌化した器具を用いて，製剤処理を行うことをいう。

無菌製剤処理は，常勤の薬剤師が行うとともに，その都度，当該処理に関する記録を整備し，保管しておく。

(2)　無菌製剤処理料１の対象患者は，悪性腫瘍に対して用いる薬剤であって細胞毒性を有するものに関し，皮内注射，皮下注射，筋肉内注射，動脈注射，抗悪性腫瘍剤局所持続注入，肝動脈塞栓を伴う抗悪性腫瘍剤肝動脈内注入，脳脊髄腔注射又は点滴注射が行われる患者であり，この場合において，「悪性腫瘍に対して用いる薬剤であって細胞毒性を有するもの」とは，独立行政法人医薬品医療機器総合機構法（平成14年法律第192号）第４条第６項第１号の規定に基づき厚生労働大臣が指定した医薬品〔医薬品等副作用被害救済制度の対象とならない医薬品等（平成16年厚生労働省告示第185号）に掲げる医薬品等〕のうち，悪性腫瘍に対して用いる注射剤をいう。

なお，この場合の無菌製剤処理は，常勤の薬剤師が無菌製剤処理を行う薬剤を用いる患者ごとに，投与経路，投与速度，投与間隔等の確認を行った上で行う。また，安全キャビネットを用いた無菌環境下で無菌製剤処理を行う。

(3)　無菌製剤処理料１のうち，「イ」については，バイアル内外の差圧を調節する機構を有することにより，薬剤の飛散等を防止する閉鎖式接続器具を用いて無菌製剤処理を行った場合に算定する。

閉鎖式接続器具を使用した場合は，当該器具の製品名及び数量を(1)に基づき記録する。

(4)　閉鎖式接続器具については，薬剤の漏出防止性能を有するものとして薬事承認された医療機器を用いることが望ましい。

(5)　無菌製剤処理料２の対象患者は，以下の**ア**又は**イ**に該当する患者である。

ア　動脈注射又は点滴注射が行われる入院中の患者のうち，白血病，再生不良性貧血，骨髄異形成症候群，重症複合型免疫不全症等の患者及び後天性免疫不全症候群の病原体に感染し抗体の陽性反応がある患者であって，無菌治療室管理加算若しくはHIV感染者療養環境特別加算を算定するもの又はこれらの患者と同等の状態にあるもの

イ　中心静脈注射又は植込型カテーテルによる中心静脈注射が行われる患者　（令６保医発0305・4）

第２節　薬剤料

G100　薬剤

１　薬価が１回分使用量につき15円以下である場合　**1点**

２　薬価が１回分使用量につき15円を超える場合　**薬価から15円を控除した額を10円で除して得た点数につき１点未満の端数を切り上げて得た点数に１点を加算して得た点数**

注１　特別入院基本料等を算定している病棟を有する病院に入院している患者であって入院期間が１年を超えるものに対する合算薬剤料が，**220点**にその月における当該患者の入院日数を乗じて得た点数を超える場合（悪性新生物その他の特定の疾患に罹患している患者に対して投薬又は注射を行った場合を除く）には，当該合算薬剤料は，所定点数にかかわらず，**220点**にその月における当該患者の入院日数を乗じて得た点数により算定する。

２　健康保険法第85条第１項及び高齢者医療確保法第74条第１項に規定する入院時食事療養費に係る食事療養又は健康保険法第85条の２第１項及び高齢者医療確保法第75条第１項に規定する入院時生活療養費に係る生活療養の食事の提供たる療養を受けている患者又は入院中の患者以外の患者に対して投与されたビタミン剤については，当該患者の疾患又は症状の原因がビタミンの欠乏又は代謝異常であることが明らかであり，かつ，必要なビタミンを食事により摂取することが困難である場合その他これに準ずる場合であって，医師が当該ビタミン剤の注射が有効であると判断した場合を除き，これを算定しない。

３　使用薬剤の薬価は，別に厚生労働大臣が定める。

→アレルギー疾患減感作療法の薬剤料

アレルゲン治療エキス及びアレルゲンハウスダストエキス等によるアレルギー疾患減感作療法において使用した薬剤料については，使用量（やむを得ず廃棄した場合の薬液量を含む）に応じて薬価により算定する。

（令６保医発0305・4）

第３節　特定保険医療材料料

G200　特定保険医療材料　材料価格を10円で除して得た点数

注　使用した特定保険医療材料の材料価格は，別に厚生労働大臣が定める〔※告示[1]，p.663〕。

→B型肝炎母子感染防止に係る保険診療上の取扱い

(1)　以下の診療については，健康保険の給付の対象とする。

ア　HBs抗原検査陽性妊婦に対するHBe抗原検査

イ　HBs抗原陽性妊婦から生まれた乳児に対するHBs人免疫グロブリン注射，沈降B型肝炎ワクチン注射及びHBs抗原抗体検査

ウ　ア及びイに係る再診料，採血料等〔「新診療報酬点数表の制定（昭和33年告示の全部改正）等に伴う実施上の留意事項について」（平成6年3月16日保険発第25号）等関係通知に定めるところによる〕（後略）

(2)　**診療報酬明細書**の記載に当たっては，傷病名欄には「B型肝炎の疑い」等と記載し，さらに，乳児診療分の摘要欄には「HBs抗原陽性妊婦からの出生」と記載する。

また，新生児に対する抗HBs人免疫グロブリン注射の請求に当たっては，他に保険診療がない場合には，入院外の診療報酬明細書を使用する。（平7.3.31 保険発53）

注射

第7部 リハビリテーション

通 則

1 リハビリテーションの費用は，特に規定する場合を除き，第1節の各区分の所定点数により算定する。

2 リハビリテーションに当たって薬剤を使用した場合は，前号により算定した点数及び第2節の所定点数を合算した点数により算定する。

3 第1節に掲げられていないリハビリテーションであって特殊なものの費用は，同節に掲げられているリハビリテーションのうちで最も近似するリハビリテーションの各区分の所定点数により算定する。

4 心大血管疾患リハビリテーション料，脳血管疾患等リハビリテーション料，廃用症候群リハビリテーション料，運動器リハビリテーション料又は呼吸器リハビリテーション料については，患者の疾患等を勘案し，最も適当な区分1つに限り算定できる。この場合，患者の疾患，状態等を総合的に勘案し，治療上有効であると医学的に判断される場合であって，患者1人につき1日**6単位**〔別に厚生労働大臣が定める患者〔※告示④別表第9の3，p.1033〕については1日**9単位**〕に限り算定できるものとする。

5 区分番号J117に掲げる鋼線等による直達牽引（2日目以降。観血的に行った場合の手技料を含む），区分番号J118に掲げる介達牽引，区分番号J118-2に掲げる矯正固定，区分番号J118-3に掲げる変形機械矯正術，区分番号J119に掲げる消炎鎮痛等処置，区分番号J119-2に掲げる腰部又は胸部固定帯固定，区分番号J119-3に掲げる低出力レーザー照射又は区分番号J119-4に掲げる肛門処置を併せて行った場合は，心大血管疾患リハビリテーション料，脳血管疾患等リハビリテーション料，廃用症候群リハビリテーション料，運動器リハビリテーション料，呼吸器リハビリテーション料，がん患者リハビリテーション料，集団コミュニケーション療法料又は認知症患者リハビリテーション料の所定点数に含まれるものとする。

6 区分番号B001の17に掲げる慢性疼痛疾患管理料を算定する患者に対して行った心大血管疾患リハビリテーション料，脳血管疾患等リハビリテーション料，廃用症候群リハビリテーション料，運動器リハビリテーション料又は呼吸器リハビリテーション料を算定すべきリハビリテーションに係る費用は，算定しない。

7 リハビリテーションは，適切な計画の下に行われるものであり，その効果を定期的に評価し，それに基づき計画を見直しつつ実施されるものである。

【2024年改定による主な変更点】

(1) 脳血管疾患等・廃用症候群・運動器リハビリテーション料の算定患者について介護保険のリハビリ事業所へリハビリ計画を提供した場合に算定できたH003-3リハビリテーション計画提供料が廃止され，脳血管疾患等・廃用症候群・運動器リハビリテーション料の施設基準において，**介護保険の通所・訪問リハビリ事業所等との連携**が要件化された。

(2) 心大血管疾患・脳血管疾患等・廃用症候群・運動器・呼吸器リハビリテーション料において，他の医療機関への転医・転院に伴い，**移行先の医療機関にリハビリ実施計画書を提供すること**が要件とされた。

(3) 「通則4」において規定される疾患別リハビリテーション料（H000～H003）に係る**算定単位数上限緩和（1日9単位算定可）**の対象となる「別に厚生労働大臣が定める患者」（別表第9の3，p.1033）において，**A308回復期リハビリテーション病棟入院料及びA319特定機能病院リハビリテーション病棟入院料を算定する患者から，H002運動器リハビリテーション料を算定する患者が除外**された。

(4) **【新設】急性期リハビリテーション加算（疾患別リハビリテーション料：H000～H003）**：入院中の患者に対して，発症・手術・急性増悪から7日目又は治療開始日のいずれか早い日から14日を限度に算定可。①相当程度以上の日常生活能力低下を来している患者，②重度認知症で日常生活に介助が必要な患者，③特別な管理を要する処置等を実施している患者，④感染対策が特に必要な感染症・疑似症患者——のいずれかに該当する患者が対象。

→リハビリテーションの一般的事項

1 リハビリテーション医療は，基本的動作能力の回復等を目的とする理学療法や，応用的動作能力，社会的適応能力の回復等を目的とした作業療法，言語聴覚能力の回復等を目的とした言語聴覚療法等の治療法より構成され，いずれも実用的な日常生活における諸活動の実現を目的として行われる。

2 第1節リハビリテーション料に掲げられていないリハビリテーションのうち，簡単なものの費用は，算定できない。

3 各区分におけるリハビリテーションの実施に当たっては，全ての患者の機能訓練の内容の要点及び実施時刻（開始時刻と終了時刻）の記録を**診療録等**へ記載する。

4 H000心大血管疾患リハビリテーション料，H001脳血管疾患等リハビリテーション料，H001-2廃用症候群リハビリテーション料，H002運動器リハビリテーション料及びH003呼吸器リハビリテーション料（以下この部において「**疾患別リハビリテーション料**」という）に掲げるリハビリテーション（以下この部において「**疾患別リハビリテーション**」という）の実施に当たっては，医師は定期的な機能検査等をもとに，その効果判定を行い，**別紙様式21**（p.465）を参考にしたリハビリテーション実施計画書をリハビリテーション開始後原則として7日以内，遅くとも14日以内に作成する必要がある。また，リハビリテーション実施計画書の作成時及びその後（疾患別リハビリテーション料の各規定の「注5」並びにH001脳血管疾患等リハビリテーション料，H001-2廃用症候群リハビリテーション料及びH002運動器リハビリテーション料の「注6」にそれぞれ規定する場合を含む）3か月に1回以上（特段の定めのある場合を除く），患者又はその家族等に対して当該リハビリテーション実施計画書の内容を説明の上交付するとともに，その写しを**診療録**に添付する。なお，リハビリテーション実施計画書の作成前に疾患別リハビリテーションを実施する場合には，医師が自ら実施する場合又は実施するリハビリテーションについて医師の具体的指示があった場合に限り，該当する疾患別リハビリテーション料を算定できる。

リハ

また，疾患別リハビリテーションを実施している患者であって，急性期又は回復期におけるリハビリテーション料を算定する日数として，**疾患別リハビリテーション料の各規定の「注１」本文に規定する日数（以下「標準的算定日数」という）を超えて継続して疾患別リハビリテーションを行う患者**（疾患別リハビリテーション料の各規定の「注５」並びにＨ001脳血管疾患等リハビリテーション料，Ｈ001-2廃用症候群リハビリテーション料及びＨ002運動器リハビリテーション料の「注６」にそれぞれ規定する場合を除く）のうち，治療を継続することにより状態の改善が期待できると医学的に判断される場合〔特掲診療料の施設基準等**別表第９の８**（p.1034）**第１号**に掲げる患者であって，**別表第９の９**（p.1034）**第１号**に掲げる場合〕は，継続することとなった日を**診療録**に記載することと併せ，継続することとなった日及びその後１か月に１回以上，FIMの測定により当該患者のリハビリテーションの必要性を判断するとともに，**リハビリテーション実施計画書**を作成し，患者又はその家族等に説明の上交付するとともに，その写しを**診療録**に添付することとし，かつ，特掲診療料の施設基準通知の「別添２」の「様式42の２」に基づき，当該疾患別リハビリテーション料を算定した患者の人数，FIM等について報告を行うこととする。なお，当該リハビリテーション実施計画書は，①これまでのリハビリテーションの実施状況（期間及び内容），②前月の状態と比較した当月の患者の状態，③将来的な状態の到達目標を示した今後のリハビリテーション計画と改善に要する見込み期間，④FIM又は基本的日常生活活動度（Barthel Index）（以下この部において「BI」という）及びその他の指標を用いた具体的な改善の状態等を示した継続の理由等を記載したものである。

４の２　疾患別リハビリテーションを実施している患者であって，**標準的算定日数を超えて継続して疾患別リハビリテーションを行う患者**（疾患別リハビリテーション料の各規定の「注５」並びにＨ001脳血管疾患等リハビリテーション料，Ｈ001-2廃用症候群リハビリテーション料及びＨ002運動器リハビリテーション料の「注６」にそれぞれ規定する場合を除く）のうち，患者の疾患，状態等を総合的に勘案し，治療上有効であると医学的に判断される場合〔特掲診療料の施設基準等**別表第９の８**（p.1034）**第２号**に掲げる患者であって，**別表第９の９**（p.1034）**第２号**に掲げる場合〕は，継続することとなった日を**診療録**に記載することと併せ，継続することとなった日及びその後３か月に１回以上，**リハビリテーション実施計画書**を作成し，患者又はその家族等に説明の上交付するとともに，その写しを**診療録**に添付する。なお，当該リハビリテーション実施計画書は，①これまでのリハビリテーションの実施状況（期間及び内容），②前３か月の状態と比較した当月の患者の状態，③今後のリハビリテーション計画等について記載したものである。なお，入院中の患者以外の患者に対して，標準的算定日数を超えて継続して疾患別リハビリテーションを提供する場合にあっては，介護保険による訪問リハビリテーション，通所リハビリテーション，介護予防訪問リハビリテーション又は介護予防通所リハビリテーション（以下「**介護保険によるリハビリテーション**」という）の適用について適切に評価し，適用があると判断された場合にあっては，患者に説明の上，患者の希望に基づき，介護保険によるリハビリテーションを受けるために必要な手続き等について指導する。

４の３　同一の疾患等に係る疾患別リハビリテーションについては，１つの保険医療機関が責任をもって実施するべきであるが，言語聴覚療法に係る疾患別リハビリテーションについては，言語聴覚療法を実施できる保険医療機関が少ないことを考慮し，当分の間，別の保険医療機関において実施した場合であっても算定することができる。また，Ｈ007障害児（者）リハビリテーション料については，その特殊性を勘案し，疾患別リハビリテーション料，Ｈ007-2がん患者リハビリテーション料又はＨ007-3認知症患者リハビリテーション料を算定している保険医療機関とは別の保険医療機関で算定することができる。

４の４　リハビリテーション実施計画書及びリハビリテーション実施総合計画書（以下この項において「計画書」という）については，計画書に患者自ら署名することが困難であり，かつ，遠方に居住している等の理由により患者の家族等が署名することが困難である場合には，疾患別リハビリテーションを当該患者に対して初めて実施する場合（新たな疾患が発症し，新たに他の疾患別リハビリテーションを要する状態となった場合であって，新たな疾患の発症日等をもって他の疾患別リハビリテーションの起算日として当該他の疾患別リハビリテーションを実施する場合を含む）を除き，家族等に情報通信機器等を用いて計画書の内容等を説明した上で，説明内容及びリハビリテーションの継続について同意を得た旨を**診療録**に記載することにより，患者又はその家族等の署名を求めなくても差し支えない。ただし，その場合であっても，患者又はその家族等への計画書の交付が必要であること等に留意すること。

５　疾患別リハビリテーション料の点数は，患者に対して**20分以上個別療法として訓練を行った場合**（以下この部において「**１単位**」という）にのみ算定するものであり，訓練時間が１単位に満たない場合は，基本診療料に含まれる。

６　届出施設である保険医療機関内において，**治療又は訓練の専門施設外で訓練を実施**した場合においても，疾患別リハビリテーションとみなすことができる。

また，当該保険医療機関外であっても，以下の⑴から⑷までを全て満たす場合は，**１日に３単位**に限り疾患別リハビリテーションとみなすことができる。なお，訓練の前後において，訓練場所との往復に要した時間は，当該リハビリテーションの実施時間に含まない。また，保険医療機関外でリハビリテーションを実施する際には，訓練場所との往復を含め，常時従事者が付き添い，必要に応じて速やかに当該保険医療機関に連絡，搬送できる体制を確保する等，安全性に十分配慮する。

⑴　当該保険医療機関に入院中の患者に対する訓練である。

⑵　疾患別リハビリテーション料のいずれかを算定するものである。

⑶　以下の訓練のいずれかである。

ア　移動の手段の獲得を目的として，道路の横断，エレベーター，エスカレーターの利用，券売機，改札機の利用，バス，電車等への乗降，自動車の運転等，患者が実際に利用する移動手段を用いた訓練を行うもの

イ　特殊な器具，設備を用いた作業（旋盤作業等）を行う職業への復職の準備が必要な患者に対し，当該器具，設備等を用いた訓練であって当該保険医療機関内で実施できないものを行うもの

リハ

ウ 家事能力の獲得が必要である患者に対し，店舗における日用品の買い物，居宅における掃除，調理，洗濯等，実際の場面で家事を実施する訓練（訓練室の設備ではなく居宅の設備を用いた訓練を必要とする特段の理由がある場合に限る）を行うもの

(4) 専ら当該保険医療機関の従事者が訓練を行うものであり，訓練の実施について保険外の患者負担（公共交通機関の運賃を除く）が発生しないものである。

7 疾患別リハビリテーション料は，患者１人につき**1日合計６単位**（別に厚生労働大臣が定める患者については**１日合計９単位**）に限り算定できる。

当該別に厚生労働大臣が定める患者のうち「入院中の患者であって，その入院する病棟等において早期歩行，ADLの自立等を目的として**H000**心大血管疾患リハビリテーション料（Ⅰ），**H001**脳血管疾患等リハビリテーション料（Ⅰ），**H001-2**廃用症候群リハビリテーション料（Ⅰ），**H002**運動器リハビリテーション料（Ⅰ）又は**H003**呼吸器リハビリテーション料（Ⅰ）を算定するもの」とは，訓練室以外の病棟等（屋外を含む）において，早期歩行自立及び実用的な日常生活における諸活動の自立を目的として，実用歩行訓練・日常生活活動訓練が行われた患者である。ただし，平行棒内歩行，基本的動作訓練としての歩行訓練，座位保持訓練等のみを行っている患者については含まれない。

8 疾患別リハビリテーション料は，患者の疾患等を総合的に勘案して最も適切な区分に該当する疾患別リハビリテーション料を算定する。ただし，当該患者が**病態の異なる複数の疾患を持つ場合**には，必要に応じ，それぞれを対象とする疾患別リハビリテーション料を算定できる。例えば，疾患別リハビリテーション料のいずれかを算定中に，新たな疾患が発症し，新たに他の疾患別リハビリテーションを要する状態となった場合には，新たな疾患の発症日等をもって他の疾患別リハビリテーションの起算日として，それぞれの疾患別リハビリテーション料を算定することができる。この場合においても，１日の算定単位数は前項の規定による。

9 疾患別リハビリテーションを実施する場合は，**診療報酬明細書の摘要欄**に，疾患名及び当該疾患の治療開始日又は発症日，手術日又は急性増悪〔当該疾患別リハビリテーションの対象となる疾患の増悪等により，１週間以内にFIM又はBIが10以上（「難病の患者に対する医療等に関する法律」第５条第１項に規定する指定難病については５以上とする）低下するような状態等に該当する場合をいう。以下この部において同じ〕の日（以下この部において「発症日等」という）を記載する。また，標準的算定日数を超えて継続して疾患別リハビリテーションを行う患者（疾患別リハビリテーション料の各規定の「注５」並びに**H001**脳血管疾患等リハビリテーション料，**H001-2**廃用症候群リハビリテーション料及び**H002**運動器リハビリテーション料の「注６」にそれぞれ規定する場合を除く）のうち，治療を継続することにより状態の改善が期待できると医学的に判断される場合〔特掲診療料の施設基準等**別表第９の８**（p.1034）**第１号**に掲げる患者であって，**別表第９の９**（p.1034）**第１号**に掲げる場合〕は，①これまでのリハビリテーションの実施状況（期間及び内容），②前月の状態との比較をした当月の患者の状態，③将来的な状態の到達目標を示した今後のリハビリテーション計画と改善に要する見込み期間，④FIM又はBI及びその他の指標を用いた具体的な改善の状態等を示した継続の理由を摘要欄に記載する。ただし，リハビリテーション実施計画書を作成した月にあっては，改善に要する見込み期間とリハビリテーション継続の理由を摘要欄に記載した上で，当該計画書の写しを添付することでも差し支えない。なお，継続の理由については，具体的には次の例を参考にして記載する。

本患者は，2023年９月21日に脳出血を発症し，同日開頭血腫除去術を施行した。右片麻痺を認めたが，術後に水頭症及び敗血症を合併したため，積極的なリハビリテーションが実施できるようになったのは術後40日目からであった。2024年２月中旬まで１日５単位週４日程度のリハビリテーションを実施し，BIは45点から65点に改善を認めた。３月末に標準的算定日数を超えるが，BIの改善を引き続き認めており，リハビリテーションの開始が合併症のために遅れたことを考えると，１か月程度のリハビリテーション継続により，更なる改善が見込めると判断される。

（令６保医発0305·4）

第１節　リハビリテーション料

H000　心大血管疾患リハビリテーション料

1 心大血管疾患リハビリテーション料（Ⅰ）（１単位）

イ	理学療法士による場合	205点
ロ	作業療法士による場合	205点
ハ	医師による場合	205点
ニ	看護師による場合	205点
ホ	集団療法による場合	205点

2 心大血管疾患リハビリテーション料（Ⅱ）（１単位）

イ	理学療法士による場合	125点
ロ	作業療法士による場合	125点
ハ	医師による場合	125点
ニ	看護師による場合	125点
ホ	集団療法による場合	125点

注１ 別に厚生労働大臣が定める施設基準〔※告示④第９・１(2)，p.949〕に適合しているものとして地方厚生局長等に届け出た保険医療機関において，別に厚生労働大臣が定める患者〔※告示④別表第９の４，p.1033〕に対して個別療法又は集団療法であるリハビリテーションを行った場合に，当該基準に係る区分に従って，治療開始日から**150日**を限度として所定点数を算定する。ただし，別に厚生労働大臣が定める患者〔※告示④別表第９の８，p.1034〕について，治療を継続することにより状態の改善が期待できると医学的に判断される場合その他の別に厚生労働大臣が定める場合〔※告示④別表第９の９，p.1034〕には，150日を超えて所定点数を算定することができる。

２ 注１本文に規定する別に厚生労働大臣が定める患者〔※告示④別表第９の４，p.1034〕であって入院中のものに対してリハビリテーションを行った場合は，発症，手術若しくは急性増悪から７日目又は治療開始日のいずれか早いものから起算して30日を限度として，**早期リハビリテーション加算**として，１単位につき**25点**を所定点数に加算する。

3 別に厚生労働大臣が定める施設基準〔※告示4第9・1(9), p.949〕に適合しているものとして地方厚生局長等に届け出た保険医療機関において，注1本文に規定する別に厚生労働大臣が定める患者〔※告示4別表第9の4, p.1033〕であって入院中のものに対してリハビリテーションを行った場合は，発症，手術若しくは急性増悪から7日目又は治療開始日のいずれか早いものから起算して14日を限度として，**初期加算**として，1単位につき**45点**を更に所定点数に加算する。

4 別に厚生労働大臣が定める施設基準〔※告示4第9・1(9), p.949〕に適合しているものとして地方厚生局長等に届け出た保険医療機関において，注1本文に規定する別に厚生労働大臣が定める患者〔※告示4別表第9の4, p.1033〕(入院中のものに限る)であって，リハビリテーションを実施する日に別に厚生労働大臣が定める患者〔※告示4別表第9の10, p.1034〕であるものに対してリハビリテーションを行った場合は，発症，手術若しくは急性増悪から7日目又は治療開始日のいずれか早いものから起算して14日を限度として，**急性期リハビリテーション加算**として，1単位につき**50点**を更に所定点数に加算する。

5 注1本文の規定にかかわらず，注1本文に規定する別に厚生労働大臣が定める患者〔※告示4別表第9の4, p.1033〕に対して，必要があって治療開始日から150日を超えてリハビリテーションを行った場合は，1月**13単位**に限り算定できるものとする。

6 別に厚生労働大臣が定める施設基準〔※告示4第9・1(11), p.949〕に適合しているものとして地方厚生局長等に届け出た保険医療機関において，当該保険医療機関における診療報酬の請求状況，診療の内容に関するデータを継続して厚生労働省に提出している場合であって，注1本文に規定する別に厚生労働大臣が定める患者〔※告示4別表第9の4, p.1033〕であって入院中の患者以外のものに対してリハビリテーションを行った場合は，**リハビリテーションデータ提出加算**として，月1回に限り**50点**を所定点数に加算する。

【2024年改定による主な変更点】

(1) NDB・DPCデータでリハビリの実態を把握できるよう，リハビリを実施した**職種ごとの区分**が新設された。

(2) 「**集団療法による場合**」が新たに認められた。

(3) 他の医療機関への転医・転院に伴い，**移行先の医療機関にリハビリ実施計画書を提供することが要件**とされた。

(4) **【新設】「注4」急性期リハビリテーション加算**：入院中の患者に対して，発症・手術・急性増悪から7日目又は治療開始日のいずれか早い日から14日を限度に算定可。

→心大血管疾患リハビリテーション料

(1) 心大血管疾患リハビリテーション料は，別に厚生労働大臣が定める施設基準に適合しているものとして地方厚生（支）局長に届出を行った保険医療機関において算定するものであり，心機能の回復，当該疾患の再発予防等を図るために，心肺機能の評価による適切な運動処方に基づき運動療法等を個々の症例に応じて行った場合に算定する。なお，関係学会により周知されている「心血管疾患におけるリハビリテーションに関するガイドライン（日本循環器学会，日本心臓リハビリテーション学会合同ガイドライン）」に基づいて実施する。

(2) **心大血管疾患リハビリテーション料の対象となる患者**は，特掲診療料の施設基準等**別表第9の4**（p.1033）に掲げる対象患者であって，以下のいずれかに該当するものをいい，医師が個別に心大血管疾患リハビリテーションが必要であると認めるものである。

ア 急性発症した心大血管疾患又は心大血管疾患の手術後の患者とは，急性心筋梗塞，狭心症，開心術後，経カテーテル大動脈弁置換術後，大血管疾患（大動脈解離，解離性大動脈瘤，大血管術後）のものをいう。なお，心大血管疾患リハビリテーション料（Ⅱ）を算定する場合，急性心筋梗塞及び大血管疾患は発症後（手術を実施した場合は手術後）1月以上経過したものに限る。

イ 慢性心不全，末梢動脈閉塞性疾患その他の慢性の心大血管の疾患により，一定程度以上の呼吸循環機能の低下及び日常生活能力の低下を来している患者とは，以下のいずれかに該当するものをいう。

(イ) 慢性心不全であって，左室駆出率40％以下，最高酸素摂取量が基準値80％以下，脳性Na利尿ペプチド（BNP）が80pg/mL以上の状態のもの又は脳性Na利尿ペプチド前駆体N端フラグメント（NT－proBNP）が400pg/mL 以上の状態のもの

(ロ) 末梢動脈閉塞性疾患であって，間欠性跛行を呈する状態のもの

(ハ) 肺高血圧症のうち肺動脈性肺高血圧症又は慢性血栓塞栓性肺高血圧症であって，ＷＨＯ肺高血圧症機能分類がⅠ～Ⅲ度の状態のもの

(3) 心大血管疾患リハビリテーション料の**標準的な実施時間**は，1回1時間（3単位）程度とするが，入院中の患者以外の患者については，1日当たり1時間（3単位）以上，1週3時間（9単位）を標準とする。

(4) 心大血管疾患リハビリテーションは，専任の医師の指導管理の下に実施する。この場合，医師が直接監視を行うか，又は医師が同一建物内において直接監視をしている他の従事者と常時連絡が取れる状態かつ緊急事態に即時的に対応できる態勢であること。また，専任の医師は定期的な心機能チェックの下に，運動処方を含むリハビリテーションの実施計画書を作成し，**診療録**に記載又は添付する。この場合，入院中の患者については，当該療法を担当する医師又は理学療法士，作業療法士及び看護師の1人当たりの患者数は，それぞれ1回15人程度，1回5人程度とし，入院中の患者以外の患者については，それぞれ，1回20人程度，1回8人程度とする。

(5) 当該リハビリテーションと他の疾患別リハビリテーション及び集団コミュニケーション療法を同一の従事者が行う場合，心大血管疾患リハビリテーションに実際に従事した時間20分を1単位としてみなした上で，他の疾患別リハビリテーション等の実施単位数を足した値が，従事者1人につき1日18単位を標準とし，週108単位までとする。

(6) 心大血管疾患リハビリテーション料の所定点数には，同一日に行われる**D208**心電図検査，**D209**負荷心電図検査及び**D220**呼吸心拍監視，新生児心拍・呼吸監視，カルジオスコープ（ハートスコープ），カルジオタコスコープの費用が含まれる。

(7) **標準的算定日数を超えた患者**については，「注５」に規定するとおり，１月に13単位に限り心大血管疾患リハビリテーション料の所定点数を算定できる。なお，その際，入院中の患者以外の患者にあっては，介護保険によるリハビリテーションの適用があるかについて，適切に評価し，患者の希望に基づき，介護保険によるリハビリテーションサービスを受けるために必要な支援を行う。ただし，特掲診療料の施設基準等**別表第９の８** (p.1034) に掲げる患者であって，**別表第９の９** (p.1034) に掲げる場合については，標準的算定日数を超えた場合であっても，標準的算定日数内の期間と同様に算定できる。なお，その留意事項は以下のとおりである。

ア 特掲診療料の施設基準等**別表第９の８第１号**に規定する「その他**別表第９の４** (p.1033) から**別表第９の７** (p.1033) までに規定する患者であって，リハビリテーションを継続して行うことが必要であると医学的に認められるもの」とは，**別表第９の４**から**別表第９の７**までに規定する患者であって，リハビリテーションを継続することにより状態の改善が期待できると医学的に認められる者をいう。

イ 特掲診療料の施設基準等**別表第９の８**に規定する「加齢に伴って生ずる心身の変化に起因する疾病の者」とは，要介護状態又は要支援状態にある40歳以上の者であって，その要介護状態又は要支援状態の原因である身体上又は精神上の障害が，介護保険法第７条第３項第２号に規定する特定疾病によって生じたものである。

(8) **「注２」に規定する早期リハビリテーション加算**は，当該施設における心大血管疾患に対する治療開始後早期からのリハビリテーションの実施について評価したものであり，入院中の患者に対して１単位以上の個別療法を行った場合に算定できる。また，訓練室以外の病棟等（ベッドサイドを含む）で実施した場合においても算定することができる。特掲診療料の施設基準等**別表第９の４第２号**に掲げる患者については，手術を実施したもの及び急性増悪したものを除き，「注２」に規定する加算は算定できない。

(9) **「注３」に規定する初期加算**は，当該施設における心大血管疾患に対する治療開始後，より早期からのリハビリテーションの実施について評価したものであり，入院中の患者に対して「注２」に規定する加算と別に算定することができる。特掲診療料の施設基準等**別表第９の４第２号**に掲げる患者については，手術を実施したもの及び急性増悪したものを除き，「注３」に規定する加算は算定できない。

(10) 「注４」に規定する急性期リハビリテーション加算は，当該施設における心大血管疾患に対する治療開始後，重症患者に対するより早期からの急性期リハビリテーションの実施について評価したものであり，入院中の患者に対して「注２」及び「注３」に規定する加算と別に算定することができる。特掲診療料の施設基準等**別表第９の４第２号**に掲げる患者については，手術を実施したもの及び急性増悪したものを除き，「注４」に規定する加算は算定できない。

(11) 「注４」に規定する急性期リハビリテーション加算の対象となる患者は，特掲診療料の施設基準等**別表９の10**に掲げる対象患者であって，以下のいずれかに該当するものをいう。

ア 相当程度以上の日常生活能力の低下を来している患者とは，ADLの評価であるBIが10点以下のもの

イ 重度認知症の状態にあり，日常生活を送る上で介助が必要な患者とは，『「認知症高齢者の日常生活自立度判定基準」の活用について』におけるランクＭ以上に該当するもの

ウ 特別な管理を要する処置等を実施している患者とは，以下に示す処置等が実施されているもの
① 動脈圧測定（動脈ライン）
② シリンジポンプの管理
③ 中心静脈圧測定（中心静脈ライン）
④ 人工呼吸器の管理
⑤ 輸血や血液製剤の管理
⑥ 特殊な治療法等（CHDF，IABP，PCPS，補助人工心臓，ICP測定，ECMO）

エ リハビリテーションを実施する上で感染対策が特に必要な感染症並びにそれらの疑似症患者とは，**Ａ209**特定感染症入院医療管理加算の対象となる感染症，感染症法第６条第３項に規定する二類感染症及び同法同条第７項に規定する新型インフルエンザ等感染症の患者及び当該感染症を疑うもの。ただし，疑似症患者については初日に限り算定する。なお，「注４」に規定する加算を算定するに当たって，当該患者に対して**Ａ209**特定感染症入院医療管理加算を算定している必要はない。

(12) 「注４」に規定する急性期リハビリテーション加算を算定する場合は，**診療報酬明細書**の摘要欄に，算定の根拠となった要件（前項に掲げる**ア**から**エ**までのいずれか）を日毎に記載する。

(13) 「注５」に掲げる**標準的算定日数を超えてリハビリテーションを継続する患者**について，月の途中で標準的算定日数を超える場合においては，当該月における標準的算定日数を超えた日以降に実施された疾患別リハビリテーションが13単位以下である。

(14) 訓練を実施する場合，患者１人につき概ね３㎡以上の面積を確保する。

(15) 「注６」に規定する**リハビリテーションデータ提出加算**を算定する場合には，次の点に留意する。

ア 厚生労働省が毎年実施する外来医療等調査に準拠したデータを正確に作成し，継続して提出されることを評価したものである。

提出されたデータについては，特定の患者個人を特定できないように集計し，厚生労働省保険局において外来医療等に係る実態の把握・分析等のために適宜活用されるものである。

イ 当該加算は，データ提出の実績が認められた保険医療機関において，心大血管疾患リハビリテーション料を現に算定している患者について，データを提出する外来診療に限り算定する。

ウ データの提出を行っていない場合又はデータの提出（データの再照会に係る提出も含む）に遅延等が認められた場合，当該月の翌々月以降について，算定できない。なお，遅延等とは，厚生労働省が調査の一部事務を委託する調査事務局宛てに，調査実施説明資料に定められた期限までに，当該医療機関のデータが提出されていない場合（提出時刻が確認できない手段等，調査実施説明資料にて定められた提出方法以外の方法で提出された場合を含む），提出されたデータが調査実施説明資料に定められたデータと異なる内容であった場合（データが格納されていない空の媒体が提出された場合を含む）をいう。

また，算定ができなくなった月以降，再度，データ提出の実績が認められた場合は，翌々月以降について，算定ができる。

エ データの作成は３月単位で行うものとし，作成さ

れたデータには第1月の初日から第3月の末日までにおいて対象となる診療に係るデータが全て含まれていなければならない。

オ イの「データ提出の実績が認められた保険医療機関」とは，データの提出が厚生労働省保険局医療課において確認され，その旨を通知された保険医療機関をいう。

⑯ 心大血管疾患リハビリテーションを実施した患者であって，転医や転院に伴い他の保険医療機関でリハビリテーションが継続される予定であるものについて，当該患者の同意が得られた場合，3月以内に作成したリハビリテーション実施計画書又はリハビリテーション総合実施計画書等を当該他の保険医療機関に対して，文書により提供すること。なお，この場合において，当該患者が，直近3月以内に目標設定等支援・管理料を算定している場合には，目標設定等支援・管理シートも併せて提供する。 (令6保医発0305·4)

H001 脳血管疾患等リハビリテーション料

1 脳血管疾患等リハビリテーション料（Ⅰ）（1単位）

イ	理学療法士による場合	245点
ロ	作業療法士による場合	245点
ハ	言語聴覚士による場合	245点
ニ	医師による場合	245点

2 脳血管疾患等リハビリテーション料（Ⅱ）（1単位）

イ	理学療法士による場合	200点
ロ	作業療法士による場合	200点
ハ	言語聴覚士による場合	200点
ニ	医師による場合	200点

3 脳血管疾患等リハビリテーション料（Ⅲ）（1単位）

イ	理学療法士による場合	100点
ロ	作業療法士による場合	100点
ハ	言語聴覚士による場合	100点
ニ	医師による場合	100点
ホ	イからニまで以外の場合	100点

注1 別に厚生労働大臣が定める施設基準〔※告示④第9・1(2)，p.949〕に適合しているものとして地方厚生局長等に届け出た保険医療機関において，別に厚生労働大臣が定める患者〔※告示④別表第9の5，p.1033〕に対して個別療法であるリハビリテーションを行った場合に，当該基準に係る区分に従って，それぞれ発症，手術若しくは急性増悪又は最初に診断された日から**180日**を限度として所定点数を算定する。ただし，別に厚生労働大臣が定める患者〔※告示④別表第9の8，p.1034〕について，治療を継続することにより状態の改善が期待できると医学的に判断される場合その他の別に厚生労働大臣が定める場合〔※告示④別表第9の9，p.1034〕には，180日を超えて所定点数を算定することができる。

2 注1本文に規定する別に厚生労働大臣が定める患者〔※告示④別表第9の5，p.1033〕であって入院中のもの又は入院中の患者以外の患者〔脳卒中の患者であって，当該保険医療機関を退院したもの又は他の保険医療機関を退院したもの（区分番号A246の注4に掲げる地域連携診療計画加算を算定した患者に限る）に限る〕に対してリハビリテーションを行った場合は，それぞれ発症，手術又は急性増悪から30日を限度として，**早期リハビリテーション加算**として，1単位につき**25点**を所定点数に加算する。

3 別に厚生労働大臣が定める施設基準〔※告示④第9・1(9)，p.949〕に適合しているものとして地方厚生局長等に届け出た保険医療機関において，注1本文に規定する別に厚生労働大臣が定める患者〔※告示④別表第9の5，p.1033〕であって入院中のもの又は入院中の患者以外の患者〔脳卒中の患者であって，当該保険医療機関を退院したもの又は他の保険医療機関を退院したもの（区分番号A246の注4に掲げる地域連携診療計画加算を算定した患者に限る）に限る〕に対してリハビリテーションを行った場合は，それぞれ発症，手術又は急性増悪から14日を限度として，**初期加算**として，1単位につき**45点**を更に所定点数に加算する。

4 別に厚生労働大臣が定める施設基準〔※告示④第9・1(9)，p.949〕に適合しているものとして地方厚生局長等に届け出た保険医療機関において，注1本文に規定する別に厚生労働大臣が定める患者〔※告示④別表第9の5，p.1033〕（入院中のものに限る）であって，リハビリテーションを実施する日において別に厚生労働大臣が定める患者〔※告示④別表第9の10，p.1034〕であるものに対してリハビリテーションを行った場合は，発症，手術又は急性増悪から14日を限度として，**急性期リハビリテーション加算**として，1単位につき**50点**を更に所定点数に加算する。

5 注1本文の規定にかかわらず，注1本文に規定する別に厚生労働大臣が定める患者〔※告示④別表第9の5，p.1033〕であって，要介護被保険者等以外のものに対して，必要があってそれぞれ発症，手術若しくは急性増悪又は最初に診断された日から180日を超えてリハビリテーションを行った場合は，1月**13単位**に限り，算定できるものとする。

6 注1本文の規定にかかわらず，注1本文に規定する別に厚生労働大臣が定める患者〔※告示④別表第9の5，p.1033〕であって，入院中の要介護被保険者等に対して，必要があってそれぞれ発症，手術若しくは急性増悪又は最初に診断された日から180日を超えてリハビリテーションを行った場合は，1月**13単位**に限り，注1に規定する施設基準に係る区分に従い，次に掲げる点数を算定できるものとする。

イ 脳血管疾患等リハビリテーション料（Ⅰ）（1単位）

(1)	理学療法士による場合	147点
(2)	作業療法士による場合	147点
(3)	言語聴覚士による場合	147点

(4) 医師による場合 147点
ロ 脳血管疾患等リハビリテーション料（Ⅱ）（1単位）
(1) 理学療法士による場合 120点
(2) 作業療法士による場合 120点
(3) 言語聴覚士による場合 120点
(4) 医師による場合 120点
ハ 脳血管疾患等リハビリテーション料（Ⅲ）（1単位）
(1) 理学療法士による場合 60点
(2) 作業療法士による場合 60点
(3) 言語聴覚士による場合 60点
(4) 医師による場合 60点
(5) (1)から(4)まで以外の場合 60点

7 注１本文に規定する別に厚生労働大臣が定める患者〔※告示④別表第９の５，p.1033〕（要介護被保険者等に限る）に対し，それぞれ発症，手術若しくは急性増悪又は最初に診断された日から60日を経過した後に，引き続きリハビリテーションを実施する場合において，過去３月以内にＨ003-4に掲げる目標設定等支援・管理料を算定していない場合には，所定点数の**100分の90**に相当する点数により算定する。

8 別に厚生労働大臣が定める施設基準〔※告示④第９・１⑾，p.949〕に適合しているものとして地方厚生局長等に届け出た保険医療機関において，当該保険医療機関における診療報酬の請求状況，診療の内容に関するデータを継続して厚生労働省に提出している場合であって，注１本文に規定する別に厚生労働大臣が定める患者〔※告示④別表第９の５，p.1033〕であって入院中の患者以外のものに対してリハビリテーションを行った場合は，**リハビリテーションデータ提出加算**として，月１回に限り**50点**を所定点数に加算する。

【2024年改定による主な変更点】
(1) NDB・DPCデータでリハビリの実態を把握できるよう，リハビリを実施した**職種ごとの区分**が新設された。
(2) 介護リハビリ事業所へリハビリ計画を提供した場合に算定できたＨ003-3リハビリテーション計画提供料が廃止され，脳血管疾患等リハビリテーション料において**介護保険の通所・訪問リハビリ事業所等との連携**が要件とされた。
(3) 他の医療機関への転医・転院に伴い，**移行先の医療機関にリハビリ実施計画書を提供する**ことが要件とされた。
(4) 専従の従事者が，リハビリ提供患者がいない時間帯に，**障害者総合支援法に規定する自立訓練（機能訓練）**に従事しても差し支えないとされた。
(5) **【新設】「注４」急性期リハビリテーション加算**：入院中の患者に対して，発症・手術・急性増悪から７日目又は治療開始日のいずれか早い日から14日を限度に算定可。

→脳血管疾患等リハビリテーション料

(1) 脳血管疾患等リハビリテーション料は，別に厚生労働大臣が定める施設基準に適合しているものとして地方厚生（支）局長に届出を行った保険医療機関において算定するものであり，基本的動作能力の回復等を通して，実用的な日常生活における諸活動の自立を図るために，種々の運動療法，実用歩行訓練，日常生活活動訓練，物理療法，応用的動作能力，社会的適応能力の回復等を目的とした作業療法等を組み合わせて個々の症例に応じて行った場合又は言語聴覚機能に障害を持つ患者に対して言語機能若しくは聴覚機能に係る訓練を行った場合に算定する。なお，マッサージや温熱療法などの物理療法のみを行った場合には第２章特掲診療料第９部処置の項により算定する。

(2) **脳血管疾患等リハビリテーション料の対象となる患者**は，特掲診療料の施設基準等**別表第９の５**（p.1033）に掲げる患者であって，以下のいずれかに該当するものをいい，医師が脳血管疾患等リハビリテーションが必要であると認めるものである。
ア **急性発症した脳血管疾患又はその手術後の患者**とは，脳梗塞，脳出血，くも膜下出血，脳外傷，脳炎，急性脳症（低酸素脳症等），髄膜炎等のものをいう。
イ **急性発症した中枢神経疾患又はその手術後の患者**とは，脳膿瘍，脊髄損傷，脊髄腫瘍，脳腫瘍摘出術などの開頭術後，てんかん重積発作等のものをいう。
ウ **神経疾患**とは，多発性神経炎（ギランバレー症候群等），多発性硬化症，末梢神経障害（顔面神経麻痺等）等をいう。
エ **慢性の神経筋疾患**とは，パーキンソン病，脊髄小脳変性症，運動ニューロン疾患（筋萎縮性側索硬化症），遺伝性運動感覚ニューロパチー，末梢神経障害，皮膚筋炎，多発性筋炎等をいう。
オ 失語症，失認及び失行症，高次脳機能障害の患者
カ **難聴や人工内耳植込手術等に伴う聴覚・言語機能の障害を有する患者**とは，音声障害，構音障害，言語発達障害，難聴に伴う聴覚・言語機能の障害又は人工内耳植込手術等に伴う聴覚・言語機能の障害を持つ患者をいう。
キ 顎・口腔の先天異常に伴う構音障害を有する患者
ク 舌悪性腫瘍等の手術による構音障害を有する患者
ケ **リハビリテーションを要する状態であって，一定程度以上の基本動作能力，応用動作能力，言語聴覚能力及び日常生活能力の低下を来しているもの**とは，脳性麻痺等に伴う先天性の発達障害等の患者であって，治療開始時のFIM 115以下，BI 85以下の状態等のものをいう。

(3) 脳血管疾患等リハビリテーション料の所定点数には，徒手筋力検査及びその他のリハビリテーションに付随する諸検査が含まれる。

(4) 脳血管疾患等リハビリテーション料は，医師の指導監督の下，理学療法士，作業療法士又は言語聴覚士の監視下に行われたものについて算定する。また専任の医師が，直接訓練を実施した場合にあっても，理学療法士，作業療法士又は言語聴覚士が実施した場合と同様に算定できる。

(5) **脳血管疾患等リハビリテーション料を算定すべきリハビリテーション**は，１人の従事者が１人の患者に対して重点的に個別的訓練を行う必要があると認められる場合であって，理学療法士，作業療法士又は言語聴覚士と患者が１対１で行う。
なお，当該リハビリテーションの実施単位数は，従事者１人につき１日18単位を標準とし，週108単位までとする。ただし，１日24単位を上限とする。また，当該実施単位数は，他の疾患別リハビリテーション及び集団コミュニケーション療法の実施単位数を合わせた単位数である。この場合にあって，当該従事者が心大血管疾患リハビリテーションを実施する場合には，実際に心大血管疾患リハビリテーションに従事した時間20分を１単位とみなした上で計算する。

(6) **脳血管疾患等リハビリテーション料（Ⅱ）**の届出を

行った保険医療機関（専従する常勤の理学療法士が２人以上勤務しているものに限る）又は**脳血管疾患等リハビリテーション料（Ⅲ）**の届出を行った保険医療機関（専従する常勤の理学療法士が勤務している場合に限る）において，理学療法士，作業療法士又は言語聴覚士以外に，運動療法機能訓練技能講習会を受講するとともに，定期的に適切な研修を修了しているあん摩マッサージ指圧師等の従事者が訓練を行った場合については，当該療法を実施するに当たり，医師又は理学療法士が事前に指示を行い，かつ事後に当該療法に係る報告を受ける場合であって，(1)から(5)までのいずれにも該当する場合に限り，脳血管疾患等リハビリテーション料（Ⅲ）の所定点数を算定できる。

(7) 脳血管疾患等リハビリテーション料（Ⅱ）又は（Ⅲ）を届け出ている施設で，看護師，あん摩マッサージ指圧師等，理学療法士以外の従事者が理学療法を行う場合については，理学療法士は医師の指導監督の下に訓練を受ける患者の運動機能訓練の内容等を的確に把握する。

(8) 理学療法士又は作業療法士等が，車椅子上での姿勢保持が困難なために食事摂取等の日常生活動作の能力の低下を来した患者に対し，いわゆるシーティングとして，車椅子や座位保持装置上の適切な姿勢保持や褥瘡予防のため，患者の体幹機能や座位保持機能を評価した上で体圧分散やサポートのためのクッションや付属品の選定や調整を行った場合にも算定できる。ただし，単なる離床目的で車椅子上での座位をとらせる場合は算定できない。

リハ

(9) 「注１」に規定する**標準的算定日数**は，発症，手術又は急性増悪の日が明確な場合はその日から180日以内，それ以外の場合は最初に当該疾患の診断がされた日から180日以内とする。

(10) **標準的算定日数を超えた患者**の取扱いについては，H000心大血管疾患リハビリテーション料の(7)の例による。

(11) **「注２」に規定する早期リハビリテーション加算**は，当該施設における脳血管疾患等に対する発症，手術又は急性増悪後早期からのリハビリテーションの実施について評価したものであり，入院中の患者又は入院中の患者以外の患者〔脳卒中の患者であって，当該保険医療機関を退院したもの又は他の保険医療機関を退院したもの（A246「注４」の地域連携診療計画加算を算定した患者に限る）に限る〕に対して１単位以上の個別療法を行った場合に算定できる。また，入院中の患者については，訓練室以外の病棟（ベッドサイドを含む）で実施した場合においても算定することができる。なお，特掲診療料の施設基準等**別表第９の５第３，４，６及び７号**に掲げる患者については，手術を実施したもの及び急性増悪したものを除き，「注２」に規定する加算は算定できない。

(12) **「注３」に規定する初期加算**は，当該施設における脳血管疾患等に対する発症，手術又は急性増悪後，より早期からのリハビリテーションの実施について評価したものであり，「注２」に規定する加算とは別に算定することができる。また，当該加算の対象患者は，入院中の患者又は入院中の患者以外の患者〔脳卒中の患者であって，当該保険医療機関を退院したもの又は他の保険医療機関を退院したもの（A246「注４」の地域連携診療計画加算を算定した患者に限る）に限る〕である。なお，特掲診療料の施設基準等**別表第９の５第３，４，６及び７号**に掲げる患者については，手術を実施したもの及び急性増悪したものを除き，「注３」に規定する加算は算定できない。

(13) 入院中の患者以外の患者（脳卒中の患者であって他の保険医療機関を退院したもの）が「注２」又は「注３」に規定する加算を算定する場合にあっては，A246「注４」の地域連携診療計画加算の算定患者である旨を，**診療報酬明細書**の摘要欄に記載する。

(14) 「注４」に規定する急性期リハビリテーション加算は，当該施設における脳血管疾患等に対する発症，手術又は急性増悪後，重症患者に対するより早期からの急性期リハビリテーションの実施について評価したものであり，入院中の患者に対して「注２」及び「注３」に規定する加算とは別に算定することができる。なお，特掲診療料の施設基準等**別表第９の５第３，４，６及び７号**に掲げる患者については，手術を実施したもの及び急性増悪したものを除き，「注４」に規定する加算は算定できない。

(15) 「注４」に規定する急性期リハビリテーション加算の対象患者と**診療報酬明細書**の摘要欄への記載については，H000心大血管疾患リハビリテーション料の(11)及び(12)の例による。

(16) 「注５」及び「注６」に掲げる**標準的算定日数を超えてリハビリテーションを継続する患者**について，月の途中で標準的算定日数を超える場合においては，当該月における標準的算定日数を超えた日以降に実施された疾患別リハビリテーションが13単位以下である。

(17) 「注７」における「所定点数」とは，「注１」から「注６」までを適用して算出した点数である。

(18) 「注８」に規定するリハビリテーションデータ提出加算の取扱いは，H000心大血管疾患リハビリテーション料の(15)と同様である。

(19) 要介護認定を申請中の者又は介護保険法第62条に規定する要介護被保険者等であって，介護保険によるリハビリテーションへの移行を予定しているものについて，当該患者の同意が得られた場合に，利用を予定している指定通所リハビリテーション事業所等に対して，３月以内に作成したリハビリテーション実施計画書又はリハビリテーション総合実施計画書等を文書により提供する。利用を予定している指定通所リハビリテーション事業所等とは，当該患者，患者の家族等又は当該患者のケアマネジメントを担当する介護支援専門員を通じ，当該患者の利用の意向が確認できた指定通所リハビリテーション事業所等をいう。なお，この場合において，当該患者が，直近３月以内に目標設定等支援・管理料を算定している場合には，目標設定等支援・管理シートも併せて提供する。

(20) 脳血管疾患等リハビリテーションを実施した患者であって，転医や転院に伴い他の保険医療機関でリハビリテーションが継続される予定であるものについて，当該患者の同意が得られた場合，当該他の保険医療機関に対して，３月以内に作成したリハビリテーション実施計画書又はリハビリテーション総合実施計画書等を文書により提供すること。なお，この場合において，当該患者が，直近３月以内に目標設定等支援・管理料を算定している場合には，目標設定等支援・管理シートも併せて提供する。

（令６保医発0305·4）

H001-2 廃用症候群リハビリテーション料

１ 廃用症候群リハビリテーション料（Ⅰ）（１単位）

イ	理学療法士による場合	**180点**
ロ	作業療法士による場合	**180点**
ハ	言語聴覚士による場合	**180点**

ニ　医師による場合　180点

2　廃用症候群リハビリテーション料（Ⅱ）（1単位）

イ　理学療法士による場合　146点
ロ　作業療法士による場合　146点
ハ　言語聴覚士による場合　146点
ニ　医師による場合　146点

3　廃用症候群リハビリテーション料（Ⅲ）（1単位）

イ　理学療法士による場合　77点
ロ　作業療法士による場合　77点
ハ　言語聴覚士による場合　77点
ニ　医師による場合　77点
ホ　イからニまで以外の場合　77点

注1　別に厚生労働大臣が定める基準〔※告示4第9・1(2)，p.949〕に適合している保険医療機関において，急性疾患等に伴う安静による廃用症候群の患者であって，一定程度以上の基本動作能力，応用動作能力，言語聴覚能力及び日常生活能力の低下を来しているものに対して個別療法であるリハビリテーションを行った場合に，当該基準に係る区分に従って，それぞれ廃用症候群の診断又は急性増悪から**120日**を限度として所定点数を算定する。ただし，別に厚生労働大臣が定める患者〔※告示4別表第9の8，p.1034〕について，治療を継続することにより状態の改善が期待できると医学的に判断される場合その他の別に厚生労働大臣が定める場合〔※告示4別表第9の9，p.1034〕には，120日を超えて所定点数を算定することができる。

2　注1本文に規定する患者であって入院中のものに対してリハビリテーションを行った場合は，当該患者の廃用症候群に係る急性疾患等の発症，手術若しくは急性増悪又は当該患者の廃用症候群の急性増悪から30日を限度として，**早期リハビリテーション加算**として，1単位につき**25点**を所定点数に加算する。

3　別に厚生労働大臣が定める施設基準〔※告示4第9・1(9)，p.949〕を満たす保険医療機関において，注1本文に規定する患者であって入院中のものに対してリハビリテーションを行った場合は，当該患者の廃用症候群に係る急性疾患等の発症，手術若しくは急性増悪又は当該患者の廃用症候群の急性増悪から14日を限度として，**初期加算**として，1単位につき**45点**を更に所定点数に加算する。

4　別に厚生労働大臣が定める施設基準〔※告示4第9・1(9)，p.949〕に適合しているものとして地方厚生局長等に届け出た保険医療機関において，注1本文に規定する患者（入院中のものに限る）であって，リハビリテーションを実施する日において別に厚生労働大臣が定める患者〔※告示4別表第9の10，p.1034〕であるものに対してリハビリテーションを行った場合は，当該患者の廃用症候群に係る急性疾患等の発症，手術若しくは急性増悪又は当該患者の廃用症候群の急性増悪から14日を限度として，**急性期リハビリテーション加算**として，1単位につき**50点**を更に所定点数に加算する。

5　注1本文の規定にかかわらず，注1本文に規定する患者であって，要介護被保険者等以外のものに対して，必要があってそれぞれ廃用症候群の診断又は急性増悪から120日を超えてリハビリテーションを行った場合は，1月**13単位**に限り算定できるものとする。

6　注1本文の規定にかかわらず，注1本文に規定する患者であって，入院中の要介護被保険者等に対して，必要があってそれぞれ廃用症候群の診断又は急性増悪から120日を超えてリハビリテーションを行った場合は，1月13単位に限り，注1に規定する施設基準に係る区分に従い，次に掲げる点数を算定できるものとする。

イ　廃用症候群リハビリテーション料（Ⅰ）（1単位）

(1)　理学療法士による場合　108点
(2)　作業療法士による場合　108点
(3)　言語聴覚士による場合　108点
(4)　医師による場合　108点

ロ　廃用症候群リハビリテーション料（Ⅱ）（1単位）

(1)　理学療法士による場合　88点
(2)　作業療法士による場合　88点
(3)　言語聴覚士による場合　88点
(4)　医師による場合　88点

ハ　廃用症候群リハビリテーション料（Ⅲ）（1単位）

(1)　理学療法士による場合　46点
(2)　作業療法士による場合　46点
(3)　言語聴覚士による場合　46点
(4)　医師による場合　46点
(5)　(1)から(4)まで以外の場合　46点

7　注1本文に規定する患者（要介護被保険者等に限る）に対し，それぞれ廃用症候群の診断又は急性増悪から40日を経過した後に，引き続きリハビリテーションを実施する場合において，過去3月以内にH003-4に掲げる目標設定等支援・管理料を算定していない場合には，所定点数の**100分の90**に相当する点数により算定する。

8　別に厚生労働大臣が定める施設基準〔※告示4第9・1(11)，p.949〕に適合しているものとして地方厚生局長等に届け出た保険医療機関において，当該保険医療機関における診療報酬の請求状況，診療の内容に関するデータを継続して厚生労働省に提出している場合であって，注1本文に規定する患者であって入院中の患者以外のものに対してリハビリテーションを行った場合は，**リハビリテーションデータ提出加算**として，

リハ

月１回に限り**50点**を所定点数に加算する。

【2024年改定による主な変更点】

(1) NDB・DPCデータでリハビリの実態を把握できるよう，リハビリを実施した**職種ごとの区分**が新設された。

(2) 介護リハビリ事業所へリハビリ計画を提供した場合に算定できた**H003-3**リハビリテーション計画提供料が廃止され，廃用症候群リハビリテーション料において**介護保険の通所・訪問リハビリ事業所等との連携**が要件とされた。

(3) 他の医療機関への転医・転院に伴い，**移行先の医療機関にリハビリ実施計画書を提供**することが要件とされた。

(4) 専従の従事者が，リハビリ提供患者がいない時間帯に，**障害者総合支援法に規定する自立訓練（機能訓練）**に従事しても差し支えないとされた。

(5) **【新設】**「注４」**急性期リハビリテーション加算**：入院中の患者に対して，発症・手術・急性増悪から７日目又は治療開始日のいずれか早い日から14日を限度に算定可。

→廃用症候群リハビリテーション料

(1) 廃用症候群リハビリテーション料は，別に厚生労働大臣が定める基準に適合している保険医療機関において算定するものであり，基本的動作能力の回復等を通して，実用的な日常生活における諸活動の自立を図るために，種々の運動療法，実用歩行訓練，日常生活活動訓練，物理療法，応用的動作能力，社会的適応能力の回復等を目的とした作業療法等を組み合わせて個々の症例に応じて行った場合に算定する。なお，マッサージや温熱療法などの物理療法のみを行った場合には第２章特掲診療料第９部処置の項により算定する。

(2) **廃用症候群リハビリテーション料の対象となる患者**は，急性疾患等に伴う安静（治療の有無を問わない）による廃用症候群であって，一定程度以上の基本動作能力，応用動作能力，言語聴覚能力及び日常生活能力の低下を来しているものである。「一定程度以上の基本動作能力，応用動作能力，言語聴覚能力及び日常生活能力の低下を来しているもの」とは，治療開始時において，FIM 115以下，BI 85以下の状態等のものをいう。**H000**心大血管疾患リハビリテーション料，**H002**運動器リハビリテーション料，**H003**呼吸器リハビリテーション料，**H007**障害児（者）リハビリテーション料又は**H007-2**がん患者リハビリテーション料の対象となる患者が廃用症候群を合併している場合，廃用症候群に関連する症状に対してリハビリテーションを行った場合は，廃用症候群リハビリテーション料により算定する。

(3) 廃用症候群リハビリテーション料の所定点数には，徒手筋力検査及びその他のリハビリテーションに付随する諸検査が含まれる。

(4) 廃用症候群リハビリテーション料は，医師の指導監督の下，理学療法士，作業療法士又は言語聴覚士の監視下に行われたものについて算定する。また，専任の医師が，直接訓練を実施した場合にあっても，理学療法士，作業療法士又は言語聴覚士が実施した場合と同様に算定できる。

(5) **廃用症候群リハビリテーション料を算定すべきリハビリテーション**は，１人の従事者が１人の患者に対して重点的に個別的訓練を行う必要があると認められる場合であって，理学療法士，作業療法士又は言語聴覚士と患者が１対１で行うものとする。

なお，当該リハビリテーションの実施単位数は，従事者１人につき１日18単位を標準とし，週108単位までとする。ただし，１日24単位を上限とする。また，当該実施単位数は，他の疾患別リハビリテーション及び集団コミュニケーション療法の実施単位数を合わせた単位数である。この場合にあって，当該従事者が心大血管疾患リハビリテーションを実施する場合には，実際に心大血管疾患リハビリテーションに従事した時間20分を１単位とみなした上で計算する。

(6) **廃用症候群リハビリテーション料（Ⅱ）**の届出を行った保険医療機関（専従する常勤の理学療法士が２人以上勤務しているものに限る）又は**廃用症候群リハビリテーション料（Ⅲ）**の届出を行った保険医療機関（専従する常勤の理学療法士が勤務している場合に限る）において，理学療法士，作業療法士又は言語聴覚士以外に，運動療法機能訓練技能講習会を受講するとともに，定期的に適切な研修を修了しているあん摩マッサージ指圧師等の従事者が訓練を行った場合については，当該療法を実施するに当たり，医師又は理学療法士が事前に指示を行い，かつ事後に当該療法に係る報告を受ける場合であって，(1)から(5)までのいずれにも該当する場合に限り，廃用症候群リハビリテーション料（Ⅲ）の所定点数を算定できる。

(7) 廃用症候群リハビリテーション料（Ⅱ）又は（Ⅲ）を届け出ている施設で，看護師，あん摩マッサージ指圧師等，理学療法士以外の従事者が理学療法を行う場合については，理学療法士は医師の指導監督の下に訓練を受ける患者の運動機能訓練の内容等を的確に把握する。

(8) 理学療法士又は作業療法士等が，車椅子上での姿勢保持が困難なために食事摂取等の日常生活動作の能力の低下を来した患者に対し，いわゆるシーティングとして，車椅子や座位保持装置上の適切な姿勢保持や褥瘡予防のため，患者の体幹機能や座位保持機能を評価した上で体圧分散やサポートのためのクッションや付属品の選定や調整を行った場合にも算定できる。ただし，単なる離床目的で車椅子上での座位をとらせる場合は算定できない。

(9) **標準的算定日数を超えた患者の取扱い**については，**H000**心大血管疾患リハビリテーション料の(7)の例による。

(10) 廃用症候群リハビリテーション料を算定する場合は，廃用症候群に係る評価表（**別紙様式22**）（p.451）を用いて，月ごとに評価し，**診療報酬明細書**に添付する又は同様の情報を摘要欄に記載するとともに，その写しを**診療録**に添付する。

(11) **「注２」に規定する早期リハビリテーション加算**は，当該施設における急性疾患等の発症，手術若しくは急性増悪又は廃用症候群に係る急性増悪後早期からのリハビリテーションの実施について評価したものであり，入院中の患者に対して１単位以上の個別療法を行った場合に算定できる。また，訓練室以外の病棟（ベッドサイドを含む）で実施した場合においても算定することができる。

(12) **「注３」に規定する初期加算**は，当該施設における急性疾患等の発症，手術若しくは急性増悪又は廃用症候群に係る急性増悪後，より早期からのリハビリテーションの実施について評価したものであり，入院中の患者に対して「注２」に規定する加算とは別に算定することができる。

(13) 「注４」に規定する急性期リハビリテーション加算は，当該施設における急性疾患等の発症，手術若しくは急性増悪又は廃用症候群に係る急性増悪後，重症患者に対するより早期からの急性期リハビリテーションの実施について評価したものであり，入院中の患者に対して「注２」及び「注３」に規定する加算とは別に算定することができる。

(14) 「注４」に規定する急性期リハビリテーション加算

（別紙様式22）

廃用症候群に係る評価表

患者氏名	男・女	入院 ・ 外来	
生年月日	年　月　日（　歳）	入院日	年　月　日
主傷病		廃用症候群の診断日	年　月　日
要介護度	要介護・要支援	リハビリテーション起算日	年　月　日

<table>
<tr><td colspan="4">算定しているリハビリテーション料
（該当するものに○）</td><td colspan="4">廃用症候群リハビリテーション料
Ⅰ ・ Ⅱ ・ Ⅲ</td></tr>
<tr><td>1</td><td colspan="3">廃用を生じる契機となった疾患等</td><td colspan="4"></td></tr>
<tr><td>2</td><td colspan="3">廃用に至った経緯等</td><td colspan="4"></td></tr>
<tr><td rowspan="3">3</td><td rowspan="3">手術</td><td colspan="2">手術の有無</td><td colspan="4">有 ・ 無</td></tr>
<tr><td colspan="2">手術名</td><td colspan="4"></td></tr>
<tr><td colspan="2">手術年月日</td><td colspan="4">年　月　日</td></tr>
<tr><td rowspan="8">4</td><td colspan="3">治療開始時のADL</td><td>ＢＩ</td><td>点</td><td>ＦＩＭ</td><td>点</td></tr>
<tr><td colspan="2" rowspan="7">月毎の評価点数
（ＢＩ又はＦＩＭどちらかを記入）</td><td>月</td><td>ＢＩ</td><td>点</td><td>ＦＩＭ</td><td>点</td></tr>
<tr><td>月</td><td>ＢＩ</td><td>点</td><td>ＦＩＭ</td><td>点</td></tr>
<tr><td>月</td><td>ＢＩ</td><td>点</td><td>ＦＩＭ</td><td>点</td></tr>
<tr><td>月</td><td>ＢＩ</td><td>点</td><td>ＦＩＭ</td><td>点</td></tr>
<tr><td>月</td><td>ＢＩ</td><td>点</td><td>ＦＩＭ</td><td>点</td></tr>
<tr><td>月</td><td>ＢＩ</td><td>点</td><td>ＦＩＭ</td><td>点</td></tr>
<tr><td>月</td><td>ＢＩ</td><td>点</td><td>ＦＩＭ</td><td>点</td></tr>
<tr><td rowspan="2">5</td><td colspan="2" rowspan="2">1月当たりのリハビリテーション</td><td>実施日数</td><td colspan="4">日</td></tr>
<tr><td>提供単位数</td><td colspan="4">単位</td></tr>
<tr><td>6</td><td colspan="3">リハビリテーションの内容</td><td colspan="4">具体的に記載すること</td></tr>
<tr><td>7</td><td colspan="3">改善に要する見込み期間</td><td colspan="4">□ ２週間以内　□ ２週間から１ヶ月
□ １ヶ月から３ヶ月　□ ３ヶ月から６ヶ月
□ ６ヶ月以上</td></tr>
<tr><td>8</td><td colspan="3">前回の評価からの改善や変化</td><td colspan="4">−1　0　1　2　3
悪化　維持　改善大
ＢＩ・ＦＩＭで（　）点程度の改善</td></tr>
</table>

［記載上の注意］
1 「1」の要因については，別紙疾病分類表より疾病コードを記載するとともに，発症時期や治療の有無，治療内容等について記載すること。
2 「2」の廃用に至った経緯等については,「1」の疾患によって安静を余儀なくされた理由，安静の程度，安静期間の長さ等を含めて記載すること。
3 「4」の月毎の評価点数については，直近月からさかのぼり６ヶ月間記載すること。
4 「6」については，筋力，心肺機能，関節拘縮防止，作業療法等の具体的なリハビリテーションの内容について記載すること。

の対象患者と**診療報酬明細書**の摘要欄への記載については，Ｈ000心大血管疾患リハビリテーション料の⑾及び⑿の例による。

⒂ 「注５」及び「注６」に掲げる**標準的算定日数を超えてリハビリテーションを継続する患者**について，月の途中で標準的算定日数を超える場合においては，当該月における標準的算定日数を超えた日以降に実施された疾患別リハビリテーションが13単位以下である。

⒃ 「注７」における「所定点数」とは,「注１」から「注６」までを適用して算出した点数である。

⒄ 「注８」に規定するリハビリテーションデータ提出加算の取扱いは，Ｈ000心大血管疾患リハビリテーション料の⒂と同様である。

⒅ 要介護認定を申請中の者又は介護保険法第62条に規定する要介護被保険者等であって，介護保険によるリハビリテーションへの移行を予定しているものについて，当該患者の同意が得られた場合に，利用を予定している指定通所リハビリテーション事業所等に対して，３月以内に作成したリハビリテーション実施計画書又はリハビリテーション総合実施計画書等を文書により提供する。利用を予定している指定通所リハビリテーション事業所等とは，当該患者，患者の家族等又は当該患者のケアマネジメントを担当する介護支援専門員を通じ，当該患者の利用の意向が確認できた指定通所リハビリテーション事業所等をいう。なお，この場合において，当該患者が，直近３月以内に目標設定等支援・管理料を算定している場合には，目標設定等支援・管理シートも併せて提供する。

⒆ 廃用症候群リハビリテーションを実施した患者であって，転医や転院に伴い他の保険医療機関でリハビリテーションが継続される予定であるものについて，当該患者の同意が得られた場合，当該他の保険医療機関に対して，３月以内に作成したリハビリテーション実施計画書又はリハビリテーション総合実施計画書等を文書により提供する。なお，この場合において，当該患者が，直近３月以内に目標設定等支援・管理料を算定している場合には，目標設定等支援・管理シートも併せて提供する。

（令６保医発0305·4）

H002 運動器リハビリテーション料

1 運動器リハビリテーション料（Ⅰ）（１単位）
- イ 理学療法士による場合 **185点**
- ロ 作業療法士による場合 **185点**
- ハ 医師による場合 **185点**

2 運動器リハビリテーション料（Ⅱ）（１単位）
- イ 理学療法士による場合 **170点**
- ロ 作業療法士による場合 **170点**
- ハ 医師による場合 **170点**

3 運動器リハビリテーション料（Ⅲ）（１単位）
- イ 理学療法士による場合 **85点**
- ロ 作業療法士による場合 **85点**
- ハ 医師による場合 **85点**
- ニ イからハまで以外の場合 **85点**

注１ 別に厚生労働大臣が定める施設基準〔※告示④第９・１⑵，p.949〕に適合しているも

リハ

（別紙：疾病分類表）〔「別紙様式22」（p.451）に係る「別紙」〕

疾病コード（001 ～ 119）　　　疾病分類（ICD-10 第10版 2003年 に準拠）

疾病コードと疾病分類の対応表

感染症及び寄生虫症
001　腸管感染症
002　結核
003　主として性的伝播様式をとる感染症
004　皮膚及び粘膜の病変を伴うウイルス疾患
005　ウイルス肝炎
006　その他のウイルス疾患
007　真菌症
008　感染症及び寄生虫症の続発・後遺症
009　その他の感染症及び寄生虫症

新生物
010　胃の悪性新生物
011　結腸の悪性新生物
012　直腸S状結腸移行部及び直腸の悪性新生物
013　肝及び肝内胆管の悪性新生物
014　気管，気管支及び肺の悪性新生物
015　乳房の悪性新生物
016　子宮の悪性新生物
017　悪性リンパ腫
018　白血病
019　その他の悪性新生物
020　良性新生物及びその他の新生物

血液及び造血器の疾患並びに免疫機構の障害
021　貧血
022　その他の血液及び造血器の疾患並びに免疫機構の障害

内分泌，栄養及び代謝疾患
023　甲状腺障害
024　糖尿病
025　その他の内分泌，栄養及び代謝疾患

精神及び行動の障害
026　血管性及び詳細不明の認知症
027　精神作用物質使用による精神及び行動の障害
028　統合失調症，統合失調症型障害及び妄想性障害
029　気分［感情］障害　（躁うつ病を含む）
030　神経症性障害，ストレス関連障害及び身体表現性障害
031　知的障害〈精神遅滞〉
032　その他の精神及び行動の障害

神経系の疾患
033　パーキンソン病
034　アルツハイマー病
035　てんかん
036　脳性麻痺及びその他の麻痺性症候群
037　自律神経系の障害
038　その他の神経系の疾患

眼及び付属器の疾患
039　結膜炎
040　白内障
041　屈折及び調節の障害
042　その他の眼及び付属器の疾患

耳及び乳様突起の疾患
043　外耳炎
044　その他の外耳疾患
045　中耳炎
046　その他の中耳及び乳様突起の疾患
047　メニエール病
048　その他の内耳疾患
049　その他の耳疾患

循環器系の疾患
050　高血圧性疾患
051　虚血性心疾患
052　その他の心疾患
053　くも膜下出血
054　脳内出血
055　脳梗塞
056　脳動脈硬化（症）
057　その他の脳血管疾患
058　動脈硬化（症）
059　痔核
060　低血圧（症）
061　その他の循環器系の疾患

呼吸器系の疾患
062　急性鼻咽頭炎［かぜ］〈感冒〉
063　急性咽頭炎及び急性扁桃炎
064　その他の急性上気道感染症
065　肺炎
066　急性気管支炎及び急性細気管支炎
067　アレルギー性鼻炎
068　慢性副鼻腔炎
069　急性又は慢性と明示されない気管支炎
070　慢性閉塞性肺疾患
071　喘息
072　その他の呼吸器系の疾患

消化器系の疾患
073　う蝕
074　歯肉炎及び歯周疾患
075　その他の歯及び歯の支持組織の障害
076　胃潰瘍及び十二指腸潰瘍
077　胃炎及び十二指腸炎
078　アルコール性肝疾患
079　慢性肝炎（アルコール性のものを除く）
080　肝硬変（アルコール性のものを除く）
081　その他の肝疾患
082　胆石症及び胆のう炎
083　膵疾患
084　その他の消化器系の疾患

皮膚及び皮下組織の疾患
085　皮膚及び皮下組織の感染症
086　皮膚炎及び湿疹
087　その他の皮膚及び皮下組織の疾患

筋骨格系及び結合組織の疾患
088　炎症性多発性関節障害
089　関節症
090　脊椎障害（脊椎症を含む）
091　椎間板障害
092　頸腕症候群
093　腰痛症及び坐骨神経痛
094　その他の脊柱障害
095　肩の傷害〈損傷〉
096　骨の密度及び構造の障害
097　その他の筋骨格系及び結合組織の疾患

腎尿路生殖器系の疾患
098　糸球体疾患及び腎尿細管間質性疾患
099　腎不全
100　尿路結石症
101　その他の腎尿路系の疾患
102　前立腺肥大（症）
103　その他の男性生殖器の疾患
104　月経障害及び閉経周辺期障害
105　乳房及びその他の女性生殖器の疾患

妊娠，分娩及び産じょく
106　流産
107　妊娠高血圧症候群
108　単胎自然分娩
109　その他の妊娠，分娩及び産じょく

周産期に発生した病態
110　妊娠及び胎児発育に関連する障害
111　その他の周産期に発生した病態

先天奇形，変形及び染色体異常
112　心臓の先天奇形
113　その他の先天奇形，変形及び染色体異常

症状，徴候及び異常所見等で他に分類されないもの
114　症状，徴候及び異常所見等で他に分類されないもの

損傷，中毒及びその他の外因の影響
115　骨折
116　頭蓋内損傷及び内臓の損傷
117　熱傷及び腐食
118　中毒
119　その他の損傷及びその他の外因の影響

のとして地方厚生局長等に届け出た保険医療機関において，別に厚生労働大臣が定める患者〔※告示④別表第9の6，p.1033〕に対して個別療法であるリハビリテーションを行った場合に，当該基準に係る区分に従って，それぞれ発症，手術若しくは急性増悪又は最初に診断された日から**150日**を限度として所定点数を算定する。ただし，別に厚生労働大臣が定める患者〔※告示④別表第9の8，p.1034〕について，治療を継続することにより状態の改善が期待できると医学的に判断される場合その他の別に厚生労働大臣が定める場合〔※告示④別表第9の9，p.1034〕には，150日を超えて所定点数を算定することができる。

2　注1本文に規定する別に厚生労働大臣が定める患者〔※告示④別表第9の6，p.1033〕であって入院中のもの又は入院中の患者以外の患者〔大腿骨頸部骨折の患者であって，当該保険医療機関を退院したもの又は他の保険医療機関を退院したもの（区分番号A246の注4に掲げる地域連携診療計画加算を算定した患者に限る）に限る〕に対してリハビリテーションを行った場合は，それぞれ発症，手術又は急性増悪から30日を限度として，**早期リハビリテーション加算**として，1単位につき**25点**

を所定点数に加算する。

3 別に厚生労働大臣が定める施設基準〔※告示④第９・１(9), p.949〕に適合しているものとして地方厚生局長等に届け出た保険医療機関において，注１本文に規定する別に厚生労働大臣が定める患者〔※告示④別表第９の６, p.1033〕であって入院中のもの又は入院中の患者以外の患者〔大腿骨頸部骨折の患者であって，当該保険医療機関を退院したもの又は他の保険医療機関を退院したもの（区分番号A246の注４に掲げる地域連携診療計画加算を算定した患者に限る）に限る〕に対してリハビリテーションを行った場合は，それぞれ発症，手術又は急性増悪から14日を限度として，**初期加算**として，１単位につき**45点**を更に所定点数に加算する。

4 別に厚生労働大臣が定める施設基準〔※告示④９・１(9), p.949〕に適合しているものとして地方厚生局長等に届け出た保険医療機関において，注１本文に規定する別に厚生労働大臣が定める患者〔※告示④別表第９の６, p.1033〕（入院中のものに限る）であって，リハビリテーションを実施する日において別に厚生労働大臣が定める患者〔※告示④別表第９の10, p.1034〕であるものに対してリハビリテーションを行った場合は，発症，手術又は急性増悪から14日を限度として，**急性期リハビリテーション加算**として，１単位につき**50点**を更に所定点数に加算する。

5 注１本文の規定にかかわらず，注１本文に規定する別に厚生労働大臣が定める患者〔※告示④別表第９の６, p.1033〕であって，要介護被保険者等以外のものに対して，必要があってそれぞれ発症，手術若しくは急性増悪又は最初に診断された日から150日を超えてリハビリテーションを行った場合は，１月**13単位**に限り，算定できるものとする。

6 注１本文の規定にかかわらず，注１本文に規定する別に厚生労働大臣が定める患者〔※告示④別表第９の６, p.1033〕であって，入院中の要介護被保険者等に対して，必要があってそれぞれ発症，手術若しくは急性増悪又は最初に診断された日から150日を超えてリハビリテーションを行った場合は，１月**13単位**に限り，注１に規定する施設基準に係る区分に従い，次に掲げる点数を算定できるものとする。

イ 運動器リハビリテーション料（Ⅰ）（１単位）
- (1) 理学療法士による場合 **111点**
- (2) 作業療法士による場合 **111点**
- (3) 医師による場合 **111点**

ロ 運動器リハビリテーション料（Ⅱ）（１単位）
- (1) 理学療法士による場合 **102点**
- (2) 作業療法士による場合 **102点**
- (3) 医師による場合 **102点**

ハ 運動器リハビリテーション料（Ⅲ）（１単位）
- (1) 理学療法士による場合 **51点**
- (2) 作業療法士による場合 **51点**
- (3) 医師による場合 **51点**
- (4) (1)から(3)まで以外の場合 **51点**

7 注１本文に規定する別に厚生労働大臣が定める患者〔※告示④別表第９の６, p.1033〕（要介護被保険者等に限る）に対し，それぞれ発症，手術若しくは急性増悪又は最初に診断された日から，50日を経過した後に，引き続きリハビリテーションを実施する場合において，過去３月以内にH003-4に掲げる目標設定等支援・管理料を算定していない場合には，所定点数の**100分の90**に相当する点数により算定する。

8 別に厚生労働大臣が定める施設基準〔※告示④第９・１(11), p.949〕に適合しているものとして地方厚生局長等に届け出た保険医療機関において，当該保険医療機関における診療報酬の請求状況，診療の内容に関するデータを継続して厚生労働省に提出している場合であって，注１本文に規定する別に厚生労働大臣が定める患者〔※告示④別表第９の６, p.1033〕であって入院中の患者以外のものに対してリハビリテーションを行った場合は，**リハビリテーションデータ提出加算**として，月１回に限り**50点**を所定点数に加算する。

【2024年改定による主な変更点】

(1) NDB・DPCデータでリハビリの実態を把握できるよう，リハビリを実施した職種ごとの区分が新設された。

(2) 介護リハビリ事業所へリハビリ計画を提供した場合に算定できたH003-3リハビリテーション計画提供料が廃止され，運動器リハビリテーション料において**介護保険の通所・訪問リハビリ事業所等との連携**が要件とされた。

(3) 他の医療機関への転医・転院に伴い，**移行先の医療機関にリハビリ実施計画書を提供**することが要件とされた。

(4) 専従の従事者が，リハビリ提供患者がいない時間帯に，**障害者総合支援法に規定する自立訓練（機能訓練）**に従事しても差し支えないとされた。

(5) **【新設】「注４」急性期リハビリテーション加算**：入院中の患者に対して，発症・手術・急性増悪から７日目又は治療開始日のいずれか早い日から14日を限度に算定可。

→運動器リハビリテーション料

(1) 運動器リハビリテーション料は，別に厚生労働大臣が定める施設基準に適合しているものとして地方厚生（支）局長に届出を行った保険医療機関において算定するものであり，基本的動作能力の回復等を通して，実用的な日常生活における諸活動の自立を図るために，種々の運動療法，実用歩行訓練，日常生活活動訓練，物理療法，応用的動作能力，社会的適応能力の回復等を目的とした作業療法等を組み合わせて個々の症例に応じて行った場合に算定する。なお，マッサージや温熱療法などの物理療法のみを行った場合には第２章特掲診療料第９部処置の項により算定する。

(2) **運動器リハビリテーション料の対象となる患者**は，特掲診療料の施設基準等**別表第９の６**（p.1033）に掲げる患者であって，以下のいずれかに該当するものをいい，医師が個別に運動器リハビリテーションが必要であると認めるものである。

ア　急性発症した運動器疾患又はその手術後の患者とは，上・下肢の複合損傷（骨，筋・腱・靭帯，神経，血管のうち３種類以上の複合損傷），脊椎損傷による四肢麻痺（１肢以上），体幹・上・下肢の外傷・骨折，切断・離断（義肢），運動器の悪性腫瘍等のものをいう。

イ　慢性の運動器疾患により，一定程度以上の運動機能及び日常生活能力の低下を来している患者とは，関節の変性疾患，関節の炎症性疾患，熱傷瘢痕による関節拘縮，運動器不安定症，糖尿病足病変等のものをいう。

(3)　運動器リハビリテーション料の所定点数には，徒手筋力検査及びその他のリハビリテーションに付随する諸検査が含まれる。

(4)　運動器リハビリテーション料は，医師の指導監督の下，理学療法士又は作業療法士の監視下により行われたものについて算定する。また専任の医師が，直接訓練を実施した場合にあっても，理学療法士又は作業療法士が実施した場合と同様に算定できる。

(5)　**運動器リハビリテーション料を算定すべきリハビリテーション**は，１人の従事者が１人の患者に対して重点的に個別的訓練を行う必要があると認められる場合であって，理学療法士又は作業療法士と患者が１対１で行うものとする。

なお，当該リハビリテーションの実施単位数は，従事者１人につき１日18単位を標準とし，週108単位までとする。ただし，１日24単位を上限とする。また，当該実施単位数は，他の疾患別リハビリテーション及び集団コミュニケーション療法の実施単位数を合わせた単位数である。この場合にあって，当該従事者が心大血管疾患リハビリテーションを実施する場合には，実際に心大血管疾患リハビリテーションに従事した時間20分を１単位とみなした上で計算する。

(6)　**運動器リハビリテーション料（Ⅲ）**の届出を行った保険医療機関（専従する常勤の理学療法士が勤務している場合に限る）において，理学療法士及び作業療法士以外に，運動療法機能訓練技能講習会を受講するとともに，定期的に適切な研修を修了しているあん摩マッサージ指圧師等の従事者が訓練を行った場合については，当該療法を実施するに当たり，医師又は理学療法士が事前に指示を行い，かつ事後に当該療法に係る報告を受ける場合であって(1)から(5)までのいずれにも該当する場合に限り，運動器リハビリテーション料（Ⅲ）の所定点数を算定できる。

(7)　**運動器リハビリテーション料（Ⅱ）**の届出を行った保険医療機関において，理学療法士及び作業療法士以外に，適切な運動器リハビリテーションに係る研修を修了したあん摩マッサージ指圧師等の従事者が訓練を行った場合については，当該療法を実施するに当たり，医師又は理学療法士が事前に指示を行い，かつ事後に当該療法に係る報告を受ける場合であって(1)から(5)までのいずれにも該当する場合に限り，運動器リハビリテーション料（Ⅲ）の所定点数を算定できる。

(8)　理学療法士又は作業療法士等が，車椅子上での姿勢保持が困難なために食事摂取等の日常生活動作の能力の低下を来した患者に対し，いわゆるシーティングとして，車椅子や座位保持装置上の適切な姿勢保持や褥瘡予防のため，患者の体幹機能や座位保持機能を評価した上で体圧分散やサポートのためのクッションや付属品の選定や調整を行った場合にも算定できる。ただし，単なる離床目的で車椅子上での座位をとらせる場合は算定できない。

(9)　**運動器リハビリテーション料（Ⅰ）**の届出を行った保険医療機関において，理学療法士及び作業療法士以外に，適切な運動器リハビリテーションに係る研修を修了したあん摩マッサージ指圧師等の従事者が訓練を行った場合については，当該療法を実施するに当たり，医師又は理学療法士が事前に指示を行い，かつ事後に当該療法に係る報告を受ける場合であって(1)から(5)までのいずれにも該当する場合に限り，運動器リハビリテーション料（Ⅲ）の所定点数を算定できる。

(10)　「注１」に規定する**標準的算定日数**は，発症，手術又は急性増悪の日が明確な場合はその日から150日以内，それ以外の場合は最初に当該疾患の診断がされた日から150日以内とする。

(11)　標準的算定日数を超えた患者の取扱いについては，H000心大血管疾患リハビリテーション料の(7)の例による。

(12)　**「注２」に規定する早期リハビリテーション加算**は，当該施設における運動器疾患に対する発症，手術又は急性増悪後早期からのリハビリテーションの実施について評価したものであり，入院中の患者又は入院中の患者以外の患者〔大腿骨頸部骨折の患者であって，当該保険医療機関を退院したもの又は他の保険医療機関を退院したもの（A246「注４」の地域連携診療計画加算を算定した患者に限る）に限る〕に対して１単位以上の個別療法を行った場合に算定できる。また，入院中の患者については，訓練室以外の病棟（ベッドサイドを含む）で実施した場合においても算定することができる。なお，特掲診療料の施設基準等**別表第９の６第２号**に掲げる患者については，手術を実施したもの及び急性増悪したものを除き，「注２」に規定する加算は算定できない。

(13)　**「注３」に規定する初期加算**は，当該施設における運動器疾患に対する発症，手術又は急性増悪後，より早期からのリハビリテーションの実施について評価したものであり，「注２」に規定する加算とは別に算定することができる。また，当該加算の対象患者は，入院中の患者又は入院中の患者以外の患者〔大腿骨頸部骨折の患者であって，当該保険医療機関を退院したもの又は他の保険医療機関を退院したもの（A246「注４」の地域連携診療計画加算を算定した患者に限る）に限る〕である。なお，特掲診療料の施設基準等**別表第９の６第２号**に掲げる患者については，手術を実施したもの及び急性増悪したものを除き，「注３」に規定する加算は算定できない。

(14)　入院中の患者以外の患者（大腿骨頸部骨折の患者であって他の保険医療機関を退院したもの）が「注２」又は「注３」に規定する加算を算定する場合にあっては，A246「注４」の地域連携診療計画加算の算定患者である旨を，**診療報酬明細書**の摘要欄に記載する。

(15)　「注４」に規定する急性期リハビリテーション加算は，当該施設における運動器疾患に対する発症，手術又は急性増悪後，重症患者に対するより早期からの急性期リハビリテーションの実施について評価したものであり，入院中の患者に対して「注２」及び「注３」に規定する加算とは別に算定することができる。なお，特掲診療料の施設基準等**別表第９の６**第２号に掲げる患者については，手術を実施したもの及び急性増悪したものを除き，「注４」に規定する加算は算定できない。

(16)　「注４」に規定する急性期リハビリテーション加算の対象患者と**診療報酬明細書**の摘要欄への記載については，H000心大血管疾患リハビリテーション料の(11)及び(12)の例による。

リハ

(17) 「注５」及び「注６」に掲げる**標準的算定日数を超えてリハビリテーションを継続する患者**について，月の途中で標準的算定日数を超えた場合においては，当該月における標準的算定日数を超えた日以降に実施された疾患別リハビリテーションが13単位以下である。

(18) 「注７」における「所定点数」とは，「注１」から「注６」までを適用して算出した点数である。

(19) 「注８」に規定するリハビリテーションデータ提出加算の取扱いは，**H000**心大血管疾患リハビリテーション料の(15)と同様である。

(20) 要介護認定を申請中の者又は介護保険法第62条に規定する要介護被保険者等であって，介護保険によるリハビリテーションへの移行を予定しているものについて，当該患者の同意が得られた場合に，利用を予定している指定通所リハビリテーション事業所等に対して，３月以内に作成したリハビリテーション実施計画書又はリハビリテーション総合実施計画書等を文書により提供する。利用を予定している指定通所リハビリテーション事業所等とは，当該患者，患者の家族等又は当該患者のケアマネジメントを担当する介護支援専門員を通じ，当該患者の利用の意向が確認できた指定通所リハビリテーション事業所等をいう。なお，この場合において，当該患者が，直近３月以内に目標設定等支援・管理料を算定している場合には，目標設定等支援・管理シートも併せて提供する。

(21) 運動器リハビリテーションを実施した患者であって，転医や転院に伴い他の保険医療機関でリハビリテーションが継続される予定であるものについて，当該患者の同意が得られた場合，当該他の保険医療機関に対して，３月以内に作成したリハビリテーション実施計画書又はリハビリテーション総合実施計画書等を文書により提供する。なお，この場合において，当該患者が，直近３月以内に目標設定等支援・管理料を算定している場合には，目標設定等支援・管理シートも併せて提供する。
（令６保医発0305･4）

H003 呼吸器リハビリテーション料

１ 呼吸器リハビリテーション料（Ⅰ）（１単位）

イ	理学療法士による場合	**175点**
ロ	作業療法士による場合	**175点**
ハ	言語聴覚士による場合	**175点**
ニ	医師による場合	**175点**

２ 呼吸器リハビリテーション料（Ⅱ）（１単位）

イ	理学療法士による場合	**85点**
ロ	作業療法士による場合	**85点**
ハ	言語聴覚士による場合	**85点**
ニ	医師による場合	**85点**

注１ 別に厚生労働大臣が定める施設基準〔※告示④第９・１(2)，p.949〕に適合しているものとして地方厚生局長等に届け出た保険医療機関において，別に厚生労働大臣が定める患者〔※告示④別表第９の７，p.1033〕に対して個別療法であるリハビリテーションを行った場合に，当該基準に係る区分に従って，治療開始日から起算して**90日**を限度として所定点数を算定する。ただし，別に厚生労働大臣が定める患者〔※告示④別表第９の８，p.1034〕について，治療を継続することにより状態の改善が期待できると医学的に判断される場合その他の別に厚生労働大臣が定める場合〔※告示④別表第９の９，p.1034〕には，90日を超えて所定点数を算定することができる。

２ 注１本文に規定する別に厚生労働大臣が定める患者〔※告示④別表第９の７，p.1033〕であって入院中のものに対してリハビリテーションを行った場合は，発症，手術若しくは急性増悪から７日目又は治療開始日のいずれか早いものから30日を限度として，**早期リハビリテーション加算**として，１単位につき**25点**を所定点数に加算する。

３ 別に厚生労働大臣が定める施設基準〔※告示④第９・１(9)，p.949〕に適合しているものとして地方厚生局長等に届け出た保険医療機関において，注１本文に規定する別に厚生労働大臣が定める患者〔※告示④別表第９の７，p.1033〕であって入院中のものに対してリハビリテーションを行った場合は，発症，手術若しくは急性増悪から７日目又は治療開始日のいずれか早いものから起算して14日を限度として，**初期加算**として，１単位につき**45点**を更に所定点数に加算する。

４ 別に厚生労働大臣が定める施設基準〔※告示④第９・１(9)，p.949〕に適合しているものとして地方厚生局長等に届け出た保険医療機関において，注１本文に規定する別に厚生労働大臣が定める患者〔※告示④別表第９の７，p.1033〕（入院中のものに限る）であって，リハビリテーションを実施する日において別に厚生労働大臣が定める患者〔※告示④別表第９の10，p.1034〕であるものに対してリハビリテーションを行った場合は，発症，手術又は急性増悪から７日目又は治療開始日のいずれか早いものから起算して14日を限度として，**急性期リハビリテーション加算**として，１単位につき**50点**を更に所定点数に加算する。

５ 注１本文の規定にかかわらず，注１本文に規定する別に厚生労働大臣が定める患者〔※告示④別表第９の７，p.1033〕に対して，必要があって治療開始日から90日を超えてリハビリテーションを行った場合は，**１月13単位**に限り算定できるものとする。

６ 別に厚生労働大臣が定める施設基準〔※告示④第９・１(11)，p.949〕に適合しているものとして地方厚生局長等に届け出た保険医療機関において，当該保険医療機関における診療報酬の請求状況，診療の内容に関するデータを継続して厚生労働省に提出している場合であって，注１本文に規定する別に厚生労働大臣が定める患者〔※告示④別表第９の７，p.1033〕であって入院中の患者以外のものに対してリハビリテーションを行った場合は，**リハビリテーションデータ提出加算**として，月１回に限り**50点**を所定点数に加算する。

【2024年改定による主な変更点】

(1) NDB・DPCデータでリハビリの実態を把握できるよう，リハビリを実施した**職種ごとの区分**が新設された。

(2) 対象患者に，**大腸癌，卵巣癌，膵癌**の手術前後の患者が含まれていることが明確化された。

(3) 他の医療機関への転医・転院に伴い，**移行先の医療機関にリハビリ実施計画書を提供することが要件とされた。**

(4) **【新設】「注４」急性期リハビリテーション加算**：入院中の患者に対して，発症・手術・急性増悪から７日目又は治療開始日のいずれか早い日から14日を限度に算定可。

→呼吸器リハビリテーション料

(1) 呼吸器リハビリテーション料は，別に厚生労働大臣が定める施設基準に適合しているものとして地方厚生（支）局長に届出を行った保険医療機関において算定するものであり，呼吸訓練や種々の運動療法等を組み合わせて個々の症例に応じて行った場合に算定する。

(2) **呼吸器リハビリテーション料の対象となる患者**は，特掲診療料の施設基準等**別表第９の７**（p.1033）に掲げる患者であって，以下のいずれかに該当するものをいい，医師が個別に呼吸器リハビリテーションが必要であると認めるものである。

ア **急性発症した呼吸器疾患の患者**とは，肺炎，無気肺等のものをいう。

イ **肺腫瘍，胸部外傷その他の呼吸器疾患又はその手術後の患者**とは，肺腫瘍，胸部外傷，肺塞栓，肺移植手術，慢性閉塞性肺疾患（COPD）に対するLVRS（Lung volume reduction surgery）等の呼吸器疾患又はその手術後の患者をいう。

ウ **慢性の呼吸器疾患により，一定程度以上の重症の呼吸困難や日常生活能力の低下を来している患者**とは，慢性閉塞性肺疾患（COPD），気管支喘息，気管支拡張症，間質性肺炎，塵肺，びまん性汎気管支炎（DPB），神経筋疾患で呼吸不全を伴う患者，気管切開下の患者，人工呼吸管理下の患者，肺結核後遺症等のものであって，次の(イ)から(ハ)までのいずれかの状態に該当するものをいう。

(イ) 息切れスケール（Medical Research Council Scale）で２以上の呼吸困難を有する状態

(ロ) 慢性閉塞性肺疾患（COPD）で日本呼吸器学会の重症度分類のⅡ以上の状態

(ハ) 呼吸障害による歩行機能低下や日常生活活動度の低下により日常生活に支障を来す状態

エ **食道癌，胃癌，肝臓癌，咽・喉頭癌，大腸癌，卵巣癌，膵癌等の手術前後の呼吸機能訓練を要する患者**とは，食道癌，胃癌，肝臓癌，咽・喉頭癌，大腸癌，卵巣癌，膵癌等の患者であって，これらの疾患に係る手術日から概ね１週間前の患者及び手術後の患者で呼吸機能訓練を行うことで術後の経過が良好になることが医学的に期待できる患者のことをいう。

(3) 呼吸器リハビリテーション料の所定点数には，**D200**から**D204**までに掲げる呼吸機能検査等，**D223**経皮的動脈血酸素飽和度測定及びその他のリハビリテーションに付随する諸検査及び呼吸機能訓練と同時に行った**J024**酸素吸入の費用が含まれる。

(4) 呼吸器リハビリテーション料は，医師の指導監督の下で行われるものであり，理学療法士，作業療法士又は言語聴覚士の監視下に行われたものについて算定する。また，専任の医師が，直接訓練を実施した場合にあっても，理学療法士，作業療法士又は言語聴覚士が実施した場合と同様に算定できる。

(5) **呼吸器リハビリテーション料を算定すべきリハビリテーション**は，１人の従事者が１人の患者に対して重点的に個別的訓練を行う必要があると認められる場合であって，理学療法士，作業療法士又は言語聴覚士と患者が１対１で行うものとする。

なお，当該リハビリテーションの実施単位数は，従事者１人につき１日18単位を標準とし，週108単位までとする。ただし，１日24単位を上限とする。また，当該実施単位数は，他の疾患別リハビリテーション及び集団コミュニケーション療法の実施単位数を合わせた単位数である。この場合にあって，当該従事者が心大血管疾患リハビリテーションを実施する場合には，実際に心大血管疾患リハビリテーションに従事した時間20分を１単位とみなした上で計算する。

(6) **標準的算定日数を超えた患者の取扱い**については，**H000**心大血管疾患リハビリテーション料の(7)の例による。

(7) **「注２」に規定する早期リハビリテーション加算**は，当該施設における呼吸器疾患の発症，手術若しくは急性増悪又は当該疾患に対する治療開始後早期からのリハビリテーションの実施について評価したものであり，入院中の患者に対して１単位以上の個別療法を行った場合に算定できる。また，訓練室以外の病棟（ベッドサイドを含む）で実施した場合においても算定することができる。なお，特掲診療料の施設基準等**別表第９の７第３号**に掲げる患者については，急性増悪したものを除き，「注２」に規定する加算は算定できない。

(8) **「注３」に規定する初期加算**は，当該施設における呼吸器疾患の発症，手術若しくは急性増悪又は当該疾患に対する治療開始後，より早期からのリハビリテーションの実施について評価したものであり，入院中の患者に対して「注２」に規定する加算とは別に算定することができる。なお，特掲診療料の施設基準等**別表第９の７第３号**に掲げる患者については，急性増悪したものを除き，「注３」に規定する加算は算定できない。

(9) 「注４」に規定する急性期リハビリテーション加算は，当該施設における呼吸器疾患の発症，手術若しくは急性増悪又は当該疾患に対する治療開始後，重症患者に対するより早期からの急性期リハビリテーションの実施について評価したものであり，入院中の患者に対して「注２」及び「注３」に規定する加算とは別に算定することができる。なお，特掲診療料の施設基準等**別表第９の７第３号**に掲げる患者については，急性増悪したものを除き，「注４」に規定する加算は算定できない。

(10) 「注４」に規定する急性期リハビリテーション加算の対象患者と**診療報酬明細書**の摘要欄への記載については，**H000**心大血管疾患リハビリテーション料の(11)及び(12)の例による。

(11) 「注５」に掲げる**標準的算定日数を超えてリハビリテーションを継続する患者**について，月の途中で標準的算定日数を超えた場合においては，当該月における標準的算定日数を超えた日以降に実施された疾患別リハビリテーションが13単位以下である。

(12) 「注６」に規定するリハビリテーションデータ提出加算の取扱いは，**H000**心大血管疾患リハビリテーション料の(15)と同様である。

(13) 呼吸器リハビリテーションを実施した患者であって，転医や転院に伴い他の保険医療機関でリハビリテーションが継続される予定であるものについて，当該患者の同意が得られた場合，当該他の保険医療機関に対して，３月以内に作成したリハビリテーション実施計画書又はリハビリテーション総合実施計画書等を文書により提供する。なお，この場合において，当該患者が，直近３月以内に目標設定等支援・管理料を算定している場合には，目標設定等支援・管理シートも併せて提供する。

（令６保医発0305·4）

H003-2 リハビリテーション総合計画評価料

リハ

1　リハビリテーション総合計画評価料1
300点
2　リハビリテーション総合計画評価料2
240点

注1　1について，心大血管疾患リハビリテーション料（Ⅰ），脳血管疾患等リハビリテーション料（Ⅰ），脳血管疾患等リハビリテーション料（Ⅱ），廃用症候群リハビリテーション料（Ⅰ），廃用症候群リハビリテーション料（Ⅱ），運動器リハビリテーション料（Ⅰ），運動器リハビリテーション料（Ⅱ），呼吸器リハビリテーション料（Ⅰ），がん患者リハビリテーション料又は認知症患者リハビリテーション料に係る別に厚生労働大臣が定める施設基準〔※告示4第9・1⑵，p.949，第9・3の2⑴，p.959，第9・3の3，p.959〕に適合しているものとして地方厚生局長等に届出を行った保険医療機関において，医師，看護師，理学療法士，作業療法士，言語聴覚士等の多職種が共同してリハビリテーション計画を策定し，当該計画に基づき心大血管疾患リハビリテーション料，呼吸器リハビリテーション料，がん患者リハビリテーション料若しくは認知症患者リハビリテーション料を算定すべきリハビリテーションを行った場合又は介護リハビリテーションの利用を予定している患者以外の患者に対し，脳血管疾患等リハビリテーション料，廃用症候群リハビリテーション料又は運動器リハビリテーション料を算定すべきリハビリテーションを行った場合に，患者1人につき1月に1回に限り算定する。

2　2について，脳血管疾患等リハビリテーション料（Ⅰ），脳血管疾患等リハビリテーション料（Ⅱ），廃用症候群リハビリテーション料（Ⅰ），廃用症候群リハビリテーション料（Ⅱ），運動器リハビリテーション料（Ⅰ）又は運動器リハビリテーション料（Ⅱ）に係る別に厚生労働大臣が定める施設基準〔※告示4第9・1⑵，p.949〕に適合しているものとして地方厚生局長等に届出を行った保険医療機関において，医師，看護師，理学療法士，作業療法士，言語聴覚士等の多職種が共同してリハビリテーション計画を策定し，当該計画に基づき，介護リハビリテーションの利用を予定している患者に対し，脳血管疾患等リハビリテーション料，廃用症候群リハビリテーション料又は運動器リハビリテーション料を算定すべきリハビリテーションを行った場合に，患者1人につき1月に1回に限り算定する。

3　当該保険医療機関の医師，看護師，理学療法士，作業療法士又は言語聴覚士が，患家等を訪問し，当該患者（区分番号A308に掲げる回復期リハビリテーション病棟入院料を算定する患者に限る）の退院後の住環境等を評価した上で，当該計画を策定した場合に，**入院時訪問指導加算**として，入院中1回に限り，**150点**を所定点数に加算する。

4　脳血管疾患等リハビリテーション料（Ⅰ）又は脳血管疾患等リハビリテーション料（Ⅱ）に係る別に厚生労働大臣が定める施設基準〔※告示4第9・1⑵，p.949〕に適合しているものとして地方厚生局長等に届出を行った保険医療機関において，別に厚生労働大臣が定める患者〔※告示4第9・1⑿，p.949〕に対して，当該保険医療機関の医師，理学療法士又は作業療法士が運動量増加機器を用いたリハビリテーション計画を策定し，当該機器を用いて，脳血管疾患等リハビリテーション料を算定すべきリハビリテーションを行った場合に，**運動量増加機器加算**として，月1回に限り**150点**を所定点数に加算する。

→リハビリテーション総合計画評価料

⑴　リハビリテーション総合計画評価料は，定期的な医師の診察及び運動機能検査又は作業能力検査等の結果に基づき医師，看護師，理学療法士，作業療法士，言語聴覚士，社会福祉士等の多職種が共同してリハビリテーション総合実施計画書を作成し，これに基づいて行ったリハビリテーションの効果，実施方法等について共同して評価を行った場合に算定する。

⑵　医師及びその他の従事者は，共同してリハビリテーション総合実施計画書を作成し，その内容を患者に説明の上交付するとともに，その写しを**診療録等**に添付する。

⑶　「注1」及び「注2」における介護リハビリテーションの利用を予定している患者とは，介護保険法第62条に規定する要介護被保険者等であって，各疾患別リハビリテーション料に規定する標準的算定日数の3分の1を経過した期間にリハビリテーションを実施している患者をいう。

⑷　リハビリテーション総合実施計画書の様式については，以下のいずれかを患者の状態等に応じ選択する。患者の理解に資する記載となるよう，十分配慮する。

ア　別紙様式23又はこれに準じた様式

イ　別紙様式21の6又はこれに準じた様式に，(イ)から(ヘ)までの全ての項目及び(ト)から(ヲ)までのうちいずれか1項目以上を組み合わせて記載する様式〔回復期リハビリテーション病棟入院料1を算定する患者については，必ず(ヌ)を含める〕

(イ)　疾患別リハビリテーション開始前の日常生活動作の状況

(ロ)　FIMを用いた評価

(ハ)　前回計画書作成時からの改善・変化

(ニ)　今後1ヶ月のリハビリテーションの目標，リハビリテーションの頻度，方針及び留意点

(ホ)　疾患別リハビリテーションの実施に当たり，医師，看護職員，理学療法士，作業療法士，言語聴覚士，その他の従事者が担う具体的内容に係るもの

(ヘ)　今後十分なリハビリテーションを実施しない場合に予想される状態の変化

(ト)　疾患別リハビリテーション終了後のリハビリテーションの提供の必要性及び必要な場合の具体的なリハビリテーションの内容

(チ) 病棟における日常生活動作の状況（入院患者に対し，リハビリテーション総合計画評価料を算定する場合のみ記載することができる）

(リ) 関節可動域，筋力，持久力，変形，関節不安定性，運動機能発達に係る障害，麻痺等，個々の運動機能障害における重症度の評価

(ヌ) 身長，体重，BMI（Body Mass Index），栄養補給方法（経口，経管栄養，静脈栄養）等に基づく患者の栄養状態の評価に係るもの（栄養障害等の状態にある患者については，必要栄養量，総摂取栄養量等も踏まえた評価を行う。なお，嚥下調整食を必要とする患者については，栄養障害等の有無にかかわらず，当該嚥下調整食の形態に係る情報として，日本摂食嚥下リハビリテーション学会の分類コードも必ず記載する）

(ル) リハビリテーションの観点から，家庭や病棟において，患者自ら行うことが望ましい訓練

(ヲ) FAI（Frenchay Activities Index），LSA（Life-Space Assessment），日本作業療法士協会が作成する生活行為向上アセスメント，ロコモ25〔平成22年厚生労働科学研究費補助金疾病・障害対策研究分野長寿科学総合研究「運動器機能不全（ロコモティブシンドローム）の早期発見ツールの開発」において作成されたもの〕又は老研式活動能力指標のいずれかを用いた患者の心身機能又は活動の評価に係るもの

(5) 「注３」に掲げる入院時訪問指導加算は，A308回復期リハビリテーション病棟入院料を算定する患者について，当該病棟への入院日前７日以内又は入院後７日以内に当該患者の同意を得て，医師，看護師，理学療法士，作業療法士又は言語聴覚士のうち１名以上が，必要に応じて社会福祉士，介護支援専門員又は介護福祉士等と協力して，退院後生活する患家等を訪問し，患者の病状，退院後生活する住環境（家屋構造，室内の段差，手すりの場所，近隣の店までの距離等），家族の状況，患者及び家族の住環境に関する希望等の情報収集及び評価を行った上で，リハビリテーション総合実施計画を作成した場合に，入院中に１回に限り算定する。

(6) 当該加算を算定する場合には，入院前に訪問した場合は入院した日の属する月に算定し，入院後に訪問した場合は訪問日の属する月に算定する。

(7) なお，ここでいう退院後生活する患家等には，他の保険医療機関，介護老人保健施設又は当該加算を算定する保険医療機関に併設されている介護保険施設等は含まれない。

(8) 当該加算を算定する場合には，**別紙様式42** (p.459)又はこれに準ずる様式を用いて評価書を作成するとともに，その写しを**診療録**に添付する。

(9) 「注４」に掲げる運動量増加機器加算は，脳卒中又は脊髄障害の急性発症に伴う上肢又は下肢の運動機能障害を有する患者（脳卒中又は脊髄障害の再発によるものを含む）に対して，医師，理学療法士又は作業療法士のうち１名以上が，患者の運動機能障害の状態を評価した上で，脳血管疾患等リハビリテーションに運動量増加機器を用いることが適当と判断した場合であって，当該機器を用いたリハビリテーション総合実施計画を作成した場合に，１回に限り算定する。ただし，当該機器の使用に有効性が認められ，継続すべき医学的必要性が認められる場合に限り，発症日から起算して２月を限度として月１回に限り算定できる。なお，この場合においては，医学的な必要性について**診療報酬明細書**の摘要欄に記載する。

(10) 当該加算を算定する場合には，適応疾患，発症年月日，運動障害に係る所見，使用する運動量増加機器の名称及び実施期間の予定をリハビリテーション総合実施計画書に記載し，その写しを**診療録等**に添付する。

（令６保医発0305·4）

H003-3 削除〔2024年改定で削除：リハビリテーション計画提供料〕

H003-4 目標設定等支援・管理料

1	初回の場合	250点
2	２回目以降の場合	100点

注 区分番号H001に掲げる脳血管疾患等リハビリテーション料，区分番号H001-2に掲げる廃用症候群リハビリテーション料又は区分番号H002に掲げる運動器リハビリテーション料を算定すべきリハビリテーションを実施している要介護被保険者等である患者に対し，必要な指導等を行った場合に，３月に１回に限り算定する。

→目標設定等支援・管理料

(1) 目標設定等支援・管理料は，要介護被保険者等に対するリハビリテーションの実施において，定期的な医師の診察，運動機能検査又は作業能力検査等の結果，患者との面接等に基づき，医師，看護師，理学療法士，作業療法士，言語聴覚士，社会福祉士等の多職種が患者と共同して，個々の患者の特性に応じたリハビリテーションの目標設定と方向付けを行い，またその進捗を管理した場合に算定する。

(2) 医師及びその他の従事者は，共同して目標設定等支援・管理シート（**別紙様式23の５**又はこれに準じた様式）を作成し，患者に交付し，その写しを**診療録等**に添付する。

(3) 医師は，作成した目標設定等支援・管理シートに基づき，少なくとも次に掲げる内容について，医師が患者又は患者の看護に当たる家族等（以下この区分番号において「患者等」という）に対して説明する。また，説明を受けた患者等の反応を踏まえ，必要に応じて適宜，リハビリテーションの内容を見直す。

ア 説明時点までの経過

イ 当該保険医療機関における治療開始時及び説明時点のADL評価（BI又はFIMによる評価の得点及びその内訳を含む）

ウ 説明時点における患者の機能予後の見通し

エ 当該患者の生きがい，価値観等に対する医師及びその他の従事者の理解や認識及び**ウ**の機能予後の見通し等を踏まえ，どのような活動，社会参加の実現を目指してリハビリテーションを行っているか又は行う予定か。

オ 現在実施している，又は今後実施する予定のリハビリテーションが，それぞれ**エ**の目標にどのように関係するか。

(4) 医師は，(3)の説明について，その内容，当該説明を患者等がどのように受け止め，どのように反応したかについて**診療録**に記載する。

(5) 当該患者が，以後，介護保険によるリハビリテーション等のサービスの利用が必要と思われる場合には，必要に応じて介護支援専門員と協力して，患者等に介護保険による訪問リハビリテーション，通所リハビリテーション等を提供する事業所（当該保険医療機関を含む）を紹介し，見学，体験（入院中の患者以外の患

(別紙様式42)

入院時訪問指導に係る評価書

1．基本情報　　作成日　　年　　月　　日

患者氏名	男・女	生年月日	年　月　日（　歳）
訪問日	年　月　日	入院日	年　月　日
訪問先種別		訪問先住所	
訪問者職種		訪問者氏名	
同行者職種・氏名	職種：　氏名：		
	職種：　氏名：		
	職種：　氏名：		

2．情報収集及び評価

患者の病状や障害像	■退院時ADL 予後：主な移動方法（　　　）→自立・要介助・全介助 ■認知症の有・無
家族の状況	
退院後生活する住環境の状況	■主な居室（　　　）と主たる移動場所（　　　） ■室内の段差：無・有り（場所　　）■手すり：無・あり（場所　　） ■近隣の店までの距離（　　m）
患者，家族の住環境に関する希望等	
その他（食事，整容，入浴，排泄，介護状況，移動手段等の特記事項）	
コメント・評価（解決すべき住環境課題について記入）	

3．住環境の状況の分かる作図や写真を添付（作成，添付することが望ましい）

■作図の場合，全体間取りと段差・手すりを記入した上で，解決課題箇所を丸で囲むこと

［記入上の注意］
1．訪問先種別は自宅，特別養護老人ホーム，有料老人ホーム等を記入すること。
2．退院後生活する住環境は，家屋構造，室内の段差，手すりの場所，近隣の店までの距離等を含めて，リハビリテーション総合実施計画立案に必要な情報を記入すること。

（参考）作図の場合

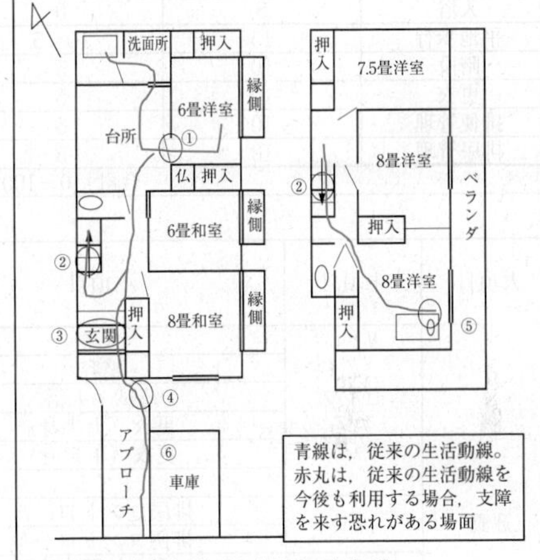

（自宅生活を実現するために検討すべき事項）
①幅80cm，車いすは困難。歩行移動が必要
②階段10段。手すり右にしかない。
③1段差20cm。改修は困難な見込。上がる能力が必要。
④ここだけ，手すりが付けられない空白部分。避ける動線にすべき。
⑤ベッドの向きを反対にし突っ張り棒を導入すると，自力で起居できる可能性が高まる。
⑥アプローチは石畳。車いす移動は困難。デイケアの送迎車に乗るため，介助歩行の獲得が必要。

者に限る）を提案する。（令6保医発0305・4）

H004　摂食機能療法（1日につき）
1　30分以上の場合　**185点**
2　30分未満の場合　**130点**

注1　1については，摂食機能障害を有する患者に対して，1月に4回に限り算定する。ただし，治療開始日から起算して3月以内の患者については，1日につき算定できる。

2　2については，脳卒中の患者であって，摂食機能障害を有するものに対して，脳卒中の発症から14日以内に限り，1日につき算定できる。

3　別に厚生労働大臣が定める施設基準〔※告示④第9・1の2，p.956〕に適合しているものとして地方厚生局長等に届け出た保険医療機関において，摂食機能又は嚥下機能の回復に必要な指導管理を行った場合は，**摂食嚥下機能回復体制加算**として，当該基準に係る区分に従い，患者（ハについては，療養病棟入院料1又は療養病棟入院料2を現に算定しているものに限る）1人につき週1回に限り次に掲げる点数を所定点数に加算する。
イ　**摂食嚥下機能回復体制加算1**　**210点**
ロ　**摂食嚥下機能回復体制加算2**　**190点**
ハ　**摂食嚥下機能回復体制加算3**　**120点**

→摂食機能療法

(1)　摂食機能療法は，摂食機能障害を有する患者に対して，個々の患者の症状に対応した診療計画書に基づき，医師，歯科医師又は医師若しくは歯科医師の指示の下に言語聴覚士，看護師，准看護師，歯科衛生士，理学療法士若しくは作業療法士が1回につき30分以上訓練指導を行った場合に限り算定する。なお，摂食機能障害者とは，以下のいずれかに該当する患者をいう。
ア　発達遅滞，顎切除及び舌切除の手術又は脳卒中等による後遺症により摂食機能に障害があるもの
イ　内視鏡下嚥下機能検査又は嚥下造影によって他覚的に嚥下機能の低下が確認できるものであって，医学的に摂食機能療法の有効性が期待できるもの
(2)　摂食機能療法の実施に当たっては，摂食機能療法に係る計画を作成し，医師は定期的な摂食機能検査をも

(別紙様式23の5)

目標設定等支援・管理シート

作成日　　年　　月　　日
説明・交付日　　年　　月　　日

患者氏名：　　　　　　　　生年月日：　年　　月　　日

1．発症からの経過（リハビリテーション開始日：　　年　　月　　日）

2．ADL評価（Barthel IndexまたはFIMによる評価）（リハビリ開始時及び現時点）

（Barthel Indexの場合）

	リハビリテーション開始時点			現時点		
	自立	一部介助	全介助	自立	一部介助	全介助
食事	10	5	0	10	5	0
移乗	15	10 5	0	15	10 5	0
整容	5	0	0	5	0	0
トイレ動作	10	5	0	10	5	0
入浴	5	0	0	5	0	0
平地歩行	15	10 5	0	15	10 5	0
階段	10	5	0	10	5	0
更衣	10	5	0	10	5	0
排便管理	10	5	0	10	5	0
排尿管理	10	5	0	10	5	0
		合計（0－100点）	点		合計（0－100点）	点

FIMによる評価の場合

大項目	中項目	小項目	リハビリテーション開始時点 得点	現時点 得点
運動	セルフケア	食事		
		整容		
		清拭・入浴		
		更衣（上半身）		
		更衣（下半身）		
		トイレ		
	排泄	排尿コントロール		
		排便コントロール		
	移乗	ベッド，椅子，車椅子		
		トイレ		
		浴槽・シャワー		
	移動	歩行・車椅子		
		階段		
		小計		
認知	コミュニケーション	理解		
		表出		
	社会認識	社会交流		
		問題解決		
		記憶		
		小計		
合計				

3．現在リハビリテーションの目標としているもの，及び現在のリハビリテーションの内容との関連

	目標としているもの	関連する現在のリハビリテーションの内容
心身機能		
活動		
社会参加		

4．今後の心身機能，活動及び社会参加に関する見通し

・医師の説明の内容

・患者の受け止め

5．介護保険のリハビリテーションの利用の見通し（あり・なし）
介護保険のリハビリテーションサービス等の紹介の必要性（あり・なし）
紹介した事業所名

事業所名	連絡方法	備考（事業所の特徴等）

説明医師署名：　　　　　　　　　　　患者又は家族等署名：

［記載上の注意］

1．本シートの交付，説明は，リハビリテーション実施計画書又はリハビリテーション総合実施計画書の交付，説明と一体として行って差し支えない。
2．「今後の見通し」について，必要な場合は，「今後のリハビリテーションが順調に進んだ場合」等の前提をおき，場合分けごとに記載してもよい。
3．「現在のリハビリテーションの目標」は，医師及びその他の従事者が記載した後，本シートの説明を通じて患者又は家族等と面談し，患者の価値観等を踏まえてよりよい目標設定ができると考えた場合は，赤字で追加，修正する等してよい。

リハ

とに，その効果判定を行う必要がある。なお，治療開始日並びに毎回の訓練内容，訓練の開始時間及び終了時間を**診療録等**に記載する。

(3) 摂食機能療法を算定する場合は，**診療報酬明細書**の摘要欄に疾患名及び当該疾患に係る摂食機能療法の治療開始日を記載する。

(4) 医師又は歯科医師の指示の下に言語聴覚士，看護師，准看護師又は歯科衛生士が行う嚥下訓練は，摂食機能療法として算定できる。

(5)「2」については，脳卒中の発症後14日以内の患者に対し，15分以上の摂食機能療法を行った場合に算定できる。なお，脳卒中の発症後14日以内の患者であっても，30分以上の摂食機能療法を行った場合には「1」を算定できる。

(6) 当該患者の転院時又は退院時には，患者又はその家族等に対して，嚥下機能の状態の説明並びに誤嚥予防のための食事内容及び摂食方法の指導を行うとともに，転院後又は退院後の摂食機能療法を担う他の保険医療機関等の医師及びその他の職種に対して，患者の嚥下機能の状態並びに患者又はその家族等への説明及び指導の内容について情報提供を行う。

(7)「注３」に掲げる摂食嚥下機能回復体制加算は，摂食機能及び嚥下機能の回復の支援に係る専門知識を有した多職種により構成されたチーム（以下「摂食嚥下支援チーム」という）等による対応によって摂食機能又は嚥下機能の回復が見込まれる患者に対して，多職種が共同して必要な指導管理を行った場合に算定できる。

(8)「注３」に掲げる摂食嚥下機能回復体制加算は，以下のアからウまでの要件をいずれも満たす場合に算定する。

ア 摂食嚥下支援チーム等による対応を開始する際には，当該患者の診療を担う医師，看護師等と共同の上，当該チーム等により，内視鏡下嚥下機能検査又は嚥下造影の結果に基づいて摂食嚥下支援計画書を作成する。なお，すでに摂食機能療法を実施中であり，当該計画書が作成されている場合には，当該チーム等により見直しを行うこととしても差し支えない。当該計画書について，その内容を患者又はその家族等に説明の上交付するとともに，その写しを**診療録等**に添付する。

イ アを実施した患者について，月に１回以上，内視鏡下嚥下機能検査又は嚥下造影を実施する。当該検査結果等を踏まえて，摂食嚥下支援チーム等により，摂食嚥下支援計画書等の見直しに係るカンファレンスを週に１回以上行う。

ウ 摂食嚥下支援チームは，カンファレンスの結果に基づき，摂食嚥下支援計画書の見直し，嚥下調整食の見直し（嚥下機能の観点から適切と考えられる食事形態に見直すことや量の調整を行うことを含む）及び摂食方法の調整や口腔管理等の見直しを行い，患者又はその家族等への指導管理を行う。カンファレンスの結果を踏まえて計画書等の見直しを行った際には，見直しの要点を**診療録等**に記載する又は計画書の写しを**診療録等**に添付する。

(9)「注３」に掲げる摂食嚥下機能回復体制加算を算定する場合は，当該患者の摂食機能療法の効果や進捗状況，内視鏡下嚥下機能検査又は嚥下造影の結果及びカンファレンスの概要を**診療録等**に記載又は添付する。また，内視鏡下嚥下機能検査又は嚥下造影を実施した日付及びカンファレンスを実施した日付を**診療報酬明細書**の摘要欄に記載する。

(10)「注３」に掲げる摂食嚥下機能回復体制加算を算定するに当たっては，FIM及びFOIS(function Oral Intake Scale）を測定する。

（令６保医発0305·4）

H005 視能訓練（１日につき）

1 斜視視能訓練	135点
2 弱視視能訓練	135点

→視能訓練

(1) 視能訓練は，両眼視機能に障害のある患者に対して，その両眼視機能回復のため矯正訓練（斜視視能訓練，弱視視能訓練）を行った場合に算定できるものであり，１日につき１回のみ算定する。

(2) 斜視視能訓練と弱視視能訓練を同時に施行した場合は，主たるもののみで算定する。

(3) 実施に当たって，医師は個々の患者の症状に対応した診療計画を作成し**診療録**に記載又は添付する。

（令６保医発0305·4）

H006 難病患者リハビリテーション料

（１日につき） **640点**

注１ 別に厚生労働大臣が定める施設基準〔※告示4第９・２(1)，p.957〕に適合しているものとして地方厚生局長等に届け出た保険医療機関において，入院中の患者以外の患者であって別に厚生労働大臣が定める疾患〔※告示4別表第10，p.1034〕を主病とするもの（別に厚生労働大臣が定める状態〔※告示4第９・２(2)ロ，p.957〕にあるものに限る）に対して，社会生活機能の回復を目的としてリハビリテーションを行った場合に算定する。

２ 医療機関を退院した患者に対して集中的にリハビリテーションを行った場合は，退院日から起算して３月を限度として，**短期集中リハビリテーション実施加算**として，退院日から起算した日数に応じ，次に掲げる点数をそれぞれ１日につき所定点数に加算する。

イ 退院日から起算して１月以内の期間に行われた場合 **280点**

ロ 退院日から起算して１月を超え３月以内の期間に行われた場合 **140点**

→難病患者リハビリテーション料

(1) 難病患者リハビリテーション料は，別に厚生労働大臣が定める施設基準に適合しているものとして地方厚生（支）局長に届出を行った保険医療機関において，難病患者の社会生活機能の回復を目的として難病患者リハビリテーションを行った場合に，実施される内容の種類にかかわらず１日につき１回のみ算定する。

(2) 難病患者リハビリテーション料の算定対象は，入院中の患者以外の難病患者であって，要介護者（食事又はトイレに介助が必要な者をいう）及び準要介護者（移動又は入浴に介助が必要な者をいう）であり，医師がリハビリテーションが必要であると認めるもの。

(3) 難病患者リハビリテーションは，個々の患者に応じたプログラムに従ってグループごとに治療するものであるが，この実施に当たっては，患者の症状等に応じたプログラムの作成，効果の判定等に万全を期する。なお，実施時間は患者１人当たり１日につき６時間を標準とする。

(4) 難病患者リハビリテーション料を算定している患者

に対して，同一日に行う他のリハビリテーションは所定点数に含まれる。

(5) 「注２」に規定する短期集中リハビリテーション実施加算は，退院後早期の個々の患者の状態に対応した集中的なリハビリテーションの評価を行うものであり，退院日から起算して１月以内に行われる場合は，１週につき概ね２回以上，１回当たり40分以上，退院日から起算して１月を超え３月以内の期間に行われる場合は，１週につき概ね２回以上，１回当たり20分以上の個別リハビリテーションを含む難病患者リハビリテーションを行った場合に算定する。なお，個別リハビリテーション実施の際には，他の患者に対して提供するリハビリテーションに支障のないよう配慮する。

(6) 治療の一環として治療上の目的を達するために食事を提供する場合にあっては，その費用は所定点数に含まれる。

(令６保医発0305・4)

H007 障害児（者）リハビリテーション料（１単位）

1	６歳未満の患者の場合	**225点**
2	６歳以上18歳未満の患者の場合	**195点**
3	18歳以上の患者の場合	**155点**

注 別に厚生労働大臣が定める施設基準〔※告示④第９・３(1)，p.958〕に適合しているものとして地方厚生局長等に届け出た保険医療機関において，別に厚生労働大臣が定める患者〔※告示④別表第10の２，p.1034〕に対して，個別療法であるリハビリテーションを行った場合に，患者１人につき１日**６単位**まで算定する。

【2024年改定による主な変更点】 専従の従事者が，リハビリ提供患者がいない時間帯に，**障害者総合支援法に規定する自立訓練（機能訓練）** に従事しても差し支えないとされた。

→障害児（者）リハビリテーション料

(1) 障害児（者）リハビリテーション料は，別に厚生労働大臣が定める障害児（者）リハビリテーション料の施設基準に適合しているものとして地方厚生（支）局長に届出を行った保険医療機関である次に掲げるいずれかの施設で行った場合に算定する。

ア 児童福祉法第42条第２号に規定する医療型障害児入所施設〔主として肢体不自由のある児童又は重症心身障害児（同法第７条第２項に規定する重症心身障害児をいう）を入所させるものに限る〕

イ 児童福祉法第６条の２の２に規定する指定発達支援医療機関

ウ 当該保険医療機関においてリハビリテーションを実施している外来患者のうち，概ね８割以上が特掲診療料の施設基準等**別表第10の２**に該当する患者（ただし加齢に伴って生ずる心身の変化に起因する疾病の者を除く）である保険医療機関

(2) 障害児（者）リハビリテーション料は，(1)に掲げる施設の入所者，入院患者，通園者又は通院患者のうち，以下の患者（医師がリハビリテーションが必要と認めた患者に限る）に対して，個々の症例に応じてリハビリテーションを行った場合に算定する。

ア 脳性麻痺の患者

イ 胎生期若しくは乳幼児期に生じた脳又は脊髄の奇形及び障害の患者（脳形成不全，小頭症，水頭症，奇形症候症，二分脊椎等の患者を含む）

ウ 顎・口腔の先天異常の患者

エ 先天性の体幹四肢の奇形又は変形の患者（先天性切断，先天性多発性関節拘縮症等の患者を含む）

オ 先天性神経代謝異常症，大脳白質変性症の患者

カ 先天性又は進行性の神経筋疾患の患者（脊髄小脳変性症，シャルコーマリートゥース病，進行性筋ジストロフィー症等の患者を含む）

キ 神経障害による麻痺及び後遺症の患者（低酸素性脳症，頭部外傷，溺水，脳炎・脳症・髄膜炎，脊髄損傷，脳脊髄腫瘍，腕神経叢損傷・坐骨神経損傷等回復に長期間を要する神経疾患等の患者を含む）

ク 言語障害，聴覚障害，認知障害を伴う自閉症等の発達障害の患者（広汎性発達障害，注意欠陥多動性障害，学習障害等の患者を含む）

(3) 障害児（者）リハビリテーションの実施に当たっては，医師は定期的な運動機能検査等をもとに，その効果判定を行い，リハビリテーション実施計画を作成する必要がある。なお，障害児（者）リハビリテーションを実施するに当たっては，開始時及びその後３か月に１回以上，患者又はその家族に対して実施計画の内容を説明し，その要点を**診療録**に記載又は添付する。

(4) 障害児（者）リハビリテーション料を算定する場合は，同一の保険医療機関において，疾患別リハビリテーション料及び**H007-2**がん患者リハビリテーション料は別に算定できない。ただし，障害児（者）リハビリテーションについては，その特殊性を勘案し，疾患別リハビリテーション料又は**H007-2**がん患者リハビリテーション料を算定している保険医療機関とは別の保険医療機関で算定することは可能である。

(令６保医発0305・4)

H007-2 がん患者リハビリテーション料（１単位） **205点**

注 別に厚生労働大臣が定める施設基準〔※告示④第９・３の２(1)，p.959〕に適合しているものとして地方厚生局長等に届け出た保険医療機関において，別に厚生労働大臣が定める患者〔※告示④別表第10の２の２，p.1035〕であって，がんの治療のために入院しているものに対して，個別療法であるリハビリテーションを行った場合に，患者１人につき１日**６単位**まで算定する。

→がん患者リハビリテーション料

(1) がん患者リハビリテーション料は，別に厚生労働大臣が定める施設基準に適合しているものとして地方厚生（支）局長に届出を行った保険医療機関において算定するものであり，がんの種類や進行，がんに対して行う治療及びそれに伴って発生する副作用又は障害等について十分な配慮を行った上で，がんやがんの治療により生じた疼痛，筋力低下，障害等に対して，二次的障害を予防し，運動器の低下や生活機能の低下予防・改善することを目的として種々の運動療法，実用歩行訓練，日常生活活動訓練，物理療法，応用的動作能力，社会的適応能力の回復等を組み合わせて個々の症例に応じて行った場合について算定する。なお，マッサージや温熱療法などの物理療法のみを行った場合には第２章特掲診療料第９部処置の項により算定する。

(2) がん患者リハビリテーション料は，対象となる患者に対して，医師の指導監督の下，がん患者リハビリテーションに関する適切な研修を修了した理学療法士，作業療法士又は言語聴覚士が個別に20分以上のリハビリテーションを行った場合を１単位として，１日につき６単位に限り算定する。また，専任の医師が，直接訓練を実施した場合にあっても，理学療法士，作業療

法士又は言語聴覚士が実施した場合と同様に算定できる。

(3) がん患者リハビリテーション料の対象となる患者は，入院中のがん患者であって，以下のいずれかに該当する者をいい，医師が個別にがん患者リハビリテーションが必要であると認める者である。

ア 当該入院中にがんの治療のための手術，骨髄抑制を来しうる化学療法，放射線治療若しくは造血幹細胞移植が行われる予定の患者又は行われた患者

イ 在宅において緩和ケア主体で治療を行っている進行がん又は末期がんの患者であって，症状増悪のため一時的に入院加療を行っており，在宅復帰を目的としたリハビリテーションが必要なもの

(4) がん患者リハビリテーションを行う際には，定期的な医師の診察結果に基づき，医師，看護師，理学療法士，作業療法士，言語聴覚士，社会福祉士等の多職種が共同してリハビリテーション計画を作成し，H003-2リハビリテーション総合計画評価料1を算定していること。なお，がん患者リハビリテーションの開始時及びその後3か月に1回以上，患者又はその家族等に対して当該がん患者リハビリテーションの実施計画の内容を説明し，その要点を**診療録等**に記載する。なお，がんのリハビリテーションに従事する者は，積極的にキャンサーボードに参加することが望ましい。

(5) がん患者リハビリテーション料を算定している患者に対して，疾患別リハビリテーション料及びH007障害児（者）リハビリテーション料は別に算定できない。

（令6保医発0305·4）

H007-3 認知症患者リハビリテーション料

（1日につき） **240点**

注 別に厚生労働大臣が定める施設基準〔※告示④第9・3の3，p.959〕に適合しているものとして地方厚生局長等に届け出た保険医療機関において，重度認知症の状態にある患者（区分番号A314に掲げる認知症治療病棟入院料を算定するもの又は認知症に関する専門の保険医療機関に入院しているものに限る）に対して，個別療法であるリハビリテーションを20分以上行った場合に，入院した日から起算して1年を限度として，週3回に限り算定する。

→認知症患者リハビリテーション料

(1) 認知症患者リハビリテーション料は，別に厚生労働大臣が定める施設基準に適合しているものとして地方厚生（支）局長に届出を行った保険医療機関において算定するものであり，重度認知症の患者（A314認知症治療病棟入院料を算定する患者又は認知症疾患医療センターに入院している患者に限る）に対して，認知症の行動・心理症状の改善及び認知機能や社会生活機能の回復を目的として，作業療法，学習訓練療法，運動療法等を組み合わせて個々の症例に応じて行った場合について算定する。ここでいう重度認知症の患者とは，『「認知症高齢者の日常生活自立度判定基準」の活用について』（平成18年4月3日老発第0403003号。基本診療料通知の**別添6**の**別紙12**及び**別紙13参照**）におけるランクMに該当するものをいう。ただし，重度の意識障害のある者〔JCS（Japan Coma Scale）でⅡ-3（又は30）以上又はGCS（Glasgow Coma Scale）で8点以下の状態にある者〕を除く。また，ここでいう認知症疾患医療センターとは，「認知症施策等総合支援事業の実施について」（平成26年7月9日老発0709第3号老健局長通知）に基づき，都道府県知事又は指定都市市長が指定した保険医療機関である。

(2) 認知症患者リハビリテーション料は，対象となる患者に対して，認知症リハビリテーションに関して，十分な経験を有する医師の指導監督の下，理学療法士，作業療法士又は言語聴覚士が個別に20分以上のリハビリテーションを行った場合に算定する。また，専任の医師が，直接訓練を実施した場合にあっても，理学療法士，作業療法士又は言語聴覚士が実施した場合と同様に算定できる。

(3) 認知症患者リハビリテーション料を算定すべきリハビリテーションは，1人の従事者が1人の患者に対して重点的に個別的訓練を行う必要があると認められる場合であって，理学療法士，作業療法士又は言語聴覚士と患者が1対1で行うものとする。

なお，当該リハビリテーションを実施する患者数は，従事者1人につき1日18人を上限とする。ただし，理学療法士，作業療法士又は言語聴覚士の労働時間が適切なものになるよう配慮する。

(4) 認知症患者リハビリテーションを行う際には，定期的な医師の診察結果に基づき，医師，看護師，理学療法士，作業療法士，言語聴覚士，社会福祉士等の多職種が共同してリハビリテーション計画を作成し，H003-2リハビリテーション総合計画評価料1を算定していること。

(5) 認知症患者リハビリテーションを算定している患者について，疾患別リハビリテーション料，H007障害児（者）リハビリテーション料及びH007-2がん患者リハビリテーション料は別に算定できない。

（令6保医発0305·4）

リハ

H007-4 リンパ浮腫複合的治療料

1 重症の場合 **200点**

2 1以外の場合 **100点**

注1 別に厚生労働大臣が定める施設基準〔※告示④第9・3の3の2，p.960〕に適合しているものとして地方厚生局長等に届け出た保険医療機関において，リンパ浮腫の患者に複合的治療を実施した場合に，患者1人1日につき1回算定する。

2 1の場合は月1回（当該治療を開始した日の属する月から起算して2月以内は計11回）に限り，2の場合は6月に1回に限り，それぞれ所定点数を算定する。

→リンパ浮腫複合的治療料

(1) リンパ浮腫複合的治療料は，鼠径部，骨盤部若しくは腋窩部のリンパ節郭清を伴う悪性腫瘍に対する手術を行った患者又は原発性リンパ浮腫と診断された患者であって，国際リンパ学会による病期分類Ⅰ期以降のものに対し，複合的治療を実施した場合に算定する。なお，この場合において，病期分類Ⅱ期以降の患者が「1」の「重症の場合」の対象患者となる。

(2) リンパ浮腫複合的治療料は，専任の医師が直接行うもの又は専任の医師の指導監督の下，専任の看護師，理学療法士若しくは作業療法士が行うものについて算定する。あん摩マッサージ指圧師〔当該保険医療機関に勤務する者であって，あん摩マッサージ指圧師の資格を取得後，2年以上業務に従事（うち6月以上は当該保険医療機関において従事）し，施設基準に定める適切な研修を修了したものに限る〕が行う場合は，専任の医師，看護師，理学療法士又は作業療法士が事前

に指示し，かつ事後に報告を受ける場合に限り算定できる。いずれの場合も，患者１名に対し従事者１名以上の割合で実施する。

(3) リンパ浮腫複合的治療料は，弾性着衣又は弾性包帯による圧迫，圧迫下の運動，用手的リンパドレナージ，患肢のスキンケア及び体重管理等のセルフケア指導等を適切に組み合わせ，「１」の「重症の場合」は１回40分以上，「２」の「１以外の場合」は１回20分以上行った場合に算定する。なお，一連の治療において，患肢のスキンケア，体重管理等のセルフケア指導は必ず行う。また，重症の場合は，毎回の治療において弾性着衣又は弾性包帯による圧迫を行う（圧迫を行わない医学的理由がある場合を除く）。

(4) 当該保険医療機関において，直近１年間にリンパ浮腫指導管理料を50回以上算定していない場合は，リンパ浮腫の診断等に係る連携先として届け出た保険医療機関（直近１年間にリンパ浮腫指導管理料を50回以上算定しているものに限る）においてリンパ浮腫と診断され，リンパ浮腫の複合的治療を依頼する旨とともに紹介されたもの〔Ｂ009診療情報提供料（Ⅰ）を算定するものに限る〕についてのみ算定できる。

（令６保医発0305·4）

H008　集団コミュニケーション療法料
（１単位）　**50点**

注　別に厚生労働大臣が定める施設基準〔※告示④第９・４(1)，p.960〕に適合しているものとして地方厚生局長等に届け出た保険医療機関において，別に厚生労働大臣が定める患者〔※告示④別表第10の２の３，p.1035〕に対して，集団コミュニケーション療法である言語聴覚療法を行った場合に，患者１人につき１日**３単位**まで算定する。

→集団コミュニケーション療法料

(1) 集団コミュニケーション療法料は，別に厚生労働大臣が定めるＨ001脳血管疾患等リハビリテーション料又はＨ007障害児（者）リハビリテーション料の施設基準に適合しているものとして地方厚生（支）局長に届出を行った保険医療機関であって，当該施設において医師又は医師の指導監督の下で言語聴覚士が複数の患者に対して訓練を行った場合に算定できる。

(2) 集団コミュニケーション療法料の算定対象となるのは，Ｈ001脳血管疾患等リハビリテーション料，Ｈ001-2廃用症候群リハビリテーション料又はＨ007障害児（者）リハビリテーション料を算定する患者のうち，１人の言語聴覚士が複数の患者に対して訓練を行うことができる程度の症状の患者であって，特に集団で行う言語聴覚療法である集団コミュニケーション療法が有効であると期待できる患者である。

(3) 集団コミュニケーション療法の実施単位数は言語聴覚士１人当たり１日のべ54単位を限度とする。また，集団コミュニケーション療法と脳血管疾患等リハビリテーション，廃用症候群リハビリテーション又は障害児（者）リハビリテーションを併せて行っている従事者については，実施するリハビリテーションの単位数が，集団コミュニケーション療法３単位を疾患別リハビリテーション１単位とみなした上で，１日に概ね18単位，週に108単位を超えないものとする。

(4) 集団コミュニケーション療法の実施に当たっては，医師は定期的な言語聴覚機能能力に係る検査をもとに効果判定を行い，集団コミュニケーション療法の実施計画を作成する必要がある。なお，集団コミュニケーション療法を実施する場合は開始時及びその後３か月に１回以上，患者又はその家族に対して当該集団コミュニケーション療法の実施計画の内容を説明し，その要点を**診療録**に記載又は添付する。

（令６保医発0305·4）

第２節　薬剤料

H100　薬剤　薬価が15円を超える場合は，薬価から15円を控除した額を10円で除して得た点数につき１点未満の端数を切り上げて得た点数に１点を加算して得た点数とする。

注１　薬価が15円以下である場合は算定しない。

２　使用薬剤の薬価は，別に厚生労働大臣が定める。

(別紙様式21)

リハビリテーション実施計画書

患者氏名		性別（ 男・女 ）	年齢（ 歳）	計画評価実施日（ 年 月 日）
算定病名		治療内容		発症日・手術日（ 年 月 日）
		□ 理学療法 □ 作業療法 □ 言語療法		リハ開始日（ 年 月 日）
併存疾患・合併症		安静度・リスク		禁忌・特記事項

心身機能・構造 ※関連する項目のみ記載

□ 意識障害（JCS・GCS ）
□ 呼吸機能障害
－□ 酸素療法（ ）L/min □ 気切 □ 人工呼吸器
□ 循環障害
－□ EF（ ）% □ 不整脈（ 有・無 ）
□ 危険因子
□ 高血圧症 □ 脂質異常症 □ 糖尿病 □ 喫煙
□ 肥満 □ 高尿酸血症 □ 慢性腎臓病 □ 家族歴
□ 狭心症 □ 陳旧性心筋梗塞 □ その他
□ 摂食嚥下障害（ ）
□ 栄養障害（ ）
□ 排泄機能障害（ ）
□ 褥瘡（ ）
□ 疼痛（ ）
□ その他（ ）

□ 関節可動域制限（ ）
□ 拘縮・変形（ ）
□ 筋力低下（ ）
□ 運動機能障害
（□ 麻痺 □ 不随意運動 □ 運動失調 □ パーキンソニズム）
□ 筋緊張異常（ ）
□ 感覚機能障害（□ 聴覚 □ 視覚 □ 表在覚 □ 深部覚）
□ 音声・発話障害
〔□ 構音 □ 失語 □ 吃音 □ その他（ ）〕
□ 高次脳機能障害（□ 記憶 □ 注意 □ 失行 □ 失認 □ 遂行）
□ 精神行動障害（ ）
□ 見当識障害（ ）
□ 記憶障害（ ）
□ 発達障害
（□ 自閉スペクトラム症 □ 学習障害 □ 注意欠陥多動性障害）

基本動作

□ 寝返り（□ 自立 □ 一部介助 □ 介助 □ 非実施） □ 座位保持（□ 自立 □ 一部介助 □ 介助 □ 非実施）
□ 起き上がり（□ 自立 □ 一部介助 □ 介助 □ 非実施） □ 立位保持（□ 自立 □ 一部介助 □ 介助 □ 非実施）
□ 立ち上がり（□ 自立 □ 一部介助 □ 介助 □ 非実施） □ その他（ ）

日常生活活動（動作）（実行状況）			※BIまたはFIMのいずれかを必ず記載		使用用具及び介助内容等
			得点 開始時→現在		
項目			FIM	BI	
運動	セルフケア	食事	→	10・5・0 → 10・5・0	
		整容	→	5・0 → 5・0	
		清拭・入浴	→	5・0 → 5・0	
		更衣（上半身）	→	10・5・0 → 10・5・0	
		更衣（下半身）	→		
		トイレ	→	10・5・0 → 10・5・0	
	排泄	排尿コントロール	→	10・5・0 → 10・5・0	
		排便コントロール	→	10・5・0 → 10・5・0	
	移乗	ベッド，椅子，車椅子	→	15・10・5・0 → 15・10・5・0	
		トイレ	→		
		浴槽・シャワー	→		
	移動	歩行（杖・装具： ）	→	15・10・5・0 → 15・10・5・0	
		車椅子			
		階段	→	10・5・0 → 10・5・0	
	小計（FIM 13-91，BI 0-100）		→	→	
認知	コミュニケーション	理解	→		
		表出	→		
	社会認識	社会的交流	→		
		問題解決	→		
		記憶	→		
	小計（FIM 5-35）		→		
合計（FIM 18-126）			→		

栄養（※回復期リハビリテーション病棟入院料1を算定する場合は必ず記入）

基礎情報 □ 身長（＊1）:（ ）cm □ 体重:（ ）kg □ BMI（＊1）:（ ）kg/m²
栄養補給方法（複数選択可） □ 経口:（□ 食事 □ 補助食品），□ 経管（□ 経鼻胃管 □ 胃瘻 □ その他），□ 静脈（□ 末梢 □ 中心）
嚥下調整食の必要性:〔□ 無 □ 有:（学会分類コード ）〕
栄養状態の評価:① GLIM基準による評価（成人のみ）:判定 □ 低栄養非該当 □ 低栄養（□ 中等度低栄養，□ 重度低栄養）
該当項目 表現型（□ 体重減少，□ 低BMI，□ 筋肉量減少） 病因（□ 食事摂取量減少/消化吸収能低下，□ 疾病負荷/炎症）
② GLIM基準以外の評価:□ 問題なし □ 過栄養 □ その他（ ）
【上記で①「低栄養非該当」かつ②「問題なし」以外に該当した場合に記載】
必要栄養量 熱量:（ ）kcal たんぱく質量（ ）g
総摂取栄養量〔経口・経腸・経静脈栄養の合計（＊2）〕 熱量:（ ）kcal たんぱく質量（ ）g

＊1:身長測定が困難な場合は省略可 ＊2:入院直後等で不明な場合は総提供栄養量でも可

口腔（※回復期リハビリテーション病棟入院料１・２を算定する場合は必ず記入）
義歯の使用：□あり　□なし　　歯肉の腫れ，出血：□あり　□なし 歯の汚れ（□あり，□なし）　　左右両方の奥歯でしっかりかみしめられる（□できない，□できる）　その他（　　　　）

社会保障サービスの申請状況　※該当あるもののみ				
□ 要介護状態区分等 □ 申請中　□ 要支援状態区分（□ 1　□ 2） □ 要介護状態区分（□ 1　□ 2　□ 3　□ 4　□ 5）	□ 身体障害者手帳 種　　級	□ 精神障害者 保健福祉手帳 級	□ 療育手帳・愛護手帳 ， 障害程度	□ その他 （難病等）

目標（1ヶ月）	目標（終了時） □ 予定入院期間（　　　　） □ 退院先（　　　　） □ 長期的・継続的にケアが必要
治療方針（リハビリテーション実施方針）	治療内容（リハビリテーション実施内容）
リハ担当医＿＿＿＿　主治医＿＿＿＿ 理学療法士＿＿＿＿　作業療法士＿＿＿＿ 言語聴覚士＿＿＿＿　看護師＿＿＿＿ 管理栄養士＿＿＿＿　社会福祉士＿＿＿＿ 説明者署名	説明を受けた人：本人，家族（　）説明日：　年　月　日 署名

(別紙様式21の6)

リハビリテーション実施計画書

□入院 □外来 ／ □訪問 □通所 ／ □入所　　評価：西暦　　年　　月　　日

氏名：　　　様　性別：男・女　生年月日：　　年　　月　　日（　　歳）　□要支援 □要介護

リハビリテーション担当医　　　担当　　　（□PT □OT □ST □看護職員 □その他従事者（　　　））

■本人・家族等の希望（本人のしたい又はできるようになりたい生活の希望，家族が支援できること等）

■健康状態，経過

原因疾病：　発症日・受傷日：　年　月　日　直近の入院日：　年　月　日　直近の退院日：　年　月　日

治療経過（手術がある場合は手術日・術式等）：

合併症：
□脳血管疾患 □骨折 □誤嚥性肺炎 □うっ血性心不全 □尿路感染症 □糖尿病 □高血圧症 □骨粗しょう症 □関節リウマチ □がん □うつ病 □認知症 □褥瘡
※上記以外の疾患⇒ □神経疾患 □運動器疾患 □呼吸器疾患 □循環器疾患 □消化器疾患 □腎疾患 □内分泌疾患 □皮膚疾患 □精神疾患 □その他（　　　）
コントロール状態：

これまでのリハビリテーションの実施状況（プログラムの実施内容，頻度，量等）：

目標設定等支援・管理シート：□あり □なし　障害高齢者の日常生活自立度：自立，J1，J2，A1，A2，B1，B2，C1，C2

認知症高齢者の日常生活自立度判定基準：自立，Ⅰ，Ⅱa，Ⅱb，Ⅲa，Ⅲb，Ⅳ，M

■心身機能・構造

項目	現在の状況	活動への支障	特記事項（改善の見込み含む）
筋力低下	あり	あり	
麻痺	あり	あり	
感覚機能障害	あり	あり	
関節可動域制限	あり	あり	
摂食嚥下障害	あり	あり	
失語症・構音障害	あり	あり	
見当識障害	あり	あり	
記憶障害	あり	あり	
高次脳機能障害（　　）	あり	あり	
栄養障害	あり	あり	
疼痛	あり	あり	
精神行動障害（BPSD）	あり	あり	
□6分間歩行試験 □TUG Test			
服薬管理	自立		
□MMSE □HDS			
コミュニケーションの状況			

■活動（基本動作）

項目	リハビリ開始時点	現在の状況	特記事項（改善の見込み含む）
寝返り	自立	自立	
起き上がり	自立	自立	
座位の保持	自立	自立	
立ち上がり	自立	自立	
立位の保持	自立	自立	

■活動（ADL）（※「している」状況について記載する）

項目	リハビリ開始時点	現在の状況	特記事項（改善の見込み含む）
食事	10（自立）	10（自立）	
イスとベッド間の移乗	15（自立）	15（自立）	
整容	5（自立）	5（自立）	
トイレ動作	10（自立）	10（自立）	
入浴	5（自立）	5（自立）	
平地歩行	15（自立）	15（自立）	
階段昇降	10（自立）	10（自立）	
更衣	10（自立）	10（自立）	
排便コントロール	10（自立）	10（自立）	
排尿コントロール	10（自立）	10（自立）	
合計点			

■リハビリテーションの短期目標（今後3ヶ月）

（心身機能）

（活動）

（参加）

■リハビリテーションの長期目標

（心身機能）

（活動）

（参加）

■リハビリテーションの方針（今後3ヶ月間）

■本人・家族への生活指導の内容（自主トレ指導含む）

■リハビリテーション実施上の留意点

（開始前・訓練中の留意事項，運動強度・負荷量等）

■リハビリテーションの見通し・継続理由

■リハビリテーションの終了目安

（終了の目安となる時期：　　ヶ月後）

利用者・ご家族への説明：西暦　　年　　月　　日

特記事項：

(別紙様式23)

リハビリテーション実施計画書

患者氏名	性別(男・女) 年齢(歳)	計画評価実施日(年 月 日)
算定病名	治療内容 □ 理学療法 □ 作業療法 □ 言語療法	発症日・手術日(年 月 日) リハ開始日(年 月 日)
併存疾患・合併症	安静度・リスク	禁忌・特記事項

心身機能・構造 ※関連する項目のみ記載

□ 意識障害(JCS・GCS)
□ 呼吸機能障害
　－□ 酸素療法( )L/min □ 気切 □ 人工呼吸器
□ 循環障害
　－□ EF( )% □ 不整脈(有・無)
□ 危険因子
　□ 高血圧症 □ 脂質異常症 □ 糖尿病 □ 喫煙
　□ 肥満 □ 高尿酸血症 □ 慢性腎臓病 □ 家族歴
　□ 狭心症 □ 陳旧性心筋梗塞 □ その他
□ 摂食嚥下障害( )
□ 栄養障害( )
□ 排泄機能障害( )
□ 褥瘡( )
□ 疼痛( )
□ その他( )

□ 関節可動域制限( )
□ 拘縮・変形( )
□ 筋力低下( )
□ 運動機能障害
　(□ 麻痺 □ 不随意運動 □ 運動失調 □ パーキンソニズム)
□ 筋緊張異常( )
□ 感覚機能障害(□ 聴覚 □ 視覚 □ 表在覚 □ 深部覚)
□ 音声・発話障害
　〔□ 構音 □ 失語 □ 吃音 □ その他( )〕
□ 高次脳機能障害(□ 記憶 □ 注意 □ 失行 □ 失認 □ 遂行)
□ 精神行動障害( )
□ 見当識障害( )
□ 記憶障害( )
□ 発達障害
　(□ 自閉スペクトラム症 □ 学習障害 □ 注意欠陥多動性障害)

基本動作

□ 寝返り (□ 自立 □ 一部介助 □ 介助 □ 非実施) □ 座位保持(□ 自立 □ 一部介助 □ 介助 □ 非実施)
□ 起き上がり(□ 自立 □ 一部介助 □ 介助 □ 非実施) □ 立位保持(□ 自立 □ 一部介助 □ 介助 □ 非実施)
□ 立ち上がり(□ 自立 □ 一部介助 □ 介助 □ 非実施) □ その他( )

日常生活活動(動作)(実行状況) ※BIまたはFIMのいずれかを必ず記載

		項目	得点 開始時→現在 FIM	BI	使用用具及び介助内容等
運動	セルフケア	食事	→	10・5・0 → 10・5・0	
		整容	→	5・0 → 5・0	
		清拭・入浴	→	5・0 → 5・0	
		更衣(上半身)	→	10・5・0 → 10・5・0	
		更衣(下半身)	→		
		トイレ	→	10・5・0 → 10・5・0	
	排泄	排尿コントロール	→	10・5・0 → 10・5・0	
		排便コントロール	→	10・5・0 → 10・5・0	
	移乗	ベッド,椅子,車椅子	→	15・10・5・0 → 15・10・5・0	
		トイレ	→		
		浴槽・シャワー	→		
	移動	歩行(杖・装具:)	→	15・10・5・0 → 15・10・5・0	
		車椅子	→		
		階段	→	10・5・0 → 10・5・0	
	小計(FIM 13-91,BI 0-100)		→	→	
認知	コミュニケーション	理解	→		
		表出	→		
	社会認識	社会的交流	→		
		問題解決	→		
		記憶	→		
	小計(FIM 5-35)		→		
合計(FIM 18-126)			→		

栄養(※回復期リハビリテーション病棟入院料1を算定する場合は必ず記入)

基礎情報 □ 身長(*1):( )cm □ 体重:( )kg □ BMI(*1):( )kg/㎡
栄養補給方法(複数選択可) □ 経口:(□ 食事 □ 補助食品),□ 経管(□ 経鼻胃管 □ 胃瘻 □ その他),□ 静脈(□ 末梢 □ 中心)
嚥下調整食の必要性:〔□ 無 □ 有:(学会分類コード)〕
栄養状態の評価:① GLIM基準による評価(成人のみ):判定 □ 低栄養非該当 □ 低栄養(□ 中等度低栄養,□ 重度低栄養)
該当項目 表現型(□ 体重減少,□ 低BMI,□ 筋肉量減少) 病因(□ 食事摂取量減少/消化吸収能低下,□ 疾病負荷/炎症)
② GLIM基準以外の評価:□ 問題なし □ 過栄養 □ その他( )
【上記で①「低栄養非該当」かつ②「問題なし」以外に該当した場合に記載】
必要栄養量 熱量:( )kcal たんぱく質量( )g
総摂取栄養量〔経口・経腸・経静脈栄養の合計(*2)〕 熱量:( )kcal たんぱく質量( )g

*1:身長測定が困難な場合は省略可 *2:入院直後等で不明な場合は総提供栄養量でも可

口腔(※回復期リハビリテーション病棟入院料1・2を算定する場合は必ず記入)

義歯の使用:□あり □なし 歯肉の腫れ,出血:□あり □なし
歯の汚れ(□あり,□なし) 左右両方の奥歯でしっかりかみしめられる(□できない,□できる) その他( )

社会保障サービスの申請状況 ※該当あるもののみ

□ 要介護状態区分等 □ 申請中 □ 要支援状態区分(□ 1 □ 2) □ 要介護状態区分(□ 1 □ 2 □ 3 □ 4 □ 5)	□ 身体障害者手帳 種 級	□ 精神障害者保健福祉手帳 級	□ 療育手帳・愛護手帳 障害程度	□ その他(難病等)

目標(1ヶ月)	目標(終了時)	□ 予定入院期間( ) □ 退院先( ) □ 長期的・継続的にケアが必要

治療方針（リハビリテーション実施方針）	治療内容（リハビリテーション実施内容）
リハ担当医＿＿＿＿＿ 主治医＿＿＿＿＿ 理学療法士＿＿＿＿＿ 作業療法士＿＿＿＿＿ 言語聴覚士＿＿＿＿＿ 看護師＿＿＿＿＿ 管理栄養士＿＿＿＿＿ 社会福祉士＿＿＿＿＿ 説明者署名	説明を受けた人：本人，家族（　　）説明日：　年　月　日 署名

	目標　※該当する項目のみ記載する	具体的な対応方針　※必要な場合記載する
参加	□ 居住場所 －□ 自宅（□ 戸建　□ マンション）　□ 施設　□ その他（　　） □ 復職 －□ 現職復帰　□ 配置転換　□ 転職　□ 不可　□ その他（　　） －□ 通勤方法の変更 □ 就学・復学・進学 －□ 可能　□ 就学に要配慮　□ 不可　□ その他（　　） －□ 療育・通学先（　　）□ 通学方法の変更（　　） □ 家庭内役割（　　） □ 社会活動（　　） □ 趣味（　　）	
活動	□ 床上移動（寝返り，ずり這い移動，四つ這い移動など） －□ 自立　□ 介助　□ 非実施 －□ 装具・杖等　□ 環境設定 □ 屋内移動 －□ 自立　□ 介助　□ 非実施 －□ 装具・杖・車椅子等（　　） □ 屋外移動 －□ 自立　□ 介助　□ 非実施 －□ 装具・杖・車椅子等（　　） □ 自動車運転 －□ 自立　□ 介助　□ 非実施 －□ 改造（　　） □ 公共交通機関利用 －□ 自立　□ 介助　□ 非実施 －□ 種類（　　） □ 排泄（移乗以外） －□ 自立　□ 介助（□ 下衣操作　□ 拭き動作　□ カテーテル） －□ 種類〔□ 洋式　□ 和式　□その他（　　）〕 □ 食事 －□ 自立　□ 介助　□ 非実施 －□ 箸　□ フォーク等　□ 胃ろうまたは経管 －□ 食形態（　　） □ 整容　□ 自立　□ 介助 □ 更衣　□ 自立　□ 介助 □ 入浴　□ 自立　□ 介助 －□ 浴槽　□ シャワー －□ 洗体介助　□ 移乗介助 □ 家事 －□ 全て実施　□ 非実施　□ 一部実施：（　　） □ 書字 －□ 自立　□ 利き手交換後自立　□ その他：（　　） □ PC・スマートフォン・ICT －□ 自立　□ 介助 □ コミュニケーション －□ 自立　□ 介助 －□ コミュニケーション機器　□ 文字盤　□ 他者からの協力	

	対応を要する項目	具体的な対応方針
心理	□ 精神的支援（　　） □ 障害の受容（　　） □ その他（　　）	
環境	□ 自宅の改築等（　　） □ 福祉機器の導入（　　） □ 社会保障サービス －□ 身障手帳　□ 障害年金　□ 難病・小慢受給者証　□ その他（　　） □ 介護保険サービス －□ 通所リハ　□ 訪問リハ　□ 通所介護　□ 訪問看護　□ 訪問介護 □ 老健　□ 特養　□ 介護医療院　□ その他（　　） □ 障害福祉サービス等 －□ 放課後デイ　□ 児童発達支援（医療・福祉）　□ 生活介護　□ その他 □ その他（　　）	
第三者の不利	□ 退院後の主介護者（　　） □ 家族構成の変化（　　） □ 家庭内役割の変化（　　） □ 家族の社会活動変化（　　）	

第８部　精神科専門療法

→特掲診療料に関する通則

1　第１部に規定するB000特定疾患療養管理料，B001特定疾患治療管理料の「1」ウイルス疾患指導料，B001「4」小児特定疾患カウンセリング料，B001「5」小児科療養指導料，B001「6」てんかん指導料，B001「7」難病外来指導管理料，B001「8」皮膚科特定疾患指導管理料，B001「17」慢性疼痛疾患管理料，B001「18」小児悪性腫瘍患者指導管理料及びB001「21」耳鼻咽喉科特定疾患指導管理料並びに第２部第２節第１款の各区分に規定する在宅療養指導管理料（C100～C121）及び第８部精神科専門療法に掲げるI004心身医学療法は特に規定する場合を除き同一月に算定できない。

2　算定回数が「週」単位又は「月」単位とされているものについては，特に定めのない限り，それぞれ日曜日から土曜日までの１週間又は月の初日から月の末日までの１か月を単位として算定する。（令6保医発0305･4）

通　則

1　精神科専門療法の費用は，第１節の各区分の所定点数により算定する。ただし，精神科専門療法に当たって薬剤を使用したときは，第１節及び第２節の各区分の所定点数を合算した点数により算定する。

2　精神科専門療法料は，特に規定する場合を除き，精神科を標榜する保険医療機関において算定する。

精神

→通則

精神科専門療法においては，薬剤を使用した場合は，第１節の精神科専門療法料と第２節の薬剤料を合算した点数により，薬剤を使用しない場合は，第１節の精神科専門療法料に掲げる所定点数のみによって算定する。この部において，精神疾患とは，ICD-10（国際疾病分類）の第５章「精神および行動の障害」に該当する疾病並びに第６章に規定する「アルツハイマー<Alzheimer>病」，「てんかん」及び「睡眠障害」に該当する疾病をいう。

（令6保医発0305･4）

第１節　精神科専門療法料

I000　精神科電気痙攣療法

1　マスク又は気管内挿管による閉鎖循環式全身麻酔を行った場合　**2,800点**

2　１以外の場合　**150点**

注１　１日に１回に限り算定する。

２　１については，第11部に規定する麻酔に要する費用（薬剤料及び特定保険医療材料料を除く）は所定点数に含まれるものとする。

３　１については，麻酔に従事する医師（麻酔科につき医療法第６条の６第１項に規定する厚生労働大臣の許可を受けた者に限る）が麻酔を行った場合は，**900点**を所定点数に加算する。

→精神科電気痙攣療法

(1)　精神科電気痙攣療法とは，100ボルト前後の電流を頭部に短時間通電することを反復し，各種の精神症状の改善を図る療法をいい，精神科を標榜する保険医療機関において，精神科を担当する医師が行った場合に限り，１日１回に限り算定する。

(2)　精神科電気痙攣療法は，当該療法について十分な知識を有する医師が実施すべきものであり，当該医師以外の介助者の立ち合いの下に，何らかの副作用が生じた際に適切な処置が取り得る準備の下に行われなければならない。

(3)　マスク又は気管内挿管による閉鎖循環式全身麻酔を伴った精神科電気痙攣療法を実施する場合は，当該麻酔に要する費用は所定点数に含まれ，別に算定できない。ただし，当該麻酔に伴う薬剤料及び特定保険医療材料料は別途算定できる。

(4)　「注３」に規定する加算は，麻酔科標榜医により，質の高い麻酔が提供されることを評価するものである。当該加算を算定する場合には，当該麻酔科標榜医の氏名，麻酔前後の診察及び麻酔の内容を**診療録**に記載する。なお，麻酔前後の診察について記載された麻酔記録又は麻酔中の麻酔記録の**診療録**への添付により診療録への記載に代えることができる。（令6保医発0305･4）

I000-2　経頭蓋磁気刺激療法　2,000点

注　別に厚生労働大臣が定める施設基準〔※告示④第10・1，p.961〕に適合しているものとして地方厚生局長等に届け出た保険医療機関において，薬物治療で十分な効果が認められない成人のうつ病患者に対して，経頭蓋治療用磁気刺激装置による治療を行った場合に限り算定する。

→経頭蓋磁気刺激療法

(1)　当該治療を実施する場合は関連学会の定める適正使用指針を遵守する。

(2)　経頭蓋磁気刺激療法は，抗うつ剤を使用した経験があって，十分な効果が認められない成人のうつ病患者に用いた場合に限り算定できる。ただし，双極性感情障害，軽症うつ病エピソード，持続気分障害などの軽症例や，精神病症状を伴う重症うつ病エピソード，切迫した希死念慮，緊張病症状，速やかに改善が求められる身体的・精神医学的状態を認めるなどの電気痙攣療法が推奨される重症例を除く。

(3)　経頭蓋磁気刺激療法は，関連学会の定める適正使用指針に基づき，適正時間の刺激により治療が行われた場合に算定できる。時間については，治療装置による治療の前後の医師又は看護師によって行われる面接の時間及び治療装置の着脱に係る時間は含まない。なお，当該治療に用いた医療機器，治療を行った日時及び刺激した時間について，**診療録**に記載する。

(4)　初回の治療を行った日から起算して８週を限度として，計30回に限り算定できる。また，治療開始日と終了日の年月日を**診療報酬明細書**の摘要欄に記載する。

(5)　治療開始前にHAMD17又はHAMD24（ハミルトンうつ病症状評価尺度）による評価を行い，その分析結果及び患者に対する本治療の説明内容の要点を**診療録**に記載する。

(6)　治療開始から第３週目及び第６週目にHAMD17又はHAMD24による再評価を行い，その分析結果を**診療録**に記載する。なお，第３週目の評価において，その合計スコアがHAMD17で７以下，HAMD24で９以下である場合は寛解と判断し当該治療は中止又は漸減する。漸減する場合，第４週目は最大週３回，第５週目は最大週２回，第６週目は最大週１回まで算定できる。また，第３週目の評価において，HAMD17又はHAMD24の合計スコアで寛解と判断されず，かつ治療開始前の評価より改善が20％未満の場合には中止する。 (令６保医発0305·4)

I 001 入院精神療法（１回につき）
１ 入院精神療法（Ⅰ） **400点**
２ 入院精神療法（Ⅱ）
イ 入院の日から起算して６月以内の期間に行った場合 **150点**
ロ 入院の日から起算して６月を超えた期間に行った場合 **80点**

注１ １については，入院中の患者について，精神保健指定医が30分以上入院精神療法を行った場合に，入院の日から起算して３月を限度として週３回に限り算定する。

２ ２については，入院中の患者について，入院の日から起算して４週間以内の期間に行われる場合は週２回を，入院の日から起算して４週間を超える期間に行われる場合は週１回をそれぞれ限度として算定する。ただし，重度の精神障害者である患者に対して精神保健指定医が必要と認めて行われる場合は，入院期間にかかわらず週２回に限り算定する。

→入院精神療法

(1) 入院精神療法とは，入院中の患者であって精神疾患又は精神症状を伴う脳器質性障害があるものに対して，一定の治療計画に基づいて精神面から効果のある心理的影響を与えることにより，対象精神疾患に起因する不安や葛藤を除去し，情緒の改善を図り洞察へと導く治療方法をいう。

(2) 入院精神療法は，精神科を標榜する保険医療機関の精神保健指定医又はその他の精神科を担当する医師が，当該保険医療機関内の精神療法を行うにふさわしい場所において，対象精神疾患の患者に対して必要な時間行った場合に限り算定する。ただし，A 230-4精神科リエゾンチーム加算の届出を行っている保険医療機関については，精神科を標榜していない場合にも，入院精神療法を算定できる。

(3) 入院精神療法として算定できる回数は，医学的に妥当と認められる回数を限度とする。なお，入院精神療法は，同時に複数の患者又は複数の家族を対象として集団的に行われた場合には，算定できない。

(4) 患者の家族に対する入院精神療法は，統合失調症の患者であって，家族関係が当該疾患の原因又は増悪の原因と推定される場合に限り，当該保険医療機関における初回の入院の時に，入院中２回に限り算定できる。ただし，患者の病状説明，服薬指導等一般的な療養指導である場合は，算定できない。なお，家族に対して入院精神療法を行った場合は，**診療報酬明細書**の摘要欄に［家族］と記載する。

(5) 入院精神療法を行った場合（家族に対して行った場合を含む）は，その要点を**診療録**に記載する。入院精神療法（Ⅰ）にあっては，更に当該療法に要した時間及びその要点を**診療録**に記載する。

(6) 患者に対して入院精神療法を行った日と同一の日に家族に対して入院精神療法を行った場合における費用は，患者に対する入院精神療法の費用に含まれ，別に算定できない。

(7) 入院の日及び入院の期間の取扱いについては，入院基本料の取扱いの例による。

(8) 重度の精神障害者とは，措置入院患者，医療保護入院患者及び任意入院であるが何らかの行動制限を受けている患者等をいう。

(9) 入院精神療法（Ⅰ）を行った週と同一週に行われた入院精神療法（Ⅱ）は別に算定できない。

(10) 入院中の対象精神疾患の患者に対して，入院精神療法に併せてＩ004心身医学療法が算定できる自律訓練法，森田療法等の療法を行った場合であっても，入院精神療法のみにより算定する。

(11) 当該患者に対して，同じ日に入院精神療法とＩ003標準型精神分析療法を行った場合は標準型精神分析療法により算定する。 (令６保医発0305·4)

I 002 通院・在宅精神療法（１回につき）
１ 通院精神療法
イ 精神保健福祉法第29条又は第29条の２の規定による入院措置を経て退院した患者であって，都道府県等が作成する退院後に必要な支援内容等を記載した計画に基づく支援期間にあるものに対して，当該計画において療養を担当することとされている保険医療機関の精神科の医師が行った場合 **660点**
ロ 区分番号Ａ000に掲げる初診料を算定する初診の日において，60分以上行った場合
(1) 精神保健指定医による場合 **600点**
(2) (1)以外の場合 **550点**
ハ イ及びロ以外の場合
(1) 30分以上の場合
① 精神保健指定医による場合 **410点**
② ①以外の場合 **390点**
(2) 30分未満の場合
① 精神保健指定医による場合 **315点**
② ①以外の場合 **290点**
２ 在宅精神療法
イ 精神保健福祉法第29条又は第29条の２の規定による入院措置を経て退院した患者であって，都道府県等が作成する退院後に必要な支援内容等を記載した計画に基づく支援期間にあるものに対して，当該計画において療養を担当することとされている保険医療機関の精神科の医師が行った場合 **660点**
ロ 区分番号Ａ000に掲げる初診料を算定する初診の日において，60分以上行った場合
(1) 精神保健指定医による場合 **640点**
(2) (1)以外の場合 **600点**
ハ イ及びロ以外の場合
(1) 60分以上の場合
① 精神保健指定医による場合 **590点**
② ①以外の場合 **540点**
(2) 30分以上60分未満の場合
① 精神保健指定医による場合 **410点**
② ①以外の場合 **390点**
(3) 30分未満の場合
① 精神保健指定医による場合 **315点**
② ①以外の場合 **290点**

注１ 入院中の患者以外の患者について，退院

後4週間以内の期間に行われる場合にあっては1と2を合わせて週2回，その他の場合にあっては1と2を合わせて週1回に限り算定する。ただし，区分番号B000に掲げる特定疾患療養管理料を算定している患者については算定しない。

2 通院・在宅精神療法は，診療に要した時間が5分を超えたときに限り算定する。ただし，区分番号A000に掲げる初診料を算定する初診の日において通院・在宅精神療法を行った場合は，診療に要した時間が30分を超えたときに限り算定する。

3 20歳未満の患者に対して通院・在宅精神療法を行った場合（当該保険医療機関の精神科を最初に受診した日から1年以内の期間に行った場合に限る）は，**320点**を所定点数に加算する。ただし，注4又は注10に規定する加算を算定した場合は，算定しない。

4 特定機能病院若しくは区分番号A311-4に掲げる児童・思春期精神科入院医療管理料に係る届出を行った保険医療機関又は当該保険医療機関以外の保険医療機関であって別に厚生労働大臣が定める施設基準〔※告示④第10・1の1の2，p.961〕に適合しているものとして地方厚生局長等に届け出た保険医療機関において，通院・在宅精神療法を行った場合は，**児童思春期精神科専門管理加算**として，次に掲げる区分に従い，いずれかを所定点数に加算する。ただし，ロについては，1回に限り算定する。また，注3又は注10に規定する加算を算定した場合は，算定しない。

イ 16歳未満の患者に通院・在宅精神療法を行った場合
- (1) 当該保険医療機関の精神科を最初に受診した日から2年以内の期間に行った場合 **500点**
- (2) (1)以外の場合 **300点**

ロ 20歳未満の患者に60分以上の通院・在宅精神療法を行った場合（当該保険医療機関の精神科を最初に受診した日から3月以内の期間に行った場合に限る） **1,200点**

5 1のハの(1)並びに2のハの(1)及び(2)については，抗精神病薬を服用している患者について，客観的な指標による当該薬剤の副作用の評価を行った場合は，**特定薬剤副作用評価加算**として，月1回に限り**25点**を所定点数に加算する。ただし，区分番号I002-2に掲げる精神科継続外来支援・指導料の注4に規定する加算を算定する月は，算定しない。

6 当該患者に対して，1回の処方において，3種類以上の抗うつ薬又は3種類以上の抗精神病薬を投与した場合であって，別に厚生労働大臣が定める要件〔※告示④別表第10の2の4，p.1035〕を満たさない場合，所定点数の**100分の50**に相当する点数により算定する。

7 1のイを算定する患者に対し，医師の指示を受けた看護師，准看護師又は精神保健福祉士が，月に1回以上，療養の状況等を踏まえ，治療及び社会生活等に係る助言又は指導を継続して行った場合に，**措置入院後継続支援加算**として，3月に1回に限り**275点**を所定点数に加算する。

8 別に厚生労働大臣が定める施設基準〔※告示④第10・1の1の5，p.963〕に適合しているものとして地方厚生局長等に届け出た保険医療機関において，重点的な支援を要する患者に対して，精神科を担当する医師の指示の下，保健師，看護師又は精神保健福祉士が，当該患者が地域生活を継続するための面接及び関係機関との連絡調整を行った場合に，**療養生活継続支援加算**として，次に掲げる区分に従い，初回算定日の属する月から起算して1年を限度として，月1回に限り，いずれかを所定点数に加算する。

イ 直近の入院において，区分番号B015に掲げる精神科退院時共同指導料1を算定した患者の場合 **500点**

ロ イ以外の患者の場合 **350点**

9 心理に関する支援を要する患者として別に厚生労働大臣が定める患者〔※告示④第10・1の1の6，p.963〕に対して，精神科を担当する医師の指示を受けた公認心理師が必要な支援を行った場合に，**心理支援加算**として，初回算定日の属する月から起算して2年を限度として，月2回に限り**250点**を所定点数に加算する。

10 別に厚生労働大臣が定める施設基準〔※告示④第10・1の1の7，p.963〕に適合しているものとして地方厚生局長等に届け出た保険医療機関において，1を算定する患者であって，20歳未満のものに対して，精神科を担当する医師の指示の下，保健師，看護師，作業療法士，精神保健福祉士又は公認心理師等が共同して必要な支援を行った場合は，**児童思春期支援指導加算**として，次に掲げる区分に従い，いずれかを所定点数に加算する。ただし，イについては，1回に限り算定する。また，注3又は注4に規定する加算を算定した場合は，算定しない。

イ 60分以上の通院・在宅精神療法を行った場合（当該保険医療機関の精神科を最初に受診した日から3月以内の期間に行った場合に限る） **1,000点**

ロ イ以外の場合
- (1) 当該保険医療機関の精神科を最初に受診した日から2年以内の期間に行った場合 **450点**
- (2) (1)以外の場合 **250点**

11 別に厚生労働大臣が定める施設基準〔※告示④第10・1の1の8，p.963〕に適合しているものとして地方厚生局長等に届け出た保険医療機関において，通院・在宅精神療法を行った場合は，**早期診療体制充実加算**として，次に掲げる区分に従い，いずれかを所定点数に加算する。
イ　病院の場合
(1)　当該保険医療機関の精神科を最初に受診した日から３年以内の期間に行った場合　**20点**
(2)　(1)以外の場合　**15点**
ロ　診療所の場合
(1)　当該保険医療機関の精神科を最初に受診した日から３年以内の期間に行った場合　**50点**
(2)　(1)以外の場合　**15点**

12　１のハの(1)の①又は(2)の①については，別に厚生労働大臣が定める施設基準〔※告示④第10・１の１の９，p.963〕に適合しているものとして地方厚生局長等に届け出た保険医療機関において，情報通信機器を用いた精神療法を行うことが適当と認められる患者に対し，情報通信機器を用いて行った場合は，所定点数に代えて，それぞれ**357点**又は**274点**を算定する。ただし，当該患者に対して，１回の処方において，３種類以上の抗うつ薬又は３種類以上の抗精神病薬を投与した場合には，算定できない。また，注３から注５まで及び注７から注11までに規定する加算は別に算定できない。

【2024年改定による主な変更点】
(1)　届出医療機関において情報通信機器を用いて行った場合の点数が新設された（注12）。「１」通院精神療法「ハ」（イ及びロ以外の場合）(1)(2)の「①精神保健指定医による場合」について，情報通信機器を用いて行った場合は，所定点数に代えて，(1)①は357点，(2)①は274点を算定する。１処方につき３種類以上の抗うつ薬又は３種類以上の抗精神病薬を投与した場合は算定不可。
(2)　従前の「注８」療養生活環境整備指導加算が廃止され，療養生活継続支援加算（注９→注８）に統合され，実施者に「保健師」が追加されるとともに，新たに「イ」（B015精神科退院時共同指導料１の算定患者の場合：500点）の区分が新設された。また，従前は両加算ともに「１」通院精神療法の算定患者のみが対象であったが，「２」在宅精神療法を算定する患者に対しても算定可とされた。
(3)　【新設】「注９」心理支援加算：心的外傷に起因する症状を有する患者に対して公認心理師が支援を行った場合に，初回算定月から２年を限度に月２回に限り算定可。
(4)　【新設】「注10」児童思春期支援指導加算：20歳未満の精神疾患患者の支援体制と実績を有している届出医療機関において，20歳未満の患者に対して多職種が共同して支援を行った場合に算定可。
(5)　【新設】「注11」早期診療体制充実加算：精神疾患の早期発見及び症状の評価等の診療体制が確保されている届出医療機関において算定可。

→通院・在宅精神療法
(1)　通院・在宅精神療法とは，入院中の患者以外の患者であって，精神疾患又は精神症状を伴う脳器質性障害があるもの（患者の著しい病状改善に資すると考えられる場合にあっては当該患者の家族）に対して，精神科を担当する医師（研修医を除く。以下この区分において同じ）が一定の治療計画のもとに危機介入，対人関係の改善，社会適応能力の向上を図るための指示，助言等の働きかけを継続的に行う治療方法をいう。
(2)　通院・在宅精神療法は，精神科を標榜する保険医療機関の精神科を担当する医師が行った場合に限り算定する。
(3)　通院・在宅精神療法は，同時に複数の患者又は複数の家族を対象に集団的に行われた場合には算定できない。
(4)　通院・在宅精神療法の「１」のイ及び「１」のハの(2)並びに「２」のイ及び「２」のハの(3)は，診療に要した時間が５分を超えたときに限り算定する。
(5)　通院・在宅精神療法の「１」のロ及び「２」のロは，A000初診料を算定する初診の日（A000初診料の「注５」のただし書に規定する初診を含む）は，診療に要した時間が60分以上の場合に限り算定することとし，「１」のハの(1)及び「２」のハの(2)は，診療に要した時間が30分以上の場合に，「２」のハの(1)は，診療に要した時間が60分以上の場合に限り算定する。この場合において，診療に要した時間とは，医師が自ら患者に対して行う問診，身体診察（視診，聴診，打診及び触診をいう）及び当該通院・在宅精神療法に要する時間をいい，これら以外の診療及び医師以外の職員による相談等に要する時間は含まない。
(6)　通院・在宅精神療法の「１」のイ及び「２」のイについては，当該患者の退院後支援についての総合調整を担う都道府県，保健所を設置する市又は特別区（以下「都道府県等」という）が，精神障害者の退院後支援に関する指針を踏まえて作成する退院後支援に関する計画に基づく支援期間にある患者に対し，当該計画において外来又は在宅医療を担うこととされている保険医療機関の精神科の医師が実施した場合に限り算定できる。
(7)　通院・在宅精神療法の「１」のイ又は「１」のロ及び「２」のイ又は「２」のロを算定する保険医療機関においては，以下のいずれかの要件に該当していること等，標榜時間外において，所属する保険医療機関を継続的に受診している患者に関する電話等の問合せに応じる体制を整備するとともに，必要に応じてあらかじめ連携している保険医療機関に紹介できる体制を有していることが望ましい。
ア　A001再診料の時間外対応加算１の届出を行っている。
イ　精神科救急情報センター，都道府県，市町村，保健所，警察，消防（救急車），救命救急センター，一般医療機関等からの患者に関する問合せ等に対し，原則として当該保険医療機関において，常時対応できる体制がとられている。また，やむを得ない事由により，電話等による問合せに応じることができなかった場合であっても，速やかに折り返して電話することができる体制がとられている。
(8)　通院・在宅精神療法を算定するに当たっては，**診療録及び診療報酬明細書**の摘要欄に当該診療に要した時間を10分単位で記載する。ただし，30分又は60分を超える診療を行った場合であって，当該診療に要した時間が明確でない場合には，当該診療に要した時間が30分又は60分を超えたことが明らかであると判断される精神療法を行った場合に限り，「○分超」などの記載でも差し支えない。また，５分以上10分未満の診療を行った場合は，「５分以上10分未満」と記載する。
(9)　当該患者の家族に対する通院・在宅精神療法は，家族関係が当該疾患の原因又は増悪の原因と推定される場合に限り算定する。ただし，患者の病状説明，服薬指導等一般的な療養指導である場合は，算定できない。家族に対して通院・在宅精神療法を行った場合は，**診療報酬明細書**の摘要欄に［家族］と記載する。

(10)　通院・在宅精神療法を行った場合（家族に対して行った場合を含む）は，その要点を**診療録**に記載する。

(11)　患者に対して通院・在宅精神療法を行った日と同一の日に家族に対して通院・在宅精神療法を行った場合における費用は，患者に対する通院・在宅精神療法の費用に含まれ，別に算定できない。

(12)　入院中の患者以外の精神疾患を有する患者に対して，通院・在宅精神療法に併せてＩ004心身医学療法が算定できる自律訓練法，森田療法等の療法を行った場合であっても，通院・在宅精神療法のみにより算定する。

(13)　当該患者に対する通院・在宅精神療法を算定した場合は，同じ日にＩ003標準型精神分析療法は算定できない。

(14)　通院・在宅精神療法は，精神科を標榜する保険医療機関の精神科を担当する医師が，訪問診療又は往診による診療を行った際にも算定できる。

(15)　通院・在宅精神療法を行った患者に対して，１回の処方において２種類以上の抗うつ薬又は２種類以上の抗精神病薬を投与した場合は，投与した抗うつ薬又は抗精神病薬の種類数及びその医療上の必要性並びに副作用等について患者に説明し，説明した内容を診療録に記載するとともに，説明を行った旨を**診療報酬明細書**の摘要欄に記載する。

(16)「注３」に規定する加算は，必要に応じて児童相談所等と連携し，保護者等へ適切な指導を行った上で，20歳未満の患者に対して，通院・在宅精神療法を行った場合（当該保険医療機関の精神科を初めて受診した日から起算して１年以内の期間に行った場合に限る）に，所定点数に加算する。

(17)「注４」に規定する児童思春期精神科専門管理加算は，児童思春期精神科の専門の医師（精神保健指定医に指定されてから５年以上にわたって主に20歳未満の患者に対する精神医療に従事した医師であって，現に精神保健指定医である医師をいう）又は当該専門の医師の指導の下，精神療法を実施する医師が，20歳未満の患者（「イ」については16歳未満の患者に限る）に対し，専門的な精神療法を実施した場合に算定する。

(18)「注４」の「ロ」については，発達障害や虐待の有無等を含む精神状態の総合的な評価，鑑別診断及び療育方針の検討等が必要な者に対し，発達歴や日常生活の状況の聴取・行動観察等に基づく，60分以上の専門的な精神療法を実施する。なお，実施に当たっては，以下の要件をいずれも満たす。

ア　発達障害の評価に当たっては，ＡＤＩ－Ｒ（Autism Diagnostic Interview-Revised）やＤＩＳＣＯ（The Diagnostic Interview for Social and Communication Disorders）等で採用されている診断項目を考慮する。

イ　患者及び患者の家族に，今後の診療計画について文書及び口頭で説明する。説明に用いた診療計画の写しを**診療録**に添付する。

(19)「注５」に定める特定薬剤副作用評価加算は，抗精神病薬を服用中の患者について，精神保健指定医又はこれに準ずる者が，通常行うべき薬剤の副作用の有無等の確認に加え，更に薬原性錐体外路症状評価尺度を用いて定量的かつ客観的に薬原性錐体外路症状の評価を行った上で，薬物療法の治療方針を決定した場合に，月１回に限り算定する。この際，**別紙様式33**（p.475）に準じて評価を行い，その結果と決定した治療方針について，**診療録**に記載する。なお，同一月にＩ002-2精神科継続外来支援・指導料の「注４」に規定する特定薬剤副作用評価加算を算定している患者については，当該加算は算定できない。

(20)「注６」に定める所定点数には，「注３」から「注５」まで及び「注７」から「注11」までの加算を含まない。また，別に厚生労働大臣が定める要件は，特掲診療料の施設基準等**別表第10の２の４**（p.1035）に掲げるものを全て満たすものをいう。なお，その留意事項は以下のとおりである。

ア「当該保険医療機関において，３種類以上の抗うつ薬及び３種類以上の抗精神病薬の投与の頻度が一定以下であること」とは，当該保険医療機関において抗うつ薬又は抗精神病薬のいずれかを処方された患者のうち，３種類以上の抗うつ薬又は３種類以上の抗精神病薬を処方された患者の割合が１割未満であるか，その数が20名未満であることをいう。なお，抗うつ薬及び抗精神病薬の種類数はＦ100処方料における計算方法に準じる。抗うつ薬又は抗精神病薬を処方された患者のうち，３種類以上の抗うつ薬又は３種類以上の抗精神病薬を処方された患者の割合は，Ｆ100処方料(3)ウにより報告したもののうち，直近のものを用いることとする。また，抗不安薬を３種類以上，睡眠薬を３種類以上，抗うつ薬を３種類以上又は抗精神病薬を３種類以上投与（以下この部において「向精神薬多剤投与」という）していないために当該報告を行わなかった保険医療機関については，当該要件を満たすものとして扱う。

イ「当該患者に対し，適切な説明や医学管理が行われていること」とは，当該月を含む過去３か月以内に以下の全てを行っていることをいう。

(イ)　患者又はその家族等の患者の看護や相談に当たる者（以下**イ**において「患者等」という）に対して，当該投与により見込む効果及び特に留意する副作用等について説明し，**診療録**に説明内容及び患者等の受け止めを記載している。ただし，説明を行うことが診療上適切でないと考える場合は，**診療録**にその理由を記載することで代替して差し支えない。

(ロ)　服薬状況（残薬の状況を含む）を患者等から聴取し，**診療録**に記載している。

(ハ)　３種類以上の抗精神病薬を投与している場合は，「注５」に掲げる客観的な指標による抗精神病薬の副作用評価を行っている。

(ニ)　減薬の可能性について検討し，今後の減薬計画又は減薬計画が立てられない理由を患者等に説明し，**診療録**に説明内容及び患者等の受け止めを記載している。

ウ「当該処方が臨時の投薬等のもの又は患者の病状等によりやむを得ないものであること」とは，Ｆ100処方料(3)の**ア**の(イ)から(ニ)までのいずれかに該当するものであることをいう。

(21)「注７」に規定する措置入院後継続支援加算は，通院・在宅精神療法の「１」の「イ」を算定する患者に対し，医師の指示を受けた看護職員又は精神保健福祉士が，対面又は電話で，月１回以上の指導を行った上で，３月に１回以上の頻度で当該患者の退院後支援について総合調整を担う都道府県等に対し，当該患者の治療や生活の状況及びより一層の支援が必要と考えられる課題について，文書で情報提供している場合に，３月に１回に限り算定できる。**診療録等**において，毎回の指導内容を記載するとともに，都道府県等への情報提供の写しを記録する。なお，指導等を実施した月の翌月以降に通院・在宅精神療法を行った場合に算定しても差し支えないこととし，指導等を行った月と算定する

（別紙様式33）

DIEPSS（薬原性錐体外路症状評価尺度）全項目評価用紙

患　　者：
評 価 者：
評 価 日：　　　　年　　　月　　　日
評価時間：　　　　～

コード	
0 =	なし，正常
1 =	ごく軽度，不確実
2 =	軽度
3 =	中等度
4 =	重度

適当なもの1つに丸をつける。

1 歩行 Gait 小刻みな遅い歩き方。速度の低下，歩幅の減少，上肢の振れの減少，前屈姿勢や前方突進現象の程度を評価する。	0 1 2 3 4
2 動作緩慢 Bradykinesia 動作がのろく乏しいこと。動作の開始または終了の遅延または困難。顔面の表情変化の乏しさ（仮面様顔貌）や単調で緩徐な話し方の程度も評価する。	0 1 2 3 4
3 流涎 Sialorrhea 唾液分泌過多。	0 1 2 3 4
4 筋強剛 Muscle rigidity 上肢の屈伸に対する抵抗。歯車現象，ろう屈現象，鉛管様強剛や手首の曲がり具合の程度も評価する。	0 1 2 3 4
5 振戦 Tremor 口部，手指，四肢，躯幹に認められる反復的，規則的（4～8Hz）で，リズミカルな運動。	0 1 2 3 4
6 アカシジア Akathisia 静座不能に対する自覚；下肢のムズムズ感，ソワソワ感，絶えず動いていたいという衝動などの内的不穏症状とそれに関連した苦痛。運動亢進症状（身体の揺り動かし，下肢の振り回し，足踏み，足の組み換え，ウロウロ歩きなど）についても評価する。	0 1 2 3 4
7 ジストニア Dystonia 筋緊張の異常な亢進によって引き起こされる症状。舌，頸部，四肢，躯幹などにみられる筋肉の捻転やつっぱり，持続的な異常ポジション，舌の突出捻転，斜頸，後頸，牙関緊急，眼球上転，ピサ症候群などを評価する。	0 1 2 3 4
8 ジスキネジア Dyskinesia 運動の異常に亢進した状態。顔面，口部，舌，顎，四肢，躯幹にみられる他覚的に無目的で不規則な不随意運動。舞踏病様運動，アテトーゼ様運動は含むが，振戦は評価しない。	0 1 2 3 4
9 概括重症度 Overall severity 錐体外路症状全体の重症度。	0 1 2 3 4

月が異なる場合には，**診療報酬明細書**の摘要欄に指導等を行った月を記載する。

(22)「注８」に規定する療養生活継続支援加算は，重点的な支援を要する患者に対して，精神科を担当する医師の指示の下，保健師，看護師又は精神保健福祉士が，当該患者又はその家族等に対し，医療機関等における対面による20分以上の面接を含む支援を行うとともに，当該月内に保健所，市町村，指定特定相談支援事業者，障害福祉サービス事業者その他の関係機関と連絡調整を行った場合に，初回算定日の属する月から起算して１年を限度として，月１回に限り算定できる。なお，実施に当たっては，以下の要件をいずれも満たす。

ア 対象となる「重点的な支援を要する患者」は，精神病棟における直近の入院において，**B015**精神科退院時共同指導料の「１」精神科退院時共同指導料１を算定した患者であって，退院した日の属する月の翌月末日までに当該保険医療機関を受診したもの又は平成28～30年度厚生労働行政調査推進補助金障害者対策総合研究事業において「多職種連携による包括的支援マネジメントに関する研究」の研究班が作成した，**別紙様式51**に掲げる「包括的支援マネジメント　実践ガイド」における「包括的支援マネジメント　導入基準」を１つ以上満たす者である。

イ 当該患者の支援方針等について，多職種が共同して，3月に1回の頻度でカンファレンスを実施する。また，カンファレンスには，以下の(イ)から(ハ)までの職種がそれぞれ１名以上参加している。なお，必要に応じて，(ニ)から(ヌ)までの職種が参加する。ただし，(イ)から(ヘ)までについては，当該保険医療機関の者に限る。

(イ) 当該患者の診療を担当する精神科の医師
(ロ) 保健師又は看護師（以下この項において「看護師等」という）
(ハ) 精神保健福祉士
(ニ) 薬剤師
(ホ) 作業療法士
(ヘ) 公認心理師
(ト) 在宅療養担当医療機関の保険医の指示を受けた訪問看護ステーションの看護師等
(チ) 在宅療養担当医療機関の保険医の指示を受けた訪問看護ステーションの作業療法士
(リ) 市町村若しくは都道府県等の担当者
(ヌ) その他の関係職種

ウ イのカンファレンスにおいて，患者の状態を把握した上で，初回の支援から２週間以内に，多職種が共同して**別紙様式51の２**に掲げる「療養生活の支援に関する計画書」（以下この区分において「支援計画書」という）を作成し，その写しを**診療録等**に添付する。なお，支援計画書の作成に当たっては，平成28～30年度厚生労働行政推進調査事業において「精神障害者の地域生活支援を推進する政策研究」の研究班が作成した，「包括的支援マネジメント実践ガイド」を参考にする。ただし，「注８」の「イ」を算定する患者の場合，初回のカンファレンスについては，B015精神科退院時共同指導料に規定する指導を実施した日から当該患者の状態に著しい変化を認めない場合に限り，当該指導時に作成した支援計画書（直近の入院中に作成した支援計画書に限る）を用いても差し支えない。

エ　当該患者を担当する看護師又は精神保健福祉士は，患者等に対し，ウにおいて作成した支援計画書の内容を説明し，かつ，当該支援計画書の写しを交付した上で，療養生活継続のための支援を行う。また，保健所，市町村，指定特定相談支援事業者，障害福祉サービス事業者その他の関係機関との連絡調整に当たっては，関係機関からの求めがあった場合又はその他必要な場合に，患者又はその家族等の同意を得て，支援計画に係る情報提供を行う。

オ　担当する患者ごとに療養生活継続支援記録を作成し，当該指導記録に支援の要点，面接実施時間を明記する。

(23)「注８」に規定する療養生活継続支援加算の「ロ」は，対象となる状態の急性増悪又は著しい環境の変化により新たに重点的な支援を要する場合について，要件を満たす場合に，再度の算定日の属する月から起算して１年を限度として，月１回に限り**350点**を所定点数に加算する。なお，この場合においては，**診療報酬明細書**の摘要欄に，急性増悪等における具体的な状態について記載する。また，新たに重点的な支援を行うこととなった日を記載した支援計画書を，患者又はその家族等に説明の上交付するとともに，その写しを**診療録**に添付する。

(24)「注９」に規定する心理支援加算は，心理に関する支援を要する患者に対して，精神科を担当する医師の指示を受けた公認心理師が，対面による心理支援を30分以上実施した場合に，初回算定日の属する月から起算して２年を限度として，月２回に限り算定できる。なお，精神科を担当する医師が通院・在宅精神療法を実施した月の別日に当該支援を実施した場合においても算定できる。実施に当たっては，以下の要件をいずれも満たす。

ア　対象となる患者は，外傷体験（身体的暴行，性的暴力，災害，重大な事故，虐待若しくは犯罪被害等をいう。以下この項において同じ）を有し，心的外傷に起因する症状（侵入症状，刺激の持続的回避，認知と気分の陰性の変化，覚醒度と反応性の著しい変化又は解離症状をいう。以下この項において同じ）を有する者として，精神科を担当する医師が心理支援を必要と判断したものに限る。

イ　医師は当該患者等に外傷体験の有無及び内容を確認した上で，当該外傷体験及び受診時の心的外傷に起因する症状の詳細並びに心理支援が必要とされる理由等について診療録に記載する。

(25)「注10」に規定する児童思春期支援指導加算は，児童思春期の精神疾患患者に対する外来診療の充実を図る観点から，通院・在宅精神療法の「１」を算定する患者であって，20歳未満のものに対して，児童思春期の患者に対する精神医療に係る適切な研修を修了した精神科を担当する医師の指示の下，児童思春期の患者に対する当該支援に専任の保健師，看護師，理学療法士，作業療法士，言語聴覚士，精神保健福祉士又は公認心理師（以下この項において「看護師等」という）が共同して，対面による必要な支援を行った場合に算定する。なお，精神科を担当する医師が通院・在宅精神療法を実施した月の別日に当該支援を実施した場合においても算定できる。実施に当たっては，以下の要件をいずれも満たす。

ア　児童思春期の患者に対する当該支援に専任の看護師等が，当該患者に対して，療養上必要な指導管理を30分以上実施した場合に算定する。なお，当該患者に対し複数の専任の看護師等がそれぞれ療養上必要な指導管理を実施することは差し支えないが，この場合にあっては，当該指導管理を実施した職員のうち少なくとも１名以上が，当該指導管理を30分以上行っている。

イ　当該指導管理を実施した者は，指導管理の内容及び実施時間について診療録又は看護記録等に記載する。また，医師は，当該指導管理の必要性について診療録等に記載する。

ウ　児童思春期の患者に対する精神医療に係る適切な研修を修了した精神科を担当する医師，看護師等が，他の職種と共同して，**別紙様式51の３**又はこれに準じた支援計画を作成し，その写しを診療録等に添付する。支援計画の作成に当たっては，児童相談所，児童発達支援センター，障害児支援事業所，基幹相談支援センター又は発達障害者支援センター等による支援の必要性についても検討する。

エ　当該患者の指導管理及び支援計画の内容に関して，患者等の同意を得た上で，学校等，児童相談所，児童発達支援センター，障害児支援事業所，基幹相談支援センター又は発達障害者支援センター等の関係機関に対して，文書等による情報提供や面接相談を適宜行う。

オ　当該患者の支援方針等について，ウに掲げる職種が共同して，概ね３月に１回以上の頻度でカンファレンスを実施し，必要に応じて支援計画の見直しを行う。

カ　１週間当たりの算定患者数は30人以内とする。

(26)「注11」に規定する早期診療体制充実加算は，地域において，精神疾患の早期発見及び早期に重点的な診療等を実施するとともに，精神疾患を有する患者に対し，質の高い診療を継続的に行う体制を評価するものであり，別に厚生労働大臣が定める施設基準に適合しているものとして地方厚生（支）局長に届け出た保険医療機関において通院・在宅精神療法を実施する場合に，当該加算を算定することができる。

(27)「注11」の算定に当たっては，当該患者を診療する担当医を決める。担当医により通院・在宅精神療法を行った場合に当該加算を算定する。なお，初回の診療であって，担当医が決まっていない場合に限り，担当医以外の医師が診療した上で，当該加算を算定することは差し支えない。ただし，初回の診療を行った医師が当該患者を診療する担当医にならない場合は，初回の診療を行った医師は，当該患者に対して，２回目以降は別の担当医が診療する旨及び当該担当医について説明する。

(28)「注11」の算定に当たっては，担当医は，当該患者に対して，以下の指導，服薬管理等を行う。また，必要に応じて，患者の家族等に対して，指導等について説明を行う。

ア　原則として，患者の同意を得て，計画的な医学管理の下に療養上必要な指導及び診療を行う。ただし，病状等により，患者本人から同意を得ることが困難である場合や，やむを得ず家族等から同意を得る場合等においては，その理由を**診療報酬明細書**の摘要欄に記載する。なお，同意が困難であった患者について，診療の都度，同意が得られる状態にあるかを確認し，可能な限り患者本人から同意が得られるよ

(別紙様式51の3) 新

児童思春期支援指導加算　支援計画書

患者氏名		生年月日	

初診日	
診断名（状態像名）	
症状および問題行動 本人の得意なこと 本人の苦手なこと	
発達・社会的環境	家族構成： 発達・生育歴： 社会的環境（就学状況や対人関係など）：
方針・支援計画	
本人・家族との面接	□本人との面接：回／週・月 □家族面接：回／週・月 〔□父親　□母親　□その他（　　　）〕
他の機関との連携	□あり（□本人の同意 □保護者の同意）・□なし <連携先> □担任　□養護教諭　□生徒指導担当 □スクールカウンセラー　□スクールソーシャルワーカー □児童相談所職員　□市町村担当者 □その他（　　　）
予想される支援の期間	本人の希望： 家族の希望： 目標の設定：（週間・月）
備考	

計画作成日
（見直し予定日）
担当医
担当者（職種）
本人・家族

う懇切丁寧に説明する。

イ　診療に当たっては，患者の状態に応じて適切な問診及び身体診察等を行う。特に，精神疾患の診断及び治療計画の作成並びに治療計画の見直しを行う場合は，詳細な問診並びに身体診察及び神経学的診察を実施し，その結果を診療録に記載する。なお，症状性を含む器質性精神障害等の鑑別に当たっては，採血，画像診断，認知機能検査その他の心理検査等を実施することが望ましい。また，向精神薬を服用している患者については，日本精神神経学会が作成した「向精神薬の副作用モニタリング・対応マニュアル」等を参考に，定期的な採血等を実施することが望ましい。

ウ　他の保険医療機関と連携及びオンライン資格確認等システムを活用して，患者が受診している医療機関を全て把握するとともに，当該患者に処方されている医薬品を全て管理し，診療録に記載する。なお，必要に応じ，担当医の指示を受けた看護職員等が情報の把握を行うことも可能である。

エ　標榜時間外の電話等による問い合わせに対応可能な体制を有し，当該患者に連絡先について情報提供するとともに，患者又は患者の家族等から連絡を受けた場合には，受診の指示等，速やかに必要な対応を行う。

オ　当該患者に対し，必要に応じて障害支援区分認定に係る医師意見書又は要介護認定に係る主治医意見書等を作成する。

カ　当該患者に対し，必要に応じ，健康診断や検診の受診勧奨や，予防接種に係る相談への対応を行う。

キ　患者又は家族等の同意について，当該加算の初回算定時に，**別紙様式51の４**を参考に，当該患者等の署名付の同意書を作成し，診療録に添付する。ただし，直近１年間に４回以上の受診歴を有する患者等については，**別紙様式51の４**を参考に診療の要点を説明していれば，同意の手続きは省略して差し支えない。なお，同意書については，当該保険医療機関自ら作成した文書を用いることでよい。また，初回算定時に，病状等の理由によってやむを得ず同意を得られなかった場合は，同意を得られた時点で同意書を作成し，診療録に添付することとしてよい。

精神

（別紙様式51の4）新

「早期診療体制充実加算」に関する説明書

当院では，早期診療体制充実加算を算定する患者さんに，
こころの不調・病気に対する診療とともに，次のような診療を行います。

○　他の医療機関で処方されるお薬を含め，服薬状況等を踏まえたお薬の管理を行います。
○　こころ以外にも，おからだの不調やお薬の副作用などのご相談に応じます。必要に応じ，検査等を行う場合があります。
○　健康相談や，予防接種に関するご相談に応じます。
○　障害福祉サービス等の利用に関するご相談に応じます。
○　必要に応じ，障害支援区分認定や要介護認定の意見書を作成いたします。
○　体調不良時等，患者さんからの電話等による問い合わせに対応しています。

連絡先 ▲▲医院　　　●●●－●●●－●●●●

患者さん・ご家族へのお願い

○　他の医療機関を受診される場合，お急ぎの場合を除き，担当医にご相談ください。お急ぎの場合に，他の医療機関を受診した場合には，次に当院を受診した際にお知らせください。（他の医療機関で受けた投薬なども，お知らせください）
○　受診時にはマイナ保険証やお薬手帳をご持参ください。
○　処方を受けている薬局のお名前をお知らせください。
○　健康診断やおからだの診療を受けたときは，その結果について，担当医にお知らせください。

（別紙様式51の4）新

早期診療体制充実加算に関する同意書

早期診療体制充実加算について説明を受け，理解した上で，▲▲医院 医師 ○○○○を担当医として，こころの不調・病気に対する継続的な診療，お薬の管理等を受けることに同意いたします。

※　他の医療機関で早期診療体制充実加算を算定している方は，署名する前にお申し出ください。

（患者氏名）＿＿＿＿＿＿＿＿＿＿

ク　当該保険医療機関において，院内掲示やホームページ等により以下の対応が可能なことを周知し，患者の求めがあった場合に適切に対応する。なお，連携する機関の名前を一覧にして掲載することが望ましい。
(イ)　患者ごとの相談内容に応じたケースマネジメントを行っている。
(ロ)　障害福祉サービス等の利用に係る相談を行っている。
(ハ)　介護保険に係る相談を行っている。
(ニ)　当該保険医療機関に通院する患者について，障害者の日常生活及び社会生活を総合的に支援するための法律に基づく指定計画相談支援の事業の人員及び運営に関する基準（平成24年厚生労働省令第28号）第３条第１項に規定する相談支援専門員及び介護保険法第７条第５項に規定する介護支援専門員からの相談に適切に対応する。
(ホ)　市町村，保健所等の行政機関，地域生活支援拠点等との連携を行っている。
(ヘ)　精神科病院等に入院していた患者の退院後支援を行っている。
(ト)　身体疾患に関する診療又は他の診療科との連携を行っている。
(チ)　健康相談，予防接種に係る相談を行っている。
(リ)　可能な限り向精神薬の多剤投与，大量投与，長期処方を控えている。

ケ　精神疾患の早期発見，早期介入を実施するに当たっては，国立研究開発法人日本医療研究開発機構（AMED）の障害者対策総合研究開発事業（精神障害分野）「早期精神病の診療プランと実践例」等を参考とする。

(29)「注12」に規定する情報通信機器を用いた場合の精神療法については，以下の**ア**から**キ**までの取扱いとする。

ア　情報通信機器を用いた精神療法を行うことが適当と認められる患者とは，情報通信機器を用いた精神療法を実施する当該保険医療機関の精神科を担当する医師が，同一の疾病に対して，過去１年以内の期間に対面診療を行ったことがあるものである。

イ　情報通信機器を用いた精神療法を行う際には，オンライン指針に沿った診療及び処方を行う。

ウ　情報通信機器を用いた精神療法を行う際には，厚生労働省令和４年度障害者総合福祉推進事業「情報通信機器を用いた精神療法を安全・適切に実施するための指針の策定に関する検討」において作成された，「情報通信機器を用いた精神療法に係る指針」（以下「オンライン精神療法指針」という）に沿って診療を行い，診療内容，診療日，診療時間等の要点を**診療録**に記載する。また，当該診療がオンライン精神療法指針に沿った適切な診療であることを**診療録**及び**診療報酬明細書**の摘要欄に記載する。

エ　処方を行う際には，オンライン精神療法指針に沿

って処方を行い，当該処方がオンライン精神療法指針に沿った適切な処方であることを**診療録**及び**診療報酬明細書**の摘要欄に記載する。なお，向精神薬等の処方に当たっては，日本精神神経学会が作成した「向精神薬の副作用モニタリング・対応マニュアル」，日本神経精神薬理学会が作成した「統合失調症治療ガイドライン2022」，日本うつ病学会が作成した「日本うつ病学会治療ガイドライン Ⅱ．うつ病（DSM-5）／大うつ病性障害 2016」等の関係学会が定めるガイドラインを参考にする。

オ 情報通信機器を用いた精神療法を行った患者に対して，1回の処方において，3種類以上の抗うつ薬又は3種類以上の抗精神病薬を投与した場合は，当該点数を算定できない。

カ 情報通信機器を用いた精神療法を行う保険医療機関について，患者の急変や自殺未遂等の緊急時又は向精神薬等の乱用や依存の傾向が認められる場合等には，原則として，当該保険医療機関が必要な対応を行う。ただし，夜間や休日など，当該保険医療機関がやむを得ず対応できない場合については，患者が速やかに受診できる医療機関において対面診療を行えるよう，事前に受診可能な医療機関を患者又はその家族等に説明する。なお，安全性を確保する観点から，情報通信機器を用いた精神療法を実施する医師自らが速やかに対面診療を行える体制を整えていることが望ましい。また，オンライン指針において，「急病急変時の対応方針（自らが対応できない疾患等の場合は，対応できる医療機関の明示）」を含む診療計画の作成が求められていることに留意する。

キ 精神科救急医療体制整備事業における対応や時間外の対応，緊急時の入院受け入れ等を行っている医療機関等と連携する等，入院や身体合併症の対応が必要となった場合（精神病床に限るものではなく，身体疾患等で入院医療が必要となり一般病床に入院する場合も含む）に適切に対応できる体制を確保しておくことが望ましい。

（令6保医発0305·4）

I 002-2 精神科継続外来支援・指導料（1日につき） **55点**

注1 入院中の患者以外の患者について，精神科を担当する医師が，患者又はその家族等に対して，病状，服薬状況及び副作用の有無等の確認を主とした支援を行った場合に，患者1人につき1日に1回に限り算定する。

2 当該患者に対して，1回の処方において，3種類以上の抗不安薬，3種類以上の睡眠薬，3種類以上の抗うつ薬又は3種類以上の抗精神病薬を投与した場合（臨時の投薬等のもの及び3種類の抗うつ薬又は3種類の抗精神病薬を患者の病状等によりやむを得ず投与するものを除く）には，算定しない。

3 医師による支援と併せて，精神科を担当する医師の指示の下，保健師，看護師，作業療法士又は精神保健福祉士が，患者又はその家族等に対して，療養生活環境を整備するための支援を行った場合は，**40点**を所定点数に加算する。

4 抗精神病薬を服用している患者について，客観的な指標による当該薬剤の副作用の評価を行った場合は，**特定薬剤副作用評価加算**として，月1回に限り**25点**を所定点数に加算する。ただし，区分番号 I 002に掲げる通院・在宅精神療法の注5に規定する加算を算定する月は，算定しない。

5 当該患者に対して，1回の処方において，3種類以上の抗うつ薬又は3種類以上の抗精神病薬を投与した場合（注2に規定する場合を除く）であって，別に厚生労働大臣が定める要件〔※告示④別表10の2の4，p.1035〕を満たさない場合，所定点数の**100分の50**に相当する点数により算定する。

6 他の精神科専門療法と同一日に行う精神科継続外来支援・指導に係る費用は，他の精神科専門療法の所定点数に含まれるものとする。

→精神科継続外来支援・指導料

(1) 精神科継続外来支援・指導料とは，入院中の患者以外の患者であって，精神疾患を有するものに対して，精神科を標榜する保険医療機関の精神科を担当する医師が，精神障害者の地域生活の維持や社会復帰に向けた支援のため，患者又はその家族等の患者の看護や相談に当たる者に対して，病状，服薬状況及び副作用の有無等の確認を主とした支援を継続して行う場合を評価したものである。

(2) 「注2」については，当該保険医療機関が，1回の処方において，向精神薬多剤投与を行った場合には，算定しない。ただし，F100処方料(3)（→「向精神薬多剤投与」に係る通知，p.427）のアの(イ)から(ハ)までのいずれかに該当する場合，及び3種類の抗うつ薬又は3種類の抗精神病薬を投与する場合で(ニ)に該当する場合は算定することができる。なお，この場合においては，**診療報酬明細書**の摘要欄に向精神薬多剤投与に該当するが，精神科継続外来支援・指導料を算定する理由を記載する。

(3) 抗不安薬，睡眠薬，抗うつ薬及び抗精神病薬の種類数は一般名で計算する。また，抗不安薬，睡眠薬，抗うつ薬及び抗精神病薬の種類については，**別紙36**（p.428）を参考にする。

(4) 「注3」に規定する加算は，「注1」に規定する医師による支援と併せて，精神科を担当する医師の指示の下，保健師，看護師，作業療法士又は精神保健福祉士（以下「保健師等」という）が，患者又はその家族等の患者の看護や相談に当たる者に対して，療養生活環境を整備するための支援を行った場合を評価したものである。

(5) 「注4」に定める特定薬剤副作用評価加算は，抗精神病薬を服用中の患者について，精神保健指定医又はこれに準ずる者が，通常行うべき薬剤の副作用の有無等の確認に加え，更に薬原性錐体外路症状評価尺度を用いて定量的かつ客観的に薬原性錐体外路症状の評価を行った上で，薬物療法の治療方針を決定した場合に，月1回に限り算定する。この際，**別紙様式33**（p.475）に準じて評価を行い，その結果と決定した治療方針について，**診療録**に記載する。なお，同一月に I 002通院・在宅精神療法の「注5」に規定する特定薬剤副作用評価加算を算定している患者については，当該加算は算定できない。

(6) 他の精神科専門療法と同一日に行う精神科継続外来支援・指導に係る費用は，他の精神科専門療法の所定点数に含まれる。

(7)　精神科継続外来支援・指導料は，初診時（A000初診料の「注5」のただし書に規定する初診を含む）は算定できない。

(8)　精神科継続外来支援・指導を行った場合は，その要点を**診療録**に記載する。

(9)　「注5」に定める別に厚生労働大臣が定める要件は，特掲診療料の施設基準等**別表10の2の4**（p.1035）に掲げるものを全て満たすものをいう。なお，その留意事項は，I002通院・在宅精神療法の⒇に示すものと同様である。（令6保医発0305·4）

I002-3　救急患者精神科継続支援料

1　入院中の患者　**900点**

2　入院中の患者以外の患者　**300点**

注1　別に厚生労働大臣が定める施設基準〔※告示④第10・1の3，p.963〕に適合しているものとして地方厚生局長等に届け出た保険医療機関において，精神疾患を有する患者であって，自殺企図等により入院したものに対し，生活上の課題又は精神疾患の治療継続上の課題を確認し，助言又は指導を行った場合に算定する。

2　入院中の患者については，入院した日から起算して6月以内の期間に週1回に限り算定する。

3　入院中の患者以外の患者については，退院後，電話等で継続的な指導等を行った場合に，退院後24週を限度として，週1回に限り算定する。

→救急患者精神科継続支援料

(1)　救急患者精神科継続支援料は，精神科医又は精神科医の指示を受けた看護師，作業療法士，精神保健福祉士，公認心理師又は社会福祉士が，自殺企図若しくは自傷又はそれらが疑われる行為によって生じた外傷や身体症状のために医師が入院の必要を認めた患者であって，精神疾患の状態にあるものに対し，自殺企図や精神状態悪化の背景にある生活上の課題の状況を確認した上で，解決に資する社会資源について情報提供する等の援助を行う他，かかりつけ医への受診や定期的な服薬等，継続して精神疾患の治療を受けるための指導や助言を行った場合に算定する。なお，指導等を行う精神科医又は精神科医の指示を受けた看護師等は，適切な研修を受講している必要がある。

(2)　「1」については，精神科医の指示を受けた看護師等が指導等を行う場合には，あらかじめ，当該精神科医が週に1回以上診察している必要がある。

(3)　「2」については，精神科医又は当該精神科医の指示を受けた看護師等（いずれも入院中に当該患者の指導等を担当した者に限る）が，電話等で指導等を行った場合に算定することとし，退院後24週を限度として，週1回に限り算定する。なお，指導等を実施した月の翌月以降に外来を受診した際に算定しても差し支えないこととし，指導等を行った月と算定する月が異なる場合には，**診療報酬明細書**の摘要欄に指導等を行った月を記載する。

(4)　指導等の内容の要点を**診療録等**に記載する。（令6保医発0305·4）

I003　標準型精神分析療法（1回につき）　**390点**

注　診療に要した時間が45分を超えたときに限り算定する。

→標準型精神分析療法

(1)　標準型精神分析療法とは，口述による自由連想法を用いて，抵抗，転移，幼児体験等の分析を行い解釈を与えることによって洞察へと導く治療法をいい，当該療法に習熟した医師により行われた場合に，概ね月6回を標準として算定する。また，精神科を標榜する保険医療機関以外の保険医療機関において，標準型精神分析療法に習熟した心身医学を専門とする医師が当該療法を行った場合においても算定できる。

(2)　口述でなく筆記による自由連想法的手法で行う精神分析療法は，1時間以上にわたるような場合であっても，入院中の患者にあってはI001入院精神療法により，入院中の患者以外の患者にあってはI002通院・在宅精神療法により算定する。

(3)　標準型精神分析療法を行った場合は，その要点及び診療時間を**診療録**に記載する。（令6保医発0305·4）

I003-2　認知療法・認知行動療法（1日につき）

1　医師による場合　**480点**

2　医師及び看護師が共同して行う場合　**350点**

注1　別に厚生労働大臣が定める施設基準〔※告示④第10・1の4，p.964〕に適合しているものとして地方厚生局長等に届け出た保険医療機関において，入院中の患者以外の患者について，認知療法・認知行動療法に習熟した医師が，一連の治療に関する計画を作成し，患者に説明を行った上で，認知療法・認知行動療法を行った場合に，一連の治療について16回に限り算定する。

2　精神科を標榜する保険医療機関以外の保険医療機関においても算定できるものとする。

3　診療に要した時間が30分を超えたときに限り算定する。

4　認知療法・認知行動療法と同一日に行う他の精神科専門療法は，所定点数に含まれるものとする。

→認知療法・認知行動療法

(1)　認知療法・認知行動療法とは，入院中の患者以外のうつ病等の気分障害，強迫性障害，社交不安障害，パニック障害，心的外傷後ストレス障害又は神経性過食症の患者に対して，認知の偏りを修正し，問題解決を手助けすることによって治療することを目的とした精神療法をいう。

(2)　認知療法・認知行動療法は，一連の治療計画を策定し，患者に対して詳細な説明を行った上で，当該療法に関する研修を受講するなど当該療法に習熟した医師によって30分を超えて治療が行われた場合（「2」において，看護師により30分を超える面接が行われ，その後当該療法に習熟した医師により5分以上の面接が行われた場合を含む）に算定する。

(3)　一連の治療につき16回に限り算定する。

(4)　認知療法・認知行動療法と同一日に行う他の精神科専門療法は，別に算定できない。

(5)　うつ病等の気分障害の患者に対する認知療法・認知行動療法の実施に当たっては，厚生労働科学研究班作成の「うつ病の認知療法・認知行動療法治療者用マニュアル」（平成21年度厚生労働省こころの健康科学研究事業「精神療法の実施方法と有効性に関する研究」）に従って行った場合に限り，算定できる。

(6)　強迫性障害の患者に対する認知療法・認知行動療法

の実施に当たっては，厚生労働科学研究班作成の「強迫性障害（強迫症）の認知行動療法マニュアル（治療者用）」（平成27年度厚生労働省障害者対策総合研究事業「認知行動療法等の精神療法の科学的エビデンスに基づいた標準治療の開発と普及に関する研究」）に従って行った場合に限り，算定できる。

(7) 社交不安障害の患者に対する認知療法・認知行動療法の実施に当たっては，厚生労働科学研究班作成の「社交不安障害（社交不安症）の認知行動療法マニュアル（治療者用）」（平成27年度厚生労働省障害者対策総合研究事業「認知行動療法等の精神療法の科学的エビデンスに基づいた標準治療の開発と普及に関する研究」）に従って行った場合に限り，算定できる。

(8) パニック障害の患者に対する認知療法・認知行動療法の実施に当たっては，厚生労働科学研究班作成の「パニック障害（パニック症）の認知行動療法マニュアル（治療者用）」（平成27年度厚生労働省障害者対策総合研究事業「認知行動療法等の精神療法の科学的エビデンスに基づいた標準治療の開発と普及に関する研究」）に従って行った場合に限り，算定できる。

(9) 心的外傷後ストレス障害に対する認知療法・認知行動療法の実施に当たっては，厚生労働科学研究班作成の「ＰＴＳＤ（心的外傷後ストレス障害）の認知行動療法マニュアル〔持続エクスポージャー療法／ＰＥ療法」（平成27年度厚生労働省障害者対策総合研究事業「認知行動療法等の精神療法の科学的エビデンスに基づいた標準治療の開発と普及に関する研究」）に従って行った場合に限り，算定できる。

(10) 神経性過食症に対する認知療法・認知行動療法の実施に当たっては，国立研究開発法人国立精神・神経医療研究センター研究班作成の「摂食障害に対する認知行動療法ＣＢＴ－Ｅ簡易マニュアル」（平成29年度国立研究開発法人国立精神・神経医療研究センター精神・神経疾患研究開発費研究事業「心身症・摂食障害の治療プログラムと臨床マーカーの検証」）に従って行った場合に限り，算定できる。

(11) 認知療法・認知行動療法を行った場合は，その要点及び診療時間を**診療録**に記載する。

(12) 認知療法・認知行動療法の「２」は，別に厚生労働大臣が定める施設基準に適合するものとして地方厚生（支）局長に届け出た保険医療機関において，入院中の患者以外のうつ病等の気分障害の患者に対して，医師が治療を行うに当たり，治療に係る面接の一部を専任の看護師が実施した場合に算定する。ただし，この場合にあっては，次の全てを満たす。

ア 初回時又は治療終了時を予定する回の治療に係る面接は専任の医師が実施し，専任の看護師が同席する。

イ 初回から治療を終了するまでの間の治療は，初回時に同席した看護師が実施し，当該看護師による面接後に，専任の医師が患者と５分以上面接する。

ウ 看護師が面接を実施する場合は，患者の同意を得た上で当該面接の内容を録音し，専任の医師はその内容を，指示又は指導の参考とする。

(13) 認知療法・認知行動療法の「１」及び「２」は，一連の治療において同一の点数を算定する。ただし，「２」の要件を満たす場合のうち，医師と看護師が同席して30分以上の面接を行った日に限り，「１」の点数を算定できる。 （令６保医発0305·4）

I 004 心身医学療法（１回につき）

１ 入院中の患者 **150点**

２ 入院中の患者以外の患者

イ 初診時 **110点**

ロ 再診時 **80点**

注１ 精神科を標榜する保険医療機関以外の保険医療機関においても算定できるものとする。

２ 区分番号Ａ000に掲げる初診料を算定する初診の日において心身医学療法を行った場合は，診療に要した時間が30分を超えたときに限り算定する。

３ 入院中の患者については，入院の日から起算して４週間以内の期間に行われる場合にあっては週２回，入院の日から起算して４週間を超える期間に行われる場合にあっては週１回に限り算定する。

４ 入院中の患者以外の患者については，初診日から起算して４週間以内の期間に行われる場合にあっては週２回，初診日から起算して４週間を超える期間に行われる場合にあっては週１回に限り算定する。

５ 20歳未満の患者に対して心身医学療法を行った場合は，所定点数に所定点数の**100分の200**に相当する点数を加算する。

→心身医学療法

(1) 心身医学療法とは，心身症の患者について，一定の治療計画に基づいて，身体的傷病と心理・社会的要因との関連を明らかにするとともに，当該患者に対して心理的影響を与えることにより，症状の改善又は傷病からの回復を図る治療方法をいう。この心身医学療法には，自律訓練法，カウンセリング，行動療法，催眠療法，バイオフィードバック療法，交流分析，ゲシュタルト療法，生体エネルギー療法，森田療法，絶食療法，一般心理療法及び簡便型精神分析療法が含まれる。

(2) 心身医学療法は，当該療法に習熟した医師によって行われた場合に算定する。

(3) 心身医学療法は，初診時（Ａ000初診料の「注５」のただし書に規定する初診を含む。以下この項において同じ）には診療時間が30分を超えた場合に限り算定できる。この場合において診療時間とは，医師自らが患者に対して行う問診，理学的所見（視診，聴診，打診及び触診）及び当該心身医学療法に要する時間をいい，これら以外の診療に要する時間は含まない。なお，初診時に心身医学療法を算定する場合にあっては，**診療報酬明細書**の摘要欄に当該診療に要した時間を記載する。

(4) 心身医学療法を算定する場合にあっては，**診療報酬明細書**の傷病名欄において，心身症による当該身体的傷病の傷病名の次に「(**心身症**)」と記載する。

例 「**胃潰瘍（心身症）**」

(5) 心身医学療法を行った場合は，その要点を**診療録**に記載する。

(6) 入院の日及び入院の期間の取扱いについては，入院基本料の取扱いの例による。

(7) 「注５」に規定する加算は，必要に応じて児童相談所等と連携し，保護者等へ適切な指導を行った上で，20歳未満の患者に対して，心身医学療法を行った場合に，所定点数を加算する。

(8) Ｉ001入院精神療法，Ｉ002通院・在宅精神療法又はＩ003標準型精神分析療法を算定している患者については，心身医学療法は算定できない。 （令６保医発0305·4）

I 005　入院集団精神療法（1日につき）　**100点**

注1　入院中の患者について，入院の日から起算して6月を限度として週2回に限り算定する。

2　入院集団精神療法と同一日に行う他の精神科専門療法は，所定点数に含まれるものとする。

→入院集団精神療法

(1)　入院集団精神療法とは，入院中の患者であって，精神疾患を有するものに対して，一定の治療計画に基づき，言葉によるやりとり，劇の形態を用いた自己表現等の手法により，集団内の対人関係の相互作用を用いて，対人場面での不安や葛藤の除去，患者自身の精神症状・問題行動に関する自己洞察の深化，対人関係技術の習得等をもたらすことにより，病状の改善を図る治療法をいう。

(2)　入院集団精神療法は，精神科を標榜している保険医療機関において，精神科を担当する医師及び1人以上の精神保健福祉士又は公認心理師等により構成される2人以上の者が行った場合に限り算定する。

(3)　1回に15人に限り，1日につき1時間以上実施した場合に，入院の日から起算して6月を限度として週2回に限り算定する。この場合，個々の患者について，精神科を担当する医師による治療計画が作成されていることが必要である。なお，入院の日及び入院の期間の取扱いについては，入院基本料の取扱いの例による。

(4)　入院集団精神療法に使用する十分な広さを有する当該医療機関内の一定の場所及びその場所を使用する時間帯を予め定めておく。

(5)　入院集団精神療法を実施した場合はその要点を個々の患者の**診療録等**に記載する。

(6)　入院集団精神療法と同一日に行う他の精神科専門療法は，別に算定できない。　（令6保医発0305·4）

I 006　通院集団精神療法（1日につき）　**270点**

注1　入院中の患者以外の患者について，6月を限度として週2回に限り算定する。

2　通院集団精神療法と同一日に行う他の精神科専門療法は，所定点数に含まれるものとする。

→通院集団精神療法

(1)　通院集団精神療法とは，入院中の患者以外の患者であって，精神疾患を有するものに対して，一定の治療計画に基づき，集団内の対人関係の相互作用を用いて，自己洞察の深化，社会適応技術の習得，対人関係の学習等をもたらすことにより病状の改善を図る治療法をいう。

(2)　通院集団精神療法は，精神科を標榜している保険医療機関において，精神科を担当する医師及び1人以上の精神保健福祉士又は公認心理師等により構成される2人以上の者が行った場合に限り算定する。

(3)　1回に10人に限り，1日につき1時間以上実施した場合に，開始日から6月を限度として週2回に限り算定する。

(4)　通院集団精神療法を実施した場合はその要点を個々の患者の**診療録等**に記載する。

(5)　通院集団精神療法と同一日に行う他の精神科専門療法は，別に算定できない。　（令6保医発0305·4）

I 006-2　依存症集団療法（1回につき）

1　薬物依存症の場合　**340点**

2　ギャンブル依存症の場合　**300点**

3　アルコール依存症の場合　**300点**

注1　1については，別に厚生労働大臣が定める施設基準〔※告示④第10・1の5(1)，p.964〕に適合しているものとして地方厚生局長等に届け出た保険医療機関において，薬物依存症の患者であって，入院中の患者以外のものに対して，集団療法を実施した場合に，治療開始日から起算して6月を限度として，週1回に限り算定する。ただし，精神科の医師が特に必要性を認め，治療開始日から起算して6月を超えて実施した場合には，治療開始日から起算して2年を限度として，更に週1回かつ計24回に限り算定できる。

2　2については，別に厚生労働大臣が定める施設基準〔※告示④第10・1の5(2)，p.964〕に適合しているものとして地方厚生局長等に届け出た保険医療機関において，ギャンブル依存症の患者であって，入院中の患者以外のものに対して，集団療法を実施した場合に，治療開始日から起算して3月を限度として，2週間に1回に限り算定する。

3　3については，別に厚生労働大臣が定める施設基準〔告示④第10・1の5(3)，p.964〕に適合しているものとして地方厚生局長等に届け出た保険医療機関において，アルコール依存症の患者であって，入院中の患者以外のものに対して，集団療法を実施した場合に，週1回かつ計10回に限り算定する。

4　依存症集団療法と同一日に行う他の精神科専門療法は，所定点数に含まれるものとする。

→依存症集団療法

(1)　依存症集団療法の「1」については，次のアからウまでのいずれも満たす場合に算定できる。

ア　入院中の患者以外の患者であって，覚醒剤〔覚醒剤取締法（昭和26年法律第252号）第2条に規定する覚醒剤をいう〕，麻薬（麻薬及び向精神薬取締法第2条第1号に規定する麻薬をいう），大麻〔大麻取締法（昭和23年法律第124号）第1条に規定する大麻をいう〕又は危険ドラッグ（医薬品医療機器等法第2条第15項に規定する指定薬物又は指定薬物と同等以上の精神作用を有する蓋然性が高い薬物，ハーブ，リキッド，バスソルト等をいう）に対する物質依存の状態にあるものについて，精神科医又は精神科医の指示を受けた看護師，作業療法士，精神保健福祉士若しくは公認心理師で構成される2人以上の者〔このうち1人以上は，当該療法の実施時間において専従する精神科医，看護師又は作業療法士（いずれも薬物依存症集団療法に関する適切な研修を修了した者に限る）であること〕が，認知行動療法の手法を用いて，薬物の使用を患者自らコントロールする手法等の習得を図るための指導を行う。

イ　1回に20人に限り，90分以上実施する。

ウ　平成22～24年度厚生労働科学研究費補助金障害者対策総合研究事業において「薬物依存症に対する認知行動療法プログラムの開発と効果に関する研究」の研究班が作成した，物質使用障害治療プログラムに沿って行う。

(2) 依存症集団療法の「2」については，次のアからウまでのいずれも満たす場合に算定できる。

ア 入院中の患者以外の患者であって，ギャンブル〔ギャンブル等依存症対策基本法（平成30年法律第74号）第2条に規定するギャンブル等をいう〕に対する依存の状態にあるものについて，精神科医又は精神科医の指示を受けた看護師，作業療法士，精神保健福祉士若しくは公認心理師で構成される2人以上の者〔このうち1人以上は，当該療法の実施時間において専従する精神科医，看護師又は作業療法士（いずれもギャンブル依存症集団療法に関する適切な研修を修了した者に限る）である〕が，認知行動療法の手法を用いて，ギャンブルの実施を患者自らコントロールする手法等の習得を図るための指導を行う。

イ 1回に10人に限り，60分以上実施する。

ウ 平成28〜30年度日本医療研究開発機構障害者対策総合研究開発事業において「ギャンブル障害の疫学調査，生物学的評価，医療・福祉・社会的支援のありかたについての研究」の研究班が作成した，「ギャンブル障害の標準的治療プログラム」に沿って行う。

(3) 依存症集団療法の「3」については，次のアからエまでのいずれも満たす場合に算定できる。

ア 入院中の患者以外の患者であって，アルコールに対する依存の状態にあるものについて，精神科医又は精神科医の指示を受けた看護師，作業療法士，精神保健福祉士若しくは公認心理師で構成される2人以上の者〔このうち1人以上は，当該療法の実施時間において専従する精神科医，看護師又は作業療法士（いずれもアルコール依存症集団療法に関する適切な研修を修了した者に限る）であること〕が，認知行動療法の手法を用いて，アルコールの使用を患者自らコントロールする手法等の習得を図るための指導を行う。

イ 1回に10人に限り，60分以上実施する。

ウ 治療プログラムはアルコール依存症の治療に関する動機付け面接及び認知行動療法の考え方に基づくプログラムである。

エ 当該指導を行う精神保健福祉士又は公認心理師については，次に該当する研修を修了している者である。

(イ) 国又は医療関係団体が主催する研修である（8時間以上の研修時間であるもの）。

(ロ) 研修内容に以下の内容を含む。

① アルコール依存症の概念と治療
② アルコール依存症のインテーク面接
③ アルコール依存症と家族
④ アルコールの内科学
⑤ アルコール依存症のケースワーク・事例検討
⑥ グループワーク

(ハ) 研修にはデモセッションの見学や，実際のプログラム実施法に関するグループワーク等を含む。

(4) 依存症集団療法実施後に，精神科医及び精神科医の指示を受けて当該療法を実施した従事者が，個別の患者の理解度や精神状態等について評価を行い，その要点を**診療録等**に記載する。 （令6保医発0305・4）

I 007 精神科作業療法（1日につき） **220点**

注 別に厚生労働大臣が定める施設基準〔※告示④第10・1の6，p.965〕に適合しているものとして地方厚生局長等に届け出た保険医療機関において行われる場合に算定する。

→精神科作業療法

(1) 精神科作業療法は，精神疾患を有する者の社会生活機能の回復を目的として行うものであり，実施される作業内容の種類にかかわらずその実施時間は患者1人当たり1日につき2時間を標準とする。なお，治療上の必要がある場合には，病棟や屋外など，専用の施設以外において当該療法を実施することも可能である。

(2) 1人の作業療法士が，当該療法を実施した場合に算定する。この場合の1日当たりの取扱い患者数は，概ね25人を1単位として，1人の作業療法士の取扱い患者数は1日2単位50人以内を標準とする。

(3) 精神科作業療法を実施した場合はその要点を個々の患者の**診療録等**に記載する。

(4) 当該療法に要する消耗材料及び作業衣等については，当該保険医療機関の負担とする。 （令6保医発0305・4）

I 008 入院生活技能訓練療法

1 入院の日から起算して6月以内の期間に行った場合 **100点**

2 入院の日から起算して6月を超えた期間に行った場合 **75点**

注1 入院中の患者について，週1回に限り算定する。

2 入院生活技能訓練療法と同一日に行う他の精神科専門療法は，所定点数に含まれるものとする。

→入院生活技能訓練療法

(1) 入院生活技能訓練療法とは，入院中の患者であって精神疾患を有するものに対して，行動療法の理論に裏付けられた一定の治療計画に基づき，観察学習，ロールプレイ等の手法により，服薬習慣，再発徴候への対処技能，着衣や金銭管理等の基本生活技能，対人関係保持能力及び作業能力等の獲得をもたらすことにより，病状の改善と社会生活機能の回復を図る治療法をいう。

(2) 精神科を標榜している保険医療機関において，経験のある2人以上の従事者が行った場合に限り算定できる。この場合，少なくとも1人は，看護師，准看護師又は作業療法士のいずれかとし，他の1人は精神保健福祉士，公認心理師又は看護補助者のいずれかとすることが必要である。なお，看護補助者は専門機関等による生活技能訓練，生活療法又は作業療法に関する研修を修了したものでなければならない。

(3) 対象人数及び実施される訓練内容の種類にかかわらず，患者1人当たり1日につき1時間以上実施した場合に限り，週1回に限り算定できる。

(4) 1人又は複数の患者を対象として行った場合に算定できるが，複数の患者を対象とする場合は，1回に15人に限る。ただし，精神症状の安定しない急性期の精神疾患患者は，対象としない。

(5) 当該療法に従事する作業療法士は，精神科作業療法の施設基準において，精神科作業療法に専従する作業療法士の数には算入できない。また，当該療法に従事する看護師，准看護師及び看護補助者が従事する時間については，入院基本料等の施設基準における看護要員の数に算入できない。

(6) 入院生活技能訓練療法を実施した場合はその要点を個々の患者の**診療録等**に記載する。

(7) 入院生活技能訓練療法と同一日に行う他の精神科専門療法は，別に算定できない。

(8)　当該療法に要する消耗材料等については，当該保険医療機関の負担とする。　(令6保医発0305･4)

I 008-2　精神科ショート・ケア（1日につき）
1　小規模なもの　**275点**
2　大規模なもの　**330点**

注1　1については，別に厚生労働大臣が定める施設基準〔※告示4第10・1の6，p.965〕に適合しているものとして地方厚生局長等に届け出た保険医療機関において行われる場合に算定する。

2　2については，別に厚生労働大臣が定める施設基準〔※告示4第10・1の6，p.965〕に適合しているものとして地方厚生局長等に届け出た保険医療機関において，疾患等に応じた診療計画を作成して行われる場合に算定する。

3　精神科ショート・ケア，精神科デイ・ケア，精神科ナイト・ケア又は精神科デイ・ナイト・ケアのいずれかを最初に算定した日から起算して1年を超える期間に行われる場合には，週5日を限度として算定する。ただし，週3日を超えて算定する場合にあっては，患者の意向を踏まえ，必要性が特に認められる場合に限る。

4　精神科ショート・ケア，精神科デイ・ケア，精神科ナイト・ケア又は精神科デイ・ナイト・ケアのいずれかを最初に算定した日から起算して1年以内の期間に行われる場合にあっては，**早期加算**として，**20点**を所定点数に加算する。

5　当該保険医療機関において，入院中の患者であって，退院を予定しているもの（区分番号 I 011に掲げる精神科退院指導料を算定したものに限る）に対して，精神科ショート・ケアを行った場合には，入院中1回に限り，所定点数の**100分の50**に相当する点数を算定する。

6　精神科ショート・ケアを算定した場合は，区分番号 I 009に掲げる精神科デイ・ケア，区分番号 I 010に掲げる精神科ナイト・ケア，区分番号 I 010-2に掲げる精神科デイ・ナイト・ケア及び区分番号 I 015に掲げる重度認知症患者デイ・ケア料は算定しない。

7　1については，40歳未満の患者に対して，当該患者と類似の精神症状を有する複数の患者と共通の計画を作成し，当該計画について文書により提供し，当該患者の同意を得た上で，当該計画に係る複数の患者と同時に精神科ショート・ケアを実施した場合に，治療開始日から起算して5月を限度として，週1回に限り，**疾患別等専門プログラム加算**として，**200点**を所定点数に加算する。ただし，精神科の医師が特に必要性を認めた場合は，治療開始日から起算して2年を限度として，更に週1回かつ計20回に限り算定できる。

→精神科ショート・ケア

(1)　精神科ショート・ケアは，精神疾患を有する者の地域への復帰を支援するため，社会生活機能の回復を目的として個々の患者に応じたプログラムに従ってグループごとに治療するものであり，実施される内容の種類にかかわらず，その実施時間は患者1人当たり1日につき3時間を標準とする。なお，治療上の必要がある場合には，病棟や屋外など，専用の施設以外において当該療法を実施することも可能である。

(2)「大規模なもの」については，多職種が共同して疾患等に応じた診療計画を作成した場合に算定する。なお，診療終了後に当該計画に基づいて行った診療方法や診療結果について評価を行い，その要点を**診療録等**に記載している場合には，参加者個別のプログラムを実施することができる。

(3)　精神科ショート・ケアは入院中の患者以外の患者に限り算定する。精神科ショート・ケアを算定している患者に対しては，同一日に行う他の精神科専門療法（他の保険医療機関において実施するものも含む）は，別に算定できない。ただし，他の医療機関に入院中の患者であって，退院を予定しているもの（I 011精神科退院指導料を算定したもの又はA 318地域移行機能強化病棟入院料を算定している患者であって，指定特定相談支援事業者等において，退院後の生活を念頭に置いたサービス等利用計画が作成されているものに限る）に対しては，退院支援の一環として，当該他の医療機関の入院中1回に限り算定できる。この場合，当該他の医療機関に照会を行い，退院を予定しているものであること，入院料等について他医療機関を受診する場合の取扱いがなされていること，他の医療機関を含め，入院中に精神科ショート・ケアの算定のないことを確認する。また，精神科ショート・ケアに引き続き，同一日に，患家又は社会復帰施設等において精神科訪問看護・指導を行う場合は，退院後3か月以内に限り，精神科訪問看護・指導料を算定できる。

(4)　同一の保険医療機関で精神科ショート・ケア，精神科デイ・ケア，精神科ナイト・ケア又は精神科デイ・ナイト・ケア（以下「精神科デイ・ケア等」という）を開始した日から起算して1年を超える場合には，精神科ショート・ケアの実施回数にかかわらず，算定は1週間に5日を限度とする。ただし，週4日以上算定できるのは，以下のいずれも満たす場合に限られる。

ア　少なくとも6月に1回以上医師が精神科デイ・ケア等の必要性について精神医学的な評価を行っている。継続が必要と判断した場合には，その理由を**診療録**に記載する。

イ　少なくとも6月に1回以上，精神保健福祉士又は公認心理師が患者の意向を聴取している。

ウ　精神保健福祉士等が聴取した患者の意向を踏まえ，医師を含む多職種が協同して，患者の意向及び疾患等に応じた診療計画を作成している。診療計画には，短期目標及び長期目標，必要なプログラム内容と実施頻度，精神科デイ・ケア等を必要とする期間等を記載する。医師は，作成した診療計画を患者又は家族等に説明し，精神科デイ・ケア等の実施について同意を得る。

エ　当該保険医療機関が以下のいずれかの要件を満たしている。

(イ)　直近6月の各月について，次の(a)に掲げる数を(b)に掲げる数で除して算出した数値の平均が0.8未満である。

(a)　当該月において，14回以上精神科デイ・ケア等を実施した患者の数

(b) 当該月において，１回以上精神科デイ・ケア等を実施した患者の数

(ロ) 直近１か月に１回以上精神科デイ・ケア等を実施した患者について，当該保険医療機関の精神科デイ・ケア等を最初に算定した月から当該月末までの月数の平均が，12か月未満である。

(5) 月14回以上精神科デイ・ケア等を実施した患者の数等について，毎年10月に「**別紙様式31**」を用いて地方厚生（支）局長に報告する。

(6) 精神科ショート・ケアと精神科デイ・ケア又は精神科ナイト・ケアの届出を併せて行っている保険医療機関にあっては，精神科ショート・ケアと精神科デイ・ケア又は精神科ナイト・ケアを各々の患者に対して同時に同一施設で実施することができる。この場合，精神科デイ・ケア又は精神科ナイト・ケアを算定する患者は，各々に規定する治療がそれぞれ実施されている場合に限り，それぞれ算定できる。なお，同一日に実施される精神科ショート・ケアの対象患者数と精神科デイ・ケア又は精神科ナイト・ケアの対象患者数の合計は，精神科デイ・ケア又は精神科ナイト・ケアの届出に係る患者数の限度を超えることはできない。この場合において，精神科ショート・ケアの対象患者数の計算に当たっては，精神科デイ・ケアの対象患者数の２分の１として計算する。

(7) 当該療法に要する消耗材料等については，当該保険医療機関の負担とする。

(8) 「注４」に規定する早期加算の対象となる患者は，当該療法の算定を開始してから１年以内又は精神病床を退院して１年以内の患者である。

(9) 「注５」については，入院中の患者であって，退院を予定しているもの（**I 011**精神科退院指導料を算定したもの又は**A 318**地域移行機能強化病棟入院料を算定している患者であって，指定特定相談支援事業者等において，退院後の生活を念頭に置いたサービス等利用計画が作成されているものに限る）に対して，精神科ショート・ケアを行う場合に，入院中１回に限り算定できる。

(10) 「注７」については，概ね40歳未満の患者で構成される10人以下の患者グループに対し，あらかじめ治療内容や到達目標を示した治療計画を作成し，個々の患者に説明し，治療の目的について患者本人が理解できるよう文書で説明し同意を得た上で，治療計画に従って，２名の従事者が当該患者グループに対し精神科ショート・ケアを実施した場合に，40歳未満の患者についてそれぞれ算定する。当該加算は，あらかじめ治療計画に記載された治療期間のみ算定できる。一連の治療計画に従って精神科ショート・ケアを実施している間は，患者グループを構成する患者は固定されることが望ましいが，患者グループの人数が10人に満たない場合であって，既に患者グループを構成する患者の治療に支障のない場合には，治療計画の途中で新たな患者を患者グループに加えることも差し支えない。なお，自閉症スペクトラム及びその近縁の発達障害の患者に対する精神科ショート・ケアの実施に当たっては，「発達障害専門プログラム」（日本医療研究開発機構「発達障害者の特性をふまえた精神科ショートケア・プログラムの開発と臨床応用に関する研究」において作成）を参考に行うことが望ましい。

(11) 「注７」の対象患者は，自閉症スペクトラム及びその近縁の発達障害，薬物依存症若しくは病的賭博のいずれかの疾患を有する患者又はこれらの複数の疾患を併せ持つ患者とする。一連の治療計画において治療の対象となる疾患はいずれか１つであり，例えば自閉症スペクトラムの治療のために精神科ショート・ケアを実施する患者と薬物依存症のために精神科ショート・ケアを実施する患者が，治療計画を共有する同一の患者グループを構成することはできない。また，入院中の患者についても「注７」に規定する加算を算定することができるが，この場合「注５」の規定における「所定点数」には「注７」に規定する加算を含まない。

(12) 入院中の患者が精神科ショート・ケアを行う場合は，対象患者数に含める。

(13) 精神科ショート・ケアを行った場合は，その要点及び診療時間を**診療録等**に記載する。 (令６保医発0305·4)

(別紙様式31)

精神科デイ・ケア等の実施状況に係る報告書

報告年月日：　　年　　月　　日

1　月14回以上精神科デイ・ケア等を実施する患者の割合

(1) 精神科デイ・ケア等を月１回以上実施した患者の数の平均	人
(2) 精神科デイ・ケア等を月14回以上実施した患者の数の平均	人
(3)　　(2) ÷ (1)	

2　精神科デイ・ケア等の平均実施期間

精神科デイ・ケア等を最初に算定した月から報告年の９月末までの月数の平均	月

［記載上の注意点］

1　精神科デイ・ケア等とは，精神科ショート・ケア，精神科デイ・ケア，精神科デイ・ナイト・ケア及び精神科ナイト・ケアをいうこと。

2　「1」の (1) について，報告年度の４月から９月の各月について，当該保険医療機関において精神科デイ・ケア等を１回以上実施した患者数を算出した上で，一月あたりの平均患者数を記入すること。

3　「1」の (2) について，報告年度の４月から９月の各月について，当該保険医療機関において精神科デイ・ケア等を14回以上実施した患者の数を求めた上で，一月あたりの平均患者数を記入すること。

4　「2」について，「1」(3) が0.8未満である場合には，記載する必要はないこと。記載する場合には，報告年度の９月１日から９月30日に１回以上精神科デイ・ケア等を実施した患者について，当該保険医療機関の精神科デイ・ケア等を最初に算定した月から９月末までの月数を算出した上で，平均の月数を記入すること。

I 009 精神科デイ・ケア（1日につき）

1　小規模なもの　**590点**

2　大規模なもの　**700点**

注1　1については，別に厚生労働大臣が定める施設基準〔※告示④第10・1の6，p.965〕に適合しているものとして地方厚生局長等に届け出た保険医療機関において行われる場合に算定する。

2　2については，別に厚生労働大臣が定める施設基準〔※告示④第10・1の6，p.965〕に適合しているものとして地方厚生局長等に届け出た保険医療機関において，疾患等に応じた診療計画を作成して行われる場合に算定する。

3　精神科ショート・ケア，精神科デイ・ケア，精神科ナイト・ケア又は精神科デイ・ナイト・ケアのいずれかを最初に算定した日から起算して１年を超える期間に行われ

精神

る場合には，週５日を限度として算定する。ただし，週３日を超えて算定する場合にあっては，患者の意向を踏まえ，必要性が特に認められる場合に限る。

4 精神科ショート・ケア，精神科デイ・ケア，精神科ナイト・ケア又は精神科デイ・ナイト・ケアのいずれかを最初に算定した日から起算して３年を超える期間に行われる場合であって，週３日を超えて算定する場合には，長期の入院歴を有する患者を除き，当該日における点数は，所定点数の**100分の90**に相当する点数により算定する。

5 精神科ショート・ケア，精神科デイ・ケア，精神科ナイト・ケア又は精神科デイ・ナイト・ケアのいずれかを最初に算定した日から起算して１年以内の期間に行われる場合にあっては，**早期加算**として，**50点**を所定点数に加算する。

6 当該保険医療機関において，入院中の患者であって，退院を予定しているもの（区分番号 I 011に掲げる精神科退院指導料を算定したものに限る）に対して，精神科デイ・ケアを行った場合には，入院中１回に限り，所定点数の**100分の50**に相当する点数を算定する。

7 精神科デイ・ケアを算定した場合は，区分番号 I 008-2に掲げる精神科ショート・ケア，区分番号 I 010に掲げる精神科ナイト・ケア，区分番号 I 010-2に掲げる精神科デイ・ナイト・ケア及び区分番号 I 015に掲げる重度認知症患者デイ・ケア料は算定しない。

→精神科デイ・ケア

(1) 精神科デイ・ケアは，精神疾患を有するものの社会生活機能の回復を目的として個々の患者に応じたプログラムに従ってグループごとに治療するものであり，実施される内容の種類にかかわらず，その実施時間は患者１人当たり１日につき６時間を標準とする。なお，治療上の必要がある場合には，病棟や屋外など，専用の施設以外において当該療法を実施することも可能である。また，この実施に当たっては，患者の症状等に応じたプログラムの作成，効果の判定等に万全を期する。

(2) 「大規模なもの」については，多職種が共同して疾患等に応じた診療計画を作成した場合に算定する。なお，診療終了後に当該計画に基づいて行った診療方法や診療結果について評価を行い，その要点を<u>診療録等</u>に記載している場合には，参加者個別のプログラムを実施することができる。

(3) 精神科デイ・ケアは入院中の患者以外の患者に限り算定する。ただし，他の保険医療機関に入院中の患者であって，退院を予定しているもの（ I 011精神科退院指導料を算定したもの又は A 318地域移行機能強化病棟入院料を算定している患者であって，指定特定相談支援事業者等において，退院後の生活を念頭に置いたサービス等利用計画が作成されているものに限る）に対しては，退院支援の一環として，当該他の医療機関の入院中１回（A 318地域移行機能強化病棟入院料を算定しているものについては入院中４回）に限り算定できる。この場合，当該他の医療機関に照会を行い，退院を予定しているものであること，入院料等について他の保険医療機関を受診する場合の取扱いがなされていること，他の保険医療機関を含め，入院中に精神科デイ・ケアの算定のないことを確認する。また，精神科デイ・ケアを算定している患者に対しては，同一日に行う他の精神科専門療法（他の保険医療機関で実施するものも含む）は，別に算定できない。

(4) 同一の保険医療機関で精神科デイ・ケア等を開始した日から起算して１年を超える場合には，精神科デイ・ケア等の実施回数にかかわらず，算定は１週間に５日を限度とする。ただし，週４日以上算定できるのは，I 008-2精神科ショート・ケアの(4)の**ア**から**エ**までのいずれも満たす場合に限られる。

(5) 月14回以上精神科デイ・ケア等を実施した患者の数等について，毎年10月に「**別紙様式31**」(p.485) を用いて地方厚生（支）局長に報告する。

(6) 治療の一環として治療上の目的を達するために食事を提供する場合にあっては，その費用は所定点数に含まれる。

(7) 同一の患者に対して同一日に精神科デイ・ケアと精神科ナイト・ケアを併せて実施した場合は，精神科デイ・ナイト・ケアとして算定する。

(8) 当該療法に要する消耗材料等については，当該保険医療機関の負担とする。

(9) 「注５」に規定する早期加算の対象となる患者は，当該療法の算定を開始してから１年以内又は精神病床を退院して１年以内の患者である。

(10) 「注６」については，入院中の患者であって，退院を予定しているもの（ I 011精神科退院指導料を算定したもの又は A 318地域移行機能強化病棟入院料を算定している患者であって，指定特定相談支援事業者等において，退院後の生活を念頭に置いたサービス等利用計画が作成されているものに限る）に対して，精神科デイ・ケアを行う場合に，入院中１回に限り算定できる。

(11) 「注４」に掲げる長期の入院歴を有する患者とは，精神疾患により，通算して１年以上の入院歴を有する患者である。

(12) 当該保険医療機関又は他の保険医療機関に入院中の患者に対して精神科デイ・ケアを行う場合，当該患者は精神科デイ・ケアを提供する対象患者数に含める。

(13) 精神科デイ・ケアを行った場合は，その要点及び診療時間を<u>診療録等</u>に記載する。 (令６保医発0305·4)

I 010 精神科ナイト・ケア（１日につき） **540点**

注１ 別に<u>厚生労働大臣が定める施設基準</u>〔※告示④第10・１の６，p.965〕に適合しているものとして地方厚生局長等に届け出た保険医療機関において行われる場合に算定する。

2 精神科ショート・ケア，精神科デイ・ケア，精神科ナイト・ケア又は精神科デイ・ナイト・ケアのいずれかを最初に算定した日から起算して１年を超える期間に行われる場合には，週５日を限度として算定する。ただし，週３日を超えて算定する場合にあっては，患者の意向を踏まえ，必要性が特に認められる場合に限る。

3 精神科ショート・ケア，精神科デイ・ケア，精神科ナイト・ケア又は精神科デイ・ナイト・ケアのいずれかを最初に算定した日から起算して３年を超える期間に行われる場合であって，週３日を超えて算定する場合には，長期の入院歴を有する患者を除き，当該日における点数は，所定点数の**100分の90**に相当する点数により算定する。

4 精神科ショート・ケア，精神科デイ・ケア，精神科ナイト・ケア又は精神科デイ・ナイト・ケアのいずれかを最初に算定した日から起算して１年以内の期間に行われる場合にあっては，**早期加算**として，**50点**を所定点数に加算する。

5 精神科ナイト・ケアを算定した場合は，区分番号Ｉ008-2に掲げる精神科ショート・ケア，区分番号Ｉ009に掲げる精神科デイ・ケア，区分番号Ｉ010-2に掲げる精神科デイ・ナイト・ケア及び区分番号Ｉ015に掲げる重度認知症患者デイ・ケア料は算定しない。

→精神科ナイト・ケア

(1) 精神科ナイト・ケアは，精神疾患を有する者の社会生活機能の回復を目的として行うものであり，その開始時間は午後４時以降とし，実施される内容の種類にかかわらず，その実施時間は患者１人当たり１日につき４時間を標準とする。なお，治療上の必要がある場合には，病棟や屋外など，専用の施設以外において当該療法を実施することも可能である。

(2) その他精神科ナイト・ケアの取扱いについては，精神科デイ・ケアの取扱いに準じて行う。

(3) 精神科ナイト・ケアを算定する場合においては，Ａ000初診料の「注９」及びＡ001再診料の「注７」に規定する夜間・早朝等加算は算定できない。

(4) 精神科ナイト・ケアを行った場合は，その要点及び診療時間を**診療録等**に記載する。 （令６保医発0305･4）

Ｉ010-2 精神科デイ・ナイト・ケア（１日につき） **1,000点**

注１ 別に厚生労働大臣が定める施設基準〔※告示④第10・１の６，p.965〕に適合しているものとして地方厚生局長等に届け出た保険医療機関において行われる場合に算定する。

２ 精神科ショート・ケア，精神科デイ・ケア，精神科ナイト・ケア又は精神科デイ・ナイト・ケアのいずれかを最初に算定した日から起算して１年を超える期間に行われる場合には，週５日を限度として算定する。ただし，週３日を超えて算定する場合にあっては，患者の意向を踏まえ，必要性が特に認められる場合に限る。

３ 精神科ショート・ケア，精神科デイ・ケア，精神科ナイト・ケア又は精神科デイ・ナイト・ケアのいずれかを最初に算定した日から起算して３年を超える期間に行われる場合であって，週３日を超えて算定する場合には，長期の入院歴を有する患者を除き，当該日における点数は，所定点数の**100分の90**に相当する点数により算定する。

４ 精神科ショート・ケア，精神科デイ・ケア，精神科ナイト・ケア又は精神科デイ・ナイト・ケアのいずれかを最初に算定した日から起算して１年以内の期間に行われる場合にあっては，**早期加算**として，**50点**を所定点数に加算する。

５ 当該療法について，疾患等に応じた診療計画を作成して行った場合は，**疾患別等診療計画加算**として，**40点**を所定点数に加算する。

６ 精神科デイ・ナイト・ケアを算定した場合は，区分番号Ｉ008-2に掲げる精神科ショート・ケア，区分番号Ｉ009に掲げる精神科デイ・ケア，区分番号Ｉ010に掲げる精神科ナイト・ケア及び区分番号Ｉ015に掲げる重度認知症患者デイ・ケア料は算定しない。

→精神科デイ・ナイト・ケア

(1) 精神科デイ・ナイト・ケアは，精神疾患を有する者の社会生活機能の回復を目的として行うものであり，実施される内容の種類にかかわらず，その実施時間は患者１人当たり１日につき10時間を標準とする。なお，治療上の必要がある場合には，病棟や屋外など，専用の施設以外において当該療法を実施することも可能である。

(2) 精神科デイ・ナイト・ケアと精神科ショート・ケア，精神科デイ・ケア又は精神科ナイト・ケアの届出を併せて行っている保険医療機関にあっては，精神科デイ・ナイト・ケアと精神科ショート・ケア，精神科デイ・ケア又は精神科ナイト・ケアを各々の患者に対して同時に同一施設で実施することができる。この場合，精神科ショート・ケア，精神科デイ・ケア又は精神科ナイト・ケアを算定する患者は，各々に規定する治療がそれぞれ実施されている場合に限り，それぞれ算定できる。なお，同一日に実施される精神科デイ・ケア等の対象患者数の合計は，精神科デイ・ケア又は精神科デイ・ナイト・ケアの届出に係る患者数の限度を超えることはできない。この場合において，精神科ショート・ケアの対象患者数の計算に当たっては，精神科デイ・ケアの対象患者数の２分の１として計算する。

(3) 「注５」に規定する加算の対象となる患者は，多職種が共同して特掲診療料施設基準等通知の**別添２**の**様式46の２**又はこれに準じる様式により疾患等に応じた診療計画を作成して行った場合に，加算する。なお，診療終了後に，当該計画に基づいて行った診療方法や診療結果について評価を行い，その要点を**診療録等**に記載している場合には，参加者個別のプログラムを実施することができる。

(4) その他精神科デイ・ナイト・ケアの取扱いについては，精神科デイ・ケアの取扱いに準じて行う。

(5) 精神科デイ・ナイト・ケアを行った場合は，その要点及び診療時間を**診療録等**に記載する。 （令６保医発0305･4）

Ｉ011 精神科退院指導料 **320点**

注１ 入院期間が１月を超える精神障害者である患者又はその家族等に対して，精神科の医師，看護師，作業療法士及び精神保健福祉士が共同して，退院後に必要となる保健医療サービス又は福祉サービス等に関する計画を策定し，当該計画に基づき必要な指導を行った場合に，当該入院中１回に限り算定する。

２ 入院期間が１年を超える精神障害者である患者又はその家族等に対して，精神科の医師，看護師，作業療法士及び精神保健福

精神

祉士が共同して，退院後に必要となる保健医療サービス又は福祉サービス等に関する計画を策定し，当該計画に基づき必要な指導を行った場合であって，当該患者が退院したときに，**精神科地域移行支援加算**として，退院時に１回に限り**200点**を所定点数に加算する。

→精神科退院指導料

(1)　精神科退院指導料は，精神科を標榜する保険医療機関において，１月を超えて入院している精神疾患を有する者又はその家族等退院後の患者の看護に当たる者に対して，精神科を担当する医師，看護師，作業療法士及び精神保健福祉士が共同して，必要に応じて障害福祉サービス事業所及び相談支援事業所等と連携しつつ，保健医療サービス又は福祉サービス等に関する計画を策定し，**別紙様式24** (p.488) を参考として作成した文書により，退院後の治療計画，退院後の療養上の留意点，退院後に必要となる保健医療サービス又は福祉サービス等について医師が説明を行った場合に算定する。また，入院期間が１年を超える精神疾患を有する者又はその家族等退院後の患者の看護に当たる者に対して，当該計画に基づき必要な指導を行った場合であって，当該患者が退院したときには，精神科地域移行支援加算として，退院時に１回に限り算定する。なお，説明に用いた文書は，患者又はその家族等に交付するとともに，その写しを**診療録**に添付する。家族

(2)　精神科退院指導料は，指導を行ったもの及び指導の対象が患者又はその家族等であるか等の如何を問わず，算定の基礎となる退院につき，１回に限り当該患者の入院中に算定する。

(3)　入院の日及び入院期間の取扱いについては，入院基本料における取扱いと同様である。

(4)　死亡退院の場合又は他の病院若しくは診療所に入院するため転院した場合については，算定できない。

(令６保医発0305･4)

I 011-2　精神科退院前訪問指導料　380点

注１　入院中の患者の円滑な退院のため，患家等を訪問し，当該患者又はその家族等に対して，退院後の療養上の指導を行った場合に，当該入院中３回（入院期間が６月を超えると見込まれる患者にあっては，当該入院中６回）に限り算定する。

２　保健師，看護師，作業療法士又は精神保健福祉士が共同して訪問指導を行った場合は，**320点**を所定点数に加算する。

３　注１に掲げる指導に要した交通費は，患家の負担とする。

→精神科退院前訪問指導料

(1)　精神科退院前訪問指導料は，精神科を標榜する保険医療機関に入院している精神疾患を有する者の円滑な退院のため，患家又は精神障害者施設，小規模作業所等を訪問し，患者の病状，生活環境及び家族関係等を考慮しながら，患者又は家族等の退院後患者の看護や相談に当たる者に対して，必要に応じて障害福祉サービス事業所及び相談支援事業所等と連携しつつ，退院後の療養上必要な指導や，在宅療養に向けた調整を行った場合に算定する。なお，医師の指示を受けて保険医療機関の保健師，看護師，作業療法士又は精神保健福祉士が訪問し，指導を行った場合にも算定できる。

（別紙様式24）

（精神科）退院療養計画書

（患者氏名）　　　　殿

年　月　日

病棟（病室）	
主治医以外の担当者名	
予想される退院日	
退院後の治療計画	
退院後の療養上の留意点	
退院後必要となる保健医療サービス又は福祉サービス	
その他	

注）退院日等は，現時点で予想されるものである。

（主治医氏名）　　　　印

(2)　精神科退院前訪問指導料は，指導を行ったもの及び指導の対象が患者又はその家族等であるか等の如何を問わず，１回の入院につき３回（当該入院期間が６月を超えると見込まれる患者にあっては，６回）に限り指導の実施日にかかわらず退院日に算定する。

(3)　「注２」の加算は，患者の社会復帰に向けた調整等を行うに当たり，必要があって複数の職種が共同して指導を行った場合に算定するものであり，単一の職種の複数名による訪問の場合は対象としない。

(4)　精神科退院前訪問指導料は，退院して患家に復帰又は精神障害者施設に入所する患者が算定の対象であり，医師又は看護師，作業療法士若しくは精神保健福祉士が配置されている施設に入所予定の患者は算定の対象としない。

(5)　精神科退院前訪問指導を行った場合は，指導内容の要点を**診療録等**に記載する。

(6)　精神科退院前訪問指導に当たっては，当該保険医療機関における看護業務等に支障を来すことのないよう留意する。

(7)　保険医療機関は，精神科退院前訪問指導の実施に当たっては，保健所等の実施する訪問指導事業等関連事業との連携に十分配慮する。

(8)　B 007退院前訪問指導料を算定した場合は，精神科退院前訪問指導料は算定できない。(令６保医発0305･4)

I 012　精神科訪問看護・指導料

１　精神科訪問看護・指導料（Ⅰ）

イ　保健師又は看護師による場合
- (1)　週３日目まで　30分以上の場合　**580点**
- (2)　週３日目まで　30分未満の場合　**445点**
- (3)　週４日目以降　30分以上の場合　**680点**
- (4)　週４日目以降　30分未満の場合　**530点**

ロ　准看護師による場合
- (1)　週３日目まで　30分以上の場合　**530点**
- (2)　週３日目まで　30分未満の場合　**405点**
- (3)　週４日目以降　30分以上の場合　**630点**
- (4)　週４日目以降　30分未満の場合　**490点**

ハ　作業療法士による場合
- (1)　週３日目まで　30分以上の場合　**580点**
- (2)　週３日目まで　30分未満の場合　**445点**
- (3)　週４日目以降　30分以上の場合　**680点**
- (4)　週４日目以降　30分未満の場合　**530点**

ニ　精神保健福祉士による場合

精神

(1) 週３日目まで　30分以上の場合 **580点**
(2) 週３日目まで　30分未満の場合 **445点**
(3) 週４日目以降　30分以上の場合 **680点**
(4) 週４日目以降　30分未満の場合 **530点**

2 削除

3 精神科訪問看護・指導料（Ⅲ）

イ　保健師又は看護師による場合
(1) 同一日に２人
①週３日目まで　30分以上の場合 **580点**
②週３日目まで　30分未満の場合 **445点**
③週４日目以降　30分以上の場合 **680点**
④週４日目以降　30分未満の場合 **530点**
(2) 同一日に３人以上
①週３日目まで　30分以上の場合 **293点**
②週３日目まで　30分未満の場合 **225点**
③週４日目以降　30分以上の場合 **343点**
④週４日目以降　30分未満の場合 **268点**

ロ　准看護師による場合
(1) 同一日に２人
①週３日目まで　30分以上の場合 **530点**
②週３日目まで　30分未満の場合 **405点**
③週４日目以降　30分以上の場合 **630点**
④週４日目以降　30分未満の場合 **490点**
(2) 同一日に３人以上
①週３日目まで　30分以上の場合 **268点**
②週３日目まで　30分未満の場合 **205点**
③週４日目以降　30分以上の場合 **318点**
④週４日目以降　30分未満の場合 **248点**

ハ　作業療法士による場合
(1) 同一日に２人
①週３日目まで　30分以上の場合 **580点**
②週３日目まで　30分未満の場合 **445点**
③週４日目以降　30分以上の場合 **680点**
④週４日目以降　30分未満の場合 **530点**
(2) 同一日に３人以上
①週３日目まで　30分以上の場合 **293点**
②週３日目まで　30分未満の場合 **225点**
③週４日目以降　30分以上の場合 **343点**
④週４日目以降　30分未満の場合 **268点**

ニ　精神保健福祉士による場合
(1) 同一日に２人
①週３日目まで　30分以上の場合 **580点**
②週３日目まで　30分未満の場合 **445点**
③週４日目以降　30分以上の場合 **680点**
④週４日目以降　30分未満の場合 **530点**
(2) 同一日に３人以上
①週３日目まで　30分以上の場合 **293点**
②週３日目まで　30分未満の場合 **225点**
③週４日目以降　30分以上の場合 **343点**
④週４日目以降　30分未満の場合 **268点**

注１　1については，入院中の患者以外の精神障害者である患者又はその家族等〔当該患者と同一の建物に居住する他の患者に対して当該保険医療機関が同一日に精神科訪問看護・指導を行う場合の当該患者（以下この区分番号において「同一建物居住者」という）を除く〕に対して，当該患者を診察した精神科を標榜する保険医療機関の保健師，看護師，准看護師，作業療法士又は精神保健福祉士（以下この区分番号において「看護師等」という）を訪問させて，看護又は療養上必要な指導を行わせた場合に，精神科訪問看護・指導料（Ⅲ），区分番号C005に掲げる在宅患者訪問看護・指導料（３を除く）及び区分番号C005-1-2に掲げる同一建物居住者訪問看護・指導料（３を除く）を算定する日と合わせて週３回（当該患者の退院後３月以内の期間において行われる場合にあっては，週５回）に限り算定する。ただし，当該患者が服薬中断等により急性増悪した場合であって，医師が必要と認め指示した場合には，１月に１回に限り，当該急性増悪した日から７日以内の期間については，１日につき１回に限り算定することができる。

2　3については，入院中の患者以外の精神障害者である患者又はその家族等であって，同一建物居住者であるものに対して，当該患者を診察した精神科を標榜する保険医療機関の看護師等を訪問させて，看護又は療養上必要な指導を行わせた場合に，精神科訪問看護・指導料（Ⅰ），区分番号C005に掲げる在宅患者訪問看護・指導料（３を除く）及び区分番号C005-1-2に掲げる同一建物居住者訪問看護・指導料（３を除く）を算定する日と合わせて週３回（当該患者の退院後３月以内の期間において行われる場合にあっては，週５回）に限り，患者１人につきそれぞれ所定点数を算定する。ただし，当該患者が服薬中断等により急性増悪した場合であって，医師が必要と認め指示した場合には，１月に１回に限り，当該急性増悪した日から７日以内の期間について，１日につき１回に限り算定することができる。

3　注１ただし書及び注２ただし書の患者について，更に継続した訪問看護が必要と医師が判断した場合には，急性増悪した日から１月以内の医師が指示した連続した７日間（注１ただし書及び注２ただし書に規定する期間を除く）については，１日につき１回に限り算定することができる。

4　注１及び注２に規定する場合（いずれも30分未満の場合を除く）であって，複数の看護師等又は看護補助者を訪問させて，看護又は療養上必要な指導を行わせた場合は，**複数名精神科訪問看護・指導加算**として，次に掲げる区分に従い，１日につき，いずれかを所定点数に加算する。ただし，ハの場合にあっては週１日を限度とする。

イ　所定点数を算定する精神科訪問看護・指導を行う保健師又は看護師が他の保健師，看護師，作業療法士又は精神保健福祉士と同時に精神科訪問看護・指導を行う場合
(1) １日に１回の場合
①　同一建物内１人又は２人 **450点**
②　同一建物内３人以上 **400点**

精神

(2) １日に２回の場合
① 同一建物内１人又は２人 900点
② 同一建物内３人以上 810点
(3) １日に３回以上の場合
① 同一建物内１人又は２人 1,450点
② 同一建物内３人以上 1,300点

ロ 所定点数を算定する精神科訪問看護・指導を行う保健師又は看護師が准看護師と同時に精神科訪問看護・指導を行う場合
(1) １日に１回の場合
① 同一建物内１人又は２人 380点
② 同一建物内３人以上 340点
(2) １日に２回の場合
① 同一建物内１人又は２人 760点
② 同一建物内３人以上 680点
(3) １日に３回以上の場合
① 同一建物内１人又は２人 1,240点
② 同一建物内３人以上 1,120点

ハ 所定点数を算定する精神科訪問看護・指導を行う保健師又は看護師が看護補助者と同時に精神科訪問看護・指導を行う場合
(1) 同一建物内１人又は２人 300点
(2) 同一建物内３人以上 270点

5 注１及び注２に規定する場合であって，別に厚生労働大臣が定める長時間の訪問を要する者〔※告示④第10・１の７(1), p.967〕に対し，保険医療機関の看護師等が，長時間にわたる精神科訪問看護・指導を実施した場合には，**長時間精神科訪問看護・指導加算**として週１日（別に厚生労働大臣が定める者〔※告示④第10・１の７(2), p.967〕の場合にあっては週３日）に限り，**520点**を所定点数に加算する。

6 注１及び注２に規定する場合であって，夜間（午後６時から午後10時までの時間をいう）又は早朝（午前６時から午前８時までの時間をいう）に精神科訪問看護・指導を行った場合は，**夜間・早朝訪問看護加算**として**210点**を所定点数に加算し，深夜に精神科訪問看護・指導を行った場合は，**深夜訪問看護加算**として**420点**を所定点数に加算する。

7 注１及び注２に規定する場合であって，患者又はその家族等の求めを受けた診療所又は在宅療養支援病院の保険医（精神科の医師に限る）の指示により，保険医療機関の看護師等が緊急に精神科訪問看護・指導を実施した場合には，**精神科緊急訪問看護加算**として，次に掲げる区分に従い，１日につき，いずれかを所定点数に加算する。
イ 月14日目まで 265点
ロ 月15日目以降 200点

8 精神科訪問看護・指導料を算定した場合には，区分番号C005に掲げる在宅患者訪問看護・指導料又はC005-1-2に掲げる同一建物居住者訪問看護・指導料は，算定しない。

9 精神科訪問看護・指導に要した交通費は，患家の負担とする。

10 区分番号Ｉ016に掲げる精神科在宅患者支援管理料を算定する患者に対して，当該患者に対する診療を担う保険医療機関（訪問看護を行うものに限る）の保険医が必要と認めて，１日に２回又は３回以上の精神科訪問看護・指導を行った場合には，**精神科複数回訪問加算**として，次に掲げる区分に従い，１日につき，いずれかを所定点数に加算する。
イ １日に２回の場合
(1) 同一建物内１人又は２人 450点
(2) 同一建物内３人以上 400点
ロ １日に３回以上の場合
(1) 同一建物内１人又は２人 800点
(2) 同一建物内３人以上 720点

11 別に厚生労働大臣が定める者〔※告示④第10・１の８, p.968〕について，保険医療機関の看護師又は准看護師が，登録喀痰吸引等事業者又は登録特定行為事業者と連携し，喀痰吸引等が円滑に行われるよう，喀痰吸引等に関してこれらの事業者の介護の業務に従事する者に対して必要な支援を行った場合には，**看護・介護職員連携強化加算**として，月１回に限り**250点**を所定点数に加算する。

12 保険医療機関の看護師等が，最も合理的な経路及び方法による当該保険医療機関の所在地から患家までの移動にかかる時間が１時間以上である者に対して精神科訪問看護・指導を行い，次のいずれかに該当する場合，**特別地域訪問看護加算**として，所定点数の**100分の50**に相当する点数を加算する。
イ 別に厚生労働大臣が定める地域〔※告示④第10・１の９, p.968〕に所在する保険医療機関の看護師等が精神科訪問看護・指導を行う場合
ロ 別に厚生労働大臣が定める地域〔※告示④第10・１の９, p.968〕外に所在する保険医療機関の看護師等が別に厚生労働大臣が定める地域〔※告示④第10・１の９, p.968〕の患家に対して精神科訪問看護・指導を行う場合

13 組織的な感染防止対策につき区分番号Ａ000に掲げる初診料の注11及び区分番号Ａ001に掲げる再診料の注15に規定する別に厚生労働大臣が定める施設基準〔※告示③第３・３の３, p.683〕に適合しているものとして地方厚生局長等に届け出た保険医療機関（診療所に限る）においては，**外来感染対策向上加算**として，月１回に限り**６点**を所定点数に加算する。ただし，発熱その他感染症を疑わせるような症状を呈する患者に対して適切な感染防止対策を講じた上で，精神科訪問看護・指導を行った場合については，**発熱患者等対応加算**として，月１回に

限り**20点**を更に所定点数に加算する。この場合において，区分番号**A000**に掲げる初診料の注11，区分番号**A001**に掲げる再診料の注15，第１部の通則第３号又は第２部の通則第５号にそれぞれ規定する外来感染対策向上加算を算定した月は，別に算定できない。

14　感染症対策に関する医療機関間の連携体制につき区分番号**A000**に掲げる初診料の注12及び区分番号**A001**に掲げる再診料の注16に規定する別に厚生労働大臣が定める施設基準〔※告示③第３・３の４，p.684〕に適合しているものとして地方厚生局長等に届け出た保険医療機関において，注13に規定する外来感染対策向上加算を算定した場合は，**連携強化加算**として，月１回に限り**３点**を更に所定点数に加算する。

15　感染防止対策に資する情報を提供する体制につき区分番号**A000**に掲げる初診料の注13及び区分番号**A001**に掲げる再診料の注17に規定する別に厚生労働大臣が定める施設基準〔※告示③第３・３の５，p.684〕に適合しているものとして地方厚生局長等に届け出た保険医療機関において，注13に規定する外来感染対策向上加算を算定した場合は，**サーベイランス強化加算**として，月１回に限り**１点**を更に所定点数に加算する。

16　抗菌薬の使用状況につき区分番号**A000**に掲げる初診料の注14及び区分番号**A001**に掲げる再診料の注18に規定する別に厚生労働大臣が定める施設基準〔※告示③第３・３の６，p.684〕に適合しているものとして地方厚生局長等に届け出た保険医療機関において，注13に規定する外来感染対策向上加算を算定した場合は，**抗菌薬適正使用体制加算**として，月１回に限り**５点**を更に所定点数に加算する。

17　別に厚生労働大臣が定める施設基準〔※告示④第10・１の９の２，p.968〕に適合しているものとして地方厚生局長等に届け出た保険医療機関の看護師等（准看護師を除く）が，健康保険法第３条第13項の規定による電子資格確認により，患者の診療情報を取得等した上で精神科訪問看護・指導の実施に関する計画的な管理を行った場合には，**訪問看護医療DX情報活用加算**として，月１回に限り**５点**を所定点数に加算する。ただし，区分番号**A000**に掲げる初診料の注15，区分番号**A001**に掲げる再診料の注19若しくは区分番号**A002**に掲げる外来診療料の注10にそれぞれ規定する医療情報取得加算，区分番号**A000**に掲げる初診料の注16に規定する医療DX推進体制整備加算又は区分番号**C001**に掲げる在宅患者訪問診療料（Ⅰ）の注13（区分番号**C001-2**の注６の規定により準用する場合を含む）若しくは区分番号**C003**に掲げる在宅がん医療総合診療料の注８にそれぞれ規定する在宅医療DX情報活用加算又は区分番号**C005**に掲げる在宅患者訪問看護・指導料の注17（区分番号**C005-1-2**の注６の規定により準用する場合を含む）に規定する訪問看護医療DX情報活用加算を算定した月は，訪問看護医療DX情報活用加算は算定できない。

【2024年改定による主な変更点】【新設】「注17」訪問看護医療DX情報活用加算：①電子請求，②電子資格確認，③医療DX推進体制の掲示，④掲示事項のウェブサイト掲載（**【経過措置】**2025年５月末まで猶予）――等に適合した届出医療機関で月１回算定可。

→精神科訪問看護・指導料

(1)　精神科訪問看護・指導料（Ⅰ）又は（Ⅲ）は，精神科を標榜している保険医療機関において精神科を担当している医師の指示を受けた当該保険医療機関の保健師，看護師，准看護師，作業療法士又は精神保健福祉士（以下「**保健師等**」という）が，精神疾患を有する入院中以外の患者又はその家族等の了解を得て患家を訪問し，個別に患者又はその家族等に対して看護及び社会復帰指導等を行った場合に算定する。

(2)　「注１」及び「注２」に規定する**精神科訪問看護・指導料（Ⅰ）及び（Ⅲ）の算定回数**は，週（日曜日から土曜日までの連続した７日間をいう）について計算する。また，「注１」ただし書及び「注２」ただし書の患者に対する算定回数は，急性増悪した日から連続した７日間について計算する。また，同一日に複数回精神科訪問看護・指導を行った場合であっても，１日につき１回に限り算定する。

(3)　「注１」のただし書及び「注２」のただし書に規定する場合とは，患者が急性増悪した状態であって，精神科を担当している医師が患者を直接診察した上で，精神科訪問看護・指導の必要性を認め，指示した場合である。また，「注３」に規定する場合には，医師が患者を直接診察していない場合であっても，当該患者に対して精神科訪問看護・指導を行った保健師等からの情報により，精神科を担当している医師が患者の病状を十分に把握し，必要と判断して，指示した場合を含む。

(4)　「注１」ただし書及び「注２」ただし書に規定する場合並びに「注３」に規定する場合においては，それぞれの指示は月に１回ずつに限り，その必要性について，急性増悪の状態及び指示内容の要点と併せて**診療録**に記載し，**診療報酬明細書**にもその必要性について記載する。

(5)　**精神科訪問看護・指導料（Ⅲ）**は，精神科訪問看護・指導を受けようとする同一建物居住者に対して，当該患者を診察した精神科を標榜する保険医療機関の保健師等を訪問させて，看護又は療養上必要な指導を行った場合に，以下の**ア**又は**イ**により算定する。なお，同一建物居住者に係る人数については，同一日に**C005-1-2**同一建物居住者訪問看護・指導料を算定する患者数と精神科訪問看護・指導料（Ⅲ）を算定する患者数とを合算した人数とする。

ア　同一建物居住者が２人の場合は，当該患者全員に対して，イの(1)，ロの(1)，ハの(1)又はニの(1)により算定

イ　同一建物居住者が３人以上の場合は，当該患者全員に対して，イの(2)，ロの(2)，ハの(2)又はニの(2)により算定

(6)　同一建物居住者とは，基本的には，建築基準法第２条第１号に掲げる建築物に居住する複数の患者のことをいうが，具体的には，例えば以下のような患者のこ

精神

とをいう。

ア　老人福祉法（昭和38年法律第133号）第20条の４に規定する養護老人ホーム，老人福祉法第20条の６に規定する軽費老人ホーム，老人福祉法第29条第１項に規定する有料老人ホーム，老人福祉法第20条の５に規定する特別養護老人ホーム，マンションなどの集合住宅等に入居又は入所している複数の患者

イ　介護保険法第８条第９項に規定する短期入所生活介護，介護保険法第８条第18項に規定する小規模多機能型居宅介護（指定地域密着型サービスの事業の人員，設備及び運営に関する基準第63条第５項に規定する宿泊サービスに限る），介護保険法第８条第19項に規定する認知症対応型共同生活介護，介護保険法第８条の２第９項に規定する介護予防短期入所生活介護，介護保険法第８条の２第16項に規定する介護予防小規模多機能型居宅介護〔指定地域密着型介護予防サービスの事業の人員，設備及び運営並びに指定地域密着型介護予防サービスに係る介護予防のための効果的な支援の方法に関する基準（平成18年厚生労働省令第36号）第44条第５項に規定する宿泊サービスに限る〕，介護保険法第８条の２第17項に規定する介護予防認知症対応型共同生活介護などのサービスを受けている複数の患者

(7)　精神科訪問看護・指導料（Ⅰ）及び（Ⅲ）は，１回の訪問の実施時間に基づき，30分未満，30分以上90分程度の時間区分のいずれか一方の所定点数を算定する。30分未満の訪問については，当該患者に短時間訪問の必要性があると医師が認めた場合にのみ算定する。

(8)　同一の患者について，**訪問看護ステーションにおいて訪問看護療養費を算定した月**については，精神科訪問看護・指導料を算定できない。ただし，次に掲げる場合はこの限りではない。なお，オの場合にあっては，精神科訪問看護・指導料及び訪問看護基本療養費を算定する日と合わせて週３日（退院後３月以内の期間において行われる場合にあっては，週５日）を限度とする。

ア　特掲診療料の施設基準等**別表第７**（p.1031）に掲げる疾病等の患者及び特掲診療料の施設基準等**別表第８**（p.1031）に掲げる状態等の患者について，訪問看護療養費を算定した場合

イ　服薬中断等により急性増悪した場合であって，一時的に週４日以上の頻回の精神科訪問看護・指導を行う必要を認めた患者

ウ　当該保険医療機関を退院後３月以内の患者

エ　I016精神科在宅患者支援管理料を算定する患者

オ　精神科在宅患者支援管理料の施設基準に適合しているものとして地方厚生（支）局長へ届け出ている保険医療機関において，精神保健福祉士による精神科訪問看護・指導を行う場合

(9)　(8)のただし書の場合において，同一の患者について，精神科訪問看護・指導料及び訪問看護療養費を算定できる場合であっても，訪問看護療養費を算定した日については，精神科訪問看護・指導料を算定できない。ただし，精神科在宅患者支援管理料１又は３を算定する保険医療機関及び当該保険医療機関と連携する特別の関係（p.30）にある訪問看護ステーションのそれぞれが同一日に訪問看護を実施した場合における精神科訪問看護・指導料（作業療法士又は精神保健福祉士による場合に限る）の算定，並びに精神科在宅患者支援管理料２を算定する保険医療機関及び当該保険医療機関と連携する訪問看護ステーションのそれぞれが同一日に訪問看護を実施した場合における精神科訪問看護・指導料の算定は，この限りでない。

(10)　同一の患者について，**複数の保険医療機関や訪問看護ステーションにおいて精神科訪問看護・指導を行う場合**は，当該保険医療機関及び訪問看護ステーション間において十分に連携を図る。具体的には，精神科訪問看護・指導の実施による患者の目標の設定，計画の立案，精神科訪問看護・指導の実施状況及び評価を共有する。

(11)　介護保険法第８条第20項に規定する**認知症対応型共同生活介護を行う施設**，高齢者の居住の安定確保に関する法律第５条第１項に規定する**サービス付き高齢者向け住宅**，障害者総合支援法第５条第１項に規定する**障害福祉サービスを行う施設**又は**その他の高齢者向け施設等**に入所している患者に精神科訪問看護・指導を行う場合においては，介護保険等による医療及び看護サービスの提供に係る加算の算定等を含む当該施設における利用者の医療ニーズへの対応について確認し，当該施設で行われているサービスと十分に連携する。また，当該施設において当該保険医療機関が日常的な健康管理等（医療保険制度の給付によるものを除く）を行っている場合は，健康管理等と医療保険制度の給付による精神科訪問看護・指導を区別して実施する。

(12)　「注４」に規定する**複数名精神科訪問看護・指導加算**は，精神科を担当する医師が，複数の保健師等又は看護補助者による患家への訪問が必要と判断し，患者又はその家族等に同意を得て，当該医師の指示を受けた当該保険医療機関の保健師又は看護師と保健師等又は看護補助者が，患者又はその家族等に対して看護及び社会復帰指導等を行った場合（30分未満の場合を除く）は，１日につき「注４」のイからハまでのいずれかを算定する。精神科訪問看護・指導を行う保健師又は看護師に保健師，看護師，作業療法士又は精神保健福祉士が同行する場合はイを，准看護師が同行する場合はロを，１日当たりの回数に応じて算定する。また，看護補助者が同行する場合はハを所定点数に加算する。ただし，看護補助者が同行する場合には，週１日を限度として所定点数に加算する。単に２人の保健師等又は看護補助者が同時に精神科訪問看護・指導を行ったことのみをもって算定することはできない。

また，精神科訪問看護・指導料（Ⅲ）を算定する場合にあっては，同一建物内において，当該加算又はC005-1-2同一建物居住者訪問看護・指導料の「注４」に規定する複数名訪問看護・指導加算（同時に訪問看護・指導を実施する職種及び１日当たりの回数の区分が同じ場合に限る）を同一日に算定する患者の人数に応じて，以下のア又はイにより算定する。

ア　同一建物内に１人又は２人の場合は，当該加算を算定する患者全員に対して，「注４」の「イ」の(1)の①，「イ」の(2)の①，「イ」の(3)の①，「ロ」の(1)の①，「ロ」の(2)の①，「ロ」の(3)の①又は「ハ」の(1)により算定

イ　同一建物内に３人以上の場合は，当該加算を算定する患者全員に対して，「注４」の「イ」の(1)の②，「イ」の(2)の②，「イ」の(3)の②，「ロ」の(1)の②，「ロ」の(2)の②，「ロ」の(3)の②又は「ハ」の(2)により算定

(13)　保健師又は看護師と同行する看護補助者は，常に同行の必要はないが，必ず患家において両者が同時に滞在する一定の時間を確保する。

(14)　「注５」に規定する**長時間精神科訪問看護・指導加算**は，特掲診療料の施設基準等**第10の１の７**の(1)（p.967）に規定する長時間の訪問を要する者に対して，１回の精神科訪問看護・指導の時間が90分を超えた場

精神

合について算定するものであり，週１回〔特掲診療料の施設基準等**第10の１の７**の(2)（p.967）に規定する者にあっては週３回〕に限り算定できる。なお，特掲診療料の施設基準等**第10の１の７**の(1)のイ及び(2)のイに規定する者のうち，超重症児・準超重症児については，基本診療料施設基準通知の**別添６**の**別紙14**（p.755）の超重症児（者）・準超重症児（者）の判定基準による判定スコアが10以上のものをいう。

(15) 「注６」に規定する**夜間・早朝訪問看護加算**は，夜間（午後６時から午後10時までの時間をいう）又は早朝（午前６時から午前８時までの時間をいう）に精神科訪問看護・指導を行った場合に，深夜訪問看護加算は深夜（午後10時から午前６時までの時間をいう）に精神科訪問看護・指導を行った場合に，所定点数を加算する。当該加算は，精神科緊急訪問看護加算との併算定を可とする。

(16) (15)は患者の求めに応じて，当該時間に精神科訪問看護・指導を行った場合に算定できるものであり，保険医療機関の都合により，当該時間に保健師等を訪問させて精神科訪問看護・指導を行った場合には算定できない。

(17) 「注７」に規定する**精神科緊急訪問看護加算**は，精神科訪問看護計画に基づき定期的に行う精神科訪問看護・指導以外であって，患者又はその家族等の緊急の求めに応じて，精神科を担当する医師の指示により，保健師等が精神科訪問看護・指導を行った場合に１日につき１回に限り加算する。また，当該加算を算定する場合には，**診療報酬明細書**の摘要欄にその理由を詳細に記載する。

(18) 精神科緊急訪問看護加算に係る精神科緊急訪問看護を行った場合は，速やかに指示を行った精神科を担当する医師に患者の病状等を報告するとともに，必要な場合は精神科特別訪問看護指示書の交付を受け，精神科訪問指導計画について見直しを行う。

(19) 医師は，保健師等に対して行った指示内容の要点を**診療録**に記載する。

(20) 保健師等は，患者又はその家族等の緊急の求めの内容の要点，医師の指示及び当該指示に基づき行った指導の内容の要点，月の初日の訪問看護・指導時におけるGAF尺度により判定した値並びに精神科訪問看護・指導を実施した際の開始時刻及び終了時刻を記録する。また，保険医療機関における日々の精神科訪問看護・指導を実施した患者氏名，訪問場所，訪問時間（開始時刻及び終了時刻）及び訪問人数等について記録し，保管しておく。

(21) 保険医療機関は，精神科訪問看護・指導の実施に当たっては，保健所の実施する訪問指導事業との連携に十分配慮する。

(22) 「注９」に規定する交通費は実費とする。

(23) 精神科在宅患者支援管理料１又は３を算定する保険医療機関と連携する訪問看護ステーションのそれぞれが，同一日において訪問看護を行った場合は，それぞれが精神科訪問看護・指導料（作業療法士又は精神保健福祉士による場合に限る）及び精神科訪問看護基本療養費を算定することができる。

(24) 「注10」に規定する**精神科複数回訪問加算**は，精神科在宅患者支援管理料を算定する保険医療機関が，精神科在宅患者支援管理料を算定し，医師が複数回の精神科訪問看護・指導が必要であると認めた患者に対して，１日に２回又は３回以上の訪問看護を行った場合に，患者１人につき，それぞれの点数を加算する。

また，精神科訪問看護・指導料（Ⅲ）を算定する場合にあっては，同一建物内において，当該加算又はC005-1-2同一建物居住者訪問看護・指導料の「注３」に規定する難病等複数回訪問加算（１日当たりの回数の区分が同じ場合に限る）を同一日に算定する患者の人数に応じて，以下の**ア**又は**イ**により算定する。

ア 同一建物内に１人又は２人の場合は，当該加算を算定する患者全員に対して，「注10」の「イ」の(1)又は「ロ」の(1)により算定

イ 同一建物内に３人以上の場合は，当該加算を算定する患者全員に対して，「注10」の「イ」の(2)又は「ロ」の(2)により算定

(25) 精神科在宅患者支援管理料１又は３を算定する保険医療機関と連携する訪問看護ステーションのそれぞれが，同一日に２回又は３回以上の訪問看護を行った場合は，当該訪問看護ステーションは訪問看護療養費に係る精神科複数回訪問加算を算定せず，当該保険医療機関が「注10」に規定する精神科複数回訪問加算を算定する。

(26) **精神科在宅患者支援管理料１又は３**を算定する保険医療機関と連携する訪問看護ステーションのそれぞれが，同一時間帯に訪問看護を実施した場合は，当該訪問看護ステーションは精神科訪問看護基本療養費を算定せず，当該保険医療機関が精神科訪問看護・指導料（Ⅰ）又は（Ⅲ）を算定する。

(27) **精神科在宅患者支援管理料２**を算定する保険医療機関と連携する訪問看護ステーションのそれぞれが，同一日に２回又は３回以上の訪問看護を行った場合，当該訪問看護ステーションが訪問看護療養費に係る精神科複数回訪問加算を算定し，当該保険医療機関は「注10」に規定する精神科複数回訪問加算を算定できない。

(28) **精神科在宅患者支援管理料２**を算定する保険医療機関と連携する訪問看護ステーションのそれぞれが，同一時間帯に訪問看護を実施した場合は，当該訪問看護ステーションが精神科訪問看護基本療養費を算定し，当該保険医療機関は精神科訪問看護・指導料（Ⅰ）又は（Ⅲ）を算定できない。

(29) 「注11」に規定する**看護・介護職員連携強化加算**については，保険医療機関の看護師又は准看護師が，口腔内の喀痰吸引，鼻腔内の喀痰吸引，気管カニューレ内部の喀痰吸引，胃瘻若しくは腸瘻による経管栄養又は経鼻経管栄養を必要とする患者に対して，社会福祉士及び介護福祉士法第48条の３第１項の登録を受けた登録喀痰吸引等事業者又は同法附則第27条第１項の登録を受けた登録特定行為事業者（以下「登録喀痰吸引等事業者等」という）の介護職員等（以下「介護職員等」という）が実施する社会福祉士及び介護福祉士法施行規則第１条各号に掲げる医師の指示の下に行われる行為（以下「喀痰吸引等」という）の業務が円滑に行われるよう支援を行う取組を評価するものである。

ア 当該加算は，患者の病状やその変化に合わせて，主治医の指示により，(イ)及び(ロ)の対応を行っている場合に算定する。

(イ) 喀痰吸引等に係る計画書や報告書の作成及び緊急時等の対応についての助言

(ロ) 介護職員等に同行し，患者の居宅において喀痰吸引等の業務の実施状況についての確認

イ 当該加算は，次の場合には算定できない。

(イ) 介護職員等の喀痰吸引等に係る基礎的な技術取得や研修目的での同行訪問

(ロ) 同一の患者に，他の保険医療機関又は訪問看護ステーションにおいて看護・介護職員連携強化加算を算定している場合

ウ 当該加算は，介護職員等と同行訪問を実施した日の属する月の初日の訪問看護・指導の実施日に算定する。また，その内容を訪問看護記録書に記録する。

エ 登録喀痰吸引等事業者等が，患者に対する安全なサービス提供体制整備や連携体制確保のために会議を行う場合は，当該会議に出席し連携する。また，その場合は，会議の内容を訪問看護記録書に記録する。

オ 患者又はその家族等から電話等により看護に関する意見を求められた場合に対応できるよう，患者又はその家族等に対して，保険医療機関の名称，所在地，電話番号並びに時間外及び緊急時の連絡方法を記載した文書を交付する。

(30) 「注12」に規定する**特別地域訪問看護加算**は，当該保険医療機関の所在地から患家までの訪問につき，最も合理的な通常の経路及び方法で片道1時間以上要する患者に対して，特別地域に所在する保険医療機関の保健師等が精神科訪問看護・指導を行った場合又は特別地域外に所在する保険医療機関の保健師等が，特別地域に居住する患者に対して精神科訪問看護・指導を行った場合に，精神科訪問看護・指導料の所定点数（注に規定する加算は含まない）の**100分の50**に相当する点数を加算する。なお，当該加算は，交通事情等の特別の事情により訪問に要した時間が片道1時間以上となった場合は算定できない。特別地域訪問看護加算を算定する保険医療機関は，その所在地又は患家の所在地が特別地域に該当するか否かについては，地方厚生（支）局に確認する。

(31) 「注13」に規定する**外来感染対策向上加算**は，診療所における，平時からの感染防止対策の実施や，地域の医療機関等が連携して実施する感染症対策への参画，新興感染症の発生時等に都道府県等の要請を受けて発熱患者等の外来診療等を実施する体制の確保を更に推進する観点から，診療時の感染防止対策に係る体制を評価するものであり，別に厚生労働大臣が定める施設基準に適合しているものとして地方厚生（支）局長に届け出た診療所において精神科訪問看護・指導料を算定する場合に，患者1人につき月1回に限り加算することができる。ただし，同一月にA000の「注11」，A001の「注15」，第2章第1部の通則第3号又は第2部の通則第5号に規定する外来感染対策向上加算を算定した場合にあっては算定できない。発熱患者等対応加算は，外来感染対策向上加算を算定している場合であって，発熱，呼吸器症状，発しん，消化器症状又は神経症状その他感染症を疑わせるような症状を有する患者に適切な感染対策の下で精神科訪問看護・指導料を算定する場合に算定する。

(32) 「注14」に規定する**連携強化加算**は，(31)の外来感染対策向上加算を算定する場合であって，外来感染対策向上加算を算定する保険医療機関が，A234-2感染対策向上加算1を算定する保険医療機関に対し，感染症の発生状況，抗菌薬の使用状況等について報告を行っている場合に算定する。

(33) 「注15」に規定する**サーベイランス強化加算**は，(31)の外来感染対策向上加算を算定する場合であって，外来感染対策向上加算を算定する保険医療機関が，院内感染対策サーベイランス（JANIS），感染対策連携共通プラットフォーム（J-SIPHE）等，地域や全国のサーベイランスに参加している場合に算定する。

(34) 「注16」に規定する**抗菌薬適正使用体制加算**は，「注13」の外来感染対策向上加算を算定する場合であって，外来感染対策向上加算を算定する保険医療機関が抗菌薬の使用状況のモニタリングが可能なサーベイランスに参加し，使用する抗菌薬のうちAccess抗菌薬に分類されるものの使用比率が60％以上又は当該サーベイランスに参加する診療所全体の上位30％以内である場合に算定する。

(35) 「注17」に規定する**訪問看護医療DX情報活用加算**は，健康保険法第3条第13項に規定する電子資格確認を行う体制を有し，患者の同意を得て，居宅同意取得型のオンライン資格確認等システムにより得られる患者の診療情報，薬剤情報や特定健診等情報を取得した上で計画的な管理を行うことを評価するものであり，単に健康保険法第3条第13項に規定する電子資格確認を行う体制を有していることのみをもって算定することはできない。

（令6保医発0305·4）

I 012-2 精神科訪問看護指示料 300点

注1 当該患者に対する診療を担う保険医療機関の保険医（精神科の医師に限る）が，診療に基づき指定訪問看護事業者〔介護保険法第41条第1項に規定する指定居宅サービス事業者若しくは同法第53条第1項に規定する指定介護予防サービス事業者（いずれも訪問看護事業を行う者に限る）又は健康保険法第88条第1項に規定する指定訪問看護事業者をいう〕からの指定訪問看護の必要を認め，患者又はその家族等の同意を得て当該患者等の選定する訪問看護ステーションに対して，精神科訪問看護指示書を交付した場合に，患者1人につき月1回に限り算定する。

2 当該患者が服薬中断等により急性増悪した場合であって，当該患者に対する診療を担う保険医療機関の保険医（精神科の医師に限る）が，一時的に頻回の指定訪問看護を行う必要を認め，患者又はその家族等の同意を得て当該患者等の選定する訪問看護ステーションに対して，その旨を記載した精神科訪問看護指示書を交付した場合は，**精神科特別訪問看護指示加算**として，患者1人につき月1回に限り，**100点**を所定点数に加算する。

3 当該患者に対する診療を担う保険医療機関の保険医（精神科の医師に限る）が，診療に基づき，保健師助産師看護師法第37条の2第2項第1号に規定する特定行為（訪問看護において専門の管理を必要とするものに限る）に係る管理の必要を認め，当該患者の同意を得て当該患者の選定する訪問看護ステーション等の看護師（同項第5号に規定する指定研修機関において行われる研修を修了した者に限る）に対して，同項第2号に規定する手順書を交付した場合は，**手順書加算**として，患者1人につき6月に1回に限り，**150点**を所定点数に加算する。

4 注1の場合において，必要な衛生材料及び保険医療材料を提供した場合に，**衛生材料等提供加算**として，患者1人につき月1回に限り，**80点**を所定点数に加算する。

5 精神科訪問看護指示料を算定した場合には，区分番号C007に掲げる訪問看護指示料は算定しない。

（別紙様式17）

精神科訪問看護指示書

指示期間（　年　月　日～　年　月　日）

<table>
<tr><td colspan="2">患者氏名</td><td colspan="2"></td><td colspan="2">生年月日　　年　　月　　日（　　歳）</td></tr>
<tr><td colspan="2">患者住所</td><td colspan="3">電　話（　　）　－</td><td>施設名</td></tr>
<tr><td colspan="2">主たる傷病名</td><td>(1)</td><td colspan="2">(2)</td><td>(3)</td></tr>
<tr><td colspan="2">傷病名コード</td><td></td><td colspan="2"></td><td></td></tr>
<tr><td rowspan="8">現在の状況（該当項目に○等）</td><td>病状・治療状況</td><td colspan="4"></td></tr>
<tr><td>投与中の薬剤の用量・用法</td><td colspan="4"></td></tr>
<tr><td>病名告知</td><td colspan="4">あり　・　なし</td></tr>
<tr><td>治療の受け入れ</td><td colspan="4"></td></tr>
<tr><td>複数名訪問の必要性</td><td colspan="4">あり　・　なし
理由：
1．暴力行為，著しい迷惑行為，器物破損行為等が認められる者
2．利用者の身体的理由により１人の看護師等による訪問看護が困難と認められる者
3．利用者及びその家族それぞれへの支援が必要な者
4．その他（　　　　　）</td></tr>
<tr><td>短時間訪問の必要性</td><td colspan="4">あり　・　なし</td></tr>
<tr><td>複数回訪問の必要性</td><td colspan="4">あり　・　なし</td></tr>
<tr><td>日常生活自立度</td><td colspan="4">認知症の状況（Ⅰ　Ⅱa　Ⅱb　Ⅲa　Ⅲb　Ⅳ　M）</td></tr>
<tr><td colspan="6">精神訪問看護に関する留意事項及び指示事項
1　生活リズムの確立
2　家事能力，社会技能等の獲得
3　対人関係の改善（家族含む）
4　社会資源活用の支援
5　薬物療法継続への援助
6　身体合併症の発症・悪化の防止
7　その他</td></tr>
<tr><td colspan="6">緊急時の連絡先
不在時の対応法</td></tr>
<tr><td colspan="6">主治医との情報交換の手段</td></tr>
<tr><td colspan="6">特記すべき留意事項</td></tr>
</table>

上記のとおり，指定訪問看護の実施を指示いたします。

年　　月　　日

医療機関名
住　　所
電　　話
（FAX.）
医師氏名　　　　　　　　印

指定訪問看護ステーション　　　　　　殿

→精神科訪問看護指示料

(1)　精神科訪問看護指示料は，入院中以外の精神疾患を有する患者であって，適切な在宅医療を確保するため，指定訪問看護に関する指示を行うことを評価するものであり，患者の診療を担う保険医（精神科の医師に限る）が診療に基づき指定訪問看護の必要性を認め，当該患者又はその家族等の同意を得て，**別紙様式17** (p.495) を参考に作成した精神科訪問看護指示書に有効期間（6月以内に限る）を記載して，当該患者又はその家族等が選定する訪問看護ステーションに対して交付した場合に算定する。なお，１か月の指示を行う場合には，精神科訪問看護指示書に有効期間を記載することを要しない。

(2)　精神科訪問看護指示書を交付した保険医（精神科の医師に限る）は，在宅療養に必要な衛生材料及び保険医療材料（以下「衛生材料等」という）の量の把握に努め，十分な量の衛生材料等を患者に支給する。

(3)　精神科訪問看護の指示は，当該患者に対して主として診療を行う保険医療機関が行うことを原則とし，退院時に１回算定できるほか，在宅で療養を行っている患者について月１回に限り算定できる。なお，同一月において，１人の患者について複数の訪問看護ステーションに対して訪問看護指示書を交付した場合であっても，当該指示料は，１月に１回を限度に算定する。

ただし，Ａ保険医療機関と特別の関係 (p.30) にあるＢ保険医療機関において**C005**在宅患者訪問看護・指導料又は**C005-1-2**同一建物居住者訪問看護・指導料及び精神科訪問看護・指導料を算定している月においては，Ａ保険医療機関は当該患者について**C007**訪問看護指示料は算定できない。

(4)「注２」に規定する精神科特別訪問看護指示加算は，当該患者が服薬中断等により急性増悪した場合であって，当該患者の診療を担う保険医（精神科の医師に限る）が，一時的に頻回の指定訪問看護を当該患者に対して行う必要性を認め，当該患者又はその家族等の同意を得て，**別紙様式17の２** (p.496) を参考に作成した精神科特別訪問看護指示書を，当該患者等が選定する訪問看護ステーションに対して交付した場合に，月１回に限り算定する。

ここでいう一時的に頻回の指定訪問看護を行う必要性とは，恒常的な頻回の指定訪問看護の必要性ではなく，状態の変化等で日常行っている指定訪問看護の回数では対応できない場合である。また，その理由等については，精神科特別訪問看護指示書に記載する。

なお，当該頻回の指定訪問看護は，当該特別の指示に係る診療の日から14日以内に限り実施する。

（別紙様式17の2）

精神科特別訪問看護指示書
在宅患者訪問点滴注射指示書

※該当する指示書を○で囲むこと

特別看護指示期間（　　年　　月　　日～　　年　　月　　日）
点滴注射指示期間（　　年　　月　　日～　　年　　月　　日）

患者氏名	生年月日　　年　　月　　日（　　歳）
病状・主訴： 一時的に訪問看護が頻回に必要な理由：	
留意事項及び指示事項（注：点滴注射薬の相互作用・副作用についての留意点があれば記載して下さい） （該当する項目に○をつけてください） 複数名訪問の必要性　あり　・　なし 理由：1．暴力行為，著しい迷惑行為，器物破損行為等が認められる者 2．利用者の身体的理由により１人の看護師等による訪問看護が困難と認められる者 3．利用者及びその家族それぞれへの支援が必要な者 4．その他（　　） 短時間訪問の必要性　あり　・　なし 理由：（　　） 特に観察を要する項目（該当する項目に○をつけてください） 1 服薬確認 2 水分及び食物摂取の状況 3 精神症状（観察が必要な事項：　　） 4 身体症状（観察が必要な事項：　　） 5 その他（　　）	
点滴注射指示内容（投与薬剤・投与量・投与方法等）	
緊急時の連絡先等	

上記のとおり，指示いたします。　　年　　月　　日

医療機関名
電　　話
（FAX.）
医師氏名　　印

事業所　　殿

精神

(5)　患者の診療を行った精神科の医師は，指定訪問看護の必要性を認めた場合には，診療に基づき速やかに精神科訪問看護指示書及び精神科特別訪問看護指示書（以下この項において「精神科訪問看護指示書等」という）を作成する。当該精神科訪問看護指示書等には，緊急時の連絡先として，診療を行った保険医療機関の電話番号等を必ず記載した上で，訪問看護ステーションに交付する。また，当該精神科訪問看護指示書等には，原則として主たる傷病名の傷病名コードを記載すること。

なお，精神科訪問看護指示書等は，特に患者の求めに応じて，患者又はその家族等を介して訪問看護ステーションに交付できる。

(6)　主治医は，交付した精神科訪問看護指示書等の写しを**診療録**に添付する。

(7)　患者の診療を担う保険医（精神科の医師に限る）は，当該精神科訪問看護指示書交付後であっても，患者の病状等に応じてその期間を変更することができる。なお，指定訪問看護の指示を行った保険医療機関は，訪問看護ステーションからの対象患者について相談等があった場合には，懇切丁寧に対応する。

(8)「注３」に規定する手順書加算は，当該患者の診療を担う保険医（精神科の医師に限る）が，診療に基づき，訪問看護において保健師助産師看護師法第37条の２第２項第１号に規定する特定行為（訪問看護において専門の管理を必要とするものに限る）に係る管理の必要を認め，同項第２号に規定する手順書を当該患者が選定する訪問看護ステーション等の看護師（同項第５号に規定する指定研修機関において行われる研修を修了した者に限る）に対して交付した場合に，患者１人につき６月に１回を限度として算定する。手順書を交付した保険医（精神科の医師に限る）は当該訪問看護ステーション等の当該看護師と共に，患者の状態に応じて手順書の妥当性を検討する。なお，特定行為のうち訪問看護において専門の管理を必要とするものとは，以下のアからキまでに掲げるものをいう。

ア　気管カニューレの交換
イ　胃ろうカテーテル若しくは腸ろうカテーテル又は胃ろうボタンの交換
ウ　膀胱ろうカテーテルの交換
エ　褥瘡又は慢性創傷の治療における血流のない壊死組織の除去
オ　創傷に対する陰圧閉鎖療法
カ　持続点滴中の高カロリー輸液の投与量の調整
キ　脱水症状に対する輸液による補正

(9)「注４」に規定する衛生材料等提供加算は，在宅療養において衛生材料等が必要な患者に対し，当該患者へ精神科訪問看護を実施している訪問看護ステーションから提出された精神科訪問看護計画書及び精神科訪問看護報告書を基に，療養上必要な量について判断の上，必要かつ十分な量の衛生材料等を患者に支給した場合に算定する。

(9)　C002在宅時医学総合管理料，C002-2施設入居時等医学総合管理料，C003在宅がん医療総合診療料，C005-2在宅患者訪問点滴注射管理指導料，第２部第２節第１款の各区分に規定する在宅療養指導管理料を算定した場合は，「注４」に規定する加算は当該管理料等に含まれ別に算定できない。

（令６保医発0305･4）

I013　抗精神病特定薬剤治療指導管理料

1　持続性抗精神病注射薬剤治療指導管理料
　イ　入院中の患者　250点
　ロ　入院中の患者以外の患者　250点
2　治療抵抗性統合失調症治療指導管理料　500点

注1　1のイについては，持続性抗精神病注射薬剤を投与している入院中の統合失調症患者に対して，計画的な医学管理を継続して行い，かつ，療養上必要な指導を行った場合に，当該薬剤の投与開始日の属する月及びその翌月にそれぞれ1回に限り，当該薬剤を投与したときに算定する。

2　1のロについては，持続性抗精神病注射薬剤を投与している入院中の患者以外の統合失調症患者に対して，計画的な医学管理を継続して行い，かつ，療養上必要な指導を行った場合に，月1回に限り，当該薬剤を投与したときに算定する。

3　2については，別に厚生労働大臣が定める施設基準〔※告示④第10・1の10，p.968〕に適合しているものとして地方厚生局長等に届け出た保険医療機関において，治療抵抗性統合失調症治療薬を投与している治療抵抗性統合失調症患者に対して，計画的な医学管理を継続して行い，かつ，当該薬剤の効果及び副作用等について患者に説明し，療養上必要な指導を行った場合に，月1回に限り，当該薬剤を投与したときに算定する。

→抗精神病特定薬剤治療指導管理料

(1)　抗精神病特定薬剤治療指導管理料の「1」のイは，精神科を標榜する保険医療機関において，精神科を担当する医師が，持続性抗精神病注射薬剤を投与している入院中の統合失調症患者に対して，計画的な治療管理を継続して行い，かつ，当該薬剤の効果及び副作用に関する説明を含め，療養上必要な指導を行った場合に，当該入院における当該薬剤の投与開始日の属する月及びその翌月にそれぞれ1回に限り，当該薬剤を投与したときに算定する。

(2)　抗精神病特定薬剤治療指導管理料の「1」のロは，精神科を標榜する保険医療機関において，精神科を担当する医師が，持続性抗精神病注射薬剤を投与している入院中の患者以外の統合失調症患者に対して，計画的な治療管理を継続して行い，かつ，当該薬剤の効果及び副作用に関する説明を含め，療養上必要な指導を行った場合に，月1回に限り，当該薬剤を投与した日に算定する。

(3)　持続性抗精神病注射薬剤の種類については，**別紙36**（p.428）を参考にする。

(4)　抗精神病特定薬剤治療指導管理料の「2」治療抵抗性統合失調症治療指導管理料は，精神科を標榜する保険医療機関において，精神科を担当する医師が，治療抵抗性統合失調症治療薬を投与している治療抵抗性統合失調症患者に対して，計画的な治療管理を継続して行い，かつ，当該薬剤の効果及び副作用に関する説明を含め，療養上必要な指導を行った場合に，月1回に限り算定する。

(5)　治療抵抗性統合失調症治療薬とは，クロザピンをいう。

(6)　抗精神病特定薬剤治療指導管理料を算定する場合は，治療計画及び治療内容の要点を**診療録**に記載する。

（令6保医発0305·4）

I 014　医療保護入院等診療料　300点

注　別に厚生労働大臣が定める施設基準〔※告示④第10・2，p.968〕に適合しているものとして地方厚生局長等に届け出た保険医療機関において，精神保健福祉法第29条第1項，第29条の2第1項，第33条第1項又は第33条の6第1項の規定による入院に係る患者に対して，精神保健指定医が治療計画を策定し，当該治療計画に基づき，治療管理を行った場合は，患者1人につき1回に限り算定する。

→医療保護入院等診療料

(1)　医療保護入院等診療料は，措置入院，緊急措置入院，医療保護入院，応急入院に係る患者について，当該入院期間中1回に限り算定する。

(2)　医療保護入院等診療料を算定する場合にあっては，患者の入院形態について，措置入院，緊急措置入院，医療保護入院，応急入院の中から該当するものを**診療報酬明細書**に記載する。

(3)　医療保護入院等診療料を算定する病院は，隔離等の行動制限を最小化するための委員会において，入院医療について定期的（少なくとも月1回）な評価を行う。

(4)　入院患者の隔離及び身体拘束その他の行動制限が病状等に応じて必要最小限の範囲内で適正に行われていることを常に確認できるよう，一覧性のある台帳が整備されている（平成10年3月3日障精第16号「精神科病院に対する指導監督等の徹底について」）。また，その内容について他の医療機関と相互評価できるような体制を有していることが望ましい。

(5)　患者に対する治療計画，説明の要点について**診療録**に記載する。

（令6保医発0305·4）

I 015　重度認知症患者デイ・ケア料（1日につき）　**1,040点**

注1　精神症状及び行動異常が著しい認知症患者の心身機能の回復又は維持を図るため，別に厚生労働大臣が定める施設基準〔※告示④第10・1の6，p.965〕に適合しているものとして地方厚生局長等に届け出た保険医療機関において，1日につき6時間以上行った場合に算定する。

2　当該療法を最初に算定した日から起算して1年以内の期間に行われる場合にあっては，**早期加算**として，**50点**を所定点数に加算する。

3　別に厚生労働大臣が定める施設基準〔※告示④第10・3，p.969〕に適合しているものとして地方厚生局長等に届け出た保険医療機関において，夜間の精神症状及び行動異常が著しい認知症患者に対して，当該療法に引き続き2時間以上の夜間ケアを行った場合には，当該療法を最初に算定した日から起算して1年以内の期間に限り，**夜間ケア加算**として，**100点**を所定点数に加算する。

4　重度認知症患者デイ・ケア料を算定した場合は，区分番号I 008-2に掲げる精神科ショート・ケア，区分番号I 009に掲げる精神科デイ・ケア，区分番号 I 010に掲げる精神科ナイト・ケア及び区分番号 I 010-2に掲げる精神科デイ・ナイト・ケアは算定しない。

→重度認知症患者デイ・ケア料

(1) 精神症状及び行動異常が著しい認知症患者（「認知症高齢者の日常生活度判定基準」がランクMに該当するもの）(p.735) の精神症状等の軽快及び生活機能の回復を目的とし，別に厚生労働大臣が定める施設基準に適合しているものとして届け出た保険医療機関において，患者1人当たり1日につき6時間以上行った場合に算定する。

(2) 医師の診療に基づき，対象となる患者ごとにプログラムを作成し，当該プログラムに従って行うものであって，定期的にその評価を行う等計画的な医学的管理に基づいて行う。

(3) 治療の一環として治療上の目的を達するために食事を提供する場合にあっては，その費用は所定点数に含まれる。

(4) 「注2」に規定する早期加算の対象となる患者は，当該療法の算定を開始してから1年以内又は精神病床を退院して1年以内の患者である。

(5) 「注3」に規定する夜間ケア加算の対象となる患者は，夜間の精神状態及び行動異常が著しい認知症患者で，別に厚生労働大臣が定める施設基準に適合しているものとして届け出た保険医療機関において，当該療法に引き続き2時間以上の夜間ケアを行った場合には，当該療法を最初に算定した日から起算して1年以内の期間に限り算定できる。

精神

(6) 重度認知症患者デイ・ケアを行った場合は，その要点及び診療時間を**診療録等**に記載する。

(7) 重度認知症患者デイ・ケア料は入院中の患者以外の患者に限り算定する。ただし，重度認知症患者デイ・ケア料を算定している患者に対しては，同一日に行う他の精神科専門療法は，別に算定できない。

（令6保医発0305·4）

I 016 精神科在宅患者支援管理料（月1回）

1 精神科在宅患者支援管理料1

イ 別に厚生労働大臣が定める患者〔※告示4第10・4(2), p.969〕のうち，集中的な支援を必要とする者の場合

(1) 単一建物診療患者1人 **3,000点**

(2) 単一建物診療患者2人以上 **2,250点**

ロ 別に厚生労働大臣が定める患者〔※告示4第10・4(2), p.969〕の場合

(1) 単一建物診療患者1人 **2,500点**

(2) 単一建物診療患者2人以上 **1,875点**

2 精神科在宅患者支援管理料2

イ 別に厚生労働大臣が定める患者〔※告示4第10・4(2), p.969〕のうち，集中的な支援を必要とする者の場合

(1) 単一建物診療患者1人 **2,467点**

(2) 単一建物診療患者2人以上 **1,850点**

ロ 別に厚生労働大臣が定める患者〔※告示4第10・4(2), p.969〕の場合

(1) 単一建物診療患者1人 **2,056点**

(2) 単一建物診療患者2人以上 **1,542点**

3 精神科在宅患者支援管理料3

イ 単一建物診療患者1人 **2,030点**

ロ 単一建物診療患者2人以上 **1,248点**

注1 1については，在宅で療養を行っている通院が困難な患者に対して，当該保険医療機関（別に厚生労働大臣が定める施設基準〔※告示4第10・4(1), p.969〕に適合しているものとして地方厚生局長等に届け出たものに限る）の精神科の医師等が，当該患者又はその家族等の同意を得て，計画的な医学管理の下に，定期的な訪問診療又は訪問診療及び訪問看護を行っている場合（イについては週2回以上，ロについては月2回以上行っている場合に限る）に，単一建物診療患者の人数に従い，初回算定日の属する月を含めて6月を限度として，月1回に限り算定する。

2 2については，在宅で療養を行っている通院が困難な患者に対して，当該保険医療機関（別に厚生労働大臣が定める施設基準〔※告示4第10・4(1), p.969〕に適合しているものとして地方厚生局長等に届け出たものに限る）の精神科の医師等が当該保険医療機関とは別の訪問看護ステーションの保健師，看護師，准看護師又は作業療法士と連携し，当該患者又はその家族等の同意を得て，計画的な医学管理の下に，定期的な訪問診療を行っている場合（イについては当該別の訪問看護ステーションが週2回以上，ロについては当該別の訪問看護ステーションが月2回以上の訪問看護を行っている場合に限る）に，単一建物診療患者の人数に従い，初回算定日の属する月を含めて6月を限度として，月1回に限り算定する。

3 3については，1又は2を算定した患者であって，引き続き訪問診療が必要な患者に対して，当該保険医療機関（別に厚生労働大臣が定める施設基準〔※告示4第10・4(1), p.969〕に適合しているものとして地方厚生局長等に届け出たものに限る）の精神科の医師等が，当該患者又はその家族等の同意を得て，計画的な医学管理の下に，月1回以上の定期的な訪問診療を行っている場合に，単一建物診療患者の人数に従い，精神科在宅患者支援管理料1又は2の初回算定日の属する月を含めて2年を限度として，月1回に限り算定する。ただし，1又は2を算定した月には，3を算定することはできない。

4 精神科在宅患者支援管理料を算定した場合は，区分番号B000に掲げる特定疾患療養管理料，区分番号B001の5に掲げる小児科療養指導料，区分番号B001の6に掲げるてんかん指導料，区分番号B001の7に掲げる難病外来指導管理料，区分番号B001の8に掲げる皮膚科特定疾患指導管理料，区分番号B001の18に掲げる小児悪性腫瘍患者指導管理料，区分番号B007-2に掲げる退院後訪問指導料，区分番号C002に掲げる在宅時医学総合管理料，区分番号C002-2に掲げる施設入居時等医学総合管理料，区分番号C003に掲げる在宅がん医

(別紙様式41の2) 新

在宅医療における包括的支援マネジメント導入基準

評価日 年　月　日	患者氏名	評価者 (職種) (氏名)

過去1年間において，基準を満たすもの全てについて，□に✓を記入すること。

1	家族以外への暴力行為，器物破損，迷惑行為，近隣とのトラブル等がある	コア項目	□
2	家族への暴力，暴言，拒絶がある	コア項目	□
3	警察・保健所介入歴がある	コア項目	□
4	自分1人で地域生活に必要な課題（栄養・衛生・金銭・安全・人間関係・書類等の管理・移動等）を遂行することに重大な問題がある（家族が過剰に負担している場合を含む）	3点	□
5	行方不明，住居を失う，立ち退きを迫られる，ホームレスになったことがある	3点	□
6	日常必需品の購入，光熱費/医療費等の支払いに関して，経済的な問題がある	3点	□
7	自傷や自殺を企てたことがある	2点	□
8	定期的な服薬ができていなかったことが2か月以上あった（初発の場合は「無」）	2点	□
9	支援をする家族がいない（家族が拒否的・非協力的，天涯孤独）	2点	□
10	6か月間継続して社会的役割（就労・就学・通所，家事労働を中心的に担う）を遂行することに重大な問題がある	1点	□
11	外来受診をしないことが2か月以上あった（初発の場合は「無」）	1点	□
12	自分の病気についての知識や理解に乏しい，治療の必要性を理解していない	1点	□
13	家賃の支払いに経済的な問題を抱えている	1点	□
14	同居家族が支援を要する困難な問題を抱えている（介護・貧困・教育・障害等）	1点	□
	合計	点	□

※精神科在宅患者支援管理料の「1」のイ及び「2」のイの対象患者：コア項目を1つ以上満たす者又は5点以上である者

療総合診療料，区分番号C007に掲げる訪問看護指示料，区分番号C010に掲げる在宅患者連携指導料，区分番号C109に掲げる在宅寝たきり患者処置指導管理料及び区分番号I012-2に掲げる精神科訪問看護指示料は算定しない。

5　別に厚生労働大臣が定める施設基準〔※告示④第10・5，p.969〕に適合しているものとして地方厚生局長等に届け出た保険医療機関において，情報通信機器を用いた診察（訪問診療と同時に行う場合を除く）による医学管理を行っている場合に，**精神科オンライン在宅管理料**として，**100点**を所定点数に加えて算定できる。

6　精神科在宅患者支援管理に要した交通費は，患家の負担とする。

【2024年改定による主な変更点】「管理料1」「管理料2」の「イ」の算定患者に，在宅医療提供に係る一定の基準を満たす患者（「在宅医療における包括的支援マネジメント導入基準」のコア項目を1つ以上満たす者又は5点以上の者）が追加され，「管理料1」「管理料2」の「ロ」の算定患者に，過去6月以内にA315精神科地域包括ケア病棟入院料の算定病棟から退院した患者が追加された。

→精神科在宅患者支援管理料

(1)　精神科在宅患者支援管理料「1」及び「2」は，精神科を標榜する保険医療機関への通院が困難な者（精神症状により単独での通院が困難な者を含む）に対し，精神科医，看護師又は保健師，作業療法士，精神保健福祉士等の多職種が，計画的な医学管理の下に月1回以上の訪問診療及び定期的な精神科訪問看護を実施するとともに，必要に応じ，急変時等に常時対応できる体制を整備し，多職種が参加する定期的な会議等により行政機関等の多機関との連絡調整を行うことを評価するものであり，月1回に限り算定する。なお，「1」及び「2」の算定に当たっては，**診療報酬明細書**の摘要欄に，直近の入院についての入院日，入院形態並びに退院日（入退院を繰り返す者の場合は，直近の入院に加え，前々回の入院についての入院日，入院形態並びに退院日），直近の退院時におけるGAF，当該月の最初の訪問診療時におけるGAF，『「認知症高齢者の日常生活自立度判定基準」の活用について』（平成18年4月3日老発第0403003号）におけるランク，平成31～令和3年度厚生労働行政調査推進補助金障害者対策総合研究事業において「地域精神保健医療福祉体制の機能強化を推進する政策研究」の研究班が作成した，**別紙様式41の2**に掲げる「在宅医療における包括的支援マネジメント導入基準」（以下この項において「在宅医療における包括的支援マネジメント導入基準」という）において，当該患者に該当するコア項目並びに当該導入基準の点数，初回の算定日及び算定する月に行った訪問の日時，診療時間並びに訪問した者の職種を記載する。

(2)　「1」のイ及び「2」のイについては，以下のア及びイに該当する患者又はウに該当する患者に対して，初回の算定日から起算して6月以内に限り，月1回に限り算定する。

ア　1年以上の入院歴を有する者，措置入院又は緊急措置入院を経て退院した患者であって，都道府県等が精神障害者の退院後支援に関する指針を踏まえて作成する退院後支援計画に関する計画に基づく支援期間にある患者又は入退院を繰り返す者（入退院を繰り返す者については，直近の入院が，措置入院，緊急措置入院又は医療保護入院であり，かつ当該直近の入院の入院日より起算して過去３月以内に措置入院，緊急措置入院又は医療保護入院をしたことのある者に限る）

イ　統合失調症，統合失調症型障害若しくは妄想性障害，気分（感情）障害又は重度認知症の状態で，退院時又は算定時におけるGAF尺度による判定が40以下の者〔重度認知症の状態とは，『「認知症高齢者の日常生活自立度判定基準」の活用について』（平成18年４月３日老発第0403003号）〔「基本診療料の施設基準等及びその届出に関する手続きの取扱いについて」の**別添６**の**別紙12**（p.735）及び**別紙13**（p.735）参照〕におけるランクMに該当する。ただし，重度の意識障害のある者〔JCS（Japan Coma Scale）でⅡ-３（又は30）以上又はGCS（Glasgow Coma Scale）で８点以下の状態にある者〕を除く〕

ウ　「在宅医療における包括的支援マネジメント導入基準」において，コア項目を１つ以上満たす者又は５点以上である者

(3)　「１」のロ及び「２」のロについては，(2)の**ア**若しくは**イ**に該当する患者又は以下のアからウまでの全て若しくはエに該当する患者に対して，初回の算定日から起算して６月以内に限り，月１回に限り算定する。

ア　ひきこもり状態又は精神科の未受診若しくは受診中断等を理由とする行政機関等の保健師その他の職員による家庭訪問の対象者

イ　行政機関等の要請を受け，精神科を標榜する保険医療機関の精神科医が訪問し診療を行った結果，計画的な医学管理が必要と判断された者

ウ　当該管理料を算定する日においてGAF尺度による判定が40以下の者

エ　過去６月以内に精神科地域包括ケア病棟入院料を算定する病棟から退院した患者

(4)　「３」は，精神科を標榜する保険医療機関への通院が困難な者（精神症状により単独での通院が困難な者を含む）のうち，以下のいずれかに該当する患者に対して，計画的な医学管理の下に月１回以上の訪問診療を実施するとともに，必要に応じ，急変時等に常時対応できる体制を整備することを評価するものであり，「１」又は「２」の初回の算定日から起算して２年に限り，月１回に限り算定する。なお，「３」の算定に当たっては，**診療報酬明細書**の摘要欄に，「１」又は「２」の初回の算定日，「３」の初回の算定日及び算定する月に行った訪問の日時，診療時間並びに訪問した者の職種を記載する。

ア　「１」のイ又は「２」のイを算定した患者であって，当該管理料の算定を開始した月から，６月を経過した患者

イ　「１」のロ又は「２」のロを前月に算定した患者であって，引き続き訪問診療が必要な患者

(5)　「３」を前月に算定した患者であって，(2)の**イ**を満たし，対象となる状態の著しい急性増悪を認めるものについては，要件を満たす場合に限り，「１」の「ロ」及び「２」の「ロ」を算定して差し支えない。なお，この場合においては，**診療報酬明細書**の摘要欄に，急性増悪における状態像について記載する。

(6)　計画的な医学管理については，**別紙様式41**又はこれに準じた様式を用いて総合支援計画書を月１回以上作成し，総合支援計画書の写しを**診療録**に添付する。

(7)　「１」のイ及び「２」のイは，以下の全てを実施する場合に算定する。

ア　算定患者ごとに，当該患者の診療等を担当する精神科医，看護師又は保健師，精神保健福祉士及び作業療法士の各１名以上からなる専任のチームを設置する。

イ　当該患者に対して月１回以上の訪問診療と週２回以上の精神科訪問看護及び精神科訪問看護・指導（うち月２回以上は精神保健福祉士又は作業療法士による訪問であること）を行う。原則として，(7)の**ア**に規定する専任のチームに所属する精神科医等が訪問することとし，異なる従事者が行う場合には，あらかじめ患者又は患者家族等に説明を行い，同意を得る。

ウ　(7)の**ア**に規定する専任のチームが週１回以上カンファレンス（以下「チームカンファレンス」という）を行う。うち，２月に１回以上は保健所若しくは精神保健福祉センター等と共同して会議（以下「共同カンファレンス」という）を開催する又は患者の同意を得た上で保健所若しくは精神保健福祉センター等にチームカンファレンスの結果を文書により情報提供の上報告する。なお，共同カンファレンスについては，ビデオ通話が可能な機器を用いて実施した場合でも算定可能である。

(8)　「１」のロ及び「２」のロは，(7)の**ア**に加え，以下の全てを実施する場合に算定する。

ア　当該患者に対して月１回以上の訪問診療と月２回以上の精神科訪問看護及び精神科訪問看護・指導（うち月１回以上は精神保健福祉士又は作業療法士による訪問であること）を行う。原則として，(7)の**ア**に規定する専任のチームに所属する精神科医等が訪問することとし，異なる従事者が行う場合には，あらかじめ患者又は患者家族等に説明を行い，同意を得る。

イ　(7)の**ア**に規定する専任のチームが月１回以上チームカンファレンスを行い，患者の同意を得た上で，２月に１回以上保健所又は精神保健センター等にチームカンファレンスの結果を文書により情報提供する。必要に応じて共同カンファレンスを行う。なお，ビデオ通話が可能な機器を用いて実施した場合でも算定可能である。

(9)　連携する訪問看護ステーションが精神科訪問看護を行う場合には，精神科在宅患者支援管理料２を算定する。この場合，(7)の**ア**に規定する専任のチームに，連携する訪問看護ステーションの看護師若しくは保健師，作業療法士又は精神保健福祉士のいずれか１名以上が参加している必要がある。また，連携する訪問看護ステーションにおいて緊急時に円滑な対応ができるよう，定期的な多職種会議の他，あらかじめ患家の同意を得て，当該患者の病状，治療計画，直近の診療内容等緊急の対応に必要な診療情報を随時提供している。なお，この場合，ビデオ通話が可能な機器を用いて実施した場合でも算定可能である。

(10)　(7)から(9)までにおいて，患者の個人情報を当該ビデオ通話の画面上で共有する際は，患者の同意を得ている。また，保険医療機関の電子カルテなどを含む医療情報システムと共通のネットワーク上の端末においてカンファレンスを実施する場合には，厚生労働省「医療情報システムの安全管理に関するガイドライン」に対応している。

精神

（別紙様式41）

総合支援計画書

1ヶ月目・2ヶ月目・3ヶ月目・4ヶ月目・5ヶ月目・6ヶ月目（該当する項目を○で囲んでください）

フリガナ 氏　名		生年月日	明治・大正 昭和・平成・ 令和　　年　月　日（　歳）	性別	男・女

（1）病名
主たる精神障害：＿＿＿＿＿＿　従たる精神障害：＿＿＿＿＿＿
身体合併症　：＿＿＿＿＿＿

（2）直近の入院状況
・直近の入院日：　年　月　日　・退院日：　年　月　日　・入院期間：　年　ヶ月
・入院形態：□任意　□医療保護　□措置（緊急措置含）　□応急　□医療観察法　・退院時GAF（　　）
・通院困難な理由（　　　　　）

（3）現在の病状，状態像等（本人の訴え，及び医療者の評価をともに記載）

本人	
医療者	

（4）処方内容	

（5）生活能力の状態
1．現在の生活環境
□独居　□家族等と同居　□入所（施設名：　　　）　□その他（　　　）
◎家族の協力体制　【あり・困難】
2．日常生活動作（ADL）
・ベッド上の可動性　□自立　□準備のみ　□観察　□部分的な援助　□広範な援助　□最大の援助　□全面依存
・移乗　□自立　□準備のみ　□観察　□部分的な援助　□広範な援助　□最大の援助　□全面依存
・食事　□自立　□準備のみ　□観察　□部分的な援助　□広範な援助　□最大の援助　□全面依存
・トイレの使用　□自立　□準備のみ　□観察　□部分的な援助　□広範な援助　□最大の援助　□全面依存
・入浴　□自立　□準備のみ　□観察　□部分的な援助　□広範な援助　□最大の援助　□全面依存
・衣服の着脱　□自立　□準備のみ　□観察　□部分的な援助　□広範な援助　□最大の援助　□全面依存
◎先月と比較して，【改善・不変・悪化】
3．日常生活能力の判定
・適切な食事摂取　□自発的にできる　□部分的な援助　□最大の援助
・身辺の清潔保持・規則正しい生活　□自発的にできる　□部分的な援助　□最大の援助
・金銭管理　□自発的にできる　□部分的な援助　□最大の援助
・買物　□自発的にできる　□部分的な援助　□最大の援助
・服薬管理　□自発的にできる　□部分的な援助　□最大の援助
・対人関係　□自発的にできる　□部分的な援助　□最大の援助
・身辺の安全保持・危機対応　□自発的にできる　□部分的な援助　□最大の援助
・社会的手続きや公共施設の利用　□自発的にできる　□部分的な援助　□最大の援助
・趣味・娯楽への関心　□自発的にできる　□部分的な援助　□最大の援助
・交通手段の利用　□自発的にできる　□部分的な援助　□最大の援助
◎先月と比較して，【改善・不変・悪化】
4．在宅医療における包括的支援マネジメント導入基準
・該当するコア項目：＿＿＿＿＿
・導入基準の点数　：＿＿点（該当する項目：＿＿＿＿＿）

（6）各種サービス利用状況（支援計画策定時点）
・精神障害者保健福祉手帳（□1級，□2級，□3級，□申請中，□非該当，□申請なし）
・障害年金（□1級，□2級，□3級，□申請中，□非該当，□申請なし）
・障害程度／支援区分（□区分1，□区分2，□区分3，□区分4，□区分5，□区分6，□申請中，□非該当，□申請なし）
・要介護認定（□要支援1，□要支援2，□要介護1，□要介護2，□要介護3，□要介護4，□要介護5，□申請中，□非該当，□申請なし）
・障害者総合支援法等に規定する各種サービスの利用の有無　□有　□無

（7）再発予防・健康維持のための目標（1ヶ月後）
□病気への理解　□体力向上　□食事管理　□内服管理　□日常生活の管理　□趣味・娯楽への関心
□就労・就学　□その他（　　　　）

（8）今後必要とされる収入源
□不要　□就労　□家族からの援助　□障害年金　□老齢基礎年金　□生活保護　□その他（　　）

（9）今後必要とされる各種のサービス
1．精神科医療
□精神科通院（当院，他院）□精神科デイケア　□精神科デイナイトケア　□精神科ナイトケア
2．障害者総合支援法等に規定するサービス
□重度訪問介護【　回／週】　□行動援護【　回／週】　□グループホーム【　回／週】
□生活介護【　回／週】　□居宅介護（ホームヘルプ）【　回／週】　□地域活動支援センター【　回／週】
□保健所による訪問【　回／週】　□その他サービス（　　　）【　回／週】
3．その他（　　　　）

精神

(10) 連携すべき関係機関
□保健所 □精神保健福祉センター □市町村 □相談支援事業所 □居宅介護支援事業所
□その他（ ）

(11) この１ヶ月間での本人・家族の希望，回復への目標

(12) 訪問予定日
□「訪問診療」 ［担当 ］
訪問予定日： 月 日（ ）， 月 日（ ）， 月 日（ ）， 月 日（ ）， 月 日（ ）
□「精神科訪問看護，精神科訪問看護・指導」
訪問予定日： 月 日（ ）［担当 ］， 月 日（ ）［担当 ］， 月 日（ ）［担当 ］
月 日（ ）［担当 ］， 月 日（ ）［担当 ］， 月 日（ ）［担当 ］
月 日（ ）［担当 ］， 月 日（ ）［担当 ］， 月 日（ ）［担当 ］
月 日（ ）［担当 ］， 月 日（ ）［担当 ］， 月 日（ ）［担当 ］
月 日（ ）［担当 ］， 月 日（ ）［担当 ］， 月 日（ ）［担当 ］

(13) （7）～（11）を達成するための，具体的な支援計画
□「病気の症状・お薬について」 担当者／職種
支援計画（ ）
□「看護・介護について」 担当者／職種
支援計画（ ）
□「社会生活機能の回復について」 担当者／職種
支援計画（ ）
□「社会資源について」 担当者／職種
支援計画（ ）
□「その他行うべき支援」 担当者／職種
支援計画（ ）

本人・家族氏名：
医師： 看護師：
作業療法士： 精神保健福祉士：
その他関係職種：

医療機関所在地： 診療担当科名：
名 称： 医師氏名 （自署又は記名押印）
電 話 番 号： ㊞
緊急時電話番号：

⑾ チームカンファレンス及び共同カンファレンスの開催に当たっては，以下の点に留意する。
ア チームカンファレンス及び共同カンファレンスにおいて，患者についての診療情報の共有，支援計画書の作成と見直し，具体的な支援内容，訪問日程の計画及び支援の終了時期等について協議を行う。また，診療録等に会議の要点，参加者の職種と氏名を記載する。
イ 可能な限り，患者又はその家族等が同席することが望ましい。
ウ 支援計画書の内容については，患者又はその家族等へ文書による説明を行い，説明に用いた文書を交付する。また，説明に用いた文書の写しを診療録等に添付する。

⑿ 特別の関係（p.30）にある訪問看護ステーションと連携して行う場合は，精神科在宅患者支援管理料１を算定する。

⒀ 連携する訪問看護ステーションが当該患者について訪問看護基本療養費又は精神科訪問看護基本療養費を算定した場合，訪問看護ステーションが訪問を行った同一時間帯に行うC000往診料，C001在宅患者訪問診療料（Ⅰ），C001-2在宅患者訪問診療料（Ⅱ），C005在宅患者訪問看護・指導料，C005-1-2同一建物居住者訪問看護・指導料，C006在宅患者訪問リハビリテーション指導管理料，C008在宅患者訪問薬剤管理指導料，C009在宅患者訪問栄養食事指導料又はI012精神科訪問看護・指導料は算定できない。

⒁ ２以上の保険医療機関が同一の患者について同一の精神科在宅患者支援管理料を算定すべき医学管理を行っている場合には，主たる医学管理を行っている保険医療機関において当該精神科在宅患者支援管理料を算定する。

⒂ **精神科オンライン在宅管理料**は，以下の全てを実施する場合に算定する。
ア 精神科オンライン在宅管理料は，訪問診療と情報通信機器を用いた診療を組み合わせた在宅診療計画を作成し，当該計画に基づいて，情報通信機器を用いた診療による計画的な療養上の医学管理を行うことを評価したものであり，訪問診療を実施した時間帯以外の時間帯に情報通信機器を用いた診療による医学管理を実施した場合に算定できる。
イ 情報通信機器を用いた診療は，アの計画に基づき，訪問診療と情報通信機器を用いた診療を組み合わせた医学管理のもとで実施する。
ウ 患者の同意を得た上で，訪問診療と情報通信機器を用いた診療を組み合わせた在宅診療計画を作成する。当該計画の中には，患者の急変時における対応等も記載する。
エ 当該計画に沿って，情報通信機器を用いた診療による計画的な療養上の医学管理を行った際には，当該管理の内容，当該管理に係る情報通信機器を用いた診療を行った日，診察時間等の要点を診療録に記載する。
オ 情報通信機器を用いた診療による計画的な療養上

の医学管理を行う医師は，精神科在宅患者支援管理料を算定する際に診療を行う医師と同一のものに限る。ただし，在宅診療を行う医師が同一の保険医療機関に所属するチームで診療を行っている場合であって，あらかじめ診療を行う医師について在宅診療計画に記載し，複数医師が診療を行うことについて患者の同意を得ている場合に限り，事前の対面診療を行っていない医師が情報通信機器を用いた診療による医学管理を行っても差し支えない。

カ　情報通信機器を用いた診療を行う際には，オンライン指針に沿って診察を行う。

キ　情報通信機器を用いた診療による計画的な療養上の医学管理は，原則として，保険医療機関に所属する保険医が保険医療機関内で実施する。なお，保険医療機関外で情報通信機器を用いた診療を実施する場合であっても，オンライン指針に沿った適切な診療が行われるものであり，情報通信機器を用いた診療を実施した場所については，事後的に確認可能な場所であること。

ク　同一の患者について，情報通信機器を用いた診療による医学管理を実施した同一時間帯に連携する訪問看護ステーションが訪問看護基本療養費又は精神科訪問看護基本療養費を算定した場合，精神科オンライン在宅管理料は算定できない。

ケ　同一の患者について，情報通信機器を用いた診療による医学管理を実施した日に，C000往診料，C001在宅患者訪問診療料（Ⅰ），C001-2在宅患者訪問診療料（Ⅱ），C005在宅患者訪問看護・指導料，C005-1-2同一建物居住者訪問看護・指導料，C006在宅患者訪問リハビリテーション指導管理料，C008在宅患者訪問薬剤管理指導料，C009在宅患者訪問栄養食事指導料又はI012精神科訪問看護・指導料を算定した場合，精神科オンライン在宅管理料は算定できない。

コ　当該管理料を算定する場合，情報通信機器を用いた診療を受ける患者は，当該患者の自宅において情報通信機器を用いた診療を受ける必要がある。また，複数の患者に対して同時に情報通信機器を用いた診療を行った場合は，当該管理料は算定できない。

サ　当該診察を行う際の情報通信機器の運用に要する費用については，療養の給付と直接関係ないサービス等の費用として別途徴収できる。 (令６保医発0305・4)

第２節　薬剤料

I100　薬剤　薬価が15円を超える場合は，薬価から15円を控除した額を10円で除して得た点数につき１点未満の端数を切り上げて得た点数に１点を加算して得た点数とする。

注１　薬価が15円以下である場合は算定しない。

２　使用薬剤の薬価は，別に厚生労働大臣が定める。

→精神病特殊薬物療法

第２章第５部投薬として算定する。 (令６保医発0305・4)

＊　＊　＊

→経過措置

平成31年４月１日から当分の間，以下のいずれかの要件に該当する者を公認心理師とみなす。

ア　平成31年３月31日時点で，臨床心理技術者として保険医療機関に従事していた者

イ　公認心理師に係る国家試験の受験資格を有する者 (令６保医発0305・4)

第9部 処 置

→2種以上の処置を同一日に行った場合

(1) 喀痰吸引，内視鏡下気管支分泌物吸引，干渉低周波去痰器による喀痰排出，間歇的陽圧吸入法，鼻マスク式補助換気法，体外式陰圧人工呼吸器治療，ハイフローセラピー，高気圧酸素治療，インキュベーター，人工呼吸，持続陽圧呼吸法，間歇的強制呼吸法，気管内洗浄（気管支ファイバースコピーを使用した場合を含む），ネブライザ又は超音波ネブライザを同一日に行った場合は，主たるものの所定点数のみにより算定する。

(2) 間歇的陽圧吸入法，鼻マスク式補助換気法，体外式陰圧人工呼吸器治療，ハイフローセラピー，インキュベーター，人工呼吸，持続陽圧呼吸法，間歇的強制呼吸法又は気管内洗浄（気管支ファイバースコピーを使用した場合を含む）と同一日に行った酸素吸入，突発性難聴に対する酸素療法又は酸素テントの費用は，それぞれの所定点数に含まれており，別に算定できない。

（令6保医発0305･4）

通 則

1 処置の費用は，第1節の各区分の所定点数により算定する。この場合において，処置に当たって通常使用される保険医療材料の費用は，第1節の各区分の所定点数に含まれるものとする。

→「通則1」について

処置の費用は，第1節処置料及び第2節処置医療機器等加算，第3節薬剤料又は第4節特定保険医療材料料に掲げる所定点数を合算した点数によって算定する。この場合において，処置に当たって通常使用される包帯（頭部・頸部・躯幹等固定用伸縮性包帯を含む），ガーゼ等衛生材料，患者の衣類及び保険医療材料の費用は，所定点数に含まれており，別に算定できない。

なお，処置に用いる衛生材料を患者に持参させ，又は処方箋により投与するなど患者の自己負担とすることは認められない。

（令6保医発0305･4）

通 則

2 処置に当たって，第2節に掲げる医療機器等，薬剤又は別に厚生労働大臣が定める保険医療材料〔※告示1，p.663〕（以下この部において「特定保険医療材料」という）を使用した場合は，前号により算定した点数及び第2節，第3節又は第4節の各区分の所定点数を合算した点数により算定する。

→「通則2」について

特に規定する場合を除き，患者に対して特定保険医療材料又は薬剤を支給したときは，これに要する費用として，特定保険医療材料については「特定保険医療材料及びその材料価格（材料価格基準）」の定めるところにより，薬剤については「使用薬剤の薬価（薬価基準）」の定めるところにより算定する。なお，この場合，薬剤費の算定の単位は1回に使用した総量の価格であり，患者に対して施用した場合に限り，特に規定する場合を除き算定できるものであるが，投薬の部に掲げる処方料，調剤料，処方箋料及び調剤技術基本料並びに注射の部に掲げる注射料は，別に算定できない。

（令6保医発0305･4）

通 則

3 第1節に掲げられていない処置であって簡単なものの費用は，薬剤又は特定保険医療材料を使用したときに限り，第3節又は第4節の各区分の所定点数のみにより算定する。

→「通則3」について

浣腸，注腸，吸入，100cm²未満の第1度熱傷の熱傷処置，100cm²未満の皮膚科軟膏処置，洗眼，点眼，点耳，簡単な耳垢栓除去，鼻洗浄，狭い範囲の湿布処置その他第1節処置料に掲げられていない処置であって簡単なもの（簡単な物理療法を含む）の費用は，基本診療料に含まれるものとし，別に算定することはできない。

なお，処置に対する費用が別に算定できない場合（処置後の薬剤病巣撒布を含む）であっても，処置に際して薬剤を使用した場合には，第3節薬剤料に定めるところにより薬剤料を算定することはできる。

（令6保医発0305･4）

→血腫，膿腫その他における穿刺

新生児頭血腫又はこれに準ずる程度のものに対して行う場合は，J 059-2血腫，膿腫穿刺により算定できるが，小範囲のものや試験穿刺については，算定できない。

（令6保医発0305･4）

通 則

4 第1節に掲げられていない処置であって特殊なものの費用は，同節に掲げられている処置のうちで最も近似する処置の各区分の所定点数により算定する。

→特殊な処置の処置料

第1節に掲げられていない特殊なものの費用は，その都度当局に内議し，最も近似する処置として準用が通知された算定方法により算定する。

（令6保医発0305･4）

通 則

5 緊急のために休日に処置を行った場合又はその開始時間が保険医療機関の表示する診療時間以外の時間若しくは深夜である処置を行った場合において，当該処置の費用は，次に掲げる点数を，それぞれ所定点数に加算した点数により算定する。

イ 処置の所定点数が**1,000点**以上の場合であって，別に厚生労働大臣が定める施設基準〔※告示4第11・1，p.969〕に適合しているものとして地方厚生局長等に届け出た保険医療機関において行われる場合

(1) **休日加算1**
所定点数の**100分の160**に相当する点数

(2) **時間外加算1**（入院中の患者以外の患者に対して行われる場合に限る）
所定点数の**100分の80**に相当する点数

(3) **深夜加算1**
所定点数の**100分の160**に相当する点数

(4) (1)から(3)までにかかわらず，区分番号A000に掲げる初診料の注7のただし書に規定する保険医療機関において，入院中の患者以外の患者に対して，その開始時間が同注のただし書に規定する時間である処置を行った場合

所定点数の100分の80に相当する点数

ロ　処置の所定点数が150点以上の場合であって，入院中の患者以外の患者に対して行われる場合（イに該当する場合を除く）

(1)　**休日加算２**
所定点数の100分の80に相当する点数

(2)　**時間外加算２**
所定点数の100分の40に相当する点数

(3)　**深夜加算２**
所定点数の100分の80に相当する点数

(4)　(1)から(3)までにかかわらず，区分番号Ａ000に掲げる初診料の注７のただし書に規定する保険医療機関において，その開始時間が同注のただし書に規定する時間である処置を行った場合
所定点数の100分の40に相当する点数

【2024年改定による主な変更点】 時間外・休日・深夜の手術等に対する**手当等の支給，その就業規則への記載と届出，緊急呼び出し当番の配置**――が必須要件に変更された。**【経過措置】** 2026年５月末までは猶予され，従前の例によるとされた。

→「通則５」について

(1)「通則５」の入院中の患者以外の患者に対する処置の休日加算１，時間外加算１又は深夜加算１（以下「時間外等加算１」という）は，次の**ア**又は**イ**の場合であって，所定点数が1,000点以上の緊急処置の場合についてのみ算定できる。

ア　Ａ000の「注７」，Ａ001の「注５」，Ａ002の「注８」に規定する加算を算定する初診又は再診に引き続き行われた場合。ただし，Ａ000の「注９」又はＡ001の「注７」に規定する夜間・早朝等加算を算定する初診又は再診に引き続き行われた場合は対象とならない。なお，当該処置の開始時間が入院手続の後であっても，当該加算は算定できる。

イ　初診又は再診に引き続いて，緊急処置に必要不可欠な検査等を行った後，速やかに緊急処置（休日に行うもの又はその開始時間が診療時間以外の時間若しくは深夜であるものに限る）を開始した場合であって，当該初診又は再診から処置の開始時間までの間が８時間以内である場合（当該処置の開始時間が入院手続きの後の場合を含む）

(2)「通則５」の休日加算２，時間外加算２又は深夜加算２は，Ａ000初診料の「注７」，Ａ001再診料の「注５」，Ａ002外来診療料の「注８」に規定する加算を算定する初診又は再診に引き続き行われた所定点数が150点以上の緊急処置の場合についてのみ算定できるものであり，Ａ000の「注９」又はＡ001の「注７」に規定する夜間・早朝等加算を算定する初診若しくは再診に引き続き行われた場合又は入院中の患者に対して行われた場合については対象とならない。なお，当該処置の開始時間が入院手続の後であっても当該加算は算定できる。

(3)「通則５」の入院中の患者に対する処置の休日加算１又は深夜加算１は，病状の急変により，休日に緊急処置を行った場合又は開始時間が深夜である緊急処置を行った場合であって，所定点数が1,000点以上の緊急処置を行った場合に算定できる。

(4)「通則５」の時間外等加算１は，当該加算を算定するものとして，地方厚生（支）局長に届出を行っている診療科において処置を実施した場合に限り算定できる。

(5)　処置の開始時間とは，患者に対し直接施療した時とする。なお，処置料において「１日につき」とあるものは午前０時より午後12時までのことであり，午前０時前に処置を開始し，午前０時以降に処置が終了した場合には，処置を行った初日のみ時間外加算等を算定し，午前０時以降の２日目については算定できない。

(6)　処置が保険医療機関又は保険医の都合により時間外となった場合は，時間外加算等は算定できない。

(7)　時間外加算等に係る「所定点数」とは，第１節処置料に掲げられた点数及び各「注」による加算（プラスチックギプス加算及びギプスに係る乳幼児加算を含む）を合計した点数であり，第２節から第４節までの費用は含まない。

(8)　(1)から(7)までに規定するほか，時間外加算等の取扱いについては，初診料における場合と同様である。

（令６保医発0305·4）

通　則

６　対称器官に係る処置の各区分の所定点数は，特に規定する場合を除き，両側の器官の処置料に係る点数とする。

→「通則６」における「特に規定する場合」

処置名の末尾に「片側」，「１肢につき」等と記入したものをいう。両眼に異なる疾患を有し，それぞれ異なった処置を行った場合は，その部分についてそれぞれ別に算定できる。

（令６保医発0305·4）

通　則

７　耳鼻咽喉科を標榜する保険医療機関において，耳鼻咽喉科を担当する医師が，６歳未満の乳幼児に対して，区分番号Ｊ095からＪ115-2までに掲げる処置を行った場合は，**耳鼻咽喉科乳幼児処置加算**として，１日につき**60点**を所定点数に加算する。この場合において，区分番号Ｊ113の注に規定する乳幼児加算は別に算定できない。

通　則

８　別に厚生労働大臣が定める施設基準〔※告示④第11・１(2)，p.969〕を満たす保険医療機関において，急性気道感染症，急性中耳炎又は急性副鼻腔炎により受診した６歳未満の乳幼児に対して，区分番号Ｊ095からＪ115-2までに掲げる処置を行った場合であって，診察の結果，抗菌薬の投与の必要性が認められないため抗菌薬を使用しない場合において，療養上必要な指導及び当該処置の結果の説明を行い，文書により説明内容を提供した場合は，**耳鼻咽喉科小児抗菌薬適正使用支援加算**として，月１回に限り**80点**を所定点数に加算する。

→「通則８」耳鼻咽喉科小児抗菌薬適正使用支援加算

急性気道感染症，急性中耳炎又は急性副鼻腔炎により受診した基礎疾患のない６歳未満の患者に対して，Ｊ095からＪ115-2までに掲げる処置を行った場合であって，診察の結果，抗菌薬の投与の必要性が認められないため抗菌薬を使用しない者に対して，療養上必要な指導及び当該処置の結果の説明を行い，文書により説明内容を提供した場合に，耳鼻咽喉科を担当する専任の医師が診療を行った初診時に，月１回に限り算定する。なお，インフルエンザの患者又はインフルエンザの疑われる患者及び新型コロナウイルス感染症の患者又は新型コロナウイルス感染症が疑われる患者については，算定できな

い。 (令6保医発0305·4)

第1節 処置料

（編注）本書では，A002外来診療料に包括される（算定できない）処置に外診包括と付記している。

一般処置

J000 創傷処置

1	100cm²未満 外診包括	52点
2	100cm²以上500cm²未満 外診包括	60点
3	500cm²以上3,000cm²未満	90点
4	3,000cm²以上6,000cm²未満	160点
5	6,000cm²以上	275点

注1　1については，入院中の患者以外の患者及び手術後の患者（入院中の患者に限る）についてのみ算定する。ただし，手術後の患者（入院中の患者に限る）については手術日から起算して14日を限度として算定する。

2　区分番号C109に掲げる在宅寝たきり患者処置指導管理料，区分番号C112に掲げる在宅気管切開患者指導管理料又は区分番号C112-2に掲げる在宅喉頭摘出患者指導管理料を算定している患者に対して行った創傷処置（熱傷に対するものを除く）の費用は算定しない。

3　5については，6歳未満の乳幼児の場合は，**乳幼児加算**として，55点を加算する。

→創傷処置

(1)　J000創傷処置，J001熱傷処置，J001-4重度褥瘡処置及びJ053皮膚科軟膏処置の各号に示す範囲とは，包帯等で被覆すべき創傷面の広さ又は軟膏処置を行うべき広さをいう。

(2)　同一疾病又はこれに起因する病変に対して創傷処置，J053皮膚科軟膏処置又はJ119「3」湿布処置が行われた場合は，それぞれの部位の処置面積を合算し，その合算した広さを，いずれかの処置に係る区分に照らして算定するものとし，併せて算定できない。

(3)　同一部位に対して創傷処置，J053皮膚科軟膏処置，J057-2面皰圧出法又はJ119「3」湿布処置が行われた場合はいずれか1つのみにより算定し，併せて算定できない。

(4)　C109在宅寝たきり患者処置指導管理料，C112在宅気管切開患者指導管理料又はC112-2在宅喉頭摘出患者指導管理料を算定している患者（これらに係る在宅療養指導管理材料加算，薬剤料又は特定保険医療材料料のみを算定している者を含み，入院中の患者を除く）については，創傷処置（熱傷に対するものを除く），爪甲除去（麻酔を要しないもの）及び穿刺排膿後薬液注入の費用は算定できない。

(5)　手術後の患者に対する創傷処置は，その回数にかかわらず，1日につき所定点数のみにより算定する。

(6)　複数の部位の手術後の創傷処置については，それぞれの部位の処置面積を合算し，その合算した広さに該当する点数により算定する。

(7)　中心静脈圧測定，静脈内注射，点滴注射，中心静脈注射及び植込型カテーテルによる中心静脈注射に係る穿刺部位のガーゼ交換等の処置料及び材料料は，別に算定できない。

(8)　軟膏の塗布又は湿布の貼付のみの処置では算定できない。 (令6保医発0305·4)

J000-2 下肢創傷処置

1	足部（踵を除く）の浅い潰瘍	135点
2	足趾の深い潰瘍又は踵の浅い潰瘍	147点
3	足部（踵を除く）の深い潰瘍又は踵の深い潰瘍	270点

→下肢創傷処置

(1)　各号に示す範囲とは，下肢創傷の部位及び潰瘍の深さをいう。

(2)　下肢創傷処置の対象となる部位は，足部，足趾又は踵であって，浅い潰瘍とは潰瘍の深さが腱，筋，骨又は関節のいずれにも至らないものをいい，深い潰瘍とは潰瘍の深さが腱，筋，骨又は関節のいずれかに至るものをいう。

(3)　下肢創傷処置を算定する場合は，J000創傷処置，J001-7爪甲除去（麻酔を要しないもの）及びJ001-8穿刺排膿後薬液注入は併せて算定できない。

(4)　複数の下肢創傷がある場合は主たるもののみ算定する。

(5)　軟膏の塗布又は湿布の貼付のみの処置では算定できない。 (令6保医発0305·4)

J001 熱傷処置

1	100cm²未満	135点
2	100cm²以上500cm²未満	147点
3	500cm²以上3,000cm²未満	337点
4	3,000cm²以上6,000cm²未満	630点
5	6,000cm²以上	1,875点

注1　初回の処置を行った日から起算して2月を経過するまでに行われた場合に限り算定し，それ以降に行う当該処置については，区分番号J000に掲げる創傷処置の例により算定する。

2　1については，入院中の患者以外の患者及び手術後の患者（入院中の患者に限る）についてのみ算定する。ただし，手術後の患者（入院中の患者に限る）については手術日から起算して14日を限度として算定する。

3　1については，第1度熱傷の場合は第1章基本診療料に含まれ，算定できない。

4　4及び5については，6歳未満の乳幼児の場合は，**乳幼児加算**として，55点を加算する。

→熱傷処置

(1)　熱傷処置を算定する場合は，J000創傷処置，J001-7爪甲除去（麻酔を要しないもの）及びJ001-8穿刺排膿後薬液注入は併せて算定できない。

(2)　熱傷には電撃傷，薬傷及び凍傷が含まれる。

(3)　「1」については，第1度熱傷のみでは算定できない。 (令6保医発0305·4)

→熱傷処置等

J000創傷処置，J001熱傷処置，J001-4重度褥瘡処置及びJ053皮膚科軟膏処置の各号に示す範囲とは，包帯等で被覆すべき創傷面の広さ，又は軟膏処置を行うべき広さをいう。 (令6保医発0305·4)

J001-2 絆創膏固定術　500点

→絆創膏固定術

足関節捻挫又は膝関節靱帯損傷に絆創膏固定術を行っ

た場合に算定する。ただし，交換は原則として週１回とする。 （令６保医発0305・4）

J 001-3　鎖骨又は肋骨骨折固定術　500点

→鎖骨又は肋骨骨折固定術

鎖骨骨折固定術後の包帯交換は，J 000創傷処置に準じて算定し，肋骨骨折固定術の２回目以降の絆創膏貼用は，絆創膏固定術に準じて算定する。 （令６保医発0305・4）

J 001-4　重度褥瘡処置（１日につき）

1	100cm²未満	**90点**
2	100cm²以上500cm²未満	**98点**
3	500cm²以上3,000cm²未満	**150点**
4	3,000cm²以上6,000cm²未満	**280点**
5	6,000cm²以上	**500点**

注１　重度の褥瘡処置を必要とする患者に対して，初回の処置を行った日から起算して２月を経過するまでに行われた場合に限り算定し，それ以降に行う当該処置については，区分番号Ｊ000に掲げる創傷処置の例により算定する。

２　１については，入院中の患者以外の患者及び手術後の患者（入院中の患者に限る）についてのみ算定する。ただし，手術後の患者（入院中の患者に限る）については手術日から起算して14日を限度として算定する。

→重度褥瘡処置

(1)　皮下組織に至る褥瘡（筋肉，骨等に至る褥瘡を含む）（DESIGN-R2020分類Ｄ３，Ｄ４及びＤ５）に対して褥瘡処置を行った場合に算定する。

(2)　重度褥瘡処置を算定する場合は，J 000創傷処置，J 001-7爪甲除去（麻酔を要しないもの）及びJ 001-8穿刺排膿後薬液注入は併せて算定できない。 （令６保医発0305・4）

→重度褥瘡処置等

J 000創傷処置，J 001熱傷処置，J 001-4重度褥瘡処置及びJ 053皮膚科軟膏処置の各号に示す範囲とは，包帯等で被覆すべき創傷面の広さ，又は軟膏処置を行うべき広さをいう。 （令６保医発0305・4）

J 001-5　長期療養患者褥瘡等処置（１日につき）　**24点**

注１　入院期間が１年を超える入院中の患者に対して褥瘡処置を行った場合に，その範囲又は回数にかかわらず，所定点数を算定する。

２　当該褥瘡処置に係る費用は，所定点数に含まれるものとする。

→長期療養患者褥瘡等処置

(1)　長期療養患者褥瘡等処置の算定に係る褥瘡処置とは，臥床に伴う褥瘡性潰瘍又は圧迫性潰瘍に対する処置（創傷処置又は皮膚科軟膏処置において，入院中の患者について算定することとされている範囲のものに限る）をいうものであり，重度褥瘡処置を含む。

(2)　褥瘡処置の回数及び部位数にかかわらず１日につき１回に限り算定する。

(3)　１年を超える入院の場合にあって創傷処置又は皮膚科軟膏処置の費用を算定する場合は，その対象傷病名を<u>診療報酬明細書</u>に記載する。 （令６保医発0305・4）

J 001-6　精神病棟等長期療養患者褥瘡等処置（１日につき）　**30点**

注１　結核病棟又は精神病棟に入院している患者であって，入院期間が１年を超えるものに対して，次に掲げる処置のいずれかを行った場合に，その種類又は回数にかかわらず，所定点数を算定する。

イ　創傷処置（熱傷に対するものを除く）
　(1)　100cm²以上500cm²未満
　(2)　500cm²以上3,000cm²未満

ロ　皮膚科軟膏処置
　(1)　100cm²以上500cm²未満
　(2)　500cm²以上3,000cm²未満

２　注１に掲げる処置に係る処置料は，所定点数に含まれるものとする。

→精神病棟等長期療養患者褥瘡等処置

(1)「注１」に掲げる処置には褥瘡処置及び重度褥瘡処置を含む。

(2)　入院期間が１年を超える入院中の患者に対して行った褥瘡処置，重度褥瘡処置が，「注１」に掲げるもの以外の創傷処置又は皮膚科軟膏処置である場合は，長期療養患者褥瘡等処置の所定点数により算定する。

(3)　結核病棟又は精神病棟に入院している患者であって入院期間が１年を超えるものに対して，ドレーン法を行った場合は，その種類又は回数にかかわらず精神病棟等長期療養患者褥瘡等処置として，１日につき所定点数を算定する。 （令６保医発0305・4）

J 001-7　爪甲除去（麻酔を要しないもの）　外診包括　**70点**

注　入院中の患者以外の患者についてのみ算定する。

J 001-8　穿刺排膿後薬液注入　外診包括　**45点**

注　入院中の患者以外の患者についてのみ算定する。

J 001-9　空洞切開術後ヨードホルムガーゼ処置（１日につき）　**45点**

→空洞切開術後ヨードホルムガーゼ処置

肺空洞切開手術後の空洞内にヨードホルムガーゼを使用した場合に算定する。なお，ヨードホルムガーゼを多量に使用することは，中毒のおそれもあり留意すべきである。 （令６保医発0305・4）

J 001-10　静脈圧迫処置（慢性静脈不全に対するもの）　**200点**

注１　別に<u>厚生労働大臣が定める施設基準</u>〔※告示④第11・１の２，p.971〕に適合しているものとして地方厚生局長等に届け出た保険医療機関において行われる場合に限り算定する。

２　初回の処置を行った場合は，**静脈圧迫処置初回加算**として，初回に限り**150点**を所定点数に加算する。

→静脈圧迫処置

(1)　静脈圧迫処置は，慢性静脈不全による難治性潰瘍の患者であって，次のいずれにも該当する場合に，月に１回に限り，３月を限度として算定する。ただし，初回の潰瘍の大きさが100cm²を超える場合は６月を限度として算定する。

ア ２週間以上持続し，他の治療法によっては治癒又は改善しない下肢の難治性潰瘍を有する患者である場合。

イ 次のいずれかの方法により，慢性静脈不全と診断された患者であって，それ以外の原因が否定されている場合。

① 下肢静脈超音波検査により，表在静脈において0.5秒，深部静脈において１秒を超える逆流所見が認められる場合又は深部静脈において有意な閉塞所見が認められる場合

② 動脈性静脈性混合性潰瘍が疑われる場合であって，足関節上腕血圧比（ABI）検査0.5以上の場合

(2) 静脈圧迫処置は，専任の医師が直接行うもの又は専任の医師の指導の下，専任の看護師が行うものについて算定する。なお，当該医師又は看護師は，関連学会が主催する所定の研修会を受講している。

(3) 静脈圧迫処置は，弾性着衣又は弾性包帯による圧迫，圧迫下の運動及び患肢のスキンケアによるセルフケア指導を適切に組み合わせて，処置及び指導を行った場合に算定する。

(4) 関連学会が定める指針等を遵守する。

(5) 診療報酬の請求に当たって，**診療報酬明細書**の摘要欄に，難治性潰瘍の所見（潰瘍の持続期間，部位，深達度及び面積を含む），これまでの治療経過，慢性静脈不全と診断した根拠（下肢静脈超音波検査等の所見），静脈圧迫処置を必要とする医学的理由及び指導内容について記載する。 (令６保医発0305･4)

J 002 ドレーン法（ドレナージ）（１日につき）

1	持続的吸引を行うもの	**50点**
2	その他のもの	**25点**

注 ３歳未満の乳幼児の場合は，**乳幼児加算**として，**110点**を加算する。

→ドレーン法（ドレナージ）

(1) 部位数，交換の有無にかかわらず，１日につき，所定点数のみにより算定する。

(2) ドレナージの部位の消毒等の処置料は所定点数に含まれ，Ｊ000創傷処置は別に算定できない。ただし，ドレーン抜去後に抜去部位の処置が必要な場合は，Ｊ000創傷処置の「１」により手術後の患者に対するものとして算定する。

(3) 「１」と「２」は同一日に併せて算定できない。

(4) PTCDチューブの単なる交換については，「２」により算定する。 (令６保医発0305･4)

J 003 局所陰圧閉鎖処置（入院）（１日につき）

1	100cm²未満	**1,040点**
2	100cm²以上200cm²未満	**1,060点**
3	200cm²以上	**1,375点**

注１ 初回の貼付に限り，１にあっては**1,690点**を，２にあっては**2,650点**を，３にあっては**3,300点**を，**初回加算**として，それぞれ所定点数に加算する。

２ 初回の貼付に限り，持続洗浄を併せて実施した場合は，**持続洗浄加算**として，**500点**を所定点数に加算する。

３ 新生児，３歳未満の乳幼児（新生児を除く）又は３歳以上６歳未満の幼児に対して行った場合は，**新生児局所陰圧閉鎖加算**，**乳幼児局所陰圧閉鎖加算**又は**幼児局所陰圧閉鎖加算**として，それぞれ所定点数の**100分の300**，**100分の100**又は**100分の50**に相当する点数を所定点数に加算する。

→局所陰圧閉鎖処置（入院）

(1) 入院中の患者に対して処置を行った場合に限り算定できる。

(2) 「１」から「３」までに示す範囲は，局所陰圧閉鎖処置用材料で被覆すべき創傷面の広さをいう。

(3) 部位数にかかわらず，１日につき，所定点数により算定する。

(4) 局所陰圧閉鎖処置（入院）を算定する場合は，Ｊ001-4重度褥瘡処置及びＪ053皮膚科軟膏処置は併せて算定できない。Ｊ000創傷処置，Ｊ000-2下肢創傷処置又はＪ001熱傷処置は併せて算定できるが，当該処置が対象とする創傷を重複して算定できない。

(5) 局所陰圧閉鎖処置（入院）終了後に多血小板血漿処置を行う場合は，Ｊ003-4多血小板血漿処置を算定する。また，引き続き創傷部位の処置（多血小板血漿処置を除く）が必要な場合は，Ｊ000創傷処置により算定する。

(6) 「注１」に規定する加算は，入院前にＪ003-2局所陰圧閉鎖処置（入院外）を算定していた患者が，引き続き入院中に局所陰圧閉鎖処置（入院）を行った場合は算定できない。

(7) 「注２」の持続洗浄加算については，局所感染を伴う難治性創傷（局所感染が存在するが，その拡大がなく，沈静化すると考えられる創傷及び汚染創に限り，骨髄炎又は骨膜炎を除く）に対して，持続洗浄を併せて実施した場合に算定する。持続洗浄加算を算定した場合は，**診療報酬明細書**の摘要欄にその理由及び医学的根拠を詳細に記載する。

(8) 骨髄炎又は骨膜炎を伴う難治性創傷に対して，局所陰圧閉鎖処置と洗浄を行った場合は，「注２」の持続洗浄加算は算定できず，Ｊ040局所灌流の「２」骨膜・骨髄炎に対するものを併せて算定する。この場合は，**診療報酬明細書**の摘要欄にその理由及び医学的根拠を詳細に記載する。

(9) 局所陰圧閉鎖処置（入院）を算定する場合は，特定保険医療材料の局所陰圧閉鎖処置用材料を併せて使用した場合に限り算定できる。ただし，切開創手術部位感染のリスクを低減する目的で使用した場合は算定できない。

(10) 陰圧維持管理装置として単回使用の機器を使用し，局所陰圧閉鎖処置（入院）を算定する場合は，特定保険医療材料の局所陰圧閉鎖処置用材料を併せて算定した日に週３回に限り算定できる。

(11) 初回加算を算定した日，陰圧維持管理装置として使用した機器及び本処置の医学的必要性を**診療報酬明細書**の摘要欄に記載する。

(12) 「注３」の加算における所定点数とは，「注１」及び「注２」の加算を含まない点数である。 (令６保医発0305･4)

J 003-2 局所陰圧閉鎖処置（入院外）（１日につき）

1	100cm²未満	**240点**
2	100cm²以上200cm²未満	**270点**
3	200cm²以上	**330点**

注 初回の貼付に限り，１にあっては**1,690点**を，２にあっては**2,650点**を，３にあっては**3,300点**を，**初回加算**として，それぞれ所定点数に加算する。

→局所陰圧閉鎖処置（入院外）

(1) 入院中の患者以外の患者に対して陰圧創傷治療用カ

処置

ートリッジを用いて処置を行った場合に限り算定できる。

(2) 「1」から「3」までに示す範囲は，局所陰圧閉鎖処置用材料で被覆すべき創傷面の広さをいう。

(3) 部位数にかかわらず，1日につき，所定点数により算定する。

(4) 局所陰圧閉鎖処置（入院外）を算定する場合は，J 001-4重度褥瘡処置及びJ 053皮膚科軟膏処置は併せて算定できない。J 000創傷処置，J 000-2下肢創傷処置又はJ 001熱傷処置は併せて算定できるが，当該処置が対象とする創傷を重複して算定できない。

(5) 局所陰圧閉鎖処置（入院外）終了後に多血小板血漿処置を行う場合は，J 003-4多血小板血漿処置を算定する。また，引き続き創傷部位の処置（多血小板血漿処置を除く）が必要な場合は，J 000創傷処置により算定する。

(6) 「注」に規定する加算は，入院中にJ 003局所陰圧閉鎖処置（入院）（1日につき）を算定していた患者が引き続き入院外で局所陰圧閉鎖処置を実施した場合は算定できない。

(7) 局所陰圧閉鎖処置（入院外）を算定する場合は，特定保険医療材料の局所陰圧閉鎖処置用材料を併せて使用した場合に限り算定できる。ただし，切開創手術部位感染のリスクを低減する目的で使用した場合は算定できない。 （令6保医発0305･4）

J 003-3 局所陰圧閉鎖処置（腹部開放創）（1日につき） **1,375点**

→局所陰圧閉鎖処置（腹部開放創）

(1) 腹部開放創用局所陰圧閉鎖キットを用いた場合に限り，10日を限度として算定する。なお，処置開始日を**診療報酬明細書**の摘要欄に記載する。

(2) 局所陰圧閉鎖処置（腹部開放創）を算定する場合は，J 003局所陰圧閉鎖処置（入院）は併せて算定できない。 （令6保医発0305･4）

J 003-4 多血小板血漿処置 **4,190点**

注1 別に厚生労働大臣が定める施設基準〔※告示④第11・1の3，p.972〕に適合しているものとして地方厚生局長等に届け出た保険医療機関において行われる場合に限り算定する。

2 多血小板血漿処置に伴って行われた採血等の費用は，所定点数に含まれるものとする。

→多血小板血漿処置

(1) トラフェルミン（遺伝子組換え）を用いた治療又は局所陰圧閉鎖処置を28日以上行っても効果が得られない難治性皮膚潰瘍に対して，多血小板血漿処置を行った場合に限り算定する。なお，**診療報酬明細書**の摘要欄に当該処置を行う医学的必要性を記載する。

(2) 一連につき2クールを限度として行い，1クール（4週間に限る）につき1回を限度として算定する。

(3) 部位数にかかわらず，所定点数により算定する。

(4) 多血小板血漿処置を算定する場合は，一連の期間内において，J 001-4重度褥瘡処置，J 003局所陰圧閉鎖処置（入院），J 003-2局所陰圧閉鎖処置（入院外）及びJ 053皮膚科軟膏処置は併せて算定できない。なお，J 000創傷処置，J 000-2下肢創傷処置又はJ 001熱傷処置は併せて算定できるが，当該処置が対象とする創傷を重複して算定できない。 （令6保医発0305･4）

J 004 流注膿瘍穿刺 **190点**

→流注膿瘍穿刺

J 001-8穿刺排膿後薬液注入と同一日に算定することはできない。 （令6保医発0305･4）

J 005 脳室穿刺 **750点**

注 6歳未満の乳幼児の場合は，**乳幼児加算**として，**110点**を加算する。

→脳室穿刺

D 401脳室穿刺と同一日に算定することはできない。 （令6保医発0305･4）

J 006 後頭下穿刺 **300点**

注 6歳未満の乳幼児の場合は，**乳幼児加算**として，**110点**を加算する。

→後頭下穿刺

D 402後頭下穿刺と同一日に算定することはできない。 （令6保医発0305･4）

J 007 頸椎，胸椎又は腰椎穿刺 **317点**

注 6歳未満の乳幼児の場合は，**乳幼児加算**として，**110点**を加算する。

→頸椎，胸椎又は腰椎穿刺

J 007頸椎穿刺はD 403頸椎穿刺と，J 007胸椎穿刺はD 403胸椎穿刺と，J 007腰椎穿刺はD 403腰椎穿刺と同一日に算定することはできない。 （令6保医発0305･4）

J 007-2 硬膜外自家血注入 **1,000点**

注1 別に厚生労働大臣が定める施設基準〔※告示④第11・1の4，p.972〕に適合しているものとして地方厚生局長等に届け出た保険医療機関において行われる場合に限り算定する。

2 硬膜外自家血注入に伴って行われた採血及び穿刺等の費用は，所定点数に含まれるものとする。

→硬膜外自家血注入

硬膜外自家血注入は，起立性頭痛を有する患者に係るものであって，関係学会の定める脳脊髄液漏出症診療指針に基づき，脳脊髄液漏出症として「確実」又は「確定」と診断されたものに対して実施した場合に限り算定できる。なお，診療報酬請求に当たっては，**診療報酬明細書**に当該指針に規定する画像診断基準を満たすことを示す画像所見，撮影日，撮影医療機関の名称等の症状詳記を記載する。 （令6保医発0305･4）

J 008 胸腔穿刺（洗浄，注入及び排液を含む） **275点**

注 6歳未満の乳幼児の場合は，**乳幼児加算**として，**110点**を加算する。

→胸腔穿刺

(1) 胸腔穿刺，洗浄，薬液注入又は排液について，これらを併せて行った場合においては，胸腔穿刺の所定点数を算定する。

(2) 単なる試験穿刺として行った場合は，D 419その他の検体採取の「2」により算定する。 （令6保医発0305･4）

J 009 削除

J 010 腹腔穿刺（人工気腹，洗浄，注入及び排液を含む） **287点**

注 6歳未満の乳幼児の場合は，**乳幼児加算**として，110点を加算する。

J 010-2 経皮的肝膿瘍等穿刺術 1,450点

J 011 骨髄穿刺

1 胸骨 310点

2 その他 330点

注 6歳未満の乳幼児の場合は，**乳幼児加算**として，110点を加算する。

→骨髄穿刺

D 404骨髄穿刺と同一日に算定することはできない。

(令6保医発0305·4)

J 012 腎嚢胞又は水腎症穿刺 350点

注 6歳未満の乳幼児の場合は，**乳幼児加算**として，110点を加算する。

→腎嚢胞又は水腎症穿刺

D 407腎嚢胞又は水腎症穿刺と同一日に算定することはできない。

(令6保医発0305·4)

J 013 ダグラス窩穿刺 240点

→ダグラス窩穿刺

D 408ダグラス窩穿刺と同一日に算定することはできない。

(令6保医発0305·4)

J 014 乳腺穿刺 200点

→乳腺穿刺

D 410乳腺穿刺又は針生検と同一日に算定することはできない。

(令6保医発0305·4)

J 015 甲状腺穿刺 150点

→甲状腺穿刺

D 411甲状腺穿刺又は針生検と同一日に算定することはできない。

(令6保医発0305·4)

J 016 リンパ節等穿刺 200点

→リンパ節等穿刺

D 409リンパ節等穿刺又は針生検と同一日に算定することはできない。

(令6保医発0305·4)

J 017 エタノールの局所注入 1,200点

注 甲状腺又は副甲状腺に対する局所注入については，別に厚生労働大臣が定める施設基準〔※告示④第11・2，p.972〕に適合しているものとして地方厚生局長等に届け出た保険医療機関において行われる場合に限り算定する。

→エタノールの局所注入

(1) 肝癌，有症状の甲状腺のう胞，機能性甲状腺結節(Plummer病)，内科的治療に抵抗性の2次性副甲状腺機能亢進症等に対してエタノールを局所注入した場合に算定する。なお，使用したエタノールは，所定点数に含まれ別に算定できない。

(2) 当該手技に伴って実施される超音波検査，画像診断の費用は所定点数に含まれる。

(令6保医発0305·4)

J 017-2 リンパ管腫局所注入 1,020点

注 6歳未満の乳幼児の場合は，**乳幼児加算**として，55点を加算する。

→リンパ管腫局所注入

リンパ管腫にピシバニールを局所注入した場合に算定する。

(令6保医発0305·4)

J 018 喀痰吸引（1日につき） **48点**

注1 間歇的陽圧吸入法又は人工呼吸と同時に行った喀痰吸引の費用は，それぞれ間歇的陽圧吸入法又は人工呼吸の所定点数に含まれるものとする。

2 6歳未満の乳幼児の場合は，**乳幼児加算**として，83点を加算する。

3 区分番号C 103に掲げる在宅酸素療法指導管理料，区分番号C 107に掲げる在宅人工呼吸指導管理料，区分番号C 107-3に掲げる在宅ハイフローセラピー指導管理料，区分番号C 109に掲げる在宅寝たきり患者処置指導管理料，区分番号C 112に掲げる在宅気管切開患者指導管理料又は区分番号C 112-2に掲げる在宅喉頭摘出患者指導管理料を算定している患者に対して行った喀痰吸引の費用は算定しない。

→喀痰吸引

(1) 喀痰の凝塊又は肺切除後喀痰が気道に停滞し，喀出困難な患者に対し，ネラトンカテーテル及び吸引器を使用して喀痰吸引を行った場合に算定する。

(2) 喀痰吸引，内視鏡下気管支分泌物吸引，干渉低周波去痰器による喀痰排出，間歇的陽圧吸入法，鼻マスク式補助換気法，体外式陰圧人工呼吸器治療，ハイフローセラピー，高気圧酸素治療，インキュベーター，人工呼吸，持続陽圧呼吸法，間歇的強制呼吸法，気管内洗浄（気管支ファイバースコピーを使用した場合を含む），ネブライザ又は超音波ネブライザを同一日に行った場合は，主たるものの所定点数のみにより算定する。

(3) C 103在宅酸素療法指導管理料，C 107在宅人工呼吸指導管理料，C 107-3在宅ハイフローセラピー指導管理料，C 109在宅寝たきり患者処置指導管理料，C 112在宅気管切開患者指導管理料又はC 112-2在宅喉頭摘出患者指導管理料を算定している患者（これらに係る在宅療養指導管理材料加算又は特定保険医療材料料のみを算定している者を含み，入院中の患者を除く）については，喀痰吸引の費用は算定できない。

(令6保医発0305·4)

J 018-2 内視鏡下気管支分泌物吸引（1日につき） **120点**

J 018-3 干渉低周波去痰器による喀痰排出（1日につき） **48点**

注1 間歇的陽圧吸入法又は人工呼吸と同時に行った干渉低周波去痰器による喀痰排出の費用は，それぞれ間歇的陽圧吸入法又は人工呼吸の所定点数に含まれるものとする。

2 6歳未満の乳幼児の場合は，**乳幼児加算**として，83点を加算する。

3 区分番号C 103に掲げる在宅酸素療法指導管理料，区分番号C 107に掲げる在宅人工呼吸指導管理料，区分番号C 107-3に掲げる在宅ハイフローセラピー指導管理料，区分番号C 109に掲げる在宅寝たきり患者処置指導管理料，区分番号C 112に掲げる在宅気管切開患者指導管理料又は区分番号

C 112-2に掲げる在宅喉頭摘出患者指導管理料を算定している患者に対して行った干渉低周波去痰器による喀痰排出の費用は算定しない。

→干渉低周波去痰器による喀痰排出

(1) J 018喀痰吸引を同一日に行った場合はどちらか一方のみ算定する。

(2) C 103在宅酸素療法指導管理料，C 107在宅人工呼吸指導管理料，C 107-3在宅ハイフローセラピー指導管理料，C 109在宅寝たきり患者処置指導管理料，C 112在宅気管切開患者指導管理料又はC 112-2在宅喉頭摘出患者指導管理料を算定している患者（これらに係る在宅療養指導管理材料加算又は特定保険医療材料料のみを算定している者を含み，入院中の患者を除く）については，干渉低周波去痰器による喀痰排出の費用は算定できない。

(3) 算定は1日に1回を限度とする。 (令6保医発0305·4)

→2種以上の処置を同一日に行った場合

喀痰吸引，内視鏡下気管支分泌物吸引，干渉低周波去痰器による喀痰排出，間歇的陽圧吸入法，鼻マスク式補助換気法，体外式陰圧人工呼吸器治療，ハイフローセラピー，高気圧酸素治療，インキュベーター，人工呼吸，持続陽圧呼吸法，間歇的強制呼吸法，気管内洗浄（気管支ファイバースコピーを使用した場合を含む），ネブライザ又は超音波ネブライザを同一日に行った場合は，主たるものの所定点数のみにより算定する。 (令6保医発0305·4)

J 019 持続的胸腔ドレナージ（開始日） **825点**

注1 持続的胸腔ドレナージの費用は，挿入したドレーンの本数にかかわらず，1日に1回に限り算定する。

2 3歳未満の乳幼児の場合は，**乳幼児加算**として，**110点**を加算する。

J 019-2 削除

→持続的胸腔ドレナージ

(1) 2日目以降は，J 002ドレーン法（ドレナージ）の所定点数により算定する。

(2) 手術と同一日に行った持続的胸腔ドレナージは別に算定できない。なお，手術の翌日以降は，J 002ドレーン法（ドレナージ）により算定する。

(3) 胸腔内出血排除（非開胸的）については本区分で算定する。 (令6保医発0305·4)

J 020 胃持続ドレナージ（開始日） **50点**

注 3歳未満の乳幼児の場合は，**乳幼児加算**として，**110点**を加算する。

→胃持続ドレナージ

2日目以降は，J 002ドレーン法（ドレナージ）の所定点数により算定する。 (令6保医発0305·4)

J 021 持続的腹腔ドレナージ（開始日） **550点**

注1 持続的腹腔ドレナージの費用は，挿入したドレーンの本数にかかわらず，1日に1回に限り算定する。

2 3歳未満の乳幼児の場合は，**乳幼児加算**として，**110点**を加算する。

→持続的腹腔ドレナージ

(1) 2日目以降は，J 002ドレーン法（ドレナージ）の所定点数により算定する。

(2) 手術と同一日に行った持続的腹腔ドレナージは別に算定できない。なお，手術の翌日以降は，J 002ドレーン法（ドレナージ）により算定する。 (令6保医発0305·4)

J 022 高位浣腸，高圧浣腸，洗腸 **65点**

注 3歳未満の乳幼児の場合は，**乳幼児加算**として，**55点**を加算する。

→高位浣腸，高圧浣腸，洗腸

高位浣腸，高圧浣腸，洗腸，摘便，腰椎麻酔下直腸内異物除去又は腸内ガス排気処置（開腹手術後）を同一日に行った場合は，主たるものの所定点数により算定する。 (令6保医発0305·4)

J 022-2 摘便 **100点**
J 022-3 腰椎麻酔下直腸内異物除去 **45点**
J 022-4 腸内ガス排気処置（開腹手術後） **45点**
J 022-5 持続的難治性下痢便ドレナージ（開始日） **50点**

→持続的難治性下痢便ドレナージ

(1) 持続的難治性下痢便ドレナージは，救命救急入院料，特定集中治療室管理料，ハイケアユニット入院医療管理料，脳卒中ケアユニット入院医療管理料又は無菌治療室管理加算を現に算定している患者であって，2時間に1回以上の反復する難治性の下痢便を認める患者又は肛門周囲熱傷を伴う患者に対し，急性期患者の皮膚・排泄ケアを実施するための適切な知識・技術を有する医師又は看護師が，便の回収を持続的かつ閉鎖的に行う機器を用いて行った場合に算定する。

(2) 持続的難治性下痢便ドレナージは，当該技術に関する十分な経験を有する医師又は5年以上の急性期患者の看護に従事した経験を有し，急性期患者の皮膚・排泄ケア等に係る適切な研修を修了した看護師が実施することが望ましい。なお，ここでいう急性期患者への看護等に係る適切な研修とは，次の事項に該当する研修のことをいう。

ア 国及び医療機関団体等が主催する研修である（6月以上の研修期間で，修了証が交付されるもの）。

イ 急性期看護又は排泄ケア関連領域における専門的な知識・技術を有する看護師の養成を目的とした研修である。

(3) 開始日については，当該点数で算定し，2日目以降はJ 002ドレーン法（ドレナージ）（1日につき）の「2」その他のもので算定する。 (令6保医発0305·4)

J 023 気管支カテーテル薬液注入法 **150点**
J 024 酸素吸入（1日につき） **65点**

注1 使用した精製水の費用は，所定点数に含まれるものとする。

2 間歇的陽圧吸入法又は人工呼吸と同時に行った酸素吸入の費用は，それぞれ間歇的陽圧吸入法又は人工呼吸の所定点数に含まれるものとする。

3 区分番号C 103に掲げる在宅酸素療法指導管理料，区分番号C 107に掲げる在宅人工呼吸指導管理料又は区分番号C 107-3に掲げる在宅ハイフローセラピー指導管理料を算定している患者に対して行った酸素吸入の費用は算定しない。

J 024-2 突発性難聴に対する酸素療法（1日につき） **65点**

処置

→酸素吸入，突発性難聴に対する酸素療法

(1) 間歇的陽圧吸入法，鼻マスク式補助換気法，体外式陰圧人工呼吸器治療，ハイフローセラピー，インキュベーター，人工呼吸，持続陽圧呼吸法，間歇的強制呼吸法又は気管内洗浄（気管支ファイバースコピーを使用した場合を含む）と同一日に行った酸素吸入，突発性難聴に対する酸素療法又は酸素テントの費用は，それぞれの所定点数に含まれており，別に算定できない。

(2) C103在宅酸素療法指導管理料，C107在宅人工呼吸指導管理料又はC107-3在宅ハイフローセラピー指導管理料を算定している患者（これに係る在宅療養指導管理材料加算のみを算定している者を含み，入院中の患者を除く）については，酸素吸入及び突発性難聴に対する酸素療法の費用は算定できない。

(3) 肺血流増加型先天性心疾患の患者に対して，呼吸循環管理を目的として低濃度酸素吸入を行った場合は，J024酸素吸入の所定点数を算定する。 (令6保医発0305·4)

J025 酸素テント（1日につき） **65点**

注1 間歇的陽圧吸入法と同時に行った酸素テントの費用は，間歇的陽圧吸入法の所定点数に含まれるものとする。

2 区分番号C103に掲げる在宅酸素療法指導管理料，区分番号C107に掲げる在宅人工呼吸指導管理料又は区分番号C107-3に掲げる在宅ハイフローセラピー指導管理料を算定している患者に対して行った酸素テントの費用は算定しない。

→酸素テント

(1) 使用したソーダライム等の二酸化炭素吸着剤の費用は所定点数に含まれる。

(2) C103在宅酸素療法指導管理料，C107在宅人工呼吸指導管理料又はC107-3在宅ハイフローセラピー指導管理料を算定している患者（これらに係る在宅療養指導管理材料加算のみを算定している者を含み，入院中の患者を除く）については，酸素テントの費用は算定できない。 (令6保医発0305·4)

→2種以上の処置を同一日に行った場合

間歇的陽圧吸入法，鼻マスク式補助換気法，体外式陰圧人工呼吸器治療，ハイフローセラピー，インキュベーター，人工呼吸，持続陽圧呼吸法，間歇的強制呼吸法又は気管内洗浄（気管支ファイバースコピーを使用した場合を含む）と同一日に行った酸素吸入，突発性難聴に対する酸素療法又は酸素テントの費用は，それぞれの所定点数に含まれており，別に算定できない。(令6保医発0305·4)

J026 間歇的陽圧吸入法（1日につき） **160点**

注1 間歇的陽圧吸入法と同時に行う喀痰吸引，酸素吸入又は酸素テントは，所定点数に含まれるものとする。

2 区分番号C103に掲げる在宅酸素療法指導管理料，区分番号C107に掲げる在宅人工呼吸指導管理料又は区分番号C107-3に掲げる在宅ハイフローセラピー指導管理料を算定している患者に対して行った間歇的陽圧吸入法の費用は算定しない。

→間歇的陽圧吸入法

(1) C103在宅酸素療法指導管理料，C107在宅人工呼吸指導管理料又はC107-3在宅ハイフローセラピー指導管理料を算定している患者（これらに係る在宅療養指導管理材料加算のみを算定している者を含み，入院中の患者を除く）については，間歇的陽圧吸入法の費用は算定できない。

(2) 間歇的陽圧吸入法と同時に行う喀痰吸引，干渉低周波去痰器による喀痰排出，酸素吸入，突発性難聴に対する酸素療法又は酸素テントは，所定点数に含まれる。

(令6保医発0305·4)

J026-2 鼻マスク式補助換気法（1日につき） **160点**

注1 鼻マスク式補助換気法と同時に行われる喀痰吸引，酸素吸入又は酸素テントの費用は，所定点数に含まれるものとする。

2 区分番号C103に掲げる在宅酸素療法指導管理料，区分番号C107に掲げる在宅人工呼吸指導管理料又は区分番号C107-3に掲げる在宅ハイフローセラピー指導管理料を算定している患者に対して行った鼻マスク式補助換気法の費用は算定しない。

J026-3 体外式陰圧人工呼吸器治療（1日につき） **160点**

注1 体外式陰圧人工呼吸と同時に行う喀痰吸引，酸素吸入又は酸素テントは，所定点数に含まれるものとする。

2 区分番号C103に掲げる在宅酸素療法指導管理料，区分番号C107に掲げる在宅人工呼吸指導管理料又は区分番号C107-3に掲げる在宅ハイフローセラピー指導管理料を算定している患者に対して行った体外式陰圧人工呼吸の費用は算定しない。

→鼻マスク式補助換気法，体外式陰圧人工呼吸器治療

(1) C103在宅酸素療法指導管理料，C107在宅人工呼吸指導管理料又はC107-3在宅ハイフローセラピー指導管理料を算定している患者（これらに係る在宅療養指導管理材料加算のみを算定している者を含み，入院中の患者及び医療型短期入所サービス費又は医療型特定短期入所サービス費を算定している短期入所中の者を除く）については，鼻マスク式補助換気法及び体外式陰圧人工呼吸器治療の費用は算定できない。

(2) 鼻マスク式補助換気法又は体外式陰圧人工呼吸器治療と同時に行う喀痰吸引，干渉低周波去痰器による喀痰排出，酸素吸入，突発性難聴に対する酸素療法又は酸素テントは，所定点数に含まれる。 (令6保医発0305·4)

→2種以上の処置を同一日に行った場合

(1) 喀痰吸引，内視鏡下気管支分泌物吸引，干渉低周波去痰器による喀痰排出，間歇的陽圧吸入法，鼻マスク式補助換気法，体外式陰圧人工呼吸器治療，ハイフローセラピー，高気圧酸素治療，インキュベーター，人工呼吸，持続陽圧呼吸法，間歇的強制呼吸法，気管内洗浄（気管支ファイバースコピーを使用した場合を含む），ネブライザ又は超音波ネブライザを同一日に行った場合は，主たるものの所定点数のみにより算定する。

(2) 間歇的陽圧吸入法，鼻マスク式補助換気法，体外式陰圧人工呼吸器治療，ハイフローセラピー，インキュベーター，人工呼吸，持続陽圧呼吸法，間歇的強制呼吸法又は気管内洗浄（気管支ファイバースコピーを使用した場合を含む）と同一日に行った酸素吸入，突発性難聴に対する酸素療法又は酸素テントの費用は，それぞれの所定点数に含まれており，別に算定できない。

(令6保医発0305·4)

J 026-4 ハイフローセラピー（1日につき）
1 15歳未満の患者の場合 **282点**
2 15歳以上の患者の場合 **192点**

→ハイフローセラピー

(1) 動脈血酸素分圧が60mmHg以下又は経皮的動脈血酸素飽和度が90％以下の急性呼吸不全の患者に対して実施した場合に限り算定する。なお，算定に当たっては，動脈血酸素分圧又は経皮的酸素飽和度の測定結果について，**診療報酬明細書**の摘要欄に記載する。

(2) **C 103**在宅酸素療法指導管理料，**C 107**在宅人工呼吸指導管理料又は**C 107-3**在宅ハイフローセラピー指導管理料を算定している患者（これらに係る在宅療養指導管理材料加算又は特定保険医療材料料のみを算定している者を含み，入院中の患者を除く）については，ハイフローセラピーの費用は算定できない。

（令6保医発0305･4）

J 027 高気圧酸素治療（1日につき）
1 減圧症又は空気塞栓に対するもの **5,000点**
2 その他のもの **3,000点**
注 1については，高気圧酸素治療の実施時間が5時間を超えた場合には，30分又はその端数を増すごとに，**長時間加算**として，**500点**を所定点数に加算する。ただし，**3,000点**を限度として加算する。

→高気圧酸素治療

(1) 「1」は減圧症又は空気塞栓に対して，発症後1か月以内に行う場合に，一連につき7回を限度として算定する。

(2) 「2」は次の疾患に対して行う場合に，一連につき10回を限度として算定する。
ア 急性一酸化炭素中毒その他のガス中毒（間歇型を含む）
イ 重症軟部組織感染症（ガス壊疽，壊死性筋膜炎）又は頭蓋内膿瘍
ウ 急性末梢血管障害
(イ) 重症の熱傷又は凍傷
(ロ) 広汎挫傷又は中等度以上の血管断裂を伴う末梢血管障害
(ハ) コンパートメント症候群又は圧挫症候群
エ 脳梗塞
オ 重症頭部外傷後若しくは開頭術後の意識障害又は脳浮腫
カ 重症の低酸素脳症
キ 腸閉塞

(3) 「2」は次の疾患に対して行う場合に，一連につき30回を限度として算定する。
ア 網膜動脈閉塞症
イ 突発性難聴
ウ 放射線又は抗癌剤治療と併用される悪性腫瘍
エ 難治性潰瘍を伴う末梢循環障害
オ 皮膚移植
カ 脊髄神経疾患
キ 骨髄炎又は放射線障害

(4) スモンの患者に対して行う場合は，「2」により算定する。

(5) 2絶対気圧以上の治療圧力が1時間に満たないものについては，1日につき**J 024**酸素吸入により算定する。

(6) 高気圧酸素治療を行うに当たっては，関係学会より留意事項が示されているので，これらの事項を十分参考とすべきものである。（令6保医発0305･4）

J 028 インキュベーター（1日につき） **120点**
注 使用した精製水の費用及びインキュベーターと同時に行った酸素吸入の費用は，所定点数に含まれるものとする。

→インキュベーター

(1) インキュベーターを行うに当たって使用した滅菌精製水の費用は，所定点数に含まれる。

(2) 1日につき所定点数により算定する。（令6保医発0305･4）

→2種以上の処置を同一日に行った場合

(1) 喀痰吸引，内視鏡下気管支分泌物吸引，干渉低周波去痰器による喀痰排出，間歇的陽圧吸入法，鼻マスク式補助換気法，体外式陰圧人工呼吸器治療，ハイフローセラピー，高気圧酸素治療，インキュベーター，人工呼吸，持続陽圧呼吸法，間歇的強制呼吸法，気管内洗浄（気管支ファイバースコピーを使用した場合を含む），ネブライザ又は超音波ネブライザを同一日に行った場合は，主たるものの所定点数のみにより算定する。

(2) 間歇的陽圧吸入法，鼻マスク式補助換気法，体外式陰圧人工呼吸器治療，ハイフローセラピー，インキュベーター，人工呼吸，持続陽圧呼吸法，間歇的強制呼吸法又は気管内洗浄（気管支ファイバースコピーを使用した場合を含む）と同一日に行った酸素吸入，突発性難聴に対する酸素療法又は酸素テントの費用は，それぞれの所定点数に含まれており，別に算定できない。

（令6保医発0305･4）

J 029 鉄の肺（1日につき） **260点**

→鉄の肺

1日につき所定点数により算定する。（令6保医発0305･4）

J 029-2 減圧タンク療法 **260点**
J 030 食道ブジー法 **150点**
J 031 直腸ブジー法 **150点**
J 032 肛門拡張法（徒手又はブジーによるもの） **150点**
注 3歳未満の乳幼児であって，直腸又は肛門疾患に係る手術の前後の場合は，**周術期乳幼児加算**として，初回の算定日から起算して3月以内に限り，**100点**を所定点数に加算する。

→肛門拡張法

「注」に規定する加算は，3歳未満の乳幼児に対して，鎖肛又は先天性腸疾患に対する根治術等の前後に肛門拡張法を行った場合に限り算定できる。なお，当該加算は初回の算定日から起算して3月に限り算定できることとし，**診療報酬明細書**の摘要欄に初回の算定年月日（初回の場合は初回である旨）を記載する。（令6保医発0305･4）

J 033 削除
J 034 イレウス用ロングチューブ挿入法 **912点**

→イレウス用ロングチューブ挿入法

(1) 2日目以降は，**J 002**ドレーン法（ドレナージ）の所定点数により算定する。

(2) 経肛門的に挿入した場合においても本区分により算定する。（令6保医発0305･4）

J 034-2 経鼻栄養・薬剤投与用チューブ挿入術 **180点**

→経鼻栄養・薬剤投与用チューブ挿入術

(1) EDチューブを用いて経管栄養を行うためにEDチューブを挿入した場合は，胃食道逆流症や全身状態の悪化等により，経口又は経胃の栄養摂取では十分な効果が得られない患者に対して実施した場合に限り算定する。

(2) 経鼻栄養・薬剤投与用チューブ挿入術は，X線透視下に経鼻栄養・薬剤投与用チューブを挿入し，食道から胃を通過させ，先端が十二指腸あるいは空腸内に存在することを確認した場合に算定する。

(3) 経胃の栄養摂取が必要な患者に対して在宅などX線装置が活用できない環境下において，経鼻栄養・薬剤投与用チューブの挿入に際して，ファイバー光源の活用によりチューブの先端が胃内にあることを確認する場合にも算定できる。なお，医学的必要性について**診療報酬明細書**の摘要欄に記載する。

(4) EDチューブを用いて経管栄養を行う場合には，J120鼻腔栄養（1日につき）の所定点数により算定する。

(5) 経鼻薬剤投与を行う場合は，レボドパ・カルビドパ水和物製剤を投与する目的の場合に限り算定する。なお，この場合の画像診断及び内視鏡等の費用は，当該点数の算定日に限り算定する。 （令6保医発0305·4）

J034-3 内視鏡的結腸軸捻転解除術（一連につき） **5,360点**

→内視鏡的結腸軸捻転解除術

一連につき，1回に限り算定する。なお，D313大腸内視鏡検査の費用は，所定点数に含まれる。

（令6保医発0305·4）

J035 削除

J036 非還納性ヘルニア徒手整復法 **290点**

注 新生児又は3歳未満の乳幼児の場合は，**新生児加算**又は**乳幼児加算**として，それぞれ110点又は55点を加算する。

J037 痔核嵌頓整復法（脱肛を含む） **290点**

J038 人工腎臓（1日につき）

1 **慢性維持透析を行った場合1**
- イ 4時間未満の場合 **1,876点**
- ロ 4時間以上5時間未満の場合 **2,036点**
- ハ 5時間以上の場合 **2,171点**

2 **慢性維持透析を行った場合2**
- イ 4時間未満の場合 **1,836点**
- ロ 4時間以上5時間未満の場合 **1,996点**
- ハ 5時間以上の場合 **2,126点**

3 **慢性維持透析を行った場合3**
- イ 4時間未満の場合 **1,796点**
- ロ 4時間以上5時間未満の場合 **1,951点**
- ハ 5時間以上の場合 **2,081点**

4 **その他の場合** **1,580点**

注1 入院中の患者以外の患者に対して，午後5時以降に開始した場合若しくは午後9時以降に終了した場合又は休日に行った場合は，**時間外・休日加算**として，**380点**を所定点数に加算する。

2 別に厚生労働大臣が定める施設基準〔※告示④第11・2の2(1)，p.972〕に適合しているものとして地方厚生局長等に届け出た保険医療機関において行った場合には，**導入期加算**として，導入期1月に限り1日につき，当該基準に係る区分に従い，次に掲げる点数を所定点数に加算する。
- イ **導入期加算1** **200点**
- ロ **導入期加算2** **410点**
- ハ **導入期加算3** **810点**

3 著しく人工腎臓が困難な障害者等に対して行った場合は，**障害者等加算**として，1日につき**140点**を加算する。

4 カニュレーション料を含むものとする。

5 区分番号C102に掲げる在宅自己腹膜灌流指導管理料又は区分番号C102-2に掲げる在宅血液透析指導管理料を算定している患者に対して行った場合には，週1回〔在宅自己腹膜灌流指導管理料を算定している患者にあっては，区分番号J042に掲げる腹膜灌流（1に限る）の実施回数と併せて週1回〕に限り算定する。

6 1から3までの場合にあっては，透析液，血液凝固阻止剤，生理食塩水及び別に厚生労働大臣が定める薬剤〔※告示④別表第10の3，p.1035〕の費用は所定点数に含まれるものとする。

7 人工腎臓を夜間に開始し，午前0時以降に終了した場合は，1日として算定する。

8 区分番号J038-2に掲げる持続緩徐式血液濾過の実施回数と併せて1月に14回に限り算定する。ただし，別に厚生労働大臣が定める患者〔※告示④第11・2の2(3)，p.972〕にあってはこの限りでない。

9 別に厚生労働大臣が定める施設基準〔※告示④第11・2の2(4)，p.972〕に適合しているものとして地方厚生局長等に届け出た保険医療機関において行った場合には，**透析液水質確保加算**として，所定点数に**10点**を加算する。

10 別に厚生労働大臣が定める施設基準〔※告示④第11・2の2(5)，p.972〕に適合しているものとして地方厚生局長等に届け出た保険医療機関において，人工腎臓を実施している患者に係る下肢末梢動脈疾患の重症度等を評価し，療養上必要な指導管理を行った場合には，**下肢末梢動脈疾患指導管理加算**として，月1回に限り所定点数に**100点**を加算する。

11 通常の人工腎臓では管理が困難な兆候を有する患者に対して，6時間以上の人工腎臓を行った場合には，**長時間加算**として，1回につき**150点**を加算する。

12 1及び2については，別に厚生労働大臣が定める施設基準〔※告示④第11・2の2(6)，p.972〕に適合しているものとして地方厚生局長等に届け出た保険医療機関において行った場合には，当該基準に係る区分に従い，それぞれ所定点数を算定する。

13 1から3までについては，別に厚生労働大臣が定める施設基準〔※告示④第11・2の2(7)，p.972〕に適合しているものとして地方厚生局長等に届け出た保険医療機関において慢性維持透析濾過（複雑なものに限る）を行った場合には，**慢性維持透析濾過加算**として，所定点数に**50点**を加算する。

14 人工腎臓を実施している患者に対して，医師，看護師，理学療法士又は作業療法士が，療養上必要な訓練等について指導を行った場合には，**透析時運動指導等加算**として，当該指導を開始した日から起算して90日を限度として，**75点**を所定点数に加算する。

【2024年改定による主な変更点】「注２」導入期加算２・３の施設基準に，腎代替療法導入に当たり，心血管障害を含む全身合併症の状態及び当該合併症の治療法について患者に十分な説明を行っていることが要件として追加された。

→人工腎臓

(1) 人工腎臓には，血液透析のほか血液濾過，血液透析濾過が含まれる。

(2) 人工腎臓を行う医療機関の規模や効率性等を踏まえた評価とする観点から，「１」については「慢性維持透析を行った場合１」の施設基準，「２」については「慢性維持透析を行った場合２」の施設基準の届出を行った保険医療機関において算定する。「慢性維持透析を行った場合３」については，「１」又は「２」の施設基準のいずれかに該当するものとして届出を行った保険医療機関以外の保険医療機関において算定する。ただし，「慢性維持透析を行った場合３」についても，関連学会から示されている基準に基づき，水質管理が適切に実施されていることが望ましい。

(3) 人工腎臓の時間は，シャント等から動脈血等を人工腎臓用特定保険医療材料に導き入れたときを起点として，人工腎臓用特定保険医療材料から血液を生体に返却し終えたときまでとする。したがって，人工腎臓実施前後の準備，整理等に要する時間は除かれる。

(4) 人工腎臓の時間等については，患者に対し十分な説明を行った上で，患者の病態に応じて，最も妥当なものとし，人工腎臓を行った時間（開始及び終了した時間を含む）を**診療録等**に記載する。また，治療内容の変更が必要となった場合においても，患者に十分な説明を行う。

(5) 妊娠中の患者以外の患者に対し，人工腎臓とＪ038-2持続緩徐式血液濾過を併せて１月に15回以上実施した場合（人工腎臓のみを15回以上実施した場合を含む）は，15回目以降の人工腎臓又は持続緩徐式血液濾過は算定できない。ただし，薬剤料（透析液，血液凝固阻止剤，エリスロポエチン製剤，ダルベポエチン製剤，エポエチンベータペゴル製剤，HIF-PH阻害剤及び生理食塩水を含む）又は特定保険医療材料料は別に算定できる。

(6) Ｃ102在宅自己腹膜灌流指導管理料を算定している患者に対して行った場合には，Ｊ042腹膜灌流の「１」連続携行式腹膜灌流の実施回数と併せて週１回を限度として算定できる。また，Ｃ102-2在宅血液透析指導管理料を算定している患者に対して行った場合には，週１回を限度として算定できる。それを超えた回数を実施した場合は，薬剤料及び特定保険医療材料料に限り算定できる。なお，他の医療機関においてＣ102在宅自己腹膜灌流指導管理料を算定している場合には，**診療報酬明細書**の摘要欄に，Ｃ102在宅自己腹膜灌流指導管理料を算定している保険医療機関名を記載した場合に限り，週１回を限度として算定できる。

(7) 人工腎臓の所定点数に含まれるものの取扱いについては，次の通りとする。

ア「１」から「３」までの場合（「注13」の加算を算定する場合を含む）には，透析液（灌流液），血液凝固阻止剤，生理食塩水，エリスロポエチン製剤，ダルベポエチン製剤，エポエチンベータペゴル製剤及びHIF-PH阻害剤の費用は所定点数に含まれており，別に算定できない。なお，生理食塩水には，回路の洗浄・充填，血圧低下時の補液，回収に使用されるもの等が含まれ，同様の目的で使用される電解質補液，ブドウ糖液等についても別に算定できない。

イ「１」から「３」までにより算定する場合（「注13」の加算を算定する場合を含む）においても，透析液（灌流液），血液凝固阻止剤，生理食塩水，エリスロポエチン製剤，ダルベポエチン製剤，エポエチンベータペゴル製剤及びHIF-PH阻害剤の使用について適切に行う。また，慢性維持透析患者の貧血の管理に当たっては，関係学会が示している腎性貧血治療のガイドラインを踏まえ適切に行う。

ウ「１」から「４」までにより算定する場合（「注13」の加算を算定する場合を含む）において人工腎臓灌流原液の希釈水の費用は，所定点数に含まれ，別に算定できない。また，必要があって脱イオン（純水製造装置による）を行わなければ使用できない場合であっても同様である。

エ「１」から「４」までにより算定する場合（「注13」の加算を算定する場合を含む）において人工腎臓の希釈水に対してアルミニウム，フッ素，遊離塩素及びエンドトキシン等を除去する目的で逆浸透装置，活性炭フィルター及び軟水装置を用いて水処理を行った場合の費用は所定点数に含まれ，別に算定できない。

オ「１」から「４」までにより算定する場合（「注13」の加算を算定する場合を含む）において人工腎臓の回路を通して行う注射料は，所定点数に含まれ，別に算定できない。

(8)「４」その他の場合は次の場合に算定する。

ア 急性腎不全の患者に対して行った場合

イ 透析導入期（導入後１月に限る）の患者に対して行った場合

ウ 血液濾過又は血液透析濾過（「注13」の加算を算定する場合を除く）を行った場合

エ 以下の合併症又は状態を有する患者〔(ニ)から(ヌ)までについては入院中の患者に限る〕に対して行った場合であって，連日人工腎臓を実施する場合や半減期の短い特別な抗凝固剤を使用する場合等特別な管理を必要とする場合

(イ) 重大な視力障害に至る可能性が著しく高い，進行性眼底出血（発症後２週間に限る）

(ロ) 重篤な急性出血性合併症（頭蓋内出血，消化管出血，外傷性出血等）（発症後２週間に限る）

(ハ) ヘパリン起因性血小板減少症

(ニ) 播種性血管内凝固症候群

(ホ) 敗血症

(ヘ) 急性膵炎

(ト) 重篤な急性肝不全

(チ) 悪性腫瘍（注射による化学療法中のものに限る）

(リ) 自己免疫疾患の活動性が高い状態

(ヌ) Ｌ002硬膜外麻酔，Ｌ004脊椎麻酔又はＬ008マスク又は気管内挿管による閉鎖循環式全身麻酔による手術を実施した状態（手術前日から術後２週間に限る）

処置

(9)　(8)の場合に該当し，「4」により算定する場合にあっては，(8)のアからエまで〔エについては(イ)から(ヌ)まで〕の中から該当するものを診療報酬明細書の摘要欄に記載する。

(10)　人工腎臓における血液濾過は，人工腎臓の必要な患者のうち，血液透析によって対処ができない透析アミロイド症若しくは透析困難症の患者又は緑内障，心包炎若しくは心不全を合併する患者について，血液透析を行った上で，その後血液濾過を実施した場合に限り算定できる。この場合の人工腎臓の費用は，「4」により算定する。

(11)　人工腎臓における血液透析濾過（「注13」の加算を算定する場合を除く）は，人工腎臓の必要な患者のうち，血液透析によって対処ができない透析アミロイド症又は透析困難症の患者について実施した場合に限り算定できる。この場合の人工腎臓の費用は「4」により算定する。

(12)　人工腎臓を夜間に開始した場合とは，午後6時以降に開始した場合をいい，終了した時間が午前0時以降であっても，1日として算定する。ただし，「4」の場合であって，夜間に人工腎臓を開始し，12時間以上継続して行った場合は，2日として算定する。

(13)　療養の一環として行われた食事以外の食事が提供された場合には，患者から実費を徴収することができる。

(14)　原則として，関連学会から示されている基準に基づき，水質管理が適切に実施されていること及び透析機器安全管理委員会を設置し，その責任者として専任の医師又は専任の臨床工学技士が1名以上配置されている。

(15)　「1」から「3」までの場合（「注13」の加算を算定する場合を含む）については，HIF-PH阻害剤は当該保険医療機関において院内処方することが原則である。なお，同一の患者に対して，同一診療日にHIF-PH阻害剤のみを院内において投薬する場合には，F400処方箋料の(9)の規定にかかわらず，他の薬剤を院外処方箋により投薬することとして差し支えない。

（令6保医発0305·4）

→J038「注1」時間外加算・休日加算

(1)　「注1」の加算については，人工腎臓を緊急のため午後5時以降に開始したため又は緊急のため休日に行ったため，「通則5」による時間外加算等が算定できる場合にあっては，併せて算定できない。

(2)　「注1」の加算を算定する場合は，A000初診料の「注9」及びA001再診料の「注7」に掲げる夜間・早朝等加算は算定しない。

(3)　休日加算の対象となる休日とは，初診料における休日加算の対象となる休日と同じ取扱いである。ただし，日曜日である休日（日曜日である12月29日から1月3日までの日を除く）は，休日加算の対象としない。

(4)　休日の午後5時以降に開始した場合又は午後9時以降に終了した場合にあっては，「注1」の加算を1回のみ算定できる。（令6保医発0305·4）

→J038「注2」導入期加算

「注2」の加算について，「イ」については，「導入期加算1」の施設基準，「ロ」については，「導入期加算2」の施設基準，「ハ」については，「導入期加算3」の施設基準の届出を行った保険医療機関において，それぞれ1日につき**200点**，**410点**又は**810点**を1月間に限り算定する。なお，「人工腎臓における導入期」とは継続して血液透析を実施する必要があると判断された場合の血液透析の開始日より1月間をいう。（令6保医発0305·4）

→J038「注3」障害者等加算

「注3」の加算については，次に掲げる状態の患者であって著しく人工腎臓が困難なものについて算定する。

ア　障害者基本法に定める障害者（腎不全以外には身体障害者手帳を交付される程度の障害を有さない者であって，腎不全により身体障害者手帳を交付されているものを除く）

イ　精神保健福祉法の規定によって医療を受ける者

ウ　難病の患者に対する医療等に関する法律第5条第1項に規定する指定難病〔同法第7条第4項に規定する医療受給者証を交付されている患者（同条第1項各号に規定する特定医療費の支給認定に係る基準を満たすものとして診断を受けたものを含む）に係るものに限る〕又は「特定疾患治療研究事業について」（昭和48年4月17日衛発第242号）に掲げる疾患（当該疾患に罹患しているものとして都道府県知事から受給者証の交付を受けているものに限る。ただし，スモンについては過去に公的な認定を受けたことが確認できる場合等を含む）に罹患している者であって介護を要するもの（腎疾患により受給者証を発行されているものを除く）

エ　透析中に頻回の検査，処置を必要とするインスリン注射を行っている糖尿病の患者

オ　運動麻痺を伴う脳血管疾患患者

カ　認知症患者

キ　常時低血圧症（収縮期血圧が90mmHg以下）の者

ク　透析アミロイド症で手根管症候群や運動機能障害を呈する者

ケ　出血性消化器病変を有する者

コ　骨折を伴う二次性副甲状腺機能亢進症の患者

サ　重症感染症に合併しているために入院中の患者

シ　末期癌に合併しているために入院中の患者

ス　入院中の患者であって腹水・胸水が貯留しているもの

セ　妊婦（妊娠中期以降）

ソ　うっ血性心不全（NYHAⅢ度以上）

タ　12歳未満の小児

チ　人工呼吸を実施中の患者

ツ　結核菌を排菌中の患者　（令6保医発0305·4）

→「注10」下肢末梢動脈疾患指導管理加算

当該保険医療機関において慢性維持透析を実施している全ての患者に対しリスク評価等を行った場合に算定できる。その際「血液透析患者における心血管合併症の評価と治療に関するガイドライン」等に基づき，下肢動脈の触診や下垂試験・挙上試験等を実施した上で，下肢末梢動脈の虚血性病変が疑われる場合には足関節上腕血圧比（ABI）検査又は皮膚組織灌流圧（SPP）検査によるリスク評価を行っている。また，ABI検査0.7以下又はSPP検査40mmHg以下の患者については，専門的な治療体制を有している保険医療機関へ紹介を行う。当該保険医療機関が専門的な治療体制を有している保険医療機関の要件を満たしている場合は，当該保険医療機関内の専門科と連携を行っている。（令6保医発0305·4）

→「注11」長時間加算

次に掲げる状態の患者であって，通常の人工腎臓では管理困難な徴候を有するものについて，6時間以上の人工腎臓を行った場合に算定する。

ア　心不全徴候を認める又は血行動態の不安定な患者

イ　適切な除水，適切な降圧薬管理及び適切な塩分摂取管理を行っても高血圧が持続する患者

ウ　高リン血症が持続する患者　（令6保医発0305·4）

→「注13」慢性維持透析濾過（複雑なもの）

血液透析濾過のうち，透析液から分離作製した置換液を用いて血液透析濾過を行うことをいう。（令6保医発0305·4）

→「注14」透析時運動指導等加算

(1) 透析患者の運動指導に係る研修を受講した医師，理学療法士，作業療法士又は医師に具体的指示を受けた当該研修を受講した看護師が１回の血液透析中に，連続して20分以上患者の病状及び療養環境等を踏まえ療養上必要な指導等を実施した場合に算定できる。実施した指導等の内容を実施した医師本人又は指導等を実施した理学療法士等から報告を受けた医師が**診療録**に記録する。
　なお，入院中の患者については，当該療法を担当する医師，理学療法士又は作業療法士の１人当たりの患者数は１回15人程度，当該療法を担当する看護師の１人当たりの患者数は１回５人程度を上限とし，入院中の患者以外の患者については，それぞれ，１回20人程度，１回８人程度を上限とする。

(2) 指導等に当たっては，日本腎臓リハビリテーション学会「腎臓リハビリテーションガイドライン」等の関係学会によるガイドラインを参照する。

(3) 指導を行う室内に心電図モニター，経皮的動脈血酸素飽和度を測定できる機器及び血圧計を指導に当たって必要な台数有している。また，同室内に救命に必要な器具及びエルゴメータを有していることが望ましい。

(4) 当該加算を算定した日については，疾患別リハビリテーション料は別に算定できない。 (令６保医発0305･4)

J 038-2 持続緩徐式血液濾過（１日につき） **1,990点**

注１ 入院中の患者以外の患者に対して，午後５時以降に開始した場合若しくは午後９時以降に終了した場合又は休日に行った場合は，**時間外・休日加算**として，**300点**を所定点数に加算する。

２ 著しく持続緩徐式血液濾過が困難な障害者等に対して行った場合は，**障害者等加算**として，１日につき**120点**を加算する。

３ 持続緩徐式血液濾過を夜間に開始し，午前０時以降に終了した場合は，１日として算定する。

４ 区分番号 J 038に掲げる人工腎臓の実施回数と併せて１月に14回に限り算定する。ただし，区分番号 J 038に掲げる人工腎臓の注８に規定する別に厚生労働大臣が定める患者〔※告示④第11・２の２(3)，p.972〕にあってはこの限りでない。

→持続緩徐式血液濾過

(1) 使用した特定保険医療材料については，持続緩徐式血液濾過器として算定する。

(2) 持続緩徐式血液濾過は，次の**ア**から**ケ**までに掲げるいずれかの状態の患者に算定できる。ただし，**キ**及び**ク**の場合にあっては一連につき概ね８回を限度とし，**ケ**の場合にあっては一連につき月10回を限度として３月間に限って算定する。

ア 末期腎不全の患者
イ 急性腎障害と診断された高度代謝性アシドーシスの患者
ウ 薬物中毒の患者
エ 急性腎障害と診断された尿毒症の患者
オ 急性腎障害と診断された電解質異常の患者
カ 急性腎障害と診断された体液過剰状態の患者
キ 急性膵炎診療ガイドライン2015において，持続緩徐式血液濾過の実施が推奨される重症急性膵炎の患者
ク 重症敗血症の患者
ケ 劇症肝炎又は術後肝不全（劇症肝炎又は術後肝不全と同程度の重症度を呈する急性肝不全を含む）の患者

(3) (2)の**ア**から**カ**までのいずれかに該当する場合は，**診療報酬明細書**の摘要欄に該当項目を記載する。

(4) (2)の**キ**から**ケ**までのいずれかに該当する場合は，**診療報酬明細書**の摘要欄に(2)の**キ**から**ケ**までのそれぞれについて，要件を満たす医学的根拠について記載する。

(5) 人工腎臓，腹膜灌流又は持続緩徐式血液濾過を同一日に実施した場合は，主たるものの所定点数のみにより算定する。

(6) 「注１」の加算を算定する場合は，A 000初診料の「注９」及びA 001再診料の「注７」に掲げる夜間・早朝等加算は算定しない。

(7) 持続緩徐式血液濾過を夜間に開始した場合とは，午後６時以降に開始した場合をいい，終了した時間が午前０時以降であっても，１日として算定する。ただし，夜間に持続緩徐式血液濾過を開始し，12時間以上継続して行った場合は，２日として算定する。

(8) 妊娠中の患者以外の患者に対し，持続緩徐式血液濾過と人工腎臓を併せて１月に15回以上実施した場合（持続緩徐式血液濾過のみを15回以上実施した場合を含む）は，15回目以降の持続緩徐式血液濾過又は人工腎臓は算定できない。ただし，薬剤料又は特定保険医療材料料は別に算定できる。 (令６保医発0305･4)

J 039 血漿交換療法（１日につき） **4,200点**

注１ 血漿交換療法を夜間に開始し，午前０時以降に終了した場合は，１日として算定する。

２ 難治性高コレステロール血症に伴う重度尿蛋白を呈する糖尿病性腎症に対するLDLアフェレシス療法については，別に厚生労働大臣が定める施設基準〔※告示④第11・２の２(1)，p.973〕に適合しているものとして地方厚生局長等に届け出た保険医療機関において行われる場合に限り算定する。

３ 移植後抗体関連型拒絶反応治療における血漿交換療法については，別に厚生労働大臣が定める施設基準〔※告示④第11・２の２の２(2)，p.974〕に適合しているものとして地方厚生局長等に届け出た保険医療機関において行われる場合に限り算定する。

→血漿交換療法

(1) 血漿交換療法は，多発性骨髄腫，マクログロブリン血症，劇症肝炎，薬物中毒，重症筋無力症，悪性関節リウマチ，全身性エリテマトーデス，血栓性血小板減少性紫斑病，重度血液型不適合妊娠，術後肝不全，急性肝不全，多発性硬化症，慢性炎症性脱髄性多発根神経炎，ギラン・バレー症候群，天疱瘡，類天疱瘡，巣状糸球体硬化症，膜性腎症，微小変化型ネフローゼ症候群，抗糸球体基底膜抗体（抗GBM抗体）型急速進行性糸球体腎炎，抗白血球細胞質抗体（ANCA）型急速進行性糸球体腎炎，溶血性尿毒症症候群，家族性高コレステロール血症，難治性高コレステロール血症に伴う重度尿蛋白を呈する糖尿病性腎症，閉塞性動脈硬化症，中毒性表皮壊死症，川崎病，スティーヴンス・ジョンソン症候群若しくはインヒビターを有する血友病の患者，ABO血液型不適合間若しくは抗リンパ球抗体

陽性の同種腎移植，ABO血液型不適合間若しくは抗リンパ球抗体陽性の同種肝移植，移植後抗体関連型拒絶反応，慢性C型ウイルス肝炎又は抗MDA5（melanoma differentiation-associated gene 5）抗体陽性皮膚筋炎に伴う急速進行性間質性肺炎の患者に対して，遠心分離法等により血漿と血漿以外とを分離し，二重濾過法，血漿吸着法等により有害物質等を除去する療法（血漿浄化法）を行った場合に算定できるものであり，必ずしも血漿補充を要しない。

(2) 当該療法の対象となる**多発性骨髄腫**，**マクログロブリン血症**の実施回数は，一連につき週1回を限度として3月間に限って算定する。

(3) 当該療法の対象となる**劇症肝炎**については，ビリルビン及び胆汁酸の除去を目的に行われる場合であり，当該療法の実施回数は，一連につき概ね10回を限度として算定する。

(4) 当該療法の対象となる**薬物中毒**の実施回数は，一連につき概ね8回を限度として算定する。

(5) 当該療法の対象となる**重症筋無力症**については，発病後5年以内で重篤な症状悪化傾向のある場合，又は胸腺摘出術や副腎皮質ホルモン剤に対して十分奏効しない場合に限り，当該療法の実施回数は，一連につき月7回を限度として3月間に限って算定する。

(6) 当該療法の対象となる**悪性関節リウマチ**については，都道府県知事によって特定疾患医療受給者と認められた者であって，血管炎により高度の関節外症状（難治性下腿潰瘍，多発性神経炎及び腸間膜動脈血栓症による下血等）を呈し，従来の治療法では効果の得られない者に限り，当該療法の実施回数は，週1回を限度として算定する。

(7) 当該療法の対象となる**全身性エリテマトーデス**については，次のいずれにも該当する者に限り，当該療法の実施回数は，月4回を限度として算定する。なお，測定した血清補体価，補体蛋白の値又は抗DNA抗体の値を**診療録**に記載する。

ア 都道府県知事によって特定疾患医療受給者と認められた者

イ 血清補体価（CH_{50}）の値が20単位以下，補体蛋白（C_3）の値が40mg/dL以下及び抗DNA抗体の値が著しく高く，ステロイド療法が無効又は臨床的に不適当な者

ウ 急速進行性糸球体腎炎（RPGN）又は中枢神経性ループス（CNSループス）と診断された者

(8) 当該療法の対象となる**血栓性血小板減少性紫斑病**の患者に実施する場合は，当該療法の開始後1月を上限として，原則として血小板数が15万/μL以上となった日の2日後まで算定できる。ただし，血小板数が15万/μL以上となった後1月以内に血栓性血小板減少性紫斑病が再燃した場合等，医学的な必要性により別途実施する場合には，**診療録**及び**診療報酬明細書**の摘要欄にその理由及び医学的な必要性を記載する。

(9) 当該療法の対象となる**重度血液型不適合妊娠**とは，Rh式血液型不適合妊娠による胎内胎児仮死又は新生児黄疸の既往があり，かつ，間接クームス試験が妊娠20週未満にあっては64倍以上，妊娠20週以上にあっては128倍以上であるものをいう。

(10) 当該療法の対象となる**術後肝不全**については，手術後に発症した肝障害（外科的閉塞性機序によるものを除く）のうち次のいずれにも該当する場合に限り，当該療法の実施回数は，一連につき概ね7回を限度として算定する。

ア 総ビリルビン値が5mg/dL以上で，かつ，持続的に上昇を認める場合

イ ヘパプラスチンテスト（HPT）40％以下又はComa GradeⅡ以上

(11) 当該療法の対象となる**急性肝不全**については，プロトロンビン時間，昏睡の程度，総ビリルビン及びヘパプラスチンテスト等の所見から劇症肝炎又は術後肝不全と同程度の重症度を呈するものと判断できる場合に限り，当該療法の実施回数は，一連につき概ね7回を限度として算定する。

(12) 当該療法の対象となる**多発性硬化症**，**慢性炎症性脱髄性多発根神経炎**の実施回数は，一連につき月7回を限度として3月間に限って算定する。

(13) 当該療法の対象となる**ギラン・バレー症候群**については，Hughesの重症度分類で4度以上の場合に限り，当該療法の実施回数は，一連につき月7回を限度として，3月間に限って算定する。

(14) 当該療法の対象となる**天疱瘡**，**類天疱瘡**については，診察及び検査の結果，診断の確定したもののうち他の治療法で難治性のもの又は合併症や副作用でステロイドの大量投与ができないものに限り，当該療法の実施回数は，一連につき週2回を限度として，3月間に限って算定する。ただし，3月間治療を行った後であっても重症度が中等度以上（厚生省特定疾患調査研究班の天疱瘡スコア）の天疱瘡の患者については，さらに3月間に限って算定する。

(15) 当該療法の対象となる**巣状糸球体硬化症**，膜性腎症又は微小変化型ネフローゼ症候群は，従来の薬物療法では効果が得られず，ネフローゼ状態を持続し，血清コレステロール値が250mg/dL以下に下がらない場合であり，当該療法の実施回数は，一連につき3月間に限って12回を限度として算定する。

(16) 当該療法の対象となる**抗糸球体基底膜抗体（抗GBM抗体）型急速進行性糸球体腎炎**は，急速進行性糸球体腎炎（RPGN）と診断された患者のうち，抗糸球体基底膜抗体（抗GBM抗体）が陽性であった患者について，一連につき2クールを限度として行い，1クール（2週間に限る）につき7回を限度として算定する。

(17) 当該療法の対象となる**家族性高コレステロール血症**については，次のいずれかに該当する者のうち，黄色腫を伴い，負荷心電図及び血管撮影により冠状動脈硬化が明らかな場合であり，維持療法としての当該療法の実施回数は週1回を限度として算定する。

ア 空腹時定常状態の血清LDLコレステロール値が370mg/dLを超えるホモ接合体の者

イ 食事療法及び薬物療法を行っても血清LDLコレステロール値が170mg/dL以下に下がらないヘテロ接合体の者

(18) 当該療法の対象となる**閉塞性動脈硬化症**については，次のいずれにも該当する者に限り，当該療法の実施回数は，一連につき3月間に限って10回を限度として算定する。

ア フォンテイン分類Ⅱ度以上の症状を呈する者

イ 薬物療法で血中総コレステロール値220mg/dL又はLDLコレステロール値140mg/dL以下に下がらない高コレステロール血症の者

ウ 膝窩動脈以下の閉塞又は広範な閉塞部位を有する等外科的治療が困難で，かつ従来の薬物療法では十分な効果を得られない者

(19) 当該療法の対象となる**中毒性表皮壊死症**又は**スティーヴンス・ジョンソン症候群**の実施回数は，一連につき8回を限度として算定する。

(20) 当該療法の対象となる**インヒビターを有する血友病**

は，インヒビター力価が５ベセスダ単位以上の場合に限り算定する。

(21) 当該療法の対象となる**同種腎移植**は，遠心分離法等による血漿と血漿以外の分離又は二重濾過法により，ABO血液型不適合間の同種腎移植を実施する場合又はリンパ球抗体陽性の同種腎移植を実施する場合に限り，当該療法の実施回数は一連につき術前は４回を限度とし，術後は２回を限度として算定する。

(22) 当該療法の対象となる**同種肝移植**は，二重濾過法により，ABO血液型不適合間の同種肝移植を実施する場合又はリンパ球抗体陽性の同種肝移植を実施する場合に限り，当該療法の実施回数は一連につき術前は４回を限度とし，術後は２回を限度として算定する。

(23) 当該療法の対象となる**慢性Ｃ型ウイルス肝炎**は，セログループ１〔ジェノタイプⅡ（lb)〕型であり，直近のインターフェロン療法を施行した後，血液中のHCV RNA量が100KIU/mL以上のものとする。なお，当該療法の実施回数は，直近のインターフェロン療法より，５回を限度として算定する（ただしインターフェロン療法に先行して当該療法を行った場合に限る)。

(24) 当該療法の対象となる**川崎病**は，免疫グロブリン療法，ステロイドパルス療法又は好中球エラスターゼ阻害薬投与療法が無効な場合又は適応とならない場合に限り，一連につき６回を限度として算定する。

(25) 当該療法の対象となる**溶血性尿毒症症候群**の実施回数は一連につき21回を限度として算定する。

(26) 当該療法の対象となる**抗白血球細胞質抗体（ANCA）型急速進行性糸球体腎炎**は，急速進行性糸球体腎炎（RPGN）と診断された患者のうち，抗白血球細胞質抗体（ANCA）が陽性であった患者について，一連につき２クールを限度として行い，１クール（２週間に限る）につき７回を限度として算定する。

(27) 当該療法の対象となる抗MDA5抗体陽性皮膚筋炎に伴う急速進行性間質性肺炎は，急速進行性間質性肺炎と診断された患者のうち，抗MDA5抗体が陽性であった皮膚筋炎の患者について，一連につき週３回に限り45回を限度として算定する。

(28) 血漿交換療法を行う回数は，個々の症例に応じて臨床症状の改善状況，諸検査の結果の評価等を勘案した妥当適切な範囲であること。

(29) 本療法を実施した場合は，**診療報酬明細書**の摘要欄に一連の当該療法の初回実施日及び初回からの通算実施回数（当該月に実施されたものも含む）を記載する。

(30) 血漿交換療法を夜間に開始した場合とは，午後６時以降に開始した場合をいい，終了した時間が午前０時以降であっても，１日として算定する。ただし，夜間に血漿交換療法を開始し，12時間以上継続して行った場合は，２日として算定する。

(31) 「注２」に規定する**難治性高コレステロール血症に伴う重度尿蛋白を呈する糖尿病性腎症**とは，重度尿蛋白（１日３ｇ以上の尿蛋白を呈するもの又は尿蛋白/尿クレアチニン比が３g/gCr以上のものに限る）を呈する糖尿病性腎症（血清クレアチニンが2mg/dＬ未満のものに限る）であって，薬物治療を行っても血清ＬＤＬコレステロール値が120mg/dＬ未満に下がらない場合である。この場合，当該療法の実施回数は，一連につき12回を限度として算定する。

(32) 「注３」については，**臓器移植後に抗体関連型拒絶反応**を呈する患者を対象として，抗ドナー抗体を除去することを目的として実施する場合に限り，当該療法の実施回数は，一連につき５回を限度として算定する。なお，医学的な必要性から一連につき６回以上算定する場合には，その理由を**診療報酬明細書**の摘要欄に記載する。 （令６保医発0305・4）

Ｊ040 局所灌流（１日につき）
１ 悪性腫瘍に対するもの 4,300点
２ 骨膜・骨髄炎に対するもの 1,700点
注 局所灌流を夜間に開始し，午前０時以降に終了した場合は，１日として算定する。

→局所灌流

(1) 開始日の翌日以降に行ったものについては，Ｊ000創傷処置における手術後の患者に対するものに準じて算定する。

(2) 局所灌流を夜間に開始した場合とは，午後６時以降に開始した場合をいい，終了した時間が午前０時以降であっても，１日として算定する。ただし，夜間に局所灌流を開始し，12時間以上継続して行った場合は，２日として算定する。 （令６保医発0305・4）

Ｊ041 吸着式血液浄化法（１日につき） 2,000点
注 吸着式血液浄化法を夜間に開始し，午前０時以降に終了した場合は，１日として算定する。

→吸着式血液浄化法

(1) 肝性昏睡又は薬物中毒の患者に限り算定できる。

(2) 吸着式血液浄化法を夜間に開始した場合とは，午後６時以降に開始した場合をいい，終了した時間が午前０時以降であっても，１日として算定する。ただし，夜間に吸着式血液浄化法を開始し，12時間以上継続して行った場合は，２日として算定する。 （令６保医発0305・4）

→エンドトキシン選択除去用吸着式血液浄化法

(1) 18歳以上の患者にあっては，次のいずれにも該当する患者に対して行った場合に，Ｊ041吸着式血液浄化法により算定する。

ア エンドトキシン血症が強く疑われる状態であり，次のいずれかの項目に該当するもの。なお，**診療報酬明細書**の摘要欄に①から③までのいずれかの要件を満たす医学的根拠について記載する。

① 細菌感染症を疑ってから当該治療が終了するまでに，エンドトキシン選択除去用吸着式血液浄化法の開始前までに行ったＤ018細菌培養同定検査の「３」血液又は穿刺液（血液に限る）において，グラム陰性桿菌の陽性が確認されている場合。

② 細菌感染症を疑ってから当該治療が終了するまでに，他の保険医療機関においてグラム陰性桿菌の感染が疑われ抗菌薬投与が行われていたことが証明されている患者であって，当該医療機関において初回に実施したＤ018細菌培養同定検査の「３」血液又は穿刺液（血液に限る）が陰性である場合。

③ 細菌感染症を疑ってから当該治療が終了するまでに，当該医療機関において初回に実施したＤ018細菌培養同定検査の「３」血液又は穿刺液（血液に限る）が陰性であるものの，グラム陰性桿菌による敗血症性ショックであることがＤ018細菌培養同定検査の「３」血液又は穿刺液（血液に限る）以外の細菌培養同定検査において強く疑われ，日本救急医学会急性期DIC診断基準が４点以上の場合又はこれに準ずる場合。

イ 次のいずれも満たすもの。なお，**診療報酬明細書**の摘要欄に①及び②の要件を満たす医学的根拠について記載する。

処置

① 「日本版敗血症診療ガイドライン2016」に基づき，quick SOFAで２項目以上の項目を満たし，敗血症を疑った時から臓器障害評価を行った間で，総SOFAスコアの２点以上の上昇を認める。
② 適切な輸液負荷にもかかわらず，平均血圧≧65mmHgを維持するために循環作動薬を必要とし，かつ血清乳酸値＞２mmol/L（18mg/dL）を認める。

(2) エンドトキシン選択除去用吸着式血液浄化法において，18歳未満の患者にあっては，エンドトキシン血症であるもの又はグラム陰性菌感染症が疑われるものであって，細菌感染症を疑ってから当該治療が終了するまでの期間におけるエンドトキシン選択除去用吸着式血液浄化法の開始前の時点で，「日本版敗血症診療ガイドライン2016」における小児SIRS診断基準をみたす。
(令６保医発0305･4)

J 041-2 血球成分除去療法（１日につき） **2,000点**
注 血球成分除去療法を夜間に開始し，午前０時以降に終了した場合は，１日として算定する。

→血球成分除去療法

(1) 血球成分除去療法（吸着式及び遠心分離式を含む）は，潰瘍性大腸炎，関節リウマチ（吸着式に限る），クローン病，膿疱性乾癬，関節症性乾癬又は移植片対宿主病（GVHD）患者に対して次の**ア**から**キ**までのとおり実施した場合に算定できる。

ア **潰瘍性大腸炎**の重症・劇症患者及び難治性患者（厚生省特定疾患難治性炎症性腸管障害調査研究班の診断基準）に対しては，活動期の病態の改善及び緩解導入を目的として行った場合に限り算定できる。

　なお，当該療法の実施回数は，一連につき10回を限度として算定する。ただし，劇症患者については，11回を限度として算定できる。

イ 薬物療法に抵抗する**関節リウマチ患者**に対しては，臨床症状改善を目的として行った場合に限り，一連の治療につき１クールを限度として行い，１クールにつき週１回を限度として，５週間に限って算定できる。なお，当該療法の対象となる関節リウマチ患者は，活動性が高く薬物療法に抵抗する関節リウマチ患者又は発熱などの全身症状と多関節の激しい滑膜炎を呈し薬物療法に抵抗する急速進行型関節リウマチ患者であって，以下の２項目を満たすもの。
(イ) 腫脹関節数 ６カ所以上
(ロ) ESR 50mm/h以上又はCRP３mg/dL以上

ウ 栄養療法及び既存の薬物療法が無効又は適用できない，大腸の病変に起因する明らかな臨床症状が残る中等症から重症の**活動期クローン病患者**に対しては，緩解導入を目的として行った場合に限り算定できる。

　なお，当該療法の実施回数は，一連の治療につき10回を限度として算定する。

エ 薬物療法が無効又は適用できない，中等症以上の**膿疱性乾癬患者**（厚生労働省難治性疾患克服研究事業稀少難治性皮膚疾患に関する調査研究班の診断基準）に対しては，臨床症状の改善を目的として行った場合に限り，一連の治療につき１クールを限度として行い，１クールにつき週１回を限度として，５週間に限って算定できる。

オ 関連学会のガイドラインに準拠した既存の薬物療法が無効又は適用できない**関節症性乾癬患者**に対しては，臨床症状の改善を目的として行った場合に限り，一連の治療につき２クールを限度として算定する。なお，当該療法の実施回数は，１クールにつき週１回を限度として，５週間に限って算定する。ただし，１クール終了時に治療に対する効果を判定し，無効と判断されれば中止する。

カ 寛解期の**潰瘍性大腸炎**で既存の薬物治療が無効，効果不十分又は適用できない難治性患者（厚生省特定疾患難治性炎症性腸管障害調査研究班の診断基準）に対しては，寛解維持を目的として行った場合に限り，原則として一連につき２週間に１回を限度として48週間に限って算定する。なお，医学的な必要性から一連につき２週間に２回以上算定する場合又は48週間を超えて算定する場合には，その理由を**診療報酬明細書**の摘要欄に記載する。

　また，初回実施に当たっては，医学的な必要性を**診療報酬明細書**の摘要欄に記載する。

キ ステロイド抵抗性又は不耐容の慢性移植片対宿主病（GVHD）患者に対しては，臨床症状の改善又はステロイドの減量を目的として行った場合に限り，関連学会の指針に沿って一連につき24週間31回を限度として算定する。なお，医学的な必要性から一連につき24週間31回を超えて算定する場合には，その理由を**診療報酬明細書**の摘要欄に記載する。

(2) 本療法を実施した場合は，**診療報酬明細書**の摘要欄に一連の当該療法の初回実施日及び初回からの通算実施回数（当該月に実施されたものも含む）を記載する。

(3) 血球成分除去療法を夜間に開始した場合とは，午後６時以降に開始した場合をいい，終了した時間が午前０時以降であっても，１日として算定する。ただし，夜間に血球成分除去療法を開始し，12時間以上継続して行った場合は，２日として算定する。(令６保医発0305･4)

J 042 腹膜灌流（１日につき）
１ 連続携行式腹膜灌流 **330点**
注１ 導入期の14日の間に限り，**導入期加算**として，１日につき**500点**を加算する。
２ ６歳未満の乳幼児の場合は，導入期の14日の間又は15日目以降30日目までの間に限り，注１の規定にかかわらず，**乳幼児加算**として，それぞれ１日につき**1,100点**又は**550点**を加算する。
３ 区分番号**C 102**に掲げる在宅自己腹膜灌流指導管理料を算定している患者に対して行った場合には，区分番号**J 038**に掲げる人工腎臓の実施回数と併せて週１回に限り，算定する。
２ その他の腹膜灌流 **1,100点**

→腹膜灌流

(1) 腹膜灌流における導入期とは，継続して連続携行式腹膜灌流を実施する必要があると判断され，当該処置の開始日より14日間をいうものであり，再開の場合には算定できない。

(2) **C 102**在宅自己腹膜灌流指導管理料を算定する患者に対して「１」連続携行式腹膜灌流を行った場合には，**J 038**人工腎臓の実施回数と併せて週１回を限度として算定できる。それを超えた回数を実施した場合は，薬剤料及び特定保険医療材料料に限り算定できる。

(3) 人工腎臓，腹膜灌流又は持続緩徐式血液濾過を同一日に実施した場合は，主たるものの所定点数のみにより算定する。
(令６保医発0305･4)

処置

J 043 新生児高ビリルビン血症に対する光線療法（1日につき） **140点**

→新生児高ビリルビン血症に対する光線療法

疾病，部位又は部位数にかかわらず1日につき所定点数により算定する。 (令6保医発0305·4)

J 043-2 瀉血療法 **250点**

→瀉血療法

真性多血症，続発性多血症又はインターフェロンや肝庇護療法に抵抗性のあるC型慢性肝炎に対して行った場合に算定する。 (令6保医発0305·4)

J 043-3 ストーマ処置（1日につき）

1 ストーマを1個もつ患者に対して行った場合 **70点**

2 ストーマを2個以上もつ患者に対して行った場合 **120点**

注1 入院中の患者以外の患者に対して算定する。

2 区分番号C109に掲げる在宅寝たきり患者処置指導管理料を算定している患者に対して行ったストーマ処置の費用は算定しない。

3 6歳未満の乳幼児の場合は，**乳幼児加算**として，**55点**を加算する。

4 別に厚生労働大臣が定める施設基準〔※告示4第11・2の2の2の2，p.974〕に適合しているものとして地方厚生局長等に届け出た保険医療機関において，ストーマ合併症を有する患者に対してストーマ処置を行った場合は，**ストーマ合併症加算**として，**65点**を加算する。

→ストーマ処置

(1) ストーマ処置は，消化器ストーマ又は尿路ストーマに対して行った場合に算定する。

(2) ストーマ処置には，装具の交換の費用は含まれるが，装具の費用は含まない。

(3) C109在宅寝たきり患者処置指導管理料を算定している患者（これに係る薬剤料又は特定保険医療材料料のみを算定している者を含み，入院中の患者を除く）については，ストーマ処置の費用は算定できない。

(4) 「注4」に規定する加算は，以下のストーマ合併症のいずれかを有し，かつ，ストーマ合併症の重症度分類グレード2以上の患者である場合に算定する。

ア 傍ストーマヘルニア
イ ストーマ脱出
ウ ストーマ腫瘤
エ ストーマ部瘻孔
オ ストーマ静脈瘤
カ ストーマ周囲肉芽腫
キ ストーマ周囲難治性潰瘍等 (令6保医発0305·4)

J 043-4 経管栄養・薬剤投与用カテーテル交換法 **200点**

注 区分番号J000に掲げる創傷処置，区分番号K000に掲げる創傷処理の費用は所定点数に含まれるものとする。

→経管栄養・薬剤投与用カテーテル交換法

(1) 経管栄養・薬剤投与用カテーテル交換法は，胃瘻カテーテル又は経皮経食道胃管カテーテルについて，十分に安全管理に留意し，経管栄養・薬剤投与用カテーテル交換後の確認を画像診断又は内視鏡等を用いて行った場合に限り算定する。なお，その際行われる画像診断及び内視鏡等の費用は，当該点数の算定日にのみ，1回に限り算定する。

(2) 薬剤投与を目的として胃瘻カテーテルの交換を行った場合は，レボドパ・カルビドパ水和物製剤を投与する目的の場合に限り算定する。 (令6保医発0305·4)

J 043-5 尿路ストーマカテーテル交換法 **100点**

注1 区分番号J000に掲げる創傷処置，区分番号K000に掲げる創傷処理，区分番号J043-3に掲げるストーマ処置（尿路ストーマに対して行ったものに限る）の費用は所定点数に含まれるものとする。

2 6歳未満の乳幼児の場合は，**乳幼児加算**として，**55点**を加算する。

→尿路ストーマカテーテル交換法

尿路ストーマカテーテル交換法は，十分に安全管理に留意し，尿路ストーマカテーテル交換後の確認について画像診断等を用いて行った場合に限り算定する。なお，その際行われる画像診断等の費用は，当該点数の算定日に限り，1回に限り算定する。 (令6保医発0305·4)

J 043-6 人工膵臓療法（1日につき） **3,500点**

注 別に厚生労働大臣が定める施設基準〔※告示4第11・2の2の3，p.974〕に適合するものとして地方厚生局長等に届け出た保険医療機関において行われる場合に，3日を限度として算定する。

→人工膵臓療法

(1) 人工膵臓療法は，糖尿病患者の治療に際して，周術期における血糖コントロール等を目的として，血管内に留置した二重腔カテーテルから吸引した血中のグルコース値を連続して測定し，持続的な血糖管理を行った場合に算定できる。

(2) 算定の対象となる患者は，次の療養が必要な糖尿病等の患者であって，医師が人工膵臓療法以外による血糖調整が困難であると認めたものである。

ア 高血糖時（糖尿病性昏睡等）における救急的治療
イ 手術，外傷及び分娩時の血糖管理
ウ インスリン産生腫瘍摘出術の術前，術後の血糖管理

(3) 人工膵臓療法と同一日に行った血中グルコース測定は別に算定できない。

(4) 穿刺部位のガーゼ交換等の処置料及び材料料は別に算定できない。

(5) 人工膵臓療法を4日以上実施した場合の費用は，3日目までの所定点数に含まれ別に算定できない。 (令6保医発0305·4)

J 043-7 経会陰的放射線治療用材料局所注入 **1,400点**

→経会陰的放射線治療用材料局所注入

M001体外照射，M001-2ガンマナイフによる定位放射線治療，M001-3直線加速器による放射線治療（一連につき），M001-4粒子線治療（一連につき）又はM004密封小線源治療（一連につき）を行うに当たりハイドロゲル型の放射線治療用合成吸収性材料を用いた場合に限り

算定する。（令６保医発0305･4）

救急処置

J 044 救命のための気管内挿管 500点
注 ６歳未満の乳幼児の場合は，**乳幼児加算**として，**55点**を加算する。

→救命のための気管内挿管

(1) 救命のための気管内挿管は，救命救急処置として特に設けられたものであり，検査若しくは麻酔のため挿管する場合又は既に挿管している気管内チューブを交換する場合は算定できない。

(2) 救命のための気管内挿管に併せて，人工呼吸を行った場合は，J 045人工呼吸の所定点数を合わせて算定できる。（令６保医発0305･4）

J 044-2 体表面ペーシング法又は食道ペーシング法（１日につき） **600点**

→体表面ペーシング法又は食道ペーシング法

救急処置として体表面ペーシング法又は食道ペーシング法を行った場合に算定する。（令６保医発0305･4）

J 045 人工呼吸
１ 30分までの場合 **302点**
２ 30分を超えて５時間までの場合 **302点**に30分又はその端数を増すごとに**50点**を加算して得た点数
３ ５時間を超えた場合（１日につき）
イ 14日目まで **950点**
ロ 15日目以降 **815点**

注１ 使用した精製水の費用及び人工呼吸と同時に行う呼吸心拍監視，経皮的動脈血酸素飽和度測定若しくは非観血的連続血圧測定又は喀痰吸引若しくは酸素吸入の費用は，所定点数に含まれるものとする。
２ 区分番号C 107に掲げる在宅人工呼吸指導管理料を算定している患者に対して行った人工呼吸の費用は算定しない。
３ 気管内挿管が行われている患者に対して，意識状態に係る評価を行った場合は，**覚醒試験加算**として，当該治療の開始日から起算して14日を限度として，１日につき**100点**を所定点数に加算する。
４ 注３の場合において，当該患者に対して人工呼吸器からの離脱のために必要な評価を行った場合は，**離脱試験加算**として，１日につき**60点**を更に所定点数に加算する。
５ ３のイについては，別に厚生労働大臣が定める患者〔※告示④別表第10の３の２，p.1035〕に対して，連続した12時間以上の腹臥位療法を行った場合に，**腹臥位療法加算**として，１回につき**900点**を所定点数に加算する。

→人工呼吸

(1) 胸部手術後肺水腫を併発し，応急処置として閉鎖循環式麻酔器による無水アルコールの吸入療法を行った場合は，人工呼吸の所定点数により算定し，これに要した無水アルコールの費用についてはJ 300薬剤により算定する。

(2) D 220呼吸心拍監視，新生児心拍・呼吸監視，カルジオスコープ（ハートスコープ），カルジオタコスコープ，D 223経皮的動脈血酸素飽和度測定又はD 225-2非観血的連続血圧測定を同一日に行った場合は，これらに係る費用は人工呼吸の所定点数に含まれる。

(3) 喀痰吸引，干渉低周波去痰器による喀痰排出，酸素吸入及び突発性難聴に対する酸素療法の費用は，所定点数に含まれる。

(4) 閉鎖循環式麻酔装置による人工呼吸及びマイクロアダプター（人工蘇生器）を使用して，酸素吸入を施行した場合は，実施時間に応じて人工呼吸の所定点数により算定する。また，ガス中毒患者に対して，閉鎖循環式麻酔器を使用し，気管内挿管下に酸素吸入を行った場合も同様とする。なお，この場合，酸素吸入の費用は人工呼吸の所定点数に含まれ，別に算定できない。

(5) 気管内挿管下に閉鎖循環式麻酔器による酸素加圧により，肺切除術後の膨張不全に対して肺膨張を図った場合は，実施時間に応じて人工呼吸の所定点数により算定する。

(6) 閉鎖循環式麻酔装置による人工呼吸を手術直後に引き続いて行う場合には，L 008マスク又は気管内挿管による閉鎖循環式全身麻酔の所定点数に含まれ，別に算定できない。また，半閉鎖式循環麻酔器による人工呼吸についても，閉鎖循環式麻酔装置による人工呼吸と同様の取扱いとする。

(7) 新生児の呼吸障害に対する補助呼吸装置による持続陽圧呼吸法（CPAP）及び間歇的強制呼吸法（IMV）を行った場合は，実施時間に応じて人工呼吸の所定点数により算定する。

(8) 鼻マスク式人工呼吸器を用いた場合は，PaO_2/F_IO_2が300mmHg以下又は$PaCO_2$が45mmHg以上の急性呼吸不全の場合に限り人工呼吸に準じて算定する。

(9) C 107在宅人工呼吸指導管理料を算定している患者（これに係る在宅療養指導管理材料加算のみを算定している者を含み，入院中の患者及び医療型短期入所サービス費又は医療型特定短期入所サービス費を算定している短期入所中の者を除く）については，人工呼吸の費用は算定できない。

(10) 「３」について，他院において人工呼吸器による管理が行われていた患者については，人工呼吸の算定期間を通算する。

(11) 「３」について，自宅等において人工呼吸器が行われていた患者については，治療期間にかかわらず，「ロ」の所定点数を算定する。

(12) 「注３」に規定する覚醒試験加算は，人工呼吸器を使用している患者の意識状態に係る評価として，以下の全てを実施した場合に算定することができる。なお，実施に当たっては，関係学会が定めるプロトコル等を参考とする。
ア 自発覚醒試験を実施できる状態であることを確認する。
イ 当該患者の意識状態を評価し，自発的に覚醒が得られるか確認する。その際，必要に応じて，鎮静薬を中止又は減量する。なお，観察時間は，30分から４時間程度を目安とする。
ウ 意識状態の評価に当たっては，Richmond Agitation-Sedation Scale（RASS）等の指標を用いる。
エ 評価日時及び評価結果について，診療録に記載する。

(13) 「注４」の離脱試験加算は，人工呼吸器の離脱のために必要な評価として，以下の全てを実施した場合に算定することができる。なお，実施に当たっては，関係学会が定めるプロトコル等を参考とする。
ア 自発覚醒試験の結果，自発呼吸試験を実施できる意識状態であることを確認する。
イ 以下のいずれにも該当する。
(イ) 原疾患が改善している又は改善傾向にある。
(ロ) 酸素化が十分である。
(ハ) 血行動態が安定している。
(ニ) 十分な吸気努力がある。
(ホ) 異常な呼吸様式ではない。
(ヘ) 全身状態が安定している。
ウ 人工呼吸器の設定を以下のいずれかに変更し，30分間経過した後，患者の状態を評価する。
(イ) 吸入酸素濃度（F_IO_2）50％以下，CPAP（PEEP）≦5cmH$_2$OかつPS≦5cmH$_2$O
(ロ) $F_IO_2$50％以下相当かつTピース
エ ウの評価に当たっては，以下の全てを評価する。
(イ) 酸素化の悪化の有無
(ロ) 血行動態の悪化の有無
(ハ) 異常な呼吸様式及び呼吸回数の増加の有無
オ ウの評価の結果，異常が認められた場合には，その原因について検討し，対策を講じる。
カ 評価日時及び評価結果について，**診療録**に記載する。 (令6保医発0305・4)

(14) 「注5」に規定する腹臥位療法加算は，人工呼吸器管理下における，中等症以上の急性呼吸窮迫症候群（ARDS）患者に対し，12時間以上の連続した腹臥位療法を実施した場合に算定することとし，腹臥位療法の実施が日をまたぐ場合については，当該療法を開始してから連続した12時間が経過した時点で算定する。なお，実施に当たっては，関係学会が定めるガイドライン等を参考にする。

→2種以上の処置を同一日に行った場合

(1) 喀痰吸引，内視鏡下気管支分泌物吸引，干渉低周波去痰器による喀痰排出，間歇的陽圧吸入法，鼻マスク式補助換気法，体外式陰圧人工呼吸器治療，ハイフローセラピー，高気圧酸素治療，インキュベーター，人工呼吸，持続陽圧呼吸法，間歇的強制呼吸法，気管内洗浄（気管支ファイバースコピーを使用した場合を含む），ネブライザ又は超音波ネブライザを同一日に行った場合は，主たるものの所定点数のみにより算定する。

(2) 間歇的陽圧吸入法，鼻マスク式補助換気法，体外式陰圧人工呼吸器治療，ハイフローセラピー，インキュベーター，人工呼吸，持続陽圧呼吸法，間歇的強制呼吸法又は気管内洗浄（気管支ファイバースコピーを使用した場合を含む）と同一日に行った酸素吸入，突発性難聴に対する酸素療法又は酸素テントの費用は，それぞれの所定点数に含まれており，別に算定できない。 (令6保医発0305・4)

J 045-2 一酸化窒素吸入療法（1日につき）
1 新生児の低酸素性呼吸不全に対して実施する場合 **1,680点**
注1 別に厚生労働大臣が定める施設基準〔※告示[4]第11・4，p.974〕を満たす保険医療機関において行われる場合に限り算定する。
2 **一酸化窒素ガス加算**として，吸入時間が1時間までの場合，**900点**を所定点数に加算する。吸入時間が1時間を超える場合は，**900点**に吸入時間が1時間又はその端数を増すごとに**900点**を加算して得た点数を，所定点数に加算する。
2 その他の場合 **1,680点**
注 **一酸化窒素ガス加算**として，吸入時間が1時間までの場合，**900点**を所定点数に加算する。吸入時間が1時間を超える場合は，**900点**に吸入時間が1時間又はその端数を増すごとに**900点**を加算して得た点数を，所定点数に加算する。

→一酸化窒素吸入療法

(1) 新生児の肺高血圧を伴う低酸素性呼吸不全の改善を目的として本療法を行った場合は，「1」により算定する。この場合，開始時刻より通算して96時間を限度として，一酸化窒素ガス加算を加算でき，本療法の終了日に算定する。ただし，医学的根拠に基づきこの限度を超えて算定する場合は，さらに48時間を限度として算定でき，**診療報酬明細書**の摘要欄にその理由及び医学的な根拠を詳細に記載する。

(2) 心臓手術又は先天性横隔膜ヘルニアの周術期における肺高血圧の改善を目的として一酸化窒素吸入療法を行った場合は，「2」により算定する。この場合，開始時刻より通算して168時間を限度として，一酸化窒素ガス加算を加算でき，本療法の終了日に算定するが，56時間を超えて本療法を実施する場合は，症状に応じて離脱の可能性について検討し，その検討結果を**診療録**に記録する。ただし，医学的根拠に基づき168時間を超えて算定する場合は，さらに48時間を限度として算定でき，**診療報酬明細書**の摘要欄にその理由及び医学的な根拠を詳細に記載する。

(3) (1)及び(2)の開始時刻とは一酸化窒素供給装置を人工呼吸器と接続し，一酸化窒素の供給を開始した時刻を指し，本療法を実施した場合は，同時刻を**診療報酬明細書**の摘要欄に記載する。

(4) (1)又は(2)と**D 220**呼吸心拍監視，新生児心拍・呼吸監視，カルジオスコープ（ハートスコープ），カルジオタコスコープ，**D 223**経皮的動脈血酸素飽和度測定又は**D 225-2**非観血的連続血圧測定を同一日に行った場合は，これらに係る費用は一酸化窒素吸入療法の所定点数に含まれる。

(5) 喀痰吸引，干渉低周波去痰器による喀痰排出，酸素吸入及び突発性難聴に対する酸素療法の費用は(1)及び(2)の所定点数に含まれる。 (令6保医発0305・4)

J 046 非開胸的心マッサージ
1 30分までの場合 **250点**
2 30分を超えた場合 **250点**に30分又はその端数を増すごとに**40点**を加算して得た点数

J 047 カウンターショック（1日につき）
1 非医療従事者向け自動除細動器を用いた場合 **2,500点**
2 その他の場合 **3,500点**

→カウンターショック

(1) 非医療従事者向け自動除細動器を用いて行った場合には，「1」を算定する。ただし，保険医療機関において保険医により施行された場合においてのみ算定する。

(2) カウンターショックに伴う皮膚の創傷に対する処置に要する費用は，所定点数に含まれ，別に算定できない。

(3) 心臓手術に伴うカウンターショックは，それぞれの心臓手術の所定点数に含まれ，別に算定できない。

(4) カウンターショックと開胸心臓マッサージを併せて

処置

行った場合は，カウンターショックの所定点数とK545開胸心臓マッサージの所定点数をそれぞれ算定する。
(令6保医発0305･4)

J 047-2 心腔内除細動 3,500点

→心腔内除細動

心房性不整脈に対する治療の目的で心腔内除細動カテーテルを用いて心腔内除細動を実施した場合に算定する。ただし，不整脈手術などに伴う心腔内除細動は，それぞれの手術の所定点数に含まれ，別に算定できない。
(令6保医発0305･4)

J 047-3 心不全に対する遠赤外線温熱療法（1日につき） **115点**

注1 別に厚生労働大臣が定める施設基準〔※告示④第11・4の2(1), p.975〕に適合するものとして地方厚生局長等に届け出た保険医療機関において行われる場合に限り算定する。

2 入院中の患者であって，別に厚生労働大臣が定めるもの〔※告示④第11・4の2(2), p.975〕に対して行われた場合に，治療開始日から起算して30日を限度として，週5回に限り所定点数を算定する。

→心不全に対する遠赤外線温熱療法

(1) 心不全に対する遠赤外線温熱療法の対象となる患者は，特掲診療料の施設基準等第11の4の2の(2)に掲げる患者（編注：慢性心不全により一定程度以上の呼吸循環機能の低下及び日常生活能力の低下を来している患者）であって，以下のいずれにも該当するもの。

ア 左室流出路の狭窄を伴わない，NYHAⅢ又はⅣの慢性心不全患者〔左室駆出率40％以下及び脳性Na利尿ペプチド（BNP）が200pg/mL以上の状態のもの又は脳性Na利尿ペプチド前駆体N端フラグメント（NT-proBNP）が900pg/mL以上のもの〕のうち，心拍出量低下による循環不全及び全身のうっ血症状の急性増悪期の入院患者であって，座位又は車椅子移動が可能であるもの。

イ 意識障害や重症の認知機能障害がなく，医師や看護師の指示に従うことのできるもの。

(2) 心不全に対する遠赤外線温熱療法は，専任の医師の指導管理の下に実施する。この場合，医師が直接監視を行い，又は同一建物内において直接監視をしている他の従事者と医師が常時連絡を取れる状態かつ緊急事態に即時的に対応できる態勢である。また，専任の医師は定期的な心機能チェックの下に，当該療法に係る実施計画を作成し，**診療録**に添付する。

(3) 心不全に対する遠赤外線温熱療法は，当該療法の目的で利用される医療機器として薬事承認又は認証を得ているものを使用する。

(4) 心不全に対する遠赤外線温熱療法の実施に当たっては，関連学会から示された指針等を遵守する。

(5) 所定点数には，同一日に行われるD208心電図検査，D209負荷心電図検査及びD220呼吸心拍監視，新生児心拍・呼吸監視，カルジオスコープ（ハートスコープ），カルジオタコスコープの費用が含まれる。

(6) 当該療法とH000心大血管疾患リハビリテーションを併せて行った場合は，主たるものの所定点数のみを算定する。

(7) 当該療法の開始日及び医学的必要性について，**診療報酬明細書**の摘要欄に記載する。 (令6保医発0305･4)

J 048 心膜穿刺 625点

J 049 食道圧迫止血チューブ挿入法 3,240点

J 050 気管内洗浄（1日につき） **425点**

注1 6歳未満の乳幼児の場合は，**乳幼児加算**として，**110点**を加算する。

2 気管内洗浄と同時に行う喀痰吸引又は酸素吸入は，所定点数に含まれるものとする。

→気管内洗浄

(1) 気管から区域細気管支にわたる範囲で異物又は分泌物による閉塞（吐物の逆流，誤嚥，気管支喘息重積状態又は無気肺）のために急性呼吸不全を起こした患者に対し，気管内挿管下（気管切開下を含む）に洗浄した場合に1日につき所定点数を算定する。

(2) 新たに気管内挿管を行った場合には，J044救命のための気管内挿管の所定点数を合わせて算定できる。

(3) 気管支ファイバースコピーを使用した場合は，D302気管支ファイバースコピーの所定点数のみを算定する。

(4) 気管内洗浄（気管支ファイバースコピーを使用した場合を含む）と同時に行う喀痰吸引，干渉低周波去痰器による喀痰排出又は酸素吸入は，所定点数に含まれる。
(令6保医発0305･4)

→2種以上の処置を同一日に行った場合

(1) 喀痰吸引，内視鏡下気管支分泌物吸引，干渉低周波去痰器による喀痰排出，間歇的陽圧吸入法，鼻マスク式補助換気法，体外式陰圧人工呼吸器治療，ハイフローセラピー，高気圧酸素治療，インキュベーター，人工呼吸，持続陽圧呼吸法，間歇的強制呼吸法，気管内洗浄（気管支ファイバースコピーを使用した場合を含む），ネブライザ又は超音波ネブライザを同一日に行った場合は，主たるものの所定点数のみにより算定する。

(2) 間歇的陽圧吸入法，鼻マスク式補助換気法，体外式陰圧人工呼吸器治療，ハイフローセラピー，インキュベーター，人工呼吸，持続陽圧呼吸法，間歇的強制呼吸法又は気管内洗浄（気管支ファイバースコピーを使用した場合を含む）と同一日に行った酸素吸入，突発性難聴に対する酸素療法又は酸素テントの費用は，それぞれの所定点数に含まれており，別に算定できない。
(令6保医発0305･4)

J 051 胃洗浄 375点

注 3歳未満の乳幼児の場合は，**乳幼児加算**として，**110点**を加算する。

J 052 ショックパンツ（1日につき） **150点**

注 2日目以降については，所定点数にかかわらず1日につき**50点**を算定する。

J 052-2 熱傷温浴療法（1日につき） **2,175点**

注 広範囲熱傷の患者であって，入院中のものについて行った場合に受傷後60日以内に限り算定する。

→熱傷温浴療法

(1) 熱傷温浴療法は，体表面積の30％以上の広範囲熱傷に対する全身温浴として，入院中の患者に対し受傷後60日以内に行われたものについて算定する。

(2) 受傷日を**診療報酬明細書**の摘要欄に記載する。
(令6保医発0305･4)

皮膚科処置

J 053 皮膚科軟膏処置

1 100cm²以上500cm²未満 外診包括 **55点**
2 500cm²以上3,000cm²未満 **85点**
3 3,000cm²以上6,000cm²未満 **155点**
4 6,000cm²以上 **270点**

注1 100cm²未満の場合は，第1章基本診療料に含まれ，算定できない。

2 区分番号C109に掲げる在宅寝たきり患者処置指導管理料を算定している患者に対して行った皮膚科軟膏処置の費用は算定しない。

→皮膚科軟膏処置

(1) C109在宅寝たきり患者処置指導管理料を算定している患者（これに係る薬剤料又は特定保険医療材料料のみを算定している者を含み，入院中の患者を除く）については，皮膚科軟膏処置の費用は算定できない。

(2) 100cm²未満の皮膚科軟膏処置は，第1章基本診療料に含まれるものであり，皮膚科軟膏処置を算定することはできない。
（令6保医発0305·4）

→皮膚科軟膏処置等

(1) J000創傷処置，J001熱傷処置，J001-4重度褥瘡処置及びJ053皮膚科軟膏処置の各号に示す範囲とは，包帯等で被覆すべき創傷面の広さ，又は軟膏処置を行うべき広さをいう。

(2) 同一疾病又はこれに起因する病変に対してJ000創傷処置，J053皮膚科軟膏処置又はJ119「3」湿布処置が行われた場合は，それぞれの部位の処置面積を合算し，その合算した広さを，いずれかの処置に係る区分に照らして算定するものとし，併せて算定できない。

(3) 同一部位に対してJ000創傷処置，J053皮膚科軟膏処置，J057-2面皰圧出法又はJ119「3」湿布処置が行われた場合はいずれか1つのみにより算定し，併せて算定できない。
（令6保医発0305·4）

J 054 皮膚科光線療法（1日につき）

1 赤外線又は紫外線療法 **45点**

注 入院中の患者以外の患者についてのみ算定する。

2 長波紫外線又は中波紫外線療法（概ね290nm以上315nm以下のもの） **150点**
3 中波紫外線療法（308nm以上313nm以下に限定したもの） **340点**

→皮膚科光線療法

(1) 赤外線療法は，ソラックス灯等の赤外線を出力する機器を用いて行った場合に算定できる。

(2) 紫外線療法は，フィンゼン灯，クロマイエル水銀石英灯等の紫外線を出力する機器を用いて行った場合に算定できる。

(3) 赤外線又は紫外線療法（長波紫外線療法及び中波紫外線療法を除く）は，5分以上行った場合に算定する。

(4) 長波紫外線又は中波紫外線療法は，長波紫外線（概ね315nm以上400nm以下）又は，中波紫外線（概ね290nm以上315nm以下）を選択的に出力できる機器によって長波紫外線又は中波紫外線療法を行った場合に算定できるものであり，いわゆる人工太陽等の長波紫外線及び中波紫外線を非選択的に照射する機器によって光線療法を行った場合は，赤外線又は紫外線療法の所定点数によって算定する。

(5) 中波紫外線療法（308nm以上313nm以下に限定したもの）は，いわゆるナローバンドUVB療法をいい，308nm以上313nm以下の中波紫外線を選択的に出力できる機器によって中波紫外線療法を行った場合に算定する。

(6) 長波紫外線療法又は中波紫外線療法は乾癬，類乾癬，掌蹠膿疱症，菌状息肉腫（症），悪性リンパ腫，慢性苔癬状粃糠疹，尋常性白斑，アトピー性皮膚炎又は円形脱毛症に対して行った場合に限って算定する。

(7) 赤外線療法，紫外線療法，長波紫外線療法又は中波紫外線療法を同一日に行った場合は，主たるものの所定点数のみにより算定する。また，同じものを同一日に複数回行った場合でも，1日につき所定点数のみにより算定する。

(8) 皮膚科光線療法は，同一日において消炎鎮痛等処置とは併せて算定できない。
（令6保医発0305·4）

J 054-2 皮膚レーザー照射療法（一連につき）

1 色素レーザー照射療法 **2,712点**

注 照射面積が10cm²を超えた場合は，10cm²又はその端数を増すごとに，**照射面積拡大加算**として，所定点数に**500点**を加算する。ただし，**8,500点**の加算を限度とする。

2 Qスイッチ付レーザー照射療法

イ	4cm²未満	**2,000点**
ロ	4cm²以上16cm²未満	**2,370点**
ハ	16cm²以上64cm²未満	**2,900点**
ニ	64cm²以上	**3,950点**

注 3歳未満の乳幼児に対して皮膚レーザー照射療法を行った場合は，**乳幼児加算**として，**2,200点**を所定点数に加算する。

→皮膚レーザー照射療法

(1) 皮膚レーザー照射療法は，単なる美容を目的とした場合は算定できない。

(2) 「一連」とは，治療の対象となる疾患に対して所期の目的を達するまでに行う一連の治療過程をいい，概ね3月間にわたり行われるものをいう。例えば，対象病変部位の一部ずつに照射する場合や，全体に照射することを数回繰り返して一連の治療とする場合は，1回のみ所定点数を算定する。

(3) 皮膚レーザー照射療法を開始した場合は，**診療報酬明細書**の摘要欄に，前回の一連の治療の開始日を記載する。

(4) 「1」の色素レーザー照射療法は，単純性血管腫，苺状血管腫又は毛細血管拡張症に対して行った場合に算定する。

(5) 「2」のQスイッチ付レーザー照射療法は，Qスイッチ付ルビーレーザー照射療法，ルビーレーザー照射療法，Qスイッチ付アレキサンドライトレーザー照射療法及びQスイッチ付ヤグレーザー照射療法をいう。

(6) Qスイッチ付レーザー照射療法は，頭頸部，左上肢，左下肢，右上肢，右下肢，胸腹部又は背部（臀部を含む）のそれぞれの部位ごとに所定点数を算定する。また，各部位において，病変部位が重複しない複数の疾患に対して行った場合は，それぞれ算定する。

(7) Qスイッチ付ルビーレーザー照射療法及びルビーレーザー照射療法は，太田母斑，異所性蒙古斑，外傷性色素沈着症，扁平母斑等に対して行った場合に算定できる。なお，一連の治療が終了した太田母斑，異所性蒙古斑又は外傷性色素沈着症に対して再度当該療法を行う場合には，同一部位に対して初回治療を含め5回を限度として算定する。

(8) Qスイッチ付ルビーレーザー照射療法及びルビーレーザー照射療法は，扁平母斑等に対しては，同一部位に対して初回治療を含め2回を限度として算定する。
(9) Qスイッチ付アレキサンドライトレーザー照射療法は，太田母斑，異所性蒙古斑，外傷性色素沈着症等に対して行った場合に算定できる。なお，扁平母斑にあっては算定できない。
(10) Qスイッチ付ヤグレーザー照射療法は，太田母斑，異所性蒙古斑又は外傷性色素沈着症に対して行った場合に算定できる。（令6保医発0305·4）

J 055 いぼ焼灼法
1 3箇所以下 210点
2 4箇所以上 260点
J 055-2 イオントフォレーゼ 220点

→イオントフォレーゼ
(1) 尋常性白斑に対するイオントフォレーゼ療法は露出部におけるもので，他の療法が無効な場合に限り，4cm四方ごとに算定する。
(2) 汗疱状白癬，慢性湿疹，尋常性痤瘡，慢性皮膚炎，稽留性化膿性肢端皮膚炎，多汗症，頑癬に対するイオントフォレーゼは，他の療法が無効な場合に限り算定する。（令6保医発0305·4）

J 055-3 臍肉芽腫切除術 220点
J 056 いぼ等冷凍凝固法
1 3箇所以下 210点
2 4箇所以上 270点
J 057 軟属腫摘除
1 10箇所未満 120点
2 10箇所以上30箇所未満 220点
3 30箇所以上 350点

→軟属腫摘除
伝染性軟属腫の内容除去は，軟属腫摘除として算定する。（令6保医発0305·4）

J 057-2 面皰圧出法 49点

→面皰圧出法
顔面，前胸部，上背部等に多発した面皰に対して行った場合に算定する。（令6保医発0305·4）
→面皰圧出法等
同一部位に対してJ000創傷処置，J053皮膚科軟膏処置，J057-2面皰圧出法又はJ119「3」湿布処置が行われた場合はいずれか1つのみにより算定し，併せて算定できない。（令6保医発0305·4）

J 057-3 鶏眼・胼胝処置 170点
注 月2回に限り算定する。

→鶏眼・胼胝処置
同一部位について，その範囲にかかわらず月2回を限度として算定する。（令6保医発0305·4）

J 057-4 稗粒腫摘除
1 10箇所未満 74点
2 10箇所以上 148点

泌尿器科処置

J 058 膀胱穿刺 80点

J 059 陰嚢水腫穿刺 80点
J 059-2 血腫，膿腫穿刺 80点

→血腫，膿腫その他における穿刺
新生児頭血腫又はこれに準ずる程度のものに対して行う場合は，J059-2血腫，膿腫穿刺により算定できるが，小範囲のものや試験穿刺については，算定できない。（令6保医発0305·4）

J 060 膀胱洗浄（1日につき） 外診包括 60点
注1 薬液注入，膀胱洗浄と同時に行う留置カテーテル設置及び留置カテーテル設置中の膀胱洗浄の費用は，所定点数に含まれるものとする。
2 区分番号C106に掲げる在宅自己導尿指導管理料又は区分番号C109に掲げる在宅寝たきり患者処置指導管理料を算定している患者に対して行った膀胱洗浄の費用は算定しない。
J 060-2 後部尿道洗浄（ウルツマン）（1日につき） 外診包括 60点

→膀胱洗浄，後部尿道洗浄（ウルツマン）
(1) カテーテル留置中に膀胱洗浄及び薬液膀胱内注入を行った場合は，1日につき，膀胱洗浄により算定する。
(2) 膀胱洗浄，留置カテーテル設置，導尿（尿道拡張を要するもの）又は後部尿道洗浄（ウルツマン）を同一日に行った場合には，主たるものの所定点数により算定する。
(3) C106在宅自己導尿指導管理料又はC109在宅寝たきり患者処置指導管理料を算定している患者（これらに係る在宅療養指導管理材料加算，薬剤料又は特定保険医療材料料のみを算定している者を含み，入院中の患者及び医療型短期入所サービス費又は医療型特定短期入所サービス費を算定している短期入所中の者を除く）については膀胱洗浄又は後部尿道洗浄（ウルツマン）の費用は算定できない。（令6保医発0305·4）

J 061 腎盂洗浄（片側） 60点

→腎盂洗浄
(1) 片側ごとに所定点数をそれぞれ算定する。
(2) 尿管カテーテル挿入を行った場合は，所定点数にD318尿管カテーテル法の所定点数を合わせて算定できる。（令6保医発0305·4）

J 062 腎盂内注入（尿管カテーテル法を含む） 1,612点
注 ファイバースコープによって行った場合に算定する。
J 063 留置カテーテル設置 40点
注1 膀胱洗浄と同時に行う留置カテーテル設置の費用は，膀胱洗浄の所定点数に含まれるものとする。
2 区分番号C106に掲げる在宅自己導尿指導管理料又は区分番号C109に掲げる在宅寝たきり患者処置指導管理料を算定している患者に対して行った留置カテーテル設置の費用は算定しない。

→留置カテーテル設置
(1) 長期間にわたり，バルーンカテーテルを留置するための挿入手技料は，留置カテーテル設置により算定す

処置

る。この場合，必要があってカテーテルを交換したときの挿入手技料も留置カテーテル設置により算定する。

(2) C106在宅自己導尿指導管理料又はC109在宅寝たきり患者処置指導管理料を算定している患者（これらに係る在宅療養指導管理材料加算，薬剤料又は特定保険医療材料料のみを算定している者を含み，入院中の患者及び医療型短期入所サービス費又は医療型特定短期入所サービス費を算定している短期入所中の者を除く）については，留置カテーテル設置の費用は算定できない。

(3) 留置カテーテル設置時に使用する注射用蒸留水又は生理食塩水等の費用は所定点数に含まれ別に算定できない。

（令6保医発0305·4）

J064 導尿（尿道拡張を要するもの） **40点**

注 区分番号C106に掲げる在宅自己導尿指導管理料又は区分番号C109に掲げる在宅寝たきり患者処置指導管理料を算定している患者に対して行った導尿の費用は算定しない。

→導尿（尿道拡張を要するもの）

C106在宅自己導尿指導管理料又はC109在宅寝たきり患者処置指導管理料を算定している患者（これらに係る在宅療養指導管理材料加算，薬剤料又は特定保険医療材料料のみを算定している者を含み，入院中の患者及び医療型短期入所サービス費又は医療型特定短期入所サービス費を算定している短期入所中の者を除く）については，導尿（尿道拡張を要するもの）の費用は算定できない。

（令6保医発0305·4）

J065 間歇的導尿（1日につき） **150点**

→間歇的導尿

間歇的導尿は，脊椎損傷の急性期の尿閉，骨盤内の手術後の尿閉の患者に対し，排尿障害の回復の見込みのある場合に行うもので，6月間を限度として算定する。

（令6保医発0305·4）

J066 尿道拡張法 **216点**
J066-2 タイダール自動膀胱洗浄（1日につき） **180点**
J067 誘導ブジー法 **270点**
J068 嵌頓包茎整復法（陰茎絞扼等） **290点**

→小児仮性包茎剥離術（嵌頓包茎整復法）

小児仮性包茎における包皮亀頭癒着に対する用手法等による剥離術は，嵌頓包茎整復法に準じて算定する。

（令6保医発0305·4）

J068-2 陰唇癒合剥離 **290点**
J069 前立腺液圧出法 **50点**
J070 前立腺冷温榻 **50点**
J070-2 干渉低周波による膀胱等刺激法 **50点**

注 入院中の患者以外の患者について算定する。

→干渉低周波による膀胱等刺激法

(1) 干渉低周波による膀胱等刺激法は，尿失禁の治療のために行った場合に算定する。

(2) 治療開始時点においては，3週間に6回を限度とし，その後は2週間に1回を限度とする。 （令6保医発0305·4）

J070-3 冷却痔処置（1日につき） **50点**

→冷却痔処置

(1) Ⅰ度又はⅡ度の内痔核の患者に対し，1日1回又は2回，かつ連続して5日以上実施した場合に10日間を限度として，1日につき1回算定できる。なお，当該処置に使用した冷却痔疾治療用具については，所定点数に含まれ，別に算定できない。

(2) 冷却痔処置の請求に当たっては，内痔核の重症度について，Ⅰ度又はⅡ度のいずれに該当するかを**診療報酬明細書**の摘要欄に記載する。

（令6保医発0305·4）

J070-4 磁気による膀胱等刺激法 **70点**

注 別に厚生労働大臣が定める施設基準〔※告示④第11・2の3，p.974〕に適合しているものとして地方厚生局長等に届け出た保険医療機関において行われる場合に限り算定する。

→磁気による膀胱等刺激法

(1) 次のいずれかに該当する尿失禁を伴う成人女性の過活動膀胱患者に対して実施した場合に限り算定できる。

ア 尿失禁治療薬を12週間以上服用しても症状改善がみられない患者

イ 副作用等のために尿失禁治療薬が使用できない患者

(2) 1週間に2回を限度とし，6週間を1クールとして，1年間に2クールに限り算定できる。 （令6保医発0305·4）

産婦人科処置

J071 羊水穿刺（羊水過多症の場合） **144点**
J072 腟洗浄（熱性洗浄を含む） 外診包括 **56点**

注 入院中の患者以外の患者についてのみ算定する。

J073 子宮腔洗浄（薬液注入を含む） **56点**
J074 卵管内薬液注入法 **60点**
J075 陣痛誘発のための卵膜外薬液注入法 **408点**
J076 子宮頸管内への薬物挿入法 **45点**
J077 子宮出血止血法
1 分娩時のもの **780点**
2 分娩外のもの **45点**

→子宮出血止血法

子宮用止血バルーンカテーテルを用いた止血を行う前に他の止血法を実施した場合は，主たるもののみ算定する。

（令6保医発0305·4）

J078 子宮腟頸管部薬物焼灼法 **100点**

→子宮内容物の排出（子宮腟頸管部薬物焼灼法）

ゲメプロスト製剤の投与により子宮内容物の排出が認められた場合は，子宮腟頸管部薬物焼灼法に準じて算定できる。

（令6保医発0305·4）

J079 子宮腟部焼灼法 **180点**
J080 子宮頸管拡張及び分娩誘発法
1 ラミナリア **120点**
2 コルポイリンテル **120点**
3 金属拡張器（ヘガール等） **180点**
4 メトロイリンテル **340点**
J081 分娩時鈍性頸管拡張法 **456点**
J082 子宮脱非観血的整復法（ペッサリー） **290点**
J082-2 薬物放出子宮内システム処置
1 挿入術 **300点**
2 除去術 **150点**

→薬物放出子宮内システム処置

避妊を目的とするものは保険給付の対象とならない。

（令６保医発0305・4）

J 083 妊娠子宮嵌頓非観血的整復法 290点
J 084 胎盤圧出法 45点
J 085 クリステル胎児圧出法 45点
J 085-2 人工羊水注入法 720点

→人工羊水注入法

羊水過少症等の患者に対して，超音波断層法検査及び子宮内圧測定を施行し，適正な注入量の羊水を子宮内に注入した場合に算定する。なお，当該手技に伴って実施される超音波検査等の費用は所定点数に含まれ，別に算定できない。

（令６保医発0305・4）

眼科処置

→眼科処置

両眼に異なる疾患を有し，それぞれ異なった処置を行った場合は，その部分についてそれぞれ別に算定できる。

（令６保医発0305・4）

J 086 眼処置 外診包括 25点
注１ 入院中の患者以外の患者についてのみ算定する。
２ 点眼又は洗眼については，第１章基本診療料に含まれ，別に算定できない。

→眼処置

(1) 所定点数には，片眼帯，巻軸帯を必要とする処置，蒸気罨法，熱気罨法，イオントフォレーゼ及び麻薬加算が含まれており，これらを包括して１回につき所定点数を算定する。

(2) 点眼及び洗眼は，第１章基本診療料に含まれるものであり，眼処置を算定することはできない。

（令６保医発0305・4）

J 086-2 義眼処置 外診包括 25点
注 入院中の患者以外の患者についてのみ算定する。

J 087 前房穿刺又は注射（前房内注入を含む） 180点
注 顕微鏡下に行った場合は，**顕微鏡下処置加算**として，**180点**を加算する。

J 088 霰粒腫の穿刺 45点

J 089 睫毛抜去 外診包括
１ 少数の場合 25点
注 入院中の患者以外の患者についてのみ算定する。
２ 多数の場合 45点
注１ 上眼瞼と下眼瞼についてそれぞれ処置した場合であっても１回の算定とする。
２ １日に１回に限り算定する。

→睫毛抜去

５～６本程度の睫毛抜去は「１」を算定する。また，「１」については，他の眼科処置又は眼科手術に併施した場合には，その所定点数に含まれ別に算定できない。

（令６保医発0305・4）

J 090 結膜異物除去（１眼瞼ごと） 100点
J 091 鼻涙管ブジー法 45点
J 091-2 鼻涙管ブジー法後薬液涙嚢洗浄 45点
J 092 涙嚢ブジー法（洗浄を含む） 54点
J 093 強膜マッサージ 150点
J 094 削除

耳鼻咽喉科処置

J 095 耳処置（耳浴及び耳洗浄を含む） 外診包括 27点
注１ 入院中の患者以外の患者についてのみ算定する。
２ 点耳又は簡単な耳垢栓塞除去については，第１章基本診療料に含まれ，別に算定できない。

→耳処置

(1) 耳処置とは，外耳道入口部から鼓膜面までの処置であり，耳浴及び耳洗浄が含まれており，これらを包括して一側，両側の区別なく１回につき所定点数を算定する。

(2) 点耳又は簡単な耳垢栓除去は，第１章基本診療料に含まれるものであり，耳処置を算定することはできない。

（令６保医発0305・4）

J 095-2 鼓室処置（片側） 62点
注 鼓室洗浄及び鼓室内薬液注入の費用は，所定点数に含まれる。

→鼓室処置

鼓室処置は，急性又は慢性の鼓膜穿孔耳に対して鼓室病変の沈静・制御を目的として，鼓室腔内の分泌物・膿汁等の吸引及び鼓室粘膜処置等を行った場合に算定する。

（令６保医発0305・4）

J 096 耳管処置（耳管通気法，鼓膜マッサージ及び鼻内処置を含む） 外診包括
１ カテーテルによる耳管通気法（片側） 36点
２ ポリッツェル球による耳管通気法 24点
注 入院中の患者以外の患者についてのみ算定する。

→耳管処置

(1) 「１」には，耳管通気に必要とする表面麻酔薬又は血管収縮薬等の塗布，噴霧等の鼻内における処置が含まれており，これらを包括して１回につき片側ごとに所定点数を算定する。ただし，鼻処置を必要とする疾病があって別に鼻処置を行った場合は別に算定できるが，傷病名の記載を要する。

(2) ポリッツェル球により両耳に通気する場合は，片側，両側の区別なく１回につき所定点数を算定する。

(3) 耳管処置に当たり咽頭処置を行った場合であっても，咽頭に特に異常がなければ，咽頭処置は算定できない。

(4) 耳管開放症に対する処置は，「１」により算定する。

（令６保医発0305・4）

J 097 鼻処置（鼻吸引，単純鼻出血及び鼻前庭の処置を含む） 外診包括 16点
注１ 入院中の患者以外の患者についてのみ算定する。
２ 区分番号 J 098に掲げる口腔，咽頭処置と併せて行った場合であっても**16点**とする。

3 鼻洗浄については，第１章基本診療料に含まれ，別に算定できない。

→鼻処置

(1) 鼻処置には，鼻吸引，単純鼻出血及び鼻前庭の処置が含まれており，これらを包括して一側，両側の区別なく１回につき所定点数を算定する。なお，J 098口腔，咽頭処置と併せて行った場合であっても，口腔，咽頭処置の所定点数は別に算定できない。

(2) 副鼻腔洗浄に伴う単なる鼻処置は，副鼻腔洗浄又は吸引の所定点数に含まれ別に算定はできない。

(3) 鼻洗浄は，第１章基本診療料に含まれるものであり，鼻処置を算定することはできない。（令６保医発0305·4）

J 097-2 副鼻腔自然口開大処置 25点

注 処置に用いた薬剤の費用は，所定点数に含まれるものとする。

→副鼻腔自然口開大処置

副鼻腔自然口開大処置は，急性副鼻腔炎及び慢性副鼻腔炎の患者に対して，副鼻腔の換気・排液並びにネブライザ効果の増大を目的として自然口の開大処置を行った場合に算定する。（令６保医発0305·4）

J 098 口腔，咽頭処置 外診包括 16点

注１ 入院中の患者以外の患者についてのみ算定する。

２ 区分番号 J 097に掲げる鼻処置と併せて行った場合であっても16点とする。

→口腔，咽頭処置

口腔，咽頭処置をそれぞれ単独に実施した場合も，同時に実施した場合も１回につき所定点数を算定する。（令６保医発0305·4）

→ルゴール等の噴霧吸入

(1) ルゴール等の噴霧吸入は口腔，咽頭処置に準ずる。

(2) ルゴール等の噴霧吸入と鼻，口腔又は咽頭処置を同時に行った場合は，鼻処置又は口腔，咽頭処置の所定点数を算定する。（令６保医発0305·4）

J 098-2 扁桃処置 40点

→扁桃処置

(1) 扁桃処置は，慢性扁桃炎の急性増悪，急性腺窩（陰窩）性扁桃炎，扁桃周囲炎又は扁桃周囲膿瘍等に対し，膿栓吸引，洗浄等を行った場合に算定する。

(2) 扁桃処置の所定点数には，咽頭処置が含まれ別途算定できない。（令６保医発0305·4）

J 099 間接喉頭鏡下喉頭処置（喉頭注入を含む） 外診包括 32点

注 入院中の患者以外の患者についてのみ算定する。

→間接喉頭鏡下喉頭処置

(1) 間接喉頭鏡下喉頭処置には，喉頭注入が含まれており，喉頭蓋，仮声帯，披裂部，声帯等の病変に対して処置を行った場合に算定する。

(2) 喉頭処置後の薬剤注入は，間接喉頭鏡下喉頭処置の所定点数に含まれる。（令６保医発0305·4）

J 100 副鼻腔手術後の処置（片側） 45点

注 当該処置と同一日に行われた区分番号 J 097-2に掲げる副鼻腔自然口開大処置は所定点数に含まれるものとする。

→副鼻腔手術後の処置

副鼻腔手術後の洗浄，ガーゼ交換等（手術日の翌日以降に行うものに限る）を行った場合に算定する。

この場合，J 000創傷処置，J 001-7爪甲除去（麻酔を要しないもの）及び J 001-8穿刺排膿後薬液注入は別に算定できない。（令６保医発0305·4）

J 101 鼓室穿刺（片側） 50点
J 102 上顎洞穿刺（片側） 60点

→上顎洞穿刺

D 406上顎洞穿刺と同一日に算定することはできない。（令６保医発0305·4）

J 103 扁桃周囲膿瘍穿刺（扁桃周囲炎を含む） 180点

→扁桃周囲膿瘍穿刺

(1) 扁桃周囲炎又は扁桃周囲膿瘍において，単に穿刺排膿のみ行い切開しなかった場合は所定点数を算定し，試験穿刺を行い膿汁を認め直ちに切開した場合は K 368扁桃周囲膿瘍切開術を算定する。

(2) D 406-2扁桃周囲炎又は扁桃周囲膿瘍における試験穿刺と同一日に算定することはできない。（令６保医発0305·4）

J 104 唾液腺管洗浄（片側） 60点
J 105 副鼻腔洗浄又は吸引（注入を含む）（片側）
１ 副鼻腔炎治療用カテーテルによる場合 55点
２ １以外の場合 25点
J 106及び J 107 削除
J 108 鼻出血止血法（ガーゼタンポン又はバルーンによるもの） 240点
J 109 鼻咽腔止血法（ベロック止血法） 550点
J 110 削除
J 111 耳管ブジー法（通気法又は鼓膜マッサージの併施を含む）（片側） 45点
J 112 唾液腺管ブジー法（片側） 45点
J 113 耳垢栓塞除去（複雑なもの）
１ 片側 90点
２ 両側 160点
注 ６歳未満の乳幼児の場合は，**乳幼児加算**として，55点を加算する。

→耳垢栓塞除去

(1) 耳垢水等を用いなければ除去できない耳垢栓塞を，完全に除去した場合に算定する。

(2) 簡単な耳垢栓除去は，第１章基本診療料に含まれるものであり，耳垢栓塞除去を算定することはできない。（令６保医発0305·4）

J 114 ネブライザ 外診包括 12点
注 入院中の患者以外の患者についてのみ算定する。
J 115 超音波ネブライザ（１日につき） 外診包括 24点

→超音波ネブライザ

酸素療法を併せて行った場合は J 024酸素吸入の所定点数を合わせて算定できる。（令６保医発0305·4）

→２種以上の処置を同一日に行った場合

処置

喀痰吸引，内視鏡下気管支分泌物吸引，干渉低周波去痰器による喀痰排出，間歇的陽圧吸入法，鼻マスク式補助換気法，体外式陰圧人工呼吸器治療，ハイフローセラピー，高気圧酸素治療，インキュベーター，人工呼吸，持続陽圧呼吸法，間歇的強制呼吸法，気管内洗浄（気管支ファイバースコピーを使用した場合を含む），ネブライザ又は超音波ネブライザを同一日に行った場合は，主たるものの所定点数のみにより算定する。（令6保医発0305・4）

J115-2　排痰誘発法（1日につき）　**44点**

→排痰誘発法

(1)　排痰誘発法は，結核を疑う患者に対し，非能動型呼吸運動訓練装置を用いて患者の排痰を促し，培養検査等を実施した場合に1日につき算定する。

(2)　患者の排痰を促し，培養検査等を目的としてネブライザ，超音波ネブライザ又は排痰誘発法を同一日に行った場合は，主たるものの所定点数のみにより算定する。（令6保医発0305・4）

整形外科的処置

J116　関節穿刺（片側）　**120点**

注　3歳未満の乳幼児の場合は，**乳幼児加算**として，**110点**を加算する。

→関節穿刺

関節穿刺を左右両側に行った場合は，それぞれ算定できるが，同一側の関節に対して，D405関節穿刺，G010関節腔内注射を同一日に行った場合は，主たるもののみ算定する。（令6保医発0305・4）

J116-2　粘（滑）液嚢穿刺注入（片側）　**100点**
J116-3　ガングリオン穿刺術　**80点**
J116-4　ガングリオン圧砕法　**80点**
J116-5　酵素注射療法　**2,490点**

→酵素注射療法

酵素注射療法は，デュピュイトラン拘縮の患者に対し，コラゲナーゼ（クロストリジウム ヒストリチクム）を拘縮索に注射した場合に，1回の投与（同一日に複数箇所に注射を行った場合を含む）及び伸展処置に係る一連の手技として算定する。なお，当該注射に係る費用は所定点数に含まれ，別に算定できない。（令6保医発0305・4）

J117　鋼線等による直達牽引（2日目以降。観血的に行った場合の手技料を含む）（1局所を1日につき）　**62点**

注1　3歳未満の乳幼児に対して行った場合は，**乳幼児加算**として，所定点数に**55点**を加算する。

2　消炎鎮痛等処置を併せて行った場合は，鋼線等による直達牽引の所定点数のみにより算定する。

→鋼線等による直達牽引

(1)　鋼線等による直達牽引は，鋼線等を用いて観血的に牽引を行った場合に算定する。なお鋼線等による直達牽引には，鋼線牽引法，双鋼線伸延法及び直達頭蓋牽引法を含む。

(2)　1局所とは，上肢の左右，下肢の左右及び頭より尾頭までの躯幹のそれぞれをいい，全身を5局所に分ける。

(3)　消炎鎮痛等処置，腰部又は胸部固定帯固定，低出力レーザー照射又は肛門処置を併せて行った場合は，鋼線等による直達牽引（2日目以降。観血的に行った場合の手技料を含む）の所定点数のみにより算定する。（令6保医発0305・4）

J118　介達牽引（1日につき）外診包括　**35点**

注　消炎鎮痛等処置を併せて行った場合は，主たるものいずれかの所定点数のみにより算定する。

→介達牽引

(1)　介達牽引は，絆創膏牽引法，斜面牽引法，スピードトラック牽引，腰椎バンド及びグリソン係蹄によるモーターを使用した断続牽引並びにベーラー法を含むものであり，部位数にかかわらず所定点数を算定する。

(2)　介達牽引，矯正固定又は変形機械矯正術に消炎鎮痛等処置，腰部又は胸部固定帯固定，低出力レーザー照射又は肛門処置を併せて行った場合は，主たるものいずれかの所定点数のみにより算定する。

(3)　介達牽引，矯正固定又は変形機械矯正術を同一日に併せて行った場合は，主たるものいずれかの所定点数のみにより算定する。

(4)　C109在宅寝たきり患者処置指導管理料を算定している患者（これに係る在宅療養指導管理材料加算のみを算定している者を含み，入院中の患者及び医療型短期入所サービス費又は医療型特定短期入所サービス費を算定している短期入所中の者を除く）については，介達牽引の費用は算定できない。（令6保医発0305・4）

J118-2　矯正固定（1日につき）外診包括　**35点**

注　消炎鎮痛等処置を併せて行った場合は，主たるものいずれかの所定点数のみにより算定する。

→矯正固定

(1)　変形の矯正を目的としてマッサージ等を行った後に，副子，厚紙や絆創膏にて矯正固定を行った場合に1日につき所定点数を算定する。

(2)　C109在宅寝たきり患者処置指導管理料を算定している患者（これに係る在宅療養指導管理材料加算のみを算定している者を含み，入院中の患者及び医療型短期入所サービス費又は医療型特定短期入所サービス費を算定している短期入所中の者を除く）については，矯正固定の費用は算定できない。（令6保医発0305・4）

J118-3　変形機械矯正術（1日につき）外診包括　**35点**

注　消炎鎮痛等処置を併せて行った場合は，主たるものいずれかの所定点数のみにより算定する。

→変形機械矯正術

(1)　1日につき所定点数を算定する。

(2)　C109在宅寝たきり患者処置指導管理料を算定している患者（これに係る在宅療養指導管理材料加算のみを算定している者を含み，入院中の患者及び医療型短期入所サービス費又は医療型特定短期入所サービス費を算定している短期入所中の者を除く）については，変形機械矯正術の費用は算定できない。（令6保医発0305・4）

J118-4　歩行運動処置（ロボットスーツによるもの）（1日につき）　**1,100点**

注1　別に厚生労働大臣が定める施設基準〔※

告示④第11・5，p.975〕に適合するものとして地方厚生局長等に届け出た保険医療機関において行われる場合に限り算定する。

2 難病の患者に対する医療等に関する法律（平成26年法律第50号）第５条第１項に規定する指定難病の患者であって，同法第７条第４項に規定する医療受給者証を交付されているもの（同条第１項各号に規定する特定医療費の支給認定に係る基準を満たすものとして診断を受けたものを含む）に対して実施された場合には，**難病患者処置加算**として，**900点**を所定点数に加算する。

3 導入期５週間に限り，１日につき**2,000点**を９回に限り加算する。

→歩行運動処置（ロボットスーツによるもの）

(1) 脊髄性筋萎縮症，球脊髄性筋萎縮症，筋萎縮性側索硬化症，シャルコー・マリー・トゥース病，遠位型ミオパチー，封入体筋炎，先天性ミオパチー，筋ジストロフィー又はHTLV-1関連脊髄症（HAM）若しくは遺伝性痙性対麻痺による痙性対麻痺を有する患者に対して，ロボットスーツを装着し，関連学会が監修する適正使用ガイドを遵守して，転倒しないような十分な配慮のもと歩行運動を実施した場合に算定する。

(2) 算定に当たっては，事前に適切な計画を策定した上で実施し，計画された５週間以内に実施される９回の処置が終了した際には，担当の複数職種が参加するカンファレンスにより，９回の処置による歩行機能の改善効果を検討する。

(3) (2)に定めるカンファレンスにより，通常の歩行運動に比して客観的に明確な上乗せの改善効果が認められると判断される場合に限り，本処置を継続して算定できることとし，カンファレンスにおける当該検討結果については，その要点（５週間以内に実施される９回の処置の前後の結果を含む）を**診療録**に記載した上で，**診療報酬明細書**に症状詳記を記載する。

(4) 初めて当該処置を実施する場合の患者の体重，大腿長，下腿長，腰幅等を勘案した当該患者に適切な装着条件の設定については，１肢毎にＪ129義肢採型法の「１」四肢切断の場合（１肢につき）に準じて算定する。

（令６保医発0305·4）

J 119 消炎鎮痛等処置（１日につき）外診包括

1	マッサージ等の手技による療法	**35点**
2	器具等による療法	**35点**
3	湿布処置	**35点**

注１ １から３までの療法を行った場合に，療法の種類，回数又は部位数にかかわらず，本区分により算定する。

2 同一の患者につき同一日において，１から３までの療法のうち２以上の療法を行った場合は，主たる療法の所定点数のみにより算定する。

3 ３については，診療所において，入院中の患者以外の患者に対し，半肢の大部又は頭部，頸部及び顔面の大部以上にわたる範囲の湿布処置が行われた場合に算定できる。

4 区分番号Ｃ109に掲げる在宅寝たきり患者処置指導管理料を算定している患者に対して行った消炎鎮痛等処置の費用は算定しない。

→消炎鎮痛等処置

(1) 消炎鎮痛等処置は，疾病，部位又は部位数にかかわらず１日につき所定点数により算定する。

(2) 「１」のマッサージ等の手技による療法とは，あんま，マッサージ及び指圧による療法をいう。また，「２」の器具等による療法とは，電気療法，赤外線治療，熱気浴，ホットパック，超音波療法，マイクロレーダー等による療法をいう。

(3) 消炎鎮痛を目的とする外用薬を用いた処置は「３」の湿布処置として算定する。

(4) 患者自ら又は家人等に行わせて差し支えないと認められる湿布については，あらかじめ予見される当該湿布薬の必要量を外用薬として投与するものとし，湿布処置は算定できない。

(5) Ｃ109在宅寝たきり患者処置指導管理料を算定している患者（これに係る薬剤料又は特定保険医療材料料のみを算定している者を含み，入院中の患者及び医療型短期入所サービス費又は医療型特定短期入所サービス費を算定している短期入所中の者を除く）については，消炎鎮痛等処置の費用は算定できない。

(6) 「３」の対象となる湿布処置は，半肢の大部又は頭部，頸部及び顔面の大部以上にわたる範囲のものについて算定するものであり，それ以外の狭い範囲の湿布処置は，第１章基本診療料に含まれるものであり，湿布処置を算定することはできない。

（令６保医発0305·4）

→湿布処置等

(1) 同一疾病又はこれに起因する病変に対してＪ000創傷処置，Ｊ053皮膚科軟膏処置又はＪ119「３」湿布処置が行われた場合は，それぞれの部位の処置面積を合算し，その合算した広さを，いずれかの処置に係る区分に照らして算定するものとし，併せて算定できない。

(2) 同一部位に対してＪ000創傷処置，Ｊ053皮膚科軟膏処置，Ｊ057-2面皰圧出法又はＪ119「３」湿布処置が行われた場合はいずれか１つのみにより算定し，併せて算定できない。

（令６保医発0305·4）

処置

J 119-2 腰部又は胸部固定帯固定（１日につき）外診包括 **35点**

→腰部又は胸部固定帯固定

(1) 腰痛症の患者に対して腰部固定帯で腰部を固定した場合又は骨折非観血的整復術等の手術を必要としない肋骨骨折等の患者に対して，胸部固定帯で胸部を固定した場合に１日につき所定点数を算定する。

(2) 同一患者につき同一日において，腰部又は胸部固定帯固定に併せて消炎鎮痛等処置，低出力レーザー照射又は肛門処置を行った場合は，主たるものにより算定する。

(3) Ｃ109在宅寝たきり患者処置指導管理料を算定している患者（これに係る薬剤料又は特定保険医療材料料のみを算定している者を含み，入院中の患者及び医療型短期入所サービス費又は医療型特定短期入所サービス費を算定している短期入所中の者を除く）については，腰部又は胸部固定帯固定の費用は算定できない。

（令６保医発0305·4）

J 119-3 低出力レーザー照射（１日につき）外診包括 **35点**

→低出力レーザー照射

(1) 筋肉，関節の慢性非感染性炎症性疾患における疼痛の緩和のために低出力レーザー照射を行った場合に，疾病，照射部位又は照射回数に関わらず１日につき所定点数を算定する。
(2) 同一患者につき同一日において，低出力レーザー照射に併せて消炎鎮痛等処置，腰部又は胸部固定帯固定，肛門処置を行った場合は，主たるものにより算定する。
(3) C109在宅寝たきり患者処置指導管理料を算定している患者（これに係る薬剤料又は特定保険医療材料料のみを算定している者を含み，入院中の患者及び医療型短期入所サービス費又は医療型特定短期入所サービス費を算定している短期入所中の者を除く）については，低出力レーザー照射の費用は算定できない。

（令6保医発0305·4）

J119-4　肛門処置（1日につき） 外診包括　**24点**

→肛門処置
(1) 診療所において，入院中の患者以外の患者についてのみ1日につき所定点数を算定する。
(2) 単に坐薬等を挿入した場合は算定できない。
(3) 同一患者につき同一日において，肛門処置に併せて消炎鎮痛等処置，腰部又は胸部固定帯固定，低出力レーザー照射を行った場合は，主たるものにより算定する。
(4) C109在宅寝たきり患者処置指導管理料を算定している患者（これに係る薬剤料又は特定保険医療材料料のみを算定している者を含み，入院中の患者を除く）については，肛門処置の費用は算定できない。

（令6保医発0305·4）

栄養処置

J120　鼻腔栄養（1日につき）　**60点**

注1　区分番号C105に掲げる在宅成分栄養経管栄養法指導管理料，区分番号C105-2に掲げる在宅小児経管栄養法指導管理料，区分番号C105-3に掲げる在宅半固形栄養経管栄養法指導管理料又は区分番号C109に掲げる在宅寝たきり患者処置指導管理料を算定している患者に対して行った鼻腔栄養の費用は算定しない。
　2　間歇的経管栄養法によって行った場合には，**間歇的経管栄養法加算**として，1日につき**60点**を所定点数に加算する。

→鼻腔栄養
(1) 鼻腔栄養は，注入回数の如何を問わず1日につき算定する。
(2) 患者が経口摂取不能のため，薬価基準に収載されている高カロリー薬を経鼻経管的に投与した場合は鼻腔栄養の所定点数及び薬剤料を算定し，食事療養に係る費用又は生活療養の食事の提供たる療養に係る費用及び投薬料は別に算定しない。
(3) 患者が経口摂取不能のため，薬価基準に収載されていない流動食を提供した場合は，鼻腔栄養の所定点数及び食事療養に係る費用又は生活療養の食事の提供たる療養に係る費用を算定する。この場合において，当該保険医療機関が入院時食事療養（Ⅰ）又は入院時生活療養（Ⅰ）の届出を行っているときは入院時食事療養（Ⅰ）又は入院時生活療養（Ⅰ）の食事の提供たる療養に係る費用を，さらに，特別食の算定要件を満たしているときは特別食の加算をそれぞれ算定する。
(4) 薬価基準に収載されている高カロリー薬及び薬価基準に収載されていない流動食を併せて投与及び提供した場合は，(2)又は(3)のいずれかのみにより算定する。
(5) 胃瘻より流動食を点滴注入した場合は，鼻腔栄養に準じて算定する。
(6) C105在宅成分栄養経管栄養法指導管理料，C105-2在宅小児経管栄養法指導管理料，C105-3在宅半固形栄養経管栄養法指導管理料又はC109在宅寝たきり患者処置指導管理料を算定している患者（これらに係る在宅療養指導管理材料加算，薬剤料又は特定保険医療材料料のみを算定している者を含み，入院中の患者及び医療型短期入所サービス費又は医療型特定短期入所サービス費を算定している短期入所中の者を除く）については，鼻腔栄養の費用は算定できない。

（令6保医発0305·4）

J121　滋養浣腸　45点

ギプス

通　則
1　既装着のギプス包帯をギプスシャーレとして切割使用した場合は各区分の所定点数の**100分の20**に相当する点数を算定する。
2　区分番号J123からJ128までに掲げるギプスをプラスチックギプスを用いて行った場合は当該各区分の所定点数の**100分の20**に相当する点数を所定点数に加算する。
3　6歳未満の乳幼児に対して区分番号J122からJ129-4までに掲げるギプスの処置を行った場合には，**乳幼児加算**として，当該各区分の所定点数の**100分の55**に相当する点数を所定点数に加算する。

→一般的事項
(1) ギプス包帯をギプスシャーレとして切割使用した場合は，ギプス包帯を作成した保険医療機関もギプス包帯の切割使用に係る点数を算定できる。
(2) 既装着のギプスを他の保険医療機関で除去したときは，ギプス除去料としてギプス包帯を切割使用した場合の**2分の1**に相当する点数により算定する。
(3) ギプスベッド又はギプス包帯の修理を行ったときは，修理料として所定点数の**100分の10**に相当する点数を算定することができる。
(4) プラスチックギプスを用いてギプスを行った場合にはシーネとして用いた場合が含まれる。
(5) ギプスシーネは，ギプス包帯の点数（ギプス包帯をギプスシャーレとして切割使用した場合の各区分の所定点数の**100分の20**に相当する点数を算定する場合を除く）により算定する。

（令6保医発0305·4）

J122　四肢ギプス包帯

1　鼻ギプス	**310点**
2　手指及び手，足（片側）	**490点**
3　半肢（片側）	**780点**
4　内反足矯正ギプス包帯（片側）	**1,140点**
5　上肢，下肢（片側）	**1,200点**
6　体幹から四肢にわたるギプス包帯（片側）	**1,840点**

→四肢ギプス包帯
四肢ギプス包帯の所定点数にはプラスチックギプスに係る費用が含まれ，別に算定できない。

（令6保医発0305·4）

処置

J 123 体幹ギプス包帯 1,500点
J 124 鎖骨ギプス包帯（片側） **1,250点**
J 125 ギプスベッド 1,400点
J 126 斜頸矯正ギプス包帯 1,670点
J 127 先天性股関節脱臼ギプス包帯 2,400点
J 128 脊椎側弯矯正ギプス包帯 3,440点
J 129 義肢採型法
1 四肢切断の場合（1肢につき） **700点**
2 股関節，肩関節離断の場合（1肢につき） **1,050点**
J 129-2 練習用仮義足又は仮義手採型法
1 四肢切断の場合（1肢につき） **700点**
2 股関節，肩関節離断の場合（1肢につき） **1,050点**

→練習用仮義足又は仮義手採型法
練習用仮義足又は仮義手の処方，採型，装着，調整等については，仮義足又は仮義手を支給する1回に限り算定する。 （令6保医発0305·4）

J 129-3 治療用装具採寸法（1肢につき） **200点**

→治療用装具採寸法
(1) B 001特定疾患治療管理料の「20」糖尿病合併症管理料を算定している患者について，糖尿病足病変に対して用いる装具の採寸を行った場合は，1年に1回に限り，所定点数を算定する。ただし，過去1年以内にJ 129-4治療用装具採型法を算定している場合は算定できない。
(2) 当該採寸とJ 129-4治療用装具採型法を併せて実施した場合は，主たるもののみ算定する。
(3) 治療用装具採寸法は，既製品の治療用装具を処方した場合には，原則として算定できない。ただし，医学的な必要性から，既製品の治療用装具を処方するに当たって，既製品の治療用装具を加工するために当該採寸を実施した場合は，診療報酬明細書の摘要欄に医学的な必要性及び加工の内容を記載する。 （令6保医発0305·4）

J 129-4 治療用装具採型法
1 体幹装具 **700点**
2 四肢装具（1肢につき） **700点**
3 その他（1肢につき） **200点**

→治療用装具採型法
(1) B 001特定疾患治療管理料の「20」糖尿病合併症管理料を算定している患者について，糖尿病足病変に対して用いる装具の採型を行った場合は，1年に1回に限り，所定点数を算定する。ただし，過去1年以内にJ 129-3治療用装具採寸法を算定している場合は算定できない。
(2) J 129-3治療用装具採寸法と当該採型を併せて実施した場合は，主たるもののみ算定する。
(3) フットインプレッションフォームを使用して装具の採型を行った場合は，本区分の「3」その他の場合を算定する。 （令6保医発0305·4）

第2節 処置医療機器等加算

J 200 腰部，胸部又は頸部固定帯加算（初回のみ） **170点**

→腰部，胸部又は頸部固定帯加算
(1) 本加算は，それぞれの固定帯を給付する都度算定する。なお，「固定帯」とは，従来，頭部・頸部・躯幹等固定用伸縮性包帯として扱われてきたもののうち，簡易なコルセット状のものをいう。
(2) 胸部固定帯については，肋骨骨折に対し非観血的整復術を行った後に使用した場合は，手術の所定点数に含まれており別途算定できない。 （令6保医発0305·4）

J 201 酸素加算
注1 区分番号J 024からJ 028まで及びJ 045に掲げる処置に当たって酸素を使用した場合は，その価格を10円で除して得た点数（窒素を使用した場合は，その価格を10円で除して得た点数を合算した点数）を加算する。
2 酸素及び窒素の価格は，別に厚生労働大臣が定める。

→酸素及び窒素の価格
(1) 酸素吸入のほか酸素又は窒素を使用した診療に係る酸素又は窒素の価格は，「酸素及び窒素の価格」（平成2年厚生省告示第41号）により定められており，その単価（単位 リットル。摂氏35度，1気圧における容積とする）は，次のとおりである。
ア 離島等以外の地域に所在する保険医療機関の場合
液体酸素の単価
定置式液化酸素貯槽（CE）に係る酸素の単価 1L当たり**0.19円**
可搬式液化酸素容器（LGC）に係る酸素の単価 1L当たり**0.32円**
酸素ボンベに係る酸素の単価
大型ボンベに係る酸素の単価 1L当たり**0.42円**
小型ボンベに係る酸素の単価 1L当たり**2.36円**
イ 離島等に所在する保険医療機関の場合
液体酸素の単価
定置式液化酸素貯槽（CE）に係る酸素の単価 1L当たり**0.29円**
可搬式液化酸素容器（LGC）に係る酸素の単価 1L当たり**0.47円**
酸素ボンベに係る酸素の単価
大型ボンベに係る酸素の単価 1L当たり**0.63円**
小型ボンベに係る酸素の単価 1L当たり**3.15円**
(2) 離島等とは，以下の地域をいう。
ア 離島振興法（昭和28年法律第72号）第2条第1項の規定により離島振興対策実施地域として指定された離島の地域
イ 奄美群島振興開発特別措置法（昭和29年法律第189号）第1条に規定する奄美群島の地域
ウ 小笠原諸島振興開発特別措置法（昭和44年法律第79号）第4条第1項に規定する小笠原諸島の地域
エ 沖縄振興特別措置法（平成14年法律第14号）第3条第3号に規定する離島
オ 過疎地域の持続的発展の支援に関する特別措置法（令和3年法律第19号）第2条第1項に規定する過疎地域
カ 豪雪地帯対策特別措置法（昭和37年法律第73号）第2条第2項の規定により特別豪雪地帯として指定された地域
(3) 定置式液化酸素貯槽（CE）とは，医療機関の敷地内に設置されており，通常気体酸素容量が200万Lから1,500万Lまでのものをいい，可搬式液化酸素容器（LGC）とは，気体酸素容量が13.3万L又は37.6万Lのものをいい，大型ボンベとは，ボンベ1本当たり通常7,000L又は6,000L用のボンベをいい3,000Lを超えるもの，小型ボンベとは，ボンベ1本当たり通常1,500L又は500L用のボンベをいい3,000L以下のものをいう。

(4)　酸素の価格については，次の算式により算出した値の１円未満を四捨五入して得た額とする。

酸素の価格（単位　円）＝酸素の単価（単位　円）×当該患者に使用した酸素の容積（単位　リットル）×補正率

(5)　(1)の規定にかかわらず，(1)に規定する区分ごとに次の算式により，保険医療機関ごとに算出される酸素の購入単価が(1)に規定する単価に満たない場合には，４月１日から３月31日までの１年間の診療については，この酸素の購入単価を用いて算出した酸素の購入価格によって請求する。

酸素の購入価格（単位　円）＝酸素の購入単価（単位　円）×当該患者に使用した酸素の容積（単位　リットル）×補正率

酸素の購入単価（単位　円）

＝ 当該年度の前年の１月から12月までの間に当該保険医療機関が購入した酸素の対価 ／ 当該購入した酸素の容積（単位　リットル。35℃１気圧で換算）

なお，酸素の購入時期と請求時期との関係を以下に明示する。

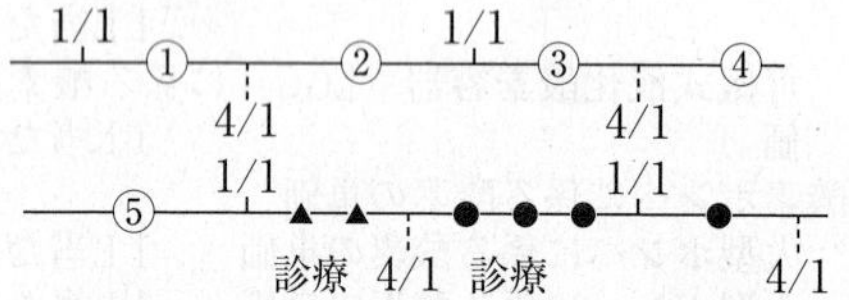

●の診療に係る請求
③，④及び⑤の購入実績により算出した酸素の購入単価による。

▲の診療に係る請求
①及び②の購入実績により算出した酸素の購入単価による。

(6)　(4)及び(5)の算式の場合において，「当該患者に使用した酸素の容積」とは，患者に使用する際の状態の温度及び気圧において測定された酸素の容積をいうものであり，一定の温度又は気圧に換算する必要はない。

また，補正率**1.3**は，購入時と使用時の気体の状態の違いに由来する容積差等を勘案の上設定したものである。

(7)　新規に保険医療機関の指定を受けた場合及び(1)に規定する区分を追加又は変更した場合であって，当該診療に係る年度の前年の１月から12月までの１年間において酸素の購入実績がない場合にあっては，当年度の３月までの間は，次に定めるところによって酸素の購入単価を算出する。その場合において購入単価が(1)に規定する単価を超える場合は，(1)の購入単価とする。

ア　当該診療月前に酸素を購入した実績がある場合〔当該年度内に新規に指定され購入又は区分の追加若しくは変更（大型ボンベを廃止し，CEに変更等）を行った場合に限る〕にあっては，購入した酸素（保険医療機関の指定を受けた日前に購入したものを含む）の対価を当該購入した酸素の摂氏35度，１気圧における容積（単位　リットル）で除して得た額の0.01円未満の端数を四捨五入した額を酸素の購入単価とする。

イ　アにより算出した場合の購入単価について，当年度の３月までの間については，当該診療月前に購入した全ての酸素（保険医療機関の指定を受けた日前に購入したものを含む）の対価を当該購入した酸素の摂氏35度，１気圧における容積（単位　リットル）で除して得た額の0.01円未満の端数を四捨五入した額を酸素の購入単価とする。

(8)　(5)並びに(7)の**ア**及び**イ**の関係は，当該年度（診療日の属する年度）に係る購入単価は，原則，前年の１月から12月までの購入実績に基づき算出した単価とするものであるが，年度の途中において新規又は区分の変更を行った年度に限り当該年度内の購入実績に基づき購入単価とする。従って，翌年度の４月１日からは，(5)により算出した購入単価によることとなる。

(9)　離島等における特別の事情とは，酸素の搬入において船舶による搬入時間が，多くの時間を要する場合や酸素製造工場又は医療用酸素充填所から著しく遠距離であるため通常の価格では購入が困難な場合等を考慮したものであり，当該事情があると認められた場合には，(1)の規定にかかわらず，(1)に規定する区分ごとに(5)に規定する算式により，保険医療機関ごとに算出される酸素の購入単価が(1)に規定する単価を超える場合は，４月１日から３月31日までの１年間の診療については，この酸素の購入単価を用いて算出した酸素の購入価格によって請求する。なお，この場合，前年度の購入単価を超えることはできない。ただし，大型ボンベにあっては，6,000L以上，小型ボンベにあっては，500L以上に限る。

(10)　離島等における特別の事情がある場合は，その理由を記載した書面を地方厚生（支）局長に届け出る。

(11)　保険医療機関は，当該年の４月１日以降の診療に係る費用の請求に当たって用いる酸素の単価並びにその算出の基礎となった前年の１月から12月までの間に当該保険医療機関が購入した酸素の対価及び当該購入した酸素の容積を**別紙様式25**（p.535）により，当該年の２月15日までに地方厚生(支)局長に届け出る。ただし，(7)の**ア**又は**イ**の方法によって酸素の購入単価を算出している場合にあっては，随時（当該年度内において算出した購入単価に30％を超える変動があった場合を含む）地方厚生（支）局長に届け出る。

(12)　地方厚生（支）局においては，届出を受けた購入単価について，審査支払機関に対し通知するとともに，保険者に対し通知し，情報提供を行う。

(13)　窒素の価格は，液化窒素，ボンベ等の窒素の形態にかかわらず，窒素の単価に当該患者に使用した窒素の容積を乗じた値とする。なお，窒素の単価は１L当たり**0.12円**である。

(14)　酸素を動力源とする閉鎖循環式麻酔装置，高気圧酸素治療装置等を利用して，人工呼吸，酸素吸入，高気圧酸素治療等を行った場合，動力源として消費される酸素の費用は算定できない。また，動力源として消費される窒素の費用も算定できない。

(15)　酸素と窒素を用いて空気と類似した組成の気体を作成し酸素吸入等に用いた場合，酸素及び窒素の費用は算定できない。

（令６保医発0305·4）

第３節　薬剤料

J 300　薬剤　薬価が15円を超える場合は，薬価から15円を控除した額を10円で除して得た点数につき１点未満の端数を切り上げて得た点数に１点を加算して得た点数とする。

注１　薬価が15円以下である場合は算定しない。

２　使用薬剤の薬価は，別に厚生労働大臣が

(別紙様式25)

酸素の購入価格に関する届出書（　　年度）

1　前年の1月から12月までの酸素の購入実績

購入年月	定置式液化酸素貯槽（CE）		可搬式液化酸素容器（LGC）		大型ボンベ（3,000L超）		小型ボンベ（3,000L以下）	
	購入容積（L）	購入対価（円）	購入容積（L）	購入対価（円）	購入容積（L）	購入対価（円）	購入容積（L）	購入対価（円）
年1月								
2月								
3月								
4月								
5月								
6月								
7月								
8月								
9月								
10月								
11月								
12月								
計								
単価								

2　前年1年間において酸素の購入実績がない場合（当該診療月前の酸素の購入実績）

購入年月	定置式液化酸素貯槽（CE）		可搬式液化酸素容器（LGC）		大型ボンベ（3,000L超）		小型ボンベ（3,000L以下）	
	購入容積（L）	購入対価（円）	購入容積（L）	購入対価（円）	購入容積（L）	購入対価（円）	購入容積（L）	購入対価（円）
年　月								
単価								

3　その他

購入業者名	種類（液化酸素，ボンベ）

上記のとおり届出します。　　医療機関コード

年　月　日

所在地

保険医療機関　名　称

開設者

殿

［記載上の注意事項］

1　届出は，当該前年の1月1日から12月31日までの間に購入したすべての酸素について記載すること。

2　対価は，実際に購入した価格（消費税を含む）を記載すること。

なお，平成30年1月1日から令和元年9月30日までの間に医療機関が購入したものについては，当該対価に108分の110を乗じて得た額の1円未満の端数を四捨五入した額とする。

定める。

第4節　特定保険医療材料料

J 400　特定保険医療材料　材料価格を10円で除して得た点数

注　使用した特定保険医療材料の材料価格は，別に厚生労働大臣が定める〔※告示1，p.663〕。

処置

第10部　手　術

施4 ……「通則４」の施設基準に適合している届出医療機関に限り算定できる手術（一部例外）
施5 ……「通則５」の施設基準を満たす医療機関において算定できる手術
乳施 ……「通則６」の施設基準を満たす医療機関において算定できる手術
低新 ……「通則７」手術時体重1500g未満の児の場合に所定点数の100分の400を加算，新生児の場合に所定点数の100分の300を加算できる手術
頸 ……「通則９」の施設基準に適合する医療機関で，K469頸部郭清術を併施した場合に，片側4,000点，両側6,000点が加算できる手術
複100 ……「通則14」の「ただし書き」に規定される，同一手術野・同一病巣において他の手術と同時に行っても，それぞれ所定点数が算定できる手術
複50 ……「通則14」に係る告示「複数手術に係る費用の特例」の対象手術。告示の組合せで併施した場合，主たる手術の所定点数に従たる手術の所定点数の100分の50が合算できる
※　2024年３月11日現在，関連告示・通知は未発出。今後変更される可能性があることにご留意下さい。
指1 ……「通則14」に係る通知，第１指から第５指まで（中手部・中足部，中手骨・中足骨を含む）を１指ごとに算定できる手術
指2 ……「通則14」に係る通知，第１指から第５指まで（中手部・中足部，中手骨・中足骨を含まない）を１指ごとに算定できる手術
指骨 ……「通則14」に係る通知，同一指内の骨及び関節（中手部・中足部，中手骨・中足骨を含む）ごとに算定できる手術
内支 ……「通則18」の施設基準の届出医療機関において，内視鏡下手術用支援機器を用いて行った場合にも算定できる手術
短1 ……A400短期滞在手術等基本料１（日帰り）が算定できる手術
短3 ……A400短期滞在手術等基本料３（４泊５日まで）を算定する手術

通　則
１　手術の費用は，第１節若しくは第２節の各区分に掲げる所定点数のみにより，又は第１節に掲げる所定点数及び第２節の各区分に掲げる所定点数を合算した点数により算定する。この場合において，手術に伴って行った処置（区分番号J122からJ129-4までに掲げるものを除く）及び診断穿刺・検体採取並びに手術に当たって通常使用される保険医療材料の費用は，第１節の各区分の所定点数に含まれるものとする。

→「通則１」について
1　「通則１」の「診断穿刺・検体採取」とは，第２章第３部検査の第４節診断穿刺・検体採取料に係るものをいう。
2　「通則１」及び「通則２」は，手術料算定の内容には次の３通りあることを示しており，輸血料については，手術料の算定がなくとも単独で算定できる。
(1)　手術料（＋薬剤料等）
(2)　手術料＋輸血料（＋薬剤料等）
(3)　輸血料（＋薬剤料等）
3　手術料（輸血料を除く）は，特別の理由がある場合を除き，入院中の患者及び入院中の患者以外の患者にかかわらず，同種の手術が同一日に２回以上実施される場合には，主たる手術の所定点数のみにより算定する。
4　手術当日に，手術（自己血貯血を除く）に関連して行う処置（ギプスを除く）の費用及び注射の手技料は，術前，術後にかかわらず算定できない。また，内視鏡を用いた手術を行う場合，これと同時に行う内視鏡検査料は別に算定できない。 (令６保医発0305･4)

→第１節第２款筋骨格系・四肢・体幹に掲げる手術のうち，関節鏡下による手術
内視鏡を用いた場合についても算定できる。 (令６保医発0305･4)

→既に保険適用されている腹腔鏡下手術以外の手術で腹腔鏡を用いる場合
その都度当局に内議し準用が通知されたもののみが保険給付の対象となる。それ以外の場合については，その手術を含む診療の全体が保険適用とならないので留意されたい。なお，胸腔鏡下手術及び内視鏡手術用支援機器を用いた手術も同様の取扱いとする。 (令６保医発0305･4)

通　則
２　手術に当たって，第３節に掲げる医療機器等，薬剤（別に厚生労働大臣が定めるもの〔※告示④第12・３，p.1008〕を除く）又は別に厚生労働大臣が定める保険医療材料（以下この部において「特定保険医療材料」という）〔※告示①，p.663〕を使用した場合は，前号により算定した点数及び第３節，第４節若しくは第５節の各区分又は区分番号E400に掲げるフィルムの所定点数を合算した点数により算定する。

→「通則２」について
1　手術に当たって通常使用される保険医療材料〔チューブ，縫合糸（特殊縫合糸を含む）等〕，衛生材料（ガーゼ，脱脂綿及び絆創膏等），外皮用殺菌剤，患者の衣類及び１回の手術に使用される総量価格が15円以下の薬剤の費用は手術の所定点数に含まれる。
ただし，別に厚生労働大臣が定める特定保険医療材料及び１回の手術に使用される総量価格が15円を超える薬剤（手術後の薬剤病巣撒布を含み，外皮用殺菌剤を除く）については，当該手術の所定点数の他に当該特定保険医療材料及び薬剤の費用を算定できる。
2　画像診断及び検査の費用を別に算定できない手術の際に画像診断又は検査を行った場合においても，当該画像診断及び検査に伴い使用したフィルムに要する費用については，E400（「注」を含む）に掲げるフィルム料を算定できる。また，当該画像診断及び検査に伴い特定保険医療材料又は薬剤を使用した場合は，K950特定保険医療材料料又はK940薬剤料を算定できる。なお，この場合，フィルム料，特定保険医療材料料及び薬剤料以外の画像診断及び検査の費用は別に算定できない。 (令６保医発0305･4)

通　則
３　第１節に掲げられていない手術であって特殊なものの費用は，第１節に掲げられている手術

手術

のうちで最も近似する手術の各区分の所定点数により算定する。

→「通則３」について

第１節手術料に掲げられていない手術のうち，簡単な手術の手術料は算定できないが，特殊な手術（点数表にあっても，手技が従来の手術と著しく異なる場合等を含む）の手術料は，その都度当局に内議し，最も近似する手術として準用が通知された算定方法により算定する。

例えば，従来一般的に開胸又は開腹により行われていた手術を内視鏡下において行った場合等はこれに該当する。 （令６保医発0305・4）

通　則

４　区分番号Ｋ007（注に規定する加算を算定する場合に限る），Ｋ014-2，Ｋ019-2，Ｋ022の１，Ｋ031（注に規定する加算を算定する場合に限る），Ｋ046（注に規定する加算を算定する場合に限る），Ｋ053（注に規定する加算を算定する場合に限る），Ｋ053-2，Ｋ059の３のイ及び４，Ｋ081（注に規定する加算を算定する場合に限る），Ｋ082-7，Ｋ133-2，Ｋ134-4，Ｋ136-2，Ｋ147-3，Ｋ169（注１又は注２に規定する加算を算定する場合に限る），Ｋ169-2，Ｋ169-3，Ｋ178-4（注に規定する加算を算定する場合に限る），Ｋ180の３，Ｋ181，Ｋ181-2，Ｋ181-6の２のロ，Ｋ188-3，Ｋ190，Ｋ190-2，Ｋ190-6からＫ190-8まで，Ｋ225-4，Ｋ254の１，Ｋ259（注２に規定する加算を算定する場合に限る），Ｋ260-2，Ｋ268の２のイ及び５から７まで，Ｋ271の１，Ｋ280-2，Ｋ281-2，Ｋ305-2，Ｋ308-3，Ｋ319-2，Ｋ320-2，Ｋ328からＫ328-3まで，Ｋ340-7，Ｋ343-2の１，Ｋ374-2，Ｋ388-3，Ｋ394-2，Ｋ400の３，Ｋ443の３，Ｋ444の４，Ｋ445-2，Ｋ461-2，Ｋ462-2，Ｋ463-2，Ｋ464-2，Ｋ470-2，Ｋ474-3の２，Ｋ475（別に厚生労働大臣が定める患者〔※告示④第12・1⑶，p.977〕（「性同一性障害の患者」，以下同）に対して行う場合に限る），Ｋ476（１から７までについては，注１又は注２に規定する加算を算定する場合に限る），Ｋ476-4，Ｋ476-5，Ｋ508-4，Ｋ514の10，Ｋ514-2の４，Ｋ514-4，Ｋ514-6，Ｋ514-7，Ｋ520の４，Ｋ530-3，Ｋ546，Ｋ548，Ｋ549，Ｋ554-2，Ｋ555-2，Ｋ555-3，Ｋ559-3，Ｋ562-2，Ｋ574-4，Ｋ594の４のロ及びハ，Ｋ595（注２に規定する加算を算定する場合に限る），Ｋ595-2，Ｋ597からＫ600まで，Ｋ602-2，Ｋ603，Ｋ603-2，Ｋ604-2，Ｋ605-2，Ｋ605-4，Ｋ605-5，Ｋ615-2，Ｋ616-6，Ｋ617-5，Ｋ627-2の１，２及び４，Ｋ627-3，Ｋ627-4，Ｋ636-2，Ｋ642-3，Ｋ643-2，Ｋ645-3，Ｋ647-3，Ｋ653-6，Ｋ654-4，Ｋ655-2の３，Ｋ655-5の３，Ｋ656-2，Ｋ657-2の４，Ｋ665の２，Ｋ668-2，Ｋ675-2，Ｋ677の１，Ｋ678，Ｋ684-2，Ｋ695-2，Ｋ697-4の１，Ｋ697-5，Ｋ697-7，Ｋ699-2，Ｋ700-3，Ｋ700-4，Ｋ702-2，Ｋ703-2，Ｋ709-3，Ｋ709-5，Ｋ709-6，Ｋ716-4，Ｋ716-6，Ｋ721-4，Ｋ721-5，Ｋ730の３，Ｋ731の３，Ｋ754-3，Ｋ755-3，Ｋ768，Ｋ769-3，Ｋ772-3，Ｋ773-3からＫ773-7まで，Ｋ777の１，Ｋ780，Ｋ780-2，Ｋ785-2，Ｋ792の１，Ｋ800-3，Ｋ800-4，Ｋ802-4，Ｋ803-2，Ｋ803-3，Ｋ808の１，Ｋ809-4，Ｋ818（１において別に厚生労働大臣が定める患者に対して行う場合に限る），Ｋ819（別に厚生労働大臣が定める患者に対して行う場合に限る），Ｋ819-2（別に厚生労働大臣が定める患者に対して行う場合に限る），Ｋ821-4，Ｋ823-5，Ｋ823-7，Ｋ825（別に厚生労働大臣が定める患者に対して行う場合に限る），Ｋ828-3，Ｋ830（別に厚生労働大臣が定める患者に対して行う場合に限る），Ｋ830-3，Ｋ835の１，Ｋ838-2，Ｋ841-4，Ｋ843-2からＫ843-4まで，Ｋ850（注に規定する加算を算定する場合に限る），Ｋ851（１において別に厚生労働大臣が定める患者に対して行う場合に限る），Ｋ858の１，Ｋ859（２，４及び５において別に厚生労働大臣が定める患者に対して行う場合に限る），Ｋ865-2，Ｋ877（別に厚生労働大臣が定める患者に対して行う場合に限る），Ｋ877-2（別に厚生労働大臣が定める患者に対して行う場合に限る），Ｋ879-2，Ｋ882-2，Ｋ884-2，Ｋ884-3，Ｋ888（別に厚生労働大臣が定める患者に対して行う場合に限る），Ｋ890-4，Ｋ910-2からＫ910-6まで並びにＫ916からＫ917-5までに掲げる手術等については，別に厚生労働大臣が定める施設基準〔※告示④第12・1⑵，p.975〕に適合しているものとして地方厚生局長等に届け出た保険医療機関において行われる場合に限り算定する。ただし，区分番号Ｋ546，Ｋ549，Ｋ597-3，Ｋ597-4，Ｋ615-2，Ｋ636-2，Ｋ721-5，Ｋ773-4，Ｋ823-7，Ｋ828-3，Ｋ835の１，Ｋ884-2，Ｋ884-3，Ｋ890-4及びＫ917からＫ917-5までに掲げる手術等については，別に厚生労働大臣が定める施設基準を満たす場合に限り，地方厚生局長等に届け出ることを要しない。

【2024年改定による主な変更点】「通則４」の施設基準において，胸腔鏡・腹腔鏡手術についてＡ234医療安全対策加算１の届出医療機関であることが要件とされた（**【経過措置】**2024年３月末時点の届出医療機関は2025年５月末まで猶予）。

→性同一性障害の患者に対する手術

性同一性障害の患者に対して次に掲げる手術を行う場合は，届出を行った場合に限り算定できる（p.998）。

Ｋ475　乳房切除術
Ｋ818　尿道形成手術の「１」前部尿道
Ｋ819　尿道下裂形成手術
Ｋ819-2　陰茎形成術
Ｋ825　陰茎全摘術
Ｋ830　精巣摘出術
Ｋ851　会陰形成手術の「１」筋層に及ばないもの
Ｋ859　造腟術，腟閉鎖症術の「２」遊離植皮によるもの
Ｋ859　造腟術，腟閉鎖症術の「４」腸管形成によるもの
Ｋ859　造腟術，腟閉鎖症術の「５」筋皮弁移植によるもの
Ｋ877　子宮全摘術
Ｋ877-2　腹腔鏡下腟式子宮全摘術
Ｋ888　子宮附属器腫瘍摘出術（両側）の「１」開腹によるもの
Ｋ888　子宮附属器腫瘍摘出術（両側）の「２」腹腔鏡によるもの
（令６保医発0305・4）

通　則

手術

5　区分番号Ｋ011，Ｋ020，Ｋ053，Ｋ076からＫ076-3まで，Ｋ079，Ｋ079-2，Ｋ080-2，Ｋ082，Ｋ082-7，Ｋ106，Ｋ107，Ｋ109，Ｋ136，Ｋ147-3，Ｋ151-2，Ｋ154，Ｋ154-2，Ｋ160，Ｋ167，Ｋ169からＫ171まで，Ｋ174からＫ178-2まで，Ｋ181，Ｋ190，Ｋ190-2，Ｋ204，Ｋ229，Ｋ230，Ｋ234からＫ236まで，Ｋ244，Ｋ259，Ｋ266，Ｋ277-2，Ｋ280，Ｋ281，Ｋ319，Ｋ322，Ｋ327，Ｋ343，Ｋ343-2の２，Ｋ376，Ｋ395，Ｋ415，Ｋ425，Ｋ427-2，Ｋ434，Ｋ442，Ｋ443，Ｋ458，Ｋ462，Ｋ484，Ｋ496，Ｋ496-3，Ｋ497からＫ498まで，Ｋ508-4，Ｋ511，Ｋ514，Ｋ514-2の４，Ｋ518，Ｋ519，Ｋ525，Ｋ526の２，Ｋ527，Ｋ529，Ｋ529-3，Ｋ529-5，Ｋ531，Ｋ537，Ｋ546，Ｋ547，Ｋ549，Ｋ552，Ｋ552-2，Ｋ594の４のロ，Ｋ594-2，Ｋ595，Ｋ597，Ｋ597-2，Ｋ627-2の４，Ｋ645，Ｋ675-2，Ｋ677，Ｋ677-2，Ｋ695（１歳未満の乳児に対して行われるものを除く），Ｋ695-2，Ｋ697-4の１，Ｋ702，Ｋ703，Ｋ703-2，Ｋ710-2，Ｋ719-6，Ｋ732-2，Ｋ756（１歳未満の乳児に対して行われるものを除く），Ｋ764，Ｋ765，Ｋ779，Ｋ780，Ｋ780-2，Ｋ801，Ｋ803（６を除く），Ｋ818からＫ820まで，Ｋ821-4，Ｋ843，Ｋ850，Ｋ857，Ｋ859（１を除く），Ｋ863-3，Ｋ889及びＫ890-2に掲げる手術，体外循環を要する手術（下記通知参照）並びに胸腔鏡又は腹腔鏡を用いる手術（通則第４号に掲げる手術を除く）については，別に厚生労働大臣が定める施設基準〔※告示④第12・２，p.998〕を満たす保険医療機関において行われる場合に限り算定する。

→「通則５」について

「通則５」に規定する体外循環を要する手術とは，Ｋ541からＫ544まで，Ｋ551，Ｋ553，Ｋ554からＫ556まで，Ｋ557からＫ557-3まで，Ｋ558，Ｋ560，Ｋ560-2，Ｋ568，Ｋ570，Ｋ571からＫ574まで，Ｋ574-4，Ｋ576，Ｋ577，Ｋ579からＫ580まで，Ｋ582からＫ589まで，Ｋ592からＫ593まで及びＫ594（「４」の「ハ」を除く）に掲げる人工心肺を用いた手術をいう。（令６保医発0305·4）

通　則

6　区分番号Ｋ528，Ｋ528-3，Ｋ535，Ｋ570-4，Ｋ583，Ｋ586の３，Ｋ587，Ｋ684，Ｋ684-2，Ｋ695，Ｋ751の３及び４，Ｋ751-2，Ｋ756並びにＫ773に掲げる手術（１歳未満の乳児に対して行われるものに限る）については，別に厚生労働大臣が定める施設基準〔※告示④第12・２，p.998〕を満たす保険医療機関において行われる場合に限り算定する。

通　則

7　区分番号Ｋ002，Ｋ138，Ｋ142の６，Ｋ145，Ｋ147，Ｋ147-3，Ｋ149，Ｋ149-2，Ｋ150，Ｋ151-2，Ｋ154，Ｋ154-2，Ｋ155，Ｋ163からＫ164-2まで，Ｋ166，Ｋ169，Ｋ172からＫ174まで，Ｋ178，Ｋ180，Ｋ191，Ｋ192，Ｋ239，Ｋ241，Ｋ243，Ｋ245，Ｋ259，Ｋ261，Ｋ268，Ｋ269，Ｋ275からＫ281まで，Ｋ282，Ｋ346，Ｋ386，Ｋ393の１，Ｋ397，Ｋ398の２，Ｋ399，Ｋ403，Ｋ425からＫ426-2まで，Ｋ501からＫ501-3まで，Ｋ511の３，Ｋ513，Ｋ519，Ｋ522，Ｋ528，Ｋ528-3，Ｋ534-3，Ｋ535，Ｋ554からＫ558まで，Ｋ562からＫ587まで，Ｋ589からＫ591まで，Ｋ601，Ｋ601-2，Ｋ603-2，Ｋ610の１，Ｋ616-3，Ｋ625，Ｋ633の４及び５，Ｋ634，Ｋ635-3からＫ636まで，Ｋ636-3，Ｋ636-4，Ｋ639，Ｋ644，Ｋ647，Ｋ664，Ｋ666，Ｋ666-2，Ｋ667-2，Ｋ674，Ｋ674-2，Ｋ681，Ｋ684，Ｋ684-2，Ｋ697-5，Ｋ714，Ｋ714-2，Ｋ716の２，Ｋ716-2，Ｋ717，Ｋ725からＫ726-2まで，Ｋ729からＫ729-3まで，Ｋ734からＫ735まで，Ｋ735-3，Ｋ745，Ｋ751の１及び２，Ｋ751-2，Ｋ756，Ｋ756-2，Ｋ773，Ｋ773-5，Ｋ775，Ｋ804，Ｋ805からＫ805-3まで，Ｋ812-2，Ｋ838並びにＫ913に掲げる手術を手術時体重が1,500g未満の児又は新生児（手術時体重が1,500g未満の児を除く）に対して実施する場合には，それぞれ当該手術の所定点数の**100分の400**又は**100分の300**に相当する点数を加算する。

通　則

8　３歳未満の乳幼児又は３歳以上６歳未満の幼児に対して手術（区分番号Ｋ618に掲げる中心静脈注射用植込型カテーテル設置を除く）を行った場合は，**乳幼児加算**又は**幼児加算**として，当該手術の所定点数に所定点数の**100分の100**又は**100分の50**に相当する点数を加算する。ただし，前号に規定する加算を算定する場合は算定しない。

→「通則７」及び「通則８」について

「通則７」及び「通則８」の加算は，第１節手術料に定める手術にのみ適用され，輸血料，手術医療機器等加算，薬剤料及び特定保険医療材料料は加算の対象とならない。

また，「通則７」及び「通則８」の「所定点数」とは，第１節手術料の各区分に掲げられた点数及び各区分の「注」に規定する加算の合計をいい，「通則」の加算点数は含まない。（令６保医発0305·4）

通　則

9　区分番号Ｋ293，Ｋ294，Ｋ314，Ｋ343，Ｋ374，Ｋ374-2，Ｋ376，Ｋ394，Ｋ394-2，Ｋ410，Ｋ412，Ｋ415，Ｋ422，Ｋ424，Ｋ425，Ｋ439，Ｋ442の２及び３，Ｋ455，Ｋ458，Ｋ463の１及び３並びにＫ463-2に掲げる手術については，区分番号Ｋ469に掲げる頸部郭清術を併せて行った場合は，所定点数に片側の場合は**4,000点**を，両側の場合は**6,000点**を加算する。

→リンパ節群郭清術，頸部郭清術

悪性腫瘍に対する手術において，Ｋ469頸部郭清術（ネックディセクション）及びＫ627リンパ節群郭清術の「２」は所定点数に含まれ，特に規定する場合を除き，別に算定できない。（令６保医発0305·4）

通　則

10　HIV抗体陽性の患者に対して，観血的手術を行った場合は，**4,000点**を当該手術の所定点数に加算する。

→「通則10」について

「通則10」の加算は，HIV-1抗体（ウエスタンブロッ

手術

ト法）若しくはHIV-2抗体（ウエスタンブロット法）によってHIV抗体が陽性と認められた患者又はHIV-1核酸検査によってHIV-1核酸が確認された患者に対して観血的手術を行った場合に1回に限り算定する。ただし，同一日に複数の手術を行った場合は，主たる手術についてのみ加算する。 （令6保医発0305・4）

通　則

11　メチシリン耐性黄色ブドウ球菌（MRSA）感染症患者（感染症法の規定に基づき都道府県知事に対して医師の届出が義務づけられるものに限る），B型肝炎感染患者（HBs又はHBe抗原陽性の者に限る）若しくはC型肝炎感染患者又は結核患者に対して，区分番号L008に掲げるマスク又は気管内挿管による閉鎖循環式全身麻酔，区分番号L002に掲げる硬膜外麻酔又は区分番号L004に掲げる脊椎麻酔を伴う手術を行った場合は，**1,000点**を所定点数に加算する。

→「通則11」の加算

「通則11」の加算は，次のいずれかに該当する患者に対して全身麻酔，硬膜外麻酔又は脊椎麻酔を伴う観血的手術を行った場合に1回に限り算定する。ただし，同一日に複数の手術を行った場合は，主たる手術についてのみ加算する。

(1)　感染症法に基づく医師から都道府県知事等への届出のための基準により医師により届け出が義務付けられているメチシリン耐性黄色ブドウ球菌感染症の患者（診断した医師の判断により，症状や所見から当該疾患が疑われ，かつ，病原体診断がなされたもの）

(2)　HBs又はHBe抗原によって抗原が陽性と認められたB型肝炎患者

(3)　HCV抗体定性・定量によってHCV抗体が陽性と認められたC型肝炎患者

(4)　微生物学的検査により結核菌を排菌していることが術前に確認された結核患者 （令6保医発0305・4）

通　則

12　緊急のために休日に手術を行った場合又はその開始時間が保険医療機関の表示する診療時間以外の時間若しくは深夜である手術（区分番号K914からK917-5までに掲げるものを除く）を行った場合において，当該手術の費用は，次に掲げる点数を，それぞれ所定点数に加算した点数により算定する。

イ　別に厚生労働大臣が定める施設基準〔※告示④第12・2の2，p.1000〕に適合しているものとして地方厚生局長等に届け出た保険医療機関において行われる場合

(1)　**休日加算1**
所定点数の**100分の160**に相当する点数

(2)　**時間外加算1**（入院中の患者以外の患者に対して行われる場合に限る）
所定点数の**100分の80**に相当する点数

(3)　**深夜加算1**
所定点数の**100分の160**に相当する点数

(4)　(1)から(3)までにかかわらず，区分番号A000に掲げる初診料の注7のただし書に規定する保険医療機関において，入院中の患者以外の患者に対して，その開始時間が同注のただし書に規定する時間である手術を行った場合
所定点数の**100分の80**に相当する点数

ロ　イ以外の保険医療機関において行われる場合

(1)　**休日加算2**
所定点数の**100分の80**に相当する点数

(2)　**時間外加算2**（入院中の患者以外の患者に対して行われる場合に限る）
所定点数の**100分の40**に相当する点数

(3)　**深夜加算2**
所定点数の**100分の80**に相当する点数

(4)　(1)から(3)までにかかわらず，区分番号A000に掲げる初診料の注7のただし書に規定する保険医療機関において，入院中の患者以外の患者に対して，その開始時間が同注のただし書に規定する時間である手術を行った場合
所定点数の**100分の40**に相当する点数

【2024年改定による主な変更点】時間外・休日・深夜の手術等に対する手当等の支給，その就業規則への記載と届出，緊急呼び出し当番の配置――が必須要件に変更された。**【経過措置】**2026年5月末までは猶予され，従前の例によるとされた。

→「通則12」について

1　「通則12」の入院中の患者以外の患者に対する手術の休日加算1及び2，時間外加算1及び2又は深夜加算1及び2は，次の場合に算定できる。ただし，手術が保険医療機関又は保険医の都合により休日，時間外又は深夜に行われた場合には算定できない。

(1)　休日加算，時間外加算又は深夜加算が算定できる初診又は再診に引き続き行われた緊急手術の場合

(2)　初診又は再診から手術までの間に，手術に必要不可欠な検査等を行い，かつ，当該検査等の終了後に手術〔休日に行うもの又はその開始時間（執刀した時間をいう）が診療時間以外の時間若しくは深夜であるものに限る〕を開始した場合であって，当該初診又は再診から手術の開始時間までの間が8時間以内である場合（当該手術の開始時間が入院手続きの後の場合を含む）

2　「通則12」の入院中の患者に対する手術の休日加算1及び2又は深夜加算1及び2は，病状の急変等により，休日に緊急手術を行った場合又は開始時間が深夜である緊急手術を行った場合に算定できる。
ただし，手術が保険医療機関又は保険医の都合により休日又は深夜に行われた場合には算定できない。

3　「通則12」の休日加算1及び2，時間外加算1及び2又は深夜加算1及び2の対象となる時間の取扱いは初診料と同様であり，A000の「注9」又はA001の「注7」に規定する夜間・早朝等加算を算定する場合にあっては，「通則12」の休日加算1及び2，時間外加算1及び2又は深夜加算1及び2は算定しない。また，「通則12」の加算に係る適用の範囲及び「所定点数」については，「通則7」及び「通則8」の加算の取扱いと同様（「通則7」「通則8」の関連通知参照）である。なお，K780同種死体腎移植術の「注1」に規定する移植臓器提供加算について，「通則12」の加算を算定する場合は，同種死体腎移植の開始時間により要件の該当の有無を判断するのではなく，死体腎の摘出術の開始時間をもって判断する。

4　「通則12」の休日加算1，時間外加算1又は深夜加算1（以下「時間外等加算1」という）は，当該加算を算定するものとして，地方厚生（支）局長に届出を

手術

行っている診療科において手術を実施した場合に限り算定できる。

5 「通則12」の時間外等加算１を算定する場合は，手術を実施した診療科，初診又は再診の日時（入院中の患者以外の患者に手術を実施した場合に限る）及び手術を開始した日時を**診療報酬明細書**の摘要欄に記載する。（令６保医発0305・4）

通　則

13　対称器官に係る手術の各区分の所定点数は，特に規定する場合を除き，片側の器官の手術料に係る点数とする。

→「通則13」の対称器官の手術

「通則13」の「特に規定する場合」とは，各区分に掲げる手術名の末尾に両側と記入したものをいう。なお，この場合において，両側にわたり手術を行う医療上の必要性がなく片側の手術のみを行った場合であっても，両側に係る所定点数を算定する。

また，肺の両側に対し手術を行った場合は，片側それぞれについて算定できる。（令６保医発0305・4）

通　則

14　同一手術野又は同一病巣につき，２以上の手術を同時に行った場合の費用の算定は，主たる手術の所定点数のみにより算定する。ただし，神経移植術，骨移植術，植皮術，動脈（皮）弁術，筋（皮）弁術，遊離皮弁術（顕微鏡下血管柄付きのもの），複合組織移植術，自家遊離複合組織移植術（顕微鏡下血管柄付きのもの），粘膜移植術若しくは筋膜移植術と他の手術とを同時に行った場合，大腿骨頭回転骨切り術若しくは大腿骨近位部（転子間を含む）骨切り術と骨盤骨切り術，臼蓋形成手術若しくは寛骨臼移動術とを同時に行った場合，喉頭気管分離術と血管結紮術で開胸若しくは開腹を伴うものとを同時に行った場合又は先天性気管狭窄症手術と第10部第１節第８款に掲げる手術を同時に行った場合は，それぞれの所定点数を合算して算定する。また，別に厚生労働大臣が定める場合〔※告示・複数手術に係る費用の特例〕は別に厚生労働大臣が定めるところにより算定する。

→「通則14」の「同一手術野又は同一病巣」

(1)「通則14」の「同一手術野又は同一病巣」とは，原則として，同一皮切により行い得る範囲をいい，具体的には，次のような手術の組み合わせが行われる範囲をいう。この場合においては，「主たる手術」の所定点数のみを算定する。なお，「主たる手術」とは，所定点数及び「注」による加算点数を合算した点数の高い手術をいう。

ア　肺切除術の際に併施する簡単な肺剥皮術

イ　虫垂切除術と盲腸縫縮術

ウ　子宮附属器腫瘍摘出術と卵管結紮術

(2) (1)にかかわらず，「同一皮切により行い得る範囲」内にあっても，次に掲げる場合には，「同一手術野又は同一病巣」には該当せず，それぞれ所定点数を算定する。なお，それらの他，「同一皮切により行い得る範囲」の原則によることが著しく不合理である場合は，「通則３」に照らしてその都度当局に内議のうえ決定する。

ア　胃切除術（消化器系の手術）と腹部大動脈瘤に対する大動脈瘤切除術（脈管系の手術）の組み合わせ，胃切除術（消化器系の手術）と腎摘出術（尿路系の手術）の組み合わせ，胃切除術（消化器系の手術）と子宮附属器腫瘍摘出術（開腹によるもの）（婦人科系の手術）の組み合わせ，腎悪性腫瘍手術（尿路系の手術）と肺切除術（呼吸器系の手術）の組み合わせ，腹腔鏡下胃切除術（消化器系の手術）と腹腔鏡下腎摘出術（尿路系の手術）の組み合わせ，腹腔鏡下胃切除術（消化器系の手術）と子宮附属器腫瘍摘出術（腹腔鏡によるもの）（婦人科系の手術）の組み合わせ等，相互に関連のない２手術を同時に行う場合

イ　胃切除術と直腸切除術の組み合わせ，食道腫瘍摘出術（開腹手術によるもの）と結腸切除術の組み合わせ，腹腔鏡下胃切除術と腹腔鏡下直腸切除術の組み合わせ，食道腫瘍摘出術（腹腔鏡下によるもの）と腹腔鏡下結腸切除術の組み合わせ等，同じ消化器系の手術であっても，遠隔部位の２手術を行う場合

ウ　人工妊娠中絶術（腟式手術）と卵管結紮術（開腹術）の組み合わせ等，通常行う手術の到達方法又は皮切及び手術部位が異なる場合

(3) 同一手術野又は同一病巣であっても，「複数手術に係る費用の特例（平成30年厚生労働省告示第72号）」に規定するものについては，主たる手術の所定点数に，従たる手術（１つに限る）の所定点数の**100分の50**に相当する額を加えた点数により算定する。なお，具体的な取扱いについては，別途通知する。

(4) 指に係る同一手術野の範囲と算定方法については次の通りである。

ア　第１指から第５指までを別の手術野とする次に掲げる手術のうち，２つ以上の手術を同一指について行った場合には，「通則14」における「別に厚生労働大臣が定める場合」に該当する場合及び(ハ)に掲げる手術を除き，当該手術の中で主たる手術の所定点数のみを算定する。なお，(イ)及び(ロ)に掲げる手術については，複数指について行った場合には，それぞれの指について算定し，(ハ)に掲げる手術については，同一指内の複数の骨又は関節について行った場合には，各々の骨又は関節について算定する。

(イ) **第１指から第５指まで（中手部・中足部若しくは中手骨・中足骨を含む）のそれぞれを同一手術野とする手術**〔編注：１指ごとに算定できる手術。指には中手部（骨）・中足部（骨）が含まれる。本書では，指1 と付記〕は，次に掲げる手術である。

K028 腱鞘切開術（関節鏡下によるものを含む）
K034 腱切離・切除術（関節鏡下によるものを含む）
K035 腱剥離術（関節鏡下によるものを含む）
K037 腱縫合術
K038 腱延長術
K039 腱移植術（人工腱形成術を含む）の「１」指（手，足）
K040 腱移行術の「１」指（手，足）
K040-2 指伸筋腱脱臼観血的整復術
K054 骨切り術の「３」中の指（手，足）（関節リウマチの患者に対し，関節温存を前提として中足骨短縮骨切り術を行った場合に限る）

(ロ) **第１指から第５指まで（中手部・中足部若しくは中手骨・中足骨を含まない）のそれぞれを同一手術野とする手術**〔編注：１指ごとに算定できる手術。指に中手部（骨）・中足部（骨）は含まれない。本書では，指2 と付記〕は，次に掲げる手術である。ただし，合指症手術にあっては各指間のそれぞれ

手術

を同一手術野とする。
K089 爪甲除去術
K090 ひょう疽手術
K091 陥入爪手術
K099 指瘢痕拘縮手術
K100 多指症手術
K101 合指症手術
K102 巨指症手術
K103 屈指症手術，斜指症手術

第1節手術料の項で「指（手，足）」と規定されている手術〔K039腱移植術（人工腱形成術を含む）の「1」指（手，足），K040腱移行術の「1」指（手，足），K045骨折経皮的鋼線刺入固定術の「3」中の指（手，足），K046骨折観血的手術の「3」中の指（手，足），K054骨切り術の「3」中の指（手，足）（関節リウマチの患者に対し，関節温存を前提として中足骨短縮骨切り術を行った場合に限る），K063関節脱臼観血的整復術の「3」中の指（手，足），K073関節内骨折観血的手術の「3」中の指（手，足），K080関節形成手術の「3」中の指（手，足）及びK082人工関節置換術の「3」中の指（手，足）を除く〕

(ハ) **同一指内の骨及び関節（中手部・中足部若しくは中手骨・中足骨を含む）のそれぞれを同一手術野とする手術**〔**編注**：各指の骨・関節ごとに算定できる手術。指には中手部（骨）・中足部（骨）が含まれる。本書では，指骨 と付記〕は，次に掲げる手術である。
K045 骨折経皮的鋼線刺入固定術
K046 骨折観血的手術
K063 関節脱臼観血的整復術
K073 関節内骨折観血的手術
K078 観血的関節固定術
K080 関節形成手術
K082 人工関節置換術
K082-3 人工関節再置換術

イ デブリードマンその他(イ)，(ロ)及び(ハ)に該当しない手術については，第1指から第5指までを同一手術野として取り扱い，当該手術のうち2以上の手術を複数指に行った場合には，「通則14」における「別に厚生労働大臣が定める場合」に該当する場合を除き，主たる手術の所定点数のみを算定する。

ウ (イ)及び(ロ)に掲げる手術と，(ハ)に掲げる手術を同時に行った場合にあっては，「通則14」における「別に厚生労働大臣が定める場合」に該当する場合を除き，同一指に対して行われたものは主たる手術の点数を算定し，別々の指に対して行われたものはそれぞれ所定の点数を算定する。

エ 第1指から第5指までを別の手術野として取り扱う手術（同一指内の骨及び関節を別の手術野として取り扱う手術を含む）と，第1指から第5指までを同一手術野として取り扱う手術を同時に行った場合にあっては，それぞれの手術が別々の指に対して行われたものであっても，「通則14」における「別に厚生労働大臣が定める場合」に該当する場合を除き，主たる手術の所定点数のみを算定する。

ただし，第1指から第5指までを別の手術野として取り扱う手術（同一指内の骨及び関節を別の手術野として取り扱う手術を含む）を複数指に対し行った場合に，それぞれの点数を合算した点数が，同一手術野として取り扱う手術の点数よりも高くなる場合にあっては，いずれかにより算定する。

(5) 眼球の手術（第1節手術料第4款眼に掲げるものをいう）については，片眼を同一手術野として取り扱う。
(6) 多発性嚢腫等で近接しているものについては，数か所の切開を行った場合でも1切開として算定する。また，麦粒腫，霰粒腫等については，同一瞼内にあるものについては1回として算定する。
(7) 骨折整復と脱臼整復を併施した場合については，骨折部位と関節との距離やそれぞれの整復が非観血的に行われたか観血的に行われたか，また，一方の整復手技が他方の整復手技と個別に行われる場合と，併せて1手術とみなすのが適当な場合等によって異なるが，一般には近接部位の場合は通例同一手術野の手術として「通則14」により主たる手術の所定点数のみにより算定する。ただし，(4)の(ハ)に掲げる場合は別に算定できる。
(8) 悪性腫瘍に対する手術において，K469頸部郭清術（ネックディセクション）及びK627リンパ節群郭清術の「2」は所定点数に含まれ，特に規定する場合を除き，別に算定できない。 （令6保医発0305·4）

→植皮術の取扱い

「通則14」の植皮術とはK013分層植皮術及びK013-2全層植皮術をいう。 （令6保医発0305·4）

→神経移植術の取扱い

「通則14」の神経移植術とはK198神経移植術をいう。 （令6保医発0305·4）

通 則
15 手術を開始した後，患者の病状の急変等やむを得ない事情によりその手術を中途で中絶しなければならない場合においては，当該中絶までに行った実態に最も近似する手術の各区分の所定点数により算定する。

→「通則15」手術の中絶等の場合の算定方法

(1) 手術の開始後，患者の病状の急変等やむを得ない事情により手術を中途で中絶せざるを得なかった場合においては，当該中絶までに施行した実態に最も近似する手術項目の所定点数により算定する。
例えば，胃切除術を行うべく開腹したが，適応でないのでそのまま手術創を閉じた場合は，K636試験開腹術の所定点数により算定する。なお，術前において中絶した場合は，算定の対象にならない。
(2) 妊娠9か月において子宮出血があり，前置胎盤の疑いで入院し，止血剤注射を行い帝王切開の準備として諸器械の消毒を終わったところ出血が止まり，そのまま分娩した場合の消毒に要した諸経費は，保険給付の対象とならない。
(3) 手術の準備をしていたところ，患者が来院しなかったとき又は患者が手術の術前において手術不能となった場合は保険給付の対象とならない。 （令6保医発0305·4）

通 則
16 区分番号K664に掲げる手術については，別に厚生労働大臣が定める施設基準〔※告示④第12・2の3，p.1000〕に適合しているものとして地方厚生局長等に届け出た保険医療機関以外の保険医療機関において行われる場合は，所定点数の**100分の80**に相当する点数により算定する。

通 則
17 歯科医師による周術期口腔機能管理の実施後

１月以内に，別に厚生労働大臣が定める手術〔※告示4第12・２の４，p.1001〕を実施した場合は，**周術期口腔機能管理後手術加算**として，**200点**を所定点数に加算する。

→「通則17」の加算を算定した場合

周術期口腔機能管理を実施した歯科医療機関名（医科歯科併設の保険医療機関を除く）を**診療録**に記載する。なお，悪性腫瘍手術は病理診断により悪性腫瘍であることが確認された場合に限り算定できる。（令６保医発0305･4）

通　則

18　区分番号Ｋ374-2，Ｋ394-2，Ｋ502-5，Ｋ504-2，Ｋ513の３及び４，Ｋ513-2，Ｋ514-2の２及び３，Ｋ529-2，Ｋ529-3，Ｋ554-2，Ｋ555-3，Ｋ655-2の１，Ｋ655-5の１，Ｋ657-2の１，Ｋ674-2，Ｋ695-2，Ｋ702-2，Ｋ703-2，Ｋ719-3，Ｋ740-2，Ｋ754-2，Ｋ755-2，Ｋ778-2，Ｋ803-2，Ｋ860-3，Ｋ865-2，Ｋ877-2並びにＫ879-2（子宮体がんに限る）に掲げる手術については，別に厚生労働大臣が定める施設基準〔※告示4第12・２の５，p.1001〕に適合しているものとして地方厚生局長等に届け出た保険医療機関において内視鏡手術用支援機器を用いて行った場合においても算定できる。

【2024年改定による主な変更点】「通則18」の対象手術の施設基準において，**Ａ234医療安全対策加算１の届出医療機関**であることが要件とされた（**【経過措置】**2024年３月末時点の届出医療機関は2025年５月末まで猶予）。

通　則

19　区分番号Ｋ475及びＫ888に掲げる手術については，別に厚生労働大臣が定める施設基準〔※告示4第12・２の６，p.1007〕に適合しているものとして地方厚生局長等に届け出た保険医療機関において遺伝性乳癌卵巣癌症候群の患者に対して行った場合においても算定できる。

→「通則19」に掲げる手術を実施するに当たって

実施前に臨床遺伝学に関わる専門的な知識及び技能を有する医師並びに乳腺外科，産婦人科又は婦人科の医師が参加するカンファレンスを実施し，遺伝カウンセリング等の結果を踏まえた治療方針の検討を行う。また当該カンファレンスにおける検討内容を踏まえ，当該手術の目的並びに当該手術の実施によって生じうる利益及び不利益について当該患者に事前に説明を行う。

（令６保医発0305･4）

通　則

20　別に厚生労働大臣が定める施設基準〔※告示3第12・２の７，p.1007〕に適合しているものとして地方厚生局長等に届け出た保険医療機関において，手術の前後に必要な栄養管理を行った場合であって，区分番号Ｌ008に掲げるマスク又は気管内挿管による閉鎖循環式全身麻酔を伴う手術を行った場合は，**周術期栄養管理実施加算**として，**270点**を所定点数に加算する。この場合において，区分番号Ａ104に掲げる特定機能病院入院基本料の注10に規定する入院栄養管理体制加算並びに区分番号Ａ300に掲げる救命救急入院料の注９，区分番号Ａ301に掲げる特定集中治療室管理料の注５，区分番号Ａ301-2に掲げるハイケアユニット入院医療管理料の注４，区分番号Ａ301-3に掲げる脳卒中ケアユニット入院医療管理料の注４及び区分番号Ａ301-4に掲げる小児特定集中治療室管理料の注４に規定する早期栄養介入管理加算は別に算定できない。

→周術期栄養管理実施加算

(1)「通則20」の周術期栄養管理実施加算は，専任の管理栄養士が医師と連携し，周術期の患者の日々変化する栄養状態を把握した上で，術前・術後の栄養管理を適切に実施した場合に算定する。なお，術前の栄養管理を実施している場合，手術中に患者が死亡し，術後の栄養管理が実施できなかった場合であっても算定可能であり，当該加算は，一連の入院期間中に実施された手術のうち主たるものについて，１回に限り算定する。

(2) 術前・術後の栄養管理を実施する際には，日本臨床栄養代謝学会の「静脈経腸栄養ガイドライン」又はESPENの「ESPEN Guideline：Clinical nutrition in surgery」等を参考とし，以下の項目を含める。なお，必要に応じて入院前からの取組を実施する。

ア　栄養スクリーニング
イ　栄養アセスメント
ウ　周術期における栄養管理の計画を作成
エ　栄養管理の実施
オ　モニタリング
カ　再評価及び必要に応じて直接的な指導，計画の見直し

(3) (2)を実施する場合には，院内の周術期の栄養管理に精通した医師と連携していることが望ましい。

(4)　Ａ233-2栄養サポートチーム加算及びＢ001の「10」入院栄養食事指導料は，別に算定できる。ただし，当該加算を算定する患者が，特定集中治療室管理料等を算定する治療室に入室した場合，早期栄養介入管理加算は算定できない。（令６保医発0305･4）

通　則

21　別に厚生労働大臣が定める施設基準〔※告示4第12・２の８，p.1008〕に適合しているものとして地方厚生局長等に届け出た保険医療機関において，再製造単回使用医療機器（特定保険医療材料に限る）を手術に使用した場合に，**再製造単回使用医療機器使用加算**として，当該特定保険医療材料の所定点数の**100分の10**に相当する点数を当該手術の所定点数に加算する。

【2024年改定により新設】再製造単回使用医療機器（使用済みの単回使用医療機器を再製造等したもの）である特定保険医療材料の使用実績・体制を有する届出医療機関において，再製造単回使用医療機器である特定保険医療材料を手術に使用した場合に，当該特定保険医療材料の所定点数の100分の10を手術の所定点数に加算する。

＊　＊　＊

→臓器等移植における組織適合性試験及び臓器等提供者に係る感染症検査の取扱い

(1)　**組織適合性試験**

ア　組織適合性試験とは，HLA型クラスⅠ（A, B, C），クラスⅡ（DR, DQ, DP），リンパ球直接交差試験（ダイレクト・クロスマッチテスト）及びDNAタイピン

グをいう。

イ　次に掲げる臓器等移植の提供者に係る組織適合性試験の費用は所定点数に含まれ，別に算定できない。
　K514-3　移植用肺採取術（死体）（両側）
　K514-5　移植用部分肺採取術（生体）
　K605　移植用心採取術
　K605-3　移植用心肺採取術
　K697-4　移植用部分肝採取術（生体）
　K697-6　移植用肝採取術（死体）
　K709-2　移植用膵採取術（死体）
　K709-4　移植用膵腎採取術（死体）
　K716-3　移植用部分小腸採取術（生体）
　K716-5　移植用小腸採取術（死体）
　K779　移植用腎採取術（生体）
　K779-2　移植用腎採取術（死体）
　K779-3　腹腔鏡下移植用腎採取術（生体）
　K921　造血幹細胞採取の「1」骨髄採取の「イ」同種移植の場合
　K921　造血幹細胞採取の「2」末梢血幹細胞採取の「イ」同種移植の場合

ウ　次に掲げる臓器等移植の移植者に係る組織適合性試験の費用は所定点数に含まれ，別に算定できない。
　K014　皮膚移植術（生体・培養）
　K014-2　皮膚移植術（死体）
　K059　骨移植術（軟骨移植術を含む）
　K514-4　同種死体肺移植術
　K514-6　生体部分肺移植術
　K605-2　同種心移植術
　K605-4　同種心肺移植術
　K697-5　生体部分肝移植術
　K697-7　同種死体肝移植術
　K709-3　同種死体膵移植術
　K709-5　同種死体膵腎移植術
　K709-6　同種死体膵島移植術
　K716-4　生体部分小腸移植術
　K716-6　同種死体小腸移植術
　K780　同種死体腎移植術
　K780-2　生体腎移植術
　K922　造血幹細胞移植の「1」骨髄移植の「イ」同種移植の場合
　K922　造血幹細胞移植の「2」末梢血幹細胞移植の「イ」同種移植の場合

エ　次に掲げる臓器等移植の提供者及び移植者に係る組織適合性試験の費用は所定点数に含まれ，別に算定できない。
　K922　造血幹細胞移植の「3」臍帯血移植

(2)　**臓器等提供者に係る感染症検査**

ア　臓器等提供者に係る感染症検査とは，HBs抗原，HBc抗体半定量・定量，HCV抗体定性・定量，HIV-1抗体，HIV-2抗体定性・定量，HTLV-Ⅰ抗体定性，HTLV-Ⅰ抗体半定量，HTLV-Ⅰ抗体，HTLV-Ⅰ抗体（ウエスタンブロット法及びラインブロット法），HTLV-1核酸検出，梅毒トレポネーマ抗体半定量，梅毒トレポネーマ抗体定量又はサイトメガロウイルス抗体（同一検査で定性及び定量測定がある場合は，いずれか1つの検査に限り，HTLV-Ⅰ抗体定性，HTLV-Ⅰ抗体半定量及びHTLV-Ⅰ抗体については，このうちいずれか1つの検査に限る）の全部又は一部をいう。ただし，HTLV-Ⅰ抗体（ウエスタンブロット法及びラインブロット法）及びHTLV-1核酸検出については，生体部分肺移植，生体部分肝移植，生体腎移植又は生体部分小腸移植の場合であって，HTLV-1感染の診断指針に基づき実施された場合に限る。

イ　次に掲げる臓器等移植に際し，必要に応じ臓器等提供者に係る感染症検査を行った場合には，スクリーニングにつき，1回に限り別に算定する。
　K014　皮膚移植術（生体・培養）
　K514-5　移植用部分肺採取術（生体）
　K697-4　移植用部分肝採取術（生体）
　K716-3　移植用部分小腸採取術（生体）
　K779　移植用腎採取術（生体）
　K779-3　腹腔鏡下移植用腎採取術（生体）
　K921　造血幹細胞採取の「1」骨髄採取の「イ」同種移植の場合
　K921　造血幹細胞採取の「2」末梢血幹細胞採取の「イ」同種移植の場合
　K922　造血幹細胞移植の「3」臍帯血移植

ウ　次に掲げる臓器等移植に際し行った臓器等提供者に係る感染症検査は，所定点数に含まれ，別に算定できない。
　K259　角膜移植術
　K709-2　移植用膵採取術（死体）〔死体膵〔臓器の移植に関する法律（平成9年法律第104号）第6条第2項に規定する脳死した者の身体から採取された膵を除く〕を採取する場合に限る〕
　K709-4　移植用膵腎採取術（死体）〔死体膵腎〔臓器の移植に関する法律第6条第2項に規定する脳死した者の身体から採取された膵腎を除く〕を移植する場合に限る〕
　K780　同種死体腎移植術〔死体腎〔臓器の移植に関する法律第6条第2項に規定する脳死した者の身体から採取された腎を除く〕を移植する場合に限る〕

エ　臓器の移植に関する法律第6条第2項に規定する脳死した者の身体から採取して臓器等移植を行った場合の臓器等提供者に係る感染症検査は，次に掲げる所定点数に含まれ，別に算定できない。
　K914　脳死臓器提供管理料　（令6保医発0305・4）

第1節　手術料

第1款　皮膚・皮下組織

皮膚，皮下組織

K000　創傷処理
1　筋肉，臓器に達するもの（長径5cm未満）　**1,400点**
2　筋肉，臓器に達するもの（長径5cm以上10cm未満）　**1,880点**
3　筋肉，臓器に達するもの（長径10cm以上）
　イ　頭頸部のもの（長径20cm以上のものに限る）　**9,630点**
　ロ　その他のもの　**3,090点**
4　筋肉，臓器に達しないもの（長径5cm未満）　**530点**
5　筋肉，臓器に達しないもの（長径5cm以上10cm未満）　**950点**
6　筋肉，臓器に達しないもの（長径10cm以上）　**1,480点**
注1　切，刺，割創又は挫創の手術について切

手術

除，結紮又は縫合を行う場合に限り算定する。
2 真皮縫合を伴う縫合閉鎖を行った場合は，露出部の創傷に限り**460点**を所定点数に加算する。
3 汚染された挫創に対してデブリードマンを行った場合は，当初の１回に限り**100点**を加算する。

K000-2 小児創傷処理（６歳未満）
1 筋肉，臓器に達するもの（長径2.5cm未満） **1,400点**
2 筋肉，臓器に達するもの（長径2.5cm以上５cm未満） **1,540点**
3 筋肉，臓器に達するもの（長径５cm以上10cm未満） **2,860点**
4 筋肉，臓器に達するもの（長径10cm以上） **4,410点**
5 筋肉，臓器に達しないもの（長径2.5cm未満） **500点**
6 筋肉，臓器に達しないもの（長径2.5cm以上５cm未満） **560点**
7 筋肉，臓器に達しないもの（長径５cm以上10cm未満） **1,060点**
8 筋肉，臓器に達しないもの（長径10cm以上） **1,950点**
注１ 切，刺，割創又は挫創の手術について切除，結紮又は縫合を行う場合に限り算定する。
2 真皮縫合を伴う縫合閉鎖を行った場合は，露出部の創傷に限り**460点**を所定点数に加算する。
3 汚染された挫創に対してデブリードマンを行った場合は，当初の１回に限り**100点**を加算する。

→創傷処理，小児創傷処理
(1) 創傷処理とは，切・刺・割創又は挫創に対して切除，結紮又は縫合（ステープラーによる縫合を含む）を行う場合の第１回治療のことであり，第２診以後の手術創に対する処置はＪ000創傷処置により算定する。なお，ここで筋肉，臓器に達するものとは，単に創傷の深さを指すものではなく，筋肉，臓器に何らかの処理を行った場合をいう。
(2) 創傷が数か所あり，これを個々に縫合する場合は，近接した創傷についてはそれらの長さを合計して１つの創傷として取り扱い，他の手術の場合に比し著しい不均衡を生じないようにする。
(3) 「3」の「イ」頭頸部のもの（長径20cm以上のものに限る）は，長径20cm以上の重度軟部組織損傷に対し，全身麻酔下で実施した場合に限り算定できる。
(4) 「注２」の「露出部」とは，頭部，頸部，上肢にあっては肘関節以下及び下肢にあっては膝関節以下をいう。
(5) 「注３」に規定するデブリードマンの加算は，汚染された挫創に対して行われるブラッシング又は汚染組織の切除等であって，通常麻酔下で行われる程度のものを行った場合に限り算定する。
(6) 腹部開放創用局所陰圧閉鎖キットの交換のみを目的として実施した場合は，「1」，「2」又は「3」の「ロ」のいずれかを算定する。 （令６保医発0305･4）

K001 皮膚切開術
1 長径10cm未満 **640点**
2 長径10cm以上20cm未満 **1,110点**
3 長径20cm以上 **2,270点**

→皮膚切開術
(1) 長径10cmとは，切開を加えた長さではなく，膿瘍，せつ又は蜂窩織炎等の大きさをいう。
(2) 多発性せつ腫等で近接しているものについては，数か所の切開も１切開として算定する。 （令６保医発0305･4）

K002 デブリードマン 低新
1 100cm^{2}未満 **1,620点**
2 100cm^{2}以上3,000cm^{2}未満 **4,820点**
3 3,000cm^{2}以上 **11,230点**
注１ 熱傷により全身の20％以上に植皮を行う場合又はＡ群溶連菌感染症に伴う壊死性筋膜炎の場合においては，５回に限り算定する。
2 注１の場合を除き，当初の１回に限り算定する。
3 骨，腱又は筋肉の露出を伴う損傷については，当初の１回に限り，**深部デブリードマン加算**として，**1,000点**を所定点数に加算する。
4 水圧式デブリードマンを実施した場合は，一連の治療につき１回に限り，**水圧式デブリードマン加算**として，**2,500点**を所定点数に加算する。
5 超音波式デブリードマンを実施した場合は，一連の治療につき１回に限り，**超音波式デブリードマン加算**として，**2,500点**を所定点数に加算する。

→デブリードマン
(1) Ｋ013分層植皮術からＫ019複合組織移植術及びＫ020自家遊離複合組織移植術（顕微鏡下血管柄付きのもの）Ｋ021-2粘膜弁手術までの手術を前提に行う場合にのみ算定する。
(2) 面積の算定方法については，Ｊ000創傷処置の取扱いの例による。
(3) 汚染された挫創に対して行われるブラッシング又は汚染組織の切除等であって，通常麻酔下で行われる程度のものを行ったときに算定する。また，繰り返し算定する場合は，植皮の範囲（全身に占める割合）を**診療報酬明細書**の摘要欄に記載する。
(4) 「注１」のＡ群溶連菌感染症に伴う壊死性筋膜炎に対して行う場合については，病歴，細菌培養検査及び画像所見等により，Ａ群溶連菌感染症に伴う壊死性筋膜炎と診断した場合に算定する。なお，診療報酬の請求に当たっては，病歴，細菌培養検査及び画像所見を**診療報酬明細書**の摘要欄に記載する。
(5) 「注３」に規定する深部デブリードマン加算は，(3)でいう繰り返し算定する場合についても，要件をみたせば算定できる。
(6) 「注４」に規定する水圧式デブリードマン加算は，Ⅱ度以上の熱傷，糖尿病性潰瘍又は植皮を必要とする創傷に対して，水圧式ナイフを用いて，組織や汚染物質等の切除，除去を実施した場合に，一連の治療につき１回に限り算定する。なお，加圧に用いた生理食塩水の費用は所定点数に含まれ，別に算定できない。
(7) 「注５」に規定する超音波式デブリードマン加算は，

Ⅱ度以上の熱傷，糖尿病性潰瘍又は植皮を必要とする創傷に対して，主にデブリードマンに使用する超音波手術器を用いて，組織や汚染物質等の切除，除去を実施した場合に，一連の治療につき１回に限り算定する。なお，噴霧に用いた生理食塩水の費用は所定点数に含まれ，別に算定できない。（令６保医発0305･4）

K 003　皮膚，皮下，粘膜下血管腫摘出術（露出部）
　1　長径３cm未満　**3,480点**
　2　長径３cm以上６cm未満　**9,180点**
　3　長径６cm以上　**17,810点**

K 004　皮膚，皮下，粘膜下血管腫摘出術（露出部以外）
　1　長径３cm未満　**2,110点**
　2　長径３cm以上６cm未満　**4,070点**
　3　長径６cm以上　**11,370点**

→露出部とは

「露出部」とはＫ000創傷処理の「注２」の「露出部」と同一の部位をいう。（令６保医発0305･4）

→皮膚，皮下，粘膜下血管腫摘出術

露出部と露出部以外が混在する患者については，露出部に係る長さが全体の50％以上の場合は，Ｋ003の所定点数により算定し，50％未満の場合は，Ｋ004の所定点数により算定する。（令６保医発0305･4）

K 005　皮膚，皮下腫瘍摘出術（露出部）
　1　長径２cm未満　**1,660点**
　2　長径２cm以上４cm未満　**3,670点**
　3　長径４cm以上 短１　**5,010点**

K 006　皮膚，皮下腫瘍摘出術（露出部以外）
　1　長径３cm未満　**1,280点**
　2　長径３cm以上６cm未満　**3,230点**
　3　長径６cm以上12cm未満 短１ 複50　**4,160点**
　4　長径12cm以上 短１ 複50　**8,320点**

→皮膚，皮下腫瘍摘出術

(1)　「露出部」とはＫ000創傷処理の「注２」の「露出部」と同一の部位をいう。

(2)　近接密生しているいぼ及び皮膚腫瘍等については，１個として取り扱い，他の手術等の点数と著しい不均衡を生じないようにする。

(3)　露出部と露出部以外が混在する患者については，露出部に係る長さが全体の50％以上の場合は，Ｋ005の所定点数により算定し，50％未満の場合は，Ｋ006の所定点数により算定する。（令６保医発0305･4）

K 006-2　鶏眼・胼胝切除術（露出部で縫合を伴うもの）
　1　長径２cm未満　**1,660点**
　2　長径２cm以上４cm未満　**3,670点**
　3　長径４cm以上　**4,360点**

K 006-3　鶏眼・胼胝切除術（露出部以外で縫合を伴うもの）
　1　長径３cm未満　**1,280点**
　2　長径３cm以上６cm未満　**3,230点**
　3　長径６cm以上　**4,160点**

→鶏眼・胼胝切除術

(1)　「露出部」とはＫ000創傷処理の「注２」の「露出部」と同一の部位をいう。

(2)　近接密生している鶏眼・胼胝等については，１個として取り扱い，他の手術等の点数と著しい不均衡を生じないようにする。

(3)　露出部と露出部以外が混在する患者については，露出部に係る長さが全体の50％以上の場合は，Ｋ006-2の所定点数により算定し，50％未満の場合は，Ｋ006-3の所定点数により算定する。（令６保医発0305･4）

K 006-4　皮膚腫瘍冷凍凝固摘出術（一連につき）
　1　長径３cm未満の良性皮膚腫瘍　**1,280点**
　2　長径３cm未満の悪性皮膚腫瘍　**2,050点**
　3　長径３cm以上６cm未満の良性又は悪性皮膚腫瘍　**3,230点**
　4　長径６cm以上の良性又は悪性皮膚腫瘍　**4,160点**

→皮膚腫瘍冷凍凝固摘出術

(1)　ここでいう「一連」とは，治療の対象となる疾患に対して所期の目的を達するまでに行う一連の治療過程をいい，概ね３月間にわたり行われるものをいう。

(2)　脂漏性角化症，軟性線維腫に対する凍結療法については，Ｊ056いぼ等冷凍凝固法により算定する。（令６保医発0305･4）

K 007　皮膚悪性腫瘍切除術
　1　広汎切除　**28,210点**
　2　単純切除　**11,000点**

注　放射性同位元素及び色素を用いたセンチネルリンパ節生検（悪性黒色腫等に係るものに限る）を併せて行った場合には，**皮膚悪性腫瘍センチネルリンパ節生検加算**として，**5,000点**を所定点数に加算する。ただし，当該手術に用いた色素の費用は，算定しない。 施４ (p.977)

→皮膚悪性腫瘍切除術

(1)　皮膚悪性腫瘍切除術を行った場合において，リンパ節の郭清を伴う場合は「１」により算定し，病巣部のみを切除した場合は「２」により算定する。

(2)　「注」に規定する皮膚悪性腫瘍センチネルリンパ節生検加算については，以下の要件に留意し算定する。

ア　触診及び画像診断の結果，遠隔転移が認められない悪性黒色腫，メルケル細胞癌，乳房外パジェット病又は長径２cmを超える有棘細胞癌であって，臨床的に所属リンパ節の腫大が確認されていない場合にのみ算定する。

イ　センチネルリンパ節生検に伴う放射性同位元素の薬剤料は，Ｋ940薬剤により算定する。

ウ　放射性同位元素の検出に要する費用は，Ｅ100シンチグラム（画像を伴うもの）の「１」部分（静態）（一連につき）により算定する。

エ　摘出したセンチネルリンパ節の病理診断に係る費用は，第13部病理診断の所定点数により算定する。（令６保医発0305･4）

K 007-2　経皮的放射線治療用金属マーカー留置術 短３　**10,000点**

K 007-3　放射線治療用合成吸収性材料留置術　**14,290点**

→放射線治療用合成吸収性材料留置術

近接する消化管等のため放射線治療の実施が困難な患者に対して，シート型の放射線治療用合成吸収性材料を用いて腹腔内又は骨盤内の悪性腫瘍（後腹膜腫瘍を含む）と消化管等との間隙を確保した場合に算定する。（令６保医発0305･4）

手術

K008 腋臭症手術 短1

1	皮弁法	6,870点
2	皮膚有毛部切除術	3,000点
3	その他のもの	1,660点

形　成

K009 皮膚剥削術

1	25cm²未満	1,810点
2	25cm²以上100cm²未満	4,370点
3	100cm²以上200cm²未満	9,610点
4	200cm²以上	13,640点

→皮膚剥削術

皮膚剥削術（グラインダーで皮膚を剥削する手術）は，小腫瘍，丘疹性疾患及び外傷性異物の場合に算定する。なお，単なる美容を目的とした場合は保険給付の対象とならない。
（令６保医発0305·4）

K010 瘢痕拘縮形成手術

1	顔面	12,660点
2	その他	8,060点

→瘢痕拘縮形成手術

(1) 単なる拘縮に止まらず運動制限を伴うものに限り算定する。

(2) 指に対して行う場合には，K099指瘢痕拘縮手術により算定する。
（令６保医発0305·4）

K011 顔面神経麻痺形成手術 施5

1	静的なもの	19,110点
2	動的なもの	64,350点

K012 削除

K013 分層植皮術 複100

1	25cm²未満	3,520点
2	25cm²以上100cm²未満	6,270点
3	100cm²以上200cm²未満	9,000点
4	200cm²以上	25,820点

注　広範囲皮膚欠損の患者に対して行う場合は，頭頸部，左上肢，左下肢，右上肢，右下肢，腹部（胸部を含む）又は背部のそれぞれの部位ごとに所定点数を算定する。

→分層植皮術

(1) デルマトームを使用した場合の費用は所定点数に含まれ，別に算定できない。

(2) 広範囲の皮膚欠損に対して，分層植皮術を頭頸部，左上肢，左下肢，右上肢，右下肢，腹部（胸部を含む）又は背部の部位のうち同一部位以外の２以上の部位について行った場合は，それぞれの部位について所定点数を算定する。
（令６保医発0305·4）

(3) 急性熱傷及び採皮部を対象として創傷部の治癒促進を行うことを目的として，自家皮膚細胞移植用キットを用いて，健常皮膚を採皮して非培養細胞懸濁液を作製し，細胞懸濁液を熱傷患部に噴霧する場合は，本区分の所定点数を準用して算定する。ただし，採皮部に細胞懸濁液を噴霧する場合の技術料は，当該点数に含まれ，別に算定できない。（K013-3新設に伴い削除）

K013-2 全層植皮術 複100

1	25cm²未満	10,000点
2	25cm²以上100cm²未満	12,500点
3	100cm²以上200cm²未満	28,210点
4	200cm²以上	40,290点

注　広範囲皮膚欠損の患者に対して行う場合は，頭頸部，左上肢，左下肢，右上肢，右下肢，腹部（胸部を含む）又は背部のそれぞれの部位ごとに所定点数を算定する。

→全層植皮術

(1) デルマトームを使用した場合の費用は所定点数に含まれ，別に算定できない。

(2) 広範囲の皮膚欠損に対して，全層植皮術を頭頸部，左上肢，左下肢，右上肢，右下肢，腹部（胸部を含む）又は背部の部位のうち同一部位以外の２以上の部位について行った場合は，それぞれの部位について所定点数を算定する。
（令６保医発0305·4）

K013-3 自家皮膚非培養細胞移植術

1	25cm²未満	3,520点
2	25cm²以上100cm²未満	6,270点
3	100cm²以上200cm²未満	9,000点
4	200cm²以上	25,820点

注　広範囲皮膚欠損の患者に対して行う場合は，頭頸部，左上肢，左下肢，右上肢，右下肢，腹部（胸部を含む）又は背部のそれぞれの部位ごとに所定点数を算定する。

→自家皮膚非培養細胞移植術

(1) 採取した健常皮膚から非培養細胞懸濁液を作製し，急性熱傷及び採皮部を対象として創傷部の治癒促進を行うことを目的とする自家皮膚細胞移植用キットを用いて，細胞懸濁液を熱傷患部に移植した場合に算定する。

(2) デルマトームを使用した場合の費用は所定点数に含まれ，別に算定できない。

(3) 広範囲の皮膚欠損に対して，自家皮膚非培養細胞移植術を頭頸部，左上肢，左下肢，右上肢，右下肢，腹部（胸部を含む）又は背部の部位のうち同一部位以外の２以上の部位について行った場合は，それぞれの部位について所定点数を算定する。
（令６保医発0305·4）

K014 皮膚移植術（生体・培養） 6,110点

注１　生体皮膚又は培養皮膚移植を行った場合に算定する。

２　生体皮膚を移植した場合は，生体皮膚の摘出のために要した提供者の療養上の費用として，この表に掲げる所定点数により算定した点数を加算する。

→皮膚移植術（生体・培養）

(1) 皮膚提供者の皮膚採取料及び組織適合性試験の費用は，所定点数に含まれ，別に算定できない。

(2) 生体皮膚を移植する場合においては，皮膚提供者から移植用皮膚を採取することに要する費用（皮膚提供者の皮膚採取料及び組織適合性試験の費用は除く）については，各所定点数により算出し，皮膚移植術（生体・培養）の所定点数に加算する。

(3) 皮膚移植を行った保険医療機関と皮膚移植に用いる移植用皮膚を採取した保険医療機関とが異なる場合の診療報酬の請求については，皮膚移植を行った保険医療機関で行うものとし，当該診療報酬の分配は相互の合議に委ねる。なお，請求に当たっては，皮膚移植者

の診療報酬明細書の摘要欄に皮膚提供者の療養上の費用に係る合計点数を併せて記載するとともに，皮膚提供者の療養に係る所定点数を記載した診療報酬明細書を添付する。

(4) 皮膚を移植する場合においては，日本組織移植学会が作成した「ヒト組織を利用する医療行為の安全性確保・保存・使用に関するガイドライン」を遵守している場合に限り算定する。

(5) 自家培養表皮移植の実施に際して，自家培養表皮用皮膚採取のみに終わり，皮膚移植術に至らない場合については，K000創傷処理又はK000-2小児創傷処理（6歳未満）に準じて算定する。 （令6保医発0305·4）

K014-2　皮膚移植術（死体） 施4 (p.977)

1	200cm²未満	8,000点
2	200cm²以上500cm²未満	16,000点
3	500cm²以上1,000cm²未満	32,000点
4	1,000cm²以上3,000cm²未満	80,000点
5	3,000cm²以上	96,000点

→皮膚移植術（死体）

(1) 皮膚提供者の皮膚採取料及び組織適合性試験の費用は，所定点数に含まれ，別に算定できない。

(2) 死体から死体皮膚を採取・保存するために要する全ての費用は，所定点数に含まれ別に請求できない。

(3) 皮膚を移植する場合においては，日本組織移植学会が作成した「ヒト組織を利用する医療行為の安全性確保・保存・使用に関するガイドライン」を遵守している場合に限り算定する。 （令6保医発0305·4）

K015　皮弁作成術，移動術，切断術，遷延皮弁術 複50

1	25cm²未満	5,180点
2	25cm²以上100cm²未満	13,720点
3	100cm²以上	22,310点

K016　動脈（皮）弁術，筋（皮）弁術 複100　41,120点

K017　遊離皮弁術（顕微鏡下血管柄付きのもの） 複100

1	乳房再建術の場合	100,670点
2	その他の場合	105,800点

K018　削除

K019　複合組織移植術 複100　19,420点

K019-2　自家脂肪注入 施4 (p.977)

1	50mL未満	22,900点
2	50mL以上100mL未満	30,530点
3	100mL以上	38,160点

→自家脂肪注入

(1) 自家脂肪注入は，鼻咽頭閉鎖不全の鼻漏改善を目的として行った場合に，原則として1患者の同一部位の同一疾患に対して1回のみの算定であり，1回行った後に再度行っても算定できない。

(2) 自家脂肪採取に係る費用は，所定点数に含まれ，別に算定できない。

(3) 注入した脂肪量に応じて所定の点数を算定する。なお，当該注入量を診療報酬明細書の摘要欄に記載する。 （令6保医発0305·4）

K020　自家遊離複合組織移植術（顕微鏡下血管柄付きのもの） 施5 複100　131,310点

K021　粘膜移植術 複100

1	4cm²未満	6,510点
2	4cm²以上	7,820点

K021-2　粘膜弁手術 複50

1	4cm²未満	13,190点
2	4cm²以上	13,460点

K022　組織拡張器による再建手術（一連につき） 複50

1	乳房（再建手術）の場合 施4 (p.978)	18,460点
2	その他の場合	19,400点

→組織拡張器による再建手術

(1) 治療に要した日数又は回数にかかわらず，一連のものとして所定点数を算定する。なお，ここでいう一連とは，組織拡張器の挿入，生理食塩水等の注入及び組織拡張器の除去を含めた一連の手技のことであり，治療に要した日数又は回数にかかわらず，一連のものとして組織拡張器挿入時にのみ所定点数を算定する。また，拡張器の除去に要する手技料は別に算定できない。

(2) 「1」の乳房（再建手術）の場合は，乳腺腫瘍患者若しくは遺伝性乳癌卵巣癌症候群患者に対する乳房切除術又は乳腺悪性腫瘍手術後の乳房再建術を行う症例で，次のいずれかに該当し，乳房用の組織拡張器を挿入した場合に限り算定できる。その際，その旨を診療報酬明細書の摘要欄に記載する。ただし，美容を目的とするものは保険給付の対象とならない。

ア　一次再建の場合
　乳腺全摘術後の症例で，かつ，皮膚欠損を生じないか，小範囲で緊張なく縫合閉鎖可能な症例。ただし，乳腺悪性腫瘍手術後の場合においては，術前診断において早期乳癌（Stage0-ⅢA）で，皮膚浸潤，大胸筋浸潤や高度のリンパ節転移を認めない。

イ　二次再建の場合
　乳腺全摘術後で大胸筋が残存している症例。ただし，放射線照射により皮膚の血行や弾力性が障害されていない。

(3) 「1」の乳房（再建手術）の場合において乳房切除術又は乳腺悪性腫瘍手術と乳房再建術を行う医療機関が異なる場合は，双方の持つ臨床情報，手術日，術式等を示す文書を相互に交付した上で，診療録に添付して保存する。

(4) 「2」のその他の場合は，「1」の乳房（再建手術）の場合以外の場合であって，先天異常，母斑（血管腫を含む），外傷性瘢痕拘縮，術後瘢痕拘縮及び悪性腫瘍切除後の患者に対して一般用の組織拡張器を挿入した場合に算定できる。なお，美容を目的とするものは保険給付外である。

(5) 原則として1患者の同一部位の同一疾患に対して1回のみの算定であり，1回行った後に再度行っても算定できない。ただし，医学的な必要からそれ以上算定する場合においては，その詳細な理由を診療報酬明細書の摘要欄に記載する。 （令6保医発0305·4）

K022-2　象皮病根治手術

1	大腿	27,380点
2	下腿	23,400点

K022-3　慢性膿皮症手術

1	単純なもの	4,820点
2	複雑なもの	8,320点

→慢性膿皮症手術

(1) 「1」の単純なものは，関連学会等から示されてい

手術

るガイドライン等を踏まえ，二次治癒を図るために病変部の皮膚を天蓋切開した場合に算定する。
(2) 「2」の複雑なものは，病変部を一塊として切除した場合に算定する。 （令6保医発0305·4）

第2款 筋骨格系・四肢・体幹

→腱形成術

K034腱切離・切除術（関節鏡下によるものを含む）からK040腱移行術までにより算定する。 （令6保医発0305·4）

→第1節第2款筋骨格系・四肢・体幹に掲げる手術のうち，関節鏡下による手術

内視鏡を用いた場合についても算定できる。 （令6保医発0305·4）

筋膜，筋，腱，腱鞘

K023 筋膜切離術，筋膜切開術	940点
K024 筋切離術	3,690点
K025 股関節内転筋切離術	6,370点
K026 股関節筋群解離術	12,140点
K026-2 股関節周囲筋腱解離術（変形性股関節症）	16,700点

注 変形性股関節症の患者に対して行われた場合に限り算定する。

K027 筋炎手術	
1 腸腰筋，殿筋，大腿筋	2,060点
2 その他の筋	1,210点
K028 腱鞘切開術（関節鏡下によるものを含む）指1	2,350点
K029 筋肉内異物摘出術	3,440点
K030 四肢・躯幹軟部腫瘍摘出術	
1 肩，上腕，前腕，大腿，下腿，躯幹	8,490点
2 手 短1 短3，足	3,750点

→四肢・躯幹軟部腫瘍摘出術

皮膚又は皮下にある腫瘍に係る手術については，K005皮膚，皮下腫瘍摘出術（露出部）又はK006皮膚，皮下腫瘍摘出術（露出部以外）により算定する。 （令6保医発0305·4）

K031 四肢・躯幹軟部悪性腫瘍手術 複50	
1 肩，上腕，前腕，大腿，下腿，躯幹	27,740点
2 手，足	14,800点

注 自家処理骨を用いた再建を行った場合は，**処理骨再建加算**として，15,000点を所定点数に加算する。施4 (p.978)

→四肢・躯幹軟部悪性腫瘍手術

(1) 「注」に規定する処理骨再建加算は，骨の切除を必要とする骨軟部悪性腫瘍手術において，腫瘍の広範切除後に，切除した自家腫瘍骨を殺細胞処理し再建に用いた場合に，所定点数に加算する。
(2) 当該手術の実施及び処理骨の作製に当たっては，日本整形外科学会から示された指針を遵守する。
(3) 処理骨再建加算は，骨軟部悪性腫瘍手術に関する専門の知識及び5年以上の経験を有する医師により行われた場合に算定する。 （令6保医発0305·4）

K032 削除

K033 筋膜移植術 複100	
1 指（手，足）指2	8,720点
2 その他のもの	10,310点
K034 腱切離・切除術（関節鏡下によるものを含む）複50 指1	4,290点
K035 腱剥離術（関節鏡下によるものを含む）複50 指1	13,580点
K035-2 腱滑膜切除術 複50	9,060点
K036 削除	
K037 腱縫合術 複50 指1	13,580点

注 前腕から手根部の2指以上の腱縫合を実施した場合は，**複数縫合加算**として1指を追加するごとに所定点数の**100分の50**に相当する点数を加算する。ただし，加算は1側当たり3指を超えないものとする。

→腱縫合術

(1) 「注」に規定する複数縫合加算は，前腕から手根部における腱について，複数の指に係る腱の形成術を行った場合に，1指を増すごとに所定点数に加算する。ただし，同一の指に係る複数の腱形成術を行った場合は1指と数えることとし，1指分の加算を算定できる。
(2) 切創等の創傷によって生じた固有指の伸筋腱の断裂の単なる縫合は，K000創傷処理の「2」又はK000-2小児創傷処理の「3」に準じて算定する。 （令6保医発0305·4）

K037-2 アキレス腱断裂手術	8,710点
K038 腱延長術 複50 指1	10,750点
K039 腱移植術（人工腱形成術を含む）複50	
1 指（手，足）指1	18,780点
2 その他のもの	23,860点
K040 腱移行術 複50	
1 指（手，足）指1	15,570点
2 その他のもの	18,080点
K040-2 指伸筋腱脱臼観血的整復術 指1	13,610点
K040-3 腓骨筋腱腱鞘形成術	18,080点
K041 削除	

四肢骨

K042 骨穿孔術	1,730点
K043 骨掻爬術	
1 肩甲骨，上腕，大腿	12,270点
2 前腕，下腿	8,040点
3 鎖骨，膝蓋骨，手，足その他	3,590点
K043-2 削除	
K043-3 削除	
K044 骨折非観血的整復術	
1 肩甲骨，上腕，大腿	1,840点
2 前腕，下腿	2,040点
3 鎖骨，膝蓋骨，手，足その他	1,440点

→ギプスを使用した場合

ギプス料を別に算定できる。 （令6保医発0305·4）

→著しい腫脹等によりギプスを掛けられない状態にあるために徒手整復のみを行った場合

K044骨折非観血的整復術により算定できる。その際に副木を使用した場合には，当該副木の費用は別に算定

できる。 (令6保医発0305･4)

→徒手整復した骨折部位に対して2回目以降の処置

J000創傷処置における手術後の患者に対するものにより算定する。 (令6保医発0305･4)

K045 骨折経皮的鋼線刺入固定術
1 肩甲骨，上腕，大腿 **7,060点**
2 前腕，下腿 **4,100点**
3 鎖骨，膝蓋骨，手，足，指（手，足）その他 指骨 **2,190点**

K046 骨折観血的手術 複50
1 肩甲骨，上腕，大腿 **21,630点**
2 前腕，下腿，手舟状骨 短3 **18,370点**
3 鎖骨，膝蓋骨，手（舟状骨を除く），足，指（手，足）その他 指骨 **11,370点**

注 大腿骨近位部の骨折に対して，骨折後48時間以内に整復固定を行った場合は，**緊急整復固定加算**として，**4,000点**を所定点数に加算する。 施4 (p.978)

→骨折観血的手術

(1) 前腕骨又は下腿骨骨折の手術に際し，両骨（橈骨と尺骨又は脛骨と腓骨）を同時に行った場合であって，皮膚切開が個別の場合には，別の手術野としてK046骨折観血的手術の「2」の所定点数をそれぞれの手術野について算定する。

(2) 「注」に規定する緊急整復固定加算は，75歳以上の大腿骨近位部骨折患者に対し，適切な周術期の管理を行い，骨折後48時間以内に骨折部位の整復固定を行った場合（一連の入院期間においてB001の「34」の「イ」二次性骨折予防継続管理料1を算定する場合に限る）に，1回に限り所定点数に加算する。当該手術後は，早期離床に努めるとともに，関係学会が示しているガイドラインを踏まえて適切な二次性骨折の予防を行う。なお，**診療報酬明細書**の摘要欄に骨折した日時及び手術を開始した日時を記載する。 (令6保医発0305･4)

K046-2 観血的整復固定術（インプラント周囲骨折に対するもの）
1 肩甲骨，上腕，大腿 **23,420点**
2 前腕，下腿 **18,800点**
3 手，足，指（手，足） 指2 **13,120点**

K046-3 一時的創外固定骨折治療術 34,000点

→一時的創外固定骨折治療術

(1) 開放骨折，関節内骨折若しくは粉砕骨折又は骨盤骨折（腸骨翼骨折を除く）について骨折観血的手術に当たって一時的に創外固定器を用いて骨折治療術を行った場合に算定する。

(2) K932創外固定器加算については，別に算定できない。

(3) 当該手術後に，当該骨折の治療のために行った他の手術の費用は，別に算定できる。 (令6保医発0305･4)

K047 難治性骨折電磁波電気治療法（一連につき） **12,500点**

→難治性骨折電磁波電気治療法

(1) 対象は四肢（手足を含む）の遷延治癒骨折や偽関節であって，観血的手術，K044骨折非観血的整復術，K045骨折経皮的鋼線刺入固定術又はK047-3超音波骨折治療法等他の療法を行っても治癒しない難治性骨折に対して行った場合に限り算定する。ただし，やむを得ない理由により観血的手術，K044骨折非観血的整復術，K045骨折経皮的鋼線刺入固定術又はK047-3超音波骨折治療法等他の療法を行わずに難治性骨折電磁波電気治療法を行った場合にあっては，**診療報酬明細書**の摘要欄にその理由を詳細に記載する。

(2) 当該治療を開始してから6か月間又は骨癒合するまでの間，原則として連日，継続して実施する場合に，一連のものとして1回のみ所定点数を算定する。なお，算定に際しては，当該治療の実施予定期間及び頻度について患者に対して指導した上で，当該指導内容を**診療報酬明細書**の摘要欄に記載する。

(3) 当該治療法を1回行った後に再度行った場合又は入院中に開始した当該療法を退院した後に継続して行っている場合であっても，一連として1回のみ算定する。

(4) 本手術の所定点数には，使用される機器等（医師の指示に基づき，患者が自宅等において当該治療を継続する場合を含む）の費用が含まれる。 (令6保医発0305･4)

K047-2 難治性骨折超音波治療法（一連につき） **12,500点**

→難治性骨折超音波治療法

K047難治性骨折電磁波電気治療法の取扱いと同様とする。 (令6保医発0305･4)

K047-3 超音波骨折治療法（一連につき） **4,620点**

注 骨折観血的手術等が行われた後に本区分が行われた場合に限り算定する。

→超音波骨折治療法

(1) 超音波骨折治療法は，四肢（手足を含む）の観血的手術，骨切り術又は偽関節手術を実施した後に，骨折治癒期間を短縮する目的で，当該骨折から3週間以内に超音波骨折治療法を開始した場合に算定する。なお，やむを得ない理由により3週間を超えて当該超音波骨折治療法を開始した場合にあっては，**診療報酬明細書**の摘要欄にその理由を詳細に記載する。

(2) 当該治療を開始してから3か月間又は骨癒合するまでの間，原則として連日，継続して実施する場合に，一連のものとして1回のみ所定点数を算定する。なお，算定に際しては，当該治療の実施予定期間及び頻度について患者に対して指導した上で，当該指導内容を**診療報酬明細書**の摘要欄に記載する。

(3) 当該治療法を1回行った後に再度行った場合又は入院中に開始した当該療法を退院した後に継続して行っている場合であっても，一連として1回のみ算定する。

(4) 本手術の所定点数には，使用される機器等（医師の指示に基づき，患者が自宅等において当該治療を継続する場合を含む）の費用が含まれる。

(5) 本手術に併せて行ったJ119消炎鎮痛等処置，J119-2腰部又は胸部固定帯固定又はJ119-4肛門処置については，別に算定できない。 (令6保医発0305･4)

K048 骨内異物（挿入物を含む）**除去術**
1 頭蓋，顔面（複数切開を要するもの） **12,100点**
2 その他の頭蓋，顔面，肩甲骨，上腕，大腿 **7,870点**
3 前腕 短3，下腿 **5,200点**
4 鎖骨，膝蓋骨，手，足，指（手，足）その他 指2 短1 短3 **3,620点**

→骨内異物（挿入物を含む）除去術

(1) 「1」の「頭蓋，顔面（複数切開を要するもの）」は，顔面多発骨折手術などで，複数個の骨固定材料による手術が行われた症例に対し，複数箇所の切開により複

手術

数個の骨固定材料を除去・摘出する場合に算定する。
(2) 三翼釘，髄内釘，ロッドを抜去する場合の骨内異物（挿入物を含む）除去術は，手術を行った保険医療機関であると否とにかかわらず算定できる。
(3) 鋼線，銀線等で簡単に除去し得る場合には，J000創傷処置，K000創傷処理又はK000-2小児創傷処理の各区分により算定する。（令6保医発0305・4）

K049 骨部分切除術
1 肩甲骨，上腕，大腿 5,900点
2 前腕，下腿 4,940点
3 鎖骨，膝蓋骨，手，足，指（手，足）その他 指2 3,280点

K050 腐骨摘出術
1 肩甲骨，上腕，大腿 15,570点
2 前腕，下腿 12,510点
3 鎖骨，膝蓋骨，手，足その他 4,100点

K051 骨全摘術
1 肩甲骨，上腕，大腿 27,890点
2 前腕，下腿 15,570点
3 鎖骨，膝蓋骨，手，足その他 5,160点

K051-2 中手骨又は中足骨摘除術（2本以上） 5,930点
注 2本以上の骨に対して行われた場合に限り算定する。

K052 骨腫瘍切除術
1 肩甲骨，上腕，大腿 17,410点
2 前腕，下腿 9,370点
3 鎖骨，膝蓋骨，手，足，指（手，足）その他 指2 4,340点

K052-2，K052-3 削除

K053 骨悪性腫瘍手術 施5 複50
1 肩甲骨，上腕，大腿 36,600点
2 前腕，下腿 35,000点
3 鎖骨，膝蓋骨，手，足その他 25,310点
注 自家処理骨を用いた再建を行った場合は，**処理骨再建加算**として，**15,000点**を所定点数に加算する。施4 (p.978)

→骨悪性腫瘍手術
(1) 「注」に規定する処理骨再建加算は，骨の切除を必要とする骨軟部悪性腫瘍手術において，腫瘍の広範切除後に，切除した自家腫瘍骨を殺細胞処理し再建に用いた場合に，所定点数に加算する。また，当該手術の実施及び処理骨の作製に当たっては，日本整形外科学会から示された指針を遵守する。
(2) 処理骨再建加算は，骨軟部悪性腫瘍手術に関する専門の知識及び5年以上の経験を有する医師により行われた場合に算定する。
(3) 処理骨を用いた再建と，K081人工骨頭挿入術又はK082人工関節置換術に掲げる手術を同時に行った場合は，主たるもののみにより算定する。（令6保医発0305・4）

K053-2 骨悪性腫瘍，類骨骨腫及び四肢軟部腫瘍ラジオ波焼灼療法（一連として） 施4 (p.978)
1 2cm以内のもの 15,000点
2 2cmを超えるもの 21,960点
注 フュージョンイメージングを用いて行った場合は，**フュージョンイメージング加算**として，**200点**を所定点数に加算する。

→骨悪性腫瘍，類骨骨腫及び四肢軟部腫瘍ラジオ波焼灼療法（一連として）
骨悪性腫瘍，類骨骨腫及び四肢軟部腫瘍ラジオ波焼灼療法（一連として）は標準治療不適応又は不応の骨悪性腫瘍，類骨骨腫及び四肢軟部腫瘍症例に対して，関係学会の定める指針を遵守して実施した場合に限り算定する。なお，ここでいう2cmとは，ラジオ波による焼灼範囲ではなく，腫瘍の長径をいう。（令6保医発0305・4）

K054 骨切り術
1 肩甲骨，上腕，大腿 複50 28,210点
2 前腕，下腿 複50 22,680点
3 鎖骨，膝蓋骨，手，足，指（手，足）その他 指1 8,150点
注 先天異常による上腕又は前腕の骨の変形を矯正することを目的とする骨切り術において，患者適合型の変形矯正ガイドを用いて実施した場合は，**患者適合型変形矯正ガイド加算**として，**9,000点**を所定点数に加算する。

→骨切り術
(1) 先天異常による骨の変形を矯正することを目的とする骨切り術については本区分の所定点数により算定する。
(2) 患者適合型変形矯正ガイド加算は，先天異常による上腕又は前腕の骨の変形を矯正することを目的とする骨切り術において，手術前に得た画像等により作成された実物大の患者適合型の変形矯正ガイドとして薬事承認を得ている医療機器又は手術前に得た画像等により作成された実物大の患者適合型の変形矯正ガイドと変形矯正プレートが一体として薬事承認を得ている医療機器を用いて実施した場合に，「1」の上腕又は「2」の前腕の所定点数に加算する。（令6保医発0305・4）

K054-2 脛骨近位骨切り術 28,300点

→脛骨近位骨切り術
変形性膝関節症患者又は膝関節骨壊死患者に対して，関節外側又は内側への負荷の移行を目的として，脛骨近位部の骨切りを実施した場合に算定する。（令6保医発0305・4）

K055 削除
K055-2 大腿骨頭回転骨切り術 44,070点
K055-3 大腿骨近位部（転子間を含む）**骨切り術** 37,570点

→大腿骨近位部（転子間を含む）骨切り術
大腿骨近位部（転子間を含む）骨切り術とは，イムホイザー3次元骨切り術，ダン骨切り術，外反伸展骨切り術，外反屈曲骨切り術，転子間彎曲骨切り術，パウエル外内反骨切り術等をいう。（令6保医発0305・4）

K055-4 大腿骨遠位骨切り術 33,830点

→大腿骨遠位骨切り術
変形性膝関節症患者又は膝関節骨壊死患者に対して，関節外側又は内側への負荷の移行を目的として，大腿骨遠位部の骨切りを実施した場合に算定する。（令6保医発0305・4）

K056 偽関節手術
1 肩甲骨，上腕，大腿 30,310点
2 前腕，下腿，手舟状骨 28,210点
3 鎖骨，膝蓋骨，手（舟状骨を除く），足，

指（手，足）その他 指2 15,570点

K056-2 難治性感染性偽関節手術（創外固定器によるもの） 48,820点

K057 変形治癒骨折矯正手術

1 肩甲骨，上腕，大腿 34,400点
2 前腕，下腿 30,860点
3 鎖骨，膝蓋骨，手，足，指（手，足）その他 指2 15,770点

注 上腕又は前腕について，患者適合型の変形矯正ガイドを用いて実施した場合は，**患者適合型変形矯正ガイド加算**として，9,000点を所定点数に加算する。

→変形治癒骨折矯正手術

(1) 次に掲げる変形治癒骨折矯正手術は，それぞれに規定する区分により算定する。

ア 眼窩変形治癒骨折に対する矯正術は，K228眼窩骨折整復術による。

イ 鼻骨変形治癒骨折に対する矯正術は，K334-2鼻骨変形治癒骨折矯正術による。

ウ 頬骨変形治癒骨折に対する矯正術は，K427-2頬骨変形治癒骨折矯正術による。

(2) 患者適合型変形矯正ガイド加算は，上腕又は前腕の変形治癒骨折矯正手術において，手術前に得た画像等により作成された実物大の患者適合型の変形矯正ガイドとして薬事承認を得ている医療機器又は手術前に得た画像等により作成された実物大の患者適合型の変形矯正ガイドと変形矯正プレートが一体として薬事承認を得ている医療機器を用いて実施した場合に算定する。

（令6保医発0305・4）

K058 骨長調整手術

1 骨端軟骨発育抑制術 16,340点
2 骨短縮術 15,200点
3 骨延長術〔指（手，足）〕 指2 16,390点
4 骨延長術〔指（手，足）以外〕 29,370点

→骨長調整手術

使用するステイプルの数にかかわらず1回の算定とする。

（令6保医発0305・4）

K059 骨移植術（軟骨移植術を含む） 複100

1 自家骨移植 16,830点
2 同種骨移植（生体） 28,660点
3 同種骨移植（非生体）
 イ 同種骨移植（特殊なもの） 施4 (p.978) 39,720点
 ロ その他の場合 21,050点
4 自家培養軟骨移植術 施4 (p.978) 14,030点

注 骨提供者に係る組織適合性試験の費用は，所定点数に含まれる。

→骨移植術

(1) 骨移植術に併せて他の手術を行った場合は，本区分の所定点数に他の手術の所定点数を併せて算定する。

(2) 移植用に採取した健骨を複数か所に移植した場合であっても，1回のみ算定する。

(3) 移植用骨採取のみに終わり，骨移植に至らない場合については，K126脊椎，骨盤骨（軟骨）組織採取術（試験切除によるもの）に準じて算定する。

(4) 自家軟骨の移植を行った場合は，「1」により算定する。

(5) 同種骨（凍結保存された死体骨を含む）を移植する場合においては，日本組織移植学会が作成した「ヒト組織を利用する医療行為の安全性確保・保存・使用に関するガイドライン」を遵守した場合に限り算定する。

(6) 移植用骨採取及び骨提供者の組織適合性試験に係る費用は，所定点数に含まれ別に算定できない。

(7) 自家骨又は非生体同種骨（凍結保存された死体骨を含む）移植に加え，人工骨移植を併せて行った場合は「3」により算定する。ただし，人工骨移植のみを行った場合は算定できない。なお，人工骨の移植部位について，**診療報酬明細書**の摘要欄に記載する。

(8) 同種骨移植（特殊なもの）は，腫瘍，感染，人工関節置換等に係る広範囲の骨及び靱帯組織の欠損に対して，日本組織移植学会が認定した組織バンクにおいて適切に採取，加工及び保存された非生体の同種骨及び靱帯組織を使用した場合に限り算定できる。なお，この場合，骨移植等を行った保険医療機関と骨移植等に用いた同種骨等を採取等した保険医療機関とが異なる場合の診療報酬の請求については，同種骨移植等を行った保険医療機関で行うものとし，当該診療報酬の分配は相互の合議に委ねる。

(9) 自家培養軟骨を患者自身に移植した場合は，「4」により算定する。

（令6保医発0305・4）

K059-2 関節鏡下自家骨軟骨移植術 22,340点

四肢関節，靱帯

K060 関節切開術

1 肩，股，膝 3,600点
2 胸鎖，肘，手，足 1,470点
3 肩鎖，指（手，足） 指2 780点

K060-2 肩甲関節周囲沈着石灰摘出術

1 観血的に行うもの 8,640点
2 関節鏡下で行うもの 12,720点

K060-3 化膿性又は結核性関節炎掻爬術

1 肩，股，膝 20,020点
2 胸鎖，肘，手，足 13,130点
3 肩鎖，指（手，足） 指2 3,330点

K061 関節脱臼非観血的整復術

1 肩，股，膝 1,800点
2 胸鎖，肘，手，足 1,560点
3 肩鎖，指（手，足） 指2，小児肘内障 960点

K062 先天性股関節脱臼非観血的整復術（両側）

1 リーメンビューゲル法 2,050点
2 その他 3,390点

→先天性股関節脱臼非観血的整復術（両側）

先天性股関節脱臼非観血的整復術のギプス料は，J127先天性股関節脱臼ギプス包帯により算定する。

（令6保医発0305・4）

K063 関節脱臼観血的整復術

1 肩，股，膝 28,210点
2 胸鎖，肘，手，足 18,810点
3 肩鎖，指（手，足） 指骨 15,080点

K064 先天性股関節脱臼観血的整復術 23,240点

K065 関節内異物（挿入物を含む）**除去術**

手術

1 肩，股，膝 12,540点
2 胸鎖，肘，手，足 4,600点
3 肩鎖，指（手，足）指2 2,950点

K065-2 関節鏡下関節内異物（挿入物を含む）**除去術**
1 肩，股，膝 13,950点
2 胸鎖，肘，手，足 12,300点
3 肩鎖，指（手，足）指2 7,930点

K066 関節滑膜切除術
1 肩，股，膝 17,750点
2 胸鎖，肘，手，足 11,200点
3 肩鎖，指（手，足）指2 8,880点

K066-2 関節鏡下関節滑膜切除術
1 肩，股，膝 17,610点
2 胸鎖，肘，手，足 17,030点
3 肩鎖，指（手，足）指2 16,060点

K066-3 滑液膜摘出術
1 肩，股，膝 17,750点
2 胸鎖，肘，手，足 11,200点
3 肩鎖，指（手，足）指2 7,930点

K066-4 関節鏡下滑液膜摘出術
1 肩，股，膝 17,610点
2 胸鎖，肘，手，足 17,030点
3 肩鎖，指（手，足）指2 16,060点

K066-5 膝蓋骨滑液嚢切除術 11,200点
K066-6 関節鏡下膝蓋骨滑液嚢切除術 17,030点
K066-7 掌指関節滑膜切除術 7,930点
K066-8 関節鏡下掌指関節滑膜切除術 16,060点

K067 関節鼠摘出手術
1 肩，股，膝 15,600点
2 胸鎖，肘，手，足 10,580点
3 肩鎖，指（手，足）指2 3,970点

K067-2 関節鏡下関節鼠摘出手術
1 肩，股，膝 17,780点
2 胸鎖，肘，手，足 19,100点
3 肩鎖，指（手，足）指2 12,000点

K068 半月板切除術 短1 9,200点
K068-2 関節鏡下半月板切除術 短1 複50 15,090点
K069 半月板縫合術 11,200点
K069-2 関節鏡下三角線維軟骨複合体切除・縫合術 16,730点
K069-3 関節鏡下半月板縫合術 複50 18,810点
K069-4 関節鏡下半月板制動術 21,700点

→関節鏡下半月板制動術

関節鏡下半月板制動術は，逸脱した半月板を脛骨に制動し半月板機能を再建することを目的として，逸脱を伴う半月板損傷患者に対して，脛骨に挿入したアンカー糸を用いて半月板を縫合して脛骨に制動した場合又は半月板後根損傷患者に対して，半月板後根部に縫合した糸を脛骨に掘削した骨孔に通し制動した場合に算定する。

（令6保医発0305·4）

K070 ガングリオン摘出術
1 手，足，指（手，足）指2 短1 短3 3,050点
2 その他（ヒグローム摘出術を含む） 3,190点

K071 削除

K072 関節切除術
1 肩，股，膝 23,280点
2 胸鎖，肘，手，足 16,070点
3 肩鎖，指（手，足）指2 6,800点

K073 関節内骨折観血的手術
1 肩，股，膝，肘 20,760点
2 胸鎖，手，足 17,070点
3 肩鎖，指（手，足）指骨 11,990点

K073-2 関節鏡下関節内骨折観血的手術
1 肩，股，膝，肘 27,720点
2 胸鎖，手，足 22,690点
3 肩鎖，指（手，足）指2 14,360点

K074 靱帯断裂縫合術
1 十字靱帯 17,070点
2 膝側副靱帯 16,560点
3 指（手，足）その他の靱帯 指2 7,600点

K074-2 関節鏡下靱帯断裂縫合術
1 十字靱帯 24,170点
2 膝側副靱帯 16,510点
3 指（手，足）その他の靱帯 指2 15,720点

K075 非観血的関節授動術
1 肩，股，膝 1,590点
2 胸鎖，肘，手，足 1,260点
3 肩鎖，指（手，足）指2 490点

K076 観血的関節授動術 施5
1 肩，股，膝 38,890点
2 胸鎖，肘，手，足 28,210点
3 肩鎖，指（手，足）指2 10,150点

K076-2 関節鏡下関節授動術 施5
1 肩，股，膝 46,660点
2 胸鎖，肘，手，足 33,850点
3 肩鎖，指（手，足）指2 10,150点

K076-3 関節鏡下肩関節授動術（関節鏡下肩腱板断裂手術を伴うもの）施5 54,810点

K077 観血的関節制動術
1 肩，股，膝 27,380点
2 胸鎖，肘，手，足 16,040点
3 肩鎖，指（手，足）指2 5,550点

K077-2 肩甲骨烏口突起移行術 27,380点

K078 観血的関節固定術
1 肩，股，膝 21,640点
2 胸鎖，肘，手，足 22,300点
3 肩鎖，指（手，足）指骨 8,640点

→肩甲骨烏口突起移行術

肩甲骨烏口突起移行術は，反復性肩関節脱臼患者に対して，再脱臼の予防を目的として，筋腱付きの肩甲骨烏口突起について関節窩前面への移行及び固定を実施した場合に算定する。

（令6保医発0305·4）

K079 靱帯断裂形成手術 施5
1 十字靱帯 28,210点
2 膝側副靱帯 18,810点
3 指（手，足）その他の靱帯 指2 16,350点

K079-2 関節鏡下靱帯断裂形成手術 施5
1 十字靱帯 複50 34,980点
2 膝側副靱帯 17,280点
3 指（手，足）その他の靱帯 指2 18,250点
4 内側膝蓋大腿靱帯 24,210点

注 1について，前十字靱帯及び後十字靱帯に

対して一期的に形成術を実施した場合は，一**期的両靱帯形成加算**として，**5,000点**を所定点数に加算する。

→関節鏡下靱帯断裂形成手術

「注」に規定する加算は，膝前十字靱帯断裂及び膝後十字靱帯断裂を同時に有する患者に対して，医学的な必要性から一期的に両靱帯の形成術を行った場合に算定する。なお，両靱帯損傷と診断する根拠となった検査所見等及び一期的な両靱帯形成術の医学的必要性について，**診療報酬明細書**の摘要欄に記載する。 (令６保医発0305･4)

K080 関節形成手術
1 肩，股，膝 **45,720点**
2 胸鎖，肘，手，足 **28,210点**
3 肩鎖，指（手，足）指骨 **14,050点**
注 関節挿入膜を患者の筋膜から作成した場合は，**880点**を所定点数に加算する。

→二関節固定術と後方制動術の併施

同側足関節に対して，二関節固定術と後方制動術を併施した場合は，K080関節形成手術の「２」により算定する。 (令６保医発0305･4)

K080-2 内反足手術 施5 **25,930点**

→内反足手術

アキレス腱延長術・後方足関節切開術・足底腱膜切断術を行い，後足部をキルシュナー鋼線で矯正する方法により行った場合に算定する。 (令６保医発0305･4)

K080-3 肩腱板断裂手術
1 簡単なもの **18,700点**
2 複雑なもの **24,310点**

→肩腱板断裂手術

「２」複雑なものとは，腱板の断裂が５cm以上の症例に対して行う手術であって，筋膜の移植又は筋腱の移行を伴うものをいう。 (令６保医発0305･4)

K080-4 関節鏡下肩腱板断裂手術
1 簡単なもの **27,040点**
2 簡単なもの（上腕二頭筋腱の固定を伴うもの） **37,490点**
3 複雑なもの **38,670点**

→関節鏡下肩腱板断裂手術

(1) 「２」簡単なもの（上腕二頭筋腱の固定を伴うもの）とは，腱板の断裂が5cm未満の症例に対して行う手術であって，K080-7上腕二頭筋腱固定術を併せて実施したものをいう。
(2) 「３」複雑なものとは，腱板の断裂が５cm以上の症例に対して行う手術であって，筋膜の移植又は筋腱の移行を伴うものをいう。 (令６保医発0305･4)

K080-5 関節鏡下肩関節唇形成術
1 腱板断裂を伴うもの **45,200点**
2 腱板断裂を伴わないもの **32,160点**
3 関節鏡下肩甲骨烏口突起移行術を伴うもの **46,370点**

→関節鏡下肩関節唇形成術

反復性肩関節脱臼患者に対して，再脱臼の予防を目的として，関節鏡下に剥離した関節唇の修復を実施することに加えて，関節鏡下に筋腱付きの肩甲骨烏口突起の関節窩前面への移行及び固定を実施した場合は，腱板断裂の有無に関わらず，「３」により算定する。 (令６保医発0305･4)

K080-6 関節鏡下股関節唇形成術 **44,830点**
K080-7 上腕二頭筋腱固定術
1 観血的に行うもの **18,080点**
2 関節鏡下で行うもの **23,370点**

→上腕二頭筋腱固定術

上腕二頭筋長頭腱損傷（保存的治療が奏効しないものに限る）に対し，インターフェアレンススクリューを用いて固定を行った場合に算定する。 (令６保医発0305･4)

K081 人工骨頭挿入術 複50
1 肩，股 **19,500点**
2 肘，手，足 **18,810点**
3 指（手，足）指2 **10,880点**
注 大腿骨近位部の骨折に対して，骨折後48時間以内に人工骨頭の挿入を行った場合は，**緊急挿入加算**として，**4,000点**を所定点数に加算する。 施4 (p.978)

→人工骨頭挿入術

「注」に規定する緊急挿入加算は，75歳以上の大腿骨近位部骨折患者に対し，適切な周術期の管理を行い，骨折後48時間以内に人工骨頭の挿入を行った場合（一連の入院期間においてB001の「34」の「イ」二次性骨折予防継続管理料１を算定する場合に限る）に，１回に限り所定点数に加算する。当該手術後は，早期離床に努めるとともに，関係学会が示しているガイドラインを踏まえて適切な二次性骨折の予防を行う。なお，**診療報酬明細書**の摘要欄に骨折した日時及び手術を開始した日時を記載する。 (令６保医発0305･4)

K082 人工関節置換術 施5 複50
1 肩，股，膝 複50 **37,690点**
2 胸鎖，肘，手，足 **28,210点**
3 肩鎖，指（手，足）指骨 **15,970点**
K082-2 人工関節抜去術
1 肩，股，膝 **30,230点**
2 胸鎖，肘，手，足 **23,650点**
3 肩鎖，指（手，足）指2 **15,990点**
K082-3 人工関節再置換術
1 肩，股，膝 **54,810点**
2 胸鎖，肘，手，足 **34,190点**
3 肩鎖，指（手，足）指2 指骨 **21,930点**

→人工関節再置換術

人工関節再置換術は，K082人工関節置換術及びK082-7人工股関節置換術（手術支援装置を用いるもの）から６か月以上経過して行った場合にのみ算定できる。 (令６保医発0305･4)

K082-4 自家肋骨肋軟骨関節全置換術 **91,500点**

→自家肋骨肋軟骨関節全置換術

肋骨肋軟骨移行部から採取した骨及び軟骨を用いて，関節の両側又は片側の全置換を行った場合に算定できる。この場合，K059骨移植術は別に算定できない。 (令６保医発0305･4)

K082-5 人工距骨全置換術 **27,210点**
K082-6 人工股関節摺動面交換術 **25,000点**

K082-7 人工股関節置換術（手術支援装置を用いるもの）施4（p.978）施5 **43,260点**

→人工股関節置換術（手術支援装置を用いるもの）

人工股関節置換術（手術支援装置を用いるもの）は，変形性股関節症患者に対して，術中に光学的に計測した術野及び手術器具の位置関係をリアルタイムに表示し，寛骨臼及び大腿骨の切削を支援する手術支援装置を用いて，人工股関節置換術を実施した場合に算定する。
（令６保医発0305·4）

K083 鋼線等による直達牽引（初日。観血的に行った場合の手技料を含む）（１局所につき） **3,620点**

注 介達牽引又は消炎鎮痛等処置と併せて行った場合は，鋼線等による直達牽引の所定点数のみにより算定する。

→鋼線等による直達牽引

(1) 鋼線等を用いて観血的に牽引を行った場合に算定する。なお，鋼線等による直達牽引には，鋼線牽引法，双鋼線伸延法及び直達頭蓋牽引法を含む。

(2) 当該鋼線等による直達牽引のうち初日に行ったものについて所定点数を算定する。なお，鋼線等の除去の費用は，所定点数に含まれ，別に算定できない。

(3) １局所とは，上肢の左右，下肢の左右及び頭より尾頭までの躯幹のそれぞれをいい，全身を５局所に分ける。

(4) Ｊ118介達牽引，Ｊ118-2矯正固定，Ｊ118-3変形機械矯正術，Ｊ119消炎鎮痛等処置，Ｊ119-2腰部又は胸部固定帯固定，Ｊ119-3低出力レーザー照射又はＪ119-4肛門処置を併せて行った場合であっても，本区分の所定点数のみにより算定する。 （令６保医発0305·4）

K083-2 内反足足板挺子固定 **2,330点**

注 介達牽引又は消炎鎮痛等処置と併せて行った場合は，内反足足板挺子固定の所定点数のみにより算定する。

→内反足足板挺子固定

(1) 内反足に対しキルシュナー鋼線等で足板挺子を固定した場合に算定する。この場合において，ギプス固定を行った場合は，その所定点数を別に算定する。

(2) Ｊ118介達牽引，Ｊ118-2矯正固定，Ｊ118-3変形機械矯正術，Ｊ119消炎鎮痛等処置，Ｊ119-2腰部又は胸部固定帯固定，Ｊ119-3低出力レーザー照射又はＪ119-4肛門処置を併せて行った場合であっても，本区分の所定点数のみにより算定する。 （令６保医発0305·4）

四肢切断，離断，再接合

K084 四肢切断術（上腕，前腕，手，大腿，下腿，足） **24,320点**
K084-2 肩甲帯離断術 **36,500点**
K085 四肢関節離断術
　１ 肩，股，膝 **31,000点**
　２ 肘，手，足 **11,360点**
　３ 指（手，足）指2 **3,330点**
K086 断端形成術（軟部形成のみのもの）
　１ 指（手，足）指2 **2,770点**
　２ その他 **3,300点**

→断端形成術（軟部形成のみのもの）

手指又は足趾の切断術を行った場合は，Ｋ086の「１」に掲げる断端形成術（軟部形成のみのもの）指（手，足）又はＫ087の「１」に掲げる断端形成術（骨形成を要するもの）指（手，足）のいずれかの所定点数により算定する。
（令６保医発0305·4）

K087 断端形成術（骨形成を要するもの）
　１ 指（手，足）指2 **7,410点**
　２ その他 **10,630点**

→断端形成術（骨形成を要するもの）

手指又は足趾の切断術を行った場合は，Ｋ086の「１」に掲げる断端形成術（軟部形成のみのもの）指（手，足）又はＫ087の「１」に掲げる断端形成術（骨形成を要するもの）指（手，足）のいずれかの所定点数により算定する。
（令６保医発0305·4）

K088 切断四肢再接合術
　１ 四肢 **144,680点**
　２ 指（手，足）指2 **81,900点**

→切断四肢再接合術

顕微鏡下で行う手術の評価を含む。 （令６保医発0305·4）

手，足

K089 爪甲除去術 指2 **770点**

→爪甲除去術

爪甲白せん又は爪床間に「とげ」等が刺さった場合の爪甲除去で，麻酔を要しない程度のものはＪ001-7爪甲除去（麻酔を要しないもの）により算定する。
（令６保医発0305·4）

K090 ひょう疽手術 指2
　１ 軟部組織のもの **1,190点**
　２ 骨，関節のもの **1,470点**
K090-2 風棘手術 **990点**
K091 陥入爪手術 指2
　１ 簡単なもの **1,400点**
　２ 爪床爪母の形成を伴う複雑なもの **2,490点**
K092 削除
K093 手根管開放手術 短1 **4,110点**
K093-2 関節鏡下手根管開放手術 短1 短3 **10,400点**
K094 足三関節固定（ランブリヌディ）**手術** **27,890点**
K095 削除
K096 手掌，足底腱膜切離・切除術
　１ 鏡視下によるもの **4,340点**
　２ その他のもの **2,750点**
K096-2 体外衝撃波疼痛治療術（一連につき） **5,000点**

→体外衝撃波疼痛治療術

(1) 治療に要した日数又は回数にかかわらず一連のものとして算定する。再発により２回目以降算定する場合には，少なくとも３か月以上あけて算定する。

(2) 保存療法の開始日及び本治療を選択した医学的理由並びに２回目以降算定する場合にはその理由を**診療報酬明細書**の摘要欄に詳細に記載する。なお，本手術に

併せて行ったＪ119消炎鎮痛等処置については，別に算定できない。 (令6保医発0305・4)

K097　手掌，足底異物摘出術　3,190点
K098　削除
K099　指瘢痕拘縮手術 指2　8,150点

→指瘢痕拘縮手術

(1) 単なる拘縮に止まらず運動制限を伴う場合に算定する。

(2) 本手術には，Z形成術のみによるもの及び植皮術を要するものが含まれる。 (令6保医発0305・4)

K099-2　デュプイトレン拘縮手術
1　1指　10,430点
2　2指から3指　22,480点
3　4指以上　32,710点

→デュプイトレン拘縮手術

運動障害を伴う手掌・手指腱膜の線維性増殖による拘縮（デュプイトレン拘縮）に対して，指神経，指動静脈を剥離しながら拘縮を解除し，Z形成術等の皮膚形成術を行った場合に算定する。 (令6保医発0305・4)

K100　多指症手術 指2
1　軟部形成のみのもの　2,640点
2　骨関節，腱の形成を要するもの　15,570点
K101　合指症手術 指2
1　軟部形成のみのもの　9,770点
2　骨関節，腱の形成を要するもの　15,570点
K101-2　指癒着症手術
1　軟部形成のみのもの　7,320点
2　骨関節，腱の形成を要するもの　13,910点
K102　巨指症手術 指2
1　軟部形成のみのもの　8,720点
2　骨関節，腱の形成を要するもの　21,240点
K103　屈指症手術，斜指症手術 指2
1　軟部形成のみのもの　13,810点
2　骨関節，腱の形成を要するもの　15,570点
K104　削除
K105　裂手，裂足手術　27,890点
K106　母指化手術 施5　35,610点
K107　指移植手術 施5 複50　116,670点
K108　母指対立再建術　22,740点
K109　神経血管柄付植皮術（手，足） 施5　40,460点
K110　第四足指短縮症手術　10,790点
K110-2　第一足指外反症矯正手術　10,790点
K111　削除

脊柱，骨盤

K112　腸骨窩膿瘍切開術　4,670点
K113　腸骨窩膿瘍掻爬術　13,920点
K114及びK115　削除
K116　脊椎，骨盤骨掻爬術 複50　17,170点
K117　脊椎脱臼非観血的整復術　2,950点
K117-2　頸椎非観血的整復術　2,950点

→頸椎非観血的整復術

頸椎椎間板ヘルニア及び頸椎骨軟骨症の新鮮例に対する頸椎の非観血的整復術（全麻，牽引による）を行った場合に算定する〔手術の前処置として変形機械矯正術（垂直牽引，グリソン係蹄使用）を行った場合を除く〕。

なお，頸腕症候群及び五十肩に対するものについては算定できない。 (令6保医発0305・4)

K117-3　削除
K118　脊椎，骨盤脱臼観血的手術 複50　31,030点
K119　仙腸関節脱臼観血的手術　24,320点
K120　恥骨結合離開観血的手術　7,890点
K120-2　恥骨結合離開非観血的整復固定術　1,810点
K121　骨盤骨折非観血的整復術　2,950点
K122及びK123　削除
K124　腸骨翼骨折観血的手術　15,760点
K124-2　寛骨臼骨折観血的手術　58,840点
K125　骨盤骨折観血的手術（腸骨翼骨折観血的手術及び寛骨臼骨折観血的手術を除く）　32,110点
K126　脊椎，骨盤骨（軟骨）組織採取術（試験切除によるもの）
1　棘突起，腸骨翼　3,620点
2　その他のもの　4,510点
K126-2　自家培養軟骨組織採取術　4,510点

→自家培養軟骨組織採取術

自家培養軟骨を作製するために，患者の軟骨から組織を採取した場合は，採取した回数にかかわらず，一連のものとして算定する。 (令6保医発0305・4)

K127　削除
K128　脊椎，骨盤内異物（挿入物）除去術　13,520点
K129からK131まで　削除
K131-2　内視鏡下椎弓切除術 複50　17,300点
注　2椎弓以上について切除を行う場合は，1椎弓を増すごとに所定点数に所定点数の100分の50に相当する点数を加算する。ただし，加算は4椎弓を超えないものとする。
K132　削除
K133　黄色靱帯骨化症手術　28,730点
K133-2　後縦靱帯骨化症手術（前方進入によるもの） 施4 (p.979)　78,500点

→後縦靱帯骨化症手術

頸椎又は胸椎の1又は2以上の椎間に係る後縦靱帯骨化症に対して，前方又は前側方から病巣に到達した場合に算定する。 (令6保医発0305・4)

K134　椎間板摘出術 複50
1　前方摘出術　40,180点
2　後方摘出術　23,520点
3　側方摘出術　28,210点
4　経皮的髄核摘出術　15,310点
注　2について，2以上の椎間板の摘出を行う場合には，1椎間を増すごとに，**複数椎間板加算**として，所定点数に所定点数の100分の50に相当する点数を加算する。ただし，加算は4椎間を超えないものとする。

→椎間板摘出術の「4」経皮的髄核摘出術

1椎間につき2回を限度とする。 (令6保医発0305・4)

手術

K134-2 内視鏡下椎間板摘出（切除）術 複50
1 前方摘出術 75,600点
2 後方摘出術 30,390点
注 2について，2以上の椎間板の摘出を行う場合には，1椎間を増すごとに，**複数椎間板加算**として，所定点数に所定点数の**100分の50**に相当する点数を加算する。ただし，加算は2椎間を超えないものとする。

K134-3 人工椎間板置換術（頸椎） 40,460点
注 2の椎間板の置換を行う場合には，**2椎間板加算**として，所定点数に所定点数の**100分の50**に相当する点数を加算する。

K134-4 椎間板内酵素注入療法 施4 (p.979)
5,350点

→椎間板内酵素注入療法
適正使用ガイドを遵守して実施した場合に限り算定する。 (令6保医発0305・4)

K135 脊椎，骨盤腫瘍切除術 複50 36,620点
K136 脊椎，骨盤悪性腫瘍手術 施5 複50 101,330点
K136-2 腫瘍脊椎骨全摘術 施4 (p.979) 113,830点
K137 骨盤切断術 48,650点
K138 脊椎披裂手術 低新 複50
1 神経処置を伴うもの 29,370点
2 その他のもの 22,780点
K139 脊椎骨切り術 60,330点
K140 骨盤骨切り術 36,990点
K141 臼蓋形成手術 28,220点
K141-2 寛骨臼移動術 40,040点

→寛骨臼移動術
寛骨臼全体を移動させ関節軟骨で骨頭の被覆度を高め安定した股関節を再建するものであり，寛骨臼回転骨切り術，寛骨臼球状骨切り術，ホフ骨切り術，ガンツ骨切り術，スティールのトリプル骨切り術，サルター骨切り術等を行った場合に算定する。 (令6保医発0305・4)

K141-3 脊椎制動術 16,810点
注 手術に伴う画像診断及び検査の費用は算定しない。

K142 脊椎固定術，椎弓切除術，椎弓形成術（多椎間又は多椎弓の場合を含む） 複50
1 前方椎体固定 41,710点
2 後方又は後側方固定 32,890点
3 後方椎体固定 41,160点
4 前方後方同時固定 74,580点
5 椎弓切除 13,310点
6 椎弓形成 低新 24,260点
注1 椎間又は椎弓が併せて2以上の場合は，1椎間又は1椎弓を追加するごとに，追加した当該椎間又は当該椎弓に実施した手術のうち主たる手術の所定点数の**100分の50**に相当する点数を加算する。ただし，加算は椎間又は椎弓を併せて4を超えないものとする。
2 2から4までに掲げる手術の所定点数には，注1の規定にかかわらず，当該手術を実施した椎間に隣接する椎弓に係る5及び6に掲げる手術の所定点数が含まれる。

→脊椎固定術，椎弓切除術，椎弓形成術
(1) 「2」後方又は後側方固定から「4」前方後方同時固定までの各区分に掲げる手術の費用には，当該手術を実施した椎間に隣接する椎弓に係る「5」椎弓切除及び「6」椎弓形成の費用が含まれる。
例1 第10胸椎から第12胸椎までの後方固定及び第11胸椎の椎弓切除を実施した場合の算定例
下記ア及びイを合算した点数を算定する。
ア 「2」後方又は後側方固定の所定点数
イ 「2」後方又は後側方固定の所定点数の100分の50に相当する点数

第10胸椎
椎弓切除を実施
後方固定術を実施
第11胸椎
後方固定術を実施
第12胸椎

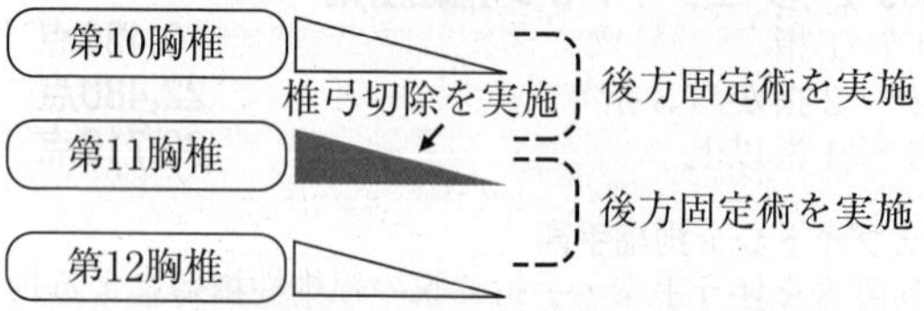

例2 第10胸椎から第12胸椎までの後方固定及び第9胸椎の椎弓切除を実施した場合の算定例
下記のア，イ及びウを合算した点数を算定する。
ア 「2」後方又は後側方固定の所定点数
イ 「2」後方又は後側方固定の所定点数の100分の50に相当する点数
ウ 「5」椎弓切除の所定点数の100分の50に相当する点数

椎弓切除を実施
第9胸椎
第10胸椎
後方固定術を実施
第11胸椎
後方固定術を実施
第12胸椎

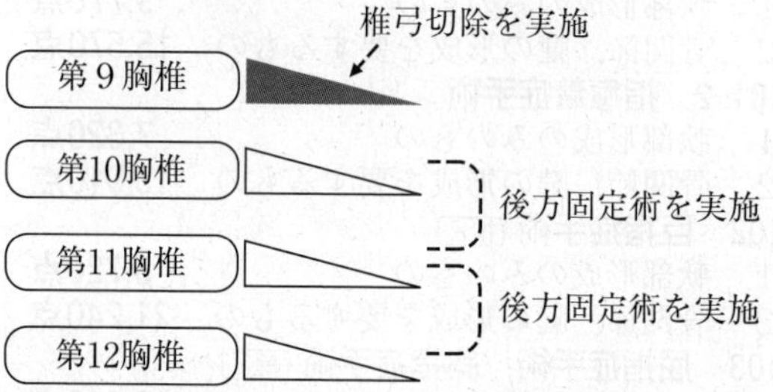

(2) 骨形成的片側椎弓切除術及び髄核摘出術を併せて2椎間に行った場合は，K186脊髄硬膜内神経切断術に準じて算定する。 (令6保医発0305・4)

K142-2 脊椎側彎症手術
1 固定術 55,950点
2 矯正術
イ 初回挿入 112,260点
ロ 交換術 48,650点
ハ 伸展術 20,540点
注 1及び2のロ（胸郭変形矯正用材料を用いた場合に限る）について，椎間が2以上の場合は，1椎間を増すごとに所定点数に所定点数の**100分の50**に相当する点数を加算する。ただし，加算は4椎間を超えないものとする。

→脊椎側彎症手術
(1) 「注」に規定する胸郭変形矯正用材料を用いた場合とは，「2」の「ロ」交換術を行う場合を指しており，「1」の場合には適用されない。
(2) 矯正術を前提として行われるアンカー補強手術（foundation作成）はK142脊椎固定術，椎弓切除術，椎弓形成術（多椎間又は多椎弓の場合を含む）の「2」後方又は後側方固定にて算定する。また，その一連の治療として数か月後に行われる矯正術は「2」の「ロ」

手術

交換術にて算定する。

(3) 「２」の「ロ」交換術とは，患者の成長に伴い，ロッド又はグレードルを含めた全体の交換が必要となった場合の術式を指す。一部のクリップ等を交換し，固定位置の調整等を行った場合は「ハ」伸展術にて算定する。 （令６保医発0305・4）

K142-3 内視鏡下脊椎固定術（胸椎又は腰椎前方固定） **101,910点**

注 椎間が２以上の場合は，１椎間を増すごとに所定点数に所定点数の**100分の50**に相当する点数を加算する。ただし，加算は４椎間を超えないものとする。

K142-4 経皮的椎体形成術 **19,960点**

注１ 複数椎体に行った場合は，１椎体を増すごとに所定点数に所定点数の**100分の50**に相当する点数を加算する。ただし，加算は４椎体を超えないものとする。

２ 手術に伴う画像診断及び検査の費用は算定しない。

K142-5 内視鏡下椎弓形成術 **30,390点**

注 椎弓が２以上の場合は，１椎弓を増すごとに所定点数に所定点数の**100分の50**に相当する点数を加算する。ただし，加算は４椎弓を超えないものとする。

K142-6 歯突起骨折骨接合術 **23,750点**

→歯突起骨折骨接合術

歯突起骨折に対して，椎間の可動域を温存しながら骨接合術を行った場合に算定する。 （令６保医発0305・4）

K142-7 腰椎分離部修復術 **28,210点**

→腰椎分離部修復術

腰椎分離症に対して，椎間の可動域を温存しながら修復術を行った場合に算定する。 （令６保医発0305・4）

K142-8 顕微鏡下腰部脊柱管拡大減圧術 **24,560点**

K143 仙腸関節固定術 **29,190点**

K144 体外式脊椎固定術 複50 **25,800点**

→体外式脊椎固定術

(1) 体外式脊椎固定術は，ハローペルビック牽引装置，ハローベスト等の器械・器具を使用して脊椎の整復固定を行った場合に算定する。この場合において，当該器械・器具の費用は所定点数に含まれる。

(2) ベスト式の器械・器具に用いられるベスト部分は，その患者のみの使用で消耗する程度のものに限り副木として算定できる。 （令６保医発0305・4）

第３款 神経系・頭蓋

通 則

本款各区分に掲げる手術に当たって神経内視鏡を使用した場合の費用は，所定点数に含まれるものとする。

→第３款神経系・頭蓋の手術において神経内視鏡を使用した場合

当該神経内視鏡に係る費用は，当該手術の所定点数に含まれ，別に算定できない。 （令６保医発0305・4）

頭蓋，脳

K145 穿頭脳室ドレナージ術 低新 **2,330点**

→穿頭脳室ドレナージ術

(1) 穿頭術の手技料は所定点数に含まれ，別に算定できない。

(2) 当該手術は，初回実施に限り算定し，２回目以降の処置に係るドレナージについては，Ｊ002ドレーン法（ドレナージ）により算定する。 （令６保医発0305・4）

K145-2 皮下髄液貯溜槽留置術 **5,290点**

K146 頭蓋開溝術 **17,310点**

K147 穿頭術（トレパナチオン） 低新 **1,840点**

→穿頭術（トレパナチオン）

(1) 穿頭術又は開頭術を行い，脳室穿刺を行った場合の手技料は当該手術の所定点数に含まれ別に算定できない。

(2) 穿頭術における穿頭とは穿頭器を用いて穿孔することのみをいう。

(3) 穿頭による慢性硬膜下血腫洗浄・除去術は，Ｋ164-2慢性硬膜下血腫穿孔洗浄術により算定する。 （令６保医発0305・4）

K147-2 頭蓋内モニタリング装置挿入術 **6,310点**

K147-3 緊急穿頭血腫除去術 施4 (p.979) 施5 低新 **10,900点**

→緊急穿頭血腫除去術

(1) 手術室以外の，救急初療室又は集中治療室等において実施した場合に算定する。

(2) 一連の診療において，当該手術実施後に，第３款に定める他の手術手技を行った場合には，主たるもののみを算定する。

(3) 関連学会が定める治療方針に沿って実施する。 （令６保医発0305・4）

K148 試験開頭術 **15,850点**

→試験開頭術

(1) 試験開頭術における開頭とは，穿頭器以外の器具を用いて広範囲に開窓することをいう。

(2) Ｋ147穿頭術及び本手術を同時又は短時間の間隔をおいて２か所以上行った場合の点数は，本区分の所定点数のみにより１回に限り算定する。 （令６保医発0305・4）

K149 減圧開頭術 低新

１ キアリ奇形，脊髄空洞症の場合 **28,280点**

２ その他の場合 **26,470点**

K149-2 後頭蓋窩減圧術 低新 **31,000点**

→後頭蓋窩減圧術

キアリ奇形を伴う脊髄空洞症に対して行った場合に算定する。 （令６保医発0305・4）

K150 脳膿瘍排膿術 低新 **21,470点**

K151 削除

K151-2 広範囲頭蓋底腫瘍切除・再建術 施5 低新 **216,230点**

→広範囲頭蓋底腫瘍切除・再建術

次のような手術を行った場合に算定する。

ア 眼窩内又は副鼻腔に及ぶ腫瘍に対する眼窩内又は副鼻腔を含む前頭蓋底切除による腫瘍摘出及び再建術
イ 海綿静脈洞に及ぶ腫瘍に対する海綿静脈洞の開放を伴う腫瘍切除及び再建術
ウ 錐体骨・斜台の腫瘍に対する経口的腫瘍摘出又は錐体骨削除・S状静脈洞露出による腫瘍摘出及び再建術
エ 頸静脈孔周辺部腫瘍に対するS状静脈洞露出を伴う頸静脈孔開放術による腫瘍摘出及び再建術

（令6保医発0305·4）

K152 耳性頭蓋内合併症手術 56,950点
K152-2 耳科的硬脳膜外膿瘍切開術 49,520点
K153 鼻性頭蓋内合併症手術 52,870点
K154 機能的定位脳手術 施5 低新
1 片側の場合 52,300点
2 両側の場合 94,500点

→機能的定位脳手術

(1) 脳性小児麻痺に対するレンズ核破壊術若しくはパーキンソニズム，振戦麻痺等の不随意運動又は筋固縮に対する脳淡蒼球内オイルプロカイン注入療法（脳深部定位手術）を行った場合は，本区分により算定する。
(2) 機能的定位脳手術に係る特殊固定装置による固定及び穿頭並びに穿刺，薬剤（再生医療等製品を含む）注入に係る費用は所定点数に含まれ，別に算定できない。ただし，手術前に行うエックス線撮影及びフィルムによる注入部位の位置計測については，第２章第４部画像診断のエックス線診断料により別に算定できる。

（令6保医発0305·4）

K154-2 顕微鏡使用によるてんかん手術（焦点切除術，側頭葉切除術，脳梁離断術） 施5 低新 131,630点
K154-3 定位脳腫瘍生検術 20,040点
K154-4 集束超音波による機能的定位脳手術 105,000点

→集束超音波による機能的定位脳手術

(1) 薬物療法で十分に効果が得られない本態性振戦及びパーキンソン病の患者に対し，振戦症状の緩和を目的として，視床を標的としたMRガイド下集束超音波治療器による機能的定位脳手術を行った場合に，患者１人につき１回に限り算定する。
(2) 薬物療法で十分に効果が得られないパーキンソン病の患者であって，脳深部刺激術が不適用の患者に対し，運動症状の緩和を目的として，淡蒼球を標的としたMRガイド下集束超音波治療器による機能的定位脳手術を行った場合に，患者１人につき１回に限り算定する。
(3) 関連学会の定める適正使用指針を遵守し，振戦及びパーキンソン病の診断や治療に関して，専門の知識及び少なくとも５年以上の経験を有し，関連学会が定める所定の研修を修了している常勤の脳神経外科の医師が実施した場合に限り算定する。（令6保医発0305·4）

K155 脳切截術（開頭して行うもの） 低新 19,600点

→脳切截術

本手術を両側同時に施行した場合は，片側ごとに所定点数を算定する。（令6保医発0305·4）

K156 延髄における脊髄視床路切截術 40,950点
K157 三叉神経節後線維切截術 36,290点
K158 視神経管開放術 36,290点

K159 顔面神経減圧手術（乳様突起経由） 44,500点
K159-2 顔面神経管開放術 44,500点
K160 脳神経手術（開頭して行うもの） 施5 37,620点
K160-2 頭蓋内微小血管減圧術 43,920点

→頭蓋内微小血管減圧術

後頭蓋窩の顔面神経又は三叉神経への微小血管圧迫に起因する顔面痙攣又は三叉神経痛に対して，後頭下開頭による神経減圧術を行った場合に算定する。

（令6保医発0305·4）

K161 頭蓋骨腫瘍摘出術 23,490点
K162 頭皮，頭蓋骨悪性腫瘍手術 36,290点
K163 頭蓋骨膜下血腫摘出術 低新 10,680点
K164 頭蓋内血腫除去術（開頭して行うもの） 低新
1 硬膜外のもの 35,790点
2 硬膜下のもの 36,970点
3 脳内のもの 47,020点

→頭蓋内血腫除去術

定位的脳内血腫除去術を行った場合は，K164-4定位的脳内血腫除去術により算定する。（令6保医発0305·4）

K164-2 慢性硬膜下血腫穿孔洗浄術 低新 10,900点
K164-3 脳血管塞栓（血栓）摘出術 37,560点
K164-4 定位的脳内血腫除去術 18,220点
K164-5 内視鏡下脳内血腫除去術 47,020点
K165 脳内異物摘出術 45,630点
K166 脳膿瘍全摘術 低新 36,500点
K167 頭蓋内腫瘤摘出術 施5 61,720点
K168 脳切除術 36,290点
K169 頭蓋内腫瘍摘出術 施5 低新
1 松果体部腫瘍 158,100点
2 その他のもの 132,130点

注１ 脳腫瘍覚醒下マッピングを用いて実施した場合は，**脳腫瘍覚醒下マッピング加算**として，4,500点を所定点数に加算する。 施4 (p.979)

２ 原発性悪性脳腫瘍に対する頭蓋内腫瘍摘出術において，タラポルフィンナトリウムを投与した患者に対しPDT半導体レーザを用いて光線力学療法を実施した場合は，**原発性悪性脳腫瘍光線力学療法加算**として，18,000点を所定点数に加算する。 施4 (p.979)

３ ２について，同一手術室内において術中にMRIを撮影した場合は，**術中MRI撮影加算**として，3,990点を所定点数に加算する。

→頭蓋内腫瘍摘出術

(1) 「注１」に規定する脳腫瘍覚醒下マッピング加算を算定する場合は，K930脊髄誘発電位測定等加算は算定できない。
(2) 「注３」に規定する術中MRI撮影加算は，関係学会の定めるガイドラインを遵守した場合に限り算定する。なお，MRIに係る費用は別に算定できる。

（令6保医発0305·4）

K169-2 内視鏡下脳腫瘍生検術 施4 (p.979) 施5 80,000点

K 169-3 内視鏡下脳腫瘍摘出術 施4 (p.979) 施5 100,000点
K 170 経耳的聴神経腫瘍摘出術 施5 76,890点
K 171 経鼻的下垂体腫瘍摘出術 施5 87,200点
K 171-2 内視鏡下経鼻的腫瘍摘出術
1 下垂体腫瘍 110,970点
2 頭蓋底脳腫瘍（下垂体腫瘍を除く） 126,120点
注 同一手術室内において術中にMRIを撮影した場合は，**術中MRI撮影加算**として，3,990点を所定点数に加算する。

→内視鏡下経鼻的腫瘍摘出術
「注」に規定する術中MRI撮影加算は，関係学会の定めるガイドラインを遵守した場合に限り算定する。なお，MRIに係る費用は別に算定できる。 (令6保医発0305·4)

K 172 脳動静脈奇形摘出術 低新
1 単純なもの 141,830点
2 複雑なもの 179,830点

→脳動静脈奇形摘出術
「2」については，SM-Grade 3から5の患者に対して実施した場合であって，当該手術について十分な経験を有する医師により実施されたときに算定する。なお，画像所見及び手術の概要を診療報酬明細書の摘要欄に記載する。 (令6保医発0305·4)

K 173 脳・脳膜脱手術 低新 36,290点
K 174 水頭症手術 施5 低新
1 脳室穿破術（神経内視鏡手術によるもの） 38,840点
2 シャント手術 24,310点
3 シャント再建術
イ 頭側のもの 15,850点
ロ 腹側のもの 6,600点
ハ 頭側及び腹側のもの 19,150点

→水頭症手術
(1) 脳室穿破術，脳室腹腔シャント手術，脳室心耳シャント手術又は腰部くも膜下腔腹腔シャント手術を行った場合に算定する。
(2) 「3」のシャント再建術において，カテーテル抜去に係る費用は所定の点数に含まれ，別に算定できない。
(令6保医発0305·4)

K 174-2 髄液シャント抜去術 施5 1,680点

→髄液シャント抜去術
水頭症に対してシャント手術を実施した後，経過良好のためカテーテルを抜去した場合に算定する。
(令6保医発0305·4)

K 175 脳動脈瘤被包術 施5
1 1箇所 82,020点
2 2箇所以上 94,040点
K 176 脳動脈瘤流入血管クリッピング（開頭して行うもの） 施5
1 1箇所 82,730点
2 2箇所以上 108,200点
注1 ローフローバイパス術による頭蓋外・頭蓋内血管吻合を併せて行った場合は，**ローフローバイパス術併用加算**として，16,060点を所定点数に加算する。
2 ハイフローバイパス術による頭蓋外・頭蓋内血管吻合を併せて行った場合は，**ハイフローバイパス術併用加算**として，30,000点を所定点数に加算する。

→脳動脈瘤流入血管クリッピング
(1) 本手術は，開頭の部位数又は使用したクリップの個数にかかわらず，クリッピングを要する病変の箇所数に応じて算定する。
(2) 「注1」に規定するローフローバイパス術併用加算は，本手術に際し，親血管より末梢側の血流を確保するため，頭皮から採取した血管を用いた頭蓋外・頭蓋内血管吻合を併せて行った場合に算定する。
(3) 「注2」に規定するハイフローバイパス術併用加算は，本手術に際し，親血管より末梢側の血流を確保するため，上肢又は下肢から採取した血管を用いた頭蓋外・頭蓋内血管吻合を併せて行った場合に算定する。
(4) 「注1」及び「注2」におけるバイパス造成用自家血管の採取料については，当該所定点数に含まれ別に算定できない。
(令6保医発0305·4)

K 176-2 脳硬膜血管結紮術 施5 82,730点

→脳硬膜血管結紮術
当該手術を行う際には，関係学会が定めるガイドラインを遵守する。 (令6保医発0305·4)

K 177 脳動脈瘤頸部クリッピング 施5
1 1箇所 114,070点
2 2箇所以上 128,400点
注1 ローフローバイパス術による頭蓋外・頭蓋内血管吻合を併せて行った場合は，**ローフローバイパス術併用加算**として，16,060点を所定点数に加算する。
2 ハイフローバイパス術による頭蓋外・頭蓋内血管吻合を併せて行った場合は，**ハイフローバイパス術併用加算**として，30,000点を所定点数に加算する。

→脳動脈瘤頸部クリッピング
(1) 本手術は，開頭の部位数又は使用したクリップの個数にかかわらず，クリッピングを要する病変の箇所数に応じて算定する。
(2) 「注1」に規定するローフローバイパス術併用加算は，本手術に際し，親血管より末梢側の血流を確保するため，頭皮から採取した血管を用いた頭蓋外・頭蓋内血管吻合を併せて行った場合に算定する。
(3) 「注2」に規定するハイフローバイパス術併用加算は，本手術に際し，親血管より末梢側の血流を確保するため，上肢又は下肢から採取した血管を用いた頭蓋外・頭蓋内血管吻合を併せて行った場合に算定する。
(4) 「注1」及び「注2」におけるバイパス造成用自家血管の採取料については，当該所定点数に含まれ別に算定できない。
(令6保医発0305·4)

K 178 脳血管内手術 施5 低新
1 1箇所 66,270点
2 2箇所以上 84,800点
3 脳血管内ステントを用いるもの 82,850点
注 手術に伴う画像診断及び検査の費用は算定しない。

→脳血管内手術

(1) 脳動脈瘤，脳動静脈奇形等の脳血管異常に対して，血管内手術用カテーテルを用いて手術を行った場合に算定する。
(2) 脳血管内ステントを用いて脳血管内手術を行った場合には，手術を行った箇所数にかかわらず，「3」を算定する。 （令６保医発0305·4）

K178-2 経皮的脳血管形成術 施5 **39,780点**
注 手術に伴う画像診断及び検査の費用は算定しない。

→経皮的脳血管形成術
頭蓋内の椎骨動脈又は内頸動脈の狭窄に対して，経皮的脳血管形成術用カテーテルを用いて経皮的脳血管形成術を行った場合に算定する。 （令６保医発0305·4）

K178-3 経皮的選択的脳血栓・塞栓溶解術
1 頭蓋内脳血管の場合 **36,280点**
2 頸部脳血管の場合（内頸動脈，椎骨動脈） **25,880点**
注 手術に伴う画像診断及び検査の費用は算定しない。

K178-4 経皮的脳血栓回収術 **33,150点**
注 別に厚生労働大臣が定める施設基準〔※告示4第12・1，p.975〕に適合しているものとして地方厚生局長等に届け出た保険医療機関において，当該保険医療機関との連携体制の確保により区分番号A205-2に掲げる超急性期脳卒中加算の届出を行っている他の保険医療機関の救急患者について，経皮的脳血栓回収術の適応判定について助言を行った上で，当該他の保険医療機関から搬送された当該患者に対して，経皮的脳血栓回収術を実施した場合は，**脳血栓回収療法連携加算**として，**5,000点**を所定点数に加算する。ただし，脳血栓回収療法連携加算を算定する場合は，区分番号A205-2に掲げる超急性期脳卒中加算は算定できない。施4（p.980）

【2024年改定による主な変更点】 基幹施設において，医師少数区域又は医療資源の少ない地域の他の医療機関（当該基幹施設との連携によりA205-2超急性期脳卒中加算の届出を行っている医療機関）から搬送された救急患者に対して経皮的脳血栓回収術を行った場合に，**脳血栓回収療法連携加算**（手術「通則4」の施設基準に適合している届出医療機関であることが要件）が算定可となった。

→経皮的脳血栓回収術
「注」に規定する脳血栓回収療法連携加算を算定する場合においては，手術を実施する保険医療機関と連携する他の保険医療機関の間で合議の上，当該連携に必要な費用の精算を行うものとする。 （令６保医発0305·4）

K178-5 経皮的脳血管ステント留置術 **35,560点**

→経皮的脳血管ステント留置術
経皮的脳血管ステント留置術は，脳血管用ステントセットを用いて経皮的脳血管ステント留置術を行った場合に算定する。なお，実施に当たっては，関係学会の定める診療に関する指針を遵守する。 （令６保医発0305·4）

K179 髄液漏閉鎖術 **39,380点**
K180 頭蓋骨形成手術 低新
1 頭蓋骨のみのもの **17,530点**
2 硬膜形成を伴うもの **23,660点**
3 骨移動を伴うもの 施4（p.980） **47,090点**
注 3については，先天奇形に対して行われた場合に限り算定する。

K181 脳刺激装置植込術 施4（p.980） 施5
1 片側の場合 **65,100点**
2 両側の場合 **71,350点**

→脳刺激装置植込術
薬物療法，他の外科療法及び神経ブロック療法の効果が認められない慢性難治性疼痛又は振戦等の神経症状の除去若しくは軽減，或いはてんかん治療を目的として行った場合に算定する。 （令６保医発0305·4）

K181-2 脳刺激装置交換術 施4（p.980） **14,270点**
K181-3 頭蓋内電極抜去術 **12,880点**

→頭蓋内電極抜去術
本手術は，電極の抜去のみを目的として開頭術を行った場合に算定する。なお，それ以外の場合にあっては，併せて行った開頭術（脳刺激装置植込術及び頭蓋内電極植込術を含む）の所定点数に含まれ，別に算定できない。 （令６保医発0305·4）

K181-4 迷走神経刺激装置植込術 **28,030点**

→迷走神経刺激装置植込術
本手術は，てんかん外科治療に関する専門の知識及び5年以上の経験を有する医師により行われた場合に算定する。また，当該手術の実施に当たっては，関連学会の定める実施基準に準じる。 （令６保医発0305·4）

K181-5 迷走神経刺激装置交換術 **14,270点**
K181-6 頭蓋内電極植込術
1 硬膜下電極によるもの **65,100点**
2 脳深部電極によるもの
イ 7本未満の電極による場合 **71,350点**
ロ 7本以上の電極による場合 施4（p.980） **96,850点**

→頭蓋内電極植込術
「2」の「ロ」の実施に当たっては，原則として能動的定位装置を用いる等，関連学会の定める指針を遵守する。なお，当該手術について十分な経験を有する医師により実施された場合に算定する。 （令６保医発0305·4）

脊髄，末梢神経，交感神経

K182 神経縫合術 複50
1 指（手，足） 指2 **15,160点**
2 その他のもの **24,510点**
K182-2 神経交差縫合術
1 指（手，足） 指2 **43,580点**
2 その他のもの **46,180点**

→神経交差縫合術
交通事故等により腕神経叢が根部で切断された病状で，患側の肋間神経を剥離し，易動性にし，切断部より末梢部において神経縫合した場合等，末梢神経損傷に対し，他の健常な神経を遊離可動化し，健常神経の末梢端と損傷神経の中枢端を縫合した場合に算定する。 （令６保医発0305·4）

手術

K182-3　神経再生誘導術 複50
1　指（手，足）指2　12,640点
2　その他のもの　21,590点

→神経再生誘導術
神経再生誘導術は，神経再生誘導材を用いて神経再建を実施した場合に算定する。（令6保医発0305·4）

K183　脊髄硬膜切開術　25,840点
K183-2　空洞・くも膜下腔シャント術（脊髄空洞症に対するもの）　26,450点
K184　減圧脊髄切開術　26,960点
K185　脊髄切截術　38,670点
K186　脊髄硬膜内神経切断術　38,670点
K187　脊髄視床路切截術　42,370点
K188　神経剥離術
1　鏡視下によるもの　14,170点
2　その他のもの　10,900点
K188-2　硬膜外腔癒着剥離術　11,000点

→硬膜外腔癒着剥離術
(1)　経皮的にカテーテルを用いて機械的な癒着剥離を含む硬膜外腔の癒着剥離を透視下に実施した場合に算定する。
(2)　経皮的にカテーテルを硬膜外腔に挿入し局所麻酔剤の注入等を行った場合であっても，機械的な癒着剥離を含む硬膜外腔の癒着剥離を目的としない場合は，第11部麻酔第2節神経ブロック料により算定する。
（令6保医発0305·4）

K188-3　癒着性脊髄くも膜炎手術（脊髄くも膜剥離操作を行うもの）施4（p.980）　38,790点

→癒着性脊髄くも膜炎手術
くも膜下腔の癒着剥離を顕微鏡下に実施し，くも膜下腔を形成した場合に算定する。（令6保医発0305·4）

K189　脊髄ドレナージ術　460点
K190　脊髄刺激装置植込術 施4（p.980）施5
1　脊髄刺激電極を留置した場合　27,830点
2　ジェネレーターを留置した場合　16,100点
注　脊髄刺激電極を2本留置する場合は，8,000点を所定点数に加算する。

→脊髄刺激装置植込術
(1)　薬物療法，他の外科療法及び神経ブロック療法の効果が認められない慢性難治性疼痛の除去又は軽減を目的として行った場合に算定する。
(2)　試験刺激を実施し，効果判定時に効果なしと判断されリードを抜去した場合，その費用は「1」の所定点数に含まれ別に算定できない。（令6保医発0305·4）

K190-2　脊髄刺激装置交換術 施4（p.980）施5　15,650点
K190-3　重症痙性麻痺治療薬髄腔内持続注入用植込型ポンプ設置術　37,130点
K190-4　重症痙性麻痺治療薬髄腔内持続注入用植込型ポンプ交換術　8,380点
K190-5　重症痙性麻痺治療薬髄腔内持続注入用植込型ポンプ薬剤再充填　780点
注　1月に1回に限り算定する。
K190-6　仙骨神経刺激装置植込術 施4（p.980）
1　脊髄刺激電極を留置した場合　24,200点
2　ジェネレーターを留置した場合　16,100点

→仙骨神経刺激装置植込術
(1)　医師の指示に従い，自ら送信機を使用することで便失禁又は過活動膀胱に対するコントロールを行う意思のある者であって，保存的療法が無効又は適用できない患者に対して実施する場合に限り算定できる。なお，自ら送信機を使用することができない患者に対して実施する場合は算定できない。
(2)　患者自身により記載された同意書を診療録に添付する。
(3)　リードの抜去に要する費用は所定点数に含まれる。試験刺激を実施し，効果判定時に効果なしと判断されリードを抜去した場合，その費用は「1」の所定点数に含まれ別に算定できない。
(4)　実施に当たっては，関係学会の定める診療に関する指針を遵守する。（令6保医発0305·4）

K190-7　仙骨神経刺激装置交換術 施4（p.980）　13,610点

→仙骨神経刺激装置交換術
医師の指示に従い，自ら送信機を使用することで便失禁又は過活動膀胱に対するコントロールを行う意思のある者であって，保存的療法が無効又は適用できない患者に対して実施する場合であって，関係学会の定める診療に関する指針に従って実施した場合に限り算定できる。なお，自ら送信機を使用することができない患者に対して実施する場合は算定できない。（令6保医発0305·4）

K190-8　舌下神経電気刺激装置植込術 施4（p.980）　28,030点

→舌下神経電気刺激装置植込術
以下のアからキまでの全てに該当する閉塞性睡眠時無呼吸症候群患者に対し，関係学会の定める適正使用指針に基づき実施した場合に限り算定する。
ア　無呼吸低呼吸指数が20以上の閉塞性睡眠時無呼吸症候群である。
イ　CPAP療法が不適又は不忍容である。
ウ　扁桃肥大等の重度の解剖学的異常がない。
エ　18歳以上である。
オ　BMIが30未満である。
カ　薬物睡眠下内視鏡検査で軟口蓋の同心性虚脱を認めない。
キ　中枢性無呼吸の割合が25%以下である。
（令6保医発0305·4）

K191　脊髄腫瘍摘出術 低新
1　髄外のもの 複50　62,000点
2　髄内のもの　118,230点
K192　脊髄血管腫摘出術 低新　106,460点
K193　神経腫切除術
1　指（手，足）指2　5,770点
2　その他のもの　10,770点
注　神経腫が2個以上の場合は，神経腫を1個増すごとに，指（手，足）の場合は2,800点を，その他の場合は4,000点を所定点数に加算する。
K193-2　レックリングハウゼン病偽神経腫切除術（露出部）
1　長径2cm未満　1,660点
2　長径2cm以上4cm未満　3,670点

手術

3 長径４cm以上 5,010点

K 193-3 レックリングハウゼン病偽神経腫切除術（露出部以外）
1 長径３cm未満 1,280点
2 長径３cm以上６cm未満 3,230点
3 長径６cm以上 4,160点

→レックリングハウゼン病偽神経腫切除術（露出部），レックリングハウゼン病偽神経腫切除術（露出部以外）

(1) 「露出部」とはK000創傷処理の「注２」の「露出部」と同一の部位をいう。

(2) 近接密生しているレックリングハウゼン病偽神経腫については，１個として取り扱い，他の手術等の点数と著しい不均衡を生じないようにする。

(3) 露出部と露出部以外が混在する患者については，露出部に係る長さが全体の50％以上の場合は，K 193-2の所定点数により算定し，50％未満の場合は，K 193-3の所定点数により算定する。 （令６保医発0305·4）

K 194 神経捻除術
1 後頭神経 4,410点
2 上眼窩神経 4,410点
3 眼窩下神経 4,410点
4 おとがい神経 4,410点
5 下顎神経 7,750点

K 194-2 横隔神経麻痺術 4,410点

K 194-3 眼窩下孔部神経切断術 4,410点

K 194-4 おとがい孔部神経切断術 4,410点

K 195 交感神経切除術
1 頸動脈周囲 8,810点
2 股動脈周囲 8,810点

K 195-2 尾動脈腺摘出術 7,750点

K 196 交感神経節切除術
1 頸部 26,030点
2 胸部 16,340点
3 腰部 17,530点

K 196-2 胸腔鏡下交感神経節切除術（両側） 施５ 短３ 18,500点

K 196-3 ストッフェル手術 12,490点

K 196-4 閉鎖神経切除術 12,490点

K 196-5 末梢神経遮断（挫滅又は切断）術（浅腓骨神経，深腓骨神経，後脛骨神経又は腓腹神経に限る） 12,490点

→疼痛に対して行う末梢神経遮断（挫滅又は切断）術

浅腓骨神経，深腓骨神経，後脛骨神経又は腓腹神経の場合に限り算定する。なお，浅腓骨神経，深腓骨神経，後脛骨神経及び腓腹神経を同時に遮断した場合には，それぞれ別に所定点数を算定する。 （令６保医発0305·4）

K 196-6 末梢神経ラジオ波焼灼療法（一連として） 15,000点

→末梢神経ラジオ波焼灼療法（一連として）

末梢神経ラジオ波焼灼療法（一連として）は，次に掲げる要件をいずれも満たす場合に限り算定できる。

(1) 整形外科的な外科的治療の対象とならない変形性膝関節症に伴う慢性疼痛を有する患者のうち，既存の保存療法で奏効しない患者に対して，疼痛緩和を目的として，上外側膝神経，上内側膝神経及び下内側膝神経に末梢神経ラジオ波焼灼療法を行った場合に算定する。

(2) 変形性膝関節症に関する専門の知識及び６年以上の経験を有し，関連学会が定める所定の研修を修了している常勤の整形外科の医師が，関連学会の定める適正使用指針を遵守して実施した場合に限り算定する。 （令６保医発0305·4）

K 197 神経移行術 23,660点

K 198 神経移植術 複100 23,520点

第４款 眼

→眼球の手術（第１節手術料第４款眼に掲げるもの）

片眼を同一手術野として取り扱う。 （令６保医発0305·4）

涙 道

K 199 涙点，涙小管形成術 660点

K 200 涙嚢切開術 830点

K 200-2 涙点プラグ挿入術，涙点閉鎖術 760点

→涙点プラグ挿入術，涙点閉鎖術

(1) 乾性角結膜炎（シルマーテスト第１法変法５mm以下，又はローズベンガル染色試験＋＋以上）及びシェーグレン症候群に対して行った場合に算定する。

(2) 上下涙点に実施した場合も含め１回のみの算定とする。 （令６保医発0305·4）

K 201 先天性鼻涙管閉塞開放術 3,720点

K 202 涙管チューブ挿入術
1 涙道内視鏡を用いるもの 短１ 短３ 2,350点
2 その他のもの 1,810点

K 203 涙嚢摘出術 4,590点

K 204 涙嚢鼻腔吻合術 施５ 23,490点

K 205 涙嚢瘻管閉鎖術 3,720点

K 206 涙小管形成手術 16,730点

眼 瞼

K 207 瞼縁縫合術（瞼板縫合術を含む） 1,580点

K 208 麦粒腫切開術 410点

→麦粒腫切開術

数か所の切開も同一瞼内にあるものについては１回として算定する。 （令６保医発0305·4）

K 209 眼瞼膿瘍切開術 570点

K 209-2 外眥切開術 570点

K 210 削除

K 211 睫毛電気分解術（毛根破壊） 560点

K 212 兎眼矯正術 6,700点

→兎眼矯正術

兎眼症に対して瞼板縫合術を行った場合は，本区分により算定する。 （令６保医発0305·4）

K 213 マイボーム腺梗塞摘出術，マイボーム腺切開術 440点

K 214 霰粒腫摘出術 700点

→霰粒腫摘出術

数か所の切開も同一瞼内にあるものについては１回として算定する。 （令６保医発0305·4）

手術

K215 瞼板切除術（巨大霰粒腫摘出） 1,730点
K215-2 眼瞼結膜腫瘍手術 5,140点
K216 眼瞼結膜悪性腫瘍手術 11,900点
K217 眼瞼内反症手術
1 縫合法 1,990点
2 皮膚切開法 短1 短3 2,590点
3 眼瞼下制筋前転法 4,230点
K218 眼瞼外反症手術 4,400点
K219 眼瞼下垂症手術
1 眼瞼挙筋前転法 短1 短3 7,200点
2 筋膜移植法 18,530点
3 その他のもの 短1 短3 6,070点

結　膜

K220 結膜縫合術 1,410点
K221 結膜結石除去術
1 少数のもの（1眼瞼ごと） 260点
2 多数のもの（1眼瞼ごと） 390点
K222 結膜下異物除去術 470点
K223 結膜嚢形成手術
1 部分形成 2,250点
2 皮膚及び結膜の形成 14,960点
3 全部形成（皮膚又は粘膜の移植を含む） 16,730点
K223-2 内眥形成術 16,730点
K224 翼状片手術（弁の移植を要するもの）
複50 短1 短3 3,650点
K225 結膜腫瘍冷凍凝固術 800点
K225-2 結膜腫瘍摘出術 6,290点
K225-3 結膜肉芽腫摘除術 800点
K225-4 角結膜悪性腫瘍切除術 施4 (p.980) 6,290点

眼窩，涙腺

K226 眼窩膿瘍切開術 1,390点
K227 眼窩骨折観血的手術（眼窩ブローアウト骨折手術を含む） 14,960点
K228 眼窩骨折整復術 29,170点

→眼窩骨折整復術

陳旧性の変形治癒骨折に対して整復術を実施した場合に算定する。 （令6保医発0305・4）

K229 眼窩内異物除去術（表在性） 施5 8,240点
K230 眼窩内異物除去術（深在性） 施5
1 視神経周囲，眼窩尖端 27,460点
2 その他 14,960点
K231及びK232 削除
K233 眼窩内容除去術 16,980点
K234 眼窩内腫瘍摘出術（表在性） 施5 6,770点
K235 眼窩内腫瘍摘出術（深在性） 施5 45,230点
K236 眼窩悪性腫瘍手術 施5 51,940点
K237 眼窩縁形成手術（骨移植によるもの） 19,300点

眼球，眼筋

K238 削除
K239 眼球内容除去術 低新 7,040点
K240 削除
K241 眼球摘出術 低新 4,220点
K242 斜視手術
1 前転法 4,280点
2 後転法 短3 4,200点
3 前転法及び後転法の併施 短3 10,970点
4 斜筋手術 9,970点
5 直筋の前後転法及び斜筋手術の併施 12,300点
6 調節糸法 12,060点
K243 義眼台包埋術 低新 8,010点
K244 眼筋移動術 施5 19,330点
K245 眼球摘出及び組織又は義眼台充填術 低新 8,790点

角膜，強膜

K246 角膜・強膜縫合術 3,580点
K247 削除
K248 角膜新生血管手術（冷凍凝固術を含む） 980点
K248-2 顕微鏡下角膜抜糸術 950点
K249 角膜潰瘍掻爬術，角膜潰瘍焼灼術 1,190点
K250 角膜切開術 990点
K251 削除
K252 角膜・強膜異物除去術 640点
K253 削除
K254 治療的角膜切除術
1 エキシマレーザーによるもの（角膜ジストロフィー又は帯状角膜変性に係るものに限る） 施4 (p.980) 短1 短3 10,000点
注 手術に伴う画像診断及び検査の費用は，算定しない。
2 その他のもの 2,650点
K255 強角膜瘻孔閉鎖術 11,610点
K256 角膜潰瘍結膜被覆術 3,040点
K257 角膜表層除去併用結膜被覆術 9,540点
K258 削除
K259 角膜移植術 施5 低新 複50 52,600点
注1 レーザーによる場合は，**レーザー使用加算**として，所定点数に5,500点を加算する。
2 内皮移植による角膜移植を実施した場合は，**内皮移植加算**として，8,000点を所定点数に加算する。 施4 (p.981)

→角膜移植術

(1) 角膜を採取・保存するために要する費用は，所定点数に含まれ別に算定できない。
(2) 角膜を移植する場合においては，「眼球提供者（ドナー）適応基準について」（平成12年1月7日健医発第25号厚生労働省保健医療局長通知），「眼球のあっせん技術指針について」（平成12年1月7日健医発第26号厚生労働省保健医療局長通知）を遵守している場合に限り算定する。

手術

(3) 眼科用レーザー角膜手術装置により角膜切片を作成し，角膜移植術を行った場合は，「注１」に規定するレーザー使用加算を併せて算定する。
(4) 水疱性角膜症の患者に対して，角膜内皮移植を実施した場合は，「注２」に規定する内皮移植加算を算定できる。
(令６保医発0305·4)

K259-2 自家培養上皮移植術 52,600点

→自家培養上皮移植術
(1) 角膜上皮幹細胞疲弊症に対して，自家培養角膜上皮移植又は自家培養口腔粘膜上皮移植を行った場合に算定する。
(2) 自家培養角膜上皮移植の実施に際して，角膜輪部組織採取のみに終わり，角膜移植術に至らない場合については，K246角膜・強膜縫合術に準じて算定する。
(3) 自家培養口腔粘膜上皮移植の実施に際して，口腔粘膜組織採取のみに終わり，角膜移植術に至らない場合については，K423頬腫瘍摘出術の「1」に準じて算定する。
(4) 自家培養口腔粘膜上皮移植の実施に際して，自家培養口腔粘膜上皮移植を行った保険医療機関と口腔粘膜組織採取を行った保険医療機関とが異なる場合の診療報酬の請求は，自家培養口腔粘膜上皮移植を行った保険医療機関で行うものとし，当該診療報酬の分配は相互の合議に委ねる。
(令６保医発0305·4)

K259-3 ヒト羊膜基質使用自家培養口腔粘膜上皮細胞移植術 52,600点

→ヒト羊膜基質使用自家培養口腔粘膜上皮細胞移植術
(1) 角膜上皮幹細胞疲弊症に対して，ヒト羊膜基質使用自家培養口腔粘膜上皮細胞移植（羊膜移植を併用した場合を含む）を行った場合に算定する。
(2) ヒト羊膜基質使用自家培養口腔粘膜上皮細胞移植の実施に際して，口腔粘膜組織採取のみに終わり，ヒト羊膜基質使用自家培養口腔粘膜上皮細胞移植に至らない場合については，K423頬腫瘍摘出術の「1」に準じて算定する。
(3) ヒト羊膜基質使用自家培養口腔粘膜上皮細胞移植の実施に際して，ヒト羊膜基質使用自家培養口腔粘膜上皮細胞移植を行った保険医療機関と口腔粘膜組織採取を行った保険医療機関とが異なる場合の診療報酬の請求は，ヒト羊膜基質使用自家培養口腔粘膜上皮細胞移植を行った保険医療機関で行うものとし，当該診療報酬の分配は相互の合議に委ねる。
(令６保医発0305·4)

K260 強膜移植術 18,810点

→強膜移植術
(1) 強膜を採取・保存するために要する費用は，所定点数に含まれ別に算定できない。
(2) 強膜を移植する場合においては，「眼球提供者（ドナー）適応基準について」（平成12年１月７日健医発第25号厚生労働省保健医療局長通知），「眼球のあっせん技術指針について」（平成12年１月７日健医発第26号厚生労働省保健医療局長通知）及び日本組織移植学会が作成した「ヒト組織を利用する医療行為の安全性確保・保存・使用に関するガイドライン」を遵守している場合に限り算定する。
(令６保医発0305·4)

K260-2 羊膜移植術 施4 (p.981) 複50 **10,530点**

→羊膜移植術
(1) スティーヴンス・ジョンソン症候群，眼類天疱瘡，熱・化学外傷瘢痕，再発翼状片，角膜上皮欠損（角膜移植によるものを含む），角膜穿孔，角膜化学腐食，角膜瘢痕，瞼球癒着，結膜上皮内過形成，結膜腫瘍等であって，羊膜移植以外では治療効果が期待できないものに対して実施した場合に算定する。
(2) 日本組織移植学会が作成した「ヒト組織を利用する医療行為の安全性確保・保存・使用に関するガイドライン」等関連学会から示されている基準等を遵守している場合に限り算定する。
(3) 羊膜採取料及び組織適合性試験の費用は，所定点数に含まれ，別に算定できない。
(4) 羊膜を採取・保存するために要する全ての費用は，所定点数に含まれ別に請求できない。
(令６保医発0305·4)

K261 角膜形成手術 低新 **3,510点**
K262 削除

ぶどう膜

K263及びK264 削除
K265 虹彩腫瘍切除術 20,140点
K266 毛様体腫瘍切除術，脈絡膜腫瘍切除術 施5 **35,820点**
K267 削除
K268 緑内障手術 低新 複50
1 虹彩切除術 **4,740点**
2 流出路再建術
イ 眼内法 施4 (p.981) **14,490点**
ロ その他のもの **19,020点**
3 濾過手術 **23,600点**
4 緑内障治療用インプラント挿入術（プレートのないもの） **34,480点**
5 緑内障治療用インプラント挿入術（プレートのあるもの） 施4 (p.981) **45,480点**
6 水晶体再建術併用眼内ドレーン挿入術 施4 (p.981) 短1 短3 **27,990点**
7 濾過胞再建術（needle法） 施4 (p.981) **3,440点**

→緑内障手術
(1) 「6」水晶体再建術併用眼内ドレーン挿入術は，１眼に白内障及び緑内障がある患者に対して，水晶体再建術と同時に眼内ドレーン挿入術を関連学会の作成した使用要件基準に従って行った場合に限り算定する。なお，水晶体再建術の技術料は当該点数に含まれ，別に算定できない。
(2) 「6」水晶体再建術併用眼内ドレーン挿入術を行った際は，診療報酬請求に当たって，診療報酬明細書に症状詳記を記載する。
(3) 眼内レンズ及び眼内ドレーンの費用は所定点数に含まれ，別に算定できない。
(令６保医発0305·4)

K269 虹彩整復・瞳孔形成術 低新 **4,730点**
K270 虹彩光凝固術 6,620点
K271 毛様体光凝固術
1 眼内内視鏡を用いるもの 施4 (p.981) **41,000点**
2 その他のもの **5,600点**
K272 毛様体冷凍凝固術 2,160点
K273 隅角光凝固術 9,660点

手術

眼房，網膜

K274	前房，虹彩内異物除去術	8,800点
K275	網膜復位術 低新	34,940点
K276	網膜光凝固術 低新	
	1 通常のもの（一連につき）複50	10,020点
	2 その他特殊なもの（一連につき）	15,960点

→網膜光凝固術

(1) 「一連」とは，治療の対象となる疾患に対して所期の目的を達するまでに行う一連の治療過程をいう。例えば，糖尿病性網膜症に対する汎光凝固術の場合は，1週間程度の間隔で一連の治療過程にある数回の手術を行うときは，1回のみ所定点数を算定するものであり，その他数回の手術の費用は所定点数に含まれ，別に算定できない。

(2) 「2」その他特殊なものとは，裂孔原性網膜剥離，円板状黄斑変性症，網膜中心静脈閉鎖症による黄斑浮腫，類嚢胞黄斑浮腫及び未熟児網膜症に対する網膜光凝固術並びに糖尿病性網膜症に対する汎光凝固術を行うことをいう。（令6保医発0305·4）

K277	網膜冷凍凝固術 低新 複50	15,750点
K277-2	黄斑下手術 施5 低新 複50	47,150点

→黄斑下手術

黄斑下手術は，中心窩下新生血管膜を有する疾患（加齢黄斑変性症等）又は黄斑下血腫に対して行った場合に算定する。（令6保医発0305·4）

水晶体，硝子体

K278	硝子体注入・吸引術 低新	2,620点
K279	硝子体切除術 低新 複50	15,560点
K280	硝子体茎顕微鏡下離断術 施5 低新 複50	
	1 網膜付着組織を含むもの	38,950点
	2 その他のもの	29,720点
K280-2	網膜付着組織を含む硝子体切除術（眼内内視鏡を用いるもの）施4（p.981）低新	47,780点

→網膜付着組織を含む硝子体切除術

当該手術は，高度の角膜混濁あるいは裂傷などにより，眼底の透見が困難な網膜硝子体疾患に対して行った場合に算定する。また，当該手術を行った際には，**診療報酬明細書**の摘要欄に，当該術式を選択した理由について詳細に記載する。（令6保医発0305·4）

K281	増殖性硝子体網膜症手術 施5 低新 複50	54,860点
K281-2	網膜再建術 施4（p.981）	69,880点

→網膜再建術

(1) 未熟児網膜症，先天異常に伴う網膜剥離（主に家族性滲出性硝子体網膜症又は第1次硝子体過形成遺残）及び外傷による眼球破裂に対して実施した場合に算定する。なお，未熟児網膜症及び先天異常に伴う網膜剥離にあっては，線維血管増殖によって起こる，黄斑を脅かす網膜部分剥離又は網膜全剥離の状態をいい，眼球破裂例にあっては強膜の3分の1を超える破裂創があり，眼球内容物の脱出を認める状態をいう。

(2) 関係学会の定める指針を遵守する。（令6保医発0305·4）

K282	水晶体再建術 低新 複50 短1	
	1 眼内レンズを挿入する場合	
	イ 縫着レンズを挿入するもの	17,840点
	ロ その他のもの 短3	12,100点
	2 眼内レンズを挿入しない場合 短3	7,430点
	3 計画的後嚢切開を伴う場合	21,780点

注1 水晶体嚢拡張リングを使用した場合は，所定点数に**1,600点**を加算する。

2 1のイについて，水晶体偏位又は眼内レンズ偏位の患者に対して，高次収差解析を行った場合は，手術の前後それぞれ1回に限り，**高次収差解析加算**として，**150点**を所定点数に加算する。

→水晶体再建術

(1) 1眼に白内障及び斜視があり両者に対する手術を同時に行った場合は，別に算定できる。ただし，斜視手術が保険給付の対象となる場合に限る。

(2) 眼内レンズの費用は所定点数に含まれ，別に算定できない。

(3) 「1」の「イ」の縫着レンズを挿入するものについては，眼内レンズを縫着し挿入した場合に算定する。

(4) 「3」の計画的後嚢切開を伴う場合は，16歳未満の患者に対して行われた場合に限り算定する。

(5) 「注1」に規定する加算は，チン小帯の脆弱・断裂を有する症例に対して，水晶体嚢拡張リングを用いて水晶体再建術を実施した場合に算定する。なお，水晶体嚢拡張リングを使用した場合は，診療報酬請求に当たって，**診療報酬明細書**に症状詳記を記載する。

(6) 「注2」に規定する加算は，水晶体偏位又は眼内レンズ偏位の患者に対して，高次収差解析を行った場合は，「1」の「イ」の縫着レンズを挿入するものの手術の前後それぞれ1回に限り算定する。なお，水晶体偏位又は眼内レンズ偏位が疑われた場合であっても，当該手術を行わなかったときは，当該加算は算定できない。（令6保医発0305·4）

K282-2	後発白内障手術	1,380点

→後発白内障手術

後発白内障切開術（観血的）は当該区分に準じて算定する。（令6保医発0305·4）

K283	削除	
K284	硝子体置換術 複50	7,920点

第5款 耳鼻咽喉

外耳

K285	耳介血腫開窓術	460点
K286	外耳道異物除去術	
	1 単純なもの	260点
	2 複雑なもの	850点
K287	先天性耳瘻管摘出術	3,900点
K288	副耳（介）切除術	2,240点
K289	耳茸摘出術	1,150点
K290	外耳道骨増生（外骨腫）切除術	10,120点

手術

K290-2 外耳道骨腫切除術 7,670点
K291 耳介腫瘍摘出術 4,730点
K292 外耳道腫瘍摘出術（外耳道真珠腫手術を含む） 7,600点
K293 耳介悪性腫瘍手術 頸 22,290点
K294 外耳道悪性腫瘍手術（悪性外耳道炎手術を含む） 頸 35,590点
K295 耳後瘻孔閉鎖術 4,000点
K296 耳介形成手術
　1 耳介軟骨形成を要するもの 複50 19,240点
　2 耳介軟骨形成を要しないもの 9,960点

→耳介形成手術

耳輪埋没症，耳垂裂等に対して行った場合に算定する。
（令6保医発0305·4）

K297 外耳道形成手術 19,240点
K298 外耳道造設術・閉鎖症手術 36,700点
K299 小耳症手術 複50
　1 軟骨移植による耳介形成手術 62,880点
　2 耳介挙上 14,740点

→小耳症手術

「1」の軟骨移植による耳介形成手術においては，軟骨移植に係る費用は，所定点数に含まれ別に算定できない。
（令6保医発0305·4）

中 耳

K300 鼓膜切開術 830点
K301 鼓室開放術 8,370点
K302 上鼓室開放術 15,110点
K303 上鼓室乳突洞開放術 24,720点
K304 乳突洞開放術（アントロトミー） 15,500点
K305 乳突削開術 複50 24,490点
K305-2 植込型骨導補聴器（直接振動型）植込術 施4 (p.981) 24,490点

→植込型骨導補聴器（直接振動型）植込術

関連学会の定める適応基準に合致する難聴患者に対して実施した場合に算定する。
（令6保医発0305·4）

K306 錐体部手術 38,470点
K307 削除
K308 耳管内チューブ挿入術 1,420点
K308-2 耳管狭窄ビニール管挿入術 1,420点
K308-3 耳管用補綴材挿入術 施4 (p.982) 18,100点

→耳管用補綴材挿入術

保存的治療が奏効しない難治性耳管開放症の症状改善を目的に耳管用補綴材を耳管内に挿入した場合に算定する。
（令6保医発0305·4）

K309 鼓膜（排液，換気）チューブ挿入術 2,670点
K310 乳突充填術 8,590点
K311 鼓膜穿孔閉鎖術（一連につき） 1,900点

→鼓膜穿孔閉鎖術

トラフェルミン（遺伝子組換え）を用いた鼓膜穿孔閉鎖に当たっては，６か月以上続く鼓膜穿孔であって，自然閉鎖が見込まれない患者のうち，当該鼓膜穿孔が原因の聴力障害を来し，かつ本剤による鼓膜穿孔閉鎖によって聴力障害の改善が見込まれる者に対して実施した場合に限り，本区分の所定点数により算定する。なお，診療報酬請求に当たっては，診療報酬明細書に本剤による鼓膜穿孔閉鎖を実施する医学的必要性の症状詳記を記載する。
（令6保医発0305·4）

K312 鼓膜鼓室肉芽切除術 3,470点
K313 中耳，側頭骨腫瘍摘出術 38,330点
K314 中耳悪性腫瘍手術 頸
　1 切除 41,520点
　2 側頭骨摘出術 68,640点
K315 鼓室神経叢切除，鼓索神経切断術 9,900点
K316 S状洞血栓（静脈炎）手術 24,730点
K317 中耳根治手術 42,440点
K318 鼓膜形成手術 短3 18,100点

→鼓膜形成手術

(1) 鼓膜形成手術に伴う鼓膜又は皮膚の移植については，別に算定できない。
(2) 耳翼後面から植皮弁を採りWullsteinの鼓室形成手術の第１型とほぼ同様の操作（ただ鼓膜の上皮のみを除去することが異なる）で，鼓膜形成手術を行った場合は，K319鼓室形成手術により算定する。
（令6保医発0305·4）

K319 鼓室形成手術 施5 複50
　1 耳小骨温存術 34,660点
　2 耳小骨再建術 51,330点

→鼓室形成手術

鼓室形成手術に伴う皮膚の移植については，算定できない。
（令6保医発0305·4）

K319-2 経外耳道的内視鏡下鼓室形成術 施4 (p.981)
　1 上鼓室開放を伴わないもの 40,630点
　2 上鼓室・乳突洞開放を伴うもの 52,990点
K320 アブミ骨摘出術・可動化手術 32,140点
K320-2 人工中耳植込術 施4 (p.981) 32,140点

内 耳

K321 内耳開窓術 31,970点
K322 経迷路的内耳道開放術 施5 64,930点
K323 内リンパ嚢開放術 28,890点
K324 削除
K325 迷路摘出術
　1 部分摘出（膜迷路摘出術を含む） 29,220点
　2 全摘出 38,890点
K326 削除
K327 内耳窓閉鎖術 施5 23,250点
K328 人工内耳植込術 施4 (p.981) 40,810点
K328-2 植込型骨導補聴器移植術 施4 (p.981) 10,620点
K328-3 植込型骨導補聴器交換術 施4 (p.981) 1,840点

→植込型骨導補聴器交換術

接合子付骨導端子又は骨導端子の交換術を実施した場

合に算定し，音振動変換器のみ交換した場合は算定できない。
(令6保医発0305·4)

鼻

K 329　鼻中隔膿瘍切開術　620点
K 330　鼻中隔血腫切開術　820点
K 331　鼻腔粘膜焼灼術　1,080点
K 331-2　下甲介粘膜焼灼術　1,080点
K 331-3　下甲介粘膜レーザー焼灼術（両側）　2,910点
K 332　削除
K 333　鼻骨骨折整復固定術 短3　2,130点
K 333-2　鼻骨脱臼整復術　1,640点
K 333-3　鼻骨骨折徒手整復術　1,970点
K 334　鼻骨骨折観血的手術　5,720点
K 334-2　鼻骨変形治癒骨折矯正術　23,060点
K 335　鼻中隔骨折観血的手術　3,940点
K 335-2　上顎洞鼻内手術（スツルマン氏，吉田氏変法を含む）　2,740点
K 335-3　上顎洞鼻外手術　2,740点
K 336　鼻内異物摘出術　690点
K 337　鼻前庭嚢胞摘出術　4,980点
K 338　鼻甲介切除術
　1　高周波電気凝固法によるもの　1,240点
　2　その他のもの　3,810点
K 338-2　削除

→K 338鼻甲介切除術とK 340鼻茸摘出術の併施

慢性肥厚性鼻炎兼鼻茸に対して，K 338鼻甲介切除術及びK 340鼻茸摘出術を併施した場合は，それぞれの所定点数を別に算定する。
(令6保医発0305·4)

→K 338鼻甲介切除術又はK 339粘膜下下鼻甲介骨切除術と副鼻腔手術の併施

K 338鼻甲介切除術又はK 339粘膜下下鼻甲介骨切除術を副鼻腔手術と併施した場合においては，鼻甲介切除術又は粘膜下下鼻甲介骨切除術を副鼻腔手術の遂行上行う場合以外は同一手術野とはみなさず，それぞれの所定点数を別に算定する。
(令6保医発0305·4)

K 339　粘膜下下鼻甲介骨切除術　4,890点
K 340　鼻茸摘出術　1,500点

→鼻茸摘出術

高周波電磁波で行う場合にあっても本区分により算定する。
(令6保医発0305·4)

K 340-2　削除
K 340-3　内視鏡下鼻・副鼻腔手術Ⅰ型（副鼻腔自然口開窓術）　3,600点
K 340-4　内視鏡下鼻・副鼻腔手術Ⅱ型（副鼻腔単洞手術）　12,000点
　注　自家腸骨片を充填した場合は3,150点を所定点数に加算する。
K 340-5　内視鏡下鼻・副鼻腔手術Ⅲ型〔選択的（複数洞）副鼻腔手術〕　24,910点
K 340-6　内視鏡下鼻・副鼻腔手術Ⅳ型（汎副鼻腔手術）　32,080点
K 340-7　内視鏡下鼻・副鼻腔手術Ⅴ型（拡大副鼻腔手術） 施4 (p.982)　51,630点

→K 340-3内視鏡下鼻・副鼻腔手術Ⅰ型，K 340-4内視鏡下鼻・副鼻腔手術Ⅱ型，K 340-5内視鏡下鼻・副鼻腔手術Ⅲ型，K 340-6内視鏡下鼻・副鼻腔手術Ⅳ型，K 340-7内視鏡下鼻・副鼻腔手術Ⅴ型

K 340-3からK 340-7までに掲げる手術を同時に実施した場合は，主たるもののみ算定する。
(令6保医発0305·4)

K 341　上顎洞性後鼻孔ポリープ切除術　1,730点
K 342　鼻副鼻腔腫瘍摘出術　15,200点
K 343　鼻副鼻腔悪性腫瘍手術 施5 頸
　1　切除　25,040点
　2　全摘　49,690点
K 343-2　経鼻内視鏡下鼻副鼻腔悪性腫瘍手術
　1　頭蓋底郭清，再建を伴うもの 施4 (p.982)　110,950点
　2　その他のもの 施5　60,000点
K 344　経鼻腔的翼突管神経切除術　30,460点
K 345　萎縮性鼻炎手術（両側）　22,370点
K 346　後鼻孔閉鎖症手術 低新
　1　単純なもの（膜性閉鎖）　4,360点
　2　複雑なもの（骨性閉鎖）　27,040点
K 347　鼻中隔矯正術　8,230点
K 347-2　変形外鼻手術　16,390点

→変形外鼻手術

(1)　先天性の高度斜鼻・鞍鼻，口唇裂外鼻又は上顎洞・外鼻の悪性腫瘍術後等による機能障害を伴う外鼻の変形に対して，機能回復を目的として外鼻形成を行った場合に算定する。なお，外傷等による骨折治癒後の変形等に対するものは，K 334-2鼻骨変形治癒骨折矯正術により算定する。

(2)　単なる美容を目的とするものは保険給付の対象とならない。
(令6保医発0305·4)

K 347-3　内視鏡下鼻中隔手術Ⅰ型（骨，軟骨手術）　6,620点
K 347-4　内視鏡下鼻中隔手術Ⅱ型（粘膜手術）　2,440点
K 347-5　内視鏡下鼻腔手術Ⅰ型（下鼻甲介手術）　7,940点
K 347-6　内視鏡下鼻腔手術Ⅱ型（鼻腔内手術）　3,170点
K 347-7　内視鏡下鼻腔手術Ⅲ型（鼻孔閉鎖症手術）　19,940点
K 347-8　内視鏡下鼻中隔手術Ⅲ型（前彎矯正術）　29,680点
K 347-9　内視鏡下鼻中隔手術Ⅳ型（外鼻形成術）　46,070点

副 鼻 腔

K 348及びK 349　削除
K 350　前頭洞充填術　13,200点
K 351　削除
K 352　上顎洞根治手術　9,180点
K 352-2　鼻内上顎洞根治手術　3,820点
K 352-3　副鼻腔炎術後後出血止血法　6,660点

→副鼻腔炎術後後出血止血法

副鼻腔炎術後の後出血（手術日の翌日以後起った場合

手術

をいう）が多量で，必要があって再び術創を開く場合に算定する。 (令６保医発0305·4)

K353 鼻内篩骨洞根治手術 5,750点
K354～K356 削除
K356-2 鼻外前頭洞手術 16,290点
K357 鼻内蝶形洞根治手術 4,390点
K358からK362まで 削除
K362-2 経上顎洞的顎動脈結紮術 28,630点
K363 削除
K364 汎副鼻腔根治手術 20,010点
K365 経上顎洞的翼突管神経切除術 28,210点
K366 削除

咽頭，扁桃

K367 咽後膿瘍切開術 1,900点
K368 扁桃周囲膿瘍切開術 1,830点
K369 咽頭異物摘出術
1 簡単なもの 500点
2 複雑なもの 2,100点
K370 アデノイド切除術 1,600点
K371 上咽頭腫瘍摘出術
1 経口腔によるもの 5,350点
2 経鼻腔によるもの 6,070点
3 経副鼻腔によるもの 8,790点
4 外切開によるもの 16,590点
K371-2 上咽頭ポリープ摘出術
1 経口腔によるもの 4,460点
2 経鼻腔によるもの 5,060点
3 経副鼻腔によるもの 8,270点
4 外切開によるもの 15,080点
K372 中咽頭腫瘍摘出術
1 経口腔によるもの 2,710点
2 外切開によるもの 16,260点
K373 下咽頭腫瘍摘出術
1 経口腔によるもの 7,290点
2 外切開によるもの 16,300点
K374 咽頭悪性腫瘍手術（軟口蓋悪性腫瘍手術を含む）頸 35,340点
K374-2 鏡視下咽頭悪性腫瘍手術（軟口蓋悪性腫瘍手術を含む）施4 頸 内支 38,740点
K375 鼻咽腔線維腫手術
1 切除 9,630点
2 摘出 37,850点
K375-2 鼻咽腔閉鎖術 23,790点
K376 上咽頭悪性腫瘍手術 施5 頸 35,830点
K377 口蓋扁桃手術
1 切除 1,720点
2 摘出 3,600点

→口蓋扁桃手術

(1) 扁桃除去を行った当日における止血については算定できない。

(2) 口蓋扁桃手術を行った日の翌日以降の後出血が多量で，やむを得ず再び術創を開く場合における止血術は，K367咽後膿瘍切開術に準じて算定する。 (令６保医発0305·4)

K378 舌扁桃切除術 1,230点

K379 副咽頭間隙腫瘍摘出術
1 経頸部によるもの 34,320点
2 経側頭下窩によるもの（下顎離断によるものを含む） 55,200点
K379-2 副咽頭間隙悪性腫瘍摘出術
1 経頸部によるもの 47,580点
2 経側頭下窩によるもの（下顎離断によるものを含む） 91,500点
K380 過長茎状突起切除術 6,440点
K381 上咽頭形成手術 10,110点
K382 咽頭瘻閉鎖術 12,770点
K382-2 咽頭皮膚瘻孔閉鎖術 12,770点

喉頭，気管

K383 喉頭切開・截開術 13,420点
K384 喉頭膿瘍切開術 2,460点
K384-2 深頸部膿瘍切開術 5,520点
K385 喉頭浮腫乱切術 2,040点
K386 気管切開術 低新 3,450点

→気管切開術後カニューレを入れた数日間の処置（単なるカニューレの清拭でない）

J000創傷処置における手術後の患者に対するものにより算定する。 (令６保医発0305·4)

K386-2 輪状甲状靱帯切開術 1,970点

→輪状甲状靱帯切開術

気道確保のための輪状甲状靱帯膜穿刺を行った場合は，本区分により算定する。 (令６保医発0305·4)

K387 喉頭粘膜焼灼術（直達鏡によるもの） 2,860点
K388 喉頭粘膜下異物挿入術 3,630点
K388-2 喉頭粘膜下軟骨片挿入術 12,240点

→喉頭粘膜下軟骨片挿入術

反回神経麻痺に対し，声帯固定のため甲状軟骨を左右に分離し，喉頭側軟骨膜下に甲状軟骨より取り出した小軟骨片を挿入した場合に算定する。 (令６保医発0305·4)

K388-3 内喉頭筋内注入術（ボツリヌス毒素によるもの）施4 (p.982) 1,500点

→内喉頭筋内注入術

(1) 内喉頭筋内注入術（ボツリヌス毒素によるもの）は，痙攣性発声障害に対してボツリヌス毒素を経皮的に内喉頭筋内に注入した場合に算定する。

(2) 実施に当たっては，経皮的に筋電図を使用し薬剤を注入する。

(3) 筋電図検査に係る費用は所定点数に含まれ，別に算定できない。 (令６保医発0305·4)

K389 喉頭・声帯ポリープ切除術
1 間接喉頭鏡によるもの 2,990点
2 直達喉頭鏡又はファイバースコープによるもの 短3 4,300点

→喉頭・声帯ポリープ切除術

喉頭ポリープが左右の声帯にあるときは，各側ごとに算定できる。 (令６保医発0305·4)

K390 喉頭異物摘出術

手術

1 直達鏡によらないもの 2,920点
2 直達鏡によるもの 5,250点
K391 気管異物除去術
1 直達鏡によるもの 5,320点
2 開胸手術によるもの 43,340点
K392 喉頭蓋切除術 3,660点
K392-2 喉頭蓋嚢腫摘出術 3,190点
K393 喉頭腫瘍摘出術
1 間接喉頭鏡によるもの 低新 3,420点
2 直達鏡によるもの 4,310点
K394 喉頭悪性腫瘍手術 頸
1 切除 38,800点
2 全摘 71,360点
K394-2 鏡視下喉頭悪性腫瘍手術 施4 頸 内支
1 切除 42,200点
2 全摘 67,200点
K395 喉頭，下咽頭悪性腫瘍手術（頸部，胸部，腹部等の操作による再建を含む）施5 複50 113,880点
K396 気管切開孔閉鎖術 1,250点
K396-2 気管縫合術 1,040点
K397 喉頭横隔膜切除術（ステント挿入固定術を含む）低新 13,390点
K398 喉頭狭窄症手術
1 前方開大術 23,430点
2 前壁形成手術 低新 23,320点
3 Tチューブ挿入術 14,040点
K399 気管狭窄症手術 低新 38,540点
K400 喉頭形成手術
1 人工形成材料挿置術，軟骨片挿置術 18,750点
2 筋弁転位術，軟骨転位術，軟骨除去術 28,510点
3 甲状軟骨固定用器具を用いたもの 施4 (p.982) 34,840点
K401 気管口狭窄拡大術 3,090点
K402 縦隔気管口形成手術 76,040点
K403 気管形成手術（管状気管，気管移植等）低新 複50
1 頸部からのもの 49,940点
2 開胸又は胸骨正中切開によるもの 76,040点
K403-2 嚥下機能手術
1 輪状咽頭筋切断術 18,810点
2 喉頭拳上術 18,370点
3 喉頭気管分離術 30,260点
4 喉頭全摘術 28,210点

第6款 顔面・口腔・頸部

歯，歯肉，歯槽部，口蓋

K404 抜歯手術（1歯につき）複50
1 乳歯 130点
2 前歯 160点
3 臼歯 270点
4 埋伏歯 1,080点
注1 2又は3については，歯根肥大，骨の癒着歯等に対する骨の開さく又は歯根分離術を行った場合に限り，**難抜歯加算**として，230点を所定点数に加算する。
2 4については，完全埋伏歯（骨性）又は水平埋伏智歯に限り算定する。
3 4については，下顎完全埋伏智歯（骨性）又は下顎水平埋伏智歯の場合は，130点を所定点数に加算する。
4 抜歯と同時に行う歯槽骨の整形等の費用は，所定点数に含まれる。
K405 削除
K406 口蓋腫瘍摘出術
1 口蓋粘膜に限局するもの 520点
2 口蓋骨に及ぶもの 8,050点
K407 顎・口蓋裂形成手術
1 軟口蓋のみのもの 15,770点
2 硬口蓋に及ぶもの 24,170点
3 顎裂を伴うもの
イ 片側 25,170点
ロ 両側 31,940点
K407-2 軟口蓋形成手術 9,700点

→軟口蓋形成手術
いびきに対して軟口蓋形成手術を行った場合に算定する。 (令6保医発0305·4)

口腔前庭，口腔底，頬粘膜，舌

K408 口腔底膿瘍切開術 700点
K409 口腔底腫瘍摘出術 7,210点
K410 口腔底悪性腫瘍手術 頸 29,360点
K411 頬粘膜腫瘍摘出術 4,460点
K412 頬粘膜悪性腫瘍手術 頸 26,310点
K413 舌腫瘍摘出術
1 粘液嚢胞摘出術 1,220点
2 その他のもの 2,940点
K414 舌根甲状腺腫摘出術 11,760点
K414-2 甲状舌管嚢胞摘出術 10,050点
K415 舌悪性腫瘍手術 施5 頸
1 切除 26,410点
2 亜全摘 84,080点
K416及びK417 削除
K418 舌形成手術（巨舌症手術） 9,100点
K418-2 舌繋瘢痕性短縮矯正術 2,650点
K419 頬，口唇，舌小帯形成手術 630点
K420 削除

顔 面

K421 口唇腫瘍摘出術
1 粘液嚢胞摘出術 1,020点
2 その他のもの 3,050点
K422 口唇悪性腫瘍手術 頸 33,010点
K423 頬腫瘍摘出術
1 粘液嚢胞摘出術 910点
2 その他のもの 5,250点

→頬腫瘍摘出術

皮膚又は皮下にある腫瘍の摘出術は，K005皮膚，皮下腫瘍摘出術（露出部）又はK006皮膚，皮下腫瘍摘出術（露出部以外）により算定する。（令6保医発0305·4）

K424 頬悪性腫瘍手術 頸 20,940点
K425 口腔，顎，顔面悪性腫瘍切除術 施5 低新 頸 121,740点
K426 口唇裂形成手術（片側）低新
1 口唇のみの場合 13,180点
2 口唇裂鼻形成を伴う場合 18,810点
3 鼻腔底形成を伴う場合 24,350点
K426-2 口唇裂形成手術（両側）低新
1 口唇のみの場合 18,810点
2 口唇裂鼻形成を伴う場合 23,790点
3 鼻腔底形成を伴う場合 36,620点

顔面骨，顎関節

K427 頬骨骨折観血的整復術 18,100点
K427-2 頬骨変形治癒骨折矯正術 施5 38,610点
K428 下顎骨折非観血的整復術 1,240点
注 三内式線副子以上を使用する連続歯結紮法を行った場合は，650点を加算する。
K429 下顎骨折観血的手術
1 片側 13,000点
2 両側 27,320点
K429-2 下顎関節突起骨折観血的手術
1 片側 28,210点
2 両側 47,020点

→下顎関節突起骨折観血的手術
「2」両側は，両側の下顎関節突起骨折について観血的に手術を行った場合に算定する。（令6保医発0305·4）

K430 顎関節脱臼非観血的整復術 410点
K431 顎関節脱臼観血的手術 26,210点
K432 上顎骨折非観血的整復術 1,800点
K433 上顎骨折観血的手術 16,400点
K434 顔面多発骨折観血的手術 施5 39,700点

→顔面多発骨折観血的手術
顔面多発骨折観血的手術は，上下顎の同時骨折の場合等複数の骨に対して観血的に手術を行った場合に算定する。（令6保医発0305·4）

K434-2 顔面多発骨折変形治癒矯正術 47,630点
K435 術後性上顎嚢胞摘出術 6,660点
K436 顎骨腫瘍摘出術 複50
1 長径3cm未満 2,820点
2 長径3cm以上 13,390点
K437 下顎骨部分切除術 複50 16,780点
K438 下顎骨離断術 複50 32,560点
K439 下顎骨悪性腫瘍手術 頸 複50
1 切除 40,360点
2 切断（おとがい部を含むもの） 79,270点
3 切断（その他のもの） 64,590点
K440 上顎骨切除術 15,310点
K441 上顎骨全摘術 42,590点
K442 上顎骨悪性腫瘍手術 施5
1 掻爬 10,530点
2 切除 頸 34,420点
3 全摘 頸 68,480点
K443 上顎骨形成術 施5
1 単純な場合 27,880点
2 複雑な場合及び2次的再建の場合 45,510点
3 骨移動を伴う場合 施4 (p.982) 72,900点
注1 1について，上顎骨を複数に分割した場合は，5,000点を所定点数に加算する。
2 3については，先天奇形に対して行われた場合に限り算定する。

→上顎骨形成術
(1) 「1」単純な場合とは上顎骨発育不全症又は外傷後の上顎骨後位癒着等に対し，Le Fort Ⅰ型切離により移動を図る場合をいう。
(2) 「注1」に規定する加算は，上顎骨発育不全症，外傷後の上顎骨後位癒着，上顎前突症，開咬症又は過蓋咬合症等に対し，Le Fort Ⅰ型切離を行い，上顎骨を複数に分割して移動させた場合に算定する。
(3) 「2」複雑な場合及び2次的再建の場合とは，「1」と同様の症例に対し，Le Fort Ⅱ型若しくはLe Fort Ⅲ型切離により移動する場合又は悪性腫瘍手術等による上顎欠損症に対し2次的骨性再建を行う場合をいう。（令6保医発0305·4）

K444 下顎骨形成術
1 おとがい形成の場合 複50 8,710点
2 短縮又は伸長の場合 複50 30,790点
3 再建の場合 51,120点
4 骨移動を伴う場合 施4 (p.982) 54,210点
注1 2については，両側を同時に行った場合は，3,000点を所定点数に加算する。
2 4については，先天奇形に対して行われた場合に限り算定する。
K444-2 下顎骨延長術
1 片側 30,790点
2 両側 47,550点

→下顎骨延長術
仮骨延長法を用いて下顎骨を延長・形成する場合に算定する。（令6保医発0305·4）

K445 顎関節形成術 40,870点
K445-2 顎関節人工関節全置換術 施4 (p.982) 59,260点
K446 顎関節授動術
1 徒手的授動術
イ 単独の場合 440点
ロ パンピングを併用した場合 990点
ハ 関節腔洗浄療法を併用した場合 2,760点
2 顎関節鏡下授動術 12,090点
3 開放授動術 25,100点

→顎関節授動術
(1) 「1」の「ロ」パンピングを併用した場合とは，顎関節の運動障害を有する患者に対して，パンピング（顎関節腔に対する薬液の注入，洗浄）を行いながら，徒手的に顎関節の授動を図ったものをいう。
(2) 「1」の「ハ」関節腔洗浄療法を併用した場合とは，局所麻酔下で上関節腔に注射針を2本刺入し，上関節腔を薬剤にて自然灌流することにより顎関節可動域の増加又は除痛を目的とするものをいう。（令6保医発0305·4）

K447　顎関節円板整位術
　1　顎関節鏡下円板整位術　22,100点
　2　開放円板整位術　27,300点

唾液腺

K448　がま腫切開術　820点
K449　唾液腺膿瘍切開術　900点
K450　唾石摘出術（一連につき）
　1　表在性のもの　720点
　2　深在性のもの　4,330点
　3　腺体内に存在するもの　6,550点
注　2又は3の場合であって内視鏡を用いた場合は，1,000点を所定点数に加算する。

→唾石摘出術

(1)「1」表在性のものとは，導管開口部付近に位置する唾石をいう。

(2)「2」深在性のものとは，腺体付近の導管等に位置する唾石をいう。

(3) 所期の目的を達するために複数回実施した場合であっても，一連として算定する。（令6保医発0305·4）

K451　がま腫摘出術　7,140点
K452　舌下腺腫瘍摘出術　7,180点
K453　顎下腺腫瘍摘出術　9,640点
K454　顎下腺摘出術　10,210点
K455　顎下腺悪性腫瘍手術 顕　33,010点
K456　削除
K457　耳下腺腫瘍摘出術
　1　耳下腺浅葉摘出術　27,210点
　2　耳下腺深葉摘出術　34,210点
K458　耳下腺悪性腫瘍手術 施5 顕
　1　切除　33,010点
　2　全摘　44,020点
K459　唾液腺管形成手術　13,630点
K460　唾液腺管移動術
　1　上顎洞内へのもの　13,630点
　2　結膜嚢内へのもの　15,490点

甲状腺，副甲状腺（上皮小体）

K461　甲状腺部分切除術，甲状腺腫摘出術
　1　片葉のみの場合　8,860点
　2　両葉の場合　10,760点
K461-2　内視鏡下甲状腺部分切除，腺腫摘出術 施4 (p.982)
　1　片葉のみの場合　17,410点
　2　両葉の場合　25,210点
K462　バセドウ甲状腺全摘（亜全摘）術（両葉）施5　22,880点
K462-2　内視鏡下バセドウ甲状腺全摘（亜全摘）術（両葉）施4 (p.982)　25,210点
K463　甲状腺悪性腫瘍手術
　1　切除（頸部外側区域郭清を伴わないもの）顕　24,180点
　2　切除（頸部外側区域郭清を伴うもの）　26,180点
　3　全摘及び亜全摘（頸部外側区域郭清を伴わないもの）顕　33,790点
　4　全摘及び亜全摘（片側頸部外側区域郭清を伴うもの）　35,790点
　5　全摘及び亜全摘（両側頸部外側区域郭清を伴うもの）　36,790点
K463-2　内視鏡下甲状腺悪性腫瘍手術 施4 (p.982) 顕
　1　切除　27,550点
　2　全摘及び亜全摘　37,160点
K464　副甲状腺（上皮小体）腺腫過形成手術
　1　副甲状腺（上皮小体）摘出術　15,680点
　2　副甲状腺（上皮小体）全摘術（一部筋肉移植）　33,790点
K464-2　内視鏡下副甲状腺（上皮小体）腺腫過形成手術 施4 (p.982)　20,660点
K465　副甲状腺（上皮小体）悪性腫瘍手術（広汎）　39,000点

その他の頸部

K466　斜角筋切断術　3,760点
K467　頸瘻，頸嚢摘出術　13,710点
K468　頸肋切除術　15,240点
K469　頸部郭清術
　1　片側　27,670点
　2　両側　37,140点

→頸部郭清術

(1) 頸部郭清術（ネックディセクション）とは，頸部リンパ節群が存在する頸部領域の腫瘍細胞を根絶するため，当該領域の組織（筋，リンパ節，静脈，脂肪，結合織等）を広範囲に摘出することをいう。

(2) 頸部郭清術を他の手術に併せて行った場合は，手術の「通則9」に規定されている所定点数を算定するものとし，独立して行った場合には本区分の所定点数を算定する。

(3) 他の手術に併せて行った頸部リンパ節の単なる郭清は手術の所定点数に含まれ，別に算定できない。なお，単独に行った場合は，K627リンパ節群郭清術の「2」により算定する。（令6保医発0305·4）

K470　頸部悪性腫瘍手術　41,920点
K470-2　頭頸部悪性腫瘍光線力学療法 施4 (p.982)　22,100点

→頭頸部悪性腫瘍光線力学療法

(1) 半導体レーザー用プローブを用いて切除不能な局所進行又は局所再発の頭頸部癌に対してレーザー光照射を実施した場合に算定する。

(2) 本療法は，頭頸部外科について5年以上の経験を有し，本治療に関する所定の研修を修了している医師が実施する。（令6保医発0305·4）

K471　筋性斜頸手術　3,720点

第7款　胸　部

乳　腺

手術

K472 乳腺膿瘍切開術 980点
K473 削除
K474 乳腺腫瘍摘出術 短1
1 長径5cm未満 短3 3,190点
2 長径5cm以上 短3 6,730点
K474-2 乳管腺葉区域切除術 12,820点
K474-3 乳腺腫瘍画像ガイド下吸引術（一連につき）
1 マンモグラフィー又は超音波装置によるもの 6,240点
2 MRIによるもの 施4 (p.983) 8,210点

→乳腺腫瘍画像ガイド下吸引術
(1) 乳腺腫瘍画像ガイド下吸引術は，マンモグラフィー，CT撮影，MRI撮影，超音波検査等を行った結果，乳房に非触知病変や石灰化病変などが認められる場合に，画像ガイド下（マンモグラフィー，超音波装置又はMRIに限る）で乳房専用の吸引システムを用いて，当該乳腺組織を摘出した場合に算定する。
(2) 当該乳腺組織の確定診断や手術適用を決定することを目的として行った場合も本区分で算定する。
(3) 組織の採取に用いる保険医療材料の費用は，所定点数に含まれ別に算定できない。
(4) 「2」は，マンモグラフィー又は超音波検査では検出できず，MRI撮影によってのみ検出できる病変が認められる患者に対して，当該病変が含まれる乳腺組織を摘出する目的で実施した場合に限り算定できる。
（令6保医発0305·4）

K475 乳房切除術 施4 (p.998) 複50 6,040点
注 遺伝性乳癌卵巣癌症候群の患者に対して行う場合は，**遺伝性乳癌卵巣癌症候群乳房切除加算**として，8,780点を所定点数に加算する。
K475-2 乳癌冷凍凝固摘出術 8,690点
K476 乳腺悪性腫瘍手術 施4 (p.983)
1 単純乳房切除術（乳腺全摘術） 複50 17,040点
2 乳房部分切除術（腋窩部郭清を伴わないもの） 28,210点
3 乳房切除術（腋窩部郭清を伴わないもの） 複50 22,520点
4 乳房部分切除術〔腋窩部郭清を伴うもの（内視鏡下によるものを含む）〕 42,350点
5 乳房切除術（腋窩鎖骨下部郭清を伴うもの）・胸筋切除を併施しないもの 複50 42,350点
6 乳房切除術（腋窩鎖骨下部郭清を伴うもの）・胸筋切除を併施するもの 42,350点
7 拡大乳房切除術（胸骨旁，鎖骨上，下窩など郭清を併施するもの） 52,820点
8 乳輪温存乳房切除術（腋窩部郭清を伴わないもの） 複50 27,810点
9 乳輪温存乳房切除術（腋窩部郭清を伴うもの） 複50 48,340点
注1 放射性同位元素及び色素を用いたセンチネルリンパ節生検を行った場合又はインドシアニングリーンを用いたリンパ節生検を行った場合には，**乳癌センチネルリンパ節生検加算1**として，5,000点を所定点数に加算する。ただし，当該検査に用いた色素の費用は，算定しない。
2 放射性同位元素又は色素を用いたセンチネルリンパ節生検を行った場合には，**乳癌センチネルリンパ節生検加算2**として，3,000点を所定点数に加算する。ただし，当該検査に用いた色素の費用は，算定しない。

→乳腺悪性腫瘍手術
(1) 乳腺悪性腫瘍手術において，両側の腋窩リンパ節郭清術を併せて行った場合は，「7」により算定する。
(2) 「注1」に規定する乳癌センチネルリンパ節生検加算1及び「注2」に規定する乳癌センチネルリンパ節生検加算2については，以下の要件に留意し算定する。
ア 触診及び画像診断の結果，腋窩リンパ節への転移が認められない乳癌に係る手術の場合のみ算定する。
イ センチネルリンパ節生検に伴う放射性同位元素の薬剤料は，K940薬剤により算定する。
ウ 放射性同位元素の検出に要する費用は，E100シンチグラム（画像を伴うもの）の「1」部分（静態）（一連につき）により算定する。
エ 摘出したセンチネルリンパ節の病理診断に係る費用は，第13部病理診断の所定点数により算定する。
（令6保医発0305·4）

K476-2 陥没乳頭形成術，再建乳房乳頭形成術 7,350点

→陥没乳頭形成術，再建乳房乳頭形成術
(1) 授乳障害のある陥没乳頭に対して乳頭形成を行った場合，又は乳腺悪性腫瘍手術後の再建乳房に対して二期的に乳頭形成を行った場合に算定する。
(2) 単なる美容を目的とするものは保険給付の対象とならない。
（令6保医発0305·4）

K476-3 動脈（皮）弁及び筋（皮）弁を用いた乳房再建術（乳房切除後）
1 一次的に行うもの 49,120点
2 二次的に行うもの 53,560点

→動脈（皮）弁及び筋（皮）弁を用いた乳房再建術
乳房再建術（乳房切除後）は，動脈（皮）弁術及び筋（皮）弁術を実施した場合に算定する。なお，K017遊離皮弁術（顕微鏡下血管柄付きのもの）を実施した場合は，K017遊離皮弁術（顕微鏡下血管柄付きのもの）の所定点数のみを算定し，本区分の所定点数は別に算定できない。
（令6保医発0305·4）

K476-4 ゲル充填人工乳房を用いた乳房再建術（乳房切除後） 施4 (p.983) 複50 25,000点

→ゲル充填人工乳房を用いた乳房再建術
(1) 乳腺腫瘍患者若しくは遺伝性乳癌卵巣癌症候群患者に対する乳房切除術又は乳腺悪性腫瘍手術後の乳房再建術にゲル充填人工乳房を用いた場合に限り算定できる。
(2) 乳腺腫瘍患者若しくは遺伝性乳癌卵巣癌症候群患者に対する乳房切除術又は乳腺悪性腫瘍手術後の乳房再建術を行う症例で，次のいずれかに該当した場合に限り算定できる。その際，次のいずれに該当するかを**診療報酬明細書**の摘要欄に記載する。
ア 一次一期的再建の場合
大胸筋が温存され皮膚欠損が生じない乳輪乳頭温存皮下乳腺全摘術を行った症例。ただし，乳腺悪性腫瘍術後の場合においては，術前診断において早期

乳癌（Stage0-ⅢA）で，皮膚浸潤，大胸筋浸潤や高度のリンパ節転移を認めない。

イ　一次二期的再建の場合

乳腺全摘術時に組織拡張器が挿入され，十分に皮膚が拡張されている症例。

ウ　二次再建の場合

乳腺全摘術後で大胸筋が残存しており，初回手術で組織拡張器が挿入され十分に皮膚が拡張されているか，皮弁移植術などにより皮膚の不足が十分に補われている，あるいは十分に補われることが見込まれる症例。ただし，放射線照射により皮膚の血行や弾力性が障害されていない。

(3)　乳房切除術又は乳腺悪性腫瘍手術と乳房再建術を行う医療機関が異なる場合は，双方の持つ臨床情報，手術日，術式等を示す文書を相互に交付した上で，診療録に添付して保存する。

(4)　当該手術を行う際には，関係学会が定めるガイドラインを遵守する。（令6保医発0305·4）

K476-5　乳腺悪性腫瘍ラジオ波焼灼療法（一連として） 施4 （p.983）　15,000点

注1　フュージョンイメージングを用いて行った場合は，**フュージョンイメージング加算**として，**200点**を所定点数に加算する。

2　放射性同位元素及び色素を用いたセンチネルリンパ節生検を行った場合又はインドシアニングリーンを用いたリンパ節生検を行った場合には，**乳癌センチネルリンパ節生検加算1**として，**5,000点**を所定点数に加算する。ただし，当該検査に用いた色素の費用は，算定しない。

3　放射性同位元素又は色素を用いたセンチネルリンパ節生検を行った場合には，**乳癌センチネルリンパ節生検加算2**として，**3,000点**を所定点数に加算する。ただし，当該検査に用いた色素の費用は，算定しない。

→乳腺悪性腫瘍ラジオ波焼灼療法（一連として）

乳腺悪性腫瘍ラジオ波焼灼療法（一連として）は，術前診断においてStage 0又はIAで，腫瘍径1.5cm以下の乳腺悪性腫瘍の患者に対して，関係学会の定める指針を遵守して実施した場合に限り算定する。なお，ここでいう1.5cmとは，ラジオ波による焼灼範囲ではなく，腫瘍の長径をいう。（令6保医発0305·4）

胸　壁

K477　胸壁膿瘍切開術　700点

K478　肋骨・胸骨カリエス又は肋骨骨髄炎手術　8,950点

K479　削除

K480　胸壁冷膿瘍手術　7,810点

K480-2　流注膿瘍切開掻爬術　7,670点

→流注膿瘍切開掻爬術

流注膿瘍の切開掻爬術に当たって，原発巣まで追及して拡大手術を行った場合に算定する。（令6保医発0305·4）

K481　肋骨骨折観血的手術　10,330点

K482　肋骨切除術

1　第1肋骨　16,900点

2　その他の肋骨　5,160点

→肋骨切除術

切除した肋骨の本数にかかわらず所定点数を1回に限り算定する。また，2本以上の肋骨の切除と胸骨の掻爬を併施した場合も本区分により算定する。また，胸郭出口症候群根治術を行った場合は，当該区分にて算定する。（令6保医発0305·4）

K483　胸骨切除術，胸骨骨折観血手術　12,120点

K484　胸壁悪性腫瘍摘出術 施5

1　胸壁形成手術を併施するもの　56,000点

2　その他のもの　28,210点

K484-2　胸骨悪性腫瘍摘出術

1　胸壁形成手術を併施するもの　43,750点

2　その他のもの　28,210点

K485　胸壁腫瘍摘出術　12,960点

K486　胸壁瘻手術　23,520点

→胸壁瘻手術

非開胸で肋骨の切除を行うと否とにかかわらず本区分により算定する。（令6保医発0305·4）

K487　漏斗胸手術

1　胸骨挙上法によるもの　28,210点

2　胸骨翻転法によるもの　37,370点

3　胸腔鏡によるもの 施5　39,260点

4　胸骨挙上用固定具抜去術　<u>6,530点</u>

→漏斗胸手術

内臓の機能障害等による症状を有するものに対して行った場合に限り算定する。（令6保医発0305·4）

胸腔，胸膜

K488　試験開胸術　10,800点

→開胸術のみを行った時点で手術を中止した場合

本区分により算定する。（令6保医発0305·4）

K488-2　試験的開胸開腹術　17,380点

K488-3　胸腔鏡下試験開胸術 施5　13,500点

→胸腔鏡下試験開胸術

胸腔鏡による胸腔内の確認のみを行った時点で手術を中止した場合は，本区分により算定する。（令6保医発0305·4）

K488-4　胸腔鏡下試験切除術 施5　15,800点

→胸腔鏡下試験切除術

胸腔鏡による胸腔内の確認を行い，臓器・組織の一部を切除した時点で手術を中止した場合は，本区分により算定する。（令6保医発0305·4）

K489～K492　削除

K493　骨膜外，胸膜外充填術　23,520点

K494　胸腔内（胸膜内）血腫除去術　15,350点

K494-2　胸腔鏡下胸腔内（胸膜内）血腫除去術 施5　13,500点

K495　削除

K496　醸膿胸膜，胸膜胼胝切除術 施5

1　1肺葉に相当する範囲以内のもの　26,340点

2 1肺葉に相当する範囲を超えるもの 33,150点

K496-2 **胸腔鏡下醸膿胸膜又は胸膜胼胝切除術** 施5 51,850点

K496-3 **胸膜外肺剥皮術** 施5

1 1肺葉に相当する範囲以内のもの 26,340点

2 1肺葉に相当する範囲を超えるもの 33,150点

K496-4 **胸腔鏡下膿胸腔掻爬術** 施5 32,690点

K496-5 **経皮的膿胸ドレナージ術** 5,400点

注 挿入時に行う画像診断及び検査の費用は算定しない。

→経皮的膿胸ドレナージ術

当該手術は初回実施に限り算定し，2回目以降の処置に係るドレナージについては，J002ドレーン法（ドレナージ）により算定する。 （令6保医発0305·4）

K497 **膿胸腔有茎筋肉弁充填術** 施5 38,610点

K497-2 **膿胸腔有茎大網充填術** 施5 57,100点

K498 **胸郭形成手術**（膿胸手術の場合） 施5

1 肋骨切除を主とするもの 42,020点

2 胸膜胼胝切除を併施するもの 49,200点

K499 **胸郭形成手術**（肺切除後遺残腔を含む） 16,540点

→胸郭形成手術（肺切除後遺残腔を含む）

肺結核手術，肺切除後遺残腔等に対して行われた場合に算定する。 （令6保医発0305·4）

K500 削除

K501 **乳糜胸手術** 低新 17,290点

K501-2 **胸腔・腹腔シャントバルブ設置術** 低新 12,530点

K501-3 **胸腔鏡下胸管結紮術**（乳糜胸手術） 施5 低新 15,230点

縦　隔

K502 **縦隔腫瘍，胸腺摘出術** 38,850点

K502-2 **縦隔切開術**

1 頸部からのもの，経食道によるもの 6,390点

2 経胸腔によるもの，経腹によるもの 20,050点

K502-3 **胸腔鏡下縦隔切開術** 施5 31,300点

K502-4 **拡大胸腺摘出術** 36,000点

注 重症筋無力症に対して実施された場合に限り算定する。

K502-5 **胸腔鏡下拡大胸腺摘出術** 施5 内支 58,950点

注 重症筋無力症に対して実施された場合に限り算定する。

K503 **縦隔郭清術** 37,010点

K504 **縦隔悪性腫瘍手術** 複50

1 単純摘出 38,850点

2 広汎摘出 58,820点

K504-2 **胸腔鏡下縦隔悪性腫瘍手術** 施5 内支 58,950点

気管支，肺

K505及びK506 削除

K507 **肺膿瘍切開排膿術** 31,030点

→肺膿瘍切開排膿術

肺結核空洞吸引術（モナルジー法）又は肺結核空洞切開術を行った場合は本区分で算定する。 （令6保医発0305·4）

K508 **気管支狭窄拡張術**（気管支鏡によるもの） 短1 10,150点

K508-2 **気管・気管支ステント留置術**

1 硬性鏡によるもの 11,400点

2 軟性鏡によるもの 8,960点

K508-3 **気管支熱形成術** 10,150点

→気管支熱形成術

(1) 18歳以上の重症喘息患者に対し，気管支熱形成術（気管支サーモプラスティ）を実施した場合に，本区分の所定点数を算定する。

(2) 気管支ファイバースコピーに要する費用は所定点数に含まれ，別に算定できない。 （令6保医発0305·4）

K508-4 **気管支バルブ留置術** 施4 (p.983) 施5 8,960点

注 手術に伴う画像診断及び検査の費用は算定しない。

→気管支バルブ留置術

(1) 気管支バルブ留置術は，外科的治療を除く全ての治療法が可能な範囲で実施されている慢性閉塞性肺疾患（COPD）の患者に対し，関連学会の定める適正使用指針を遵守し実施した場合に限り算定する。

(2) 本治療の実施に当たっては，K511肺切除術若しくはK513胸腔鏡下肺切除術が適応とならない又は実施困難な理由を診療報酬明細書の摘要欄に記載する。 （令6保医発0305·4）

K509 **気管支異物除去術**

1 直達鏡によるもの 9,260点

2 開胸手術によるもの 45,650点

K509-2 **気管支肺胞洗浄術** 6,090点

注 成人の肺胞蛋白症に対して治療の目的で行われた場合に限り算定する。

K509-3 **気管支内視鏡的放射線治療用マーカー留置術** 10,000点

→気管支内視鏡的放射線治療用マーカー留置術

放射線治療目的でマーカーを留置した場合に限り算定し，マーカー代は所定点数に含まれ，別に算定できない。

植込み型病変識別マーカーを用いて，経皮的にマーカー留置を行った場合は，気管支内視鏡的放射線治療用マーカー留置術に準じて算定する。この際，マーカー代は所定点数に含まれ，別に算定できない。 （令6保医発0305·4）

K509-4 **気管支瘻孔閉鎖術** 9,130点

→気管支瘻孔閉鎖術

(1) 気管支瘻孔閉鎖術は，気管支用充填材を用いて気管支の瘻孔閉鎖を実施した場合に算定する。

(2) 気管支ファイバースコピーに要する費用は所定点数に含まれ，別に算定できない。 （令6保医発0305·4）

K510 気管支腫瘍摘出術（気管支鏡又は気管支ファイバースコープによるもの） 短1 8,040点

K510-2 光線力学療法

1 早期肺がん（0期又は1期に限る）に対するもの 10,450点
2 その他のもの 10,450点

→光線力学療法

ポルフィマーナトリウムを投与した患者に対しエキシマ・ダイ・レーザー（波長630nm）及びYAG-OPOレーザーを使用した場合など，保険適用された薬剤，機器を用いて行った場合に限り算定できる。（令6保医発0305･4）

K510-3 気管支鏡下レーザー腫瘍焼灼術 12,020点

K511 肺切除術 施5 複50

1 楔状部分切除 27,520点
2 区域切除（1肺葉に満たないもの） 58,430点
3 肺葉切除 低新 58,350点
4 複合切除（1肺葉を超えるもの） 64,850点
5 1側肺全摘 59,830点
6 気管支形成を伴う肺切除 76,230点

→心筋損傷縫合，心嚢縫合，横隔膜縫合，胃の腹腔内還納等の併施

刺創のため開腹，開胸により心筋損傷の縫合，心嚢の縫合，横隔膜の縫合，胃の腹腔内還納等の手術を併施した場合は，K511肺切除術の「2」により算定する。（令6保医発0305･4）

→肺切除と胸郭形成手術の併施

K511肺切除術の「5」により算定する。（令6保医発0305･4）

→肺気腫に対する正中切開による肺縫縮術

K511肺切除術の「1」に準じて算定する。（令6保医発0305･4）

→肺縫縮術

肺気腫に対する正中切開による肺縫縮術に当たって自動縫合器を使用した場合は，K936自動縫合器加算の加算点数に15個を限度として使用個数を乗じて得た点数を加算する。（令6保医発0305･4）

K512 削除

K513 胸腔鏡下肺切除術 施5 低新

1 肺嚢胞手術（楔状部分切除によるもの） 39,830点
2 部分切除 45,300点
3 区域切除 内支 72,600点
4 肺葉切除又は1肺葉を超えるもの 内支 81,000点

→胸腔鏡下肺切除術

慢性閉塞性肺疾患（COPD）に対する治療的な胸腔鏡下肺切除術については「1」により算定する。（令6保医発0305･4）

K513-2 胸腔鏡下良性縦隔腫瘍手術 施5 内支 58,950点

→胸腔鏡下良性縦隔腫瘍手術

(1) 胸腔鏡下胸腺摘出術（重症筋無力症に対するものを除く）については本区分で算定する。
(2) 胸腔鏡下縦隔腫瘍摘出術については，本区分で算定する。（令6保医発0305･4）

K513-3 胸腔鏡下良性胸壁腫瘍手術 施5 58,950点

K513-4 胸腔鏡下肺縫縮術 施5 53,130点

K514 肺悪性腫瘍手術 施5 複50

1 部分切除 60,350点
2 区域切除 69,250点
3 肺葉切除又は1肺葉を超えるもの 72,640点
4 肺全摘 72,640点
5 隣接臓器合併切除を伴う肺切除 78,400点
6 気管支形成を伴う肺切除 80,460点
7 気管分岐部切除を伴う肺切除 124,860点
8 気管分岐部再建を伴う肺切除 127,130点
9 胸膜肺全摘 92,000点
10 壁側・臓側胸膜全切除（横隔膜，心膜合併切除を伴うもの） 施4 (p.983) 105,000点

注 9及び10については，悪性びまん性胸膜中皮腫に対して実施した場合に限り算定する。

K514-2 胸腔鏡下肺悪性腫瘍手術

1 部分切除 60,170点
2 区域切除 内支 72,640点
3 肺葉切除又は1肺葉を超えるもの 内支 92,000点
4 気管支形成を伴う肺切除 施4 (p.984) 施5 107,800点
5 肺全摘 93,000点

K514-3 移植用肺採取術（死体）（両側） 80,460点

注 肺提供者に係る組織適合性試験の費用は，所定点数に含まれる。

→移植用肺採取術（死体）（両側）

(1) 移植用肺採取術（死体）の所定点数は，臓器の移植に関する法律第6条第2項に規定する脳死した者の身体から肺の移植が行われた場合に，移植を行った保険医療機関において算定する。
(2) 移植用肺採取術の所定点数には，脳死した者の身体から移植のための肺採取を行う際の採取前の採取対象肺の灌流，肺採取，採取肺の灌流及び保存並びにリンパ節の保存に要する人件費，薬品・容器等の材料費等の費用が全て含まれる。ただし，肺採取を行う医師を派遣した場合における医師の派遣に要した費用及び採取肺を搬送した場合における搬送に要した費用については療養費として支給し，それらの額は移送費の算定方法により算定する。
(3) 部分肺を用いて複数の者に対する移植が行われた場合には，移植を行った保険医療機関それぞれにおいて算定する。
(4) 肺移植を行った保険医療機関と肺移植に用いる健肺を採取した保険医療機関とが異なる場合の診療報酬の請求は，肺移植を行った保険医療機関で行い，診療報酬の分配は相互の合議に委ねる。（令6保医発0305･4）

K514-4 同種死体肺移植術 施4 (p.984) 139,230点

注1 肺移植者に係る組織適合性試験の費用は，所定点数に含まれる。
2 抗HLA抗体検査を行う場合には，**抗HLA抗体検査加算**として，**4,000点**を所定点数に加算する。
3 両側肺を移植した場合は，**両側肺移植加算**として，**45,000点**を所定点数に加算する。

手術

→同種死体肺移植術

(1) 同種死体肺移植術の所定点数は，臓器の移植に関する法律第6条第2項に規定する脳死した者の身体から肺の移植が行われた場合に限り算定する。

(2) 同種死体肺移植術の所定点数には，灌流の費用が含まれる。

(3) 肺移植を行った保険医療機関と肺移植に用いる健肺を採取した保険医療機関とが異なる場合の診療報酬の請求は，肺移植を行った保険医療機関で行い，診療報酬の分配は相互の合議に委ねる。 (令6保医発0305·4)

K514-5 移植用部分肺採取術（生体） **60,750点**
注 肺提供者に係る組織適合性試験の費用は，所定点数に含まれる。

→移植用部分肺採取術（生体）

肺移植を行った保険医療機関と肺移植に用いる健肺を採取した保険医療機関とが異なる場合の診療報酬の請求は，肺移植を行った保険医療機関で行い，診療報酬の分配は相互の合議に委ねる。なお，請求に当たっては，肺移植者の**診療報酬明細書**の摘要欄に肺提供者の療養上の費用に係る合計点数を併せて記載するとともに，肺提供者の療養に係る所定点数を記載した**診療報酬明細書**を添付する。 (令6保医発0305·4)

K514-6 生体部分肺移植術 施4 (p.984)
130,260点
注1 生体部分肺を移植した場合は，生体部分肺の摘出のために要した提供者の療養上の費用として，この表に掲げる所定点数により算定した点数を加算する。
2 肺移植者に係る組織適合性試験の費用は，所定点数に含まれる。
3 抗HLA抗体検査を行う場合には，**抗HLA抗体検査加算**として，**4,000点**を所定点数に加算する。
4 両側肺を移植した場合は，**両側肺移植加算**として，**45,000点**を所定点数に加算する。

→生体部分肺移植術

(1) 対象疾患は，肺動脈性肺高血圧症，肺静脈狭窄症，肺毛細血管腫症，特発性間質性肺炎，気管支拡張症，肺サルコイドーシス，肺リンパ脈管筋腫症，アイゼンメンジャー症候群，その他の間質性肺炎，閉塞性細気管支炎，じん肺，肺好酸球性肉芽腫症，びまん性汎細気管支炎，慢性血栓塞栓性肺高血圧症，多発性肺動静脈瘻，α1アンチトリプシン欠損型肺気腫，その他の肺気腫，嚢胞性線維症，肺嚢胞症，慢性過敏性肺臓炎，その他肺・心肺移植関連学会協議会で承認する進行性肺疾患である。

(2) 生体肺を移植する場合においては，日本移植学会が作成した「生体部分肺移植ガイドライン」を遵守している場合に限り算定する。

(3) 生体肺を移植する場合においては肺提供者から移植肺を摘出することに係る全ての療養上の費用を所定点数により算出し，生体部分肺移植術の所定点数に加算する。なお，肺提供者の生体肺を摘出することに係る療養上の費用には，食事の提供も含まれ，具体的には，「入院時食事療養費に係る食事療養及び入院時生活療養費に係る生活療養の費用の額の算定に関する基準」(平成18年厚生労働省告示第99号）によって算定した費用額を10円で除して得た数と他の療養上の費用に係る点数を合計した点数とする。この場合，肺提供者から食事に係る標準負担額を求めることはできない。

(4) 生体部分肺移植術の所定点数には，灌流の費用が含まれる。

(5) 肺移植を行った保険医療機関と肺移植に用いる健肺を摘出した保険医療機関とが異なる場合の診療報酬の請求は，肺移植を行った保険医療機関で行い，診療報酬の分配は相互の合議に委ねる。なお，請求に当たっては，肺移植者の**診療報酬明細書**の摘要欄に肺提供者の療養上の費用に係る合計点数を併せて記載するとともに，肺提供者の療養に係る所定点数を記載した**診療報酬明細書**を添付する。 (令6保医発0305·4)

K514-7 肺悪性腫瘍及び胸腔内軟部腫瘍ラジオ波焼灼療法（一連として） 施4 (p.984)
1 2cm以内のもの **15,000点**
2 2cmを超えるもの **21,960点**
注 フュージョンイメージングを用いて行った場合は，**フュージョンイメージング加算**として，**200点**を所定点数に加算する。

→肺悪性腫瘍及び胸腔内軟部腫瘍ラジオ波焼灼療法（一連として）

肺悪性腫瘍及び胸腔内軟部腫瘍ラジオ波焼灼療法（一連として）は，標準治療不適応又は不応の肺悪性腫瘍及び胸腔内軟部腫瘍症例に対して，関係学会の定める指針を遵守して実施した場合に限り算定する。なお，ここでいう2cmとは，ラジオ波による焼灼範囲ではなく，腫瘍の長径をいう。 (令6保医発0305·4)

K515 肺剥皮術 **32,600点**
K516 気管支瘻閉鎖術 **59,170点**

→一次的胸郭形成手術，肺尖剥離，空洞切開術，空洞縫縮術の併施

巨大な陳旧性空洞（排菌があるものに限る）の結核に対して，一次的胸郭形成手術（第1，第2及び第3肋骨）に，肺尖剥離，空洞切開術（空洞内容郭清）及び肺を含めた空洞縫縮術を同時に行った場合は，本区分（K516）により算定する。 (令6保医発0305·4)

K517 肺縫縮術 **28,220点**

→肺気腫に対する正中切開による肺縫縮術

K511肺切除術の「1」に準じて算定する。 (令6保医発0305·4)

→肺縫縮術

肺気腫に対する正中切開による肺縫縮術に当たって自動縫合器を使用した場合は，K936自動縫合器加算の加算点数に15個を限度として使用個数を乗じて得た点数を加算する。 (令6保医発0305·4)

K518 気管支形成手術 施5
1 楔状切除術 **64,030点**
2 輪状切除術 **66,010点**
K519 先天性気管狭窄症手術 施5 低新
146,950点

食道

K520 食道縫合術（穿孔，損傷）
1 頸部手術 **17,070点**

手術

2 開胸手術 28,210点
3 開腹手術 17,750点
4 内視鏡によるもの 施4 (p.984) 10,300点

K521 食道周囲膿瘍切開誘導術
1 開胸手術 28,210点
2 胸骨切開によるもの 23,290点
3 その他のもの（頸部手術を含む） 7,920点

K522 食道狭窄拡張術 低新
1 内視鏡によるもの 9,450点
2 食道ブジー法 2,950点
3 拡張用バルーンによるもの 12,480点

注1 1及び2については，短期間又は同一入院期間中，回数にかかわらず，第1回目の実施日に1回に限り算定する。
2 3については，短期間又は同一入院期間中，2回に限り算定する。

→食道狭窄拡張術
マイクロ波凝固療法を実施した場合における当該療法に係る費用は，所定点数に含まれる。 （令6保医発0305・4）

K522-2 食道ステント留置術 6,300点
K522-3 食道空置バイパス作成術 65,900点
K523 食道異物摘出術
1 頸部手術によるもの 27,890点
2 開胸手術によるもの 28,210点
3 開腹手術によるもの 27,720点
K523-2 硬性内視鏡下食道異物摘出術 5,360点
注 硬性内視鏡下食道異物摘出術と併せて行った，区分番号K369に掲げる咽頭異物摘出術（2に限る）及び区分番号K653-3に掲げる内視鏡的食道及び胃内異物摘出術の費用は所定点数に含まれる。
K524 食道憩室切除術
1 頸部手術によるもの 24,730点
2 開胸によるもの 34,570点
K524-2 胸腔鏡下食道憩室切除術 施5 39,930点
K524-3 腹腔鏡下食道憩室切除術 施5 39,930点
K525 食道切除再建術 施5
1 頸部，胸部，腹部の操作によるもの 77,040点
2 胸部，腹部の操作によるもの 69,690点
3 腹部の操作によるもの 51,420点
K525-2 胸壁外皮膚管形成吻合術
1 頸部，胸部，腹部の操作によるもの 77,040点
2 胸部，腹部の操作によるもの 69,690点
3 腹部の操作によるもの 51,420点
4 バイパスのみ作成する場合 45,230点

→胸壁外皮膚管形成吻合術
薬物腐蝕による全食道狭窄に対して本手術を行った場合に算定する。 （令6保医発0305・4）

K525-3 非開胸食道抜去術（消化管再建手術を併施するもの） 69,690点
K526 食道腫瘍摘出術
1 内視鏡によるもの 8,480点
2 開胸又は開腹手術によるもの 施5 37,550点
3 腹腔鏡下，縦隔鏡下又は胸腔鏡下によるもの 施5 50,250点

→食道腫瘍摘出術
「1」を行った場合について，マイクロ波凝固療法を実施した場合における当該療法に係る費用は，所定点数に含まれる。 （令6保医発0305・4）

K526-2 内視鏡的食道粘膜切除術
1 早期悪性腫瘍粘膜切除術 8,840点
2 早期悪性腫瘍粘膜下層剥離術 22,100点

→内視鏡的食道粘膜切除術
マイクロ波凝固療法を実施した場合における当該療法に係る費用は，所定点数に含まれる。 （令6保医発0305・4）

K526-3 内視鏡的表在性食道悪性腫瘍光線力学療法 12,950点

→内視鏡的表在性食道悪性腫瘍光線力学療法
ポルフィマーナトリウムを投与した患者に対しエキシマ・ダイ・レーザー（波長630nm）及びYAG-OPOレーザーを使用した場合など，保険適用された薬剤，機器を用いて行った場合（タラポルフィンナトリウム及び半導体レーザー用プローブを用いた場合は除く）に限り算定できる。 （令6保医発0305・4）

K526-4 内視鏡的食道悪性腫瘍光線力学療法 22,100点

→内視鏡的食道悪性腫瘍光線力学療法
(1) タラポルフィンナトリウム及び半導体レーザー用プローブを用いて，以下のいずれにも該当する局所遺残再発食道悪性腫瘍に対して光線力学療法を実施した場合に算定する。
ア 外科的切除又は内視鏡的治療等の根治的治療が不可能であるもの
イ 壁深達度が固有筋層を越えないもの
ウ 長径が3cm以下かつ周在性が1/2周以下であるもの
エ 頸部食道に及ばないもの
オ 遠隔転移及びリンパ節転移のいずれも有さないもの
(2) 内視鏡的食道悪性腫瘍光線力学療法の実施に当たり，追加照射の要否を判定するための内視鏡検査及び追加照射に係る費用は全て所定の点数に含まれ，別に算定できない。 （令6保医発0305・4）

K527 食道悪性腫瘍手術（単に切除のみのもの） 施5 複50
1 頸部食道の場合 47,530点
2 胸部食道の場合 56,950点

→食道悪性腫瘍手術（単に切除のみのもの）
単に腫瘍のみを切除した場合については，K526食道腫瘍摘出術で算定する。 （令6保医発0305・4）

K527-2 食道切除術（単に切除のみのもの） 複50 46,100点

→食道切除術（単に切除のみのもの）
(1) 一期的な食道切除再建術が困難な場合であって，食道切除術を行ったときに算定する。
(2) 大動脈ステント内挿術後であって，食道大動脈瘻に対する食道切除術を行った場合には，本区分の所定点

数により算定する。 (令6保医発0305・4)

K528 先天性食道閉鎖症根治手術 乳施 低新 64,820点
K528-2 先天性食道狭窄症根治手術 51,220点
K528-3 胸腔鏡下先天性食道閉鎖症根治手術 施5 乳施 低新 76,320点
K529 食道悪性腫瘍手術（消化管再建手術を併施するもの） 施5 複50
1 頸部，胸部，腹部の操作によるもの 122,540点
2 胸部，腹部の操作によるもの 101,490点
3 腹部の操作によるもの 69,840点
注1 有茎腸管移植を併せて行った場合は，7,500点を加算する。
2 血行再建を併せて行った場合は，3,000点を加算する。
K529-2 胸腔鏡下食道悪性腫瘍手術 施5 内支
1 頸部，胸部，腹部の操作によるもの 133,240点
2 胸部，腹部の操作によるもの 122,290点
注 有茎腸管移植を併せて行った場合は，7,500点を加算する。
K529-3 縦隔鏡下食道悪性腫瘍手術 施5 内支 109,240点
K529-4 再建胃管悪性腫瘍手術
1 頸部，胸部，腹部の操作によるもの 112,190点
2 頸部，腹部の操作によるもの 101,670点
K529-5 喉頭温存頸部食道悪性腫瘍手術（消化管再建手術を併施するもの） 施5 153,330点

→喉頭温存頸部食道悪性腫瘍手術（消化管再建手術を併施するもの）
(1) 頸部食道癌に対して，喉頭を温存し，顕微鏡下の血管吻合を伴う遊離空腸による再建を行ったときに算定する。
(2) 消化管再建に係る費用は所定点数に含まれる。
(令6保医発0305・4)

K530 食道アカラシア形成手術 32,710点
K530-2 腹腔鏡下食道アカラシア形成手術 施5 44,500点

→腹腔鏡下食道アカラシア形成手術
胸腔鏡下（腹腔鏡下を含む）食道筋層切開術は本区分で算定する。
(令6保医発0305・4)

K530-3 内視鏡下筋層切開術 施4 (p.984) 22,100点

→内視鏡下筋層切開術
食道アカラシア，食道びまん性けいれん症等の食道運動機能障害を有するもの（食道の内腔が狭窄しているものに限る）に対して実施した場合に限り算定する。
(令6保医発0305・4)

K531 食道切除後2次的再建術 施5
1 皮弁形成によるもの 43,920点
2 消化管利用によるもの 64,300点
K532 食道・胃静脈瘤手術
1 血行遮断術を主とするもの 37,620点
2 食道離断術を主とするもの 42,130点
K532-2 食道静脈瘤手術（開腹） 34,240点
K532-3 腹腔鏡下食道静脈瘤手術（胃上部血行遮断術） 施5 49,800点
K533 食道・胃静脈瘤硬化療法（内視鏡によるもの）（一連として） 8,990点

→食道・胃静脈瘤硬化療法
(1) 「一連」とは1週間を目安とする。治療上の必要があって初回実施後1週間を経過して実施した場合は改めて所定点数を算定する。
(2) 食道・胃静脈瘤硬化療法とK533-2内視鏡的食道・胃静脈瘤結紮術又はK533-3内視鏡的胃静脈瘤組織接着剤注入術を併施した場合（一連の期間内において異なる日に実施する場合を含む）は，主たるもののみで算定する。
(3) マイクロ波凝固療法を実施した場合における当該療法に係る費用は，所定点数に含まれる。 (令6保医発0305・4)

K533-2 内視鏡的食道・胃静脈瘤結紮術 8,990点

→内視鏡的食道・胃静脈瘤結紮術
(1) 一連の期間（概ね1週間）において，1回に限り算定する。治療上の必要があって初回実施後1週間を経過して実施した場合は改めて所定点数を算定する。
(2) マイクロ波凝固療法を実施した場合における当該療法に係る費用は，所定点数に含まれる。 (令6保医発0305・4)

K533-3 内視鏡的胃静脈瘤組織接着剤注入術 3,250点

→内視鏡的胃静脈瘤組織接着剤注入術
(1) 治療上の必要があって初回実施後1週間を経過して実施した場合は改めて所定点数を算定する。
(2) 一連の期間内において，K533食道・胃静脈瘤硬化療法，K533-2内視鏡的食道・胃静脈瘤結紮術，K621門脈体循環静脈吻合術（門脈圧亢進症手術）又はK668-2バルーン閉塞下逆行性経静脈的塞栓術を実施した場合は，主たるもののみ算定する。なお，「一連」とは1週間を目安とする。
(3) マイクロ波凝固療法を実施した場合における当該療法に係る費用は，所定点数に含まれる。 (令6保医発0305・4)

横 隔 膜

K534 横隔膜縫合術 複50
1 経胸又は経腹 33,460点
2 経胸及び経腹 40,910点
K534-2 横隔膜レラクサチオ手術
1 経胸又は経腹 27,890点
2 経胸及び経腹 37,620点
K534-3 胸腔鏡下（腹腔鏡下を含む）**横隔膜縫合術** 施5 低新 31,990点
K534-4 腹腔鏡下横隔膜電極植込術 施5 42,180点

→腹腔鏡下横隔膜電極植込術
横隔神経電気刺激装置の電極の植込みを行った場合に算定する。
(令6保医発0305・4)

K535 胸腹裂孔ヘルニア手術 乳施 低新 複50
1 経胸又は経腹 29,560点
2 経胸及び経腹 39,040点

手術

K 536　後胸骨ヘルニア手術	27,380点
K 537　食道裂孔ヘルニア手術 施5	
1　経胸又は経腹	27,380点
2　経胸及び経腹	38,290点
K 537-2　腹腔鏡下食道裂孔ヘルニア手術 施5	42,180点

第8款　心・脈管

心，心膜，肺動静脈，冠血管等

K 538　心膜縫合術	9,180点
K 538-2　心筋縫合止血術（外傷性）	11,800点
K 539　心膜切開術	9,420点
K 539-2　心膜嚢胞，心膜腫瘍切除術	15,240点
K 539-3　胸腔鏡下心膜開窓術 施5	16,540点
K 540　収縮性心膜炎手術	51,650点
K 541　試験開心術 施5	24,700点
K 542　心腔内異物除去術 施5	39,270点
K 543　心房内血栓除去術 施5	39,270点

K 544　心腫瘍摘出術，心腔内粘液腫摘出術 施5 複50	
1　単独のもの	
イ　胸腔鏡下によるもの	90,600点
ロ　その他のもの	60,600点
2　冠動脈血行再建術（1吻合）を伴うもの	77,770点
3　冠動脈血行再建術（2吻合以上）を伴うもの	91,910点
K 545　開胸心臓マッサージ 複50	9,400点

→開胸心臓マッサージに併せて行った人工呼吸

J 045人工呼吸により別に算定する。（令6保医発0305･4）

→開胸心臓マッサージに併せて行ったカウンターショック

J 047カウンターショックにより別に算定する。（令6保医発0305･4）

K 546　経皮的冠動脈形成術 施4（p.984） 施5	
1　急性心筋梗塞に対するもの	36,000点
2　不安定狭心症に対するもの	22,000点
3　その他のもの	19,300点
注　手術に伴う画像診断及び検査の費用は算定しない。	

→経皮的冠動脈形成術

(1)　D 206に掲げる心臓カテーテル法における75％以上の狭窄病変が存在する症例に対して当該手術を行った場合に算定する。なお，医学的根拠に基づきこれ以外の症例に対して算定する場合にあっては，診療報酬明細書の摘要欄にその理由及び医学的根拠を詳細に記載する。

(2)　「1」の急性心筋梗塞に対するものは，次のいずれにも該当する急性心筋梗塞患者に対して実施した場合に算定する。ただし，冠動脈インターベンション治療（K 546からK 550-2まで）又は冠動脈バイパス術（K 552及びK 552-2）後24時間以内に発症した場合は「1」の急性心筋梗塞に対するものは算定できない。なお，診療報酬明細書の摘要欄にアからウまでのそれぞれについて，要件を満たす医学的根拠について記載する。

ア　心筋トロポニンT（TnT）又は心筋トロポニンIが高値である又は心筋トロポニンT（TnT）若しくは心筋トロポニンIの測定ができない場合であってCK-MBが高値である。なお，診療報酬明細書の摘要欄に測定項目及びその値について記載する。

イ　以下の(イ)から(ホ)までのいずれかに該当する。なお，診療報酬明細書の摘要欄に該当項目及びその所見の得られた時刻を記載する。

(イ)　胸痛等の虚血症状

(ロ)　新規のST-T変化又は新規の左脚ブロック

(ハ)　新規の異常Q波の出現

(ニ)　心臓超音波検査又は左室造影で認められる新規の心筋の可動性の低下又は壁運動異常

(ホ)　冠動脈造影で認められる冠動脈内の血栓

ウ　以下の(イ)又は(ロ)のいずれかに該当する。なお，診療報酬明細書の摘要欄に該当項目，発症時刻，来院時刻及び再開通した時刻を記載する。

(イ)　症状発現後12時間以内に来院し，来院からバルーンカテーテルによる責任病変の再開通までの時間（door to balloon time）が90分以内である。

(ロ)　症状発現後36時間以内に来院し，心原性ショック（Killip分類class Ⅳ）である。

(3)　「2」の不安定狭心症に対するものは，次のいずれにも該当する不安定狭心症患者に対して実施した場合に算定する。なお，診療報酬明細書の摘要欄にアからウまでのそれぞれについて，要件を満たす医学的根拠について記載する。

ア　日本循環器学会の承認を得た非ST上昇型急性冠症候群ガイドラインにおける不安定狭心症の分類で重症度class Ⅰ，class Ⅱ又はclass Ⅲである。なお，診療報酬明細書の摘要欄に重症度及びその医学的根拠を記載する。

イ　日本循環器学会の承認を得た非ST上昇型急性冠症候群ガイドラインにおける急性冠症候群の短期リスク評価が高リスク又は中等度リスクである。なお，診療報酬明細書の摘要欄に短期リスク評価及びその医学的根拠を記載する。

ウ　来院から24時間以内（院内発症の場合は症状発現後24時間以内）に当該手術を開始する。なお，診療報酬明細書の摘要欄に来院時刻及び手術開始時刻を記載する。

(4)　「3」のその他のものは，原則として次のいずれかに該当する病変に対して実施した場合に算定することとし，診療報酬明細書の摘要欄にアからウまでのいずれかの要件を満たす医学的根拠について記載する。なお，ウの病変に対して実施する場合は，循環器内科又は心臓血管外科を担当する医師が複数名参加するカンファレンス等により医学的な必要性を検討する。また，実施の医学的な必要性及び検討の結果を診療録及び診療報酬明細書の摘要欄に記載する。

ア　機能的虚血の原因である狭窄病変

イ　D 206心臓カテーテル法における90％以上の狭窄病変

ウ　その他医学的必要性が認められる病変

(5)　(2)のア及びイに該当する急性心筋梗塞患者に対して，(3)のウを満たして当該手術を実施した場合は，「2」に準じて算定する。

(6)　次の表に該当する場合は，経皮的冠動脈形成術用カテーテルに係る費用は，それぞれ次の表に示す本数を

手術

算定する。なお，医学的根拠に基づきこれを上回る本数を算定する場合にあっては，**診療報酬明細書**の摘要欄にその理由及び医学的根拠を詳細に記載する。

	病変箇所数	経皮的冠動脈形成術用カテーテル算定本数
完全閉塞病変の場合	1箇所	2本以下
	2箇所	3本以下
完全閉塞病変以外の場合	1箇所	1本以下
	2箇所	2本以下

(7) 同一医療機関において，同一患者の同一標的病変に対してＫ546経皮的冠動脈形成術，Ｋ547経皮的冠動脈粥腫切除術，Ｋ548経皮的冠動脈形成術（特殊カテーテルによるもの）又はＫ549経皮的冠動脈ステント留置術を行う場合の合計回数は，５年間に２回以下を標準とする。なお，医学的根拠に基づきこれを超える回数の手術を実施する場合にあっては，以下の事項を**診療報酬明細書**の摘要欄に詳細に記載する。

ア 過去の実施時期

イ 実施した手術及びそれぞれの実施時において使用した経皮的冠動脈形成術用カテーテル，アテレクトミーカテーテル，高速回転式経皮経管アテレクトミーカテーテル，エキシマレーザー血管形成用カテーテル及び冠動脈用ステントセットの使用本数

ウ 今回，経皮的冠動脈形成術を実施する理由及び医学的根拠

(8) 当該手術が，日本循環器学会，日本冠疾患学会，日本胸部外科学会，日本心血管インターベンション治療学会，日本心臓血管外科学会，日本心臓病学会，日本集中治療医学会，日本心臓リハビリテーション学会及び日本不整脈心電学会の承認を受けた「急性冠症候群ガイドライン（2018年改訂版）」又は「安定冠動脈疾患の血行再建ガイドライン（2018年改訂版）」に沿って行われた場合に限り算定する。（令６保医発0305·4）

Ｋ547 経皮的冠動脈粥腫切除術 施５ **28,280点**

注 手術に伴う画像診断及び検査の費用は算定しない。

→経皮的冠動脈粥腫切除術

(1) Ｄ206心臓カテーテル法における75％以上の狭窄病変が存在する症例に対して当該手術を行った場合に算定する。なお，医学的根拠に基づきこれ以外の症例に対して算定する場合にあっては，**診療報酬明細書**の摘要欄にその理由及び医学的根拠を詳細に記載する。

(2) 同一医療機関において，同一患者の同一標的病変に対してＫ546経皮的冠動脈形成術，Ｋ547経皮的冠動脈粥腫切除術，Ｋ548経皮的冠動脈形成術（特殊カテーテルによるもの）又はＫ549経皮的冠動脈ステント留置術を行う場合の合計回数は，５年間に２回以下を標準とする。なお，医学的根拠に基づきこれを超える回数の手術を実施する場合にあっては，以下の事項を**診療報酬明細書**の摘要欄に詳細に記載する。

ア 過去の実施時期

イ 実施した手術及びそれぞれの実施時において使用した経皮的冠動脈形成術用カテーテル，アテレクトミーカテーテル，高速回転式経皮経管アテレクトミーカテーテル，エキシマレーザー血管形成用カテーテル，アテローム切除アブレーション式血管形成術用カテーテル及び冠動脈用ステントセットの使用本数

ウ 今回，経皮的冠動脈粥腫切除術を実施する理由及び医学的根拠

(3) 当該手術が，日本循環器学会，日本冠疾患学会，日本胸部外科学会，日本心血管インターベンション治療学会，日本心臓血管外科学会，日本心臓病学会，日本集中治療医学会，日本心臓リハビリテーション学会及び日本不整脈心電学会の承認を受けた「急性冠症候群ガイドライン（2018年改訂版）」又は「安定冠動脈疾患の血行再建ガイドライン（2018年改訂版）」に沿って行われた場合に限り算定する。（令６保医発0305·4）

Ｋ548 経皮的冠動脈形成術（特殊カテーテルによるもの） 施４ (p.984)

1 高速回転式経皮経管アテレクトミーカテーテルによるもの **24,720点**

2 エキシマレーザー血管形成用カテーテルによるもの **24,720点**

3 アテローム切除アブレーション式血管形成術用カテーテルによるもの **24,720点**

注 手術に伴う画像診断及び検査の費用は算定しない。

→経皮的冠動脈形成術（特殊カテーテルによるもの）

(1) 同一医療機関において，同一患者の同一標的病変に対してＫ546経皮的冠動脈形成術，Ｋ547経皮的冠動脈粥腫切除術，Ｋ548経皮的冠動脈形成術（特殊カテーテルによるもの）又はＫ549経皮的冠動脈ステント留置術を行う場合の合計回数は，５年間に２回以下を標準とする。なお，医学的根拠に基づきこれを超える回数の手術を実施する場合にあっては，以下の事項を**診療報酬明細書**の摘要欄に詳細に記載する。

ア 過去の実施時期

イ 実施した手術及びそれぞれの実施時において使用した経皮的冠動脈形成術用カテーテル，アテレクトミーカテーテル，高速回転式経皮経管アテレクトミーカテーテル，エキシマレーザー血管形成用カテーテル，アテローム切除アブレーション式血管形成術用カテーテル，冠動脈用ステントセットの使用本数

ウ 今回，経皮的冠動脈形成術（特殊カテーテルによるもの）を実施する理由及び医学的根拠

(2) 当該手術が，日本循環器学会，日本冠疾患学会，日本胸部外科学会，日本心血管インターベンション治療学会，日本心臓血管外科学会，日本心臓病学会，日本集中治療医学会，日本心臓リハビリテーション学会及び日本不整脈心電学会の承認を受けた「急性冠症候群ガイドライン（2018年改訂版）」又は「安定冠動脈疾患の血行再建ガイドライン（2018年改訂版）」に沿って行われた場合に限り算定する。（令６保医発0305·4）

（**編注**：「３」新設に伴い，以下の通知は削除）

(3) アテローム切除アブレーション式血管形成術用カテーテルを用いて経皮的冠動脈形成術を施行する場合には，本区分の「１」の高速回転式経皮経管アテレクトミーカテーテルによるものに掲げる所定点数を準用して算定する。なお，Ｋ548経皮的冠動脈形成術（特殊カテーテルによるもの）に関する施設基準に係る届出を行っており，かつ既に複数の高速回転式経皮経管アテレクトミーカテーテルを設置している又は１種類のみの高速回転式経皮経管アテレクトミーカテーテルの導入施設で過去２年間25例以上の使用実績のある保険医療機関で使用された場合のみ算定できる。

(4) 同一医療機関において，同一患者の同一標的病変に対してＫ546経皮的冠動脈形成術，Ｋ547経皮的冠動脈粥腫切除術，Ｋ548経皮的冠動脈形成術（特殊カテーテルによるもの）又はＫ549経皮的冠動脈ステント留置術を行う場合の合計回数は，５年間に２回以下を標

準とする。なお，医学的根拠に基づきこれを超える回数の手術を実施する場合にあっては，以下の事項を診療報酬明細書の摘要欄に詳細に記載する。

ア 過去の実施時期

イ 実施した手術及びそれぞれの実施時において使用した経皮的冠動脈形成術用カテーテル，アテレクトミーカテーテル，高速回転式経皮経管アテレクトミーカテーテル，エキシマレーザー血管形成用カテーテル，アテローム切除アブレーション式血管形成術用カテーテル，冠動脈用ステントセットの使用本数

ウ 今回，経皮的冠動脈形成術（特殊カテーテルによるもの）を実施する理由及び医学的根拠

(5) 経皮的冠動脈形成術が，日本循環器学会，日本冠疾患学会，日本胸部外科学会，日本心血管インターベンション治療学会，日本心臓血管外科学会，日本心臓病学会，日本集中治療医学会，日本心臓リハビリテーション学会及び日本不整脈心電学会の承認を受けた「急性冠症候群ガイドライン（2018年改訂版）」又は「安定冠動脈疾患の血行再建ガイドライン（2018年改訂版）」に沿って行われた場合に限り算定する。

K549 経皮的冠動脈ステント留置術 施4 (p.985) 施5

1	急性心筋梗塞に対するもの	34,380点
2	不安定狭心症に対するもの	24,380点
3	その他のもの	21,680点

注 手術に伴う画像診断及び検査の費用は算定しない。

→経皮的冠動脈ステント留置術

(1) D206心臓カテーテル法における75%以上の狭窄病変が存在する症例に対して当該手術を行った場合に算定する。なお，医学的根拠に基づきこれ以外の症例に対して算定する場合にあっては，診療報酬明細書の摘要欄にその理由及び医学的根拠を詳細に記載する。

(2)「1」の急性心筋梗塞に対するものは，次のいずれにも該当する急性心筋梗塞患者に対して実施した場合に算定する。ただし，冠動脈インターベンション治療（K546からK550-2まで）又は冠動脈バイパス術（K552及びK552-2）後24時間以内に発症した場合は「1」の急性心筋梗塞に対するものは算定できない。なお，診療報酬明細書の摘要欄にアからウまでのそれぞれについて，要件を満たす医学的根拠について記載する。

ア 心筋トロポニンT（TnT）又は心筋トロポニンIが高値である又は心筋トロポニンT（TnT）若しくは心筋トロポニンIの測定ができない場合であってCK-MBが高値である。なお，診療報酬明細書の摘要欄に測定項目及びその値について記載する。

イ 以下の(イ)から(ホ)までのいずれかに該当する。なお，診療報酬明細書の摘要欄に該当項目及びその所見の得られた時刻を記載する。

(イ) 胸痛等の虚血症状

(ロ) 新規のST-T変化又は新規の左脚ブロック

(ハ) 新規の異常Q波の出現

(ニ) 心臓超音波検査又は左室造影で認められる新規の心筋の可動性の低下又は壁運動異常

(ホ) 冠動脈造影で認められる冠動脈内の血栓

ウ 以下の(イ)又は(ロ)のいずれかに該当する。なお，診療報酬明細書の摘要欄に該当項目，発症時刻，来院時刻及び再開通した時刻を記載する。

(イ) 症状発現後12時間以内に来院し，来院からバルーンカテーテルによる責任病変の再開通までの時間（door to balloon time）が90分以内である。

(ロ) 症状発現後36時間以内に来院し，心原性ショック（Killip分類 class Ⅳ）である。

(3)「2」の不安定狭心症に対するものは，次のいずれにも該当する不安定狭心症患者に対して実施した場合に算定する。なお，診療報酬明細書の摘要欄にアからウまでのそれぞれについて，要件を満たす医学的根拠について記載する。

ア 日本循環器学会の承認を得た非ST上昇型急性冠症候群ガイドラインにおける不安定狭心症の分類で重症度class Ⅰ，class Ⅱ又はclass Ⅲである。なお，診療報酬明細書の摘要欄に重症度及びその医学的根拠を記載する。

イ 日本循環器学会の承認を得た非ST上昇型急性冠症候群ガイドラインにおける急性冠症候群の短期リスク評価が高リスク又は中等度リスクである。なお，診療報酬明細書の摘要欄に短期リスク評価及びその医学的根拠を記載する。

ウ 来院から24時間以内（院内発症の場合は症状発現後24時間以内）に当該手術を開始する。なお，診療報酬明細書の摘要欄に来院時刻及び手術開始時刻を記載する。

(4)「3」のその他のものは，原則として次のいずれかに該当する病変に対して実施した場合に算定することとし，診療報酬明細書の摘要欄にアからウまでのいずれかの要件を満たす医学的根拠について記載する。なお，ウの病変に対して実施する場合は，循環器内科又は心臓血管外科を担当する医師が複数名参加するカンファレンス等により医学的な必要性を検討する。また，実施の医学的な必要性及び検討の結果を診療録及び診療報酬明細書の摘要欄に記載する。

ア 機能的虚血の原因である狭窄病変

イ D206心臓カテーテル法における90%以上の狭窄病変

ウ その他医学的必要性が認められる病変

(5) (2)のア及びイに該当する急性心筋梗塞患者に対して，(3)のウを満たして当該手術を実施した場合は，「2」に準じて算定する。

(6) 次の表に該当する場合は，経皮的冠動脈形成術用カテーテル及び冠動脈用ステントセットに係る費用は，それぞれ次の表に示す本数及びセット数を算定する。なお，医学的根拠に基づきこれ以上の本数を算定する場合にあっては，診療報酬明細書の摘要欄にその理由及び医学的根拠を詳細に記載する。

	病変箇所数	経皮的冠動脈形成術用カテーテル算定本数	冠動脈用ステントセット算定セット数
完全閉塞病変の場合	1箇所	2本以下	1セット以下
	2箇所	3本以下	2セット以下
完全閉塞病変以外の場合	1箇所	1本以下	1セット以下
	2箇所	2本以下	2セット以下

(7) 同一医療機関において，同一患者の同一標的病変に対してK546経皮的冠動脈形成術，K547経皮的冠動脈粥腫切除術，K548経皮的冠動脈形成術（特殊カテーテルによるもの）又はK549経皮的冠動脈ステント留置術を行う場合の合計回数は，5年間に2回以下を標準とする。なお，医学的根拠に基づきこれを超える回数の手術を実施する場合にあっては，以下の事項を診療報酬明細書の摘要欄に詳細に記載する。

ア 過去の実施時期

イ 実施した手術及びそれぞれの実施時において使用した経皮的冠動脈形成術用カテーテル，アテレクトミーカテーテル，高速回転式経皮経管アテレクトミーカテーテル，エキシマレーザー血管形成用カテー

手術

テル，アテローム切除アブレーション式血管形成術用カテーテル及び冠動脈用ステントセットの使用本数
ウ 今回，経皮的冠動脈ステント留置術を繰り返して実施する理由及び医学的根拠
(8) 当該手術が，日本循環器学会，日本冠疾患学会，日本胸部外科学会，日本心血管インターベンション治療学会，日本心臓血管外科学会，日本心臓病学会，日本集中治療医学会，日本心臓リハビリテーション学会及び日本不整脈心電学会の承認を受けた「急性冠症候群ガイドライン（2018年改訂版）」又は「安定冠動脈疾患の血行再建ガイドライン（2018年改訂版）」に沿って行われた場合に限り算定する。 (令６保医発0305·4)

K550 冠動脈内血栓溶解療法 17,720点
注 手術に伴う画像診断及び検査の費用は算定しない。

K550-2 経皮的冠動脈血栓吸引術 19,640点
注 手術に伴う画像診断及び検査の費用は算定しない。

K551 冠動脈形成術（血栓内膜摘除） 施5
1 1箇所のもの 76,550点
2 2箇所以上のもの 79,860点

K552 冠動脈，大動脈バイパス移植術 施5 複50
1 1吻合のもの 80,160点
2 2吻合以上のもの 89,250点
注 冠動脈形成術（血栓内膜摘除）を併せて行った場合は，10,000点を加算する。

K552-2 冠動脈，大動脈バイパス移植術（人工心肺を使用しないもの） 施5 複50
1 1吻合のもの 71,570点
2 2吻合以上のもの 91,350点
注 冠動脈形成術（血栓内膜摘除）を併せて行った場合は，10,000点を加算する。

→冠動脈，大動脈バイパス移植術，冠動脈，大動脈バイパス移植術（人工心肺を使用しないもの）
(1) K552冠動脈，大動脈バイパス移植術，K552-2冠動脈，大動脈バイパス移植術（人工心肺を使用しないもの）及びK614血管移植術，バイパス移植術におけるバイパス造成用自家血管の採取料については，当該所定点数に含まれ別に算定できない。
(2) K552冠動脈，大動脈バイパス移植術，K552-2冠動脈，大動脈バイパス移植術（人工心肺を使用しないもの）及びK614血管移植術，バイパス移植術以外の手術における自家血管の採取料については，K000創傷処理の「2」又はK000-2小児創傷処理の「3」に準じて算定する。
(3) 吻合とは，グラフトと冠動脈の吻合部位のことであり，1本のグラフトを用いて冠動脈の2箇所について吻合を行った場合は2吻合とみなす。
(4) K552-2冠動脈，大動脈バイパス移植術（人工心肺を使用しないもの）をK602経皮的心肺補助法と併施した場合は，K552冠動脈，大動脈バイパス移植術により算定する。 (令６保医発0305·4)

K553 心室瘤切除術（梗塞切除を含む） 施5 複50
1 単独のもの 63,390点
2 冠動脈血行再建術（1吻合）を伴うもの 80,060点
3 冠動脈血行再建術（2吻合以上）を伴うもの 100,200点

K553-2 左室形成術，心室中隔穿孔閉鎖術，左室自由壁破裂修復術 複50
1 単独のもの 128,020点
2 冠動脈血行再建術（1吻合）を伴うもの 147,890点
3 冠動脈血行再建術（2吻合以上）を伴うもの 167,180点

K554 弁形成術 施5 低新 複50
1 1弁のもの 79,860点
2 2弁のもの 93,170点
3 3弁のもの 106,480点

K554-2 胸腔鏡下弁形成術 施4 (p.985) 施5 低新 複50 内支
1 1弁のもの 109,860点
2 2弁のもの 123,170点

→胸腔鏡下弁形成術
次に掲げる要件をいずれも満たす場合に限り算定する。
(1) 右小開胸手術である。
(2) 胸骨温存手術である（胸骨部分切開を行うものは当該手術に含めない）。
(3) 主たる手術操作を胸腔鏡下に行っている。 (令６保医発0305·4)

K555 弁置換術 施5 低新 複50
1 1弁のもの 85,500点
2 2弁のもの 100,200点
3 3弁のもの 114,510点
注 過去に心臓弁手術を行ったものに対して弁手術を行った場合には，**心臓弁再置換術加算**として，所定点数に所定点数の**100分の50**に相当する点数を加算する。

→弁置換術
(1) K554弁形成術を併せて行った場合は，弁置換又は弁形成を行った弁の合計数に基づき，本区分の所定点数により算定する。
(2) 同種弁を移植する場合においては，日本組織移植学会が作成した「ヒト組織を利用する医療行為の安全性確保・保存・使用に関するガイドライン」を遵守した場合に限り算定する。
(3) 弁提供者の移植用弁採取及び組織適合性試験に係る費用は，所定点数に含まれ別に算定できない。
(4) 移植用弁採取に係る費用については，弁置換を行った保険医療機関にて請求するものとし，診療報酬の分配は弁置換を行った保険医療機関と移植用弁採取を行った保険医療機関との合議に委ねる。
(5) 心臓弁再置換術加算は弁置換術後の再置換，弁置換術後の違う弁の置換又は弁形成後の弁置換を行った場合に算定する。なお，前回の手術から3か月以上経過していること。
(6) 心臓弁再置換術加算を算定する場合は，前回の手術日，術式及び医療機関名を**診療報酬明細書**の摘要欄に記載する。 (令６保医発0305·4)

K555-2 経カテーテル弁置換術 施4 (p.985) 施5 低新
1 経心尖大動脈弁置換術 61,530点
2 経皮的大動脈弁置換術 39,060点
3 経皮的肺動脈弁置換術 39,060点
注 手術に伴う画像診断及び検査の費用は算定しない。

→経カテーテル弁置換術

(1) 「1」及び「2」については，経カテーテル人工生体弁セットを用いて大動脈弁置換術を実施した場合に算定する。

(2) 「3」については，関連学会の定める適正使用基準に従って，経カテーテル人工生体弁セット又は経カテーテル人工生体弁セット（ステントグラフト付き）を用いて肺動脈弁置換術を実施した場合に算定する。

（令6保医発0305・4）

K 555-3 胸腔鏡下弁置換術 施4 (p.985) 施5 低新 複50 内支

1 1弁のもの 115,500点

2 2弁のもの 130,200点

注 過去に心臓弁手術を行ったものに対して弁手術を行った場合には，**心臓弁再置換術加算**として，所定点数に所定点数の100分の50に相当する点数を加算する。

→胸腔鏡下弁置換術

(1) 次に掲げる要件をいずれも満たす場合に限り算定する。

ア 右小開胸手術である。

イ 胸骨温存手術である（胸骨部分切開を行うものは当該手術に含めない）。

ウ 主たる手術操作を胸腔鏡下に行っている。

(2) K 554-2胸腔鏡下弁形成術を併せて行った場合は，弁置換又は弁形成を行った弁の合計数に基づき，本区分の所定点数により算定する。

(3) 同種弁を移植する場合においては，日本組織移植学会が作成した「ヒト組織を利用する医療行為の安全性確保・保存・使用に関するガイドライン」を遵守した場合に限り算定する。

(4) 弁提供者の移植用弁採取及び組織適合性試験に係る費用は，所定点数に含まれ別に算定できない。

(5) 移植用弁採取に係る費用については，弁置換を行った保険医療機関にて請求するものとし，この場合の診療報酬の分配は，弁置換を行った保険医療機関と移植用弁採取を行った保険医療機関との合議に委ねる。

(6) 心臓弁再置換術加算は弁置換術後の再置換，弁置換術後の違う弁の置換又は弁形成後の弁置換を行った場合に算定する。なお，前回の手術から3か月以上経過していること。

(7) 心臓弁再置換術加算を算定する場合は，前回の手術日，術式及び医療機関名を**診療報酬明細書**の摘要欄に記載する。

（令6保医発0305・4）

K 556 大動脈弁狭窄直視下切開術 施5 低新 42,940点

K 556-2 経皮的大動脈弁拡張術 低新 37,430点

注 手術に伴う画像診断及び検査の費用は算定しない。

K 557 大動脈弁上狭窄手術 施5 低新 複50 71,570点

K 557-2 大動脈弁下狭窄切除術（線維性，筋肥厚性を含む） 施5 低新 複50 78,260点

K 557-3 弁輪拡大術を伴う大動脈弁置換術 施5 低新 複50 157,840点

注 過去に心臓弁手術を行ったものに対して弁手術を行った場合には，**心臓弁再置換術加算**として，所定点数に区分番号K 555弁置換術の所定点数の100分の50に相当する点数を加算する。

→弁輪拡大術を伴う大動脈弁置換術

(1) 心臓弁再置換術加算は弁置換術後の再置換，弁置換術後の違う弁の置換又は弁形成後の弁置換を行った場合に算定する。なお，前回の手術から3か月以上経過していること。

(2) 心臓弁再置換術加算を算定する場合は，前回の手術日，術式及び医療機関名を**診療報酬明細書**の摘要欄に記載する。

（令6保医発0305・4）

K 557-4 ダムス・ケー・スタンセル（DKS）吻合を伴う大動脈狭窄症手術 低新 115,750点

K 558 ロス手術（自己肺動脈弁組織による大動脈基部置換術） 施5 低新 192,920点

K 559 閉鎖式僧帽弁交連切開術 38,450点

K 559-2 経皮的僧帽弁拡張術 34,930点

注 手術に伴う画像診断及び検査の費用は算定しない。

K 559-3 経皮的僧帽弁クリップ術 施4 (p.985) 34,930点

注 手術に伴う画像診断及び検査の費用は算定しない。

→経皮的僧帽弁クリップ術

経皮的僧帽弁クリップシステムを用いて実施した場合に算定する。

（令6保医発0305・4）

K 560 大動脈瘤切除術（吻合又は移植を含む） 施5 複50

1 上行大動脈

イ 大動脈弁置換術又は形成術を伴うもの 114,510点

ロ 人工弁置換術を伴う大動脈基部置換術 128,820点

ハ 自己弁温存型大動脈基部置換術 166,720点

ニ その他のもの 100,200点

2 弓部大動脈 114,510点

3 上行大動脈及び弓部大動脈の同時手術

イ 大動脈弁置換術又は形成術を伴うもの 187,370点

ロ 人工弁置換術を伴う大動脈基部置換術 210,790点

ハ 自己弁温存型大動脈基部置換術 243,580点

ニ その他のもの 171,760点

4 下行大動脈 89,250点

5 胸腹部大動脈 249,750点

6 腹部大動脈（分枝血管の再建を伴うもの） 59,080点

7 腹部大動脈（その他のもの） 52,000点

注 過去に心臓弁手術を行ったものに対して弁手術を行った場合には，**心臓弁再置換術加算**として，所定点数に区分番号K 555弁置換術の所定点数の100分の50に相当する点数を加算する。

→大動脈瘤切除術

(1) 下行大動脈から腹部大動脈にかけて大動脈瘤があ

り，胸部及び腹部の操作を行った場合は，「5」により算定する。
(2)　腎動脈遮断を伴う腹部大動脈瘤に対する人工血管置換術については，「6」により算定する。
(3)　心臓弁再置換術加算は弁置換術後の再置換，弁置換術後の違う弁の置換又は弁形成後の弁置換を行った場合に算定する。なお，前回の手術から3か月以上経過していること。
(4)　心臓弁再置換術加算を算定する場合は，前回の手術日，術式及び医療機関名を**診療報酬明細書**の摘要欄に記載する。（令6保医発0305・4）

K 560-2　オープン型ステントグラフト内挿術 施5 複50
　1　弓部大動脈　114,510点
　2　上行大動脈及び弓部大動脈の同時手術
　　イ　大動脈弁置換術又は形成術を伴うもの　187,370点
　　ロ　人工弁置換術を伴う大動脈基部置換術　210,790点
　　ハ　自己弁温存型大動脈基部置換術　243,580点
　　ニ　その他のもの　171,760点
　3　下行大動脈　89,250点

→オープン型ステントグラフト内挿術
オープン型ステントグラフトを直視下に挿入し，中枢側血管又は中枢側人工血管と吻合した場合に，術式に応じて算定する。（令6保医発0305・4）

K 561　ステントグラフト内挿術 複50
　1　血管損傷の場合　43,830点
　2　1以外の場合
　　イ　胸部大動脈 複50　56,560点
　　ロ　腹部大動脈　49,440点
　　ハ　腸骨動脈　43,830点

→ステントグラフト内挿術
(1)　血管塞栓術を同時に実施した場合の血管塞栓術の手技料は，ステントグラフト内挿術の所定点数に含まれ，別に算定できない。
(2)　一連の治療過程中に，血管塞栓術を実施した場合の手技料も原則として所定点数に含まれ，別に算定できない。
(3)　「1」血管損傷の場合は，末梢血管ステントグラフトを用いて腸骨動脈以外の末梢血管に対し血管損傷治療を行った場合に算定できる。（令6保医発0305・4）

K 562　動脈管開存症手術 低新
　1　経皮的動脈管開存閉鎖術　22,780点
　　注　手術に伴う画像診断及び検査の費用は算定しない。
　2　動脈管開存閉鎖術（直視下）　22,000点

→動脈管開存症手術
ボタロー管開存症に対して，血管カテーテルを用いて閉鎖術を行った場合は，「1」により算定する。（令6保医発0305・4）

K 562-2　胸腔鏡下動脈管開存閉鎖術 施4 (p.986) 低新　27,400点

→胸腔鏡下動脈管開存閉鎖術
次に定める要件をいずれも満たす場合に限り算定する。
(1)　16歳未満の患者に実施する。
(2)　最大径が10mm以下で，かつ，石灰化，感染又は瘤化していない動脈管に対して実施する。（令6保医発0305・4）

K 563　肺動脈絞扼術 低新　39,410点
K 564　血管輪又は重複大動脈弓離断手術 低新　43,150点
K 565　巨大側副血管手術（肺内肺動脈統合術） 低新　94,420点
K 566　体動脈肺動脈短絡手術（ブラロック手術，ウォーターストン手術） 低新　50,030点
K 567　大動脈縮窄（離断）症手術 低新
　1　単独のもの　57,250点
　2　心室中隔欠損症手術を伴うもの　100,200点
　3　複雑心奇形手術を伴うもの　173,620点
K 567-2　経皮的大動脈形成術 低新　37,430点
　注　手術に伴う画像診断及び検査の費用は算定しない。
K 568　大動脈肺動脈中隔欠損症手術 施5 低新
　1　単独のもの　80,840点
　2　心内奇形手術を伴うもの　97,690点
K 569　三尖弁手術（エプスタイン氏奇形，ウール氏病手術） 低新　103,640点
K 570　肺動脈狭窄症，純型肺動脈弁閉鎖症手術 施5 低新
　1　肺動脈弁切開術（単独のもの）　35,750点
　2　右室流出路形成又は肺動脈形成を伴うもの 複50　83,400点
K 570-2　経皮的肺動脈弁拡張術 低新　34,410点
　注　手術に伴う画像診断及び検査の費用は算定しない。
K 570-3　経皮的肺動脈形成術 低新 複50　31,280点
　注　手術に伴う画像診断及び検査の費用は算定しない。
K 570-4　経皮的肺動脈穿通・拡大術 乳施 低新　35,080点
　注　手術に伴う画像診断及び検査の費用は算定しない。

→経皮的肺動脈穿通・拡大術
心室中隔欠損を伴わない肺動脈閉鎖症の患者に対して実施した場合に算定する。（令6保医発0305・4）

K 571　肺静脈還流異常症手術 施5 低新
　1　部分肺静脈還流異常　50,970点
　2　総肺静脈還流異常
　　イ　心臓型　109,310点
　　ロ　その他のもの　129,310点

→肺静脈還流異常症手術
「2」の「ロ」その他のものとは，上心臓型，下心臓型又は混合型の場合をいう。（令6保医発0305・4）

K 572　肺静脈形成術 施5 低新 複50　58,930点
K 573　心房中隔欠損作成術 施5 低新
　1　経皮的心房中隔欠損作成術
　　イ　ラシュキンド法　16,090点
　　ロ　スタティック法　16,090点
　2　心房中隔欠損作成術　36,900点

手術

注　手術に伴う画像診断及び検査の費用は算定しない。

K574　心房中隔欠損閉鎖術 施5 低新
1　単独のもの　39,130点
2　肺動脈弁狭窄を合併するもの　45,130点

K574-2　経皮的心房中隔欠損閉鎖術 低新　31,850点

注　手術に伴う画像診断及び検査の費用は算定しない。

K574-3　経皮的卵円孔開存閉鎖術 低新　31,850点

注　手術に伴う画像診断及び検査の費用は算定しない。

K574-4　胸腔鏡下心房中隔欠損閉鎖術 施4 (p.986) 施5　69,130点

K575　三心房心手術 低新　68,940点

K576　心室中隔欠損閉鎖術 施5 低新
1　単独のもの　52,320点
2　肺動脈絞扼術後肺動脈形成を伴うもの　65,830点
3　大動脈弁形成を伴うもの　66,060点
4　右室流出路形成を伴うもの　71,570点

K577　バルサルバ洞動脈瘤手術 施5 低新
1　単独のもの　71,570点
2　大動脈閉鎖不全症手術を伴うもの　85,880点

K578　右室二腔症手術 低新　80,490点

K579　不完全型房室中隔欠損症手術 施5 低新
1　心房中隔欠損パッチ閉鎖術（単独のもの）　60,330点
2　心房中隔欠損パッチ閉鎖術及び弁形成術を伴うもの　66,060点

K579-2　完全型房室中隔欠損症手術 施5 低新
1　心房及び心室中隔欠損パッチ閉鎖術を伴うもの　107,350点
2　ファロー四徴症手術を伴うもの　192,920点

K580　ファロー四徴症手術 施5 低新
1　右室流出路形成術を伴うもの　71,000点
2　末梢肺動脈形成術を伴うもの　94,060点

K581　肺動脈閉鎖症手術 低新
1　単独のもの　100,200点
2　ラステリ手術を伴うもの　173,620点
3　巨大側副血管術を伴うもの　231,500点

注　2については，過去に当該手術を行ったものに対して同一部位の人工血管等の再置換術を実施した場合は，**人工血管等再置換術加算**として，所定点数に所定点数の**100分の50**に相当する点数を加算する。

→肺動脈閉鎖症手術

(1)　人工血管等再置換術加算は，患者の成長に伴うパッチ，導管，人工血管等の再置換のために，同一部位に対して再手術を実施した場合に算定する。なお，前回の手術から１年以上経過していること。

(2)　人工血管等再置換術加算を算定する場合は，前回の手術日，術式及び医療機関名を<u>**診療報酬明細書**</u>の摘要欄に記載する。

（令６保医発0305·4）

K582　両大血管右室起始症手術 施5 低新
1　単独のもの　85,880点
2　右室流出路形成を伴うもの　128,820点
3　心室中隔欠損閉鎖術及び大血管血流転換を伴うもの（タウシッヒ・ビング奇形手術）　192,920点

K583　大血管転位症手術 施5 乳施 低新
1　心房内血流転換手術（マスタード・セニング手術）　114,510点
2　大血管血流転換術（ジャテーン手術）　144,690点
3　心室中隔欠損閉鎖術を伴うもの　173,620点
4　ラステリ手術を伴うもの　154,330点

注　4については，過去に当該手術を行ったものに対して同一部位の人工血管等の再置換術を実施した場合は，**人工血管等再置換術加算**として，所定点数に所定点数の**100分の50**に相当する点数を加算する。

→大血管転位症手術

(1)　人工血管等再置換術加算は，患者の成長に伴うパッチ，導管，人工血管等の再置換のために，同一部位に対して再手術を実施した場合に算定する。なお，前回の手術から１年以上経過していること。

(2)　人工血管等再置換術加算を算定する場合は，前回の手術日，術式及び医療機関名を<u>**診療報酬明細書**</u>の摘要欄に記載する。

（令６保医発0305·4）

K584　修正大血管転位症手術 施5 低新
1　心室中隔欠損パッチ閉鎖術　85,790点
2　根治手術（ダブルスイッチ手術）　201,630点

注　2については，過去に当該手術を行ったものに対して同一部位の人工血管等の再置換術を実施した場合は，**人工血管等再置換術加算**として，所定点数に所定点数の**100分の50**に相当する点数を加算する。

→修正大血管転位症手術

(1)　人工血管等再置換術加算は，患者の成長に伴うパッチ，導管，人工血管等の再置換のために，同一部位に対して再手術を実施した場合に算定する。なお，前回の手術から１年以上経過していること。

(2)　人工血管等再置換術加算を算定する場合は，前回の手術日，術式及び医療機関名を<u>**診療報酬明細書**</u>の摘要欄に記載する。

（令６保医発0305·4）

K585　総動脈幹症手術 施5 低新　143,860点

K586　単心室症又は三尖弁閉鎖症手術 施5 低新
1　両方向性グレン手術　80,160点
2　フォンタン手術　85,880点
3　心室中隔造成術 乳施　181,350点

注　2については，過去に当該手術を行ったものに対して同一部位の人工血管等の再置換術を実施した場合は，**人工血管等再置換術加算**として，所定点数に所定点数の**100分の50**に相当する点数を加算する。

→単心室症又は三尖弁閉鎖症手術

(1)　人工血管等再置換術加算は，患者の成長に伴うパッチ，導管，人工血管等の再置換のために，同一部位に対して再手術を実施した場合に算定する。なお，前回の手術から１年以上経過していること。

(2)　人工血管等再置換術加算を算定する場合は，前回の手術日，術式及び医療機関名を<u>**診療報酬明細書**</u>の摘要欄に記載する。

（令６保医発0305·4）

K587 左心低形成症候群手術（ノルウッド手術） 施5 乳施 低新 179,310点
K588 冠動静脈瘻開胸的遮断術 施5 53,240点
K589 冠動脈起始異常症手術 施5 低新 85,880点
K590 心室憩室切除術 低新 76,710点
K591 心臓脱手術 低新 113,400点
K592 肺動脈塞栓除去術 施5 48,880点
K592-2 肺動脈血栓内膜摘除術 施5 135,040点
K593 肺静脈血栓除去術 施5 39,270点
K594 不整脈手術
1 副伝導路切断術 施5 89,250点
2 心室頻拍症手術 施5 147,890点
3 メイズ手術 施5 複50 98,640点
4 左心耳閉鎖術
イ 開胸手術によるもの 施5 複50 37,800点
ロ 胸腔鏡下によるもの 施4 (p.986) 施5 複50 37,800点
ハ 経カテーテル的手術によるもの 施4 (p.986) 34,930点
注1 4のイについては，別に厚生労働大臣が定める患者〔※告示④第12・3の2，p.1008〕に対して実施した場合であって，区分番号K552，K552-2，K554，K555，K557からK557-3まで，K560又はK594の3に掲げる手術と併せて実施した場合に限り算定する。
2 4のハについては，手術に伴う画像診断及び検査の費用は算定しない。

→不整脈手術

(1) 「4」の「イ」開胸手術によるものは，開胸的心大血管手術を受ける患者のうち，手術前より心房細動又は心房粗動と診断され，術後の抗凝固療法の継続の可否，患者の脳梗塞及び出血に係るリスク等を総合的に勘案し，特に左心耳閉鎖術を併せて実施することが適当と医師が認めたものに対して行われた場合に限り算定する。
(2) 「4」の「イ」開胸手術によるものは，K552，K552-2，K554，K555，K557からK557-3まで，K560及びK594の「3」に掲げる手術（弁置換術については機械弁によるものを除く）と併せて実施した場合に限り算定でき，当該手術を単独で行った場合は算定できない。
(3) 「4」の「ロ」胸腔鏡下によるものは，手術前より心房細動又は心房粗動と診断され，術後の抗凝固療法の継続の可否，患者の脳梗塞及び出血に係るリスク等を総合的に勘案し，実施することが適当と医師が認めた患者に対して行われた場合に限り算定する。
(4) 「4」の「イ」開胸手術によるもの又は「ロ」胸腔鏡下によるものの診療報酬請求に当たっては，手術前に心房細動又は心房粗動と診断した根拠となる12誘導心電図検査又は長時間記録心電図検査（ホルター心電図検査を含む）の結果及び当該手術を行う医学的理由について**診療報酬明細書**の摘要欄に記載する。
(5) 「4」の「ハ」経カテーテル的手術によるものは，左心耳閉鎖デバイスを用いて，左心耳の永久閉鎖を行った場合に算定する。 (令6保医発0305·4)

K594-2 肺静脈隔離術 施5 複50 72,230点
K595 経皮的カテーテル心筋焼灼術 施5
1 心房中隔穿刺又は心外膜アプローチを伴うもの 40,760点
2 その他のもの 34,370点
注1 三次元カラーマッピング下で行った場合には，**三次元カラーマッピング加算**として，17,000点を所定点数に加算する。
2 磁気ナビゲーション法により行った場合は，**磁気ナビゲーション加算**として，5,000点を所定点数に加算する。 施4 (p.986)
3 手術に伴う画像診断及び検査の費用は算定しない。

→経皮的カテーテル心筋焼灼術

(1) 「注1」に規定する三次元カラーマッピングとは，体表面電極から発生する微弱な電気信号を体外式ペースメーカー用カテーテル電極（磁気センサーを有するものを除く）等により検出し，三次元心腔内形状を作成し，これらのカテーテル電極にて検出した心電図との合成により三次元画像を構築することをいう。
(2) 「注1」に規定する三次元カラーマッピング加算を算定する場合は，特定保険医療材料114の体外式ペースメーカー用カテーテル電極のうち，心臓電気生理学的検査機能付加型の「心房内・心室内全域型」並びに特定保険医療材料123の経皮的カテーテル心筋焼灼術用カテーテルのうち，熱アブレーション用の「体外式ペーシング機能付き」及び「体外式ペーシング機能付き・特殊型」については算定できない。
(3) 「注2」に規定する磁気ナビゲーション法は，心臓マッピングシステムワークステーションを用いて実施した場合に算定できる。
(4) 経皮的カテーテル心筋冷凍焼灼術を実施した場合は，本区分の所定点数を算定する。その場合，実施に当たっては，関係学会の定める診療に関する指針を遵守する。 (令6保医発0305·4)

K595-2 経皮的中隔心筋焼灼術 施4 (p.986) 24,390点
注 手術に伴う画像診断及び検査の費用は算定しない。
K596 体外ペースメーキング術 3,770点
K597 ペースメーカー移植術 施4 (p.987) 施5
1 心筋電極の場合 16,870点
2 経静脈電極の場合 9,520点
3 リードレスペースメーカーの場合 9,520点
K597-2 ペースメーカー交換術 施4 (p.987) 施5 4,000点

→ペースメーカー移植術，ペースメーカー交換術

(1) ペースメーカー移植の実施日と体外ペースメーキング術の実施日の間隔が1週間以内の場合にあっては，K597ペースメーカー移植術の所定点数のみを算定する。
(2) ペースメーカー本体の交換のみの場合は，K597-2ペースメーカー交換術により算定する。 (令6保医発0305·4)

K597-3 植込型心電図記録計移植術 施4 (p.987) 1,260点
K597-4 植込型心電図記録計摘出術 施4 (p.987) 840点
K598 両心室ペースメーカー移植術 施4 (p.987)
1 心筋電極の場合 31,510点
2 経静脈電極の場合 31,510点

→両心室ペースメーカー移植術

(1) 両心室ペースメーカー移植術は，左右の心室を電気的に刺激することにより，重症心不全患者の心臓リズムを補正すると同時に，左右の心室間伝導障害を軽減し，血行動態を改善することを目的に実施されるものであり，次のいずれかの心不全に対して，治療が行われた場合に算定する。

ア 十分な薬物治療にもかかわらず改善のみられないQRS幅120ms以上及び左室駆出率35％以下のNYHAクラスⅢ又はⅣ（中等度，重度）の心不全患者の症状改善

イ 至適薬物療法が行われているペースメーカーの適応及び高頻度に心室ペーシングに依存することが予想される左室駆出率50％以下の患者の症状改善又は心不全進行（増悪）遅延

(2)「1」については，循環器内科又は小児循環器内科の医師と心臓血管外科の医師が参加する，重症心不全患者又は不整脈患者の治療方針を決定するカンファレンスにより，本治療の適応判断を行う。

(3) 両心室ペースメーカー移植術を行った患者については，診療報酬請求に当たって，**診療報酬明細書**に症状詳記を記載する。なお，「1」を算定する場合は，(2)に規定するカンファレンスの概要も併せて記載する。

（令６保医発0305·4）

K 598-2 両心室ペースメーカー交換術 施4 (p.987)

1	心筋電極の場合	5,000点
2	経静脈電極の場合	5,000点

K 599 植込型除細動器移植術 施4 (p.987)

1	心筋リードを用いるもの	31,510点
2	経静脈リードを用いるもの	31,510点
3	皮下植込型リードを用いるもの	24,310点

K 599-2 植込型除細動器交換術 施4 (p.987)

1	心筋リードを用いるもの	7,200点
2	その他のもの	7,200点

→植込型除細動器移植術，植込型除細動器交換術

(1) K 599植込型除細動器移植術は，次のいずれかに該当する患者に対して実施した場合に算定する。

ア 血行動態が破綻する心室頻拍又は心室細動の自然発作が１回以上確認されている患者であって，植込型除細動器移植術以外の治療法の有効性が心臓電気生理学的検査及びホルター型心電図検査によって予測できないもの

イ 血行動態が破綻する心室頻拍又は心室細動の自然発作が１回以上確認されている患者であって，有効薬が見つからないもの又は有効薬があっても認容性が悪いために服用が制限されるもの

ウ 既に十分な薬物療法や心筋焼灼術等の手術が行われているにもかかわらず，心臓電気生理学的検査によって血行動態が破綻する心室頻拍又は心室細動が繰り返し誘発される患者

(2)「1」については，循環器内科又は小児循環器内科の医師と心臓血管外科の医師が参加する，重症心不全患者又は不整脈患者の治療方針を決定するカンファレンスにより，本治療の適応判断を行う。

(3) K 599植込型除細動器移植術を行った患者については，診療報酬請求に当たって，**診療報酬明細書**に症状詳記を記載する。なお，「1」を算定する場合は，(2)に規定するカンファレンスの概要も併せて記載する。

(4) 植込型除細動器本体の交換のみを行った場合は，K 599-2植込型除細動器交換術により算定する。

(5) K 599の「3」は，特定保険医療材料の植込型除細動器（Ⅲ型）・皮下植込式電極併用型を，植込型除細動器用カテーテル電極（皮下植込式）と組み合わせて使用した場合に算定する。

（令６保医発0305·4）

K 599-3 両室ペーシング機能付き植込型除細動器移植術 施4 (p.988)

1	心筋電極の場合	35,200点
2	経静脈電極の場合	35,200点

注 両室ペーシング機能付き植込型除細動器の移植術を行った場合に算定する。

K 599-4 両室ペーシング機能付き植込型除細動器交換術 施4 (p.988)

1	心筋電極の場合	7,200点
2	経静脈電極の場合	7,200点

注 両室ペーシング機能付き植込型除細動器の交換術を行った場合に算定する。

→両室ペーシング機能付き植込型除細動器移植術，両室ペーシング機能付き植込型除細動器交換術

(1) 両室ペーシング機能付き植込型除細動器移植術は，次のいずれかに該当する患者に対して実施した場合に算定する。

ア 血行動態が破綻する心室頻拍又は心室細動の自然発作が１回以上確認されている患者であって，両室ペーシング機能付き植込型除細動器移植術以外の治療法の有効性が心臓電気生理学的検査及びホルター型心電図検査によって予測できないもの

イ 血行動態が破綻する心室頻拍又は心室細動の自然発作が１回以上確認されている患者であって，有効薬が見つからないもの又は有効薬があっても認容性が悪いために服用が制限されるもの

ウ 既に十分な薬物療法や心筋焼灼術等の手術が行われているにもかかわらず，心臓電気生理学的検査によって血行動態が破綻する心室頻拍又は心室細動が繰り返し誘発される患者

(2)「1」については，循環器内科又は小児循環器内科の医師と心臓血管外科の医師が参加する，重症心不全患者又は不整脈患者の治療方針を決定するカンファレンスにより，本治療の適応判断を行う。

(3) 両室ペーシング機能付き植込型除細動器移植術を行った患者については，診療報酬請求に当たって，**診療報酬明細書**に症状詳記を記載する。なお，「1」を算定する場合は，(2)に規定するカンファレンスの概要も併せて記載する。

(4) 両室ペーシング機能付き植込型除細動器本体の交換のみを行った場合は，K 599-4両室ペーシング機能付き植込型除細動器交換術により算定する。

（令６保医発0305·4）

K 599-5 経静脈電極抜去術 施4 (p.987)

1	レーザーシースを用いるもの	28,600点
2	レーザーシースを用いないもの	22,210点

注 手術に伴う画像診断及び検査の費用は算定しない。

→経静脈電極抜去術

当該手術の実施に当たっては，関連学会の定める実施基準に準じる。

（令６保医発0305·4）

K 600 大動脈バルーンパンピング法（IABP法）（１日につき） 施4 (p.988)

手術

1 初日 8,780点
2 2日目以降 4,230点
注 挿入に伴う画像診断及び検査の費用は算定しない。

→大動脈バルーンパンピング法（IABP法）

(1) ガスの価格は別に算定できない。
(2) 大動脈バルーンパンピング法（IABP法），K601人工心肺，K601-2体外式膜型人工肺，K602経皮的心肺補助法，K603補助人工心臓又はK602-2経皮的循環補助法（ポンプカテーテルを用いたもの）を併施した場合においては，1日ごとに主たるもののみにより算定する。また，これら6つの開心術補助手段等とK552-2冠動脈，大動脈バイパス移植術等の他手術を併施した場合は，当該手術の所定点数を別に算定できる。

（令6保医発0305·4）

K601 人工心肺（1日につき）低新
1 初日 30,150点
2 2日目以降 3,000点
注1 初日に，補助循環，選択的冠灌流又は逆行性冠灌流を併せて行った場合には，4,800点を所定点数に加算する（主たるもののみを算定する）。
2 初日に選択的脳灌流を併せて行った場合は，7,000点を所定点数に加算する。
3 カニュレーション料は，所定点数に含まれるものとする。

→人工心肺

(1) 人工心肺実施のために血管を露出し，カニューレ，カテーテル等を挿入した場合の手技料は，所定点数に含まれ，別に算定できない。
(2) 人工心肺をはずすことができず，翌日以降も引き続き補助循環を行った場合は，1日につき「2」により算定する。
(3) 「注1」の補助循環を併せて行った場合の加算は，人工心肺を用いた心大血管手術後の低心拍出量症候群に対して人工心肺を用いて循環を補助した場合に限り算定できる。
(4) 「注1」の選択的冠灌流を併せて行った場合の加算は大動脈基部を切開し，左右冠動脈口に個別にカニューレを挿入し，心筋保護を行った場合に算定する。
(5) 「注1」の逆行性冠灌流を併せて行った場合の加算は，冠静脈洞にバルーンカテーテルを挿入し，心筋保護を行った場合に算定する。

（令6保医発0305·4）

K601-2 体外式膜型人工肺（1日につき）低新
1 初日 30,150点
2 2日目以降 3,000点
注 カニュレーション料は，所定点数に含まれるものとする。

→体外式膜型人工肺

(1) 体外式膜型人工肺は，急性呼吸不全又は慢性呼吸不全の急性増悪であって，人工呼吸器で対応できない患者に対して使用した場合に算定する。
(2) 人工心肺実施のために血管を露出し，カニューレ，カテーテル等を挿入した場合の手技料は，所定点数に含まれ，別に算定できない。

（令6保医発0305·4）

K602 経皮的心肺補助法（1日につき）
1 初日 11,100点
2 2日目以降 3,120点

K602-2 経皮的循環補助法（ポンプカテーテルを用いたもの）（1日につき）施4 (p.988)
1 初日 11,100点
2 2日目以降 3,680点

→経皮的循環補助法（ポンプカテーテルを用いたもの）

経皮的循環補助法（ポンプカテーテルを用いたもの）の実施のために，カニューレ，カテーテル等を挿入した場合の手技料は，所定点数に含まれ，別に算定できない。

（令6保医発0305·4）

K603 補助人工心臓（1日につき）施4 (p.988)
1 初日 54,370点
2 2日目以降30日目まで 5,000点
3 31日目以降 4,000点

→補助人工心臓

開心術症例の体外循環離脱困難，開心術症例の術後低心拍出症候群，その他の心原性循環不全に対して補助人工心臓を行った場合に算定する。ただし，重症感染症，重症多臓器不全を合併する症例に対して行った場合は算定できない。

（令6保医発0305·4）

K603-2 小児補助人工心臓（1日につき）施4 (p.988) 低新
1 初日 63,150点
2 2日目以降30日目まで 8,680点
3 31日目以降 7,680点

K604 削除

→小児補助人工心臓

投薬治療，外科手術及び補助循環では症状の改善が見込めない小児の重症心不全患者であって，小児補助人工心臓による治療が当該患者にとって最善であると判断された患者に対して，心移植に達するまで又は心機能が回復するまでの循環改善を目的に実施した場合に算定する。

（令6保医発0305·4）

K604-2 植込型補助人工心臓（非拍動流型）施4 (p.989)
1 初日（1日につき） 58,500点
2 2日目以降30日目まで（1日につき） 5,000点
3 31日目以降90日目まで（1日につき） 2,780点
4 91日目以降（1日につき） 1,800点

→植込型補助人工心臓（非拍動流型）

(1) 植込型補助人工心臓（非拍動流型）は，次のいずれかの場合に算定する。
ア 心臓移植適応の重症心不全患者で，薬物療法や体外式補助人工心臓等の他の補助循環法によっても継続した代償不全に陥っており，かつ，心臓移植以外には救命が困難と考えられる症例に対して，心臓移植までの循環改善を目的とした場合。
イ 心臓移植不適応の重症心不全患者で，薬物療法や体外式補助人工心臓などの補助循環法によっても継続した代償不全に陥っている症例に対して，長期循環補助を目的とした場合。
(2) 外来で定期的な管理を行っている場合には，C116在宅植込型補助人工心臓（非拍動流型）指導管理料を算定する。

（令6保医発0305·4）

K605 移植用心採取術 **68,490点**
注 心提供者に係る組織適合性試験の費用は，所定点数に含まれる。

→移植用心採取術
(1) 移植用心採取術の所定点数は，臓器の移植に関する法律第6条第2項に規定する脳死した者の身体から心臓の移植が行われた場合に，移植を行った保険医療機関において算定する。
(2) 移植用心採取術の所定点数には，脳死した者の身体から移植のための心採取を行う際の採取前の採取対象心の灌流，心採取，採取心の灌流及び保存並びにリンパ節の保存に要する人件費，薬品・容器等の材料費等の費用が全て含まれる。ただし，心採取を行う医師を派遣した場合における医師の派遣に要した費用及び採取心を搬送した場合における搬送に要した費用については療養費として支給し，それらの額は移送費の算定方法により算定する。
(3) 心移植を行った保険医療機関と心移植に用いる健心を採取した保険医療機関とが異なる場合の診療報酬の請求は，心移植を行った保険医療機関で行い，診療報酬の分配は相互の合議に委ねる。 (令6保医発0305·4)

K605-2 同種心移植術 施4 (p.989) **212,210点**
注1 心移植者に係る組織適合性試験の費用は，所定点数に含まれる。
2 抗HLA抗体検査を行う場合には，**抗HLA抗体検査加算**として，**4,000点**を所定点数に加算する。

→同種心移植術
(1) 同種心移植術の所定点数には，灌流の費用が含まれる。
(2) 心移植を行った保険医療機関と心移植に用いる健心を採取した保険医療機関とが異なる場合の診療報酬の請求は，心移植を行った保険医療機関で行い，診療報酬の分配は相互の合議に委ねる。 (令6保医発0305·4)

K605-3 移植用心肺採取術 **100,040点**
注 心肺提供者に係る組織適合性試験の費用は，所定点数に含まれる。

→移植用心肺採取術
(1) 移植用心肺採取術の所定点数は，臓器の移植に関する法律第6条第2項に規定する脳死した者の身体から同時に心と肺の移植が行われた場合に，移植を行った保険医療機関において算定する。
(2) 移植用心肺採取術の所定点数には，脳死した者の身体から移植のための心肺採取を行う際の採取前の採取対象心肺の灌流，心肺採取，採取心肺の灌流及び保存並びにリンパ節の保存に要する人件費，薬品・容器等の材料費等の費用が全て含まれる。ただし，心肺採取を行う医師を派遣した場合における医師の派遣に要した費用及び採取心肺を搬送した場合における搬送に要した費用については療養費として支給し，それらの額は移送費の算定方法により算定する。
(3) 心肺移植を行った保険医療機関と心肺移植に用いる健心肺を採取した保険医療機関とが異なる場合の診療報酬の請求は，心肺移植を行った保険医療機関で行い，診療報酬の分配は相互の合議に委ねる。 (令6保医発0305·4)

K605-4 同種心肺移植術 施4 (p.989) **286,010点**
注1 心肺移植者に係る組織適合性試験の費用は，所定点数に含まれる。
2 抗HLA抗体検査を行う場合には，**抗HLA抗体検査加算**として，**4,000点**を所定点数に加算する。

→同種心肺移植術
(1) 同種心肺移植術の所定点数には，灌流の費用が含まれる。
(2) 心肺移植を行った保険医療機関と心肺移植に用いる健心肺を採取した保険医療機関とが異なる場合の診療報酬の請求は，心肺移植を行った保険医療機関で行い，診療報酬の分配は相互の合議に委ねる。 (令6保医発0305·4)

K605-5 骨格筋由来細胞シート心表面移植術 施4 (p.989) **9,420点**

→骨格筋由来細胞シート心表面移植術
(1) 虚血性心疾患による重症心不全患者で，薬物治療や侵襲的治療を含む標準治療では効果不十分として関連学会の定める「ヒト（自己）骨格筋由来細胞シートの使用要件等の基準について」に定めるハートチームによる適応判定が行われ，かつ，根治療法として心臓移植以外に治療手段がないと考えられる症例に対して，上記基準に従って実施された場合に限り算定できる。
(2) 本技術に先立って行われる骨格筋由来細胞シートを調整するための骨格筋採取に係る技術については，K000創傷処理又はK000-2小児創傷処理（6歳未満）により算定する。 (令6保医発0305·4)

動　脈

K606 血管露出術 **530点**

→血管露出術
(1) 経皮的に留置針を挿入する場合は，血管露出術は算定できない。
(2) 手術に伴う血管露出術は，同一術野でない場合においても算定できない。 (令6保医発0305·4)

K607 血管結紮術
1 開胸又は開腹を伴うもの **12,660点**
2 その他のもの **4,500点**
K607-2 血管縫合術（簡単なもの） **4,840点**
K607-3 上腕動脈表在化法 **5,000点**
K608 動脈塞栓除去術
1 開胸又は開腹を伴うもの **28,560点**
2 その他のもの（観血的なもの） **11,180点**

→動脈塞栓除去術
動脈血栓除去術は，本区分により算定する。
(令6保医発0305·4)

K608-2 削除
K608-3 内シャント血栓除去術 **3,590点**
K609 動脈血栓内膜摘出術
1 大動脈に及ぶもの **40,950点**
2 内頸動脈 **43,880点**
3 その他のもの **28,450点**
K609-2 経皮的頸動脈ステント留置術 **34,740点**
注1 手術に伴う画像診断及び検査の費用は算定しない。
2 内頸動脈又は総頸動脈に対して行われた

手術

場合に限り算定する。

→経皮的頸動脈ステント留置術

経皮的頸動脈ステント留置術を行う場合は，総頸動脈又は内頸動脈にステントを留置した際の血栓の移動に対する予防的措置を同時に行う。
(令6保医発0305·4)

K610 動脈形成術，吻合術 複50

1	頭蓋内動脈 低新	99,700点
2	胸腔内動脈（大動脈を除く）	52,570点
3	腹腔内動脈（大動脈を除く）	47,790点
4	指（手，足）の動脈 指2	18,400点
5	その他の動脈	21,700点

K610-2 脳新生血管造成術 52,550点

→脳新生血管造成術

もやもや病に対して，浅側頭動脈及び側頭筋を硬膜に縫合することにより新生血管の造成を図った場合に算定する。
(令6保医発0305·4)

K610-3 削除

K610-4 四肢の血管吻合術 18,080点

K610-5 血管吻合術及び神経再接合術（上腕動脈，正中神経及び尺骨神経） 18,080点

→血管吻合術及び神経再接合術

上腕動脈，正中神経及び尺骨神経が切断された場合，上腕動脈及び正中神経が切断された場合，又は上腕動脈及び尺骨神経が切断された場合の血管吻合術及び神経再接合術を行った場合に算定する。
(令6保医発0305·4)

K611 抗悪性腫瘍剤動脈，静脈又は腹腔内持続注入用植込型カテーテル設置 複50

1	開腹して設置した場合	17,940点
2	四肢に設置した場合	16,250点
3	頭頸部その他に設置した場合	16,640点

→抗悪性腫瘍剤動脈，静脈又は腹腔内持続注入用植込型カテーテル設置

(1) 悪性腫瘍の患者に対し，抗悪性腫瘍剤の局所持続注入又は疼痛の制御を目的として，チューブ又は皮下植込型カテーテルアクセスを設置した場合に算定できる。
(2) 設置するチューブ，体内に植え込むカテーテル及びカテーテルアクセス等の材料の費用は所定点数に含まれ，別に算定できない。
(3) 抗悪性腫瘍剤動脈，静脈又は腹腔内持続注入用植込型カテーテル抜去の際の費用はK000創傷処理の「1」筋肉，臓器に達するもの（長径5cm未満）で算定する。
(令6保医発0305·4)

K612 末梢動静脈瘻造設術

1 内シャント造設術

イ	単純なもの	12,080点
ロ	静脈転位を伴うもの	15,300点

2 その他のもの 7,760点

→末梢動静脈瘻造設術

「1」の「ロ」については，穿刺することが困難な部位を走行する静脈を長さ15cm以上遊離して遠位端を切断し，穿刺することが可能な部位に転位して，断端を動脈と吻合して動静脈瘻を造設した場合に算定する。
(令6保医発0305·4)

K613 腎血管性高血圧症手術（経皮的腎血管拡張術） 31,840点

注 手術に伴う画像診断及び検査の費用は算定しない。

K614 血管移植術，バイパス移植術

1	大動脈	70,700点
2	胸腔内動脈	64,050点
3	腹腔内動脈	63,350点
4	頭，頸部動脈 複50	61,660点
5	下腿，足部動脈	70,190点
6	膝窩動脈	42,500点
7	その他の動脈	30,290点

→血管移植術，バイパス移植術

(1) 「6」膝窩動脈は，膝関節より遠位側で下腿三分岐に至らない部分で行った場合をいう。
(2) 大腿動脈閉塞症に対して自家血管を用いた動脈間バイパス造成術を行った場合は，「7」により算定する。
(3) 同種血管を移植する場合においては，日本組織移植学会が作成した「ヒト組織を利用する医療行為の安全性確保・保存・使用に関するガイドライン」を遵守した場合に限り算定する。
(4) 血管提供者の移植用血管採取及び組織適合性試験に係る費用は，所定点数に含まれ別に算定できない。
(5) 血管移植を行った保険医療機関と移植用血管採取を行った保険医療機関とが異なる場合の診療報酬の請求は，血管移植を行った保険医療機関で行うものとし，診療報酬の分配は相互の合議に委ねる。
(令6保医発0305·4)

K615 血管塞栓術（頭部，胸腔，腹腔内血管等） 複50

1	止血術	26,570点
2	選択的動脈化学塞栓術	20,040点
3	門脈塞栓術（開腹によるもの）	27,140点
4	その他のもの	20,480点

注 手術に伴う画像診断及び検査の費用は算定しない。

→血管塞栓術

(1) 「1」の止血術は，外傷等による動脈損傷が認められる患者に対し，血管塞栓術を行った場合に算定する。
(2) カテーテルを肝動脈等に留置して造影CT等を行い，病変の個数及び分布を確認の上，肝細胞癌に対して区域枝より末梢側において肝動脈等の動脈化学塞栓術を行った場合には，「2」により算定する。
(3) 「2」の選択的動脈化学塞栓術の場合，動脈化学塞栓術を選択的に行った肝動脈等の部位を**診療録**に記載する。
(4) 「2」の選択的動脈化学塞栓術以外の場合であって，脳動脈奇形摘出術前及び肝切除術前の前処置としての血管塞栓術を行った場合には，「4」により算定する。
(5) 「2」の選択的動脈化学塞栓術以外の場合であって，多血性腫瘍又は動静脈奇形に対して，血管内塞栓材を用いて動脈塞栓術又は動脈化学塞栓術を行った場合は，本区分「4」を算定する。
(令6保医発0305·4)

K615-2 経皮的大動脈遮断術 施4 (p.989) 複50 1,660点

注 手術に伴う画像診断及び検査の費用は算定しない。

→経皮的大動脈遮断術

重度外傷等による腹腔内大量出血に対して，経皮的にバルーンカテーテルを挿入し大動脈の血行を遮断した場合に算定する。
(令6保医発0305·4)

K616 四肢の血管拡張術・血栓除去術 22,590点

注 手術に伴う画像診断及び検査の費用は算定しない。

→四肢の血管拡張術・血栓除去術

膝窩動脈又はそれより末梢の動脈に対するステントの留置では，当該点数は算定できない。 (令6保医発0305·4)

K616-2 頸動脈球摘出術 10,800点

K616-3 経皮的胸部血管拡張術（先天性心疾患術後に限る） 低新 **27,500点**

注 手術に伴う画像診断及び検査の費用は算定しない。

K616-4 経皮的シャント拡張術・血栓除去術

1 初回 短1 短3 **12,000点**

2 1の実施後3月以内に実施する場合 短1 短3 **12,000点**

注 手術に伴う画像診断及び検査の費用は算定しない。

→経皮的シャント拡張術・血栓除去術

(1)「1」については，3月に1回に限り算定する。

(2)「1」を算定してから3月以内に実施した場合には，次のいずれかに該当するものに限り，1回を限度として「2」を算定する。また，次のいずれかの要件を満たす画像所見等の医学的根拠を<u>診療報酬明細書</u>の摘要欄に記載する。

ア 透析シャント閉塞の場合

イ 超音波検査において，シャント血流量が400mL以下又は血管抵抗指数（RI）が0.6以上の場合（アの場合を除く）

(3)「2」については，「1」の前回算定日（他の保険医療機関での算定を含む）を<u>診療報酬明細書</u>の摘要欄に記載する。 (令6保医発0305·4)

K616-5 経皮的血管内異物除去術 14,000点

注 手術に伴う画像診断及び検査の費用は算定しない。

K616-6 経皮的下肢動脈形成術 施4 (p.989) **24,270点**

注 手術に伴う画像診断及び検査の費用は算定しない。

→経皮的下肢動脈形成術

エキシマレーザー型血管形成用カテーテルを使用し，大腿膝窩動脈に留置されたステントにおける狭窄又は閉塞に対して又は切削吸引型血管形成用カテーテルを使用し，大腿膝窩動脈の狭窄又は閉塞に対して，経皮的下肢動脈形成術を行った場合に算定する。なお，実施に当たっては，関係学会の定める診療に関する指針を遵守する。 (令6保医発0305·4)

K616-7 ステントグラフト内挿術（シャント） **12,000点**

注 手術に伴う画像診断及び検査の費用は算定しない。

→ステントグラフト内挿術（シャント）

人工血管内シャントの静脈側吻合部狭窄病変に対し，末梢血管用ステントグラフトを留置した場合に算定する。 (令6保医発0305·4)

K616-8 吸着式潰瘍治療法（1日につき） **1,680点**

→吸着式潰瘍治療法

(1) 吸着式潰瘍治療法は，次のいずれにも該当する閉塞性動脈硬化症の患者に対して，吸着式血液浄化用浄化器（閉塞性動脈硬化症用）を使用して治療を行った場合に限り算定する。なお，当該治療法の実施回数は，原則として一連につき3月間に限って24回を限度として算定する。

ア フォンテイン分類Ⅳ度の症状を呈する者

イ 膝窩動脈以下の閉塞又は広範な閉塞部位を有する等外科的治療又は血管内治療が困難で，かつ従来の薬物療法では十分な効果を得られない者

(2) <u>診療報酬明細書</u>の摘要欄にア及びイの要件を満たす医学的根拠について記載する。 (令6保医発0305·4)

静 脈

K617 下肢静脈瘤手術 複50

1 抜去切除術 短1 短3 **10,200点**

2 硬化療法（一連として） 短1 短3 **1,720点**

3 高位結紮術 短1 短3 **3,130点**

4 静脈瘤切除術 **1,820点**

→下肢静脈瘤手術

(1) 大腿部から下腿部に及ぶ広範囲の静脈瘤に対してストリッピングを行った場合は，「1」により算定する。

(2)「2」における「一連」とは，所期の目的を達するまでに行う一連の治療過程をいい，概ね2週間にわたり行われるものをいう。 (令6保医発0305·4)

K617-2 大伏在静脈抜去術 複50 短3 **10,200点**

K617-3 静脈瘤切除術（下肢以外） **1,820点**

K617-4 下肢静脈瘤血管内焼灼術 複50 短1 短3 **10,200点**

注 手術に伴う画像診断及び検査の費用は算定しない。

→下肢静脈瘤血管内焼灼術

(1) 所定の研修を修了した医師が実施した場合に限り算定し，一側につき1回に限り算定する。なお，当該手技に伴って実施される画像診断及び検査の費用は所定点数に含まれる。

(2) 下肢静脈瘤血管内焼灼術の実施に当たっては，関係学会が示しているガイドラインを踏まえ適切に行う。 (令6保医発0305·4)

K617-5 内視鏡下下肢静脈瘤不全穿通枝切離術 施4 (p.989) 複50 **10,200点**

注 手術に伴う画像診断及び検査の費用は算定しない。

→内視鏡下下肢静脈瘤不全穿通枝切離術

(1) 下腿の広範囲の皮膚に色素沈着，硬化，萎縮又は潰瘍を有しており，かつ，超音波検査等により，不全穿通枝が同定され，血液が逆流していることが確認されている患者について実施した場合であって，次のア又はイに該当する場合に一側につき1回のみ算定できる。

ア 下肢静脈瘤手術（抜去切除術，硬化療法及び高位結紮術をいう），大伏在静脈抜去術又は下肢静脈瘤血管内焼灼術を実施したが，効果が不十分な患者に対して，当該手技を実施した場合

イ 下肢静脈瘤手術（抜去切除術，硬化療法及び高位

結紮術をいう），大伏在静脈抜去術又は下肢静脈瘤血管内焼灼術のみでは効果が不十分と予想される患者に対して，当該手技を下肢静脈瘤手術，大伏在静脈抜去術又は下肢静脈瘤血管内焼灼術と同時に実施した場合

(2) 当該手技に伴って実施される画像診断及び検査の費用は所定点数に含まれる。 (令６保医発0305・4)

K617-6 下肢静脈瘤血管内塞栓術 短1 短3 **14,360点**

→下肢静脈瘤血管内塞栓術

所定の研修を修了した医師が実施した場合に限り，一側につき１回に限り算定する。

なお，当該手術に伴って実施される画像診断及び検査の費用は所定の点数に含まれる。 (令６保医発0305・4)

K618 中心静脈注射用植込型カテーテル設置 複50

1	四肢に設置した場合	**10,500点**
2	頭頸部その他に設置した場合	**10,800点**

注１ ６歳未満の乳幼児の場合は，**乳幼児加算**として，**300点**を加算する。

２ 使用したカテーテル，カテーテルアクセス等の材料の費用は，これらの点数に含まれるものとする。

→中心静脈注射用植込型カテーテル設置

(1) 中心静脈注射用の皮下植込型カテーテルアクセスを設置した場合に算定できる。

(2) 長期の栄養管理を目的として，中心静脈注射用植込型カテーテルの設置を行う際には，中心静脈注射用植込型カテーテルによる療養の必要性，管理の方法及び終了の際に要される身体の状態等，療養上必要な事項について患者又はその家族等への説明を行う。

(3) 長期の栄養管理を目的として，中心静脈注射用植込型カテーテルを設置した後，他の保険医療機関等に患者を紹介する場合は，中心静脈注射用植込型カテーテルによる療養の必要性，管理の方法及び終了の際に要される身体の状態等，療養上必要な事項並びに患者又はその家族等への説明内容等を情報提供する。

(4) 体内に植え込むカテーテル及びカテーテルアクセス等の材料の費用は所定点数に含まれ，別に算定できない。

(5) 中心静脈注射用植込型カテーテル抜去の際の費用はＫ000創傷処理の「１」筋肉，臓器に達するもの（長径５cm未満）で算定する。 (令６保医発0305・4)

K619 静脈血栓摘出術 複50

1	開腹を伴うもの	**22,070点**
2	その他のもの（観血的なもの）	**13,100点**

K619-2 総腸骨静脈及び股静脈血栓除去術 **32,100点**

K620 下大静脈フィルター留置術 **10,160点**

→下大静脈フィルター留置術

肺血栓塞栓症の患者又は肺血栓塞栓症を発症する危険性が高い患者に対して行った場合に算定する。 (令６保医発0305・4)

K620-2 下大静脈フィルター除去術 **6,490点**

K621 門脈体循環静脈吻合術（門脈圧亢進症手術） **40,650点**

K622 胸管内頸静脈吻合術 **37,620点**

K623 静脈形成術，吻合術 複50

1	胸腔内静脈	**25,200点**
2	腹腔内静脈	**25,200点**
3	その他の静脈	**16,140点**

K623-2 脾腎静脈吻合術 **21,220点**

リンパ管，リンパ節

K624 削除

K625 リンパ管腫摘出術 低新

1	長径５cm未満	**13,090点**
2	長径５cm以上	**16,390点**

K626 リンパ節摘出術

1	長径３cm未満	**1,200点**
2	長径３cm以上	**2,880点**

K626-2 リンパ節膿瘍切開術 **910点**

K627 リンパ節群郭清術

1	顎下部又は舌下部（浅在性）	**10,870点**
2	頸部（深在性）	**24,090点**
3	鎖骨上窩及び下窩	**14,460点**
4	腋窩	**17,750点**
5	胸骨旁	**23,190点**
6	鼠径部及び股部	**9,760点**
7	後腹膜	**46,350点**
8	骨盤	**26,800点**

→リンパ節群郭清術

独立手術として行った場合にのみ算定できる。悪性腫瘍に対する手術と同時に行うリンパ節郭清の費用は悪性腫瘍に対する手術の所定点数に含まれ，別に算定できない。 (令６保医発0305・4)

K627-2 腹腔鏡下リンパ節群郭清術 施5

1	後腹膜 施4 (p.989)	**40,670点**
2	傍大動脈 施4 (p.990)	**35,500点**
3	骨盤	**41,090点**
4	側方 施4 (p.989) 施5	**41,090点**

注 １及び３については泌尿器がん（１については精巣がんに限る）から，２については子宮体がんから，４については直腸がんから転移したものに対して実施した場合に限り算定する。

→腹腔鏡下リンパ節群郭清術

(1) 独立手術として行った場合にのみ算定できる。悪性腫瘍に対する手術と同時に行うリンパ節郭清の費用は悪性腫瘍に対する手術の所定点数に含まれ，別に算定できない。

(2) 「１」については，原発性精巣がんから後腹膜リンパ節群に転移したものに対して実施した場合に限り算定する。

(3) 「２」については，子宮体がんから傍大動脈リンパ節群に転移したものに対して実施した場合に限り算定する。

(4) 「３」については，原発性泌尿器がん（腎，副腎，尿管，膀胱，尿道，陰茎，精巣，前立腺等のがんをいう）から骨盤内リンパ節群に転移したものに対して実施した場合に限り算定する。

(5)「4」については，直腸がんから側方リンパ節群に転移したものに対して実施した場合に限り算定する。
（令6保医発0305･4）

K627-3 腹腔鏡下小切開骨盤内リンパ節群郭清術 施4 (p.990) **26,460点**
注 泌尿器がんから転移したものに対して実施した場合に限り算定する。

→腹腔鏡下小切開骨盤内リンパ節群郭清術
(1) 独立手術として行った場合にのみ算定できる。悪性腫瘍に対する手術と同時に行うリンパ節郭清の費用は悪性腫瘍に対する手術の所定点数に含まれ，別に算定できない。
(2) 原発性泌尿器がん（腎，副腎，尿管，膀胱，尿道，陰茎，精巣，前立腺等のがんをいう）から骨盤内リンパ節群に転移したものに対して実施した場合に限り算定する。
（令6保医発0305･4）

K627-4 腹腔鏡下小切開後腹膜リンパ節群郭清術 施4 (p.990) **39,720点**
注 精巣がんから転移したものに対して実施した場合に限り算定する。

→腹腔鏡下小切開後腹膜リンパ節群郭清術
(1) 独立手術として行った場合にのみ算定できる。悪性腫瘍に対する手術と同時に行うリンパ節郭清の費用は悪性腫瘍に対する手術の所定点数に含まれ，別に算定できない。
(2) 原発性精巣がんから後腹膜リンパ節群に転移したものに対して実施した場合に限り算定する。
（令6保医発0305･4）

K628 リンパ管吻合術 **34,450点**

第9款 腹 部

腹壁，ヘルニア

K629 削除
K630 腹壁膿瘍切開術 **1,270点**
K631 腹壁瘻手術
1 腹壁に限局するもの **1,820点**
2 腹腔に通ずるもの **10,050点**
K632 腹壁腫瘍摘出術
1 形成手術を必要としない場合 **4,310点**
2 形成手術を必要とする場合 **11,210点**
K633 ヘルニア手術 複50
1 腹壁瘢痕ヘルニア **9,950点**
2 半月状線ヘルニア，白線ヘルニア，腹直筋離開 **6,200点**
3 臍ヘルニア **4,200点**
4 臍帯ヘルニア 低新 複50 **18,810点**
5 鼠径ヘルニア 低新 短3 **6,000点**
6 大腿ヘルニア **8,860点**
7 腰ヘルニア **8,880点**
8 骨盤部ヘルニア（閉鎖孔ヘルニア，坐骨ヘルニア，会陰ヘルニア） **18,810点**
9 内ヘルニア **18,810点**
K633-2 腹腔鏡下ヘルニア手術 施5
1 腹壁瘢痕ヘルニア **16,520点**
2 大腿ヘルニア **18,550点**
3 半月状線ヘルニア，白線ヘルニア **13,820点**
4 臍ヘルニア **13,130点**
5 閉鎖孔ヘルニア **24,130点**
K634 腹腔鏡下鼠径ヘルニア手術（両側） 施5 低新 短3 **22,960点**

腹膜，後腹膜，腸間膜，網膜

K635 胸水・腹水濾過濃縮再静注法 **4,990点**

→胸水・腹水濾過濃縮再静注法
一連の治療過程中，第1回目の実施日に，1回に限り算定する。なお，一連の治療期間は2週間を目安とし，治療上の必要があって初回実施後2週間を経過して実施した場合は改めて所定点数を算定する。（令6保医発0305･4）

K635-2 腹腔・静脈シャントバルブ設置術 **6,730点**
K635-3 連続携行式腹膜灌流用カテーテル腹腔内留置術 低新 **12,000点**

→連続携行式腹膜灌流用カテーテル腹腔内留置術
連続携行式腹膜灌流を開始するに当たり，当該カテーテルを留置した場合に算定できる。また，当該療法開始後一定期間を経て，カテーテル閉塞等の理由により再度装着した場合においても算定できる。（令6保医発0305･4）

K635-4 腹腔鏡下連続携行式腹膜灌流用カテーテル腹腔内留置術 施5 低新 **16,660点**

→腹腔鏡下連続携行式腹膜灌流用カテーテル腹腔内留置術
連続携行式腹膜灌流を開始するに当たり，腹腔鏡下に当該カテーテルを留置した場合に算定できる。また，当該療法開始後一定期間を経て，カテーテル閉塞等の理由により再度装着した場合においても算定できる。
（令6保医発0305･4）

K636 試験開腹術 低新 **6,660点**

→試験開腹術
開腹術のみを行った時点で手術を中止した場合は，本区分により算定する。（令6保医発0305･4）

K636-2 ダメージコントロール手術 施4 (p.990) 複50 **12,340点**

→ダメージコントロール手術
(1) ダメージコントロール手術とは，重度胸部，腹部又は骨盤部外傷患者に対する初回手術において，止血手術，損傷臓器等に対する処置，タオルパッキング等を迅速に実施した後に，患者を一度集中治療室等に収容し，全身状態の改善を図り，二期的又は多期的手術により根治を図る段階的外科治療のことである。
(2) 重度胸部，腹部又は骨盤部外傷に対してダメージコントロール手術を行った場合は原則として当初の1回に限り所定点数を算定し，2回目以降に行った手術については各区分に掲げる所定点数を算定する。ただし，2回目以降も当該手術を施行した場合は，当該所定点数を算定できる。
（令6保医発0305･4）

手術

K636-3 腹腔鏡下試験開腹術 施5 低新 **11,320点**

→腹腔鏡下試験開腹術

腹腔鏡による腹腔内の確認のみを行った時点で手術を中止した場合は，本区分により算定する。（令6保医発0305·4）

K636-4 腹腔鏡下試験切除術 施5 低新 **11,320点**

→腹腔鏡下試験切除術

腹腔鏡による腹腔内の確認を行い，臓器・組織の一部を切除した時点で手術を中止した場合は，本区分により算定する。（令6保医発0305·4）

K637 限局性腹腔膿瘍手術
1 横隔膜下膿瘍 **10,690点**
2 ダグラス窩膿瘍 **5,710点**
3 虫垂周囲膿瘍 **5,340点**
4 その他のもの **10,380点**

K637-2 経皮的腹腔膿瘍ドレナージ術 **10,800点**
注 挿入時に行う画像診断及び検査の費用は算定しない。

→経皮的腹腔膿瘍ドレナージ術

当該手術は初回実施に限り算定し，２回目以降の処置に係るドレナージについては，J002ドレーン法（ドレナージ）により算定する。（令6保医発0305·4）

K638 骨盤腹膜外膿瘍切開排膿術 **3,290点**
K639 急性汎発性腹膜炎手術 低新 **14,400点**
K639-2 結核性腹膜炎手術 **12,000点**
K639-3 腹腔鏡下汎発性腹膜炎手術 施5 **23,040点**
K640 腸間膜損傷手術 複50
1 縫合，修復のみのもの **10,390点**
2 腸管切除を伴うもの **26,880点**
K641 大網切除術 **8,720点**
K642 大網，腸間膜，後腹膜腫瘍摘出術
1 腸切除を伴わないもの **16,000点**
2 腸切除を伴うもの **29,970点**
K642-2 腹腔鏡下大網，腸間膜，後腹膜腫瘍摘出術 施5 **32,310点**
K642-3 腹腔鏡下小切開後腹膜腫瘍摘出術 施4 (p.990) **30,310点**
K643 後腹膜悪性腫瘍手術 複50 **54,330点**
K643-2 腹腔鏡下小切開後腹膜悪性腫瘍手術 施4 (p.990) **50,610点**
K644 臍腸管瘻手術 低新 複50
1 腸管切除を伴わないもの **5,260点**
2 腸管切除を伴うもの **18,280点**
K645 骨盤内臓全摘術 施5 **135,500点**
K645-2 腹腔鏡下骨盤内臓全摘術 施5 **168,110点**
K645-3 骨盤内悪性腫瘍及び腹腔内軟部腫瘍ラジオ波焼灼療法（一連として） 施4 (p.990)
1 2cm以内のもの **15,000点**
2 2cmを超えるもの **21,960点**
注 フュージョンイメージングを用いて行った場合は，**フュージョンイメージング加算**として，**200点**を所定点数に加算する。

→骨盤内悪性腫瘍及び腹腔内軟部腫瘍ラジオ波焼灼療法（一連として）

骨盤内悪性腫瘍及び腹腔内軟部腫瘍ラジオ波焼灼療法（一連として）は標準治療不適応又は不応の骨盤内悪性腫瘍及び腹腔内軟部腫瘍症例に対して，関係学会の定める指針を遵守して実施した場合に限り算定する。なお，ここでいう２cmとは，ラジオ波による焼灼範囲ではなく，腫瘍の長径をいう。（令6保医発0305·4）

胃，十二指腸

K646 胃血管結紮術（急性胃出血手術） **11,360点**
K647 胃縫合術（大網充填術又は被覆術を含む） 低新 複50 **12,190点**

→胃縫合術（大網充填術又は被覆術を含む）

外傷等により破裂した胃を縫合した場合，又は胃，十二指腸潰瘍穿孔に対して大網充填術若しくは被覆術を行った場合に算定する。（令6保医発0305·4）

K647-2 腹腔鏡下胃，十二指腸潰瘍穿孔縫合術 施5 **23,940点**
K647-3 内視鏡下胃，十二指腸穿孔瘻孔閉鎖術 施4 (p.984) **10,300点**
K648 胃切開術 **11,140点**
K649 胃吊上げ固定術（胃下垂症手術），**胃捻転症手術** **11,800点**
K649-2 腹腔鏡下胃吊上げ固定術（胃下垂症手術），**胃捻転症手術** 施5 複50 **22,320点**
K650 削除
K651 内視鏡的胃，十二指腸ステント留置術 **9,210点**
K652 胃，十二指腸憩室切除術・ポリープ切除術（開腹によるもの） **11,530点**
K653 内視鏡的胃，十二指腸ポリープ・粘膜切除術
1 早期悪性腫瘍粘膜切除術 短1 **6,460点**
2 早期悪性腫瘍胃粘膜下層剥離術 **18,370点**
3 早期悪性腫瘍十二指腸粘膜下層剥離術 **21,370点**
4 早期悪性腫瘍ポリープ切除術 **7,160点**
5 その他のポリープ・粘膜切除術 **5,200点**

→内視鏡的胃，十二指腸ポリープ・粘膜切除術

(1) 短期間又は同一入院期間中において，回数にかかわらず，第１回目の実施日に１回に限り算定する。
(2) ポリープを数個切除又は焼灼した場合においても，切除又は焼灼したポリープの数にかかわらず所定点数のみにより算定する。
(3) 「２」及び「３」は，経内視鏡的に高周波切除器を用いて病変の周囲を全周性に切開し，粘膜下層を剥離することにより病変部を含む３cm以上の範囲を一括で切除した場合に算定する。
(4) 内視鏡的胃，十二指腸ポリープ・粘膜切除術と同時に施行した内視鏡的止血術の手技料は所定点数に含まれ，別に算定できない。（令6保医発0305·4）

K653-2 食道・胃内異物除去摘出術（マグネットカテーテルによるもの） **3,200点**
K653-3 内視鏡的食道及び胃内異物摘出術 **3,250点**

→内視鏡的食道及び胃内異物摘出術

食道及び胃内の異物（電池，胃手術時の縫合糸，アニ

手術

サキス等）を内視鏡（ファイバースコープ）下により摘出した場合に算定する。（令6保医発0305·4）

K653-4　内視鏡的表在性胃悪性腫瘍光線力学療法　6,460点

→内視鏡的表在性胃悪性腫瘍光線力学療法

(1)　内視鏡的表在性胃悪性腫瘍光線力学療法は，ポルフィマーナトリウムを投与した患者に対しエキシマ・ダイ・レーザー（波長630nm）及びYAG-OPOレーザーを使用した場合など，保険適用された薬剤，機器を用いて行った場合に限り算定できる。

(2)　マイクロ波凝固療法を実施した場合における当該療法に係る費用は，所定点数に含まれる。（令6保医発0305·4）

K653-5　内視鏡的胃，十二指腸狭窄拡張術　12,480点

→内視鏡的胃，十二指腸狭窄拡張術

短期間又は同一入院期間中において，回数にかかわらず，第1回目の実施日に1回に限り算定する。（令6保医発0305·4）

K653-6　内視鏡的逆流防止粘膜切除術 施4 (p.990)　**12,000点**

K654　内視鏡的消化管止血術　4,600点

→内視鏡的消化管止血術

(1)　内視鏡的消化管止血術は1日1回，週3回を限度として算定する。

(2)　マイクロ波凝固療法を実施した場合における当該療法に係る費用は，所定点数に含まれる。（令6保医発0305·4）

K654-2　胃局所切除術 複50　**13,830点**

K654-3　腹腔鏡下胃局所切除術 施5

1　内視鏡処置を併施するもの　28,500点

2　その他のもの　20,400点

→腹腔鏡下胃局所切除術

(1)「1」は，経内視鏡的に高周波切除器を用いて病変の周囲に粘膜下層に達する切開線を設け，腹腔鏡下にこの切開線に沿って腫瘍を摘出した場合に算定する。

(2)「1」において，内視鏡に係る費用は所定点数に含まれ，別に算定できない。（令6保医発0305·4）

K654-4　腹腔鏡下十二指腸局所切除術（内視鏡処置を併施するもの） 施4 (p.990)　**30,000点**

→腹腔鏡下十二指腸局所切除術

(1)　経内視鏡的に高周波切除器を用いて病変の周囲に粘膜下層に達する切開線を設け，腹腔鏡下にこの切開線に沿って腫瘍を摘出した場合に算定する。

(2)　内視鏡に係る費用は所定点数に含まれ，別に算定できない。（令6保医発0305·4）

K655　胃切除術 複50

1　単純切除術　33,850点

2　悪性腫瘍手術　55,870点

注　有茎腸管移植を併せて行った場合は，5,000点を加算する。

→K655胃切除術，K655-2腹腔鏡下胃切除術，K655-4噴門側胃切除術，K657胃全摘術，K657-2腹腔鏡下胃全摘術

悪性腫瘍に対する手術であっても，リンパ節郭清等を伴わない単純な切除・消化管吻合術又は単純な全摘・消化管吻合術を行った場合にはK655，K655-2，K655-4「1」単純切除術又はK657，K657-2「1」単純全摘術により算定する。（令6保医発0305·4）

K655-2　腹腔鏡下胃切除術 施5 複50

1　単純切除術 内支　45,470点

2　悪性腫瘍手術　64,120点

3　悪性腫瘍手術（内視鏡手術用支援機器を用いるもの） 施4 (p.991)　73,590点

注　有茎腸管移植を併せて行った場合は，5,000点を加算する。

K655-3　十二指腸窓（内方）憩室摘出術　26,910点

→十二指腸窓（内方）憩室摘出術

十二指腸窓（内方）に生じた憩室（多数）を後腹膜を切開し，大腸肝屈曲部を剥離して摘出する場合に算定する。（令6保医発0305·4）

K655-4　噴門側胃切除術 複50

1　単純切除術　40,170点

2　悪性腫瘍切除術　71,630点

注　有茎腸管移植を併せて行った場合は，5,000点を加算する。

K655-5　腹腔鏡下噴門側胃切除術 施5

1　単純切除術 内支　54,010点

2　悪性腫瘍切除術　75,730点

3　悪性腫瘍手術（内視鏡手術用支援機器を用いるもの） 施4 (p.991)　80,000点

注　有茎腸管移植を併せて行った場合は，5,000点を所定点数に加算する。

K656　胃縮小術　28,210点

K656-2　腹腔鏡下胃縮小術 施4 (p.991)

1　スリーブ状切除によるもの　40,050点

2　スリーブ状切除によるもの（バイパス術を併施するもの）　50,290点

→腹腔鏡下胃縮小術

(1)「1」スリーブ状切除によるものについては，次の患者に対して，腹腔鏡下にスリーブ状胃切除術を実施した場合に限り算定する。

ア　6か月以上の内科的治療によっても十分な効果が得られないBMIが35以上の肥満症の患者であって，糖尿病，高血圧症，脂質異常症，閉塞性睡眠時無呼吸症候群又は非アルコール性脂肪肝炎を含めた非アルコール性脂肪性肝疾患のうち1つ以上を合併しているもの。

イ　6か月以上の内科的治療によっても十分な効果が得られないBMIが32〜34.9の肥満症の患者であって，ヘモグロビンA1c（HbA1c）が8.0%以上（NGSP値）の糖尿病，高血圧症，脂質異常症，閉塞性睡眠時無呼吸症候群，非アルコール性脂肪肝炎を含めた非アルコール性脂肪性肝疾患のうち2つ以上を合併しているもの。

(2)「2」スリーブ状切除によるもの（バイパス術を併施するもの）については，6か月以上の内科的治療に抵抗性を有するBMIが35以上の肥満症の患者であって，糖尿病を合併する患者に対して，腹腔鏡下に実施した場合に限り算定する。

(3)　実施するに当たっては，高血圧症，脂質異常症，非アルコール性脂肪肝炎を含めた非アルコール性脂肪性

肝疾患又は糖尿病の治療〔「2」スリーブ状切除によるもの（バイパス術を併施するもの）については，糖尿病に限る〕について5年以上の経験を有する常勤の医師（当該保険医療機関に配置されている医師に限る）が治療の必要性を**診療録**に記載する。

(4)　長期継続的に生活習慣病の管理を行うため，患者の同意を得た上で治療計画を作成し，当該手術の副作用等を含めて患者に説明し，文書により提供するとともに，術後の継続的な治療を他の保険医療機関において行う場合は，術後の継続的な治療を担う他の保険医療機関へ当該患者に係る治療計画及び診療情報を文書により提供する。また，手術前のBMI，手術前に行われた内科的管理の内容及び期間，手術の必要性等を**診療報酬明細書**の摘要欄及び**診療録**に記載する。

（令6保医発0305·4）

K657　胃全摘術 複50
　1　単純全摘術　50,920点
　2　悪性腫瘍手術　69,840点
　3　悪性腫瘍手術（空腸嚢作製術を伴うもの）　79,670点
　注　有茎腸管移植を併せて行った場合は，5,000点を加算する。

K657-2　腹腔鏡下胃全摘術 施5 複50
　1　単純全摘術 内支　64,740点
　2　悪性腫瘍手術　83,090点
　3　悪性腫瘍手術（空腸嚢作製術を伴うもの）　94,780点
　4　悪性腫瘍手術（内視鏡手術用支援機器を用いるもの） 施4 (p.991)　98,850点
　注　有茎腸管移植を併せて行った場合は，5,000点を加算する。

→K655胃切除術，K655-2腹腔鏡下胃切除術，K655-4噴門側胃切除術，K657胃全摘術，K657-2腹腔鏡下胃全摘術

悪性腫瘍に対する手術であっても，リンパ節郭清等を伴わない単純な切除・消化管吻合術又は単純な全摘・消化管吻合術を行った場合にはK655，K655-2，K655-4「1」単純切除術又はK657，K657-2「1」単純全摘術により算定する。（令6保医発0305·4）

K658　削除

K659　食道下部迷走神経切除術（幹迷切）
　1　単独のもの　13,600点
　2　ドレナージを併施するもの　19,000点
　3　胃切除術を併施するもの　37,620点

→十二指腸潰瘍に対して迷走神経切断術及び幽門形成術を併施した場合

K664胃瘻造設術の併施の有無にかかわらず，「3」により算定する。（令6保医発0305·4）

K659-2　腹腔鏡下食道下部迷走神経切断術（幹迷切） 施5　30,570点

K660　食道下部迷走神経選択的切除術
　1　単独のもの　19,500点
　2　ドレナージを併施するもの　28,210点
　3　胃切除術を併施するもの　37,620点

K660-2　腹腔鏡下食道下部迷走神経選択的切除術 施5　34,100点

K661　胃冠状静脈結紮及び切除術　17,400点

K662　胃腸吻合術（ブラウン吻合を含む）　16,010点

K662-2　腹腔鏡下胃腸吻合術 施5　18,890点

K663　十二指腸空腸吻合術　13,400点

K664　胃瘻造設術（経皮的内視鏡下胃瘻造設術，腹腔鏡下胃瘻造設術を含む） 低新 複50　6,070点

→胃瘻造設術（経皮的内視鏡下胃瘻造設術，腹腔鏡下胃瘻造設術を含む）

(1)　経皮的内視鏡下胃瘻造設術を行う場合においては，予め胃壁と腹壁を固定する。

(2)　実施した胃瘻造設術の術式について，開腹による胃瘻造設術，経皮的内視鏡下胃瘻造設術又は腹腔鏡下胃瘻造設術のいずれに該当するかを**診療報酬明細書**の摘要欄に記載する。なお，経皮的内視鏡下胃瘻造設術で用いるカテーテル及びキットの費用は所定点数に含まれ別に算定できない。

(3)　当該療養を行う際には，胃瘻造設の必要性，管理の方法及び閉鎖の際に要される身体の状態等，療養上必要な事項について患者又はその家族等への説明を行う。

(4)　胃瘻造設後，他の保険医療機関等に患者を紹介する場合は，嚥下機能評価の結果，嚥下機能訓練等の必要性や実施するべき内容，嚥下調整食の内容（嚥下機能の観点から適切と考えられる食事形態や量の情報等を含む），患者又はその家族等への説明内容等を情報提供する。

(5)　別に厚生労働大臣が定める施設基準に適合しているものとして地方厚生（支）局長に届け出た保険医療機関以外の保険医療機関において行われる場合は，所定点数の100分の80に相当する点数により算定する。

（令6保医発0305·4）

K664-2　経皮経食道胃管挿入術（PTEG）　14,610点

→経皮経食道胃管挿入術（PTEG）

(1)　経皮経食道胃管挿入術を実施した医学的な理由を**診療報酬明細書**の摘要欄に記載する。

(2)　経皮経食道胃管挿入術（PTEG）で用いるカテーテル及びキットの費用は所定点数に含まれ別に算定できない。

（令6保医発0305·4）

K664-3　薬剤投与用胃瘻造設術　8,570点

→薬剤投与用胃瘻造設術

(1)　薬剤投与用胃瘻造設術を経皮的内視鏡下に行う場合においては，予め胃壁と腹壁を固定する。

(2)　レボドパ・カルビドパ水和物製剤を経胃瘻空腸投与する目的で胃瘻造設を行った場合に限り算定する。算定に当たっては，**診療報酬明細書**の摘要欄に経胃瘻空腸投与が必要な理由及び医学的な根拠を詳細に記載する。なお，薬剤投与用胃瘻造設術で用いるカテーテル及びキットの費用は所定点数に含まれ別に算定できない。

(3)　当該療養を行う際には，胃瘻造設の必要性，管理の方法及び閉鎖の際に要される身体の状態等，療養上必要な事項について患者又はその家族等への説明を行う。

（令6保医発0305·4）

K665　胃瘻閉鎖術
　1　開腹又は腹腔鏡によるもの 施5　12,040点
　2　内視鏡によるもの 施4 (p.984)　10,300点

→胃瘻閉鎖術

外科的に造設された胃瘻について，開腹や腹腔鏡によ

る操作等を伴う胃瘻閉鎖を行った場合に算定する。なお，胃瘻カテーテルを抜去し閉鎖した場合は算定できない。
（令6保医発0305·4）

K665-2　胃瘻抜去術　2,000点

→胃瘻抜去術

胃瘻カテーテルを抜去し，閉鎖した場合に算定する。
（令6保医発0305·4）

K666　幽門形成術（粘膜外幽門筋切開術を含む）
低新　10,500点

K666-2　腹腔鏡下幽門形成術 施5 低新 17,060点

K667　噴門形成術 複50　16,980点

K667-2　腹腔鏡下噴門形成術 施5 低新 複50
37,620点

K667-3　削除

K668　胃横断術（静脈瘤手術）　28,210点

K668-2　バルーン閉塞下逆行性経静脈的塞栓術 施4 (p.992)　31,710点

→バルーン閉塞下逆行性経静脈的塞栓術

胃静脈瘤出血又は出血リスクの高い胃静脈瘤に対して行った場合に算定する。（令6保医発0305·4）

胆嚢，胆道

K669　胆管切開術　12,460点

K670　胆嚢切開結石摘出術　11,800点

→胆嚢切開結石摘出術

胆嚢結石症に対して，胆嚢結石のみを摘出した場合に算定する。
（令6保医発0305·4）

K671　胆管切開結石摘出術（チューブ挿入を含む）
複50
1　胆嚢摘出を含むもの　33,850点
2　胆嚢摘出を含まないもの　26,880点

K671-2　腹腔鏡下胆管切開結石摘出術 施5 複50
1　胆嚢摘出を含むもの　39,890点
2　胆嚢摘出を含まないもの　33,610点

K672　胆嚢摘出術 複50　27,670点

→胆嚢摘出術と十二指腸空腸吻合術の併施

胆嚢結石症及び腸間膜動脈性十二指腸閉塞症に対し，胆嚢摘出術及び十二指腸空腸吻合術（十二指腸水平脚と空腸起始部より20cmの部で側々吻合を行う）を併施した場合は，K655胃切除術の「1」に準じて算定する。
（令6保医発0305·4）

K672-2　腹腔鏡下胆嚢摘出術 施5 複50
21,500点

K673　胆管形成手術（胆管切除術を含む）37,620点

K674　総胆管拡張症手術 低新　59,490点

注　乳頭形成を併せて行った場合は，5,000点を所定点数に加算する。

→総胆管拡張症手術

先天性胆管拡張症に対し，胃切除，総胆管切除，胆嚢摘出，胃腸吻合兼ブラウン吻合，胆管空腸吻合，十二指腸膵頭吻合及び空腸吻合術を同時に行った場合は，K657胃全摘術の「2」に準じて算定する。（令6保医発0305·4）

K674-2　腹腔鏡下総胆管拡張症手術 施5
低新 内支　110,000点

注　乳頭形成を併せて行った場合は，5,000点を所定点数に加算する。

K675　胆嚢悪性腫瘍手術
1　胆嚢に限局するもの（リンパ節郭清を含む）　50,980点
2　肝切除（亜区域切除以上）を伴うもの
64,720点
3　肝切除（葉以上）を伴うもの　77,450点
4　膵頭十二指腸切除を伴うもの　101,590点
5　膵頭十二指腸切除及び肝切除（葉以上）を伴うもの　173,500点

K675-2　腹腔鏡下胆嚢悪性腫瘍手術（胆嚢床切除を伴うもの） 施4 (p.992) 施5　70,220点

K676　削除

K677　胆管悪性腫瘍手術 施5
1　膵頭十二指腸切除及び肝切除（葉以上）を伴うもの 施4 (p.992)　173,500点
2　膵頭十二指腸切除及び血行再建を伴うもの　104,800点
3　肝外胆道切除術によるもの　50,000点
4　その他のもの　94,860点

→胆管悪性腫瘍手術

胆管悪性腫瘍に対して膵頭十二指腸切除のみを行った場合，「4」その他のもので算定する。（令6保医発0305·4）

K677-2　肝門部胆管悪性腫瘍手術 施5
1　血行再建あり　202,710点
2　血行再建なし　101,090点

→肝門部胆管悪性腫瘍手術

(1)　「1」は門脈又は肝動脈血行再建を併施した場合に算定する。

(2)　肝切除を伴う肝外胆道悪性腫瘍切除術についても，本区分で算定する。（令6保医発0305·4）

K678　体外衝撃波胆石破砕術（一連につき）
施4 (p.992)　16,300点

→体外衝撃波胆石破砕術

(1)　当該技術の適応となる胆石は，次の要件を満たすもののうち，胆石破砕術の適応となるものである。
ア　胆嚢結石症の既往があるもの
イ　胆嚢に炎症がなく，胆嚢機能が良好な胆嚢結石症又は肝内・総胆管内結石症

(2)　「一連」とは，治療の対象となる疾患に対して所期の目的を達するまでに行う一連の治療過程をいう。数日の間隔をおいて一連の治療過程にある数回の体外衝撃波胆石破砕を行う場合は，所定点数を1回に限り算定するものであり，その後に行われた同一目的の手術の費用は，所定点数に含まれ別に算定できない。

(3)　体外衝撃波胆石破砕によっては所期の目的が達成できず，他の手術手技を行った場合の費用は，所定点数に含まれ別に算定できない。
（令6保医発0305·4）

K679　胆嚢胃（腸）吻合術　11,580点

K680　総胆管胃（腸）吻合術　33,850点

K681　胆嚢外瘻造設術 低新　9,420点

K682　胆管外瘻造設術
1　開腹によるもの　14,760点

2 経皮経肝によるもの 10,800点
注 挿入時に行う画像診断及び検査の費用は算定しない。

K682-2 経皮的胆管ドレナージ術 10,800点
注 挿入時に行う画像診断及び検査の費用は算定しない。

→経皮的胆管ドレナージ術

(1) 当該手術は初回実施に限り算定し，2回目以降の処置に係るドレナージについては，J002ドレーン法（ドレナージ）により算定する。
(2) 急性胆嚢炎に対して，経皮的胆嚢穿刺のみを行い，ドレーンを留置しなかった場合は，J010-2経皮的肝膿瘍等穿刺術により算定する。 （令6保医発0305·4）

K682-3 内視鏡的経鼻胆管ドレナージ術（ENBD） 10,800点
注 手術に伴う画像診断及び検査の費用は算定しない。

→内視鏡的経鼻胆管ドレナージ術（ENBD）

当該手術は初回実施に限り算定し，2回目以降の処置に係るドレナージについては，J002ドレーン法（ドレナージ）により算定する。 （令6保医発0305·4）

K682-4 超音波内視鏡下瘻孔形成術（腹腔内膿瘍に対するもの） 25,570点

→超音波内視鏡下瘻孔形成術

腹腔内の膿瘍形成に対し，コンベックス型超音波内視鏡を用いて瘻孔形成術を行った場合に算定する。この際の超音波検査及び内視鏡検査の費用は所定点数に含まれる。なお，膵仮性嚢胞，膵膿瘍，閉塞性黄疸又は骨盤腔内膿瘍に対し，コンベックス型超音波内視鏡を用いて瘻孔形成術を行った場合についても本区分で算定する。
（令6保医発0305·4）

手術

K683 削除
K684 先天性胆道閉鎖症手術 乳施 低新 60,000点

→先天性胆道閉鎖症手術

初回根治手術が適切に行われた患者であって，初回手術後胆汁排泄不良を認め，再手術を行ったものについては，初回手術における肝門部処理と同等以上の肝門部処理が行われた場合は，2回目の手術についても当該手術の所定点数を算定できる。 （令6保医発0305·4）

K684-2 腹腔鏡下胆道閉鎖症手術 施4 (p.992) 乳施 低新 119,200点

→腹腔鏡下胆道閉鎖症手術

初回根治手術が適切に行われた患者であって，初回手術後胆汁排泄不良を認め，再手術を行ったものについては，初回手術における肝門部処理と同等以上の肝門部処理が行われた場合は，2回目の手術についても当該手術の所定点数を算定できる。 （令6保医発0305·4）

K685 内視鏡的胆道結石除去術
1 胆道砕石術を伴うもの 14,300点
2 その他のもの 9,980点
注 バルーン内視鏡を用いて実施した場合は，**バルーン内視鏡加算**として，**3,500点**を所定点数に加算する。

→内視鏡的胆道結石除去術

(1) 「1」の胆道砕石術を伴うものは，胆道鏡を用いT字管又は胆管外瘻孔を介し，若しくは内視鏡を用い経十二指腸的に，電気水圧衝撃波，超音波又は砕石用把持鉗子等により結石を破砕し，バスケットワイヤーカテーテルを用いて摘出する場合に算定する。
(2) バスケットワイヤーカテーテルを用いて，砕石を行わず結石の摘出のみを行った場合は，「2」その他のもので算定する。
(3) 短期間又は同一入院期間中において，回数にかかわらず，第1回目の実施日に1回に限り算定する。
(4) 短期間又は同一入院期間中において，K687内視鏡的乳頭切開術とK685内視鏡的胆道結石除去術を併せて行った場合は，主たるもののみにより算定する。
(5) 「注」の加算については，術後再建腸管を有する患者に対して実施した場合のみ算定できる。 （令6保医発0305·4）

K686 内視鏡的胆道拡張術 13,820点
注 バルーン内視鏡を用いて実施した場合は，**バルーン内視鏡加算**として，**3,500点**を所定点数に加算する。

→内視鏡的胆道拡張術

「注」の加算については，術後再建腸管を有する患者に対して実施した場合のみ算定できる。 （令6保医発0305·4）

K687 内視鏡的乳頭切開術
1 乳頭括約筋切開のみのもの 11,270点
2 胆道砕石術を伴うもの 24,550点
3 胆道鏡下結石破砕術を伴うもの 31,700点
注 バルーン内視鏡を用いて実施した場合は，**バルーン内視鏡加算**として，**3,500点**を所定点数に加算する。

→内視鏡的乳頭切開術

(1) 短期間又は同一入院期間中において，回数にかかわらず，第1回目の実施日に1回に限り算定する。
(2) 乳頭切開を行った後，経乳頭的に電気水圧衝撃波，超音波又は砕石用把持鉗子等により結石を破砕し，バスケットワイヤーカテーテルを用いて摘出した場合は，「2」により算定する。ただし，バスケットワイヤーカテーテルを用いて，砕石を行わず結石の摘出のみを行った場合は，「1」により算定する。
(3) 乳頭切開を行った後，経乳頭的に胆道鏡下に結石の摘出を行った場合は，「3」により算定する。
(4) マイクロ波凝固療法を実施した場合における当該療法に係る費用は，所定点数に含まれる。
(5) 短期間又は同一入院期間中において，K685内視鏡的胆道結石除去術とK687内視鏡的乳頭切開術を併せて行った場合は，主たるもののみにより算定する。
(6) 内視鏡的乳頭拡張術を行った場合は，「1」により算定する。
(7) 「注」の加算については，術後再建腸管を有する患者に対して実施した場合のみ算定できる。
（令6保医発0305·4）

K688 内視鏡的胆道ステント留置術 11,540点
注 バルーン内視鏡を用いて実施した場合は，**バルーン内視鏡加算**として，**3,500点**を所定点数に加算する。

→内視鏡的胆道ステント留置術

「注」の加算については，術後再建腸管を有する患者に対して実施した場合のみ算定できる。 （令6保医発0305·4）

K689 経皮経肝胆管ステント挿入術 12,270点
注 手術に伴う画像診断及び検査の費用は算定しない。

K689-2 経皮経肝バルーン拡張術 12,270点
注 手術に伴う画像診断及び検査の費用は算定しない。

肝

K690 肝縫合術 複50 **19,140点**

K691 肝膿瘍切開術
1 開腹によるもの **11,860点**
2 開胸によるもの **12,520点**

K691-2 経皮的肝膿瘍ドレナージ術 10,800点
注 挿入時に行う画像診断及び検査の費用は算定しない。

→経皮的肝膿瘍ドレナージ術
当該手術は初回実施に限り算定し，２回目以降の処置に係るドレナージについては，J002ドレーン法（ドレナージ）により算定する。 （令６保医発0305·4）

K692 肝嚢胞切開又は縫縮術 13,710点
K692-2 腹腔鏡下肝嚢胞切開術 施5 **28,210点**
K693 肝内結石摘出術（開腹） **28,210点**
K694 肝嚢胞，肝膿瘍摘出術 28,210点
K695 肝切除術 施5 乳施 複50
1 部分切除 複50
イ 単回の切除によるもの **38,040点**
ロ 複数回の切除を要するもの **43,340点**
2 亜区域切除 **63,030点**
3 外側区域切除 **46,130点**
4 １区域切除（外側区域切除を除く） **60,700点**
5 ２区域切除 **76,210点**
6 ３区域切除以上のもの **97,050点**
7 ２区域切除以上であって，血行再建を伴うもの **126,230点**
注 区分番号K697-2に掲げる肝悪性腫瘍マイクロ波凝固法又は区分番号K697-3に掲げる肝悪性腫瘍ラジオ波焼灼療法を併せて実施した場合には，**局所穿刺療法併用加算**として，**6,000点**を所定点数に加算する。

→肝切除術
(1) 「１」の「ロ」を算定する場合は，複数回の切除を要した根拠となる画像所見及び医学的な理由を**診療報酬明細書**の摘要欄に記載又は添付する。
(2) 尾状葉全切除は「６」の３区域切除以上のもので算定する。なお，単に，尾状葉の一部を切除するものについては，「１」の部分切除で算定する。（令６保医発0305·4）

K695-2 腹腔鏡下肝切除術 施4 施5 内支 (p.992)
1 部分切除 複50
イ 単回の切除によるもの **58,680点**
ロ 複数回の切除を要するもの **63,680点**
2 外側区域切除 複50 **74,880点**
3 亜区域切除 **108,820点**
4 １区域切除（外側区域切除を除く） **130,730点**
5 ２区域切除 **152,440点**
6 ３区域切除以上のもの **174,090点**

→腹腔鏡下肝切除術
(1) 「１」の「ロ」を算定する場合は，複数回の切除を要した根拠となる画像所見及び医学的な理由を**診療報酬明細書**の摘要欄に記載又は添付する。
(2) 「３」から「６」までについては，血行再建や胆道再建を伴うものは対象とならない。 （令６保医発0305·4）

K696 肝内胆管（肝管）胃（腸）吻合術 30,940点

K697 肝内胆管外瘻造設術
1 開腹によるもの **18,810点**
2 経皮経肝によるもの **10,800点**

K697-2 肝悪性腫瘍マイクロ波凝固法（一連として）
1 腹腔鏡によるもの 施5 **18,710点**
2 その他のもの **17,410点**
注 フュージョンイメージングを用いて行った場合は，**フュージョンイメージング加算**として，**200点**を所定点数に加算する。

→肝悪性腫瘍マイクロ波凝固法
(1) 「１」及び「２」を併せて実施した場合には，主たるもののみ算定する。
(2) K697-3肝悪性腫瘍ラジオ波焼灼療法と併せて行った場合には，主たるもののみ算定する。

K697-3 肝悪性腫瘍ラジオ波焼灼療法（一連として） 複50
1 ２cm以内のもの
イ 腹腔鏡によるもの 施5 **16,300点**
ロ その他のもの **15,000点**
2 ２cmを超えるもの
イ 腹腔鏡によるもの 施5 **23,260点**
ロ その他のもの **21,960点**
注 フュージョンイメージングを用いて行った場合は，**フュージョンイメージング加算**として，**200点**を所定点数に加算する。

→肝悪性腫瘍ラジオ波焼灼療法
(1) 「１」及び「２」のそれぞれについて，「イ」及び「ロ」を併せて実施した場合には，主たるもののみ算定する。
(2) K697-2肝悪性腫瘍マイクロ波凝固法と併せて行った場合には，主たるもののみ算定する。
(3) ここでいう２cmとは，ラジオ波による焼灼範囲ではなく，腫瘍の長径をいう。 （令６保医発0305·4）

〔**編注**：2024年改定により，K196-6末梢神経ラジオ波焼灼療法，K476-5乳腺悪性腫瘍ラジオ波焼灼療法，K773-7腎悪性腫瘍ラジオ波焼灼療法等が新設されたことに伴い，以下(4)～(6)の通知は削除された〕

(4) ラジオ波焼灼療法は，次に掲げる要件をいずれも満たす場合に限り算定できる。
ア 腫瘍径３cm以下の腎悪性腫瘍の一部若しくは全体，標準治療に不適若しくは不応の肺悪性腫瘍，悪性骨腫瘍，類骨骨腫，骨盤内悪性腫瘍又は四肢，胸腔内及び腹腔内に生じた軟部腫瘍に対する治療（症状緩和を含む）を目的として，ラジオ波焼灼療法を行った場合は，本区分の所定点数を準用して算定する。ただし，関連学会の策定する適正使用指針を遵守するとともに，適応となる患者の妥当性について，専門的知識を有する複数の診療科の医師による協議

手術

を行ったうえで判断する。

イ 「1」及び「2」のそれぞれについて,「イ」及び「ロ」を併せて実施した場合には，主たるもののみ算定する。

ウ ここでいう2cmとは，ラジオ波による焼灼範囲ではなく，腫瘍の長径をいう。

(5) 末梢神経ラジオ波焼灼療法（一連として）は，次に掲げる要件をいずれも満たす場合に限り算定できる。

ア 整形外科的な外科的治療の対象とならない変形性膝関節症に伴う慢性疼痛を有する患者のうち，既存の保存療法で奏効しない患者に対して，疼痛緩和を目的として，上外側膝神経，上内側膝神経及び下内側膝神経に末梢神経ラジオ波焼灼療法を行った場合は,本区分の所定点数の「1」ロを準用して算定する。

イ 関連学会の定める適正使用指針を遵守し，変形性膝関節症に関して，専門の知識及び6年以上の経験を有し，関連学会が定める所定の研修を修了している常勤の整形外科の医師が実施した場合に限り算定する。

(6) 乳腺悪性腫瘍ラジオ波焼灼療法は次に掲げる要件をいずれも満たす場合に限り算定する。

ア ここでいう1.5cmとは，ラジオ波による焼灼範囲ではなく，腫瘍の長径をいう。

イ 本療法の実施に当たっては，関係学会の定める適正使用指針を遵守する。

ウ 本療法は，外科又は乳腺外科の常勤の医師が2名以上配置されている保険医療機関に限り算定する。

エ 本療法は乳腺外科又は乳腺について専門の知識及び5年以上の経験を有する常勤の医師が実施する。

オ 本療法は，術前診断においてStage 0又はⅠAで，腫瘍径1.5cm以下の乳腺悪性腫瘍の患者に対する治療を目的として実施する。

カ 乳がんセンチネルリンパ節加算1又は乳がんセンチネルリンパ節加算2は次に掲げる要件をいずれも満たす場合に限り算定する。

ⅰ 乳腺外科又は外科の経験を5年以上有しており，乳がんセンチネルリンパ節生検を，当該手術に習熟した医師の指導の下に，術者として5症例以上経験している医師が配置されている。

ⅱ 当該保険医療機関が乳腺外科又は外科及び放射線科を標榜しており，当該診療科において常勤の医師が2名以上配置されている。ただし,「2単独法」のうち，色素のみによるもののみを実施する施設にあっては，放射線科を標榜していなくても差し支えない。

ⅲ 麻酔科標榜医が配置されている。

ⅳ 病理部門が設置され，病理医が配置されている。

K697-4 移植用部分肝採取術（生体）

1 腹腔鏡によるもの 施4 (p.993) 施5 **105,000点**

2 その他のもの **82,800点**

注 肝提供者に係る組織適合性試験の費用は，所定点数に含まれる。

→移植用部分肝採取術（生体）

(1) 「1」については，肝外側区域の部分採取を行った場合に算定する。

(2) 肝移植を行った保険医療機関と肝移植に用いる健肝を採取した保険医療機関とが異なる場合の診療報酬の請求は，肝移植を行った保険医療機関で行い，診療報酬の分配は相互の合議に委ねる。なお，請求に当たっては，肝移植者の**診療報酬明細書**の摘要欄に肝提供者の療養上の費用に係る合計点数を併せて記載するとともに，肝提供者の療養に係る所定点数を記載した**診療報酬明細書**を添付する。 (令6保医発0305・4)

K697-5 生体部分肝移植術 施4 (p.993)

低新 複50 肝 **227,140点**

注1 生体部分肝を移植した場合は，生体部分肝の摘出のために要した提供者の療養上の費用として，この表に掲げる所定点数により算定した点数を加算する。

2 肝移植者に係る組織適合性試験の費用は，所定点数に含まれる。

3 抗HLA抗体検査を行う場合には，**抗HLA抗体検査加算**として，**4,000点**を所定点数に加算する。

→生体部分肝移植術

(1) 対象疾患は，先天性胆道閉鎖症，進行性肝内胆汁うっ滞症（原発性胆汁性肝硬変と原発性硬化性胆管炎を含む），アラジール症候群，バッドキアリー症候群，先天性代謝性肝疾患（家族性アミロイドポリニューロパチーを含む），多発嚢胞肝，カロリ病，肝硬変（非代償期）及び劇症肝炎（ウイルス性，自己免疫性，薬剤性，成因不明を含む）である。なお，肝硬変（非代償期）に肝癌（転移性のものを除く。以下同じ）を合併している場合には，遠隔転移と血管侵襲を認めないもので，当該肝癌が，次の条件により，肝内に長径5cm以下1個，長径3cm以下3個以内，又は長径5cm以下5個以内かつα-フェトプロテイン（AFP）の検査結果が500ng/mL以下である場合に限る。また，小児肝芽腫についても対象疾患に含む。

ア 肝癌の長径及び個数については，病理結果ではなく，当該移植実施日から1月以内の術前画像を基に判定することを基本とする。

イ 術前画像において肝癌と判定される結節性病変は，単純CTで撮影した画像において低吸収域として描出され，造影CTで撮影した画像の動脈相において高吸収域として，門脈相において低吸収域として描出されるものをいい，これを典型的な肝癌と判定する。なお，非典型的な肝癌の場合は，最新の科学的根拠に基づく肝癌診療ガイドライン作成に関する研究班「肝癌診療ガイドライン」に基づき，肝癌と診断された場合に限る。また，造影剤にアレルギーがあり造影CTが実施できない場合は，MRIで代用する。

ウ 当該移植前に肝癌に対する治療を行った症例に関しては，当該治療を終了した日から3月以上経過後の移植前1月以内の術前画像を基に判定する。なお，完全壊死に陥っている結節は，肝癌の個数には含めない。

(2) 生体肝を移植する場合においては，日本移植学会が作成した「生体肝移植ガイドライン」を遵守している場合に限り算定する。

(3) 生体肝を移植する場合においては肝提供者から移植肝を摘出することに係る全ての療養上の費用を所定点数により算出し，生体部分肝移植術の所定点数に加算する。なお，肝提供者の生体肝を摘出することに係る療養上の費用には，食事の提供も含まれ，具体的には，「入院時食事療養費に係る食事療養及び入院時生活療養費に係る生活療養の費用の額の算定に関する基準」によって算定した費用額を10円で除して得た点数につき1点未満の端数を四捨五入して得た点数と他の療養上の費用に係る点数を合計した点数とする。この場合，肝提供者に食事療養標準負担額を求めることはできない。
(4) 肝採取を行う医師を派遣した場合における医師の派遣に要した費用及び採取肝を搬送した場合における搬送に要した費用については療養費として支給し，それらの額は移送費の算定方法により算定する。
(5) 請求に当たっては，肝移植者の**診療報酬明細書**の摘要欄に肝提供者の療養上の費用に係る合計点数を併せて記載するとともに，肝提供者の療養に係る所定点数を記載した**診療報酬明細書**を添付する。
(6) 生体部分肝移植術の所定点数には，灌流の費用が含まれる。
(7) 肝移植を行った保険医療機関と肝移植に用いる健肝を摘出した保険医療機関とが異なる場合の診療報酬の請求は，肝移植を行った保険医療機関で行い，診療報酬の分配は相互の合議に委ねる。（令６保医発0305·4）

K697-6 移植用肝採取術（死体） **86,700点**
注 肝提供者に係る組織適合性試験の費用は，所定点数に含まれる。

→移植用肝採取術（死体）
(1) 移植用肝採取術（死体）の所定点数は，「臓器の移植に関する法律」第６条第２項に規定する脳死した者の身体から肝の移植が行われた場合に，移植を行った保険医療機関において算定する。
(2) 移植用肝採取術（死体）の所定点数には，脳死した者の身体から移植のための肝採取を行う際の採取前の採取対象肝の灌流，肝採取，採取肝の灌流及び保存並びにリンパ節の保存に要する人件費，薬品・容器等の材料費等の費用が全て含まれる。ただし，肝採取を行う医師を派遣した場合における医師の派遣に要した費用及び採取肝を搬送した場合における搬送に要した費用については療養費として支給し，それらの額は移送費の算定方法により算定する。
(3) 部分肝を用いて複数の者に対する移植が行われた場合には，移植を行った保険医療機関それぞれにおいて算定する。
(4) 肝移植を行った保険医療機関と肝移植に用いる健肝を採取した保険医療機関とが異なる場合の診療報酬の請求は，肝移植を行った保険医療機関で行い，診療報酬の分配は相互の合議に委ねる。（令６保医発0305·4）

K697-7 同種死体肝移植術 施4 (p.993) **193,060点**
注１ 肝移植者に係る組織適合性試験の費用は，所定点数に含まれる。
２ 抗HLA抗体検査を行う場合には，**抗HLA抗体検査加算**として，**4,000点**を所定点数に加算する。

→同種死体肝移植術
(1) 同種死体肝移植術の所定点数には，灌流の費用が含まれる。
(2) 肝移植を行った保険医療機関と肝移植に用いる健肝を採取した保険医療機関とが異なる場合の診療報酬の請求は，肝移植を行った保険医療機関で行い，診療報酬の分配は相互の合議に委ねる。（令６保医発0305·4）

膵

K698 急性膵炎手術
1 感染性壊死部切除を伴うもの **49,390点**
2 その他のもの **28,210点**
K699 膵結石手術
1 膵切開によるもの **28,210点**
2 経十二指腸乳頭によるもの **28,210点**
K699-2 体外衝撃波膵石破砕術（一連につき） 施4 (p.993) **19,300点**
注 破砕した膵石を内視鏡を用いて除去した場合は，**内視鏡的膵石除去加算**として，一連につき１回に限り**5,640点**を所定点数に加算する。

→体外衝撃波膵石破砕術
(1) 「一連」とは，治療の対象となる疾患に対して所期の目的を達するまでに行う一連の治療過程をいう。数日の間隔をおいて一連の治療過程にある数回の体外衝撃波膵石破砕術を行う場合は，１回のみ所定点数を算定する。なお，その他数回の手術の費用は，所定点数に含まれ別に算定できない。
(2) 体外衝撃波膵石破砕によっては所期の目的が達成できず，内視鏡を用いた破砕膵石の除去以外の手術手技を実施した場合の費用は，所定点数に含まれ別に算定できない。（令６保医発0305·4）

K700 膵中央切除術 **53,560点**
K700-2 膵腫瘍摘出術 **26,100点**
K700-3 腹腔鏡下膵腫瘍摘出術 施4 (p.993) **39,950点**

→腹腔鏡下膵腫瘍摘出術
当該手術について十分な経験を有する医師により実施された場合に算定する。（令６保医発0305·4）

K700-4 腹腔鏡下膵中央切除術 施4 (p.993) **88,050点**

→腹腔鏡下膵中央切除術
当該手術について十分な経験を有する医師により実施された場合に算定する。（令６保医発0305·4）

K701 膵破裂縫合術 複50 **24,280点**
K702 膵体尾部腫瘍切除術 施5
1 膵尾部切除術の場合 複50
イ 脾同時切除の場合 **26,880点**
ロ 脾温存の場合 **21,750点**
2 リンパ節・神経叢郭清等を伴う腫瘍切除術の場合 **57,190点**
3 周辺臓器（胃，結腸，腎，副腎等）の合併切除を伴う腫瘍切除術の場合 **59,060点**
4 血行再建を伴う腫瘍切除術の場合 **55,870点**
K702-2 腹腔鏡下膵体尾部腫瘍切除術 施4 (p.993) 内支
1 脾同時切除の場合 **53,480点**
2 脾温存の場合 **56,240点**

→腹腔鏡下膵体尾部腫瘍切除術
当該手術について十分な経験を有する医師により実施された場合に算定する。なお，原則として周辺臓器及び脈管の合併切除を伴わないものに対して実施した場合に

手術

限り算定する。 (令６保医発0305・4)

K703 膵頭部腫瘍切除術 施5
1 膵頭十二指腸切除術の場合 **91,410点**
2 リンパ節・神経叢郭清等を伴う腫瘍切除術の場合又は十二指腸温存膵頭切除術の場合 **97,230点**
3 周辺臓器（胃，結腸，腎，副腎等）の合併切除を伴う腫瘍切除術の場合 **97,230点**
4 血行再建を伴う腫瘍切除術の場合 **131,230点**

K703-2 腹腔鏡下膵頭部腫瘍切除術 施4 (p.993) 施5 内支
1 膵頭十二指腸切除術の場合 **158,450点**
2 リンパ節・神経叢郭清等を伴う腫瘍切除術の場合 **173,640点**

→腹腔鏡下膵頭部腫瘍切除術

当該手術について十分な経験を有する医師により実施された場合に算定する。なお，原則として周辺臓器（胃，結腸，腎，副腎等）の合併切除を伴わないものに対して実施した場合に限り算定する。 (令６保医発0305・4)

K704 膵全摘術 **115,390点**
K705 膵嚢胞胃（腸）バイパス術
1 内視鏡によるもの **13,820点**
2 開腹によるもの **31,310点**
K706 膵管空腸吻合術 **37,620点**
K707 膵嚢胞外瘻造設術
1 内視鏡によるもの **18,370点**
2 開腹によるもの **12,460点**
K708 膵管外瘻造設術 **18,810点**
K708-2 膵管誘導手術 **18,810点**
K708-3 内視鏡的膵管ステント留置術 **22,240点**
K709 膵瘻閉鎖術 **28,210点**
K709-2 移植用膵採取術（死体） **77,240点**
注 膵提供者に係る組織適合性試験の費用は，所定点数に含まれる。

→移植用膵採取術（死体）

(1) 移植用膵採取術（死体）の所定点数は，死体から膵の移植が行われた場合に，移植を行った保険医療機関において算定する。
(2) 死体膵には，臓器の移植に関する法律第６条第２項に規定する脳死した者の身体の膵を含む。
(3) 移植用膵採取術（死体）の所定点数には，移植のための膵採取を行う際の採取前の採取対象膵の灌流，膵採取，採取膵の灌流及び保存並びにリンパ節の保存に要する人件費，薬品・容器等の材料費等の費用が全て含まれる。ただし，膵採取を行う医師を派遣した場合における医師の派遣に要した費用及び採取膵を搬送した場合における搬送に要した費用については療養費として支給し，それらの額は移送費の算定方法により算定する。
(4) 膵移植を行った保険医療機関と膵移植に用いる健膵を採取した保険医療機関とが異なる場合の診療報酬の請求は，膵移植を行った保険医療機関で行い，診療報酬の分配は相互の合議に委ねる。 (令６保医発0305・4)

K709-3 同種死体膵移植術 施4 (p.993) **112,570点**
注１ 臓器の移植に関する法律（平成９年法律第104号）第６条第２項に規定する脳死した者の身体から採取された膵を除く死体膵を移植した場合は，**移植臓器提供加算**として，**55,000点**を所定点数に加算する。
２ 膵移植者に係る組織適合性試験の費用は，所定点数に含まれる。
３ 抗HLA抗体検査を行う場合には，**抗HLA抗体検査加算**として，**4,000点**を所定点数に加算する。

→同種死体膵移植術

(1) 同種死体膵移植術の所定点数には，灌流の費用が含まれる。
(2) 移植の対象となる死体膵には，臓器の移植に関する法律第６条第２項に規定する脳死した身体の膵を含む。
(3) 膵移植を行った保険医療機関と膵移植に用いる健膵を採取した保険医療機関とが異なる場合の診療報酬の請求は，膵移植を行った保険医療機関で行い，診療報酬の分配は相互の合議に委ねる。
(4) 「注１」の加算は，死体（脳死体を除く）から移植のための膵採取を行う際の採取前の採取対象膵の灌流，膵採取，採取膵の灌流及び保存並びにリンパ節の保存に要する人件費，薬品・容器等の材料費等の費用が全て含まれる。ただし，膵採取を行う医師を派遣した場合における医師の派遣に要した費用及び採取膵を搬送した場合における搬送に要した費用については療養費として支給し，それらの額は移送費の算定方法により算定する。 (令６保医発0305・4)

K709-4 移植用膵腎採取術（死体） **84,080点**
注 膵腎提供者に係る組織適合性試験の費用は，所定点数に含まれる。

→移植用膵腎採取術（死体）

(1) 移植用膵腎採取術（死体）の所定点数は，死体から同時に膵と腎の移植が行われた場合に，移植を行った保険医療機関において算定する。
(2) 死体膵腎には，臓器の移植に関する法律第６条第２項に規定する脳死した者の身体の膵腎を含む。
(3) 移植用膵腎採取術（死体）の所定点数には，移植のための膵腎採取を行う際の採取前の採取対象膵腎の灌流，膵腎採取，採取膵腎の灌流及び保存並びにリンパ節の保存に要する人件費，薬品・容器等の材料費等の費用が全て含まれる。ただし，膵腎採取を行う医師を派遣した場合における医師の派遣に要した費用及び採取膵腎を搬送した場合における搬送に要した費用については療養費として支給し，それらの額は移送費の算定方法により算定する。
(4) 膵腎移植を行った保険医療機関と膵腎移植に用いる健膵腎を採取した保険医療機関とが異なる場合の診療報酬の請求は，膵腎移植を行った保険医療機関で行い，診療報酬の分配は相互の合議に委ねる。 (令６保医発0305・4)

K709-5 同種死体膵腎移植術 施4 (p.993) **140,420点**
注１ 臓器の移植に関する法律第６条第２項に規定する脳死した者の身体から採取された膵腎を除く死体膵腎を移植した場合は，**移植臓器提供加算**として，**55,000点**を所定点数に加算する。
２ 膵腎移植者に係る組織適合性試験の費用は，所定点数に含まれる。

3 抗HLA抗体検査を行う場合には，**抗HLA抗体検査加算**として，**4,000点**を所定点数に加算する。

→同種死体膵腎移植術

(1) 同種死体膵腎移植術の所定点数には，灌流の費用が含まれる。

(2) 移植の対象となる死体膵腎には，「臓器の移植に関する法律」第６条第２項に規定する脳死した身体の膵腎を含む。

(3) 膵腎移植を行った保険医療機関と膵腎移植に用いる健膵腎を採取した保険医療機関とが異なる場合の診療報酬の請求は，膵腎移植を行った保険医療機関で行い，診療報酬の分配は相互の合議に委ねる。

(4) 「注１」の加算は，死体（脳死体を除く）から移植のための膵腎採取を行う際の採取前の採取対象膵腎の灌流，膵腎採取，採取膵腎の灌流及び保存並びにリンパ節の保存に要する人件費，薬品・容器等の材料費等の費用が全て含まれる。ただし，膵腎採取を行う医師を派遣した場合における医師の派遣に要した費用及び採取膵腎を搬送した場合における搬送に要した費用については療養費として支給し，それらの額は移送費の算定方法により算定する。（令６保医発0305・4）

K709-6 同種死体膵島移植術 施4 (p.994) **56,490点**

注１ 臓器の移植に関する法律第６条第２項に規定する脳死した者の身体から採取された膵島を除く死体膵島を移植した場合は，**移植臓器提供加算**として，**55,000点**を所定点数に加算する。

２ 膵島移植者に係る組織適合性試験の費用は，所定点数に含まれる。

３ 抗HLA抗体検査を行う場合には，**抗HLA抗体検査加算**として，**4,000点**を所定点数に加算する。

４ 手術に伴う画像診断及び検査の費用は算定しない。

→同種死体膵島移植術

(1) 対象患者は，１型糖尿病患者であって，慢性腎不全を伴わない者又は腎移植後の者とする。

(2) 同種死体膵島移植術の所定点数には，膵島分離の費用が含まれる。

(3) 移植の対象となる死体膵島には，臓器の移植に関する法律第６条第２項に規定する脳死した身体の膵島を含む。

(4) 膵島移植を行った保険医療機関と膵島移植に用いる健膵を採取した保険医療機関とが異なる場合の診療報酬の請求は，膵島移植を行った保険医療機関で行い，診療報酬の分配は相互の合議に委ねる。

(5) 「注１」の規定に基づく加算は，死体（脳死体を除く）から移植のための膵採取を行う際の採取前の採取対象膵の灌流，膵採取，採取膵の灌流及び保存並びにリンパ節の保存に要する人件費，薬品・容器等の材料費等の費用が全て含まれる。ただし，膵採取を行う医師を派遣した場合における医師の派遣に要した費用及び採取膵を搬送した場合における搬送に要した費用については療養費として支給し，それらの額は移送費の算定方法により算定する。（令６保医発0305・4）

脾

K710 脾縫合術（部分切除を含む） 複50 **26,810点**
K710-2 腹腔鏡下脾固定術 施5 複50 **30,070点**
K711 脾摘出術 複50 **34,130点**
K711-2 腹腔鏡下脾摘出術 施5 複50 **37,060点**

空腸，回腸，盲腸，虫垂，結腸

K712 破裂腸管縫合術 複50 **11,400点**
K713 腸切開術 **9,650点**
K714 腸管癒着症手術 低新 複50 **12,010点**

→腸閉塞症手術

腸閉塞症手術を行った場合は，その術式によりK714腸管癒着症手術，K715腸重積症整復術，K716小腸切除術又はK719結腸切除術等により算定する。（令６保医発0305・4）

K714-2 腹腔鏡下腸管癒着剥離術 施5 低新 **20,650点**
K715 腸重積症整復術
1 非観血的なもの **4,490点**
2 観血的なもの **6,040点**
K715-2 腹腔鏡下腸重積症整復術 施5 **14,660点**
K716 小腸切除術 複50
1 複雑なもの **34,150点**
2 その他のもの 低新 **15,940点**

→小腸切除術

「1」については，クローン病の患者のうち，複雑な瘻孔形成や膿瘍形成のあるもの又は悪性腫瘍に対して小腸切除術を実施した場合は，本区分の所定点数により算定する。（令６保医発0305・4）

K716-2 腹腔鏡下小腸切除術 施5 低新 複50
1 複雑なもの **37,380点**
2 その他のもの **31,370点**

→腹腔鏡下小腸切除術

「1」については，クローン病の患者のうち，複雑な瘻孔形成や膿瘍形成のあるもの又は悪性腫瘍に対して小腸切除術を実施した場合は，本区分の所定点数により算定する。（令６保医発0305・4）

K716-3 移植用部分小腸採取術（生体） **56,850点**

注 小腸提供者に係る組織適合性試験の費用は，所定点数に含まれる。

K716-4 生体部分小腸移植術 施4 (p.994) **164,240点**

注１ 生体部分小腸を移植した場合は，生体部分小腸の摘出のために要した提供者の療養上の費用として，この表に掲げる所定点数により算定した点数を加算する。

２ 小腸移植者に係る組織適合性試験の費用は，所定点数に含まれる。

３ 抗HLA抗体検査を行う場合には，**抗HLA抗体検査加算**として，**4,000点**を所定点数に加算する。

→生体部分小腸移植術

(1) 対象症例は，短腸症候群又は機能的難治性小腸不全であって，経静脈栄養を必要とし，経静脈栄養の継続が困難なもの又は困難になることが予測されるものとする。
(2) 生体小腸を移植する場合においては，日本移植学会による「生体小腸移植実施指針」を遵守している場合に限り算定する。
(3) 生体小腸を移植する場合においては，小腸提供者から移植小腸を摘出することに係る全ての療養上の費用を所定点数により算出し，生体部分小腸移植術の所定点数に加算する。なお，小腸提供者の生体小腸を摘出することに係る療養上の費用には，食事の提供も含まれ，具体的には，「入院時食事療養費に係る食事療養及び入院時生活療養費に係る生活療養の費用の額の算定に関する基準」によって算定した費用額を10円で除して得た点数につき1点未満の端数を四捨五入して得た点数と他の療養上の費用に係る点数を合計した点数とする。この場合，小腸提供者に食事療養標準負担額を求めることはできない。
(4) 小腸採取を行う医師を派遣した場合における医師の派遣に要した費用及び採取小腸を搬送した場合における搬送に要した費用については療養費として支給し，それらの額は移送費の算定方法により算定する。
(5) 請求に当たっては，小腸移植者の診療報酬明細書の摘要欄に小腸提供者の療養上の費用に係る合計点数を併せて記載するとともに，小腸提供者の療養に係る所定点数を記載した診療報酬明細書を添付する。
(6) 生体部分小腸移植術の所定点数には，灌流の費用が含まれる。
(7) 小腸移植を行った保険医療機関と小腸移植に用いる健小腸を摘出した保険医療機関とが異なる場合の診療報酬の請求は，小腸移植を行った保険医療機関で行い，診療報酬の分配は相互の合議に委ねる。（令6保医発0305·4）

K716-5 移植用小腸採取術（死体） **65,140点**
注 小腸提供者に係る組織適合性試験の費用は，所定点数に含まれる。

→移植用小腸採取術（死体）
(1) 移植用小腸採取術（死体）の所定点数は，臓器の移植に関する法律第6条第2項に規定する脳死した者の身体から小腸の移植が行われた場合に，移植を行った保険医療機関において算定する。
(2) 移植用小腸採取術（死体）の所定点数には，脳死した者の身体から移植のための小腸採取を行う際の採取前の採取対象小腸の灌流，小腸採取，採取小腸の灌流及び保存並びにリンパ節の保存に要する人件費，薬品・容器等の材料費等の費用が全て含まれる。ただし，小腸採取を行う医師を派遣した場合における医師の派遣に要した費用及び採取小腸を搬送した場合における搬送に要した費用については療養費として支給し，それらの額は移送費の算定方法により算定する。
(3) 小腸移植を行った保険医療機関と小腸移植に用いる健小腸を採取した保険医療機関とが異なる場合の診療報酬の請求は，小腸移植を行った保険医療機関で行い，診療報酬の分配は相互の合議に委ねる。（令6保医発0305·4）

K716-6 同種死体小腸移植術 施4 (p.994) **177,980点**
注1 小腸移植者に係る組織適合性試験の費用は，所定点数に含まれる。
2 抗HLA抗体検査を行う場合には，**抗HLA抗体検査加算**として，**4,000点**を所定点数に加算する。

→同種死体小腸移植術
(1) 同種死体小腸移植術の所定点数には，灌流の費用が含まれる。
(2) 小腸移植を行った保険医療機関と小腸移植に用いる健小腸を採取した保険医療機関とが異なる場合の診療報酬の請求は，小腸移植を行った保険医療機関で行い，診療報酬の分配は相互の合議に委ねる。（令6保医発0305·4）

K717 小腸腫瘍，小腸憩室摘出術（メッケル憩室炎手術を含む） 低新 複50 **18,810点**

K718 虫垂切除術
1 虫垂周囲膿瘍を伴わないもの **6,740点**
2 虫垂周囲膿瘍を伴うもの **8,880点**

K718-2 腹腔鏡下虫垂切除術 施5
1 虫垂周囲膿瘍を伴わないもの **13,760点**
2 虫垂周囲膿瘍を伴うもの **22,050点**

K719 結腸切除術 複50
1 小範囲切除 **24,170点**
2 結腸半側切除 **29,940点**
3 全切除，亜全切除又は悪性腫瘍手術 **39,960点**
注 人工肛門造設術を併せて実施した場合は，**人工肛門造設加算**として，**2,000点**を所定点数に加算する。

K719-2 腹腔鏡下結腸切除術 施5 複50
1 小範囲切除，結腸半側切除 **42,680点**
2 全切除，亜全切除 **59,510点**
注 人工肛門造設術を併せて実施した場合は，**人工肛門造設加算**として，**3,470点**を所定点数に加算する。

K719-3 腹腔鏡下結腸悪性腫瘍切除術 施5 複50 内支 **59,510点**

K719-4 ピックレル氏手術 **13,700点**

K719-5 全結腸・直腸切除嚢肛門吻合術 **51,860点**

K719-6 腹腔鏡下全結腸・直腸切除嚢肛門吻合術 施5 **75,690点**

K720 結腸腫瘍（回盲部腫瘍摘出術を含む），**結腸憩室摘出術，結腸ポリープ切除術**（開腹によるもの） **16,610点**

K721 内視鏡的大腸ポリープ・粘膜切除術
1 長径2cm未満 短1 短3 **5,000点**
2 長径2cm以上 短3 **7,000点**
注1 家族性大腸腺腫症の患者に対して実施した場合は，**消化管ポリポーシス加算**として，年1回に限り**5,000点**を所定点数に加算する。
2 バルーン内視鏡を用いて実施した場合は，**バルーン内視鏡加算**として，**450点**を所定点数に加算する。
3 病変検出支援プログラムを用いて実施した場合は，**病変検出支援プログラム加算**として，**60点**を所定点数に加算する。

→内視鏡的大腸ポリープ・粘膜切除術
(1) 短期間又は同一入院期間中において，回数にかかわらず，第1回目の実施日に1回に限り算定する。
(2) 「1」は，ポリープの長径又は粘膜切除範囲が2cm未満の場合に算定する。
(3) 「2」は，ポリープの長径又は粘膜切除範囲が2cm以上の場合に算定する。

手術

(4) 内視鏡的大腸ポリープ・粘膜切除術と同時に施行した内視鏡的止血術の手技料は所定点数に含まれ，別に算定できない。

(5) 「注1」に規定する消化管ポリポーシス加算は，以下のいずれも満たす家族性大腸腺腫症患者に対して内視鏡的大腸ポリープ・粘膜切除術を行った場合，年1回に限り算定できる。

ア 16歳以上である。

イ 大腸に腺腫が100個以上ある。なお，手術又は内視鏡により摘除された大腸の腺腫の数を合算しても差し支えない。

ウ 大腸切除の手術が実施された場合においては，大腸が10cm以上残存している。

エ 大腸の3分の1以上が密生型ではない。なお，密生型とは，大腸内視鏡所見において，十分に進展させた大腸粘膜を観察し，正常粘膜よりも腺腫の占拠面積が大きい場合をいう。

(6) 「注1」の消化管ポリポーシス加算を算定する場合は，長径1cmを超える大腸のポリープを基本的に全て摘除する。

(7) 「注2」に規定するバルーン内視鏡加算については，大腸ファイバースコピーを実施したが，腹腔内の癒着等により上行結腸又は盲腸の病変部位まで到達できなかった患者に対して，バルーン内視鏡を用いて当該手技を実施した場合に限り算定できる。ただし，バルーン内視鏡を用いた理由について，診療報酬請求に当たって，**診療報酬明細書**に症状詳記を**記載**する。

(8) 「注3」に規定する病変検出支援プログラム加算については，大腸内視鏡検査を実施する際に，大腸内視鏡動画から大腸ポリープの持つ特徴を解析し検出支援を行うプログラム医療機器のうち，大腸内視鏡検査に関し専門の知識及び経験を有する医師が用いた場合に，用いない場合と比較して診断精度が上昇することが示されていると認められた製品を用いて診断を行い，診断されたポリープを切除した場合に，患者1人の一連の大腸内視鏡検査につき1回に限り算定できる。なお，本加算は，内視鏡検査に関する専門の知識及び5年以上の経験を有する医師により実施された場合に算定することとし，本加算の算定に当たっては，手術の概要を**診療録**の摘要欄に記載し，大腸内視鏡動画から大腸ポリープの持つ特徴を解析し検出支援を行うプログラム医療機器を使用している画面の写しを**診療録**に添付する。 (令6保医発0305·4)

K721-2 削除
K721-3 内視鏡的結腸異物摘出術 5,360点
注 バルーン内視鏡を用いて実施した場合は，**バルーン内視鏡加算**として，**450点**を所定点数に加算する。

→内視鏡的結腸異物摘出術

「注」に規定するバルーン内視鏡加算については，大腸ファイバースコピーを実施したが，腹腔内の癒着等により上行結腸又は盲腸の目的部位まで到達できなかった患者に対して，バルーン内視鏡を用いて異物の同定及び当該手技を実施した場合に限り算定できる。ただし，バルーン内視鏡を用いた理由について，診療報酬請求に当たって，**診療報酬明細書**に症状詳記を**記載**する。 (令6保医発0305·4)

K721-4 早期悪性腫瘍大腸粘膜下層剥離術
施4 (p.994) **22,040点**
注 バルーン内視鏡を用いて実施した場合は，**バルーン内視鏡加算**として，**450点**を所定点数に加算する。

→早期悪性腫瘍大腸粘膜下層剥離術

(1) 短期間又は同一入院期間中において，回数にかかわらず，第1回目の実施日に1回に限り算定する。

(2) 経内視鏡的に高周波切除器を用いて病変の周囲を全周性に切開し，粘膜下層を剥離することにより，最大径が2cm以上の早期癌又は最大径が5mmから1cmまでの神経内分泌腫瘍に対して，病変を含む範囲を一括で切除した場合に算定する。ただし，線維化を伴う早期癌については，最大径が2cm未満のものに対して実施した場合でも算定できる。

(3) 早期悪性腫瘍大腸粘膜下層剥離術と同時に施行した内視鏡的止血術の手技料は所定点数に含まれ，別に算定できない。

(4) 「注」に規定するバルーン内視鏡加算については，大腸ファイバースコピーを実施したが，腹腔内の癒着等により上行結腸又は盲腸の病変部位まで到達できなかった患者に対して，バルーン内視鏡を用いて当該手技を実施した場合に限り算定できる。ただし，バルーン内視鏡を用いた理由について，診療報酬請求に当たって，**診療報酬明細書**に症状詳記を**記載**する。 (令6保医発0305·4)

K721-5 内視鏡的小腸ポリープ切除術 施4
(p.994) **11,800点**

→内視鏡的小腸ポリープ切除術

バルーン内視鏡等の費用は所定点数に含まれ，別に算定できない。 (令6保医発0305·4)

K722 小腸結腸内視鏡的止血術 10,390点
注1 バルーン内視鏡を用いて実施した場合は，**バルーン内視鏡加算**として，**3,500点**を所定点数に加算する。
2 スパイラル内視鏡を用いて実施した場合は，**スパイラル内視鏡加算**として，**3,500点**を所定点数に加算する。

→小腸結腸内視鏡的止血術

(1) 小腸結腸内視鏡的止血術は1日1回，週3回を限度として算定する。

(2) マイクロ波凝固療法を実施した場合における当該療法に係る費用は，所定点数に含まれる。

(3) 「注1」及び「注2」の加算については，小腸出血に対して内視鏡的止血術を行った場合のみ算定できる。

(4) 「注2」に規定するスパイラル内視鏡加算は，電動回転可能なスパイラル形状のフィンを装着した内視鏡を用いて実施した場合に算定する。 (令6保医発0305·4)

K723 削除
K724 腸吻合術 9,330点
K725 腸瘻，虫垂瘻造設術 低新 **9,890点**

→腸瘻，虫垂瘻造設術

(1) 長期の栄養管理を目的として，腸瘻，虫垂瘻を造設する際には，腸瘻，虫垂瘻による療養の必要性，管理の方法及び腸瘻，虫垂瘻による療養の終了の際に要される身体の状態等，療養上必要な事項について患者又はその家族等への説明を行う。

(2) 長期の栄養管理を目的として，腸瘻，虫垂瘻を造設した後，他の保険医療機関等に患者を紹介する場合は，腸瘻，虫垂瘻による療養の必要性，管理の方法及び終了の際に要される身体の状態等，療養上必要な事項並びに，患者又はその家族等への説明内容等を情報提供する。 （令６保医発0305·4）

K725-2 腹腔鏡下腸瘻，虫垂瘻造設術 施5 低新 **13,250点**

→腹腔鏡下腸瘻，虫垂瘻造設術

(1) 長期の栄養管理を目的として，腸瘻，虫垂瘻を造設する際には，腸瘻，虫垂瘻による療養の必要性，管理の方法及び腸瘻，虫垂瘻による療養の終了の際に要される身体の状態等，療養上必要な事項について患者又はその家族等への説明を行う。

(2) 長期の栄養管理を目的として，腸瘻，虫垂瘻を造設した後，他の保険医療機関等に患者を紹介する場合は，腸瘻，虫垂瘻による療養の必要性，管理の方法及び腸瘻，虫垂瘻による療養の終了の際に要される身体の状態等，療養上必要な事項並びに患者又はその家族等への説明内容等を情報提供する。

(3) 腹腔鏡下逆流防止弁付加結腸瘻造設術についても本区分で算定する。 （令６保医発0305·4）

K726 人工肛門造設術 低新 複50 **9,570点**

→人工肛門造設術

K740直腸切除・切断術の「５」を行った場合の人工肛門造設に係る腸管の切除等の手技料は，それぞれの所定点数に含まれ，別に算定できない。 （令６保医発0305·4）

K726-2 腹腔鏡下人工肛門造設術 施5 低新 **16,700点**

→腹腔鏡下人工肛門造設術

K740-2腹腔鏡下直腸切除・切断術の「３」を行った場合の人工肛門造設に係る腸管の切除等の手技料は，それぞれの所定点数に含まれ，別に算定できない。

（令６保医発0305·4）

K727 腹壁外腸管前置術 **8,340点**
K728 腸狭窄部切開縫合術 **11,220点**
K729 腸閉鎖症手術 低新 複50
　１ 腸管切除を伴わないもの **13,650点**
　２ 腸管切除を伴うもの **28,210点**
K729-2 多発性小腸閉鎖症手術 低新 **47,020点**

→多発性小腸閉鎖症手術

当該手術は，先天性小腸閉鎖に対して２箇所以上の病変に対して行われる場合に限り算定する。 （令６保医発0305·4）

K729-3 腹腔鏡下腸閉鎖症手術 施5 低新 **32,310点**
K730 小腸瘻閉鎖術
　１ 腸管切除を伴わないもの **11,580点**
　２ 腸管切除を伴うもの **17,900点**
　３ 内視鏡によるもの 施4 (p.984) **10,300点**
K731 結腸瘻閉鎖術
　１ 腸管切除を伴わないもの **11,750点**
　２ 腸管切除を伴うもの **28,210点**
　３ 内視鏡によるもの 施4 (p.984) **10,300点**
K732 人工肛門閉鎖術
　１ 腸管切除を伴わないもの **11,470点**
　２ 腸管切除を伴うもの
　　イ 直腸切除術後のもの **34,280点**
　　ロ その他のもの **28,210点**

→人工肛門閉鎖術

「２」の「イ」直腸切除術後のものについては，直腸切除術（ハルトマン手術）の際に造設した人工肛門に対して，人工肛門閉鎖術を行った場合に算定する。

（令６保医発0305·4）

K732-2 腹腔鏡下人工肛門閉鎖術（直腸切除術後のものに限る） 施5 **40,450点**

→腹腔鏡下人工肛門閉鎖術

直腸切除術の際に造設した人工肛門に対して，人工肛門閉鎖術を行った場合に算定する。 （令６保医発0305·4）

K733 盲腸縫縮術 **4,400点**
K734 腸回転異常症手術 低新 複50 **18,810点**
K734-2 腹腔鏡下腸回転異常症手術 施5 低新 **26,800点**
K735 先天性巨大結腸症手術 低新 **50,830点**
K735-2 小腸・結腸狭窄部拡張術（内視鏡によるもの） **11,090点**

注１ バルーン内視鏡を用いて実施した場合は，**バルーン内視鏡加算**として，**3,500点**を所定点数に加算する。

２ スパイラル内視鏡を用いて実施した場合は，**スパイラル内視鏡加算**として，**3,500点**を所定点数に加算する。

→小腸・結腸狭窄部拡張術

(1) 短期間又は同一入院期間中において２回に限り算定する。なお，２回目を算定する場合は診療報酬明細書の摘要欄にその理由及び医学的な必要性を記載する。

(2) 「注２」に規定するスパイラル内視鏡加算は，電動回転可能なスパイラル形状のフィンを装着した内視鏡を用いて実施した場合に算定する。 （令６保医発0305·4）

K735-3 腹腔鏡下先天性巨大結腸症手術 施5 低新 **63,710点**
K735-4 下部消化管ステント留置術 **10,920点**
K735-5 腸管延長術 **76,000点**

→腸管延長術

短腸症候群の患者の拡張した残存小腸に対し，自動縫合器を用いて切離延長を行った場合に算定する。

（令６保医発0305·4）

K736 人工肛門形成術
　１ 開腹を伴うもの **10,030点**
　２ その他のもの **3,670点**

→人工肛門形成術

人工肛門造設後における，人工肛門狭窄又は腸管断端の過不足により，改めてそれを拡張又は整形した場合は，本区分により算定する。 （令６保医発0305·4）

直　腸

K737 直腸周囲膿瘍切開術 **2,610点**
K738 直腸異物除去術
　１ 経肛門（内視鏡によるもの） **8,040点**
　２ 開腹によるもの **11,530点**
K739 直腸腫瘍摘出術（ポリープ摘出を含む）
　１ 経肛門 **4,010点**

2	経括約筋	9,940点
3	経腹及び経肛	18,810点

→直腸腫瘍摘出術（ポリープ摘出を含む）

マイクロ波凝固療法を実施した場合における当該療法に係る費用は，所定点数に含まれる。（令６保医発0305·4）

K739-2　経肛門的内視鏡下手術（直腸腫瘍に限る）　26,100点

K739-3　低侵襲経肛門的局所切除術（MITAS）　16,700点

K740　直腸切除・切断術 複50

1　切除術　42,850点
2　低位前方切除術　71,300点
3　超低位前方切除術　73,840点
4　経肛門吻合を伴う切除術　82,840点
5　切断術　77,120点

注１　１から３までについては，人工肛門造設術を併せて実施した場合は，**人工肛門造設加算**として，2,000点を所定点数に加算する。

２　側方リンパ節郭清を併せて行った場合であって，片側のみに行った場合は，**片側側方リンパ節郭清加算**として，4,250点を，両側に対して行った場合は，**両側側方リンパ節郭清加算**として，6,380点を所定点数に加算する。

→直腸切除・切断術

(1)「４」については，経腹的操作及び経肛門的操作による内外括約筋間直腸切除と，経肛門操作による肛門再建による自然肛門温存を行った場合に算定する。なお，診療報酬明細書の摘要欄に手術内容を記載する。

(2)「４」及び「５」において，人工肛門造設に係る腸管の切除等の手技料は所定点数に含まれ，別に算定できない。

(3)「注１」に規定する人工肛門造設加算については，医学的な必要性がある場合に一時的人工肛門造設を行った場合に算定する。なお，診療報酬明細書の摘要欄にその理由及び医学的な必要性を記載する。（令６保医発0305·4）

K740-2　腹腔鏡下直腸切除・切断術 施5 複50

1　切除術 内支　75,460点
2　低位前方切除術 内支　83,930点
3　超低位前方切除術　91,470点
4　経肛門吻合を伴う切除術　100,470点
5　切断術 内支　83,930点

注１　１から３までについては，人工肛門造設術を併せて実施した場合は，**人工肛門造設加算**として，3,470点を所定点数に加算する。

２　側方リンパ節郭清を併せて行った場合であって，片側のみに行った場合は，**片側側方リンパ節郭清加算**として，4,250点を，両側に対して行った場合は，**両側側方リンパ節郭清加算**として，6,380点を所定点数に加算する。

→腹腔鏡下直腸切除・切断術

(1)「４」については，経腹的操作及び経肛門的操作による内外括約筋間直腸切除と，経肛門操作による肛門再建による自然肛門温存を行った場合に算定する。なお，診療報酬明細書の摘要欄に手術内容を記載する。

(2)「４」及び「５」において，人工肛門造設に係る腸管の切除等の手技料は所定点数に含まれ，別に算定できない。

(3)「注１」に規定する人工肛門造設加算については，医学的な必要性がある場合に一時的人工肛門造設を行った場合に算定する。なお，診療報酬明細書の摘要欄にその理由及び医学的な必要性を記載する。（令６保医発0305·4）

K740-3　削除

K741　直腸狭窄形成手術　28,210点

K741-2　直腸瘤手術　6,620点

→直腸瘤手術

直腸瘤に対して，経腟的又は経肛門的に行った場合に算定する。（令６保医発0305·4）

K742　直腸脱手術

1　経会陰によるもの
　イ　腸管切除を伴わないもの　8,410点
　ロ　腸管切除を伴うもの　25,780点
2　直腸挙上固定を行うもの　10,900点
3　骨盤底形成を行うもの　18,810点
4　腹会陰からのもの（腸切除を含む）　37,620点

→直腸脱手術

(1)「１」の「ロ」は，デロルメ法又はアルテマイヤー法により実施された場合に限り算定する。

(2)　K865子宮脱手術及びK887-2卵管結紮術を併せて行った場合は，「４」により算定する。（令６保医発0305·4）

K742-2　腹腔鏡下直腸脱手術 施5　30,810点

肛門，その周辺

K743　痔核手術（脱肛を含む） 複50

1　硬化療法　1,660点
2　硬化療法（四段階注射法によるもの） 短1 短3　4,010点
3　結紮術，焼灼術，血栓摘出術　1,390点
4　根治手術〔硬化療法（四段階注射法によるもの）を伴わないもの〕　5,190点
5　根治手術〔硬化療法（四段階注射法によるもの）を伴うもの〕　6,520点
6　PPH　11,260点

→痔核手術

(1)　内痔核に対するミリガン・モーガン手術により１か所又は２か所以上の手術を行った場合は，「４」により算定する。

(2)　ホワイトヘッド手術は，「４」により算定する。

(3)　自動吻合器を用いて痔核手術を行った場合は，本区分の「６」により算定する。ただし，自動吻合器等の費用は所定点数に含まれ，別に算定できない。（令６保医発0305·4）

K743-2　肛門括約筋切開術　1,380点

→肛門括約筋切開術

本手術は，結腸又は直腸の拡張を伴う慢性便秘症に対して，肛門括約筋切開術を行った場合に算定する。

(令6保医発0305·4)

K743-3 削除
K743-4 痔核手術後狭窄拡張手術 5,360点
K743-5 モルガニー氏洞及び肛門管切開術 3,750点
K743-6 肛門部皮膚剥離切除術 3,750点

→モルガニー氏洞及び肛門管切開術，肛門部皮膚剥離切除術

肛門掻痒症に対し種々の原因治療を施しても治癒しない場合において，本手術を行った場合に算定する。

(令6保医発0305·4)

K744 裂肛又は肛門潰瘍根治手術 複50 3,110点
K745 肛門周囲膿瘍切開術 低新 2,050点
K746 痔瘻根治手術 複50
1 単純なもの 3,750点
2 複雑なもの 7,470点
K746-2 高位直腸瘻手術 8,120点
K746-3 痔瘻手術（注入療法） 1,660点
K747 肛門良性腫瘍，肛門ポリープ，肛門尖圭コンジローム切除術 複50 短1 短3 1,250点
K748 肛門悪性腫瘍手術
1 切除 28,210点
2 直腸切断を伴うもの 70,680点
K749 肛門拡張術（観血的なもの） 複50 1,630点
K750 肛門括約筋形成手術
1 瘢痕切除又は縫縮によるもの 3,990点
2 組織置換によるもの 23,660点
K751 鎖肛手術 複50
1 肛門膜状閉鎖切開 低新 2,100点
2 会陰式 低新 18,810点
3 仙骨会陰式 乳施 35,270点
4 腹会陰，腹仙骨式 乳施 62,660点
K751-2 仙尾部奇形腫手術 乳施 低新 複50 46,950点
K751-3 腹腔鏡下鎖肛手術（腹会陰，腹仙骨式） 施5 複50 70,140点
K752 肛門形成手術 複50
1 肛門狭窄形成手術 5,210点
2 直腸粘膜脱形成手術 7,710点
K753 毛巣嚢，毛巣瘻，毛巣洞手術 3,680点

第10款 尿路系・副腎

副 腎

K754 副腎摘出術（副腎部分切除術を含む） 28,210点
K754-2 腹腔鏡下副腎摘出術 施5 内支 40,100点
K754-3 腹腔鏡下小切開副腎摘出術 施4 (p.994) 34,390点

→腹腔鏡下副腎摘出術

腹腔鏡下副腎摘出術の対象疾患は，良性副腎腫瘍とする。

(令6保医発0305·4)

→腹腔鏡下小切開副腎摘出術

腹腔鏡下小切開副腎摘出術の対象疾患は，良性副腎腫瘍とする。

(令6保医発0305·4)

K755 副腎腫瘍摘出術
1 皮質腫瘍 39,410点
2 髄質腫瘍（褐色細胞腫） 47,020点
K755-2 腹腔鏡下副腎髄質腫瘍摘出術（褐色細胞腫） 施5 内支 47,030点
K755-3 副腎腫瘍ラジオ波焼灼療法（一連として） 施4 (p.994)
1 1cm未満 16,000点
2 1cm以上 22,960点

→副腎腫瘍ラジオ波焼灼療法

(1) ここでいう1cmとは，ラジオ波による焼灼範囲ではなく，腫瘍の長径をいう。
(2) 本療法の実施に当たっては，関係学会の定める適正使用指針を遵守する。
(3) 本療法は，片側性アルドステロン過剰分泌による原発性アルドステロン症の患者であって，副腎摘出術が適応とならないものに対して実施する。なお，本療法の実施に当たっては，副腎摘出術が適応とならない理由を診療報酬明細書の摘要欄に記載する。

(令6保医発0305·4)

K756 副腎悪性腫瘍手術 施5 乳施 低新 47,020点
K756-2 腹腔鏡下副腎悪性腫瘍手術 施5 低新 51,120点

腎，腎盂

K757 腎破裂縫合術 複50 37,620点
K757-2 腎破裂手術 38,270点
K758 腎周囲膿瘍切開術 3,480点
K759 腎切半術 37,620点
K760 癒合腎離断術 47,020点
K761 腎被膜剥離術（除神経術を含む） 10,660点
K762 腎固定術 10,350点

→腎固定術

遊走腎兼移動性盲腸に対して，必要があって腸固定術，腎固定術を行った際に一皮切から行い得た場合は，同一手術野の手術として「通則14」により腎固定術のみにより算定する。

(令6保医発0305·4)

K763 腎切石術 27,550点
K764 経皮的尿路結石除去術（経皮的腎瘻造設術を含む） 施5 複50 32,800点

→経皮的尿路結石除去術

腎結石症又は尿管結石症に対して，経皮的に腎瘻を造設した後，腎瘻より腎盂鏡を挿入し，電気水圧衝撃波，弾性衝撃波又は超音波等を用いて結石を摘出した場合に算定する。

(令6保医発0305·4)

K765 経皮的腎盂腫瘍切除術（経皮的腎瘻造設術を含む） 施5 33,040点
K766 経皮的尿管拡張術（経皮的腎瘻造設術を含む） 13,000点
K767 腎盂切石術 27,210点
K768 体外衝撃波腎・尿管結石破砕術（一連

につき）施4（p.994）短3 19,300点

→体外衝撃波腎・尿管結石破砕術

(1) 「一連」とは，治療の対象となる疾患に対して所期の目的を達するまでに行う一連の治療過程をいう。数日の間隔をおいて一連の治療過程にある数回の体外衝撃波腎・尿管結石破砕を行う場合は，１回のみ所定点数を算定する。なお，その他数回の手術の費用は，所定点数に含まれ別に算定できない。

(2) 体外衝撃波腎・尿管結石破砕によっては所期の目的が達成できず，他の手術手技を行った場合の費用は，所定点数に含まれ別に算定できない。（令６保医発0305·4）

K769 腎部分切除術 複50 35,880点

→腎空洞切開術及び腎盂尿管移行部形成術の併施

残腎結核に対して，腎空洞切開術及び腎盂尿管移行部形成術を併施した場合は，K789尿管腸膀胱吻合術に準じて算定する。（令６保医発0305·4）

K769-2 腹腔鏡下腎部分切除術 施5 49,200点
K769-3 腹腔鏡下小切開腎部分切除術 施4（p.995） 42,900点
K770 腎嚢胞切除縮小術 11,580点
K770-2 腹腔鏡下腎嚢胞切除縮小術 施5 18,850点
K770-3 腹腔鏡下腎嚢胞切除術 施5 20,360点
K771 経皮的腎嚢胞穿刺術 1,490点
注 手術に伴う画像診断及び検査の費用は算定しない。
K772 腎摘出術 複50 21,010点
K772-2 腹腔鏡下腎摘出術 施5 54,250点
K772-3 腹腔鏡下小切開腎摘出術 施4（p.995） 40,240点
K773 腎（尿管）悪性腫瘍手術 乳施 低新 複50 42,770点
K773-2 腹腔鏡下腎（尿管）悪性腫瘍手術 施5 64,720点
K773-3 腹腔鏡下小切開腎（尿管）悪性腫瘍手術 施4（p.995） 49,870点
K773-4 腎腫瘍凝固・焼灼術（冷凍凝固によるもの）施4（p.995） 52,800点

→腎腫瘍凝固・焼灼術

経皮的，開腹下又は腹腔鏡下のいずれの方法によるものについても算定できる。（令６保医発0305·4）

K773-5 腹腔鏡下腎悪性腫瘍手術（内視鏡手術用支援機器を用いるもの）施4（p.995）低新
１ 原発病巣が７cm以下のもの 70,730点
２ その他のもの 64,720点

→腹腔鏡下腎悪性腫瘍手術（内視鏡手術用支援機器を用いるもの）

「１」については，原発病巣が７cm以下であり転移病巣のない腎悪性腫瘍に対して，腎部分切除を行った場合に算定する。（令６保医発0305·4）

K773-6 腹腔鏡下尿管悪性腫瘍手術（内視鏡手術用支援機器を用いるもの）施4（p.995） 64,720点
K773-7 腎悪性腫瘍ラジオ波焼灼療法（一連として）施4（p.995）
１ ２cm以内のもの 15,000点
２ ２cmを超えるもの 21,960点
注 フュージョンイメージングを用いて行った場合は，**フュージョンイメージング加算**として，**200点**を所定点数に加算する。

→腎悪性腫瘍ラジオ波焼灼療法（一連として）

腎悪性腫瘍ラジオ波焼灼療法（一連として）は，関係学会の定める指針を遵守して実施された場合に限り算定する。なお，ここでいう２cmとは，ラジオ波による焼灼範囲ではなく，腫瘍の長径をいう。（令６保医発0305·4）

K774 削除
K775 経皮的腎（腎盂）瘻造設術 低新 13,860点
注 手術に伴う画像診断及び検査の費用は算定しない。

K775-2 経皮的腎（腎盂）瘻拡張術（一連につき） 6,000点
K776 腎（腎盂）皮膚瘻閉鎖術 27,890点
K777 腎（腎盂）腸瘻閉鎖術
１ 内視鏡によるもの 施4（p.984） 10,300点
２ その他のもの 28,210点
K778 腎盂形成手術 33,120点
K778-2 腹腔鏡下腎盂形成手術 施5 内支 51,600点
K779 移植用腎採取術（生体）施5 35,700点
注 腎提供者に係る組織適合性試験の費用は，所定点数に含まれる。

→移植用腎採取術（生体）

腎移植を行った保険医療機関と腎移植に用いる健腎を採取した保険医療機関とが異なる場合の診療報酬の請求は，腎移植を行った保険医療機関で行い，診療報酬の分配は相互の合議に委ねる。なお，請求に当たっては，腎移植者の**診療報酬明細書**の摘要欄に腎提供者の療養上の費用に係る合計点数を併せて記載するとともに，腎提供者の療養に係る所定点数を記載した**診療報酬明細書**を添付する。（令６保医発0305·4）

K779-2 移植用腎採取術（死体） 43,400点
注 腎提供者に係る組織適合性試験の費用は，所定点数に含まれる。

→移植用腎採取術（死体）

(1) 移植用腎採取術（死体）の所定点数は，死体から腎の移植が行われた場合に，移植を行った保険医療機関において算定する。

(2) 死体腎には，「臓器の移植に関する法律」第６条第２項に規定する脳死した者の身体の腎を含む。

(3) 移植用腎採取術（死体）の所定点数には，移植のための腎採取を行う際の採取前の採取対象腎の灌流，腎採取，採取腎の灌流及び保存並びにリンパ節の保存に要する人件費，薬品・容器等の材料費等の費用が全て含まれる。ただし，腎採取を行う医師を派遣した場合における医師の派遣に要した費用及び採取腎を搬送した場合における搬送に要した費用については療養費として支給し，それらの額は移送費の算定方法により算定する。

(4) 腎移植を行った保険医療機関と腎移植に用いる健腎を採取した保険医療機関とが異なる場合の診療報酬の

請求は，腎移植を行った保険医療機関で行い，診療報酬の分配は相互の合議に委ねる。 (令６保医発0305･4)

K779-3 腹腔鏡下移植用腎採取術（生体） 施5 **51,850点**

注 腎提供者に係る組織適合性試験の費用は，所定点数に含まれる。

→腹腔鏡下移植用腎採取術（生体）

腎移植を行った保険医療機関と腎移植に用いる健腎を採取した保険医療機関とが異なる場合の診療報酬の請求は，腎移植を行った保険医療機関で行い，診療報酬の分配は相互の合議に委ねる。なお，請求に当たっては，腎移植者の**診療報酬明細書**の摘要欄に腎提供者の療養上の費用に係る合計点数を併せて記載するとともに，腎提供者の療養に係る所定点数を記載した**診療報酬明細書**を添付する。 (令６保医発0305･4)

K780 同種死体腎移植術 施4 (p.995) 施5 複50 **98,770点**

注１ 臓器の移植に関する法律第６条第２項に規定する脳死した者の身体から採取された腎を除く死体腎を移植した場合は，**移植臓器提供加算**として，**55,000点**を所定点数に加算する。

２ 腎移植者に係る組織適合性試験の費用は，所定点数に含まれる。

３ 抗HLA抗体検査を行う場合には，**抗HLA抗体検査加算**として，**4,000点**を所定点数に加算する。

→同種死体腎移植術

(1) 同種死体腎移植術の所定点数には，灌流の費用が含まれる。

(2) 移植の対象となる死体腎には，「臓器の移植に関する法律」に規定する脳死体の腎を含む。

(3) 腎移植を行った保険医療機関と腎移植に用いる健腎を採取した保険医療機関とが異なる場合の診療報酬の請求は，腎移植を行った保険医療機関で行い，診療報酬の分配は相互の合議に委ねる。

(4) 「注１」の加算は，死体（脳死体を除く）から移植のための腎採取を行う際の採取前の採取対象腎の灌流，腎採取，採取腎の灌流及び保存並びにリンパ節の保存に要する人件費，薬品・容器等の材料費等の費用が全て含まれる。ただし，腎採取を行う医師を派遣した場合における医師の派遣に要した費用及び採取腎を搬送した場合における搬送に要した費用については療養費として支給し，それらの額は移送費の算定方法により算定する。 (令６保医発0305･4)

K780-2 生体腎移植術 施4 (p.995) 施5 **62,820点**

注１ 生体腎を移植した場合は，生体腎の摘出のために要した提供者の療養上の費用として，この表に掲げる所定点数により算定した点数を加算する。

２ 腎移植者に係る組織適合性試験の費用は，所定点数に含まれる。

３ 抗HLA抗体検査を行う場合には，**抗HLA抗体検査加算**として，**4,000点**を所定点数に加算する。

→生体腎移植術

(1) 対象疾患は，末期慢性腎不全である。

(2) 生体腎を移植する場合においては，日本移植学会が作成した「生体腎移植ガイドライン」を遵守している場合に限り算定する。

(3) 生体腎を移植する場合においては腎提供者から移植腎を摘出することに係る全ての療養上の費用を所定点数により算出し，生体腎移植術の所定点数に加算する。

なお，腎提供者の生体腎を摘出することに係る療養上の費用には，食事の提供も含まれ，具体的には，「入院時食事療養費に係る食事療養及び入院時生活療養費に係る生活療養の費用の額の算定に関する基準」によって算定した費用額を10円で除して得た数と他の療養上の費用に係る点数を合計した点数とする。この場合，腎提供者から食事に係る標準負担額を求めることはできない。

(4) 生体腎移植術の所定点数には，灌流の費用が含まれる。

(5) 腎移植を行った保険医療機関と腎移植に用いる健腎を摘出した保険医療機関とが異なる場合の診療報酬の請求は，腎移植を行った保険医療機関で行い，診療報酬の分配は相互の合議に委ねる。なお，請求に当たっては，腎移植者の**診療報酬明細書**の摘要欄に腎提供者の療養上の費用に係る合計点数を併せて記載するとともに，腎提供者の療養に係る所定点数を記載した**診療報酬明細書**を添付する。 (令６保医発0305･4)

尿 管

K781 経尿道的尿路結石除去術 複50

1	レーザーによるもの	**22,270点**
2	その他のもの	**14,800点**

→経尿道的尿路結石除去術

腎結石症，腎盂結石症又は尿管結石症に対して経尿道的に内視鏡を腎，腎盂又は尿管内に挿入し，電気水圧衝撃波，弾性衝撃波，超音波又はレーザー等により結石を破砕し，バスケットワイヤーカテーテル等を用いて摘出する場合に算定する。ただし，透視下にバスケットワイヤーカテーテルのみを用いて，砕石を行わず結石の摘出のみを行った場合は，K798膀胱結石，異物摘出術の「１」に準じて算定する。 (令６保医発0305･4)

K781-2 削除

K781-3 経尿道的腎盂尿管凝固止血術 **8,250点**

→経尿道的腎盂尿管凝固止血術

画像診断，血液学的検査，尿細胞診検査によっても原因が特定できない肉眼的血尿に対し，腎盂尿管鏡を用いて出血部位を特定し，Ho-YAGレーザー等を用いて，止血を行った場合に算定する。なお，内視鏡検査及び使用するレーザー等に係る費用は所定点数に含まれ，別に算定できない。 (令６保医発0305･4)

K782 尿管切石術

1	上部及び中部	**10,310点**
2	膀胱近接部	**15,310点**

K783 経尿道的尿管狭窄拡張術 **20,930点**

→経尿道的尿管狭窄拡張術

内視鏡検査に係る費用は所定点数に含まれ，別に算定できない。 (令６保医発0305･4)

手術

K783-2 経尿道的尿管ステント留置術 3,400点
K783-3 経尿道的尿管ステント抜去術 1,300点

→経尿道的尿管ステント留置術，経尿道的尿管ステント抜去術

(1) K783-2経尿道的尿管ステント留置術とK783-3経尿道的尿管ステント抜去術を併せて行った場合は，主たるもののみ算定する。
(2) 内視鏡検査に係る費用は所定点数に含まれ，別に算定できない。
(令6保医発0305·4)

K784 残存尿管摘出術 18,810点
K784-2 尿管剥離術 18,810点
K785 経尿道的腎盂尿管腫瘍摘出術 21,420点

→経尿道的腎盂尿管腫瘍摘出術

内視鏡検査に係る費用は所定点数に含まれ，別に算定できない。
(令6保医発0305·4)

K785-2 腹腔鏡下小切開尿管腫瘍摘出術
施4 (p.995) 31,040点
K786 尿管膀胱吻合術 25,570点
注 巨大尿管に対して尿管形成術を併せて実施した場合は，**尿管形成加算**として，9,400点を所定点数に加算する。
K787 尿管尿管吻合術 複50 27,210点
K788 尿管腸吻合術 17,070点
K789 尿管腸膀胱吻合術 46,450点
K790 尿管皮膚瘻造設術 14,200点
K791 尿管皮膚瘻閉鎖術 30,450点
K792 尿管腸瘻閉鎖術
1 内視鏡によるもの 施4 (p.984) 10,300点
2 その他のもの 36,840点
K793 尿管腟瘻閉鎖術 28,210点
K794 尿管口形成手術 16,580点
K794-2 経尿道的尿管瘤切除術 15,500点

→経尿道的尿管瘤切除術

内視鏡検査に係る費用は所定点数に含まれ，別に算定できない。
(令6保医発0305·4)

膀 胱

K795 膀胱破裂閉鎖術 複50 11,170点
K796 膀胱周囲膿瘍切開術 3,300点
K797 膀胱内凝血除去術 2,980点
K798 膀胱結石，異物摘出術
1 経尿道的手術 複50 8,320点
2 膀胱高位切開術 3,150点
3 レーザーによるもの 11,980点

→膀胱結石，異物摘出術の「1」

内視鏡検査に係る費用は所定点数に含まれ，別に算定できない。
(令6保医発0305·4)

K798-2 経尿道的尿管凝血除去術（バスケットワイヤーカテーテル使用） 8,320点

→経尿道的尿管凝血除去術

内視鏡検査に係る費用は所定点数に含まれ，別に算定できない。
(令6保医発0305·4)

K799 膀胱壁切除術 複50 9,270点
K800 膀胱憩室切除術 9,060点
K800-2 経尿道的電気凝固術 9,060点

→経尿道的電気凝固術

内視鏡検査に係る費用は所定点数に含まれ，別に算定できない。
(令6保医発0305·4)

K800-3 膀胱水圧拡張術 施4 (p.995) 6,410点
注1 間質性膀胱炎の患者に対して行われた場合に限り算定する。
2 灌流液の費用及び電気凝固に係る費用は，所定点数に含まれるものとする。
3 手術に伴う画像診断及び検査の費用は算定しない。
K800-4 ハンナ型間質性膀胱炎手術（経尿道）
施4 (p.995) 9,930点

→ハンナ型間質性膀胱炎手術

(1) ハンナ型間質性膀胱炎の患者に対して，ハンナ病変の切除又は焼灼を目的として実施した場合に算定する。
(2) 膀胱水圧拡張術に係る費用は所定点数に含まれ，別に算定できない。
(令6保医発0305·4)

K801 膀胱単純摘除術 施5
1 腸管利用の尿路変更を行うもの 複50 59,350点
2 その他のもの 51,510点
K802 膀胱腫瘍摘出術 10,610点
K802-2 膀胱脱手術
1 メッシュを使用するもの 30,880点
2 その他のもの 23,260点

→膀胱脱手術

「1」については，メッシュを使用した場合に算定する。
(令6保医発0305·4)

K802-3 膀胱後腫瘍摘出術
1 腸管切除を伴わないもの 11,100点
2 腸管切除を伴うもの 21,700点
K802-4 腹腔鏡下小切開膀胱腫瘍摘出術
施4 (p.995) 14,610点
K802-5 腹腔鏡下膀胱部分切除術 施5 22,410点
K802-6 腹腔鏡下膀胱脱手術 施5 41,160点
注 メッシュを使用した場合に算定する。
K803 膀胱悪性腫瘍手術 複50
1 切除 施5 34,150点
2 全摘（腸管等を利用して尿路変更を行わないもの） 施5 66,890点
3 全摘（尿管S状結腸吻合を利用して尿路変更を行うもの） 施5 80,160点
4 全摘（回腸又は結腸導管を利用して尿路変更を行うもの） 施5 120,740点
5 全摘（代用膀胱を利用して尿路変更を行うもの） 施5 110,600点
6 経尿道的手術
イ 電解質溶液利用のもの 13,530点
ロ その他のもの 10,400点
注 狭帯域光による観察を行った場合には，**狭帯域光強調加算**として，200点を所定点数に加算する。

→膀胱悪性腫瘍手術の「6」
内視鏡検査に係る費用は所定点数に含まれ，別に算定できない。 (令6保医発0305·4)

→膀胱悪性腫瘍手術
「注」に規定する狭帯域光強調加算は，上皮内癌（CIS）の患者に対し，手術中に切除範囲の決定を目的に実施した場合に限り算定する。 (令6保医発0305·4)

K803-2 腹腔鏡下膀胱悪性腫瘍手術 施4 (p.995) 内支
1 全摘（腸管等を利用して尿路変更を行わないもの） 86,110点
2 全摘（回腸又は結腸導管を利用して尿路変更を行うもの） 117,790点
3 全摘（代用膀胱を利用して尿路変更を行うもの） 120,590点

K803-3 腹腔鏡下小切開膀胱悪性腫瘍手術 施4 (p.995)
1 全摘（腸管等を利用して尿路変更を行わないもの） 74,880点
2 全摘（回腸又は結腸導管を利用して尿路変更を行うもの） 115,790点
3 全摘（代用膀胱を利用して尿路変更を行うもの） 118,590点

K804 尿膜管摘出術 低新 複50 10,950点
K804-2 腹腔鏡下尿膜管摘出術 施5 22,030点
K805 膀胱瘻造設術 低新 3,530点
K805-2 膀胱皮膚瘻造設術 低新 25,200点

→膀胱皮膚瘻造設術
穿刺によらず，膀胱と皮膚とを縫合することで膀胱皮膚瘻を造設した場合に算定する。 (令6保医発0305·4)

K805-3 導尿路造設術 低新 49,400点

→導尿路造設術
腸管を用いて膀胱からの導尿路を造設した場合に算定する。 (令6保医発0305·4)

K806 膀胱皮膚瘻閉鎖術 8,700点
K807 膀胱腟瘻閉鎖術 27,700点
K808 膀胱腸瘻閉鎖術
1 内視鏡によるもの 施4 (p.984) 10,300点
2 その他のもの 27,700点
K809 膀胱子宮瘻閉鎖術 37,180点
K809-2 膀胱尿管逆流手術 複50 25,570点
注 巨大尿管に対して尿管形成術を併せて実施した場合は，**尿管形成加算**として，9,400点を加算する。
K809-3 腹腔鏡下膀胱内手術 施5 39,280点

→腹腔鏡下膀胱内手術
膀胱尿管逆流症又は巨大尿管症の患者に対して行った場合に算定する。 (令6保医発0305·4)

K809-4 腹腔鏡下膀胱尿管逆流手術（膀胱外アプローチ） 施4 (p.995) 39,280点

→腹腔鏡下膀胱尿管逆流手術（膀胱外アプローチ）
膀胱尿管逆流症又は巨大尿管症の患者に対して行った場合に算定する。 (令6保医発0305·4)

K810 ボアリー氏手術 36,840点
K811 腸管利用膀胱拡大術 48,200点
K812 回腸（結腸）導管造設術 49,570点
K812-2 排泄腔外反症手術 低新
1 外反膀胱閉鎖術 70,430点
2 膀胱腸裂閉鎖術 103,710点

尿 道

K813 尿道周囲膿瘍切開術 1,160点
K814 外尿道口切開術 1,010点
K815 尿道結石，異物摘出術
1 前部尿道 2,180点
2 後部尿道 6,300点
K816 外尿道腫瘍切除術 2,180点
K817 尿道悪性腫瘍摘出術
1 摘出 32,230点
2 内視鏡による場合 23,130点
3 尿路変更を行う場合 54,060点

→尿道悪性腫瘍摘出術の「2」
内視鏡検査に係る費用は所定点数に含まれ，別に算定できない。 (令6保医発0305·4)

K818 尿道形成手術 施5
1 前部尿道 施4 (p.998) 複50 17,030点
2 後部尿道 37,700点
K819 尿道下裂形成手術 施4 (p.998) 施5 複50 33,790点
K819-2 陰茎形成術 施4 (p.998) 施5 60,610点
K820 尿道上裂形成手術 施5 39,000点
K821 尿道狭窄内視鏡手術 15,040点

→尿道狭窄内視鏡手術
内視鏡検査に係る費用は所定点数に含まれ，別に算定できない。 (令6保医発0305·4)

K821-2 尿道狭窄拡張術（尿道バルーンカテーテル） 14,200点
K821-3 尿道ステント前立腺部尿道拡張術 12,300点
注 手術に伴う画像診断及び検査の費用は算定しない。

→尿道ステント前立腺部尿道拡張術
全身状態が不良のため，**K840**前立腺被膜下摘出術又は**K841**経尿道的前立腺手術を実施できない患者に対して，尿道ステントを用いて前立腺部の尿道拡張を行った場合に算定する。 (令6保医発0305·4)

K821-4 尿道狭窄グラフト再建術 施4 (p.996) 施5 50,890点

→尿道狭窄グラフト再建術
(1) 当該手術は，粘膜グラフト等を用いて尿道を再建する場合に算定するものであり，単なる端々吻合を行った場合には算定できない。
(2) グラフト採取等に係る手技は，所定点数に含まれ，別に算定できない。 (令6保医発0305·4)

K822 女子尿道脱手術 7,560点
K823 尿失禁手術
1 恥骨固定式膀胱頸部吊上術を行うもの

23,510点
2 その他のもの 20,680点

→尿失禁手術
恥骨固定式膀胱頸部吊上術を行うものについては，恥骨固定式膀胱頸部吊上キットを用いて尿失禁手術を行った場合に算定する。手術に必要な保険医療材料の費用は所定点数に含まれ，別に算定できない。（令6保医発0305・4）

K823-2 **尿失禁又は膀胱尿管逆流現象コラーゲン注入手術** 23,320点
注 コラーゲン注入手術に伴って使用したコラーゲンの費用は，所定点数に含まれるものとする。

→尿失禁又は膀胱尿管逆流現象コラーゲン注入手術
(1) 注入に用いるコラーゲン，皮内反応用のコラーゲン，注入針，膀胱鏡等の費用は所定点数に含まれ，別に算定できない。
(2) 本手術の対象疾患は，1年以上改善の見られない腹圧性尿失禁又は膀胱尿管逆流症とする。
(3) 所期の目的を達するために複数回実施しても，一連として算定する。（令6保医発0305・4）

K823-3 **膀胱尿管逆流症手術**（治療用注入材によるもの） 23,320点
注 手術に伴う画像診断及び検査の費用は算定しない。

→膀胱尿管逆流症手術
所期の目的を達するために複数回実施しても，一連として算定する。（令6保医発0305・4）

K823-4 **腹腔鏡下尿失禁手術** 施5 32,440点
K823-5 **人工尿道括約筋植込・置換術** 施4 (p.996) 23,920点
K823-6 **尿失禁手術**（ボツリヌス毒素によるもの） 短1 短3 9,680点

→尿失禁手術
(1) 過活動膀胱又は神経因性膀胱の患者であって，行動療法，各種抗コリン薬及びβ3作動薬を含む薬物療法を単独又は併用療法として，少なくとも12週間の継続治療を行っても効果が得られない又は継続が困難と医師が判断したものに対して行った場合に限り，算定できる。
(2) 効果の減弱等により再手術が必要となった場合には，4月に1回に限り算定できる。（令6保医発0305・4）

K823-7 **膀胱頸部形成術**（膀胱頸部吊上術以外） 施4 (p.996) 37,690点

第11款 性 器

陰 茎

K824 **陰茎尖圭コンジローム切除術** 1,360点
K825 **陰茎全摘術** 施4 (p.998) 複50 16,630点
K826 **陰茎切断術** 7,020点
K826-2 **陰茎折症手術** 8,550点
K826-3 **陰茎様陰核形成手術** 複50 8,070点
K827 **陰茎悪性腫瘍手術**
1 陰茎切除 23,200点
2 陰茎全摘 36,500点
K828 **包茎手術**
1 背面切開術 830点
2 環状切除術 2,040点
K828-2 **陰茎持続勃起症手術**
1 亀頭－陰茎海綿体瘻作成術（ウィンター法）によるもの 4,670点
2 その他のシャント術によるもの 18,600点

→陰茎持続勃起症手術
陰茎背静脈，尿道海綿体，大伏在静脈又は体外静脈系と陰茎海綿体のシャント術を行った場合には，「2」により算定する。（令6保医発0305・4）

陰嚢，精巣，精巣上体，精管，精索

K828-3 **埋没陰茎手術** 施4 (p.996) 8,920点

K829 **精管切断，切除術**（両側） 2,550点
K830 **精巣摘出術** 施4 (p.998) 3,180点
K830-2 **精巣外傷手術**
1 陰嚢内血腫除去術 3,200点
2 精巣白膜縫合術 3,400点
K830-3 **精巣温存手術** 施4 (p.996) 3,400点

→精巣温存手術
(1) 精巣良性疾患等に対して精巣を温存する目的で精巣部分切除術を行った場合に算定する。
(2) 当該手術を行う際には，関係学会が定める診療ガイドラインを遵守する。（令6保医発0305・4）

K831及びK831-2 削除
K832 **精巣上体摘出術** 4,200点
K833 **精巣悪性腫瘍手術** 12,340点
K834 **精索静脈瘤手術** 3,410点
K834-2 **腹腔鏡下内精巣静脈結紮術** 施5 20,500点

→腹腔鏡下内精巣静脈結紮術
腹腔鏡下精索静脈瘤手術は本区分で算定する。（令6保医発0305・4）

K834-3 **顕微鏡下精索静脈瘤手術** 短1 短3 12,500点
K835 **陰嚢水腫手術**
1 鼠径部切開によるもの 施4 (p.996) 3,980点
2 その他 2,630点
K836 **停留精巣固定術** 複50 11,200点
K836-2 **腹腔鏡下腹腔内停留精巣陰嚢内固定術** 施5 37,170点
K836-3 **腹腔鏡下停留精巣内精巣動静脈結紮術** 施5 20,500点

→腹腔鏡下停留精巣内精巣動静脈結紮術
(1) 一期的にK836-2腹腔鏡下腹腔内停留精巣陰嚢内固定術を行うことが困難となり，当該手術を実施することとなった場合に算定する。
(2) 当該手術を行う際には，関係学会が定めるガイドラインを遵守する。（令6保医発0305・4）

手術

K837　**精管形成手術**　12,470点
K838　**精索捻転手術** 低新
　1　対側の精巣固定術を伴うもの　8,230点
　2　その他のもの　7,910点
K838-2　**精巣内精子採取術** 施4 (p.996)
　1　単純なもの　12,400点
　2　顕微鏡を用いたもの　24,600点

→精巣内精子採取術

(1)　精巣内精子採取術は，不妊症の患者に対して行われた場合に限り算定する。
(2)「1」については，以下のいずれかに該当する患者に対して，体外受精又は顕微授精に用いるための精子を採取することを目的として精巣内精子採取術を実施した場合に算定する。その際，いずれの状態に該当するかを**診療報酬明細書**の摘要欄に記載する。
　ア　閉塞性無精子症
　イ　非閉塞性無精子症
　ウ　射精障害等の患者であって，他の方法により体外受精又は顕微授精に用いる精子が採取できないと医師が判断したもの
(3)「2」については，以下のいずれかに該当する患者に対して，体外受精又は顕微授精に用いるための精子を採取することを目的として顕微鏡下精巣内精子採取術を実施した場合に算定する。その際，いずれの状態に該当するかを**診療報酬明細書**の摘要欄に記載する。
　ア　非閉塞性無精子症
　イ　他の方法により体外受精又は顕微授精に用いる精子が採取できないと医師が判断した患者
(4)　精巣内精子採取術の実施前に用いた薬剤の費用は別に算定できる。
(5)　治療に当たっては，関係学会から示されているガイドライン等を踏まえ，治療方針について適切に検討し，当該患者から文書による同意を得た上で実施する。また，同意を得た文書を**診療録**に添付する。
(6)　(2)のウ又は(3)のイに該当する患者に対して実施した場合は，当該手術を実施する必要があると判断した理由について，**診療報酬明細書**の摘要欄に記載する。

(令6保医発0305·4)

精嚢，前立腺

K839　**前立腺膿瘍切開術**　2,770点
K840　**前立腺被膜下摘出術**　15,920点
K841　**経尿道的前立腺手術** 複50
　1　電解質溶液利用のもの　20,400点
　2　その他のもの　18,500点

（編注：K841-8の新設に伴い，以下の通知は削除された）

→経尿道的前立腺手術

(1)　前立腺組織用高圧水噴射システムを用いて経尿道的前立腺切除術を行う場合は，関連学会の定める適正使用指針を遵守し，前立腺肥大症の経尿道的切除術の治療に関して，専門の知識及び少なくとも5年以上の経験を有し，関連学会が定める所定の研修を修了している常勤の泌尿器科医が実施した場合に限り本区分の所定点数を準用して算定する。

K841-2　**経尿道的レーザー前立腺切除・蒸散術** 短1
　1　ホルミウムレーザー又は倍周波数レーザーを用いるもの 複50　20,470点
　2　ツリウムレーザーを用いるもの　20,470点
　3　その他のもの　19,000点

→経尿道的レーザー前立腺切除・蒸散術

(1)　経尿道的レーザー前立腺切除・蒸散術は，膀胱・尿道鏡下に行われた場合に算定し，超音波ガイド下に行われた場合は算定できない。
(2)　使用されるレーザープローブの費用等レーザー照射に係る費用は所定点数に含まれ，別に算定できない。
(3)　ネオジウム・ヤグ倍周波数レーザ（グリーンレーザ）又はダイオードレーザによる経尿道的前立腺蒸散術を行った場合には，「1」に掲げる所定点数を算定する。

(令6保医発0305·4)

K841-3　**経尿道的前立腺高温度治療**（一連につき）　5,000点

→経尿道的前立腺高温度治療

(1)　本手術は，前立腺肥大組織を45℃以上で加熱するものをいう。
(2)　本手術の所定点数には，使用される機器等の費用が含まれ，別に算定できない。
(3)　所期の目的を達するために複数回実施した場合であっても，一連として算定する。

(令6保医発0305·4)

K841-4　**焦点式高エネルギー超音波療法**（一連につき） 施4 (p.996)　5,000点

→焦点式高エネルギー超音波療法

(1)　前立腺肥大症に対して行われた場合に限り算定する。
(2)　本手術の所定点数には，使用される機器等の費用が含まれ，別に算定できない。
(3)　前立腺肥大症の治療のために行われる当該手術については，一連の手術につき1回に限り算定するものとし，治療終了後，医師が治療の必要性を認めた場合には算定できる。

(令6保医発0305·4)

K841-5　**経尿道的前立腺核出術** 複50　21,500点

→経尿道的前立腺核出術

電解質溶液を灌流液として用いて，前立腺核出用電極により，経尿道的に前立腺腺腫を核出した場合に算定する。

(令6保医発0305·4)

K841-6　**経尿道的前立腺吊上術**　12,300点

→経尿道的前立腺吊上術

前立腺用インプラントを用いて実施した場合に算定する。

(令6保医発0305·4)

K841-7　**経尿道的前立腺水蒸気治療**　12,300点

→経尿道的前立腺水蒸気治療

前立腺組織用水蒸気デリバリーシステムを用いて行った場合に算定する。

(令6保医発0305·4)

K841-8　**経尿道的前立腺切除術**（高圧水噴射システムを用いるもの）　18,500点

→経尿道的前立腺切除術（高圧水噴射システムを用いるもの）

関連学会の定める適正使用指針を遵守し，前立腺肥大症の経尿道的切除術の治療に関して，専門の知識及び少なくとも5年以上の経験を有し，関連学会が定める所定の研修を修了している常勤の泌尿器科医が実施した場合に限り算定する。

(令6保医発0305·4)

手術

K842 削除
K843 **前立腺悪性腫瘍手術** 施5 複50 41,080点
K843-2 **腹腔鏡下前立腺悪性腫瘍手術** 施4 (p.996) 77,430点
K843-3 **腹腔鏡下小切開前立腺悪性腫瘍手術** 施4 (p.996) 59,780点
K843-4 **腹腔鏡下前立腺悪性腫瘍手術**（内視鏡手術用支援機器を用いるもの） 施4 (p.996) 95,280点

外陰，会陰

K844 **バルトリン腺膿瘍切開術** 940点
K845 **処女膜切開術** 790点
K846 **処女膜切除術** 980点
K847 **輪状処女膜切除術** 2,230点
K848 **バルトリン腺嚢胞腫瘍摘出術**（造袋術を含む） 3,310点
K849 **女子外性器腫瘍摘出術** 複50 2,810点
K850 **女子外性器悪性腫瘍手術** 施5
1 切除 29,190点
2 皮膚移植（筋皮弁使用）を行った場合 63,200点

注 放射性同位元素を用いたセンチネルリンパ節生検を行った場合には，**女子外性器悪性腫瘍センチネルリンパ節生検加算**として，3,000点を所定点数に加算する。施4 (p.997)

→女子外性器悪性腫瘍手術

(1) 「注」に規定する女子外性器悪性腫瘍センチネルリンパ節生検加算については，以下の要件に留意し算定する。
ア 触診及び画像診断の結果，鼠径リンパ節への転移が認められない女子外性器悪性腫瘍に係る手術の場合のみ算定できる。
イ センチネルリンパ節生検に伴う放射性同位元素の薬剤料は，K940薬剤により算定する。
ウ 放射性同位元素の検出に要する費用は，E100シンチグラム（画像を伴うもの）の「1」部分（静態）（一連につき）により算定する。
エ 摘出したセンチネルリンパ節の病理診断に係る費用は，第13部病理診断の所定点数により算定する。

（令6保医発0305·4）

K850-2 **腟絨毛性腫瘍摘出術** 23,830点
K851 **会陰形成手術**
1 筋層に及ばないもの 施4 (p.998) 2,330点
2 筋層に及ぶもの 6,910点
K851-2 **外陰・腟血腫除去術** 1,920点
K851-3 **癒合陰唇形成手術**
1 筋層に及ばないもの 2,670点
2 筋層に及ぶもの 6,240点

腟

K852 **腟壁裂創縫合術**（分娩時を除く）
1 前又は後壁裂創 2,760点
2 前後壁裂創 6,330点
3 腟円蓋に及ぶ裂創 8,280点
4 直腸裂傷を伴うもの 31,940点
K853 **腟閉鎖術**
1 中央腟閉鎖術（子宮全脱） 7,410点
2 その他 2,580点
K854 **腟式子宮旁結合織炎（膿瘍）切開術** 2,230点

→腟式子宮旁結合織炎（膿瘍）切開術

子宮旁結合織炎（膿瘍）切開排膿の第2回以後の洗浄処置については，J066尿道拡張法により算定する。

（令6保医発0305·4）

K854-2 **後腟円蓋切開**（異所性妊娠） 2,230点
K855 **腟中隔切除術**
1 不全隔のもの 1,510点
2 全中隔のもの 2,540点
K856 **腟壁腫瘍摘出術** 2,540点
K856-2 **腟壁嚢腫切除術** 2,540点
K856-3 **腟ポリープ切除術** 1,040点
K856-4 **腟壁尖圭コンジローム切除術** 1,250点
K857 **腟壁悪性腫瘍手術** 施5 44,480点
K858 **腟腸瘻閉鎖術**
1 内視鏡によるもの 施4 (p.984) 10,300点
2 その他のもの 35,130点
K859 **造腟術，腟閉鎖症術** 複50
1 拡張器利用によるもの 2,130点
2 遊離植皮によるもの 施4 (p.998) 施5 18,810点
3 腟断端挙上によるもの 施5 複50 28,210点
4 腸管形成によるもの 施4 (p.998) 施5 47,040点
5 筋皮弁移植によるもの 施4 (p.998) 施5 55,810点
K859-2 **腹腔鏡下造腟術** 施5 38,690点
K860 **腟壁形成手術** 7,880点
K860-2 **腟断端挙上術**（腟式，腹式） 29,190点
K860-3 **腹腔鏡下腟断端挙上術** 施5 内支 43,870点

子 宮

K861 **子宮内膜掻爬術** 1,420点
K862 **クレニッヒ手術** 7,710点
K863 **腹腔鏡下子宮内膜症病巣除去術** 施5 複50 20,610点
K863-2 **子宮鏡下子宮中隔切除術，子宮内腔癒着切除術**（癒着剥離術を含む） 18,590点
K863-3 **子宮鏡下子宮内膜焼灼術** 施5 17,810点
K864 **子宮位置矯正術**
1 アレキサンダー手術 4,040点
2 開腹による位置矯正術 8,140点
3 癒着剥離矯正術 16,420点
K865 **子宮脱手術**
1 腟壁形成手術及び子宮位置矯正術 16,900点
2 ハルバン・シャウタ手術 16,900点
3 マンチェスター手術 14,110点
4 腟壁形成手術及び子宮全摘術（腟式，腹

手術

式） 28,210点

→子宮脱手術

(1) 腟壁縫合術の費用は本区分の所定点数に含まれ，別に算定できない。

(2) K852腟壁裂創縫合術（分娩時を除く）及びK877子宮全摘術を併施した場合は，それぞれの所定点数を別に算定する。

ただし，K852腟壁裂創縫合術（分娩時を除く）とK872子宮筋腫摘出（核出）術の「2」を併施した場合は，K872子宮筋腫摘出（核出）術の「2」の所定点数のみにより算定する。 （令6保医発0305·4）

K865-2 腹腔鏡下仙骨腟固定術 施4 （p.997） 内支 48,240点

注 メッシュを使用した場合に算定する。

K866 子宮頸管ポリープ切除術 1,190点

K866-2 子宮腟部冷凍凝固術 1,190点

K867 子宮頸部（腟部）切除術 短3 3,330点

K867-2 子宮腟部糜爛等子宮腟部乱切除術 470点

→子宮腟部糜爛等子宮腟部乱切除術

子宮腟部糜爛（ナボット胞のあるもの）等の場合に，子宮腟部の乱切除術を行う場合に算定する。 （令6保医発0305·4）

K867-3 子宮頸部摘出術（腟部切断術を含む） 3,330点

K867-4 子宮頸部異形成上皮又は上皮内癌レーザー照射治療 3,330点

K868～K870 削除

K871 子宮息肉様筋腫摘出術（腟式） 3,810点

K872 子宮筋腫摘出（核出）術

1 腹式 複50 24,510点

2 腟式 14,290点

K872-2 腹腔鏡下子宮筋腫摘出（核出）術 施5 複50 37,620点

K872-3 子宮鏡下有茎粘膜下筋腫切出術，子宮内膜ポリープ切除術

1 電解質溶液利用のもの 短3 6,630点

2 組織切除回収システム利用によるもの 6,630点

3 その他のもの 短3 4,730点

K872-4 痕跡副角子宮手術

1 腹式 15,240点

2 腟式 8,450点

K872-5 子宮頸部初期癌又は異形成光線力学療法 8,450点

→子宮頸部初期癌又は異形成光線力学療法

ポルフィマーナトリウムを投与した患者に対しエキシマ・ダイ・レーザー（波長630nm）及びYAG-OPOレーザーを使用した場合など，保険適用された薬剤，機器を用いて行った場合に限り算定できる。 （令6保医発0305·4）

K873 子宮鏡下子宮筋腫摘出術 複50

1 電解質溶液利用のもの 短3 19,000点

2 その他のもの 短3 17,100点

K874及びK875 削除

K876 子宮腟上部切断術 10,390点

K876-2 腹腔鏡下子宮腟上部切断術 施5 17,540点

K877 子宮全摘術 施4 （p.998） 複50 28,210点

K877-2 腹腔鏡下腟式子宮全摘術 施4 （p.998） 複50 内支 42,050点

→腹腔鏡下腟式子宮全摘術

対象疾患は，良性子宮疾患とする。 （令6保医発0305·4）

K878 広靱帯内腫瘍摘出術 複50 16,120点

K878-2 腹腔鏡下広靱帯内腫瘍摘出術 施5 複50 28,130点

K879 子宮悪性腫瘍手術 複50 69,440点

K879-2 腹腔鏡下子宮悪性腫瘍手術 施4 （p.997） 内支 （子宮体がんに限る） 70,200点

→腹腔鏡下子宮悪性腫瘍手術

(1) 子宮体がんに対するものについては，日本産科婦人科学会，日本病理学会，日本医学放射線学会及び日本放射線腫瘍学会が定める「子宮体癌取扱い規約」におけるⅠA期の子宮体がんに対して実施した場合に算定する。

(2) 子宮体がんに対するものについては，ⅠA期の術前診断により当該手術を行おうとしたが，術中所見でⅠB期以降であったため，開腹手術を実施した場合は，K879子宮悪性腫瘍手術を算定する。

(3) 子宮頸がんに対するものについては，関係学会の定める診療に関する指針を遵守し，実施する。 （令6保医発0305·4）

K880 削除

K881 腹壁子宮瘻手術 23,290点

K882 重複子宮，双角子宮手術 25,280点

K882-2 腹腔鏡下子宮瘢痕部修復術 施4 （p.997） 32,290点

→腹腔鏡下子宮瘢痕部修復術

帝王切開創子宮瘢痕部を原因とする以下の疾患に対して実施した場合に限り算定する。

(1) 続発性不妊症

(2) 過長月経

(3) 器質性月経困難症 （令6保医発0305·4）

K883 子宮頸管形成手術 3,590点

K883-2 子宮頸管閉鎖症手術

1 非観血的 180点

2 観血的 3,590点

K884 奇形子宮形成手術（ストラスマン手術） 23,290点

K884-2 人工授精 施4 （p.997） 1,820点

→人工授精

(1) 人工授精は，不妊症の患者又はそのパートナー（当該患者と共に不妊症と診断された者をいう。以下同じ）が次のいずれかに該当する場合であって，当該患者のパートナーから採取した精子を用いて，妊娠を目的として実施した場合に算定する。その際，いずれの状態に該当するかを**診療報酬明細書**の摘要欄に記載する。

ア 精子・精液の量的・質的異常

イ 射精障害・性交障害

ウ 精子―頸管粘液不適合

エ 機能性不妊

(2) 人工授精の実施に当たっては，密度勾配遠心法，連続密度勾配法又はスイムアップ法等により，精子の前

処置を適切に実施する。なお，前処置に係る費用は所定点数に含まれ，別に算定できない。

(3) 治療に当たっては，関係学会から示されているガイドライン等を踏まえ，治療方針について適切に検討し，当該患者から文書による同意を得た上で実施する。また，同意を得た文書を**診療録**に添付する。

(4) 治療が奏効しない場合には，生殖補助医療の実施について速やかに検討し提案する。また，必要に応じて，連携する生殖補助医療を実施できる他の保険医療機関へ紹介を行う。 (令6保医発0305·4)

K884-3 胚移植術 施4 (p.997)
1 新鮮胚移植の場合 **7,500点**
2 凍結・融解胚移植の場合 **12,000点**
注1 患者の治療開始日の年齢が40歳未満である場合は，患者1人につき6回に限り，40歳以上43歳未満である場合は，患者1人につき3回に限り算定する。
2 アシステッドハッチングを実施した場合は，**1,000点**を所定点数に加算する。
3 高濃度ヒアルロン酸含有培養液を用いた前処置を実施した場合は，**1,000点**を所定点数に加算する。

→胚移植術

(1) 胚移植術は，不妊症の患者に対して，当該患者及びそのパートナーから採取した卵子及び精子を用いて作成された初期胚又は胚盤胞について，妊娠を目的として治療計画に従って移植した場合であって，新鮮胚を用いた場合は「1」により算定し，凍結胚を融解したものを用いた場合は「2」により算定する。

(2) 「注1」における治療開始日の年齢とは，当該胚移植術に係る治療計画を作成した日における年齢をいう。ただし，算定回数の上限に係る治療開始日の年齢は，当該患者及びそのパートナーについて初めての胚移植術に係る治療計画を作成した日における年齢により定めるものとする。

(3) 「注1」について，胚移植術により妊娠し出産した後に，次の児の妊娠を目的として胚移植を実施した場合であって，その治療開始日の年齢が40歳未満である場合は，患者1人につきさらに6回に限り，40歳以上43歳未満である場合は，患者1人につきさらに3回に限り算定する。

(4) 胚移植術の実施のために用いた薬剤の費用は別に算定できる。

(5) 凍結・融解胚移植の実施に当たっては，胚の融解等の前処置を適切に実施する。なお，前処置に係る費用は所定点数に含まれ，別に算定できない。

(6) 治療に当たっては，関連学会から示されているガイドライン等を踏まえ，治療方針について適切に検討し，当該患者から文書による同意を得た上で実施する。また，同意を得た文書を**診療録**に添付する。

(7) 当該患者及びそのパートナーに係る胚移植術の実施回数の合計について，**診療報酬明細書**の摘要欄に記載する。なお，実施回数の合計の記載に当たっては，当該胚移植術の実施に向けた治療計画の作成に当たり確認した事項を踏まえる。

(8) 「注2」のアシステッドハッチングは，過去の胚移植において妊娠不成功であったこと等により，医師が必要と認めた場合であって，妊娠率を向上させることを目的として実施した場合に算定する。その際，実施した医学的な理由を**診療報酬明細書**の摘要欄に記載する。

(9) 「注3」の高濃度ヒアルロン酸含有培養液を用いた前処置は，過去の胚移植において妊娠不成功であったこと等により，医師が必要と認めた場合であって，妊娠率を向上させることを目的として実施した場合に算定する。その際，実施した医学的な理由を**診療報酬明細書**の摘要欄に記載する。 (令6保医発0305·4)

子宮附属器

K885 腟式卵巣嚢腫内容排除術 **1,350点**
K885-2 経皮的卵巣嚢腫内容排除術 **1,860点**

→経皮的卵巣嚢腫内容排除術

単房性の卵巣嚢腫を呈した1歳未満の患者に対して実施した場合に限り算定する。 (令6保医発0305·4)

K886 子宮附属器癒着剥離術（両側） 複50
1 開腹によるもの 複50 **13,890点**
2 腹腔鏡によるもの 施5 複50 **21,370点**
K887 卵巣部分切除術（腟式を含む）
1 開腹によるもの **6,150点**
2 腹腔鏡によるもの 施5 **18,810点**
K887-2 卵管結紮術（腟式を含む）（両側）
1 開腹によるもの **4,350点**
2 腹腔鏡によるもの 施5 **18,810点**
K887-3 卵管口切開術
1 開腹によるもの **5,220点**
2 腹腔鏡によるもの 施5 **18,810点**
K887-4 腹腔鏡下多嚢胞性卵巣焼灼術 施5 **24,130点**
K888 子宮附属器腫瘍摘出術（両側） 施4 (p.998) 複50
1 開腹によるもの 複50 **17,080点**
2 腹腔鏡によるもの 施5 複50 **25,940点**
K888-2 卵管全摘除術，卵管腫瘤全摘除術，子宮卵管留血腫手術（両側）
1 開腹によるもの **13,960点**
2 腹腔鏡によるもの 施5 **25,540点**
K889 子宮附属器悪性腫瘍手術（両側） 施5 複50 **58,500点**
K890 卵管形成手術（卵管・卵巣移植，卵管架橋等） **27,380点**
K890-2 卵管鏡下卵管形成術 施5 **46,410点**

→卵管鏡下卵管形成手術

手術に伴う腹腔鏡検査等の費用は，所定点数に含まれ，別に算定できない。 (令6保医発0305·4)

K890-3 腹腔鏡下卵管形成術 施5 短3 **46,410点**
K890-4 採卵術 施4 (p.997) **3,200点**
注 採取された卵子の数に応じて，次に掲げる点数をそれぞれ1回につき所定点数に加算する。
イ 1個の場合 **2,400点**
ロ 2個から5個までの場合 **3,600点**
ハ 6個から9個までの場合 **5,500点**
ニ 10個以上の場合 **7,200点**

→採卵術

(1) 採卵術は，不妊症の患者又はそのパートナーが次の

手術

いずれかに該当する場合であって，当該患者及びそのパートナーから採取した卵子及び精子を用いて，受精卵を作成することを目的として治療計画に従って実施した場合に算定する。その際，いずれの状態に該当するかを**診療報酬明細書**の摘要欄に記載する。
ア 卵管性不妊
イ 男性不妊（閉塞性無精子症等）
ウ 機能性不妊
エ 人工授精等の一般不妊治療が無効であった場合
(2) 採卵術の実施前に，排卵誘発を目的として用いた薬剤の費用は別に算定できる。
(3) 治療に当たっては，関係学会から示されているガイドライン等を踏まえ，治療方針について適切に検討し，当該患者から文書による同意を得た上で実施する。また，同意を得た文書を**診療録**へ添付する。

（令６保医発0305･4）

産科手術

K891 分娩時頸部切開術（縫合を含む） 3,170点
K892 骨盤位娩出術 3,800点

→産科娩出術において双子の場合

帝王切開術を除き１児ごとに所定点数を算定する。

（令６保医発0305･4）

K893 吸引娩出術 2,550点
K894 鉗子娩出術
　１ 低位（出口）鉗子 2,700点
　２ 中位鉗子 4,760点
K895 会陰（陰門）切開及び縫合術（分娩時） 1,710点
K896 会陰（腟壁）裂創縫合術（分娩時）
　１ 筋層に及ぶもの 1,980点
　２ 肛門に及ぶもの 5,560点
　３ 腟円蓋に及ぶもの 4,320点
　４ 直腸裂創を伴うもの 8,920点
K897 頸管裂創縫合術（分娩時） 7,060点
K898 帝王切開術 複50
　１ 緊急帝王切開 22,200点
　２ 選択帝王切開 20,140点
　注 複雑な場合については，2,000点を所定点数に加算する。

→帝王切開術

(1) 「１」緊急帝王切開は，母体及び胎児の状況により緊急に帝王切開となった場合に算定する。なお，「２」選択帝王切開を予定していた場合であっても，母体及び胎児の状態により緊急に帝王切開となった場合は「１」により算定する。
(2) 「注」に規定する「複雑な場合」とは以下に掲げるものをいう。
ア 前置胎盤の合併を認める場合
イ 32週未満の早産の場合
ウ 胎児機能不全を認める場合
エ 常位胎盤早期剥離を認める場合
オ 開腹歴（腹腔・骨盤腔内手術の既往をいう）のある妊婦に対して実施する場合
カ 多胎の場合

（令６保医発0305･4）

K899 胎児縮小術（娩出術を含む） 3,220点
K900 臍帯還納術 1,240点
K900-2 脱垂肢整復術 1,240点
K901 子宮双手圧迫術（大動脈圧迫術を含む） 2,950点

→子宮双手圧迫術（大動脈圧迫術を含む）

子宮双手圧迫術を実施した後，子宮用止血バルーンカテーテルを用いた止血を実施した場合は主たるもののみ算定する。

（令６保医発0305･4）

K902 胎盤用手剥離術 2,350点
K903 子宮破裂手術
　１ 子宮全摘除を行うもの 29,190点
　２ 子宮腟上部切断を行うもの 29,190点
　３ その他のもの 16,130点
K904 妊娠子宮摘出術（ポロー手術） 33,120点
K905 子宮内反症整復手術（腟式，腹式）
　１ 非観血的 390点
　２ 観血的 15,490点
K906 子宮頸管縫縮術
　１ マクドナルド法 2,020点
　２ シロッカー法又はラッシュ法 3,090点
　３ 縫縮解除術（チューブ抜去術） 1,800点

→子宮頸管縫縮術

子宮頸管縫縮術のうち，シロッカー法は，筋膜採取を含めて所定点数による。

（令６保医発0305･4）

K907 胎児外回転術 800点

→胎児外回転術

分娩時のみに限るものではないが，その効果が十分期待しうる時期に実施された場合に限り算定する。

（令６保医発0305･4）

K908 胎児内（双合）回転術 1,190点
K909 流産手術
　１ 妊娠11週までの場合
　　イ 手動真空吸引法によるもの 4,000点
　　ロ その他のもの 2,000点
　２ 妊娠11週を超え妊娠21週までの場合 5,110点

→流産手術

(1) 流産手術は原則として，あらかじめ頸管拡張を行った場合であってもそれを別に算定することなく，本区分の所定点数のみにより算定する。
(2) 人工妊娠中絶のために必要があって，K898帝王切開術，K877子宮全摘術又はK876子宮腟上部切断術を実施した場合は，流産手術の所定点数によらずそれぞれの所定点数により算定する。
(3) 妊娠満22週以上のものの中絶は，流産手術として算定せず，実際に行った分娩誘導又は産科手術の術式の所定点数によって算定する。

（令６保医発0305･4）

K909-2 子宮内容除去術（不全流産） 1,980点
K910 削除
K910-2 内視鏡的胎盤吻合血管レーザー焼灼術 施4 (p.997) 40,000点

→内視鏡的胎盤吻合血管レーザー焼灼術

双胎間輸血症候群と診断された患者に対し，双胎間輸血症候群の十分な経験を有する医師の下で行われた場合に算定する。

（令６保医発0305･4）

K910-3 胎児胸腔・羊水腔シャント術（一連につき）施4（p.998） 11,880点
注 手術に伴う画像診断及び検査の費用は算定しない。

→胎児胸腔・羊水腔シャント術
胎児胸水に対し，胎児胸水排出用シャントを用いて胸水を羊水腔に持続的に排出した場合に，一連につき１回に限り算定する。なお，使用した胎児胸水排出用シャントの費用は所定点数に含まれ，別に算定できない。
（令６保医発0305･4）

K910-4 無心体双胎焼灼術（一連につき）施4（p.998） 40,000点
注 手術に伴う画像診断及び検査の費用は算定しない。

→無心体双胎焼灼術
無心体双胎に対するラジオ波焼灼術は，無心体双胎に対する十分な経験を有する医師の下で行われた場合に算定する。
（令６保医発0305･4）

K910-5 胎児輸血術（一連につき）施4（p.998） 13,880点
注１ 手術に伴う画像診断及び検査の費用は算定しない。
２ 臍帯穿刺の費用は，所定点数に含まれる。

→胎児輸血術
(1) 胎児輸血術は，貧血又は血小板減少が疑われる胎児に対して，超音波ガイド下に母体経皮経腹的に子宮内の臍帯血管を穿刺し，輸血を行った場合に算定する。なお，「一連」とは，治療の対象となる疾患に対して所期の目的を達するまでに行う一連の治療過程をいう。また，数日の間隔をおいて一連の治療過程にある数回の胎児輸血を行う場合は，１回のみ所定点数を算定する。
(2) 胎児血の採取に係る費用は，所定点数に含まれる。
(3) 胎児輸血術は，関係学会の定める「胎児輸血実施マニュアル」を遵守している場合に限り算定する。
（令６保医発0305･4）

K910-6 臍帯穿刺 施4（p.998） 3,800点
注 手術に伴う画像診断及び検査の費用は算定しない。

→臍帯穿刺
(1) 臍帯穿刺は，貧血又は血小板減少が疑われる胎児に対して，超音波ガイド下に母体経皮経腹的に子宮内の臍帯血管を穿刺し，胎児血の採取を行った場合に算定する。
(2) 臍帯穿刺は，関係学会の定める「胎児輸血実施マニュアル」を遵守している場合に限り算定する。
（令６保医発0305･4）

K911 胞状奇胎除去術 4,120点
K912 異所性妊娠手術 複50
１ 開腹によるもの 14,110点
２ 腹腔鏡によるもの 施5 22,950点

→異所性妊娠手術
外妊破裂を起こさなかった場合であっても算定できる。
（令６保医発0305･4）

K913 新生児仮死蘇生術 低新
１ 仮死第１度のもの 1,010点
２ 仮死第２度のもの 2,700点

→新生児仮死蘇生術
新生児仮死蘇生術は，「通則７」の極低出生体重児又は新生児加算を算定できる。
（令６保医発0305･4）

その他

K913-2 性腺摘出術
１ 開腹によるもの 6,280点
２ 腹腔鏡によるもの 施5 18,590点

→性腺摘出術
停留精巣又は性分化異常症等による性腺等を摘出した場合に算定する。
（令６保医発0305･4）

第12款 削除

第13款 手術等管理料

K914 脳死臓器提供管理料 40,000点
注 臓器提供者の脳死後に，臓器提供者の身体に対して行われる処置の費用は，所定点数に含まれる。

→脳死臓器提供管理料
(1) 脳死臓器提供管理料の所定点数は，「臓器の移植に関する法律」第６条第２項に規定する脳死した者の身体から臓器の移植が行われた場合に，移植を行った保険医療機関において算定する。
(2) 脳死臓器提供管理料の所定点数には，「臓器の移植に関する法律」第６条に規定する脳死判定並びに判定後の脳死した者の身体への処置，検査，医学的管理，看護，院内のコーディネート，薬剤及び材料の使用，採取対象臓器の評価及び脳死した者の身体から臓器を採取する際の術中全身管理に係る費用等が含まれる。
(3) 脳死臓器提供管理料は，K514-4同種死体肺移植術，K605-2同種心移植術，K605-4同種心肺移植術，K697-7同種死体肝移植術，K709-3同種死体膵移植術，K709-5同種死体膵腎移植術，K709-6同種死体膵島移植術，K716-6同種死体小腸移植術又はK780同種死体腎移植術が算定できる場合に限り，算定する。
(4) 診療報酬の請求は臓器の移植を行った保険医療機関で行い，脳死臓器提供管理を行った医療機関との診療報酬の分配は，相互の合議に委ねる。
(5) 脳死臓器提供管理料について，「通則10」から「通則12」までの加算は適用できない。（令６保医発0305･4）

K915 生体臓器提供管理料 5,000点

→生体臓器提供管理料
(1) 生体臓器提供管理料の所定点数には，採取対象臓器の評価や生体から臓器を採取する際の術中全身管理をはじめとする臓器提供者の安全管理等に係る費用が含まれる。
(2) 生体臓器提供管理料の所定点数は，移植を行った保険医療機関において算定する。
(3) 生体臓器提供管理料は，K514-6生体部分肺移植術，K697-5生体部分肝移植術，K716-4生体部分小腸移植術又はK780-2生体腎移植術が算定できる場合に限り算定する。

(4) 診療報酬の請求は臓器の移植を行った保険医療機関で行い，生体臓器提供管理を行った医療機関との診療報酬の分配は，相互の合議に委ねる。

(5) 生体臓器提供管理料について，「通則８」及び「通則10」から「通則12」までの加算は適用できない。

（令６保医発0305･4）

K916 体外式膜型人工肺管理料（１日につき）
施4 (p.998)

1	7日目まで	4,500点
2	8日目以降14日目まで	4,000点
3	15日目以降	3,000点

注 治療開始時においては，**導入時加算**として，初回に限り**5,000点**を所定点数に加算する。

→体外式膜型人工肺管理料

(1) 体外式膜型人工肺管理料は，急性呼吸不全又は慢性呼吸不全の急性増悪であって，人工呼吸器で対応できない患者に対して，体外式膜型人工肺を用いて呼吸管理を行った場合に算定する。

(2) 体外式膜型人工肺管理料は，Ｋ601-2体外式膜型人工肺を算定する場合に限り算定する。

(3) 体外式膜型人工肺管理料について，「通則８」及び「通則10」から「通則12」までの加算は適用できない。

（令６保医発0305･4）

K917 体外受精・顕微授精管理料 施4 (p.997)

1	体外受精	3,200点
2	顕微授精	
イ	１個の場合	3,800点
ロ	２個から５個までの場合	5,800点
ハ	６個から９個までの場合	9,000点
ニ	10個以上の場合	11,800点

注１ 体外受精及び顕微授精を同時に実施した場合は，１の所定点数の**100分の50**に相当する点数及び２の所定点数を合算した点数により算定する。

２ ２について，受精卵作成の成功率を向上させることを目的として卵子活性化処理を実施した場合は，**卵子調整加算**として，**1,000点**を所定点数に加算する。

３ 新鮮精子を使用して体外受精又は顕微授精を実施した場合は，**新鮮精子加算**として，**1,000点**を所定点数に加算する。

→体外受精・顕微授精管理料

(1) 体外受精・顕微授精管理料は，不妊症の患者又はそのパートナーが次のいずれかに該当する場合であって，当該患者及びそのパートナーから採取した卵子及び精子を用いて，受精卵を作成することを目的として，治療計画に従って体外受精又は顕微授精及び必要な医学管理を行った場合に算定する。その際，いずれの状態に該当するかを**診療報酬明細書**の摘要欄に記載する。

ア 卵管性不妊

イ 男性不妊（閉塞性無精子症等）

ウ 機能性不妊

エ 人工授精等の一般不妊治療が無効であった場合

(2) 体外受精及び必要な医学管理を行った場合は「１」により算定し，顕微授精及び必要な医学管理を行った場合は，顕微授精を実施した卵子の個数に応じて「２」の「イ」から「ニ」までのいずれかにより算定する。その際，当該管理を開始した年月日及び顕微授精を実施した卵子の個数を**診療報酬明細書**の摘要欄に記載する。

(3) 体外受精又は顕微授精の実施に当たっては，密度勾配遠心法，連続密度勾配法又はスイムアップ法等により，また，凍結精子を用いた体外受精又は顕微授精の実施に当たっては，精子の融解等により，精子の前処置を適切に実施する。なお，前処置に係る費用は所定点数に含まれ，別に算定できない。

(4) 体外受精又は顕微授精の実施に当たり，未成熟の卵子を用いる場合には，卵子を成熟させるための前処置を適切に実施する。なお，前処置に係る費用は所定点数に含まれ，別に算定できない。

(5) 治療に当たっては，関係学会から示されているガイドライン等を踏まえ，治療方針について適切に検討し，当該患者から文書による同意を得た上で実施する。また，同意を得た文書を**診療録**に添付する。

(6) 体外受精又は顕微授精の実施前の卵子の凍結保存に係る費用は，所定点数に含まれる。

(7) 「注１」の規定に従って算定する場合は，体外受精及び顕微授精を同時に実施する医学的な理由について，**診療報酬明細書**の摘要欄に記載する。

(8) 「注２」の卵子調整加算は，顕微授精における受精障害の既往があること等により，医師が必要と認めた場合であって，受精卵作成の成功率を向上させることを目的として実施した場合に算定する。その際，実施した医学的な理由を**診療録**及び**診療報酬明細書**の摘要欄に記載する。

(9) 「注３」の新鮮精子加算は，当日採精した精子を凍結せずに体外受精又は顕微授精に利用した場合に算定する。当該加算は，Ｋ917-5精子凍結保存管理料と併算定できない。

(10) 体外受精・顕微授精管理料について，「通則８」及び「通則10」から「通則12」までの加算は適用できない。

（令６保医発0305･4）

K917-2 受精卵・胚培養管理料 施4 (p.997)

1	１個の場合	4,500点
2	２個から５個までの場合	6,000点
3	６個から９個までの場合	8,400点
4	10個以上の場合	10,500点

注 胚盤胞の作成を目的として管理を行った胚の数に応じ，次に掲げる点数をそれぞれ１回につき所定点数に加算する。

イ	１個の場合	1,500点
ロ	２個から５個までの場合	2,000点
ハ	６個から９個までの場合	2,500点
ニ	10個以上の場合	3,000点

→受精卵・胚培養管理料

(1) 受精卵・胚培養管理料は，不妊症の患者及びそのパートナーから採取した卵子及び精子を用いて，体外受精又は顕微授精により作成された受精卵から，胚移植術を実施するために必要な初期胚又は胚盤胞を作成することを目的として，治療計画に従って受精卵及び胚の培養並びに必要な医学管理を行った場合に，当該管理を実施した受精卵及び胚の数に応じて算定する。その際，当該管理を実施した受精卵及び胚の数並びに当該管理を開始した年月日を**診療報酬明細書**の摘要欄に記載する。

(2) 「注」については，作成された初期胚のうち，胚盤胞の作成を目的として管理を実施したものの数に応じ

手術

て算定する。その際，当該管理の具体的な内容，当該管理を実施した初期胚の数及び当該管理を開始した年月日を**診療報酬明細書**の摘要欄に記載する。

(3) 受精卵・胚培養管理料には，受精卵及び胚の培養に用いる培養液の費用その他の培養環境の管理に係る費用等が含まれる。

(4) 治療に当たっては，関係学会から示されているガイドライン等を踏まえ，治療方針について適切に検討し，当該患者から文書による同意を得た上で実施する。また，同意を得た文書を**診療録**に添付する。

(5) 受精卵・胚培養管理料について，「通則８」及び「通則10」から「通則12」までの加算は適用できない。

（令６保医発0305・4）

K917-3 胚凍結保存管理料 施４ (p.997)

1	胚凍結保存管理料（導入時）	
	イ　1個の場合	**5,000点**
	ロ　2個から5個までの場合	**7,000点**
	ハ　6個から9個までの場合	**10,200点**
	ニ　10個以上の場合	**13,000点**
2	胚凍結保存維持管理料	**3,500点**

注 1については，初期胚又は胚盤胞の凍結保存を開始した場合に，凍結する初期胚又は胚盤胞の数に応じて算定し，2については，初期胚又は胚盤胞の凍結保存の開始から1年を経過している場合であって，凍結胚の保存に係る維持管理を行った場合に，1年に1回に限り算定する。

【2024年改定による主な変更点】 従前の「凍結保存の開始日から起算して3年を限度」とする算定上限が廃止された。

→胚凍結保存管理料

(1) 胚凍結保存管理料は，不妊症の患者及びそのパートナーから採取した卵子及び精子を用いて作成された初期胚又は胚盤胞について，凍結・融解胚移植に用いることを目的として，治療計画に従って初期胚又は胚盤胞の凍結保存及び必要な医学管理を行った場合に算定する。

(2) 凍結保存及び必要な医学管理を開始した場合は，凍結する初期胚又は胚盤胞の数に応じて「1」の「イ」から「ニ」までのいずれかにより算定し，凍結保存の開始から1年を経過している場合であって，凍結胚の保存に係る維持管理を行った場合は「2」により算定する。

(3) 「1」について，初期胚又は胚盤胞の凍結を開始した場合には，当該初期胚又は胚盤胞ごとに凍結を開始した年月日を**診療録**等に記載する。

(4) 「1」の算定に当たっては，凍結する初期胚又は胚盤胞の数及び凍結を開始した年月日を**診療報酬明細書**の摘要欄に記載する。

(5) 「2」の算定に当たっては，当該維持管理を行う初期胚又は胚盤胞の数及び当該初期胚又は胚盤胞ごとの凍結を開始した年月日を**診療報酬明細書**の摘要欄に記載する。

(6) 胚凍結保存管理料には，初期胚又は胚盤胞の凍結保存に用いる器材の費用その他の凍結保存環境の管理に係る費用等が含まれる。

(7) 治療に当たっては，関係学会から示されているガイドライン等を踏まえ，治療方針について適切に検討し，当該患者から文書による同意を得た上で実施する。また，同意を得た文書を**診療録**に添付する。

(8) 妊娠等により不妊症に係る治療が中断されている場合であって，患者及びそのパートナーの希望により，凍結保存及び必要な医学管理を継続する場合には，その費用は患家の負担とする。

(9) 患者の希望に基づき，凍結した初期胚又は胚盤胞を他の保険医療機関に移送する場合には，その費用は患家の負担とする。

(10) 胚凍結保存管理料について，「通則８」及び「通則10」から「通則12」までの加算は適用できない。

（令６保医発0305・4）

K917-4 採取精子調整管理料 施４ (p.997) **5,000点**

→採取精子調整管理料

(1) 採取精子調整管理料は，不妊症の患者又はそのパートナーからK838-2精巣内精子採取術によって採取された精子を用いて，体外受精・顕微授精を実施するために採取した組織の細断又は精子の探索若しくは採取等を実施することを評価したものであり，当該手術後初めてK917-5精子凍結保存管理料の「1」の「イ」を算定する場合に算定する。

(2) 採取精子調整管理料について，「通則８」及び「通則 10」から「通則 12」までの加算は適用できない。

（令６保医発0305・4）

K917-5 精子凍結保存管理料 施４ (p.997)

1	精子凍結保存管理料（導入時）	
	イ　精巣内精子採取術で採取された精子を凍結する場合	**1,500点**
	ロ　イ以外の場合	**1,000点**
2	精子凍結保存維持管理料	**700点**

注 1については，精子の凍結保存を開始した場合に算定し，2については，精子の凍結保存の開始から1年を経過している場合であって，凍結精子の保存に係る維持管理を行った場合に，1年に1回に限り算定する。

→精子凍結保存管理料

(1) 精子凍結保存管理料は，不妊症の患者又はそのパートナーから採取した精子（精巣内精子採取術によって得られた精巣内精子又は高度乏精子症患者における射出精子の場合に限る）について，体外受精・顕微授精に用いることを目的として，精子の凍結保存及び必要な医学管理を行った場合に算定する。

(2) 凍結保存及び必要な医学管理を開始した場合は「1」の「イ」又は「ロ」により算定し，凍結保存の開始から1年を経過している場合であって，凍結精子の保存に係る維持管理を行った場合は「2」により算定する。

(3) 精巣内精子採取術によって得られた精子を凍結保存する場合は，K917-4採取精子調整管理料に係る技術を実施した後に，「1」の「イ」によって算定し，高度乏精子症患者の精子を凍結保存する場合は「1」の「ロ」によって算定する。

(4) 「1」について，精子凍結を開始した場合には，当該精子ごとに凍結を開始した年月日を診療録等に記載する。

(5) 「1」の算定に当たっては，凍結する精子の量及び凍結を開始した年月日を**診療報酬明細書**の摘要欄に記載する。

(6) 「2」の算定に当たっては，当該維持管理を行う精子の量及び当該精子ごとの凍結を開始した年月日を**診療報酬明細書**の摘要欄に記載する。

(7) 精子凍結保存管理料には，精子の凍結保存に用いる器材の費用その他の凍結保存環境の管理に係る費用等が含まれる。

(8) 治療に当たっては，関係学会から示されているガイドライン等を踏まえ，治療方針について適切に検討し，当該患者から文書による同意を得た上で実施する。また，同意を得た文書を**診療録**に添付する。

(9) 妊娠等により不妊症に係る治療が中断されている場合であって，患者及びそのパートナーの希望により，凍結保存及び必要な医学管理を継続する場合には，その費用は患家の負担とする。

(10) 患者の希望に基づき，凍結した精子を他の保険医療機関に移送する場合には，その費用は患家の負担とする。

(11) 精子凍結保存管理料について，「通則８」及び「通則10」から「通則12」までの加算は適用できない。

(令６保医発0305·4)

第２節 輸血料

K920 輸血

1 自家採血輸血（200mLごとに）
- イ １回目 **750点**
- ロ ２回目以降 **650点**

2 保存血液輸血（200mLごとに）
- イ １回目 **450点**
- ロ ２回目以降 **350点**

3 自己血貯血
- イ ６歳以上の患者の場合（200mLごとに）
  - (1) 液状保存の場合 **250点**
  - (2) 凍結保存の場合 **500点**
- ロ ６歳未満の患者の場合（体重１kgにつき４mLごとに）
  - (1) 液状保存の場合 **250点**
  - (2) 凍結保存の場合 **500点**

4 自己血輸血
- イ ６歳以上の患者の場合（200mLごとに）
  - (1) 液状保存の場合 **750点**
  - (2) 凍結保存の場合 **1,500点**
- ロ ６歳未満の患者の場合（体重１kgにつき４mLごとに）
  - (1) 液状保存の場合 **750点**
  - (2) 凍結保存の場合 **1,500点**

5 希釈式自己血輸血
- イ ６歳以上の患者の場合（200mLごとに） **1,000点**
- ロ ６歳未満の患者の場合（体重１kgにつき４mLごとに） **1,000点**

6 交換輸血（１回につき） **5,250点**

注１ 輸血に伴って，患者に対して輸血の必要性，危険性等について文書による説明を行った場合に算定する。

２ 自家採血，保存血又は自己血の輸血量には，抗凝固液の量は含まれないものとする。

３ 骨髄内輸血又は血管露出術を行った場合は，所定点数に区分番号Ｄ404に掲げる骨髄穿刺又は区分番号Ｋ606に掲げる血管露出術の所定点数をそれぞれ加算する。

４ 輸血に当たって薬剤を使用した場合は，薬剤の費用として，第４節に掲げる所定点数を加算する。

５ 輸血に伴って行った患者の血液型検査（ABO式及びRh式）の費用として**54点**を所定点数に加算する。

６ 不規則抗体検査の費用として検査回数にかかわらず１月につき**197点**を所定点数に加算する。ただし，頻回に輸血を行う場合にあっては，１週間に１回に限り，**197点**を所定点数に加算する。

７ ＨＬＡ型適合血小板輸血に伴って行ったHLA型クラスⅠ（A, B, C）又はクラスⅡ（DR, DQ, DP）の費用として，検査回数にかかわらず一連につきそれぞれの所定点数に**1,000点**又は**1,400点**を加算する。

８ 輸血に伴って，血液交叉試験，間接クームス検査又はコンピュータクロスマッチを行った場合は，**血液交叉試験加算**，**間接クームス検査加算**又は**コンピュータクロスマッチ加算**として，１回につき**30点**，**47点**又は**30点**をそれぞれ加算する。ただし，コンピュータクロスマッチを行った場合は，**血液交叉試験加算**及び**間接クームス検査加算**は算定できない。

９ ６歳未満の乳幼児の場合は，**乳幼児加算**として，**26点**を所定点数に加算する。

10 輸血に伴って行った供血者の諸検査，輸血用回路及び輸血用針は，所定点数に含まれるものとする。

11 輸血に伴って，血液を保存する費用は，所定点数に含まれるものとする。

12 血小板輸血に伴って，血小板洗浄術を行った場合には，**血小板洗浄術加算**として，**580点**を所定点数に加算する。

→輸血料の算定単位

(1) 自家採血輸血，保存血液輸血，自己血輸血及び希釈式自己血輸血の算定に当たっては，200mLを単位とし，200mL又はその端数を増すごとに所定点数を算定する。ただし，６歳未満の患者に対して自己血輸血を行った場合は，体重１kgにつき４mLを単位とし，当該単位又はその端数を増すごとに所定点数を算定する。

(2) 自家採血輸血及び保存血液輸血における１回目とは，一連の輸血における最初の200mLの輸血をいい，２回目とはそれ以外の輸血をいう。

(3) 輸血と補液を同時に行った場合は，輸血の量と，補液の量は別々のものとして算定する。

(4) 自家採血輸血を算定する単位としての血液量は，採血を行った量ではなく，実際に輸血を行った１日当たりの量である。

(5) 自家製造した血液成分製剤を用いた注射の手技料は，原材料として用いた血液の量に従い，「１」により算定する。ただし，この場合の血液の量は3,000mLを限度とする。この場合，患者に用いるリンゲル液，糖液等については，Ｇ100薬剤により算定するが，自家製造に要する費用及び製造の過程で用いる薬剤については算定できない。

(6) 同種造血幹細胞移植後の慢性骨髄性白血病の再発，骨髄異形成症候群の再発及びEBウイルス感染によるB細胞性リンパ球増殖性疾患に対し，造血幹細胞提供者のリンパ球を採取・輸注した場合は，「１」により算定する。またこの際，自家製造したリンパ球を使用した場合には，(5)の規定に基づき，原材料として用いた

血液の量に従い算定する。(令６保医発0305･4)

→保存血液輸血の注入量

保存血液輸血の注入量は，１日における保存血及び血液成分製剤（自家製造したものを除く）の実際に注入した総量又は原材料として用いた血液の総量のうちいずれか少ない量により算定する。例えば，200mLの血液から製造された30mLの血液成分製剤については30mLとして算定し，200mLの血液から製造された230mLの保存血及び血液成分製剤は，200mLとして算定する。

(令６保医発0305･4)

→血小板濃厚液注入および血漿成分製剤

血小板濃厚液の注入は，「２」により算定する。なお，血漿成分製剤（新鮮液状血漿，新鮮凍結血漿等）は注射の部において取り扱われる。(令６保医発0305･4)

→自己血貯血

自己血貯血は，当該保険医療機関において手術又はヒト骨髄由来間葉系幹細胞の投与を予定している患者から採血を行い，当該血液を保存した場合に算定する。また，ヒト骨髄由来間葉系幹細胞の投与を予定している患者に関しては，「３」自己血貯血の「イ」６歳以上の患者の場合（200mLごとに）の「(1)」の液状保存の場合により算定する。(令６保医発0305･4)

→自己血輸血

(1) 自己血輸血は，当該保険医療機関において手術を行う際に予め貯血しておいた自己血（自己血貯血）を輸血した場合において，手術時及び手術後３日以内に輸血を行ったときに算定できる。

(2) 自己血輸血を算定する単位としての血液量は，採血を行った量ではなく，手術開始後に実際に輸血を行った１日当たりの量である。なお，使用しなかった自己血については，算定できない。

(3) 自己血を採血する際の採血バッグ並びに輸血する際の輸血用回路及び輸血用針の費用並びに自己血の保存に係る費用は，所定点数に含まれ別に算定できない。なお，自己血の採血に伴うエリスロポエチンに係る第２章第６部第１節第１款注射実施料については，自己血貯血の所定点数とは別に算定する。(令６保医発0305･4)

→希釈式自己血輸血

(1) 希釈式自己血輸血は，当該保険医療機関において手術を行う際，麻酔導入後から執刀までの間に自己血の採血を行った後に，採血量に見合った量の代用血漿の輸液を行い，手術時予め採血しておいた自己血を輸血した場合に算定できる。

(2) 希釈式自己血輸血を算定する単位としての血液量は，採血を行った量ではなく，手術開始後に実際に輸血を行った１日当たりの量である。なお，使用しなかった自己血については，算定できない。(令６保医発0305･4)

→患者への説明

ア 「注１」に規定する説明とは，**別紙様式26** (p.624)を参考として，文書により輸血の必要性，副作用，輸血方法及びその他の留意点等について，輸血を行う際に患者本人に対して行うことを原則とするが，医師の説明に対して理解ができないと認められる患者（例えば小児，意識障害者等）については，その家族等に対して説明を行うことが必要である。

イ アの説明は，当該患者に対する一連の輸血につき１回行う。なお，この場合，「一連」とは，概ね１週間とする。ただし，再生不良性貧血，白血病等の患者の治療において，輸血の反復の必要性が明らかである場合はこの限りでない。

ウ 説明に用いた文書については，患者（医師の説明に対して理解が困難と認められる小児又は意識障害者等にあっては，その家族等）から署名又は押印を得た上で，当該患者に交付するとともに，その文書の写しを**診療録**に添付する。

エ 緊急その他事前に説明を行うことが著しく困難な場合は，事後の説明でも差し支えない。(令６保医発0305･4)

→輸血療法の指針

輸血に当たっては，「血液製剤の使用指針及び輸血療法の実施に関する指針について」（平成11年６月10日付け医薬発第715号厚生省医薬安全局長通知）及び「血小板製剤の使用適正化の推進について」（平成６年７月11日付け薬発第638号厚生省薬務局長通知）による，両通知別添（「血液製剤の使用指針」，「輸血療法の実施に関する指針」及び「血小板製剤の適正使用について」）を遵守するよう努める。(令６保医発0305･4)

→「注３」骨髄内輸血又は血管露出術加算

「注３」の加算は，第１節に掲げる手術と同日に骨髄内輸血又は血管露出術が行われた場合には，算定できない。(令６保医発0305･4)

→「注６」の頻回に輸血を行う場合

週１回以上，当該月で３週以上にわたり行われるものである。(令６保医発0305･4)

→「注７」HLA型適合血小板輸血加算

「注７」の加算を算定できるHLA型適合血小板輸血は，白血病又は再生不良性貧血の場合であって，抗HLA抗体のために血小板輸血に対して不応状態となり，かつ，強い出血傾向を呈しているものに限る。なお，この場合において，対象となる白血病及び再生不良性貧血の患者の血小板数は概ね，それぞれ２万/mm^{3}以下及び１万/mm^{3}以下を標準とする。(令６保医発0305･4)

→「注８」血液交叉試験又は間接クームス検査の加算

自家採血を使用する場合にあっては，供血者ごとに，保存血を使用する場合にあっては，血液バッグ（袋）１バッグごとにそれぞれ算定する。(令６保医発0305･4)

→「注８」コンピュータクロスマッチ加算

⒂（前出「→輸血療法の指針」）に規定する「輸血療法の実施に関する指針」を遵守してコンピュータクロスマッチを実施した場合に算定する。(令６保医発0305･4)

→「注10」輸血に伴う供血者の検査費用

「注10」に規定する「輸血に伴って行った供血者の諸検査」には，HCV抗体定性・定量，HIV-1抗体，HIV-1,2抗体定性，HIV-1,2抗体半定量，HIV-1,2抗体定量，HIV-1,2抗原・抗体同時測定定性，HIV-1,2抗原・抗体同時測定定量，HTLV-Ⅰ抗体，不規則抗体等が含まれ，これらの検査に係る費用は別に算定できない。

(令６保医発0305･4)

→「注12」に規定する血小板洗浄術加算

血液・造血器疾患において，副作用の発生防止を目的として，血小板濃厚液を置換液等で洗浄操作した上で血漿成分を除去し輸血を行った場合に算定する。

血小板洗浄術の実施に当たっては関係学会の定めるガイドラインを遵守する。(令６保医発0305･4)

K920-2 輸血管理料

1 輸血管理料Ⅰ **220点**

2 輸血管理料Ⅱ **110点**

注１ 別に厚生労働大臣が定める施設基準〔※告示4第12・3の2の2(1)(2), p.1008〕に適合しているものとして地方厚生局長等に届け出た保険医療機関において，輸血を行った場合に，月１回に限り，当該基準に係る区分に従い，それぞれ所定点数を算定する。

２ 別に厚生労働大臣が定める施設基準〔※

（別紙様式26）

年　月　日

主治医氏名	
1. 輸血の種類（自己血輸血*を含む）と使用量等	
2. 輸血の必要性及び輸血を行わない場合の危険性等	
3. 輸血の副作用等	
4. 輸血に当たり必要とされる感染症検査及び患者血液の保管	
5. その他留意点（副作用・感染症救済制度等）	

* 自己血輸血を実施しない場合は，その理由を説明すること。

私は，現在の疾病の診療に関して，上記の説明を受け，質問する機会があり，十分に理解した上で輸血を受けることに同意しました。

（患者氏名）　印

（家族等氏名）　印

（患者との続柄：　　）

※患者の署名がある場合には家族等の署名は不要

告示④第12・3の2の2(3), p.1008〕に適合しているものとして地方厚生局長等に届け出た保険医療機関において，輸血製剤が適正に使用されている場合には，**輸血適正使用加算**として，所定点数に，1においては120点，2においては60点を加算する。

3　別に厚生労働大臣が定める施設基準〔※告示④第12・3の2の2(4), p.1008〕に適合しているものとして地方厚生局長等に届け出た保険医療機関において貯血式自己血輸血を実施した場合は，**貯血式自己血輸血管理体制加算**として，50点を所定点数に加算する。

→輸血管理料

(1) 輸血管理料は輸血療法の安全かつ適正な実施を推進する観点から，医療機関における輸血管理体制の構築及び輸血の適正な実施について評価を行うものである。

(2) 輸血管理料は，赤血球濃厚液（浮遊液を含む），血小板濃厚液若しくは自己血の輸血，又は新鮮凍結血漿若しくはアルブミン製剤の輸注を行った場合に，月1回を限度として算定する。（令6保医発0305·4）

K921　造血幹細胞採取（一連につき）

1　骨髄採取
　イ　同種移植の場合　21,640点
　ロ　自家移植の場合　17,440点

2　末梢血幹細胞採取
　イ　同種移植の場合　21,640点
　ロ　自家移植の場合　17,440点

注1　同種移植における造血幹細胞提供者又は自家移植を受ける者に係る造血幹細胞採取，組織適合性試験及び造血幹細胞測定の費用並びに造血幹細胞提供前後における健康管理等に係る費用は，所定点数に含まれる。

2　造血幹細胞採取に当たって薬剤を使用した場合は，薬剤の費用として，第4節に掲げる所定点数を加算する。

→造血幹細胞採取

K921造血幹細胞採取の自家移植を行う場合は，K922造血幹細胞移植を行わなかった場合においても算定できる。また，K921造血幹細胞採取の同種移植を行う場合は，K922造血幹細胞移植の同種移植を算定した場合に限り算定できる。

なお，骨髄の採取に係る当該骨髄穿刺を行った場合は，D404骨髄穿刺及びJ011骨髄穿刺の所定点数を別に算定できない。（令6保医発0305·4）

K921-2　間葉系幹細胞採取（一連につき）17,440点

→間葉系幹細胞採取

ヒト（自己）骨髄由来間葉系幹細胞の投与を予定している患者に対して，骨髄採取を行った場合に算定する。なお，骨髄の採取に係る当該骨髄穿刺を行った場合は，D404骨髄穿刺及びJ011骨髄穿刺の所定点数を別に算定できない。（令6保医発0305·4）

K921-3　末梢血単核球採取（一連につき）

1　採取のみを行う場合　14,480点

2　採取，細胞調製及び凍結保存を行う場合　19,410点

→末梢血単核球採取

(1) 「1」の採取のみを行う場合は，アキシカブタゲン シロルユーセル又はリソカブタゲン マラルユーセルの投与を予定している患者に対して，末梢血単核球採取を行った場合に患者1人につき1回に限り算定する。

(2) 「2」の採取，細胞調製及び凍結保存を行う場合は，チサゲンレクルユーセルの投与を予定している患者に対して，末梢血単核球採取を行った場合に患者1人につき1回に限り算定する。（令6保医発0305·4）

K922　造血幹細胞移植

1　骨髄移植
　イ　同種移植の場合　66,450点
　ロ　自家移植の場合　25,850点

2　末梢血幹細胞移植
　イ　同種移植の場合　66,450点
　ロ　自家移植の場合　30,850点

3　臍帯血移植　66,450点

注1　同種移植を行った場合は，造血幹細胞採取のために要した提供者の療養上の費用として，この表に掲げる所定点数により算定した点数を加算する。

2　造血幹細胞移植に当たって薬剤を使用し

手術

た場合は，薬剤の費用として，第4節に掲げる所定点数を加算する。

3　6歳未満の乳幼児の場合は，**乳幼児加算**として，**26点**を所定点数に加算する。

4　造血幹細胞移植に当たって使用した輸血用バッグ及び輸血用針は，所定点数に含まれるものとする。

5　同種移植における造血幹細胞移植者に係る，組織適合性試験の費用は所定点数に含まれるものとする。

6　臍帯血移植に用いられた臍帯血に係る組織適合性試験の費用は，所定点数に含まれるものとする。

7　抗HLA抗体検査を行う場合には，**抗HLA抗体検査加算**として，**4,000点**を所定点数に加算する。

8　1のイ及び2のイの場合において，非血縁者間移植を実施した場合は，**非血縁者間移植加算**として，**10,000点**を所定点数に加算する。

9　1及び2については，別に厚生労働大臣が定める施設基準〔※告示4第12・3の2の2の2，p.1009〕に適合しているものとして地方厚生局長等に届け出た保険医療機関において同種移植を実施した場合は，**コーディネート体制充実加算**として，**1,500点**を所定点数に加算する。

→造血幹細胞移植

(1)　同種移植における造血幹細胞移植の所定点数には，造血幹細胞移植に関連して実施した造血幹細胞移植者の組織適合性試験の費用が含まれる。

(2)　同種移植とは，ヒト組織適合性抗原が概ね一致する提供者の造血幹細胞を移植する場合をいう。

(3)　同種移植の所定点数は，適合する造血幹細胞提供者の情報検索連絡調整に係る費用やコーディネート中断後の再ドナー候補者に対する追加確認検査（HLA検査等）といった安全管理の追加費用等，造血幹細胞移植の実施に必要な費用の一部も含めて評価したものである。

(4)　臍帯血移植の所定点数は，臍帯血のHLA検査等の安全性確認試験の実施を含めた臍帯血の管理に係る費用等，臍帯血移植の実施に必要な費用の一部も含めて評価したものである。

(5)　同種移植の対象疾患は，白血病，再生不良性貧血，骨髄異形成症候群，重症複合型免疫不全症等であり，また，自家骨髄移植，自家末梢血幹細胞移植の対象疾患は，化学療法や放射線療法に感受性のある白血病等の悪性腫瘍である。

(6)　同種移植の請求に当たっては，造血幹細胞移植者の**診療報酬明細書**の摘要欄に造血幹細胞提供者の療養上の費用に係る合計点数を併せて記載するとともに，造血幹細胞提供者の療養に係る所定点数を記載した**診療報酬明細書**を添付する。

(7)　造血幹細胞採取（臍帯血移植を除く）を行う医師を派遣した場合における医師の派遣に要した費用及び採取した造血幹細胞を搬送した場合における搬送に要した費用については療養費として支給し，それらの額は移送費の算定方法により算定する。

(8)　移植に使用した臍帯血の保存施設から移植実施保険医療機関までの搬送に要した費用については療養費として支給し，その額は移送費の算定方法に準じて算定する。

(9)　造血幹細胞採取（臍帯血移植を除く）を行った医療機関と造血幹細胞移植を行った保険医療機関とが異なる場合の診療報酬の請求は，造血幹細胞移植を行った保険医療機関で行い，診療報酬の分配は相互の合議に委ねる。

（令6保医発0305·4）

K922-2　CAR発現生T細胞投与（一連につき）　**30,850点**

注1　6歳未満の乳幼児の場合は，**乳幼児加算**として，**26点**を所定点数に加算する。

2　CAR発現生T細胞投与に当たって使用した輸血用バッグ及び輸血用針は，所定点数に含まれるものとする。

→CAR発現生T細胞投与

アキシカブタゲン　シロルユーセル，リソカブタゲン　マラルユーセル又はチサゲンレクルユーセルを投与した場合に患者1人につき1回に限り算定する。

（令6保医発0305·4）

K922-3　自己骨髄由来間葉系幹細胞投与（一連につき）　**22,280点**

注　自己骨髄由来間葉系幹細胞投与に当たって使用した輸血用バッグ及び輸血用針は，所定点数に含まれるものとする。

→自己骨髄由来間葉系幹細胞投与

ヒト（自己）骨髄由来間葉系幹細胞を投与した場合に算定する。

（令6保医発0305·4）

K923　術中術後自己血回収術（自己血回収器具によるもの）

1	濃縮及び洗浄を行うもの	**5,500点**
2	濾過を行うもの	**3,500点**

注1　併施される手術の所定点数とは別に算定する。

2　使用した術中術後自己血回収セットの費用は，所定点数に含まれるものとする。

→術中術後自己血回収術

(1)　開心術及び大血管手術で出血量が600mL以上（12歳未満の患者においては10mL/kg）の場合並びにその他無菌的手術で出血量が600mL以上（12歳未満の患者においては10mL/kg）の場合（外傷及び悪性腫瘍の手術を除く。ただし，外傷のうち骨盤骨折，大腿骨骨折等の閉鎖骨折に対する手術においては算定できる）に，術中術後自己血回収術を算定する。

(2)　術中術後自己血回収セットとは，術野から血液を回収して，濃縮及び洗浄を行い，又は濾過を行い，当該手術の際に患者の体内に戻す一連の器具をいう。

(3)　「1」については，術中術後自己血回収セットを用いて血液の濃縮及び洗浄を行った場合に算定する。

(4)　「2」については，術中術後自己血回収セットを用いて血液の濾過を行った場合に算定する。

（令6保医発0305·4）

K924　自己生体組織接着剤作成術　**4,340点**

注　別に厚生労働大臣が定める施設基準〔※告示4第12・3の2の3，p.1009〕に適合しているものとして地方厚生局長等に届け出た保険医療機関において，自己生体組織接着剤を用い

手術

た場合に算定する。

K924-2 自己クリオプレシピテート作製術
（用手法） **1,760点**

注 別に厚生労働大臣が定める施設基準〔※告示④第12・3の2の3，p.1009〕に適合しているものとして地方厚生局長等に届け出た保険医療機関において，自己クリオプレシピテートを用いた場合に算定する。

K924-3 同種クリオプレシピテート作製術
600点

注 別に厚生労働大臣が定める施設基準〔※告示④第12・3の2の3，p.1009〕に適合しているものとして地方厚生局長等に届け出た保険医療機関において，同種クリオプレシピテートを用いた場合に算定する。

第3節 手術医療機器等加算

K930 脊髄誘発電位測定等加算
1 脳，脊椎，脊髄，大動脈瘤又は食道の手術に用いた場合 **3,630点**
2 甲状腺又は副甲状腺の手術に用いた場合 **3,130点**

→脊髄誘発電位測定等加算
(1) 神経モニタリングについては，本区分により加算する。
(2) 「1」に規定する脳，脊椎，脊髄，大動脈瘤又は食道の手術とは，K116からK118まで，K128からK136まで，K138，K139，K142からK142-3まで，K142-5からK142-7，K149の「1」，K149-2，K151-2，K154，K154-2，K159，K160-2，K169，K170，K172，K175からK178-3まで，K181，K183からK190-2まで，K191，K192，K457，K458，K527，K529の「1」及び「2」，K529-2，K529-3，K529-5，K560，K560-2，K609及びK609-2に掲げる手術をいう。なお，これらの項目の所定点数を準用する手術については加算を行わない。
(3) 「2」に規定する甲状腺又は副甲状腺の手術とはK461からK465までに掲げる手術をいう。なお，これらの項目の所定点数を準用する手術については加算を行わない。
（令6保医発0305·4）

K931 超音波凝固切開装置等加算 3,000点
注 胸腔鏡下若しくは腹腔鏡下による手術，悪性腫瘍等に係る手術又はバセドウ甲状腺全摘（亜全摘）術（両葉）に当たって，超音波凝固切開装置等を使用した場合に算定する。

→超音波凝固切開装置等加算
(1) ベッセルシーリングシステムについては，本区分により加算する。
(2) 「注」に規定する「悪性腫瘍等に係る手術」とは，K031，K053，K374，K374-2，K376，K379-2，K394，K394-2，K395，K461，K461-2，K463，K463-2，K465，K476の「4」からK476の「6」まで，K476の「9」，K476-3，K484，K484-2，K502，K502-4，K504，K511，K514，K514-3からK514-6まで，K522-3，K527，K529，K529-5，K531，K552，K552-2，K643，K645，K645-2，K655の「2」，K655-4の「2」，K657の「2」，K675，K677，K677-2，K695，K697-4からK697-7まで，K702からK704まで，K709-2からK709-5まで，K716，K719の「2」，K719の「3」，K719-5，K740，K748，K756，K773，K779，K779-2，K780，K780-2，K801の「1」，K803，K817の「3」，K843，K843-4，K850，K857，K879及びK889に掲げる手術をいう。
(3) K716小腸切除術の「2」，K719結腸切除術の「2」及びK719-5全結腸・直腸切除嚢肛門吻合術については，クローン病又は潰瘍性大腸炎の再手術に対して超音波凝固切開装置等を用いた場合に限り算定する。
（令6保医発0305·4）

K932 創外固定器加算 10,000点
注 区分番号K046，K056-2，K058，K073，K076，K078，K124-2，K125，K180の3，K443，K444及びK444-2に掲げる手術に当たって，創外固定器を使用した場合に算定する。

→創外固定器加算
K046骨折観血的手術及びK073関節内骨折観血的手術については，開放骨折，関節内骨折又は粉砕骨折に対して創外固定器を用いた場合，K058骨長調整手術については，軟骨無形成症及び軟骨低形成症等の骨異形成症，四肢形成不全又は四肢変形の患者に対して脚延長術を行う際に創外固定器を用いた場合，K076観血的関節授動術については，外傷又は変性疾患等により拘縮となった関節に対して創外固定器を用いた場合，K125骨盤骨折観血的手術（腸骨翼骨折を除く）については骨盤骨折（腸骨翼骨折を除く）について創外固定器を用いた場合，K180の「3」頭蓋骨形成手術（骨移動を伴うもの）については頭蓋縫合早期癒合症等の頭蓋骨変形の患者に対して骨延長術を行う際に創外固定器を用いた場合，K443上顎骨形成術については外傷後の上顎骨後位癒着，上顎骨発育不全症又は症候群性頭蓋縫合早期癒合症等の先天異常に対しLe Fort Ⅰ，Ⅱ又はⅢ型骨切離による移動を創外固定器により行う場合，K444下顎骨形成術及びK444-2下顎骨延長術については先天性の第1第2鰓弓症候群，トリーチャー・コリンズ症候群等にみられる小顎症の患者に対して骨形成術又は骨延長術を行う際に創外固定器を用いた場合に算定する。（令6保医発0305·4）

K933 イオントフォレーゼ加算 45点
注 区分番号K300及びK309に掲げる手術に当たって，イオントフォレーゼを使用した場合に算定する。

→イオントフォレーゼ加算
当該加算を算定した場合，麻酔料は別に算定できない。
（令6保医発0305·4）

K934 副鼻腔手術用内視鏡加算 1,000点
注 区分番号K350，K352，K352-3，K362-2及びK365に掲げる手術に当たって，内視鏡を使用した場合に算定する。

K934-2 副鼻腔手術用骨軟部組織切除機器加算 1,000点
注 区分番号K340-3からK340-7まで及びK350からK365までに掲げる手術に当たって，副鼻腔手術用骨軟部組織切除機器を使用した場合に算定する。

→副鼻腔手術用骨軟部組織切除機器加算

手術

(1) K934副鼻腔手術用内視鏡加算と併せて算定できる。
(2) 両側に使用した場合であっても一連として所定点数は1回に限り算定する。
(令6保医発0305・4)

K935 止血用加熱凝固切開装置加算 700点
注 区分番号K476に掲げる手術に当たって，止血用加熱凝固切開装置を使用した場合に算定する。

K936 自動縫合器加算 2,500点
注1 区分番号K488-4，K511，K513，K514からK514-6まで，K517，K522-3，K524-2，K524-3，K525，K529からK529-3まで，K529-5，K531からK532-2まで，K594の3及び4（ハを除く），K645，K645-2，K654-3，K655，K655-2，K655-4，K655-5，K656-2，K657，K657-2，K662，K662-2，K674，K674-2，K675の2からK675の5まで，K677，K677-2，K680，K684-2，K695の4からK695の7まで，K695-2の4からK695-2の6まで，K696，K697-4，K700からK700-4まで，K702からK703-2まで，K704，K705の2，K706，K709-2からK709-5まで，K711-2，K716からK716-6まで，K719からK719-3まで，K719-5，K732の2，K735，K735-3，K735-5，K739，K739-3，K740，K740-2，K779-3，K803からK803-3まで並びにK817の3に掲げる手術に当たって，自動縫合器を使用した場合に算定する。
2 区分番号K552，K552-2，K554，K555，K557からK557-3まで，K560，K594の3及びK594の4のロに掲げる手術に当たって左心耳閉塞用クリップを使用した場合に算定する。

→自動縫合器加算
(1) K514-3，K514-5，K594の「3」並びに「4」の「イ」及び「ロ」，K674，K674-2，K675の「2」からK675の「5」まで，K677，K677-2，K680，K684-2，K696，K705の「2」，K706，K716-3，K716-5及びK779-3に掲げる手術に当たって自動縫合器を使用した場合は，2個を限度として当該加算点数に使用個数を乗じて得た点数を加算する。
(2) K524-2，K654-3，K655，K662，K662-2，K695の「4」からK695の「7」まで，K695-2の「4」からK695-2の「6」まで，K697-4，K700-2，K700-3，K709-2からK709-5まで，K711-2，K732の「2」，K739及びK739-3に掲げる手術に当たって自動縫合器を使用した場合は，3個を限度として当該加算点数に使用個数を乗じて得た点数を加算する。
(3) K488-4，K522-3，K525，K529の「3」，K529-5，K531，K645，K645-2，K655-4，K655-5，K657-2，K700，K700-4，K702からK703-2まで，K704，K716-4，K716-6，K719からK719-3まで，K735，K735-3，K740及びK740-2に掲げる手術に当たって自動縫合器を使用した場合は，4個を限度として当該加算点数に使用個数を乗じて得た点数を加算する。
(4) K655-2，K657（「3」を除く），K803からK803-3まで及びK817の「3」に掲げる手術に当たって自動縫合器を使用した場合は，5個を限度として当該加算点数に使用個数を乗じて得た点数を加算する。
(5) K511，K513，K514，K514-2の「1」，K514-4，K514-6，K716，K716-2及びK656-2に掲げる手術に当たって自動縫合器を使用した場合は，6個を限度として当該加算点数に使用個数を乗じて得た点数を加算する。
(6) K514-2の「2」，K514-2の「3」，K529の「1」，K529の「2」，K529-2，K529-3及びK735-5に掲げる手術にあたって自動縫合器を使用した場合は，8個を限度として当該加算点数に使用個数を乗じて得た点数を加算する。
(7) K552，K552-2，K554，K555，K557，K557-2，K557-3，K560，K594の「3」及びK594の「4」の「ロ」に掲げる手術に当たって左心耳閉塞用クリップを使用した場合は，1個を限度として本区分の所定点数を算定する。
(令6保医発0305・4)

K936-2 自動吻合器加算 5,500点
注 区分番号K522-3，K525，K529からK529-3まで，K529-5，K531からK532-2まで，K645，K645-2，K655，K655-2，K655-4，K655-5，K657，K657-2，K702，K703，K719の3，K719-2の2，K719-3，K732の2のイ，K732-2，K739，K740，K740-2，K803からK803-3まで及びK817の3に掲げる手術に当たって，自動吻合器を使用した場合に算定する。

→自動吻合器加算
K655-4，K655-5，K657及びK657-2に掲げる手術に当たって自動吻合器を使用した場合は2個を限度として，それ以外の手術にあっては1個を限度として当該加算点数に使用個数を乗じて得た点数を加算する。
(令6保医発0305・4)

K936-3 微小血管自動縫合器加算 2,500点
注 区分番号K017及びK020に掲げる手術に当たって，微小血管自動縫合器を使用した場合に算定する。

→微小血管自動縫合器加算
四肢〔手，足，指（手，足）を含む〕以外の部位において，K017遊離皮弁術（顕微鏡下血管柄付きのもの）又はK020自家遊離複合組織移植術（顕微鏡下血管柄付きのもの）を行う際に，微小静脈の縫合のために微小血管自動縫合器を用いた場合に算定する。なお，この場合において，2個を限度として当該加算点数に微小血管自動縫合器用カートリッジの使用個数を乗じて得た点数を加算する。
(令6保医発0305・4)

K937 心拍動下冠動脈，大動脈バイパス移植術用機器加算 30,000点
注 区分番号K552-2に掲げる手術に当たって，心拍動下冠動脈，大動脈バイパス移植術用機器を使用した場合に算定する。

K937-2 術中グラフト血流測定加算 2,500点
注 手術に当たって，機器を用いてグラフト血流を測定した場合に算定する。

→術中グラフト血流測定加算
冠動脈血行再建術，四肢の血管移植術又はバイパス移植術に当たって超音波トランジットタイム法又は高解像度心外膜超音波法により，グラフトの血流を術中に測定

した場合に算定する。 (令６保医発0305・4)

K938　体外衝撃波消耗性電極加算　3,000点
注　区分番号K678及びK768に掲げる手術に当たって，消耗性電極を使用した場合に算定する。

→体外衝撃波消耗性電極加算
消耗性電極とは，１回又は２回以上の使用により消耗し，交換が必要となる電極をいう。なお，この加算は一連の手術について１回のみ算定する。 (令６保医発0305・4)

K939　画像等手術支援加算
1　ナビゲーションによるもの　2,000点
注　区分番号K055-2，K055-3，K080の１，K081の１，K082の１，K082-3の１，K131-2，K134-2，K136，K140からK141-2まで，K142（6を除く），K142-2の１及び２のイ，K142-3，K151-2，K154-2，K158，K161，K167，K169からK172まで，K174の１，K191からK193まで，K235，K236，K313，K314，K340-3からK340-7まで，K342，K343，K343-2の２，K350からK365まで，K511の２，K513の２からK513の４まで，K514の２，K514-2の２，K695，K695-2並びにK697-4に掲げる手術に当たって，ナビゲーションによる支援を行った場合に算定する。
2　実物大臓器立体モデルによるもの　2,000点
注　区分番号K055-2，K055-3，K136，K142の６，K142-2，K151-2，K162，K180，K227，K228，K236，K237，K313，K314の２，K406の２，K427，K427-2，K429，K433，K434及びK436からK444-2までに掲げる手術に当たって，実物大臓器立体モデルによる支援を行った場合に算定する。
3　患者適合型手術支援ガイドによるもの　2,000点
注　区分番号K082，K082-3，K437からK439まで及びK444に掲げる手術に当たって，患者適合型手術支援ガイドによる支援を行った場合に算定する。

→画像等手術支援加算
(1)　画像等手術支援加算は，当該技術の補助により手術が行われた場合に算定するものであり，当該技術が用いられた場合であっても，手術が行われなかった場合は算定できない。
(2)　ナビゲーションによるものとは，手術前又は手術中に得た画像を３次元に構築し，手術の過程において，３次元画像と術野の位置関係をリアルタイムにコンピューター上で処理することで，手術を補助する目的で用いることをいう。
(3)　実物大臓器立体モデルによるものとは，手術前に得た画像等により作成された実物大臓器立体モデルを，手術を補助する目的で用いることをいう。
(4)　患者適合型手術支援ガイドによるものとは，手術前に得た画像等により作成された実物大の患者適合型手術支援ガイドとして薬事承認を得ている医療機器を，人工膝関節置換術若しくは再置換術，下顎骨部分切除術，下顎骨離断術，下顎骨悪性腫瘍手術又は下顎骨形成術を補助する目的で用いることをいう。 (令６保医発0305・4)

K939-2　術中血管等描出撮影加算　500点
注　手術に当たって，血管や腫瘍等を確認するために薬剤を用いて，血管撮影を行った場合に算定する。

→術中血管等描出撮影加算
術中血管等描出撮影加算は脳神経外科手術，冠動脈血行再建術，K017遊離皮弁術（顕微鏡下血管柄付きのもの）の「1」，K476-3動脈（皮）弁及び筋（皮）弁を用いた乳房再建術（乳房切除術），K695肝切除術の「2」から「7」まで，K695-2腹腔鏡下肝切除術の「2」から「6」まで又はK803膀胱悪性腫瘍手術の「6」においてインドシアニングリーン若しくはアミノレブリン酸塩酸塩を用いて，蛍光測定等により血管や腫瘍等を確認した際又は手術において消化管の血流を確認した際に算定する。なお，単にX線用，超音波用又はMRI用の造影剤を用いたのみでは算定できない。 (令６保医発0305・4)

K939-3　人工肛門・人工膀胱造設術前処置加算　450点
注　別に厚生労働大臣が定める施設基準〔※告示④第12・3の2の4，p.1009〕に適合しているものとして地方厚生局長等に届け出た保険医療機関において，手術の前に療養上の必要性を踏まえ，人工肛門又は人工膀胱を設置する位置を決めた場合に算定する。

→人工肛門・人工膀胱造設術前処置加算
人工肛門・人工膀胱造設術前処置加算は，人工肛門等造設後の合併症等の予防のため，術前の画像診断や触診等により，腹直筋の位置を確認した上で，適切な造設部位に術前に印をつけるなどの処置を行うことをいい，人工肛門又は人工膀胱のケアに従事した経験を５年以上有する看護師等であって，人工肛門又は人工膀胱のケアにかかる適切な研修を修了したものが，手術を実施する医師とともに，術前に実施した場合に算定する。 (令６保医発0305・4)

K939-4　削除
K939-5　胃瘻造設時嚥下機能評価加算　2,500点
注1　区分番号K664に掲げる手術に当たって，嚥下機能評価等を実施した場合に算定する。
2　別に厚生労働大臣が定める施設基準〔※告示④第12・3の2の5，p.1009〕に適合しているものとして地方厚生局長等に届け出た保険医療機関以外の保険医療機関において実施される場合は，所定点数の100分の80に相当する点数により算定する。

→胃瘻造設時嚥下機能評価加算
(1)　胃瘻造設前に嚥下造影又は内視鏡下嚥下機能検査による嚥下機能評価を実施し，その結果に基づき，当該保険医療機関に配置されている医師が胃瘻造設の必要性，今後の摂食機能療法の必要性及び方法，胃瘻抜去又は閉鎖の可能性等について患者又はその家族等に十分に説明及び相談を行った上で胃瘻造設術を実施した場合に算定する。
(2)　内視鏡下嚥下機能検査による嚥下機能評価を実施する場合（他の保険医療機関で内視鏡下嚥下機能検査を

手術

実施する場合を含む）は，関連学会等が実施する所定の研修を修了した者が実施する。

(3) 他の保険医療機関において嚥下造影による嚥下機能評価を実施した場合又は内視鏡下嚥下機能検査（関連学会等が実施する所定の研修を修了した者が実施する場合に限る）による嚥下機能評価を実施した場合は，当該評価を実施した保険医療機関において，その結果を患者又はその家族等に十分に説明するとともに，胃瘻造設術を実施する保険医療機関に情報提供する。また，胃瘻造設術を実施する保険医療機関と嚥下機能評価を実施した保険医療機関とが異なる場合の診療報酬の請求は，胃瘻造設を行った保険医療機関で行い，診療報酬の分配は相互の合議に委ねる。

(4) 嚥下機能評価の結果及び患者又はその家族等に対する説明の要点を**診療録**に記載する。

(5) 嚥下造影又は内視鏡下嚥下機能検査の実施日を**診療報酬明細書**の摘要欄に記載する。

(6) 当該加算を算定した場合であっても，**E003**の「7」嚥下造影及び**D298-2**内視鏡下嚥下機能検査は別に算定できる。

(7) 別に厚生労働大臣が定める施設基準に適合しているものとして地方厚生（支）局長に届け出た保険医療機関以外の保険医療機関において実施される場合は，所定点数の**100分の80**に相当する点数により算定する。

(令6保医発0305·4)

K939-6 凍結保存同種組織加算 81,610点

注 別に厚生労働大臣が定める施設基準〔※告示④第12・3の2の6，p.1009〕に適合しているものとして地方厚生局長等に届け出た保険医療機関において，心臓，大血管，肝臓，胆道又は膵臓の手術に当たって，凍結保存された同種組織である心臓弁又は血管を用いた場合に算定する。

→凍結保存同種組織加算

(1) **K555**，**K555-3**，**K557**，**K557-4**，**K558**，**K560**，**K566**，**K567**，**K570**，**K580**から**K587**まで，**K614**，**K623**，**K642**，**K643**，**K675**の「2」から「5」まで，**K677-2**，**K695**，**K697-5**，**K697-7**，**K702**の「4」，**K703**の「4」及び**K704**に掲げる手術に当たって，凍結保存された同種組織である心臓弁又は血管を用いた場合に限り算定する。

(2) 日本組織移植学会が作成した「ヒト組織を利用する医療行為の安全性確保・保存・使用に関するガイドライン」を遵守した場合に限り算定する。

(3) 組織適合性試験及び同種組織を採取及び保存するために要する全ての費用は，所定点数に含まれ別に算定できない。

(4) 日本組織移植学会が認定した組織バンクにおいて適切に採取，加工及び保存された非生体の同種組織である，生体弁又は血管を使用した場合に限り算定できる。なお，組織移植を行った保険医療機関と組織移植に用いた組織を採取等した保険医療機関とが異なる場合の診療報酬の請求については，組織移植を行った保険医療機関で行うものとし，当該診療報酬の分配は相互の合議に委ねる。

(令6保医発0305·4)

K939-7 レーザー機器加算

1	レーザー機器加算1	**50点**
2	レーザー機器加算2	**100点**
3	レーザー機器加算3	**200点**

注1 別に厚生労働大臣が定める施設基準〔※告示④第12・3の7，p.1010〕に適合しているものとして地方厚生局長等に届け出た保険医療機関において，レーザー照射により手術を行った場合に算定する。

2 1については，区分番号**K406**（1に限る），**K413**（1に限る），**K421**（1に限る），**K423**（1に限る）及び**K448**に掲げる手術に当たって，レーザー手術装置を使用した場合に算定する。

3 2については，区分番号**K413**（2に限る）に掲げる手術に当たって，レーザー手術装置を使用した場合に算定する。

4 3については，区分番号**K406**（2に限る），**K409**，**K411**，**K421**（2に限る），**K423**（2に限る），**K451**及び**K452**に掲げる手術に当たって，レーザー手術装置を使用した場合に算定する。

→レーザー機器加算

レーザー機器加算は，口腔内の軟組織の切開，止血，凝固及び蒸散が可能なものとして保険適用されている機器を使用して「注2」から「注4」までに掲げる手術を行った場合に算定する。なお，「通則14」に規定する「同一手術野又は同一病巣につき，2以上の手術を同時に行った場合」に該当しない2以上の手術を算定した場合はそれぞれの手術において算定する。

(令6保医発0305·4)

K939-8 超音波切削機器加算 1,000点

注 区分番号**K443**，**K444**及び**K444-2**に掲げる手術に当たって，超音波切削機器を使用した場合に算定する。

K939-9 切開創局所陰圧閉鎖処置機器加算 5,190点

→切開創局所陰圧閉鎖処置機器加算

(1) 切開創局所陰圧閉鎖処置機器加算は，滲出液を持続的に除去し，切開創手術部位感染のリスクを低減させる目的のみで薬事承認を得ている医療機器を，術後縫合創に対して使用した場合に算定する。

(2) 切開創局所陰圧閉鎖処置機器加算の算定対象となる患者は，**A301**特定集中治療室管理料，**A301-3**脳卒中ケアユニット入院医療管理料，**A301-4**小児特定集中治療室管理料，**A302**新生児特定集中治療室管理料又は**A303**総合周産期特定集中治療室管理料を算定する患者であって，次に掲げる患者である。なお，次に掲げる患者のいずれに該当するかを**診療報酬明細書**の摘要欄に詳細に記載する。

ア BMIが30以上の肥満症の患者

イ 糖尿病患者のうち，ヘモグロビンA1c（HbA1c）がJDS値で6.6％以上（NGSP値で7.0％以上）の者

ウ ステロイド療法を受けている患者

エ 慢性維持透析患者

オ 免疫不全状態にある患者

カ 低栄養状態にある患者

キ 創傷治癒遅延をもたらす皮膚疾患又は皮膚の血流障害を有する患者

ク 手術の既往がある者に対して，同一部位に再手術を行う患者

(3) (2)以外の患者に対して当該機器を使用した場合は，当該機器に係る費用はそれぞれの手術の所定点数に含まれ，本加算は算定できない。

(令6保医発0305·4)

第４節　薬剤料

K 940　薬剤　薬価が15円を超える場合は，薬価から15円を控除した額を10円で除して得た点数につき１点未満の端数を切り上げて得た点数に１点を加算して得た点数とする。

注１　薬価が15円以下である場合は算定しない。

２　使用薬剤の薬価は，別に厚生労働大臣が定める。

第５節　特定保険医療材料料

K 950　特定保険医療材料　材料価格を10円で除して得た点数

注　使用した特定保険医療材料の材料価格は，別に厚生労働大臣が定める〔※告示①，p.663〕。

第11部　麻　酔

通　則

1　麻酔の費用は，第１節及び第２節の各区分の所定点数により算定する。ただし，麻酔に当たって，薬剤又は別に厚生労働大臣が定める保険医療材料（以下この部において「特定保険医療材料」という）〔※告示①，p.663〕を使用した場合は，第１節及び第２節の各区分の所定点数に第３節又は第４節の所定点数を合算した点数により算定する。

2　未熟児，新生児（未熟児を除く），乳児又は１歳以上３歳未満の幼児に対して麻酔を行った場合は，**未熟児加算**，**新生児加算**，**乳児加算**又は**幼児加算**として，当該麻酔の所定点数にそれぞれ所定点数の**100分の200**，**100分の200**，**100分の50**又は**100分の20**に相当する点数を加算する。

3　入院中の患者以外の患者に対し，緊急のために，休日に手術を行った場合又はその開始時間が保険医療機関の表示する診療時間以外の時間若しくは深夜である手術を行った場合の麻酔料及び神経ブロック料は，それぞれ所定点数の**100分の80**又は**100分の40**若しくは**100分の80**に相当する点数を加算した点数により算定し，入院中の患者に対し，緊急のために，休日に手術を行った場合又はその開始時間が深夜である手術を行った場合の麻酔料及び神経ブロック料は，それぞれ所定点数の**100分の80**に相当する点数を加算した点数により算定する。ただし，区分番号Ａ000に掲げる初診料の注７のただし書に規定する保険医療機関にあっては，入院中の患者以外の患者に対し，同注のただし書に規定する厚生労働大臣が定める時間〔※告示③第３・1，p.681〕に手術を開始した場合に限り，所定点数の**100分の40**に相当する点数を加算した点数により算定する。

4　同一の目的のために２以上の麻酔を行った場合の麻酔料及び神経ブロック料は，主たる麻酔の所定点数のみにより算定する。

5　第１節に掲げられていない麻酔であって特殊なものの費用は，同節に掲げられている麻酔のうちで最も近似する麻酔の各区分の所定点数により算定する。

6　第１節に掲げられていない表面麻酔，浸潤麻酔又は簡単な伝達麻酔の費用は，薬剤を使用したときに限り，第３節の所定点数のみにより算定する。

→「通則」について

(1)　血圧降下等当然予測される副作用等を防止するための注射，麻酔の前処置として行われる麻薬並びに鎮静剤等の注射及び投薬に要する費用については，第３節薬剤料の規定に基づき薬価基準の定めるところにより算定できる。

(2)　麻酔の術中に起こる偶発事故に対する処置（酸素吸入，人工呼吸）及び注射（強心剤等）等の費用は，別に算定することができる。ただし，Ｌ008マスク又は気管内挿管による閉鎖循環式全身麻酔の場合は，Ｊ024酸素吸入及びＪ045人工呼吸は算定できない。

(3)　検査，画像診断，処置又は手術に当たって，麻酔が前処置と局所麻酔のみによって行われる場合には，麻酔の手技料は検査料，画像診断料，処置料又は手術料に含まれ，算定できない。ただし，薬剤を使用した場合は，各部の薬剤料の規定に基づき薬価基準の定めるところにより算定できる。

(4)　麻酔法の選択については，保険診療の原則に従い，経済面にも考慮を払いつつ，必要に応じ妥当適切な方法を選択することが必要である。なお，特に規定するものについては，当該規定に従い適切に行う。

(5)　第１節及び第２節に掲げる麻酔法（１つに限る）を別の麻酔の補助麻酔，強化麻酔又は前処置として行った場合の麻酔料は，主たる麻酔法の所定点数のみを算定する。この場合，当該一連の麻酔に使用された全ての薬剤については薬剤料として算定できる。

なお，手術中において他の麻酔法を追加併用した場合も同様に算定する。

(6)　「通則」の麻酔料又は神経ブロック料の所定点数とは，麻酔料又は神経ブロック料の節に掲げられた点数及び各「注」に規定する加算（酸素又は窒素を使用した場合の加算を除く）の合計をいい，「通則」の加算点数は含まない。

(7)　「通則２」の加算及び「通則３」の加算は，第１節麻酔料（麻酔管理料は除く）又は第２節神経ブロック料について適用され，第３節薬剤料については適用されない。この場合，麻酔に要する費用は，麻酔料及び神経ブロック料の所定点数に各「通則」の加算を加えた点数並びに薬剤料の合計点数により算定する。

(8)　「通則２」の未熟児加算は，出生時体重が2,500g未満の新生児に対し，出生後90日以内に麻酔が行われた場合に限り算定できる。

(9)　「通則３」の休日加算，時間外加算又は深夜加算（本項において「時間外加算等」という）の取扱いは，次に掲げるものの他，初診料の時間外加算等と同様である。なお，Ａ000の「注９」又はＡ001の「注７」に規定する夜間・早朝等加算を算定する初診又は再診において実施された麻酔については算定できない。

ア　麻酔料

時間外加算等が算定できる緊急手術に伴う麻酔に限り算定できる。

イ　神経ブロック料

緊急やむを得ない理由により時間外加算等が算定できる時間に行われた場合に算定できる。

(10)　麻酔料に掲げられていない麻酔であって特殊なものの費用は，その都度当局に内議し，最も近似する麻酔として準用が通知された算定方法により算定する。

（令６保医発0305·4）

第１節　麻酔料

L000　迷もう麻酔	31点

→迷もう麻酔

(1)　迷もう麻酔とは，吸入麻酔であって，実施時間が10分未満のものをいう。なお，迷もう麻酔の実施時間は，麻酔薬の吸入を最初に行った時間を開始時間とし，検査，画像診断，処置又は手術が終了した時点を終了時間とする。

(2) ガス麻酔器を使用する10分未満の麻酔は，本区分により算定する。なお，ガス麻酔器を使用する麻酔の実施時間は，麻酔器を患者に接続した時間を開始時間とし，当該麻酔器から離脱した時間を終了時間とする。

（令６保医発0305･4）

L 001 筋肉注射による全身麻酔，注腸による麻酔 120点

L 001-2 静脈麻酔

1 短時間のもの 120点

2 十分な体制で行われる長時間のもの（単純な場合） 600点

3 十分な体制で行われる長時間のもの（複雑な場合） 1,100点

注１ 3歳以上6歳未満の幼児に対して静脈麻酔を行った場合は，**幼児加算**として，所定点数にそれぞれ所定点数の**100分の10**に相当する点数を加算する。

２ 3については，静脈麻酔の実施時間が2時間を超えた場合は，**麻酔管理時間加算**として，**100点**を所定点数に加算する。

→静脈麻酔

(1) 静脈麻酔とは，静脈注射用麻酔剤を用いた全身麻酔であり，意識消失を伴うものをいう。

(2) 「1」は，静脈麻酔の実施の下，検査，画像診断，処置又は手術が行われた場合であって，麻酔の実施時間が10分未満の場合に算定する。

(3) 「2」及び「3」は，静脈注射用麻酔剤を用いた全身麻酔を10分以上行った場合であって，L 008マスク又は気管内挿管による閉鎖循環式全身麻酔以外の静脈麻酔が行われた場合に算定する。ただし，安全性の観点から，呼吸抑制等が起きた場合等には速やかにマスク又は気管内挿管による閉鎖循環式全身麻酔に移行できる十分な準備を行った上で，医療機器等を用いて十分な監視下で行わなければならない。

(4) 「3」に規定する複雑な場合とは，常勤の麻酔科医が専従で当該麻酔を実施した場合をいう。

(5) 静脈麻酔の実施時間は，静脈注射用麻酔剤を最初に投与した時間を開始時間とし，当該検査，画像診断，処置又は手術が終了した時間を終了時間とする。

(6) 「注1」における所定点数とは，「注2」における加算点数を合算した点数をいう。 （令６保医発0305･4）

L 002 硬膜外麻酔

1 頸・胸部 1,500点

2 腰部 800点

3 仙骨部 340点

注 実施時間が2時間を超えた場合は，**麻酔管理時間加算**として，30分又はその端数を増すごとに，それぞれ**750点**，**400点**，**170点**を所定点数に加算する。

→硬膜外麻酔

(1) 実施時間は，硬膜外腔に当該麻酔を施行するために局所麻酔剤を注入した時点を開始時間とし，当該検査，画像診断，処置又は手術の終了した時点を終了時間として計算する。

(2) 第12胸椎と第1腰椎の間より硬膜外針を刺入した場合は「1」で算定する。また，第5腰椎と第1仙椎の間より硬膜外針を刺入した場合は「2」で算定する。

（令６保医発0305･4）

L 003 硬膜外麻酔後における局所麻酔剤の持続的注入（1日につき）（麻酔当日を除く） 80点

注 精密持続注入を行った場合は，**精密持続注入加算**として，1日につき**80点**を所定点数に加算する。

→硬膜外麻酔後における局所麻酔剤の持続的注入

精密持続注入とは，自動注入ポンプを用いて1時間に10mL以下の速度で局所麻酔剤を注入するものをいう。

（令６保医発0305･4）

L 004 脊椎麻酔 850点

注 実施時間が2時間を超えた場合は，**麻酔管理時間加算**として，30分又はその端数を増すごとに，**128点**を所定点数に加算する。

→脊椎麻酔

実施時間は，くも膜下腔に局所麻酔剤を注入した時点を開始時間とし，当該検査，画像診断，処置又は手術の終了した時点を終了時間として計算する。 （令６保医発0305･4）

L 005 上・下肢伝達麻酔 170点

→上・下肢伝達麻酔

(1) 上肢伝達麻酔は，検査，画像診断，処置又は手術のために腕神経叢の麻酔を行った場合に算定する。

(2) 下肢伝達麻酔は，検査，画像診断，処置又は手術のために少なくとも坐骨神経及び大腿神経の麻酔を行った場合に算定する。 （令６保医発0305･4）

L 006 球後麻酔及び顔面・頭頸部の伝達麻酔（瞬目麻酔及び眼輪筋内浸潤麻酔を含む） 150点

→球後麻酔と顔面伝達麻酔を同時に行った場合

主たるもののみで算定し，重複して算定できない。

（令６保医発0305･4）

L 007 開放点滴式全身麻酔 310点

→開放点滴式全身麻酔

ガス麻酔器を使用する10分以上20分未満の麻酔は，本区分により算定する。なお，ガス麻酔器を使用する麻酔の実施時間は，麻酔器に接続した時間を開始時間とし，当該麻酔器から離脱した時間を終了時間とする。

（令６保医発0305･4）

L 008 マスク又は気管内挿管による閉鎖循環式全身麻酔

1 人工心肺を用い低体温で行う心臓手術，区分番号K 552-2に掲げる冠動脈，大動脈バイパス移植術（人工心肺を使用しないもの）であって低体温で行うものが行われる場合又は分離肺換気及び高頻度換気法が併施される麻酔の場合

イ 別に厚生労働大臣が定める麻酔が困難な患者〔※告示④別表第11の2，p.1035〕に行う場合 24,900点

ロ イ以外の場合 18,200点

2 坐位における脳脊髄手術，人工心肺を用いる心臓手術（低体温で行うものを除く）若しくは区分番号K 552-2に掲げる冠動脈，大動脈バ

麻酔

イパス移植術（人工心肺を使用しないもの）（低体温で行うものを除く）が行われる場合又は低体温麻酔，分離肺換気による麻酔若しくは高頻度換気法による麻酔の場合（1に掲げる場合を除く）

イ　別に厚生労働大臣が定める麻酔が困難な患者〔※告示4別表第11の2，p.1035〕に行う場合　16,720点

ロ　イ以外の場合　12,190点

3　1若しくは2以外の心臓手術が行われる場合又は伏臥位で麻酔が行われる場合（1又は2に掲げる場合を除く）

イ　別に厚生労働大臣が定める麻酔が困難な患者〔※告示4別表第11の2，p.1035〕に行う場合　12,610点

ロ　イ以外の場合　9,170点

4　腹腔鏡を用いた手術若しくは検査が行われる場合又は側臥位で麻酔が行われる場合（1から3までに掲げる場合を除く）

イ　別に厚生労働大臣が定める麻酔が困難な患者〔※告示4別表第11の2，p.1035〕に行う場合　9,130点

ロ　イ以外の場合　6,610点

5　その他の場合

イ　別に厚生労働大臣が定める麻酔が困難な患者〔※告示4別表第11の2，p.1035〕に行う場合　8,300点

ロ　イ以外の場合　6,000点

注1　一の当該全身麻酔において複数の項目に係る手術等が行われる場合には，最も高い点数の項目により算定する。

2　全身麻酔の実施時間が2時間を超えた場合は，**麻酔管理時間加算**として，30分又はその端数を増すごとに，次に掲げる点数を所定点数に加算する。

イ　1に掲げる項目に係る手術等により実施時間が2時間を超えた場合　1,800点

ロ　2に掲げる項目に係る手術等により実施時間が2時間を超えた場合　1,200点

ハ　3に掲げる項目に係る手術等により実施時間が2時間を超えた場合　900点

ニ　4に掲げる項目に係る手術等により実施時間が2時間を超えた場合　660点

ホ　5に掲げる項目に係る手術等により実施時間が2時間を超えた場合　600点

3　酸素を使用した場合は，その価格を10円で除して得た点数（酸素と併せて窒素を使用した場合は，それぞれの価格を10円で除して得た点数を合算した点数）を加算する。酸素及び窒素の価格は，別に厚生労働大臣が定める（p.533）。

4　硬膜外麻酔を併せて行った場合は，**硬膜外麻酔併施加算**として，次に掲げる点数を所定点数に加算する。

イ　頸・胸部　750点

ロ　腰部　400点

ハ　仙骨部　170点

5　注4について，硬膜外麻酔の実施時間が2時間を超えた場合は，**麻酔管理時間加算**として，30分又はその端数を増すごとに，注4のイからハまでに掲げる点数にそれぞれ375点，200点，85点を更に所定点数に加算する。

6　マスク又は気管内挿管による閉鎖循環式全身麻酔と同一日に行った区分番号D220に掲げる呼吸心拍監視の費用は，所定点数に含まれるものとする。

7　心臓手術が行われる場合若しくは別に厚生労働大臣が定める麻酔が困難な患者〔※告示4別表第11の2，p.1035〕のうち冠動脈疾患若しくは弁膜症のものに行われる場合又は弁膜症のものに対するカテーテルを用いた経皮的心臓手術が行われる場合において，術中に経食道心エコー法を行った場合には，**術中経食道心エコー連続監視加算**として，880点又は1,500点を所定点数に加算する。

8　同種臓器移植術（生体を除く）の麻酔を行った場合は，**臓器移植術加算**として，15,250点を所定点数に加算する。

9　区分番号L100に掲げる神経ブロックを併せて行った場合は，**神経ブロック併施加算**として，次に掲げる点数をそれぞれ所定点数に加算する。ただし，イを算定する場合は，注4及び注5に規定する加算は別に算定できない。

イ　別に厚生労働大臣が定める患者〔※告示4第12の2・1の2，p.1010〕に対して行う場合　450点

ロ　イ以外の場合　45点

10　別に厚生労働大臣が定める麻酔が困難な患者〔※告示4別表第11の2，p.1035〕について，腹腔鏡下手術（区分番号K672-2に掲げる腹腔鏡下胆嚢摘出術及びK718-2に掲げる腹腔鏡下虫垂切除術を除く）が行われる場合において，術中に非侵襲的血行動態モニタリングを実施した場合に，**非侵襲的血行動態モニタリング加算**として，500点を所定点数に加算する。

11　区分番号K561に掲げるステントグラフト内挿術（血管損傷以外の場合において，胸部大動脈に限る），区分番号K609に掲げる動脈血栓内膜摘出術（内頸動脈に限る），K609-2に掲げる経皮的頸動脈ステント留置術又は人工心肺を用いる心臓血管手術において，術中に非侵襲的に脳灌流のモニタリングを実施した場合に，**術中脳灌流モニタリング加算**として，1,000点を所定点数に加算する。

→マスク又は気管内挿管による閉鎖循環式全身麻酔

(1)　ガス麻酔器を使用する閉鎖式・半閉鎖式等の全身麻酔を20分以上実施した場合は，本区分により算定する。

(2)　静脈注射用麻酔剤を用いて全身麻酔を実施した場合

麻酔

であって，マスク又は気管内挿管による酸素吸入又は酸素・亜酸化窒素混合ガス吸入と併用する場合は，20分以上実施した場合は，本区分により算定する。

(3)　本区分の全身麻酔の実施時間は，当該麻酔を行うために閉鎖循環式全身麻酔器を患者に接続した時点を開始時間とし，患者が当該麻酔器から離脱した時点を終了時間とする。なお，これ以外の観察等の時間は実施時間に含めない。

(4)　流量計を装置した酸素ボンベ及びエーテル蒸発装置を使用し，気管内チューブ挿入吹送法又はノンレブリージングバルブを使用して麻酔を維持した場合は本区分により算定できる。（令６保医発0305·4）

→「注７」「麻酔が困難な患者」

麻酔が困難な患者とは，以下に掲げるものをいい，麻酔前の状態により評価する。

ア　心不全（NYHAⅢ度以上のものに限る）の患者
イ　狭心症（CCS分類Ⅲ度以上のものに限る）の患者
ウ　心筋梗塞（発症後３月以内のものに限る）の患者
エ　大動脈閉鎖不全，僧帽弁閉鎖不全又は三尖弁閉鎖不全（いずれも中等度以上のものに限る）の患者
オ　大動脈弁狭窄（経大動脈弁血流速度4m/秒以上，大動脈弁平均圧較差40mmHg以上又は大動脈弁口面積１㎠以下のものに限る）又は僧帽弁狭窄（僧帽弁口面積1.5㎠以下のものに限る）の患者
カ　植込型ペースメーカー又は植込型除細動器を使用している患者
キ　先天性心疾患（心臓カテーテル検査により平均肺動脈圧25mmHg以上であるもの又は，心臓超音波検査によりそれに相当する肺高血圧が診断されているものに限る）の患者
ク　肺動脈性肺高血圧症（心臓カテーテル検査により平均肺動脈圧25mmHg以上であるもの又は，心臓超音波検査によりそれに相当する肺高血圧が診断されているものに限る）の患者
ケ　呼吸不全（動脈血酸素分圧60mmHg未満又は動脈血酸素分圧・吸入気酸素分画比300未満のものに限る）の患者
コ　換気障害（１秒率70％未満かつ肺活量比70％未満のものに限る）の患者
サ　気管支喘息（治療が行われているにもかかわらず，中発作以上の発作を繰り返すものに限る）の患者
シ　糖尿病〔HbA1cがJDS値で 8.0％以上（NGSP値で8.4％以上），空腹時血糖160mg/dL以上又は食後２時間血糖220mg/dL以上のものに限る〕の患者
ス　腎不全（血清クレアチニン値4.0mg/dL以上のものに限る）の患者
セ　肝不全（Child-Pugh分類B以上のものに限る）の患者
ソ　貧血（Hb6.0g/dL未満のものに限る）の患者
タ　血液凝固能低下（PT-INR2.0以上のものに限る）の患者
チ　DICの患者
ツ　血小板減少（血小板５万/uL未満のものに限る）の患者
テ　敗血症（SIRSを伴うものに限る）の患者
ト　ショック状態（収縮期血圧90mmHg未満のものに限る）の患者
ナ　完全脊髄損傷（第５胸椎より高位のものに限る）の患者
ニ　心肺補助を行っている患者
ヌ　人工呼吸を行っている患者
ネ　透析を行っている患者
ノ　大動脈内バルーンパンピングを行っている患者
ハ　BMI 35以上の患者（令６保医発0305·4）

→「麻酔が困難な患者」に該当した場合

本区分「１」から「５」までの「イ」に掲げる点数により算定する場合にあっては，(4)（上記通知「麻酔が困難な患者」）のアからハまでの中から該当する状態を<u>**診療報酬明細書**</u>の摘要欄に記載する。（令６保医発0305·4）

→時間外加算等における「所定点数」

本区分について「通則３」の加算を算定する場合の所定点数は，「注２」，「注４」，「注５」及び「注７」による加算を含むものとする。（令６保医発0305·4）

→麻酔の種類等について

ア「心臓手術」とは，開胸式心大血管手術をいう。
イ「高頻度換気法」とは，特殊な換気装置を使用し，１回換気量を少なくし，換気回数を著しく増加させた換気法をいう。なお，この場合の「換気回数」は概ね１分間に60回以上である。
ウ「低体温麻酔」は，重度脳障害患者への治療的低体温では算定できない。（令６保医発0305·4）

→麻酔の種類等における実施時間について

ア「低体温麻酔」については，クーリングを開始した時点から復温する時点までをいう。
イ「高頻度換気法による麻酔」については，特殊な換気装置を作動させた時点から終了させた時点までをいう。
ウ「人工心肺を使用した麻酔」については，人工心肺装置に接続し装置を動かし始めた時点から装置を停止した時点までをいう。（令６保医発0305·4）

→複数の麻酔や手術を一の全身麻酔で行う場合

複数の点数に分類される麻酔や手術が一の全身麻酔の中で行われる場合においては，行われた麻酔の中で最も高い点数のものを算定する。なお，ここでいう一の全身麻酔とは，当該麻酔を行うために閉鎖循環式全身麻酔器を接続した時点を開始とし，患者が麻酔器から離脱した時点を終了とする麻酔をいう。（令６保医発0305·4）

→「注８」臓器移植術加算

臓器移植術加算は，Ｋ514-4同種死体肺移植術，Ｋ605-2同種心移植術，Ｋ605-4同種心肺移植術，Ｋ697-7同種死体肝移植術，Ｋ709-3同種死体膵移植術，Ｋ709-5同種死体膵腎移植術，Ｋ716-6同種死体小腸移植術又はＫ780同種死体腎移植術が算定できる場合に限り算定する。（令６保医発0305·4）

→麻酔の実施時間

ア　全身麻酔の実施時間は，(3)〔**編注**：マスク又は気管内挿管による閉鎖循環式全身麻酔の通知(3)〕により計算する。
イ　当該麻酔の開始時間及び終了時間を麻酔記録に記載する。
ウ　複数の点数の区分に当たる麻酔が行われた場合は，以下のように算定する。
　(イ)　同じ点数区分にある麻酔の時間について合算する。
　(ロ)　麻酔時間の基本となる２時間については，その点数の高い区分の麻酔時間から順に充当する。
　(ハ)　(ロ)の計算を行った残りの時間について，それぞれ「注２」の規定に従い30分又はその端数を増すごとに加算を行う。
　(ニ)　(ハ)の場合において，各々の区分に係る麻酔が30分を超えない場合については，それらの麻酔の実施時間を合計し，その中で実施時間の長い区分から順に加算を算定する。なお，いずれの麻酔の実施時間も等しい場合には，その中で最も高い点数の区分に係る加算を算定する。

　例１　麻酔が困難な患者以外の患者に対し，次の麻

酔を行った場合
①最初に仰臥位で10分間
②次に伏臥位で２時間30分間
③最後に仰臥位で20分間
の計３時間の麻酔を行った場合
●基本となる２時間に②の２時間を充当　9,050点
●②の残り30分の加算　900点
●仰臥位で行われた①と③を合計して30分の加算　600点
【算定点数】　10,550点

例２　麻酔が困難な患者に対し，次の麻酔を行った場合
①最初に仰臥位で10分間
②次に側臥位で１時間20分間
③最後に仰臥位で47分間
の計２時間17分の麻酔を行った場合
●基本となる２時間に②の１時間20分＋①と③の57分のうち40分　9,130点
●①と③の残り17分の加算　600点
【算定点数】　9,730点

例３　麻酔が困難な患者に対し，次の麻酔を行った場合
①最初に仰臥位で５分間
②次に側臥位で21分間
③次に分離肺換気で１時間27分間
④次に側臥位で30分間
⑤最後に仰臥位で５分間
の計２時間28分の麻酔を行った場合
●基本となる２時間に③の１時間27分＋②と④の51分のうち33分　16,600点
●②と④の残り18分＋①と⑤の10分の合計28分の加算　660点
【算定点数】　17,260点

例４　麻酔が困難な患者に対し，次の心臓手術の麻酔を行った場合
①最初に仰臥位で10分間
②次に心臓手術を人工心肺装置を使用せずに45分間
③次に心臓手術を人工心肺装置を使用して２時間25分間
④次に心臓手術を人工心肺装置を使用せずに１時間
⑤最後に仰臥位で10分間
の計４時間30分の麻酔を行った場合
●基本となる２時間に③の２時間を充当　16,600点
●②＋④で１時間45分となり，このうち30分×３の加算　2,700点
●③の残り25分間に④の残り15分間のうち５分間を加算　1,200点
●①＋⑤の20分間に④の残り10分間を加算　600点
【算定点数】　21,100点

（令６保医発0305·4）

→酸素・窒素（「注３」）

ア　酸素又は窒素の価格は，「酸素及び窒素の価格」（p.533）の定めるところによる。
イ　酸素及び窒素を動力源とする閉鎖循環式麻酔装置を使用して全身麻酔を施行した場合，動力源として消費される酸素及び窒素の費用は，「注３」の加算として算定できない。（令６保医発0305·4）

→硬膜外麻酔併施加算（「注４」）

硬膜外麻酔を併せて行った場合は，その区分に応じて「注４」に掲げる点数を所定点数に加算し，さらにその実施時間に応じて「注５」に規定する加算を算定する。（令６保医発0305·4）

→所定点数に含まれる費用

ア　本区分の麻酔法の際に使用するソーダライム等の二酸化炭素吸着剤の費用は所定点数に含まれ，別に算定できない。
イ　D220呼吸心拍監視，新生児心拍・呼吸監視，カルジオスコープ（ハートスコープ），カルジオタコスコープの検査に要する費用は本区分の所定点数に含まれ，本区分の所定点数を算定した同一日においては，麻酔の前後にかかわらず，当該検査に要する費用は別に算定できない。
ウ　体温（深部体温を含む）測定の検査に要する費用は本区分の所定点数に含まれ，別に算定できない。
エ　経皮的動脈血酸素飽和度測定又は終末呼気炭酸ガス濃度測定に要する費用は所定点数に含まれ，本区分の所定点数を算定した同一日においては，麻酔の前後にかかわらず，経皮的動脈血酸素飽和度測定及び終末呼気炭酸ガス濃度測定は別に算定できない。（令６保医発0305·4）

→「注７」術中経食道心エコー連続監視加算

「注７」に規定する術中経食道心エコー連続監視加算は，手術患者の心臓機能を評価する目的で経食道心エコー法を行った場合に算定できる。（令６保医発0305·4）

→「注７」麻酔が困難な患者のうち冠動脈疾患又は弁膜症の患者

「注７」の麻酔が困難な患者のうち冠動脈疾患又は弁膜症の患者とは，(4)の〔保医発通知：「麻酔が困難な患者」とは（p.634）の〕イからオまでに掲げるものをいい，麻酔前の状態により評価する。（令６保医発0305·4）

→「注９」神経ブロック併施加算

神経ブロックを超音波ガイド下に併せて行った場合は，「注９」に掲げる点数を所定点数に加算する。この際，硬膜外麻酔の適応となる手術（開胸，開腹，関節置換手術等）を受ける患者であって，当該患者の併存疾患や状態等（服用する薬により硬膜外麻酔が行えない場合を含む）を踏まえ，硬膜外麻酔の代替として神経ブロックを行う医学的必要性があるものに対して実施する場合は「イ」に掲げる点数を，それ以外の患者（硬膜外麻酔の適応とならない手術を受ける患者を含む）に対して実施する場合は「ロ」に掲げる点数を，それぞれ所定点数に加算する。なお，「イ」の加算を算定する場合は，硬膜外麻酔の代替として神経ブロックを行う医学的必要性を，診療報酬明細書の摘要欄に記載する。（令６保医発0305·4）

→「注10」非侵襲的血行動態モニタリング加算

動脈圧測定用カテーテル，サーモダイリューション用カテーテル，体外式連続心拍出量測定用センサー等を用いた侵襲的モニタリングが実施されている場合には，算定できない。（令６保医発0305·4）

→「注11」術中脳灌流モニタリング加算

近赤外光を用いて非侵襲的かつ連続的に脳灌流のモニタリングを実施した場合に算定できる。なお，K561ステントグラフト内挿術（血管損傷以外の場合において，胸部大動脈に限る）については，弓部大動脈においてステント留置を行う若しくは弓部３分枝の血管吻合を行う際に術中に非侵襲的に脳灌流のモニタリングを実施した場合にのみ算定できることとし，その医学的必要性を診療報酬明細書の摘要欄に記載する。（令６保医発0305·4）

L008-2　体温維持療法（１日につき）　**12,200点**

麻酔

注１　体温維持療法を開始してから３日間を限度として算定する。

２　心肺蘇生中に咽頭冷却装置を使用して体温維持療法を開始した場合は，**体温維持迅速導入加算**として，**5,000点**を所定点数に加算する。

→体温維持療法

(1)　体温維持療法は，心肺蘇生後の患者又は頭部外傷患者〔脳浮腫又は頭蓋内血腫を伴うGlasgow Coma Scale（以下「GCS」という）８点以下の状態にある患者に限る〕に対し，直腸温36℃以下で24時間以上維持した場合に，開始日から３日間に限り算定する。ただし，頭部外傷患者（脳浮腫又は頭蓋内血腫を伴うGCS８点以下の状態にある患者に限る）の体温維持療法は，一連の治療において，脳脊髄圧モニタリングを行った場合にのみ算定できる。

(2)　重度脳障害患者（脳浮腫又は頭蓋内血腫を伴うGCS８点以下の状態にある頭部外傷患者を除く）への治療的低体温の場合は算定できない。

(3)　当該点数を算定するに当たり，必ずしも手術を伴う必要はない。

(4)　体温維持迅速導入加算は，目撃された心停止発症後15分以内に医療従事者による蘇生術が開始された心停止患者に対して，心拍再開の15分後までに咽頭冷却装置を用いて体温維持を行った場合に算定できる。体温維持迅速導入加算の算定に当たっては，**診療報酬明細書**に症状詳記を**記載**する。

(5)　中心静脈留置型経皮的体温調節装置システムを用いる場合，G005-2中心静脈注射用カテーテル挿入は所定点数に含まれ，別に算定できない。

(6)　(1)に規定する脳脊髄圧モニタリングを行った場合とは，D227頭蓋内圧持続測定又は脳室内若しくは硬膜下腔等にカテーテルを挿入して経時的又は連続的に脳脊髄圧の測定を行った場合のことをいう。

(7)　頭部外傷患者（脳浮腫又は頭蓋内血腫を伴うGCS８点以下の状態にある患者に限る）に対し体温維持療法を算定した場合は，脳脊髄圧モニタリングの内容等を**診療報酬明細書**の摘要欄に詳細に記載する。

（令６保医発0305·4）

L008-3　経皮的体温調節療法（一連につき）　**5,000点**

→経皮的体温調節療法

経皮的体温調節療法は，集中治療室等において，くも膜下出血，頭部外傷又は熱中症による急性重症脳障害を伴う発熱患者に対して，中心静脈留置型経皮的体温調節装置を用いて体温調節を行った場合に，一連につき１回に限り算定する。

（令６保医発0305·4）

L009　麻酔管理料（Ⅰ）

１　硬膜外麻酔又は脊椎麻酔を行った場合　**250点**

２　マスク又は気管内挿管による閉鎖循環式全身麻酔を行った場合　**1,050点**

注１　別に厚生労働大臣が定める施設基準〔※告示④第12の２・２，p.1010〕に適合しているものとして地方厚生局長等に届け出た保険医療機関において，当該保険医療機関の麻酔に従事する医師（麻酔科につき医療法第６条の６第１項に規定する厚生労働大臣の許可を受けた者に限る）が行った場合に算定する。

２　１について，帝王切開術の麻酔を行った場合は，**帝王切開術時麻酔加算**として，**700点**を所定点数に加算する。

３　区分番号Ｌ010に掲げる麻酔管理料（Ⅱ）を算定している場合は算定できない。

４　区分番号Ｋ017，Ｋ020，Ｋ136-2，Ｋ142-2の１，Ｋ151-2，Ｋ154-2，Ｋ169の１，Ｋ172，Ｋ175の２，Ｋ177，Ｋ314の２，Ｋ379-2の２，Ｋ394の２，Ｋ395，Ｋ403の２，Ｋ415の２，Ｋ514の９，Ｋ514-4，Ｋ519，Ｋ529の１，Ｋ529-2の１，Ｋ529-2の２，Ｋ552，Ｋ553の３，Ｋ553-2の２，Ｋ553-2の３，Ｋ555の３，Ｋ558，Ｋ560の１のイからＫ560の１のハまで，Ｋ560の２，Ｋ560の３のイからＫ560の３のニまで，Ｋ560の４，Ｋ560の５，Ｋ560-2の２のニ，Ｋ567の３，Ｋ579-2の２，Ｋ580の２，Ｋ581の３，Ｋ582の２，Ｋ582の３，Ｋ583，Ｋ584の２，Ｋ585，Ｋ586の２，Ｋ587，Ｋ592-2，Ｋ605-2，Ｋ605-4，Ｋ610の１，Ｋ645，Ｋ645-2，Ｋ675の４，Ｋ675の５，Ｋ677-2の１，Ｋ695の４から７まで，Ｋ697-5，Ｋ697-7，Ｋ703，Ｋ704，Ｋ801の１，Ｋ803の２，Ｋ803の４及びＫ803-2に掲げる手術に当たって，区分番号Ｌ008に掲げるマスク又は気管内挿管による閉鎖循環式全身麻酔の実施時間が８時間を超えた場合は，**長時間麻酔管理加算**として，**7,500点**を所定点数に加算する。

５　２について，別に厚生労働大臣が定める施設基準〔告示④第12の２・３の２，p.1010〕に適合しているものとして地方厚生局長等に届け出た保険医療機関に入院している患者に対して，当該保険医療機関の薬剤師が，病棟等において薬剤関連業務を実施している薬剤師等と連携して，周術期に必要な薬学的管理を行った場合は，**周術期薬剤管理加算**として，**75点**を所定点数に加算する。

→麻酔管理料（Ⅰ）

(1)　当該点数は，麻酔科標榜医により，質の高い麻酔が提供されることを評価するものである。

(2)　麻酔管理料（Ⅰ）は厚生労働大臣が定める施設基準に適合している麻酔科を標榜する保険医療機関において，当該保険医療機関の常勤の麻酔科標榜医〔地方厚生（支）局長に届け出ている医師に限る。以下この項において同じ〕が麻酔前後の診察を行い，かつ専ら当該保険医療機関の常勤の麻酔科標榜医がＬ002硬膜外麻酔，Ｌ004脊椎麻酔又はＬ008マスク又は気管内挿管による閉鎖循環式全身麻酔を行った場合に算定する。なお，この場合において，緊急の場合を除き，麻酔前後の診察は，当該麻酔を実施した日以外に行われなければならない。

(3)　麻酔科標榜医が，麻酔科標榜医以外の医師と共同して麻酔を実施する場合においては，麻酔科標榜医が，当該麻酔を通じ，麻酔中の患者と同室内で麻酔管理に当たり，主要な麻酔手技を自ら実施した場合に算定する。

(4)　麻酔管理料（Ⅰ）を算定する場合には，麻酔前後の診察及び麻酔の内容を**診療録**に記載する。なお，麻酔前後の診察について記載された麻酔記録又は麻酔中の麻酔記録の**診療録**への添付により**診療録**への記載に代えることができる。

(5) 麻酔管理料（Ⅰ）について，「通則２」（未熟児・新生児・乳児・幼児加算）及び「通則３」（時間外加算等）の加算は適用しない。

(6) 「注５」に規定する周術期薬剤管理加算は，専任の薬剤師が周術期における医療従事者の負担軽減及び薬物療法の有効性，安全性の向上に資する周術期薬剤管理を病棟等において薬剤関連業務を実施している薬剤師等（以下この区分番号において「病棟薬剤師等」という）と連携して実施した場合に算定する。

(7) 周術期薬剤管理とは，次に掲げるものである。なお，ア及びイについて，その内容を**診療録等**に記載する。

ア 「現行制度の下で実施可能な範囲におけるタスク・シフト/シェアの推進について（令和３年９月30日医政発0930第16号）」の３の３）①等に基づき，周術期の薬学的管理等を実施する。

イ アについては病棟薬剤師等と連携して実施する。

ウ 時間外，休日及び深夜においても，当直等の薬剤師と連携し，安全な周術期薬剤管理が提供できる体制を整備している。

また，病棟薬剤師等と連携した周術期薬剤管理の実施に当たっては，「根拠に基づいた周術期患者への薬学的管理ならびに手術室における薬剤師業務のチェックリスト」（日本病院薬剤師会）等を参考にする。（令６保医発0305·4）

L 010 麻酔管理料（Ⅱ）

1 硬膜外麻酔又は脊椎麻酔を行った場合 **150点**

2 マスク又は気管内挿管による閉鎖循環式全身麻酔を行った場合 **450点**

注１ 別に厚生労働大臣が定める施設基準〔※告示④第12の２・３，p.1010〕に適合しているものとして地方厚生局長等に届け出た保険医療機関において行った場合に算定する。

２ 2について，別に厚生労働大臣が定める施設基準〔告示④第12の２・３の２，p.1010〕に適合しているものとして地方厚生局長等に届け出た保険医療機関に入院している患者に対して，当該保険医療機関の薬剤師が，病棟等において薬剤関連業務を実施している薬剤師等と連携して，周術期に必要な薬学的管理を行った場合は，**周術期薬剤管理加算**として，**75点**を所定点数に加算する。

→麻酔管理料（Ⅱ）

(1) 当該点数は，複数の麻酔科標榜医により麻酔の安全管理体制が確保され，質の高い麻酔が提供されることを評価するものである。

(2) 麻酔管理料（Ⅱ）は厚生労働大臣が定める施設基準に適合している麻酔科を標榜する保険医療機関において，当該保険医療機関において常態として週３日以上かつ週22時間以上の勤務を行っている医師であって，当該保険医療機関の常勤の麻酔科標榜医の指導の下に麻酔を担当するもの（以下この区分において，単に「担当医師」という）又は当該保険医療機関の常勤の麻酔科標榜医が，麻酔前後の診察を行い，担当医師が，L 002硬膜外麻酔，L 004脊椎麻酔又はL 008マスク又は気管内挿管による閉鎖循環式全身麻酔を行った場合に算定する。なお，この場合において，緊急の場合を除き，麻酔前後の診察は，当該麻酔を実施した日以外に行われなければならない。また，麻酔前後の診察を麻酔科標榜医が行った場合，当該麻酔科標榜医は，診察の内容を担当医師に共有する。

(3) 主要な麻酔手技を実施する際には，麻酔科標榜医の管理下で行わなければならない。この場合，当該麻酔科標榜医は，麻酔中の患者と同室内にいる必要がある。

(4) 担当医師が実施する一部の行為を，麻酔中の患者の看護に係る適切な研修を修了した常勤看護師が実施しても差し支えないものとする。また，この場合において，麻酔前後の診察を行った担当医師又は麻酔科標榜医は，当該診察の内容を当該看護師に共有する。

(5) 麻酔管理料（Ⅱ）を算定する場合には，麻酔前後の診察及び麻酔の内容を**診療録**に記載する。なお，麻酔前後の診察について記載された麻酔記録又は麻酔中の麻酔記録の**診療録**への添付により**診療録**への記載に代えることができる。

(6) 麻酔管理料（Ⅱ）について，「通則２」（未熟児・新生児・乳児・幼児加算）及び「通則３」（時間外加算等）の加算は適用しない。

(7) 同一の患者について，麻酔管理料（Ⅰ）及び麻酔管理料（Ⅱ）を併算定することはできないが，同一保険医療機関において麻酔管理料（Ⅰ）及び麻酔管理料（Ⅱ）の双方を異なる患者に算定することは可能である。

(8) 「注２」に規定する周術期薬剤管理加算の取扱いは，L 009麻酔管理料（Ⅰ）の(6)及び(7)と同様である。（令６保医発0305·4）

第２節 神経ブロック料

L 100 神経ブロック（局所麻酔剤又はボツリヌス毒素使用）

1 トータルスパイナルブロック，三叉神経半月神経節ブロック，胸部交感神経節ブロック，腹腔神経叢ブロック，頸・胸部硬膜外ブロック，神経根ブロック，下腸間膜動脈神経叢ブロック，上下腹神経叢ブロック **1,500点**

2 眼神経ブロック，上顎神経ブロック，下顎神経ブロック，舌咽神経ブロック，蝶形口蓋神経節ブロック，腰部硬膜外ブロック **800点**

3 腰部交感神経節ブロック，くも膜下脊髄神経ブロック，ヒッチコック療法，腰神経叢ブロック **570点**

4 眼瞼痙攣，片側顔面痙攣，痙性斜頸，上肢痙縮又は下肢痙縮の治療目的でボツリヌス毒素を用いた場合 **400点**

5 星状神経節ブロック，仙骨部硬膜外ブロック，顔面神経ブロック **340点**

6 腕神経叢ブロック，おとがい神経ブロック，舌神経ブロック，迷走神経ブロック，副神経ブロック，横隔神経ブロック，深頸神経叢ブロック，眼窩上神経ブロック，眼窩下神経ブロック，滑車神経ブロック，耳介側頭神経ブロック，浅頸神経叢ブロック，肩甲背神経ブロック，肩甲上神経ブロック，外側大腿皮神経ブロック，閉鎖神経ブロック，不対神経節ブロ

ック，前頭神経ブロック　170点
7　頸・胸・腰傍脊椎神経ブロック，上喉頭神経ブロック，肋間神経ブロック，腸骨下腹神経ブロック，腸骨鼠径神経ブロック，大腿神経ブロック，坐骨神経ブロック，陰部神経ブロック，経仙骨孔神経ブロック，後頭神経ブロック，筋皮神経ブロック，正中神経ブロック，尺骨神経ブロック，腋窩神経ブロック，橈骨神経ブロック，仙腸関節枝神経ブロック，頸・胸・腰椎後枝内側枝神経ブロック，脊髄神経前枝神経ブロック　90点

注　上記以外の神経ブロック（局所麻酔剤又はボツリヌス毒素使用）は，区分番号L102に掲げる神経幹内注射で算定する。

L101　神経ブロック（神経破壊剤，高周波凝固法又はパルス高周波法使用）

1　下垂体ブロック，三叉神経半月神経節ブロック，腹腔神経叢ブロック，くも膜下脊髄神経ブロック，神経根ブロック，下腸間膜動脈神経叢ブロック，上下腹神経叢ブロック，腰神経叢ブロック　3,000点
2　胸・腰交感神経節ブロック，頸・胸・腰傍脊椎神経ブロック，眼神経ブロック，上顎神経ブロック，下顎神経ブロック，舌咽神経ブロック，蝶形口蓋神経節ブロック，顔面神経ブロック　1,800点
3　眼窩上神経ブロック，眼窩下神経ブロック，おとがい神経ブロック，舌神経ブロック，副神経ブロック，滑車神経ブロック，耳介側頭神経ブロック，閉鎖神経ブロック，不対神経節ブロック，前頭神経ブロック　800点
4　迷走神経ブロック，横隔神経ブロック，上喉頭神経ブロック，浅頸神経叢ブロック，肋間神経ブロック，腸骨下腹神経ブロック，腸骨鼠径神経ブロック，外側大腿皮神経ブロック，大腿神経ブロック，坐骨神経ブロック，陰部神経ブロック，経仙骨孔神経ブロック，後頭神経ブロック，仙腸関節枝神経ブロック，頸・胸・腰椎後枝内側枝神経ブロック，脊髄神経前枝神経ブロック　340点

注　上記以外の神経ブロック（神経破壊剤，高周波凝固法又はパルス高周波法使用）は，区分番号L102に掲げる神経幹内注射で算定する。

→神経ブロック（局所麻酔剤又はボツリヌス毒素使用），神経ブロック（神経破壊剤，高周波凝固法又はパルス高周波法使用）

(1)　神経ブロックとは，疼痛管理に専門的知識を持った医師が行うべき手技であり，疾病の治療又は診断を目的とし，主として末梢の脳脊髄神経節，脳脊髄神経，交感神経節等に局所麻酔剤，ボツリヌス毒素若しくはエチルアルコール（50%以上）及びフェノール（2%以上）等の神経破壊剤の注入，高周波凝固法又はパルス高周波法により，神経内の刺激伝達を遮断することをいう。

(2)　神経ブロックは，疼痛管理を専門としている医師又はその経験のある医師が，原則として局所麻酔剤，ボツリヌス毒素若しくは神経破壊剤，高周波凝固法又はパルス高周波法を使用した場合に算定する。ただし，医学的な必要性がある場合には，局所麻酔剤又は神経破壊剤とそれ以外の薬剤を混合注射した場合においても神経ブロックとして算定できる。なお，この場合において，医学的必要性について**診療報酬明細書**に記載する。

(3)　同一神経のブロックにおいて，神経破壊剤，高周波凝固法又はパルス高周波法使用によるものは，がん性疼痛を除き，月1回に限り算定する。また，同一神経のブロックにおいて，局所麻酔剤又はボツリヌス毒素により神経ブロックの有効性が確認された後に，神経破壊剤又は高周波凝固法を用いる場合に限り，局所麻酔剤又はボツリヌス毒素によるものと神経破壊剤，高周波凝固法又はパルス高周波法によるものを同一月に算定できる。

(4)　同一名称の神経ブロックを複数か所に行った場合は，主たるもののみ算定する。また，2種類以上の神経ブロックを行った場合においても，主たるもののみ算定する。

(5)　椎間孔を通って脊柱管の外に出た脊髄神経根をブロックする「1」の神経根ブロックに先立って行われる選択的神経根造影等に要する費用は，「1」の神経根ブロックの所定点数に含まれ，別に算定できない。

(6)　神経ブロックに先立って行われるエックス線透視や造影等に要する費用は，神経ブロックの所定点数に含まれ，別に算定できない。

(7)　同一日に神経ブロックと同時に行われたトリガーポイント注射や神経幹内注射については，部位にかかわらず別に算定できない。

（令6保医発0305·4）

L102　神経幹内注射　25点
L103　カテラン硬膜外注射　140点

→カテラン硬膜外注射

刺入する部位にかかわらず，所定点数を算定する。

（令6保医発0305·4）

L104　トリガーポイント注射　70点

→トリガーポイント注射

(1)　トリガーポイント注射は，圧痛点に局所麻酔剤あるいは局所麻酔剤を主剤とする薬剤を注射する手技であり，施行した回数及び部位にかかわらず，1日につき1回算定できる。

(2)　トリガーポイント注射と神経幹内注射は同時に算定できない。

（令6保医発0305·4）

L105　神経ブロックにおける麻酔剤の持続的注入（1日につき）（チューブ挿入当日を除く）　80点

注　精密持続注入を行った場合は，**精密持続注入加算**として，1日につき**80点**を所定点数に加算する。

→神経ブロックにおける麻酔剤の持続的注入

「注」の「精密持続注入」とは，自動注入ポンプを用いて1時間に10mL以下の速度で麻酔剤を注入するものをいう。

（令6保医発0305·4）

第3節　薬剤料

L200　薬剤　薬価が15円を超える場合は，薬価

から15円を控除した額を10円で除して得た点数につき1点未満の端数を切り上げて得た点数に1点を加算して得た点数とする。

注1 薬価が15円以下である場合は算定しない。

2 使用薬剤の薬価は，別に厚生労働大臣が定める。

第4節　特定保険医療材料料

L 300　特定保険医療材料　材料価格を10円で除して得た点数

注　使用した特定保険医療材料の材料価格は，別に厚生労働大臣が定める〔※告示[1]，p.663〕。

麻酔

第12部　放射線治療

通　則

1　放射線治療の費用は，第１節の各区分の所定点数により算定する。ただし，放射線治療に当たって，別に厚生労働大臣が定める保険医療材料〔※告示①，p.663〕（以下この部において「特定保険医療材料」という）を使用した場合は，第１節の所定点数に第２節の所定点数を合算した点数により算定する。

2　第１節に掲げられていない放射線治療であって特殊なものの費用は，第１節に掲げられている放射線治療のうちで最も近似する放射線治療の所定点数により算定する。

3　新生児，３歳未満の乳幼児（新生児を除く），３歳以上６歳未満の幼児又は６歳以上15歳未満の小児に対して放射線治療（区分番号M000からM001-3まで及びM002からM004までに掲げる放射線治療に限る）を行った場合は，**小児放射線治療加算**として，当該放射線治療の所定点数にそれぞれ所定点数の100分の80，100分の50，100分の30又は100分の20に相当する点数を加算する。

→「通則」について

(1)　放射線治療に係る費用は，第１節放射線治療管理・実施料及び第２節特定保険医療材料料（厚生労働大臣が定める保険医療材料のうち放射線治療に当たり使用したものの費用に限る）に掲げる所定点数を合算した点数によって算定する。

(2)　第１節に掲げられていない放射線治療のうち，簡単なものの費用は算定できないものであるが，特殊なものの費用は，その都度当局に内議し，最も近似する放射線治療として準用が通知された算定方法により算定する。

(3)　小児放射線治療加算は，各区分の「注」に掲げる加算については加算の対象とならない。　（令６保医発0305·4）

放射

第１節　放射線治療管理・実施料

M000　放射線治療管理料（分布図の作成１回につき）

1　１門照射，対向２門照射又は外部照射を行った場合　**2,700点**

2　非対向２門照射，３門照射又は腔内照射を行った場合　**3,100点**

3　４門以上の照射，運動照射，原体照射又は組織内照射を行った場合　**4,000点**

4　強度変調放射線治療（IMRT）による体外照射を行った場合　**5,000点**

注１　線量分布図を作成し，区分番号M001に掲げる体外照射，区分番号M004の１に掲げる外部照射，区分番号M004の２に掲げる腔内照射又は区分番号M004の３に掲げる組織内照射による治療を行った場合に，分布図の作成１回につき１回，一連につき２回に限り算定する。

２　別に厚生労働大臣が定める施設基準〔※告示④第13・1，p.1011〕に適合しているものとして地方厚生局長等に届け出た保険医療機関において，患者に対して，放射線治療を専ら担当する常勤の医師が策定した照射計画に基づく医学的管理〔区分番号M001の２に掲げる高エネルギー放射線治療及び区分番号M001の３に掲げる強度変調放射線治療（IMRT）に係るものに限る〕を行った場合は，**放射線治療専任加算**として，**330点**を所定点数に加算する。

３　注２に規定する別に厚生労働大臣が定める施設基準〔※告示④第13・1，p.1011〕に適合しているものとして地方厚生局長等に届け出た保険医療機関において，放射線治療を必要とする悪性腫瘍の患者であって，入院中の患者以外のもの等に対して，放射線治療〔区分番号M001の２に掲げる高エネルギー放射線治療及び区分番号M001の３に掲げる強度変調放射線治療（IMRT）に係るものに限る〕を実施した場合に，**外来放射線治療加算**として，患者１人１日につき１回に限り**100点**を所定点数に加算する。

４　別に厚生労働大臣が定める施設基準〔※告示④第13・1の2，p.1011〕に適合しているものとして地方厚生局長等に届け出た保険医療機関において，緊急時の放射線治療の治療計画を，別に厚生労働大臣が定める施設基準〔※告示④第13・1の2，p.1011〕に適合しているものとして地方厚生局長等に届け出た別の保険医療機関と共同して策定した場合に，**遠隔放射線治療計画加算**として，一連の治療につき１回に限り**2,000点**を所定点数に加算する。

→放射線治療管理料

(1)　放射線治療管理料は，M001体外照射又はM004密封小線源治療の「１」に掲げる外部照射，「２」に掲げる腔内照射若しくは「３」に掲げる組織内照射による治療を行うに際して，あらかじめ作成した線量分布図に基づいた照射計画（三次元線量分布図を用いるものを含む。以下同じ）により放射線照射を行った場合に，分布図の作成１回につき１回，所期の目的を達するまでに行う一連の治療過程において２回に限り算定する。ただし，子宮頸癌に対して行う場合は，一連の治療過程において４回まで算定できる。

(2)　画像診断を実施し，その結果に基づき，線量分布図に基づいた照射計画を作成した場合には，画像診断の所定点数は算定できるが，照射計画の作成に係る費用は当該治療管理料に含まれ，別に算定できない。

(3)　「注２」に規定する放射線治療専任加算は，M001体外照射の「２」に掲げる高エネルギー放射線治療又はM001体外照射の「３」に掲げる強度変調放射線治療（IMRT）の際に，放射線治療を専ら担当する医師により，照射計画の作成，照射中の患者の管理及び照射後の副作用管理を含めた放射線科的管理が行われた場合に限り算定する。

(4)　「注３」に規定する外来放射線治療加算の対象となる患者は，放射線治療を必要とする悪性腫瘍の患者であり，以下のいずれかに該当する場合に，１日につき１回に限り算定する。

ア 入院中の患者以外の患者に対して，M001体外照射の「２」に掲げる高エネルギー放射線治療又はM001体外照射の「３」に掲げる強度変調放射線治療（IMRT）の際に，あらかじめ作成した線量分布図に基づいた照射計画により放射線照射を行った場合

イ 他の保険医療機関に入院中の患者に対して，M001体外照射の「３」に掲げる強度変調放射線治療（IMRT）の際に，あらかじめ作成した線量分布図に基づいた照射計画により放射線照射を行った場合

(5) 「注４」に規定する遠隔放射線治療計画加算は，放射線治療を専ら担当する常勤の医師が配置されていない施設における放射線治療において，緊急時の放射線治療における業務の一部（照射計画の立案等）を，情報通信技術を用いたシステムを利用し，放射線治療を行う施設と連携した放射線治療を支援する施設の医師等による支援を受けて実施した場合に，一連の治療につき１回に限り算定する。なお，緊急時とは急激な病態の変化により速やかに放射線治療の開始が必要な切迫した病態や，臨時的な放射線治療計画変更が必要とされる状態をいう。 (令６保医発0305·4)

M000-2 放射性同位元素内用療法管理料

１ 甲状腺癌に対するもの	**1,390点**
２ 甲状腺機能亢進症に対するもの	**1,390点**
３ 固形癌骨転移による疼痛に対するもの	**1,700点**
４ B細胞性非ホジキンリンパ腫に対するもの	**3,000点**
５ 骨転移のある去勢抵抗性前立腺癌に対するもの	**2,630点**
６ 神経内分泌腫瘍に対するもの	**2,660点**
７ 褐色細胞腫に対するもの	**1,820点**

注１ １及び２については，甲状腺疾患（甲状腺癌及び甲状腺機能亢進症）を有する患者に対して，放射性同位元素内用療法を行い，かつ，計画的な治療管理を行った場合に，月１回に限り算定する。

２ ３については，固形癌骨転移による疼痛を有する患者に対して，放射性同位元素内用療法を行い，かつ，計画的な治療管理を行った場合に，月１回に限り算定する。

３ ４については，B細胞性非ホジキンリンパ腫の患者に対して，放射性同位元素内用療法を行い，かつ，計画的な治療管理を行った場合に，月１回に限り算定する。

４ ５については，骨転移のある去勢抵抗性前立腺癌の患者に対して，放射性同位元素内用療法を行い，かつ，計画的な治療管理を行った場合に，放射性同位元素を投与した日に限り算定する。

５ ６については，ソマトスタチン受容体陽性の神経内分泌腫瘍の患者に対して，放射性同位元素内用療法を行い，かつ，計画的な治療管理を行った場合に，放射性同位元素を投与した日に限り算定する。

６ ７については，MIBG集積陽性の治癒切除不能な褐色細胞腫（パラガングリオーマを含む）の患者に対して，放射性同位元素内用療法を行い，かつ，計画的な治療管理を行った場合に，放射性同位元素を投与した日に限り算定する。

→放射性同位元素内用療法管理料

(1) 放射性同位元素内用療法管理料は，非密封放射線源による治療で，放射性同位元素を生体に投与し，その放射能による病巣内照射を行う放射線治療に当たり，当該治療を受けている患者の継続的な管理を評価するものである。

(2) 放射性同位元素内用療法管理料は入院・入院外を問わず，患者に対して放射性同位元素内用療法に関する内容について説明・指導した場合に限り算定できる。また，説明・指導した内容等を**診療録**に記載又は添付する。

(3) 放射性同位元素の内用後４月間は，内用の有無にかかわらず算定できる。ただし，**診療報酬明細書**には，管理の開始の日付を記載する。

(4) 「１」の「甲状腺癌に対するもの」は，甲状腺分化癌の患者〔甲状腺分化癌であって，甲状腺組織の破壊，又は甲状腺癌の転移の治療（甲状腺全摘術，亜全摘術後及び手術により摘出できない症例等）〕に対して行った場合に算定する。

(5) 「３」の「固形癌骨転移による疼痛に対するもの」は，固形癌骨転移の患者〘骨シンチグラフィで陽性像を呈する骨転移があって，骨転移部位の疼痛緩和目的〔他の治療法（手術，化学療法，内分泌療法，鎮痛剤，外部放射線照射等）で疼痛コントロールが不十分である症例〕〙に対して行った場合に算定する。

(6) 「４」の「B細胞性非ホジキンリンパ腫に対するもの」は，CD20陽性の再発又は難治性である，低悪性度B細胞性非ホジキンリンパ腫又はマントル細胞リンパ腫の患者に対して行った場合に算定する。

(7) 「５」の「骨転移のある去勢抵抗性前立腺癌に対するもの」は，去勢抵抗性前立腺癌であって，骨シンチグラフィ等で骨転移を認める患者に対して行った場合に，１月あたりの回数によらず，放射性同位元素を内用した日に限り算定する。

(8) 「６」の「神経内分泌腫瘍に対するもの」は，ソマトスタチン受容体陽性の切除不能又は遠隔転移を有する神経内分泌腫瘍の患者に対して行った場合に算定する。

(9) 「７」の「褐色細胞腫に対するもの」は，メタヨードベンジルグアニジンが集積する悪性褐色細胞腫・パラガングリオーマの患者に対して行った場合に算定する。

(10) 放射性同位元素内用療法管理に当たっては，退出基準等，放射線管理の基準に沿って行われる。

(11) 放射性医薬品の管理に当たっては，専門の知識及び経験を有する放射性医薬品管理者を配置することが望ましい。 (令６保医発0305·4)

M001 体外照射

１ エックス線表在治療

イ １回目	**110点**
ロ ２回目	**33点**

２ 高エネルギー放射線治療

イ １回目

(1) １門照射又は対向２門照射を行った場合	**840点**
(2) 非対向２門照射又は３門照射を行った場合	**1,320点**

(3)　4門以上の照射，運動照射又は原体照射を行った場合　**1,800点**

ロ　2回目

(1)　1門照射又は対向2門照射を行った場合　**420点**

(2)　非対向2門照射又は3門照射を行った場合　**660点**

(3)　4門以上の照射，運動照射又は原体照射を行った場合　**900点**

注1　別に厚生労働大臣が定める施設基準〔※告示④第13・2，p.1012〕に適合しているものとして地方厚生局長等に届け出た保険医療機関以外の保険医療機関において行われる場合は，所定点数の**100分の70**に相当する点数により算定する。

2　別に厚生労働大臣が定める施設基準〔※告示④第13・2の2，p.1012〕に適合しているものとして地方厚生局長等に届け出た保険医療機関において，1回の線量が2.5Gy以上の全乳房照射を行った場合は，**一回線量増加加算**として，**690点**を所定点数に加算する。

3　強度変調放射線治療（IMRT）　**3,000点**

注1　別に厚生労働大臣が定める施設基準〔※告示④第13・2の3(1)，p.1012〕に適合しているものとして地方厚生局長等に届け出た保険医療機関において，別に厚生労働大臣が定める患者〔※告示④別表第11の3，p.1035〕に対して，放射線治療を実施した場合に算定する。

2　別に厚生労働大臣が定める施設基準〔※告示④第13・2の3(3)，p.1012〕に適合しているものとして地方厚生局長等に届け出た保険医療機関において，1回の線量が3Gy以上の前立腺照射を行った場合は，**一回線量増加加算**として，**1,400点**を所定点数に加算する。

注1　疾病，部位又は部位数にかかわらず，1回につき算定する。

2　術中照射療法を行った場合は，**術中照射療法加算**として，患者1人につき1日を限度として，**5,000点**を所定点数に加算する。

3　体外照射用固定器具を使用した場合は，**体外照射用固定器具加算**として，**1,000点**を所定点数に加算する。

4　別に厚生労働大臣が定める施設基準〔※告示④第13・2の4，p.1013〕に適合しているものとして地方厚生局長等に届け出た保険医療機関において，放射線治療を専ら担当する常勤の医師が画像誘導放射線治療（IGRT）による体外照射を行った場合〔イの場合は，乳房照射に係るもの，ロ及びハの場合は，2のイの(3)若しくはロの(3)又は3に係るものに限る〕には，**画像誘導放射線治療加算**として，患者1人1日につき1回に限り，次に掲げる区分に従い，いずれかを所定点数に加算する。

イ　体表面の位置情報によるもの　**150点**

ロ　骨構造の位置情報によるもの　**300点**

ハ　腫瘍の位置情報によるもの　**450点**

5　別に厚生労働大臣が定める施設基準〔※告示④第13・2の5，p.1014〕に適合しているものとして地方厚生局長等に届け出た保険医療機関において，呼吸性移動対策を行った場合は，**体外照射呼吸性移動対策加算**として，**150点**を所定点数に加算する。

→体外照射

(1)　体外照射の具体的な定義は次のとおりである。

ア　エックス線表在治療とは，管電圧10万ボルト未満による照射療法をいう。

イ　高エネルギー放射線治療とは，100万電子ボルト以上のエックス線又は電子線の応用で，直線加速装置又はマイクロトロン治療装置使用による照射療法をいう。

ウ　強度変調放射線治療（IMRT）とは，多分割絞り（マルチリーフコリメータ）などを用いて，空間的又は時間的な放射線強度の調整を同一部位に対する複数方向からの照射について行うことで，三次元での線量分布を最適なものとする照射療法をいう。ただし，診療報酬の算定については，関連学会のガイドラインに準拠し，3方向以上の照射角度から各門につき3種以上の線束強度変化を持つビームによる治療計画を逆方向治療計画法にて立案したものについて照射した場合に限る。

(2)　体外照射の治療料は，疾病の種類，部位の違い，部位数及び同一患部に対する照射方法にかかわらず，1回につき所定点数を算定する。また，2方向以上の照射であっても当該所定点数のみにより算定する。

(3)　「1」エックス線表在治療及び「2」高エネルギー放射線治療は，1日に複数部位の照射を行う場合においては，1回目とは異なる部位に係る2回目の照射に限り，「ロ」の2回目の所定点数を算定する。1日に同一部位に対する複数回の照射を行う場合は，1回目の照射と2回目の照射の間隔が2時間を超える場合に限り，「イ」の1回目の所定点数を1日に2回分算定できる。

(4)　「3」強度変調放射線治療は，1日1回に限り算定できる。ただし，小細胞肺癌に対して，1日に2回の照射を行う場合は，1回目の照射と2回目の照射の間隔が6時間を超える場合に限り，所定点数を1日に2回分算定できる。

(5)　「1」エックス線表在治療及び「2」高エネルギー放射線治療において，同一部位に対する1日2回目の照射を算定する場合又は，「3」強度変調放射線治療において，小細胞肺癌に対して1日2回目の照射を算定する場合は，**診療報酬明細書**の摘要欄に1回目及び2回目の照射の開始時刻及び終了時刻を記載する。

(6)　一回線量増加加算

ア　日本放射線腫瘍学会が作成した最新の「放射線治療計画ガイドライン」を遵守して実施した場合に限り算定できる。

イ　患者に対して，当該治療の内容，合併症及び予後等を照射線量と回数の違いによる差異が分かるように文書を用いて詳しく説明を行い，患者の同意を得るとともに，患者から要望のあった場合，その都度治療に関して十分な情報を提供する。

なお，患者への説明は，図，画像，映像，模型等を用いて行うことも可能であるが，説明した内容については文書（書式様式は自由）で交付，**診療録**に添付する。また，患者への説明が困難な状況にあっては，事後の説明又は家族等関係者に説明を行っても差し支えない。ただし，その旨を診療録に記載する。
ウ 「3」強度変調放射線治療（IMRT）の「注2」の一回線量増加加算は，強度変調放射線治療（IMRT）を行う場合であって，「注4」の「ハ」〔画像誘導放射線治療加算（腫瘍の位置情報によるもの）〕を算定する場合に限り算定する。

(7) 「注3」の体外照射用固定器具加算は，腫瘍等に対して体外照射を行う際に身体を精密に固定する器具を使用した場合に限り，一連の治療につき1回に限り算定できる。

(8) 「注4」の画像誘導放射線治療（IGRT）とは，毎回の照射時に治療計画時と照射時の照射中心位置の三次元的な空間的再現性が5㎜以内であることを照射室内で画像的に確認・記録して照射する治療のことである。

(9) 「注4」の画像誘導放射線治療加算は，「2」高エネルギー放射線治療の所定点数を1日に2回分算定できる場合であっても，1日に1回の算定を限度とする。

(10) 「注5」の呼吸性移動対策とは，呼吸による移動長が10㎜を超える肺がん，食道がん，胃がん，肝がん，胆道がん，膵がん，腎がん若しくは副腎がん又は深吸気位において心臓の線量低減が可能な左乳がんに対し，治療計画時及び毎回の照射時に呼吸運動（量）を計測する装置又は実時間位置画像装置等を用いて，呼吸性移動による照射範囲の拡大を低減する対策のことをいい，呼吸性移動のために必要な照射野の拡大が三次元的な各方向に対しそれぞれ5㎜以下となることが，治療前に計画され，照射時に確認されるものをいう。なお，治療前の治療計画の際に，照射範囲計画について記録し，毎回照射時に実際の照射範囲について記録の上，検証する。 （令6保医発0305・4）

M001-2 ガンマナイフによる定位放射線治療 短1 短3 50,000点

→ガンマナイフによる定位放射線治療

(1) ガンマナイフによる定位放射線治療とは，半球状に配置された多数のコバルト^{60}の微小線源から出るガンマ線を集束させ，病巣部を照射する治療法をいう。

(2) 数か月間の一連の治療過程に複数回の治療を行った場合であっても，所定点数は1回のみ算定する。

(3) 定位型手術枠（フレーム）を取り付ける際等の麻酔，位置決め等に係る画像診断，検査，放射線治療管理等の当該治療に伴う一連の費用は所定点数に含まれ，別に算定できない。 （令6保医発0305・4）

M001-3 直線加速器による放射線治療（一連につき）

1	定位放射線治療の場合	63,000点
2	1以外の場合	8,000点

注1 定位放射線治療のうち，患者の体幹部に対して行われるものについては，別に厚生労働大臣が定める施設基準〔※告示④第13・3，p.1014〕に適合しているものとして地方厚生局長等に届け出た保険医療機関において行われる場合に限り算定する。

2 定位放射線治療について，別に厚生労働大臣が定める施設基準〔※告示④第13・3の2，p.1014〕に適合しているものとして地方厚生局長等に届け出た保険医療機関において，呼吸性移動対策を行った場合は，**定位放射線治療呼吸性移動対策加算**として，所定点数に次の点数を加算する。

イ	動体追尾法	10,000点
ロ	その他	5,000点

→直線加速器による放射線治療（一連につき）

(1) 直線加速器による放射線治療は，実施された直線加速器による体外照射を一連で評価したものであり，M001体外照射を算定する場合は，当該点数は算定できない。

(2) 定位放射線治療とは，直線加速器（マイクロトロンを含む）により極小照射野で線量を集中的に照射する治療法であり，頭頸部に対する治療については，照射中心の固定精度が2mm以内であるものをいい，体幹部に対する治療については，照射中心の固定精度が5mm以内であるものをいう。

(3) 定位放射線治療における頭頸部に対する治療については，頭頸部腫瘍（頭蓋内腫瘍を含む），脳動静脈奇形及び薬物療法による疼痛管理が困難な三叉神経痛に対して行った場合にのみ算定し，体幹部に対する治療については，原発病巣が直径5cm以下であり転移病巣のない原発性肺癌，原発性肝癌又は原発性腎癌，3個以内で他病巣のない転移性肺癌又は転移性肝癌，転移病巣のない限局性の前立腺癌又は膵癌，直径5cm以下の転移性脊椎腫瘍，5個以内のオリゴ転移及び脊髄動静脈奇形（頸部脊髄動静脈奇形を含む）に対して行った場合にのみ算定し，数か月間の一連の治療過程に複数回の治療を行った場合であっても，所定点数は1回のみ算定する。

(4) 定位放射線治療については，定位型手術枠又はこれと同等の固定精度を持つ固定装置を取り付ける際等の麻酔，位置決め等に係る画像診断，検査，放射線治療管理等の当該治療に伴う一連の費用は所定点数に含まれ，別に算定できない。

(5) 「注2」の呼吸性移動対策とは，呼吸による移動長が10mmを超える肺がん，肝がん又は腎がんに対し，治療計画時及び毎回の照射時に呼吸運動（量）を計測する装置又は実時間位置画像装置等を用いて，呼吸性移動による照射範囲の拡大を低減する対策のことをいい，呼吸性移動のために必要な照射野の拡大が三次元的な各方向に対しそれぞれ5mm以下となることが，治療前に計画され，照射時に確認されるものをいう。なお，治療前の治療計画の際に，照射範囲計画について記録し，毎回照射時に実際の照射範囲について記録の上，検証する。

(6) 「注2」の「イ」動体追尾法は，自由呼吸の下で，呼吸運動と腫瘍位置との関係を分析し，呼吸運動に合わせて照射野を移動して照射する方法，又は呼吸運動に合わせて腫瘍の近傍のマーカー等をエックス線透視し，決められた位置を通過する時に照射する方法のいずれかの場合に算定する。 （令6保医発0305・4）

M001-4 粒子線治療（一連につき）

1	希少な疾病に対して実施した場合	
イ	重粒子線治療の場合	187,500点
ロ	陽子線治療の場合	187,500点
2	1以外の特定の疾病に対して実施した場合	
イ	重粒子線治療の場合	110,000点
ロ	陽子線治療の場合	110,000点

注1 別に厚生労働大臣が定める施設基準〔※告示④第13・4(1)，p.1015〕に適合しているものとして地方厚生局長等に届け出た保険医

放射

療機関において，別に厚生労働大臣が定める患者〔※告示④別表第11の4，p.1035〕に対して行われる場合に限り算定する。

2　粒子線治療の適応判定体制に関する別に厚生労働大臣が定める施設基準〔※告示④第13・5，p.1015〕に適合しているものとして地方厚生局長等に届け出た保険医療機関において，粒子線治療の適応判定に係る検討が実施された場合には，**粒子線治療適応判定加算**として，**40,000点**を所定点数に加算する。

3　別に厚生労働大臣が定める施設基準〔※告示④第13・6，p.1016〕に適合しているものとして地方厚生局長等に届け出た保険医療機関において，放射線治療を担当する専従の医師が策定した照射計画に基づく医学的管理を行った場合には，**粒子線治療医学管理加算**として，**10,000点**を所定点数に加算する。

→粒子線治療（一連につき）

(1)　重粒子線治療とは，炭素原子核を加速することにより得られた重粒子線を集中的に照射する治療法であるものをいう。

(2)　陽子線治療とは，水素原子核を加速することにより得られた陽子線を集中的に照射する治療法であるものをいう。

(3)　重粒子線治療は，手術による根治的な治療法が困難である限局性の骨軟部腫瘍，頭頸部悪性腫瘍（口腔・咽喉頭の扁平上皮癌を除く），手術による根治的な治療法が困難である早期肺癌（日本肺癌学会が定める「肺癌取扱い規約」におけるⅠ期からⅡA期までの肺癌に限る），手術による根治的な治療法が困難である肝細胞癌（長径4cm以上のものに限る），手術による根治的な治療法が困難である肝内胆管癌，手術による根治的な治療法が困難である局所進行性膵癌，手術による根治的な治療法が困難である局所大腸癌（手術後に再発したものに限る），手術による根治的な治療法が困難である局所進行性子宮頸部腺癌，手術による根治的な治療法が困難である局所進行性子宮頸部扁平上皮癌（長径6cm以上のものに限る），手術による根治的な治療法が困難である悪性黒色腫（婦人科領域の臓器から発生した悪性黒色腫に限る）又は限局性及び局所進行性前立腺癌（転移を有するものを除く）に対して根治的な治療法として行った場合にのみ算定し，数か月間の一連の治療過程に複数回の治療を行った場合であっても，所定点数は1回のみ算定する。

(4)　陽子線治療は，小児腫瘍（限局性の固形悪性腫瘍に限る），手術による根治的な治療法が困難である限局性の骨軟部腫瘍，頭頸部悪性腫瘍（口腔・咽喉頭の扁平上皮癌を除く），手術による根治的な治療法が困難である早期肺癌（日本肺癌学会が定める「肺癌取扱い規約」におけるⅠ期からⅡA期までの肺癌に限る），手術による根治的な治療法が困難である肝細胞癌（長径4cm以上のものに限る），手術による根治的な治療法が困難である肝内胆管癌，手術による根治的な治療法が困難である局所進行性膵癌，手術による根治的な治療法が困難である局所大腸癌（手術後に再発したものに限る）又は限局性及び局所進行性前立腺癌（転移を有するものを除く）に対して根治的な治療法として行った場合にのみ算定し，数か月間の一連の治療過程に複数回の治療を行った場合であっても，所定点数は1回のみ算定する。

(5)「1」に規定する希少な疾病とは，小児腫瘍（限局性の固形悪性腫瘍に限る），手術による根治的な治療法が困難である限局性の骨軟部腫瘍，頭頸部悪性腫瘍（口腔・咽喉頭の扁平上皮癌を除く），手術による根治的な治療法が困難である早期肺癌（日本肺癌学会が定める「肺癌取扱い規約」におけるⅠ期からⅡA期までの肺癌に限る），手術による根治的な治療法が困難である肝細胞癌（長径4cm以上のものに限る），手術による根治的な治療法が困難である肝内胆管癌，手術による根治的な治療法が困難である局所進行性膵癌，手術による根治的な治療法が困難である局所大腸癌（手術後に再発したものに限る），手術による根治的な治療法が困難である局所進行性子宮頸部腺癌，手術による根治的な治療法が困難である局所進行性子宮頸部扁平上皮癌（長径6cm以上のものに限る）又は手術による根治的な治療法が困難である悪性黒色腫（婦人科領域の臓器から発生した悪性黒色腫に限る）のことを指し，「2」に規定する「1」以外の特定の疾病とは，限局性及び局所進行性前立腺癌（転移を有するものを除く）のことを指す。

(6)　粒子線治療について，位置決めなどに係る画像診断，検査等の当該治療に伴う一連の費用は所定点数に含まれ，別に算定できない。

(7)「注2」の粒子線治療適応判定加算は，当該治療の実施に当たって，治療適応判定に関する体制が整備された保険医療機関において，適応判定が実施された場合に算定できるものであり，当該治療を受ける全ての患者に対して，当該治療の内容，合併症及び予後等を文書を用いて詳しく説明を行い，併せて，患者から要望のあった場合，その都度治療に関して十分な情報を提供する。なお，患者への説明内容については文書（書式様式は自由）で交付し，**診療録**に添付する。

(8)「注3」に規定する粒子線治療医学管理加算は，粒子線治療に係る照射に際して，画像診断に基づきあらかじめ作成した線量分布図に基づいた照射計画と照射時の照射中心位置を，三次元的な空間的再現性により照射室内で画像的に確認・記録するなどの医学的管理を行った場合に限り算定する。

(9)　粒子線治療の実施に当たっては，薬事承認された粒子線治療装置を用いた場合に限り算定する。

（令6保医発0305・4）

M001-5　ホウ素中性子捕捉療法（一連につき）　**187,500点**

注1　別に厚生労働大臣が定める施設基準〔※告示④第13・6の2，p.1016〕に適合しているものとして地方厚生局長等に届け出た保険医療機関において，別に厚生労働大臣が定める患者（**編注**：切除不能な局所進行又は局所再発の頭頸部癌の患者）に対して行われる場合に限り算定する。

2　ホウ素中性子捕捉療法の適応判定体制に関する別に厚生労働大臣が定める施設基準〔※告示④第13・6の3，p.1016〕に適合しているものとして地方厚生局長等に届け出た保険医療機関において，ホウ素中性子捕捉療法の適応判定に係る検討が実施された場合には，**ホウ素中性子捕捉療法適応判定加算**として，**40,000点**を所定点数に加算する。

3　別に厚生労働大臣が定める施設基準〔※

告示④第13・6の4，p.1017〕に適合しているものとして地方厚生局長等に届け出た保険医療機関において，ホウ素中性子捕捉療法に関する専門の知識を有する医師が策定した照射計画に基づく医学的管理を行った場合には，**ホウ素中性子捕捉療法医学管理加算**として，10,000点を所定点数に加算する。

4　体外照射用固定器具を使用した場合は，**体外照射用固定器具加算**として，1,000点を所定点数に加算する。

→ホウ素中性子捕捉療法（一連につき）

(1)　ホウ素中性子捕捉療法は，薬事承認された医療機器及び医薬品を用いて，切除不能な局所進行又は局所再発の頭頸部癌の患者に対して実施した場合に限り，一連の治療につき1回に限り算定する。

(2)　ホウ素中性子捕捉療法は，関連学会により認定された医師の管理の下で実施する。

(3)　ホウ素中性子捕捉療法の実施に当たっては，使用した薬剤は別に算定できる。

(4)　ホウ素中性子捕捉療法について，位置決めなどに係る画像診断，検査等の費用は所定点数に含まれ，別に算定できない。

(5)「注2」に規定するホウ素中性子捕捉療法適応判定加算は，当該療法の実施に当たって，治療適応判定に関する体制が整備された保険医療機関において，適応判定が実施された場合に算定できるものであり，当該療法を受ける全ての患者に対して，当該療法の内容，合併症及び予後等を文書を用いて詳しく説明を行い，併せて，患者から要望のあった場合，その都度治療に関して十分な情報を提供する。なお，患者への説明内容については文書（書式様式は自由）で交付し，**診療録**に添付する。

(6)「注3」に規定するホウ素中性子捕捉療法医学管理加算は，ホウ素中性子捕捉療法に係る照射に際して，画像診断に基づきあらかじめ作成した線量分布図に基づいた照射計画と照射時の照射中心位置を，三次元的な空間的再現性により照射室内で画像的に確認・記録するなどの医学的管理を行った場合に限り算定する。

(7)「注4」に規定する体外照射用固定器具加算は，ホウ素中性子捕捉療法を行う際に身体を精密に固定する器具を使用した場合に限り，一連の治療につき1回に限り算定できる。

（令6保医発0305·4）

M002　全身照射（一連につき）　30,000点

注　造血幹細胞移植を目的として行われるものに限る。

→全身照射（一連につき）

全身照射は，1回の造血幹細胞移植について，一連として1回に限り算定できる。（令6保医発0305·4）

M003　電磁波温熱療法（一連につき）

1　深在性悪性腫瘍に対するもの　9,000点

2　浅在性悪性腫瘍に対するもの　6,000点

→電磁波温熱療法（一連につき）

(1)「1」の深在性悪性腫瘍に対するものは，頭蓋内又は体腔内に存在する腫瘍であって，腫瘍の大半が概ね皮下6cm以上の深部に所在するものに対して，高出力の機器（100MHz以下の低周波数のもの）を用いて電磁波温熱療法を行う場合に算定できる。

(2)　四肢若しくは頸部の悪性腫瘍に対して行う場合又はアプリケーターを用いて腔内加温を行う場合は，腫瘍の存在する部位及び使用する機器の如何を問わず，「2」の浅在性悪性腫瘍に対するものにより算定する。

(3)　電磁波温熱療法は，放射線治療と併用しない場合（化学療法と併用する場合又は単独で行う場合）においても算定できる。

(4)「一連」とは，治療の対象となる疾患に対して所期の目的を達するまでに行う一連の治療過程をいう。数か月間の一連の治療過程に複数回の電磁波温熱療法を行う場合は，1回のみ所定点数を算定し，その他数回の療法の費用は所定点数に含まれ，別に算定できない。なお，医学的な必要性から，一連の治療過程後に再度，当該療法を行う場合は，2月に1回，2回を限度として算定する。

(5)　電磁波温熱療法の実施に当たっては，治療部分の温度を測定し，十分な加温を確認する等の必要な措置を講ずる。

(6)　電磁波温熱療法を行うに当たって使用するセンサー等の消耗品の費用は，所定点数に含まれ，別に算定できない。

（令6保医発0305·4）

M004　密封小線源治療（一連につき）

1　外部照射　80点

2　腔内照射

イ　高線量率イリジウム照射を行った場合又は新型コバルト小線源治療装置を用いた場合　12,000点

ロ　その他の場合　5,000点

3　組織内照射

イ　前立腺癌に対する永久挿入療法　48,600点

ロ　高線量率イリジウム照射を行った場合又は新型コバルト小線源治療装置を用いた場合　23,000点

ハ　その他の場合　19,000点

4　放射性粒子照射（本数に関係なく）　8,000点

注1　疾病，部位又は部位数にかかわらず，一連につき算定する。

2　使用した高線量率イリジウムの費用として，購入価格を50円で除して得た点数を加算する。

3　使用した低線量率イリジウムの費用として，購入価格を10円で除して得た点数を加算する。

4　前立腺癌に対する永久挿入療法を行った場合は，**線源使用加算**として，使用した線源の費用として1個につき630点を所定点数に加算する。ただし，この場合において，注6の加算は算定できない。

5　食道用アプリケーター又は気管，気管支用アプリケーターを使用した場合は，**食道用アプリケーター加算**又は**気管，気管支用アプリケーター加算**として，それぞれ6,700点又は4,500点を所定点数に加算する。

6　使用した放射性粒子の費用として，購入価格を10円で除して得た点数を加算する。

7　使用したコバルトの費用として，購入価格を1,000円で除して得た点数を加算する。

8　別に厚生労働大臣が定める施設基準〔※告示④第13・7，p.1017〕に適合しているものとして地方厚生局長等に届け出た保険医療

機関において，放射線治療を専ら担当する常勤の医師が画像誘導密封小線源治療（IGBT）（2のイに係るものに限る）を行った場合には，**画像誘導密封小線源治療加算**として，一連につき**1,200点**を所定点数に加算する。

→密封小線源治療（一連につき）

(1) 密封小線源治療の治療料は疾病の種類，部位の違い，部位数の多寡にかかわらず，一連として所定点数を算定する。

(2) **外部照射**とは，コバルト[60]，セシウム[137]等のガンマ線又はストロンチウム[90]等のベーター線による4cm以下の近距離照射又は直接貼布する療法をいう。

(3) **腔内照射**

ア　高線量率イリジウム照射を行った場合とは，子宮腔，腟腔，口腔，直腸等の腔内にイリジウム[192]管を挿入し照射する場合であり，アプリケーターの挿入から抜去までを一連として算定する。なお，挿入及び抜去に係る手技料は当該所定点数に含まれ，別に算定できない。

イ　新型コバルト小線源治療装置とは，高線量率イリジウム照射で用いられる線源と概ね同じ大きさの径の線源を用いるものをいう。

ウ　その他の場合とは，子宮腔，腟腔，口腔，直腸等の腔内にセシウム[137]管等を挿入して照射する場合や眼窩内等にストロンチウム容器を挿入して照射する場合であり，アプリケーターの挿入から抜去までを一連として算定するものとし，新型コバルト小線源治療装置を用いた場合には，「イ」により算定し，旧型コバルト腔内照射装置を用いた場合は算定できない。なお，挿入及び抜去に係る手技料は当該所定点数に含まれ，別に算定できない。

(4) **組織内照射**

ア　前立腺癌に対する永久挿入療法とは，前立腺組織内にヨウ素[125]粒子を挿入する療法をいい，当該療法の実施に当たっては，関係法令及び関係学会のガイドラインを踏まえ，適切に行われるよう十分留意する。

イ　高線量率イリジウム照射を行った場合とは，イリジウム[192]線源を挿入する場合であり，外套針の刺入から抜去までの全期間を一連として算定する。なお，外套針の刺入及び抜去に係る手技料は当該所定点数に含まれ，別に算定できない。

ウ　新型コバルト小線源治療装置とは，高線量率イリジウム照射で用いられる線源と概ね同じ大きさの径の線源を用いるものであり，それよりも大きな径の線源である従前のコバルト線源を用いるものは該当しない。

エ　その他の場合とは，舌その他の口腔癌，皮膚癌，乳癌等の癌組織内にコバルト針，セシウム針等を刺入する場合であり，刺入から抜去までの全期間を一連として算定する。なお，刺入及び抜去に係る手技料は当該所定点数に含まれ，別に算定できない。

(5) **放射性粒子照射**とは，組織内に放射性金粒子等の放射性粒子を刺入するものであって，その使用本数等に関係なく一連につき所定点数を算定する。また，この場合「注6」により放射性粒子の費用は別に算定できる。なお，刺入に係る手技料は当該所定点数に含まれ，別に算定できない。

(6) 同一の高線量率イリジウムを使用し，1人又は複数の患者に対して1回又は複数回の密封小線源治療を行った場合は，使用した高線量率イリジウムの費用として，患者1人につき1回に限り加算する。

(7) 同一の低線量率イリジウムを使用し，1人の患者に対して複数回の密封小線源治療を行った場合は，使用した低線量率イリジウムの費用として，患者1人につき1回に限り加算する。

(8) 同一のコバルトを使用し，1人の患者に対して複数回の密封小線源治療を行った場合は，使用したコバルトの費用として，患者1人につき1回に限り加算する。

(9) 「注8」に規定する画像誘導密封小線源治療加算は，治療用のアプリケーターを挿入した状態で撮影したCT又はMRIの画像所見を用いて治療計画を行い，腫瘍と周囲臓器への最適な照射線量を計算して，子宮頸癌に対して照射した場合に限り，一連につき1回に限り算定する。

(10) 「注8」に規定する画像誘導密封小線源治療加算は，日本放射線腫瘍学会が作成した最新の「密封小線源治療の診療・物理QAガイドライン」を遵守して実施した場合に限り算定できる。

（令6保医発0305·4）

M005　血液照射　110点

→血液照射

(1) 血液照射は，輸血後移植片対宿主病予防のために輸血用血液に対して放射線照射を行った場合に算定する。

(2) 血液照射料は，血液照射を行った血液量が400mL以下の場合には**110点**，これ以降400mL又はその端数を増すごとに**110点**を加えて計算する。なお，血液照射を行った血液のうち，実際に輸血を行った1日当たりの血液量についてのみ算定する。

(3) 血液量は，実際に照射を行った総量又は原材料として用いた血液の総量のうちいずれか少ない量により算定する。例えば，200mLの血液から製造された30mLの血液成分製剤については30mLとして算定し，200mLの血液から製造された230mLの保存血及び血液成分製剤は，200mLとして算定する。

(4) 放射線を照射した血液製剤を使用した場合は，当該血液照射は別に算定できない。

(5) 血液照射に当たっては，「血液製剤の使用指針及び輸血療法の実施に関する指針について」（平成11年6月10日付け医薬発第715号厚生省医薬安全局長通知）及び「血小板製剤の使用適正化の推進について」（平成6年7月11日付け薬発第638号厚生省薬務局長通知）による，両通知別添（「血液製剤の使用指針」，「輸血療法の実施に関する指針」及び「血小板製剤の適正使用について」）その他の関係通知及び関係学会から示されている血液照射についてのガイドラインを遵守するよう努める。

（令6保医発0305·4）

第2節　特定保険医療材料料

M200　特定保険医療材料　材料価格を10円で除して得た点数

注　使用した特定保険医療材料の材料価格は，別に厚生労働大臣が定める。

第13部　病理診断

通　則

1　病理診断の費用は，第１節及び第２節の各区分の所定点数を合算した点数により算定する。ただし，病理診断に当たって患者から検体を穿刺し又は採取した場合は，第１節及び第２節並びに第３部第４節の各区分の所定点数を合算した点数により算定する。

2　病理診断に当たって患者に対し薬剤を施用した場合は，特に規定する場合を除き，前号により算定した点数及び第３部第５節の所定点数を合算した点数により算定する。

3　病理診断に当たって，別に厚生労働大臣が定める保険医療材料〔※告示1, p.663〕（以下この部において「特定保険医療材料」という）を使用した場合は，前２号により算定した点数及び第３部第６節の所定点数を合算した点数により算定する。

4　第１節又は第２節に掲げられていない病理診断であって特殊なものの費用は，第１節又は第２節に掲げられている病理診断のうちで最も近似する病理診断の各区分の所定点数により算定する。

5　対称器官に係る病理標本作製料の各区分の所定点数は，両側の器官の病理標本作製料に係る点数とする。

6　保険医療機関が，患者の人体から排出され，又は採取された検体について，当該保険医療機関以外の施設に臨床検査技師等に関する法律第２条に規定する病理学的検査を委託する場合における病理診断に要する費用については，第３部検査の通則第６号に規定する別に厚生労働大臣が定めるところにより算定する。ただし，区分番号Ｎ006に掲げる病理診断料については，別に厚生労働大臣が定める施設基準〔※告示4第14の２・１, p.1018〕に適合しているものとして地方厚生局長等に届け出た保険医療機関間において行うときに限り算定する。

7　保険医療機関間のデジタル病理画像（病理標本に係るデジタル画像のことをいう。以下この表において同じ）の送受信及び受信側の保険医療機関における当該デジタル病理画像の観察により，区分番号Ｎ003に掲げる術中迅速病理組織標本作製又は区分番号Ｎ003-2に掲げる迅速細胞診を行う場合には，別に厚生労働大臣が定める施設基準〔※告示4第14の２・２, p.1018〕に適合しているものとして地方厚生局長等に届け出た保険医療機関間において行うときに限り算定する。

→「通則」について

1　病理診断の費用には，病理標本作製を行う医師，看護師，臨床検査技師，衛生検査技師及び病理診断・判断を行う医師の人件費，試薬，デッキグラス，試験管等の材料費，機器の減価償却費，管理費等の費用が含まれる。

2　病理標本作製に当たって使用される試薬は，原則として医薬品として承認されたものであることを要する。

3　病理標本を撮影した画像を電子媒体に保存した場合，保存に要した電子媒体の費用は所定点数に含まれる。

4　第１節に掲げられていない病理標本作製であって簡単な病理標本作製の費用は，基本診療料に含まれ，別に算定できない。

5　第１節に掲げる病理標本作製料の項に掲げられていない病理標本作製のうち簡単な病理標本作製の病理標本作製料は算定できないが，特殊な病理標本作製については，その都度当局に内議し，最も近似する病理標本作製として通知されたものの算定方法及び「注」（特に定めるものを除く）を準用して，準用された病理標本作製料に係る病理診断・判断料と併せて算定する。

6　保険医療機関間の連携により病理診断を行った場合は，標本若しくは検体の送付側又はデジタル病理画像の送信側の保険医療機関においてＮ006病理診断料を算定できる。なお，その際には，送付側又は送信側の保険医療機関において，**別紙様式44**又はこれに準じた様式に診療情報等の必要事項を記載し，受取側又は受信側の保険医療機関に交付する。さらに，病理標本の作製を衛生検査所に委託する場合には，衛生検査所にも当該事項を同様に交付する。

　また，Ｎ006の「注４」に規定する病理診断管理加算１又は２については，受取側又は受信側の保険医療機関が，当該加算の施設基準に適合しているものとして地方厚生（支）局長に届け出た保険医療機関であり，当該保険医療機関において，病理診断を専ら担当する常勤の医師が病理診断を行い，送付側又は送信側の保険医療機関にその結果を文書により報告した場合に，当該基準に係る区分に従い，所定点数に加算する。さらに，Ｎ006の「注５」に規定する悪性腫瘍病理組織標本加算については，受取側又は受信側の保険医療機関が，当該加算の施設基準に適合しているものとして地方厚生（支）局長に届け出た保険医療機関であり，当該保険医療機関において，Ｎ006(5)に規定する原発性悪性腫瘍に係る手術の検体からＮ000病理組織標本作製の「１」又はＮ002免疫染色（免疫抗体法）病理組織標本作製により作製された組織標本に基づく診断を行った場合に，所定点数に加算する。受取側又は受信側の保険医療機関における診断等に係る費用は，受取側又は受信側，送付側又は送信側の保険医療機関間における相互の合議に委ねる。

7　保険医療機関間のデジタル病理画像の送受信及び受信側の保険医療機関における当該デジタル病理画像の観察による術中迅速病理組織標本作製を行った場合は，送信側の保険医療機関においてＮ003術中迅速病理組織標本作製及びＮ006病理診断料の「１」を算定できる。また，Ｎ006の「注４」に規定する病理診断管理加算１又は２については，受信側の保険医療機関が，当該加算の施設基準に適合しているものとして地方厚生（支）局長に届け出た保険医療機関であり，当該保険医療機関において病理診断を専ら担当する常勤の医師が病理診断を行い，送信側の保険医療機関にその結果を報告した場合に，当該基準に係る区分に従い，所定点数に加算する。受信側の保険医療機関における診断等に係る費用は，受信側，送信側の保険医療機関間における相互の合議に委ねる。

8　保険医療機関間のデジタル病理画像の送受信及び受信側の保険医療機関における当該デジタル病理画像の

（別紙様式44）

保険医療機関間の連携による病理診断に係る情報提供様式

標本等の受取又は受信側

病理標本等の受取又は受信側の医療機関名：	
担当医：　　　　科　　　　殿	依頼日：　　年　　月　　日

標本等の送付又は送信側

病理標本等の送付又は送信側の医療機関名：
所在地：
電話番号：　　　医師氏名：　　　　提出医サイン：
送付又は送信する材料　□病理組織標本　□病理検体　□病理組織標本のデジタル病理画像
標本作製の場所（標本又はデジタル病理画像を送付する場合）：院内・院外（施設名称：　　標本番号：　　）
患者氏名：　　　（フリガナ）　　　　性別：男・女
患者住所
生年月日：明・大・昭・平・令　　年　　月　　日（　　歳） 職業：（具体的に　　）電話番号：
保険医療機関間の連携による病理診断についての患者の了解：有・無
傷病名：
臨床診断・臨床経過：
肉眼所見・診断（略図等）：
病理材料のマクロ写真と切り出し図（鉗子生検等は除く）：
採取日又は手術日：　　年　　月　　日
提出臓器とそれぞれの標本又はデジタル病理画像の枚数：１.　　２.　　３.　　その他
既往歴：
家族歴：
感染症の有無：有（　　　）・無
治療情報・治療経過：
現在の処方：
病理診断に際しての要望：
備考：
病理診断科使用欄：病理診断科ID □病理診断管理加算１　□病理診断管理加算２　□悪性腫瘍病理組織標本加算　□標本作製料　□病理診断料 □免疫染色等（　　　）

※1 内視鏡生検等では，内視鏡伝票又は生検部位の写真を添付すること
※2 手術材料等では病変部の写真等を含む画像診断報告書資料を添付すること

観察による迅速細胞診を行った場合は，送信側の保険医療機関においてＮ003-2迅速細胞診及びＮ006病理診断料の「２」を算定できる。また，Ｎ006の「注４」に規定する病理診断管理加算１又は２については，受信側の保険医療機関が，当該加算の施設基準に適合しているものとして地方厚生（支）局長に届け出た保険医療機関であり，当該保険医療機関において病理診断を専ら担当する常勤の医師が病理診断を行い，送信側の保険医療機関にその結果を報告した場合に当該基準に係る区分に従い，所定点数に加算する。受信側の保険医療機関における診断等に係る費用は，受信側，送信側の保険医療機関間における相互の合議に委ねる。

9　デジタル病理画像に基づく病理診断については，デジタル病理画像の作成，観察及び送受信を行うにつき十分な装置・機器を用いた上で観察及び診断を行った場合に算定できる。なお，デジタル病理画像に基づく病理診断を行うに当たっては，関係学会による指針を参考とする。（令６保医発0305・4）

第１節　病理標本作製料

通　則

1　病理標本作製に当たって，３臓器以上の標本作製を行った場合は，３臓器を限度として算定する。

2　リンパ節については，所属リンパ節ごとに１臓器として数えるが，複数の所属リンパ節が１臓器について存在する場合は，当該複数の所属リンパ節を１臓器として数える。

Ｎ000　病理組織標本作製
1　組織切片によるもの（1臓器につき）　**860点**
2　セルブロック法によるもの（1部位につき）　**860点**

→病理組織標本作製

(1)「１」の「組織切片によるもの」について，次に掲げるものは，各区分ごとに１臓器として算定する。
ア　気管支及び肺臓
イ　食道
ウ　胃及び十二指腸
エ　小腸
オ　盲腸
カ　上行結腸，横行結腸及び下行結腸
キ　S状結腸
ク　直腸
ケ　子宮体部及び子宮頸部

(2)「２」の「セルブロック法によるもの」について，同一又は近接した部位より同時に数検体を採取して標

本作製を行った場合であっても，１回として算定する。
(3)　病理組織標本作製において，１臓器又は１部位から多数のブロック，標本等を作製した場合であっても，１臓器又は１部位の標本作製として算定する。
(4)　病理組織標本作製において，悪性腫瘍がある臓器又はその疑いがある臓器から多数のブロックを作製し，又は連続切片標本を作製した場合であっても，所定点数のみ算定する。
(5)　当該標本作製において，ヘリコバクター・ピロリ感染診断を目的に行う場合の保険診療上の取扱いについては，「ヘリコバクター・ピロリ感染の診断及び治療に関する取扱いについて」（平成12年10月31日保険発第180号）に即して行う。
(6)　「２」の「セルブロック法によるもの」は，悪性中皮腫を疑う患者又は組織切片を検体とした病理組織標本作製が実施困難な肺悪性腫瘍，胃癌，大腸癌，卵巣癌，悪性リンパ腫若しくは乳癌を疑う患者に対して，穿刺吸引等により採取した検体を用いてセルブロック法により標本作製した場合に算定する。なお，肺悪性腫瘍，胃癌，大腸癌，卵巣癌，悪性リンパ腫又は乳癌を疑う患者に対して実施した場合には，組織切片を検体とした病理組織標本作製が実施困難である医学的な理由を**診療録**及び**診療報酬明細書**の摘要欄に記載する。

（令６保医発0305·4）

N001　電子顕微鏡病理組織標本作製（１臓器につき）　**2,000点**

→電子顕微鏡病理組織標本作製
(1)　電子顕微鏡病理組織標本作製は，腎組織，内分泌臓器の機能性腫瘍（甲状腺腫を除く），異所性ホルモン産生腫瘍，軟部組織悪性腫瘍，ゴーシェ病等の脂質蓄積症，多糖体蓄積症等に対する生検及び心筋症に対する心筋生検の場合において，電子顕微鏡による病理診断のための病理組織標本を作製した場合に算定できる。
(2)　電子顕微鏡病理組織標本作製，N000病理組織標本作製，N002免疫染色（免疫抗体法）病理組織標本作製のうち，いずれを算定した場合であっても，他の２つの項目を合わせて算定することができる。

（令６保医発0305·4）

N002　免疫染色（免疫抗体法）病理組織標本作製

1	エストロジェンレセプター	720点
2	プロジェステロンレセプター	690点
3	HER２タンパク	690点
4	EGFRタンパク	690点
5	CCR４タンパク	10,000点
6	ALK融合タンパク	2,700点
7	CD30	400点
8	その他（１臓器につき）	400点

注１　１及び２の病理組織標本作製を同一月に実施した場合は，**180点**を主たる病理組織標本作製の所定点数に加算する。
２　８について，確定診断のために４種類以上の抗体を用いた免疫染色が必要な患者に対して，標本作製を実施した場合には，**1,200点**を所定点数に加算する。

→免疫染色（免疫抗体法）病理組織標本作製
(1)　免疫染色（免疫抗体法）病理組織標本作製は，病理組織標本を作製するにあたり免疫染色を行った場合に，方法（蛍光抗体法又は酵素抗体法）又は試薬の種類にかかわらず，１臓器につき１回のみ算定する。ただし，「３」のHER２タンパクは，化学療法歴のある手術不能又は再発乳癌患者に対して，過去に乳癌に係る本標本作製を実施した場合であって，抗HER２ヒト化モノクローナル抗体抗悪性腫瘍剤の投与の適応を判定するための補助に用いるものとして薬事承認又は認証を得ている体外診断用医薬品を用いて，HER２低発現の確認により当該抗悪性腫瘍剤の投与の適応を判断することを目的として，本標本作製を再度行う場合に限り，別に１回に限り算定できる（乳癌に係る初回の本標本作成を令和６年３月31日以降に実施した場合にあっては，令和８年５月31日までの間に限る）。なお，再度免疫染色が必要である医学的な理由を**診療報酬明細書**の摘要欄に記載する。
(2)　免疫染色（免疫抗体法）病理組織標本作製，N000病理組織標本作製又はN001電子顕微鏡病理組織標本作製のうち，いずれを算定した場合であっても，他の２つの項目を合わせて算定することができる。
(3)　「１」のエストロジェンレセプターの免疫染色と「２」のプロジェステロンレセプターの免疫染色を同一月に実施した場合は，いずれかの主たる病理組織標本作製の所定点数及び「注」に規定する加算のみを算定する。
(4)　「３」のHER２タンパクは，半定量法又はEIA法（酵素免疫測定法）による病理標本作製を行った場合に限り算定する。
(5)　「５」CCR４タンパク及びD006-10 CCR４タンパク（フローサイトメトリー法）を同一の目的で実施した場合は，原則として主たるもののみ算定する。ただし，医学的な必要性がある場合には，併せて実施した場合であっても，いずれの点数も算定できる。なお，この場合においては，**診療報酬明細書**の摘要欄にその理由及び医学的必要性を記載する。
(6)　「６」のALK融合タンパクは，以下に掲げる場合において算定できる。
ア　非小細胞肺癌患者に対して，ALK阻害剤の投与の適応を判断することを目的として，ブリッジ試薬を用いた免疫組織染色法により病理標本作製を行った場合（当該薬剤の投与方針の決定までの間の１回に限る）
イ　悪性リンパ腫患者に対して，悪性リンパ腫の診断補助を目的として免疫組織染色法により病理標本作製を行った場合（悪性リンパ腫の病型分類までの間の１回に限る）
(7)　「７」のCD30は，HQリンカーを用いた免疫組織化学染色法により，悪性リンパ腫の診断補助を目的に実施した場合に算定する。
(8)　「注２」に規定する**「確定診断のために４種類以上の抗体を用いた免疫染色が必要な患者」**とは，原発不明癌，原発性脳腫瘍，悪性リンパ腫，悪性中皮腫，肺悪性腫瘍（腺癌，扁平上皮癌），消化管間質腫瘍（GIST），慢性腎炎，内分泌腫瘍，軟部腫瘍，皮膚の血管炎，水疱症（天疱瘡，類天疱瘡等），悪性黒色腫，筋ジストロフィー又は筋炎が疑われる患者を指す。これらの疾患が疑われる患者であっても３種類以下の抗体で免疫染色を行った場合は，当該加算は算定できない。
(9)　**肺悪性腫瘍（腺癌，扁平上皮癌）が疑われる患者**に対して「注２」の加算を算定する場合は，腫瘍が未分化であった場合等HE染色では腺癌又は扁平上皮癌の診断が困難な患者に限り算定することとし，その医学的根拠を**診療報酬明細書**の摘要欄に詳細に記載する。なお，次に掲げるいずれかの項目を既に算定している場合には，当該加算は算定できない。

ア D004-2悪性腫瘍組織検査の「1」悪性腫瘍遺伝子検査の「イ」処理が容易なものの「(1)」医薬品の適応判定の補助等に用いるもの〔肺癌におけるEGFR遺伝子検査，ROS1融合遺伝子検査，ALK融合遺伝子検査，BRAF遺伝子検査（次世代シーケンシングを除く）及びMETex14遺伝子検査（次世代シーケンシングを除く）に限る〕

イ D004-2悪性腫瘍組織検査の「1」悪性腫瘍遺伝子検査の「ロ」処理が複雑なもの〔肺癌におけるBRAF遺伝子検査（次世代シーケンシング），METex14遺伝子検査（次世代シーケンシング）及びRET融合遺伝子検査に限る〕

ウ D006-24肺癌関連遺伝子多項目同時検査

エ N005-2ALK融合遺伝子標本作製

(10) **セルブロック法による病理組織標本に対する免疫染色**については，悪性中皮腫を疑う患者又は組織切片を検体とした病理組織標本作製が実施困難な肺悪性腫瘍，胃癌，大腸癌，卵巣癌，悪性リンパ腫若しくは乳癌を疑う患者に対して実施した場合に算定する。なお，肺悪性腫瘍，胃癌，大腸癌，卵巣癌，悪性リンパ腫又は乳癌を疑う患者に対して実施した場合には，組織切片を検体とした病理組織標本作製が実施困難である医学的な理由を**診療録**及び**診療報酬明細書**の摘要欄に記載する。 (令6保医発0305·4)

N003 術中迅速病理組織標本作製（1手術につき） **1,990点**

→術中迅速病理組織標本作製

術中迅速病理組織標本作製は，手術の途中において迅速凍結切片等による標本作製及び鏡検を完了した場合において，1手術につき1回算定する。

なお，摘出した臓器について，術後に再確認のため精密な病理組織標本作製を行った場合は，N000病理組織標本作製の所定点数を別に算定する。 (令6保医発0305·4)

N003-2 迅速細胞診

1 手術中の場合（1手術につき） **450点**

2 検査中の場合（1検査につき） **450点**

→迅速細胞診

迅速細胞診は，手術，気管支鏡検査（超音波気管支鏡下穿刺吸引生検法の実施時に限る）又は内視鏡検査（膵癌又は胃粘膜下腫瘍が疑われる患者に対して超音波内視鏡下穿刺吸引生検法の実施時に限る）の途中において腹水及び胸水等の体腔液又は穿刺吸引検体による標本作製及び鏡検を完了した場合において，1手術又は1検査につき1回算定する。 (令6保医発0305·4)

N004 細胞診（1部位につき）

1 婦人科材料等によるもの **150点**

2 穿刺吸引細胞診，体腔洗浄等によるもの **190点**

注1 1について，固定保存液に回収した検体から標本を作製して，診断を行った場合には，**婦人科材料等液状化検体細胞診加算**として，**45点**を所定点数に加算する。

2 2について，過去に穿刺し又は採取し，固定保存液に回収した検体から標本を作製して，診断を行った場合には，**液状化検体細胞診加算**として，**85点**を所定点数に加算する。

→細胞診

(1) 腟脂膏顕微鏡標本作製，胃液，腹腔穿刺液等の癌細胞標本作製及び眼科プロヴァツェク小体標本作製並びに天疱瘡又はヘルペスウイルス感染症におけるTzanck細胞の標本作製は，細胞診により算定する。

(2) 同一又は近接した部位より同時に数検体を採取して標本作製を行った場合であっても，1回として算定する。

(3) 「2」の「穿刺吸引細胞診，体腔洗浄等」とは，喀痰細胞診，気管支洗浄細胞診，体腔液細胞診，体腔洗浄細胞診，体腔臓器擦過細胞診及び髄液細胞診等を指す。

(4) 「注1」に規定する婦人科材料等液状化検体細胞診加算は，採取と同時に行った場合に算定できる。なお，過去に穿刺又は採取し，固定保存液に回収した検体から標本を作製し診断を行った場合には算定できない。

(5) 「注2」に規定する液状化検体細胞診加算は，採取と同時に作製された標本に基づいた診断の結果，再検が必要と判断され，固定保存液に回収した検体から再度標本を作製し，診断を行った場合に限り算定できる。採取と同時に行った場合は算定できない。 (令6保医発0305·4)

N005 HER2遺伝子標本作製

1 単独の場合 **2,700点**

2 区分番号N002に掲げる免疫染色（免疫抗体法）病理組織標本作製の3による病理標本作製を併せて行った場合 **3,050点**

→HER2遺伝子標本作製

(1) HER2遺伝子標本作製は，抗HER2ヒト化モノクローナル抗体抗悪性腫瘍剤の投与の適応を判断することを目的として，FISH法，SISH法又はCISH法により遺伝子増幅標本作製を行った場合に，当該抗悪性腫瘍剤の投与方針の決定までの間に1回を限度として算定する。

(2) 本標本作製とN002免疫染色（免疫抗体法）病理組織標本作製の「3」を同一の目的で実施した場合は，本区分の「2」により算定する。 (令6保医発0305·4)

N005-2 ALK融合遺伝子標本作製 **6,520点**

→ALK融合遺伝子標本作製

ALK融合遺伝子標本作製は，ALK阻害剤の投与の適応を判断することを目的として，FISH法により遺伝子標本作製を行った場合に，当該薬剤の投与方針の決定までの間に1回を限度として算定する。 (令6保医発0305·4)

N005-3 PD-L1タンパク免疫染色（免疫抗体法）病理組織標本作製 **2,700点**

→PD-L1タンパク免疫染色（免疫抗体法）病理組織標本作製

PD-L1タンパク免疫染色（免疫抗体法）病理組織標本作製は，抗PD-1抗体抗悪性腫瘍剤又は抗PD-L1抗体抗悪性腫瘍剤の投与の適応を判断することを目的として，免疫染色（免疫抗体法）病理組織標本作製を行った場合に，当該抗悪性腫瘍剤の投与方針の決定までの間に1回を限度として算定する。 (令6保医発0305·4)

N005-4 ミスマッチ修復タンパク免疫染色（免疫抗体法）**病理組織標本作製** **2,700点**

注 別に厚生労働大臣が定める施設基準〔※告示④第14の2・2の3，p.1019〕に適合しているものとして地方厚生局長等に届け出た保険医療機関において，ミスマッチ修復タンパク免疫染色（免疫抗体法）病理組織標本作製を実施し，その結果について患者又はその家族等に対し遺伝カウンセリングを行った場合には，**遺伝カウンセリング加算**として，患者１人につき月１回に限り，**1,000点**を所定点数に加算する。

→ミスマッチ修復タンパク免疫染色（免疫抗体法）病理組織標本作製

(1) ミスマッチ修復タンパク免疫染色（免疫抗体法）病理組織標本作製は，以下のいずれかを目的として，免疫染色（免疫抗体法）病理組織標本作製を行った場合に，患者１人につき１回に限り算定する。

ア 固形癌における抗PD-１抗体抗悪性腫瘍剤の適応判定の補助

イ 大腸癌におけるリンチ症候群の診断の補助

ウ 大腸癌における抗悪性腫瘍剤による治療法の選択の補助

(2) (1)に掲げるいずれか１つの目的で当該標本作製を実施した後に，別の目的で当該標本作製を実施した場合にあっても，別に１回に限り算定できる。なお，この場合にあっては，その医学的な必要性を**診療報酬明細書**の摘要欄に記載する。

(3) 本標本作製及びＤ004-２に掲げるマイクロサテライト不安定性検査を同一の目的で実施した場合は，主たるもののみ算定する。

(4) 「注」に規定する遺伝カウンセリング加算は，本標本作製（リンチ症候群の診断の補助に用いる場合に限る）を実施する際，以下のいずれも満たす場合に算定できる。

ア 本標本作製の実施前に，臨床遺伝学に関する十分な知識を有する医師が，患者又はその家族等に対し，当該標本作製の目的並びに当該標本作製の実施によって生じうる利益及び不利益についての説明等を含めたカウンセリングを行うとともに，その内容を文書により交付する。

イ 臨床遺伝学に関する十分な知識を有する医師が，患者又はその家族等に対し，本標本作製の結果に基づいて療養上の指導を行うとともに，その内容を文書により交付する。

ただし，この場合において，同一の目的で実施したＤ004-２に掲げるマイクロサテライト不安定性検査に係る遺伝カウンセリング加算は別に算定できない。なお，遺伝カウンセリングの実施に当たっては，厚生労働省「医療・介護関係事業者における個人情報の適切な取り扱いのためのガイダンス」及び関係学会による「医療における遺伝学的検査・診断に関するガイドライン」を遵守する。 (令６保医発0305·1)

N005-5 BRAF V600E変異タンパク免疫染色（免疫抗体法）病理組織標本作製 1,600点

→BRAF V600E変異タンパク免疫染色（免疫抗体法）病理組織標本作製

(1) BRAF V600E変異タンパク免疫染色（免疫抗体法）病理組織標本作製は，以下のいずれかを目的として，免疫染色（免疫抗体法）病理組織標本作製を行った場合に，患者１人につき１回に限り算定する。

ア 大腸癌におけるリンチ症候群の診断の補助

イ 大腸癌における抗悪性腫瘍剤による治療法の選択の補助

(2) 早期大腸癌におけるリンチ症候群の除外を目的として，本標本作製を実施した場合にあっては，Ｄ004-２に掲げるマイクロサテライト不安定性検査，又はＮ005-４ミスマッチ修復タンパク免疫染色（免疫抗体法）病理組織標本作製を実施した年月日を，**診療報酬明細書**の摘要欄に記載する。

(3) 本標本作製及びＤ004-２に掲げる大腸癌におけるＢＲＡＦ遺伝子検査を併せて行った場合は，主たるもののみ算定する。 (令６保医発0305·1)

第２節 病理診断・判断料

N006 病理診断料

１ 組織診断料 520点

２ 細胞診断料 200点

注１ １については，病理診断を専ら担当する医師が勤務する病院又は病理診断を専ら担当する常勤の医師が勤務する診療所である保険医療機関において，区分番号Ｎ000に掲げる病理組織標本作製，区分番号Ｎ001に掲げる電子顕微鏡病理組織標本作製，区分番号Ｎ002に掲げる免疫染色（免疫抗体法）病理組織標本作製若しくは区分番号Ｎ003に掲げる術中迅速病理組織標本作製により作製された組織標本〔区分番号Ｎ000に掲げる病理組織標本作製又は区分番号Ｎ002に掲げる免疫染色（免疫抗体法）病理組織標本作製により作製された組織標本のデジタル病理画像を含む〕に基づく診断を行った場合又は当該保険医療機関以外の保険医療機関で作製された組織標本〔当該保険医療機関以外の保険医療機関で区分番号Ｎ000に掲げる病理組織標本作製又は区分番号Ｎ002に掲げる免疫染色（免疫抗体法）病理組織標本作製により作製された組織標本のデジタル病理画像を含む〕に基づく診断を行った場合に，これらの診断の別又は回数にかかわらず，月１回に限り算定する。

２ ２については，病理診断を専ら担当する医師が勤務する病院又は病理診断を専ら担当する常勤の医師が勤務する診療所である保険医療機関において，区分番号Ｎ003-2に掲げる迅速細胞診若しくは区分番号Ｎ004に掲げる細胞診の２により作製された標本に基づく診断を行った場合又は当該保険医療機関以外の保険医療機関で作製された標本に基づく診断を行った場合に，これらの診断の別又は回数にかかわらず，月１回に限り算定する。

３ 当該保険医療機関以外の保険医療機関で作製された標本に基づき診断を行った場合は，区分番号Ｎ000からＮ004までに掲げる病理標本作製料は，別に算定できない。

４ 病理診断管理に関する別に**厚生労働大臣が定める施設基準**〔※告示④第14の２・３，p.1019〕に適合しているものとして地方厚生局長等に届け出た保険医療機関において，病理診断を専ら担当する常勤の医師が病理診断を行い，その結果を文書により報告した場合には，当該基準に係る区分に従い，次に掲げる点数を所定点数に加算する。
イ **病理診断管理加算１**
(1) 組織診断を行った場合 **120点**
(2) 細胞診断を行った場合 **60点**
ロ **病理診断管理加算２**
(1) 組織診断を行った場合 **320点**
(2) 細胞診断を行った場合 **160点**

5 １については，別に厚生労働大臣が定める施設基準〔※告示④第14の２・３の２，p.1019〕に適合しているものとして地方厚生局長等に届け出た保険医療機関において，悪性腫瘍に係る手術の検体から区分番号Ｎ000に掲げる病理組織標本作製の１又は区分番号Ｎ002に掲げる免疫染色（免疫抗体法）病理組織標本作製により作製された組織標本に基づく診断を行った場合は，**悪性腫瘍病理組織標本加算**として，**150点**を所定点数に加算する。

→病理診断料

(1) 当該保険医療機関以外に勤務する病理診断を行う医師が，当該保険医療機関に出向いて病理診断を行った場合等，当該保険医療機関における勤務の実態がない場合においては，病理診断料は算定できない。

(2) 当該保険医療機関において，当該保険医療機関以外の医療機関（衛生検査所等を含む）で作製した病理標本につき診断を行った場合には，月１回に限り所定点数を算定する。

なお，患者が当該傷病につき当該保険医療機関を受診していない場合においては，療養の給付の対象とならない。

(3) 病理診断料が含まれない入院料を算定する病棟に入院中の患者に対して，病理診断料を算定する場合は，同一月内に当該患者が病理診断料の含まれる入院料を算定する病棟に転棟した場合であっても，当該病理診断料を算定することができる。

(4) 病理診断管理加算１又は２の届出を行った保険医療機関において，病理診断を専ら担当する常勤の医師のうち当該保険医療機関において勤務する１名（病理診断管理加算２を算定する場合にあっては２名）を除いた病理診断を専ら担当する常勤の医師については，当該保険医療機関において常態として週３日以上，かつ，週24時間以上の勤務を行っている場合，当該勤務時間以外の所定労働時間については，自宅等の当該保険医療機関以外の場所で，デジタル病理画像の観察及び送受信を行うにつき十分な装置・機器を用いた上で観察を行い，その結果を文書により当該患者の診療を担当する医師に報告した場合も病理診断料及び病理診断管理加算１又は２を算定できる。なお，デジタル画像に基づく病理診断を行うに当たっては，関係学会による指針を参考とする。また，病院の管理者が当該医師の勤務状況を適切に把握している。

(5) 「注５」に規定する悪性腫瘍病理組織標本加算については，原発性悪性腫瘍に対してＫ007の「１」，Ｋ031，Ｋ053，Ｋ162，Ｋ394，Ｋ394-2，Ｋ439，Ｋ442，Ｋ476，Ｋ484-2，Ｋ514，Ｋ514-2，Ｋ529，Ｋ529-2，Ｋ529-3，Ｋ529-5，Ｋ653の「２」，Ｋ653の「３」，Ｋ655の「２」，Ｋ655-2の「２」，Ｋ655-2の「３」，Ｋ655-4の「２」，Ｋ655-5の「２」，Ｋ655-5の「３」，Ｋ657の「２」，Ｋ657の「３」，Ｋ657-2の「２」からＫ657-2の「４」まで，Ｋ675，Ｋ675-2，Ｋ677，Ｋ677-2，Ｋ695，Ｋ695-2，Ｋ700-2，Ｋ700-3，Ｋ702，Ｋ702-2，Ｋ703，Ｋ703-2，Ｋ704，Ｋ721-4，Ｋ740，Ｋ740-2，Ｋ773からＫ773-3まで，Ｋ773-5，Ｋ773-6，Ｋ803からＫ803-3まで，Ｋ833，Ｋ843からＫ843-4まで，Ｋ879，Ｋ879-2又はＫ889に掲げる手術を実施し，当該手術の検体から作製された病理組織標本に基づき病理診断を行った場合に算定する。 (令６保医発0305·4)

Ｎ007 病理判断料 **130点**

注１ 行われた病理標本作製の種類又は回数にかかわらず，月１回に限り算定する。

２ 区分番号Ｎ006に掲げる病理診断料を算定した場合には，算定しない。

→病理判断料

病理判断料が含まれない入院料を算定する病棟に入院中の患者に対して，病理判断料を算定した場合は，同一月内に当該患者が病理判断料の含まれる入院料を算定する病棟に転棟した場合であっても，当該病理判断料を算定することができる。 (令６保医発0305·4)

第14部 その他 新

通 則

1 処遇の費用は，第1節若しくは第2節の各区分の所定点数のみにより，又は第1節及び第2節の各区分の所定点数を合算した点数により算定する。

2 処遇改善に当たって，歯科診療及び歯科診療以外の診療を併せて行う保険医療機関にあっては，歯科診療及び歯科診療以外の診療につき，それぞれ別に第2節（入院ベースアップ評価料を除く）の各区分に掲げるベースアップ評価料を算定する。

→<通則>

1 その他の費用は，第1節看護職員処遇改善評価料若しくは第2節ベースアップ評価料の各区分の所定点数のみにより，又は第1節看護職員処遇改善評価料及び第2節ベースアップ評価料の各区分の所定点数を合算した点数により算定する。

2 医科歯科併設の保険医療機関において，医科診療に属する診療科に係る傷病につき入院中の患者が歯又は口腔の疾患のために歯科において初診若しくは再診を受けた場合，又は歯科診療に係る傷病につき入院中の患者が他の傷病により医科診療に属する診療科において初診若しくは再診を受けた場合等，医科診療と歯科診療の両者にまたがる場合は，それぞれの診療科においてベースアップ評価料（Ⅰ）若しくはベースアップ評価料（Ⅱ）又は歯科外来ベースアップ評価料（Ⅰ）若しくは歯科外来ベースアップ評価料（Ⅱ）（以下「ベースアップ評価料」という）を算定することができる。ただし，同一の傷病又は互いに関連のある傷病により，医科と歯科を併せて受診した場合には，主たる診療科においてのみベースアップ評価料を算定する。

（令6保医発0305·1）

第1節 看護職員処遇改善評価料

O000 看護職員処遇改善評価料（1日につき）

1	看護職員処遇改善評価料1	1点
2	看護職員処遇改善評価料2	2点
3	看護職員処遇改善評価料3	3点
4	看護職員処遇改善評価料4	4点
5	看護職員処遇改善評価料5	5点
6	看護職員処遇改善評価料6	6点
7	看護職員処遇改善評価料7	7点
8	看護職員処遇改善評価料8	8点
9	看護職員処遇改善評価料9	9点
10	看護職員処遇改善評価料10	10点
11	看護職員処遇改善評価料11	11点
12	看護職員処遇改善評価料12	12点
13	看護職員処遇改善評価料13	13点
14	看護職員処遇改善評価料14	14点
15	看護職員処遇改善評価料15	15点
16	看護職員処遇改善評価料16	16点
17	看護職員処遇改善評価料17	17点
18	看護職員処遇改善評価料18	18点
19	看護職員処遇改善評価料19	19点
20	看護職員処遇改善評価料20	20点
21	看護職員処遇改善評価料21	21点
22	看護職員処遇改善評価料22	22点
23	看護職員処遇改善評価料23	23点
24	看護職員処遇改善評価料24	24点
25	看護職員処遇改善評価料25	25点
26	看護職員処遇改善評価料26	26点
27	看護職員処遇改善評価料27	27点
28	看護職員処遇改善評価料28	28点
29	看護職員処遇改善評価料29	29点
30	看護職員処遇改善評価料30	30点
31	看護職員処遇改善評価料31	31点
32	看護職員処遇改善評価料32	32点
33	看護職員処遇改善評価料33	33点
34	看護職員処遇改善評価料34	34点
35	看護職員処遇改善評価料35	35点
36	看護職員処遇改善評価料36	36点
37	看護職員処遇改善評価料37	37点
38	看護職員処遇改善評価料38	38点
39	看護職員処遇改善評価料39	39点
40	看護職員処遇改善評価料40	40点
41	看護職員処遇改善評価料41	41点
42	看護職員処遇改善評価料42	42点
43	看護職員処遇改善評価料43	43点
44	看護職員処遇改善評価料44	44点
45	看護職員処遇改善評価料45	45点
46	看護職員処遇改善評価料46	46点
47	看護職員処遇改善評価料47	47点
48	看護職員処遇改善評価料48	48点
49	看護職員処遇改善評価料49	49点
50	看護職員処遇改善評価料50	50点
51	看護職員処遇改善評価料51	51点
52	看護職員処遇改善評価料52	52点
53	看護職員処遇改善評価料53	53点
54	看護職員処遇改善評価料54	54点
55	看護職員処遇改善評価料55	55点
56	看護職員処遇改善評価料56	56点
57	看護職員処遇改善評価料57	57点
58	看護職員処遇改善評価料58	58点
59	看護職員処遇改善評価料59	59点
60	看護職員処遇改善評価料60	60点
61	看護職員処遇改善評価料61	61点
62	看護職員処遇改善評価料62	62点
63	看護職員処遇改善評価料63	63点
64	看護職員処遇改善評価料64	64点
65	看護職員処遇改善評価料65	65点
66	看護職員処遇改善評価料66	66点
67	看護職員処遇改善評価料67	67点
68	看護職員処遇改善評価料68	68点
69	看護職員処遇改善評価料69	69点
70	看護職員処遇改善評価料70	70点
71	看護職員処遇改善評価料71	71点
72	看護職員処遇改善評価料72	72点
73	看護職員処遇改善評価料73	73点
74	看護職員処遇改善評価料74	74点
75	看護職員処遇改善評価料75	75点

76　看護職員処遇改善評価料76　**76点**
77　看護職員処遇改善評価料77　**77点**
78　看護職員処遇改善評価料78　**78点**
79　看護職員処遇改善評価料79　**79点**
80　看護職員処遇改善評価料80　**80点**
81　看護職員処遇改善評価料81　**81点**
82　看護職員処遇改善評価料82　**82点**
83　看護職員処遇改善評価料83　**83点**
84　看護職員処遇改善評価料84　**84点**
85　看護職員処遇改善評価料85　**85点**
86　看護職員処遇改善評価料86　**86点**
87　看護職員処遇改善評価料87　**87点**
88　看護職員処遇改善評価料88　**88点**
89　看護職員処遇改善評価料89　**89点**
90　看護職員処遇改善評価料90　**90点**
91　看護職員処遇改善評価料91　**91点**
92　看護職員処遇改善評価料92　**92点**
93　看護職員処遇改善評価料93　**93点**
94　看護職員処遇改善評価料94　**94点**
95　看護職員処遇改善評価料95　**95点**
96　看護職員処遇改善評価料96　**96点**
97　看護職員処遇改善評価料97　**97点**
98　看護職員処遇改善評価料98　**98点**
99　看護職員処遇改善評価料99　**99点**
100　看護職員処遇改善評価料100　**100点**
101　看護職員処遇改善評価料101　**101点**
102　看護職員処遇改善評価料102　**102点**
103　看護職員処遇改善評価料103　**103点**
104　看護職員処遇改善評価料104　**104点**
105　看護職員処遇改善評価料105　**105点**
106　看護職員処遇改善評価料106　**106点**
107　看護職員処遇改善評価料107　**107点**
108　看護職員処遇改善評価料108　**108点**
109　看護職員処遇改善評価料109　**109点**
110　看護職員処遇改善評価料110　**110点**
111　看護職員処遇改善評価料111　**111点**
112　看護職員処遇改善評価料112　**112点**
113　看護職員処遇改善評価料113　**113点**
114　看護職員処遇改善評価料114　**114点**
115　看護職員処遇改善評価料115　**115点**
116　看護職員処遇改善評価料116　**116点**
117　看護職員処遇改善評価料117　**117点**
118　看護職員処遇改善評価料118　**118点**
119　看護職員処遇改善評価料119　**119点**
120　看護職員処遇改善評価料120　**120点**
121　看護職員処遇改善評価料121　**121点**
122　看護職員処遇改善評価料122　**122点**
123　看護職員処遇改善評価料123　**123点**
124　看護職員処遇改善評価料124　**124点**
125　看護職員処遇改善評価料125　**125点**
126　看護職員処遇改善評価料126　**126点**
127　看護職員処遇改善評価料127　**127点**
128　看護職員処遇改善評価料128　**128点**
129　看護職員処遇改善評価料129　**129点**
130　看護職員処遇改善評価料130　**130点**
131　看護職員処遇改善評価料131　**131点**
132　看護職員処遇改善評価料132　**132点**
133　看護職員処遇改善評価料133　**133点**
134　看護職員処遇改善評価料134　**134点**
135　看護職員処遇改善評価料135　**135点**
136　看護職員処遇改善評価料136　**136点**
137　看護職員処遇改善評価料137　**137点**
138　看護職員処遇改善評価料138　**138点**
139　看護職員処遇改善評価料139　**139点**
140　看護職員処遇改善評価料140　**140点**
141　看護職員処遇改善評価料141　**141点**
142　看護職員処遇改善評価料142　**142点**
143　看護職員処遇改善評価料143　**143点**
144　看護職員処遇改善評価料144　**144点**
145　看護職員処遇改善評価料145　**145点**
146　看護職員処遇改善評価料146　**150点**
147　看護職員処遇改善評価料147　**160点**
148　看護職員処遇改善評価料148　**170点**
149　看護職員処遇改善評価料149　**180点**
150　看護職員処遇改善評価料150　**190点**
151　看護職員処遇改善評価料151　**200点**
152　看護職員処遇改善評価料152　**210点**
153　看護職員処遇改善評価料153　**220点**
154　看護職員処遇改善評価料154　**230点**
155　看護職員処遇改善評価料155　**240点**
156　看護職員処遇改善評価料156　**250点**
157　看護職員処遇改善評価料157　**260点**
158　看護職員処遇改善評価料158　**270点**
159　看護職員処遇改善評価料159　**280点**
160　看護職員処遇改善評価料160　**290点**
161　看護職員処遇改善評価料161　**300点**
162　看護職員処遇改善評価料162　**310点**
163　看護職員処遇改善評価料163　**320点**
164　看護職員処遇改善評価料164　**330点**
165　看護職員処遇改善評価料165　**340点**

注　看護職員の処遇の改善を図る体制その他の事項につき別に厚生労働大臣が定める施設基準〔※告示④第14の３・１，p.1019〕に適合しているものとして地方厚生局長等に届け出た保険医療機関に入院している患者であって，第１章第２部第１節の入院基本料（特別入院基本料等を含む），同部第３節の特定入院料又は同部第４節の短期滞在手術等基本料（短期滞在手術等基本料１を除く）を算定しているものについて，当該基準に係る区分に従い，それぞれ所定点数を算定する。

【2024年改定による主な変更点】
⑴「第14部　その他」が新設され，「第２部　入院料等」「第５節」から移動。入院患者に対して１日につき算定。
⑵　賃金改善の合計額の３分の２以上が基本給又は毎月の手当の引上げ（ベア等）であることとする施設基準について，2024年度及び2025年度に翌年度以降のベア等の改善のために繰越しを行った場合，**看護職員処遇改善評価料の算定額から繰越額を控除した額の３分の２以上がベア等であれば可とされた。**

→看護職員処遇改善評価料

看護職員処遇改善評価料は，地域で新型コロナウイルス感染症に係る医療など一定の役割を担う保険医療機関に勤務する保健師，助産師，看護師及び准看護師の賃金を改善するための措置を実施することを評価したものであり，第１章第２部第１節入院基本料，第３節特定入院料又は第４節短期滞在手術等基本料（A 400の「１」短

期滞在手術等基本料１を除く）を算定している患者について，１日につき１回に限り算定できる。（令６保医発0305·1）

第２節　ベースアップ評価料

O100　外来・在宅ベースアップ評価料（Ⅰ）（１日につき）

１　初診時　**６点**
２　再診時等　**２点**
３　訪問診療時
　イ　同一建物居住者等以外の場合　**28点**
　ロ　イ以外の場合　**７点**

注１　１については，主として医療に従事する職員（医師及び歯科医師を除く。以下この節において同じ）の賃金の改善を図る体制につき別に厚生労働大臣が定める施設基準〔※告示④第14の３・２，p.1019〕に適合しているものとして地方厚生局長等に届け出た保険医療機関において，入院中の患者以外の患者に対して初診を行った場合に，所定点数を算定する。

２　２については，主として医療に従事する職員の賃金の改善を図る体制につき別に厚生労働大臣が定める施設基準に適合しているものとして地方厚生局長等に届け出た保険医療機関において，入院中の患者以外の患者に対して再診又は短期滞在手術等基本料１を算定すべき手術又は検査を行った場合に，所定点数を算定する。

３　３のイについては，主として医療に従事する職員の賃金の改善を図る体制につき別に厚生労働大臣が定める施設基準〔※告示④第14の３・２，p.1019〕に適合しているものとして地方厚生局長等に届け出た保険医療機関において，在宅で療養を行っている患者であって通院が困難なものに対して，次のいずれかに該当する訪問診療を行った場合に算定する。

イ　当該患者の同意を得て，計画的な医学管理の下に定期的に訪問して診療を行った場合〔区分番号Ａ000に掲げる初診料を算定する初診の日に訪問して診療を行った場合及び有料老人ホームその他これに準ずる施設（以下この区分番号において「有料老人ホーム等」という）に併設される保険医療機関が，当該有料老人ホーム等に入居している患者に対して行った場合を除く〕であって，当該患者が同一建物居住者（当該患者と同一の建物に居住する他の患者に対して当該保険医療機関が同一日に訪問診療を行う場合の当該患者をいう。以下この区分番号において同じ）以外である場合

ロ　区分番号Ｃ002に掲げる在宅時医学総合管理料，区分番号Ｃ002-2に掲げる施設入居時等医学総合管理料又は区分番号Ｃ003に掲げる在宅がん医療総合診療料の算定要件を満たす他の保険医療機関の求めに応じ，当該他の保険医療機関から紹介された患者に対して，当該患者の同意を得て，計画的な医学管理の下に訪問して診療を行った場合（有料老人ホーム等に併設される保険医療機関が，当該有料老人ホーム等に入居している患者に対して行った場合を除く）であって，当該患者が同一建物居住者以外である場合

ハ　別に厚生労働大臣が定める施設基準〔※告示④第14の３・２，p.1019〕に適合しているものとして地方厚生局長等に届け出た保険医療機関（在宅療養支援診療所又は在宅療養支援病院に限る）において，在宅での療養を行っている末期の悪性腫瘍の患者であって通院が困難なものに対して，当該患者の同意を得て，計画的な医学管理の下に総合的な医療を提供した場合（訪問診療を行った場合に限る）

４　３のロについては，主として医療に従事する職員の賃金の改善を図る体制につき別に厚生労働大臣が定める施設基準〔※告示④第14の３・２，p.1019〕に適合しているものとして地方厚生局長等に届け出た保険医療機関において，在宅で療養を行っている患者であって通院が困難なものに対して，次のいずれかに該当する訪問診療を行った場合に算定する。

イ　当該患者の同意を得て，計画的な医学管理の下に定期的に訪問して診療を行った場合（区分番号Ａ000に掲げる初診料を算定する初診の日に訪問して診療を行った場合及び有料老人ホーム等に併設される保険医療機関が，当該有料老人ホーム等に入居している患者に対して行った場合を除く）であって，当該患者が同一建物居住者である場合

ロ　区分番号Ｃ002に掲げる在宅時医学総合管理料，区分番号Ｃ002-2に掲げる施設入居時等医学総合管理料又は区分番号Ｃ003に掲げる在宅がん医療総合診療料の算定要件を満たす他の保険医療機関の求めに応じ，当該他の保険医療機関から紹介された患者に対して，当該患者の同意を得て，計画的な医学管理の下に訪問して診療を行った場合（有料老人ホーム等に併設される保険医療機関が，当該有料老人ホーム等に入居している患者に対して行った場合を除く）であって，当該患者が同一建物居住者である場合

ハ　有料老人ホーム等に併設される保険医療機関が，当該有料老人ホーム等に入居している患者に対して訪問診療を行った場合

【2024年改定により新設】主として医療に従事する職員（医師・歯科医師を除く）の賃金改善（役員報酬，定期昇給を除き，**基本給又は毎月の手当の引上げによる改善を原則とする**）を図る体制につき，施設基準に適合する届出医療機関（外来・在宅医療を行う医療機関）で，入院外患者の初診時・再診時等・訪問診療時に算定可。

→外来・在宅ベースアップ評価料（Ⅰ）

(1)　外来・在宅ベースアップ評価料（Ⅰ）は，当該保険医療機関に勤務する主として医療に従事する職員（医師及び歯科医師を除く。以下「対象職員」という。以

下この節において同じ）の賃金の改善を実施することについて評価したものであり，別に厚生労働大臣が定める施設基準を満たす保険医療機関を受診した患者に対して初診，再診，訪問診療（この節において「初診等」という）を行った場合に算定できる。

(2) 外来・在宅ベースアップ評価料（Ⅰ）の「1」については，A000初診料，B001-2小児科外来診療料の「1」の「イ」若しくは「2」の「イ」又はB001-2-11小児かかりつけ診療料の「1」の「イ」の「(1)」，「1」の「ロ」の「(1)」，「2」の「イ」の「(1)」若しくは「2」の「ロ」の「(1)」を算定した日に限り，1日につき1回算定できる。

(3) 外来・在宅ベースアップ評価料（Ⅰ）の「2」については，A001再診料，A002外来診療料，A400短期滞在手術等基本料の「1」，B001-2小児科外来診療料の「1」の「ロ」若しくは「2」の「ロ」，B001-2-7外来リハビリテーション診療料，B001-2-8外来放射線照射診療料，B001-2-9地域包括診療料，B001-2-10認知症地域包括診療料，B001-2-11小児かかりつけ診療料の「1」の「イ」の「(2)」，「1」の「ロ」の「(2)」，「2」の「イ」の「(2)」若しくは「2」の「ロ」の「(2)」又はB001-2-12外来腫瘍化学療法診療料を算定した日に限り，1日につき1回算定できる。

(4) 外来・在宅ベースアップ評価料（Ⅰ）の「3」の「イ」については，C001在宅患者訪問診療料（Ⅰ）の「1」の「イ」若しくは「2」の「イ」又はC003在宅がん医療総合診療料（ただし，訪問診療を行った場合に限る）を算定した日に限り，1日につき1回算定できる。

(5) 外来・在宅ベースアップ評価料（Ⅰ）の「3」の「ロ」については，C001在宅患者訪問診療料（Ⅰ）の「1」の「ロ」若しくは「2」の「ロ」又はC001-2在宅患者訪問診療料（Ⅱ）を算定した日に限り，1日につき1回算定できる。

（令6保医発0305·4）

O101 外来・在宅ベースアップ評価料（Ⅱ）（1日につき）

1 外来・在宅ベースアップ評価料（Ⅱ）1
イ 初診又は訪問診療を行った場合 **8点**
ロ 再診時等 **1点**
2 外来・在宅ベースアップ評価料（Ⅱ）2
イ 初診又は訪問診療を行った場合 **16点**
ロ 再診時等 **2点**
3 外来・在宅ベースアップ評価料（Ⅱ）3
イ 初診又は訪問診療を行った場合 **24点**
ロ 再診時等 **3点**
4 外来・在宅ベースアップ評価料（Ⅱ）4
イ 初診又は訪問診療を行った場合 **32点**
ロ 再診時等 **4点**
5 外来・在宅ベースアップ評価料（Ⅱ）5
イ 初診又は訪問診療を行った場合 **40点**
ロ 再診時等 **5点**
6 外来・在宅ベースアップ評価料（Ⅱ）6
イ 初診又は訪問診療を行った場合 **48点**
ロ 再診時等 **6点**
7 外来・在宅ベースアップ評価料（Ⅱ）7
イ 初診又は訪問診療を行った場合 **56点**
ロ 再診時等 **7点**
8 外来・在宅ベースアップ評価料（Ⅱ）8
イ 初診又は訪問診療を行った場合 **64点**
ロ 再診時等 **8点**

注1 主として医療に従事する職員の賃金の改善を図る体制につき別に厚生労働大臣が定める施設基準〔※告示④第14の3・4，p.1019〕に適合しているものとして地方厚生局長等に届け出た保険医療機関において，入院中の患者以外の患者に対して診療を行った場合に，当該基準に係る区分に従い，それぞれ所定点数を算定する。

2 1のイ，2のイ，3のイ，4のイ，5のイ，6のイ，7のイ又は8のイについては，外来・在宅ベースアップ評価料（Ⅰ）の1又は3を算定する患者に対して診療を行った場合に算定する。

3 1のロ，2のロ，3のロ，4のロ，5のロ，6のロ，7のロ又は8のロについては，外来・在宅ベースアップ評価料（Ⅰ）の2を算定する患者に対して診療を行った場合に算定する。

【2024年改定により新設】

(1) 主として医療に従事する職員（医師・歯科医師を除く）の賃金改善（役員報酬，定期昇給を除き，基本給又は毎月の手当の引上げによる改善を原則とする）を図る体制につき，施設基準に適合する届出医療機関（外来・在宅医療を行い，入院医療を実施していない診療所）において，外来・在宅ベースアップ評価料（Ⅰ）と併せて算定可。

(2) 外来・在宅ベースアップ評価料（Ⅰ）及び歯科外来・在宅ベースアップ評価料（Ⅰ）による算定点数（見込み）の10倍の数が，対象職員の給与総額の12%未満であること（賃金の改善を強化する必要がある医療機関であること）が要件となる。

(3) 以下の計算式（医科のみの医療機関の場合）により求められた【A】が，以下の【別表】のどの区分に該当するかで，算定区分1～8）が決まる。

【A】＝〔①対象職員・給与総額の12%－②外来・在宅ベースアップ評価料（Ⅰ）の算定点数（見込み）×10円〕／〔③外来・在宅ベースアップ評価料（Ⅱ）イの算定回数（見込み）×8＋④同（Ⅱ）ロの算定回数（見込み）〕×10円

【別表】

【A】	評価料（Ⅱ）の区分	イ	ロ
0超	外来・在宅ベースアップ評価料（Ⅱ）1	8点	1点
1.5以上	外来・在宅ベースアップ評価料（Ⅱ）2	16点	2点
2.5以上	外来・在宅ベースアップ評価料（Ⅱ）3	24点	3点
3.5以上	外来・在宅ベースアップ評価料（Ⅱ）4	32点	4点
4.5以上	外来・在宅ベースアップ評価料（Ⅱ）5	40点	5点
5.5以上	外来・在宅ベースアップ評価料（Ⅱ）6	48点	6点
6.5以上	外来・在宅ベースアップ評価料（Ⅱ）7	56点	7点
7.5以上	外来・在宅ベースアップ評価料（Ⅱ）8	64点	8点

→外来・在宅ベースアップ評価料（Ⅱ）

(1) 外来・在宅ベースアップ評価料（Ⅱ）は，当該保険医療機関が勤務する対象職員の賃金のさらなる改善を必要とする場合において，賃金の改善を実施することについて評価したものであり，別に厚生労働大臣が定める施設基準を満たす保険医療機関を受診した患者に対して初診等を行った場合に算定できる。

(2) 「イ」の「初診又は訪問診療を行った場合」については，O100外来・在宅ベースアップ評価料（Ⅰ）の「1」若しくは「3」を算定した場合に，1日につき1回に限り算定できる。

(3) 「ロ」の「再診時等」については，O100外来・在宅ベースアップ評価料（Ⅰ）の「2」を算定した場合に，

1日につき1回に限り算定できる。（令6保医発0305·1）

O102 入院ベースアップ評価料（1日につき）

1	入院ベースアップ評価料1	1点
2	入院ベースアップ評価料2	2点
3	入院ベースアップ評価料3	3点
4	入院ベースアップ評価料4	4点
5	入院ベースアップ評価料5	5点
6	入院ベースアップ評価料6	6点
7	入院ベースアップ評価料7	7点
8	入院ベースアップ評価料8	8点
9	入院ベースアップ評価料9	9点
10	入院ベースアップ評価料10	10点
11	入院ベースアップ評価料11	11点
12	入院ベースアップ評価料12	12点
13	入院ベースアップ評価料13	13点
14	入院ベースアップ評価料14	14点
15	入院ベースアップ評価料15	15点
16	入院ベースアップ評価料16	16点
17	入院ベースアップ評価料17	17点
18	入院ベースアップ評価料18	18点
19	入院ベースアップ評価料19	19点
20	入院ベースアップ評価料20	20点
21	入院ベースアップ評価料21	21点
22	入院ベースアップ評価料22	22点
23	入院ベースアップ評価料23	23点
24	入院ベースアップ評価料24	24点
25	入院ベースアップ評価料25	25点
26	入院ベースアップ評価料26	26点
27	入院ベースアップ評価料27	27点
28	入院ベースアップ評価料28	28点
29	入院ベースアップ評価料29	29点
30	入院ベースアップ評価料30	30点
31	入院ベースアップ評価料31	31点
32	入院ベースアップ評価料32	32点
33	入院ベースアップ評価料33	33点
34	入院ベースアップ評価料34	34点
35	入院ベースアップ評価料35	35点
36	入院ベースアップ評価料36	36点
37	入院ベースアップ評価料37	37点
38	入院ベースアップ評価料38	38点
39	入院ベースアップ評価料39	39点
40	入院ベースアップ評価料40	40点
41	入院ベースアップ評価料41	41点
42	入院ベースアップ評価料42	42点
43	入院ベースアップ評価料43	43点
44	入院ベースアップ評価料44	44点
45	入院ベースアップ評価料45	45点
46	入院ベースアップ評価料46	46点
47	入院ベースアップ評価料47	47点
48	入院ベースアップ評価料48	48点
49	入院ベースアップ評価料49	49点
50	入院ベースアップ評価料50	50点
51	入院ベースアップ評価料51	51点
52	入院ベースアップ評価料52	52点
53	入院ベースアップ評価料53	53点
54	入院ベースアップ評価料54	54点
55	入院ベースアップ評価料55	55点
56	入院ベースアップ評価料56	56点
57	入院ベースアップ評価料57	57点
58	入院ベースアップ評価料58	58点
59	入院ベースアップ評価料59	59点
60	入院ベースアップ評価料60	60点
61	入院ベースアップ評価料61	61点
62	入院ベースアップ評価料62	62点
63	入院ベースアップ評価料63	63点
64	入院ベースアップ評価料64	64点
65	入院ベースアップ評価料65	65点
66	入院ベースアップ評価料66	66点
67	入院ベースアップ評価料67	67点
68	入院ベースアップ評価料68	68点
69	入院ベースアップ評価料69	69点
70	入院ベースアップ評価料70	70点
71	入院ベースアップ評価料71	71点
72	入院ベースアップ評価料72	72点
73	入院ベースアップ評価料73	73点
74	入院ベースアップ評価料74	74点
75	入院ベースアップ評価料75	75点
76	入院ベースアップ評価料76	76点
77	入院ベースアップ評価料77	77点
78	入院ベースアップ評価料78	78点
79	入院ベースアップ評価料79	79点
80	入院ベースアップ評価料80	80点
81	入院ベースアップ評価料81	81点
82	入院ベースアップ評価料82	82点
83	入院ベースアップ評価料83	83点
84	入院ベースアップ評価料84	84点
85	入院ベースアップ評価料85	85点
86	入院ベースアップ評価料86	86点
87	入院ベースアップ評価料87	87点
88	入院ベースアップ評価料88	88点
89	入院ベースアップ評価料89	89点
90	入院ベースアップ評価料90	90点
91	入院ベースアップ評価料91	91点
92	入院ベースアップ評価料92	92点
93	入院ベースアップ評価料93	93点
94	入院ベースアップ評価料94	94点
95	入院ベースアップ評価料95	95点
96	入院ベースアップ評価料96	96点
97	入院ベースアップ評価料97	97点
98	入院ベースアップ評価料98	98点
99	入院ベースアップ評価料99	99点
100	入院ベースアップ評価料100	100点
101	入院ベースアップ評価料101	101点
102	入院ベースアップ評価料102	102点
103	入院ベースアップ評価料103	103点
104	入院ベースアップ評価料104	104点
105	入院ベースアップ評価料105	105点
106	入院ベースアップ評価料106	106点
107	入院ベースアップ評価料107	107点
108	入院ベースアップ評価料108	108点
109	入院ベースアップ評価料109	109点
110	入院ベースアップ評価料110	110点
111	入院ベースアップ評価料111	111点
112	入院ベースアップ評価料112	112点
113	入院ベースアップ評価料113	113点
114	入院ベースアップ評価料114	114点

115　入院ベースアップ評価料115　115点
116　入院ベースアップ評価料116　116点
117　入院ベースアップ評価料117　117点
118　入院ベースアップ評価料118　118点
119　入院ベースアップ評価料119　119点
120　入院ベースアップ評価料120　120点
121　入院ベースアップ評価料121　121点
122　入院ベースアップ評価料122　122点
123　入院ベースアップ評価料123　123点
124　入院ベースアップ評価料124　124点
125　入院ベースアップ評価料125　125点
126　入院ベースアップ評価料126　126点
127　入院ベースアップ評価料127　127点
128　入院ベースアップ評価料128　128点
129　入院ベースアップ評価料129　129点
130　入院ベースアップ評価料130　130点
131　入院ベースアップ評価料131　131点
132　入院ベースアップ評価料132　132点
133　入院ベースアップ評価料133　133点
134　入院ベースアップ評価料134　134点
135　入院ベースアップ評価料135　135点
136　入院ベースアップ評価料136　136点
137　入院ベースアップ評価料137　137点
138　入院ベースアップ評価料138　138点
139　入院ベースアップ評価料139　139点
140　入院ベースアップ評価料140　140点
141　入院ベースアップ評価料141　141点
142　入院ベースアップ評価料142　142点
143　入院ベースアップ評価料143　143点
144　入院ベースアップ評価料144　144点
145　入院ベースアップ評価料145　145点
146　入院ベースアップ評価料146　146点
147　入院ベースアップ評価料147　147点
148　入院ベースアップ評価料148　148点
149　入院ベースアップ評価料149　149点
150　入院ベースアップ評価料150　150点
151　入院ベースアップ評価料151　151点
152　入院ベースアップ評価料152　152点
153　入院ベースアップ評価料153　153点
154　入院ベースアップ評価料154　154点
155　入院ベースアップ評価料155　155点
156　入院ベースアップ評価料156　156点
157　入院ベースアップ評価料157　157点
158　入院ベースアップ評価料158　158点
159　入院ベースアップ評価料159　159点
160　入院ベースアップ評価料160　160点
161　入院ベースアップ評価料161　161点
162　入院ベースアップ評価料162　162点
163　入院ベースアップ評価料163　163点
164　入院ベースアップ評価料164　164点
165　入院ベースアップ評価料165　165点

注　主として医療に従事する職員の賃金の改善を図る体制につき別に厚生労働大臣が定める施設基準〔※告示④第14の3・6，p.1020〕に適合しているものとして地方厚生局長等に届け出た保険医療機関に入院している患者であって，第1章第2部第1節の入院基本料（特別入院基本料等を含む），同部第3節の特定入院料又は同部第4節の短期滞在手術等基本料（短期滞在手術等基本料1を除く）を算定しているものについて，当該基準に係る区分に従い，それぞれ所定点数を算定する。

【2024年改定により新設】

(1)　主として医療に従事する職員（医師・歯科医師を除く）の賃金改善（役員報酬，定期昇給を除き，基本給又は毎月の手当の引上げによる改善を原則とする）を図る体制につき，施設基準に適合する届出医療機関（入院基本料，特定入院料，短期滞在手術等基本料の届出医療機関）で，入院患者に対して1日につき算定可。

(2)　外来・在宅ベースアップ評価料（Ⅰ）及び歯科外来・在宅ベースアップ評価料（Ⅰ）による算定点数（見込み）の10倍の数が，対象職員の給与総額の23%未満であることが要件となる。

(3)　以下の計算式（医科のみの医療機関の場合）により求められた【B】が，以下の【別表】のどの区分に該当するかで，算定区分が決まる。

$$【B】=\frac{①対象職員・給与総額の23\%-②外来・在宅ベースアップ評価料（Ⅰ）の算定点数（見込み）×10円}{③当該医療機関の延べ入院患者数×10円}$$

【別表】

【B】	入院ベースアップ評価料の区分	点数
0超1.5未満	入院ベースアップ評価料1	1点
1.5以上2.5未満	入院ベースアップ評価料2	2点
2.5以上3.5未満	入院ベースアップ評価料3	3点
↓		
164.5以上	入院ベースアップ評価料165	165点

→入院ベースアップ評価料

入院ベースアップ評価料は，当該保険医療機関に勤務する対象職員の賃金の改善を実施することについて評価したものであり，第1章第2部第1節入院基本料，第3節特定入院料又は第4節短期滞在手術等基本料（A400の「1」短期滞在手術等基本料1を除く）を算定した日において，1日につき1回に限り算定できる。

（令6保医発0305·1）

第３章　介護老人保健施設入所者に係る診療料

介護老人保健施設の入所者である患者（以下この表において「施設入所者」という）に対して行った療養の給付に係る診療料の算定は，前２章の規定にかかわらず，この章に定めるところによる。

【2024年改定による主な変更点】

(1)　介護老人保健施設入所者に対して，併設医療機関・併設医療機関以外ともに，Ｂ001「22」がん性疼痛緩和指導管理料，Ｂ001「24」外来緩和ケア管理料（悪性腫瘍患者），Ｂ001-2-8外来放射線照射診療料，Ｃ116在宅植込型補助人工心臓（非拍動流型）指導管理料――が新たに算定可とされた。

(2)　介護老人保健施設入所者に対して，Ｆ400処方箋料（抗悪性腫瘍剤，HIF-PH阻害剤，疼痛コントロールのための医療用麻薬，抗ウイルス薬の処方に限る）が算定可とされた。

→介護老人保健施設入所者に対する医療に係る診療料

介護老人保健施設には常勤医師が配置されているので，比較的病状が安定している者に対する療養については，介護老人保健施設の医師が対応できることから，介護老人保健施設の入所者である患者（以下「施設入所者」という）が，往診又は通院により受ける医療に係る診療料については，施設入所者以外の患者に対する算定方法とは別の算定方法を設けたものであり，施設入所者に対しては，第１章基本診療料又は第２章特掲診療料は適用せず，第３章介護老人保健施設入所者に係る診療料に規定するところによる。（令６保医発0305･4）

第１部　併設保険医療機関の療養に関する事項

→併設保険医療機関の療養又は医療に関する事項

併設保険医療機関とは，「併設保険医療機関の取扱いについて」（平成14年３月８日保医発第0308008号）に規定する保険医療機関をいう。（令６保医発0305･4）

１　緊急時施設治療管理料　500点

注　平成18年７月１日から令和６年３月31日までの間に介護老人保健施設の人員，施設及び設備並びに運営に関する基準（平成11年厚生省令第40号）附則第13条に規定する転換を行って開設した介護老人保健施設（以下この表において「療養病床から転換した介護老人保健施設」という）に併設される保険医療機関の医師が，当該療養病床から転換した介護老人保健施設の医師の求めに応じて入所している患者の病状が著しく変化した場合に緊急その他やむを得ない事情により，夜間又は休日に緊急に往診を行った場合に，１日に１回，１月に４回に限り算定する。

→緊急時施設治療管理料

(1)　平成18年７月１日から令和６年３月31日までの間に介護老人保健施設の人員，施設及び設備並びに運営に関する基準（平成11年厚生省令第40号）附則第13条に規定する転換を行って開設した介護老人保健施設（以下「介護療養型老健施設」という）においては，従来の介護老人保健施設の入所者より必要な医療処置等の頻度が多い患者の割合が高いことから，緊急に医療処置等が必要となった場合にその費用について医療保険から給付をする。

(2)　介護療養型老健施設の併設保険医療機関の医師が，当該介護療養型老健施設に入所中の患者の緊急時に，当該介護療養型老健施設の医師の電話等による求めに応じ，夜間又は休日に緊急に往診を行った場合に算定する。ただし，患者１人につき１日１回，１月につき４回に限る。

(3)　患者の緊急時とは，次のいずれかの状態の患者に対して，当該介護療養型老健施設の医師が，医師による直接の処置等が必要と判断し，かつ，やむを得ない理由で対応できない場合のことをいう。

ア　意識障害又は昏睡

イ　急性呼吸不全又は慢性呼吸不全の急性増悪

ウ　急性心不全（心筋梗塞を含む）

エ　ショック

オ　重篤な代謝障害（肝不全，腎不全，重症糖尿病等）

カ　その他薬物中毒等で重篤なもの

(4)　併設保険医療機関の保険医が往診を行った場合には，往診を行った患者の状態，当該介護療養型老健施設の医師の氏名及び往診を行った日時について**診療録**に記載するとともに，**診療報酬明細書**の摘要欄に次の事項を記載する。

ア　併設保険医療機関の保険医が往診を行った月に介護保険の緊急時施設療養費を算定した場合はその日時

イ　対象患者が当該介護療養型老健施設の入所者である旨の記載（令６保医発0305･4）

２　施設入所者自己腹膜灌流薬剤料

薬剤　自己連続携行式腹膜灌流に用いる薬剤１調剤につき，薬価から15円を控除した額を10円で除して得た点数につき１点未満の端数を切り上げて得た点数に１点を加算して得た点数

注　使用薬剤の薬価は，第１章及び第２章の例による。

→施設入所者自己腹膜灌流薬剤料

(1)　施設入所者自己腹膜灌流薬剤料は，施設入所者が，自己連続携行式腹膜灌流を行っている場合に，その薬剤の費用を算定するものである。

(2)　Ｃ102在宅自己腹膜灌流指導管理料の算定はできない。（令６保医発0305･4）

３　施設入所者材料料

イ　第２章第２部第４節区分番号Ｃ300に掲げる特定保険医療材料

ロ　第２章第２部第２節第２款に掲げる加算として算定できる材料

注　イ及びロの算定方法については第２章の例による。

→施設入所者材料料

(1)　施設入所者材料料は，第２章第２部第２節第１款の在宅療養指導管理料（以下単に「在宅療養指導管理料」という）において算定することができるとされている特定保険医療材料及び同節第２款の各区分に規定する

加算の費用を算定する。

(2) 在宅療養指導管理料の各区分に規定する指導管理料は算定できない。

(3) 施設入所者材料料の算定方法は，在宅療養指導管理料の算定方法の例による。 (令６保医発0305·4)

4 その他の診療料

併設保険医療機関に係る緊急時施設治療管理料，施設入所者自己腹膜灌流薬剤料及び施設入所者材料料以外の診療料の算定は，第１章及び第２章の例による。ただし，第１章及び第２章に掲げる診療料のうち次に掲げるものについては算定しない。

イ 第１章基本診療料並びに第２章特掲診療料第１部医学管理等〔がん性疼痛緩和指導管理料，外来緩和ケア管理料（悪性腫瘍の患者に限る）及び外来放射線照射診療料を除く〕及び第２部在宅医療〔在宅植込型補助人工心臓（非拍動流型）指導管理料を除く〕に掲げる診療料

ロ 第２章特掲診療料第３部検査に掲げる診療料〔別に厚生労働大臣が定める検査〔※告示④別表第12・１，p.1035〕に係るものに限る〕

ハ 第２章特掲診療料第５部投薬に掲げる診療料〔別に厚生労働大臣が定める投薬に係るもの及び別に厚生労働大臣が定める内服薬又は外用薬〔※告示④第16・２，p.1027〕に係る費用を除く〕

ニ 第２章特掲診療料第６部注射に掲げる診療料〔別に厚生労働大臣が定める注射に係るもの及び別に厚生労働大臣が定める注射薬〔※告示④第16・３，p.1027〕に係る費用を除く〕

ホ 第２章特掲診療料第７部リハビリテーションに掲げる診療料〔別に厚生労働大臣が定めるリハビリテーション〔※告示④別表第12・２，p.1036〕に係るものに限る〕

ヘ 第２章特掲診療料第８部精神科専門療法に掲げる診療料

ト 第２章特掲診療料第９部処置に掲げる診療料〔別に厚生労働大臣が定める処置〔※告示④別表第12・３，p.1036〕に係るものに限る〕

チ 第２章特掲診療料第10部手術に掲げる診療料〔別に厚生労働大臣が定める手術〔※告示④別表第12・４，p.1036〕に係るものに限る〕

リ 第２章特掲診療料第11部麻酔に掲げる診療料〔別に厚生労働大臣が定める麻酔〔※告示④別表第12・５，p.1036〕に係るものに限る〕

ヌ 第２章特掲診療料第14部その他に掲げる診療料

→その他の診療料

(1) 施設入所者に対する診療料として併設保険医療機関が算定できるのは**別紙**（p.662）のとおりである。

(2) 特掲診療料の施設基準等**第16**（p.1027）及び**別表第12**（p.1035）に規定する検査等の取扱いによる。

(3) 算定できないものとされた診療料については，その診療に伴い使用した薬剤及び保険医療材料の費用についても算定できない（ただし，特掲診療料の施設基準等**第16の２**（p.1027）に掲げる内服薬及び外用薬並びに**３**（p.1027）に掲げる注射薬の費用は別に算定できる）。また，算定できるものとされた診療料に伴い使用した薬剤及び保険医療材料の費用については，第１章及び第２章の例により算定できる。 (令６保医発0305·4)

第２部 併設保険医療機関以外の保険医療機関の療養に関する事項

1 施設入所者共同指導料 600点

注 併設保険医療機関以外の病院である保険医療機関であって介護老人保健施設に入所中の患者の退所後の療養を担当するものが，当該介護老人保健施設の医師の求めに応じて，当該患者に対して，療養上必要な指導を共同して行った場合に，患者１人につき１回に限り算定する。

→施設入所者共同指導料

(1) 施設入所者共同指導料は，介護老人保健施設に入所中の患者の退所後の療養を担当する病院である保険医療機関の医師（以下「担当医」という）が，介護老人保健施設に赴き，介護老人保健施設の医師と共同して，退所後の療養上必要な指導を行った場合に，１入所につき１回に限り算定できる。

(2) 施設入所者共同指導料は，退所して家庭に復帰する予定の患者が算定の対象となる。

(3) 施設入所者共同指導料は，特別養護老人ホーム等医師又は看護師等が配置されている施設に入所予定の患者は算定の対象としない。

(4) 施設入所者共同指導料を算定した場合は，初診料，再診料，外来診療料，退院時共同指導料，往診料及び在宅患者訪問診療料は算定できない。

(5) 施設入所者共同指導料を算定する場合においては，担当医は**診療録**に介護老人保健施設において行った指導の要点を記入する。 (令６保医発0305·4)

2 施設入所者自己腹膜灌流薬剤料

薬剤 自己連続携行式腹膜灌流に用いる薬剤１調剤につき，薬価から15円を控除した額を10円で除して得た点数につき１点未満の端数を切り上げて得た点数に１点を加算して得た点数

注 使用薬剤の薬価は，第１章及び第２章の例による。

→施設入所者自己腹膜灌流薬剤料

(1) 施設入所者自己腹膜灌流薬剤料は，施設入所者が，自己連続携行式腹膜灌流を行っている場合に，その薬剤の費用を算定するものである。

(2) C102在宅自己腹膜灌流指導管理料の算定はできない。 (令６保医発0305·4)

3 施設入所者材料料

イ 第２章第２部第４節区分番号C300に掲げる特定保険医療材料

ロ 第２章第２部第２節第２款に掲げる加算として算定できる材料

注 イ及びロの算定方法については第２章の例による。

→施設入所者材料料

(1) 施設入所者材料料は，在宅療養指導管理料において算定することができるとされている特定保険医療材料及び第２章第２部第２節第２款の各区分に規定する加

算の費用を算定する。

(2)　在宅療養指導管理料の各区分に規定する指導管理料は算定できない。

(3)　施設入所者材料料の算定方法は，在宅療養指導管理料の算定方法の例による。　(令6保医発0305・4)

4　その他の診療料

併設保険医療機関以外の保険医療機関に係る施設入所者共同指導料，施設入所者自己腹膜灌流薬剤料及び施設入所者材料料以外の診療料の算定は，第1章及び第2章の例による。ただし，第1章及び第2章に掲げる診療料のうち次に掲げるものについては算定しない。

イ　第1章基本診療料に掲げる診療料のうち入院に係るもの

ロ　第2章特掲診療料第1部医学管理等に掲げる診療料〔がん性疼痛緩和指導管理料，外来緩和ケア管理料（悪性腫瘍の患者に限る），外来放射線照射診療料，退院時共同指導料1，診療情報提供料（Ⅰ）（注4に掲げる場合に限る）及び診療情報提供料（Ⅱ）を除く〕

ハ　第2章特掲診療料第2部在宅医療に掲げる診療料〔往診料及び在宅植込型補助人工心臓（非拍動流型）指導管理料を除く〕

ニ　第2章特掲診療料第3部検査に掲げる診療料〔別に厚生労働大臣が定める検査〔※告示4別表第12・1，p.1035〕に係るものに限る〕

ホ　第2章特掲診療料第5部投薬に掲げる診療料〔別に厚生労働大臣が定める投薬に係るもの及び別に厚生労働大臣が定める内服薬又は外用薬〔※告示4第16・2，p.1027〕に係る費用を除く〕

ヘ　第2章特掲診療料第6部注射に掲げる診療料〔別に厚生労働大臣が定める注射に係るもの及び別に厚生労働大臣が定める注射薬〔※告示4第16・3，p.1027〕に係る費用を除く〕

ト　第2章特掲診療料第7部リハビリテーションに掲げる診療料〔別に厚生労働大臣が定めるリハビリテーション〔※告示4別表第12・2，p.1036〕に係るものに限る〕

チ　第2章特掲診療料第8部精神科専門療法に掲げる診療料

リ　第2章特掲診療料第9部処置に掲げる診療料〔別に厚生労働大臣が定める処置〔※告示4別表第12・3，p.1036〕に係るものに限る〕

ヌ　第2章特掲診療料第10部手術に掲げる診療料〔別に厚生労働大臣が定める手術〔※告示4別表第12・4，p.1036〕に係るものに限る〕

ル　第2章特掲診療料第11部麻酔に掲げる診療料〔別に厚生労働大臣が定める麻酔〔※告示4別表第12・5，p.1036〕に係るものに限る〕

ヲ　第2章特掲診療料第14部その他に掲げる診療料〔外来・在宅ベースアップ評価料（Ⅰ）及び外来・在宅ベースアップ評価料（Ⅱ）（いずれも初診時及び再診時に限る）を除く〕

→その他の診療料

(1)　施設入所者に対する診療料として併設保険医療機関以外の保険医療機関が算定できるのは**別紙**（p.662）のとおりである。

(2)　特掲診療料の施設基準等**第16**（p.1027）及び**別表第12**（p.1035）に規定する検査等の取扱いによる。

(3)　算定できないものとされた診療料については，その診療に伴い使用した薬剤及び保険医療材料の費用についても算定できない〔ただし，特掲診療料の施設基準等**第16の2**（p.1027）に掲げる内服薬及び外用薬並びに**3**（p.1027）に掲げる注射薬の費用は別に算定できる〕。また，算定できるものとされた診療料に伴い使用した薬剤及び保険医療材料の費用については，第1章及び第2章の例により算定できる。　(令6保医発0305・4)

(別紙)（算定できるものについては「○」，算定できないものについては「×」）

項　目	小　項　目	併設保険医療機関	その他
基本診療料	初診料	×	○
	再診料	×	○
	外来診療料	×	○
特掲診療料			
医学管理等	がん性疼痛緩和指導管理料	○	○
	外来緩和ケア管理料（悪性腫瘍の患者に限る）	○	○
	外来放射線照射診療料	○	○
	退院時共同指導料1	×	○
	診療情報提供料（Ⅰ）（注4及び注17に限る）	×	○
	診療情報提供料（Ⅱ）	×	○
	その他のもの	×	×
在宅医療	往診料	×	○
	在宅補助人工心臓（非拍動流型）指導管理料	○	○
	その他のもの	×	×
検査	厚生労働大臣が定めるもの	×	×
	その他のもの	○	○
画像診断		○	○
投薬	厚生労働大臣が定めるもの	○	○
	その他のもの	×	×
注射	厚生労働大臣が定めるもの	○	○
	その他のもの	×	×
リハビリテーション	厚生労働大臣が定めるもの	×	×
	その他のもの	○	○
精神科専門療法		×	×
処置	厚生労働大臣が定めるもの	×	×
	その他のもの	○	○
手術	厚生労働大臣が定めるもの	×	×
	その他のもの	○	○
麻酔	厚生労働大臣が定めるもの	×	×
	その他のもの	○	○
放射線治療		○	○
病理診断		○	○
その他	（外来・在宅ベースアップ評価料（Ⅰ）及び外来・在宅ベースアップ評価料（Ⅱ）（いずれも初診時及び再診時に限る）	×	○
	その他のもの	×	×

(注) 厚生労働大臣が定めるものは，「特掲診療料の施設基準等」（平成20年厚生労働省告示第63号）の**第16**（p.1027）及び**別表第12**（p.1035）に規定されている。

老健

第４章　経過措置

1　第１章の規定にかかわらず，区分番号Ａ103に掲げる精神病棟入院基本料のうち18対１入院基本料及び20対１入院基本料は，同章に規定する当該診療料の算定要件を満たす保険医療機関のうち医療法施行規則（昭和23年厚生省令第50号）第43条の２に規定する病院以外の病院である保険医療機関においてのみ，当該診療料を算定する病棟として届出を行った病棟に入院している患者について，当分の間，算定できるものとする。

2　第２章の規定にかかわらず，区分番号Ｄ007の１に掲げるアルブミン（BCP改良法・BCG法）のうち，BCG法によるものは，令和８年５月31日までの間に限り，算定できるものとする。

3　第２章の規定にかかわらず，区分番号Ｋ371-2の４，区分番号Ｋ862及び区分番号Ｋ864の１については，令和８年５月31日までの間に限り，算定できるものとする。

（経過措置p.6）

告示1　材料価格基準

●厚生労働省告示第61号

（平20.3.5）（告示58,令6.3.5）

診療報酬の算定方法（平成20年厚生労働省告示第59号）の規定に基づき，特定保険医療材料及びその材料価格（材料価格基準）の一部を改正する告示を次のように定める。

特定保険医療材料及びその材料価格（材料価格基準）

特定保険医療材料及びその材料価格は，別表（p.663）に収載されている特定保険医療材料及び当該特定保険医療材料について同表に定める価格（消費税及び地方消費税に相当する額を含む）とする。

（編注）本書では，「材料価格基準」の告示の各材料名に略称を㊛として併せて記載している。

別表Ⅰ

Ⅰ　診療報酬の算定方法（平成20年厚生労働省告示第59号）別表第１医科診療報酬点数表（以下「医科点数表」という）の第２章第２部（在宅医療）に規定する特定保険医療材料及びその材料価格〔編注：p.321に掲載〕

別表Ⅱ

Ⅱ　医科点数表の第２章第１部（医学管理等），第３部（検査），第４部（画像診断），第５部（投薬），第６部（注射），第９部（処置），第10部（手術），第11部（麻酔）及び第12部（放射線治療）に規定する特定保険医療材料（フィルムを除く）及びその材料価格

検査・画像診断系材料（血管内手術用ガイドワイヤー等を含む）

001 血管造影用シースイントロデューサーセット
（1）一般用
　①　標準型　2,130円
　②　特殊型　2,130円
（2）蛇行血管用　2,700円
（3）選択的導入用（ガイディングカテーテルを兼ねるもの）　13,600円
（4）心腔内及び大動脈デバイス用
　①　標準型　29,900円
　②　特殊型
　　(ア)　65cm未満　65,900円
　　(イ)　65cm以上　84,800円
（5）遠位端可動型　116,000円

002 ダイレーター　2,490円

003 動脈圧測定用カテーテル
（1）肺動脈圧及び肺動脈楔入圧測定用カテーテル
　㊛動脈圧モニターカテ肺動脈用　14,000円
（2）末梢動脈圧測定用カテーテル
　㊛動脈圧モニターカテ末梢動脈用　2,120円

004 冠状静脈洞内血液採取用カテーテル
　㊛CS採血カテ　3,350円

005 サーモダイリューション用カテーテル
（1）一般型
　①標準型
　　(ア)標準型　㊛サーモ標準　9,790円
　　(イ)輸液又はペーシングリード用ルーメンあり
　　　㊛サーモ（標準・ルーメン）　13,700円
　②混合静脈血酸素飽和度モニター機能あり
　　　㊛サーモ（標準・オキシ）　52,400円
　③ペーシング機能あり
　　　㊛サーモ（標準・ペーシング）　37,100円
（2）連続心拍出量測定機能あり
　①混合静脈血酸素飽和度モニター機能あり
　　　㊛サーモ（CCO・オキシ）　51,100円
　②混合静脈血酸素飽和度モニター機能なし
　　　㊛サーモCCO　41,100円
（3）一側肺動脈閉塞試験機能あり
　　　㊛サーモUPAO　74,600円

006 体外式連続心拍出量測定用センサー　37,200円

007 血管内超音波プローブ
（1）標準
　①太径　52,800円
　②細径　66,500円
（2）バルーン付
　①太径　173,000円
　②細径　183,000円

008 血管内視鏡カテーテル　164,000円

009 血管造影用カテーテル
（1）一般用　1,720円
（2）脳血管・腹部血管専用型　2,460円
（3）バルーン型（Ⅰ）
　①一般用　13,400円
　②脳血管・腹部血管専用型　19,300円
（4）バルーン型（Ⅱ）　30,200円
（5）心臓マルチパーパス型　3,170円
（6）サイジング機能付加型　3,230円

010 血管造影用マイクロカテーテル
（1）オーバーザワイヤー
　①選択的アプローチ型
　　(ア)ブレードあり　㊛マイクロカテ・OSB　36,600円
　　(イ)ブレードなし　㊛マイクロカテ・OS　35,800円
　②造影能強化型　㊛マイクロカテ・OZ　30,100円
　③デタッチャブルコイル用
　　㊛マイクロカテ・Oコイル　49,700円
（2）フローダイレクト
　　㊛マイクロカテ・フローダイレクト　64,300円
（3）遠位端可動型治療用
　　㊛マイクロカテ・遠位端　74,500円
（4）気管支バルブ治療用

㊫マイクロカテ・気管支バルブ 48,900円

011 心臓造影用センサー付カテーテル 113,000円

012 血管造影用ガイドワイヤー
(1) 交換用 2,090円
(2) 微細血管用 12,500円

013 経皮的冠動脈形成術用カテーテル用ガイドワイヤー
(1) 一般用 10,100円
(2) 複合・高度狭窄部位用 14,500円

014 冠動脈造影用センサー付ガイドワイヤー
(1) フローセンサー型 158,000円
(2) コンビネーション型 211,000円

015 弁拡張用カテーテル用ガイドワイヤー
(1) ガイドワイヤー 24,400円
(2) 僧帽弁誘導用スタイレット 24,500円

016 テクネシウム99mガス吸入装置用患者吸入セット 5,900円

017 3管分離逆止弁付バルーン直腸カテーテル 1,120円

注射・麻酔系材料

018 削除
019 携帯型ディスポーザブル注入ポンプ
(1) 化学療法用 3,180円
(2) 標準型 3,080円
(3) PCA型 4,270円
(4) 特殊型 3,240円
020 削除
021 中心静脈用カテーテル
(1) 中心静脈カテーテル
①標準型
(ア)シングルルーメン
㊫中心静脈カテ・標準・Ⅰ 1,790円
(イ)マルチルーメン
㊫中心静脈カテ・標準・Ⅱ 7,210円
②抗血栓性型 ㊫中心静脈カテ・抗血栓 2,290円
③極細型 ㊫中心静脈カテ・極細 7,490円
④カフ付き ㊫中心静脈カテ・カフ 20,000円
⑤酸素飽和度測定機能付き
㊫中心静脈カテ・オキシ 35,100円
⑥抗菌型 ㊫中心静脈カテ・抗菌 9,730円
(2) 末梢留置型中心静脈カテーテル
①標準型
(ア)シングルルーメン
㊫末梢留置中心静脈カテ・標準・Ⅰ 1,700円
(イ)マルチルーメン
㊫末梢留置中心静脈カテ・標準・Ⅱ 7,320円
②特殊型
(ア)シングルルーメン
㊫末梢留置中心静脈カテ・特殊・Ⅰ 13,400円
(イ)マルチルーメン
㊫末梢留置中心静脈カテ・特殊・Ⅱ 20,900円

持続的注入・排液・排気用導管

022 削除
023 涙液・涙道シリコンチューブ
㊫涙道チューブ 18,300円

024 脳・脊髄腔用カニューレ
(1) 排液用
①皮下・硬膜外用
㊫脳・脊髄カニューレ・Ⅰ 2,810円
②頭蓋内用 ㊫脳・脊髄カニューレ・Ⅱ 6,130円
③脊髄クモ膜下腔用
㊫脳・脊髄カニューレ・Ⅲ 11,200円
(2) 脳圧測定用
㊫脳・脊髄カニューレ・Ⅳ 74,900円

025 套管針カテーテル
(1) シングルルーメン
①標準型 1,980円
②細径穿刺針型 5,150円
(2) ダブルルーメン 2,540円
(3) 特殊型 48,000円

026 栄養カテーテル
(1) 経鼻用
①一般用 ㊫栄養カテ・経鼻・一般型 183円
②乳幼児用
(ア)一般型 ㊫栄養カテ・経鼻・乳児1 94円
(イ)非DEHP型 ㊫栄養カテ・経鼻・乳児2 147円
③経腸栄養用 ㊫栄養カテ・経鼻・経腸型 1,600円
④特殊型 ㊫栄養カテ・経鼻・特殊型 2,110円
(2) 腸瘻用 ㊫栄養カテ・腸瘻型 3,870円

027 気管内チューブ
(1) カフあり
①カフ上部吸引機能あり
㊫気管内・吸引あり 2,610円
②カフ上部吸引機能なし
㊫気管内・吸引なし 569円
(2) カフなし ㊫気管内・カフなし 606円

028 胃管カテーテル
(1) シングルルーメン ㊫胃管カテ・シングル型 88円
(2) ダブルルーメン
①標準型 ㊫胃管カテ・ダブル・標準型 447円
②特殊型 ㊫胃管カテ・ダブル・特殊型 1,510円
(3) マグネット付き ㊫胃管カテ 特殊型 6,250円

029 吸引留置カテーテル
(1) 能動吸引型
①胸腔用
(ア)一般型
ⅰ軟質型 ㊫吸引留置カテ・胸腔用Ⅰ 1,700円
ⅱ硬質型 ㊫吸引留置カテ・胸腔用Ⅱ 1,150円
(イ)抗血栓性
㊫吸引留置カテ・胸腔用抗血栓 2,730円
②心嚢・縦隔穿刺用
㊫吸引留置カテ・穿刺型 11,400円
③肺全摘術後用
㊫吸引留置カテ・肺全摘用 35,000円
④創部用
(ア)軟質型 ㊫吸引留置カテ・創部用Ⅰ 4,360円

(ｲ)硬質型 ㊔吸引留置カテ・創部用Ⅱ 4,060円
⑤サンプドレーン ㊔吸引留置カテ・サンプ 2,520円
(2) 受動吸引型
①フィルム・チューブドレーン
(ｱ)フィルム型
㊔吸引留置カテ・フィルム・チューブⅠ 264円
(ｲ)チューブ型
㊔吸引留置カテ・フィルム・チューブⅡ 897円
②胆膵用
(ｱ)胆管チューブ
㊔吸引留置カテ・胆膵用Ⅰ 2,000円
(ｲ)胆嚢管チューブ
㊔吸引留置カテ・胆膵用Ⅱ 12,700円
(ｳ)膵管チューブ
㊔吸引留置カテ・胆膵用Ⅲ 5,800円

030 イレウス用ロングチューブ
(1) 標準型
①経鼻挿入型 ㊔イレウス経鼻 22,500円
②経肛門挿入型 ㊔イレウス経肛門 42,300円
(2) スプリント機能付加型
㊔イレウススプリント 36,100円

031 腎瘻又は膀胱瘻用材料
(1) 腎瘻用カテーテル
①ストレート型
㊔腎瘻・膀胱瘻カテストレート 740円
②カテーテルステント型
㊔腎瘻・膀胱瘻カテカテーテルステント 10,200円
③腎盂バルーン型
㊔腎瘻・膀胱瘻カテ腎盂バルーン 2,290円
(2) 膀胱瘻用カテーテル
㊔腎瘻・膀胱瘻カテ膀胱瘻用 3,770円
(3) ダイレーター㊔腎瘻・ダイ 2,140円
(4) 穿刺針 ㊔腎瘻・穿刺針 1,910円
(5) 膀胱瘻用穿孔針 ㊔腎瘻・膀胱・穿孔針 5,820円

032 経鼓膜換気チューブ
(1) 短期留置型 4,010円
(2) 長期留置型 2,300円

033 経皮的又は経内視鏡的胆管等ドレナージ用材料
(1) カテーテル ㊔PTCDカテ 4,600円
(2) ダイレーター㊔PTCDダイ 2,180円
(3) 穿刺針 ㊔PTCD穿刺針 1,910円
(4) 経鼻法用ワイヤー ㊔PTCDワイヤー 18,800円
(5) 経鼻法用カテーテル ㊔PTCD経鼻カテ 7,330円

034 胆道ステントセット
(1) 一般型
①永久留置型
(ｱ)ステント
i ロング ㊔胆道ステント・一般・永久・ステント長 93,600円
ii ショート ㊔胆道ステント・一般・永久・ステント短 78,900円
(ｲ)デリバリーシステム ㊔胆道ステント・一般・永久・デリバリー 25,400円
②一時留置型
(ｱ)ステント ㊔胆道ステント・一般・一時・ステント 3,860円
(ｲ)デリバリーシステム ㊔胆道ステント・一般・一時・デリバリー 13,100円
(2) 自動装着システム付
①永久留置型
(ｱ)カバーあり ㊔胆道ステント・自動・永久・カバー有 224,000円
(ｲ)カバーなし ㊔胆道ステント・自動・永久・カバー無 212,000円
②一時留置型 ㊔胆道ステント・自動・一時
(24.6～25.2) 43,300円
(25.3～5) 38,800円
(25.6～26.2) 34,200円
(26.3～5) 29,600円
(26.6～) 26,800円

035 尿管ステントセット
(1) 一般型
①標準型 ㊔尿管ステント一般Ⅰ 13,200円
②異物付着防止型 ㊔尿管ステント一般Ⅱ 23,100円
③長期留置型 ㊔尿管ステント一般Ⅱ-2 139,000円
(2) 外瘻用
①腎盂留置型
(ｱ)標準型 ㊔尿管ステント外瘻Ⅰ 7,900円
(ｲ)異物付着防止型
㊔尿管ステント外瘻Ⅱ 29,600円
②尿管留置型 ㊔尿管ステント外瘻Ⅲ 1,920円
(3) エンドパイロトミー用
㊔尿管ステントエンドパイロトミー 21,600円

036 尿道ステント
(1) 一時留置（交換）型
①長期留置型 ㊔尿道ステントⅡ 169,000円
②短期留置型 ㊔尿道ステントⅢ 33,600円

037 交換用胃瘻カテーテル
(1) 胃留置型
①バンパー型
(ｱ)ガイドワイヤーあり ㊔胃瘻カテⅠ-1 21,700円
(ｲ)ガイドワイヤーなし ㊔胃瘻カテⅠ-2 15,500円
②バルーン型 ㊔胃瘻カテⅡ 7,420円
(2) 小腸留置型
①バンパー型 ㊔胃瘻カテⅢ-1 26,500円
②一般型 ㊔胃瘻カテⅢ-2 15,800円

038 気管切開後留置用チューブ
(1) 一般型
①カフ付き気管切開チューブ
(ｱ)カフ上部吸引機能あり
i 一重管
㊔気管切開・吸引あり・一重管 4,020円
ii 二重管
㊔気管切開・吸引あり・二重管 5,690円
(ｲ)カフ上部吸引機能なし
i 一重管
㊔気管切開・吸引なし・一重管 3,800円
ii 二重管
㊔気管切開・吸引なし・二重管 6,080円
②カフなし気管切開チューブ
㊔気管切開・カフなし 4,080円
(2) 輪状甲状膜切開チューブ
㊔気管切開・輪状甲状膜用 2,030円
(3) 保持用気管切開チューブ
㊔気管切開・保持用 6,140円

材料

039 **膀胱留置用ディスポーザブルカテーテル**
(1) 2管一般(Ⅰ)
㊥膀胱留置カテ2管一般(Ⅰ) 233円
(2) 2管一般(Ⅱ)
①標準型 ㊥膀胱留置カテ2管一般(Ⅱ)-1 561円
②閉鎖式導尿システム
㊥膀胱留置カテ2管一般(Ⅱ)-2 862円
(3) 2管一般(Ⅲ)
①標準型 ㊥膀胱留置カテ2管一般(Ⅲ)-1 1,650円
②閉鎖式導尿システム
㊥膀胱留置カテ2管一般(Ⅲ)-2 2,030円
(4) 特定(Ⅰ) ㊥膀胱留置カテ特定(Ⅰ) 741円
(5) 特定(Ⅱ) ㊥膀胱留置カテ特定(Ⅱ) 2,060円
(6) 圧迫止血 ㊥膀胱留置カテ圧迫止血 4,610円

血液浄化法系材料

040 **人工腎臓用特定保険医療材料**(回路を含む)
(1) ダイアライザー
①Ⅰa型 1,440円
②Ⅰb型 1,500円
③Ⅱa型 1,450円
④Ⅱb型 1,520円
⑤S型 2,220円
⑥特定積層型 5,590円
(2) ヘモフィルター 4,340円
(3) 吸着型血液浄化器(β_2-ミクログロブリン除去用) 21,700円
(4) 持続緩徐式血液濾過器
①標準型
(ア) 一般用 27,000円
(イ) 超低体重患者用 27,000円
②特殊型 27,400円
(5) ヘモダイアフィルター 2,630円

041 削除
042 **緊急時ブラッドアクセス用留置カテーテル**
(1) シングルルーメン
①一般型 ㊥ブラッドアクセスカテS一般 7,980円
②交換用 ㊥ブラッドアクセスカテS交換 1,870円
(2) ダブルルーメン以上
①一般型 ㊥ブラッドアクセスカテD一般 14,600円
②カフ型 ㊥ブラッドアクセスカテDカフ 42,400円

043 削除
044 **血漿交換用血漿分離器** ㊥血漿分離器 30,200円

045 **血漿交換用血漿成分分離器**
㊥血漿成分分離器 23,700円

046 **血漿交換療法用特定保険医療材料**
(1) 血漿交換用ディスポーザブル選択的血漿成分吸着器(劇症肝炎用) 69,900円
(2) 血漿交換用ディスポーザブル選択的血漿成分吸着器(劇症肝炎用以外) 83,600円

047 **吸着式血液浄化用浄化器(エンドトキシン除去用)** ㊥吸着式血液浄化(エンドトキシン) 362,000円

048 **吸着式血液浄化用浄化器(肝性昏睡用又は薬物中毒用)** ㊥吸着式血液浄化(肝性昏睡・薬物)
133,000円

049 **白血球吸着用材料**
(1) 一般用 118,000円
(2) 低体重者・小児用 128,000円

050 削除
051 **腹膜透析用接続チューブ** 12,800円
052 **腹膜透析用カテーテル**
(1) 長期留置型
①補強部あり 96,100円
②補強部なし 48,600円
(2) 緊急留置型 825円

053 **腹膜透析液交換セット**
(1) 交換キット 554円
(2) 回路
①Yセット 884円
②APDセット 5,470円
③IPDセット 1,040円

054 **腹水濾過器,濃縮再静注用濃縮器**(回路を含む)
60,600円

055 **副鼻腔炎治療用カテーテル** 3,220円

骨格系材料

056 **副木**
(1) 軟化成形使用型
①手指・足指用 ㊥副木・F10-a-1 1,380円
②上肢用 ㊥副木・F10-a-2 1,770円
③下肢用 ㊥副木・F10-a-3 4,700円
④鼻骨用 ㊥副木・F10-a-4 1,030円
⑤シート状 ㊥副木・F10-a-5 1,380円
(2) 形状賦形型
①手指・足指用 ㊥副木・F10-b-1 118円
②上肢用 ㊥副木・F10-b-2 410円
③下肢用 ㊥副木・F10-b-3 648円
④鼻骨用 ㊥副木・F10-b-4 5,140円
(3) ハローベスト(ベスト部分)
㊥副木・F10-c 254,000円
(4) ヒール ㊥副木・F10-d 370円

057 **人工股関節用材料**
(1) 骨盤側材料
①臼蓋形成用カップ(直接固定型)
(ア)標準型 ㊥人工股関節HA-1 128,000円
(イ)特殊型 ㊥人工股関節HA-1-2 184,000円
(ウ)デュアルモビリティ用
㊥人工股関節HA-1-3 146,000円
②臼蓋形成用カップ(間接固定型)
㊥人工股関節HA-2 55,300円
③カップ・ライナー一体型(間接固定型)
(ア)カップ・ライナー一体型(Ⅱ)
㊥人工股関節HA-2-2 77,000円
(イ)カップ・ライナー一体型(Ⅲ)
㊥人工股関節HA-2-3 95,700円
④ライナー
(ア)標準型 ㊥人工股関節HA-3 48,000円
(イ)特殊型 ㊥人工股関節HA-3-2 72,300円
(ウ)特殊型・表面特殊加工付き

略人工股関節HA-3-3　76,100円
(エ)デュアルモビリティ対応型
略人工股関節HA-3-4　77,200円
⑤デュアルモビリティ化ライナー
略人工股関節HA-3-5　106,000円
(2)　大腿骨側材料
①大腿骨ステム（直接固定型）
(ア)標準型
略人工股関節HF-4　266,000円
(イ)特殊型
略人工股関節HF-4-2　499,000円
②大腿骨ステム（間接固定型）
(ア)標準型 略人工股関節HF-5　129,000円
(イ)特殊型 略人工股関節HF-5-2　129,000円
③大腿骨ステムヘッド
(ア)大腿骨ステムヘッド（Ⅰ）
略人工股関節HF-6　80,800円
(イ)大腿骨ステムヘッド（Ⅱ）
略人工股関節HF-6-2　85,100円
④人工骨頭用
(ア)モノポーラカップ
略人工股関節HM-7　87,200円
(イ)バイポーラカップ（Ⅰ）
略人工股関節HB-8　96,100円
(ウ)バイポーラカップ（Ⅱ）
略人工股関節HB-8-2　150,000円
⑤大腿骨ネック　略人工股関節HB-8-3　96,400円
(3)　単純人工骨頭　略人工股関節HE-9　101,000円

058 人工膝関節用材料

(1)　大腿骨側材料
①全置換用材料（直接固定型）
略人工膝関節KF-1　240,000円
②全置換用材料（間接固定型）
(ア)標準型　略人工膝関節KF-2　236,000円
(イ)特殊型　略人工膝関節KF-2-2　358,000円
③片側置換用材料（直接固定型）
略人工膝関節KH-3　177,000円
④片側置換用材料（間接固定型）
(ア)標準型　略人工膝関節KH-4　142,000円
(イ)特殊型　略人工膝関節KH-4-2　185,000円
(ウ)手術用支援機器専用型
略人工膝関節KH-4-3　148,000円
(2)　脛骨側材料
①全置換用材料（直接固定型）
(ア)標準型　略人工膝関節KT-5　147,000円
(イ)特殊型　略人工膝関節KT-5-2　194,000円
②全置換用材料（間接固定型）
略人工膝関節KT-6　140,000円
③片側置換用材料（直接固定型）
略人工膝関節KH-7　161,000円
④片側置換用材料（間接固定型）
(ア)標準型　略人工膝関節KH-8　105,000円
(イ)手術用支援機器専用型
略人工膝関節KH-8-2　111,000円
(3)　膝蓋骨材料
①膝蓋骨置換用材料（Ⅰ）
略人工膝関節KP-9　32,000円
②膝蓋骨置換用材料（Ⅲ）
略人工膝関節KP-10　47,600円
(4)　インサート（Ⅰ）略人工膝関節KI-11　48,300円
(5)　インサート（Ⅱ）略人工膝関節KI-12　71,500円

059 オプション部品

(1)　人工関節用部品
①一般オプション部品
略オプション部品・OH-1　19,400円
②カップサポート
略オプション部品・OH-1-2　80,500円
(2)　人工膝関節用部品
①人工関節用部品（Ⅰ）略オプション部品・OK-2　65,500円
②人工関節用部品（Ⅱ）略オプション部品・OK-2-2　219,000円
(3)　人工関節固定強化部品
①人工関節固定強化部品（Ⅰ）
略オプション部品・OF-3　11,800円
②人工関節固定強化部品（Ⅱ）
略オプション部品・OF-3-2　15,700円
(4)　再建用強化部品
略オプション部品・OR-4　588,000円
(5)　人工股関節用部品
①骨盤用（Ⅰ）
略オプション部品・OR-5　204,000円
②骨盤用（Ⅱ）
略オプション部品・OR-5-2　209,000円
(6)　その他の関節固定用材料用部品
略オプション部品・OS-6　204,000円

060 固定用内副子（スクリュー）

(1)　一般スクリュー（生体用合金Ⅰ）
①標準型　略固定用内副子・FA-1　5,970円
②特殊型　略固定用内副子・FA-1-2　6,970円
(2)　一般スクリュー（生体用合金Ⅱ）
略固定用内副子・FA-2　1,530円
(3)　中空スクリュー・S
略固定用内副子・FB-1-S　17,500円
(4)　中空スクリュー・L
略固定用内副子・FB-1-L　24,400円
(5)　その他のスクリュー
①標準型
(ア)小型スクリュー（頭蓋骨・顔面・上下顎骨用）　略固定用内副子・F1-a　2,930円
②特殊型
(ア)軟骨及び軟部組織用
ⅰ　特殊固定用アンカー
略固定用内副子・F1-b-2-2　29,600円
ⅱ　座金型
略固定用内副子・F1-b-3　21,500円
ⅲ　特殊固定用ボタン
略固定用内副子・F1-b-4　9,170円
(イ)圧迫調整固定用・両端ねじ型
ⅰ　大腿骨頸部用
略固定用内副子・F1-c-1　78,700円
ⅱ　一般用
略固定用内副子・F1-c-2　30,900円

061 固定用内副子（プレート）

(1)　ストレートプレート（生体用合金Ⅰ・S）
略固定用内副子・FC-1-S　19,600円
(2)　ストレートプレート（生体用合金Ⅰ・L）
略固定用内副子・FC-1-L　27,300円
(3)　ストレートプレート（生体用合金Ⅱ・S）
略固定用内副子・FC-2-S　3,560円

材料

(4) ストレートプレート（生体用合金Ⅱ・L）
㊙固定用内副子・FC-2-L 8,290円
(5) 有角プレート（生体用合金Ⅰ）
㊙固定用内副子・FD-1 36,100円
(6) 有角プレート（生体用合金Ⅱ）
㊙固定用内副子・FD-2 29,400円
(7) 骨端用プレート（生体用合金Ⅰ）
①標準型 ㊙固定用内副子・FE-1 68,700円
②内外反変形矯正用（小児）
㊙固定用内副子・FE-1-2 86,000円
③患者適合型 ㊙固定用内副子・FE-1-3 81,900円
(8) 骨端用プレート（生体用合金Ⅱ）
㊙固定用内副子・FE-2 29,900円
(9) 変形矯正用患者適合型プレート
㊙固定用内副子・FE-3 265,000円
(10) その他のプレート
①標準
(ア)指骨，頭蓋骨，顔面骨，上下顎骨用
i ストレート型・異形型
㊙固定用内副子・F2-a-1 11,700円
ii メッシュ型
㊙固定用内副子・F2-a-2 55,600円
(イ)下顎骨・骨盤再建用
㊙固定用内副子・F2-b-1 62,300円
(ウ)下顎骨用
㊙固定用内副子・F2-b-2 773,000円
(エ)人工顎関節用
㊙固定用内副子・F2-c 115,000円
(オ)頭蓋骨閉鎖用
i バーホール型
㊙固定用内副子・F2-d-1 12,400円
ii クランプ型
㊙固定用内副子・F2-d-2 18,400円
②特殊
(ア)骨延長用 ㊙固定用内副子・F2-e 116,000円
(イ)胸骨挙上用㊙固定用内副子・F2-f 176,000円
(ウ)スクリュー非使用型
㊙固定用内副子・F2-g 176,000円

062 大腿骨外側固定用内副子
(1) つばなしプレート
㊙固定用内副子・FF-3 51,300円
(2) つばつきプレート
㊙固定用内副子・FG-3 86,700円
(3) ラグスクリュー
㊙固定用内副子・FH-3 28,200円
(4) スライディングラグスクリュー
㊙固定用内副子・FI-1
(24.6～25.2) 29,000円
(25.3～5) 27,200円
(25.6～) 25,400円
(5) 圧迫固定スクリュー
㊙固定用内副子・FJ-3 6,900円

063 固定用内副子用ワッシャー，ナット類
(1) ワッシャー ㊙固定用内副子・FK-2 2,970円
(2) ナット ㊙固定用内副子・FL 466円

064 脊椎固定用材料
(1) 脊椎ロッド
①標準型㊙固定用内副子・FM 36,500円
②特殊型㊙固定用内副子・FM-2 36,500円
(2) 脊椎プレート
①標準型 ㊙固定用内副子・FO 36,400円
②バスケット型
㊙固定用内副子・FO-2 42,700円
(3) 椎体フック ㊙固定用内副子・FP 63,100円
(4) 脊椎スクリュー（固定型）
㊙固定用内副子・FQ-F 63,100円
(5) 脊椎スクリュー（可動型）
①標準型 ㊙固定用内副子・FQ-V 79,100円
②低侵襲手術専用型 ㊙固定用内副子・FQ-V-3
79,100円
③横穴付き ㊙固定用内副子・FQ-V-2 97,900円
(6) 脊椎スクリュー（伸展型）
㊙固定用内副子・FQ-E 110,000円
(7) 脊椎スクリュー（アンカー型）
㊙固定用内副子・FR 34,500円
(8) 脊椎コネクター ㊙固定用内副子・FS 36,800円
(9) トランスバース固定器
㊙固定用内副子・FT 60,100円
(10) 椎体ステープル ㊙固定用内副子・FU 35,300円
(11) 骨充填用スペーサー㊙固定用内副子・FV 3,250円

065 人工肩関節用材料
(1) 肩甲骨側材料
①グレノイドコンポーネント
(ア)標準型 ㊙人工肩関節・SG-1 124,000円
(イ)特殊型 ㊙人工肩関節・SG-1-2 144,000円
②関節窩ヘッド
(ア)標準型 ㊙人工肩関節・SG-2 158,000円
(イ)部分補正型 ㊙人工肩関節・SG-2-2 167,000円
③ベースプレート
(ア)標準型 ㊙人工肩関節・SR-5 167,000円
(イ)特殊型 ㊙人工肩関節・SR-5-2 187,000円
(2) 上腕骨側材料
①上腕骨ステム
(ア)標準型 ㊙人工肩関節・SH-1 270,000円
(イ)特殊型 ㊙人工肩関節・SH-1-2 316,000円
②ステムヘッド及びトレイ
(ア)ステムヘッド ㊙人工肩関節・SS-1 214,000円
(イ)トレイ ㊙人工肩関節・SS-2 50,900円
③スペーサー ㊙人工肩関節・SS-3 100,000円
④インサート
(ア)標準型 ㊙人工肩関節・SI-1 33,100円
(イ)特殊型 ㊙人工肩関節・SI-2 54,300円
(3) 切換用 ㊙人工肩関節・SR-6 40,300円

066 人工肘関節用材料
(1) 上腕骨ステム ㊙人工肘関節・EH-1-3 221,000円
(2) 尺骨ステム ㊙人工肘関節・EU-2 172,000円
(3) 橈骨側材料 ㊙人工肘関節・ER-3 156,000円
(4) 関節摺動部材料 ㊙人工肘関節・EC-1 25,300円
(5) ベアリング
①標準型 ㊙人工肘関節・EB-1
1セット当たり 162,000円
②特殊型 ㊙人工肘関節・EB-2
1セット当たり 194,000円

067 人工手関節・足関節用材料
(1) 人工手関節用材料
①橈骨側材料 ㊙人工手関節・WR-1
保険医療機関における購入価格による
②中手骨側材料 ㊙人工手関節・WM-2 上に同じ

(2) 人工足関節用材料
①脛骨側材料 ㊎人工足関節・AT-1 362,000円
②距骨側材料 ㊎人工足関節・AT-2 287,000円

068 人工指関節用材料
(1) 人工手指関節用材料
①人工手根中手関節用材料
(ア)大菱形骨側材料
㊎人工手指関節・PF-1 149,000円
(イ)中手骨側材料
㊎人工手指関節・PM-2 176,000円
②その他の人工手指関節用材料
(ア)近位側材料 ㊎人工手指関節・PP-3 107,000円
(イ)遠位側材料 ㊎人工手指関節・PD-4 92,000円
(ウ)一体型 ㊎人工手指関節・PO-5 95,900円
(2) 人工足指関節用材料
①近位側材料 ㊎人工足指関節・TP-7
保険医療機関における購入価格による
②遠位側材料 ㊎人工足指関節・TD-8 上に同じ
③一体型 ㊎人工足指関節・TO-9 95,500円

069 上肢再建用人工関節用材料
(1) 再建用上腕骨近位補綴用材料
㊎上肢再建関節・UL-1 409,000円
(2) 再建用上腕骨遠位補綴用材料
㊎上肢再建関節・UL-2 600,000円
(3) 再建用尺骨側材料
㊎上肢再建関節・UL-3 233,000円

070 下肢再建用人工関節用材料
(1) 再建用臼蓋形成カップ
㊎下肢再建関節・LL-1 589,000円
(2) 再建用大腿骨近位補綴用材料
㊎下肢再建関節・LL-2 886,000円
(3) 再建用大腿骨遠位補綴用材料
㊎下肢再建関節・LL-3 756,000円
(4) 再建用大腿骨表面置換用材料
㊎下肢再建関節・LL-4 626,000円
(5) 再建用脛骨近位補綴用材料
㊎下肢再建関節・LL-5 733,000円
(6) 再建用脛骨表面置換用材料
㊎下肢再建関節・LL-6 698,000円

071 カスタムメイド人工関節及びカスタムメイド人工骨
(1) カスタムメイド人工関節
㊎カスタムメイド人工関節・CP-1
保険医療機関における購入価格による
(2) カスタムメイド人工骨
①カスタムメイド人工骨（S）
㊎カスタム人工骨・CP-2S 762,000円
②カスタムメイド人工骨（M）
㊎カスタム人工骨・CP-2M 830,000円
(3) カスタムメイド人工骨プレート
①プレート型 ㊎カスタムプレート・CQ 799,000円
②メッシュ型 ㊎カスタムプレート・CQ-2
799,000円

072 人工骨頭帽 ㊎骨頭帽・RS-1 243,000円

073 髄内釘
(1) 髄内釘
①標準型 ㊎髄内釘・F4-a 89,500円
②大腿骨頸部型 ㊎髄内釘・F4-c
(ア)標準型 151,000円
(イ)X線透過型 (24.4~11) 159,000円
(24.12~) 156,000円
③集束型 ㊎髄内釘・F4-d 6,710円
④可変延長型 ㊎髄内釘・F4-e 301,000円
⑤肋骨型 ㊎髄内釘・F4-f 55,600円
(2) 横止めスクリュー
①標準型 ㊎髄内釘・F4-h-1 13,800円
②大腿骨頸部型 34,000円
(ア)標準型 ㊎髄内釘・F4-h-2 34,000円
(イ)X線透過型 (24.4~11) 38,100円
㊎髄内釘・F4-h-3 (24.12~) 36,700円
(ウ)横穴付き ㊎髄内釘・F4-h-4 34,000円
③特殊型 ㊎髄内釘・F4-h-5 17,100円
④両端ねじ型 ㊎髄内釘・F4-h-6 15,000円
(3) ナット ㊎髄内釘・F4-j 19,800円
(4) 位置情報表示装置（プローブ・ドリル）
㊎髄内釘・F4-k 23,400円

074 固定釘
(1) 平面型 ㊎固定釘・F5-a 16,100円
(2) 立体特殊型 ㊎固定釘・F5-b 30,700円

075 固定用金属線
(1) 金属線
①ワイヤー ㊎金属線・F6-a-1 1cm当たり 16円
②ケーブル ㊎金属線・F6-a-2 40,700円
③バンド ㊎金属線・F6-a-3 1cm当たり 242円
(2) 大転子専用締結器 ㊎金属線・F6-b 120,000円

076 固定用金属ピン
(1) 創外固定器用
①標準型 ㊎金属ピン・F7-a 22,200円
②抗緊張ピン
(ア)一般型 ㊎金属ピン・F7-b-1 13,700円
(イ)特殊型 ㊎金属ピン・F7-b-2 25,600円
(2) 一般用
①標準型 ㊎金属ピン・F7-c-1 505円
②リング型 ㊎金属ピン・F7-c-2 21,100円
③プレート型 ㊎金属ピン・F7-c-3 30,400円

077 人工靱帯 ㊎靱帯・F8 56,900円

078 人工骨
(1) 汎用型
①非吸収型
(ア)顆粒・フィラー
㊎人工骨・AB-01 1g当たり 6,390円
(イ)多孔体
㊎人工骨・AB-02 1mL当たり 12,400円
(ウ)形状賦形型
㊎人工骨・AB-04 1mL当たり 14,600円
②吸収型
(ア)顆粒・フィラー
㊎人工骨・AB-05 1g当たり 12,000円
(イ)多孔体
i 一般型
㊎人工骨・AB-06 1mL当たり 14,000円
ii 蛋白質配合型
㊎人工骨・AB-06-2 1mL当たり 14,800円

(ウ)綿形状 ㊕人工骨・AB-06-3
0.1g当たり 14,400円
(2) 専用型
①人工耳小骨 ㊕人工骨・AB-07 11,100円
②開頭穿孔術用 ㊕人工骨・AB-10 8,680円
③頭蓋骨・喉頭気管用
㊕人工骨・AB-11 38,400円
④椎弓・棘間用 ㊕人工骨・AB-13 29,600円
⑤椎体固定用
(ア)1椎体用 ㊕人工骨・AB-14 148,000円
(イ)1椎体用・可変式 ㊕人工骨・AB-14-2
149,000円
(ウ)その他 ㊕人工骨・AB-15 303,000円
⑥骨盤用
(ア)腸骨稜用 ㊕人工骨・AB-16 59,400円
(イ)その他 ㊕人工骨・AB-17 161,000円
⑦肋骨・胸骨・四肢骨用
㊕人工骨・AB-19 30,300円
⑧椎体骨創部閉鎖用
㊕人工骨・AB-19-2 1mL当たり 12,100円
⑨椎体・スクリュー併用用
㊕人工骨・AB-19-3 1mL当たり 13,600円

079 骨セメント
(1) 頭蓋骨用 ㊕セメント・F11-a 1g当たり 621円
(2) 人工関節固定用
㊕セメント・F11-b 1g当たり 302円
(3) 脊椎・大腿骨頸部用 ㊕セメント・F11-c
1g当たり 535円

080 合成吸収性骨片接合材料
(1) スクリュー
①一般用 ㊕吸収性接合材・F9-a-1 60,100円
②頭蓋・顎・顔面・小骨用
㊕吸収性接合材・F9-a-2 33,000円
(2) 中空スクリュー
㊕吸収性接合材・F9-a-3 66,000円
(3) ストレートプレート
㊕吸収性接合材・F9-b 38,200円
(4) その他のプレート
㊕吸収性接合材・F9-c 54,200円
(5) 骨・軟部組織固定用アンカー
㊕吸収性接合材・F9-d-1 42,300円
(6) ワッシャー ㊕吸収性接合材・F9-g 16,700円
(7) ピン
①一般用 ㊕吸収性接合材・F9-h-1 39,500円
②胸骨・肋骨用
㊕吸収性接合材・F9-h-2 31,800円
(8) シート・メッシュ型(15cm²以上25cm²未満)
㊕吸収性接合材・F9-i 67,300円
(9) シート・メッシュ型(25cm²以上)
㊕吸収性接合材・F9-j 108,000円
(10) 頭蓋骨閉鎖用クランプ
①小児用 ㊕吸収性接合材・F9-k 39,500円
②汎用 ㊕吸収性接合材・F9-k-2 19,500円

頭蓋・神経系材料

081 脳動脈瘤手術クリップ
(1) 標準型 17,500円
(2) 特殊型 20,200円

082 脳血流遮断用クリップ 7,450円

083 脳動静脈奇形手術用等クリップ 6,280円

084 人工硬膜
(1) 非吸収型 1cm²当たり 819円
(2) 吸収型 1cm²当たり 1,280円

085 脳深部刺激装置用リードセット(4極用)
224,000円

086 脳・脊髄刺激装置用リード及び仙骨神経刺激装置用リード
(1) リードセット
①4極又は8極 155,000円
②16極以上 363,000円
(2) アダプター 114,000円

087 植込型脳・脊髄電気刺激装置
(1) 疼痛除去用
①4極用又は8極用 1,430,000円
②16極以上用 1,740,000円
③16極以上用・体位変換対応型 1,830,000円
④16極用・充電式 1,900,000円
⑤16極以上用・充電式・体位変換対応型
2,160,000円
⑥16極以上用・充電式・自動調整機能付き
2,260,000円
⑦32極用・充電式 1,880,000円
(2) 振戦軽減用
①4極用 1,260,000円
②16極以上用 1,710,000円
③16極以上用・自動調整機能付き 1,800,000円
④16極以上用・充電式 2,120,000円
⑤16極以上用・充電式・自動調整機能付き
2,320,000円

088 脳波測定用頭蓋内電極
(1) 硬膜下電極(10極以下) 47,200円
(2) 硬膜下電極(11極以上) 89,200円
(3) 深部電極 37,200円

眼・耳鼻咽喉系材料

089 涙点プラグ 3,900円

090 人工内耳用材料
(1) 人工内耳用インプラント(電極及び受信—刺激器) 1,650,000円
(2) 人工内耳用音声信号処理装置
①標準型 933,000円
②残存聴力活用型 932,000円
(3) 人工内耳用ヘッドセット
①マイクロホン 38,700円
②送信コイル 10,300円
③送信ケーブル 2,660円
④マグネット 7,530円
⑤接続ケーブル 4,480円

091 削除
092 鼻孔プロテーゼ 3,850円

材料

093 人工喉頭
(1)　音声回復用人工補装具
①一般型　㊙音声補装具・一般　9,810円
②長期留置型　㊙音声補装具・長期　42,400円
(2)　呼気弁　㊙呼気弁　51,100円

094 気管・気管支・大静脈ステント
(1)　一時留置型
①ストレート型　67,400円
②Y字型　114,000円
(2)　永久留置型
①標準型　146,000円
②特殊型　151,000円

消化管系材料

095 食道用ステント　127,000円

096 胃・食道静脈瘤圧迫止血用チューブ
(1)　食道止血用　29,300円
(2)　胃止血用　29,200円
(3)　胃・食道止血用　56,400円

097 食道静脈瘤硬化療法用セット
(1)　食道静脈瘤硬化療法用穿刺針　3,690円
(2)　食道静脈瘤硬化療法用内視鏡固定用バルーン　7,200円
(3)　食道静脈瘤硬化療法用止血バルーン　4,370円
(4)　食道静脈瘤硬化療法用ガイドチューブ　34,200円

098 内視鏡的食道静脈瘤結紮セット
(1)　内視鏡的食道静脈瘤結紮セット（単発式）　15,400円
(2)　内視鏡的食道静脈瘤結紮セット（連発式）　24,600円

皮膚・組織系材料

099 組織代用人工繊維布
(1)　心血管系用
①血管用フェルト・ファブリック
㊙繊維布・心血管・フェルト　1cm²当たり　133円
②心膜シート
㊙繊維布・心血管・心膜　1cm²当たり　394円
③心血管修復パッチ一般用
㊙繊維布・心血管・パッチ一般
1cm²当たり　1,070円
④心血管修復パッチ小児用
㊙繊維布・心血管・パッチ小児
1cm²当たり　1,570円
⑤心血管修復パッチ先天性心疾患用
㊙繊維布・心血管・パッチ先天性心疾患
1cm²当たり　3,640円
(2)　ヘルニア修復・胸壁補強用
①一般　㊙繊維布・ヘルニア・一般　1cm²当たり　75円
②形状付加型
㊙繊維布・ヘルニア・形状付加　19,500円
③腹膜欠損用　㊙繊維布・ヘルニア・腹膜欠損
1cm²当たり　413円
(3)　臓器欠損補強用
㊙繊維布・臓器欠損　1cm²当たり　167円
(4)　自動縫合器対応用
㊙繊維布・自動縫合器　2枚1組　17,600円
(5)　プレジェット・チューブ
㊙繊維布・プレジェット　162円

100 合成吸収性癒着防止材
(1)　シート型　1cm²当たり　169円
(2)　スプレー型　1mL当たり　7,260円

101 皮膚欠損用創傷被覆材
(1)　真皮に至る創傷用　㊙被覆材・真皮用
1cm²当たり　6円
(2)　皮下組織に至る創傷用
①標準型　㊙被覆材・皮下組織用（標準）
1cm²当たり　10円
②異形型　㊙被覆材・皮下組織用（異形）
1g当たり　35円
(3)　筋・骨に至る創傷用　㊙被覆材・筋骨用
1cm²当たり　25円

102 真皮欠損用グラフト　1cm²当たり　452円

103 非固着性シリコンガーゼ
(1)　広範囲熱傷用
㊙シリコンガーゼ（広範囲）　1,080円
(2)　平坦部位用　㊙シリコンガーゼ（平坦）　142円
(3)　凹凸部位用　㊙シリコンガーゼ（凹凸）　309円

104 ゼラチンスポンジ止血材　1,240円

105 デキストラノマー　1g当たり　145円

106 微線維性コラーゲン　1g当たり　12,900円

107 経皮的血管形成術用穿刺部止血材料　28,400円

心・脈管系材料

108 頭・静脈，腹腔シャントバルブ
(1)　標準型
①標準機能
(ア)近位カテーテル
i　標準型
㊙脳シャント・近位カテⅠ　22,400円
ii　内視鏡型
㊙脳シャント・近位カテⅡ　43,600円
(イ)リザーバー
㊙脳シャント・リザーバー　20,800円
(ウ)バルブ
i　圧固定式
㊙脳シャント・バルブⅠ　46,600円
ii　流量調節・圧可変式
㊙脳シャント・バルブⅡ　178,000円
(エ)遠位カテーテル
i　標準型
㊙脳シャント・遠位カテⅠ　30,800円
ii　細径一体型
㊙脳シャント・遠位カテⅡ　27,000円
(オ)コネクタ
i　ストレート
㊙脳シャント・コネクタⅠ　7,630円

材料

ⅱ スリーウェイ
㊙脳シャント・コネクタⅡ 12,400円
②特殊機能 ㊙脳シャント・特殊機能 64,300円
(2) ワンピース型
㊙脳シャント・ワンピース 53,400円

109 胸水・腹水シャントバルブ
(1) シャントバルブ 186,000円
(2) 交換用部品
①カテーテル
(ア)腹腔・胸腔用 24,200円
(イ)静脈用 25,600円
②コネクタ 4,830円

110 植込型輸液ポンプ 1,420,000円

111 植込型輸液ポンプ用髄腔カテーテル 89,000円

112 ペースメーカー
(1) シングルチャンバ
①標準型 391,000円
②リード一体型 1,060,000円
(2) デュアルチャンバ（Ⅳ型） 516,000円
(3) デュアルチャンバ（Ⅴ型） 730,000円
(4) デュアルチャンバ（リード一体型）1,070,000円
(5) トリプルチャンバ（Ⅰ型） 1,260,000円
(6) トリプルチャンバ（Ⅱ型）
①単極用又は双極用 1,350,000円
②４極用 1,400,000円
(7) トリプルチャンバ（Ⅲ型）
①自動調整機能付き 1,640,000円
②４極用・自動調整機能付き 1,710,000円

113 植込式心臓ペースメーカー用リード
(1) リード
①経静脈リード
(ア)標準型 71,100円
(イ)シングルパスVDDリード 106,000円
(ウ)誤感知防止型 126,000円
(エ)４極 130,000円
②心筋用リード
(ア)単極 81,700円
(イ)双極 95,500円
(2) アダプター 26,400円
(3) アクセサリー 3,200円

114 体外式ペースメーカー用カテーテル電極
(1) 一時ペーシング型
㊙カテ電極・一時ペーシング型 14,400円
(2) 心臓電気生理学的検査機能付加型
①標準型 ㊙カテ電極・機能付加型・Ⅰ 43,100円
②冠状静脈洞型
㊙カテ電極・機能付加型・Ⅱ 64,000円
③房室弁輪部型
㊙カテ電極・機能付加型・Ⅲ 145,000円
④心房内・心室内全域型
㊙カテ電極・機能付加型・Ⅳ 403,000円
⑤温度センサー付き
㊙カテ電極・機能付加型・Ⅵ 81,700円
⑥除細動機能付き
㊙カテ電極・機能付加型・Ⅶ 214,000円
⑦心腔内超音波検査機能付加型・心房内・心室内全域型 ㊙カテ電極・機能付加型・Ⅷ 423,000円
(3) 再製造
①冠状静脈洞型
㊙再製造・カテ電極・機能付加型・Ⅱ 51,400円
②房室弁輪部型
㊙再製造・カテ電極・機能付加型・Ⅲ 93,200円

115 体表面ペーシング用電極 4,480円

116 体外式ペースメーカー用心臓植込ワイヤー
(1) 単極
①固定機能あり ㊙心臓植込ワイヤー・単極・固定機能あり 3,910円
②固定機能なし ㊙心臓植込ワイヤー・単極・固定機能なし 2,510円
(2) 双極以上 ㊙心臓植込ワイヤー・双極以上 6,500円

117 植込型除細動器
(1) 植込型除細動器（Ⅲ型）
①標準型 2,580,000円
②皮下植込式電極併用型 3,120,000円
(2) 植込型除細動器（Ⅴ型） 2,660,000円

118 植込型除細動器用カテーテル電極
(1) 植込型除細動器用カテーテル電極（シングル） 538,000円
(2) 植込型除細動器用カテーテル電極〔マルチ（一式）〕 199,000円
(3) アダプター 268,000円
(4) 植込型除細動器用カテーテル電極（皮下植込式） 602,000円

119 機械弁 659,000円

120 生体弁
(1) 異種大動脈弁 780,000円
(2) 異種心膜弁（Ⅱ） 953,000円
(3) 異種心膜弁（Ⅱ）システム 1,050,000円

121 弁付きグラフト（生体弁） 825,000円

122 人工弁輪
(1) 僧帽弁用 268,000円
(2) 三尖弁用 210,000円
(3) 僧帽弁・三尖弁兼用 233,000円

123 経皮的カテーテル心筋焼灼術用カテーテル
(1) 熱アブレーション用
①標準型 112,000円
②イリゲーション型 140,000円
③バルーン型 505,000円
④体外式ペーシング機能付き 293,000円
⑤体外式ペーシング機能付き・特殊型 395,000円
⑥体外式ペーシング機能付き・組織表面温度測定型 310,000円
(2) 冷凍アブレーション用
①バルーン型 649,000円
②標準型 140,000円

124 ディスポーザブル人工肺（膜型肺）
(1) 体外循環型（リザーバー機能あり）

①一般用　㊙人工肺・体外・Rあり・一般用
88,700円
②低体重者・小児用　㊙人工肺・体外・Rあり・低体重者・小児用　122,000円
(2)　体外循環型（リザーバー機能なし）
①一般用　㊙人工肺・体外・Rなし・一般用
75,100円
②低体重者・小児用　㊙人工肺・体外・Rなし・低体重者・小児用　121,000円
(3)　補助循環・補助呼吸型
①一般用　㊙人工肺・補助・一般用　141,000円
②低体重者・小児用
㊙人工肺・補助・低体重者・小児用　153,000円

125 遠心式体外循環用血液ポンプ

(1)　シール型
①抗血栓性あり　㊙遠心ポンプa　61,700円
②抗血栓性なし　㊙遠心ポンプb　46,500円
(2)　シールレス型　㊙遠心ポンプc
(24.6～25.2)　54,200円
(25.3～5)　49,600円
(25.6～)　45,000円

126 体外循環用カニューレ

(1)　成人用
①送脱血カニューレ
(ア)シングル標準　4,620円
(イ)シングル強化　6,770円
(ウ)２段標準　8,640円
(エ)２段強化　8,190円
②心筋保護用カニューレ
(ア)ルート　3,950円
(イ)コロナリー　5,890円
(ウ)レトロ　19,000円
③ベントカテーテル
(ア)一般型　3,350円
(イ)ガス注入型　4,500円
④経皮的挿入用カニューレ
(ア)一般型　37,000円
(イ)先端強化型
i　シングルルーメン　40,000円
ii　ダブルルーメン　186,000円
(2)　小児用
①送脱血カニューレ
(ア)シングル標準　4,770円
(イ)シングル強化　6,590円
(ウ)２段標準　8,640円
(エ)２段強化　8,340円
②心筋保護用カニューレ
(ア)ルート　4,060円
(イ)コロナリー　6,420円
(ウ)レトロ　19,900円
③ベントカテーテル
(ア)一般型　3,510円
(イ)ガス注入型　4,500円
④経皮的挿入用カニューレ
(ア)一般型　38,200円
(イ)先端強化型
i　シングルルーメン　42,400円
ii　ダブルルーメン　186,000円

注　生体適合性を付加した送脱血カニューレ，心筋保護用カニューレ又はベントカテーテルにあってはそれぞれ材料価格に1,600円を加算し，生体適合性を付加した経皮的挿入用カニューレにあっては材料価格に3,500円を加算する。

127 人工心肺回路

(1)　メイン回路
①抗血栓性あり
(ア)成人用　㊙心肺回路・メインa-1　117,000円
(イ)小児用　㊙心肺回路・メインa-2　134,000円
②抗血栓性なし
(ア)成人用　㊙心肺回路・メインb-1　106,000円
(イ)小児用　㊙心肺回路・メインb-2　124,000円
(2)　補助循環回路
①抗血栓性あり
(ア)成人用　㊙心肺回路・補助c-1　69,600円
(イ)小児用　㊙心肺回路・補助c-2　70,900円
②抗血栓性なし
(ア)成人用　㊙心肺回路・補助d-1　40,400円
(イ)小児用　㊙心肺回路・補助d-2　40,400円
(3)　心筋保護回路　㊙心肺回路・保護ｅ　14,600円
(4)　血液濃縮回路　㊙心肺回路・濃縮ｆ　24,000円
(5)　分離体外循環回路
㊙心肺回路・分離ｇ　40,600円
(6)　個別機能品
①貯血槽　㊙心肺回路・個別ｈ　9,030円
②カーディオトミーリザーバー
㊙心肺回路・個別ｉ　25,200円
③ハードシェル静脈リザーバー
㊙心肺回路・個別ｊ　26,800円
④心筋保護用貯液槽　㊙心肺回路・個別ｋ　8,950円
⑤ラインフィルター
㊙心肺回路・個別ｌ　12,800円
⑥回路洗浄用フィルター
㊙心肺回路・個別ｍ　4,100円
⑦血液学的パラメーター測定用セル
(ア)標準型　㊙心肺回路・個別ｎ-1　7,110円
(イ)ガス分圧センサー付き
㊙心肺回路・個別ｎ-2　14,100円
⑧熱交換器　㊙心肺回路・個別ｏ　11,900円
⑨安全弁　㊙心肺回路・個別ｐ　4,560円

128 バルーンパンピング用バルーンカテーテル

(1)　一般用標準型　㊙IABPカテ標準型　151,000円
(2)　一般用末梢循環温存型
㊙IABPカテ末梢循環温存型　118,000円
(3)　一般用センサー内蔵型
㊙IABPカテセンサー内蔵型　174,000円
(4)　小児用　㊙IABPカテ小児型　202,000円

129 補助人工心臓セット

(1)　体外型
①成人用　3,270,000円
②小児用
(ア)血液ポンプ　6,600,000円
(イ)心尖部脱血用カニューレ　1,070,000円
(ウ)心房脱血用カニューレ　721,000円
(エ)動脈送血用カニューレ　798,000円
(オ)アクセサリーセット　407,000円
(カ)ドライビングチューブ　132,000円
(キ)カニューレコネクティングセット　194,000円
(ク)カニューレエクステンションセット
198,000円

材料

(2) 植込型（非拍動流型）
①磁気浮上型 18,300,000円
②水循環型 18,900,000円
③軸流型 18,900,000円
(3) 水循環回路セット 1,100,000円

130 心臓手術用カテーテル
(1) 経皮的冠動脈形成術用カテーテル
①一般型 29,000円
②インフュージョン型 157,000円
③パーフュージョン型 146,000円
④カッティング型 110,000円
⑤スリッピング防止型 95,000円
⑥再狭窄抑制型 173,000円
(2) 冠動脈狭窄部貫通用カテーテル 36,700円
(3) 冠動脈用ステントセット
①一般型 97,000円
②救急処置型 290,000円
③再狭窄抑制型 120,000円
④生体吸収・再狭窄抑制型 249,000円
(4) 特殊カテーテル
①切削型 202,000円
②破砕型 429,000円
(5) 弁拡張用カテーテル 151,000円
(6) 心房中隔欠損作成術用カテーテル
①バルーン型 57,900円
②ブレード型 210,000円

131 経皮的心房中隔欠損閉鎖セット 772,000円

132 ガイディングカテーテル
(1) 冠動脈用 ㊥ガイディングカテ・冠動脈 8,220円
(2) 脳血管用
①標準型 ㊥ガイディングカテ・脳血管 21,800円
②高度屈曲対応型
㊥ガイディングカテ・脳血管・Ⅱ 90,300円
③紡錘型 ㊥ガイディングカテ・脳血管・Ⅲ 94,800円
④橈骨動脈穿刺対応型
㊥ガイディングカテ・脳血管・Ⅳ 63,200円
(3) その他血管用
㊥ガイディングカテ・その他 18,300円
(4) 気管支用 ㊥ガイディングカテ・気管支用 90,300円

133 血管内手術用カテーテル
(1) 経皮的脳血管形成術用カテーテル 96,100円
(2) 末梢血管用ステントセット
①一般型 159,000円
②橈骨動脈穿刺対応型 234,000円
③再狭窄抑制型 233,000円
(3) PTAバルーンカテーテル
①一般型
(ア)標準型 ㊥PTAカテ・一般・標準 33,800円
(イ)特殊型 ㊥PTAカテ・一般・特殊 47,700円
②カッティング型
㊥PTAカテ・カッティング 128,000円
③脳血管攣縮治療用
㊥PTAカテ・スパズム治療 52,500円
④大動脈用ステントグラフト用
(ア)血流遮断型（胸部及び腹部）
㊥PTAカテ・血流遮断型 61,000円
(イ)血流非遮断型（胸部及び腹部）
㊥PTAカテ・血流非遮断型 66,900円
⑤スリッピング防止型
㊥PTAカテ・スリッピング防止 80,600円
⑥再狭窄抑制型
㊥PTAカテ・再狭窄抑制 173,000円
⑦ボディワイヤー型
㊥PTAカテ・ボディワイヤー 97,100円
(4) 下大静脈留置フィルターセット
①標準型 156,000円
②特殊型 170,000円
(5) 冠動脈灌流用カテーテル 24,500円
(6) オクリュージョンカテーテル
①標準型 15,600円
②上大静脈止血対応型 38,100円
③特殊型 108,000円
(7) 血管内血栓異物除去用留置カテーテル
①一般型 115,000円
②頸動脈用ステント併用型
(ア)フィルター型 186,000円
(イ)遠位バルーン型 190,000円
(ウ)近位バルーン型 160,000円
(8) 血管内異物除去用カテーテル
①細血管用 88,700円
②大血管用 42,800円
③リードロッキングデバイス 91,000円
④リード抜去スネアセット 142,000円
⑤大血管用ローテーションシース 268,000円
⑥リード一体型ペースメーカー抜去用カテーテル 434,000円
(9) 血栓除去用カテーテル
①バルーン付き
(ア)一般型
㊥血栓除去カテ・バルーン一般 11,600円
(イ)極細型
㊥血栓除去カテ・バルーン極細 15,400円
(ウ)ダブルルーメン
㊥血栓除去カテ・バルーンDL 17,400円
②残存血栓除去用
㊥血栓除去カテ・残存 35,400円
③経皮的血栓除去用
(ア)標準型 ㊥血栓除去カテ・経皮標準 31,700円
(イ)破砕吸引型 ㊥血栓除去カテ・経皮破砕吸引 448,000円
④脳血栓除去用
(ア)ワイヤー型
㊥血栓除去カテ・脳ワイヤー 286,000円
(イ)破砕吸引型
㊥血栓除去カテ・脳破砕吸引 448,000円
(ウ)自己拡張型
㊥血栓除去カテ・脳自己拡張 386,000円
(エ)直接吸引型
㊥血栓除去カテ・脳直接吸引 273,000円
(10) 塞栓用コイル
①コイル
(ア)標準型 10,200円
(イ)機械式デタッチャブル型 55,000円
(ウ)電気式デタッチャブル型 116,000円
(エ)水圧式・ワイヤー式デタッチャブル型 82,900円
(オ)特殊型 145,000円
②プッシャー 15,700円
③コイル留置用ステント 466,000円
(11) 汎用型圧測定用プローブ 77,300円

⑿　循環機能評価用動脈カテーテル　27,800円
⒀　静脈弁カッター
①切開径固定型　24,800円
②切開径変動型　86,700円
③オーバーザワイヤー型　87,600円
⒁　頸動脈用ステントセット
①標準型　160,000円
②特殊型　180,000円
⒂　狭窄部貫通用カテーテル　42,100円
⒃　下肢動脈狭窄部貫通用カテーテル　179,000円
⒄　血管塞栓用プラグ　131,000円
⒅　交換用カテーテル　18,100円
⒆　体温調節用カテーテル
①発熱管理型　77,400円
②体温管理型　81,100円
⒇　脳血管用ステントセット　501,000円
(21)　脳動脈瘤治療用フローダイバーターシステム
①動脈内留置型　1,420,000円
②瘤内留置型　1,530,000円
(22)　血管形成用カテーテル
①エキシマレーザー型　219,000円
②切削吸引型　242,000円

134 人工血管
(1)　永久留置型
①大血管用
(ア)分岐なし
㊙人工血管・ストレート・Ⅰ　110,000円
(イ)１分岐
i　標準型　㊙人工血管・１分岐・Ⅰ 174,000円
ii　特殊型　㊙人工血管・１分岐・Ⅱ 203,000円
(ウ)２分岐以上
i　標準型
㊙人工血管・２分岐以上・Ⅰ　237,000円
ii　特殊型
㊙人工血管・２分岐以上・Ⅱ　257,000円
(エ)腹大動脈分岐用
㊙人工血管・Y字・Ⅰ　131,000円
②小血管用
(ア)標準型
i　外部サポートあり　㊙人工血管・サポートあり　1 cm当たり　2,560円
ii　外部サポートなし　㊙人工血管・サポートなし　1 cm当たり　1,870円
(イ)セルフシーリング
i　ヘパリン非使用型　㊙人工血管・セルフシーリング・ヘパリン非使用型　1 cm当たり　3,960円
ii　ヘパリン使用型　㊙人工血管・セルフシーリング・ヘパリン使用型　1 cm当たり　4,200円
(ウ)ヘパリン使用型
i　外部サポートあり　㊙人工血管・ヘパリン使用型・サポートあり　1 cm当たり　3,700円
ii　外部サポートなし　㊙人工血管・ヘパリン使用型・サポートなし　1 cm当たり　2,710円
(エ)特殊型
i　外部サポートあり　㊙人工血管・特殊型・サポートあり　1 cm当たり　3,030円
ii　外部サポートなし　㊙人工血管・特殊型・サポートなし　1 cm当たり　2,230円
(2)　一時留置型
㊙人工血管・バイパスチューブ　54,500円
(3)　短期使用型　㊙人工血管・短期使用　84,100円

尿路・胆道系材料

135 尿路拡張用カテーテル
(1)　尿管・尿道用　㊙尿路拡張カテ・尿管・尿道　35,000円
(2)　腎瘻用　㊙尿路拡張カテ・腎瘻　41,000円

136 胆道結石除去用カテーテルセット
(1)　経皮的バルーンカテーテル
㊙胆道結石カテ・経皮バルーン　14,100円
(2)　経内視鏡バルーンカテーテル
①ダブルルーメン
㊙胆道結石カテ・ダブルバルーン　31,300円
②トリプルルーメン
㊙胆道結石カテ・トリプルバルーン　35,300円
③十二指腸乳頭拡張機能付き
㊙胆道結石カテ・EPBDバルーン　63,900円
④十二指腸乳頭切開機能付き
㊙胆道結石カテ・ESTバルーン　59,400円
(3)　採石用バスケットカテーテル
㊙胆道結石カテ・採石バスケット　38,100円
(4)　砕石用バスケットカテーテル
①全ディスポーザブル型　㊙胆道結石カテ・砕石バスケ・全ディスポ　41,600円
②一部ディスポーザブル型　㊙胆道結石カテ・砕石バスケ・一部ディスポ　14,900円

137 腎・尿管結石除去用カテーテルセット　31,100円

形成外科（組織拡張手術）

138　削除
139 組織拡張器
(1)　一般用　32,600円
(2)　乳房用　98,800円

輸血系材料

140 輸血用血液フィルター（微小凝集塊除去用）　2,500円

141 輸血用血液フィルター（赤血球製剤用白血球除去用）　2,850円

142 輸血用血液フィルター（血小板製剤用白血球除去用）　3,340円

その他

143 網膜硝子体手術用材料　29,500円

144 両室ペーシング機能付き植込型除細動器
(1)　単極又は双極用
①標準型　3,090,000円

②自動調整機能付き 3,130,000円
③抗頻拍ペーシング機能付き 4,400,000円
④長期留置型 3,720,000円
(2) 4極用
①標準型 3,260,000円
②自動調整機能付き 4,120,000円
③抗頻拍ペーシング機能付き 4,750,000円
④長期留置型 4,180,000円

145 血管内塞栓促進用補綴材
(1) 肝動脈塞栓材 15,400円
(2) 脳動静脈奇形術前塞栓材 138,000円
(3) 血管内塞栓材
① 止血用 9,040円
② 動脈塞栓療法用 27,600円
③ 動脈化学塞栓療法用 103,000円
④ 液体塞栓材 66,300円

146 大動脈用ステントグラフト
(1) 腹部大動脈用ステントグラフト（メイン部分）
①標準型 1,320,000円
②AUI型 1,110,000円
③ポリマー充填型 1,430,000円
(2) 腹部大動脈用ステントグラフト（補助部分） 299,000円
(3) 胸部大動脈用ステントグラフト（メイン部分）
①標準型 1,430,000円
②中枢端可動型 1,490,000円
③血管分岐部対応型 2,060,000円
(4) 胸部大動脈用ステントグラフト（補助部分） 344,000円
(5) 大動脈解離用ステントグラフト（ベアステント） 894,000円

147 内視鏡用粘膜下注入材 5,270円

148 カプセル型内視鏡
(1) 小腸用 76,500円
(2) 大腸用 81,300円

149 血管内光断層撮影用カテーテル 132,000円

150 ヒト自家移植組織
(1) 自家培養表皮
①採取・培養キット 4,460,000円
②調製・移植キット 1枚当たり 154,000円
(2) 自家培養軟骨
①採取・培養キット 1,000,000円
②調製・移植キット 1,890,000円
(3) 自家培養角膜上皮
①採取・培養キット 4,280,000円
②調製・移植キット 5,470,000円
(4) 自家培養口腔粘膜上皮
①採取・培養キット 4,280,000円
②調製・移植キット 5,470,000円
(5) ヒト羊膜基質使用自家培養口腔粘膜上皮
①採取・培養キット 7,940,000円
②調製・移植キット 5,470,000円

151 デンプン由来吸収性局所止血材
(1) 標準型 1g当たり 12,700円
(2) 織布型 1cm²当たり 48円

152 胸郭変形矯正用材料
(1) 肋骨間用 1,580,000円
(2) 肋骨腰椎間用 1,540,000円
(3) 肋骨腸骨間用 1,470,000円
(4) 固定クリップ（伸展術時交換用） 71,500円
(5) 部品連結用
①縦型 188,000円
②横型 348,000円

153 経皮的動脈管閉鎖セット
(1) 開口部留置型 347,000円
(2) 動脈管内留置型 416,000円

154 削除

155 植込型心電図記録計 388,000円

156 合成吸収性硬膜補強材 65,100円

157 消化管用ステントセット
(1) カバーなし 212,000円
(2) カバーあり 270,000円

158 皮下グルコース測定用電極 6,340円

159 局所陰圧閉鎖処置用材料 1cm²当たり 18円

160 植込型迷走神経電気刺激装置 1,710,000円

161 迷走神経刺激装置用リードセット 187,000円

162 経皮的心腔内リード除去用レーザーシースセット 311,000円

163 膀胱尿管逆流症治療用注入材 73,400円

164 椎体形成用材料セット 386,000円

165 脊椎棘間留置材料 229,000円

166 外科用接着用材料
(1) 標準型 1g当たり 11,200円
(2) 特殊型 1g当たり 13,800円

167 交換用経皮経食道胃管カテーテル 17,200円

168 心腔内超音波プローブ
(1) 標準型 299,000円
(2) 磁気センサー付き 327,000円
(3) 再製造 ①標準型 209,000円

169 血管造影用圧センサー付材料
(1) 血管造影用圧センサー付ガイドワイヤー 128,000円
(2) 血管造影用圧センサー付カテーテル 119,000円

170 輸血用血液フィルター（カリウム除去用） 5,100円

171 生体組織接着剤調製用キット 130,000円

172 尿道括約筋用補綴材
(1) カフ 170,000円

材料

(2) 圧力調整バルーン 156,000円
(3) コントロールポンプ 427,000円

173 中心静脈血酸素飽和度測定用プローブ 22,700円

174 植込型骨導補聴器
(1) 音振動変換器 415,000円
(2) 接合子付骨導端子 127,000円
(3) 骨導端子 66,200円
(4) 接合子 70,600円

175 脳手術用カテーテル 38,700円

176 子宮用止血バルーンカテーテル 18,700円

177 心房中隔穿刺針
(1) 高周波型 54,100円
(2) ガイドワイヤー型 35,400円
(3) カニューレ 2,760円

178 神経再生誘導材 406,000円

179 気管支用充填材 20,100円

180 陰圧創傷治療用カートリッジ 19,800円

181 人工乳房 106,000円

182 経カテーテル人工生体弁セット
(1) バルーン拡張型人工生体弁セット
①期限付改良加算なし 4,510,000円
②期限付改良加算あり 4,720,000円
(2) 自己拡張型人工生体弁システム 3,740,000円

183 削除
184 仙骨神経刺激装置
(1) 標準型 1,010,000円
(2) 充電式 1,060,000円

185 オープン型ステントグラフト 1,110,000円

186 気管支手術用カテーテル 329,000円

187 半導体レーザー用プローブ 229,000円

188 削除
189 ヒト骨格筋由来細胞シート
(1) 採取・継代培養キット 6,480,000円
(2) 回収・調製キット 1枚当たり 1,710,000円

190 人工中耳用材料
(1) 人工中耳用インプラント 1,120,000円
(2) 人工中耳用音声信号処理装置 639,000円
(3) 人工中耳用オプション部品 40,300円

191 末梢血管用ステントグラフト
(1) 標準型 322,000円
(2) 長病変対応型 344,000円

192 経皮的胆道拡張用バルーンカテーテル 64,600円

193 補助循環用ポンプカテーテル 2,570,000円

194 人工椎間板 301,000円

195 体表面用電場電極 35,900円

196 経皮的僧帽弁クリップシステム 2,250,000円
注 経皮的僧帽弁クリップシステムのクリップを2個以上使用する場合は，追加する1個当たり償還価格の100分の50に相当する価格を加算する。

197 ガイドワイヤー 1,870円

198 ドレナージカテーテル 5,700円

199 甲状軟骨固定用器具 194,000円

200 放射線治療用合成吸収性材料
(1) ハイドロゲル型 196,000円
(2) シート型 516,000円

201 膵臓用瘻孔形成補綴材留置システム 502,000円

202 腹部開放創用局所陰圧閉鎖キット 97,600円

203 横隔神経電気刺激装置
(1) 電極植込キット 1,870,000円
(2) 体外式パルス発生器 953,000円
(3) 接続ケーブル 11,800円

204 経皮的左心耳閉鎖システム 1,500,000円

205 経皮的卵円孔開存閉鎖セット 865,000円

206 人工顎関節用材料 1,110,000円

207 人工鼻材料
(1) 人工鼻 ①標準型 492円
②特殊型 1,000円
(2) 接続用材料
①シール型 (ア) 標準型 675円
(イ) 特殊型 1,150円
②チューブ型 16,800円
③ボタン型 22,100円

208 耳管用補綴材 43,500円

209 吸着式血液浄化用浄化器（閉塞性動脈硬化症用） 91,600円

210 植込型舌下神経電気刺激装置 2,480,000円

211 植込型骨導補聴器（直接振動型）
(1) インプラント 720,000円
(2) 音声信号処理装置 325,000円
(3) オプション部品 29,800円

212 ペプチド由来吸収性局所止血材 1mL当たり 13,200円

213 脳神経減圧術用補綴材 0.1g当たり 3,120円

214 前立腺用インプラント 97,900円

215 経カテーテル人工生体弁セット（ステントグラフト付き） 5,270,000円

216 レーザー光照射用ニードルカテーテル 1,990円

217 前立腺組織用水蒸気デリバリーシステム 388,000円

218 ヒト羊膜使用創傷被覆材 1 cm²当たり35,100円

219 自家皮膚細胞移植用キット
(1) 自家皮膚細胞移植用キット・S 836,000円
(2) 自家皮膚細胞移植用キット・L 897,000円

220 経消化管胆道ドレナージステント
(24.6～11) 289,000円
(24.12～) 283,000円

221 経皮的心肺補助システム 535,000円

222 体外フォトフェレーシスキット 189,000円

223 腱再生誘導材 257,000円

224 前立腺組織用高圧水噴射システム 344,000円

225 気管支用バルブ 313,000円

226 ニコチン依存症治療補助アプリ 24,000円

227 高血圧症治療補助アプリ 7,010円

Ⅲ 医科点数表の第２章第４部（画像診断）及び別表第２歯科診療報酬点数表（以下「歯科点数表」という）の第２章第４部に規定するフィルム及びその材料価格（第４部画像診断に掲載p.424）

Ⅳ～Ⅶ （歯科点数表に規定する材料・略）

Ⅷ 別表第３調剤報酬点数表に規定する特定保険医療材料及びその材料価格（在宅医療の部に掲載→p.320）

Ⅸ 経過措置

(1) Ⅱの規定にかかわらず，薬事法等の一部を改正する法律（平成25年法律第84号）第１条の規定による改正前の薬事法（昭和35年法律第145号）第14条第１項又は医薬品，医療機器等の品質，有効性及び安全性の確保等に関する法律（昭和35年法律第145号）第23条の２の５第１項の規定による承認を受け，次の表の左欄の承認番号を付与された同欄に掲げる特定保険医療材料の同表の中欄に掲げる期間における材料価格は，それぞれ同表の右欄に掲げる材料価格とする（**編注**：表は略。各材料の該当箇所に併記）。

(2) Ⅱの規定にかかわらず，次の表の左欄に掲げる特定保険医療材料の同表の中欄に掲げる期間における材料価格は，それぞれ同表の右欄に掲げる材料価格とする（**編注**：表は略。各材料の該当箇所に併記）。

(3) Ⅵの規定にかかわらず，特定保険医療材料及びその材料価格（材料価格基準）の一部を改正する件（令和４年厚生労働省告示第58号。以下「改正告示」という）による改正前の特定保険医療材料及びその材料価格（材料価格基準）（以下「材料価格基準」という）別表Ⅵに掲げる特定保険医療材料のうち，次の表の旧材料価格基準の欄に掲げる区分に該当する特定保険医療材料が，改正告示による改正後の材料価格基準の別表Ⅵに掲げる区分に該当する特定保険医療材料であって次の表の新材料価格基準の欄に掲げる区分に該当するものであるときは，同表の期間の欄に掲げる期間における材料価格は，同表の材料価格の欄に掲げる材料価格とする。

材料

告示2　入院時食事療養費・入院時生活療養費

●厚生労働省告示第99号（平18.3.6）（告示64，令6.3.5）

健康保険法（大正11年法律第70号）第85条第２項（同法第149条において準用する場合を含む）及び第85条の２第２項（同法第149条において準用する場合を含む）並びに高齢者の医療の確保に関する法律（昭和57年法律第80号）第74条第２項及び第75条第２項の規定に基づき，入院時食事療養費に係る食事療養及び入院時生活療養に係る生活療養の費用の額の算定に関する基準（平成18年厚生労働省告示第99号）の一部を次の表のように改正し，令和６年６月１日から適用する。ただし，同年５月31日以前に行われた療養に要する費用の額の算定については，なお従前の例による。

【2024年改定による主な変更点】入院時食事療養（Ⅰ）（Ⅱ）の費用，入院時生活療養（Ⅰ）（Ⅱ）のうち食事の費用の額について，それぞれ１食当たり30円引き上げられた。

入院時食事療養費に係る食事療養及び入院時生活療養費に係る生活療養の費用の額の算定に関する基準

１　入院時食事療養費に係る食事療養及び入院時生活療養費に係る生活療養の費用の額は，別表により算定した額とする。

２　別表第１の１及び第２の１における届出については，届出を行う保険医療機関の所在地を管轄する地方厚生局長又は地方厚生支局長（以下「地方厚生局長等」という）に対して行うものとする。ただし，当該所在地を管轄する地方厚生局又は地方厚生支局の分室がある場合には，当該分室を経由して行うものとする。

別表　食事療養及び生活療養の費用額算定表

第１　食事療養

１　入院時食事療養（Ⅰ）（１食につき）

(1)　(2)以外の食事療養を行う場合　670円

(2)　流動食のみを提供する場合　605円

注１　(1)については，別に厚生労働大臣が定める基準に適合しているものとして地方厚生局長等に届け出て当該基準による食事療養を行う保険医療機関に入院している患者について，当該食事療養を行ったときに，１日につき３食を限度として算定する。

２　(2)については，別に厚生労働大臣が定める基準に適合しているものとして地方厚生局長等に届け出て当該基準による食事療養を行う保険医療機関に入院している患者について，当該食事療養として流動食（市販されているものに限る。以下同じ）のみを経管栄養法により提供したときに，１日に３食を限度として算定する。

３　別に厚生労働大臣が定める特別食を提供したときは，１食につき76円を，１日につき３食を限度として加算する。ただし，(2)を算定する患者については，算定しない。

４　当該患者（療養病棟に入院する患者を除く）について，食堂における食事療養を行ったときは，１日につき50円を加算する。

２　入院時食事療養（Ⅱ）（１食につき）

(1)　(2)以外の食事療養を行う場合　536円

(2)　流動食のみを提供する場合　490円

注１　(1)については，入院時食事療養（Ⅰ）を算定する保険医療機関以外の保険医療機関に入院している患者について，食事療養を行ったときに，１日につき３食を限度として算定する。

２　(2)については，入院時食事療養（Ⅰ）を算定する保険医療機関以外の保険医療機関に入院している患者について，食事療養として流動食のみを経管栄養法により提供したときに，１日につき３食を限度として算定する。

第２　生活療養

１　入院時生活療養（Ⅰ）

(1)　健康保険法第63条第２項第２号イ及び高齢者の医療の確保に関する法律第64条第２項第２号イに掲げる療養（以下「食事の提供たる療養」という）（１食につき）

イ　ロ以外の食事の提供たる療養を行う場合　584円

ロ　流動食のみを提供する場合　530円

(2)　健康保険法第63条第２項第２号ロ及び高齢者の医療の確保に関する法律第64条第２項第２号ロに掲げる療養（以下「温度，照明及び給水に関する適切な療養環境の形成たる療養」という）（１日につき）　398円

注１　(1)のイについては，別に厚生労働大臣が定める基準に適合しているものとして地方厚生局長等に届け出て当該基準による生活療養を行う保険医療機関に入院している患者について，当該生活療養を行ったときに，(1)に掲げる療養として，１日につき３食を限度として算定する。

２　(1)のロについては，別に厚生労働大臣が定める基準に適合しているものとして地方厚生局長等に届け出て当該基準による生活療養を行う保険医療機関に入院している患者について，当該生活療養として流動食のみを経管栄養法により提供したときに，(1)に掲げる療養として，１日につき３食を限度として算定する。

３　別に厚生労働大臣が定める特別食を提供したときは，(1)に掲げる療養について，１食につき76円を，１日につき３食を限度として加算する。ただし，(1)のロを算定する患者については，算定しない。

４　当該患者（療養病棟に入院する患者を除く）について，食堂における(1)に掲げる療養を行ったときは，１日につき50円を加算する。

２　入院時生活療養（Ⅱ）

(1)　食事の提供たる療養（１食につき）　450円

(2) 温度，照明及び給水に関する適切な療養環境の形成たる療養（1日につき） 398円

注 入院時生活療養（Ⅰ）を算定する保険医療機関以外の保険医療機関に入院している患者について生活療養を行ったときに，(1)に掲げる療養については1日につき3食を限度として算定する。

●厚生労働省告示第238号 （平6.8.5）（最終改定：告示63，平28.3.4）

入院時食事療養費に係る食事療養及び入院時生活療養に係る生活療養の費用の額の算定に関する基準（平成18年厚生労働省告示第99号）に基づき，入院時食事療養及び入院時生活療養の食事の提供たる療養の基準等（平成6年厚生省告示第238号）の一部を次のように改正し，平成28年4月1日から適用する。

入院時食事療養及び入院時生活療養の食事の提供たる療養の基準等

1 入院時食事療養（Ⅰ）を算定すべき食事療養及び入院時生活療養（Ⅰ）を算定すべき生活療養の基準

(1) 原則として，当該保険医療機関を単位として行うものであること。

(2) 入院時食事療養及び入院時生活療養の食事の提供たる療養は，管理栄養士又は栄養士によって行われていること。

(3) 患者の年齢，病状によって適切な栄養量及び内容の入院時食事療養及び入院時生活療養の食事の提供たる療養が適時に，かつ適温で行われていること。

(4) 地方厚生局長又は地方厚生支局長（以下「地方厚生局長等」という）に対して当該届出を行う前6月間において当該届出に係る事項に関し，不正又は不当な届出（法令の規定に基づくものに限る）を行ったことがないこと。

(5) 地方厚生局長等に対して当該届出を行う前6月間において療担規則及び薬担規則並びに療担基準に基づき厚生労働大臣が定める掲示事項等（平成18年厚生労働省告示第107号）第3に規定する基準に違反したことがなく，かつ，現に違反していないこと。

(6) 地方厚生局長等に対して当該届出を行う時点において，厚生労働大臣の定める入院患者数の基準及び医師等の員数の基準並びに入院基本料の算定方法（平成18年厚生労働省告示第104号）に規定する入院患者数の基準に該当する保険医療機関又は医師等の員数の基準に該当する保険医療機関でないこと。

(7) 地方厚生局長等に対して当該届出を行う前6月間において，健康保険法（大正11年法律第70号）第78条第1項の規定に基づく検査等の結果，診療内容又は診療報酬の請求に関し，不正又は不当な行為が認められたことがないこと。

2 入院時食事療養及び入院時生活療養の食事の提供たる療養に係る特別食

疾病治療の直接手段として，医師の発行する食事箋に基づき提供された適切な栄養量及び内容を有する腎臓食，肝臓食，糖尿食，胃潰瘍食，貧血食，膵臓食，脂質異常症食，痛風食，てんかん食，フェニールケトン尿症食，楓糖尿症食，ホモシスチン尿症食，ガラクトース血症食，治療乳，無菌食及び特別な場合の検査食（単なる流動食及び軟食を除く）

告示③　基本診療料の施設基準等

●厚生労働省告示第62号　（平20.3.5）（改定：告示58,令6.3.5）

診療報酬の算定方法（平成20年厚生労働省告示第59号）の規定に基づき，基本診療料の施設基準等の一部を改正する告示を次のように定める。

基本診療料の施設基準等

第１　届出の通則

１　保険医療機関〔健康保険法（大正11年法律第70号）第63条第３項第１号に規定する保険医療機関をいう。以下同じ〕は，第２から第10までに規定する施設基準に従い，適正に届出を行わなければならないこと。
２　保険医療機関は，届出を行った後に，当該届出に係る内容と異なる事情が生じた場合には，速やかに届出の内容の変更を行わなければならないこと。
３　届出の内容又は届出の変更の内容が第２から第10までに規定する施設基準に適合しない場合には，当該届出又は届出の変更は無効であること。
４　届出については，届出を行う保険医療機関の所在地を管轄する地方厚生局長又は地方厚生支局長（以下「地方厚生局長等」という）に対して行うこと。ただし，当該所在地を管轄する地方厚生局又は地方厚生支局の分室がある場合には，当該分室を経由して行うこととする。

第２　施設基準の通則

１　地方厚生局長等に対して当該届出を行う前６月間において当該届出に係る事項に関し，不正又は不当な届出（法令の規定に基づくものに限る）を行ったことがないこと。
２　地方厚生局長等に対して当該届出を行う前６月間において療担規則及び薬担規則並びに療担基準に基づき厚生労働大臣が定める掲示事項等（平成18年厚生労働省告示第107号）第３に規定する基準に違反したことがなく，かつ現に違反していないこと。
３　地方厚生局長等に対して当該届出を行う前６月間において，健康保険法第78条第１項及び高齢者の医療の確保に関する法律（昭和57年法律第80号。以下「高齢者医療確保法」という）第72条第１項の規定に基づく検査等の結果，診療内容又は診療報酬の請求に関し，不正又は不当な行為が認められたことがないこと。
４　地方厚生局長等に対して当該届出を行う時点において，厚生労働大臣の定める入院患者数の基準及び医師等の員数の基準並びに入院基本料の算定方法（平成18年厚生労働省告示第104号）に規定する入院患者数の基準に該当する保険医療機関又は医師等の員数の基準に該当する保険医療機関でないこと。

第３　初・再診料の施設基準等

１　医科初診料の注７及び注８，医科再診料の注６，外来診療料の注９並びに歯科初診料の注７の時間外加算等に係る厚生労働大臣が定める時間

当該地域において一般の保険医療機関がおおむね診療応需の態勢を解除した後，翌日に診療応需の態勢を再開するまでの時間〔深夜（午後10時から午前６時までの時間をいう）及び休日を除く〕

１の２　医科初診料の特定妥結率初診料，医科再診料の特定妥結率再診料及び外来診療料の特定妥結率外来診療料の施設基準

次のいずれかに該当する保険医療機関であること。
(1)　当該保険医療機関における医療用医薬品の取引価格の妥結率〔診療報酬の算定方法（平成20年厚生労働省告示第59号）別表第１医科診療報酬点数表（以下「医科点数表」という）の初診料の注４に規定する医療用医薬品の取引価格の妥結率をいう。以下同じ〕が５割以下であること。
(2)　当該保険医療機関における医療用医薬品の取引価格の妥結率並びに医療用医薬品の取引に係る状況及び流通改善に関する取組に係る状況について，地方厚生局長等に報告していない保険医療機関であること。

→　特定妥結率初診料，特定妥結率再診料及び特定妥結率外来診療料

1　保険医療機関と卸売販売業者との価格交渉においては，厚生労働省「医療用医薬品の流通改善に向けて流通関係者が遵守すべきガイドライン」（以下「流通改善ガイドライン」という）に基づき，原則として全ての品目について単品単価契約とすることが望ましいこと，個々の医薬品の価値を無視した値引き交渉，医薬品の安定供給や卸売業者の経営に影響を及ぼすような流通コストを全く考慮しない値引き交渉を慎むこと等に留意するとともに，医薬品価格調査の信頼性を確保する観点から，妥結率，医療用医薬品の取引に係る状況及び流通改善に関する取組状況を報告すること等について規定しているものであり，具体的な取扱いについては以下のとおりとする。なお，医薬品取引に係る契約書の写し等の資料については適切に保管している。
(1)　妥結率の報告における妥結とは，取引価格が決定しているものであり，契約書等の遡及条項により，取引価格が遡及し変更することが可能な場合には未妥結とする。また，取引価格は決定したが，支払期間が決定しないなど，取引価格に影響しない契約事項が未決定の場合は妥結とする。
※　妥結率の計算については，下記のとおりとする。
妥結率＝卸売販売業者〔医薬品，医療機器等の品質，有効性及び安全性の確保等に関する法律（昭和35年法律第145号。以下「医薬品医療機器等法」という）第34条第３項に規定する卸売販売業者をいう。以下同じ〕と当該保険医療機関との間での取引価格が定められた医療用医薬品の薬価総額（各医療用医薬品の規格単位数量×薬価を合算したもの）／当該保険医療機関において購入された医療用医薬品の薬価総額

(2) 医療用医薬品の取引に係る状況とは，前年度における価格交渉及び妥結価格についての状況をいう。
(3) 流通改善に関する取組状況とは，流通改善ガイドラインにおいて，卸売販売業者との保険医療機関・保険薬局との関係において留意する事項とされている，単品単価契約の推進，個々の医薬品の価値に基づいた価格交渉の推進，価格交渉の頻度の改善等の取組について，当該医療機関における状況を報告するものである。

２ 妥結率，医療用医薬品の取引に係る状況及び流通改善に関する取組状況について，**別添７**（→Web 版）の**様式２の４**により，毎年10月１日から11月末日までに，同年４月１日から９月30日までの期間における実績を地方厚生（支）局長へ報告することとし，11月末日までの報告に基づく特定妥結率初診料，特定妥結率再診料及び特定妥結率外来診療料は，12月１日から翌年11月末日まで適用する。

１の３ 医科初診料，医科再診料及び外来診療料の情報通信機器を用いた診療に係る施設基準

情報通信機器を用いた診療を行うにつき十分な体制が整備されていること。

→ 情報通信機器を用いた診療に係る施設基準

(1) 情報通信機器を用いた診療を行うにつき十分な体制が整備されているものとして，以下のア～エを満たす。
ア 保険医療機関外で診療を実施することがあらかじめ想定される場合においては，実施場所が厚生労働省「オンライン診療の適切な実施に関する指針」（以下「オンライン指針」という）に該当しており，事後的に確認が可能である。
イ 対面診療を適切に組み合わせて行うことが求められていることを踏まえて，対面診療を提供できる体制を有する。
ウ 患者の状況によって当該保険医療機関において対面診療を提供することが困難な場合に，他の保険医療機関と連携して対応できる。
エ 情報通信機器を用いた診療の初診において向精神薬の処方は行わないことを当該保険医療機関のホームページ等に掲示している。
(2) オンライン指針に沿って診療を行う体制を有する保険医療機関である。

【届出に関する事項】

(1) 情報通信機器を用いた診療に係る施設基準に係る届出は，**別添７**（→Web 版）の**様式１**を用いる。
(2) 毎年８月において，前年度における情報通信機器を用いた診療実施状況及び診療の件数について，**別添７の様式１の２**により届け出る。

２ 医科初診料及び医科再診料の夜間・早朝等加算の施設基準

１週当たりの診療時間が30時間以上であること。

→ 夜間・早朝等加算に関する施設基準等

(1) １週当たりの表示診療時間の合計が30時間以上の診療所である保険医療機関である。なお，一定の決まった日又は決まった時間に行われる訪問診療の時間については，その実施する時間を表示している場合に限り，１週間当たりの表示診療時間に含めて差し支えない。
(2) (1)の規定にかかわらず，概ね月１回以上，当該診療所の保険医が，客観的に深夜における救急医療の確保のために診療を行っていると認められる次に掲げる保険医療機関に赴き夜間・休日の診療に協力している場合は，１週間当たりの表示診療時間の合計が27時間以上でよい。また，当該診療所が次のイ及びウの保険医療機関である場合も同様に取り扱う。
ア 地域医療支援病院（医療法第４条第１項に規定する地域医療支援病院）
イ 救急病院等を定める省令（昭和39年厚生省令第８号）に基づき認定された救急病院又は救急診療所
ウ 「救急医療対策の整備事業について（昭和52年医発第692号）」に規定された保険医療機関又は地方自治体等の実施する救急医療対策事業の一環として位置づけられている保険医療機関
(3) (1)及び(2)の規定にかかわらず，表示診療時間とされる場合であって，当該診療所が常態として医師が不在となる時間（訪問診療に要する時間を除く）は，１週当たりの表示診療時間の合計に含めない。
(4) 診療時間については，当該保険医療機関の建造物の外部かつ敷地内に表示し，診療可能な時間を地域に周知している。なお，当該保険医療機関が建造物の一部を用いて開設されている場合は，当該保険医療機関の外部に表示している。

【届出に関する事項】 夜間・早朝等加算の施設基準に係る取扱いについては，当該基準を満たしていればよく，特に地方厚生（支）局長に対して，届出を行う必要はない。

３ 医科初診料に係る厚生労働大臣が定める患者

他の病院又は診療所等からの文書による紹介がない患者（緊急その他やむを得ない事情があるものを除く）

３の２ 医科初診料の機能強化加算の施設基準

(1) 適切な受診につながるような助言及び指導を行うこと等，質の高い診療機能を有する体制が整備されていること。
(2) 次のいずれかに係る届出を行っていること。
イ Ａ001の注12に規定する地域包括診療加算
ロ Ｂ001-2-9に掲げる地域包括診療料
ハ Ｂ001-2-11に掲げる小児かかりつけ診療料
ニ Ｃ002に掲げる在宅時医学総合管理料〔在宅療養支援診療所（医科点数表のＢ004に掲げる退院時共同指導料１に規定する在宅療養支援診療所をいう。以下同じ）又は在宅療養支援病院（Ｃ000に掲げる往診料の注１に規定する在宅療養支援病院をいう。以下同じ）に限る〕
ホ Ｃ002-2に掲げる施設入居時等医学総合管理料（在宅療養支援診療所又は在宅療養支援病院に限る）
(3) 地域において包括的な診療を担う医療機関であることについて，当該保険医療機関の見やすい場所及びホームページ等に掲示する等の取組を行っていること。

→ 機能強化加算に関する施設基準

次のいずれにも該当する。
(1) 診療所又は許可病床数が200床未満の病院である。
(2) 次のいずれかを満たしている。
ア Ａ001の「注12」に規定する地域包括診療加算１に係る届出を行っている保険医療機関である。
イ 以下のいずれも満たすものである。
(イ) Ａ001の「注12」に規定する地域包括診療加算２に係る届出を行っている保険医療機関である。
(ロ) 直近１年間において，次のいずれかを満たしている。
① Ａ001の「注12」に規定する地域包括診療加算２を算定した患者が３人以上
② Ｃ001在宅患者訪問診療料（Ⅰ）の「１」，Ｃ001-2在宅患者訪問診療料（Ⅱ）（「注１」のイの場合に限る）又はＣ000往診料を算定した患者の数の合計が３人以上
ウ Ｂ001-2-9地域包括診療料１に係る届出を行っている保険医療機関である。

基施

エ　以下のいずれも満たすものである。
(イ)　B001-2-9地域包括診療料２に係る届出を行っている保険医療機関である。
(ロ)　直近１年間において，次のいずれかを満たしている。
①　B001-2-9地域包括診療料２を算定した患者が３人以上
②　C001在宅患者訪問診療料（Ⅰ）の「１」，C001-2在宅患者訪問診療料（Ⅱ）（「注１」のイの場合に限る）又はC000往診料を算定した患者の数の合計が３人以上
オ　B001-2-11小児かかりつけ診療料１又は２に係る届出を行っている保険医療機関である。
カ　C002に掲げる在宅時医学総合管理料又はC002-2施設入居時等医学総合管理料に係る届出を行っている保険医療機関であって，「特掲診療料の施設基準等及びその届出に関する手続きの取扱いについて」（令和６年３月５日保医発0305第５号。以下「特掲診療料施設基準通知」という）の**別添１**の第９在宅療養支援診療所の**１**(1)若しくは(2)に該当する診療所又は第14の２在宅療養支援病院の**１**(1)若しくは(2)に該当する病院である。
キ　C002在宅時医学総合管理料又はC002-2施設入居時等医学総合管理料に係る届出を行っている保険医療機関であって，特掲診療料施設基準通知の**別添１**の第９在宅療養支援診療所の**１**(3)に該当する診療所並びに第14の２在宅療養支援病院の**１**(3)に該当する病院であり，以下のいずれかを満たしている。
(イ)　第９在宅療養支援診療所の**１**(3)に該当する診療所であって，以下のいずれかを満たしている。なお，緊急の往診の実績及び在宅における看取りの実績等の取扱いについては，第９在宅療養支援診療所と同様である。
①　第９在宅療養支援診療所の**１**(1)コに掲げる過去１年間の緊急の往診の実績が３件以上
②　第９在宅療養支援診療所の**１**(1)サに掲げる過去１年間の在宅における看取りの実績が１件以上又は過去１年間の15歳未満の超重症児及び準超重症児に対する在宅医療の実績が１件以上
(ロ)　第14の２在宅療養支援病院の**１**(3)に該当する病院であって，以下のいずれかを満たしている。なお，緊急の往診の実績及び在宅における看取りの実績等の取扱いについては，第14の２在宅療養支援病院と同様である。
①　第14の２在宅療養支援病院の**１**(1)シ①に掲げる過去１年間の緊急の往診の実績又は**１**(1)シ②に掲げる在宅療養支援診療所等からの要請により患者の緊急受入を行った実績の合計が直近１年間で３件以上
②　第14の２在宅療養支援病院の**１**(1)スに掲げる過去１年間の在宅における看取りの実績が１件以上又は過去１年間の15歳未満の超重症児及び準超重症児に対する在宅医療の実績が１件以上
(3)　地域における保健・福祉・行政サービス等に係る対応として，以下のいずれかを行っている常勤の医師を配置している。
ア　介護保険制度の利用等に関する相談への対応及び要介護認定に係る主治医意見書の作成を行っている。
イ　警察医として協力している。
ウ　母子保健法（昭和40年法律第141号）第12条及び第13条に規定する乳幼児の健康診査（市町村を実施主体とする１歳６か月，３歳児等の乳幼児の健康診査）を実施している。
エ　予防接種法（昭和23年法律第68号）第５条第１項に規定する予防接種（定期予防接種）を実施している。
オ　幼稚園の園医，保育所の嘱託医又は小学校，中学校若しくは高等学校の学校医に就任している。
カ　「地域包括支援センターの設置運営について」（平成18年10月18日付老計発1018001号・老振発1018001号・老老発1018001号厚生労働省老健局計画課長・振興課長・老人保健課長通知）に規定する地域ケア会議に出席している。
キ　通いの場や講演会等の市町村が行う一般介護予防事業に協力している。
(4)　地域におけるかかりつけ医機能として，必要に応じ，以下のアからオの対応を行っている。また，当該対応を行っていることについて当該保険医療機関の見やすい場所及びホームページ等に掲示している。
ア　患者が受診している他の医療機関及び処方されている医薬品を把握し，必要な服薬管理を行う。
イ　専門医師又は専門医療機関への紹介を行う。
ウ　健康診断の結果等の健康管理に係る相談に応じる。
エ　保健・福祉サービスに関する相談に応じる。
オ　診療時間外を含む，緊急時の対応方法等に係る情報提供を行う。
また，医療機能情報提供制度を利用してかかりつけ医機能を有する医療機関等の地域の医療機関を検索できることを，当該医療機関の見やすい場所に掲示している。
(5)　(4)に基づき掲示している内容を記載した文書を当該保険医療機関内の見やすい場所に置き，患者が持ち帰ることができるようにする。また，患者の求めがあった場合には，当該文書を交付する。
【届出に関する事項】　機能強化加算の施設基準に係る届出は，**別添７**（→Web 版）の様式１の３を用いる。

３の３　医科初診料及び医科再診料の外来感染対策向上加算の施設基準

(1)　専任の院内感染管理者が配置されていること。
(2)　当該保険医療機関内に感染防止対策部門を設置し，組織的に感染防止対策を実施する体制及び感染症の患者を適切に診療する体制が整備されていること。
(3)　感染防止対策につき，感染対策向上加算１に係る届出を行っている保険医療機関等と連携していること。

→　外来感染対策向上加算に関する施設基準
次のいずれにも該当する。
(1)　診療所である。
(2)　感染防止に係る部門（以下「感染防止対策部門」という）を設置している。ただし，**別添３**の第20の１の(1)イに規定する医療安全対策加算に係る医療安全管理部門をもって感染防止対策部門としても差し支えない。
(3)　感染防止対策部門内に，専任の医師，看護師又は薬剤師その他の医療有資格者が院内感染管理者として配置されており，感染防止に係る日常業務を行う。なお，当該職員は**別添３**の第20の１の(1)アに規定する医療安全対策加算に係る医療安全管理者とは兼任できないが，医科点数表第１章第２部通則７に規定する院内感染防止対策に掲げる業務は行うことができる。
(4)　感染防止対策の業務指針及び院内感染管理者の具体的な業務内容が整備されている。
(5)　(3)の院内感染管理者により，最新のエビデンスに基づき，自施設の実情に合わせた標準予防策，感染経路別予防策，職業感染予防策，疾患別感染対策，洗浄・消毒・滅菌，抗菌薬適正使用等の内容を盛り込んだ手順書（マニュアル）を作成し，各部署に配布している。
(6)　(3)の院内感染管理者により，職員を対象として，少なくとも年２回程度，定期的に院内感染対策に関する研修を行っている。なお，当該研修は**別添２**の第１の３の(5)に規定する安全管理の体制確保のための職員研修とは別に行う。
(7)　(3)の院内感染管理者は，少なくとも年２回程度，感染対策向上加算１に係る届出を行った医療機関又は地域の医師会が定期的に主催する院内感染対策に関するカンファレン

スに参加している。なお，感染対策向上加算1に係る届出を行った複数の医療機関と連携する場合は，当該複数の医療機関が開催するカンファレンスに，それぞれ少なくとも年1回参加し，合わせて年2回以上参加している。また，感染対策向上加算1に係る届出を行った医療機関又は地域の医師会が主催する，新興感染症の発生等を想定した訓練については，少なくとも年1回以上参加している。

(8) (7)に規定するカンファレンスは，ビデオ通話が可能な機器を用いて実施しても差し支えない。

(9) 院内の抗菌薬の適正使用について，連携する感染対策向上加算1に係る届出を行った医療機関又は地域の医師会から助言を受ける。また，細菌学的検査を外部委託している場合は，薬剤感受性検査に関する詳細な契約内容を確認し，検査体制を整えておくなど，「中小病院における薬剤耐性菌アウトブレイク対応ガイダンス」に沿った対応を行っている。

(10) (3)の院内感染管理者により，1週間に1回程度，定期的に院内を巡回し，院内感染事例の把握を行うとともに，院内感染防止対策の実施状況の把握・指導を行う。

(11) 当該保険医療機関の見やすい場所に，院内感染防止対策に関する取組事項を掲示している。

(12) 当該保険医療機関の外来において，受診歴の有無に関わらず，発熱その他感染症を疑わせるような症状を呈する患者の受入れを行う旨を公表し，受入れを行うために必要な感染防止対策として，空間的・時間的分離により発熱患者等の動線を分ける等の対応を行う体制を有している。

(13) 感染症法第38条第2項の規定に基づき都道府県知事の指定を受けている第二種協定指定医療機関〔同法第36条の2第1項の規定による通知（同項第2号に掲げる措置をその内容に含むものに限る）又は医療措置協定（同号に掲げる措置をその内容に含むものに限る。）に基づく措置を講ずる医療機関に限る〕である。

(14) 新興感染症の発生時等に，発熱患者等の診療を実施することを念頭に，発熱患者の動線を分けることができる体制を有する。

(15) 厚生労働省健康局結核感染症課「抗微生物薬適正使用の手引き」を参考に，抗菌薬の適正な使用の推進に資する取組を行っている。

(16) 新興感染症の発生時や院内アウトブレイクの発生時等の有事の際の対応を想定した地域連携に係る体制について，連携する感染対策向上加算1に係る届出を行った他の保険医療機関等とあらかじめ協議されている。

(17) 感染症から回復した患者の罹患後症状が持続している場合に，当該患者の診療について必要に応じて精密検査が可能な体制又は専門医への紹介が可能な連携体制を有していることが望ましい。

(18) A234-2感染対策向上加算に係る届出を行っていない保険医療機関である。

【届出に関する事項】

(1) 外来感染対策向上加算に係る届出は，**別添7**（→Web 版）の**様式1の4**を用いる。なお，当該加算の届出については実績を要しない。

(2) 令和6年3月31日において現に外来感染対策向上加算の届出を行っている保険医療機関については，令和6年12月31日までの間に限り，1の(13)に該当するものとみなす。

3の4 医科初診料及び医科再診料の連携強化加算の施設基準

他の保険医療機関（感染対策向上加算1に係る届出を行っているものに限る）との連携体制が確保されていること。

→ 連携強化加算に関する施設基準

次のいずれにも該当する。

(1) 外来感染対策向上加算に係る届出を行っている。

(2) 当該保険医療機関が連携する感染対策向上加算1に係る届出を行った他の保険医療機関に対し，過去1年間に4回以上，感染症の発生状況，抗菌薬の使用状況等について報告を行っている。

【届出に関する事項】 連携強化加算に係る届出は，**別添7**（→Web 版）の**様式1の5**を用いる。

3の5 医科初診料及び医科再診料のサーベイランス強化加算の施設基準

地域において感染防止対策に資する情報を提供する体制が整備されていること。

→ サーベイランス強化加算に関する施設基準

(1) 外来感染対策向上加算に係る届出を行っている。

(2) 院内感染対策サーベイランス（JANIS），感染対策連携共通プラットフォーム（J-SIPHE）等，地域や全国のサーベイランスに参加している。

【届出に関する事項】 サーベイランス強化加算に係る届出は，**別添7**（→Web 版）の**様式1の5**を用いる。

3の6 医科初診料及び医科再診料の抗菌薬適正使用体制加算の施設基準

抗菌薬の適正使用につき十分な実績を有していること。

→抗菌薬適正使用体制加算に関する施設基準

(1) 外来感染対策向上加算に係る届出を行っている。

(2) 抗菌薬の使用状況のモニタリングが可能なサーベイランスに参加している。

(3) 直近6か月における使用する抗菌薬のうち，Access抗菌薬に分類されるものの使用比率が60％以上又は(1)のサーベイランスに参加する診療所全体の上位30％以内である。

【届出に関する事項】 抗菌薬適正使用体制加算に係る届出は，**別添7の様式1の5**を用いる。

3の7 医療情報取得加算の施設基準

(1) 療養の給付及び公費負担医療に関する費用の請求に関する命令（昭和51年厚生省令第36号）第1条に規定する電子情報処理組織の使用による請求を行っていること。

(2) 健康保険法第3条第13項に規定する電子資格確認を行う体制を有していること。

(3) (2)の体制に関する事項及び質の高い診療を実施するための十分な情報を取得し，及び活用して診療を行うことについて，当該保険医療機関の見やすい場所に掲示していること。

(4) (3)の掲示事項について，原則として，ウェブサイトに掲載していること。

→医療情報取得加算に関する施設基準

(1) 電子情報処理組織を使用した診療報酬請求を行っている。

(2) 健康保険法第3条第13項に規定する電子資格確認（以下「オンライン資格確認」という）を行う体制を有している。なお，オンライン資格確認の導入に際しては，医療機関等向けポータルサイトにおいて，運用開始日の登録を行う。

(3) 次に掲げる事項について，当該保険医療機関の見やすい場所に掲示している。

ア オンライン資格確認を行う体制を有している。

イ 当該保険医療機関を受診した患者に対し，受診歴，薬剤情報，特定健診情報その他必要な診療情報を取得・活用して診療を行う。

(4) (3)の掲示事項について，原則として，ウェブサイトに掲載している。自ら管理するホームページ等を有しない場合については，この限りではない。

【届出に関する事項】
(1) 医療情報取得加算の施設基準に係る取扱いについては，当該基準を満たしていればよく，特に地方厚生（支）局長に対して，届出を行う必要はない。
(2) 1の(4)については，令和7年5月31日までの間に限り，当該基準を満たしているものとみなす。

3の8 医療DX推進体制整備加算の施設基準

(1) 療養の給付及び公費負担医療に関する費用の請求に関する命令第1条に規定する電子情報処理組織の使用による請求を行っていること。
(2) 健康保険法第3条第13項に規定する電子資格確認を行う体制を有していること。
(3) 医師又は歯科医師が，健康保険法第3条第13項に規定する電子資格確認を利用して取得した診療情報を，診療を行う診察室，手術室又は処置室等において，閲覧又は活用できる体制を有していること。
(4) 電磁的記録をもって作成された処方箋を発行する体制を有していること。
(5) 電磁的方法により診療情報を共有し，活用する体制を有していること。
(6) 健康保険法第3条第13項に規定する電子資格確認に係る実績を一定程度有していること。（※ 2024年9月30日までの間は適用されない）
(7) 医療DX推進の体制に関する事項及び質の高い診療を実施するための十分な情報を取得し，及び活用して診療を行うことについて，当該保険医療機関の見やすい場所に掲示していること。
(8) (7)の掲示事項について，原則として，ウェブサイトに掲載していること。

→ 看護師等遠隔診療補助加算に関する施設基準
次のいずれにも該当する。
(1) 「へき地保健医療対策事業について」（平成13年5月16日医政発第529号）に規定するへき地医療拠点病院又はへき地診療所の指定を受けている。
(2) 当該保険医療機関に，へき地における患者が看護師等といる場合の情報通信機器を用いた診療に係る研修を修了した医師を配置している。
(3) **別添1の第1**に掲げる情報通信機器を用いた診療の届出を行っている。
【届出に関する事項】 看護師等遠隔診療補助加算に関する届出は**別添7の様式1の7**を用いる。

→医療DX推進体制整備加算に関する施設基準
(1) 電子情報処理組織を使用した診療報酬請求を行っている。
(2) オンライン資格確認を行う体制を有している。なお，オンライン資格確認の導入に際しては，医療機関等向けポータルサイトにおいて，運用開始日の登録を行う。
(3) オンライン資格確認等システムの活用により，患者の薬剤情報，特定健診情報等（以下この項において「診療情報等」という）を診療を行う診察室，手術室又は処置室等（以下「診察室等」という）において，医師等が閲覧及び活用できる体制を有している。
(4) 「電子処方箋管理サービスの運用について」（令和4年10月28日付け薬生発1028第1号医政発1028第1号保発1028第1号厚生労働省医薬・生活衛生局長・医政局長・保険局長通知）に基づく電子処方箋により処方箋を発行できる体制を有している。
(5) 国等が提供する電子カルテ情報共有サービスにより取得される診療情報等を活用する体制を有している。
(6) マイナ保険証の利用率が一定割合以上である。
(7) 医療DX推進の体制に関する事項及び質の高い診療を実施するための十分な情報を取得・活用して診療を行うことについて，当該保険医療機関の見やすい場所に掲示している。具体的には次に掲げる事項を掲示している。
ア 医師等が診療を実施する診察室等において，オンライン資格確認等システムにより取得した診療情報等を活用して診療を実施している保険医療機関である。
イ マイナ保険証を促進する等，医療DXを通じて質の高い医療を提供できるよう取り組んでいる保険医療機関である。
ウ 電子処方箋の発行及び電子カルテ情報共有サービスなどの医療DXにかかる取組を実施している保険医療機関である。
(8) (7)の掲示事項について，原則として，ウェブサイトに掲載している。自ら管理するホームページ等を有しない場合については，この限りではない。
【届出に関する事項】
(1) 医療DX推進体制整備加算の施設基準に係る届出は，**別添7の様式1の6**を用いる。
(2) 1の(4)については，令和7年3月31日までの間に限り，1の(5)については令和7年9月30日までの間に限り，それぞれの基準を満たしているものとみなす。
(3) 1の(6)については，令和6年10月1日から適用する。なお，利用率の割合については別途示す予定である。
(4) 令和7年9月30日までの間に限り，1の(7)のウの事項について，掲示を行っているものとみなす。
(5) 1の(8)については，令和7年5月31日までの間に限り，当該基準を満たしているものとみなす。

3の9 医科再診料及び外来診療料の看護師等遠隔診療補助加算の施設基準

患者が看護師等といる場合の情報通信機器を用いた診療を行うにつき十分な体制が整備されていること。

4 医科再診料の外来管理加算に係る厚生労働大臣が定める検査及び計画的な医学管理

(1) **厚生労働大臣が定める検査**
医科点数表の第2章第3部第3節生体検査料に掲げる検査のうち，（超音波検査等），（脳波検査等），（神経・筋検査），（耳鼻咽喉科学的検査），（眼科学的検査），（負荷試験等），（ラジオアイソトープを用いた諸検査）及び（内視鏡検査）の各区分に掲げるもの
(2) **厚生労働大臣が定める計画的な医学管理**
入院中の患者以外の患者に対して，慢性疼痛疾患管理並びに一定の検査，リハビリテーション，精神科専門療法，処置，手術，麻酔及び放射線治療を行わず，懇切丁寧な説明が行われる医学管理

5 時間外対応加算の施設基準

(1) **時間外対応加算1の施設基準**
当該保険医療機関の表示する診療時間以外の時間において，患者又はその家族等から電話等により療養に関する意見を求められた場合に，原則として当該保険医療機関の常勤の医師又は看護師及び准看護師（以下「看護職員」という）等により，常時対応できる体制にあること。
(2) **時間外対応加算2の施設基準**
当該保険医療機関の表示する診療時間以外の時間において，患者又はその家族等から電話等により療養に関する意見を求められた場合に，原則として当該保険医療機関の非常勤の医師又は看護職員等により，常時対応できる体制にあること。

(3) **時間外対応加算３の施設基準**
当該保険医療機関の表示する診療時間以外の時間において，患者又はその家族等から電話等により療養に関する意見を求められた場合に，原則として当該保険医療機関の常勤の医師又は看護職員等により，対応できる体制にあること。

(4) **時間外対応加算４の施設基準**
当該保険医療機関の表示する診療時間以外の時間において，患者又はその家族等から電話等により療養に関する意見を求められた場合に，当該保険医療機関において又は他の保険医療機関との連携により対応できる体制が確保されていること。

→１ 通則
(1) 診療所である。
(2) 標榜時間外において，患者からの電話等による問い合わせに応じる体制を整備するとともに，対応者，緊急時の対応体制，連絡先等について，院内掲示，連絡先を記載した文書の配布，診察券への記載等の方法により患者に対し周知している。

２ 時間外対応加算１に関する施設基準
診療所を継続的に受診している患者からの電話等による問い合わせに対し，原則として当該診療所において，当該診療所の常勤の医師，看護職員又は事務職員等により，常時対応できる体制がとられている。なお，週３日以上常態として勤務しており，かつ，所定労働時間が週22時間以上の勤務を行っている非常勤の医師，看護職員又は事務職員等により，常時対応できる体制がとられている場合には，当該基準を満たしているものとみなすことができる。また，やむを得ない事由により，電話等による問い合わせに応じることができなかった場合であっても，速やかに患者にコールバックすることができる体制がとられている。

３ 時間外対応加算２に関する施設基準
診療所を継続的に受診している患者からの電話等による問い合わせに対し，当該診療所の非常勤の医師，看護職員又は事務職員等が，常時，電話等により対応できる体制がとられている。この場合において，必要に応じて診療録を閲覧することができる体制がとられている。また，やむを得ない事由により，電話等による問い合わせに応じることができなかった場合であっても，速やかに患者にコールバックすることができる体制がとられている。

４ 時間外対応加算３に関する施設基準
(1) 診療所を継続的に受診している患者からの電話等による問い合わせに対し，標榜時間外の夜間の数時間は，原則として当該診療所において，当該診療所の常勤の医師，看護職員又は事務職員等により，対応できる体制がとられている。なお，週３日以上常態として勤務しており，かつ，所定労働時間が週22時間以上の勤務を行っている非常勤の医師，看護職員又は事務職員等により，標榜時間外の夜間の数時間において対応できる体制がとられている場合には，当該基準を満たしているものとみなすことができる。また，標榜時間内や標榜時間外の夜間の数時間に，やむを得ない事由により，電話等による問い合わせに応じることができなかった場合であっても，速やかに患者にコールバックすることができる体制がとられている。
(2) 休診日，深夜及び休日等においては，留守番電話等により，地域の救急医療機関等の連絡先の案内を行うなど，対応に配慮する。

５ 時間外対応加算４に関する施設基準
(1) 診療所（連携している診療所を含む）を継続的に受診している患者からの電話等による問い合わせに対し，複数の診療所による連携により対応する体制がとられている。
(2) 当番日については，標榜時間外の夜間の数時間は，原則として当該診療所において対応できる体制がとられている。また，標榜時間内や当番日の標榜時間外の夜間の数時間に，やむを得ない事由により，電話等による問い合わせに応じることができなかった場合であっても，速やかに患者にコールバックすることができる体制がとられている。
(3) 当番日以外の日，深夜及び休日等においては，留守番電話等により，当番の診療所や地域の救急医療機関等の連絡先の案内を行うなど，対応に配慮する。
(4) 複数の診療所の連携により対応する場合，連携する診療所の数は，当該診療所を含め最大で３つまでとする。

【届出に関する事項】 時間外対応加算に係る届出は，**別添７**（→Web 版）の**様式２**を用いる。なお，当該加算の届出については実績を要しない。

６ 明細書発行体制等加算の施設基準

(1) 療養の給付及び公費負担医療に関する費用の請求に関する命令第１条に規定する電子情報処理組織の使用による請求又は同令附則第３条の２に規定する光ディスク等を用いた請求を行っていること。
(2) 保険医療機関及び保険医療養担当規則（昭和32年厚生省令第15号。以下「療担規則」という）第５条の２第２項及び第５条の２の２第１項に規定する明細書並びに高齢者の医療の確保に関する法律の規定による療養の給付等の取扱い及び担当に関する基準（昭和58年厚生省告示第14号。以下「療担基準」という）第５条の２第２項及び第５条の２の２第１項に規定する明細書を患者に無償で交付していること。ただし，保険医療機関及び保険医療養担当規則及び保険薬局及び保険薬剤師療養担当規則の一部を改正する省令（平成28年厚生労働省令第27号）附則第３条又は高齢者の医療の確保に関する法律の規定による療養の給付等の取扱い及び担当に関する基準の一部を改正する件（平成28年厚生労働省告示第50号）附則第２条に規定する正当な理由に該当する場合は，療担規則第５条の２の２第１項及び療担基準第５条の２の２第１項に規定する明細書を無償で交付することを要しない。
(3) (2)の体制に関する事項について，当該保険医療機関の見やすい場所に掲示していること。
(4) (3)の掲示事項について，原則として，ウェブサイトに掲載していること。

→明細書発行体制等加算に関する施設基準
(1) 診療所である。
(2) 電子情報処理組織を使用した診療報酬請求又は光ディスク等を用いた診療報酬請求を行っている。
(3) 算定した診療報酬の区分・項目の名称及びその点数又は金額を記載した詳細な明細書を患者に無料で交付している。また，その旨の院内掲示を行っている。

【届出に関する事項】 明細書発行体制等加算の施設基準に係る取扱いについては，当該基準を満たしていればよく，特に地方厚生（支）局長に対して，届出を行う必要はない。

７ 地域包括診療加算の施設基準

(1) **地域包括診療加算１の施設基準**
イ 当該保険医療機関（診療所に限る）において，脂質異常症，高血圧症，糖尿病，慢性心不全，慢性腎臓病（慢性維持透析を行っていないものに限る）又は認知症のうち２以上の疾患を有する患者に対して，療養上必要な指導等を行うにつき必要な体制が整備されていること。
ロ 往診又は訪問診療を行っている患者のうち，継続的に外来診療を行っていた患者が一定数いること。
ハ 当該保険医療機関において，適切な意思決定支援に関する指針を定めていること。

基施

ニ　地域包括診療料の届出を行っていないこと。
(2)　**地域包括診療加算２の施設基準**
(1)のイ，ハ及びニを満たすものであること。

→１　地域包括診療加算１に関する施設基準
(1)から(12)までの基準を全て満たしている。
(1)　診療所である。
(2)　当該医療機関に，慢性疾患の指導に係る適切な研修を修了した医師（以下「担当医」という）を配置している。なお，担当医は認知症に係る適切な研修を修了していることが望ましい。
(3)　次に掲げる事項を院内の見やすい場所に掲示している。
ア　健康相談及び予防接種に係る相談を実施している。
イ　当該保険医療機関に通院する患者について，介護支援専門員（介護保険法第７条第５項に規定するものをいう。以下同じ）及び相談支援専門員（障害者の日常生活及び社会生活を総合的に支援するための法律に基づく指定計画相談支援の事業の人員及び運営に関する基準第３条に規定するものをいう。以下同じ）からの相談に適切に対応することが可能である。
ウ　患者の状態に応じ，28日以上の長期の投薬を行うこと又はリフィル処方箋を交付することについて，当該対応が可能である。
(4)　(3)の掲示事項について，原則として，ウェブサイトに掲載している。自ら管理するホームページ等を有しない場合については，この限りではない。
(5)　当該患者に対し院外処方を行う場合は，24時間対応をしている薬局と連携をしている。
(6)　当該保険医療機関の敷地内における禁煙の取扱いについて，次の基準を満たしている。
ア　当該保険医療機関の敷地内が禁煙である。
イ　保険医療機関が建造物の一部分を用いて開設されている場合は，当該保険医療機関の保有又は借用している部分が禁煙である。
(7)　介護保険制度の利用等に関する相談を実施している旨を院内掲示し，かつ，要介護認定に係る主治医意見書を作成しているとともに，以下のいずれか一つを満たしている。
ア　介護保険法（平成９年法律第123号）第46条第１項に規定する指定居宅介護支援事業者の指定を受けており，かつ，常勤の介護支援専門員を配置している。
イ　介護保険法第８条第６項に規定する居宅療養管理指導又は同条第10項に規定する短期入所療養介護等を提供した実績がある。
ウ　当該保険医療機関において，同一敷地内に介護サービス事業所（介護保険法に規定する事業を実施するものに限る）を併設している。
エ　担当医が「地域包括支援センターの設置運営について」（平成18年10月18日付老計発1018001号・老振発1018001号・老老発1018001号厚生労働省老健局計画課長・振興課長・老人保健課長通知）に規定する地域ケア会議に年１回以上出席している。
オ　介護保険によるリハビリテーション（介護保険法第８条第５項に規定する訪問リハビリテーション，同条第８項に規定する通所リハビリテーション，第８条の２第４項に規定する介護予防訪問リハビリテーション及び同条第６項に規定する介護予防通所リハビリテーションに限る）を提供している（なお，要介護被保険者等に対して，維持期の運動器リハビリテーション料，脳血管疾患等リハビリテーション料又は廃用症候群リハビリテーション料を原則として算定できないことに留意する）。
カ　担当医が，介護保険法第14条に規定する介護認定審査会の委員の経験を有する。
キ　担当医が，都道府県等が実施する主治医意見書に関する研修会を受講している。
ク　担当医が，介護支援専門員の資格を有している。
ケ　担当医が，「認知症初期集中支援チーム」等，市区町村が実施する認知症施策に協力している実績がある。
(8)　在宅医療の提供及び当該患者に対し24時間の往診等の体制を確保している〔特掲診療料施設基準通知の第９在宅療養支援診療所の施設基準の１の(1)に規定する在宅療養支援診療所以外の診療所については，連携医療機関の協力を得て行うものを含む〕。
(9)　以下のいずれか１つを満たしている。
ア　時間外対応加算１，２，３又は４の届出を行っている。
イ　常勤換算２名以上の医師が配置されており，うち１名以上が常勤の医師である。
ウ　在宅療養支援診療所である。
(10)　以下のア～ウのいずれかを満たす。
ア　担当医が，指定居宅介護支援等の事業の人員及び運営に関する基準（平成11年厚生省令第38号）第13条第９号に規定するサービス担当者会議に参加した実績がある。
イ　担当医が，「地域包括支援センターの設置運営について」（平成18年10月18日付老計発1018001号・老振発1018001号・老老発1018001号厚生労働省老健局計画課長・振興課長・老人保健課長通知）に規定する地域ケア会議に出席した実績がある。
ウ　保険医療機関において，介護支援専門員と対面あるいはICT等を用いた相談の機会を設けている。なお，対面で相談できる体制を構築していることが望ましい。
(11)　外来診療から訪問診療への移行に係る実績について，以下の全てを満たしている。
ア　直近１年間に，当該保険医療機関での継続的な外来診療を経て，**C000**往診料，**C001**在宅患者訪問診療料（Ⅰ）の「１」又は**C001-2**在宅患者訪問診療料（Ⅱ）（「注１」のイの場合に限る）を算定した患者の数の合計が，在宅療養支援診療所については10人以上，在宅療養支援診療所以外の診療所については３人以上である。
イ　直近１か月に初診，再診，往診又は訪問診療を実施した患者のうち，往診又は訪問診療を実施した患者の割合が70％未満である。
(12)　当該保険医療機関において，厚生労働省「人生の最終段階における医療・ケアの決定プロセスに関するガイドライン」等の内容を踏まえ，適切な意思決定支援に関する指針を定めている。

２　地域包括診療加算２に関する施設基準
以下の全てを満たしている。
(1)　１の(1)から(7)まで，(9)，(10)及び(12)を満たしている。
(2)　在宅医療の提供及び当該患者に対し24時間の連絡体制を確保している。

【届出に関する事項】
(1)　地域包括診療加算１又は２の施設基準に係る届出は，**別添７**（→Web 版）の**様式２の３**を用いる。
(2)　令和６年９月30日までの間に限り，１の(3)，(10)又は(12)を満たしているものとする。
(3)　令和７年５月31日までの間に限り，１の(4)を満たしているものとする。

７の２　認知症地域包括診療加算の施設基準

(1)　**認知症地域包括診療加算１の施設基準**
地域包括診療加算１に係る届出を行っている保険医療機関であること。
(2)　**認知症地域包括診療加算２の施設基準**
地域包括診療加算２に係る届出を行っている保険医療機関であること。

→１　認知症地域包括診療加算１に関する基準
第２の３（p.687）に掲げる地域包括診療加算１の届出を行っている。
２　認知症地域包括診療加算２に関する基準
第２の３に掲げる地域包括診療加算２の届出を行っている。
【届出に関する事項】　地域包括診療加算１又は２の届出を行っていればよく，認知症地域包括診療加算１又は２として特に地方厚生（支）局長に対して，届出を行う必要はない。

8 外来診療料に係る厚生労働大臣が定める患者

当該病院が他の病院（許可病床数が200床未満のものに限る）又は診療所に対して文書による紹介を行う旨の申出を行っている患者（緊急その他やむを得ない事情がある場合を除く）

8の2 削除

第3の2 入院基本料又は特定入院料を算定せず，短期滞在手術等基本料3を算定する患者

別表第11（p.875）の3に掲げる手術，検査又は放射線治療を実施する患者であって，入院した日から起算して5日までの期間のもの

第4 入院診療計画，院内感染防止対策，医療安全管理体制，褥瘡対策，栄養管理体制，意思決定支援及び身体的拘束最小化の基準

1 入院診療計画の基準

(1) 医師，看護師等の共同により策定された入院診療計画であること。
(2) 病名，症状，推定される入院期間，予定される検査及び手術の内容並びにその日程，その他入院に関し必要な事項が記載された総合的な入院診療計画であること。
(3) 患者が入院した日から起算して7日以内に，当該患者に対し，当該入院診療計画が文書により交付され，説明がなされるものであること。

2 院内感染防止対策の基準

(1) メチシリン耐性黄色ブドウ球菌等の感染を防止するにつき十分な設備を有していること。
(2) メチシリン耐性黄色ブドウ球菌等の感染を防止するにつき十分な体制が整備されていること。

3 医療安全管理体制の基準

医療安全管理体制が整備されていること。

4 褥瘡対策の基準

(1) 適切な褥瘡対策の診療計画の作成，実施及び評価の体制がとられていること。
(2) 褥瘡対策を行うにつき適切な設備を有していること。

5 栄養管理体制の基準

(1) 当該病院である保険医療機関内に，常勤の管理栄養士が1名以上配置されていること（特別入院基本料，月平均夜勤時間超過減算及び夜勤時間特別入院基本料を算定する病棟を除く）。
(2) 入院患者の栄養管理につき必要な体制が整備されていること。

6 医科点数表第1章第2部入院料等通則第8号及び歯科点数表第1章第2部入院料等通則第7号(略)に掲げる厚生労働大臣が定める基準

当該保険医療機関内に非常勤の管理栄養士又は常勤の栄養士が1名以上配置されていること。

7 意思決定支援の基準

当該保険医療機関において，適切な意思決定支援に関する指針を定めていること（小児特定集中治療室管理料，新生児特定集中治療室管理料，新生児特定集中治療室重症児対応体制強化管理料，総合周産期特定集中治療室管理料，新生児治療回復室入院医療管理料，小児入院医療管理料又は児童・思春期精神科入院医療管理料を算定する病棟又は治療室のみを有するものを除く）。

8 身体的拘束最小化の基準

身体的拘束の最小化を行うにつき十分な体制が整備されていること。

→ 第1 入院基本料〔特別入院基本料，月平均夜勤時間超過減算，夜勤時間特別入院基本料及び重症患者割合特別入院基本料（以下「特別入院基本料等」という）及び特定入院基本料を含む〕及び特定入院料に係る入院診療計画，院内感染防止対策，医療安全管理体制，褥瘡対策，栄養管理体制，意思決定支援及び身体的拘束最小化の基準

入院診療計画，院内感染防止対策，医療安全管理体制，褥瘡対策，栄養管理体制，意思決定支援及び身体的拘束最小化の基準は，「基本診療料の施設基準等」の他，次のとおりとする。

1 入院診療計画の基準

(1) 当該保険医療機関において，入院診療計画が策定され，説明が行われている。
(2) 入院の際に，医師，看護師，その他必要に応じ関係職種が共同して総合的な診療計画を策定し，患者に対し，❶別添6の別紙2（p.689）又は❸別紙2の3（p.690）を参考として，文書により病名，症状，治療計画，検査内容及び日程，手術内容及び日程，推定される入院期間等について，入院後7日以内に説明を行う。ただし，高齢者医療確保法の規定による療養の給付を提供する場合の療養病棟における入院診療計画については，❷別添6の別紙2の2（p.689）を参考にする。なお，当該様式にかかわらず，入院中から退院後の生活がイメージできるような内容であり，年月日，経過，達成目標，日ごとの治療，処置，検査，活動・安静度，リハビリ，食事，清潔，排泄，特別な栄養管理の必要性の有無，教育・指導（栄養・服薬）・説明，退院後の治療計画，退院後の療養上の留意点が電子カルテなどに組み込まれ，これらを活用し，患者に対し，文書により説明が行われている場合には，各保険医療機関が使用している様式で差し支えない。
(3) 入院時に治療上の必要性から患者に対し，病名について情報提供し難い場合にあっては，可能な範囲において情報提供を行い，その旨を診療録に記載する。

基施

❶別添6－別紙2

入院診療計画書

（患者氏名）　　　殿

年　月　日

病棟（病室）	
主治医以外の担当者名	
在宅復帰支援担当者名＊	
病名 （他に考え得る病名）	
症状	
治療計画	
検査内容及び日程	
手術内容及び日程	
推定される入院期間	
特別な栄養管理の必要性	有 ・ 無　（どちらかに○）
その他 ・看護計画 ・リハビリテーション等の計画	
在宅復帰支援計画＊	
総合的な機能評価◇	

注1）　病名等は，現時点で考えられるものであり，今後検査等を進めていくにしたがって変わり得るものである。
注2）　入院期間については，現時点で予想されるものである。
注3）　＊印は，地域包括ケア病棟入院料（入院医療管理料）を算定する患者にあっては必ず記入すること。
注4）　◇印は，総合的な機能評価を行った患者について，評価結果を記載すること。
注5）　特別な栄養管理の必要性については，電子カルテ等，様式の変更が直ちにできない場合，その他欄に記載してもよい。

（主治医氏名）　　　印

（本人・家族）

❷別添6－別紙2の2

入院診療計画書

（患者氏名）　　　殿

年　月　日

病棟（病室）	
主治医以外の担当者名	
病名 （他に考え得る病名）	
症状 治療により改善すべき点等	
全身状態の評価 （ADLの評価を含む）	
治療計画 （定期的検査，日常生活機能の保持・回復，入院治療の目標等を含む）	
リハビリテーションの計画（目標を含む）	
栄養摂取に関する計画	（特別な栄養管理の必要性：有・無）
感染症，皮膚潰瘍等の皮膚疾患に関する対策（予防対策を含む）	
その他 ・看護計画 ・退院に向けた支援計画 ・入院期間の見込み等	

注）　上記内容は，現時点で考えられるものであり，今後，状態の変化等に応じて変わり得るものである。

（主治医氏名）　　　印

（本人・家族）

(4)　医師の病名等の説明に対して理解できないと認められる患者（例えば小児，意識障害患者）については，その家族等に対して行ってもよい。
(5)　説明に用いた文書は，患者（説明に対して理解できないと認められる患者についてはその家族等）に交付するとともに，その写しを**診療録**に添付する。
(6)　入院期間が通算される再入院の場合であっても，患者の病態により当初作成した入院診療計画書に変更等が必要な場合には，新たな入院診療計画書を作成し，説明を行う必要がある。

2　院内感染防止対策の基準

(1)　当該保険医療機関において，院内感染防止対策が行われている。
(2)　当該保険医療機関において，院内感染防止対策委員会が設置され，当該委員会が月1回程度，定期的に開催されている。なお，当該委員会を対面によらない方法で開催しても差し支えない。
(3)　院内感染防止対策委員会は，病院長又は診療所長，看護部長，薬剤部門の責任者，検査部門の責任者，事務部門の責任者，感染症対策に関し相当の経験を有する医師等の職員から構成されている。なお，診療所においては各部門の責任者を兼務した者で差し支えない。
(4)　当該保険医療機関内において（病院である保険医療機関においては，当該病院にある検査部において），各病棟（有床診療所においては，当該有床診療所の有する全ての病床。以下この項において同じ）の微生物学的検査に係る状況等を記した「感染情報レポート」が週1回程度作成されており，当該レポートが院内感染防止対策委員会において十分に活用される体制がとられている。当該レポートは，入院中の患者からの各種細菌の検出状況や薬剤感受性成績のパターン等が病院又は有床診療所の疫学情報として把握，活用されることを目的として作成されるものであり，各病棟からの拭き取り等による各種細菌の検出状況を記すものではない。
(5)　院内感染防止対策として，職員等に対し流水による手洗いの励行を徹底させるとともに，各病室に水道又は速乾式手洗い液等の消毒液が設置されている。ただし，精神病棟，小児病棟等においては，患者の特性から病室に前項の消毒液を設置することが適切でないと判断される場合に限り，携帯用の速乾式消毒液等を用いても差し支えない。

3　医療安全管理体制の基準

(1)　当該保険医療機関において，医療安全管理体制が整備されている。
(2)　安全管理のための指針が整備されている。
　安全管理に関する基本的な考え方，医療事故発生時の対応方法等が文書化されている。
(3)　安全管理のための医療事故等の院内報告制度が整備されている。
　院内で発生した医療事故，インシデント等が報告され，その分析を通した改善策が実施される体制が整備されている。
(4)　安全管理のための委員会が開催されている。
　安全管理の責任者等で構成される委員会が月1回程度開催されている。なお，安全管理の責任者が必ずしも対面でなくてよいと判断した場合においては，当該委員会を対面によらない方法で開催しても差し支えない。
(5)　安全管理の体制確保のための職員研修が開催されている。
　安全管理のための基本的考え方及び具体的方策について職員に周知徹底を図ることを目的とするものであり，研修計画に基づき，年2回程度実施されている。

4　褥瘡対策の基準

(1)　当該保険医療機関において，褥瘡対策が行われている。

❸別添6－別紙2の3

入院診療計画書

（患者氏名）　　　　　　殿

年　月　日

病棟（病室）	
主治医以外の担当者名	
選任された退院後生活環境相談員の氏名	
病名（他に考え得る病名）	
症状	
治療計画	
検査内容及び日程	
手術内容及び日程	
推定される入院期間	
特別な栄養管理の必要性	有・無（どちらかに○）
その他 ・看護計画 ・リハビリテーション等の計画	
退院に向けた取組	
総合的な機能評価◇	

注1）　病名等は，現時点で考えられるものであり，今後検査等を進めていくにしたがって変わり得るものである。
注2）　入院期間については，現時点で予想されるものである。
注3）　◇印は，総合的な機能評価を行った患者について，評価結果を記載すること。
注4）　特別な栄養管理の必要性については，電子カルテ等，様式の変更が直ちにできない場合，その他欄に記載してもよい。

（主治医氏名）　　　　　　印

（本人・家族）

(2)　当該保険医療機関において，褥瘡対策に係る専任の医師及び褥瘡看護に関する臨床経験を有する専任の看護職員から構成される褥瘡対策チームが設置されている。

(3)　当該保険医療機関における日常生活の自立度が低い入院患者につき，**❹別添6の別紙3**（p.691）を参考として褥瘡に関する危険因子の評価を行い，褥瘡に関する危険因子のある患者及び既に褥瘡を有する患者については，(2)に掲げる専任の医師及び専任の看護職員が適切な褥瘡対策の診療計画の作成，実施及び評価を行う。ただし，当該医師及び当該看護職員が作成した診療計画に基づくものであれば，褥瘡対策の実施は，当該医師又は当該看護職員以外であっても差し支えない。また，様式については褥瘡に関する危険因子評価票と診療計画書が**別添6の別紙3**のように1つの様式ではなく，それぞれ独立した様式となっていても構わない。

(4)　褥瘡対策の診療計画における薬学的管理に関する事項及び栄養管理に関する事項については，当該患者の状態に応じて記載する。必要に応じて，薬剤師又は管理栄養士と連携して，当該事項を記載する。なお，診療所において，薬学的管理及び栄養管理を実施している場合について，当該事項を記載しておくことが望ましい。

(5)　栄養管理に関する事項については，栄養管理計画書をもって記載を省略することができる。ただし，この場合は，当該栄養管理計画書において，体重減少，浮腫の有無等の**❺別添6の別紙3**（p.692）に示す褥瘡対策に必要な事項を記載している。

(6)　褥瘡対策チームの構成メンバー等による褥瘡対策に係る委員会が定期的に開催されていることが望ましい。

(7)　患者の状態に応じて，褥瘡対策に必要な体圧分散式マットレス等を適切に選択し使用する体制が整えられている。

(8)　毎年8月において，褥瘡患者数等について，**別添7**（→Web 版）の**様式5の4**により届け出る。

5　栄養管理体制の基準

(1)　当該病院である保険医療機関（特別入院基本料等を算定する病棟のみを有するものを除く）内に，常勤の管理栄養士が1名以上配置されている。

(2)　管理栄養士をはじめとして，医師，看護師，その他医療従事者が共同して栄養管理を行う体制を整備し，あらかじめ栄養管理手順（標準的な栄養スクリーニングを含む栄養状態の評価，栄養管理計画，退院時を含む定期的な評価等）を作成する。

(3)　入院時に患者の栄養状態を医師，看護職員，管理栄養士が共同して確認し，特別な栄養管理の必要性の有無について入院診療計画書に記載している。

(4)　(3)において，特別な栄養管理が必要と医学的に判断される患者について，栄養状態の評価を行い，医師，管理栄養士，看護師その他の医療従事者が共同して，当該患者ごとの栄養状態，摂食機能及び食形態を考慮した栄養管理計画〔**❻別添6の別紙23**（p.693）又はこれに準じた様式とする〕を作成している。なお，救急患者や休日に入院した患者など，入院日に策定できない場合の栄養管理計画は，入院後7日以内に策定する。

(5)　栄養管理計画には，栄養補給に関する事項（栄養補給量，補給方法，特別食の有無等），栄養食事相談に関する事項（入院時栄養食事指導，退院時の指導の計画等），その他栄養管理上の課題に関する事項，栄養状態の評価の間隔等を記載する。また，当該計画書又はその写しを**診療録等**に添付する。

(6)　当該患者について，栄養管理計画に基づいた栄養管理を行うとともに，当該患者の栄養状態を定期的に評価し，必要に応じて栄養管理計画を見直している。

(7)　特別入院基本料等を算定する場合は，(1)から(6)までの体制を満たしていることが望ましい。

(8)　(1)に規定する管理栄養士は，1か月以内の欠勤については，欠勤期間中も(1)に規定する管理栄養士に算入することができる。なお，管理栄養士が欠勤している間も栄養管理のための適切な体制を確保している。

(9)　当該保険医療機関（診療所を除く）において，管理栄養士の離職又は長期欠勤のため，(1)に係る基準が満たせなくなった場合，地方厚生（支）局長に届け出た場合に限り，当該届出を行った日の属する月を含む3か月間に限り，従前の入院基本料等を算定できる。

6　意思決定支援の基準

(1)　当該保険医療機関において，厚生労働省「人生の最終段階における医療・ケアの決定プロセスに関するガイドライン」等の内容を踏まえ，適切な意思決定支援に関する指針を定めている。ただし，小児特定集中治療室管理料，総合周産期特定集中治療室管理料，新生児特定集中治療室管理料，新生児治療回復室入院医療管理料，小児入院医療管理料又は児童・思春期精神科入院医療管理料を算定する病棟のみを有する保険医療機関についてはこの限りでない。

(2)　令和6年3月31日において現に入院基本料又は特定入院料に係る届出を行っている病棟又は病床（同日において，療養病棟入院基本料，有床診療所在宅患者支援病床初期加算，地域包括ケア病棟入院料及び特定一般入院料の注7に規定する施設基準の届出を行っている病棟又は病床を除く）については，令和7年5月31日までの間に限り，(1)の基準を満たしているものとする。

7　身体的拘束最小化の基準

(1)　当該保険医療機関において，患者又は他の患者等の生命又は身体を保護するため緊急やむを得ない場合を除き，身体的拘束を行ってはならない。

(2)　(1)の身体的拘束を行う場合には，その態様及び時間，その際の患者の心身の状況並びに緊急やむを得ない理由を記録しなければならない

(3)　身体的拘束とは，抑制帯等，患者の身体又は衣服に触れる何らかの用具を使用して，一時的に当該患者の身体

❹別添6－別紙3

褥瘡対策に関する診療計画書（1）

氏名＿＿＿＿＿＿＿＿殿　　男　女　　病　棟＿＿＿＿＿＿　　計画作成日　　．　．

記入医師名＿＿＿＿＿＿

年　月　日生（　歳）　　記入看護師名＿＿＿＿＿＿

褥瘡の有無　1. 現在　なし　あり〔仙骨部，坐骨部，尾骨部，腸骨部，大転子部，踵部，その他（　　）〕　　褥瘡発生日　　．　．

2. 過去　なし　あり〔仙骨部，坐骨部，尾骨部，腸骨部，大転子部，踵部，その他（　　）〕

＜日常生活自立度の低い入院患者＞

	日常生活自立度　J（1，2）　A（1，2）　B（1，2）　C（1，2）			対処
危険因子の評価	・基本的動作能力（ベッド上　自力体位変換） （イス上　坐位姿勢の保持，除圧）	できる できる	できない できない	「あり」もしくは「できない」が1つ以上の場合，看護計画を立案し実施する
	・病的骨突出	なし	あり	
	・関節拘縮	なし	あり	
	・栄養状態低下	なし	あり	
	・皮膚湿潤（多汗，尿失禁，便失禁）	なし	あり	
	・皮膚の脆弱性（浮腫）	なし	あり	
	・皮膚の脆弱性（スキン－テアの保有，既往）	なし	あり	

＜褥瘡に関する危険因子のある患者及びすでに褥瘡を有する患者＞　　両括弧内は点数（※1）

褥瘡の状態の評価（DESIGN－R2020）	深さ	(0)皮膚損傷・発赤なし	(1)持続する発赤	(2)真皮までの損傷	(3)皮下組織までの損傷	(4)皮下組織をこえる損傷	(5)関節腔，体腔に至る損傷	(DTI)深部損傷褥瘡(DTI)疑い(※2)	(U)深さ判定が不能の場合	合計点
	滲出液	(0)なし	(1)少量：毎日の交換を要しない	(3)中等量：1日1回の交換	(6)多量：1日2回以上の交換					
	大きさ（cm^2） 長径×長径に直交する最大径 （持続する発赤の範囲も含む）	(0)皮膚損傷なし	(3)4未満	(6)4以上16未満	(8)16以上36未満	(9)36以上64未満	(12)64以上100未満	(15)100以上		
	炎症・感染	(0)局所の炎症徴候なし	(1)局所の炎症徴候あり（創周辺の発赤，腫脹，熱感，疼痛）	(3C)(※3)臨界的定着疑い（創面にぬめりがあり，滲出液が多い。肉芽があれば，浮腫性で脆弱など）	(3)(※3)局所の明らかな感染徴候あり（炎症徴候，膿，悪臭）	(9)全身的影響あり（発熱など）				
	肉芽形成 良性肉芽が占める割合	(0)創が治癒した場合，創が浅い場合，深部損傷褥瘡(DTI)疑い(※2)	(1)創面の90%以上を占める	(3)創面の50%以上90%未満を占める	(4)創面の10%以上50%未満を占める	(5)創面の10%未満を占める	(6)全く形成されていない			
	壊死組織	(0)なし	(3)柔らかい壊死組織あり	(6)硬く厚い密着した壊死組織あり						
	ポケット（cm^2） 潰瘍面も含めたポケット全周 （ポケットの長径×長径に直交する最大径）－潰瘍面積	(0)なし	(6)4未満	(9)4以上16未満	(12)16以上36未満	(24)36以上				

※1　該当する状態について，両括弧内の点数を合計し，「合計点」に記載すること。ただし，深さの点数は加えないこと。
※2　深部損傷褥瘡（DTI）疑いは，視診・触診，補助データ（発生経緯，血液検査，画像診断等）から判断する。
※3　「3C」あるいは「3」のいずれかを記載する。いずれの場合も点数は3点とする。

	留意する項目		計画の内容
看護計画	圧迫，ズレ力の排除 （体位変換，体圧分散寝具，頭部挙上方法，車椅子姿勢保持等）	ベッド上	
		イス上	
	スキンケア		
	栄養状態改善		
	リハビリテーション		

［記載上の注意］

1　日常生活自立度の判定に当たっては『「障害老人の日常生活自立度（寝たきり度）判定基準」の活用について』（平成3年11月18日　厚生省大臣官房老人保健福祉部長通知 老健第102-2号）を参照のこと。

2　日常生活自立度がＪ1～Ａ2である患者については，当該評価票の作成を要しないものであること。

基施

❺別添6－別紙3

褥瘡対策に関する診療計画書（2）

氏　名　　　　　　　　殿（男・女）　　　　　　　　　　　年　　月　　日生（　　歳）

〈薬学的管理に関する事項〉 □対応の必要無し

褥瘡の発症リスクに影響を与える可能性がある薬剤の使用 □無 □有（催眠鎮静剤，抗不安剤，麻薬，解熱鎮痛消炎剤，利尿剤，腫瘍用薬，副腎ホルモン剤，免疫抑制剤，その他（　　））	
薬学的管理計画	〈すでに褥瘡を有する患者〉薬剤滞留の問題 □無 □有

〈栄養管理に関する事項〉 □対応の必要無し □栄養管理計画書での対応

栄養評価	評価日　　年　　月　　日			
	体重　　kg（測定日　／　）		BMI　　kg/m²	体重減少（無・有）
	身体所見	浮腫（無・有（胸水・腹水・下肢）・不明）		
	検査等 検査している場合に記載	□測定無し Alb 値（　）g/dL 測定日（　／　）	□測定無し Hb 値（　）g/dL 測定日（　／　）	□測定無し CRP（　）mg/dL 測定日（　／　）
	栄養補給法	経口・経腸（経口・経鼻・胃瘻・腸瘻）・静脈		栄養補助食品の使用（無・有）
栄養管理計画				

［記載上の注意］
1．対応の必要がない項目の場合，□にチェックを入れること。
2．栄養管理に関する項目に関して，栄養管理計画書にて対応する場合は，□にチェックを入れること。

を拘束し，その運動を抑制する行動の制限をいう。

(4) 当該保険医療機関において，身体的拘束最小化対策に係る専任の医師及び専任の看護職員から構成される身体的拘束最小化チームが設置されている。なお，必要に応じて，薬剤師等，入院医療に携わる多職種が参加していることが望ましい。

(5) 身体的拘束最小化チームでは，以下の業務を実施する。

ア 身体的拘束の実施状況を把握し，管理者を含む職員に定期的に周知徹底する。

イ 身体的拘束を最小化するための指針を作成し，職員に周知し活用する。なお，アを踏まえ，定期的に当該指針の見直しを行う。また，当該指針には，鎮静を目的とした薬物の適正使用や(3)に規定する身体的拘束以外の患者の行動を制限する行為の最小化に係る内容を盛り込むことが望ましい。

ウ 入院患者に係わる職員を対象として，身体的拘束の最小化に関する研修を定期的に行う。

(6) (1)から(5)までの規定に関わらず，精神科病院（精神科病院以外の病院で精神病室が設けられているものを含む）における身体的拘束の取扱いについては，精神保健及び精神障害者福祉に関する法律（昭和25年法律第123号）の規定による。

(7) 令和6年3月31日において現に入院基本料又は特定入院料に係る届出を行っている病棟又は病床については，令和7年5月31日までの間に限り，(1)から(5)までの基準を満たしているものとする。

8 医科点数表第1章第2部「通則」第8号及び歯科点数表第1章第2部入院料等「通則」第7号に規定する基準

当該保険医療機関内に，非常勤の管理栄養士又は常勤の栄養士が1名以上配置されている。

第5 病院の入院基本料の施設基準等

1 通則

(1) 病院であること。

(2) 一般病棟，療養病棟，結核病棟又は精神病棟をそれぞれ単位（特定入院料に係る入院医療を病棟単位で行う場合には，当該病棟を除く）として看護を行うものであること。

(3) 看護又は看護補助は，当該保険医療機関の看護職員又は当該保険医療機関の主治医若しくは看護師の指示を受けた看護補助者が行うものであること。

(4) 次に掲げる施設基準等のうち**平均在院日数**（通知「3」p.704）に関する基準については，病棟の種別ごとに，保険診療に係る入院患者〔別表第2（p.870）に掲げる患者を除く〕を基礎に計算するものであること。

(5) 次に掲げる**看護職員及び看護補助者の数**（通知「4」(2) p.705）に関する基準については，病棟〔別表第3（p.870）に掲げる治療室，病室及び専用施設を除く〕の種別ごとに計算するものであること。

(6) **夜勤を行う看護職員**（通知「4」(3) p.705）（療養病棟入院基本料の届出を行っている病棟及び特別入院基本料を算定する病棟の看護職員を除く）の1人当たりの月平均夜勤時間数が72時間以下であること等，看護職員及び看護補助者の労働時間が適切なものであること。

(7) 急性期一般入院基本料，地域一般入院基本料（地域一般入院料3を除く），7対1入院基本料，10対1入院基本料又は13対1入院基本料を算定する病棟における夜勤については，看護師1を含む2以上の数の看護職員が行うこと。

(8) 現に看護を行っている病棟ごとの看護職員の数と当該病棟の入院患者の数との割合を当該病棟の見やすい場所に掲示していること。

(9) (8)の掲示事項について，原則として，ウェブサイトに掲載していること。

（編注）関連通知はp.704以下に掲載。

2 一般病棟入院基本料の施設基準等

(1) 一般病棟入院基本料の注1に規定する入院料の施設基準

イ 急性期一般入院基本料の施設基準

① 通則

1 当該病棟において，1日に看護を行う**看護職員の数**（通知「4」(2) p.705）は，常時，当該病棟の**入院患者の数**（通知「4」(1) p.705）が10（急

❻別添6－別紙23

栄養管理計画書

フリガナ　　　　　　　　　　　　　　　　　　　　　　計画作成日　　　.　　.
氏　名　　　　　　　　　　　　　殿（男・女）　　病　　　棟
　　年　　月　　日生（　　歳）　　　　　　　　担当医師名
入院日；　　　　　　　　　　　　　　　　　　　　担当管理栄養士名

入院時栄養状態に関するリスク

栄養状態の評価と課題

【GLIM基準による評価（□非対応）※】判定：□ 低栄養非該当 □ 低栄養（□ 中等度低栄養，□ 重度低栄養）
該当項目：表現型（□ 体重減少，□ 低BMI，□ 筋肉量減少）病因（□ 食事摂取量減少／消化吸収能低下，□ 疾病負荷／炎症）

※ GLIM基準による評価を行っている場合は，記載すること。行っていない場合は，非対応にチェックすること。

栄養管理計画

目　標	
栄養補給に関する事項	
栄養補給量 ・エネルギー　　kcal　　・たんぱく質　　g ・水分　　　　　　　　・ ・　　　　　　　　　　・	栄養補給方法　□経口　□経腸栄養　□静脈栄養 嚥下調整食の必要性 □なし　□あり（学会分類コード：　　　） 食事内容 留意事項
栄養食事相談に関する事項	
入院時栄養食事指導の必要性　□なし　□あり　（内容　　　実施予定日：　月　日） 栄養食事相談の必要性　□なし　□あり　（内容　　　実施予定日：　月　日） 退院時の指導の必要性　□なし　□あり　（内容　　　実施予定日：　月　日） 備考	
その他栄養管理上解決すべき課題に関する事項	
栄養状態の再評価の時期　　実施予定日：　　月　　日	
退院時及び終了時の総合的評価	

性期一般入院料１にあっては７）又はその端数を増すごとに１以上であること。ただし，当該病棟において，１日に看護を行う看護職員の数が本文に規定する数に相当する数以上である場合には，各病棟における**夜勤を行う看護職員の数**（通知「４」⑶ p.705）は，本文の規定にかかわらず，２以上であること（一般病棟入院基本料の注６の場合を除く）とする。

2　当該病棟において，看護職員の最小必要数の７割以上が看護師であること。

3　当該病棟の入院患者の**平均在院日数**（通知「３」p.704）が21日（急性期一般入院料１にあっては16日）以内であること。

4　**データ提出加算に係る届出**（通知「４の５」p.708）を行っている保険医療機関であること。ただし，新規に保険医療機関を開設する場合であって，急性期一般入院料６に係る届出を行う場合その他やむを得ない事情があるときを除く。

5　急性期一般入院料１に係る届出を行っている病棟（許可病床数が200床未満の保険医療機関であって，一般病棟用の重症度，医療・看護必要度Ⅱを用いて評価を行うことが困難であることについて正当な理由があるものを除く），許可病床数が200床以上の保険医療機関であって急性期一般入院料２又は３に係る届出を行っている病棟及び許可病床数が400床以上の保険医療機関であって急性期一般入院料４又は５に係る届出を行っている病棟については，一般病棟用の重症度，医療・看護必要度Ⅱを用いて評価を行うこと。

② 急性期一般入院料１の施設基準

1　２以外の保険医療機関にあっては，診療内容に関するデータを適切に提出できる体制が整備された保険医療機関であって，一般病棟用の重症度，医療・看護必要度Ⅱを用いて評価を行い，特に高い基準を満たす患者を２割以上，かつ，一定程度高い基準を満たす患者を２割７分以上入院させる病棟であること。

2　許可病床数が200床未満の保険医療機関（一般病棟用の重症度，医療・看護必要度Ⅱを用いて評価を行うことが困難であることについて正当な理由があるものに限る）にあっては，一般病棟用の重症度，医療・看護必要度Ⅰを用いて評価を行い，特に高い基準を満たす患者を２割１分以上，かつ，一定程度高い基準を満たす患者を２割８分以上入院させる病棟であること。

3　当該病棟を退院する患者に占める，**自宅等に退院するものの割合**（通知「４の４」p.708）が８割以上であること。

4　**常勤の医師の員数**（通知「４の３」p.708）が，当該病棟の入院患者数に**100分の10**を乗じて得た数以上であること。

③ 急性期一般入院料２の施設基準

1　次のいずれかに該当すること。

㈠　一般病棟用の重症度，医療・看護必要度Ⅰ

の基準を満たす患者を2割2分以上入院させる病棟であること。

㈡ 診療内容に関するデータを適切に提出できる体制が整備された保険医療機関であって，一般病棟用の重症度，医療・看護必要度Ⅱの基準を満たす患者を2割1分以上入院させる病棟であること。

2 届出時点で，継続して3月以上，急性期一般入院料1を算定していること。

3 厚生労働省が行う**診療内容に係る調査**（通知「4の5の2」p.709）に適切に参加すること。

④ **急性期一般入院料3の施設基準**

1 次のいずれかに該当すること。

㈠ 一般病棟用の重症度，医療・看護必要度Ⅰの基準を満たす患者を1割9分以上入院させる病棟であること。

㈡ 診療内容に関するデータを適切に提出できる体制が整備された保険医療機関であって，一般病棟用の重症度，医療・看護必要度Ⅱの基準を満たす患者を1割8分以上入院させる病棟であること。

2 届出時点で，継続して3月以上，急性期一般入院料1又は2を算定していること。

3 厚生労働省が行う**診療内容に係る調査**（通知「4の5の2」p.709）に適切に参加すること。

⑤ **急性期一般入院料4の施設基準**

次のいずれかに該当すること。

1 一般病棟用の重症度，医療・看護必要度Ⅰの基準を満たす患者を1割6分以上入院させる病棟であること。

2 診療内容に関するデータを適切に提出できる体制が整備された保険医療機関であって，一般病棟用の重症度，医療・看護必要度Ⅱの基準を満たす患者を1割5分以上入院させる病棟であること。

⑥ **急性期一般入院料5の施設基準**

次のいずれかに該当すること。

1 一般病棟用の重症度，医療・看護必要度Ⅰの基準を満たす患者を1割2分以上入院させる病棟であること。

2 診療内容に関するデータを適切に提出できる体制が整備された保険医療機関であって，一般病棟用の重症度，医療・看護必要度Ⅱの基準を満たす患者を1割1分以上入院させる病棟であること。

⑦ **急性期一般入院料6の施設基準**

当該病棟に入院している患者の一般病棟用の重症度，医療・看護必要度Ⅰ又はⅡについて継続的に測定を行い，その結果に基づき評価を行っていること。

ロ 地域一般入院基本料の施設基準

① **通則**

1 当該病棟において，1日に看護を行う看護職員の数は，常時，当該病棟の入院患者の数が15（地域一般入院料1及び2にあっては13）又はその端数を増すごとに1以上であること。ただし，当該病棟において，1日に看護を行う看護職員の数が本文に規定する数に相当する数以上である場合には，各病棟における夜勤を行う看護職員の数は，本文の規定にかかわらず，2以上であること（一般病棟入院基本料の注6の場合を除く）とする。

2 当該病棟において，看護職員の最小必要数の4割（地域一般入院料1及び2にあっては7割）以上が看護師であること。

3 当該病棟の入院患者の平均在院日数が60日（地域一般入院料1及び2にあっては24日）以内であること。

4 データ提出加算に係る届出を行っている保険医療機関であること。ただし，新規に保険医療機関を開設する場合であって地域一般入院料3に係る届出を行う場合その他やむを得ない事情があるときを除く。

② **地域一般入院料1の施設基準**

①に定めるもののほか，当該病棟に入院している患者の一般病棟用の重症度，医療・看護必要度Ⅰ又はⅡについて継続的に測定を行い，その結果に基づき評価を行っていること。

(2) 一般病棟入院基本料の注2ただし書及び注7に規定する厚生労働大臣が定めるもの

夜勤を行う看護職員の1人当たりの月平均夜勤時間数が72時間以下であること。

(3) 一般病棟入院基本料の注2に規定する厚生労働大臣が定める場合

当該保険医療機関が，過去1年間において，一般病棟入院基本料の注2ただし書に規定する**月平均夜勤時間超過減算**（通知「4の6」p.709）若しくは一般病棟入院基本料の注7に規定する**夜勤時間特別入院基本料**（通知「4の6」p.709），結核病棟入院基本料の注2ただし書に規定する月平均夜勤時間超過減算若しくは結核病棟入院基本料の注6に規定する夜勤時間特別入院基本料，精神病棟入院基本料の注2ただし書に規定する月平均夜勤時間超過減算若しくは精神病棟入院基本料の注9に規定する夜勤時間特別入院基本料又は障害者施設等入院基本料の注2に規定する月平均夜勤時間超過減算を算定したことのある保険医療機関である場合

(4) 一般病棟入院基本料の注6に規定する厚生労働大臣が定める保険医療機関（通知「18」p.714）

許可病床数が100床未満の病院であること。

(5) 一般病棟入院基本料の注6に規定する厚生労働大臣が定める日（通知「18」p.714）

次のいずれにも該当する各病棟において，夜間の救急外来を受診した患者に対応するため，当該各病棟のいずれか1病棟において夜勤を行う看護職員の数が，一時的に2未満となった日

イ 看護職員の数が一時的に2未満となった時間帯において，患者の看護に支障がないと認められること。

ロ 看護職員の数が一時的に2未満となった時間帯において，看護職員及び看護補助者の数が，看護職員1を含む2以上であること。ただし，入院患者数が30人以下の場合にあっては，看護職員の数が1以上であること。

(6) 一般病棟入院基本料の注8に規定する厚生労働大臣が定める保険医療機関

当該保険医療機関の一般病棟を退院する患者〔退院日に一般病棟入院基本料（特別入院基本料等を含む）を算定するものに限る〕に占める，午前中に退院するものの割合が9割以上である保険医療機関

(7) 一般病棟入院基本料の注8に規定する厚生労働大臣が定める患者

次のいずれにも該当する患者

イ 当該病棟に30日を超えて入院している者

ロ　午前中に退院する者
ハ　当該退院日において，処置〔所定点数（医科点数表の第２章第９部第１節に掲げるものに限る）が1000点以上のものに限る〕又は手術を行っていない者
ニ　入退院支援加算を算定していない者

(8)　**一般病棟入院基本料の注９に規定する厚生労働大臣が定める保険医療機関**

当該保険医療機関の一般病棟に入院する患者〔入院日に一般病棟入院基本料（特別入院基本料等を含む）を算定するものに限る〕に占める金曜日に入院するものの割合と，当該保険医療機関の一般病棟を退院する患者〔退院日に一般病棟入院基本料（特別入院基本料等を含む）を算定するものに限る〕に占める月曜日に退院するものの割合の合計が10分の４以上である保険医療機関

(9)　**一般病棟入院基本料の注９に規定する厚生労働大臣が定める日**

当該病棟に金曜日に入院する患者に係る入院日の翌日及び翌々日〔当該患者が，処置〔所定点数（医科点数表の第２章第９部第１節に掲げるものに限る）が1000点以上のものに限る〕又は手術を行わない日に限る〕並びに当該病棟を月曜日に退院する患者に係る退院日の前日及び前々日〔当該患者が，処置〔所定点数（医科点数表の第２章第９部第１節に掲げるものに限る）が1000点以上のものに限る〕又は手術を行わない日に限る〕

3　療養病棟入院基本料の施設基準等

(1)　**療養病棟入院基本料の注１本文に規定する入院料の施設基準**

イ　通則

①　当該病棟において，１日に看護を行う**看護職員の数**（通知「4」(2) p.705）は，常時，当該病棟の**入院患者の数**（通知「4」(1) p.704）が20又はその端数を増すごとに１以上であること。ただし，当該病棟において，１日に看護を行う看護職員の数が本文に規定する数に相当する数以上である場合には，各病棟における**夜勤を行う看護職員の数**（通知「4」(3) p.705）は，本文の規定にかかわらず，１以上であることとする。

②　当該病棟において，看護職員の最小必要数の２割以上が看護師であること。

③　当該病棟において，１日に看護補助を行う**看護補助者の数**（通知「4」(2) p.705）は，常時，当該病棟の入院患者の数が20又はその端数を増すごとに１に相当する数以上であることとする。なお，主として事務的業務を行う看護補助者を含む場合は，１日に事務的業務を行う看護補助者の数は，常時，当該病棟の入院患者の数が200又はその端数を増すごとに１に相当する数以下であること。

④　当該病棟に入院している患者に係る褥瘡の発生割合等について継続的に測定を行い，その結果に基づき評価を行っていること（通知「8」p.710）。

⑤　当該病棟の入院患者に関する(2)の区分に係る疾患・状態及び処置等並びにADLの判定基準による判定結果について，記録していること。

⑥　中心静脈注射用カテーテルに係る感染を防止するにつき十分な体制が整備されていること（通知「4の8」p.710）。

⑦　**データ提出加算に係る届出**（通知「4の5」p.708）を行っている保険医療機関であること。ただし，新規に保険医療機関を開設する場合であって療養病棟入院料２に係る届出を行う場合その他やむを得ない事情があるときを除く。

ロ　療養病棟入院料１の施設基準

当該病棟の入院患者のうち**別表第５の２の１**（p.872）に掲げる疾患・状態にある患者及び同表の２に掲げる処置等が実施されている患者（以下単に「医療区分３の患者」という）と**別表第５の３**（p.872）の１に掲げる疾患・状態にある患者及び同表の２に掲げる処置等が実施されている患者並びに同表の３に掲げる患者（以下単に「医療区分２の患者」という）との合計が８割以上であること（通知「5」p.710）。

ハ　療養病棟入院料２の施設基準

当該病棟の入院患者のうち医療区分３の患者と医療区分２の患者との合計が５割以上であること。

(2)　**療養病棟入院基本料の注１本文に規定する厚生労働大臣が定める区分**（通知「6」p.710，722）

イ　入院料１

別表第５の２の１に掲げる疾患・状態（スモンを除く）にある患者（以下「疾患・状態に係る医療区分３の患者」という）及び**同表の２**に掲げる処置等が実施されている患者（以下「処置等に係る医療区分３の患者」という）であって，ADLの判定基準による判定が23点以上（以下「ADL区分３」という）であるもの

ロ　入院料２

疾患・状態に係る医療区分３の患者及び処置等に係る医療区分３の患者であって，ADLの判定基準による判定が11点以上23点未満（以下「ADL区分２」という）であるもの

ハ　入院料３

疾患・状態に係る医療区分３の患者及び処置等に係る医療区分３の患者であって，ADLの判定基準による判定が11点未満（以下「ADL区分１」という）であるもの

ニ　入院料４

疾患・状態に係る医療区分３の患者及び**別表第５の３の２**に掲げる処置等が実施されている患者（以下「処置等に係る医療区分２の患者」という）であって，ADL区分３であるもの

ホ　入院料５

疾患・状態に係る医療区分３の患者及び処置等に係る医療区分２の患者であって，ADL区分２であるもの

ヘ　入院料６

疾患・状態に係る医療区分３の患者及び処置等に係る医療区分２の患者であって，ADL区分１であるもの

ト　入院料７

疾患・状態に係る医療区分３の患者及び別表**第５の２の２**に掲げる処置等又は別表**第５の３の２**に掲げる処置等が実施されている患者以外の患者（以下「処置等に係る医療区分１の患者」という）であって，ADL区分３であるもの

チ　入院料８

疾患・状態に係る医療区分３の患者及び処置等に係る医療区分１の患者であって，ADL区分２であるもの

リ　入院料９

疾患・状態に係る医療区分３の患者及び処置等に係る医療区分１の患者であって，ADL区分１

であるもの

ヌ 入院料10

別表第５の３の１に掲げる疾患・状態にある患者及び同表の３に掲げる患者（以下「疾患・状態に係る医療区分２の患者」という）並びに処置等に係る医療区分３の患者であって，ADL区分３であるもの

ル 入院料11

疾患・状態に係る医療区分２の患者及び処置等に係る医療区分３の患者であって，ADL区分２であるもの

ヲ 入院料12

疾患・状態に係る医療区分２の患者及び処置等に係る医療区分３の患者であって，ADL区分１であるもの

ワ 入院料13

疾患・状態に係る医療区分２の患者及び処置等に係る医療区分２の患者であって，ADL区分３であるもの

カ 入院料14

疾患・状態に係る医療区分２の患者及び処置等に係る医療区分２の患者であって，ADL区分２であるもの

ヨ 入院料15

疾患・状態に係る医療区分２の患者及び処置等に係る医療区分２の患者であって，ADL区分１であるもの

タ 入院料16

疾患・状態に係る医療区分２の患者及び処置等に係る医療区分１の患者であって，ADL区分３であるもの

レ 入院料17

疾患・状態に係る医療区分２の患者及び処置等に係る医療区分１の患者であって，ADL区分２であるもの

ソ 入院料18

疾患・状態に係る医療区分２の患者及び処置等に係る医療区分１の患者であって，ADL区分１であるもの

ツ 入院料19

別表第５の２の１に掲げる疾患・状態にある患者並びに別表第５の３の１に掲げる疾患・状態にある患者及び同表の３に掲げる患者以外の患者（以下「疾患・状態に係る医療区分１の患者」という）及び処置等に係る医療区分３の患者であって，ADL区分３であるもの

ネ 入院料20

疾患・状態に係る医療区分１の患者及び処置等に係る医療区分３の患者であって，ADL区分２であるもの

ナ 入院料21

疾患・状態に係る医療区分１の患者及び処置等に係る医療区分３の患者であって，ADL区分１であるもの

ラ 入院料22

疾患・状態に係る医療区分１の患者及び処置等に係る医療区分２の患者であって，ADL区分３であるもの

ム 入院料23

疾患・状態に係る医療区分１の患者及び処置等に係る医療区分２の患者であって，ADL区分２であるもの

ウ 入院料24

疾患・状態に係る医療区分１の患者及び処置等に係る医療区分２の患者であって，ADL区分１であるもの

ヰ 入院料25

疾患・状態に係る医療区分１の患者及び処置等に係る医療区分１の患者であって，ADL区分３であるもの

ノ 入院料26

疾患・状態に係る医療区分１の患者及び処置等に係る医療区分１の患者であって，ADL区分２であるもの

オ 入院料27

疾患・状態に係る医療区分１の患者及び処置等に係る医療区分１の患者であって，ADL区分１であるもの

ク 入院料28

別表第５の２に掲げる疾患・状態にある患者のうちスモンの患者であって，ADL区分３であるもの

ヤ 入院料29

別表第５の２に掲げる疾患・状態にある患者のうちスモンの患者であって，ADL区分２であるもの

マ 入院料30

別表第５の２に掲げる疾患・状態にある患者のうちスモンの患者であって，ADL区分１であるもの

(3) 療養病棟入院基本料に含まれる画像診断及び処置の費用並びに含まれない除外薬剤・注射薬の費用

療養病棟入院基本料（特別入院基本料を含む）を算定する患者に対して行った検査，投薬，注射並びに別表第５（p.871）に掲げる画像診断及び処置の費用（フィルムの費用を含む）は，当該入院基本料に含まれるものとし，別表第５及び別表第５の１の２（p.871）に掲げる薬剤及び注射薬の費用は，当該入院基本料に含まれないものとする。

(4) 療養病棟入院基本料に含まれるリハビリテーションの費用

入院中の患者に対する心大血管疾患リハビリテーション料，脳血管疾患等リハビリテーション料，廃用症候群リハビリテーション料，運動器リハビリテーション料又は呼吸器リハビリテーション料であって１日につき２単位を超えるもの〔特掲診療料の施設基準等（平成20年厚生労働省告示第63号）別表第９の３に規定する脳血管疾患等の患者であって発症後60日以内のものに対して行ったものを除く〕の費用（療養病棟入院料１の入院料27及び療養病棟入院料２の入院料27を算定する日に限る）は，当該入院基本料に含まれるものとする。

(5) 療養病棟入院基本料の注４に規定する厚生労働大臣が定める状態

別表第５の４（p.873）に掲げる状態

(6) 在宅復帰機能強化加算の施設基準（通知「９」p.710）

在宅復帰支援を行うにつき十分な体制及び実績を有していること。

(7) 経腸栄養管理加算の施設基準

適切な経腸栄養の管理と支援を行うにつき必要な体制が整備されていること。

(8) 夜間看護加算の施設基準（通知「11」p.711）

イ 当該病棟において，夜勤を行う看護職員及び看護補助者の数は，常時，当該病棟の入院患者の数が16又はその端数を増すごとに１以上であるこ

と。ただし，当該病棟において，夜勤を行う看護職員及び看護補助者の数が本文に規定する数に相当する数以上である場合には，各病棟における夜勤を行う看護職員及び看護補助者の数は，本文の規定にかかわらず，看護職員１を含む３以上であることとする。

ロ　ADL区分３の患者を５割以上入院させる病棟であること。

ハ　看護職員の負担軽減及び処遇改善に資する体制が整備されていること。

(9)　**看護補助体制充実加算の施設基準**（通知「11の２」p.711）

イ　看護補助体制充実加算１の施設基準

①　(8)のイ及びロを満たすものであること。

②　看護職員及び看護補助者の業務分担及び協働に資する十分な体制が整備されていること。

ロ　看護補助体制充実加算２の施設基準

①　(8)のイ及びロを満たすものであること。

②　看護職員及び看護補助者の業務分担及び協働に資する必要な体制が整備されていること。

ハ　看護補助体制充実加算３の施設基準

①　(8)のイ及びロを満たすものであること。

②　看護職員及び看護補助者の業務分担及び協働に資する体制が整備されていること。

４　結核病棟入院基本料の施設基準等

(1)　**結核病棟入院基本料の注１本文に規定する入院基本料の施設基準**

イ　７対１入院基本料の施設基準

①　当該病棟において，１日に看護を行う**看護職員の数**（通知「4」(2) p.705）は，常時，当該病棟の**入院患者の数**（通知「4」(1) p.704）が７又はその端数を増すごとに１以上であること。ただし，当該病棟において，１日に看護を行う看護職員の数が本文に規定する数に相当する数以上である場合には，各病棟における**夜勤を行う看護職員の数**（通知「4」(3) p.705）は，本文の規定にかかわらず，２以上であること（結核病棟入院基本料の注８の場合を除く）とする。

②　当該病棟において，看護職員の最小必要数の７割以上が看護師であること。

③　次のいずれかに該当すること。

１　一般病棟用の**重症度，医療・看護必要度Ⅰ**（通知「４の２」p.707）の基準を満たす患者を８分以上入院させる病棟であること。

２　診療内容に関するデータを適切に提出できる体制が整備された保険医療機関であって，一般病棟用の**重症度，医療・看護必要度Ⅱ**（通知「４の２」p.707）の基準を満たす患者を７分以上入院させる病棟であること。

④　常勤の医師の員数が，当該病棟の入院患者数に100分の10を乗じて得た数以上であること。

⑤　当該病棟において，患者の適切な服薬を確保するために必要な体制が整備されていること。

ロ　10対１入院基本料の施設基準

①　当該病棟において，１日に看護を行う看護職員の数は，常時，当該病棟の入院患者の数が10又はその端数を増すごとに１以上であること。ただし，当該病棟において，１日に看護を行う看護職員の数が本文に規定する数に相当する数以上である場合には，各病棟における夜勤を行う看護職員の数は，本文の規定にかかわらず，２以上であること（結核病棟入院基本料の注８の場合を除く）とする。

②　当該病棟において，看護職員の最小必要数の７割以上が看護師であること。

③　当該病棟において，患者の適切な服薬を確保するために必要な体制が整備されていること。

ハ　13対１入院基本料の施設基準

①　当該病棟において，１日に看護を行う看護職員の数は，常時，当該病棟の入院患者の数が13又はその端数を増すごとに１以上であること。ただし，当該病棟において，１日に看護を行う看護職員の数が本文に規定する数に相当する数以上である場合には，各病棟における夜勤を行う看護職員の数は，本文の規定にかかわらず，２以上であること（結核病棟入院基本料の注８の場合を除く）とする。

②　当該病棟において，看護職員の最小必要数の７割以上が看護師であること。

③　当該病棟において，患者の適切な服薬を確保するために必要な体制が整備されていること。

ニ　15対１入院基本料の施設基準

①　当該病棟において，１日に看護を行う看護職員の数は，常時，当該病棟の入院患者の数が15又はその端数を増すごとに１以上であること。ただし，当該病棟において，１日に看護を行う看護職員の数が本文に規定する数に相当する数以上である場合には，各病棟における夜勤を行う看護職員の数は，本文の規定にかかわらず，２以上であること（結核病棟入院基本料の注８の場合を除く）とする。

②　当該病棟において，看護職員の最小必要数の４割以上が看護師であること。

③　当該病棟において，患者の適切な服薬を確保するために必要な体制が整備されていること。

ホ　18対１入院基本料の施設基準

①　当該病棟において，１日に看護を行う看護職員の数は，常時，当該病棟の入院患者の数が18又はその端数を増すごとに１以上であること。ただし，当該病棟において，１日に看護を行う看護職員の数が本文に規定する数に相当する数以上である場合には，各病棟における夜勤を行う看護職員の数は，本文の規定にかかわらず，２以上であること（結核病棟入院基本料の注８の場合を除く）とする。

②　当該病棟において，看護職員の最小必要数の４割以上が看護師であること。

③　当該病棟において，患者の適切な服薬を確保するために必要な体制が整備されていること。

ヘ　20対１入院基本料の施設基準

①　当該病棟において，１日に看護を行う看護職員の数は，常時，当該病棟の入院患者の数が20又はその端数を増すごとに１以上であること。ただし，当該病棟において，１日に看護を行う看護職員の数が本文に規定する数に相当する数以上である場合には，各病棟における夜勤を行う看護職員の数は，本文の規定にかかわらず，２以上であること（結核病棟入院基本料の注８の場合を除く）とする。

②　当該病棟において，看護職員の最小必要数の４割以上が看護師であること。

③　当該病棟において，患者の適切な服薬を確保

するために必要な体制が整備されていること。

(2) **結核病棟入院基本料の注2ただし書及び注6に規定する厚生労働大臣が定めるもの**

夜勤を行う看護職員の1人当たりの月平均夜勤時間数が72時間以下であること。

(3) **結核病棟入院基本料の注2に規定する厚生労働大臣が定める場合**

当該保険医療機関が，過去1年間において，一般病棟入院基本料の注2ただし書に規定する**月平均夜勤時間超過減算**（通知「4の6」p.709）若しくは一般病棟入院基本料の注7に規定する**夜勤時間特別入院基本料**（通知「4の6」p.709），結核病棟入院基本料の注2ただし書に規定する月平均夜勤時間超過減算若しくは結核病棟入院基本料の注6に規定する夜勤時間特別入院基本料，精神病棟入院基本料の注2ただし書に規定する月平均夜勤時間超過減算若しくは精神病棟入院基本料の注9に規定する夜勤時間特別入院基本料又は障害者施設等入院基本料の注2に規定する月平均夜勤時間超過減算を算定したことのある保険医療機関である場合

(4) **結核病棟入院基本料の注3に規定する厚生労働大臣が定める患者**

感染症法第19条，第20条及び第22条の規定等に基づき適切に入退院が行われている患者以外の患者

(5) **結核病棟入院基本料の注7に規定する厚生労働大臣が定める施設基準**

イ 7対1入院基本料を算定する病棟であること。

ロ 入院患者の数がおおむね30以下の病棟であること。

ハ 障害者施設等入院基本料を算定する病棟と一体的な運営をしている病棟であること。

(6) **結核病棟入院基本料の注7に規定する別に厚生労働大臣が定めるもの**

次のいずれかに該当するもの

イ (1)のイの③の基準

ロ (1)のイの③及び④の基準

(7) **結核病棟入院基本料の注8に規定する厚生労働大臣が定める保険医療機関**（通知「18」p.714）

許可病床数が100床未満のものであること。

(8) **結核病棟入院基本料の注8に規定する厚生労働大臣が定める日**（通知「18」p.714）

次のいずれにも該当する各病棟において，夜間の救急外来を受診した患者に対応するため，当該各病棟のいずれか一病棟において夜勤を行う看護職員の数が，一時的に2未満となった日

イ 看護職員の数が一時的に2未満となった時間帯において，患者の看護に支障がないと認められること。

ロ 看護職員の数が一時的に2未満となった時間帯において，看護職員及び看護補助者の数が，看護職員1を含む2以上であること。ただし，入院患者数が30人以下の場合にあっては，看護職員の数が1以上であること。

4の2 精神病棟入院基本料の施設基準等

(1) **精神病棟入院基本料の注1に規定する入院基本料の施設基準**

イ **10対1入院基本料の施設基準**

① 当該病棟において，1日に看護を行う**看護職員の数**（通知「4」(2) p.705）は，常時，当該病棟の**入院患者の数**（通知「4」(1) p.705）が10又はその端数を増すごとに1以上であること。ただし，当該病棟において，1日に看護を行う看護職員の数が本文に規定する数に相当する数以上である場合には，各病棟における**夜勤を行う看護職員の数**（通知「4」(3) p.705）は，本文の規定にかかわらず，2以上であること（精神病棟入院基本料の注10の場合を除く）とする。

② 当該病棟において，看護職員の最小必要数の7割以上が看護師であること。

③ 当該病棟の入院患者の**平均在院日数**（通知「3」p.704）が40日以内であること。

④ 当該病棟において，新規入院患者のうちGAF尺度による判定が30以下の患者が5割以上であること。

⑤ データ提出加算に係る届出を行っている保険医療機関であること。

ロ **13対1入院基本料の施設基準**

① 当該病棟において，1日に看護を行う看護職員の数は，常時，当該病棟の入院患者の数が13又はその端数を増すごとに1以上であること。ただし，当該病棟において，1日に看護を行う看護職員の数が本文に規定する数に相当する数以上である場合には，各病棟における夜勤を行う看護職員の数は，本文の規定にかかわらず，2以上であること（精神病棟入院基本料の注10の場合を除く）とする。

② 当該病棟において，看護職員の最小必要数の7割以上が看護師であること。

③ 当該病棟の入院患者の平均在院日数が80日以内であること。

④ 当該病棟において，新規入院患者のうちGAF尺度による判定が30以下の患者又は身体合併症を有する患者が4割以上であること。

⑤ 身体疾患への治療体制を確保していること。

⑥ データ提出加算に係る届出を行っている保険医療機関であること。

ハ **15対1入院基本料の施設基準**

① 当該病棟において，1日に看護を行う看護職員の数は，常時，当該病棟の入院患者の数が15又はその端数を増すごとに1以上であること。ただし，当該病棟において，1日に看護を行う看護職員の数が本文に規定する数に相当する数以上である場合には，各病棟における夜勤を行う看護職員の数は，本文の規定にかかわらず，2以上であること（精神病棟入院基本料の注10の場合を除く）とする。

② 当該病棟において，看護職員の最小必要数の4割以上が看護師であること。

ニ **18対1入院基本料の施設基準**

① 当該病棟において，1日に看護を行う看護職員の数は，常時，当該病棟の入院患者の数が18又はその端数を増すごとに1以上であること。ただし，当該病棟において，1日に看護を行う看護職員の数が本文に規定する数に相当する数以上である場合には，各病棟における夜勤を行う看護職員の数は，本文の規定にかかわらず，2以上であること（精神病棟入院基本料の注10の場合を除く）とする。

② 当該病棟において，看護職員の最小必要数の4割以上が看護師であること。

ホ **20対1入院基本料の施設基準**

① 当該病棟において，1日に看護を行う看護職

員の数は，常時，当該病棟の入院患者の数が20又はその端数を増すごとに１以上であること。ただし，当該病棟において，１日に看護を行う看護職員の数が本文に規定する数に相当する数以上である場合には，各病棟における夜勤を行う看護職員の数は，本文の規定にかかわらず，２以上であること（精神病棟入院基本料の注10の場合を除く）とする。

② 当該病棟において，看護職員の最小必要数の４割以上が看護師であること。

(2) **精神病棟入院基本料の注２本文に規定する特別入院基本料の施設基準**

当該病棟において，１日に看護を行う看護職員の数は，常時，当該病棟の入院患者の数が25又はその端数を増すごとに１以上であること。ただし，当該病棟において，１日に看護を行う看護職員の数が本文に規定する数に相当する数以上である場合には，各病棟における夜勤を行う看護職員の数は，本文の規定にかかわらず，２以上（看護補助者が夜勤を行う場合においては看護職員の数は１以上）であることとする。

(3) **精神病棟入院基本料の注２ただし書及び注９に規定する厚生労働大臣が定めるもの**

夜勤を行う看護職員の１人当たりの月平均夜勤時間数が72時間以下であること。

(4) **精神病棟入院基本料の注２に規定する厚生労働大臣が定める場合**

当該保険医療機関が，過去１年間において，一般病棟入院基本料の注２ただし書に規定する**月平均夜勤時間超過減算**（通知「４の６」p.709）若しくは一般病棟入院基本料の注７に規定する**夜勤時間特別入院基本料**（通知「４の６」p.709），結核病棟入院基本料の注２ただし書に規定する月平均夜勤時間超過減算若しくは結核病棟入院基本料の注６に規定する夜勤時間特別入院基本料，精神病棟入院基本料の注２ただし書に規定する月平均夜勤時間超過減算若しくは精神病棟入院基本料の注９に規定する夜勤時間特別入院基本料又は障害者施設等入院基本料の注２に規定する月平均夜勤時間超過減算を算定したことのある保険医療機関である場合

(5) **精神病棟入院基本料の注４に規定する重度認知症加算の施設基準**（通知「12」p.712）

イ 当該病棟において，１日に看護を行う看護職員の数は，常時，当該病棟の入院患者の数が25又はその端数を増すごとに１以上であること。ただし，当該病棟において，１日に看護を行う看護職員の数が本文に規定する数に相当する数以上である場合には，各病棟における夜勤を行う看護職員の数は，本文の規定にかかわらず，２以上（看護補助者が夜勤を行う場合においては看護職員の数は１以上）であることとする。

ロ 重度認知症の状態にあり，日常生活を送る上で介助が必要な状態であること。

(6) **精神保健福祉士配置加算の施設基準**（通知「13」p.712）

イ 当該病棟に専従の精神保健福祉士が１名以上配置されていること。

ロ 入院患者の退院が着実に進められている保険医療機関であること。

(7) **精神病棟入院基本料の注10に規定する厚生労働大臣が定める保険医療機関**（通知「18」p.714）

許可病床数が100床未満のものであること。

(8) **精神病棟入院基本料の注10に規定する厚生労働大臣が定める日**（通知「18」p.714）

次のいずれにも該当する各病棟において，夜間の救急外来を受診した患者に対応するため，当該各病棟のいずれか１病棟において夜勤を行う看護職員の数が，一時的に２未満となった日

イ 看護職員の数が一時的に２未満となった時間帯において，患者の看護に支障がないと認められること。

ロ 看護職員の数が一時的に２未満となった時間帯において，看護職員及び看護補助者の数が，看護職員１を含む２以上であること。ただし，入院患者数が30人以下の場合にあっては，看護職員の数が１以上であること。

5 特定機能病院入院基本料の施設基準等

(1) **特定機能病院入院基本料の注１に規定する入院基本料の施設基準**

イ 一般病棟

① ７対１入院基本料の施設基準

1 当該病棟において，１日に看護を行う**看護職員の数**（通知「４」(2) p.705）は，常時，当該病棟の**入院患者の数**（通知「４」(1) p.704）が７又はその端数を増すごとに１以上であること。ただし，当該病棟において，１日に看護を行う看護職員の数が本文に規定する数に相当する数以上である場合には，各病棟における**夜勤を行う看護職員の数**（通知「４」(3) p.705）は，本文の規定にかかわらず，２以上であることとする。

2 当該病棟において，看護職員の最小必要数の７割以上が看護師であること。

3 当該病棟の入院患者の**平均在院日数**（通知「３」p.704）が26日以内であること。

4 診療内容に関するデータを適切に提出できる体制が整備された保険医療機関であって，一般病棟用の**重症度，医療・看護必要度Ⅱ**（通知「４の２」p.707）の基準を用いて評価を行い，特に高い基準を満たす患者を２割以上，かつ，一定程度高い基準を満たす患者を２割７分以上入院させる病棟であること。

5 当該病棟を退院する患者に占める，**自宅等に退院するものの割合**（通知「４の４」p.708）が８割以上であること。

6 **データ提出加算に係る届出**（通知「４の５」p.708）を行っている保険医療機関であること。

② 10対１入院基本料の施設基準

1 当該病棟において，１日に看護を行う看護職員の数は，常時，当該病棟の入院患者の数が10又はその端数を増すごとに１以上であること。ただし，当該病棟において，１日に看護を行う看護職員の数が本文に規定する数に相当する数以上である場合には，各病棟における夜勤を行う看護職員の数は，本文の規定にかかわらず，２以上であることとする。

2 当該病棟において，看護職員の最小必要数の７割以上が看護師であること。

3 当該病棟の入院患者の平均在院日数が28日以内であること。

4 当該病棟に入院している患者の一般病棟用の重症度，医療・看護必要度Ⅰ又はⅡについて継続的に測定を行い，その結果に基づき評価を行っていること。

５ データ提出加算に係る届出を行っている保険医療機関であること。

ロ 結核病棟

① ７対１入院基本料の施設基準

１ 当該病棟において，１日に看護を行う**看護職員の数**（通知「4」(2) p.705）は，常時，当該病棟の**入院患者の数**（通知「4」(1) p.705）が７又はその端数を増すごとに１以上であること。ただし，当該病棟において，１日に看護を行う看護職員の数が本文に規定する数に相当する数以上である場合には，各病棟における**夜勤を行う看護職員の数**（通知「4」(3) p.705）は，本文の規定にかかわらず，２以上であることとする。

２ 当該病棟において，看護職員の最小必要数の７割以上が看護師であること。

３ 当該病棟に入院している患者の一般病棟用の**重症度，医療・看護必要度Ⅰ又はⅡ**（通知「4の2」p.707）について継続的に測定を行い，その結果に基づき評価を行っていること。

４ 当該病棟において，患者の適切な服薬を確保するために必要な体制が整備されていること。

② 10対１入院基本料の施設基準

１ 当該病棟において，１日に看護を行う看護職員の数は，常時，当該病棟の入院患者の数が10又はその端数を増すごとに１以上であること。ただし，当該病棟において，１日に看護を行う看護職員の数が本文に規定する数に相当する数以上である場合には，各病棟における夜勤を行う看護職員の数は，本文の規定にかかわらず，２以上であることとする。

２ 当該病棟において，看護職員の最小必要数の７割以上が看護師であること。

３ 当該病棟において，患者の適切な服薬を確保するために必要な体制が整備されていること。

③ 13対１入院基本料の施設基準

１ 当該病棟において，１日に看護を行う看護職員の数は，常時，当該病棟の入院患者の数が13又はその端数を増すごとに１以上であること。ただし，当該病棟において，１日に看護を行う看護職員の数が本文に規定する数に相当する数以上である場合には，各病棟における夜勤を行う看護職員の数は，本文の規定にかかわらず，２以上であることとする。

２ 当該病棟において，看護職員の最小必要数の７割以上が看護師であること。

３ 当該病棟において，患者の適切な服薬を確保するために必要な体制が整備されていること。

④ 15対１入院基本料の施設基準

１ 当該病棟において，１日に看護を行う看護職員の数は，常時，当該病棟の入院患者の数が15又はその端数を増すごとに１以上であること。ただし，当該病棟において，１日に看護を行う看護職員の数が本文に規定する数に相当する数以上である場合には，各病棟における夜勤を行う看護職員の数は，本文の規定にかかわらず，２以上であることとする。

２ 当該病棟において，看護職員の最小必要数の７割以上が看護師であること。

３ 当該病棟において，患者の適切な服薬を確保するために必要な体制が整備されていること。

ハ 精神病棟

① ７対１入院基本料の施設基準

１ 当該病棟において，１日に看護を行う**看護職員の数**（通知「4」(2) p.705）は，常時，当該病棟の**入院患者の数**（通知「4」(1) p.705）が７又はその端数を増すごとに１以上であること。ただし，当該病棟において，１日に看護を行う看護職員の数が本文に規定する数に相当する数以上である場合には，各病棟における**夜勤を行う看護職員の数**（通知「4」(3) p.705）は，本文の規定にかかわらず，２以上であることとする。

２ 当該病棟において，看護職員の最小必要数の７割以上が看護師であること。

３ 当該病棟の**平均在院日数**（通知「3」p.704）が40日以内であること。

４ 当該病棟において，新規入院患者のうちGAF尺度による判定が30以下の患者が５割以上であること。

② 10対１入院基本料の施設基準

１ 当該病棟において，１日に看護を行う看護職員の数は，常時，当該病棟の入院患者の数が10又はその端数を増すごとに１以上であること。ただし，当該病棟において，１日に看護を行う看護職員の数が本文に規定する数に相当する数以上である場合には，各病棟における夜勤を行う看護職員の数は，本文の規定にかかわらず，２以上であることとする。

２ 当該病棟において，看護職員の最小必要数の７割以上が看護師であること。

３ 当該病棟の平均在院日数が40日以内であること。

４ 当該病棟において，新規入院患者のうちGAF尺度による判定が30以下の患者が５割以上であること。

③ 13対１入院基本料の施設基準

１ 当該病棟において，１日に看護を行う看護職員の数は，常時，当該病棟の入院患者の数が13又はその端数を増すごとに１以上であること。ただし，当該病棟において，１日に看護を行う看護職員の数が本文に規定する数に相当する数以上である場合には，各病棟における夜勤を行う看護職員の数は，本文の規定にかかわらず，２以上であることとする。

２ 当該病棟において，看護職員の最小必要数の７割以上が看護師であること。

３ 当該病棟の平均在院日数が80日以内であること。

４ 当該病棟において，新規入院患者のうちGAF尺度による判定が30以下の患者又は身体合併症を有する患者が４割以上であること。

５ 身体疾患への治療体制を確保していること。

④ 15対１入院基本料の施設基準

１ 当該病棟において，１日に看護を行う看護職員の数は，常時，当該病棟の入院患者の数が15又はその端数を増すごとに１以上であること。ただし，当該病棟において，１日に看護を行う看護職員の数が本文に規定する数に相当する数以上である場合には，各病棟における夜勤を行う看護職員の数は，本文の規定にかかわらず，２以上であることとする。

２ 当該病棟において，看護職員の最小必要数の７割以上が看護師であること。

(2) 特定機能病院入院基本料の注２に規定する厚生労働大臣が定める患者

感染症法第19条，第20条及び第22条の規定等に基づき適切に入退院が行われている患者以外の患者

⑶ **特定機能病院入院基本料の注4に規定する重度認知症加算の施設基準**（通知「12」p.712）

重度認知症の状態にあり，日常生活を送る上で介助が必要な状態であること。

⑷ **看護必要度加算の施設基準**（通知「4の7」p.709）

イ 看護必要度加算1の施設基準

① 10対1入院基本料に係る届出を行っている病棟（一般病棟に限る）であること。

② 次のいずれかに該当すること。

1 一般病棟用の重症度，医療・看護必要度Ⅰの基準を満たす患者を1割8分以上入院させる病棟であること。

2 診療内容に関するデータを適切に提出できる体制が整備された保険医療機関であって，一般病棟用の重症度，医療・看護必要度Ⅱの基準を満たす患者を1割7分以上入院させる病棟であること。

ロ 看護必要度加算2の施設基準

① 10対1入院基本料に係る届出を行っている病棟（一般病棟に限る）であること。

② 次のいずれかに該当すること。

1 一般病棟用の重症度，医療・看護必要度Ⅰの基準を満たす患者を1割6分以上入院させる病棟であること。

2 診療内容に関するデータを適切に提出できる体制が整備された保険医療機関であって，一般病棟用の重症度，医療・看護必要度Ⅱの基準を満たす患者を1割5分以上入院させる病棟であること。

ハ 看護必要度加算3の施設基準

① 10対1入院基本料に係る届出を行っている病棟（一般病棟に限る）であること。

② 次のいずれかに該当すること。

1 一般病棟用の重症度，医療・看護必要度Ⅰの基準を満たす患者を1割3分以上入院させる病棟であること。

2 診療内容に関するデータを適切に提出できる体制が整備された保険医療機関であって，一般病棟用の重症度，医療・看護必要度Ⅱの基準を満たす患者を1割2分以上入院させる病棟であること。

⑸ **特定機能病院入院基本料の注6に規定する厚生労働大臣が定める保険医療機関**

当該保険医療機関の一般病棟を退院する患者（退院日に特定機能病院入院基本料を算定するものに限る）に占める，午前中に退院するものの割合が9割以上である保険医療機関

⑹ **特定機能病院入院基本料の注6に規定する厚生労働大臣が定める患者**

次のいずれにも該当する患者

イ 当該病棟に30日を超えて入院している者

ロ 午前中に退院する者

ハ 当該退院日において，処置〔所定点数（医科点数表の第2章第9部第1節に掲げるものに限る）が**1000点**以上のものに限る〕又は手術を行っていない者

ニ 入退院支援加算を算定していない者

⑺ **特定機能病院入院基本料の注7に規定する厚生労働大臣が定める保険医療機関**

当該保険医療機関の一般病棟に入院する患者（入院日に特定機能病院入院基本料を算定するものに限る）に占める金曜日に入院するものの割合と，当該保険医療機関の一般病棟を退院する患者（退院日に特定機能病院入院基本料を算定するものに限る）に占める月曜日に退院するものの割合の合計が10分の4以上である保険医療機関

⑻ **特定機能病院入院基本料の注7に規定する厚生労働大臣が定める日**

当該病棟に金曜日に入院する患者に係る入院日の翌日及び翌々日〔当該患者が，処置〔所定点数（医科点数表の第2章第9部第1節に掲げるものに限る）が**1000点**以上のものに限る〕又は手術を行わない日に限る〕並びに当該病棟を月曜日に退院する患者に係る退院日の前日及び前々日〔当該患者が，処置〔所定点数（医科点数表の第2章第9部第1節に掲げるものに限る）が**1000点**以上のものに限る〕又は手術を行わない日に限る〕

⑼ **入院栄養管理体制加算の施設基準**（通知「13の2」p.712）

イ 当該病棟において，専従の常勤の管理栄養士が1名以上配置されていること。

ロ 入院時支援加算に係る届出を行っている保険医療機関であること。

6 専門病院入院基本料の施設基準等

⑴ **通則**（通知「14」p.712）

専門病院は，主として悪性腫瘍患者又は循環器疾患患者を当該病院の一般病棟に7割以上入院させ，高度かつ専門的な医療を行っている病院であること。

⑵ **専門病院入院基本料の注1本文に規定する入院基本料の施設基準**

イ 7対1入院基本料の施設基準

① 当該病棟において，1日に看護を行う**看護職員の数**（通知「4」⑵ p.705）は，常時，当該病棟の**入院患者の数**（通知「4」⑴ p.705）が7又はその端数を増すごとに1以上であること。ただし，当該病棟において，1日に看護を行う看護職員の数が本文に規定する数に相当する数以上である場合には，各病棟における**夜勤を行う看護職員の数**（通知「4」⑶ p.705）は，本文の規定にかかわらず，2以上であること（専門病院入院基本料の注9の場合を除く）とする。

② 当該病棟において，看護職員の最小必要数の7割以上が看護師であること。

③ 当該病棟の**平均在院日数**（通知「3」p.704）が28日以内であること。

④ 次のいずれかに該当すること。

1 一般病棟用の**重症度，医療・看護必要度Ⅰ**（通知「4の2」p.707）を用いて評価を行い，特に高い基準を満たす患者を2割1分以上，かつ，一定程度高い基準を満たす患者を2割8分以上入院させる病棟であること。

2 診療内容に関するデータを適切に提出できる体制が整備された保険医療機関であって，一般病棟用の**重症度，医療・看護必要度Ⅱ**（通知「4の2」p.707）を用いて評価を行い，特に高い基準を満たす患者を2割以上，かつ，一定程度高い基準を満たす患者を2割7分以上入院させる病棟であること。

⑤ **常勤の医師の員数**（通知「4の3」p.708）が，当該病棟の入院患者数に100分の10を乗じて得た数以上であること。

⑥ 当該医療機関の一般病棟を退院する患者に占

める，**自宅等に退院するものの割合**（通知「４の４」p.708）が８割以上であること。

⑦ **データ提出加算に係る届出**（通知「４の５」p.708）を行っている保険医療機関であること。

ロ **10対１入院基本料の施設基準**

① 当該病棟において，１日に看護を行う看護職員の数は，常時，当該病棟の入院患者の数が10又はその端数を増すごとに１以上であること。ただし，当該病棟において，１日に看護を行う看護職員の数が本文に規定する数に相当する数以上である場合には，各病棟における夜勤を行う看護職員の数は，本文の規定にかかわらず，２以上であること（専門病院入院基本料の注９の場合を除く）とする。

② 当該病棟において，看護職員の最小必要数の７割以上が看護師であること。

③ 当該病棟の平均在院日数が33日以内であること。

④ 当該病棟に入院している患者の一般病棟用の重症度，医療・看護必要度Ⅰ又はⅡについて継続的に測定を行い，その結果に基づき評価を行っていること。

⑤ データ提出加算に係る届出を行っている保険医療機関であること。

ハ **13対１入院基本料の施設基準**

① 当該病棟において，１日に看護を行う看護職員の数は，常時，当該病棟の入院患者の数が13又はその端数を増すごとに１以上であること。ただし，当該病棟において，１日に看護を行う看護職員の数が本文に規定する数に相当する数以上である場合には，各病棟における夜勤を行う看護職員の数は，本文の規定にかかわらず，２以上であること（専門病院入院基本料の注９の場合を除く）とする。

② 当該病棟において，看護職員の最小必要数の７割以上が看護師であること。

③ 当該病棟の平均在院日数が36日以内であること。

④ データ提出加算に係る届出を行っている保険医療機関であること。

(3) **看護必要度加算の施設基準**（通知「４の７」p.709）

イ **看護必要度加算１の施設基準**

① 10対１入院基本料に係る届出を行っている病棟であること。

② 次のいずれかに該当すること。

１ 一般病棟用の重症度，医療・看護必要度Ⅰの基準を満たす患者を１割８分以上入院させる病棟であること。

２ 診療内容に関するデータを適切に提出できる体制が整備された保険医療機関であって，一般病棟用の重症度，医療・看護必要度Ⅱの基準を満たす患者を１割７分以上入院させる病棟であること。

ロ **看護必要度加算２の施設基準**

① 10対１入院基本料に係る届出を行っている病棟であること。

② 次のいずれかに該当すること。

１ 一般病棟用の重症度，医療・看護必要度Ⅰの基準を満たす患者を１割６分以上入院させる病棟であること。

２ 診療内容に関するデータを適切に提出できる体制が整備された保険医療機関であって，一般病棟用の重症度，医療・看護必要度Ⅱの基準を満たす患者を１割５分以上入院させる病棟であること。

ハ **看護必要度加算３の施設基準**

① 10対１入院基本料に係る届出を行っている病棟であること。

② 次のいずれかに該当すること。

１ 一般病棟用の重症度，医療・看護必要度Ⅰの基準を満たす患者を１割３分以上入院させる病棟であること。

２ 診療内容に関するデータを適切に提出できる体制が整備された保険医療機関であって，一般病棟用の重症度，医療・看護必要度Ⅱの基準を満たす患者を１割２分以上入院させる病棟であること。

(4) **一般病棟看護必要度評価加算の施設基準**（通知「４の７」p.709）

イ 13対１入院基本料に係る届出を行っている病棟であること。

ロ 当該加算を算定する患者について測定した一般病棟用の重症度，医療・看護必要度Ⅰ又はⅡの結果に基づき，当該病棟における当該看護必要度の評価を行っていること。

(5) **専門病院入院基本料の注５に規定する厚生労働大臣が定める保険医療機関**

当該保険医療機関の一般病棟を退院する患者（退院日に専門病院入院基本料を算定するものに限る）に占める，午前中に退院するものの割合が９割以上である保険医療機関

(6) **専門病院入院基本料の注５に規定する厚生労働大臣が定める患者**

次のいずれにも該当する患者

イ 当該病棟に30日を超えて入院している者

ロ 午前中に退院する者

ハ 当該退院日において，処置〔所定点数（医科点数表の第２章第９部第１節に掲げるものに限る）が1000点以上のものに限る〕又は手術を行っていない者

ニ 入退院支援加算を算定していない者

(7) **専門病院入院基本料の注６に規定する厚生労働大臣が定める保険医療機関**

当該保険医療機関の一般病棟に入院する患者（入院日に専門病院入院基本料を算定するものに限る）に占める金曜日に入院するものの割合と，当該保険医療機関の一般病棟を退院する患者（退院日に専門病院入院基本料を算定するものに限る）に占める月曜日に退院するものの割合の合計が10分の４以上である保険医療機関

(8) **専門病院入院基本料の注６に規定する厚生労働大臣が定める日**

当該病棟に金曜日に入院する患者に係る入院日の翌日及び翌々日〖当該患者が，処置〔所定点数（医科点数表の第２章第９部第１節に掲げるものに限る）が1000点以上のものに限る〕又は手術を行わない日に限る〗並びに当該病棟を月曜日に退院する患者に係る退院日の前日及び前々日〖当該患者が，処置〔所定点数（医科点数表の第２章第９部第１節に掲げるものに限る）が1000点以上のものに限る〕又は手術を行わない日に限る〗

(9) **専門病院入院基本料の注９に規定する厚生労働大臣が定める保険医療機関**（通知「18」p.714）

許可病床数が100床未満のものであること。

(10) **専門病院入院基本料の注９に規定する厚生労働大臣が定める日**（通知「18」p.714）

次のいずれにも該当する各病棟において，夜間の救急外来を受診した患者に対応するため，当該各病棟のいずれか1病棟において夜勤を行う看護職員の数が，一時的に2未満となった日

イ　看護職員の数が一時的に2未満となった時間帯において，患者の看護に支障がないと認められること。

ロ　看護職員の数が一時的に2未満となった時間帯において，看護職員及び看護補助者の数が，看護職員1を含む2以上であること。ただし，入院患者数が30人以下の場合にあっては，看護職員の数が1以上であること。

7　障害者施設等入院基本料の施設基準等

(1)　**通則**（通知「15」p.712）

障害者施設等一般病棟は，次のいずれにも該当する病棟であること。

イ　次のいずれかに該当する病棟であること。

①　児童福祉法（昭和22年法律第164号）第42条第2号に規定する医療型障害児入所施設〔主として肢体不自由のある児童又は重症心身障害児（同法第7条第2項に規定する重症心身障害児をいう。以下同じ）を入所させるものに限る〕又は同法第6条の2の2第3項に規定する指定発達支援医療機関に係る一般病棟であること。

②　次のいずれにも該当する一般病棟であること。

1　重度の肢体不自由児（者）〔脳卒中の後遺症の患者及び認知症の患者を除く。第8の9の(1)において同じ〕，脊髄損傷等の重度障害者〔脳卒中の後遺症の患者及び認知症の患者を除く。第8の9の(1)並びに第9の8の(1)のイ及び12の(1)のイにおいて同じ〕，重度の意識障害者，筋ジストロフィー患者，難病患者等を7割以上入院させている病棟であること。

2　当該病棟において，1日に看護を行う**看護職員及び看護補助を行う看護補助者の数**（通知「4」(2) p.705）は，常時，当該病棟の**入院患者の数**（通知「4」(1) p.705）が10又はその端数を増すごとに1以上であること。ただし，当該病棟において，1日に看護を行う看護職員及び看護補助を行う看護補助者の数が本文に規定する数に相当する数以上である場合には，各病棟における**夜勤を行う看護職員及び看護補助者の数**（通知「4」(3) p.705）は，本文の規定にかかわらず，看護職員1を含む2以上であること（障害者施設等入院基本料の注12の場合を除く）とする。なお，主として事務的業務を行う看護補助者を含む場合は，1日に事務的業務を行う看護補助者の数は，常時，当該病棟の入院患者の数が200又はその端数を増すごとに1に相当する数以下であること。

ロ　データ提出加算に係る届出を行っている保険医療機関であること。

(2)　**障害者施設等入院基本料の注1に規定する入院基本料の施設基準**

イ　**7対1入院基本料の施設基準**

①　(1)のイの①に該当する病棟であって，当該病棟において，1日に看護を行う看護職員の数は，常時，当該病棟の入院患者の数が7又はその端数を増すごとに1以上であること。ただし，当該病棟において，1日に看護を行う看護職員の数が本文に規定する数に相当する数以上である場合には，各病棟における夜勤を行う看護職員の数は，本文の規定にかかわらず，2以上であること（障害者施設等入院基本料の注12の場合を除く）とする。

②　当該病棟において，看護職員の最小必要数の7割以上が看護師であること。

③　当該病棟の入院患者のうち，第8の10の(1)に規定する超重症の状態の患者と同(2)に規定する準超重症の状態の患者との合計が3割以上であること。

ロ　**10対1入院基本料の施設基準**

①　当該病棟において，1日に看護を行う看護職員の数は，常時，当該病棟の入院患者の数が10又はその端数を増すごとに1以上であること。ただし，当該病棟において，1日に看護を行う看護職員の数が本文に規定する数に相当する数以上である場合には，各病棟における夜勤を行う看護職員の数は，本文の規定にかかわらず，2以上であること（障害者施設等入院基本料の注12の場合を除く）とする。

②　当該病棟において，看護職員の最小必要数の7割以上が看護師であること。

ハ　**13対1入院基本料の施設基準**

①　当該病棟において，1日に看護を行う看護職員の数は，常時，当該病棟の入院患者の数が13又はその端数を増すごとに1以上であること。ただし，当該病棟において，1日に看護を行う看護職員の数が本文に規定する数に相当する数以上である場合には，各病棟における夜勤を行う看護職員の数は，本文の規定にかかわらず，2以上であること（障害者施設等入院基本料の注12の場合を除く）とする。

②　当該病棟において，看護職員の最小必要数の7割以上が看護師であること。

ニ　**15対1入院基本料の施設基準**

①　当該病棟において，1日に看護を行う看護職員の数は，常時，当該病棟の入院患者の数が15又はその端数を増すごとに1以上であること。ただし，当該病棟において，1日に看護を行う看護職員の数が本文に規定する数に相当する数以上である場合には，各病棟における夜勤を行う看護職員の数は，本文の規定にかかわらず，2以上であること（障害者施設等入院基本料の注12の場合を除く）とする。

②　当該病棟において，看護職員の最小必要数の4割以上が看護師であること。

(3)　**障害者施設等入院基本料の注2に規定する厚生労働大臣が定めるもの**

夜勤を行う看護職員の1人当たりの月平均夜勤時間数が72時間以下であること。

(4)　**障害者施設等入院基本料の注2に規定する厚生労働大臣が定める場合**

当該保険医療機関が，過去1年間において，一般病棟入院基本料の注2ただし書に規定する月平均夜勤時間超過減算若しくは一般病棟入院基本料の注7に規定する夜勤時間特別入院基本料，結核病棟入院基本料の注2ただし書に規定する月平均夜勤時間超過減算若しくは結核病棟入院基本料の注6に規定する夜勤時間特別入院基本料，精神病棟入院基本料の注2ただし書に規定する月平均夜勤時間超過減算若しくは精神病棟入院基本料の注9に規定する夜勤時

間特別入院基本料又は障害者施設等入院基本料の注2に規定する月平均夜勤時間超過減算を算定したことのある保険医療機関である場合

(5) **障害者施設等入院基本料の注5に規定する厚生労働大臣が定める状態等にある患者**

別表第4（p.871）に掲げる患者

(6) **特定入院基本料並びに障害者施設等入院基本料の注6，注13及び注14に規定する点数に含まれる画像診断及び処置の費用並びに含まれない除外薬剤・注射薬の費用**

特定入院基本料又は障害者施設等入院基本料の注6，注13若しくは注14に規定する点数を算定する患者に対して行った**別表第5**（p.871）に掲げる画像診断及び処置の費用（フィルムの費用を含む）は，当該入院基本料に含まれるものとし，**別表第5の1の2**（p.871）に掲げる薬剤及び注射薬の費用は，当該入院基本料に含まれないものとする。

(7) **看護補助加算の施設基準**（通知「16」p.713）

次のいずれにも該当すること。

イ 当該病棟において，1日に看護補助を行う看護補助者の数は，常時，当該病棟の入院患者の数が30又はその端数を増すごとに1に相当する数以上であること。

ロ 当該病棟において，夜勤を行う看護補助者の数は，常時，当該病棟の入院患者の数が75又はその端数を増すごとに1に相当する数以上であること。

ハ 7対1入院基本料又は10対1入院基本料を算定する病棟であること。

ニ 看護職員の負担軽減及び処遇改善に資する体制が整備されていること。

(8) **看護補助体制充実加算の施設基準**（通知「16の2」p.713）

イ 看護補助体制充実加算1の施設基準

① (7)のイからハまでを満たすものであること。

② 看護職員及び看護補助者の業務分担及び協働に資する十分な体制が整備されていること。

ロ 看護補助体制充実加算2の施設基準

① (7)のイからハまでを満たすものであること。

② 看護職員及び看護補助者の業務分担及び協働に資する必要な体制が整備されていること。

ハ 看護補助体制充実加算3の施設基準

① (7)のイからハまでを満たすものであること。

② 看護職員及び看護補助者の業務分担及び協働に資する体制が整備されていること。

(9) **障害者施設等入院基本料の注11に規定する夜間看護体制加算の施設基準**（通知「17」p.713）

イ 夜間における看護業務の負担の軽減に資する十分な業務管理等の体制が整備されていること。

ロ 障害者施設等入院基本料の注9に規定する看護補助加算又は注10に規定する看護補助体制充実加算に係る届出を行っている病棟であること。

(10) **障害者施設等入院基本料の注12に規定する厚生労働大臣が定める保険医療機関**（通知「18」p.714）

許可病床数が100床未満のものであること。

(11) **障害者施設等入院基本料の注12に規定する厚生労働大臣が定める日**（通知「18」p.714）

次のいずれにも該当する各病棟において，夜間の救急外来を受診した患者に対応するため，当該各病棟のいずれか一病棟において夜勤を行う看護職員の数が，一時的に2未満となった日

イ 看護職員の数が一時的に2未満となった時間帯において，患者の看護に支障がないと認められること。

ロ 看護職員の数が一時的に2未満となった時間帯において，看護職員及び看護補助者の数が，看護職員1を含む2以上であること。ただし，入院患者数が30人以下の場合にあっては，看護職員の数が1以上であること。

（編注）以下に病院の入院基本料（A100～A106）全体に係る保医発通知を掲載。

→ 第2 病院の入院基本料等に関する施設基準

病院である保険医療機関の入院基本料等に関する施設基準は，「基本診療料の施設基準等」の他，下記のとおりとする。

《病棟の概念》

1 **病棟の概念**は，病院である保険医療機関の各病棟における看護体制の1単位をもって病棟として取り扱う。なお，高層建築等の場合であって，複数階（原則として2つの階）を1病棟として認めることは差し支えないが，3つ以上の階を1病棟とすることは，2の(3)の要件を満たしている場合に限り，特例として認められる。また，感染症病床が別棟にある場合は，隣接して看護を円滑に実施できる一般病棟に含めて1病棟とすることができる。

平均入院患者数が概ね30名程度以下の小規模な結核病棟を有する保険医療機関については，一般病棟〔一般病棟入院基本料，特定機能病院入院基本料（一般病棟に限る），専門病院入院基本料又は障害者施設等入院基本料を算定する病棟〕と結核病棟を併せて1看護単位とすることはできるが，看護配置基準が同じ入院基本料を算定する場合に限る。ただし，結核病床を構造上区分すること等医療法で規定する構造設備の基準は遵守するものとし，平均在院日数の計算に当たっては，一般病棟のみにより計算するものとし，一般病棟が急性期一般入院基本料，7対1入院基本料又は10対1入院基本料の届出を行う病棟である場合及び結核病棟が7対1入院基本料又は10対1入院基本料の届出を行う病棟である場合には，原則として一般病棟及び結核病棟で別々に重症度，医療・看護必要度Ⅰ又はⅡの評価を行うものとするが，7対1入院基本料の結核病棟のみで重症度，医療・看護必要度Ⅰ又はⅡの基準を満たせない場合に限り，両病棟全体で重症度，医療・看護必要度Ⅰ又はⅡの評価を行い，重症度，医療・看護必要度Ⅰ又はⅡの基準を満たすことで差し支えない。

《1病棟当たりの病床数》

2 **1病棟当たりの病床数に係る取扱い**については，次のとおりとする。

(1) 1病棟当たりの病床数については，①効率的な看護管理，②夜間における適正な看護の確保，③当該病棟に係る建物等の構造の観点から，総合的に判断した上で決定されるものであり，原則として60床以下を標準とする。ただし，精神病棟については，70床まではやむを得ない。

(2) (1)の病床数の標準を上回っている場合については，①2以上の病棟に分割した場合には，片方について1病棟として成り立たない，②建物構造上の事情で標準を満たすことが困難である，③近く建物の改築がなされることが確実である等，やむを得ない理由がある場合に限り，認められる。

(3) 複数階で1病棟を構成する場合又は別棟にある感染症病床を含めて1病棟を構成する場合についても上記(1)及び(2)と同様であるが，いわゆるサブナース・ステーションの設置や看護要員の配置を工夫する。

《平均在院日数》

3 **平均在院日数**については次の点に留意する。

(1) 平均在院日数を算出するに当たり対象となる入院患者は，保険診療に係る入院患者〔「基本診療料の施設基準等」の**別表第2**（p.870）に規定する入院患者を除く〕である。

(2) 平均在院日数については，直近3か月間の数値を用い

て❼別添６の別紙４（p.714）により計算する。なお，平均在院日数は小数点以下は切り上げる。また，短期滞在手術等基本料３を算定した患者であって６日以降も入院する場合は，入院日から起算した日数を含めて平均在院日数を計算する。

《入院患者数，看護要員数》

４　**入院患者の数及び看護要員の数等**については下記のとおりとする。

(1)　**入院患者の数**については，次の点に留意する。

ア　入院患者の数は，当該日の24時現在当該病棟に入院中の患者をいい，当該病棟に入院してその日のうちに退院又は死亡した者を含む。また，保険診療に係る入院患者のほか，正常の妊産婦，生母の入院に伴って入院した健康な新生児又は乳児，人間ドックなどの保険外診療の患者であって，看護要員を保険診療を担当する者と保険外診療を担当する者とに明確に区分できない場合の患者を含む。なお，救急患者として受け入れ，処置室，手術室等において死亡した患者について入院料を算定する場合であっても，当該患者については，入院患者の数に計上しない。

イ　入院患者の数については，届出時の直近１年間（届出前１年から６か月の間に開設又は増床を行った保険医療機関にあっては，直近６か月間とする）の延入院患者数を延日数で除して得た数とし，小数点以下は切り上げる。

なお，届出前６か月の間に開設又は増床した病棟を有する保険医療機関に係る入院患者の数の取扱いについては，便宜上，開設又は増床した病床数に対し，一般病棟にあっては一般病棟の病床数の80％，療養病棟にあっては療養病棟の病床数の90％，結核病棟にあっては結核病棟の病床数の80％，精神病棟にあっては精神病棟の病床数の100％を，実績の値に加えた数とする。

また，一般病棟に感染症病床がある場合は，届出時の直近１年間の入院患者数が０であっても，感染症病床数の５％をもって感染症病床に係る入院患者の数とすることができる。

ウ　届出前１年の間に減床を行った保険医療機関については，減床後の実績が３か月以上ある場合は，減床後の延入院患者数を延日数で除して得た数とする。なお，減床後から３か月未満の期間においては，減床後の入院患者数の見込みをもって届出を行うことができるものとするが，当該入院患者数が，減床後３か月の時点での減床後の延入院患者数を延日数で除して得た数を満たしていないことが判明したときは，当該届出は遡って無効となり，変更の届出を行わせる。

エ　病棟単位で算定する特定入院料（**A 317**特定一般病棟入院料を除く），「基本診療料の施設基準等」の**別表第３**（p.870）に規定する治療室，病室及び短期滞在手術等基本料１に係る回復室に入院中の患者については，入院患者の数から除く。

(2)　**看護要員の数**については，次の点に留意する。

ア　看護要員の数は，届出時の看護要員の数とする。

イ　当該届出病棟に配置されている看護要員の数は，１勤務帯８時間で１日３勤務帯を標準として，月平均１日当たりの要件を満たしている。なお，出産，育児又は家族介護に関する休業等が確保されるよう配慮を行う。

ウ　看護要員の数は，病棟において実際に入院患者の看護に当たっている看護要員の数であり，その算定に当たっては，看護部長等（専ら，病院全体の看護管理に従事する者をいう），当該保険医療機関附属の看護師養成所等の専任教員，外来勤務，手術室勤務又は中央材料室勤務等の看護要員の数は算入しない。

エ　病棟勤務と外来勤務，手術室勤務，中央材料室勤務又は集中治療室勤務等を兼務する場合は，勤務実績表による病棟勤務の時間を看護要員の数に算入する。

オ　臨時職員であっても継続して勤務に服する者は，給与の支払方式が日給制であるか否かにかかわらず，看護要員の数に算入することができる。ただし，継続勤務については，特に被保険者証等により確認する必要はなく，実態に応じて判断する。なお，職業安定法（昭和22年法律第141号）の規定に基づき，職業紹介事業を行う者からの紹介又は労働者供給事業を行う者からの供給により看護要員を雇用した場合，労働者派遣事業の適切な運営の確保及び派遣労働者の就業条件の整備等に関する法律（昭和60年法律第88号）に基づき，紹介予定派遣として派遣された場合及び産前産後休業，育児休業，育児休業に準ずる休業又は介護休業中の看護職員の勤務を派遣労働者が代替する場合は，雇用期間にかかわらず看護要員の数に算入することができる。また，看護補助者の雇用形態は問わない（派遣職員を含むが，指揮命令権が当該保険医療機関にない請負方式等を除く）。

カ　病棟単位で算定する特定入院料（**A 317**特定一般病棟入院料を除く）に係る病棟並びに「基本診療料の施設基準等」の**別表第３**（p.870）に規定する治療室，病室，短期滞在手術等基本料１に係る回復室及び外来化学療法に係る専用施設に勤務する看護要員の数は，兼務者を除き算入できない。

キ　**看護補助者の数**については，次の点に留意する。

(イ)　看護補助者の数を算出するに当たっては，看護職員を看護補助者とみなして差し支えない。なお，入院基本料等の施設基準に定める必要な数を超えて配置している看護職員を看護補助者とみなす（以下「みなし看護補助者」という）場合には，看護職員の勤務実績に基づいて，実際に勤務した看護職員の総勤務時間数から，当該届出区分において勤務することが必要となる看護職員数の総勤務時間数を差し引いた数を，看護補助者の勤務時間数として算入する。

(ロ)　小児病棟又は特殊疾患入院施設管理加算を算定している病棟等において小児患者の保育に当たっている保育士は，看護補助者の数に算入することができる。ただし，小児入院医療管理料の加算の届出に係る保育士については，看護補助者として算入することはできない。

(ハ)　主として事務的業務を行う看護補助者を配置する場合は，常時，当該病棟の入院患者の数が200又はその端数を増すごとに１以下である。

主として事務的業務を行う看護補助者の数の算出に当たっては，当該保険医療機関の院内規程において，看護補助者が行う事務的業務の内容を定めた上で，１人の看護補助者の延べ勤務時間数のうち事務的業務が５割以上を占める看護補助者を，「主として事務的業務を行う看護補助者」として算入する。また，主として事務的業務を行う看護補助者については，当該病棟において事務的業務以外の業務を行った時間数も含めて，当該看護補助者の勤務時間数を算入する。

ク　１か月以上長期欠勤の看護要員，身体障害者（児）に対する機能訓練指導員及び主として洗濯，掃除等の業務を行う者は看護要員に算入しない。

(3)　**夜間における勤務**（以下「夜勤」という）については，次の点について留意する。

ア　「夜勤」とは，各保険医療機関が定める午後10時から翌日の午前５時までの時間を含めた連続する16時間（以下「夜勤時間帯」という）の間において，現に勤務することをいい，当該夜勤時間帯に現に勤務した時間数を「夜勤時間数」という。なお，各保険医療機関において，当該夜勤時間帯を定める場合には，夜勤時間帯以外の時間帯（以下「日勤帯」という）が，夜勤時間帯と重なる時間が，当該日勤帯の２分の１以下とする。

イ　看護要員の名簿及び勤務実績表により，各病棟（精神病棟入院基本料の特別入院基本料等以外の特別入院基本料等を算定する病棟を除く）ごとに次の要件が満たされている。

(イ)　看護要員は，常時２人以上である。

(ロ)　一般病棟，結核病棟及び精神病棟においては，看護職員を２人以上配置している（精神病棟入院基本料の特別入院基本料等を除く）。

(ハ)　療養病棟においては，看護職員１人と看護補助者１人の計２人以上の配置であっても差し支えない。

(ニ)　(イ)から(ハ)までの要件を満たしている場合は，曜日や時間帯によって，夜勤の従事者が変動することは差し支えない。

ウ　特定入院料（回復期リハビリテーション入院医療管理料及び地域包括ケア入院医療管理料を除く。また，小児入院医療管理料４，特殊疾患入院医療管理料又は児童・思春期精神科入院医療管理料については，病棟単位で算定する場合に限る）を算定している病棟に係る看護要員は，夜勤時間数の計算対象としない。

エ　夜勤に従事する看護要員の月当たり延べ夜勤時間数は，１か月又は４週間の当該夜勤時間帯に従事した時間数をいう。

オ　月平均夜勤時間数は，同一の入院基本料を算定する病棟全体〔同一の入院基本料を算定する複数の病棟（看護単位）を持つ病院にあっては，当該複数の病棟を合わせた全体〕で届出前１か月又は４週間の夜勤時間帯に従事する看護職員の延夜勤時間数を夜勤時間帯に従事した実人員数で除して得た数とし，当該月当たりの平均夜勤時間数の直近１か月又は直近４週間の実績の平均値により，72時間以下である。すなわち，月平均夜勤時間数は，同一の入院基本料を算定する病棟全体で計算するものであり，病棟（看護単位）ごとに計算するものではないため，病棟（看護単位）ごとに月平均夜勤時間数が72時間以下である必要はない。

また，新規届出直後においては，当該病棟の直近３か月間又は12週間の実績の平均値が要件を満たしていれば差し支えない。

なお，療養病棟入院基本料を算定する病棟の看護職員については，この限りではない。

カ　月平均夜勤時間数の計算に含まれる実人員数及び延べ夜勤時間数については，次の点に留意する。

(イ)　専ら夜勤時間帯に従事する者（以下「夜勤専従者」という）は，実人員数及び延べ夜勤時間数に含まない。

(ロ)　夜勤時間帯に看護職員が病棟勤務と外来勤務等を兼務する場合は，当該看護職員が夜勤時間帯に当該病棟で勤務した月当たりの延べ時間を，当該看護職員の月当たりの延べ夜勤時間（病棟と病棟以外の勤務の時間を含む）で除して得た数を，夜勤時間帯に従事した実人員数として算入する。

(ハ)　急性期一般入院基本料，７対１入院基本料及び10対１入院基本料の病棟の実人員数及び延べ夜勤時間数には，月当たりの夜勤時間数が16時間未満の者は含まない。ただし，短時間正職員制度を導入している保険医療機関の短時間正職員については，月当たりの夜勤時間数が12時間以上のものを含む。

(ニ)　急性期一般入院基本料，７対１入院基本料及び10対１入院基本料以外の病棟の実人員数及び延べ夜勤時間数には，月当たりの夜勤時間数が８時間未満の者は含まない。

(ホ)　夜勤時間帯の中で申し送りに要した時間は，申し送った看護職員の夜勤時間から除いて差し支えない。ただし，当該申し送りに要した時間の除外の有無については，原則として，同一の入院基本料を算定する病棟全体において，月単位で選択する。

キ　週当たりの所定労働時間は，40時間以内である。

ク　夜勤専従者の夜勤時間については，夜勤による勤務負担が過重とならないよう十分配慮する。

ケ　上記(2)のアからクまで及び(3)のアからクまでに係る看護要員の配置数，人員構成及び夜間勤務に係る具体的な算出方法等については，❽別添６の別紙５（p.714）の例を参考とする。

(4)　**看護の勤務体制**は，次の点に留意する。

ア　看護要員の勤務形態は，保険医療機関の実情に応じて病棟ごとに交代制の勤務形態をとる。

イ　同一の入院基本料を算定する病棟全体で１日当たり勤務する看護要員の数が所定の要件を満たす場合は，24時間一定の範囲で傾斜配置することができる。すなわち，１日当たり勤務する看護要員の数の要件は，同一の入院基本料を算定する病棟全体で要件を満たしていればよく，病棟（看護単位）ごとに要件を満たす必要はないため，病棟（看護単位）ごとに異なる看護要員の配置を行うことができるとともに，１つの病棟の中でも24時間の範囲で各勤務帯において異なる看護要員の配置を行うことができる。なお，各勤務帯に配置する看護職員の数については，各病棟における入院患者の状態（重症度，医療・看護必要度等）について評価を行い，実情に合わせた適正な配置数が確保されるよう管理する。

ウ　特別入院基本料を算定している保険医療機関については，各病棟の看護要員数の２割を看護師とすることが望ましい。

(5)　**看護要員の配置に係る情報提供**は，次の点に留意する。

ア　各勤務帯のそれぞれで，１人の看護要員が，実際に受け持っている入院患者の数を各病棟内に掲示する。また，複数の病棟間で傾斜配置をしている場合には，各病棟の看護要員の配置状況を掲示する。

イ　アの掲示については，第３「届出受理後の措置等」の７（p.880）の掲示例による。

(6)　**看護の実施**は，次の点に留意する。

ア　看護は，当該保険医療機関の看護要員のみによって行われるものであり，当該保険医療機関において患者の負担による付添看護が行われてはならない。ただし，患者の病状により，又は治療に対する理解が困難な小児患者又は知的障害を有する患者等の場合は，医師の許可を得て家族等患者の負担によらない者が付き添うことは差し支えない。なお，患者の負担によらない家族等による付添いであっても，それらが当該保険医療機関の看護要員による看護を代替し，又は当該保険医療機関の看護要員の看護力を補充するようなことがあってはならない。

イ　①病状の観察，②病状の報告，③身体の清拭，食事，排泄等の世話等療養上の世話，④診察の介補，⑤与薬・注射・包帯交換等の治療の介助及び処置，⑥検温，血圧測定，検査検体の採取・測定，検査の介助，⑦患者，家族に対する療養上の指導等患者の病状に直接影響のある看護は，看護師又は看護師の指示を受けた准看護師が行う。

看護補助者は，看護師長及び看護職員の指導の下に，原則として療養生活上の世話（食事，清潔，排泄，入浴，移動等），病室内の環境整備やベッドメーキングのほか，病棟内において，看護用品及び消耗品の整理整頓，看護職員が行う書類・伝票の整理及び作成の代行，診療録の準備等の業務を行う。

なお，看護補助者の業務範囲について，「医師及び医療関係職と事務職員等との間等での役割分担の推進について」（平成19年12月28日医政発第1228001号）にある，「２　役割分担の具体例　(1)医師，看護師等の医療関係職と事務職員等との役割分担」に基づく院内規程を定めており，個別の業務内容を文書で整備している。

ウ　個々の患者の病状にあった適切な看護が実施されている。また，効果的な医療が提供できるよう患者ごとに看護計画が立てられ，その計画に沿って看護が実施されるよう配慮する。

エ　看護に関する記録としては，看護体制の１単位ごとに❾別添６の別紙６（p.715）に掲げる記録がなされている必要がある。なお，これらの記録の様式・名称等

基施

入院基本

は各病院が適当とする方法で差し支えないが，記録の作成に際しては，重複を避け簡潔明瞭を旨とする。

オ　当該届出に係る各病棟の看護単位ごとに看護の責任者が配置され，看護チームによる交代制勤務等の看護が実施され，ナース・ステーション等の設備を有し，看護に必要な器具器械が備え付けられている。

《重症度，医療・看護必要度》

4の2　急性期一般入院基本料，７対１入院基本料，10対１入院基本料及び地域一般入院基本料（地域一般入院料１に限る）に係る重症度，医療・看護必要度については，次の点に留意する。

(1)　急性期一般入院基本料，７対１入院基本料〔結核病棟入院基本料，特定機能病院入院基本料（精神病棟を除く）及び専門病院入院基本料〕，10対１入院基本料〔特定機能病院入院基本料（一般病棟に限る），専門病院入院基本料〕及び地域一般入院料１を算定する病棟は，当該入院基本料を算定するものとして届け出た病床に入院している全ての患者の状態を⑩**別添６の別紙７**（p.715）の重症度，医療・看護必要度Ⅰ又はⅡに係る評価票を用いて測定を行い，その結果に基づいて評価を行っている。なお，急性期一般入院料１を算定する病棟（許可病床数が200床未満の保険医療機関であって，重症度，医療・看護必要度Ⅱを用いた評価を行うことが困難であることに正当な理由がある場合を除く），許可病床数200床以上の保険医療機関であって急性期一般入院料２又は３を算定する病棟，許可病床数400床以上の保険医療機関であって急性期一般入院基本料４又は５を算定する病棟及び７対１入院基本料〔特定機能病院入院基本料（一般病棟に限る）〕を算定する病棟については，一般病棟用の重症度，医療・看護必要度Ⅱを用いて評価を行う。なお，「基本診療料の施設基準等」**第５の２の⑴のイの①の５**に掲げる，重症度，医療・看護必要度Ⅱを用いた評価を行うことが困難であることに正当な理由がある場合とは，電子カルテシステムを導入していない場合が該当する。

(2)　急性期一般入院基本料１及び７対１入院基本料〔特定機能病院入院基本料（一般病棟に限る）及び専門病院入院基本料〕については，測定の結果，当該入院基本料を算定するものとして届け出た病床における直近３月において入院している患者全体（以下，「延べ患者数」という。）に占める重症度，医療・看護必要度における**別表１**に示す特に高い基準（以下「基準①」という）を満たす患者〔⑩**別添６の別紙７**（p.715）による評価の結果，**別表１**のいずれかに該当する患者をいう〕の割合が，**別表２**の基準以上である。また，延べ患者数に占める重症度，医療・看護必要度における**別表３**に示す一定程度高い基準（以下「基準②という」を満たす患者（**別添６の別紙７**による評価の結果，**別表３**のいずれかに該当する患者をいう）の割合が，**別表４**の基準以上であること。なお，**別添６の別紙７**の「一般病棟用の重症度，医療・看護必要度Ⅰ又はⅡに係る評価票」のＢ項目の患者の状況等については，基準に用いないが，当該評価票を用いて評価を行っている。

(3)　急性期一般入院基本料（急性期一般入院料１及び６を除く）及び７対１入院基本料（結核病棟入院基本料に限る）については，測定の結果，延べ患者数に占める重症度，医療・看護必要度Ⅰ又はⅡの基準を満たす患者〔⑩**別添６の別紙７**（p.715）による評価の結果，**別表５**のいずれかに該当する患者〕の割合が，**別表６**の基準以上である。

(4)　急性期一般入院料６，７対１入院基本料〔特定機能病院入院基本料（結核病棟入院基本料に限る）〕，10対１入院基本料〔特定機能病院入院基本料（一般病棟に限る），専門病院入院基本料〕及び地域一般入院料１については，**別添６の別紙７**により，直近３月において入院している全ての患者の状態を継続的に測定し，その結果に基づいて評価を行っている。

別表１

Ａ得点が３点以上の患者
Ｃ得点が１点以上の患者

別表２

	一般病棟用の重症度，医療・看護必要度Ⅰの割合	一般病棟用の重症度，医療・看護必要度Ⅱの割合
急性期一般入院料１	２割１分	２割
７対１入院基本料〔特定機能病院入院基本料（一般病棟に限る）〕	／	２割
７対１入院基本料（専門病院入院基本料）	２割１分	２割

別表３

Ａ得点が２点以上の患者
Ｃ得点が１点以上の患者

別表４

	一般病棟用の重症度，医療・看護必要度Ⅰの割合	一般病棟用の重症度，医療・看護必要度Ⅱの割合
急性期一般入院料１	２割８分	２割７分
７対１入院基本料〔特定機能病院入院基本料（一般病棟に限る）〕	／	２割７分
７対１入院基本料（専門病院入院基本料）	２割８分	２割７分

別表５

Ａ得点が２点以上かつＢ得点が３点以上の患者
Ａ得点が３点以上の患者
Ｃ得点が１点以上の患者

別表６

	一般病棟用の重症度，医療・看護必要度Ⅰの割合	一般病棟用の重症度，医療・看護必要度Ⅱの割合
急性期一般入院料２	２割２分	２割１分
急性期一般入院料３	１割９分	１割８分
急性期一般入院料４	１割６分	１割５分
急性期一般入院料５	１割２分	１割１分
７対１入院基本料（結核病棟入院基本料）	0.8割	0.7割

(5)　**第２の１**にある小規模な結核病棟を有し，一般病棟と併せて１看護単位としている病棟において，急性期一般入院基本料，７対１入院基本料又は10対１入院基本料を算定している場合，一般病棟と結核病棟とで重症度，医療・看護必要度Ⅰ又はⅡのいずれか同一の評価票を用いて別々に評価を行い，それぞれの病棟において⑶及び⑷の割合を満たす。ただし，７対１入院基本料の結核病棟のみで重症度，医療・看護必要度Ⅰ又はⅡの基準を満たせない場合に限り，両病棟全体で重症度，医療・看護必要度Ⅰ又はⅡの評価を行い，一般病棟における重症度，医療・看護必要度Ⅰ又はⅡの基準を満たすことで差し支えない。

(6)　評価に当たっては，産科患者及び15歳未満の小児患者は，対象から除外する。また，重症度，医療・看護必要度Ⅱの評価に当たっては，歯科の入院患者（同一入院中に医科の診療も行う期間については除く）は，対象から除外する。

(7)　10対１入院基本料であっても，結核病棟入院基本料，精神病棟入院基本料，障害者施設等入院基本料，特定機能病院入院基本料（結核病棟及び精神病棟に限る）については，評価を行っていなくても差し支えない。

(8)　重症度，医療・看護必要度Ⅰ又はⅡに係る評価票の記入は，院内研修を受けたものが行う。ただし，**別添６の別紙７の別表１**に掲げる「一般病棟用の重症度，医療・

看護必要度A・C項目に係るレセプト電算処理システム用コード一覧」を用いて評価を行う項目については，当該評価者により各選択肢の判断を行う必要はない。なお，実際に，患者の重症度，医療・看護必要度が正確に測定されているか定期的に院内で確認を行う。

(9) 一般病棟用の重症度，医療・看護必要度Ⅰ又はⅡのいずれを用いて評価を行うかは，入院基本料の届出時に併せて届け出る。なお，評価方法のみの変更を行う場合については，**別添7**（→Web版）の**様式10**を用いて届け出る。ただし，評価方法のみの変更による新たな評価方法への切り替えは4月又は10月（以下「切替月」という）のみとし，切替月の10日までに届け出る。

(10) 毎年8月において，直近3月の評価の結果を**別添7の様式10**により地方厚生（支）局長に報告する。

(11) 令和6年3月31日において，現に急性期一般入院基本料（急性期一般入院料6を除く）及び7対1入院基本料〔結核病棟入院基本料，特定機能病院入院基本料（一般病棟に限る）及び専門病院入院基本料〕に係る届出を行っている病棟であって，現に旧算定方法における重症度，医療・看護必要度の基準を満たす病棟については，令和6年9月30日までの間は令和6年度改定後の重症度，医療・看護必要度の基準をそれぞれ満たすものとみなす。また，令和6年3月31日時点で急性期一般入院料6，7対1入院基本料〔特定機能病院入院基本料（結核病棟入院基本料に限る)〕，10対1入院基本料〔特定機能病院入院基本料（一般病棟に限る），専門病院入院基本料〕及び地域一般入院料1の届出を行っている病棟にあっては，令和6年9月30日までの間に限り，令和6年度改定前の「基本診療料の施設基準等及びその届出に関する手続きの取扱いについて」（令和4年3月4日保医発第0304第2号。以下「令和6年度改定前の基本診療料施設基準通知」という）の**別添6の別紙7**の一般病棟用の重症度，医療・看護必要度Ⅰ又はⅡに係る評価票を用いて評価をしても差し支えない。

《急性期一般入院料1，7対1入院基本料／患者数，医師数》

4の3 急性期一般入院料1及び7対1入院基本料（特定機能病院入院基本料及び障害者施設等入院基本料を除く）に係る入院患者数及び医師の数については，次の点に留意する。

(1) 急性期一般入院料1及び7対1入院基本料に係る患者数

4の(1)による。

(2) 常勤の医師の数

ア 医師数は，常勤（週4日以上常態として勤務しており，かつ，所定労働時間が週32時間以上であることをいう。ただし，正職員として勤務する者について，育児・介護休業法第23条第1項，同条第3項又は同法第24条の規定による措置が講じられ，当該労働者の所定労働時間が短縮された場合にあっては，所定労働時間が週30時間以上である）の医師の他，非常勤医師の実労働時間数を常勤換算し算入することができる。

イ ウの医師数の計算方法における医師数は，届出時の医師数とする。

ウ 急性期一般入院料1及び7対1入院基本料に係る医師数の計算方法

(イ) 急性期一般入院料1及び専門病院入院基本料の7対1入院基本料に係る医師数

医療法上の一般病床（感染症病床を含む）に入院する患者数から急性期一般入院料1及び7対1入院基本料を算定する病棟に入院する患者数を減じた数を16で除した数，結核病床に入院する患者数を16で除した数，療養病床に入院する患者数を48で除した数及び精神病床に入院する患者数を48で除した数を合計した数を病院全体の医師数から減じた数

(ロ) 結核病棟入院基本料の7対1入院基本料に係る医師数

医療法上の一般病床（感染症病床を含む）に入院する患者数を16で除した数，療養病床に入院する患者数を48で除した数及び精神病床に入院する患者数を48で除した数を合計した数を病院全体の医師数から減じた数

(3) 「基本診療料の施設基準等」**第5の2**〔「一般病棟入院基本料の施設基準等」，p.692〕の(1)のイの②の4及び**6**〔「専門病院入院基本料の施設基準等」，p.701〕の(2)のイの⑤については以下のとおりとする。

(2)のウの(イ)による医師数が，(1)による患者数に100分の10を乗じた数以上。ただし，当該病棟に係る入院患者数が30人未満の場合は，3人以上。

(4) 「基本診療料の施設基準等」**第5の4**〔「結核病棟入院基本料の施設基準等」，p.697〕の(1)のイの④については以下のとおりとする。

(2)のウの(ロ)による医師数が，(1)による患者数に100分の10を乗じた数以上。ただし，当該病棟に係る入院患者数が30人未満の場合は，3人以上。

《自宅等に退院するものの割合／在宅復帰・病床機能連携率》

4の4 急性期一般入院料1，7対1入院基本料〔特定機能病院入院基本料（一般病棟に限る）及び専門病院入院基本料〕に係る自宅等に退院するものの割合について

(1) 急性期一般入院料1，7対1入院基本料〔特定機能病院入院基本料（一般病棟に限る）及び専門病院入院基本料〕に係る自宅等に退院するものとは，他の保険医療機関〔地域包括ケア病棟入院料（入院医療管理料を含む），回復期リハビリテーション病棟入院料，特定機能病院リハビリテーション病棟入院料，療養病棟入院基本料，有床診療所入院基本料及び有床診療所療養病床入院基本料を算定する病棟及び病室を除く。(2)において同じ〕に転院した患者以外の患者をいう。

(2) 当該病棟から退院した患者数に占める自宅等に退院するものの割合は，次のアに掲げる数をイに掲げる数で除して算出する。

ア 直近6か月間において，当該病棟から退院した患者数（第2部「通則5」に規定する入院期間が通算される再入院患者，同一の保険医療機関の当該入院料にかかる病棟以外の病棟への転棟患者，**C004-2**救急患者連携搬送料を算定し他の保険医療機関に転院した患者及び死亡退院した患者を除く）のうち，自宅等に退院するものの数

イ 直近6か月間に退院した患者数〔第2部「通則5」に規定する入院期間が通算される再入院患者，同一の保険医療機関の当該入院料にかかる病棟以外の病棟への転棟患者，**C004-2**救急患者連携搬送料を算定し他の保険医療機関に転院した患者及び死亡退院した患者を除く〕

《データ提出加算に係る届出》

4の5 一般病棟入院基本料，特定機能病院入院基本料（一般病棟に限る），専門病院入院基本料，障害者施設等入院基本料，療養病棟入院基本料並びに精神病棟入院基本料（10対1入院基本料及び13対1入院基本料に限る）を届け出ている病棟においては，データ提出加算に係る届出を行っている。ただし，令和6年3月31日において，現に精神病棟入院基本料（10対1入院基本料及び13対1入院基本料に限る），精神科急性期治療病棟入院料又は児童・思春期精神科入院医療管理料に係る届出を行っている保険医療機関については，令和8年5月31日までの間，令和6年3月31日において急性期一般入院基本料，特定機能病院入院基本料（一般病棟の場合に限る），専門病院入院基本料（13対1入院基本料を除く），回復期リハビリテーション病棟入院料1から4又は地域包括ケア病棟入院料を算定する病棟若しくは病室をいずれも有しない保険医療機関であって，以下のいずれかに該当するもの，かつ，データ提出加算の届出を行うことが困難であることについて正当な理由があるものは，当分の間，当該基準を満たしているものとみなす。なお，

当該基準については，別添７の様式40の７を用いて届出を行った時点で，当該入院料の届出を行うことができる。

ア　地域一般入院基本料，療養病棟入院料１若しくは２，旧算定方法別表第１に掲げる療養病棟入院基本料の注11，専門病院入院基本料（13対１入院基本料に限る），障害者施設等入院基本料，回復期リハビリテーション病棟入院料５，特殊疾患病棟入院料，緩和ケア病棟入院料若しくは精神科救急急性期医療入院料を算定する病棟又は特殊疾患入院医療管理料を算定する病室のいずれかを有するもののうち，これらの病棟又は病室の病床数の合計が当該保険医療機関において200床未満のもの

イ　精神病棟入院基本料（10対１入院基本料及び13対１入院基本料に限る），精神科急性期治療病棟入院料若しくは児童・思春期精神科入院医療管理料を算定する病棟又は児童・思春期精神科入院医療管理料を算定する病室のいずれかを有するもの

《診療内容に係る調査》

４の５の２　「基本診療料の施設基準等」第５の２の⑴のイの③（急性期一般入院料２）の４及び第５の２の⑴のイの④（急性期一般入院料３）の４について

急性期一般入院料２又は３を算定する保険医療機関については，厚生労働省が入院医療を担う保険医療機関の機能や役割について分析・評価するために行う調査に適切に参加する。ただし，やむを得ない事情が存在する場合には，この限りでない。

４の５の３　許可病床数400床以上の保険医療機関であって急性期一般入院基本料（急性期一般入院料２及び３を除く）を算定するもの又は７対１入院基本料〔特定機能病院入院基本料（一般病棟に限る）〕を算定する保険医療機関については，厚生労働省が入院医療を担う保険医療機関の機能や役割について分析・評価するために行う調査に適切に参加することが望ましい。

《データ提出加算に係る届出／急性期一般入院料６》

４の５の４　基本診療料の施設基準等第５の２の⑴のイの①の４，第５の２の⑴のロの①の４及び第５の３の⑴のイの⑦について

新規に保険医療機関を開設する場合であって急性期一般入院料６，地域一般入院料３又は療養病棟入院料２に係る届出を行う場合その他やむを得ない事情とは，新たに保険医療機関の指定を受け，入院基本料の施設基準に係る届出を行う場合，又は第26の４の３⑶の規定によりデータ提出加算を算定できなくなった場合をいい，新たに保険医療機関を指定する日又はデータ提出加算に係る施設基準を満たさなくなった日の属する月の翌月から起算して１年に限り，急性期一般入院料６，地域一般入院料３又は療養病棟入院料２について，データ提出加算に係る届出を行っているものとみなすことができる。

《月平均夜勤時間超過減算／夜勤時間特別入院基本料》

４の６　月平均夜勤時間超過減算による入院基本料及び夜勤時間特別入院基本料を算定する病棟については，次の点に留意する。

⑴　月平均夜勤時間超過減算による入院基本料

ア　一般病棟入院基本料，結核病棟入院基本料，精神病棟入院基本料及び障害者施設等入院基本料を算定する病棟において，別に厚生労働大臣が定める基準（夜勤を行う看護職員の１人当たりの月平均夜勤時間数が72時間以下であること）のみを満たせなくなった場合，当該基準を満たせなくなってから直近３月に限り，算定できる。ただし，病棟の種別にかかわらず，月平均夜勤時間超過減算による入院基本料又は夜勤時間特別入院基本料を最後に算定した月から起算して１年以内は，当該減算による入院基本料の算定はできない。

イ　本通知の第３（編注：「第３　届出受理後の措置等」，p.880）の１の⑴に規定する一時的な変動に該当する場合には，当該一時的な変動に該当しなくなってから直近３月に限り，算定できる。

ウ　月平均夜勤時間超過減算により入院基本料を算定する場合は，看護職員の採用活動状況等に関する書類を毎月10日までに地方厚生（支）局長に提出する。

⑵　夜勤時間特別入院基本料

ア　一般病棟入院基本料，結核病棟入院基本料及び精神病棟入院基本料を算定する病棟において，別に厚生労働大臣が定める基準（夜勤を行う看護職員の１人当たりの月平均夜勤時間数が72時間以下であること）のみを満たせなくなった場合，当分の間，算定できるものである。

イ　夜勤時間特別入院基本料を算定する場合は，医療勤務環境改善支援センターに相談し，その相談状況に関する書類及び看護職員の採用活動状況等に関する書類を毎月10日までに地方厚生（支）局長に提出する。

⑶　月平均夜勤時間超過減算による入院基本料又は夜勤時間特別入院基本料を算定する保険医療機関においては，保険医療機関及び保険医療養担当規則第11条の２に規定されているように，保険医療機関は，看護を実施するに当たって必要な看護職員の確保に努めなければならないこととされており，看護職員定着のための処遇改善等についてなお一層の努力をする。また，月平均夜勤時間超過減算による入院基本料又は夜勤時間特別入院基本料の算定期間中は，看護職員の夜勤時間について規定がないため，特定の看護職員に夜勤時間が偏重することがないように配慮する。

⑷　月平均夜勤時間超過減算による入院基本料又は夜勤時間特別入院基本料の届出を行う場合は，別添７（→Web版）の様式６及び様式９を用いる。

《看護必要度加算／一般病棟看護必要度評価加算》

４の７　看護必要度加算及び一般病棟看護必要度評価加算を算定する病棟については，次の点に留意する。

⑴　10対１入院基本料〔特定機能病院入院基本料（一般病棟に限る）及び専門病院入院基本料〕及び13対１入院基本料（専門病院入院基本料に限る）を算定する病棟は，当該入院基本料を算定するものとして届け出た病棟に，直近３月において入院している全ての患者の状態を，⑩別添６の別紙７（p.715）の一般病棟用の重症度，医療・看護必要度Ⅰ又はⅡに係る評価票を用いて継続的に測定し，その結果に基づいて評価を行っている。10対１入院基本料〔特定機能病院入院基本料（一般病棟に限る）及び専門病院入院基本料〕を算定する病棟については，評価の結果，４の２⑶別表５のいずれかに該当する患者の割合が別表７のとおりである。

別表７

	一般病棟用の重症度，医療・看護必要度Ⅰ	一般病棟用の重症度，医療・看護必要度Ⅱ
看護必要度加算１	１割８分	１割７分
看護必要度加算２	１割６分	１割５分
看護必要度加算３	１割３分	１割２分

⑵　評価に当たっては，産科患者及び15歳未満の小児患者は対象から除外する。また，重症度，医療・看護必要度Ⅱの評価に当たっては，歯科の入院患者（同一入院中に医科の診療も行う期間については除く）は，対象から除外する。

⑶　重症度，医療・看護必要度Ⅰ又はⅡに係る評価票の記入は，院内研修を受けたものが行う。ただし，別添６の別紙７の別表１に掲げる「一般病棟用の重症度，医療・看護必要度Ａ・Ｃ項目に係るレセプト電算処理システム用コード一覧」を用いて評価を行う項目については，当該評価者により各選択肢の判断を行う必要はない。なお，実際に，患者の重症度，医療・看護必要度が正確に測定されているか定期的に院内で確認を行う。

(4) 一般病棟用の重症度，医療・看護必要度Ⅰ又はⅡのいずれを用いて評価を行うかは，入院基本料の届出時に併せて届け出る。なお，評価方法のみの変更を行う場合については，**別添７**（→Web 版）の**様式10**を用いて届け出る。ただし，評価方法のみの変更による新たな評価方法への切り替えは切替月のみとし，切替月の10日までに届け出る。

(5) 毎年８月において，直近３月の評価の結果を**別添７**の**様式10**により地方厚生（支）局長に報告する。

(6) 看護必要度加算の経過措置について，令和６年６月31日において，現に看護必要度加算１，２又は３を算定するものであって，旧算定方法における重症度，医療・看護必要度の基準を満たす場合は，令和６年９月30日まではそれぞれ令和６年度改定後の看護必要度加算１，２又は３の基準を満たすものとみなす。

(7) 一般病棟看護必要度評価加算の経過措置について，令和６年３月31日において，現に一般病棟看護必要度評価加算の届出を行っている病棟にあっては，令和６年９月30日までの間に限り，令和６年度改定前の基本診療料施設基準等通知の**別添６**の**別紙７**の一般病棟用の重症度，医療・看護必要度Ⅰ又はⅡに係る評価票を用いて評価をしても差し支えない。

《療養病棟／中心静脈カテーテル感染防止体制》

４の８ 「基本診療料の施設基準等」の第５の３の(1)のイの⑥に規定する「中心静脈注射用カテーテルに係る感染を防止するにつき十分な体制」について

中心静脈注射用カテーテルに係る感染を防止するにつき十分な体制として，次の体制を整備している。

ア 中心静脈注射用カテーテルに係る院内感染対策のための指針を策定している。

イ 当該療養病棟に入院する個々の患者について，中心静脈注射用カテーテルに係る感染症の発生状況を継続的に把握し，その結果を**別添６**の**別紙８の２**の「医療区分・ADL区分等に係る評価票（療養病棟入院基本料）」の所定の欄に記載する。

《療養病棟／医療区分２・３の患者割合の算出方法》

５ 療養病棟入院料１及び２を算定する病棟の入院患者に係る「基本診療料の施設基準等」別表第５の２の１（p.872）**に掲げる疾患・状態にある患者及び同表の２に掲げる処置等が実施されている患者**（以下別添２において「医療区分３の患者」という）**及び別表第５の３**（p.872）**の１に掲げる疾患・状態にある患者及び同表の２に掲げる処置等が実施されている患者並びに同表の３に掲げる患者**（以下別添２において「医療区分２の患者」という）**の割合の算出方法等**

医療区分３及び医療区分２の患者の割合については，次のアに掲げる数をイに掲げる数で除して算出する。

ア 直近３か月における各病棟の入院患者ごとの医療区分３の患者及び医療区分２の患者に該当する日数の和

イ 直近３か月における各病棟の入院患者ごとの入院日数の和

《療養病棟／医療区分・ADL区分》

６ 「基本診療料の施設基準等」の第５の３（療養病棟入院基本料の施設基準）**の(2)に規定する区分**

当該療養病棟に入院する患者については，⓫**別添６の別紙８**（p.722）の「医療区分・ADL区分等に係る評価票 評価の手引き」を用いて毎日評価を行い，**別添６の別紙８の２**（p.728）の「医療区分・ADL区分等に係る評価票（療養病棟入院基本料）」の所定の欄に記載する。その際，該当する全ての項目に記載する。

《療養病棟／医療区分２／褥瘡治療》

７ 処置等に係る医療区分２に定める「褥瘡に対する治療を実施している状態」については，入院又は転院時既に褥瘡を有していた患者に限り，治癒又は軽快後も30日に限り，引き続き処置等に係る医療区分２として取り扱うことができる。ただし，当該取扱いを行う場合においては，入院している患者に係る褥瘡の発生割合について，当該患者又は家族の求めに応じて説明を行う。なお，褥瘡の発生割合とは，当該病棟の全入院患者数に占める当該病棟内で発生した褥瘡患者数（入院又は転院時既に発生していた褥瘡患者を除く）の割合である。

《療養病棟／褥瘡の測定・評価》

８ 「基本診療料の施設基準等」の第５の３（療養病棟入院基本料の施設基準）**の(1)のイの④に規定する褥瘡の発生割合等の継続的な測定及び評価**

当該療養病棟に入院する個々の患者について，褥瘡又は尿路感染症の発生状況や身体的拘束の実施状況を継続的に把握し，その結果を**別添６**の**別紙８の２**（p.728）の「医療区分・ADL区分等に係る評価票（療養病棟入院基本料）」の所定の欄に記載する。

《療養病棟／摂食機能又は嚥下機能の回復》

８の２ 療養病棟入院基本料の「注１」に規定する中心静脈栄養を実施している状態にある者の摂食機能又は嚥下機能の回復に必要な体制について

次のいずれも満たしている。

ア 内視鏡下嚥下機能検査又は嚥下造影を実施する体制を有している。なお，当該検査等については，耳鼻咽喉科又はリハビリテーション科その他必要な診療科を標榜する他の保険医療機関との協力により確保することでも差し支えない。

イ 摂食機能療法を当該保険医療機関内で実施できる。

ウ 毎年８月において，療養病棟入院料を算定している患者のうち，中心静脈栄養を実施している患者の数，終了した患者の数，嚥下機能療法を実施した患者の数及びアの他の保険医療機関との協力による体制の確保の状況等を**様式５の７**を用いて届け出る。

《療養病棟／在宅復帰機能強化加算》

９ 療養病棟入院基本料の「注10」に規定する在宅復帰機能強化加算について

次の施設基準を全て満たしている。

(1) 療養病棟入院料１を届け出ている保険医療機関である。

(2) 次のいずれにも適合する。

ア 当該病棟から退院した患者〔当該保険医療機関の他病棟（療養病棟入院基本料を算定していない病棟に限る）から当該病棟に転棟した患者については，当該病棟に入院した期間が１月以上のものに限る。以下この項において同じ〕に占める在宅に退院した患者の割合が５割以上であり，その割合は，次の(イ)に掲げる数を(ロ)に掲げる数で除して算出する。なお在宅に退院した患者とは，同一の保険医療機関の当該加算に係る病棟以外の病棟へ転棟した患者，他の保険医療機関へ転院した患者及び介護老人保健施設に入所する患者を除く患者をいい，退院した患者の在宅での生活が１月以上（医療区分３の患者については14日以上）継続する見込みであることを確認できた患者をいう。

(イ) 直近６月間に退院した患者（第２部「通則５」に規定する入院期間が通算される再入院患者及び死亡退院した患者を除く）のうち，在宅に退院した患者数

(ロ) 直近６か月間に退院した患者数〘第２部「通則５」に規定する入院期間が通算される再入院患者及び死亡退院した患者を除き，他の保険医療機関へ転院した者等を含む。ただし，病状の急性増悪等により，他の保険医療機関〔当該保険医療機関と特別の関係（p.30）にあるものを除く〕での治療が必要になり転院した患者を除く。なお，当該患者の数及び各患者の症状詳記の一覧を，届出の際に添付の上提出する〙

基施 入院基本

イ　在宅に退院した患者の退院後１月以内（医療区分３の患者については14日以内）に，当該保険医療機関の職員が当該患者の居宅を訪問することにより，又は当該保険医療機関が在宅療養を担当する保険医療機関から情報提供を受けることにより，当該患者の在宅における生活が１月以上（退院時に医療区分３である場合にあっては14日以上）継続する見込みであることを確認し，記録している。

(3)　当該保険医療機関又は別の保険医療機関の病棟若しくは病室〔一般病棟入院基本料，特定機能病院入院基本料（一般病棟に限る），専門病院入院基本料，救命救急入院料，特定集中治療室管理料，ハイケアユニット入院医療管理料，脳卒中ケアユニット入院医療管理料又は地域包括ケア病棟入院料を算定するものに限る〕から当該病棟に入院し，在宅に退院した１年間の患者数（当該保険医療機関の他病棟から当該病棟に転棟して１か月以内に退院した患者は除く）を，当該病棟の１年間の１日平均入院患者数で除した数が100分の15以上である。

《療養病棟／看護基準20対１を満たさない場合》

10　療養病棟入院基本料の「注11」に規定する経腸栄養管理加算の施設基準

(1)　A233-2の栄養サポートチーム加算を届け出ている又は療養病棟における経腸栄養管理を担当する専任の管理栄養士を１名以上配置している。

(2)　内視鏡下嚥下機能検査又は嚥下造影を実施する体制を有している。なお，当該検査等については，耳鼻咽喉科又はリハビリテーション科その他必要な診療科を標榜する他の保険医療機関との協力により確保することでも差し支えない。

《療養病棟入院基本料／夜間看護加算》

11　療養病棟入院基本料の「注12」に規定する夜間看護加算の施設基準

(1)　当該病棟において，夜勤を行う看護要員の数は，常時，当該病棟の入院患者の数が16又はその端数を増すごとに１に相当する数以上である。ただし，看護要員の配置については，療養病棟入院基本料を届け出ている病棟間においてのみ傾斜配置できる。なお，当該病棟において，夜勤を行う看護要員の数が前段に規定する数に相当する数以上である場合には，各病棟における夜勤を行う看護要員の数は，前段の規定にかかわらず，看護職員１を含む看護要員３以上であることとする。

(2)　夜間看護加算を算定するものとして届け出た病床に入院している患者全体（延べ患者数）に占めるADL区分３の患者の割合が５割以上である。

(3)　看護職員の負担の軽減及び処遇の改善に資する体制として，次の体制を整備している。

ア　当該保険医療機関内に，看護職員の負担の軽減及び処遇の改善に関し，当該保険医療機関に勤務する看護職員の勤務状況を把握し，その改善の必要性等について提言するための責任者を配置する。

イ　当該保険医療機関内に，多職種からなる役割分担推進のための委員会又は会議（以下この項において「委員会等」という）を設置し，「看護職員の負担の軽減及び処遇の改善に資する計画」を作成する。当該委員会等は，当該計画の達成状況の評価を行う際，その他適宜必要に応じて開催している。なお，当該委員会等は，当該保険医療機関における労働安全衛生法（昭和47年法律第57号）第19条に規定する安全衛生委員会等，既存の委員会を活用することで差し支えない。

ウ　イの計画は，現状の勤務状況等を把握し，問題点を抽出した上で，具体的な取組み内容と目標達成年次等を含めた看護職員の負担の軽減及び処遇の改善に資する計画とする。また，当該計画を職員に対して周知徹底している。

エ　看護職員の負担の軽減及び処遇の改善に関する取組事項を当該保険医療機関内に掲示する等の方法で公開する。

(4)　夜間看護加算に係る看護補助業務に従事する看護補助者は，以下の基礎知識を習得できる内容を含む院内研修を年１回以上受講した者である。なお，アについては，内容に変更がない場合は，２回目以降の受講は省略して差し支えない。

ア　医療制度の概要及び病院の機能と組織の理解

イ　医療チーム及び看護チームの一員としての看護補助業務の理解

ウ　看護補助業務を遂行するための基礎的な知識・技術

エ　日常生活にかかわる業務

オ　守秘義務，個人情報の保護

カ　看護補助業務における医療安全と感染防止　等

(5)　当該病棟において，看護職員と看護補助者との業務内容及び業務範囲について，年１回以上見直しを行う。

(6)　当該病棟の看護師長等は，次のアに掲げる所定の研修（修了証が交付されるものに限る）を修了していることが望ましい。また，当該病棟の全ての看護職員（アに掲げる所定の研修を修了した看護師長等を除く）が次のイの内容を含む院内研修を年１回以上受講していることが望ましい。ただし，それぞれの研修については，内容に変更がない場合は，２回目以降の受講は省略して差し支えない。

ア　次に掲げる所定の研修

(イ)　国，都道府県又は医療関係団体等が主催する研修である（５時間程度）

(ロ)　講義及び演習により，次の項目を行う研修である

①　看護補助者の活用に関する制度等の概要

②　看護職員との連携と業務整理

③　看護補助者の育成・研修・能力評価

④　看護補助者の雇用形態と処遇等

イ　次の内容を含む院内研修

(イ)　看護補助者との協働の必要性

(ロ)　看護補助者の制度的な位置づけ

(ハ)　看護補助者と協働する看護業務の基本的な考え方

(ニ)　看護補助者との協働のためのコミュニケーション

(ホ)　自施設における看護補助者に係る規定及び運用

《療養病棟入院基本料／看護補助体制充実加算》

11の２　療養病棟入院基本料の「注13」に規定する看護補助体制充実加算の施設基準

(1)　看護補助体制充実加算１の施設基準

ア　当該保険医療機関において３年以上の看護補助者としての勤務経験を有する看護補助者が，５割以上配置されている。

イ　主として直接患者に対し療養生活上の世話を行う看護補助者の数は，常時，当該病棟の入院患者の数が100又はその端数を増すごとに１以上である。当該看護補助者は，介護福祉士の資格を有する者又は看護補助者として３年以上の勤務経験を有し，次に掲げる適切な研修を修了した看護補助者である。

(イ)　国，都道府県及び医療関係団体等が主催する研修である（12時間程度）

(ロ)　講義及び演習により，次の項目を行う研修である

①　直接患者に対し療養生活上の世話を行うことに伴う医療安全

②　直接患者に対し療養生活上の世話を行うために必要な患者・家族等とのコミュニケーション

③　療養生活上の世話に関する具体的な業務（食事，清潔，排泄，入浴，移動等に関する各内容を含む）

ウ　11の(1)から(5)までを満たしている。ただし，(4)のエについては，看護補助者が行う業務内容ごとに業務範囲，実施手順，留意事項等について示した業務マニュアルを作成し，当該マニュアルを用いて院内研修を実施している。

エ　当該病棟の看護師長等が11の(6)のアに掲げる所定の

研修を修了している。また，当該病棟の全ての看護職員〔(6)のアに掲げる所定の研修を修了した看護師長等を除く〕が(6)のイの内容を含む院内研修を年１回以上受講している。ただし，内容に変更がない場合は，２回目以降の受講は省略して差し支えない。

オ 当該保険医療機関における看護補助者の業務に必要な能力を段階的に示し，看護補助者の育成や評価に活用している。

(2) 看護補助体制充実加算２の施設基準

(1)のイからオを満たすものである。

(3) 看護補助体制充実加算３の施設基準

(1)のウ及びエを満たすものである。

《精神病棟入院基本料等／重度認知症加算》

12 精神病棟入院基本料の「注４」及び特定機能病院入院基本料の「注４」に規定する重度認知症加算の施設基準

精神病棟入院基本料及び特定機能病院入院基本料（精神病棟に限る）を算定する患者について加算できる施設基準等は以下のとおりである。

(1) 精神病棟入院基本料の「注４」の施設基準等

ア 「基本診療料の施設基準等」の第５の４の２の(5)のイの基準を満たしている。

イ 算定対象となる重度認知症の状態とは，『「認知症高齢者の日常生活自立度判定基準」の活用について』〔平成18年４月３日老発第0403003号。⓬別添６の別紙12（p.735）及び別紙13（p.735）参照〕におけるランクMに該当する。ただし，重度の意識障害のある者〔JCS（Japan Coma Scale）でⅡ-3（又は30）以上又はGCS（Glasgow Coma Scale）で８点以下の状態にある者〕を除く。

(2) 特定機能病院入院基本料の「注４」の基準

(1)のイの基準を満たしている。

《精神病棟入院基本料／精神保健福祉士配置加算》

13 精神病棟入院基本料の「注７」に規定する精神保健福祉士配置加算の施設基準

(1) 当該病棟に，専従の常勤精神保健福祉士が１名以上配置されている。

(2) 当該保険医療機関内に退院支援部署を設置し，当該部署に専従の常勤精神保健福祉士が１名以上配置されている。なお，当該病棟に専従する精神保健福祉士と退院支援部署に専従する精神保健福祉士は兼任できないが，退院支援部署は，精神科地域移行実施加算の地域移行推進室又は精神科入退院支援加算の入退院支援部門と同一でもよい。

(3) 心神喪失等の状態で重大な他害行為を行った者の医療及び観察等に関する法律（平成15年法律第110号）第34条第１項若しくは第60条第１項に規定する鑑定入院の命令を受けた者又は同法第37条第５項若しくは第62条第２項に規定する鑑定入院の決定を受けた者（以下「鑑定入院患者」という）及び同法第42条第１項第１号若しくは第61条第１項第１号に規定する入院（以下「医療観察法入院」という）の決定を受けた者として当該保険医療機関に入院となった患者を除いた当該病棟の入院患者のうち９割以上が入院日から起算して１年以内に退院し，自宅等へ移行する。「自宅等へ移行する」とは，患家，介護老人保健施設，介護医療院又は障害者の日常生活及び社会生活を総合的に支援するための法律（平成17年法律第123号）に規定する障害福祉サービスを行う施設又は福祉ホーム（以下「精神障害者施設」という）へ移行することである。なお，ここでいう「患家」とは，退院先のうち，同一の保険医療機関の当該入院料に係る病棟以外の病棟へ転棟した場合，他の保険医療機関へ転院した場合及び介護老人保健施設，介護医療院又は精神障害者施設に入所した場合を除いたものをいう。また，退院後に，医科点数表第１章第２部「通則５」の規定により入院期間が通算される再入院をした場合は，移行した者として計上しない。

《特定機能病院入院基本料／入院栄養管理体制加算》

13の２ 特定機能病院入院基本料の「注10」に規定する入院栄養管理体制加算の施設基準

(1) 当該病棟に，専従の常勤管理栄養士が１名以上配置されている。

(2) A246入退院支援加算の「注７」に規定する入院時支援加算の届出を行っている保険医療機関である。

《専門病院入院基本料／悪性腫瘍・循環器疾患の専門病院》

14 「基本診療料の施設基準等」の第５の６専門病院入院基本料の施設基準の(1)の「通則」の主として悪性腫瘍患者又は循環器疾患患者を当該病院の一般病棟に７割以上入院させ，高度かつ専門的な医療を行っている病院とは，具体的には，次の各号に掲げる基準を満たすものをいう。

(1) 悪性腫瘍に係る専門病院について

ア 200床以上の一般病床を有している。

イ 一般病棟〔障害者施設等入院基本料及び特定入院料（救命救急入院料，特定集中治療室管理料及び緩和ケア病棟入院料を除く）を算定する病棟を除く。以下この項において同じ〕に勤務する常勤の医師の員数が当該一般病棟の許可病床数に100分の６を乗じて得た数以上である。

ウ リニアック等の機器が設置されている。

エ 一般病棟の入院患者の７割以上が悪性腫瘍患者である。

オ 外来患者の３割以上が紹介患者である。

(2) 循環器疾患に係る専門病院について

ア 特定集中治療室管理の施設基準に係る届出を行い受理された病院である。

イ 一般病棟の入院患者の７割以上が循環器疾患患者である。

ウ (1)のア，イ及びオを満たしている。

《障害者施設等入院基本料の対象病棟》

15 「基本診療料の施設基準等」の第５の７障害者施設等入院基本料の対象となる病棟は，次のいずれかの基準を満たすものをいう。ただし，７対１入院基本料の対象となる病棟は，次の(1)のいずれかの基準を満たすものに限る。なお，(2)の要件を満たすものとして届出を行う場合には，**別添７（→Web版）の様式19**を用いる。

(1) 次のいずれかに該当する一般病棟

ア 児童福祉法（昭和22年法律第164号）第42条第２号に規定する医療型障害児入所施設〔主として肢体不自由のある児童又は重症心身障害児（同法第７条第２項に規定する重症心身障害児をいう。以下同じ）を入所させるものに限る〕

イ 児童福祉法第６条の２の２第３項に規定する指定発達支援医療機関

(2) 次のいずれにも該当する一般病棟

ア 重度の肢体不自由児（者）〔脳卒中の後遺症の患者及び認知症の患者を除く。以下単に「重度の肢体不自由児（者）」という〕，脊髄損傷等の重度障害者（脳卒中の後遺症の患者及び認知症の患者を除く。以下単に「脊髄損傷等の重度障害者」という），重度の意識障害者，筋ジストロフィー患者，難病患者等を７割以上入院させている病棟である。なお，重度の意識障害者とは，次に掲げるものをいうものであり，病因が脳卒中の後遺症であっても，次の状態である場合には，重度の意識障害者となる。また，該当患者の割合については，暦月で３か月を超えない期間の１割以内の一時的な変動にあっては，施設基準に係る変更の届出を行う必要はない。

(イ) 意識障害レベルがJCS（Japan Coma Scale）でⅡ-3（又は30）以上又はGCS（Glasgow Coma Scale）で８点以下の状態が２週以上持続している患者

(ロ) 無動症の患者（閉じ込め症候群，無動性無言，失

基施

入院基本

外套症候群等)

イ　当該病棟において，１日に看護を行う看護職員及び看護補助を行う看護補助者の数は，常時，当該病棟の入院患者の数が10又はその端数を増すごとに１以上である。ただし，当該病棟において，１日に看護を行う看護職員及び看護補助を行う看護補助者の数が前段に規定する数に相当する数以上である場合には，各病棟における夜勤を行う看護職員及び看護補助者の数は，前段の規定にかかわらず，看護職員１を含む２以上である。

《障害者施設等入院基本料／看護補助加算》

16　障害者施設等入院基本料の「注９」に規定する看護補助加算の施設基準

(1)　当該病棟において，１日に看護補助を行う看護補助者の数は，常時，当該病棟の入院患者の数が30又はその端数を増すごとに１に相当する数以上である。

(2)　当該病棟において，夜勤を行う看護補助者の数は，常時，当該病棟の入院患者の数が75又はその端数を増すごとに１に相当する数以上である。

(3)　看護補助者の配置については，各病棟の入院患者の状態等保険医療機関の実情に応じ，同一の入院基本料を届け出ている病棟間を含め，曜日や時間帯によって一定の範囲で傾斜配置できる。

(4)　看護職員の負担の軽減及び処遇の改善に資する体制を整備している。当該体制については，11の(3)の例による。

(5)　看護補助加算に係る看護補助業務に従事する看護補助者は，以下の基礎知識を習得できる内容を含む院内研修を年１回以上受講した者である。なお，アについては，内容に変更がない場合は，２回目以降の受講は省略して差し支えない。

ア　医療制度の概要及び病院の機能と組織の理解

イ　医療チーム及び看護チームの一員としての看護補助業務の理解

ウ　看護補助業務を遂行するための基礎的な知識・技術

エ　日常生活にかかわる業務

オ　守秘義務，個人情報の保護

カ　看護補助業務における医療安全と感染防止等

(6)　当該病棟において，看護職員と看護補助者との業務内容及び業務範囲について，年１回以上見直しを行う。

(7)　当該病棟の看護師長等は，次のアに掲げる所定の研修（修了証が交付されるものに限る）を修了していることが望ましい。また，当該病棟の全ての看護職員（アに掲げる所定の研修を修了した看護師長等を除く）が，次のイの内容を含む院内研修を年１回以上受講していることが望ましい。ただし，それぞれの研修については，内容に変更がない場合は，２回目以降の受講は省略して差し支えない。

ア　次に掲げる所定の研修

(イ)　国，都道府県又は医療関係団体等が主催する研修である（５時間程度）

(ロ)　講義及び演習により，次の項目を行う研修である

①　看護補助者の活用に関する制度等の概要

②　看護職員との連携と業務整理

③　看護補助者の育成・研修・能力評価

④　看護補助者の雇用形態と処遇等

イ　次の内容を含む院内研修

(イ)　看護補助者との協働の必要性

(ロ)　看護補助者の制度的な位置づけ

(ハ)　看護補助者と協働する看護業務の基本的な考え方

(ニ)　看護補助者との協働のためのコミュニケーション

(ホ)　自施設における看護補助者に係る規定及び運用

《障害者施設等入院基本料／看護補助体制充実加算》

16の２　障害者施設等入院基本料の「注10」に規定する看護補助体制充実加算の施設基準

(1)　看護補助体制充実加算１の施設基準

ア　当該保険医療機関において３年以上の看護補助者としての勤務経験を有する看護補助者が，５割以上配置されている。

イ　主として直接患者に対し療養生活上の世話を行う看護補助者の数は，常時，当該病棟の入院患者の数が100又はその端数を増すごとに１以上である。当該看護補助者は，介護福祉士の資格を有する者又は看護補助者として３年以上の勤務経験を有し，適切な研修を修了した看護補助者である。なお，研修内容については，11の２の(1)のロの例による。

ウ　16の(1)から(6)までを満たしている。ただし，(5)のエについては，看護補助者が行う業務内容ごとに業務範囲，実施手順，留意事項等について示した業務マニュアルを作成し，当該マニュアルを用いて院内研修を実施している。

エ　当該病棟の看護師長等が16の(7)のアに掲げる所定の研修を修了している。また，当該病棟の全ての看護職員〔(7)のアに掲げる所定の研修を修了した看護師長等を除く〕が(7)のイの内容を含む院内研修を年１回以上受講している。ただし，内容に変更がない場合は，２回目以降の受講は省略して差し支えない。

オ　当該保険医療機関における看護補助者の業務に必要な能力を段階的に示し，看護補助者の育成や評価に活用している。

(2)　看護補助体制充実加算２の施設基準

(1)のイからオまでを満たすものである。

(3)　看護補助体制充実加算３の施設基準

(1)のウ及びエを満たすものである。

《障害者施設等入院基本料／夜間看護体制加算》

17　障害者施設等入院基本料の「注11」に規定する夜間看護体制加算について

(1)　次に掲げる夜間における看護業務の負担軽減に資する業務管理等に関する項目のうち，ア又はウを含む４項目以上を満たしている。ただし，当該加算を算定する病棟が２交代制勤務又は変則２交代制勤務を行う病棟のみで構成される保険医療機関である場合は，ア及びウからコまでのうち，ア又はウを含む４項目以上を満たしている。また，当該４項目以上にコが含まれることが望ましい。なお，各項目の留意点については，**別添３**の第４の３の９の(3)と同様である。

ア　当該病棟において，夜勤を含む交代制勤務に従事する看護要員の勤務終了時刻と直後の勤務の開始時刻の間が11時間以上である。

イ　３交代制勤務又は変則３交代制勤務の病棟において，夜勤を含む交代制勤務に従事する看護要員の勤務開始時刻が，直近の勤務の開始時刻の概ね24時間後以降となる勤務編成である。

ウ　当該病棟において，夜勤を含む交代制勤務に従事する看護要員の連続して行う夜勤の数が２回以下である。

エ　当該病棟において，夜勤を含む交代制勤務に従事する看護要員の夜勤後の暦日の休日が確保されている。

オ　当該病棟の看護要員について，夜勤時間帯の患者のニーズに対応できるよう，早出や遅出等の柔軟な勤務体制の工夫がなされている。

カ　当該保険医療機関において，所属部署以外の部署を一時的に支援するために，夜勤時間帯を含めた各部署の業務量を把握・調整するシステムが構築されており，かつ，部署間での業務標準化に取り組み，過去１年間に当該システムを夜勤時間帯に運用した実績がある。

キ　当該加算に係る看護補助業務に従事する看護補助者の業務のうち５割以上が療養生活上の世話である。

ク　当該病棟において，みなし看護補助者を除いた看護補助者の比率が５割以上である。

ケ　当該保険医療機関において，夜勤時間帯を含めて開所している院内保育所を設置しており，夜勤を含む交代制勤務に従事する医療従事者の利用実績がある。

コ　当該病棟において，ICT，AI，IoT等の活用によって，看護要員の業務負担軽減を行っている。

《夜間看護体制特定日減算》

18　**一般病棟入院基本料，結核病棟入院基本料，精神病棟入院基本料，専門病院入院基本料，障害者施設等入院基本料における夜間看護体制特定日減算について**

当該減算は，許可病床数が100床未満の病院において，夜間，病棟の看護職員が一時的に救急外来で勤務する間，病棟の看護職員体制は，看護職員１名を含め看護職員と看護補助者を合わせて２名以上である。ただし，当該時間帯の入院患者数が30人以下の場合は，看護職員１名で差し支えない。加えて，当該時間帯に当該病棟の看護職員が一時的に救急外来で勤務する間，当該病棟の看護に支障がないと当該病棟を担当する医師及び看護の管理者が判断した場合に限る。

❼別添６－別紙４

平均在院日数の算定方法

１　入院基本料等の施設基準に係る平均在院日数の算定は，次の式による。

$$\frac{\text{①に掲げる数}}{\text{②に掲げる数}}$$

①　当該病棟における直近３か月間の在院患者延日数

②　（当該病棟における当該３か月間の新入棟患者数＋当該病棟における当該３か月間の新退棟患者数）／２

なお，小数点以下は切り上げる。

２　上記算定式において，在院患者とは，毎日24時現在当該病棟に在院中の患者をいい，当該病棟に入院してその日のうちに退院又は死亡した者を含むものである。なお，患者が当該病棟から他の病棟へ移動したときは，当該移動した日は当該病棟における入院日として在院患者延日数に含める。

３　上記算定式において，新入棟患者数とは，当該３か月間に新たに当該病棟に入院した患者の数（以下「新入院患者」という）及び他の病棟から当該病棟に移動した患者数の合計をいうが，当該入院における１回目の当該病棟への入棟のみを数え，再入棟は数えない。

また，病棟種別の異なる病棟が２つ以上ある場合において，当該２以上の病棟間を同一の患者が移動した場合は，１回目の入棟のみを新入棟患者として数える。

当該３か月以前から当該病棟に入院していた患者は，新入棟患者数には算入しない。

当該病院を退院後，当該病棟に再入院した患者は，新入院患者として取り扱う。

４　上記算定式において，新退棟患者数とは，当該３か月間に当該病棟から退院（死亡を含む）した患者数と当該病棟から他の病棟に移動した患者数をいう。ただし，当該入院における１回目の当該病棟からの退棟のみを数え，再退棟は数えないこととする。

病棟種別の異なる病棟が２以上ある場合において，当該２以上の病棟間を同一の患者が移動した場合は，１回目の退棟のみを新退棟患者として数えるものとする。

５「基本診療料の施設基準等」の別表第２に規定する入院患者は１の①及び②から除く。

６　短期滞在手術等基本料３を算定した患者及び基本診療料の施設基準等の別表第２の23に該当する患者であって６日以降も入院する場合は，①及び②に含めるものとし，入院日から起算した日数を含めて平均在院日数を計算すること。

❽別添６－別紙５

看護要員（看護職員及び看護補助者をいう）の配置状況（例）

急性期一般入院基本料の場合の例

【１病棟（１看護単位）入院患者数40人で急性期一般入院料２の届出を行う場合】

○　１勤務帯８時間，１日３勤務帯を標準として，月平均１日当たり必要となる看護職員の数が12人以上であること。

○　当該届出区分において，月平均１日当たり勤務することが必要となる看護職員（看護師及び准看護師をいう）の数に対する実際に勤務した月平均１日当たりの看護師の比率が70％以上であること。

○　当該病棟が交代制の勤務形態であること。

○　夜間勤務の看護職員配置については，看護師１人を含む２人以上であること。

○　当該病棟の平均在院日数が21日以内であること。

(1)　**看護職員配置の算出方法**

①　各勤務帯に従事している看護職員の１人当たりの受け持ち患者数が10人以内であること。(40人×1/10）×３＝当該病棟に１日当たり12人（小数点以下切り上げ）以上の看護職員が勤務していること。

②　月平均１日当たり勤務することが必要となる看護職員の数に対する実際に勤務した月平均１日当たりの看護師の比率が70％を満たすこと。

当該病棟の月平均１日当たり勤務することが必要となる看護職員の数が12人の場合，実際に勤務する月平均１日当たりの看護師は8.4人以上であること。

12人×70％＝8.4人

(2)　**看護職員１人当たりの月平均夜勤時間数の算出方法**

○　各病棟において，夜勤時間帯に従事した看護職員１人当たりの月平均夜勤時間数が72時間以下であること。

$$\text{月平均夜勤時間数}=\frac{\text{当該病棟の看護職員の月延夜勤時間数}}{\text{夜勤時間帯の従事者数}}$$

（夜勤専従者及び夜勤16時間未満の看護職員を除く）

①　当該保険医療機関で夜勤時間帯を設定：16時から翌朝８時まで（16時間）

② 夜勤時間と従事者数：２人以上の看護職員が配置されている。
16時～24時30分（看護師３人，計３人）
０時～８時30分（看護師２人，准看護師１人 計３人）

③ 1月当たり夜勤時間帯に従事する実人員数：23人（８人＋11人＋４人）
８人×72時間(夜勤を月９日)＝576時間 (a)
11人×64時間(夜勤を月８日)＝704時間 (b)
４人×40時間(夜勤を月５日)＝160時間 (c)
※
※ 夜勤時間帯の中で申し送りに要した時間（24時から24時30分）は申し送った従事者の夜勤時間及び夜勤帯に病棟以外で勤務した時間は夜勤時間には含めていない。

④ 月延夜勤時間数：1,440時間〔(a)～(c)の合計〕

⑤ 月平均夜勤時間数：72時間以下である。
1,440時間÷23人＝62.6時間（小数点２位以下切り捨て）

❾別添６－別紙６

入院基本料に係る看護記録

入院基本料の届出を行った病棟においては，看護体制の１単位ごとに次に掲げる記録がなされている必要がある。ただし，その様式，名称等は各保険医療機関が適当とする方法で差し支えない。

1 患者の個人記録

(1) 経過記録
個々の患者について観察した事項及び実施した看護の内容等を看護要員が記録するもの。
ただし，病状安定期においては**診療録**の温度表等に状態の記載欄を設け，その要点を記録する程度でもよい。

(2) 看護計画に関する記録
個々の患者について，計画的に適切な看護を行うため，看護の目標，具体的な看護の方法及び評価等を記録するもの。

2 看護業務の計画に関する記録

(1) 看護業務の管理に関する記録
患者の移動，特別な問題を持つ患者の状態及び特に行われた診療等に関する概要，看護要員の勤務状況並びに勤務交代に際して申し送る必要のある事項等を各勤務帯ごとに記録するもの。

(2) 看護業務の計画に関する記録
看護要員の勤務計画及び業務分担並びに看護師，准看護師の受け持ち患者割当等について看護チームごとに掲げておくもの。看護職員を適正に配置するための患者の状態に関する評価の記録。

❿別添６－別紙７（急性期一般入院料，７対１入院基本料等に係るもの）

一般病棟用の重症度，医療・看護必要度Ⅰに係る評価票

（配点）

A	モニタリング及び処置等	0点	1点	2点	3点
1	創傷処置（褥瘡の処置を除く）	なし	あり		
2	呼吸ケア（喀痰吸引のみの場合を除く）	なし	あり		
3	注射薬剤３種類以上の管理（最大７日間）	なし	あり		
4	シリンジポンプの管理	なし	あり		
5	輸血や血液製剤の管理	なし		あり	
6	専門的な治療・処置				
	① 抗悪性腫瘍剤の使用（注射剤のみ）				あり
	② 抗悪性腫瘍剤の内服の管理			あり	
	③ 麻薬の使用（注射剤のみ）				あり
	④ 麻薬の内服，貼付，坐剤の管理			あり	
	⑤ 放射線治療			あり	
	⑥ 免疫抑制剤の管理（注射剤のみ）			あり	
	⑦ 昇圧剤の使用（注射剤のみ）				あり
	⑧ 抗不整脈剤の使用（注射剤のみ）				あり
	⑨ 抗血栓塞栓薬の持続点滴の使用				あり
	⑩ ドレナージの管理			あり	
	⑪ 無菌治療室での治療				あり
7	救急搬送後の入院（２日間）	なし		あり	
					A得点

B	患者の状況等	患者の状態 0点	1点	2点		介助の実施 0	1		評価
8	寝返り	できる	何かにつかまればできる	できない	×			＝	点
9	移乗	自立	一部介助	全介助		実施なし	実施あり		点
10	口腔清潔	自立	要介助			実施なし	実施あり		点
11	食事摂取	自立	一部介助	全介助		実施なし	実施あり		点
12	衣服の着脱	自立	一部介助	全介助		実施なし	実施あり		点
13	診療・療養上の指示が通じる	はい	いいえ						点
14	危険行動	ない		ある					点
									B得点

C	手術等の医学的状況	0点	1点
15	開頭手術（11日間）	なし	あり
16	開胸手術（9日間）	なし	あり
17	開腹手術（6日間）	なし	あり
18	骨の手術（10日間）	なし	あり
19	胸腔鏡・腹腔鏡手術（4日間）	なし	あり
20	全身麻酔・脊椎麻酔の手術（5日間）	なし	あり
21	救命等に係る内科的治療（4日間）（①経皮的血管内治療，②経皮的心筋焼灼術等の治療，③侵襲的な消化器治療）	なし	あり
22	別に定める検査（2日間）	なし	あり
23	別に定める手術（5日間）	なし	あり
		C得点	

注）一般病棟用の重症度，医療・看護必要度Ⅰに係る評価にあたっては，「一般病棟用の重症度，医療・看護必要度に係る評価票 評価の手引き」に基づき，以下のとおり記載した点数について，A～Cそれぞれ合計する。

・A（A3A6①から④まで及び⑥から⑨までを除く）については，評価日において実施されたモニタリング及び処置等の点数を記載する。

・A（A3A6①から④まで及び⑥から⑨までに限る）及びCについては，評価日において，**別表1**（→Web版：医学通信社ホームページからダウンロード可能です）に規定するレセプト電算処理システム用コードのうち，A又はC項目に該当する項目の点数をそれぞれ記載する。

・Bについては，評価日の「患者の状態」及び「介助の実施」に基づき判断した患者の状況等の点数を記載する。

なお，急性期一般入院基本料1及び7対1入院基本料〔特定機能病院入院基本料（一般病棟に限る）及び専門病院入院基本料〕において，患者の状況等に係る得点（B得点）については，基準には用いないが，毎日評価を行うこと。

一般病棟用の重症度，医療・看護必要度Ⅱに係る評価票

（配点）

A	モニタリング及び処置等	0点	1点	2点	3点
1	創傷処置（褥瘡の処置を除く）	なし	あり		
2	呼吸ケア（喀痰吸引のみの場合を除く）	なし	あり		
3	注射薬剤3種類以上の管理（最大7日間）	なし	あり		
4	シリンジポンプの管理	なし	あり		
5	輸血や血液製剤の管理	なし		あり	
6	専門的な治療・処置				
	① 抗悪性腫瘍剤の使用（注射剤のみ）				あり
	② 抗悪性腫瘍剤の内服の管理			あり	
	③ 麻薬の使用（注射剤のみ）				あり
	④ 麻薬の内服，貼付，坐剤の管理			あり	
	⑤ 放射線治療			あり	
	⑥ 免疫抑制剤の管理（注射剤のみ）			あり	
	⑦ 昇圧剤の使用（注射剤のみ）				あり
	⑧ 抗不整脈剤の使用（注射剤のみ）				あり
	⑨ 抗血栓塞栓薬の持続点滴の使用				あり
	⑩ ドレナージの管理			あり	
	⑪ 無菌治療室での治療				あり
7	緊急に入院を必要とする状態（2日間）	なし		あり	
		A得点			

B	患者の状況等	患者の状態 0点	患者の状態 1点	患者の状態 2点		介助の実施 0	介助の実施 1		評価
8	寝返り	できる	何かにつかまればできる	できない					点
9	移乗	自立	一部介助	全介助	×	実施なし	実施あり	=	点
10	口腔清潔	自立	要介助			実施なし	実施あり		点
11	食事摂取	自立	一部介助	全介助		実施なし	実施あり		点
12	衣服の着脱	自立	一部介助	全介助		実施なし	実施あり		点
13	診療・療養上の指示が通じる	はい	いいえ						点
14	危険行動	ない		ある					点
									B得点

C	手術等の医学的状況	0点	1点
15	開頭手術（11日間）	なし	あり
16	開胸手術（9日間）	なし	あり
17	開腹手術（6日間）	なし	あり
18	骨の手術（10日間）	なし	あり
19	胸腔鏡・腹腔鏡手術（4日間）	なし	あり
20	全身麻酔・脊椎麻酔の手術（5日間）	なし	あり
21	救命等に係る内科的治療（4日間）（①経皮的血管内治療，②経皮的心筋焼灼術等の治療，③侵襲的な消化器治療）	なし	あり
22	別に定める検査（2日間）	なし	あり
23	別に定める手術（5日間）	なし	あり
		C得点	

注）一般病棟用の重症度，医療・看護必要度Ⅱに係る評価にあたっては，「一般病棟用の重症度，医療・看護必要度に係る評価票 評価の手引き」に基づき，以下のとおり記載した点数について，A～Cそれぞれ合計する。

・A及びCについては，評価日において，**別表1**（→Web版：医学通信社ホームページからダウンロード可能です）に規定するレセプト電算処理システム用コードのうち，A又はC項目に該当する項目の合計点数をそれぞれ記載する。

・Bについては，評価日の「患者の状態」及び「介助の実施」に基づき判断した患者の状況等の点数を記載する。

なお，急性期一般入院基本料1及び7対1入院基本料〔特定機能病院入院基本料（一般病棟に限る）及び専門病院入院基本料〕において，患者の状況等に係る得点（B得点）については，基準には用いないが，毎日評価を行うこと。

基施

入院基本

一般病棟用の重症度，医療・看護必要度に係る評価票 評価の手引き

＜一般病棟用の重症度，医療・看護必要度Ⅰ＞

アセスメント共通事項

１．評価の対象

評価の対象は，急性期一般入院基本料〔急性期一般入院料１に係る届出を行っている病棟（許可病床数が200 床未満の保険医療機関であって，一般病棟用の重症度，医療・看護必要度Ⅱを用いて評価を行うことが困難であることについて正当な理由があるものを除く），（許可病床数200床以上の保険医療機関であって急性期一般入院料２又は３に係る届出を行っている病棟及び許可病床数400床以上の保険医療機関であって急性期一般入院基本料４又は５に係る届出を行っている病棟を除く），７対１入院基本料〔結核病棟入院基本料，特定機能病院入院基本料（結核病棟に限る）及び専門病院入院基本料〕，10対１入院基本料〔特定機能病院入院基本料（一般病棟に限る）及び専門病院入院基本料〕，地域一般入院料１，総合入院体制加算（一般病棟入院基本料，特定一般病棟入院料），看護補助加算１（地域一般入院基本料，13対１入院基本料），一般病棟看護必要度評価加算（専門病院入院基本料，特定一般病棟入院料），脳卒中ケアユニット入院医療管理料，地域包括医療病棟及び地域包括ケア病棟入院料〔地域包括ケア入院医療管理料及び特定一般病棟入院料（地域包括ケア入院医療管理が行われる場合）を算定する場合も含む。以下「地域包括ケア病棟入院料等」という〕を届け出ている病棟に入院している患者であり，産科患者及び15歳未満の小児患者は評価の対象としない。

２．評価日及び評価項目

評価は，患者に行われたモニタリング及び処置等（Ａ項目），患者の状況等（Ｂ項目）並びに手術等の医学的状況（Ｃ項目）について，毎日評価を行うこと。

ただし，地域包括ケア病棟入院料等については，Ａ項目及びＣ項目のみの評価とし，毎日評価を行うこと。

３．評価対象時間

評価対象時間は，０時から24時の24時間であり，重複や空白時間を生じさせない。

外出・外泊や検査・手術等の理由により，全ての評価対象時間の観察を行うことができない患者の場合であっても，当該病棟に在棟していた時間があった場合は，評価の対象とする。ただし，評価対象日の０時から24時の間，外泊している患者は，当該外泊日については，評価対象とならない。

退院日は，当日の０時から退院時までを評価対象時間とする。退院日の評価は行うが，基準を満たす患者の算出にあたり延べ患者数には含めない。ただし，入院した日に退院（死亡退院を含む）した患者は，延べ患者数に含める。

４．評価対象場所

原則として，当該病棟内を評価の対象場所とし，当該病棟以外で実施された治療，処置，看護及び観察については，評価の対象場所に含めない。ただし，Ａ項目の専門的な治療・処置のうち，放射線治療及びＣ項目の手術等の医学的状況については，当該医療機関内における治療を評価の対象場所とする。

５．評価対象の処置・介助等

当該病棟で実施しなければならない処置・介助等の実施者，又は医師の補助の実施者は，当該病棟に所属する看護職員でなければならない。ただし，一部の評価項目において，薬剤師，理学療法士等が当該病棟内において実施することを評価する場合は，病棟所属の有無は問わない。

なお，Ａ項目の評価において，医師が単独で処置等を行った後に，当該病棟の看護職員が当該処置等を確認し，実施記録を残す場合も評価に含める。

Ａ項目の処置の評価においては，訓練や退院指導等の目的で実施する行為は評価の対象に含めないが，Ｂ項目の評価においては，患者の訓練を目的とした行為であっても評価の対象に含める。Ａ項目の薬剤の評価については，臨床試験であっても評価の対象に含める。

６．評価者

評価は，院内研修を受けた者が行う。医師，薬剤師，理学療法士等が一部の項目の評価を行う場合も院内研修を受けること。

ただし，Ａ項目及びＣ項目のうち，**別表１**（→Web版）に規定する「一般病棟用の重症度，医療・看護必要度Ａ・Ｃ項目に係るレセプト電算処理システム用コード一覧」（以下，コード一覧という）を用いて評価を行う項目については，当該評価者により各選択肢の判断を行う必要はない。

７．評価の判断

評価の判断は，アセスメント共通事項，Ｂ項目共通事項及び項目ごとの選択肢の判断基準等に従って実施する。独自に定めた判断基準により評価してはならない。

８．評価の根拠

評価は，観察と記録に基づいて行い，推測は行わない。当日の実施記録が無い場合は評価できないため，Ａ項目では「なし」，Ｂ項目では自立度の一番高い評価とする。Ａ項目（Ａ６「専門的な治療・処置等」①から④まで及び⑥から⑨までを除く）の評価においては，後日，第三者が確認を行う際に，記録から同一の評価を導く根拠となる記録を残しておく必要があるが，項目ごとの記録を残す必要はない。

記録は，媒体の如何を問わず，当該医療機関において正式に承認を得て保管されているものであること。また，原則として医師及び当該病棟の看護職員による記録が評価の対象となるが，評価項目によっては，医師及び病棟の看護職員以外の職種の記録も評価の根拠となり得るため，記録方法について院内規定を設ける等，工夫する。

なお，Ｂ項目については，「患者の状態」が評価の根拠となることから，重複する記録を残す必要はない。

Ａ　モニタリング及び処置等

１　創傷処置（褥瘡の処置を除く）

【項目の定義】

創傷処置は，創傷の処置として一般病棟用の重症度，医療・看護必要度Ⅱにおいて評価の対象となる診療行為を実施した場合に評価する項目である。

【選択肢の判断基準】

一般病棟用の重症度，医療・看護必要度Ⅱにおけるコード一覧に掲載されているコードに対応する診療行為のうち創傷処置に該当するものを実施した場合に「あり」とする。

２　呼吸ケア（喀痰吸引のみの場合を除く）

【項目の定義】

呼吸ケアは，酸素吸入や人工呼吸等，呼吸ケア（喀痰吸引のみの場合を除く）として一般病棟用の重症度，医療・看護必要度Ⅱにおいて評価の対象となる診療行為を実施した場合に評価する項目である。

【選択肢の判断基準】

一般病棟用の重症度，医療・看護必要度Ⅱにおけるコード一覧に掲載されているコードに対応する診療行為のうち呼吸ケア（喀痰吸引のみの場合を除く）に該当するものを実施した場合に「あり」とする。

３　注射薬剤３種類以上の管理

【項目の定義】

注射薬剤３種類以上の管理は，注射により投与した薬剤の種類数が３種類以上であって，当該注射に係る管理を行った場合に評価する項目であり，一連の入院期間中に初めて該当した日から起算して最大７日間（初めて該当した日を含む）までを評価の対象とする。

【選択肢の判断基準】

「なし」　注射により投与した薬剤が３種類に満たない場合をいう。
「あり」　注射により投与した薬剤が３種類以上の場合をいう。

【判断に際しての留意点】

施行の回数や時間の長さ，注射方法，注射針の刺入個所の数は問わない。

注射薬剤については，ＥＦ統合ファイルにおけるデータ区分コードが30番台（注射）の薬剤に限り，評価の対象となる。ただし，血液代用剤，透析用剤，検査用剤，静脈栄養に係る薬剤，他の項目の評価対象となっている薬剤等，別表のコード一覧に掲げる薬剤は種類数の対象から除くこと。

なお，厚生労働省「薬価基準収載品目リスト及び後発医薬品に関する情報について」において示している「成分名」が同一である場合には，１種類として数えること。

また，一連の入院期間中に初めて該当した日から起算して最大７日間が評価の対象となるが，当該初めて該当した日以降に他の入院料を算定する病棟又は病室に転棟した場合であっても，当該初めて該当した日から起算して７日以内であるときは評価の対象となる。

4　シリンジポンプの管理

【項目の定義】

シリンジポンプの管理は，末梢静脈・中心静脈・硬膜外・動脈・皮下に対して，静脈注射・輸液・輸血・血液製剤・薬液の微量持続注入を行うにあたりシリンジポンプを使用し，看護職員が使用状況（投与時間，投与量等）を管理している場合に評価する項目である。

【選択肢の判断基準】

「なし」　末梢静脈・中心静脈・硬膜外・動脈・皮下に対して静脈注射・輸液・輸血・血液製剤・薬液の微量持続注入を行うにあたりシリンジポンプの管理をしなかった場合をいう。

「あり」　末梢静脈・中心静脈・硬膜外・動脈・皮下に対して静脈注射・輸液・輸血・血液製剤・薬液の微量持続注入を行うにあたりシリンジポンプの管理をした場合をいう。

【判断に際しての留意点】

末梢静脈・中心静脈・硬膜外・動脈・皮下に対して，静脈注射・輸液・輸血・血液製剤・薬液の微量持続注入を行うにあたりシリンジポンプにセットしていても，作動させていない場合には使用していないものとする。

携帯用であってもシリンジポンプの管理の対象に含めるが，PCA（自己調節鎮痛法）によるシリンジポンプは，看護職員が投与時間と投与量の両方の管理を行い，持続的に注入している場合のみ含める。

5　輸血や血液製剤の管理

【項目の定義】

輸血や血液製剤の管理は，輸血（全血，濃厚赤血球，新鮮凍結血漿等）や血液製剤（アルブミン製剤等）の投与について，血管を通して行った場合，その投与後の状況を看護職員が管理した場合に評価する項目である。

【選択肢の判断基準】

「なし」　輸血や血液製剤の使用状況の管理をしなかった場合をいう。

「あり」　輸血や血液製剤の使用状況の管理をした場合をいう。

【判断に際しての留意点】

輸血，血液製剤の種類及び単位数については問わないが，腹膜透析や血液透析は輸血や血液製剤の管理の対象に含めない。自己血輸血，腹水を濾過して輸血する場合は含める。

6　専門的な治療・処置

【項目の定義】

専門的な治療・処置は，①抗悪性腫瘍剤の使用（注射剤のみ），②抗悪性腫瘍剤の内服の管理，③麻薬の使用（注射剤のみ），④麻薬の内服，貼付，坐剤の管理，⑤放射線治療，⑥免疫抑制剤の管理（注射剤のみ），⑦昇圧剤の使用（注射剤のみ），⑧抗不整脈剤の使用（注射剤のみ），⑨抗血栓塞栓薬の持続点滴の使用，⑩ドレナージの管理，⑪無菌治療室での治療のいずれかの治療・処置を実施した場合に評価する項目である。

【選択肢の判断基準】

「なし」　専門的な治療・処置を実施しなかった場合をいう。

「あり」　専門的な治療・処置を一つ以上実施した場合をいう。ただし，①から④まで及び⑥から⑨までについては，評価日において，コード一覧に掲載されているコードが入力されている場合をいう。

【判断に際しての注意点】

専門的な治療・処置に含まれる内容は，各定義及び留意点に基づいて判断すること。

なお，①から④まで及び⑥から⑨までについては，内服薬のコードが入力されていない日に当該コードに該当する内服を指示した場合や，事前に処方や指示を行っており内服当日には当該コードが入力されていない場合等は，評価の対象とはならない。手術や麻酔中に用いた薬剤は評価の対象となる。また，検査や処置等，その他の目的で用いた薬剤については，ＥＦ統合ファイルにおけるデータ区分コードが20番台（投薬），30番台（注射），50番（手術）及び54番（麻酔）の薬剤に限り，評価の対象となる。

①　抗悪性腫瘍剤の使用（注射剤のみ）

【留意点】

コード一覧を参照のこと。

②　抗悪性腫瘍剤の内服の管理

【留意点】

コード一覧を参照のこと。

③　麻薬の使用（注射剤のみ）

【留意点】

コード一覧を参照のこと。

④　麻薬の内服，貼付，坐剤の管理

【留意点】

コード一覧を参照のこと。

⑤　放射線治療

【定義】

放射線治療は，固形腫瘍又は血液系腫瘍を含む悪性腫瘍がある患者に対して，病変部にＸ線，ガンマ線，電子線等の放射線を照射し，そのDNA分子間の結合破壊（電離作用）により目標病巣を死滅させることを目的として実施した場合に評価する項目である。

【留意点】

照射方法は，外部照射と内部照射（腔内照射，小線源治療）を問わない。放射線治療の対象には，エックス線表在治療，高エネルギー放射線治療，ガンマナイフ，直線加速器（リニアック）による定位放射線治療，全身照射，密封小線源治療，放射性同位元素内用療法を放射線治療の対象に含める。

外部照射の場合は照射日のみを含めるが，外部照射の場合であっても，院外での実施は含めない。

外部照射か内部照射かは問わず，継続して内部照射を行っている場合は，治療期間を通して評価の対象に含める。

放射線治療の実施が当該医療機関内であれば評価の対象場所に含める。

⑥　免疫抑制剤の管理（注射剤のみ）

【留意点】

コード一覧を参照のこと。

⑦　昇圧剤の使用（注射剤のみ）

【留意点】

コード一覧を参照のこと。

⑧　抗不整脈剤の使用（注射剤のみ）

【留意点】

コード一覧を参照のこと。

⑨　抗血栓塞栓薬の持続点滴の使用

【留意点】

コード一覧を参照のこと。

⑩　ドレナージの管理

【定義】

ドレナージの管理とは，排液，減圧の目的として，患者の創部や体腔に誘導管（ドレーン）を継続的に留置し，滲出液や血液等を直接的に体外に誘導し，排液バッグ等に貯留する状況を看護職員が管理した場合に評価する項目である。

【留意点】

　誘導管は，当日の評価対象時間の間，継続的に留置されている場合にドレナージの管理の対象に含める。当日に設置して且つ抜去した場合は含めないが，誘導管を設置した日であって翌日も留置している場合，又は抜去した日であって前日も留置している場合は，当日に6時間以上留置されていた場合には含める。
　胃瘻（PEG）を減圧目的で開放する場合であっても定義に従っていれば含める。
　体外へ直接誘導する場合のみ評価し，体内で側副路を通す場合は含めない。また，腹膜透析や血液透析は含めない。経尿道的な膀胱留置カテーテルは含めないが，血尿がある場合は，血尿の状況を管理する場合に限り評価できる。陰圧閉鎖療法は，創部に誘導管（パッドが連結されている場合を含む）を留置して，定義に従った処置をしている場合は含める。
　定義に基づき誘導管が目的に従って継続的に留置されている場合に含めるものであるが，抜去や移動等の目的で，一時的であればクランプしていても良いものとする。

⑪　無菌治療室での治療

【定義】

　無菌治療室での治療とは，移植後，白血病，再生不良性貧血，骨髄異形成症候群，重症複合型免疫不全症等の患者に対して，無菌治療室での治療が必要であると医師が判断し，無菌治療室での治療を6時間以上行った場合に評価する項目である。

【留意点】

　無菌治療室とは，室内を無菌の状態に保つために十分な体制が整備されている必要があり，当該保険医療機関において自家発電装置を有していることと，滅菌水の供給が常時可能であること。また，個室であって，室内の空気清浄度が，患者に対し無菌治療室管理を行っている際に，常時ISOクラス7以上であること。
　無菌治療室に入室した日及び無菌治療室を退室した日は評価の対象とする。

7　救急搬送後の入院

【項目の定義】

　救急搬送後の入院は，救急用の自動車（市町村又は都道府県の救急業務を行うための救急隊の救急自動車に限る）又は救急医療用ヘリコプターにより当該医療機関に搬送され，入院した場合に評価する項目である。

【選択肢の判断基準】

「なし」　救急用の自動車又は救急医療用ヘリコプター以外により搬送され入院した場合をいう。
「あり」　救急用の自動車又は救急医療用ヘリコプターにより搬送され入院した場合をいう。

【判断に際しての留意点】

　救急搬送後の患者が，直接，評価対象病棟に入院した場合のみを評価の対象とし，救命救急入院料，特定集中治療室管理料等の届出を行っている治療室に一旦入院した場合は評価の対象に含めない。ただし，手術室を経由して評価対象病棟に入院した場合は評価の対象に含める。
　入院当日を含めた2日間を評価の対象とする。

B　患者の状況等

B項目共通事項

1．義手・義足・コルセット等の装具を使用している場合には，装具を装着した後の状態に基づいて評価を行う。
2．評価時間帯のうちに状態が変わり，異なる状態の記録が存在する場合には，自立度の低い方の状態をもとに評価を行うこと。
3．当該動作が制限されていない場合には，可能であれば動作を促し，観察した結果をもとに「患者の状態」を評価すること。動作の確認をできなかった場合には，通常，介助が必要な状態であっても「できる」又は「自立」とする。
4．医師の指示によって，当該動作が制限されていることが明確である場合には，各選択肢の留意点を参考に評価する。この場合，医師の指示に係る記録があること。ただし，動作が禁止されているにもかかわらず，患者が無断で当該動作を行ってしまった場合には「できる」又は「自立」とする。
5．B9「移乗」，B10「口腔清潔」，B11「食事摂取」，B12「衣服の着脱」については，「患者の状態」と「介助の実施」とを乗じた点数とすること。

8　寝返り

【項目の定義】

　寝返りが自分でできるかどうか，あるいはベッド柵，ひも，バー，サイドレール等の何かにつかまればできるかどうかを評価する項目である。
　ここでいう『寝返り』とは，仰臥位から（左右どちらかの）側臥位になる動作である。

【選択肢の判断基準】

「できる」　何にもつかまらず，寝返り（片側だけでよい）が1人でできる場合をいう。
「何かにつかまればできる」　ベッド柵，ひも，バー，サイドレール等の何かにつかまれば1人で寝返りができる場合をいう。
「できない」　介助なしでは1人で寝返りができない等，寝返りに何らかの介助が必要な場合をいう。

【判断に際しての留意点】

　「何かにつかまればできる」状態とは，看護職員等が事前に環境を整えておくことによって患者自身が1人で寝返りができる状態であり，寝返りの際に，ベッド柵に患者の手をつかまらせる等の介助を看護職員等が行っている場合は「できない」となる。
　医師の指示により，自力での寝返りを制限されている場合は「できない」とする。

9　移乗

【項目の定義】

　移乗時の介助の必要の有無と，介助の実施状況を評価する項目である。
　ここでいう『移乗』とは，「ベッドから車椅子へ」，「ベッドからストレッチャーへ」，「車椅子からポータブルトイレへ」等，乗り移ることである。

【選択肢の判断基準】

（患者の状態）
「自立」　介助なしで移乗できる場合をいう。這って動いても，移乗が1人でできる場合も含む。
「一部介助」　患者の心身の状態等の理由から，事故等がないように見守る必要がある場合，あるいは1人では移乗ができないため他者が手を添える，体幹を支える等の一部介助が必要な場合をいう。
「全介助」　1人では移乗が全くできないために，他者が抱える，運ぶ等の全面的に介助が必要な場合をいう。
（介助の実施）
「実施なし」　評価日に看護職員等が介助を行わなかった場合をいう。
「実施あり」　評価日に看護職員等が介助を行った場合をいう。

【判断に際しての留意点】

　患者が1人では動けず，スライド式の移乗用補助具の使用が必要な場合は「全介助」となる。
　車椅子等への移乗の際に，立つ，向きを変える，数歩動く等に対して，患者自身も行うことができている（力が出せる）場合は「一部介助」となる。
　医師の指示により，自力での移乗を制限されている場合は「全介助」とする。また，介助による移乗も制限されている場合は，「全介助」かつ「実施なし」とする。

10　口腔清潔

【項目の定義】

　口腔内を清潔にするための一連の行為が1人でできるかどうか，1人でできない場合に看護職員等が見守りや介助を実施したかどうかを評価する項目である。
　一連の行為とは，歯ブラシやうがい用の水等を用意する，歯磨き粉を歯ブラシにつける等の準備，歯磨き中の見守りや指示，磨き残しの確認等も含む。
　口腔清潔に際して，車椅子に移乗する，洗面所まで移動する等の行為は，口腔清潔に関する一連の行為には含まれない。

【選択肢の判断基準】

(患者の状態)
「自立」 口腔清潔に関する一連の行為すべてが１人でできる場合をいう。
「要介助」 口腔清潔に関する一連の行為のうち部分的，あるいはすべてに介助が必要な場合をいう。患者の心身の状態等の理由から見守りや指示が必要な場合も含まれる。
(介助の実施)
「実施なし」 評価日に看護職員等が介助を行わなかった場合をいう。
「実施あり」 評価日に看護職員等が介助を行った場合をいう。

【判断に際しての留意点】

口腔内の清潔には，『歯磨き，うがい，口腔内清拭，舌のケア等の介助から義歯の手入れ，挿管中の吸引による口腔洗浄，ポピドンヨード剤等の薬剤による洗浄』も含まれる。舌や口腔内の硼砂グリセリンの塗布，口腔内吸引のみは口腔内清潔に含まない。
また，歯がない場合は，うがいや義歯の清潔等，口腔内の清潔に関する類似の行為が行われているかどうかに基づいて判断する。
医師の指示により，自力での口腔清潔が制限されている場合は「要介助」とする。また，介助による口腔清潔も制限されている場合は，「要介助」かつ「実施なし」とする。

11 食事摂取

【項目の定義】

食事介助の必要の有無と，介助の実施状況を評価する項目である。
ここでいう食事摂取とは，経口栄養，経管栄養を含み，朝食，昼食，夕食，補食等，個々の食事単位で評価を行う。中心静脈栄養は含まれない。
食事摂取の介助は，患者が食事を摂るための介助，患者に応じた食事環境を整える食卓上の介助をいう。厨房での調理，配膳，後片付け，食べこぼしの掃除，車椅子への移乗の介助，エプロンをかける等は含まれない。

【選択肢の判断基準】

(患者の状態)
「自立」 介助・見守りなしに１人で食事が摂取できる場合をいう。また，箸やスプーンのほかに，自助具等を使用する場合も含まれる。
「一部介助」 必要に応じて，食事摂取の行為の一部に介助が必要な場合をいう。また，食卓で食べやすいように配慮する行為（小さく切る，ほぐす，皮をむく，魚の骨をとる，蓋をはずす等）が必要な場合をいう。患者の心身の状態等の理由から見守りや指示が必要な場合も含まれる。
「全介助」 １人では全く食べることができず全面的に介助が必要な場合をいい，食事開始から終了までにすべてに介助を要する場合は「全介助」とする。
(介助の実施)
「実施なし」 評価日に看護職員等が介助を行わなかった場合をいう。
「実施あり」 評価日に看護職員等が介助を行った場合をいう。

【判断に際しての留意点】

食事の種類は問わず，一般（普通）食，プリン等の経口訓練食，水分補給食，経管栄養すべてをさし，摂取量は問わない。経管栄養の評価も，全面的に看護職員等が行う必要がある場合は「全介助」となり，患者が自立して１人で行うことができる場合は「自立」となる。ただし，経口栄養と経管栄養のいずれも行っている場合は，「自立度の低い方」で評価する。
家族が行った行為，食欲の観察は含めない。また，看護職員等が，パンの袋切り，食事の温め，果物の皮むき，卵の殻むき等を行う必要がある場合は「一部介助」とする。
医師の指示により，食止めや絶食となっている場合は，「全介助」かつ「実施なし」とする。セッティングしても患者が食事摂取を拒否した場合は「実施なし」とする。

12 衣服の着脱

【項目の定義】

衣服の着脱について，介助の必要の有無と，介助の実施状況を評価する項目である。衣服とは，患者が日常生活上必要とし着用しているものをいう。パジャマの上衣，ズボン，寝衣，パンツ，オムツ等を含む。

【選択肢の判断基準】

(患者の状態)
「自立」 介助なしに１人で衣服を着たり脱いだりすることができる場合をいう。
自助具等を使って行うことができる場合も含む。
「一部介助」 衣服の着脱に一部介助が必要な場合をいう。例えば，途中までは自分で行っているが，最後に看護職員等がズボン・パンツ等を上げる必要がある場合等は，「一部介助」に含む。看護職員等が手を出して介助する必要はないが，患者の心身の状態等の理由から，転倒の防止等のために，見守りや指示を行う必要がある場合等も「一部介助」とする。
「全介助」 衣服の着脱の行為すべてに介助が必要な場合をいう。患者自身が，介助を容易にするために腕を上げる，足を上げる，腰を上げる等の行為を行うことができても，着脱行為そのものを患者が行うことができず，看護職員等がすべて介助する必要がある場合も「全介助」とする。
(介助の実施)
「実施なし」 評価日に看護職員等が介助を行わなかった場合をいう。
「実施あり」 評価日に看護職員等が介助を行った場合をいう。

【判断に際しての留意点】

衣服の着脱に要する時間の長さは判断には関係しない。
通常は自分で衣服の着脱をしているが，点滴が入っているために介助を要している場合は，その介助の状況で評価する。
靴や帽子は，衣服の着脱の評価に含めない。

13 診療・療養上の指示が通じる

【項目の定義】

指示内容や背景疾患は問わず，診療・療養上の指示に対して，指示通りに実行できるかどうかを評価する項目である。

【選択肢の判断基準】

「はい」 診療・療養上の指示に対して，指示通りの行動が常に行われている場合をいう。
「いいえ」 診療・療養上の指示に対して，指示通りでない行動が１回でもみられた場合をいう。

【判断に際しての留意点】

精神科領域，意識障害等の有無等，背景疾患は問わない。指示の内容は問わないが，あくまでも診療・療養上で必要な指示であり，評価日当日の指示であること，及びその指示が適切に行われた状態で評価することを前提とする。
医師や看護職員等の話を理解したように見えても，意識障害等により指示を理解できない場合や自分なりの解釈を行い結果的に，診療・療養上の指示から外れた行動をした場合は「いいえ」とする。

14 危険行動

【項目の定義】

患者の危険行動の有無を評価する項目である。
ここでいう「危険行動」は，「治療・検査中のチューブ類・点滴ルート等の自己抜去，転倒・転落，自傷行為」の発生又は「そのまま放置すれば危険行動に至ると判断する行動」を過去１週間以内の評価対象期間に看護職員等が確認した場合をいう。

【選択肢の判断基準】

「ない」 過去１週間以内に危険行動がなかった場合をいう。
「ある」 過去１週間以内に危険行動があった場合をいう。

【判断に際しての留意点】

危険行動の評価にあたっては，適時のアセスメントと適切な対応，並びに日々の危険行動への対策を前提としている。この項目は，その上で，なお発生が予測できなかった危険行動の事実とその対応の手間を評価する項目であり，対策をもたない状況下で発生している危険行動を評価するものではない。対策がもたれている状況下で発生した危険行動が確認でき，評価当日にも当該対策がもたれている場合に評価の対象に含める。
認知症等の有無や，日常生活動作能力の低下等の危険行動を起こす疾患・原因等の背景や，行動の持続時間等の程度を判断の基準としない。なお，病室での喫煙や大声を出す・暴力を振るう等の，いわゆる迷惑行為は，この項目での定義における「危険行動」には含めない。
他施設からの転院，他病棟からの転棟の際は，看護職員等が記載した記録物により評価対象期間内の「危険行動」が確認できる場合は，評価の対象に含める。

C 手術等の医学的状況

C項目共通事項

1．コード一覧に掲載されているコードについて，評価日における入力の有無及び当該コードに係る手術等の実施当日からの日数によって判断すること。

2．各選択肢の判断基準に示された手術等の実施当日からの日数については，実施当日を含む日数であること。

15　開頭手術

【選択肢の判断基準】

評価日においてコード一覧に掲載されているコードが入力されている場合又は当該コードに係る手術の実施当日から11日間の場合，「あり」とする。

16　開胸手術

【選択肢の判断基準】

評価日においてコード一覧に掲載されているコードが入力されている場合又は当該コードに係る手術の実施当日から９日間の場合，「あり」とする。

17　開腹手術

【選択肢の判断基準】

評価日においてコード一覧に掲載されているコードが入力されている場合又は当該コードに係る手術の実施当日から６日間の場合，「あり」とする。

18　骨の手術

【選択肢の判断基準】

評価日においてコード一覧に掲載されているコードが入力されている場合又は当該コードに係る手術の実施当日から10日間の場合，「あり」とする。

19　胸腔鏡・腹腔鏡手術

【選択肢の判断基準】

評価日においてコード一覧に掲載されているコードが入力されている場合又は当該コードに係る手術の実施当日から４日間の場合，「あり」とする。

20　全身麻酔・脊椎麻酔の手術

【選択肢の判断基準】

評価日においてコード一覧に掲載されているコードが入力されている場合又は当該コードに係る手術の実施当日から５日間の場合，「あり」とする。

21　救命等に係る内科的治療

【選択肢の判断基準】

①から③の各項目について，評価日においてコード一覧に掲載されているコードが入力されている場合又は当該コードに係る治療の実施当日から４日間の場合，「あり」とする。

22　別に定める検査

【選択肢の判断基準】

評価日においてコード一覧に掲載されているコードが入力されている場合又は当該コードに係る検査の実施当日から２日間の場合，「あり」とする。

23　別に定める手術

【選択肢の判断基準】

評価日においてコード一覧に掲載されているコードが入力されている場合又は当該コードに係る手術の実施当日から５日間の場合，「あり」とする。

＜一般病棟用の重症度，医療・看護必要度Ⅱ＞

アセスメント共通事項

1．評価の対象

評価の対象は，急性期一般入院基本料，７対１入院基本料〔結核病棟入院基本料，特定機能病院入院基本料（一般病棟，結核病棟に限る）及び専門病院入院基本料〕，10対１入院基本料〔特定機能病院入院基本料（一般病棟に限る）及び専門病院入院基本料〕，地域一般入院料１，総合入院体制加算（一般病棟入院基本料，特定一般病棟入院料），看護補助加算１（地域一般入院基本料，13対１入院基本料），一般病棟看護必要度評価加算（専門病院入院基本料，特定一般病棟入院料），脳卒中ケアユニット入院医療管理料並びに地域包括ケア病棟入院料〔地域包括ケア入院医療管理料及び特定一般病棟入院料（地域包括ケア入院医療管理が行われる場合）を算定する場合も含む。以下「地域包括ケア病棟入院料等」という〕を届け出ている病棟に入院している患者であり，産科患者及び15歳未満の小児患者は評価の対象としない。また，歯科の入院患者（同一入院中に医科の診療も行う期間については除く）についても評価の対象としない。

2．評価日及び評価項目

一般病棟用の重症度，医療・看護必要度Ⅰ（以下「必要度Ⅰ」という）における記載内容を参照のこと。

3．評価対象時間

必要度Ⅰにおける記載内容を参照のこと。

4．評価対象場所

必要度Ⅰにおける記載内容を参照のこと。

5．評価者

B項目の評価は，院内研修を受けた者が行うこと。医師，薬剤師，理学療法士等が一部の項目の評価を行う場合も院内研修を受けること。

6．評価の判断

評価の判断は，アセスメント共通事項，A・B・Cの各項目の共通事項及び項目ごとの選択肢の判断基準等に従って実施すること。独自に定めた判断基準により評価してはならない。

A　モニタリング及び処置等

1．評価日において，各選択肢のコード一覧に掲載されているコードが入力されている場合を「あり」とする。ただし，A３「注射薬剤３種類以上の管理」については，一連の入院期間中に初めて該当した日から起算して最大７日目までを評価の対象とし，当該初めて該当した日以降に他の入院料を算定する病棟又は病室に転棟した場合であっても，当該初めて該当した日から起算して７日目以内であるときは評価の対象となる。

また，A７「緊急に入院を必要とする状態」については，入院日においてコード一覧に掲載されているコードが入力されている場合に，入院当日を含めた２日間を「あり」とする。なお，当該患者が，直接，評価対象病棟に入院した場合のみ，当該コードを評価対象とし，救命救急入院料，特定集中治療室管理料等の届出を行っている治療室に一旦入院した場合は評価対象に含めない。ただし，手術室を経由して評価対象病棟に入院した場合は評価対象に含める。また，地域包括ケア病棟入院料及び地域包括ケア入院医療管理料においては，評価対象に含めない。

2．内服薬のコードが入力されていない日に当該コードに該当する内服を指示した場合や，事前に処方や指示を行っており内服当日には当該コードが入力されていない場合等は，評価の対象とはならない。

3．手術や麻酔中に用いた薬剤は評価の対象となる。また，検査や処置等，その他の目的で用いた薬剤については，ＥＦ統合ファイルにおけるデータ区分コードが20番台（投薬），30番台（注射），50番（手術）及び54番（麻酔）の薬剤に限り，評価の対象となる。

4．臨床試験で用いた薬剤は評価の対象となる。

B　患者の状況等

必要度Ⅰにおける記載内容を参照のこと。

C　手術等の医学的状況

必要度Ⅰにおける記載内容を参照のこと。

基施

入院基本

⑪別添６－別紙８（療養病棟入院基本料，有床診療所療養病床入院基本料に係るもの）

医療区分・ADL区分等に係る評価票 評価の手引き

「医療区分・ADL区分等に係る評価票（療養病棟入院基本料又は有床診療所療養病床入院基本料）」の記入に当たっては，各項目の「項目の定義」に該当するか否かを判定すること。また，各項目の評価の単位については，「評価の単位」及び「留意点」に従うこと。

なお，「該当する」と判定した場合には，診療録にその根拠を記載すること。ただし，判定以降に患者の状態等の変化がない場合には，診療録に記載しなくても良いが，状態等の変化が見られた場合には診療録にその根拠を記載すること。

Ⅰ．算定期間に限りがある区分

(1) 処置等に係る医療区分３（別表第５の２）

1．24時間持続しての点滴

【項目の定義】

24時間持続しての点滴

【評価の単位】

1日毎

【留意点】

本項目でいう24時間持続しての点滴とは，経口摂取が困難な場合，循環動態が不安定な場合又は電解質異常が認められるなど体液の不均衡が認められる場合に限るものとする（初日を含む）。

また，連続した７日間を超えて24時間持続して点滴を行った場合は，８日目以降は該当しないものとする。ただし，一旦非該当となった後，再び病状が悪化した場合には，本項目に該当する。

2．中心静脈栄養（療養病棟入院基本料を算定する場合にあっては，広汎性腹膜炎，腸閉塞，難治性嘔吐，難治性下痢，活動性の消化管出血，炎症性腸疾患，短腸症候群，消化管瘻若しくは急性膵炎を有する患者以外を対象として，中心静脈栄養を開始した日から30日以内の場合に実施するものに限る）

【項目の定義】

中心静脈栄養（療養病棟入院基本料を算定する場合にあっては，広汎性腹膜炎，腸閉塞，難治性嘔吐，難治性下痢，活動性の消化管出血，炎症性腸疾患，短腸症候群，消化管瘻若しくは急性膵炎を有する患者以外を対象として，中心静脈栄養を開始した日から30日以内の場合に実施するものに限る）

【評価の単位】

1日毎

【留意点】

本項目でいう中心静脈栄養とは，消化管の異常，悪性腫瘍等のため消化管からの栄養摂取が困難な場合に行うものに限るものとし，単に末梢血管確保が困難であるために行うものはこれに含まない。ただし，経管栄養のみでカロリー不足の場合については，離脱についての計画を作成し実施している場合に限り，経管栄養との一部併用の場合も該当するものとする。中心静脈栄養の終了後も７日間に限り，引き続き処置等に係る医療区分３として取り扱うことができる。

また，療養病棟入院基本料を算定する場合にあっては，広汎性腹膜炎，腸閉塞，難治性嘔吐，難治性下痢，活動性の消化管出血，炎症性腸疾患，短腸症候群，消化管瘻もしくは急性膵炎を有する患者以外を対象として，中心静脈栄養を開始した日から30日以内の場合に実施するものに限るものである。

なお，有床診療所療養病床入院基本料を算定する場合にあっては，本項目は適用しない。

なお，毎月末において，当該中心静脈栄養を必要とする状態に該当しているか確認を行い，その結果を診療録等に記載すること。

(2) 疾患・状態に係る医療区分２（別表第５の３）

3．消化管等の体内からの出血が反復継続している状態

【項目の定義】

消化管等の体内からの出血が反復継続している状態

【評価の単位】

1日毎

【留意点】

本項目でいう消化管等の体内からの出血が反復継続している状態とは，例えば，黒色便，コーヒー残渣様嘔吐，喀血，痔核を除く持続性の便潜血が認められる状態をいう。

出血を認めた日から７日間まで，本項目に該当するものとする。

(3) 処置等に係る医療区分２（別表第５の３）

4．尿路感染症に対する治療

【項目の定義】

尿沈渣で細菌尿が確認された場合，もしくは白血球尿（>10/HPF）であって，尿路感染症に対する治療を実施している場合

【評価の単位】

1日毎

【留意点】

連続する14日間を限度とし，15日目以降は該当しない。ただし，一旦非該当となった後，再び病状が悪化した場合には，本項目に該当する。

5．傷病等によりリハビリテーション（原因となる傷病等の発症後，30日以内の場合で，実際にリハビリテーションを行っている場合に限る）

【項目の定義】

傷病等によりリハビリテーション（原因となる傷病等の発症後，30日以内の場合で，実際にリハビリテーションを行っている場合に限る）

【評価の単位】

1日毎

【留意点】

実施されるリハビリテーションは，医科点数表上のリハビリテーションの部に規定されるものであること。

リハビリテーションについては，継続的に適切に行われていれば，毎日行われている必要はないものとする。

6．脱水に対する治療（発熱を伴う状態に限る）

【項目の定義】

脱水に対する治療（発熱を伴う状態に限る）

【評価の単位】

1日毎

【留意点】

発熱に対する治療を行っている場合に限る。

尿量減少，体重減少，BUN/Cre比の上昇等が認められ，脱水に対する治療を実施している状態。

連続した７日間を超えて脱水に対する治療を行った場合は，８日目以降は該当しない。ただし，一旦非該当となった後，再び病状が悪化した場合には，本項目に該当する。

7．頻回の嘔吐に対する治療（発熱を伴う状態に限る）

【項目の定義】

頻回の嘔吐に対する治療を実施している場合（１日に複数回の嘔吐がある場合に限る）

【評価の単位】

１日毎

【留意点】

発熱に対する治療が行われている場合に限る。
嘔吐のあった日から３日間は，本項目に該当する。

8．せん妄に対する治療

【項目の定義】

せん妄に対する治療を実施している場合（せん妄の症状に対応する治療を行っている場合に限る）

【評価の単位】

１日毎

【留意点】

「せん妄の兆候」は，以下の６項目のうち「この７日間は通常の状態と異なる」に該当する項目が１つ以上ある場合，本項目に該当するものとする。
ａ．注意がそらされやすい
ｂ．周囲の環境に関する認識が変化する
ｃ．支離滅裂な会話が時々ある
ｄ．落ち着きがない
ｅ．無気力
ｆ．認知能力が１日の中で変動する
７日間を限度とし，８日目以降は該当しないものとする。ただし，一旦非該当となった後，再び病状が悪化した場合には，本項目に該当する。

9．経鼻胃管や胃瘻等の経腸栄養（発熱又は嘔吐を伴う状態に限る）

【項目の定義】

経鼻胃管や胃瘻等の経腸栄養が行われており，かつ，発熱又は嘔吐を伴う状態

【評価の単位】

１日毎

【留意点】

発熱又は嘔吐に対する治療を行っている場合に限る。
連続する７日間を限度とし，８日目以降は該当しないものとする。ただし，一旦非該当となった後，再び病状が悪化した場合には，本項目に該当する。

10．頻回の血糖検査

【項目の定義】

頻回の血糖検査（１日３回以上の血糖検査が必要な場合に限る）

【評価の単位】

１日毎

【留意点】

糖尿病に対するインスリン製剤又はソマトメジンＣ製剤の注射を１日１回以上行い，１日３回以上の頻回の血糖検査が必要な場合に限る。なお，検査日から３日間まで，本項目に該当するものとする。

Ⅱ．算定期間に限りがない区分

⑴　疾患・状態に係る医療区分３（別表第５の２）

11．スモン

【項目の定義】

スモン〔「特定疾患治療研究事業について」（昭和48年４月17日衛発第242号）に定めるものを対象とする〕に罹患している状態

【評価の単位】

－

【留意点】

特定疾患医療受給者証の交付を受けているもの又は過去に当該疾患の公的な認定を受けたことが確認できる場合等をいう。

12．欠番

13．医師及び看護職員により，常時，監視及び管理を実施している状態

【項目の定義】

循環動態および呼吸状態が不安定なため，常時，動脈血酸素飽和度，血圧，心電図，呼吸等のバイタルサインを観察する必要がある等，医師及び看護職員により，24時間体制での監視及び管理を必要とする状態

【評価の単位】

１日毎

【留意点】

少なくとも連続して24時間以上「項目の定義」に該当する状態にあること（初日を含む）。
動脈血酸素飽和度，血圧，心電図，呼吸等のバイタルサインが，少なくとも４時間以内の間隔で観察されていること。ただし，医師による治療方針に関する確認が行われていない場合は該当しない。
なお，当該項目は，当該項目を除く医療区分３又は医療区分２の項目に，１つ以上の該当項目がある場合に限り医療区分３として取り扱うものとし，それ以外の場合は医療区分２として取り扱うものとする。

⑵　処置等に係る医療区分３（別表第５の２）

14．中心静脈栄養（療養病棟入院基本料を算定する場合にあっては，広汎性腹膜炎，腸閉塞，難治性嘔吐，難治性下痢，活動性の消化管出血，炎症性腸疾患，短腸症候群，消化管瘻若しくは急性膵炎を有する患者を対象とする場合に限る）

【項目の定義】

中心静脈栄養（療養病棟入院基本料を算定する場合にあっては，広汎性腹膜炎，腸閉塞，難治性嘔吐，難治性下痢，活動性の消化管出血，炎症性腸疾患，短腸症候群，消化管瘻若しくは急性膵炎を有する患者を対象とする場合に限る）

【評価の単位】

１日毎

【留意点】

本項目でいう中心静脈栄養とは，消化管の異常，悪性腫瘍等のため消化管からの栄養摂取が困難な場合に行うものに限るものとし，単に末梢血管確保が困難であるために行うものはこれに含まない。ただし，経管栄養のみでカロリー不足の場合については，離脱についての計画を作成し実施している場合に限り，経管栄養との一部併用の場合も該当するものとする。中心静脈栄養の終了後も７日間に限り，引き続き処置等に係る医療区分３として取り扱うことができる。
また，療養病棟入院基本料を算定する場合にあっては，広汎性腹膜炎，腸閉塞，難治性嘔吐，難治性下痢，活動性の消化管出血，炎症性腸疾患，短腸症候群，消化管瘻若しくは急性膵炎を有する患者を対象とする場合に限るものである。
令和６年３月31日において旧医科点数表の療養病棟入院基本料に係る届出を行っている病棟に入院している患者であって，旧医科点数表**別表第５の２の２**に規定する中心静脈注射を行っているものについては，当分の間，本項目に該当するものとみなす。
なお，有床診療所療養病床入院基本料を算定する場合にあっては，広汎性腹膜炎，腸閉塞，難治性嘔吐，難治性下痢，活動性の消化管出血，炎症性腸疾患，短腸症候群，消化管瘻又は急性膵炎を有する患者以外を対象とする場合についても，中心静脈栄養の実施期間によらず，本項目に該当するものである。
なお，毎月末において，当該中心静脈栄養を必要とする状態に該当しているか確認を行い，その結果を診療録等に記載すること。

15．人工呼吸器の使用

【項目の定義】

人工呼吸器の使用

【評価の単位】

基施
入院基本

1日毎

【留意点】

診療報酬の算定方法の別表第1第2章第9部の「J045人工呼吸」の「3　5時間を超えた場合（1日につき）」を算定している場合に限る。

16. ドレーン法又は胸腔若しくは腹腔の洗浄

【項目の定義】

ドレーン法又は胸腔若しくは腹腔の洗浄

【評価の単位】

1日毎

【留意点】

胸腔または腹腔のドレーン又は洗浄を実施しているものに限る。

17. 気管切開又は気管内挿管（発熱を伴う状態に限る）

【項目の定義】

気管切開又は気管内挿管（発熱を伴う状態に限る）

【評価の単位】

1日毎

【留意点】

投薬，処置等，発熱に対する治療が行われている場合に限る。

18. 酸素療法（密度の高い治療を要する状態に限る）

【項目の定義】

酸素療法を実施している場合であって，次のいずれかに該当するもの
・常時流量3L/分以上を必要とする場合
・肺炎等急性増悪により点滴治療を実施した場合
・NYHA重症度分類のⅢ度又はⅣ度の心不全の状態である場合

【評価の単位】

1日毎

【留意点】

酸素非投与下において，安静時，睡眠時，運動負荷いずれかで動脈血酸素飽和度が90%以下となる状態であって，以下の(1)又は(2)の状態。
(1)　安静時に3L/分未満の酸素投与下で動脈血酸素飽和度90%以上を維持できないが，3L/分以上で維持できる状態。
(2)　安静時に3L/分未満の酸素投与下で動脈血酸素飽和度90%以上を維持できる状態であって，肺炎等急性増悪により点滴治療を実施した場合又はNYHA重症度分類のⅢ度若しくはⅣ度の心不全の状態である場合。なお，肺炎等急性増悪により点滴治療を実施した場合については，点滴を実施した日から30日間まで，本項目に該当するものとする。
なお，毎月末において当該酸素療法を必要とする状態に該当しているか確認を行い，その結果を**診療録**等に記載すること。

19. 感染症の治療の必要性から隔離室での管理

【項目の定義】

感染症の治療の必要性から隔離室での管理

【評価の単位】

1日毎

【留意点】

感染症に対する治療又は管理が行われている期間に限る。

(3)　疾患・状態に係る医療区分2（別表第5の3）

20. 筋ジストロフィー

【項目の定義】

筋ジストロフィー〔難病の患者に対する医療等に関する法律第5条に規定する指定難病〔同法第7条第4項に規定する医療受給者証を交付されている患者（同条第1項各号に規定する特定医療費の支給認定に係る基準を満たすものとして診断を受けたものを含む）に係るものに限る〕として定めるものを対象とする〕に罹患している状態

【評価の単位】

－

【留意点】

筋ジストロフィーに罹患している患者であって，医療受給者証を交付されているもの，又は，特定医療費の支給認定に係る基準を満たす状態にあることを医療機関において確実に診断されるものに限る。

21. 多発性硬化症

【項目の定義】

多発性硬化症〔難病の患者に対する医療等に関する法律第5条に規定する指定難病〔同法第7条第4項に規定する医療受給者証を交付されている患者（同条第1項各号に規定する特定医療費の支給認定に係る基準を満たすものとして診断を受けたものを含む）に係るものに限る〕として定めるものを対象とする〕に罹患している状態

【評価の単位】

－

【留意点】

多発性硬化症に罹患している患者であって，医療受給者証を交付されているもの，又は，特定医療費の支給認定に係る基準を満たす状態にあることを医療機関において確実に診断されるものに限る。

22. 筋萎縮性側索硬化症

【項目の定義】

筋萎縮性側索硬化症〔難病の患者に対する医療等に関する法律第5条に規定する指定難病〔同法第7条第4項に規定する医療受給者証を交付されている患者（同条第1項各号に規定する特定医療費の支給認定に係る基準を満たすものとして診断を受けたものを含む）に係るものに限る〕として定めるものを対象とする〕に罹患している状態

【評価の単位】

－

【留意点】

筋萎縮性側索硬化症に罹患している患者であって，医療受給者証を交付されているもの，又は，特定医療費の支給認定に係る基準を満たす状態にあることを医療機関において確実に診断されるものに限る。

23. パーキンソン病関連疾患〔進行性核上性麻痺，大脳皮質基底核変性症，パーキンソン病（ホーエン・ヤールの重症度分類がステージ3以上であって生活機能障害度がⅡ度又はⅢ度の状態に限る）〕

【項目の定義】

パーキンソン病関連疾患〔進行性核上性麻痺，大脳皮質基底核変性症，パーキンソン病（ホーエン・ヤールの重症度分類がステージ3以上であって生活機能障害度がⅡ度又はⅢ度のものに限る）〕に罹患している状態。
進行性核上性麻痺，大脳皮質基底核変性症及びパーキンソン病については，難病の患者に対する医療等に関する法律第5条に規定する指定難病〔同法第7条第4項に規定する医療受給者証を交付されている患者（同条第1項各号に規定する特定医療費の支給認定に係る基準を満たすものとして診断を受けたものを含む）に係るものに限る〕として定めるものを対象とする。

【評価の単位】

－

【留意点】

進行性核上性麻痺，大脳皮質基底核変性症又はパーキンソン病に罹患している患者であって，医療受給者証を交付されているもの，又は，特定医療費の支給認定に係る基準を満たす状態にあることを医療機関において確実に診断されるものに限る。
また，パーキンソン症候群は含まない。

24. その他の指定難病等

【項目の定義】

以下の⑴，⑵又は⑶に掲げる疾患に罹患している状態。
⑴　難病の患者に対する医療等に関する法律第５条に規定する指定難病〔同法第７条第４項に規定する医療受給者証を交付されている患者（同条第１項各号に規定する特定医療費の支給認定に係る基準を満たすものとして診断を受けたものを含む）に係るものに限る〕。ただし，筋ジストロフィー，多発性硬化症，筋萎縮性側索硬化症及びパーキンソン病関連疾患を除く。
⑵「特定疾患治療研究事業について」（昭和48年４月17日衛発第242号）に掲げる疾患（当該疾患に罹患している患者として都道府県知事から受給者証の交付を受けているものに限る）。ただし，スモンを除く。
⑶「先天性血液凝固因子障害等治療研究事業実施要綱について」（平成元年７月24日健医発第896号）に掲げる疾患（当該疾患に罹患している患者として都道府県知事から受給者証の交付を受けているものに限る）

【評価の単位】

－

【留意点】

⑴については，指定難病に罹患している患者であって，医療受給者証を交付されているもの，又は，特定医療費の支給認定に係る基準を満たす状態にあることを医療機関において確実に診断されるものに限る。
⑵及び⑶については，受給者証の交付を受けているものに限る。

25. 脊髄損傷（頸椎損傷を原因とする麻痺が四肢すべてに認められる場合に限る）

【項目の定義】

脊髄損傷（頸椎損傷を原因とする麻痺が四肢すべてに認められる場合に限る）

【評価の単位】

－

【留意点】

頸椎損傷の場合に限り該当するものとする。

26. 慢性閉塞性肺疾患（ヒュー・ジョーンズの分類がⅤ度の状態に該当する場合に限る）

【項目の定義】

慢性閉塞性肺疾患（ヒュー・ジョーンズの分類がⅤ度の状態に該当する場合に限る）

【評価の単位】

－

【留意点】

－

27. 欠番

28. 省略

29. 悪性腫瘍（医療用麻薬等の薬剤投与による疼痛コントロールが必要な場合に限る）

【項目の定義】

悪性腫瘍（医療用麻薬等の薬剤投与による疼痛コントロールが必要な場合に限る）

【評価の単位】

１日毎

【留意点】

ここでいう医療用麻薬等とは，WHO's pain ladderに定められる第２段階以上のものをいう。

30. 他者に対する暴行が毎日認められる状態

【項目の定義】

他者に対する暴行が毎日認められる状態

【評価の単位】

１日毎

【留意点】

本項目でいう他者に対する暴行が毎日認められる状態とは，例えば，他者を打つ，押す，ひっかく等が認められる状態をいう。なお，医師又は看護師の合計２名以上（ただし，少なくとも１名は医師であることとする）により「他者に対する暴行が毎日認められる」との判断の一致がある場合に限る。
なお，医師を含めた当該病棟（床）の医療従事者により，原因や治療方針等について検討を行い，治療方針に基づき実施したケアの内容について診療録等に記載すること。

⑷　処置等に係る医療区分２（別表第５の３）

31. 中心静脈栄養（広汎性腹膜炎，腸閉塞，難治性嘔吐，難治性下痢，活動性の消化管出血，炎症性腸疾患，短腸症候群，消化管瘻又は急性膵炎を有する患者以外を対象として，中心静脈栄養を開始した日から30日を超えて実施するものに限る）

【項目の定義】

中心静脈栄養（広汎性腹膜炎，腸閉塞，難治性嘔吐，難治性下痢，活動性の消化管出血，炎症性腸疾患，短腸症候群，消化管瘻又は急性膵炎を有する患者以外を対象として，中心静脈栄養を開始した日から30日を超えて実施するものに限る）

【評価の単位】

１日毎

【留意点】

本項目でいう中心静脈栄養とは，単に末梢血管確保が困難であるために行うものはこれに含まない。ただし，経管栄養のみでカロリー不足の場合については，離脱についての計画を作成し実施している場合に限り，経管栄養との一部併用の場合も該当するものとする。中心静脈栄養の終了後も７日間に限り，引き続き処置等に係る医療区分２として取り扱うことができる。
また，療養病棟入院基本料を算定する場合において，広汎性腹膜炎，腸閉塞，難治性嘔吐，難治性下痢，活動性の消化管出血，炎症性腸疾患，短腸症候群，消化管瘻又は急性膵炎を有する患者以外を対象として，中心静脈栄養を開始した日から30日を超えて実施するものが本項目に該当する。
有床診療所療養病床入院基本料を算定する場合にあっては，本項目は適用しない。
なお，毎月末において，当該中心静脈栄養を必要とする状態に該当しているか確認を行い，その結果を診療録等に記載すること。

32. 人工腎臓，持続緩徐式血液濾過，腹膜灌流又は血漿交換療法

【項目の定義】

人工腎臓，持続緩徐式血液濾過，腹膜灌流又は血漿交換療法

【評価の単位】

月１回

【留意点】

人工腎臓，持続緩徐式血液濾過，腹膜灌流又は血漿交換療法について，継続的に適切に行われていれば，毎日行われている必要はないものとする。

33. 肺炎に対する治療

【項目の定義】

肺炎に対し画像診断及び血液検査を行い，肺野に明らかな浸潤影を認め，血液検査上炎症所見を伴い，治療が必要な場合

【評価の単位】

１日毎

【留意点】

－

34. 褥瘡に対する治療（DESIGN-R2020分類d2以上の場合又

は褥瘡が２カ所以上に認められる場合に限る）

【項目の定義】

褥瘡に対する治療（DESIGN-R2020分類d2以上に該当する場合若しくは褥瘡が２か所以上に認められる状態に限る）
d0：皮膚損傷・発赤無し
d1：持続する発赤
d2：真皮までの損傷
D3：皮下組織までの損傷
D4：皮下組織を超える損傷
D5：関節腔，体腔に至る損傷
DDTI：深部損傷褥瘡（DTI）疑い
DU：深さ判定が不能の場合

【評価の単位】

１日毎

【留意点】

部位，大きさ，深度等の褥瘡の程度について診療録に記載し，それぞれについての治療計画を立て治療を実施している場合に該当するものとする。

ただし，入院又は転院時既に発生していた褥瘡に限り，治癒又は軽快後も30日間に限り，引き続き医療区分２として取り扱うことができる。ただし，当該取り扱いを行う場合については，入院している患者に係る褥瘡の発生割合について，患者または家族の求めに応じて説明を行うこと。

35. 末梢循環障害による下肢末端の開放創に対する治療

【項目の定義】

末梢循環障害による下肢末端の開放創に対する治療（以下の分類にて第２度以上に該当する場合に限る）
第１度：皮膚の発赤が持続している部位があり，圧迫を取り除いても消失しない（皮膚の損傷はない）
第２度：皮膚層の部分的喪失：びらん，水疱，浅いくぼみとして表れる
第３度：皮膚層がなくなり潰瘍が皮下組織にまで及ぶ。深いくぼみとして表れ，隣接組織まで及んでいることもあれば，及んでいないこともある
第４度：皮膚層と皮下組織が失われ，筋肉や骨が露出している

【評価の単位】

１日毎

【留意点】

－

36. うつ症状に対する治療

【項目の定義】

うつ症状に対する治療（精神保健指定医の処方によりうつ症状に対する薬を投与している場合，入院精神療法，精神科作業療法及び心身医学療法など，「診療報酬の算定方法」別表第１第２章第８部の精神科専門療法のいずれかを算定している場合に限る）

【評価の単位】

１日毎

【留意点】

「うつ症状」は，以下の７項目のそれぞれについて，うつ症状が初めてみられた日以降において，３日間のうち毎日観察された場合を２点，１日又は２日観察された場合を１点として評価を行う。
ａ．否定的な言葉を言った
ｂ．自分や他者に対する継続した怒り
ｃ．現実には起こりそうもないことに対する恐れを表現した
ｄ．健康上の不満を繰返した
ｅ．たびたび不安，心配事を訴えた
ｆ．悲しみ，苦悩，心配した表情
ｇ．何回も泣いたり涙もろい

本評価によって，３日間における７項目の合計が４点以上であり，かつ，うつ症状に対する治療が行われている場合に限る。

なお，医師を含めた当該病棟（床）の医療従事者により，原因や治療方針等について検討を行い，治療方針に基づき実施したケアの内容について診療録等に記載すること。

37. １日８回以上の喀痰吸引

【項目の定義】

１日８回以上の喀痰吸引

【評価の単位】

１日毎

【留意点】

本項目でいう１日８回以上の喀痰吸引とは，夜間を含め３時間に１回程度の喀痰吸引を行っていることをいう。

38. 気管切開又は気管内挿管（発熱を伴う状態を除く）

【項目の定義】

気管切開又は気管内挿管（発熱を伴う状態を除く）

【評価の単位】

１日毎

【留意点】

－

39. 創傷（手術創や感染創を含む），皮膚潰瘍又は下腿若しくは足部の蜂巣炎，膿等の感染症に対する治療

【項目の定義】

創傷（手術創や感染創を含む），皮膚潰瘍又は下腿若しくは足部の蜂巣炎，膿等の感染症に対する治療（１日２回以上，ガーゼや創傷被覆材の交換が必要な場合に限る）

【評価の単位】

１日毎

【留意点】

－

40. 酸素療法（密度の高い治療を要する状態を除く）

【項目の定義】

酸素療法（密度の高い治療を要する状態を除く）

【評価の単位】

１日毎

【留意点】

酸素非投与下において，安静時，睡眠時，運動負荷いずれかで動脈血酸素飽和度が90％以下となる状態であって，医療区分３に該当する状態を除く。すなわち，安静時に3L/分未満の酸素投与下で動脈血酸素飽和度90％以上を維持できる状態〔肺炎等急性増悪により点滴治療を要した状態（点滴を実施した日から30日間までに限る）及びNYHA重症度分類のⅢ度又はⅣ度の心不全の状態を除く〕をいう。なお，毎月末において当該酸素療法を必要とする状態に該当しているか確認を行い，その結果を診療録等に記載すること。

Ⅲ．ADL区分

当日を含む過去３日間の全勤務帯における患者に対する支援のレベルについて，下記の４項目（ａ．～ｄ．）に０～６の範囲で最も近いものを記入し合計する。新入院（転棟）の場合は，入院（転棟）後の状態について評価する。

項目	内容	支援のレベル
ａ．ベッド上の可動性	横になった状態からどのように動くか，寝返りをうったり，起き上がったり，ベッド上の身体の位置を調整する	
ｂ．移乗	ベッドからどのように，いすや車いすに座ったり，立ち上がるか（浴槽や便座への移乗は除く）	
ｃ．食事	どのように食べたり，飲んだりするか（上手，下手に関係なく）経管や経静脈栄養も含む	

基施

入院基本

d．トイレの使用	どのようにトイレ（ポータブルトイレ，便器，尿器を含む）を使用するか 排泄後の始末，おむつの替え，人工肛門またはカテーテルの管理，衣服を整える（移乗は除く）	
	（合計点）	

0　自立：手助け，準備，観察は不要または１～２回のみ
1　準備のみ：物や用具を患者の手の届く範囲に置くことが３回以上
2　観察：見守り，励まし，誘導が３回以上
3　部分的な援助：動作の大部分（50％以上）は自分でできる・四肢の動きを助けるなどの体重（身体）を支えない援助を３回以上
4　広範な援助：動作の大部分（50％以上）は自分でできるが，体重を支える援助（たとえば，四肢や体幹の重みを支える）を３回以上
5　最大の援助：動作の一部（50％未満）しか自分でできず，体重を支える援助を３回以上
6　全面依存：まる３日間すべての面で他者が全面援助した（および本動作は一度もなかった場合）

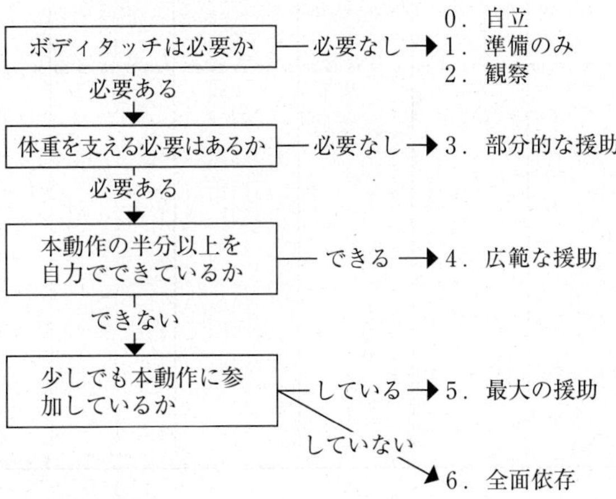

Ⅳ．その他

91．身体的拘束を実施している

【項目の定義】

抑制帯等，患者の身体又は衣服に触れる何らかの用具を使用して一時的に当該患者の身体を拘束し，その運動を抑制する行動の制限をいう。

【留意点】

患者又は他の患者等の生命又は身体を保護するため緊急やむを得ない場合を除き，身体的拘束を行ってはならないこと。

身体抑制を行う場合には，その態様及び時間，その際の患者の心身の状況並びに緊急やむを得ない理由を記録すること。

(別紙8の2) 新　医療区分・ADL区分等に係る評価票（療養病棟入院基本料）

年　　月分

氏名	
	1男 2女　1明 2大 3昭 4平 5令　．　．　生

入院元（入院した月に限り記載）
- □ 一般病棟（自院以外の急性期病院からの転院）
- □ 一般病棟（自院の急性期病棟からの転棟）
- □ 他の病棟（急性期医療を担う保険医療機関の一般病棟以外）
- □ 介護医療院
- □ 介護老人保健施設
- □ 特別養護老人ホーム
- □ 有料老人ホーム等
- □ 自宅

退院先（退院した月に限り記載）
- □ 一般病棟（急性期病棟への転院・転棟）
- □ 他の病棟（急性期医療を担う保険医療機関の一般病棟以外）
- □ 介護医療院
- □ 介護老人保健施設
- □ 特別養護老人ホーム
- □ 有料老人ホーム等
- □ 自宅
- □ 死亡

【留意事項】

療養病棟に入院する患者については，別添6の別紙8の「医療区分・ADL区分等に係る評価票　評価の手引き」を用いて毎日評価を行い，患者の状態像に応じて，該当する区分に「○」を記入すること。その際，該当する全ての項目に記載すること。また，頻度が定められていない項目については☆に「○」を記入すること。

Ⅰ　算定期間に限りがある区分

処置等に係る医療区分 3

項目	期間	1	2	3	4	5	6	7	8	9	10	11	12	13	14	15	16	17	18	19	20	21	22	23	24	25	26	27	28	29	30	31
1 24時間持続しての点滴	7																															
2 中心静脈栄養（広汎性腹膜炎，腸閉塞，難治性嘔吐，難治性下痢，活動性の消化管出血，炎症性腸疾患，短腸症候群，消化管瘻若しくは急性膵炎を有する患者以外を対象として，中心静脈栄養を開始した日から30日以内に実施するものに限る）	30																															

疾患・状態に係る医療区分 2

項目	期間	1	2	3	4	5	6	7	8	9	10	11	12	13	14	15	16	17	18	19	20	21	22	23	24	25	26	27	28	29	30	31
3 消化管等の体内からの出血が反復継続している状態	7																															

処置等に係る医療区分 2

項目	期間	1	2	3	4	5	6	7	8	9	10	11	12	13	14	15	16	17	18	19	20	21	22	23	24	25	26	27	28	29	30	31
4 尿路感染症に対する治療	14																															
5 傷病等によりリハビリテーションが必要な場合	30																															
6 81，かつ，83の場合	7																															
7 82，かつ，83の場合	3																															
8 せん妄に対する治療	7																															
9 84，かつ，82又は83の場合	7																															
10 頻回の血糖検査	3																															

Ⅱ　算定期間に限りがない区分

疾患・状態に係る医療区分 3

項目	☆
11 スモン	
12 注1を参照	

項目	1	2	3	4	5	6	7	8	9	10	11	12	13	14	15	16	17	18	19	20	21	22	23	24	25	26	27	28	29	30	31
13 86に該当，かつ，1～38（12を除く）に1項目以上該当する場合																															

処置等に係る医療区分 3

項目	期間	1	2	3	4	5	6	7	8	9	10	11	12	13	14	15	16	17	18	19	20	21	22	23	24	25	26	27	28	29	30	31
14 中心静脈栄養（広汎性腹膜炎，腸閉塞，難治性嘔吐，難治性下痢，活動性の消化管出血，炎症性腸疾患，短腸症候群，消化管瘻若しくは急性膵炎を有する患者を対象とする場合）																																
15 人工呼吸器の使用																																
16 ドレーン法又は胸腔若しくは腹腔の洗浄																																
17 85，かつ，83の場合																																
18 酸素療法（密度の高い治療を要する状態に限る）																																
19 感染症の治療の必要性から隔離室での管理																																

疾患・状態に係る医療区分 2

項目	☆
20 筋ジストロフィー	
21 多発性硬化症	
22 筋萎縮性側索硬化症	

23 パーキンソン病関連疾患（進行性核上性麻痺，大脳皮質基底核変性症，パーキンソン病（ホーエン・ヤールの重症度分類がステージ３以上であって生活機能障害度がⅡ度又はⅢ度の状態に限る））

24 その他の指定難病等（10及び19～22までを除く）

25 脊髄損傷（頸椎損傷を原因とする麻痺が四肢すべてに認められる場合に限る）

26 慢性閉塞性肺疾患（ヒュー・ジョーンズの分類がⅤ度の状態に該当する場合に限る）

27 注２を参照

28 基本診療料の施設基準等の別表第五の三の三の患者

1 2 3 4 5 6 7 8 9 10 11 12 13 14 15 16 17 18 19 20 21 22 23 24 25 26 27 28 29 30 31

29 悪性腫瘍（医療用麻薬等の薬剤投与による疼痛コントロールが必要な場合に限る）

30 他者に対する暴行が毎日認められる場合

処置等に係る医療区分 2

☆

31 中心静脈栄養（広汎性腹膜炎，腸閉塞，難治性嘔吐，難治性下痢，活動性の消化管出血，炎症性腸疾患，短腸症候群，消化管瘻若しくは急性膵炎を有する患者以外を対象として，中心静脈栄養を開始した日から30日を超えて実施するものに限る）

32 人工腎臓，持続緩徐式血液濾過，腹膜灌流又は血漿交換療法

1 2 3 4 5 6 7 8 9 10 11 12 13 14 15 16 17 18 19 20 21 22 23 24 25 26 27 28 29 30 31

33 肺炎に対する治療

34 褥瘡に対する治療（皮膚層の部分的喪失が認められる場合又は褥瘡が２ヵ所以上に認められる場合に限る）

35 末梢循環障害による下肢末端の開放創に対する治療

36 うつ症状に対する治療

37 １日８回以上の喀痰吸引

38 気管切開又は気管内挿管（発熱を伴う状態を除く）

39 創傷（手術創や感染創を含む），皮膚潰瘍又は下腿若しくは足部の蜂巣炎，膿等の感染症に対する治療

40 酸素療法（17を除く）

41 86に該当，かつ，1～38（12を除く）に該当しない場合

☆ 1 2 3 4 5 6 7 8 9 10 11 12 13 14 15 16 17 18 19 20 21 22 23 24 25 26 27 28 29 30 31

疾患・状態に係る医療区分３（スモンを除く）の該当有無

疾患・状態に係る医療区分３（スモン）の該当有無

処置等に係る医療区分３の該当有無

疾患・状態に係る医療区分２の該当有無

処置等に係る医療区分２の該当有無

上記いずれにも該当しない場合（医療区分１）

81 脱水に対する治療

82 頻回の嘔吐に対する治療

83 発熱がある状態

84 経鼻胃管や胃瘻等の経腸栄養

85 気管切開又は気管内挿管

86 医師及び看護職員により，常時，監視及び管理を実施している状態

87 中心静脈カテーテル関連血流感染症に対しての治療

91 身体的拘束を実施している

Ⅲ ADL区分評価

【留意事項】

月初め（月の途中から入院又は転棟してきた場合には，入院又は転棟時）に，必ず各項目に評価点（０～６）を記入することとし，その後ADLが変化した場合は該当日に評価点を記入すること。なお，該当日以降に各区分のADLの変化がなければ記入しなくても良い。

1 2 3 4 5 6 7 8 9 #

a	ベッド上の可動性
b	移乗
c	食事
d	トイレの使用

ADL得点（合計得点０～24）

患者の状態像評価

【留意事項】 月初め（月の途中から入院した場合には，入院時）に，必ずⅠ～Ⅲの評価結果に基づき，該当する区分に「○」を記入することとし，その後状態等が変化し，該当しなくなった場合には「×」を記入すること。なお，該当日以降に状態等の変化がなければ記入しなくても良い。

1 2 3 4 5 6 7 8 9 #

	疾患・状態に係る医療区分の評価		処置等に係る医療区分の評価		ADL区分の評価	
1	医療区分3	医療区分３の該当項目数が１以上（スモン除く）	医療区分3	医療区分３の該当項目数が１以上	ADL区分3	ADL得点23~24
2	医療区分3	医療区分３の該当項目数が１以上（スモン除く）	医療区分3	医療区分３の該当項目数が１以上	ADL区分2	ADL得点11~22
3	医療区分3	医療区分３の該当項目数が１以上（スモン除く）	医療区分3	医療区分３の該当項目数が１以上	ADL区分1	ADL得点0~10
4	医療区分3	医療区分３の該当項目数が１以上（スモン除く）	医療区分2	医療区分3の該当項目数が0で医療区分2の該当項目数が1以上	ADL区分3	ADL得点23~24
5	医療区分3	医療区分３の該当項目数が１以上（スモン除く）	医療区分2	医療区分3の該当項目数が0で医療区分2の該当項目数が1以上	ADL区分2	ADL得点11~22
6	医療区分3	医療区分３の該当項目数が１以上（スモン除く）	医療区分2	医療区分3の該当項目数が0で医療区分2の該当項目数が1以上	ADL区分1	ADL得点0~10
7	医療区分3	医療区分３の該当項目数が１以上（スモン除く）	医療区分1	医療区分評価３・２いずれの該当項目数も０	ADL区分3	ADL得点23~24
8	医療区分3	医療区分３の該当項目数が１以上（スモン除く）	医療区分1	医療区分評価３・２いずれの該当項目数も０	ADL区分2	ADL得点11~22
9	医療区分3	医療区分３の該当項目数が１以上（スモン除く）	医療区分1	医療区分評価３・２いずれの該当項目数も０	ADL区分1	ADL得点0~10
10	医療区分2	医療区分3の該当項目数が0で医療区分2の該当項目数が1	医療区分3	医療区分３の該当項目数が１以上	ADL区分3	ADL得点23~24
11	医療区分2	医療区分3の該当項目数が0で医療区分2の該当項目数が1	医療区分3	医療区分３の該当項目数が１以上	ADL区分2	ADL得点11~22
12	医療区分2	医療区分3の該当項目数が0で医療区分2の該当項目数が1	医療区分3	医療区分３の該当項目数が１以上	ADL区分1	ADL得点0~10
13	医療区分2	医療区分3の該当項目数が0で医療区分2の該当項目数が1	医療区分2	医療区分3の該当項目数が0で医療区分2の該当項目数が1以上	ADL区分3	ADL得点23~24
14	医療区分2	医療区分3の該当項目数が0で医療区分2の該当項目数が1	医療区分2	医療区分3の該当項目数が0で医療区分2の該当項目数が1以上	ADL区分2	ADL得点11~22
15	医療区分2	医療区分3の該当項目数が0で医療区分2の該当項目数が1	医療区分2	医療区分3の該当項目数が0で医療区分2の該当項目数が1以上	ADL区分1	ADL得点0~10
16	医療区分2	医療区分3の該当項目数が0で医療区分2の該当項目数が1	医療区分1	医療区分評価３・２いずれの該当項目数も０	ADL区分3	ADL得点23~24
17	医療区分2	医療区分3の該当項目数が0で医療区分2の該当項目数が1	医療区分1	医療区分評価３・２いずれの該当項目数も０	ADL区分2	ADL得点11~22
18	医療区分2	医療区分3の該当項目数が0で医療区分2の該当項目数が1	医療区分1	医療区分評価３・２いずれの該当項目数も０	ADL区分1	ADL得点0~10
19	医療区分1	医療区分評価３・２いずれの該当項目数も０	医療区分3	医療区分３の該当項目数が１以上	ADL区分3	ADL得点23~24
20	医療区分1	医療区分評価３・２いずれの該当項目数も０	医療区分3	医療区分３の該当項目数が１以上	ADL区分2	ADL得点11~22
21	医療区分1	医療区分評価３・２いずれの該当項目数も０	医療区分3	医療区分３の該当項目数が１以上	ADL区分1	ADL得点0~10
22	医療区分1	医療区分評価３・２いずれの該当項目数も０	医療区分2	医療区分3の該当項目数が0で医療区分2の該当項目数が1以上	ADL区分3	ADL得点23~24
23	医療区分1	医療区分評価３・２いずれの該当項目数も０	医療区分2	医療区分3の該当項目数が0で医療区分2の該当項目数が1以上	ADL区分2	ADL得点11~22
24	医療区分1	医療区分評価３・２いずれの該当項目数も０	医療区分2	医療区分3の該当項目数が0で医療区分2の該当項目数が1以上	ADL区分1	ADL得点0~10

25	医療区分１	医療区分評価３・２いずれの該当項目数も０	医療区分１	医療区分評価３・２いずれの該当項目数も０	ADL区分３	ADL得点23~24
26	医療区分１	医療区分評価３・２いずれの該当項目数も０	医療区分１	医療区分評価３・２いずれの該当項目数も０	ADL区分２	ADL得点11~22
27	医療区分１	医療区分評価３・２いずれの該当項目数も０	医療区分１	医療区分評価３・２いずれの該当項目数も０	ADL区分１	ADL得点0~10
28	医療区分３	医療区分３（スモン）に該当			ADL区分３	ADL得点23~24
29	医療区分３	医療区分３（スモン）に該当			ADL区分２	ADL得点11~22
30	医療区分３	医療区分３（スモン）に該当			ADL区分１	ADL得点0~10

※　当該患者に係る疾患又は状態等，ADL区分評価については，該当する全てのものについて記入すること。

注1

ア　平成20年3月31日において現に障害者施設等入院基本料を算定する病棟に入院している患者のうち，重度の肢体不自由児（者），脊髄損傷等の重度障害者，重度の意識障害者，筋ジストロフィー患者，難病患者等であって別表第５の２若しくは別表第５の３の患者

イ「基本診療料の施設基準等」の別表第12に掲げる神経難病等の患者であって，平成18年6月30日において現に特殊疾患療養病棟入院料1を算定する療養病棟に入院している患者（仮性球麻痺の患者以外の患者に限る）

ウ　平成20年3月31日において現に特殊疾患入院医療管理料を算定する病室に入院している患者のうち，脊髄損傷等の重度障害者，重度の意識障害者，筋ジストロフィー患者，難病患者等

エ　平成20年3月31日において現に特殊疾患療養病棟入院料1を算定する病棟に入院している患者のうち，脊髄損傷等の重度障害者，重度の意識障害者，筋ジストロフィー患者，難病患者等

注2

ア　平成20年3月31日において現に障害者施設等入院基本料を算定する病棟に入院している患者のうち，重度の肢体不自由児（者），脊髄損傷等の重度障害者，重度の意識障害者，筋ジストロフィー患者，難病患者等であって別表第５の２又は別表第５の３の患者以外の患者

イ「基本診療料の施設基準等」の別表第12に掲げる神経難病等の患者であって，平成18年6月30日において現に特殊疾患療養病棟入院料2を算定する療養病棟に入院している患者（仮性球麻痺の患者以外の患者に限る）（別表第５の２の患者は除く）

ウ　平成20年3月31日において現に特殊疾患療養病棟入院料2を算定する病棟に入院している患者のうち，重度の肢体不自由児（者）等，重度の障害者（脊髄損傷等の重度障害者，重度の意識障害者，筋ジストロフィー患者及び難病患者等を除く）（別表第５の２の患者は除く）

褥瘡の状態の評価

【留意事項】 ADL区分３の状態の患者において，褥瘡対策加算を算定する日は，別紙様式46「褥瘡対策に関する評価」を用いて評価した当該日のDESIGN-R2020の合計点（深さの点数は加えない）を必ず記入すること。なお，ADL区分３以外の状態の日又は褥瘡対策加算を算定しない日は記入しなくても良い。

1 2 3 4 5 6 7 8 9 #

DESIGN－Rの合計点（深さの点数は加えない）

(別紙8の3)新 医療区分・ADL区分等に係る評価票(有床診療所療養病床入院基本料)

年 月分

氏名	
	1男 2女 1明 2大 3昭 4平 5令 . . 生

入院元(入院した月に限り記載)
- □ 一般病棟(自院以外の急性期病院からの転院)
- □ 一般病棟(自院の急性期病棟からの転棟)
- □ 他の病棟(急性期医療を担う保険医療機関の一般病棟以外)
- □ 介護医療院
- □ 介護老人保健施設
- □ 特別養護老人ホーム
- □ 有料老人ホーム等
- □ 自宅

退院先(退院した月に限り記載)
- □ 一般病棟(急性期病棟への転院・転棟)
- □ 他の病棟(急性期医療を担う保険医療機関の一般病棟以外)
- □ 介護医療院
- □ 介護老人保健施設
- □ 特別養護老人ホーム
- □ 有料老人ホーム等
- □ 自宅
- □ 死亡

【留意事項】

療養病床に入院する患者については,別添6の別紙8の「医療区分・ADL区分等に係る評価票 評価の手引き」を用いて毎日評価を行い,患者の状態像に応じて,該当する区分に「○」を記入すること。その際,該当する全ての項目に記載すること。また,頻度が定められていない項目については☆に「○」を記入すること。

Ⅰ 算定期間に限りがある区分

医療区分 3

項目	期間	1	2	3	4	5	6	7	8	9	10	11	12	13	14	15	16	17	18	19	20	21	22	23	24	25	26	27	28	29	30	31
1 24時間持続しての点滴	7																															

医療区分 2

項目	期間	1	2	3	4	5	6	7	8	9	10	11	12	13	14	15	16	17	18	19	20	21	22	23	24	25	26	27	28	29	30	31
3 消化管等の体内からの出血が反復継続している状態	7																															
4 尿路感染症に対する治療	14																															
5 傷病等によりリハビリテーション	30																															
6 81,かつ,83の場合	7																															
7 82,かつ,83の場合	3																															
8 せん妄に対する治療	7																															
9 84,かつ,82又は83の場合	7																															
10 頻回の血糖検査	3																															

Ⅱ 算定期間に限りがない区分

医療区分 3

項目	☆
11 スモン	
12 注1を参照	

項目	1	2	3	4	5	6	7	8	9	10	11	12	13	14	15	16	17	18	19	20	21	22	23	24	25	26	27	28	29	30	31
13 86に該当,かつ,1~38(12を除く)に1項目以上該当する場合																															
14 中心静脈栄養																															
15 人工呼吸器の使用																															
16 ドレーン法又は胸腔若しくは腹腔の洗浄																															
17 85,かつ,83の場合																															
18 酸素療法(密度の高い治療を要する状態に限る)																															
19 感染症の治療の必要性から隔離室での管理																															

医療区分 2

項目	☆
20 筋ジストロフィー	
21 多発性硬化症	
22 筋萎縮性側索硬化症	
23 パーキンソン病関連疾患〔進行性核上性麻痺,大脳皮質基底核変性症,パーキンソン病(ホーエン・ヤールの重症度分類がステージ3以上であって生活機能障害度がⅡ度又はⅢ度の状態に限る)〕	
24 その他の指定難病等(10及び19~22までを除く)	
25 脊髄損傷(頸椎損傷を原因とする麻痺が四肢すべてに認められる場合に限る)	

26 慢性閉塞性肺疾患（ヒュー・ジョーンズの分類がⅤ度の状態に該当する場合に限る）

27 注２を参照

28 基本診療料の施設基準等の別表第５の３の３の患者

	1	2	3	4	5	6	7	8	9	10	11	12	13	14	15	16	17	18	19	20	21	22	23	24	25	26	27	28	29	30	31
29 悪性腫瘍（医療用麻薬等の薬剤投与による疼痛コントロールが必要な場合に限る）																															
30 他者に対する暴行が毎日認められる場合																															

32 人工腎臓，持続緩徐式血液濾過，腹膜灌流又は血漿交換療法

	1	2	3	4	5	6	7	8	9	10	11	12	13	14	15	16	17	18	19	20	21	22	23	24	25	26	27	28	29	30	31
33 肺炎に対する治療																															
34 褥瘡に対する治療（皮膚層の部分的喪失が認められる場合又は褥瘡が２ヵ所以上に認められる場合に限る）																															
35 末梢循環障害による下肢末端の開放創に対する治療																															
36 うつ症状に対する治療																															
37 １日８回以上の喀痰吸引																															
38 気管切開又は気管内挿管（発熱を伴う状態を除く）																															
39 創傷（手術創や感染創を含む），皮膚潰瘍又は下腿若しくは足部の蜂巣炎，膿等の感染症に対する治療																															
40 酸素療法（17を除く）																															
41 86に該当，かつ，1～38（12を除く）に該当しない場合																															

	☆	1	2	3	4	5	6	7	8	9	10	11	12	13	14	15	16	17	18	19	20	21	22	23	24	25	26	27	28	29	30	31
医療区分３の該当有無																																
医療区分２の該当有無																																
医療区分３・２いずれも０（医療区分１）																																

	1	2	3	4	5	6	7	8	9	10	11	12	13	14	15	16	17	18	19	20	21	22	23	24	25	26	27	28	29	30	31
81 脱水に対する治療																															
82 頻回の嘔吐に対する治療																															
83 発熱がある状態																															
84 経鼻胃管や胃瘻等の経腸栄養																															
85 気管切開又は気管内挿管																															
86 医師及び看護職員により，常時，監視及び管理を実施している状態																															
87 中心静脈カテーテル関連血流感染症に対しての治療																															
91 身体的拘束を実施している																															

Ⅲ ADL区分評価

【留意事項】
月初め（月の途中から入院又は転棟してきた場合には，入院又は転棟時）に，必ず各項目に評価点（０～６）を記入することとし，その後ADLが変化した場合は該当日に評価点を記入すること。なお，該当日以降に各区分のADLの変化がなければ記入しなくても良い。

	項目	1 2 3 4 5 6 7 8 9 10 11 12 13 14 15 16 17 18 19 20 21 22 23 24 25 26 27 28 29 30 31
a	ベッド上の可動性	
b	移乗	
c	食事	
d	トイレの使用	
	ADL得点（合計得点０～24）	

患者の状態像評価

【留意事項】
月初め（月の途中から入院した場合には，入院時）に，必ずⅠ～Ⅲの評価結果に基づき，該当する区分に「○」を記入することとし，その後状態等が変化し，該当しなくなった場合には「×」を記入すること。なお，該当日以降に状態等の変化がなければ記入しなくても良い。

	医療区分の評価		ADL区分の評価		1 2 3 4 5 6 7 8 9 10 11 12 13 14 15 16 17 18 19 20 21 22 23 24 25 26 27 28 29 30 31
A	医療区分３	医療区分３の該当項目数が１以上	ADL区分３～１	ADL得点０～24	
B	医療区分２	医療区分３の該当項目数が０で医療区分２の該当項目数が１以上	ADL区分３～２	ADL得点11～24	
C			ADL区分１	ADL得点０～10	
D	医療区分１	医療区分評価３・２いずれの該当項目数も０	ADL区分３	ADL得点23～24	
E			ADL区分２～１	ADL得点０～22	

※ 当該患者に係る疾患又は状態等，ADL区分評価については，該当する全てのものについて記入すること。ただし，該当する疾患又は状態等について全て記入することが困難である場合にあっては，主となる疾患又は状態等の記入でも差し支えないこと。

注１
ア 平成20年３月31日において現に障害者施設等入院基本料を算定する病棟に入院している患者のうち，重度の肢体不自由児（者），脊髄損傷等の重度障害者，重度の意識障害者，筋ジストロフィー患者，難病患者等であって別表第５の２若しくは別表第５の３の患者
イ 「基本診療料の施設基準等」の別表第12に掲げる神経難病等の患者であって，平成18年６月30日において現に特殊疾患療養病棟入院料１を算定する療養病棟に入院している患者（仮性球麻痺の患者以外の患者に限る）
ウ 平成20年３月31日において現に特殊疾患入院医療管理料を算定する病室に入院している患者のうち，脊髄損傷等の重度障害者，重度の意識障害者，筋ジストロフィー患者，難病患者等
エ 平成20年３月31日において現に特殊疾患療養病棟入院料１を算定する病棟に入院している患者のうち，脊髄損傷等の重度障害者，重度の意識障害者，筋ジストロフィー患者，難病患者等

注２
ア 平成20年３月31日において現に障害者施設等入院基本料を算定する病棟に入院している患者のうち，重度の肢体不自由児（者），脊髄損傷等の重度障害者，重度の意識障害者，筋ジストロフィー患者，難病患者等であって別表第５の２又は別表第５の３の患者以外の患者
イ 「基本診療料の施設基準等」の別表第12に掲げる神経難病等の患者であって，平成18年６月30日において現に特殊疾患療養病棟入院料２を算定する療養病棟に入院している患者（仮性球麻痺の患者以外の患者に限る）（別表第５の２の患者は除く）
ウ 平成20年３月31日において現に特殊疾患療養病棟入院料２を算定する病棟に入院している患者のうち，重度の肢体不自由児（者）等，重度の障害者（脊髄損傷等の重度障害者，重度の意識障害者，筋ジストロフィー患者及び難病患者等を除く）（別表第５の２の患者は除く）

褥瘡の状態の評価

【留意事項】
ADL区分３の状態の患者において，褥瘡対策加算を算定する日は，別紙様式46「褥瘡対策に関する評価」を用いて評価した当該日のDESIGN-R2020の合計点（深さの点数は加えない）を必ず記入すること。なお，ADL区分３以外の状態の日又は褥瘡対策加算を算定しない日は記入しなくても良い。

DESIGN－Rの合計点（深さの点数は加えない）

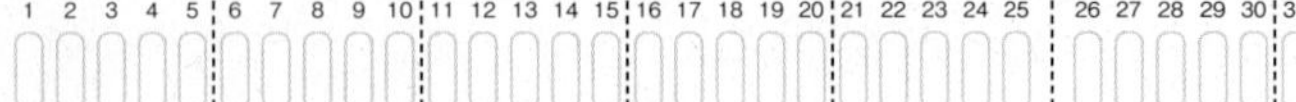

⑫別添６－別紙12　　認知症高齢者の日常生活自立度判定基準（抜粋）

ランク	判定基準	見られる症状・行動の例
Ⅰ	何らかの認知症を有するが，日常生活は家庭内及び社会的にほぼ自立している。	
Ⅱ	日常生活に支障を来すような症状・行動や意思疎通の困難さが多少見られても，誰かが注意していれば自立できる。	
Ⅱa	家庭外で上記Ⅱの状態が見られる。	たびたび道に迷うとか，買い物や事務，金銭管理などそれまでできたことにミスが目立つ等
Ⅱb	家庭内でも上記Ⅱの状態が見られる。	服薬管理ができない，電話の応対や訪問者との対応などひとりで留守番ができない等
Ⅲ	日常生活に支障を来すような症状・行動や意思疎通の困難さが見られ，介護を必要とする。	
Ⅲa	日中を中心として上記Ⅲの状態が見られる。	着替え，食事，排便・排尿が上手にできない・時間がかかるやたらに物を口に入れる，物を拾い集める，徘徊，失禁，大声・奇声をあげる，火の不始末，不潔行為，性的異常行為等
Ⅲb	夜間を中心として上記Ⅲの状態が見られる。	ランクⅢaに同じ
Ⅳ	日常生活に支障を来すような症状・行動や意思疎通の困難さが頻繁に見られ，常に介護を必要とする。	ランクⅢに同じ
M	著しい精神症状や周辺症状あるいは重篤な身体疾患が見られ，専門医療を必要とする。	せん妄，妄想，興奮，自傷・他害等の精神症状や精神症状に起因する問題行動が継続する状態等

「認知症高齢者の日常生活自立度判定基準」の活用について（平成18年４月３日老発第0403003号）厚生省老人保健福祉局長通知

⑬別添６－別紙13　　障害老人の日常生活自立度（寝たきり度）判定基準（抜粋）

生活自立	ランクＪ	何らかの障害等を有するが，日常生活はほぼ自立しており独力で外出する １　交通機関等を利用して外出する ２　隣近所へなら外出する
準寝たきり	ランクＡ	屋内での生活は概ね自立しているが，介助なしには外出しない １　介助により外出し，日中はほとんどベッドから離れて生活する ２　外出の頻度が少なく，日中も寝たり起きたりの生活をしている
寝たきり	ランクＢ	屋内での生活は何らかの介助を要し，日中もベッド上での生活が主体であるが座位を保つ １　車椅子に移乗し，食事，排泄はベッドから離れて行う ２　介助により車椅子に移乗する
	ランクＣ	１日中ベッド上で過ごし，排泄，食事，着替において介助を要する １　自力で寝返りをうつ ２　自力で寝返りもうたない

※　判定に当たっては補装具や自助具等の器具を使用した状態であっても差し支えない。

「障害老人の日常生活自立度（寝たきり度）判定基準」の活用について（平成３年11月18日老健第102－２号）厚生省大臣官房老人保健福祉部長通知

第６　診療所の入院基本料の施設基準等

１　通則

(1)　診療所であること。

(2)　当該保険医療機関を単位として看護を行うものであること。

(3)　看護又は看護補助は，当該保険医療機関の看護職員又は当該保険医療機関の主治医若しくは看護師の指示を受けた看護補助者が行うものとする。

(4)　現に看護に従事している看護職員の数を当該診療所内の見やすい場所に掲示していること。

(5)　(4)の掲示事項について，原則として，ウェブサイトに掲載していること。

２　有床診療所入院基本料の施設基準

(1)　有床診療所入院基本料の注１に規定する入院基本料の施設基準

イ　有床診療所入院基本料１の施設基準

①　当該診療所（療養病床を除く）における看護職員の数が，７以上であること。

②　患者に対して必要な医療を提供するために適切な機能を担っていること。

ロ　有床診療所入院基本料２の施設基準

①　当該診療所（療養病床を除く）における看護職員の数が，４以上７未満であること。

②　イの②の基準を満たすものであること。

ハ　有床診療所入院基本料３の施設基準

①　当該診療所（療養病床を除く）における看護職員の数が，.１以上４未満であること。

② イの②の基準を満たすものであること。

ニ 有床診療所入院基本料4の施設基準
イの①の基準を満たすものであること。

ホ 有床診療所入院基本料5の施設基準
ロの①の基準を満たすものであること。

ヘ 有床診療所入院基本料6の施設基準
ハの①の基準を満たすものであること。

(2) **有床診療所急性期患者支援病床初期加算及び有床診療所在宅患者支援病床初期加算の施設基準**

イ 有床診療所急性期患者支援病床初期加算の施設基準
次のいずれかに該当すること。
① 在宅療養支援診療所であって，過去1年間に訪問診療を実施しているものであること。
② 急性期医療を担う診療所であること。
③ 緩和ケアに係る実績を有する診療所であること。

ロ 有床診療所在宅患者支援病床初期加算の施設基準
イの①から③までのいずれかに該当すること。

(3) **夜間緊急体制確保加算の施設基準**
入院患者の病状の急変に備えた緊急の診療提供体制を確保していること。

(4) **医師配置加算の施設基準**

イ 医師配置加算1の施設基準
次のいずれにも該当すること。
① 当該診療所における医師の数が，2以上であること。
② 次のいずれかに該当すること。
1 在宅療養支援診療所であって，訪問診療を実施しているものであること。
2 急性期医療を担う診療所であること。

ロ 医師配置加算2の施設基準
当該診療所における医師の数が，2以上であること（イに該当する場合を除く）。

(5) **看護配置加算，夜間看護配置加算及び看護補助配置加算の施設基準**

イ 看護配置加算1の施設基準
当該診療所（療養病床を除く）における看護職員の数が，看護師3を含む10以上であること。

ロ 看護配置加算2の施設基準
当該診療所（療養病床を除く）における看護職員の数が，10以上であること（イに該当する場合を除く）。

ハ 夜間看護配置加算1の施設基準
当該診療所における夜間の看護職員及び看護補助者の数が，看護職員1を含む2以上であること。

ニ 夜間看護配置加算2の施設基準
当該診療所における夜間の看護職員の数が，1以上であること（ハに該当する場合を除く）。

ホ 看護補助配置加算1の施設基準
当該診療所（療養病床を除く）における看護補助者の数が，2以上であること。

ヘ 看護補助配置加算2の施設基準
当該診療所（療養病床を除く）における看護補助者の数が，1以上であること（ホに該当する場合を除く）。

(6) **看取り加算の施設基準**
当該診療所における夜間の看護職員の数が1以上であること。

(7) **有床診療所入院基本料の注9に規定する厚生労働大臣が定める施設基準**
当該診療所が，有床診療所入院基本料に係る病床及び有床診療所療養病床入院基本料に係る病床の双方を有していること。

(8) **栄養管理実施加算の施設基準**
イ 当該保険医療機関内に，常勤の管理栄養士が1名以上配置されていること。
ロ 栄養管理を行うにつき必要な体制が整備されていること。

(9) **有床診療所在宅復帰機能強化加算の施設基準**
在宅復帰支援を行うにつき十分な実績等を有していること。

(10) **有床診療所入院基本料の注12に規定する介護障害連携加算の施設基準**
介護保険法施行令（平成10年政令第412号）第2条各号に規定する疾病を有する40歳以上65歳未満の者若しくは65歳以上の者又は重度の肢体不自由児（者）の受入れにつき，十分な体制を有していること。

3 有床診療所療養病床入院基本料の施設基準等

(1) **通則**
療養病床であること。

(2) **有床診療所療養病床入院基本料の施設基準等**

イ 有床診療所療養病床入院基本料の注1に規定する入院基本料の施設基準
① 当該有床診療所に雇用され，その療養病床に勤務することとされている看護職員の数は，当該療養病床の入院患者の数が4又はその端数を増すごとに1以上であること。
② 当該有床診療所に雇用され，その療養病床に勤務することとされている看護補助者の数は，当該療養病床の入院患者の数が4又はその端数を増すごとに1以上であること。
③ 当該病棟に入院している患者に係る褥瘡の発生割合等について継続的に測定を行い，その結果に基づき評価を行っていること。
④ 当該病棟の入院患者に関するロの区分に係る疾患・状態及び処置等並びにADLの判定基準による判定について，記録していること。

ロ 有床診療所療養病床入院基本料の注1本文に規定する厚生労働大臣が定める区分
① **入院基本料A**
医療区分3（p.872）の患者
② **入院基本料B**
医療区分2の患者（医療区分3の患者を除く）であって，ADL区分3又はADL区分2であるもの
③ **入院基本料C**
医療区分2の患者（医療区分3の患者を除く）であって，ADL区分1であるもの
④ **入院基本料D**
別表第5の2の1に掲げる疾患・状態にある患者及び**同表の2**に掲げる処置等が実施されている患者並びに**別表第5の3の1**に掲げる疾患・状態にある患者及び**同表の2**に掲げる処置等が実施されている患者並びに**同表の3**に掲げる患者以外の患者（以下「医療区分1の患者」という）であって，ADL区分3であるもの
⑤ **入院基本料E**
医療区分1の患者であって，ADL区分2又はADL区分1であるもの

ハ 有床診療所療養病床入院基本料に含まれる画像診断及び処置の費用並びに含まれない除外薬剤及

基施

入院基本

び注射薬の費用

有床診療所療養病床入院基本料（特別入院基本料を含む）を算定する患者に対して行った検査，投薬，注射並びに**別表第５**（p.871）に掲げる画像診断及び処置の費用（フィルムの費用を含む）は，当該入院基本料に含まれるものとし，**別表第５**（p.871）及び**別表第５の１の２**（p.871）に掲げる薬剤及び注射薬の費用は，当該入院基本料に含まれないものとする。

ニ　有床診療所療養病床入院基本料の注４に規定する厚生労働大臣が定める状態

別表第５の４（p.873）に掲げる状態

ホ　有床診療所急性期患者支援療養病床初期加算及び有床診療所在宅患者支援療養病床初期加算の施設基準

在宅療養支援診療所であって，過去１年間に訪問診療を実施しているものであること。

ヘ　看取り加算の施設基準

当該診療所における夜間の看護職員の数が１以上であること。

ト　有床診療所療養病床入院基本料の注９に規定する厚生労働大臣が定める施設基準

当該診療所が，有床診療所入院基本料に係る病床及び有床診療所療養病床入院基本料に係る病床の双方を有していること。

チ　栄養管理実施加算の施設基準

①　当該保険医療機関内に，常勤の管理栄養士が１名以上配置されていること。

②　栄養管理を行うにつき必要な体制が整備されていること。

(3)　有床診療所療養病床在宅復帰機能強化加算の施設基準

在宅復帰支援を行うにつき十分な実績等を有していること。

→　第３　診療所の入院基本料等に関する施設基準

診療所である保険医療機関の入院基本料等に関する基準は，「基本診療料の施設基準等」並びに**第２**（**編注**：「病院の入院基本料等に関する施設基準」，p.704）の４の(1)のア及びイ，(2)のア及びオ，キの(イ)及び(ロ)，ク並びに(6)のア及びイの他，下記のとおりとする。

1　看護関連記録が整備され，勤務の実態が明確である。なお，看護関連記録の様式，名称等は，各診療所が適当とする方法で差し支えない。

2　看護職員の数は，入院患者の看護と外来，手術等の看護が一体として実施されている実態を踏まえ，当該診療所に勤務しその業務に従事する看護師又は准看護師の数とする。

3　個々の患者の病状にあった適切な看護が実施されている。また，効果的な医療が提供できるよう，看護計画が策定されている。

4　当該保険医療機関においてパートタイム労働者として継続して勤務する看護要員の人員換算の方法は，

$$\frac{\text{パートタイム労働者の１か月間の実労働時間}}{\text{常勤職員の所定労働時間}}$$

による。ただし，計算に当たって１人のパートタイム労働者の実労働時間が常勤職員の所定労働時間を超えた場合は，所定労働時間以上の勤務時間は算入せず，「１人」として算出する。なお，常勤職員の週当たりの所定労働時間が32時間未満の場合は，32時間を所定労働時間として計算する。

5　有床診療所入院基本料の施設基準

(1)　有床診療所入院基本料１の施設基準

ア　当該診療所（療養病床を除く）における看護職員の数が，７以上である。

イ　次の施設基準のうち，(イ)に該当する又は(ロ)から(ル)までのうち２つ以上に該当する。

(イ)　過去１年間に，介護保険によるリハビリテーション（介護保険法第８条第８項に規定する通所リハビリテーション又は同法第８条の２第８項に規定する介護予防通所リハビリテーション），同法第８条第６項に規定する居宅療養管理指導，同条第10項に規定する短期入所療養介護，同条第23項に規定する複合型サービス，同法第８条の２第６項に規定する介護予防居宅療養管理指導若しくは同条第10項に規定する介護予防短期入所療養介護を提供した実績がある，同法第８条第29項に規定する介護医療院を併設している，又は同法第46条第１項に規定する指定居宅介護支援事業者若しくは同法第53条第１項に規定する指定介護予防サービス事業者である。

(ロ)　在宅療養支援診療所であって，過去１年間に訪問診療を実施した実績がある。

(ハ)　過去１年間の急変時の入院件数が６件以上である。なお，「急変時の入院」とは，患者の病状の急変等による入院を指し，予定された入院は除く。

(ニ)　「注６」に規定する夜間看護配置加算１又は２の届出を行っている。

(ホ)　**Ａ001**再診料の「注10」に規定する時間外対応加算１の届出を行っている。

(ヘ)　過去１年間の新規入院患者のうち，他の急性期医療を担う病院の一般病棟からの受入れが１割以上である。なお，急性期医療を担う病院の一般病棟とは，一般病棟入院基本料，７対１入院基本料〔特定機能病院入院基本料（一般病棟に限る）又は専門病院入院基本料に限る〕，10対１入院基本料〔特定機能病院入院基本料（一般病棟に限る）又は専門病院入院基本料に限る〕，13対１入院基本料（専門病院入院基本料に限る）又は15対１入院基本料（専門病院入院基本料に限る）を算定する病棟である。ただし，地域一般入院基本料，13対１入院基本料又は15対１入院基本料を算定する保険医療機関にあっては**Ａ205**救急医療管理加算の算定を行っている場合に限る。

(ト)　過去１年間の当該保険医療機関内における看取りの実績が２件以上である。

(チ)　過去１年間の全身麻酔，脊椎麻酔又は硬膜外麻酔（手術を実施した場合に限る）の患者数（分娩を除く）が30件以上である。

(リ)　**Ａ317**特定一般病棟入院料の「注１」に規定する厚生労働大臣が定める地域に所在する有床診療所である。

(ヌ)　過去１年間の分娩を行った総数（帝王切開を含む）が30件以上である。

(ル)　過去１年間に，**Ａ208**乳幼児加算・幼児加算，**Ａ212**超重症児（者）入院診療加算・準超重症児（者）入院診療加算又は**Ａ221-2**小児療養環境特別加算を算定した実績がある。

(2)　有床診療所入院基本料２の施設基準

ア　当該診療所（療養病床を除く）における看護職員の数が，４以上７未満である。

イ　(1)のイを満たしている。

(3)　有床診療所入院基本料３の施設基準

ア　当該診療所（療養病床を除く）における看護職員の数が，１以上４未満である。

イ　(1)のイを満たしている。

(4)　有床診療所入院基本料４の施設基準

(1)のアを満たしている。

(5)　有床診療所入院基本料５の施設基準

(2)のアを満たしている。

(6)　有床診療所入院基本料６の施設基準

(3)のアを満たしている。

6　有床診療所入院基本料１，２，４又は５の届出をしている診療所にあっては，看護師を１人以上配置することが望ましい。

7　夜間（当該診療所が診療応需の態勢を解除している時間

基施

入院基本

帯で概ね午後6時から午前8時までをいう）における緊急時の体制を整備することとし，看護要員を1人以上配置している。

8 有床診療所急性期患者支援病床初期加算及び有床診療所在宅患者支援病床初期加算の施設基準

次のいずれかに該当する。

(1) 在宅療養支援診療所であって，過去1年間に訪問診療を実施した実績がある。

(2) 全身麻酔，脊椎麻酔又は硬膜外麻酔（手術を実施した場合に限る）の患者数が年間30件以上である。

(3) 救急病院等を定める省令に基づき認定された救急診療所である。

(4) 「救急医療対策の整備事業について」に規定された在宅当番医制又は病院群輪番制に参加している有床診療所である。

(5) B001の「22」がん性疼痛緩和指導管理料を算定している。

(6) 「注6」に規定する夜間看護配置加算1又は2を算定しており，夜間の診療応需態勢を確保している。

9 医師配置加算の施設基準

(1) 医師配置加算1については，次のいずれかに該当する診療所である。

ア 在宅療養支援診療所であって，過去1年間に訪問診療を実施した実績がある。

イ 全身麻酔，脊椎麻酔又は硬膜外麻酔（手術を実施した場合に限る）の患者数が年間30件以上である。

ウ 救急病院等を定める省令に基づき認定された救急診療所である。

エ 「救急医療対策の整備事業について」に規定された在宅当番医制又は病院群輪番制に参加している有床診療所である。

オ B001の「22」がん性疼痛緩和指導管理料を算定している。

カ 「注6」に規定する夜間看護配置加算1又は2を算定しており，夜間の診療応需態勢を確保している。

(2) 施設基準に係る当該有床診療所における医師数は，常勤の医師（週4日以上常態として勤務しており，かつ，所定労働時間が週32時間以上である者をいう）の他，非常勤医師の実労働時間数を常勤換算し算入することができる。

10 看護配置に係る加算の施設基準

(1) 看護配置加算1については，看護職員の数が，看護師3名を含む10名以上である。

(2) 看護配置加算2については，看護職員の数が10名以上である。ただし，看護配置加算1に該当する場合を除く。

(3) 夜間看護配置加算1については，夜間の看護要員の数が，看護職員1名を含む2名以上である。なお，2名のうち1名は当直で良いが，看護職員が1名のみである場合には，当該看護職員については当直によることはできない。

(4) 夜間看護配置加算2については，夜間の看護職員の数が1名以上である。ただし，夜間看護配置加算1に該当する場合を除く。なお，当該看護職員については，当直でも良い。

11 看護補助配置加算の施設基準

(1) 看護補助配置加算1については，当該診療所（療養病床を除く）における看護補助者の数が2名以上である。

(2) 看護補助配置加算2については，当該診療所（療養病床を除く）における看護補助者の数が1名である。ただし，看護補助配置加算1に該当する場合を除く。

12 看取り加算の施設基準

当該診療所における夜間の看護職員の数が1以上である。ただし，有床診療所入院基本料と有床診療所療養病床入院基本料のいずれも届け出ている保険医療機関においては，届出を行っているいずれかの病床で夜間の看護職員の数が1以上である。

13 栄養管理実施加算の基準

栄養管理を担当する常勤の管理栄養士が1名以上配置されている。

14 療養病床を有する場合は，長期にわたり療養を必要とする患者にふさわしい看護を行うのに必要な器具器械が備え付けられている。

15 「基本診療料の施設基準等」の**第6の3**〔「有床診療所療養病床入院基本料の施設基準等」，p.736〕の(2)の**ロ**に規定する区分

当該療養病床に入院する患者については，**別添6の別紙8**の「医療区分・ADL区分等に係る評価票 評価の手引き」を用いて毎日評価を行い，**別添6の別紙8の3**（p.732）の「医療区分・ADL区分等に係る評価票（有床診療所療養病床入院基本料）」の所定の欄に記載する。その際，該当する全ての項目に記載する。

16 医療区分2に定める「褥瘡に対する治療を実施している状態」については，入院又は転院時既に褥瘡を有していた患者に限り，治癒又は軽快後も30日間に限り，引き続き医療区分2として取り扱うことができる。ただし，当該取扱いを行う場合においては，入院している患者に係る褥瘡の発生割合について，当該患者又は家族の求めに応じて説明を行う。なお，褥瘡の発生割合とは，有床診療所療養病床入院基本料を算定する全入院患者数に占める褥瘡患者数（入院又は転院時既に発生していた褥瘡患者を除く）の割合である。

17 有床診療所急性期患者支援療養病床初期加算及び有床診療所在宅患者支援療養病床初期加算の施設基準

在宅療養支援診療所であって，過去1年間に訪問診療を実施した実績がある。

18 「基本診療料の施設基準等」の**第6の3**の(2)の**イ**の③に規定する**褥瘡の発生割合等の継続的な測定及び評価**

当該施設（療養病床に限る）に入院する個々の患者について，褥瘡又は尿路感染症の発生状況や身体的拘束の実施状況を継続的に把握している。なお，その結果を**別添6の様式8の3**（p.732）の「医療区分・ADL区分等に係る評価票（有床診療所療養病床入院基本料）」の所定の欄に記載することが望ましい。

19 有床診療所入院基本料の「注11」に規定する在宅復帰機能強化加算の施設基準

次の施設基準を全て満たしている。

(1) 有床診療所入院基本料1，有床診療所入院基本料2又は有床診療所入院基本料3を届け出ている保険医療機関である。

(2) 次のいずれにも適合する。

ア 当該病床から退院した患者に占める在宅に退院した患者の割合が7割以上であり，その割合は，次の(イ)に掲げる数を(ロ)に掲げる数で除して算出する。なお，在宅に退院した患者とは，他の保険医療機関へ転院した患者及び介護老人保健施設に入所する患者を除く患者をいい，退院した患者の在宅での生活が1月以上継続する見込みであることを確認できる患者をいう。

(イ) 直近6月間に退院した患者（第2部「通則5」に規定する入院期間が通算される再入院患者及び死亡退院した患者を除く）のうち，在宅に退院した患者数

(ロ) 直近6か月間に退院した患者数〔第2部「通則5」に規定する入院期間が通算される再入院患者及び死亡退院した患者を除き，他の保険医療機関へ転院した者等を含む。ただし，病状の急性増悪等により，他の保険医療機関〔当該保険医療機関と特別の関係（p.30）にあるものを除く〕での治療が必要になり転院した患者を除く。なお，当該患者の数及び各患者の症状詳記の一覧を，届出の際に添付する〕

イ 在宅に退院した患者の退院後1月以内に，当該患者の在宅における生活が1月以上継続する見込みであることを確認し，記録している。なお，当該確認は，当該保険医療機関の職員が当該患者の居宅を訪問すること，当該保険医療機関が在宅療養を担当する保険医療

機関から情報提供を受けること，又は当該患者が当該保険医療機関を受診した際に情報提供を受けることによって行うことを原則とするが，当該患者の居宅が遠方にある場合等，これらの方法によりがたい場合には，電話等により確認することができる。
(3)　平均在院日数が90日以内である。

20　有床診療所療養病床入院基本料の「注11」に規定する在宅復帰機能強化加算の施設基準
(1)　当該病床から退院した患者に占める在宅に退院した患者の割合が５割以上である。なお，その割合を算出するに当たっては，有床診療所入院基本料の「注11」に規定する在宅復帰機能強化加算に係る算出方法による。
(2)　在宅に退院した患者の退院後１月以内に，当該患者の在宅における生活が１月以上（医療区分３の患者については14日以上）継続する見込みであることを確認し，記録している。なお，当該確認は，当該保険医療機関の職員が当該患者の居宅を訪問すること，当該保険医療機関が在宅療養を担当する保険医療機関から情報提供を受けること又は当該患者が当該保険医療機関を受診した際に情報提供を受けることによって行うことを原則とするが，当該患者の居宅が遠方にある場合等，これらの方法によりがたい場合には，電話等により確認することができる。
(3)　平均在院日数が365日以内である。

21　有床診療所入院基本料の「注12」に規定する介護障害連携加算１の施設基準
次の施設基準を全て満たしている。
(1)　有床診療所入院基本料１又は有床診療所入院基本料２を届け出ている保険医療機関である。
(2)　次のいずれかを満たす。
ア　５の(1)のイの(イ)を満たしている。
イ　過去１年間に，介護保険法第８条第５項に規定する訪問リハビリテーション又は同法第８条の２第４項に規定する介護予防訪問リハビリテーションを提供した実績がある。
ウ　過去１年間に，C009に掲げる在宅患者訪問栄養食事指導料又は介護保険法第８条第６項に規定する居宅療養管理指導（管理栄養士により行われるものに限る）若しくは同法第８条の２第５項に規定する介護予防居宅療養管理指導（管理栄養士により行われるものに限る）を提供した実績がある。
エ　過去１年間に，障害者の日常生活及び社会生活を総合的に支援するための法律第５条第８項に規定する指定短期入所を提供した実績がある。

22　有床診療所入院基本料の「注12」に規定する介護障害連携加算２の施設基準
次の施設基準を全て満たしている。
(1)　有床診療所入院基本料３を届け出ている保険医療機関である。
(2)　21の(2)を満たす。

【入院基本料の届出に関する事項】
1　病院の入院基本料の施設基準に係る届出について
(1)　病院の入院基本料の施設基準に係る届出は，**別添７**（→Web 版）の**様式５**から**様式11**（**様式11**については，一般病棟において感染症病床を有する場合に限る）までを用いる。なお，**別添７**の**様式６の２**については，療養病棟入院基本料を届け出る場合に用い，**別添７**の**様式10**，**様式10の２**及び**様式10の５**については，急性期一般入院料１及び７対１入院基本料を届け出る場合に用い，**別添７**の**様式10**については，急性期一般入院料２から６まで，10対１入院基本料，看護必要度加算又は一般病棟看護必要度評価加算を届け出る場合に用い，**別添７**の**様式10の８**については，在宅復帰機能強化加算を届け出る場合に用い，**別添７**の**様式10の７**については，精神保健福祉士配置加算を届け出る場合（精神病棟入院基本料を算定している病院に限る）を届け出る場合に用い，**別添７**の**様式５の９**については，経腸栄養管理加算を届け出る場合に用いる。ただし，一般病棟，療養病棟及び結核病棟の特別入院基本料等の届出は，**別添７**の**様式６**及び**様式７**を用いる。
(2)　令和６年10月１日以降において，急性期一般入院料２から５までの届出を行うに当たっては，現に急性期一般入院基本料を届け出ている病棟であって，重症度，医療・看護必要度に係る基準以外の施設基準を満たしている場合に限り，(1)の規定にかかわらず，**様式10**のみを用いて届け出れば足りることとする。
(3)　療養病棟入院基本料の「注12」に規定する夜間看護加算及び「注13」に規定する看護補助体制充実加算並びに障害者施設等入院基本料の「注９」に規定する看護補助加算及び「注10」に規定する看護補助体制充実加算を届け出る場合は，**別添７**の**様式９**，**様式13の３**及び**様式18の３**を用い，当該加算に係る看護職員の負担の軽減及び処遇の改善に資する体制について，毎年８月において，前年度における看護職員の負担の軽減及び処遇の改善に資する計画の取組状況を評価するため，**別添７**の**様式13の３**を届け出る。また，当該加算の変更の届出にあたり直近の８月に届け出た内容と変更がない場合は，「夜間における看護業務の負担軽減に資する業務管理等」の該当項目数が要件にない場合に限り**様式13の３**の届出を略すことができる。
(4)　一般病棟入院基本料，療養病棟入院基本料，特定機能病院入院基本料（一般病棟に限る），専門病院入院基本料，障害者施設等入院基本料又は精神病棟入院基本料（10対１入院基本料及び13対１入院基本料に限る）を届け出る際にはデータ提出加算の届出の写しを添付する。
(5)　療養病棟入院基本料の施設基準における「中心静脈注射用カテーテルに係る感染を防止するにつき十分な体制」に係る第２の４の12のアの届出については，**別添７**の**様式５の６**を用いる。
(6)　特定機能病院入院基本料の「注10」に規定する入院栄養管理体制加算の届出は，**別添７**の**様式５の８**を用いる。
2　一般病棟入院基本料（特別入院基本料を除く），特定機能病院入院基本料（一般病棟に限る）又は専門病院入院基本料を算定する病棟のうち，当該病棟に90日を超えて入院する患者について，療養病棟入院料１の例により算定を行う病棟については，**別添**の**様式10の６**により地方厚生（支）局長に届け出る。
3　診療所の入院基本料の施設基準に係る届出は，**別添７**の**様式５**及び**様式12**から**様式12の10**までを用いる。ただし，有床診療所（療養病床に限る）の特別入院基本料の届出は，**別添７**の**様式12**を用い，有床診療所（一般病床に限る）の介護障害連携加算の届出は，**別添７**の**様式12の３**を用い，有床診療所の栄養管理実施加算の届出は，**別添７**の**様式12の８**を用いる。また，有床診療所の在宅復帰機能強化加算の届出は入院基本料の届出とは別に行うこととし，一般病床については**別添７**の**様式12の９**を用い，療養病床については**別添７**の**様式12の10**を用いる。
4　管理栄養士の離職又は長期欠勤のため栄養管理体制の基準を満たせなくなった病院については，栄養管理体制の基準が一部満たせなくなった保険医療機関として，**別添７**の**様式５の３**及び**様式６**を用いて届出を行う。
5　届出は，病院である保険医療機関において，全病棟包括的に行うことを原則とするが，一般病棟，療養病棟，結核病棟及び精神病棟を有する保険医療機関については，一般病棟，療養病棟，結核病棟及び精神病棟につき，それぞれ区分し，当該病棟種別の病棟全体につき包括的に届出を行う。
6　５の規定にかかわらず，**別紙２**に掲げる医療を提供しているが医療資源の少ない地域に属する保険医療機関（特定機能病院，許可病床数が400床以上の病院，DPC対象病院及び一般病棟入院基本料に係る届出において急性期一般入院料１のみを届け出ている病院を除く）において，一般病棟入院基本料の届出を行う場合には，病棟全体で包括的に届出を行うのではなく，看護配置が異なる病棟ごとに届出を行っても差し支えない。

7 病棟内に特定入院料の各区分に該当する入院医療を行う病床を有する場合（特殊疾患入院医療管理料，小児入院医療管理料４，回復期リハビリテーション入院医療管理料及び地域包括ケア入院医療管理料１，２，３又は４を算定している病床を除く）は，これらの病床以外の病棟全体（複数の病棟種別がある場合は，当該病床種別の病棟全体）を単位として行う。

8 有床診療所入院基本料の届出は，当該診療所の全病床（療養病床に係る病床を除く）について包括的に行い，有床診療所療養病床入院基本料の届出は，療養病床に係る病床について包括的に行う。

9 入院基本料等の施設基準の届出に当たっては，届出を行おうとする基準について，特に規定がある場合を除き，届出前１か月の実績を有している。なお，届出前１か月の実績は，例えば一般病床である特殊疾患病棟入院料を算定していた病棟を，療養病床に転換し療養病棟入院基本料の施設基準の届出を行う場合に，特殊疾患病棟入院料を算定していた期間の人員配置基準を実績として用いるなど，入院料の種別の異なる期間の実績であっても差し支えない。なお，有床診療所入院基本料の夜間看護配置加算１又は２の届出を行う場合の届出前１か月の実績には，入院患者がいない日を除くことができるものとする。

10 平均在院日数の要件は満たしていないものの，看護職員の数及びその他の要件を全て満たしている保険医療機関の開設者から，届出直後の３か月間における平均在院日数を所定の日数以内とすることができることを明らかにした病棟運営計画書を添付した場合には，届出の受理を行うことができる。この場合，届出直後の３か月間における平均在院日数が，所定の日数以内とならなかったことが判明したときには，当該届出は無効となる。

11 新たに開設された保険医療機関が入院基本料の施設基準に係る届出を行う場合は，届出時点で，精神病棟入院基本料の特別入院基本料の基準を満たしていれば，実績がなくても入院基本料の特別入院基本料の届出を行うことができる。また，有床診療所入院基本料にあっては，有床診療所入院基本料６の基準を満たしていれば，実績がなくても有床診療所入院基本料６の届出を行うことができる。ただし，この場合は，１か月後に適時調査を行い，所定の基準を満たしていないことが判明したときは，当該届出は無効となる。

12 当該保険医療機関が届け出ている入院基本料を算定する病棟において，増床又は減床が行われ，届出の内容と異なる事情等が生じた場合には，速やかに変更の届出を行う。なお，増床に伴い，既に届け出ている入院基本料以外の入院基本料の届出の必要が生じた場合には，実績がなくても基準を満たす入院基本料の届出を行うことができる。ただし，この場合は，１か月後に適時調査を行い，所定の基準を満たしていないことが判明したときは，当該届出は無効となる。

13 第２の２の(1)の１病棟の病床数の標準を上回る場合の届出に係る取扱いは次のとおりである。

(1) 第２の２の(2)に該当することが確認された場合には，届出を受理する。なお，当該事情が解消され次第，標準規模の病棟になるよう指導する。

(2) 既に標準を超えた規模で届出が受理されている病棟については，新たな届出を行う際に改善をさせた上で届出を受理するものとする。ただし，第２の２の(2)の①から③までに掲げたやむを得ない理由が存在する場合には，届出を受理しても差し支えないものとする。なお，当該事情が解消され次第，標準規模のものとなるよう指導するものとする。

14 医療法及び感染症の予防及び感染症の患者に対する医療に関する法律（平成10年法律第114号。以下「感染症法」という）の規定に基づき，感染症指定医療機関の指定を受けようとする保険医療機関は，その旨を届け出る。

第７ 削除

第８ 入院基本料等加算の施設基準等

１ 総合入院体制加算の施設基準

(1) 総合入院体制加算１の施設基準（編注：「(2) 総合入院体制加算２」，「(3) 総合入院体制加算３」にも適用される規定にそれぞれ❷，❸と表示）

イ 特定機能病院及び専門病院入院基本料を算定する病棟を有する病院以外の病院であること。❷❸

ロ 急性期医療を行うにつき十分な体制が整備されていること。

ハ 医療従事者の負担の軽減及び処遇の改善に資する体制が整備されていること。❷❸

ニ 急性期医療に係る実績を十分有していること。

ホ 当該保険医療機関の敷地内において喫煙が禁止されていること。

ヘ 次のいずれにも該当すること。❷❸

① 地域包括ケア病棟入院料，地域包括ケア入院医療管理料又は療養病棟入院基本料に係る届出を行っていない保険医療機関であること。

② 当該保険医療機関と同一建物内に老人福祉法（昭和38年法律第133号）第20条の５に規定する特別養護老人ホーム（以下「特別養護老人ホーム」という）及び介護保険法（平成９年法律第123号）第８条第28項に規定する介護老人保健施設（以下「介護老人保健施設」という）を設置していないこと。

ト 急性期の治療を要する精神疾患を有する患者等に対する入院診療を行うにつき必要な体制及び実績を有していること。

チ 次のいずれかに該当すること。

① 一般病棟用の重症度，医療・看護必要度Ⅰの基準を満たす患者を３割３分以上入院させる病棟であること。

② 診療内容に関するデータを適切に提出できる体制が整備された保険医療機関であって，一般病棟用の重症度，医療・看護必要度Ⅱの基準を満たす患者を３割２分以上入院させる病棟であること。

リ 公益財団法人日本医療機能評価機構（平成７年７月27日に財団法人日本医療機能評価機構という名称で設立された法人をいう。以下同じ）等が行う医療機能評価を受けている病院又はこれに準ずる病院であること。❷

(2) 総合入院体制加算２の施設基準

イ (1)のイ，ハ，ヘ及びリを満たすものであること。（編注：該当項目に❷と表示）

ロ 急性期医療を行うにつき必要な体制が整備されていること。❸

ハ 急性期医療に係る実績を相当程度有していること。

ニ 急性期の治療を要する精神疾患を有する患者等に対する診療を行うにつき必要な体制及び実績を有していること。

ホ 次のいずれかに該当すること。

① 一般病棟用の重症度，医療・看護必要度Ⅰの基準を満たす患者を３割１分以上入院させる病棟であること。

② 診療内容に関するデータを適切に提出できる体制が整備された保険医療機関であって，一般病棟用の重症度，医療・看護必要度Ⅱの基準を満たす患者を３割以上入院させる病棟であること。

(3) **総合入院体制加算３の施設基準**

イ (1)のイ，ハ及びへを満たすものであること。（編注：該当項目に❸と表示）

ロ (2)のロを満たすものであること。（編注：該当項目に❸と表示）

ハ 急性期医療に係る実績を一定程度有していること。

ニ 急性期の治療を要する精神疾患を有する患者等に対する診療を行うにつき必要な体制又は実績を有していること。

ホ 次のいずれかに該当すること。

① 一般病棟用の重症度，医療・看護必要度Ⅰの基準を満たす患者を２割８分以上入院させる病棟であること。

② 診療内容に関するデータを適切に提出できる体制が整備された保険医療機関であって，一般病棟用の重症度，医療・看護必要度Ⅱの基準を満たす患者を２割７分以上入院させる病棟であること。

→1 総合入院体制加算１に関する施設基準等（編注：「総合入院体制加算２」，「総合入院体制加算３」にも適用される規定にそれぞれ❷，❸と表示）

(1) 一般病棟入院基本料を算定する病棟を有する保険医療機関である。❷❸

(2) 内科，精神科，小児科，外科，整形外科，脳神経外科及び産科又は産婦人科を標榜し，当該診療科に係る入院医療を提供している保険医療機関である。

ただし，地域において質の高い医療の提供体制を確保する観点から，医療機関間で医療機能の再編又は統合を行うことについて地域医療構想調整会議（医療法第30条の14第１項に規定する協議の場をいう。以下同じ）で合意を得た場合に限り，小児科，産科又は産婦人科の標榜及び当該診療科に係る入院医療の提供を行っていない場合であっても，施設基準を満たしているものとみなす。

なお，精神科については，24時間対応できる体制を確保し，医療法第７条第２項第１号に規定する精神病床を有している。また，A103精神病棟入院基本料，A311精神科救急急性期医療入院料，A311-2精神科急性期治療病棟入院料，A311-3精神科救急・合併症入院料，A311-4児童・思春期精神科入院医療管理料，A315精神科地域包括ケア病棟入院料又はA318地域移行機能強化病棟入院料のいずれかの届出を行っており，現に精神疾患患者の入院を受け入れている。

(3) 全身麻酔による手術件数が年2,000件以上である。また，以下のアからカまでを全て満たしている。

ア 人工心肺を用いた手術及び人工心肺を使用しない冠動脈，大動脈バイパス移植術　40件／年以上

イ 悪性腫瘍手術　400件／年以上

ウ 腹腔鏡下手術　100件／年以上

エ 放射線治療（体外照射法）4000件／年以上

オ 化学療法　1000件／年以上

カ 分娩件数　100件／年以上

(4) 手術等の定義については，以下のとおりである。

ア 全身麻酔

全身麻酔とは，医科点数表第２章第11部に掲げる麻酔のうちL007開放点滴式全身麻酔又はL008マスク又は気管内挿管による閉鎖循環式全身麻酔をいう。また，手術とは，医科点数表第２章第10部に掲げる手術（輸血管理料を除く）をいう。

イ 人工心肺を用いた手術及び人工心肺を使用しない冠動脈，大動脈バイパス移植術

人工心肺を用いた手術とは，医科点数表第２章第10部に掲げる手術のうち，K541からK544まで，K551，K553，K554からK556まで，K557からK557-3まで，K558，K560，K560-2，K568，K570，K571からK574まで，K576，K577，K579からK580まで，K582からK589まで及びK592からK594までに掲げる人工心肺を用いた手術をいう。

人工心肺を使用しない冠動脈，大動脈バイパス移植術とは，医科点数表第２章第10部に掲げる手術のうち，K552-2に掲げる手術をいう。

ウ 悪性腫瘍手術

悪性腫瘍手術とは，医科点数表第２章第10部に掲げる悪性腫瘍手術をいう（病理診断により悪性腫瘍であることが確認された場合に限る）。

エ 腹腔鏡下手術

腹腔鏡下手術とは，医科点数表第２章第10部に掲げる手術のうち，K524-3，K526の「３」，K530-2，K532-3，K534-3，K537-2，K627-2，K627-3，K627-4，K633-2，K634，K636-3，K636-4，K639-3，K642-2，K642-3，K643-2，K647-2，K649-2，K654-3，K655-2，K655-5，K656-2，K657-2，K659-2，K660-2，K662-2，K664，K665の「１」（腹腔鏡によるものに限る），K666-2，K667-2，K671-2，K672-2，K674-2，K684-2，K692-2，K695-2，K697-2の「１」，K697-3の「１」のイ，K697-3の「２」のイ，K700-3，K702-2，K703-2，K711-2，K714-2，K715-2，K716-2，K718-2，K719-2，K719-3，K725-2，K726-2，K729-3，K734-2，K735-3，K740-2，K742-2，K751-3，K754-2，K754-3，K755-2，K756-2，K769-2，K769-3，K770-2，K770-3，K772-2，K772-3，K773-2，K773-3，K773-5，K778-2，K779-3，K785-2，K802-4からK802-6まで，K803-2，K803-3，K804-2，K809-3，K823-4，K834-2，K836-2，K843-2，K843-3，K843-4，K859-2，K863，K865-2，K872-2，K876-2，K877-2，K878-2，K879-2，K886の「２」，K887の「２」，K887-2の「２」，K887-3の「２」，K887-4，K888の「２」，K888-2の「２」，K890-3，K912の「２」又はK913-2の「２」をいう。

オ 放射線治療（体外照射法）

放射線療法とは，医科点数表第２章第12部に掲げる放射線治療（血液照射を除く）をいう。

カ 化学療法

化学療法とは，悪性腫瘍に対する抗腫瘍用薬，ホルモン療法，免疫療法等の抗腫瘍効果を有する薬剤（手術中の使用又は退院時に処方されたものは含まない）を使用するものとし，抗生剤のみの使用，G-CSF製剤，鎮吐剤等の副作用に係る薬剤のみの使用及び内服薬のみの使用等は含まない。

キ 分娩件数

当該医療機関において分娩を行った総数（帝王切開術を含む）とする。

(5) 24時間の救急医療提供として，「救急医療対策事業実施要綱」（昭和52年７月６日医発第692号）に定める第３「救命救急センター」又は第４「高度救命救急センター」を設置している保険医療機関である。また，救急時医療情報閲覧機能を有している。

(6) 外来を縮小するに当たり，ア又はイのいずれかに該当する。❷❸

ア 次の(イ)及び(ロ)のいずれにも該当する。

(イ) 病院の初診に係る選定療養の報告を行っており，実費を徴収している。

(ロ) 地域の他の保険医療機関との連携のもとに，B009診療情報提供料（Ⅰ）の「注８」の加算を算定する退院患者数，転帰が治癒であり通院の必要のない患者数及び転帰が軽快であり退院後の初回外来時に次回以降の

通院の必要がないと判断された患者数が，直近１か月間の総退院患者数（外来化学療法又は外来放射線療法に係る専門外来及びHIV等に係る専門外来の患者を除く）のうち，４割以上である。

イ　紹介受診重点医療機関（医療法第30条の18の２第１項に規定する外来機能報告対象病院等であって，同法第30条の18の４第１項第２号の規定に基づき，同法第30条の18の２第１項第１号の厚生労働省令で定める外来医療を提供する基幹的な病院として都道府県により公表されたものをいう。以下同じ）である。

(7)　病院の医療従事者の負担の軽減及び処遇の改善に資する体制として，次の体制を整備している。なお，医師事務作業補助体制加算や急性期看護補助体制加算等を届け出ている保険医療機関において，勤務医又は看護職員の負担の軽減及び処遇の改善に資する体制を整備する場合は，当該加算に係る体制と合わせて整備して差し支えない。❷❸

ア　当該保険医療機関内に，医療従事者の負担の軽減及び処遇の改善に関し，当該病院に勤務する医療従事者の勤務状況を把握し，その改善の必要性等について提言するための責任者を配置する。

イ　当該保険医療機関内に，多職種からなる役割分担推進のための委員会又は会議（以下この項において「委員会等」という）を設置し，「医療従事者の負担の軽減及び処遇の改善に資する計画」を作成する。当該委員会等は，当該計画の達成状況の評価を行う際，その他適宜必要に応じて開催している。また，当該委員会等において，当該保険医療機関の管理者が年１回以上出席する。なお，当該委員会等は，当該保険医療機関における労働安全衛生法第19条に規定する安全衛生委員会等，既存の委員会を活用することで差し支えない。

ウ　イの計画は，医療従事者の現状の勤務状況等を把握し，問題点を抽出した上で，具体的な取組み内容と目標達成年次等を含めた医療従事者の負担の軽減及び処遇の改善に資する計画とする。また，当該計画を職員に対して周知徹底している。

エ　イの計画には次に掲げる項目のうち少なくとも３項目以上を含んでいる。

(イ)　外来診療時間の短縮，地域の他の保険医療機関との連携などの外来縮小の取組（許可病床数が400床以上の病院では，必ず本項目を計画に含む）

(ロ)　院内保育所の設置（夜間帯の保育や病児保育の実施が含まれることが望ましい）

(ハ)　医師事務作業補助者の配置による医師の事務作業の負担軽減

(ニ)　医師の時間外・休日・深夜の対応についての負担軽減及び処遇改善

(ホ)　保健師助産師看護師法（昭和23年法律第203号）第37条の２第２項第５号の規定による指定研修機関において行われる研修を修了した看護師の複数名の配置及び活用による医師の負担軽減

(ヘ)　院内助産又は助産師外来の開設による医師の負担軽減

(ト)　看護補助者の配置による看護職員の負担軽減

オ　医療従事者の負担の軽減及び処遇の改善に関する取組事項を当該保険医療機関内に掲示する等の方法で公開する。

(8)　地域の他の保険医療機関との連携体制の下，円滑に退院患者の受入れが行われるための地域連携室を設置している。❷❸

(9)　画像診断及び検査を24時間実施できる体制を確保している。❷❸

(10)　薬剤師が，夜間当直を行うことにより，調剤を24時間実施できる体制を確保している。❷❸

(11)　当該保険医療機関の敷地内における禁煙の取扱いについて，次の基準を満たしている。

ア　当該保険医療機関の敷地内が禁煙である。

イ　敷地内禁煙を行っている旨を保険医療機関内の見やすい場所に掲示している。

ウ　保険医療機関が建造物の一部分を用いて開設されている場合は，当該保険医療機関の保有又は借用している部分が禁煙である。

エ　A103精神病棟入院基本料，A104特定機能病院入院基本料（精神病棟に限る），A310緩和ケア病棟入院料，A311精神科救急急性期医療入院料，A311-2精神科急性期治療病棟入院料，A311-3精神科救急・合併症入院料，A312精神療養病棟入院料，A315精神科地域包括ケア病棟入院料又はA318地域移行機能強化病棟入院料を算定している病棟を有する場合は，敷地内に喫煙所を設けても差し支えない。

オ　敷地内に喫煙所を設ける場合は，喫煙場所から非喫煙場所にたばこの煙が流れないことを必須とし，さらに，適切な受動喫煙防止措置を講ずるよう努める。喫煙可能区域を設定した場合においては，禁煙区域と喫煙可能区域を明確に表示し，周知を図り，理解と協力を求めるとともに，喫煙可能区域に未成年者や妊婦が立ち入ることがないように，措置を講ずる。例えば，喫煙可能区域において，たばこの煙への曝露があり得ることを注意喚起するポスター等を掲示する等の措置を行う。

(12)　次のいずれにも該当する。❷

ア　A101療養病棟入院基本料又はA308-3地域包括ケア病棟入院料（地域包括ケア入院医療管理料を含む）の届出を行っていない保険医療機関である。

イ　当該保険医療機関と同一建物内に特別養護老人ホーム，介護老人保健施設又は介護医療院を設置していない。ただし，平成30年３月31日時点で総合入院体制加算に係る届出を行っている保険医療機関であって，当該施設（介護医療院を除く）を設置している保険医療機関については，当該時点で設置している当該施設（介護医療院を除く）を維持することができる。❸

(13)　総合入院体制加算を算定するものとして届け出た病床に，直近３月において入院している全ての患者の状態を，**❿別添６の別紙７**（p.715）の一般病棟用の重症度，医療・看護必要度Ⅰ又はⅡに係る評価票を用いて継続的に測定し，その結果，当該加算を算定するものとして届け出た病床に入院している患者全体（延べ患者数）に占める基準を満たす患者（**❿別添６の別紙７**による評価の結果，下記**別表１**のいずれかに該当する患者をいう。以下「基準を満たす患者」という）の割合が**別表２**のとおりである。ただし，産科患者及び15歳未満の小児患者は測定対象から除外する。また，重症度，医療・看護必要度Ⅱの評価に当たっては，歯科の入院患者（同一入院中に医科の診療も行う期間については除く）は，対象から除外する。評価にあたっては，一般病棟用の重症度，医療・看護必要度のⅠ又はⅡのいずれかを選択し届け出た上で評価する。一般病棟用の重症度，医療・看護必要度Ⅰ又はⅡのいずれを用いた評価を行うかは，入院料等の届出時に併せて届け出る他，評価方法の変更のみを届け出る場合，変更の届出は，新たな評価方法を適用する月の10日までに届け出る。なお，評価方法の変更のみを行う場合について，新たな評価方法の適用を開始するのは毎年４月及び10月とする。❷❸

別表１

A得点が２点以上の患者
C得点が１点以上の患者

別表２

	一般病棟用の重症度，医療・看護必要度Ⅰの割合	一般病棟用の重症度，医療・看護必要度Ⅱの割合
総合入院体制加算１	３割３分	３割２分
総合入院体制加算２	３割１分	３割
総合入院体制加算３	２割８分	２割７分

(14)　一般病棟用の重症度，医療・看護必要度に係る評価票の記入は，院内研修を受けたものが行う。ただし，**別添６**の

別紙７の別表１に掲げる「一般病棟用の重症度，医療・看護必要度Ａ・Ｃ項目に係るレセプト電算処理システム用コード一覧」を用いて評価を行う項目については，当該評価者により各選択肢の判断を行う必要はない。実際に，患者の重症度，医療・看護必要度が正確に測定されているか定期的に院内で確認を行う。❷❸

⒂　公益財団法人日本医療機能評価機構等が行う医療機能評価を受けている病院又はこれに準ずる病院とは，二次医療圏等の比較的広い地域において急性期医療を中心に地域医療を支える基幹的病院であるとして日本医療機能評価機構が定める機能評価を受けている病院又は当該評価の基準と同等の基準について，第三者の評価を受けている病院をいう。❷

⒃　急性期充実体制加算に係る届出を行っていない保険医療機関である。❷❸

⒄　特定の保険薬局との間で不動産取引等その他の特別な関係がない。ただし，令和６年３月31日以前から，特定の保険薬局と不動産の賃貸借取引関係にある場合は，当該特別の関係がないものとみなす。❷❸

２　総合入院体制加算２に関する施設基準等

⑴　１の⑴，⑹から⑽まで及び⑿から⒄を満たしている。（編注：該当項目に❷と表示）

⑵　全身麻酔による手術件数が年1,200件以上である。なお，併せて以下のアからカまでの全てを満たすことが望ましいものであり，少なくとも４つ以上を満たしている。手術等の定義については，１の⑷と同様である。

ア　人工心肺を用いた手術及び人工心肺を使用しない冠動脈，大動脈バイパス移植術　40件／年以上

イ　悪性腫瘍手術　400件／年以上

ウ　腹腔鏡下手術　100件／年以上

エ　放射線治療（体外照射法）　4,000件／年以上

オ　化学療法　1,000件／年以上

カ　分娩件数　100件／年以上

⑶　救急用の自動車〔消防法（昭和23年法律第186号）及び消防法施行令（昭和36年政令第37号）に規定する市町村又は都道府県の救急業務を行うための救急隊の救急自動車並びに道路交通法（昭和35年法律第105号）及び道路交通法施行令（昭和35年政令第270号）に規定する緊急自動車（傷病者の緊急搬送に用いるものに限る）をいう。以下同じ〕又は救急医療用ヘリコプター〔救急医療用ヘリコプターを用いた救急医療の確保に関する特別措置法（平成19年法律第103号）第２条に規定する救急医療用ヘリコプターをいう。以下同じ〕による搬送件数が，年間で2,000件以上である。

⑷　24時間の救急医療提供として，救急時医療情報閲覧機能を有している。また，以下のいずれかを満たしている。❸

ア「救急医療対策事業実施要綱」に定める第２「入院を要する（第二次）救急医療体制」，第３「救命救急センター」，第４「高度救命救急センター」又は「疾病・事業及び在宅医療に係る医療提供体制について」（平成29年３月31日医政地発0331第３号）の別紙「疾病・事業及び在宅医療に係る医療体制の構築に係る指針」に規定する「周産期医療の体制構築に係る指針」（以下「周産期医療の体制構築に係る指針」という）による総合周産期母子医療センターを設置している保険医療機関

イ　アと同様に24時間の救急患者を受け入れている保険医療機関

⑸　内科，精神科，小児科，外科，整形外科，脳神経外科及び産科又は産婦人科を標榜し，当該診療科に係る入院医療を提供している保険医療機関である。ただし，地域において質の高い医療の提供体制を確保する観点から，医療機関間で医療機能の再編又は統合を行うことについて地域医療構想調整会議で合意を得た場合に限り，小児科，産科又は産婦人科の標榜及び当該診療科に係る入院医療の提供を行っていない場合であっても，施設基準を満たしているものとみなす。なお，精神科については，24時間対応できる体制（自院又は他院の精神科医が，速やかに診療に対応できる体制を含む）があれば，必ずしも標榜し，入院医療を行う体制を必要としないものであるが，この場合であっても，以下のいずれも満たす。

ア　Ａ230-4精神科リエゾンチーム加算又はＡ247の「１」認知症ケア加算１の届出を行っている。

イ　Ａ248の「２」精神疾患診療体制加算２の算定件数又は救急患者の入院３日以内におけるＩ001入院精神療法若しくはＡ300救命救急入院料の「注２」に規定する精神疾患診断治療初回加算の算定件数が合計で年間20件以上である。

３　総合入院体制加算３に関する施設基準等

⑴　１の⑴，⑹から⑽まで，⑿のイ，⒀，⒁及び⒃から⒄を満たしている。（編注：該当項目に❸と表示）

⑵　２の⑷を満たしている。（編注：該当項目に❸と表示）

⑶　内科，精神科，小児科，外科，整形外科，脳神経外科及び産科又は産婦人科を標榜し，当該診療科に係る入院医療を提供している保険医療機関である。ただし，地域において質の高い医療の提供体制を確保する観点から，医療機関間で医療機能の再編又は統合を行うことについて地域医療構想調整会議で合意を得た場合に限り，小児科，産科又は産婦人科の標榜及び当該診療科に係る入院医療の提供を行っていない場合であっても，施設基準を満たしているものとみなす。なお，精神科については，24時間対応できる体制（自院又は他院の精神科医が，速やかに診療に対応できる体制も含む）があれば，必ずしも標榜し，入院医療を行う体制を必要としないものであるが，以下のいずれかを満たす。

ア　Ａ230-4精神科リエゾンチーム加算又はＡ247認知症ケア加算１の届出を行っている。

イ　Ａ248精神疾患診療体制加算２の算定件数又は救急搬送患者の入院３日以内におけるＩ001入院精神療法若しくはＡ300救命救急入院料の「注２」に規定する精神疾患診断治療初回加算の算定件数が合計で年間20件以上である。

⑷　全身麻酔による手術件数が年800件以上である。なお，併せて以下のアからカまでの全てを満たすことが望ましいものであり，少なくとも２つ以上を満たしている。手術等の定義については，１の⑷と同様である。

ア　人工心肺を用いた手術及び人工心肺を使用しない冠動脈，大動脈バイパス移植術　40件／年以上

イ　悪性腫瘍手術　400件／年以上

ウ　腹腔鏡下手術　100件／年以上

エ　放射線治療（体外照射法）　4,000件／年以上

オ　化学療法　1,000件／年以上

カ　分娩件数　100件／年以上

⑸　Ａ101療養病棟入院基本料又はＡ308-3地域包括ケア病棟入院料（地域包括ケア入院医療管理料を含む）の届出を行っていない保険医療機関である。ただし，平成26年３月31日以前に総合入院体制加算に係る届出を行っている場合には，当該基準は適用しない。

４　総合入院体制加算について

令和６年３月31日において，現に当該加算の届出を行っている保険医療機関にあっては，令和６年９月30日までの間，令和６年度改定後の総合入院体制加算の重症度，医療・看護必要度の基準を満たすものとみなす。

５　令和６年３月31日において，現に総合入院体制加算１又は総合入院体制加算２の届出を行っている保険医療機関

令和６年９月30日までの間，１の⑶，２の⑵の全身麻酔による手術件数の基準を満たすものとみなすものである。

【届出に関する事項】

⑴　新規届出時における退院患者数の割合については，届出前３か月間の実績を有している。

⑵　総合入院体制加算の施設基準に係る届出は，**別添７**（→Web 版）の**様式10**，**様式13**及び**様式13の２**を用いる。

⑶　毎年８月において，前年度における手術件数等及び医療従事者の負担の軽減及び処遇の改善に資する計画の取組状況を評価するため，**別添７**の**様式13**及び**様式13の２**により届け出る。

⑷　当該加算の変更の届出に当たり，医療従事者の負担の軽

減及び処遇の改善に資する体制について，直近８月に届け出た内容と変更がない場合は，様式13の２の届出を略すことができる。

(5)　地域医療構想調整会議で合意を得て，小児科，産科又は産婦人科の標榜及び当該診療科に係る入院医療の提供を行わない場合は，当該加算の届出に当たり，合意を得た会議の概要を書面にまとめたものを提出する。なお，当該書面は届出を行う保険医療機関が作成したものでも差し支えない。

(6)　１の(5)及び２の(4)に係る救急時医療情報閲覧機能の要件については，令和７年４月１日以降に適用するものとする。

１の２　急性期充実体制加算の施設基準等

(1)　急性期充実体制加算１の施設基準

イ　一般病棟入院基本料（急性期一般入院料１に限る）を算定する病棟を有する病院であること。

ロ　地域において高度かつ専門的な医療及び急性期医療を提供するにつき十分な体制が整備されていること。

ハ　高度かつ専門的な医療及び急性期医療に係る実績を十分有していること。

ニ　入院患者の病状の急変の兆候を捉えて対応する体制を確保していること。

ホ　感染対策向上加算１に係る届出を行っている保険医療機関であること。

ヘ　当該保険医療機関の敷地内において喫煙が禁止されていること。

ト　公益財団法人日本医療機能評価機構等が行う医療機能評価を受けている病院又はこれに準ずる病院であること。

(2)　急性期充実体制加算２の施設基準

イ　(1)のイ，ロ及びニからトまでを満たすものであること。

ロ　高度かつ専門的な医療及び急性期医療に係る相当の実績を有していること。

(3)　小児・周産期・精神科充実体制加算２の施設基準

急性期の治療を要する小児患者，妊産婦である患者及び精神疾患を有する患者に対する診療を行うにつき充実した体制が整備されていること。

(4)　精神科充実体制加算の施設基準

イ　急性期の治療を要する精神疾患を有する患者等に対する診療を行うにつき充実した体制が整備されていること。

ロ　小児・周産期・精神科充実体制加算に係る届出を行っていない保険医療機関であること。

→１　**通則**

(1)　Ａ100一般病棟入院基本料（急性期一般入院料１に限る）を算定する病棟を有する保険医療機関である。

(2)　手術等の定義については，以下のとおりである。

ア　**全身麻酔**：第１の１〔「総合入院体制加算１に関する施設基準等」，p.741〕の(4)のアと同様である。

イ　**緊急手術**：病状の急変により緊急に行われた手術をいう。

ウ　**悪性腫瘍手術**：第１の１の(4)のウと同様である。

エ　**腹腔鏡下手術**：第１の１の(4)のエと同様である。

オ　**胸腔鏡下手術**：第２章第10部に掲げる手術のうち，Ｋ488-3，Ｋ488-4，Ｋ494-2，Ｋ496-2，Ｋ496-4，Ｋ501-3，Ｋ502-3，Ｋ502-5，Ｋ504-2，Ｋ513，Ｋ513-2からＫ513-4まで，Ｋ514-2，Ｋ524-2，Ｋ528-3，Ｋ529-2，Ｋ539-3，Ｋ554-2，Ｋ555-3，Ｋ562-2，Ｋ594の「４」のロをいう。

カ　**心臓カテーテル法による手術**：第２章第10部に掲げる手術のうち，Ｋ546からＫ550-2まで，Ｋ555-2，Ｋ556-2，Ｋ559-2，Ｋ559-3，Ｋ562の「１」，Ｋ567-2，Ｋ570-2からＫ570-4まで，Ｋ573の「１」，Ｋ574-2，Ｋ574-3，Ｋ594の「４」のハ，Ｋ595，Ｋ595-2，Ｋ602-2をいう。

キ　**消化管内視鏡による手術**：第２章第10部に掲げる手術のうち，Ｋ520の「４」，Ｋ526-2からＫ526-4まで，Ｋ530-3，Ｋ647-3，Ｋ653，Ｋ653-5，Ｋ653-6，Ｋ682-3，Ｋ682-4，Ｋ685からＫ688まで，Ｋ699-2，Ｋ705の「１」，Ｋ707の「１」，Ｋ708-3，Ｋ721-4，Ｋ721-5，Ｋ722，Ｋ730の「３」，Ｋ731の「３」，Ｋ735-2，Ｋ735-4，Ｋ739-2をいう。

ク　**化学療法**：第１の１の(4)のカと同様である。

ケ　**心臓胸部大血管の手術**：第２章第10部に掲げる手術のうち，Ｋ541からＫ544まで，Ｋ551からＫ555-2の「１」及び「２」まで，Ｋ555-3，Ｋ556，Ｋ557からＫ559まで，Ｋ560の「１」から「５」まで，Ｋ560-2，Ｋ561の「２」の「イ」，Ｋ562の「２」，Ｋ562-2からＫ567まで，Ｋ568からＫ570まで，Ｋ571，Ｋ572，Ｋ573の「２」，Ｋ574，Ｋ575からＫ593まで，Ｋ594の「１」から「３」まで，「４」の「イ」，「ロ」，Ｋ594-2，Ｋ603，Ｋ603-2，Ｋ604-2からＫ605-4をいう。

コ　**異常分娩**：当該医療機関において分娩を行ったもののうち，異常分娩であるものの総数をいう。

サ　**６歳未満の乳幼児の手術**：第２章第10部に掲げる手術（輸血管理料を除く）のうち，６歳未満の乳幼児に対して行ったもの。

(3)　24時間の救急医療提供として，次のいずれにも該当している。

ア　以下のいずれかを満たしている。

(イ)「救急医療対策事業実施要綱」に定める第３「救命救急センター」又は第４「高度救命救急センター」を設置している保険医療機関である。

(ロ)　救急用の自動車又は救急医療用ヘリコプターによる搬送件数が，年間で2,000件以上，又は許可病床数300床未満の保険医療機関にあっては，許可病床１床あたり6.0件／年以上である。

イ　精神科に係る体制として，自院又は他院の精神科医が速やかに診療に対応できる体制を常時整備している。

また，Ａ248の「２」精神疾患診療体制加算２の算定件数又は救急搬送患者の入院３日以内におけるＩ001入院精神療法若しくはＡ300救命救急入院料の「注２」に規定する精神疾患診断治療初回加算の算定件数が合計で年間20件以上である。

ウ　救急時医療情報閲覧機能を有している。

(4)　高度急性期医療の提供として，特定入院料のうちＡ300救命救急入院料，Ａ301特定集中治療室管理料，Ａ301-2ハイケアユニット入院医療管理料，Ａ301-3脳卒中ケアユニット入院医療管理料，Ａ301-4小児特定集中治療室管理料，Ａ302新生児特定集中治療室管理料，Ａ303総合周産期特定集中治療室管理料，Ａ303-2新生児治療回復室入院医療管理料のいずれかを届け出ている。

(5)　Ａ234-2感染対策向上加算１の届出を行っている。

(6)　画像診断及び検査を24時間実施できる体制を確保している。

(7)　薬剤師が，夜間当直を行うことにより，調剤を24時間実施できる体制を確保している。

(8)　急性期一般入院料１に係る届出を行っている病棟については，一般病棟用の重症度，医療・看護必要度Ⅱを用いて評価を行っている。

(9)　Ａ230-4精神科リエゾンチーム加算又はＡ247認知症ケア加算１又は２の届出を行っている。

(10)　入院患者の病状の急変の兆候を捉えて対応する体制として，次の体制を整備している。

ア　当該保険医療機関内に，病状の急変の可能性がある入院患者及び病状が急変した入院患者を把握し，必要な対応を行うためのチーム（以下「院内迅速対応チーム」という）を設置する。院内迅速対応チームが病状の急変の可能性がある入院患者及び病状が急変した入院患者を把握した場合には，当該患者が入院する病棟の医師及び看護師等に情報共有を行うとともに，必要に応じて当該患者の診療に介入する必要がある。なお，院内迅速対応チームには少なくとも以下の構成員が所属し，24時間対応できる体制を確保しておく。
①救急又は集中治療の経験を有し，所定の研修を修了した医師1名
②救急又は集中治療の経験を有し，所定の研修を修了した専任の看護師1名
イ　当該保険医療機関内に，病状の急変の可能性がある入院患者及び病状が急変した入院患者の対応状況に関して，当該対応等の改善の必要性等について提言するための責任者を配置する。
ウ　院内迅速対応チームの対応内容も含めた，病状の急変の可能性がある入院患者及び病状が急変した入院患者に対する対応方法をマニュアルとして整備し，職員に遵守させている。
エ　当該保険医療機関内に，病状の急変の可能性がある入院患者及び病状が急変した入院患者の対応について，多職種からなる当該対応の改善に関する委員会又は会議（以下この項において「委員会等」という）を設置し，院内迅速対応チームによる対応状況及び入院患者の病状の急変の発生状況の把握を評価するとともに，必要に応じて院内迅速対応チームの対応体制及び報告体制のマニュアルの見直しを行う。また，当該マニュアルの見直しを行う場合等，必要に応じて委員会等を開催することとし，イの責任者が年1回以上出席している。なお，当該委員会等は，当該保険医療機関における医療安全管理委員会等を活用することとして差し支えない。
オ　院内迅速対応チームの対応体制及び対応状況等について，当該保険医療機関内に周知するとともに，年2回程度の院内講習を開催する。
カ　院内迅速対応チームの対応状況等必要な実績を記録している。
(11)　外来を縮小するに当たり，次のいずれかの体制を確保している。また，報告年度の前年度1年間の初診の患者数と再診の患者数を**別添7**（→Web 版）の**様式14**を用いて，地方厚生（支）局長に報告する。
ア　次の要件を満たしている。
(イ)　病院の初診に係る選定療養の報告を行っており，実費を徴収している。
(ロ)　**A000**初診料の「注2」及び「注3」並びに**A002**外来診療料の「注2」及び「注3」に規定する紹介割合・逆紹介割合について，紹介割合の実績が50%以上かつ逆紹介割合の実績が30‰以上である。
イ　紹介受診重点医療機関である。
(12)　病院の医療従事者の負担の軽減及び処遇の改善に資する体制として，医科点数表第2章第9部処置の通則の5に掲げる休日加算1，時間外加算1及び深夜加算1の施設基準の届出を行っていることが望ましい。なお，届出を行っていない場合は，**別添7**の**様式14**にその理由を記載する。
(13)　次のいずれにも該当する。
ア　**A101**療養病棟入院基本料又は**A308-3**地域包括ケア病棟入院料（地域包括ケア入院医療管理料を含む）の届出を行っていない保険医療機関である。
イ　**A100**一般病棟入院基本料（急性期一般入院料1に限る），**A300**救命救急入院料，**A301**特定集中治療室管理料，**A301-2**ハイケアユニット入院医療管理料，**A301-3**脳卒中ケアユニット入院医療管理料，**A301-4**小児特定集中治療室管理料，**A302**新生児特定集中治療室管理料，**A303**総合周産期特定集中治療室管理料，**A303-2**新生児治療回復室入院医療管理料，**A305**一類感染症患者入院医療管理料及び**A307**小児入院医療管理料（以下この項目において「一般病棟」という）の病床数の合計が，当該医療機関の許可病床数の総数から**A103**精神病棟入院基本料，**A311**精神科救急急性期医療入院料，**A311-2**精神科急性期治療病棟入院料，**A311-3**精神科救急・合併症入院料，**A311-4**児童・思春期精神科入院医療管理料，**A315**精神科地域包括ケア病棟入院料及び**A318**地域移行機能強化病棟入院料を除いた病床数の9割以上である。
ウ　当該保険医療機関と同一建物内に特別養護老人ホーム，介護老人保健施設又は介護医療院を設置していない。
エ　特定の保険薬局との間で不動産取引等その他の特別な関係がない。
(14)　次のいずれにも該当する。
ア　一般病棟における平均在院日数が14日以内である。
なお，平均在院日数の算出方法については，入院基本料等における算出方法にならうものとする。
イ　一般病棟の退棟患者（退院患者を含む）に占める，同一の保険医療機関の一般病棟以外の病棟に転棟したものの割合が，1割未満である。
なお，同一の保険医療機関の一般病棟から転棟した患者の占める割合は，直近3か月間に一般病棟から他の病棟に転棟した患者を直近3か月に当該病棟から退棟した患者の数で除して算出するものである。
ウ　**A246**入退院支援加算1又は2の届出を行っている保険医療機関である。
(15)　当該保険医療機関の敷地内における禁煙の取扱いについて，次の基準を満たしている。
ア　当該保険医療機関の敷地内が禁煙である。
イ　敷地内禁煙を行っている旨を保険医療機関内の見やすい場所に掲示している。
ウ　保険医療機関が建造物の一部分を用いて開設されている場合は，当該保険医療機関の保有又は借用している部分が禁煙である。
エ　**A103**精神病棟入院基本料，**A310**緩和ケア病棟入院料，**A311**精神科救急急性期医療入院料，**A311-2**精神科急性期治療病棟入院料，**A311-3**精神科救急・合併症入院料，**A312**精神療養病棟入院料，**A315**精神科地域包括ケア病棟入院料又は**A318**地域移行機能強化病棟入院料を算定している病棟を有する場合は，敷地内に喫煙所を設けても差し支えない。
オ　敷地内に喫煙所を設ける場合は，喫煙場所から非喫煙場所にたばこの煙が流れないことを必須とし，さらに，適切な受動喫煙防止措置を講ずるよう努める。喫煙可能区域を設定した場合においては，禁煙区域と喫煙可能区域を明確に表示し，周知を図り，理解と協力を求めるとともに，喫煙可能区域に未成年者や妊婦が立ち入ることがないように，措置を講ずる。例えば，喫煙可能区域において，たばこの煙への曝露があり得ることを注意喚起するポスター等を掲示する等の措置を行う。
(16)　公益財団法人日本医療機能評価機構等が行う医療機能評価を受けている病院又はこれに準ずる病院とは，二次医療圏等の比較的広い地域において急性期医療を中心に地域医療を支える基幹的病院であるとして日本医療機能評価機構が定める機能評価を受けている病院又は当該評価の基準と同等の基準について，第三者の評価を受けている病院をいう。
(17)　総合入院体制加算に係る届出を行っていない保険医療機関である。

2　急性期充実体制加算1に関する施設基準

(1)　手術等に係る実績について，以下のうち，ア及び，イからキまでのうち5つ以上を満たしている。
ア　全身麻酔による手術について，2,000 件／年以上（うち，緊急手術350 件／年以上）
イ　悪性腫瘍手術について，400 件／年以上
ウ　腹腔鏡下手術又は胸腔鏡下手術について，400件／年以上
エ　心臓カテーテル法による手術について，200件／年以上
オ　消化管内視鏡による手術について，600 件／年以上
カ　化学療法の実施について，1,000 件／年以上
キ　心臓胸部大血管の手術について，100 件／年以上
(2)　(1)のカを満たしているものとして当該加算の届出を行っている場合，外来における化学療法の実施を推進する体制として，次のいずれにも該当する。
ア　**B001-2-12**の「1」外来腫瘍化学療法診療料1の届出を

行っている。
イ 当該保険医療機関において化学療法を実施した患者全体に占める，外来で化学療法を実施した患者の割合が6割以上である。

3 急性期充実体制加算2に関する施設基準

(1) 以下のいずれかを満たし，かつ，2の(1)のア及び，イからキまでのうち2つ以上を満たしている。
ア 異常分娩の件数が50件／年以上である。
イ 6歳未満の乳幼児の手術件数が40件／年以上である。
(2) 2の(1)のカを満たしているものとして当該加算の届出を行っている場合については，2の(2)を満たしている。

4 小児・周産期・精神科充実体制加算の施設基準

急性期の治療を要する小児患者，妊産婦である患者及び精神疾患を有する患者の受入れに係る充実した体制として，次のいずれも満たすものである。
(1) 異常分娩の件数が50件／年以上である。
(2) 6歳未満の乳幼児の手術件数が40件／年以上である。
(3) 以下のいずれも満たす。
ア 医療法第7条第2項第1号に規定する精神病床を有している。
イ 精神疾患を有する患者に対し，24時間対応できる体制を確保している。
ウ A103精神病棟入院基本料，A311精神科救急急性期医療入院料，A311-2精神科急性期治療病棟入院料，A311-3精神科救急・合併症入院料，A311-4児童・思春期精神科入院医療管理料，A315精神科地域包括ケア病棟入院料又はA318地域移行機能強化病棟入院料のいずれかの届出を行っており，現に精神疾患患者の入院を受け入れている。

5 精神科充実体制加算の施設基準

急性期の治療を要する精神疾患を有する患者等に対する診療を行うにつき充実した体制として，次のいずれも満たすものである。
(1) 医療法第7条第2項第1号に規定する精神病床を有している。
(2) 精神疾患を有する患者に対し，24時間対応できる体制を確保している。
(3) A103精神病棟入院基本料，A311精神科救急急性期医療入院料，A311-2精神科急性期治療病棟入院料，A311-3精神科救急・合併症入院料，A311-4児童・思春期精神科入院医療管理料，A315精神科地域包括ケア病棟入院料又はA318地域移行機能強化病棟入院料のいずれかの届出を行っており，現に精神疾患患者の入院を受け入れている。

【届出に関する事項】
(1) 急性期充実体制加算，小児・周産期・精神科充実体制加算及び精神科充実体制加算の施設基準に係る届出は，**別添7**（→Web版）の**様式14**を用いる。
(2) 毎年8月において，前年度における手術件数等を評価するため，**別添7**の**様式14**により届け出るとともに，院内に掲示する。
(3) 1の(3)のウについては，令和7年4月1日以降に適用する。
(4) 令和6年3月31日において現に急性期充実体制加算に係る届出を行っている保険医療機関については，令和7年5月31日までの間に限り，2の(2)又は3の(2)の基準を満たしているものとみなす。
(5) 令和6年3月31日において現に急性期充実体制加算に係る届出を行っている保険医療機関のうち急性期充実体制加算1に係る届出を行う保険医療機関については，令和8年5月31日までの間に限り，2の(1)のキの基準を満たしているものとみなす。
(6) 令和6年3月31日において現に急性期充実体制加算に係る届出を行っている保険医療機関のうち許可病床数が300床未満の保険医療機関については，令和8年5月31日までの間に限り，施設基準のうち2(1)及び3(1)については，なお従前の例による。

2から5まで 削除

6 臨床研修病院入院診療加算の施設基準

(1) **基幹型の施設基準**
次のいずれかに該当すること。
イ 次のいずれにも該当する基幹型臨床研修病院〔医師法第16条の2第1項に規定する臨床研修に関する省令（平成14年厚生労働省令第158号）第3条第1号に規定する基幹型臨床研修病院をいう〕**であること。**
① 診療録管理体制加算に係る届出を行っている保険医療機関であること。
② 研修医の診療録の記載について指導医が指導及び確認をする体制がとられていること。
③ その他臨床研修を行うにつき十分な体制が整備されていること。
ロ 次のいずれにも該当する基幹型相当大学病院〔医学を履修する課程を置く大学に附属する病院のうち，他の病院又は診療所と共同して臨床研修を行う病院であって，当該臨床研修の管理を行うものをいう。以下同じ〕**であること。**
① 診療録管理体制加算に係る届出を行っている保険医療機関であること。
② 研修医の診療録の記載について指導医が指導及び確認をする体制がとられていること。
③ その他臨床研修を行うにつき十分な体制が整備されていること。
(2) **単独型又は管理型の施設基準**（歯科・略）
(3) **協力型の施設基準**
次のいずれかに該当すること。
イ 次のいずれにも該当する協力型臨床研修病院（医師法第16条の2第1項に規定する臨床研修に関する省令第3条第2号に規定する協力型臨床研修病院をいう）**であること。**
① 診療録管理体制加算に係る届出を行っている保険医療機関であること。
② 研修医の診療録の記載について指導医が指導及び確認をする体制がとられていること。
③ その他臨床研修を行うにつき十分な体制が整備されていること。
ロ 次のいずれにも該当する協力型相当大学病院〔医学を履修する課程を置く大学に附属する病院のうち，他の病院と共同して臨床研修を行う病院（基幹型相当大学病院を除く）をいう〕**であること。**
① 診療録管理体制加算に係る届出を行っている保険医療機関であること。
② 研修医の診療録の記載について指導医が指導及び確認をする体制がとられていること。
③ その他臨床研修を行うにつき十分な体制が整備されていること。
ハ・ニ（歯科・略）

→1 臨床研修病院入院診療加算に関する施設基準（歯科診療以外の診療に係るものに限る）
(1) 基幹型の施設基準
ア 指導医は臨床経験を7年以上有する医師である。
イ 研修医2.5人につき，指導医1人以上である。
ウ 当該保険医療機関の医師の数は，医療法に定める標準を満たしている。
エ 加算の対象となる保険医療機関は，臨床研修病院であって研修管理委員会が設置されている基幹型臨床研修病院〔医師法第16条の2第1項に規定する臨床研修に関する省令（平成14年厚生労働省令第158号）第3条第1号に規定する基幹型臨床研修病院をいう〕又は基幹型相当大学病院（医師法第16条の２第１項に規定する都道府県知事の指定する病院のうち，他の病院又は診療所と共同して臨床研修を行う病院であって，当該臨床研修の管理を行うものをいう。以下同じ）である。
オ　当該保険医療機関の全職種の職員を対象とした保険診療に関する講習（当該保険医療機関が自ら行うものを指し，当該保険医療機関以外のものにより実施される場合を除く）が年２回以上実施されている。
カ　研修医数は，病床数を10で除した数又は年間の入院患者数を100で除して得た数を超えない。
(2)　協力型の施設基準
ア　協力型（Ｉ）臨床研修病院（医師法第16条の２第１項に規定する臨床研修に関する省令第３条第２号に規定する協力型臨床研修病院をいう）又は協力型相当大学病院〔医師法第16条の２第１項に規定する都道府県知事の指定する病院のうち，他の病院と共同して３月以上の臨床研修を行う病院（基幹型相当大学病院を除く）をいう〕であって，１の(1)のアからウまで及びカを満たしている。
イ　研修医が基幹型臨床研修病院又は基幹型相当大学病院において実施される保険診療に関する講習を受けている。

２　臨床研修病院入院診療加算に関する施設基準（歯科診療に係るものに限る）（略）

【届出に関する事項】　臨床研修病院入院診療加算の施設基準に係る取扱いについては，当該基準を満たしていればよく，特に地方厚生（支）局長に対して，届出を行う必要はない。

6の2　救急医療管理加算の施設基準

(1)　救急医療管理加算の注１本文に規定する別に厚生労働大臣が定める施設基準
休日又は夜間における救急医療の確保のための診療を行っていること。
(2)　救急医療管理加算の注１ただし書に規定する別に厚生労働大臣が定める施設基準
救急医療管理加算２を算定した患者のうち，**別表第７の３の13**（p.874）の状態の患者の割合が一定以上であること。

→１　救急医療管理加算の「注１」本文に関する施設基準
(1)　休日又は夜間における救急医療の確保のために診療を行っていると認められる次に掲げる保険医療機関であって，医療法第30条の４の規定に基づき都道府県が作成する医療計画に記載されている救急医療機関である若しくは都道府県知事又は指定都市市長の指定する精神科救急医療施設である。
ア　地域医療支援病院（医療法第４条第１項に規定する地域医療支援病院）
イ　救急病院等を定める省令に基づき認定された救急病院又は救急診療所
ウ　「救急医療対策の整備事業について」に規定された病院群輪番制病院，病院群輪番制に参加している有床診療所又は共同利用型病院
なお，精神科救急医療施設の運営については，「精神科救急医療体制整備事業の実施について」（平成20年５月26日障発第0526001号）に従い実施されたい。
(2)　第二次救急医療施設として必要な診療機能及び専用病床を確保するとともに，診療体制として通常の当直体制のほかに重症救急患者の受入れに対応できる医師等を始めとする医療従事者を確保している。
(3)　夜間又は休日において入院治療を必要とする重症患者に対して救急医療を提供する日を地域の行政部門，医師会等の医療関係者及び救急搬送機関等にあらかじめ周知している。

→２　救急医療管理加算の「注１」ただし書に規定する厚生労働大臣が定める施設基準
当該保険医療機関において，直近６か月間で，救急医療管理加算２を算定した患者のうち，「基本診療料の施設基準等」の**別表第７の３の13**（p.874）「その他の重症な状態」の患者の割合が５割以上である。

【届出に関する事項】　救急医療管理加算の施設基準に係る届出は，**別添７の２**（→Web版）を用いる。

6の3　超急性期脳卒中加算の施設基準等

(1)　超急性期脳卒中加算の施設基準
イ　次のいずれかに該当すること。
①　当該保険医療機関内に，脳卒中の診療につき十分な経験を有する専任の常勤医師が配置されていること。
②　次のいずれにも該当すること。
１　当該保険医療機関〔**別表第６の２**（p.873）に掲げる地域又は医療法（昭和23年法律第205号）第30条の４第６項に規定する医師の数が少ないと認められる同条第２項第14号に規定する区域に所在する保険医療機関に限る〕内に，脳卒中の診療に関する研修を受けた専任の常勤医師が１名以上配置されていること。
２　脳卒中の診療を行う他の保険医療機関との連携体制が確保されていること。
ロ　その他当該治療を行うにつき必要な体制が整備されていること。
ハ　治療室等，当該治療を行うにつき十分な構造設備を有していること。
(2)　超急性期脳卒中加算の対象患者
脳梗塞発症後4.5時間以内である患者

→　超急性期脳卒中加算に関する施設基準
(1)　次のいずれかを満たしている。
ア　当該保険医療機関において，専ら脳卒中の診断及び治療を担当する常勤の医師（専ら脳卒中の診断及び治療を担当した経験を10年以上有するものに限る）が１名以上配置されており，日本脳卒中学会等の関係学会が行う脳梗塞t-PA適正使用に係る講習会を受講している。
イ　次のいずれも満たしている。
(イ)「基本診療料の施設基準等」**別表第６の２**（p.873）に掲げる地域又は医療法第30条の４第６項に規定する医師の数が少ないと認められる同条第２項第14号に規定する区域に所在する保険医療機関であって，超急性期脳卒中加算に係る届出を行っている他の保険医療機関との連携体制が構築されている。
(ロ)　日本脳卒中学会が定める「脳卒中診療における遠隔医療（テレストローク）ガイドライン」に沿った情報通信機器を用いた診療を行う体制が整備されている。
(ハ)　日本脳卒中学会等の関係学会が行う脳梗塞t-PA適正使用に係る講習会を受講している常勤の医師が１名以上配置されている。
(ニ)　関係学会の定める指針に基づき，(1)のアを満たすものとして超急性期脳卒中加算に係る届出を行っている他の保険医療機関との間で，脳梗塞患者に対する経皮的脳血栓回収術の適応の可否の判断における連携について協議し，手順書を整備した上で，対象となる患者について当該他の保険医療機関から助言を受けている。
(2)　脳外科的処置が迅速に行える体制が整備されている。ただし，(1)のイに該当する保険医療機関であって，連携する保険医療機関において脳外科的処置を迅速に行える体制が整備されている場合においては，この限りではない。
(3)　(1)のアに該当する保険医療機関においては，脳卒中治療を行うにふさわしい専用の治療室を有している。ただし，ICUやSCUと兼用であっても構わない。
(4)　当該管理を行うために必要な次に掲げる装置及び器具を

当該治療室内に常時備えている。ただし，これらの装置及び器具を他の治療室と共有していても緊急の事態に十分対応できる場合においては，この限りではない。
ア　救急蘇生装置（気管内挿管セット，人工呼吸装置等）
イ　除細動器
ウ　心電計
エ　呼吸循環監視装置
(5)　コンピューター断層撮影，磁気共鳴コンピューター断層撮影等の必要な脳画像撮影及び診断，一般血液検査及び凝固学的検査並びに心電図検査が常時行える体制である。
(6)　令和６年３月31日時点で超急性期脳卒中加算に係る届出を行っている保険医療機関については，令和７年５月31日までの間に限り，１の(1)のイの(ニ)の基準を満たしているものとみなす。
【届出に関する事項】　超急性期脳卒中加算の施設基準に係る届出は，**別添７**（→Web 版）の**様式15**を用いる。

６の４　妊産婦緊急搬送入院加算の施設基準

妊娠状態の異常が疑われる妊産婦の患者の受入れ及び緊急の分娩への対応につき十分な体制が整備されていること。

→　妊産婦緊急搬送入院加算の施設基準
(1)　産科又は産婦人科を標榜している保険医療機関である。
(2)　妊産婦である患者の受診時に，緊急の分娩について十分な経験を有する専ら産科又は産婦人科に従事する医師が配置されており，その他緊急の分娩に対応できる十分な体制がとられている。
(3)　妊産婦である患者の受診時に，緊急に使用可能な分娩設備等を有しており，緊急の分娩にも対応できる十分な設備を有している。
【届出に関する事項】　妊産婦緊急搬送入院加算の施設基準に係る取扱いについては，当該基準を満たしていればよく，特に地方厚生（支）局長に対して，届出を行う必要はない。

６の５　在宅患者緊急入院診療加算に規定する別に厚生労働大臣が定めるもの

特掲診療料の施設基準等**第３の６**の(2)に該当する在宅療養支援診療所及び**第４の１**の(2)に該当する在宅療養支援病院

６の６　在宅患者緊急入院診療加算に規定する別に厚生労働大臣が定める疾病等

別表第13（p.877）に掲げる疾病等

７　診療録管理体制加算の施設基準

(1)　**診療録管理体制加算１**
イ　患者に対し診療情報の提供が現に行われていること。
ロ　診療記録の全てが保管及び管理されていること。
ハ　診療記録管理を行うにつき十分な体制が整備されていること。
ニ　中央病歴管理室等，診療記録管理を行うにつき適切な施設及び設備を有していること。
ホ　入院患者について疾病統計及び退院時要約が適切に作成されていること。
ヘ　非常時における対応につき十分な体制が整備されていること。
(2)　**診療録管理体制加算２**
(1)のイからホまでを満たすものであること。
(3)　**診療録管理体制加算３**
イ　(1)のイ，ロ及びニを満たすものであること。
ロ　診療記録管理を行うにつき必要な体制が整備されていること。
ハ　入院患者について疾病統計及び退院時要約が作成されていること。

→１　診療録管理体制加算１に関する施設基準
(1)　診療記録（過去５年間の診療録及び過去３年間の手術記録，看護記録等）の全てが保管・管理されている。
(2)　中央病歴管理室が設置されており，厚生労働省「医療情報システムの安全管理に関するガイドライン」（以下単に「安全管理ガイドライン」という）に準拠した体制である。
(3)　診療録管理部門又は診療記録管理委員会が設置されている。
(4)　診療記録の保管・管理のための規定が明文化されている。
(5)　年間の退院患者数2,000名ごとに１名以上の専任の常勤診療記録管理者が配置されており，うち１名以上が専従である。なお，診療記録管理者は，診療情報の管理，入院患者についての疾病統計（ICD10による疾病分類等）を行うものであり，診療報酬の請求事務（DPCのコーディングに係る業務を除く），窓口の受付業務，医療機関の経営・運営のためのデータ収集業務，看護業務の補助及び物品運搬業務等については診療記録管理者の業務としない。なお，当該専従の診療記録管理者は医師事務作業補助体制加算に係る医師事務作業補助者を兼ねることはできない。
(6)　入院患者についての疾病統計には，ICD（国際疾病分類）上の規定に基づき，４桁又は５桁の細分類項目に沿って疾病分類がなされている。
(7)　以下に掲げる項目を全て含む電子的な一覧表を有し，保管・管理された診療記録が，任意の条件及びコードに基づいて速やかに検索・抽出できる。なお，当該データベースについては，各退院患者の退院時要約が作成された後，速やかに更新されている。また，当該一覧表及び診療記録に係る患者の個人情報の取扱いについては，「医療・介護関係事業者における個人情報の適切な取扱いのためのガイダンス」〔平成29年４月14日（個人情報保護委員会，厚生労働省）〕（以下「医療・介護関係事業者における個人情報の適切な取扱いのためのガイダンス」という）に基づく管理が実施されている。
ア　退院患者の氏名，生年月日，年齢，性別，住所（郵便番号を含む）
イ　入院日，退院日
ウ　担当医，担当診療科
エ　ICD（国際疾病分類）コードによって分類された疾患名
オ　手術コード（医科点数表の区分番号）によって分類された当該入院中に実施された手術
(8)　全診療科において退院時要約が全患者について作成されている。また，前月に退院した患者のうち，退院日の翌日から起算して14日以内に退院時要約が作成されて中央病歴管理室に提出された者の割合が毎月９割以上である。なお，退院時要約については，全患者について退院後30日以内に作成されていることが望ましい。
(9)　患者に対し診療情報の提供が現に行われている。なお，この場合，「診療情報の提供等に関する指針の策定について」（平成15年９月12日医政発第0912001号）を参考にする。
(10)　許可病床数が200床以上の保険医療機関については，「安全管理ガイドライン」に基づき，専任の医療情報システム安全管理責任者を配置する。また，当該責任者は，職員を対象として，少なくとも年１回程度，定期的に必要な情報セキュリティに関する研修を行っている。ただし，令和６年３月31日において，現に当該加算に係る届出を行っている保険医療機関（許可病床数が200床以上400床未満のものに限る）については，令和７年５月31日までの間，当該基

基施
入院加算

準を満たしているものとみなす。

⑾　非常時に備えた医療情報システムのバックアップを複数の方式で確保し，その一部はネットワークから切り離したオフラインで保管している。また，例えば，日次でバックアップを行う場合，数世代（少なくとも３世代）確保する等の対策を行う。

なお，ネットワークから切り離したオフラインで保管していることについては，医療情報システム・サービス事業者との契約書等に記載されているか確認し，当該契約書等の記載部分についても届出の添付資料とする。

⑿　「安全管理ガイドライン」に基づき，非常時を想定した医療情報システムの利用が困難な場合の対応や復旧に至るまでの対応についての業務継続計画（以下単に「BCP」という）を策定し，医療情報システム安全管理責任者の主導の下，少なくとも年１回程度，定期的に当該業務継続計画に基づく訓練・演習を実施する。また，その結果を踏まえ，必要に応じて改善に向けた対応を行っていること。訓練・演習については，診療を中断して実施する必要はないが，より実効性のあるものとするために，必要に応じてシステム関連事業者も参加した上で行う。

なお，当該BCPには「安全管理ガイドライン」の「情報セキュリティインシデントへの対応と対策」，「非常時（災害，サイバー攻撃，システム障害）対応とBCP策定」等に記載している事項について含める必要がある。また，作成に当たっては関係団体等が作成したマニュアル（医療機関におけるサイバーセキュリティ対策チェックリスト）についても参考にする。

２　診療録管理体制加算２に関する施設基準

１の⑴から⑽までを満たしている。

３　診療録管理体制加算３に関する施設基準

⑴　１の⑴から⑷まで，⑼及び⑽を満たしている。
⑵　１名以上の専任の診療記録管理者が配置されている。
⑶　入院患者についての疾病統計には，ICD大分類程度以上の疾病分類がされている。
⑷　保管・管理された診療記録が疾病別に検索・抽出できる。
⑸　全診療科において退院時要約が全患者について作成されている。

【届出に関する事項】

⑴　診療録管理体制加算の施設基準に係る届出は，**別添７**（→Web 版）の**様式17**を用いる。
⑵　毎年８月において，標準規格の導入に係る取組状況や医療情報システムのバックアップ体制の確保状況等について，**別添７の様式17の２**により届け出る。
⑶　診療録管理体制加算１の届出を行う場合については，**第４の１⑾**に示す「当該契約書等の記載部分」について添付する。

７の２　医師事務作業補助体制加算の施設基準

⑴　**医師事務作業補助体制加算１**
　イ　医師の事務作業を補助する十分な体制がそれぞれの加算に応じて整備されていること。
　ロ　勤務医の負担の軽減及び処遇の改善に資する体制が整備されていること。
⑵　**医師事務作業補助体制加算２**
　イ　医師の事務作業を補助する体制がそれぞれの加算に応じて整備されていること。
　ロ　⑴の**ロ**を満たすものであること。

→１　通則

⑴　医師の負担の軽減及び処遇の改善に資する体制として，次の体制を整備している。なお，総合入院体制加算や急性期看護補助体制加算，地域医療体制確保加算等を届け出ている保険医療機関において，医療従事者の負担の軽減及び処遇の改善に資する体制又は看護職員の負担の軽減及び処遇の改善に資する体制を整備する場合は，当該加算に係る体制と合わせて整備して差し支えない。
　ア　当該保険医療機関内に，医師の負担の軽減及び処遇の改善に関し，当該保険医療機関に勤務する医師の勤務状況を把握し，その改善の必要性等について提言するための責任者を配置する。
　イ　特別の関係（p.30）にある保険医療機関での勤務時間も含めて，医師の勤務時間及び当直を含めた夜間の勤務状況を把握している。その上で，業務の量や内容を勘案し，特定の個人に業務負担が集中しないよう配慮した勤務体系を策定し，職員に周知徹底している。
　ウ　当該保険医療機関内に，多職種からなる役割分担推進のための委員会又は会議（以下この項において「委員会等」という）を設置し，「医師の負担の軽減及び処遇の改善に資する計画」を作成する。当該委員会等は，当該計画の達成状況の評価を行う際，その他適宜必要に応じて開催している。また，当該委員会等において，当該保険医療機関の管理者が年１回以上出席する。なお，当該委員会等は，当該保険医療機関における労働安全衛生法第19条に規定する安全衛生委員会等，既存の委員会を活用することで差し支えない。
　エ　ウの計画は，現状の勤務状況等を把握し，問題点を抽出した上で，具体的な取組み内容と目標達成年次等を含めた医師の負担の軽減及び処遇の改善に資する計画とする。また，当該計画を職員に対して周知徹底している。
　オ　当該計画には以下の項目を含む。
　　医師と医療関係職種，医療関係職種と事務職員等における役割分担の具体的内容（例えば，初診時の予診の実施，静脈採血等の実施，入院の説明の実施，検査手順の説明の実施，服薬指導など）について計画に記載し，医療機関内の職員に向けて周知徹底するとともに，ウに規定する委員会等で取組状況を定期的に評価し，見直しを行う。
　カ　当該計画には，医師の勤務体制等に係る取組について，次に掲げる項目のうち少なくとも２項目以上を含んでいる。
　　①　勤務計画上，連続当直を行わない勤務体制の実施
　　②　前日の終業時刻と翌日の始業時刻の間の一定時間の休息時間の確保（勤務間インターバル）
　　③　予定手術前日の当直や夜勤に対する配慮
　　④　当直翌日の業務内容に対する配慮
　　⑤　交替勤務制・複数主治医制の実施
　　⑥　育児・介護休業法第23条第１項，同条第３項又は同法第24条の規定による措置を活用した短時間正規雇用医師の活用
　キ　医師の負担の軽減及び処遇の改善に関する取組事項を当該保険医療機関内に掲示する等の方法で公開する。
⑵　⑴のウの計画に基づき，診療科間の業務の繁閑の実情を踏まえ，医師の事務作業を補助する専従者（以下「医師事務作業補助者」という）を，15対１補助体制加算の場合は当該加算の届出を行った病床数（以下この項において同じ）15床ごとに１名以上，20対１補助体制加算の場合は20床ごとに１名以上，25対１補助体制加算の場合は25床ごとに１名以上，30対１補助体制加算の場合は30床ごとに１名以上，40対１補助体制加算の場合は40床ごとに１名以上，50対１補助体制加算の場合は50床ごとに１名以上，75対１補助体制加算の場合は75床ごとに１名以上，100対１補助体制加算の場合は100床ごとに１名以上配置している。また，当該医師事務作業補助者は，雇用形態を問わない（派遣職員を含むが，指揮命令権が当該保険医療機関にない請負方式などを除く）が，当該保険医療機関の常勤職員（週４日以上常態として勤務し，かつ所定労働時間が週32時間以上である者をいう。ただし，正職員として勤務する者について，育児・介護休業法第23条第１項，同条第３項又は同法第24条の規定による措置が講じられ，当該労働者の所定労働時間が短縮された場合にあっては，所定労働時間が週30時間以上である）と同じ勤務時間数以上の勤務を行う職員である。なお，当該職員は，医師事務作業補助に専従する職員の常勤換算による場合であっても差し支えない。ただし，当該医療機

関において医療従事者として勤務している看護職員を医師事務作業補助者として配置することはできない。

(3) 保険医療機関で策定した勤務医負担軽減策を踏まえ，医師事務作業補助者を適切に配置し，医師事務作業補助者の業務を管理・改善するための責任者（医師事務作業補助者以外の職員であって，常勤の者に限る）を置く。当該責任者は適宜勤務医師の意見を取り入れ，医師事務作業補助者の配置状況や業務内容等について見直しを行い，実際に勤務医の事務作業の軽減に資する体制を確保することに努める。なお，医師事務作業補助者が実際に勤務する場所については，業務として医師の指示に基づく医師の事務作業補助を行う限り問わないことから，外来における事務補助や，診断書作成のための部屋等における勤務も可能である。

(4) 当該責任者は，医師事務作業補助者を新たに配置してから６か月間は研修期間として，業務内容について必要な研修を行う。なお，６か月の研修期間内に32時間以上の研修（医師事務作業補助者としての業務を行いながらの職場内研修を含む）を実施するものとし，当該医師事務作業補助者には実際に医師の負担軽減及び処遇の改善に資する業務を行わせる。研修の内容については，次の項目に係る基礎知識を習得する。また，職場内研修を行う場合には，その実地作業における業務状況の確認及び問題点に対する改善の取組みを行う。

ア 医師法，医療法，医薬品医療機器等法，健康保険法等の関連法規の概要
イ 個人情報の保護に関する事項
ウ 当該医療機関で提供される一般的な医療内容及び各配置部門における医療内容や用語等
エ 診療録等の記載・管理及び代筆，代行入力
オ 電子カルテシステム（オーダリングシステムを含む）

また，当該責任者は，医師事務作業補助者に対する教育システムを作成していることが望ましい。

(5) 医療機関内に次の診療体制がとられ，規程を整備している。

ア 医師事務作業補助者の業務範囲について，「医師及び医療関係職と事務職員等との間等での役割分担の推進について」（平成19年12月28日医政発第1228001号）にある，「２ 役割分担の具体例 (1)医師，看護師等の医療関係職と事務職員等との役割分担 １）書類作成等」に基づく院内規程を定めており，個別の業務内容を文書で整備している。

イ 診療記録（診療録並びに手術記録，看護記録等）の記載について，「診療録等の記載について」（昭和63年５月６日総第17号）等に沿った体制であり，当該体制について，規程を文書で整備している。

ウ 個人情報保護について，「医療・介護関係事業者における個人情報の適切な取扱いのためのガイダンス」に準拠した体制であり，当該体制について，規程を文書で整備している。

エ 電子カルテシステム（オーダリングシステムを含む）について，「医療情報システムの安全管理に関するガイドライン」等に準拠した体制であり，当該体制について，規程を文書で整備している。特に，「成りすまし」がないよう，電子カルテシステムの真正性について十分留意している。医師事務作業補助者が電子カルテシステムに入力する場合は代行入力機能を使用し，代行入力機能を有しないシステムの場合は，業務範囲を限定し，医師事務作業補助者が当該システムの入力業務に携わらない。

２ 医師事務作業補助体制加算１の施設基準

当該保険医療機関において３年以上の医師事務作業補助者としての勤務経験を有する医師事務作業補助者が，それぞれの配置区分ごとに５割以上配置されている。また，医師事務作業補助者の勤務状況及び補助が可能な業務の内容を定期的に評価することが望ましい。

(1) 15対１補助体制加算の施設基準

次のいずれかの要件を満たしている。

ア 「救急医療対策事業実施要綱」に規定する第三次救急医療機関，小児救急医療拠点病院又は「周産期医療の体制構築に係る指針」に規定する総合周産期母子医療センターを設置している保険医療機関である。

イ 年間の緊急入院患者数が800名以上の実績を有する病院である。

(2) 20対１，25対１，30対１及び40対１補助体制加算の施設基準

次のいずれかの要件を満たしている。

ア 「(1) 15対１補助体制加算の施設基準」を満たしている。

イ 「災害時における医療体制の充実強化について」（平成24年３月21日医政発第0321第２号）に規定する災害拠点病院，「へき地保健医療対策事業について」（平成13年５月16日医政発第529号）に規定するへき地医療拠点病院又は地域医療支援病院の指定を受けている。

ウ 「基本診療料の施設基準等」**別表第６の２**（p.873）に掲げる地域に所在する保険医療機関である。

エ 年間の緊急入院患者数が200名以上又は全身麻酔による手術件数が年間800件以上の実績を有する病院である。

(3) 50対１，75対１及び100対１補助体制加算の施設基準

次のいずれかの要件を満たしている。

ア 「(1) 15対１補助体制加算の施設基準」又は「(2) 20対１，25対１，30対１及び40対１補助体制加算の施設基準」を満たしている。

イ 年間の緊急入院患者数が100名以上（75対１及び100対１補助体制加算については50名以上）の実績を有する保険医療機関である。

(4) 緊急入院患者数とは，救急搬送〔特別の関係（p.30）にある保険医療機関に入院する患者を除く〕により緊急入院した患者数及び当該保険医療機関を受診した次に掲げる状態の患者であって，医師が診察等の結果，緊急に入院が必要と認めた重症患者のうち，緊急入院した患者数の合計をいう。なお，「周産期医療対策事業等の実施について」（平成21年３月30日医政発第0330011号）に規定される周産期医療を担う医療機関において救急搬送となった保険診療の対象となる妊産婦については，母体数と胎児数を別に数える。

ア 吐血，喀血又は重篤な脱水で全身状態不良の状態
イ 意識障害又は昏睡
ウ 呼吸不全又は心不全で重篤な状態
エ 急性薬物中毒
オ ショック
カ 重篤な代謝異常（肝不全，腎不全，重症糖尿病等）
キ 広範囲熱傷，顔面熱傷又は気道熱傷
ク 外傷，破傷風等で重篤な状態
ケ 緊急手術，緊急カテーテル治療・検査又はt-PA療法を必要とする状態
コ 消化器疾患で緊急処置を必要とする重篤な状態
サ 蘇生術を必要とする重篤な状態
シ 「ア」から「サ」までに準ずる状態又はその他の重症な状態であって，医師が診察等の結果，緊急に入院が必要であると認めた重症患者

３ 医師事務作業補助体制加算２の施設基準

２の(1)から(3)までのいずれかの基準を満たす保険医療機関において，医師事務作業補助者がそれぞれの配置区分ごとに，配置されている。

【届出に関する事項】

(1) 医師事務作業補助体制加算の施設基準に係る届出は，**別添７**（→Web 版）の**様式13の４**，**様式18**及び**様式18の２**を用いる。

(2) 毎年８月において，前年度における医師の負担の軽減及び処遇の改善に資する計画の取組状況を評価するため，**別添７の様式13の４**により届け出る。

(3) 当該加算の変更の届出に当たり，医師の負担の軽減及び処遇の改善に資する体制について，直近８月に届け出た内容と変更がない場合は，**様式13の４**の届出を略すことができる。

(4) 届出は，保険医療機関において，全病棟包括的に行う。ただし，一般病棟，療養病棟，結核病棟及び精神病棟を有する保険医療機関については，一般病棟，療養病棟，結核

病棟及び精神病棟につき，それぞれ区分し，当該病棟種別の病棟全体につき包括的に届出を行うことができる。この場合において，医師事務作業補助体制加算１の届出と医師事務作業補助体制加算２の届出を併せて行うことはできない。

７の３　急性期看護補助体制加算の施設基準

(1)　25対１急性期看護補助体制加算（看護補助者５割以上）の施設基準

イ　当該病棟において，１日に看護補助を行う看護補助者の数は，常時，当該病棟の入院患者の数が25又はその端数を増すごとに１に相当する数以上であること。

ロ　看護補助者の配置基準に主として事務的業務を行う看護補助者を含む場合は，１日に事務的業務を行う看護補助者の数は，常時，当該病棟の入院患者の数が200又はその端数を増すごとに１に相当する数以下であること。

ハ　当該病棟において，看護補助者の最小必要数の５割以上が当該保険医療機関に看護補助者として勤務している者であること。

ニ　急性期医療を担う病院であること。

ホ　急性期一般入院基本料又は特定機能病院入院基本料（一般病棟の場合に限る）若しくは専門病院入院基本料の７対１入院基本料若しくは10対１入院基本料を算定する病棟であること。

ヘ　急性期一般入院料６を算定する病棟又は10対１入院基本料を算定する病棟にあっては，次のいずれかに該当すること。

①　一般病棟用の重症度，医療・看護必要度Ⅰの基準を満たす患者を6分以上入院させる病棟であること。

②　診療内容に関するデータを適切に提出できる体制が整備された保険医療機関であって，一般病棟用の重症度，医療・看護必要度Ⅱの基準を満たす患者を5分以上入院させる病棟であること。

ト　看護職員の負担の軽減及び処遇の改善に資する体制が整備されていること。

(2)　25対１急性期看護補助体制加算（看護補助者５割未満）の施設基準

(1)のイ，ロ及びニからトまでを満たすものであること。

(3)　50対１急性期看護補助体制加算の施設基準

イ　当該病棟において，１日に看護補助を行う看護補助者の数は，常時，当該病棟の入院患者の数が50又はその端数を増すごとに１に相当する数以上であること。

ロ　(1)のロ及びニからトまでを満たすものであること。

(4)　75対１急性期看護補助体制加算の施設基準

イ　当該病棟において，１日に看護補助を行う看護補助者の数は，常時，当該病棟の入院患者の数が75又はその端数を増すごとに１に相当する数以上であること。

ロ　(1)のロ及びニからトまでを満たすものであること。

(5)　夜間30対１急性期看護補助体制加算の施設基準

当該病棟において，夜勤を行う看護補助者の数は，常時，当該病棟の入院患者の数が30又はその端数を増すごとに１に相当する数以上であること。

(6)　夜間50対１急性期看護補助体制加算の施設基準

当該病棟において，夜勤を行う看護補助者の数は，常時，当該病棟の入院患者の数が50又はその端数を増すごとに１に相当する数以上であること。

(7)　夜間100対１急性期看護補助体制加算の施設基準

当該病棟において，夜勤を行う看護補助者の数は，常時，当該病棟の入院患者の数が100又はその端数を増すごとに１に相当する数以上であること。

(8)　夜間看護体制加算の施設基準

イ　夜勤時間帯に看護補助者を配置していること。

ロ　夜間における看護業務の負担の軽減に資する十分な業務管理等の体制が整備されていること。

(9)　看護補助体制充実加算１の施設基準

看護職員及び看護補助者の業務分担及び協働に資する十分な体制が整備されていること。

(10)　看護補助体制充実加算２の施設基準

看護職員及び看護補助者の業務分担及び協働に資する体制が整備されていること。

→１　通則

(1)　年間の緊急入院患者数が200名以上の実績を有する病院又は「周産期医療の体制構築に係る指針」に規定する総合周産期母子医療センターを設置している保険医療機関である。緊急入院患者数については，**第４の２の２**(4)〔「医師事務作業補助体制加算１の施設基準」(4), p.750〕と同様に取り扱う。

(2)　年間の救急自動車及び救急医療用ヘリコプターによる搬送人数を把握している。

(3)　次のいずれかを算定する病棟である。

ア　急性期一般入院基本料

イ　特定機能病院入院基本料（一般病棟）の７対１入院基本料又は10対１入院基本料

ウ　専門病院入院基本料の７対１入院基本料又は10対１入院基本料

(4)　急性期看護補助体制加算を算定するものとして届け出た病床に，直近３月において入院している全ての患者の状態を，**⑩別添６の別紙７** (p.715) の一般病棟用の重症度，医療・看護必要度Ⅰ又はⅡに係る評価票を用いて継続的に測定し，その結果，当該加算を算定するものとして届け出た病床に入院している患者全体（延べ患者数）に占める基準を満たす患者（**⑩別添６の別紙７**による評価の結果，下記**別表**のいずれかに該当する患者をいう。以下「基準を満たす患者」という）の割合が急性期一般入院料６又は10対１入院基本料を算定する病棟においては一般病棟用の重症度，医療・看護必要度Ⅰで0.6割以上，一般病棟用の重症度，医療・看護必要度Ⅱで0.5割以上である。ただし，産科患者及び15歳未満の小児患者は対象から除外する。また，重症度，医療・看護必要度Ⅱの評価に当たっては，歯科の入院患者（同一入院中に医科の診療も行う期間については除く）は，対象から除外する。評価にあたっては，一般病棟用の重症度，医療・看護必要度のⅠ又はⅡのいずれかを選択し届け出た上で評価する。一般病棟用の重症度，医療・看護必要度Ⅰ又はⅡのいずれを用いた評価を行うかは，入院料等の届出時に併せて届け出る他，評価方法の変更のみを届け出る場合，変更の届出は，新たな評価方法を適用する月の10日までに届け出る。なお，評価方法の変更のみを行う場合について，新たな評価方法の適用を開始するのは毎年４月及び10月とする。

別表

Ａ得点が２点以上かつＢ得点が３点以上の患者
Ａ得点が３点以上の患者
Ｃ得点が１点以上の患者

(5)　一般病棟用の重症度，医療・看護必要度に係る評価票の記入については，**第１の１の**(14)〔「総合入院体制加算１に関する施設基準等」(14), p.742〕と同様である。

(6)　急性期看護補助体制加算に係る看護補助業務に従事する

看護補助者は，基礎知識を習得できる内容を含む院内研修を年１回以上受講した者である。なお，研修内容については，**別添２の第２の11**〔療養病棟入院基本料・夜間看護加算の施設基準，p.711〕の(4)の例による。

(7) 当該病棟において，看護職員と看護補助者との業務内容及び業務範囲について，年１回以上見直しを行う。

(8) 当該病棟の看護師長等が所定の研修（修了証が交付されるものに限る）を修了していることが望ましい。また，当該病棟の全ての看護職員（所定の研修を修了した看護師長等を除く）が院内研修を年１回以上受講していることが望ましい。ただし，内容に変更がない場合は，２回目以降の受講は省略して差し支えない。なお，看護師長等の所定の研修及び看護職員の院内研修の内容については，**別添２の第２の11**〔療養病棟入院基本料・夜間看護加算の施設基準，p.711〕の(6)の例による。

(9) 看護補助者の配置については，各病棟の入院患者の状態等保険医療機関の実情に応じ，同一の入院基本料を届け出ている病棟間を含め，曜日や時間帯によって一定の範囲で傾斜配置できる。

(10) 看護職員の負担の軽減及び処遇の改善に資する体制を整備している。当該体制については，**別添２の第２の11**の(3)の例による。

２ 25対１急性期看護補助体制加算（看護補助者５割以上）の施設基準

(1) 当該病棟において，１日に看護補助業務を行う看護補助者の数は，常時，当該病棟の入院患者の数が25又はその端数を増すごとに１に相当する数以上である。

(2) 当該加算の届出に必要な看護補助者の最小必要数の５割以上が看護補助者（みなし看護補助者を除く）である。

３ 25対１急性期看護補助体制加算（看護補助者５割未満）の施設基準

(1) 当該病棟において，１日に看護補助業務を行う看護補助者の数は，常時，当該病棟の入院患者の数が25又はその端数を増すごとに１に相当する数以上である。

(2) 当該病棟において，届出の対象となる看護補助者の最小必要数の５割未満が看護補助者（みなし看護補助者を除く）である。

４ 50対１急性期看護補助体制加算の施設基準

当該病棟において，１日に看護補助業務を行う看護補助者の数は，常時，当該病棟の入院患者の数が50又はその端数を増すごとに１に相当する数以上である。

５ 75対１急性期看護補助体制加算の施設基準

当該病棟において，１日に看護補助業務を行う看護補助者の数は，常時，当該病棟の入院患者の数が75又はその端数を増すごとに１に相当する数以上である。

６ 夜間30対１急性期看護補助体制加算の施設基準

当該病棟において，夜間の看護補助者の数は，常時，当該病棟の入院患者の数が30又はその端数を増すごとに１に相当する数以上である。

７ 夜間50対１急性期看護補助体制加算の施設基準

当該病棟において，夜間の看護補助者の数は，常時，当該病棟の入院患者の数が50又はその端数を増すごとに１に相当する数以上である。

８ 夜間100対１急性期看護補助体制加算の施設基準

当該病棟において，夜間の看護補助者の数は，常時，当該病棟の入院患者の数が100又はその端数を増すごとに１に相当する数以上である。

９ 夜間看護体制加算の施設基準

(1) 夜間30対１急性期看護補助体制加算，夜間50対１急性期看護補助体制加算又は夜間100対１急性期看護補助体制加算のいずれかを算定している病棟である。

(2) 次に掲げる夜間における看護業務の負担軽減に資する業務管理等に関する項目のうち，ア又はウを含む３項目以上を満たしている。また，当該３項目以上にケが含まれることが望ましい。ただし，当該加算を算定する病棟が２交代制勤務又は変則２交代制勤務を行う病棟のみで構成される保険医療機関である場合は，ア及びウからケまでのうち，ア又はウを含む３項目以上を満たしている。

ア 当該病棟において，夜勤を含む交代制勤務に従事する看護要員の勤務終了時刻と直後の勤務の開始時刻の間が11時間以上である。

イ ３交代制勤務又は変則３交代制勤務の病棟において，夜勤を含む交代制勤務に従事する看護要員の勤務開始時刻が，直近の勤務の開始時刻の概ね24時間後以降となる勤務編成である。

ウ 当該病棟において，夜勤を含む交代制勤務に従事する看護要員の連続して行う夜勤の数が２回以下である。

エ 当該病棟において，夜勤を含む交代制勤務に従事する看護要員の夜勤後の暦日の休日が確保されている。

オ 当該病棟において，夜勤時間帯の患者のニーズに対応できるよう，早出や遅出等の柔軟な勤務体制の工夫がなされている。

カ 当該保険医療機関において，所属部署以外の部署を一時的に支援するために，夜勤時間帯を含めた各部署の業務量を把握・調整するシステムが構築されており，かつ，部署間での業務標準化に取り組み，過去１年間に当該システムを夜勤時間帯に運用した実績がある。

キ 当該病棟において，みなし看護補助者を除いた看護補助者の比率が５割以上である。

ク 当該保険医療機関において，夜勤時間帯を含めて開所している院内保育所を設置しており，夜勤を含む交代制勤務に従事する医療従事者の利用実績がある。

ケ 当該病棟において，ICT，AI，IoT等の活用によって，看護要員の業務負担軽減を行っている。

(3) (2)のアからエまでについては，届出前１か月に当該病棟において，夜勤を含む交代制勤務に従事する看護要員の各勤務のうち，やむを得ない理由により各項目を満たさない勤務が0.5割以内の場合は，各項目の要件を満たしているとみなす。(2)のキについては，暦月で１か月を超えない期間の１割以内の一時的な変動は要件を満たしているとみなす。(2)のクについては，院内保育所の保育時間に当該保険医療機関が定める夜勤時間帯のうち４時間以上が含まれる。ただし，当該院内保育所の利用者がいない日についてはこの限りではない。(2)のケについては，使用機器等が看護要員の業務負担軽減に資するかどうかについて，１年に１回以上，当該病棟に勤務する看護要員による評価を実施し，評価結果をもとに必要に応じて活用方法の見直しを行う。

10 看護補助体制充実加算の施設基準

(1) 看護補助体制充実加算１の施設基準

ア 当該保険医療機関において３年以上の看護補助者としての勤務経験を有する看護補助者が５割以上配置されている。

イ 看護補助体制充実加算に係る看護補助者に対する院内研修の内容については，**別添２の第２の11**〔療養病棟入院基本料・夜間看護加算の施設基準，p.711〕の(4)の例による。ただし，エについては，看護補助者が行う業務内容ごとに業務範囲，実施手順，留意事項等について示した業務マニュアルを作成し，当該マニュアルを用いた院内研修を実施している。

ウ 当該病棟の看護師長等は所定の研修を修了している。また当該病棟の全ての看護職員（所定の研修を修了した看護師長等を除く）が院内研修を年１回以上受講している。ただし，内容に変更がない場合は，２回目以降の受講は省略して差し支えない。なお，当該研修のそれぞれの内容については，**別添２の第２の11**の(6)の例による。

エ 当該保険医療機関における看護補助者の業務に必要な能力を段階的に示し，看護補助者の育成や評価に活用している。

(2) 看護補助体制充実加算２の施設基準

(1)のイ及びウを満たすものである。

11 急性期看護補助体制加算

令和６年３月31日において，現に当該加算に係る届出を行っている保険医療機関にあっては，令和６年９月30日までの間は，令和６年度改定後の急性期看護補助体制加算の重症度，医療・看護必要度の基準を満たすものとみなす。

【届出に関する事項】

(1) 急性期看護補助体制加算，看護補助体制充実加算，夜間急性期看護補助体制加算及び夜間看護体制加算に関する施設基準に係る届出は**別添７**（→Web 版）の**様式９**，**様式10**，**様式13の３**及び**様式18の３**を用いる。なお，９の(2)に掲げる項目のうちア又はウを含む３項目以上満たしている間は，満たす項目の組合せが変更になった場合であっても夜間看護体制加算に関する変更の届出は不要である。また，入院基本料等の施設基準に係る届出と当該施設基準を併せて届け出る場合であって，**別添７の様式９**を用いる場合は，１部のみの届出で差し支えない。

(2) 毎年８月において，前年度における看護職員の負担の軽減及び処遇の改善に資する計画の取組状況を評価するため，**別添７の様式13の３**を届け出る。

(3) 当該加算の変更の届出にあたり，看護職員の負担軽減及び処遇の改善に資する体制について，直近８月に届け出た内容と変更がない場合は，「夜間における看護業務の負担軽減に資する業務管理等」の該当項目数が要件にある場合を除き**様式13の３**の届出を略すことができる。

７の４　看護職員夜間配置加算の施設基準

(1) **看護職員夜間12対１配置加算１の施設基準**

イ 当該病棟において，夜勤を行う看護職員の数は，常時，当該病棟の入院患者の数が12又はその端数を増すごとに１以上であること。ただし，当該病棟において，夜間に看護を行う看護職員の数が本文に規定する数に相当する数以上である場合には，各病棟における夜勤を行う看護職員の数は，本文の規定にかかわらず，３以上であることとする。

ロ 急性期医療を担う病院であること。

ハ 急性期一般入院基本料又は特定機能病院入院基本料（一般病棟の場合に限る）若しくは専門病院入院基本料の７対１入院基本料若しくは10対１入院基本料を算定する病棟であること。

ニ 急性期一般入院料６を算定する病棟又は10対１入院基本料を算定する病棟にあっては，次のいずれかに該当すること。

① 一般病棟用の重症度，医療・看護必要度Ⅰの基準を満たす患者を６分以上入院させる病棟であること。

② 診療内容に関するデータを適切に提出できる体制が整備された保険医療機関であって，一般病棟用の重症度，医療・看護必要度Ⅱの基準を満たす患者を５分以上入院させる病棟であること。

ホ 看護職員の負担の軽減及び処遇の改善に資する体制が整備されていること。

ヘ 夜間における看護業務の負担の軽減に資する十分な業務管理等の体制が整備されていること。

(2) **看護職員夜間12対１配置加算２の施設基準**

(1)の**イ**から**ホ**までを満たすものであること。

(3) **看護職員夜間16対１配置加算１の施設基準**

イ 当該病棟において，夜勤を行う看護職員の数は，常時，当該病棟の入院患者の数が16又はその端数を増すごとに１以上であること。ただし，当該病棟において，夜間に看護を行う看護職員の数が本文に規定する数に相当する数以上である場合には，各病棟における夜勤を行う看護職員の数は，本文の規定にかかわらず，３以上であることとする。

ロ (1)の**ロ**から**ヘ**までを満たすものであること。

(4) **看護職員夜間16対１配置加算２の施設基準**

イ (1)の**ロ**及び**ホ**並びに(3)の**イ**を満たすものであること。

ロ 急性期一般入院料２から６までのいずれかを算定する病棟であること。

→１　看護職員夜間12対１配置加算１の施設基準

(1) 年間の緊急入院患者数が200名以上の実績を有する病院又は「周産期医療の体制構築に係る指針」に規定する総合周産期母子医療センターを設置している保険医療機関である。緊急入院患者数については，**第４の２の２**(4)〔「医師事務作業補助体制加算１の施設基準」(4)，p.750〕と同様に取り扱う。

(2) 年間の救急自動車及び救急医療用ヘリコプターによる搬送人数を把握している。

(3) 次のいずれかを算定する病棟である。

ア 急性期一般入院基本料

イ 特定機能病院入院基本料（一般病棟）の７対１入院基本料又は10対１入院基本料

ウ 専門病院入院基本料の７対１入院基本料又は10対１入院基本料

(4) 看護職員夜間配置加算を算定するものとして届け出た病床に，直近３月において，入院している全ての患者の状態を，⑩**別添６の別紙７**（p.715）の一般病棟用の重症度，医療・看護必要度Ⅰ又はⅡに係る評価票を用いて継続的に測定し，その結果，当該加算を算定するものとして届け出た病床に入院している患者全体（延べ患者数）に占める基準を満たす患者（**別添６の別紙７**による評価の結果，下記**別表**のいずれかに該当する患者をいう。以下「基準を満たす患者」という）の割合が急性期一般入院料６又は10対１入院基本料を算定する病棟においては重症度，医療・看護必要度Ⅰで0.6割以上，重症度，医療・看護必要度Ⅱで0.5割以上である。ただし，産科患者及び15歳未満の小児患者は対象から除外する。また，重症度，医療・看護必要度Ⅱの評価に当たっては，歯科の入院患者（同一入院中に医科の診療も行う期間については除く）は，対象から除外する。評価にあたっては，一般病棟用の重症度，医療・看護必要度のⅠ又はⅡのいずれかを選択し届け出た上で評価する。一般病棟用の重症度，医療・看護必要度Ⅰ又はⅡのいずれを用いた評価を行うかは，入院料等の届出時に併せて届け出る他，評価方法の変更のみを届け出る場合，変更の届出は，新たな評価方法を適用する月の10日までに届け出る。なお，評価方法の変更のみを行う場合について，新たな評価方法の適用を開始するのは毎年４月及び10月とする。

別表

A得点が２点以上かつＢ得点が３点以上の患者
A得点が３点以上の患者
C得点が１点以上の患者

(5) 一般病棟用の重症度，医療・看護必要度に係る評価票の記入については，**第１の１の**(14)〔「総合入院体制加算１に関する施設基準等」(14)，p.742〕と同様である。

(6) 当該病棟において，夜間に看護を行う看護職員の数は，常時，当該病棟の入院患者の数が12又はその端数を増すごとに１に相当する数以上である。ただし，同一の入院基本料を届け出ている病棟間においてのみ傾斜配置できる。なお，当該病棟において，夜間に看護を行う看護職員の数が前段に規定する数に相当する数以上である場合には，各病棟における夜勤を行う看護職員の数は，前段の規定にかかわらず，３以上であることとする。

(7) 看護職員の負担の軽減及び処遇の改善に資する体制を整備している。当該体制については，**別添２の第２の11**〔療養病棟入院基本料・夜間看護加算の施設基準，p.711〕の(3)の例による。

(8) 次に掲げる夜間における看護業務の負担軽減に資する業務管理等に関する項目のうち，ア又はウを含む４項目以上を満たしている。また，当該４項目以上にコが含まれるこ

基施

入院加算

とが望ましい。ただし，当該加算を算定する病棟が２交代制勤務又は変則２交代制勤務を行う病棟のみで構成される保険医療機関である場合は，ア及びウからコまでのうち，ア又はウを含む４項目以上を満たしている。なお，各項目の留意点については，**別添３の第４の３の９**の(3)〔「急性期看護補助体制加算」における「夜間看護体制加算の施設基準」(3)，p.752〕と同様である。

ア　当該病棟において，夜勤を含む交代制勤務に従事する看護職員の勤務終了時刻と直後の勤務の開始時刻の間が11時間以上である。

イ　３交代制勤務又は変則３交代制勤務の病棟において，夜勤を含む交代制勤務に従事する看護職員の勤務開始時刻が，直近の勤務の開始時刻の概ね24時間後以降となる勤務編成である。

ウ　当該病棟において，夜勤を含む交代制勤務に従事する看護職員の連続して行う夜勤の数が２回以下である。

エ　当該病棟において，夜勤を含む交代制勤務に従事する看護職員の夜勤後の暦日の休日が確保されている。

オ　当該病棟において，夜勤時間帯の患者のニーズに対応できるよう，早出や遅出等の柔軟な勤務体制の工夫がなされている。

カ　当該保険医療機関において，所属部署以外の部署を一時的に支援するために，夜勤時間帯を含めた各部署の業務量を把握・調整するシステムが構築されており，かつ，部署間での業務標準化に取り組み，過去１年間に当該システムを夜勤時間帯に運用した実績がある。

キ　夜間30対１急性期看護補助体制加算，夜間50対１急性期看護補助体制加算又は夜間100対１急性期看護補助体制加算を届け出ている病棟である。

ク　当該病棟において，みなし看護補助者を除いた看護補助者の比率が５割以上である。

ケ　当該保険医療機関において，夜勤時間帯を含めて開所している院内保育所を設置しており，夜勤を含む交代制勤務に従事する医療従事者の利用実績がある。

コ　当該病棟において，ICT，AI，IoT等の活用によって，看護職員の業務負担軽減を行っている。

２　看護職員夜間12対１配置加算２の施設基準

１の(1)から(7)までを満たす。

３　看護職員夜間16対１配置加算１の施設基準

(1)　１の(1)から(5)まで，(7)及び(8)を満たすものである。

(2)　当該病棟において，夜間に看護を行う看護職員の数は，常時，当該病棟の入院患者の数が16又はその端数を増すごとに１に相当する数以上である。ただし，同一の入院基本料を届け出ている病棟間においてのみ傾斜配置できる。なお，当該病棟において，夜間に看護を行う看護職員の数が前段に規定する数に相当する数以上である場合には，各病棟における夜勤を行う看護職員の数は，前段の規定にかかわらず，３以上である。

４　看護職員夜間16対１配置加算２の施設基準

(1)　１の(1)，(2)，(5)及び(7)並びに３の(2)を満たすものである。

(2)　急性期一般入院料２から５までのいずれかを算定する病棟である。

５　看護職員夜間配置加算

令和６年３月31日において現に当該加算に係る届出を行っている保険医療機関にあっては，令和６年９月30日までの間，令和６年度改定後の看護職員夜間配置加算の重症度，医療・看護必要度の基準を満たすものとみなす。

【届出に関する事項】

(1)　看護職員夜間配置加算に関する施設基準に係る届出は**別添７**（→Web 版）の**様式９**，**様式10**，**様式13の３**及び**様式18の３**を用いる。なお，１の(8)に掲げる項目のうちア又はウを含む４項目以上満たしている間は，満たす項目の組合せが変更になった場合であっても変更の届出は不要である。また，入院基本料等の施設基準に係る届出と当該施設基準を併せて届け出る場合であって，**別添７の様式９**を用いる場合は，１部のみの届出で差し支えない。

(2)　毎年８月において，前年度における看護職員の負担の軽減及び処遇の改善に資する計画の取組状況を評価するため，**別添７の様式13の３**を届け出る。

(3)　当該加算の変更の届出にあたり，看護職員の負担の軽減及び処遇の改善に資する体制について，直近８月に届け出た内容と変更がない場合は，「夜間における看護業務の負担軽減に資する業務管理等」の該当項目数が要件にある場合を除き様式13の３の届出を略すことができる。

８　難病患者等入院診療加算に規定する疾患及び状態

別表第６（p.873）に掲げる疾患及び状態

９　特殊疾患入院施設管理加算の施設基準

(1)　重度の肢体不自由児（者），脊髄損傷等の重度障害者，重度の意識障害者，筋ジストロフィー患者，難病患者等を７割以上入院させている一般病棟，精神病棟又は有床診療所（一般病床に限る。以下この号において同じ）であること。

(2)　当該病棟又は当該有床診療所において，１日に看護を行う看護職員及び看護補助を行う看護補助者の数は，常時，当該病棟又は当該有床診療所の入院患者の数が10又はその端数を増すごとに１以上であること。ただし，当該病棟又は当該有床診療所において，１日に看護を行う看護職員及び看護補助を行う看護補助者の数が本文に規定する数に相当する数以上である場合には，当該病棟又は当該有床診療所における夜勤を行う看護職員及び看護補助者の数は，本文の規定にかかわらず，看護職員１を含む２以上であることとする。なお，主として事務的業務を行う看護補助者を含む場合は，１日に事務的業務を行う看護補助者の数は，常時，当該病棟の入院患者の数が200又はその端数を増すごとに１に相当する数以下であること。

(3)　当該有床診療所において，１日に看護を行う看護職員の数は，常時，当該有床診療所の入院患者の数が15又はその端数を増すごとに１以上であること。ただし，当該有床診療所において，１日に看護を行う看護職員の数が本文に規定する数に相当する数以上である場合には，当該有床診療所における夜勤を行う看護職員の数は，本文の規定にかかわらず，２以上であることとする。

(4)　当該有床診療所において，看護職員の最小必要数の４割以上が看護師であること。

→　特殊疾患入院施設管理加算に関する施設基準

(1)　病院である保険医療機関の一般病棟（障害者施設等一般病棟に限る），精神病棟又は有床診療所（一般病床に限る）を単位とする。

(2)　当該病棟又は当該有床診療所（一般病床に限る）における直近１か月間の入院患者数の７割以上が，重度の肢体不自由児（者），脊髄損傷等の重度障害者，重度の意識障害者，筋ジストロフィー患者又は神経難病患者である。なお，該当患者の割合については，暦月で３か月を超えない期間の１割以内の一時的な変動にあっては，施設基準に係る変更の届出を行う必要はない。

(3)　重度の意識障害者とは，次に掲げる者をいう。

ア　意識障害レベルがJCS（Japan Coma Scale）でⅡ-3（又は30）以上又はGCS（Glasgow Coma Scale）で８点以下の状態が２週以上持続している患者

イ　無動症の患者（閉じ込め症候群，無動性無言，失外套症候群等）

(4)　神経難病患者とは，多発性硬化症，重症筋無力症，スモン，筋萎縮性側索硬化症，脊髄小脳変性症，ハンチントン病，パーキンソン病関連疾患〔進行性核上性麻痺，大脳皮質基底核変性症，パーキンソン病（ホーエン・ヤールの重症度分類がステージ３以上であって生活機能障害度がⅡ度又はⅢ度のものに限る）〕，多系統萎縮症（線条体黒質変性症，オリーブ橋小脳萎縮症，シャイ・ドレーガー症候群），プリオン病，亜急性硬化性全脳炎，ライソゾーム病，副腎白質ジストロフィー，脊髄性筋萎縮症，球脊髄性筋萎縮症，慢性炎症性脱髄性多発神経炎又はもやもや病（ウイリス動脈輪閉塞症）に罹患している患者をいう。

【届出に関する事項】　特殊疾患入院施設管理加算の施設基準に係る届出は，**別添７**（→Web 版）の**様式９**，**様式19**及び**様式20**を用いる。

10　超重症児（者）入院診療加算・準超重症児（者）入院診療加算の対象患者の状態

(1)　超重症児（者）入院診療加算・準超重症児（者）入院診療加算の注１に規定する超重症の状態

イ　介助によらなければ座位が保持できず，かつ，人工呼吸器を使用する等特別の医学的管理が必要な状態が６月以上又は新生児期から継続している状態であること。

ロ　超重症児（者）の判定基準による判定スコアが25点以上であること。

(2)　超重症児（者）入院診療加算・準超重症児（者）入院診療加算の注２に規定する準超重症の状態

イ　超重症の状態に準ずる状態であること。

ロ　超重症児（者）の判定基準による判定スコアが10点以上であること。

→　超重症児（者）入院診療加算・準超重症児（者）入院診療加算に規定する状態

1　超重症児（者）とは判定基準による判定スコアが25点以上であって，介助によらなければ座位が保持できず，かつ，人工呼吸器を使用する等，特別の医学的管理が必要な状態が６月以上継続している状態である。ただし，新生児集中治療室又は新生児特定集中治療室を退室した患児であって当該治療室での状態が引き続き継続する患児については，当該状態が１月以上継続する場合とする。なお，新生児集中治療室又は新生児特定集中治療室を退室した後の症状増悪又は新たな疾患の発生については，その後の状態が６月以上継続する場合とする。

2　準超重症児（者）とは判定基準による判定スコアが10点以上であって，超重症児（者）に準ずる状態である。

3　「基本診療料の施設基準等」における超重症児（者）・準超重症児（者）の判定基準による判定スコアについては，⑭別添６の別紙14（p.755）を参照のこと。

⑭別添６－別紙14

【超重症児（者）・準超重症児（者）の判定基準】

以下の各項目に規定する状態が６か月以上継続する場合[*1]に，それぞれのスコアを合算する。

1．運動機能：座位まで

2．判定スコア　（スコア）

(1)　レスピレーター管理[*2]　＝10
(2)　気管内挿管，気管切開　＝８
(3)　鼻咽頭エアウェイ　＝５
(4)　O_2 吸入又はSpO_2 90％以下の状態が10％以上　＝５
(5)　１回/時間以上の頻回の吸引　＝８
　　６回/日以上の頻回の吸引　＝３
(6)　ネブライザ　６回/日以上または継続使用　＝３
(7)　IVH　＝10
(8)　経口摂取（全介助）[*3]　＝３
　　経管（経鼻・胃ろう含む）[*3]　＝５
(9)　腸ろう・腸管栄養[*3]　＝８
　　持続注入ポンプ使用（腸ろう・腸管栄養時）　＝３
(10)　手術・服薬にても改善しない過緊張で，発汗による更衣と姿勢修正を３回/日以上　＝３
(11)　継続する透析（腹膜灌流を含む）　＝10
(12)　定期導尿（３回/日以上）[*4]　＝５
(13)　人工肛門　＝５
(14)　体位交換　６回/日以上　＝３

〈判　定〉

１の運動機能が座位までであり，かつ，２の判定スコアの合計が25点以上の場合を超重症児（者），10点以上25点未満である場合を準超重症児（者）とする。

*1 新生児集中治療室を退室した児であって当該治療室での状態が引き続き継続する児については，当該状態が１か月以上継続する場合とする。ただし，新生児集中治療室を退室した後の症状増悪，又は新たな疾患の発生についてはその後の状態が６か月以上継続する場合とする。

*2 毎日行う機械的気道加圧を要するカフマシン・NIPPV・CPAPなどは，レスピレーター管理に含む。

*3 (8)(9)は経口摂取，経管，腸ろう・腸管栄養のいずれかを選択。

*4 人工膀胱を含む。

11　削除

12　看護配置加算の施設基準

(1)　地域一般入院料３，障害者施設等入院基本料の15対１入院基本料又は結核病棟入院基本料若しくは精神病棟入院基本料の15対１入院基本料，18対１入院基本料若しくは20対１入院基本料を算定する病棟であること。

(2)　当該病棟において，看護職員の最小必要数の７割以上が看護師であること。

→　看護配置加算に関する施設基準

(1)　地域一般入院料３，障害者施設等入院基本料15対１入院基本料又は結核病棟入院基本料若しくは精神病棟入院基本料の15対１入院基本料，18対１入院基本料若しくは20対１入院基本料を算定する病棟である。

(2)　当該病棟において，看護職員の最小必要数の７割以上が看護師である。

【届出に関する事項】　看護配置加算の施設基準に係る届出は，**別添７**（→Web 版）の**様式９**を用いる。なお，入院基本料等の施設基準に係る届出と当該施設基準を併せて届け出る場合であって，**別添７の様式９**を用いる場合は，１部のみの届出で差し支えない。

13　看護補助加算の施設基準

(1)　看護補助加算１の施設基準

イ　当該病棟において，１日に看護補助を行う看護補助者の数は，常時，当該病棟の入院患者の数が

30又はその端数を増すごとに１に相当する数以上であること。

ロ 看護補助者の配置基準に主として事務的業務を行う看護補助者を含む場合は，１日に事務的業務を行う看護補助者の数は，常時，当該病棟の入院患者の数が200又はその端数を増すごとに１に相当する数以下であること。

ハ 次のいずれかに該当すること。

① 地域一般入院料１若しくは地域一般入院料２を算定する病棟又は13対１入院基本料を算定する病棟にあっては，一般病棟用の重症度，医療・看護必要度Ⅰの基準を満たす患者を４分以上入院させる病棟であること。

② 診療内容に関するデータを適切に提出できる体制が整備された保険医療機関であって，地域一般入院料１若しくは地域一般入院料２を算定する病棟又は13対１入院基本料を算定する病棟にあっては，一般病棟用の重症度，医療・看護必要度Ⅱの基準を満たす患者を３分以上入院させる病棟であること。

③ 地域一般入院料３，15対１入院基本料，18対１入院基本料又は20対１入院基本料を算定する病棟であること。

ニ 看護職員の負担軽減及び処遇改善に資する体制が整備されていること。

(2) 看護補助加算２の施設基準

イ 当該病棟において，１日に看護補助を行う看護補助者の数は，常時，当該病棟の入院患者の数が50又はその端数を増すごとに１に相当する数以上であること。

ロ 地域一般入院基本料，13対１入院基本料，15対１入院基本料，18対１入院基本料又は20対１入院基本料を算定する病棟であること。

ハ (1)のロ及びニを満たすものであること。

(3) 看護補助加算３の施設基準

イ 当該病棟において，１日に看護補助を行う看護補助者の数は，常時，当該病棟の入院患者の数が75又はその端数を増すごとに１に相当する数以上であること。

ロ 地域一般入院基本料，13対１入院基本料，15対１入院基本料，18対１入院基本料又は20対１入院基本料を算定する病棟であること。

ハ (1)のロ及びニを満たすものであること。

(4) 夜間75対１看護補助加算の施設基準

イ 当該病棟において，夜勤を行う看護補助者の数は，常時，当該病棟の入院患者の数が75又はその端数を増すごとに１に相当する数以上であること。

ロ 地域一般入院料１若しくは地域一般入院料２又は13対１入院基本料を算定する病棟であること。

(5) 夜間看護体制加算の施設基準

イ 夜勤時間帯に看護補助者を配置していること。

ロ 夜間における看護業務の負担の軽減に資する十分な業務管理等の体制が整備されていること。

(6) 看護補助体制充実加算１の施設基準

看護職員及び看護補助者の業務分担及び協働に資する十分な体制が整備されていること。

(7) 看護補助体制充実加算２の施設基準

看護職員及び看護補助者の業務分担及び協働に資する体制が整備されていること。

→１ 看護補助加算に関する施設基準

(1) 看護補助加算１を算定するものとして届け出た病床（地域一般入院料１若しくは地域一般入院料２を算定する病棟又は13対１入院基本料を算定する病棟に限る）に，直近３月において入院している全ての患者の状態を，⑩**別添６の別紙７**（p.715）の重症度，医療・看護必要度Ⅰ又はⅡに係る評価票を用いて継続的に測定し，その結果，当該入院基本料を算定するものとして届け出た病床に入院している患者全体（延べ患者数）に占める基準を満たす患者（⑩**別添６の別紙７**による評価の結果，下記**別表**のいずれかに該当する患者をいう。以下「基準を満たす患者」という）の割合が重症度，医療・看護必要度Ⅰで0.4割以上，重症度，医療・看護必要度Ⅱで0.3割以上である。ただし，産科患者及び15歳未満の小児患者は対象から除外する。また，重症度，医療・看護必要度Ⅱの評価に当たっては，歯科の入院患者（同一入院中に医科の診療も行う期間については除く）は，対象から除外する。評価にあたっては，一般病棟用の重症度，医療・看護必要度のⅠ又はⅡのいずれかを選択し届け出た上で評価する。一般病棟用の重症度，医療・看護必要度Ⅰ又はⅡのいずれを用いた評価を行うかは，入院料等の届出時に併せて届け出る他，評価方法の変更のみを届け出る場合，変更の届出は，新たな評価方法を適用する月の10日までに届け出る。なお，評価方法の変更のみを行う場合について，新たな評価方法の適用を開始するのは毎年４月及び10月とする。

別表

Ａ得点が２点以上かつＢ得点が３点以上の患者
Ａ得点が３点以上の患者
Ｃ得点が１点以上の患者

(2) 一般病棟用の重症度，医療・看護必要度に係る評価票の記入については，**第１の１の⒁**〔「**総合入院体制加算１に関する施設基準等**」⒁，p.742〕と同様である。

(3) 看護補助者の配置については，各病棟の入院患者の状態等保険医療機関の実情に応じ，同一の入院基本料を届け出ている病棟間を含め，曜日や時間帯によって一定の範囲で傾斜配置できる。

(4) 看護職員の負担の軽減及び処遇の改善に資する体制を整備している。当該体制については，**別添２の第２の11**〔**療養病棟入院基本料・夜間看護加算の施設基準**，p.711〕の(3)の例による。

(5) 看護補助加算に係る看護補助業務に従事する看護補助者は，基礎知識を習得できる内容を含む院内研修を年１回以上受講した者である。なお，院内研修の内容については，**別添２の第２の11の１の(4)**の例による。

(6) 当該病棟において，看護職員と看護補助者との業務内容及び業務範囲について，年１回以上見直しを行う。

(7) 当該病棟の看護師長等が所定の研修（修了証が交付されるものに限る）を修了していることが望ましい。また，当該病棟の全ての看護職員（所定の研修を修了した看護師長等を除く）が院内研修を年１回以上受講していることが望ましい。ただし，内容に変更がない場合は，２回目以降の受講は省略して差し支えない。なお，看護師長等の所定の研修及び看護職員の院内研修の内容については，**別添２の第２の11の(6)**の例による。

(8) 看護補助加算１について，令和６年３月31日において現に当該加算に係る届出を行っている保険医療機関にあっては，令和６年９月30日までの間，令和６年度改定後の看護補助加算１の重症度，医療・看護必要度の基準を満たすものとみなす。

２ 夜間75対１看護補助加算の施設基準

次のいずれかを算定する病棟である。

(1) 地域一般入院料１又は地域一般入院料２

(2) 専門病院入院基本料，障害者施設等入院基本料，結核病棟入院基本料，精神病棟入院基本料又は特定機能病院入院基本料（結核病棟及び精神病棟に限る）の13対１入院基本料

３ 夜間看護体制加算の施設基準

(1) 看護補助者を夜勤時間帯に配置している。
(2) 次に掲げる夜間における看護業務の負担軽減に資する業務管理等に関する項目のうち，ア又はウを含む４項目以上を満たしている。また，当該４項目以上にコが含まれることが望ましい。ただし，当該加算を算定する病棟が２交代制勤務又は変則２交代制勤務を行う病棟のみで構成される保険医療機関である場合は，ア及びウからコまでのうち，ア又はウを含む４項目以上を満たしている。なお，各項目の留意点については，**別添３の第４の３の９**の(3)〔「急性期看護補助体制加算」における「夜間看護体制加算の施設基準」(3)，p.752〕と同様である。

ア　当該病棟において，夜勤を含む交代制勤務に従事する看護要員の勤務終了時刻と直後の勤務の開始時刻の間が11時間以上である。

イ　３交代制勤務又は変則３交代制勤務の病棟において，夜勤を含む交代制勤務に従事する看護要員の勤務開始時刻が，直近の勤務の開始時刻の概ね24時間後以降となる勤務編成である。

ウ　当該病棟において，夜勤を含む交代制勤務に従事する看護要員の連続して行う夜勤の数が２回以下である。

エ　当該病棟において，夜勤を含む交代制勤務に従事する看護要員の夜勤後の暦日の休日が確保されている。

オ　当該病棟において，夜勤時間帯の患者のニーズに対応できるよう，早出や遅出等の柔軟な勤務体制の工夫がなされている。

カ　当該保険医療機関において，所属部署以外の部署を一時的に支援するために，夜勤時間帯を含めた各部署の業務量を把握・調整するシステムが構築されており，かつ，部署間での業務標準化に取り組み，過去１年間に当該システムを夜勤時間帯に運用した実績がある。

キ　当該加算に係る看護補助業務に従事する看護補助者の業務のうち５割以上が療養生活上の世話である。

ク　当該病棟において，みなし看護補助者を除いた看護補助者の比率が５割以上である。

ケ　当該保険医療機関において，夜勤時間帯を含めて開所している院内保育所を設置しており，夜勤を含む交代制勤務に従事する医療従事者の利用実績がある。

コ　当該病棟において，ICT，AI，IoT等の活用によって，看護要員の業務負担軽減を行っている。

４　看護補助体制充実加算の施設基準

(1) 看護補助体制充実加算１の施設基準

ア　当該保険医療機関において３年以上の看護補助者としての勤務経験を有する看護補助者が５割以上配置されている。

イ　看護補助体制充実加算に係る看護補助業務に従事する看護補助者は，基礎知識を習得できる内容を含む院内研修を年１回以上受講したものである。なお，研修の内容については，**別添２の第２の11**〔療養病棟入院基本料・夜間看護加算の施設基準，p.711〕の(4)の例による。ただし，エについては，看護補助者が行う業務内容ごとに業務範囲，実施手順，留意事項等について示した業務マニュアルを作成し，当該マニュアルを用いた院内研修を実施している。

ウ　当該病棟の看護師長等は所定の研修を修了していること及び当該病棟の全ての看護職員（所定の研修を修了した看護師長等を除く）が院内研修を年１回以上受講している。ただし，内容に変更が無い場合は，２回目以降の受講は省略して差し支えない。なお，当該研修のそれぞれの内容については，**別添２の第２の11**の(6)の例による。

エ　当該保険医療機関における看護補助者の業務に必要な能力を段階的に示し，看護補助者の育成や評価に活用している。

(2) 看護補助体制充実加算２の施設基準

(1)のイ及びウを満たすものである。

【届出に関する事項】

(1) 看護補助加算及び看護補助体制充実加算の施設基準に係る届出は，**別添７**（→Web 版）の**様式９**，**様式13の３**及び**様式18の３**を用いるが，地域一般入院料１若しくは地域一般入院料２又は13対１入院基本料を算定する病棟において看護補助加算１を届け出る場合さらに**別添７**の**様式10**も用いる。なお，**３**の(2)に掲げる項目のうちア又はウを含む４項目以上満たしている間は，満たす項目の組合せが変更になった場合であっても変更の届出は不要である。また，入院基本料等の施設基準に係る届出と当該施設基準を併せて届け出る場合であって，**別添７**の**様式９**を用いる場合は，１部のみの届出で差し支えない。
(2) 毎年８月において，前年度における看護職員の負担の軽減及び処遇の改善に資する取組状況を評価するため，**別添７**の**様式13の３**を届け出る。
(3) 当該加算の変更の届出にあたり，看護職員の負担の軽減及び処遇の改善の取組状況について，直近８月に届け出た内容と変更がない場合は，**様式13の３**の届出を略すことができる。

14　地域加算に係る地域

一般職の職員の給与に関する法律（昭和25年法律第95号）第11条の３第１項に規定する人事院規則で定める地域及び当該地域に準じる地域

→　地域加算

一般職の職員の給与に関する法律（昭和25年法律第95号）第11条の３第１項に規定する人事院規則で定める地域及び当該地域に準じる地域は，**別紙１**（p.72）のとおりである。

15から17まで　削除

18　離島加算に係る地域

(1) 離島振興法（昭和28年法律第72号）第２条第１項の規定により離島振興対策実施地域として指定された離島の地域
(2) 奄美群島振興開発特別措置法（昭和29年法律第189号）第１条に規定する奄美群島の地域
(3) 小笠原諸島振興開発特別措置法（昭和44年法律第79号）第４条第１項に規定する小笠原諸島の地域
(4) 沖縄振興特別措置法（平成14年法律第14号）第３条第３号に規定する離島

療養環境加算の施設基準

→　療養環境加算に関する施設基準

(1) 病棟を単位とする。
(2) 病室に係る病床の面積が，内法による測定で，１病床当たり８m^2以上である。ただし，当該病棟内に１病床当たり6.4m^2未満の病室を有する場合には算定できない。
(3) 要件となる１病床当たり面積は，医療法上の許可等を受けた病床に係る病室（特別の療養環境の提供に係る病室を除く）の総床面積を当該病床数（特別の療養環境の提供に係る病室に係る病床を除く）で除して得た面積とする。
(4) 病棟内であっても，診察室，廊下，手術室等病室以外の部分の面積は算入しない。なお，病室内に附属している浴室・便所等の面積は算入の対象となる。
(5) 特別の療養環境の提供に係る病床又は特定入院料を算定している病床若しくは病室については，当該加算の対象から除外する。
(6) 当該病院の医師及び看護要員の数は，医療法に定める標準を満たしている。
(7) 平成26年３月31日において，現に当該加算の届出を行っている保険医療機関については，当該病棟の増築又は全面的な改築を行うまでの間は，(2)の内法の規定を満たしているものとする。

【届出に関する事項】　療養環境加算の施設基準に係る届出は，**別添７**（→Web 版）の**様式22**を用いる。また，当該保険医療機関の平面図（当該加算を算定する病棟の面積等が分かるもの）を添付する。なお，当該加算の届出については実績を要しない。

19　重症者等療養環境特別加算の施設基準

(1)　常時監視を要し，随時適切な看護及び介助を必要とする重症者等の看護を行うにつき十分な看護師等が配置されていること。
(2)　個室又は２人部屋の病床であって，療養上の必要から当該重症者等を入院させるのに適したものであること。

→　重症者等療養環境特別加算に関する施設基準

(1)　病院である保険医療機関の一般病棟（特殊疾患入院施設管理加算に係る病棟を除く）における特定の病床を単位として行う。
(2)　当該基準の届出の対象となる病床は次のいずれにも該当する。
ア　個室又は２人部屋である。
イ　重症者等の容態が常時監視できるような設備又は構造上の配慮がなされている（心拍監視装置等の患者監視装置を備えている場合又は映像による患者観察システムを有する場合を含む）。
ウ　酸素吸入，吸引のための設備が整備されている。
エ　特別の療養環境の提供に係る病室でない。
(3)　当該基準の届出の対象となる病床数は，当該保険医療機関の一般病棟に入院している重症者等（重症者等療養環境特別加算を算定できる入院料に係る届出を行っている病床に入院している患者に限る）の届出前１月間の平均数を上限とする。ただし，当該保険医療機関の当該加算を算定できる入院料に係る届出を行っている病床の平均入院患者数の８％未満とし，当該保険医療機関が特別の診療機能等を有している場合であっても，当該加算を算定できる入院料に係る届出を行っている病床の平均入院患者数の10％を超えない。

【届出に関する事項】　重症者等療養環境特別加算の施設基準に係る届出は，**別添７**（→Web 版）の**様式23**及び**様式23の２**を用いる。また，当該届出に係る病棟の平面図（当該施設基準に係る病床及びナースステーションが明示されているもの）を添付する。なお，当該加算の届出については実績を要しない。

20　療養病棟療養環境加算の施設基準

(1)　**療養病棟療養環境加算１の施設基準**
イ　長期にわたる療養を行うにつき十分な構造設備を有していること。
ロ　長期にわたる療養を行うにつき必要な器械・器具が具備されている機能訓練室を有していること。
ハ　ロに掲げる機能訓練室のほか，十分な施設を有していること。
ニ　医療法施行規則（昭和23年厚生省令第50号）第19条第１項第１号並びに第２項第２号及び第３号に定める医師及び看護師等の員数以上の員数が配置されていること。
(2)　**療養病棟療養環境加算２の施設基準**
イ　長期にわたる療養を行うにつき十分な構造設備を有していること。
ロ　長期にわたる療養を行うにつき必要な器械・器具が具備されている機能訓練室を有していること。
ハ　ロに掲げる機能訓練室のほか，適切な施設を有していること。
ニ　医療法施行規則第19条第１項第１号並びに第２項第２号及び第３号に定める医師及び看護師等の員数以上の員数が配置されていること。

→　療養病棟療養環境加算に関する施設基準

(1)　**療養病棟療養環境加算１に関する施設基準**
ア　当該療養病棟に係る病室の病床数は，１病室につき４床以下である。
イ　当該療養病棟に係る病室の床面積は，内法による測定で，患者１人につき，6.4m²以上である。
ウ　当該療養病棟に係る病室に隣接する廊下の幅は，内法による測定で，1.8m以上である。ただし，両側に居室（両側にある居室の出入口が当該廊下に面している場合に限る）がある廊下の幅は，2.7m以上である。なお，廊下の幅は，柱等の構造物（手すりを除く）も含めた最も狭い部分において，基準を満たす。
エ　当該病院に機能訓練室を有しており，当該機能訓練室の床面積は，内法による測定で，40m²以上である。なお，当該機能訓練室には，長期にわたる療養を行うにつき必要な器械・器具を備えている。必要な器械・器具とは，例えば訓練マットとその附属品，姿勢矯正用鏡，車椅子，各種杖，各種測定用具（角度計，握力計等）である。
オ　療養病棟に係る病床に入院している患者１人につき，内法による測定で１m²以上の広さを有する食堂が設けられている。
カ　療養病棟の入院患者同士や入院患者とその家族が談話を楽しめる広さを有する談話室が設けられている。ただし，オに規定する食堂と兼用であっても差し支えない。
キ　当該保険医療機関内に，身体の不自由な患者の利用に適した浴室が設けられている。
ク　当該病棟に係る病棟床面積は，患者１人につき内法による測定で，16m²以上である。なお，病棟床面積の算定に当たっては，当該病棟内にある治療室，機能訓練室，浴室，廊下，デイルーム，食堂，面会室，ナースステーション，便所等を面積に算入しても差し支えない。
(2)　**療養病棟療養環境加算２に関する施設基準**
(1)のアからキまでを満たしている。

【届出に関する事項】

(1)　療養病棟療養環境加算１及び２の施設基準に係る届出は，**別添７**（→Web 版）の**様式24**及び**様式24の２**を用いる。また，当該病棟の平面図（当該加算を算定する病棟の面積等が分かるもの）を添付する。なお，当該加算の届出については実績を要しない。
(2)　平成26年３月31日において，現に当該加算の届出を行っている保険医療機関については，当該病棟の増築又は全面的な改築を行うまでの間は，当該規定を満たしているものとする。

20の２　療養病棟療養環境改善加算の施設基準

(1)　**療養病棟療養環境改善加算１の施設基準**
イ　長期にわたる療養を行うにつき適切な構造設備を有していること。
ロ　長期にわたる療養を行うにつき必要な器械・器具が具備されている機能訓練室を有していること。
ハ　ロに掲げる機能訓練室のほか，適切な施設を有していること。
ニ　医療法施行規則第19条第１項第１号並びに第２項第２号及び第３号に定める医師及び看護師等の員数以上の員数が配置されていること。
ホ　療養環境の改善に係る計画を策定し，定期的に，改善の状況を地方厚生局長等に報告していること。
(2)　**療養病棟療養環境改善加算２の施設基準**
イ　長期にわたる療養を行うにつき適切な構造設備を有していること。
ロ　機能訓練室のほか，適切な施設を有していること。

ハ　医療法施行規則第19条第１項第１号並びに第２項第２号及び第３号に定める医師及び看護師等の員数以上の員数が配置されていること。

ニ　療養環境の改善に係る計画を策定し，定期的に，改善の状況を地方厚生局長等に報告していること。

→　療養病棟療養環境改善加算に関する施設基準

(1)　療養病棟療養環境改善加算１に関する施設基準

ア　当該療養病棟に係る病室の病床数は，１病室につき４床以下である。

イ　当該療養病棟に係る病室の床面積は，内法による測定で，患者１人につき，6.4m²以上である。

ウ　当該病院に機能訓練室を有しており，当該機能訓練室の床面積は，内法による測定で，40m²以上である。なお，当該機能訓練室には，長期にわたる療養を行うにつき必要な器械・器具を備えている。必要な器械・器具とは，例えば訓練マットとその附属品，姿勢矯正用鏡，車椅子，各種杖，各種測定用具（角度計，握力計等）である。

エ　療養病棟に係る病床に入院している患者１人につき，内法による測定で１m²以上の広さを有する食堂が設けられている。

オ　療養病棟の入院患者同士や入院患者とその家族が談話を楽しめる広さを有する談話室が設けられている。ただし，エに規定する食堂と兼用であっても差し支えない。

カ　当該保険医療機関内に，身体の不自由な患者の利用に適した浴室が設けられている。

キ　当該加算を算定できる期間については，当該病棟の増築又は全面的な改築を行うまでの間とする。

(2)　療養病棟療養環境改善加算２に関する施設基準

ア　(1)のエからカまでを満たしている。

イ　当該病棟に係る病室の床面積は，内法による測定で，患者１人につき，6.0m²以上である。

ウ　当該病院に機能訓練室を有している。

エ　当該加算の対象病棟については，平成24年３月31日において，現に療養病棟療養環境加算４に係る届出を行っている病棟のみとする。

オ　当該加算を算定できる期間については，当該病棟の増築又は全面的な改築を行うまでの間とする。

(3)　平成26年３月31日において，現に当該加算の届出を行っている保険医療機関については，当該病棟の増築又は全面的な改築を行うまでの間は，(2)の内法の規定を満たしているものとする。

【届出に関する事項】　療養病棟療養環境改善加算１及び２の施設基準に係る届出は，**別添７**（→Web 版）の**様式24及び様式24の２**を用いる。また，当該病棟の平面図（当該加算を算定する病棟の面積等が分かるもの）を添付する。なお，当該加算の届出については実績を要しない。

また，当該病棟の療養環境の改善に資する計画を，**別添７の様式24の３**に準じて策定し，届け出るとともに，毎年８月にその改善状況について地方厚生（支）局長に報告する。

21　診療所療養病床療養環境加算の施設基準

(1)　長期にわたる療養を行うにつき十分な構造設備を有していること。

(2)　機能訓練室のほか，適切な施設を有していること。

(3)　医療法施行規則第21条の２第１項及び第２項に定める医師及び看護師等の員数以上の員数が配置されていること。

→　診療所療養病床療養環境加算に関する施設基準

(1)　診療所である保険医療機関において，当該療養病床を単位として行う。

(2)　当該療養病床に係る病室の病床数は，１病室につき４床以下である。

(3)　当該療養病床に係る病室の床面積は，内法による測定で，患者１人につき，6.4m²以上である。

(4)　当該療養病床に係る病室に隣接する廊下の幅は，内法による測定で，1.8m以上である。ただし，両側に居室（両側にある居室の出入口が当該廊下に面している場合に限る）がある廊下の幅は，2.7m以上である。なお，廊下の幅は，柱等の構造物（手すりを除く）も含めた最も狭い部分において，基準を満たす。

(5)　当該診療所に機能訓練室を有している。なお，当該機能訓練室には，長期にわたる療養を行うにつき必要な器械・器具を備えている。必要な器械・器具とは，例えば訓練マットとその附属品，姿勢矯正用鏡，車椅子，各種杖，各種測定用具（角度計，握力計等）である。

(6)　療養病床に係る病床に入院している患者１人につき，内法による測定で１m²以上の広さを有する食堂が設けられている。

(7)　当該診療所内に，療養病床の入院患者同士や入院患者とその家族が談話を楽しめる広さを有する談話室が設けられている。ただし，(6)に定める食堂と兼用であっても差し支えない。

(8)　当該診療所内に，身体の不自由な患者の利用に適した浴室が設けられている。

【届出に関する事項】

(1)　診療所療養病床療養環境加算の施設基準に係る届出は，**別添７**（→Web 版）の**様式25**を用いる。また，当該診療所の平面図（当該加算を算定する病床の面積等が分かるもの）を添付する。なお，当該加算の届出については実績を要しない。

(2)　平成26年３月31日において，現に当該加算の届出を行っている保険医療機関については，当該病床の増築又は全面的な改築を行うまでの間は，当該規定を満たしているものとする。

21の２　診療所療養病床療養環境改善加算の施設基準

(1)　長期にわたる療養を行うにつき適切な構造設備を有していること。

(2)　機能訓練室を有していること。

(3)　長期にわたる療養を行うにつき十分な医師及び看護師等が配置されていること。

(4)　療養環境の改善に係る計画を策定し，定期的に，改善の状況を地方厚生局長等に報告していること。

→　診療所療養病床療養環境改善加算に関する施設基準

(1)　診療所である保険医療機関において，当該療養病床を単位として行う。

(2)　当該療養病床に係る病室の床面積は，内法による測定で，患者１人につき，6.0m²以上である。

(3)　当該診療所に機能訓練室を有している。

(4)　当該加算を算定できる病床については，平成24年３月31日時点で診療所療養病床療養環境加算２を算定している病床のみとする。

(5)　当該加算を算定できる期間については，当該病床の増築又は全面的な改築を行うまでの間とする。

(6)　平成26年３月31日において，現に当該加算の届出を行っている保険医療機関については，当該病床の増築又は全面的な改築を行うまでの間は，(2)の内法の規定を満たしているものとする。

【届出に関する事項】　診療所療養病床療養環境改善加算の施設基準に係る届出は，**別添７**（→Web 版）の**様式25**を用いる。また，当該診療所の平面図（当該加算を算定する病床の面積等が分かるもの）を添付する。なお，当該加算の届出については実績を要しない。

また，当該病床の療養環境の改善に資する計画を，**別添７の様式25の２**に準じて策定し，届け出るとともに，毎年８月にその改善状況について地方厚生（支）局長に報告する。

21の3 無菌治療室管理加算の施設基準

(1) **無菌治療室管理加算1の施設基準**
室内を無菌の状態に保つために十分な体制が整備されていること。
(2) **無菌治療室管理加算2の施設基準**
室内を無菌の状態に保つために適切な体制が整備されていること。

→ 無菌治療室管理加算に関する施設基準
(1) **無菌治療室管理加算1に関する施設基準**
ア 当該保険医療機関において自家発電装置を有している。
イ 滅菌水の供給が常時可能である。
ウ 個室である。
エ 室内の空気清浄度が，患者に対し無菌治療室管理を行っている際に，常時ISOクラス6以上である。
オ 当該治療室の空調設備が垂直層流方式，水平層流方式又はその双方を併用した方式である。
(2) **無菌治療室管理加算2に関する施設基準**
ア 室内の空気清浄度が，患者に対し無菌治療室管理を行っている際に，常時ISOクラス7以上である。
イ (1)のア及びイを満たしている。
【届出に関する事項】
(1) 無菌治療室管理加算1及び無菌治療室管理加算2の施設基準に係る届出は，**別添7**（→Web版）の**様式26の2**を用いる。
(2) 当該保険医療機関の平面図（当該届出に係る自家発電装置が分かるもの）を添付する。
(3) 当該届出に係る病棟の平面図（当該届出に係る病室が明示されており，滅菌水の供給場所及び空調設備の概要が分かるもの）を添付する。

21の4 放射線治療病室管理加算の施設基準

(1) **治療用放射性同位元素による治療の場合の施設基準**
放射性同位元素による治療を行うにつき十分な設備を有していること。
(2) **密封小線源による治療の場合の施設基準**
密封小線源による治療を行うにつき十分な設備を有していること。

→1 治療用放射性同位元素による治療の場合の施設基準
治療用放射性同位元素による治療を行う十分な設備を有しているものとして，以下のいずれも満たしている。
(1) 医療法施行規則第30条の12に規定する放射線治療病室又は特別措置病室である。なお，当該病室の画壁等の外側における実効線量が1週間につき1ミリシーベルト以下になるように画壁等その他必要な遮蔽物を設ける。ただし，当該病室の画壁等の外側が，人が通行又は停在することのない場所である場合は，この限りでない。
(2) 当該病室内又は病室付近に必要な放射線測定器（放射性同位元素による汚染の検査に係るもの），器材（放射性同位元素による汚染の除去に係るもの）及び洗浄設備並びに更衣設備を設置している。ただし，当該病室が特別措置病室である場合には，更衣設備の設置に代えて，作業衣を備えることをもって，当該基準を満たしているものとして差し支えない。
(3) 当該病室が放射線治療病室又は特別措置病室である旨を掲示している。

2 密封小線源による治療の場合の施設基準
密封小線源による治療を行う十分な設備を有しているものとして，以下のいずれも満たしている。
(1) 医療法施行規則第30条の12に規定する放射線治療病室又は特別措置病室である。なお，当該病室の画壁等の外側における実効線量が1週間につき1ミリシーベルト以下になるように画壁等その他必要な遮蔽物を設ける。ただし，当該病室の画壁等の外側が，人が通行又は停在することのない場所である場合は，この限りでない。
(2) 当該病室が放射線治療病室又は特別措置病室である旨を掲示している。
【届出に関する事項】
(1) 放射線治療病室管理加算の施設基準に係る届出は，**別添7**（→Web版）の**様式26の3**を用いる。
(2) 当該病室の平面図を添付する。

22 重症皮膚潰瘍管理加算の施設基準

(1) 皮膚泌尿器科若しくは皮膚科又は形成外科を標榜している保険医療機関であること。
(2) 重症皮膚潰瘍を有する入院患者について，皮膚泌尿器科若しくは皮膚科又は形成外科を担当する医師が重症皮膚潰瘍管理を行うこと。
(3) 重症皮膚潰瘍管理を行うにつき必要な器械・器具が具備されていること。

→ 重症皮膚潰瘍管理加算に関する施設基準
(1) 個々の患者に対する看護計画の策定，患者の状態の継続的評価，適切な医療機器の使用，褥瘡等の皮膚潰瘍の早期発見及び重症化の防止にふさわしい体制にある。
(2) その他褥瘡等の皮膚潰瘍の予防及び治療に関して必要な処置を行うにふさわしい体制にある。
【届出に関する事項】 重症皮膚潰瘍管理加算の施設基準に係る取扱いについては，当該基準を満たしていればよく，特に地方厚生（支）局長に対して，届出を行う必要はない。

23 緩和ケア診療加算の施設基準等

(1) **緩和ケア診療加算の施設基準**
イ 緩和ケア診療を行うにつき十分な体制が整備されていること。
ロ 当該体制において，緩和ケアに関する研修を受けた医師（歯科医療を担当する保険医療機関にあっては，医師又は歯科医師）が配置されていること（当該保険医療機関において緩和ケア診療加算を算定する悪性腫瘍又は末期心不全の患者に対して緩和ケアを行う場合に限る）。
ハ がん診療の拠点となる病院若しくは公益財団法人日本医療機能評価機構等が行う医療機能評価を受けている病院又はこれらに準ずる病院であること。
(2) **緩和ケア診療加算の注2に規定する厚生労働大臣が定める地域**
別表第6の2（p.873）に掲げる地域
(3) **緩和ケア診療加算の注2に規定する施設基準**
イ 一般病棟入院基本料（急性期一般入院料1を除く）を算定する病棟を有する病院（特定機能病院及び許可病床数が400床以上の病院並びに診療報酬の算定方法第1号ただし書に規定する別に厚生労働大臣が指定する病院の病棟を有する病院を除く）であること。
ロ 緩和ケア診療を行うにつき十分な体制が整備されていること。
ハ 当該体制において，緩和ケアに関する研修を受けた医師（歯科医療を担当する保険医療機関にあっては，医師又は歯科医師）が配置されていること（当該保険医療機関において緩和ケア診療加算を算定する悪性腫瘍又は末期心不全の患者に対して緩和ケアを行う場合に限る）。
ニ がん診療の拠点となる病院若しくは公益財団法人日本医療機能評価機構等が行う医療機能評価を

受けている病院又はこれらに準ずる病院であること。

(4) **個別栄養食事管理加算の施設基準**

イ　緩和ケアを要する患者の個別栄養食事管理を行うにつき十分な体制が整備されていること。

ロ　当該体制において，緩和ケアを要する患者に対する個別栄養食事管理に係る必要な経験を有する管理栄養士が配置されていること。

→　緩和ケア診療加算に関する施設基準

(1)　当該保険医療機関内に，以下の４名から構成される緩和ケアに係るチーム（以下「緩和ケアチーム」という）が設置されている。

ア　身体症状の緩和を担当する専任の常勤医師
イ　精神症状の緩和を担当する専任の常勤医師
ウ　緩和ケアの経験を有する専任の常勤看護師
エ　緩和ケアの経験を有する専任の薬剤師

なお，アからエまでのうちいずれか１人は専従である。ただし，緩和ケアチームが診察する患者数が１日に15人以内である場合は，いずれも専任で差し支えない。

また，緩和ケア診療加算の「注２」に規定する点数を算定する場合には，以下の４名から構成される緩和ケアチームにより，緩和ケアに係る専門的な診療が行われている。

オ　身体症状の緩和を担当する常勤医師
カ　精神症状の緩和を担当する医師
キ　緩和ケアの経験を有する看護師
ク　緩和ケアの経験を有する薬剤師

(2)　緩和ケアチームの構成員は，小児緩和ケア診療加算に係る小児緩和ケアチームの構成員及び外来緩和ケア管理料に係る緩和ケアチームの構成員と兼任であって差し支えない。

また，緩和ケアの特性に鑑みて，専従の医師にあっても，緩和ケア診療加算を算定すべき診療，小児緩和ケア診療加算を算定すべき診療及び外来緩和ケア管理料を算定すべき診療に影響のない範囲において，専門的な緩和ケアに関する外来診療を行って差し支えない（ただし，専門的な緩和ケアに関する外来診療に携わる時間は，所定労働時間の２分の１以下である）。

(3)　(1)の緩和ケアチームの専従の職員について，次に掲げる介護保険施設等又は指定障害者支援施設等（以下単に「介護保険施設等又は指定障害者支援施設等」という）からの求めに応じ，当該介護保険施設等又は指定障害者支援施設等において緩和ケアの専門性に基づく助言を行う場合には，緩和ケアチームの業務について専従とみなすことができる。ただし，介護保険施設等又は指定障害者支援施設等に赴いて行う助言に携わる時間は，原則として月10 時間以下である。

ア　指定介護老人福祉施設
イ　指定地域密着型介護老人福祉施設
ウ　介護老人保健施設
エ　介護医療院
オ　指定特定施設入居者生活介護事業所
カ　指定地域密着型特定施設入居者生活介護事業所
キ　指定介護予防特定施設入居者生活介護事業所
ク　指定認知症対応型共同生活介護事業所
ケ　指定介護予防認知症対応型共同生活介護事業所
コ　指定障害者支援施設
サ　指定共同生活援助事業所
シ　指定福祉型障害児入所施設

(4)　(1)のア又はオに掲げる医師は，悪性腫瘍の患者又は後天性免疫不全症候群の患者を対象とした症状緩和治療を主たる業務とした３年以上の経験を有する者である。なお，末期心不全の患者を対象とする場合には，末期心不全の患者を対象とした症状緩和治療を主たる業務とした３年以上の経験を有する者であっても差し支えない。また，週３日以上常態として勤務しており，かつ，所定労働時間が週22時間以上の勤務を行っている専任の非常勤医師〔悪性腫瘍患者又は後天性免疫不全症候群の患者を対象とした症状緩和治療を主たる業務とした３年以上の経験を有する医師に限る（末期心不全の患者を対象とする場合には，末期心不全の患者を対象とした症状緩和治療を主たる業務とした３年以上の経験を有する者であっても差し支えない）〕を２名組み合わせることにより，常勤医師の勤務時間帯と同じ時間帯にこれらの非常勤医師が配置されている場合には，当該２名の非常勤医師が緩和ケアチームの業務に従事する場合に限り，当該基準を満たしていることとみなすことができる。

(5)　(1)のイ又はカに掲げる医師は，３年以上がん専門病院又は一般病院での精神医療に従事した経験を有する者である。なお，イに掲げる常勤医師については，週３日以上常態として勤務しており，かつ，所定労働時間が週22時間以上の勤務を行っている専任の非常勤医師（３年以上がん専門病院又は一般病院での精神医療に従事した経験を有する医師に限る）を２名組み合わせることにより，常勤医師の勤務時間帯と同じ時間帯にこれらの非常勤医師が配置されている場合には，当該２名の非常勤医師が緩和ケアチームの業務に従事する場合に限り，当該基準を満たしていることとみなすことができる。

(6)　(1)のア，イ，オ及びカに掲げる医師のうち，悪性腫瘍の患者に対して緩和ケアに係る診療を行う場合には，以下のア又はイのいずれかの研修を修了している者である。また，末期心不全症候群の患者に対して緩和ケアに係る診療を行う場合には，アからウまでのいずれかの研修を修了している者である。なお，後天性免疫不全症候群の患者に対して緩和ケアに係る診療を行う場合には下記研修を修了していなくてもよい。

ア　がん等の診療に携わる医師等に対する緩和ケア研修会の開催指針に準拠した緩和ケア研修会
イ　緩和ケアの基本教育のための都道府県指導者研修会（国立研究開発法人国立がん研究センター主催）等
ウ　日本心不全学会により開催される基本的心不全緩和ケアトレーニングコース

(7)　(1)のウ又はキに掲げる看護師は，５年以上悪性腫瘍患者の看護に従事した経験を有し，緩和ケア病棟等における研修を修了している者である。なお，ここでいう緩和ケア病棟等における研修とは，次の事項に該当する研修のことをいう。

ア　国又は医療関係団体等が主催する研修である（600時間以上の研修期間で，修了証が交付されるもの）。
イ　緩和ケアのための専門的な知識・技術を有する看護師の養成を目的とした研修である。
ウ　講義及び演習により，次の内容を含む。
　(イ)　ホスピスケア・疼痛緩和ケア総論及び制度等の概要
　(ロ)　悪性腫瘍又は後天性免疫不全症候群のプロセスとその治療
　(ハ)　悪性腫瘍又は後天性免疫不全症候群患者の心理過程
　(ニ)　緩和ケアのためのアセスメント並びに症状緩和のための支援方法
　(ホ)　セルフケアへの支援及び家族支援の方法
　(ヘ)　ホスピス及び疼痛緩和のための組織的取組とチームアプローチ
　(ト)　ホスピスケア・緩和ケアにおけるリーダーシップとストレスマネジメント
　(チ)　コンサルテーション方法
　(リ)　ケアの質を保つためのデータ収集・分析等について
エ　実習により，事例に基づくアセスメントとホスピスケア・緩和ケアの実践

(8)　(1)のエ又はクに掲げる薬剤師は，麻薬の投薬が行われている悪性腫瘍患者に対する薬学的管理及び指導などの緩和ケアの経験を有する者である。

(9)　(1)のア，イ，オ及びカに掲げる医師については，緩和ケア病棟入院料の届出に係る担当医師と兼任ではない。ただし，緩和ケア病棟入院料の届出に係る担当医師が複数名である場合は，緩和ケアチームに係る業務に関し専任である医師については，緩和ケア病棟入院料の届出に係る担当医師と兼任であっても差し支えない。

⑽ 症状緩和に係るカンファレンスが週１回程度開催されており，緩和ケアチームの構成員及び必要に応じて，当該患者の診療を担う医師，看護師，薬剤師などが参加している。
⑾ 当該医療機関において緩和ケアチームが組織上明確に位置づけられている。
⑿ 院内の見やすい場所に緩和ケアチームによる診療が受けられる旨の掲示をするなど，患者に対して必要な情報提供がなされている。
⒀ 緩和ケア診療加算の「注４」に規定する点数を算定する場合には，緩和ケアチームに，緩和ケア病棟において緩和ケアを要する患者に対する患者の栄養食事管理に従事した経験又は緩和ケア診療を行う医療機関において栄養食事管理に係る３年以上の経験を有する専任の管理栄養士が参加している。
⒁ がん診療の拠点となる病院とは，「がん診療連携拠点病院等の整備について」（令和４年８月１日健発0801第16号厚生労働省健康局長通知）に規定するがん診療連携拠点病院等〔がん診療連携拠点病院〔都道府県がん診療連携拠点病院及び地域がん診療連携拠点病院（いずれも特例型を含む）〕，特定領域がん診療連携拠点病院及び地域がん診療病院（いずれも特例型を含む）又は「小児がん拠点病院等の整備について」（令和４年８月１日健発0801第17号厚生労働省健康局長通知）に規定する小児がん拠点病院〕をいう。特定領域がん診療連携拠点病院については，当該特定領域の悪性腫瘍の患者についてのみ，がん診療連携拠点病院に準じたものとして取り扱う。

また，がん診療の拠点となる病院又は公益財団法人日本医療機能評価機構等が行う医療機能評価を受けている病院に準じる病院とは，都道府県が当該地域においてがん診療の中核的な役割を担うと認めた病院又は公益財団法人日本医療機能評価機構が定める機能評価（緩和ケア病院）と同等の基準について，第三者の評価を受けている病院をいう。

【届出に関する事項】 緩和ケア診療加算の施設基準に係る届出は，**別添７**（→Web 版）の**様式27**を用いる。

23の２ 有床診療所緩和ケア診療加算の施設基準

(1) 緩和ケア診療を行うにつき十分な体制が整備されていること。
(2) 当該体制において，緩和ケアに関する経験を有する医師（歯科医療を担当する保険医療機関にあっては，医師又は歯科医師）及び緩和ケアに関する経験を有する看護師が配置されていること（当該保険医療機関において有床診療所緩和ケア診療加算を算定する悪性腫瘍又は末期心不全の患者に対して緩和ケアを行う場合に限る）。
(3) (2)の医師又は看護師のいずれかが緩和ケアに関する研修を受けていること。
(4) 当該診療所における夜間の看護職員の数が１以上であること。

→ 有床診療所緩和ケア診療加算に関する施設基準

(1) 当該保険医療機関内に，身体症状，精神症状の緩和を担当する常勤医師及び緩和ケアの経験を有する常勤看護師が配置されている。
(2) (1)に掲げる医師は，悪性腫瘍の患者又は後天性免疫不全症候群の患者を対象とした症状緩和治療を主たる業務とした１年以上の経験を有する者である。なお，末期心不全の患者を対象とする場合には，末期心不全の患者を対象とした症状緩和治療を主たる業務とした１年以上の経験を有する者であっても差し支えない。
(3) (1)に掲げる看護師は，３年以上悪性腫瘍の患者の看護に従事した経験を有する者である。
(4) (1)に掲げる医師又は看護師のいずれかが所定の研修を修了している者である。ただし，後天性免疫不全症候群の患者に対して緩和ケアに係る診療又は看護を行う場合は，この限りではない。
(5) (4)に掲げる「所定の研修を修了している」とは次のとおりである。
① (1)に掲げる医師については，悪性腫瘍の患者に対して緩和ケアに係る診療を行う場合には，以下のア又はイのいずれかの研修を，末期心不全症候群の患者に対して緩和ケアに係る診療を行う場合には，ア，イ又はウのいずれかの研修を修了している。
ア がん等の診療に携わる医師等に対する緩和ケア研修会の開催指針に準拠した緩和ケア研修会
イ 緩和ケアの基本教育のための都道府県指導者研修会（国立研究開発法人国立がん研究センター主催）等
ウ 日本心不全学会により開催される基本的心不全緩和ケアトレーニングコース
② (1)に掲げる看護師については，次の事項に該当する研修を修了している。
ア 国又は医療関係団体等が主催する研修である（２日以上かつ10時間の研修期間で，修了証が交付されるもの）。
イ 緩和ケアのための専門的な知識・技術を有する看護師の養成を目的とした研修である。
ウ 講義及び演習により，次の内容を含むものである。
(イ) 緩和ケア総論及び制度等の概要
(ロ) 緩和ケアのためのアセスメント並びに症状緩和のための支援方法
(ハ) セルフケアへの支援及び家族支援の方法
(6) 当該診療所における夜間の看護職員の数が１以上である。
(7) 院内の見やすい場所に緩和ケアが受けられる旨の掲示をするなど，患者に対して必要な情報提供がなされている。

【届出に関する事項】 有床診療所緩和ケア診療加算の施設基準に係る届出は，**別添７**（→Web 版）の**様式27の２**を用いる。

23の３ 小児緩和ケア診療加算の施設基準

(1) **小児緩和ケア診療加算の施設基準**
イ 15歳未満の小児患者に対する緩和ケア診療を行うにつき十分な体制が整備されていること。
ロ 当該体制において，緩和ケアに関する研修を受けた医師（歯科医療を担当する保険医療機関にあっては，医師又は歯科医師）が配置されていること（当該保険医療機関において小児緩和ケア診療加算を算定する悪性腫瘍又は末期心不全の患者に対して緩和ケアを行う場合に限る）。
ハ がん診療の拠点となる病院若しくは公益財団法人日本医療機能評価機構等が行う医療機能評価を受けている病院又はこれらに準ずる病院であること。
(2) **小児個別栄養食事管理加算の施設基準**
イ 緩和ケアを要する15歳未満の小児患者の個別栄養食事管理を行うにつき十分な体制が整備されていること。
ロ 当該体制において，緩和ケアを要する患者に対する個別栄養食事管理に係る必要な経験を有する管理栄養士が配置されていること。

→ 小児緩和ケア診療加算に関する施設基準

(1) 当該保険医療機関内に，以下から構成される小児緩和ケアに係るチーム（以下「小児緩和ケアチーム」という）が設置されている。
ア 身体症状の緩和を担当する専任の常勤医師
イ 精神症状の緩和を担当する専任の常勤医師
ウ 緩和ケアの経験を有する専任の常勤看護師
エ 緩和ケアの経験を有する専任の薬剤師
オ 小児科の診療に従事した経験を３年以上有している専任の常勤医師
カ 小児患者の看護に従事した経験を３年以上有している専任の常勤看護師

ア又はイの医師が小児科の診療に従事した経験を３年以上有する場合は，オの要件は満たしていることとする。ウの看護師が小児患者の看護に従事した経験を３年以上有している場合は，カを満たしていることとする。

なお，アからエまでのうちいずれか１人は専従であること。ただし，小児緩和ケアチームが診察する患者数が１日に15人以内である場合は，いずれも専任で差し支えない。

(2) 小児緩和ケアチームの構成員は，緩和ケア診療加算及び外来緩和ケア管理料に係る緩和ケアチームの構成員と兼任であって差し支えない。

また，緩和ケアの特性に鑑みて，専従の医師にあっても，緩和ケア診療加算を算定すべき診療，小児緩和ケア診療加算を算定すべき診療及び外来緩和ケア管理料を算定すべき診療に影響のない範囲において，専門的な緩和ケアに関する外来診療を行って差し支えない（ただし，専門的な緩和ケアに関する外来診療に携わる時間は，所定労働時間の２分の１以下であること）。

(3) (1)の小児緩和ケアチームの専従の職員について，介護保険施設等又は指定障害者支援施設等からの求めに応じ，当該介護保険施設等及び指定障害者支援施設等において緩和ケアの専門性に基づく助言を行う場合には，小児緩和ケアチームの業務について専従とみなすことができる。ただし，介護保険施設等又は指定障害者支援施設等に赴いて行う助言に携わる時間は，原則として月10時間以下である。

(4) (1)のアに掲げる医師は，悪性腫瘍の患者又は後天性免疫不全症候群の患者を対象とした症状緩和治療を主たる業務とした３年以上の経験を有する者である。なお，末期心不全の患者を対象とする場合には，末期心不全の患者を対象とした症状緩和治療を主たる業務とした３年以上の経験を有する者であっても差し支えない。また，週３日以上常態として勤務しており，かつ，所定労働時間が週22時間以上の勤務を行っている専任の非常勤医師〔悪性腫瘍患者又は後天性免疫不全症候群の患者を対象とした症状緩和治療を主たる業務とした３年以上の経験を有する医師に限る（末期心不全の患者を対象とする場合には，末期心不全の患者を対象とした症状緩和治療を主たる業務とした３年以上の経験を有する者であっても差し支えない)〕を２名組み合わせることにより，常勤医師の勤務時間帯と同じ時間帯にこれらの非常勤医師が配置されている場合には，当該２名の非常勤医師が小児緩和ケアチームの業務に従事する場合に限り，当該基準を満たしていることとみなすことができる。なお，アに掲げる医師が小児科の診療に従事した経験を３年以上有し，オの要件を満たしている場合においては，悪性腫瘍，後天性免疫不全症候群又は末期心不全の患者を対象とした症状緩和治療を主たる業務とした３年以上の経験を有する。

(5) (1)のイに掲げる医師は，３年以上がん専門病院又は一般病院での精神医療に従事した経験を有する者である。なお，イに掲げる常勤医師については，週３日以上常態として勤務しており，かつ，所定労働時間が週22時間以上の勤務を行っている専任の非常勤医師（３年以上がん専門病院又は一般病院での精神医療に従事した経験を有する医師に限る）を２名組み合わせることにより，常勤医師の勤務時間帯と同じ時間帯にこれらの非常勤医師が配置されている場合には，当該２名の非常勤医師が小児緩和ケアチームの業務に従事する場合に限り，当該基準を満たしていることとみなすことができる。

(6) (1)のア，イに掲げる医師のうち，悪性腫瘍の患者に対して緩和ケアに係る診療を行う場合には，以下のア又はイのいずれかの研修を修了している者である。また，末期心不全症候群の患者に対して緩和ケアに係る診療を行う場合には，アからウまでのいずれかの研修を修了している者である。なお，後天性免疫不全症候群の患者に対して緩和ケアに係る診療を行う場合には下記研修を修了していなくてもよい。

ア　がん等の診療に携わる医師等に対する緩和ケア研修会の開催指針に準拠した緩和ケア研修会

イ　緩和ケアの基本教育のための都道府県指導者研修会（国立研究開発法人国立がん研究センター主催）等

ウ　日本心不全学会により開催される基本的心不全緩和ケアトレーニングコース

(7) (1)のウに掲げる看護師は，５年以上悪性腫瘍患者の看護に従事した経験を有し，緩和ケア病棟等における研修を修了している者である。なお，ここでいう緩和ケア病棟等における研修とは，次の事項に該当する研修のことをいう。

ア　国又は医療関係団体等が主催する研修である（600時間以上の研修期間で，修了証が交付されるもの）。

イ　緩和ケアのための専門的な知識・技術を有する看護師の養成を目的とした研修である。

ウ　講義及び演習により，次の内容を含むものである。

(イ)　ホスピスケア・疼痛緩和ケア総論及び制度等の概要

(ロ)　悪性腫瘍又は後天性免疫不全症候群のプロセスとその治療

(ハ)　悪性腫瘍又は後天性免疫不全症候群患者の心理過程

(ニ)　緩和ケアのためのアセスメント並びに症状緩和のための支援方法

(ホ)　セルフケアへの支援及び家族支援の方法

(ヘ)　ホスピス及び疼痛緩和のための組織的取組とチームアプローチ

(ト)　ホスピスケア・緩和ケアにおけるリーダーシップとストレスマネジメント

(チ)　コンサルテーション方法

(リ)　ケアの質を保つためのデータ収集・分析等について

エ　実習により，事例に基づくアセスメントとホスピスケア・緩和ケアの実践

(8) (1)のエに掲げる薬剤師は，麻薬の投薬が行われている悪性腫瘍患者に対する薬学的管理及び指導などの緩和ケアの経験を有する者である。

(9) (1)のア，イに掲げる医師については，緩和ケア病棟入院料の届出に係る担当医師と兼任ではない。ただし，緩和ケア病棟入院料の届出に係る担当医師が複数名である場合は，小児緩和ケアチームに係る業務に関し専任である医師については，緩和ケア病棟入院料の届出に係る担当医師と兼任であっても差し支えないものとする。

(10) 症状緩和に係るカンファレンスが週１回程度開催されており，小児緩和ケアチームの構成員及び必要に応じて，当該患者の診療を担う医師，看護師，薬剤師などが参加している。

(11) 当該医療機関において小児緩和ケアチームが組織上明確に位置づけられている。

(12) 院内の見やすい場所に小児緩和ケアチームによる診療が受けられる旨の掲示をするなど，患者に対して必要な情報提供がなされている。

(13) 小児緩和ケア診療加算の注２に規定する点数を算定する場合には，小児緩和ケアチームに，緩和ケア病棟において緩和ケアを要する患者に対する患者の栄養食事管理に従事した経験又は緩和ケア診療を行う医療機関において栄養食事管理に係る３年以上の経験を有する専任の管理栄養士が参加している。なお，当該管理栄養士は，緩和ケア診療加算の注４に規定する個別栄養管理加算に係る管理栄養士と兼任できる。

(14) がん診療の拠点となる病院とは，「がん診療連携拠点病院等の整備について」（令和４年８月１日健発0801第16号厚生労働省健康局長通知）に規定するがん診療連携拠点病院等〔がん診療連携拠点病院〔都道府県がん診療連携拠点病院及び地域がん診療連携拠点病院（いずれも特例型を含む)〕，特定領域がん診療連携拠点病院及び地域がん診療病院（いずれも特例型を含む）又は「小児がん拠点病院等の整備について」（令和４年８月１日健発0801第17号厚生労働省健康局長通知）に規定する小児がん拠点病院〕をいう。特定領域がん診療連携拠点病院については，当該特定領域の悪性腫瘍の患者についてのみ，がん診療連携拠点病院に準じたものとして取り扱う。

また，がん診療の拠点となる病院又は公益財団法人日本医療機能評価機構等が行う医療機能評価を受けている病院に準じる病院とは，都道府県が当該地域においてがん診療の中核的な役割を担うと認めた病院又は公益財団法人日本医療機能評価機構が定める機能評価（緩和ケア病院）と同等の基準について，第三者の評価を受けている病院をいう。

【届出に関する事項】 小児緩和ケア診療加算の施設基準に係る届出は，別添7の様式27の3を用いる。

24 精神科応急入院施設管理加算の施設基準

(1) 精神保健及び精神障害者福祉に関する法律（昭和25年法律第123号）第33条の6第1項の規定により都道府県知事が指定する精神科病院であること。

(2) 精神保健及び精神障害者福祉に関する法律第33条の6第1項及び第34条第1項から第3項までの規定により入院する者のために必要な専用の病床を確保していること。

→ 精神科応急入院施設管理加算に関する施設基準

(1) 精神保健及び精神障害者福祉に関する法律（昭和25年法律第123号。以下「精神保健福祉法」という）第18条第1項の規定による指定を受けた精神保健指定医（以下「精神保健指定医」という）1名以上及び看護師，その他の者3名以上が，あらかじめ定められた日に，適時，精神保健福祉法第33条の4第1項及び第34条第1項から第3項までの規定により移送される患者（以下「応急入院患者等」という）に対して診療応需の態勢を整えている。

(2) 当該病院の病床について，1日に看護を行う看護職員及び看護補助を行う看護補助者の数は，常時，当該病床を含む当該病棟の入院患者の数が20又はその端数を増すごとに1以上である。ただし，当該病床を含む当該病棟において，1日に看護を行う看護職員及び看護補助を行う看護補助者の数が前段に規定する数に相当する数以上である場合には，当該病床を含む当該病棟における夜勤を行う看護職員及び看護補助者の数は，前段の規定にかかわらず，看護職員1を含む2以上であることができる。また，看護職員の数が最小必要数の8割以上であり，かつ，看護職員の2割以上が看護師である。ただし，地域における応急入院患者等に係る医療及び保護を提供する体制の確保を図る上でやむを得ない事情がある場合は，この限りでない。

(3) 応急入院患者等のための病床として，あらかじめ定められた日に1床以上確保している。

(4) 応急入院患者等の医療及び保護を行うにつき必要な検査が速やかに行われる態勢にある。

【届出に関する事項】 精神科応急入院施設管理加算の施設基準に係る届出は，別添7（→Web版）の様式9，様式20（精神保健指定医については，備考欄に指定医番号を記載する）及び様式28を用いる。また，当該届出に係る病棟の平面図（当該管理に係る専用病床が明示されている）並びに精神保健福祉法第33条の7第1項に基づく都道府県知事による応急入院指定病院の指定通知書の写しを添付する。なお，当該加算の届出については実績を要しない。

25 精神病棟入院時医学管理加算の施設基準

(1) 医療法施行規則第19条第1項第1号の規定中「精神病床及び療養病床に係る病室の入院患者の数を3をもって除した数」を「精神病床に係る病室の入院患者の数に療養病床に係る病室の入院患者の数を3をもって除した数を加えた数」と読み替えた場合における同号に定める医師の員数以上の員数が配置されていること。

(2) 当該地域における精神科救急医療体制の確保のために整備された精神科救急医療施設であること。

→ 精神病棟入院時医学管理加算の施設基準

(1) 病院である保険医療機関の精神病棟を単位とする。

(2) 精神科救急医療施設の運営については，「精神科救急医療体制整備事業の実施について」に従い実施されたい。

【届出に関する事項】 精神病棟入院時医学管理加算の施設基準に係る届出は，別添7（→Web版）の様式29を用いる。

25の2 精神科地域移行実施加算の施設基準

(1) 精神科を標榜する保険医療機関である病院であること。

(2) 当該保険医療機関内に地域移行を推進する部門を設置し，組織的に地域移行を実施する体制が整備されていること。

(3) 当該部門に専従の精神保健福祉士が配置されていること。

(4) 長期入院患者の退院が着実に進められている保険医療機関であること。

→ 精神科地域移行実施加算の施設基準

(1) 精神科を標榜する病院である保険医療機関において病棟を単位として行う。

(2) A103精神病棟入院基本料（15対1入院基本料，18対1入院基本料及び20対1入院基本料に限る），A104特定機能病院入院基本料（15対1精神病棟入院基本料に限る），A312精神療養病棟入院料のいずれかを算定している病棟である。

(3) 当該病院に専門の部門（以下この項において「地域移行推進室」という）が設置され，地域移行推進のための体制が院内に確保されている。

(4) 地域移行推進室に常勤の精神保健福祉士が1名以上配置されている。なお，当該精神保健福祉士は，入院患者の地域移行支援に係る業務（当該患者又はその家族等に対して，退院後地域で生活するに当たっての留意点等について面接等を行うなどの業務）に専従していることが必要であり，業務を行う場所が地域移行推進室である必要はない。また，当該精神保健福祉士は，A103精神病棟入院基本料の「注7」等に規定する退院支援部署及びA246-2精神科入退院支援加算に規定する入退院支援部門と兼務することができ，地域移行推進室は，退院支援部署又は入退院支援部門と同一でも差し支えない。

(5) 当該保険医療機関における入院期間が5年を超える入院患者数のうち，退院した患者（退院後3月以内に再入院した患者を除く）の数が1年間で5％以上の実績（以下この項において「退院に係る実績」という）がある。

(6) 退院に係る実績は，1月から12月までの1年間における実績とし，当該要件及び他の要件を満たしている場合は，翌年の4月1日から翌々年の3月末日まで所定点数を算定できる。従って，1月から12月までの1年間の実績において，要件を満たさない場合には，翌年の4月1日から翌々年の3月末日までは所定点数を算定できない。なお，退院に係る実績については，次のアに掲げる数をイに掲げる数で除して算出する。

ア 1月1日において入院期間が5年以上である患者のうち，1月から12月までの間に退院した患者（退院後3月以内に再入院した患者を除く）数

イ 1月1日において入院期間が5年以上である患者数

(7) (6)にかかわらず，当該施設基準の届出を初めて行う場合は，届出を行う月の前月から遡って1年間における退院に係る実績が5％以上であれば足りるものとし，届出のあった月の末日までに要件審査を終え，届出を受理した場合は，翌月の1日から翌年の3月末日まで所定点数を算定することができる。また，月の初日に要件審査を終え，届出を受理した場合には当該初日から翌年の3月末日まで所定点数を算定することができる。なお，施設基準に適合しなくなったため所定点数を算定できなくなった後に，再度届出を行う場合は，(6)による。

(8) 死亡又は他の医療機関への転院による退院については，退院に係る実績に算入しない。
(9) (6)のアの期間内に入院期間が5年以上となり，かつ退院した患者については次年度の実績として算入する。
【届出に関する事項】 精神科地域移行実施加算の施設基準に係る届出は，**別添7**（→Web 版）の**様式30**を用いる。

25の3　精神科身体合併症管理加算の施設基準等

(1) 精神科身体合併症管理加算の施設基準
イ　精神科を標榜する保険医療機関である病院であること。
ロ　当該病棟に専任の内科又は外科の医師が配置されていること。
ハ　精神障害者であって身体合併症を有する患者の治療が行えるよう，精神科以外の診療科の医療体制との連携が取られている病棟であること。
(2) 精神科身体合併症管理加算の注に規定する厚生労働大臣が定める身体合併症を有する患者
別表第7の2（p.874）に掲げる身体合併症を有する患者

→ 精神科身体合併症管理加算の施設基準
(1) 精神科を標榜する病院であって，当該病棟に専任の内科又は外科の医師が1名以上配置されている。
(2) **A 103**精神病棟入院基本料（10対1入院基本料，13対1入院基本料及び15対1入院基本料に限る），**A 104**特定機能病院入院基本料（精神病棟である7対1入院基本料，10対1入院基本料，13対1入院基本料及び15対1入院基本料に限る），**A 311**精神科救急急性期医療入院料，**A 311-2**精神科急性期治療病棟入院料，**A 311-3**精神科救急・合併症入院料，**A 314**認知症治療病棟入院料及び**A 315**精神科地域包括ケア病棟入院料のいずれかを算定している病棟である。
(3) 必要に応じて患者の受入れが可能な精神科以外の診療科を有する医療体制との連携（他の保険医療機関を含む）が確保されている。
【届出に関する事項】 精神科身体合併症管理加算の施設基準に係る届出は，**別添7**（→Web 版）の**様式31**を用いる。

25の4　精神科リエゾンチーム加算の施設基準

精神疾患に係る症状の評価等の必要な診療を行うにつき十分な体制が整備されていること。

→ 精神科リエゾンチーム加算の施設基準
(1) 当該保険医療機関内に，以下の3名以上から構成される精神医療に係る専門的知識を有した多職種からなるチーム（以下「精神科リエゾンチーム」という）が設置されている。
ア　5年以上の勤務経験を有する専任の精神科の医師（他の保険医療機関を主たる勤務先とする精神科の医師が対診等により精神科リエゾンチームに参画してもよい）。
イ　精神科等の経験を3年以上有する，所定の研修を修了した専任の常勤の看護師（精神科等の経験は入院患者の看護の経験1年以上を含む）。
ウ　精神科病院又は一般病院での精神医療に3年以上の経験を有する専従の常勤薬剤師，常勤作業療法士，常勤精神保健福祉士又は常勤公認心理師のうち，いずれか1人。ただし，当該精神科リエゾンチームが診察する患者数が週に15人以内である場合は，精神科病院又は一般病院での精神医療に3年以上の経験を有する専任の常勤薬剤師，常勤作業療法士，常勤精神保健福祉士又は常勤公認心理師のうち，いずれか1人で差し支えない。この場合であっても，週16時間以上精神科リエゾンチームの診療に従事する必要がある。
(2) (1)のイに掲げる看護師は，精神看護関連領域に係る適切な研修を修了した者である。
なお，ここでいう研修とは，次の事項に該当する研修のことをいう。
ア　国又は医療関係団体等が主催する600時間以上の研修（修了証が交付されるものに限る）又は保健師助産師看護師法第37条の2第2項第5号に規定する指定研修機関において行われる研修である。
イ　精神看護関連領域に係る専門的な知識・技術を有する看護師の養成を目的とした研修である。
ウ　講義及び演習は，次の内容を含む。
(イ) 精神看護関連領域に必要な理論及び保健医療福祉制度等の概要
(ロ) 精神症状の病因・病態，治療
(ハ) 精神看護関連領域における倫理的課題と対応方法
(ニ) 精神看護関連領域に関するアセスメントと援助技術
(ホ) 患者・家族の支援，関係調整
(ヘ) ケアの連携体制の構築（他職種・他機関との連携，社会資源の活用）
(ト) ストレスマネジメント
(チ) コンサルテーション方法
エ　実習により，事例に基づくアセスメントと精神看護関連領域に必要な看護実践を含む。
(3) 精神科リエゾンチームが設置されている保険医療機関の入院患者の精神状態や算定対象となる患者への診療方針などに係るカンファレンスが週1回程度開催されており，精神科リエゾンチームの構成員及び必要に応じて当該患者の診療を担当する医師，看護師などが参加している。
(4) 精神科リエゾンチームによる診療実施計画書や治療評価書には，精神症状等の重症度評価，治療目標，治療計画等の内容を含んでいる。
(5) 精神科リエゾンチームによる当該診療を行った患者数や診療の回数等について記録している。
【届出に関する事項】 精神科リエゾンチーム加算の施設基準に係る届出は，**別添7**（→Web 版）の**様式32**を用いる。

26　強度行動障害入院医療管理加算の施設基準等

(1) 強度行動障害入院医療管理加算の施設基準
強度行動障害の診療を行うにつき必要な体制が整備されていること。
(2) 強度行動障害入院医療管理加算の対象患者
強度行動障害スコアが10点以上かつ医療度スコアが24点以上の患者

→1 強度行動障害入院医療管理加算の施設基準
次の各号のいずれかに該当する病棟である。
(1) 児童福祉法第42条第2号に規定する医療型障害児入所施設（主として重症心身障害児を入所させるものに限る）又は同法第6条の2の2第3項に規定する独立行政法人国立病院機構の設置する医療機関であって厚生労働大臣の指定するものに係る障害者施設等入院基本料を算定する病棟である。
(2) 児童・思春期精神科入院医療管理料を算定する病棟である。
(3) 精神科地域包括ケア病棟入院料を算定する病棟であること。

2 強度行動障害入院医療管理加算の対象患者
「基本診療料の施設基準等」における強度行動障害スコア，医療度判定スコアについては，**⑮別添6の別紙14の2**（p.765）を参照のこと。
【届出に関する事項】 強度行動障害入院医療管理加算の施設基準に係る取扱いについては，当該基準を満たしていればよく，特に地方厚生（支）局長に対して，届出を行う必要はない。

⑮別添6－別紙14の2

強度行動障害児（者）の医療度判定基準

Ⅰ 強度行動障害スコア

行動障害の内容	行動障害の目安の例示	１点	３点	５点
1 ひどく自分の体を叩いたり傷つけたりする等の行為	肉が見えたり，頭部が変形に至るような叩きをしたり，つめをはぐなど。	週１回以上	日１回以上	１日中
2 ひどく叩いたり蹴ったりする等の行為	噛みつき，蹴り，なぐり，髪ひき，頭突きなど，相手が怪我をしかねないような行動など。	月１回以上	週１回以上	１日に頻回
3 激しいこだわり	強く指示しても，どうしても服を脱ぐとか，どうしても外出を拒みとおす，何百メートルも離れた場所に戻り取りに行く，などの行為で止めても止めきれないもの。	週１回以上	日１回以上	１日に頻回
4 激しい器物破損	ガラス，家具，ドア，茶碗，椅子，眼鏡などをこわし，その結果危害が本人にもまわりにも大きいもの，服をなんとしてでも破ってしまうなど。	月１回以上	週１回以上	１日に頻回
5 睡眠障害	昼夜が逆転してしまっている，ベッドについていられず人や物に危害を加えるなど。	月１回以上	週１回以上	ほぼ毎日
6 食べられないものを口に入れたり，過食，反すう等の食事に関する行動	テーブルごとひっくり返す，食器ごと投げるとか，椅子に座っていれず，皆と一緒に食事できない。便や釘・石などを食べ体に異常をきたした偏食など。	週１回以上	ほぼ毎日	ほぼ毎食
7 排せつに関する強度の障害	便を手でこねたり，便を投げたり，便を壁面になすりつける。強迫的に排尿排便行為を繰り返すなど。	月１回以上	週１回以上	ほぼ毎日
8 著しい多動	身体・生命の危険につながる飛び出しをする。目を離すと一時も座れず走り回る。ベランダの上など高く危険なところに上る。	月１回以上	週１回以上	ほぼ毎日
9 通常と違う声を上げたり，大声を出す等の行動	たえられない様な大声を出す。一度泣き始めると大泣きが何時間も続く。	ほぼ毎日	１日中	絶えず
10 パニックへの対応が困難	一度パニックが出ると，体力的にもとてもおさめられずつきあっていかれない状態を呈する。			困難
11 他人に恐怖感を与える程度の粗暴な行為があり，対応が困難	日常生活のちょっとしたことを注意しても，爆発的な行動を呈し，かかわっている側が恐怖を感じさせられるような状況がある。			困難

Ⅱ 医療度判定スコア

項目	点数
1 行動障害に対する専門医療の実施の有無	
① 向精神薬等による治療	５点
② 行動療法，動作法，TEACCHなどの技法を取り入れた薬物療法以外の専門医療	５点
2 神経・精神疾患の合併状態	
① 著しい視聴覚障害（全盲などがあり，かつ何らかの手段で移動する能力をもつ）	５点
② てんかん発作が週１回以上，または６ヶ月以内のてんかん重積発作の既往	５点
③ 自閉症等によりこだわりが著しく対応困難	５点
④ その他の精神疾患や不眠に対し向精神薬等による治療が必要	５点
3 身体疾患の合併状態	
① 自傷・他害による外傷，多動・てんかん発作での転倒による外傷の治療（６ヶ月以内に）	３点
② 慢性擦過傷・皮疹などによる外用剤・軟膏処置（６ヶ月以内に１ヶ月以上継続）	３点
③ 便秘のため週２回以上の浣腸，または座薬（下剤は定期内服していること）	３点
④ 呼吸器感染のための検査・処置・治療（６ヶ月以内にあれば）	３点
⑤ その他の身体疾患での検査・治療（定期薬内服による副作用チェックのための検査以外，６ヶ月以内にあれば）	３点
4 自傷・他害・事故による外傷等のリスクを有する行動障害への対応	
① 行動障害のため常に１対１の対応が必要	３点
② 行動障害のため個室対応等が必要（１対１の対応でも開放処遇困難）	５点
③ 行動障害のため個室対応でも処遇困難（自傷，多動による転倒・外傷の危険）	10点
※） いずれか一つを選択	
5 患者自身の死亡に繋がるリスクを有する行動障害への対応	
① 食事（異食，他害につながるような盗食，詰め込みによる窒息の危険など）	3.5点
② 排泄（排泄訓練が必要，糞食やトイレの水飲み，多動による転倒・外傷の危険）	3.5点
③ 移動（多動のためどこへ行くか分からない，多動による転倒・外傷の危険）	3.5点
④ 入浴（多動による転倒・外傷・溺水の危険，多飲による水中毒の危険）	3.5点
⑤ 更衣（破衣・脱衣のための窒息の危険，異食の危険）	3.5点
※） 次により配点 ・常時１対１で医療的観察が必要な場合及び入院期間中の生命の危機回避のため個室対応や個別の時間での対応を行っている場合（５点） ・時に１対１で医療的観察が必要な場合（３点）	

注）「強度行動障害児（者）の医療度判定基準 評価の手引き」に基づき評価を行うこと。

「Ⅰ」が10点以上，かつ「Ⅱ」が24点以上。

「強度行動障害児（者）の医療度判定基準」評価の手引き

Ⅰ 強度行動障害スコア

1 行動障害は，過去半年以上その行動が続いている場合を評価する。周期性のある行動障害についても半年を基準に，その行動の出現有無でチェックする。例えば，情緒不安定でパニックを起こしても評価時から６ヵ月以前の行動であれば該当しない。

2 定期薬服用者は服用している状態で評価する（向精神薬・抗てんかん薬など）。

3 頓服の不穏時薬・不眠時薬・注射等は使用しない状態で評価する。

4 現在身体疾患で一時的にベッド安静などの場合は，半年以内であれば治癒・回復を想定して評価する。半年以上継続していれば現在の状態で評価する。

5 評価は年１回以上定期的に行い，複数職種（医師，児童指導員，看護師など）でチェックを行う。

6 項目別留意点

(1) 「1 ひどい自傷」は，自傷行為を防ぐための装具

（ヘッドギアなど）は着用していない状態を想定して評価する。
(2)「４　はげしい物壊し」は，器材や玩具などを自由に使用できる環境を想定して評価する。
(3)「５　睡眠の大きな乱れ」は，問題行動があって個室使用している場合は大部屋を想定して評価する。
(4)「６　食事関係の強い障害」は，離席や盗食防止のための身体拘束があれば，開放状態を想定して評価する。問題行動のために食事場所を変える・時間をずらすなどの状態であれば本来の場所・時間を想定して評価する。
(5)「７　排泄関係の著しい障害」は，オムツ使用であればその状態で評価する。つなぎなどの予防衣使用者は着用していない状態を想定して評価する。
(6)「８　著しい多動」の項目は，開放病棟・行動制限なしの状況で評価する。

Ⅱ　医療度判定スコア

１　患者特性に応じた個別的治療をチームとして統一性と一貫性のある計画的な診療を行うため，次を実施することを前提として配点
(1)　多面的な治療を計画的に提供するため，医師，看護師，児童指導員，保育士，臨床心理士，作業療法士等から構成されるチームにより，カンファレンスを実施し，患者の治療・観察必要性の評価，治療目標の共有化を図り，各職種の専門性を生かした診療計画を立案。
(2)　当該診療計画の実施について，当該チームによる定期的なカンファレンスを実施し，評価を行い，診療録に記載。
(3)　患者の状態に応じ，当該診療計画に見直しも行いつつ，評価，計画，実施，再評価のサイクルを重ねる。
２　行動障害に対する専門医療の実施有無
(1)　①の「向精神薬等」とは，抗精神病薬，抗うつ薬，抗躁薬，抗てんかん薬，気分安定薬（mood stabilizers），抗不安薬，睡眠導入剤のほか，漢方薬なども含む。
(2)　②は行動療法・動作法・TEACCHなどの技法を取り入れた薬物療法以外の治療的アプローチによる行動修正を行う専門医療。
３　神経・精神疾患の合併状態
(1)　③の「自閉症等」とは広汎性発達障害全般（自閉症スペクトラム障害全般）を指す。
(2)　④の「その他の精神疾患」とは，統合失調症，気分障害などを指す。「向精神薬等」は２－(1)と同様。
４　身体疾患の合併状態
(1)　①は抗生剤等の内服・点滴，創部処置，縫合を含む。
(2)　④は胸部レントゲン検査や抗生剤内服または点滴治療などを含む。
(3)　⑤の「その他の身体疾患」とは，低体温，GER・反すうを繰り返すことによる嘔吐・誤嚥，眼科・耳鼻科疾患，婦人科的疾患，循環器疾患，骨折やその他の整形外科的疾患，機能悪化・維持・改善のためのリハビリなども含む。
５　自傷・他害・事故による外傷等のリスクを有する行動障害への対応
(1)　①，②，③はいずれか一つをチェックする。
(2)　②の「個室対応等」とは，個別の環境設定やスケジュール調整などにより，本来は個室使用が必要な患者を個室以外で保護・重点観察している場合も含める。
６　患者自身の死亡に繋がるリスクを有する行動障害への対応
現在患者が生活している環境で評価するが，各項目に関連する理由で個室対応や個別の時間での対応を行っている場合は５点とみなす。

26の２　依存症入院医療管理加算の施設基準等

(1)　依存症入院医療管理加算の施設基準
アルコール依存症又は薬物依存症の診療を行うにつき必要な体制が整備されていること。
(2)　依存症入院医療管理加算の対象患者
入院治療が必要なアルコール依存症の患者又は薬物依存症の患者

→　依存症入院医療管理加算の施設基準
(1)　精神科を標榜する保険医療機関である。
(2)　当該保険医療機関に常勤の精神保健指定医が２名以上配置されている。なお，週３日以上常態として勤務しており，かつ，所定労働時間が週22時間以上の勤務を行っている精神保健指定医である非常勤医師を２名以上組み合わせることにより，当該常勤医師の勤務時間帯と同じ時間帯にこれらの非常勤医師が配置されている場合には，当該医師の実労働時間を常勤換算し常勤医師数に算入することができる。
(3)　アルコール依存症の患者に対して治療を行う場合においては，当該保険医療機関にアルコール依存症に係る適切な研修を修了した医師１名以上及び看護師，作業療法士，精神保健福祉士又は公認心理師がそれぞれ１名以上配置されている。ただし，看護師，作業療法士，精神保健福祉士又は公認心理師については少なくともいずれか１名が研修を修了している。なお，研修については，以下の要件を満たす。
ア　医師の研修については，アルコール依存症に関する専門的な知識及び技術を有する医師の養成を目的とした20時間以上を要する研修で，次の内容を含む。
(イ)　アルコール精神医学
(ロ)　アルコールの公衆衛生学
(ハ)　アルコール依存症と家族
(ニ)　再飲酒防止プログラム
(ホ)　アルコール関連問題の予防
(ヘ)　アルコール内科学及び生化学
(ト)　病棟実習
イ　看護師の研修については，アルコール依存症に関する専門的な知識及び技術を有する看護師の養成を目的とした25時間以上を要する研修で，次の内容を含む。
(イ)　アルコール依存症の概念と治療
(ロ)　アルコール依存症者の心理
(ハ)　アルコール依存症の看護・事例検討
(ニ)　アルコール依存症と家族
(ホ)　アルコールの内科学
(ヘ)　病棟実習
ウ　精神保健福祉士・公認心理師等の研修については，アルコール依存症に関する専門的な知識及び技術を有する精神保健福祉士・公認心理師等の養成を目的とした25時間以上を要する研修で，次の内容を含む。
(イ)　アルコール依存症の概念と治療
(ロ)　アルコール依存症のインテーク面接
(ハ)　アルコール依存症と家族
(ニ)　アルコールの内科学
(ホ)　アルコール依存症のケースワーク・事例検討
(ヘ)　病棟実習
(4)　薬物依存症の患者に対して治療を行う場合においては，当該保険医療機関に薬物依存症に係る適切な研修を修了した医師１名以上及び看護師，作業療法士，精神保健福祉士又は公認心理師がそれぞれ１名以上配置されている。ただし，看護師，作業療法士，精神保健福祉士又は公認心理師については少なくともいずれか１名が研修を修了している。なお，研修については，以下の要件を満たす。
ア　国又は医療関係団体等が主催する研修である（14時間以上の研修時間であるもの）。
イ　研修内容に以下の内容を含む。
(イ)　依存症の疫学，依存性薬物の薬理学的特徴と乱用の

動向
(ロ) 依存症患者の精神医学的特性
(ハ) 薬物の使用に対する司法上の対応
(ニ) 依存症に関連する社会資源
(ホ) 依存症に対する集団療法の概要と適応
(ヘ) 集団療法患者に対する入院対応上の留意点
(ト) デモセッションの見学や，実際のプログラム実施法に関するグループワーク
(5) 必要に応じて，当該保険医療機関の精神科以外の医師が治療を行う体制が確保されている。
【届出に関する事項】 依存症入院医療管理加算の施設基準に係る届出は，**別添７**（→Web 版）の**様式32の３**を用いる。

26の３ 摂食障害入院医療管理加算の施設基準等

(1) **摂食障害入院医療管理加算の施設基準**
摂食障害の診療を行うにつき必要な体制が整備されていること。
(2) **摂食障害入院医療管理加算の対象患者**
重度の摂食障害により著しい体重の減少が認められる患者

→ 摂食障害入院医療管理加算の施設基準
(1) 摂食障害の年間新規入院患者数（入院期間が通算される再入院の場合を除く）が１人以上である。
(2) 摂食障害の専門的治療の経験を有する常勤の医師，管理栄養士及び公認心理師がそれぞれ１名以上当該保険医療機関に配置されている。なお，摂食障害の専門的治療の経験を有する常勤の医師の配置について，週３日以上常態として勤務しており，かつ，所定労働時間が週22時間以上の勤務を行っている非常勤医師（摂食障害の専門的治療の経験を有する医師に限る）を２名以上組み合わせることにより，常勤医師の勤務時間帯と同じ時間帯にこれらの非常勤医師が配置されている場合には，当該基準を満たしていることとみなすことができる。
(3) 精神療法を行うために必要な面接室を有している。
(4) 必要に応じて，摂食障害全国支援センター，摂食障害支援拠点病院又は精神保健福祉センターと連携する。
【届出に関する事項】 摂食障害入院医療管理加算の施設基準に係る届出は，**別添７**（→Web 版）の**様式32の４**を用いる。

27 がん拠点病院加算の施設基準等

(1) **がん診療連携拠点病院加算の施設基準**
がん診療の拠点となる病院として必要な体制を有しているものであること。
(2) **がん診療連携拠点病院加算注１ただし書に規定する施設基準**
がん診療の拠点となる病院として必要な体制を一部有しているものであること。
(3) **小児がん拠点病院加算の施設基準**
小児がんの診療の拠点となる病院として必要な体制を有しているものであること。
(4) **がん拠点病院加算の注２に規定する施設基準**
ゲノム情報を用いたがん医療を提供する拠点病院であること。

→１ がん拠点病院加算の「１」のイに関する施設基準
「がん診療連携拠点病院等の整備について」（令和４年８月１日健発0801第16号厚生労働省健康局長通知）に基づき，がん診療連携拠点病院等又は特定領域がん診療連携拠点病院の指定を受けている。なお，キャンサーボードについては，看護師，薬剤師等の医療関係職種が参加していることが望ましい。
２ がん拠点病院加算の「１」のロに関する施設基準
「がん診療連携拠点病院等の整備について」に基づき，地域がん診療病院の指定を受けている。
３ 「基本診療料の施設基準等」第８の27の(2)に規定する施設基準
イ がん拠点病院加算の１のイの場合
「がん診療連携拠点病院等の整備について」に基づき，都道府県がん診療連携拠点病院，地域がん診療連携拠点病院及び特例領域がん診療連携拠点病院のいずれかの特例型の指定を受けている。なお，キャンサーボードについては，看護師，薬剤師等の医療関係職種が参加していることが望ましい。
ロ がん拠点病院加算の１のロの場合
「がん診療連携拠点病院等の整備について」に基づき，地域がん診療病院（特例型）の指定を受けている。
４ がん拠点病院加算の「２」に関する施設基準
「小児がん拠点病院の整備について」（令和４年８月１日健発0801第17号厚生労働省健康局長通知）に基づき，小児がん拠点病院の指定を受けている。なお，キャンサーボードについては，看護師，薬剤師等の医療関係職種が参加していることが望ましい。
５ がんゲノム拠点病院加算に関する施設基準
「がんゲノム医療中核拠点病院等の整備について」（令和４年８月１日健発0801第18号厚生労働省健康局長通知）に基づき，がんゲノム医療中核拠点病院又はがんゲノム医療拠点病院の指定を受けている。
【届出に関する事項】 がん拠点病院加算又はがんゲノム医療拠点病院の施設基準に係る取扱いについては，当該基準を満たしていればよく，特に地方厚生（支）局長に対して，届出を行う必要はない。

27の２ リハビリテーション・栄養・口腔連携体制加算の施設基準

(1) 当該病棟に入院中の患者に対して，ADL等の維持，向上，及び栄養管理等に資する十分な体制が整備されていること。
(2) 当該病棟に専従の常勤の理学療法士，作業療法士若しくは言語聴覚士が２名以上配置されていること，又は当該病棟に専従の常勤の理学療法士，作業療法士若しくは言語聴覚士が１名以上配置されており，かつ，当該病棟に専任の常勤の理学療法士，作業療法士若しくは言語聴覚士が１名以上配置されていること。
(3) 当該病棟に専任の常勤の管理栄養士が１名以上配置されていること。
(4) 口腔管理を行うにつき必要な体制が整備されていること。

→リハビリテーション・栄養・口腔連携体制加算に関する施設基準
(1) 急性期一般入院基本料，７対１入院基本料〔特定機能病院入院基本料（一般病棟に限る）及び専門病院入院基本料〕又は10対１入院基本料〔特定機能病院入院基本料（一般病棟に限る）及び専門病院入院基本料〕を算定する病棟を単位として行う。
(2) 当該病棟に，専従の常勤理学療法士，常勤作業療法士又は常勤言語聴覚士（以下「理学療法士等」という）が２名以上配置されている。なお，うち１名は専任の従事者でも差し支えない。複数の病棟において当該加算の届出を行う場合には，病棟ごとにそれぞれ専従の理学療法士等が配置されている。また，当該理学療法士等（専従のものに限る）は，**H000**心大血管疾患リハビリテーション料，**H001**脳血管疾患等リハビリテーション料，**H001-2**廃用症候群リハビリテーション料，**H002**運動器リハビリテーション料，**H003**呼吸器リハビリテーション料，**H004**摂食機能療法，**H005**視能訓練，**H006**難病患者リハビリテーション料，**H007**障害児（者）リハビリテーション料，**H007-2**がん患者リハ

ビリテーション料，H007-3認知症患者リハビリテーション料及びH008集団コミュニケーション療法料（以下「疾患別リハビリテーション等」という）を担当する専従者との兼務はできないものである。

ただし，当該病棟内にA308に規定する回復期リハビリテーション入院医療管理料又はA308-3に規定する地域包括ケア入院医療管理料１，２，３又は４を算定する病室がある場合には，当該病室における理学療法士等の業務について兼務しても差し支えない。

(3)　当該病棟に専任の常勤の管理栄養士が１名以上配置されている。なお，当該専任の管理栄養士として配置される病棟は，１名につき１病棟に限る。

(4)　当該保険医療機関において，以下のいずれも満たす常勤医師が１名以上勤務している。

ア　リハビリテーション医療に関する３年以上の経験を有している。

イ　適切なリハビリテーション，栄養管理，口腔管理に係る研修を修了している。

(5)　(4)の要件のうちイにおけるリハビリテーション，栄養管理，口腔管理に係る研修とは，医療関係団体等が開催する急性期のリハビリテーション医療等に関する理論，評価法等に関する総合的な内容を含む研修であり，２日以上かつ12時間以上の研修期間で，修了証が交付されるものである。なお，当該研修には，次の内容を含むものである。また，令和６年３月31日までにADL維持等向上体制加算において規定された「適切なリハビリテーションに係る研修」を修了している医師については，令和８年３月31日までの間に限り当該研修を修了してるものとみなす。

ア　リハビリテーション概論について（急性期リハビリテーションの目的，障害の考え方，チームアプローチを含む）

イ　リハビリテーション評価法について（評価の意義，急性期リハビリテーションに必要な評価を含む）

ウ　リハビリテーション治療法について（運動療法，作業療法，言語聴覚療法，義肢装具療法及び薬物療法を含む）

エ　リハビリテーション処方について（リハビリテーション処方の実際，患者のリスク評価，リハビリテーションカンファレンスを含む）

オ　高齢者リハビリテーションについて（廃用症候群とその予防を含む）

カ　脳・神経系疾患（急性期）に対するリハビリテーションについて

キ　心臓疾患（CCUでのリハビリテーションを含む）に対するリハビリテーションについて

ク　呼吸器疾患に対するリハビリテーションについて

ケ　運動器系疾患のリハビリテーションについて

コ　周術期におけるリハビリテーションについて（ICUでのリハビリテーションを含む）

サ　急性期における栄養状態の評価（GLIM基準を含む），栄養療法について

シ　急性期における口腔状態の評価，口腔ケア，医科歯科連携について

(6)　プロセス・アウトカム評価として，以下のア～エの基準を全て満たす。なお，ア～ウについて，新規に届出をする場合は，直近３月間の実績が施設基準を満たす場合，届出することができる。

ア　直近１年間に，当該病棟への入棟後３日（入棟日の翌々日）までに疾患別リハビリテーション料が算定された患者数から，当該病棟を退院又は転棟した患者のうち疾患別リハビリテーション料が算定された患者数を除した割合が８割以上である。

イ　直近１年間に，当該病棟の入棟患者に対する土曜日，日曜日，祝日における１日あたりの疾患別リハビリテーション料の提供単位数から，当該病棟の入棟患者に対する平日における１日あたりの疾患別リハビリテーション料の提供単位数を除した割合が８割以上である。

ウ　直近１年間に，当該病棟を退院又は転棟した患者（死亡退院及び終末期のがん患者を除く）のうち，退院又は転棟時におけるADL〔基本的日常生活活動度（Barthel Index）（以下「BI」という）の合計点数をいう〕が入院時と比較して低下した患者の割合が３％未満である。

エ　当該病棟の入院患者のうち，院内で発生した褥瘡（DESIGN-R2020分類d２以上とする）を保有している入院患者の割合が2.5％未満である。なお，その割合は，次の(イ)に掲げる数を(ロ)に掲げる数で除して算出する。ただし，届出時の直近月の初日（以下この項において「調査日」という）における当該病棟の入院患者数が80人以下の場合は，本文の規定にかかわらず，当該病棟の入院患者のうち，院内で発生した褥瘡を保有している入院患者が２人以下である。

(イ)　調査日に褥瘡を保有する患者数のうち，入院時既に褥瘡保有が記録された患者を除いた患者数

(ロ)　調査日の入院患者数（調査日の入院又は予定入院患者は含めず，退院又は退院予定患者は含める）

(7)　脳血管疾患等リハビリテーション料（Ⅰ），（Ⅱ）若しくは（Ⅲ）及び運動器リハビリテーション料（Ⅰ）若しくは（Ⅱ）に係る届け出を行っている。

(8)　入退院支援加算１の届出を行っている。

(9)　適切な口腔ケアを提供するとともに，口腔状態に係る課題（口腔衛生状態の不良や咬合不良等）を認めた場合は，必要に応じて当該保険医療機関の歯科医師等と連携する又は歯科診療を担う他の保険医療機関への受診を促す体制が整備されている。

(10)　当該保険医療機関において，BIの測定に関わる職員を対象としたBIの測定に関する研修会を年１回以上開催する。

【届出に関する事項】　リハビリテーション・栄養・口腔連携体制加算の施設基準に係る届出は，**別添７の様式５の５**を用いる。１の(6)のア～ウの実績については，新規に届出をする場合は，直近３月間の実績が施設基準を満たす場合，届出することができる。また，施設基準を満たさなくなったため所定点数を加算できなくなった後，再度届出を行う場合については，新規に届出をする場合には該当しない。また，届出以降は，前年度１年間の１の(6)のア～エの実績を毎年８月に**別添７の様式５の５の２**を用いて，地方厚生（支）局長に報告する。

28　栄養サポートチーム加算の施設基準等

(1)　栄養サポートチーム加算の施設基準

イ　栄養管理に係る診療を行うにつき十分な体制が整備されていること。

ロ　当該加算の対象患者について栄養治療実施計画を作成するとともに，当該患者に対して当該計画が文書により交付され，説明がなされるものであること。

ハ　当該患者の栄養管理に係る診療の終了時に栄養治療実施報告書を作成するとともに，当該患者に対して当該報告書が文書により交付され，説明がなされるものであること。

(2)　栄養サポートチーム加算の対象患者

栄養障害の状態にある患者又は栄養管理を行わなければ栄養障害の状態になることが見込まれる患者であって，栄養管理計画が策定されているものであること。

(3)　栄養サポートチーム加算の注２に規定する厚生労働大臣が定める地域

別表第６の２（p.873）に掲げる地域

(4)　栄養サポートチーム加算の注２に規定する施設基準

イ　一般病棟入院基本料（急性期一般入院料１を除く）を算定する病棟（特定機能病院及び許可病床数が400床以上の病院の病棟並びに診療報酬の算定方法第１号ただし書に規定する別に厚生労働大臣が指定する病院の病棟を除

く）であること。
ロ 栄養管理に係る診療を行うにつき必要な体制が整備されていること。
ハ 当該加算の対象患者について栄養治療実施計画を作成するとともに，当該患者に対して当該計画が文書により交付され，説明がなされるものであること。
ニ 当該患者の栄養管理に係る診療の終了時に栄養治療実施報告書を作成するとともに，当該患者に対して当該報告書が文書により交付され，説明がなされるものであること。

→ 栄養サポートチーム加算に関する施設基準

(1) 当該保険医療機関内に，以下から構成される栄養管理に係るチーム（以下「栄養サポートチーム」という）が設置されている。また，以下のうちのいずれか１人は専従である。ただし，当該栄養サポートチームが診察する患者数が１日に15人以内である場合は，いずれも専任で差し支えない。
ア 栄養管理に係る所定の研修を修了した専任の常勤医師
イ 栄養管理に係る所定の研修を修了した専任の常勤看護師
ウ 栄養管理に係る所定の研修を修了した専任の常勤薬剤師
エ 栄養管理に係る所定の研修を修了した専任の常勤管理栄養士
なお，アからエまでのほか，歯科医師，歯科衛生士，臨床検査技師，理学療法士，作業療法士，社会福祉士，言語聴覚士が配置されていることが望ましい。
「注２」に規定する点数を算定する場合は，以下から構成される栄養サポートチームにより，栄養管理に係る専門的な診療が行われている。
オ 栄養管理に係る所定の研修を修了した常勤医師
カ 栄養管理に係る所定の研修を修了した看護師
キ 栄養管理に係る所定の研修を修了した薬剤師
ク 栄養管理に係る所定の研修を修了した管理栄養士
(2) (1)のア及びオにおける栄養管理に係る所定の研修とは，医療関係団体等が実施する栄養管理のための専門的な知識・技術を有する医師の養成を目的とした10時間以上を要する研修である。なお，当該研修には，次の内容を含む。
ア 栄養不良がもたらす影響
イ 栄養評価法と栄養スクリーニング
ウ 栄養補給ルートの選択と栄養管理プランニング
エ 中心静脈栄養法の実施と合併症及びその対策
オ 末梢静脈栄養法の実施と合併症及びその対策
カ 経腸栄養法の実施と合併症及びその対策
キ 栄養サポートチームの運営方法と活動の実際
また，(1)のア又はオに掲げる常勤医師については，週３日以上常態として勤務しており，かつ，所定労働時間が週22時間以上の勤務を行っている専任の非常勤医師（栄養管理に係る所定の研修を修了した医師に限る）を２名組み合わせることにより，常勤医師の勤務時間帯と同じ時間帯にこれらの非常勤医師が配置されている場合には，当該２名の非常勤医師が栄養サポートチームの業務に従事する場合に限り，当該基準を満たしていることとみなすことができる。
(3) (1)のイからエまで及びカからクまでにおける栄養管理に係る所定の研修とは，次の事項に該当する研修である。
ア 医療関係団体等が認定する教育施設において実施され，40時間以上を要し，当該団体より修了証が交付される研修である。
イ 栄養管理のための専門的な知識・技術を有する看護師，薬剤師及び管理栄養士等の養成を目的とした研修である。なお，当該研修には，次の内容を含む。
(イ) 栄養障害例の抽出・早期対応（スクリーニング法）
(ロ) 栄養薬剤・栄養剤・食品の選択・適正使用法の指導
(ハ) 経静脈栄養剤の側管投与法・薬剤配合変化の指摘
(ニ) 経静脈輸液適正調剤法の取得
(ホ) 経静脈栄養のプランニングとモニタリング
(ヘ) 経腸栄養剤の衛生管理・適正調剤法の指導
(ト) 経腸栄養・経口栄養のプランニングとモニタリング
(チ) 簡易懸濁法の実施と有用性の理解
(リ) 栄養療法に関する合併症の予防・発症時の対応
(ヌ) 栄養療法に関する問題点・リスクの抽出
(ル) 栄養管理についての患者・家族への説明・指導
(ヲ) 在宅栄養・院外施設での栄養管理法の指導
(4) 当該保険医療機関において，栄養サポートチームが組織上明確に位置づけられている。
(5) 算定対象となる病棟の見やすい場所に栄養サポートチームによる診療が行われている旨の掲示をするなど，患者に対して必要な情報提供がなされている。
【届出に関する事項】 栄養サポートチーム加算の施設基準に係る届出は，**別添７**（→Web 版）の**様式34**を用いる。なお，当該加算の届出については実績を要しない。

29 医療安全対策加算の施設基準

(1) 医療安全対策加算１の施設基準
イ 医療安全対策に係る研修を受けた専従の薬剤師，看護師等が医療安全管理者として配置されていること。
ロ 当該保険医療機関内に医療安全管理部門を設置し，組織的に医療安全対策を実施する体制が整備されていること。
ハ 当該保険医療機関内に患者相談窓口を設置していること。
(2) 医療安全対策加算２の施設基準
イ 医療安全対策に係る研修を受けた専任の薬剤師，看護師等が医療安全管理者として配置されていること。
ロ (1)のロ及びハの要件を満たしていること。
(3) 医療安全対策地域連携加算１の施設基準
イ 医療安全対策加算１に係る施設基準の届出を行っている保険医療機関であること。
ロ 医療安全対策に関する十分な経験を有する専任の医師又は医療安全対策に関する研修を受けた専任の医師が医療安全管理部門に配置されていること。
ハ 医療安全対策加算１を算定する他の保険医療機関及び医療安全対策加算２を算定する保険医療機関との連携により，医療安全対策を実施するための必要な体制が整備されていること。
(4) 医療安全対策地域連携加算２の施設基準
イ 医療安全対策加算２に係る施設基準の届出を行っている保険医療機関であること。
ロ 医療安全対策加算１を算定する他の保険医療機関との連携により，医療安全対策を実施するための必要な体制が整備されていること。

→１ 医療安全対策加算１に関する施設基準

(1) 医療安全管理体制に関する基準
ア 当該保険医療機関内に，医療安全対策に係る適切な研修を修了した専従の看護師，薬剤師その他の医療有資格者が医療安全管理者として配置されている。なお，ここでいう適切な研修とは，次に掲げる全ての事項に該当するものをいう。また，既に受講している研修がこれらの事項を満たしていない場合には，不足する事項を補足する研修を追加受講することで差し支えない。
(イ) 国又は医療関係団体等が主催するものである。
(ロ) 医療安全管理者としての業務を実施する上で必要な内容を含む通算して40時間以上のものである。
(ハ) 講義及び具体例に基づく演習等により，医療安全の基本的知識，安全管理体制の構築，医療安全についての職員研修の企画・運営，医療安全に資する情報収集と分析，対策立案，フィードバック，評価，医療事故発生時の対応，安全文化の醸成等について研修するものである。

イ　医療に係る安全管理を行う部門（以下「医療安全管理部門」という）を設置している。

ウ　医療安全管理部門の業務指針及び医療安全管理者の具体的な業務内容が整備されている。

エ　医療安全管理部門に診療部門，薬剤部門，看護部門，事務部門等の全ての部門の専任の職員が配置されている。

オ　医療安全管理者が，安全管理のための委員会（以下「医療安全管理対策委員会」という）と連携し，より実効性のある医療安全対策を実施できる体制が整備されている。

カ　当該保険医療機関の見やすい場所に医療安全管理者等による相談及び支援が受けられる旨の掲示をするなど，患者に対して必要な情報提供が行われている。

(2)　医療安全管理者の行う業務に関する事項

ア　安全管理部門の業務に関する企画立案及び評価を行う。

イ　定期的に院内を巡回し各部門における医療安全対策の実施状況を把握・分析し，医療安全確保のために必要な業務改善等の具体的な対策を推進する。

ウ　各部門における医療事故防止担当者への支援を行う。

エ　医療安全対策の体制確保のための各部門との調整を行う。

オ　医療安全対策に係る体制を確保するための職員研修を企画・実施する。

カ　相談窓口等の担当者と密接な連携を図り，医療安全対策に係る患者･家族の相談に適切に応じる体制を支援する。

(3)　医療安全管理部門が行う業務に関する基準

ア　各部門における医療安全対策の実施状況の評価に基づき，医療安全確保のための業務改善計画書を作成し，それに基づく医療安全対策の実施状況及び評価結果を記録している。

イ　医療安全管理対策委員会との連携状況，院内研修の実績，患者等の相談件数及び相談内容，相談後の取扱い，その他の医療安全管理者の活動実績を記録している。

ウ　医療安全対策に係る取組の評価等を行うカンファレンスが週1回程度開催されており，医療安全管理対策委員会の構成員及び必要に応じて各部門の医療安全管理の担当者等が参加している。なお，当該カンファレンスを対面によらない方法で開催しても差し支えない。

2　医療安全対策加算2に関する施設基準

(1)　医療安全管理体制に関する基準

ア　当該保険医療機関内に，医療安全対策に係る適切な研修を修了した専任の看護師，薬剤師その他の医療有資格者が医療安全管理者として配置されている。なお，ここでいう適切な研修とは，1の(1)のアに掲げる研修である。

イ　1の(1)のイからカまでの基準を満たす。

(2)　1の(2)及び(3)の基準を満たす。

3　医療安全対策地域連携加算1の施設基準

(1)　医療安全対策加算1に係る届出を行っている。

(2)　当該保険医療機関内に，医療安全対策に3年以上の経験を有する専任の医師又は医療安全対策に係る適切な研修を修了した専任の医師が医療安全管理部門に配置されている。なお，ここでいう適切な研修とは，1の(1)のアに掲げる研修である。

この場合，1の(1)のアの規定に関わらず，当該専任医師が医療安全管理者として配置され，1の(1)のアに規定された専従の看護師，薬剤師その他の医療有資格者が医療安全管理部門に配置されていることとしても差し支えない。

(3)　他の医療安全対策加算1に係る届出を行っている保険医療機関及び医療安全対策加算2に係る届出を行っている保険医療機関と連携し，それぞれ少なくとも年1回程度，医療安全対策地域連携加算1に関して連携しているいずれかの保険医療機関に赴いて医療安全対策に関する評価を行い，当該保険医療機関にその内容を報告する。また，少なくとも年1回程度，当該加算に関して連携している医療安全対策加算1に係る届出を行っている保険医療機関より評価を受けている。なお，感染対策向上加算1を算定している保険医療機関については，当該加算に係る評価と医療安全対策地域連携加算1に係る評価とを併せて実施しても差し支えない。

(4)　(3)に係る評価については，次の内容に対する評価を含む。

ア　医療安全管理者，医療安全管理部門及び医療安全管理対策委員会の活動状況

(イ)　医療安全対策の実施状況の把握・分析，医療安全確保のための業務改善等の具体的な対策の推進

(ロ)　当該対策や医療安全に資する情報の職員への周知（医療安全対策に係る体制を確保するための職員研修の実施を含む）

(ハ)　当該対策の遵守状況の把握

イ　当該保険医療機関内の各部門における医療安全対策の実施状況

具体的な評価方法及び評価項目については，当該保険医療機関の課題や実情に合わせて連携する保険医療機関と協議し定める。その際，独立行政法人国立病院機構作成の「医療安全相互チェックシート」を参考にされたい。

4　医療安全対策地域連携加算2の施設基準

(1)　医療安全対策加算2に係る届出を行っている。

(2)　医療安全対策加算1に係る届出を行っている保険医療機関と連携し，少なくとも年1回程度，医療安全対策地域連携加算2に関して連携しているいずれかの保険医療機関より医療安全対策に関する評価を受けている。なお，感染対策向上加算1を算定している保険医療機関については，当該加算に係る評価と医療安全対策地域連携加算2に係る評価とを併せて実施しても差し支えない。

(3)　(2)に係る評価については，3の(4)に掲げる内容に対する評価を含む。

【届出に関する事項】

(1)　医療安全対策加算の施設基準に係る届出は，**別添7**（→Web版）の**様式35**を用いる。

(2)　医療安全対策地域連携加算1及び医療安全対策地域連携加算2の施設基準に係る届出は，**別添7の様式35の4**を用いる。なお，当該加算の届出については実績を要しない。

29の2　感染対策向上加算の施設基準等

(1)　感染対策向上加算1の施設基準

イ　専任の院内感染管理者が配置されていること。

ロ　当該保険医療機関内に感染防止対策部門を設置し，組織的に感染防止対策を実施する体制が整備されていること。

ハ　当該部門において，感染症対策に関する十分な経験を有する医師及び感染管理に関する十分な経験を有する看護師（感染防止対策に関する研修を受けたものに限る）並びに病院勤務に関する十分な経験を有する薬剤師及び臨床検査技師が適切に配置されていること。

ニ　感染防止対策につき，感染対策向上加算2又は感染対策向上加算3に係る届出を行っている保険医療機関等と連携していること。

ホ　介護保険施設等又は指定障害者支援施設等と協力が可能な体制をとっていること。

ヘ　他の保険医療機関（感染対策向上加算1に係る届出を行っている保険医療機関に限る）との連携により感染防止対策を実施するための必要な体制が整備されていること。

ト　抗菌薬を適正に使用するために必要な支援体制が整備されていること。

(2)　感染対策向上加算2の施設基準

イ　専任の院内感染管理者が配置されていること。

ロ　当該保険医療機関内に感染防止対策部門を設置

し，組織的に感染防止対策を実施する体制が整備されていること。

ハ 当該部門において，感染症対策に関する十分な経験を有する医師及び感染管理に関する十分な経験を有する看護師並びに病院勤務に関する十分な経験を有する薬剤師及び臨床検査技師が適切に配置されていること。

ニ 感染防止対策につき，感染対策向上加算１に係る届出を行っている保険医療機関と連携していること。

ホ (1)のホを満たしていること。

(3) **感染対策向上加算３の施設基準**

イ 専任の院内感染管理者が配置されていること。

ロ 当該保険医療機関内に感染防止対策部門を設置し，組織的に感染防止対策を実施する体制が整備されていること。

ハ 当該部門において，医師及び看護師が適切に配置されていること。

ニ 感染防止対策につき，感染対策向上加算１に係る届出を行っている保険医療機関と連携していること。

ホ (1)のホを満たしていること。

(4) **指導強化加算の施設基準**

他の保険医療機関（感染対策向上加算２，感染対策向上加算３又は外来感染対策向上加算に係る届出を行っている保険医療機関に限る）に対し，院内感染対策に係る助言を行うための必要な体制が整備されていること。

(5) **連携強化加算の施設基準**

他の保険医療機関（感染対策向上加算１に係る届出を行っている保険医療機関に限る）との連携体制を確保していること。

(6) **サーベイランス強化加算の施設基準**

地域において感染防止対策に資する情報を提供する体制が整備されていること。

(7) **抗菌薬適正使用体制加算の施設基準**

抗菌薬の適正使用につき十分な実績を有していること。

→1 感染対策向上加算１の施設基準

(1) 感染防止対策部門を設置している。この場合において，第20の１〔「医療安全対策加算１に関する施設基準」，p.770〕の(1)のイに規定する医療安全対策加算に係る医療安全管理部門をもって感染防止対策部門としても差し支えない。

(2) 感染防止対策部門内に以下の構成員からなる感染制御チームを組織し，感染防止に係る日常業務を行う。

ア 感染症対策に３年以上の経験を有する専任の常勤医師（歯科医療を担当する保険医療機関にあっては，当該経験を有する専任の常勤歯科医師）

イ ５年以上感染管理に従事した経験を有し，感染管理に係る適切な研修を修了した専任の看護師

ウ ３年以上の病院勤務経験を持つ感染防止対策にかかわる専任の薬剤師

エ ３年以上の病院勤務経験を持つ専任の臨床検査技師

アに定める医師又はイに定める看護師のうち１名は専従である。なお，感染制御チームの専従の職員については，抗菌薬適正使用支援チームの業務を行う場合及び感染対策向上加算２，感染対策向上加算３又は外来感染対策向上加算に係る届出を行った他の保険医療機関に対する助言に係る業務を行う場合及び介護保険施設等又は指定障害者支援施設等からの求めに応じ，当該介護保険施設等又は指定障害者支援施設等に対する助言に係る業務を行う場合には，感染制御チームの業務について専従とみなすことができる。ただし，介護保険施設等又は指定障害者支援施設等に赴いて行う助言に携わる時間は，原則として月10時間以下である。

当該保険医療機関内に上記のアからエまでに定める者のうち１名が院内感染管理者として配置されている。なお，当該職員はA234医療安全対策加算に規定する医療安全管理者とは兼任できないが，第２部「通則７」に規定する院内感染防止対策に掲げる業務は行うことができる。

また，アに掲げる常勤医師については，週３日以上常態として勤務しており，かつ，所定労働時間が週22時間以上の勤務を行っている専任の非常勤医師（感染症対策に３年以上の経験を有する医師に限る）を２名組み合わせることにより，常勤医師の勤務時間帯と同じ時間帯にこれらの非常勤医師が配置されている場合には，当該２名の非常勤医師が感染制御チームの業務に従事する場合に限り，当該基準を満たしていることとみなすことができる。

(3) (2)のイにおける感染管理に係る適切な研修とは，次の事項に該当する研修のことをいう。

ア 国又は医療関係団体等が主催する研修である（600時間以上の研修期間で，修了証が交付されるもの）。

イ 感染管理のための専門的な知識・技術を有する看護師の養成を目的とした研修である。

ウ 講義及び演習により，次の内容を含む。

(イ) 感染予防・管理システム

(ロ) 医療関連感染サーベイランス

(ハ) 感染防止技術

(ニ) 職業感染管理

(ホ) 感染管理指導

(ヘ) 感染管理相談

(ト) 洗浄・消毒・滅菌とファシリティマネジメント等について

(4) 感染防止対策の業務指針及び院内感染管理者又は感染制御チームの具体的な業務内容が整備されている。

(5) (2)のチームにより，最新のエビデンスに基づき，自施設の実情に合わせた標準予防策，感染経路別予防策，職業感染予防策，疾患別感染対策，洗浄・消毒・滅菌，抗菌薬適正使用等の内容を盛り込んだ手順書（マニュアル）を作成し，各部署に配布している。なお，手順書は定期的に新しい知見を取り入れ改訂する。

(6) (2)のチームにより，職員を対象として，少なくとも年２回程度，定期的に院内感染対策に関する研修を行っている。なお当該研修は**別添２の第１の３の(5)**〔「医療安全管理体制の基準」(5)，p.689〕に規定する安全管理の体制確保のための職員研修とは別に行う。

(7) (2)のチームにより，保健所及び地域の医師会と連携し，感染対策向上加算２又は３に係る届出を行った保険医療機関と合同で，少なくとも年４回程度，定期的に院内感染対策に関するカンファレンスを行い，その内容を記録している。また，このうち少なくとも１回は，新興感染症の発生等を想定した訓練を実施する。

(8) (7)に規定するカンファレンス等は，ビデオ通話が可能な機器を用いて実施しても差し支えない。

(9) (2)のチームにより，感染対策向上加算２，感染対策向上加算３又は外来感染対策向上加算に係る届出を行った他の保険医療機関に対し，必要時に院内感染対策に関する助言を行う体制を有する。

(10) 院内の抗菌薬の適正使用を監視するための体制を有する。特に，特定抗菌薬（広域スペクトラムを有する抗菌薬，抗MRSA薬等）については，届出制又は許可制の体制をとる。

(11) (2)のチームにより，１週間に１回程度，定期的に院内を巡回し，院内感染事例の把握を行うとともに，院内感染防止対策の実施状況の把握・指導を行う。

(12) 当該保険医療機関の見やすい場所に，院内感染防止対策に関する取組事項を掲示している。

(13) 公益財団法人日本医療機能評価機構等，第三者機関による評価を受けていることが望ましい。

(14) 院内感染対策サーベイランス（JANIS），感染対策連携共通プラットフォーム（J-SIPHE）等，地域や全国のサーベイランスに参加している。

(15) 感染症法第38条の第２項の規定に基づき都道府県知事の指定を受けている第一種協定指定医療機関である。

⒃　新興感染症の発生時等に，感染症患者を受け入れることを念頭に，汚染区域や清潔区域のゾーニングを行うことができる体制を有する。
⒄　外来感染対策向上加算に係る届出を行っていない保険医療機関である。
⒅　他の保険医療機関（感染対策向上加算１に係る届出を行っている保険医療機関に限る）と連携し，少なくとも年１回程度，当該加算に関して連携するいずれかの保険医療機関に相互に赴いて⑯**別添６の別紙24**（p.774）又はこれに準じた様式に基づく感染防止対策に関する評価を行い，当該保険医療機関にその内容を報告する。また，少なくとも年１回程度，他の保険医療機関（感染対策向上加算１に係る届出を行っている保険医療機関に限る）から当該評価を受けている。なお，医療安全対策地域連携加算１又は２を算定している保険医療機関については，当該加算に係る評価と本要件に係る評価とを併せて実施しても差し支えない。
⒆　以下の構成員からなる抗菌薬適正使用支援チームを組織し，抗菌薬の適正使用の支援に係る業務を行う。
ア　感染症の診療について３年以上の経験を有する専任の常勤医師（歯科医療を担当する保険医療機関にあっては，当該経験を有する専任の常勤歯科医師）
イ　５年以上感染管理に従事した経験を有し，感染管理に係る適切な研修を修了した専任の看護師
ウ　３年以上の病院勤務経験を持つ感染症診療にかかわる専任の薬剤師
エ　３年以上の病院勤務経験を持つ微生物検査にかかわる専任の臨床検査技師
アからエのうちいずれか１人は専従である。なお，抗菌薬適正使用支援チームの専従の職員については，感染制御チームの専従者と異なることが望ましい。また，抗菌薬適正使用支援チームの専従の職員については，感染制御チームの業務を行う場合及び感染対策向上加算２，感染対策向上加算３又は外来感染対策向上加算に係る届出を行った他の保険医療機関に対する助言に係る業務を行う場合には，抗菌薬適正使用支援チームの業務について専従とみなすことができる。
また，アに掲げる常勤医師については，週３日以上常態として勤務しており，かつ，所定労働時間が週22時間以上の勤務を行っている専任の非常勤医師（感染症の診療について３年以上の経験を有する医師に限る）を２名組み合わせることにより，常勤医師の勤務時間帯と同じ時間帯にこれらの非常勤医師が配置されている場合には，当該２名の非常勤医師が感染制御チームの業務に従事する場合に限り，当該基準を満たしていることとみなすことができる。
⒇　⒆のイにおける感染管理に係る適切な研修とは，⑶に掲げる研修をいう。
(21)　抗菌薬適正使用支援チームは以下の業務を行う。
ア　抗MRSA薬及び抗緑膿菌作用のある抗菌薬を含めた広域抗菌薬等の特定の抗菌薬を使用する患者，菌血症等の特定の感染症兆候のある患者，免疫不全状態等の特定の患者集団など感染症早期からのモニタリングを実施する患者を施設の状況に応じて設定する。
イ　感染症治療の早期モニタリングにおいて，アで設定した対象患者を把握後，適切な微生物検査・血液検査・画像検査等の実施状況，初期選択抗菌薬の選択・用法・用量の適切性，必要に応じた治療薬物モニタリングの実施，微生物検査等の治療方針への活用状況などを経時的に評価し，必要に応じて主治医にフィードバックを行い，その旨を記録する。
ウ　適切な検体採取と培養検査の提出（血液培養の複数セット採取など）や，施設内のアンチバイオグラムの作成など，微生物検査・臨床検査が適正に利用可能な体制を整備する。
エ　抗菌薬使用状況や血液培養複数セット提出率などのプロセス指標及び耐性菌発生率や抗菌薬使用量などのアウトカム指標を定期的に評価する。
オ　当該保険医療機関の外来における過去１年間の急性気道感染症及び急性下痢症の患者数並びに当該患者に対する経口抗菌薬の処方状況を把握する。
カ　抗菌薬の適正な使用を目的とした院内研修を少なくとも年２回実施する。なお，当該院内研修については，感染対策向上加算に係る院内感染対策に関する研修と併せて実施しても差し支えない。また，院内の抗菌薬使用に関するマニュアルを作成する。当該院内研修及びマニュアルには，厚生労働省健康局結核感染症課「抗微生物薬適正使用の手引き」を参考に，外来における抗菌薬適正使用に係る内容を含める。
キ　当該保険医療機関内で使用可能な抗菌薬の種類，用量等について定期的に見直し，必要性の低い抗菌薬について医療機関内での使用中止を提案する。
ク　⑽に規定する院内の抗菌薬の適正使用を監視するための体制に係る業務については，施設の実態に応じて，感染制御チームではなく，抗菌薬適正使用支援チームが実施しても差し支えない。
(22)　抗菌薬適正使用支援チームが，他の保険医療機関（感染対策向上加算１に係る届出を行っていない保険医療機関に限る）から，抗菌薬適正使用の推進に関する相談等を受ける体制を整備している。また，抗菌薬適正使用の推進に関する相談等を受ける体制があることについて，⑺に規定する定期的なカンファレンスの場を通じて，他の保険医療機関に周知する。
(23)　介護保険施設等又は指定障害者支援施設等から求めがあった場合には，当該施設等に赴いての実地指導等，感染対策に関する助言を行うとともに，⑹の院内感染対策に関する研修を介護保険施設等又は指定障害者支援施設等と合同で実施することが望ましい。

２　感染対策向上加算２の施設基準

⑴　当該保険医療機関の一般病床の数が300床未満を標準とする。
⑵　感染防止対策部門を設置している。ただし，**第20の１**〔「医療安全対策加算１に関する施設基準」，p.770〕の⑴イに規定する医療安全対策加算に係る医療安全管理部門をもって感染防止対策部門としても差し支えない。
⑶　⑵に掲げる部門内に以下の構成員からなる感染制御チームを組織し，感染防止に係る日常業務を行う。
ア　感染症対策に３年以上の経験を有する専任の常勤医師（歯科医療を担当する保険医療機関にあっては，当該経験を有する専任の常勤歯科医師）
イ　５年以上感染管理に従事した経験を有する専任の看護師
ウ　３年以上の病院勤務経験を持つ又は適切な研修を修了した感染防止対策にかかわる専任の薬剤師
エ　３年以上の病院勤務経験を持つ又は適切な研修を修了した専任の臨床検査技師
当該保険医療機関内に上記のアからエまでに定める者のうち１名が院内感染管理者として配置されている。なお，当該職員は**第20の１**の⑴アに規定する医療安全対策加算に係る医療安全管理者とは兼任できないが，第２部「通則７」に規定する院内感染防止対策に掲げる業務は行うことができる。
⑷　⑶のウ及びエにおける適切な研修とは，次の事項に該当する研修のことをいう。
ア　国又は医療関係団体等が主催する研修である（修了証が交付されるもの）。
イ　医療機関における感染防止対策の推進を目的とした研修である。
ウ　講義により，次の内容を含む。
(イ)　標準予防策と経路別予防策
(ロ)　院内感染サーベイランス
(ハ)　洗浄・消毒・滅菌
(ニ)　院内アウトブレイク対策
(ホ)　行政（保健所）との連携
(ヘ)　抗菌薬適正使用
⑸　感染防止対策の業務指針及び院内感染管理者又は感染制

⑯別添６－別紙24

感染対策向上加算１チェック項目表

評価基準	Ａ：適切に行われている，あるいは十分である Ｂ：適切に行われているが改善が必要，あるいは十分ではない Ｃ：不適切である，あるいは行われていない Ｘ：判定不能（当該医療機関では実施の必要性がない項目，確認が行えない項目等）

評価実施日： 年 月 日 評価対象医療機関名：

Ａ．感染対策の組織		評価	コメント
1．院内感染対策委員会	1）委員会が定期的に開催されている		
	2）病院長をはじめとする病院管理者が参加している		
	3）議事録が適切である		
2．感染制御を実際に行う組織（ICT） ※医師または看護師のうち1人は専従であること	1）専任の院内感染管理者を配置，感染防止に係る部門を設置している		
	2）感染対策に3年以上の経験を有する専任の常勤医師がいる		
	3）5年以上感染管理に従事した経験を有し，感染管理に係る適切な研修を修了した専任看護師がいる		
	4）3年以上の病院勤務経験を持つ感染防止対策にかかわる専任の薬剤師がいる		
	5）3年以上の病院勤務経験を持つ専任の臨床検査技師がいる		
Ｂ．ICT活動		評価	コメント
1．感染対策マニュアル	1）感染対策上必要な項目についてのマニュアルが整備されている		
	2）必要に応じて改訂がなされている		
2．教育	1）定期的に病院感染対策に関する講習会が開催されている		
	2）講習会に職員1名あたり年2回出席している		
	3）必要に応じて部署ごとの講習会や実習が行われている		
	4）全職員に対し院内感染について広報を行う手段がある		
	5）外部委託職員に教育を実施している（または適切に指導している）		
3．サーベイランスとインターベンション	1）部署を決めて必要なサーベイランスが行われている		
	2）サーベイランスデータを各部署にフィードバックしている		
	3）サーベイランスのデータに基づいて必要な介入を行っている		
	4）アウトブレイクに介入している		
	5）検査室データが疫学的に集積され，介入の目安が定められている		
4．抗菌薬適正使用	1）抗菌薬の適正使用に関する監視・指導を行っている		
	2）抗MRSA薬の使用に関する監視・指導を行っている		
	3）抗菌薬の適正使用に関して病棟のラウンドを定期的に行っている		
	4）抗MRSA薬やカルバペネム系抗菌薬などの広域抗菌薬に対して使用制限や許可制を含めて使用状況を把握している		
5．コンサルテーション	1）病院感染対策に関するコンサルテーションを日常的に行っている		
	2）コンサルテーションの結果が記録され，院内感染対策に活用されている		
	3）迅速にコンサルテーションを行うシステムが整っている		
6．職業感染曝露の防止	1）職員のHBs抗体の有無を検査している		
	2）HB抗体陰性者にはワクチンを接種している		
	3）結核接触者検診にQFTを活用している		
	4）麻疹，風疹，ムンプス，水痘に関する職員の抗体価を把握し，必要に応じてワクチン接種を勧奨している		
	5）針刺し，切創事例に対する対応，報告システムが整っている		
	6）安全装置付きの機材を導入している		
7．ICTラウンド	1）定期的なICTラウンドを実施している		
	2）感染対策の実施状況についてチェックを行っている		
	3）病棟のみならず，外来，中央診療部門等にもラウンドを行っている		
Ｃ．外　来		評価	コメント
1．外来患者の感染隔離	1）感染性の患者を早期に検出できる（ポスターなど）		
	2）感染性の患者に早期にマスクを着用させている		
	3）感染性の患者とそれ以外の患者を分けて診療できる		
2．外来診察室	1）診察室に手洗いの設備がある		
	2）各診察室に擦式速乾性手指消毒薬がある		
	3）各診察室に聴診器などの医療器具の表面を消毒できるアルコール綿などがある		
3．外来処置室	1）鋭利器材の廃棄容器が安全に管理されている（廃棄容器の蓋が開いていない，など）		
	2）鋭利器材の廃棄容器が処置を行う場所の近くに設置してある		
	3）検査検体が適切に保管してある		
4．抗がん化学療法外来	1）薬剤の無菌調製が適切に実施されている		
	2）咳エチケットが確実に実施されている		
	3）患者および職員の手指衛生が適切に行われている		

D. 病 棟		評価	コメント
1. 病室	1) 部屋ごとに手洗い場がある		
	2) 床や廊下に物品が放置されていない		
	3) 必要なコホーティングが行われている		
	4) 隔離個室の医療器具は専用化されている		
	5) 隔離個室には必要なPPEが準備されている		
	6) 空調のメンテナンスが行われ，HEPA filterが定期的に交換されている		
2. スタッフステーション	1) 水道のシンク外周が擦拭され乾燥している		
	2) 鋭利機材の廃棄容器が適切に管理されている		
	3) 鋭利機材の廃棄容器が必要な場所に設置されている		
	4) 臨床検体の保存場所が整備されている		
3. 処置室	1) 清潔区域と不潔区域を区別している		
	2) 滅菌機材が適切に保管され，使用期限のチェックが行われている		
	3) 包交車が清潔と不潔のゾーニングがなされている		
	4) 包交車に不要な滅菌機材が積まれていない		
4. 薬剤の管理	1) 清潔な状況下で輸液調整が実施されている		
	2) 希釈調製したヘパリン液は室温に放置されていない		
	3) 薬品保管庫の中が整理されている		
	4) 薬剤の使用期限のチェックが行われている		
	5) 薬剤開封後の使用期限の施設内基準を定めている		
	6) 保冷庫の温度管理が適切になされている		
E. ICU		評価	コメント
1. 着衣および環境	1) 入室時に手指衛生を実施している		
	2) 処置者は半そでの着衣である		
	3) 処置者は腕時計をはずしている		
	4) ベッド間隔に十分なスペースがある		
	5) 手洗いや速乾式手指消毒薬が適切に配置されている		
F. 標準予防策		評価	コメント
1. 手洗い	1) 職員の手指消毒が適切である		
	2) 職員の手洗いの方法が適切である		
	3) 手袋を着用する前後で手洗いを行っている		
	4) 手指消毒実施の向上のための教育を継続的に行っている		
2. 手袋	1) 手袋を適切に使用している		
	2) 手袋を使用した後，廃棄する場所が近くにある		
3. 個人防護具(PPE)	1) 必要なときにすぐ使えるように個人防護具(PPE) が整っている		
	2) マスク, ゴーグル, フェイスシールド, キャップ, ガウンなどのPPEの使用基準，方法を職員が理解している		
	3) 個人防護具（PPE）の着脱方法を教育している		
G. 感染経路別予防策		評価	コメント
1. 空気感染予防策	1) 結核発症時の対応マニュアルが整備されている*		
	2) 陰圧個室が整備されている		
	3) 麻疹発症時の対応マニュアルが整備されている*		
	4) 水痘発生時の対応マニュアルが整備されている*		
	5) N95マスクが常備してある		
2. 飛沫感染予防対策	1) インフルエンザ発症時の対応マニュアルが整備されている*		
	2) 風疹発症時の対応マニュアルが整備されている*		
	3) 流行性耳下腺炎発症時の対応マニュアルが整備されている*		
	4) 可能ならば個室隔離としている		
	5) 個室隔離が困難な場合，コホーティングしている		
	6) ベッド間隔が1メートル以上取られている		
	7) サージカルマスクの着用が入室前に可能である		
	8) 飛沫感染対策が必要な患者であることが職員に周知されている		
3. 接触感染予防策	1) MRSAが検出された場合の対応マニュアルが整備されている*		
	2) 手袋が適切に使用されている		
	3) 必要なPPEが病室ごとに用意されている		
	4) 処置時にはディスポのエプロンを用いている		
	5) 処置時必要な場合はマスクを着用している		
	6) 必要な場合には保菌者のスクリーニングを行っている		
	7) シーツやリネン類の処理が適切である		
	*マニュアルの評価項目：連絡体制。感受性者サーベイランスの期間，範囲が明瞭である。ワクチンやγ-グロブリンの接種対象者が明確である。消毒薬の選択と実施方法，接触感受性職員の就業制限が規定してある，などを確認する		
H. 術後創感染予防		評価	コメント
	1) 除毛は術直前に行っている		
	2) 周術期抗菌薬がマニュアルで規定されている		
	3) 必要な場合，抗菌薬の術中追加投与が行われている		
	4) バンコマイシンをルーチンに使用していない（または使用基準がある）		

I.　医療器材の管理		評価	コメント
1.　尿道カテーテル	1）集尿バッグが膀胱より低い位置にあり，かつ床についていない		
	2）閉塞や感染がなければ，留置カテーテルは定期的に交換しない		
	3）集尿バッグの尿の廃棄は，排尿口と集尿器を接触させない		
	4）尿の廃棄後は患者毎に未滅菌手袋を交換している		
	5）日常的に膀胱洗浄を施行していない		
	6）膀胱洗浄の際に抗菌薬や消毒薬をルーチンに局所に用いることはない		
2.　人工呼吸器	1）加湿器には滅菌水を使用している		
	2）気管内吸引チューブはディスポのシングルユース又は閉鎖式である		
	3）定期的に口腔内清拭を行っている		
3.　血管内留置カテーテル	1）中心静脈カテーテル管理についてのマニュアルがある		
	2）中心静脈カテーテルの挿入はマキシマルバリアプリコーション（滅菌手袋，滅菌ガウン，マスク，帽子，大きな覆布）が行われている		
	3）高カロリー輸液製剤への薬剤の混入はクリーンベンチ内で行っている		
	4）輸液ラインやカテーテルの接続部の消毒には消毒用エタノールを用いている		
	5）ラインを確保した日付が確実に記載されている		
	6）ライン刺入部やカテ走行部の皮膚が観察できる状態で固定されている		
	7）末梢動脈血圧モニタリングにはディスポーザブルセットを使用している		
J.　洗浄・消毒・滅菌		評価	コメント
1.　医療器具	1）病棟での一次洗浄，一次消毒が廃止されている（計画がある）		
	2）生物学的滅菌保証・化学的滅菌保証が適切に行われている		
	3）消毒薬の希釈方法，保存，交換が適切である		
	4）乾燥が適切に行われている		
2.　内視鏡	1）内視鏡洗浄・管理が中央化されている（計画がある）		
	2）専任の内視鏡検査技師もしくは看護師が配置されている		
	3）用手洗浄が適切に行われている		
	4）管腔を有する内視鏡は消毒ごとにアルコールフラッシュを行っている		
	5）消毒薬のバリデーションが定期的に行われている		
	6）自動洗浄・消毒機の管理責任者がいる		
	7）自動洗浄・消毒機の液の交換が記録されている		
	8）自動洗浄・消毒機のメインテナンスの期日が記録されている		
	9）内視鏡の保管が適切である		
	10）内視鏡の表面に損傷がない		
K.　医療廃棄物		評価	コメント
	1）廃棄物の分別，梱包，表示が適切である		
	2）感染性廃棄物の収納袋に適切なバイオハザードマークが付いている		
	3）最終保管場所が整備されている		
	4）廃棄物の処理過程が適切である		
L.　微生物検査室		評価	コメント
1.　設備・機器	1）安全キャビネット（クラスII以上）を備えている		
	2）安全キャビネットは定期点検（HEPAフィルターのチェック・交換等）が行われている		
	3）菌株保存庫（冷凍庫等）は，カギを掛けている		
	4）検査材料の一時保管場所が定められている		
2.　検査業務	1）安全対策マニュアル等が整備されている		
	2）業務内容によりN95マスク，手袋，専用ガウン等を着用している		
	3）抗酸菌検査，検体分離等は安全キャビネット内で行っている		
	4）遠心操作は，安全装置付き遠心機を使用している		
	5）感染性検査材料用輸送容器が準備されている		
	6）廃棄容器にバイオハザードマークが表示されている		
	7）感染防止のための手洗い対策が適正である		
	8）感染性廃棄物が適正に処理されている		
	9）関係者以外の立ち入りを制限している		

評価実施医療機関名：　　　　　　　　　　　　（評価責任者名：　　　　　　　　　　　　）

［記載上の注意］
1）チェック項目について，当該医療機関の実情に合わせて適宜増減しても差し支えない。
2）評価を受ける医療機関は，当日までに根拠となる書類等を準備しておくこと。
3）評価を実施する医療機関は，コメント欄で内容を説明すること。特にB，C判定については，その理由を説明すること。
4）評価を実施した医療機関は，できるだけ早期に本チェック項目表を完成させ，報告書として評価を受けた医療機関へ送付すること。また，評価を実施した医療機関は，報告書の写しを保管しておくこと。

御チームの具体的な業務内容が整備されている。

(6)　(3)のチームにより，最新のエビデンスに基づき，自施設の実情に合わせた標準予防策，感染経路別予防策，職業感染予防策，疾患別感染対策，洗浄・消毒・滅菌，抗菌薬適正使用等の内容を盛り込んだ手順書（マニュアル）を作成し，各部署に配布している。なお，手順書は定期的に新しい知見を取り入れ改訂する。

(7)　(3)のチームにより，職員を対象として，少なくとも年2回程度，定期的に院内感染対策に関する研修を行っている。なお当該研修は**別添2の第1の3の(5)**〔「医療安全管理体制の基準」(5)，p.689〕に規定する安全管理の体制確保のための職員研修とは別に行う。
(8)　(3)のチームは，少なくとも年４回程度，感染対策向上加算１に係る届出を行った医療機関が定期的に主催する院内感染対策に関するカンファレンスに参加している。なお，感染対策向上加算１に係る届出を行った複数の医療機関と連携する場合は，当該複数の医療機関が開催するカンファレンスに，それぞれ少なくとも年１回程度参加し，合わせて年４回以上参加している。また，感染対策向上加算１に係る届出を行った保険医療機関が主催する新興感染症の発生等を想定した訓練については，少なくとも年１回以上参加している。
(9)　(8)に規定するカンファレンス等は，ビデオ通話を用いて実施しても差し支えない。
(10)　院内の抗菌薬の適正使用を監視するための体制を有する。特に，特定抗菌薬（広域スペクトラムを有する抗菌薬，抗MRSA薬等）については，届出制又は許可制の体制をとる。
(11)　(3)に掲げるチームにより，１週間に１回程度，定期的に院内を巡回し，院内感染事例の把握を行うとともに，院内感染防止対策の実施状況の把握・指導を行う。
(12)　当該保険医療機関の見やすい場所に，院内感染防止対策に関する取組事項を掲示している。
(13)　公益財団法人日本医療機能評価機構等，第三者機関による評価を受けていることが望ましい。
(14)　感染症法第38条第２項の規定に基づき都道府県知事の指定を受けている第一種協定指定医療機関である。
(15)　新興感染症の発生時等に，感染症患者又は疑い患者を受け入れることを念頭に，汚染区域や清潔区域のゾーニングを行うことができる体制を有する。
(16)　新興感染症の発生時や院内アウトブレイクの発生時等の有事の際の対応を想定した地域連携に係る体制について，連携する感染対策向上加算１に係る届出を行った他の保険医療機関等とあらかじめ協議されている。
(17)　外来感染対策向上加算に係る届出を行っていない保険医療機関である。
(18)　介護保険施設等又は指定障害者支援施設等から求めがあった場合には，当該施設等に赴いての実地指導等，感染対策に関する助言を行うとともに，(7)の院内感染対策に関する研修を介護保険施設等又は指定障害者支援施設等と合同で実施することが望ましい。

３　感染対策向上加算３の施設基準

(1)　当該保険医療機関の一般病床の数が300床未満を標準とする。
(2)　感染防止対策部門を設置している。ただし，**第20の１**〔「医療安全対策加算１に関する施設基準」，p.770〕の(1)イに規定する医療安全対策加算に係る医療安全管理部門をもって感染防止対策部門としても差し支えない。
(3)　(2)に掲げる部門内に以下の構成員からなる感染制御チームを組織し，感染防止に係る日常業務を行う。
　ア　専任の常勤医師（歯科医療を担当する保険医療機関にあっては，当該経験を有する専任の常勤歯科医師）
　イ　専任の看護師
　当該保険医療機関内に上記のア及びイに定める者のうち１名が院内感染管理者として配置されている。アの常勤医師及びイの看護師については，適切な研修を修了していることが望ましい。なお，当該職員は**第20の１**の(1)アに規定する医療安全対策加算に係る医療安全管理者とは兼任できないが，第２部「通則７」に規定する院内感染防止対策に掲げる業務は行うことができる。
(4)　(3)のチームにより，最新のエビデンスに基づき，自施設の実情に合わせた標準予防策，感染経路別予防策，職業感染予防策，疾患別感染対策，洗浄・消毒・滅菌，抗菌薬適正使用等の内容を盛り込んだ手順書（マニュアル）を作成し，各部署に配布している。なお，手順書は定期的に新しい知見を取り入れ改訂する。
(5)　(3)のチームにより，職員を対象として，少なくとも年２回程度，定期的に院内感染対策に関する研修を行っている。なお当該研修は**別添２**の**第１の３**の(5)〔「医療安全管理体制の基準」(5)，p.689〕に規定する安全管理の体制確保のための職員研修とは別に行う。
(6)　(3)のチームは，少なくとも年４回程度，感染対策向上加算１に係る届出を行った保険医療機関が定期的に主催する院内感染対策に関するカンファレンスに参加している。なお，感染対策向上加算１に係る届出を行った複数の保険医療機関と連携する場合は，当該複数の保険医療機関が開催するカンファレンスに，それぞれ少なくとも年１回参加し，合わせて年４回以上参加している。また，感染対策向上加算１に係る届出を行った他の保険医療機関が主催する，新興感染症の発生等を想定した訓練については，少なくとも年１回以上参加している。
(7)　院内の抗菌薬の適正使用について，連携する感染対策向上加算１に係る届出を行った他の保険医療機関又は地域の医師会から助言を受ける。また，細菌学的検査を外部委託している場合は，薬剤感受性検査に関する詳細な契約内容を確認し，検査体制を整えておくなど，「中小病院における薬剤耐性菌アウトブレイク対応ガイダンス」に沿った対応を行っている。
(8)　(3)のチームにより，１週間に１回程度，定期的に院内を巡回し，院内感染事例の把握を行うとともに，院内感染防止対策の実施状況の把握・指導を行う。
(9)　２の(4)，(5)(9)，(12)，(13)及び(16)から(18)までを満たしている。
(10)　感染症法第38条第２項の規定に基づき都道府県知事の指定を受けている第一種協定指定医療機関又は同項の規定に基づき都道府県知事の指定を受けている第二種協定指定医療機関〔第36条の２第１項の規定による通知（同項第２号に掲げる措置をその内容に含むものに限る）若しくは第36条の３第１項に規定する医療措置協定（同号に掲げる措置をその内容に含むものに限る）に基づく措置を講ずる医療機関に限る〕である。
(11)　新興感染症の発生時等に，感染症患者若しくは疑い患者を受け入れることを念頭に，汚染区域や清潔区域のゾーニングを行うことができる体制又は発熱患者等の診療を実施することを念頭に，発熱患者等の動線を分けることができる体制を有する。

４　指導強化加算の施設基準

(1)　感染対策向上加算１の届出を行っている保険医療機関である。
(2)　感染制御チームの専従医師又は看護師が，過去１年間に４回以上，感染対策向上加算２，感染対策向上加算３又は外来感染対策向上加算に係る届出を行った保険医療機関に赴き院内感染対策に関する助言を行っている。

５　連携強化加算の施設基準

(1)　感染対策向上加算２又は感染対策向上加算３に係る届出を行っている保険医療機関である。
(2)　当該保険医療機関が連携する感染対策向上加算１に係る届出を行った他の保険医療機関に対し，過去１年間に４回以上，感染症の発生状況，抗菌薬の使用状況等について報告を行っている。

６　サーベイランス強化加算の施設基準

(1)　感染対策向上加算２又は感染対策向上加算３に係る届出を行っている。
(2)　院内感染対策サーベイランス（JANIS），感染対策連携共通プラットフォーム（J-SIPHE）等，地域や全国のサーベイランスに参加している。

７　抗菌薬適正使用体制加算の施設基準

(1)　抗菌薬の使用状況のモニタリングが可能なサーベイランスに参加している。
(2)　直近６か月における入院中の患者以外の患者に使用する抗菌薬のうち，Access抗菌薬に分類されるものの使用比率が60％以上又は(1)のサーベイランスに参加する病院又は有床診療所全体の上位30％以内である。

【届出に関する事項】

(1)　感染対策向上加算の施設基準に係る届出は，**別添７**（→Web 版）の**様式35の２**を用いる。

⑵ 指導強化加算の施設基準に係る届出は，**別添７の様式35の３**を用いる。
⑶ 連携強化加算の施設基準に係る届出は，**別添７の様式１の５**を用いる。
⑷ サーベイランス強化加算の施設基準に係る届出は，**別添７の様式１の５**を用いる。
⑸ 抗菌薬適正使用体制加算の施設基準に係る届出は，**別添７の様式１の５**を用いる。
⑹ ⑴に係る当該加算の届出についてはいずれも実績を要しない。
⑺ 令和６年３月31日において現に感染対策向上加算１，２，又は３の届出を行っている保険医療機関については，令和６年12月31日までの間に限り，それぞれ１⒂，２⒁又は３の⑽に該当するものとみなす。

29の３ 患者サポート体制充実加算の施設基準

⑴ 患者相談窓口を設置し，患者に対する支援の充実につき必要な体制が整備されていること。
⑵ 当該窓口に，専任の看護師，社会福祉士等が配置されていること。

→ 患者サポート体制充実加算に関する施設基準

⑴ 当該保険医療機関内に患者又はその家族（以下「患者等」という）からの疾病に関する医学的な質問並びに生活上及び入院上の不安等，様々な相談に対応する窓口を設置している。
⑵ ⑴における当該窓口は専任の医師，看護師，薬剤師，社会福祉士又はその他医療有資格者等が当該保険医療機関の標榜時間内において常時１名以上配置されており，患者等からの相談に対して相談内容に応じた適切な職種が対応できる体制をとっている必要がある。なお，当該窓口は**A234**医療安全対策加算に規定する窓口と兼用であっても差し支えない。
⑶ ⑴における相談窓口に配置されている職員は医療関係団体等が実施する医療対話推進者の養成を目的とした研修を修了していることが望ましい。
⑷ 当該保険医療機関内に患者等に対する支援体制が整備されている。なお，患者等に対する支援体制とは以下のことをいう。
ア 患者支援体制確保のため，⑴における相談窓口と各部門とが十分に連携している。
イ 各部門において，患者支援体制に係る担当者を配置している。
ウ 患者支援に係る取組の評価等を行うカンファレンスが週１回程度開催されており，必要に応じて各部門の患者支援体制に係る担当者等が参加している。
エ 各部門において，患者等から相談を受けた場合の対応体制及び報告体制をマニュアルとして整備し，職員に遵守させている。
オ ⑴における相談窓口及び各部門で対応した患者等の相談件数及び相談内容，相談後の取扱い，その他の患者支援に関する実績を記録している。また，**A234**医療安全対策加算を算定している場合は，医療安全管理対策委員会と十分に連携し，その状況を記録している。
カ 定期的に患者支援体制に関する取組みの見直しを行っている。
⑸ 当該保険医療機関内の見やすい場所に，⑴における相談窓口が設置されていること及び患者等に対する支援のため実施している取組を掲示している。また，当該保険医療機関の入院患者について，入院時に文書等を用いて⑴における相談窓口について説明を行っている。
⑹ 公益財団法人日本医療機能評価機構等，第三者の評価を受けていることが望ましい。

【届出に関する事項】 患者サポート体制充実加算の施設基準に係る届出は，**別添７**（→Web 版）の**様式36**を用いる。

29の４ 重症患者初期支援充実加算の施設基準

⑴ 患者サポート体制充実加算に係る届出を行っている保険医療機関であること。
⑵ 特に重篤な患者及びその家族等に対する支援を行うにつき必要な体制が整備されていること。

→ 重症患者初期支援充実加算の施設基準

⑴ **A234-3**患者サポート体制充実加算に係る届出を行っている保険医療機関である。
⑵ 当該保険医療機関内に，特に重篤な患者及びその家族等が治療方針及びその内容等を理解し，当該治療方針等に係る意向を表明するための支援を行う体制として，以下の体制が整備されている。
ア 当該保険医療機関内に，当該患者及びその家族等が治療方針及びその内容等を理解し，当該治療方針等に係る意向を表明するための支援を行う専任の担当者（以下「入院時重症患者対応メディエーター」という）を配置している。なお，当該支援に当たっては，当該患者の診療を担う医師及び看護師等の他職種とともに支援を行う。
イ 入院時重症患者対応メディエーターは，当該患者の治療に直接関わらない者であって，以下のいずれかに該当するものである。
(イ) 医師，看護師，薬剤師，社会福祉士，公認心理師又はその他医療有資格者
(ロ) (イ)以外の者であって，医療関係団体等が実施する特に重篤な患者及びその家族等に対する支援に係る研修を修了し，かつ，当該支援に係る経験を有する者
ウ 当該患者及びその家族等に対する支援に係る取組の評価等を行うカンファレンスが月１回程度開催されており，入院時重症患者対応メディエーター，集中治療部門の職員等に加え，必要に応じて当該患者の診療を担う医師，看護師等が参加している。なお，当該カンファレンスは，**A234-3**患者サポート体制充実加算におけるカンファレンスを活用することで差し支えない。
エ 当該患者及びその家族等に対する支援に係る対応体制及び報告体制をマニュアルとして整備し，職員に遵守させている。なお，当該マニュアルは，**A234-3**患者サポート体制充実加算におけるマニュアルを活用することで差し支えない。
オ 当該患者及びその家族等に対する支援の内容その他必要な実績を記録している。
カ 定期的に当該患者及びその家族等に対する支援体制に関する取組の見直しを行っている。

【届出に関する事項】
重症患者初期支援充実加算の施設基準に係る届出は，**別添７**（→Web 版）の**様式36の２**を用いる。

29の５ 報告書管理体制加算の施設基準

⑴ 放射線科又は病理診断科を標榜する保険医療機関であること。
⑵ 医療安全対策加算１又は２に係る届出を行っている保険医療機関であること。
⑶ 画像診断管理加算２，３若しくは４又は病理診断管理加算１若しくは２に係る届出を行っている保険医療機関であること。
⑷ 医療安全対策に係る研修を受けた専任の臨床検査技師又は専任の診療放射線技師等が報告書確認管理者として配置されていること。
⑸ 組織的な医療安全対策の実施状況の確認につき必要な体制が整備されていること。

→ 報告書管理体制加算に関する施設基準

⑴ 放射線科又は病理診断科を標榜する保険医療機関である。
⑵ **A234**医療安全対策加算１又は２の施設基準に係る届出を

行っている保険医療機関である。
(3) 第４部「通則５」に規定する画像診断管理加算２，３若しくは４又はＮ006病理診断管理加算１若しくは２の施設基準に係る届出を行っている保険医療機関である。
(4) 当該保険医療機関内に，医療安全対策に係る適切な研修を修了した専任の常勤臨床検査技師又は専任の常勤診療放射線技師その他の常勤医療有資格者を報告書確認管理者として配置している。なお，ここでいう適切な研修とは，**第20医療安全対策加算の１の(1)のア**をいう。
(5) 当該保険医療機関内に，以下の構成員からなる報告書確認対策チームが設置されている。
ア (4)の報告書確認管理者
イ 専ら画像診断を行う医師もしくは専ら病理診断を行う医師
ウ 医療安全管理部門の医師その他医療有資格者
(6) 報告書確認管理者が行う業務に関する事項
ア 報告書管理に係る企画立案を行う。
イ 報告書管理の体制確保のための各部門との調整を行う。
ウ 各部門における報告書管理の支援を実施し，その結果を記録している。
エ 報告書作成から概ね２週間後に，主治医等による当該報告書の確認状況について，確認を行うとともに，未確認となっている報告書を把握する。
オ 未確認となっている報告書のうち，医学的な対応が必要とされるものについて，その対応状況について，**診療録等**により確認する。医学的な対応が行われていない場合にあっては，主治医等に電話連絡等の方法により対応を促す。
(7) 報告書確認対策チームが行う業務に関する事項
ア 各部門における報告書管理の実施状況の評価を行い，実施状況及び評価結果を記録するとともに，報告書管理の実施状況の評価を踏まえた，報告書管理のための業務改善計画書を作成する。
イ 報告書管理を目的とした院内研修を，少なくとも年１回程度実施している。
ウ 医療安全管理対策委員会との連携状況，院内研修の実績を記録する。
エ 報告書管理の評価に係るカンファレンスが月１回程度開催されており，報告書確認対策チームの構成員及び必要に応じて患者の診療を担う医師，画像診断を担当する医師，病理診断を担当する医師，看護師等が参加している。なお，当該カンファレンスは，対面によらない方法で開催しても差し支えない。
(8) 医療事故が発生した際に適切に報告する体制を整備していることが望ましい。

【届出に関する事項】 報告書管理体制加算の施設基準に係る届出は，**別添７**（→Web 版）の**様式36の３**を用いる。

30 褥瘡ハイリスク患者ケア加算の施設基準等

(1) 褥瘡ハイリスク患者ケア加算の施設基準
イ 褥瘡ケアに係る専門の研修を受けた専従の看護師等が褥瘡管理者として配置されていること。
ロ 褥瘡管理者が，褥瘡対策チームと連携して，あらかじめ定められた方法に基づき，個別の患者ごとに褥瘡リスクアセスメントを行っていること。
ハ 褥瘡リスクアセスメントの結果を踏まえ，特に重点的な褥瘡ケアが必要と認められる患者について，主治医その他の医療従事者が共同して褥瘡の発生予防等に関する計画を個別に作成し，当該計画に基づき重点的な褥瘡ケアを継続して実施していること。
ニ 褥瘡の早期発見及び重症化予防のための総合的な褥瘡管理対策を行うにふさわしい体制が整備されていること。

(2) 褥瘡ハイリスク患者ケア加算の注２に規定する厚生労働大臣が定める地域
別表第６の２（p.873）に掲げる地域

(3) 褥瘡ハイリスク患者ケア加算の注２に規定する施設基準
イ 一般病棟入院基本料（急性期一般入院料１を除く）を算定する病棟（特定機能病院及び許可病床数が400床以上の病院の病棟並びに診療報酬の算定方法第１号ただし書に規定する別に厚生労働大臣が指定する病院の病棟を除く）であること。
ロ 褥瘡ケアを行うにつき必要な体制が整備されていること。
ハ 褥瘡の早期発見及び重症化予防のための総合的な褥瘡管理対策を行うにふさわしい体制が整備されていること。

→１ 褥瘡ハイリスク患者ケア加算に関する施設基準
(1) 当該保険医療機関内に，褥瘡ハイリスク患者のケアに従事した経験を５年以上有する看護師等であって，褥瘡等の創傷ケアに係る適切な研修を修了した者を褥瘡管理者として専従で配置している。なお，ここでいう褥瘡等の創傷ケアに係る適切な研修とは，次の内容を含むものをいう。
ア 国又は医療関係団体等が主催する研修であって，褥瘡管理者として業務を実施する上で必要な褥瘡等の創傷ケア知識・技術が習得できる600時間以上の研修（修了証の交付があるもの）又は保健師助産師看護師法第37条の２第２項第５号に規定する指定研修機関において行われる褥瘡等の創傷ケアに係る研修である。
イ 講義及び演習等により，褥瘡予防管理のためのリスクアセスメント並びにケアに関する知識・技術の習得，コンサルテーション方法，質保証の方法等を具体例に基づいて実施する研修
「注２」に規定する点数を算定する場合は，褥瘡ハイリスク患者のケアに従事した経験を５年以上有する看護師等であって，褥瘡等の創傷ケアに係る適切な研修（ア及びイによるもの）を修了した者を褥瘡管理者として配置している。
(2) 褥瘡管理者は，その特性に鑑みて，褥瘡ハイリスク患者ケア加算を算定すべき患者の管理等に影響のない範囲において，オストミー・失禁のケアを行う場合には，専従の褥瘡管理者とみなすことができる。
(3) ⑰**別添６の別紙16**（p.780）の褥瘡リスクアセスメント票・褥瘡予防治療計画書を作成し，それに基づく重点的な褥瘡ケアの実施状況及び評価結果を記録している。
(4) 褥瘡対策チームとの連携状況，院内研修の実績，褥瘡リスクアセスメント実施件数，褥瘡ハイリスク患者特定数，褥瘡予防治療計画件数及び褥瘡ハイリスク患者ケア実施件数を記録している。
(5) 褥瘡対策に係るカンファレンスが週１回程度開催されており，褥瘡対策チームの構成員及び必要に応じて，当該患者の診療を担う医師，看護師等が参加している。
(6) 総合的な褥瘡管理対策に係る体制確保のための職員研修を計画的に実施している。
(7) 重点的な褥瘡ケアが必要な入院患者（褥瘡の予防・管理が難しい患者又は褥瘡に関する危険因子のある患者及び既に褥瘡を有する入院患者をいい，褥瘡リスクアセスメント票を用いて判定する）に対して，適切な褥瘡発生予防・治療のための予防治療計画の作成，継続的な褥瘡ケアの実施及び評価，褥瘡等の早期発見及び重症化防止のための総合的な褥瘡管理対策を行うにふさわしい体制が整備されている。
(8) 毎年８月において，褥瘡患者数等について，**別添７**（→Web 版）の**様式37の２**により届け出る。

２ 褥瘡管理者の行う業務に関する事項
(1) 褥瘡管理者は，院内の褥瘡対策チームと連携して，所定の方法により褥瘡リスクアセスメントを行う。

⑰別添６－別紙16

褥瘡リスクアセスメント票・褥瘡予防治療計画書

氏　　名：	様	病棟	評価日　　　　年　　　月　　　日
生年月日：　　　　（　歳）	性別　　男・女		評価者名
診断名：	褥瘡の有無（現在）　有　・　無		褥瘡の有無（過去）　　有　・　無
褥瘡ハイリスク項目〔該当すべてに○〕 ベッド上安静，ショック状態，重度の末梢循環不全，麻薬等の鎮痛・鎮静剤の持続的な使用が必要，6時間以上の手術（全身麻酔下，特殊体位），強度の下痢の持続，極度な皮膚の脆弱（低出生体重児，GVHD，黄疸等），医療関連機器の長期かつ持続的な使用（医療用弾性ストッキング，シーネ等），褥瘡の多発と再発			
その他の危険因子〔該当すべてに○〕 床上で自立体位変換ができない，いす上で座位姿勢が保持できない，病的骨突出，関節拘縮，栄養状態低下，皮膚の湿潤（多汗，尿失禁，便失禁），浮腫（局所以外の部位）			
褥瘡の発生が予測される部位及び褥瘡の発生部位 正面　R　L　左側面　右側面　背面　L　R			リスクアセスメント結果 重点的な褥瘡ケアの必要性 要　・　不要 褥瘡管理者名
褥瘡予防治療計画　〔褥瘡ハイリスク患者ケアの開始年月日　　　年　　月　　日〕			
褥瘡ケア結果の評価　〔褥瘡ハイリスク患者ケアの終了年月日　　　年　　月　　日〕			

⑵　⑴の結果，特に重点的な褥瘡ケアが必要と認められる患者について，当該患者の診療を担う医師，看護師，その他必要に応じて関係職種が共同して褥瘡の発生予防等に関する予防治療計画を個別に立案する。

⑶　当該計画に基づく重点的な褥瘡ケアを継続して実施し，その評価を行う。

⑷　⑴から⑶までの他，院内の褥瘡対策チーム及び当該患者の診療を担う医師と連携して，院内の褥瘡発生状況の把握・報告を含む総合的な褥瘡管理対策を行う。

【届出に関する事項】　褥瘡ハイリスク患者ケア加算の施設基準に係る届出は，**別添７**（→Web 版）の**様式37**を用いる。なお，当該加算の届出については実績を要しない。

31　ハイリスク妊娠管理加算の施設基準等

⑴　**ハイリスク妊娠管理加算の施設基準**

イ　産婦人科又は産科を標榜する保険医療機関であること。

ロ　当該保険医療機関内に専ら産婦人科又は産科に従事する医師が１名以上配置されていること。

ハ　公益財団法人日本医療機能評価機構が定める産科医療補償制度標準補償約款と同一の産科医療補償約款に基づく補償を実施していること。

⑵　**ハイリスク妊娠管理加算の対象患者**

妊婦であって，**別表第６の３**（p.873）に掲げるもの

→　ハイリスク妊娠管理加算に関する施設基準

⑴　産婦人科又は産科を標榜する保険医療機関である。

⑵　当該保険医療機関内に，専ら産婦人科又は産科に従事する医師が，１名以上配置されている。

⑶　緊急の分娩に対応できる十分な体制及び設備を有している。

⑷　公益財団法人日本医療機能評価機構が定める産科医療補償制度標準補償約款と同一の産科医療補償約款に基づく補償を実施している。

【届出に関する事項】　ハイリスク妊娠管理加算の施設基準に係る届出は，**別添７**（→Web 版）の**様式38**を用いる。

32　ハイリスク分娩等管理加算の施設基準等

⑴　**ハイリスク分娩管理加算の施設基準**

イ　当該保険医療機関内に専ら産婦人科又は産科に従事する常勤医師が３名以上配置されていること。

ロ　当該保険医療機関内に常勤の助産師が３名以上配置されていること。

ハ　１年間の分娩実施件数が120件以上であり，かつ，その実施件数等を当該保険医療機関の見やすい場所に掲示していること。

ニ　ハの掲示事項について，原則として，ウェブサイトに掲載していること。

ホ　公益財団法人日本医療機能評価機構が定める産科医療補償制度標準補償約款と同一の産科医療補償約款に基づく補償を実施していること。

⑵　**地域連携分娩管理加算の施設基準**

イ　⑴を満たすものであること。

ロ　周産期医療に関する専門の保険医療機関との連携により，分娩管理を行うにつき十分な体制が整備されていること。

⑶　**ハイリスク分娩管理加算及び地域連携分娩管理加算の対象患者**

妊産婦であって，**別表第７**（p.874）に掲げるもの

→１　ハイリスク分娩管理加算に関する施設基準

⑴　当該保険医療機関内に，専ら産婦人科又は産科に従事する常勤の医師が，３名以上配置されている。なお，週３日

基施

入院加算

以上常態として勤務しており，かつ，所定労働時間が週22時間以上の勤務を行っている専ら産婦人科又は産科に従事する非常勤医師を２名以上組み合わせることにより，当該常勤の医師の勤務時間帯と同じ時間帯にこれらの非常勤医師が配置されている場合には，当該医師の実労働時間を常勤換算し常勤医師数に算入することができる。ただし，常勤換算し常勤医師数に算入することができるのは，常勤の医師のうち２名までに限る。

(2)　当該保険医療機関内に，常勤の助産師が３名以上配置されている。

(3)　１年間の分娩件数が120件以上であり，かつ，その実施件数，配置医師数及び配置助産師数を当該保険医療機関の見やすい場所に掲示している。

(4)　公益財団法人日本医療機能評価機構が定める産科医療補償制度標準補償約款と同一の産科医療補償約款に基づく補償を実施している。

２　地域連携分娩管理加算に関する施設基準

(1)　１の(1)及び(4)を満たしている。

(2)　当該保険医療機関内に，常勤の助産師が３名以上配置されている。なお，そのうち１名以上が，助産に関する専門の知識や技術を有することについて医療関係団体等から認証された助産師である。

(3)　１年間の分娩件数が120件以上であり，かつ，その実施件数，配置医師数，配置助産師数及び連携している保険医療機関を当該保険医療機関の見やすい場所に掲示している。

(4)　当該患者の急変時には，総合周産期母子医療センター等へ迅速に搬送が行えるよう，連携をとっている。

【届出に関する事項】　ハイリスク分娩等管理加算の施設基準に係る届出は，**別添７**（→Web 版）の**様式38**を用いる。

33から33の５まで　削除

33の６　精神科救急搬送患者地域連携紹介加算の施設基準

(1)　救急患者の転院体制について，精神科救急搬送患者地域連携受入加算に係る届出を行っている保険医療機関との間であらかじめ協議を行っていること。

(2)　精神科救急搬送患者地域連携受入加算に係る届出を行っていない保険医療機関であること。

→　精神科救急搬送患者地域連携紹介加算に関する施設基準

(1)　精神科救急搬送患者地域連携紹介加算を算定する紹介元の保険医療機関と精神科救急搬送患者地域連携受入加算を算定する受入先の保険医療機関とが，精神科救急患者の転院体制についてあらかじめ協議を行って連携している。

(2)　**A 311**精神科救急急性期医療入院料，**A 311-2**精神科急性期治療病棟入院料又は**A 311-3**精神科救急・合併症入院料に係る届出を行っている保険医療機関である。

(3)　精神科救急搬送患者地域連携受入加算の届出を行っていない保険医療機関である。

【届出に関する事項】　精神科救急搬送患者地域連携紹介加算の施設基準に係る届出は，**別添７**（→Web 版）の**様式39の３**を用いる。

33の７　精神科救急搬送患者地域連携受入加算の施設基準

(1)　救急患者の転院体制について，精神科救急搬送患者地域連携紹介加算に係る届出を行っている保険医療機関との間であらかじめ協議を行っていること。

(2)　精神科救急搬送患者地域連携紹介加算に係る届出を行っていない保険医療機関であること。

→　精神科救急搬送患者地域連携受入加算に関する施設基準

(1)　精神科救急搬送患者地域連携紹介加算を算定する紹介元の保険医療機関と精神科救急搬送患者地域連携受入加算を算定する受入先の保険医療機関とが，精神科救急患者の転院体制についてあらかじめ協議を行って連携している。

(2)　**A 103**精神病棟入院基本料，**A 311-4**児童・思春期精神科入院医療管理料，**A 312**精神療養病棟入院料，**A 314**認知症治療病棟入院料又は**A 315**精神科地域包括ケア病棟入院料に係る届出を行っている保険医療機関である。

(3)　精神科救急搬送患者地域連携紹介加算の届出を行っていない保険医療機関である。

【届出に関する事項】　精神科救急搬送患者地域連携受入加算の施設基準に係る届出は，**別添７**（→Web 版）の**様式39の３**を用いる。

34及び35　削除

35の２　呼吸ケアチーム加算の施設基準等

(1)　呼吸ケアチーム加算の施設基準

イ　人工呼吸器の離脱のために必要な診療を行うにつき十分な体制が整備されていること。

ロ　当該加算の対象患者について呼吸ケアチームによる診療計画書を作成していること。

(2)　呼吸ケアチーム加算の対象患者

次のいずれにも該当する患者であること。

イ　48時間以上継続して人工呼吸器を装着している患者であること。

ロ　次のいずれかに該当する患者であること。

①　人工呼吸器を装着している状態で当該加算を算定できる病棟に入院（転棟及び転床を含む）した患者であって，当該病棟に入院した日から起算して１月以内のもの

②　当該加算を算定できる病棟に入院した後に人工呼吸器を装着した患者であって，装着した日から起算して１月以内のもの

→　呼吸ケアチーム加算の施設基準

(1)　当該保険医療機関内に，以下の４名から構成される人工呼吸器離脱のための呼吸ケアに係るチーム（以下「呼吸ケアチーム」という）が設置されている。

ア　人工呼吸器管理等について十分な経験のある専任の医師

イ　人工呼吸器管理や呼吸ケアの経験を有する専任の看護師

ウ　人工呼吸器等の保守点検の経験を３年以上有する専任の臨床工学技士

エ　呼吸器リハビリテーション等の経験を５年以上有する専任の理学療法士

(2)　(1)のイに掲げる看護師は，５年以上呼吸ケアを必要とする患者の看護に従事し，呼吸ケアに係る適切な研修を修了した者である。なお，ここでいう研修とは，次の事項に該当する研修のことをいう。

ア　国又は医療関係団体等が主催する研修（600時間以上の研修期間で，修了証が交付されるもの）又は保健師助産師看護師法第37条の２第２項第５号に規定する指定研修機関において行われる研修である。

イ　呼吸ケアに必要な専門的な知識・技術を有する看護師の養成を目的とした研修である。

ウ　講義及び演習は，次の内容を含む。

(イ)　呼吸ケアに必要な看護理論及び医療制度等の概要

(ロ)　呼吸機能障害の病態生理及びその治療

(ハ)　呼吸ケアに関するアセスメント（呼吸機能，循環機能，脳・神経機能，栄養・代謝機能，免疫機能，感覚・運動機能，痛み，検査等）

(ニ)　患者及び家族の心理・社会的アセスメントとケア

(ホ) 呼吸ケアに関する看護技術（気道管理，酸素療法，人工呼吸管理，呼吸リハビリテーション等）
(ヘ) 安全管理（医療機器の知識と安全対策，感染防止と対策等）
(ト) 呼吸ケアのための組織的取組とチームアプローチ
(チ) 呼吸ケアにおけるリーダーシップとストレスマネジメント
(リ) コンサルテーション方法

エ 実習により，事例に基づくアセスメントと呼吸機能障害を有する患者への看護実践

(3) 当該患者の状態に応じて，歯科医師又は歯科衛生士が呼吸ケアチームに参加することが望ましい。
(4) 呼吸ケアチームによる診療計画書には，人工呼吸器装着患者の安全管理，合併症予防，人工呼吸器離脱計画，呼吸器リハビリテーション等の内容を含んでいる。
(5) 呼吸ケアチームは当該診療を行った患者数や診療の回数，当該患者のうち人工呼吸器離脱に至った患者数，患者の１人当たりの平均人工呼吸器装着日数等について記録している。

【届出に関する事項】 呼吸ケアチーム加算の施設基準に係る届出は，**別添７**（→Web 版）の**様式40の２**を用いる。

35の２の２ 術後疼痛管理チーム加算の施設基準

(1) 麻酔科を標榜する保険医療機関であること。
(2) 手術後の患者の疼痛管理を行うにつき十分な体制が整備されていること。

→ 術後疼痛管理チーム加算に関する施設基準

(1) 当該保険医療機関内に，以下の３名以上から構成される術後疼痛管理のための術後疼痛管理に係るチーム（以下「術後疼痛管理チーム」という）が設置されている。

ア 麻酔に従事する常勤の医師（以下「麻酔科医」という）
イ 術後疼痛管理に係る所定の研修を修了した専任の看護師
ウ 術後疼痛管理に係る所定の研修を修了した専任の薬剤師

なお，アからウまでのほか，術後疼痛管理に係る所定の研修を修了した臨床工学技士が配置されていることが望ましい。

(2) (1)のイの専任の看護師は，年間200症例以上の麻酔管理を行っている保険医療機関において，手術室又は周術期管理センター等の勤務経験を２年以上有するものである。
(3) (1)のウの専任の薬剤師は，薬剤師としての勤務経験を５年以上有し，かつ，うち２年以上が周術期関連の勤務経験を有しているものである。
(4) (1)に掲げる臨床工学技士は，手術室，周術期管理センター又は集中治療部門の勤務経験を３年以上有しているものである。
(5) (1)に掲げる術後疼痛管理に係る所定の研修とは，次の事項に該当する研修である。

ア 医療関係団体等が主催する26時間以上の研修であって，当該団体より修了証が交付される研修である。
イ 術後疼痛管理のための専門的な知識・技術を有する看護師，薬剤師及び臨床工学技士等の養成を目的とした研修である。なお，当該研修には，次の内容を含むものである。

(イ) 術後疼痛に関係する解剖，生理，薬理学
(ロ) 術後疼痛発症例の抽出・早期対応
(ハ) 術後疼痛に対する鎮痛薬の種類と説明・指導
(ニ) 硬膜外鎮痛法，末梢神経ブロックのプランニングとモニタリング
(ホ) 患者自己調節式鎮痛法のプランニングとモニタリング
(ヘ) 術後鎮痛で問題となる術前合併症・リスクの抽出
(ト) 術後鎮痛法に伴う合併症の予防・発症時の対応
(チ) 在宅術後疼痛・院外施設での術後疼痛管理法の指導
(リ) 手術別各論

(6) 当該保険医療機関において，術後疼痛管理チームが組織上明確に位置づけられている。
(7) 算定対象となる病棟の見やすい場所に術後疼痛管理チームによる診療が行われている旨の掲示をするなど，患者に対して必要な情報提供がなされている。

【届出に関する事項】 術後疼痛管理チーム加算の施設基準に係る届出は，**別添７**（→Web 版）の**様式40の２の２**を用いる。

35の３ 後発医薬品使用体制加算の施設基準

(1) 後発医薬品使用体制加算１の施設基準

イ 後発医薬品の使用を促進するための体制が整備されていること。
ロ 当該保険医療機関において調剤した保険薬局及び保険薬剤師療養担当規則（昭和32年厚生省令第16号。以下「薬担規則」という）第７条の２に規定する後発医薬品（以下単に「後発医薬品」という）のある薬担規則第７条の２に規定する新医薬品（以下「先発医薬品」という）及び後発医薬品を合算した薬剤の使用薬剤の薬価（薬価基準）（平成20年厚生労働省告示第60号）別表に規定する規格単位ごとに数えた数量（以下「規格単位数量」という）に占める後発医薬品の規格単位数量の割合が９割以上であること。
ハ 当該保険医療機関において調剤した薬剤の規格単位数量に占める後発医薬品のある先発医薬品及び後発医薬品を合算した規格単位数量の割合が５割以上であること。
ニ 医薬品の供給が不足等した場合に当該保険医療機関における治療計画等の見直しを行う等，適切に対応する体制を有していること。
ホ 後発医薬品の使用に積極的に取り組んでいる旨並びにニの体制に関する事項並びに医薬品の供給状況によって投与する薬剤を変更する可能性があること及び変更する場合には入院患者に十分に説明することについて，当該保険医療機関の見やすい場所に掲示していること。
ヘ ホの掲示事項について，原則として，ウェブサイトに掲載していること。

(2) 後発医薬品使用体制加算２の施設基準

イ 後発医薬品の使用を促進するための体制が整備されていること。
ロ 当該保険医療機関において調剤した後発医薬品のある先発医薬品及び後発医薬品を合算した規格単位数量に占める後発医薬品の規格単位数量の割合が８割５分以上であること。
ハ 当該保険医療機関において調剤した薬剤の規格単位数量に占める後発医薬品のある先発医薬品及び後発医薬品を合算した規格単位数量の割合が５割以上であること。
ニ (1)のニからヘまでの要件を満たしていること。

(3) 後発医薬品使用体制加算３の施設基準

イ 後発医薬品の使用を促進するための体制が整備されていること。
ロ 当該保険医療機関において調剤した後発医薬品のある先発医薬品及び後発医薬品を合算した規格単位数量に占める後発医薬品の規格単位数量の割合が７割５分以上であること。
ハ 当該保険医療機関において調剤した薬剤の規格単位数量に占める後発医薬品のある先発医薬品及び後発医薬品を合算した規格単位数量の割合が５割以上であること。
ニ (1)のニからヘまでの要件を満たしていること。

→　後発医薬品使用体制加算の施設基準

(1)　病院では，薬剤部門において後発医薬品の品質，安全性，安定供給体制等の情報を収集・評価し，その結果を踏まえ薬事委員会等で後発医薬品の採用を決定する体制が整備されている。

有床診療所では，薬剤部門又は薬剤師が後発医薬品の品質，安全性，安定供給体制等の情報を収集・評価し，その結果を踏まえ後発医薬品の採用を決定する体制が整備されている。

(2)　当該保険医療機関において調剤した後発医薬品のある先発医薬品及び後発医薬品について，当該薬剤を合算した使用薬剤の薬価（薬価基準）（平成20年厚生労働省告示第60号）別表に規定する規格単位ごとに数えた数量（以下「規格単位数量」という）に占める後発医薬品の規格単位数量の割合が，後発医薬品使用体制加算１にあっては90％以上，後発医薬品使用体制加算２にあっては85％以上90％未満，後発医薬品使用体制加算３にあっては75％以上85％未満である。

(3)　当該保険医療機関において調剤した薬剤〔(4)に掲げる医薬品を除く〕の規格単位数量に占める後発医薬品のある先発医薬品及び後発医薬品を合算した規格単位数量の割合が50％以上である。

(4)　後発医薬品の規格単位数量の割合を算出する際に除外する医薬品

ア　経腸成分栄養剤
　エレンタール配合内用剤，エレンタールＰ乳幼児用配合内用剤，エンシュア・リキッド，エンシュア・H，ツインラインNF配合経腸用液，ラコールNF配合経腸用液，エネーボ配合経腸用液，ラコールNF配合経腸用半固形剤及びイノラス配合経腸用液

イ　特殊ミルク製剤
　フェニルアラニン除去ミルク配合散「雪印」及びロイシン・イソロイシン・バリン除去ミルク配合散「雪印」

ウ　生薬（薬効分類番号510）

エ　漢方製剤（薬効分類番号520）

オ　その他の生薬及び漢方処方に基づく医薬品（薬効分類番号590）

(5)　入院及び外来において後発医薬品（ジェネリック医薬品）の使用に積極的に取り組んでいる旨を当該保険医療機関の入院受付，外来受付及び支払窓口の見やすい場所に掲示している。

(6)　医薬品の供給が不足した場合に，医薬品の処方等の変更等に関して適切な対応ができる体制が整備されている。

(7)　(6)の体制に関する事項並びに医薬品の供給状況によって投与する薬剤が変更となる可能性があること及び変更する場合には患者に十分に説明することについて，当該保険医療機関の見やすい場所に掲示している。

(8)　(5)及び(7)の掲示事項について，原則として，ウェブサイトに掲載している。自ら管理するホームページ等を有しない場合については，この限りではない。

【届出に関する事項】

(1)　後発医薬品使用体制加算の施設基準に係る届出は，**別添７**（→Web 版）の**様式40の３**を用いる。

(2)　令和７年５月31日までの間に限り，**１**の(8)に該当するものとみなす。

35の３の２　バイオ後続品使用体制加算

(1)　バイオ後続品の使用を促進するための体制が整備されていること。

(2)　直近１年間にバイオ後継品のある先発バイオ医薬品（バイオ後続品の適応のない患者に対して使用する先発バイオ医薬品は除く。以下「先発バイオ医薬品」という）及びバイオ後続品の使用回数の合計が100回を超えること。

(3)　当該保険医療機関において調剤した先発バイオ医薬品及びバイオ後続品について，当該薬剤を合算した規格単位数量に占めるバイオ後続品の規格単位数量の割合について，次のいずれにも該当すること。

イ　次に掲げる成分について，当該保険医療機関において調剤した先発バイオ医薬品及びバイオ後続品について，当該成分全体の規格単位数量に占めるバイオ後続品の規格単位数量の割合が８割以上であること。ただし，直近１年間における当該成分の規格単位数量が50未満の場合を除く。

①　エポエチン
②　リツキシマブ
③　トラスツズマブ
④　テリパラチド

ロ　次に掲げる成分について，当該保険医療機関において調剤した先行バイオ医薬品及びバイオ後続品について，当該成分全体の規格単位数量に占めるバイオ後続品の規格単位数量の割合が５割以上であること。ただし，直近１年間における当該成分の規格単位数量が50未満の場合を除く。

①　ソマトロピン
②　インフリキシマブ
③　エタネルセプト
④　アガルシダーゼベータ
⑤　ベバシズマブ
⑥　インスリンリスプロ
⑦　インスリンアスパルト
⑧　アダリムマブ
⑨　ラニビズマブ

(4)　バイオ後続品の使用に積極的に取り組んでいる旨を，当該保険医療機関の見やすい場所に掲示していること。

(5)　(4)の掲示事項について，原則として，ウェブサイトに掲載していること。

→バイオ後続品使用体制加算の施設基準

(1)　病院では，薬剤部門においてバイオ後続品の品質，安全性，安定供給体制等の情報を収集・評価し，その結果を踏まえ薬事委員会等でバイオ後続品の採用を決定する体制が整備されている。

有床診療所では，薬剤部門又は薬剤師がバイオ後続品の品質，安全性，安定供給体制等の情報を収集・評価し，その結果を踏まえバイオ後続品の採用を決定する体制が整備されている。

(2)　直近１年間におけるバイオ後続品のある先発バイオ医薬品（バイオ後続品の適応のない患者に対して使用する先発バイオ医薬品は除く。以下「先発バイオ医薬品」という）及びバイオ後続品の使用回数の合計が100 回を超える。

(3)　当該保険医療機関において調剤した先発バイオ医薬品及びバイオ後続品について，当該薬剤を合算した規格単位数量に占めるバイオ後続品の規格単位数量の割合について，ア及びイを満たす。

ア　次に掲げる成分について，当該保険医療機関において調剤した先発バイオ医薬品及びバイオ後続品について，当該成分全体の規格単位数量に占めるバイオ後続品の規格単位数量の割合が80％以上である。ただし，直近１年間における当該成分の規格単位数量の合計が50未満の場合を除く。

(イ)　エポエチン
(ロ)　リツキシマブ
(ハ)　トラスツズマブ
(ニ)　テリパラチド

イ　次に掲げる成分について，当該保険医療機関において調剤した先発バイオ医薬品及びバイオ後続品について，当該成分全体の規格単位数量に占めるバイオ後続品の規

格単位数量の割合が50％以上である。ただし，直近１年間における当該成分の規格単位数量の合計が50未満の場合を除く。
(イ) ソマトロピン
(ロ) インフリキシマブ
(ハ) エタネルセプト
(ニ) アガルシダーゼベータ
(ホ) ベバシズマブ
(ヘ) インスリンリスプロ
(ト) インスリンアスパルト
(チ) アダリムマブ
(リ) ラニビズマブ
(4) 入院及び外来においてバイオ後続品の使用に積極的に取り組んでいる旨を当該保険医療機関の見やすい場所に掲示している。
(5) (4)の掲示事項について，原則として，ウェブサイトに掲載している。自ら管理するホームページ等を有しない場合については，この限りではない。

【届出に関する事項】
(1) バイオ後続品使用体制加算の施設基準に係る届出は，**別添７の様式40 の３の２**を用いる。
(2) １の(5)については，令和７年５月31日までの間に限り，当該基準を満たしているものとみなす。

35の４ 病棟薬剤業務実施加算の施設基準

(1) 病棟薬剤業務実施加算１の施設基準
イ 病棟ごとに専任の薬剤師が配置されていること。
ロ 薬剤師が実施する病棟における薬剤関連業務につき，病院勤務医等の負担軽減及び薬物療法の有効性，安全性に資するために十分な時間が確保されていること。
ハ 医薬品情報の収集及び伝達を行うための専用施設を有すること。
ニ 当該保険医療機関における医薬品の使用に係る状況を把握するとともに，医薬品の安全性に係る重要な情報を把握した際に，速やかに必要な措置を講じる体制を有していること。
ホ 薬剤管理指導料の施設基準に係る届出を行っている保険医療機関であること。

(2) 病棟薬剤業務実施加算２の施設基準
イ 病院の一般病棟の治療室を単位として行うものであること。
ロ 病棟薬剤業務実施加算１に係る施設基準の届出を行っている保険医療機関であること。
ハ 治療室ごとに専任の薬剤師が配置されていること。
ニ 薬剤師が実施する治療室における薬剤関連業務につき，病院勤務医等の負担軽減及び薬物療法の有効性，安全性に資するために十分な時間が確保されていること。
ホ ハの薬剤師を通じて，当該保険医療機関における医薬品の使用に係る状況を把握するとともに，医薬品の安全性に係る重要な情報を把握した際に，速やかに必要な措置を講じる体制を有していること。

(3) 薬剤業務向上加算の施設基準
イ 免許取得直後の薬剤師を対象とした病棟業務等に係る総合的な研修が実施されていること。
ロ 都道府県との協力の下で，当該保険医療機関の薬剤師が，一定期間，別の保険医療機関に勤務して地域医療に係る業務を実践的に修得する体制を整備していること。

→１ 病棟薬剤業務実施加算１の施設基準
(1) 当該保険医療機関に常勤の薬剤師が，２名以上配置されているとともに，病棟薬剤業務の実施に必要な体制がとられている。なお，週３日以上常態として勤務しており，かつ，所定労働時間が週22時間以上の勤務を行っている非常勤薬剤師を２名組み合わせることにより，当該常勤薬剤師の勤務時間帯と同じ時間帯にこれらの非常勤薬剤師が配置されている場合には，これらの非常勤薬剤師の実労働時間を常勤換算し常勤薬剤師数に算入することができる。ただし，常勤換算し常勤薬剤師に算入することができるのは，常勤薬剤師のうち１名までに限る。
(2) 病棟薬剤業務を行う専任の薬剤師が当該保険医療機関の全ての病棟〔**Ａ106**障害者施設等入院基本料又は**Ａ307**小児入院医療管理料以外の特定入院料（病棟単位で行うものに限る）を算定する病棟を除く〕に配置されている。ただし，この場合において，複数の薬剤師が一の病棟において病棟薬剤業務を実施することを妨げない。
　病棟の概念及び１病棟当たりの病床数に係る取扱いについては，**別添２の第２の１及び２**〔「第２ 病院の入院基本料等に関する施設基準」の「１」「２」，p.704〕による。
　なお，病棟薬剤業務実施加算を算定できない手術室，治療室及び小児入院医療管理料以外の特定入院料（病棟単位で行うものに限る）を算定する病棟においても，病棟薬剤業務の実施に努める。
(3) 当該保険医療機関において，病棟専任の薬剤師による病棟薬剤業務の直近１か月の実施時間が合算して１週間につき20時間相当に満たない病棟〔**Ａ106**障害者施設等入院基本料又は小児入院医療管理料以外の特定入院料（病棟単位で行うものに限る）を算定する病棟を除く〕があってはならない。
(4) 病棟薬剤業務の実施時間には，**Ａ307**小児入院医療管理料の「注６」に規定する退院時薬剤情報管理指導連携加算，**Ｂ008**薬剤管理指導料及び**Ｂ014**退院時薬剤情報管理指導料の算定のための業務に要する時間は含まれない。
(5) 医薬品情報の収集及び伝達を行うための専用施設（以下「医薬品情報管理室」という）を有し，院内からの相談に対応できる体制が整備されている。なお，院内からの相談に対応できる体制とは，当該保険医療機関の医師等からの相談に応じる体制があることを当該医師等に周知していればよく，医薬品情報管理室に薬剤師が常時配置されている必要はない。
(6) 医薬品情報管理室が，病棟専任の薬剤師を通じて，次のアからウまでに掲げる情報（以下「医薬品安全性情報等」という）を積極的に収集し，評価するとともに，一元的に管理し，医薬品安全性情報等及びその評価した結果について，有効に活用されるよう分かりやすく工夫した上で，関係する医療従事者に速やかに周知している。
ア 当該保険医療機関における医薬品の投薬及び注射の状況（使用患者数，使用量，投与日数等を含む）
イ 当該保険医療機関において発生した医薬品に係る副作用（医薬品医療機器等法第68条の10第２項の規定による報告の対象となる副作用をいう。なお，同条第１項の規定による報告の対象となる副作用についても，同様の体制を講じていることが望ましい），ヒヤリハット，インシデント等の情報
ウ 公的機関，医薬品製造販売業者，卸売販売業者，学術誌，医療機関外の医療従事者等外部から入手した医薬品の有効性，安全性，品質，ヒヤリハット，インシデント等の情報（後発医薬品に関するこれらの情報を含む）
(7) 医薬品安全性情報等のうち，迅速な対応が必要となるものを把握した際に，電子媒体に保存された診療録，薬剤管理指導記録等の活用により，当該医薬品を処方した医師及び投与された患者（入院中の患者以外の患者を含む）を速やかに特定でき，必要な措置を迅速に講じることができる体制を有している。
(8) 病棟専任の薬剤師と医薬品情報管理室の薬剤師が必要に応じカンファレンス等を行い，各病棟での問題点等の情報

を共有するとともに，各薬剤師が病棟薬剤業務を実施するにつき必要な情報が提供されている。

(9)　データベースの構築などにより医療従事者が，必要な時に医薬品情報管理室で管理している医薬品安全性情報等を容易に入手できる体制を有している。

(10)　上記(6)から(9)までに規定する内容の具体的実施手順及び新たに入手した情報の重要度に応じて，安全管理委員会，薬事委員会等の迅速な開催，関連する医療従事者に対する周知方法等に関する手順が，あらかじめ「医薬品の安全使用のための業務に関する手順書（医薬品業務手順書）」に定められており，それに従って必要な措置が実施されている。

(11)　B008薬剤管理指導料に係る届出を行っている。

(12)　病棟専任の薬剤師の氏名が病棟内に掲示されている。

2　病棟薬剤業務実施加算2の施設基準

(1)　病棟薬剤業務実施加算1に係る届出を行っている。

(2)　病棟薬剤業務を行う専任の薬剤師が当該加算を算定する治療室に配置されている。

(3)　当該保険医療機関において，治療室専任の薬剤師による病棟薬剤業務の直近1か月の実施時間が合算して1週間につき20時間相当に満たない治療室があってはならない。

(4)　病棟薬剤業務の実施時間には，B008薬剤管理指導料及びB014退院時薬剤情報管理指導料算定のための業務に要する時間は含まれない。

(5)　医薬品情報管理室が，治療室専任の薬剤師を通じて，医薬品安全性情報等を積極的に収集し，評価するとともに，一元的に管理し，当該情報及びその評価した結果について，有効に活用されるよう分かりやすく工夫した上で，関係する医療従事者に速やかに周知している。

(6)　治療室専任の薬剤師と医薬品情報管理室の薬剤師が必要に応じカンファレンス等を行い，各治療室での問題点等の情報を共有するとともに，各薬剤師が病棟薬剤業務を実施するにつき必要な情報が提供されている。

3　薬剤業務向上加算の施設基準

(1)　病棟薬剤業務実施加算1に係る届出を行っている。

(2)　「免許取得直後の薬剤師を対象とした病棟業務等に係る総合的な研修」とは，次に掲げる体制を整備する保険医療機関が実施するものをいう。

ア　当該保険医療機関は研修を計画的に実施するために，次のいずれも満たしている。

(イ)　当該研修における責任者を配置する。

(ロ)　研修の計画や実施等に関して検討するために，(イ)の責任者及び当該保険医療機関の医師，薬剤師等の多職種から構成される委員会が設置されている。

イ　薬剤師として十分な病院勤務経験を有し，研修内容に関して指導能力を有する常勤の薬剤師が，当該研修を受ける薬剤師（以下「受講薬剤師」という）の指導に当たっている。

ウ　受講薬剤師の研修に対する理解及び修得の状況などを定期的に評価し，その結果を当該受講薬剤師にフィードバックする。また，研修修了時に当該受講薬剤師が必要な知識及び技能を習得しているかどうかについて，評価が適切に実施されている。

エ　無菌製剤処理を行うための設備及び医薬品情報管理室等の設備が整備されている。

オ　調剤，病棟薬剤業務，チーム医療，医薬品情報管理等を広く修得できる研修プログラムに基づき研修を実施している。なお，研修プログラムを医療機関のウェブサイト等で公開するとともに，定期的に研修の実施状況の評価及び研修プログラムの見直しを実施する体制を有している。

(3)　(2)のオの研修プログラムは，以下の内容を含むものである。

ア　内服・外用・注射剤の調剤〔医薬品（麻薬・毒薬・向精神薬）の管理，処方鑑査を含む〕

イ　外来患者の薬学的管理（外来化学療法を実施するための治療室における薬学的管理等）

ウ　入院患者の薬学的管理（薬剤管理指導，病棟薬剤業務，入院時の薬局との連携を含む）

エ　無菌製剤処理（レジメン鑑査を含む）

オ　医薬品情報管理

カ　薬剤の血中濃度測定の結果に基づく投与量の管理

キ　手術室及び集中治療室等における薬学的管理

(4)　(2)及び(3)に関しては，「医療機関における新人薬剤師の研修プログラムの基本的考え方」（一般社団法人日本病院薬剤師会）並びに「薬剤師の卒後研修カリキュラムの調査研究」（令和3年度厚生労働科学研究費補助金　健康安全確保総合研究分野　医薬品・医療機器等レギュラトリーサイエンス政策研究）における薬剤師の卒後研修プログラム骨子案及び薬剤師卒後研修プログラム評価票案を参考にする。

(5)　「都道府県との協力の下で，当該保険医療機関の薬剤師が，一定期間，別の保険医療機関に勤務して地域医療に係る業務を実践的に修得する体制」とは，地域医療に係る業務を一定期間経験させるため，都道府県における薬剤師確保の取組を担当する部署と連携して，自施設の薬剤師を他の保険医療機関（特別の関係にある保険医療機関を除く）に出向させる体制として，以下の要件のいずれも満たす。

ア　出向先について，都道府県や二次医療圏などの個々の地域における保険医療機関に勤務する薬剤師の需要と供給の状況を踏まえ，薬剤師が不足している地域において病棟業務やチーム医療等の業務の充実が必要な保険医療機関を選定している。なお，薬剤師が不足している地域とは，「薬剤師確保計画ガイドラインについて」（令和5年6月9日付薬生総発0609第2号厚生労働省医薬・生活衛生局総務課長通知）及び「薬剤師偏在指標等について」（令和5年6月9日付厚生労働省医薬・生活衛生局総務課事務連絡）等に基づいて都道府県により判断されるものである。

イ　アにおいて選定した出向先の保険医療機関及び都道府県における薬剤師確保の取組を担当する部署との協議の上で，次の要件を満たす具体的な計画が策定されている。なお，具体的な計画には，当該地域における医療機関に勤務する薬剤師が不足している状況，出向先の保険医療機関を選定した理由を記載するとともに，都道府県と協議したことがわかる内容を記載又は計画書へ添付しておく。

(イ)　出向する薬剤師は，概ね3年以上の病院勤務経験を有し，かつ，当該保険医療機関において概ね1年以上勤務している常勤の薬剤師であり，その後，出向元の保険医療機関に戻って勤務する。

(ロ)　出向の期間は，地域の実情を踏まえ，出向先の保険医療機関，都道府県における薬剤師確保の取組を担当する部署との協議により決められたものである。

ウ　ア及びイに基づき現に出向を実施している。

(6)　医療法第4条の2第1項に規定する特定機能病院又は急性期充実体制加算1，2に係る届出を行っている保険医療機関である。

【届出に関する事項】

(1)　病棟薬剤業務実施加算の施設基準に係る届出は，**別添7**（→Web 版）の**様式40の4**を用いる。

(2)　調剤，医薬品情報管理，薬剤管理指導，在宅患者訪問薬剤管理指導又は病棟薬剤業務のいずれに従事しているかを（兼務の場合はその旨を）備考欄に記載する。

(3)　薬剤業務向上加算の施設基準に係る届出は，**別添7の様式40の4の1**を用いる。

(4)　新規届出の場合は，3(5)に基づき当該保険医療機関において出向に関する具体的な計画が策定された時点で届出を行うことができる。また，現に出向を開始した月から算定を開始する。

(5)　薬剤業務向上加算を算定する場合は，毎年8月に前年度における3の(2)及び(5)に係る体制を評価するため，**別添7の様式40の4の2**により届け出る。

35の5　データ提出加算の施設基準

(1)　データ提出加算1及び3の施設基準

イ 診療録管理体制加算に係る施設基準の届出を行っている保険医療機関であること。ただし，特定入院料（特定一般病棟入院料を除く）のみの届出を行う保険医療機関にあっては，本文の規定にかかわらず，７の⑴又は⑵を満たすものであること。

ロ 入院患者に係る診療内容に関するデータを継続的かつ適切に提出するために必要な体制が整備されていること。

⑵ **データ提出加算２及び４の施設基準**

イ 診療録管理体制加算に係る施設基準の届出を行っている保険医療機関であること。ただし，特定入院料（特定一般病棟入院料を除く）のみの届出を行う保険医療機関にあっては，本文の規定にかかわらず，７の⑴又は⑵を満たすものであること。

ロ 入院患者及び外来患者に係る診療内容に関するデータを継続的かつ適切に提出するために必要な体制が整備されていること。

→１ データ提出加算の施設基準

⑴ **A207**診療録管理体制加算に係る届出を行っている保険医療機関である。

ただし，特定入院料（**A317**特定一般病棟入院料を除く）のみの届出を行う保険医療機関にあっては，**A207**診療録管理体制加算１，２は３の施設基準を満たしていれば足りる。

⑵ 厚生労働省が毎年実施する「DPCの評価・検証等に係る調査」（以下「DPC調査」という）に適切に参加できる体制を有する。また，厚生労働省保険局医療課及び厚生労働省がDPC調査の一部事務を委託するDPC調査事務局（以下「DPC調査事務局という）」と常時電子メール及び電話での連絡可能な担当者を必ず２名指定する。

⑶ DPC調査に適切に参加し，DPC調査の退院患者調査に準拠したデータを提出する。なお，データ提出加算１及び３にあっては，入院患者に係るデータを，データ提出加算２及び４にあっては，入院患者に係るデータに加え，外来患者に係るデータを提出する。

⑷ 「適切なコーディングに関する委員会」（以下「コーディング委員会」という）を設置し，年２回以上当該委員会を開催する。

コーディング委員会とは，標準的な診断及び治療方法について院内で周知を徹底し，適切なコーディング（適切な国際疾病分類に基づく適切な疾病分類等の決定をいう）を行う体制を確保することを目的として設置するものとし，コーディングに関する責任者の他に少なくとも診療部門に所属する医師，薬剤部門に所属する薬剤師及び診療録情報を管理する部門又は診療報酬の請求事務を統括する部門に所属する診療記録管理者を構成員とする委員会のことをいう。

なお，病院内の他の委員会において，目的及び構成員等がコーディング委員会の要件を満たしている場合には，当該委員会をコーディング委員会と見なすことができる。ただし，当該委員会の設置規定等に適切なコーディングに関する事項を明記し，適切なコーディングに関するテーマについて，年２回以上，委員会を開催しなければならない。

２ データ提出に関する事項

⑴ データの提出を希望する保険医療機関（DPC対象病院又はDPC準備病院である病院を除く）は，令和６年５月20日，８月20日，11月20日，令和７年２月20日，５月20日，８月20日，11月20日又は令和８年２月20日までに**別添７**（→Web版）の**様式40の５**について，地方厚生（支）局医療課長を経由して，厚生労働省保険局医療課長へ届出する。

⑵ ⑴の届出を行った保険医療機関は，当該届出の期限となっている月の翌月から起算して２か月分のデータ（例として，令和６年７月に届出を行った場合は，令和６年８月20日の期限に合わせた届出となるため，試行データは令和６年９月及び10月の２か月分となる）（以下「試行データ」という）を厚生労働省が提供するチェックプログラムにより作成し，DPCの評価・検証等に係る調査（退院患者調査）実施説明資料（以下「調査実施説明資料」という）に定められた方法に従って厚生労働省保険局医療課が別途通知する期日までにDPC調査事務局へ提出する。

⑶ 試行データが適切に提出されていた場合は，データ提出の実績が認められた保険医療機関として，厚生労働省保険局医療課より事務連絡（以下「データ提出事務連絡」という）を１の⑵の担当者宛てに電子メールにて発出する。

なお，当該連絡のあった保険医療機関においては，この連絡以後，データ提出加算の届出を行うことが可能となる。

【届出に関する事項】

⑴ データ提出加算の施設基準に係る届出は**別添７**（→Web版）の**様式40の７**を用いる。

⑵ 入院患者に係るデータを提出する場合はデータ提出加算１及び３，入院患者に係るデータに加え，外来患者に係るデータを提出する場合はデータ提出加算２及び４を届け出る。なお，データ提出加算１及び３の届出を行っている保険医療機関が，新たに外来患者に係るデータを提出するものとしてデータ提出加算２及び４の届出を行うことは可能である。ただし，データ提出加算２及び４の届出を行っている保険医療機関が外来患者に係るデータを提出しないものとして，データ提出加算１及び３へ届出を変更することはできない。

⑶ 各調査年度において，累積して３回のデータ提出の遅延等が認められた場合は，適切なデータ提出が継続的に行われていないことから，３回目の遅延等が認められた日の属する月に速やかに変更の届出を行うこととし，当該変更の届出を行った日の属する月の翌月からは算定できない。

⑷ データ提出を取りやめる場合，**１**の基準を満たさなくなった場合及び⑶に該当した場合については，**別添７の様式40の８**を提出する。なお，**様式40の８**を提出しデータ提出加算に係る届出を辞退した場合，当該加算の届出が施設基準の１つとなっている入院基本料等も算定できなくなる。

⑸ ⑷の届出を行い，その後に再度データ提出を行う場合にあっては，**２**の手続きより開始する。

⑹ 基本診療料の施設基準等**第11の10**に掲げる，データ提出加算の届出を行うことが困難であることについて正当な理由がある場合とは，電子カルテシステムを導入していない場合や厚生労働省「医療情報システムの安全管理に関するガイドライン」に規定する物理的安全対策や技術的安全対策を講ずることが困難である場合等が該当する。

35の６ 入退院支援加算の施設基準等

⑴ **入退院支援加算１に関する施設基準**

イ 当該保険医療機関内に，入退院支援及び地域連携業務を担う部門が設置されていること。

ロ 当該部門に入退院支援及び地域連携に係る業務に関する十分な経験を有する専従の看護師又は専従の社会福祉士が配置されていること。

ハ 当該部門に専従の看護師が配置されている場合にあっては専任の社会福祉士が，専従の社会福祉士が配置されている場合にあっては専任の看護師が配置されていること。

ニ 各病棟に，入退院支援及び地域連携業務に専従として従事する専任の看護師又は社会福祉士が配置されていること。

ホ その他入退院支援等を行うにつき十分な体制が整備されていること。

⑵ **入退院支援加算２に関する施設基準**

イ 当該保険医療機関内に，入退院支援及び地域連携業務を担う部門が設置されていること。

ロ 当該部門に入退院支援及び地域連携に係る業務に関する十分な経験を有する専従の看護師又は専従の社会福祉士が配置されていること。

ハ　当該部門に専従の看護師が配置されている場合にあっては専任の社会福祉士が，専従の社会福祉士が配置されている場合にあっては専任の看護師が配置されていること。
ニ　その他入退院支援等を行うにつき十分な体制が整備されていること。

(3)　入退院支援加算３に関する施設基準
イ　当該保険医療機関内に，入退院支援及び地域連携業務を担う部門が設置されていること。
ロ　当該部門に入退院支援，地域連携及び新生児の集中治療等に係る業務に関する十分な経験を有し，小児患者の在宅移行に関する研修を受けた専任の看護師が１名以上又は新生児の集中治療，入退院支援及び地域連携に係る業務に関する十分な経験を有する専任の看護師及び専従の社会福祉士が１名以上配置されていること。

(4)　地域連携診療計画加算の施設基準
イ　当該地域において，当該病院からの転院後又は退院後の治療等を担う複数の保険医療機関又は介護サービス事業所等を記載した地域連携診療計画をあらかじめ作成し，地方厚生局長等に届け出ていること。
ロ　地域連携診療計画において連携する保険医療機関又は介護サービス事業所等として定めた保険医療機関又は介護サービス事業所等との間で，定期的に，診療情報の共有，地域連携診療計画の評価等を行うための機会を設けていること。

(5)　入退院支援加算の注５に規定する厚生労働大臣が定める地域
別表第６の２（p.873）に掲げる地域

(6)　入退院支援加算の注５に規定する施設基準
イ　一般病棟入院基本料（急性期一般入院料１を除く）を算定する病棟を有する病院（特定機能病院及び許可病床数が400床以上の病院並びに診療報酬の算定方法第１号ただし書に規定する別に厚生労働大臣が指定する病院の病棟を有する病院を除く）であること。
ロ　入退院支援を行うにつき必要な体制が整備されていること。

(7)　入院時支援加算の施設基準
イ　入院前支援を行う者として，入退院支援及び地域連携業務を担う部門に，入退院支援及び地域連携業務に関する十分な経験を有する専従の看護師又は入退院支援及び地域連携業務に関する十分な経験を有する専任の看護師及び専任の社会福祉士が配置されていること。ただし，許可病床数が200床未満の保険医療機関にあっては，本文の規定にかかわらず，入退院支援に関する十分な経験を有する専任の看護師が配置されていること。
ロ　地域連携を行うにつき十分な体制が整備されていること。

(8)　入院時支援加算に規定する厚生労働大臣が定めるもの
イ　自宅等から入院する予定入院患者（他の保険医療機関から転院する患者を除く）であること。
ロ　入退院支援加算を算定する患者であること。

(9)　総合機能評価加算の施設基準
当該保険医療機関内に，総合的な機能評価に係る研修を受けた常勤の医師若しくは歯科医師又は総合的な機能評価の経験を有する常勤の医師若しくは歯科医師が１名以上配置されていること。

(10)　総合機能評価加算に規定する厚生労働大臣が定めるもの
イ　入退院支援加算１又は２を算定する患者であること。
ロ　介護保険法施行令第２条各号に規定する疾病を有する40歳以上65歳未満の患者又は65歳以上の患者であること。

(11)　入退院支援加算の注９に規定する厚生労働大臣が定める患者
イ　コミュニケーションにつき特別な支援を要する者又は強度行動障害を有する者であること。
ロ　入退院支援加算を算定する患者であること。

→１　入退院支援加算１に関する施設基準
(1)　当該保険医療機関内に，入退院支援及び地域連携業務を担う部門（以下この項において「入退院支援部門」という）が設置されている。
(2)　当該入退院支援部門に，入退院支援及び地域連携業務に関する十分な経験を有する専従の看護師又は専従の社会福祉士が１名以上配置されている。更に，専従の看護師が配置されている場合には入退院支援及び地域連携業務に関する経験を有する専任の社会福祉士が，専従の社会福祉士が配置されている場合には入退院支援及び地域連携業務に関する経験を有する専任の看護師が配置されている〔ただし，A307小児入院医療管理料（精神病棟に限る）又はA309特殊疾患病棟入院料（精神病棟に限る）を算定する病棟の患者に対して当該加算を算定する入退院支援を行う場合には，社会福祉士に代えて精神保健福祉士の配置であっても差し支えない。以下この項において同じ〕。なお，当該専従の看護師又は社会福祉士（以下この項において「看護師等」という）については，週３日以上常態として勤務しており，かつ，所定労働時間が週22時間以上の勤務を行っている専従の非常勤看護師等（入退院支援及び地域連携業務に関する十分な経験を有する看護師等に限る）を２名以上組み合わせることにより，常勤看護師等と同じ時間帯にこれらの非常勤看護師等が配置されている場合には，当該基準を満たしているとみなすことができる。
(3)　入退院支援及び地域連携業務に専従する看護師又は社会福祉士が，当該加算の算定対象となっている各病棟に専任で配置されている。当該専任の看護師又は社会福祉士が配置される病棟は１人につき２病棟，計120床までに限る。なお，20床未満の病棟及び治療室については，病棟数の算出から除いてよいが，病床数の算出には含める。また，病棟に専任の看護師又は社会福祉士が，入退院支援部門の専従の職員を兼ねることはできないが，専任の職員を兼ねることは差し支えない。
(4)　転院又は退院体制等についてあらかじめ協議を行い，連携する保険医療機関，介護保険法に定める居宅サービス事業者，地域密着型サービス事業者，居宅介護支援事業者若しくは施設サービス事業者又は障害者の日常生活及び社会生活を総合的に支援するための法律に基づく指定特定相談支援事業者若しくは児童福祉法に基づく指定障害児相談支援事業者等（以下「連携機関」という）の数が25以上である。なお，急性期一般入院基本料，特定機能病院入院基本料（一般病棟の場合に限る）又は専門病院入院基本料（13対１入院基本料を除く）を算定する病棟を有する場合は当該連携機関の数のうち１以上は保険医療機関〔特定機能病院，「救急医療対策事業実施要綱」（昭和52年７月６日医発第692号）に定める第３「救命救急センター」又は第４「高度救命救急センター」を設置している保険医療機関及びA200総合入院体制加算又はA200-2急性期充実体制加算に関する届出を行っている保険医療機関は除く〕であること。また，地域包括ケア病棟入院料を算定する病棟又は病室を有する場合は当該連携機関の数のうち５以上は介護保険法に定める居宅サービス事業者，地域密着型サービス事業者，居宅介護支援事業者若しくは施設サービス事業者又は障害者の日常生活及び社会生活を総合的に支援するための法律に基づく指定特定相談支援事業者若しくは児童福祉法に基づく指定

基施

入院加算

障害児相談支援事業者である。

加えて，(2)又は(3)の職員と，それぞれの連携機関の職員が年３回以上の頻度で対面又はビデオ通話が可能な機器を用いて面会し，情報の共有等を行っている。なお，面会には，個別の退院調整に係る面会等を含めて差し支えないが，年３回以上の面会の日付，担当者名，目的及び連携機関の名称等を一覧できるよう記録する。

(5)　過去１年間の介護支援等連携指導料の算定回数と過去１年間の相談支援専門員との連携回数（A307小児入院医療管理料を算定する患者に対する支援に限る）の合計回数が，以下のア及びイを合計した数を上回る。

ア「イ　一般病棟入院基本料等の場合」の算定対象病床数（介護支援等連携指導料を算定できるものに限る）に0.15を乗じた数と「ロ　療養病棟入院基本料等の場合」の算定対象病床数（介護支援等連携指導料を算定できるものに限る）に0.1を乗じた数の合計

イ「イ　一般病棟入院基本料等の場合」の算定対象病床数（A307小児入院医療管理料を算定する病床に限る）に0.05を乗じた数

なお，相談支援専門員との連携は，相談支援専門員と共同して，患者に対し，患者の心身の状況等を踏まえ導入が望ましいと考えられる障害福祉サービス，地域相談支援又は障害児通所支援や，当該地域において提供可能な障害福祉サービス，地域相談支援又は障害児通所支援等の情報を提供する。

(6)　病棟の廊下等の見やすい場所に，患者及び家族から分かりやすいように，入退院支援及び地域連携業務に係る病棟に専任の職員及びその担当業務を掲示している。

２　入退院支援加算２に関する施設基準

(1)　１の(1)及び(2)の施設基準を満たしている。

(2)　有床診療所の場合は，当該入退院支援部門に，入退院支援に関する経験を有する専任の看護師，准看護師又は社会福祉士が１名以上配置されている。

３　入退院支援加算３に関する施設基準

(1)　１の(1)の施設基準を満たしている。

(2)　当該入退院支援部門に入退院支援，５年以上の新生児集中治療及び小児の患者に対する看護に係る業務の経験を有し，小児患者の在宅移行に係る適切な研修を修了した専任の看護師（３年以上の新生児集中治療に係る業務の経験を有するものに限る）又は入退院支援，５年以上の新生児集中治療及び小児の患者に対する看護に係る業務の経験を有する専任の看護師（３年以上の新生児集中治療に係る業務の経験を有するものに限る）及び専従の社会福祉士が配置されている。なお，当該専従の社会福祉士は，週30時間以上入退院支援に係る業務に従事している。また，当該専従の社会福祉士については，週３日以上常態として勤務しており，かつ，所定労働時間が週22時間以上の勤務を行っている専従の非常勤社会福祉士を２名以上組み合わせることにより，常勤社会福祉士と同じ時間帯にこれらの非常勤社会福祉士が配置されている場合には，当該基準を満たしているとみなすことができる。

(3)　(2)に掲げる適切な研修とは，次の事項に該当する研修のことをいう。

ア　国，都道府県又は医療関係団体等が主催する研修である（修了証が交付されるもの）。

イ　小児の在宅移行支援に必要な専門的知識・技術を有する看護師の養成を目的とした研修である。

ウ　講義及び演習は，次の内容について９時間以上含むものである。

(イ)　小児の在宅療養に係る社会資源に関する知識
(ロ)　医療的ケア児とその家族への援助技術
(ハ)　家族や多職種との調整やコミュニケーション方法
(ニ)　在宅移行支援に伴う倫理的問題への対応方法

４　地域連携診療計画加算に関する施設基準

(1)　あらかじめ疾患や患者の状態等に応じた地域連携診療計画が作成され，連携機関と共有されている。

(2)　連携機関の職員と当該保険医療機関の職員が，地域連携診療計画に係る情報交換のために，年３回以上の頻度で面会し，情報の共有，地域連携診療計画の評価と見直しが適切に行われている。

(3)　入退院支援加算に係る施設基準の届出を行っている保険医療機関である。

５　入退院支援加算の「注５」に規定する施設基準

(1)　１の(1)の施設基準を満たしている。

(2)　当該入退院支援部門に，入退院支援に関する十分な経験を有する専任の看護師及び専任の社会福祉士が配置されている。なお，当該専任の看護師及び専任の社会福祉士については，週３日以上常態として勤務しており，かつ，所定労働時間が週22時間以上の勤務を行っている専任の非常勤看護師又は専任の非常勤社会福祉士（入退院支援に関する十分な経験を有するものに限る）をそれぞれ２名以上組み合わせることにより，常勤看護師又は常勤社会福祉士と同じ時間帯にこれらの非常勤看護師又は非常勤社会福祉士が配置されている場合には，当該基準を満たしているとみなすことができる。

６　入院時支援加算に関する施設基準

(1)　入退院支援加算１又は２を届け出ている場合にあっては１の(2)で，入退院支援加算３を届け出ている場合にあっては３の(2)で求める人員に加え，入院前支援を行う者として，当該入退院支援部門に，入退院支援及び地域連携業務に関する十分な経験を有する専従の看護師が１名以上又は入退院支援及び地域連携業務に関する十分な経験を有する専任の看護師及び専任の社会福祉士がそれぞれ１名以上配置されている。なお，当該入院前支援を行う専従の看護師については，週３日以上常態として勤務しており，かつ，所定労働時間が週22時間以上の勤務を行っている専従の非常勤看護師（入退院支援及び地域連携業務に関する十分な経験を有する看護師に限る）を２名以上組み合わせることにより，常勤看護師と同じ時間帯にこれらの非常勤看護師が配置されている場合には，当該基準を満たしているとみなすことができる。ただし，許可病床数が200床未満の保険医療機関にあっては，入退院支援に関する十分な経験を有する専任の看護師が１名以上配置されている。当該専任の看護師が，入退院支援加算１又は２を届け出ている場合にあっては１の(2)で，入退院支援加算３を届け出ている場合にあっては３の(2)で求める専従又は専任の看護師を兼ねることは差し支えない。

(2)　転院又は退院体制等について，連携機関とあらかじめ協議し，地域連携に係る十分な体制が整備されている。

７　総合機能評価加算に関する施設基準

(1)　当該保険医療機関内に総合的な機能評価に係る適切な研修を修了した常勤の医師若しくは歯科医師又は総合的な機能評価の経験を１年以上有する常勤の医師若しくは歯科医師が１名以上いる。

(2)　総合的な機能評価に係る適切な研修とは，次のものをいう。

ア　医療関係団体等が実施するものである。

イ　研修内容に高齢者に対する基本的な診察方法，高齢者の病態の一般的な特徴，薬物療法，終末期医療等の内容が含まれているものである。

ウ　研修内容に総合的な機能評価，薬物療法等のワークショップが含まれたものである。

エ　研修期間は通算して16時間程度のものである。

(3)　当該保険医療機関内で高齢者の総合的な機能評価のための職員研修を計画的に実施することが望ましい。

【届出に関する事項】

(1)　入退院支援加算，地域連携診療計画加算，入院時支援加算及び総合機能評価加算の施設基準に係る届出は，**別添７**（→Web版）の**様式40の９**を用いる。

(2)　地域連携診療計画加算に係る届出は，特掲診療料施設基準通知の**別添２**（→Web版）の**様式12**を用いる。これに添付する地域連携診療計画は，特掲診療料施設基準通知の**別添２の様式12の２**に準じた様式を用いる。

(3)　１の(4)に掲げる連携機関等の規定については，当該保険医療機関において急性期一般入院基本料，特定機能病院入

基施

入院加算

院基本料（一般病棟の場合に限る）若しくは専門病院入院基本料（13対１入院基本料を除く）を算定する病棟を有する場合又は地域包括ケア病棟入院料を算定する病棟又は病室を有する場合に限り，令和６年３月31日において現に入退院支援加算１に係る届出を行っている保険医療機関については，令和６年９月30日までの間に限り，当該基準を満たすものとみなす。

35の6の2 精神科入退院支援加算の施設基準

(1) 当該保険医療機関内に，入退院支援及び地域連携業務を担う部門が設置されていること。
(2) 当該部門に入退院支援及び地域連携に係る業務に関する十分な経験を有する専従の看護師又は専従の精神保健福祉士が配置されていること。
(3) 当該部門に専従の看護師が配置されている場合にあっては専任の精神保健福祉士が，専従の精神保健福祉士が配置されている場合にあっては専任の看護師が配置されていること。
(4) 各病棟に，入退院支援及び地域連携業務に専従として従事する専任の看護師又は精神保健福祉士が配置されていること。
(5) その他入退院支援等を行うにつき十分な体制が整備されていること。

→精神科入退院支援加算に関する施設基準

(1) 当該保険医療機関内に，入退院支援及び地域連携業務を担う部門（以下この項において「入退院支援部門」という）が設置されている。
(2) 次のア又はイを満たす。
ア 当該入退院支援部門に，入退院支援及び地域連携業務に関する十分な経験を有する専従の看護師及び入退院支援及び地域連携業務に関する経験を有する専任の精神保健福祉士が配置されている。
イ 当該入退院支援部門に，入退院支援及び地域連携業務に関する十分な経験を有する専従の精神保健福祉士及び入退院支援及び地域連携業務に関する経験を有する専任の看護師が配置されている。
　当該専従の看護師又は精神保健福祉士（以下この項において「看護師等」という）については，週３日以上常態として勤務しており，かつ，所定労働時間が週22時間以上の勤務を行っている専従の非常勤看護師等（入退院支援及び地域連携業務に関する十分な経験を有する看護師等に限る）を２名以上組み合わせることにより，常勤看護師等と同じ時間帯にこれらの非常勤看護師等が配置されている場合には，当該基準を満たしているとみなすことができる。
　なお，入退院支援部門は，精神保健福祉士配置加算若しくは地域移行機能強化病棟入院料の退院支援部署又は精神科地域移行実施加算の地域移行推進室と同一でもよい。また，入退院支援部門に専従する従事者が精神保健福祉士の場合には，当該精神保健福祉士は，精神科地域移行実施加算の地域移行推進室と兼務することができる。
(3) 入退院支援及び地域連携業務に専従する看護師等が，当該加算の算定対象となっている各病棟に専任で配置されている。当該専任の看護師又は精神保健福祉士が配置される病棟は１人につき２病棟，計120床までに限る。なお，20床未満の病棟及び治療室については，病棟数の算出から除いてよいが，病床数の算出には含める。また，病棟に専任の看護師等が，入退院支援部門の専従の職員を兼ねることはできないが，専任の職員を兼ねることは差し支えない。
(4) 次のア又はイを満たす。
ア 以下の(イ)から(ホ)に掲げる，転院又は退院体制等についてあらかじめ協議を行い連携する機関（以下「連携機関」という）の数の合計が10以上である。ただし，(イ)から(ホ)までのうち少なくとも３つ以上との連携を有している。
また，(2)又は(3)の職員と，それぞれの連携機関の職員が年３回以上の頻度で対面又はビデオ通話が可能な機器を用いて面会し，情報の共有等を行っている。なお，面会には，個別の退院調整に係る面会等を含めて差し支えないが，年３回以上の面会の日付，担当者名，目的及び連携機関の名称等を一覧できるよう記録する。
(イ) 他の保険医療機関
(ロ) 障害者の日常生活及び社会生活を総合的に支援するための法律に基づく一般相談支援，特定相談支援，地域移行支援，地域定着支援，自立生活援助，共同生活援助又は就労継続支援等の障害福祉サービス等事業者
(ハ) 児童福祉法に基づく障害児相談支援事業所等
(ニ) 介護保険法に定める居宅サービス事業者，地域密着型サービス事業者，居宅介護支援事業者又は施設サービス事業者
(ホ) 精神保健福祉センター，保健所又は都道府県若しくは市区町村の障害福祉担当部署
イ 直近１年間に，障害者の日常生活及び社会生活を総合的に支援するための法律第５条第20項に規定する地域移行支援を利用し退院した患者又は退院後の同条第16項に規定する自立生活援助若しくは同条第21項に規定する地域定着支援の利用に係る申請手続きを入院中に行った患者の数の合計が５人以上である。
(5) 病棟の廊下等の見やすい場所に，患者及び家族から分かりやすいように，入退院支援及び地域連携業務に係る病棟に専任の職員及びその担当業務を掲示している。

【届出に関する事項】 精神科入退院支援加算の施設基準に係る届出は，**別添７の様式40の９の２**を用いる。

35の6の3 医療的ケア児（者）入院前支援加算の施設基準等

(1) **医療的ケア児（者）入院前支援加算の施設基準**
　医療的ケア児（者）の入院医療について，十分な実績を有していること。
(2) **医療的ケア児（者）入院前支援加算の注２に規定する厚生労働大臣が定める施設基準**
　情報通信機器を用いた診療を行うにつき十分な体制が整備されていること。
(3) **医療的ケア児（者）入院前支援加算に係る厚生労働大臣が定める患者**
　医療的ケアを必要とする患者であって，入院前に当該患者の療養生活環境及び処置等を確認する必要があるもの

→１ 医療的ケア児（者）入院前支援加算の施設基準

(1) 当該保険医療機関における直近１年間の医療的ケア判定スコア16点以上の医療的ケア児（者）の入院患者数が10件以上である。
(2) 令和７年５月31日までの間に限り，(1)の基準を満たしているものとする。

→２ 医療的ケア児（者）入院前支援加算の注ただし書に規定する厚生労働大臣が定める施設基準

別添１の第１の１〔「情報通信機器を用いた診療に係る施設基準」，p.682〕に掲げる情報通信機器を用いた診療の届出を行っている。

【届出に関する事項】

(1) 医療的ケア児（者）入院前支援前加算に係る届出は，**別添７の様式40の９の３**を用いる。
(2) 情報通信機器を用いた入院前支援を行う場合の施設基準については，情報通信機器を用いた診療の届出を行っていればよく，情報通信機器を用いた入院前支援を行う場合として特に地方厚生（支）局長に対して，届出を行う必要はない。

別紙様式14の3 新

医療的ケア判定スコア表

<table>
<tr><th colspan="2" rowspan="2">医療的ケア（診療の補助行為）</th><th rowspan="2">基本スコア</th><th colspan="3">見守りスコアの基準（目安）</th></tr>
<tr><th>見守り高の場合</th><th>見守り中の場合</th><th>見守り低の場合
（0点）</th></tr>
<tr><td colspan="2">1　人工呼吸器（鼻マスク式補助換気法，ハイフローセラピー，間歇的陽圧吸入法，排痰補助装置，高頻度胸壁振動装置を含む）の管理
注）人工呼吸器及び括弧内の装置等のうち，いずれか一つに該当する場合にカウントする。</td><td>10点</td><td>自発呼吸がない等のために人工呼吸器抜去等の人工呼吸器トラブルに対して直ちに対応する必要がある場合（2点）</td><td>直ちにではないがおおむね15分以内に対応する必要がある場合（1点）</td><td>それ以外の場合</td></tr>
<tr><td colspan="2">2　気管切開の管理
注）人工呼吸器と気管切開の両方を持つ場合は，気管切開の見守りスコアを加点しない。（人工呼吸器10点＋人工呼吸器見守り０～２点＋気管切開８点）</td><td>8点</td><td colspan="2">自発呼吸がほとんどない等のために気管切開カニューレ抜去に対して直ちに対応する必要がある場合（2点）</td><td>それ以外の場合</td></tr>
<tr><td colspan="2">3　鼻咽頭エアウェイの管理</td><td>5点</td><td colspan="2">上気道狭窄が著明なためにエアウェイ抜去に対して直ちに対応する必要がある場合（1点）</td><td>それ以外の場合</td></tr>
<tr><td colspan="2">4　酸素療法</td><td>8点</td><td colspan="2">酸素投与中止にて短時間のうちに健康及び患者の生命に対して悪影響がもたらされる場合（1点）</td><td>それ以外の場合</td></tr>
<tr><td colspan="2">5　吸引（口鼻腔・気管内吸引）</td><td>8点</td><td colspan="2">自発運動等により吸引の実施が困難な場合（1点）</td><td>それ以外の場合</td></tr>
<tr><td colspan="2">6　ネブライザーの管理</td><td>3点</td><td colspan="3"></td></tr>
<tr><td rowspan="2">7　経管栄養</td><td>(1)　経鼻胃管，胃瘻，経鼻腸管，経胃瘻腸管，腸瘻，食道瘻</td><td>8点</td><td colspan="2">自発運動等により栄養管を抜去する/損傷させる可能性がある場合（2点）</td><td>それ以外の場合</td></tr>
<tr><td>(2)　持続経管注入ポンプ使用</td><td>3点</td><td colspan="2">自発運動等により注入ポンプを倒す可能性がある場合（1点）</td><td>それ以外の場合</td></tr>
<tr><td colspan="2">8　中心静脈カテーテルの管理（中心静脈栄養，肺高血圧症治療薬，麻薬など）</td><td>8点</td><td colspan="2">自発運動等により中心静脈カテーテルを抜去する可能性がある場合（2点）</td><td>それ以外の場合</td></tr>
<tr><td rowspan="2">9　皮下注射
注）いずれか一つを選択</td><td>(1)　皮下注射（インスリン，麻薬など）</td><td>5点</td><td colspan="2">自発運動等により皮下注射を安全に実施できない場合（1点）</td><td>それ以外の場合</td></tr>
<tr><td>(2)　持続皮下注射ポンプ使用</td><td>3点</td><td colspan="2">自発運動等により持続皮下注射ポンプを抜去する可能性がある場合（1点）</td><td>それ以外の場合</td></tr>
<tr><td colspan="2">10　血糖測定（持続血糖測定器による血糖測定を含む）
注）インスリン持続皮下注射ポンプと持続血糖測定器とが連動している場合は，血糖測定の項目を加点しない。</td><td>3点</td><td colspan="2">血糖測定とその後の対応が頻回に必要になる可能性がある場合（1点）</td><td>それ以外の場合</td></tr>
<tr><td colspan="2">11　継続的な透析（血液透析，腹膜透析を含む）</td><td>8点</td><td colspan="2">自発運動等により透析カテーテルを抜去する可能性がある場合（2点）</td><td>それ以外の場合</td></tr>
<tr><td rowspan="2">12　導尿
注）いずれか一つを選択</td><td>(1)　利用時間中の間欠的導尿</td><td>5点</td><td colspan="3"></td></tr>
<tr><td>(2)　持続的導尿（尿道留置カテーテル，膀胱瘻，腎瘻，尿路ストーマ）</td><td>3点</td><td colspan="2">自発運動等により持続的導尿カテーテルを抜去する可能性がある場合（1点）</td><td>それ以外の場合</td></tr>
<tr><td rowspan="3">13　排便管理
注）いずれか一つを選択</td><td>(1)　消化管ストーマ</td><td>5点</td><td colspan="2">自発運動等により消化管ストーマを抜去する可能性がある場合（1点）</td><td>それ以外の場合</td></tr>
<tr><td>(2)　摘便，洗腸</td><td>5点</td><td colspan="3"></td></tr>
<tr><td>(3)　浣腸</td><td>3点</td><td colspan="3"></td></tr>
<tr><td colspan="2">14　痙攣時の坐剤挿入，吸引，酸素投与，迷走神経刺激装置の作動等の処置
注）医師から発作時の対応として上記処置の指示があり，過去概ね１年以内に発作の既往がある場合</td><td>3点</td><td colspan="2">痙攣が10分以上重積する可能性や短時間のうちに何度も繰り返す可能性が高い場合（2点）</td><td>それ以外の場合</td></tr>
<tr><td colspan="6">「13. 排便管理」における「(3)　浣腸」は，市販のディスポーザブルグリセリン浣腸器（挿入部の長さがおおむね５cm以上６cm以下のものであって，グリセリンの濃度が50%程度であり，かつ，容量が，成人を対象とする場合にあってはおおむね40g以下，６歳以上12歳未満の小児を対象とする場合にあってはおおむね20g以下，１歳以上６歳未満の幼児を対象とする場合にあってはおおむね10g以下，０歳の乳児を対象とする場合にあってはおおむね５g以下のものをいう）を用いて浣腸を施す場合を除く。</td></tr>
</table>

※スコア表のそれぞれの項目に係る基本スコア及び見守りスコアを合算したものを医療的ケア判定スコアとする。

35の7 認知症ケア加算の施設基準等

(1) **認知症ケア加算1の施設基準**
当該保険医療機関において，認知症を有する患者のケアを行うにつき十分な体制が整備されていること。
(2) **認知症ケア加算2の施設基準**
当該保険医療機関において，認知症を有する患者のケアを行うにつき適切な体制が整備されていること。
(3) **認知症ケア加算3の施設基準**
当該保険医療機関において，認知症を有する患者のケアを行うにつき必要な体制が整備されていること。
(4) **認知症ケア加算の対象患者**
認知症又は認知症の症状を有し，日常生活を送る上で介助が必要な状態である患者

→1 認知症ケア加算1の施設基準

(1) 当該保険医療機関内に，以下から構成される認知症ケアに係るチーム（以下「認知症ケアチーム」という）が設置されている。このうち，イに掲げる看護師については，原則週16時間以上，認知症ケアチームの業務に従事する。なお，認知症ケアチームは，第1の7〔「身体的拘束最小化の基準」，p.690〕の(4)に規定する身体的拘束最小化チームを兼ねることは差し支えない。
ア 認知症患者の診療について十分な経験を有する専任の常勤医師
イ 認知症患者の看護に従事した経験を5年以上有する看護師であって，認知症看護に係る適切な研修を修了した専任の常勤看護師
ウ 認知症患者等の退院調整について経験のある専任の常勤社会福祉士又は常勤精神保健福祉士
なお，アからウまでのほか，患者の状態に応じて，理学療法士，作業療法士，薬剤師，管理栄養士が参加することが望ましい。
(2) (1)のアに掲げる医師は，精神科の経験を3年以上有する医師，神経内科の経験を3年以上有する医師又は認知症治療に係る適切な研修を修了した医師である。なお，ここでいう適切な研修とは，国，都道府県又は医療関係団体等が主催する研修であり，認知症診断について適切な知識・技術等を修得することを目的とした研修で，2日間，7時間以上の研修期間で，修了証が交付される。また，週3日以上常態として勤務しており，かつ，所定労働時間が週22時間以上の勤務を行っている専任の非常勤医師（精神科の経験を3年以上有する医師，神経内科の経験を3年以上有する医師又は認知症治療に係る適切な研修を修了した医師に限る）を2名以上組み合わせることにより，常勤医師の勤務時間帯と同じ時間帯にこれらの非常勤医師が配置されている場合には，当該2名以上の非常勤医師が認知症ケアチームの業務に従事する場合に限り，当該基準を満たしていることとみなすことができる。
(3) (1)のイに掲げる認知症看護に係る適切な研修とは，次の事項に該当する研修のことをいう。
ア 国又は医療関係団体等が主催する研修である（600時間以上の研修期間で，修了証が交付されるもの）。
イ 認知症看護に必要な専門的知識・技術を有する看護師の養成を目的とした研修である。
ウ 講義及び演習は，次の内容を含む。
(イ) 認知症の原因疾患・病態及び治療・ケア・予防
(ロ) 認知症に関わる保健医療福祉制度の変遷と概要
(ハ) 認知症患者に特有な倫理的課題と対応方法
(ニ) 認知症看護に必要なアセスメントと援助技術
(ホ) コミュニケーションスキル
(ヘ) 認知症の特性を踏まえた生活・療養環境の調整方法，行動・心理症状（BPSD）への対応
(ト) ケアマネジメント（各専門職・他機関との連携，社会資源の活用方法）
(チ) 家族への支援・関係調整
エ 実習により，事例に基づくアセスメントと認知症看護関連領域に必要な看護実践を含む。
(4) (1)のウに掲げる社会福祉士又は精神保健福祉士は，認知症患者又は要介護者の退院調整の経験のある者又は介護支援専門員の資格を有する者である。
(5) 認知症ケアチームは，以下の業務を行う。
ア 認知症患者のケアに係るカンファレンスが週1回程度開催されており，チームの構成員及び当該患者の入院する病棟の看護師等，必要に応じて当該患者の診療を担う医師などが参加している。
イ チームは，週1回以上，各病棟を巡回し，病棟における認知症患者に対するケアの実施状況の把握や病棟職員への助言等を行う。
ウ チームにより，身体的拘束の実施基準や鎮静を目的とした薬物の適正使用等の内容を盛り込んだ認知症ケアに関する手順書（マニュアル）を作成し，保険医療機関内に周知し活用する。なお，認知症ケアの実施状況等を踏まえ，定期的に当該手順書の見直しを行う。
エ せん妄のリスク因子の確認のためのチェックリスト及びせん妄のハイリスク患者に対するせん妄対策のためのチェックリストを作成している。
オ チームにより，認知症患者に関わる職員を対象として，認知症患者のケアに関する研修を定期的に実施する。
(6) 認知症患者に関わる全ての病棟の看護師等は，原則として年に1回，認知症患者のアセスメントや看護方法等について，当該チームによる研修又は院外の研修を受講する（ただし，既に前年度又は前々年度に研修を受けた看護師等にあってはこの限りではない）。また，原則として，全ての病棟（小児科など身体疾患を有する認知症患者が入院しない病棟及び精神病床は除く）に，2の(4)に掲げる認知症患者のアセスメントや看護方法等に係る適切な研修又は院内研修を受けた看護師を1名以上配置することが望ましい。
(7) 当該保険医療機関において，当該チームが組織上明確に位置づけられている。

2 認知症ケア加算2の施設基準

(1) 当該保険医療機関に，認知症患者の診療について十分な経験を有する専任の常勤医師又は認知症患者の看護に従事した経験を5年以上有する看護師であって，認知症看護に係る適切な研修を修了した専任の常勤看護師を配置する。
(2) (1)に掲げる医師については，1の(2)を満たすものである。また，(1)に掲げる認知症看護に係る適切な研修については，1の(3)の例による。
(3) 原則として，全ての病棟（小児科など身体疾患を有する認知症患者が入院しない病棟及び精神病床は除く）に，認知症患者のアセスメントや看護方法等に係る適切な研修を受けた看護師を3名以上配置する。
(4) (3)に掲げる認知症患者のアセスメントや看護方法等に係る適切な研修とは，次の事項に該当する研修のことをいう。ただし，(3)に掲げる3名以上の看護師のうち1名については，次の事項に該当する研修を受けた看護師が行う認知症患者のアセスメントや看護方法等に係る院内研修の受講をもって満たすものとして差し支えない。
ア 国，都道府県又は医療関係団体等が主催する研修である（修了証が交付されるもの）。
イ 認知症看護に必要な専門的知識・技術を有する看護師の養成を目的とした研修である。
ウ 講義及び演習は，次の内容について9時間以上含むものである。
(イ) 認知症の原因疾患と病態・治療
(ロ) 入院中の認知症患者に対する看護に必要なアセスメントと援助技術
(ハ) コミュニケーション方法及び療養環境の調整方法
(ニ) 行動・心理症状（BPSD），せん妄の予防と対応法
(ホ) 認知症に特有な倫理的課題と意思決定支援

(5) (1)の医師又は看護師は，病棟における認知症患者に対するケアの実施状況を定期的に把握し，病棟職員に対して必要な助言等を行う。

(6) (1)の医師又は看護師を中心として，身体的拘束の実施基準や鎮静を目的とした薬物の適正使用等の内容を盛り込んだ認知症ケアに関する手順書（マニュアル）を作成し，保険医療機関内に周知し活用する。

(7) (1)の医師又は看護師を中心として，せん妄のリスク因子の確認のためのチェックリスト及びせん妄のハイリスク患者に対するせん妄対策のためのチェックリストを作成している。

(8) (1)の医師又は看護師を中心として，認知症患者に関わる職員に対し，少なくとも年に１回は研修や事例検討会等を実施する。

3 認知症ケア加算３の施設基準

(1) ２の(3)及び(4)の施設基準を満たしている。

(2) 身体的拘束の実施基準や鎮静を目的とした薬物の適正使用等の内容を盛り込んだ認知症ケアに関する手順書（マニュアル）を作成し，保険医療機関内に周知し活用する。

(3) せん妄のリスク因子の確認のためのチェックリスト及びせん妄のハイリスク患者に対するせん妄対策のためのチェックリストを作成している。

(4) ２の(3)に掲げる認知症患者のアセスメントや看護方法等に係る適切な研修を受けた看護師を中心として，病棟の看護師等に対し，少なくとも年に１回は研修や事例検討会等を実施する。

【届出に関する事項】

(1) 認知症ケア加算１の施設基準に係る届出は，**別添７**（→Web 版）の**様式40の10**を用いる。

(2) 認知症ケア加算２又は３の届出は，保険医療機関単位で届け出るが，その際，小児科など身体疾患を有する認知症患者が入院しない病棟及び精神病床を除いて届け出ることができる。また，施設基準に係る届出は，**別添７の様式40の11**を用いる。

(3) 令和６年３月31日時点で認知症ケア加算に係る届出を行っている保険医療機関については，令和６年９月30日までの間，**1**の(5)のエ，**2**の(7)及び**3**の(3)の基準を満たしているものとみなす。

35の７の２ せん妄ハイリスク患者ケア加算の施設基準

入院中の患者に対して，せん妄のリスク確認及びせん妄対策を行うにつき必要な体制が整備されていること。

→ せん妄ハイリスク患者ケア加算の施設基準

(1) **A100**一般病棟入院基本料（急性期一般入院基本料に限る），**A104**特定機能病院入院基本料（一般病棟に限る），**A300**救命救急入院料，**A301**特定集中治療室管理料，**A301-2**ハイケアユニット入院医療管理料，**A301-3**脳卒中ケアユニット入院医療管理料又は**A317**特定一般病棟入院料を算定する病棟である。

(2) せん妄のリスク因子の確認のためのチェックリスト及びせん妄のハイリスク患者に対するせん妄対策のためのチェックリストを作成している。

【届出に関する事項】 せん妄ハイリスク患者ケア加算に係る届出は**別添７の２**（→Web 版）を用いる。

35の８ 精神疾患診療体制加算の施設基準

(1) 許可病床数が100床（**別表第６の２**（p.873）に掲げる地域に所在する保険医療機関にあっては80床）以上の病院であること。

(2) 救急医療を行うにつき必要な体制が整備されていること。

→ 精神疾患診療体制加算に関する施設基準

(1) 内科及び外科を標榜し，当該診療科に係る入院医療を提供している保険医療機関である。

(2) 当該保険医療機関の精神病床に係る許可病床数が当該保険医療機関全体の許可病床数の50％未満である。

(3) 24時間の救急医療提供として，以下のいずれかを満たしている。

ア 「救急医療対策事業実施要綱」に定める第２「入院を要する（第二次）救急医療体制」，第３「救命救急センター」，第４「高度救命救急センター」又は「周産期医療の体制構築に係る指針」に規定する総合周産期母子医療センターを設置している保険医療機関

イ アと同様に24時間の救急患者を受け入れている保険医療機関

【届出に関する事項】 精神疾患診療体制加算に係る届出は**別添７**（→Web 版）の**様式40の12**を用いる。

35の９ 精神科急性期医師配置加算の施設基準

(1) **通則**

当該病棟において，常勤の医師は，当該病棟の入院患者の数が16又はその端数を増すごとに１以上配置されていること。

(2) **精神科急性期医師配置加算１の施設基準**

イ 精神科救急医療に係る実績を相当程度有していること。

ロ 治療抵抗性統合失調症患者に対する入院医療に係る実績を相当程度有していること。

ハ 精神科救急急性期医療入院料又は精神科急性期治療病棟入院料１を算定する精神病棟であること。

ニ 当該病棟に常勤の精神保健指定医（精神保健及び精神障害者福祉に関する法律第18条第１項の規定による指定を受けた医師をいう。以下同じ）が２名以上配置されていること。

(3) **精神科急性期医師配置加算２のイの施設基準**

イ 精神病棟入院基本料（10対１入院基本料又は13対１入院基本料に限る）又は特定機能病院入院基本料を算定する精神病棟（７対１入院基本料，10対１入院基本料又は13対１入院基本料に限る）であること。

ロ 精神障害者であって身体疾患を有する患者に対する急性期治療を行うにつき十分な体制を有する保険医療機関の精神病棟であること。

ハ 許可病床（精神病床を除く）の数が100床（**別表第６の２**（p.873）に掲げる地域に所在する保険医療機関にあっては80床）以上の病院であること。

(4) **精神科急性期医師配置加算２のロの施設基準**

イ (2)のイを満たすものであること。

ロ 精神科急性期治療病棟入院料１を算定する精神病棟であること。

(5) **精神科急性期医師配置加算３の施設基準**

イ 精神科救急医療に係る実績を一定程度有していること。

ロ 治療抵抗性統合失調症患者に対する入院医療に係る実績を一定程度有していること。

ハ (2)のハを満たすものであること。

→１ 通則

当該病棟における常勤の医師は，当該病棟の入院患者の数が16又はその端数を増すごとに１以上配置されている。なお，当該病棟における常勤の医師は，他の病棟に配置される医師と兼任はできない。

2 精神科急性期医師配置加算１に関する基準

(1) 措置入院患者，鑑定入院患者，医療観察法入院の決定を受けた者（以下「医療観察法入院患者」という）及びクロ

ザピンの新規導入を目的とした入院患者を除いた新規入院患者のうち６割以上が入院日から起算して３月以内に退院し，自宅等へ移行する。「自宅等へ移行する」とは，患家，介護老人保健施設，介護医療院又は精神障害者施設へ移行することである。なお，ここでいう「患家」とは，退院先のうち，同一の保険医療機関の当該入院料に係る病棟以外の病棟へ転棟した場合，他の保険医療機関へ転院した場合及び介護老人保健施設，介護医療院又は精神障害者施設に入所した場合を除いたものをいう。また，**A311-2**精神科急性期治療病棟入院料においては，退院後に，医科点数表第１章第２部「通則５」の規定により入院期間が通算される再入院をした場合は，移行した者として計上しない。

(2)　当該病棟においてクロザピンを新規に導入した実績が年間６件以上である。

(3)　精神疾患に係る時間外，休日又は深夜における外来診療（電話等再診を除く）件数が年間20件以上であり，かつ，入院件数が年間８件以上である。

(4)　当該病棟に常勤の精神保健指定医が２名以上配置されている。

３　精神科急性期医師配置加算２のイに関する施設基準

A103精神病棟入院基本料（10対１入院基本料及び13対１入院基本料に限る）及び**A104**特定機能病院入院基本料（精神病棟の７対１入院基本料，10対１入院基本料及び13対１入院基本料に限る）を算定する病棟については，以下の要件を満たしている。

(1)　精神病床を除く当該保険医療機関全体の許可病床数が100床（「基本診療料の施設基準等」**別表第６の２**に掲げる地域に所在する保険医療機関にあっては80床）以上であって，内科，外科，耳鼻科，眼科，整形外科及び精神科を標榜する保険医療機関である。

(2)　当該保険医療機関の精神病床に係る許可病床数が当該保険医療機関全体の許可病床数の50％未満かつ届出を行っている精神病棟が２病棟以下である。

(3)　24時間の救急医療提供として，以下のいずれかを満たしている保険医療機関である。

ア　「救急医療対策事業実施要綱」に定める第２「入院を要する（第二次）救急医療体制」，第３「救命救急センター」，第４「高度救命救急センター」又は「周産期医療の体制構築に係る指針」に規定する総合周産期母子医療センターを設置している保険医療機関

イ　アと同様に24時間の救急患者を受け入れている保険医療機関

(4)　**A230-4**精神科リエゾンチーム加算に係る届出を行っている。

(5)　当該病棟の直近３か月間の新規入院患者の５％以上が入院時に**A230-3**精神科身体合併症管理加算の対象となる患者である。

(6)　当該保険医療機関の精神科医が，救急用の自動車又は救急医療用ヘリコプターにより搬送された患者であって，身体疾患又は負傷とともに精神疾患又はせん妄・抑うつを有する者を速やかに診療できる体制を有し，当該保険医療機関到着後12時間以内に毎月５人以上（直近３か月間の平均）診察している。

４　精神科急性期医師配置加算２のロに関する施設基準

２の(1)及び(3)を満たすものである。

５　精神科急性期医師配置加算３に関する施設基準

(1)　措置入院患者，鑑定入院患者，医療観察法入院患者及びクロザピンの新規導入を目的とした入院患者を除いた新規入院患者のうち４割以上が入院日から起算して３月以内に退院し，自宅等へ移行する。なお，当該要件にかかる留意点については２の(1)と同様である。

(2)　当該病棟においてクロザピンを新規に導入した実績が年間３件以上である。

(3)　２の(3)を満たすものである。

【届出に関する事項】　精神科急性期医師配置加算に係る届出は**別添７**（→Web 版）の**様式40の13**及び**様式53**を用いる。

35の10　排尿自立支援加算の施設基準等

(1)　**排尿自立支援加算の施設基準**
排尿に関するケアを行うにつき十分な体制が整備されていること。

(2)　**排尿自立支援加算の対象患者**
尿道カテーテル抜去後に下部尿路機能障害の症状を有する患者又は尿道カテーテル留置中の患者であって，尿道カテーテル抜去後に下部尿路機能障害を生ずると見込まれるもの。

→　排尿自立支援加算に関する施設基準

(1)　保険医療機関内に，以下から構成される排尿ケアに係るチーム（以下「排尿ケアチーム」という）が設置されている。

ア　下部尿路機能障害を有する患者の診療について経験を有する医師

イ　下部尿路機能障害を有する患者の看護に従事した経験を３年以上有し，所定の研修を修了した専任の常勤看護師

ウ　下部尿路機能障害を有する患者のリハビリテーション等の経験を有する専任の常勤理学療法士又は専任の常勤作業療法士

(2)　(1)のアに掲げる医師は，３年以上の勤務経験を有する泌尿器科の医師又は排尿ケアに係る適切な研修を修了した者である。なお，他の保険医療機関を主たる勤務先とする医師（３年以上の勤務経験を有する泌尿器科の医師又は排尿ケアに係る適切な研修を修了した医師に限る）が対診等により当該チームに参画しても差し支えない。また，ここでいう適切な研修とは，次の事項に該当する研修のことをいう。

ア　国又は医療関係団体等が主催する研修である。

イ　下部尿路機能障害の病態，診断，治療，予防及びケアの内容が含まれる。

ウ　通算して６時間以上のものである。

(3)　(1)のイに掲げる所定の研修とは，次の事項に該当する研修のことをいう。

ア　国又は医療関係団体等が主催する研修である。

イ　下部尿路機能障害の病態生理，その治療と予防，評価方法，排尿ケア及び事例分析の内容が含まれるものである。

ウ　排尿日誌による評価，エコーを用いた残尿測定，排泄用具の使用，骨盤底筋訓練及び自己導尿に関する指導を含む内容であり，下部尿路機能障害患者の排尿自立支援について十分な知識及び経験のある医師及び看護師が行う演習が含まれる。

エ　通算して16時間以上のものである。

(4)　排尿ケアチームの構成員は，**B005-9**外来排尿自立指導料に規定する排尿ケアチームの構成員と兼任であっても差し支えない。

(5)　排尿ケアチームは，対象となる患者抽出のためのスクリーニング及び下部尿路機能評価のための情報収集（排尿日誌，残尿測定）等の排尿ケアに関するマニュアルを作成し，当該保険医療機関内に配布するとともに，院内研修を実施する。

(6)　包括的排尿ケアの計画及び実施に当たっては，下部尿路機能の評価，治療及び排尿ケアに関するガイドライン等を遵守する。

【届出に関する事項】　当該加算の施設基準に係る届出は，**別添７**（→Web 版）の**様式40の14**を用いる。

35の11　地域医療体制確保加算の施設基準

(1)　救急搬送，周産期医療又は小児救急医療に係る実績を相当程度有していること。

(2)　病院勤務医の負担の軽減及び処遇の改善に資する体制が整備されていること。

→　地域医療体制確保加算に関する施設基準

(1) A100一般病棟入院基本料（地域一般入院基本料を除く），A102結核病棟入院基本料（7対1入院基本料及び10対1入院基本料に限る），A103精神病棟入院基本料（10対1入院基本料に限る），A104特定機能病院入院基本料（7対1入院基本料及び10対1入院基本料に限る），A105専門病院入院基本料（7対1入院基本料及び10対1入院基本料に限る），A300救命救急入院料，A301特定集中治療室管理料，A301-2ハイケアユニット入院医療管理料，A301-3脳卒中ケアユニット入院医療管理料，A301-4小児特定集中治療室管理料，A302新生児特定集中治療室管理料，A302-2新生児特定集中治療室重症児対応体制強化管理料，A303総合周産期特定集中治療室管理料，A303-2新生児治療回復室入院医療管理料，A304地域包括医療病棟入院料，A305一類感染症患者入院医療管理料，A307小児入院医療管理料（小児入院医療管理料5を除く），A311精神科救急急性期医療入院料又はA311-3精神科救急・合併症入院料を算定する病棟である。

(2) 以下のいずれかを満たしている。

ア 救急医療に係る実績として，救急用の自動車又は救急医療用ヘリコプターによる搬送件数が，年間で2,000件以上である。

イ 救急医療に係る実績として，救急用の自動車又は救急医療用ヘリコプターによる搬送件数が，年間で1,000件以上であり，かつ，A237ハイリスク分娩等管理加算（ハイリスク分娩管理加算に限る）若しくはA303総合周産期特定集中治療室管理料又はA301-4小児特定集中治療室管理料若しくはA302新生児特定集中治療室管理料に係る届出を行っている保険医療機関である。

ウ 「疾病・事業及び在宅医療に係る医療提供体制について」（平成29年3月31日医政地発0331第3号）に規定する総合周産期母子医療センター又は地域周産期母子医療センターのいずれかである。

(3) 病院勤務医の負担の軽減及び処遇の改善に資する体制として，次の体制を整備している。なお，総合入院体制加算，医師事務作業補助体制加算又は急性期看護補助体制加算等を届け出ている保険医療機関において，医療従事者の負担の軽減及び処遇の改善に資する体制，病院勤務医の負担の軽減及び処遇の改善に資する体制又は看護職員の負担の軽減及び処遇の改善に資する体制を整備する場合は，当該加算に係る体制と合わせて整備して差し支えない。

ア 病院勤務医の負担の軽減及び処遇の改善のため，病院勤務医の勤務状況の把握とその改善の必要性等について提言するための責任者を配置する。

イ 病院勤務医の勤務時間及び当直を含めた夜間の勤務状況を把握している。

ウ 当該保険医療機関内に，多職種からなる役割分担推進のための委員会又は会議を設置し，「医師労働時間短縮計画作成ガイドライン」に基づき，「医師労働時間短縮計画」を作成する。また，当該委員会等は，当該計画の達成状況の評価を行う際，その他適宜必要に応じて開催している。

エ 病院勤務医の負担の軽減及び処遇の改善に関する取組事項を当該保険医療機関内に掲示する等の方法で公開する。

(4) 医師の労働時間について，原則として，タイムカード，ICカード，パソコンの使用時間の記録等の客観的な記録を基礎として確認し，適正に記録すること。また，当該保険医療機関に勤務する医療法施行規則第63条に定める特定地域医療提供医師及び連携型特定地域医療提供医師（以下，この項において，「対象医師」という）の1年間の時間外・休日労働時間が，原則として，次のとおりであること。ただし，1年間の時間外・休日労働時間が次のとおりでない対象医師がいる場合において，その理由，改善のための計画を当該保険医療機関の見やすい場所及びホームページ等に掲示する等の方法で公開した場合は，その限りでない。

ア 令和6年度においては，1785時間以下

イ 令和7年度においては，1710時間以下

(5) (2)の救急医療に係る実績は，1月から12月までの1年間における実績とし，当該要件及び他の要件を満たしている場合は，翌年の4月1日から翌々年の3月末日まで所定点数を算定できるものとする。

【届出に関する事項】

(1) 地域医療体制確保加算の施設基準に係る届出は，**別添7**（→Web版）の**様式40の15**及び**様式40の16**を用いる。

(2) 毎年8月において，前年度における病院勤務医の負担の軽減及び処遇の改善に資する計画の取組状況を評価するため，**別添7の様式40の17**により届け出る。

35の12 協力対象施設入所者入院加算の施設基準

(1) 次のいずれにも該当するものであること。

イ 介護老人保健施設，介護医療院及び特別養護老人ホーム（以下この号において「介護保険施設等」という）から協力医療機関として定められている保険医療機関であること。

ロ 当該保険医療機関において，緊急時に当該介護保険施設等に入所している患者が入院できる病床を常に確保していること。

ハ 次のいずれかに該当すること。

① 在宅療養支援病院又は在宅療養支援診療所であること。

② 在宅療養後方支援病院であること。

③ 地域包括ケア病棟入院料に係る届出を行っている病棟又は病室を有する保険医療機関であること。

(2) 当該介護保険施設等と平時からの連携体制を構築していること。

(3) (2)に規定する連携体制を構築していることについて，当該保険医療機関の見やすい場所に掲示していること。

(4) (3)の掲示事項について，原則として，ウェブサイトに掲載していること。

→ 協力対象施設入所者入院加算に関する施設基準

(1) 当該保険医療機関単独で以下の要件のいずれにも該当し，緊急時の連絡体制及び入院受入体制等を確保している。

ア 介護老人保健施設，介護医療院及び特別養護老人ホーム（以下この項において「介護保険施設等」という）から協力医療機関として定められている保険医療機関（以下この項において「協力医療機関である保険医療機関」という）である。なお，協力医療機関である保険医療機関は，介護保険施設等の入所者の病状が急変した場合等において，当該介護保険施設等の医師又は当該保険医療機関若しくはその他の医療機関の医師が診療を行い，入院を要すると認められた入所者の入院を原則として当該保険医療機関が受け入れる体制を確保していることについて，当該介護保険施設等と取り決めを行っている。

イ 協力医療機関である保険医療機関において，24時間連絡を受ける担当者をあらかじめ指定するとともに，当該担当者及び当該担当者と直接連絡がとれる連絡先電話番号等，緊急時の注意事項等について，事前に介護保険施設等の管理者等に対して，提供している。この場合において連絡を受ける担当者とは当該保険医療機関の24時間連絡を受けることができる部門を指定することで差し支えない。なお，担当者として個人を指定している場合であって，曜日，時間帯ごとに担当者が異なる場合には，それぞれ曜日，時間帯ごとの担当者及び当該担当者と直接連絡がとれる連絡先電話番号等を明示する。

ウ 当該保険医療機関において，緊急時に介護保険施設等に入所する患者が入院できる病床を常に確保している。ただし，当該保険医療機関が確保している病床を超える複数の患者の緊急の入院が必要な場合等，やむを得ない事情により当該保険医療機関に入院させることが困難な

場合は，当該保険医療機関が当該患者に入院可能な保険医療機関を紹介する。
(2) 次のいずれかの要件を満たすもの。
ア 次のいずれにも該当している。
(イ) 介護保険施設等において，診療を行う患者の診療情報及び病状急変時の対応方針等をあらかじめ患者の同意を得た上で当該介護保険施設等から協力医療機関である保険医療機関に適切に提供されており，必要に応じて入院受入れを行う保険医療機関に所属する保険医がICTを活用して当該患者の診療情報及び病状急変時の対応方針を常に確認可能な体制を有している。
(ロ) 当該介護保険施設等と協力医療機関である保険医療機関において，当該入所者の診療情報及び急変時の対応方針等の共有を図るため，年3回以上の頻度でカンファレンスを実施している。なお，当該カンファレンスは，ビデオ通話が可能な機器を用いて実施しても差し支えない。
イ 当該介護保険施設等と協力医療機関である保険医療機関において，当該入所者の診療情報及び急変時の対応方針等の共有を図るため，1月に1回以上の頻度でカンファレンスを実施している。なお，当該カンファレンスは，ビデオ通話が可能な機器を用いて実施しても差し支えない。
(3) 介護保険施設等に協力医療機関として定められており，当該介護保険施設等において療養を行っている患者の病状の急変等に対応すること及び当該介護保険施設等の名称について，当該保険医療機関の見やすい場所に掲示している。
(4) (3)の掲示事項について，原則として，ウェブサイトに掲載している。自ら管理するホームページ等を有しない場合については，この限りではない。

【届出に関する事項】
(1) 協力対象施設入所者入院加算の施設基準に係る届出は，**別添7の様式40の18**を用いる。
(2) 令和7年5月31日までの間に限り，1の(4)に該当するものとみなす。

第9　特定入院料の施設基準等

1　通則

(1) 病院であること。
(2) 看護又は看護補助は，当該保険医療機関の看護職員又は当該保険医療機関の主治医若しくは看護師の指示を受けた看護補助者が行うものであること。
(3) 入院基本料を算定していない保険医療機関（特別入院基本料等を算定している保険医療機関を含む）において算定する特定入院料は，**別表第15**（p.877）のものに限ること。
(4) 厚生労働大臣の定める入院患者数の基準及び医師等の員数の基準並びに入院基本料の算定方法に規定する入院患者数の基準又は医師等の員数の基準のいずれにも該当していないこと。

2　救命救急入院料の施設基準等

(1) 救命救急入院料の注1に規定する入院基本料の施設基準
イ 救命救急入院料1の施設基準
① 都道府県が定める救急医療に関する計画に基づいて運営される救命救急センターを有している病院の一般病棟の治療室を単位として行うものであること。
② 当該治療室内に重篤な救急患者に対する医療を行うにつき必要な医師が常時配置されていること。
③ 当該治療室における看護師の数は，常時，当該治療室の入院患者の数が4又はその端数を増すごとに1以上であること。
④ 重篤な救急患者に対する医療を行うにつき十分な専用施設を有していること。
⑤ 当該治療室に入院している患者のハイケアユニット用の重症度，医療・看護必要度について継続的に測定を行い，その結果に基づき評価を行っていること。
⑥ 医療安全対策加算1に係る届出を行っている保険医療機関であること。
ロ 救命救急入院料2の施設基準
次のいずれにも該当するものであること。
① イの①から④までを満たすものであること。
② 次のいずれかに該当すること。
1 3の(1)のイの①から⑥まで及び⑧を満たすものであること。
2 3の(1)のハの①から④までを満たすものであること。
ハ 救命救急入院料3の施設基準
次のいずれにも該当するものであること。
① イを満たすものであること。
② 広範囲熱傷特定集中治療を行うにつき十分な体制が整備されていること。
ニ 救命救急入院料4の施設基準
次のいずれにも該当するものであること。
① ロを満たすものであること。
② 広範囲熱傷特定集中治療を行うにつき十分な体制が整備されていること。
(2) 救命救急入院料の注1に規定する厚生労働大臣が定める区分
イ 救命救急入院料
広範囲熱傷特定集中治療管理が必要な患者以外の患者
ロ 広範囲熱傷特定集中治療管理料
広範囲熱傷特定集中治療管理が必要な患者
(3) 救命救急入院料の注1に規定する厚生労働大臣が定める状態
広範囲熱傷特定集中治療管理が必要な状態
(4) 救命救急入院料の注1に規定する算定上限日数に係る施設基準
患者の早期回復を目的とした取組を行うにつき十分な体制が整備されていること。
(5) 救命救急入院料の注2のイに規定する厚生労働大臣が定める施設基準
自殺企図後の精神疾患の患者に対する指導を行うにつき必要な体制が整備されていること。
(6) 救命救急入院料の注3に規定する厚生労働大臣が定める施設基準
イ 救急体制充実加算1の施設基準
重篤な救急患者に対する医療を行うにつき充実した体制が整備されていること。
ロ 救急体制充実加算2の施設基準
重篤な救急患者に対する医療を行うにつき十分な体制が整備されていること。
ハ 救急体制充実加算3の施設基準
重篤な救急患者に対する医療を行うにつき必要な体制が整備されていること。
(7) 救命救急入院料の注4に規定する厚生労働大臣が定める施設基準
重篤な救急患者に対する医療を行うにつき必要な

体制が整備されていること。

(8) **救命救急入院料の注6に規定する厚生労働大臣が定める施設基準**

当該保険医療機関内に，専任の小児科の医師が常時配置されていること。

(9) **救命救急入院料の注8に規定する厚生労働大臣が定める施設基準**

イ 早期の離床を目的とした取組を行うにつき十分な体制が整備されていること。

ロ 心大血管疾患リハビリテーション料，脳血管疾患等リハビリテーション料又は呼吸器リハビリテーション料に係る届出を行っている保険医療機関であること。

(10) **救命救急入院料の注9に規定する厚生労働大臣が定める施設基準**

イ 当該治療室内に集中治療室における栄養管理に関する十分な経験を有する専任の管理栄養士が配置されていること。

ロ 当該治療室において早期から栄養管理を行うにつき十分な体制が整備されていること。

(11) **救命救急入院料の注11に規定する厚生労働大臣が定める施設基準**

当該治療室を有する保険医療機関において，重症患者の対応につき十分な体制が整備されていること。

→1 救命救急入院料1に関する施設基準

(1) 専任の医師が，午前0時より午後12時までの間常に（以下「常時」という）救命救急治療室内に勤務しているとともに，手術に必要な麻酔科医等が緊急時に速やかに対応できる体制がとられている。なお，当該専任の医師は，宿日直を行う医師ではない。ただし，患者の当該治療室への入退室などに際して，看護師と連携をとって当該治療室内の患者の治療に支障がない体制を確保している場合は，一時的に当該治療室から離れても差し支えない。

(2) 重篤な救急患者に対する手術等の診療体制に必要な看護師が常時治療室内に勤務している。

(3) 重篤な救急患者に対する医療を行うのに必要な次に掲げる装置及び器具を治療室内に常時備え付けている。ただし，ウからカまでについては，当該保険医療機関内に備え，必要な際に迅速に使用でき，緊急の事態に十分対応できる場合においては，この限りではない。

ア 救急蘇生装置（気管内挿管セット，人工呼吸装置等）
イ 除細動器
ウ ペースメーカー
エ 心電計
オ ポータブルエックス線撮影装置
カ 呼吸循環監視装置

(4) 自家発電装置を有している病院であって，当該病院において電解質定量検査及び血液ガス分析を含む必要な検査が常時実施できる。なお，当該治療室以外の病床を有しない病院は，一般病棟入院基本料の届出も同時に行う。

(5) 当該治療室勤務の医師は，当該治療室に勤務している時間帯は，当該治療室以外での勤務及び宿日直を併せて行わないものとし，当該治療室勤務の看護師は，当該治療室に勤務している時間帯は，当該治療室以外での夜勤を併せて行わないものとする。

(6) 当該入院料を算定するものとして届け出ている治療室に入院している全ての患者の状態を，⑲**別添6**の**別紙18** (p.807) の「ハイケアユニット用の重症度，医療・看護必要度に係る評価票」を用いて測定し評価する。ただし，短期滞在手術等基本料を算定する患者，基本診療料の施設基準等の**別表第2** (p.870) の23に該当する患者（基本診療料の施設基準等**第10**の**3**に係る要件以外の短期滞在手術等基本料3に係る要件を満たす場合に限る）及び基本診療料の施設基準等の**別表第2**の24に該当する患者は対象から除外する。また，重症度，医療・看護必要度Ⅱの評価に当たっては，歯科の入院患者（同一入院中に医科の診療も行う期間については除く）は，対象から除外する。なお，別添6の別紙18の「ハイケアユニット用の重症度，医療・看護必要度に係る評価票」のB項目の患者の状況等については，ハイケアユニット用の重症度，医療・看護必要度に係る基準には用いないが，当該評価票を用いて評価を行っている。

(7) ハイケアユニット用の重症度，医療・看護必要度に係る評価票の記入は，院内研修を受けたものが行う。ただし，⑲**別添6**の**別紙18**の別表1に掲げる「ハイケアユニット用の重症度，医療・看護必要度に係るレセプト電算処理システム用コード一覧」を用いて評価を行う項目については，当該評価者により各選択肢の判断を行う必要はない。なお，実際に患者の重症度，医療・看護必要度が正確に測定されているか定期的に院内で確認を行う。

(8) A234に掲げる医療安全対策加算1の届出を行っている。

(9) 当該病院において救急時医療情報閲覧機能を有している。

2 救命救急入院料2に関する施設基準

救命救急入院料1の(1)から(5)まで及び(8)ならびに(9)の施設基準を満たすほか，特定集中治療室管理料1又は3の施設基準〔特定集中治療室管理料1の(12)の施設基準又は特定集中治療室管理料3の(5)の施設基準を除く〕を満たすものである。

3 救命救急入院料3に関する施設基準

(1) 救命救急入院料1の施設基準を満たすほか，広範囲熱傷特定集中治療管理を行うにふさわしい治療室を有しており，当該治療室の広さは，内法による測定で，1床当たり15m²以上である。また，平成26年3月31日において，現に当該入院料の届出を行っている保険医療機関については，当該治療室の増築又は全面的な改築を行うまでの間は，当該規定を満たしているものとする。

(2) 当該保険医療機関に広範囲熱傷特定集中治療を担当する常勤の医師が勤務している。

4 救命救急入院料4に関する施設基準

(1) 救命救急入院料2の施設基準を満たすほか，広範囲熱傷特定集中治療管理を行うにふさわしい治療室を有しており，当該治療室の広さは，内法による測定で，1床当たり15m²以上である。また，平成26年3月31日において，現に当該入院料の届出を行っている保険医療機関については，当該治療室の増築又は全面的な改築を行うまでの間は，当該規定を満たしているものとする。

(2) 当該保険医療機関に広範囲熱傷特定集中治療を担当する常勤の医師が勤務している。

5 救命救急入院料の「注1」に掲げる算定上限日数に係る施設基準

(1) 当該治療室において，「注8」に掲げる早期離床・リハビリテーション加算又は「注9」に掲げる早期栄養介入管理加算の届出を行っている。

(2) 当該治療室に入院する患者について，関連学会と連携の上，適切な管理等を行っている。

6 救命救急入院料の「注2」に規定する精神疾患診断治療初回加算の「イ」に関する施設基準

(1) 自殺企図等により入院となった患者に対する生活上の課題等について指導等を行うための適切な研修を修了した専任の常勤医師が1名以上配置されている。なお，週3日以上常態として勤務しており，かつ，所定労働時間が週22時間以上の勤務を行っている専任の非常勤医師（自殺企図等により入院となった患者に対する生活上の課題等について指導等を行うための適切な研修を修了した医師に限る）を2名以上組み合わせることにより，常勤医師の勤務時間帯と同じ時間帯にこれらの非常勤医師が配置されている場合には，当該基準を満たしていることとみなすことができる。

(2) 自殺企図等により入院となった患者に対する生活上の課題等について指導等を行うための適切な研修を修了した専任の常勤看護師，専任の常勤作業療法士，専任の常勤精神保健福祉士，専任の常勤公認心理師又は専任の常勤社会福祉士が，1名以上配置されている。

(3) (1)及び(2)における適切な研修とは，次のものをいう。

ア　国又は医療関係団体等が主催する研修であること（16時間以上の研修期間であるもの）。
イ　講義及び演習により次の内容を含む。
(イ)　自殺死亡者及び自殺企図後の患者についての基本的事項
(ロ)　救急搬送された自殺企図後の患者のケースマネジメントの概要
(ハ)　自殺企図のリスク因子と防御因子について
(ニ)　自殺企図後の患者とのコミュニケーション技法について
(ホ)　初回ケースマネジメント面接について
(ヘ)　定期ケースマネジメントについて
(ト)　ケースマネジメントの終了について
(チ)　インシデント対応について
(リ)　ポストベンションについて
(ヌ)　チーム医療とセルフケアについて
ウ　研修にはグループワークや，救急搬送された自殺企図後の患者のケースマネジメントを豊富に経験している者による実技指導やロールプレイ等を含む。

7　救命救急入院料の「注3」に掲げる加算の施設基準

(1)　救急体制充実加算1の施設基準
「救命救急センターの新しい充実段階評価について」（平成30年2月16日医政地発0216第1号。以下「新評価基準」という）の救命救急センターの評価基準に基づく評価が充実段階Sであるもの。
(2)　救急体制充実加算2の施設基準
新評価基準の救命救急センターの評価基準に基づく評価が充実段階Aであるもの。
(3)　救急体制充実加算3の施設基準
新評価基準の救命救急センターの評価基準に基づく評価が充実段階Bであるもの。

8　救命救急入院料の「注4」に掲げる加算の施設基準

「救急医療対策事業実施要綱」第4に規定する高度救命救急センターである。

9　救命救急入院料の「注6」に掲げる小児加算の施設基準

専任の小児科の医師が常時配置されている保険医療機関である。

10　救命救急入院料の「注8」に掲げる早期離床・リハビリテーション加算の施設基準

(1)　当該治療室内に，以下から構成される早期離床・リハビリテーションに係るチームが設置されている。
ア　集中治療に関する5年以上の経験を有する専任の医師
イ　集中治療を必要とする患者の看護に従事した経験を5年以上有し，集中治療を必要とする患者の看護に係る適切な研修を修了した専任の常勤看護師
ウ　急性期医療を提供する保険医療機関において5年以上従事した経験を有する専任の常勤理学療法士，専任の常勤作業療法士又は専任の常勤言語聴覚士
(2)　当該保険医療機関内に**A300**救命救急入院料，**A301**特定集中治療室管理料，**A301-2**ハイケアユニット入院医療管理料又は**A301-3**脳卒中ケアユニット入院医療管理料を届け出た病棟（以下「特定集中治療室等」という）が複数設置されている場合，(1)に規定するチームが複数の特定集中治療室等の早期離床・リハビリテーションに係るチームを兼ねることは差し支えない。
(3)　(1)のアに掲げる専任の医師は，特定集中治療室等に配置される医師が兼ねることは差し支えない。また，特定集中治療室等を複数設置している保険医療機関にあっては，当該専任の医師が配置される特定集中治療室等の患者の治療に支障がない体制を確保している場合は，別の特定集中治療室等の患者に対する早期離床・リハビリテーションに係るチームの業務を実施することができる。
(4)　(1)のイに掲げる集中治療を必要とする患者の看護に係る適切な研修とは，国又は医療関係団体等が主催する600時間以上の研修（修了証が交付されるもの）であり，講義及び演習により集中治療を必要とする患者の看護に必要な専門的な知識及び技術を有する看護師の養成を目的とした研修又は保健師助産師看護師法第37条の2第2項第5号の規定による指定研修機関において行われる集中治療を必要とする患者の看護に係る研修である。
(5)　(1)のイに掲げる専任の常勤看護師は，特定集中治療室管理料1及び2を届け出る治療室に配置される1の(2)の看護師が兼ねることは差し支えない。また，特定集中治療室等を複数設置している保険医療機関にあっては，当該看護師が配置される特定集中治療室等の患者の看護に支障がない体制を確保している場合は，別の特定集中治療室等の患者に対する早期離床・リハビリテーションに係るチームの業務を実施することができる。
(6)　(1)のウに掲げる専任の常勤理学療法士，専任の常勤作業療法士又は専任の常勤言語聴覚士は特定集中治療室等を有する保険医療機関で5年以上の経験を有する。ただし，特定集中治療室等を有する保険医療機関での経験が5年に満たない場合は，回復期リハビリテーション病棟に専従で勤務した経験とあわせて5年以上であっても差し支えない。
(7)　救命救急入院料を算定する病室における早期離床・リハビリテーションに関するプロトコルを整備している。なお，早期離床・リハビリテーションの実施状況等を踏まえ，定期的に当該プロトコルの見直しを行う。
(8)　**H000**心大血管疾患リハビリテーション料，**H001**脳血管疾患等リハビリテーション料又は**H003**呼吸器リハビリテーション料に係る届出を行っている保険医療機関である。

11　救命救急入院料の「注9」に掲げる早期栄養介入管理加算の施設基準

(1)　当該治療室に次の要件を満たす管理栄養士が専任で配置されている。
ア　別添3の第19の1〔「栄養サポートチーム加算に関する施設基準」，p.770〕の(3)に規定する研修を修了し，栄養サポートチームにおいて栄養管理に係る3年以上の経験を有する
イ　集中治療を必要とする患者の栄養管理に係る3年以上の経験を有する
(2)　(1)に掲げる管理栄養士は，以下の知識及び技能を有していることが望ましい。
ア　当該治療室への入室翌日までに入室患者全員の栄養スクリーニングを実施し，重点的な栄養管理を必要とする患者を特定することができる
イ　腸管機能として腸蠕動音，鼓音及び腹部膨満等を確認するとともに，Refeeding Syndrome，Over feedingについてのアセスメント及びモニタリングをすることができる
ウ　栄養管理に係る計画及び治療目的を多職種と共有し，アセスメントによって把握された徴候及び症状を勘案し，可能な限り入院前の日常生活機能等に近づけるよう栄養補給について立案することができる
エ　経腸栄養投与継続が困難と評価した場合は，担当医に報告し，栄養管理に係る計画を再考することができる
オ　経口摂取移行時においては，摂食嚥下機能について確認し，必要に応じて言語聴覚士等との連携を図ることができる
(3)　救命救急入院料を算定する一般病床の治療室における専任の管理栄養士の数は，当該治療室の入院患者の数が10又はその端数を増すごとに1以上である。複数の治療室を有する保険医療機関において，専任の管理栄養士は，複数の治療室を担当することは可能であるが，その場合であっても，専任の管理栄養士の数は，当該加算を届け出る治療室の入院患者の数の合計数が10又はその端数を増すごとに1以上である。
(4)　当該治療室において，早期から栄養管理を実施するため日本集中治療医学会の「日本版重症患者の栄養療法ガイドライン」を参考にして院内において栄養管理に係る手順書を作成し，それに従って必要な措置が実施されている。また，栄養アセスメントに基づく計画を対象患者全例について作成し，必要な栄養管理を行っている。

12　救命救急入院料の「注11」に掲げる重症患者対応体制

強化加算の施設基準

(1) 集中治療を必要とする患者の看護に従事した経験を5年以上有し，集中治療を必要とする患者の看護に関する適切な研修を修了した専従の常勤看護師（以下この項において「常勤看護師」という）が当該治療室内に1名以上配置されている。なお，ここでいう「適切な研修」とは，国又は医療関係団体等が主催する600時間以上の研修（修了証が交付されるものに限る）であり，講義及び演習により集中治療を必要とする患者の看護に必要な専門的な知識及び技術を有する看護師の養成を目的とした研修又は保健師助産師看護師法第37条の2第2項第5号に規定する指定研修機関において行われる集中治療を必要とする患者の看護に係る研修である。

(2) 救命救急入院料2又は4若しくは特定集中治療室管理料に係る届出を行っている保険医療機関において5年以上勤務した経験を有する専従の常勤臨床工学技士が当該治療室内に1名以上配置されている。

(3) 常勤看護師のほか，集中治療を必要とする患者の看護に従事した経験を3年以上有する看護師が当該治療室内に2名以上配置されている。

(4) (3)に規定する看護師は，集中治療を必要とする患者の看護に関する以下のいずれかの研修を受講する。なお，当該研修を既に修了している場合においては，(5)に示す院内研修の講師や，(6)に示す地域の医療機関等が主催する集中治療を必要とする患者の看護に関する研修の講師として参加する。

ア 国又は医療関係団体等が主催する600時間以上の研修（修了証が交付されるものに限る）であって，講義及び演習により集中治療を要する患者の看護に必要な専門的な知識及び技術を有する看護師の養成を目的とした研修

イ 保健師助産師看護師法第37条の2第2項第5号に規定する指定研修機関において行われる集中治療を必要とする患者の看護に係る研修

(5) 当該保険医療機関の医師，(3)に規定する看護師又は臨床工学技士により，集中治療を必要とする患者の看護に従事する看護職員を対象とした院内研修を，年1回以上実施する。なお，院内研修は重症患者への看護実践のために必要な知識・技術の習得とその向上を目的とした研修であり，講義及び演習に，次のいずれの内容も含むものである。

ア 重症患者の病態生理，全身管理の知識・看護

イ 人工呼吸器又は体外式膜型人工肺（ECMO）を用いた重症患者の看護の実際

(6) (3)に規定する看護師は，地域の医療機関等が主催する集中治療を必要とする患者の看護に関する研修に講師として参加するなど，地域における集中治療の質の向上を目的として，地域の医療機関等と協働することが望ましい。

(7) (3)に規定する看護師の研修の受講状況や(6)に規定する地域活動への参加状況について記録する。

(8) 新興感染症の発生等の有事の際に，都道府県等の要請に応じて，他の医療機関等の支援を行う看護師が2名以上確保されている。なお，当該看護師は，(3)に規定する看護師であることが望ましい。

(9) **A 200-2**急性期充実体制加算及び**A 234-2**感染対策向上加算1に係る届出を行っている保険医療機関である。

(10) (3)に規定する看護師は，当該治療室の施設基準に係る看護師の数に含めない。

(11) (3)に規定する看護師が当該治療室以外の治療室又は病棟において勤務した場合，勤務した治療室又は病棟の施設基準に係る看護師の数に含めない。

(12) 当該治療室に入院している全ての患者の状態を，⓲**別添6の別紙17**（p.802）の「特定集中治療室用の重症度，医療・看護必要度に係る評価票」を用いて測定及び評価し，その結果，重症度，医療・看護必要度Ⅱによる評価で「特殊な治療法等」に該当する患者が直近6か月間で1割5分以上である。ただし，短期滞在手術等基本料を算定する患者，基本診療料の施設基準等の**別表第2**の23に該当する患者（基本診療料の施設基準等**第10**の3に係る要件以外の短期滞在手術等基本料3に係る要件を満たす場合に限る），基本診療料の施設基準等の**別表第2**の24に該当する患者及び歯科の入院患者（同一入院中に医科の診療も行う期間については除く）は対象から除外する。

【届出に関する事項】

(1) 救命救急入院料の施設基準に係る届出は，**別添7**（→Web版）の**様式42**，**様式43**を用いる。また，当該治療室の平面図（面積等の分かるもの）を添付する。なお，当該治療室に勤務する従事者並びに当該病院に勤務する臨床検査技師，衛生検査技師，診療放射線技師及び診療エックス線技師については，**別添7の様式20**を用いる。

(2) 令和6年3月31日において，現に救命救急入院料2又は救命救急入院料4に係る届出を行っている治療室のうち，旧算定方法における特定集中治療室用の重症度，医療・看護必要度の基準を満たす治療室については，令和6年9月30日までの間は，令和6年度改定後の特定集中治療室1又は3における重症度，医療・看護必要度の基準を満たすものとみなすものである。

(3) 令和6年3月31日において，現に救命救急入院料1又は救命救急入院料3に係る届出を行っている治療室にあっては，令和6年9月30日までの間に限り，令和6年度改定前の基本診療料施設基準通知の⓳**別添6の別紙18**（p.807）のハイケアユニット用の重症度，医療・看護必要度に係る評価票を用いて評価をしても差し支えない。

(4) 令和6年3月31日時点で，現に救命救急入院料の届出を行っている治療室にあっては，令和7年5月31日までの間に限り，1の(8)に該当するものとみなす。

(5) 1の(9)及び2〔救命救急入院料1の(9)に限る〕に規定する救急時医療情報閲覧機能の要件については，令和7年4月1日以降に適用するものとする。

(6) 救命救急入院料の「注2」のイに係る届出は，**別添7の様式42の6**を用いる。

(7) 早期離床・リハビリテーション加算の施設基準に係る届出は，**別添7の様式42の3**を用いる。

(8) 早期栄養介入管理加算の施設基準に係る届出は，**別添7の様式42の4**を用いる。

(9) 重症患者対応体制強化加算の施設基準に係る届出は，**別添7の様式42の7**を用いる。

3 特定集中治療室管理料の施設基準等

(1) 特定集中治療室管理料の注1に規定する入院基本料の施設基準

イ 特定集中治療室管理料1の施設基準（編注：「ハ 特定集中治療室管理料3・5」にも適用される規定に❸❺と表示）

① 病院の一般病棟の治療室を単位として行うものであること。❸❺

② 当該治療室内に集中治療を行うにつき十分な医師が常時配置されていること。

③ 当該治療室内に集中治療を行うにつき十分な看護師が配置されていること。❺

④ 当該治療室における看護師の数は，常時，当該治療室の入院患者の数が2又はその端数を増すごとに1以上であること。❸❺

⑤ 集中治療を行うにつき十分な専用施設を有していること。

⑥ 診療内容に関するデータを適切に提出できる体制が整備された保険医療機関であって，特定集中治療室用の重症度，医療・看護必要度Ⅱの基準を満たす患者を8割以上入院させる治療室であること。

⑦ 入室時に重症な患者の受入れにつき，十分な実績を有していること。

⑧ 医療安全対策加算1に係る届出を行っている保険医療機関であること。❸❺

ロ　特定集中治療室管理料２の施設基準
次のいずれにも該当するものであること。
①　イを満たすものであること。
②　広範囲熱傷特定集中治療を行うにつき十分な体制が整備されていること。

ハ　特定集中治療室管理料３の施設基準
①　イの①，④及び⑧を満たすものであること。
（編注：該当項目に❸と表示）
②　当該治療室内に集中治療を行うにつき必要な医師が常時配置されていること。
③　集中治療を行うにつき必要な専用施設を有していること。❺
④　診療内容に関するデータを適切に提出できる体制が整備された保険医療機関であって，特定集中治療室用の重症度，医療・看護必要度Ⅱの基準を満たす患者を７割以上入院させる治療室であること。
⑤　入室時に重症の患者の受入れにつき，相当の実績を有していること。

ニ　特定集中治療室管理料４の施設基準
次のいずれにも該当するものであること。
①　ハを満たすものであること。
②　広範囲熱傷特定集中治療を行うにつき十分な体制が整備されていること。

ホ　特定集中治療室管理料５の施設基準
①　イの①，③，④及び⑧を満たすものであること。（編注：該当項目に❺と表示）
②　当該保険医療機関内に集中治療を行うにつき必要な医師が常時配置されていること。
③　ハの③を満たすものであること。
④　診療内容に関するデータを適切に提出できる体制が整備された保険医療機関であって，特定集中治療室用の重症度，医療・看護必要度Ⅱの基準を満たす患者を７割以上入院させる治療室であること。
⑤　届出時点で，継続して３月以上，特定集中治療室管理料１，２，３又は４又は救命救急入院料を算定していること。

ヘ　特定集中治療室管理料６の施設基準
次のいずれにも該当するものであること。
①　ホを満たすものであること。
②　広範囲熱傷特定集中治療を行うにつき十分な体制が整備されていること。

(2)　特定集中治療室管理料の注１に規定する厚生労働大臣が定める区分
イ　特定集中治療室管理料
広範囲熱傷特定集中治療管理が必要な患者以外の患者
ロ　広範囲熱傷特定集中治療管理料
広範囲熱傷特定集中治療管理が必要な患者

(3)　特定集中治療室管理料の注１に規定する厚生労働大臣が定める状態
広範囲熱傷特定集中治療管理が必要な状態

(4)　特定集中治療室管理料の注１に規定する算定上限日数に係る施設基準
患者の早期回復を目的とした取組を行うにつき十分な体制が整備されていること。

(5)　特定集中治療室管理料の注２に規定する厚生労働大臣が定める施設基準
当該保険医療機関内に，専任の小児科医が常時配置されていること。

(6)　特定集中治療室管理料の注４に規定する厚生労働大臣が定める施設基準
イ　早期の離床を目的とした取組を行うにつき十分な体制が整備されていること。
ロ　心大血管疾患リハビリテーション料，脳血管疾患等リハビリテーション料又は呼吸器リハビリテーション料に係る届出を行っている保険医療機関であること。

(7)　特定集中治療室管理料の注５に規定する厚生労働大臣が定める施設基準
イ　当該治療室内に集中治療室における栄養管理に関する十分な経験を有する専任の管理栄養士が配置されていること。
ロ　当該治療室において早期から栄養管理を行うにつき十分な体制が整備されていること。

(8)　特定集中治療室管理料の注６に規定する厚生労働大臣が定める施設基準
当該治療室を有する保険医療機関において，重症患者の対応につき十分な体制が整備されていること。

(9)　特定集中治療室管理料の注７に規定する厚生労働大臣が定める施設基準
他の保険医療機関〔⑽の基準を満たす保険医療機関に限る〕と情報通信機器を用いて連携して特定集中治療室管理を実施するための必要な体制が整備されていること。

(10)　特定集中治療室管理料の注７に規定する厚生労働大臣が定める保険医療機関
次のいずれにも該当する保険医療機関であること。
イ　特定集中治療室管理料１又は特定集中治療室管理料２に係る届出を行っている保険医療機関であること。
ロ　特定集中治療室管理について情報通信機器を用いて支援を行うにつき十分な体制を有していること。

→１　特定集中治療室管理料１に関する施設基準（編注：「特定集中治療室管理料３・５」にも適用される規定に❸❺と表示）

(1)　専任の医師が常時，特定集中治療室内に勤務している。当該専任の医師に，特定集中治療の経験を５年以上有する医師を２名以上含む。なお，当該専任の医師は，宿日直を行う医師ではない。ただし，患者の当該治療室への入退室などに際して，看護師と連携をとって当該治療室内の患者の治療に支障がない体制を確保している場合は，一時的に当該治療室から離れても差し支えない。

(2)　集中治療を必要とする患者の看護に従事した経験を５年以上有し，集中治療を必要とする患者の看護に係る適切な研修を修了した専任の常勤看護師を当該治療室内に週20時間以上配置する。なお，専任の常勤看護師を２名組み合わせることにより，当該治療室内に週20時間以上配置しても差し支えないが，当該２名の勤務が重複する時間帯については１名についてのみ計上する。また，ここでいう「適切な研修」とは，国又は医療関係団体等が主催する600時間以上の研修（修了証が交付されるものに限る）であり，講義及び演習により集中治療を必要とする患者の看護に必要な専門的な知識及び技術を有する看護師の養成を目的とした研修又は保健師助産師看護師法第37条の２第２項第５号に規定する指定研修機関において行われる集中治療を必要とする患者の看護に係る研修である。❺

(3)　専任の臨床工学技士が，常時，院内に勤務している。

(4)　特定集中治療室管理を行うにふさわしい専用の特定集中治療室を有しており，当該特定集中治療室の広さは，内法による測定で，１床当たり20m²以上である。ただし，新生児用の特定集中治療室にあっては，１床当たり９m²以上である。

(5)　当該管理を行うために必要な次に掲げる装置及び器具を

特定集中治療室内に常時備えている。ただし，ウからカについては，当該保険医療機関内に備え，必要な際に迅速に使用でき，緊急の事態に十分対応できる場合においては，この限りではない。③⑤
ア 救急蘇生装置（気管内挿管セット，人工呼吸装置等）
イ 除細動器
ウ ペースメーカー
エ 心電計
オ ポータブルエックス線撮影装置
カ 呼吸循環監視装置
(6) 新生児用の特定集中治療室にあっては，(5)に掲げる装置及び器具のほか，次に掲げる装置及び器具を特定集中治療室内に常時備えている。③⑤
ア 経皮的酸素分圧監視装置又は経皮的動脈血酸素飽和度測定装置
イ 酸素濃度測定装置
ウ 光線治療器
(7) 自家発電装置を有している病院であって，当該病院において電解質定量検査及び血液ガス分析を含む必要な検査が常時実施できる。③⑤
(8) 当該治療室内に，手術室と同程度の空気清浄度を有する個室及び陰圧個室を設置することが望ましい。③⑤
(9) 当該治療室勤務の医師は，当該治療室に勤務している時間帯は，当該治療室以外での勤務及び宿日直を併せて行わないものとし，当該治療室勤務の看護師は，当該治療室に勤務している時間帯は，当該治療室以外での夜勤を併せて行わないものとする。③⑤
(10) 当該入院料を算定するものとして届け出ている治療室に入院している全ての患者の状態を，⑱**別添６**の**別紙17**（p.802）の「特定集中治療室用の重症度，医療・看護必要度に係る評価票」を用いて測定及び評価し，その結果，基準を満たす患者が，重症度，医療・看護必要度Ⅱによる評価で８割以上いる。ただし，短期滞在手術等基本料を算定する患者，基本診療料の施設基準等の**別表第２**（p.870）の23に該当する患者（基本診療料の施設基準等**第10**の３に係る要件以外の短期滞在手術等基本料３に係る要件を満たす場合に限る），基本診療料の施設基準等の**別表第２**の24に該当する患者及び歯科の入院患者（同一入院中に医科の診療も行う期間については除く）は対象から除外する。なお，⑱**別添６**の**別紙17**の「特定集中治療室用の重症度，医療・看護必要度に係る評価票」のＢ項目の患者の状況等については，特定集中治療室用の重症度，医療・看護必要度に係る基準に用いないが，当該評価票を用いて評価を行っている。
(11) 「特定集中治療室用の重症度，医療・看護必要度に係る評価票」の記入は，院内研修を受けたものが行う。ただし，⑱**別添６**の**別紙17**の別表１に掲げる「特定集中治療室用の重症度，医療・看護必要度に係るレセプト電算処理システム用コード一覧」を用いて評価を行う項目については，当該評価者により各選択肢の判断を行う必要はない。なお，実際に患者の重症度，医療・看護必要度が正確に測定されているか定期的に院内で確認を行う。③⑤
(12) 直近１年間における，新たに当該治療室に入室した患者のうち，入室日のSOFAスコア５以上の患者の割合が１割以上であること。ただし，15歳未満の小児は対象から除外する。
(13) Ａ234に掲げる医療安全対策加算１の届出を行っている。③⑤

２ 特定集中治療室管理料２（広範囲熱傷特定集中治療管理料）に関する施設基準

(1) 特定集中治療室管理料１の施設基準を満たすほか，広範囲熱傷特定集中治療管理を行うにふさわしい治療室を有しており，当該治療室の広さは，内法による測定で，１床当たり20m²以上である。
(2) 当該保険医療機関に広範囲熱傷特定集中治療を担当する常勤の医師が勤務している。

３ 特定集中治療室管理料３に関する施設基準

(1) 専任の医師が常時，特定集中治療室内に勤務している。当該専任の医師は，宿日直を行う医師ではない。ただし，患者の当該治療室への入退室などに際して，看護師と連携をとって当該治療室内の患者の治療に支障がない体制を確保している場合は，一時的に当該治療室から離れても差し支えない。
(2) 特定集中治療室管理を行うにふさわしい専用の特定集中治療室を有しており，当該特定集中治療室の広さは，内法による測定で，１床当たり15m²以上である。ただし，新生児用の特定集中治療室にあっては，１床当たり９m²以上である。
(3) 特定集中治療室管理料１の(5)から(9)，(11)及び(13)を満たす。（**編注**：該当項目に③と表示）
(4) 当該入院料を算定するものとして届け出ている治療室に入院している全ての患者の状態を，⑱**別添６**の**別紙17**の「特定集中治療室用の重症度，医療・看護必要度に係る評価票」を用いて測定及び評価し，その結果，基準を満たす患者が重症度，医療・看護必要度Ⅱによる評価で７割以上いる。ただし，短期滞在手術等基本料を算定する患者，基本診療料の施設基準等の**別表第２**の23に該当する患者（基本診療料の施設基準等**第10**の３に係る要件以外の短期滞在手術等基本料３に係る要件を満たす場合に限る），基本診療料の施設基準等の**別表第２**の24に該当する患者及び歯科の入院患者（同一入院中に医科の診療も行う期間については除く）は対象から除外する。なお，⑱**別添６**の**別紙17**の「特定集中治療室用の重症度，医療・看護必要度に係る評価票」のＢ項目の患者の状況等については，特定集中治療室用の重症度，医療・看護必要度に係る基準の対象から除外するが，当該評価票を用いて評価を行っている。
(5) 直近１年間における，新たに治療室に入室する患者のうち，入室日のSOFAスコア３以上の患者の割合が１割以上である。ただし，15歳未満の小児は対象から除外する。

４ 特定集中治療室管理料４（広範囲熱傷特定集中治療管理料）に関する施設基準

(1) 特定集中治療室管理料３の施設基準を満たすほか，広範囲熱傷特定集中治療管理を行うにふさわしい治療室を有しており，当該治療室の広さは，内法による測定で，１床当たり15m²以上である。
(2) 当該保険医療機関に広範囲熱傷特定集中治療を担当する常勤の医師が勤務している。

５ 特定集中治療室管理料５に関する施設基準

(1) 専任の医師（宿日直を行っている専任の医師を含む）が常時，保険医療機関内に勤務している。
(2) 特定集中治療室管理料１の(2)，(5)から(9)まで，(11)及び(13)を満たす。（**編注**：該当項目に⑤と表示）
(3) 特定集中治療室管理料３の(2)及び(4)を満たす。
(4) 当該治療室勤務の医師は，当該治療室に勤務している時間帯は，当該治療室以外での勤務を併せて行わないものとする。
(5) 届出を行う治療室について，届出時点で，継続して３月以上，特定集中治療室管理料１，２，３若しくは４又は救命救急入院料を算定している。

６ 特定集中治療室管理料６に関する施設基準

(1) 特定集中治療室管理料５の施設基準を満たすほか，広範囲熱傷特定集中治療管理を行うにふさわしい治療室を有しており，当該治療室の広さは，内法による測定で，１床当たり15m²以上である。
(2) 当該保険医療機関に広範囲熱傷特定集中治療を担当する常勤の医師が勤務している。

７ 特定集中治療室管理料の「注１」に掲げる算定上限日数に係る施設基準

(1) 当該治療室において，「注４」に規定する早期離床・リハビリテーション加算又は「注５」に規定する早期栄養介入管理加算の届出を行っている。
(2) 当該治療室に入院する患者について，関連学会と連携の上，適切な管理等を行っている。

８ 特定集中治療室管理料の「注２」に掲げる小児加算の施設基準

専任の小児科の医師が常時配置されている保険医療機関である。

9 特定集中治療室管理料の「注4」に規定する早期離床・リハビリテーション加算の施設基準

(1) 当該治療室内に，以下から構成される早期離床・リハビリテーションに係るチームが設置されている。
ア 集中治療に関する5年以上の経験を有する専任の医師
イ 集中治療を必要とする患者の看護に従事した経験を5年以上有し，集中治療を必要とする患者の看護に係る適切な研修を修了した専任の常勤看護師
ウ 急性期医療を提供する保険医療機関において5年以上従事した経験を有する専任の常勤理学療法士，専任の常勤作業療法士又は専任の常勤言語聴覚士
(2) 当該保険医療機関内に複数の特定集中治療室等が設置されている場合，(1)に規定するチームが複数の特定集中治療室等の早期離床・リハビリテーションに係るチームを兼ねることは差し支えない。
(3) (1)のアに掲げる専任の医師は，特定集中治療室等に配置される医師が兼ねることは差し支えない。また，特定集中治療室等を複数設置している保険医療機関にあっては，当該医師が配置される特定集中治療室等の患者の治療に支障がない体制を確保している場合は，別の特定集中治療室等の患者に対する早期離床・リハビリテーションに係るチームの業務を実施することができる。
(4) (1)のイに掲げる集中治療を必要とする患者の看護に係る適切な研修とは，国又は医療関係団体等が主催する600時間以上の研修（修了証が交付されるもの）であり，講義及び演習により集中治療を必要とする患者の看護に必要な専門的な知識及び技術を有する看護師の養成を目的とした研修又は保健師助産師看護師法第37条の2第2項第5号に規定する指定研修機関において行われる集中治療を必要とする患者の看護に係る研修である。
(5) (1)のイに掲げる専任の常勤看護師は，特定集中治療室管理料1及び2を届け出る治療室に配置される1の(2)の看護師が兼ねることは差し支えない。また，特定集中治療室等を複数設置している保険医療機関にあっては，当該看護師が配置される特定集中治療室等の患者の看護に支障がない体制を確保している場合は，別の特定集中治療室等の患者に対する早期離床・リハビリテーションに係るチームの業務を実施することができる。
(6) (1)のウに掲げる専任の常勤理学療法士，専任の常勤作業療法士又は専任の常勤言語聴覚士は特定集中治療室等を有する保険医療機関で5年以上の経験を有する。ただし，特定集中治療室等を有する保険医療機関での経験が5年に満たない場合は，回復期リハビリテーション病棟に専従で勤務した経験とあわせて5年以上であっても差し支えない。
(7) 特定集中治療室における早期離床・リハビリテーションに関するプロトコルを整備している。なお，早期離床・リハビリテーションの実施状況等を踏まえ，定期的に当該プロトコルの見直しを行う。
(8) **H000**心大血管疾患リハビリテーション料，**H001**脳血管疾患等リハビリテーション料又は**H003**呼吸器リハビリテーション料に係る届出を行っている保険医療機関である。

10 特定集中治療室管理料の「注5」に規定する早期栄養介入管理加算の施設基準

(1) 当該治療室に次の要件を満たす管理栄養士が専任で配置されている。
ア 別添3の第19の1〔「栄養サポートチーム加算に関する施設基準」，p.770〕の(3)に規定する研修を修了し，栄養サポートチームにおいて栄養管理に係る3年以上の経験を有する
イ 集中治療を必要とする患者の栄養管理に係る3年以上の経験を有する
(2) (1)に掲げる管理栄養士は，以下の知識及び技能を有していることが望ましい。
ア 特定集中治療室への入室翌日までに入室患者全員の栄養スクリーニングを実施し，重点的な栄養管理を必要とする患者を特定することができる
イ 腸管機能として腸蠕動音，鼓音及び腹部膨満等を確認するとともに，Refeeding Syndrome，Over feedingについてのアセスメント及びモニタリングをすることができる
ウ 栄養管理に係る計画及び治療目的を多職種と共有し，アセスメントによって把握された徴候及び症状を勘案し，可能な限り入院前の日常生活機能等に近づけるよう栄養補給について立案することができる
エ 経腸栄養投与継続が困難と評価した場合は，担当医に報告し，栄養管理に係る計画を再考することができる
オ 経口摂取移行時においては，摂食嚥下機能について確認し，必要に応じて言語聴覚士等との連携を図ることができる
(3) 特定集中治療室管理料を算定する一般病床の治療室における専任の管理栄養士の数は，当該治療室の入院患者の数が10又はその端数を増すごとに1以上である。複数の治療室を有する保険医療機関において，専任の管理栄養士は，複数の治療室を担当することは可能であるが，その場合であっても，専任の管理栄養士の数は，当該加算を届け出る治療室の入院患者の数の合計数が10又はその端数を増すごとに1以上である。
(4) 当該治療室において，早期から栄養管理を実施するため日本集中治療医学会の「日本版重症患者の栄養療法ガイドライン」を参考にして院内において栄養管理に係る手順書を作成し，それに従って必要な措置が実施されている。また，栄養アセスメントに基づく計画を対象患者全例について作成し，必要な栄養管理を行っている。

11 特定集中治療室管理料の「注6」に掲げる重症患者対応体制強化加算の施設基準

(1) 集中治療を必要とする患者の看護に従事した経験を5年以上有し，かつ，集中治療を必要とする患者の看護に関する適切な研修を修了した専従の常勤看護師（以下この項において「常勤看護師」という）が当該治療室内に1名以上配置されている。なお，ここでいう「適切な研修」とは，国又は医療関係団体等が主催する600時間以上の研修（修了証が交付されるものに限る）であり，講義及び演習により集中治療を必要とする患者の看護に必要な専門的な知識及び技術を有する看護師の養成を目的とした研修又は保健師助産師看護師法第37条の2第2項第5号に規定する指定研修機関において行われる集中治療を必要とする患者の看護に係る研修である。
(2) 救命救急入院料2又は4，特定集中治療室管理料に係る届出を行っている保険医療機関において5年以上勤務した経験を有する専従の常勤臨床工学技士が当該治療室内に1名以上配置されている。
(3) 常勤看護師のほか，集中治療を必要とする患者の看護に従事した経験を3年以上有する看護師が当該治療室内に2名以上配置されている。
(4) (3)に規定する看護師は，集中治療を必要とする患者の看護に関する以下のいずれかの研修を受講する。なお，当該研修を既に修了している場合においては，(5)に示す院内研修の講師や，(6)に示す地域の医療機関等が主催する集中治療を必要とする患者の看護に関する研修の講師として参加する。
ア 国又は医療関係団体等が主催する600時間以上の研修（修了証が交付されるものに限る）であって，講義及び演習により集中治療を必要とする患者の看護に必要な専門的な知識及び技術を有する看護師の養成を目的とした研修
イ 保健師助産師看護師法第37条の2第2項第5号に規定する指定研修機関において行われる集中治療を必要とする患者の看護に関する研修
(5) 当該保険医療機関の医師，(3)に規定する看護師又は臨床工学技士により，集中治療を必要とする患者の看護に従事する看護職員を対象とした院内研修を，年1回以上実施する。なお，院内研修は重症患者への看護実践のために必要

な知識・技術の習得とその向上を目的とした研修であり，講義及び演習に，次のいずれの内容も含むものである。
ア　重症患者の病態生理，全身管理の知識・看護
イ　人工呼吸器又は体外式膜型人工肺（ECMO）を用いた重症患者の看護の実際
(6)　(3)に規定する看護師は，地域の医療機関等が主催する集中治療を必要とする患者の看護に関する研修に講師として参加するなど，地域における集中治療の質の向上を目的として，地域の医療機関等と協働することが望ましい。
(7)　(3)に規定する看護師の研修の受講状況や(6)に規定する地域活動への参加状況について記録する。
(8)　新興感染症の発生等の有事の際に，都道府県等の要請に応じて，他の医療機関等の支援を行う看護師が２名以上確保されている。なお，当該看護師は，(3)に規定する看護師であることが望ましい。
(9)　**A 200-2**急性期充実体制加算及び**A 234-2**感染対策向上加算１に係る届出を行っている保険医療機関である。
(10)　(3)に規定する看護師は，当該治療室の施設基準に係る看護師の数に含めない。
(11)　(3)に規定する看護師が当該治療室以外の治療室又は病棟において勤務した場合，勤務した治療室又は病棟の施設基準に係る看護師の数に含めない。
(12)　当該治療室に入院している全ての患者の状態を，**⑱別添６の別紙17**の「特定集中治療室用の重症度，医療・看護必要度に係る評価票」を用いて測定及び評価し，その結果，重症度，医療・看護必要度Ⅱによる評価で「特殊な治療法等」に該当する患者が直近６か月で１割５分以上である。ただし，短期滞在手術等基本料を算定する患者及び基本診療料の施設基準等の**別表第２**（p.870）の23に該当する患者に対して短期滞在手術等基本料３の対象となる手術，検査又は放射線治療を行った場合（基本診療料の施設基準等第10の３に係る要件以外の短期滞在手術等基本料３に係る要件を満たす場合に限る），基本診療料の施設基準等の**別表第２**の24に該当する患者及び歯科の入院患者（同一入院中に医科の診療も行う期間については除く）は対象から除外する。

12　特定集中治療室管理料「注７」に掲げる特定集中治療室遠隔支援加算の施設基準

被支援側医療機関における施設基準を満たした上で，支援側医療機関における施設基準を満たす医療機関から入院患者についての常時モニタリングを受けるとともに助言を受けられる体制がある。
(1)　被支援側医療機関における施設基準
ア　特定集中治療室管理料５又は特定集中治療室管理料６の届出を行っている。
イ　支援側医療機関から定期的に重症患者の治療に関する研修を受けている。
ウ　情報セキュリティに必要な体制を整備した上で，支援側による電子カルテの確認及びモニタリングに必要な機器等を有している等関係学会の定める指針に従って支援を受ける体制を有している。
(2)　支援側医療機関における施設基準
ア　特定集中治療室管理料１又は特定集中治療室管理料２の届出を行っている。
イ　当該保険医療機関が支援する被支援側医療機関に，「基本診療料の施設基準等」**別表第６の２**（p.873）に掲げる地域又は医療法第30条の４第６項に規定する医師の数が少ないと認められる同条第２項第14号に規定する区域に所在する保険医療機関が含まれる。なお，令和７年５月31日までの間に限り，当該基準を満たすものである。
ウ　特定集中治療の経験を５年以上有する医師又は集中治療を必要とする患者の看護に従事した経験を５年以上有し，集中治療を必要とする患者の看護に係る適切な研修を修了した専任の看護師が，被支援側医療機関の特定集中治療室における患者のモニタリングを常時行う。
エ　特定集中治療の経験を５年以上有する医師が，特定集中治療室内に勤務する専任の医師と別に配置されている。
オ　ウの職員数は，被支援側医寮機関の治療室における入院患者数が30又はその端数を増すごとに１以上である。
カ　被支援側医療機関に対して定期的に重症患者の治療に関する研修を行う。
キ　情報セキュリティに必要な体制を整備した上で，被支援側医療機関の電子カルテの確認及びモニタリングに必要な機器等を有する等関係学会の定める指針に従って支援を行う体制を有している。

13　１から４までに掲げる内法の規定の適用について

平成26年３月31日において，現に当該管理料の届出を行っている保険医療機関については，当該治療室の増築又は全面的な改築を行うまでの間は，当該規定を満たしているものとする。

【届出に関する事項】
(1)　特定集中治療室管理料の施設基準に係る届出は，**別添７**（→Web 版）の**様式42，43**を用いる。また，当該治療室の配置図及び平面図（面積等の分かるもの）を添付する。なお，当該治療室に勤務する従事者並びに当該病院に勤務する臨床検査技師，衛生検査技師，診療放射線技師及び診療エックス線技師については，**別添７の様式20**を用いる。
(2)　早期離床・リハビリテーション加算の施設基準に係る届出は，**別添７の様式42の３**を用いる。
(3)　早期栄養介入管理加算の施設基準に係る届出は，**別添７の様式42の４**を用いる。
(4)　重症患者対応体制強化加算の施設基準に係る届出は，**別添７の様式42の７**を用いる。
(5)　令和６年３月31日時点で特定集中治療室管理料に係る届出を行っている治療室であって，旧算定方法における特定集中治療室用の重症度，医療・看護必要度の基準を満たす治療室については，令和６年９月30日までは令和６年度改定後の特定集中治療室用の重症度，医療・看護必要度の基準をそれぞれ満たすものとみなすものである。
(6)　令和６年３月31日時点で特定集中治療室管理料又は救命救急入院料に係る届出を行っている治療室であって，令和６年度改定後に特定集中治療室管理料５又は６の届出を行う治療室については，令和６年３月31日時点で届出を行っている特定集中治療室管理料又は救命救急入院料の旧算定方法における重症度，医療・看護必要度の基準を満たす場合に限り，令和６年９月30日までの間は令和６年度改定後の特定集中治療室用の重症度，医療・看護必要度の基準を満たすものとみなすものである。
(7)　令和６年３月31日時点で特定集中治療室管理料を行っている治療室にあっては，令和６年９月30日までの間に限り，**１**の(12)又は**３**の(5)に該当するものとみなす。
(8)　特定集中治療室管理料５又は特定集中治療室管理料６に係る届出を行う治療室については，令和８年５月31日までの間に限り，**５**の(2)〔**１**の(2)に限る〕に掲げる「集中治療を必要とする患者の看護に係る適切な研修を修了した専任の常勤看護師」の規定に該当するものとみなす。
(9)　令和６年３月31日時点で，現に特定集中治療室管理料の届出を行っている治療室にあっては，令和７年５月31日までの間に限り，**１**の(13)に該当するものとみなす。

⑱別添６－別紙17（特定集中治療室管理料に係るもの）

特定集中治療室用の重症度，医療・看護必要度に係る評価票

（配点）

A	モニタリング及び処置等	０点	１点	２点
1	動脈圧測定（動脈ライン）	なし	／	あり
2	シリンジポンプの管理	なし	あり	／

3	中心静脈圧測定（中心静脈ライン）	なし	／	あり
4	人工呼吸器の管理	なし	／	あり
5	輸血や血液製剤の管理	なし	／	あり
6	肺動脈圧測定（スワンガンツカテーテル）	なし	／	あり
7	特殊な治療法等（CHDF，IABP，PCPS，補助人工心臓，ICP測定，ECMO，IMPELLA）	なし	／	あり
				A得点

注）特定集中治療室用の重症度，医療・看護必要度に係る評価にあたっては，「特定集中治療室用の重症度，医療・看護必要度に係る評価票　評価の手引き」に基づき行うこと。
・Aについては，評価日において実施されたモニタリング及び処置等の合計点数を記載する。
・Bについては，評価日の「患者の状態」及び「介助の実施」に基づき判断した患者の状況等の点数を記載する。

<特定集中治療室用の重症度，医療・看護必要度に係る基準>

モニタリング及び処置等に係る得点（A得点）が2点以上。

なお，患者の状況等に係る得点（B得点）については，基準の対象ではないが，毎日評価を行うこと。

B	患者の状況等	患者の状態				介助の実施			評価
		0点	1点	2点		0	1		
8	寝返り	できる	何かにつかまればできる	できない	×	／	／	=	点
9	移乗	自立	一部介助	全介助		実施なし	実施あり		点
10	口腔清潔	自立	要介助	／		実施なし	実施あり		点
11	食事摂取	自立	一部介助	全介助		実施なし	実施あり		点
12	衣服の着脱	自立	一部介助	全介助		実施なし	実施あり		点
13	診療・療養上の指示が通じる	はい	いいえ	／		／	／		点
14	危険行動	ない	／	ある		／	／		点
									B得点

特定集中治療室用の重症度，医療・看護必要度に係る評価票　評価の手引き

<特定集中治療室用の重症度，医療・看護必要度Ⅱ>

アセスメント共通事項

1．評価の対象

評価の対象は，救命救急入院料2及び4，並びに特定集中治療室管理料を届け出ている治療室に入院している患者であり，短期滞在手術等基本料を算定する患者，基本診療料の施設基準等の**別表第2**（p.870）の23に該当する患者（基本診療料の施設基準等**第10の3**に係る要件以外の短期滞在手術等基本料3に係る要件を満たす場合に限る）及び基本診療料の施設基準等の**別表第2**の24に該当する患者は評価の対象としない。

2．評価日及び評価項目

評価は，患者に行われたモニタリング及び処置等（A項目），患者の状況等（B項目）について，毎日評価を行うこと。

3．評価対象時間

評価対象時間は，0時から24時の24時間であり，重複や空白時間を生じさせないこと。

外出・外泊や検査・手術等の理由により，全ての評価対象時間の観察を行うことができない患者の場合であっても，当該治療室に在室していた時間があった場合は，評価の対象とすること。ただし，評価対象日の0時から24時の間，外泊している患者は，当該外泊日については，評価対象とならない。

退室日は，当日の0時から退室時までを評価対象時間とする。退室日の評価は行うが，基準を満たす患者の算出にあたり延べ患者数には含めない。ただし，入院した日に退院（死亡退院を含む）した患者は，延べ患者数に含めるものとする。

4．評価対象場所

当該治療室内を評価の対象場所とし，当該治療室以外で実施された治療，処置，看護及び観察については，評価の対象場所に含めない。

5．評価者

B項目の評価は，院内研修を受けた者が行うこと。医師，薬剤師，理学療法士等が一部の項目の評価を行う場合も院内研修を受けること。

6．評価の判断

評価の判断は，アセスメント共通事項，B項目共通事項及び項目ごとの選択肢の判断基準等に従って実施すること。独自に定めた判断基準により評価してはならない。

7．評価の根拠

B項目については，「患者の状態」が評価の根拠となることから，重複する記録を残す必要はない。

A　モニタリング及び処置等

1．評価日において，各選択肢のコード一覧に掲載されているコードが入力されている場合を「あり」とする。
2．輸血や血液製剤については，手術や麻酔中に用いた薬剤も評価の対象となる。また，EF統合ファイルにおけるデータ区分コードが30番台（注射），50番（手術）の薬剤に限り，評価の対象となる。
3．臨床試験で用いた薬剤は評価の対象となる。

B　患者の状況等

B項目共通事項

1．義手・義足・コルセット等の装具を使用している場合には，装具を装着した後の状態に基づいて評価を行う。
2．評価時間帯のうちに状態が変わり，異なる状態の記録が存在する場合には，自立度の低い方の状態をもとに評価を行うこと。
3．当該動作が制限されていない場合には，可能であれば動作を促し，観察した結果をもとに「患者の状態」を評価すること。動作の確認をできなかった場合には，通常，介助が必要な状態であっても「できる」又は「自立」とする。
4．医師の指示によって，当該動作が制限されていることが明確である場合には，各選択肢の留意点を参考に評価する。この場合，医師の指示に係る記録があること。ただし，動作が禁止されているにもかかわらず，患者が無断で当該動作を行ってしまった場合には「できる」又は「自立」とする。
5．B9「移乗」，B10「口腔清潔」，B11「食事摂取」，B12「衣服の着脱」については，「患者の状態」と「介助の実施」とを乗じた点数とすること。

8　寝返り

【項目の定義】

寝返りが自分でできるかどうか，あるいはベッド柵，ひも，バー，サイドレール等の何かにつかまればできるかどうかを評価する項目である。
ここでいう『寝返り』とは，仰臥位から（左右どちらかの）側臥位になる動作である。

【選択肢の判断基準】

「できる」　何にもつかまらず，寝返り（片側だけでよい）が1人でできる場合をいう。
「何かにつかまればできる」　ベッド柵，ひも，バー，サイドレール等の何かにつかまれば1人で寝返りができる場合をいう。
「できない」　介助なしでは1人で寝返りができない等，寝返りに何らかの介助が必要な場合をいう。

【判断に際しての留意点】

「何かにつかまればできる」状態とは，看護職員等が事前に環境を整えておくことによって患者自身が1人で寝返りができる状態であり，寝返りの際に，ベッド柵に患者の手をつかまらせる等の介助を看護職員等が行っている場合は「できない」となる。
医師の指示により，自力での寝返りを制限されている場合は「できない」とする。

9　移乗

【項目の定義】

移乗時の介助の必要の有無と，介助の実施状況を評価する項目である。
ここでいう『移乗』とは，「ベッドから車椅子へ」，「ベッドからストレッチャーへ」，「車椅子からポータブルトイレへ」等，乗り移ることである。

【選択肢の判断基準】

（患者の状態）
「自立」　介助なしで移乗できる場合をいう。這って動いても，移乗が1人でできる場合も含む。
「一部介助」　患者の心身の状態等の理由から，事故等がないように見守る必要がある場合，あるいは1人では移乗ができないため他者が手を添える，体幹を支える等の一部介助が必要な場合をいう。
「全介助」　1人では移乗が全くできないために，他者が抱える，運ぶ等の全面的に介助が必要な場合をいう。
（介助の実施）
「実施なし」　評価日に看護職員等が介助を行わなかった場合をいう。
「実施あり」　評価日に看護職員等が介助を行った場合をいう。

【判断に際しての留意点】

患者が1人では動けず，スライド式の移乗用補助具の使用が必要な場合は「全介助」となる。
車椅子等への移乗の際に，立つ，向きを変える，数歩動く等に対して，患者自身も行うことができている（力が出せる）場合は，「一部介助」となる。
医師の指示により，自力での移乗を制限されている場合は「全介助」とする。また，介助による移乗も制限されている場合は，「全介助」かつ「実施なし」とする。

10　口腔清潔

【項目の定義】

口腔内を清潔にするための一連の行為が1人でできるかどうか，1人でできない場合に看護職員等が見守りや介助を実施したかどうかを評価する項目である。
一連の行為とは，歯ブラシやうがい用の水等を用意する，歯磨き粉を歯ブラシにつける等の準備，歯磨き中の見守りや指示，磨き残しの確認等も含む。
口腔清潔に際して，車椅子に移乗する，洗面所まで移動する等の行為は，口腔清潔に関する一連の行為には含まれない。

【選択肢の判断基準】

（患者の状態）
「自立」　口腔清潔に関する一連の行為すべてが1人でできる場合をいう。
「要介助」　口腔清潔に関する一連の行為のうち部分的，あるいはすべてに介助が必要な場合をいう。患者の心身の状態等の理由から見守りや指示が必要な場合も含まれる。
（介助の実施）
「実施なし」　評価日に看護職員等が介助を行わなかった場合をいう。
「実施あり」　評価日に看護職員等が介助を行った場合をいう。

【判断に際しての留意点】

口腔内の清潔には，『歯磨き，うがい，口腔内清拭，舌のケア等の介助から義歯の手入れ，挿管中の吸引による口腔洗浄，ポビドンヨード剤等の薬剤による洗浄』も含まれる。舌や口腔内の硼砂グリセリンの塗布，口腔内吸引のみは口腔内清潔に含まない。
また，歯がない場合は，うがいや義歯の清潔等，口腔内の清潔に関する類似の行為が行われているかどうかに基づいて判断する。
医師の指示により，自力での口腔清潔が制限されている場合は「要介助」とする。また，介助による口腔清潔も制限されている場合は，「要介助」かつ「実施なし」とする。

11　食事摂取

【項目の定義】

食事介助の必要の有無と，介助の実施状況を評価する項目である。
ここでいう食事摂取とは，経口栄養，経管栄養を含み，朝食，昼食，夕食，補食等，個々の食事単位で評価を行う。中心静脈栄養は含まれない。
食事摂取の介助は，患者が食事を摂るための介助，患者に応じた食事環境を整える食卓上の介助をいう。厨房での調理，配膳，後片付け，食べこぼしの掃除，車椅子への移乗の介助，エプロンをかける等は含まれない。

【選択肢の判断基準】

（患者の状態）
「自立」　介助・見守りなしに1人で食事が摂取できる場合をいう。また，箸やスプーンのほかに，自助具等を使用する場合も含まれる。
「一部介助」　必要に応じて，食事摂取の行為の一部に介助が必要な場合をいう。また，食卓で食べやすいように配慮する行為（小さく切る，ほぐす，皮をむく，魚の骨をとる，蓋をはずす等）が必要な場合をいう。患者の心身の状態等の理由から見守りや指示が必要な場合も含まれる。
「全介助」　1人では全く食べることができず全面的に介助が必要な場合をいい，食事開始から終了までにすべてに介助を要する場合は「全介助」とする。
（介助の実施）
「実施なし」　評価日に看護職員等が介助を行わなかった場合をいう。
「実施あり」　評価日に看護職員等が介助を行った場合をいう。

【判断に際しての留意点】

食事の種類は問わず，一般（普通）食，プリン等の経口訓練食，水分補給食，経管栄養すべてをさし，摂取量は問わない。経管栄養の評価も，全面的に看護職員等が行う必要がある場合は「全介助」となり，患者が自立して1人で行うことができる場合は「自立」となる。ただし，経口栄養と経管栄養のいずれも行っている場合は，「自立度の低い方」で評価する。
家族が行った行為，食欲の観察は含めない。また，看護職員等が，パンの袋切り，食事の温め，果物の皮むき，卵の殻むき等を行う必要がある場合は「一部介助」とする。
医師の指示により，食止めや絶食となっている場合は，「全介助」かつ「実施なし」とする。セッティングしても患者が食事摂取を拒否した場合は「実施なし」とする。

12　衣服の着脱

【項目の定義】

衣服の着脱について，介助の必要の有無と，介助の実施状況を評価する項目である。衣服とは，患者が日常生活上必要とし着用しているものをいう。パジャマの上衣，ズボン，寝衣，パンツ，オムツ等を含む。

【選択肢の判断基準】

（患者の状態）
「自立」　介助なしに1人で衣服を着たり脱いだりすることができる場合をいう。
自助具等を使って行うことができる場合も含む。
「一部介助」　衣服の着脱に一部介助が必要な場合をいう。例えば，途中までは自分で行っているが，最後に看護職員等がズボン・パンツ等を上げる必要がある場合等は，「一部介助」

に含む。看護職員等が手を出して介助する必要はないが，患者の心身の状態等の理由から，転倒の防止等のために，見守りや指示を行う必要がある場合等も「一部介助」とする。
「全介助」　衣服の着脱の行為すべてに介助が必要な場合をいう。患者自身が，介助を容易にするために腕を上げる，足を上げる，腰を上げる等の行為を行うことができても，着脱行為そのものを患者が行うことができず，看護職員等がすべて介助する必要がある場合も「全介助」とする。
（介助の実施）
「実施なし」　評価日に看護職員等が介助を行わなかった場合をいう。
「実施あり」　評価日に看護職員等が介助を行った場合をいう。

【判断に際しての留意点】

衣服の着脱に要する時間の長さは判断には関係しない。
通常は自分で衣服の着脱をしているが，点滴が入っているために介助を要している場合は，その介助の状況で評価する。
靴や帽子は，衣服の着脱の評価に含めない。

13　診療・療養上の指示が通じる

【項目の定義】

指示内容や背景疾患は問わず，診療・療養上の指示に対して，指示通りに実行できるかどうかを評価する項目である。

【選択肢の判断基準】

「はい」　診療・療養上の指示に対して，指示通りの行動が常に行われている場合をいう。
「いいえ」　診療・療養上の指示に対して，指示通りでない行動が1回でもみられた場合をいう。

【判断に際しての留意点】

精神科領域，意識障害等の有無等，背景疾患は問わない。指示の内容は問わないが，あくまでも診療・療養上で必要な指示であり，評価日当日の指示であること，及びその指示が適切に行われた状態で評価することを前提とする。
医師や看護職員等の話を理解したように見えても，意識障害等により指示を理解できない場合や自分なりの解釈を行い結果的に，診療・療養上の指示から外れた行動をした場合は「いいえ」とする。

14　危険行動

【項目の定義】

患者の危険行動の有無を評価する項目である。
ここでいう「危険行動」は，「治療・検査中のチューブ類・点滴ルート等の自己抜去，転倒・転落，自傷行為」の発生又は「そのまま放置すれば危険行動に至ると判断する行動」を過去1週間以内の評価対象期間に看護職員等が確認した場合をいう。

【選択肢の判断基準】

「ない」　過去1週間以内に危険行動がなかった場合をいう。
「ある」　過去1週間以内に危険行動があった場合をいう。

【判断に際しての留意点】

危険行動の評価にあたっては，適時のアセスメントと適切な対応，並びに日々の危険行動への対策を前提としている。この項目は，その上で，なお発生が予測できなかった危険行動の事実とその対応の手間を評価する項目であり，対策をもたない状況下で発生している危険行動を評価するものではない。対策がもたれている状況下で発生した危険行動が確認でき，評価当日にも当該対策がもたれている場合に評価の対象に含める。
認知症等の有無や，日常生活動作能力の低下等の危険行動を起こす疾患・原因等の背景や，行動の持続時間等の程度を判断の基準としない。なお，病室での喫煙や大声を出す・暴力を振るう等の，いわゆる迷惑行為は，この項目での定義における「危険行動」には含めない。
他施設からの転院，他病棟からの転棟の際は，看護職員等が記載した記録物により評価対象期間内の「危険行動」が確認できる場合は，評価の対象に含める。

4　ハイケアユニット入院医療管理料の施設基準

(1)　ハイケアユニット入院医療管理料1の施設基準

（編注：「(2)　ハイケアユニット入院医療管理料2」にも適用される規定に❷と表示）

イ　病院の一般病棟の治療室を単位として行うものであること。❷
ロ　当該治療室の病床数は，30床以下であること。❷
ハ　ハイケアユニット入院医療管理を行うにつき必要な医師が常時配置されていること。❷
ニ　当該治療室における看護師の数は，常時，当該治療室の入院患者の数が4又はその端数を増すごとに1以上であること。
ホ　次のいずれかに該当すること。
①　ハイケアユニット用の重症度，医療・看護必要度Ⅰを用いて評価を行い，特に高い基準を満たす患者を1割5分以上，かつ，一定程度高い基準を満たす患者を8割以上入院させる病棟であること。
②　診療内容に関するデータを適切に提出できる体制が整備された保険医療機関であって，ハイケアユニット用の重症度，医療・看護必要度Ⅱを用いて評価を行い，特に高い基準を満たす患者を1割5分以上，かつ，一定程度高い基準を満たす患者を8割以上入院させる病棟であること。
へ　当該病院の一般病棟の入院患者の平均在院日数が19日以内であること。❷
ト　診療録管理体制加算に係る届出を行っている保険医療機関であること。❷
チ　ハイケアユニット入院医療管理を行うにつき十分な専用施設を有していること。❷
リ　医療安全対策加算1に係る届出を行っている保険医療機関であること。

(2)　ハイケアユニット入院医療管理料2の施設基準

イ　(1)のイからハまで及びへからリまでの基準を満たすものであること。（編注：該当項目に❷と表示）
ロ　当該治療室における看護師の数は，常時，当該治療室の入院患者の数が5又はその端数を増すごとに1以上であること。
ハ　次のいずれかに該当すること。
①　ハイケアユニット用の重症度，医療・看護必要度Ⅰを用いて評価を行い，特に高い基準を満たす患者を1割5分以上，かつ，一定程度高い基準を満たす患者を6割5分以上入院させる病棟であること。
②　診療内容に関するデータを適切に提出できる体制が整備された保険医療機関であって，ハイケアユニット用の重症度，医療・看護必要度Ⅱを用いて評価を行い，特に高い基準を満たす患者を1割5分以上，かつ，一定程度高い基準を満たす患者を6割5分以上入院させる病棟であること。

(3)　ハイケアユニット入院医療管理料の注3に規定する厚生労働大臣が定める施設基準

イ　早期の離床を目的とした取組を行うにつき十分な体制が整備されていること。
ロ　心大血管疾患リハビリテーション料，脳血管疾患等リハビリテーション料又は呼吸器リハビリテーション料に係る届出を行っている保険医療機関であること。

(4)　**ハイケアユニット入院医療管理料の注4に規定する厚生労働大臣が定める施設基準**
イ　当該治療室内に集中治療室における栄養管理に関する十分な経験を有する専任の管理栄養士が配置されていること。
ロ　当該治療室において早期から栄養管理を行うにつき十分な体制が整備されていること。

→1　ハイケアユニット入院医療管理料1に関する施設基準
（編注：「管理料2」にも適用される規定に❷と表示）
(1)　当該保険医療機関内に，専任の常勤医師（宿日直を行っている専任の医師を含む）が常時1名以上いる。❷
(2)　当該保険医療機関の一般病床に，ハイケアユニット入院医療管理を行うにふさわしい専用の治療室を有している。❷
(3)　当該管理を行うために必要な次に掲げる装置及び器具を当該治療室内に常時備えている。ただし，当該治療室が特定集中治療室と隣接しており，これらの装置及び器具を特定集中治療室と共有しても緊急の事態に十分対応できる場合においては，この限りではない。❷
ア　救急蘇生装置（気管内挿管セット，人工呼吸装置等）
イ　除細動器
ウ　心電計
エ　呼吸循環監視装置
(4)　当該治療室勤務の看護師は，当該治療室に勤務している時間帯は，当該治療室以外での夜勤を併せて行わないものとする。❷
(5)　当該入院料を算定するものとして届け出ている治療室に入院している全ての患者の状態を，⑲**別添6**の**別紙18**（p.807）の「ハイケアユニット用の重症度，医療・看護必要度に係る評価票」を用いて毎日測定及び評価し，その結果，基準①を満たす患者が1割5分以上，基準②を満たす患者が8割以上いる。ただし，短期滞在手術等基本料を算定する患者，基本診療料の施設基準等の**別表第2**（p.870）の23に該当する患者（基本診療料の施設基準等**第10**の**3**に係る要件以外の短期滞在手術等基本料3に係る要件を満たす場合に限る），基本診療料の施設基準等の**別表第2**の24に該当する患者及び歯科の入院患者（同一入院中に医科の診療も行う期間については除く）は対象から除外する。なお，⑲**別添6**の**別紙18**の「ハイケアユニット用の重症度，医療・看護必要度に係る評価票」のB項目の患者の状況等については，ハイケアユニット用の重症度，医療・看護必要度に係る基準に用いないが，当該評価票を用いて評価を行っている。
(6)　「ハイケアユニット用の重症度，医療・看護必要度に係る評価票」の記入は，院内研修を受けたものが行う。ただし，⑲**別添6**の**別紙18**の別表1に掲げる「ハイケアユニット用の重症度，医療・看護必要度に係るレセプト電算処理システム用コード一覧」を用いて評価を行う項目については，当該評価者により各選択肢の判断を行う必要はない。なお，実際に患者の重症度，医療・看護必要度が正確に測定されているか定期的に院内で確認を行う。❷
(7)　A234に掲げる医療安全対策加算1の届出を行っている。❷

2　ハイケアユニット入院医療管理料2に関する施設基準
(1)　当該入院料を算定するものとして届け出ている治療室に入院している全ての患者の状態を，⑲**別添6**の**別紙18**の「ハイケアユニット用の重症度，医療・看護必要度に係る評価票」を用いて毎日測定及び評価し，その結果，基準①を満たす患者が1割5分以上，基準②を満たす患者が6割5分以上いる。ただし，短期滞在手術等基本料を算定する患者，基本診療料の施設基準等の**別表第2**（p.870）の23に該当する患者（基本診療料の施設基準等**第10**の**3**に係る要件以外の短期滞在手術等基本料3に係る要件を満たす場合に限る）及び基本診療料の施設基準等の**別表第2**の24に該当する患者は対象から除外する。なお，⑲**別添6**の**別紙18**の「ハイケアユニット用の重症度，医療・看護必要度に係る評価票」のB項目の患者の状況等については，特定集中治療室用の重症度，医療・看護必要度に係る基準の対象から除外するが，当該評価票を用いて評価を行っている。
(2)　1の(1)から(4)まで並びに(6)及び(7)の施設基準を満たしている。（編注：該当項目に❷と表示）

3　ハイケアユニット入院医療管理料の「注3」に掲げる早期離床・リハビリテーション加算の施設基準
(1)　当該治療室内に，以下から構成される早期離床・リハビリテーションに係るチームが設置されている。
ア　集中治療に関する5年以上の経験を有する専任の医師
イ　集中治療を必要とする患者の看護に従事した経験を5年以上有し，集中治療を必要とする患者の看護に係る適切な研修を修了した専任の常勤看護師
ウ　急性期医療を提供する保険医療機関において5年以上従事した経験を有する専任の常勤理学療法士，専任の常勤作業療法士又は専任の常勤言語聴覚士
(2)　当該保険医療機関内に複数の特定集中治療室等が設置されている場合，(1)に規定するチームが複数の特定集中治療室等の早期離床・リハビリテーションに係るチームを兼ねることは差し支えない。
(3)　(1)のアに掲げる専任の医師は，特定集中治療室等に配置される医師が兼ねることは差し支えない。また，特定集中治療室等を複数設置している保険医療機関にあっては，当該医師が配置される特定集中治療室等の患者の治療に支障がない体制を確保している場合は，別の特定集中治療室等の患者に対する早期離床・リハビリテーションに係るチームの業務を実施することができる。
(4)　(1)のイに掲げる集中治療を必要とする患者の看護に係る適切な研修とは，国又は医療関係団体等が主催する600時間以上の研修（修了証が交付されるもの）であり，講義及び演習により集中治療を必要とする患者の看護に必要な専門的な知識及び技術を有する看護師の養成を目的とした研修又は保健師助産師看護師法第37条の2第2項第5号の規定による指定研修機関において行われる集中治療を必要とする患者の看護に係る研修である。
(5)　(1)のイに掲げる専任の常勤看護師は，特定集中治療室管理料1及び2を届け出る治療室に配置される1の(2)の看護師が兼ねることは差し支えない。また，特定集中治療室等を複数設置している保険医療機関にあっては，当該看護師が配置される特定集中治療室等の患者の看護に支障がない体制を確保している場合は，別の特定集中治療室等の患者に対する早期離床・リハビリテーションに係るチームの業務を実施することができる。
(6)　(1)のウに掲げる専任の常勤理学療法士，専任の常勤作業療法士又は専任の常勤言語聴覚士は特定集中治療室等を有する保険医療機関で5年以上の経験を有する。ただし，特定集中治療室等を有する保険医療機関での経験が5年に満たない場合は，回復期リハビリテーション病棟に専従で勤務した経験とあわせて5年以上であっても差し支えない。
(7)　ハイケアユニット入院医療管理料を算定する病室における早期離床・リハビリテーションに関するプロトコルを整備している。なお，早期離床・リハビリテーションの実施状況等を踏まえ，定期的に当該プロトコルの見直しを行う。
(8)　**H000**心大血管疾患リハビリテーション料，**H001**脳血管疾患等リハビリテーション料又は**H003**呼吸器リハビリテーション料に係る届出を行っている保険医療機関である。

4　ハイケアユニット入院医療管理料の「注4」に規定する早期栄養介入管理加算の施設基準
(1)　当該治療室に次の要件を満たす管理栄養士が専任で配置されている。
ア　**別添3**の**第19**の**1**〔「栄養サポートチーム加算に関する施設基準」，p.770〕の(3)に規定する研修を修了し，栄養サポートチームにおいて栄養管理に係る3年以上の経験を有する。
イ　集中治療を必要とする患者の栄養管理に係る3年以上の経験を有する。
(2)　(1)に掲げる管理栄養士は，以下の知識及び技能を有して

いることが望ましい。

ア　当該治療室への入室翌日までに入室患者全員の栄養スクリーニングを実施し，重点的な栄養管理を必要とする患者を特定することができる

イ　腸管機能として腸蠕動音，鼓音及び腹部膨満等を確認するとともに，Refeeding Syndrome，Over feedingについてのアセスメント及びモニタリングをすることができる

ウ　栄養管理に係る計画及び治療目的を多職種と共有し，アセスメントによって把握された徴候及び症状を勘案し，可能な限り入院前の日常生活機能等に近づけるよう栄養補給について立案することができる

エ　経腸栄養投与継続が困難と評価した場合は，担当医に報告し，栄養管理に係る計画を再考することができる

オ　経口摂取移行時においては，摂食嚥下機能について確認し，必要に応じて言語聴覚士等との連携を図ることができる

(3)　ハイケアユニット入院医療管理料を算定する一般病床の治療室における専任の管理栄養士の数は，当該治療室の入院患者の数が10又はその端数を増すごとに1以上である。複数の治療室を有する保険医療機関において，専任の管理栄養士は，複数の治療室を担当することは可能であるが，その場合であっても，専任の管理栄養士の数は，当該加算を届け出る治療室の入院患者の数の合計数が10又はその端数を増すごとに1以上である。

(4)　当該治療室において，早期から栄養管理を実施するため日本集中治療医学会の「日本版重症患者の栄養療法ガイドライン」を参考にして院内において栄養管理に係る手順書を作成し，それに従って必要な措置が実施されている。また，栄養アセスメントに基づく計画を対象患者全例について作成し，必要な栄養管理を行っている。

【届出に関する事項】

(1)　ハイケアユニット入院医療管理料の施設基準に係る届出は，**別添7**（→Web 版）の**様式43，44**を用いる。また，当該治療室に勤務する従事者については，**別添7の様式20**を用いる。

(2)　早期離床・リハビリテーション加算の施設基準に係る届出は，**別添7の様式42の3**を用いる。

(3)　早期栄養介入管理加算の施設基準に係る届出は，**別添7の様式42の4**を用いる。

(4)　令和6年3月31日時点で現にハイケアユニット入院医療管理料1又はハイケアユニット入院医療管理料2に係る届出を行っている治療室であって，旧算定方法におけるハイケアユニット用の重症度，医療・看護必要度の基準を満たす治療室については，令和6年9月30日までの間は令和6年度改定後のハイケアユニット用の重症度，医療・看護必要度の基準をそれぞれ満たすものとみなす。

⑲別添6－別紙18（ハイケアユニット入院医療管理料に係るもの）

ハイケアユニット用の重症度，医療・看護必要度に係る評価票

（配点）

A	モニタリング及び処置等	0点	1点	基準①	基準②
1	創傷処置（褥瘡の処置を除く）	なし	あり		＊
2	蘇生術の施行	なし	あり	＊	＊
3	呼吸ケア（喀痰吸引のみの場合及び人工呼吸器の装着の場合を除く）	なし	あり		＊
4	注射薬剤3種類以上の管理（最大7日間）	なし	あり		＊
5	動脈圧測定（動脈ライン）	なし	あり		＊
6	シリンジポンプの管理	なし	あり		＊
7	中心静脈圧測定（中心静脈ライン）	なし	あり	＊	＊
8	人工呼吸器の管理	なし	あり	＊	＊
9	輸血や血液製剤の管理	なし	あり	＊	＊
10	肺動脈圧測定（スワンガンツカテーテル）	なし	あり	＊	＊
11	特殊な治療法等（CHDF，IABP，PCPS，補助人工心臓，ICP測定，ECMO，IMPELLA）	なし	あり	＊	＊
			A得点		

注）ハイケアユニット用の重症度，医療・看護必要度に係る評価票の記入にあたっては，「ハイケアユニット用の重症度，医療・看護必要度に係る評価票　評価の手引き」に基づき行うこと。

・Aについては，評価日において実施されたモニタリング及び処置等の合計点数を記載する。

・Bについては，評価日の「患者の状態」及び「介助の実施」に基づき判断した患者の状況等の点数を記載する。

<ハイケアユニット用の重症度，医療・看護必要度に係る基準>

基準①：モニタリング及び処置等に係る項目のうち，項目番号2，7，8，9，10又は11のうち1項目以上に該当

基準②：モニタリング及び処置等に係る項目のいずれか1項目以上に該当

なお，患者の状況等に係る得点（B得点）については，基準の対象ではないが，毎日評価を行うこと。

B	患者の状況等	患者の状態 0点	患者の状態 1点	患者の状態 2点		介助の実施 0	介助の実施 1		評価
12	寝返り	できる	何かにつかまればできる	できない					点
13	移乗	自立	一部介助	全介助	×	実施なし	実施あり	＝	点
14	口腔清潔	自立	要介助			実施なし	実施あり		点
15	食事摂取	自立	一部介助	全介助		実施なし	実施あり		点
16	衣服の着脱	自立	一部介助	全介助		実施なし	実施あり		点
17	診療・療養上の指示が通じる	はい	いいえ						点
18	危険行動	ない		ある					点
									B得点

ハイケアユニット用の重症度，医療・看護必要度に係る評価票　評価の手引き

<ハイケアユニット用の重症度，医療・看護必要度Ⅰ>

アセスメント共通事項

1．評価の対象

評価の対象は，救命救急入院料1及び3並びにハイケア

ユニット入院医療管理料を届け出ている治療室に入院している患者であり，短期滞在手術等基本料を算定する患者，基本診療料の施設基準等の**別表第2**（p.870）の23に該当する患者（基本診療料の施設基準等**第10の3**に係る要件以外の短期滞在手術等基本料3に係る要件を満たす場合に限る）及び基本診療料の施設基準等の**別表第2**の24に該当する患者は評価の対象としない。

2．評価日及び評価項目

評価は，患者に行われたモニタリング及び処置等（A項目），患者の状況等（B項目）について，毎日評価を行うこと。

3．評価対象時間

評価対象時間は，0時から24時の24時間であり，重複や空白時間を生じさせないこと。

外出・外泊や検査・手術等の理由により，全ての評価対象時間の観察を行うことができない患者の場合であっても，当該治療室に在室していた時間があった場合は，評価の対象とすること。ただし，評価対象日の0時から24時の間，外泊している患者は，当該外泊日については，評価対象とならない。

退室日は，当日の0時から退室時までを評価対象時間とする。退室日の評価は行うが，基準を満たす患者の算出にあたり延べ患者数には含めない。ただし，入院した日に退院（死亡退院を含む）した患者は，延べ患者数に含めるものとする。

4．評価対象場所

当該治療室内を評価の対象場所とし，当該治療室以外で実施された治療，処置，看護及び観察については，評価の対象場所に含めない。

5．評価対象の処置・介助等

当該治療室で実施しなければならない処置・介助等の実施者，又は医師の補助の実施者は，当該治療室に所属する看護職員でなければならない。ただし，一部の評価項目において，薬剤師，理学療法士等が治療室内において実施することを評価する場合は，治療室所属の有無は問わない。

なお，A項目の評価において，医師が単独で処置等を行った後に，当該治療室の看護職員が当該処置等を確認し，実施記録を残す場合も評価に含めるものとする。

A項目の処置の評価においては，訓練や退院指導等の目的で実施する行為は評価の対象に含めないが，B項目の評価においては，患者の訓練を目的とした行為であっても評価の対象に含めるものとする。

A項目の薬剤の評価については，臨床試験であっても評価の対象に含めるものとする。

6．評価者

評価は，院内研修を受けた者が行うこと。なお，医師，薬剤師，理学療法士等が一部の項目の評価を行う場合も院内研修を受けること。

7．評価の判断

評価の判断は，アセスメント共通事項，B項目共通事項及び項目ごとの選択肢の判断基準等に従って実施すること。独自に定めた判断基準により評価してはならない。

8．評価の根拠

評価は，観察と記録に基づいて行い，推測は行わないこと。当日の実施記録が無い場合は評価できないため，A項目では「なし」，B項目では自立度の一番高い評価とする。A項目の評価においては，後日，第三者が確認を行う際に，記録から同一の評価を導く根拠となる記録を残しておく必要があるが，項目ごとの記録を残す必要はない。

記録は，媒体の如何を問わず，当該医療機関において正式に承認を得て保管されているものであること。また，原則として医師及び当該治療室の看護職員による記録が評価の対象となるが，評価項目によっては，医師及び当該治療室の看護職員以外の職種の記録も評価の根拠となり得るため，記録方法について院内規定を設ける等，工夫すること。

なお，B項目については，「患者の状態」が評価の根拠となることから，重複する記録を残す必要はない。

A モニタリング及び処置等

1 創傷処置（褥瘡の処置を除く）

【項目の定義】

創傷処置は，創傷の処置としてハイケアユニット用の重症度，医療・看護必要度Ⅱにおいて評価の対象となる診療行為を実施した場合に評価する項目である。

【選択肢の判断基準】

ハイケアユニット用の重症度，医療・看護必要度Ⅱにおけるコード一覧に掲載されているコードに対応する診療行為のうち創傷処置に該当するものを実施した場合に「あり」とする。

2 蘇生術の施行

【項目の定義】

蘇生術の施行は，気管内挿管・気管切開術・人工呼吸器装着・除細動・心マッサージのいずれかが，蘇生を目的に施行されたかどうかを評価する項目である。

【選択肢の判断基準】

「なし」 蘇生術の施行がなかった場合をいう。
「あり」 蘇生術の施行があった場合をいう。

【判断に際しての留意点】

当該治療室以外での評価は含まないため，手術室，救急外来等で蘇生術が行われたとしても，当該治療室で行われていなければ蘇生術の施行の対象に含めない。

蘇生術の施行に含まれている人工呼吸器の装着とは，いままで装着していない患者が蘇生のために装着したことであり，蘇生術以外の人工呼吸器管理は，「A－10 人工呼吸器の管理」の項目において評価される。

3 呼吸ケア（喀痰吸引のみの場合及び人工呼吸器の装着の場合を除く）

【項目の定義】

呼吸ケアは，酸素吸入等，呼吸ケア（喀痰吸引のみの場合及び人工呼吸器の装着の場合を除く）としてハイケアユニット用の重症度，医療・看護必要度Ⅱにおいて評価の対象となる診療行為を実施した場合に評価する項目である。

【選択肢の判断基準】

ハイケアユニット用の重症度，医療・看護必要度Ⅱにおけるコード一覧に掲載されているコードに対応する診療行為のうち呼吸ケア（喀痰吸引のみの場合及び人工呼吸器の装着の場合を除く）に該当するものを実施した場合に「あり」とする。

【判断に際しての留意点】

喀痰吸引のみの場合は呼吸ケアの対象に含めない。

呼吸ケアにおける時間の長さや回数は問わない。酸素吸入の方法は問わない。

なお，気管切開の患者が喀痰吸引を行っているだけの場合は含めない。また，エアウェイ挿入，ネブライザー吸入は呼吸ケアには含めない。

4 注射薬剤3種類以上の管理

【項目の定義】

注射薬剤3種類以上の管理は，注射により投与した薬剤の種類数が3種類以上であって，当該注射に係る管理を行った場合に評価する項目であり，一連の入院期間中に初めて該当した日から起算して最大7日目までを評価の対象とする。

【選択肢の判断基準】

「なし」 注射により投与した薬剤が3種類に満たない場合をいう。
「あり」 注射により投与した薬剤が3種類以上の場合をいう。

【判断に際しての留意点】

施行の回数や時間の長さ，注射方法，注射針の刺入個所の数は問わない。

注射薬剤については，EF統合ファイルにおけるデータ区分コードが30番台（注射）の薬剤に限り，評価の対象となる。ただし，血液代用剤，透析用剤，検査用剤，静脈栄養に係る薬剤，他の項目の評価対象となっている薬剤等，別表のコード一覧に掲げる薬剤は種類数の対象から除くこと。
　なお，厚生労働省「薬価基準収載品目リスト及び後発医薬品に関する情報について」において示している「成分名」が同一である場合には，1種類として数えること。
　また，一連の入院期間中に初めて該当した日から起算して最大7日目までが評価の対象となるが，当該初めて該当した日以降に他の入院料を算定する病棟又は病室に転棟した場合であっても，当該初めて該当した日から起算して7日目以内であるときは評価の対象となる。

5　動脈圧測定（動脈ライン）

【項目の定義】

動脈圧測定は，動脈ラインを挿入し，そのラインを介して直接的に動脈圧測定を実施した場合を評価する項目である。

【選択肢の判断基準】

「なし」　動脈圧測定を実施していない場合をいう。
「あり」　動脈圧測定を実施している場合をいう。

6　シリンジポンプの管理

【項目の定義】

シリンジポンプの管理は，末梢静脈・中心静脈・硬膜外・動脈・皮下に対して，静脈注射・輸液・輸血・血液製剤・薬液の微量持続注入を行うにあたりシリンジポンプを使用し，看護職員が使用状況（投与時間，投与量等）を管理している場合に評価する項目である。

【選択肢の判断基準】

「なし」　末梢静脈・中心静脈・硬膜外・動脈・皮下に対して静脈注射・輸液・輸血・血液製剤・薬液の微量持続注入を行うにあたりシリンジポンプの管理をしなかった場合をいう。
「あり」　末梢静脈・中心静脈・硬膜外・動脈・皮下に対して静脈注射・輸液・輸血・血液製剤・薬液の微量持続注入を行うにあたりシリンジポンプの管理をした場合をいう。

【判断に際しての留意点】

末梢静脈・中心静脈・硬膜外・動脈・皮下に対して，静脈注射・輸液・輸血・血液製剤・薬液の微量持続注入を行うにあたりシリンジポンプにセットしていても，作動させていない場合には使用していないものとする。
　携帯用であってもシリンジポンプの管理の対象に含めるが，PCA（自己調節鎮痛法）によるシリンジポンプは，看護職員が投与時間と投与量の両方の管理を行い，持続的に注入している場合のみ含める。

7　中心静脈圧測定（中心静脈ライン）

【項目の定義】

中心静脈圧測定は，中心静脈ラインを挿入し，そのラインを介して直接的に中心静脈圧測定を実施した場合を評価する項目である。

【選択肢の判断基準】

「なし」　中心静脈圧測定（中心静脈ライン）を実施していない場合をいう。
「あり」　中心静脈圧測定（中心静脈ライン）を実施している場合をいう。

【判断に際しての留意点】

スワンガンツカテーテルによる中心静脈圧測定についても中心静脈圧測定（中心静脈ライン）の対象に含める。
　中心静脈圧の測定方法は，水柱による圧測定，圧トランスデューサーによる測定のいずれでもよい。

8　人工呼吸器の管理

【項目の定義】

人工呼吸器の管理は，人工換気が必要な患者に対して，人工呼吸器を使用した場合を評価する項目である。

【選択肢の判断基準】

「なし」　人工呼吸器を使用していない場合をいう。
「あり」　人工呼吸器を使用している場合をいう。

【判断に際しての留意点】

人工呼吸器の種類や設定内容，あるいは気道確保の方法については問わないが，看護職員等が，患者の人工呼吸器の装着状態の確認，換気状況の確認，機器の作動確認等の管理を実施している必要がある。また，人工呼吸器の使用に関する医師の指示が必要である。
　NPPV（非侵襲的陽圧換気）の実施は含める。

9　輸血や血液製剤の管理

【項目の定義】

輸血や血液製剤の管理は，輸血（全血，濃厚赤血球，新鮮凍結血漿等）や血液製剤（アルブミン製剤等）の投与について，血管を通して行った場合，その投与後の状況を看護職員が管理した場合に評価する項目である。

【選択肢の判断基準】

「なし」　輸血や血液製剤の使用状況の管理をしなかった場合をいう。
「あり」　輸血や血液製剤の使用状況の管理をした場合をいう。

【判断に際しての留意点】

輸血，血液製剤の種類及び単位数については問わないが，腹膜透析や血液透析は輸血や血液製剤の管理の対象に含めない。自己血輸血，腹水を濾過して輸血する場合は含める。

10　肺動脈圧測定（スワンガンツカテーテル）

【項目の定義】

肺動脈圧測定は，スワンガンツカテーテルを挿入し，そのカテーテルを介して直接的に肺動脈圧測定を実施した場合を評価する項目である。

【選択肢の判断基準】

「なし」　肺動脈圧測定を実施していない場合をいう。
「あり」　肺動脈圧測定を実施している場合をいう。

【判断に際しての留意点】

スワンガンツカテーテル以外の肺動脈カテーテルによる肺動脈圧測定についても肺動脈圧測定の評価に含める。

11　特殊な治療法等（CHDF，IABP，PCPS，補助人工心臓，ICP測定，ECMO，IMPELLA）

【項目の定義】

特殊な治療法等は，CHDF（持続的血液濾過透析），IABP（大動脈バルーンパンピング），PCPS（経皮的心肺補助法），補助人工心臓，ICP（頭蓋内圧）測定，ECMO（経皮的肺補助法），IMPELLA〔経皮的循環補助法（ポンプカテーテルを用いたもの）〕を実施した場合を評価する項目である。

【選択肢の判断基準】

「なし」　特殊な治療法等のいずれも行っていない場合をいう。
「あり」　特殊な治療法等のいずれかを行っている場合をいう。

B　患者の状況等

B項目共通事項

1．義手・義足・コルセット等の装具を使用している場合には，装具を装着した後の状態に基づいて評価を行う。
2．評価時間帯のうちに状態が変わり，異なる状態の記録が存在する場合には，自立度の低い方の状態をもとに評価を行うこと。
3．当該動作が制限されていない場合には，可能であれば動作を促し，観察した結果をもとに「患者の状態」を評価すること。動作の確認をできなかった場合には，通常，介助が必要な状態であっても「できる」又は「自立」とする。
4．医師の指示によって，当該動作が制限されていることが明確である場合には，各選択肢の留意点を参考に評価する。この場合，医師の指示に係る記録があること。ただし，動作が禁止されているにもかかわらず，患者が無断で当該動作を行ってしまった場合には「できる」又は「自立」とする。
5．B13「移乗」，B14「口腔清潔」，B15「食事摂取」，B16「衣服の着脱」については，「患者の状態」と「介助の実施」とを乗じた点数とすること。

12 寝返り

【項目の定義】

寝返りが自分でできるかどうか，あるいはベッド柵，ひも，バー，サイドレール等の何かにつかまればできるかどうかを評価する項目である。

ここでいう『寝返り』とは，仰臥位から（左右どちらかの）側臥位になる動作である。

【選択肢の判断基準】

「できる」　何にもつかまらず，寝返り（片側だけでよい）が1人でできる場合をいう。

「何かにつかまればできる」　ベッド柵，ひも，バー，サイドレール等の何かにつかまれば1人で寝返りができる場合をいう。

「できない」　介助なしでは1人で寝返りができない等，寝返りに何らかの介助が必要な場合をいう。

【判断に際しての留意点】

「何かにつかまればできる」状態とは，看護職員等が事前に環境を整えておくことによって患者自身が1人で寝返りができる状態であり，寝返りの際に，ベッド柵に患者の手をつかまらせる等の介助を看護職員等が行っている場合は「できない」となる。

医師の指示により，自力での寝返りを制限されている場合は「できない」とする。

13 移乗

【項目の定義】

移乗時の介助の必要の有無と，介助の実施状況を評価する項目である。

ここでいう『移乗』とは，「ベッドから車椅子へ」，「ベッドからストレッチャーへ」，「車椅子からポータブルトイレへ」等，乗り移ることである。

【選択肢の判断基準】

（患者の状態）

「自立」　介助なしで移乗できる場合をいう。這って動いても，移乗が1人でできる場合も含む。

「一部介助」　患者の心身の状態等の理由から，事故等がないように見守る必要がある場合，あるいは1人では移乗ができないため他者が手を添える，体幹を支える等の一部介助が必要な場合をいう。

「全介助」　1人では移乗が全くできないために，他者が抱える，運ぶ等の全面的に介助が必要な場合をいう。

（介助の実施）

「実施なし」　評価日に看護職員等が介助を行わなかった場合をいう。

「実施あり」　評価日に看護職員等が介助を行った場合をいう。

【判断に際しての留意点】

患者が1人では動けず，スライド式の移乗用補助具の使用が必要な場合は「全介助」となる。

車椅子等への移乗の際に，立つ，向きを変える，数歩動く等に対して，患者自身も行うことができている（力が出せる）場合は「一部介助」となる。

医師の指示により，自力での移乗を制限されている場合は「全介助」とする。また，介助による移乗も制限されている場合は，「全介助」かつ「実施なし」とする。

14 口腔清潔

【項目の定義】

口腔内を清潔にするための一連の行為が1人でできるかどうか，1人でできない場合に看護職員等が見守りや介助を実施したかどうかを評価する項目である。

一連の行為とは，歯ブラシやうがい用の水等を用意する，歯磨き粉を歯ブラシにつける等の準備，歯磨き中の見守りや指示，磨き残しの確認等も含む。

口腔清潔に際して，車椅子に移乗する，洗面所まで移動する等の行為は，口腔清潔に関する一連の行為には含まれない。

【選択肢の判断基準】

（患者の状態）

「自立」　口腔清潔に関する一連の行為すべてが1人でできる場合をいう。

「要介助」　口腔清潔に関する一連の行為のうち部分的，あるいはすべてに介助が必要な場合をいう。患者の心身の状態等の理由から見守りや指示が必要な場合も含まれる。

（介助の実施）

「実施なし」　評価日に看護職員等が介助を行わなかった場合をいう。

「実施あり」　評価日に看護職員等が介助を行った場合をいう。

【判断に際しての留意点】

口腔内の清潔には，『歯磨き，うがい，口腔内清拭，舌のケア等の介助から義歯の手入れ，挿管中の吸引による口腔洗浄，ポピドンヨード剤等の薬剤による洗浄』も含まれる。舌や口腔内の硼砂グリセリンの塗布，口腔内吸引のみは口腔内清潔に含まない。

また，歯がない場合は，うがいや義歯の清潔等，口腔内の清潔に関する類似の行為が行われているかどうかに基づいて判断する。

医師の指示により，自力での口腔清潔が制限されている場合は「要介助」とする。また，介助による口腔清潔も制限されている場合は，「要介助」かつ「実施なし」とする。

15 食事摂取

【項目の定義】

食事介助の必要の有無と，介助の実施状況を評価する項目である。

ここでいう食事摂取とは，経口栄養，経管栄養を含み，朝食，昼食，夕食，補食等，個々の食事単位で評価を行う。中心静脈栄養は含まれない。

食事摂取の介助は，患者が食事を摂るための介助，患者に応じた食事環境を整える食卓上の介助をいう。厨房での調理，配膳，後片付け，食べこぼしの掃除，車椅子への移乗の介助，エプロンをかける等は含まれない。

【選択肢の判断基準】

（患者の状態）

「自立」　介助・見守りなしに1人で食事が摂取できる場合をいう。また，箸やスプーンのほかに，自助具等を使用する場合も含まれる。

「一部介助」　必要に応じて，食事摂取の行為の一部に介助が必要な場合をいう。また，食卓で食べやすいように配慮する行為（小さく切る，ほぐす，皮をむく，魚の骨をとる，蓋をはずす等）が必要な場合をいう。患者の心身の状態等の理由から見守りや指示が必要な場合も含まれる。

「全介助」　1人では全く食べることができず全面的に介助が必要な場合をいい，食事開始から終了までにすべてに介助を要する場合は「全介助」とする。

（介助の実施）

「実施なし」　評価日に看護職員等が介助を行わなかった場合をいう。

「実施あり」　評価日に看護職員等が介助を行った場合をいう。

【判断に際しての留意点】

食事の種類は問わず，一般（普通）食，プリン等の経口訓練食，水分補給食，経管栄養すべてをさし，摂取量は問わない。経管栄養の評価も，全面的に看護職員等が行う必要がある場合は「全介助」となり，患者が自立して1人で行うことができる場合は「自立」となる。ただし，経口栄養と経管栄養のいずれも行っている場合は，「自立度の低い方」で評価する。

家族が行った行為，食欲の観察は含めない。また，看護職員等が，パンの袋切り，食事の温め，果物の皮むき，卵の殻むき等を行う必要がある場合は「一部介助」とする。

医師の指示により，食止めや絶食となっている場合は，「全介助」かつ「実施なし」とする。セッティングしても患者が食事摂取を拒否した場合は「実施なし」とする。

16 衣服の着脱

【項目の定義】

衣服の着脱について，介助の必要の有無と，介助の実施状況を評価する項目である。衣服とは，患者が日常生活上必要とし着用しているものをいう。パジャマの上衣，ズボン，寝衣，パンツ，オムツ等を含む。

【選択肢の判断基準】

（患者の状態）

「自立」　介助なしに1人で衣服を着たり脱いだりすることができる場合をいう。

自助具等を使って行うことができる場合も含む。

「一部介助」　衣服の着脱に一部介助が必要な場合をいう。例えば，途中までは自分で行っているが，最後に看護職員等がズボン・パンツ等を上げる必要がある場合等は，「一部介助」に含む。看護職員等が手を出して介助する必要はないが，患者の心身の状態等の理由から，転倒の防止等のために，見守りや指示を行う必要がある場合等も「一部介助」とする。
「全介助」　衣服の着脱の行為すべてに介助が必要な場合をいう。患者自身が，介助を容易にするために腕を上げる，足を上げる，腰を上げる等の行為を行うことができても，着脱行為そのものを患者が行うことができず，看護職員等がすべて介助する必要がある場合も「全介助」とする。
（介助の実施）
「実施なし」　評価日に看護職員等が介助を行わなかった場合をいう。
「実施あり」　評価日に看護職員等が介助を行った場合をいう。

【判断に際しての留意点】

衣服の着脱に要する時間の長さは判断には関係しない。
通常は自分で衣服の着脱をしているが，点滴が入っているために介助を要している場合は，その介助の状況で評価する。
靴や帽子は，衣服の着脱の評価に含めない。

17　診療・療養上の指示が通じる

【項目の定義】

指示内容や背景疾患は問わず，診療・療養上の指示に対して，指示通りに実行できるかどうかを評価する項目である。

【選択肢の判断基準】

「はい」　診療・療養上の指示に対して，指示通りの行動が常に行われている場合をいう。
「いいえ」　診療・療養上の指示に対して，指示通りでない行動が１回でもみられた場合をいう。

【判断に際しての留意点】

精神科領域，意識障害等の有無等，背景疾患は問わない。指示の内容は問わないが，あくまでも診療・療養上で必要な指示であり，評価日当日の指示であること，及びその指示が適切に行われた状態で評価することを前提とする。
医師や看護職員等の話を理解したように見えても，意識障害等により指示を理解できない場合や自分なりの解釈を行い結果的に，診療・療養上の指示から外れた行動をした場合は「いいえ」とする。

18　危険行動

【項目の定義】

患者の危険行動の有無を評価する項目である。
ここでいう「危険行動」は，「治療・検査中のチューブ類・点滴ルート等の自己抜去，転倒・転落，自傷行為」の発生又は「そのまま放置すれば危険行動に至ると判断する行動」を過去１週間以内の評価対象期間に看護職員等が確認した場合をいう。

【選択肢の判断基準】

「ない」　過去１週間以内に危険行動がなかった場合をいう。
「ある」　過去１週間以内に危険行動があった場合をいう。

【判断に際しての留意点】

危険行動の評価にあたっては，適時のアセスメントと適切な対応，並びに日々の危険行動への対策を前提としている。この項目は，その上で，なお発生が予測できなかった危険行動の事実とその対応の手間を評価する項目であり，対策をもたない状況下で発生している危険行動を評価するものではない。対策がもたれている状況下で発生した危険行動が確認でき，評価当日にも当該対策がもたれている場合に評価の対象に含める。
認知症等の有無や，日常生活動作能力の低下等の危険行動を起こす疾患・原因等の背景や，行動の持続時間等の程度を判断の基準としない。なお，病室での喫煙や大声を出す・暴力を振るう等の，いわゆる迷惑行為は，この項目での定義における「危険行動」には含めない。
他施設からの転院，他病棟からの転棟の際は，看護職員等が記載した記録物により評価対象期間内の「危険行動」が確認できる場合は，評価の対象に含める。

＜ハイケアユニット用の重症度，医療・看護必要度Ⅱ＞

アセスメント共通事項

１．評価の対象
ハイケアユニット用の重症度，医療・看護必要度Ⅰ（以下「必要度Ⅰ」という）における記載内容を参照のこと。

２．評価日及び評価項目
必要度Ⅰにおける記載内容を参照のこと。

３．評価対象時間
必要度Ⅰにおける記載内容を参照のこと。

４．評価対象場所
必要度Ⅰにおける記載内容を参照のこと。

５．評価者
Ｂ項目の評価は，院内研修を受けた者が行うこと。医師，薬剤師，理学療法士等が一部の項目の評価を行う場合も院内研修を受けること。

６．評価の判断
評価の判断は，アセスメント共通事項及びＢ項目の選択肢の判断基準等に従って実施すること。独自に定めた判断基準により評価してはならない。

Ａ　モニタリング及び処置等

１．評価日において，各選択肢のコード一覧に掲載されているコードが入力されている場合を「あり」とする。
２．輸血や血液製剤については，手術や麻酔中に用いた薬剤も評価の対象となる。また，ＥＦ統合ファイルにおけるデータ区分コードが30番台（注射），50番（手術）の薬剤に限り，評価の対象となる。
３．臨床試験で用いた薬剤は評価の対象となる。

Ｂ　患者の状況等

必要度Ⅰにおける記載内容を参照のこと。

5　脳卒中ケアユニット入院医療管理料の施設基準

(1)　病院の一般病棟の治療室を単位として行うものであること。
(2)　当該治療室の病床数は，30床以下であること。
(3)　脳卒中ケアユニット入院医療管理を行うにつき必要な医師が常時配置されていること。
(4)　当該治療室における看護師の数は，常時，当該治療室の入院患者の数が３又はその端数を増すごとに１以上であること。
(5)　当該治療室において，常勤の理学療法士又は作業療法士が１名以上配置されていること。
(6)　脳梗塞，脳出血及びくも膜下出血の患者をおおむね８割以上入院させる治療室であること。
(7)　脳卒中ケアユニット入院医療管理を行うにつき十分な専用施設を有していること。
(8)　脳卒中ケアユニット入院医療管理を行うにつき必要な器械・器具を有していること。
(9)　当該治療室に入院している患者の一般病棟用の重症度，医療・看護必要度Ⅰ又はⅡについて継続的に測定を行い，その結果に基づき評価を行っていること。
(10)　医療安全対策加算１に係る届出を行っている保険医療機関であること。
(11)　脳卒中ケアユニット入院医療管理料の注３に規定する厚生労働大臣が定める施設基準
イ　早期の離床を目的とした取組を行うにつき十分な体制が整備されていること。
ロ　心大血管疾患リハビリテーション料，脳血管疾患等リハビリテーション料又は呼吸器リハビリテーション料に係る届出を行っている保険医療機関であること。

⑿ **脳卒中ケアユニット入院医療管理料の注4に規定する厚生労働大臣が定める施設基準**

イ 当該治療室内に集中治療室における栄養管理に関する十分な経験を有する専任の管理栄養士が配置されていること。

ロ 当該治療室において早期から栄養管理を行うにつき十分な体制が整備されていること。

→1 脳卒中ケアユニット入院医療管理料に関する施設基準

(1) 当該保険医療機関内に，神経内科又は脳神経外科の経験を5年以上有する専任の医師（宿日直を行っている専任の医師を含む）が常時1名以上いる。ただし，夜間又は休日において，神経内科又は脳神経外科の経験を5年以上有する医師が，当該保険医療機関の外にいる場合であって，当該医師に対して常時連絡することや，頭部の精細な画像や検査結果を含め診療上必要な情報を直ちに送受信することが可能であり，かつ，当該医師が迅速に判断を行い，必要な場合には当該保険医療機関に赴くことが可能である体制が確保されている時間に限り，当該保険医療機関内に，神経内科又は脳神経外科の経験を3年以上有する専任の医師（宿日直を行っている専任の医師を含む）が常時1名以上いればよいこととする。なお，患者の個人情報を含む医療情報の送受信に当たっては，端末の管理や情報機器の設定等を含め，厚生労働省「医療情報システムの安全管理に関するガイドライン」を遵守し，安全な通信環境を確保する。

(2) 脳卒中ケアユニット入院医療管理を行うにふさわしい専用の治療室を有している。

(3) 当該管理を行うために必要な次に掲げる装置及び器具を当該治療室内に常時備えている。ただし，当該治療室が特定集中治療室と隣接しており，これらの装置及び器具を特定集中治療室と共有しても緊急の事態に十分対応できる場合においては，この限りではない。

ア 救急蘇生装置（気管内挿管セット，人工呼吸装置等）

イ 除細動器

ウ 心電計

エ 呼吸循環監視装置

(4) 当該治療室勤務の看護師は，当該治療室に勤務している時間帯は，当該治療室以外での夜勤を併せて行わないものとする。

(5) 脳血管疾患等リハビリテーションの経験を有する専任の常勤理学療法士又は専任の常勤作業療法士が1名以上，当該治療室に勤務している。なお，当該理学療法士又は当該作業療法士は，疾患別リハビリテーションを担当する専従者との兼務はできない。

(6) 当該治療室の入院患者数の概ね8割以上が，脳梗塞，脳出血又はくも膜下出血の患者である。

(7) コンピューター断層撮影，磁気共鳴コンピューター断層撮影，脳血管造影等の必要な脳画像撮影及び診断が常時行える体制である。

(8) 脳血管疾患等リハビリテーション料（Ⅰ），（Ⅱ）又は（Ⅲ）の届出を行っている。

(9) 当該入院料を算定するものとして届け出ている治療室に，直近3月において入院している全ての患者の状態を，**⑩別添6の別紙7**（p.715）の一般病棟用の重症度，医療・看護必要度に係る評価票Ⅰ又はⅡを用いて測定し評価する。ただし，産科患者及び15歳未満の小児患者は対象から除外する。また，重症度，医療・看護必要度Ⅱの評価に当たっては，歯科の入院患者（同一入院中に医科の診療も行う期間については除く）は，対象から除外する。一般病棟用の重症度，医療・看護必要度Ⅰ又はⅡのいずれを用いて評価を行うかは，入院料等の届出時に併せて届け出る。なお，評価方法のみの変更を行う場合については，**別添7**（→Web版）の**様式10**を用いて届け出る必要がある。ただし，評価方法のみの変更による新たな評価方法への切り替えは切替月のみとし，切替月の10日までに届け出る。

(10) 重症度，医療・看護必要度Ⅰ又はⅡに係る評価票の記入は，院内研修を受けたものが行う。ただし，**⑩別添6の別紙7の別表1**に掲げる「一般病棟用の重症度，医療・看護必要度A・C項目に係るレセプト電算処理システム用コード一覧」を用いて評価を行う項目については，当該評価者により各選択肢の判断を行う必要はない。

(11) **A234**に掲げる医療安全対策加算1の届出を行っている。

2 脳卒中ケアユニット入院医療管理料の「注3」に掲げる早期離床・リハビリテーション加算の施設基準

(1) 当該治療室内に，以下から構成される早期離床・リハビリテーションに係るチームが設置されている。

ア 集中治療に関する5年以上の経験を有する専任の医師

イ 集中治療を必要とする患者の看護に従事した経験を5年以上有し，集中治療を必要とする患者の看護に係る適切な研修を修了した専任の常勤看護師

ウ 急性期医療を提供する保険医療機関において5年以上従事した経験を有する専任の常勤理学療法士，専任の常勤作業療法士又は専任の常勤言語聴覚士

(2) 当該保険医療機関内に複数の特定集中治療室等が設置されている場合，(1)に規定するチームが複数の特定集中治療室等の早期離床・リハビリテーションに係るチームを兼ねることは差し支えない。

(3) (1)のアに掲げる専任の医師は，特定集中治療室等に配置される医師が兼ねることは差し支えない。また，特定集中治療室等を複数設置している保険医療機関にあっては，当該医師が配置される特定集中治療室等の患者の治療に支障がない体制を確保している場合は，別の特定集中治療室等の患者に対する早期離床・リハビリテーションに係るチームの業務を実施することができる。

(4) (1)のイに掲げる集中治療を必要とする患者の看護に係る適切な研修とは，国又は医療関係団体等が主催する600時間以上の研修（修了証が交付されるもの）であり，講義及び演習により集中治療を必要とする患者の看護に必要な専門的な知識及び技術を有する看護師の養成を目的とした研修又は保健師助産師看護師法第37条の2第2項第5号の規定による指定研修機関において行われる集中治療を必要とする患者の看護に係る研修である。

(5) (1)のイに掲げる専任の常勤看護師は，特定集中治療室管理料1及び2を届け出る治療室に配置される1の(2)の看護師が兼ねることは差し支えない。また，特定集中治療室等を複数設置している保険医療機関にあっては，当該看護師が配置される特定集中治療室等の患者の看護に支障がない体制を確保している場合は，別の特定集中治療室等の患者に対する早期離床・リハビリテーションに係るチームの業務を実施することができる。

(6) (1)のウに掲げる専任の常勤理学療法士，専任の常勤作業療法士又は専任の常勤言語聴覚士は特定集中治療室等を有する保険医療機関で5年以上の経験を有する。ただし，特定集中治療室等を有する保険医療機関での経験が5年に満たない場合は，回復期リハビリテーション病棟に専従で勤務した経験とあわせて5年以上であっても差し支えない。

(7) 脳卒中ケアユニット入院医療管理料を算定する病室における早期離床・リハビリテーションに関するプロトコルを整備している。なお，早期離床・リハビリテーションの実施状況等を踏まえ，定期的に当該プロトコルの見直しを行う。

(8) **H000**心大血管疾患リハビリテーション料，**H001**脳血管疾患等リハビリテーション料又は**H003**呼吸器リハビリテーション料に係る届出を行っている保険医療機関である。

3 脳卒中ケアユニット入院医療管理料の「注4」に規定する早期栄養介入管理加算の施設基準

(1) 当該治療室に次の要件を満たす管理栄養士が専任で配置されている。

ア **別添3の第19の1**〔「栄養サポートチーム加算に関する施設基準」，p.770〕の(3)に規定する研修を修了し，栄養サポートチームにおいて栄養管理に係る3年以上の経験

を有する
イ　集中治療を必要とする患者の栄養管理に係る3年以上の経験を有する
(2) (1)に掲げる管理栄養士は，以下の知識及び技能を有していることが望ましい。
ア　当該治療室への入室翌日までに入室患者全員の栄養スクリーニングを実施し，重点的な栄養管理を必要とする患者を特定することができる
イ　腸管機能として腸蠕動音，鼓音及び腹部膨満等を確認するとともに，Refeeding Syndrome，Over feedingについてのアセスメント及びモニタリングをすることができる
ウ　栄養管理に係る計画及び治療目的を多職種と共有し，アセスメントによって把握された徴候及び症状を勘案し，可能な限り入院前の日常生活機能等に近づけるよう栄養補給について立案することができる
エ　経腸栄養投与継続が困難と評価した場合は，担当医に報告し，栄養管理に係る計画を再考することができる
オ　経口摂取移行時においては，摂食嚥下機能について確認し，必要に応じて言語聴覚士等との連携を図ることができる
(3) 脳卒中ケアユニット入院医療管理料を算定する一般病床の治療室における専任の管理栄養士の数は，当該治療室の入院患者の数が10又はその端数を増すごとに1以上である。複数の治療室を有する保険医療機関において，専任の管理栄養士は，複数の治療室を担当することは可能であるが，その場合であっても，専任の管理栄養士の数は，当該加算を届け出る治療室の入院患者の数の合計数が10又はその端数を増すごとに1以上である。
(4) 当該治療室において，早期から栄養管理を実施するため日本集中治療医学会の「日本版重症患者の栄養療法ガイドライン」を参考にして院内において栄養管理に係る手順書を作成し，それに従って必要な措置が実施されている。また，栄養アセスメントに基づく計画を対象患者全例について作成し，必要な栄養管理を行っている。

【届出に関する事項】
(1) 脳卒中ケアユニット入院医療管理料の施設基準に係る届出は，**別添7**（→Web 版）の**様式10**及び**様式45**を用いる。
(2) 1の(1)及び(5)に掲げる医師及び理学療法士又は作業療法士の経験が確認できる文書を添付する。
(3) 1の(1)，(4)及び(5)に掲げる医師，看護師及び理学療法士又は作業療法士の勤務の態様（常勤・非常勤，専従・専任の別）及び勤務時間を，**別添7**の**様式20**を用いて提出する。
(4) 早期離床・リハビリテーション加算の施設基準に係る届出は，**別添7**の**様式42の3**を用いる。
(5) 早期栄養介入管理加算の施設基準に係る届出は，**別添7**の**様式42の4**を用いる。
(6) 令和6年3月31日時点で脳卒中ケアユニット入院医療管理料の届出を行っている治療室にあっては，令和6年9月30日までの間に限り，令和6年度改定前の基本診療料施設基準通知の⑩**別添6**の**別紙7**（p.715）の一般病棟用の重症度，医療・看護必要度Ⅰ又はⅡに係る評価票を用いて評価をしても差し支えない。
(7) 令和6年3月31日時点で，現に脳卒中ケアユニット入院医療管理料の届出を行っている治療室にあっては，令和7年5月31日までの間に限り，1の(11)に該当するものとみなす。

5の2　小児特定集中治療室管理料の施設基準

(1) 病院の一般病棟の治療室を単位として行うものであること。
(2) 当該治療室内に小児集中治療を行うにつき必要な医師が常時配置されていること。
(3) 当該治療室における看護師の数は，常時，当該治療室の入院患者の数が2又はその端数を増すごとに1以上であること。
(4) 集中治療を行うにつき十分な体制及び専用施設を有していること。
(5) 他の保険医療機関において救命救急入院料若しくは特定集中治療室管理料を算定している患者，救急搬送診療料を算定した患者又は手術を必要とする先天性心疾患の患者の当該治療室への受入れについて，相当の実績を有していること。
(6) 医療安全対策加算1に係る届出を行っている保険医療機関であること。

(7) 小児特定集中治療室管理料の注3に規定する厚生労働大臣が定める施設基準
イ　早期の離床を目的とした取組を行うにつき十分な体制が整備されていること。
ロ　心大血管疾患リハビリテーション料，脳血管疾患等リハビリテーション料又は呼吸器リハビリテーション料に係る届出を行っている保険医療機関であること。

(8) 小児特定集中治療室管理料の注4に規定する厚生労働大臣が定める施設基準
イ　当該治療室内に集中治療室における栄養管理に関する十分な経験を有する専任の管理栄養士が配置されていること。
ロ　当該治療室において早期から栄養管理を行うにつき十分な体制が整備されていること。

→1　小児特定集中治療室管理料に関する施設基準
(1) 小児入院医療管理料1の届出を行っている医療機関である。
(2) 専任の医師が常時，小児特定集中治療室内に勤務している。当該専任の医師に，小児の特定集中治療の経験を5年以上有する医師を2名以上含む。なお，当該専任の医師は，宿日直を行う医師ではない。ただし，患者の当該治療室への入退室などに際して，看護師と連携をとって当該治療室内の患者の治療に支障がない体制を確保している場合は，一時的に当該治療室から離れても差し支えない。
(3) 小児特定集中治療室管理を行うにふさわしい専用の小児特定集中治療室を有しており，当該治療室の病床数は，8床以上である。また，当該小児特定集中治療室の広さは，内法による測定で，1床当たり15m²以上である。
(4) 当該管理を行うために必要な次に掲げる装置及び器具を特定集中治療室内に常時備えている。ただし，ウからカについては，当該保険医療機関内に備え，必要な際に迅速に使用でき，緊急の事態に十分対応できる場合においては，この限りではない。
ア　救急蘇生装置（気管内挿管セット，人工呼吸装置等）
イ　除細動器
ウ　ペースメーカー
エ　心電計
オ　ポータブルエックス線撮影装置
カ　呼吸循環監視装置
キ　体外補助循環装置
ク　急性血液浄化療法に必要な装置
(5) 自家発電装置を有している病院であって，当該病院において電解質定量検査及び血液ガス分析を含む必要な検査が常時実施できる。
(6) 当該治療室内に，手術室と同程度の空気清浄度を有する個室及び陰圧個室を設置することが望ましい。
(7) 当該治療室勤務の医師は，当該治療室に勤務している時間帯は，当該治療室以外での勤務及び宿日直を併せて行わないものとし，当該治療室勤務の看護師は，当該治療室に勤務している時間帯は，当該治療室以外での夜勤を併せて行わないものとする。
(8) 次のいずれかの基準を満たしている。
ア　当該治療室において，他の保険医療機関から転院してきた急性期治療中の患者（転院時に他の保険医療機関で

A 300救命救急入院料，A 301特定集中治療室管理料を算定するものに限る）が直近１年間に20名以上である。

イ 当該治療室において，他の保険医療機関から転院してきた患者（転院時に他の保険医療機関又は当該保険医療機関でC 004救急搬送診療料を算定したものに限る）が直近１年間に50名以上〖そのうち，当該治療室に入室後24時間以内に人工呼吸〔５時間以上（手術時の麻酔や検査のために実施した時間を除く）のものに限る〕を実施した患者（当該治療室に入室後又は当該他の保険医療機関で開始されたものに限られ，日常的に人工呼吸を実施している患者は含まない）が30名以上〗である。

ウ 当該治療室において，人工心肺を用いた先天性心疾患手術の周術期に必要な管理を実施した患者が直近１年間に80名以上である。

(9) A 234医療安全対策加算１の届出を行っている。

２ １の(3)に掲げる内法の規定の適用

平成26年３月31日において，現に当該管理料の届出を行っている保険医療機関については，当該治療室の増築又は全面的な改築を行うまでの間は，当該規定を満たしているものとする。

３ 小児特定集中治療室管理料の「注３」に掲げる早期離床・リハビリテーション加算の施設基準

(1) 当該治療室内に，以下から構成される早期離床・リハビリテーションに係るチームが設置されている。

ア 小児の集中治療に関する５年以上の経験を有する専任の医師

イ 集中治療を必要とする患者の看護に従事した経験を５年以上有し，集中治療を必要とする患者の看護に係る適切な研修を修了した専任の常勤看護師

ウ 急性期医療を提供する保険医療機関において５年以上従事した経験を有する専任の常勤理学療法士，専任の常勤作業療法士又は専任の常勤言語聴覚士

(2) 当該保険医療機関内に複数の小児特定集中治療室管理料を届け出た病棟が設置されている場合，(1)に規定するチームが複数の小児特定集中治療室の早期離床・リハビリテーションに係るチームを兼ねることは差し支えない。

(3) (1)のアに掲げる専任の医師は，小児特定集中治療室に配置される医師が兼ねることは差し支えない。また，小児特定集中治療室を複数設置している保険医療機関にあっては，当該医師が配置される小児特定集中治療室の患者の治療に支障がない体制を確保している場合は，別の小児特定集中治療室の患者に対する早期離床・リハビリテーションに係るチームの業務を実施することができる。

(4) (1)のイに掲げる集中治療を必要とする患者の看護に係る適切な研修とは，国又は医療関係団体等が主催する600時間以上の研修（修了証が交付されるもの）であり，講義及び演習により集中治療を必要とする患者の看護に必要な専門的な知識及び技術を有する看護師の養成を目的とした研修又は保健師助産師看護師法第37条の２第２項第５号の規定による指定研修機関において行われる集中治療を必要とする患者の看護に係る研修である。

(5) (1)のイに掲げる専任の常勤看護師は，特定集中治療室管理料１及び２を届け出る治療室に配置される１の(2)の看護師が兼ねることは差し支えない。また，救命救急入院料，特定集中治療室管理料，ハイケアユニット入院医療管理料，脳卒中ケアユニット入院医療管理料又は小児特定集中治療室管理料（以下「小児特定集中治療室等」という）を複数設置している保険医療機関にあっては，当該看護師が配置される小児特定集中治療室等の患者の看護に支障がない体制を確保している場合は，別の小児特定集中治療室等の患者に対する早期離床・リハビリテーションに係るチームの業務を実施することができる。

(6) (1)のウに掲げる専任の常勤理学療法士，専任の常勤作業療法士又は専任の常勤言語聴覚士は小児特定集中治療室等を有する保険医療機関で５年以上の経験を有する。ただし，小児特定集中治療室等を有する保険医療機関での経験が５年に満たない場合は，回復期リハビリテーション病棟に専従で勤務した経験とあわせて５年以上であっても差し支えない。

(7) 小児特定集中治療室における早期離床・リハビリテーションに関するプロトコルを整備している。なお，早期離床・リハビリテーションの実施状況等を踏まえ，定期的に当該プロトコルの見直しを行う。

(8) H 000心大血管疾患リハビリテーション料，H 001脳血管疾患等リハビリテーション料又はH 003呼吸器リハビリテーション料に係る届出を行っている保険医療機関である。

４ 小児特定集中治療室管理料の「注４」に掲げる早期栄養介入管理加算の施設基準

(1) 当該治療室に次の要件を満たす管理栄養士が専任で配置されている。

ア 別添３の第19の１〔「栄養サポートチーム加算に関する施設基準」，p.770〕の(3)に規定する研修を修了し，栄養サポートチームにおいて栄養管理に係る３年以上の経験を有する

イ 集中治療を必要とする患者の栄養管理に係る３年以上の経験を有する

(2) (1)に掲げる管理栄養士は，以下の知識及び技能を有していることが望ましい。

ア 当該治療室への入室翌日までに入室患者全員の栄養スクリーニングを実施し，重点的な栄養管理を必要とする患者を特定することができる

イ 腸管機能として腸蠕動音，鼓音及び腹部膨満等を確認するとともに，Refeeding Syndrome，Over feedingについてのアセスメント及びモニタリングをすることができる

ウ 栄養管理に係る計画及び治療目的を多職種と共有し，アセスメントによって把握された徴候及び症状を勘案し，可能な限り入院前の日常生活機能等に近づけるよう栄養補給について立案することができる

エ 経腸栄養投与継続が困難と評価した場合は，担当医に報告し，栄養管理に係る計画を再考することができる

オ 経口摂取移行時においては，摂食嚥下機能について確認し，必要に応じて言語聴覚士等との連携を図ることができる

(3) 小児特定集中治療室管理料を算定する一般病床の治療室における専任の管理栄養士の数は，当該治療室の入院患者の数が10又はその端数を増すごとに１以上である。複数の治療室を有する保険医療機関において，専任の管理栄養士は，複数の治療室を担当することは可能であるが，その場合であっても，専任の管理栄養士の数は，当該加算を届け出る治療室の入院患者の数の合計数が10又はその端数を増すごとに１以上である。

(4) 当該治療室において，早期から栄養管理を実施するため日本集中治療医学会の「日本版重症患者の栄養療法ガイドライン」を参考にして院内において栄養管理に係る手順書を作成し，それに従って必要な措置が実施されている。また，栄養アセスメントに基づく計画を対象患者全例について作成し，必要な栄養管理を行っている。

【届出に関する事項】

(1) 小児特定集中治療室管理料の施設基準に係る届出は，**別添７**（→Web 版）の**様式43の２**及び**様式48**を用いる。また，当該治療室の平面図（面積等の分かるもの）を添付する。なお，当該治療室に勤務する従事者並びに当該病院に勤務する臨床検査技師，衛生検査技師，診療放射線技師及び診療エックス線技師については，**別添７の様式20**を用いる。

(2) 早期離床・リハビリテーション加算の施設基準に係る届出は，**別添７の様式42の３**を用いる。

(3) 早期栄養介入管理加算の施設基準に係る届出は，**別添７の様式42の４**を用いる。

(4) 令和６年３月31日時点で，現に小児特定集中治療室管理料の届出を行っている治療室にあっては，令和７年５月31日までの間に限り，１の(9)に該当するものとみなす。

６ 新生児特定集中治療室管理料の施設基準等

基施

特定入院

(1) **新生児特定集中治療室管理料1の施設基準**（編注：「管理料2」にも適用される規定に❷と表示）
イ　病院の一般病棟の治療室を単位として行うものであること。❷
ロ　当該治療室内に集中治療を行うにつき必要な医師が常時配置されていること。
ハ　当該治療室における助産師又は看護師の数は，常時，当該治療室の入院患者の数が3又はその端数を増すごとに1以上であること。❷
ニ　集中治療を行うにつき十分な専用施設を有していること。❷
ホ　集中治療を行うにつき十分な実績を有していること。
ヘ　医療安全対策加算1に係る届出を行っている保険医療機関であること。❷
(2) **新生児特定集中治療室管理料2の施設基準**
イ　(1)のイ，ハ，ニ及びヘの基準を満たすものであること。（編注：該当項目に❷と表示）
ロ　当該保険医療機関内に集中治療を行うにつき必要な専任の医師が常時配置されていること。
ハ　集中治療を行うにつき相当の実績を有していること。
(3) **新生児特定集中治療室管理料の注1に規定する厚生労働大臣が定める疾患**
別表第14（p.877）に掲げる疾患

→1　**新生児特定集中治療室管理料1に関する施設基準**（編注：「管理料2」にも適用される規定に❷と表示）
(1) 専任の医師が常時，新生児特定集中治療室内に勤務している。当該専任の医師は，宿日直を行う医師ではない。ただし，患者の当該治療室への入退室などに際して，看護師と連携をとって当該治療室内の患者の治療に支障がない体制を確保している場合は，一時的に当該治療室から離れても差し支えない。
(2) 新生児特定集中治療室管理を行うのにふさわしい専用の新生児特定集中治療室を有しており，当該新生児特定集中治療室の広さは，内法による測定で，1床当たり7 m^2以上である。また，平成26年3月31日において，現に当該管理料の届出を行っている保険医療機関については，当該治療室の増築又は全面的な改築を行うまでの間は，当該規定を満たしているものとする。❷
(3) 当該管理を行うために必要な次に掲げる装置及び器具を新生児特定集中治療室内に常時備えている。❷
ア　救急蘇生装置（気管内挿管セット）
イ　新生児用呼吸循環監視装置
ウ　新生児用人工換気装置
エ　微量輸液装置
オ　経皮的酸素分圧監視装置又は経皮的動脈血酸素飽和度測定装置
カ　酸素濃度測定装置
キ　光線治療器
(4) 自家発電装置を有している病院であって，当該病院において電解質定量検査及び血液ガス分析を含む必要な検査が常時実施できる。❷
(5) 当該治療室内に，手術室と同程度の空気清浄度を有する個室及び陰圧個室を設置することが望ましい。❷
(6) 当該治療室勤務の医師は，当該治療室に勤務している時間帯は，治療室又は治療室，中間室及び回復室からなる病棟（正常新生児室及び一般小児病棟は含まれない）以外での勤務及び宿日直を併せて行わないものとし，当該治療室勤務の看護師は，当該治療室に勤務している時間帯は，当該治療室以外での夜勤を併せて行わないものとする。
(7) 次のいずれかの基準を満たしている。
ア　直近1年間の出生体重1,000 g 未満の新生児の新規入院患者数が4件以上である。
イ　直近1年間の当該治療室に入院している患者について行った開胸手術，開頭手術，開腹手術，胸腔鏡手術又は腹腔鏡下手術の年間実施件数が6件以上である。
(8) A 234医療安全対策加算1の届出を行っている。❷

2　**新生児特定集中治療室管理料2に関する施設基準**
(1) 専任の医師（宿日直を行っている専任の医師を含む）が常時，当該保険医療機関内に勤務している。なお，当該医師のみで対応できない緊急時には別の医師が速やかに診療に参加できる体制を整えている。
(2) 1の(2)から(5)まで及び(8)の施設基準を満たしている。（編注：該当項目に❷と表示）
(3) 当該治療室勤務の看護師は，当該治療室に勤務している時間帯は，当該治療室以外での夜勤を併せて行わないものとする。
(4) 直近1年間の出生体重2,500 g 未満の新生児の新規入院患者数が30件以上である。

3　**新生児特定集中治療室管理料の届出を行っている病床数を一時的に超えて入院患者を受け入れた場合（超過する病床数は2床を上限とする）**
他の医療機関において受入困難な状況での緊急入院などのやむを得ない事情がある場合には，次に掲げる要件を満たす場合に限り，新生児特定集中治療室管理料を算定できるものとする。また，常態として届け出た病床数を超えて患者を受け入れている場合には，新生児特定集中治療室管理料を算定する病床数の変更の届出を行う。
(1) 常時4対1以上の看護配置（当該治療室内における助産師又は看護師の数が，常時，当該治療室の入院患者の数が4又はその端数を増すごとに1以上である）よりも手厚い看護配置である。
(2) (1)の看護配置について，常時3対1以上の看護配置（当該治療室内における助産師又は看護師の数が，常時，当該治療室の入院患者の数が3又はその端数を増すごとに1以上である）の基準を満たせなくなってから24時間以内に常時3対1以上の看護配置に戻す。
(3) 定員超過した病床数，時刻及びその際の看護配置状況等について記録を備えておく。

【届出に関する事項】
(1) 新生児特定集中治療室管理料の施設基準に係る届出は，別添7（→Web 版）の様式42の2及び様式20を用いる。
(2) 令和6年3月31日時点で，現に新生児特定集中治療室管理料の届出を行っている治療室にあっては，令和7年5月31日までの間に限り，1の(8)に該当するものとみなす。

6の1の2　新生児特定集中治療室重症児対応体制強化管理料の施設基準等

(1) **新生児特定集中治療室重症児対応体制強化管理料の施設基準**
イ　区分番号A 302の1の新生児特定集中治療室管理料1又はA 303の2の新生児集中治療室管理料の届出を行っている治療室の病床を単位として行うものであること。
ロ　当該病床を有する治療室内に重症新生児に対する集中治療を行うにつき十分な医師が常時配置されていること。
ハ　当該治療室内の当該入院料の届出を行っている病床における助産師又は看護師の数は，常時，当該病床に係る入院患者の数が2又はその端数を増すごとに1以上であること。
ニ　重症新生児に対する集中治療を行うにつき十分な体制及び専用施設を有していること。
ホ　重症新生児に対する集中治療を行うにつき十分な実績を有していること。
(2) **新生児特定集中治療室重症児対応体制強化管理料の注1に規定する厚生労働大臣が定める状態**

別表第14の２（p.877）に掲げる状態

→**新生児特定集中治療室重症児対応体制強化管理料に関する施設基準**

(1)　A 302の「１」新生児特定集中治療室管理料１又はA 303の「２」新生児特定集中治療室管理料を届け出ている治療室（以下この項で単に「治療室」という）の病床を単位として行うものである。

(2)　専任の医師が常時，当該治療室内に勤務している。当該専任の医師に，新生児の特定集中治療の経験を５年以上有する医師を２名以上含む。当該専任の医師は，宿日直を行う医師ではない。ただし，患者の当該治療室への入退室などに際して，看護師と連携をとって当該治療室内の患者の治療に支障がない体制を確保している場合は，一時的に当該治療室から離れても差し支えない

(3)　当該専任の医師は，当該治療室における専任の医師と兼任であって差し支えない。

(4)　当該治療室が次のアからウの基準を全て満たしている。

ア　直近１年間の出生体重750g未満の新生児の新規入院患者数が４件以上である。

イ　直近１年間の当該治療室に入院している患者について行った開胸手術，開頭手術，開腹手術，胸腔鏡下手術又は腹腔鏡下手術の年間実施件数が６件以上である。

ウ　直近１年間経鼻的持続陽圧呼吸療法を除く人工呼吸管理を要する新規入院患者数が30件以上である。

(5)　当該保険医療機関に常勤の臨床工学技士が１名以上配置されており，緊急時には常時対応できる体制がとられている。

(6)　当該保険医療機関に常勤の公認心理師が１名以上配置されている。

(7)　当該治療室勤務の医師は，当該治療室に勤務している時間帯は，治療室又は治療室，中間室及び回復室からなる病棟（正常新生児室及び一般小児病棟は含まれない）以外での勤務及び宿日直を併せて行わないものとし，当該治療室勤務の看護師は，当該治療室に勤務している時間帯は，当該治療室以外での夜勤を併せて行わないものとする。

(8)　当該病床と当該治療室については，それぞれ別の看護単位として運用する必要はないが，それぞれの看護配置を満たす必要がある。

(9)　当該管理料を届け出る病床に入院している患者が算定要件を満たす状態になった時点の時刻及び当該管理料を算定している際の看護配置状況等について記録を備えておく。

(10)　当該病床を有する治療室は，A 302の「１」に掲げる新生児特定集中治療室管理料１又はA 303の「２」に掲げる新生児集中治療室管理料の届出を行っている病床数を一時的に超えて入院患者を受け入れた場合については，それぞれの管理料を算定することはできない。

【届出に関する事項】　新生児特定集中治療室重症児対応体制強化管理料の施設基準に係る届出は，**別添７の様式20及び様式42の２**を用いる。

６の２　総合周産期特定集中治療室管理料の施設基準等

(1)　総合周産期特定集中治療室管理料１の施設基準

イ　病院の一般病棟の治療室を単位として行うものであること。

ロ　総合周産期特定集中治療室管理を行うにつき必要な医師が常時配置されていること。

ハ　当該治療室における助産師又は看護師の数は，常時，当該治療室の入院患者の数が３又はその端数を増すごとに１以上であること。

ニ　集中治療を行うにつき十分な専用施設を有していること。

ホ　医療安全対策加算１に係る届出を行っている保険医療機関であること。

(2)　総合周産期特定集中治療室管理料２の施設基準

イ　(1)のイ，ハ，ニ及びホまでの基準を満たすものであること。

ロ　当該治療室内に集中治療を行うにつき必要な医師が常時配置されていること。

ハ　集中治療を行うにつき十分な実績を有していること。

(3)　総合周産期特定集中治療室管理料の注１に規定する厚生労働大臣が定める疾患

別表第14（p.877）に掲げる疾患

(4)　総合周産期特定集中治療室管理料の注３に規定する厚生労働大臣が定める施設基準

妊婦及びその家族等に対して必要な支援を行うにつき十分な体制が整備されていること。

→**１　総合周産期特定集中治療室管理料に関する施設基準**

(1)　母体・胎児集中治療室管理料に関する施設基準

ア「疾病・事業及び在宅医療に係る医療提供体制について」（平成29年３月31日医政地発0331第３号）に規定する総合周産期母子医療センター又は地域周産期母子医療センターのいずれかである。

イ　以下のいずれかを満たす

①　専任の医師が常時，母体・胎児集中治療室内に勤務している。当該専任の医師は，宿日直を行う医師ではない。ただし，患者の当該治療室への入退室などに際して，看護師と連携をとって当該治療室内の患者の治療に支障がない体制を確保している場合は，一時的に当該治療室から離れても差し支えない。なお，当該治療室勤務の医師は，当該治療室に勤務している時間帯は，当該治療室以外での勤務及び宿日直を併せて行わないものとする。

②　専ら産婦人科又は産科に従事する医師（宿日直を行う医師を含む）が常時２名以上当該保険医療機関内に勤務している。そのうち１名は専任の医師とし，当該治療室で診療が必要な際に速やかに対応できる体制をとる。なお，当該医師は当該治療室に勤務している時間帯は，当該治療室以外での勤務及び宿日直を併せて行わないものとする

ウ　母体・胎児集中治療室管理を行うにふさわしい専用の母体・胎児集中治療室を有しており，当該集中治療室の広さは，内法による測定で，１床当たり15m²以上である。また，当該治療室に３床以上設置されている。

エ　帝王切開術が必要な場合，30分以内に児の娩出が可能となるよう保険医療機関内に，医師その他の各職員が配置されている。

オ　当該管理を行うために必要な次に掲げる装置及び器具を母体・胎児集中治療室内に常時備えている。ただし，(ロ)及び(ハ)については，当該保険医療機関内に備え，必要な際に迅速に使用でき，緊急の事態に十分対応できる場合においては，この限りではない。

(イ)　救急蘇生装置（気管内挿管セット，人工呼吸装置等）
(ロ)　心電計
(ハ)　呼吸循環監視装置
(ニ)　分娩監視装置
(ホ)　超音波診断装置（カラードップラー法による血流測定が可能なものに限る）

カ　自家発電装置を有している病院であって，当該病院において電解質定量検査及び血液ガス分析を含む必要な検査が常時実施できる。

キ　当該治療室内に，手術室と同程度の空気清浄度を有する個室及び陰圧個室を設置することが望ましい。

ク　当該治療室勤務の看護師は，当該治療室に勤務している時間帯は，当該治療室以外での夜勤を併せて行わないものとする。

ケ　第５の１〔「新生児特定集中治療室管理料１に関する施設基準」，p.815〕の(8)を満たしている。

基施
特定入院

(2) **新生児集中治療室管理料に関する施設基準**
ア 「疾病・事業及び在宅医療に係る医療提供体制について」（平成29年３月31日医政地発0331第３号）に規定する総合周産期母子医療センター又は地域周産期母子医療センターのいずれかである。
イ **第５の１の(1)から(8)までを全て満たしている。**
ウ 当該治療室に病床が６床以上設置されている。

２ 新生児集中治療室管理料について，届出を行った病床数を一時的に超えて入院患者を受け入れた場合（超過する病床数は２床を上限とする）

第５の３〔「新生児特定集中治療室管理料の施設基準等」に係る保医発通知の「３」，p.815〕の規定と同様に取り扱う。

３ １の(1)のウに掲げる内法の規定の適用

平成26年３月31日において，現に当該管理料の届出を行っている保険医療機関については，当該治療室の増築又は全面的な改築を行うまでの間は，当該規定を満たしているものとする。

４ 総合周産期特定集中治療室管理料の「注３」に規定する成育連携支援加算の施設基準

当該保険医療機関内に，以下から構成される成育連携チームが設置されている。
(1) 産科又は産婦人科の医師
(2) 小児科の医師
(3) 助産師
(4) ５年以上新生児の集中治療に係る業務の経験を有する専任の常勤看護師
(5) 専任の常勤社会福祉士
(6) 専任の常勤公認心理師

なお，当該専任の看護師，社会福祉士又は公認心理師（以下この項において「看護師等」という）については，週３日以上常態として勤務しており，かつ，所定労働時間が週22時間以上の勤務を行っている専任の非常勤看護師等を２名以上組み合わせることにより，常勤看護師等と同じ時間帯にこれらの非常勤看護師等が配置されている場合には，当該基準を満たしているとみなすことができる。

【届出に関する事項】
(1) 総合周産期特定集中治療室管理料の施設基準に係る届出は，**別添７**（→Web 版）の**様式42の２**及び**様式20**を用いる。
(2) 成育連携支援加算の施設基準に係る届出は，**別添７の様式45の３**を用いる。
(3) 令和６年３月31日の時点で，現に総合周産期特定集中治療室管理料の届出を行っている治療室にあっては，令和７年５月31日までの間に限り，１の(1)のケ及び(2)のイ〔第５の１の(8)に限る。〕を満たしていること。

６の３　新生児治療回復室入院医療管理料の施設基準等

(1) 病院の一般病棟の治療室を単位として行うものであること。
(2) 当該保険医療機関内に新生児治療回復室入院医療管理を行うにつき必要な小児科の専任の医師が常時配置されていること。
(3) 当該治療室における助産師又は看護師の数は，常時，当該治療室の入院患者の数が６又はその端数を増すごとに１以上であること。
(4) 新生児治療回復室入院医療管理を行うにつき十分な体制が整備されていること。
(5) 新生児治療回復室入院医療管理を行うにつき十分な構造設備を有していること。
(6) 新生児特定集中治療室管理料又は総合周産期特定集中治療室管理料に係る届出を行っている保険医療機関であること。
(7) 新生児治療回復室入院医療管理料の注１に規定する厚生労働大臣が定める疾患
別表第14（p.877）に掲げる疾患

→ 新生児治療回復室入院医療管理料に関する施設基準
(1) 病院である保険医療機関の一般病棟における特定の治療室を単位とする。
(2) 当該保険医療機関内に，専任の小児科の常勤医師（宿日直を行っている専任の医師を含む）又は週３日以上常態として勤務しており，かつ，所定労働時間が週22時間以上の勤務を行っている専任の小児科の非常勤医師（宿日直を行っている専任の医師を含む）が常時１名以上配置されている。
(3) 当該管理を行うために必要な次に掲げる装置及び器具を当該治療室内に常時備えている。ただし，当該治療室が新生児特定集中治療室又は新生児集中治療室と隣接しており，これらの装置及び器具を新生児特定集中治療室又は新生児集中治療室と共有しても緊急の事態に十分対応できる場合においては，この限りでない。
ア 救急蘇生装置（気管内挿管セット）
イ 新生児用呼吸循環監視装置
ウ 新生児用人工換気装置
エ 微量輸液装置
オ 経皮的酸素分圧監視装置又は経皮的動脈血酸素飽和度測定装置
カ 酸素濃度測定装置
キ 光線治療器
(4) 自家発電装置を有している病院であって，当該病院において電解質定量検査及び血液ガス分析を含む必要な検査が常時実施できる。

【届出に関する事項】 新生児治療回復室入院医療管理料に関する施設基準に係る届出は，**別添７**（→Web 版）の**様式45の２**，**様式20**及び**様式42の２**を用いる。

６の４　地域包括医療病棟入院料の施設基準等

(1) **地域包括医療病棟入院料の施設基準**
イ 病院の一般病棟を単位として行うものであること。
ロ 当該病棟において，１日に看護を行う看護職員の数は，常時，当該病棟の入院患者の数が10又はその端数を増すごとに１以上であること。ただし，当該病棟において，１日に看護を行う看護職員の数が本文に規定する数に相当する数以上である場合には，当該病棟における夜勤を行う看護職員の数は，本文の規定にかかわらず，２以上であることとする。
ハ 当該病棟において，看護職員の最小必要数の７割以上が看護師であること。
ニ 当該病棟に常勤の理学療法士，作業療法士又は言語聴覚士が２名以上配置されていること。
ホ 当該病棟に専任の常勤の管理栄養士が１名以上配置されていること。
ヘ 入院早期からのリハビリテーションを行うにつき必要な構造設備を有していること。
ト 当該病棟に入院中の患者に対して，ＡＤＬ等の維持，向上及び栄養管理等に資する必要な体制が整備されていること。
チ 次のいずれかに該当すること。
① 一般病棟用の重症度，医療・看護必要度Ⅰの基準を満たす患者を１割６分以上入院させる病棟であること。
② 診療内容に関するデータを適切に提出できる体制が整備された保険医療機関であって，当該病棟において，一般病棟用の重症度，医療・看

護必要度Ⅱの基準を満たす患者を1割5分以上入院させる病棟であること。

リ　患者の状態に基づき，当該病棟に入院した日に介助を特に実施している患者を5割以上入院させる病棟であること。

ヌ　当該病棟の入院患者の平均在院日数が21日以内であること。

ル　当該病棟において，退院患者に占める，在宅等に退院するものの割合が8割以上であること。

ヲ　当該病棟において，入院患者に占める，当該保険医療機関の一般病棟から転棟したものの割合が5分未満であること。

ワ　当該病棟において，入院患者に占める，救急用の自動車等により緊急に搬送された患者又は他の保険医療機関で区分番号C004-2に掲げる救急患者連携搬送料を算定し当該他の保険医療機関から搬送された患者の割合が1割5分以上であること。

カ　地域で急性疾患等の患者に包括的な入院医療及び救急医療を行うにつき必要な体制を整備していること。

ヨ　データ提出加算に係る届出を行っている保険医療機関であること。

タ　特定機能病院以外の病院であること。

レ　急性期充実体制加算の届出を行っていない保険医療機関であること。

ソ　専門病院入院基本料の届出を行っていない保険医療機関であること。

ツ　脳血管疾患等リハビリテーション料及び運動器リハビリテーション料に係る届出を行っている保険医療機関であること。

ネ　入退院支援加算1に係る届出を行っている保険医療機関であること。

(2)　夜間看護体制特定日減算に係る厚生労働大臣が定める保険医療機関

許可病床数が100床未満のものであること。

(3)　夜間看護体制特定日減算に係る厚生労働大臣が定める日

次のいずれにも該当する各病棟において，夜間の救急外来を受診した患者に対応するため，当該各病棟のいずれか1病棟において夜勤を行う看護職員の数が，一時的に2未満となった日

イ　看護職員の数が一時的に2未満となった時間帯において，患者の看護に支障がないと認められること。

ロ　看護職員の数が一時的に2未満となった時間帯において，看護職員及び看護補助者の数が，看護職員1を含む2以上であること。ただし，入院患者数が30人以下の場合にあっては，看護職員の数が1以上であること。

(4)　地域包括医療病棟入院料の注5に規定する看護補助体制加算の施設基準

イ　25対1看護補助体制加算（看護補助者5割以上）**の施設基準**

①　当該病棟において，1日に看護補助を行う看護補助者の数は，常時，当該病棟の入院患者の数が25又はその端数を増すごとに1に相当する数以上であること。

②　看護補助者の配置基準に主として事務的業務を行う看護補助者を含む場合は，1日に事務的業務を行う看護補助者の数は，常時，当該病棟の入院患者の数が200又はその端数を増すごとに1に相当する数以下であること。

③　当該病棟において，看護補助者の最小必要数の5割以上が当該保険医療機関に看護補助者として勤務している者であること。

④　看護職員の負担の軽減及び処遇の改善に資する体制が整備されていること。

ロ　25対1看護補助体制加算（看護補助者5割未満）**の施設基準**

イの①，②及び④を満たすものであること。

ハ　50対1看護補助体制加算の施設基準

①　当該病棟において，1日に看護補助を行う看護補助者の数は，常時，当該病棟の入院患者の数が50又はその端数を増すごとに1に相当する数以上であること。

②　イの②及び④を満たすものであること。

ニ　75対1看護補助体制加算の施設基準

①　当該病棟において，1日に看護補助を行う看護補助者の数は，常時，当該病棟の入院患者の数が75又はその端数を増すごとに1に相当する数以上であること。

②　イの②及び④を満たすものであること。

(5)　地域包括医療病棟入院料の注6に規定する夜間看護補助体制加算の施設基準

イ　夜間30対1看護補助体制加算の施設基準

当該病棟において，夜勤を行う看護補助者の数は，常時，当該病棟の入院患者の数が30又はその端数を増すごとに1に相当する数以上であること。

ロ　夜間50対1看護補助体制加算の施設基準

当該病棟において，夜勤を行う看護補助者の数は，常時，当該病棟の入院患者の数が50又はその端数を増すごとに1に相当する数以上であること。

ハ　夜間100対1看護補助体制加算の施設基準

当該病棟において，夜勤を行う看護補助者の数は，常時，当該病棟の入院患者の数が100又はその端数を増すごとに1に相当する数以上であること。

(6)　地域包括医療病棟入院料の注7に規定する夜間看護体制加算の施設基準

イ　夜勤時間帯に看護補助者を配置していること。

ロ　夜間における看護業務の負担の軽減に資する十分な業務管理等の体制が整備されていること。

(7)　地域包括医療病棟入院料の注8に規定する看護補助体制充実加算の施設基準

イ　看護補助体制充実加算1の施設基準

看護職員の負担の軽減及び処遇の改善に資する十分な体制が整備されていること。

ロ　看護補助体制充実加算2の施設基準

看護職員の負担の軽減及び処遇の改善に資する必要な体制が整備されていること。

ハ　看護補助体制充実加算3の施設基準

看護職員の負担の軽減及び処遇の改善に資する体制が整備されていること。

(8)　地域包括医療病棟入院料の注9に規定する看護職員夜間配置加算の施設基準

イ　看護職員夜間12対1配置加算1の施設基準

①　当該病棟において，夜勤を行う看護職員の数は，常時，当該病棟の入院患者の数が12又はその端数を増すごとに1以上であること。ただし，当該病棟において，夜間に看護を行う看護職員の数が本文に規定する数に相当する数以上である場合には，当該病棟における夜勤を行う看護職員の数は，本文の規定にかかわらず，3以上であることとする。

②　看護職員の負担の軽減及び処遇の改善に資する体制が整備されていること。
③　夜間における看護業務の負担の軽減に資する十分な業務管理等の体制が整備されていること。

ロ　看護職員夜間12対１配置加算２の施設基準
イの①及び②を満たすものであること。

ハ　看護職員夜間16対１配置加算１の施設基準
①　当該病棟において，夜勤を行う看護職員の数は，常時，当該病棟の入院患者の数が16又はその端数を増すごとに１以上であること。ただし，当該病棟において，夜間に看護を行う看護職員の数が本文に規定する数に相当する数以上である場合には，当該病棟における夜勤を行う看護職員の数は，本文の規定にかかわらず，３以上であることとする。
②　イの②及び③を満たすものであること。

ニ　看護職員夜間16対１配置加算２の施設基準
イの②及びハの①を満たすものであること。

(9)　地域包括医療病棟入院料の注10に規定するリハビリテーション・栄養・口腔連携加算の施設基準
イ　当該病棟に入院中の患者に対して，ＡＤＬ等の維持，向上及び栄養管理等に資する十分な体制が整備されていること。
ロ　口腔管理を行うにつき必要な体制が整備されていること。

→１　地域包括医療病棟入院料の施設基準

(1)　病院の一般病棟の病棟単位で行うものである。
(2)　当該病棟において，１日に看護を行う看護職員の数は，常時，当該病棟の入院患者の数が10又はその端数を増すごとに１以上である。ただし，当該病棟において，１日に看護を行う看護職員が本文に規定する数以上である場合には，当該病棟における夜勤を行う看護職員の数は，本文の規定にかかわらず，２以上である。また，看護職員の最小必要数の７割以上が看護師である。
(3)　当該病棟に，専従の常勤理学療法士，専従の常勤作業療法士又は専従の常勤言語聴覚士（以下，この項において「専従の理学療法士等」という）が２名以上配置されている。なお，週３日以上常態として勤務しており，かつ，所定労働時間が週22時間以上の勤務を行っている専従の非常勤理学療法士，専従の非常勤作業療法士又は専従の非常勤言語聴覚士をそれぞれ２名以上組み合わせることにより，当該保険医療機関における常勤理学療法士，常勤作業療法士又は常勤言語聴覚士の勤務時間帯と同じ時間帯にこれらの非常勤理学療法士，非常勤作業療法士又は非常勤言語聴覚士がそれぞれ配置されている場合には，それぞれの基準を満たすこととみなすことができる。
(4)　当該病棟に専任の常勤の管理栄養士が１名以上配置されている。なお，当該専任の管理栄養士として配置される病棟は，１名につき１病棟に限る。
(5)　当該病棟の病室の床面積は，内法による測定で，患者１人につき，6.4㎡以上であることが望ましい。なお，床面積が患者１人につき，6.4㎡に満たない場合，全面的な改築等を行うまでの間は6.4㎡未満であっても差し支えないが，全面的な改築等の予定について年１回報告を行う。
(6)　病室に隣接する廊下の幅は内法による測定で，1.8ｍ以上であることが望ましい。ただし，両側に居室がある廊下の幅は，2.7ｍ以上であることが望ましい。なお，廊下の幅が1.8ｍ（両側居室の場合は2.7ｍ）に満たない医療機関については，全面的な改築等を行うまでの間は1.8ｍ（両側居室の場合は2.7ｍ）未満であっても差し支えないが，全面的な改築等の予定について年１回報告を行う。
(7)　当該病棟に，又は当該医療機関内における当該病棟の近傍に患者の利用に適した浴室及び便所が設けられている。
(8)　地域包括医療病棟入院料を算定するものとして届け出た病床に入院している全ての患者の状態を**別添７**の**別紙７**の重症度，医療・看護必要度Ⅰ又はⅡに係る評価票を用いて測定を行い，その結果に基づいて評価を行っている。測定の結果，地域包括医療病棟入院料を算定するものとして届け出た病床における直近３月において入院している患者全体（延べ患者数）に占める重症度，医療・看護必要度Ⅰ又はⅡの基準①を満たす患者（**別添７**の**別紙７**による評価の結果，**別表３**の該当患者割合①の基準のいずれかに該当する患者をいう）の割合（以下「基準を満たす患者割合①」という）が，**別表４**の基準以上である。評価に当たっては，産科患者又は15歳未満の小児患者は対象から除外する。また，重症度，医療・看護必要度Ⅱの評価に当たっては，歯科の入院患者（同一入院中に医科の診療も行う期間については除く）は，対象から除外する。一般病棟用の重症度，医療・看護必要度Ⅰ又はⅡに係る評価票の記入（**別添７**の**別紙７**の**別表１**に掲げる「一般病棟用の重症度，医療・看護必要度Ａ・Ｃ項目に係るレセプト電算処理システム用コード一覧」を用いて評価を行う項目は除く）は，院内研修を受けたものが行うものである。また，一般病棟用の重症度，医療・看護必要度Ⅰ又はⅡのいずれを用いて評価を行うかは，入院料等の届出時に併せて届け出る。なお，評価方法のみの変更を行う場合については，**別添７**の**様式10**を用いて届け出る。ただし，評価方法のみの変更による新たな評価方法への切り替えは切替月のみとし，切替月の10日までに届け出る。
(9)　地域包括医療病棟入院料を算定するものとして届け出た病床において，直近３月の間に新たに当該病棟に入棟した患者に占める，当該病棟に入棟した日に介助を特に実施している患者（**別添７**の**別紙７**による評価の結果，**別表３**の該当患者割合②の基準に該当する患者をいう）の割合（以下「基準を満たす患者割合②」という）が，**別表４**の基準以上である。評価に当たっては，産科患者又は15歳未満の小児患者は対象から除外する。

別表３

該当患者割合①の基準	Ａ得点が２点以上かつＢ得点が３点以上の患者
	Ａ得点が３点以上の患者
	Ｃ得点が１点以上の患者
該当患者割合②の基準	入棟初日のＢ得点が３点以上の患者

別表４

	一般病棟用の重症度，医療・看護必要度Ⅰの割合	一般病棟用の重症度，医療・看護必要度Ⅱの割合
基準を満たす患者割合①	１割６分	１割５分
基準を満たす患者割合②	５割	

(10)　当該病棟に入院する患者の平均在院日数が21日以内である。
(11)　当該病棟において，退院患者に占める，在宅等に退院するものの割合が８割以上である。
(12)　当該病棟から退院した患者数に占める在宅等に退院するものの割合は，次のアに掲げる数をイに掲げる数で除して算出する。ただし，短期滞在手術等基本料を算定する患者，基本診療料の施設基準等の**別表第２**の23に該当する患者（基本診療料の施設基準等第10の３に係る要件以外の短期滞在手術等基本料３に係る要件を満たす場合に限る）及び基本診療料の施設基準等の**別表第２**の24に該当する患者は対象から除外する。
ア　直近６か月間において，当該病棟から退院又は転棟した患者数（第２部「通則５」に規定する入院期間が通算される再入院患者及び死亡退院した患者を除く）のうち，在宅等に退院するものの数
　この場合において，在宅等に退院するものの数は，退

院患者の数から，次に掲げる数を合計した数を控除した数をいう。
① 他の保険医療機関〔有床診療所入院基本料〔**別添2の第3の5の**(1)のイのイに該当するものに限る〕又は回復期リハビリテーション病棟入院料を算定する病棟，病室又は病床を除く〕に転院した患者
② 介護老人保健施設〔介護保険施設サービス費（Ⅱ），（Ⅲ）若しくは（Ⅳ）又はユニット型介護保険施設サービス費の（Ⅱ），（Ⅲ）若しくは（Ⅳ）の届出を行っているものに限る〕に退院した患者
③ 同一の保険医療機関の当該入院料にかかる病棟以外の病棟又は病室（回復期リハビリテーション病棟入院料を算定する病棟又は病室を除く）に転棟した患者の数

イ 直近6か月間に退院又は転棟した患者数（第2部「通則5」に規定する入院期間が通算される再入院患者及び死亡退院した患者を除く）

(13) 当該病棟における，直近3か月の入院患者に占める，同一の保険医療機関の一般病棟から転棟したものの割合が5分未満である。ただし，短期滞在手術等基本料を算定する患者，基本診療料の施設基準等の**別表第2**の23に該当する患者（基本診療料の施設基準等第10の3に係る要件以外の短期滞在手術等基本料3に係る要件を満たす場合に限る）及び基本診療料の施設基準等の**別表第2**の24に該当する患者は対象から除外する。

(14) 当該病棟において，直近3か月の入院患者に占める，救急搬送後の患者の割合が1割5分以上である。救急搬送後の患者とは，救急搬送され，入院初日から当該病棟に入院した患者又は他の保険医療機関で**C004-2**に掲げる救急患者連携搬送料を算定し当該他の保険医療機関から搬送され，入院初日から当該病棟に入院した患者である。ただし，14日以内に同一の保険医療機関の他の病棟（回復期リハビリテーション病棟入院料を算定している病棟又は病室を除く）に転棟した患者は，救急搬送後の患者に含めない。

(15) 当該保険医療機関が次のいずれかを満たしている。
ア 医療法第30条の4の規定に基づき都道府県が作成する医療計画に記載されている第二次救急医療機関である。
イ 救急病院等を定める省令に基づき認定された救急病院である。

(16) 当該保険医療機関において，常時，必要な検査，CT撮影，MRI撮影を含む救急患者への対応を実施出来る体制を有している。

(17) データ提出加算に係る届出を行っている。また，当該基準については**別添7**の様式40の5を用いて届出を行った時点で，当該入院料の届出を行うことができる。

(18) 当該保険医療機関が，特定機能病院以外の保険医療機関である。

(19) 当該保険医療機関が，急性期充実体制加算1又は2に係る届出を行っていない保険医療機関である。

(20) 当該保険医療機関が，専門病院入院基本料に係る届出を行っていない保険医療機関である。

(21) 脳血管疾患等リハビリテーション料（Ⅰ），（Ⅱ）若しくは（Ⅲ）及び運動器リハビリテーション料（Ⅰ）若しくは（Ⅱ）に係る届け出を行っている。

(22) 入退院支援加算1に係る届け出を行っている。

(23) 直近1年間に，当該病棟を退院又は転棟した患者（死亡退院及び終末期のがん患者を除く）のうち，退院又は転棟時におけるADL〔基本的日常生活活動度(Barthel Index)（以下「BI」という）の合計点数をいう〕が入院時と比較して低下した患者の割合が5％未満である。

(24) 当該保険医療機関において，休日を含め全ての日において，リハビリテーションを提供できる体制を備えている。なお，リハビリテーションの提供体制については，当該保険医療機関のその他の病床におけるリハビリテーションの実施状況を踏まえ，適切な体制をとることとするが，当該病棟の患者に対し，曜日により著しい単位数を含めた提供量の差がないような体制とする。

(25) 当該保険医療機関において，BIの測定に関わる職員を対象としたBIの測定に関する研修会を年1回以上開催する。

→2 地域包括医療病棟入院料の「注3」に掲げる夜間看護体制特定日減算について

当該減算は，許可病床数が100床未満の病院において，夜間，病棟の看護職員が一時的に救急外来で勤務する間，病棟の看護職員体制は，看護職員1名を含め看護職員と看護補助者を合わせて2名以上である。ただし，当該時間帯の入院患者数が30人以下の場合は，看護職員1名で差し支えない。加えて，当該時間帯に当該病棟の看護職員が一時的に救急外来で勤務する間，当該病棟の看護に支障がないと当該病棟を担当する医師及び看護の管理者が判断した場合に限る。

→3 地域包括医療病棟入院料の「注5」に掲げる看護補助体制加算の施設基準

(1) **通則**
ア 看護補助体制加算に係る看護補助業務に従事する看護補助者は，基礎知識を習得できる内容を含む院内研修を年1回以上受講した者である。なお，研修内容については，**別添2の第2の11**〔「療養病棟入院基本料の注12に規定する夜間看護加算の施設基準」，p.711〕の(4)の例による。
イ 当該病棟において，看護職員と看護補助者との業務内容及び業務範囲について，年1回以上見直しを行う。
ウ 当該病棟の看護師長等が所定の研修（修了証が交付されるものに限る）を修了していることが望ましい。また，当該病棟の全ての看護職員（所定の研修を修了した看護師長等を除く）が院内研修を年1回以上受講していることが望ましい。ただし，内容に変更がない場合は，2回目以降の受講は省略して差し支えない。なお，看護師長等の所定の研修及び看護職員の院内研修の内容については，**別添2の第2の11**の(6)の例による。
エ 看護補助者の配置については，各病棟の入院患者の状態等保険医療機関の実情に応じ，同一の入院基本料を届け出ている病棟間を含め，曜日や時間帯によって一定の範囲で傾斜配置できる。
オ 看護職員の負担の軽減及び処遇の改善に資する体制を整備している。当該体制については，**別添2の第2の11**の(3)の例による。

(2) **25対1看護補助体制加算（看護補助者5割以上）の施設基準**
ア 当該病棟において，1日に看護補助を行う看護補助者の数は，常時，当該病棟の入院患者の数が25又はその端数を増すごとに1に相当する数以上である。
イ 当該加算の届出に必要な看護補助者の最小必要数の5割以上が看護補助者（みなし看護補助者を除く）である。

(3) **25対1看護補助体制加算（看護補助者5割未満）の施設基準**
ア 当該病棟において，1日に看護補助業務を行う看護補助者の数は，常時，当該病棟の入院患者の数が25又はその端数を増すごとに1に相当する数以上である。
イ 当該病棟において，届出の対象となる看護補助者の最小必要数の5割未満が看護補助者（みなし看護補助者を除く）である。

(4) **50対1看護補助体制加算の施設基準**
当該病棟において，1日に看護補助業務を行う看護補助者の数は，常時，当該病棟の入院患者の数が50又はその端数を増すごとに1に相当する数以上である。

(5) **75対1看護補助体制加算の施設基準**
当該病棟において，1日に看護補助業務を行う看護補助者の数は，常時，当該病棟の入院患者の数が75又はその端数を増すごとに1に相当する数以上である。

→4 地域包括医療病棟入院料の「注6」に掲げる夜間看護補助体制加算の施設基準

(1) **通則**
「注5」に掲げる25対1看護補助体制加算（看護補助者5

割以上)，25対１看護補助体制加算（看護補助者５割未満)，50対１看護補助体制加算又は75対１看護補助体制加算のいずれかを算定する病棟である。

(2)　**夜間30対１看護補助体制加算の施設基準**
当該病棟において，夜間の看護補助者の数は，常時，当該病棟の入院患者の数が30又はその端数を増すごとに１に相当する数以上である。

(3)　**夜間50対１看護補助体制加算の施設基準**
当該病棟において，夜間の看護補助者の数は，常時，当該病棟の入院患者の数が50又はその端数を増すごとに１に相当する数以上である。

(4)　**夜間100対１看護補助体制加算の施設基準**
当該病棟において，夜間の看護補助者の数は，常時，当該病棟の入院患者の数が100又はその端数を増すごとに１に相当する数以上である。

→５　地域包括医療病棟入院料の「注７」に掲げる夜間看護体制加算の施設基準

(1)「注５」に掲げる25対１看護補助体制加算（看護補助者５割以上)，25対１看護補助体制加算（看護補助者５割未満)，50対１看護補助体制加算又は75対１看護補助体制加算のいずれかを算定する病棟である。

(2)「注６」に掲げる夜間30対１看護補助体制加算，夜間50対１看護補助体制加算又は夜間100対１看護補助体制加算のいずれかを算定している病棟である。

(3)　次に掲げる夜間における看護業務の負担軽減に資する業務管理等に関する項目のうち，ア又はウを含む３項目以上を満たしている。また，当該３項目以上にケが含まれることが望ましい。ただし，当該加算を算定する病棟が２交代制勤務又は変則２交代制勤務を行う病棟のみで構成される保険医療機関である場合は，ア及びウからケまでのうち，ア又はウを含む３項目以上を満たしている。

ア　当該病棟において，夜勤を含む交代制勤務に従事する看護要員の勤務終了時刻と直後の勤務の開始時刻の間が11時間以上である。

イ　３交代制勤務又は変則３交代制勤務の病棟において，夜勤を含む交代制勤務に従事する看護要員の勤務開始時刻が，直近の勤務の開始時刻の概ね24時間後以降となる勤務編成である。

ウ　当該病棟において，夜勤を含む交代制勤務に従事する看護要員の連続して行う夜勤の数が２回以下である。

エ　当該病棟において，夜勤を含む交代制勤務に従事する看護要員の夜勤後の暦日の休日が確保されている。

オ　当該病棟において，夜勤時間帯の患者のニーズに対応できるよう，早出や遅出等の柔軟な勤務体制の工夫がなされている。

カ　当該保険医療機関において，所属部署以外の部署を一時的に支援するために，夜勤時間帯を含めた各部署の業務量を把握・調整するシステムが構築されており，かつ，部署間での業務標準化に取り組み，過去１年間に当該システムを夜勤時間帯に運用した実績がある。

キ　当該病棟において，みなし看護補助者を除いた看護補助者の比率が５割以上である。

ク　当該保険医療機関において，夜勤時間帯を含めて開所している院内保育所を設置しており，夜勤を含む交代制勤務に従事する医療従事者の利用実績がある。

ケ　当該病棟において，ICT，AI，IoT等の活用によって，看護要員の業務負担軽減を行っている。

(4)　(3)のアからエまでについては，届出前１か月に当該病棟において，夜勤を含む交代制勤務に従事する看護要員の各勤務のうち，やむを得ない理由により各項目を満たさない勤務が0.5割以内の場合は，各項目の要件を満たしているとみなす。(3)のキについては，暦月で１か月を超えない期間の１割以内の一時的な変動は要件を満たしているとみなす。(3)のクについては，院内保育所の保育時間に当該保険医療機関が定める夜勤時間帯のうち４時間以上が含まれる。ただし，当該院内保育所の利用者がいない日についてはこの限りではない。(3)のケについては，使用機器等が看護要員の業務負担軽減に資するかどうかについて，１年に１回以上，当該病棟に勤務する看護要員による評価を実施し，評価結果をもとに必要に応じて活用方法の見直しを行う。

→６　地域包括医療病棟入院料の「注８」に掲げる看護補助体制充実加算の施設基準

(1)　**看護補助体制充実加算１の施設基準**

ア　当該保険医療機関において３年以上の看護補助者としての勤務経験を有する看護補助者が，「注５」に掲げる看護補助体制加算のそれぞれの配置区分ごとに５割以上配置されている。

イ　主として直接患者に対し療養生活上の世話を行う看護補助者の数は，常時，当該病棟の入院患者の数が100又はその端数を増すごとに１以上である。当該看護補助者は，介護福祉士の資格を有する者又は看護補助者として３年以上の勤務経験を有し適切な研修を修了した看護補助者である。なお，研修内容については，**別添２の第２の11の２**〔「療養病棟入院基本料の注13に規定する看護補助体制充実加算の施設基準」，p.711〕の(1)のロの例による。

ウ　看護補助体制充実加算に係る看護補助者に対する院内研修の内容については，**別添２の第２の11**の(4)の例による。ただし，エについては，看護補助者が行う業務内容ごとに業務範囲，実施手順，留意事項等について示した業務マニュアルを作成し，当該マニュアルを用いた院内研修を実施している。

エ　当該病棟の看護師長等は所定の研修を修了している。また当該病棟の全ての看護職員（所定の研修を修了した看護師長等を除く）が院内研修を年１回以上受講している。ただし，内容に変更がない場合は，２回目以降の受講は省略して差し支えない。なお，当該研修のそれぞれの内容については，**別添２の第２の11**の(6)の例による。

オ　当該保険医療機関における看護補助者の業務に必要な能力を段階的に示し，看護補助者の育成や評価に活用している。

(2)　**看護補助体制充実加算２の施設基準**
(1)のイからオを満たすものである。

(3)　**看護補助体制充実加算３の施設基準**
(1)のウ及びエを満たすものである。

→７　地域包括医療病棟入院料の「注９」に掲げる看護職員夜間配置加算の施設基準

(1)　**看護職員夜間12対１配置加算１の施設基準**

ア　当該病棟において，夜間に看護を行う看護職員の数は，常時，当該病棟の入院患者の数が12又はその端数を増すごとに１に相当する数以上である。ただし，同一の入院基本料を届け出ている病棟間においてのみ傾斜配置できるものである。なお，当該病棟において，夜間に看護を行う看護職員の数が前段に規定する数に相当する数以上である場合には，各病棟における夜勤を行う看護職員の数は，前段の規定にかかわらず，３以上であることとする。

イ　看護職員の負担の軽減及び処遇の改善に資する体制を整備している。当該体制については，**別添２の第２の11**の(3)の例による。

ウ　次に掲げる夜間における看護業務の負担軽減に資する業務管理等に関する項目のうち，(イ)又は(ハ)を含む４項目以上を満たしている。また，当該４項目以上に(ヌ)が含まれることが望ましい。ただし，当該加算を算定する病棟が２交代制勤務又は変則２交代制勤務を行う病棟のみで構成される保険医療機関である場合は，(イ)及び(ハ)から(ヌ)までのうち，(イ)又は(ハ)を含む４項目以上を満たしている。なお，各項目の留意点については，**別添３の第４の３の９**〔急性期看護補助体制加算「夜間看護体制加算の施設基準」，p.752〕の(3)と同様である。

(イ)　当該病棟において，夜勤を含む交代制勤務に従事する看護職員の勤務終了時刻と直後の勤務の開始時刻の間が11時間以上である。

(ロ) 3交代制勤務又は変則3交代制勤務の病棟において，夜勤を含む交代制勤務に従事する看護職員の勤務開始時刻が，直近の勤務の開始時刻の概ね24時間後以降となる勤務編成である。

(ハ) 当該病棟において，夜勤を含む交代制勤務に従事する看護職員の連続して行う夜勤の数が2回以下である。

(ニ) 当該病棟において，夜勤を含む交代制勤務に従事する看護職員の夜勤後の暦日の休日が確保されている。

(ホ) 当該病棟において，夜勤時間帯の患者のニーズに対応できるよう，早出や遅出等の柔軟な勤務体制の工夫がなされている。

(ヘ) 当該保険医療機関において，所属部署以外の部署を一時的に支援するために，夜勤時間帯を含めた各部署の業務量を把握・調整するシステムが構築されており，かつ，部署間での業務標準化に取り組み，過去1年間に当該システムを夜勤時間帯に運用した実績がある。

(ト) 夜間30対1急性期看護補助体制加算，夜間50対1急性期看護補助体制加算又は夜間100対1急性期看護補助体制加算を届け出ている病棟である。

(チ) 当該病棟において，みなし看護補助者を除いた看護補助者の比率が5割以上である。

(リ) 当該保険医療機関において，夜勤時間帯を含めて開所している院内保育所を設置しており，夜勤を含む交代制勤務に従事する医療従事者の利用実績がある。

(ヌ) 当該病棟において，ICT，AI，IoT等の活用によって，看護職員の業務負担軽減を行っている。

(2) **看護職員夜間12対1配置加算2の施設基準**
(1)のア及びイを満たすものである。

(3) **看護職員夜間16対1配置加算1の施設基準**
ア (1)のイ及びウを満たすものである。
イ 当該病棟において，夜間に看護を行う看護職員の数は，常時，当該病棟の入院患者の数が16又はその端数を増すごとに1に相当する数以上である。ただし，同一の入院基本料を届け出ている病棟間においてのみ傾斜配置できるものである。なお，当該病棟において，夜間に看護を行う看護職員の数が前段に規定する数に相当する数以上である場合には，各病棟における夜勤を行う看護職員の数は，前段の規定にかかわらず，3以上であることとする。

(4) **看護職員夜間16対1配置加算2の施設基準**
(1)のイ及び(3)のイを満たすものである。

→8 地域包括医療病棟入院料の「注10」に掲げるリハビリテーション・栄養・口腔連携加算の施設基準

(1) 当該保険医療機関において，以下のいずれも満たす常勤医師が1名以上勤務している。
ア リハビリテーション医療に関する3年以上の経験を有している。
イ 適切なリハビリテーション，栄養管理，口腔管理に係る研修を修了している。

(2) (1)の要件のうちイにおけるリハビリテーション，栄養管理，口腔管理に係る研修とは，医療関係団体等が開催する急性期のリハビリテーション医療等に関する理論，評価法等に関する総合的な内容を含む研修であり，2日以上かつ12時間以上の研修期間で，修了証が交付されるものである。なお，当該研修には，次の内容を含むものである。また，令和6年3月31日までにADL維持等向上体制加算において規定された「適切なリハビリテーションに係る研修」を修了している医師については，令和8年3月31日までの間に限り当該研修を修了しているものとみなす。
ア リハビリテーション概論について（急性期リハビリテーションの目的，障害の考え方，チームアプローチを含む）
イ リハビリテーション評価法について（評価の意義，急性期リハビリテーションに必要な評価を含む）
ウ リハビリテーション治療法について（運動療法，作業療法，言語聴覚療法，義肢装具療法及び薬物療法を含む）
エ リハビリテーション処方について（リハビリテーション処方の実際，患者のリスク評価，リハビリテーションカンファレンスを含む）
オ 高齢者リハビリテーションについて（廃用症候群とその予防を含む）
カ 脳・神経系疾患（急性期）に対するリハビリテーションについて
キ 心臓疾患（CCUでのリハビリテーションを含む）に対するリハビリテーションについて
ク 呼吸器疾患に対するリハビリテーションについて
ケ 運動器系疾患のリハビリテーションについて
コ 周術期におけるリハビリテーションについて（ICUでのリハビリテーションを含む）
サ 急性期における栄養状態の評価（GLIM基準を含む），栄養療法について
シ 急性期における口腔状態の評価，口腔ケア，医科歯科連携について

(3) プロセス・アウトカム評価として，以下の基準を全て満たす。
ア 直近1年間に，当該病棟への入棟後3日（入棟日の翌々日）までに疾患別リハビリテーション料が算定された患者数から，当該病棟を退院又は転棟した患者のうち疾患別リハビリテーション料が算定された患者数を除した割合が8割以上である。
イ 直近1年間に，当該病棟の入棟患者に対する土日祝日における1日あたりの疾患別リハビリテーション料の提供単位数から，当該病棟の入棟患者に対する平日における1日あたりの疾患別リハビリテーション料の提供単位数を除した割合が8割以上である。
ウ 直近1年間に，当該病棟を退院又は転棟した患者（死亡退院及び終末期のがん患者を除く）のうち，退院又は転棟時におけるADLの合計点数が入院時と比較して低下した患者の割合が3％未満である。
エ 当該病棟の入院患者のうち，院内で発生した褥瘡（DESIGN-R2020分類d2以上とする）を保有している入院患者の割合が2.5％未満である。なお，その割合は，次の(イ)に掲げる数を(ロ)に掲げる数で除して算出する。ただし，届出時の直近月の初日（以下この項において「調査日」という）における当該病棟の入院患者数が80人以下の場合は，本文の規定にかかわらず，当該病棟の入院患者のうち，院内で発生した褥瘡を保有している入院患者が2人以下である。
(イ) 調査日に褥瘡を保有する患者数のうち，入院時既に褥瘡保有が記録された患者を除いた患者数
(ロ) 調査日の入院患者数（調査日の入院又は予定入院患者は含めず，退院又は退院予定患者は含める）

(4) 当該病棟の入院患者に対し，適切な口腔ケアを提供するとともに，口腔状態に係る課題（口腔衛生状態の不良や咬合不良等）を認めた場合は，必要に応じて当該保険医療機関の歯科医師等へ連携する又は歯科診療を担う他の保険医療機関への受診を促す体制が整備されている。

【届出に関する事項】 地域包括医療病棟入院料の施設基準に係る届出は，**別添7**（→Web版）の**様式9**，**様式10**，**様式20**及び**様式45の4**を用いる。この場合において，病棟の勤務実績表で看護要員の職種が確認できる場合は，**別添7の様式20**の当該看護要員のみを省略することができる。また，1の(5)又は(6)のなお書きに該当する場合は，年1回，全面的な改築等の予定について**別添7の様式50**又は**50の2**により地方厚生（支）局長に報告する。

「注5」，「注6」，「注7」，「注8」及び「注9」に規定する看護補助体制加算，夜間看護補助体制加算，夜間看護体制加算，看護補助体制充実加算，看護職員夜間配置加算の施設基準に係る届出は，**別添7**の様式9，様式13の3及び様式18の3を用いる。なお，看護補助体制加算，夜間看護補助体制加算，夜間看護体制加算，看護補助体制充実加算及び看護職員夜間配置加算に係る前年度における看護職員の負担の軽減及び処遇の改善に資する計画の取組状況を評価するため，毎年8月

において**別添7**の様式13の3を届け出る。また，当該加算の変更の届出にあたり，直近8月に届け出た内容と変更がない場合は，当該様式の届出を略すことができる。

「注10」に規定するリハビリテーション・栄養・口腔連携加算の施設基準に係る届出は，**別添7の様式5の5**を用いる。8の(3)のア～ウの実績については，新規に届出をする場合は，直近3月間の実績が施設基準を満たす場合，届出することができる。なお，施設基準を満たさなくなったため所定点数を加算できなくなった後，再度届出を行う場合については，新規に届出をする場合には該当しない。また，届出以降は，前年度1年間の**8**の(3)の実績を毎年8月に**別添7の様式5の5の2**を用いて，地方厚生（支）局長に報告する。

7 一類感染症患者入院医療管理料の施設基準等

(1) 一類感染症患者入院医療管理料の施設基準

イ 病院の治療室を単位として行うものであること。

ロ 当該治療室における看護師の数は，常時，当該治療室の入院患者の数が2又はその端数を増すごとに1以上であること。

(2) 一類感染症患者入院医療管理料の対象患者

別表第8（p.874）に掲げる患者

→ 一類感染症患者入院医療管理料に関する施設基準

当該治療室を有する医療機関は感染症法第6条第13項に規定する特定感染症指定医療機関又は同法第6条第14項に規定する第一種感染症指定医療機関である。

【届出に関する事項】 一類感染症患者入院医療管理料の施設基準に係る届出は，**別添7**（→Web 版）の**様式9**，**様式20**及び**様式46**を用いる。この場合において，病棟の勤務実績表で看護要員の職種が確認できる場合は，**様式20**を省略することができる。

8 特殊疾患入院医療管理料の施設基準等

(1) 特殊疾患入院医療管理料の施設基準

イ 脊髄損傷等の重度障害者，重度の意識障害者，筋ジストロフィー患者及び難病患者等を8割以上入院させる病室であって，一般病棟の病室を単位として行うものであること。

ロ 当該病室を有する病棟において，1日に看護を行う看護職員及び看護補助を行う看護補助者の数は，常時，当該病棟の入院患者の数が10又はその端数を増すごとに1以上であること。ただし，当該病棟において，1日に看護を行う看護職員及び看護補助を行う看護補助者の数が本文に規定する数に相当する数以上である場合には，当該病棟における夜勤を行う看護職員及び看護補助者の数は，本文の規定にかかわらず，看護職員1を含む2以上であることとする。なお，主として事務的業務を行う看護補助者を含む場合は，1日に事務的業務を行う看護補助者の数は，常時，当該病棟の入院患者の数が200又はその端数を増すごとに1に相当する数以下であること。

ハ 当該病室を有する病棟において，看護職員及び看護補助者の最小必要数の5割以上が看護職員であること。

ニ 当該病室を有する病棟において，看護職員の最小必要数の2割以上が看護師であること。

ホ 特殊疾患入院医療を行うにつき必要な体制が整備されていること。

ヘ データ提出加算に係る届出を行っている保険医療機関であること。

(2) 特殊疾患入院医療管理料の注5の除外薬剤・注射薬

別表第5の1の2（p.871）に掲げる薬剤及び注射薬

→ 特殊疾患入院医療管理料に関する施設基準

(1) 当該病室の入院患者数の8割以上が，脊髄損傷等の重度障害者，重度の意識障害者，筋ジストロフィー患者又は神経難病患者である。なお，重度の意識障害者とは，次に掲げるものをいうものであり，病因が脳卒中の後遺症であっても，次の状態である場合には，重度の意識障害者となる。なお，該当患者の割合については，暦月で3か月を超えない期間の1割以内の一時的な変動にあっては，施設基準に係る変更の届出を行う必要はない。

ア 意識障害レベルがJCS（Japan Coma Scale）でⅡ-3（又は30）以上又はGCS（Glasgow Coma Scale）で8点以下の状態が2週以上持続している患者

イ 無動症の患者（閉じ込め症候群，無動性無言，失外套症候群等）

(2) 当該病室を有する当該病棟において，日勤時間帯以外の時間帯にあっては看護要員が常時2人以上配置されており，そのうち1名以上は看護職員である。

(3) 当該病室に係る病室床面積は，患者1人につき内法による測定で，6.4m^{2}以上である。

(4) データ提出加算に係る届出を行っている保険医療機関である。また，当該基準については**別添7**（→Web 版）の**様式40の7**を用いて届出を行った時点で，当該入院料の届出を行うことができる。令和6年3月31日において急性期一般入院基本料，特定機能病院入院基本料（一般病棟の場合に限る），専門病院入院基本料（13対1入院基本料を除く），回復期リハビリテーション病棟入院料1から4又は地域包括ケア病棟入院料を算定する病棟若しくは病室をいずれも有しない保険医療機関であって，地域一般入院基本料，療養病棟入院料1若しくは2を算定する病棟，旧算定方法別表第1に掲げる療養病棟入院基本料の「注11」に係る届出を行っている病棟，専門病院入院基本料（13対1入院基本料に限る），障害者施設等入院基本料，回復期リハビリテーション病棟入院料5，特殊疾患病棟入院料，緩和ケア病棟入院料若しくは精神科救急急性期医療入院料を算定する病棟又は特殊疾患入院医療管理料を算定する病室のいずれかを有するもののうち，これらの病棟又は病室の病床数の合計が当該保険医療機関において200床未満であり，かつ，データ提出加算の届出を行うことが困難であることについて正当な理由があるものは，当分の間，当該基準を満たしているものとみなす。

【届出に関する事項】 特殊疾患入院医療管理料の施設基準に係る届出は，**別添7**（→Web 版）の**様式9**，**様式20**及び**様式47**を用いる。この場合において，病棟の勤務実績表で看護要員の職種が確認できる場合は，**様式20**を省略することができる。また，当該病棟の平面図（面積等が分かるもの）を添付する。

9 小児入院医療管理料の施設基準

(1) 通則

イ 小児科を標榜している病院であること。

ロ 医療法施行規則第19条第1項第1号に定める医師の員数以上の員数（→p.867「経過措置」の「2」）が配置されていること。

ハ 小児医療を行うにつき十分な体制が整備されていること。

(2) 小児入院医療管理料1の施設基準

イ 当該保険医療機関内に小児科の常勤の医師が20名以上配置されていること。

ロ 当該病棟において，1日に看護を行う看護師の数は，常時，当該病棟の入院患者の数が7又はその端数を増すごとに1以上であること。ただし，当該病棟において，1日に看護を行う看護師の数が本文に規定する数に相当する数以上である場合には，当該病棟における夜勤を行う看護師の数は，本文の規定にかかわらず，２以上であることとするが，この場合であっても，当該病棟における看護師の数は，夜勤の時間帯も含め，常時当該病棟の入院患者の数が９又はその端数を増すごとに１以上であること。
ハ　専ら15歳未満の小児〔小児慢性特定疾病医療支援（児童福祉法第６条の２第３項に規定する小児慢性特定疾病医療支援をいう。以下同じ）の対象である場合は，20歳未満の者〕を入院させる病棟であること。
ニ　専ら小児の入院医療に係る相当の実績を有していること。
ホ　入院を要する小児救急医療を行うにつき十分な体制が整備されていること。
ヘ　当該病棟の入院患者の平均在院日数が21日以内であること。

(3)　小児入院医療管理料２の施設基準
イ　当該保険医療機関内に小児科の常勤の医師が９名以上配置されていること。
ロ　当該病棟において，１日に看護を行う看護師の数は，常時，当該病棟の入院患者の数が７又はその端数を増すごとに１以上であること。ただし，当該病棟において，１日に看護を行う看護師が本文に規定する数に相当する数以上である場合には，当該病棟における夜勤を行う看護師の数は，本文の規定にかかわらず，２以上であることとする。
ハ　専ら15歳未満の小児（小児慢性特定疾病医療支援の対象である場合は，20歳未満の者）を入院させる病棟であること。
ニ　入院を要する小児救急医療を行うにつき必要な体制が整備されていること。
ホ　当該病棟の入院患者の平均在院日数が21日以内であること。

(4)　小児入院医療管理料３の施設基準
イ　当該保険医療機関内に小児科の常勤の医師が５名以上配置されていること。
ロ　当該病棟において，１日に看護を行う看護師の数は，常時，当該病棟の入院患者の数が７又はその端数を増すごとに１以上であること。ただし，当該病棟において，１日に看護を行う看護師が本文に規定する数に相当する数以上である場合には，当該病棟における夜勤を行う看護師の数は，本文の規定にかかわらず，２以上であることとする。
ハ　専ら15歳未満の小児（小児慢性特定疾病医療支援の対象である場合は，20歳未満の者）を入院させる病棟であること。
ニ　当該病棟の入院患者の平均在院日数が21日以内であること。

(5)　小児入院医療管理料４の施設基準
イ　当該保険医療機関内に小児科の常勤の医師が３名以上配置されていること。
ロ　当該病床を有する病棟において，１日に看護を行う看護職員の数は，常時，当該病棟の入院患者の数が10又はその端数を増すごとに１以上であること。ただし，当該病棟において，１日に看護を行う看護職員が本文に規定する数に相当する数以上である場合には，当該病棟における夜勤を行う看護職員の数は，本文の規定にかかわらず，２以上であることとする。
ハ　当該病棟において，看護職員の最小必要数の７割以上が看護師であること。
ニ　当該病棟において，専ら小児を入院させる病床が10床以上であること。
ホ　当該保険医療機関の当該病棟を含めた一般病棟の入院患者の平均在院日数が28日以内であること。

(6)　小児入院医療管理料５の施設基準
イ　当該保険医療機関内に小児科の常勤の医師が１名以上配置されていること。
ロ　当該病棟において，１日に看護を行う看護職員の数は，常時，当該病棟の入院患者の数が15又はその端数を増すごとに１以上であること。ただし，当該病棟において，１日に看護を行う看護職員が本文に規定する数に相当する数以上である場合には，各病棟における夜勤を行う看護職員の数は，本文の規定にかかわらず，２以上であることとする。
ハ　当該病棟において，看護職員の最小必要数の４割以上が看護師であること。
ニ　特定機能病院以外の病院であること。

(7)　小児入院医療管理料の注２に規定する加算の施設基準
イ　保育士１名の場合の施設基準
①　当該病棟に専ら15歳未満の小児の療養生活の指導を担当する常勤の保育士〔国家戦略特別区域法（平成25年法律第107号）第12条の５第５項に規定する事業実施区域内にある保険医療機関にあっては，保育士又は当該事業実施区域に係る国家戦略特別区域限定保育士〕が１名以上配置されていること。
②　小児患者に対する療養を行うにつき十分な構造設備を有していること。
ロ　保育士２名以上の場合の施設基準
①　当該病棟に専ら15歳未満の小児の療養生活の指導を担当する常勤の保育士（国家戦略特別区域法第12条の５第５項に規定する事業実施区域内にある保険医療機関にあっては，保育士又は当該事業実施区域に係る国家戦略特別区域限定保育士）が２名以上配置されていること。
②　イの②を満たすものであること。

(8)　小児入院医療管理料の注４に規定する加算の施設基準
イ　重症児受入体制加算１の施設基準
①　当該病棟に専ら15歳未満の小児の療養生活の指導を担当する常勤の保育士が１名以上配置されていること。
②　小児患者に対する療養を行うにつき十分な構造設備を有していること。
③　他の保険医療機関において新生児特定集中治療室管理料を算定した患者及び**第８**の10の(1)に規定する超重症の状態又は同(2)に規定する準超重症の状態に該当する15歳未満の患者の当該病棟への受入れについて，相当の実績を有していること。
ロ　重症児受入体制加算２の施設基準
①　当該病棟に専ら15歳未満の小児の療養生活の指導を担当する常勤の保育士が２名以上配置されていること。
②　イの②及び③を満たすものであること。

(9)　小児入院医療管理料の注５に規定する加算の施設基準
イ　無菌治療管理加算１の施設基準
室内を無菌の状態に保つために十分な体制が整備

されていること。

ロ　無菌治療管理加算２の施設基準

室内を無菌の状態に保つために適切な体制が整備されていること。

⑽　小児入院医療管理料の注７に規定する加算の施設基準

虐待等不適切な養育が行われていることが疑われる小児患者に対する支援を行うにつき十分な体制が整備されていること。

⑾　小児入院医療管理料の注８に規定する加算の施設基準

イ　時間外受入体制強化加算１の施設基準

① 当該保険医療機関の表示する診療時間以外の時間，休日又は深夜において，当該病棟における緊急の入院患者の受入れにつき，十分な実績を有していること。

② 看護職員の負担の軽減及び処遇の改善に資する体制が整備されていること。

ロ　時間外受入体制強化加算２の施設基準

① 当該保険医療機関の表示する診療時間以外の時間，休日又は深夜において，当該病棟における緊急の入院患者の受入れにつき，相当の実績を有していること。

② イの②を満たすものであること。

⑿　小児入院医療管理料の注９に規定する加算の施設基準

イ　当該病棟において，１日に看護補助を行う看護補助者の数は，常時，当該病棟の入院患者の数が30又はその端数を増すごとに１に相当する数以上であること。

ロ　当該病棟において，夜勤を行う看護補助者の数は，常時，当該病棟の入院患者の数が75又はその端数を増すごとに１に相当する数以上であること。

ハ　看護職員の負担軽減及び処遇改善に資する体制が整備されていること。

⒀　小児入院医療管理料の注10に規定する加算の施設基準

イ　当該病棟において，１日に看護補助を行う看護補助者の数は，常時，当該病棟の入院患者の数が30又はその端数を増すごとに１に相当する数以上であること。

ロ　当該病棟において，夜勤を行う看護補助者の数は，常時，当該病棟の入院患者の数が75又はその端数を増すごとに１に相当する数以上であること。

ハ　看護職員の負担軽減及び処遇改善に資する十分な体制が整備されていること。

→１　小児入院医療管理料に関する施設基準

⑴ 小児入院医療管理料１，２，３又は４と小児入院医療管理料５の双方を算定することはできない。

⑵ 小児入院医療管理料において，小児科の常勤の医師とは，小児科又は小児外科を専任する常勤の医師のことをいう。

⑶ 小児入院医療管理料において，週３日以上常態として勤務しており，かつ，所定労働時間が週22時間以上の勤務を行っている小児科又は小児外科の非常勤医師を２人以上組み合わせることにより，当該保険医療機関における常勤医師の勤務時間帯と同じ時間帯にこれらの非常勤医師が配置されている場合には，これらの非常勤医師の実労働時間を常勤換算し常勤医師数に算入することができる。ただし，小児入院医療管理料１を算定する病棟において，常勤換算し常勤医師数に算入することができるのは，常勤の医師のうち10名までに限る。

２　小児入院医療管理料１，２，３及び４の施設基準

⑴ 一般病棟入院基本料又は専門病院入院基本料に係る届出を行っている保険医療機関である。なお，小児入院医療管理料１，２及び３を算定しようとする保険医療機関であって，他に一般病棟入院基本料を算定すべき病棟がない場合には，小児入院医療管理料を算定しようとする病棟に関し，一般病棟入院基本料に係る届出を行う。

⑵ 当該病棟においては，看護職員による複数夜勤体制がとられている。

⑶ 同一保険医療機関内に小児入院医療管理料１，２及び３を算定すべき病棟と，小児入院医療管理料４を算定すべき病室を持つ病棟とは混在することができる。

⑷ 小児入院医療管理料１を算定しようとする保険医療機関では，次に掲げる要件を全て満たしている。

ア　新生児及び６歳未満の乳幼児の入院を伴う手術件数が年間200件以上である。

イ　Ａ301特定集中治療室管理料，Ａ301-4小児特定集中治療室管理料，Ａ302新生児特定集中治療室管理料又はＡ303の「２」新生児集中治療室管理料の届出を行っている。

ウ　年間の小児緊急入院患者数が800件以上である。なお，小児緊急入院患者数とは，次に掲げる患者数の合計をいう。

(イ) 救急搬送〔特別の関係（p.30）にある保険医療機関に入院する患者又は通院する患者を除く〕により緊急入院した15歳未満の患者数

(ロ) 当該保険医療機関を受診した患者であって，医師が診察等の結果，緊急に入院が必要と認めた15歳未満の患者数

(ハ) 出生直後に集中治療のために入院した新生児の患者数

⑸ 小児入院医療管理料２を算定しようとする保険医療機関では，入院を要する小児救急医療の提供を24時間365日行っている。

⑹ 小児入院医療管理料３を算定しようとする保険医療機関であって，平均入院患者数が概ね30名程度以下の小規模な病棟を有する場合は，急性期一般入院料１，特定機能病院入院基本料（一般病棟に限る）の７対１入院基本料又は専門病院入院基本料の７対１入院基本料を算定すべき病棟と当該小児病棟を併せて１看護単位とすることができる。ただし，この場合は次の点に留意する。

ア　小児入院医療管理料３を算定する病床を集めて区域特定する等により，小児患者が安心して療養生活を送れる環境を整備する。

イ　アの区域特定した病床における夜勤については，看護職員を２人以上配置していることが望ましく，かつ，１看護単位として運用する病棟における夜勤については，看護職員を３人以上配置していることが望ましい。

３　小児入院医療管理料の「注２」に規定する加算の施設基準

⑴　保育士１名の場合の施設基準

ア　当該病棟に小児入院患者を専ら対象とする常勤の保育士が１名以上勤務している。

イ　内法による測定で30m²のプレイルームがある。プレイルームについては，当該病棟内（小児入院医療管理料５においては，主として小児が入院する病棟）にあることが望ましい。

ウ　プレイルーム内には，入院中の小児の成長発達に合わせた遊具，玩具，書籍等がある。

⑵　保育士２名以上の場合の施設基準

ア　当該病棟に小児入院患者を専ら対象とする常勤の保育士が２名以上勤務している。なお，週３日以上常態として勤務しており，かつ，所定労働時間が週22時間以上の勤務を行っている非常勤保育士を２名以上組み合わせることにより，常勤保育士と同じ時間帯にこれらの非常勤保育士が配置されている場合には，当該基準を満たしているとみなすことができる。ただし，常勤換算し常勤保育士数に算入することができるのは，常勤配置のうち１名までに限る。

イ　当該保育士について，当該病棟に入院する小児の患者の特性やニーズに対応できるよう，早出や遅出等の勤務

体制の工夫がなされている。

ウ (1)のイ及びウを満たすものである。

4 小児入院医療管理料の「注4」に規定する加算の施設基準

(1) **重症児受入体制加算1の施設基準**

ア 小児入院医療管理料3，4又は5を届け出ている保険医療機関である。

イ 当該病棟に小児入院患者を専ら対象とする常勤の保育士が1名以上勤務している。

ウ 内法による測定で30m²のプレイルームがある。プレイルームについては，当該病棟内（小児入院医療管理料5においては，主として小児が入院する病棟）にあることが望ましい。

エ プレイルーム内には，入院中の小児の成長発達に合わせた遊具，玩具，書籍等がある。

オ 当該病棟において，他の保険医療機関から転院してきた患者（転院前の保険医療機関において新生児特定集中治療室管理料又は総合周産期特定集中治療室管理料の「2」新生児集中治療室管理料を算定した患者に限る）が直近1年間に5名以上である。

カ 当該病棟において，15歳未満の超重症児又は準超重症児（医療型短期入所サービス費又は医療型特定短期入所サービス費を算定する短期入所の者を含む）が直近1年間に10名以上入院している。なお，入院期間が通算される入院については，合わせて1名として計上する。

(2) **重症児受入体制加算2の施設基準**

ア 当該病棟に小児入院患者を専ら対象とする常勤の保育士が2名以上勤務している。なお，週3日以上常態として勤務しており，かつ，所定労働時間が週22時間以上の勤務を行っている非常勤保育士を2名以上組み合わせることにより，常勤保育士と同じ時間帯にこれらの非常勤保育士が配置されている場合には，当該基準を満たしているとみなすことができる。ただし，常勤換算し常勤保育士数に算入することができるのは，常勤配置のうち1名までに限る。

イ 当該保育士について，当該病棟に入院する小児の患者の特性やニーズに対応できるよう，早出や遅出等の勤務体制の工夫がなされている。

ウ (1)のア及びウからカまでを満たすものである。

5 小児入院医療管理料の「注5」に規定する加算の施設基準

(1) **無菌治療管理加算1の施設基準**

ア 当該保険医療機関において自家発電装置を有している。

イ 滅菌水の供給が常時可能である。

ウ 個室である。

エ 室内の空気清浄度が，患者に対し無菌治療室管理を行っている際に，常時ISOクラス6以上である。

オ 当該治療室の空調設備が垂直層流方式，水平層流方式又はその双方を併用した方式である。

(2) **無菌治療管理加算2に関する施設基準**

ア 室内の空気清浄度が，患者に対し無菌治療室管理を行っている際に，常時ISOクラス7以上である。

イ (1)のア及びイを満たしている。

6 小児入院医療管理料の「注7」に規定する，養育支援体制加算の施設基準

(1) 当該保険医療機関内に，以下から構成される虐待等不適切な養育が疑われる小児患者への支援（以下「養育支援」という）に係るチーム（以下「養育支援チーム」という）が設置されている。

ア 小児医療に関する十分な経験を有する専任の常勤医師

イ 小児患者の看護に従事する専任の常勤看護師

ウ 小児患者の支援に係る経験を有する専任の常勤社会福祉士

なお，当該専任の医師，看護師又は社会福祉士（以下この項において「医師等」という）については，週3日以上常態として勤務しており，かつ，所定労働時間が週22時間以上の勤務を行っている専任の非常勤医師等を2名以上組み合わせることにより，常勤医師等と同じ時間帯にこれらの非常勤医師等が配置されている場合には，当該基準を満たしているとみなすことができる。

(2) 養育支援チームの行う業務に関する事項

ア 養育支援に関するプロトコルを整備している。なお，当該支援の実施状況等を踏まえ，定期的に当該プロトコルの見直しを行う。

イ 虐待等不適切な養育が疑われる小児患者が発見された場合に，院内からの相談に対応する。

ウ 虐待等不適切な養育が疑われる小児患者が発見された場合に，主治医及び多職種と十分に連携をとって養育支援を行う。

エ 虐待等不適切な養育が疑われた症例を把握・分析し，養育支援の体制確保のために必要な対策を推進する。

オ 養育支援体制を確保するための職員研修を企画・実施する。当該研修は，養育支援の基本方針について職員に周知徹底を図ることを目的とするものであり，年2回程度実施されている。なお，当該研修は，第16の3の1(2)ののオに規定する精神科養育支援体制を確保するための職員研修と合同で開催して差し支えない。

(3) (2)のイ及びウの業務を実施する医師は，虐待等不適切な養育が疑われる小児患者の診療を担当する医師との重複がないよう，配置を工夫する。

7 小児入院医療管理料の「注8」に規定する時間外受入体制強化加算の施設基準

(1) **時間外受入体制強化加算1の施設基準**

ア 小児入院医療管理料1を算定する病棟である。

イ 当該保険医療機関において，15歳未満の時間外における緊急入院患者数が，年間で1,000件以上である。

ウ 次に掲げる夜間における看護業務の負担軽減に資する業務管理等に関する項目のうち，3項目以上を満たしている。また，当該3項目以上に(チ)が含まれることが望ましい。ただし，当該加算を算定する病棟が2交代制勤務又は変則2交代制勤務を行う病棟のみで構成される保険医療機関である場合は，以下の(イ)及び(ハ)から(チ)までのうち，3項目以上を満たしている。なお，各項目の留意点については，**別添3の第4の3の9**〔急性期看護補助体制加算「夜間看護体制加算の施設基準」，p.752〕の(3)と同様である。

(イ) 当該病棟において，夜勤を含む交代制勤務に従事する看護要員の勤務終了時刻と直後の勤務の開始時刻の間が11時間以上である。

(ロ) 3交代制勤務又は変則3交代制勤務の病棟において，夜勤を含む交代制勤務に従事する看護要員の勤務開始時刻が直近の勤務の開始時刻の概ね24時間後以降となる勤務編成である。

(ハ) 当該病棟において，夜勤を含む交代制勤務に従事する看護要員の連続して行う夜勤の数が2回以下である。

(ニ) 当該病棟において，夜勤を含む交代制勤務に従事する看護要員の夜勤後の暦日の休日が確保されている。

(ホ) 当該病棟において，夜勤時間帯の患者のニーズに対応できるよう，早出や遅出などの柔軟な勤務態勢の工夫がなされている。

(ヘ) 当該保険医療機関において，所属部署以外の部署を一時的に支援するために，夜勤時間帯を含めた各部署の業務量を把握・調整するシステムが構築されており，かつ，部署間での業務標準化に取り組み，過去1年間に当該システムを夜勤時間帯に運用した実績がある。

(ト) 当該保険医療機関において，夜間時間帯を含めて開所している院内保育所を設置しており，夜勤を含む交代制勤務に従事する医療従事者の利用実績がある。

(チ) 当該病棟において，ICT，AI，IoT等の活用によって，看護要員の業務負担軽減を行っている。

(2) **時間外受入体制強化加算2の施設基準**

ア 小児入院医療管理料2を算定する病棟である。

イ 当該保険医療機関において，15歳未満の時間外における緊急入院患者数が，年間で600件以上である。

ウ　(1)のウを満たしている。

8　小児入院医療管理料の「注9」に規定する看護補助加算の施設基準

(1)　当該病棟において，1日に看護補助を行う看護補助者の数は，常時，当該病棟の入院患者の数が30又はその端数を増すごとに1に相当する数以上である。

(2)　当該病棟において，夜勤を行う看護補助者の数は，常時，当該病棟の入院患者の数が75又はその端数を増すごとに1に相当する数以上である。

(3)　看護補助者の配置については，各病棟の入院患者の状態等保険医療機関の実情に応じ，曜日や時間帯によって一定の範囲で傾斜配置できる。

(4)　看護職員の負担の軽減及び処遇の改善に資する体制を整備している。当該体制については，**別添第2の第2の**11〔「療養病棟入院基本料の注12に規定する夜間看護加算の施設基準」，p.711〕の(3)の例による。

(5)　看護補助加算に係る看護補助業務に従事する看護補助者は，基礎知識を習得できる内容を含む院内研修を年1回以上受講した者である。なお，院内研修の内容については，**別添2の第2の11**の(4)の例による。

(6)　当該病棟において，看護職員と看護補助者との業務内容及び業務範囲について，年1回以上見直しを行う。

(7)　当該病棟の看護師長等が所定の研修（修了証が交付されるものに限る）を修了していることが望ましい。また，当該病棟の全ての看護職員（所定の研修を修了した看護師長等を除く）が院内研修を年1回以上受講していることが望ましい。ただし，内容に変更がない場合は，2回目以降の受講は省略して差し支えない。なお，看護師長等の所定の研修及び看護職員の院内研修の内容については，**別添2の第2の11**の(6)の例による。

9　小児入院医療管理料の「注10」に規定する看護補助体制充実加算の施設基準

(1)　8の(1)から(6)までを満たしている。ただし，**別添2の第2の11**の(4)の例による看護補助者が受講する研修内容のエについては，看護補助者が行う業務内容ごとに業務範囲，実施手順，留意事項等について示した業務マニュアルを作成し，それを用いて院内研修を実施している。

(2)　当該病棟の看護師長等が所定の研修（修了証が交付されるものに限る）を修了している。また，当該病棟の全ての看護職員（所定の研修を修了した看護師長等を除く）が院内研修を年1回以上受講している。ただし，内容に変更がない場合は，2回目以降の受講は省略して差し支えない。なお，看護師長等の所定の研修及び看護職員の院内研修の内容については，**別添2の第2の11**の(6)の例による。

【届出に関する事項】

(1)　小児入院医療管理料の施設基準に係る届出は，**別添7**（→Web版）の**様式9**，**様式20**，**様式26の2**，**様式48**から**様式48の3**までを用いる。この場合において，病棟の勤務実績表で看護要員の職種が確認できる場合は，**様式20**の当該看護要員のみを省略することができる。

(2)　「注9」及び「注10」に規定する看護補助加算及び看護補助体制充実加算の施設基準に係る届出は，**別添7の様式9**，**様式13の3**及び**様式18の3**を用いる。なお，看護補助加算及び看護補助体制充実加算に係る前年度における看護職員の負担軽減及び処遇の改善に資する計画の取組状況を評価するため，毎年8月において**別添7の様式13の3**を届け出る。また，当該加算の変更の届出にあたり，直近8月に届け出た内容と変更がない場合は，当該様式の届出を略すことができる。

10　回復期リハビリテーション病棟入院料の施設基準等

(1)　**通則**

イ　回復期リハビリテーションの必要性の高い患者を8割以上入院させる一般病棟又は療養病棟の病棟又は病室であること。

ロ　回復期リハビリテーションを行うにつき必要な構造設備を有していること。

ハ　心大血管疾患リハビリテーション料，脳血管疾患等リハビリテーション料，廃用症候群リハビリテーション料，運動器リハビリテーション料又は呼吸器リハビリテーション料を算定するリハビリテーションに係る適切な実施計画を作成する体制及び適切な当該リハビリテーションの効果，実施方法等を評価する体制がとられていること。

ニ　回復期リハビリテーションを要する状態の患者に対し，1日当たり2単位以上のリハビリテーションが行われていること。

ホ　当該病棟又は病室を有する病棟に専任の常勤医師が1名以上配置されていること。

ヘ　当該病棟又は病室を有する病棟において，1日に看護を行う看護職員の数は，常時，当該病棟又は病室を有する病棟の入院患者の数が15（回復期リハビリテーション病棟入院料1及び2にあっては13）又はその端数を増すごとに1以上であること。ただし，当該病棟又は病室を有する病棟において，1日に看護を行う看護職員が本文に規定する数に相当する数以上である場合には，当該病棟又は病室を有する病棟における夜勤を行う看護職員の数は，本文の規定にかかわらず，2以上（回復期リハビリテーション病棟入院料3から5まで及び回復期リハビリテーション入院医療管理料を算定する病室を有する病棟であって，看護補助者が夜勤を行う場合においては看護職員の数は1以上）であることとする。

ト　当該病棟又は病室を有する病棟において，看護職員の最小必要数の4割（回復期リハビリテーション病棟入院料1及び2にあっては7割）以上が看護師であること。

チ　当該病棟又は病室を有する病棟において，1日に看護補助を行う看護補助者の数は，常時，当該病棟又は病室を有する病棟の入院患者の数が30又はその端数を増すごとに1以上であること。ただし，当該病棟又は病室を有する病棟において，1日に看護補助を行う看護補助者が本文に規定する数に相当する数以上である場合には，当該病棟又は病室を有する病棟における夜勤を行う看護補助者の数は，本文の規定にかかわらず，2以上（看護職員が夜勤を行う場合においては，2から当該看護職員の数を減じた数以上）であることとする。なお，主として事務的業務を行う看護補助者を含む場合は，1日に事務的業務を行う看護補助者の数は，常時，当該病棟又は病室を有する病棟の入院患者の数が200又はその端数を増すごとに1に相当する数以下であること。

リ　特定機能病院以外の病院であること。

ヌ　**別表第9**に掲げる急性心筋梗塞，狭心症発作その他急性発症した心大血管疾患又は手術後の状態に該当する患者に対してリハビリテーションを行う場合は，心大血管疾患リハビリテーション料に係る届出を行っている保険医療機関であること。

(2)　**回復期リハビリテーション病棟入院料1の施設基準**（編注：「回復期リハビリテーション病棟入院料2」にも適用される規定に❷と表示）

イ　当該病棟に専従の常勤の理学療法士が3名以上，作業療法士が2名以上配置されていること。❷

基施

特定入院

ロ 当該病棟に専従の常勤の言語聴覚士が１名以上配置されていること。❷
ハ 当該病棟に専任の常勤の管理栄養士が１名以上配置されていること。
ニ 当該病棟に在宅復帰支援を担当する専従の常勤の社会福祉士等が１名以上配置されていること。❷
ホ 休日を含め，週７日間リハビリテーションを提供できる体制を有していること。❷
ヘ 当該病棟において，新規入院患者のうち４割以上が重症の患者であること。❷
ト 当該病棟において，退院患者のうち他の保険医療機関へ転院した者等を除く者の割合が７割以上であること。❷
チ 重症の患者の３割以上が退院時に日常生活機能又はFIMが改善していること。❷
リ データ提出加算に係る届出を行っている保険医療機関であること。❷
ヌ 病院の一般病棟又は療養病棟の病棟単位で行うものであること。❷
ル 介護保険法第115条の45第１項から第３項までに規定する地域支援事業に協力する体制を確保していること。
ヲ 口腔管理を行うにつき必要な体制が整備されていること。
ワ リハビリテーションの効果に係る実績の指数が40以上であること。
カ 当該保険医療機関のＦＩＭの測定を行う医師，理学療法士，作業療法士及び言語聴覚士等に対してＦＩＭの測定に関する研修を実施していること。

(3) 回復期リハビリテーション病棟入院料２の施設基準（編注：上記(2)において該当項目に❷と表示）
(2)のイ，ロ及びニからヲまでを満たすものであること。

(4) 回復期リハビリテーション病棟入院料３の施設基準（編注：「回復期リハビリテーション病棟入院料４・５」にも適用される規定に❹❺と表示）
イ 当該病棟に専従の常勤の理学療法士が２名以上，作業療法士が１名以上配置されていること。❹❺
ロ 当該病棟において，新規入院患者のうち３割以上が重症の患者であること。❹
ハ 当該病棟において，退院患者のうち他の保険医療機関へ転院した者等を除く者の割合が７割以上であること。❹
ニ 重症の患者の３割以上が退院時に日常生活機能又はFIMが改善していること。❹
ホ データ提出加算に係る届出を行っている保険医療機関であること。❹❺
ヘ 病院の一般病棟又は療養病棟の病棟単位で行うものであること。❹❺
ト リハビリテーションの効果に係る実績の指数が35以上であること。
チ (2)のカを満たすものであること。

(5) 回復期リハビリテーション病棟入院料４の施設基準（編注：上記(4)において該当項目に❹と表示）
(4)のイからヘまでを満たすものであること。

(6) 回復期リハビリテーション病棟入院料５の施設基準（編注：上記(4)において該当項目に❺と表示）
(4)のイ，ホ及びヘを満たすものであること。

(7) 回復期リハビリテーション入院医療管理料の施設基準
イ 当該病室を有する病棟に専従の常勤の理学療法士が１名以上配置され，かつ，専任の常勤の作業療法士が１名以上配置されていること。
ロ 当該病室において，新規入院患者のうち３割以上が重症の患者であること。
ハ 当該病室において，退院患者のうち他の保険医療機関へ転院した者等を除く者の割合が７割以上であること。
ニ 当該病室において，新規入室患者のうち４割以上が**別表第９**（p.874）に掲げる脳血管疾患，脊髄損傷，頭部外傷，くも膜下出血のシャント手術後，脳腫瘍，脳炎，急性脳症，脊髄炎，多発性神経炎，多発性硬化症，腕神経叢損傷等の発症後若しくは手術後の状態又は義肢装着訓練を要する状態に該当する患者であること。
ホ 当該病室において，重症の患者の３割以上が退院時に日常生活機能又はＦＩＭが改善していること。
ヘ **別表第６の２**に掲げる地域に所在する保険医療機関であって，当該保険医療機関を中心とした半径12km以内に当該保険医療機関以外の保険医療機関が回復期リハビリテーション病棟入院料１から５までを届出していないこと。
ト データ提出加算に係る届出を行っている保険医療機関であること。
チ 病院の一般病棟又は療養病棟の病室を単位として行うものであること。

(8) 回復期リハビリテーションを要する状態及び算定上限日数
別表第９（p.874）に掲げる状態及び日数

(9) 休日リハビリテーション提供体制加算の施設基準
休日を含め，週７日間リハビリテーションを提供できる体制を有していること。

(10) 回復期リハビリテーション病棟入院料の注３に規定する費用
別表第９の３（p.875）に掲げる費用

(11) 回復期リハビリテーション病棟入院料の注３の除外薬剤・注射薬
自己連続携行式腹膜灌流用灌流液及び**別表第５の１の２**（p.871）に掲げる薬剤・注射薬

→１ 通則
(1) H000心大血管疾患リハビリテーション料（Ⅰ），H001脳血管疾患等リハビリテーション料（Ⅰ），（Ⅱ）若しくは（Ⅲ），H002運動器リハビリテーション料（Ⅰ）若しくは（Ⅱ）又はH003呼吸器リハビリテーション料（Ⅰ）の届出を行っている。
(2) 回復期リハビリテーション病棟に係る病室の床面積は，内法による測定で，患者１人につき，6.4m^{2}以上である。
(3) 患者の利用に適した浴室及び便所が設けられている。
(4) 病室に隣接する廊下の幅は内法による測定で，1.8m以上であることが望ましい。ただし，両側に居室がある廊下の幅は，2.7m以上であることが望ましい。
(5) **別添６の⑳別紙19**（p.829）又は**㉑別紙20**（p.832）に基づきリハビリテーションの実施計画の作成の体制及び適切な当該リハビリテーションの効果，実施方法等を定期的に評価する体制がとられている。
(6) **２**の(4)及び(5)又は**３**の(5)において日常生活機能評価による測定を行う場合にあっては，当該病棟及び病室への入院時等に測定する日常生活機能評価については，**㉒別添７の別紙21**（p.836）を用いて測定する。ただし，産科患者，15歳未満の小児患者，短期滞在手術等基本料を算定する患者，基本診療料の施設基準等の**別表第２**の23に該当する患者（基本診療料の施設基準等**第10**の３に係る要件以外の短期滞在

⑳別添6－別紙19

リハビリテーション総合実施計画書

計画評価実施日　　年　　月　　日

患者氏名		男・女	生年月日（明・大・昭・平・令）　　年　月　日（　歳）	利き手	右・右（矯正）・左

主治医		リハ担当医		PT		OT		ST		看護		SW 等	

原因疾患（発症・受傷日）	合併疾患・コントロール状態 （高血圧，心疾患，糖尿病等）	廃用症候群　□軽度　□中等度　□重度 □起立性低血圧 □静脈血栓	リハビリテーション歴

日常生活自立度：J1，J2，A1，A2，B1，B2，C1，C2	認知症高齢者の日常生活自立度判定基準：Ⅰ，Ⅱa，Ⅱb，Ⅲa，Ⅲb，Ⅳ，M

評価項目・内容〔コロン（：）の後に具体的内容を記入〕

心身機能・構造

□意識障害：（3-3-9：　　　　）
□認知症：
□知的障害：
□精神障害：
□中枢性麻痺
（ステージ・グレード）右上肢：　右手指：　右下肢：
　　　　　　　　　　　左上肢：　左手指：　左下肢：
□筋力低下（部位，MMT：　　　　）
□不随意運動・協調運動障害：

基本動作
立位保持（装具：　　　）□手放し，□つかまり，□不可
平行棒内歩行（装具：　　　）□独立，□一部介助，□全介助
訓練室内歩行（装具：　　　）□独立，□一部介助，□全介助

□知覚障害（□視覚，□表在覚，□深部覚，□その他：　　　）
□音声・発話障害（□構音障害，□失語症）（種類：　　　）
□失行・失認：
□摂食機能障害：
□排泄機能障害：
□呼吸・循環機能障害：
□拘縮：
□褥瘡：
□疼痛：

活動

ADL・ASL等 ＼ 自立度	日常生活（病棟）実行状況：「している"活動"」						訓練時能力：「できる"活動"」					
	自立	監視	一部介助	全介助	非実施	使用用具 杖・装具　姿勢・実行場所 介助内容　等	独立	監視	一部介助	全介助	非実施	使用用具 杖・装具　姿勢・実行場所 介助内容　等
屋外歩行						杖・装具：						杖・装具：
階段昇降						杖・装具：						杖・装具：
廊下歩行						杖・装具：						杖・装具：
病棟トイレへの歩行						杖・装具：						杖・装具：
病棟トイレへの車椅子駆動（昼）						装具：						装具：
車椅子・ベッド間移乗						装具：						装具：
椅子座位保持						装具：						装具：
ベッド起き上がり												
食事						用具：						用具：
排尿（昼）						便器：						便器：
排尿（夜）						便器：						便器：
整容						移動方法・姿勢：						移動方法・姿勢：
更衣						姿勢：						姿勢：
装具・靴の着脱						姿勢：						姿勢：
入浴						浴槽：						浴槽：
コミュニケーション												

活動度　日中臥床：□無，□有（時間帯：　　　　理由　　　　）
　　　　日中座位：□椅子（背もたれなし），□椅子（背もたれあり），□椅子（背もたれ，肘うけあり），□車椅子，□ベッド上，□ギャッチアップ

栄養※1

身長#1：（　　）cm，体重：（　　）kg，BMI#1：（　　）kg/m²　#1 身長測定が困難な場合は省略可
栄養補給方法（複数選択可）：□経口（□食事，□補助食品），□経管（□経鼻胃管　□胃瘻　□その他），□静脈（□末梢，□中心）
嚥下調整食の必要性：〔□無，□有（学会分類コード：　　　）〕
栄養状態の評価：①　GLIM基準による評価（成人のみ）：判定　□低栄養非該当　□低栄養（□中等度低栄養，□重度低栄養）
該当項目 表現型（□体重減少，□低BMI，□筋肉量減少）　病因（□食事摂取量減少/消化吸収能低下，□疾病負荷/炎症）
②　GLIM基準以外の評価：□問題なし　□過栄養　□その他（　　　　）
【上記①「低栄養非該当」かつ②「問題なし」以外に該当した場合に記載】
必要栄養量：（　　）kcal，たんぱく質量（　　）g
総摂取栄養量#2（経口・経管・静脈全て含む）：（　　）kcal，たんぱく質量（　　）g
#2 入院直後等で不明の場合は総提供栄養量でも可

口腔※2

義歯の使用（□あり，□なし）　歯肉の腫れ，出血（□あり，□なし）
歯の汚れ（□あり，□なし）　左右両方の奥歯でしっかりかみしめられる（□できない，□できる）　その他（　　　）

参加

職業（□無職，□病欠中，□休職中，□発症後退職，□退職予定　　）
（職種・業種・仕事内容：　　　）
経済状況（　　　）
社会参加（内容・頻度等）
余暇活動（内容・頻度等）

心理

障害の受容（□ショック期，□否認期，□怒り・恨み期，□悲観・抑うつ期，□解決への努力期，□受容期）
機能障害改善への固執（□強い，□中程度，□普通，□弱い）
依存欲求（□強い，□中程度，□普通，□弱い）
独立欲求（□強い，□中程度，□普通，□弱い）

環境

同居家族：
親族関係：
家屋　：
家屋周囲：
交通手段：

第三者の不利	発病による家族の変化 □社会生活： □健康上の問題の発生： □心理的問題の発生：

※1 回復期リハビリテーション病棟入院料1を算定する場合は必ず記入のこと（本計画書上段に管理栄養士の氏名も記入）
※2 回復期リハビリテーション病棟入院料1・2を算定する場合は必ず記入のこと

基本方針	本人の希望
	家族の希望
リスク・疾病管理（含：過用・誤用）	
リハビリテーション終了の目安・時期	外泊訓練の計画

	目標（到達時期）	具体的アプローチ
参加〔主目標〕	退院先 □自宅 □親族宅 □医療機関 □その他： 復職 □現職復帰 □転職 □不可 □その他： （仕事内容： ） 通勤方法の変更 □無 □有： 家庭内役割： 社会活動： 趣味：	
活動（すべて実行状況）	自宅内歩行 □不可 □自立 □介助： （装具・杖等： ） 屋外歩行 □不可 □自立 □介助： （装具・杖等： ） 交通機関利用 □不可 □自立 □介助： （種類： ） 車椅子 □不要 □電動 □手動（使用場所： ） （駆動 □自立 □介助）（移乗 □自立 □介助： ） 排泄 □自立：形態 □洋式 □和式 □立ち便器 □その他 □介助： 食事 □箸自立 □フォーク等自立 □介助： 整容 □自立 □介助： 更衣 □自立 □介助： 入浴 □自宅浴槽自立 □介助： 家事 □全部実施 □非実施 □一部実施： 書字 □自立 □利き手交換後自立 □その他： コミュニケーション □問題なし □問題あり：	
心身機能・構造	基本動作（訓練室歩行等） 要素的機能（拘縮・麻痺等）	
心理	機能障害改善への固執からの脱却：	
環境	自宅改造 □不要 □要： 福祉機器 □不要 □要： 社会保障サービス □不要 □身障手帳 □障害年金 □その他： 介護保険サービス □不要 □要：	
第三者の不利	退院後の主介護者 □不要 □要： 家族構成の変化 □不要 □要： 家族内役割の変化 □不要 □要： 家族の社会活動変化 □不要 □要：	

退院後又は終了後のリハビリテーション計画（種類・頻度・期間）	備考

本人・家族への説明 年 月 日	本人サイン		家族サイン		説明者サイン	

（リハビリテーション実施計画書及びリハビリテーション総合実施計画書記入上の注意）

1．日常生活自立度の欄については，『「障害老人の日常生活自立度（寝たきり度）判定基準」の活用について』（平成３年11月18日 老健第102-2号）厚生省大臣官房老人保健福祉部長通知によるランクJ1，J2，A1，A2，B1，B2，C1又はC2に該当するものであること。
2．認知症高齢者の日常生活自立度判定基準の欄については，『「認知症高齢者の日常生活自立度判定基準」の活用について』（平成５年10月26日 老健第135号）厚生省老人保健福祉局長通知によるランクⅠ，Ⅱa，Ⅱb，Ⅲa，Ⅲb，Ⅳ又はMに該当するものであること。
3．日常生活（病棟）実行状況：「している“活動”」の欄については，自宅又は病棟等における実生活で実行している状況についてであること。
4．訓練時能力：「できる“活動”」の欄については，機能訓練室又は病棟等における訓練・評価時に行うことができる能力についてであること。

手術等基本料3に係る要件を満たす場合に限る）及び基本診療料の施設基準等の**別表第2**の24に該当する患者は対象から除外する。当該日常生活機能評価票の記入は，院内研修を受けたものが行う。なお，院内研修は，次に掲げる所定の研修を修了したもの（修了証が交付されているもの）又は評価に習熟したものが行う研修であることが望ましい。

ア 国又は医療関係団体等が主催する研修である（1日程度）

イ 講義及び演習により，次の項目を行う研修である

(イ) 日常生活機能評価の考え方，日常生活機能評価票の構成と評価方法

(ロ) 日常生活機能評価に係る院内研修の企画・実施・評価方法

(7) **2**の(4)及び(5)又は**3**の(5)において日常生活機能評価による測定を行う場合にあっては，毎年8月において，1年間（前年8月から7月までの間）に当該入院料を算定する病棟に入院していた患者の日常生活機能評価について，**別添7**（→Web 版）の**様式49の4**により地方厚生（支）局長に報告を行う。また，毎年8月において，各年度4月，7月，10月及び1月において「診療報酬の算定方法の一部改正に伴う実施上の留意事項について」別添1の**A 308**の(12)のア及びイで算出した内容等について，**別紙様式45**を用いて地方厚生（支）局長に報告を行う。

(8) 回復期リハビリテーションを要する状態の患者に対する1日当たりリハビリテーション提供単位数は**平均2単位以上**である。なお，次のアに掲げる数をイに掲げる数で除して算出する。

ア 直近1か月間に回復期リハビリテーション病棟又は病室に入院する回復期リハビリテーションを要する状態の患者（「基本診療料の施設基準等」**別表第9の2**（p.875）に掲げる状態の患者。以下同じ）に対して提供された心大血管疾患リハビリテーション，脳血管疾患等リハビリテーション，廃用症候群リハビリテーション，運動器リハビリテーション及び呼吸器リハビリテーションの総単位数（その費用が回復期リハビリテーション病棟入院料等に含まれるもの及び選定療養として行われたものを除く）

イ 直近1か月間に回復期リハビリテーション病棟又は病室に入院していた回復期リハビリテーションを要する状態の患者の延入院日数

(9) 他の保険医療機関へ転院した者等とは，同一の保険医療機関の当該入院料等に係る病棟又は病室以外の病棟又は病室へ転棟した患者，他の保険医療機関〘有床診療所入院基本料〔**別添2の第3の5**の(1)のイの(イ)に該当するものに限る〕を算定する病床を除く〙へ転院した患者及び介護老人保健施設に入所する患者のことをいう。なお，退院患者のうちの他の保険医療機関へ転院した者等を除く者の割合は，次のアに掲げる数をイに掲げる数で除して算出する。

ア 直近6か月間に退院した患者数（第2部「通則5」に規定する入院期間が通算される再入院患者及び死亡退院した患者を除く）のうち，他の保険医療機関へ転院した者等を除く患者数

イ 直近6か月間に退院した患者数〘第2部「通則5」に規定する入院期間が通算される再入院患者及び死亡退院した患者を除き，他の保険医療機関へ転院した者等を含む。ただし，同一の保険医療機関の当該入院料等に係る病棟以外の病棟〔一般病棟入院基本料，特定機能病院入院基本料（一般病棟に限る）又は専門病院入院基本料を算定する病棟に限る〕へ転棟した患者及び他の保険医療機関に転院した患者〔一般病棟入院基本料，特定機能病院入院基本料（一般病棟に限る）又は専門病院入院基本料を算定する病棟に限る〕を除く。なお，当該患者の数及び各患者の症状詳記の一覧を，届出の際に添付の上提出する〙

(10) 次に掲げるものを少なくとも3か月ごとに当該保険医療機関内に掲示する等の方法で公開する。

ア 前月までの3か月間に当該保険医療機関の回復期リハビリテーション病棟又は病室から退棟した患者の数及び当該退棟患者数の基本診療料の施設基準等**別表第9の2**に掲げる回復期リハビリテーションを要する状態の区分別内訳

イ 回復期リハビリテーション病棟又は病室における直近のリハビリテーション実績指数〔「診療報酬の算定方法の一部改正に伴う実施上の留意事項について」**別添1第1章第2部第3節A 308**(12)イ（p.139）に示す方法によって算出したものをいう。以下**第11**（当該通知）において同じ〕

(11) 特定機能病院（医療法第4条の2第1項に規定する特定機能病院をいう。以下同じ）以外の保険医療機関である。

(12) 回復期リハビリテーションを要する状態にある患者のうち，急性心筋梗塞，狭心症発作その他急性発症した心大血管疾患又は手術後に該当する患者に対して，リハビリテーションを行う保険医療機関については，**H000**心大血管疾患リハビリテーション料の届出を行っている。

2 回復期リハビリテーション病棟入院料1及び2の施設基準

(1) リハビリテーション科を標榜しており，当該病棟に専任の医師1名以上，専従の理学療法士3名以上，作業療法士2名以上，言語聴覚士1名以上，専任の管理栄養士1名以上（回復期リハビリテーション病棟入院料1を算定するものに限る）及び在宅復帰支援を担当する専従の社会福祉士等1名以上の常勤配置を行う。なお，週3日以上常態として勤務しており，かつ，所定労働時間が週22時間以上の勤務を行っている専従の非常勤理学療法士，非常勤作業療法士，非常勤言語聴覚士又は非常勤社会福祉士をそれぞれ2名以上組み合わせることにより，当該保険医療機関における常勤理学療法士，常勤作業療法士，常勤言語聴覚士又は常勤社会福祉士の勤務時間帯と同じ時間帯にこれらの非常勤理学療法士，非常勤作業療法士，非常勤言語聴覚士又は非常勤社会福祉士がそれぞれ配置されている場合には，これらの非常勤理学療法士，非常勤作業療法士，非常勤言語聴覚士又は非常勤社会福祉士の実労働時間を常勤換算し常勤理学療法士，常勤作業療法士，常勤言語聴覚士又は社会福祉士数にそれぞれ算入することができる。ただし，常勤換算し常勤理学療法士又は常勤作業療法士数に算入することができるのは，常勤配置のうち理学療法士は2名，作業療法士は1名までに限る。

また，回復期リハビリテーション病棟入院料2を算定しようとする病棟では，当該病棟に専任の管理栄養士1名以上の常勤配置を行うことが望ましい。

なお，複数の病棟において当該入院料の届出を行う場合には，病棟ごとにそれぞれの従事者が配置されている。

(2) (1)に規定する理学療法士，作業療法士及び言語聴覚士については，次のいずれも満たす場合に限り，当該病棟において現に回復期リハビリテーション病棟入院料を算定している患者及び当該病棟から同一の保険医療機関の当該入院料に係る病棟以外の病棟へ転棟した日から起算して3か月以内の患者（在棟中に回復期リハビリテーション病棟入院料を算定した患者であって，当該保険医療機関に入院中の患者に限る）に対する退院前の訪問指導並びに当該病棟を退棟した日から起算して3か月以内の患者（在棟中に回復期リハビリテーション病棟入院料を算定した患者に限る。ただし，保険医療機関に入院中の患者又は介護老人保健施設に入所する患者を除く）に対する外来におけるリハビリテーション又は訪問リハビリテーション指導を実施しても差し支えない。

ア 届出を行う月及び各年度4月，7月，10月及び1月に算出したリハビリテーション実績指数が**40以上**である。

イ 当該保険医療機関において，前月に，外来患者に対するリハビリテーション又は訪問リハビリテーション指導を実施している。

(3) (2)のア又はイのいずれかを満たさない場合には，(1)に規定する理学療法士，作業療法士及び言語聴覚士は，当該月以降，(2)の業務を実施できないこととする。なお，その後，別の月（4月，7月，10月又は1月以外の月を含む）にお

㉑別添6－別紙20

リハビリテーション総合実施計画書

計画評価実施日： 年 月 日

患者氏名：	男・女	生年月日（西暦）	年 月 日（ 歳）	利き手	右・右（矯正）・左

主治医		リハ担当医		PT		OT		ST		看護		SW等	

診断名，障害名（発症日，手術日，診断日）：	合併症（コントロール状態）：	リハビリテーション歴：

日常生活自立度： J1，J2，A1，A2，B1，B2，C1，C2	認知症高齢者の日常生活自立度判定基準： Ⅰ，Ⅱa，Ⅱb，Ⅲa，Ⅲb，Ⅳ，M

		評価項目・内容〔コロン（：）の後ろに具体的内容を記入〕	短期目標（___ケ月後）	具体的アプローチ
心身機能・構造		□意識障害（JCS，GCS）： □見当識障害： □記銘力障害： □運動障害： □感覚障害： □摂食障害： □排泄障害： □呼吸，循環障害： □音声，発話障害（構音，失語）： □関節可動域制限： □筋力低下： □褥瘡： □疼痛： □半側空間無視： □注意力障害： □構成障害： □その他：		
	基本動作	寝返り（□自立 □一部介助 □全介助）： 起き上がり（□自立 □一部介助 □全介助）： 座位（□自立 □一部介助 □全介助）： 立ち上がり（□自立 □一部介助 □全介助）： 立位（□自立 □一部介助 □全介助）：		
活動		活動度（安静度の制限とその理由，活動時のリスクについて）		

	ADL（B.I.）	自立	一部介助	全介助	使用用具（杖，装具），介助内容	短期目標	具体的アプローチ
活動	食事	10	5	0			
	移乗	15	10 ←監視下				
	座れるが移れない→		5	0			
	整容	5	0	0			
	トイレ動作	10	5	0			
	入浴	5	0	0			
	平地歩行	15	10←歩行器等		歩行：		
	車椅子操作が可能		→5	0	車椅子：		
	階段	10	5	0			
	更衣	10	5	0			
	排便管理	10	5	0			
	排尿管理	10	5	0			
	合計（0〜100点）			点			
	コミュニケーション	理解					
		表出					

<table>
<tr><th></th><th>評価</th><th>短期目標</th><th>具体的アプローチ</th></tr>
<tr><td>参加</td><td>職業（□無職，□病欠中，□休職中，
□発症後退職，□退職予定　　　）
職種・業種・仕事内容：

経済状況：

社会参加（内容，頻度等）：

余暇活動（内容，頻度等）：</td><td>退院先（□自宅，□親族宅，
□医療機関，□その他　　　）
復職（□現職復帰，□転職，
□配置転換，□復職不可，
□その他　　　　　　　）
復職時期：
仕事内容：
通勤方法：
家庭内役割：
社会活動：
趣味：</td><td></td></tr>
<tr><td>栄養
※１</td><td>身長#1：（　　）cm，体重：（　　）kg，
BMI#1：（　　）kg/m²
#1 身長測定が困難な場合は省略可
栄養補給方法（複数選択可）：
□経口（□食事，□補助食品）
□経管（□経鼻胃管 □胃瘻 □その他）
□静脈栄養（□末梢，□中心）
嚥下調整食の必要性：
□無，□有（学会分類コード：　　　）
栄養状態：
① GLIM基準による評価（成人のみ）：
判定□ 低栄養非該当
□ 低栄養（□ 中等度低栄養，□ 重度低栄養）
該当項目 表現型（□ 体重減少，□ 低BMI，
□ 筋肉量減少）
病因（□ 食事摂取量減少/消化吸収能低下，
□ 疾病負荷/炎症）
② GLIM基準以外の評価：
□ 問題なし □ 過栄養 □ その他（　　　）
【上記①「低栄養非該当」かつ②「問題なし」以外に該当した場合，以下も記入】
必要栄養量：（　　）kcal，たんぱく質（　　）g
総摂取栄養量#2（経口・経管・静脈全て含む）：
（　　）kcal，たんぱく質（　　）g
#2 入院直後等で不明な場合は総提供栄養量でも可</td><td>摂取栄養量：（目標：　　kcal）
体重増加/減量：（目標：　　kg）

栄養補給方法（複数選択可）：
□経口（□食事，□補助食品）
□経管栄養
□静脈栄養（□末梢，□中心）

その他：</td><td></td></tr>
<tr><td>口腔
※２</td><td>義歯の使用：□あり □なし
歯肉の腫れ，出血：□あり □なし
歯の汚れ：□あり □なし
左右両方の奥歯でしっかりかみしめられる：
□できない，□できる</td><td></td><td></td></tr>
<tr><td>心理</td><td>抑うつ：
障害の否認：
その他：</td><td></td><td></td></tr>
<tr><td>環境</td><td>同居家族：

親族関係：

家屋：

家屋周囲：

交通手段：</td><td>自宅改造
□不要，□要：
福祉機器
□不要，□要：
社会保障サービス
□不要，□身障手帳，□障害年金
□その他：
介護保険サービス
□不要，□要：</td><td></td></tr>
<tr><td>第三者の不利</td><td>発病による家族の変化
社会生活：

健康上の問題の発生：

心理的問題の発生：</td><td>退院後の主介護者
□不要，□要
家族構成の変化
□不要，□要：
家族内役割の変化
□不要，□要：
家族の社会活動変化
□不要，□要：</td><td></td></tr>
<tr><td colspan="2">1ヵ月後の目標：</td><td colspan="2">本人の希望：
家族の希望：</td></tr>
<tr><td colspan="3">リハビリテーションの治療方針：</td><td>外泊訓練計画：</td></tr>
<tr><td colspan="4">退院時の目標と見込み時期：</td></tr>
<tr><td colspan="4">退院後のリハビリテーション計画（種類・頻度・期間）：</td></tr>
<tr><td colspan="3">退院後の社会参加の見込み：</td><td>説明者署名：</td></tr>
<tr><td colspan="2">本人・家族への説明：　　年　　月　　日</td><td colspan="2">説明を受けた人：本人，家族（　　　）署名：</td></tr>
</table>

（リハビリテーション実施計画書及びリハビリテーション総合実施計画書記入上の注意）

１．日常生活自立度の欄については，『「障害老人の日常生活自立度（寝たきり度）判定基準」の活用について』（平成３年11月18日　老健第102－２号）厚生省大臣官房老人保健福祉部長通知によるランクJ1，J2，A1，A2，B1，B2，C1又はC2に該当するものであること。

２．認知症高齢者の日常生活自立度判定基準の欄については，『「認知症高齢者の日常生活自立度判定基準」の活用について』（平成５年10月26日　老健第135号）厚生省老人保健福祉局長通知によるランクⅠ，Ⅱa，Ⅱb，Ⅲa，Ⅲb，Ⅳ又はMに該当するものであること。

３．活動の欄におけるADLの評価に関しては，Barthel Indexに代えてFIMを用いてもよい。

※１　回復期リハビリテーション病棟入院料１を算定する場合は，「栄養」欄も必ず記入のこと（本計画書上段に管理栄養士の氏名も記入）

※２　回復期リハビリテーション病棟入院料１・２を算定する場合は，「口腔」欄も必ず記入のこと

いて，ア及びイのいずれも満たす場合には，当該月以降，(2)の業務を実施しても差し支えない。

なお，(2)のア及びイについては，毎年８月に**別紙様式45**を用いて地方厚生（支）局長に報告することとするが，ア及びイのいずれも満たす場合からア又はイのいずれかを満たさなくなった場合及び，その後，別の月（４月，７月，10月又は１月以外の月を含む）にア及びイのいずれも満たすようになった場合には，その都度同様に報告する。

(4) 当該病棟が回復期リハビリテーション病棟入院料１又は２を算定する場合，重症の患者〔㉒**別添７**の**別紙21**に定める日常生活機能評価で**10点以上**又は機能的自立度評価法(Functional Independence Measure，以下「FIM」という）得点で**55点以下**の患者をいう。以下この項において同じ〕が新規入院患者のうち**４割以上**である。なお，その割合は，次のアに掲げる数をイに掲げる数で除して算出する。

ア 直近６か月間に当該回復期リハビリテーション病棟に新たに入院した患者（第２部「通則５」に規定する入院期間が通算される再入院の患者を除く）のうちの重症の患者数

イ 直近６か月間に当該回復期リハビリテーション病棟に新たに入院した患者数（第２部「通則５」に規定する入院期間が通算される再入院の患者数を除く）

(5) 直近６か月間に当該病棟を退院した患者であって，入院時の判定で重症であったもの（第２部「通則５」に規定する入院期間が通算される再入院の患者を除く）のうち，**３割以上**の患者が退院時において入院時と比較して日常生活機能評価で**４点以上**又はFIM総得点で**16点以上**改善している。

(6) 当該保険医療機関において，休日を含め全ての日において，リハビリテーションを提供できる体制を備えている。なお，リハビリテーションの提供体制については，当該保険医療機関のその他の病床におけるリハビリテーションの実施状況を踏まえ，適切な体制をとることとするが，回復期リハビリテーションが提供される患者に対し，休日の１日当たりリハビリテーション提供単位数も**平均２単位以上**であるなど，曜日により著しい提供単位数の差がないような体制とする。

(7) 当該病棟に配置されている専従の常勤理学療法士若しくは(1)に規定する常勤換算の対象となる専従の非常勤の理学療法士又は専従の常勤作業療法士若しくは(1)に規定する常勤換算の対象となる専従の非常勤作業療法士のうち１名以上がいずれの日においても配置されている。

(8) 当該病棟において看護又は看護補助を行う看護要員の配置が当該保険医療機関の休日においてもリハビリテーションを提供する支障とならないよう配慮する。

(9) 回復期リハビリテーション病棟入院料１を算定しようとする場合は，当該保険医療機関において，FIMの測定に関わる職員を対象としたFIMの測定に関する研修会を年１回以上開催する。

(10) 市町村の要請を受けて，「地域支援事業実施要綱」（平成18年６月９日老発0609001第１号厚生労働省老健局長通知）に規定する地域リハビリテーション活動支援事業等の地域支援事業に，地域の医師会等と連携し，参加していることが望ましい。

(11) 当該入院料を算定する患者について，適切な口腔ケアを提供するとともに，口腔状態に係る課題（口腔衛生状態の不良や咬合不良等）を認めた場合は，必要に応じて当該保険医療機関の歯科医師等と連携する又は歯科診療を担う他の保険医療機関への受診を促す体制が整備されていること。

(12) 回復期のリハビリテーション病棟入院料１を算定しようとする場合は，届出を行う月及び各年度４月，７月，10月及び１月に算出したリハビリテーション実績指数が**40以上**である。

(13) データ提出加算に係る届出を行っている保険医療機関である。また，当該基準については**別添７**（→Web 版）の**様式40の７**を用いて届出を行った時点で，当該入院料の届出を行うことができる。

(14) 回復期リハビリテーション病棟入院料１を算定する場合は，公益財団法人日本医療機能評価機構等が行う医療機能評価を受けている病院又は公益財団法人日本医療機能評価機構が定める機能評価（リハビリ病院）と同等の基準について，第三者の評価を受けている病院であることが望ましい。

３ 回復期リハビリテーション病棟入院料３，４及び５の施設基準

(1) リハビリテーション科を標榜しており，当該病棟に専任の医師１名以上，専従の理学療法士２名以上及び作業療法士１名以上の常勤配置を行う。なお，週３日以上常態として勤務しており，かつ，所定労働時間が週22時間以上の勤務を行っている専従の非常勤理学療法士又は非常勤作業療法士をそれぞれ２名以上組み合わせることにより，当該保険医療機関における常勤理学療法士又は常勤作業療法士の勤務時間帯と同じ時間帯にこれらの非常勤理学療法士又は非常勤作業療法士がそれぞれ配置されている場合には，これらの非常勤理学療法士又は非常勤作業療法士の実労働時間を常勤換算し常勤従事者数にそれぞれ算入することができる。ただし，常勤換算し常勤理学療法士数に算入することができるのは，常勤配置のうち理学療法士は１名までに限る。

なお，複数の病棟において回復期リハビリテーション病棟入院料３，４及び５の届出を行う場合には，病棟ごとにそれぞれの従事者が配置されている。

また，当該病棟に専任の管理栄養士１名以上の常勤配置を行うことが望ましい。

(2) (1)に規定する理学療法士及び作業療法士については，次のいずれも満たす場合に限り，当該病棟において現に回復期リハビリテーション病棟入院料を算定している患者及び当該病棟から同一の保険医療機関の当該入院料に係る病棟以外の病棟へ転棟した日から起算して３か月以内の患者（在棟中に回復期リハビリテーション病棟入院料を算定した患者であって，当該保険医療機関に入院中の患者に限る）に対する退院前の訪問指導並びに当該病棟を退棟した日から起算して３か月以内の患者（在棟中に回復期リハビリテーション病棟入院料を算定した患者に限る。ただし，保険医療機関に入院中の患者又は介護老人保健施設に入所する患者を除く）に対する外来におけるリハビリテーション又は訪問リハビリテーション指導を実施しても差し支えない。

ア 届出を行う月及び各年度４月，７月，10月及び１月に算出したリハビリテーション実績指数が**35**（回復期リハビリテーション病棟入院料５にあっては，**30**）**以上**である。

イ 当該保険医療機関において，前月に，外来患者に対するリハビリテーション又は訪問リハビリテーション指導を実施している。

(3) (2)のア又はイのいずれかを満たさない場合には，(1)に規定する理学療法士及び作業療法士は，当該月以降，(2)の業務を実施できない。なお，その後，別の月（４月，７月，10月又は１月以外の月を含む）において，ア及びイのいずれも満たす場合には，当該月以降，(2)の業務を実施しても差し支えない。

なお，(2)のア及びイについては，毎年８月に**別紙様式45**を用いて地方厚生（支）局長に報告することとするが，ア及びイのいずれも満たす場合からア又はイのいずれかを満たさなくなった場合及び，その後，別の月（４月，７月，10月又は１月以外の月を含む）にア及びイのいずれも満たすようになった場合には，その都度同様に報告する。

(4) 回復期リハビリテーション病棟入院料３又は４を算定しようとする病棟では，次に掲げる要件を全て満たしている。

ア 重症の患者が新規入院患者のうち**３割以上**である。

イ 直近６か月間に当該病棟を退院した患者であって，入院時の判定で重症であったもの（第２部「通則５」に規定する入院期間が通算される再入院の患者を除く）のうち，**３割以上**の患者が退院時において入院時と比較して日常生活機能評価で**３点以上**又はFIM総得点で**12点以上**改善している。

(5) 回復期リハビリテーション病棟入院料３を算定しようと

する場合は，届出を行う月及び各年度４月，７月，10月及び１月に算出したリハビリテーション実績指数が**35以上**である。

(6) 回復期リハビリテーション病棟入院料３を算定しようとする場合は，当該保険医療機関において，FIMの測定に関わる職員を対象としたFIMの測定に関する研修会を年１回以上開催する。

(7) データ提出加算に係る届出を行っている保険医療機関である。また，当該基準については**別添７**（→Web 版）の**様式40の７**を用いて届出を行った時点で，当該入院料の届出を行うことができる。令和６年３月31日において急性期一般入院基本料，特定機能病院入院基本料（一般病棟の場合に限る），専門病院入院基本料（13対１入院基本料を除く），回復期リハビリテーション病棟入院料１から４又は地域包括ケア病棟入院料を算定する病棟若しくは病室をいずれも有しない保険医療機関であって，地域一般入院基本料，療養病棟入院料１若しくは２を算定する病棟，旧算定法別表第１に掲げる療養病棟入院基本料の「注11」に係る届出を行っている病棟，専門病院入院基本料（13対１入院基本料に限る），障害者施設等入院基本料，回復期リハビリテーション病棟入院料５，特殊疾患病棟入院料，緩和ケア病棟入院料若しくは精神科救急急性期医療入院料を算定する病棟又は特殊疾患入院医療管理料を算定する病室のいずれかを有するもののうち，これらの病棟又は病室の病床数の合計が当該保険医療機関において200床未満であり，かつ，データ提出加算の届出を行うことが困難であることについて正当な理由があるものは，当分の間，当該基準を満たしているものとみなす。

(8) 回復期リハビリテーション病棟入院料３を算定する場合は，公益財団法人日本医療機能評価機構等が行う医療機能評価を受けている病院又は公益財団法人日本医療機能評価機構が定める機能評価（リハビリ病院）と同等の基準について，第三者の評価を受けている病院であることが望ましい。

４　回復期リハビリテーション入院医療管理料の施設基準

(1) リハビリテーション科を標榜しており，当該病室を有する病棟に専任の医師１名以上，専従の理学療法士１名以上及び専任の作業療法士１名以上の常勤配置を行う。ただし，当該理学療法士等は，当該病室を有する病棟におけるリハビリテーション・栄養・口腔連携体制加算に係る専従者と兼務することができる。なお，週３日以上常態として勤務しており，かつ，所定労働時間が週22時間以上の勤務を行っている専従の非常勤理学療法士又は専任の非常勤作業療法士をそれぞれ２名以上組み合わせることにより，当該保険医療機関における常勤理学療法士又は常勤作業療法士の勤務時間帯と同じ時間帯にこれらの非常勤理学療法士又は非常勤作業療法士がそれぞれ配置されている場合には，これらの非常勤理学療法士又は非常勤作業療法士の実労働時間を常勤換算し常勤従事者数にそれぞれ算入することができる。

(2) (1)に規定する理学療法士及び作業療法士については，次のいずれも満たす場合に限り，当該病室を有する病棟において現に回復期リハビリテーション入院医療管理料を算定している患者及び当該病室を有する病棟から同一の保険医療機関の当該管理料に係る病棟以外の病棟へ転棟した日から起算して３か月以内の患者（在棟中に回復期リハビリテーション入院医療管理料を算定した患者であって，当該保険医療機関に入院中の患者に限る）に対する退院前の訪問指導並びに当該病棟を退棟した日から起算して３か月以内の患者（在棟中に回復期リハビリテーション入院医療管理料を算定した患者に限る。ただし，保険医療機関に入院中の患者又は介護老人保健施設に入所する患者を除く）に対する外来におけるリハビリテーション又は訪問リハビリテーション指導を実施しても差し支えない。

ア　届出を行う月及び各年度４月，７月，10月及び１月に算出したリハビリテーション実績指数が35以上である。

イ　当該保険医療機関において，前月に，外来患者に対するリハビリテーション又は訪問リハビリテーション指導を実施している。

(3) (2)のア又はイのいずれかを満たさない場合には，(1)に規定する理学療法士及び作業療法士は，当該月以降，(2)の業務を実施できない。なお，その後，別の月（４月，７月，10月又は１月以外の月を含む）において，ア及びイのいずれも満たす場合には，当該月以降，(2)の業務を実施しても差し支えない。

なお，(2)のア及びイについては，毎年８月に**別紙様式45**を用いて地方厚生（支）局長に報告することとするが，ア及びイのいずれも満たす場合からア又はイのいずれかを満たさなくなった場合及び，その後，別の月（４月，７月，10月又は１月以外の月を含む）にア及びイのいずれも満たすようになった場合には，その都度同様に報告する。

(4) **３の(4)**を満たしている。

(5) 次に掲げる要件を全て満たしている。

ア　**別表第６の２**（p.873）に掲げる地域に所在する医療機関であって，当該病院を中心とした半径12km以内の当該病院を含む病院が回復期リハビリテーション病棟入院料１から５を届出していない。

イ　当該病室において，新規入棟患者のうち４割以上が**別表第９**に掲げる状態及び算定上限日数の１に規定する状態の患者である。

(6) データ提出加算に係る届出を行っている保険医療機関である。また，当該基準については**別添７**（→Web 版）の**様式40の７**を用いて届出を行った時点で，当該入院料の届出を行うことができる。

５　休日リハビリテーション提供体制加算の施設基準

(1) 回復期リハビリテーション病棟入院料３，４又は５若しくは回復期リハビリテーション入院医療管理料の届出を行っている。

(2) 当該保険医療機関において，休日を含め全ての日において，リハビリテーションを提供できる体制を備えている。なお，リハビリテーションの提供体制については，当該保険医療機関のその他の病床におけるリハビリテーションの実施状況を踏まえ，適切な体制をとることとするが，回復期リハビリテーションが提供される患者に対し，休日の１日当たりリハビリテーション提供単位数も**平均２単位以上**であるなど，曜日により著しい提供単位数の差がないような体制とする。

(3) 当該病棟に配置されている専従の常勤理学療法士，**３の(1)**に規定する常勤換算対象となる専従の非常勤理学療法士若しくは４の(1)に規定する常勤換算対象となる専従の非常勤理学療法士又は専従の常勤作業療法士，**３の(1)**に規定する常勤換算の対象となる専従の非常勤作業療法士若しくは４の(1)に規定する常勤換算対象となる専従の非常勤理学療法士のうち１名以上がいずれの日（**編注**：年末年始を含む毎日）においても配置されている。

(4) 当該病棟において看護又は看護補助を行う看護要員の配置が当該保険医療機関の休日においてもリハビリテーションを提供する支障とならないよう配慮する。

【届出に関する事項】

(1) 回復期リハビリテーション病棟入院料の施設基準に係る届出は，**別添７**（→Web 版）の**様式９**，**様式20**，**様式49**から**様式49の６**（**様式49の４**を除く）までを用いる。また，回復期リハビリテーション入院医療管理料の施設基準に係る届出は，**別添７の様式９**，**様式20**，**様式49**，**様式49の３**から**様式49の６**（**様式49の４**を除く）までを用いる。この場合において，病棟の勤務実績表で看護要員の職種が確認できる場合は，**様式20**の当該看護要員のみを省略することができる。

(2) 異なる区分の回復期リハビリテーション病棟入院料を組み合わせて届出を行う場合にあっては，**別表１**のいずれかに該当する組み合わせである。

(3) 新たに回復期リハビリテーション病棟入院料の届出を行う場合は，回復期リハビリテーション病棟入院料5を届け出ることとし，その届出から6月間に限り，(2)の規定にかかわらず，**別表2**のいずれかに該当する組み合わせによる届出を行うことができる。なお，回復期リハビリテーション病棟入院料5の算定から6月が経過し，当該病棟が回復期リハビリテーション病棟入院料1，2，3又は4の施設基準を満たさないことが明らかな場合に，**別表2**のいずれかに該当する組み合わせによる届出を行うことはできない。

(4) 新たに回復期リハビリテーション病棟入院料5の届出を行う場合は，その届出から2年の間に限り，回復期リハビリテーション病棟入院料1，2，3又は4を算定する病棟において，新たに回復期リハビリテーション病棟入院料5の届出を行う場合は，1年の間に限り，当該病棟の届出を行うことができる。なお，この場合であっても(3)に規定する**別表2**の組み合わせによる届出は6月間に限る。

別表1 ※○：組み合わせての届出可，－：組み合わせての届出不可

	入院料1	入院料2	入院料3	入院料4
入院料1		－	○	－
入院料2	－		○	○
入院料3	○	○		－
入院料4	－	○	－	

別表2

入院料1及び入院料5
入院料2及び入院料5
入院料3及び入院料5
入院料4及び入院料5
入院料1，入院料3及び入院料5
入院料2，入院料3及び入院料5
入院料2，入院料4及び入院料5

㉒別添6－別紙21（回復期リハビリテーション病棟入院料に係るもの）

日常生活機能評価票

患者の状況	得点		
	0点	1点	2点
床上安静の指示	なし	あり	
どちらかの手を胸元まで持ち上げられる	できる	できない	
寝返り	できる	何かにつかまればできる	できない
起き上がり	できる	できない	
座位保持	できる	支えがあればできる	できない
移乗	介助なし	一部介助	全介助
移動方法	介助を要しない移動	介助を要する移動（搬送を含む）	
口腔清潔	介助なし	介助あり	
食事摂取	介助なし	一部介助	全介助
衣服の着脱	介助なし	一部介助	全介助
他者への意思の伝達	できる	できる時とできない時がある	できない
診療・療養上の指示が通じる	はい	いいえ	
危険行動	ない	ある	
		合計得点　　点	

※ 得点：0～19点

※ 得点が低いほど，生活自立度が高い。

日常生活機能評価票 評価の手引き

1．評価の対象は，回復期リハビリテーション病棟入院料を届け出ている病棟に入院している患者とし，日常生活機能評価について，入院時と退院時又は転院時に評価を行うこと。ただし，産科患者，15歳未満の小児患者，短期滞在手術等基本料を算定する患者，基本診療料の施設基準等の別表第2の23に該当する患者（基本診療料の施設基準等第10の3に係る要件以外の短期滞在手術等基本料3に係る要件を満たす場合に限る）は評価の対象としない。

2．評価対象時間は，0時から24時の24時間であり，重複や空白時間を生じさせないこと。

3．評価は，院内研修を受けた者が行うこと。院内研修の指導者は，関係機関あるいは評価に習熟した者が行う指導者研修を概ね2年以内に受けていることが望ましい。

4．評価の判断は，項目ごとの選択肢の判断基準等に従って実施すること。独自に定めた判断基準により評価してはならない。

5．評価は，観察と記録に基づいて行い，推測は行わないこと。

6．義手・義足・コルセット等の装具を使用している場合には，装具を装着した後の状態に基づいて評価を行う。

7．評価時間帯のうちに状態が変わった場合には，自立度の低い方の状態をもとに評価を行うこと。

8．医師の指示によって，当該動作が制限されていることが明確である場合には，「できない」又は「全介助」とする。この場合，医師の指示に係る記録があること。

9．当該動作が制限されていない場合には，可能であれば動作を促し，観察した結果を評価すること。動作の確認をしなかった場合には，通常，介助が必要な状態であっても「できる」又は「介助なし」とする。

10．ただし，動作が禁止されているにもかかわらず，患者が無断で当該動作を行ってしまった場合には「できる」又は「介助なし」とする。

11．日常生活機能評価に係る患者の状態については，看護職員，理学療法士等によって記録されていること。

1 床上安静の指示

【項目の定義】

医師の指示書やクリニカルパス等に，床上安静の指示が記録されているかどうかを評価する項目である。『床上安静の指示』は，ベッドから離れることが許可されていないことである。

【選択肢の判断基準】

「なし」 床上安静の指示がない場合をいう。
「あり」 床上安静の指示がある場合をいう。

【判断に際しての留意点】

床上安静の指示は，記録上「床上安静」という語句が使用されていなくても，「ベッド上フリー」，「ベッド上ヘッドアップ30度まで可」等，ベッドから離れることが許可されていないことを意味する語句が指示内容として記録されていれば『床上安静の指示』とみなす。

一方，「ベッド上安静，ただしポータブルトイレのみ可」等，日常生活上，部分的にでもベッドから離れることが許可されている指示は「床上安静の指示」とみなさない。

「床上安静の指示」の患者でも，車椅子，ストレッチャー等で検査，治療，リハビリテーション等に出棟する場合があるが，日常生活上は「床上安静の指示」であるため「あり」とする。

2 どちらかの手を胸元まで持ち上げられる

【項目の定義】

『どちらかの手を胸元まで持ち上げられる』は，患者自身で自分の手を胸元まで持っていくことができるかどうかを評価する項目である。

ここでいう「胸元」とは，首の下くらいまでと定め，「手」とは手関節から先と定める。座位，臥位等の体位は問わない。

【選択肢の判断基準】

「できる」 いずれか一方の手を介助なしに胸元まで持ち上げられる場合をいう。座位ではできなくても，臥位ではできる

場合は，「できる」とする。
「できない」　評価時間帯を通して，介助なしにはいずれか一方の手も胸元まで持ち上げられない場合，あるいは関節可動域が制限されているために介助しても持ち上げられない場合をいう。

【判断に際しての留意点】

関節拘縮により，もともと胸元に手がある場合や，不随意運動等により手が偶然胸元まで上がったことが観察された場合は，それらを自ら動かせないことから「できない」と判断する。上肢の安静・ギプス固定等の制限があり，自ら動かない，動かすことができない場合は「できない」とする。評価時間内にどちらかの手を胸元まで持ち上げる行為が観察できなかった場合は，この行為を促して観察する。

3　寝返り

【項目の定義】

寝返りが自分でできるかどうか，あるいはベッド柵，ひも，バー，サイドレール等の何かにつかまればできるかどうかを評価する項目である。
ここでいう『寝返り』とは，仰臥位から（左右どちらかの）側臥位になる動作である。

【選択肢の判断基準】

「できる」　何にもつかまらず，寝返り（片側だけでよい）が１人でできる場合をいう。
「何かにつかまればできる」　ベッド柵，ひも，バー，サイドレール等の何かにつかまれば１人で寝返りができる場合をいう。
「できない」　介助なしでは１人で寝返りができない等，寝返りに何らかの介助が必要な場合をいう。

【判断に際しての留意点】

「何かにつかまればできる」状態とは，看護職員等が事前に環境を整えておくことによって患者自身が１人で寝返りができる状態であり，寝返りの際に，ベッド柵に患者の手をつかまらせる等の介助を看護職員等が行っている場合は「できない」となる。

4　起き上がり

【項目の定義】

起き上がりが自分でできるかどうか，あるいはベッド柵，ひも，バー，サイドレール等，何かにつかまればできるかどうかを評価する項目である。
ここでいう『起き上がり』とは，寝た状態（仰臥位）から上半身を起こす動作である。

【選択肢の判断基準】

「できる」　１人で起き上がることができる場合をいう。ベッド柵，ひも，バー，サイドレール等につかまれば起き上がることが可能な場合も含まれる。また，電動ベッドを自分で操作して起き上がれる場合も「できる」となる。
「できない」　介助なしでは１人で起き上がることができない等，起き上がりに何らかの介助が必要な場合をいう。途中まで自分でできても最後の部分に介助が必要である場合も含まれる。

【判断に際しての留意点】

自力で起き上がるための補助具の準備，環境整備等は，介助に含まれない。起き上がる動作に時間がかかっても，補助具等を使って自力で起き上がることができれば「できる」となる。

5　座位保持

【項目の定義】

座位の状態を保持できるかどうかを評価する項目である。ここでいう『座位保持』とは，上半身を起こして座位の状態を保持することである。
「支え」とは，椅子・車椅子・ベッド等の背もたれ，患者自身の手による支持，あるいは他の座位保持装置等をいう。

【選択肢の判断基準】

「できる」　支えなしで座位が保持できる場合をいう。
「支えがあればできる」　支えがあれば座位が保持できる場合をいう。ベッド，車椅子等を背もたれとして座位を保持している場合「支えがあればできる」となる。
「できない」　支えがあったり，ベルト等で固定しても座位が保持できない場合をいう。

【判断に際しての留意点】

寝た状態（仰臥位）から座位に至るまでの介助の有無は関係ない。さらに，尖足・亀背等の身体の状況にかかわらず，「座位がとれるか」についてのみ判断する。
ベッド等の背もたれによる「支え」は，背あげ角度がおよそ60度以上を目安とする。

6　移乗

【項目の定義】

移乗時の介助の状況を評価する項目である。
ここでいう『移乗』とは，「ベッドから車椅子へ」，「ベッドからストレッチャーへ」，「車椅子からポータブルトイレへ」等，乗り移ることである。

【選択肢の判断基準】

「介助なし」　介助なしで移乗できる場合をいう。這って動いても，移乗が１人でできる場合も含む。
「一部介助」　患者の心身の状態等の理由から，事故等がないように見守る場合，あるいは１人では移乗ができないため他者が手を添える，体幹を支える等の一部介助が行われている場合をいう。
「全介助」　１人では移乗が全くできないために，他者が抱える，運ぶ等の全面的に介助が行われている場合をいう。

【判断に際しての留意点】

患者が１人では動けず，スライド式の移乗用補助具を使用する場合は「全介助」となる。
車椅子等への移乗の際に，立つ，向きを変える，数歩動く等に対して，患者自身も行い（力が出せており），看護職員等が介助を行っている場合は「一部介助」となる。
医師の指示により，自力での移乗を制限されていた場合は「全介助」とする。
移乗が制限されていないにもかかわらず，看護職員等が移乗を行わなかった場合は「介助なし」とする。

7　移動方法

【項目の定義】

『移動方法』は，ある場所から別の場所へ移る場合の方法を評価する項目である。

【選択肢の判断基準】

「介助を要しない移動」　杖や歩行器等を使用せずに自力で歩行する場合，あるいは，杖，手すり，歩行器等につかまって歩行する場合をいう。また，車椅子を自力で操作して，自力で移動する場合も含む。
「介助を要する移動（搬送を含む）」　搬送（車椅子，ストレッチャー等）を含み，介助によって移動する場合をいう。

【判断に際しての留意点】

この項目は，患者の能力を評価するのではなく，移動方法を選択するものであるため，本人が疲れているからと，自力走行を拒否し，車椅子介助で移動した場合は「介助を要する移動」とする。

8　口腔清潔

【項目の定義】

口腔内を清潔にするための一連の行為が１人でできるかどうか，あるいは看護職員等が見守りや介助を行っているかどうかを評価する項目である。
一連の行為とは，歯ブラシやうがい用の水等を用意する，歯磨き粉を歯ブラシにつける等の準備，歯磨き中の見守りや指示，磨き残しの確認等も含む。
口腔清潔に際して，車椅子に移乗する，洗面所まで移動する等の行為は，口腔清潔に関する一連の行為には含まれない。

【選択肢の判断基準】

「介助なし」　口腔清潔に関する一連の行為すべてが１人でできる場合をいう。
「介助あり」　口腔清潔に関する一連の行為のうち部分的，あるいはすべてに介助が行われている場合をいう。患者の心身の状態等の理由から見守りや指示が必要な場合も含まれる。

【判断に際しての留意点】

口腔内の清潔には,『歯磨き,うがい,口腔内清拭,舌のケア等の介助から義歯の手入れ,挿管中の吸引による口腔洗浄,ポピドンヨード剤等の薬剤による洗浄』も含まれる。舌や口腔内の硼砂グリセリンの塗布,口腔内吸引のみは口腔内清潔に含まない。

また,歯がない場合は,うがいや義歯の清潔等,口腔内の清潔に関する類似の行為が行われているかどうかに基づいて判断する。

ただし,口腔清潔が制限されていないにもかかわらず,看護職員等による口腔清潔がされなかった場合は,「介助なし」とする。

9 食事摂取

【項目の定義】

食事介助の状況を評価する項目である。

ここでいう食事摂取とは,経口栄養,経管栄養を含み,朝食,昼食,夕食,補食等,個々の食事単位で評価を行う。中心静脈栄養は含まれない。

食事摂取の介助は,患者が食事を摂るための介助,患者に応じた食事環境を整える食卓上の介助をいう。厨房での調理,配膳,後片付け,食べこぼしの掃除,車椅子への移乗の介助,エプロンをかける等は含まれない。

【選択肢の判断基準】

「介助なし」 介助・見守りなしに1人で食事が摂取できる場合をいう。また,箸やスプーンのほかに,自助具等を使用する場合も含まれる。食止めや絶食となっている場合は,食事の動作を制限しているとはいえず,介助は発生しないため「介助なし」とする。

「一部介助」 必要に応じて,食事摂取の行為の一部を介助する場合をいう。また,食卓で食べやすいように配慮する行為(小さく切る,ほぐす,皮をむく,魚の骨をとる,蓋をはずす等)が行われている場合をいう。患者の心身の状態等の理由から見守りや指示が必要な場合も含まれる。

「全介助」 1人では全く食べることができず全面的に介助されている場合をいい,食事開始から終了までにすべてに介助を要した場合は「全介助」とする。

【判断に際しての留意点】

食事の種類は問わず,一般(普通)食,プリン等の経口訓練食,水分補給食,経管栄養すべてをさし,摂取量は問わない。経管栄養の評価も,全面的に看護職員等が行っている場合は「全介助」となり,患者が自立して1人で行った場合は「介助なし」となる。ただし,経口栄養と経管栄養のいずれも行っている場合は,「自立度の低い方」で評価する。

家族が行った行為,食欲の観察は含めない。また,看護職員等が行う,パンの袋切り,食事の温め,果物の皮むき,卵の殻むき等は「一部介助」とする。

セッティングしても患者が食事摂取を拒否した場合は「介助なし」とする。

10 衣服の着脱

【項目の定義】

衣類の着脱を看護職員等が介助する状況を評価する項目である。衣服とは,患者が日常生活上必要とし着用しているものをいう。パジャマの上衣,ズボン,寝衣,パンツ,オムツ等を含む。

【選択肢の判断基準】

「介助なし」 介助なしに1人で衣服を着たり脱いだりしている場合をいう。また,当日,衣服の着脱の介助が発生しなかった場合をいう。自助具等を使って行っている場合も含む。

「一部介助」 衣服の着脱に一部介助が行われている場合をいう。例えば,途中までは自分で行っているが,最後に看護職員等がズボン・パンツ等を上げている場合等は,「一部介助」に含む。看護職員等が手を出して介助はしていないが,患者の心身の状態等の理由から,転倒の防止等のために,見守りや指示が行われている場合等も「一部介助」とする。

「全介助」 衣服の着脱の行為すべてに介助が行われている場合をいう。患者自身が,介助を容易にするために腕を上げる,足を上げる,腰を上げる等の行為を行っても,着脱行為そのものを患者が行わず,看護職員等がすべて介助した場合も「全介助」とする。

【判断に際しての留意点】

衣服の着脱に要する時間の長さは判断には関係しない。

通常は自分で衣服の着脱をしているが,点滴が入っているために介助を要している場合は,その介助の状況で評価する。

靴や帽子は,衣服の着脱の評価に含めない。

11 他者への意思の伝達

【項目の定義】

患者が他者に何らかの意思伝達ができるかどうかを評価する項目である。

背景疾患や伝達できる内容は問わない。

【選択肢の判断基準】

「できる」 常時,誰にでも確実に意思の伝達をしている状況をいう。筆談,ジェスチャー等で意思伝達が図れる時は「できる」と判断する。

「できる時とできない時がある」 患者が家族等の他者に対して意思の伝達ができるが,その内容や状況等によって,できる時とできない時がある場合をいう。例えば,家族には通じるが,看護職員等に通じない場合は,「できる時とできない時がある」とする。

「できない」 どのような手段を用いても,意思の伝達ができない場合をいう。また,重度の認知症や意識障害によって,自発的な意思の伝達ができない,あるいは,意思の伝達ができるか否かを判断できない場合等も含む。

【判断に際しての留意点】

背景疾患や伝達できる内容は問わない。

12 診療・療養上の指示が通じる

【項目の定義】

指示内容や背景疾患は問わず,診療・療養上の指示に対して,指示通りに実行できるかどうかを評価する項目である。

【選択肢の判断基準】

「はい」 診療・療養上の指示に対して,指示通りの行動が常に行われている場合をいう。

「いいえ」 診療・療養上の指示に対して,指示通りでない行動が1回でもみられた場合をいう。

【判断に際しての留意点】

精神科領域,意識障害等の有無等,背景疾患は問わない。指示の内容は問わないが,あくまでも診療・療養上で必要な指示であり,評価日当日の指示であること,及びその指示が適切に行われた状態で評価することを前提とする。

医師や看護職員等の話を理解したように見えても,意識障害等により指示を理解できない場合や自分なりの解釈を行い結果的に,診察・療養上の指示から外れた行動をした場合は「いいえ」とする。

13 危険行動

【項目の定義】

患者の危険行動の有無を評価する項目である。

ここでいう「危険行動」は,「治療・検査中のチューブ類・点滴ルート等の自己抜去,転倒・転落,自傷行為」の発生又は「そのまま放置すれば危険行動に至ると判断する行動」を過去1週間以内の評価対象期間に看護職員等が確認した場合をいう。

【選択肢の判断基準】

「ない」 過去1週間以内に危険行動がなかった場合をいう。
「ある」 過去1週間以内に危険行動があった場合をいう。

【判断に際しての留意点】

危険行動の評価にあたっては,適時のアセスメントと適切な対応,並びに日々の危険行動への対策を前提としている。この項目は,その上で,なお発生が予測できなかった危険行動の事実とその対応の手間を評価する項目であり,対策をもたない状況下で発生している危険行動を評価するものではない。対策がもたれている状況下で発生した危険行動が確認でき,評価当日にも当該対策がもたれている場合に評価の対象に含める。

認知症等の有無や,日常生活動作能力の低下等の危険行動を起こす疾患・原因等の背景や,行動の持続時間等の程度を判断の基準としない。なお,病室での喫煙や大声を出す・暴力を振るう等の,いわゆる迷惑行為は,この項目での定義における「危険行動」には含めない。

他施設からの転院，他病棟からの転棟の際は，看護職員等が記載した記録物により評価対象期間内の「危険行動」が確認できる場合は，評価の対象に含める。

11　削除

11の２　地域包括ケア病棟入院料の施設基準等

(1)　**通則**

イ　当該病棟又は病室を有する病棟において，１日に看護を行う看護職員の数は，常時，当該病棟又は病室を有する病棟の入院患者の数が13又はその端数を増すごとに１以上であること。ただし，当該病棟又は病室を有する病棟において，１日に看護を行う看護職員が本文に規定する数に相当する数以上である場合には，当該病棟又は病室を有する病棟における夜勤を行う看護職員の数は，本文の規定にかかわらず，２以上であること（地域包括ケア病棟入院料の注９の場合を除く）とする。

ロ　当該病棟又は病室を有する病棟において，看護職員の最小必要数の７割以上が看護師であること。

ハ　次のいずれかに該当すること。

① 一般病棟用の重症度，医療・看護必要度Ⅰの基準を満たす患者を１割以上入院させる病棟又は病室であること。

② 診療内容に関するデータを適切に提出できる体制が整備された保険医療機関であって，一般病棟用の重症度，医療・看護必要度Ⅱの基準を満たす患者を８分以上入院させる病棟又は病室であること。

ニ　当該保険医療機関内に入退院支援及び地域連携業務を担う部門が設置されていること。当該部門に入退院支援及び地域連携に係る業務に関する十分な経験を有する専従の看護師又は専従の社会福祉士が配置されていること。当該部門に専従の看護師が配置されている場合にあっては専任の社会福祉士が，専従の社会福祉士が配置されている場合にあっては専任の看護師が配置されていること。

ホ　当該病棟又は病室を有する病棟に常勤の理学療法士，作業療法士又は言語聴覚士が１名以上配置されていること。

ヘ　データ提出加算に係る届出を行っている保険医療機関であること。

ト　特定機能病院以外の病院であること。

チ　心大血管疾患リハビリテーション料，脳血管疾患等リハビリテーション料，廃用症候群リハビリテーション料，運動器リハビリテーション料，呼吸器リハビリテーション料又はがん患者リハビリテーション料に係る届出を行っている保険医療機関であること。

リ　救急医療又は在宅医療を提供する体制等の地域包括ケア入院医療を行うにつき必要な体制を有していること。

ヌ　介護老人保健施設，介護医療院及び特別養護老人ホームとの協力が可能な体制をとっていること。

(2)　**地域包括ケア病棟入院料１の施設基準**

イ　地域包括ケア入院医療を行うにつき必要な構造設備を有していること。

ロ　当該病棟において，退院患者に占める，在宅等に退院するものの割合が７割２分５厘以上であること。

ハ　当該病棟において，入院患者に占める，自宅等から入院したものの割合が２割以上であること。

ニ　当該病棟における自宅等からの緊急の入院患者の受入れ人数が，前３月間において９人以上であること。

ホ　次のいずれか２つ以上を満たしていること。

① 在宅患者訪問診療料（Ⅰ）及び在宅患者訪問診療料（Ⅱ）を前３月間において30回以上算定している保険医療機関であること。

② 退院後訪問指導料，在宅患者訪問看護・指導料，同一建物居住者訪問看護・指導料，精神科訪問看護・指導料（Ⅰ），精神科訪問看護・指導料（Ⅲ），指定居宅サービスに要する費用の額の算定に関する基準（平成12年厚生省告示第19号）の指定居宅サービス介護給付費単位数表（以下「指定居宅サービス介護給付費単位数表」という）の訪問看護費のロ及び指定介護予防サービスに要する費用の額の算定に関する基準（平成18年厚生省告示第127号）の指定介護予防サービス介護給付費単位数表（以下「指定介護予防サービス介護給付費単位数表」という）の介護予防訪問看護費のロを前３月間において150回以上算定している保険医療機関であること。

③ 訪問看護療養費に係る指定訪問看護の費用の額の算定方法（平成20年厚生労働省告示第67号）に規定する訪問看護基本療養費，精神科訪問看護基本療養費，指定居宅サービス介護給付費単位数表の訪問看護費のイ及び指定介護予防サービス介護給付費単位数表の介護予防訪問看護費のイを前３月間において800回以上算定している訪問看護ステーションが当該保険医療機関に併設されていること。

④ 在宅患者訪問リハビリテーション指導管理料を前３月間において30回以上算定している保険医療機関であること。

⑤ 介護保険法第８条第２項に規定する訪問介護，同条第５項に規定する訪問リハビリテーション又は同条第４項に規定する介護予防訪問リハビリテーションの提供実績を有している施設が当該保険医療機関に併設されていること。

⑥ 退院時共同指導料２及び外来在宅共同指導料１を前３月間において６回以上算定している保険医療機関であること。

ヘ　許可病床数が200床（別表第６の２に掲げる地域に所在する保険医療機関にあっては280床）未満の保険医療機関であること。

ト　病院の一般病棟又は療養病棟の病棟を単位として行うものであること。

(3)　**地域包括ケア入院医療管理料１の施設基準**

イ　当該病室において，退院患者に占める，在宅等に退院するものの割合が７割２分５厘以上であること。

ロ　当該病室において，入院患者に占める，自宅等から入院したものの割合が２割以上であること。ただし，当該病室における病床数が10未満のものにあっては，前３月間において，自宅等から入院した患者が８人以上であること。

ハ　当該病室における自宅等からの緊急の入院患者

の受入れ人数が，前３月間において９人以上であること。

ニ　(2)のイ，ホ及びヘを満たすものであること。

ホ　病院の一般病棟又は療養病棟の病室を単位として行うものであること。

(4)　地域包括ケア病棟入院料２の施設基準

イ　許可病床数が400床未満の保険医療機関であること。

ロ　(2)のイ，ロ及びトを満たすものであること。

ハ　次のいずれか１つ以上を満たしていること。

①　当該病棟において，入院患者に占める，自宅等から入院したものの割合が２割以上であること。

②　当該病棟における自宅等からの緊急の入院患者の受入れ人数が，前３月間において９人以上であること。

③　在宅患者訪問診療料（Ⅰ）及び在宅患者訪問診療料（Ⅱ）を前３月間において30回以上算定している保険医療機関であること。

④　退院後訪問指導料，在宅患者訪問看護・指導料，同一建物居住者訪問看護・指導料，精神科訪問看護・指導料（Ⅰ），精神科訪問看護・指導料（Ⅲ），指定居宅サービス介護給付費単位数表の訪問看護費のロ及び指定介護予防サービス介護給付費単位数表の介護予防訪問看護費のロを前３月間において150回以上算定している保険医療機関であること。

⑤　訪問看護療養費に係る指定訪問看護の費用の額の算定方法に規定する訪問看護基本療養費，精神科訪問看護基本療養費，指定居宅サービス介護給付費単位数表の訪問看護費のイ及び指定介護予防サービス介護給付費単位数表の介護予防訪問看護費のイを前３月間において800回以上算定している訪問看護ステーションが当該保険医療機関に併設されていること。

⑥　在宅患者訪問リハビテーション指導管理料を前３月間において30回以上算定している保険医療機関であること。

⑦　介護保険法第８条第２項に規定する訪問介護，同条第５項に規定する訪問リハビリテーション又は同条第４項に規定する介護予防訪問リハビリテーションの提供実績を有している施設が当該保険医療機関に併設されていること。

⑧　退院時共同指導料２及び外来在宅共同指導料１を前３月間において６回以上算定している保険医療機関であること。

ニ　当該病棟（許可病床数が200床以上の保険医療機関に限り，別表第６の２に掲げる地域に所在する保険医療機関を除く）において，入院患者に占める，当該保険医療機関の一般病棟から転棟したものの割合が６割５分未満であること。

(5)　地域包括ケア入院医療管理料２の施設基準

イ　(2)のイ及びヘ並びに(3)のイ及びホを満たすものであること。

ロ　次のいずれか１つ以上を満たしていること。

①　当該病室において，入院患者に占める，自宅等から入院したものの割合が２割以上であること。ただし，当該病室における病床数が10未満のものにあっては，前３月間において，自宅等から入院した患者が８以上であること。

②　当該病室における自宅等からの緊急の入院患者の受入れ人数が，前３月間において９人以上であること。

③　在宅患者訪問診療料（Ⅰ）及び在宅患者訪問診療料（Ⅱ）を前３月間において30回以上算定している保険医療機関であること。

④　退院後訪問指導料，在宅患者訪問看護・指導料，同一建物居住者訪問看護・指導料，精神科訪問看護・指導料（Ⅰ），精神科訪問看護・指導料（Ⅲ），指定居宅サービス介護給付費単位数表の訪問看護費のロ及び指定介護予防サービス介護給付費単位数表の介護予防訪問看護費のロを前３月間において150回以上算定している保険医療機関であること。

⑤　訪問看護療養費に係る指定訪問看護の費用の額の算定方法（平成20年厚生労働省告示第67号）に規定する訪問看護基本療養費，精神科訪問看護基本療養費，指定居宅サービス介護給付費単位数表の訪問看護費のイ及び指定介護予防サービス介護給付費単位数表の介護予防訪問看護費のイを前３月間において800回以上算定している訪問看護ステーションが当該保険医療機関に併設されていること。

⑥　在宅患者訪問リハビテーション指導管理料を前３月間において30回以上算定している保険医療機関であること。

⑦　介護保険法第８条第２項に規定する訪問介護，同条第５項に規定する訪問リハビリテーション又は同条第４項に規定する介護予防訪問リハビリテーションの提供実績を有している施設が当該保険医療機関に併設されていること。

⑧　退院時共同指導料２及び外来在宅共同指導料１を前３月間において６回以上算定している保険医療機関であること。

(6)　地域包括ケア病棟入院料３の施設基準

イ　(2)のハからトまでを満たすものであること。

ロ　当該病棟において，退院患者に占める，在宅等に退院するものの割合が７割以上であること。

(7)　地域包括ケア入院医療管理料３の施設基準

イ　(2)のホ及びヘを満たすものであること。

ロ　(3)のロ，ハ及びホを満たすものであること。

ハ　当該病室において，退院患者に占める，在宅等に退院するものの割合が７割以上であること。

(8)　地域包括ケア病棟入院料４の施設基準

イ　許可病床数が400床未満の保険医療機関であること。

ロ　(2)のトを満たすものであること。

ハ　(4)のハを満たすものであること。

ニ　(4)のニを満たすものであること。

ホ　(6)のロを満たすものであること。

(9)　地域包括ケア入院医療管理料４の施設基準

イ　(2)のヘ及び(3)のホを満たすものであること。

ロ　(5)のロを満たすものであること。

ハ　(7)のハを満たすものであること。

(10)　地域包括ケア病棟入院料の注１に規定する別に厚生労働大臣が定める場合

次のいずれかに該当する場合であること。

イ　当該病棟又は病室において，入院患者に占める，自宅等から入院したものの割合が６割以上であること。

ロ　当該病棟又は病室における自宅等からの緊急の入院患者の受入れ人数が，前３月間において30人以上であること。

ハ　救急医療を行うにつき必要な体制が整備されて

基施

特定入院

いること。

⑾　**地域包括ケア病棟入院料の注２に規定する別に厚生労働大臣が定める地域**

別表第６の２（p.873）に掲げる地域

⑿　**地域包括ケア病棟入院料の注２に規定する施設基準**

イ　病院の一般病棟又は療養病棟の病棟又は病室単位で行うものであること。

ロ　当該病棟又は病室を有する病棟において，１日に看護を行う看護職員の数は，常時，当該病棟の入院患者の数が15又はその端数を増すごとに１以上であること。ただし，当該病棟又は病室を有する病棟において，１日に看護を行う看護職員が本文に規定する数に相当する数以上である場合には，当該病棟又は病室を有する病棟における夜勤を行う看護職員の数は，本文の規定にかかわらず，２以上であることとする。

ハ　当該病棟又は病室を有する病棟において，看護職員の最小必要数の４割以上が看護師であること。

ニ　地域包括ケア病棟入院料１若しくは２又は地域包括ケア入院医療管理料１若しくは２については，当該病棟又は病室において，退院患者に占める，在宅等に退院するものの割合が７割２分５厘以上であること。

ホ　地域包括ケア病棟入院料１若しくは２又は地域包括ケア入院医療管理料１若しくは２については，地域包括ケア入院医療を行うにつき必要な構造設備を有していること。

ヘ　地域包括ケア病棟入院料１又は３については，⑵のハからヘまでを満たすものであること。

ト　地域包括ケア入院医療管理料１又は３については，⑵のホ及びヘ並びに⑶のロ及びハを満たすものであること。

⒀　**看護職員配置加算の施設基準**

イ　１日に看護を行う看護職員の数は，常時，当該病棟又は病室を含む病棟の入院患者の数が50又はその端数を増すごとに１以上であること。

ロ　看護職員の負担の軽減及び処遇改善に資する体制が整備されていること。

⒁　**看護補助者配置加算の施設基準**

イ　１日に看護補助を行う看護補助者の数は，常時，当該病棟又は病室を含む病棟の入院患者の数が25又はその端数を増すごとに１以上であること。なお，主として事務的業務を行う看護補助者を含む場合は，１日に事務的業務を行う看護補助者の数は，常時，当該病棟の入院患者の数が200又はその端数を増すごとに１に相当する数以下であること。

ロ　看護職員の負担の軽減及び処遇改善に資する体制が整備されていること。

⒂　**看護補助体制充実加算の施設基準**

イ　**看護補助体制充実加算１の施設基準**

①　⒁のイを満たすものであること。

②　看護職員及び看護補助者の業務分担及び協働に資する十分な体制が整備されていること。

ロ　**看護補助体制充実加算２の施設基準**

①　⒁のイを満たすものであること。

②　看護職員及び看護補助者の業務分担及び協働に資する必要な体制が整備されていること。

ハ　**看護補助体制充実加算３の施設基準**

①　⒁のイを満たすものであること。

②　看護職員及び看護補助者の業務分担及び協働に資する体制が整備されていること。

⒃　**地域包括ケア病棟入院料の注７の除外薬剤・注射薬**

自己連続携行式腹膜灌流用灌流液及び**別表第５の１の３**（p.872）に掲げる薬剤及び注射薬

⒄　**地域包括ケア病棟入院料の注８に規定する施設基準**

イ　当該病棟又は病室を含む病棟において，夜勤を行う看護職員の数は，常時，当該病棟の入院患者の数が16又はその端数を増すごとに１以上であること。

ロ　当該病棟の入院患者のうち３割以上が認知症等の患者であること。

ハ　看護職員の負担の軽減及び処遇改善に資する体制が整備されていること。

⒅　**地域包括ケア病棟入院料の注８に規定する厚生労働大臣が定める日**

当該病棟又は病室を含む病棟における夜勤を行う看護職員の数が３未満である日

⒆　**地域包括ケア病棟入院料の注９に規定する厚生労働大臣が定める保険医療機関**

許可病床数が100床未満のものであること。

⒇　**地域包括ケア病棟入院料の注10に規定する厚生労働大臣が定める日**

次のいずれにも該当する各病棟又は病室を有する各病棟において，夜間の救急外来を受診した患者に対応するため，当該各病棟のいずれか１病棟において夜勤を行う看護職員の数が，一時的に２未満となった日

イ　看護職員の数が一時的に２未満となった時間帯において，患者の看護に支障がないと認められること。

ロ　看護職員の数が一時的に２未満となった時間帯において，看護職員及び看護補助者の数が，看護職員１を含む２以上であること。ただし，入院患者数が30人以下の場合にあっては，看護職員の数が１以上であること。

(21)　**地域包括ケア病棟入院料の注10に規定する別に厚生労働大臣が定めるもの**

⑷のニ又は⑻のニの基準

(22)　**地域包括ケア病棟入院料の注11に規定する別に厚生労働大臣が定めるもの**

⑹のロ若しくは⑻のホ又は⑺のハ若しくは⑼のハの基準

(23)　**地域包括ケア病棟入院料の注12に規定する別に厚生労働大臣が定めるもの**

⑷のハ若しくは⑻のハ又は⑸のロ若しくは⑼のロの基準

(24)　**地域包括ケア病棟入院料の注12に規定する別に厚生労働大臣が定める保険医療機関**

入退院支援加算１に係る届出を行っていない保険医療機関（許可病床数が100床以上のものに限る）

→１　地域包括ケア病棟入院料の施設基準

⑴　当該病棟又は病室を含む病棟において，１日に看護を行う看護職員の数は，常時，当該病棟の入院患者の数が13又はその端数を増すごとに１以上である。ただし，当該病棟又は病室を含む病棟において，１日に看護を行う看護職員が本文に規定する数に相当する数以上である場合には，当該病棟における夜勤を行う看護職員の数は，本文の規定にかかわらず，２以上である。また，看護職員の最小必要数の７割以上が看護師である。なお，「注２」の届出を行う場合にあっては，当該病棟又は病室を含む病棟において，１

基施

特定入院

日に看護を行う看護職員の数は，常時，当該病棟の入院患者の数が15又はその端数を増すごとに１以上である。ただし，当該病棟又は病室を含む病棟において，１日に看護を行う看護職員が本文に規定する数に相当する数以上である場合には，当該病棟における夜勤を行う看護職員の数は，本文の規定にかかわらず，２以上である。また，看護職員の最小必要数の４割以上が看護師である。

(2) 当該入院料を算定するものとして届け出ている病床又は病室に，直近３月において入院している全ての患者の状態について，⑩**別添６**の**別紙７**の一般病棟用の重症度，医療・看護必要度Ⅰ又はⅡに係る評価票におけるモニタリング及び処置等の項目（Ａ項目）及び手術等の医学的状況の項目（Ｃ項目）を用いて測定し，その結果，当該病床又は当該病室へ入院する患者全体に占める基準を満たす患者（⑩**別添６**の**別紙７**による評価の結果，看護必要度評価票Ａ項目の得点が１点以上の患者又はＣ項目の得点が１点以上の患者をいう）の割合が，一般病棟用の重症度，医療・看護必要度Ⅰで１割以上，一般病棟用の重症度，医療・看護必要度Ⅱで0.8割以上である。ただし，産科患者及び15歳未満の小児患者は対象から除外する。また，重症度，医療・看護必要度Ⅱの評価に当たっては，歯科の入院患者（同一入院中に医科の診療も行う期間については除く）は，対象から除外する。一般病棟用の重症度，医療・看護必要度Ⅰ又はⅡに係る評価票の記入（**別添６**の**別紙７**の**別表１**に掲げる「一般病棟用の重症度，医療・看護必要度Ａ・Ｃ項目に係るレセプト電算処理システム用コード一覧」を用いて評価を行う項目は除く）は，院内研修を受けたものが行う。また，一般病棟用の重症度，医療・看護必要度Ⅰ又はⅡのいずれを用いて評価を行うかは，入院料等の届出時に併せて届け出る。なお，評価方法のみの変更を行う場合については，**別添７**（→Web 版）の**様式10**を用いて届け出る。ただし，評価方法のみの変更による新たな評価方法への切り替えは切替月のみとし，切替月の10日までに届け出る。

(3) 当該保険医療機関内に入退院支援及び地域連携業務を担う部門が設置されている。当該部門に入退院支援及び地域連携に係る業務に関する十分な経験を有する専従の看護師又は専従の社会福祉士が配置されている。当該部門に専従の看護師が配置されている場合にあっては専任の社会福祉士が，専従の社会福祉士が配置されている場合にあっては専任の看護師が配置されている。なお，当該専従の看護師又は社会福祉士については，週３日以上常態として勤務しており，かつ，所定労働時間が週22時間以上の勤務を行っている専従の非常勤の看護師又は社会福祉士（入退院支援及び地域連携業務に関する十分な経験を有する看護師又は社会福祉士に限る）を２名以上組み合わせることにより，常勤看護師等と同じ時間帯にこれらの非常勤看護師等が配置されている場合には，当該基準を満たしているとみなすことができる。

また，当該病棟又は病室を含む病棟に，専従の常勤理学療法士，専従の常勤作業療法士又は専従の常勤言語聴覚士（以下「理学療法士等」という）が１名以上配置されている。なお，当該理学療法士等は，疾患別リハビリテーション等を担当する専従者との兼務はできないものであり，当該理学療法士等が提供した疾患別リハビリテーション等については疾患別リハビリテーション料等を算定することはできない。ただし，地域包括ケア入院医療管理料を算定する場合に限り，当該理学療法士等は，当該病室を有する病棟におけるリハビリテーション・栄養・口腔連携体制加算に係る専従者と兼務することはできる。なお，「注２」の届出を行う場合にあっては，専任の常勤理学療法士，専任の常勤作業療法士又は専任の常勤言語聴覚士が１名以上配置されている。なお，週３日以上常態として勤務しており，かつ，所定労働時間が週22時間以上の勤務を行っている専従の非常勤理学療法士，専従の非常勤作業療法士又は専従の非常勤言語聴覚士をそれぞれ２名以上組み合わせることにより，当該保険医療機関における常勤理学療法士，常勤作業療法士又は常勤言語聴覚士の勤務時間帯と同じ時間帯にこれらの非常勤理学療法士，非常勤作業療法士又は非常勤言語聴覚士がそれぞれ配置されている場合には，それぞれの基準を満たすこととみなすことができる。

(4) データ提出加算に係る届出を行っている。また，当該基準については**別添７**の**様式40の７**を用いて届出を行った時点で，当該入院料の届出を行うことができる。

(5) 特定機能病院以外の保険医療機関である。

(6) 心大血管疾患リハビリテーション料（Ⅰ），脳血管疾患等リハビリテーション料（Ⅰ），（Ⅱ）若しくは（Ⅲ），運動器リハビリテーション料（Ⅰ）若しくは（Ⅱ），呼吸器リハビリテーション料（Ⅰ）又はがん患者リハビリテーション料の届出を行っている。

(7) (6)のリハビリテーションを提供する患者については，１日平均２単位以上提供している。ただし，１患者が１日に算入できる単位数は９単位までとする。なお，当該リハビリテーションは地域包括ケア病棟入院料に包括されており，費用を別に算定することはできないため，当該病棟又は病室を含む病棟に専従の理学療法士等が提供しても差し支えない。また，当該入院料を算定する患者に提供したリハビリテーションは，疾患別リハビリテーションに規定する従事者１人あたりの実施単位数に含む。リハビリテーションの提供に当たっては，当該患者の入棟又は入室時に測定したADL等を参考にリハビリテーションの必要性を判断し，その結果について**診療録**に記載するとともに，患者又はその家族等に説明する。

(8) 病室に隣接する廊下の幅は内法による測定で，1.8m以上であることが望ましい。ただし，両側に居室がある廊下の幅は，2.7m以上であることが望ましい。なお，廊下の幅が1.8m（両側居室の場合は2.7m）に満たない医療機関については，全面的な改築等を行うまでの間は1.8m（両側居室の場合は2.7m）未満であっても差し支えないが，全面的な改築等の予定について年１回報告を行う。

(9) 当該病棟若しくは病室を含む病棟に，又は当該医療機関内における当該病棟若しくは病室を含む病棟の近傍に患者の利用に適した浴室及び便所が設けられている。

(10) 次のいずれかの基準を満たしている。なお，一般病床において，地域包括ケア病棟入院料又は地域包括ケア入院医療管理料を算定する場合にあっては，ア，イ又はオのいずれか及びウ又はエの基準を満たしている。ただし，許可病床数が200床未満の保険医療機関の一般病床において，地域包括ケア病棟入院料又は地域包括ケア入院医療管理料を算定する場合にあっては，ウ又はエについては，当該保険医療機関内に救急外来を有していること又は24時間の救急患者を受け入れていることにより当該基準を満たすものとみなす。

ア 特掲診療料の施設基準通知の**別添１**の**第14の２**〔「在宅療養支援病院の施設基準」，p.915〕に規定する在宅療養支援病院の届出を行っている。

イ 特掲診療料の施設基準通知の**別添１**の**第16の３**〔「在宅療養後方支援病院の施設基準」，p.927〕に規定する在宅療養後方支援病院の届出を行っており，直近１年間の在宅患者の受入実績が３件以上（Ａ206在宅患者緊急入院診療加算の１を算定したものに限る）である。

ウ 医療法第30条の４の規定に基づき都道府県が作成する医療計画に記載されている第二次救急医療機関である。

エ 救急病院等を定める省令に基づき認定された救急病院である。

オ 訪問看護ステーションが当該保険医療機関と同一の敷地内に設置されている。

(11) 同一の保険医療機関の一般病棟から転棟した患者の占める割合は，直近３か月間に一般病棟から転棟した患者を直近３か月に当該病棟に入棟した患者の数で除して算出する。

(12) 地域において，介護老人保健施設，介護医療院及び特別養護老人ホーム（以下この項において，「介護保険施設等」という）から協力医療機関となることを求められた場合，その求めに応じて当該介護保険施設等の協力医療機関として定められることが望ましい。

⒀　令和６年３月31日時点で現に地域包括ケア病棟入院料に係る届け出を行っている保険医療機関については，令和６年９月30日までの間，⑵の規定に限り，なお従前の例による。

２　地域包括ケア病棟入院料１の施設基準

⑴　当該病棟において，退院患者に占める，在宅等に退院するものの割合が**７割２分５厘以上**である。

⑵　当該病棟から退院した患者数に占める在宅等に退院するものの割合は，次のアに掲げる数をイに掲げる数で除して算出する。ただし，短期滞在手術等基本料を算定する患者，基本診療料の施設基準等の**別表第２**（p.870）の23に該当する患者（基本診療料の施設基準等**第10の３**に係る要件以外の短期滞在手術等基本料３に係る要件を満たす場合に限る。以下この項において同じ）及び基本診療料の施設基準等の**別表第２**の24に該当する患者は対象から除外する。

ア　直近６か月間において，当該病棟から退院又は転棟した患者数（第２部「通則５」に規定する入院期間が通算される再入院患者及び死亡退院した患者を除く）のうち，在宅等に退院するものの数

この場合において，在宅等に退院するものの数は，退院患者の数から，次に掲げる数を合計した数を控除した数をいう。

①　他の保険医療機関〔有床診療所入院基本料〔**別添２の第３の５**の⑴のイの（イ）に該当するものに限る〕を算定する病床を除く〕に転院した患者の数

②　介護老人保健施設〔介護保健施設サービス費（Ⅰ）の介護保健施設サービス費(ii)若しくは介護保健施設サービス費(iv)又はユニット型介護保健施設サービス費（Ⅰ）のユニット型介護保健施設サービス費(ii)若しくは経過的ユニット型介護保健施設サービス費(ii)の届出を行っているものに限る〕に入所した患者の数の５割の数

③　介護老人保健施設〔介護保健施設サービス費（Ⅰ）の介護保健施設サービス費(ii)若しくは介護保健施設サービス費(iv)又はユニット型介護保健施設サービス費（Ⅰ）のユニット型介護保健施設サービス費(ii)若しくは経過的ユニット型介護保健施設サービス費(ii)の届出を行っていないものに限る〕に入所した患者の数

④　同一の保険医療機関の当該入院料にかかる病棟以外の病棟への転棟患者の数

イ　直近６か月間に退院又は転棟した患者数（第２部「通則５」に規定する入院期間が通算される再入院患者及び死亡退院した患者を除く）

⑶　当該病室の床面積は，内法による測定で，患者１人につき，6.4㎡以上である。なお，平成27年３月31日までの間に，床面積について，壁芯による測定で届出が行われたものについては，平成27年４月１日以降も有効なものとして取扱う。

⑷　許可病床200床未満（「基本診療料の施設基準等」**別表第６の２**に掲げる地域に所在する保険医療機関にあっては280床）の保険医療機関である。

⑸　当該病棟に入棟した患者のうち，自宅等から入棟した患者の占める割合が**２割以上**である。なお，自宅等から入棟した患者とは，自宅又は介護医療院，特別養護老人ホーム，軽費老人ホーム，認知症対応型グループホーム若しくは有料老人ホーム等（以下「有料老人ホーム等」という）から入棟した患者のことをいう。ただし，当該入院料を算定する病棟を有する病院に有料老人ホーム等が併設されている場合は当該有料老人ホーム等から入棟した患者は含まれない。

⑹　自宅等から入棟した患者の占める割合は，直近３か月間に自宅等から入棟した患者を直近３か月に当該病棟に入棟した患者の数で除して算出する。ただし，短期滞在手術等基本料を算定する患者，基本診療料の施設基準等の**別表第２**の23に該当する患者及び基本診療料の施設基準等の**別表第２**の24に該当する患者は対象から除外する。

⑺　当該病棟において自宅等からの緊急入院患者の受入れが直近３か月間で**９人以上**である。自宅等からの緊急入院患者とは，自宅又は有料老人ホーム等から入棟した患者で，かつ，予定された入院以外の患者のことをいう。

⑻　次に掲げる項目のうち少なくとも２つを満たしている。

ア　当該保険医療機関において在宅患者訪問診療料（Ⅰ）及び（Ⅱ）の算定回数が直近３か月間で**30回以上**である。

イ　当該保険医療機関において退院後訪問指導料，在宅患者訪問看護・指導料，同一建物居住者訪問看護・指導料，精神科訪問看護・指導料（Ⅰ），指定居宅サービスに要する費用の額の算定に関する基準（平成12年厚生省告示第19号）の指定居宅サービス介護給付費単位数表（以下「指定居宅サービス介護給付費単位数表」という）の訪問看護費のロ及び指定介護予防サービスに要する費用の額の算定に関する基準（平成18年厚生省告示第127号）の指定介護予防サービス介護給付費単位数表（以下「指定介護予防サービス介護給付費単位数表」という）の介護予防訪問看護費のロの算定回数が直近３か月間で**150回以上**である。

ウ　当該保険医療機関と同一敷地内又は隣接する敷地内に位置する訪問看護ステーションにおいて訪問看護基本療養費，精神科訪問看護基本療養費，指定居宅サービス介護給付費単位数表の訪問看護費のイ及び指定介護予防サービス介護給付費単位数表の介護予防訪問看護費のイの算定回数が直近３か月間で**800回以上**である。

エ　当該保険医療機関において在宅患者訪問リハビリテーション指導管理料の算定回数が直近３か月間で**30回以上**である。

オ　当該保険医療機関と同一敷地内又は隣接する敷地内に位置する事業所が，介護保険法第８条第２項に規定する訪問介護，同条第５項に規定する訪問リハビリテーション，又は同条第４項に規定する介護予防訪問リハビリテーションの提供実績を有している。

カ　当該保険医療機関において退院時共同指導料２及び外来在宅共同指導料１の算定回数が直近３か月間で**６回以上**である。

⑼　病院の一般病棟又は療養病棟の病棟単位で行うものである。

⑽　令和６年３月31日時点で現に地域包括ケア病棟入院料１に係る届け出を行っている保険医療機関については，令和７年５月31日までの間，⑴，⑵，⑹並びに⑻のイ，ウ及びオの規定に限り，なお従前の例による。

３　地域包括ケア入院医療管理料１の施設基準

⑴　当該病室において，退院患者に占める，在宅等に退院するものの割合が**７割２分５厘以上**である。なお，割合の算出方法は２の⑵の例による。

⑵　当該病室に入室した患者のうち，自宅等から入室した患者の占める割合が**２割以上**である。ただし，当該病室が10床未満の場合については自宅等から入室した患者を前３月において**８人以上**受け入れている。なお，自宅等から入室した患者とは，自宅又は有料老人ホーム等から入室した患者のことをいう。ただし，当該入院料を算定する病室を有する病院に有料老人ホーム等が併設されている場合は当該有料老人ホーム等から入棟した患者は含まれない。

⑶　自宅等から入室した患者の占める割合は，直近３か月間に自宅等から入室した患者を直近３か月に当該病室に入室した患者の数で除して算出する。また，短期滞在手術等基本料を算定する患者，基本診療料の施設基準等の**別表第２**の23に該当する患者及び基本診療料の施設基準等の**別表第２**の24に該当する患者は対象から除外する。

⑷　当該病室において自宅等からの緊急入院患者の受入れが直近３か月間で**９人以上**である。自宅等からの緊急入院患者とは，自宅又は有料老人ホーム等から入棟した患者で，かつ，予定された入院以外の患者のことをいう。

⑸　病院の一般病棟又は療養病棟の病室単位で行うものである。

⑹　**２**の⑶，⑷及び⑻を満たすものである。

⑺　令和６年３月31日時点で現に地域包括ケア入院医療管理料１に係る届け出を行っている保険医療機関については，令和７年５月31日までの間，⑴，⑵及び⑹〔**２**の⑻のイ，

ウ及びオに限る〕の規定に限り，なお従前の例による。

４　地域包括ケア病棟入院料２の施設基準

(1)　病院の一般病棟又は療養病棟の病棟単位で行うものである。

(2)　２の(1)から(3)までを満たすものである。

(3)　許可病床数400床未満の保険医療機関である。

(4)　次のいずれか１つ以上を満たしている。

ア　当該病棟に入棟した患者のうち，自宅等から入棟した患者の占める割合が**２割以上**である。なお，自宅等から入棟した患者とは，有料老人ホーム等から入棟した患者のことをいう。ただし，当該入院料を算定する病棟を有する病院に有料老人ホーム等が併設されている場合は当該有料老人ホーム等から入棟した患者は含まれない。自宅等から入棟した患者の占める割合は，直近３か月間に自宅等から入棟した患者を直近３か月に当該病棟に入棟した患者の数で除して算出するものである。また，短期滞在手術等基本料を算定する患者，基本診療料の施設基準等の**別表第２**の23に該当する患者及び基本診療料の施設基準等の**別表第２**の24に該当する患者は対象から除外する。

イ　当該病棟において自宅等からの緊急入院患者の受入れが直近３か月間で**９人以上**である。自宅等からの緊急入院患者とは，自宅又は有料老人ホーム等から入棟した患者で，かつ，予定された入院以外の患者のことをいう。

ウ　当該保険医療機関において在宅患者訪問診療料（Ⅰ）及び（Ⅱ）の算定回数が直近３か月間で**30回以上**である。

エ　当該保険医療機関において退院後訪問指導料，在宅患者訪問看護・指導料，同一建物居住者訪問看護・指導料，精神科訪問看護・指導料（Ⅰ），指定居宅サービス介護給付費単位数表の訪問看護費のロ及び指定介護予防サービス介護給付費単位数表の介護予防訪問看護費のロの算定回数が直近３か月間で**150回以上**である。

オ　当該保険医療機関と同一敷地内又は隣接する敷地内に位置する訪問看護ステーションにおいて訪問看護基本療養費，精神科訪問看護基本療養費，指定居宅サービス介護給付費単位数表の訪問看護費のイ及び指定介護予防サービス介護給付費単位数表の介護予防訪問看護費のイの算定回数が直近３か月間で**800回以上**である。

カ　当該保険医療機関においてＣ006在宅患者訪問リハビリテーション指導管理料の算定回数が直近３か月間で**30回以上**である。

キ　当該保険医療機関と同一敷地内又は隣接する敷地内に位置する事業所が，介護保険法第８条第２項に規定する訪問介護，同条第５項に規定する訪問リハビリテーション又は同条第４項に規定する介護予防訪問リハビリテーションの提供実績を有している。

ク　当該保険医療機関においてＢ005退院時共同指導料２及びＣ014外来在宅共同指導料１の算定回数が直近３か月間で**６回以上**である。

(5)　許可病床数が200床以上の病院であって，「基本診療料の施設基準等」**別表第６の２**に掲げる地域に所在する病院でない病院にあっては，当該病棟における，入院患者に占める，同一の保険医療機関の一般病棟から転棟したものの割合がＢ005**６割５分未満**である。ただし，短期滞在手術等基本料を算定する患者，基本診療料の施設基準等の**別表第２**の23に該当する患者及び基本診療料の施設基準等の**別表第２**の24に該当する患者は対象から除外する。

(6)　令和６年３月31日時点で現に地域包括ケア病棟入院料２に係る届け出を行っている保険医療機関については，令和７年５月31日までの間，(2)〔２の(1)及び(2)に限る〕，(4)のア，エ，オ及びキ並びに(5)の規定に限り，なお従前の例による。

５　地域包括ケア入院医療管理料２の施設基準

(1)　病院の一般病棟又は療養病棟の病室単位で行うものである。

(2)　２の(3)及び(4)，３の(1)並びに４の(4)を満たすものである。

(3)　令和６年３月31日時点で現に地域包括ケア入院医療管理料２に係る届け出を行っている保険医療機関については，令和７年５月31日までの間，(2)〔３の(1)並びに４の(4)のア，エ，オ及びキに限る〕の規定に限り，なお従前の例による。

６　地域包括ケア病棟入院料３の施設基準

(1)　病院の一般病棟又は療養病棟の病棟単位で行うものである。

(2)　２の(4)から(8)までを満たすものである。

(3)　当該病棟において，退院患者に占める，在宅等に退院するものの割合が**７割以上**である。なお，割合の算出方法は２の(2)の例による。

(4)　令和６年３月31日時点で現に地域包括ケア病棟入院料３に係る届け出を行っている保険医療機関については，令和７年５月31日までの間，(2)〔２の(5)，(6)並びに(8)のイ，ウ及びオに限る〕及び(3)の規定に限り，なお従前の例による。

７　地域包括ケア入院医療管理料３の施設基準

(1)　病院の一般病棟又は療養病棟の病室単位で行うものである。

(2)　２の(4)及び(8)並びに３の(2)から(4)までを満たすものである。

(3)　当該病室において，退院患者に占める，在宅等に退院するものの割合が**７割以上**である。なお，割合の算出方法は２の(2)の例による。

(4)　令和６年３月31日時点で現に地域包括ケア入院医療管理料３に係る届け出を行っている保険医療機関については，令和７年５月31日までの間，(2)〔２の(8)のイ，ウ及びオ並びに３の(2)及び(3)に限る〕及び(3)の規定に限り，なお従前の例による。

８　地域包括ケア病棟入院料４の施設基準

(1)　病院の一般病棟又は療養病棟の病棟単位で行うものである。

(2)　４の(3)から(5)まで及び６の(3)を満たすものである。

(3)　令和６年３月31日時点で現に地域包括ケア病棟入院料４に係る届出を行っている保険医療機関については，令和７年５月31日までの間，(2)〔４の(4)のア，エ，オ及びキ並びに(5)並びに６の(3)に限る〕の規定に限り，なお従前の例による。

９　地域包括ケア入院医療管理料４の施設基準

(1)　病院の一般病棟又は療養病棟の病室単位で行うものである。

(2)　２の(4)，５の(3)及び７の(3)を満たすものである。

(3)　令和６年３月31日時点で現に地域包括ケア入院医療管理料４に係る届出を行っている保険医療機関については，令和７年５月31日までの間，(2)〘５の(2)〔４の(4)のア，エ，オ及びキに限る〕及び７の(3)に限る〙の規定に限り，なお従前の例による。

10　地域包括ケア病棟入院料の「注３」に掲げる看護職員配置加算の施設基準

(1)　当該病棟（地域包括ケア入院医療管理料を算定する場合は，当該病室を有する病棟）において，１日に看護を行う看護職員の数が，当該入院料の施設基準の最小必要人数に加え，常時，当該病棟の入院患者の数が50又はその端数を増すごとに１以上である。なお，看護職員の配置については，各病棟の入院患者の状態等保険医療機関の実情に応じ，曜日や時間帯によって一定の範囲で傾斜配置できる。

(2)　看護職員の負担の軽減及び処遇の改善に資する体制を整備している。当該体制については，**別添２の第２の11**〔療養病棟入院基本料・夜間看護加算の施設基準，p.711〕の(3)の例による。

11　地域包括ケア病棟入院料の「注４」に規定する看護補助者配置加算の施設基準

(1)　当該病棟（地域包括ケア入院医療管理料を算定する場合は，当該病室を有する病棟）において，１日に看護補助を行う看護補助者の数が，当該入院料の施設基準の最小必要人数に加え，常時，当該病棟の入院患者の数が25又はその端数を増すごとに１以上である。なお，当該加算は，みなし看護補助者を除いた看護補助者の配置を行っている場合のみ算定できる。

また，看護補助者の配置については，各病棟の入院患者

基施

特定入院

の状態等保険医療機関の実情に応じ，曜日や時間帯によって一定の範囲で傾斜配置できる。

(2) 看護職員の負担の軽減及び処遇の改善に資する体制を整備している。当該体制については，**別添２の第２の11**〔療養病棟入院基本料・夜間看護加算の施設基準，p.711〕の(3)の例による。

(3) 看護補助者配置加算に係る看護補助業務に従事する看護補助者は，基礎知識を習得できる内容を含む院内研修を年１回以上受講した者である。なお，院内研修の内容については，**別添２の第２の11の(4)**の例による。

(4) 当該病棟において，看護職員と看護補助者との業務内容及び業務範囲について，年１回以上見直しを行う。

(5) 当該病棟の看護師長等が所定の研修（修了証が交付されているものに限る）を修了していることが望ましい。また，当該病棟の全ての看護職員（所定の研修を修了した看護師長等を除く）が院内研修を年１回以上受講していることが望ましい。ただし，内容に変更がない場合は，２回目以降の受講は省略して差し支えない。なお，看護師長等の所定の研修及び看護職員の院内研修の内容については，**別添２の第２の11の(6)**の例による。

11の２　地域包括ケア病棟入院料の「注４」に規定する看護補助体制充実加算の施設基準

(1) 看護補助体制充実加算１の施設基準

ア　当該保険医療機関において３年以上の看護補助者としての勤務経験を有する看護補助者が，それぞれの配置区分ごとに５割以上配置されている。

イ　主として直接患者に対し療養生活上の世話を行う看護補助者の数は，常時，当該病棟の入院患者の数が100又はその端数を増すごとに１以上である。当該看護補助者は，介護福祉士の資格を有する者又は看護補助者として３年以上の勤務経験を有し適切な研修を修了した看護補助者である。なお，研修内容については，**別添２の第２の11の２の(1)**のロの例による。

ウ　看護補助体制充実加算に係る看護補助者に対する院内研修の内容については，**別添２の第２の11**〔療養病棟入院基本料・夜間看護加算の施設基準，p.711〕の(4)の例による。ただし，エについては，看護補助者が行う業務内容ごとに業務範囲，実施手順，留意事項等について示した業務マニュアルを作成し，当該マニュアルを用いた院内研修を実施している。

エ　当該病棟の看護師長等は所定の研修を修了している。また当該病棟の全ての看護職員（所定の研修を修了した看護師長等を除く）が院内研修を年１回以上受講している。ただし，内容に変更がない場合は，２回目以降の受講は省略して差し支えない。なお，当該研修のそれぞれの内容については，**別添２の第２の11の(6)**の例による。

オ　当該保険医療機関における看護補助者の業務に必要な能力を段階的に示し，看護補助者の育成や評価に活用している。

(2) 看護補助体制充実加算２の施設基準

(1)のイからオを満たすものである。

(3) 看護補助体制充実加算３の施設基準

(1)のウ及びエを満たすものである。

12　地域包括ケア病棟入院料の「注７」に掲げる看護職員夜間配置加算の施設基準

(1) 当該病棟（地域包括ケア入院医療管理料を算定する場合は，当該病室を有する病棟）において，夜勤を行う看護職員の数は，常時，当該病棟の入院患者の数が16又はその端数を増すごとに１に相当する数以上である。

(2) 認知症等の患者の割合は，当該入院料を算定するものとして届け出ている病床又は病室に入院している全ての患者に対し❿**別添６の別紙７**の一般病棟用の重症度，医療・看護必要度Ⅰに係る評価票の患者の状況等の項目（Ｂ項目）のうち，認知症及びせん妄状態に関する項目（「14．診療・療養上の指示が通じる」又は「15．危険行動」）に該当する患者の割合が，３割以上である。ただし，産科患者及び15歳未満の小児患者は対象から除外する。

(3) 看護職員の負担の軽減及び処遇の改善に資する体制を整備している。当該体制については，**別添２の第２の11**〔療養病棟入院基本料・夜間看護加算の施設基準，p.711〕の(3)の例による。

13　地域包括ケア病棟入院料の「注８」に掲げる夜間看護体制特定日減算について

当該減算は，許可病床数が100床未満の病院において，夜間，病棟の看護職員が一時的に救急外来で勤務する間，病棟の看護職員体制は，看護職員１名を含め看護職員と看護補助者を合わせて２名以上である。ただし，当該時間帯の入院患者数が30人以下の場合は，看護職員１名で差し支えない。加えて，当該時間帯に当該病棟の看護職員が一時的に救急外来で勤務する間，当該病棟の看護に支障がないと当該病棟を担当する医師及び看護の管理者が判断した場合に限る。

【届出に関する事項】 地域包括ケア病棟入院料及び地域包括ケア入院医療管理料の施設基準に係る届出は，**別添７**（→Web版）の**様式９**，**様式10**，**様式20**，**様式50**から**様式50の３**までを用いる。この場合において，病棟の勤務実績表で看護要員の職種が確認できる場合は，**様式20**の当該看護要員のみを省略することができる。また，１の(8)のなお書きに該当する場合は，年１回，全面的な改築等の予定について**別添７**の**様式50**又は**様式50の２**により地方厚生（支）局長に報告する。

「注３」，「注４」，「注７」及び「注９」に規定する看護職員配置加算，看護補助者配置加算，看護補助体制充実加算，看護職員夜間配置加算及び地域包括ケア病棟特別入院料の施設基準に係る届出は，**別添７**の**様式９**，**様式13の３**，**様式18の３**，**様式20**，**様式50**及び**様式50の２**を用いる。なお，看護職員配置加算，看護補助者配置加算，看護補助体制充実加算，及び看護職員夜間配置加算に係る前年度における看護職員の負担の軽減及び処遇の改善に資する計画の取組状況を評価するため，毎年８月において**別添７**の**様式13の３**を届け出る。また，当該加算の変更の届出にあたり，直近８月に届け出た内容と変更がない場合は，当該様式の届出を略すことができる。

また，急性期一般入院料１又は７対１入院基本料（専門病院入院基本料に限る）に係る届出を行っている病棟が当該届出を行う場合に限り，**２**の(1)及び(2)又は**３**の(1)について実績を要しない。

なお，平成26年３月31日時点で10対１入院基本料（一般病棟入院基本料若しくは専門病院入院基本料に限る），13対１入院基本料（一般病棟入院基本料若しくは専門病院入院基本料に限る）又は15対１入院基本料（一般病棟入院基本料に限る）を算定する病院において，地域包括ケア病棟入院料の届出を行った場合には，当該入院料の届出を行っている期間において，急性期一般入院料１又は７対１入院基本料の届出を行うことはできない。

許可病床数が400床以上の保険医療機関については，地域包括ケア病棟入院料の届出を行うことはできない。ただし，次に掲げる場合にあっては，それぞれ次に定めるとおり，地域包括ケア病棟入院料の届出を行うことができる。

ア　令和２年３月31日時点で地域包括ケア病棟入院料を届け出ている保険医療機関であって，現に許可病床数が400床以上のものについては，当該時点で現に届け出ている病棟を維持することができる。

イ　地域医療構想調整会議において再編又は統合を行うことについて合意が得られ，許可病床数400床以上となった病院であって，次のいずれにも該当するものについては，地域包括ケア病棟入院料２又は４に係る届出を行うことができる。なお，届出に当たっては，合意を得た地域医療構想調整会議の概要を書面にまとめたものを提出する。当該書面は，届出を行う保険医療機関が作成したものでも差し支えない。

① 複数の許可病床数400床未満の病院が再編又は統合の対象病院である

② 再編又は統合を行う対象病院のいずれかが，地域包括ケア病棟入院料の届出を行っている

③ 地域医療構想調整会議において，再編又は統合後の病院が，地域包括ケア病棟を有する必要があると合意を得

ている

また，以下の場合にあっては，届出をすることができる病棟は１病棟に限る。ただし，(3)について，平成28年１月１日時点で地域包括ケア病棟入院料１若しくは２を２病棟以上届け出ている保険医療機関であって，(3)に掲げる施設基準を届け出ている保険医療機関については，当該時点で現に届け出ている複数の病棟を維持することができる。

(1)　療養病床により届出を行う場合

(2)　許可病床数が200床（「基本診療料の施設基準等」**別表第６の２**に掲げる地域に所在する保険医療機関にあっては280床）未満の保険医療機関であって，地域包括ケア入院医療管理料１，２，３又は４の届出を行う場合

(3)　**Ａ300**救命救急入院料，**Ａ301**特定集中治療室管理料，**Ａ301-2**ハイケアユニット入院医療管理料，**Ａ301-3**脳卒中ケアユニット入院医療管理料又は**Ａ301-4**小児特定集中治療室管理料の施設基準を届け出ている保険医療機関であって，地域包括ケア病棟入院料１，２，３又は４の届出を行う場合

(4)　地域医療構想調整会議において再編又は統合を行うことについて合意が得られ，許可病床数400床以上となった病院が地域包括ケア病棟入院料２又は４の届出を行う場合

12　特殊疾患病棟入院料の施設基準等

(1)　**特殊疾患病棟入院料１の施設基準**

イ　脊髄損傷等の重度障害者，重度の意識障害者，筋ジストロフィー患者及び難病患者等を８割以上入院させる一般病棟であって，病棟単位で行うものであること。

ロ　当該病棟において，１日に看護を行う看護職員及び看護補助を行う看護補助者の数は，常時，当該病棟の入院患者の数が10又はその端数を増すごとに１以上であること。ただし，当該病棟において，１日に看護を行う看護職員及び看護補助を行う看護補助者が本文に規定する数に相当する数以上である場合には，当該病棟における夜勤を行う看護職員及び看護補助者の数は，本文の規定にかかわらず，看護職員１を含む２以上であることとする。なお，主として事務的業務を行う看護補助者を含む場合は，１日に事務的業務を行う看護補助者の数は，常時，当該病棟の入院患者の数が200又はその端数を増すごとに１に相当する数以下であること。

ハ　当該病棟において，看護職員及び看護補助者の最小必要数の５割以上が看護職員であること。

ニ　当該病棟において，看護職員の最小必要数の２割以上が看護師であること。

ホ　特殊疾患医療を行うにつき必要な体制が整備されていること。

ヘ　データ提出加算に係る届出を行っている保険医療機関であること。

(2)　**特殊疾患病棟入院料２の施設基準**

次のいずれかに該当する病棟であること。

イ　次のいずれにも該当する病棟であること。

①　児童福祉法第42条第２号に規定する医療型障害児入所施設（主として肢体不自由のある児童又は重症心身障害児を入所させるものに限る）又は同法第６条の２の２第３項に規定する指定発達支援医療機関に係る一般病棟であること。

②　(1)のヘを満たすものであること。

ロ　次のいずれにも該当する病棟であること。

①　重度の肢体不自由児（者）等（脳卒中の後遺症の患者及び認知症の患者を除く），重度の障害者〔(1)のイに掲げる者を除く〕を８割以上入院させる一般病棟又は精神病棟であって，病棟単位で行うものであること。

②　(1)のロからヘまでを満たすものであること。

(3)　**特殊疾患病棟入院料の注５の除外薬剤・注射薬**

別表第５の１の２（p.871）に掲げる薬剤・注射薬

→　特殊疾患病棟入院料に関する施設基準

(1)　**特殊疾患病棟入院料１又は２の施設基準**

ア　当該病棟に専任の医師が常勤している。

イ　当該病棟において，日勤時間帯以外の時間帯にあっては看護要員が常時２人以上配置されており，そのうち１名以上は看護職員である。

ウ　当該病棟に係る病棟床面積は，患者１人につき内法による測定で，16m²以上である。なお，病棟床面積の算定に当たっては当該病棟内にある治療室，機能訓練室，浴室，廊下，デイルーム，食堂，面会室，ナースステーション，便所等の面積を算入しても差し支えない。

エ　データ提出加算に係る届出を行っている保険医療機関である。また，当該基準については**別添７**（→Web 版）の**様式40の７**を用いて届出を行った時点で，当該入院料の届出を行うことができる。ただし，令和６年３月31日において，急性期一般入院基本料，特定機能病院入院基本料（一般病棟の場合に限る），専門病院入院基本料（13対１入院基本料を除く），回復期リハビリテーション病棟入院料１から４又は地域包括ケア病棟入院料を算定する病棟若しくは病室をいずれも有しない保険医療機関であって，地域一般入院基本料，療養病棟入院料１若しくは２を算定する病棟，旧算定方法別表第１に掲げる療養病棟入院基本料の「注11」に係る届出を行っている病棟，専門病院入院基本料（13対１入院基本料に限る），障害者施設等入院基本料，回復期リハビリテーション病棟入院料５，特殊疾患病棟入院料，緩和ケア病棟入院料若しくは精神科救急急性期医療入院料を算定する病棟又は特殊疾患入院医療管理料を算定する病室のいずれかを有するもののうち，これらの病棟又は病室の病床数の合計が当該保険医療機関において200床未満であり，かつ，データ提出加算の届出を行うことが困難であることについて正当な理由があるものは，当分の間，当該基準を満たしているものとみなす。

(2)　**特殊疾患病棟入院料１の施設基準**

当該病棟の入院患者数の８割以上が，脊髄損傷等の重度障害者（平成20年10月１日以降は，脳卒中の後遺症の患者及び認知症の患者を除く），重度の意識障害者，筋ジストロフィー患者又は神経難病患者である。なお，重度の意識障害者とは，次に掲げるものをいうものであり，病因が脳卒中の後遺症であっても，次の状態である場合には，重度の意識障害者となる。なお，該当患者の割合については，暦月で３か月を超えない期間の１割以内の一時的な変動にあっては，施設基準に係る変更の届出を行う必要はない。

ア　意識障害レベルがJCS（Japan Coma Scale）でⅡ-３（又は30）以上又はGCS（Glasgow Coma Scale）で８点以下の状態が２週以上持続している患者

イ　無動症の患者（閉じ込め症候群，無動性無言，失外套症候群等）

(3)　**特殊疾患病棟入院料２の施設基準**

次のいずれかの基準を満たしている。

ア　次のいずれかに該当する一般病棟又は精神病棟

(イ)　児童福祉法第42条第２号に規定する医療型障害児入所施設〔主として肢体不自由のある児童又は重症心身障害児（同法第７条第２項に規定する重症心身障害児をいう。以下同じ）を入所させるものに限る〕

(ロ)　児童福祉法第６条の２の２第３項に規定する指定発達支援医療機関

イ　当該病棟の入院患者数の８割以上が，重度の肢体不自由児（者）（日常生活自立度のランクＢ以上に限る）等の重度の障害者〔ただし，(2)に掲げる脊髄損傷等の重度障害者，筋ジストロフィー患者，神経難病患者，脳卒中の後遺症の患者及び認知症の患者（平成20年10月１日以降

基施

特定入院

に限る）を除く］である。なお，該当患者の割合については，暦月で３か月を超えない期間の１割以内の一時的な変動にあっては，施設基準に係る変更の届出を行う必要はない。

【届出に関する事項】 特殊疾患病棟入院料の施設基準に係る届出は，**別添７**（→Web 版）の**様式９**，**様式20**，**様式24の２**及び**様式51**を用いる。この場合において，病棟の勤務実績表で看護要員の職種が確認できる場合は，**様式20**を省略することができる。また，当該病棟の平面図（面積等の分かるもの）を添付する。

13　緩和ケア病棟入院料の施設基準等

(1)　**緩和ケア病棟入院料１の施設基準**

イ　主として悪性腫瘍の患者又は後天性免疫不全症候群に罹患している患者を入院させ，緩和ケアを一般病棟の病棟単位で行うものであること。

ロ　当該病棟において，１日に看護を行う看護師の数は，常時，当該病棟の入院患者の数が７又はその端数を増すごとに１以上であること。ただし，当該病棟において，１日に看護を行う看護師が本文に規定する数に相当する数以上である場合には，当該病棟における夜勤を行う看護師の数は，本文の規定にかかわらず，２以上であることとする。

ハ　当該療養を行うにつき十分な体制が整備されていること。

ニ　当該体制において，緩和ケアに関する研修を受けた医師が配置されていること（当該病棟において緩和ケア病棟入院料を算定する悪性腫瘍の患者に対して緩和ケアを行う場合に限る）。

ホ　当該療養を行うにつき十分な構造設備を有していること。

ヘ　当該病棟における患者の入退棟を判定する体制がとられていること。

ト　健康保険法第63条第２項第５号及び高齢者医療確保法第64条第２項第５号に規定する選定療養としての特別の療養環境の提供に係る病室が適切な割合であること。

チ　がん診療の拠点となる病院若しくは公益財団法人日本医療機能評価機構等が行う医療機能評価を受けている病院又はこれらに準ずる病院であること。

リ　連携する保険医療機関の医師・看護師等に対して研修を実施していること。

ヌ　次のいずれかに該当すること。

①　入院を希望する患者の速やかな受入れにつき十分な体制を有すること。

②　在宅における緩和ケアの提供について，相当の実績を有していること。

ル　次のいずれかに係る届出を行っていること。

①　区分番号Ａ226-2に掲げる緩和ケア診療加算

②　区分番号Ｂ001の24に掲げる外来緩和ケア管理料

③　区分番号Ｃ003に掲げる在宅がん医療総合診療料

ヲ　データ提出加算に係る届出を行っている保険医療機関であること。

(2)　**緩和ケア病棟入院料２の施設基準**

(1)のイからリまで及びヲを満たすものであること。

(3)　**緩和ケア病棟入院料の注３の除外薬剤・注射薬**

別表第５の１の２（p.871）に掲げる薬剤・注射薬

→１　緩和ケア病棟入院料１に関する施設基準等

(1)　主として悪性腫瘍患者又は後天性免疫不全症候群に罹患している患者を入院させ，緩和ケアを行う病棟を単位として行う。

(2)　夜間において，看護師が複数配置されている。

(3)　当該病院の医師の員数は，医療法に定める標準を満たしている。

(4)　当該病棟内に緩和ケアを担当する常勤の医師が１名以上配置されている。なお，複数の病棟において当該入院料の届出を行う場合には，病棟ごとに１名以上の常勤医師が配置されている。

(5)　(4)に掲げる医師は次のいずれかの研修を修了している者である。

ア　「がん等の診療に携わる医師等に対する緩和ケア研修会の開催指針」（平成29年12月１日付け健発1201第２号厚生労働省健康局長通知）に準拠した緩和ケア研修会（平成29年度までに開催したものであって，「がん診療に携わる医師に対する緩和ケア研修会の開催指針」に準拠したものを含む）

イ　緩和ケアの基本教育のための都道府県指導者研修会（国立がん研究センター主催）等

(6)　当該病棟に係る病棟床面積は，患者１人につき内法による測定で，30m^{2}以上であり，病室床面積は，患者１人につき内法による測定で，８m^{2}以上である。

(7)　当該病棟内に，患者家族の控え室，患者専用の台所，面談室，一定の広さを有する談話室を備えている。

(8)　当該病棟は全室個室であって差し支えないが，特別の療養環境の提供に係る病床の数が５割以下である。

(9)　入退棟に関する基準が作成されている。

(10)　緩和ケアの内容に関する患者向けの案内が作成され，患者・家族に対する説明が行われている。

(11)　緩和ケア病棟入院料を算定する保険医療機関は，地域の在宅医療を担う保険医療機関と連携し，緊急時に在宅での療養を行う患者が入院できる体制を保険医療機関として確保している。

(12)　緩和ケア病棟入院料を算定する保険医療機関は，連携している保険医療機関の患者に関し，緊急の相談等に対応できるよう，24時間連絡を受ける体制を保険医療機関として確保している。

(13)　緩和ケア病棟においては，連携する保険医療機関の医師，看護師又は薬剤師に対して，実習を伴う専門的な緩和ケアの研修を行っている。

(14)　がん診療の拠点となる病院は，**別添３の第14の１の(13)**〔「緩和ケア診療加算に関する施設基準」の(13)，p.762〕と同様である。

また，がん診療の拠点となる病院又は公益財団法人日本医療機能評価機構等が行う医療機能評価を受けている病院に準じる病院とは，都道府県が当該地域においてがん診療の中核的な役割を担うと認めた病院又は公益財団法人日本医療機能評価機構が定める機能評価（緩和ケア病院）と同等の基準について，第三者の評価を受けている病院をいう。

(15)　当該病棟への入院を希望する患者の紹介を受けた場合に，(4)の医師が入院の適応を判断し，当該医師又は当該医師の指示を受けた看護職員が入院までの待機期間や待機中の緊急時の対応方針等について，患者に説明を行う体制を設ける。

(16)　以下のア又はイを満たしている。

ア　当該病棟直近１年間の入院患者について，以下の(イ)から(ロ)までの期間の平均が14日未満である。

(イ)　(4)の医師又は当該医師の指示を受けた看護職員から説明を受けた上で，患者等が文書又は口頭で入院の意思表示を行った日

(ロ)　患者が当該病棟に入院した日

イ　直近１年間において，退院患者のうち，次のいずれかに該当する患者以外の患者が15％以上である。

(イ)　他の保険医療機関（療養病棟入院基本料，有床診療所入院基本料及び有床診療所療養病床入院基本料を算定する病棟及び病室を除く）に転院した患者

(ロ) 同一の保険医療機関の当該入院料にかかる病棟以外の病棟（療養病棟入院基本料を算定する病棟を除く）への転棟患者
(ハ) 死亡退院の患者
(17) 次のいずれかに係る届出を行っている。
ア A226-2緩和ケア診療加算
イ B001「24」外来緩和ケア管理料
ウ C003在宅がん医療総合診療料
(18) 毎年８月において，前年度に当該入院料を算定する病棟に入院していた患者の(16)のアに掲げる期間の平均及びイに掲げる割合について，**別添７**（→Web 版）の**様式52の２**により地方厚生（支）局長に報告を行う。
(19) データ提出加算に係る届出を行っている保険医療機関である。また，当該基準については**別添７**の**様式40の７**を用いて届出を行った時点で，当該入院料の届出を行うことができる。ただし，令和６年３月31日において急性期一般入院基本料，特定機能病院入院基本料（一般病棟の場合に限る），専門病院入院基本料（13対１入院基本料を除く），回復期リハビリテーション病棟入院料１から４又は地域包括ケア病棟入院料を算定する病棟若しくは病室をいずれも有しない保険医療機関であって，地域一般入院基本料，療養病棟入院料１若しくは２を算定する病棟，旧算定方法別表第１に掲げる療養病棟入院基本料の「注11」に係る届出を行っている病棟，専門病院入院基本料（13対１入院基本料に限る），障害者施設等入院基本料，回復期リハビリテーション病棟入院料５，特殊疾患病棟入院料，緩和ケア病棟入院料若しくは精神科救急急性期医療入院料を算定する病棟又は特殊疾患入院医療管理料を算定する病室のいずれかを有するもののうち，これらの病棟又は病室の病床数の合計が当該保険医療機関において200床未満であり，かつ，データ提出加算の届出を行うことが困難であることについて正当な理由があるものは，当分の間，当該基準を満たしているものとみなす。

２ 緩和ケア病棟入院料２に関する施設基準等

１の(1)から(14)まで及び(19)を満たしている。

【届出に関する事項】 緩和ケア病棟入院料の施設基準に係る届出は，**別添７**（→Web 版）の**様式９**，**様式20**及び**様式52**を用いる。この場合において，病棟の勤務実績表で看護要員の職種が確認できる場合は，**様式20**の当該看護要員のみを省略することができる。また，当該病棟の平面図（面積等が分かるもの）を添付する。

14 精神科救急急性期医療入院料の施設基準等

(1) 精神科救急急性期医療入院料の施設基準

イ 主として急性期の集中的な治療を要する精神疾患を有する患者を入院させ，精神病棟を単位として行うものであること。

ロ 医療法施行規則第19条第１項第１号に定める医師の員数以上の員数（→p.867「経過措置」の「２」）が配置されていること。

ハ 医療法施行規則第19条第２項第２号に定める看護師及び准看護師の員数以上の員数（→p.867「経過措置」の「２」）が配置されていること。

ニ 当該病棟における常勤の医師の数は，当該病棟の入院患者の数が16又はその端数を増すごとに１以上であること。

ホ 当該病棟に常勤の精神保健指定医が１名以上配置されており，かつ，当該病棟を有する保険医療機関に常勤の精神保健指定医が４名以上配置されていること。

ヘ 当該病棟において，１日に看護を行う看護師の数は，常時，当該病棟の入院患者の数が10又はその端数を増すごとに１以上であること。ただし，当該病棟において，１日に看護を行う看護師が本文に規定する数に相当する数以上である場合には，当該病棟における夜勤を行う看護師の数は，本文の規定にかかわらず，２以上であることとする。

ト 当該地域における精神科救急医療体制の確保のために整備された精神科救急医療施設であること。

チ 精神科救急医療を行うにつき十分な体制が整備されていること。

リ 精神科救急医療を行うにつき十分な構造設備を有していること。

ヌ 精神科救急医療に係る実績を相当程度有していること。

ル データ提出加算に係る届出を行っている保険医療機関であること。

(2) 精神科救急急性期医療入院料の対象患者

別表第10（p.875）に掲げる患者

(3) 精神科救急急性期医療入院料の注２の除外薬剤・注射薬

別表第５の１の４（p.872）に掲げる薬剤・注射薬

(4) 精神科救急急性期医療入院料の注４に規定する看護職員夜間配置加算の施設基準

イ 当該病棟において，夜勤を行う看護職員の数は，常時，当該病棟の入院患者の数が16又はその端数を増すごとに１以上であること。

ロ 当該保険医療機関において，入院患者に対する行動制限を必要最小限のものとするため，医師，看護師及び精神保健福祉士等で構成された委員会を設置していること。

ハ 夜間における看護業務の負担の軽減に資する十分な業務管理等の体制が整備されていること。

ニ 看護職員の負担の軽減及び処遇改善に資する体制が整備されていること。

(5) 精神科救急急性期医療入院料の注４に規定する厚生労働大臣が定める日

当該病棟における夜勤を行う看護職員の数が３未満である日

(6) 精神科救急急性期医療入院料の注５に規定する精神科救急医療体制加算の施設基準

イ 精神科救急医療体制加算１の施設基準
① 当該病棟における病床数が120床以下であること。ただし，(7)に該当する場合においては，この限りでない。
② 当該病棟を有する保険医療機関に，常勤の精神保健指定医が５名以上配置されていること。
③ 精神科救急医療に係る実績を相当程度有していること。
④ 精神科救急医療を行うにつき十分な体制が整備されていること。

ロ 精神科救急医療体制加算２の施設基準
① イの①から③までを満たすものであること。
② 精神科救急医療を行うにつき必要な体制が整備されていること。

ハ 精神科救急医療体制加算３の施設基準
① イの①から③までを満たすものであること。
② 精神科救急医療を行う体制が整備されていること。

(7) 精神科救急急性期医療入院料の注５に規定する厚生労働大臣が定める場合

当該病棟が，令和４年３月31日時点で診療報酬の算定方法の一部を改正する件（令和４年厚生労働省告示第54号）による改正前の診療報酬の算定方法の医科点数表の精神科救急入院料に係る届出を行っている

場合であって，当該病棟における病床数が120床を超えることにつき診療の実施上やむを得ない事情があると認められるとき

→1 精神科救急急性期医療入院料に関する施設基準等

(1) 医療法の規定に基づき許可を受け，若しくは届出をし，又は承認を受けた病床の数以上の入院患者を入院させていない。

(2) 当該保険医療機関内に，精神保健指定医が4名以上常勤している。

(3) 当該保険医療機関内に他の精神病棟が存在する場合は，当該他の精神病棟は，精神病棟入院基本料の10対1入院基本料，13対1入院基本料，15対1入院基本料，18対1入院基本料若しくは20対1入院基本料又は特定入院料を算定している病棟でなければならない。

(4) 当該各病棟における常勤の医師の数は，当該病棟の入院患者の数が16又はその端数を増すごとに1以上である。

(5) 当該各病棟に2名以上の常勤の精神保健福祉士が配置されている。

(6) 当該各病棟において，日勤帯以外の時間帯にあっては，看護師が常時2名以上配置されている。

(7) 当該病棟の病床数は，1看護単位当たり60床以下である。

(8) 当該病棟の病床のうち，隔離室を含む個室が半数以上を占めている。

(9) 必要な検査及びCT撮影が必要に応じて速やかに実施できる体制にある。ただし，CT撮影については，他の保険医療機関との連携により速やかに実施できる体制が整備されていれば足りるものとする。

(10) 1月間の当該入院料を算定している病棟の患者の延べ入院日数のうち，4割以上が新規患者の延べ入院日数である。

(11) 当該病棟の年間の新規患者のうち6割以上が措置入院，緊急措置入院，医療保護入院，応急入院，鑑定入院及び医療観察法入院のいずれかに係るものである。

(12) 以下の地域における直近1年間における措置入院，緊急措置入院及び応急入院に係る新規入院患者のうち，原則として4分の1以上，又は20件以上の患者を当該病棟において受け入れている。

ア 当該保険医療機関の所在地の都道府県（政令市の区域を含むものとする）

イ 1精神科救急医療圏と1基幹病院が対となって明確に区分された圏域がある場合（例えば政令市は市立病院が，政令市以外の地区は県立病院が救急基幹病院となる）は，当該圏域

(13) 当該保険医療機関における精神科救急急性期医療入院料又は精神科急性期治療病棟入院料を算定する病床数の合計が300床以下である。

(14) 当該保険医療機関が，精神科救急医療体制整備事業において基幹的な役割を果たしている。具体的には，次のいずれも満たしていること。

ア 常時精神科救急外来診療が可能である。

イ 全ての入院形式の患者受入れが可能である。

ウ 精神疾患に係る時間外，休日又は深夜における入院件数の実績が年間30件以上又は(12)のア又はイの地域における人口1万人当たり0.37件以上である。そのうち6件以上又は2割以上は，精神科救急医療体制整備事業における精神科救急情報センター（以下「精神科救急情報センター」という），精神障害にも対応した地域包括ケアシステムの構築推進事業における精神医療相談窓口（以下「精神医療相談窓口」という）救急医療情報センター，他の医療機関，都道府県（政令市の地域を含むものとする），市町村，保健所，警察又は消防（救急車）からの依頼である。

(15) 当該病棟において，措置入院患者，鑑定入院患者，医療観察法入院患者及びクロザピンの新規導入を目的とした入院患者を除いた新規入院患者のうち4割以上が入院日から起算して3月以内に退院し，自宅等へ移行する。「自宅等へ移行する」とは，患家，介護老人保健施設，介護医療院又は障害者の日常生活及び社会生活を総合的に支援するための法律に規定する障害福祉サービスを行う施設又は福祉ホーム（以下「精神障害者施設」という）へ移行することである。なお，ここでいう「患家」とは，退院先のうち，同一の保険医療機関の当該入院料に係る病棟以外の病棟へ転棟した場合，他の保険医療機関へ転院した場合及び介護老人保健施設，介護医療院又は精神障害者施設に入所した場合を除いたものをいう（以下この項において同じ）。

(16) データ提出加算に係る届出を行っている保険医療機関である。また，当該基準については**別添7**（→Web 版）の**様式40の7**を用いて届出を行った時点で，当該入院料の届出を行うことができる。ただし，令和6年3月31日において急性期一般入院基本料，特定機能病院入院基本料（一般病棟の場合に限る），専門病院入院基本料（13対1入院基本料を除く），回復期リハビリテーション病棟入院料1から4又は地域包括ケア病棟入院料を算定する病棟若しくは病室をいずれも有しない保険医療機関であって，地域一般入院基本料，療養病棟入院料1若しくは2を算定する病棟，旧算定方法別表第1に掲げる療養病棟入院基本料の「注11」に係る届出を行っている病棟，専門病院入院基本料（13対1入院基本料に限る），障害者施設等入院基本料，回復期リハビリテーション病棟入院料5，特殊疾患病棟入院料，緩和ケア病棟入院料若しくは精神科救急急性期医療入院料を算定する病棟又は特殊疾患入院医療管理料を算定する病室のいずれかを有するもののうち，これらの病棟又は病室の病床数の合計が当該保険医療機関において200床未満であり，かつ，データ提出加算の届出を行うことが困難であることについて正当な理由があるものは，当分の間，当該基準を満たしているものとみなす。

2 看護職員夜間配置加算の施設基準

(1) 当該病棟において，夜間に看護を行う看護職員の数は，常時，当該病棟の入院患者の数が16又はその端数を増すごとに1に相当する数以上である。

(2) 行動制限最小化に係る委員会において次の活動を行っている。

ア 行動制限についての基本的考え方や，やむを得ず行動制限する場合の手順等を盛り込んだ基本指針の整備

イ 患者の病状，院内における行動制限患者の状況に係るレポートをもとに，月1回程度の病状改善，行動制限の状況の適切性及び行動制限最小化のための検討会議の開催

ウ 当該保険医療機関における精神科診療に携わる職員全てを対象とした，精神保健福祉法，隔離拘束の早期解除及び危機予防のための介入技術等に関する研修会の年2回程度の実施

(3) 次に掲げる夜間における看護業務の負担軽減に資する業務管理等に関する項目のうち，ア又はウを含む3項目以上を満たしている。また，当該3項目以上にクが含まれることが望ましい。ただし，当該加算を算定する病棟が2交代制勤務又は変則2交代制勤務を行う病棟のみで構成される保険医療機関である場合は，ア及びウからクまでのうち，ア又はウを含む3項目以上を満たしている。なお，各項目の留意点については，**別添3の第4の3の9の**(3)〔「急性期看護補助体制加算」における「夜間看護体制加算の施設基準」(3)，p.752〕と同様である。

ア 当該病棟において，夜勤を含む交代制勤務に従事する看護職員の勤務終了時刻と直後の勤務の開始時刻の間が11時間以上である。

イ 3交代制勤務又は変則3交代制勤務の病棟において，夜勤を含む交代制勤務に従事する看護職員の勤務開始時刻が，直近の勤務の開始時刻の概ね24時間後以降となる勤務編成である。

ウ 当該病棟において，夜勤を含む交代制勤務に従事する看護職員の連続して行う夜勤の数が2回以下である。

エ 当該病棟において，夜勤を含む交代制勤務に従事する看護職員の夜勤後の暦日の休日が確保されている。

オ 当該病棟において，夜勤時間帯の患者のニーズに対応

できるよう，早出や遅出等の柔軟な勤務体制の工夫がなされている。

カ 当該保険医療機関において，所属部署以外の部署を一時的に支援するために，夜勤時間帯を含めた各部署の業務量を把握・調整するシステムが構築されており，かつ，部署間での業務標準化に取り組み，過去１年間に当該システムを夜勤時間帯に運用した実績がある。

キ 当該保険医療機関において，夜勤時間帯を含めて開所している院内保育所を設置しており，夜勤を含む交代制勤務に従事する医療従事者の利用実績がある。

ク 当該病棟において，ICT，AI，IoT等の活用によって，看護職員の業務負担軽減を行っている。

(4) 看護職員の負担の軽減及び処遇の改善に資する体制を整備している。当該体制については，別添２の第２の11〔療養病棟入院基本料・夜間看護加算の施設基準，p.711〕の(3)の例による。

３ 精神科救急急性期医療入院料の「注５」に規定する精神科救急医療体制加算の施設基準等

(1) **精神科救急医療体制加算１の施設基準**

ア 次のいずれも満たしている。

(イ) 精神科救急医療体制整備事業に参画し，本事業において入院を要する患者を積極的に受け入れている。

(ロ) 当該保険医療機関に常勤の精神保健指定医が５名以上配置されている。

(ハ) 精神疾患に係る時間外，休日又は深夜における入院件数の実績が年間40件以上又は以下の地域における人口１万人当たり0.5件以上である。そのうち８件以上又は２割以上は，精神科救急情報センター，精神医療相談窓口，救急医療情報センター，他の医療機関，都道府県（政令市の地域を含む），市町村，保健所，警察又は消防（救急車）からの依頼である。

① 当該保険医療機関の所在地の都道府県（政令市の区域を含むものとする）

② １精神科救急医療圏と１基幹病院が対となって明確に区分された圏域がある場合（例えば政令市は市立病院が，政令市以外の地区は県立病院が救急基幹病院となる）は，当該圏域

(ニ) 当該病棟において，措置入院患者，鑑定入院患者，医療観察法入院患者及びクロザピンの新規導入を目的とした入院患者を除いた新規入院患者のうち６割以上が入院日から起算して３月以内に退院し，自宅等へ移行する。「自宅等へ移行する」とは，患家，介護老人保健施設，介護医療院又は精神障害者施設へ移行することである。

イ 複数の病棟において当該加算の届出を行う場合については，アの(ハ)の「件以上」を「に届出病棟数を乗じた数以上」と読み替える。

ウ 病院である保険医療機関の精神病棟を単位とする。

エ 「精神科救急医療体制整備事業の実施について」に規定する身体合併症救急医療確保事業（以下「身体合併症救急医療確保事業」という）において指定を受けている医療機関である。

(2) **精神科救急医療体制加算２の施設基準**

ア (1)のアからウまでを満たす。

イ 「精神科救急医療体制整備事業の実施について」に規定する精神科救急医療確保事業（以下「精神科救急医療確保事業」という）において常時対応型施設として指定を受けている医療機関である。

(3) **精神科救急医療体制加算３の施設基準**

ア (1)のアからウまでを満たす。

イ 精神科救急医療確保事業において病院群輪番型施設として指定を受けている医療機関である。

(4) 当該加算は病棟の病床単位で届け出ることとし，120床までに限り届出を行うことができる。ただし，令和４年３月31日時点で旧算定方法別表第１Ａ311精神科救急入院料の届出を行っている病棟の病床について，都道府県等から当該病棟を有する保険医療機関に関する，地域における医療提供体制や医療計画上の必要性等に係る文書が提出されていることが確認できる場合においては，令和４年３月31日時点で現に旧算定方法別表第１Ａ311精神科救急入院料の届出を行っている病床数に限り，120床を超えて届出を行うことができる。なお，その場合には，当該文書の写しを提出する。

【届出に関する事項】

(1) 精神科救急急性期医療入院料の施設基準に係る届出は，**別添７**（→Web 版）の**様式９**，**様式20**（精神保健指定医については，備考欄に指定医番号を記載する），**様式53及び様式54**を用いることとし，当該病棟の配置図（隔離室の位置が分かるもの）を添付する。この場合において，病棟の勤務実績表で看護要員の職種が確認できる場合は，**様式20**の当該看護要員のみを省略することができる。なお，当該入院料に係る精神科救急医療体制の整備等に係る実績を評価するため，毎年８月において**様式53及び様式54**を届け出る。

(2) 「注４」に規定する看護職員夜間配置加算の施設基準に係る届出は，**別添７の様式９**，**様式13の３**，**様式20及び特掲診療料施設通知の別添２**（→Web 版）の**様式48**を用いる。なお，当該加算の**様式48**に係る届出については，医療保護入院等診療料の届出を行っている場合は，別に地方厚生（支）局長に対して，届出を行う必要はない。ただし，当該加算に係る前年度における看護職員の負担の軽減及び処遇の改善に資する計画の取組状況を評価するため，毎年８月において**様式13の３**を届け出る。

(3) 「注５」に規定する精神科救急医療体制加算の施設基準に係る届出は，**別添７の様式54の２**を用いる。

15 精神科急性期治療病棟入院料の施設基準等

(1) **通則**

イ 主として急性期の集中的な治療を要する精神疾患を有する患者を入院させ，精神病棟を単位として行うものであること。

ロ 医療法施行規則第19条第１項第１号に定める医師の員数以上の員数（→p.867「経過措置」の「２」）が配置されていること。

ハ 医療法施行規則第19条第２項第２号に定める看護師及び准看護師の員数以上の員数（→p.867「経過措置」の「２」）が配置されていること。

ニ 当該病院に他の精神病棟を有する場合は，精神病棟入院基本料の10対１入院基本料，13対１入院基本料，15対１入院基本料，18対１入院基本料若しくは20対１入院基本料又は特定入院料を算定している病棟であること。

ホ 当該地域における精神科救急医療体制の確保のために整備された精神科救急医療施設であること。

ヘ データ提出加算に係る届出を行っている保険医療機関であること。

(2) **精神科急性期治療病棟入院料１の施設基準**

イ 当該病棟を有する保険医療機関に，常勤の精神保健指定医が２名以上配置され，かつ，当該病棟に常勤の精神保健指定医が１名以上配置されていること。

ロ 当該病棟において，１日に看護を行う看護職員の数は，常時，当該病棟の入院患者の数が13又はその端数を増すごとに１以上であること。ただし，当該病棟において，１日に看護を行う看護職員が本文に規定する数に相当する数以上である場合には，当該病棟における夜勤を行う看護職員の数は，本文の規定にかかわらず，看護師１を含む２以上（看護補助者が夜勤を行う場合においては看護師の数は１）であることとする。

ハ 当該病棟において，看護職員の最小必要数の４割以上が看護師であること。

ニ 当該病棟において，1日に看護補助を行う看護補助者の数は，常時，当該病棟の入院患者の数が30又はその端数を増すごとに1以上であること。ただし，当該病棟において，1日に看護補助を行う看護補助者が本文に規定する数に相当する数以上である場合には，当該病棟における夜勤を行う看護補助者の数は，本文の規定にかかわらず，2以上（看護職員が夜勤を行う場合においては，2から当該看護職員の数を減じた数以上）であることとする。なお，主として事務的業務を行う看護補助者を含む場合は，1日に事務的業務を行う看護補助者の数は，常時，当該病棟の入院患者の数が200又はその端数を増すごとに1に相当する数以下であること。

ホ 精神科急性期治療を行うにつき十分な体制が整備されていること。

ヘ 精神科急性期治療を行うにつき十分な構造設備を有していること。

(3) 精神科急性期治療病棟入院料2の施設基準

イ 当該病棟を有する保険医療機関に，常勤の精神保健指定医が2名以上配置され，かつ，当該病棟に常勤の精神保健指定医が1名以上配置されていること。

ロ 当該病棟において，1日に看護を行う看護職員の数は，常時，当該病棟の入院患者の数が15又はその端数を増すごとに1以上であること。ただし，当該病棟において，1日に看護を行う看護職員が本文に規定する数に相当する数以上である場合には，当該病棟における夜勤を行う看護職員の数は，本文の規定にかかわらず，看護師1を含む2以上（看護補助者が夜勤を行う場合においては看護師の数は1）であることとする。

ハ 当該病棟において，看護職員の最小必要数の4割以上が看護師であること。

ニ 当該病棟において，1日に看護補助を行う看護補助者の数は，常時，当該病棟の入院患者の数が30又はその端数を増すごとに1以上であること。ただし，当該病棟において，1日に看護補助を行う看護補助者が本文に規定する数に相当する数以上である場合には，当該病棟における夜勤を行う看護補助者の数は，本文の規定にかかわらず，2以上（看護職員が夜勤を行う場合においては，2から当該看護職員の数を減じた数以上）であることとする。なお，主として事務的業務を行う看護補助者を含む場合は，1日に事務的業務を行う看護補助者の数は，常時，当該病棟の入院患者の数が200又はその端数を増すごとに1に相当する数以下であること。

ホ 精神科急性期治療を行うにつき必要な体制が整備されていること。

ヘ 精神科急性期治療を行うにつき適切な構造設備を有していること。

(4) 精神科急性期治療病棟入院料の注2の除外薬剤・注射薬

別表第5の1の4（p.872）に掲げる薬剤・注射薬

(5) 精神科急性期治療病棟入院料の対象患者

別表第10（p.875）に掲げる患者

→ 精神科急性期治療病棟入院料に関する施設基準等

(1) 同一保険医療機関内に精神科急性期治療病棟入院料1を算定すべき病棟と精神科急性期治療病棟入院料2を算定すべき病棟が混在することはできない。

(2) 精神科急性期治療病棟入院料1又は2の施設基準

以下のアからコまでのいずれも満たす。

ア 医療法の規定に基づき許可を受け，若しくは届出をし，又は承認を受けた病床の数以上の入院患者を入院させていない。

イ 当該各病棟において，日勤帯以外の時間帯にあっては看護要員が常時2人以上配置されており，そのうち1人以上は看護師である。

ウ 当該保険医療機関に他の精神病棟が存在する場合は，当該他の精神病棟は，精神病棟入院基本料の10対1入院基本料，13対1入院基本料，15対1入院基本料，18対1入院基本料若しくは20対1入院基本料又は特定入院料を算定している病棟でなければならない。

エ 当該各病棟に精神保健指定医及び精神保健福祉士又は公認心理師が常勤している。

オ 当該保険医療機関が精神科救急医療システムに参加している。

カ 当該病棟の病床数は，130床以下であり，当該保険医療機関における精神科救急急性期医療入院料及び精神科急性期治療病棟入院料を算定する病床数の合計が300床以下である。

キ 当該病棟の病床数は，1看護単位当たり60床以下である。

ク 当該病棟に隔離室がある。

ケ 1月間の当該入院料を算定している病棟の患者の延べ入院日数のうち，4割以上が新規患者の延べ入院日数である。

コ 当該病棟において，措置入院患者，鑑定入院患者，医療観察法入院患者及びクロザピンの新規導入を目的とした入院患者を除いた新規入院患者のうち4割以上が入院日から起算して3月以内に退院し，自宅等へ移行する。「自宅等へ移行する」とは，患家，介護老人保健施設，介護医療院又は精神障害者施設へ移行することである。なお，ここでいう「患家」とは，退院先のうち，同一の保険医療機関の当該入院料に係る病棟以外の病棟へ転棟した場合，他の保険医療機関へ転院した場合及び介護老人保健施設，介護医療院又は精神障害者施設に入所した場合を除いたものをいう。また，退院後に，医科点数表第1章第2部「通則5」の規定により入院期間が通算される再入院をした場合は，移行した者として計上しない。

サ データ提出加算に係る届出を行っている保険医療機関である。また，当該基準については**別添7の様式40の7**を用いて届出を行った時点で，当該入院料の届出を行うことができる。ただし，令和6年3月31日において，現に精神病棟入院基本料（10対1入院基本料及び13対1入院基本料に限る），精神科急性期治療病棟入院料又は児童・思春期精神科入院医療管理料に係る届出を行っている保険医療機関については，令和8年5月31日までの間，当該基準を満たしているものとみなす。また，令和6年3月31日において急性期一般入院基本料，特定機能病院入院基本料（一般病棟の場合に限る），専門病院入院基本料（13対1入院基本料を除く），回復期リハビリテーション病棟入院料1から4又は地域包括ケア病棟入院料を算定する病棟若しくは病室をいずれも有しない保険医療機関であって，精神病棟入院基本料（10対1入院基本料及び13対1入院基本料に限る），精神科急性期治療病棟入院料若しくは児童・思春期精神科入院医療管理料を算定する病棟又は児童・思春期精神科入院医療管理料を算定する病室のいずれかを有するもののうち，データ提出加算の届出を行うことが困難であることについて正当な理由があるものは，当分の間，当該基準を満たしているものとみなす。

【届出に関する事項】 精神科急性期治療病棟入院料の施設基準に係る届出は，**別添7**（→Web版）の**様式9**，**様式20**（精神保健指定医については，備考欄に指定医番号を記載する）及び**様式53**を用いる。この場合において，病棟の勤務実績表で看護要員の職種が確認できる場合は，**様式20**の当該看護要員のみを省略することができる。また，当該病棟の配置図（隔離室の位置が分かるもの）を添付する。

15の2 精神科救急・合併症入院料の施設基準等

(1) **精神科救急・合併症入院料の施設基準**

イ 都道府県が定める救急医療に関する計画に基づいて運営される救命救急センターを有している病院の病棟単位で行うものであること。

ロ 主として急性期の集中的な治療を要する精神疾患を有する患者を入院させ，精神病棟を単位として行うものであること。

ハ 医療法施行規則第19条第１項第１号に定める医師の員数以上の員数（→p.867「経過措置」の「2」）が配置されていること。

ニ 医療法施行規則第19条第２項第２号に定める看護師及び准看護師の員数以上の員数（→p.867「経過措置」の「2」）が配置されていること。

ホ 当該病棟における常勤の医師の数は，当該病棟の入院患者の数が16又はその端数を増すごとに１以上であること。

ヘ 当該病棟を有する保険医療機関に，常勤の精神科医が５名以上配置され，かつ，当該病棟に常勤の精神保健指定医が２名以上配置されていること。

ト 当該病棟において，１日に看護を行う看護師の数は，常時，当該病棟の入院患者の数が10又はその端数を増すごとに１以上であること。ただし，当該病棟において，１日に看護を行う看護師が本文に規定する数に相当する数以上である場合には，当該病棟における夜勤を行う看護師の数は，本文の規定にかかわらず，２以上であることとする。

チ 当該地域における精神科救急医療体制の確保のために整備された精神科救急医療施設であること。

リ 精神科救急・合併症医療を行うにつき十分な体制が整備されていること。

ヌ 精神科救急・合併症医療を行うにつき十分な構造設備を有していること。

ル 精神科救急・合併症医療に係る実績を相当程度有していること。

(2) **精神科救急・合併症入院料の注２の除外薬剤・注射薬**

別表第５の１の４（p.872）に掲げる薬剤・注射薬

(3) **精神科救急・合併症入院料の対象患者**

別表第10（p.875）に掲げる患者

(4) **看護職員夜間配置加算の施設基準**

イ 当該病棟において，夜勤を行う看護職員の数は，常時，当該病棟の入院患者の数が16又はその端数を増すごとに１以上であること。

ロ 当該保険医療機関において，入院患者に対する行動制限を必要最小限のものとするため，医師，看護師及び精神保健福祉士等で構成された委員会を設置していること。

ハ 夜間における看護業務の負担の軽減に資する十分な業務管理等の体制が整備されていること。

ニ 看護職員の負担の軽減及び処遇改善に資する体制が整備されていること。

(5) **精神科救急・合併症入院料の注４に規定する厚生労働大臣が定める日**

当該病棟における夜勤を行う看護職員の数が３未満である日

→１ 精神科救急・合併症入院料に関する施設基準等

(1) 医療法の規定に基づき許可を受け，若しくは届出をし，又は承認を受けた病床の数以上の入院患者を入院させていない。

(2) 当該保険医療機関内に，精神科医師が５名以上常勤している。

(3) 当該保険医療機関内に当該入院料を算定する病棟以外の他の精神病棟が存在する場合は，当該他の精神病棟は，精神病棟入院基本料の10対１入院基本料，13対１入院基本料，15対１入院基本料，18対１入院基本料若しくは20対１入院基本料又は特定入院料を算定している病棟でなければならない。

(4) 当該各病棟における常勤の医師の数は，当該病棟の入院患者の数が16又はその端数を増すごとに１以上である。

(5) 当該各病棟に２名以上の常勤の精神保健福祉士が配置されている。

(6) 当該各病棟において，日勤帯以外の時間帯にあっては，看護師が常時２人以上配置されている。

(7) 当該病棟の病床数は，１看護単位当たり60床以下である。

(8) 当該病棟に以下に定める合併症ユニットを有しており，当該病棟の病床のうち，隔離室を含む個室が半数以上を占める。なお，合併症ユニットの病床は個室として算入することができる。

ア 当該病棟の治療室単位であり，当該病棟の病床数の２割以上である。

イ 当該治療室に入院する患者は，常時８割以上が下記の身体疾患を持つ精神障害者である。

(イ) 呼吸器系疾患（肺炎，喘息発作，肺気腫，間質性肺炎の急性増悪，肺塞栓又は気胸）
(ロ) 心疾患（New York Heart Associationの心機能分類のⅢ度，Ⅳ度相当の心不全，虚血性心疾患又はモニター監視を必要とする不整脈）
(ハ) 手術又は直達・介達牽引を要する骨折
(ニ) 脊髄損傷
(ホ) 重篤な内分泌・代謝性疾患（インスリン投与を要する糖尿病，専門医の診療を要する内分泌疾患又は肝硬変に伴う高アンモニア血症）
(ヘ) 重篤な栄養障害（Body Mass Index 15未満の摂食障害）
(ト) 意識障害（急性薬物中毒，アルコール精神障害，電解質異常，代謝性疾患によるせん妄等）
(チ) 全身感染症（結核，後天性免疫不全症候群，梅毒１期，２期又は敗血症）
(リ) 中枢神経系の感染症（髄膜炎，脳炎等）
(ヌ) 急性腹症（消化管出血，イレウス等）
(ル) 劇症肝炎又は重症急性膵炎
(ヲ) 悪性症候群又は横紋筋融解症
(ワ) 広範囲（半肢以上）熱傷
(カ) 手術，化学療法若しくは放射線療法を要する状態又は末期の悪性腫瘍
(ヨ) 重篤な血液疾患（ヘモグロビン７g/dL以下の貧血又は頻回に輸血を要する状態）の患者
(タ) 急性かつ重篤な腎疾患（急性腎不全，ネフローゼ症候群又は糸球体腎炎）の患者
(レ) 人工透析中又は腎不全で透析導入を要する状態
(ソ) 手術室での手術を必要とする状態
(ツ) 合併症妊娠・出産
(ネ) 膠原病（専門医による管理を必要とする状態）

ウ 身体合併症管理を行うために必要な次に掲げる装置及び器具を当該病棟内に常時備えている。

(イ) 救急蘇生装置
(ロ) 除細動器
(ハ) 心電計
(ニ) 呼吸循環監視装置

(9) 必要な検査及びCT撮影が必要に応じて速やかに実施できる体制にある。

(10) １月間の当該入院料を算定している病棟の患者の延べ入

院日数のうち，４割以上が新規患者の延べ入院日数である。

⑾　当該病棟において，措置入院患者，鑑定入院患者，医療観察法入院患者及びクロザピンの新規導入を目的とした入院患者を除いた新規入院患者のうち４割以上が入院日から起算して３月以内に退院し，自宅等へ移行する。「自宅等へ移行する」とは，患家，介護老人保健施設，介護医療院又は精神障害者施設へ移行することである。なお，ここでいう「患家」とは，退院先のうち，同一の保険医療機関の当該入院料に係る病棟以外の病棟へ転棟した場合，他の保険医療機関へ転院した場合及び介護老人保健施設，介護医療院又は精神障害者施設に入所した場合を除いたものをいう。また，退院後に，医科点数表第１章第２部「通則５」の規定により入院期間が通算される再入院をした場合は，移行した者として計上しない。

⑿　精神科救急医療体制整備事業において基幹的な役割を果たしている。具体的には，以下のアからウまでのいずれも満たしている。

ア　常時精神科救急外来診療が可能である。

イ　精神疾患に係る時間外，休日又は深夜における入院件数が年間20件以上である。

ウ　全ての入院形式の患者受入れが可能である。

⒀　当該病棟の年間の新規患者のうち６割以上が措置入院，緊急措置入院，医療保護入院，応急入院，鑑定入院，医療観察法入院及び合併症ユニットへ入院する身体疾患を有する精神障害者のいずれかに係るものである。

⒁　以下の地域における直近１年間における措置入院，緊急措置入院及び応急入院に係る新規入院患者のうち，原則として４分の１以上又は５件以上の患者を当該病棟において受け入れている。

ア　当該保険医療機関の所在地の都道府県（政令市の区域を含むものとする）

イ　１精神科救急医療圏と１基幹病院が対となって明確に区分された圏域がある場合（例えば政令市は市立病院が，政令市以外の地区は県立病院が救急基幹病院となる）は，当該圏域

２　看護職員夜間配置加算の施設基準

⑴　当該病棟において，夜間に看護を行う看護職員の数は，常時，当該病棟の入院患者の数が16又はその端数を増すごとに１に相当する数以上である。

⑵　行動制限最小化に係る委員会において次の活動を行っている。

ア　行動制限についての基本的考え方や，やむを得ず行動制限する場合の手順等を盛り込んだ基本指針の整備

イ　患者の病状，院内における行動制限患者の状況に係るレポートをもとに，月１回程度の病状改善，行動制限の状況の適切性及び行動制限最小化のための検討会議の開催

ウ　当該保険医療機関における精神科診療に携わる職員全てを対象とした，精神保健福祉法，隔離拘束の早期解除及び危機予防のための介入技術等に関する研修会の年２回程度の実施

⑶　次に掲げる夜間における看護業務の負担軽減に資する業務管理等に関する項目のうち，ア又はウを含む３項目以上を満たしている。また，当該３項目以上にクが含まれることが望ましい。ただし，当該加算を算定する病棟が２交代制勤務又は変則２交代制勤務を行う病棟のみで構成される保険医療機関である場合は，ア及びウからクまでのうち，ア又はウを含む３項目以上を満たしている。なお，各項目の留意点については，**別添３の第４の３の９**の⑶〔「急性期看護補助体制加算」における「夜間看護体制加算の施設基準」⑶，p.752〕と同様である。

ア　当該病棟において，夜勤を含む交代制勤務に従事する看護職員の勤務終了時刻と直後の勤務の開始時刻の間が11時間以上である。

イ　３交代制勤務又は変則３交代制勤務の病棟において，夜勤を含む交代制勤務に従事する看護職員の勤務開始時刻が，直近の勤務の開始時刻の概ね24時間後以降となる勤務編成である。

ウ　当該病棟において，夜勤を含む交代制勤務に従事する看護職員の連続して行う夜勤の数が２回以下である。

エ　当該病棟において，夜勤を含む交代制勤務に従事する看護職員の夜勤後の暦日の休日が確保されている。

オ　当該病棟において，夜勤時間帯の患者のニーズに対応できるよう，早出や遅出等の柔軟な勤務体制の工夫がなされている。

カ　当該保険医療機関において，所属部署以外の部署を一時的に支援するために，夜勤時間帯を含めた各部署の業務量を把握・調整するシステムが構築されており，かつ，部署間での業務標準化に取り組み，過去１年間に当該システムを夜勤時間帯に運用した実績がある。

キ　当該保険医療機関において，夜勤時間帯を含めて開所している院内保育所を設置しており，夜勤を含む交代制勤務に従事する医療従事者の利用実績がある。

ク　当該病棟において，ICT，AI，IoT等の活用によって，看護職員の業務負担軽減を行っている。

⑷　看護職員の負担の軽減及び処遇の改善に資する体制を整備している。当該体制については，**別添２の第２の11**〔療養病棟入院基本料・夜間看護加算の施設基準，p.711〕の⑶の例による。

【届出に関する事項】

⑴　精神科救急・合併症入院料の施設基準に係る届出は，**別添７**（→Web 版）の**様式９**，**様式20**（精神保健指定医については，備考欄に指定医番号を記載する），**様式53及び様式55**を用いることとし，当該病棟の配置図（合併症ユニット及び隔離室の位置が分かるもの）を添付する。この場合において，病棟の勤務実績表で看護要員の職種が確認できる場合は，**様式20**の当該看護要員のみを省略することができる。なお，精神科救急医療体制の整備等に係る実績を評価するため，毎年８月において**様式53及び様式55**を届け出る。

⑵　「注４」に規定する看護職員夜間配置加算の施設基準に係る届出は，**別添７の様式９**，**様式13の３**，**様式20**及び特掲診療料施設基準通知の**別添２**（→Web 版）の**様式48**を用いる。なお，当該加算の**様式48**に係る届出については，医療保護入院等診療料の届出を行っている場合は，別に地方厚生（支）局長に対して，届出を行う必要はない。ただし，当該加算に係る前年度における看護職員の負担の軽減及び処遇の改善に資する計画の取組状況を評価するため，毎年８月において**様式13の３**を届け出る。

15の３　児童・思春期精神科入院医療管理料の施設基準

⑴　児童・思春期精神科入院医療管理料の施設基準

イ　20歳未満の精神疾患を有する患者をおおむね８割以上入院させる病棟（精神病棟に限る）又は治療室（精神病床に係るものに限る）を単位として行うものであること。

ロ　医療法施行規則第19条第１項第１号に定める医師の員数以上の員数（→p.867「経過措置」の「２」）が配置されていること。

ハ　医療法施行規則第19条第２項第２号に定める看護師及び准看護師の員数以上の員数（→p.867「経過措置」の「２」）が配置されていること。

ニ　当該病棟又は治療室に小児医療及び児童・思春期の精神医療に関し経験を有する常勤の医師が２名以上配置されており，うち１名は精神保健指定医であること。

ホ　当該病棟又は当該治療室を有する病棟において，１日に看護を行う看護師の数は，常時，当該病棟又は当該治療室を有する病棟の入院患者の数が10又はその端数を増すごとに１以上であること。ただし，当該病棟又は当該治療室を有する病

棟において，１日に看護を行う看護師が本文に規定する数に相当する数以上である場合には，当該病棟における夜勤を行う看護師の数は，本文の規定にかかわらず，２以上であることとする。

へ 20歳未満の精神疾患を有する患者に対する療養を行うにつき十分な体制が整備されていること。

ト 20歳未満の精神疾患を有する患者に対する療養を行うにつき十分な構造設備を有していること。

チ データ提出加算に係る届出を行っている保険医療機関であること。

(2) 児童・思春期精神科入院医療管理料の注３に規定する精神科養育支援体制加算の施設基準

虐待等不適切な養育が行われていることが疑われる20歳未満の精神疾患を有する患者に対する支援を行うにつき十分な体制が整備されていること。

→1 児童・思春期精神科入院医療管理料に関する施設基準等

(1) 精神科を標榜する病院において精神病棟又は治療室を単位とする。

(2) 当該病棟又は治療室における直近１か月間の入院患者数の概ね８割以上が，20歳未満の精神疾患を有する患者（精神作用物質使用による精神及び行動の障害の患者並びに知的障害の患者を除く）である。

(3) 当該病棟又は治療室に小児医療及び児童・思春期の精神医療の経験を有する常勤の医師が２名以上配置されており，うち１名は精神保健指定医である。

(4) 当該病棟又は治療室に専従の常勤の精神保健福祉士及び常勤の公認心理師がそれぞれ１名以上配置されている。

(5) 当該保険医療機関内に学習室が設けられている。

(6) 当該治療室の病床は30床以下であり，浴室，廊下，デイルーム，食堂，面会室，便所，学習室が，当該病棟の他の治療室とは別に設置されている。

(7) データ提出加算に係る届出を行っている保険医療機関である。また，当該基準については**別添７**の**様式40の７**を用いて届出を行った時点で，当該入院料の届出を行うことができる。ただし，令和６年３月31日において，現に精神病棟入院基本料（10対１入院基本料及び13対１入院基本料に限る），精神科急性期治療病棟入院料又は児童・思春期精神科入院医療管理料に係る届出を行っている保険医療機関については，令和８年５月31日までの間，当該基準を満たしているものとみなす。また，令和６年３月31日において急性期一般入院基本料，特定機能病院入院基本料（一般病棟の場合に限る），専門病院入院基本料（13対１入院基本料を除く），回復期リハビリテーション病棟入院料１から４又は地域包括ケア病棟入院料を算定する病棟若しくは病室をいずれも有しない保険医療機関であって，精神病棟入院基本料（10対１入院基本料及び13対１入院基本料に限る），精神科急性期治療病棟入院料若しくは児童・思春期精神科入院医療管理料を算定する病棟又は児童・思春期精神科入院医療管理料を算定する病室のいずれかを有するもののうち，データ提出加算の届出を行うことが困難であることについて正当な理由があるものは，当分の間，当該基準を満たしているものとみなす。

→2 精神科養育支援体制加算の施設基準等

(1) 当該保険医療機関内に，以下から構成される虐待等不適切な養育が疑われる20歳未満の精神疾患を有する患者への支援（以下「精神科養育支援」という）に係るチーム（以下「精神科養育支援チーム」という）が設置されている。

ア 小児医療及び児童・思春期の精神医療に関する十分な経験を有する専任の常勤精神保健指定医

イ 20歳未満の精神疾患を有する患者の看護に従事する専任の常勤看護師

ウ 20歳未満の精神疾患を有する患者の支援に係る経験を有する専任の常勤精神保健福祉士

エ 20歳未満の精神疾患を有する患者の支援に係る経験を有する専任の常勤公認心理師

なお，当該専任の医師，看護師，精神保健福祉士又は公認心理師（以下この項において「医師等」という）については，週３日以上常態として勤務しており，かつ，所定労働時間が週22時間以上の勤務を行っている専任の非常勤医師等を２名以上組み合わせることにより，常勤医師等と同じ時間帯にこれらの非常勤医師等が配置されている場合には，当該基準を満たしているとみなすことができる。

(2) 精神科養育支援チームの行う業務に関する事項

ア 精神科養育支援に関するプロトコルを整備している。なお，当該支援の実施状況等を踏まえ，定期的に当該プロトコルの見直しを行う。

イ 虐待等不適切な養育が疑われる20歳未満の精神疾患を有する患者が発見された場合に，院内からの相談に対応する。

ウ 虐待等不適切な養育が疑われる20歳未満の精神疾患を有する患者が発見された場合に，主治医及び多職種と十分に連携をとって養育支援を行う。

エ 虐待等不適切な養育が疑われた症例を把握・分析し，養育支援の体制確保のために必要な対策を推進する。

オ 精神科養育支援体制を確保するための職員研修を企画・実施する。当該研修は，精神科養育支援の基本方針について職員に周知徹底を図ることを目的とするものであり，年２回程度実施されている。なお，当該研修は，**第10の６**の(2)のオに規定する養育支援体制を確保するための職員研修と合同で開催して差し支えない。

(3) (1)のウ及びエを構成する精神保健福祉士及び公認心理師については，児童・思春期精神科入院医療管理料の届出に係る専従の常勤の精神保健福祉士及び常勤の公認心理師との兼任は可能である。

(4) (2)のイ及びウの業務を実施する医師は，虐待等不適切な養育が疑われる小児患者の診療を担当する医師との重複がないよう，配置を工夫する。

【届出に関する事項】 児童・思春期精神科入院医療管理料の施設基準に係る届出は，**別添７**（→Web 版）の**様式９**，**様式20**及び**様式57**を用いる。この場合において，病棟の勤務実績表で看護要員の職種が確認できる場合は，**様式20**の当該看護要員のみを省略することができる。また，学習室が設けられていることが確認できる当該施設の平面図を添付する。

16 精神療養病棟入院料の施設基準等

(1) 精神療養病棟入院料の施設基準

イ 主として長期の入院を要する精神疾患を有する患者を入院させ，精神病棟を単位として行うものであること。

ロ 入院患者の退院に係る調整（以下「退院調整」という）を担当する者が配置されていること。

ハ 医療法施行規則第19条第２項第２号に定める看護師及び准看護師の員数以上の員数（→p.867「経過措置」の「２」）が配置されていること。

ニ 当該病棟を有する保険医療機関において，常勤の精神保健指定医が２名以上配置され，かつ，当該病棟に専任の常勤精神科医が１名以上配置されていること。

ホ 当該病棟において，１日に看護を行う看護職員及び看護補助を行う看護補助者の数は，常時，当該病棟の入院患者の数が15又はその端数を増すごとに１以上であること。ただし，当該病棟において，１日に看護を行う看護職員及び看護補助を行う看護補助者が本文に規定する数に相当する数以上である場合には，当該病棟における夜勤を行う看護職員及び看護補助者の数は，本文の規定にかかわらず，看護職員１を含む２以上であることとする。なお，主として事務的業務を行う看護補助者を含む場合は，１日に事務的業務を行う看護補助者の数は，常時，当該病棟の入院患者の数が200又はその端数を増すごとに１に相当する数以下であること。

ヘ　当該病棟において，看護職員及び看護補助者の最小必要数の５割以上が看護職員であること。

ト　当該病棟において，看護職員の最小必要数の２割以上が看護師であること。

チ　精神療養を行うにつき十分な体制が整備されていること。

リ　精神療養を行うにつき十分な構造設備を有していること。

⑵　**精神療養病棟入院料の注２の除外薬剤・注射薬**

別表第５の１の５（p.872）に掲げる薬剤・注射薬

⑶　**重症者加算１の対象患者の状態**

GAF尺度による判定が30以下であること。

⑷　**重症者加算２の対象患者の状態**

GAF尺度による判定が40以下であること。

⑸　**重症者加算１の施設基準**

当該地域における精神科救急医療体制の確保に協力している保険医療機関であること。

⑹　**精神保健福祉士配置加算の施設基準**

イ　当該病棟に専従の精神保健福祉士が１名以上配置されていること。

ロ　入院患者の退院が着実に進められている保険医療機関であること。

→１　精神療養病棟入院料の施設基準等

⑴　医療法の規定に基づき許可を受け，若しくは届出をし，又は承認を受けた病床の数以上の入院患者を入院させていない。

⑵　当該病棟に精神科医師である常勤の専任医師及び常勤の作業療法士又は作業療法の経験を有する常勤の看護職員が配置されている。

なお，作業療法の経験を有する看護職員とは，専門機関等が主催する作業療法又は生活技能訓練に関する所定の研修を修了したものである。

⑶　当該病棟における専任の精神科医師は他の病棟に配置される医師と兼任はできない。また，当該医師の外来業務及び他病棟の入院患者の診療業務への従事は週２日以内とする。

⑷　医療法施行規則第19条第１項第１号に定める医師の員数以上の員数が配置されている（当該病棟において，１日に看護を行う看護職員の数が，常時，当該病棟の入院患者の数が25又はその端数を増すごとに１以上である場合は除く）。

⑸　当該各病棟において，日勤時間帯以外の時間帯にあっては看護要員が常時２人以上配置されており，そのうち１名以上は看護職員である。

⑹　当該保険医療機関に，精神保健福祉士又は公認心理師が常勤している。

⑺　当該病棟の入院患者の退院に向けた相談支援業務等を行う者（以下「退院支援相談員」という）を，平成26年４月１日以降に当該病棟に入院した患者１人につき１人以上，入院した日から起算して７日以内に指定し，当該保険医療機関内に配置している。なお，退院支援相談員は，次のいずれかの者である。

ア　精神保健福祉士

イ　保健師，看護師，准看護師，作業療法士，社会福祉士又は公認心理師として，精神障害者に関する業務に従事した経験を３年以上有する者

⑻　１人の退院支援相談員が同時に担当する患者の数は60以下である。また，退院支援相談員が担当する患者の一覧を作成している。

⑼　退院支援相談員の担当する当該病棟の入院患者について退院に向けた支援を推進するための委員会（「退院支援委員会」という）を設置している。

⑽　当該病棟の病床数は，１看護単位当たり60床以下である。

⑾　当該病棟に係る病室の病床数は，１病室につき６床以下である。

⑿　当該病棟に係る病棟床面積は，患者１人につき内法による測定で18m^{2}以上であり，病室床面積は，患者１人につき内法による測定で，5.8m^{2}以上である。なお，病棟床面積の算定に当たっては当該病棟内にある治療室，食堂，談話室，面会室，浴室，廊下，ナースステーション及び便所等の面積を算入しても差し支えない。

⒀　当該病棟に，当該病棟の入院患者同士が使用できる談話室，食堂，面会室，浴室（又はシャワー室）及び公衆電話が設けられている。ただし，談話室，食堂，面会室については兼用であっても差し支えない。

⒁　当該病棟に鉄格子がない。ただし，既存の病棟については，届出後１年間の経過措置を認める。

⒂　当該保険医療機関内に，専用の作業療法室又は生活機能回復訓練室を有している。

⒃　病棟における患者の金銭管理が適切に行われている。

２　重症者加算１の施設基準

当該病棟を有する保険医療機関が次のいずれかの要件を満たす。

⑴　精神科救急医療確保事業において常時対応型施設として指定を受けている医療機関又は身体合併症救急医療確保事業において指定を受けている医療機関である。

⑵　精神科救急医療確保事業において病院群輪番型施設として指定を受けている医療機関であって，ア又はイのいずれかに該当する。

ア　時間外，休日又は深夜における入院件数が年４件以上である。そのうち１件以上は，精神科救急情報センター，精神医療相談窓口，救急医療情報センター，他の医療機関，都道府県（政令市の地域を含むものとする。以下重症者加算１において同じ），市町村，保健所，警察又は消防（救急車）からの依頼である。

イ　時間外，休日又は深夜における外来対応件数が年10件以上である。なお，精神科救急情報センター，精神医療相談窓口，救急医療情報センター，他の医療機関，都道府県，市町村，保健所，警察又は消防（救急車）からの依頼の場合は，日中の対応であっても件数に含む。

⑶　当該保険医療機関の精神保健指定医が，精神科救急医療体制の確保への協力を行っている。具体的にはア又はイのいずれかに該当する。

ア　時間外，休日又は深夜における外来対応施設（自治体等の夜間・休日急患センター等や精神科救急医療確保事業において外来対応施設として指定を受けている医療機関等）での外来診療又は救急医療機関への診療協力（外来，当直又は対診）を年６回以上行う（いずれも精神科医療を必要とする患者の診療を行う）。

イ　精神保健福祉法上の精神保健指定医の公務員としての業務（措置診察等）について，都道府県に積極的に協力し，診察業務等を年１回以上行う。具体的には，都道府県に連絡先等を登録し，都道府県の依頼による公務員としての業務等に参画し，㈠から㈥までのいずれかの診察あるいは業務を年１回以上行う。

(イ)　措置入院及び緊急措置入院時の診察

(ロ)　医療保護入院及び応急入院のための移送時の診察

(ハ)　精神医療審査会における業務

(ニ)　精神科病院への立入検査での診察

(ホ)　その他都道府県の依頼による公務員としての業務

３　精神保健福祉士配置加算の施設基準

⑴　当該病棟に，専従の常勤精神保健福祉士が１名以上配置されている。

⑵　当該保険医療機関内に退院支援部署を設置し，専従の精神保健福祉士が１名以上配置されている。なお，当該病棟に専従する精神保健福祉士と退院支援部署に専従する精神保健福祉士は兼任できないが，退院支援部署は，精神科地域移行実施加算の地域移行推進室又は精神科入退院支援加

算の入退院支援部門と同一でもよい。

(3) 措置入院患者，鑑定入院患者及び医療観察法入院患者として当該保険医療機関に入院となった患者を除いた当該病棟の入院患者のうち７割５分以上が入院日から起算して１年以内に退院し，自宅等へ移行する。「自宅等へ移行する」とは，患家，介護老人保健施設，介護医療院又は精神障害者施設へ移行することである。なお，ここでいう「患家」とは，退院先のうち，同一の保険医療機関の当該入院料に係る病棟以外の病棟へ転棟した場合，他の保険医療機関へ転院した場合及び介護老人保健施設，介護医療院又は精神障害者施設に入所した場合を除いたものをいう。また，退院後に，医科点数表第１章第２部「通則５」の規定により入院期間が通算される再入院をした場合は，移行した者として計上しない。

【届出に関する事項】 精神療養病棟入院料の施設基準に係る届出は，**別添７**（→Web 版）の**様式９**，**様式20**（作業療法等の経験を有する看護職員については，その旨を備考欄に記載する），**様式24の２**，**様式55の２**及び**様式55の３**を用いる。この場合において，病棟の勤務実績表で看護要員の職種が確認できる場合は，**様式20**の当該看護要員のみを省略することができる（作業療法等の経験を有する看護職員を除く）。また，当該病棟の平面図（面積並びに談話室，食堂，面会室，浴室及び公衆電話の位置等が分かるもの）を添付する。

17 削除

18 認知症治療病棟入院料の施設基準

(1) **通則**

主として急性期の集中的な治療を要する認知症患者を入院させ，精神病棟を単位として行うものであること。

(2) **認知症治療病棟入院料１の施設基準**

イ 当該病棟において，１日に看護を行う看護職員の数は，常時，当該病棟の入院患者の数が20又はその端数を増すごとに１以上であること。ただし，当該病棟において，１日に看護を行う看護職員の数が本文に規定する数に相当する数以上である場合には，当該病棟における夜勤を行う看護職員の数は，本文の規定にかかわらず，２以上（看護補助者が夜勤を行う場合においては看護職員の数は１以上）であることとする。

ロ 当該病棟において，看護職員の最小必要数の２割以上が看護師であること。

ハ 当該病棟において，１日に看護補助を行う看護補助者の数は，常時，当該病棟の入院患者の数が25又はその端数を増すごとに１以上であること。ただし，当該病棟において，１日に看護補助を行う看護補助者が本文に規定する数に相当する数以上である場合には，当該病棟における夜勤を行う看護補助者の数は，本文の規定にかかわらず，２以上（看護職員が夜勤を行う場合においては，２から当該看護職員の数を減じた数以上）であることとする。なお，主として事務的業務を行う看護補助者を含む場合は，１日に事務的業務を行う看護補助者の数は，常時，当該病棟の入院患者の数が200又はその端数を増すごとに１に相当する数以下であること。

(3) **認知症治療病棟入院料２の施設基準**

イ 当該病棟において，１日に看護を行う看護職員の数は，常時，当該病棟の入院患者の数が30又はその端数を増すごとに１以上であること。ただし，当該病棟において，１日に看護を行う看護職員の数が本文に規定する数に相当する数以上である場合には，当該病棟における夜勤を行う看護職員の数は，本文の規定にかかわらず，１以上であることとする。

ロ 当該病棟において，看護職員の最小必要数の２割以上が看護師であること。

ハ 当該病棟において，１日に看護補助を行う看護補助者の数は，常時，当該病棟の入院患者の数が25又はその端数を増すごとに１に相当する数以上であることとする。なお，主として事務的業務を行う看護補助者を含む場合は，１日に事務的業務を行う看護補助者の数は，常時，当該病棟の入院患者の数が200又はその端数を増すごとに１に相当する数以下であること。

(4) **認知症夜間対応加算の施設基準**

イ 当該病棟における夜勤を行う看護補助者の数が３以上（看護職員が夜勤を行う場合においては，３から当該看護職員の数を減じた数以上）であること。

ロ 当該保険医療機関において，入院患者に対する行動制限を必要最小限のものとするため，医師，看護師及び精神保健福祉士等で構成された委員会を設置していること。

(5) **認知症治療病棟入院料の注３の除外薬剤・注射薬**

別表第５の１の２（p.871）に掲げる薬剤・注射薬

→ 認知症治療病棟入院料の施設基準等

(1) 精神科を標榜している病院である保険医療機関である。

(2) 同一保険医療機関内に認知症治療病棟入院料１を算定すべき病棟と認知症治療病棟入院料２を算定すべき病棟が混在することはできない。

(3) **認知症治療病棟入院料１の施設基準**

ア 当該保険医療機関内に，精神科医師及び認知症治療病棟に専従する作業療法士がそれぞれ１人以上勤務している。

イ 当該病棟に勤務する看護職員の最小必要数の半数以上は，精神病棟に勤務した経験を有する看護職員である。

ウ 当該病棟に勤務する看護補助者の最小必要数の半数以上は，精神病棟に勤務した経験を有する看護補助者である。

エ 当該保険医療機関内に，専従する精神保健福祉士又は専従する公認心理師がいずれか１人以上勤務している。

オ 当該病棟における１看護単位は，概ね40から60床までを上限とする。

カ 当該病棟の患者１人当たりの面積は，内法による測定で，18m^2（管理部分を除く）を標準とする。ただし，平成20年３月31日時点で特殊疾患療養病棟入院料２を算定している病棟から当該病棟へ移行した場合は，当分の間，内法による測定で，16m^2（治療室，機能訓練室，浴室，廊下，デイルーム，食堂，面会室，ナースステーション，便所等の面積を含む）であっても，認めることとする。

キ 認知症治療病棟入院医療を行うにふさわしいデイルーム等の共有空間がある等高齢者の行動しやすい廊下を有している。

ク 認知症治療病棟入院医療を行うにふさわしい，広さ60m^2以上（内法による測定に基づく）の専用の生活機能回復訓練室〔平成20年３月31日時点で特殊疾患療養病棟入院料２を算定している病棟から当該病棟へ移行した場合は，当分の間，代用的に生活機能回復訓練等が行える場所（デイルーム等）〕を有し，当該病棟に入院している全ての患者に対して，次に掲げる生活機能回復訓練等を行う。

(イ) 医師の指導監督の下で，作業療法士，看護師，精神保健福祉士の従事者により，精神症状等の軽快及び生活機能の回復を目的に看護並びに生活機能回復のための訓練及び指導を集中的に行う。

(ロ) 医師の診療に基づき心理検査の結果等を踏まえて作

成した患者ごとの治療計画に基づき，看護並びに生活機能回復のための訓練及び指導を集中的に行うとともに，定期的にその評価を行う等計画的な治療を行う。

(ハ) 生活機能回復のための訓練及び指導を，生活機能回復訓練室等において患者１人当たり１日４時間，週５回行う。ただし，当該訓練及び指導は患者の状態に応じて行うものとし，認知症患者リハビリテーション料又は精神科作業療法を算定した場合は，その時間を含めて差し支えない。

(4) **認知症治療病棟入院料２の施設基準**

ア (3)のイからエまでを満たしている。

イ 当該保険医療機関内に，精神科医師及び認知症治療病棟に専従する作業療法士がそれぞれ１名以上勤務している。ただし，認知症患者の作業療法の経験を有する看護師が１人以上勤務する認知症治療病棟にあっては，作業療法士が週１回以上当該病棟において患者の作業療法についての評価を行う場合には，当分の間，作業療法士が１人以上勤務していることとみなす。なお，作業療法の経験を有する看護師とは，専門機関等が主催する認知症指導に関する所定の研修を修了した者である。この場合，当該看護師は当該入院料を算定する際の看護師の員数には算入しない。

ウ 当該病棟における１看護単位は，概ね60床を上限とする。

エ 当該病棟の患者１人当たりの面積は，内法による測定で，18m^2（管理部分を除く）以上とする。ただし，平成20年３月31日時点で特殊疾患療養病棟入院料２を算定している病棟から当該病棟へ移行した場合は，当分の間，内法による測定で，16m^2（治療室，機能訓練室，浴室，廊下，デイルーム，食堂，面会室，ナースステーション，便所等の面積を含む）であっても，認めることとする。

オ 認知症治療病棟入院医療を行うにふさわしい，広さ60m^2以上（内法による測定に基づく）の専用の生活機能回復訓練室〔平成20年３月31日時点で特殊疾患療養病棟入院料２を算定している病棟から当該病棟へ移行した場合は，当分の間，代用的に生活機能回復訓練等が行える場所（デイルーム等）〕を有し，当該病棟に入院している全ての患者に対して，次に掲げる生活機能回復訓練等を行う。

(イ) 医師の指導監督の下で，作業療法士，看護師又は精神保健福祉士の従事者により，精神症状等の軽快及び生活機能の回復を目的に看護並びに生活機能回復のための訓練及び指導を集中的に行う。

(ロ) 医師の診療に基づき心理検査の結果等を踏まえて作成した患者ごとの治療計画に基づき，看護並びに生活機能回復のための訓練及び指導を集中的に行うとともに，定期的にその評価を行う等計画的な治療を行う。

(ハ) 生活機能回復のための訓練及び指導を，生活機能回復訓練室等において患者１人当たり１日４時間，週５回行う。ただし，当該訓練及び指導は患者の状態に応じて行うものとし，認知症患者リハビリテーション料又は精神科作業療法を算定した場合は，その時間を含めて差し支えない。

(5) **認知症夜間対応加算の施設基準**

ア 認知症治療病棟入院料１，認知症治療病棟入院料２のいずれの場合も，夜勤を行う看護要員が３名以上の場合に算定できる。

イ 行動制限最小化に係る委員会において次の活動を行っている。

(イ) 行動制限についての基本的考え方や，やむを得ず行動制限する場合の手順等を盛り込んだ基本指針の整備

(ロ) 患者の病状，院内における行動制限患者の状況に係るレポートをもとに，月１回程度の病状改善，行動制限の状況の適切性及び行動制限最小化のための検討会議の開催

(ハ) 当該保険医療機関における精神科診療に携わる職員全てを対象とした，精神保健福祉法，隔離拘束の早期解除及び危機予防のための介入技術等に関する研修会の年２回程度の実施

(6) (3)及び(4)の内法の規定の適用については，平成26年３月31日において，現に当該入院料の届出を行っている保険医療機関については，当該病棟の増築又は全面的な改築を行うまでの間は，(3)及び(4)の内法の規定を満たしているものとする。

【届出に関する事項】 認知症治療病棟入院料に係る施設基準の届出は，**別添７**（→Web 版）の**様式９**，**様式20**及び**様式56**を用いることとし，当該病棟の平面図を添付する。また，「注２」に規定する認知症夜間対応加算の施設基準に係る届出は，**別添７の様式９**，**様式20**及び特掲診療料施設基準通知の**別添２**（→Web 版）の**様式48**を用いる。この場合において，病棟の勤務実績表で看護要員の職種が確認できる場合は，**様式20**の当該看護要員のみを省略することができる。なお，認知症夜間対応加算の**様式48**に係る届出については，医療保護入院等診療料の届出を行っている場合は，別に地方厚生（支）局長に対して，届出を行う必要はない。

18の２　精神科地域包括ケア病棟入院料の施設基準等

(1) **精神科地域包括ケア病棟入院料の施設基準**

イ 主として地域生活に向けた重点的な支援を要する精神疾患を有する患者を入院させ，精神病棟を単位として行うものであること。

ロ 医療法施行規則第19条第１項第１号に定める医師の員数以上の員数が配置されていること。

ハ 医療法施行規則第19条第２項第２号に定める看護師及び准看護師の員数以上の員数が配置されていること。

ニ 当該病棟を有する保険医療機関において，常勤の精神保健指定医が２名以上配置され，かつ，当該病棟に専任の常勤精神科医が１名以上配置されていること。

ホ 当該病棟において，１日に看護を行う看護職員の数は，常時，当該病棟の入院患者の数が15又はその端数を増すごとに１以上であること。

ヘ 当該病棟において，看護職員の最小必要数の４割以上が看護師であること。

ト 当該病棟において，１日に看護を行う看護職員，作業療法士，精神保健福祉士及び公認心理師の数は，常時，当該病棟の入院患者の数が13又はその端数を増すごとに１以上であること。

チ トの規定にかかわらず，当該病棟において，作業療法士，精神保健福祉士又は公認心理師の数は，１以上であること。

リ 夜勤については，ホ及びトの規定にかかわらず，看護職員の数が２以上であること。

ヌ 当該地域における精神科救急医療体制の確保に協力するにつき必要な体制及び実績を有している保険医療機関であること。

ル 精神障害者の地域生活に向けた重点的な支援を行うにつき十分な体制及び実績を有していること。

ヲ 当該保険医療機関において，入院患者の退院に係る支援に関する部門が設置されていること。

ワ 入院患者の退院が着実に進められている保険医療機関であること。

カ 精神障害者の地域生活を支援する関係機関等との連携を有していること。

ヨ データ提出加算に係る届出を行っている保険医療機関であること。

(2) **精神科地域包括ケア病棟入院料の注６の除外薬剤・注射薬**

別表第5の1の4（p.872）**に掲げる薬剤・注射薬**

→ **精神科地域包括ケア病棟入院料に関する施設基準等**

(1) 医療法の規定に基づき許可を受け，若しくは届出をし，又は承認を受けた病床の数以上の入院患者を入院させていない。

(2) 当該保険医療機関における精神科救急急性期医療入院料を算定する病床数が120床以下である。

(3) 当該保険医療機関における精神科救急急性期医療入院料，精神科急性期治療病棟入院料又は精神科地域包括ケア病棟入院料を算定する病床数の合計が200床以下である。

(4) 当該病棟に精神科医師である常勤の専任医師が配置されている。

(5) 当該病棟における専任の精神科医師は他の病棟に配置される医師と兼任はできない。また，当該医師の外来業務及び他病棟の入院患者の診療業務への従事は週2日以内とする。

(6) 当該病棟において，日勤時間帯以外の時間帯にあっては看護職員が常時2人以上配置されている。

(7) 当該病棟の病床数は，1看護単位当たり60床以下である。

(8) 当該病棟に専任の常勤作業療法士，常勤精神保健福祉士及び常勤公認心理師が配置されている。なお，当該専任の作業療法士，専任の精神保健福祉士及び専任の公認心理師については，週3日以上常態として勤務しており，かつ，所定労働時間が週22時間以上の勤務を行っている専任の非常勤作業療法士，専任の非常勤精神保健福祉士又は専任の非常勤公認心理師をそれぞれ2名以上組み合わせることにより，常勤作業療法士，常勤精神保健福祉士又は常勤公認心理師と同じ時間帯にこれらの非常勤作業療法士，非常勤精神保健福祉士又は非常勤公認心理師が配置されている場合には，当該基準を満たしているとみなすことができる。

(9) 当該病棟において，日勤時間帯にあっては作業療法士，精神保健福祉士又は公認心理師が常時1人以上配置されている。

(10) 当該保険医療機関がクロザピンを処方する体制を有している。具体的には，当該保険医療機関がクロザリル患者モニタリングサービスの登録医療機関である。

(11) 当該病棟を有する保険医療機関は次のいずれかの要件を満たす。

ア 精神科救急医療確保事業において常時対応型施設として指定を受けている医療機関又は身体合併症救急医療確保事業において指定を受けている医療機関である。

イ 精神科救急医療確保事業において病院群輪番型施設として指定を受けている医療機関であって，以下の(イ)又は(ロ)のいずれかに該当する。

(イ) 時間外，休日又は深夜における入院件数が年4件以上である。そのうち1件以上は，精神科救急情報センター，精神医療相談窓口，救急医療情報センター，他の医療機関，都道府県（政令市の地域を含むものとする。以下イにおいて同じ），市町村，保健所，警察又は消防（救急車）からの依頼である。

(ロ) 時間外，休日又は深夜における外来対応件数が年10件以上である。なお，精神科救急情報センター，精神医療相談窓口，救急医療情報センター，他の医療機関，都道府県，市町村，保健所，警察又は消防（救急車）からの依頼の場合は，日中の対応であっても件数に含む。

(12) 次に掲げる項目のうちア又はイ及びウからオまでのいずれかを満たしている。

ア 当該保険医療機関において**I 012**精神科訪問看護・指導料（Ⅰ）及び（Ⅲ）の算定回数が直近3か月間で60回以上である。

イ 当該保険医療機関と同一敷地内又は隣接する敷地内に位置する訪問看護ステーションにおいて精神科訪問看護基本療養費の算定回数が直近3か月間で300回以上である。

ウ 当該保険医療機関において**B 015**精神科退院時共同指導料の算定回数が直近3か月間で3回以上である。

エ 当該保険医療機関において**I 002**通院・在宅精神療法の「2」の算定回数が直近3か月で20回以上である。

オ 当該保険医療機関において**I 016**精神科在宅患者支援管理料の算定回数が直近3か月間で10回以上である。

(13) 精神保健福祉法上の精神保健指定医の公務員としての業務（措置診察等）について，都道府県に積極的に協力し，診察業務等を年1回以上行う。具体的には，都道府県に連絡先等を登録し，都道府県の依頼による公務員としての業務等に参画し，アからオまでのいずれかの診察あるいは業務を年1回以上行う。

ア 措置入院及び緊急措置入院時の診察
イ 医療保護入院及び応急入院のための移送時の診察
ウ 精神医療審査会における業務
エ 精神科病院への立入検査での診察
オ その他都道府県の依頼による公務員としての業務

(14) **A 246-2**精神科入退院支援加算に係る届出を行っている保険医療機関である。

(15) 当該病棟において，措置入院患者，鑑定入院患者又は医療観察法入院患者として当該保険医療機関に入院となった患者を除いた当該病棟の入院患者のうち7割以上が，当該病棟に入院した日から起算して6月以内に退院し，自宅等へ移行する。ただし，(12)のオを満たしている保険医療機関にあっては，7割以上ではなく，6割以上が当該病棟に入院した日から起算して6月以内に退院し，自宅等へ移行する。「自宅等へ移行する」とは，患家，介護老人保健施設，介護医療院又は精神障害者施設へ移行することである。なお，ここでいう「患家」とは，退院先のうち，同一の保険医療機関の当該入院料に係る病棟以外の病棟へ転棟した場合，他の保険医療機関へ転院した場合及び介護老人保健施設，介護医療院又は精神障害者施設に入所した場合を除いたものをいう。また，退院後に，第2部「通則5」の規定により入院期間が通算される再入院をした場合は，移行した者として計上しない。

(16) 精神障害者の地域生活を支援する関係機関等との連携を有している。連携先については，障害者の日常生活及び社会生活を総合的に支援するための法律に基づく一般相談支援，特定相談支援，地域移行支援，地域定着支援，自立生活援助，共同生活援助若しくは就労継続支援等の障害福祉サービス等事業者，児童福祉法に基づく障害児相談支援事業所，介護保険法に定める居宅サービス事業者，地域密着型サービス事業者，居宅介護支援事業者若しくは施設サービス事業者，精神保健福祉センター，保健所又は都道府県若しくは市区町村の障害福祉担当部署等のうち，患者の状態に応じて必要な機関を選択する。また，連携に当たっては，当該保険医療機関の担当者をあらかじめ指定し，その連絡先を保健所等に文書で情報提供するとともに，障害福祉サービス等事業者等の担当者の氏名及び連絡先の提供を受けている。

(17) データ提出加算に係る届出を行っている保険医療機関である。また，当該基準については**別添7**（→Web 版）の**様式40の7**を用いて届出を行った時点で，当該入院料の届出を行うことができる。

【届出に関する事項】

(1) 精神科地域包括ケア病棟入院料の施設基準に係る届出は，**別添7の様式9，様式20**（精神保健指定医については，備考欄に指定医番号を記載する）及び**様式57の5**を用いる。この場合において，病棟の勤務実績表で看護要員の職種が確認できる場合は，様式20の当該看護要員のみを省略することができる。

(2) 1病棟に限り届出を行うことができる。

(3) 令和6年3月31日において現に精神病棟入院基本料，精神科救急急性期医療入院料，精神科急性期治療病棟入院料，精神科救急・合併症入院料，児童・思春期精神科入院医療管理料，精神療養病棟入院料，認知症治療病棟入院料又は地域移行機能強化病棟入院料に係る届出を行っている病棟については，令和7年5月31日までの間に限り，(11)から(14)に該当するものとする。

(4) 令和6年3月31日において現に精神病棟入院基本料，精神科救急急性期医療入院料，精神科急性期治療病棟入院料，精神科救急・合併症入院料，児童・思春期精神科入院医療管理料，精神療養病棟入院料，認知症治療病棟入院料又は地域移行機能強化病棟入院料に係る届出を行っている病棟については，令和７年９月30日までの間に限り，⒂及び⒄に該当するものとする。

19　特定一般病棟入院料の施設基準等

⑴　**特定一般病棟入院料の注１に規定する厚生労働大臣が定める地域**

　別表第６の２（p.873）に掲げる地域

⑵　**特定一般病棟入院料１の施設基準**

イ　一般病棟（診療報酬の算定方法第１号ただし書に規定する別に厚生労働大臣が指定する病院の病棟を除く）であること。

ロ　当該病棟において，１日に看護を行う看護職員の数は，常時，当該病棟の入院患者の数が13又はその端数を増すごとに１以上であること。ただし，当該病棟において，１日に看護を行う看護職員の数が本文に規定する数に相当する数以上である場合には，各病棟における夜勤を行う看護職員の数は，本文の規定にかかわらず，２以上であることとする。

ハ　当該病棟において，看護職員の最小必要数の７割以上が看護師であること。

ニ　看護職員及び看護補助者の労働時間が適切なものであること。

ホ　夜勤については，看護師１を含む２以上の数の看護職員が行うこと。

ヘ　現に看護を行っている病棟ごとの看護職員の数と当該病棟の入院患者の数との割合を当該病棟の見やすい場所に掲示していること。

ト　ヘの掲示事項について，原則として，ウェブサイトに掲載していること。

チ　当該病棟の入院患者の平均在院日数〔保険診療に係る入院患者〔短期滞在手術等基本料１及び３（入院した日から起算して５日までの期間に限る）を算定している患者，注７本文及び注９の規定により療養病棟入院料１の例により算定している患者を除く〕を基礎に計算されたものに限る。⑶のハにおいて同じ〕が24日以内であること。

⑶　**特定一般病棟入院料２の施設基準**

イ　当該病棟において，１日に看護を行う看護職員の数は，常時，当該病棟の入院患者の数が15又はその端数を増すごとに１以上であること。ただし，当該病棟において，１日に看護を行う看護職員の数が本文に規定する数に相当する数以上である場合には，各病棟における夜勤を行う看護職員の数は，本文の規定にかかわらず，２以上であることとする。

ロ　当該病棟において，看護職員の最小必要数の４割以上が看護師であること。

ハ　当該病棟の入院患者の平均在院日数が60日以内であること。

ニ　⑵のイ，ニ，ヘ及びトを満たすものであること。

⑷　**一般病棟看護必要度評価加算の施設基準**

イ　特定一般病棟入院料１に係る届出を行っている病棟であること。

ロ　当該加算を算定する患者について測定した一般病棟用の重症度，医療・看護必要度Ⅰ又はⅡの結果に基づき，当該病棟における当該看護必要度の評価を行っていること。

⑸　**特定一般病棟入院料の注７に規定する施設基準**

イ　病室を単位として行うものであること。

ロ　次のいずれかに該当すること。

①　一般病棟用の重症度，医療・看護必要度Ⅰの基準を満たす患者を１割以上入院させる病室であること。

②　診療内容に関するデータを適切に提出できる体制が整備された保険医療機関であって，一般病棟用の重症度，医療・看護必要度Ⅱの基準を満たす患者を８分以上入院させる病室であること。

③　当該病室において，入院患者に占める，自宅等から入院したものの割合が１割５分以上であること。ただし，当該病室における病床数が10未満のものにあっては，前３月間において，自宅等から入院した患者が６以上であること。

④　当該病室における自宅等からの緊急の入院患者の受入れ人数が，前３月間において６人以上であること。

⑤　次のいずれか２つ以上を満たしていること。

１　在宅患者訪問診療料（Ⅰ）及び在宅患者訪問診療料（Ⅱ）を前３月間において30回以上算定している保険医療機関であること。

２　退院後訪問指導料，在宅患者訪問看護・指導料，同一建物居住者訪問看護・指導料，精神科訪問看護・指導料（Ⅰ），精神科訪問看護・指導料（Ⅲ），指定居宅サービス介護給付費単位数表の訪問看護費のロ及び指定介護予防サービス介護給付費単位数表の介護予防訪問看護費のロを前３月間において150回以上算定している保険医療機関であること。

３　訪問看護療養費に係る指定訪問看護の費用の額の算定方法に規定する訪問看護基本療養費，精神科訪問看護基本療養費，指定居宅サービス介護給付費単位数表の訪問看護費のイ及び指定介護予防サービス介護給付費単位数表の介護予防訪問看護費のイを前３月間において800回以上算定している訪問看護ステーションが当該保険医療機関に併設されていること。

４　在宅患者訪問リハビリテーション指導管理料を前３月間において30回以上算定している保険医療機関であること。

５　介護保険法第８条第２項に規定する訪問介護，同条第５項に規定する訪問リハビリテーション又は同条第４項に規定する介護予防訪問リハビリテーションの提供実績を有している施設が当該保険医療機関に併設されていること。

６　退院時共同指導料２を前３月間において６回以上算定している保険医療機関であること。

⑥　許可病床数が280床未満の保険医療機関であること。

ハ　当該保険医療機関内に入退院支援及び地域連携業務を担う部門が設置されていること。当該部門に入退院支援及び地域連携に係る業務に関する十分な経験を有する専従の看護師又は専従の社会福祉士が配置されていること。当該部門に専従の看護師が配置されている場合にあっては専任の社会福祉士が，専従の社会福祉士が配置されている場合にあっては専任の看護師が配置されていること。

ニ　当該病室を含む病棟に常勤の理学療法士，作業療法士又は言語聴覚士が１名以上配置されていること。

ホ データ提出加算に係る届出を行っている保険医療機関であること。

ヘ 心大血管疾患リハビリテーション料，脳血管疾患等リハビリテーション料，廃用症候群リハビリテーション料，運動器リハビリテーション料，呼吸器リハビリテーション料又はがん患者リハビリテーション料に係る届出を行っている保険医療機関であること。

ト 地域包括ケア入院医療を行うにつき必要な体制を有していること。

チ 地域包括ケア入院医療を行うにつき必要な構造設備を有していること。

リ 当該病室において，退院患者に占める，自宅等に退院するものの割合が７割以上であること。

(6) **特定一般病棟入院料の注８の除外薬剤・注射薬**
自己連続携行式腹膜灌流用灌流液及び**別表第５の１の３**（p.871）に掲げる薬剤及び注射薬

→ **特定一般病棟入院料の施設基準等**

(1) 医療提供体制の確保の状況に鑑み，「基本診療料の施設基準等」**別表第６の２**（p.873）に掲げる地域に所在する保険医療機関のうち，一般病棟が１病棟で構成される病院である保険医療機関である。

(2) **特定一般病棟入院料１の施設基準**
当該病室を有する病棟において，常時13対１以上の看護配置（当該病棟における看護職員の数が，常時，当該病棟の入院患者の数が13又はその端数を増すごとに１以上である）よりも手厚い看護配置である。ただし，夜勤を行う看護職員の数は，２以上である。

(3) **特定一般病棟入院料２の施設基準**
当該病室を有する病棟において，常時15対１以上の看護配置（当該病棟における看護職員の数が，常時，当該病棟の入院患者の数が15又はその端数を増すごとに１以上である）よりも手厚い看護配置である。ただし，夜勤を行う看護職員の数は，２以上である。

(4) **一般病棟看護必要度評価加算の施設基準**
「注５」に掲げる一般病棟看護必要度評価加算を算定する病棟は，当該加算を算定するものとして届け出た病棟に，直近３月について入院している全ての患者の状態を，⑩**別添６の別紙７**の一般病棟用の重症度，医療・看護必要度に係る評価票のⅠ又はⅡを用いて継続的に測定し，その結果に基づいて評価を行っている。ただし，産科患者及び15歳未満の小児患者は対象から除外する。また，重症度，医療・看護必要度Ⅱの評価に当たっては，歯科の入院患者（同一入院中に医科の診療も行う期間については除く）は，対象から除外する。なお，重症度，医療・看護必要度Ⅰ又はⅡに係る評価票の記入（**別添６の別紙７の別表１**に掲げる「一般病棟用の重症度，医療・看護必要度Ａ・Ｃ項目に係るレセプト電算処理システム用コード一覧」を用いて評価を行う項目は除く）は，院内研修を受けたものが行う。一般病棟用の重症度，医療・看護必要度Ⅰ又はⅡのいずれを用いて評価を行うかは，入院料等の届出時に併せて届け出る。なお，評価方法のみの変更を行う場合については，**別添７**（→Web 版）の**様式10**を用いて届け出る必要がある。ただし，評価方法のみの変更による新たな評価方法への切り替えは切替月のみとし，切替月の10日までに届け出る。

(5) **特定一般病棟入院料（地域包括ケア１）の施設基準等**

ア 「注７」に規定する地域包括ケア入院医療管理を行う病室を有する病棟において，常時15対１以上の看護配置（当該病棟における看護職員の数が，常時，当該病棟の入院患者の数が15又はその端数を増すごとに１以上である）よりも手厚い看護配置である。ただし，夜勤を行う看護職員の数は，２以上である。

イ 当該病室を有する病棟において，病室を含む病棟に，専任の常勤理学療法士，専任の常勤作業療法士又は専任の言語聴覚士（以下「理学療法士等」という）が１名以上配置されている。なお，週３日以上常態として勤務しており，かつ，所定労働時間が週22時間以上の勤務を行っている専任の非常勤理学療法士，専任の非常勤作業療法士又は専任の非常勤言語聴覚士をそれぞれ２名以上組み合わせることにより，当該保険医療機関における常勤理学療法士，常勤作業療法士又は常勤言語聴覚士の勤務時間帯と同じ時間帯にこれらの非常勤理学療法士，非常勤作業療法士又は非常勤言語聴覚士がそれぞれ配置されている場合には，それぞれの基準を満たすこととみなすことができる。

ウ 当該保険医療機関内に入退院支援及び地域連携業務を担う部門が設置されている。当該部門に入退院支援及び地域連携に係る業務に関する十分な経験を有する専従の看護師又は専従の社会福祉士が配置されている。当該部門に専従の看護師が配置されている場合にあっては専任の社会福祉士が，専従の社会福祉士が配置されている場合にあっては専任の看護師が配置されている。なお，当該専従の看護師又は社会福祉士については，週３日以上常態として勤務しており，かつ，所定労働時間が週22時間以上の勤務を行っている専従の非常勤の看護師又は社会福祉士（入退院支援及び地域連携業務に関する十分な経験を有する看護師又は社会福祉士に限る）を２名以上組み合わせることにより，常勤看護師等と同じ時間帯にこれらの非常勤看護師等が配置されている場合には，当該基準を満たしているとみなすことができる。

エ 心大血管疾患リハビリテーション料（Ⅰ），脳血管疾患等リハビリテーション料（Ⅰ），（Ⅱ）若しくは（Ⅲ），運動器リハビリテーション料（Ⅰ）若しくは（Ⅱ），呼吸器リハビリテーション料（Ⅰ）又はがん患者リハビリテーション料の届出を行っている。

オ エのリハビリテーションを提供する患者については，１日平均２単位以上提供している。なお，リハビリテーションの提供に当たっては，当該患者の入棟又は入室時に測定したADL等を参考にリハビリテーションの必要性を判断し，その結果について**診療録等**に記載するとともに，患者又はその家族等に説明する。

カ 当該病室の床面積は，内法による測定で，患者１人につき，6.4㎡以上である。なお，平成27年３月31日までの間に，床面積について，壁芯による測定で届出が行われたものについては，平成27年４月１日以降も有効なものとして取り扱う。

キ 病室に隣接する廊下の幅は内法による測定で，1.8m以上であることが望ましい。ただし，両側に居室がある廊下の幅は，2.7m以上であることが望ましい。なお，廊下の幅が1.8m（両側居室の場合は2.7m）に満たない医療機関については，全面的な改築等を行うまでの間は1.8m（両側居室の場合は2.7m）未満であっても差し支えないが，全面的な改築等の予定について年１回報告を行う。

ク 当該病室を含む病棟に，又は当該医療機関内における当該病室を含む病棟の近傍に患者の利用に適した浴室及び便所が設けられている。

ケ 当該入院料を算定するものとして届け出ている病室に，直近３月において入院している全ての患者の状態について，⑩**別添６の別紙７**（p.715）の一般病棟用の重症度，医療・看護必要度Ⅰ又はⅡに係る評価票におけるモニタリング及び処置等の項目（Ａ項目）及び手術等の医学的状況の項目（Ｃ項目）を用いて測定し，その結果，当該病棟又は当該病室へ入院する患者全体に占める基準を満たす患者（⑩**別添６の別紙７**による評価の結果，看護必要度評価票Ａ項目の得点が１点以上の患者又はＣ項目の得点が１点以上の患者をいう）の割合が重症度，医療・看護必要度Ⅰで１割以上又は重症度，医療・看護必要度Ⅱで0.8割以上である。ただし，産科患者及び15歳未満の小児患者は対象から除外する。また，重症度，医療・看護必要度Ⅱの評価に当たっては，歯科の入院患者（同一入院中に医科の診療も行う期間については除く）は，対象から除外する。一般病棟用の重症度，医療・看護必要度Ⅰ又はⅡに係る評価票の記入（**別添６**の**別紙７**の**別表１**に掲げる「一般病棟用の重症度，医療・看護必要度Ａ・Ｃ項目に係るレセプト電算処理システム用コード一覧」を用いて評価を行う項目は除く）は，院内研修を受けたものが行う。また，一般病棟用の重症度，医療・看護必要度Ⅰ又はⅡのいずれを用いて評価を行うかは，入院料等の届出時に併せて届け出る。なお，評価方法のみの変更を行う場合については，**別添７**の**様式10**を用いて届け出る必要がある。ただし，評価方法のみの変更による新たな評価方法への切り替えは切替月のみとし，切替月の10日までに届け出る。令和６年３月31日において，現に当該入院料の届出を行っている保険医療機関にあっては，令和６年９月30日までの間，令和６年度改定後の当該入院料の重症度，医療・看護必要度の基準を満たすものとみなすものである。

コ　次のいずれかの基準を満たしている。

①　特掲診療料施設基準通知の**別添１**の**第14の２**に規定する在宅療養支援病院の届出を行っている。

②　特掲診療料施設基準通知の**別添１**の**第16の３**に規定する在宅療養後方支援病院の届出を行っており，在宅患者の直近１年間の受入実績が３件以上（**Ａ206**在宅患者緊急入院診療加算の１を算定したものに限る）である。

③　医療法第30条の４の規定に基づき都道府県が作成する医療計画に記載されている第二次救急医療機関である。

④　救急病院等を定める省令に基づき認定された救急病院である。

⑤　訪問看護ステーションが当該保険医療機関と同一の敷地内に設置されている。

サ　当該病室を退院した患者に占める在宅等に退院するものの割合が７割以上である。

シ　当該病室から退院した患者数に占める在宅等に退院するものの割合は，次の①に掲げる数を②に掲げる数で除して算出する。ただし，短期滞在手術等基本料を算定する患者，基本診療料の施設基準等の**別表第２**（p.870）の23に該当する患者（基本診療料の施設基準等**第10の３**に係る要件以外の短期滞在手術等基本料３に係る要件を満たす場合に限る）及び基本診療料の施設基準等の**別表第２**の24に該当する患者は対象から除外する。

①　直近６か月間において，当該病室から退院した患者数（第２部「通則５」に規定する入院期間が通算される再入院患者及び死亡退院した患者を除く）のうち，自宅等に退院するものの数。この場合において，在宅等に退院するものの数は，退院患者の数から，次に掲げる数を合計した数を控除した数をいう。

(イ)　他の保険医療機関〔有床診療所入院基本料〔別添２の第３の５の(1)のイの（イ）に該当するものに限る〕を算定する病床を除く〕に転院した患者の数

(ロ)　介護老人保健施設〔介護保健施設サービス費（Ⅰ）の介護保健施設サービス費(ii)若しくは介護保健施設サービス費(iv)又はユニット型介護保健施設サービス費（Ⅰ）のユニット型介護保健施設サービス費(ii)若しくは経過的ユニット型介護保健施設サービス費(ii)の届出を行っているものに限る〕に入所した患者の数の５割の数

(ハ)　介護老人保健施設〔介護保健施設サービス費（Ⅰ）の介護保健施設サービス費(ii)若しくは介護保健施設サービス費(iv)又はユニット型介護保健施設サービス費（Ⅰ）のユニット型介護保健施設サービス費(ii)若しくは経過的ユニット型介護保健施設サービス費(ii)の届出を行っていないものに限る〕に入所した患者の数

(ニ)　同一の保険医療機関の当該入院料にかかる病棟以外の病棟への転棟患者の数

②　直近６か月間に退院した患者数（第２部「通則５」に規定する入院期間が通算される再入院患者及び死亡退院した患者を除く）

ス　データ提出加算の届出を行っている。また，当該基準については**別添７**の**様式40の７**を用いて届出を行った時点で，当該入院料の届出を行うことができる。

セ　当該病室に入室した患者のうち，自宅等から入室した患者の占める割合が１割５分以上である。ただし，当該病室が10床未満の場合については自宅等から入室した患者を前３月において６人以上受け入れている。なお，自宅等から入室した患者とは，自宅又は有料老人ホーム等から入室した患者のことをいう。ただし，当該入院料を算定する病棟又は病室を有する病院に有料老人ホーム等が併設されている場合は当該有料老人ホーム等から入棟した患者は含まれない。

ソ　自宅等から入室した患者の占める割合は，直近３か月間に自宅等から入室した患者を直近３か月に当該病棟に入室した患者の数で除して算出する。ただし，短期滞在手術等基本料を算定する患者，基本診療料の施設基準等の**別表第２**の23に該当する患者（基本診療料の施設基準等**第10の３**に係る要件以外の短期滞在手術等基本料３に係る要件を満たす場合に限る。以下この項において同じ）及び基本診療料の施設基準等の**別表第２**の24に該当する患者は対象から除外する。

タ　当該病室において自宅等からの緊急入院患者の受入れが直近３か月間で６人以上である。自宅等からの緊急入院患者とは，自宅又は有料老人ホーム等から入棟した患者で，かつ，予定された入院以外の患者のことをいう。

チ　次に掲げる項目のうち少なくとも２つを満たしている。

①　当該保険医療機関において在宅患者訪問診療料（Ⅰ）及び（Ⅱ）の算定回数が直近３か月間で30回以上である。

②　当該保険医療機関において退院後訪問指導料，在宅患者訪問看護・指導料，同一建物居住者訪問看護・指導料，精神科訪問看護・指導料（Ⅰ）指定居宅サービス介護給付費単位数表の訪問看護費のロ及び指定介護予防サービス介護給付費単位数表の介護予防訪問看護費のロの算定回数が直近３か月間で150回以上である。

③　当該保険医療機関と同一敷地内又は隣接する敷地内に位置する訪問看護ステーションにおいて訪問看護基本療養費，精神科訪問看護基本療養費，指定居宅サービス介護給付費単位数表の訪問看護費のイ及び指定介護予防サービス介護給付費単位数表の介護予防訪問看護費のイの算定回数が直近３か月間で800回以上である。

④　当該保険医療機関において在宅患者訪問リハビリテーション指導管理料の算定回数が直近３か月間で30回以上である。

⑤　当該保険医療機関と同一敷地内又は隣接する敷地内に位置する事業所が，介護保険法第８条第２項に規定する訪問介護，同条第５項に規定する訪問リハビリテーション，又は同条第４項に規定する介護予防訪問リハビリテーションの提供実績を有している。

⑥　当該保険医療機関において退院時共同指導料２の算定回数が直近３か月間で６回以上である。

ツ　地域において，介護老人保健施設，介護医療院及び特別養護老人ホーム（以下この項において，「介護保険施設等」という）から協力医療機関となることを求められた場合，その求めに応じて当該介護保険施設等の協力医療機関として定められることが望ましい。

テ　許可病床280床未満の保険医療機関である。

(6)　特定一般病棟入院料（地域包括ケア２）の施設基準等

(5)のアからスの基準を満たしている。

(7)　特定一般病棟入院料（地域包括ケア３）の施設基準等

(5)のカ，サ及びシを除く全ての基準を満たしている。

(8)　特定一般病棟入院料（地域包括ケア４）の施設基準等

(5)のアからオ，キからコ及びスの基準を満たしている。

【届出に関する事項】

(1)　特定一般病棟入院料の施設基準に係る届出は，**別添７**（→Web 版）の**様式９**及び**様式57の２**を用いる。

(2)　「注５」に規定する一般病棟看護必要度評価加算の施設基

準に係る届出は，**別添7**の**様式10**を用いる。

(3) 「注7」又は「注9」に規定する地域包括ケアに係る病室の施設基準に係る届出は，**別添7**の**様式9**，**様式10**，**様式20**，**様式50**から**様式50の3**までを用いる。この場合において，病棟の勤務実績表で看護要員の職種が確認できる場合は，**様式20**の当該看護要員のみを省略することができる。

(4) 当該病棟に90日を超えて入院する患者について，療養病棟入院料1の例により算定を行う病棟については，**別添7**の**様式57の3**により地方厚生（支）局長に届け出る。

(5) 一般病棟看護必要度評価加算の経過措置について，令和6年3月31日において，現に一般病棟看護必要度評価加算の届出を行っている病棟にあっては，令和6年9月30日までの間に限り，令和6年度改定前の「基本診療料の施設基準等及びその届出に関する手続きの取扱いについて」（令和4年3月4日保医発第0304第2号）の⑩**別添6**の**別紙7**の一般病棟用の重症度，医療・看護必要度Ⅰ又はⅡに係る評価票を用いて評価をしても差し支えない。

(6) 令和6年3月31日時点で注7に係る届出を行っている保険医療機関については，令和6年9月30日までの間，1の(5)のケの規定に限り，なお従前の例による。

(7) 令和6年3月31日時点で現に注7に係る届出を行っている保険医療機関については，令和7年5月31日までの間，1の(5)のサ，シ並びにチの②，③及び⑤の規定に限り，なお従前の例による。

20 地域移行機能強化病棟入院料の施設基準等

(1) **地域移行機能強化病棟入院料の施設基準**

イ 主として精神疾患により長期に入院していた患者であって，退院に向けた集中的な支援を特に必要とするものを入院させ，精神病棟を単位として行うものであること。

ロ 医療法施行規則第19条第2項第2号に定める看護師及び准看護師の員数以上の員数が配置されていること。

ハ 当該病棟を有する保険医療機関において，常勤の精神保健指定医が2名以上配置され，かつ，当該病棟に専任の常勤精神科医が1名以上配置されていること。

ニ 当該病棟において，1日に看護を行う看護職員，看護補助を行う看護補助者，作業療法士及び精神保健福祉士の数は，常時，当該病棟の入院患者の数が15又はその端数を増すごとに1以上であること。ただし，当該病棟において，1日に看護を行う看護職員，看護補助を行う看護補助者，作業療法士及び精神保健福祉士が本文に規定する数に相当する数以上である場合には，当該病棟における夜勤を行う看護職員，看護補助者，作業療法士及び精神保健福祉士の数は，本文の規定にかかわらず，看護職員1を含む2以上であること。なお，主として事務的業務を行う看護補助者を含む場合は，1日に事務的業務を行う看護補助者の数は，常時，当該病棟の入院患者の数が200又はその端数を増すごとに1に相当する数以下であること。

ホ 当該病棟において，看護職員，看護補助者，作業療法士及び精神保健福祉士の最小必要数の6割以上が看護職員，作業療法士又は精神保健福祉士であること。

ヘ 当該病棟において，看護職員，作業療法士及び精神保健福祉士の最小必要数（当該必要数が看護職員数を上回る場合には看護職員数）の2割以上が看護師であること。

ト 当該病棟に専従の常勤の精神保健福祉士が1名以上配置されていること。

チ 当該病棟に退院調整を担当する者が1名以上（入院患者数が40を超える場合は2名以上）配置されていること。

リ 精神疾患を有する患者の退院に係る支援を行うにつき十分な体制が整備されていること。

ヌ 当該保険医療機関において，入院患者の退院に係る支援に関する部門が設置されていること。

ル 長期の入院患者の当該病棟からの退院が着実に進んでおり，当該保険医療機関の精神病床の数が減少していること。

ヲ 精神障害者の地域生活を支援する関係機関等との連携を有していること。

(2) **重症者加算1の対象患者の状態**

GAF尺度による判定が30以下であること。

(3) **重症者加算2の対象患者の状態**

GAF尺度による判定が40以下であること。

(4) **重症者加算1の施設基準**

当該地域における精神科救急医療体制の確保に協力している保険医療機関であること。

(5) **地域移行機能強化病棟入院料の注4の除外薬剤・注射薬**

別表第5の1の5（p.872）に掲げる薬剤及び注射薬

→1 地域移行機能強化病棟入院料の施設基準等

(1) 医療法の規定に基づき許可を受け，若しくは届出をし，又は承認を受けた病床の数以上の入院患者を入院させていない。

(2) 当該保険医療機関に医療法施行規則第19条第1項第1号に定める医師の員数以上の員数が配置されている。

(3) 当該病棟に精神科医師である常勤の専任医師及び常勤の専任作業療法士又は作業療法の経験を有する常勤の看護職員が配置されている。なお，作業療法の経験を有する看護職員とは，専門機関等が主催する作業療法又は生活技能訓練に関する所定の研修を修了したものである。

(4) 当該病棟における専任の精神科医師は他の病棟に配置される医師と兼任はできない。また，当該医師の外来業務及び他病棟の入院患者の診療業務への従事は週2日以内とする。

(5) 当該各病棟において，日勤時間帯以外の時間帯にあっては看護要員，作業療法士及び精神保健福祉士が常時2人以上配置されており，そのうち1名以上は看護職員である。

(6) 当該病棟において，看護要員の病棟勤務時間を算出する際には，当該保険医療機関内及び当該保険医療機関外で，退院支援業務に従事している時間を含めることができる。従事している時間に含めることができる当該保険医療機関外での退院支援業務は，患者家族等への訪問指導，障害福祉サービス又は介護保険サービスの事業所及び市役所，区役所又は町村役場等で患者が行う諸手続への同行及び障害福祉サービス事業所担当者等，退院後の患者の日常生活の支援を行う者との調整に限られる。

(7) 当該保険医療機関に常勤の公認心理師が配置されている。

(8) 当該病棟に1名以上の専従の常勤精神保健福祉士が配置されている。

(9) 当該保険医療機関内に退院支援部署を設置し，専従する1人の従事者（看護師，作業療法士，精神保健福祉士，社会福祉士又は公認心理師のうちいずれか1名）が配置されている。退院支援部署は，精神科地域移行実施加算の地域移行推進室又は精神科入退院支援加算の入退院支援部門と同一でもよい。また，退院支援部署に専従する従事者が精神保健福祉士の場合には，当該精神保健福祉士は，精神科地域移行実施加算の地域移行推進室と兼務することができる。

(10) 当該病棟の入院患者の退院に向けた支援業務等を行う者（以下「退院支援相談員」という）を，当該病棟に入院した患者1人につき1人以上指定し，当該保険医療機関内に配置している。また，退院支援相談員のうち1名以上（入院患者の数が40を超える場合は２名以上）は，当該病棟に専任の常勤の者である。なお，退院支援相談員は，次のいずれかの者である。
ア　精神保健福祉士（当該病棟専従の者でも可）
イ　保健師，看護師，准看護師，作業療法士，社会福祉士又は公認心理師として，精神障害者に関する業務に従事した経験を３年以上有する者
⑾　１人の退院支援相談員が同時に担当する患者の数は20以下である。また，退院支援相談員が担当する患者の一覧を作成している。
⑿　退院支援相談員の担当する当該病棟の入院患者について退院に向けた支援を推進するための委員会（「退院支援委員会」という）を設置している。
⒀　当該病棟の病床数は，１看護単位当たり60床以下である。
⒁　届出時点で，次のいずれの要件も満たしている。
ア　届出前月に，以下の(イ)又は(ロ)いずれか小さい値を(ハ)で除して算出される数値が**0.85以上**である。なお，届出に先立ち精神病床の許可病床数を減少させることにより0.85以上としても差し支えない。
(イ)　届出前月の当該保険医療機関全体の精神病棟における平均入院患者数
(ロ)　届出前１年間の当該保険医療機関全体の精神病棟における平均入院患者数
(ハ)　届出前月末日時点での精神病床に係る許可病床数
イ　以下の式で算出される数値が**3.3%以上**である。なお，自宅等への退院とは，患家，介護老人保健施設，介護医療院又は精神障害者施設へ移行することをいう。ここでいう「患家」とは，退院先のうち，同一の保険医療機関の当該入院料に係る病棟以外の病棟へ転棟した場合，他の保険医療機関へ転院した場合及び介護老人保健施設，介護医療院又は精神障害者施設に入所した場合を除いたものをいう。

当該保険医療機関に１年以上入院していた患者のうち，当該病棟から自宅等に退院した患者の数の１か月当たりの平均（届出の前月までの３か月間における平均）÷当該病棟の届出病床数×100（%）

⒂　算定開始以降，各月末時点で，以下の式で算出される数値が**3.3%以上**である。

当該保険医療機関に１年以上入院していた患者のうち，算定開始以降に当該病棟から自宅等に退院した患者数の１か月当たりの平均（地域移行機能強化病棟入院料を算定した全期間における平均）÷当該病棟の届出病床数×100（%）

⒃　算定開始以降，１年ごとに１回以上，当該保険医療機関全体の精神病床について，当該保険医療機関の所在する都道府県に許可病床数変更の許可申請を行っている。算定開始月の翌年以降の同じ月における許可病床数は，以下の式で算出される数値以下である。

届出前月末日時点での精神病床の許可病床数－（当該病棟の届出病床数の40%×当該病棟の算定年数）

⒄　地域移行機能強化病棟入院料に係る届出を取り下げる際には，許可病床数が以下の式で算出される数値以下である。

届出前月末日時点での精神病床の許可病床数－（当該病棟の届出病床数の40%×当該病棟の算定月数÷12）

⒅　地域移行機能強化病棟入院料に係る届出を取り下げた後，再度地域移行機能強化病棟入院料を届け出る場合には，今回届出前月末日時点での精神病床の許可病床数が，直近の届出を取り下げた時点の精神病床の許可病床数以下である。
⒆　保健所，市区町村の障害福祉担当部署，指定特定相談支援事業者及び指定一般相談支援事業者と連携を有している。当該保険医療機関の担当者をあらかじめ指定し，その連絡先を保健所等に文書で情報提供するとともに，保健所等の担当者の氏名及び連絡先の提供を受けている。

２　重症者加算１の施設基準
当該病棟を有する保険医療機関が次のいずれかの要件を満たす。
⑴　精神療養病棟入院料の重症者加算１の届出を行っている。
⑵　次のいずれかの要件を満たす。
ア　精神科救急医療確保事業において常時対応型施設として指定を受けている医療機関又は身体合併症救急医療確保事業において指定を受けている医療機関である。
イ　精神科救急医療確保事業において病院群輪番型施設として指定を受けている医療機関であって，(イ)又は(ロ)のいずれかに該当する。
(イ)　時間外，休日又は深夜における入院件数が年４件以上である。そのうち１件以上は，精神科救急情報センター，精神医療相談窓口，救急医療情報センター，他の医療機関，都道府県（政令市の地域を含むものとする。以下重症者加算１において同じ），市町村，保健所，警察又は消防（救急車）からの依頼である。
(ロ)　時間外，休日又は深夜における外来対応件数が年10件以上である。なお，精神科救急情報センター，精神医療相談窓口，救急医療情報センター，他の医療機関，都道府県，市町村，保健所，警察又は消防（救急車）等からの依頼の場合は，日中の対応であっても件数に含む。
ウ　当該保険医療機関の精神保健指定医が，精神科救急医療体制の確保への協力を行っている。具体的には(イ)又は(ロ)のいずれかに該当する。
(イ)　時間外，休日又は深夜における外来対応施設（自治体等の夜間・休日急患センター等や精神科救急医療確保事業において外来対応施設として指定を受けている医療機関等）での外来診療又は救急医療機関への診療協力（外来，当直又は対診）を年６回以上行う（いずれも精神科医療を必要とする患者の診療を行う）。
(ロ)　精神保健福祉法上の精神保健指定医の公務員としての業務（措置診察等）について，都道府県に積極的に協力し，診察業務等を年１回以上行う。具体的には，都道府県に連絡先等を登録し，都道府県の依頼による公務員としての業務等に参画し，①から⑤までのいずれかの診察又は業務を年１回以上行う。
①　措置入院及び緊急措置入院時の診察
②　医療保護入院及び応急入院のための移送時の診察
③　精神医療審査会における業務
④　精神科病院への立入検査での診察
⑤　その他都道府県の依頼による公務員としての業務

【届出に関する事項】　地域移行機能強化病棟入院料に係る届出は，**別添７**（→Web 版）の**様式９**，**様式20**〔作業療法等の経験を有する看護職員については，その旨を備考欄に記載する〕及び**様式57の４**を用いる。作業療法士及び精神保健福祉士を看護配置に含める場合には，**様式９**の勤務実績表において，当該作業療法士及び当該精神保健福祉士を准看護師として記入する。また，当該届出は令和12年３月31日までに限り行うことができる。この場合において，病棟の勤務実績表で看護要員の職種が確認できる場合は，**様式20**の当該看護要員のみを省略することができる（作業療法等の経験を有する看護職員を除く）。なお，重症者加算１について，精神療養病棟入院料の重症者加算１の届出を行っている場合は，地域移行機能強化病棟入院料の重症者加算１として特に地方厚生（支）局長に対して届出を行う必要はない。

21　特定機能病院リハビリテーション病棟入院料の施設基準等

⑴　特定機能病院リハビリテーション病棟入院料の施設基準
イ　回復期リハビリテーションの必要性の高い患者を８割以上入院させ，特定機能病院（当分の間は，令和４年３月31日において現に回復期リハビリテーション病棟入院料に係る届出を行っているものに限る）の一般

病棟単位で行うものであること。

ロ 回復期リハビリテーションを行うにつき必要な構造設備を有していること。

ハ 心大血管疾患リハビリテーション料（Ⅰ），脳血管疾患等リハビリテーション料（Ⅰ），運動器リハビリテーション料（Ⅰ）及び呼吸器リハビリテーション料（Ⅰ）に係る届出を行っている保険医療機関であること。

ニ 回復期リハビリテーションを要する状態の患者に対し，1日当たり2単位以上のリハビリテーションが行われていること。

ホ 当該病棟に専従の常勤医師が1名以上配置されていること。

ヘ 当該病棟において，1日に看護を行う看護職員の数は，常時，当該病棟の入院患者の数が10又はその端数を増すごとに1以上であること。ただし，当該病棟において，1日に看護を行う看護職員が本文に規定する数に相当する数以上である場合には，当該病棟における夜勤を行う看護職員の数は，本文の規定にかかわらず，2以上であることとする。

ト 当該病棟において，看護職員の最小必要数の7割以上が看護師であること。

チ 当該病棟において，1日に看護補助を行う看護補助者の数は，常時，当該病棟の入院患者の数が30又はその端数を増すごとに1以上であること。ただし，当該病棟において，1日に看護補助を行う看護補助者が本文に規定する数に相当する数以上である場合には，当該病棟における夜勤を行う看護補助者の数は，本文の規定にかかわらず，2以上（看護職員が夜勤を行う場合においては，2から当該看護職員の数を減じた数以上）であることとする。なお，主として事務的業務を行う看護補助者を含む場合は，1日に事務的業務を行う看護補助者の数は，常時，当該病棟の入院患者の数が200又はその端数を増すごとに1に相当する数以下であること。

リ 当該病棟に専従の常勤の理学療法士が3名以上，専従の常勤の作業療法士が2名以上，専従の常勤の言語聴覚士が1名以上，専従の常勤の管理栄養士が1名以上，在宅復帰支援を担当する専従の常勤の社会福祉士等が1名以上配置されていること。

ヌ 休日を含め，週7日間リハビリテーションを提供できる体制を有していること。

ル 当該病棟において，新規入院患者のうち5割以上が重症の患者であること。

ヲ 当該病棟において，退院患者のうち他の保険医療機関へ転院した者等を除く者の割合が7割以上であること。

ワ リハビリテーションの効果に係る実績の指数が40以上であること。

カ 他の保険医療機関との連携体制が確保されていること。

ヨ 早期離床・リハビリテーション加算及び早期栄養介入管理加算に係る届出を行っている保険医療機関であること。

(2) 回復期リハビリテーションを要する状態及び算定上限日数

別表第9（p.874）に掲げる状態及び日数

(3) 特定機能病院リハビリテーション病棟入院料の注2に規定する費用

別表第9の3（p.875）に掲げる費用

(4) 特定機能病院リハビリテーション病棟入院料の注2の除外薬剤・注射薬

自己連続携行式腹膜灌流用灌流液及び**別表第5の1の2**（p.871）に掲げる薬剤・注射薬

→ 特定機能病院リハビリテーション病棟入院料に関する施設基準

(1) H000心大血管疾患リハビリテーション料（Ⅰ），H001脳血管疾患等リハビリテーション料（Ⅰ），H002運動器リハビリテーション料（Ⅰ）及びH003呼吸器リハビリテーション料（Ⅰ）の届出を行っている。

(2) 特定機能病院リハビリテーション病棟に係る病室の床面積は，内法による測定で，患者1人につき，6.4m²以上である。

(3) 患者の利用に適した浴室及び便所が設けられている。

(4) 病室に隣接する廊下の幅は内法による測定で，1.8m以上であることが望ましい。

ただし，両側に居室がある廊下の幅は，2.7m以上であることが望ましい。

(5) **別添6の⑳別紙19**又は**㉑別紙20**に基づきリハビリテーションの実施計画の作成の体制及び適切な当該リハビリテーションの効果，実施方法等を定期的に評価する体制がとられている。

(6) ⒂において日常生活機能評価による測定を行う場合にあっては，当該病棟への入院時等に測定する日常生活機能評価については，**㉒別添6の別紙21**を用いて測定する。ただし，産科患者，15歳未満の小児患者，短期滞在手術等基本料を算定する患者，基本診療料の施設基準等の**別表第2**の23に該当する患者（基本診療料の施設基準等**第10の3**に係る要件以外の短期滞在手術等基本料3に係る要件を満たす場合に限る）及び基本診療料の施設基準等の**別表第2**の24に該当する患者は対象から除外する。当該日常生活機能評価票の記入は，院内研修を受けたものが行うものである。なお，院内研修は，次に掲げる所定の研修を修了したもの（修了証が交付されているもの）又は評価に習熟したものが行う研修であることが望ましい。

ア 国又は医療関係団体等が主催する研修であること（1日程度）

イ 講義及び演習により，次の項目を行う研修であること

(イ) 日常生活機能評価の考え方，日常生活機能評価票の構成と評価方法

(ロ) 日常生活機能評価に係る院内研修の企画・実施・評価方法

(7) ⒂について，毎年8月において，1年間（前年8月から7月までの間）に当該入院料を算定する病棟に入院していた患者の日常生活機能評価等について，**別添7**（→Web版）の**様式49の4**により地方厚生（支）局長に報告を行う。また，毎年8月において，各年度4月，7月，10月及び1月において「診療報酬の算定方法の一部改正に伴う実施上の留意事項について」**別添1のA308の⑾**のア及びイに示す方法に準じて算定した内容等について，**別紙様式45**を用いて地方厚生（支）局長に報告を行う。

(8) 回復期リハビリテーションを要する状態の患者に対する1日当たりリハビリテーション提供単位数は平均2単位以上である。なお，次のアに掲げる数をイに掲げる数で除して算出するものである。

ア 直近1か月間に特定機能病院リハビリテーション病棟に入院する回復期リハビリテーションを要する状態の患者（「基本診療料の施設基準等」**別表第9の2**に掲げる状態の患者。以下同じ）に対して提供された，心大血管疾患リハビリテーション，脳血管疾患等リハビリテーション，廃用症候群リハビリテーション，運動器リハビリテーション及び呼吸器リハビリテーションの総単位数（その費用が特定機能病院リハビリテーション病棟入院料に含まれるもの及び選定療養として行われたものを除く）

イ 直近1か月間に特定機能病院リハビリテーション病棟

に入院していた回復期リハビリテーションを要する状態の患者の延入院日数

(9)　他の保険医療機関へ転院した者等とは，同一の保険医療機関の当該入院料に係る病棟以外の病棟へ転棟した患者，他の保険医療機関〔有床診療所入院基本料（**別添２**の**第３**の**５**の(1)〔「有床診療所入院基本料１の施設基準」，p.737〕のイの(イ)に該当するものに限る）を算定する病床を除く〕へ転院した患者及び介護老人保健施設に入所する患者のことをいう。なお，退院患者のうちの他の保険医療機関へ転院した者等を除く者の割合は，次のアに掲げる数をイに掲げる数で除して算出するものである。

ア　直近６か月間に退院した患者数（第２部「通則５」に規定する入院期間が通算される再入院患者及び死亡退院した患者を除く）のうち，他の保険医療機関へ転院した者等を除く患者数

イ　直近６か月間に退院した患者数〔第２部「通則５」に規定する入院期間が通算される再入院患者及び死亡退院した患者を除き，他の保険医療機関へ転院した者等を含む。ただし，同一の保険医療機関の当該入院料に係る病棟以外の病棟〔一般病棟入院基本料，特定機能病院入院基本料（一般病棟に限る）又は専門病院入院基本料を算定する病棟に限る〕へ転棟した患者及び他の保険医療機関に転院した患者〔一般病棟入院基本料，特定機能病院入院基本料（一般病棟に限る）又は専門病院入院基本料を算定する病棟に限る〕を除く。なお，当該患者の数及び各患者の症状詳記の一覧を，届出の際に添付の上提出すること〕

(10)　次に掲げるものを少なくとも３か月ごとに当該保険医療機関内に掲示する等の方法で公開する。

ア　前月までの３か月間に当該保険医療機関の特定機能病院リハビリテーション病棟から退棟した患者の数及び当該退棟患者数の基本診療料の施設基準等**別表第９の２**に掲げる回復期リハビリテーションを要する状態の区分別内訳

イ　特定機能病院リハビリテーション病棟における直近のリハビリテーション実績指数（「診療報酬の算定方法の一部改正に伴う実施上の留意事項について」**別添１**第１章第２部第３節**A 308**(11)イに示す方法に準じて算出したものをいう。以下第22において同じ）

(11)　特定機能病院（医療法第４条の２第１項に規定する特定機能病院をいう。以下同じ）である。

(12)　リハビリテーション科を標榜しており，当該病棟に専従の医師１名以上，専従の理学療法士３名以上，作業療法士２名以上，言語聴覚士１名以上，専従の管理栄養士１名以上（及び在宅復帰支援を担当する専従の社会福祉士等１名以上の常勤配置を行う。なお，週３日以上常態として勤務しており，かつ，所定労働時間が週22時間以上の勤務を行っている専従の非常勤理学療法士，非常勤作業療法士又は非常勤言語聴覚士をそれぞれ２名以上組み合わせることにより，当該保険医療機関における常勤理学療法士，常勤作業療法士又は常勤言語聴覚士の勤務時間帯と同じ時間帯にこれらの非常勤理学療法士，非常勤作業療法士又は非常勤言語聴覚士がそれぞれ配置されている場合には，これらの非常勤理学療法士，非常勤作業療法士又は非常勤言語聴覚士の実労働時間を常勤換算し常勤理学療法士，常勤作業療法士又は常勤言語聴覚士数にそれぞれ算入することができる。ただし，常勤換算し常勤理学療法士又は常勤作業療法士数に算入することができるのは，常勤配置のうち理学療法士は２名，作業療法士は１名までに限る。

(13)　(12)に規定する理学療法士，作業療法士及び言語聴覚士については，次のいずれも満たす場合に限り，当該病棟において現に特定機能病院リハビリテーション病棟入院料を算定している患者及び当該病棟から同一の保険医療機関の当該入院料に係る病棟以外の病棟へ転棟した日から起算して３か月以内の患者（在棟中に特定機能病院リハビリテーション病棟入院料を算定した患者であって，当該保険医療機関に入院中の患者に限る）に対する退院前の訪問指導並びに当該病棟を退棟した日から起算して３か月以内の患者（在棟中に特定機能病院リハビリテーション病棟入院料を算定した患者に限る。ただし，保険医療機関に入院中の患者又は介護老人保健施設に入所する患者を除く）に対する外来におけるリハビリテーション又は訪問リハビリテーション指導を実施しても差し支えないものとする。

ア　届出を行う月及び各年度４月，７月，10月及び１月に算出したリハビリテーション実績指数が40以上である。

イ　当該保険医療機関において，前月に，外来患者に対するリハビリテーション又は訪問リハビリテーション指導を実施している。

(14)　(13)のア又はイのいずれかを満たさない場合には，(12)に規定する理学療法士，作業療法士及び言語聴覚士は，当該月以降，(13)の業務を実施できないこととする。なお，その後，別の月（４月，７月，10月又は１月以外の月を含む）において，ア及びイのいずれも満たす場合には，当該月以降，(13)の業務を実施しても差し支えないものとする。

なお，(13)のア及びイについては，毎年８月に**別紙様式45**を用いて地方厚生（支）局長に報告することとするが，ア及びイのいずれも満たす場合からア又はイのいずれかを満たさなくなった場合及び，その後，別の月（４月，７月，10月又は１月以外の月を含む）にア及びイのいずれも満たすようになった場合には，その都度同様に報告する。

(15)　重症の患者（㉒**別添６**の**別紙21**に定める日常生活機能評価で10点以上又はFIM得点で55点以下の患者をいう。以下この項において同じ）が新規入院患者のうち５割以上である。なお，その割合は，次のアに掲げる数をイに掲げる数で除して算出するものである。

ア　直近６か月間に当該特定機能病院リハビリテーション病棟に新たに入院した患者（第２部「通則５」に規定する入院期間が通算される再入院の患者を除く）のうちの重症の患者数

イ　直近６か月間に当該特定機能病院リハビリテーション病棟に新たに入院した患者数（第２部「通則５」に規定する入院期間が通算される再入院の患者数を除く）

(16)　当該保険医療機関において，休日を含め全ての日において，リハビリテーションを提供できる体制を備えている。なお，リハビリテーションの提供体制については，当該保険医療機関のその他の病床におけるリハビリテーションの実施状況を踏まえ，適切な体制をとることとするが，リハビリテーションが提供される患者に対し，休日の１日当たりリハビリテーション提供単位数も平均２単位以上であるなど，曜日により著しい提供単位数の差がないような体制とする。

(17)　当該病棟に配置されている専従の常勤理学療法士若しくは(12)に規定する常勤換算の対象となる専従の非常勤の理学療法士又は専従の常勤作業療法士若しくは(12)に規定する常勤換算の対象となる専従の非常勤作業療法士のうち１名以上がいずれの日においても配置されている。

(18)　当該病棟において看護又は看護補助を行う看護要員の配置が当該保険医療機関の休日においてもリハビリテーションを提供する支障とならないよう配慮する。

(19)　回復期リハビリテーション病棟入院料１を算定しようとする場合は，当該保険医療機関において，FIMの測定に関わる職員を対象としたFIMの測定に関する研修会を年１回以上開催する。

(20)　当該入院料を算定する患者について，適切な口腔ケアを提供するとともに，口腔状態に係る課題（口腔衛生状態の不良や咬合不良等）を認めた場合は，必要に応じて当該保険医療機関の歯科医師等と連携する又は歯科診療を担う他の保険医療機関への受診を促す体制が整備されている。

(21)　届出を行う月及び各年度４月，７月，10月及び１月に算出したリハビリテーション実績指数が40以上である。

(22)　地域の保険医療機関との連携体制として，次に掲げる体制が整備されている。

ア　当該保険医療機関において，他の保険医療機関等に所属するリハビリテーションに関わる職員を対象とした研

修会を月１回以上開催する。

イ 他の保険医療機関等からのリハビリテーションに係る照会や患者の状況に関する相談等に応じる体制を整備する。また，当該体制について，ホームページや研修会等で周知する。

【届出に関する事項】

(1) 特定機能病院リハビリテーション病棟入院料の施設基準に係る届出は，**別添７**（→Web 版）の**様式９**，**様式20**，**様式49**，**様式49の２**，**様式49の５**を用いる。この場合において，病棟の勤務実績表で看護要員の職種が確認できる場合は，**様式20**の当該看護要員のみを省略することができる。

(2) １病棟に限り届出を行うことができる。

(3) 令和４年３月31日において現に回復期リハビリテーション病棟入院料に係る届出を行っている病院に限り届出を行うことができる。（令4.4.28事務連絡により一部修正）

第10 短期滞在手術等基本料の施設基準等

1 通則

短期滞在手術等基本料を算定する手術等は，**別表第11**（p.875）に掲げるものとすること。

2 短期滞在手術等基本料１の施設基準

(1) 手術を行うにつき十分な体制が整備されていること。

(2) 短期滞在手術を行うにつき回復室その他適切な施設を有していること。

(3) 当該回復室における看護師の数は，常時，当該回復室の患者の数が４又はその端数を増すごとに１以上であること。

→１ 短期滞在手術等基本料１に関する施設基準

(1) 手術を行う場合にあっては，術後の患者の回復のために適切な専用の病床を有する回復室が確保されている。ただし，当該病床は必ずしも許可病床である必要はない。

(2) 看護師が常時患者４人に１人の割合で回復室に勤務している。

(3) 手術を行う場合にあっては，当該保険医療機関が，退院後概ね３日間の患者に対して24時間緊急対応の可能な状態にある。又は当該保険医療機関と密接に提携しており，当該手術を受けた患者について24時間緊急対応が可能な状態にある保険医療機関がある。

(4) 短期滞在手術等基本料に係る手術（全身麻酔を伴うものに限る）が行われる日において，麻酔科医が勤務している。

(5) 術前に患者に十分に説明し，「診療報酬の算定方法の一部改正に伴う実施上の留意事項について」における**別紙様式８**を参考として同意を得る。

【届出に関する事項】 短期滞在手術等基本料の施設基準に係る届出は，**別添７**（→Web 版）の**様式58**を用いる。

3 厚生労働大臣が定める保険医療機関

診療報酬の算定方法第１号ただし書に規定する別に厚生労働大臣が指定する病院の病棟を有する病院又は診療所でないこと。

4 短期滞在手術等基本料の注５の除外薬剤・注射薬

別表第５の１の３（p.871）に掲げる薬剤及び注射薬

基施

第11　経過措置

1　看護職員の確保が特に困難であると認められる保険医療機関については，第５の４の２（精神病棟入院基本料の施設基準等）の(2)の規定にかかわらず，当分の間は，なお従前の例によることができる。(→p.699)

2　当分の間は，第９の９（小児入院医療管理料の施設基準）の(1)のロ（→p.823）中「医師の員数以上の員数」とあるのは「医師の員数以上の員数〔同令第50条の規定（編注：①離島・へき地等②地域医療に不可欠③医師確保が著しく困難――のすべてに該当する病院における医師の定員減の特例）の適用を受ける間，この規定により有しなければならない医師の員数以上の員数〕」と，第９の14（精神科救急急性期医療入院料の施設基準）の(1)のロ（→p.848），第９の15（精神科急性期治療病棟入院料の施設基準）の(1)のロ（→p.850），第９の15の２（精神科救急・合併症入院料の施設基準）の(1)のハ（→p.852）及び第９の15の３（児童・思春期精神科入院医療管理料の施設基準）の(1)のロ（→p.853）中「医師の員数以上の員数」とあるのは「医師の員数以上の員数〔同令第49条及び第50条の規定（編注：療養病床が全病床の５割を超える病院において医師の定員減の特例，または①離島・へき地等②地域医療に不可欠③医師確保が著しく困難――のすべてに該当する病院における医師の定員減の特例）の適用を受ける間，それぞれこれらの規定により有しなければならない医師の員数以上の員数〕」と，第９の14（精神科救急急性期医療入院料の施設基準）の(1)のハ（→p.848），第９の15（精神科急性期治療病棟入院料の施設基準）の(1)のハ（→p.850），第９の15の２（精神科救急・合併症入院料の施設基準）の(1)のニ（→p.852），第９の15の３（児童・思春期精神科入院医療管理料の施設基準）の(1)のハ（→p.853）及び第９の16（精神療養病棟入院料の施設基準）の(1)のハ（→p.854）中「看護師及び准看護師の員数以上の員数」とあるのは「看護師及び准看護師の員数以上の員数〔医療法施行規則等の一部を改正する省令（平成13年厚生労働省令第８号）附則第20条の規定（編注：精神病床を有する病院で，「歯科衛生士」を「歯科衛生士と看護補助者」と読み替える規定）の適用を受ける病院にあっては，この規定の適用を受ける間，この規定により有しなければならない看護師及び准看護師の員数以上の員数〕」とする。

3　平成26年３月31日において現に保険医療機関が地方厚生局長等に届け出た病棟（一般病棟入院基本料７対１入院基本料若しくは10対１入院基本料，特定機能病院入院基本料又は専門病院入院基本料を算定する病棟に限る）に入院する特定患者〔診療報酬の算定方法の一部を改正する件（平成26年厚生労働省告示第57号）による改正前の診療報酬の算定方法別表第１区分番号Ａ100の注８に規定する特定患者をいう〕については，当分の間，医療区分３とみなす。

4　平成30年３月31日において，当該保険医療機関と同一建物内に特別養護老人ホーム，介護老人保健施設又は健康保険法等の一部を改正する法律（平成18年法律第83号）附則第130条の２第１項の規定によりなおその効力を有するものとされた同法第26条の規定による改正前の介護保険法第８条第26項に規定する介護療養型医療施設を設置している保険医療機関については，第８の１の(1)のへの②，第８の１の(2)のイ〔(1)のへの②に限る〕及び第８の１の(3)のイ〔(1)のへの②に限る〕に該当するものとみなす。

5　令和６年３月31日において現に地域包括診療加算に係る届出を行っている保険医療機関については，同年９月30日までの間に限り，第３の７の(1)のハ又は(2)〔(1)のハに限る〕に該当するものとみなす。

6　令和６年３月31日において現に入院基本料又は特定入院料に係る届出を行っている病棟又は病室（同日において，療養病棟入院基本料，有床診療所在宅患者支援病床初期加算，地域包括ケア病棟入院料及び特定一般入院料の注７に規定する施設基準の届出を行っている病棟を除く）については，令和７年５月31日までの間に限り，第４の７に定める基準に該当するものとみなす。

7　令和６年３月31日において現に入院基本料又は特定入院料に係る届出を行っている病棟又は病室については，令和７年５月31日までの間に限り，第４の８に定める基準に該当するものとみなす。

8　令和６年３月31日において診療報酬の算定方法の一部を改正する告示（令和６年厚生労働省告示第57号）による改正前の診療報酬の算定方法の医科点数表（以下「旧医科点数表」という）の療養病棟入院基本料に係る届出を行っている病棟に入院している患者であって，基本診療料の施設基準等の一部を改正する告示（令和６年厚生労働省告示第58号）による改正前の基本診療料の施設基準等（以下「旧告示」という）別表第５の２の２に掲げる中心静脈注射を実施している状態にあるものについては，当分の間，処置等に係る医療区分３とみなす。

9　令和６年３月31日において現に旧医科点数表の療養病棟入院基本料の注11に係る届出を行っている病棟については，令和６年９月30日までの間に限り，第５の３の(1)のハに該当するものとみなす。

10　令和６年３月31日において現に旧医科点数表の療養病棟入院基本料を算定する患者に対して行うリハビリテーションの費用については，令和６年９月30日までの間に限り，第５の３の(4)に該当しないものとみなす。

11　令和６年３月31日において現に次の(1)から(16)までに掲げる診療料に係る届出を行っている病棟又は病室については，同年９月30日までの間に限り，次の(1)から(16)までに掲げる区分に応じ，当該各(1)から(16)までに定めるものに該当するものとみなす。

(1)　急性期一般入院料１　第５の２の(1)のイの②の１又は２
(2)　急性期一般入院料２　第５の２の(1)のイの③の１
(3)　急性期一般入院料３　第５の２の(1)のイの④の１
(4)　急性期一般入院料４　第５の２の(1)のイの⑤
(5)　急性期一般入院料５　第５の２の(1)のイの⑥
(6)　結核病棟入院基本料の７対１入院基本料　第５の４の(1)のイの③
(7)　特定機能病院入院基本料の一般病棟の７対１入院基本料　第５の５の(1)のイの①の４
(8)　特定機能病院入院基本料の注５のイ　第５の５の(4)のイの②
(9)　特定機能病院入院基本料の注５のロ　第５の５の(4)のロの②
(10)　特定機能病院入院基本料の注５のハ　第５の５の(4)のハの②
(11)　専門病院入院基本料の７対１入院基本料　第５の６の(2)のイの④
(12)　専門病院入院基本料の注３のイ　第５の６の(3)のイの②
(13)　専門病院入院基本料の注３のロ　第５の６の(3)のロの②

⒁　専門病院入院基本料の注３のハ　**第５の６の⑶のハの②**

⒂　地域包括ケア病棟入院料　**第９の11の２の⑴のハ**

⒃　特定一般病棟入院料の注７　**第９の19の⑸の口の①又は②**

12　令和６年３月31日において現に急性期一般入院料１に係る届出を行っている病棟（許可病床数が200床未満の保険医療機関の病棟に限る）又は急性期一般入院料２若しくは３に係る届出を行っている病棟（許可病床数が200床以上400床未満の保険医療機関の病棟に限る）については，同年9月30日までの間に限り，**第５の２の⑴のイの①の５**に該当するものとみなす。

13　令和６年３月31日において現に次の⑴から⒃までに掲げる診療料に係る届出を行っている治療室については，令和７年５月31日までの間に限り，次の⑴から⒃までに掲げる区分に応じ，当該各⑴から⒃までに定める基準〔次の⑴から⑻までに掲げる診療料に係る届出を行っている治療室であって，特定集中治療室管理料５又は特定集中治療室６に係る届出を行う治療室にあっては，**第９の３の⑴のホの①**（**イの⑧**に限る）又は**第９の３の⑴のへの①**〔**ホの①**（**イの⑧**に限る）に限る〕〕に該当するものとみなす。

⑴　救命救急入院料１　**第９の２の⑴のイの⑥**

⑵　救命救急入院料２　**第９の２の⑴の口の②の１**（**３の⑴のイの⑧**に限る）又は２〔**３の⑴のハの①**（**イの⑧**に限る）に限る〕

⑶　救命救急入院料３　**第９の２の⑴のハの①**（**イの⑥**に限る）

⑷　救命救急入院料４　**第９の２の⑴のニの①**〔**口の②の１**〔**３の⑴のイの⑧**に限る〕又は２〔**３の⑴のハの①**（**イの⑧**に限る）に限る〕に限る〕

⑸　特定集中治療室管理料１　**第９の３の⑴のイの⑧**

⑹　特定集中治療室管理料２　**第９の３の⑴の口の①**（**イの⑧**に限る）

⑺　特定集中治療室管理料３　**第９の３の⑴のハの①**（**イの⑧**に限る）

⑻　特定集中治療室管理料４　**第９の３の⑴のニの①**〔**ハの①**（**イの⑧**に限る）に限る〕

⑼　ハイケアユニット入院医療管理料１　**第９の４の⑴のリ**

⑽　ハイケアユニット入院医療管理料２　**第９の４の⑵のイ**〔**⑴のリ**に限る〕

⑾　脳卒中ケアユニット入院医療管理料　**第９の５の⑽**

⑿　小児特定集中治療室管理料　**第９の５の２の⑹**

⒀　新生児特定集中治療室管理料１　**第９の６の⑴のへ**

⒁　新生児特定集中治療室管理料２　**第９の６の⑵のイ**〔**⑴のへ**に限る〕

⒂　総合周産期特定集中治療室管理料１　**第９の６の２の⑴のホ**

⒃　総合周産期特定集中治療室管理料２　**第９の６の２の⑵のイ**〔**⑴のホ**に限る〕

14　令和６年３月31日において現に救命救急入院料１又は救命救急入院料３に係る届出を行っている治療室については，同年９月30日までの間に限り，**第９の３の⑴のホの④**又は**への①**（**ホの④**に限る）に該当するものとみなす。

15　令和６年３月31日において現に救命救急入院料２又は救命救急入院料４に係る届出を行っている治療室については，同年９月30日までの間に限り，**第９の２の⑴の口の②**〔**３の⑴のイの⑥**又は**３の⑴のハの④**に限る〕又は**ニの①**〔**口の②**〔**３の⑴のイの⑥**又は**３の⑴のハの④**に限る〕に限る〕〔特定集中治療室管理料５又は特定集中治療室６に係る届出を行う治療室にあっては，**第９の３の⑴のホの④**又は**への①**（**ホの④**に限る）〕に該当するものとみなす。

16　令和６年３月31日において現に特定集中治療室管理料１，特定集中治療室管理料２，特定集中治療室管理料３又は特定集中治療室管理料４に係る届出を行っている治療室については，同年９月30日までの間に限り，**第９の３の⑴のイの⑥**，**口の①**（**イの⑥**に限る），**ハの④**，**ニの①**（**ハの④**に限る）〔特定集中治療室管理料５又は特定集中治療室６に係る届出を行う治療室にあっては，**ホの④**又は**への①**（**ホの④**に限る）〕に該当するものとみなす。

17　令和６年３月31日において現に特定集中治療室管理料１，特定集中治療室管理料２，特定集中治療室管理料３又は特定集中治療室管理料４に係る届出を行っている治療室については，同年９月30日までの間に限り，**第９の３の⑴のイの⑦**，**口の①**（**イの⑦**に限る），**ハの⑤**又は**ニの①**（**ハの⑤**に限る）に該当するものとみなす。

18　令和６年３月31日において現に救命救急入院料１，救命救急入院料２，救命救急入院料３若しくは救命救急入院料４又は特定集中治療室管理料１，特定集中治療室管理料２，特定集中治療室管理料３若しくは特定集中治療室管理料４に係る届出を行っている治療室については，令和８年５月31日までの間に限り，**第９の３の⑴のホの①**（**イの③**に限る）又は**への①**〔**ホの①**（**イの③**に限る）に限る〕に該当するものとみなす。

19　令和６年３月31日において現にハイケアユニット入院医療管理料１又はハイケアユニット入院医療管理料２に係る届出を行っている治療室については，同年９月30日までの間に限り，**第９の４の⑴のホ**又は**⑵のハ**に該当するものとみなす。

20　令和６年３月31日において現に次の⑴から⑷までに掲げる診療料に係る届出を行っている病棟又は病室については，令和６年５月31日までの間に限り，次の⑴から⑷までに掲げる区分に応じ，当該各⑴から⑷までに定める基準に該当するものとみなす。

⑴　精神病棟入院基本料（10対１入院基本料に限る）　**第５の４の２の⑴のイの⑤**

⑵　精神病棟入院基本料（10対１入院基本料に限る）　**第５の４の２の⑴の口の⑥**

⑶　精神科急性期治療病棟入院料　**第９の15の⑴のへ**

⑷　児童・思春期精神科入院医療管理料　**第９の15の３の⑴のチ**

21　令和６年３月31日において現に次の⑴から⑼までに掲げる規定に係る届出を行っている病棟又は病室について，急性期一般入院基本料，特定機能病院入院基本料（一般病棟に限る），専門病院入院基本料（13対１入院基本料を除く），回復期リハビリテーション病棟入院料１から４まで又は地域包括ケア病棟入院料を算定する病棟若しくは地域包括ケア入院医療管理料を算定する病室のいずれも有しない保険医療機関であって，地域一般入院基本料，療養病棟入院料１若しくは２，療養病棟入院基本料の注11，専門病院入院基本料（13対１入院基本料に限る），障害者施設等入院基本料，回復期リハビリテーション病棟入院料

5，特殊疾患病棟入院料，緩和ケア病棟入院料若しくは精神科救急急性期医療入院料を算定する病棟又は特殊疾患入院医療管理料を算定する病室のいずれかを有するもののうち，これらの病棟又は病室の病床数の合計が当該保険医療機関において200床未満であり，かつ，データ提出加算の届出を行うことが困難であることについて正当な理由があるものに限り，当分の間，次の⑴から⑼までに掲げる区分に応じ，当該各⑴から⑼までに定めるものに該当するものとみなす。

⑴　地域一般入院基本料　**第5の2の⑴のロの①の4**

⑵　療養病棟入院基本料　**第5の3の⑴のイの⑦**

⑶　専門病院入院基本料（13対1入院基本料に限る）**第5の6の⑵のハの④**

⑷　障害者施設等入院基本料　**第5の7の⑴のロ**

⑸　特殊疾患入院医療管理料　**第9の8の⑴のヘ**

⑹　回復期リハビリテーション病棟入院料5　**第9の10の⑹**〔⑷のホに限る〕

⑺　特殊疾患病棟入院料　**第9の12の⑴のヘ又は⑵のイの②若しくはロの②**〔⑴のへに限る〕

⑻　緩和ケア病棟入院料　**第9の13の⑴のヲ**

⑼　精神科救急急性期医療入院料　**第9の14の⑴のル**

22　令和6年3月31日において現に次の⑴から⑷までに掲げる規定に係る届出を行っている病棟又は病室について，急性期一般入院基本料，特定機能病院入院基本料（一般病棟に限る），専門病院入院基本料（13対1入院基本料を除く），回復期リハビリテーション病棟入院料1から4まで又は地域包括ケア病棟入院料を算定する病棟若しくは地域包括ケア入院医療管理料を算定する病室のいずれも有しない保険医療機関であって，精神病棟入院基本料（10対1入院基本料又は13対1入院基本料に限る），精神科急性期治療病棟入院料若しくは児童・思春期精神科入院医療管理料を算定する病棟又は児童・思春期精神科入院医療管理料を算定する病室のいずれかを有するもののうち，データ提出加算の届出を行うことが困難であることについて正当な理由があるものに限り，当分の間，次の⑴から⑷までに掲げる区分に応じ，当該各⑴から⑷までに定めるものに該当するものとみなす。

⑴　精神病棟入院基本料（10対1入院基本料に限る）**第5の4の2の⑴のイの⑤**

⑵　精神病棟入院基本料（13対1入院基本料に限る）**第5の4の2の⑴のロの⑥**

⑶　精神科急性期治療病棟入院料　**第9の15の⑴のヘ**

⑷　児童・思春期精神科入院医療管理料　**第9の15の3の⑴のチ**

23　令和6年3月31日において現に次の⑴から⑻までに掲げる診療料に係る届出を行っている病棟については，令和7年5月31日までの間に限り，**第9の18の2の⑴のヌ，ル及びヲ**に該当するものとみなし，令和7年9月30日までの間に限り，**第9の18の2の⑴のワ及びヨ**に該当するものとみなす。

⑴　精神病棟入院基本料

⑵　精神科救急急性期医療入院料

⑶　精神科急性期治療病棟入院料

⑷　精神科救急・合併症入院料

⑸　児童・思春期精神科入院医療管理料

⑹　精神療養病棟入院料

⑺　認知症治療病棟入院料

⑻　地域移行機能強化病棟入院料

24　令和6年3月31日において現に総合入院体制加算1，総合入院体制加算2又は総合入院体制加算3に係る届出を行っている保険医療機関については，同年9月30日までの間に限り，**第8の1の⑴のチ，⑵のホ又は⑶のホ**に該当するものとみなす。

25　令和6年3月31日において現に急性期看護補助体制加算に係る届出を行っている保険医療機関（急性期一般入院料6又は10対1入院基本料に係る届出を行っている保険医療機関に限る）については，同年9月30日までの間に限り，**第8の7の3の⑴のヘ，⑵**〔⑴のヘに限る〕，**⑶のロ**〔⑴のヘに限る〕又は**⑷のロ**〔⑴のヘに限る〕に該当するものとみなす。

26　令和6年3月31日において現に看護職員夜間配置加算に係る届出を行っている保険医療機関（急性期一般入院料6又は10対1入院基本料に係る届出を行っている保険医療機関に限る）については，同年9月30日までの間に限り，**第8の7の4の⑴のニ，⑵**〔⑴のニに限る〕又は**⑶のロ**〔⑴のニに限る〕に該当するものとみなす。

27　令和6年3月31日において現に看護補助加算1に係る届出を行っている保険医療機関（地域一般入院料1若しくは地域一般入院料2又は13対1入院基本料に係る届出を行っている保険医療機関に限る）については，同年9月30日までの間に限り，**第8の13の⑴のハ**に該当するものとみなす。

28　令和6年3月31日において現に有床診療所療養病床入院基本料の届出を行っている保険医療機関については，同年9月30日までの間に限り，**第6の3**の規定にかかわらず，なお従前の例によることができる。

29　旧告示別表第6の2に規定する地域に所在する保険医療機関であって，令和6年3月31日において現に超急性期脳卒中加算，医師事務作業補助体制加算，緩和ケア診療加算の注2，栄養サポートチーム加算の注2，褥瘡ハイリスク患者ケア加算の注2，入退院支援加算の注5，精神疾患診療体制加算，精神科急性期医師配置加算2のイ，地域包括ケア病棟入院料（地域包括ケア病棟入院料2若しくは4又は地域包括ケア病棟入院料の注2を除く），地域包括ケア病棟入院料の注2又は特定一般病棟入院料に係る届出を行っているものは，令和8年5月31日までの間に限り，**別表第6の2**に規定する地域に所在するものとみなす。

30　令和6年3月31日において現に地域包括ケア病棟入院料に係る届出を行っている病棟又は病室については，令和7年5月31日までの間に限り，**第9の11の2の⑵のホ，⑶のニ**〔⑵のホに限る〕，**⑷のハ，⑸のロ，⑹のイ**〔⑵のホに限る〕，**⑺のイ**〔⑵のホに限る〕，**⑻のハ又は⑼のロ**に該当するものとみなす。

31　令和6年3月31日において現に特定一般病棟入院料の注7に係る届出を行っている病棟については，令和7年5月31日までの間に限り，**第9の19の⑸のロの⑤**に該当するものとみなす。

32　令和6年3月31日において現に療養病棟入院基本料の注11に係る届出を行っている病棟については，令和6年9月30日までの間に限り，**第5の3の⑴のハ**に該当するものとみなす。

（歯科・略）

34　令和7年5月31日までの間に限り，**第3の3の7の⑷**中「⑶の掲示事項について，原則として，ウェブサイトに掲載していること」とあるのは「削除」と，**第3の3の8の⑻**中「⑺の掲示事項について，原則として，ウェブサイトに掲載していること」とあるのは「削除」と，第３の６の(4)中「(3)の掲示事項について，原則として，ウェブサイトに掲載していること」とあるのは「削除」と，第３の８の３の(5)中「(4)の掲示事項について，原則として，ウェブサイトに掲載していること」とあるのは「削除」と，第３の９の(7)中「(6)の掲示事項について，原則として，ウェブサイトに掲載していること」とあるのは「削除」と，第３の10の(1)のチ及び(2)のチ中「トの掲示事項について，原則としてウェブサイトに掲載していること」とあるのは「削除」と，第５の１の(9)中「(8)の掲示事項について，原則として，ウェブサイトに掲示していること」とあるのは「削除」と，第６の１の(5)中「(4)の掲示事項について，原則として，ウェブサイトに掲載していること」とあるのは「削除」と，第８の32の(1)のニ中「ハの掲示事項について，原則として，ウェブサイトに掲載していること」とあるのは「削除」と，第８の35の３の(1)のヘ中「ホの掲示事項について，原則として，ウェブサイトに掲載していること」とあるのは「削除」と，第８の35の３の２の(5)中「(4)の掲示事項について，原則として，ウェブサイトに掲載していること」とあるのは「削除」と，第８の35の12の(4)中「(3)の掲示事項について，原則として，ウェブサイトに掲示していること」とあるのは「削除」と，第９の19の(2)のト中「への掲示事項について，原則として，ウェブサイトに掲載していること」とあるのは「削除」とする。

35　令和６年３月31日において現に回復期リハビリテーション病棟入院料１又は回復期リハビリテーション病棟入院料２に係る届出を行っている病棟については，令和７年５月31日までの間に限り，第９の10の(2)のニ又は(3)〔(2)のニに限る〕に該当するものとみなす。

36　令和６年３月31日において現に回復期リハビリテーション病棟入院料１又は回復期リハビリテーション病棟入院料３に係る届出を行っている病棟については，同年９月30日までの間に限り，第９の10の(2)のカ又は(4)のチに該当するものとみなす。

別表第１　（歯科・略）

別表第２　平均在院日数の計算対象としない患者

1　精神科身体合併症管理加算を算定する患者
2　救命救急入院料（広範囲熱傷特定集中治療管理料に限る）を算定する患者
3　特定集中治療室管理料（広範囲熱傷特定集中治療管理料に限る）を算定する患者
4　小児特定集中治療室管理料を算定する患者
5　新生児特定集中治療室管理料を算定する患者
5の２　新生児特定集中治療室重症児対応体制強化管理料を算定する患者
6　総合周産期特定集中治療室管理料を算定する患者
7　新生児治療回復室入院医療管理料を算定する患者
8　一類感染症患者入院医療管理料を算定する患者
9　特殊疾患入院医療管理料を算定する患者
10　回復期リハビリテーション病棟入院料を算定する患者
11　地域包括ケア病棟入院料を算定する患者
12　特殊疾患病棟入院料を算定する患者
13　緩和ケア病棟入院料を算定する患者
14　精神科救急急性期医療入院料を算定する患者
15　精神科救急・合併症入院料を算定する患者
16　精神科急性期治療病棟入院料を算定する患者
17　児童・思春期精神科入院医療管理料を算定する患者
18　精神療養病棟入院料を算定する患者
18の２　精神科地域包括ケア病棟入院料を算定する患者
18の３　地域移行機能強化病棟入院料を算定する患者
18の４　特定機能病院リハビリテーション病棟入院料を算定する患者
19　一般病棟〔一般病棟入院基本料，特定機能病院入院基本料（一般病棟に限る）又は専門病院入院基本料を算定する病棟を除く〕に入院した日から起算して90日を超えて入院している患者であって，医科点数表第１章第２部第１節障害者施設等入院基本料の注５に規定する厚生労働大臣の定める状態等にあるもの
20　一般病棟に入院した日から起算して90日を超えて入院している患者であって，医科点数表第１章第２部第１節一般病棟入院基本料の注11，特定機能病院入院基本料の注９又は専門病院入院基本料の注８の規定により療養病棟入院料１の例により算定している患者
21　認知症治療病棟入院料を算定している患者
22　短期滞在手術等基本料１及び３（入院した日から起算して５日までの期間に限る）を算定している患者
23　診療報酬の算定方法第１号ただし書に規定する別に厚生労働大臣が指定する病院の病棟を有する病院において，別表第11の３に規定する手術，検査又は放射線治療を行った患者（入院した日から起算して５日までに退院した患者に限る）
24　**別表第11の１**に規定する手術又は検査を行った患者

別表第３　看護配置基準の計算対象としない治療室，病室又は専用施設

1　救命救急入院料に係る治療室
2　特定集中治療室管理料に係る治療室
3　ハイケアユニット入院医療管理料に係る治療室
4　脳卒中ケアユニット入院医療管理料に係る治療室

5　小児特定集中治療室管理料に係る治療室
6　新生児特定集中治療室管理料に係る治療室（新生児特定集中治療室重症児対応体制強化管理料に係る病床を含む）
7　総合周産期特定集中治療室管理料に係る治療室
8　新生児治療回復室入院医療管理料に係る治療室
9　一類感染症患者入院医療管理料に係る治療室
10　短期滞在手術等基本料１に係る回復室
11　外来腫瘍化学療法診療料又は外来化学療法加算に係る専用施設

別表第４　厚生労働大臣が定める状態等にある患者

1　難病患者等入院診療加算を算定する患者
2　重症者等療養環境特別加算を算定する患者
3　重度の肢体不自由者（脳卒中の後遺症の患者及び認知症の患者を除く），脊髄損傷等の重度障害者（脳卒中の後遺症の患者及び認知症の患者を除く），重度の意識障害者，筋ジストロフィー患者及び難病患者等
4　悪性新生物に対する治療（重篤な副作用のおそれがあるもの等に限る）を実施している状態にある患者
5　観血的動脈圧測定を実施している状態にある患者
6　心大血管疾患リハビリテーション料，脳血管疾患等リハビリテーション料，廃用症候群リハビリテーション料，運動器リハビリテーション料又は呼吸器リハビリテーション料を実施している状態にある患者（患者の入院の日から起算して180日までの間に限る）
7　ドレーン法又は胸腔若しくは腹腔の洗浄を実施している状態にある患者
8　頻回に喀痰吸引及び干渉低周波去痰器による喀痰排出を実施している状態にある患者
9　人工呼吸器を使用している状態にある患者
10　人工腎臓，持続緩徐式血液濾過又は血漿交換療法を実施している状態にある患者
11　全身麻酔その他これに準ずる麻酔を用いる手術を実施し，当該疾病に係る治療を継続している状態（当該手術を実施した日から起算して30日までの間に限る）にある患者

別表第５　特定入院基本料，療養病棟入院基本料，障害者施設等入院基本料の注６，注13及び注14の点数並びに有床診療所療養病床入院基本料に含まれる画像診断及び処置並びにこれらに含まれない除外薬剤・注射薬

1　これらに含まれる画像診断

写真診断〔単純撮影（エックス線診断料に係るものに限る）に限る〕
撮影〔単純撮影（エックス線診断料に係るものに限る）に限る〕

2　これらに含まれる処置

創傷処置（手術日から起算して14日以内の患者に対するものを除く）
喀痰吸引
摘便
酸素吸入
酸素テント
皮膚科軟膏処置
膀胱洗浄
留置カテーテル設置
導尿
腟洗浄
眼処置
耳処置
耳管処置
鼻処置
口腔，咽頭処置
間接喉頭鏡下喉頭処置
ネブライザ
超音波ネブライザ
介達牽引
消炎鎮痛等処置
鼻腔栄養
長期療養患者褥瘡等処置

3　これらに含まれない除外薬剤（特定入院基本料に係る場合を除く）

抗悪性腫瘍剤（悪性新生物に罹患している患者に対して投与された場合に限る），HIF-PH阻害剤（人工腎臓又は腹膜灌流を受けている患者のうち腎性貧血状態にあるものに対して投与された場合に限る）及び疼痛コントロールのための医療用麻薬

4　これらに含まれない注射薬（特定入院基本料に係る場合を除く）

抗悪性腫瘍剤（悪性新生物に罹患している患者に対して投与された場合に限る），エリスロポエチン（人工腎臓又は腹膜灌流を受けている患者のうち腎性貧血状態にあるものに対して投与された場合に限る），ダルベポエチン（人工腎臓又は腹膜灌流を受けている患者のうち腎性貧血状態にあるものに対して投与された場合に限る），エポエチンベータペゴル（人工腎臓又は腹膜灌流を受けている患者のうち腎性貧血状態にあるものに対して投与された場合に限る）及び疼痛コントロールのための医療用麻薬

別表第５の１の２　特定入院基本料，療養病棟入院基本料，障害者施設等入院基本料の注６，注13及び注14の点数並びに有床診療所療養病床入院基本料に含まれない除外薬剤・注射薬並びに特殊疾患入院医療管理料，回復期リハビリテーション病棟入院料，特殊疾患病棟入院料，緩和ケア病棟入院料，認知症治療病棟入院料及び特定機能病院リハビリテーション病棟入院料の除外薬剤・注射薬

インターフェロン製剤（Ｂ型肝炎又はＣ型肝炎の効能若しくは効果を有するものに限る）
抗ウイルス剤（Ｂ型肝炎又はＣ型肝炎の効能若しくは効果を有するもの及び後天性免疫不全症候群又はHIV感染症の効能若しくは効果を有するものに限る）
血友病の患者に使用する医薬品（血友病患者における出血傾向の抑制の効能又は効果を有するものに限る）

別表第５の１の３　地域包括ケア病棟入院料，特定一般病棟入院料及び短期滞在手術等基本料の除外薬剤・注射薬

抗悪性腫瘍剤（悪性新生物に罹患している患者に対して投与された場合に限る），疼痛コントロールのための医療用麻薬，エリスロポエチン（人工腎臓又は腹膜灌流を受けている患者のうち腎性貧血状態にあるものに対して投与された場合に限る），ダルベポエチン（人工腎臓又は腹膜灌流を受けている患者のうち腎性貧血状態にあるものに対して投与された場合に限る），エポエチンベータペゴル（人工腎臓又は腹膜灌流を受けている患者のうち腎性貧血状態にあるものに対して投与された場合に限る），HIF-PH阻害剤（人工腎臓又は腹膜灌流を受けて

いる患者のうち腎性貧血状態にあるものに対して投与された場合に限る)，インターフェロン製剤（B型肝炎又はC型肝炎の効能若しくは効果を有するものに限る)，抗ウイルス剤（B型肝炎又はC型肝炎の効能若しくは効果を有するもの及び後天性免疫不全症候群又はHIV感染症の効能若しくは効果を有するものに限る）及び血友病の患者に使用する医薬品（血友病患者における出血傾向の抑制の効能又は効果を有するものに限る）

別表第５の１の４　精神科救急急性期医療入院料，精神科急性期治療病棟入院料，精神科救急・合併症入院料及び精神科地域包括ケア病棟入院料の除外薬剤・注射薬

インターフェロン製剤（B型肝炎又はC型肝炎の効能若しくは効果を有するものに限る）
抗ウイルス剤（B型肝炎又はC型肝炎の効能若しくは効果を有するもの及び後天性免疫不全症候群又はHIV感染症の効能若しくは効果を有するものに限る）
血友病の患者に使用する医薬品（血友病患者における出血傾向の抑制の効能又は効果を有するものに限る）
クロザピン（治療抵抗性統合失調症治療指導管理料を算定しているものに対して投与された場合に限る）
持続性抗精神病注射薬剤（投与開始日から起算して60日以内に投与された場合に限る）

別表第５の１の５　精神療養病棟入院料及び地域移行機能強化病棟入院料の除外薬剤・注射薬

インターフェロン製剤（B型肝炎又はC型肝炎の効能若しくは効果を有するものに限る）
抗ウイルス剤（B型肝炎又はC型肝炎の効能若しくは効果を有するもの及び後天性免疫不全症候群又はHIV感染症の効能若しくは効果を有するものに限る）
血友病の患者に使用する医薬品（血友病患者における出血傾向の抑制の効能又は効果を有するものに限る）
クロザピン（治療抵抗性統合失調症治療指導管理料を算定しているものに対して投与された場合に限る）
持続性抗精神病注射薬剤（投与開始日から起算して60日以内に投与された場合に限る）

別表第５の２　療養病棟入院基本料（疾患・状態については，入院料１から入院料９まで及び入院料28から入院料30までに限り，処置等については，入院料１から入院料３まで，入院料10から入院料12まで及び入院料19から入院料21までに限る）**及び有床診療所療養病床入院基本料**（入院基本料Aに限る）**に係る疾患・状態及び処置等**（医療区分３）

1　対象となる疾患・状態
スモン
2　対象となる処置等
中心静脈栄養（療養病棟入院基本料を算定する場合にあっては，広汎性腹膜炎，腸閉塞，難治性嘔吐，難治性下痢，活動性の消化管出血，炎症性腸疾患，短腸症候群，消化管瘻若しくは急性膵炎を有する患者を対象とする場合又は中心静脈栄養を開始した日から30日以内の場合に実施するものに限る）
点滴（24時間持続して実施しているものに限る）
人工呼吸器の使用
ドレーン法又は胸腔若しくは腹腔の洗浄
気管切開又は気管内挿管（発熱を伴う状態の患者に対して行うものに限る）
酸素療法（密度の高い治療を要する状態にある患者に対して実施するものに限る）
感染症の治療の必要性から実施する隔離室での管理

別表第５の３　療養病棟入院料（疾患・状態については，入院料10から入院料18まで，処置等については，入院料４から入院料６まで，入院料13から入院料15まで及び入院料22から入院料24までに限る）**及び有床診療所療養病床入院基本料**（入院基本料B及び入院基本料Cに限る）**に係る疾患・状態及び処置等**（医療区分２）

1　対象となる疾患・状態
筋ジストロフィー症
多発性硬化症，筋萎縮性側索硬化症，パーキンソン病関連疾患〔進行性核上性麻痺，大脳皮質基底核変性症，パーキンソン病（ホーエン・ヤールの重症度分類がステージ３以上であって生活機能障害度がⅡ度又はⅢ度の状態に限る）〕その他の指定難病等（スモンを除く）
脊髄損傷（頸椎損傷を原因とする麻痺が四肢全てに認められる場合に限る）
慢性閉塞性肺疾患（ヒュー・ジョーンズの分類がⅤ度の状態に該当する場合に限る）
悪性腫瘍（医療用麻薬等の薬剤投与による疼痛コントロールが必要な場合に限る）
消化管等の体内からの出血が反復継続している状態
他者に対する暴行が毎日認められる状態
2　対象となる処置等
中心静脈栄養（広汎性腹膜炎，腸閉塞，難治性嘔吐，難治性下痢，活動性の消化管出血，炎症性腸疾患，短腸症候群，消化管瘻又は急性膵炎を有する患者以外を対象として，中心静脈栄養を開始した日から30日を超えて実施するものに限る）
肺炎に対する治療
尿路感染症に対する治療
傷病等によるリハビリテーション（原因となる傷病等の発症後，30日以内の場合で，実際にリハビリテーションを行っている場合に限る）
脱水に対する治療（発熱を伴う状態の患者に対して実施するものに限る）
頻回の嘔吐に対する治療（発熱を伴う状態に限る）
褥瘡に対する治療（皮膚層の部分的喪失が認められる場合又は褥瘡が２箇所以上に認められる場合に実施するものに限る）
末梢循環障害による下肢末端の開放創に対する治療
せん妄に対する治療
うつ症状に対する治療
人工腎臓，持続緩徐式血液濾過，腹膜灌流又は血漿交換療法
経鼻胃管や胃瘻等の経腸栄養（発熱又は嘔吐を伴う状態の患者に対して行うものに限る）
１日８回以上の喀痰吸引
気管切開又は気管内挿管（発熱を伴う状態の患者に対して行うものを除く）
頻回の血糖検査
創傷（手術創や感染創を含む），皮膚潰瘍又は下腿若しくは足部の蜂巣炎，膿等の感染症に対する治療
酸素療法（密度の高い治療を要する状態にある患者に対して実施するものを除く）
3　対象となる患者
次に掲げる保険医療機関の療養病棟であって，平成18年６月30日において現に特殊疾患療養病棟入院料又は特殊疾患入院施設管理加算を算定するものに

入院している患者〔重度の肢体不自由児（者）又は知的障害者に限る〕
(1) 児童福祉法第42条第２号に規定する医療型障害児入所施設（主として肢体不自由のある児童又は重症心身障害児を入所させるものに限る）
(2) 児童福祉法第６条の２の２第３項に規定する指定発達支援医療機関
(3) 身体障害者福祉法（昭和24年法律第283号）第18条第２項に規定する指定医療機関

別表第５の４　療養病棟入院基本料及び有床診療所療養病床入院基本料の注４に規定する厚生労働大臣が定める状態

ADL区分３の状態

別表第６　難病患者等入院診療加算に係る疾患及び状態

1　対象疾患の名称
多発性硬化症
重症筋無力症
スモン
筋萎縮性側索硬化症
脊髄小脳変性症
ハンチントン病
パーキンソン病関連疾患（進行性核上性麻痺，大脳皮質基底核変性症及びパーキンソン病）
多系統萎縮症（線条体黒質変性症，オリーブ橋小脳萎縮症及びシャイ・ドレーガー症候群）
プリオン病
亜急性硬化性全脳炎
ライソゾーム病
副腎白質ジストロフィー
脊髄性筋萎縮症
球脊髄性筋萎縮症
慢性炎症性脱髄性多発神経炎
メチシリン耐性黄色ブドウ球菌感染症（開胸心手術又は直腸悪性腫瘍手術の後に発症したものに限る）
後天性免疫不全症候群（HIV感染を含む）
多剤耐性結核

2　対象となる状態
(1) 多剤耐性結核以外の疾患を主病とする患者にあっては，当該疾患を原因として日常生活動作に著しい支障を来している状態〔後天性免疫不全症候群（HIV感染を含む）については当該疾患に罹患している状態に，パーキンソン病についてはホーエン・ヤールの重症度分類がステージ３以上であって生活機能障害度がⅡ度又はⅢ度の状態に限る〕
(2) 多剤耐性結核を主病とする患者にあっては，治療上の必要があって，適切な陰圧管理を行うために必要な構造及び設備を有する病室に入院している状態

別表第６の２　厚生労働大臣が定める地域

1　北海道江差町，上ノ国町，厚沢部町，乙部町及び奥尻町の地域
2　北海道日高町，平取町，新冠町，浦河町，様似町，えりも町及び新ひだか町の地域
3　北海道稚内市，猿払村，浜頓別町，中頓別町，枝幸町，豊富町，礼文町，利尻町，利尻富士町及び幌延町の地域
4　北海道根室市，別海町，中標津町，標津町及び羅臼町の地域
5　青森県五所川原市，つがる市，鰺ヶ沢町，深浦町，鶴田町及び中泊町の地域
6　青森県むつ市，大間町，東通村，風間浦村及び佐井村の地域
7　岩手県花巻市，北上市，遠野市及び西和賀町の地域
8　岩手県大船渡市，陸前高田市及び住田町の地域
9　岩手県宮古市，山田町，岩泉町及び田野畑村の地域
10　岩手県久慈市，普代村，野田村及び洋野町の地域
11　秋田県大仙市，仙北市，美郷町，横手町，湯沢市，羽後町及び東成瀬村の地域
12　山形県新庄市，金山町，最上町，舟形町，真室川町，大蔵村，鮭川村及び戸沢村の地域
13　東京都大島町，利島村，新島村，神津島村，三宅村，御蔵島村，八丈町，青ヶ島村及び小笠原村の地域
14　新潟県十日町市，魚沼市，南魚沼市，湯沢町及び津南町の地域
15　新潟県佐渡市の地域
16　石川県輪島市，珠洲市，穴水町及び能登町の地域
17　福井県大野市及び勝山市の地域
18　山梨県市川三郷町，早川町，身延町，南部町及び富士川町の地域
19　長野県木曽郡の地域
20　長野県大町市及び北安曇野郡の地域
21　岐阜県高山市，飛騨市，下呂市及び白川村の地域
22　愛知県新城市，設楽町，東栄町及び豊根村の地域
23　滋賀県長浜市及び米原市の地域
24　滋賀県高島市の地域
25　兵庫県豊岡市，養父市，朝来市，香美町及び新温泉町の地域
26　奈良県五條市，吉野町，大淀町，下市町，黒滝村，天川村，野迫川村，十津川村，下北山村，上北山村，川上村及び東吉野村の地域
27　島根県雲南市，奥出雲町及び飯南町の地域
28　島根県海士町，西ノ島町，知夫村及び隠岐の島町の地域
29　香川県小豆郡の地域
30　長崎県五島市の地域
31　長崎県小値賀町及び新上五島町の地域
32　長崎県壱岐市の地域
33　長崎県対馬市の地域
34　鹿児島県西之表市及び熊毛郡の地域
35　鹿児島県奄美市及び大島郡の地域
36　沖縄県宮古島市及び多良間村の地域
37　沖縄県石垣市，竹富町及び与那国町の地域

上記のほか，離島振興法第２条第１項の規定により離島振興対策実施地域として指定された離島の地域，奄美群島振興開発特別措置法第１条に規定する奄美群島の地域，小笠原諸島振興開発特別措置法第４条第１項に規定する小笠原諸島の地域及び沖縄振興特別措置法第３条第３号に規定する離島の地域に該当する地域

別表第６の３　ハイリスク妊娠管理加算の対象患者

分娩時の妊娠週数が22週から32週未満の早産である患者

妊娠高血圧症候群重症の患者
前置胎盤（妊娠28週以降で出血等の症状を伴うものに限る）の患者
妊娠30週未満の切迫早産（子宮収縮，子宮出血，頸管の開大，短縮又は軟化のいずれかの兆候を示すもの等に限る）の患者
多胎妊娠の患者
子宮内胎児発育遅延の患者
心疾患（治療中のものに限る）の患者
糖尿病（治療中のものに限る）の患者
甲状腺疾患（治療中のものに限る）の患者
腎疾患（治療中のものに限る）の患者
膠原病（治療中のものに限る）の患者
特発性血小板減少性紫斑病（治療中のものに限る）の患者
白血病（治療中のものに限る）の患者
血友病（治療中のものに限る）の患者
出血傾向のある状態（治療中のものに限る）の患者
HIV陽性の患者
Rh不適合の患者
当該妊娠中に帝王切開術以外の開腹手術を行った患者又は行う予定のある患者
精神疾患の患者（精神療法が実施されているものに限る）

別表第7　ハイリスク分娩等管理加算の対象患者

1　ハイリスク分娩管理加算の対象患者
妊娠22週から32週未満の早産の患者
40歳以上の初産婦である患者
分娩前のBMIが35以上の初産婦である患者
妊娠高血圧症候群重症の患者
常位胎盤早期剥離の患者
前置胎盤（妊娠28週以降で出血等の症状を伴うものに限る）の患者
双胎間輸血症候群の患者
多胎妊娠の患者
子宮内胎児発育遅延の患者
心疾患（治療中のものに限る）の患者
糖尿病（治療中のものに限る）の患者
特発性血小板減少性紫斑病（治療中のものに限る）の患者
白血病（治療中のものに限る）の患者
血友病（治療中のものに限る）の患者
出血傾向のある状態（治療中のものに限る）の患者
HIV陽性の患者
当該妊娠中に帝王切開術以外の開腹手術を行った患者又は行う予定のある患者
精神疾患の患者（精神療法が実施されているものに限る）
2　地域連携分娩管理加算の対象患者
40歳以上の初産婦である患者
子宮内胎児発育遅延（重度のものを除く）の患者
糖尿病（治療中のものに限る）の患者
精神疾患の患者（精神療法が実施されているものに限る）

別表第7の2　精神科身体合併症管理加算の対象患者

呼吸器系疾患（肺炎，喘息発作，肺気腫，間質性肺炎の急性増悪，肺塞栓又は気胸）の患者
心疾患（New York Heart Associationの心機能分類のⅢ度，Ⅳ度相当の心不全，虚血性心疾患又はモニター監視を必要とする不整脈）の患者
手術又は直達・介達牽引を要する骨折の患者
脊髄損傷の患者
重篤な内分泌・代謝性疾患（インスリン投与を要する糖尿病，専門医の診療を要する内分泌疾患又は肝硬変に伴う高アンモニア血症）の患者
重篤な栄養障害（Body Mass Index 15未満の摂食障害）の患者
意識障害（急性薬物中毒，アルコール精神障害，電解質異常，代謝性疾患によるせん妄等）の患者
全身感染症（結核，後天性免疫不全症候群，梅毒１期，２期又は敗血症）の患者
中枢神経系の感染症（髄膜炎，脳炎等）の患者
急性腹症（消化管出血，イレウス等）の患者
劇症肝炎又は重症急性膵炎の患者
悪性症候群又は横紋筋融解症の患者
広範囲（半肢以上）熱傷の患者
手術，化学療法若しくは放射線療法を要する状態又は末期の悪性腫瘍の患者
透析導入時の患者
重篤な血液疾患（ヘモグロビン７ｇ／dL以下の貧血又は頻回に輸血を要する状態）の患者
急性かつ重篤な腎疾患（急性腎不全，ネフローゼ症候群又は糸球体腎炎）の患者
手術室での手術を必要とする状態の患者
膠原病（専門医による管理を必要とする状態に限る）の患者
妊産婦である患者
難病の患者に対する医療等に関する法律（平成26年法律第50号）第５条第１項に規定する指定難病の患者〔同法第７条第４項に規定する医療受給者証を交付されているもの（同条第１項各号に規定する特定医療費の支給認定に係る基準を満たすものとして診断を受けたものを含む）に限る〕

別表第7の3　救急医療管理加算に係る状態 新

1　吐血，喀血又は重篤な脱水で全身状態不良の状態
2　意識障害又は昏睡
3　呼吸不全で重篤な状態
4　心不全で重篤な状態
5　急性薬物中毒
6　ショック
7　重篤な代謝障害（肝不全，腎不全，重症糖尿病等）
8　広範囲熱傷，顔面熱傷又は気道熱傷
9　外傷，破傷風等で重篤な状態
10　緊急手術，緊急カテーテル治療・検査又はt-PA療法を必要とする状態
11　消化器疾患で緊急処置を必要とする重篤な状態
12　蘇生術を必要とする重篤な状態
13　その他の重症な状態

別表第8　一類感染症患者入院医療管理料の対象患者

1　感染症法第６条第９項に規定する新感染症又は同条第２項に規定する一類感染症に罹患している患者
2　前号の感染症の疑似症患者又は無症状病原体保有者

別表第9　回復期リハビリテーションを要する状態及び算定上限日数

1　脳血管疾患，脊髄損傷，頭部外傷，くも膜下出血

のシャント手術後，脳腫瘍，脳炎，急性脳症，脊髄炎，多発性神経炎，多発性硬化症，腕神経叢損傷等の発症後若しくは手術後の状態又は義肢装着訓練を要する状態（算定開始日から起算して150日以内。ただし，高次脳機能障害を伴った重症脳血管障害，重度の頸髄損傷及び頭部外傷を含む多部位外傷の場合は，算定開始日から起算して180日以内）

2　大腿骨，骨盤，脊椎，股関節若しくは膝関節の骨折又は2肢以上の多発骨折の発症後又は手術後の状態（算定開始日から起算して90日以内）

3　外科手術又は肺炎等の治療時の安静により廃用症候群を有しており，手術後又は発症後の状態（算定開始日から起算して90日以内）

4　大腿骨，骨盤，脊椎，股関節又は膝関節の神経，筋又は靱帯損傷後の状態（算定開始日から起算して60日以内）

5　股関節又は膝関節の置換術後の状態（算定開始日から起算して90日以内）

6　急性心筋梗塞，狭心症発作その他急性発症した心大血管疾患又は手術後の状態（算定開始日から起算して90日以内）

別表第9の2　回復期リハビリテーションを要する状態

1　脳血管疾患，脊髄損傷，頭部外傷，くも膜下出血のシャント手術後，脳腫瘍，脳炎，急性脳症，脊髄炎，多発性神経炎，多発性硬化症，腕神経叢損傷等の発症後若しくは手術後の状態又は義肢装着訓練を要する状態

2　大腿骨，骨盤，脊椎，股関節若しくは膝関節の骨折又は2肢以上の多発骨折の発症後又は手術後の状態

3　外科手術又は肺炎等の治療時の安静により廃用症候群を有しており，手術後又は発症後の状態

4　大腿骨，骨盤，脊椎，股関節又は膝関節の神経，筋又は靱帯損傷後の状態

5　股関節又は膝関節の置換術後の状態

6　急性心筋梗塞，狭心症発作その他急性発症した心大血管疾患又は手術後の状態

別表第9の3　回復期リハビリテーション病棟入院料及び特定機能病院リハビリテーション病棟入院料における別に厚生労働大臣が定める費用

入院中の患者に対する心大血管疾患リハビリテーション料，脳血管疾患等リハビリテーション料，廃用症候群リハビリテーション料，運動器リハビリテーション料又は呼吸器リハビリテーション料であって1日につき6単位を超えるもの（特掲診療料の施設基準等**別表第9の3**に規定する脳血管疾患等の患者であって発症後60日以内のものに対して行ったものを除く）の費用（当該保険医療機関における回復期リハビリテーション病棟又は特定機能病院リハビリテーション病棟においてリハビリテーションの提供実績を相当程度有するとともに，効果に係る相当程度の実績が認められない場合に限る）

別表第10　精神科救急急性期医療入院料，精神科急性期治療病棟入院料及び精神科救急・合併症入院料の対象患者

1　精神科救急急性期医療入院料の対象患者

(1)　精神保健及び精神障害者福祉に関する法律第29条第1項又は第29条の2第1項の規定により入院する患者

(2)　(1)以外の患者であって，精神科救急急性期医療入院料に係る病棟に入院する前3月間において保険医療機関（当該病棟を有する保険医療機関を含む）の精神病棟に入院〔心神喪失等の状態で重大な他害行為を行った者の医療及び観察等に関する法律（平成15年法律第110号）第42条第1項第1号又は第61条第1項第1号の決定による入院（以下「医療観察法入院」という）を除く〕をしたことがない患者

(3)　精神科救急急性期医療入院料の届出を行っている病棟を有する保険医療機関に入院している患者のうち，(1)又は(2)以外の患者であって，治療抵抗性統合失調症治療薬による治療を行うために当該病棟に転棟するもの

2　精神科急性期治療病棟入院料の対象患者

(1)　精神科急性期治療病棟に入院する前3月間において保険医療機関（当該病棟を有する保険医療機関を含む）の精神病棟に入院（医療観察法入院を除く）をしたことがない患者

(2)　精神科急性期治療病棟を有する保険医療機関に入院している患者であって，急性増悪のため当該病棟における治療が必要なもの

(3)　精神科急性期治療病棟入院料の届出を行っている病棟を有する保険医療機関に入院している患者のうち，(1)又は(2)以外の患者であって，治療抵抗性統合失調症治療薬による治療を行うために当該病棟に転棟するもの

3　精神科救急・合併症入院料の対象患者

(1)　精神保健及び精神障害者福祉に関する法律第29条第1項又は第29条の2第1項の規定により入院する患者

(2)　(1)以外の患者であって，精神科救急・合併症入院料に係る病棟に入院する前3月間において保険医療機関（当該病棟を有する保険医療機関を含む）の精神病棟（精神病床のみを有する保険医療機関の精神病棟を除く）に入院（医療観察法入院を除く）をしたことがない患者

(3)　(2)にかかわらず，当該病棟における治療中に，当該保険医療機関においてより高度な管理を行った後，再度，当該病棟において治療を行う患者

(4)　精神科救急・合併症入院料の届出を行っている病棟を有する保険医療機関に入院している患者のうち，(1)，(2)又は(3)以外の患者であって，治療抵抗性統合失調症治療薬による治療を行うために当該病棟に転棟するもの

別表第11　短期滞在手術等基本料に係る手術等

1　短期滞在手術等基本料1が算定できる手術又は検査

D287　内分泌負荷試験　1　下垂体前葉負荷試験　イ　成長ホルモン（GH）（一連として）

D291-2　小児食物アレルギー負荷検査

K005　皮膚，皮下腫瘍摘出術（露出部）　3　長径4cm以上（6歳未満に限る）

K006　皮膚，皮下腫瘍摘出術（露出部以外）　3　長径6cm以上12cm未満（6歳未満に限る）

K006　皮膚，皮下腫瘍摘出術（露出部以外）　4　長径12cm以上（6歳未満に限る）

K008 腋臭症手術
K030 四肢・躯幹軟部腫瘍摘出術 2 手，足（手に限る）
K048 骨内異物（挿入物を含む）除去術 4 鎖骨，膝蓋骨，手，足，指（手，足）その他（手に限る）
K068 半月板切除術
K068-2 関節鏡下半月板切除術
K070 ガングリオン摘出術 1 手，足，指（手，足）（手に限る）
K093 手根管開放手術
K093-2 関節鏡下手根管開放手術
K202 涙管チューブ挿入術 1 涙道内視鏡を用いるもの
K217 眼瞼内反症手術 2 皮膚切開法
K219 眼瞼下垂症手術 1 眼瞼挙筋前転法
K219 眼瞼下垂症手術 3 その他のもの
K224 翼状片手術（弁の移植を要するもの）
K254 治療的角膜切除術 1 エキシマレーザーによるもの（角膜ジストロフィー又は帯状角膜変性に係るものに限る）
K268 緑内障手術 6 水晶体再建術併用眼内ドレーン挿入術
K282 水晶体再建術
K474 乳腺腫瘍摘出術
K508 気管支狭窄拡張術（気管支鏡によるもの）
K510 気管支腫瘍摘出術（気管支鏡又は気管支ファイバースコープによるもの）
K616-4 経皮的シャント拡張術・血栓除去術 1 初回
K616-4 経皮的シャント拡張術・血栓除去術 2 1の実施後3月以内に実施する場合
K617 下肢静脈瘤手術 1 抜去切除術
K617 下肢静脈瘤手術 2 硬化療法（一連として）
K617 下肢静脈瘤手術 3 高位結紮術
K617-4 下肢静脈瘤血管内焼灼術
K617-6 下肢静脈瘤血管内塞栓術
K653 内視鏡的胃，十二指腸ポリープ・粘膜切除術 1 早期悪性腫瘍粘膜切除術
K721 内視鏡的大腸ポリープ・粘膜切除術 1 長径2cm未満
K743 痔核手術（脱肛を含む） 2 硬化療法（四段階注射法によるもの）
K747 肛門良性腫瘍，肛門ポリープ，肛門尖圭コンジローム切除術（肛門ポリープ，肛門尖圭コンジローム切除術に限る）
K823-6 尿失禁手術（ボツリヌス毒素によるもの）
K834-3 顕微鏡下精索静脈瘤手術
K841-2 経尿道的レーザー前立腺・蒸散術

2 削除

3 短期滞在手術等基本料3を算定する手術，検査又は放射線治療

D237 終夜睡眠ポリグラフィー 3 1及び2以外の場合 イ 安全精度管理下で行うもの
D237 終夜睡眠ポリグラフィー 3 1及び2以外の場合 ロ その他のもの
D237-2 反復睡眠潜時試験（MSLT）
D287 内分泌負荷試験 1 下垂体前葉負荷試験 イ 成長ホルモン（GH）（一連として）
D291-2 小児食物アレルギー負荷検査
D413 前立腺針生検法 2 その他のもの
K007-2 経皮的放射線治療用金属マーカー留置術
K030 四肢・躯幹軟部腫瘍摘出術 2 手，足（手に限る）
K046 骨折観血的手術 2 前腕，下腿，手舟状骨（手舟状骨に限る）
K048 骨内異物（挿入物を含む）除去術 3 前腕，下腿（前腕に限る）
K048 骨内異物（挿入物を含む）除去術 4 鎖骨，膝蓋骨，手，足，指（手，足）その他（鎖骨に限る）
K048 骨内異物（挿入物を含む）除去術 4 鎖骨，膝蓋骨，手，足，指（手，足）その他（手に限る）
K070 ガングリオン摘出術 1 手，足，指（手，足）（手に限る）
K093-2 関節鏡下手根管開放手術
K196-2 胸腔鏡下交感神経節切除術（両側）
K202 涙管チューブ挿入術 1 涙道内視鏡を用いるもの
K217 眼瞼内反症手術 2 皮膚切開法
K219 眼瞼下垂症手術 1 眼瞼挙筋前転法
K219 眼瞼下垂症手術 3 その他のもの
K224 翼状片手術（弁の移植を要するもの）
K242 斜視手術 2 後転法
K242 斜視手術 3 前転法及び後転法の併施
K254 治療的角膜切除術 1 エキシマレーザーによるもの（角膜ジストロフィー又は帯状角膜変性に係るものに限る）
K268 緑内障手術 6 水晶体再建術併用眼内ドレーン挿入術
K282 水晶体再建術 1 眼内レンズを挿入する場合 ロ その他のもの
K282 水晶体再建術 2 眼内レンズを挿入しない場合
K318 鼓膜形成手術
K333 鼻骨骨折整復固定術
K389 喉頭・声帯ポリープ切除術 2 直達喉頭鏡又はファイバースコープによるもの
K474 乳腺腫瘍摘出術 1 長径5cm未満
K474 乳腺腫瘍摘出術 2 長径5cm以上
K616-4 経皮的シャント拡張術・血栓除去術 1 初回
K616-4 経皮的シャント拡張術・血栓除去術 2 1の実施後3月以内に実施する場合
K617 下肢静脈瘤手術 1 抜去切除術
K617 下肢静脈瘤手術 2 硬化療法（一連として）
K617 下肢静脈瘤手術 3 高位結紮術
K617-2 大伏在静脈抜去術
K617-4 下肢静脈瘤血管内焼灼術
K617-6 下肢静脈瘤血管内塞栓術
K633 ヘルニア手術 5 鼠径ヘルニア
K634 腹腔鏡下鼠径ヘルニア手術（両側）
K721 内視鏡的大腸ポリープ・粘膜切除術 1 長径2cm未満
K721 内視鏡的大腸ポリープ・粘膜切除術 2 長径2cm以上
K743 痔核手術（脱肛を含む） 2 硬化療法（四段階注射法によるもの）
K747 肛門良性腫瘍，肛門ポリープ，肛門尖圭コンジローム切除術（肛門ポリープ切除術に限る）
K747 肛門良性腫瘍，肛門ポリープ，肛門尖圭コンジローム切除術（肛門尖圭コンジローム切除術に限る）
K768 体外衝撃波腎・尿管結石破砕術（一連につき）
K823-6 尿失禁手術（ボツリヌス毒素によるもの）
K834-3 顕微鏡下精索静脈瘤手術

K 867　子宮頸部（腟部）切除術
K 872-3　子宮鏡下有茎粘膜下筋腫切出術，子宮内膜ポリープ切除術　1　電解質溶液利用のもの
K 872-3　子宮鏡下有茎粘膜下筋腫切出術，子宮内膜ポリープ切除術　2　その他のもの
K 873　子宮鏡下子宮筋腫摘出術　1　電解質溶液利用のもの
K 873　子宮鏡下子宮筋腫摘出術　2　その他のもの
K 890-3　腹腔鏡下卵管形成術
M001-2　ガンマナイフによる定位放射線治療

別表第12

脊髄損傷
筋ジストロフィー症
多発性硬化症
重症筋無力症
スモン
筋萎縮性側索硬化症
脊髄小脳変性症
パーキンソン病関連疾患〔進行性核上性麻痺，大脳皮質基底核変性症及びパーキンソン病（ホーエン・ヤールの重症度分類がステージ３以上であって生活機能障害度がⅡ度又はⅢ度の状態に限る）〕
ハンチントン病
多系統萎縮症（線条体黒質変性症，オリーブ橋小脳萎縮症，シャイ・ドレーガー症候群）
プリオン病（クロイツフェルト・ヤコブ病，ゲルストマン・ストロイスラー・シャインカー病，致死性家族性不眠症）
亜急性硬化性全脳炎
仮性球麻痺
脳性麻痺

別表第13　在宅患者緊急入院診療加算に規定する別に厚生労働大臣が定める疾病等

多発性硬化症
重症筋無力症
スモン
筋萎縮性側索硬化症
脊髄小脳変性症
ハンチントン病
進行性筋ジストロフィー症
パーキンソン病関連疾患〔進行性核上性麻痺，大脳皮質基底核変性症及びパーキンソン病（ホーエン・ヤールの重症度分類がステージ３以上であって生活機能障害度がⅡ度又はⅢ度のものに限る）〕
多系統萎縮症（線条体黒質変性症，オリーブ橋小脳萎縮症及びシャイ・ドレーガー症候群）
プリオン病
亜急性硬化性全脳炎
ライソゾーム病
副腎白質ジストロフィー
脊髄性筋萎縮症
慢性炎症性脱髄性多発神経炎
後天性免疫不全症候群
頸髄損傷
15歳未満の者であって人工呼吸器を使用している状態のもの又は15歳以上のものであって人工呼吸器を使用している状態が15歳未満から継続しているもの（体重が20kg未満である場合に限る）

別表第14　新生児特定集中治療室管理料の注１，総合周産期特定集中治療室管理料の注１及び新生児治療回復室入院医療管理料の注１に規定する別に厚生労働大臣が定める疾患

先天性水頭症
全前脳胞症
二分脊椎（脊椎破裂）
アーノルド・キアリ奇形
後鼻孔閉鎖
先天性喉頭軟化症
先天性気管支軟化症
先天性のう胞肺
肺低形成
食道閉鎖
十二指腸閉鎖
小腸閉鎖
鎖肛
ヒルシュスプルング病
総排泄腔遺残
頭蓋骨早期癒合症
骨（軟骨を含む）無形成・低形成・異形成
腹壁破裂
臍帯ヘルニア
ダウン症候群
18トリソミー
13トリソミー
多発奇形症候群
先天性心疾患（人工呼吸，一酸化窒素吸入療法，経皮的冠動脈インターベンション治療若しくは開胸手術を実施したもの又はプロスタグランジンE₁製剤を投与したものに限る）

別表第14の２　新生児特定集中治療室重症児対応体制強化管理料の注１に規定する別に厚生労働大臣が定める状態 新

体外式膜型人工肺を実施している状態
腎代替療法を実施している状態
交換輸血を実施している状態
低体温療法を実施している状態
人工呼吸器を使用している状態（出生時体重が750g未満である場合に限る）
人工呼吸器を使用している状態であって，一酸化窒素吸入療法を実施している状態
人工呼吸器を使用している状態であって，胸腔・腹腔ドレーン管理を実施している状態
手術後に人工呼吸器を使用している状態
感染症患者であって，厳重な感染対策を行いながら人工呼吸器を使用している状態

別表第15　特定入院料のみで届出可能な対象入院料

A 304　地域包括医療病棟入院料
A 307　小児入院医療管理料５
A 308　回復期リハビリテーション病棟入院料
A 308-3　地域包括ケア病棟入院料１，地域包括ケア病棟入院料２，地域包括ケア病棟入院料３又は地域包括ケア病棟入院料４〔許可病床数が200床（別表第６の２に掲げる地域に所在する保険医療機関にあっては280床）未満の保険医療機関が算定する場合に限る〕
A 309　特殊疾患病棟入院料１又は特殊疾患病棟入院料２

A 310 緩和ケア病棟入院料
A 311 精神科救急急性期医療入院料
A 311-2 精神科急性期治療病棟入院料1又は精神科急性期治療病棟入院料2（他の特定入院料を届け出ている保険医療機関が算定する場合に限る）
A 311-3 精神科救急・合併症入院料
A 311-4 児童・思春期精神科入院医療管理料
A 312 精神療養病棟入院料
A 314 認知症治療病棟入院料1又は認知症治療病棟入院料2
A 315 精神科地域包括ケア病棟入院料
A 317 特定一般病棟入院料1又は特定一般病棟入院料2
A 318 地域移行機能強化病棟入院料

附 則

（適用期日）

第1条 この告示は，令和6年6月1日から適用する。ただし，**第1条**の規定は，同年4月1日から適用する。

（経過措置）

第2条 この告示の適用の日から令和6年9月30日までの間，第2条の規定による改正後の基本診療料の施設基準等第3の3の8の(6)中「健康保険法第3条第13項に規定する電子資格確認に係る実績を一定程度有していること」とあるのは，「削除」とする。

【通知】基本診療料の施設基準等及びその届出に関する手続きの取扱いについて

（令6保医発0305·5）

（編注） 以下の通知の別添1～6のうち，個々の診療報酬に対応する部分は，該当する告示（p.681以下の「厚生労働省告示第62号」）の直下に移動させています。

第1　基本診療料の施設基準等

基本診療料の施設基準等については，「基本診療料の施設基準等の一部を改正する告示」による改正後の「基本診療料の施設基準等」（平成20年厚生労働省告示第62号）に定めるものの他，下記のとおりとし，下記の施設基準等を歯科診療について適用する場合にあっては，必要に応じて，当該基準等中「医師」とあるのは，「歯科医師」と読み替えて適用する。

1　初・再診料の施設基準等は**別添1**のとおりとする。
2　入院基本料等の施設基準等は**別添2**のとおりとする。
3　入院基本料等加算の施設基準等は**別添3**のとおりとする。
4　特定入院料の施設基準等は**別添4**のとおりとする。
5　短期滞在手術等基本料の施設基準等は**別添5**のとおりとする。
6　基本診療料の施設基準等及び本通知において規定する診療科については，医療法施行令（昭和23年政令第326号）及び医療法施行規則（昭和23年厚生省令第50号）の規定に基づき，当該診療科名に他の事項を組み合わせて標榜する場合も含む。
7　診療等に要する書面等は**別添6**のとおりである。
なお，当該書面による様式として示しているものは，参考として示しているものであり，示している事項が全て記載されている様式であれば，**別添6**の様式と同じでなくても差し支えない。
また，当該様式の作成や保存方法等に当たっては，医師事務作業の負担軽減等の観点から各保険医療機関において工夫されたい。
8　基本診療料の施設基準等における常勤配置とは，従事者が労働基準法（昭和22年法律第49号）第65条に規定する休業（以下「産前産後休業」という），育児休業，介護休業等育児又は家族介護を行う労働者の福祉に関する法律（平成3年法律第76号。以下「育児・介護休業法」という）第2条第1号に規定する育児休業（以下「育児休業」という），同条第2号に規定する介護休業（以下「介護休業」という）又は育児・介護休業法第23条第2項に規定する育児休業に関する制度に準ずる措置若しくは育児・介護休業法第24条第1項の規定により同項第2号に規定する育児休業に関する制度に準じて講ずる措置による休業（以下「育児休業に準ずる休業」という）を取得中の期間において，当該施設基準等において求められる資質を有する複数の非常勤従事者の常勤換算後の人員数を原則として含める。
また，正職員として勤務する者について，育児・介護休業法第23条第1項若しくは第3項又は第24条の規定による措置が講じられ，当該労働者の所定労働時間が短縮された場合にあっては，週30時間以上の勤務で常勤扱いとする。
9　カンファレンス等をリアルタイムでの画像を介したコミュニケーション（以下「ビデオ通話」という）が可能な機器を用いて実施する場合には，患者の個人情報を当該ビデオ通話の画面上で共有する際は，患者の同意を得ている。また，保険医療機関の電子カルテなどを含む医療情報システムと共通のネットワーク上の端末においてカンファレンスを実施する場合には，厚生労働省「医療情報システムの安全管理に関するガイドライン」に対応している。
10　平成31年4月1日から当分の間，以下のいずれかの要件に該当する者を公認心理師とみなす。
ア　平成31年3月31日時点で，臨床心理技術者として保険医療機関に従事していた者
イ　公認心理師に係る国家試験の受験資格を有する者
11　区分番号は，例えばA 000初診料におけるA 000を指す。なお，以下区分番号という記載は省略し，A 000のみ記載する。

第2　届出に関する手続き

1　「基本診療料の施設基準等」に係る届出に際しては，特に規定のある場合を除き，当該保険医療機関単位で行う。
2　「基本診療料の施設基準等」の各号に掲げる施設基準に係る届出を行おうとする保険医療機関の開設者は，当該保険医療機関の所在地の地方厚生（支）局長に対して，**別添7**（→Web版）の当該施設基準に係る届出書（届出書添付書類を含む。以下同じ）を1通提出する。なお，国立高度専門医療研究センター等の内部で権限の委任が行われているときは，病院の管理者が届出書を提出しても差し支えない。また，当該保険医療機関は，提出した届出書の写しを適切に保管する。
3　届出書の提出があった場合は，地方厚生（支）局は届出書を基に，「基本診療料の施設基準等」及び本通知の**第1**に規定する基準に適合するか否かについて要件の審査を行い，記載事項等を確認した上で受理又は不受理を決定する。また，補正が必要な場合は適宜補正を求めるものとする。なお，この要件審査に要する期間は原則として2週間以内を標準とし，遅くとも概ね1か月以内（提出者の補正に要する期間を除く）とする。
4　届出に当たっては，当該届出に係る基準について，特に規定する場合を除き，届出前1か月の実績を有している。ただし，次に掲げる入院料に係る実績については，それぞれ以下に定めるところによる。なお，特に規定するものの他，単なる名称変更，移転等で実体的に開設者及び従事者に変

基施

更がないと考えられるものについては実績を要しない。
特定集中治療室管理料の施設基準のうち１の⑿及び３の⑸については届出前３か月，精神科急性期治療病棟入院料，精神科救急急性期医療入院料，精神科救急・合併症入院料及び精神科地域包括ケア病棟入院料の施設基準については届出前４か月，回復期リハビリテーション病棟入院料１，回復期リハビリテーション病棟入院料２，回復期リハビリテーション病棟入院料３，回復期リハビリテーション病棟入院料４及び回復期リハビリテーション入院医療管理料の施設基準については届出前６か月，地域移行機能強化病棟入院料の施設基準については届出前１年間の実績を有している。

5　基本診療料の施設基準等に係る届出を行う保険医療機関が，次のいずれかに該当する場合にあっては当該届出の受理は行わない。

⑴　当該届出を行う前６か月間において当該届出に係る事項に関し，不正又は不当な届出（法令の規定に基づくものに限る）を行ったことがある保険医療機関である場合。

⑵　当該届出を行う前６か月間において療担規則及び薬担規則並びに療担基準に基づき厚生労働大臣が定める掲示事項等（平成18年厚生労働省告示第107号）に違反したことがある保険医療機関である場合。

⑶　当該届出を行う前６か月間において，健康保険法（大正11年法律第70号）第78条第１項（同項を準用する場合を含む）及び高齢者の医療の確保に関する法律（昭和57年法律第80号。以下「高齢者医療確保法」という）第72条第１項の規定に基づく検査等の結果，診療内容又は診療報酬の請求に関し，不正又は不当な行為が認められた保険医療機関である場合。なお，「診療内容又は診療報酬の請求に関し，不正又は不当な行為が認められた場合」とは，「保険医療機関及び保険医等の指導及び監査について」（平成12年５月31日保発第105号厚生省保険局長通知）に規定する監査要綱に基づき，戒告若しくは注意又はその他の処分を受けた場合をいう。

⑷　地方厚生（支）局長に対して当該届出を行う時点において，厚生労働大臣の定める入院患者数の基準及び医師等の員数の基準並びに入院基本料の算定方法（平成18年厚生労働省告示第104号）に該当している保険医療機関である場合。

6　届出の要件を満たしている場合は届出を受理し，次の受理番号を決定し，提出者に対して受理番号を付して通知するとともに，審査支払機関に対して受理番号を付して通知する。なお，入院基本料等区分があるものについては，区分も付して通知する。

情報通信機器を用いた診療に係る基準	（情報通信）	第　号
機能強化加算	（機能強化）	第　号
外来感染対策向上加算	（外来感染）	第　号
連携強化加算	（連携強化）	第　号
サーベイランス強化加算	（サ強化）	第　号
抗菌薬適正使用体制加算	（抗薬適）	第　号
医療DX推進体制整備加算	（医療DX）	第　号
看護師等遠隔診療補助加算	（看遠診）	第　号
時間外対応加算１	（時間外１）	第　号
時間外対応加算２	（時間外２）	第　号
時間外対応加算３	（時間外３）	第　号
時間外対応加算４	（時間外４）	第　号
地域包括診療加算	（地包加）	第　号
初診料（歯科）の注１に掲げる基準	（歯初診）	第　号
地域歯科診療支援病院歯科初診料	（病初診）	第　号
歯科外来診療医療安全対策加算１	（外安全１）	第　号
歯科外来診療医療安全対策加算２	（外安全２）	第　号
歯科外来診療感染対策加算１	（外感染１）	第　号
歯科外来診療感染対策加算２	（外感染２）	第　号
歯科外来診療感染対策加算３	（外感染３）	第　号
歯科外来診療感染対策加算４	（外感染４）	第　号
歯科診療特別対応連携加算	（歯特連）	第　号
初診料（歯科）の注16及び再診料（歯科）の注12に掲げる基準	（歯情報通信）	第　号
一般病棟入院基本料	（一般入院）	第　号
療養病棟入院基本料	（療養入院）	第　号
結核病棟入院基本料	（結核入院）	第　号
精神病棟入院基本料	（精神入院）	第　号
特定機能病院入院基本料	（特定入院）	第　号
専門病院入院基本料	（専門入院）	第　号
障害者施設等入院基本料	（障害入院）	第　号
有床診療所入院基本料	（診入院）	第　号
有床診療所入院基本料在宅復帰機能強化加算	（診入帰）	第　号
有床診療所療養病床入院基本料	（診療養入院）	第　号
有床診療所療養病床入院基本料在宅復帰機能強化加算	（診療養入帰）	第　号
総合入院体制加算１	（総合１）	第　号
総合入院体制加算２	（総合２）	第　号
総合入院体制加算３	（総合３）	第　号
急性期充実体制加算１	（急充実１）	第　号
急性期充実体制加算２	（急充実２）	第　号
救急医療管理加算	（救急医療）	第　号
超急性期脳卒中加算	（超急性期）	第　号
診療録管理体制加算１	（診療録１）	第　号
診療録管理体制加算２	（診療録２）	第　号
診療録管理体制加算３	（診療録３）	第　号
医師事務作業補助体制加算１	（事補１）	第　号
医師事務作業補助体制加算２	（事補２）	第　号
急性期看護補助体制加算	（急性看補）	第　号
看護職員夜間配置加算	（看夜配）	第　号
特殊疾患入院施設管理加算	（特施）	第　号
看護配置加算	（看配）	第　号
看護補助加算	（看補）	第　号
療養環境加算	（療）	第　号
重症者等療養環境特別加算	（重）	第　号
療養病棟療養環境加算１	（療養１）	第　号
療養病棟療養環境加算２	（療養２）	第　号
療養病棟療養環境改善加算１	（療養改１）	第　号
療養病棟療養環境改善加算２	（療養改２）	第　号
診療所療養病床療養環境加算	（診療養）	第　号
診療所療養病床療養環境改善加算	（診療養改）	第　号
無菌治療室管理加算１	（無菌１）	第　号
無菌治療室管理加算２	（無菌２）	第　号
放射線治療病室管理加算（治療用放射性同位元素による場合）	（放射治療）	第　号
放射線治療病室管理加算（密封小線源による場合）	（放射密封）	第　号
緩和ケア診療加算	（緩診）	第　号
有床診療所緩和ケア診療加算	（診緩診）	第　号
小児緩和ケア診療加算	（小緩診）	第　号
精神科応急入院施設管理加算	（精応）	第　号
精神病棟入院時医学管理加算	（精入学）	第　号
精神科地域移行実施加算	（精移行）	第　号
精神科身体合併症管理加算	（精合併加算）	第　号
精神科リエゾンチーム加算	（精リエ）	第　号
依存症入院医療管理加算	（依存管理）	第　号
摂食障害入院医療管理加算	（摂食障害）	第　号
リハビリテーション・栄養・口腔連携体制加算	（リハ栄腔）	第　号
栄養サポートチーム加算	（栄養チ）	第　号
医療安全対策加算１	（医療安全１）	第　号
医療安全対策加算２	（医療安全２）	第　号
感染対策向上加算１	（感染対策１）	第　号
感染対策向上加算２	（感染対策２）	第　号
感染対策向上加算３	（感染対策３）	第　号
患者サポート体制充実加算	（患サポ）	第　号
重症患者初期支援充実加算	（重症初期）	第　号
報告書管理体制加算	（報告管理）	第　号
褥瘡ハイリスク患者ケア加算	（褥瘡ケア）	第　号

基施

ハイリスク妊娠管理加算 (ハイ妊娠) 第 号
ハイリスク分娩管理加算 (ハイ分娩) 第 号
地域連携分娩管理加算 (地域分娩) 第 号
精神科救急搬送患者地域連携紹介加算 (精救急紹介) 第 号
精神科救急搬送患者地域連携受入加算 (精救急受入) 第 号
呼吸ケアチーム加算 (呼吸チ) 第 号
術後疼痛管理チーム加算 (術後疼痛) 第 号
後発医薬品使用体制加算１ (後発使１) 第 号
後発医薬品使用体制加算２ (後発使２) 第 号
後発医薬品使用体制加算３ (後発使３) 第 号
バイオ後続品使用体制加算 (バ後使) 第 号
病棟薬剤業務実施加算１ (病棟薬１) 第 号
病棟薬剤業務実施加算２ (病棟薬２) 第 号
データ提出加算 (データ提) 第 号
入退院支援加算 (入退支) 第 号
精神科入退院支援加算 (精入退支) 第 号
医療的ケア児（者）入院前支援加算 (医ケア支) 第 号
認知症ケア加算 (認ケア) 第 号
せん妄ハイリスク患者ケア加算 (せん妄ケア) 第 号
精神疾患診療体制加算 (精疾診) 第 号
精神科急性期医師配置加算 (精急医配) 第 号
排尿自立支援加算 (排自支) 第 号
地域医療体制確保加算 (地医確保) 第 号
協力対象施設入所者入院加算 (協力施設) 第 号
地域歯科診療支援病院入院加算 (地歯入院) 第 号
救命救急入院料１ (救１) 第 号
救命救急入院料２ (救２) 第 号
救命救急入院料３ (救３) 第 号
救命救急入院料４ (救４) 第 号
特定集中治療室管理料１ (集１) 第 号
特定集中治療室管理料２ (集２) 第 号
特定集中治療室管理料３ (集３) 第 号
特定集中治療室管理料４ (集４) 第 号
特定集中治療室管理料５ (集５) 第 号
特定集中治療室管理料６ (集６) 第 号
ハイケアユニット入院医療管理料１ (ハイケア１) 第 号
ハイケアユニット入院医療管理料２ (ハイケア２) 第 号
脳卒中ケアユニット入院医療管理料 (脳卒中ケア) 第 号
小児特定集中治療室管理料 (小集) 第 号
新生児特定集中治療室管理料１ (新１) 第 号
新生児特定集中治療室管理料２ (新２) 第 号
新生児特定集中治療室重症児対応体制強化管理料 (新重) 第 号
総合周産期特定集中治療室管理料 (周) 第 号
新生児治療回復室入院医療管理料 (新回復) 第 号
一類感染症患者入院医療管理料 (一類) 第 号
特殊疾患入院医療管理料 (特入) 第 号
小児入院医療管理料１ (小入１) 第 号
小児入院医療管理料２ (小入２) 第 号
小児入院医療管理料３ (小入３) 第 号
小児入院医療管理料４ (小入４) 第 号
小児入院医療管理料５ (小入５) 第 号
地域包括医療病棟入院料 (地包医) 第 号
回復期リハビリテーション病棟入院料１ (回１) 第 号
回復期リハビリテーション病棟入院料２ (回２) 第 号
回復期リハビリテーション病棟入院料３ (回３) 第 号
回復期リハビリテーション病棟入院料４ (回４) 第 号
回復期リハビリテーション病棟入院料５ (回５) 第 号
回復期リハビリテーション入院医療管理料 (回管) 第 号
地域包括ケア病棟入院料１及び地域包括ケア入院医療管理料１ (地包ケア１) 第 号
地域包括ケア病棟入院料２及び地域包括ケア入院医療管理料２ (地包ケア２) 第 号
地域包括ケア病棟入院料３及び地域包括ケア入院医療管理料３ (地包ケア３) 第 号
地域包括ケア病棟入院料４及び地域包括ケア入院医療管理料４ (地包ケア４) 第 号
特殊疾患病棟入院料１ (特疾１) 第 号
特殊疾患病棟入院料２ (特疾２) 第 号
緩和ケア病棟入院料１ (緩１) 第 号
緩和ケア病棟入院料２ (緩２) 第 号
精神科救急急性期医療入院料 (精救) 第 号
精神科急性期治療病棟入院料１ (精急１) 第 号
精神科急性期治療病棟入院料２ (精急２) 第 号
精神科救急・合併症入院料 (精合併) 第 号
児童・思春期精神科入院医療管理料 (児春入) 第 号
精神療養病棟入院料 (精療) 第 号
認知症治療病棟入院料１ (認治１) 第 号
認知症治療病棟入院料２ (認治２) 第 号
精神科地域包括ケア病棟入院料 (精地ケ) 第 号
特定一般病棟入院料１ (特般１) 第 号
特定一般病棟入院料２ (特般２) 第 号
地域移行機能強化病棟入院料 (移機強) 第 号
特定機能病院リハビリテーション病棟入院料 (特定リハ) 第 号
短期滞在手術等基本料１ (短手１) 第 号

7 各月の末日までに要件審査を終え，届出を受理した場合は，翌月の１日から当該届出に係る診療報酬を算定する。また，月の最初の開庁日に要件審査を終え，届出を受理した場合には当該月の１日から算定する。なお，令和６年６月１日からの算定に係る届出については，令和６年５月２日以降に届出書の提出を行うことができる。

8 届出の不受理の決定を行った場合は，速やかにその旨を提出者に対して通知する。

第３　届出受理後の措置等

1 届出を受理した後において，届出の内容と異なった事情が生じ，当該施設基準を満たさなくなった場合又は当該施設基準の届出区分が変更となった場合には，保険医療機関の開設者は遅滞なく変更の届出等を行う。また，病床数に著しい増減があった場合にはその都度届出を行う。なお，病床数の著しい増減とは，病棟数の変更や，病棟の種別ごとの病床数に対して１割以上の病床数の増減があった場合等のことであるが，これに該当しない病床数の変更の場合であっても，病床数の増減により届出の基準を満たさなくなった場合には，当然，変更の届出は必要である。

ただし，次に掲げる事項についての一時的な変動についてはこの限りではない。

(1) 平均在院日数及び月平均夜勤時間数については，暦月で３か月を超えない期間の１割以内の一時的な変動

(2) 医師と患者の比率については，暦月で３か月を超えない期間の次に掲げる範囲の一時的な変動

ア　医療法（昭和23年法律第205号）に定める標準数を満たしていることが届出に係る診療料の算定要件とされている場合

当該保険医療機関における医師の配置数が，医療法に定める標準数から１を減じた数以上である範囲

イ　「基本診療料の施設基準等」第５の２の(1)のイの②の４，４の(1)のイの④及び６の(2)のイの⑤の場合

常勤の医師の員数が，当該病棟の入院患者数に100分の10を乗じて得た数から１を減じた数以上

(3) １日当たり勤務する看護師及び准看護師又は看護補助者（以下「看護要員」という）の数，看護要員の数と入院患者の比率並びに看護師及び准看護師（以下「看護職員」という）の数に対する看護師の比率については，暦月で１か月を超えない期間の１割以内の一時的な変動。

(4) 医療法上の許可病床数（感染症病床を除く）が100床未満の病院及び特別入院基本料（月平均夜勤時間超過減算により算定する場合を除く）を算定する保険医療機関にあっては，１日当たり勤務する看護要員の数，看護要員

の数と入院患者の比率並びに看護職員の数に対する看護師の比率については，暦月で3か月を超えない期間の1割以内の一時的な変動。

(5)　算定要件〔一般病棟用の重症度，医療・看護必要度Ⅰ又はⅡ（以下「重症度，医療・看護必要度Ⅰ又はⅡ」という）の評価方法を用いる要件を除き，特定集中治療室管理料の施設基準のうち1の⑫及び3の(5)の要件を含む〕中の該当患者の割合については，暦月で3か月を超えない期間の1割以内の一時的な変動。

(6)　算定要件中の紹介割合及び逆紹介割合については，暦月で3か月間の一時的な変動。

2　1による変更の届出は，1のただし書の場合を除き，届出の内容と異なった事情が生じた日の属する月の翌月に速やかに行う。その場合においては，変更の届出を行った日の属する月の翌月（変更の届出について，月の最初の開庁日に要件審査を終え，届出を受理された場合には当該月の1日）から変更後の入院基本料等を算定する。ただし，面積要件や常勤職員の配置要件のみの変更の場合など月単位で算出する数値を用いた要件を含まない施設基準に係る場合には，当該施設基準を満たさなくなった日の属する月に速やかに変更の届出を行い，当該変更の届出を行った日の属する月の翌月から変更後の入院基本料等を算定する。

3　届出を受理した保険医療機関については，適時調査を行い（原則として年1回，受理後6か月以内を目途），届出の内容と異なる事情等がある場合には，届出の受理の変更を行うなど運用の適正を期する。

4　「基本診療料の施設基準等」に適合しないことが判明した場合は，所要の指導の上，変更の届出を行わせる。その上で，なお改善がみられない場合は，当該届出は無効となるが，その際には当該保険医療機関の開設者に弁明を行う機会を与える。

5　届出を行った保険医療機関は，毎年8月1日現在で施設基準の適合性を確認し，その結果について報告を行う。

6　地方厚生（支）局においては，届出を受理した後，当該届出事項に関する情報を都道府県に提供し，相互に協力するよう努める。

7　届出事項については，被保険者等の便宜に供するため，地方厚生（支）局において閲覧（ホームページへの掲載等を含む）に供するとともに，当該届出事項を適宜とりまとめて，保険者等に提供するよう努める。また，保険医療機関においても，保険医療機関及び保険医療養担当規則（昭和32年厚生省令第15号）及び高齢者の医療の確保に関する法律の規定による療養の給付等の取扱い及び担当に関する基準（昭和58年厚生省告示第14号）の規定に基づき，院内の見やすい場所に届出内容の掲示を行うよう指導をする。

（掲示例）

(1)　入院患者数42人の一般病棟で，一般病棟入院基本料の急性期一般入院料6を算定している病院の例

「当病棟では，1日に13人以上の看護職員（看護師及び准看護師）が勤務しています。なお，時間帯毎の配置は次のとおりです」

・朝9時から夕方17時まで，看護職員1人当たりの受け持ち数は6人以内です。

・夕方17時から深夜1時まで，看護職員1人当たりの受け持ち数は14人以内です。

・深夜1時から朝9時まで，看護職員1人当たりの受け持ち数は14人以内です。

(2)　有床診療所入院基本料1を算定している診療所の例

「当診療所には，看護職員が7人以上勤務しています」

第4　経過措置等

1　第2及び第3の規定にかかわらず，令和6年5月31日現在において現に入院基本料等を算定している保険医療機関において，引き続き当該入院基本料等を算定する場合（名称のみが改正されたものを算定する場合を含む）には，新たな届出を要しない。ただし，令和6年6月以降の実績により，届出を行っている入院基本料等の施設基準等の内容と異なる事情等が生じた場合は，変更の届出を行う。また，令和6年度診療報酬改定において，新設された又は施設基準が創設された入院基本料等（**表1**）及び施設基準が改正された入院基本料等のうち届出が必要なもの（**表2**）については，令和6年6月1日以降の算定に当たり届出を行う必要がある。なお，**表2**における経過措置期間については，令和6年3月31日時点で改正前の当該入院基本料等を行っている保険医療機関についてのみ適用される。

表1　新設された又は施設基準が創設された入院基本料等

初診料の注14及び再診料の注18に規定する抗菌薬適正使用体制加算
初診料（医科）の注16及び初診料（歯科）の注15に規定する医療DX推進体制整備加算
再診料の注10に規定する時間外対応加算2
再診料の注20及び外来診療料の注11に規定する看護師等遠隔診療補助加算
歯科外来診療感染対策加算2
歯科外来診療感染対策加算4
初診料（歯科）の注16及び再診料（歯科）の注12に掲げる基準
療養病棟入院基本料の注11に規定する経腸栄養管理加算
療養病棟入院基本料の注13に規定する看護補助体制充実加算1及び2
障害者施設等入院基本料の注10に規定する看護補助体制充実加算1及び2
急性期充実体制加算の注2に規定する小児・周産期・精神科充実体制加算
診療録管理体制加算1
急性期看護補助体制加算の注4に規定する看護補助体制充実加算1
看護補助加算の注4に規定する看護補助体制充実加算1
小児緩和ケア診療加算
リハビリテーション・栄養・口腔連携体制加算
感染対策向上加算の注5に規定する抗菌薬適正使用体制加算
バイオ後続品使用体制加算
病棟薬剤業務実施加算の注2に規定する薬剤業務向上加算
精神科入退院支援加算
医療的ケア児（者）入院前支援加算
医療的ケア児（者）入院前支援加算の注2に規定する情報通信機器を用いた入院前支援
協力対象施設入所者入院加算
特定集中治療室管理料5及び6
特定集中治療室管理料の注7に規定する特定集中治療室遠隔支援加算
新生児特定集中治療室重症児対応体制強化管理料
地域包括医療病棟入院料
地域包括医療病棟入院料の注3に規定する夜間看護体制特定日減算
地域包括医療病棟入院料の注5に規定する看護補助体制加算〔25対1看護補助体制加算（看護補助者5割以上），25対1看護補助体制加算（看護補助者5割未満），50対1看護補助体制加算及び75対1看護補助体制加算〕
地域包括医療病棟入院料の注6に規定する夜間看護補助体制加算（夜間30対1看護補助体制加算，夜間50対1看護補助体制加算及び夜間100対1看護補助体制加算）
地域包括医療病棟入院料の注7に規定する夜間看護体制加算
地域包括医療病棟入院料の注8に規定する看護補助体制

充実加算１，２及び３
地域包括医療病棟入院料の注９に規定する看護職員夜間配置加算（看護職員夜間12対１配置加算１，看護職員夜間12対１配置加算２，看護職員夜間16対１配置加算１及び看護職員夜間16対１配置加算２）
地域包括医療病棟入院料の注10に規定するリハビリテーション・栄養・口腔連携加算
小児入院医療管理料の注２に規定する加算（保育士２名以上の場合）
小児入院医療管理料の注４に規定する重症児受入体制加算２
小児入院医療管理料の注９に規定する看護補助加算
小児入院医療管理料の注10に規定する看護補助体制充実加算
回復期リハビリテーション入院医療管理料
地域包括ケア病棟入院料の注５に規定する看護補助体制充実加算１及び２
児童・思春期精神科入院医療管理料の注３に規定する精神科養育支援体制加算
精神科地域包括ケア病棟入院料

表２　施設基準が改正された入院基本料等
外来感染対策向上加算（令和７年１月１日以降に引き続き算定する場合に限る）
地域包括診療加算（令和６年10月１日以降に引き続き算定する場合に限る）
歯科外来診療医療安全対策加算１〔令和６年３月31日時点で「診療報酬の算定方法の一部を改正する告示」による改正前の診療報酬の算定方法（以下「旧算定方法」という）**別表第２Ａ000**に掲げる初診料の注９に規定する歯科外来診療環境体制加算１に係る届出を行っている保険医療機関において，令和７年６月１日以降に引き続き算定する場合に限る〕
歯科外来診療医療安全対策加算２（令和６年３月31日時点で旧算定方法**別表第２Ａ000**に掲げる初診料の注９に規定する歯科外来診療環境体制加算２に係る届出を行っている保険医療機関において，令和７年６月１日以降に引き続き算定する場合に限る）
歯科外来診療感染対策加算１（令和６年３月31日時点で旧算定方法**別表第２Ａ000**に掲げる初診料の注９に規定する歯科外来診療環境体制加算１に係る届出を行っている保険医療機関において，令和７年６月１日以降に引き続き算定する場合に限る）
歯科外来診療感染対策加算３（令和６年３月31日時点で旧算定方法**別表第２Ａ000**に掲げる初診料の注９に規定する歯科外来診療環境体制加算２に係る届出を行っている保険医療機関において，令和７年６月１日以降に引き続き算定する場合に限る）
一般病棟入院基本料（急性期一般入院料６及び地域一般入院基本料を除く）（令和６年10月１日以降に引き続き算定する場合に限る）
結核病棟入院基本料（７対１入院基本料に限る）（令和６年10月１日以降に引き続き算定する場合に限る）
特定機能病院入院基本料（一般病棟に限る）（７対１入院基本料に限る）（令和６年10月１日以降に引き続き算定する場合に限る）
特定機能病院入院基本料の注５に掲げる看護必要度加算（令和６年10月１日以降に引き続き算定する場合に限る）
専門病院入院基本料（７対１入院基本料に限る）（令和６年10月１日以降に引き続き算定する場合に限る）
専門病院入院基本料の注３に掲げる看護必要度加算（令和６年10月１日以降に引き続き算定する場合に限る）
精神病棟入院基本料（10対１入院基本料及び13対１入院基本料に限る）（令和８年６月１日以降に引き続き算定する場合に限る）
有床診療所療養病床入院基本料（令和６年10月１日以降に引き続き算定する場合に限る）
総合入院体制加算１，２及び３（令和６年10月１日以降に引き続き算定する場合に限る）
急性期充実体制加算１及び２（令和７年６月１日以降に引き続き算定する場合に限る）
急性期充実体制加算１及び２（許可病床数が300床未満の保険医療機関に限る）（令和８年６月１日以降に引き続き算定する場合に限る）
急性期充実体制加算１（令和８年６月１日以降に引き続き算定する場合に限る）
超急性期脳卒中加算（令和７年６月１日以降に引き続き算定する場合に限る）
急性期看護補助体制加算（令和６年10月１日以降に引き続き算定する場合に限る）
看護職員夜間配置加算（令和６年10月１日以降に引き続き算定する場合に限る）
看護補助加算（令和６年10月１日以降に引き続き算定する場合に限る）
感染対策向上加算（令和７年１月１日以降に引き続き算定する場合に限る）
入退院支援加算１（令和６年10月１日以降に引き続き算定する場合に限る）
救命救急入院料１（令和７年６月１日以降に引き続き算定する場合に限る）
救命救急入院料２（令和６年10月１日以降に引き続き算定する場合に限る）
救命救急入院料３（令和７年６月１日以降に引き続き算定する場合に限る）
救命救急入院料４（令和６年10月１日以降に引き続き算定する場合に限る）
特定集中治療室管理料１，２，３及び４（令和６年10月１日以降に引き続き算定する場合に限る）
ハイケアユニット入院医療管理料１及び２（令和６年10月１日以降に引き続き算定する場合に限る）
脳卒中ケアユニット入院医療管理料（令和７年６月１日以降に引き続き算定する場合に限る）
小児特定集中治療室管理料（令和７年６月１日以降に引き続き算定する場合に限る）
新生児特定集中治療室管理料（令和７年６月１日以降に引き続き算定する場合に限る）
総合周産期特定集中治療室管理料（令和７年６月１日以降に引き続き算定する場合に限る）
回復期リハビリテーション病棟入院料１（令和６年10月１日以降に引き続き算定する場合に限る）
回復期リハビリテーション病棟入院料２（令和７年６月１日以降に引き続き算定する場合に限る）
回復期リハビリテーション病棟入院料３（令和６年10月１日以降に引き続き算定する場合に限る）
地域包括ケア病棟入院料（令和６年10月１日以降に引き続き算定する場合に限る）
地域包括ケア入院医療管理料（令和６年10月１日以降に引き続き算定する場合に限る）
精神科急性期治療病棟入院料（令和８年６月１日以降に引き続き算定する場合に限る）
児童・思春期精神科入院医療管理料（令和８年６月１日以降に引き続き算定する場合に限る）
特定一般病棟入院料（地域包括ケア１，地域包括ケア２及び地域包括ケア３）（令和６年10月１日以降に引き続き算定する場合に限る）

表3　施設基準が改正された入院基本料等（届出を必要としないもの）

情報通信機器を用いた診療
時間外対応加算１，３及び４
特定妥結率初診料，特定妥結率再診料及び特定妥結率外来診療料
初診料（歯科）の注１に掲げる基準
地域歯科診療支援病院歯科初診料
入院基本料又は特定入院料（療養病棟入院基本料，有床診療所在宅患者支援病床初期加算，地域包括ケア病棟入院料特定一般入院料の注７の届出を行っている保険医療機関を除く）
障害者施設等入院基本料
障害者施設等入院基本料の注11に規定する夜間看護体制加算
有床診療所在宅患者支援病床初期加算
介護障害連携加算１及び２
救急医療管理加算
医師事務作業補助体制加算
急性期看護補助体制加算の注３に規定する夜間看護体制加算
特殊疾患入院施設管理加算
看護補助加算の注３に規定する夜間看護体制加算
緩和ケア診療加算
がん拠点病院加算
後発医薬品使用体制加算
入退院支援加算３
地域医療体制確保加算
新生児治療回復室入院医療管理料
特殊疾患入院医療管理料
小児入院医療管理料
回復期リハビリテーション病棟入院料４
回復期リハビリテーション病棟入院料５
特殊疾患病棟入院料
特定一般病棟入院料の注５に規定する一般病棟看護必要度評価加算
地域移行機能強化病棟入院料

表4　施設基準等の名称が変更されたが，令和６年３月31日において現に当該点数を算定していた保険医療機関であれば新たに届出が必要でないもの

診療録管理体制加算１	→	診療録管理体制加算２
診療録管理体制加算２	→	診療録管理体制加算３
療養病棟入院基本料の注12に規定する看護補助体制充実加算	→	療養病棟入院基本料の注13に規定する看護補助体制充実加算３
障害者施設等入院基本料の注９に規定する看護補助体制充実加算	→	障害者施設等入院基本料の注10に規定する看護補助体制充実加算３
急性期看護補助体制加算の注４に規定する看護補助体制充実加算	→	急性期看護補助体制加算の注４に規定する看護補助体制充実加算２
看護補助加算の注４に規定する看護補助体制充実加算	→	看護補助加算の注４に規定する看護補助体制充実加算２
地域包括ケア病棟入院料の注４に規定する看護補助体制充実加算	→	地域包括ケア病棟入院料の注５に規定する看護補助体制充実加算３

別添１　初・再診料の施設基準等

第１　別掲 （→p.681）

別添２　入院基本料等の施設基準等

第１　入院基本料〔特別入院基本料，月平均夜勤時間超過減算，夜勤時間特別入院基本料及び重症患者割合特別入院基本料（以下「特別入院基本料等」という）及び特定入院基本料を含む〕及び特定入院料に係る入院診療計画，院内感染防止対策，医療安全管理体制，褥瘡対策，栄養管理体制，意思決定支援及び身体的拘束最小化の基準 （→p.688）
第２　病院の入院基本料等に関する施設基準 （→p.704）
第３　診療所の入院基本料等に関する施設基準 （→p.737）
第４　削除
第５　入院基本料の届出に関する事項
１　病院の入院基本料の施設基準に係る届出について

(1)　病院の入院基本料の施設基準に係る届出は，**別添７**（→Web 版）の**様式５**から**様式11**（**様式11**については，一般病棟において感染症病床を有する場合に限る）までを用いる。なお，**別添７の様式６の２**については，療養病棟入院基本料を届け出る場合に用い，**別添７の様式10**，**様式10の２**及び**様式10の５**については，急性期一般入院料１及び７対１入院基本料を届け出る場合に用い，**別添７の様式10**については，急性期一般入院料２から６まで，10対１入院基本料，看護必要度加算又は一般病棟看護必要度評価加算を届け出る場合に用い，**別添７の様式10の８**については，在宅復帰機能強化加算を届け出る場合に用い，**別添７の様式10の７**については，精神保健福祉士配置加算を届け出る場合（精神病棟入院基本料を算定している病院に限る）に用い，**別添７の仕様式５の９**については，経腸栄養管理加算を届け出る場合に用いる。ただし，一般病棟，療養病棟及び結核病棟の特別入院基本料等の届出は，**別添７の様式６**及び**様式７**を用いる。

(2)　令和６年10月１日以降において，急性期一般入院料２から５までの届出を行うに当たっては，現に急性期一般入院基本料を届け出ている病棟であって，重症度，医療・看護必要度に係る基準以外の施設基準を満たしている場合に限り，(1)の規定にかかわらず，**様式10**のみを用いて届け出れば足りることとする。

(3)　療養病棟入院基本料の「注12」に規定する夜間看護加算及び「注13」に規定する看護補助体制充実加算並びに障害者施設等入院基本料の「注９」に規定する看護補助加算及び「注10」に規定する看護補助体制充実加算を届け出る場合は，**別添７の様式９**，**様式13の３**及び**様式18の３**を用い，当該加算に係る看護職員の負担の軽減及び処遇の改善に資する体制について，毎年８月において，前年度における看護職員の負担の軽減及び処遇の改善に資する計画の取組状況を評価するため，**別添７の様式13の３**を届け出る。また，当該加算の変更の届出にあたり直近の８月に届け出た内容と変更がない場合は，「夜間における看護業務の負担軽減に資する業務管理等」の該当項目数が要件にない場合に限り**様式13の３**の届出を略すことができる。

(4)　一般病棟入院基本料，療養病棟入院基本料，特定機能病院入院基本料（一般病棟に限る），専門病院入院基本料，障害者施設等入院基本料又は精神病棟入院基本料（10対１入院基本料及び13対１入院基本料に限る）を届け出る際にはデータ提出加算の届出の写しを添付する。

(5)　療養病棟入院基本料の施設基準における「中心静脈注射用カテーテルに係る感染を防止するにつき十分な体制」に係る第２の４の12のアの届出については，**別添７の様式５の６**を用いること。

(6)　特定機能病院入院基本料の「注10」に規定する入院栄養管理体制加算の届出は，**別添７の様式５の８**を用いること。

2 一般病棟入院基本料（特別入院基本料を除く），特定機能病院入院基本料（一般病棟に限る）又は専門病院入院基本料を算定する病棟のうち，当該病棟に90日を超えて入院する患者について，療養病棟入院料１の例により算定を行う病棟については，**別添７の様式10の６**により地方厚生（支）局長に届け出る。

3 診療所の入院基本料の施設基準に係る届出は，**別添７の様式５**及び**様式12**から**様式12の10**までを用いる。ただし，有床診療所（療養病床に限る）の特別入院基本料の届出は，**別添７の様式12**を用い，有床診療所（一般病床に限る）の介護障害連携加算の届出は，**別添７の様式12の３**を用い，有床診療所の栄養管理実施加算の届出は，**別添７の様式12の８**を用いる。また，有床診療所の在宅復帰機能強化加算の届出は入院基本料の届出とは別に行うこととし，一般病床については**別添７の様式12の９**を用い，療養病床については**別添７の様式12の10**を用いる。

4 管理栄養士の離職又は長期欠勤のため栄養管理体制の基準を満たせなくなった病院については，栄養管理体制の基準が一部満たせなくなった保険医療機関として，**別添７の様式５の３**及び**様式６**を用いて届出を行う。

5 届出は，病院である保険医療機関において，全病棟包括的に行うことを原則とするが，一般病棟，療養病棟，結核病棟及び精神病棟を有する保険医療機関については，一般病棟，療養病棟，結核病棟及び精神病棟につき，それぞれ区分し，当該病棟種別の病棟全体につき包括的に届出を行う。

6 ５の規定にかかわらず，**別紙２**（別表第６の２，p.873）に掲げる医療を提供しているが医療資源の少ない地域に属する保険医療機関（特定機能病院，許可病床数が400床以上の病院，DPC対象病院及び一般病棟入院基本料に係る届出において急性期一般入院料１のみを届け出ている病院を除く）において，一般病棟入院基本料の届出を行う場合には，病棟全体で包括的に届出を行うのではなく，看護配置が異なる病棟ごとに届出を行っても差し支えない。

7 病棟内に特定入院料の各区分に該当する入院医療を行う病床を有する場合（特殊疾患入院医療管理料，小児入院医療管理料４，回復期リハビリテーション入院医療管理料及び地域包括ケア入院医療管理料１，２，３又は４を算定している病床を除く）は，これらの病床以外の病棟全体（複数の病棟種別がある場合は，当該病床種別の病棟全体）を単位として行う。

8 有床診療所入院基本料の届出は，当該診療所の全病床（療養病床に係る病床を除く）について包括的に行い，有床診療所療養病床入院基本料の届出は，療養病床に係る病床について包括的に行う。

9 入院基本料等の施設基準の届出に当たっては，届出を行おうとする基準について，特に規定がある場合を除き，届出前１か月の実績を有していること。なお，届出前１か月の実績は，例えば一般病床である特殊疾患病棟入院料を算定していた病棟を，療養病床に転換し療養病棟入院基本料の施設基準の届出を行う場合に，特殊疾患病棟入院料を算定していた期間の人員配置基準を実績として用いるなど，入院料の種別の異なる期間の実績であっても差し支えない。なお，有床診療所入院基本料の夜間看護配置加算１又は２の届出を行う場合の届出前１か月の実績には，入院患者がいない日を除くことができる。

10 平均在院日数の要件は満たしていないものの，看護職員の数及びその他の要件を全て満たしている保険医療機関の開設者から，届出直後の３か月間における平均在院日数を所定の日数以内とすることができることを明らかにした病棟運営計画書を添付した場合には，届出の受理を行うことができる。この場合，届出直後の３か月間における平均在院日数が，所定の日数以内とならなかったことが判明したときには，当該届出は無効となる。

11 新たに開設された保険医療機関が入院基本料の施設基準に係る届出を行う場合は，届出時点で，精神病棟入院基本料の特別入院基本料の基準を満たしていれば，実績がなくても入院基本料の特別入院基本料の届出を行うことができる。また，有床診療所入院基本料にあっては，有床診療所入院基本料６の基準を満たしていれば，実績がなくても有床診療所入院基本料６の届出を行うことができる。ただし，この場合は，１か月後に適時調査を行い，所定の基準を満たしていないことが判明したときは，当該届出は無効となる。

12 当該保険医療機関が届け出ている入院基本料を算定する病棟において，増床又は減床が行われ，届出の内容と異なる事情等が生じた場合には，速やかに変更の届出を行う。なお，増床に伴い，既に届け出ている入院基本料以外の入院基本料の届出の必要が生じた場合には，実績がなくても基準を満たす入院基本料の届出を行うことができる。ただし，この場合は，１か月後に適時調査を行い，所定の基準を満たしていないことが判明したときは，当該届出は無効となる。

13 **第２の２の⑴**〔「病院の入院基本料等に関する施設基準」の２の⑴，p.704〕の１病棟の病床数の標準を上回る場合の届出に係る取扱いは次のとおりである。

⑴ **第２の２の⑵**に該当することが確認された場合には，届出を受理する。なお，当該事情が解消され次第，標準規模の病棟になるよう指導する。

⑵ 既に標準を超えた規模で届出が受理されている病棟については，新たな届出を行う際に改善をさせた上で届出を受理する。ただし，**第２の２の⑵**の①から③までに掲げたやむを得ない理由が存在する場合には，届出を受理しても差し支えない。なお，当該事情が解消され次第，標準規模のものとなるよう指導する。

14 医療法及び感染症の予防及び感染症の患者に対する医療に関する法律（平成10年法律第114号。以下「感染症法」という）の規定に基づき，感染症指定医療機関の指定を受けようとする保険医療機関は，その旨を届け出る。

別添３ 入院基本料等加算の施設基準等

入院基本料等加算に関する基準は，「基本診療料の施設基準等」の他，下記のとおりとする。なお，病棟単位で届出を行う入院基本料等加算を算定する病棟が複数ある場合であっても，それぞれの病棟において当該入院基本料等加算の施設基準の要件を満たすことが必要である。

第１～第27 別掲（→p.740～795）

別添４ 特定入院料の施設基準等

特定入院料に関する施設基準は，「基本診療料の施設基準等」の他，下記のとおりとする。

1 特定入院料の施設基準に係る届出は，各入院料につき個別に規定するもののほか，**別添７**（→Web 版）の**様式５**，**様式６**及び**様式７**を用いる。

2 特定入院料の施設基準は，治療室，病床又は病棟ごとに要件を満たすことが必要である。

3 特定入院料を算定する病棟及び治療室等のみの保険医療機関又は特定入院料を算定する病棟及び治療室等以外に算定する入院基本料等が特別入院基本料等のみの保険医療機関において，届出及び算定可能な特定入院料は，回復期リハビリテーション病棟入院料１，２，３，４及び５並びに回復期リハビリテーション入院医療管理料，地域包括ケア病棟入院料１，２，３及び４（地域包括ケア入院医療管理料を含む），地域包括医療病棟入院料，精神科救急急性期医療入院料，精神科急性期治療病棟入院料１及び２，精神療養病棟入院料，認知症治療病棟入院料１及び２，精神科地域包括ケア病棟入院料，地域移行機能強化病棟入院料，特定一般病棟入院料１及び２，小児入院医療管理料５，特殊疾患病棟入院料１及び２，緩和ケア病棟入院料１及び２，精神科救急・合併症入院料，児童・思春期精神科入院医療管理料に限る。このうち精神科急性期治療病棟入院料１及び２は，他の特定入院料を届け出ている場合に限る。なお，小児入院医療管理料５，特殊疾患病棟入院料１及び２，緩和ケア

基施

病棟入院料１及び２，精神科救急・合併症入院料，児童・思春期精神科入院医療管理料については，当該保険医療機関において，このうち２種類の特定入院料まで，かつ，これらの届出病床数の合計が200床までに限る。

第１～第22　別掲（→p.795～866）

別添５　短期滞在手術等基本料の施設基準等

短期滞在手術等基本料に関する施設基準は，「基本診療料の施設基準等」の他，下記のとおりとする。

１，２　別掲（→p.866～867）

別添６

＜通則＞

医科診療報酬点数表に記載する診療等に要する書面等は**別紙**のとおりである。

なお，当該**別紙**は，参考として示しているものであり，示している事項が全て記載されていれば，当該**別紙**と同じでなくても差し支えない。

また，当該**別紙**の作成や保存等に当たっては，医師事務作業の負担軽減等の観点から各保険医療機関において工夫されたい。

自筆の署名がある場合には印は不要である。

※別紙９，10，11，15，22は欠番である。

別紙１（略）〔令６保医発0305·4の別紙「様式11」（p.238）と同じ〕

❶別紙２（p.689）～**⓰別紙24**（p.774）

別添７　基本診療料の施設基準等に係る届出書

※web版にて参照，ダウンロード可能です。

〈医学通信社 HP：https://www.igakutushin.co.jp〉

告示4 特掲診療料の施設基準等

●厚生労働省告示第63号

（平20.3.5）（改定：告示59，令6.3.5／告示87，令6.3.15）

診療報酬の算定方法（平成20年厚生労働省告示第59号）の規定に基づき，特掲診療料の施設基準等（平成20年厚生労働省告示第63号）の一部を次のように改正し，令和6年6月1日から適用する。

特掲診療料の施設基準等

第1 届出の通則

1 保険医療機関〔健康保険法（大正11年法律第70号）第63条第3項第1号に規定する保険医療機関をいう。以下同じ〕及び保険薬局（同号に規定する保険薬局をいう。以下同じ）（以下「保険医療機関等」という）は，第2から第15までに規定する施設基準に従い，適正に届出を行わなければならないこと。

2 保険医療機関等は，届出を行った後に，当該届出に係る内容と異なる事情が生じた場合には，速やかに届出の内容の変更を行わなければならないこと。

3 届出の内容又は届出の変更の内容が第2から第15までに規定する施設基準に適合しない場合は，当該届出又は届出の変更は無効であること。

4 届出については，届出を行う保険医療機関等の所在地を管轄する地方厚生局長又は地方厚生支局長（以下「地方厚生局長等」という）に対して行うこと。ただし，当該所在地を管轄する地方厚生局又は地方厚生支局の分室がある場合には，当該分室を経由して行うこと。

第2 施設基準の通則

1 地方厚生局長等に対して当該届出を行う前6月間において当該届出に係る事項に関し，不正又は不当な届出（法令の規定に基づくものに限る）を行ったことがないこと。

2 地方厚生局長等に対して当該届出を行う前6月間において療担規則及び薬担規則並びに療担基準に基づき厚生労働大臣が定める掲示事項等（平成18年厚生労働省告示第107号）第3に規定する基準に違反したことがなく，かつ現に違反していないこと。

3 地方厚生局長等に対して当該届出を行う前6月間において，健康保険法第78条第1項及び高齢者の医療の確保に関する法律（昭和57年法律第80号）第72条第1項の規定に基づく検査等の結果，診療内容又は診療報酬の請求に関し，不正又は不当な行為が認められたことがないこと。

4 地方厚生局長等に対して当該届出を行う時点において，厚生労働大臣の定める入院患者数の基準及び医師等の員数の基準並びに入院基本料の算定方法（平成18年厚生労働省告示第104号）に規定する入院患者数の基準に該当する保険医療機関又は医師等の員数の基準に該当する保険医療機関でないこと。

第3 医学管理等

1 特定疾患療養管理料に規定する疾患

平成27年総務省告示第35号（統計法第28条の規定に基づき，疾病，傷害及び死因に関する分類を定める件）の「6(1)基本分類表」（以下「分類表」という）に規定する疾病のうち別表第1（p.1029）に掲げる疾病

1の2 特定疾患療養管理料の注5に規定する施設基準

情報通信機器を用いた診療を行うにつき十分な体制が整備されていること。

→ **特定疾患療養管理料の「注5」に関する施設基準**

「基本診療料の施設基準等及びその届出に関する手続きの取扱いについて」（令和6年3月5日保医発0305第5号。以下「基本診療料施設基準通知」という）別添1の第1〔「初・再診料の施設基準等」の「情報通信機器を用いた診療に係る施設基準」，p.682〕に掲げる情報通信機器を用いた診療の届出を行っている（以下単に「情報通信機器を用いた診療の届出を行っている」という）。

【届出に関する事項】 特定疾患療養管理料の「注5」に関する施設基準については，情報通信機器を用いた診療の届出を行っていればよく，特定疾患療養管理料の「注5」として特に地方厚生（支）局長に対して，届出を行う必要はない。

2 特定疾患治療管理料に規定する施設基準等

(1) ウイルス疾患指導料の注2に規定する施設基準

イ 当該保険医療機関内に当該療養を行うにつき十分な経験を有する専任の医師が配置されていること。

ロ 当該保険医療機関内に当該療養を行うにつき十分な経験を有する専任の看護師が配置されていること。

ハ 当該保険医療機関内に当該療養を行うにつき必要な専任の薬剤師が配置されていること。

ニ 当該療養を行うにつき十分な体制が整備されていること。

ホ 当該療養を行うにつき十分な構造設備を有していること。

(1)の2 ウイルス疾患指導料の注3に規定する施設基準

情報通信機器を用いた診療を行うにつき十分な体制が整備されていること。

(2) 特定薬剤治療管理料1の対象患者

別表第2の1（p.1029）に掲げる患者

(2)の2 小児特定疾患カウンセリング料の対象患者

別表第2の2（p.1029）に掲げる患者

(2)の2の2 小児特定疾患カウンセリング料の注2に規定する施設基準

情報通信機器を用いた診療を行うにつき十分な体制が整備されていること。

特施

(2)の３　小児科療養指導料の注６に規定する施設基準
情報通信機器を用いた診療を行うにつき十分な体制が整備されていること。
(2)の４　てんかん指導料の注６に規定する施設基準
情報通信機器を用いた診療を行うにつき十分な体制が整備されていること。
(3)　難病外来指導管理料の対象疾患
難病の患者に対する医療等に関する法律（平成26年法律第50号）第５条第１項に規定する指定難病〔同法第７条第４項に規定する医療受給者証を交付されている患者（同条第１項各号に規定する特定医療費の支給認定に係る基準を満たすものとして診断を受けたものを含む）に係るものに限る〕その他これに準ずる疾患
(3)の２　難病外来指導管理料の注６に規定する施設基準
情報通信機器を用いた診療を行うにつき十分な体制が整備されていること。
(4)　皮膚科特定疾患指導管理料（Ⅰ）の対象疾患
分類表に規定する疾病のうち**別表第２の４**（p.1029）に掲げる疾病
(5)　皮膚科特定疾患指導管理料（Ⅱ）の対象疾患
分類表に規定する疾病のうち**別表第２の５**（p.1029）に掲げる疾病
(5)の２　皮膚科特定疾患指導管理料の注４に規定する施設基準
情報通信機器を用いた診療を行うにつき十分な体制が整備されていること。
(6)　外来栄養食事指導料の注２に規定する施設基準
イ　連携充実加算に係る届出を行っている保険医療機関であること。
ロ　外来化学療法を実施している悪性腫瘍の患者に対する栄養食事指導を行うにつき，十分な体制が確保されていること。
(6)の２　外来栄養食事指導料及び入院栄養食事指導料の対象患者
疾病治療の直接手段として，医師の発行する食事箋に基づき提供された適切な栄養量及び内容を有する**別表第３**（p.1029）に掲げる特別食を必要とする患者，がん患者，摂食機能若しくは嚥下機能が低下した患者又は低栄養状態にある患者
(6)の２の２　外来栄養食事指導料の注３に規定する施設基準
悪性腫瘍の患者の栄養管理に係る専門の研修を修了し，当該患者の栄養管理を行うにつき十分な経験を有する専任の常勤の管理栄養士が配置されていること。
(6)の３　集団栄養食事指導料に規定する特別食
疾病治療の直接手段として，医師の発行する食事箋に基づき提供された適切な栄養量及び内容を有する**別表第３**（p.1029)）に掲げる特別食
(6)の４　心臓ペースメーカー指導管理料の注４に規定する施設基準
当該療養を行うにつき十分な体制が整備されていること。
(6)の５　心臓ペースメーカー指導管理料の注５に規定する施設基準
イ　心臓植込型電気デバイスの管理を行うにつき必要な体制が整備されていること。
ロ　循環器疾患の診療につき十分な経験を有する常勤の医師が配置されていること。
(7)　高度難聴指導管理料の施設基準
次のいずれかに該当すること。
イ　人工内耳植込術の施設基準を満たしていること。
ロ　当該療養を行うにつき十分な経験を有する常勤の医師が耳鼻咽喉科に配置されていること。
(7)の２　慢性維持透析患者外来医学管理料の注３に規定する腎代替療法実績加算の施設基準
イ　腎代替療法を行うにつき十分な説明を行っていること。
ロ　腎代替療法を行うにつき必要な実績を有していること。
(8)　喘息治療管理料の注２に規定する施設基準
イ　当該保険医療機関内に専任の看護師又は准看護師（以下「看護職員」という）が常時１人以上配置されていること。
ロ　喘息治療管理を行うにつき必要な器械・器具が具備されていること。
ハ　緊急時の入院体制が確保されていること。
(8)の２　小児悪性腫瘍患者指導管理料の注５に規定する施設基準
情報通信機器を用いた診療を行うにつき十分な体制が整備されていること。
(9)　糖尿病合併症管理料の施設基準
イ　当該保険医療機関内に糖尿病足病変の指導を担当する専任の常勤医師（当該指導について相当な経験を有するものに限る）が配置されていること。
ロ　当該保険医療機関内に糖尿病足病変の指導を担当する専任の看護師（当該指導について相当な経験を有し，かつ，当該指導に係る研修を受けたものに限る）が配置されていること。
(10)　耳鼻咽喉科特定疾患指導管理料の対象患者
15歳未満の滲出性中耳炎（疾患の反復や遷延がみられるものに限る）の患者
(11)　がん性疼痛緩和指導管理料の施設基準
当該保険医療機関内に緩和ケアを担当する医師（歯科医療を担当する保険医療機関にあっては，医師又は歯科医師）（緩和ケアに係る研修を受けたものに限る）が配置されていること。
(11)の２　がん性疼痛緩和指導管理料の注２に規定する施設基準
がん患者に対するがん性疼痛の症状緩和を目的とした放射線治療及び神経ブロックを実施する体制及び実績を有していること。
(11)の３　がん性疼痛緩和指導管理料の注４に規定する施設基準
情報通信機器を用いた診療を行うにつき十分な体制が整備されていること。
(12)　がん患者指導管理料の施設基準等
イ　がん患者指導管理料のイの施設基準
①　がん患者に対して指導管理を行うにつき十分な体制が整備されていること。
②　当該保険医療機関において，適切な意思決定支援に関する指針を定めていること。
ロ　がん患者指導管理料のロからニまでの施設基準
イの①を満たすものであること。
ハ　がん患者指導管理料の注４に規定する患者
乳癌，卵巣癌又は卵管癌と診断された患者のうち，遺伝性乳癌卵巣癌症候群が疑われる患者
ニ　がん患者指導管理料の注７に規定する施設基準
情報通信機器を用いた診療を行うにつき十分な体制が整備されていること。
(13)　外来緩和ケア管理料の施設基準等
イ　外来緩和ケア管理料の注１に規定する施設基準
①　緩和ケア診療を行うにつき十分な体制が整備

されていること。

② 当該体制において，身体症状の緩和を担当する医師，精神症状の緩和を担当する医師，緩和ケアに関する相当の経験を有する看護師及び薬剤師が適切に配置されていること。

ロ 外来緩和ケア管理料の注4に規定する厚生労働大臣が定める地域

基本診療料の施設基準等（平成20年厚生労働省告示第62号）**別表第6の2**（p.873）に掲げる地域

ハ 外来緩和ケア管理料の注4に規定する施設基準

① 一般病棟入院基本料（急性期一般入院料1を除く）を算定する病棟を有する病院〔特定機能病院及び許可病床数が400床以上の病院並びに診療報酬の算定方法（平成20年厚生労働省告示第59号）第1号ただし書に規定する別に厚生労働大臣が指定する病院の病棟を有する病院を除く〕であること。

② 緩和ケア診療を行うにつき必要な体制が整備されていること。

ニ 外来緩和ケア管理料の注5に規定する施設基準

情報通信機器を用いた診療を行うにつき十分な体制が整備されていること。

⑷ 移植後患者指導管理料の施設基準等

イ 移植後患者指導管理料の注1に規定する施設基準

① 当該療養を行うにつき十分な体制が整備されていること。

② 当該保険医療機関内に当該療養を行うにつき十分な経験を有する専任の常勤医師が配置されていること。

③ 当該保険医療機関内に当該療養を行うにつき十分な経験を有する専任の常勤看護師（臓器移植又は造血幹細胞移植に係る研修を受けたものに限る）が配置されていること。

④ 当該保険医療機関内に常勤の薬剤師が配置されていること。

ロ 移植後患者指導管理料の注3に規定する施設基準

情報通信機器を用いた診療を行うにつき十分な体制が整備されていること。

⒂ 糖尿病透析予防指導管理料の施設基準等

イ 糖尿病透析予防指導管理料の注1に規定する施設基準

① 当該療養を行うにつき十分な体制が整備されていること。

② 当該保険医療機関内に糖尿病に関する指導について十分な経験を有する専任の医師及び看護師又は保健師並びに管理栄養士が適切に配置されていること。

ロ 糖尿病透析予防指導管理料の注1に規定する厚生労働大臣が定める者

透析を要する状態となることを予防するために重点的な指導管理を要する患者

ハ 糖尿病透析予防指導管理料の注3に規定する厚生労働大臣が定める地域

基本診療料の施設基準等の**別表第6の2**（p.873）に掲げる地域

ニ 糖尿病透析予防指導管理料の注3に規定する施設基準

① 一般病棟入院基本料（急性期一般入院料1を除く）を算定する病棟を有する病院（特定機能病院及び許可病床数が400床以上の病院並びに診療報酬の算定方法第1号ただし書に規定する別に厚生労働大臣が指定する病院の病棟を有する病院を除く）であること。

② 当該療養を行うにつき必要な体制が整備されていること。

ホ 糖尿病透析予防指導管理料の注4に規定する施設基準

当該療養について，相当の実績を有していること。

ヘ 糖尿病透析予防指導管理料の注5に規定する施設基準

情報通信機器を用いた診療を行うにつき十分な体制が整備されていること。

⒃ 小児運動器疾患指導管理料の施設基準

イ 当該保険医療機関内に当該療養を行うにつき十分な経験を有する整形外科を担当する常勤の医師が配置されていること。

ロ 当該療養を行うにつき必要な体制が整備されていること。

⒄ 乳腺炎重症化予防ケア・指導料の施設基準

イ 当該保険医療機関内に乳腺炎に係る包括的なケア及び指導を行うにつき十分な経験を有する医師が配置されていること。

ロ 当該保険医療機関内に乳腺炎に係る包括的なケア及び指導を行うにつき十分な経験を有する専任の助産師が配置されていること。

⒅ 婦人科特定疾患治療管理料の施設基準

イ 婦人科又は産婦人科を標榜する保険医療機関であること。

ロ 当該保険医療機関内に婦人科疾患の診療を行うにつき十分な経験を有する医師が配置されていること。

⒆ 腎代替療法指導管理料の施設基準等

イ 腎代替療法指導管理料の施設基準

① 当該療法を行うにつき十分な体制が整備されていること。

② 当該療法を行うにつき必要な実績を有していること。

③ 当該保険医療機関内に当該療養を行うにつき十分な経験を有する腎臓内科を担当する常勤の医師が配置されていること。

④ 当該保険医療機関内に腎臓病に関する指導について十分な経験を有する看護師が適切に配置されていること。

ロ 腎代替療法指導管理料の対象患者

① 腎代替療法の指導管理を要する慢性腎臓病の患者

② 急速に腎機能が低下しており，腎代替療法の指導管理を要する患者

ハ 腎代替療法指導管理料の注3に規定する施設基準

情報通信機器を用いた診療を行うにつき十分な体制が整備されていること。

⒇ 一般不妊治療管理料の施設基準

イ 産科，婦人科，産婦人科又は泌尿器科を標榜する保険医療機関であること。

ロ 当該保険医療機関内に一般不妊治療を行うにつき十分な経験を有する医師が配置されていること。

ハ 一般不妊治療を行うにつき必要な体制が整備されていること。

㉑ 生殖補助医療管理料の施設基準

イ 生殖補助医療管理料1の施設基準

① 産科，婦人科，産婦人科又は泌尿器科を標榜する保険医療機関であること。

② 当該保険医療機関内に生殖補助医療を行うにつき十分な経験を有する医師が配置されていること。
③ 生殖補助医療を行うにつき十分な体制が整備されていること。
④ 生殖補助医療を行うにつき必要な構造設備を有していること。
ロ 生殖補助医療管理料2の施設基準
① イの①，②及び④を満たすものであること。
② 生殖補助医療を行うにつき必要な体制が整備されていること。

(22) 二次性骨折予防継続管理料の施設基準
イ 二次性骨折予防継続管理料1の施設基準
① 骨粗鬆症の診療を行うにつき十分な体制が整備されていること。
② 当該体制において，骨粗鬆症の診療を担当する医師，看護師及び薬剤師が適切に配置されていること。
③ 一般病棟入院基本料，7対1入院基本料若しくは10対1入院基本料〔特定機能病院入院基本料（一般病棟に限る）又は専門病院入院基本料に限る〕，有床診療所入院基本料又は地域包括医療病棟入院料に係る届出を行っている保険医療機関であること。
ロ 二次性骨折予防継続管理料2の施設基準
① イの①及び②を満たすものであること。
② 回復期リハビリテーション病棟入院料又は地域包括ケア病棟入院料に係る届出を行っている保険医療機関であること。
ハ 二次性骨折予防継続管理料3の施設基準
イの①及び②を満たすものであること。

(23) アレルギー性鼻炎免疫療法治療管理料に関する施設基準
イ 当該保険医療機関内に当該療養を行うにつき十分な経験を有する常勤の医師が配置されていること。
ロ 当該療養を行うにつき必要な体制が整備されていること。

(24) 下肢創傷処置管理料の施設基準
イ 当該保険医療機関内に当該療養を行うにつき十分な経験を有する整形外科，形成外科，皮膚科，外科，心臓血管外科又は循環器内科を担当する常勤の医師が配置されていること。
ロ 当該療養を行うにつき必要な体制が整備されていること。

(25) 慢性腎臓病透析予防指導管理料の施設基準等
イ 慢性腎臓病透析予防指導管理料の注1に規定する施設基準
① 当該療養を行うにつき十分な体制が整備されていること。
② 当該保険医療機関内に慢性腎臓病に関する指導について十分な経験を有する専任の医師及び看護師又は保健師並びに管理栄養士が適切に配置されていること。
ロ 慢性腎臓病透析予防指導管理料の注1に規定する厚生労働大臣が定める者
透析を要する状態となることを予防するために重点的な指導管理を要する患者
ハ 慢性腎臓病透析予防指導管理料の注3に規定する施設基準
情報通信機器を用いた診療を行うにつき十分な体制が整備されていること。

→1 ウイルス疾患指導料の「注2」に規定する加算に関する施設基準
(1) HIV感染者の診療に従事した経験を5年以上有する専任の医師が1名以上配置されている。
(2) HIV感染者の看護に従事した経験を2年以上有する専任の看護師が1名以上配置されている。
(3) HIV感染者の服薬指導を行う専任の薬剤師が1名以上配置されている。
(4) 社会福祉士又は精神保健福祉士が1名以上勤務している。
(5) プライバシーの保護に配慮した診察室及び相談室が備えられている。

2 ウイルス疾患指導料の「注3」に関する施設基準
情報通信機器を用いた診療の届出を行っている。
【届出に関する事項】
(1) ウイルス疾患指導料の「注2」に関する施設基準に係る届出は，**別添2**（→Web版）の**様式1**を用いる。
(2) 1の(1)から(3)までに掲げる医師，看護師，薬剤師及び1の(4)に掲げる社会福祉士又は精神保健福祉士の氏名，勤務の態様（常勤・非常勤，専従・非専従，専任・非専任の別）及び勤務時間を**別添2**の**様式4**を用いて提出する。
(3) ウイルス疾患指導料の「注3」に関する施設基準については，情報通信機器を用いた診療の届出を行っていればよく，ウイルス疾患指導料の「注3」として特に地方厚生（支）局長に対して，届出を行う必要はない。

→小児特定疾患カウンセリング料の「注2」に関する施設基準
情報通信機器を用いた診療の届出を行っている。
【届出に関する事項】 小児特定疾患カウンセリング料の「注2」に関する施設基準については，情報通信機器を用いた診療の届出を行っていればよく，小児特定疾患カウンセリング料の「注2」として特に地方厚生（支）局長に対して，届出を行う必要はない。

→ 小児科療養指導料の「注6」に関する施設基準
情報通信機器を用いた診療の届出を行っている。
【届出に関する事項】 小児科療養指導料の「注6」に関する施設基準については，情報通信機器を用いた診療の届出を行っていればよく，小児科療養指導料の「注6」として特に地方厚生（支）局長に対して，届出を行う必要はない。

→ てんかん指導料の「注6」に関する施設基準
情報通信機器を用いた診療の届出を行っている。
【届出に関する事項】 てんかん指導料の「注6」に関する施設基準については，情報通信機器を用いた診療の届出を行っていればよく，てんかん指導料の「注6」として特に地方厚生（支）局長に対して，届出を行う必要はない。

→1 難病外来指導管理料の対象患者
「特掲診療料の施設基準等」第3の2の(3)難病外来指導管理料の対象疾患に定める「その他これに準ずる疾患」とは，「特定疾患治療研究事業について」（昭和48年4月17日衛発第242号）に掲げる疾患（当該疾患に罹患している患者として都道府県知事から受給者証の交付を受けているものに係るものに限る。ただし，スモンについては過去に公的な認定を受けたことが確認できる場合等を含む）又は「先天性血液凝固因子障害等治療研究事業実施要綱について」（平成元年7月24日健医発第896号）に掲げる疾患（当該疾患に罹患している患者として都道府県知事から受給者証の交付を受けているものに係るものに限る）をいう。

2 難病外来指導管理料の「注6」に関する施設基準
情報通信機器を用いた診療の届出を行っている。
【届出に関する事項】 難病外来指導管理料の「注6」に関する施設基準については，情報通信機器を用いた診療の届出を行っていればよく，難病外来指導管理料の「注6」として特に地方厚生（支）局長に対して，届出を行う必要はない。

→ 皮膚科特定疾患指導管理料の「注4」に関する施設基準
情報通信機器を用いた診療の届出を行っている。

【届出に関する事項】 皮膚科特定疾患指導管理料の「注4」に関する施設基準については，情報通信機器を用いた診療の届出を行っていればよく，皮膚科特定疾患指導管理料の「注4」として特に地方厚生（支）局長に対して，届出を行う必要はない。

→1 外来栄養食事指導料の「注2」に規定する施設基準

(1) 外来化学療法を実施するための専用のベッド（点滴注射による化学療法を実施するに適したリクライニングシート等を含む）を有する治療室を保有し，外来化学療法を実施している保険医療機関に5年以上勤務し，栄養管理（悪性腫瘍患者に対するものを含む）に係る3年以上の経験を有する専任の常勤管理栄養士が1人以上配置されている。

(2) (1)に掲げる管理栄養士は，医療関係団体等が実施する悪性腫瘍に関する栄養管理方法等の習得を目的とした研修を修了していることが望ましい。

2 外来栄養食事指導料の「注3」に規定する施設基準

(1) 悪性腫瘍の栄養管理に関する研修を修了し，かつ，栄養管理（悪性腫瘍患者に対するものを含む）に係る3年以上の経験を有する専任の常勤の管理栄養士が配置されている。

(2) (1)に掲げる悪性腫瘍の栄養管理に関する研修とは，次の事項に該当する研修のことをいう。

ア 医療関係団体等が実施する300時間以上の研修である。

イ 悪性腫瘍の栄養管理のための専門的な知識・技術を有する管理栄養士の養成を目的とした研修である。なお，当該研修には，次の内容を含むものである。

(イ) 栄養アセスメント・栄養評価結果に基づいた栄養管理（栄養スクリーニング，栄養アセスメント，計画の作成，栄養介入，栄養モニタリング及び再評価等）

(ロ) フードサービスマネジメント（病態に合わせた食事の調整等）

(ハ) 栄養食事指導の実践（患者等への支援，病態，治療に合わせた指導等）

(ニ) 症状と栄養管理（各症状と栄養アセスメント，適切な栄養・食事療法の提案と実施，モニタリングと再評価等）

(ホ) がん臨床検査の理解

(ヘ) 術前・術後の栄養管理

(ト) がん放射線療法の栄養管理（治療法の理解，消化吸収機能への影響，有害事象に対する栄養・食事療法等）

(チ) がん化学療法時の栄養管理（治療法の理解，支持療法，予測される副作用等と栄養食事療養等）

(リ) がん治療で用いられる薬剤の理解と食事への影響

(ヌ) がん患者の心の動きと栄養管理

(ル) 地域医療連携の取り組み，在宅支援（地域での栄養管理のあり方，栄養連携の実際，栄養情報提供書の活用）

(ヲ) チームアプローチの実際等

(ワ) 栄養マネジメントとリーダーシップ（栄養マネジメントの企画運営等）

(カ) 症例検討の手法

【届出に関する事項】 外来栄養食事指導料の「注2」及び「注3」に規定する施設基準に係る届出は，**別添2**（→Web 版）の**様式1の2**を用いる。

特施

→1 心臓ペースメーカー指導管理料の「注4」植込型除細動器移行期加算に関する施設基準

下記のいずれかの施設基準の届出を行っている保険医療機関である。

(1) K599植込型除細動器移植術，K599-2植込型除細動器交換術及びK599-5経静脈電極抜去術（レーザーシースを用いるもの）

(2) K599-3両室ペーシング機能付き植込型除細動器移植術及びK599-4両室ペーシング機能付き植込型除細動器交換術

2 遠隔モニタリング加算に関する施設基準

(1) 循環器内科，小児循環器内科又は心臓血管外科についての専門の知識及び5年以上の経験を有する常勤の医師が配置されている。なお，不整脈及び心臓植込み型電気デバイスについての専門的な臨床経験を3年以上有していることが望ましい。

(2) 届出保険医療機関又は連携する別の保険医療機関（循環器内科，小児循環器内科又は心臓血管外科を標榜するものに限る）において，K597ペースメーカー移植術，K597-2ペースメーカー交換術，K598両心室ペースメーカー移植術からK599-4両室ペーシング機能付き植込型除細動器交換術までのいずれかの施設基準の届出を行っている。

(3) 関連学会から示されているガイドライン等を遵守する。

【届出に関する事項】

(1) 植込型除細動器移行期加算の施設基準に係る取扱いについては，植込型除細動器移植術，植込型除細動器交換術及び経静脈電極抜去術（レーザーシースを用いるもの）又は両室ペーシング機能付き植込型除細動器移植術及び両室ペーシング機能付き植込型除細動器交換術のいずれかの届出を行っていればよく，植込型除細動器移行期加算として特に地方厚生（支）局長に対して，届出を行う必要はない。

(2) 遠隔モニタリング加算の施設基準に係る届出は，**別添2**（→Web 版）の**様式1の3**を用いる。

→ 高度難聴指導管理料に関する施設基準

次の(1)又は(2)に該当する保険医療機関である。

(1) 人工内耳植込術の施設基準を満たしている。

(2) 5年以上の耳鼻咽喉科の診療経験を有する常勤の耳鼻咽喉科の医師が1名以上配置されている。なお，週3日以上常態として勤務しており，かつ，所定労働時間が週22時間以上の勤務を行っている耳鼻咽喉科の非常勤医師（5年以上の耳鼻咽喉科の診療経験を有する医師に限る）を2名以上組み合わせることにより，常勤医師の勤務時間帯と同じ時間帯にこれらの非常勤医師が配置されている場合には，当該基準を満たしていることとみなすことができる。

また，当該常勤又は非常勤の耳鼻咽喉科の医師は，補聴器に関する指導に係る適切な研修を修了した医師であることが望ましい。

【届出に関する事項】 高度難聴指導管理料の施設基準に係る取扱いについては，当該基準を満たしていればよく，特に地方厚生（支）局長に対して，届出を行う必要はない。

→ 慢性維持透析患者外来医学管理料の腎代替療法実績加算に関する施設基準

慢性維持透析患者外来医学管理料の腎代替療法実績加算に関する施設基準及び届出に関する事項は，**第57の2**〔「人工腎臓」の施設基準〕における**2**の(2)導入期加算2及び(3)導入期加算3（p.972）の例による。

→ 喘息治療管理料の「注2」に規定する加算に関する施設基準

(1) 専任の看護師又は准看護師が常時1人以上配置され，患者からの問い合わせ等に24時間対応できる体制を整えている。

(2) ピークフロー値及び1秒量等を計測する機器を備えるとともに，患者から定期的に報告される検査値等の情報を適切に蓄積，解析し，管理できる体制を整えている。

(3) 当該保険医療機関において，又は別の保険医療機関との連携により，緊急入院を受け入れる体制を常に確保している。

【届出に関する事項】

(1) 喘息治療管理料の「注2」に規定する施設基準に係る届出は，**別添2**（→Web 版）の**様式3**を用いる。

(2) 1の(1)から(3)までに掲げる事項についてその概要を記載する。

→ 小児悪性腫瘍患者指導管理料の「注5」に関する施設基準

情報通信機器を用いた診療の届出を行っている。

【届出に関する事項】 小児悪性腫瘍患者指導管理料の「注5」に関する施設基準については，情報通信機器を用いた診療の届出を行っていればよく，小児悪性腫瘍患者指導管理料の「注

5」として特に地方厚生（支）局長に対して，届出を行う必要はない。

→　糖尿病合併症管理料に関する施設基準

(1)　当該保険医療機関内に糖尿病治療及び糖尿病足病変の診療に従事した経験を5年以上有する専任の常勤医師が1名以上配置されている。

なお，週3日以上常態として勤務しており，かつ，所定労働時間が週22時間以上の勤務を行っている専任の非常勤医師（糖尿病治療及び糖尿病足病変の診療に従事した経験を5年以上有する医師に限る）を2名以上組み合わせることにより，常勤医師の勤務時間帯と同じ時間帯にこれらの非常勤医師が配置されている場合には，当該基準を満たしていることとみなすことができる。

(2)　当該保険医療機関内に糖尿病足病変患者の看護に従事した経験を5年以上有する専任の看護師であって，糖尿病足病変の指導に係る適切な研修を修了した者が1名以上配置されている。

なお，ここでいう適切な研修とは，次のものをいう。

ア　国又は医療関係団体等〔糖尿病重症化予防（フットケア）研修を行っている日本糖尿病教育・看護学会等〕が主催する研修である。

イ　糖尿病患者へのフットケアの意義・基礎知識，糖尿病足病変に対する評価方法，フットケア技術，セルフケア支援及び事例分析・評価等の内容が含まれるものである。

ウ　糖尿病足病変に関する患者指導について十分な知識及び経験のある看護師等が行う演習が含まれるものである。

エ　通算して16時間以上のものである。

【届出に関する事項】　糖尿病合併症管理料の施設基準に係る届出は，**別添2の2**（→Web 版）を用いる。

→1　がん性疼痛緩和指導管理料に関する施設基準

当該保険医療機関内に，緩和ケアの経験を有する医師が配置されている。なお，緩和ケアの経験を有する医師とは，次に掲げるいずれかの研修を修了した者である。

(1)「がん等の診療に携わる医師等に対する緩和ケア研修会の開催指針」に準拠した緩和ケア研修会

(2)　緩和ケアの基本教育のための都道府県指導者研修会（国立研究開発法人国立がん研究センター主催）等

2　がん性疼痛緩和指導管理料の「注2」に関する施設基準

次に掲げる基準を全て満たしている。

(1)　高エネルギー放射線治療の届出を行っている。

(2)　神経ブロック（神経破壊剤，高周波凝固法又はパルス高周波法使用）を年間合計10例以上実施している。

(3)　がん性疼痛の症状緩和を目的とした放射線治療及び神経ブロックをがん患者に提供できる体制について，当該保険医療機関の見やすい場所に掲示している。

(4)　(3)の掲示事項について，原則として，ウェブサイトに掲載している。自ら管理するホームページ等を有しない場合については，この限りではない。

3　がん性疼痛緩和指導管理料の「注4」に関する施設基準

情報通信機器を用いた診療の届出を行っている。

【届出に関する事項】

(1)　がん性疼痛緩和指導管理料の施設基準に係る届出は，**別添2の2**（→Web 版）を用いる。

(2)　がん性疼痛緩和指導管理料の「注2」の施設基準に係る届出は，**別添2の様式5**を用いる。

(3)　がん性疼痛緩和指導管理料の「注4」に関する施設基準については，情報通信機器を用いた診療の届出を行っていればよく，がん性疼痛緩和指導管理料の「注3」として特に地方厚生（支）局長に対して，届出を行う必要はない。

(4)　令和7年5月31日までの間に限り，2の(4)に該当するものとみなす。

→1　がん患者指導管理料イに関する施設基準

(1)　緩和ケアの研修を修了した医師及び専任の看護師がそれぞれ1名以上配置されている。なお，診断結果及び治療方針の説明等を行う際には両者が同席して行う。

(2)　(1)に掲げる医師は，次に掲げるいずれかの研修を修了した者である。

ア「がん等の診療に携わる医師等に対する緩和ケア研修会の開催指針」に準拠した緩和ケア研修会（平成29年度までに開催したものであって，「がん診療に携わる医師に対する緩和ケア研修会の開催指針」に準拠したものを含む）

イ　緩和ケアの基本教育のための都道府県指導者研修会（国立がん研究センター主催）等

(3)　(1)に掲げる看護師は，5年以上がん患者の看護に従事した経験を有し，がん患者へのカウンセリング等に係る適切な研修を修了した者である。なお，ここでいうがん患者へのカウンセリング等に係る適切な研修とは，次の事項に該当する研修のことをいう。

ア　国又は医療関係団体等が主催する研修である（600時間以上の研修期間で，修了証が交付されるものに限る）。

イ　がん看護又はがん看護関連領域における専門的な知識・技術を有する看護師の養成を目的とした研修である。

ウ　講義及び演習により，次の内容を含むものである。

(イ)　がん看護又はがん看護関連領域に必要な看護理論及び医療制度等の概要

(ロ)　臨床倫理（告知，意思決定，インフォームド・コンセントにおける看護師の役割）

(ハ)　がん看護又はがん看護関連領域に関するアセスメントと看護実践

(ニ)　がん看護又はがん看護関連領域の患者及び家族の心理過程

(ホ)　セルフケアへの支援及び家族支援の方法

(ヘ)　がん患者のための医療機関における組織的取組とチームアプローチ

(ト)　がん看護又はがん看護関連領域におけるストレスマネジメント

(チ)　コンサルテーション方法

エ　実習により，事例に基づくアセスメントとがん看護又はがん看護関連領域に必要な看護実践

(4)　患者に対して診断結果及び治療方針の説明等を行う場合に，患者の希望に応じて，患者の心理状況及びプライバシーに十分配慮した構造の個室を使用できるように備えている。

(5)　当該保険医療機関において，厚生労働省「人生の最終段階における医療・ケアの決定プロセスに関するガイドライン」等の内容を踏まえ，適切な意思決定支援に関する指針を定めている。

2　がん患者指導管理料ロに関する施設基準

(1)　緩和ケアの研修を修了した医師及び専任の看護師がそれぞれ1名以上配置されている。

(2)　(1)に掲げる医師は，1の(2)を満たす。

(3)　(1)に掲げる看護師は，1の(3)を満たす。

(4)　当該管理に従事する公認心理師については，1の(2)のアに掲げる研修を修了した者である。

(5)　患者の希望に応じて，患者の心理状況及びプライバシーに十分配慮した構造の個室を使用できるように備えている。

3　がん患者指導管理料ハに関する施設基準

(1)　化学療法の経験を5年以上有する医師及び専任の薬剤師がそれぞれ1名以上配置されている。

(2)　(1)に掲げる薬剤師は，5年以上薬剤師としての業務に従事した経験及び3年以上化学療法に係る業務に従事した経験を有し，40時間以上のがんに係る適切な研修を修了し，がん患者に対する薬剤管理指導の実績を50症例（複数のがん種であることが望ましい）以上有するものである。

(3)　患者の希望に応じて，患者の心理状況及びプライバシーに十分配慮した構造の個室を使用できるように備えている。

4　がん患者指導管理料ニに関する施設基準

(1)　BRCA1/2遺伝子検査の血液を検体とするものの施設基準に係る届出を行っている。

(2) 患者のプライバシーに十分配慮した構造の個室を備えている。

５ がん患者指導管理料の「注７」に関する施設基準

情報通信機器を用いた診療の届出を行っている。

【届出に関する事項】

(1) がん患者指導管理料の施設基準に係る届出は，**別添２**（→Web 版）の**様式５の３**を用いる。

(2) がん患者指導管理料の「注７」に関する施設基準については，情報通信機器を用いた診療の届出を行っていればよく，がん患者指導管理料の「注７」として特に地方厚生（支）局長に対して，届出を行う必要はない。

→１ 外来緩和ケア管理料に関する施設基準

(1) 当該保険医療機関内に，以下の４名から構成される緩和ケアに係るチーム（以下「緩和ケアチーム」という）が設置されている。

ア 身体症状の緩和を担当する専任の常勤医師
イ 精神症状の緩和を担当する専任の常勤医師
ウ 緩和ケアの経験を有する専任の常勤看護師
エ 緩和ケアの経験を有する専任の薬剤師

なお，アからエまでのうちいずれか１人は専従であること。ただし，当該緩和ケアチームが診療する患者数が１日に15人以内である場合は，いずれも専任で差し支えない。

また，「注４」に規定する点数を算定する場合は，以下から構成される緩和ケアチームにより，緩和ケアに係る専門的な診療が行われている。

オ 身体症状の緩和を担当する常勤医師
カ 精神症状の緩和を担当する医師
キ 緩和ケアの経験を有する看護師
ク 緩和ケアの経験を有する薬剤師

(2) 緩和ケアチームの構成員は，緩和ケア診療加算に係る緩和ケアチームの構成員及び小児緩和ケア診療加算に係る小児緩和ケアチームの構成員と兼任であって差し支えない。

また，悪性腫瘍患者に係る緩和ケアの特性に鑑みて，専従の医師にあっても，緩和ケア診療加算を算定すべき診療，小児緩和ケア診療加算を算定すべき診療及び外来緩和ケア管理料を算定すべき診療に影響のない範囲においては，専門的な緩和ケアに関する外来診療を行って差し支えない（ただし，専門的な緩和ケアに関する外来診療に携わる時間は，所定労働時間の２分の１以下である）。

(3) (1)の緩和ケアチームの専従の職員について，介護保険施設等又は指定障害者支援施設等からの求めに応じ，当該介護保険施設等又は指定障害者支援施設等において緩和ケアの専門性に基づく助言を行う場合には，緩和ケアチームの業務について専従とみなすことができる。ただし，介護保険施設等又は指定障害者支援施設等に赴いて行う助言に携わる時間は，原則として月10時間以下である。また介護保険施設等又は指定障害者支援施設は次に掲げるものをいう。

イ 指定介護老人福祉施設
ロ 指定地域密着型介護老人福祉施設
ハ 介護老人保健施設
ニ 介護医療院
ホ 指定特定施設入居者生活介護事業所
ヘ 指定地域密着型特定施設入居者生活介護事業所
ト 指定介護予防特定施設入居者生活介護事業所
チ 指定認知症対応型共同生活介護事業所
リ 指定介護予防認知症対応型共同生活介護事業所
ヌ 指定障害者支援施設
ル 指定共同生活援助事業所
ヲ 指定福祉型障害児入所施設

(4) (1)のア又はオに掲げる医師は，悪性腫瘍の患者又は後天性免疫不全症候群の患者を対象とした症状緩和治療を主たる業務とした３年以上の経験を有する者である。なお，末期心不全の患者を対象とする場合には，末期心不全の患者を対象とした症状緩和治療を主たる業務とした３年以上の経験を有する者であっても差し支えない。また，週３日以上常態として勤務しており，かつ，所定労働時間が週22時間以上の勤務を行っている専任の非常勤医師〔悪性腫瘍患者又は後天性免疫不全症候群の患者を対象とした症状緩和治療を主たる業務とした３年以上の経験を有する医師に限る（末期心不全の患者を対象とする場合には，末期心不全の患者を対象とした症状緩和治療を主たる業務とした３年以上の経験を有する者であっても差し支えない）〕を２名組み合わせることにより，常勤医師の勤務時間帯と同じ時間帯にこれらの非常勤医師が配置されている場合には，当該２名の非常勤医師が緩和ケアチームの業務に従事する場合に限り，当該基準を満たしていることとみなすことができる。

(5) (1)のイ又はカに掲げる医師は，３年以上がん専門病院又は一般病院での精神医療に従事した経験を有する者である。また，イに掲げる医師については，週３日以上常態として勤務しており，かつ，所定労働時間が週22時間以上の勤務を行っている専任の非常勤医師（３年以上がん専門病院又は一般病院での精神医療に従事した経験を有する医師に限る）を２名組み合わせることにより，常勤医師の勤務時間帯と同じ時間帯にこれらの非常勤医師が配置されている場合には，当該２名の非常勤医師が緩和ケアチームの業務に従事する場合に限り，当該基準を満たしていることとみなすことができる。

(6) (1)のア，イ，オ及びカに掲げる医師のうち，悪性腫瘍の患者に対して緩和ケアに係る診療を行う場合には，以下のア又はイのいずれかの研修を修了している者である。また，末期心不全症候群の患者に対して緩和ケアに係る診療を行う場合には，ア，イ又はウのいずれかの研修を修了している者であること。なお，後天性免疫不全症候群の患者に対して緩和ケアに係る診療を行う場合には下記研修を修了していなくてもよい。

ア がん等の診療に携わる医師等に対する緩和ケア研修会の開催指針に準拠した緩和ケア研修会
イ 緩和ケアの基本教育のための都道府県指導者研修会（国立研究開発法人国立がん研究センター主催）等
ウ 日本心不全学会により開催される基本的心不全緩和ケアトレーニングコース

(7) (1)のウ又はキに掲げる看護師は，５年以上悪性腫瘍の患者の看護に従事した経験を有し，緩和ケア病棟等における研修を修了している者である。なお，ここでいう緩和ケア病棟等における研修とは，次の事項に該当する研修のことをいう。

ア 国又は医療関係団体等が主催する研修である（600時間以上の研修期間で，修了証が交付されるものに限る）。
イ 緩和ケアのための専門的な知識・技術を有する看護師の養成を目的とした研修である。
ウ 講義及び演習により，次の内容を含むものである。
(イ) ホスピスケア・疼痛緩和ケア総論及び制度等の概要
(ロ) 悪性腫瘍又は後天性免疫不全症候群のプロセスとその治療
(ハ) 悪性腫瘍又は後天性免疫不全症候群患者の心理過程
(ニ) 緩和ケアのためのアセスメント並びに症状緩和のための支援方法
(ホ) セルフケアへの支援及び家族支援の方法
(ヘ) ホスピス及び疼痛緩和のための組織的取組とチームアプローチ
(ト) ホスピスケア・緩和ケアにおけるリーダーシップとストレスマネジメント
(チ) コンサルテーション方法
(リ) ケアの質を保つためのデータ収集・分析等について
エ 実習により，事例に基づくアセスメントとホスピスケア・緩和ケアの実践

(8) (1)のエ又はクに掲げる薬剤師は，麻薬の投薬が行われている悪性腫瘍の患者に対する薬学的管理及び指導などの緩和ケアの経験を有する者である。

(9) (1)のア，イ，オ及びカに掲げる医師については，緩和ケア病棟入院料の届出に係る担当医師と兼任ではないこと。ただし，緩和ケア病棟入院料の届出に係る担当医師が複数名である場合は，緩和ケアチームに係る業務に関し専任で

ある医師については，緩和ケア病棟入院料の届出に係る担当医師と兼任であっても差し支えない。

⑽　症状緩和に係るカンファレンスが週１回程度開催されており，緩和ケアチームの構成員及び必要に応じて，当該患者の診療を担う保険医，看護師，薬剤師などが参加している。

⑾　当該医療機関において緩和ケアチームが組織上明確に位置づけられている。

⑿　院内の見やすい場所に緩和ケアチームによる診療が受けられる旨の掲示をするなど，患者に対して必要な情報提供がなされている。

２　外来緩和ケア管理料の「注５」に関する施設基準

情報通信機器を用いた診療の届出を行っている。

【届出に関する事項】

⑴　外来緩和ケア管理料の施設基準に係る届出は，**別添２**（→Web 版）の**様式５の４**を用いる。

⑵　外来緩和ケア管理料の「注５」に関する施設基準については，情報通信機器を用いた診療の届出を行っていればよく，外来緩和ケア管理料の「注５」として特に地方厚生（支）局長に対して，届出を行う必要はない。

→　移植後患者指導管理料

１　臓器移植後に関する施設基準

⑴　当該保険医療機関内に，以下の職種が連携して，診療を行う体制がある。

ア　臓器移植に従事した経験を２年以上有し，下記のいずれかの経験症例を持つ専任の常勤医師。

なお，週３日以上常態として勤務しており，かつ，所定労働時間が週22時間以上の勤務を行っている専任の非常勤医師（臓器移植に従事した経験を２年以上有し，下記のいずれかの経験症例を持つ医師に限る）を２名以上組み合わせることにより，常勤医師の勤務時間帯と同じ時間帯にこれらの非常勤医師が配置されている場合には，当該基準を満たしていることとみなすことができる。

(イ)　腎臓移植領域10例以上

(ロ)　肝臓移植領域10例以上

(ハ)　(イ)及び(ロ)以外の臓器移植領域３例以上

イ　臓器移植に従事した経験を２年以上有し，移植医療に係る適切な研修を修了した専任の常勤看護師

ウ　免疫抑制状態の患者の薬剤管理の経験を有する常勤薬剤師

⑵　⑴のイにおける移植医療に係る適切な研修とは，次に掲げる全ての事項に該当するものをいう。

ア　医療関係団体が主催するものである。

イ　移植医療に関する業務を実施する上で必要な内容を含み，通算して３日間以上の，講義，演習又は実習等からなる研修である。ただし，実習を除く，講義又は演習等は10時間以上のものとする。

ウ　講義又は演習等により，臓器移植の特性に応じた，移植の適応，免疫反応，感染症等の合併症，移植プロセスに応じたコーディネーション等について研修するものである。

⑶　移植医療に特化した専門外来が設置されている。

２　造血幹細胞移植後に関する施設基準

⑴　当該保険医療機関内に，以下の職種が連携して，診療を行う体制がある。

ア　造血幹細胞移植に従事した経験を２年以上有し，造血幹細胞移植を10例以上（小児科の場合は７例以上）の経験症例を持つ専任の常勤医師

なお，週３日以上常態として勤務しており，かつ，所定労働時間が週22時間以上の勤務を行っている専任の非常勤医師〔造血幹細胞移植に従事した経験を２年以上有し，造血幹細胞移植を10例以上（小児科の場合は７例以上）の経験症例を持つ医師に限る〕を２名以上組み合わせることにより，常勤医師の勤務時間帯と同じ時間帯にこれらの非常勤医師が配置されている場合には，当該基準を満たしていることとみなすことができる。

イ　造血幹細胞移植に従事した経験を２年以上有し，移植医療に係る適切な研修を修了した専任の常勤看護師

ウ　免疫抑制状態の患者の薬剤管理の経験を有する常勤薬剤師

⑵　⑴のイにおける移植医療に係る適切な研修とは，次に掲げる全ての事項に該当するものをいう。

ア　医療関係団体が主催するものである。

イ　移植医療に関する業務を実施する上で必要な内容を含み，通算して３日間以上の，講義，演習又は実習等からなる研修である。ただし，実習を除く，講義又は演習等は10時間以上のものとする。

ウ　講義又は演習等により，造血幹細胞移植の特性に応じた，移植の適応，免疫反応，感染症等の合併症，移植プロセスに応じたコーディネーション等について研修するものである。

⑶　移植医療に特化した専門外来が設置されている。

３　移植後患者指導管理料の「注３」に関する施設基準

情報通信機器を用いた診療の届出を行っている。

【届出に関する事項】

⑴　移植後患者指導管理料の施設基準に係る届出は，**別添２**（→Web 版）の**様式５の５**を用いる。

⑵　移植後患者指導管理料の「注３」に関する施設基準については，情報通信機器を用いた診療の届出を行っていればよく，移植後患者指導管理料の「注３」として特に地方厚生（支）局長に対して，届出を行う必要はない。

→１　糖尿病透析予防指導管理料に関する施設基準

⑴　当該保険医療機関内に，以下から構成される透析予防診療チームが設置されている。

ア　糖尿病指導の経験を有する専任の医師

イ　糖尿病指導の経験を有する専任の看護師又は保健師

ウ　糖尿病指導の経験を有する専任の管理栄養士

⑵　⑴のアに掲げる医師は，糖尿病及び糖尿病性腎症の予防指導に従事した経験を５年以上有する者である。

⑶　⑴のイに掲げる看護師は，次のいずれかに該当する者である。

ア　糖尿病及び糖尿病性腎症の予防指導に従事した経験を２年以上有し，かつ，この間に通算1,000時間以上糖尿病患者の療養指導を行った者であって，適切な研修を修了した者

なお，ここでいう適切な研修とは，次の要件を満たすものをいう。

(イ)　国又は医療関係団体等が主催する研修である。

(ロ)　糖尿病患者への生活習慣改善の意義・基礎知識，評価方法，セルフケア支援及び事例分析・評価等の内容が含まれる。

(ハ)　糖尿病患者の療養指導について十分な知識及び経験のある医師，看護師等が行う演習が含まれる。

(ニ)　通算して10時間以上のものである。

イ　糖尿病及び糖尿病性腎症の予防指導に従事した経験を５年以上有する者

⑷　⑴のイに掲げる保健師は，糖尿病及び糖尿病性腎症の予防指導に従事した経験を２年以上有する者である。

⑸　⑴のウに掲げる管理栄養士は，糖尿病及び糖尿病性腎症の栄養指導に従事した経験を５年以上有する者である。

⑹　⑵から⑷までに規定する医師，看護師又は保健師のうち，少なくとも１名以上は常勤である。

⑺　⑵から⑸までに規定する医師，看護師又は保健師及び管理栄養士のほか，薬剤師，理学療法士が配置されていることが望ましい。

⑻　「注３」に規定する点数を算定する場合は，以下から構成される透析予防診療チームにより，透析予防に係る専門的な診療が行われている。

ア　糖尿病指導の経験を有する医師〔⑵を満たす〕

イ　糖尿病指導の経験を有する看護師又は保健師〔看護師にあっては，⑶のアを満たす。保健師にあっては，⑷を

満たす〕
ウ 糖尿病指導の経験を有する管理栄養士〔(5)を満たす〕
(9) 「注４」に規定する高度腎機能障害患者指導加算を算定する場合は，次に掲げるイのアに対する割合が５割を超えていること。
ア ４月前までの３か月間に糖尿病透析予防指導管理料を算定した患者で，同期間内に算出したeGFRcr又はeGFRcys（mL/分/1.73㎡）が30未満であったもの（死亡したもの，透析を導入したもの及び腎臓移植を受けたものを除き６人以上が該当する場合に限る）
イ アの算定時点（複数ある場合は最も早いもの。以下同じ）から３月以上経過した時点で以下のいずれかに該当している患者
(イ) 血清クレアチニン又はシスタチンCがアの算定時点から不変又は低下している
(ロ) 尿たんぱく排泄量がアの算定時点から20％以上低下している
(ハ) アでeGFRcr又はeGFRcysを算出した時点から前後３月時点のeGFRcr又はeGFRcysを比較し，その１月当たりの低下が30％以上軽減している
(10) 糖尿病教室を定期的に実施すること等により，糖尿病について患者及びその家族に対して説明が行われている。
(11) 糖尿病透析予防指導管理料を算定した患者の状態の変化等について，**別添２**（→Web 版）の**様式５の７**を用いて，地方厚生（支）局長に報告している。

２ 糖尿病透析予防指導管理料の「注６」に関する施設基準
情報通信機器を用いた診療の届出を行っている。
【届出に関する事項】
(1) 糖尿病透析予防指導管理料の施設基準に係る届出は，**別添２**（→Web 版）の**様式５の６**を用いる。なお，高度腎機能障害患者指導加算に係る届出は，**別添２の様式５の８**を用いる。
(2) 糖尿病透析予防指導管理料の「注５」に関する施設基準については，情報通信機器を用いた診療の届出を行っていればよく，糖尿病透析予防指導管理料の「注５」として特に地方厚生（支）局長に対して，届出を行う必要はない。

→ 小児運動器疾患指導管理料に関する施設基準
(1) 以下の要件をいずれも満たす常勤の医師が１名以上勤務している。
ア 整形外科の診療に従事した経験を５年以上有している。
イ 小児の運動器疾患に係る適切な研修を修了している。
(2) 当該保険医療機関において，小児の運動器疾患の診断・治療に必要な単純撮影を行う体制を有している。
(3) 必要に応じて，当該保険医療機関の病床又は連携する保険医療機関の病床において，入院可能な体制を有している。
【届出に関する事項】 小児運動器疾患指導管理料の施設基準に係る届出は，**別添２**（→Web 版）の**様式５の８の２**を用いる。

→ 乳腺炎重症化予防ケア・指導料に関する施設基準
(1) 当該保険医療機関内に，乳腺炎の重症化及び再発予防の指導並びに乳房に係る疾患の診療の経験を有する医師が配置されている。
(2) 当該保険医療機関内に，乳腺炎の重症化及び再発予防並びに母乳育児に係るケア及び指導に従事した経験を５年以上有し，助産に関する専門の知識や技術を有することについて医療関係団体等から認証された専任の助産師が，１名以上配置されている。
【届出に関する事項】 乳腺炎重症化予防ケア・指導料の施設基準に係る届出は，**別添２の２**（→Web 版）を用いる。

→ 婦人科特定疾患治療管理料に関する施設基準
(1) 当該保険医療機関内に婦人科疾患の診療を行うにつき十分な経験を有する常勤の医師が１名以上配置されている。
(2) (1)に掲げる医師は，器質性月経困難症の治療に係る適切な研修を修了している。なお，ここでいう適切な研修とは次のものをいう。
ア 国又は医療関係団体等が主催する研修である。
イ 器質性月経困難症の病態，診断，治療及び予防の内容が含まれるものである。
ウ 通算して６時間以上のものである。
【届出に関する事項】 婦人科特定疾患治療管理料の施設基準に係る届出は，**別添２の様式５の10**（→Web 版）を用いる。

→１ 腎代替療法指導管理料に関する施設基準
(1) 以下の要件を満たしている。
ア 説明に当たっては，関連学会の作成した腎代替療法選択に係る資料又はそれらを参考に作成した資料に基づき説明を行う。
イ C102在宅自己腹膜灌流指導管理料を過去１年間で12回以上算定している。
ウ 腎移植について，患者の希望に応じて適切に相談に応じており，かつ，腎移植に向けた手続きを行った患者が前年に３人以上いる。なお，腎移植に向けた手続き等を行った患者とは，日本臓器移植ネットワークに腎臓移植希望者として新規に登録された患者，先行的腎移植が実施された患者又は腎移植が実施され透析を離脱した患者をいう。
(2) 当該保険医療機関内に，以下の職種が連携して診療を行う体制がある。
ア 腎臓内科の診療に３年以上従事した経験を有する専任の常勤医師
イ ５年以上看護師として医療に従事し，腎臓病患者の看護について３年以上の経験を有する専任の常勤看護師
(3) 腎臓病について患者及びその家族等に対する説明を目的とした腎臓病教室を定期的に実施する。

２ 腎代替療法指導管理料の「注３」に関する施設基準
情報通信機器を用いた診療の届出を行っている。
【届出に関する事項】
(1) 腎代替療法指導管理料の施設基準に係る届出は，**別添２**（→Web 版）の**様式２の２**を用いる。
(2) 腎代替療法指導管理料の「注３」に関する施設基準については，情報通信機器を用いた診療の届出を行っていればよく，腎代替療法指導管理料の「注３」として特に地方厚生（支）局長に対して，届出を行う必要はない。

→ 一般不妊治療管理料に関する施設基準
(1) 産科，婦人科，産婦人科又は泌尿器科を標榜する保険医療機関である。
(2) 当該保険医療機関内に，産科，婦人科若しくは産婦人科について合わせて５年以上又は泌尿器科について５年以上の経験を有する常勤の医師が１名以上配置されている。また，そのうち１名以上は，不妊症の患者に係る診療を主として実施する医師として20例以上の症例を実施している。
(3) 以下のいずれかを満たす施設である。
ア 生殖補助医療管理料の施設基準に係る届出を行っている。
イ 生殖補助医療管理料の施設基準に係る届出を行っている保険医療機関との連携体制を構築している。
(4) 国が示す不妊症に係る医療機関の情報提供に関する事業に協力する。
【届出に関する事項】 一般不妊治療管理料の施設基準に係る届出は，**別添２**（→Web 版）の**様式５の11**を用いる。

→１ 生殖補助医療管理料１に関する施設基準
(1) 産科，婦人科，産婦人科又は泌尿器科を標榜する保険医療機関である。
(2) 当該保険医療機関内に，産科，婦人科若しくは産婦人科について合わせて５年以上又は泌尿器科について５年以上の経験を有し，かつ，生殖補助医療に係る２年以上の経験を有する常勤の医師が１名以上配置されている。
(3) 当該保険医療機関内に，日本産科婦人科学会の体外受精・胚移植に関する登録施設における生殖補助医療に係る１年

以上の経験を有する常勤の医師が1名以上配置されている。

(4) 当該保険医療機関内に，配偶子・胚の管理に係る責任者が1名以上配置されている。

(5) 当該保険医療機関内に，関係学会による配偶子・胚の管理に係る研修を受講した者が1名以上配置されていることが望ましい。

(6) 日本産科婦人科学会の体外受精・胚移植に関する登録施設である。また，日本産科婦人科学会のARTオンライン登録へのデータ入力を適切に実施する。

(7) 採卵を行う専用の室を備えているとともに，患者の緊急事態に対応するための以下の装置・器具等を有している。ただし，採卵，培養及び凍結保存を行う専用の室は，同一のものであって差し支えない。

ア　酸素供給装置
イ　吸引装置
ウ　心電計
エ　呼吸循環監視装置
オ　救急蘇生セット

(8) 培養を行う施錠可能な専用の室を備えている。

(9) 凍結保存を行う施錠可能な専用の室を備えている。また，凍結保存に係る記録について，**診療録**と合わせて保存する。

(10) 当該保険医療機関において，医療に係る安全管理を行う体制が整備されている。

(11) 安全管理のための指針が整備されている。また，安全管理に関する基本的な考え方，医療事故発生時の対応方法等が文書化されている。

(12) 安全管理のための医療事故等の院内報告制度が整備されている。また，報告された医療事故，インシデント等について分析を行い，改善策を講ずる体制が整備されている。

(13) 安全管理の責任者等で構成される委員会が月1回程度開催されている。なお，安全管理の責任者の判断により，当該委員会を対面によらない方法で開催しても差し支えない。

(14) 安全管理の体制確保のための職員研修が定期的に開催されている。

(15) 配偶子・胚の管理を専ら担当する複数の常勤の医師又は配偶子・胚の管理に係る責任者が確認を行い，配偶子・胚の取り違えを防ぐ体制が整備されている。

(16) 緊急時の対応のため，時間外・夜間救急体制が整備されている又は他の保険医療機関との連携により時間外・夜間救急体制が整備されている。

(17) 胚移植術を実施した患者の出産に係る経過について把握する体制を有している。

(18) 胚移植術の回数を含む患者の治療経過について把握する体制を有している。また，当該保険医療機関において実施した胚移植術の実施回数について，他の保険医療機関から情報提供を求められた場合には，それに応じる。

(19) 以下のいずれかを満たす施設であることが望ましい。

ア　精巣内精子採取術に係る届出を行っている。
イ　精巣内精子採取術に係る届出を行っている他の保険医療機関との連携体制を構築している。

(20) 国が示す不妊症に係る医療機関の情報提供に関する事業に協力する。

(21) 以下の体制を有している。

ア　看護師，公認心理師等の患者からの相談に対応する専任の担当者を配置している。
イ　社会福祉士等の保健医療サービス及び福祉サービスとの連携調整を担当する者を配置している。
ウ　他の保健医療サービス及び福祉サービスとの連携調整及びこれらのサービスに関する情報提供に努める。

(22) 当面の間，(6)から(9)の基準については，他の保険医療機関との契約を行っている場合又は他の保険医療機関と特別の関係にある場合であって，当該他の保険医療機関が生殖補助医療管理料1又は2に係る届出を行っている場合には，当該他の保険医療機関との連係により要件を満たすものとして差し支えない。

2　生殖補助医療管理料2に関する施設基準

(1) 1の(1)から(20)までの基準を全て満たしている。

(2) 当面の間，(6)から(9)の基準については，他の保険医療機関との契約を行っている場合又は他の保険医療機関と特別の関係にある場合であって，当該他の保険医療機関が生殖補助医療管理料1又は2に係る届出を行っている場合には，当該他の保険医療機関との連係により要件を満たすものとして差し支えない。

【届出に関する事項】 生殖補助医療管理料の施設基準に係る届出は，**別添2**（→Web 版）の**様式5の12**を用いる。また，毎年8月において，前年度における症例数等について，**別添2の様式5の12の2**により届け出る。

（令4.3.31事務連絡により一部修正）

→ 二次性骨折予防継続管理料に関する施設基準

(1) 当該保険医療機関内に，以下の職種が連携して診療を行う体制が整備されている。

ア　骨粗鬆症の診療を担当する専任の常勤医師
イ　専任の常勤看護師
ウ　専任の常勤薬剤師

(2) (1)のウに掲げる専任の常勤薬剤師については，当該保険医療機関内に常勤の薬剤師が配置されていない場合に限り，地域の保険医療機関等と連携し，診療を行う体制が整備されていることで差し支えない。

(3) 当該保険医療機関内において「骨粗鬆症の予防と治療ガイドライン」及び「骨折リエゾンサービス（FLS）クリニカルスタンダード」を参照にした上で，院内職員を対象とした「骨粗鬆症に対する知識の共有とFLSの意義について」の研修会を年に1回以上実施する。

(4) 二次性骨折予防継続管理料1については，急性期一般入院基本料，地域一般入院基本料又は7対1入院基本料若しくは10対1入院基本料〔特定機能病院入院基本料（一般病棟に限る）又は専門病院入院基本料に限る〕，有床診療所入院基本料又は地域包括医療病棟入院料に係る届出を行っている保険医療機関である。

(5) 二次性骨折予防継続管理料2については，地域包括ケア病棟入院料，地域包括ケア入院医療管理料，回復期リハビリテーション病棟入院料又は回復期リハビリテーション入院医療管理料に係る届出を行っている保険医療機関の病棟である。

【届出に関する事項】

(1) 二次性骨折予防継続管理料の施設基準に係る届出は，**別添2**（→Web 版）の**様式5の13**を用いる。

(2) 新たに届出を行う保険医療機関については，当該届出を行う日から起算して1年以内に1の(3)による研修会等を開催することが決まっている場合にあっては，(3)の要件を満たしているものとする。なお，当該届出時に研修会等の開催予定日がわかる書類を添付する。

（令4.3.31事務連絡により一部修正）

→ アレルギー性鼻炎免疫療法治療管理料に関する施設基準

(1) 当該保険医療機関内にアレルギーの診療に従事した経験を3年以上有する常勤医師が1名以上配置されている。なお，週3日以上常態として勤務しており，かつ，所定労働時間が週22時間以上の勤務を行っている非常勤医師（アレルギーの診療に従事した経験を3年以上有する医師に限る）を2名以上組み合わせることにより，常勤医師の勤務時間帯と同じ時間帯にこれらの非常勤医師が配置されている場合には，当該基準を満たしていることとみなすことができる。

(2) アレルゲン免疫療法に伴う副作用が生じた場合に対応できる体制が整備されている。

(3) 院内の見やすい場所にアレルゲン免疫療法を行っている旨の掲示をするなど，患者に対して必要な情報提供がなされている。

【届出に関する事項】 アレルギー性鼻炎免疫療法治療管理料の施設基準については，当該基準を満たしていればよく，特に地方厚生（支）局長に対して，届出を行う必要はない。

→ 下肢創傷処置管理料に関する施設基準

以下の要件を全て満たす常勤の医師が１名以上勤務している。
(1) 整形外科，形成外科，皮膚科，外科，心臓血管外科又は循環器内科の診療に従事した経験を５年以上有している。
(2) 下肢創傷処置に関する適切な研修を修了している。
【届出に関する事項】 下肢創傷処置管理料の施設基準に係る届出は，**別添２**（→Web 版）の**様式５の14**を用いる。

→１ 慢性腎臓病透析予防指導管理料に関する施設基準
(1) 当該保険医療機関内に，以下から構成される透析予防診療チームが設置されている。
ア 慢性腎臓病指導の経験を有する専任の医師
イ 慢性腎臓病指導の経験を有する専任の看護師又は保健師
ウ 慢性腎臓病指導の経験を有する専任の管理栄養士
(2) (1)のアに掲げる医師は，慢性腎臓病の予防指導に従事した経験を５年以上有する者である。
(3) (1)のイに掲げる看護師は，慢性腎臓病の予防指導に従事した経験を３年以上有する者である。
(4) (1)のイに掲げる保健師は，慢性腎臓病の予防指導に従事した経験を２年以上有する者である。
(5) (1)のウに掲げる管理栄養士は，慢性腎臓病の栄養指導に従事した経験を３年以上有する者である。
(6) (1)のア，イ及びウに掲げる透析予防診療チームに所属する者のいずれかは，慢性腎臓病の予防指導に係る適切な研修を修了した者であることが望ましい。
(7) (2)から(4)までに規定する医師，看護師又は保健師のうち，少なくとも１名以上は常勤である。
(8) (2)から(5)までに規定する医師，看護師又は保健師及び管理栄養士のほか，薬剤師，理学療法士が配置されていることが望ましい。
(9) 腎臓病教室を定期的に実施すること等により，腎臓病について患者及びその家族に対して説明が行われている。ただし，当該教室はB001の「26」糖尿病透析予防指導管理料に規定する糖尿病教室（腎臓病についての内容が含まれる場合に限る）の実施により代えることとしても差し支えない。
(10) 慢性腎臓病透析予防指導管理料を算定した患者の状態の変化等について，**別添２の様式13の10**を用いて，地方厚生（支）局長に報告している。

２ 慢性腎臓病透析予防指導管理料の「注３」に関する施設基準
情報通信機器を用いた診療の届出を行っている。
【届出に関する事項】
(1) 慢性腎臓病透析予防指導管理料の施設基準に係る届出は，**別添２**（→Web 版）の**様式13の９**を用いる。
(2) 慢性腎臓病透析予防指導管理料の「注３」に関する施設基準については，情報通信機器を用いた診療の届出を行っていればよく，慢性腎臓病透析予防指導管理料の「注３」として特に地方厚生（支）局長に対して，届出を行う必要はない。

３ 小児科外来診療料の注２に規定する厚生労働大臣が定める薬剤

パリビズマブ

３の２ 小児科外来診療料の注４に規定する小児抗菌薬適正使用支援加算の施設基準

(1) 抗菌薬の適正な使用を推進するための体制が整備されていること。
(2) 当該保険医療機関が病院の場合にあっては，データ提出加算２に係る届出を行っていること。

→ 小児抗菌薬適正使用支援加算の施設基準
薬剤耐性（AMR）対策アクションプラン（平成28年４月５日 国際的に脅威となる感染症対策関係閣僚会議）に位置づけられた「地域感染症対策ネットワーク（仮称）」に係る活動に参加し，又は感染症にかかる研修会等に定期的に参加している。
【届出に関する事項】 当該基準を満たしていればよく，特に地方厚生（支）局長に対して，届出を行う必要はない。

４ 地域連携小児夜間・休日診療料の施設基準等

(1) 地域連携小児夜間・休日診療料の施設基準
イ 地域連携小児夜間・休日診療料１の施設基準
① 当該保険医療機関において，別の保険医療機関を主たる勤務先とする専ら小児科を担当する保険医及び当該保険医療機関を主たる勤務先とする専ら小児科を担当する保険医により，６歳未満の小児を夜間〔(2)に規定する時間をいう〕，休日又は深夜（午後10時から午前６時までの時間をいう。以下同じ）に診療することができる体制が整備されていること。
② 地域医療との連携体制が確保されていること。
③ 小児夜間・休日診療を行うにつき十分な体制が整備されていること。
④ 小児夜間・休日診療を行うにつき十分な構造設備を有していること。
⑤ 緊急時の入院体制が整備されていること。
ロ 地域連携小児夜間・休日診療料２の施設基準
① 当該保険医療機関において，専ら小児科を担当する保険医が常時１人以上配置されていること。
② 当該保険医療機関において，別の保険医療機関を主たる勤務先とする専ら小児科を担当する保険医及び当該保険医療機関を主たる勤務先とする専ら小児科を担当する保険医により，６歳未満の小児を24時間診療することができる体制が整備されていること。
③ 地域医療との連携体制が確保されていること。
④ 小児夜間・休日診療を行うにつき十分な構造設備を有していること。
⑤ 緊急時の入院体制が整備されていること。
(2) 地域連携小児夜間・休日診療料に規定する時間
当該地域において一般の保険医療機関がおおむね診療応需の態勢を解除した後，翌日に診療応需の態勢を再開するまでの時間（深夜及び休日を除く）

→１ 地域連携小児夜間・休日診療料１に関する施設基準
(1) 小児を夜間，休日又は深夜において診療することができる体制を有している。
(2) 夜間，休日又は深夜に小児科を担当する医師（近隣の保険医療機関を主たる勤務先とするものに限る）として３名以上を届け出ており，うち２名以上は専ら小児科を担当する医師である。
(3) 地域に，夜間，休日又は深夜であって小児の救急医療の確保のために当該保険医療機関があらかじめ定めた時間が周知されている。
(4) 緊急時に小児が入院できる体制が確保されている又は他の保険医療機関との連携により緊急時に小児が入院できる体制が整備されている。

２ 地域連携小児夜間・休日診療料２に関する施設基準
(1) 小児を24時間診療することができる体制を有している。
(2) 専ら小児科を担当する医師（近隣の診療所等の保険医療機関を主たる勤務先とするものに限る）として３名以上を届け出ている。
(3) 地域に，小児の救急医療の確保のために当該保険医療機関が6歳未満の小児を24時間診療することが周知されている。
(4) 緊急時に小児が入院できる体制が確保されている又は他の保険医療機関との連携により緊急時に小児が入院できる体制が整備されている。
【届出に関する事項】
(1) 地域連携小児夜間・休日診療料1及び2の施設基準に係る届出は，**別添2**（→Web 版）の**様式7**を用いる。
(2) 開放利用に関わる地域の医師会等との契約及び当該医療機関の運営規程等を記載する。
(3) 2の(1)に掲げる事項については，その体制の概要を添付する。

4の2　乳幼児育児栄養指導料の注2に規定する施設基準

情報通信機器を用いた診療を行うにつき十分な体制が整備されていること。

→　乳幼児育児栄養指導料の「注2」に関する施設基準
情報通信機器を用いた診療の届出を行っている。
【届出に関する事項】　乳幼児育児栄養指導料の「注2」に関する施設基準については，情報通信機器を用いた診療の届出を行っていればよく，乳幼児育児栄養指導料の「注2」として特に地方厚生（支）局長に対して，届出を行う必要はない。

4の3　地域連携夜間・休日診療料の施設基準等

(1) **地域連携夜間・休日診療料の施設基準**
イ　当該保険医療機関において，別の保険医療機関を主たる勤務先とする保険医及び当該保険医療機関を主たる勤務先とする保険医により，夜間〔(2)に規定する時間をいう〕，休日又は深夜に診療することができる体制が整備されていること。
ロ　地域医療との連携体制が確保されていること。
ハ　夜間・休日診療を行うにつき十分な体制が整備されていること。
ニ　夜間・休日診療を行うにつき十分な構造設備を有していること。
ホ　緊急時の入院体制が整備されていること。
(2) **地域連携夜間・休日診療料に規定する時間**
当該地域において一般の保険医療機関がおおむね診療応需の態勢を解除した後，翌日に診療応需の態勢を再開するまでの時間（深夜及び休日を除く）

→　地域連携夜間・休日診療料に関する施設基準
(1) 救急患者を夜間，休日又は深夜において診療することができる体制を有している。
(2) 夜間，休日又は深夜に診療を担当する医師（近隣の保険医療機関を主たる勤務先とするものに限る）として3名以上届け出る。また診療を行う時間においては，当該保険医療機関内に常時医師が2名以上配置されており，患者の来院状況に応じて速やかに対応できる体制を有している。届出医師，診療に当たる医師については地域連携小児夜間・休日診療料における届出医師，診療に当たる医師と兼務可能であるが，成人を診療できる体制である。
(3) 地域に，夜間，休日又は深夜であって救急医療の確保のために当該保険医療機関があらかじめ定めた時間が周知されている。
(4) 緊急時に患者が入院できる体制が確保されている又は他の保険医療機関との連携により緊急時に入院できる体制が整備されている。
(5) 当該保険医療機関において，末梢血液一般検査，エックス線撮影を含む必要な診療が常時実施できる。なお，末梢血液一般検査及びエックス線撮影を含む必要な診療が常時実施できる体制をとっていれば，当該保険医療機関と同一の敷地内にある別の保険医療機関の設備を用いても差し支えない。
【届出に関する事項】
(1) 地域連携夜間・休日診療料の施設基準に係る届出は，**別添2**（→Web 版）の**様式7の2**を用いる。
(2) 開放利用に関わる地域の医師会等との契約及び当該医療機関の運営規程等を記載する。

4の4　院内トリアージ実施料の施設基準等

(1) **院内トリアージ実施料の施設基準**
イ　院内トリアージを行うにつき十分な体制が整備されていること。
ロ　院内トリアージの実施基準を定め，当該保険医療機関の見やすい場所に掲示していること。
ハ　ロの掲示事項について，原則として，ウェブサイトに掲載していること。
(2) **院内トリアージ実施料に規定する時間**
当該地域において一般の保険医療機関がおおむね診療応需の態勢を解除した後，翌日に診療応需の態勢を再開するまでの時間（深夜及び休日を除く）

→　院内トリアージ実施料に関する施設基準
(1) 以下の項目を含む院内トリアージの実施基準を定め，定期的に見直しを行っている。
ア　トリアージ目標開始時間及び再評価時間
イ　トリアージ分類
ウ　トリアージの流れ
なお，トリアージの流れの中で初回の評価から一定時間後に再評価する。
(2) 患者に対して，院内トリアージの実施について説明を行い，院内の見やすい場所への掲示等により周知を行っている。
(3) (2)の掲示事項について，原則として，ウェブサイトに掲載している。自ら管理するホームページ等を有しない場合については，この限りではない。
(4) 専任の医師又は救急医療に関する3年以上の経験を有する専任の看護師が配置されている。
【届出に関する事項】
(1) 院内トリアージ実施料の施設基準に係る届出は，**別添2**（→Web 版）の**様式7の3**を用いる。
(2) 令和7年5月31日までの間に限り，1の(3)に該当するものとみなす。

4の5　夜間休日救急搬送医学管理料の施設基準等

(1) **夜間休日救急搬送医学管理料の施設基準**
休日及び夜間における救急医療の確保のための診療を行っていること。
(2) **夜間休日救急搬送医学管理料の注3に規定する救急搬送看護体制加算1の施設基準**
イ　救急搬送について，十分な実績を有していること。
ロ　救急患者の受入れを担当する専任の看護師が複数名配置されていること。
(3) **夜間休日救急搬送医学管理料の注3に規定する救急搬送看護体制加算2の施設基準**
イ　救急搬送について，相当の実績を有していること。
ロ　救急患者の受入れを担当する専任の看護師が配置されていること。

→1　夜間休日救急搬送医学管理料に関する施設基準
(1) 休日又は夜間における救急医療の確保のために診療を行っていると認められる次に掲げる保険医療機関であって，

医療法（昭和23年法律第205号）第30条の4の規定に基づき都道府県が作成する医療計画に記載されている第2次救急医療機関である又は都道府県知事の指定する精神科救急医療施設である。

ア 地域医療支援病院（医療法第4条第1項に規定する地域医療支援病院）

イ 救急病院等を定める省令（昭和39年厚生省令第8号）に基づき認定された救急病院又は救急診療所

ウ 「救急医療対策の整備事業について」に規定された病院群輪番制病院，病院群輪番制に参加している有床診療所又は共同利用型病院

なお，精神科救急医療施設の運営については，平成7年10月27日健医発第1321号厚生省保健医療局長通知に従い実施されたい。

(2) 第2次救急医療施設として必要な診療機能及び専用病床を確保するとともに，診療体制として通常の当直体制のほかに重症救急患者の受入れに対応できる医師等を始めとする医療従事者を確保している。

(3) 夜間又は休日において入院治療を必要とする重症患者に対して救急医療を提供する日を地域の行政部門，医師会等の医療関係者及び救急搬送機関等にあらかじめ周知している。

2 救急搬送看護体制加算1に関する施設基準

(1) 救急用の自動車〔消防法（昭和23年法律第186号）及び消防法施行令（昭和36年政令第37号）に規定する市町村又は都道府県の救急業務を行うための救急隊の救急自動車並びに道路交通法（昭和35年法律第105号）及び道路交通法施行令（昭和35年政令第270号）に規定する緊急自動車（傷病者の緊急搬送に用いるものに限る）をいう〕又は救急医療用ヘリコプターを用いた救急医療の確保に関する特別措置法（平成19年法律第103号）第2条に規定する救急医療用ヘリコプターによる搬送件数（以下この区分において「救急搬送件数」という）が，年間で1,000件以上である。

(2) 救急患者の受入への対応に係る専任の看護師が複数名配置されている。当該専任の看護師は，**B001-2-5**院内トリアージ実施料に係る専任の看護師を兼ねることができる。

3 救急搬送看護体制加算2に関する施設基準

(1) 救急搬送件数が年間で200件以上である。

(2) 救急患者の受入への対応に係る専任の看護師が配置されている。当該専任の看護師は，**B001-2-5**院内トリアージ実施料に係る専任の看護師を兼ねることができる。

【届出に関する事項】 夜間休日救急搬送医学管理料の施設基準に係る取扱いについては，当該基準を満たしていればよく，特に地方厚生（支）局長に対して，届出を行う必要はない。ただし，救急搬送看護体制加算1又は2の施設基準に係る届出は，**別添2**（→Web 版）の**様式7の3**により届け出る。

4の6 外来リハビリテーション診療料の施設基準

(1) 理学療法士，作業療法士等が適切に配置されていること。

(2) リハビリテーションを適切に実施するための十分な体制が確保されていること。

→ 外来リハビリテーション診療料に関する施設基準

(1) 心大血管疾患リハビリテーション料，脳血管疾患等リハビリテーション料，運動器リハビリテーション料又は呼吸器リハビリテーション料の届出を行っている。

(2) 当該診療料を算定する患者がリハビリテーションを実施している間，患者の急変時等に連絡を受けるとともに，リハビリテーションを担当する医師が直ちに診察を行える体制にある。

【届出に関する事項】 心大血管疾患リハビリテーション料，脳血管疾患等リハビリテーション料，運動器リハビリテーション料又は呼吸器リハビリテーション料の届出を行っていればよく，外来リハビリテーション診療料として特に地方厚生（支）局長に対して，届出を行う必要はない。

4の7 外来放射線照射診療料の施設基準

(1) 放射線治療を行うにつき必要な医師，看護師及び診療放射線技師等が適切に配置されていること。

(2) 緊急時における放射線治療を担当する医師との連絡体制等放射線治療を適切に実施するための十分な体制が確保されていること。

→ 外来放射線照射診療料に関する施設基準

(1) 放射線照射の実施時において，当該保険医療機関に放射線治療医（放射線治療の経験を5年以上有するものに限る）が配置されている。

(2) 専従の看護師及び専従の診療放射線技師がそれぞれ1名以上勤務している。なお，当該専従の診療放射線技師は，放射線治療専任加算，外来放射線治療加算，遠隔放射線治療計画加算，1回線量増加加算，強度変調放射線治療（IMRT），画像誘導放射線治療加算，体外照射呼吸性移動対策加算，定位放射線治療，定位放射線治療呼吸性移動対策加算，粒子線治療，粒子線治療医学管理加算，ホウ素中性子捕捉療法，ホウ素中性子捕捉療法医学管理加算及び画像誘導密封小線源治療加算に係る常勤の診療放射線技師を兼任することができる。なお，専従の看護師は，粒子線治療医学管理加算及びホウ素中性子捕捉療法医学管理加算に係る常勤の看護師を兼任することはできない。

(3) 放射線治療に係る医療機器の安全管理，保守点検及び安全使用のための精度管理を専ら担当する技術者（放射線治療の経験を5年以上有するものに限る）が1名以上勤務している。なお，当該技術者は，放射線治療専任加算，外来放射線治療加算，遠隔放射線治療計画加算，1回線量増加加算，強度変調放射線治療（IMRT），画像誘導放射線治療加算，体外照射呼吸性移動対策加算，定位放射線治療，定位放射線治療呼吸性移動対策加算，粒子線治療，粒子線治療医学管理加算，ホウ素中性子捕捉療法，ホウ素中性子捕捉療法医学管理加算及び画像誘導密封小線源治療加算に係る常勤の診療放射線技師との兼任はできないが，医療機器安全管理料2に係る技術者を兼任することができる。また，遠隔放射線治療計画加算，強度変調放射線治療（IMRT），画像誘導放射線治療加算，体外照射呼吸性移動対策加算，定位放射線治療，定位放射線治療呼吸性移動対策加算，粒子線治療，ホウ素中性子捕捉療法及び画像誘導密封小線源治療加算に係る担当者との兼任もできない。

(4) 合併症の発生により速やかに対応が必要である場合等，緊急時に放射線治療医が対応できる連絡体制をとる。

【届出に関する事項】 外来放射線照射診療料の施設基準に係る届出は，**別添2**（→Web 版）の**様式7の6**を用いる。

4の8 地域包括診療料の施設基準

(1) **地域包括診療料1の施設基準**

イ 当該保険医療機関において，脂質異常症，高血圧症，糖尿病，慢性心不全，慢性腎臓病（慢性維持透析を行っていないものに限る）又は認知症のうち2以上の疾患を有する患者に対して，療養上必要な指導等を行うにつき必要な体制が整備されていること。

ロ 往診又は訪問診療を行っている患者のうち，継続的に外来診療を行っていた患者が一定数いること。

ハ 当該保険医療機関において，適切な意思決定支援に関する指針を定めていること。

ニ 地域包括診療加算の届出を行っていないこと。

(2) **地域包括診療料2の施設基準**

(1)のイ，ハ及びニを満たすものであること。

特施

→１　地域包括診療料１に関する施設基準
⑴から⑾までの基準を全て満たしている。
⑴　診療所又は許可病床数が200床未満の病院である。
⑵　当該医療機関に，慢性疾患の指導に係る適切な研修を修了した医師（以下この区分において「担当医」という）を配置している。なお，担当医は認知症に係る適切な研修を修了していることが望ましい。
⑶　次に掲げる事項を院内の見やすい場所に掲示している。
ア　健康相談及び予防接種に係る相談を実施している旨を院内掲示している。
イ　当該保険医療機関に通院する患者について，介護支援専門員及び相談支援専門員からの相談に適切に対応することが可能である。
ウ　患者の状態に応じ，28日以上の長期の投薬を行うこと又はリフィル処方箋を交付することについて，当該対応が可能である。
⑷　⑶のア，イ及びウの掲示事項について，原則として，ウェブサイトに掲載している。自ら管理するホームページ等を有しない場合については，この限りではない。
⑸　診療所において，当該患者に対し院外処方を行う場合は，24時間対応をしている薬局と連携をしている。
⑹　当該保険医療機関の敷地内における禁煙の取扱いについて，次の基準を満たしている。
ア　当該保険医療機関の敷地内が禁煙である。
イ　保険医療機関が建造物の一部分を用いて開設されている場合は，当該保険医療機関の保有又は借用している部分が禁煙である。
⑺　介護保険制度の利用等に関する相談を実施している旨を院内掲示し，かつ，要介護認定に係る主治医意見書を作成しているとともに，以下のいずれか１つを満たしている。
ア　介護保険法（平成９年法律第123号）第46条第１項に規定する指定居宅介護支援事業者の指定を受けており，かつ，常勤の介護支援専門員（同法第７条第５項に規定するものをいう）を配置している。
イ　介護保険法第８条第６項に規定する居宅療養管理指導又は同条第10項に規定する短期入所療養介護等を提供した実績がある。
ウ　当該医療機関において，同一敷地内に介護サービス事業所（介護保険法に規定する事業を実施するものに限る）を併設している。
エ　担当医が「地域包括支援センターの設置運営について」（平成18年10月18日付老計発1018001号・老振発1018001号・老老発1018001号厚生労働省老健局計画課長・振興課長・老人保健課長通知）に規定する地域ケア会議に年１回以上出席している。
オ　介護保険によるリハビリテーション（介護保険法第８条第５項に規定する訪問リハビリテーション，同条第８項に規定する通所リハビリテーション，第８条の２第４項に規定する介護予防訪問リハビリテーション，同条第６項に規定する介護予防通所リハビリテーションに限る）を提供している（なお，要介護被保険者等に対して，維持期の運動器リハビリテーション料，脳血管疾患等リハビリテーション料又は廃用症候群リハビリテーション料を原則として算定できないことに留意する)。
カ　担当医が，介護保険法第14条に規定する介護認定審査会の委員の経験を有する。
キ　担当医が，都道府県等が実施する主治医意見書に関する研修会を受講している。
ク　担当医が，介護支援専門員の資格を有している。
ケ　病院の場合は，A246入退院支援加算の「注８」に規定する総合機能評価加算の届出を行っている又は介護支援等連携指導料を算定している。
コ　担当医が，「認知症初期集中支援チーム」等，市区町村が実施する認知症施策に協力している実績がある。
⑻　以下の全てを満たしている。
ア　診療所の場合
㈠　時間外対応加算１の届出を行っている。
㈡　常勤換算２名以上の医師が配置されており，うち１名以上が常勤の医師である。
㈢　在宅療養支援診療所である。
イ　病院の場合
㈠　地域包括ケア病棟入院料の届出を行っている。
㈡　在宅療養支援病院の届出を行っている。
⑼　以下のア～ウのいずれかを満たす。
ア　担当医が，指定居宅介護支援等の事業の人員及び運営に関する基準（平成11年厚生省令第38号）第13条第９号に規定するサービス担当者会議に参加した実績がある。
イ　担当医が，地域ケア会議に出席した実績がある。
ウ　保険医療機関において，介護支援専門員と対面あるいはICT等を用いた相談の機会を設けている。なお，対面で相談できる体制を構築していることが望ましい。
⑽　外来診療から訪問診療への移行に係る実績について，以下の全てを満たしている。
ア　直近１年間に，当該保険医療機関での継続的な外来診療を経て，C001在宅患者訪問診療料（Ⅰ）の「１」，C001-2在宅患者訪問診療料（Ⅱ）（「注１」のイの場合に限る）又はC000往診料を算定した患者の数の合計が，10人以上である。
イ　直近１か月に初診，再診，往診又は訪問診療を実施した患者のうち，往診又は訪問診療を実施した患者の割合が70％未満である。
⑾　当該保険医療機関において，厚生労働省「人生の最終段階における医療・ケアの決定プロセスに関するガイドライン」等の内容を踏まえ，適切な意思決定支援に関する指針を定めている。

２　地域包括診療料２に関する施設基準
１の⑴から⑼まで及び⑾の基準を全て満たしている。

【届出に関する事項】
⑴　地域包括診療料１又は２の施設基準に係る届出は，**別添２**（→Web 版）の**様式７の７**を用いる。
⑵　令和６年９月30日までの間に限り，１の⑶，⑼又は⑾を満たしているものとする。
⑶　令和７年５月31日までの間に限り，１の⑷を満たしているものとする。

４の８の２　認知症地域包括診療料の施設基準

⑴　**認知症地域包括診療料１の施設基準**
地域包括診療料１に係る届出を行っている保険医療機関であること。
⑵　**認知症地域包括診療料２の施設基準**
地域包括診療料２に係る届出を行っている保険医療機関であること。

→１　認知症地域包括診療料１に関する基準
第６の８〔「地域包括診療料に関する施設基準」，p.899〕に掲げる地域包括診療料１の届出を行っている。

２　認知症地域包括診療料２に関する基準
第６の８に掲げる地域包括診療料２の届出を行っている。

【届出に関する事項】　地域包括診療料１又は２の届出を行っていればよく，認知症地域包括診療料１又は２として特に地方厚生（支）局長に対して，届出を行う必要はない。

４の８の３　小児かかりつけ診療料の施設基準等

⑴　**小児かかりつけ診療料１の施設基準**
イ　小児科を標榜する保険医療機関であること。
ロ　当該保険医療機関において，小児の患者のかかりつけ医として療養上必要な指導等を行うにつき必要な体制が整備されていること。
ハ　当該保険医療機関の表示する診療時間以外の時間において，患者又はその家族等から電話等により療養に関する意見を求められた場合に，十分な対応ができる体制が整備されていること。

(2) **小児かかりつけ診療料2の施設基準**

イ (1)のイ及びロを満たすものであること。

ロ 当該保険医療機関の表示する診療時間以外の時間において，患者又はその家族等から電話等により療養に関する意見を求められた場合に，必要な対応ができる体制が整備されていること。

(3) **小児かかりつけ診療料の注4に規定する小児抗菌薬適正使用支援加算の施設基準**

抗菌薬の適正な使用を推進するための体制が整備されていること。

→1 小児かかりつけ診療料1に関する施設基準

(1) 専ら小児科又は小児外科を担当する常勤の医師が1名以上配置されている。

(2) B001-2小児科外来診療料を算定している。

(3) A001の「注10」に規定する時間外対応加算1又は時間外対応加算3に係る届出を行っている。

(4) (1)に掲げる医師が，以下の項目のうち，2つ以上に該当する。

ア 母子保健法（昭和40年法律第141号）第12条又は13条の規定による乳幼児の健康診査（市町村を実施主体とする1歳6か月，3歳児等の乳幼児の健康診査）を実施している

イ 予防接種法（昭和23年法律第68号）第5条第1項の規定による予防接種（定期予防接種）を実施している

ウ 過去1年間に15歳未満の超重症児又は準超重症児に対して在宅医療を提供した実績を有している

エ 幼稚園の園医，保育所の嘱託医又は小学校若しくは中学校の学校医に就任している

(5) (1)に掲げる医師は，発達障害等に関する適切な研修及び虐待に関する適切な研修を修了していることが望ましい。

2 小児かかりつけ診療料2に関する施設基準

(1) 1の(1)，(2)，(4)及び(5)の基準を満たしている。

(2) 次のいずれかの基準を満たしている。

ア A001の「注10」に規定する時間外対応加算2又は時間外対応加算4に係る届出を行っている。

イ 以下のいずれも満たすものである。

(イ) 在宅当番医制等により，初期小児救急医療に参加し，休日又は夜間の診療を年6回以上の頻度で行っている。

(ロ) 当該保険医療機関が表示する診療時間以外の時間にあっては，留守番電話等により，地域において夜間・休日の小児科外来診療を担当する医療機関や都道府県等が設置する小児医療に関する電話相談の窓口（＃8000等）等の案内を行うなど，対応に配慮する。

3 小児抗菌薬適正使用支援加算に関する施設基準

薬剤耐性（AMR）対策アクションプラン（平成28年4月5日国際的に脅威となる感染症対策関係閣僚会議）に位置づけられた「地域感染症対策ネットワーク（仮称）」に係る活動に参加し，又は感染症にかかる研修会等に定期的に参加している。

【届出に関する事項】 小児かかりつけ診療料1又は2の施設基準に係る届出は，**別添2**（→Web 版）の**様式7の8**を用いる。小児抗菌薬適正使用支援加算の施設基準については，当該基準を満たしていればよく，特に地方厚生（支）局長に対して，届出を行う必要はない。

4の8の4 外来腫瘍化学療法診療料の施設基準等

(1) **外来腫瘍化学療法診療料1の施設基準**

イ 外来化学療法及び当該外来化学療法に伴う副作用等に係る検査又は投薬等を行うにつき十分な体制が整備されていること。

ロ 外来化学療法を行うにつき必要な機器及び十分な専用施設を有していること。

ハ 外来化学療法の評価に係る委員会を設置していること。

ニ 当該保険医療機関内に外来化学療法を担当する医師（歯科医療を担当する保険医療機関にあっては，医師又は歯科医師）であって，緩和ケアに関する適切な研修を受けたものが配置されていること。

ホ がん患者に対して指導管理を行うにつき十分な体制が整備されていること。

(2) **外来腫瘍化学療法診療料2の施設基準**

イ 外来化学療法及び当該外来化学療法に伴う副作用等に係る検査又は投薬等を行うにつき必要な体制が整備されていること。

ロ (1)のロを満たすものであること。

(3) **外来腫瘍化学療法診療料3の施設基準**

イ 外来化学療法及び当該外来化学療法に伴う副作用等に係る検査又は投薬等を行う体制が整備されていること。

ロ 外来化学療法及び当該外来化学療法に伴う副作用等に係る検査又は投薬等を行うにつき十分な体制が整備されている他の保険医療機関との連携体制が確保されていること。

ハ (1)のロを満たすものであること。

(4) **外来腫瘍化学療法診療料の注1に規定する厚生労働大臣が定める外来化学療法**

診療報酬の算定方法別表第1医科診療報酬点数表（以下「医科点数表」という）第2章第6部注射に掲げる診療に係る費用のうち次に掲げるものについて，入院中の患者以外の患者に対して，抗悪性腫瘍剤の投与を行う化学療法

イ G001に掲げる静脈内注射

ロ G002に掲げる動脈注射

ハ G003に掲げる抗悪性腫瘍剤局所持続注入

ニ G003-3に掲げる肝動脈塞栓を伴う抗悪性腫瘍剤肝動脈内注入

ホ G004に掲げる点滴注射

ヘ G005に掲げる中心静脈注射

ト G006に掲げる植込型カテーテルによる中心静脈注射

(5) **外来腫瘍化学療法診療料の注8に規定する連携充実加算の施設基準**

イ 化学療法を実施している患者の栄養管理を行うにつき必要な体制が整備されていること。

ロ 他の保険医療機関及び保険薬局との連携体制が確保されていること。

(6) **外来腫瘍化学療法診療料の注9に規定するがん薬物療法体制充実加算の施設基準**

化学療法を実施している患者の薬学的管理を行うにつき必要な体制が整備されていること。

→ 外来腫瘍化学療法診療料1に関する施設基準

(1) 外来化学療法を実施するための専用のベッド（点滴注射による化学療法を実施するに適したリクライニングシート等を含む）を有する治療室を保有している。なお，外来化学療法を実施している間は，当該治療室を外来化学療法その他の点滴注射（輸血を含む）以外の目的で使用することは認められないものである。

(2) 化学療法の経験を5年以上有する専任の常勤医師が勤務している。

(3) 化学療法の経験を5年以上有する専任の看護師が化学療法を実施している時間帯において常時当該治療室に勤務している。

(4) 化学療法に係る調剤の経験を5年以上有する専任の常勤薬剤師が勤務している。

(5) 専任の医師，看護師又は薬剤師が院内に常時1人以上配置され，本診療料を算定している患者から電話等による緊急の相談等に24時間対応できる連絡体制が整備されている。

(6)　急変時等の緊急時に当該患者が入院できる体制が確保されている又は他の保険医療機関との連携により緊急時に当該患者が入院できる体制が整備されている。
(7)　実施される化学療法のレジメン（治療内容）の妥当性を評価し，承認する委員会を開催している。
　当該委員会は，化学療法に携わる各診療科の医師の代表者〔代表者数は，複数診療科の場合は，それぞれの診療科で１名以上（１診療科の場合は，２名以上）の代表者であること〕，業務に携わる看護師，薬剤師及び必要に応じてその他の職種から構成されるもので，少なくとも年１回開催されるものとする。
(8)　B001の「22」がん性疼痛緩和指導管理料の届出を行っている。
(9)　B001の「23」がん患者指導管理料のロの届出を行っていることが望ましい。
(10)　(2)に掲げる医師は，次に掲げるいずれかの研修を修了した者である。
ア　がん等の診療に携わる医師等に対する緩和ケア研修会の開催指針に準拠した緩和ケア研修会
イ　緩和ケアの基本教育のための都道府県指導者研修会（国立研究開発法人国立がん研究センター主催）等
(11)　患者と患者を雇用する事業者が共同して作成した勤務情報を記載した文書の提出があった場合に，就労と療養の両立に必要な情報を提供すること並びに診療情報を提供した後の勤務環境の変化を踏まえ療養上必要な指導を行うことが可能である旨をウェブサイトに掲載していることが望ましい。
(12)　患者の急変時の緊急事態等に対応するための指針が整備されていることが望ましい。
(13)　外来腫瘍化学療法診療料３の届出を行っている他の保険医療機関において外来化学療法を実施している患者が，緊急時に当該保険医療機関に受診できる体制を確保している場合については，連携する保険医療機関の名称等をあらかじめ地方厚生（支）局長に届け出ている。また，連携する保険医療機関の名称等については，当該保険医療機関の見やすい場所に掲示している。
(14)　(5)，(6)及び(7)に係る対応を行っていることについて，当該保険医療機関の見やすい場所に掲示している。
(15)　(13)及び(14)の掲示事項について，原則として，ウェブサイトに掲載している。自ら管理するホームページ等を有しない場合については，この限りではない。

２　外来腫瘍化学療法診療料２に関する施設基準

(1)　１の(1)，(5)，(6)，(11)及び(12)を満たしている。
(2)　化学療法の経験を有する専任の看護師が化学療法を実施している時間帯において常時当該治療室に勤務している。
(3)　当該化学療法につき専任の常勤薬剤師が勤務している。

３　外来腫瘍化学療法診療料３に関する施設基準

(1)　１の(1)，(6)，(11)及び(12)を満たしている。
(2)　２の(2)及び(3)を満たしている。
(3)　当該保険医療機関において外来化学療法を実施する患者に対して，外来腫瘍化学療法診療料１の届出を行っている他の保険医療機関との連携により，緊急時に有害事象等の診療ができる連携体制を確保している。また，当該他の連携する医療機関の名称等については，あらかじめ地方厚生（支）局長に届出を行い，かつ，その情報を当該保険医療機関の見やすい場所に掲示している。
(4)　(3)の掲示事項について，原則として，ウェブサイトに掲載している。自ら管理するホームページ等を有しない場合については，この限りではない。
(5)　標榜時間外において，当該保険医療機関で外来化学療法を実施している患者に関する電話等の問合せに応じる体制を整備する。また，やむを得ない事由により電話等による問い合わせに応じることができなかった場合であっても，速やかにコールバックすることができる体制がとられている。
(6)　令和７年５月31日までの間に限り，(4)の基準を満たしているものとする。

４　連携充実加算に関する施設基準

(1)　外来腫瘍化学療法診療料１に係る届出を行っている。
(2)　１の(7)に規定するレジメンに係る委員会に管理栄養士が参加している。
(3)　地域の保険医療機関及び保険薬局との連携体制として，次に掲げる体制が整備されている。
ア　当該保険医療機関で実施される化学療法のレジメンを当該保険医療機関のホームページ等で閲覧できるようにしておく。
イ　当該保険医療機関において外来化学療法に関わる職員及び地域の保険薬局に勤務する薬剤師等を対象とした研修会等を年１回以上実施する。
ウ　他の保険医療機関及び保険薬局からのレジメンに関する照会や患者の状況に関する相談及び情報提供等に応じる体制を整備する。また，当該体制について，ホームページや研修会等で周知する。
(4)　外来化学療法を実施している保険医療機関に５年以上勤務し，栄養管理（悪性腫瘍患者に対するものを含む）に係る３年以上の経験を有する専任の常勤管理栄養士が勤務している。

５　がん薬物療法体制充実加算に関する施設基準

(1)　外来腫瘍化学療法診療料１に係る届出を行っている。
(2)　化学療法に係る調剤の経験を５年以上有しており，40時間以上のがんに係る適切な研修を修了し，がん患者に対する薬剤管理指導の実績を50症例（複数のがん種であることが望ましい）以上有する専任の常勤薬剤師が配置されている。
(3)　患者の希望に応じて，患者の心理状況及びプライバシーに十分配慮した構造の個室を使用できるように備えている。
(4)　薬剤師が，医師の診察前に患者から服薬状況，副作用等の情報収集及び評価を実施し，情報提供や処方提案等を行った上で，医師がそれを踏まえて，より適切な診療方針を立てることができる体制が整備されている。

【届出に関する事項】

(1)　外来腫瘍化学療法診療料１，２及び３の施設基準に係る届出は，**別添２**（→Web 版）の**様式39**を用いる。
(2)　連携充実加算の施設基準に係る届出は，**別添２の様式39の２**を用いる。
(3)　がん薬物療法体制充実加算の施設基準に係る届出は，**別添２の様式39の３**を用いる。
(4)　当該治療室の平面図を添付する。
(5)　令和６年３月31日時点で外来腫瘍化学療法診療料１の届出を行っている保険医療機関については，同年９月30日までの間，１の(10)及び(13)の基準を満たしているものとする。
(6)　令和６年３月31日時点で外来腫瘍化学療法診療料１の届出を行っている保険医療機関については，令和７年５月31日までの間，１の(15)の基準を満たしているものとする。

４の９　生活習慣病管理料（Ⅰ）及び生活習慣病管理料（Ⅱ）の施設基準

(1)　生活習慣病管理料（Ⅰ）及び生活習慣病管理料（Ⅱ）の注１に規定する施設基準
　生活習慣病管理を行うにつき必要な体制が整備されていること。
(2)　生活習慣病管理料（Ⅰ）及び生活習慣病管理料（Ⅱ）の注４に規定する施設基準
　外来患者に係る診療内容に関するデータを継続的かつ適切に提出するために必要な体制が整備されていること。
(3)　生活習慣病管理料（Ⅱ）の注６に規定する施設基準
　情報通信機器を用いた診療を行うにつき十分な体制が整備されていること。

→１　生活習慣病管理料（Ⅰ）の「注１」及び生活習慣病管理料（Ⅱ）の「注１」に関する施設基準

特施

(1) 生活習慣に関する総合的な治療管理ができる体制を有している。なお，治療計画に基づく総合的な治療管理は，歯科医師，看護師，薬剤師，管理栄養士等の多職種と連携して実施することが望ましい。
(2) 患者の状態に応じ，28日以上の長期の投薬を行うこと又はリフィル処方箋を交付することについて，当該対応が可能であることを当該保険医療機関の見やすい場所に掲示する。

2 生活習慣病管理料（Ⅰ）の「注4」及び生活習慣病管理料（Ⅱ）の「注4」に関する施設基準

(1) 厚生労働省が毎年実施する「外来医療，在宅医療，リハビリテーション医療の影響評価に係る調査」（以下「外来医療等調査」という）に適切に参加できる体制を有する。また，厚生労働省保険局医療課及び厚生労働省が外来医療等調査の一部事務を委託する外来医療等調査事務局（以下「外来医療等調査事務局」という）と電子メール及び電話での連絡可能な担当者を必ず1名指定する。
(2) 外来医療等調査に適切に参加し，調査に準拠したデータを提出する。
(3) 診療記録（過去5年間の診療録及び過去3年間の手術記録，看護記録等）の全てが保管・管理されている。
(4) 診療記録の保管・管理につき，厚生労働省「医療情報システムの安全管理に関するガイドライン」に準拠した体制であることが望ましい。
(5) 診療記録の保管・管理のための規定が明文化されている。
(6) 患者についての疾病統計には，ICD大分類程度以上の疾病分類がされている。
(7) 保管・管理された診療記録が疾病別に検索・抽出できる。

3 生活習慣病管理料（Ⅰ）の「注4」及び生活習慣病管理料（Ⅱ）の「注4」に係るデータ提出に関する事項

(1) データの提出を希望する保険医療機関は，令和6年5月20日，8月20日，11月20日，令和7年2月20日，5月20日，8月20日，11月20日又は令和8年2月20日までに**別添2**（→Web 版）の**様式7の10**について，地方厚生（支）局医療課長を経由して，厚生労働省保険局医療課長へ届出する。
(2) (1)の届出を行った保険医療機関は，当該届出の期限となっている月の翌月から起算して2月分のデータ（例として，令和6年7月に届出を行った場合は，令和6年8月20日の期限に合わせた届出となるため，試行データは令和6年9月，10月の2月分となる）（以下「試行データ」という）を厚生労働省が提供するチェックプログラムにより作成し，外来医療，在宅医療，リハビリテーション医療の影響評価に係る調査実施説明資料（以下「調査実施説明資料」という）に定められた方法に従って厚生労働省保険局医療課が別途通知する期日までに外来医療等調査事務局へ提出する。
(3) 試行データが適切に提出されていた場合は，データ提出の実績が認められた保険医療機関として，厚生労働省保険局医療課より事務連絡を1の(1)の担当者宛てに電子メールにて発出する。なお，当該連絡のあった保険医療機関においては，この連絡以後，外来データ提出加算の届出を行うことが可能となる。

4 生活習慣病管理料（Ⅱ）の「注6」に関する施設基準

情報通信機器を用いた診療の届出を行っている。

【届出に関する事項】

生活習慣病管理料（Ⅰ）の「注4」及び生活習慣病管理料（Ⅱ）の「注4」の施設基準に係る届出については，次のとおり。なお，生活習慣病管理料（Ⅰ）の「注1」及び生活習慣病管理料（Ⅱ）の「注1」の施設基準については，当該基準を満たしていればよく，特に地方厚生（支）局長に対して，届出を行う必要はない。また，生活習慣病管理料（Ⅱ）の「注6」に関する施設基準については，情報通信機器を用いた診療の届出を行っていればよく，生活習慣病管理料（Ⅱ）の「注6」として特に地方厚生（支）局長に対して，届出を行う必要はない。

(1) 外来データ提出加算の施設基準に係る届出は**別添2**（→Web 版）の**様式7の11**を用いる。
(2) 各調査年度において，累積して3回のデータ提出の遅延等が認められた場合は，適切なデータ提出が継続的に行われていないことから，3回目の遅延等が認められた日の属する月に速やかに変更の届出を行うこととし，当該変更の届出を行った日の属する月の翌月からは算定できない。
(3) データ提出を取りやめる場合，**2**の(2)の基準を満たさなくなった場合及び(2)に該当した場合については，**別添2**の**様式7の12**を提出する。
(4) (3)の届出を行い，その後に再度データ提出を行う場合にあっては，**2**の(1)の手続きより開始する。

5 ニコチン依存症管理料の施設基準等

(1) ニコチン依存症管理料の施設基準

イ ニコチン依存症管理を適切に実施できる保険医療機関であること。

ロ ニコチン依存症管理料を算定した患者のうち喫煙を止めたものの割合等を地方厚生局長等に報告していること。

(2) ニコチン依存症管理料の注1に規定する基準

当該保険医療機関における過去1年間のニコチン依存症管理料の平均継続回数が2回以上であること。ただし，過去1年間にニコチン依存症管理料の算定の実績を有しない場合は，この限りでない。

→1 ニコチン依存症管理料に関する施設基準

(1) 禁煙治療を行っている旨を保険医療機関内の見やすい場所に掲示している。
(2) 禁煙治療の経験を有する医師が1名以上勤務している。なお，当該医師の診療科は問わない。
(3) 禁煙治療に係る専任の看護師又は准看護師を1名以上配置している。
(4) 禁煙治療を行うための呼気一酸化炭素濃度測定器を備えている。
(5) 保険医療機関の敷地内が禁煙である。なお，保険医療機関が建造物の一部分を用いて開設されている場合は，当該保険医療機関の保有又は借用している部分が禁煙である。
(6) 情報通信機器を用いて診察を行う保険医療機関にあっては，厚生労働省「オンライン診療の適切な実施に関する指針」（以下「オンライン指針」という）に沿って診療を行う体制を有する。
(7) ニコチン依存症管理料を算定した患者の指導の平均継続回数及び喫煙を止めたものの割合等を，**別添2**（→Web 版）の**様式8の2**を用いて，地方厚生（支）局長に報告している。

2 ニコチン依存症管理料の「注1」に規定する基準

(1) ニコチン依存症管理料を算定した患者の指導に関する過去1年間の平均継続回数は，次のアに掲げる数及びイに掲げる数を合計した数をウに掲げる数で除して算出する。ただし，過去1年間に当該医療機関において当該管理料を算定している患者が5人以下である場合は，当年3月に初回の治療を行った患者を，アからウまでの数から除くことができる。
ア 1年間の当該保険医療機関において実施したニコチン依存症管理料1の延べ算定回数（初回から5回目までの治療を含む）
イ 1年間の当該保険医療機関においてニコチン依存症管理料2を算定した患者の延べ指導回数
ウ ニコチン依存症管理料1のイに掲げる初回の治療の算定回数及びニコチン依存症管理料2の算定回数を合計した数
(2) ニコチン依存症管理料を算定した患者の指導に関する過去1年間の平均継続回数の計算期間は，前年4月1日から当年3月31日までとし，当該平均継続回数の実績に基づく所定点数の算定は，当年7月1日より行う。
(3) 「注1」に規定する基準を満たさない場合には，ニコチン依存症管理料の所定点数の100分の70に相当する点数を算定することとなるが，過去1年間に当該管理料の算定の実績が無い場合は，この限りでない。

【届出に関する事項】

(1)　ニコチン依存症管理料の施設基準に係る届出は，**別添２**（→Web 版）の**様式８**を用いる。

(2)　当該治療管理に従事する医師及び看護師又は准看護師の氏名，勤務の態様（常勤・非常勤，専従・非専従，専任・非専任の別）及び勤務時間を**別添２**の**様式４**を用いて提出する。

５の１の２　療養・就労両立支援指導料の施設基準等

(1)　療養・就労両立支援指導料の注１に規定する疾患
別表第３の１の２（p.1030）に掲げる疾患

(2)　療養・就労両立支援指導料の注３に規定する相談支援加算の施設基準
患者の就労と療養に係る支援を行うにつき十分な体制が整備されていること。

(3)　療養・就労両立支援指導料の注５に規定する施設基準
情報通信機器を用いた診療を行うにつき十分な体制が整備されていること。

→１　特掲診療料の施設基準等別表第３の１の２に掲げる療養・就労両立支援指導料の「注１」に規定する疾患

特掲診療料の施設基準等**別表第３の１の２**に掲げる「その他これに準ずる疾患」とは，「特定疾患治療研究事業について」（昭和48年４月17日衛発第242号）に掲げる疾患（当該疾患に罹患している患者として都道府県知事から受給者証の交付を受けているものに係るものに限る。ただし，スモンについては過去に公的な認定を受けたことが確認できる場合等を含む）又は「先天性血液凝固因子障害等治療研究事業実施要綱について」（平成元年７月24日健医発第896号）に掲げる疾患（当該疾患に罹患している患者として都道府県知事から受給者証の交付を受けているものに係るものに限る）をいう。

２　療養・就労両立支援指導料の「注３」に規定する相談支援加算に関する基準

専任の看護師，社会福祉士，精神保健福祉士又は公認心理師を配置している。なお，当該職員は**A 234-3**患者サポート体制充実加算に規定する職員と兼任であっても差し支えない。また，当該職員は，国又は医療関係団体等が実施する研修であって，厚生労働省の定める両立支援コーディネーター養成のための研修カリキュラムに即した研修を修了している。

３　療養・就労両立支援指導料の「注５」に関する施設基準

情報通信機器を用いた診療の届出を行っている。

【届出に関する事項】

(1)　相談支援加算の施設基準に係る届出は，**別添２**（→Web 版）の**様式８の３**を用いる。

(2)　療養・就労両立支援指導料の「注５」に関する施設基準については，情報通信機器を用いた診療の届出を行っていればよく，療養・就労両立支援指導料の「注５」として特に地方厚生（支）局長に対して，届出を行う必要はない。

５の２　開放型病院共同指導料（Ⅰ）の施設基準

(1)　病院であること。
(2)　当該病院が当該病院の存する地域の全ての医師又は歯科医師の利用のために開放されていること。
(3)　(2)の目的のための専用の病床が適切に備えられていること。

→　開放型病院共同指導料に関する施設基準

(1)　当該病院の施設・設備の開放について，開放利用に関わる地域の医師会等との合意（契約等）があり，かつ，病院の運営規程等にこれが明示されている。

(2)　次のア又はイのいずれかに該当している。

ア　当該２次医療圏の当該病院の開設者と直接関係のない（雇用関係にない）10以上の診療所の医師若しくは歯科医師が登録している又は当該地域の医師若しくは歯科医師の５割以上が登録している。

イ　当該２次医療圏の１つの診療科を主として標榜する，当該病院の開設者と関係のない（雇用関係のない）５以上の診療所の医師若しくは歯科医師が登録している又は当該地域の当該診療科の医師若しくは歯科医師の５割以上が登録している。この場合には，当該診療科の医師が常時勤務していること（なお，医師が24時間，365日勤務することが必要であり，医師の宅直は認めない）。

(3)　開放病床は概ね３床以上ある。

(4)　次の項目に関する届出前30日間の実績を有する。

ア　実績期間中に当該病院の開設者と直接関係のない複数の診療所の医師又は歯科医師が，開放病床を利用した実績がある。

イ　これらの医師又は歯科医師が当該病院の医師と共同指導を行った実績がある。

ウ　次の計算式により計算した実績期間中の開放病床の利用率が２割以上である。ただし，地域医療支援病院においてはこの限りではない。

開放病床利用率
＝（30日間の開放型病院に入院した患者の診療を担当している診療所の保険医の紹介による延べ入院患者数）÷（開放病床×30日間）

(5)　地域医療支援病院にあっては，上記(1)から(4)までを満たしているものとして取り扱う。

【届出に関する事項】

(1)　開放型病院共同指導料の施設基準に係る届出は，**別添２**（→Web 版）の**様式９**を用いる。

(2)　届出前30日間における医師又は歯科医師の開放病床使用及び共同指導の実績並びに当該基準の１の(4)のウにより計算した開放病床利用率を記載する。

(3)　開放利用に係る地域医師会等との契約，当該病院の運営規程等を記載する。

(4)　登録医師又は歯科医師の名簿（登録医師等の所属する保険医療機関名を含む）を**別添２**の**様式10**を用いて提出する。

(5)　当該届出に係る病棟の配置図及び平面図（開放病床が明示されていること）を記載する。

(6)　地域医療支援病院にあっては，上記(2)から(5)までの記載を要せず，地域医療支援病院である旨を記載する。

６　在宅療養支援診療所の施設基準

次のいずれかに該当するものであること。

(1)　次のいずれの基準にも該当するものであること。

（**編注**：機能強化型・単独型の在宅療養支援診療所）

イ　保険医療機関である診療所であること。

ロ　在宅医療を担当する常勤の医師が３名以上配置されていること。

ハ　当該診療所において，24時間連絡を受ける保険医又は看護職員をあらかじめ指定し，その連絡先を文書で患家に提供していること。

ニ　当該診療所において，患家の求めに応じて，24時間往診が可能な体制を確保し，往診担当医の氏名，担当日等を文書により患家に提供していること。ただし，基本診療料の施設基準等**別表第６の２**に掲げる地域に所在する診療所にあっては，看護師等といる患者に対して情報通信機器を用いた診療を行うことが24時間可能な体制を確保し，担当医及び担当看護師等の氏名，担当日等を文書により患家に提供している場合は，この限りでない。

ホ　当該診療所において，又は別の保険医療機関若しくは訪問看護ステーションとの連携により，患

特施

家の求めに応じて，当該診療所の保険医の指示に基づき，24時間訪問看護の提供が可能な体制を確保し，訪問看護の担当者の氏名，担当日等を文書により患家に提供していること。

ヘ　有床診療所にあっては当該診療所において，無床診療所にあっては別の保険医療機関との連携により，緊急時に在宅での療養を行っている患者が入院できる病床を常に確保し，受入医療機関の名称等をあらかじめ地方厚生局長等に届け出ていること。

ト　連携する保険医療機関又は訪問看護ステーションにおいて緊急時に円滑な対応ができるよう，あらかじめ患家の同意を得て，その療養等に必要な情報を文書で当該保険医療機関又は訪問看護ステーションに提供できる体制をとっていること。

チ　患者に関する診療記録管理を行うにつき必要な体制が整備されていること。

リ　当該地域において，他の保健医療サービス及び福祉サービスとの連携調整を担当する者と連携していること。

ヌ　定期的に，在宅看取り数等を地方厚生局長等に報告していること。

ル　緊急の往診及び在宅における看取り等について，相当の実績を有していること。

ヲ　主として往診又は訪問診療を実施する診療所にあっては，次のいずれにも該当するものであること。

① 他の保険医療機関から文書による紹介を受けた患者の訪問診療について，相当の実績を有していること。

② 看取り等について，十分な実績を有していること。

③ 施設入居者等以外の患者の診療及び重症の患者の診療について，相当の実績を有していること。

ワ　当該診療所において，適切な意思決定支援に関する指針を定めていること。

カ　訪問栄養食事指導を行うことが可能な体制をとっていること。

ヨ　介護老人保健施設，介護医療院及び特別養護老人ホーム（以下この号において「介護保険施設等」という）との協力が可能な体制をとっていること。

タ　訪問診療の回数が一定数以上の場合にあっては，在宅データ提出加算に係る届出を行っている医療機関であること。

(2) **他の保険医療機関**〔診療所又は許可病床数が200床〔基本診療料の施設基準等の**別表第６の２**（p.873）に掲げる地域に所在する保険医療機関にあっては280床〕未満の病院に限る〕**と地域における在宅療養の支援に係る連携体制を構築している保険医療機関である診療所であって，次のいずれの基準にも該当するものであること。**

（編注：機能強化型・連携型の在宅療養支援診療所）

イ　当該診療所及び当該連携体制を構成する他の保険医療機関において，在宅医療を担当する常勤の医師が合わせて３名以上配置されていること。

ロ　当該連携体制を構成する他の保険医療機関との連携により，24時間連絡を受ける保険医又は看護職員をあらかじめ指定し，その連絡先を文書で患家に提供していること。

ハ　当該連携体制を構成する他の保険医療機関との連携により，患家の求めに応じて，24時間往診が可能な体制を確保し，往診担当医の氏名，担当日等を文書により患家に提供していること。

ニ　当該診療所において，又は当該連携体制を構成する他の保険医療機関若しくは訪問看護ステーションとの連携により，患家の求めに応じて，当該診療所の保険医の指示に基づき，24時間訪問看護の提供が可能な体制を確保し，訪問看護の担当者の氏名，担当日等を文書により患家に提供していること。ただし，基本診療料の施設基準等**別表第６の２**に掲げる地域に所在する診療所にあっては，看護師等といる患者に対して情報通信機器を用いた診療を行うことが24時間可能な体制を確保し，担当医及び担当看護師等の氏名，担当日等を文書により患家に提供している場合は，この限りでない。

ホ　当該診療所又は当該連携体制を構成する他の保険医療機関において，緊急時に在宅での療養を行っている患者が入院できる病床を常に確保し，受入医療機関の名称等をあらかじめ地方厚生局長等に届け出ていること。ただし，当該診療所及び当該連携体制を構成する他の保険医療機関のいずれも病床を有しない場合には，別の保険医療機関との連携により，必要な緊急時の病床の確保及び地方厚生局長等への届出を行っていること。

ヘ　連携する保険医療機関又は訪問看護ステーションにおいて緊急時に円滑な対応ができるよう，あらかじめ患家の同意を得て，その療養等に必要な情報を文書で当該保険医療機関又は訪問看護ステーションに提供できる体制をとっていること。

ト　患者に関する診療記録管理を行うにつき必要な体制が整備されていること。

チ　当該地域において，他の保健医療サービス及び福祉サービスとの連携調整を担当する者と連携していること。

リ　定期的に，在宅看取り数等を地方厚生局長等に報告していること。

ヌ　緊急の往診及び在宅における看取り等について，当該連携体制を構成する他の保険医療機関と合わせて，相当の実績を有していること。

ル　主として往診又は訪問診療を実施する診療所にあっては，次のいずれにも該当するものであること。

① 他の保険医療機関から文書による紹介を受けた患者の訪問診療について，相当の実績を有していること。

② 看取り等について，十分な実績を有していること。

③ 施設入居者等以外の患者の診療及び重症の患者の診療について，相当の実績を有していること。

ヲ　当該診療所において，適切な意思決定支援に関する指針を定めていること。

ワ　訪問栄養食事指導を行うことが可能な体制をとっていること。

カ　介護保険施設等との協力が可能な体制をとっていること。

ヨ　訪問診療の回数が一定数以上の場合にあっては，在宅データ提出加算に係る届出を行っている医療機関であること。

(3) **次のいずれにも該当するものであること。**

（編注：従来型の在宅療養支援診療所）

イ　保険医療機関である診療所であること。

ロ　当該診療所において，24時間連絡を受ける保険

特施

医又は看護職員をあらかじめ指定し，その連絡先を文書で患家に提供していること。

ハ　当該診療所において，又は別の保険医療機関の保険医との連携により，患家の求めに応じて，24時間往診が可能な体制を確保し，往診担当医の氏名，担当日等を文書により患家に提供していること。ただし，基本診療料の施設基準等**別表第６の２**に掲げる地域に所在する診療所にあっては，看護師等といる患者に対して情報通信機器を用いた診療を行うことが24時間可能な体制を確保し，担当医及び担当看護師等の氏名，担当日等を文書により患家に提供している場合は，この限りでない。

ニ　当該診療所において，又は別の保険医療機関若しくは訪問看護ステーションとの連携により，患家の求めに応じて，当該診療所の保険医の指示に基づき，24時間訪問看護の提供が可能な体制を確保し，訪問看護の担当者の氏名，担当日等を文書により患家に提供していること。

ホ　当該診療所において，又は別の保険医療機関との連携により，緊急時に在宅での療養を行っている患者が入院できる病床を常に確保し，受入医療機関の名称等をあらかじめ地方厚生局長等に届け出ていること。

ヘ　連携する保険医療機関又は訪問看護ステーションにおいて緊急時に円滑な対応ができるよう，あらかじめ患家の同意を得て，その療養等に必要な情報を文書で当該保険医療機関又は訪問看護ステーションに提供できる体制をとっていること。

ト　患者に関する診療記録管理を行うにつき必要な体制が整備されていること。

チ　当該地域において，他の保健医療サービス及び福祉サービスとの連携調整を担当する者と連携していること。

リ　定期的に，在宅看取り数等を地方厚生局長等に報告していること。

ヌ　主として往診又は訪問診療を実施する診療所にあっては，次のいずれにも該当するものであること。

①　他の保険医療機関から文書による紹介を受けた患者の訪問診療について，相当の実績を有していること。

②　看取り等について，十分な実績を有していること。

③　施設入居者等以外の患者の診療及び重症の患者の診療について，相当の実績を有していること。

ル　当該診療所において，適切な意思決定支援に関する指針を定めていること。

ヲ　訪問栄養食事指導を行うことが可能な体制をとっていること。

ワ　介護保険施設等との協力が可能な体制をとっていること。

→１　在宅療養支援診療所の施設基準

次の⑴から⑶までのいずれかに該当するものを在宅療養支援診療所という。

なお，⑴又は⑵のいずれかに該当するものが，**Ｃ000**往診料の「注１」に規定する加算，**Ｃ000**往診料の「注３」に規定する在宅ターミナルケア加算，**Ｃ001**在宅患者訪問診療料（Ⅰ）の「注６」に規定する在宅ターミナルケア加算，**Ｃ001-2**在宅患者訪問診療料（Ⅱ）の「注５」に規定する在宅ターミナルケア加算，**Ｃ002**在宅時医学総合管理料，**Ｃ002-2**施設入居時等医学総合管理料及び**Ｃ003**在宅がん医療総合診療料（以下「往診料の加算等」という）に規定する「在宅療養支援診療所であって別に厚生労働大臣が定めるもの」である。

《機能強化型・単独型の在宅療養支援診療所》

⑴　**診療所であって，当該診療所単独で以下の要件のいずれにも該当し，緊急時の連絡体制及び24時間往診できる体制等を確保している。**

ア　在宅医療を担当する常勤の医師が３名以上配置されている。

なお，在宅医療を担当する医師とは，入院診療又は外来診療のみに限らず，現に在宅医療に関わる医師をいう。

イ　当該診療所において，24時間連絡を受ける保険医又は看護職員をあらかじめ指定するとともに，当該担当者及び当該担当者と直接連絡がとれる連絡先電話番号等，緊急時の注意事項等について，事前に患者又はその看護を行う家族に対して説明の上，文書により提供している。なお，曜日，時間帯ごとに担当者が異なる場合には，それぞれ曜日，時間帯ごとの担当者及び当該担当者と直接連絡がとれる連絡先電話番号等を文書上に明示する。

ウ　当該診療所において，患家の求めに応じて，24時間往診が可能な体制を確保し，往診担当医の氏名，担当日等を文書により患家に提供している。ただし，基本診療料の施設基準等の**別表第６の２**に掲げる地域に所在する保険医療機関にあっては，看護師等といる患者に対して情報通信機器を用いた診療を行うことが24時間可能な体制を確保し，担当医及び担当看護師等の氏名，担当日等を文書により患家に提供している場合は，この限りでない。

エ　当該診療所において，又は別の保険医療機関若しくは訪問看護ステーションの看護師等との連携により，患家の求めに応じて，当該診療所の保険医の指示に基づき，24時間訪問看護の提供が可能な体制を確保し，訪問看護の担当者の氏名，担当日等を文書により患家に提供している。

オ　有床診療所にあっては当該診療所において，無床診療所にあっては別の保険医療機関（許可病床数が200床以上の病院を含む）との連携により，緊急時に居宅において療養を行っている患者が入院できる病床を常に確保し，受入医療機関の名称等をあらかじめ地方厚生（支）局長に届け出ている。

カ　別の保険医療機関又は訪問看護ステーションと連携する場合には，緊急時に円滑な対応ができるよう，あらかじめ患家の同意を得て，当該患者の病状，治療計画，直近の診療内容等緊急の対応に必要な診療情報を文書（電子媒体を含む）により随時提供している。

キ　患者に関する診療記録管理を行うにつき必要な体制が整備されている。

ク　当該地域において，他の保健医療サービス及び福祉サービスとの連携調整を担当する者と連携している。

ケ　年に１回，在宅看取り数及び地域ケア会議等への出席状況等を**別添２**（→Web 版）の**様式11の３**を用いて，地方厚生（支）局長に報告している。

コ　当該診療所において，過去１年間の緊急の往診の実績を10件以上有する。

なお，緊急の往診とは，**Ｃ000**の「注１」に規定する緊急又は夜間，深夜若しくは休日に行う往診のことをいう。

サ　当該診療所において，過去１年間の在宅における看取りの実績を４件以上又は過去１年間の15歳未満の超重症児及び準超重症児に対する在宅医療の実績（３回以上定期的な訪問診療を実施し，**Ｃ002**在宅時医学総合管理料又は**Ｃ002-2**施設入居時等医学総合管理料を算定している場合に限る）を４件以上有している。なお，あらかじめ聴取した患者・家族の意向に基づき，オにおける受入医療機関で７日以内の入院を経て死亡した患者に対し，当該診療所が，当該入院日を含む直近６月間において訪問診療を実施していた場合〔当該保険医療機関が，**Ｃ001**在宅患者訪問診療料（Ⅰ）の「１」，**Ｃ001-2**在宅患者訪問診療料（Ⅱ）の「イ」又は**Ｃ003**在宅がん医療総合診療料を算定している場合に限る〕も，在宅における看取りの実績に含めることができる。
シ 直近1か月に初診，再診，往診又は訪問診療を実施した患者のうち，往診又は訪問診療を実施した患者の割合が9割5分以上の保険医療機関にあっては，上記アからサまでの基準に加え，次の要件のいずれも満たす。
(イ) 直近1年間に5つ以上の病院又は診療所から，文書による紹介を受けて訪問診療を開始した実績がある。
(ロ) 当該診療所において，過去1年間の在宅における看取りの実績を20件以上有している又は重症児の十分な診療実績等を有している。なお，ここでいう重症児の十分な診療実績とは，過去1年間の15歳未満の超重症児及び準超重症児に対する在宅医療の実績（3回以上の定期的な訪問診療を実施し，**C002**在宅時医学総合管理料又は**C002-2**施設入居時等医学総合管理料を算定している場合に限る）を10件以上有していることをいう。
(ハ) 直近1か月に在宅時医学総合管理料又は施設入居時等医学総合管理料を算定した患者のうち，施設入居時等医学総合管理料を算定した患者の割合が7割以下である。
(ニ) 直近1か月に在宅時医学総合管理料又は施設入居時等医学総合管理料を算定した患者のうち，要介護3以上又は「特掲診療料の施設基準等」**別表第8の2**（p.1031）に掲げる別に厚生労働大臣が定める状態の患者の割合が5割以上である。
ス 市町村が実施する在宅医療・介護連携推進事業等において，在宅療養支援診療所以外の診療所及び介護保険施設等と連携し，地域ケア会議，在宅医療・介護に関するサービス担当者会議又は病院若しくは介護保険施設等で実施される他職種連携に係る会議に出席していることが望ましい。
セ 在宅療養移行加算を算定する診療所の往診体制及び連絡体制の構築に協力していることが望ましい。
ソ 当該診療所において，厚生労働省「人生の最終段階における医療・ケアの決定プロセスに関するガイドライン」等の内容を踏まえ，適切な意思決定支援に関する指針を作成している。
タ 当該診療所において，当該診療所の管理栄養士又は当該診療所以外（公益社団法人日本栄養士会若しくは都道府県栄養士会が設置し，運営する「栄養ケア・ステーション」又は他の保険医療機関に限る）の管理栄養士との連携により，医師が栄養管理の必要性を認めた患者に対して訪問栄養食事指導を行うことが可能な体制を整備することが望ましい。
チ 地域において，介護老人保健施設，介護医療院及び特別養護老人ホーム（以下この項において「介護保険施設等」という）から協力医療機関となることを求められた場合，その求めに応じて当該介護保険施設の協力医療機関として定められることが望ましい。
ツ 各年度5月から7月の訪問診療を実施した回数が2,100回を超える病院にあっては，次年の1月までに在宅データ提出加算に係る届出を行う。

《機能強化型・連携型の在宅療養支援診療所》

(2) 他の保険医療機関と地域における在宅療養の支援に係る連携体制〔診療所又は許可病床数が200床（「基本診療料の施設基準等」別表第6の2（p.873）に掲げる地域に所在する保険医療機関にあっては280床）未満の病院により構成されたものに限る。以下この項において「在宅支援連携体制」という〕を構築している診療所であって，以下の要件のいずれにも該当し，緊急時の連絡体制及び24時間往診できる体制等を確保している。

ただし，在宅支援連携体制を構築する複数の保険医療機関の数は，当該診療所を含めて10未満とする。

なお，当該在宅支援連携体制は，これを構成する診療所及び病院〔許可病床数が200床（「基本診療料の施設基準等」別表第6の2に掲げる地域に所在する保険医療機関にあっては280床）未満のものに限る〕が，診療所にあっては以下の要件，病院にあっては第14の2〔「在宅療養支援病院の施設基準」，p.915〕の1(2)の要件を全て満たし，在宅療養支援診療所又は在宅療養支援病院となることを想定しているものである。
ア 当該在宅支援連携体制を構築する他の保険医療機関と併せて，在宅医療を担当する常勤の医師が3名以上配置されている。
　なお，在宅医療を担当する医師とは，入院診療又は外来診療のみに限らず，現に在宅医療に関わる医師をいう。
イ 当該在宅支援連携体制を構築する他の保険医療機関と協力して，24時間連絡を受ける保険医又は看護職員をあらかじめ指定するとともに，当該在宅支援連携体制を構築する保険医療機関間で24時間直接連絡がとれる連絡先電話番号等を一元化した上で，当該担当者及び当該連絡先，緊急時の注意事項等について，事前に患者又はその看護を行う家族に対して説明の上，文書により提供している。なお，曜日，時間帯ごとに担当者が異なる場合には，それぞれ曜日，時間帯ごとの担当者を文書上に明示する。
ウ 当該在宅支援連携体制を構築する他の保険医療機関と協力して，患家の求めに応じて，24時間往診が可能な体制を確保し，往診担当医の氏名，担当日等を文書により患家に提供している。ただし，基本診療料の施設基準等の**別表第6の2**に掲げる地域に所在する保険医療機関にあっては，看護師等といる患者に対して情報通信機器を用いた診療を行うことが24時間可能な体制を確保し，担当医及び担当看護師等の氏名，担当日等を文書により患家に提供している場合は，この限りでない。
エ 当該診療所又は当該在宅支援連携体制を構築する他の保険医療機関若しくは訪問看護ステーションの看護師等との連携により，患家の求めに応じて，24時間訪問看護の提供が可能な体制を確保し，訪問看護の担当者の氏名，担当日等を文書により患家に提供している。
オ 当該診療所又は当該在宅支援連携体制を構築する他の保険医療機関において，緊急時に居宅において療養を行っている患者が入院できる病床を常に確保し，受入医療機関の名称等をあらかじめ地方厚生（支）局長に届け出ている。
　ただし，当該診療所又は当該在宅支援連携体制を構築する他の保険医療機関のいずれも病床を有しない場合には，別の保険医療機関（許可病床数が200床以上の病院を含む）との連携により，緊急時に居宅において療養を行っている患者が入院できる病床を常に確保し，受入医療機関の名称等をあらかじめ地方厚生（支）局長に届け出ている。
カ 当該在宅支援連携体制を構築する他の保険医療機関又は訪問看護ステーションと連携する場合には，緊急時に円滑な対応ができるよう，あらかじめ患家の同意を得て，当該患者の病状，治療計画，直近の診療内容等緊急の対応に必要な診療情報を文書（電子媒体を含む）により随時提供している。
　なお，当該在宅支援連携体制を構築する保険医療機関間において，診療を行う患者の診療情報の共有を図るため，月1回以上の定期的なカンファレンスを実施する。
キ 患者に関する診療記録管理を行うにつき必要な体制が整備されている。
ク 当該地域において，他の保健医療サービス及び福祉サービスとの連携調整を担当する者と連携している。
ケ 年に1回，在宅看取り数及び地域ケア会議等への出席状況等を**別添2**（→Web版）の**様式11の3**を用いて，地方厚生（支）局長に報告している。また，当該在宅支援連携体制を構築する他の保険医療機関の実績を含めた在宅看取り数等を，別途，**別添2**の**様式11の4**を用いて，地方厚生（支）局長に報告している。なお，報告に当たっては，当該連携体制を構築する複数の保険医療機関のうち，1つの保険医療機関が取りまとめて報告することで差し支えない。
コ 当該在宅支援連携体制を構築する他の保険医療機関と併せて，過去1年間の緊急の往診の実績を10件以上有し，かつ，当該診療所において４件以上有する。

なお，緊急の往診とは，C000の「注１」に規定する緊急又は夜間，深夜若しくは休日に行う往診のことをいう。

サ　当該在宅支援連携体制を構築する他の保険医療機関と併せて，過去１年間の在宅における看取りの実績を４件以上有している。また，当該診療所において過去１年間の在宅における看取りの実績を２件以上又は過去１年間の15歳未満の超重症児及び準超重症児に対する在宅医療の実績（３回以上定期的な訪問診療を実施し，C002在宅時医学総合管理料又はC002-2施設入居時等医学総合管理料を算定している場合に限る）を２件以上有する。なお，あらかじめ聴取した患者・家族の意向に基づき，当該診療所又はオにおける受入医療機関で７日以内の入院を経て死亡した患者に対し，当該診療所が，当該入院日を含む直近６月間において訪問診療を実施していた場合〔当該保険医療機関が，C001在宅患者訪問診療料（Ⅰ）の「1」，C001-2在宅患者訪問診療料（Ⅱ）の「イ」又はC003在宅がん医療総合診療料を算定している場合に限る〕も，当該診療所における在宅における看取りの実績に含めることができる。

シ　直近１か月に初診，再診，往診又は訪問診療を実施した患者のうち，往診又は訪問診療を実施した患者の割合が９割５分以上の保険医療機関にあっては，上記アからサまでの基準に加え，(1)のシの(イ)から(ニ)までの要件のいずれも満たす。

ス　市町村が実施する在宅医療・介護連携推進事業等において，在宅療養支援診療所以外の診療所及び介護保険施設等と連携し，地域ケア会議，在宅医療・介護に関するサービス担当者会議又は病院若しくは介護保険施設等で実施される他職種連携に係る会議に出席していることが望ましい。

セ　在宅療養移行加算を算定する診療所の往診体制及び連絡体制の構築に協力していることが望ましい。

ソ　当該診療所において，厚生労働省「人生の最終段階における医療・ケアの決定プロセスに関するガイドライン」等の内容を踏まえ，適切な意思決定支援に関する指針を作成している。

タ　当該診療所において，当該診療所の管理栄養士又は当該診療所以外（公益社団法人日本栄養士会若しくは都道府県栄養士会が設置し，運営する「栄養ケア・ステーション」又は他の保険医療機関に限る）の管理栄養士との連携により，医師が栄養管理の必要性を認めた患者に対して訪問栄養食事指導を行うことが可能な体制を整備することが望ましい。

チ　地域において，介護保険施設等から協力医療機関となることを求められた場合，その求めに応じて当該介護保険施設等の協力医療機関として定められることが望ましい。

ツ　各年度５月から７月の訪問診療を実施した回数が2,100回を超える病院にあっては，次年の１月までに在宅データ提出加算に係る届出を行う。

《従来型の在宅療養支援診療所》

(3)　**以下の要件のいずれにも該当し，緊急時の連絡体制及び24時間往診できる体制等を確保している。**

ア　当該診療所において，24時間連絡を受ける保険医又は看護職員をあらかじめ指定するとともに，当該担当者及び当該担当者と直接連絡がとれる連絡先電話番号等，緊急時の注意事項等について，事前に患者又はその看護を行う家族に対して説明の上，文書により提供している。なお，曜日，時間帯ごとに担当者が異なる場合には，それぞれ曜日，時間帯ごとの担当者及び当該担当者と直接連絡がとれる連絡先電話番号等を文書上に明示する。

イ　当該診療所において，又は別の保険医療機関の保険医との連携により，患家の求めに応じて，24時間往診が可能な体制を確保し，往診担当医の氏名，担当日等を文書により患家に提供している。ただし，基本診療料の施設基準等の**別表第６の２**に掲げる地域に所在する保険医療機関にあっては，看護師等といる患者に対して情報通信機器を用いた診療を行うことが24時間可能な体制を確保し，担当医及び担当看護師等の氏名，担当日等を文書により患家に提供している場合は，この限りでない。

ウ　当該診療所において，又は別の保険医療機関若しくは訪問看護ステーションの看護師等との連携により，患家の求めに応じて，当該診療所の保険医の指示に基づき，24時間訪問看護の提供が可能な体制を確保し，訪問看護の担当者の氏名，担当日等を文書により患家に提供している。

エ　当該診療所において，又は別の保険医療機関との連携により，緊急時に居宅において療養を行っている患者が入院できる病床を常に確保し，受入医療機関の名称等をあらかじめ地方厚生（支）局長に届け出ている。

オ　他の保険医療機関又は訪問看護ステーションと連携する場合には，連携する保険医療機関又は訪問看護ステーションにおいて緊急時に円滑な対応ができるよう，あらかじめ患家の同意を得て，当該患者の病状，治療計画，直近の診療内容等緊急の対応に必要な診療情報を連携保険医療機関等に文書（電子媒体を含む）により随時提供している。

カ　患者に関する診療記録管理を行うにつき必要な体制が整備されている。

キ　当該地域において，他の保健医療サービス及び福祉サービスとの連携調整を担当する者と連携している。

ク　年に１回，在宅看取り数等を**別添２**（→Web 版）の**様式11の３**を用いて，地方厚生（支）局長に報告している。

ケ　直近１か月に初診，再診，往診又は訪問診療を実施した患者のうち，往診又は訪問診療を実施した患者の割合が９割５分以上の保険医療機関にあっては，上記アからクまでの基準に加え，(1)のシの(イ)から(ニ)までの要件のいずれも満たす。

なお，I016精神科在宅患者支援管理料の届出を行っている診療所であって，GAF尺度による判定が40以下の統合失調症の患者を10人以上診療している保険医療機関にあっては，(1)のシの(イ)から(ニ)までの要件を満たしていなくても差し支えないものとする。

コ　当該診療所において，厚生労働省「人生の最終段階における医療・ケアの決定プロセスに関するガイドライン」等の内容を踏まえ，適切な意思決定支援に関する指針を作成している。

サ　当該診療所において，当該診療所の管理栄養士又は当該診療所以外（公益社団法人日本栄養士会若しくは都道府県栄養士会が設置し，運営する「栄養ケア・ステーション」又は他の保険医療機関に限る）の管理栄養士との連携により，医師が栄養管理の必要性を認めた患者に対して訪問栄養食事指導を行うことが可能な体制を整備することが望ましい。

シ　地域において，介護保険施設等から協力医療機関となることを求められた場合，その求めに応じて当該介護保険施設等の協力医療機関として定められることが望ましい。

(4)　令和６年３月31日時点で在宅療養支援診療所の届出を行っている診療所については，(1)のツ又は(2)のツについては，令和７年５月31日の間に限り，基準を満たしているものとする。

特施

２　往診料の加算等の適用

(1)　往診料の加算等に規定する「病床を有する場合」とは，１の(1)のオに規定する有床診療所，１の(2)のオに規定する当該診療所又は在宅支援連携体制を構築する他の保険医療機関において緊急時に居宅において療養を行っている患者が入院できる病床を常に確保している場合をいう。

なお，１の(2)のオに規定する在宅支援連携体制を構築する複数の保険医療機関において１つでも病床を有する保険医療機関が存在する場合，当該在宅支援連携体制を構築する全ての保険医療機関が，往診料の加算等に規定する「病床を有する場合」に該当するものとする。

(2) 往診料の加算等に規定する「病床を有しない場合」とは，1の(1)のオに規定する無床診療所，1の(2)のオに規定する当該診療所又は在宅支援連携体制を構築する他の保険医療機関のいずれも病床を有しない場合をいう。

(3) 往診料の加算等に規定する**在宅緩和ケア充実診療所・病院加算**の施設基準

ア 1の(1)又は(2)に規定する在宅療養支援診療所であって，過去1年間の緊急の往診の実績を15件以上有し，かつ，過去1年間の在宅における看取りの実績を20件以上有している。

イ 末期の悪性腫瘍等の患者であって，鎮痛剤の経口投与では疼痛が改善しないものに対し，患者が自ら注射によりオピオイド系鎮痛薬の注入を行う鎮痛療法を実施した実績を，過去1年間に2件以上有している，又は過去に5件以上実施した経験のある常勤の医師が配置されており，適切な方法によってオピオイド系鎮痛薬を投与（投与経路は問わないが，定期的な投与と頓用により患者が自ら疼痛を管理できるものに限る）した実績を過去1年間に10件以上有している。

ウ **第4の2**がん性疼痛緩和指導管理料の施設基準に定める「がん等の診療に携わる医師等に対する緩和ケア研修会の開催指針に準拠した緩和ケア研修会」又は「緩和ケアの基本教育のための都道府県指導者研修会等」を修了している常勤の医師がいる。

エ 緩和ケア病棟又は在宅での1年間の看取り実績が10件以上の保険医療機関において，3か月以上の勤務歴がある常勤の医師（在宅医療を担当する医師に限る）がいる。

オ 院内の見やすい場所等に，過去1年間の看取り実績及び十分な緩和ケアが受けられる旨の掲示をするなど，患者に対して必要な情報提供が行われている。

(4) 往診料の加算等に規定する**在宅療養実績加算1**の施設基準

1の(3)に規定する在宅療養支援診療所であって，過去1年間の緊急の往診の実績を10件以上有し，かつ，過去1年間の在宅における看取りの実績を4件以上有している。

(5) 往診料の加算等に規定する**在宅療養実績加算2**の施設基準

ア 1の(3)に規定する在宅療養支援診療所であって，過去1年間の緊急の往診の実績を4件以上有し，かつ，過去1年間の在宅における看取りの実績を2件以上有している。

イ **第4の2**がん性疼痛緩和指導管理料の施設基準に定める「がん等の診療に携わる医師等に対する緩和ケア研修会の開催指針に準拠した緩和ケア研修会」又は「緩和ケアの基本教育のための都道府県指導者研修会等」を修了している常勤の医師がいる。

3 在宅患者訪問診療料（Ⅰ）及び在宅患者訪問診療料（Ⅱ）に規定する場合の施設基準

1の(1)から(3)に規定する在宅療養支援診療所において次のアに掲げる数をイに掲げる数で除した値が12未満である。なお，アの数が120を超えない場合はこの限りではない。

ア 直近3月に訪問診療を行った回数（**別表第7**に掲げる別に厚生労働大臣の定める疾病等の患者，死亡した者，末期心不全の患者，呼吸器疾患の終末期患者，当該期間中に訪問診療を新たに開始した患者又は終了した患者に行う場合を除く）

イ 直近3月に訪問診療を行った患者の数（**別表第7**に掲げる別に厚生労働大臣の定める疾病等の患者，死亡した者，末期心不全の患者，呼吸器疾患の終末期患者，当該期間中に訪問診療を新たに開始した患者又は終了した患者に行う場合を除く）

【届出に関する事項】 1の(1)の在宅療養支援診療所の施設基準に係る届出は，**別添2**（→Web 版）の**様式11**及び**様式11の3**を用いる。1の(2)の在宅療養支援診療所の施設基準に係る届出は，**別添2**の**様式11**，**様式11の3**及び**様式11の4**を用いる。1の(3)の在宅療養支援診療所の施設基準に係る届出は，**別添2**の**様式11**を用いる。2の(3)の在宅緩和ケア充実診療所・病院加算の施設基準に係る届出は，**別添2**の**様式11**及び**様式11の3**を用いる。2の(4)の在宅療養実績加算1及び2の(5)の在宅療養実績加算2の施設基準に係る届出は，**別添2**の**様式11**及び**様式11の5**を用いる。

6の2 退院時共同指導料1及び退院時共同指導料2を2回算定できる疾病等の患者

別表第3の1の3（p.1030）に掲げる患者

6の2の2 退院時共同指導料1の注2に規定する別に厚生労働大臣が定める特別な管理を要する状態等にある患者

別表第8（p.1031）に掲げる者

7から8の2まで 削除

9 ハイリスク妊産婦共同管理料（Ⅰ）及びハイリスク妊産婦共同管理料（Ⅱ）の施設基準等

(1) **ハイリスク妊産婦共同管理料（Ⅰ）及びハイリスク妊産婦共同管理料（Ⅱ）の施設基準**

イ 産科又は産婦人科を標榜する保険医療機関であること。

ロ ハイリスク分娩管理を共同で行う保険医療機関の名称等を当該保険医療機関の見やすい場所に掲示していること。

ハ ロの掲示事項について，原則として，ウェブサイトに掲載していること。

(2) **ハイリスク妊産婦共同管理料（Ⅰ）に規定する状態等にある患者**

妊婦又は妊産婦であって，**別表第3の2**（p.1030）に掲げるもの

→1 ハイリスク妊産婦共同管理料（Ⅰ）及び（Ⅱ）に関する施設基準

(1) ハイリスク妊産婦共同管理を共同で行う保険医療機関の名称，住所及び電話番号を当該保険医療機関の見やすい場所に掲示している。

(2) (1)の掲示事項について，原則として，ウェブサイトに掲載している。自ら管理するホームページ等を有しない場合については，この限りではない。

2 都道府県により周産期医療ネットワークが設置されており，それを介して患者を紹介し共同管理を行う場合

そのネットワークの運営会議等において，当該保険医療機関若しくは当該保険医療機関の所属する団体（各地域の産婦人科医会等）の代表と他の保険医療機関との間でハイリスク妊産婦の医療に関する情報交換を行っていれば，届出時に，周産期ネットワークの概要，運営会議への参加医療機関及び運営会議への参加団体に所属する保険医療機関の分かる書類を添付すれば，様式に個別の医療機関を記載することを要しない。

その場合には，1の規定にかかわらず，当該保険医療機関が所在する地域の周産期医療ネットワーク名を院内に掲示する。

3 ハイリスク妊産婦共同管理料の算定対象となる患者

(1) 治療中のものとは，対象疾患について専門的治療が行われているものを指し，単なる経過観察のために年に数回程度通院しているのみの患者は算定できない。

(2) 妊娠30週未満の切迫早産の患者とは，子宮収縮，子宮出血，頸管の開大，短縮又は軟化のいずれかの切迫早産の兆候を

示しかつ以下のいずれかを満たすものに限る。
ア　前期破水を合併したもの
イ　羊水過多症又は羊水過少症を合併したもの
ウ　経腟超音波検査で子宮頸管長が20mm未満のもの
エ　切迫早産の診断で他の医療機関より搬送されたもの
オ　早産指数（tocolysis index）が3点以上のもの
［早産指数（tocolysis index）］

スコア	0	1	2	3	4
子宮収縮	無	不規則	規則的	－	－
破水	無	－	高位破水	－	低位破水
出血	無	有	－	－	－
子宮口の開大度	無	1cm	2cm	3cm	4cm以上

(3)　精神療法が実施されているものとは，当該保険医療機関で精神療法が実施されているもの又は他の保険医療機関で精神療法が実施されており，当該保険医療機関に対して当該患者の診療情報が文書により提供されているものを指す。
(4)　妊産婦とは産褥婦を含み，妊婦とは産褥婦を含まない。
【届出に関する事項】
(1)　ハイリスク妊産婦共同管理料（Ⅰ）の施設基準に係る届出は，**別添2**（→Web 版）の**様式13**を用いる。
(2)　令和7年5月31日までの間に限り，1の(2)に該当するものとみなす。

9の2　がん治療連携計画策定料の施設基準

(1)　がん治療連携計画策定料の注1に規定する施設基準
イ　がん診療の拠点となる病院又はそれに準じる病院であること。
ロ　当該地域において当該病院からの退院後の治療を担う複数の保険医療機関を記載した地域連携診療計画をあらかじめ作成し，地方厚生局長等に届け出ていること。
(2)　がん治療連携計画策定料の注5に規定する施設基準
情報通信機器を用いた診療を行うにつき十分な体制が整備されていること。

9の3　がん治療連携指導料の施設基準

(1)　地域連携診療計画において連携する保険医療機関として定められている保険医療機関であって，当該地域連携診療計画をがん治療連携計画策定料を算定する病院と共有するとともに，あらかじめ地方厚生局長等に届け出ていること。
(2)　がん治療連携計画策定料を算定する病院の紹介を受けて，当該地域連携診療計画の対象となる患者に対して，当該地域連携診療計画に基づいた治療を行うことができる体制が整備されていること。

→1　がん治療連携計画策定料，がん治療連携指導料の施設基準
あらかじめ計画策定病院において疾患や患者の状態等に応じた地域連携診療計画が作成され，連携医療機関と共有されている。
2　がん治療連携計画策定料の施設基準
がん診療の拠点となる病院とは，「がん診療連携拠点病院等の整備について」（平成30年7月31日健発0731第1号厚生労働省健康局長通知）に基づき，がん診療連携拠点病院等〔がん診療連携拠点病院（都道府県がん診療連携拠点病院及び地域がん診療連携拠点病院），特定領域がん診療連携拠点病院及び地域がん診療病院〕の指定を受けた病院又は「小児がん拠点病院の整備について」（平成30年7月31日健発第0731第2号厚生労働省健康局長通知）に基づき小児がん拠点病院の指定を受けた病院をいう。特定領域がん診療連携拠点病院については，当該特定領域の悪性腫瘍の患者についてのみ，がん診療連携拠点病院に準じたものとして取り扱う（以下同じ）。また，がん診療連携拠点病院に準じる病院とは，都道府県が当該地域においてがん診療の中核的な役割を担うと認めた病院をいう。
3　がん治療連携計画策定料の「注5」に関する施設基準
情報通信機器を用いた診療の届出を行っている。
【届出に関する事項】
(1)　がん治療連携計画策定料，がん治療連携指導料の施設基準に係る届出は，**別添2**（→Web 版）の**様式13の2**を用いる。なお，届出に当たっては，計画策定病院において，がん治療連携指導料の算定を行う連携医療機関に係る届出を併せて行っても差し支えない。
(2)　計画策定病院が当該届出を行う際には，がんの種類や治療法ごとに作成され，連携医療機関とあらかじめ共有されている地域連携診療計画を添付する。なお，その様式は**別添2の様式13の3**を参考にする。
(3)　がん治療連携計画策定料の「注5」に関する施設基準については，情報通信機器を用いた診療の届出を行っていればよく，がん治療連携計画策定料の「注5」として特に地方厚生（支）局長に対して，届出を行う必要はない。

9の4　がん治療連携管理料の施設基準

がん診療の拠点となる病院であること。

→1　がん治療連携管理料の1に関する施設基準
「がん診療連携拠点病院等の整備について」に基づき，がん診療連携拠点病院の指定を受けている。なお，キャンサーボードについては，看護師，薬剤師等の医療関係職種が参加していることが望ましい。
2　がん治療連携管理料の2に関する施設基準
「がん診療連携拠点病院等の整備について」に基づき，地域がん診療病院の指定を受けている。
3　がん治療連携管理料の3に関する施設基準
「小児がん拠点病院の整備について」に基づき，小児がん拠点病院の指定を受けている。なお，キャンサーボードについては，看護師，薬剤師等の医療関係職種が参加していることが望ましい。
【届出に関する事項】　がん治療連携管理料の施設基準に係る取扱いについては，当該基準を満たしていればよく，特に地方厚生（支）局長に対して，届出を行う必要はない。

9の4の2　外来がん患者在宅連携指導料の施設基準

(1)　外来がん患者在宅連携指導料の注1に規定する施設基準
外来緩和ケア管理料又は外来腫瘍化学療法診療料2の施設基準を満たしていること。
(2)　外来がん患者在宅連携指導料の注3に規定する施設基準
情報通信機器を用いた診療を行うにつき十分な体制が整備されていること。

→1　外来がん患者在宅連携指導料に関する保険医療機関の基準
外来緩和ケア管理料又は外来腫瘍化学療法診療料1若しくは2の届出を行っている。
2　外来がん患者在宅連携指導料の「注3」に関する施設基準
情報通信機器を用いた診療の届出を行っている。
【届出に関する事項】
(1)　外来緩和ケア管理料又は外来腫瘍化学療法診療料1若しくは2の届出を行っていればよく，外来がん患者在宅連携指導料として，特に地方厚生（支）局長に対して，届出を行う必要はない。
(2) 外来がん患者在宅連携指導料の「注3」に関する施設基準については，情報通信機器を用いた診療の届出を行っていればよく，外来がん患者在宅連携指導料の「注3」として特に地方厚生(支)局長に対して，届出を行う必要はない。

9の5 認知症専門診断管理料の施設基準

(1) 認知症に関する専門の保険医療機関であること。
(2) 当該保険医療機関内に認知症に係る診療を行うにつき十分な経験を有する専任の医師が配置されていること。

→1 認知症専門診断管理料に関する施設基準
「認知症疾患医療センター運営事業実施要綱について」(平成26年7月9日老発0709第3号）の**別添2**認知症疾患医療センター運営事業実施要綱における認知症疾患医療センターである。
【届出に関する事項】 認知症専門診断管理料の施設基準に係る取扱いについては，当該基準を満たしていればよく，特に地方厚生（支）局長に対して，届出を行う必要はない。

9の6 肝炎インターフェロン治療計画料の施設基準

(1) 肝炎インターフェロン治療計画料の注1に規定する施設基準
イ 肝疾患に関する専門の保険医療機関であること。
ロ 当該保険医療機関内に肝炎インターフェロン治療を行うにつき十分な経験を有する専任の医師が配置されていること。
(2) 肝炎インターフェロン治療計画料の注3に規定する施設基準
情報通信機器を用いた診療を行うにつき十分な体制が整備されていること。

→1 肝炎インターフェロン治療計画料に関する施設基準
(1) 肝疾患に関する専門的な知識を持つ常勤の医師による診断（活動度及び病期を含む）と治療方針の決定が行われている。
(2) インターフェロン等の抗ウイルス療法を適切に実施できる体制を有している。
(3) 肝がんの高危険群の同定と早期診断を適切に実施できる体制を有している。

2 肝炎インターフェロン治療計画料の「注3」に関する施設基準
情報通信機器を用いた診療の届出を行っている。
【届出に関する事項】
(1) 肝炎インターフェロン治療計画料の施設基準に係る届出は，**別添2**（→Web 版）の**様式13の6**を用いる。
(2) 肝炎インターフェロン治療計画料の「注3」に関する施設基準については，情報通信機器を用いた診療の届出を行っていればよく，肝炎インターフェロン治療計画料の「注3」として特に地方厚生（支）局長に対して，届出を行う必要はない。

9の7 外来排尿自立指導料の施設基準等

(1) 外来排尿自立指導料の施設基準
排尿に関するケアを行うにつき十分な体制が整備されていること。
(2) 外来排尿自立指導料の対象患者
当該保険医療機関の入院中に排尿自立支援加算を算定していた患者のうち，尿道カテーテル抜去後に下部尿路機能障害の症状を有する患者又は尿道カテーテル留置中の患者であって，尿道カテーテル抜去後に下部尿路機能障害を生ずると見込まれるもの。

→ 外来排尿自立指導料の施設基準
(1) 保険医療機関内に，以下から構成される排尿ケアに係るチーム（以下「排尿ケアチーム」という）が設置されている。
ア 下部尿路機能障害を有する患者の診療について経験を有する医師
イ 下部尿路機能障害を有する患者の看護に従事した経験を3年以上有し，所定の研修を修了した専任の常勤看護師
ウ 下部尿路機能障害を有する患者のリハビリテーション等の経験を有する専任の常勤理学療法士又は専任の常勤作業療法士
(2) (1)のアに掲げる医師は，3年以上の勤務経験を有する泌尿器科の医師又は排尿ケアに係る適切な研修を修了した者である。なお，他の保険医療機関を主たる勤務先とする医師（3年以上の勤務経験を有する泌尿器科の医師又は排尿ケアに係る適切な研修を修了した医師に限る）が対診等により当該チームに参画しても差し支えない。また，ここでいう適切な研修とは，次の事項に該当する研修のことをいう。
ア 国又は医療関係団体等が主催する研修である。
イ 下部尿路機能障害の病態，診断，治療，予防及びケアの内容が含まれるものである。
ウ 通算して6時間以上のものである。
(3) (1)のイに掲げる所定の研修とは，次の事項に該当する研修のことをいう。
ア 国又は医療関係団体等が主催する研修である。
イ 下部尿路機能障害の病態生理，その治療と予防，評価方法，排尿ケア及び事例分析の内容が含まれるものである。
ウ 排尿日誌による評価，エコーを用いた残尿測定，排泄用具の使用，骨盤底筋訓練及び自己導尿に関する指導を含む内容であり，下部尿路機能障害患者の排尿自立支援について十分な知識及び経験のある医師及び看護師が行う演習が含まれるものである。
エ 通算して16時間以上のものである。
(4) 排尿ケアチームの構成員は，**A251**排尿自立支援加算に規定する排尿ケアチームの構成員と兼任であっても差し支えない。
(5) 包括的排尿ケアの計画及び実施に当たっては，下部尿路機能の評価，治療及び排尿ケアに関するガイドライン等を遵守する。
【届出に関する事項】 当該指導料の施設基準に係る届出は，**別添2**（→Web 版）の**様式13の4**を用いる。

9の7の2 ハイリスク妊産婦連携指導料1及びハイリスク妊産婦連携指導料2の施設基準

精神疾患を有する妊産婦の診療について，十分な実績を有していること。

→1 ハイリスク妊産婦連携指導料1の施設基準
(1) 患者の同意を得た上で，支援を要する妊産婦の情報（産婦健康診査の結果を含む）が速やかに市町村に報告されるよう，市町村等との連携体制の整備を図るよう努める。
(2) 原則として当該保険医療機関を受診する全ての妊産婦を対象に，エジンバラ産後うつ病質問票（EPDS）等を参考にしてメンタルヘルスのスクリーニングを適切に実施している。

2 ハイリスク妊産婦連携指導料2の施設基準
患者の同意を得た上で，支援を要する妊産婦の情報が速やかに市町村等に報告されるよう，市町村等との連携体制の整備を図るよう努める。
【届出に関する事項】 ハイリスク妊産婦連携指導料の施設基準に係る届出は，**別添2の2**（→Web 版）を用いる。

9の7の3　遠隔連携診療料の施設基準等

(1)　**遠隔連携診療料の施設基準**
　情報通信機器を用いた診療を行うにつき十分な体制が整備されていること。
(2)　**遠隔連携診療料の注1に規定する対象患者**
イ　難病の患者に対する医療等に関する法律第5条第1項に規定する指定難病の疑いがある患者
ロ　てんかん（外傷性のてんかん及び知的障害を有する者に係るものを含む）の疑いがある患者
(3)　**遠隔連携診療料の注2に規定する対象患者**
イ　てんかんの患者（知的障害を有するものに限る）
ロ　難病の患者に対する医療等に関する法律第5条第1項に規定する指定難病の患者

→　遠隔連携診療料の施設基準
　オンライン指針に沿って診療を行う体制を有する保険医療機関である。
【届出に関する事項】　遠隔連携診療料の施設基準に係る取扱いについては，当該基準を満たしていればよく，特に地方厚生（支）局長に対して，届出を行う必要はない。

9の7の4　こころの連携指導料（Ⅰ）の施設基準

　孤独・孤立の状況等を踏まえ，精神科又は心療内科への紹介が必要であると認められる患者に対する診療を行うにつき必要な体制が整備されていること。

→　こころの連携指導料（Ⅰ）の施設基準
(1)　精神科又は心療内科を標榜する保険医療機関との連携体制を構築している。
(2)　当該保険医療機関に，自殺対策等に関する適切な研修を受講した医師が配置されている。また，上記研修を受講した医師が，当該診療及び療養上必要な指導を行う。
　なお，ここでいう適切な研修とは，自殺ハイリスク者ケアの専門家・教育者が関わって実施されるものでかかりつけ医における自殺ハイリスク者への対応を学ぶことができるものであり，以下のものをいう。
　ア　講義等により次の内容を含むものである。
　　(イ)　自殺企図の定義・対応の原則
　　(ロ)　情報収集の方法，面接の要点
　　(ハ)　自殺の同定方法
　　(ニ)　危険因子・危険性の評価，危険性を減らす方法，治療計画
　　(ホ)　精神障害，精神科的対応，心理社会的介入の方法
　　(ヘ)　家族への対応
　　(ト)　医療機関・自治体等への紹介・連携，情報提供
　　(チ)　ポストベンション（遺族への心のケア）
　イ　自殺未遂者支援の根拠となる自殺対策基本法等について学ぶ項目
　ウ　うつ病等のスクリーニング法を症例検討等により実践的に学ぶ項目
　エ　自殺ハイリスク患者に関する症例を用いた講師者・受講者による双方向の事例検討
【届出に関する事項項】　こころの連携指導料（Ⅰ）の施設基準に係る届出は，**別添2**（→Web 版）の**様式13の7**を用いる。

9の7の5　こころの連携指導料（Ⅱ）の施設基準

(1)　精神科又は心療内科を標榜する保険医療機関であること。
(2)　孤独・孤立の状況等を踏まえ，精神科又は心療内科に紹介された精神疾患を有する患者等に対する診療を行うにつき必要な体制が整備されていること。

→　こころの連携指導料（Ⅱ）の施設基準
(1)　精神科又は心療内科を標榜している保険医療機関である。
(2)　当該保険医療機関内に精神保健福祉士が1名以上配置されている。
【届出に関する事項】　こころの連携指導料（Ⅱ）の施設基準に係る届出は，**別添2**（→Web 版）の**様式13の8**を用いる。

9の7の6　プログラム医療機器等指導管理料の施設基準

　プログラム医療機器等の指導管理を行うにつき十分な体制が整備されていること。

→　プログラム医療機器等指導管理料に関する施設基準
(1)　**ニコチン依存症治療補助アプリを用いる場合**
　ニコチン依存症管理料の注1に規定する基準を満たしている。
(2)　**高血圧治療補助アプリを用いる場合**
　A001再診料の「注12」の「イ」地域包括診療加算1若しくは「ロ」地域包括診療加算2，**B001-2-9**地域包括診療料を算定する患者に対して高血圧症に係る治療管理を実施している又は**B001-3**に掲げる生活習慣病管理料（Ⅰ）の「2」高血圧症を主病とする場合を算定する患者（入院中の患者を除く）のうち，高血圧症に係る治療管理を実施している患者をこれまでに治療している保険医療機関又は地域の保険医療機関と連携する，関係学会が認定した高血圧症診療に係る専門施設である保険医療機関である。
【届出に関する事項】　プログラム医療機器等指導管理料の施設基準に係る届出は，**別添2の様式8の4**を用いる。

9の8　退院後訪問指導料に規定する別に厚生労働大臣が定める状態の患者

(1)　**別表第8**（p.1031）に掲げる状態の患者
(2)　認知症又は認知症の症状を有し，日常生活を送る上で介助が必要な状態の患者

→　退院後訪問指導料
　退院後訪問指導料の対象の患者は，「特掲診療料の施設基準等」別表第8に掲げる状態の患者又は『「認知症高齢者の日常生活自立度判定基準」の活用について』（平成18年4月3日老発第0403003号）におけるランクⅢ以上の患者である。

10　薬剤管理指導料の施設基準等

(1)　**薬剤管理指導料の施設基準**
　イ　当該保険医療機関内に薬剤管理指導を行うにつき必要な薬剤師が配置されていること。
　ロ　薬剤管理指導を行うにつき必要な医薬品情報の収集及び伝達を行うための専用施設を有していること。
　ハ　入院中の患者に対し，患者ごとに適切な薬学的管理（副作用に関する状況の把握を含む）を行い，薬剤師による服薬指導を行っていること。
(2)　**薬剤管理指導料の対象患者**
　別表第3の3（p.1030）に掲げる医薬品が投薬又は注射されている患者

→1　薬剤管理指導料に関する施設基準
(1)　当該保険医療機関に常勤の薬剤師が，2名以上配置されているとともに，薬剤管理指導に必要な体制がとられている。なお，週3日以上常態として勤務しており，かつ，所定労働時間が週22時間以上の勤務を行っている非常勤薬剤師を2人組み合わせることにより，当該常勤薬剤師の勤務

時間帯と同じ時間帯にこれらの非常勤薬剤師が配置されている場合には，これらの非常勤薬剤師の実労働時間を常勤換算し常勤薬剤師数に算入することができる。ただし，常勤換算し常勤薬剤師に算入することができるのは，常勤薬剤師のうち１名までに限る。

(2)　医薬品情報の収集及び伝達を行うための専用施設（以下「医薬品情報管理室」という）を有し，院内からの相談に対応できる体制が整備されている。なお，院内からの相談に対応できる体制とは，当該保険医療機関の医師等からの相談に応じる体制があることを当該医師等に周知していればよく，医薬品情報管理室に薬剤師が常時配置されている必要はない。

(3)　医薬品情報管理室の薬剤師が，有効性，安全性等薬学的情報の管理及び医師等に対する情報提供を行っている。

(4)　当該保険医療機関の薬剤師は，入院中の患者ごとに薬剤管理指導記録を作成し，投薬又は注射に際して必要な薬学的管理指導（副作用に関する状況把握を含む）を行い，必要事項を記入するとともに，当該記録に基づく適切な患者指導を行っている。

(5)　投薬・注射の管理は，原則として，注射薬についてもその都度処方箋により行うものとするが，緊急やむを得ない場合においてはこの限りではない。

(6)　当該基準については，やむを得ない場合に限り，特定の診療科につき区分して届出を受理して差し支えない。

２　薬剤管理指導料の対象患者

薬剤管理指導料の「１」に掲げる「特に安全管理が必要な医薬品が投薬又は注射されている患者」とは，抗悪性腫瘍剤，免疫抑制剤，不整脈用剤，抗てんかん剤，血液凝固阻止剤，ジギタリス製剤，テオフィリン製剤，カリウム製剤（注射薬に限る），精神神経用剤，糖尿病用剤，膵臓ホルモン剤又は抗HIV薬が投薬又は注射されている患者をいう。

【届出に関する事項】

(1)　薬剤管理指導料の施設基準に係る届出は，**別添２**（→Web版）の**様式14**を用いる。

(2)　当該保険医療機関に勤務する薬剤師の氏名，勤務の態様（常勤・非常勤，専従・非専従，専任・非専任の別）及び勤務時間を**別添２**の**様式４**を用いて提出する。

(3)　調剤，医薬品情報管理，病棟薬剤業務，薬剤管理指導，又は在宅患者訪問薬剤管理指導のいずれに従事しているかを（兼務の場合はその旨を）備考欄に記載する。

(4)　調剤所及び医薬品情報管理室の平面図を提出する。

10の２　薬剤総合評価調整管理料の注３に規定する施設基準

情報通信機器を用いた診療を行うにつき十分な体制が整備されていること。

→薬剤総合評価調整管理料の「注３」に関する施設基準

情報通信機器を用いた診療の届出を行っている。

【届出に関する事項】 薬剤総合評価調整管理料の「注３」に関する施設基準については，情報通信機器を用いた診療の届出を行っていればよく，薬剤総合評価調整管理料の「注３」として特に地方厚生（支）局長に対して，届出を行う必要はない。

10の２の２　診療情報提供料（Ⅰ）の地域連携診療計画加算の施設基準

連携する保険医療機関等とあらかじめ地域連携診療計画を共有しており，診療情報を含めて評価等を行うための機会を定期的に設けていること。

10の２の３　診療情報提供料（Ⅰ）の検査・画像情報提供加算及び電子的診療情報評価料の施設基準

(1)　他の保険医療機関等と連携し，患者の医療情報に関する電子的な送受が可能なネットワークを構築していること。

(2)　他の保険医療機関と標準的な方法により安全に情報の共有を行う体制が具備されていること。

→１　診療情報提供料（Ⅰ）の地域連携診療計画加算に関する施設基準

(1)　あらかじめ疾患や患者の状態等に応じた地域連携診療計画が作成され，連携保険医療機関等と共有されている。

(2)　連携保険医療機関等の職員と当該保険医療機関の職員が，地域連携診療計画に係る情報交換のために，年３回以上の頻度で面会し，情報の共有，地域連携診療計画の評価と見直しが適切に行われている。

２　診療情報提供料（Ⅰ）の検査・画像情報提供加算及び電子的診療情報評価料に関する施設基準

(1)　他の医療機関等と連携し，患者の医療情報に関する電子的な送受信又は閲覧が可能なネットワークを構築している。なお，電子的な送受信又は閲覧が可能な情報には，原則として，検査結果，画像情報，投薬内容，注射内容及び退院時要約が含まれていること（診療所にあっては，画像情報・退院時要約については閲覧できるのみでもよい）。また，画像診断の所見についても含まれていることが望ましい。

(2)　常時データを閲覧できるネットワークを用いる際に，ストレージを活用する場合には，原則として厚生労働省標準規格に基づく標準化されたストレージ機能を有する情報蓄積環境を確保する（ただし，当該規格を導入するためのシステム改修が必要な場合は，それを行うまでの間はこの限りでない）。また，診療情報提供書を送付する際には，原則として，厚生労働省標準規格に基づく診療情報提供書様式を用いる。

(3)　情報の提供側の保険医療機関においては，提供した診療情報又は閲覧可能とした情報の範囲及び日時が記録されており，必要に応じ随時確認できる。また，情報を提供された側の保険医療機関においては，提供を受けた情報を保管している，又は閲覧した情報及び閲覧者名を含むアクセスログを１年間記録している。これらの記録について，(1)のネットワークを運営する事務局が保険医療機関に代わって記録を行っている場合は，当該加算・評価料を算定する保険医療機関は，当該事務局から必要に応じて随時記録を取り寄せることができる。

【届出に関する事項】

(1)　地域連携診療計画加算の施設基準に係る届出は**別添２**（→Web版）の**様式12**により届け出る。これに添付する地域連携診療計画は**別添２**の**様式12の２**に準じた様式を用いる。

(2)　検査・画像情報提供加算及び電子的診療情報評価料の施設基準に係る届出は，**別添２**の**様式14の２**を用いる。

10の２の４　連携強化診療情報提供料の施設基準等

(1)　連携強化診療情報提供料の注１に規定する施設基準

当該保険医療機関の敷地内において喫煙が禁止されていること。

(2)　連携強化診療情報提供料の注１に規定する他の保険医療機関の基準

次のいずれかに係る届出を行っていること。

イ　Ａ001の注12に規定する地域包括診療加算

ロ　Ｂ001-2-9に掲げる地域包括診療料

ハ　Ｂ001-2-11に掲げる小児かかりつけ診療料

ニ　Ｃ002に掲げる在宅時医学総合管理料〔在宅療養支援診療所（Ｂ004に掲げる退院時共同指導料１に規定する在宅療養支援診療所をいう。以下同じ）又は在宅療養支

援病院（C000に掲げる往診料の注1に規定する在宅療養支援病院をいう。以下同じ）に限る〕
ホ　C002-2に掲げる施設入居時等医学総合管理料（在宅療養支援診療所又は在宅療養支援病院に限る）
(3)　**連携強化診療情報提供料の注3に規定する施設基準**
イ　当該保険医療機関の敷地内において喫煙が禁止されていること。
ロ　次のいずれかに係る届出を行っていること。
①　A001の注12に規定する地域包括診療加算
②　B001-2-9に掲げる地域包括診療料
③　B001-2-11に掲げる小児かかりつけ診療料
④　C002に掲げる在宅時医学総合管理料（在宅療養支援診療所又は在宅療養支援病院に限る）
⑤　C002-2に掲げる施設入居時等医学総合管理料（在宅療養支援診療所又は在宅療養支援病院に限る）
(4)　**連携強化診療情報提供料の注4に規定する施設基準**
イ　当該保険医療機関の敷地内において喫煙が禁止されていること。
ロ　次のいずれかの指定を受けている保険医療機関であること。
①　難病診療連携拠点病院又は難病診療分野別拠点病院（難病の患者に対する医療等に関する法律第5条第1項に規定する指定難病の患者に係る場合に限る）
②　てんかん支援拠点病院（てんかんの患者に係る場合に限る）
(5)　**連携強化診療情報提供料の注5に規定する施設基準**〔診療報酬の算定方法別表第2歯科診療報酬点数表（以下「歯科点数表」という）においては注3〕
当該保険医療機関内に妊娠中の患者の診療を行うにつき十分な体制が整備されていること。

→1　連携強化診療情報提供料の「注1」に関する施設基準
当該保険医療機関の敷地内における禁煙の取扱いについて，次の基準を満たしている。
(1)　当該保険医療機関の敷地内が禁煙である。
(2)　敷地内禁煙を行っている旨を保険医療機関内の見やすい場所に掲示している。
(3)　保険医療機関が建造物の一部分を用いて開設されている場合は，当該保険医療機関の保有又は借用している部分が禁煙である。
(4)　緩和ケア病棟入院料，精神病棟入院基本料，特定機能病院入院基本料（精神病棟に限る），精神科救急急性期医療入院料，精神科急性期治療病棟入院料，精神科救急・合併症入院料，精神療養病棟入院料又は地域移行機能強化病棟入院料を算定している病棟を有する場合は，敷地内に喫煙所を設けても差し支えない。
(5)　敷地内に喫煙所を設ける場合は，喫煙場所から非喫煙場所にたばこの煙が流れないことを必須とし，さらに，適切な受動喫煙防止措置を講ずるよう努める。喫煙可能区域を設定した場合においては，禁煙区域と喫煙可能区域を明確に表示し，周知を図り，理解と協力を求めるとともに，喫煙可能区域に未成年者や妊婦が立ち入ることがないように，措置を講ずる。例えば，喫煙可能区域において，たばこの煙への曝露があり得ることを注意喚起するポスター等を掲示する等の措置を行う。

2　連携強化診療情報提供料の「注3」に関する施設基準
当該保険医療機関の敷地内における禁煙の取扱いについて，1を満たす。

3　連携強化診療情報提供料の「注4」に関する施設基準
(1)　当該保険医療機関の敷地内における禁煙の取扱いについて，1を満たす。
(2)　次のいずれかの指定を受けている保険医療機関である。
ア　難病診療連携拠点病院又は難病診療分野別拠点病院〔難病の患者に対する医療等に関する法律（平成26年法律第50号）第5条第1項に規定する指定難病の患者に係る場合に限る〕
イ　てんかん支援拠点病院（てんかんの患者に係る場合に限る）

4　連携強化診療情報提供料の「注5」に関する施設基準
(1)　当該保険医療機関の敷地内における禁煙の取扱いについて，1を満たす。
(2)　当該保険医療機関内に，産科若しくは産婦人科を担当している医師又は妊娠している者の診療に係る適切な研修を修了した医師を配置していることが望ましい。
(3)　(2)の適切な研修とは，次の要件を満たすものをいう。
ア　都道府県又は医療関係団体等が主催する研修である。
イ　研修内容に以下の内容を含む。
(イ)　妊娠前後及び産後の生理的変化と検査値異常
(ロ)　妊娠している者の診察時の留意点
(ハ)　妊娠している者に頻度の高い合併症や診断が困難な疾患
(ニ)　妊娠している者に対する画像検査（エックス線撮影やコンピューター断層撮影）の可否の判断
(ホ)　胎児への影響に配慮した薬剤の選択

【届出に関する事項】　連携強化診療情報提供料の施設基準に係る取扱いについては，当該基準を満たしていればよく，特に地方厚生（支）局長に対して届出を行う必要はない。

10の2の5　医療機器安全管理料の施設基準

(1)　**臨床工学技士が配置されている保険医療機関において，生命維持管理装置を用いて治療を行う場合の施設基準**
イ　当該保険医療機関内に生命維持管理装置等の医療機器の管理及び保守点検を行う常勤の臨床工学技士が1名以上配置されていること。
ロ　生命維持管理装置等の医療機器の安全管理につき十分な体制が整備されていること。
(2)　**放射線治療機器の保守管理，精度管理等の体制が整えられている保険医療機関において，放射線治療計画を策定する場合の施設基準**
イ　当該保険医療機関内に放射線治療を専ら担当する常勤の医師又は歯科医師（放射線治療について，相当の経験を有するものに限る）が1名以上配置されていること。
ロ　当該治療を行うにつき必要な体制が整備されていること。
ハ　当該治療を行うにつき十分な機器及び施設を有していること。

→1　医療機器安全管理料1に関する施設基準
(1)　医療機器安全管理に係る常勤の臨床工学技士が1名以上配置されている。
(2)　医療に係る安全管理を行う部門（以下「医療安全管理部門」という）を設置している。
(3)　当該保険医療機関において，医療機器の安全使用のための責任者（以下「医療機器安全管理責任者」という）が配置されている。
(4)　当該保険医療機関において，従業者に対する医療機器の安全使用のための研修が行われている。
(5)　当該保険医療機関において医療機器の保守点検が適切に行われている。

2　医療機器安全管理料2に関する施設基準
(1)　放射線治療を専ら担当する常勤の医師（放射線治療の経験を5年以上有するものに限る）が1名以上いる。なお，当該常勤の医師は，放射線治療専任加算，外来放射線治療加算，遠隔放射線治療計画加算，一回線量増加加算，強度変調放射線治療（IMRT），画像誘導放射線治療加算，体外照射呼吸性移動対策加算，定位放射線治療，定位放射線治療呼吸性移動対策加算，粒子線治療，粒子線治療適応判定加算，粒子線治療医学管理加算，ホウ素中性子捕捉療法，ホウ素中性子捕捉療法適応判定加算，ホウ素中性子捕捉療法医学管理加算及び画像誘導密封小線源治療加算に係る常勤の医師を兼任することができる。

(2)　放射線治療に係る医療機器の安全管理，保守点検及び安全使用のための精度管理を専ら担当する技術者（放射線治療の経験を５年以上有するものに限る）が１名以上いる。なお，当該技術者は，外来放射線照射診療料，放射線治療専任加算，外来放射線治療加算，遠隔放射線治療計画加算，一回線量増加加算，強度変調放射線治療（IMRT），画像誘導放射線治療加算，体外照射呼吸性移動対策加算，定位放射線治療，定位放射線治療呼吸性移動対策加算，粒子線治療，粒子線治療医学管理加算，ホウ素中性子捕捉療法，ホウ素中性子捕捉療法医学管理加算及び画像誘導密封小線源治療加算に係る常勤の診療放射線技師との兼任はできないが，外来放射線照射診療料に係る技術者を兼任することができる。また，遠隔放射線治療計画加算，強度変調放射線治療（IMRT），画像誘導放射線治療加算，体外照射呼吸性移動対策加算，定位放射線治療，定位放射線治療呼吸性移動対策加算，粒子線治療，ホウ素中性子捕捉療法及び画像誘導密封小線源治療加算に係る担当者との兼任もできない。

(3)　当該保険医療施設において高エネルギー放射線治療装置，ガンマナイフ装置又は密封小線源治療機器を備えている。

【届出に関する事項】　医療機器安全管理料の施設基準に係る届出は，**別添２**（→Web 版）の**様式15**を用いる。

なお，歯科診療に係る医療機器安全管理料の施設基準に係る届出は，医療機器安全管理料２に準じて行う。

10の２の６　がんゲノムプロファイリング評価提供料の施設基準

がんゲノムプロファイリング検査に係る届出を行っている保険医療機関であること。

→がんゲノムプロファイリング評価提供料の施設基準

がんゲノムプロファイリング検査の施設基準の届出を行っている。

【届出に関する事項】　がんゲノムプロファイリング評価提供料の施設基準については，がんゲノムプロファイリング検査の届出を行っていればよく，がんゲノムプロファイリング評価提供料として特に地方厚生（支）局長に対して，届出を行う必要はない。

10の３　精神科退院時共同指導料の施設基準

精神科退院時共同指導を行うにつき十分な体制が整備されていること。

→１　精神科退院時共同指導料の施設基準

当該保険医療機関内に，専任の精神保健福祉士が１名以上配置されている。

２　精神科退院時共同指導料１に関する保険医療機関の施設基準

精神科又は心療内科を標榜する保険医療機関である。

３　精神科退院時共同指導料２に関する保険医療機関の施設基準

精神科を標榜する保険医療機関である病院である。

【届出に関する事項】　精神科退院時共同指導料の施設基準に係る届出は**別添２**（→Web 版）の**様式16**を用いる。

第４　在宅医療

１　在宅療養支援病院の施設基準

次のいずれかに該当するものであること。

(1)　**次のいずれの基準にも該当するものであること。**

（**編注**：機能強化型・単独型の在宅療養支援病院）

イ　保険医療機関である病院であって，許可病床数が200床〔基本診療料の施設基準等**別表第６の２**（p.873）に掲げる地域に所在する保険医療機関にあっては280床〕未満のもの又は当該病院を中心とした半径４km以内に診療所が存在しないものであること。

ロ　在宅医療を担当する常勤の医師が３名以上配置されていること。

ハ　当該病院において，24時間連絡を受ける担当者をあらかじめ指定し，その連絡先を文書で患家に提供していること。

ニ　当該病院において，患家の求めに応じて，24時間往診が可能な体制を確保し，往診担当医の氏名，担当日等を文書により患家に提供していること。ただし，基本診療料の施設基準等**別表第６の２**に掲げる地域に所在する病院にあっては，看護師等といる患者に対して情報通信機器を用いた診療を行うことが24時間可能な体制を確保し，担当医及び担当看護師等の氏名，担当日等を文書により患家に提供している場合は，この限りでない。

ホ　往診担当医は，当該保険医療機関の当直体制を担う医師とは別の者であること。

ヘ　当該病院において，又は訪問看護ステーションとの連携により，患家の求めに応じて，当該病院の保険医の指示に基づき，24時間訪問看護の提供が可能な体制を確保し，訪問看護の担当者の氏名，担当日等を文書により患家に提供していること。

ト　当該病院において，緊急時に在宅での療養を行っている患者が入院できる病床を常に確保していること。

チ　訪問看護ステーションと連携する場合にあっては，当該訪問看護ステーションが緊急時に円滑な対応ができるよう，あらかじめ患家の同意を得て，その療養等に必要な情報を文書で当該訪問看護ステーションに提供できる体制をとっていること。

リ　患者に関する診療記録管理を行うにつき必要な体制が整備されていること。

ヌ　当該地域において，他の保健医療サービス及び福祉サービスとの連携調整を担当する者と連携していること。

ル　定期的に，在宅看取り数等を地方厚生局長等に報告していること。

ヲ　緊急の往診及び在宅における看取り等について，相当の実績を有していること。

ワ　当該病院において，適切な意思決定支援に関する指針を定めていること。

カ　訪問栄養食事指導を行うにつき十分な体制が整備されていること。

ヨ　介護老人保健施設，介護医療院及び特別養護老人ホーム（以下この号において「介護保険施設等」という）との協力が可能な体制をとっていること。

タ　訪問診療の回数が一定数以上の場合にあっては，在宅データ提出加算に係る届出を行っている医療機関であること。

(2)　**他の保険医療機関**〔診療所又は許可病床数が200床〔基本診療料の施設基準等**別表第６の２**（p.873）に掲げる地域に所在する保険医療機関にあっては280床〕未満の病院に限る〕**と地域における在宅療養の支援に係る連携体制を構築している病院であって，次のいずれの基準にも該**

特施

当するものであること。

（編注：機能強化型・連携型の在宅療養支援病院）

イ 保険医療機関である病院であって，許可病床数が200床〔基本診療料の施設基準等別表第６の２（p.873）に掲げる地域に所在する保険医療機関にあっては280床〕未満のものであること。

ロ 当該病院及び当該連携体制を構成する他の保険医療機関において，在宅医療を担当する常勤の医師が合わせて３名以上配置されていること。

ハ 当該連携体制を構成する他の保険医療機関との連携により，24時間連絡を受ける担当者をあらかじめ指定し，その連絡先を文書で患家に提供していること。

ニ 当該連携体制を構成する他の保険医療機関との連携により，患家の求めに応じて，24時間往診が可能な体制を確保し，往診担当医の氏名，担当日等を文書により患家に提供していること。ただし，基本診療料の施設基準等別表第６の２に掲げる地域に所在する病院にあっては，看護師等といる患者に対して情報通信機器を用いた診療を行うことが24時間可能な体制を確保し，担当医及び担当看護師等の氏名，担当日等を文書により患家に提供している場合は，この限りでない。

ホ 往診担当医は，当該保険医療機関の当直体制を担う医師とは別の者であること。

ヘ 当該病院において，又は当該連携体制を構成する他の保険医療機関若しくは訪問看護ステーションとの連携により，患家の求めに応じて，当該病院の保険医の指示に基づき，24時間訪問看護の提供が可能な体制を確保し，訪問看護の担当者の氏名，担当日等を文書により患家に提供していること。

ト 当該病院において，緊急時に在宅での療養を行っている患者が入院できる病床を常に確保していること。

チ 連携する保険医療機関又は訪問看護ステーションにおいて緊急時に円滑な対応ができるよう，あらかじめ患家の同意を得て，その療養等に必要な情報を文書で当該保険医療機関又は訪問看護ステーションに提供できる体制をとっていること。

リ 患者に関する診療記録管理を行うにつき必要な体制が整備されていること。

ヌ 当該地域において，他の保健医療サービス及び福祉サービスとの連携調整を担当する者と連携していること。

ル 定期的に，在宅看取り数等を地方厚生局長等に報告していること。

ヲ 緊急の往診及び在宅における看取り等について，当該連携体制を構成する他の保険医療機関と合わせて，相当の実績を有していること。

ワ 当該病院において，適切な意思決定支援に関する指針を定めていること。

カ 訪問栄養食事指導を行うにつき十分な体制が整備されていること。

ヨ 介護保険施設等との協力が可能な体制をとっていること。

タ 訪問診療の回数が一定数以上の場合にあっては，在宅データ提出加算に係る届出を行っている医療機関であること。

(3) **次のいずれの基準にも該当するものであること。**

（編注：従来型の在宅療養支援病院）

イ 保険医療機関である病院であって，許可病床数が200床〔基本診療料の施設基準等別表第６の２（p.873）に掲げる地域に所在する保険医療機関にあっては280床〕未満のもの又は当該病院を中心とした半径４km以内に診療所が存在しないものであること。

ロ 当該病院において，24時間連絡を受ける担当者をあらかじめ指定し，その連絡先を文書で患家に提供していること。

ハ 当該病院において，患家の求めに応じて，24時間往診が可能な体制を確保し，往診担当医の氏名，担当日等を文書により患家に提供していること。ただし，基本診療料の施設基準等別表第６の２に掲げる地域に所在する病院にあっては，看護師等といる患者に対して情報通信機器を用いた診療を行うことが24時間可能な体制を確保し，担当医及び担当看護師等の氏名，担当日等を文書により患家に提供している場合は，この限りでない。

ニ 往診担当医は，当該保険医療機関の当直体制を担う医師とは別の者であること。

ホ 当該病院において，又は訪問看護ステーションとの連携により，患家の求めに応じて，当該病院の保険医の指示に基づき，24時間訪問看護の提供が可能な体制を確保し，訪問看護の担当者の氏名，担当日等を文書により患家に提供していること。

ヘ 当該病院において，緊急時に在宅での療養を行っている患者が入院できる病床を常に確保していること。

ト 訪問看護ステーションと連携する場合にあっては，当該訪問看護ステーションが緊急時に円滑な対応ができるよう，あらかじめ患家の同意を得て，その療養等に必要な情報を文書で当該訪問看護ステーションに提供できる体制をとっていること。

チ 患者に関する診療記録管理を行うにつき必要な体制が整備されていること。

リ 当該地域において，他の保健医療サービス及び福祉サービスとの連携調整を担当する者と連携していること。

ヌ 定期的に，在宅看取り数等を地方厚生局長等に報告していること。

ル 当該病院において，適切な意思決定支援に関する指針を定めていること。

ヲ 訪問栄養食事指導を行うにつき十分な体制が整備されていること。

ワ 介護保険施設等との協力が可能な体制をとっていること。

→1 在宅療養支援病院の施設基準

次の(1)から(3)までのいずれかに該当するものを在宅療養支援病院という。

なお，(1)又は(2)のいずれかに該当するものが，C000往診料の「注１」に規定する加算，C000往診料の「注３」に規定する在宅ターミナルケア加算，C001在宅患者訪問診療料（Ⅰ）の「注６」に規定する在宅ターミナルケア加算，C001-2在宅患者訪問診療料（Ⅱ）の「注５」に規定する在宅ターミナルケア加算，C002在宅時医学総合管理料，C002-2施設入居時等医学総合管理料及びC003在宅がん医療総合診療料（以下「往診料の加算等」という）に規定する「在宅療養支援病院であって別に厚生労働大臣が定めるもの」である。

《機能強化型・単独型の在宅療養支援病院》

(1) **病院であって，当該病院単独で以下の要件のいずれにも該当し，緊急時の連絡体制及び24時間往診できる体制等を確保している。**

ア 許可病床数が200床（「基本診療料の施設基準等」別表第６の２（p.873）に掲げる地域に所在する保険医療機関にあっては280床）未満の病院であること又は当該病院を

中心とした半径４km以内に診療所が存在しないものである。なお，半径４km以内に当該病院以外の病院が存在しても差し支えない。

また，当該病院が届出を行った後に半径４km以内に診療所が開設された場合にあっても，当分の間，当該病院を在宅療養支援病院として取り扱うこととして差し支えない。

イ　在宅医療を担当する常勤の医師が３名以上配置されている。

なお，在宅医療を担当する医師とは，入院診療又は外来診療のみに限らず，現に在宅医療に関わる医師をいう。

ウ　当該病院において，24時間連絡を受ける担当者をあらかじめ指定するとともに，当該担当者及び当該担当者と直接連絡がとれる連絡先電話番号等，緊急時の注意事項等について，事前に患者又はその看護を行う家族に対して説明の上，文書により提供している。この場合において連絡を受ける担当者とは当該病院の24時間連絡を受けることができる部門を指定することで差し支えない。なお，担当者として個人を指定している場合であって，曜日，時間帯ごとに担当者が異なる場合には，それぞれ曜日，時間帯ごとの担当者及び当該担当者と直接連絡がとれる連絡先電話番号等を文書上に明示する。

エ　当該病院において，患家の求めに応じて，24時間往診が可能な体制を確保し，往診担当医の氏名，担当日等を文書により患家に提供している。ただし，基本診療料の施設基準等の**別表第６の２**に掲げる地域に所在する保険医療機関にあっては，看護師等といる患者に対して情報通信機器を用いた診療を行うことが24時間可能な体制を確保し，担当医及び担当看護師等の氏名，担当日等を文書により患家に提供している場合は，この限りでない。往診担当医，当該情報通信機器を用いた診療を行う担当医及び当該担当看護師等が複数名にわたる場合にあっても，それらの者及び「カ」に規定する訪問看護の担当者との間で患者に関する診療情報が共有されている。

オ　往診を担当する医師は当該保険医療機関の当直体制を担う医師とは別のものである。なお，往診を担当する医師については，緊急時の連絡体制及び24時間往診できる体制を確保していれば，必ずしも当該保険医療機関内に待機していなくても良いものとする。

カ　当該病院において，又は訪問看護ステーションの看護師等との連携により，患家の求めに応じて，当該病院の保険医の指示に基づき，24時間訪問看護の提供が可能な体制を確保し，訪問看護の担当者の氏名，担当日等を文書により患家に提供している。訪問看護の担当者が複数名にわたる場合であっても，それらの者及び「エ」に規定する往診担当医との間で当該患者の診療情報が共有されている。

キ　当該病院において，緊急時に在宅での療養を行っている患者が入院できる病床を常に確保している。

ク　訪問看護ステーションと連携する場合には，当該訪問看護ステーションにおいて緊急時に円滑な対応ができるよう，あらかじめ患家の同意を得て，当該患者の病状，治療計画，直近の診療内容等緊急の対応に必要な診療情報を訪問看護ステーションに文書（電子媒体を含む）により随時提供している。

ケ　患者に関する診療記録管理を行うにつき必要な体制が整備されている。

コ　当該地域において，他の保健医療サービス及び福祉サービスとの連携調整を担当する者と連携している。

サ　年に１回，在宅看取り数及び地域ケア会議等への出席状況等を**別添２**（→Web 版）の**様式11の３**を用いて，地方厚生（支）局長に報告している。

シ　以下のいずれかの要件を満たす。

①　当該病院において，過去１年間の緊急の往診の実績を10件以上有する。

なお，緊急の往診とは，C000の「注１」に規定する緊急又は夜間，深夜若しくは休日に行う往診のことをいう。

②　在宅療養支援診療所等からの要請により患者の受入れを行う病床を常に確保していること及び在宅療養支援診療所等からの要請により患者の緊急の受入れを行った実績が過去１年間で31件以上ある。

③　地域包括ケア病棟入院料・入院医療管理料１又は３を届け出ている。

ス　当該病院において，過去１年間の在宅における看取りの実績を４件以上又は過去１年間の15歳未満の超重症児及び準超重症児に対する在宅医療の実績（３回以上定期的な訪問診療を実施し，C002在宅時医学総合管理料又はC002-2施設入居時等医学総合管理料を算定している場合に限る）を４件以上有している。なお，あらかじめ聴取した患者・家族の意向に基づき，当該病院における７日以内の入院を経て死亡した患者に対し，当該病院が，当該入院日を含む直近６月間において訪問診療を実施していた場合〔当該保険医療機関が，C001在宅患者訪問診療料（Ⅰ）の「１」，C001-2在宅患者訪問診療料（Ⅱ）の「イ」又はC003在宅がん医療総合診療料を算定している場合に限る〕も，在宅における看取りの実績に含めることができる。

セ　市町村が実施する在宅医療・介護連携推進事業等において，在宅療養支援診療所以外の診療所及び介護保険施設等と連携し，地域ケア会議，在宅医療・介護に関するサービス担当者会議又は病院若しくは介護保険施設等で実施される他職種連携に係る会議に出席していることが望ましい。

ソ　在宅療養移行加算を算定する診療所の往診体制及び連絡体制の構築に協力していることが望ましい。

タ　当該保険医療機関において，厚生労働省「人生の最終段階における医療・ケアの決定プロセスに関するガイドライン」等の内容を踏まえ，適切な意思決定支援に係る指針を作成している。

チ　当該病院において，当該病院の管理栄養士により，医師が栄養管理の必要性を認めた患者に対して訪問栄養食事指導を行うことが可能な体制を有している。

ツ　地域において，介護老人保健施設，介護医療院及び特別養護老人ホーム（以下この項において「介護保険施設等」という）等から協力医療機関となることを求められた場合，その求めに応じて当該介護保険施設等の協力医療機関として定められることが望ましい。

テ　各年度５月から７月の訪問診療を実施した回数が2,100回を超える病院にあっては，次年の１月までに在宅データ提出加算に係る届出を行う。

《機能強化型・連携型の在宅療養支援病院》

(2)　他の保険医療機関と地域における在宅療養の支援に係る連携体制〔診療所又は許可病床数が200床（「基本診療料の施設基準等」別表第６の２（p.873）に掲げる地域に所在する保険医療機関にあっては280床）未満の病院により構成されたものに限る。以下この項において「在宅支援連携体制」という〕を構築している病院であって，以下の要件のいずれにも該当し，緊急時の連絡体制及び24時間往診できる体制等を確保している。

ただし，在宅支援連携体制を構築する複数の保険医療機関の数は，当該病院を含めて10未満とする。

なお，当該在宅支援連携体制は，これを構成する診療所及び病院〔許可病床数が200床（「基本診療料の施設基準等」別表第６の２に掲げる地域に所在する保険医療機関にあっては280床）未満のものに限る〕が，診療所にあっては第９の１〔「在宅療養支援診療所の施設基準」，p.906〕(2)の要件，病院にあっては以下の要件を全て満たし，在宅療養支援診療所又は在宅療養支援病院となることを想定しているものである。

ア　許可病床数が200床（「基本診療料の施設基準等」別表第６の２に掲げる地域に所在する保険医療機関にあっては280床）未満の病院である。

イ　当該在宅支援連携体制を構築する他の保険医療機関と

特施

併せて，在宅医療を担当する常勤の医師が3名以上配置されている。

なお，在宅医療を担当する医師とは，入院診療又は外来診療のみに限らず，現に在宅医療に関わる医師をいう。

ウ　当該在宅支援連携体制を構築する他の保険医療機関と協力して，24時間連絡を受ける担当者をあらかじめ指定するとともに，当該在宅支援連携体制を構築する保険医療機関間で24時間直接連絡がとれる連絡先電話番号等を一元化した上で，当該担当者及び当該連絡先，緊急時の注意事項等について，事前に患者又はその看護を行う家族に対して説明の上，文書により提供している。この場合において連絡を受ける担当者とは当該病院の24時間連絡を受けることができる部門を指定することで差し支えない。なお，担当者として個人を指定している場合であって，曜日，時間帯ごとに担当者が異なる場合には，それぞれ曜日，時間帯ごとの担当者を文書上に明示する。

エ　当該在宅支援連携体制を構築する他の保険医療機関と協力して，患家の求めに応じて，24時間往診が可能な体制を確保し，往診担当医の氏名，担当日等を文書により患家に提供している。ただし，基本診療料の施設基準等の**別表第6の2**に掲げる地域に所在する保険医療機関にあっては，看護師等といる患者に対して情報通信機器を用いた診療を行うことが24時間可能な体制を確保し，担当医及び担当看護師等の氏名，担当日等を文書により患家に提供している場合は，この限りでない。往診担当医，当該情報通信機器を用いた診療を行う担当医及び当該担当看護師等が複数名にわたる場合にあっても，それらの者及び「カ」に規定する訪問看護の担当者との間で患者に関する診療情報が共有されている。

オ　往診を担当する医師は当該保険医療機関の当直体制を担う医師とは別のものである。なお，往診を担当する医師については，緊急時の連絡体制及び24時間往診できる体制を確保していれば，必ずしも当該保険医療機関内に待機していなくても良いものとする。

カ　当該病院又は当該在宅支援連携体制を構築する他の保険医療機関若しくは訪問看護ステーションの看護師等との連携により，患家の求めに応じて，24時間訪問看護の提供が可能な体制を確保し，訪問看護の担当者の氏名，担当日等を文書により患家に提供している。訪問看護の担当者が複数名にわたる場合であっても，それらの者及び「エ」に規定する往診担当医との間で当該患者の診療情報が共有されている。

キ　当該病院において，緊急時に在宅での療養を行っている患者が入院できる病床を常に確保している。

ク　当該在宅支援連携体制を構築する他の保険医療機関又は訪問看護ステーションと連携する場合には，緊急時に円滑な対応ができるよう，あらかじめ患家の同意を得て，当該患者の病状，治療計画，直近の診療内容等緊急の対応に必要な診療情報を文書（電子媒体を含む）により随時提供している。

なお，在宅支援連携体制を構築する保険医療機関間においては，診療を行う患者の診療情報の共有を図るため，月1回以上の定期的なカンファレンスを実施する。

ケ　患者に関する診療記録管理を行うにつき必要な体制が整備されている。

コ　当該地域において，他の保健医療サービス及び福祉サービスとの連携調整を担当する者と連携している。

サ　年に1回，在宅看取り数及び地域ケア会議等への出席状況等を**別添2**（→Web 版）の**様式11の3**を用いて，地方厚生（支）局長に報告している。

また，当該在宅療養支援体制を構築する他の保険医療機関の実績を含めた在宅看取り数等を別途，**別添2の様式11の4**を用いて，地方厚生（支）局長に報告している。なお，報告に当たっては，当該連携体制を構築する複数の保険医療機関のうち，1つの保険医療機関が取りまとめて報告することで差し支えない。

シ　以下のいずれかの要件を満たす。

①　当該在宅支援連携体制を構築する他の保険医療機関と併せて，過去1年間の緊急の往診の実績を10件以上有し，かつ，当該病院において4件以上有すること。

なお，緊急の往診とは，**C000**の「注1」に規定する緊急又は夜間，深夜若しくは休日に行う往診のことをいう。

②　在宅療養支援診療所等からの要請により患者の受入れを行う病床を常に確保している及び在宅療養支援診療所等からの要請により患者の緊急の受入れを行った実績が過去1年間で31件以上ある。

③　地域包括ケア病棟入院料・入院医療管理料1又は3を届け出ている。

ス　当該在宅支援連携体制を構築する他の保険医療機関と併せて，過去1年間の在宅における看取りの実績を4件以上有している。また，当該病院において過去1年間の在宅における看取りの実績を2件以上又は過去1年間の15歳未満の超重症児及び準超重症児に対する在宅医療の実績（3回以上定期的な訪問診療を実施し，**C002**在宅時医学総合管理料又は**C002-2**施設入居時等医学総合管理料を算定している場合に限る）を2件以上有する。なお，あらかじめ聴取した患者・家族の意向に基づき，当該病院における7日以内の入院を経て死亡した患者に対し，当該病院が，当該入院日を含む直近6月間において訪問診療を実施していた場合〔当該保険医療機関が，**C001**在宅患者訪問診療料（Ⅰ）の「1」，**C001-2**在宅患者訪問診療料（Ⅱ）の「イ」又は**C003**在宅がん医療総合診療料を算定している場合に限る〕も，当該病院による在宅における看取りの実績に含めることができる。

セ　市町村が実施する在宅医療・介護連携推進事業等において，在宅療養支援診療所以外の診療所及び介護保険施設等と連携し，地域ケア会議，在宅医療・介護に関するサービス担当者会議又は病院若しくは介護保険施設等で実施される他職種連携に係る会議に出席していることが望ましい。

ソ　在宅療養移行加算を算定する診療所の往診体制及び連絡体制の構築に協力していることが望ましい。

タ　当該保険医療機関において，厚生労働省「人生の最終段階における医療・ケアの決定プロセスに関するガイドライン」等の内容を踏まえ，適切な意思決定支援に係る指針を作成している。

チ　当該病院において，当該病院の管理栄養士により，医師が栄養管理の必要性を認めた患者に対して訪問栄養食事指導を行うことが可能な体制を有している。

ツ　地域において，介護保険施設等から協力医療機関となることを求められた場合，その求めに応じて当該介護保険施設等の協力医療機関として定められることが望ましい。

テ　各年度5月から7月の訪問診療を実施した回数が2,100回を超える病院にあっては，次年の1月までに在宅データ提出加算に係る届出を行う。

《従来型の在宅療養支援病院》

(3)　以下の要件のいずれにも該当し，緊急時の連絡体制及び24時間往診できる体制等を確保している。

ア　許可病床数が200床（「基本診療料の施設基準等」**別表第6の2**（p.873）に掲げる地域に所在する保険医療機関にあっては280床）未満の病院である又は当該病院を中心とした半径4km以内に診療所が存在しないものである。なお，半径4km以内に当該病院以外の病院が存在しても差し支えない。

また，当該病院が届出を行った後に半径4km以内に診療所が開設された場合にあっても，当分の間，当該病院を在宅療養支援病院として取り扱うこととして差し支えない。

イ　当該病院において，24時間連絡を受ける担当者をあらかじめ指定するとともに，当該担当者及び当該担当者と直接連絡がとれる連絡先電話番号等，緊急時の注意事項等について，事前に患者又はその看護を行う家族に対し

特施

て説明の上，文書により提供している。この場合において連絡を受ける担当者とは当該病院の24時間連絡を受けることができる部門を指定することで差し支えない。なお，担当者として個人を指定している場合であって，曜日，時間帯ごとに担当者が異なる場合には，それぞれ曜日，時間帯ごとの担当者及び当該担当者と直接連絡がとれる連絡先電話番号等を文書上に明示する。

ウ　当該病院において，患家の求めに応じて，24時間往診が可能な体制を確保し，往診担当医の氏名，担当日等を文書により患家に提供している。ただし，基本診療料の施設基準等の**別表第６の２**に掲げる地域に所在する保険医療機関にあっては，看護師等といる患者に対して情報通信機器を用いた診療を行うことが24時間可能な体制を確保し，担当医及び担当看護師等の氏名，担当日等を文書により患家に提供している場合は，この限りでない。往診担当医，当該情報通信機器を用いた診療を行う担当医及び当該担当看護師等が複数名にわたる場合にあっても，それらの者及び「オ」に規定する訪問看護の担当者との間で患者に関する診療情報が共有されている。

エ　往診を担当する医師は当該保険医療機関の当直体制を担う医師とは別のものである。なお，往診を担当する医師については，緊急時の連絡体制及び24時間往診できる体制を確保していれば，必ずしも当該保険医療機関内に待機していなくても良いものとする。

オ　当該病院において又は訪問看護ステーションの看護師等との連携により，患家の求めに応じて，当該病院の保険医の指示に基づき，24時間訪問看護の提供が可能な体制を確保し，訪問看護の担当者の氏名，担当日等を文書により患家に提供している。訪問看護の担当者が複数名にわたる場合であっても，それらの者及び「ウ」に規定する往診担当医との間で当該患者の診療情報が共有されている。

カ　当該病院において，緊急時に在宅での療養を行っている患者が入院できる病床を常に確保している。

キ　訪問看護ステーションと連携する場合には，当該訪問看護ステーションにおいて緊急時に円滑な対応ができるよう，あらかじめ患家の同意を得て，当該患者の病状，治療計画，直近の診療内容等緊急の対応に必要な診療情報を訪問看護ステーションに文書（電子媒体を含む）により随時提供している。

ク　患者に関する診療記録管理を行うにつき必要な体制が整備されている。

ケ　当該地域において，他の保健医療サービス及び福祉サービスとの連携調整を担当する者と連携している。

コ　年に１回，在宅看取り数等を**別添２**（→Web 版）の**様式11の３**を用いて，地方厚生（支）局長に報告している。

サ　当該保険医療機関において，厚生労働省「人生の最終段階における医療・ケアの決定プロセスに関するガイドライン」等の内容を踏まえ，適切な意思決定支援に係る指針を作成している。

シ　当該病院において，当該病院の管理栄養士により，医師が栄養管理の必要性を認めた患者に対して訪問栄養食事指導を行うことが可能な体制を有している。

ス　地域において，介護保険施設等から協力医療機関となることを求められた場合，その求めに応じて当該介護保険施設等の協力医療機関として定められることが望ましい。

(4)　令和６年３月31日時点で在宅療養支援病院の届出を行っている病院について，(1)のチ，(1)のテ，(2)のチ，(2)のテ及び(3)のシについては，令和７年５月31日までの間に限り基準を満たしているものとする。

２　往診料の加算等の適用

(1)　１の(1)及び(2)に規定する在宅療養支援病院は，往診料の加算等に規定する「病床を有する場合」に該当するものとする。

(2)　往診料の加算等に規定する**在宅緩和ケア充実診療所・病院加算**の施設基準

１の(1)又は(2)に規定する在宅療養支援病院であって，**第９の２の(3)**〔「在宅療養支援診療所」の「２　往診料の加算等の適用」(3)，p.908〕に規定する要件を満たしている。

(3)　往診料の加算等に規定する**在宅療養実績加算１**の施設基準

１の(3)に規定する在宅療養支援病院であって，過去１年間の緊急の往診の実績を10件以上有し，かつ，過去１年間の在宅における看取りの実績を４件以上有している。

(4)　往診料の加算等に規定する**在宅療養実績加算２**の施設基準

１の(3)に規定する在宅療養支援病院であって，**第９の２の(5)**〔「在宅療養支援診療所」の「２　往診料の加算等の適用」(5)，p.908〕に規定する要件を満たしている。

３　在宅患者訪問診療料（Ⅰ）及び在宅患者訪問診療料（Ⅱ）に規定する場合の施設基準

１の(1)から(3)に規定する在宅療養支援病院において次のアに掲げる数をイに掲げる数で除した値が12未満である。なお，アの数が120を超えない場合はこの限りではない。

ア　直近３月に訪問診療を行った回数（**別表第７**に掲げる別に厚生労働大臣の定める疾病等の患者，死亡した者，末期心不全の患者，呼吸器疾患の終末期患者，当該期間中に訪問診療を新たに開始した患者又は終了した患者に行う場合を除く）

イ　直近３月に訪問診療を行った患者の数（**別表第７**に掲げる別に厚生労働大臣の定める疾病等の患者，死亡した者，末期心不全の患者，呼吸器疾患の終末期患者，当該期間中に訪問診療を新たに開始した患者又は終了した患者に行う場合を除く）

【届出に関する事項】 １の(1)の在宅療養支援病院の施設基準に係る届出は，**別添２**（→Web 版）の**様式11の２**及び**様式11の３**を用いる。１の(2)の在宅療養支援病院の施設基準に係る届出は，**別添２**の**様式11の２**，**様式11の３**及び**様式11の４**を用いる。１の(3)の在宅療養支援病院の施設基準に係る届出は，**別添２**の**様式11の２**を用いる。２の(2)の在宅緩和ケア充実診療所・病院加算の施設基準に係る届出は，**別添２**の**様式11の２**及び**様式11の３**を用いる。２の(3)の在宅療養実績加算１及び２の(4)の在宅療養実績加算２の施設基準に係る届出は，**別添２**の**様式11の２**及び**様式11の５**を用いる。

１の２　往診料の注１及び往診料の在宅ターミナルケア加算，在宅患者訪問診療料（Ⅰ）及び在宅患者訪問診療料（Ⅱ）の在宅ターミナルケア加算，在宅時医学総合管理料，施設入居時等医学総合管理料並びに在宅がん医療総合診療料に規定する在宅療養支援診療所又は在宅療養支援病院であって別に厚生労働大臣が定めるもの

第３の６(1)及び(2)に該当する在宅療養支援診療所及び第４の１(1)及び(2)に該当する在宅療養支援病院

１の３　往診料に規定する時間

保険医療機関において専ら診療に従事している一部の時間

１の３の２　往診料に規定する別に厚生労働大臣が定める患者

次のいずれかに該当するものであること。

(1)　往診を行う保険医療機関において過去60日以内に在宅患者訪問診療料（Ⅰ），在宅患者訪問診療料（Ⅱ）又は在宅がん医療総合診療料を算定しているもの

(2) 往診を行う保険医療機関と連携体制を構築している他の保険医療機関において，過去60日以内に在宅患者訪問診療料（Ⅰ），在宅患者訪問診療料（Ⅱ）又は在宅がん医療総合診療料を算定しているもの
(3) 往診を行う保険医療機関の外来において継続的に診療を受けている患者
(4) 往診を行う保険医療機関と平時からの連携体制を構築している介護老人保健施設，介護医療院及び特別養護老人ホームに入所する患者

→　往診料に規定する患者

以下のいずれかに該当する者であって，当該患者又はその家族等患者の看護等に当たる者が，往診を行う医療機関（以下この項において「往診医療機関」という）に対し電話等で直接往診を求め，当該往診医療機関の医師が往診の必要性を認めたもの。

1　往診医療機関において，過去60日間に在宅患者訪問診療料（Ⅰ），在宅患者訪問診療料（Ⅱ）又は在宅がん医療総合診療料を算定しているもの。

2　往診医療機関と連携する保険医療機関（以下この項において「連携医療機関」という）において，過去60日間に在宅患者訪問診療料（Ⅰ），在宅患者訪問診療料（Ⅱ）又は在宅がん医療総合診療料を算定しているもの。ただし，この場合において，連携医療機関は以下のいずれも満たしていること。

(1) 計画的な医学管理の下，主治医として定期的に訪問診療を実施している保険医の所属する保険医療機関であって，往診医療機関と連携体制を構築している。
(2) 当該保険医療機関において，連携する往診医療機関が往診を行う場合に，当該患者の疾患名，患者の状態，治療方針及び急変時の対応方針等（以下この項において「診療情報等」という）を，あらかじめ患者の同意を得た上で往診医療機関がICT等を用いて確認できるように，適切な情報提供を行う体制を有している。
(3) 連携医療機関が患者に対し，当該保険医療機関において往診を行うことが困難な時間帯等に対応を行う他の保険医療機関の名称，電話番号及び担当者の氏名等を文書により提供している。

3　過去180日間に往診医療機関の外来を受診し，再診料，外来診療料，小児科外来診療料（再診時に限る），地域包括診療料，認知症地域包括診療料，小児かかりつけ診療料（再診時に限る）又は外来腫瘍化学療法診療料（再診時に限る）を３回以上算定しているもの。

4　介護老人保健施設，介護医療院及び特別養護老人ホーム（以下この項において「介護保険施設等」という）に入所している患者であって，当該患者又は当該介護保険施設の従事者等が，介護保険施設等の協力医療機関として定められている当該往診医療機関に対し電話等で直接往診を求め，当該往診医療機関の医師が往診の必要性を認めたもの。ただし，この場合において介護保険施設等は以下のいずれかに該当する患者である。

(1) 次のア及びイに該当している。
ア　介護保険施設等において，当該往診医療機関が往診を行う場合に，往診を行う患者の診療情報等を，あらかじめ患者の同意を得た上で，当該介護保険施設から往診医療機関に適切に提供されており，必要に応じて往診医療機関がICTを活用して患者の診療情報等を常に確認可能な体制を有している。
イ　往診を受ける患者が入所している介護保険施設等と当該往診医療機関において，当該入所者の診療情報等の共有を図るため，年３回以上の頻度でカンファレンスを実施している。なお，当該カンファレンスは，ビデオ通話が可能な機器を用いて実施しても差し支えない。
(2) 当該患者が入所している介護保険施設等と当該往診医療機関において，当該入所者の診療情報等の共有を図るため，月１回以上の頻度でカンファレンスを実施している。なお，当該カンファレンスは，ビデオ通話が可能な機器を用いて実施しても差し支えない。

1の3の3　往診料注10に規定する別に厚生労働大臣が定める施設基準

(1) 介護老人保健施設，介護医療院及び特別養護老人ホーム（以下この号において「介護保険施設等」という）において，協力医療機関として定められている保険医療機関であって，当該介護保険施設等から24時間連絡を受ける担当者をあらかじめ指定し，その連絡先を当該介護保険施設等に提供していること。
(2) 当該介護保険施設等と連携体制が確保されていること。
(3) (2)に規定する連携体制を構築していることについて，当該保険医療機関の見やすい場所に掲示していること。
(4) (3)の掲示事項について，原則として，ウェブサイトに掲載していること。

→　介護保険施設等連携往診加算に関する施設基準

(1) 当該保険医療機関単独で以下の要件のいずれにも該当し，緊急時の連絡体制及び往診体制等を確保している。
ア　介護老人保健施設，介護医療院及び特別養護老人ホーム（以下この項において「介護保険施設等」という）から協力医療機関として定められている保険医療機関である。なお，当該保険医療機関は，当該介護保険施設等との間で以下の取り決めを行っていること。
(イ) 当該介護保険施設等の入所者の病状が急変した場合等において，当該保険医療機関の医師又は看護職員が相談対応を行う体制を常時確保している。
(ロ) 当該介護保険施設等の求めがあった場合において，当該保険医療機関が診療を行う体制を常時確保している。
イ　当該保険医療機関において，24時間連絡を受ける担当者をあらかじめ指定するとともに，当該担当者及び当該担当者と直接連絡がとれる連絡先電話番号等，緊急時の注意事項等について，事前に介護保険施設等の管理者等に対して説明の上，提供している。この場合において連絡を受ける担当者とは当該医療機関の24時間連絡を受けることができる部門を指定することで差し支えない。なお，担当者として個人を指定している場合であって，曜日，時間帯ごとに担当者が異なる場合には，それぞれ曜日，時間帯ごとの担当者及び当該担当者と直接連絡がとれる連絡先電話番号等を提供した文書等に明示する。
ウ　当該保険医療機関において，当該介護保険施設等の求めに応じて，24時間往診が可能な体制を確保し，往診担当医の氏名，担当日等を文書により当該介護保険施設等に提供している。

(2) 次のいずれかの要件を満たすもの。
ア　次の(イ)及び(ロ)に該当している。
(イ) 往診を行う患者の診療情報及び急変時の対応方針等をあらかじめ患者の同意を得た上で介護保険施設等の協力医療機関として定められている保険医療機関に適切に提供され，必要に応じて往診を行う医師が所属する保険医療機関がICTを活用して当該診療情報及び急変時の対応方針等を常に確認可能な体制を有している。
(ロ) 往診を行う患者が入所している介護保険施設等と当該介護保険施設等の協力医療機関として定められている医療機関において，当該入所者の診療情報及び急変時の対応方針等の共有を図るため，年３回以上の頻度でカンファレンスを実施している。なお，当該カンファレンスは，ビデオ通話が可能な機器を用いて実施しても差し支えない。
イ　往診を行う患者が入所している介護保険施設等と当該介護保険施設等の協力医療機関として定められている医

療機関において，当該入所者の診療情報及び急変時の対応方針等の共有を図るため，月１回以上の頻度でカンファレンスを実施している。なお，当該カンファレンスは，ビデオ通話が可能な機器を用いて実施しても差し支えない。
(3) 介護保険施設等に協力医療機関として定められており，当該介護保険施設等において療養を行っている患者の病状の急変等に対応すること及び協力医療機関として定められている介護保険施設等の名称について，当該保険医療機関の見やすい場所及びホームページ等に掲示している。
(4) (3)の掲示事項について，原則として，ウェブサイトに掲載している。自ら管理するホームページ等を有しない場合については，この限りではない。

【届出に関する事項】
(1) 介護保険施設連携往診加算の施設基準に関する届出は，**別添２**（→Web 版）の**様式18の３**を用いる。
(2) 令和７年５月31日までの間に限り，１の(4)に該当するものとみなす。

１の４ 往診料の注３ただし書及び注８，在宅患者訪問診療料（Ⅰ）及び在宅患者訪問診療料（Ⅱ）の在宅ターミナルケア加算，在宅時医学総合管理料の注７及び注12，施設入居時等医学総合管理料の注３並びに在宅がん医療総合診療料の注５に規定する別に厚生労働大臣が定める施設基準等

(1) **在宅緩和ケア充実診療所・病院加算の施設基準**
在宅緩和ケアを行うにつき十分な体制が整備され，相当の実績を有していること。
(2) **在宅療養実績加算１の施設基準**
緊急の往診及び在宅における看取りについて，相当の実績を有していること。
(3) **在宅療養実績加算２の施設基準**
イ 緊急の往診及び在宅における看取りについて，相当の実績を有していること。
ロ 当該保険医療機関内に在宅医療を担当する医師であって，緩和ケアに関する適切な研修を受けたものが配置されていること。

１の５ 在宅患者訪問診療料（Ⅰ）及び在宅患者訪問診療料（Ⅱ）に規定する疾病等

別表第７（p.1031）に掲げる疾病等

１の５の２ 在宅患者訪問診療料（Ⅰ）の注12〔在宅患者訪問診療料（Ⅱ）の注６の規定により準用する場合を含む〕に規定する別に厚生労働大臣が定める基準

患者１人当たりの直近３月の訪問診療の回数が一定数未満であること。

１の５の３ 在宅患者訪問診療料（Ⅰ）の注13〔在宅患者訪問診療料（Ⅱ）の注６の規定により準用する場合を含む〕，在宅がん医療総合診療料の注８及び歯科訪問診療料の注20に規定する別に厚生労働大臣が定める施設基準

(1) 療養の給付及び公費負担医療に関する費用の請求に関する命令（昭和51年厚生省令第36号）第１条に規定する電子情報処理組織の使用による請求を行っていること。
(2) 健康保険法第３条第13項に規定する電子資格確認を行う体制を有していること。
(3) 電磁的記録をもって作成された処方箋を発行する体制を有していること。
(4) 電磁的方法により診療情報を共有し，活用する体制を有していること。
(5) 医療ＤＸ推進の体制に関する事項及び質の高い診療を実施するための十分な情報を取得し，及び活用して診療を行うことについて，当該保険医療機関の見やすい場所に掲示していること。
(6) (5)の掲示事項について，原則として，ウェブサイトに掲載していること。

→ 在宅医療DX情報活用加算に関する施設基準
(1) 電子情報処理組織を使用した診療報酬請求を行っている。
(2) 健康保険法第３条第13項に規定する電子資格確認（以下「オンライン資格確認」という）を行う体制を有している。なお，オンライン資格確認の導入に際しては，医療機関等向けポータルサイトにおいて，運用開始日の登録を行う。
(3) 居宅同意取得型のオンライン資格確認等システムの活用により，医師等が患者の診療情報等を取得及び活用できる体制を有している。
(4) 「電子処方箋管理サービスの運用について」（令和４年10月28日付け薬生発1028第１号医政発1028第１号保発1028第１号厚生労働省医薬・生活衛生局長・医政局長・保険局長通知）に基づく電子処方箋により処方箋を発行できる体制を有している。
(5) 国等が提供する電子カルテ情報共有サービスにより取得される診療情報等を活用する体制を有している。
(6) 医療DX推進の体制に関する事項及び質の高い診療を実施するための十分な情報を取得・活用して診療を行うことについて，当該保険医療機関の見やすい場所に掲示している。具体的には次に掲げる事項を掲示している。
ア 医師が居宅同意取得型のオンライン資格確認等システムにより取得した診療情報等を活用して，計画的な医学管理の下に，訪問して診療を実施している保険医療機関である。
イ マイナ保険証の利用を促進する等，医療DXを通じて質の高い医療を提供できるよう取り組んでいる保険医療機関である。
ウ 電子処方箋の発行及び電子カルテ情報共有サービスなどの医療DXにかかる取組を実施している保険医療機関である。
(7) (6)の掲示事項について，原則として，ウェブサイトに掲載している。自ら管理するホームページ等を有しない場合については，この限りではない。

【届出に関する事項】
(1) 在宅DX情報活用加算の施設基準に係る届出は，**別添２**（→Web 版）の**様式11の６**を用いる。
(2) １の(4)については，令和７年３月31日までの間に限り，１の(5)については令和７年９月30日までの間に限り，それぞれの基準を満たしているものとみなす。
(3) 令和７年９月30日までの間に限り，１の(6)のウの事項について，掲示を行っているものとみなす。
(4) １の(7)については，令和７年５月31日までの間に限り，当該基準を満たしているものとみなす。

１の６ 在宅時医学総合管理料及び施設入居時等医学総合管理料の施設基準等

(1) **在宅時医学総合管理料及び施設入居時等医学総合**

管理料の施設基準

イ　当該保険医療機関内に在宅医療の調整担当者が1名以上配置されていること。

ロ　患者に対して医療を提供できる体制が継続的に確保されていること。

(2)　**在宅時医学総合管理料及び施設入居時等医学総合管理料に規定する別に厚生労働大臣が定める状態の患者**

別表第8の2（p.1031）に掲げる患者

(3)　**在宅時医学総合管理料及び施設入居時等医学総合管理料に規定する診療に係る費用**

医科点数表の第2章第1部医学管理等，第2部在宅医療及び第9部処置に掲げる診療に係る費用のうち次に掲げるもの

イ　B000に掲げる特定疾患療養管理料
ロ　B001の4に掲げる小児特定疾患カウンセリング料
ハ　B001の5に掲げる小児科療養指導料
ニ　B001の6に掲げるてんかん指導料
ホ　B001の7に掲げる難病外来指導管理料
ヘ　B001の8に掲げる皮膚科特定疾患指導管理料
ト　B001の18に掲げる小児悪性腫瘍患者指導管理料
チ　B001の27に掲げる糖尿病透析予防指導管理料
リ　B001の37に掲げる慢性腎臓病透析予防指導管理料
ヌ　B001-3に掲げる生活習慣病管理料（Ⅰ）
ル　B001-3-3に掲げる生活習慣病管理料（Ⅱ）
ヲ　C007の注4に規定する衛生材料等提供加算
ワ　C109に掲げる在宅寝たきり患者処置指導管理料
カ　I012-2の注4に規定する衛生材料等提供加算
ヨ　J000に掲げる創傷処置
タ　J001-7に掲げる爪甲除去
レ　J001-8に掲げる穿刺排膿後薬液注入
ソ　J018に掲げる喀痰吸引
ツ　J018-3に掲げる干渉低周波去痰器による喀痰排出
ネ　J043-3に掲げるストーマ処置
ナ　J053に掲げる皮膚科軟膏処置
ラ　J060に掲げる膀胱洗浄
ム　J060-2に掲げる後部尿道洗浄（ウルツマン）
ウ　J063に掲げる留置カテーテル設置
ヰ　J064に掲げる導尿（尿道拡張を要するもの）
ノ　J118に掲げる介達牽引
オ　J118-2に掲げる矯正固定
ク　J118-3に掲げる変形機械矯正術
ヤ　J119に掲げる消炎鎮痛等処置
マ　J119-2に掲げる腰部又は胸部固定帯固定
ケ　J119-3に掲げる低出力レーザー照射
フ　J119-4に掲げる肛門処置
コ　J120に掲げる鼻腔栄養

(4)　**頻回訪問加算に規定する状態等にある患者**

別表第3の1の3（p.1030）に掲げる者

(5)　**在宅時医学総合管理料の注8（施設入居時等医学総合管理料の注5の規定により準用する場合を含む）に規定する基準**

保険医療機関であって，主として往診又は訪問診療を実施する診療所以外の診療所であるものとして，地方厚生局長等に届け出たものであること。

(6)　**在宅時医学総合管理料の注10（施設入居時等医学総合管理料の注5の規定により準用する場合を含む）に規定する別に厚生労働大臣が定める状態の患者**

別表第8の3（p.1031）に掲げる患者

(7)　**在宅時医学総合管理料の注11及び施設入居時等医学総合管理料の注4に規定する別に厚生労働大臣が定める状態の患者**

別表第8の4（p.1031）に掲げる患者

(8)　**在宅時医学総合管理料の注12及び施設入居時等医学総合管理料の注6に規定する施設基準**

情報通信機器を用いた診療を行うにつき十分な体制が整備されていること。

(9)　**在宅時医学総合管理料の注13及び施設入居時等医学総合管理料の注7に規定する施設基準**

在宅患者に係る診療内容に関するデータを継続的かつ適切に提出するために必要な体制が整備されていること。

(10)　**在宅時医学総合管理料の注14（施設入居時等医学総合管理料の注5の規定により準用する場合を含む）に規定する別に厚生労働大臣が定める基準**

当該保険医療機関の訪問診療の回数及び当該保険医療機関と特別の関係にある保険医療機関（令和6年3月31日までに開設した保険医療機関を除く）の訪問診療の回数の合計が一定数を超えないこと。

→1　在宅時医学総合管理料及び施設入居時等医学総合管理料に関する施設基準

(1)　次の要件のいずれをも満たすものである。

ア　介護支援専門員（ケアマネジャー），社会福祉士等の保健医療サービス及び福祉サービスとの連携調整を担当する者を配置している。

イ　在宅医療を担当する常勤医師が勤務し，継続的に訪問診療等を行うことができる体制を確保している。

(2)　他の保健医療サービス及び福祉サービスとの連携調整に努めるとともに，当該保険医療機関は，市町村，在宅介護支援センター等に対する情報提供にも併せて努める。

(3)　地域医師会等の協力・調整等の下，緊急時等の協力体制を整えることが望ましい。

2　在宅時医学総合管理料の「注8」（施設入居時等医学総合管理料の「注5」の規定により準用する場合を含む）に規定する基準

直近1か月に初診，再診，往診又は訪問診療を実施した患者のうち，往診又は訪問診療を実施した患者の割合が9割5分未満の保険医療機関（診療所に限る）である。

3　在宅時医学総合管理料の「注14」（施設入居時等医学総合管理料の「注5」の規定により準用する場合を含む）に規定する基準

直近3月間の当該保険医療機関及び当該保険医療機関と特別の関係にある保険医療機関（令和6年3月31日以前に開設されたものを除く）の訪問診療回数の合算が2,100 回未満である。なお，次の要件をいずれも満たす場合は当該基準に該当するものとする。

(1)　当該保険医療機関において，直近1年間に5つ以上の保険医療機関から，文書による紹介を受けて訪問診療を開始した実績がある。

(2)　当該保険医療機関において，直近1年間の在宅における看取りの実績を20件以上有している又は重症児の十分な診療実績等を有している。なお，ここでいう重症児の十分な診療実績とは，直近3月間において，15歳未満の超重症児及び準超重症児に対する在宅医療の実績（3回以上の定期的な訪問診療を実施し，C002在宅時医学総合管理料又はC002-2施設入居時等医学総合管理料を算定している場合に限る）を10件以上有していることをいう。

(3)　当該保険医療機関において，直近3か月に在宅時医学総合管理料又は施設入居時等医学総合管理料を算定した患者のうち，施設入居時等医学総合管理料を算定した患者の割合が7割以下である。

(4)　当該保険医療機関において，直近3か月に在宅時医学総合管理料又は施設入居時等医学総合管理料を算定した患者のうち，要介護3以上又は「特掲診療料の施設基準等」**別表第8の2**に掲げる別に厚生労働大臣が定める状態の患者の割合が5割以上である。

【届出に関する事項】

(1)　在宅時医学総合管理料及び施設入居時等医学総合管理料の施設基準に係る届出は**別添2**（→Web 版）の**様式19**を用いる。ただし，「2」については，当該基準を満たしていればよく，当該基準を満たしている場合には，改めて地方厚生（支）局長に届出を行う必要はない。

(2)　「3」については，在宅時医学総合管理料の「注14」（施設入居時等医学総合管理料の「注5」の規定により準用する場合を含む）に規定する基準を満たさない場合には，満たさなくなった月の翌月に**別添2**の**様式19の2**を用いて届出を行う。

(3)　令和6年3月31日時点で在宅時医学総合管理料又は施設入居時等医学総合管理料の届出を行っている保険医療機関病院については，同年9月30日までの間に限り，「3」に該当するものとみなす。

→　情報通信機器を用いた診療に関する施設基準

情報通信機器を用いた診療の届出を行っている。

【届出に関する事項】　情報通信機器を用いた診療の届出を行っていればよく，在宅時医学総合管理料の「注12」及び施設入居時等医学総合管理料の「注6」に規定する情報通信機器を用いた診療として特に地方厚生（支）局長に対して，届出を行う必要はない。

→　在宅データ提出加算の施設基準

(1)　外来医療等調査に適切に参加できる体制を有する。また，厚生労働省保険局医療課及び外来医療等調査事務局と電子メール及び電話での連絡可能な担当者を必ず1名指定する。

(2)　外来医療等調査に適切に参加し，調査に準拠したデータを提出する。

(3)　診療記録（過去5年間の**診療録**及び過去3年間の手術記録，看護記録等）の全てが保管・管理されている。

(4)　診療記録の保管・管理につき，厚生労働省「医療情報システムの安全管理に関するガイドライン」に準拠した体制であることが望ましい。

(5)　診療記録の保管・管理のための規定が明文化されている。

(6)　患者についての疾病統計には，ICD大分類程度以上の疾病分類がされている。

(7)　保管・管理された診療記録が疾病別に検索・抽出できる。

2　データ提出に関する事項

(1)　データの提出を希望する保険医療機関は，令和6年5月20日，8月20日，11月20日，令和7年2月20日，5月20日，8月20日，11月20日又は令和8年2月20日までに**別添2**（→Web 版）の**様式7の10**について，地方厚生（支）局医療課長を経由して，厚生労働省保険局医療課長へ届出する。

(2)　(1)の届出を行った保険医療機関は，試行データを厚生労働省が提供するチェックプログラムにより作成し，調査実施説明資料に定められた方法に従って厚生労働省保険局医療課が別途通知する期日までに外来医療等調査事務局へ提出する。

(3)　試行データが適切に提出されていた場合は，データ提出の実績が認められた保険医療機関として，厚生労働省保険局医療課より事務連絡を1の(1)の担当者宛てに電子メールにて発出する。なお，当該連絡のあった保険医療機関においては，この連絡以後，在宅データ提出加算の届出を行うことが可能となる。

【届出に関する事項】　在宅時医学総合管理料の「注13」及び施設入居時等医学総合管理料の「注7」に規定する在宅データ提出加算の施設基準に係る届出については，次のとおり。

(1)　在宅データ提出加算の施設基準に係る届出は**別添2**（→Web 版）の**様式7の11**を用いる。

(2)　各調査年度において，累積して3回のデータ提出の遅延等が認められた場合は，適切なデータ提出が継続的に行われていないことから，3回目の遅延等が認められた日の属する月に速やかに変更の届出を行うこととし，当該変更の届出を行った日の属する月の翌月からは算定できない。

(3)　データ提出を取りやめる場合，**2**(2)の基準を満たさなくなった場合及び(2)に該当した場合については，**別添2**の**様式7の12**を提出する。

(4)　(3)の届出を行い，その後に再度データ提出を行う場合にあっては，**2**(1)の手続きより開始すること。

1の6の2　在宅時医学総合管理料の注15（施設入居時等医学総合管理料の注5の規定により準用する場合を含む），在宅がん医療総合診療料の注9，歯科疾患在宅療養管理料の注7，在宅患者訪問口腔リハビリテーション指導管理料の注8及び小児在宅患者訪問口腔リハビリテーション指導管理料の注8に規定する施設基準

(1)　在宅での療養を行っている患者であって通院が困難なものの診療情報等について，電子情報処理組織を使用する方法その他の情報通信の技術を利用する方法を用いて常時確認できる体制を有し，関係機関と平時からの連携体制を構築していること。

(2)　診療情報等を活用した上で計画的な医学管理を行うにつき十分な体制が整備されていること。

(3)　(1)に規定する連携体制を構築している医療機関であることについて，当該保険医療機関の見やすい場所に掲示していること。

(4)　(3)の掲示事項について，原則として，ウェブサイトに掲載していること。

→　在宅医療情報連携加算及び在宅歯科医療情報連携加算の施設基準

(1)　在宅での療養を行っている患者の診療情報等について，在宅医療情報連携加算又は在宅歯科医療情報連携加算を算定する保険医療機関と連携する他の保険医療機関，介護保険法に定める居宅サービス事業者，地域密着型サービス事業者，居宅介護支援事業者若しくは施設サービス事業者又は障害者の日常生活及び社会生活を総合的に支援するための法律に基づく指定特定相談支援事業者若しくは児童福祉法に基づく指定障害児相談支援事業者等（以下「連携機関」という）とICTを用いて共有し，当該情報について常に確認できる体制を有している医療機関である。

(2)　当該医療機関と患者の診療情報等を共有している連携機関（特別の関係にあるものを除く）の数が，5以上である。

(3)　地域において，連携機関以外の保険医療機関等が，当該ICTを用いた情報を共有する連携体制への参加を希望した場合には連携体制を構築する。ただし，診療情報等の共有について同意していない患者の情報については，この限りでない。

(4)　(1)に規定する連携体制を構築していること及び実際に患者の情報を共有している実績のある連携機関の名称等について，当該保険医療機関の見やすい場所に掲示している。

(5)　(4)の掲示事項について，原則として，ウェブサイトに掲載している。自ら管理するホームページ等を有しない場合については，この限りではない。

【届出に関する事項】

(1)　在宅医療情報連携加算及び在宅歯科医療情報連携加算の施設基準に関する届出は，**別添2**の**様式19の3**を用いること。

(2)　令和7年5月31日までの間に限り，(5)の要件を満たすものとみなす。

2　在宅がん医療総合診療料の施設基準

(1)　在宅がん医療総合診療料の注1に規定する施設基

特施

準
イ　在宅がん医療を提供するにつき必要な体制が整備されていること。
ロ　緊急時の入院体制が整備されていること。
(2)　在宅がん医療総合診療料の注７に規定する施設基準
在宅患者に係る診療内容に関するデータを継続的かつ適切に提出するために必要な体制が整備されていること。

→　在宅がん医療総合診療料に関する施設基準
(1)　在宅療養支援診療所又は在宅療養支援病院に係る施設基準の届出を行っている。
(2)　居宅において療養を行っている末期の悪性腫瘍患者であって通院が困難なものに対して，計画的な医学管理の下に総合的な医療を提供できる。
(3)　患者に対し，定期的に訪問診療及び訪問看護を実施できる体制がある。
(4)　患者の症状急変等により，患者等から求めがあった場合に，常時対応ができる体制がある。
(5)　上記(3)における訪問看護及び(4)については，当該保険医療機関と連携を有する保険医療機関又は訪問看護ステーションと共同して，これに当たっても差し支えない。
【届出に関する事項】
(1)　在宅がん医療総合診療料の施設基準に係る届出は，**別添２**（→Web 版）の**様式20**を用いる。
(2)　当該保険医療機関において主として在宅がん医療総合診療に当たる医師，看護師の氏名を記載する。
(3)　緊急時の連絡・対応方法について患者等への説明文書の例を添付する。
(4)　悪性腫瘍患者の過去１か月間の診療状況について下記の事項を記載する。
ア　入院患者数（延べ患者数）
イ　外来患者数（延べ患者数）
ウ　往診，訪問診療，訪問看護を行った患者の数（延べ患者数）

→　在宅データ提出加算の施設基準及びデータ提出に関する事項
当該加算の要件については，**第15の３の１及び２**と同様である。
【届出に関する事項】　在宅がん医療総合診療料の「注７」に規定する在宅データ提出加算の施設基準に係る届出については，次のとおり。
(1)　在宅データ提出加算の施設基準に係る届出は**別添２**（→Web 版）の**様式７の11**を用いる。
(2)　各調査年度において，累積して３回のデータ提出の遅延等が認められた場合は，適切なデータ提出が継続的に行われていないことから，３回目の遅延等が認められた日の属する月に速やかに変更の届出を行うこととし，当該変更の届出を行った日の属する月の翌月からは算定できない。
(3)　データ提出を取りやめる場合，**第15の３の２の(2)**の基準を満たさなくなった場合及び(2)に該当した場合については，**別添２の様式７の12**を提出する。
(4)　(3)の届出を行い，その後に再度データ提出を行う場合にあっては，**第15の３の２の(1)**の手続きより開始する。

→　在宅医療情報連携加算に関する事項
第15の４に掲げる在宅医療情報連携加算の届出を行っている。
【届出に関する事項】　**第15の４**に掲げる在宅医療情報連携加算の届出を行っていればよく，在宅時がん医療総合診療料の「注９」に規定する在宅医療情報連携加算として特に地方厚生（支）局長に対して，届出を行う必要はない。

２の２　救急搬送診療料の注４に規定する施設基準

重症患者の搬送を行うにつき十分な体制が整備されていること。

→　救急搬送診療料の「注４」に関する施設基準
(1)　当該保険医療機関内に，以下から構成される重症患者搬送チームが設置されている。
ア　集中治療の経験を５年以上有する医師
イ　看護師
ウ　臨床工学技士
(2)　(1)のアに掲げる集中治療の経験を５年以上有する医師は，重症の小児患者を搬送する場合にあっては，小児の特定集中治療の経験を５年以上有することが望ましい。
(3)　(1)のイに掲げる看護師は，集中治療を必要とする患者の看護に従事した経験を５年以上有し，集中治療を必要とする患者の看護に係る適切な研修を修了した専任の看護師であることが望ましい。また，ここでいう「適切な研修」とは，国又は医療関係団体等が主催する600時間以上の研修（修了証が交付されるものに限る）であり，講義及び演習により集中治療を必要とする患者の看護に必要な専門的な知識及び技術を有する看護師の養成を目的とした研修又は保健師助産師看護師法（昭和23年法律第203号）第37条の２第２項第５号に規定する指定研修機関において行われる集中治療を必要とする患者の看護に係る研修である。
(4)　(1)のウに掲げる臨床工学技士は，**A 300**救命救急入院料，**A 301**特定集中治療室管理料，**A 301-2**ハイケアユニット入院医療管理料，**A 301-3**脳卒中ケアユニット入院医療管理料又は**A 301-4**小児特定集中治療室管理料を届け出た病棟を有する保険医療機関で５年以上の経験を有することが望ましい。
(5)　関係学会により認定された施設である。
(6)　日本集中治療医学会から示されている指針等に基づき，重症患者搬送が適切に実施されている。
(7)　(1)に掲げるチームにより，重症患者搬送に関わる職員を対象として，重症患者搬送に関する研修を年２回以上実施する。
【届出に関する事項】　重症患者搬送加算の施設基準に関する届出は，**別添２**（→Web 版）の**様式20の１の２**を用いる。

２の３　救急患者連携搬送料に規定する施設基準

(1)　救急搬送について，相当の実績を有していること。
(2)　救急患者の転院体制について，連携する他の保険医療機関等との間であらかじめ協議を行っていること。
(3)　連携する他の保険医療機関へ搬送を行った患者の状態について，転院搬送先の保険医療機関から診療情報の提供が可能な体制が整備されていること。
(4)　連携する他の保険医療機関へ搬送した患者の病状の急変に備えた緊急の診療提供体制を確保していること。

→　救急患者連携搬送料に関する施設基準
(1)　救急用の自動車又は救急医療用ヘリコプターによる救急搬送件数が，年間で2,000件以上である。
(2)　受入先の候補となる他の保険医療機関において受入が可能な疾患や病態について，当該保険医療機関が地域のメディカルコントロール協議会等と協議を行った上で，候補となる保険医療機関のリストを作成している。
(3)　搬送を行った患者の診療についての転院搬送先からの相談に応じる体制及び搬送を行った患者が急変した場合等に必要に応じて再度当該患者を受け入れる体制を有する。
(4)　毎年８月において，救急外来等における初期診療を実施した患者の他の保険医療機関への搬送の状況について**別添２の様式20の１の３**により報告する。
【届出に関する事項】　救急患者連携搬送料の施設基準に関する届出は，**別添２**（→Web 版）の**様式20の１の３**を用いる。

３　削除

４　在宅患者訪問看護・指導料及び同一建物居住者訪問看護・指導料の施設基準等

(1)　在宅患者訪問看護・指導料の注１及び同一建物居住者訪問看護・指導料の注１に規定する疾病等
イ　別表第７（p.1031）に掲げる疾病等
ロ　別表第８（p.1031）に掲げる状態等

(2)　在宅患者訪問看護・指導料の注２及び同一建物居住者訪問看護・指導料の注２に規定する施設基準
緩和ケア，褥瘡ケア又は人工肛門ケア及び人工膀胱ケアに係る専門の研修を受けた看護師が配置されていること。

(3)　在宅患者訪問看護・指導料の注５（同一建物居住者訪問看護・指導料の注６の規定により準用する場合を含む）に規定する長時間の訪問を要する者及び厚生労働大臣が定める者
イ　長時間の訪問を要する者
①　15歳未満の小児であって，超重症児（者）入院診療加算・準超重症児（者）入院診療加算の注１に規定する超重症の状態又は超重症児（者）入院診療加算・準超重症児（者）入院診療加算の注２に規定する準超重症の状態にあるもの
②　別表第８（p.1031）に掲げる者
③　医師が，診療に基づき，患者の急性増悪等により一時的に頻回の訪問看護・指導を行う必要を認めた者
ロ　厚生労働大臣が定める者
①　15歳未満の小児であって，超重症児（者）入院診療加算・準超重症児（者）入院診療加算の注１に規定する超重症の状態又は超重症児（者）入院診療加算・準超重症児（者）入院診療加算の注２に規定する準超重症の状態にあるもの
②　15歳未満の小児であって，別表第８（p.1031）に掲げる者

(4)　在宅患者訪問看護・指導料の注11（同一建物居住者訪問看護・指導料の注６の規定により準用する場合を含む）に規定する状態等にある患者
別表第８（p.1031）に掲げる者

(5)　在宅患者訪問看護・指導料の注11（同一建物居住者訪問看護・指導料の注６の規定により準用する場合を含む）に規定する状態等にある患者のうち重症度等の高いもの
別表第８第１号（p.1031）に掲げる者

(6)　在宅患者訪問看護・指導料の注６（同一建物居住者訪問看護・指導料の注６の規定により準用する場合を含む）に規定する厚生労働大臣が定める者
イ　超重症児又は準超重症児
ロ　別表第７に掲げる疾病等の者
ハ　別表第８に掲げる者

４の２　在宅患者訪問看護・指導料の注７及び同一建物居住者訪問看護・指導料の注４に規定する複数名訪問看護・指導加算に係る厚生労働大臣が定める者及び厚生労働大臣が定める場合

(1)　厚生労働大臣が定める者
１人の保健師，助産師，看護師又は准看護師（以下「看護師等」という）による訪問看護・指導が困難な者であって，次のいずれかに該当するもの
イ　別表第７（p.1031）に掲げる疾病等の患者
ロ　別表第８（p.1031）に掲げる者
ハ　医師が，診療に基づき，患者の急性増悪等により一時的に頻回の訪問看護・指導を行う必要を認めた患者
ニ　暴力行為，著しい迷惑行為，器物破損行為等が認められる患者
ホ　患者の身体的理由により１人の看護師等による訪問看護・指導が困難と認められる者（在宅患者訪問看護・指導料の注７のハ及び同一建物居住者訪問看護・指導料の注４のハに規定する場合に限る）
ヘ　その他患者の状況等から判断して，イからホまでのいずれかに準ずると認められる者（在宅患者訪問看護・指導料の注７のハ及び同一建物居住者訪問看護・指導料の注４のハに規定する場合に限る）

(2)　厚生労働大臣が定める場合
イ　別表第７（p.1031）に掲げる疾病等の患者に対して訪問看護・指導を行う場合
ロ　別表第８（p.1031）に掲げる者に対して訪問看護・指導を行う場合
ハ　医師が，診療に基づき，患者の急性増悪等により一時的に頻回の訪問看護・指導を行う必要を認めた患者に対して訪問看護・指導を行う場合

４の３　在宅患者訪問看護・指導料の注１，同一建物居住者訪問看護・指導料の注１及び訪問看護指示料の注２に規定する者

気管カニューレを使用している状態にある者又は真皮を越える褥瘡の状態にある者

４の３の２　在宅患者訪問看護・指導料の注13（同一建物居住者訪問看護・指導料の注６の規定により準用する場合を含む）に規定する厚生労働大臣が定める者

口腔内の喀痰吸引，鼻腔内の喀痰吸引，気管カニューレ内部の喀痰吸引，胃瘻若しくは腸瘻による経管栄養又は経鼻経管栄養を必要とする者

４の３の３　在宅患者訪問看護・指導料の注14及び注18（同一建物居住者訪問看護・指導料の注６の規定により準用する場合を含む）に規定する厚生労働大臣が定める地域

(1)　離島振興法（昭和28年法律第72号）第２条第１項の規定により離島振興対策実施地域として指定された離島の地域
(2)　奄美群島振興開発特別措置法（昭和29年法律第189号）第１条に規定する奄美群島の地域
(3)　山村振興法（昭和40年法律第64号）第７条第１項の規定により振興山村として指定された山村の地域
(4)　小笠原諸島振興開発特別措置法（昭和44年法律第79号）第４条第１項に規定する小笠原諸島の地域
(5)　過疎地域の持続的発展の支援に関する特別措置法（令和３年法律第19号）第２条第１項に規定する過疎地域
(6)　沖縄振興特別措置法（平成14年法律第14号）第３条第３号に規定する離島

4の3の4　在宅患者訪問看護・指導料の注15（同一建物居住者訪問看護・指導料の注６の規定により準用する場合を含む）に規定する訪問看護・指導体制充実加算の施設基準

訪問看護・指導について，十分な体制が整備され，相当の実績を有していること。〔関連通知は p.925〕

4の3の5　在宅患者訪問看護・指導料の注16（同一建物居住者訪問看護・指導料の注６の規定により準用する場合を含む）に規定する専門管理加算の施設基準

次のいずれかに該当するものであること。
(1)　緩和ケア，褥瘡ケア又は人工肛門ケア及び人工膀胱ケアに係る専門の研修を受けた看護師が配置されていること。
(2)　保健師助産師看護師法（昭和23年法律第203号）第37条の２第２項第５号に規定する指定研修機関において，同項第１号に規定する特定行為のうち訪問看護において専門の管理を必要とするものに係る研修を修了した看護師が配置されていること。

4の3の6　在宅患者訪問看護・指導料の注17（同一建物居住者訪問看護・指導料の注６の規定により準用する場合を含む）に規定する別に厚生労働大臣が定める施設基準

(1)　療養の給付及び公費負担医療に関する費用の請求に関する命令第１条に規定する電子情報処理組織の使用による請求を行っていること。
(2)　健康保険法第３条第13項に規定する電子資格確認を行う体制を有していること。
(3)　医療ＤＸ推進の体制に関する事項及び質の高い訪問看護･指導を実施するための十分な情報を取得し，及び活用して訪問看護・指導を行うことについて，当該保険医療機関の見やすい場所に掲示していること。
(4)　(3)の掲示事項について，原則として，ウェブサイトに掲載していること。

4の3の7　在宅患者訪問看護・指導料の注18（同一建物居住者訪問看護・指導料の注６の規定により準用する場合を含む）に規定する遠隔死亡診断補助加算の施設基準

情報通信機器を用いた在宅での看取りに係る研修を受けた看護師が配置されていること。

→1　在宅患者訪問看護・指導料の「注２」及び同一建物居住者訪問看護・指導料の「注２」に関する施設基準

当該保険医療機関において，緩和ケア，褥瘡ケア又は人工肛門ケア及び人工膀胱ケアを行うにつき，専門の研修を受けた看護師が配置されている。

なお，ここでいう緩和ケア，褥瘡ケア又は人工肛門ケア及び人工膀胱ケアに係る専門の研修とは，それぞれ，次に該当するものをいう。

(1)　緩和ケアに係る専門の研修
ア　国又は医療関係団体等が主催する研修である（600時間以上の研修期間で，修了証が交付されるものに限る）。
イ　緩和ケアのための専門的な知識・技術を有する看護師の養成を目的とした研修である。
ウ　講義及び演習により，次の内容を含むものである。
(イ)　ホスピスケア・疼痛緩和ケア総論及び制度等の概要
(ロ)　悪性腫瘍又は後天性免疫不全症候群のプロセスとその治療
(ハ)　悪性腫瘍又は後天性免疫不全症候群患者の心理過程
(ニ)　緩和ケアのためのアセスメント並びに症状緩和のための支援方法
(ホ)　セルフケアへの支援及び家族支援の方法
(ヘ)　ホスピス及び疼痛緩和のための組織的取組とチームアプローチ
(ト)　ホスピスケア・緩和ケアにおけるリーダーシップとストレスマネジメント
(チ)　コンサルテーション方法
(リ)　ケアの質を保つためのデータ収集・分析等について
(ヌ)　実習により，事例に基づくアセスメントとホスピスケア・緩和ケアの実践
(2)　褥瘡ケアに係る専門の研修
ア　国又は医療関係団体等が主催する研修であって，褥瘡管理者として業務を実施する上で必要な褥瘡等の創傷ケア知識・技術を習得することができる600時間以上の研修（修了証が交付されるものに限る）又は保健師助産師看護師法第37条の２第２項第５号に規定する指定研修機関において行われる褥瘡等の創傷ケアに係る研修
イ　講義及び演習等により，褥瘡予防管理のためのリスクアセスメント並びにケアに関する知識・技術の習得，コンサルテーション方法，質保証の方法等を具体例に基づいて実施する研修
(3)　人工肛門ケア及び人工膀胱ケアに係る専門の研修
ア　国又は医療関係団体等が主催する研修であって，必要な人工肛門及び人工膀胱のケアに関する知識・技術が習得できる600時間以上の研修（修了証が交付されるものに限る）
イ　講義及び演習等により，人工肛門及び人工膀胱管理のための皮膚障害に関するアセスメント並びにケアに関する知識・技術の習得，コンサルテーション方法，質保証の方法等を具体例に基づいて実施する研修

2　在宅患者訪問看護・指導料の「注15」（同一建物居住者訪問看護・指導料の「注６」の規定により準用する場合を含む）に規定する訪問看護・指導体制充実加算に関する施設基準

(1)　当該保険医療機関において，又は別の保険医療機関若しくは訪問看護ステーションの看護師等との連携により，患家の求めに応じて，当該保険医療機関の保険医の指示に基づき，24時間訪問看護の提供が可能な体制を確保し，訪問看護を担当する保険医療機関又は訪問看護ステーションの名称，担当日等を文書により患家に提供している。
(2)　次に掲げる項目のうち少なくとも２つを満たしている。ただし，許可病床数が400床以上の病院にあっては，アを含めた２項目以上を満たしている。
ア　在宅患者訪問看護・指導料３又は同一建物居住者訪問看護・指導料３の前年度の算定回数が計５回以上である。
イ　在宅患者訪問看護・指導料の「注６」（同一建物居住者訪問看護・指導料の「注６」の規定により準用する場合を含む）に掲げる乳幼児加算の前年度の算定回数が計25回以上である。
ウ　特掲診療料の施設基準等**別表第７**に掲げる疾病等の患者について，在宅患者訪問看護・指導料又は同一建物居住者訪問看護・指導料の前年度の算定回数が計25回以上である。
エ　在宅患者訪問看護・指導料の「注10」（同一建物居住者訪問看護・指導料の「注６」の規定により準用する場合を含む）に掲げる在宅ターミナルケア加算の前年度の算

定回数が計４回以上である。
オ 退院時共同指導料１又は２の前年度の算定回数が計25回以上である。
カ 開放型病院共同指導料（Ⅰ）又は（Ⅱ）の前年度の算定回数が計40回以上である。

３ 在宅患者訪問看護・指導料の「注16」（同一建物居住者訪問看護・指導料の「注６」の規定により準用する場合を含む）に規定する専門管理加算に関する施設基準

次のいずれかに該当する保険医療機関である。
(1) 緩和ケア，褥瘡ケア又は人工肛門ケア及び人工膀胱ケアに係る専門の研修を受けた看護師が配置されている。なお，ここでいう緩和ケアに係る専門の研修とはアの要件を，褥瘡ケアに係る専門の研修とはイの要件を，人工肛門ケア及び人工膀胱ケアに係る専門の研修とはウの要件を満たすものである。
ア 緩和ケアに係る専門の研修
１の(1)のアからウまでを満たすものである。
イ 褥瘡ケアに係る専門の研修
次のいずれの要件も満たすものである。
(イ) 国又は医療関係団体等が主催する研修であって，褥瘡管理者として業務を実施する上で必要な褥瘡等の創傷ケア知識・技術を習得することができる600時間以上の研修（修了証が交付されるものに限る）
(ロ) 講義及び演習等により，褥瘡予防管理のためのリスクアセスメント並びにケアに関する知識・技術の習得，コンサルテーション方法，質保証の方法等を具体例に基づいて実施する研修
ウ 人工肛門ケア及び人工膀胱ケアに係る専門の研修
１の(3)のア及びイを満たすものである。
(2) 保健師助産師看護師法第37条の２第２項第５号に規定する指定研修機関において，同項第１号に規定する特定行為のうち訪問看護において専門の管理を必要とするものに係る研修を修了した看護師が配置されている。なお，特定行為のうち訪問看護において専門の管理を必要とするものとは，以下のアからキまでに掲げるものをいう。
ア 気管カニューレの交換
イ 胃ろうカテーテル若しくは腸ろうカテーテル又は胃ろうボタンの交換
ウ 膀胱ろうカテーテルの交換
エ 褥瘡又は慢性創傷の治療における血流のない壊死組織の除去
オ 創傷に対する陰圧閉鎖療法
カ 持続点滴中の高カロリー輸液の投与量の調整
キ 脱水症状に対する輸液による補正

４ 在宅患者訪問看護・指導料の「注17」（同一建物居住者訪問看護・指導料の「注６」の規定により準用する場合を含む）に規定する訪問看護医療DX情報活用加算に関する施設基準

(1) 電子情報処理組織を使用した診療報酬請求を行っている。
(2) オンライン資格確認を行う体制を有している。なお，オンライン資格確認の導入に際しては，医療機関等向け総合ポータルサイトにおいて，運用開始日の登録を行う。
(3) 居宅同意取得型のオンライン資格確認等システムの活用により，看護師等が患者の診療情報等を取得及び活用できる体制を有している。
(4) 医療DX推進の体制に関する事項及び質の高い訪問看護を実施するための十分な情報を取得・活用して訪問看護を行うことについて，当該保険医療機関の見やすい場所に掲示している。具体的には，次に掲げる事項を掲示している。
ア 看護師等が居宅同意取得型のオンライン資格確認等システムにより取得した診療情報等を活用して訪問看護・指導を実施している保険医療機関であること。
イ マイナ保険証の利用を促進する等，医療DXを通じて質の高い医療を提供できるよう取組を実施している保険医療機関であること。
(5) (4)の掲示事項について，原則として，ウェブサイトに掲載している。自ら管理するホームページ等を有しない場合については，この限りではない。

５ 在宅患者訪問看護・指導料の「注18」（同一建物居住者訪問看護・指導料の「注６」の規定により準用する場合を含む）に規定する遠隔死亡診断補助加算に関する施設基準

当該保険医療機関において，情報通信機器を用いて主治医の死亡診断の補助を行うにつき，情報通信機器を用いた在宅での看取りに係る研修を受けた看護師が配置されている。
なお，情報通信機器を用いた在宅での看取りに係る研修とは，厚生労働省「情報通信機器（ICT）を利用した死亡診断等ガイドライン」に基づく「法医学等に関する一定の教育」である。

【届出に関する事項】

(1) １の在宅患者訪問看護・指導料の「注２」及び同一建物居住者訪問看護・指導料の「注２」に係る届出は，**別添２**（→Web 版）の**様式20の２の２**を用いる。２の在宅患者訪問看護・指導料の「注15」（同一建物居住者訪問看護・指導料の「注６」の規定により準用する場合を含む）に規定する訪問看護・指導体制充実加算に係る届出は，**別添２の様式20の３**を用いる。３の在宅患者訪問看護・指導料の「注16」（同一建物居住者訪問看護・指導料の「注６」の規定により準用する場合を含む）に規定する専門管理加算に係る届出は，**別添２の様式20の３の３**を用いる。４の在宅患者訪問看護・指導料の「注17」（同一建物居住者訪問看護・指導料の「注６」の規定により準用する場合を含む）に規定する訪問看護医療DX情報活用加算に係る届出は，**別添２の様式20の３の４**を用いる。５の在宅患者訪問看護・指導料の「注18」（同一建物居住者訪問看護・指導料の「注６」の規定により準用する場合を含む）に規定する遠隔死亡診断補助加算に係る届出は，**別添２の様式20の３の５**を用いる。
(2) 令和７年９月30日までの間に限り，４の(4)のイの事項について，掲示を行っているものとみなす。
(3) ４の(5)については，令和７年５月31日までの間に限り，当該基準を満たしているものとみなす。

４の４ 介護職員等喀痰吸引等指示料に規定する別に厚生労働大臣が定める者

(1) 介護保険法（平成９年法律第123号）第42条第１項第２号及び第３号の規定による特例居宅介護サービス費の支給に係る同法第８条第２項に規定する訪問介護，同条第３項に規定する訪問入浴介護，同条第７項に規定する通所介護，同条第９項に規定する短期入所生活介護（医師が置かれていない場合に限る）又は同条第11項に規定する特定施設入居者生活介護を行う者
(2) 介護保険法第42条の３第１項第２号の規定による特例地域密着型介護サービス費の支給に係る地域密着型サービス（地域密着型介護老人福祉施設入所者生活介護を除く）を行う者
(3) 介護保険法第53条第１項に規定する指定介護予防サービス事業者〔同法第８条の２第２項に規定する介護予防訪問入浴介護又は同条第９項に規定する介護予防特定施設入居者生活介護（以下「介護予防訪問入浴介護等」という）に係る指定を受けている者に限る〕
(4) 介護保険法第54条第１項第２号及び第３号の規定による特例介護予防サービス費の支給に係る介護予防訪問入浴介護等又は同法第８条の２第７項に規定する介護予防短期入所生活介護（医師が置かれていない場合に限る）を行う者
(5) 介護保険法第54条の２第１項に規定する指定地域密着型介護予防サービス事業者
(6) 介護保険法第54条の３第１項第２号の規定による

特例地域密着型介護予防サービス費の支給に係る地域密着型介護予防サービスを行う者

(7) 介護保険法第115条の45第1項第1号イに規定する第1号訪問事業若しくは同号ロに規定する第1号通所事業を行う者

(8) 障害者の日常生活及び社会生活を総合的に支援するための法律に基づく指定障害福祉サービスの事業等の人員，設備及び運営に関する基準（平成18年厚生労働省令第171号）第4条第1項に規定する指定居宅介護の事業，同条第2項に規定する重度訪問介護に係る指定障害福祉サービスの事業，同条第3項に規定する同行援護に係る指定障害福祉サービスの事業又は同条第4項に規定する行動援護に係る指定障害福祉サービスの事業を行う者，同令第43条の2に規定する共生型居宅介護の事業を行う者，同令第43条の3に規定する共生型重度訪問介護の事業を行う者，同令第44条第1項に規定する基準該当居宅介護事業者，同令第48条第2項の重度訪問介護，同行援護及び行動援護に係る基準該当障害福祉サービスの事業を行う者，同令第78条第1項に規定する指定生活介護事業者，同令第93条の2に規定する共生型生活介護の事業を行う者，同令第94条第1項に規定する基準該当生活介護事業者，同令第118条第1項に規定する指定短期入所事業者（医療機関が行う場合及び医師を置くこととされている場合を除く），同令第125条の2に規定する共生型短期入所の事業を行う者，同令第125条の5に規定する基準該当短期入所事業者（医療機関が行う場合及び医師を置くこととされている場合を除く），同令第127条第1項に規定する指定重度障害者等包括支援事業者，同令第156条第1項に規定する指定自立訓練（機能訓練）事業者，同令第162条の2に規定する共生型自立訓練（機能訓練）の事業を行う者，同令第163条に規定する基準該当自立訓練（機能訓練）事業者，同令第166条第1項に規定する指定自立訓練（生活訓練）事業者，同令第171条の2に規定する共生型自立訓練（生活訓練）の事業を行う者，同令第172条第1項に規定する基準該当自立訓練（生活訓練）事業者，同令第175条第1項に規定する指定就労移行支援事業者，同令第186条第1項に規定する指定就労継続支援A型事業者，同令第201条第1項に規定する指定就労継続支援B型事業者，同令第203条第1項に規定する基準該当就労継続支援B型事業者，同令第208条に規定する指定共同生活援助事業者，同令第213条の2に規定する日中サービス支援型指定共同生活援助事業者及び同令第213条の14に規定する外部サービス利用型指定共同生活援助事業者

(9) 児童福祉法に基づく指定通所支援の事業等の人員，設備及び運営に関する基準（平成24年厚生労働省令第15号）第4条に規定する指定児童発達支援の事業を行う者〔当該事業を行う事業所が児童福祉法（昭和22年法律第164号）第43条に規定する児童発達支援センター又は主として重症心身障害児（同法第7条第2項に規定する重症心身障害児をいう。以下同じ）を通わせるものである場合を除く〕，同令第54条の2に規定する共生型児童発達支援の事業を行う者，同令第54条の6に規定する基準該当児童発達支援事業者，同令第65条に規定する指定放課後等デイサービスの事業を行う者（当該事業を行う事業所が主として重症心身障害児を通わせるものである場合を除く），同令第71条の2に規定する共生型放課後等デイサービスの事業を行う者及び同令第71条の3に規定する基準該当放課後等デイサービス事業者

(10) 障害者の日常生活及び社会生活を総合的に支援するための法律（平成17年法律第123号。以下「障害者総合支援法」という）第5条第27項に規定する移動支援事業を行う者，同条第28項に規定する地域活動支援センターを経営する事業を行う者，同条第29項に規定する福祉ホームを経営する事業を行う者並びに障害者総合支援法第77条及び第78条に規定する地域生活支援事業を行う者（障害者総合支援法第5条第27項に規定する移動支援事業を行う者，同条第28項に規定する地域活動支援センターを経営する事業を行う者及び同条第29項に規定する福祉ホームを経営する事業を行う者を除く）

(11) 学校教育法（昭和22年法律第26号）第1条に規定する学校〔社会福祉士及び介護福祉士法（昭和62年法律第30号）附則第27条第1項の登録を受けた登録特定行為事業者に限る〕

5　在宅患者訪問栄養食事指導料に規定する別に厚生労働大臣が定める患者

疾病治療の直接手段として，医師の発行する食事箋に基づき提供された適切な栄養量及び内容を有する**別表第3**（p.1029）に掲げる特別食を必要とする患者，がん患者，摂食機能若しくは嚥下機能が低下した患者又は低栄養状態にある患者

5の2　在宅療養後方支援病院の施設基準等

(1) 在宅療養後方支援病院の施設基準

イ　許可病床数が200床〔基本診療料の施設基準等**別表第6の2**（p.873）に掲げる地域に所在する保険医療機関にあっては160床〕以上の保険医療機関である病院であること。

ロ　在宅療養後方支援を行うにつき十分な体制が整備されていること。

ハ　介護老人保健施設，介護医療院及び特別養護老人ホームとの協力が可能な体制をとっていること。

(2) 在宅患者共同診療料に規定する別に厚生労働大臣が定める疾病等

基本診療料の施設基準等**別表第13**（p.877）に掲げる疾病等

→ 在宅療養後方支援病院の施設基準

(1) 許可病床数が200床〔「基本診療料の施設基準等」**別表第6の2**（p.873）に掲げる地域に所在する保険医療機関にあっては160床〕以上の病院である。

(2) 在宅医療を提供する医療機関（以下「連携医療機関」という）と連携している。その際，当該病院において，24時間連絡を受ける担当者をあらかじめ指定し，その連絡先を文書で連携医療機関に対して提供している。

(3) 連携医療機関の求めに応じて入院希望患者（連携医療機関が在宅医療を行っており，緊急時に当該病院への入院を希望するものとして，あらかじめ**別添2**（→Web 版）の**様式20の6**又はこれに準じた様式の文書を用いて当該病院に届け出た患者をいう）の診療が24時間可能な体制を確保し，当該体制についてあらかじめ入院希望患者に説明を行っている（連携医療機関を通じて説明を行ってもよい）。なお，入院希望患者が届け出た文書については，連携医療機関及び入院希望患者にそれぞれ写しを交付するとともに，当該医療機関において保管しておくこととし，届出内容に変更があった場合については，適宜更新する。

また，入院希望患者の届出は1病院につき1患者を想定したものであり，1人の患者が複数の医療機関に当該届出

特施

を行うことは想定されないため，当該届出を受理する際は患者が他に当該届出を行っている病院がないか，十分に連携医療機関及び患者に確認する。

(4) 当該病院において，入院希望患者に緊急入院の必要が生じた場合に入院できる病床を常に確保している。入院希望患者に緊急入院の必要が生じたにもかかわらず，やむを得ず当該病院に入院させることができなかった場合は，当該病院が他に入院可能な病院を探し，入院希望患者を紹介する。

(5) 連携医療機関との間で，3月に1回以上患者の診療情報の交換をしている。なお，その際，**B009**診療情報提供料（Ⅰ）は算定できない。また，当該診療情報は，詳細な診療内容が記載されている必要はないが，現時点において患者が引き続き当該病院に緊急時に入院することを希望しているか等，(3)の届出内容の変更の有無及び期間中の特記すべき出来事の有無（ある場合はその内容）が記載されている必要がある。なお，ファクシミリや電子メール等を用いた情報交換でも差し支えないが，記録の残らない電話等は認められない。

(6) (5)に規定する診療情報等に基づき，当該病院の入院希望患者の最新の一覧表を作成している。

(7) 年に1回，在宅療養患者の受入状況等を**別添2**の**様式20の5**を用いて，地方厚生（支）局長に報告している。

【届出に関する事項】 在宅療養後方支援病院の施設基準に係る届出は，**別添2**（→Web 版）の**様式20の4**及び**様式20の5**を用いる。

5の3 在宅患者訪問褥瘡管理指導料の施設基準

(1) 医師，看護師及び管理栄養士からなる在宅褥瘡対策チームを構成していること。
(2) 在宅褥瘡対策チームに，在宅褥瘡管理者を配置すること。
(3) 在宅における重症化予防等のための褥瘡管理対策を行うにつきふさわしい体制が整備されていること。

→ 在宅患者訪問褥瘡管理指導料に関する施設基準

(1) 当該保険医療機関に以下の3名から構成される在宅褥瘡対策チームが設置されている。
ア 常勤の医師
イ 保健師，助産師，看護師又は准看護師
ウ 管理栄養士

当該保険医療機関の医師と管理栄養士又は当該保険医療機関以外（公益社団法人日本栄養士会若しくは都道府県栄養士会が設置し，運営する「栄養ケア・ステーション」又は他の保険医療機関に限る）の管理栄養士が，当該患者に対して継続的に訪問看護を行う訪問看護ステーションの看護師と連携して在宅褥瘡対策を行う場合及び他の保険医療機関等の看護師（准看護師を除く）を(2)に掲げる褥瘡管理者とする場合に限り，当該看護師を在宅褥瘡対策チームの構成員とすることができる。なお，必要に応じて，理学療法士，薬剤師等が配置されていることが望ましい。

(2) 在宅褥瘡対策チームのア又はイ（准看護師を除く）のいずれか1名以上については，以下のいずれの要件も満たす在宅褥瘡管理者である。
ア 5年以上医師又は看護師として医療に従事し，褥瘡対策について1年以上の経験を有する者
イ 在宅褥瘡ケアに係る所定の研修を修了している者

ただし，当該保険医療機関に在宅褥瘡管理者の要件を満たす者がいない場合にあっては，**C005**在宅患者訪問看護・指導料及び「訪問看護療養費に係る指定訪問看護の費用の額の算定方法（平成20年厚生労働省告示第67号）」の「01」訪問看護基本療養費の「注2」に規定される他の保険医療機関等の褥瘡ケアに係る専門の研修を修了した看護師を在宅褥瘡管理者とすることができる。

(3) (2)のイにおける在宅褥瘡ケアに係る所定の研修とは，学会等が実施する在宅褥瘡管理のための専門的な知識，技術を有する医師，看護師等の養成を目的とした6時間以上を要する講義及び褥瘡予防・管理ガイドラインに準拠した予防，治療，ケアの実施に関する症例報告5事例以上の演習を含む研修であり，当該学会等より修了証が交付される研修である。

なお，当該学会等においては，症例報告について適切な予防対策・治療であったことを審査する体制が整備されている。また，当該研修の講義に係る内容については，次の内容を含むものである。
ア 管理の基本
イ 褥瘡の概要
ウ 褥瘡の予防方法
エ 褥瘡の治療
オ 発生後の褥瘡ケア
カ 在宅褥瘡医療の推進

また，(2)の在宅褥瘡管理者について，**C005**在宅患者訪問看護・指導料及び「訪問看護療養費に係る指定訪問看護の費用の額の算定方法」の「01」訪問看護基本療養費の「注2」に規定される褥瘡ケアに係る専門の研修を修了した看護師については，当該研修を修了したものとみなすものである。

【届出に関する事項】 在宅患者訪問褥瘡管理指導料の施設基準に係る届出は，**別添2**（→Web 版）の**様式20の7**を用いる。なお，当該管理指導料の届出については実績を要しない。また，毎年8月において，前年における実績を**別添2**の**様式20の8**により届け出る。

5の4 在宅療養指導管理料に規定する別に厚生労働大臣の定める患者

15歳未満の者であって人工呼吸器を使用している状態のもの又は15歳以上の者であって人工呼吸器を使用している状態が15歳未満から継続しているもの（体重が20kg未満である場合に限る）

6 在宅自己注射指導管理料，間歇注入シリンジポンプ加算，持続血糖測定器加算及び注入器用注射針加算に規定する注射薬

別表第9（p.1031）に掲げる注射薬

6の2 在宅自己注射指導管理料の注5に規定する施設基準

情報通信機器を用いた診療を行うにつき十分な体制が整備されていること。

→ 在宅自己注射指導管理料の「注5」に関する施設基準

情報通信機器を用いた診療の届出を行っている。

【届出に関する事項】 在宅自己注射指導管理料の「注5」に関する施設基準については，情報通信機器を用いた診療の届出を行っていればよく，在宅自己注射指導管理料の「注5」として特に地方厚生（支）局長に対して，届出を行う必要はない。

6の2の2 在宅妊娠糖尿病患者指導管理料1及び血糖自己測定器加算に規定する厚生労働大臣が定める者

妊娠中の糖尿病患者又は妊娠糖尿病の患者であって周産期における合併症の危険性が高い者（血糖の自己測定を必要としたものに限る）

6の3　在宅血液透析指導管理料の施設基準

在宅血液透析に係る医療を提供するにつき必要な体制が整備されていること。

→　在宅血液透析指導管理料の施設基準

(1)　在宅血液透析指導管理を実施する保険医療機関は専用透析室及び人工腎臓装置を備えなければならない。

(2)　当該保険医療機関又は別の保険医療機関との連携により，患者が当該管理料に係る疾患について緊急に入院を要する状態となった場合に入院できる病床を確保している。

(3)　患者が血液透析を行う時間においては緊急時に患者からの連絡を受けられる体制をとっている。

【届出に関する事項】　在宅血液透析指導管理料の施設基準に係る届出は**別添2**（→Web 版）の**様式20の2**を用いる。

6の3の2　在宅酸素療法指導管理料の遠隔モニタリング加算の施設基準

(1)　情報通信機器を用いた診療を行うにつき十分な体制が整備されていること。

(2)　呼吸器疾患の診療につき十分な経験を有する常勤の医師及び看護師が配置されていること。

→　遠隔モニタリング加算の施設基準

(1)　オンライン指針に沿って診療を行う体制を有する保険医療機関である。

(2)　呼吸器内科について3年以上の経験を有する常勤の医師を配置している。

(3)　呼吸器内科について3年以上の経験を有する看護師を配置している。

【届出に関する事項】　在宅酸素療法指導管理料遠隔モニタリング加算の施設基準に係る届出は**別添2**（→Web 版）の**様式20の3の2**を用いる。

6の4　在宅小児経管栄養法指導管理料に規定する厚生労働大臣が定める者

次のいずれかに該当する者

(1)　経口摂取が著しく困難な15歳未満の者

(2)　15歳以上の者であって経口摂取が著しく困難である状態が15歳未満から継続しているもの（体重が20kg未満である場合に限る）

6の4の2　在宅半固形栄養経管栄養法指導管理料に規定する厚生労働大臣が定める者

経口摂取が著しく困難なため胃瘻を造設している者であって，医師が，経口摂取の回復に向けて在宅半固形栄養経管栄養法を行う必要を認め，胃瘻造設術後1年以内に当該栄養法を開始するもの。

6の4の3　在宅持続陽圧呼吸療法指導管理料の施設基準

(1)　在宅持続陽圧呼吸療法指導管理料の遠隔モニタリング加算の施設基準

電話以外による指導を行う場合は，情報通信機器を用いた診療を行うにつき十分な体制が整備されていること。

(2)　在宅持続陽圧呼吸療法指導管理料の注3に規定する施設基準

情報通信機器を用いた診療を行うにつき十分な体制が整備されていること。

→1　遠隔モニタリング加算の施設基準

リアルタイムでの画像を介したコミュニケーション（ビデオ通話）が可能な情報通信機器を用いて指導を行う場合は，オンライン指針に沿って診療を行う体制を有する保険医療機関である。

2　在宅持続陽圧呼吸療法指導管理料の「注3」に関する施設基準

情報通信機器を用いた診療の届出を行っている。

【届出に関する事項】　遠隔モニタリング加算の施設基準に係る届出は**別添2の2**（→Web 版）を用いる。

在宅持続陽圧呼吸療法指導管理料の「注3」に関する施設基準については，情報通信機器を用いた診療の届出を行っていればよく，在宅持続陽圧呼吸療法指導管理料の「注3」として特に地方厚生（支）局長に対して，届出を行う必要はない。

6の4の4　在宅強心剤持続投与指導管理料に規定する厚生労働大臣が定める注射薬

別表第9の1の1の2に掲げる注射薬

6の5　在宅悪性腫瘍患者共同指導管理料に規定する厚生労働大臣が定める保険医療機関の保険医

緩和ケアに関する研修を受けた医師

6の5の2　在宅舌下神経電気刺激療法指導管理料の施設基準

在宅舌下神経電気刺激療法を行うにつき十分な体制が整備されていること。

→　舌下神経電気刺激療法指導管理料の施設基準

D237終夜睡眠ポリグラフィーの「3」1及び2以外の「イ」安全精度管理下で行うものの施設基準に準ずる。

【届出に関する事項】　**D237**終夜睡眠ポリグラフィーの「3」1及び2以外の「イ」安全精度管理下で行うものの届出を行っていればよく，舌下神経電気刺激療法指導管理料として特に地方厚生（支）局長に対して，届出を行う必要はない。

6の6　在宅難治性皮膚疾患処置指導管理料に規定する疾患

別表第9の1の2（p.1032）に掲げる疾患

6の7　在宅植込型補助人工心臓（非拍動流型）指導管理料の施設基準

在宅植込型補助人工心臓（非拍動流型）指導管理を行うにつき十分な体制が整備されていること。

→　在宅植込型補助人工心臓（非拍動流型）指導管理料の施設基準

以下のいずれかを満たす施設である。

(1)　植込型補助人工心臓（非拍動流型）に係る施設基準に適合しているものとして地方厚生（支）局長に届け出た保険医療機関である。

(2)　当該指導管理を行うに当たり関係学会から認定され，その旨が当該学会のホームページ等で広く周知された施設である。
【届出に関する事項】 在宅植込型補助人工心臓（非拍動流型）指導管理料の施設基準に関する届出は，別添2（→Web 版）の様式20の9を用いる。

6の7の2　在宅腫瘍治療電場療法指導管理料の施設基準

在宅腫瘍治療電場療法を行うにつき十分な体制が整備されていること。

→ 在宅腫瘍治療電場療法指導管理料の施設基準
(1) 脳神経外科を標榜している病院である。
(2) 膠芽腫の治療を過去5年間に5例以上実施している。
(3) 膠芽腫の治療の経験を過去5年間に5例以上有し，脳神経外科の経験を5年以上有する常勤の医師が1名以上配置されている。
(4) 関係学会から示されている指針に基づいた所定の研修を修了した医師が1名以上配置されている。
(5) 関連学会から示されている基準に基づき，当該治療が適切に実施されている。
【届出に関する事項】
(1) 在宅腫瘍治療電場療法指導管理料に係る届出は，別添2（→Web 版）の様式52及び様式20の10を用いる。
(2) 関係学会から示されている指針に基づいた所定の研修を修了した医師が配置されていることを証する文書の写しを添付する。

6の7の3　在宅経肛門的自己洗腸指導管理料の施設基準

経肛門的自己洗腸の指導を行うにつき十分な体制が整備されていること。

→ 在宅経肛門的自己洗腸指導管理料の施設基準
(1) 脊髄障害を原因とする排便障害を含めた大腸肛門疾患の診療について5年以上の経験を有する常勤の医師が配置されている。
(2) 脊髄障害を原因とする排便障害を有する患者の看護について3年以上の経験を有する専任の看護師が配置されている。
【届出に関する事項】 当該指導管理料の施設基準に係る届出は，別添2（→Web 版）の様式20の11を用いる。

6の7の4　注入器加算に規定する注射薬

別表第9の1の3（p.1032）に掲げる注射薬

6の8　持続血糖測定器加算の施設基準

(1) 間歇注入シリンジポンプと連動する持続血糖測定器を用いる場合
　イ 当該保険医療機関内に当該測定器の使用につき必要な医師が配置されていること。
　ロ 当該測定器の使用につき十分な体制が整備されていること。
(2) 間歇注入シリンジポンプと連動しない持続血糖測定器を用いる場合
　イ 当該保険医療機関内に当該測定器の使用につき必要な医師が配置されていること。
　ロ 当該測定器の使用につき十分な体制が整備されていること。

→ 持続血糖測定器加算に関する施設基準
(1) 間歇注入シリンジポンプと連動する持続血糖測定器を用いる場合
　ア 糖尿病の治療に関し，専門の知識及び少なくとも5年以上の経験を有する常勤の医師が1名以上配置されている。
　イ 持続皮下インスリン注入療法を行っている保険医療機関である。
(2) 間歇注入シリンジポンプと連動しない持続血糖測定器を用いる場合
　ア 糖尿病の治療に関し，専門の知識及び5年以上の経験を有し，持続血糖測定器に係る適切な研修を修了した常勤の医師が1名以上配置されている。
　イ 持続皮下インスリン注入療法を行っている保険医療機関である。
　ウ 糖尿病の治療に関し，持続皮下インスリン注入療法に従事した経験を2年以上有し，持続血糖測定器に係る適切な研修を修了した常勤の看護師又は薬剤師が1名以上配置されている。
　エ ア及びウに掲げる適切な研修とは，次の事項に該当する研修のことをいう。
　　(イ) 医療関係団体が主催する研修である。
　　(ロ) 糖尿病患者への生活習慣改善の意義・基礎知識，評価方法，セルフケア支援，持続血糖測定器に関する理解・活用及び事例分析・評価等の内容が含まれているものである。
【届出に関する事項】 持続血糖測定器加算の施設基準に係る届出は，別添2（→Web 版）の様式24の5を用いる。

6の9　経腸投薬用ポンプ加算に規定する内服薬

別表第9の1の4（p.1032）に掲げる内服薬

6の9の2　持続皮下注入シリンジポンプ加算に規定する注射薬

別表第9の1の4の2（p.1032）に掲げる注射薬

6の10　注入ポンプ加算に規定する注射薬

別表第9の1の5（p.1032）に掲げる注射薬

6の11　横隔神経電気刺激装置加算の施設基準

横隔神経電気刺激装置の使用につき十分な体制が整備されていること。

→ 横隔神経電気刺激装置加算に関する施設基準
H003呼吸器リハビリテーション料の「1」呼吸器リハビリテーション料（Ⅰ）又は「2」呼吸器リハビリテーション料（Ⅱ）の施設基準に準ずる。
【届出に関する事項】 H003呼吸器リハビリテーション料の「1」呼吸器リハビリテーション料（Ⅰ）又は「2」呼吸器リハビリテーション料（Ⅱ）の届出を行っていればよく，横隔神経電気刺激装置加算として特に地方厚生（支）局長に対して，届出を行う必要はない。

7　地域医療連携体制加算の施設基準

(1) 診療所であること。
(2) 夜間，休日等における緊急時の体制を継続的に確保するため，歯科点数表区分番号A000に掲げる初診料の注2の届出を行っている病院である保険医療機関及びその他の歯科の保険医療機関との連携による地域医療支援体制を備えていること。

第５　検査

１　検体検査実施料に規定する検体検査

別表第９の２（p.1032）に掲げる検査

２　削除

３　造血器腫瘍遺伝子検査の施設基準

検体検査管理加算（Ⅱ）の施設基準を満たしていること。

→　造血器腫瘍遺伝子検査に関する施設基準

検体検査管理加算（Ⅱ），（Ⅲ）又は（Ⅳ）の施設基準に準ずる。

【届出に関する事項】　検体検査管理加算（Ⅱ），（Ⅲ）又は（Ⅳ）の届出を行っていればよく，造血器腫瘍遺伝子検査として特に地方厚生（支）局長に対して，届出を行う必要はない。

３の１の２　遺伝学的検査の施設基準等

⑴　**遺伝学的検査の注１に規定する施設基準**
　当該検査を行うにつき十分な体制が整備されていること。

⑵　**遺伝学的検査の注１に規定する疾患**
　難病の患者に対する医療等に関する法律第５条第１項に規定する指定難病のうち，当該疾患に対する遺伝学的検査の実施に当たって十分な体制が必要なもの

⑶　**遺伝学的検査の注２に規定する施設基準**
　イ　当該検査を行うにつき十分な体制が整備されていること。
　ロ　当該保険医療機関内に当該検査を行うにつき必要な医師が配置されていること。
　ハ　遺伝カウンセリング加算に係る届出を行っている保険医療機関であること。

→１　遺伝学的検査の「注１」に規定する施設基準の対象疾患

「診療報酬の算定方法の一部改正に伴う実施上の留意事項について」（令和６年３月５日保医発0305第４号）の**別添１**「医科診療報酬点数表に関する事項」第２章第３部第１節第１款**D006-4遺伝学的検査⑴のエ又はオ（p.332）に掲げる疾患**

２　遺伝学的検査の「注１」に規定する施設基準

関係学会の作成する遺伝学的検査の実施に関する指針を遵守し検査を実施している。なお，当該検査の一部を他の保険医療機関又は衛生検査所〔臨床検査技師等に関する法律（昭和33年法律第76号）第20条の３第１項に規定する衛生検査所をいう。以下同じ〕に委託する場合は，当該施設基準の届出を行っている他の保険医療機関又は関係学会の作成する遺伝学的検査の実施に関する指針を遵守し検査を実施していることが公表されている衛生検査所にのみ委託する。

３　遺伝学的検査の「注２」に規定する施設基準

⑴　遺伝学的検査の「注１」に規定する施設基準に係る届出を行っている。
⑵　臨床遺伝学の診療に係る経験を５年以上有する常勤の医師が１名以上配置されている。なお，当該医師は難病のゲノム医療に係る所定の研修を修了している。
⑶　遺伝カウンセリング加算の施設基準に係る届出を行っている。

【届出に関する事項】　遺伝学的検査の施設基準に係る届出は，**別添２**（→Web 版）の**様式23**を用いる。

３の１の２の２　染色体検査の注２に規定する施設基準

⑴　当該保険医療機関内に当該検査を行うにつき必要な医師が配置されていること。
⑵　当該検査を行うにつき十分な体制が整備されていること。

→染色体検査の「注２」に規定する施設基準

⑴　当該検査を当該保険医療機関内で実施する場合においては，次に掲げる基準を全て満たしている。
　ア　産婦人科，産科又は婦人科を標榜する保険医療機関である。
　イ　専ら産婦人科，産科又は婦人科に従事し，当該診療科について10年以上の経験を有する医師が配置されている。また，当該医師は，流産検体を用いた絨毛染色体検査を主として実施する医師として20例以上の症例を実施している。
　ウ　看護師及び臨床検査技師が配置されている。
　エ　緊急手術が可能な体制を有している。ただし，緊急手術が可能な保険医療機関との連携（当該連携について，文書による契約が締結されている場合に限る）により，緊急事態に対応するための体制が整備されている場合は，この限りでない。
　オ　遺伝カウンセリング加算の施設基準に係る届出を行っている。ただし，遺伝カウンセリング加算の施設基準に係る届出を行っている保険医療機関と連携体制をとっており，当該患者に対して遺伝カウンセリングを実施することが可能である場合はこの限りでない。
⑵　当該検査を衛生検査所に委託する場合においては，次に掲げる基準を全て満たしている。
　ア　産婦人科，産科又は婦人科を標榜する保険医療機関である。
　イ　専ら産婦人科，産科又は婦人科に従事し，当該診療科について10年以上の経験を有する医師が配置されている。また，当該医師は，流産検体を用いた絨毛染色体検査を主として実施する医師として20例以上の症例を実施している。
　ウ　看護師が配置されている。
　エ　緊急手術が可能な体制を有している。ただし，緊急手術が可能な保険医療機関との連携（当該連携について，文書による契約が締結されている場合に限る）により，緊急事態に対応するための体制が整備されている場合は，この限りでない。
　オ　遺伝カウンセリング加算の施設基準に係る届出を行っている。ただし，遺伝カウンセリング加算の施設基準に係る届出を行っている保険医療機関と連携体制をとっており，当該患者に対して遺伝カウンセリングを実施することが可能である場合はこの限りでない。

【届出に関する事項】

染色体検査の「注２」に規定する施設基準に係る届出は，**別添２**（→Web 版）の**様式23の１の２及び様式52**を用いる。

３の１の３　骨髄微小残存病変量測定の施設基準

⑴　当該保険医療機関内に当該検査を行うにつき必要な医師が配置されていること。
⑵　当該検査を行うにつき十分な体制が整備されていること。

→　骨髄微小残存病変量測定に関する施設基準

(1) 当該検査を当該保険医療機関内で実施する場合においては，次に掲げる基準を全て満たしている。
ア 内科又は小児科を標榜する保険医療機関である。
イ 内科又は小児科の５年以上の経験を有する常勤の医師が配置されている。
ウ 血液内科の経験を５年以上有している常勤医師が３名以上配置されている。
エ 関係学会により認定された施設である。
オ 関係学会の定める遺伝子関連検査検体品質管理マニュアルを遵守し検査を実施している。
(2) 当該検査を当該保険医療機関以外の施設に委託する場合においては，次に掲げる基準を全て満たしている。
ア 内科又は小児科を標榜する保険医療機関である。
イ 内科又は小児科の５年以上の経験を有する常勤の医師が配置されている。
ウ 血液内科の経験を５年以上有している常勤医師が１名以上配置されている。
エ (1)を全て満たすものとして地方厚生（支）局長に届出を行っている他の保険医療機関又は関係学会による認定を受けている衛生検査所にのみ委託する。

【届出に関する事項】 骨髄微小残存病変量測定の施設基準に係る届出は，**別添２**（→Web 版）の**様式23の２**を用いる。

3の1の3の2　BRCA1/2遺伝子検査の施設基準

当該検査を行うにつき十分な体制が整備されていること。

→1 BRCA1/2遺伝子検査の腫瘍細胞を検体とするものに関する施設基準

(1) 卵巣癌患者に対して，抗悪性腫瘍剤による治療法の選択を目的として検査を実施する場合には，化学療法の経験を５年以上有する常勤医師又は産婦人科及び婦人科腫瘍の専門的な研修の経験を合わせて６年以上有する常勤医師が１名以上配置されている。
(2) 前立腺癌患者に対して，抗悪性腫瘍剤による治療法の選択を目的として検査を実施する場合には，化学療法の経験を５年以上有する常勤医師又は泌尿器科について専門の知識及び５年以上の経験を有する常勤医師が１名以上配置されている。
(3) 遺伝カウンセリング加算の施設基準に係る届出を行っている。ただし，遺伝カウンセリング加算の施設基準に係る届出を行っている保険医療機関と連携体制をとっており，当該患者に対して遺伝カウンセリングを実施することが可能である場合はこの限りでない。

2 BRCA1/2遺伝子検査の血液を検体とするものに関する施設基準

(1) 卵巣癌患者に対して，抗悪性腫瘍剤による治療法の選択を目的として検査を実施する場合には，化学療法の経験を５年以上有する常勤医師又は産婦人科及び婦人科腫瘍の専門的な研修の経験を合わせて６年以上有する常勤医師が１名以上配置されている。
(2) 乳癌患者に対して，抗悪性腫瘍剤による治療法の選択を目的として検査を実施する場合には，化学療法の経験を５年以上有する常勤医師又は乳腺外科の専門的な研修の経験を５年以上有する常勤医師が１名以上配置されている。
(3) 膵癌患者に対して，抗悪性腫瘍剤による治療法の選択を目的として検査を実施する場合には，化学療法の経験を５年以上有する常勤医師又は膵腫瘍について専門の知識及び５年以上の経験を有する常勤医師が１名以上配置されている。
(4) 前立腺癌患者に対して，抗悪性腫瘍剤による治療法の選択を目的として検査を実施する場合には，化学療法の経験を５年以上有する常勤医師又は泌尿器科について専門の知識及び５年以上の経験を有する常勤医師が１名以上配置されている。
(5) 乳癌又は卵巣癌患者に対して，遺伝性乳癌卵巣癌症候群の診断を目的として検査を実施する場合には，(1)又は(2)のいずれかを満たす。
(6) 遺伝カウンセリング加算の施設基準に係る届出を行っている。ただし，遺伝カウンセリング加算の施設基準に係る届出を行っている保険医療機関と連携体制をとっており，当該患者に対して遺伝カウンセリングを実施することが可能である場合はこの限りでない。

【届出に関する事項】 BRCA1/2遺伝子検査の施設基準に係る届出は，**別添２**（→Web 版）の**様式23の３**を用いる。

3の1の3の3　がんゲノムプロファイリング検査の施設基準

当該検査を行うにつき十分な体制が整備されていること。

→ がんゲノムプロファイリング検査に関する施設基準

(1) がんゲノム医療中核拠点病院，がんゲノム医療拠点病院又はがんゲノム医療連携病院である。
(2) 次世代シーケンシングを用いた検査に係る適切な第三者認定を受けている。ただし，当該検査を同様の第三者認定を受けた衛生検査所に委託する場合はこの限りでない。
(3) 患者からの求めに応じて，当該患者のシークエンスデータ（FASTQ又はBAM），解析データ（VCF，XML又はYAML）等を患者に提供できる体制を整備する。
(4) がんゲノムプロファイルの解析により得られた遺伝子のシークエンスデータ（FASTQ又はBAM），解析データ（VCF，XML又はYAML）及び臨床情報等については，患者の同意に基づき，医療機関又は検査会社等からがんゲノム情報管理センター（C-CAT）に全例を提出している（当該患者の同意が得られなかった場合，当該患者が予期せず死亡した場合その他やむを得ない場合を除く）。なお，提出に当たっては，C-CAT検査データ転送システム利用規約を遵守していること。
(5) 臨床情報等の提出に当たっては，医療関連団体が定める「がんゲノム情報レポジトリー臨床情報収集項目一覧表」に則って提出している。
(6) 当該検査で得られた包括的なゲノムプロファイルの結果について，患者が予期せず死亡した場合その他やむを得ない場合を除き，エキスパートパネルでの検討を経た上で，全ての対象患者に提供し，治療方針等について文書を用いて説明している。
(7) 次に掲げる事項を記載した管理簿等を作成し，当該検査を実施した全ての患者について管理簿等により管理する。
ア 検査を実施した者の氏名及びID
イ 検体を衛生検査所等に発送した年月日
ウ 衛生検査所等からの解析結果の受取の有無及び受け取った年月日
エ エキスパートパネルが開催された年月日
オ エキスパートパネルから検査結果を受け取った年月日
カ 検査結果を患者に説明した年月日
キ 検査結果を説明した後，がんゲノム情報管理センター（C-CAT）等からの情報に基づいた，臨床試験又は治験等の新たな治療方針の説明の有無及び説明した年月日
ク C-CATへのデータ提出及びデータの二次利用に係る患者の同意の有無
ケ C-CATに対してシークエンスデータ，解析データ及び臨床情報等を提出した年月日
(8) エキスパートパネルの開催に際しては，「がんゲノム医療中核拠点病院等の整備について」（令和４年８月１日健発0801第18号）及び「エキスパートパネルの実施要件について」（令和４年３月３日健が発0303第１号）に基づき開催している。

【届出に関する事項】
(1) がんゲノムプロファイリング検査の施設基準に係る届出は，**別添２**（→Web 版）の**様式23の４**を用いる。

特施

(2)　毎年８月において，当該保険医療機関における当該検査の実施件数，C-CATへのデータ提出件数，当該保険医療機関で実施した検査に係るエキスパートパネルの実施件数及び当該検査の結果を患者に説明した件数等について，**別添２の様式23の４の２**により地方厚生（支）局長に報告する。

3の1の3の4　角膜ジストロフィー遺伝子検査の施設基準

(1)　当該保険医療機関内に当該検査を行うにつき必要な医師が配置されていること。
(2)　当該検査を行うにつき十分な体制が整備されていること。

→　角膜ジストロフィー遺伝子検査に関する施設基準

(1)　当該検査を当該保険医療機関内で実施する場合においては，次に掲げる基準を全て満たしている。
　ア　眼科を標榜している病院である。
　イ　眼科の経験を５年以上有する常勤の医師が１名以上配置されている。
　ウ　常勤の臨床検査技師が配置されている。
　エ　当該検査に用いる医療機器について，適切に保守管理がなされている。
　オ　**D026**検体検査判断料の「注６」遺伝カウンセリング加算の施設基準に係る届出を行っている，又は当該基準の届出を行っている他の保険医療機関との間の連携体制が整備されている。
(2)　当該検査を当該保険医療機関以外の施設に委託する場合においては，次に掲げる基準を全て満たしている。
　ア　眼科を標榜している病院である。
　イ　眼科の経験を５年以上有する常勤の医師が１名以上配置されている。
　ウ　**D026**検体検査判断料の「注６」遺伝カウンセリング加算の施設基準に係る届出を行っている，又は当該基準の届出を行っている他の保険医療機関との間の連携体制が整備されている。
　エ　(1)を全て満たすものとして地方厚生（支）局長に届出を行っている他の保険医療機関又は関係学会の作成する遺伝学的検査の実施に関する指針を遵守し検査を実施していることが公表されている衛生検査所にのみ委託する。

【届出に関する事項】　角膜ジストロフィー遺伝子検査の施設基準に係る届出は，**別添２**（→Web 版）の**様式23の５**を用いる。

3の1の3の5　遺伝子相同組換え修復欠損検査の施設基準

BRCA1/2遺伝子検査の施設基準を満たしていること。

→　遺伝子相同組換え修復欠損検査に関する施設基準

BRCA1/2遺伝子検査の施設基準に準ずる。

【届出に関する事項】　BRCA1/2遺伝子検査の届出を行っていればよく，遺伝子相同組換え修復欠損検査として特に地方厚生（支）局長に対して，届出を行う必要はない。

3の1の3の6　染色体構造変異解析の施設基準

遺伝カウンセリング加算の施設基準を満たしていること。

→　染色体構造変異解析に関する施設基準

遺伝カウンセリング加算の施設基準に準ずる。

【届出に関する事項】　遺伝カウンセリング加算の届出を行っていればよく，染色体構造変異解析として特に地方厚生（支）局長に対して，届出を行う必要はない。

3の1の3の7　Y染色体微小欠失検査の施設基準

当該検査を行うにつき十分な体制が整備されていること。

→　Y染色体微小欠失検査に関する施設基準

(1)　次のいずれかの施設基準の届出を行った保険医療機関である。
　ア　**B001**の「33」生殖補助医療管理料の生殖補助医療管理料１又は２のいずれか
　イ　**K838-2**精巣内精子採取術
(2)　**D026**検体検査判断料の「注６」遺伝カウンセリング加算の施設基準に係る届出を行っている，又は当該基準の届出を行っている他の保険医療機関との間の連携体制が整備されていることが望ましい。

【届出に関する事項】　１の(1)のいずれかの届出を行っていればよく，Y染色体微小欠失検査として特に地方厚生（支）局長に対して，届出を行う必要はない。

3の1の3の8　先天性代謝異常症検査の施設基準

(1)　当該保険医療機関内に当該検査を行うにつき必要な医師が配置されていること。
(2)　当該検査を行うにつき十分な体制が整備されていること。

→　先天性代謝異常症検査に関する施設基準

(1)　小児科を標榜している保険医療機関である。
(2)　児童福祉法（昭和22年法律第164号）第19条の３第１項に規定する指定医である常勤医師が１名以上配置されている。

【届出に関する事項】　先天性代謝異常症検査の施設基準に係る届出は，**別添２**（→Web 版）の**様式23の６**を用いる。

3の1の4　デングウイルス抗原定性及びデングウイルス抗原・抗体同時測定定性の施設基準

基本診療料の施設基準等**第９の２**の(1)の**イ**の救命救急入院料１，**ロ**の救命救急入院料２，**ハ**の救命救急入院料３若しくは**ニ**の救命救急入院料４，**３**の(1)の**イ**の特定集中治療室管理料１，**ロ**の特定集中治療室管理料２，**ハ**の特定集中治療室管理料３，**ニ**の特定集中治療室管理料４，**ホ**の特定集中治療室管理料５若しくは**へ**の特定集中治療室管理料６，**４**の(1)のハイケアユニット入院医療管理料１若しくは(2)のハイケアユニット入院医療管理料２又は**５の２**の小児特定集中治療室管理料の施設基準を満たしていること。

→　デングウイルス抗原定性及びデングウイルス抗原・抗体同時測定定性に関する施設基準

下記のいずれかの施設基準の届出を行った保険医療機関において算定できる。
(1)　**A300**救命救急入院料の「１」から「４」までのいずれか
(2)　**A301**特定集中治療室管理料の「１」から「６」までのいずれか
(3)　**A301-2**ハイケアユニット入院医療管理料の「１」又は「２」のいずれか
(4)　**A301-4**小児特定集中治療室管理料

【届出に関する事項】　１（上記）のいずれかの届出を行っていればよく，デングウイルス抗原定性及びデングウイルス抗原・抗体同時測定定性として特に地方厚生（支）局長に対して，届出を行う必要はない。

3の1の4の2　抗アデノ随伴ウイルス９型

特施

（AAV9）抗体の施設基準

当該検査を行うにつき十分な体制が整備されていること。

→　抗アデノ随伴ウイルス9型（AAV9）抗体に関する施設基準

関連学会の定める適正使用指針において定められた実施施設基準に準じている。

【届出に関する事項】　抗アデノ随伴ウイルス9型（AAV9）抗体の施設基準に係る届出は，**別添2**（→Web版）の**様式23の7**を用いる。

3の1の5　抗HLA抗体（スクリーニング検査）及び抗HLA抗体（抗体特異性同定検査）の施設基準

当該検査を行うにつき十分な体制が整備されていること。

→　抗HLA抗体（スクリーニング検査）及び抗HLA抗体（抗体特異性同定検査）に関する施設基準

(1)　当該検査を当該保険医療機関内で実施する場合においては，次に掲げる基準を全て満たしている。

ア　**B001**の「25」移植後患者指導管理料（臓器移植後の場合に限る）に関する施設基準の届出を行っている。

イ　関係学会の作成する指針を遵守し検査を実施している。

(2)　当該検査を当該保険医療機関以外の施設に委託する場合においては，次に掲げる基準を全て満たしている。

ア　**B001**の「25」移植後患者指導管理料（臓器移植後の場合に限る）に関する施設基準の届出を行っている。

イ　(1)を全て満たすものとして地方厚生（支）局長に届出を行っている他の保険医療機関又は関係学会の作成する指針を遵守し当該検査を実施していることが公表されている衛生検査所にのみ委託する。

【届出に関する事項】　抗HLA抗体（スクリーニング検査）及び抗HLA抗体（抗体特異性同定検査）の施設基準に係る届出は，**別添2**（→Web版）の**様式5の5**を用いる。

3の2　HPV核酸検出及びHPV核酸検出（簡易ジェノタイプ判定）の施設基準

(1)　当該保険医療機関内に当該検査を行うにつき必要な医師が配置されていること。

(2)　当該検査を行うにつき十分な体制が整備されていること。

→　HPV核酸検出及びHPV核酸検出（簡易ジェノタイプ判定）に関する施設基準

(1)　産婦人科の経験を5年以上有している医師が配置されている。

(2)　当該保険医療機関が産婦人科を標榜しており，当該診療科において常勤の医師が配置されている。

【届出に関する事項】　HPV核酸検出及びHPV核酸検出（簡易ジェノタイプ判定）の施設基準に係る届出は，**別添2**（→Web版）の**様式22の2**を用いる。

3の2の2　ウイルス・細菌核酸多項目同時検出（SARS-CoV-2核酸検出を含まないもの）の施設基準等

(1)　**ウイルス・細菌核酸多項目同時検出（SARS-CoV-2核酸検出を含まないもの）の施設基準**

イ　当該保険医療機関内に当該検査を行うにつき必要な医師が配置されていること。

ロ　当該検査の対象患者の治療を行うにつき十分な体制が整備されていること。

(2)　**ウイルス・細菌核酸多項目同時検出（SARS-CoV-2核酸検出を含まないもの）の対象患者**

次のいずれにも該当する患者

イ　重症の呼吸器感染症と診断された，又は疑われる患者

ロ　集中治療を要する患者

→1　ウイルス・細菌核酸多項目同時検出（SARS-CoV-2核酸検出を含まないもの）に関する施設基準

(1)　感染症に係る診療を専ら担当する常勤の医師（専ら感染症に係る診療の経験を5年以上有するものに限る）が1名以上又は臨床検査を専ら担当する常勤の医師（専ら臨床検査を担当した経験を5年以上有するものに限る）が1名以上配置されている。なお，臨床検査を専ら担当する医師とは，勤務時間の大部分において検体検査結果の判断の補助を行うとともに，検体検査全般の管理・運営並びに院内検査に用いる検査機器及び試薬の管理についても携わる者をいう。

(2)　次のいずれかの施設基準の届出を行った保険医療機関である。

ア　**A300**救命救急入院料の「1」から「4」までのいずれか

イ　**A301**特定集中治療室管理料の「1」から「6」までのいずれか

ウ　**A301-4**小児特定集中治療室管理料の「1」又は「2」のいずれか

エ　**A302**新生児特定集中治療室管理料の「1」又は「2」のいずれか

オ　**A303**総合周産期特定集中治療室管理料の「2」新生児集中治療室管理料

2　ウイルス・細菌核酸多項目同時検出（SARS-CoV-2核酸検出を含まないもの）の対象患者

「重症の呼吸器感染症と診断された，又は疑われる患者」とは，次のいずれかに該当するものをいう。

ア　小児においては，日本小児呼吸器学会及び日本小児感染症学会の「小児呼吸器感染症診療ガイドライン」における上気道炎の重症度分類であるWestleyのクループスコア若しくは気道狭窄の程度の評価で重症以上又は小児市中肺炎の重症度分類で重症と判定される患者

イ　成人においては，日本呼吸器学会の「成人肺炎診療ガイドライン」における市中肺炎若しくは医療・介護関連肺炎の重症度分類で重症以上又は院内肺炎の重症度分類で中等症以上と判定される患者

【届出に関する事項】　ウイルス・細菌核酸多項目同時検出（SARS-CoV-2核酸検出を含まないもの）の施設基準に係る届出は，**別添2**（→Web版）の**様式22の3**を用いる。

3の2の3　細菌核酸・薬剤耐性遺伝子同時検出の施設基準

基本診療料の施設基準等**第8の29の2**の(1)の感染対策向上加算1又は(2)の感染対策向上加算2の施設基準を満たしていること。

→　細菌核酸・薬剤耐性遺伝子同時検出に関する施設基準

A234-2感染対策向上加算の「1」又は「2」の施設基準に準ずる。

【届出に関する事項】　**A234-2**感染対策向上加算の「1」又は「2」の届出を行っていればよく，細菌核酸・薬剤耐性遺伝子同時検出として特に地方厚生（支）局長に対して，届出を行う必要はない。

3の2の3の2　ウイルス・細菌核酸多項目同時検出（髄液）の施設基準

(1)　当該保険医療機関内に当該検査を行うにつき必要な医師が配置されていること。
(2)　当該検査を行うにつき十分な体制が整備されていること。

→　ウイルス・細菌核酸多項目同時検出（髄液）に関する施設基準

(1)　感染症に係る診療を専ら担当する常勤の医師（専ら感染症に係る診療の経験を５年以上有するものに限る）が１名以上又は臨床検査を専ら担当する常勤の医師（専ら臨床検査を担当した経験を５年以上有するものに限る）が１名以上配置されている。なお，臨床検査を専ら担当する医師とは，勤務時間の大部分において検体検査結果の判断の補助を行うとともに，検体検査全般の管理・運営並びに院内検査に用いる検査機器及び試薬の管理についても携わる者をいう。
(2)　小児科，脳神経内科，脳神経外科又は救急医療の経験を５年以上有する常勤の医師が１名以上配置されている。
(3)　次のいずれかの施設基準の届出を行った保険医療機関である。
　ア　**A300**救命救急入院料の「１」から「４」までのいずれか
　イ　**A301**特定集中治療室管理料の「１」から「６」までのいずれか
　ウ　**A301-4**小児特定集中治療室管理料の「１」又は「２」のいずれか
　エ　**A302**新生児特定集中治療室管理料の「１」又は「２」のいずれか
　オ　**A303**総合周産期特定集中治療室管理料の「２」新生児集中治療室管理料

【届出に関する事項】　ウイルス･細菌核酸多項目同時検出（髄液）の施設基準に係る届出は，**別添２の様式22の３**を用いる。

3の2の4　クロストリジオイデス・ディフィシルのトキシンＢ遺伝子検出の施設基準

(1)　検体検査管理加算（Ⅱ）の施設基準を満たしていること。
(2)　基本診療料の施設基準等の**第８の29の２の(1)**の感染対策向上加算１の施設基準を満たしていること。

→　クロストリジオイデス・ディフィシルのトキシンＢ遺伝子検出に関する施設基準

(1)　**D026**検体検査判断料の「注４」の「ロ」検体検査管理加算（Ⅱ），「ハ」検体検査管理加算（Ⅲ）又は「ニ」検体検査管理加算（Ⅳ）の施設基準に準ずる。
(2)　**A234-2**感染対策向上加算の「１」の施設基準に準ずる。

【届出に関する事項】　**D026**検体検査判断料の「注４」の「ロ」検体検査管理加算（Ⅱ），「ハ」検体検査管理加算（Ⅲ）又は「ニ」検体検査管理加算（Ⅳ）及び**A234-2**感染対策向上加算の「１」の届出を行っていればよく，クロストリジオイデス・ディフィシルのトキシンＢ遺伝子検出として特に地方厚生（支）局長に対して，届出を行う必要はない。

4　検体検査管理加算の施設基準

(1)　検体検査管理加算（Ⅰ）の施設基準
　イ　院内検査を行っている病院又は診療所であること。
　ロ　当該検体検査管理を行うにつき十分な体制が整備されていること。
(2)　検体検査管理加算（Ⅱ）の施設基準
　イ　院内検査を行っている病院又は診療所であること。
　ロ　当該保険医療機関内に臨床検査を担当する常勤の医師が配置されていること。
　ハ　当該検体検査管理を行うにつき十分な体制が整備されていること。
(3)　検体検査管理加算（Ⅲ）の施設基準
　イ　院内検査を行っている病院又は診療所であること。
　ロ　当該保険医療機関内に臨床検査を専ら担当する常勤の医師が配置されていること。
　ハ　当該保険医療機関内に常勤の臨床検査技師が４名以上配置されていること。
　ニ　当該検体検査管理を行うにつき十分な体制が整備されていること。
(4)　検体検査管理加算（Ⅳ）の施設基準
　イ　院内検査を行っている病院又は診療所であること。
　ロ　当該保険医療機関内に臨床検査を専ら担当する常勤の医師が配置されていること。
　ハ　当該保険医療機関内に常勤の臨床検査技師が10名以上配置されていること。
　ニ　当該検体検査管理を行うにつき十分な体制が整備されていること。

→　検体検査管理加算（Ⅰ）に関する施設基準

検体検査管理加算（Ⅳ）の施設基準のうち(3)から(6)までの全てを満たしている。

【届出に関する事項】

(1)　検体検査管理加算（Ⅰ）の施設基準に係る届出は，**別添２**（→Web 版）の**様式22**を用いる〔「１　臨床検査を（専ら）担当する常勤医師の氏名」を除く〕。
(2)「３　検体検査を常時実施できる検査に係る器具・装置等の名称・台数等」については，受託業者から提供されているものを除く。

→　検体検査管理加算（Ⅱ）に関する施設基準

(1)　臨床検査を担当する常勤の医師が１名以上配置されている。なお，臨床検査を担当する医師とは，検体検査結果の判断の補助を行うとともに，検体検査全般の管理及び運営並びに院内検査に用いる検査機器及び試薬の管理についても携わる者である。
(2)　検体検査管理加算（Ⅳ）の施設基準のうち(3)から(6)までの全てを満たしている。

【届出に関する事項】

(1)　検体検査管理加算（Ⅱ）の施設基準に係る届出は，**別添２**（→Web 版）の**様式22**を用いる。
(2)「３　検体検査を常時実施できる検査に係る器具・装置等の名称・台数等」については，受託業者から提供されているものを除く。

→　検体検査管理加算（Ⅲ）に関する施設基準

(1)　臨床検査を専ら担当する常勤の医師が１名以上，常勤の臨床検査技師が４名以上配置されている。なお，臨床検査を専ら担当する医師とは，勤務時間の大部分において検体検査結果の判断の補助を行うとともに，検体検査全般の管理及び運営並びに院内検査に用いる検査機器及び試薬の管理についても携わる者をいう。
(2)　検体検査管理加算（Ⅳ）の施設基準のうち(2)から(6)までの全てを満たしている。

【届出に関する事項】

(1)　検体検査管理加算（Ⅲ）の施設基準に係る届出は，**別添２**（→Web 版）の**様式22**を用いる。
(2)「３　検体検査を常時実施できる検査に係る器具・装置等の名称・台数等」については，受託業者から提供されているものを除く。

→　検体検査管理加算（Ⅳ）に関する施設基準

(1) 臨床検査を専ら担当する常勤の医師が1名以上，常勤の臨床検査技師が10名以上配置されている。なお，臨床検査を専ら担当する医師とは，勤務時間の大部分において検体検査結果の判断の補助を行うとともに，検体検査全般の管理及び運営並びに院内検査に用いる検査機器及び試薬の管理についても携わる者をいう。
(2) 院内検査に用いる検査機器及び試薬の全てが受託業者から提供されていない。
(3) 次に掲げる緊急検査が当該保険医療機関内で常時実施できる体制にある。
ア 血液学的検査のうち末梢血液一般検査
イ 生化学的検査のうち次に掲げるもの
総ビリルビン，総蛋白，尿素窒素，クレアチニン，グルコース，アミラーゼ，クレアチンキナーゼ（CK），ナトリウム及びクロール，カリウム，カルシウム，アスパラギン酸アミノトランスフェラーゼ（AST），アラニンアミノトランスフェラーゼ（ALT），血液ガス分析
ウ 免疫学的検査のうち以下に掲げるもの
ABO血液型，Rh（D）血液型，Coombs試験（直接，間接）
エ 微生物学的検査のうち以下に掲げるもの
排泄物，滲出物又は分泌物の細菌顕微鏡検査（その他のものに限る）
(4) 定期的に臨床検査の精度管理を行っている。
(5) 外部の精度管理事業に参加している。
(6) 臨床検査の適正化に関する委員会が設置されている。

【届出に関する事項】
(1) 検体検査管理加算（Ⅳ）の施設基準に係る届出は，**別添2**（→Web 版）の**様式22**を用いる。
(2) 「3 検体検査を常時実施できる検査に係る器具・装置等の名称・台数等」については，受託業者から提供されているものを除く。

4の2 国際標準検査管理加算の施設基準

国際標準化機構が定めた臨床検査に関する国際規格に基づく技術能力の認定を受けている保険医療機関であること。

→ 国際標準検査管理加算に関する施設基準
(1) 国際標準化機構が定めた臨床検査に関する国際規格に基づく技術能力の認定を受けている。
(2) 検査を当該保険医療機関以外の施設に委託する場合においては，同様の認定を受けている他の保険医療機関又は衛生検査所に委託していることが望ましい。

【届出に関する事項】
(1) 国際標準検査管理加算の施設基準に係る届出は，**別添2**（→Web 版）の**様式22**を用いる。
(2) 国際標準化機構が定めた臨床検査に関する国際規格に基づく技術能力の認定を受けていることを証する文書の写しを添付する。

特施

5 遺伝カウンセリング加算の施設基準等

(1) **遺伝カウンセリング加算の施設基準**
イ 当該保険医療機関内に遺伝カウンセリングを要する治療に係る十分な経験を有する常勤の医師が配置されていること。
ロ 当該遺伝カウンセリングを行うにつき十分な体制が整備されていること。
(2) **遠隔連携遺伝カウンセリングの施設基準**
イ 遺伝カウンセリング加算に係る届出を行っている保険医療機関であること。
ロ 情報通信機器を用いた診療を行うにつき十分な体制が整備されていること。

→1 遺伝カウンセリング加算に関する施設基準
(1) 遺伝カウンセリングを要する診療に係る経験を3年以上有する常勤の医師が1名以上配置されている。なお，週3日以上常態として勤務しており，かつ，所定労働時間が週22時間以上の勤務を行っている非常勤医師（遺伝カウンセリングを要する診療に係る経験を3年以上有する医師に限る）を2名以上組み合わせることにより，常勤医師の勤務時間帯と同じ時間帯にこれらの非常勤医師が配置されている場合には，当該基準を満たしていることとみなすことができる。
(2) 遺伝カウンセリングを年間合計20例以上実施している。

2 遠隔連携遺伝カウンセリングに係る施設基準
(1) 1に係る届出を行っている保険医療機関である。
(2) オンライン指針に沿って診療を行う体制を有する保険医療機関である。

【届出に関する事項】
(1) 遺伝カウンセリング加算の施設基準に係る届出は**別添2**（→Web 版）の**様式23**を用いる。
(2) 「2」については，当該基準を満たしていればよく，特に地方厚生（支）局長に対して，届出を行う必要はない。

5の2 遺伝性腫瘍カウンセリング加算の施設基準

当該カウンセリングを行うにつき十分な体制が整備されていること。

→ 遺伝性腫瘍カウンセリング加算に関する施設基準
がんゲノム医療中核拠点病院，がんゲノム医療拠点病院又はがんゲノム医療連携病院である。

【届出に関する事項】 遺伝性腫瘍カウンセリング加算の施設基準に係る届出は**別添2**（→Web 版）の**様式23の4**を用いる。

6 心臓カテーテル法による諸検査の血管内視鏡検査加算及び長期継続頭蓋内脳波検査の施設基準

(1) 当該検査を行うにつき十分な専用施設を有している病院であること。
(2) 当該保険医療機関内に当該検査を行うにつき必要な医師及び看護師が配置されていること。
(3) 緊急事態に対応するための体制その他当該療養につき必要な体制が整備されていること。

→ 心臓カテーテル法による諸検査の血管内視鏡検査加算に関する施設基準
(1) 循環器内科の経験を5年以上有する医師が1名以上配置されている。
(2) 当該医療機関が心臓血管外科を標榜しており，心臓血管外科の経験を5年以上有する常勤の医師が配置されている。ただし，心臓血管外科を標榜しており，かつ，心臓血管外科の経験を5年以上有する常勤の医師が1名以上配置されている他の保険医療機関と必要かつ密接な連携体制をとっており，緊急時に対応が可能である場合は，この限りでない。

【届出に関する事項】 心臓カテーテル法による諸検査の血管内視鏡検査加算の施設基準に係る届出は，**別添2**（→Web 版）の**様式24**を用いる。

→ 長期継続頭蓋内脳波検査に関する施設基準
(1) 脳神経外科を標榜している病院である。
(2) 脳神経外科の常勤医師が1名以上配置されている。なお，週3日以上常態として勤務しており，かつ，所定労働時間が週22時間以上の勤務を行っている脳神経外科の非常勤医師を2名以上組み合わせることにより，常勤医師の勤務時間帯と同じ時間帯にこれらの非常勤医師が配置されている場合には，当該基準を満たしていることとみなすことができる。

【届出に関する事項】 長期継続頭蓋内脳波検査の施設基準に

係る届出は，**別添２**（→Web 版）の**様式25**を用いる。

６の２　植込型心電図検査の施設基準

当該検査を行うにつき十分な体制が整備されていること。

→　植込型心電図検査に関する施設基準

次のいずれかの施設基準の届出を行っている保険医療機関である。

(1)　Ｋ597ペースメーカー移植術及びＫ597-2ペースメーカー交換術
(2)　Ｋ598両心室ペースメーカー移植術及びＫ598-2両心室ペースメーカー交換術
(3)　Ｋ599植込型除細動器移植術及びＫ599-2植込型除細動器交換術
(4)　Ｋ599-3両室ペーシング機能付き植込型除細動器移植術及びＫ599-4両室ペーシング機能付き植込型除細動器交換術

【届出に関する事項】　ペースメーカー移植術及びペースメーカー交換術，両心室ペースメーカー移植術及び両心室ペースメーカー交換術，植込型除細動器移植術及び植込型除細動器交換術又は両室ペーシング機能付き植込型除細動器移植術及び両室ペーシング機能付き植込型除細動器交換術のいずれかの届出を行っていればよく，植込型心電図検査として特に地方厚生（支）局長に対して，届出を行う必要はない。

６の３　時間内歩行試験の施設基準

(1)　当該保険医療機関内に当該検査を行うにつき必要な医師が配置されていること。
(2)　当該検査を行うにつき十分な体制が整備されていること。

６の３の２　シャトルウォーキングテストの施設基準

(1)　当該保険医療機関内に当該検査を行うにつき必要な医師が配置されていること。
(2)　当該検査を行うにつき十分な体制が整備されていること。

→　時間内歩行試験及びシャトルウォーキングテストに関する施設基準

(1)　当該検査の経験を有し，循環器内科又は呼吸器内科の経験を５年以上有する常勤の医師が１名以上配置されている。
(2)　急変時等の緊急事態に対応するための体制その他当該検査を行うための体制が整備されている。
(3)　次に掲げる緊急の検査及び画像診断が当該保険医療機関内で実施できる体制にある。
　ア　生化学的検査のうち，血液ガス分析
　イ　画像診断のうち，単純撮影（胸部）

【届出に関する事項】　時間内歩行試験及びシャトルウォーキングテストの施設基準に係る届出については，**別添２**（→Web版）の**様式24の６**を用いる。

６の４　胎児心エコー法の施設基準

(1)　当該保険医療機関内に当該検査を行うにつき必要な医師が配置されていること。
(2)　当該検査を行うにつき十分な体制が整備されていること。

→　胎児心エコー法に関する施設基準

(1)　循環器内科，小児科又は産婦人科の経験を５年以上有し，胎児心エコー法を20症例以上経験している医師が配置されている。
(2)　当該保険医療機関が産婦人科を標榜しており，当該診療科において常勤の医師が２名以上配置されている。ただし，胎児心エコー法を実施する医師が専ら循環器内科又は小児科に従事している場合にあっては，当該診療科において常勤の医師が配置されている。
(3)　倫理委員会が設置されており，必要なときは事前に開催する。

【届出に関する事項】　胎児心エコー法の施設基準に係る届出については，**別添２**（→Web 版）の**様式24の３**及び**様式52**を用いる。

６の５　ヘッドアップティルト試験の施設基準

(1)　当該保険医療機関内に当該検査を行うにつき必要な医師が配置されていること。
(2)　当該検査を行うにつき十分な体制が整備されていること。

→　ヘッドアップティルト試験に関する施設基準

(1)　当該試験の経験を有し，脳神経内科，循環器内科又は小児科（専ら神経疾患又は循環器疾患に係る診療を行う小児科）の経験を５年以上有する常勤の医師が配置されている。
(2)　急変時等の緊急事態に対応するための体制その他当該試験を行うための体制が整備されている。

【届出に関する事項】　ヘッドアップティルト試験の施設基準に係る届出については，**別添２**（→Web 版）の**様式24の７**を用いる。

６の６　皮下連続式グルコース測定の施設基準

(1)　当該保険医療機関内に当該検査を行うにつき必要な医師が配置されていること。
(2)　当該検査を行うにつき十分な体制が整備されていること。

→　皮下連続式グルコース測定に関する施設基準

(1)　糖尿病の治療に関し，専門の知識及び５年以上の経験を有する常勤の医師が１名以上配置されている。
(2)　持続皮下インスリン注入療法を行っている保険医療機関である。

【届出に関する事項】　皮下連続式グルコース測定の施設基準に係る届出は，**別添２**（→Web 版）の**様式24の５**を用いる。

６の７　人工膵臓検査の施設基準

(1)　当該保険医療機関内に当該検査を行うにつき必要な医師及び看護師が配置されていること。
(2)　緊急事態に対応するための体制その他当該療養につき必要な体制が整備されていること。

→　人工膵臓検査に関する施設基準

(1)　患者の緊急事態に対応する緊急検査が可能な検査体制を有している。
(2)　担当する医師が常時待機しており，糖尿病の治療に関し，専門の知識及び５年以上の経験を有する常勤の医師が２名以上配置されている。
(3)　人工膵臓検査を行うために必要な次に掲げる検査が当該保険医療機関内で常時実施できるよう必要な機器を備えている。
　ア　血液学的検査
　　赤血球数，白血球数，血小板数，ヘマトクリット値
　イ　生化学的検査
　　グルコース，尿素窒素，インスリン，ナトリウム，クロール，カリウム
(4)　100人以上の糖尿病患者を入院又は外来で現に管理してい

る。
(5)　入院基本料（特別入院基本料を除く）を算定している。
(6)　前記各項でいう「常時」とは，勤務態様の如何にかかわらず，午前０時より午後12時までの間のことである。
(7)　医療法第30条の４第１項に規定する医療計画との連携も図りつつ，地域における当該検査に使用する機器の配置の適正にも留意されている。

【届出に関する事項】
(1)　人工膵臓検査の施設基準に係る届出は，**別添２**（→Web版）の**様式24の４**を用いる。
(2)　当該治療に従事する医師の氏名，勤務の態様（常勤・非常勤，専従・非専従，専任・非専任の別）及び勤務時間を**別添２の様式４**を用いて提出する。
(3)　当該地域における必要性を記載する（理由書）。

６の８　長期脳波ビデオ同時記録検査１の施設基準

(1)　当該保険医療機関内に当該検査を行うにつき必要な医師が配置されていること。
(2)　当該検査を行うにつき十分な体制が整備されていること。
(3)　てんかんに係る診療を行うにつき十分な体制が整備されていること。

→　長期脳波ビデオ同時記録検査１に関する施設基準
(1)　小児科，脳神経内科，脳神経外科，精神科，神経科又は心療内科を標榜している保険医療機関である。
(2)　長期脳波ビデオ同時記録検査を年間50例以上実施している。
(3)　てんかんの治療を目的とする手術を年間10例以上実施している。ただし，てんかんの治療を目的とする手術を年間10例以上実施している保険医療機関との連携体制が整備されている場合は，この限りではない。
(4)　３テスラ以上のMRI装置，ポジトロン断層撮影装置及びシングルホトンエミッションコンピューター断層撮影装置を有している。ただし，これらの装置を有している保険医療機関との連携体制が整備されている場合は，この限りでない。
(5)　てんかんに係る診療の経験を５年以上有する常勤の医師が１名以上配置されている。
(6)　長期脳波ビデオ同時記録検査の経験を１年以上有する常勤の看護師及び常勤の臨床検査技師がそれぞれ１名以上配置されている。
(7)　てんかん発作の常時監視及びてんかん発作に対する迅速な対応が可能な体制がとられている。
(8)　複数診療科によるてんかん診療に関するカンファレンス，内科的治療と外科的治療との連携等，専門的で高度なてんかん医療を行っている。
(9)　関係学会により教育研修施設として認定された施設である。
(10)　当該保険医療機関以外の施設に脳波診断を委託していない。

【届出に関する事項】　長期脳波ビデオ同時記録検査１の施設基準に係る届出は，**別添２**（→Web 版）の**様式25の２**及び**様式52**を用いる。

７　光トポグラフィーの施設基準

(1)　**抑うつ症状の鑑別診断の補助に使用する場合の診療料を算定するための施設基準**
　イ　当該保険医療機関内に当該検査を行うにつき必要な医師が配置されていること。
　ロ　当該検査を行うにつき十分な体制が整備されていること。
(2)　**適合していない場合には所定点数の100分の80に相当する点数により算定することとなる施設基準**
　イ　当該検査を行うにつき十分な機器及び施設を有していること。
　ロ　イに掲げる検査機器での検査を目的とした別の保険医療機関からの依頼により検査を行った症例数が，当該検査機器の使用症例数の一定割合以上であること。

→１　抑うつ症状の鑑別診断の補助に使用する場合の診療料を算定するための施設基準
(1)　精神科又は心療内科及び脳神経内科又は脳神経外科を標榜する病院である。
(2)　当該療法に習熟した医師の指導の下に，当該療法を５例以上実施した経験を有する常勤の精神保健及び精神障害者福祉に関する法律（昭和25年法律第123号。以下「精神保健福祉法」という）第18条第１項の規定による指定を受けた精神保健指定医（以下「精神保健指定医」という）が２名以上配置されている。
(3)　脳神経内科又は脳神経外科において，常勤の医師が配置されている。
(4)　常勤の臨床検査技師が配置されている。
(5)　当該療養に用いる医療機器について，適切に保守管理がなされている。
(6)　国立精神・神経医療研究センターが実施している所定の研修を修了した常勤の医師が１名以上配置されている。
(7)　当該療法の実施状況を**別添２**（→Web 版）の**様式26の３**により毎年地方厚生（支）局長に報告している。

２　適合していない場合には所定点数の100分の80に相当する点数により算定することとなる施設基準
施設共同利用率について**別添２**（→Web 版）の**様式26の２**に定める計算式により算出した数値が100分の20以上である。

【届出に関する事項】　光トポグラフィーの施設基準に係る届出は，**別添２の様式26の２**及び**様式52**を用いる。

８　脳磁図の施設基準

(1)　**自発活動を測定するものの施設基準**
　イ　当該検査を行うにつき十分な機器及び施設を有していること。
　ロ　当該検査を行うにつき十分な体制が整備されていること。
　ハ　てんかんに係る診療を行うにつき十分な体制が整備されていること。
(2)　**その他のものの施設基準**
　イ　当該検査を行うにつき十分な機器及び施設を有していること。
　ロ　当該検査を行うにつき十分な体制が整備されていること。

→１　自発活動を測定するものに関する施設基準
(1)　脳磁図に係る診療の経験を３年以上有する常勤の医師が１名以上配置されている。なお，週３日以上常態として勤務しており，かつ，所定労働時間が週22時間以上の勤務を行っている非常勤医師（脳磁図に係る診療の経験を３年以上有する医師に限る）を２名以上組み合わせることにより，常勤医師の勤務時間帯と同じ時間帯にこれらの非常勤医師が配置されている場合には，当該基準を満たしていることとみなすことができる。
(2)　他の保険医療機関からの依頼による診断が行われている。
(3)　**D235-3**の「１」長期脳波ビデオ同時記録検査１の施設基準に係る届出を行っている。

２　その他のものに関する施設基準
(1)　脳磁図に係る診療の経験を３年以上有する常勤の医師が１名以上配置されている。なお，週３日以上常態として勤務しており，かつ，所定労働時間が週22時間以上の勤務を行っている非常勤医師（脳磁図に係る診療の経験を３年以上有する医師に限る）を２名以上組み合わせることにより，常勤医師の勤務時間帯と同じ時間帯にこれらの非常勤医師が配置されている場合には，当該基準を満たしていることとみなすことができる。
(2) 他の保険医療機関からの依頼による診断が行われている。
【届出に関する事項】 脳磁図の施設基準に係る届出は，**別添２**（→Web 版）の**様式27**を用いる。

８の２　終夜睡眠ポリグラフィーの安全精度管理下で行うものの施設基準

(1) 当該保険医療機関内に当該検査を行うにつき必要な医師が配置されていること。
(2) 当該検査を行うにつき十分な体制が整備されていること。

→　安全精度管理下で行うものに関する施設基準
(1) 睡眠障害又は睡眠呼吸障害に係る診療の経験を５年以上有し，日本睡眠学会等が主催する研修会を受講した常勤の医師が１名以上配置されている。
(2) 当該保険医療機関の検査部門において，常勤の臨床検査技師が３名以上配置されている。
(3) 終夜睡眠ポリグラフィーの「３」１及び２以外の場合を年間50症例以上及び反復睡眠潜時試験（MSLT）を年間５件以上実施している。
(4) 当該保険医療機関内で，睡眠検査に関する安全管理マニュアルを策定し，これを遵守する。
(5) 日本睡眠学会から示されている指針等に基づき，当該検査が適切に実施されている。
【届出に関する事項】 終夜睡眠ポリグラフィーの安全精度管理下で行うものの施設基準に係る届出は，**別添２**（→Web 版）の**様式27の２の２**及び**様式52**を用いる。

８の３　脳波検査判断料１の施設基準

てんかんに係る診療を行うにつき十分な体制が整備されていること。

→　脳波検査判断料１に関する施設基準
(1) 小児科，脳神経内科，脳神経外科，精神科，神経科又は心療内科を標榜している保険医療機関である。
(2) MRI装置を有している。ただし，MRI装置を有している保険医療機関との連携体制が整備されている場合は，この限りでない。
(3) 脳波診断に係る診療の経験を５年以上有する常勤の医師が１名以上配置されている。
(4) 脳波検査の経験を１年以上有する常勤の臨床検査技師が１名以上配置されている。
(5) 関係学会により教育研修施設として認定された施設である。
(6) 当該保険医療機関以外の施設に脳波診断を委託していない。
【届出に関する事項】 脳波検査判断料１の施設基準に係る届出は，**別添２**（→Web 版）の**様式27の２**を用いる。

８の４　脳波検査判断料の注３（編注：遠隔脳波診断）に規定する別に厚生労働大臣が定める施設基準

(1) **送信側**
脳波検査の実施及び送受信を行うにつき十分な機器及び施設を有していること。
(2) **受信側**
てんかんに係る診療を行うにつき十分な体制が整備されていること。

→　遠隔脳波診断に関する施設基準
(1) 送信側（脳波検査が実施される保険医療機関）においては，脳波検査の実施及び送受信を行うにつき十分な装置・機器を有している。
(2) 受信側（脳波検査の結果について診断が行われる病院である保険医療機関）においては，脳波検査判断料１に関する届出を行っている保険医療機関である。
【届出に関する事項】 遠隔脳波診断の施設基準に係る届出は，**別添２**（→Web 版）の**様式27の３**を用いる。なお，届出については，送信側，受信側の双方の医療機関がそれぞれ届出を行うことが必要であり，また，送信側の医療機関の届出書については，受信側に係る事項についても記載する。

９　中枢神経磁気刺激による誘発筋電図の施設基準

(1) 当該検査を行うにつき十分な機器及び施設を有していること。
(2) (1)に掲げる検査機器での検査を目的とした別の保険医療機関からの依頼により検査を行った症例数が，当該検査機器の使用症例数の一定割合以上であること。

→　中枢神経磁気刺激による誘発筋電図に関する施設基準
施設共同利用率について**別添２**（→Web 版）の**様式26**に定める計算式により算出した数値が100分の20以上である。
【届出に関する事項】 中枢神経磁気刺激による誘発筋電図の施設基準に係る届出は，**別添２**の**様式26**を用いる。

９の２　単線維筋電図の施設基準

(1) 当該保険医療機関内に当該検査を行うにつき必要な医師が配置されていること。
(2) 当該検査を行うにつき十分な体制が整備されていること。

→　単線維筋電図に関する施設基準
(1) 脳神経内科，リハビリテーション科又は小児科を標榜している保険医療機関である。
(2) 脳神経内科，リハビリテーション科又は小児科を担当する常勤の医師（専ら神経系疾患の診療を担当した経験を10年以上有するものに限る）が１名以上配置されている。
(3) 筋電図・神経伝導検査を100例以上実施した経験を有する常勤の医師が１名以上配置されている。なお，当該医師は(2)に掲げる医師と同一の者であっても差し支えない。
(4) 筋電図・神経伝導検査を年間50例以上実施している。
(5) 日本神経学会から示されている重症筋無力症に係る診療ガイドラインに基づき，当該検査が適切に実施されている。
【届出に関する事項】 単線維筋電図の施設基準に係る届出は，**別添２**（→Web 版）の**様式27の４**及び**様式52**を用いる。

10　神経学的検査の施設基準

(1) 当該保険医療機関内に当該検査を行うにつき必要な医師が配置されていること。
(2) 当該検査を行うにつき十分な体制が整備されていること。

→　神経学的検査に関する施設基準
(1) 脳神経内科，脳神経外科又は小児科を標榜している保険医療機関である。
(2) 神経学的検査に関する所定の研修を修了した脳神経内科，脳神経外科又は小児科を担当する常勤の医師（専ら神経系疾患の診療を担当した経験を10年以上有するものに限る）が１名以上配置されている。なお，週３日以上常態として勤務しており，かつ，所定労働時間が週22時間以上の勤務を行っている脳神経内科，脳神経外科又は小児科を担当する非常勤医師（神経学的検査に関する所定の研修を修了し，専ら神経系疾患の診療を担当した経験を10年以上有するものに限る）を２名以上組み合わせることにより，常勤医師の勤務時間帯と同じ時間帯にこれらの非常勤医師が配置されている場合には，当該基準を満たしていることとみなすことができる。

【届出に関する事項】 神経学的検査の施設基準に係る届出は，**別添２**（→Web 版）の**様式28**を用いる。

10の２ 補聴器適合検査の施設基準

(1) 当該保険医療機関内に当該検査を行うにつき必要な医師が配置されていること。
(2) 当該検査を行うにつき十分な装置・器具を有していること。

→ 補聴器適合検査に関する施設基準

(1) 耳鼻咽喉科を標榜している保険医療機関であり，厚生労働省主催補聴器適合判定医師研修会を修了した耳鼻咽喉科を担当する常勤の医師が１名以上配置されている。なお，週３日以上常態として勤務しており，かつ，所定労働時間が週22時間以上の勤務を行っている耳鼻咽喉科を担当する非常勤医師（厚生労働省主催補聴器適合判定医師研修会を修了した医師に限る）を２名以上組み合わせることにより，常勤医師の勤務時間帯と同じ時間帯にこれらの非常勤医師が配置されている場合には，当該基準を満たしていることとみなすことができる。
(2) 当該検査を行うために必要な次に掲げる装置・器具を常時備えている。
　ア 音場での補聴器装着実耳検査に必要な機器並びに装置（スピーカー法による聴覚検査が可能なオージオメータ等）
　イ 騒音・環境音・雑音などの検査用音源又は発生装置
　ウ 補聴器周波数特性測定装置

【届出に関する事項】 補聴器適合検査の施設基準に係る届出は，**別添２**（→Web 版）の**様式29**又はそれに準ずる様式を用いる。

10の３ 黄斑局所網膜電図及び全視野精密網膜電図の施設基準

(1) 当該検査を行うにつき十分な機器及び施設を有していること。
(2) 当該検査を行うにつき十分な体制が整備されていること。

→１ 黄斑局所網膜電図に関する施設基準

(1) 眼科を標榜している保険医療機関であって，眼科の経験を５年以上有する常勤の医師が１名以上配置されている。
(2) 黄斑局所網膜電図を記録する装置を有する施設である。

２ 全視野精密網膜電図に関する施設基準

(1) 眼科を標榜している保険医療機関であって，眼科の経験を５年以上有する常勤の医師が１名以上配置されている。
(2) 国際臨床視覚電気生理学会の推奨する刺激条件で，全視野刺激により網膜の杆体系と錐体系の網膜電図をそれぞれ分離して記録する装置を有する施設である。

【届出に関する事項】 黄斑局所網膜電図及び全視野精密網膜電図に係る届出は，**別添２**（→Web 版）の**様式29の３**を用いる。

11 コンタクトレンズ検査料の施設基準

(1) **通則**
　イ 当該検査を含む診療に係る費用について，当該保険医療機関の見やすい場所に掲示していること。
　ロ イの掲示事項について，原則として，ウェブサイトに掲載していること。
　ハ 当該検査を受けている全ての患者に対して，当該検査を含む診療に係る費用について説明がなされていること。
(2) **コンタクトレンズ検査料１の施設基準**
　イ 次のいずれかに該当すること。
　　① 当該保険医療機関を受診した患者のうち，コンタクトレンズに係る検査を実施した患者の割合が３割未満であること。
　　② 当該保険医療機関を受診した患者のうち，コンタクトレンズに係る検査を実施した患者の割合が４割未満であり，かつ，当該保険医療機関内に眼科診療を専ら担当する常勤の医師が配置されていること。
　ロ 次のいずれかに該当すること。
　　① 入院施設を有すること。
　　② 当該保険医療機関を受診した患者のうち，コンタクトレンズ検査料を算定した患者数が年間１万人未満であること。
　　③ コンタクトレンズに係る検査を実施した患者のうち，自施設においてコンタクトレンズを交付した割合が９割５分未満であること。
(3) **コンタクトレンズ検査料２の施設基準**
　イ (2)のイに該当すること。
　ロ (2)のロに該当しないこと。
(4) **コンタクトレンズ検査料３の施設基準**
　イ (2)のイに該当しないこと。
　ロ (2)のロに該当すること。

→ コンタクトレンズ検査料に関する施設基準

(1) **コンタクトレンズ検査料１から４までに関する施設基準**
次の基準を満たしている。
　ア 次に掲げる事項を内容とするコンタクトレンズ検査料を含む診療に係る費用について，保険医療機関の外来受付（複数診療科を有する場合は，コンタクトレンズに係る診療を行う診療科の外来受付）及び支払窓口の分かりやすい場所に掲示するとともに，原則として，ウェブサイトに掲載している。自ら管理するホームページ等を有しない場合については，この限りではない。
　　① 初診料及び再診料（許可病床のうち一般病床に係るものの数が200以上の保険医療機関にあっては外来診療料）の点数
　　　当該保険医療機関又は当該保険医療機関と特別の関係（p.30）にある保険医療機関において過去にコンタクトレンズ検査料が算定されている場合には，再診料を算定する旨
　　② 当該保険医療機関において算定するコンタクトレンズ検査料の区分の点数
　　　当該診療日にコンタクトレンズ診療を行っている医師の氏名及び眼科診療経験
　　③ 以上の項目について，患者の求めがあった場合には，説明を行う旨
　イ アについて，患者の求めがあった場合には説明を行っている。
(2) **コンタクトレンズ検査料１に関する施設基準**
　ア 次のうちいずれかの基準を満たしている。
　　① コンタクトレンズに係る診療を行う診療科（複数の診療科を有する場合は，コンタクトレンズに係る診療を行う診療科）において，初診料，再診料又は外来診療料を算定した患者（複数の診療科を有する保険医療機関において，同一日に他の診療科を併せて受診していることにより初診料，再診料又は外来診療料を算定しない患者を含む）のうち，コンタクトレンズに係る検査〔コンタクトレンズの装用を目的に受診した患者（既装用の場合を含む。以下同じ）に対する眼科学的検

査〕を実施した患者の割合が３割未満である。
② コンタクトレンズに係る診療を行う診療科（複数の診療科を有する場合は，コンタクトレンズに係る診療を行う診療科）において，初診料，再診料又は外来診療料を算定した患者（複数の診療科を有する保険医療機関において，同一日に他の診療科を併せて受診していることにより初診料，再診料又は外来診療料を算定しない患者を含む）のうち，コンタクトレンズに係る検査（コンタクトレンズの装用を目的に受診した患者に対する眼科学的検査）を実施した患者の割合が４割未満であり，かつ当該保険医療機関に眼科診療を専ら担当する常勤の医師（眼科診療の経験を10年以上有する者に限る）が配置されている。
イ　次のうちいずれかに該当する。
① 眼科の病床を有する。
② コンタクトレンズ検査料を算定した患者が年間10,000人未満である。
③ コンタクトレンズの自施設交付割合が９割５分未満である。

(3) **コンタクトレンズ検査料２に関する施設基準**
ア　コンタクトレンズ検査料１の施設基準のうち「ア」を満たしている。
イ　コンタクトレンズ検査料１の施設基準のうち「イ」に該当しない。

(4) **コンタクトレンズ検査料３に関する施設基準**
ア　コンタクトレンズ検査料１の施設基準のうち「ア」を満たしていない。
イ　コンタクトレンズ検査料１の施設基準のうち「イ」に該当する。

【届出に関する事項】
(1) コンタクトレンズ検査料１から３までの施設基準に係る届出は，**別添２**（→Web 版）の**様式30**を用いる。
(2) １の(1)のアについては，令和７年５月31日までの間に限り，当該基準を満たしているものとみなす。

11の２　ロービジョン検査判断料の施設基準

当該保険医療機関内に当該療養を行うにつき必要な常勤の医師が配置されていること。

→　ロービジョン検査判断料に関する施設基準
眼科を標榜している保険医療機関であり，厚生労働省主催視覚障害者用補装具適合判定医師研修会（眼鏡等適合判定医師研修会）（以下「視覚障害者用補装具適合判定医師研修会」という）を修了した眼科を担当する常勤の医師が１名以上配置されている。なお，週３日以上常態として勤務しており，かつ，所定労働時間が週22時間以上の勤務を行っている非常勤医師（視覚障害者用補装具適合判定医師研修会を修了した医師に限る）を２名以上組み合わせることにより，常勤医師の勤務時間帯と同じ時間帯にこれらの非常勤医師が配置されている場合には，当該基準を満たしていることとみなすことができる。
【届出に関する事項】 ロービジョン検査判断料の施設基準に係る届出は，**別添２**（→Web 版）の**様式29の２**に準ずる様式を用いる。

12　小児食物アレルギー負荷検査の施設基準

(1) 当該保険医療機関内に当該検査を行うにつき必要な医師が配置されていること。
(2) 当該検査を行うにつき十分な体制が整備されていること。

→　小児食物アレルギー負荷検査に関する施設基準
(1) 小児科を標榜している保険医療機関である。
(2) 小児食物アレルギーの診断及び治療の経験を10年以上有する小児科を担当する常勤の医師が１名以上配置されている。なお，週３日以上常態として勤務しており，かつ，所定労働時間が週22時間以上の勤務を行っている小児科を担当する非常勤医師（小児食物アレルギーの診断及び治療の経験を10年以上有する医師に限る）を２名以上組み合わせることにより，常勤医師の勤務時間帯と同じ時間帯にこれらの非常勤医師が配置されている場合には，当該基準を満たしていることとみなすことができる。
(3) 急変時等の緊急事態に対応するための体制その他当該検査を行うための体制が整備されている。

【届出に関する事項】
(1) 小児食物アレルギー負荷検査の施設基準に係る届出は，**別添２**（→Web 版）の**様式31**を用いる。
(2) 小児科を担当する医師の小児食物アレルギーの診断及び治療経験が分かるものを添付する。

13　内服・点滴誘発試験の施設基準

(1) 当該保険医療機関内に当該検査を行うにつき必要な医師が配置されていること。
(2) 当該検査を行うにつき十分な体制が整備されていること。

→　内服・点滴誘発試験に関する施設基準
(1) 皮膚科を標榜している保険医療機関である。
(2) 薬疹の診断及び治療の経験を10年以上有する皮膚科を担当する常勤の医師が１名以上配置されている。
(3) 急変時等の緊急事態に対応するための体制その他当該検査を行うための体制が整備されている。

【届出に関する事項】
(1) 内服・点滴誘発試験の施設基準に係る届出は，**別添２**（→Web 版）の**様式31の２**を用いる。
(2) 皮膚科を担当する医師の薬疹の診断及び治療の経験が分かるものを添付する。

14　センチネルリンパ節生検（片側）の施設基準

(1) 当該保険医療機関内に当該検査を行うにつき必要な医師が配置されていること。
(2) 当該検査を行うにつき十分な体制が整備されていること。

→　センチネルリンパ節生検（片側）に関する施設基準
(1) 乳腺外科又は外科の経験を５年以上有しており，乳がんセンチネルリンパ節生検を，当該手術に習熟した医師の指導の下に，術者として５症例以上経験している医師が配置されている。
(2) 当該保険医療機関が乳腺外科又は外科及び放射線科を標榜しており，当該診療科において常勤の医師が２名以上配置されている。ただし，「２　単独法」のうち，色素のみによるもののみを実施する施設にあっては，放射線科を標榜していなくても差し支えない。
(3) 麻酔科標榜医が配置されている。
(4) 病理部門が設置され，病理医が配置されている。
【届出に関する事項】 センチネルリンパ節生検（片側）の施設基準に係る届出は，**別添２**（→Web 版）の**様式31の３**及び**様式52**を用いる。

14の１の２　経頸静脈的肝生検の施設基準

(1) 当該保険医療機関内に当該検査を行うにつき必要な医師が配置されていること。
(2) 当該検査を行うにつき十分な体制が整備されていること。

→　経頸静脈的肝生検に関する施設基準

(1)　放射線科又は消化器内科を標榜している保険医療機関である。
(2)　以下のアからウの手術等について，合わせて50例以上（ただし，アの検査を１例以上含む）を術者として実施した経験を有する，放射線科又は消化器内科の経験を５年以上有する常勤の医師が配置されている。
ア　Ｄ412-3経頸静脈的肝生検
イ　Ｋ615血管塞栓術（頭部，胸腔，腹腔内血管等）
ウ　Ｋ668-2バルーン閉塞下逆行性経静脈的塞栓術
(3)　診療放射線技師が配置されている。
(4)　急変時等の緊急事態に対応するための体制その他当該検査を行うための体制が整備されている。
【届出に関する事項】　経頸静脈的肝生検の施設基準に係る届出は，**別添２**の**様式31の３の２**及び**様式52**を用いる。

14の２　前立腺針生検法の注に規定する施設基準

(1)　当該保険医療機関内に当該検査を行うにつき必要な医師が配置されていること。
(2)　当該検査を行うにつき十分な体制が整備されていること。

→　前立腺針生検法のMRI撮影及び超音波検査融合画像によるものに関する施設基準
(1)　泌尿器科を標榜している保険医療機関である。
(2)　専ら泌尿器科に従事し，当該診療科について４年以上の経験を有する医師が配置されている。また，当該医師は，前立腺針生検法（MRI撮影及び超音波検査融合画像によるもの）を主として実施する医師として５例以上の症例を実施している。
(3)　放射線科の経験を５年以上有している医師が１名以上配置されている。
(4)　当該療法に用いる医療機器について，適切に保守管理がなされている。
(5)　1.5テスラ以上のMRI装置を有している。
【届出に関する事項】　前立腺針生検法（MRI撮影及び超音波検査融合画像によるもの）の施設基準に係る届出は，**別添２**（→Web 版）の**様式31の４**及び**様式52**を用いる。

15　CT透視下気管支鏡検査加算の施設基準

(1)　当該検査を行うにつき十分な体制が整備されていること。
(2)　当該検査を行うにつき十分な機器を有していること。

→　CT透視下気管支鏡検査加算に関する施設基準
(1)　Ｅ200コンピューター断層撮影の「１」CT撮影の「イ」64列以上のマルチスライス型の機器による場合又は「ロ」16列以上64列未満のマルチスライス型の機器による場合に係る施設基準のいずれかを現に届け出ている。
(2)　専ら呼吸器内科又は呼吸器外科に従事し，呼吸器系疾患の診療の経験を５年以上有する常勤の医師が配置されている。
(3)　診療放射線技師が配置されている。
【届出に関する事項】　CT透視下気管支鏡検査加算の施設基準に係る届出は，**別添２**（→Web 版）の**様式38**を用いる。

15の２　経気管支凍結生検法の施設基準

(1)　当該保険医療機関内に当該検査を行うにつき必要な医師が配置されていること。
(2)　当該検査を行うにつき十分な体制が整備されていること。

→　経気管支凍結生検法に関する施設基準
(1)　専ら呼吸器内科又は呼吸器外科に従事し，呼吸器系疾患の診療の経験を５年以上有する常勤の医師が２名以上配置されている。そのうち少なくとも１名は10年以上の経験を有している。
(2)　診療放射線技師が配置されている。
(3)　急変時等の緊急事態に対応するための体制その他当該検査を行うための体制が整備されている。
【届出に関する事項】　経気管支凍結生検法の施設基準に係る届出は，**別添２**（→Web 版）の**様式38の４**を用いる。

第６　画像診断

１　画像診断管理加算の施設基準

(1)　画像診断管理加算１の施設基準
イ　放射線科を標榜している保険医療機関であること。
ロ　当該保険医療機関内に画像診断を専ら担当する常勤の医師が１名以上配置されていること。
ハ　画像診断管理を行うにつき十分な体制が整備されていること。
(2)　画像診断管理加算２の施設基準
イ　放射線科を標榜している病院であること。
ロ　当該保険医療機関内に画像診断を専ら担当する常勤の医師が１名以上配置されていること。
ハ　当該保険医療機関において実施される全ての核医学診断及びコンピューター断層撮影診断について，ロに規定する医師の指示の下に画像情報等の管理を行っていること。
ニ　当該保険医療機関における核医学診断及びコンピューター断層撮影診断のうち，少なくとも８割以上のものの読影結果が，ロに規定する医師により遅くとも撮影日の翌診療日までに主治医に報告されていること。
(3)　画像診断管理加算３の施設基準
イ　放射線科を標榜している病院であること。
ロ　都道府県が定める救急医療に関する計画に基づいて運営される救命救急センターを有している保険医療機関であること。
ハ　当該保険医療機関内に画像診断を専ら担当する常勤の医師が３名以上配置されていること。
ニ　当該保険医療機関において実施される全ての核医学診断及びコンピューター断層撮影診断について，ハに規定する医師の指示の下に画像情報等の管理を行っていること。
ホ　当該保険医療機関における核医学診断及びコンピューター断層撮影診断のうち，少なくとも８割以上のものの読影結果が，ハに規定する医師により遅くとも撮影日の翌診療日までに主治医に報告されていること。
ヘ　当該保険医療機関において，夜間及び休日に読影を行う体制が整備されていること。
(4)　画像診断管理加算４の施設基準
イ　放射線科を標榜している特定機能病院であること。
ロ　当該保険医療機関内に画像診断を専ら担当する常勤の医師が６名以上配置されていること。
ハ　当該保険医療機関において実施される全ての核医学診断及びコンピューター断層撮影診断について，ロに規定する医師の指示の下に画像情報等の管理を行っていること。
ニ　当該保険医療機関における核医学診断及びコン

特施

ピューター断層撮影診断のうち，少なくとも８割以上のものの読影結果が，ロに規定する医師により遅くとも撮影日の翌診療日までに主治医に報告されていること。

ホ　当該保険医療機関において，夜間及び休日に読影を行う体制が整備されていること。

→１　画像診断管理加算１に関する施設基準

(1)　放射線科を標榜している保険医療機関である。

(2)　画像診断を専ら担当する常勤の医師〘専ら画像診断を担当した経験を10年以上有するもの又は当該療養について関係学会から示されている２年以上の所定の研修〔専ら放射線診断に関するものとし，画像診断，Interventional Radiology（IVR）及び核医学に関する事項を全て含むものである〕を修了し，その旨が登録されている医師に限る〙が１名以上配置されている。なお，画像診断を専ら担当する医師とは，勤務時間の大部分において画像情報の撮影又は読影に携わっている者をいう。

(3)　画像診断管理を行うにつき十分な体制が整備されている。

(4)　当該保険医療機関以外の施設に読影又は診断を委託していない。

２　画像診断管理加算２に関する施設基準

(1)　放射線科を標榜している病院である。

(2)　画像診断を専ら担当する常勤の医師〘専ら画像診断を担当した経験を10年以上有するもの又は当該療養について関係学会から示されている２年以上の所定の研修〔専ら放射線診断に関するものとし，画像診断，Interventional Radiology（IVR）及び核医学に関する事項を全て含むものである〕を修了し，その旨が登録されている医師に限る〙が１名以上配置されている。なお，画像診断を専ら担当する医師とは，勤務時間の大部分において画像情報の撮影又は読影に携わっている者をいう。

(3)　当該保険医療機関において実施される全ての核医学診断，CT撮影及びMRI撮影について，(2)に規定する医師の下に画像情報の管理が行われている。

(4)　当該保険医療機関における核医学診断及びコンピューター断層診断のうち，少なくとも８割以上の読影結果が，(2)に規定する医師により遅くとも撮影日の翌診療日までに当該患者の診療を担当する医師に報告されている。

(5)　画像診断管理を行うにつき十分な体制が整備されている。

(6)　当該保険医療機関以外の施設に読影又は診断を委託していない。

(7)　関係学会の定める指針を遵守し，MRI装置の適切な安全管理を行っている。

３　画像診断管理加算３に関する施設基準

(1)　放射線科を標榜している病院である。

(2)　「救急医療対策事業実施要綱」（昭和52年７月６日医発第692号）に定める第３「救命救急センター」又は第４「高度救命救急センター」を設置している保険医療機関である。

(3)　画像診断を専ら担当する常勤の医師〔専ら画像診断を担当した経験を10年以上有するもの又は当該療養について関係学会から示されている２年以上の所定の研修（専ら放射線診断に関するものとし，画像診断，Interventional Radiology（IVR）及び核医学に関する事項を全て含むものである）を修了し，その旨が登録されている医師に限る〕が３名以上配置されている。なお，画像診断を専ら担当する医師とは，勤務時間の大部分において画像情報の撮影又は読影に携わっている者をいう。

(4)　当該保険医療機関において実施される全ての核医学診断，CT撮影及びMRI撮影について，(3)に規定する医師の下に画像情報の管理が行われている。

(5)　当該保険医療機関における核医学診断及びコンピューター断層診断のうち，少なくとも８割以上の読影結果が，(3)に規定する医師により遅くとも撮影日の翌診療日までに当該患者の診療を担当する医師に報告されている。

(6)　当該保険医療機関において，関係学会の定める指針に基づく夜間及び休日の読影体制が整備されている。

(7)　画像診断管理を行うにつき十分な体制が整備されている。

(8)　当該保険医療機関以外の施設に読影又は診断を委託していない。

(9)　関係学会の定める指針を遵守し，MRI装置の適切な安全管理を行っている。

(10)　関係学会の定める指針に基づいて，人工知能関連技術が活用された画像診断補助ソフトウェアの適切な安全管理を行っている。その際，画像診断を専ら担当する常勤の医師〔専ら画像診断を担当した経験を10年以上有するもの又は当該療養について関係学会から示されている２年以上の所定の研修（専ら放射線診断に関するものとし，画像診断，Interventional Radiology（IVR）及び核医学に関する事項を全て含むものである）を修了し，その旨が登録されている医師に限る〕が責任者として配置されている。

４　画像診断管理加算４に関する施設基準

(1)　放射線科を標榜している特定機能病院である。

(2)　画像診断を専ら担当する常勤の医師〘専ら画像診断を担当した経験を10年以上有するもの又は当該療養について関係学会から示されている２年以上の所定の研修〔専ら放射線診断に関するものとし，画像診断，Interventional Radiology（IVR）及び核医学に関する事項を全て含むものである〕を修了し，その旨が登録されている医師に限る〙が６名以上配置されている。なお，画像診断を専ら担当する医師とは，勤務時間の大部分において画像情報の撮影又は読影に携わっている者をいう。

(3)　当該保険医療機関において実施される全ての核医学診断，CT撮影及びMRI撮影について，(2)に規定する医師の下に画像情報の管理が行われている。

(4)　当該保険医療機関における核医学診断及びコンピューター断層診断のうち，少なくとも８割以上の読影結果が，(2)に規定する医師により遅くとも撮影日の翌診療日までに当該患者の診療を担当する医師に報告されている。

(5)　当該保険医療機関において，関係学会の定める指針に基づく夜間及び休日の読影体制が整備されている。

(6)　画像診断管理を行うにつき十分な体制が整備されており，当該保険医療機関において実施される全ての核医学診断，CT撮影及びMRI撮影について，夜間及び休日を除いて，検査前の画像診断管理を行っている。

(7)　当該保険医療機関以外の施設に読影又は診断を委託していない。

(8)　関係学会の定める指針を遵守し，MRI装置の適切な安全管理を行っている。

(9)　関係学会の定める指針に基づいて，適切な被ばく線量管理を行っている。その際，施設内の全てのCT検査の線量情報を電子的に記録し，患者単位及び検査プロトコル単位で集計・管理の上，被ばく線量の最適化を行っている。

(10)　関係学会の定める指針に基づいて，人工知能関連技術が活用された画像診断補助ソフトウェアの適切な安全管理を行っている。その際，画像診断を専ら担当する常勤の医師〘専ら画像診断を担当した経験を10年以上有するもの又は当該療養について関係学会から示されている２年以上の所定の研修〔専ら放射線診断に関するものとし，画像診断，Interventional Radiology（IVR）及び核医学に関する事項を全て含むものである〕を修了し，その旨が登録されている医師に限る〙が責任者として配置されている。

【届出に関する事項】　画像診断管理の施設基準に係る届出は，**別添２**（→Web 版）の**様式32**を用いる。なお，画像診断管理加算１の施設基準の届出については，画像診断管理加算２，３又は４の届出をもってこれに代えることができる。

２　遠隔画像診断による写真診断（歯科診療以外の診療に係るものに限る），基本的エックス線診断料（歯科診療以外の診療に係るものに限る），核医学診断及びコンピューター断層診断の施設基準

(1)　送信側

特施

離島等に所在する保険医療機関その他の保険医療機関であって，画像の撮影及び送受信を行うにつき十分な機器及び施設を有していること。

(2) **受信側**

イ 当該保険医療機関内に画像診断を専ら担当する常勤の医師が配置されており，高度の医療を提供するものと認められる病院であること。

ロ 遠隔画像診断を行うにつき十分な体制が整備されていること。

→ 遠隔画像診断に関する施設基準

(1) 送信側（画像の撮影が行われる保険医療機関）においては以下の基準を全て満たす。

ア 画像の撮影及び送受信を行うにつき十分な装置・機器を有しており，受信側の保険医療機関以外の施設へ読影又は診断を委託していない。

イ 関係学会の定める指針に基づく画像診断管理を行っていることが望ましい。

(2) 受信側（画像診断が行われる病院である保険医療機関）においては以下の基準を全て満たす。ただし，歯科診療に係る画像診断については，歯科画像診断管理加算の要件を満たしていれば足りる。

ア 画像診断管理加算１，２，３又は４に関する施設基準を満たす。

イ 特定機能病院，臨床研修指定病院，へき地医療拠点病院又は基本診療料の施設基準等**別表第６の２**に規定する地域に所在する病院である。

ウ 関係学会の定める指針に基づく画像診断管理を行っていることが望ましい。

【届出に関する事項】 遠隔画像診断の施設基準に係る届出は，**別添２**（→Web 版）の**様式34**又は**様式35**（略）を用いる。なお，届出については，送信側，受信側の双方の医療機関がそれぞれ届出を行うことが必要であり，また，送信側の医療機関の届出書については，受信側に係る事項についても記載する。

３ ポジトロン断層撮影，ポジトロン断層・コンピューター断層複合撮影，ポジトロン断層・磁気共鳴コンピューター断層複合撮影及び乳房用ポジトロン断層撮影の施設基準

(1) **ポジトロン断層撮影，ポジトロン断層・コンピューター断層複合撮影若しくはポジトロン断層・磁気共鳴コンピューター断層複合撮影（アミロイドＰＥＴイメージング剤を用いた場合を除く）又は乳房用ポジトロン断層撮影に係る診療料を算定するための施設基準**

イ 画像診断を担当する常勤の医師（核医学診断について，相当の経験を有し，かつ，核医学診断に係る研修を受けた者に限る）が配置されていること。

ロ 当該断層撮影を行うにつき十分な機器及び施設を有していること。

ハ 当該断層撮影を行うにつき十分な体制が整備されていること。

(2) **ポジトロン断層撮影，ポジトロン断層・コンピューター断層複合撮影又はポジトロン断層・磁気共鳴コンピューター断層複合撮影（アミロイドＰＥＴイメージング剤を用いた場合に限る）に係る診療料を算定するための施設基準**

イ 画像診断を担当する常勤の医師（核医学診断について，相当の経験を有し，かつ，核医学診断に係る研修を受けた者に限る）が配置されていること。

ロ 当該断層撮影を行うにつき十分な機器及び施設を有していること。

ハ 当該断層撮影を行うにつき十分な体制が整備されていること。

(3) **適合していない場合には所定点数の100分の80に相当する点数により算定することとなる施設基準**

次のいずれかに該当すること。

イ (1)のロ又は(2)のロに掲げる診断撮影機器での撮影を目的とした別の保険医療機関からの依頼により撮影を行った症例数が，当該診断撮影機器の使用症例数の一定割合以上であること。

ロ 特定機能病院，がん診療の拠点となる病院又は高度専門医療に関する研究等を行う国立研究開発法人に関する法律（平成20年法律第93号）第３条の２に規定する国立高度専門医療研究センターの設置する医療機関であること。

→１ ポジトロン断層撮影，ポジトロン断層・コンピューター断層複合撮影若しくはポジトロン断層・磁気共鳴コンピューター断層複合撮影（アミロイドPETイメージング剤を用いた場合を除く）又は乳房用ポジトロン断層撮影に係る費用を算定するための施設基準

(1) 核医学診断の経験を３年以上有し，かつ，所定の研修を修了した常勤医師が１名以上いる。

(2) 診断撮影機器ごとに，PET製剤の取扱いに関し，専門の知識及び経験を有する専任の診療放射線技師が１名以上いる。

２ ポジトロン断層撮影，ポジトロン断層・コンピューター断層複合撮影又はポジトロン断層・磁気共鳴コンピューター断層複合撮影（アミロイドPETイメージング剤を用いた場合に限る）に係る費用を算定するための施設基準

(1) １の(1)及び(2)を満たしている。

(2) 関連学会の定める「アミロイドPETイメージング剤の適正使用ガイドライン」における「診療用PET薬剤製造施設認証」（放射性医薬品合成設備を用いる場合に限る）及び「PET撮像施設認証」を受けている施設である。

３ 該当しない場合は所定点数の100分の80に相当する点数を算定することとなる施設基準

ポジトロン断層撮影，ポジトロン断層・コンピューター断層複合撮影，ポジトロン断層・磁気共鳴コンピューター断層複合撮影又は乳房用ポジトロン断層撮影に使用する画像診断機器の施設共同利用率について，**別添２**（→Web 版）の**様式36**に定める計算式により算出した数値が100分の30以上である〔ただし，特定機能病院，がん診療の拠点となる病院又は高度専門医療に関する研究等を行う独立行政法人に関する法律（平成20年法律第93号）第４条第１項に規定する国立高度専門医療研究センターの設置する保険医療機関を除く〕。がん診療の拠点となる病院とは，**第11の２**がん治療連携計画策定料，がん治療連携指導料の２と同様である。

【届出に関する事項】 ポジトロン断層撮影，ポジトロン断層・コンピューター断層複合撮影，ポジトロン断層・磁気共鳴コンピューター断層複合撮影又は乳房用ポジトロン断層撮影の施設基準に係る届出は，**別添２**（→Web 版）の**様式36**を用いる。

４ CT撮影及びMRI撮影の施設基準

(1) **通則**

当該撮影を行うにつき十分な機器及び施設を有していること。

(2) **64列以上のマルチスライス型の機器によるCT撮影及び３テスラ以上の機器によるMRI撮影に関する施設基準**

イ 画像診断管理加算２，画像診断管理加算３又は画像診断管理加算４に係る届出を行っている保険医療機関であること。

ロ 専従の診療放射線技師が１名以上配置されてい

ること。

(3)　CT撮影の注８及びMRI撮影の注６に規定する別に厚生労働大臣が定める施設基準

(1)に掲げる診断撮影機器での撮影を目的とした別の保険医療機関からの依頼により撮影を行った症例数が，当該診断撮影機器の使用症例数の１割以上であること。

→１　CT撮影及びMRI撮影に関する施設基準

(1)　64列以上，16列以上64列未満若しくは４列以上16列未満のマルチスライスCT装置又は３テスラ以上若しくは1.5テスラ以上３テスラ未満のMRI装置のいずれかを有している。
(2)　64列以上のマルチスライスCT装置又は３テスラ以上のMRI装置においては，画像診断管理加算２，３又は４に関する施設基準の届出を行っている。
(3)　64列以上のマルチスライスCT装置又は３テスラ以上のMRI装置においては，CT撮影に係る部門又はMRI撮影に係る部門にそれぞれ専従の診療放射線技師が１名以上勤務している。

２　CT撮影の「注８」及びMRI撮影の「注６」に規定する施設基準

CT撮影及びMRI撮影に使用する画像診断機器の施設共同利用率について，**別添２**（→Web 版）の**様式37**に定める計算式により算出した数値が100分の10以上である。

【届出に関する事項】
(1)　CT撮影及びMRI撮影の施設基準に係る届出は，**別添２**（→Web 版）の**様式37**を用いる。
(2)　当該撮影を行う画像診断機器の機種名，型番，メーカー名，テスラ数（MRIの場合）を記載する。
(3)　CT撮影及びMRI撮影に係る安全管理責任者の氏名を記載し，CT撮影装置，MRI撮影装置及び造影剤注入装置の保守管理計画を添付する。

５　冠動脈CT撮影加算，血流予備量比コンピューター断層撮影，心臓MRI撮影加算，乳房MRI撮影加算，小児鎮静下MRI撮影加算，頭部MRI撮影加算，全身MRI撮影加算及び肝エラストグラフィ加算の施設基準

(1)　当該保険医療機関内に画像診断を専ら担当する常勤の医師が配置されていること。
(2)　当該撮影を行うにつき十分な機器及び施設を有していること。
(3)　当該撮影を行うにつき十分な体制が整備されていること。

→　冠動脈CT撮影加算に関する施設基準

(1)　64列以上のマルチスライス型のCT装置を有している。
(2)　以下のいずれかの要件を満たす。
ア　画像診断管理加算２，３又は４に関する基準を満たす。
イ　以下のいずれも満たすものである。
(イ)　画像診断管理加算１に関する基準を満たす。
(ロ)　循環器疾患を専ら担当する常勤の医師（専ら循環器疾患の診療を担当した経験を10年以上有するもの）又は画像診断を専ら担当する常勤の医師（専ら画像診断を担当した経験を10年以上有するもの）が合わせて３名以上配置されている。
(ハ)　当該保険医療機関において実施される全ての核医学診断，CT撮影及びMRI撮影について，画像診断管理加算１に関する施設基準の(2)に規定する医師の下に画像情報の管理が行われている。

【届出に関する事項】　冠動脈CT撮影加算の施設基準に係る届出は，**別添２**（→Web 版）の**様式38**を用いる。

→　血流予備量比コンピューター断層撮影に関する施設基準

(1)　64列以上のマルチスライス型のCT装置を有している。
(2)　以下のいずれかの要件を満たす。
ア　画像診断管理加算２，３又は４に関する基準を満たす。
イ　以下のいずれも満たすものである。
(イ)　画像診断管理加算１に関する基準を満たす。
(ロ)　当該保険医療機関において実施される全ての核医学診断，CT撮影及びMRI撮影について，画像診断管理加算１に関する施設基準の(2)に規定する医師の下に画像情報の管理が行われている。
(3)　次のいずれにも該当する。
ア　許可病床数が200床以上の病院である。
イ　循環器内科及び放射線科を標榜している保険医療機関である。
ウ　５年以上の循環器内科の経験を有する常勤の医師が２名以上配置されている。
エ　５年以上の心血管インターベンション治療の経験を有する常勤の医師が１名以上配置されている。なお，ウに掲げる医師と同一の者であっても差し支えない。
オ　Ｋ546からＫ550までに掲げる手術を合わせて年間100例以上実施している。
カ　冠動脈狭窄が認められた病変に対して冠動脈血流予備能測定検査又は血流予備量比コンピューター断層撮影等により機能的虚血の有無を確認した結果，経皮的冠動脈形成術又は冠動脈バイパス手術のいずれも行わなかった症例が前年に10例以上ある。
キ　日本循環器学会の研修施設に該当し，かつ，日本心血管インターベンション治療学会の研修施設又は研修関連施設に該当する病院である。

【届出に関する事項】　血流予備量比コンピューター断層撮影の施設基準に係る届出は，**別添２**（→Web 版）の**様式37の２**及び**様式52**を用いる。

→　心臓MRI撮影加算に関する施設基準

(1)　1.5テスラ以上のMRI装置を有している。
(2)　画像診断管理加算２，３又は４に関する施設基準を満たす。

【届出に関する事項】　心臓MRI撮影加算の施設基準に係る届出は，**別添２**（→Web 版）の**様式38**を用いる。

→　乳房MRI撮影加算に関する施設基準

(1)　1.5テスラ以上のMRI装置を有している。
(2)　画像診断管理加算２，３又は４に関する施設基準を満たす。
(3)　関係学会より乳癌の専門的な診療が可能として認定された施設である。

【届出に関する事項】　乳房MRI撮影加算の施設基準に係る届出は，**別添２**（→Web 版）の**様式38**を用いる。

→　小児鎮静下MRI撮影加算に関する施設基準

(1)　1.5テスラ以上のMRI装置を有している。
(2)　画像診断管理加算２，３又は４に関する施設基準を満たす。
(3)　小児救急医療を行うにつき十分な体制が整備されている。
(4)　小児のMRI撮影及び画像診断に関して十分な知識と経験を有する常勤の医師及び小児の麻酔・鎮静に十分な知識と経験を有する常勤の医師が，それぞれ１名以上配置されている。
(5)　関係学会から示されているMRI撮影時の鎮静に関する指針に基づき，鎮静下のMRI撮影を適切に実施している。

【届出に関する事項】　小児鎮静下MRI撮影加算の施設基準に係る届出は，**別添２**（→Web 版）の**様式38**を用いる。

→　頭部MRI撮影加算に関する施設基準

(1)　３テスラ以上のMRI装置を有している。
(2)　画像診断管理加算２，３又は４に関する施設基準を満たす。
(3)　画像診断を専ら担当する常勤の医師〔専ら画像診断を担当した経験を10年以上有するもの又は当該療養について関係学会から示されている２年以上の所定の研修〔専ら放射線診断に関するものとし，画像診断，Interventional Radiology（IVR）及び核医学に関する事項を全て含むもので

ある〕を修了し，その旨が登録されているものに限る』が３名以上配置されている。なお，画像診断を専ら担当する医師とは，勤務時間の大部分において画像情報の撮影又は読影に携わっている者をいう。

(4)　当該保険医療機関において，関係学会の定める指針に基づく夜間及び休日の読影体制が整備されている。

(5)　当該保険医療機関において実施される全ての核医学診断，CT撮影及びMRI撮影について，夜間及び休日を除いて，検査前の画像診断管理を行っている。

(6)　関係学会の定める指針に基づいて，適切な被ばく線量管理を行っている。その際，施設内の全てのCT検査の線量情報を電子的に記録し，患者単位及び検査プロトコル単位で集計・管理の上，被ばく線量の最適化を行っている。

【届出に関する事項】　頭部MRI撮影加算の施設基準に係る届出は，**別添２**（→Web 版）の**様式38**を用いる。

→　全身MRI撮影加算に関する施設基準

(1)　1.5テスラ以上のMRI装置を有している。

(2)　画像診断管理加算２，３又は４に関する施設基準を満たす。

(3)　画像診断を専ら担当する常勤の医師〔専ら画像診断を担当した経験を10年以上有するもの又は当該療養について関係学会から示されている２年以上の所定の研修〔専ら放射線診断に関するものとし，画像診断，Interventional Radiology（IVR）及び核医学に関する事項を全て含むものである〕を修了し，その旨が登録されているものに限る』が３名以上配置されている。なお，画像診断を専ら担当する医師とは，勤務時間の大部分において画像情報の撮影又は読影に携わっている者をいう。

(4)　当該保険医療機関において実施される全ての核医学診断，CT撮影及びMRI撮影について，夜間及び休日を除いて，検査前の画像診断管理を行っている。

(5)　関係学会の定める指針に基づいて，適切な被ばく線量管理を行っている。その際，施設内の骨シンチグラフィの線量情報を電子的に記録し，患者単位で集計・管理の上，被ばく線量の最適化を行っている。

【届出に関する事項】　全身MRI撮影加算の施設基準に係る届出は，**別添２**（→Web 版）の**様式38**を用いる。

→　肝エラストグラフィ加算に関する施設基準

(1)　1.5テスラ以上のMRI装置を有している。

(2)　画像診断管理加算２，３又は４に関する施設基準を満たす。

(3)　画像診断を専ら担当する常勤の医師〔専ら画像診断を担当した経験を10年以上有するもの又は当該療養について関係学会から示されている２年以上の所定の研修〔専ら放射線診断に関するものとし，画像診断，Interventional Radiology（IVR）及び核医学に関する事項を全て含むものであること〕を修了し，その旨が登録されている医師に限る』が３名以上配置されている。なお，画像診断を専ら担当する医師とは，勤務時間の大部分において画像情報の撮影又は読影に携わっている者をいう。

(4)　当該保険医療機関において，関係学会の定める指針に基づく夜間及び休日の読影体制が整備されている。

(5)　当該保険医療機関において実施される全ての核医学診断，CT撮影及びMRI撮影について，夜間及び休日を除いて，検査前の画像診断管理を行っている。

(6)　関係学会の定める指針に基づいて，肝エラストグラフィ撮影を適切に実施している。

【届出に関する事項】　肝エラストグラフィ加算の施設基準に係る届出は，**別添２**（→Web 版）の**様式38**を用いる。

５の２　外傷全身CT加算の施設基準

(1)　都道府県が定める救急医療に関する計画に基づいて運営される救命救急センターを有している病院であること。

(2)　当該保険医療機関内に画像診断を専ら担当する常勤の医師が配置されていること。

(3)　当該撮影を行うにつき十分な機器及び施設を有していること。

(4)　当該撮影を行うにつき十分な体制が整備されていること。

→　外傷全身CT加算に関する施設基準

(1)　救命救急入院料の施設基準の届出を行っている。

(2)　64列以上のマルチスライス型のCT装置を有している。

(3)　画像診断管理加算２，３又は４に関する施設基準の届出を行っている。

【届出に関する事項】　外傷全身CT加算の施設基準に係る届出は，**別添２**（→Web 版）の**様式38**を用いる。

５の３　大腸CT撮影加算の施設基準

当該撮影を行うにつき十分な機器を有していること。

→　大腸CT撮影加算に関する施設基準

Ｅ200コンピューター断層撮影の「１」CT撮影の「イ」64列以上のマルチスライス型の機器による場合又は「ロ」16列以上64列未満のマルチスライス型の機器による場合に係る施設基準を現に届け出ている。

【届出に関する事項】　コンピューター断層撮影の「１」CT撮影の「イ」64列以上のマルチスライス型の機器による場合又は「ロ」16列以上64列未満のマルチスライス型の機器による場合の届出を行っていればよく，大腸CT撮影加算として特に地方厚生（支）局長に対して，届出を行う必要はない。

第７　投薬

１　処方料及び処方箋料に規定する別に厚生労働大臣が定める薬剤

抗不安剤，催眠鎮静剤，精神神経用剤又はその他の中枢神経系用薬のいずれかに該当する医薬品のうち，不安又は不眠症の効能又は効果を有し，医師による特別な医学管理を必要とするものであること。

１の２　処方料及び処方箋料の特定疾患処方管理加算に規定する疾患

(1)　**医科点数表の処方料並びに処方箋料の特定疾患処方管理加算に規定する疾患**

分類表に規定する疾病のうち**別表第１**（p.1029）に掲げる疾病

(2)　**歯科点数表の処方料及び処方箋料の特定疾患処方管理加算に規定する疾患**

分類表に規定する疾病のうち**別表第４**（略）に掲げる疾病

２　処方料及び処方箋料に規定する抗悪性腫瘍剤処方管理加算の施設基準

抗悪性腫瘍剤処方管理を行うにつき必要な体制が整備されていること。

→　抗悪性腫瘍剤処方管理加算に関する施設基準

(1)　許可病床数が200床以上の病院である。

(2)　化学療法の経験を５年以上有する専任の常勤医師が１名以上勤務している。

【届出に関する事項】

(1) 抗悪性腫瘍剤処方管理加算の施設基準に係る届出は，**別添２**（→Web 版）の**様式38の２**を用いる。
(2) １の(2)に掲げる医師の経験が確認できる文書を添付する。

3　処方料の注７，薬剤の注４及び処方箋料の注２に規定する別に厚生労働大臣が定める薬剤

投与期間が30日以上必要なものであること。

4　外来後発医薬品使用体制加算の施設基準

(1)　外来後発医薬品使用体制加算１の施設基準

イ　保険薬局及び保険薬剤師療養担当規則（昭和32年厚生省令第16号。以下「薬担規則」という）第７条の２に規定する後発医薬品（以下単に「後発医薬品」という）の使用を促進するための体制が整備されている診療所であること。

ロ　当該保険医療機関において調剤した後発医薬品のある薬担規則第７条の２に規定する新医薬品（以下「先発医薬品」という）及び後発医薬品を合算した薬剤の使用薬剤の薬価（薬価基準）（平成20年厚生労働省告示第60号）別表に規定する規格単位ごとに数えた数量（以下「規格単位数量」という）に占める後発医薬品の規格単位数量の割合が９割以上であること。

ハ　当該保険医療機関において調剤した薬剤の規格単位数量に占める後発医薬品のある先発医薬品及び後発医薬品を合算した規格単位数量の割合が５割以上であること。

ニ　医薬品の供給が不足した場合に，医薬品の処方等の変更等に関して適切な対応ができる体制が整備されていること。

ホ　後発医薬品の使用に積極的に取り組んでいる旨並びにニの体制に関する事項並びに医薬品の供給状況によって投与する薬剤を変更する可能性があること及び変更する場合には患者に十分に説明することについて，当該保険医療機関の見やすい場所に掲示していること。

ヘ　ホの掲示事項について，原則として，ウェブサイトに掲載していること。

(2)　外来後発医薬品使用体制加算２の施設基準

イ　後発医薬品の使用を促進するための体制が整備されている診療所であること。

ロ　当該保険医療機関において調剤した後発医薬品のある先発医薬品及び後発医薬品を合算した規格単位数量に占める後発医薬品の規格単位数量の割合が８割５分以上であること。

ハ　当該保険医療機関において調剤した薬剤の規格単位数量に占める後発医薬品のある先発医薬品及び後発医薬品を合算した規格単位数量の割合が５割以上であること。

ニ　(1)のニからヘまでの要件を満たしていること。

(3)　外来後発医薬品使用体制加算３の施設基準

イ　後発医薬品の使用を促進するための体制が整備されている診療所であること。

ロ　当該保険医療機関において調剤した後発医薬品のある先発医薬品及び後発医薬品を合算した規格単位数量に占める後発医薬品の規格単位数量の割合が７割５分以上であること。

ハ　当該保険医療機関において調剤した薬剤の規格単位数量に占める後発医薬品のある先発医薬品及び後発医薬品を合算した規格単位数量の割合が５割以上であること。

ニ　(1)のニからヘまでの要件を満たしていること。

→　外来後発医薬品使用体制加算に関する施設基準

(1) 診療所であって，薬剤部門又は薬剤師が後発医薬品の品質，安全性，安定供給体制等の情報を収集・評価し，その結果を踏まえ後発医薬品の採用を決定する体制が整備されている。
(2) 当該保険医療機関において調剤した後発医薬品のある先発医薬品及び後発医薬品について，当該薬剤を合算した使用薬剤の薬価（薬価基準）（平成20年厚生労働省告示第60号）別表に規定する規格単位ごとに数えた数量（以下「規格単位数量」という）に占める後発医薬品の規格単位数量の割合が，外来後発医薬品使用体制加算１にあっては90％以上，外来後発医薬品使用体制加算２にあっては85％以上90％未満，外来後発医薬品使用体制加算３にあっては75％以上85％未満である。
(3) 当該保険医療機関において調剤した薬剤〔(4)に掲げる医薬品を除く〕の規格単位数量に占める後発医薬品のある先発医薬品及び後発医薬品を合算した規格単位数量の割合が50％以上である。
(4) 後発医薬品の規格単位数量の割合を算出する際に除外する医薬品
　① 経腸成分栄養剤
　　エレンタール配合内用剤，エレンタールP乳幼児用配合内用剤，エンシュア・リキッド，エンシュア・H，ツインラインNF配合経腸用液，ラコールNF配合経腸用液，エネーボ配合経腸用液，ラコールNF配合経腸用半固形剤及びイノラス配合経腸用液
　② 特殊ミルク製剤
　　フェニルアラニン除去ミルク配合散「雪印」及びロイシン・イソロイシン・バリン除去ミルク配合散「雪印」
　③ 生薬（薬効分類番号510）
　④ 漢方製剤（薬効分類番号520）
　⑤ その他の生薬及び漢方処方に基づく医薬品（薬効分類番号590）
(5) 後発医薬品（ジェネリック医薬品）の使用に積極的に取り組んでいる旨を当該保険医療機関の受付及び支払窓口の見やすい場所に掲示している。
(6) 医薬品の供給が不足した場合に，医薬品の処方等の変更等に関して適切な対応ができる体制が整備されている。
(7) (6)の体制に関する事項並びに医薬品の供給状況によって投与する薬剤が変更となる可能性があること及び変更する場合には患者に十分に説明することについて，当該保険医療機関の見やすい場所に掲示している。
(8) (5)及び(7)の掲示事項について，原則として，ウェブサイトに掲載している。自ら管理するホームページ等を有しない場合については，この限りではない。

【届出に関する事項】

(1) 外来後発医薬品使用体制加算の施設基準に係る届出は，**別添２**（→Web 版）の**様式38の３**を用いる。
(2) 令和７年５月31日までの間に限り，１の(8)に該当するものとみなす。

5　医科点数表区分番号Ｆ400に掲げる処方箋料の注６及び歯科点数表区分番号Ｆ400に掲げる処方箋料の注５に規定する一般名処方加算の施設基準

(1)　薬剤の一般的名称を記載する処方箋を交付する場合には，医薬品の供給状況等を踏まえつつ，一般名処方の趣旨を患者に十分に説明することについて，当該保険医療機関の見やすい場所に掲示していること。

(2)　(1)の掲示事項について，原則として，ウェブサイトに掲載していること。

特施

→　一般名処方加算に関する施設基準

(1)　医薬品の供給状況や，令和６年10月より長期収載品について医療上の必要性があると認められない場合に患者の希望を踏まえ処方等した場合は選定療養となること等を踏まえつつ，一般名処方の趣旨を患者に十分に説明することについて，当該保険医療機関の見やすい場所に掲示している。

(2)　(1)の掲示事項について，原則として，ウェブサイトに掲載している。ただし，自ら管理するホームページ等を有しない場合については，この限りではない。

【届出に関する事項】

(1)　一般名処方加算の施設基準に係る取扱いについては，当該基準を満たしていればよく，特に地方厚生（支）局長に対して，届出を行う必要はない。

(2)　令和７年５月31日までの間に限り，１の(2)に該当するものとみなす。

第８　注射

１　外来化学療法加算の施設基準

(1)　外来化学療法を行う体制がそれぞれの加算に応じて整備されていること。

(2)　外来化学療法を行うにつき必要な機器及び十分な専用施設を有していること。

→１　外来化学療法加算１に関する施設基準

(1)　外来化学療法を実施するための専用のベッド（点滴注射による化学療法を実施するに適したリクライニングシート等を含む）を有する治療室を保有している。なお，外来化学療法を実施している間は，当該治療室を外来化学療法その他の点滴注射（輸血を含む）以外の目的で使用することは認められない。

(2)　化学療法の経験を５年以上有する専任の常勤医師が勤務している。

(3)　化学療法の経験を５年以上有する専任の看護師が化学療法を実施している時間帯において常時当該治療室に勤務している。

(4)　化学療法に係る調剤の経験を５年以上有する専任の常勤薬剤師が勤務している。

(5)　急変時等の緊急時に当該患者が入院できる体制が確保されていること又は他の保険医療機関との連携により緊急時に当該患者が入院できる体制が整備されている。

(6)　実施される化学療法のレジメン（治療内容）の妥当性を評価し，承認する委員会を開催している。

当該委員会は，化学療法に携わる各診療科の医師の代表者〔代表者数は，複数診療科の場合は，それぞれの診療科で１名以上（１診療科の場合は，２名以上）の代表者である〕，業務に携わる看護師，薬剤師及び必要に応じてその他の職種から構成されるもので，少なくとも年１回開催されるものとする。

２　外来化学療法加算２に関する施設基準

(1)　外来化学療法を実施するための専用のベッド（点滴注射による化学療法を実施するに適したリクライニングシート等を含む）を有する治療室を保有している。なお，外来化学療法を実施している間は，当該治療室を外来化学療法その他の点滴注射（輸血を含む）以外の目的で使用することは認められない。

(2)　化学療法の経験を有する専任の看護師が化学療法を実施している時間帯において常時当該治療室に勤務している。

(3)　当該化学療法につき専任の常勤薬剤師が勤務している。

(4)　急変時等の緊急時に当該患者が入院できる体制が確保されている又は他の保険医療機関との連携により緊急時に当該患者が入院できる体制が整備されている。

(5)　(3)については，常勤薬剤師の確保が直ちに困難な場合であって，既に関節リウマチ患者及びクローン病患者の診療を行っており，改正前から外来化学療法加算の届出を行っていた診療所については，外来化学療法加算２の届出を行うことができる。

【届出に関する事項】

(1)　外来化学療法加算１及び２の施設基準に係る届出は，**別添２**（→Web 版）の**様式39**を用いる。

(2)　当該治療室の平面図を添付する。

２　中心静脈注射用カテーテル挿入の注３に規定する対象患者

別表第９の２の２（p.1033）に掲げる者

３　無菌製剤処理料の施設基準等

(1)　**無菌製剤処理料の施設基準**

イ　無菌製剤処理を行うにつき十分な施設を有していること。

ロ　無菌製剤処理を行うにつき必要な体制が整備されていること。

(2)　**無菌製剤処理料の対象患者**

イ　無菌製剤処理料１の対象患者

悪性腫瘍に対して用いる薬剤であって細胞毒性を有するものに関し，皮内注射，皮下注射，筋肉内注射，動脈注射，抗悪性腫瘍剤局所持続注入，肝動脈塞栓を伴う抗悪性腫瘍剤肝動脈内注入，点滴注射又は脳脊髄腔注射が行われる患者

ロ　無菌製剤処理料２の対象患者

動脈注射若しくは点滴注射が行われる入院中の患者であって次の①から③までに掲げるもの又は中心静脈注射若しくは植込型カテーテルによる中心静脈注射が行われる患者

①　無菌治療室管理加算を算定する患者

②　HIV感染者療養環境特別加算を算定する患者

③　①又は②に準ずる患者

→１　無菌製剤処理料に関する施設基準

(1)　２名以上の常勤の薬剤師がいる。

(2)　無菌製剤処理を行うための専用の部屋（内法による測定で$5m^2$以上）を有している。なお，平成26年３月31日において，現に当該処理料の届出を行っている保険医療機関については，当該専用の部屋の増築又は全面的な改築を行うまでの間は，内法の規定を満たしているものとする。

(3)　無菌製剤処理を行うための無菌室，クリーンベンチ又は安全キャビネットを備えている。

２　無菌製剤処理料の対象患者

(1)　無菌製剤処理料１の対象患者は，悪性腫瘍に対して用いる薬剤であって細胞毒性を有するものに関し，皮内注射，皮下注射，筋肉内注射，動脈注射，抗悪性腫瘍剤局所持続注入，肝動脈塞栓を伴う抗悪性腫瘍剤肝動脈内注入，点滴注射又は脳脊髄腔注射が行われる患者であり，この場合において，「悪性腫瘍に対して用いる薬剤であって細胞毒性を有するもの」とは，医薬品等副作用被害救済制度の対象とならない医薬品等（平成16年厚生労働省告示第185号）に掲げる医薬品のうち，悪性腫瘍に対して用いる注射剤をいう。

(2)　無菌製剤処理料２の対象患者は，以下のア又はイに該当する患者である。

ア　動脈注射又は点滴注射が行われる入院中の患者のうち，白血病，再生不良性貧血，骨髄異形成症候群，重症複合型免疫不全症等の患者及び後天性免疫不全症候群の病原体に感染し抗体の陽性反応がある患者であって，無菌治療室管理加算若しくはHIV感染者療養環境特別加算を算

定する患者又はこれらの患者と同等の状態にある患者
イ　中心静脈注射又は植込型カテーテルによる中心静脈注射が行われる患者

【届出に関する事項】

(1)　無菌製剤処理料の施設基準に係る届出は，**別添２**（→Web版）の**様式40**を用いる。

(2)　当該保険医療機関に勤務する薬剤師の氏名，勤務の態様（常勤・非常勤，専従・非専従，専任・非専任の別）及び勤務時間を**別添２の様式４**を用いて提出する。なお，調剤，医薬品情報管理，病棟薬剤業務，薬剤管理指導又は在宅患者訪問薬剤管理指導のいずれに従事しているか（兼務の場合はその旨）並びに無菌製剤処理業務に従事している場合はその旨を備考欄に記載する。

第９　リハビリテーション

１　心大血管疾患リハビリテーション料，脳血管疾患等リハビリテーション料，廃用症候群リハビリテーション料，運動器リハビリテーション料及び呼吸器リハビリテーション料の施設基準等

(1)　医科点数表第２章第７部リハビリテーション通則第４号に規定する患者

別表第９の３（p.1033）に掲げる患者

(2)　心大血管疾患リハビリテーション料，脳血管疾患等リハビリテーション料，廃用症候群リハビリテーション料，運動器リハビリテーション料及び呼吸器リハビリテーション料の施設基準

イ　心大血管疾患リハビリテーション料，脳血管疾患等リハビリテーション料，廃用症候群リハビリテーション料，運動器リハビリテーション料又は呼吸器リハビリテーション料を担当する専任の常勤医師がそれぞれ適切に配置されていること。

ロ　心大血管疾患リハビリテーション料，脳血管疾患等リハビリテーション料，廃用症候群リハビリテーション料，運動器リハビリテーション料又は呼吸器リハビリテーション料を担当する常勤の看護師，理学療法士，作業療法士又は言語聴覚士がそれぞれ適切に配置されていること。

ハ　心大血管疾患リハビリテーション料，脳血管疾患等リハビリテーション料，廃用症候群リハビリテーション料，運動器リハビリテーション料又は呼吸器リハビリテーション料を行うにつきそれぞれ十分な施設を有していること。

ニ　心大血管疾患リハビリテーション料，脳血管疾患等リハビリテーション料，廃用症候群リハビリテーション料，運動器リハビリテーション料又は呼吸器リハビリテーション料を行うにつきそれぞれ必要な器械・器具が具備されていること。

ホ　脳血管疾患等リハビリテーション料，廃用症候群リハビリテーション料及び運動器リハビリテーション料を行う保険医療機関においては，指定居宅サービス等の事業の人員，設備及び運営に関する基準（平成11年厚生省令第37号）第111条第１項に規定する指定通所リハビリテーション事業所，同令第76条第１項に規定する指定訪問リハビリテーション事業所等とのリハビリテーションに係る連携を行うにつき必要な体制が整備されていること。

ヘ　他の保険医療機関とのリハビリテーションに係る連携を行うにつき必要な体制が整備されていること。

(3)　心大血管疾患リハビリテーション料の対象患者

別表第９の４（p.1033）に掲げる患者

(4)　脳血管疾患等リハビリテーション料の対象患者

別表第９の５（p.1033）に掲げる患者

(5)　運動器リハビリテーション料の対象患者

別表第９の６（p.1033）に掲げる患者

(6)　呼吸器リハビリテーション料の対象患者

別表第９の７（p.1033）に掲げる患者

(7)　心大血管疾患リハビリテーション料，脳血管疾患等リハビリテーション料，廃用症候群リハビリテーション料，運動器リハビリテーション料及び呼吸器リハビリテーション料に規定する算定日数の上限の除外対象患者

別表第９の８（p.1034）に掲げる患者

(8)　心大血管疾患リハビリテーション料，脳血管疾患等リハビリテーション料，廃用症候群リハビリテーション料，運動器リハビリテーション料及び呼吸器リハビリテーション料に規定する別に厚生労働大臣が定める場合

別表第９の９（p.1034）に掲げる場合

(9)　心大血管疾患リハビリテーション料，脳血管疾患等リハビリテーション料，廃用症候群リハビリテーション料，運動器リハビリテーション料及び呼吸器リハビリテーション料に規定する初期加算及び急性期リハビリテーション加算の施設基準

当該保険医療機関内にリハビリテーション科の常勤医師が配置されていること。

(10)　心大血管疾患リハビリテーション料，脳血管疾患等リハビリテーション料，廃用症候群リハビリテーション料，運動器リハビリテーション料及び呼吸器リハビリテーション料に規定する急性期リハビリテーション加算の対象となる患者

別表第９の10（p.1034）に掲げる患者

(11)　心大血管疾患リハビリテーション料，脳血管疾患等リハビリテーション料，廃用症候群リハビリテーション料，運動器リハビリテーション料及び呼吸器リハビリテーション料に規定するリハビリテーションデータ提出加算の施設基準

リハビリテーションを実施している患者に係る診療内容に関するデータを継続的かつ適切に提出するために必要な体制が整備されていること。

(12)　リハビリテーション総合計画評価料の注４に規定する患者

脳卒中又は脊髄障害の急性発症に伴う上肢又は下肢の運動機能障害を有する患者であって，発症日から起算して60日以内のもの

《第38　心大血管疾患リハビリテーション料（Ⅰ）》

→１　心大血管疾患リハビリテーション料（Ⅰ）に関する施設基準

(1)　届出保険医療機関（循環器内科又は心臓血管外科を標榜するものに限る。以下この項において同じ）において，循環器内科又は心臓血管外科の医師が，心大血管疾患リハビリテーションを実施している時間帯において常時勤務しており，心大血管疾患リハビリテーションの経験を有する専任の常勤医師が１名以上勤務している。この場合において，心大血管疾患リハビリテーションを受ける患者の急変時等に連絡を受けるとともに，当該保険医療機関又は連携する保険医療機関において適切な対応ができるような体制を有する。

(2)　心大血管疾患リハビリテーションの経験を有する専従の常勤理学療法士及び専従の常勤看護師が合わせて２名以上勤務している又は専従の常勤理学療法士若しくは専従の常

特施

勤看護師のいずれか一方が２名以上勤務している。なお，いずれの組合せの場合であっても，うち１名は専任の従事者でも差し支えない。また，これらの者については，リハビリテーション・栄養・口腔連携体制加算，地域包括医療病棟入院料，回復期リハビリテーション病棟入院料及び地域包括ケア病棟入院料を算定する病棟並びに回復期リハビリテーション入院医療管理料及び地域包括ケア入院医療管理料を算定する病室を有する病棟の配置従事者との兼任はできないが，心大血管疾患リハビリテーションを実施しない時間帯において，他の疾患別リハビリテーション，障害児（者）リハビリテーション及びがん患者リハビリテーションに従事することは差し支えない。加えて，心大血管疾患リハビリテーションとその他のリハビリテーションの実施日・時間が異なる場合にあっては，別のリハビリテーションの専従者として届け出ることは可能である。また，必要に応じて，心機能に応じた日常生活活動に関する訓練等の心大血管疾患リハビリテーションに係る経験を有する作業療法士が勤務していることが望ましい。

(3)　専用の機能訓練室（少なくとも，病院については，内法による測定で30m²以上，診療所については，内法による測定で20m²以上）を有している。専用の機能訓練室は，当該療法を実施する時間帯以外の時間帯において，他の用途に使用することは差し支えない。また，当該療法を実施する時間帯に，他の疾患別リハビリテーション，障害児（者）リハビリテーション又はがん患者リハビリテーションを同一の機能訓練室で行う場合には，それぞれの施設基準を満たしていれば差し支えない。それぞれの施設基準を満たす場合とは，例えば，心大血管疾患リハビリテーションと脳血管疾患等リハビリテーションを同一の時間帯に実施する場合には，機能訓練室の面積は，それぞれのリハビリテーションの施設基準で定める面積を合計したもの以上である必要があり，必要な器械・器具についても，兼用ではなく，それぞれのリハビリテーション専用のものとして備える必要がある。

(4)　平成26年３月31日において，現に当該リハビリテーション料の届出を行っている保険医療機関については，当該機能訓練室の増築又は全面的な改築を行うまでの間は，(3)の内法の規定を満たしているものとする。

(5)　専用の機能訓練室には，当該療法を行うために必要な以下の器械・器具を備えている。

ア　酸素供給装置
イ　除細動器
ウ　心電図モニター装置
エ　トレッドミル又はエルゴメータ
オ　血圧計
カ　救急カート

また，当該保険医療機関内に以下の器械を備えている。
運動負荷試験装置

(6)　リハビリテーションに関する記録(医師の指示，運動処方，実施時間，訓練内容，担当者等）は患者ごとに一元的に保管され，常に医療従事者により閲覧が可能である。

(7)　定期的に担当の多職種が参加するカンファレンスが開催されている。

(8)　届出保険医療機関又は連携する別の保険医療機関（循環器内科又は心臓血管外科を標榜するものに限る。以下この項において同じ）において，緊急手術や，緊急の血管造影検査を行うことができる体制が確保されている。

(9)　届出保険医療機関又は連携する別の保険医療機関において，救命救急入院料又は特定集中治療室管理料の届出がされており，当該治療室が心大血管疾患リハビリテーションの実施上生じた患者の緊急事態に使用できる。

(10)　心大血管疾患リハビリテーションを実施した患者であって，他の保険医療機関でリハビリテーションが継続される予定であるものについて，当該患者の同意を得た上で，当該他の保険医療機関に対して，リハビリテーション実施計画書又はリハビリテーション総合実施計画書等を文書により提供できる体制を整備している。

(11)　(1)の専任の常勤医師について，週３日以上常態として勤務しており，かつ，所定労働時間が週22時間以上の勤務を行っている専任の非常勤医師を２名以上組み合わせることにより，常勤医師の勤務時間帯と同じ時間帯にこれらの非常勤医師が配置されている場合には，当該医師の実労働時間を常勤換算し常勤医師数に算入することができる。ただし，この項において，心大血管疾患リハビリテーションの経験を有する非常勤医師に限る。

(12)　(2)の専従の常勤理学療法士及び専従の常勤看護師について，週３日以上常態として勤務しており，かつ，所定労働時間が週22時間以上の勤務を行っている専従の非常勤理学療法士又は専従の非常勤看護師をそれぞれ２名以上組み合わせることにより，常勤理学療法士又は常勤看護師の勤務時間帯と同じ時間帯にこれらの非常勤理学療法士又は非常勤看護師がそれぞれ配置されている場合には，これらの非常勤理学療法士又は非常勤看護師の実労働時間を常勤換算し常勤理学療法士数又は常勤看護師数にそれぞれ算入することができる。ただし，この項において，常勤換算し常勤理学療法士数又は常勤看護師数に算入することができるのは，心大血管疾患リハビリテーションの経験を有する理学療法士又は看護師であって，それぞれ常勤配置のうち１名までに限る。

２　初期加算及び急性期リハビリテーション加算に関する施設基準

当該保険医療機関にリハビリテーション科の常勤の医師が１名以上配置されている。なお，週３日以上常態として勤務しており，かつ，所定労働時間が週22時間以上の勤務を行っているリハビリテーション科の非常勤医師を２名以上組み合わせることにより，常勤医師の勤務時間帯と同じ時間帯にこれらの非常勤医師が配置されている場合には，当該基準を満たしていることとみなすことができる。

３　リハビリテーションデータ提出加算に関する施設基準

(1)　外来医療等調査に適切に参加できる体制を有する。また，厚生労働省保険局医療課及び外来医療等調査事務局と電子メール及び電話での連絡可能な担当者を必ず１名指定する。

(2)　外来医療等調査に適切に参加し，調査に準拠したデータを提出する。

(3)　診療記録（過去５年間の**診療録**及び過去３年間の手術記録，看護記録等）の全てが保管・管理されている。

(4)　診療記録の保管・管理につき，厚生労働省「医療情報システムの安全管理に関するガイドライン」に準拠した体制であることが望ましい。

(5)　診療記録の保管・管理のための規定が明文化されている。

(6)　患者についての疾病統計には，ICD大分類程度以上の疾病分類がされている。

(7)　保管・管理された診療記録が疾病別に検索・抽出できる。

４　リハビリテーションデータ提出加算に関する事項

(1)　データの提出を希望する保険医療機関は，令和６年５月20日，８月20日，11月20日，令和７年２月20日，５月20日，８月20日，11月20日又は令和８年２月20日までに**別添２**（→Web 版）の**様式７の10**について，地方厚生（支）局医療課長を経由して，厚生労働省保険局医療課長へ届出する。

(2)　(1)の届出を行った保険医療機関は，試行データを厚生労働省が提供するチェックプログラムにより作成し，調査実施説明資料に定められた方法に従って厚生労働省保険局医療課が別途通知する期日までに外来医療等調査事務局へ提出する。

(3)　試行データが適切に提出されていた場合は，データ提出の実績が認められた保険医療機関として，厚生労働省保険局医療課より事務連絡を**３**の(1)の担当者宛てに電子メールにて発出する。なお，当該連絡のあった保険医療機関においては，この連絡以後，リハビリテーションデータ提出加算の届出を行うことが可能となる。

【届出に関する事項】

(1)　心大血管疾患リハビリテーション料（Ⅰ）の施設基準に係る届出は，**別添２**（→Web 版）の**様式41**を用いる。

(2)　当該治療に従事する医師，理学療法士，作業療法士及び看護師の氏名，勤務の態様（常勤・非常勤，専従・非専従，専任・非専任の別）等について**別添2の様式44の2**を用いて提出する。
(3) 当該治療が行われる専用の機能訓練室の平面図を添付する。
(4) リハビリテーションデータ提出加算の施設基準に係る届出は**別添2の様式7の11**を用いる。
(5) 各調査年度において，累積して3回のデータ提出の遅延等が認められた場合は，適切なデータ提出が継続的に行われていないことから，3回目の遅延等が認められた日の属する月に速やかに変更の届出を行うこととし，当該変更の届出を行った日の属する月の翌月からは算定できない。
(6) データ提出を取りやめる場合，4の(2)の基準を満たさなくなった場合及び(5)に該当した場合については，**別添2の様式7の12**を提出する。
(7) (6)の届出を行い，その後に再度データ提出を行う場合にあっては，4の(1)の手続きより開始する。

《第39　心大血管疾患リハビリテーション料（Ⅱ）》

→1　心大血管疾患リハビリテーション料（Ⅱ）に関する施設基準

(1) 届出保険医療機関において，心大血管疾患リハビリテーションを実施する時間帯に循環器内科又は心臓血管外科を担当する医師（非常勤を含む）及び心大血管疾患リハビリテーションの経験を有する医師（非常勤を含む）が1名以上勤務している。
(2) 心大血管疾患リハビリテーションの経験を有する専従の理学療法士又は看護師のいずれか1名以上が勤務している。兼任の取扱いについては**第38の1**〔心大血管疾患リハビリテーション料（Ⅰ）の「1」，p.950〕の(2)と同様である。また，必要に応じて，心機能に応じた日常生活活動に関する訓練等の心大血管疾患リハビリテーションに係る経験を有する作業療法士が勤務していることが望ましい。
(3) **第38**の1の(3)から(10)までを満たしている。

2　初期加算及び急性期リハビリテーション加算に関する施設基準

当該加算の要件については，**第38の2**と同様である。

3　リハビリテーションデータ提出加算に関する施設基準

当該加算の要件については，**第38の3**と同様である。

4　リハビリテーションデータ提出加算に関する事項

当該加算に関する事項については，**第38**の4と同様である。

【届出に関する事項】 当該届出に関する事項については，**第38の5**（届出に関する事項）と同様である。

《第40　脳血管疾患等リハビリテーション料（Ⅰ）》

→1　脳血管疾患等リハビリテーション料（Ⅰ）に関する施設基準

(1) 当該保険医療機関において，専任の常勤医師が2名以上勤務している。ただし，そのうち1名は，脳血管疾患等のリハビリテーション医療に関する3年以上の臨床経験又は脳血管疾患等のリハビリテーション医療に関する研修会，講習会の受講歴（又は講師歴）を有する。なお，**第38の1**の(11)の例により，所定労働時間が週22時間以上の勤務を行っている非常勤医師を専任の常勤医師数に算入することができる。ただし，この項において，脳血管疾患等のリハビリテーション医療に関する3年以上の臨床経験又は脳血管疾患等のリハビリテーション医療に関する研修会，講習会の受講歴（又は講師歴）を有する常勤医師についてこれらの非常勤医師による常勤換算を行う場合にあっては，当該経験又は受講歴（又は講師歴）を有する非常勤医師に限る。
(2) 次のアからエまでを全て満たしている。

ア　専従の常勤理学療法士が5名以上勤務している。ただし，リハビリテーション・栄養・口腔連携体制加算，地域包括医療病棟入院料，回復期リハビリテーション病棟入院料及び地域包括ケア病棟入院料を算定する病棟並びに回復期リハビリテーション入院医療管理料及び地域包括ケア入院医療管理料を算定する病室を有する病棟における常勤理学療法士との兼任はできないが，廃用症候群リハビリテーション料（Ⅰ），（Ⅱ）又は（Ⅲ），運動器リハビリテーション料（Ⅰ），（Ⅱ）又は（Ⅲ），呼吸器リハビリテーション料（Ⅰ）又は（Ⅱ），障害児（者）リハビリテーション料及びがん患者リハビリテーション料における常勤理学療法士との兼任は可能である。

イ　専従の常勤作業療法士が3名以上勤務している。兼任の取扱いについては**第40の1**の(2)のアと同様である。

ウ　言語聴覚療法を行う場合は，専従の常勤言語聴覚士が1名以上勤務している。なお，第7部リハビリテーション第1節の各項目のうち専従の常勤言語聴覚士を求める別の項目について，別に定めがある場合を除き，兼任は可能である。

エ　アからウまでの専従の従事者が合わせて10名以上勤務する。なお，当該保険医療機関において，疾患別リハビリテーション（心大血管疾患リハビリテーションを除く），障害児（者）リハビリテーション及びがん患者リハビリテーションが行われる時間が当該保険医療機関の定める所定労働時間に満たない場合には，当該リハビリテーションの実施時間以外に他の業務に従事することは差し支えない。また，**第38の1**の(12)の例により，専従の非常勤理学療法士，専従の非常勤作業療法士又は専従の非常勤言語聴覚士を常勤理学療法士数，常勤作業療法士数又は常勤言語聴覚士数にそれぞれ算入することができる。ただし，常勤換算し常勤理学療法士数，常勤作業療法士数又は常勤言語聴覚士数に算入することができるのは，常勤配置のうち理学療法士は4名，作業療法士は2名，言語聴覚士は1名までに限る。

オ　次の(イ)又は(ロ)の要件を満たす場合であって，アからウまでの専従の従事者が疾患別リハビリテーションを提供すべき患者がいない時間帯には，脳血管疾患等リハビリテーションの実施時間中であっても，当該専従の従事者が，当該保険医療機関が行う通所リハビリテーション又は障害者の日常生活及び社会生活を総合的に支援するための法律施行規則（平成18年厚生労働省令第19号）第6条の6第1号に規定する自立訓練（機能訓練）〔以下，「自立訓練（機能訓練）」という〕に従事しても差し支えない。

(イ) 疾患別リハビリテーション料の施設基準における専従の従事者以外の全ての理学療法士，作業療法士及び言語聴覚士が，介護保険のリハビリテーション，自立訓練（機能訓練），その他疾患別リハビリテーション以外の業務に従事している。

(ロ) 当該保険医療機関に配置された全ての理学療法士，作業療法士及び言語聴覚士が，いずれかの疾患別リハビリテーション料の施設基準における専従の従事者である。

(3) 治療・訓練を十分実施し得る専用の機能訓練室（少なくとも，内法による測定で160m²以上）を有している。専用の機能訓練室は，当該療法を実施する時間帯以外の時間帯において，他の用途に使用することは差し支えない。また，専用の機能訓練室は，疾患別リハビリテーション，障害児（者）リハビリテーション又はがん患者リハビリテーションを実施している時間帯において「専用」ということであり，疾患別リハビリテーション，障害児（者）リハビリテーション又はがん患者リハビリテーションを同一の機能訓練室において同時に行うことは差し支えない。ただし，同一の時間帯において心大血管疾患リハビリテーションを行う場合にあっては，それぞれの施設基準を満たしている。なお，言語聴覚療法を行う場合は，遮蔽等に配慮した専用の個別療法室（内法による測定で8m²以上）1室以上を別に有している。
(4) 当該療法を行うために必要な施設及び器械・器具として，以下のものを具備している。これらの器械等については，当該保険医療機関が，指定通所リハビリテーション又は自立訓練（機能訓練）を実施する場合であって，リハビリテーションの提供に支障が生じない場合に，指定通所リハビリテーション事業所又は自立訓練（機能訓練）事業所の利用者が使用しても差し支えない。

歩行補助具，訓練マット，治療台，砂嚢などの重錘，各種測定用器具（角度計，握力計等），血圧計，平行棒，傾斜台，姿勢矯正用鏡，各種車椅子，各種歩行補助具，各種装具（長・短下肢装具等），家事用設備，各種日常生活動作用設備等。ただし，言語聴覚療法を行う場合は，聴力検査機器，音声録音再生装置，ビデオ録画システム等を有する。必要に応じ，麻痺側の関節の屈曲・伸展を補助し運動量を増加させるためのリハビリテーション用医療機器を備える。

(5) 言語聴覚療法のみを実施する場合において，以下のアからエまでの基準を全て満たす場合は，上記基準にかかわらず，脳血管疾患等リハビリテーション料（Ⅰ）の基準を満たすものとする。

ア 専任の常勤医師が１名以上勤務している。なお，第38の１の⑾の例により，所定労働時間が週22時間以上の勤務を行っている非常勤医師を専任の常勤医師数に算入することができる。

イ 専従の常勤言語聴覚士が３名以上勤務している。なお，第38の１の⑿の例により，専従の非常勤言語聴覚士を常勤言語聴覚士数に算入することができる。ただし，常勤換算し常勤言語聴覚士数に算入することができるのは，常勤配置のうち２名までに限る。

ウ 遮蔽等に配慮した専用の個別療法室（内法による測定で８m^2以上）を有している。

エ 言語聴覚療法に必要な，聴力検査機器，音声録音再生装置，ビデオ録画システム等の器械・器具を具備している。

(6) 平成26年３月31日において，現に当該リハビリテーション料の届出を行っている保険医療機関については，当該機能訓練室等の増築又は全面的な改築を行うまでの間は，(3)及び(5)の内法の規定を満たしているものとする。

(7) リハビリテーションに関する記録（医師の指示，実施時間，訓練内容，担当者等）は患者ごとに一元的に保管され，常に医療従事者により閲覧が可能である。

(8) 定期的に担当の多職種が参加するカンファレンスが開催されている。

(9) (2)のアからウまでの専従の従事者以外の理学療法士，作業療法士及び言語聴覚士については，疾患別リハビリテーションに従事している時間帯を除き，当該保険医療機関が行う通所リハビリテーション又は自立訓練（機能訓練）に従事可能である。

⑽ 要介護認定を申請中の者又は介護保険法第62条に規定する要介護被保険者等であって，介護保険によるリハビリテーションへの移行を予定しているものについて，当該患者の同意を得た上で，利用を予定している指定通所リハビリテーション事業所，指定訪問リハビリテーション事業所，指定介護予防通所リハビリテーション事業所又は指定介護予防訪問リハビリテーション事業所（以下「指定通所リハビリテーション事業所等」という）に対して，リハビリテーション実施計画書又はリハビリテーション総合実施計画書等を文書により提供できる体制を整備している。

⑾ 脳血管疾患等リハビリテーションを実施した患者であって，他の保険医療機関でリハビリテーションが継続される予定であるものについて，当該他の医療機関に対して，当該患者の同意を得た上で，リハビリテーション実施計画書又はリハビリテーション総合実施計画書等を文書により提供できる体制を整備している。

２ 初期加算及び急性期リハビリテーション加算に関する施設基準

当該加算の要件については，第38の２〔心大血管疾患リハビリテーション料（Ⅰ）の「２」，p.950〕と同様である。

３ リハビリテーションデータ提出加算に関する施設基準

当該加算の要件については，第38の３と同様である。

４ リハビリテーションデータ提出加算に関する事項

当該加算に関する事項については，第38の４と同様である。

【届出に関する事項】

(1) 脳血管疾患等リハビリテーション料（Ⅰ）の施設基準に係る届出は，別添２（→Web 版）の様式42を用いる。

(2) 当該治療に従事する医師，理学療法士，作業療法士，言語聴覚士の氏名，勤務の態様（常勤・非常勤，専従・非専従，専任・非専任の別）等を別添２の様式44の２を用いて提出する。

(3) 当該治療が行われる専用の機能訓練室の平面図を添付する。

(4) リハビリテーションデータ提出加算の施設基準に係る届出については，第38の５（届出に関する事項）の(4)から(7)までと同様である。

《第40の２ 脳血管疾患等リハビリテーション料（Ⅱ）》

→１ 脳血管疾患等リハビリテーション料（Ⅱ）に関する施設基準

(1) 当該保険医療機関において，専任の常勤医師が１名以上勤務している。なお，第38の１の⑾の例により，所定労働時間が週22時間以上の勤務を行っている非常勤医師を専任の常勤医師数に算入することができる。

(2) 次のアからエまでを全て満たしている。

ア 専従の常勤理学療法士が１名以上勤務している。兼任の取扱いについては第40の１〔「脳血管疾患等リハビリテーション料（Ⅰ）に関する施設基準」，p.951〕の(2)のアと同様である。

イ 専従の常勤作業療法士が１名以上勤務している。兼任の取扱いについては第40の１の(2)のアと同様である。

ウ 言語聴覚療法を行う場合は，専従の常勤言語聴覚士が１名以上勤務している。なお，第７部リハビリテーション第１節の各項目のうち専従の常勤言語聴覚士を求める別の項目について，別に定めがある場合を除き，兼任は可能である。

エ アからウまでの専従の従事者が合わせて４名以上勤務している。なお，当該保険医療機関において，疾患別リハビリテーション（心大血管疾患リハビリテーションを除く），障害児（者）リハビリテーション及びがん患者リハビリテーションが行われる時間が当該保険医療機関の定める所定労働時間に満たない場合には，当該リハビリテーションの実施時間以外に他の業務に従事することは差し支えない。なお，第38の１の⑿の例により，専従の非常勤理学療法士，専従の非常勤作業療法士又は専従の非常勤言語聴覚士を常勤理学療法士数，常勤作業療法士数又は常勤言語聴覚士数にそれぞれ算入することができる。ただし，常勤換算し常勤理学療法士数，常勤作業療法士数又は常勤言語聴覚士数に算入することができるのは，常勤配置のうちそれぞれ１名までに限る。

オ アからウまでの専従の従事者が，当該保険医療機関が行う通所リハビリテーション又は自立訓練（機能訓練）に従事する場合については，第40の１の(2)のオの例による。

(3) 治療・訓練を十分実施し得る専用の機能訓練室（少なくとも，病院については内法による測定で100m^2以上，診療所については内法による測定で45m^2以上）を有している。なお，専用の機能訓練室に係る面積以外の規定は，第40の１の(3)の例による。

(4) 平成26年３月31日において，現に当該リハビリテーション料の届出を行っている保険医療機関については，当該機能訓練室の増築又は全面的な改築を行うまでの間は，(3)の内法の規定を満たしているものとする。

(5) 当該療法を行うために必要な施設及び器械・器具として，以下のものを具備している。これらの器械等については，当該保険医療機関が，指定通所リハビリテーション又は自立訓練（機能訓練）を実施する場合については，第40の１の(4)の例による。

歩行補助具，訓練マット，治療台，砂嚢などの重錘，各種測定用器具（角度計，握力計等），血圧計，平行棒，傾斜台，姿勢矯正用鏡，各種車椅子，各種歩行補助具，各種装具（長・短下肢装具等），家事用設備，各種日常生活動作用設備等。ただし，言語聴覚療法を行う場合は，聴力検査機器，音声録音再生装置，ビデオ録画システム等を有する。

(6) 言語聴覚療法のみを実施する場合において，以下のアか

特施

らエまでの基準を全て満たす場合は，上記基準にかかわらず，脳血管疾患等リハビリテーション料（Ⅱ）の基準を満たすものとする。

ア 専任の常勤医師が１名以上勤務している。なお，第38の１の⑾の例により，所定労働時間が週22時間以上の勤務を行っている非常勤医師を専任の常勤医師数に算入することができる。

イ 専従の常勤言語聴覚士が２名以上勤務している。第38の１の⑿の例により，専従の非常勤言語聴覚士を常勤言語聴覚士数に算入することができる。ただし，常勤換算し常勤言語聴覚士数に算入することができるのは，常勤配置のうち１名までに限る。

ウ 遮蔽等に配慮した専用の個別療法室（内法による測定で８m^2以上）を有している。

エ 言語聴覚療法に必要な聴力検査機器，音声録音再生装置，ビデオ録画システム等の器械・器具を具備している。

(7) 第40の１の(7)から⑾までを満たしている。

２ 初期加算及び急性期リハビリテーション加算に関する施設基準

当該加算の要件については，**第38の２**と同様である。

３ リハビリテーションデータ提出加算に関する施設基準

当該加算の要件については，**第38の３**と同様である。

４ リハビリテーションデータ提出加算に関する事項

当該加算に関する事項については，**第38の４**と同様である。

【届出に関する事項】

当該届出に関する事項については，**第40の５**（届出に関する事項）と同様である。

《第41 脳血管疾患等リハビリテーション料（Ⅲ）》

→１ 脳血管疾患等リハビリテーション料（Ⅲ）に関する施設基準

(1) **第40の２**〔「脳血管疾患等リハビリテーション料（Ⅱ）に関する施設基準」，p.951〕の(1)を満たしている。

(2) 専従の常勤理学療法士，常勤作業療法士又は常勤言語聴覚士のいずれか１名以上勤務している。兼任の取扱いについては**第40の１**の(2)のアと同様である。また，言語聴覚士の場合にあっては，第７部リハビリテーション第１節の各項目のうち専従の常勤言語聴覚士を求める別の項目について，別に定めがある場合を除き，兼任は可能である。なお，当該保険医療機関において，疾患別リハビリテーション（心大血管疾患リハビリテーションを除く），障害児（者）リハビリテーション及びがん患者リハビリテーションが行われる時間が当該保険医療機関の定める所定労働時間に満たない場合には，当該リハビリテーションの実施時間以外に他の業務に従事することは差し支えない。また，**第38の１**の⑿の例により，専従の非常勤理学療法士，専従の非常勤作業療法士又は専従の非常勤言語聴覚士をそれぞれ常勤理学療法士数，常勤作業療法士数又は常勤言語聴覚士数に算入することができる。専従の従事者が，当該保険医療機関が行う通所リハビリテーション又は自立訓練（機能訓練）に従事する場合については，**第40の１**の(2)のオの例による。

(3) **第40の２**の１の(3)及び(4)を満たしている。

(4) 当該療法を行うために必要な施設及び器械・器具として以下のものを具備している。これらの器械等については，当該保険医療機関が，指定通所リハビリテーション又は自立訓練（機能訓練）を実施する場合については，**第40の１**の(4)の例による。

歩行補助具，訓練マット，治療台，砂嚢などの重錘，各種測定用器具等。ただし，言語聴覚療法を行う場合は，聴力検査機器，音声録音再生装置，ビデオ録画システム等を有する。

(5) **第40の１**の(7)及び(8)を満たしている。

(6) (2)の専従の従事者以外の理学療法士，作業療法士及び言語聴覚士については，疾患別リハビリテーションに従事している時間帯を除き，当該保険医療機関が行う通所リハビリテーション又は自立訓練（機能訓練）に従事可能である。

(7) **第40の１**の⑽及び⑾を満たしている。

２ 初期加算及び急性期リハビリテーション加算に関する施設基準

当該加算の要件については，**第38の２**と同様である。

３ リハビリテーションデータ提出加算に関する施設基準

当該加算の要件については，**第38の３**と同様である。

４ リハビリテーションデータ提出加算に関する事項

当該加算に関する事項については，**第38の４**と同様である。

【届出に関する事項】 当該届出に関する事項については，**第40の５**（届出に関する事項）と同様である。

《第41の２ 廃用症候群リハビリテーション料（Ⅰ）》

→１ 廃用症候群リハビリテーション料（Ⅰ）に関する施設基準

(1) 脳血管疾患等リハビリテーション料（Ⅰ）を届け出ている。なお，言語聴覚療法のみを実施する保険医療機関で，**第40の１**〔「脳血管疾患等リハビリテーション料（Ⅰ）に関する施設基準」，p.951〕の(1)から(4)までのいずれかを満たさず，(5)のアからエまでを全て満たすことで脳血管疾患等リハビリテーション料（Ⅰ）の基準を満たしたものについては，言語聴覚療法のみについて廃用症候群リハビリテーション料（Ⅰ）を算定できる。

(2) 脳血管疾患等リハビリテーション料（Ⅰ）の施設基準における専任の医師，専従の理学療法士，専従の作業療法士及び専従の言語聴覚士は，それぞれ廃用症候群リハビリテーション料（Ⅰ）の専任者又は専従者を兼ねるものとする。

(3) 要介護認定を申請中の者又は介護保険法第62条に規定する要介護被保険者等であって，介護保険によるリハビリテーションへの移行を予定しているものについて，当該患者の同意を得た上で，利用を予定している指定通所リハビリテーション事業所等に対して，リハビリテーション実施計画書又はリハビリテーション総合実施計画書等を文書により提供できる体制を整備している。

(4) 廃用症候群リハビリテーションを実施した患者であって，他の保険医療機関でリハビリテーションが継続される予定であるものについて，当該他の医療機関に対して，当該患者の同意を得た上で，リハビリテーション実施計画書又はリハビリテーション総合実施計画書等を文書により提供できる体制を整備している。

２ 初期加算及び急性期リハビリテーション加算に関する施設基準

当該加算の要件については，**第38の２**と同様である。

３ リハビリテーションデータ提出加算に関する施設基準

当該加算の要件については，**第38の３**と同様である。

４ リハビリテーションデータ提出加算に関する事項

当該加算に関する事項については，**第38の４**と同様である。

【届出に関する事項】

(1) 脳血管疾患等リハビリテーション料（Ⅰ）の届出を行っていればよく，廃用症候群リハビリテーション料（Ⅰ）として特に地方厚生（支）局長に対して，届出を行う必要はない。

(2) リハビリテーションデータ提出加算の施設基準に係る届出については，**第38の５**（届出に関する事項）の(4)から(7)までと同様である。

《第41の３ 廃用症候群リハビリテーション料（Ⅱ）》

→１ 廃用症候群リハビリテーション料（Ⅱ）に関する施設基準

(1) 脳血管疾患等リハビリテーション料（Ⅱ）を届け出ている。なお，言語聴覚療法のみを実施する保険医療機関で，**第40の２の１**〔「脳血管疾患等リハビリテーション料（Ⅱ）に関する施設基準」，p.951〕の(1)から(3)まで又は(5)のいずれかを満たさず，(6)のアからエまでを全て満たすことで脳血管疾患等リハビリテーション料（Ⅱ）の基準を満たしたものについては，言語聴覚療法のみについて廃用症候群リハビリテーション料（Ⅱ）を算定できる。

(2) 脳血管疾患等リハビリテーション料（Ⅱ）の施設基準における専任の医師，専従の理学療法士，専従の作業療法士及び専従の言語聴覚士は，それぞれ廃用症候群リハビリテーション料（Ⅱ）の専任者又は専従者を兼ねるものとする。
(3) 第41の2の1の(3)及び(4)を満たしている。

2 初期加算及び急性期リハビリテーション加算に関する施設基準

当該加算の要件については，第38の2と同様である。

3 リハビリテーションデータ提出加算に関する施設基準

当該加算の要件については，第38の3と同様である。

4 リハビリテーションデータ提出加算に関する事項

当該加算に関する事項については，第38の4と同様である。

【届出に関する事項】

(1) 脳血管疾患等リハビリテーション料（Ⅱ）の届出を行っていればよく，廃用症候群リハビリテーション料（Ⅱ）として特に地方厚生（支）局長に対して，届出を行う必要はない。
(2) リハビリテーションデータ提出加算の施設基準に係る届出については，第38の5（届出に関する事項）の(4)から(7)までと同様である。

《第41の4 廃用症候群リハビリテーション料（Ⅲ）》

→1 廃用症候群リハビリテーション料（Ⅲ）に関する施設基準

(1) 脳血管疾患等リハビリテーション料（Ⅲ）を届け出ている。
(2) 脳血管疾患等リハビリテーション料（Ⅲ）の施設基準における専任の医師，専従の理学療法士，専従の作業療法士及び専従の言語聴覚士は，それぞれ廃用症候群リハビリテーション料（Ⅲ）の専任者又は専従者を兼ねるものとする。
(3) 第41の2の1の(3)及び(4)を満たしている。

2 初期加算及び急性期リハビリテーション加算に関する施設基準

当該加算の要件については，第38の2と同様である。

3 リハビリテーションデータ提出加算に関する施設基準

当該加算の要件については，第38の3〔「心大血管疾患リハビリテーション料（Ⅰ）の「3」，p.950〕と同様である。

4 リハビリテーションデータ提出加算に関する事項

当該加算に関する事項については，第38の4〔「心大血管疾患リハビリテーション料（Ⅰ）の「4」，p.950〕と同様である。

【届出に関する事項】

(1) 脳血管疾患等リハビリテーション料（Ⅲ）の届出を行っていればよく，廃用症候群リハビリテーション料（Ⅲ）として特に地方厚生（支）局長に対して，届出を行う必要はない。
(2) リハビリテーションデータ提出加算の施設基準に係る届出については，第38の5（届出に関する事項）の(4)から(7)までと同様である。

《第42 運動器リハビリテーション料（Ⅰ）》

→1 運動器リハビリテーション料（Ⅰ）に関する施設基準

(1) 当該保険医療機関において，運動器リハビリテーションの経験を有する専任の常勤医師が1名以上勤務している。なお，第38の1の(11)の例により，所定労働時間が週22時間以上の勤務を行っている運動器リハビリテーションの経験を有する非常勤医師を専任の常勤医師数に算入することができる。なお，運動器リハビリテーションの経験を有する医師とは，運動器リハビリテーションの経験を3年以上有する医師又は適切な運動器リハビリテーションに係る研修を修了した医師であることが望ましい。
(2) 専従の常勤理学療法士又は専従の常勤作業療法士が合わせて4名以上勤務している。なお，当該専従の従事者は，リハビリテーション・栄養・口腔連携体制加算，地域包括医療病棟入院料，回復期リハビリテーション病棟入院料及び地域包括ケア病棟入院料を算定する病棟並びに回復期リハビリテーション入院医療管理料及び地域包括ケア入院医療管理料を算定する病室を有する病棟における常勤理学療法士又は常勤作業療法士との兼任はできないが，脳血管疾患等リハビリテーション料（Ⅰ），（Ⅱ）又は（Ⅲ），廃用症候群リハビリテーション料（Ⅰ），（Ⅱ）又は（Ⅲ），呼吸器リハビリテーション料（Ⅰ）又は（Ⅱ），障害児（者）リハビリテーション料及びがん患者リハビリテーション料における常勤理学療法士又は常勤作業療法士との兼任は可能である。なお，当該保険医療機関において，疾患別リハビリテーション（心大血管疾患リハビリテーションを除く），障害児（者）リハビリテーション及びがん患者リハビリテーションが行われる時間が当該保険医療機関の定める所定労働時間に満たない場合には，当該リハビリテーションの実施時間以外に他の業務に従事することは差し支えない。なお，第38の1の(12)の例により，専従の非常勤理学療法士又は専従の非常勤作業療法士を常勤理学療法士数又は常勤作業療法士数にそれぞれ算入することができる。ただし，常勤換算し常勤理学療法士数又は常勤作業療法士数に算入することができるのは，常勤配置のうちそれぞれ1名までに限る。専従の従事者が，当該保険医療機関が行う通所リハビリテーション又は自立訓練（機能訓練）に従事する場合については，第40の1〔「脳血管疾患等リハビリテーション料（Ⅰ）に関する施設基準」，p.951〕の(2)のオの例による。
(3) 治療・訓練を十分実施し得る専用の機能訓練室（少なくとも，病院については内法による測定で100m²以上，診療所については内法による測定で45m²以上）を有している。なお，専用の機能訓練室に係る面積以外の規定は，第40の1の(3)の例による。
(4) 平成26年3月31日において，現に当該リハビリテーション料の届出を行っている保険医療機関については，当該機能訓練室等の増築又は全面的な改築を行うまでの間は，(3)の内法の規定を満たしているものとする。
(5) 治療・訓練を行うための以下の器具等を具備している。これらの器械等については，当該保険医療機関が，指定通所リハビリテーション又は自立訓練（機能訓練）を実施する場合については，第40の1の(4)の例による。
各種測定用器具（角度計，握力計等），血圧計，平行棒，姿勢矯正用鏡，各種車椅子，各種歩行補助具等
(6) リハビリテーションに関する記録（医師の指示，実施時間，訓練内容，担当者等）は患者ごとに一元的に保管され，常に医療従事者により閲覧が可能である。
(7) 定期的に担当の多職種が参加するカンファレンスが開催されている。
(8) (2)の専従の従事者以外の理学療法士及び作業療法士については，疾患別リハビリテーションに従事している時間帯を除き，当該保険医療機関が行う通所リハビリテーション又は自立訓練（機能訓練）に従事可能である。
(9) 要介護認定を申請中の者又は介護保険法第62条に規定する要介護被保険者等であって，介護保険によるリハビリテーションへの移行を予定しているものについて，当該患者の同意を得た上で，利用を予定している指定通所リハビリテーション事業所等に対して，リハビリテーション実施計画書又はリハビリテーション総合実施計画書等を文書により提供できる体制を整備している。
(10) 運動器リハビリテーションを実施した患者であって，他の保険医療機関でリハビリテーションが継続される予定であるものについて，当該他の医療機関に対して，当該患者の同意を得た上で，リハビリテーション実施計画書又はリハビリテーション総合実施計画書等を文書により提供できる体制を整備している。

2 初期加算及び急性期リハビリテーション加算に関する施設基準

当該加算の要件については，第38の2と同様である。

3 リハビリテーションデータ提出加算に関する施設基準

当該加算の要件については，第38の3と同様である。

4 リハビリテーションデータ提出加算に関する事項

当該加算に関する事項については，第38の4と同様である。

【届出に関する事項】

(1) 運動器リハビリテーション料（Ⅰ）及び「注5」の施設基準に係る届出は，別添2（→Web版）の様式42を用いる。
(2) 当該治療に従事する医師，理学療法士，作業療法士その他の従事者の氏名，勤務の態様（常勤・非常勤，専従・非専従，専任・非専任の別）等を別添2の様式44の2を用い

特施

て提出する。

(3) 当該治療が行われる専用の機能訓練室の平面図を添付する。

(4) リハビリテーションデータ提出加算の施設基準に係る届出については，第38の５（届出に関する事項）の(4)から(7)までと同様である。

《第42の２　運動器リハビリテーション料（Ⅱ）》

→１　運動器リハビリテーション料（Ⅱ）に関する施設基準

(1) 第42の１の(1)を満たしている。

(2) 次のアからウまでのいずれかを満たしている。兼任の取扱いについては第42の(2)と同様である。なお，当該保険医療機関において，疾患別リハビリテーション（心大血管疾患リハビリテーションを除く），障害児（者）リハビリテーション及びがん患者リハビリテーションが行われる時間が当該保険医療機関の定める所定労働時間に満たない場合には，当該リハビリテーションの実施時間以外に他の業務に従事することは差し支えない。

ア　専従の常勤理学療法士が２名以上勤務している。

イ　専従の常勤作業療法士が２名以上勤務している。

ウ　専従の常勤理学療法士及び専従の常勤作業療法士が合わせて２名以上勤務している。

なお，第38の１の(12)の例により，専従の非常勤理学療法士又は専従の非常勤作業療法士を常勤理学療法士数又は常勤作業療法士数にそれぞれ算入することができる。ただし，常勤換算し常勤理学療法士数又は常勤作業療法士数に算入することができるのは，常勤配置のうちそれぞれ１名までに限る。また，当分の間，適切な運動器リハビリテーションに係る研修を修了した看護師，准看護師，あん摩マッサージ指圧師又は柔道整復師が，専従の常勤職員として勤務している場合であって，運動器リハビリテーションの経験を有する医師の監督下に当該療法を実施する体制が確保されている場合に限り，理学療法士が勤務しているものとして届け出ることができる。ただし，当該あん摩マッサージ指圧師等は，呼吸器リハビリテーション料（Ⅱ）等との兼任はできない。専従の従事者が，当該保険医療機関が行う通所リハビリテーション又は自立訓練（機能訓練）に従事する場合については，第40の１の(2)のオの例による。

(3) 第42の１の(3)から(10)を満たしている。

２　初期加算及び急性期リハビリテーション加算に関する施設基準

当該加算の要件については，第38の２と同様である。

３　リハビリテーションデータ提出加算に関する施設基準

当該加算の要件については，第38の３と同様である。

４　リハビリテーションデータ提出加算に関する事項

当該加算に関する事項については，第38の４と同様である。

【届出に関する事項】　当該届出に関する事項については，第42の５（届出に関する事項）と同様である。

《第43　運動器リハビリテーション料（Ⅲ）》

→１　運動器リハビリテーション料（Ⅲ）に関する施設基準

(1) 第42の１の(1)を満たしている。

(2) 専従の常勤理学療法士又は常勤作業療法士がいずれか１名以上勤務している。兼任の取扱いについては第42の(2)の例による。なお，第38の１の(12)の例により，専従の非常勤理学療法士又は専従の非常勤作業療法士を常勤理学療法士数又は常勤作業療法士数にそれぞれ算入することができる。専従の従事者が，当該保険医療機関が行う通所リハビリテーション又は自立訓練（機能訓練）に従事する場合については，第40の１の(2)のオの例による。

(3) 治療・訓練を十分実施し得る専用の機能訓練室（少なくとも，内法による測定で45m^{2}以上とする）を有している。なお，専用の機能訓練室に係る面積以外の規定は，第40の１の(3)の例による。

(4) 平成26年３月31日において，現に当該リハビリテーション料の届出を行っている保険医療機関については，当該機能訓練室の増築又は全面的な改築を行うまでの間は，(3)の内法の規定を満たしているものとする。

(5) 治療・訓練を行うための以下の器具等を具備している。これらの器械等については，当該保険医療機関が，指定通所リハビリテーション又は自立訓練（機能訓練）を実施する場合については，第40の１の(4)の例による。

歩行補助具，訓練マット，治療台，砂嚢などの重錘，各種測定用器具等

(6) 第42の１の(6)から(10)までを満たしている。

２　初期加算及び急性期リハビリテーション加算に関する施設基準

当該加算の要件については，第38の２と同様である。

３　リハビリテーションデータ提出加算に関する施設基準

当該加算の要件については，第38の３と同様である。

４　リハビリテーションデータ提出加算に関する事項

当該加算に関する事項については，第38の４と同様である。

【届出に関する事項】　当該届出に関する事項については，第42の５（届出に関する事項）と同様である。

《第44　呼吸器リハビリテーション料（Ⅰ）》

→１　呼吸器リハビリテーション料（Ⅰ）に関する施設基準

(1) 当該保険医療機関において，呼吸器リハビリテーションの経験を有する専任の常勤医師が１名以上勤務している。なお，第38の１の(11)の例により，所定労働時間が週22時間以上の勤務を行っている呼吸器リハビリテーションの経験を有する非常勤医師を専任の常勤医師数に算入することができる。

(2) 呼吸器リハビリテーションの経験を有する専従の常勤理学療法士１名を含む常勤理学療法士，常勤作業療法士又は常勤言語聴覚士が合わせて２名以上勤務している。ただし，専従の常勤理学療法士１名については，リハビリテーション・栄養・口腔連携体制加算，地域包括医療病棟入院料，回復期リハビリテーション病棟入院料及び地域包括ケア病棟入院料を算定する病棟並びに回復期リハビリテーション入院医療管理料及び地域包括ケア入院医療管理料を算定する病室を有する病棟における常勤理学療法士との兼任はできないが，脳血管疾患等リハビリテーション料（Ⅰ），（Ⅱ）又は（Ⅲ），廃用症候群リハビリテーション料（Ⅰ），（Ⅱ）又は（Ⅲ），運動器リハビリテーション料（Ⅰ），（Ⅱ）又は（Ⅲ），障害児（者）リハビリテーション料及びがん患者リハビリテーション料における常勤理学療法士との兼任は可能である。なお，当該保険医療機関において，疾患別リハビリテーション（心大血管疾患リハビリテーションを除く），障害児（者）リハビリテーション及びがん患者リハビリテーションが行われる時間が当該保険医療機関の定める所定労働時間に満たない場合には，当該リハビリテーションの実施時間以外に他の業務に従事することは差し支えない。なお，第38の１の(12)の例により，専従の非常勤理学療法士，専従の非常勤作業療法士又は専従の非常勤言語聴覚士を常勤理学療法士数，常勤作業療法士数又は常勤言語聴覚士数にそれぞれ算入することができる。ただし，常勤換算し常勤理学療法士数，常勤作業療法士数又は常勤言語聴覚士数に算入することができるのは，常勤配置のうちそれぞれ１名までに限る。また，呼吸器リハビリテーションの経験を有する専従の常勤理学療法士について当該非常勤理学療法士による常勤換算を行う場合にあっては，当該経験を有する専従の非常勤理学療法士に限る。

(3) 治療・訓練を十分実施し得る専用の機能訓練室（少なくとも，病院については内法による測定で100m^{2}以上，診療所については内法による測定で45m^{2}以上とする）を有している。なお専用の機能訓練室に係る面積以外の規定は，第40の１の(3)の例による。

(4) 平成26年３月31日において，現に当該リハビリテーション料の届出を行っている保険医療機関については，当該機能訓練室の増築又は全面的な改築を行うまでの間は，(3)の内法の規定を満たしているものとする。

(5) 治療・訓練を行うための以下の各種計測用器具等を具備している。

呼吸機能検査機器，血液ガス検査機器等
(6) リハビリテーションに関する記録(医師の指示，実施時間，訓練内容，担当者等）は患者ごとに一元的に保管され，常に医療従事者により閲覧が可能である。
(7) 定期的に担当の多職種が参加するカンファレンスが開催されている。
(8) 呼吸器リハビリテーションを実施した患者であって，他の保険医療機関でリハビリテーションが継続される予定であるものについて，当該他の医療機関に対して，当該患者の同意を得た上で，リハビリテーション実施計画書又はリハビリテーション総合実施計画書等を文書により提供できる体制を整備している。

2 初期加算及び急性期リハビリテーション加算に関する施設基準

当該加算の要件については，**第38の2**と同様である。

3 リハビリテーションデータ提出加算に関する施設基準

当該加算の要件については，**第38の3**と同様である。

4 リハビリテーションデータ提出加算に関する事項

当該加算に関する事項については，**第38の4**と同様である。

【届出に関する事項】
(1) 呼吸器リハビリテーション料（Ⅰ）の施設基準に係る届出は，**別添2**（→Web 版）の**様式42**を用いる。
(2) 当該治療に従事する医師，理学療法士，作業療法士，言語聴覚士の氏名，勤務の態様（常勤・非常勤，専従・非専従，専任・非専任の別）等を**別添2の様式44の2**を用いて提出する。
(3) 当該治療が行われる専用の機能訓練室の平面図を添付する。
(4) リハビリテーションデータ提出加算の施設基準に係る届出については，**第38の5**（届出に関する事項）の(4)から(7)までと同様である。

《第45 呼吸器リハビリテーション料（Ⅱ）》

→1 呼吸器リハビリテーション料（Ⅱ）に関する施設基準
(1) 第44の1の(1)を満たしている。
(2) 専従の常勤理学療法士，常勤作業療法士又は常勤言語聴覚士のいずれか1名以上が勤務している。兼任の取扱いについては**第44の1**の(2)と同様である。なお，**第38の1**の(12)の例により，専従の非常勤理学療法士，専従の非常勤作業療法士又は専従の非常勤言語聴覚士を常勤理学療法士数，常勤作業療法士数又は常勤言語聴覚士数にそれぞれ算入することができる。
(3) 治療・訓練を十分実施し得る専用の機能訓練室（少なくとも，内法による測定で$45m^2$以上とする）を有している。なお，専用の機能訓練室に係る面積以外の規定は，**第40の1**の(3)の例による。
(4) 平成26年3月31日において，現に当該リハビリテーション料の届出を行っている保険医療機関については，当該機能訓練室の増築又は全面的な改築を行うまでの間は，(3)の内法の規定を満たしているものとする。
(5) 第44の1の(5)から(8)までを満たしている。

2 初期加算及び急性期リハビリテーション加算に関する施設基準

当該加算の要件については，**第38の2**と同様である。

3 リハビリテーションデータ提出加算に関する施設基準

当該加算の要件については，**第38の3**と同様である。

4 リハビリテーションデータ提出加算に関する事項

当該加算に関する事項については，**第38の4**と同様である。

【届出に関する事項】 当該届出に関する事項については，**第44の5**（届出に関する事項）と同様である。

1の2 摂食機能療法の注3に規定する施設基準

(1) **摂食嚥下機能回復体制加算1の施設基準**

イ 摂食機能又は嚥下機能の回復のために必要な指導管理を行うにつき十分な体制が整備されていること。

ロ 摂食機能又は嚥下機能に係る療養についての実績等を地方厚生局長等に報告していること。

ハ 摂食機能又は嚥下機能に係る療養について相当の実績を有していること。

(2) **摂食嚥下機能回復体制加算2の施設基準**

(1)のイ及びロを満たすものであること。

(3) **摂食嚥下機能回復体制加算3の施設基準**

イ 摂食機能又は嚥下機能の回復のために必要な指導管理を行うにつき必要な体制が整備されていること。

ロ (1)のロを満たすものであること。

ハ 療養病棟入院料1又は2を算定する病棟を有する病院であること。

ニ 摂食機能又は嚥下機能に係る療養について相当の実績を有していること。

→ 摂食嚥下機能回復体制加算1に関する施設基準
(1) 保険医療機関内に，以下の摂食機能及び嚥下機能の回復の支援に係る専門知識を有した多職種により構成されたチーム（以下「摂食嚥下支援チーム」という）が設置されている。なお，歯科医師が摂食嚥下支援チームに参加している場合には，歯科衛生士が必要に応じて参加している。
  ア 専任の常勤医師又は常勤歯科医師
  イ 摂食嚥下機能障害を有する患者の看護に従事した経験を5年以上有する看護師であって，摂食嚥下障害看護に係る適切な研修を修了した専任の常勤看護師又は専従の常勤言語聴覚士
  ウ 専任の常勤管理栄養士
(2) (1)のイに掲げる摂食嚥下障害看護に係る適切な研修とは，次の事項に該当する研修のことをいう。
  ア 国又は医療関係団体等が主催する研修である（600時間以上の研修期間で，修了証が交付されるものに限る)。
  イ 摂食嚥下障害看護に必要な専門的な知識・技術を有する看護師の養成を目的とした研修である。
  ウ 講義及び演習は，次の内容を含むものである。
    (イ) 摂食嚥下障害の原因疾患・病態及び治療
    (ロ) 摂食嚥下機能の評価とその方法，必要なアセスメント
    (ハ) 摂食嚥下障害に対する援助と訓練
    (ニ) 摂食嚥下障害におけるリスクマネジメント
    (ホ) 摂食嚥下障害のある患者の権利擁護と患者家族の意思決定支援
    (ヘ) 摂食嚥下障害者に関連する社会資源と関連法規
    (ト) 摂食嚥下リハビリテーションにおける看護の役割とチームアプローチ
  エ 実習により，事例に基づくアセスメントと摂食嚥下障害看護関連領域に必要な看護実践を含むものである。
(3) 摂食嚥下支援チームの構成員は，内視鏡下嚥下機能検査又は嚥下造影の検査結果を踏まえて実施する週1回以上のカンファレンスに参加していること。なお，摂食嚥下支援チームの構成員以外の職種については，必要に応じて参加することが望ましい。
(4) 当該保険医療機関において経口摂取以外の栄養方法を行っている患者であって，以下のいずれかに該当するもの（転院又は退院した患者を含む）の合計数に占める鼻腔栄養を導入した日，胃瘻を造設した日又は中心静脈栄養を開始した日から1年以内に経口摂取のみの栄養方法を行っている状態へ回復させた患者の割合が，前年において3割5分以上である。
  ア 他の保険医療機関等から紹介された鼻腔栄養を実施している患者，胃瘻を造設している患者又は中心静脈栄養を実施している患者であって，当該保険医療機関において摂食機能療法を実施したもの
  イ 当該保険医療機関において鼻腔栄養を導入した患者，胃瘻を造設した患者又は中心静脈栄養を開始した患者

(5)　以下のいずれかに該当する患者は，(4)の合計数には含まない。ただしエからカまでに該当する患者は，摂食機能療法を当該保険医療機関で算定した場合であって，胃瘻造設した日から1年を経過していない場合は，(4)の合計数に含む。
ア　鼻腔栄養を導入した日，胃瘻を造設した日又は，中心静脈栄養を開始した日から起算して1年以内に死亡した患者（栄養方法が経口摂取のみの状態に回復した患者を除く）
イ　鼻腔栄養を導入した日，胃瘻を造設した日又は，中心静脈栄養を開始した日から起算して1か月以内に栄養方法が経口摂取のみの状態へ回復した患者
ウ　(4)のアに該当する患者であって，当該保険医療機関に紹介された時点で，鼻腔栄養を導入した日，胃瘻を造設した日又は，中心静脈栄養を開始した日から起算して1年以上が経過している患者
エ　消化器疾患等の患者であって，減圧ドレナージ目的で胃瘻造設を行う患者
オ　炎症性腸疾患の患者であって，成分栄養剤の経路として胃瘻造設が必要な患者
カ　食道，胃噴門部の狭窄，食道穿孔等の食道や胃噴門部の疾患によって胃瘻造設が必要な患者
(6)　年に1回，摂食嚥下機能回復体制加算を算定した患者について，摂食嚥下支援計画書作成時及び直近の嚥下機能の評価及び実績を，**別添2**（→Web版）の**様式43の6の2**を用いて，地方厚生（支）局長に報告している。

2　摂食嚥下機能回復体制加算2に関する施設基準

(1)　1の(1)から(3)までの基準を満たしている。
(2)　年に1回，摂食嚥下機能回復体制加算を算定した患者について，摂食嚥下支援計画書作成時及び直近の嚥下機能の評価を，**別添2**（→Web版）の**様式43の6の2**を用いて，地方厚生（支）局長に報告している。

3　摂食嚥下機能回復体制加算3に関する施設基準

(1)　当該保険医療機関において，専任の常勤医師，専任の常勤看護師又は専任の常勤言語聴覚士が1名以上勤務している。
(2)　当該医師，看護師又は言語聴覚士は，内視鏡下嚥下機能検査又は嚥下造影の検査結果を踏まえて実施する週1回以上のカンファレンスに参加している。なお，その他の職種については，必要に応じて参加することが望ましい。
(3)　当該保険医療機関において中心静脈栄養を実施していた患者（療養病棟入院料1又は2を算定する病棟の入院患者に限る）のうち，嚥下機能評価を実施した上で嚥下リハビリテーション等を行い，嚥下機能が回復し，中心静脈栄養を終了した者の数の前年の実績が，2名以上である。ただし，令和4年3月31日時点において療養病棟入院料1又は2を算定している病棟に入院している患者については，嚥下機能評価及び嚥下リハビリテーション等を実施していない場合であっても，嚥下機能が回復し，中心静脈栄養を終了した者の数を算入して差し支えない。
(4)　年に1回，摂食嚥下機能回復体制加算を算定した患者について，摂食嚥下支援計画書作成時及び直近の嚥下機能の評価及び実績を，**別添2**（→Web版）の**様式43の6の2**を用いて，地方厚生（支）局長に報告している。

【届出に関する事項】

(1)　摂食嚥下機能回復体制加算の施設基準に係る届出は，**別添2**（→Web版）の**様式43の6**及び**様式43の6の2**を用いる。
(2)　摂食嚥下支援チーム等の医師その他の従事者の氏名，勤務の態様（常勤・非常勤，専従・非専従，専任・非専任の別）等を**別添2の様式44の2**を用いて提出する。

2　難病患者リハビリテーション料の施設基準等

(1)　難病患者リハビリテーション料の施設基準

イ　当該保険医療機関内に難病患者リハビリテーションを担当する専任の常勤医師が1名以上配置されていること。
ロ　当該保険医療機関内に難病患者リハビリテーションを担当する専従の看護師，理学療法士，作業療法士又は言語聴覚士が適切に配置されていること。
ハ　患者数は，看護師，理学療法士，作業療法士又は言語聴覚士を含む従事者の数に対し適切なものであること。
ニ　難病患者リハビリテーションを行うにつき十分な専用施設を有していること。
ホ　難病患者リハビリテーションを行うにつき必要な器械・器具が具備されていること。

(2)　難病患者リハビリテーション料に規定する疾患及び状態

イ　難病患者リハビリテーション料に規定する疾患
別表第10（p.1034）に掲げる疾患
ロ　難病患者リハビリテーション料に規定する状態
別表第10に掲げる疾患を原因として日常生活動作に著しい支障を来している状態〔身体障害者福祉法（昭和24年法律第283号）第15条に規定する身体障害者手帳の交付を受けている場合を除く〕

→　難病患者リハビリテーション料に関する施設基準

(1)　当該保険医療機関において，専任の常勤医師が勤務している。なお，**第38の1の(11)**（p.950）の例により，所定労働時間が週22時間以上の勤務を行っている非常勤医師を専任の常勤医師数に算入することができる。
(2)　専従する2名以上の従事者（理学療法士，作業療法士又は言語聴覚士が1名以上であり，かつ，看護師が1名以上）が勤務している。ただし，リハビリテーション・栄養・口腔連携体制加算，地域包括医療病棟入院料，回復期リハビリテーション病棟入院料及び地域包括ケア病棟入院料を算定する病棟並びに回復期リハビリテーション入院医療管理料及び地域包括ケア入院医療管理料を算定する病室を有する病棟における常勤理学療法士，常勤作業療法士又は常勤言語聴覚士との兼任ではない。なお，あらかじめ難病患者リハビリテーションを行う日を決めている場合，第7部リハビリテーション第1節の各項目のうち，施設基準において，専従の理学療法士，作業療法士，言語聴覚士又は看護師の勤務を要するものであって，あらかじめ当該難病患者リハビリテーションを行う日には実施しないこととしているものについては兼任できる。また，当該保険医療機関において難病患者リハビリテーションが行われる時間が当該保険医療機関の定める所定労働時間に満たない場合には，当該リハビリテーションの実施時間以外に他の業務に従事することは差し支えない。
(3)　取り扱う患者数は，従事者1人につき1日20人を限度とする。
(4)　難病患者リハビリテーションを行うにふさわしい専用の機能訓練室を有しており，当該機能訓練室の広さは，内法による測定で60m^{2}以上とし，かつ，患者1人当たりの面積は，内法による測定で4.0m^{2}を標準とする。なお，専用の機能訓練室には疾患別リハビリテーション又は障害児（者）リハビリテーションを行う機能訓練室を充てて差し支えない。
(5)　平成26年3月31日において，現に当該リハビリテーション料の届出を行っている保険医療機関については，当該機能訓練室の増築又は全面的な改築を行うまでの間は，(4)の内法の規定を満たしているものとする。
(6)　当該訓練を行うために必要な専用の器械・器具として，以下のものを具備している。
ア　訓練マットとその付属品
イ　姿勢矯正用鏡
ウ　車椅子
エ　各種杖
オ　各種測定用器具（角度計，握力計等）

【届出に関する事項】

(1) 難病患者リハビリテーション料の施設基準に係る届出は，**別添２**（→Web 版）の**様式43**を用いる。
(2) 当該治療に従事する医師，看護師，理学療法士，作業療法士，言語聴覚士その他の従事者の氏名，勤務の態様（常勤・非常勤，専従・非専従，専任・非専任の別）等を**別添２の様式44の２**を用いて提出する。
(3) 当該治療が行われる専用の機能訓練室の平面図を添付する。

３ 障害児（者）リハビリテーション料の施設基準等

(1) 障害児（者）リハビリテーション料の施設基準

イ 児童福祉法第42条第２号に規定する医療型障害児入所施設（主として肢体不自由のある児童又は重症心身障害児を入所させるものに限る）若しくは同法第６条の２の２第３項に規定する指定発達支援医療機関又は保険医療機関であって当該保険医療機関においてリハビリテーションを実施している患者のうち，おおむね８割以上が**別表第10の２**（p.1034）に該当する患者（加齢に伴って生ずる心身の変化に起因する疾病の者を除く）であること。

ロ 当該保険医療機関内に障害児（者）リハビリテーションを担当する専任の常勤医師が１名以上配置されていること。

ハ 当該保険医療機関内に障害児（者）リハビリテーションを担当する専従の常勤看護師，常勤理学療法士又は常勤作業療法士が適切に配置されていること。

ニ 言語聴覚療法を行う場合にあっては，ハに加え，常勤の言語聴覚士が適切に配置されていること。

ホ 障害児（者）リハビリテーションを行うにつき十分な専用施設を有していること。

ヘ 障害児（者）リハビリテーションを行うにつき必要な器械・器具が具備されていること。

(2) 障害児（者）リハビリテーション料の対象患者
別表第10の２（p.1034）に掲げる患者

→ 障害児（者）リハビリテーション料に関する施設基準

(1) 当該リハビリテーションを実施する保険医療機関は，次のいずれかである。
ア 児童福祉法第42条第２号に規定する医療型障害児入所施設〔主として肢体不自由のある児童又は重症心身障害児（同法第７条第２項に規定する重症心身障害児をいう）を入所させるものに限る〕
イ 児童福祉法第６条の２の２に規定する指定発達支援医療機関
ウ 当該保険医療機関においてリハビリテーションを実施している外来患者のうち，概ね８割以上が**別表第10の２**（p.1034）に該当する患者（加齢に伴って生ずる心身の変化に起因する疾病の者を除く）である医療機関（概ね８割であることの要件については，暦月で３か月を超えない期間の１割以内の変動である場合には，要件を満たす）
(2) 当該保険医療機関において，専任の常勤医師が１名以上勤務している。なお，**第38の１の⑾**（p.950）の例により，所定労働時間が週22時間以上の勤務を行っている非常勤医師を専任の常勤医師数に算入することができる。
(3) ア又はイのいずれかに該当している。
ア 専従の常勤理学療法士又は常勤作業療法士が合わせて２名以上勤務している。
イ 専従の常勤理学療法士又は常勤作業療法士のいずれか１名以上及び障害児（者）リハビリテーションの経験を有する専従の常勤看護師１名以上が合わせて２名以上が勤務している。
ただし，リハビリテーション・栄養・口腔連携体制加算，地域包括医療病棟入院料，回復期リハビリテーション病棟入院料及び地域包括ケア病棟入院料を算定する病棟並びに回復期リハビリテーション入院医療管理料及び地域包括ケア入院医療管理料を算定する病室を有する病棟における常勤従事者との兼任はできないが，心大血管疾患リハビリテーション料（Ⅰ）又は（Ⅱ），脳血管疾患等リハビリテーション料（Ⅰ），（Ⅱ）又は（Ⅲ），廃用症候群リハビリテーション料（Ⅰ），（Ⅱ）又は（Ⅲ），運動器リハビリテーション料（Ⅰ）又は（Ⅱ）及び呼吸器リハビリテーション料（Ⅰ）又は（Ⅱ）における常勤従事者との兼任は可能である。なお，当該保険医療機関において，疾患別リハビリテーション（心大血管疾患リハビリテーションを除く），障害児（者）リハビリテーション及びがん患者リハビリテーションが行われる時間が当該保険医療機関の定める所定労働時間に満たない場合には，当該リハビリテーションの実施時間以外に他の業務に従事することは差し支えない。また，**第38の１の⑿**の例により，専従の非常勤理学療法士，専従の非常勤作業療法士又は専従の非常勤看護師を常勤理学療法士数，常勤作業療法士数又は常勤看護師数にそれぞれ算入することができる。ただし，常勤換算し常勤理学療法士数，常勤作業療法士数又は常勤看護師数に算入することができるのは，常勤配置のうちそれぞれ１名までに限る。
(4) 言語聴覚療法を行う場合は，専従の常勤言語聴覚士が１名以上勤務している。なお，第７部リハビリテーション第１節の各項目のうち専従の常勤言語聴覚士を求める別の項目について，別に定めがある場合を除き，兼任は可能である。また，**第38の１の⑿**の例により，専従の非常勤言語聴覚士を常勤言語聴覚士数にそれぞれ算入することができる。
(5) (3)及び(4)の専従の従事者が，当該保険医療機関が行う通所リハビリテーション又は自立訓練（機能訓練）に従事する場合については，**第40の１の(2)**（p.951）のオの例による。
(6) 障害児（者）リハビリテーションを行うにふさわしい専用の機能訓練室（少なくとも，病院については，内法による測定で60m²以上，診療所については，内法による測定で45m²以上とする）を有する。なお，専用の機能訓練室に係る面積以外の規定は，**第40の１の(3)**の例による。
(7) 平成26年３月31日において，現に当該リハビリテーション料の届出を行っている保険医療機関については，当該機能訓練室等の増築又は全面的な改築を行うまでの間は，(5)の内法の規定を満たしているものとする。
(8) 当該訓練を行うために必要な専用の器械・器具として，以下のものを具備している。これらの器械等については，当該保険医療機関が，指定通所リハビリテーション又は自立訓練（機能訓練）を実施する場合については，**第40の１の(4)**の例による。
ア 訓練マットとその付属品
イ 姿勢矯正用鏡
ウ 車椅子
エ 各種杖
オ 各種測定用器具（角度計，握力計等）
(9) リハビリテーションに関する記録（医師の指示，実施時間，訓練内容，担当者等）は患者ごとに一元的に保管され，常に医療従事者により閲覧が可能であるようにする。
(10) 定期的に担当の多職種が参加するカンファレンスが開催されている。
(11) (3)及び(4)の専従の従事者以外の理学療法士，作業療法士及び言語聴覚士については，疾患別リハビリテーションに従事している時間帯を除き，当該保険医療機関が行う通所リハビリテーション又は自立訓練（機能訓練）に従事可能である。

【届出に関する事項】
(1) 障害児（者）リハビリテーション料の施設基準に係る届出は，**別添２**（→Web 版）の**様式43**を用いる。
(2) 当該治療に従事する医師，看護師，理学療法士，作業療法士，言語聴覚士その他の従事者の氏名，勤務の態様（常勤・非常勤，専従・非専従，専任・非専任の別）等を**別添２の**

様式44の２を用いて提出する。

(3) 当該治療が行われる専用の機能訓練室の平面図を添付する。

3の2　がん患者リハビリテーション料の施設基準等

(1) **がん患者リハビリテーション料の施設基準**

イ　当該保険医療機関内にがん患者に対するリハビリテーションを行うにつき十分な経験を有する専任の常勤医師が１名以上配置されていること。

ロ　当該保険医療機関にがん患者に対するリハビリテーションを行うにつき十分な経験を有する専従の常勤理学療法士，常勤作業療法士又は常勤言語聴覚士が２名以上配置されていること。

ハ　当該患者について，リハビリテーション総合計画評価料に規定するリハビリテーション計画を月１回以上作成していること。

ニ　がん患者に対するリハビリテーションを行うにつき十分な専用施設を有していること。

ホ　がん患者に対するリハビリテーションを行うにつき必要な器械・器具が具備されていること。

(2) **がん患者リハビリテーション料の対象患者**

別表第10の２の２（p.1035）に掲げる患者

→　がん患者リハビリテーション料に関する施設基準

(1) 当該保険医療機関において，がん患者のリハビリテーションを行うにつき，十分な経験を有する専任の常勤医師が１名以上勤務している。なお，**第38の１の⑾**（p.950）の例により，所定労働時間が週22時間以上の勤務を行っている非常勤医師（がん患者のリハビリテーションを行うにつき，十分な経験を有する医師に限る）を専任の常勤医師数に算入することができる。十分な経験を有する専任の常勤医師とは，以下のいずれも満たす者のことをいう。

ア　リハビリテーションに関して十分な経験を有する。

イ　がん患者のリハビリテーションに関し，適切な研修を修了している。なお，適切な研修とは以下の要件を満たすものをいう。

(イ) 医療関係団体等が主催するものである。

(ロ) 研修期間は通算して14時間程度のものである。

(ハ) 研修内容に以下の内容を含む。

(a) がん患者のリハビリテーションの概要

(b) 周術期リハビリテーションについて

(c) 化学療法及び放射線療法中あるいは療法後のリハビリテーションについて

(d) がん患者の摂食・嚥下・コミュニケーションの障害に対するリハビリテーションについて

(e) がんやがん治療に伴う合併症とリハビリテーションについて

(f) 進行癌患者に対するリハビリテーションについて

(ニ) 研修にはワークショップや，実際のリハビリテーションに係る手技についての実技等を含む。

(ホ) リハビリテーションに関するチーム医療の観点から，同一の医療機関から，医師，病棟においてがん患者のケアに当たる看護師，リハビリテーションを担当する理学療法士等がそれぞれ１名以上参加して行われるものである。

(2) 当該保険医療機関内にがん患者リハビリテーションを行うにつき十分な経験を有する専従の常勤理学療法士，常勤作業療法士又は常勤言語聴覚士が２名以上配置されている。なお，十分な経験を有するとは，⑴のイに規定する研修を修了した者のことをいう。また，専従する言語聴覚士がいる場合，第７部リハビリテーション第１節の各項目のうち専従の常勤言語聴覚士を求める別の項目について，別に定めがある場合を除き，兼任は可能である。なお，当該保険医療機関において，疾患別リハビリテーション（心大血管疾患リハビリテーションを除く），障害児（者）リハビリテーション及びがん患者リハビリテーションが行われる時間が当該保険医療機関の定める所定労働時間に満たない場合には，当該リハビリテーションの実施時間以外に他の業務に従事することは差し支えない。また，**第38の１の⑿**の例により，専従の非常勤理学療法士，専従の非常勤作業療法士又は専従の非常勤言語聴覚士を常勤理学療法士数，常勤作業療法士数又は常勤言語聴覚士数にそれぞれ算入することができる。ただし，常勤換算し常勤理学療法士数，常勤作業療法士数又は常勤言語聴覚士数に算入することができるのは，常勤配置のうちそれぞれ１名までに限る。

(3) 治療・訓練を十分実施し得る専用の機能訓練室（少なくとも，内法による測定で100m²以上）を有している。なお，専用の機能訓練室に係る面積以外の規定は，**第40の１の⑶**（p.927）の例による。

(4) 平成26年３月31日において，現に当該リハビリテーション料の届出を行っている保険医療機関については，当該機能訓練室の増築又は全面的な改築を行うまでの間は，⑶の内法の規定を満たしているものとする。

(5) 当該療法を行うために必要な施設及び器械・器具として，以下のものを具備している。

歩行補助具，訓練マット，治療台，砂嚢などの重錘，各種測定用器具等

【届出に関する事項】

(1) がん患者リハビリテーション料の施設基準に係る届出は，**別添２**（→Web 版）の**様式43の２**を用いる。

(2) 当該治療に従事する医師，理学療法士，作業療法士，言語聴覚士その他の従事者の氏名，勤務の態様及び勤務時間等を**別添２**の**様式44の２**を用いて提出する。

(3) 当該治療が行われる専用の機能訓練室の平面図を添付する。

3の3　認知症患者リハビリテーション料の施設基準

(1) 認知症治療病棟入院料を算定する保険医療機関又は認知症疾患医療センターであること。

(2) 当該保険医療機関内に重度認知症患者に対するリハビリテーションを行うにつき，十分な経験を有する専任の常勤医師が１名以上配置されていること。

(3) 当該保険医療機関内に重度認知症患者に対するリハビリテーションを担当する専従の常勤理学療法士，常勤作業療法士又は常勤言語聴覚士が１名以上配置されていること。

(4) 当該患者について，リハビリテーション総合計画評価料に規定するリハビリテーション計画を月１回以上作成していること。

(5) 重度認知症患者に対するリハビリテーションを行うにつき十分な専用施設を有していること。

(6) 重度認知症患者に対するリハビリテーションを行うにつき必要な器械・器具が具備されていること。

→　認知症患者リハビリテーション料に関する施設基準

(1) 認知症患者のリハビリテーションを行うにつき，十分な経験を有する専任の常勤医師が１名以上勤務している。なお，**第38の１の⑾**（p.950）の例により，所定労働時間が週22時間以上の勤務を行っている非常勤医師（認知症患者のリハビリテーションを行うにつき，十分な経験を有する医師に限る）を専任の常勤医師数に算入することができる。十分な経験を有する専任の常勤医師とは，以下のいずれかの者をいう。

ア　認知症患者の診療の経験を５年以上有する者

イ　認知症患者のリハビリテーションに関し，適切な研修を修了した者

なお，適切な研修とは，次の事項に該当する研修である。
(イ) 国又は医療関係団体等が主催する研修である（6時間以上の研修期間であるもの）。
(ロ) 認知症患者のリハビリテーションについて専門的な知識・技能を有する医師の養成を目的とした研修である。
(ハ) 講義及び演習により次の内容を含むものである。
(a) 認知症医療の方向性
(b) 認知症のリハビリテーションの概要
(c) 認知症の非薬物療法について
(d) 認知症の鑑別と適する非薬物療法
(e) 認知症の生活機能障害の特徴とリハビリテーション
(f) 進行期認知症のリハビリテーションの考え方
(ニ) ワークショップや，実際の認知症患者へのリハビリテーションに係る手技についての実技等を含む。
(2) 専従の常勤理学療法士，常勤作業療法士又は常勤言語聴覚士が1名以上勤務している。ただし，リハビリテーション・栄養・口腔連携体制加算，地域包括医療病棟入院料，回復期リハビリテーション病棟入院料及び地域包括ケア病棟入院料を算定する病棟並びに回復期リハビリテーション入院医療管理料及び地域包括ケア入院医療管理料を算定する病室を有する病棟における常勤理学療法士，常勤作業療法士又は常勤言語聴覚士との兼任はできない。なお，当該保険医療機関において，認知症患者リハビリテーションが行われる時間が当該保険医療機関の所定労働時間に満たない場合には，当該リハビリテーションの実施時間以外に他の業務に従事することは差し支えない。また，専従する言語聴覚士がいる場合，第7部リハビリテーション第1節の各項目のうち専従の常勤言語聴覚士を求める別の項目について，別に定めがある場合を除き，兼任は可能である。なお，**第38の1の⑫**の例により，専従の非常勤理学療法士，専従の非常勤作業療法士及び専従の非常勤言語聴覚士を常勤理学療法士数，常勤作業療法士数，常勤言語聴覚士数にそれぞれ算入することができる。
(3) 治療・訓練を十分実施し得る専用の機能訓練室を有している。専用の機能訓練室は，当該療法を実施する時間帯において「専用」ということであり，当該療法を実施する時間帯以外の時間帯において，他の用途に使用することは差し支えない。
(4) 当該療法を行うために必要な専用の器械・器具を対象患者の状態と当該療法の目的に応じて具備する。
(5) 認知症疾患医療センターとは，「認知症対策等総合支援事業の実施について」（平成26年7月9日老発0709第3号老健局長通知）における，基幹型センター及び地域型センターとして，都道府県知事又は指定都市市長が指定した保険医療機関である。

【届出に関する事項】
(1) 認知症患者リハビリテーション料の施設基準に係る届出は，**別添2**（→Web 版）の**様式43の3**を用いる。
(2) 当該治療に従事する医師，理学療法士，作業療法士，言語聴覚士その他の従事者の氏名，勤務の態様及び勤務時間等を**別添2**の**様式44の2**を用いて提出する。
(3) 当該治療が行われる専用の機能訓練室の平面図を添付する。

特施

3の3の2 リンパ浮腫複合的治療料の施設基準

リンパ浮腫の患者に対する複合的治療を行うにつき十分な体制が整備されていること。

→ リンパ浮腫複合的治療料に関する施設基準
(1) 当該保険医療機関に，次の要件を全て満たす専任の常勤医師1名以上及び専任の常勤看護師，常勤理学療法士又は常勤作業療法士1名以上が勤務している。なお，週3日以上常態として勤務しており，かつ，所定労働時間が週22時間以上の勤務を行っている専任の非常勤医師，非常勤看護師，非常勤理学療法士又は非常勤作業療法士（それぞれ次の要件を全て満たす者に限る）をそれぞれ2名以上組み合わせることにより，常勤医師，常勤看護師，常勤理学療法士又は常勤作業療法士の勤務時間帯と同じ時間帯にこれらの非常勤医師，非常勤看護師，非常勤理学療法士又は非常勤作業療法士がそれぞれ配置されている場合には，それぞれの基準を満たしていることとみなすことができる。
ア それぞれの資格を取得後2年以上経過している。
イ 直近2年以内にリンパ浮腫を5例以上経験している。
ウ リンパ浮腫の複合的治療について下記(イ)から(ハ)までの要件を全て満たす研修を修了している。なお，座学の研修を実施した主体と実技を伴う研修を実施した主体が異なっても，それぞれが下記(イ)から(ハ)までの要件を全て満たしていれば差し支えない。
(イ) 国，関係学会，医療関係団体等で，過去概ね3年以上にわたり医師，看護師，理学療法士又は作業療法士を対象とした教育・研修の実績があるものが主催し，修了証が交付されるものである。
(ロ) 内容，実施時間等について「専門的なリンパ浮腫研修に関する教育要綱」（厚生労働省委託事業「がんのリハビリテーション研修」リンパ浮腫研修委員会）に沿ったものである。ただし，医師（専らリンパ浮腫複合的治療に携わる他の従事者の監督を行い，自身では直接治療を行わないものに限る）については，座学の研修のみを修了すればよい。
(ハ) 研修の修了に当たっては原則として試験を実施し，理解が不十分な者については再度の受講等を求めるものである。
(2) 当該保険医療機関が，直近1年間にリンパ浮腫指導管理料を50回以上算定している又はリンパ浮腫の診断等に係る連携先として届け出た保険医療機関において，直近1年間にリンパ浮腫指導管理料を50回以上算定している。
(3) 当該保険医療機関又は合併症治療に係る連携先として届け出た別の保険医療機関において，入院施設を有し，内科，外科又は皮膚科を標榜し，蜂窩織炎等のリンパ浮腫に係る合併症に対する診療を適切に行うことができる。
(4) 治療を行うために必要な施設及び器械・器具として以下のものを具備している。
歩行補助具，治療台，各種測定用器具（巻尺等）
(5) 治療に関する記録（医師の指示，実施時間，実施内容，担当者等）は患者ごとに一元的に保管され，常に医療従事者により閲覧が可能である。

【届出に関する事項】 リンパ浮腫複合的治療料の施設基準に係る届出は，**別添2**（→Web 版）の**様式43の7**を用いる。

4 集団コミュニケーション療法料の施設基準等

(1) 集団コミュニケーション療法料の施設基準
イ 脳血管疾患等リハビリテーション料（Ⅰ），脳血管疾患等リハビリテーション料（Ⅱ）若しくは脳血管疾患等リハビリテーション料（Ⅲ）又は障害児（者）リハビリテーション料の届出を行っている施設であること。
ロ 当該保険医療機関内に集団コミュニケーション療法である言語聴覚療法を担当する専任の常勤医師が1名以上配置されていること。
ハ 当該保険医療機関内に集団コミュニケーション療法である言語聴覚療法を担当する専従の言語聴覚士が適切に配置されていること。
ニ 患者数は，言語聴覚士の数に対し適切なものであること。
ホ 集団コミュニケーション療法である言語聴覚療法を行うにつき十分な専用施設を有していること。
ヘ 集団コミュニケーション療法である言語聴覚療法を行うにつき必要な器械・器具が具備されていること。

(2) **集団コミュニケーション療法の対象患者**
別表第10の2の3 (p.1035) に掲げる患者

→　**集団コミュニケーション療法料に関する施設基準**
(1)　専任の常勤医師が1名以上勤務している。なお，週3日以上常態として勤務しており，かつ，所定労働時間が週22時間以上の勤務を行っている専任の非常勤医師を2名以上組み合わせることにより，常勤医師の勤務時間帯と同じ時間帯にこれらの非常勤医師が配置されている場合には，当該基準を満たしていることとみなすことができる。
(2)　専従する常勤言語聴覚士が1名以上勤務する。なお，当該言語聴覚士は，第7部リハビリテーション第1節の各項目のうち専従の常勤言語聴覚士を求める別の項目について，別に定めがある場合を除き，兼任は可能である。なお，週3日以上常態として勤務しており，かつ，所定労働時間が週22時間以上の勤務を行っている専従の非常勤言語聴覚士を2名以上組み合わせることにより，常勤言語聴覚士の勤務時間帯と同じ時間帯にこれらの非常勤言語聴覚士が配置されている場合，当該基準を満たしていることとみなすことができる。
(3)　次に掲げる当該療法を行うための専用の療法室及び必要な器械・器具を有している。
ア　専用の療法室
　集団コミュニケーション療法を行うに当たっては，集団コミュニケーション療法室（内法による測定で8m²以上）を1室以上有している（言語聴覚療法以外の目的で使用するものは集団コミュニケーション療法室に該当しないものとする。なお言語聴覚療法における個別療法室と集団コミュニケーション療法室の共用は可能なものとする)。
イ　必要な器械・器具（主なもの）
　簡易聴力スクリーニング検査機器，音声録音再生装置，ビデオ録画システム，各種言語・心理・認知機能検査機器・用具，発声発語検査機器・用具，各種診断・治療材料（絵カード他）
(4)　平成26年3月31日において，現に集団コミュニケーション療法料の届出を行っている保険医療機関については，当該療法室の増築又は全面的な改築を行うまでの間は，(3)の内法の規定を満たしているものとする。
(5)　リハビリテーションに関する記録(医師の指示，実施時間，訓練内容，担当者等）は患者ごとに一元的に保管され，常に医療従事者により閲覧が可能であるようにする。

【届出に関する事項】
(1)　集団コミュニケーション療法料の施設基準に係る届出は，**別添2**（→Web 版）の**様式44**を用いる。
(2)　当該治療に従事する医師及び言語聴覚士の氏名，勤務の態様（常勤・非常勤，専従・非専従，専任・非専任の別）等を**別添2の様式44の2**を用いて提出する。
(3)　当該治療が行われる専用の療法室の配置図及び平面図を添付する。

第10　精神科専門療法

1　経頭蓋磁気刺激療法の施設基準

経頭蓋磁気刺激療法を行うにつき十分な体制が整備されていること。

→　**経頭蓋磁気刺激療法に関する施設基準**
(1)　精神科を標榜している病院である。
(2)　うつ病の治療に関し，専門の知識及び少なくとも5年以上の経験を有し，本治療に関する所定の研修を修了している常勤の精神科の医師が1名以上勤務している。
(3)　認知療法・認知行動療法に関する研修を修了した専任の認知療法・認知行動療法に習熟した医師が1名以上勤務している。
(4)　次のいずれかの施設基準に係る届出を行っている病院である。
(イ)　A 230-4精神科リエゾンチーム加算
(ロ)　A 238-6精神科救急搬送患者地域連携紹介加算
(ハ)　A 238-7精神科救急搬送患者地域連携受入加算
(ニ)　A 249精神科急性期医師配置加算
(ホ)　A 311精神科救急急性期医療入院料
(ヘ)　A 311-2精神科急性期治療病棟入院料
(ト)　A 311-3精神科救急・合併症入院料

【届出に関する事項】　経頭蓋磁気刺激療法に関する施設基準に係る届出は，**別添2**（→Web 版）の**様式44の8**を用いる。

1の1の2　通院・在宅精神療法の児童思春期精神科専門管理加算の施設基準

20歳未満の精神疾患を有する患者の診療を行うにつき十分な体制及び相当の実績を有していること。

→1　**通院・在宅精神療法の児童思春期精神科専門管理加算に関する施設基準**
　20歳未満の精神疾患を有する患者の診療を行うにつき相当の実績を有している保険医療機関である。なお，「相当の実績を有する」とは以下のことをいう。
(1)　当該保険医療機関に，精神保健指定医に指定されてから5年以上にわたって主として20歳未満の患者に対する精神医療に従事した経験を有する専任の常勤精神保健指定医が1名以上勤務している。なお，週3日以上常態として勤務しており，かつ，所定労働時間が週22時間以上の勤務を行っている専任の非常勤医師（精神保健指定医に指定されてから5年以上にわたって主として20歳未満の患者に対する精神医療に従事した経験を有する精神保健指定医に限る）を2名以上組み合わせることにより，常勤医師の勤務時間帯と同じ時間帯にこれらの非常勤医師が配置されている場合には，当該基準を満たしていることとみなすことができる。
(2)　(1)の他，主として20歳未満の患者に対する精神医療に従事した経験1年以上を含む精神科の経験3年以上の専任の常勤精神科医が，1名以上勤務している。なお，週3日以上常態として勤務しており，かつ，所定労働時間が週22時間以上の勤務を行っている専任の非常勤精神科医（主として20歳未満の患者に対する精神医療に従事した経験1年以上を含む精神科の経験3年以上の医師に限る）を2名以上組み合わせることにより，常勤医師の勤務時間帯と同じ時間帯にこれらの非常勤医師が配置されている場合には，当該基準を満たしていることとみなすことができる。
(3)　20歳未満の患者に対する当該療法に専任の精神保健福祉士又は公認心理師が1名以上配置されている。
(4)　当該保険医療機関が過去6か月間に当該療法を実施した16歳未満の患者の数が，月平均40人以上である。
(5)　診療所である保険医療機関の場合は，(1)から(4)までに加え，当該保険医療機関が過去6か月間に当該療法を実施した患者のうち，50%以上が16歳未満の者である。

2　**通院・在宅精神療法の療養生活継続支援加算の施設基準**
(1)　当該保険医療機関内に，当該支援に専任の精神保健福祉士が1名以上勤務している。
(2)　当該支援を行う保健師，看護師又は精神保健福祉士が同時に担当する療養生活継続支援の対象患者の数は1人につき30人以下である。また，それぞれの保健師，看護師又は精神保健福祉士が担当する患者の一覧を作成している。

3　**通院・在宅精神療法の児童思春期支援指導加算の施設基準**
(1)　児童思春期の患者に対する精神医療に係る適切な研修を修了した精神科の専任の常勤医師が1名以上配置されている。ただし，週3日以上常態として勤務しており，かつ，所定労働時間が週22時間以上の勤務を行っている専任の非常勤医師を2名以上組み合わせることにより，常勤医師の勤務時間帯と同じ時間帯にこれらの非常勤医師が配置されている場合には，当該基準を満たしていることとみなすことができる。
(2) 児童思春期の患者に対する当該支援に専任の保健師，看護師，理学療法士，作業療法士，言語聴覚士，精神保健福祉士又は公認心理師が２名以上かつ２職種以上配置されており，そのうち１名以上は児童思春期の患者に対する精神医療に係る適切な研修を修了した者である。
(3) (1)及び(2)における適切な研修とは以下のものをいう。
ア 国又は医療関係団体等が主催する研修である（15時間以上の研修期間であるものに限る)。
イ 講義及び演習により次の内容を含むものである。
(イ) 児童・思春期の精神医療における診察
(ロ) 児童・思春期の精神医療における治療
(ハ) 家族面接
(ニ) 発達障害の支援
(ホ) 児童・思春期の精神医療における多職種の業務及び連携
ウ 研修には，複数職種によるグループワークやディスカッション等を含む。
(4) 当該保険医療機関が過去６か月間に初診を実施した20歳未満の患者の数が，月平均８人以上である。

４ 通院・在宅精神療法の早期診療体制充実加算の施設基準

(1) 常勤の精神保健指定医が１名以上配置されている。
(2) 当該保険医療機関が過去６か月間に実施した通院・在宅精神療法の算定回数に占める，通院・在宅精神療法の「１」のロ若しくはハの(1)又は「２」のロ若しくはハの(1)若しくは(2)の算定回数の合計の割合が５％以上である。
(3) 診療所にあっては，当該保険医療機関が過去６か月間に実施した通院・在宅精神療法の「１」のロ又は「２」のロの算定回数の合計を，当該保険医療機関に勤務する医師の数で除した数が60以上である。
(4) 地域の精神科救急医療体制の確保に協力している保険医療機関である。具体的には，アからウまでのいずれかを満たしている。
ア「精神科救急医療体制整備事業の実施について」（平成20年５月26日障発第0526001号）に規定する精神科救急医療確保事業（以下「精神科救急医療確保事業」という）において常時対応型施設として指定を受けている医療機関又は身体合併症救急医療確保事業において指定を受けている医療機関である。
イ 精神科救急医療確保事業において病院群輪番型施設として指定を受けている医療機関であって，(イ)又は(ロ)のいずれかに該当する。
(イ) 時間外，休日又は深夜における入院件数が年４件以上である。そのうち１件以上は，精神科救急医療体制整備事業における精神科救急情報センター（以下「精神科救急情報センター」という)，精神障害にも対応した地域包括ケアシステムの構築推進事業における精神医療相談窓口（以下「精神医療相談窓口」という)，救急医療情報センター，他の医療機関，都道府県〔政令市の地域を含むものとする。以下(4)において同じ〕，市町村，保健所，警察又は消防（救急車）からの依頼である。
(ロ) 時間外，休日又は深夜における外来対応件数が年10件以上である。なお，精神科救急情報センター，精神医療相談窓口，救急医療情報センター，他の医療機関，都道府県，市町村，保健所，警察又は消防（救急車）等からの依頼の場合は，日中の対応であっても件数に含む。
ウ 次の(イ)及び(ハ)又は(ロ)及び(ハ)を満たしている。
(イ) 精神科救急医療確保事業において外来対応施設として指定を受けている医療機関である。
(ロ) 時間外対応加算１の届出を行っている。
(ハ) 精神科救急情報センター，都道府県，市町村，保健所，警察，消防（救急車)，救命救急センター，一般医療機関等からの患者に関する問合せ等に対し，原則として当該保険医療機関において，常時対応できる体制がとられている。また，やむを得ない事由により，電話等による問合せに応じることができなかった場合であっても，速やかにコールバックすることができる体制がとられている。
(5) 当該保険医療機関の常勤の精神保健指定医が，精神保健福祉法上の精神保健指定医として業務等を年１回以上行っている。なお，当該保険医療機関に常勤の精神保健指定医が２名以上勤務している場合は，少なくとも２名が精神保健福祉法上の精神保健指定医として業務等を年１回以上行っている。
(6) 次のいずれかを満たしている。
ア １，２又は３に規定する各加算に係る届出を行っている保険医療機関である。
イ A230-4に掲げる精神科リエゾンチーム加算に係る届出を行っている保険医療機関である。
ウ A231-3に掲げる依存症入院医療管理加算に係る届出を行っている保険医療機関である。
エ A231-4に掲げる摂食障害入院医療管理加算に係る届出を行っている保険医療機関である。
オ A246-2に掲げる精神科入退院支援加算に係る届出を行っている保険医療機関である。
カ A311-4に掲げる児童・思春期精神科入院医療管理料に係る届出を行っている保険医療機関である。
キ I003-2に掲げる認知療法・認知行動療法に係る届出を行っている保険医療機関である。
ク I006-2に掲げる依存症集団療法１，２又は３に係る届出を行っている保険医療機関である。
ケ I016に掲げる精神科在宅患者支援管理料に係る届出を行っている保険医療機関である。

５ 情報通信機器を用いた通院精神療法の施設基準

(1) 情報通信機器を用いた診療の届出を行っている。
(2) 厚生労働省令和４年度障害者総合福祉推進事業「情報通信機器を用いた精神療法を安全・適切に実施するための指針の策定に関する検討」において作成された，「情報通信機器を用いた精神療法に係る指針」（以下「オンライン精神療法指針」という）に沿って診療を行う体制を有する保険医療機関である。
(3) オンライン精神療法指針において「オンライン精神療法を実施する医師や医療機関については，精神障害にも対応した地域包括ケアシステムに資するよう，地域における精神科医療の提供体制への貢献が求められる」とされていることから，以下のア及びイを満たす。
ア 地域の精神科救急医療体制の確保に協力している保険医療機関である。具体的には，(イ)から(ハ)までのいずれかを満たしている。
(イ) 精神科救急医療確保事業において常時対応型施設として指定を受けている医療機関又は身体合併症救急医療確保事業において指定を受けている医療機関である。
(ロ) 精神科救急医療確保事業において病院群輪番型施設として指定を受けている医療機関であって，①又は②のいずれかに該当する。
① 時間外，休日又は深夜における入院件数が年４件以上である。そのうち１件以上は，精神科救急情報センター，精神医療相談窓口，救急医療情報センター，他の医療機関，都道府県（政令市の地域を含むものとする。以下アにおいて同じ)，市町村，保健所，警察又は消防（救急車）からの依頼である。
② 時間外，休日又は深夜における外来対応件数が年10件以上である。なお，精神科救急情報センター，精神医療相談窓口，救急医療情報センター，他の医療機関，都道府県，市町村，保健所，警察又は消防（救急車）等からの依頼の場合は，日中の対応であっても件数に含む。
(ハ) 次の①及び③又は②及び③を満たしている。
① 精神科救急医療確保事業において外来対応施設として指定を受けている医療機関である。

②　時間外対応加算１の届出を行っている。
③　精神科救急情報センター，都道府県，市町村，保健所，警察，消防（救急車），救命救急センター，一般医療機関等からの患者に関する問合せ等に対し，原則として当該保険医療機関において，常時対応できる体制がとられている。また，やむを得ない事由により，電話等による問合せに応じることができなかった場合であっても，速やかにコールバックすることができる体制がとられている。

イ　当該保険医療機関において情報通信機器を用いた精神療法を実施する精神保健指定医が，精神科救急医療体制の確保への協力を行っている。具体的には，(イ)又は(ロ)のいずれかの実績がある。
(イ)　時間外，休日又は深夜における外来対応施設（自治体等の夜間・休日急患センター等を含む）での外来診療又は救急医療機関への診療協力（外来，当直又は対診）を年６回以上行う（いずれも精神科医療を必要とする患者の診療を行う）。
(ロ)　精神保健福祉法上の精神保健指定医として業務等を年１回以上行っている。

【届出に関する事項】
(1)　通院・在宅精神療法の児童思春期精神科専門管理加算に関する施設基準に係る届出は，**別添２**（→Web 版）の**様式４**及び**様式44の５**を用いる。
(2)　通院・在宅精神療法の療養生活環境整備指導加算及び療養生活継続支援加算に関する施設基準に係る届出は，**別添２の様式44の５の２**を用いる。
(3)　通院・在宅精神療法の児童思春期支援指導加算に関する施設基準に係る届出は，**別添２の様式44の５の２**を用いる。
(4)　通院・在宅精神療法の早期診療体制充実加算に関する施設基準に係る届出は，**別添２の様式44の５の３**を用いる。また，毎年８月において，精神科救急医療体制の確保への協力に係る実績等について，**別添２の様式44の５の３**により届け出る。
(5)　情報通信機器を用いた精神療法に関する施設基準に係る届出は，**別添２の様式44の５の３**を用いる。また，毎年８月において，精神科救急医療体制の確保への協力に係る実績等について，**別添２の様式44の５の４**により届け出る。

1の1の3　通院・在宅精神療法の注６に規定する別に厚生労働大臣が定める要件

別表第10の２の４（p.1035）に掲げる要件

1の1の4　削除

1の1の5　通院・在宅精神療法の注８に規定する施設基準

療養生活を継続するための支援を行うにつき十分な体制が確保されていること。

1の1の6　通院・在宅精神療法の注９に規定する別に厚生労働大臣が定める患者

心的外傷に起因する症状を有する患者

1の1の7　通院・在宅精神療法の注10に規定する施設基準

20歳未満の精神疾患を有する患者の支援を行うにつき必要な体制及び実績を有していること。

1の1の8　通院・在宅精神療法の注11に規定する施設基準

精神疾患の早期発見及び症状の評価等の必要な診療を行うにつき十分な体制が確保されていること。

1の1の9　通院・在宅精神療法の注12に規定する施設基準

情報通信機器を用いた精神療法を行うにつき十分な体制が整備されていること。

1の2　精神科継続外来支援・指導料の注５に規定する別に厚生労働大臣が定める要件

別表第10の２の４（p.1035）に掲げる要件

1の3　救急患者精神科継続支援料の施設基準

自殺企図後の精神疾患の患者に対する指導を行うにつき必要な体制が整備されていること。

→　救急患者精神科継続支援料に関する施設基準
(1)　A 230-4精神科リエゾンチーム加算の届出を行っている。
(2)　自殺企図等により入院となった患者に対する生活上の課題等について指導等を行うための適切な研修を修了した専任の常勤医師が１名以上配置されている。なお，週３日以上常態として勤務しており，かつ，所定労働時間が週22時間以上の勤務を行っている専任の非常勤医師（自殺企図等により入院となった患者に対する生活上の課題等について指導等を行うための適切な研修を修了した医師に限る）を２名以上組み合わせることにより，常勤医師の勤務時間帯と同じ時間帯にこれらの非常勤医師が配置されている場合には，当該基準を満たしていることとみなすことができる。
(3)　自殺企図等により入院となった患者に対する生活上の課題等について指導等を行うための適切な研修を修了した専任の常勤精神保健福祉士及び専任の常勤看護師，専任の常勤作業療法士，専任の常勤公認心理師又は専任の常勤社会福祉士が，１名以上配置されている。
(4)　(2)及び(3)における適切な研修とは，次のものをいう。
ア　国又は医療関係団体等が主催する研修である（16時間以上の研修期間であるものに限る）。
イ　講義及び演習により次の内容を含むものである。
(イ)　自殺死亡者及び自殺企図後の患者についての基本的事項
(ロ)　救急搬送された自殺企図後の患者のケースマネジメントの概要
(ハ)　自殺企図のリスク因子と防御因子について
(ニ)　自殺企図後の患者とのコミュニケーション技法について
(ホ)　初回ケースマネジメント面接について
(ヘ)　定期ケースマネジメントについて
(ト)　ケースマネジメントの終了について
(チ)　インシデント対応について
(リ)　ポストベンションについて
(ヌ)　チーム医療とセルフケアについて
ウ　研修にはグループワークや，救急搬送された自殺企図後の患者のケースマネジメントを豊富に経験している者による実技指導やロールプレイ等を含む。

【届出に関する事項】
救急患者精神科継続支援料の施設基準に係る届出は，**別添２**（→Web 版）の**様式44の６**を用いる。

1の4　認知療法・認知行動療法の施設基準

(1)　当該保険医療機関における認知療法・認知行動療法に関する講習を受けた医師の有無を地方厚生局長等に届け出ていること。
(2)　認知療法・認知行動療法２にあっては，(1)の基準に加え，当該保険医療機関内に認知療法・認知行動療法について経験等を有する専任の常勤看護師が１名以上配置されていること。

→１　認知療法・認知行動療法１に関する施設基準

当該保険医療機関内に，専任の認知療法・認知行動療法に習熟した医師が１名以上勤務している。

２　認知療法・認知行動療法２に関する施設基準

(1)　１を満たしている。
(2)　当該保険医療機関内に，以下の全てを満たす専任の看護師が１名以上勤務している。
ア　認知療法・認知行動療法１の届出医療機関における外来に２年以上勤務し，治療に係る面接に120回以上同席した経験がある。
イ　うつ病等の気分障害の患者に対して，当該看護師が認知療法・認知行動療法の手法を取り入れた面接を過去に10症例120回以上実施し，その内容のうち５症例60回以上のものについて，患者の同意を得て，面接を録画，録音等の方法により記録して，１の専任の医師又はウの研修の講師が確認し，必要な指導を受けている。
ウ　認知療法・認知行動療法について下記の要件を全て満たす研修を修了している。
(イ)　国，関係学会，医療関係団体等が主催し修了証が交付されるものである。
(ロ)　厚生労働科学研究班作成の「うつ病の認知療法・認知行動療法治療者用マニュアル」（平成21年度厚生労働省こころの健康科学研究事業「精神療法の実施方法と有効性に関する研究」）に準拠したプログラムによる２日以上のものである。
(ハ)　講師に，厚生労働省による「認知行動療法研修事業」においてスーパーバイザーを経験した者が含まれている。

【届出に関する事項】　認知療法・認知行動療法の施設基準に係る届出は，**別添２**（→Web 版）の**様式44の３**を用いる。

1の5　依存症集団療法の施設基準

(1)　**薬物依存症の場合の施設基準**
当該療法を行うにつき必要な常勤医師及び常勤看護師又は常勤作業療法士が適切に配置されていること。
(2)　**ギャンブル依存症の場合の施設基準**
イ　(1)を満たすものであること。
ロ　ギャンブル依存症に関する専門の保険医療機関であること。
(3)　**アルコール依存症の場合の施設基準**
(1)を満たすものであること。

→１　依存症集団療法（薬物依存の場合）に関する施設基準

(1)　当該保険医療機関に，専任の精神科医及び専任の看護師又は専任の作業療法士がそれぞれ１名以上勤務している（いずれも薬物依存症に対する集団療法に係る適切な研修を修了した者に限る）。
(2)　(1)における適切な研修とは以下のものをいう。
ア　国又は医療関係団体等が主催する研修である（14時間以上の研修期間であるものに限る）。
イ　研修内容に以下の内容を含む。
(イ)　依存症の疫学，依存性薬物の薬理学的特徴と乱用の動向
(ロ)　依存症患者の精神医学的特性
(ハ)　薬物の使用に対する司法上の対応
(ニ)　依存症に関連する社会資源
(ホ)　依存症に対する集団療法の概要と適応
(ヘ)　集団療法参加患者に対する外来対応上の留意点
ウ　研修にはデモセッションの見学や，実際のプログラム実施法に関するグループワーク等を含む。

２　依存症集団療法（ギャンブル依存症の場合）に関する施設基準

(1)「依存症専門医療機関及び依存症治療拠点機関の整備について」（平成29年６月13日障発0613第４号）における依存症専門医療機関である。
(2)　当該保険医療機関に，専任の精神科医及び専任の看護師又は専任の作業療法士がそれぞれ１名以上勤務している（ギャンブル依存症に対する集団療法に係る適切な研修を修了した者に限る）。
(3)　(2)における適切な研修とは以下のものをいう。
ア　国又は医療関係団体等が主催する研修である（８時間以上の研修時間であるものに限る）。
イ　研修内容に以下の内容を含む。
(イ)　ギャンブル依存症の疫学，ギャンブル依存症の特徴
(ロ)　ギャンブル依存症患者の精神医学的特性
(ハ)　ギャンブル依存症に関連する社会資源
(ニ)　ギャンブル依存症に対する集団療法の概要と適応
(ホ)　集団療法参加患者に対する外来対応上の留意点
ウ　研修にはデモセッションの見学や，実際のプログラム実施法に関するグループワーク等を含む。

３　依存症集団療法（アルコール依存症の場合）に関する施設基準

(1)　当該保険医療機関に，専任の精神科医及び専任の看護師又は専任の作業療法士がそれぞれ１名以上勤務している（いずれもアルコール依存症に対する集団療法に係る適切な研修を修了した者に限る）。
(2)　(1)における適切な研修とは以下のものをいう。
ア　国又は医療関係団体が主催する研修である（８時間以上の研修時間であるものに限る）。
イ　医師の研修については，研修内容に以下の内容を含む。
(イ)　アルコール精神医学
(ロ)　アルコールの公衆衛生学
(ハ)　アルコール依存症と家族
(ニ)　再飲酒予防プログラム
(ホ)　アルコール関連問題の予防
(ヘ)　アルコール内科学及び生化学
(ト)　グループワーク
ウ　看護師の研修については，研修内容に以下の内容を含む。
(イ)　アルコール依存症の概念と治療
(ロ)　アルコール依存症者の心理
(ハ)　アルコール依存症の看護・事例検討
(ニ)　アルコール依存症と家族
(ホ)　アルコールの内科学
(ヘ)　グループワーク
エ　作業療法士の研修については，研修内容に以下の内容を含む。
(イ)　アルコール依存症の概念と治療
(ロ)　アルコール依存症のインテーク面接
(ハ)　アルコール依存症と家族
(ニ)　アルコールの内科学
(ホ)　アルコール依存症のケースワーク・事例検討
(ヘ)　グループワーク
オ　研修にはデモセッションの見学や，実際のプログラム実施法に関するグループワーク等を含む。

【届出に関する事項】　依存症集団療法の施設基準に係る届出は，**別添２**（→Web 版）の**様式44の７**を用いる。

特施

1の6　精神科作業療法，精神科ショート・ケア，精神科デイ・ケア，精神科ナイト・ケア若しくは精神科デイ・ナイト・ケア又は重度認知症患者デイ・ケアの施設基準

(1)　当該保険医療機関内に精神科作業療法については作業療法士が，精神科ショート・ケア，精神科デイ・ケア，精神科ナイト・ケア若しくは精神科デイ・ナイト・ケア又は重度認知症患者デイ・ケアについては必要な従事者が，それぞれ適切に配置されていること。
(2)　患者数は，精神科作業療法については作業療法士の数に対して，精神科ショート・ケア，精神科デイ・ケア，精神科ナイト・ケア若しくは精神科デイ・ナイト・ケア又は重度認知症患者デイ・ケアについては必要な従事者の数に対して，それぞれ適切なものであること。
(3)　当該精神科作業療法，精神科ショート・ケア，精神科デイ・ケア，精神科ナイト・ケア若しくは精神科デイ・ナイト・ケア又は重度認知症患者デイ・ケアを行うにつき十分な専用施設を有していること。

→　精神科作業療法に関する施設基準
(1)　作業療法士は，専従者として最低１人が必要である。ただし，精神科作業療法を実施しない時間帯において，精神科ショート・ケア，精神科デイ・ケア，精神科ナイト・ケア，精神科デイ・ナイト・ケア及び重度認知症患者デイ・ケア（以下この項において「精神科ショート・ケア等」という）に従事することは差し支えない。また，精神科作業療法と精神科ショート・ケア等の実施日・時間が異なる場合にあっては，精神科ショート・ケア等の専従者として届け出ることは可能である。
(2)　患者数は，作業療法士１人に対しては，１日50人を標準とする。
(3)　作業療法を行うためにふさわしい専用の施設を有しており，当該専用の施設の広さは，作業療法士１人に対して50m^2（内法による測定による）を基準とする。なお，当該専用の施設は，精神科作業療法を実施している時間帯において「専用」ということであり，当該療法を実施する時間帯以外の時間帯において，他の用途に使用することは差し支えない。
(4)　平成26年３月31日において，現に精神科作業療法の届出を行っている保険医療機関については，当該専用の施設の増築又は全面的な改築を行うまでの間は，(3)の内法の規定を満たしているものとする。
(5)　当該療法を行うために必要な専用の器械・器具を対象患者の状態と当該療法の目的に応じて具備する。
代表的な諸活動：創作活動（手工芸，絵画，音楽等），日常生活活動（調理等），通信・コミュニケーション・表現活動（パーソナルコンピュータ等によるものなど），各種余暇・身体活動（ゲーム，スポーツ，園芸，小児を対象とする場合は各種玩具等），職業関連活動等
(6)　精神科病院又は精神病棟を有する一般病院にあって，入院基本料（特別入院基本料を除く），精神科急性期治療病棟入院料，精神療養病棟入院料又は精神科地域包括ケア病棟入院料を算定する入院医療を行っている。ただし，当分の間，精神病棟入院基本料の特別入院基本料を算定している場合も算定できることとする。

【届出に関する事項】
(1)　精神科作業療法の施設基準に係る届出は，**別添２**（→Web版）の**様式45**を用いる。
(2)　当該治療に従事する作業療法士の氏名，勤務の態様（常勤・非常勤，専従・非専従，専任・非専任の別）及び勤務時間を**別添２**の**様式４**を用いて提出する。
(3)　当該治療が行われる専用の施設の配置図及び平面図を添付する。

→　精神科ショート・ケア「大規模なもの」に関する施設基準
(1)　精神科ショート・ケアであって大規模なものを実施するに当たっては，その従事者及び１日当たり患者数の限度が次のいずれかである。ただし，専従者については，精神科ショート・ケアを実施しない時間帯において，精神科作業療法，精神科デイ・ケア，精神科ナイト・ケア，精神科デイ・ナイト・ケア及び重度認知症患者デイ・ケア（以下この項において「精神科作業療法等」という）に従事することは差し支えない。また，精神科ショート・ケアと精神科作業療法等の実施日・時間が異なる場合にあっては，精神科作業療法等の専従者として届け出ることは可能である。
ア　精神科の医師及び専従する３人の従事者（作業療法士又は精神科ショート・ケア若しくは精神科デイ・ケアの経験を有する看護師のいずれか１人，看護師１人，公認心理師，精神保健福祉士のいずれか１人を含む）の４人で構成される場合にあっては，患者数は，当該従事者４人に対して１回50人を限度とする。
イ　アに規定する４人で構成される従事者に，更に，精神科医師１人及びアに規定する精神科医師以外の従事者１人を加えて，６人で従事者を構成する場合にあっては，患者数は，当該従事者６人に対して１回70人を限度とする。
(2)　精神科ショート・ケアを行うにふさわしい専用の施設（内法による測定で広さ60m^{2}以上とし，かつ，患者１人当たりの面積は，内法による測定で4.0m^{2}を標準とする）又は同等の面積を有する精神科デイ・ケア，精神科ナイト・ケア若しくは精神科デイ・ナイト・ケアと兼用の施設を有する。
(3)　平成26年３月31日において，現に精神科ショート・ケアの届出を行っている保険医療機関については，当該専用の施設の増築又は全面的な改築を行うまでの間は，(2)の内法の規定を満たしているものとする。
(4)　(1)で規定する従事者が共同して，**別添２**（→Web版）の**様式46の２**又はこれに準じる様式により疾患等に応じた診療計画が作成されている。

【届出に関する事項】
(1)　精神科ショート・ケア「大規模なもの」の施設基準に係る届出については，**別添２**（→Web版）の**様式46**を用いる。
(2)　当該ケアの従事者の氏名，勤務の態様（常勤・非常勤，専従・非専従，専任・非専任の別）及び勤務時間を**別添２**の**様式４**を用いて提出する。なお，精神科ショート・ケア，精神科デイ・ケア，精神科ナイト・ケア又は精神科デイ・ナイト・ケアの経験を有する看護師については，その旨を備考欄に記載する。
(3)　当該治療が行われる専用の施設の平面図を添付する。

→　精神科ショート・ケア「小規模なもの」に関する施設基準
(1)　精神科医師及び専従する１人の従事者（看護師，作業療法士，精神保健福祉士又は公認心理師のいずれか１人）の２人で構成される場合には，患者数は，当該従事者２人に対しては１回20人を限度とする。なお，看護師は精神科ショート・ケア又は精神科デイ・ケアの経験を有していることが望ましい。ただし，専従者については，精神科ショート・ケアを実施しない時間帯において，精神科作業療法，精神科デイ・ケア，精神科ナイト・ケア，精神科デイ・ナイト・ケア及び重度認知症患者デイ・ケア（以下この項において「精神科作業療法等」という）に従事することは差し支えない。また，精神科ショート・ケアと精神科作業療法等の実施日・時間が異なる場合にあっては，精神科作業療法等の専従者として届け出ることは可能である。
(2)　精神科ショート・ケアを行うにふさわしい専用の施設（内法による測定で広さ30m^{2}以上とし，患者１人当たりの面積は，内法による測定で3.3m^{2}を標準とする）又は同等の面積を有する精神科デイ・ケア，精神科ナイト・ケア若しくは

精神科デイ・ナイト・ケアと兼用の施設を有する。

(3) 平成26年3月31日において，現に精神科ショート・ケアの届出を行っている保険医療機関については，当該専用の施設の増築又は全面的な改築を行うまでの間は，(2)の内法の規定を満たしているものとする。

【届出に関する事項】

(1) 精神科ショート・ケア「小規模なもの」の施設基準に係る届出については，**別添2**（→Web 版）の**様式46**を用いる。

(2) 当該ケアの従事者の氏名，勤務の態様（常勤・非常勤，専従・非専従，専任・非専任の別）及び勤務時間を**別添2**の**様式4**を用いて提出する。なお，精神科ショート・ケア，精神科デイ・ケア，精神科ナイト・ケア又は精神科デイ・ナイト・ケアの経験を有する看護師については，その旨を備考欄に記載する。

(3) 当該治療が行われる専用の施設の平面図を添付する。

→ 精神科デイ・ケア「大規模なもの」に関する施設基準

(1) 精神科デイ・ケアであって大規模なものを実施するに当たっては，その従事者及び1日当たり患者数の限度が次のいずれかである。ただし，専従者については，精神科デイ・ケアを実施しない時間帯において，精神科作業療法，精神科ショート・ケア，精神科ナイト・ケア，精神科デイ・ナイト・ケア及び重度認知症患者デイ・ケア（以下この項において「精神科作業療法等」という）に従事することは差し支えない。また，精神科デイ・ケアと精神科作業療法等の実施日・時間が異なる場合にあっては，精神科作業療法等の専従者として届け出ることは可能である。

ア 精神科医師及び専従する3人の従事者（作業療法士又は精神科ショート・ケア，精神科デイ・ケアの経験を有する看護師のいずれか1人，看護師1人，公認心理師，精神保健福祉士の1人）の4人で構成される場合にあっては，患者数は，当該従事者4人に対して1日50人を限度とする。

イ アに規定する4人で構成される従事者に，更に，精神科医師1人及びアに規定する精神科医師以外の従事者1人を加えて，6人で従事者を構成する場合にあっては，患者数は，当該従事者6人に対して1日70人を限度とする。

(2) 精神科デイ・ケアを行うにふさわしい専用の施設又は精神科ショート・ケア，精神科ナイト・ケア若しくは精神科デイ・ナイト・ケアと兼用の施設を有しており，当該専用の施設の広さは，内法による測定で60m^{2}以上とし，かつ，患者1人当たりの面積は内法による測定で4.0m^{2}を標準とする。

(3) 平成26年3月31日において，現に精神科デイ・ケアの届出を行っている保険医療機関については，当該専用の施設の増築又は全面的な改築を行うまでの間は，(2)の内法の規定を満たしているものとする。

(4) (1)で規定する従事者が共同して，**別添2**（→Web 版）の**様式46の2**又はこれに準じる様式により疾患等に応じた診療計画が作成されている。

(5) 精神科デイ・ケアと精神科ナイト・ケアを同一施設で実施する保険医療機関にあっては，両者を同一時間帯に混在して実施してはならない。

【届出に関する事項】

(1) 精神科デイ・ケア「大規模なもの」の施設基準に係る届出については，**別添2**（→Web 版）の**様式46**を用いる。

(2) 当該ケアの従事者の氏名，勤務の態様（常勤・非常勤，専従・非専従，専任・非専任の別）及び勤務時間を**別添2**の**様式4**を用いて提出する。なお，精神科ショート・ケア，精神科デイ・ケア，精神科ナイト・ケア又は精神科デイ・ナイト・ケアの経験を有する看護師については，その旨を備考欄に記載する。

(3) 当該治療が行われる専用の施設の配置図及び平面図を添付する。

→ 精神科デイ・ケア「小規模なもの」に関する施設基準

(1) 精神科医師及び専従する2人の従事者（作業療法士，精神保健福祉士又は公認心理師等のいずれか1人，看護師1人）の3人で構成される場合には，患者数は，当該従事者3人に対しては1日30人を限度とする。なお，看護師は精神科ショート・ケア又は精神科デイ・ケアの経験を有していることが望ましい。ただし，専従者については，精神科デイ・ケアを実施しない時間帯において，精神科作業療法，精神科ショート・ケア，精神科ナイト・ケア，精神科デイ・ナイト・ケア及び重度認知症患者デイ・ケア（以下この項において「精神科作業療法等」という）に従事することは差し支えない。また，精神科デイ・ケアと精神科作業療法等の実施日・時間が異なる場合にあっては，精神科作業療法等の専従者として届け出ることは可能である。

(2) 精神科デイ・ケアを行うにふさわしい専用の施設又は精神科ショート・ケア，精神科ナイト・ケア若しくは精神科デイ・ナイト・ケアと兼用の施設を有しており，当該専用の施設の広さは，内法による測定で40m^{2}以上とし，かつ，患者1人当たりの面積は，内法による測定で3.3m^{2}を標準とする。

(3) 平成26年3月31日において，現に精神科デイ・ケアの届出を行っている保険医療機関については，当該専用の施設の増築又は全面的な改築を行うまでの間は，(2)の内法の規定を満たしているものとする。

(4) 精神科デイ・ケアと精神科ナイト・ケアを同一施設で実施する保険医療機関にあっては，両者を同一時間帯に混在して実施してはならない。

【届出に関する事項】

(1) 精神科デイ・ケア「小規模なもの」の施設基準に係る届出については，**別添2**（→Web 版）の**様式46**を用いる。

(2) 当該ケアの従事者の氏名，勤務の態様（常勤・非常勤，専従・非専従，専任・非専任の別）及び勤務時間を**別添2**の**様式4**を用いて提出する。なお，精神科ショート・ケア，精神科デイ・ケア，精神科ナイト・ケア又は精神科デイ・ナイト・ケアの経験を有する看護師については，その旨を備考欄に記載する。

(3) 当該治療が行われる専用の施設の配置図及び平面図を添付する。

→ 精神科ナイト・ケアに関する施設基準

(1) 精神科医師及び専従する2人の従事者（作業療法士又は精神科ショート・ケア，精神科デイ・ケア若しくは精神科ナイト・ケアの経験を有する看護師のいずれか1人，看護師又は精神保健福祉士若しくは公認心理師等のいずれか1人）の3人で構成される場合には，患者数は，当該従事者3人に対しては，1日20人を限度とする。ただし，専従者については，精神科ナイト・ケアを実施しない時間帯において，精神科作業療法，精神科ショート・ケア，精神科デイ・ケア，精神科デイ・ナイト・ケア及び重度認知症患者デイ・ケア（以下この項において「精神科作業療法等」という）に従事することは差し支えない。また，精神科ナイト・ケアと精神科作業療法等の実施日・時間が異なる場合にあっては，精神科作業療法等の専従者として届け出ることは可能である。

(2) 精神科ナイト・ケアを行うにふさわしい専用の施設又は精神科ショート・ケア，精神科デイ・ケア若しくは精神科デイ・ナイト・ケアと兼用の施設を有しており，当該専用の施設の広さは，内法による測定で40m^{2}以上とし，かつ，患者1人当たりの面積は，内法による測定で3.3m^{2}を標準とする。

(3) 平成26年3月31日において，現に精神科ナイト・ケアの届出を行っている保険医療機関については，当該専用の施設の増築又は全面的な改築を行うまでの間は，(2)の内法の規定を満たしているものとする。

(4) 精神科デイ・ケアと精神科ナイト・ケアを同一施設で実施する保険医療機関にあっては，両者を同一時間帯に混在して実施してはならない。

【届出に関する事項】

(1) 精神科ナイト・ケアの施設基準に係る届出については，

別添２（→Web 版）の**様式46**を用いる。
(2) 当該ケアの従事者の氏名，勤務の態様（常勤・非常勤，専従・非専従，専任・非専任の別）及び勤務時間を**別添２**の**様式４**を用いて提出する。なお，精神科ショート・ケア，精神科デイ・ケア，精神科ナイト・ケア又は精神科デイ・ナイト・ケアの経験を有する看護師については，その旨を備考欄に記載する。
(3) 当該治療が行われる専用の施設の配置図及び平面図を添付する。

→　精神科デイ・ナイト・ケアに関する施設基準
(1) 精神科デイ・ナイト・ケアを実施するに当たっては，その従事者及び１日当たり患者数の限度が次のいずれかである。ただし，専従者については，精神科デイ・ナイト・ケアを実施しない時間帯において，精神科作業療法，精神科ショート・ケア，精神科デイ・ケア，精神科ナイト・ケア及び重度認知症患者デイ・ケア（以下この項において「精神科作業療法等」という）に従事することは差し支えない。また，精神科デイ・ナイト・ケアと精神科作業療法等の実施日・時間が異なる場合にあっては，精神科作業療法等の専従者として届け出ることは可能である。
ア　精神科医師及び専従する２人の従事者（作業療法士又は精神科ショート・ケア，精神科デイ・ケア，精神科ナイト・ケア若しくは精神科デイ・ナイト・ケアの経験を有する看護師のいずれか１人及び看護師，精神保健福祉士，公認心理師又は栄養士のいずれか１人）の３人で構成する場合にあっては，患者数が当該従事者３人に対して１日30人を限度とする。
イ　精神科医師及び専従する３人の従事者（作業療法士又は精神科ショート・ケア，精神科デイ・ケア，精神科ナイト・ケア若しくは精神科デイ・ナイト・ケアの経験を有する看護師のいずれか１人，看護師又は准看護師のいずれか１人及び精神保健福祉士，公認心理師又は栄養士のいずれか１人）の４人で構成する場合にあっては，患者数が当該従事者４人に対して１日50人を限度とする。
ウ　イに規定する４人に，イに規定する精神科医師以外の従事者２人を加えて，６人で従事者を構成する場合にあっては，患者数が当該従事者６人に対して１日70人を限度とする。ただし，イにおいていずれか１人と規定されている従事者の区分ごとに同一区分の従事者が２人を超えない。なお，看護師又は准看護師の代わりに，１名に限り，看護補助者をもって充てることができる。
(2) 精神科デイ・ナイト・ケアを行うにふさわしい専用の施設又は精神科ショート・ケア，精神科デイ・ケア若しくは精神科デイ・ナイト・ケアと兼用の施設を有しているものであり，当該施設の広さは，内法による測定で40m^{2}以上とし，かつ，患者１人当たりの面積は，内法による測定で3.3m^{2}を標準とする。なお，当該施設には調理設備を有することが望ましい。
(3) 平成26年３月31日において，現に精神科デイ・ケアの届出を行っている保険医療機関については，当該専用の施設の増築又は全面的な改築を行うまでの間は，(2)の内法の規定を満たしているものとする。
【届出に関する事項】
(1) 精神科デイ・ナイト・ケアの施設基準に係る届出については，**別添２**（→Web 版）の**様式46**を用いる。
(2) 当該ケアの従事者の氏名，勤務の態様（常勤・非常勤，専従・非専従，専任・非専任の別）及び勤務時間を**別添２**の**様式４**を用いて提出する。なお，精神科ショート・ケア，精神科デイ・ケア，精神科ナイト・ケア又は精神科デイ・ナイト・ケアの経験を有する看護師については，その旨を備考欄に記載する。
(3) 当該治療が行われる専用の施設の配置図及び平面図を添付する。

→　重度認知症患者デイ・ケア料に関する施設基準
(1) 重度認知症患者デイ・ケアを実施するに当たっては，その従事者及び１日当たりの患者数の限度が次のいずれかである。ただし，専従者については，重度認知症患者デイ・ケアを実施しない時間帯において，精神科作業療法，精神科ショート・ケア，精神科デイ・ケア，精神科ナイト・ケア及び精神科デイ・ナイト・ケア（以下この項において「精神科作業療法等」という）に従事することは差し支えない。また，重度認知症患者デイ・ケア料と精神科作業療法等の実施日・時間が異なる場合にあっては，精神科作業療法等の専従者として届け出ることは可能である。
ア　精神科医師及び専従する３人の従事者（作業療法士１人，看護師１人及び精神科病棟に勤務した経験を有する看護師，精神保健福祉士又は公認心理師のいずれか１人）の４人で構成する場合にあっては，患者数が当該従事者４人に対して１日25人を限度とする。
イ　アに規定する４人で構成される従事者に加えて，精神科医師１人及び専従する３人の従事者（作業療法士１人，看護師１人及び精神科病棟に勤務した経験を有する看護師，精神保健福祉士又は公認心理師のいずれか１人）の８人で構成する場合にあっては，患者数が当該従事者８人に対し１日50人を限度とする。
ウ　夜間ケアを実施するに当たっては，アに規定する４人に，アに規定する精神科医師以外の専従の従事者１人を加えて，５人で従事者を構成する場合にあっては，患者数が当該従事者５人に対し１日25人を限度とする。
エ　夜間ケアを実施するに当たっては，イに規定する８人に，イに規定する精神科医師以外の専従の従事者２人を加えて，10人で従事者を構成する場合にあっては，患者数が当該従事者10人に対し１日50人を限度とする。
(2) 重度認知症患者デイ・ケアを行うにふさわしい専用の施設を有しているものであり，当該専用施設の広さは，内法による測定で60m^{2}以上とし，かつ，患者１人当たりの面積は，内法による測定で4.0m^{2}を基準とする。
(3) 平成26年３月31日において，現に重度認知症患者デイ・ケア料の届出を行っている保険医療機関については，当該専用の施設の増築又は全面的な改築を行うまでの間は，(2)の内法の規定を満たしているものとする。
(4) 重度認知症患者デイ・ケアを行うために必要な専用の器械・器具を具備している。
【届出に関する事項】
(1) 重度認知症患者デイ・ケア料の施設基準に係る届出は，**別添２**（→Web 版）の**様式47**を用いる。
(2) 重度認知症患者デイ・ケア料の施設基準に係る届出の受理は，医療法第70条に規定する精神科を診療科名として標榜している保険医療機関を単位として行うものである。
(3) 当該治療が行われる専用の施設の配置図及び平面図を添付する。

１の７　精神科訪問看護・指導料の注５に規定する長時間の訪問を要する者及び厚生労働大臣が定める者

(1) **長時間の訪問を要する者**
イ　15歳未満の小児であって，超重症児（者）入院診療加算・準超重症児（者）入院診療加算の注１に規定する超重症の状態又は超重症児（者）入院診療加算・準超重症児（者）入院診療加算の注２に規定する準超重症の状態にあるもの
ロ　別表第８（p.1031）に掲げる者
ハ　医師が，診療に基づき，患者の急性増悪等により一時的に頻回の訪問看護・指導を行う必要を認めた者
(2) **厚生労働大臣が定める者**
イ　15歳未満の小児であって，超重症児（者）入院診療加算・準超重症児（者）入院診療加算の注１に規定する超重症の状態又は超重症児（者）入院

特施

診療加算・準超重症児（者）入院診療加算の注２に規定する準超重症の状態にあるもの
ロ 15歳未満の小児であって，**別表第８**（p.1031）に掲げる者

１の８ 精神科訪問看護・指導料の注11に規定する厚生労働大臣が定める者

口腔内の喀痰吸引，鼻腔内の喀痰吸引，気管カニューレ内部の喀痰吸引，胃瘻若しくは腸瘻による経管栄養又は経鼻経管栄養を必要とする者

１の９ 精神科訪問看護・指導料の注12に規定する厚生労働大臣が定める地域

(1) 離島振興法第２条第１項の規定により離島振興対策実施地域として指定された離島の地域
(2) 奄美群島振興開発特別措置法第１条に規定する奄美群島の地域
(3) 山村振興法第７条第１項の規定により振興山村として指定された山村の地域
(4) 小笠原諸島振興開発特別措置法第４条第１項に規定する小笠原諸島の地域
(5) 過疎地域の持続的発展の支援に関する特別措置法第２条第１項に規定する過疎地域
(6) 沖縄振興特別措置法第３条第３号に規定する離島

１の９の２ 精神科訪問看護・指導料の注17に規定する別に厚生労働大臣が定める施設基準

(1) 療養の給付及び公費負担医療に関する費用の請求に関する命令第１条に規定する電子情報処理組織の使用による請求を行っていること。
(2) 健康保険法第３条第13項に規定する電子資格確認を行う体制を有していること。
(3) 医療ＤＸ推進の体制に関する事項及び質の高い精神科訪問看護・指導を実施するための十分な情報を取得し，及び活用して精神科訪問看護・指導を行うことについて，当該保険医療機関の見やすい場所に掲示していること。
(4) (3)の掲示事項について，原則として，ウェブサイトに掲載していること。

→ 訪問看護医療DX情報活用加算に関する施設基準
(1) 電子情報処理組織を使用した診療報酬請求を行っている。
(2) オンライン資格確認を行う体制を有している。なお，オンライン資格確認の導入に際しては，医療機関等向け総合ポータルサイトにおいて，運用開始日の登録を行う。
(3) 居宅同意取得型のオンライン資格確認等システムの活用により，看護師等が患者の診療情報等を取得及び活用できる体制を有している。
(4) 医療DX推進の体制に関する事項及び質の高い訪問看護を実施するための十分な情報を取得・活用して訪問看護を行うことについて，当該保険医療機関の見やすい場所に掲示している。具体的には，次に掲げる事項を掲示している。
ア 看護師等が居宅同意取得型のオンライン資格確認等システムにより取得した診療情報等を活用して訪問看護・指導を実施している保険医療機関である。
イ マイナ保険証の利用を促進する等，医療DXを通じて質の高い医療を提供できるよう取り組んでいる保険医療機関である。
(5) (4)の掲示事項について，原則として，ウェブサイトに掲載している。自ら管理するホームページ等を有しない場合については，この限りではない。

【届出に関する事項】
(1) 訪問看護医療DX情報活用加算の施設基準に係る届出は**別添２の様式20の３の４**を用いる。
(2) 令和７年９月30日までの間に限り，１の(4)のイの事項について，掲示を行っているものとみなす。
(3) １の(5)については，令和７年５月31日までの間に限り，当該基準を満たしているものとみなす。

１の10 治療抵抗性統合失調症治療指導管理料の施設基準

(1) 当該保険医療機関に統合失調症の診断及び治療に関する十分な経験を有する常勤医師及び常勤の薬剤師が配置されていること。
(2) 薬剤による副作用が発現した場合に適切に対応するための体制が整備されていること。

→ 治療抵抗性統合失調症治療指導管理料に関する施設基準
(1) 当該保険医療機関において，統合失調症の治療，診断を行うにつき十分な経験を有する常勤医師と常勤薬剤師がそれぞれ１名以上配置されている。なお，週３日以上常態として勤務しており，かつ，所定労働時間が週22時間以上の勤務を行っている非常勤医師（統合失調症の治療，診断を行うにつき十分な経験を有する医師に限る）を２名以上組み合わせることにより，常勤医師の勤務時間帯と同じ時間帯にこれらの非常勤医師が配置されている場合には，当該基準を満たしていることとみなすことができる。
(2) 副作用に対応できる体制が整備されている。

【届出に関する事項】 治療抵抗性統合失調症治療指導管理料の施設基準に係る届出は**別添２**（→Web 版）の**様式46の３**を用いる。

２ 医療保護入院等診療料の施設基準

(1) 当該保険医療機関内に精神保健指定医〔精神保健及び精神障害者福祉に関する法律（昭和25年法律第123号）第18条第１項の規定による指定を受けた医師をいう〕が適切に配置されていること。
(2) 医療保護入院等に係る患者に対する行動制限を必要最小限のものとするため，医師，看護師及び精神保健福祉士等で構成された委員会を設置していること。

→ 医療保護入院等診療料に関する施設基準
(1) 常勤の精神保健指定医が１名以上配置されている。ただし，週３日以上常態として勤務しており，かつ，所定労働時間が週22時間以上の勤務を行っている精神保健指定医である非常勤医師を２名以上組み合わせることにより，常勤医師の勤務時間帯と同じ時間帯にこれらの非常勤医師が配置されている場合には，当該基準を満たしていることとみなすことができる。
(2) 行動制限最小化に係る委員会において次の活動を行っている。
ア 行動制限についての基本的考え方や，やむを得ず行動制限する場合の手順等を盛り込んだ基本指針の整備。
イ 措置入院，緊急措置入院，医療保護入院及び応急入院に係る患者の病状，院内における行動制限患者の状況に係るレポートをもとに，月１回程度の病状改善，行動制限の状況の適切性及び行動制限最小化のための検討会議。
ウ 当該保険医療機関における精神科診療に携わる職員全てを対象とした，精神保健及び精神障害者福祉に関する法律，隔離拘束の早期解除及び危機予防のための介入技術等に関する研修会の年２回程度の実施。

【届出に関する事項】 医療保護入院等診療料の施設基準に係る届出は**別添２**（→Web 版）の**様式48**を用いる。

3　重度認知症患者デイ・ケア料の夜間ケア加算の施設基準

夜間において，必要な従事者が適切に配置されていること。

→　**重度認知症患者デイ・ケア料に関する施設基準**（p.967）

4　精神科在宅患者支援管理料の施設基準等

(1)　精神科在宅患者支援管理料の施設基準

イ　当該保険医療機関内に精神科の常勤医師，常勤の精神保健福祉士及び作業療法士が適切に配置されていること。

ロ　当該保険医療機関において，又は訪問看護ステーションとの連携により訪問看護の提供が可能な体制を確保していること。

ハ　患者に対して計画的かつ継続的な医療を提供できる体制が確保されていること。

(2)　精神科在宅患者支援管理料に規定する別に厚生労働大臣が定める患者

重度の精神障害を有する者

→１　精神科在宅患者支援管理料に関する施設基準

(1)　当該保険医療機関において，以下の要件を満たしている。

ア　在宅医療を担当する精神科の常勤医師を配置している。なお，週３日以上常態として勤務しており，かつ，所定労働時間が週22時間以上の勤務を行っている精神科の非常勤医師（在宅医療を担当する医師に限る）を２名以上組み合わせることにより，常勤医師の勤務時間帯と同じ時間帯にこれらの非常勤医師が配置されている場合には，当該基準を満たしていることとみなすことができる。

イ　常勤精神保健福祉士を配置している。

ウ　作業療法士を配置している。

(2)　当該保険医療機関において精神科訪問看護・指導を担当する常勤の保健師若しくは看護師を配置している又は精神科訪問看護基本療養費を算定する訪問看護ステーションとして届出を行っている訪問看護ステーションと連携している。

(3)　精神科在宅患者支援管理料を算定する医療機関においては，以下のいずれにも該当し，緊急の連絡体制を確保すると共に，24時間の往診又は24時間の精神科訪問看護若しくは24時間の精神科訪問看護・指導を行うことができる体制を確保している。

ア　当該保険医療機関において24時間連絡を受ける担当者をあらかじめ指定するとともに，当該担当者及び当該担当者と直接連絡が取れる連絡先電話番号等，緊急時の注意事項等について,. 事前に患者又はその家族等に対して説明の上，文書により提供している。なお，曜日，時間帯ごとに担当者が異なる場合には，それぞれ曜日，時間帯ごとの担当者及び当該担当者と直接連絡が取れる連絡先電話番号等を明示する。

イ　当該保険医療機関において，患者又はその家族等から電話等により意見を求められた場合に常時対応でき，かつ，必要に応じて往診又は精神科訪問看護若しくは精神科訪問看護･指導を行うことができる体制を有する。なお，当該保険医療機関が24時間往診の体制を有さない場合には，連携する訪問看護ステーション等による24時間の精神科訪問看護又は当該保険医療機関による24時間の精神科訪問看護・指導を行うことができる体制を確保する。

ウ　往診又は精神科訪問看護・指導を行う者は，当該保険医療機関の当直体制を担う者とは別の者である。なお，往診を担当する医師については，緊急時の連絡体制及び24時間往診できる体制を確保していれば，必ずしも当該保険医療機関内に待機していなくても良いものとする。

エ　標榜時間外において，当該保険医療機関を継続的に受診している患者に関する電話等の問合せに応じる体制を整備するとともに，必要に応じてあらかじめ連携している保険医療機関に紹介できる体制を有している。具体的には，(イ)又は(ロ)のいずれかの要件を満たしている。

(イ)　**A001**再診料の「注10」に規定する時間外対応加算１の届出を行っている。

(ロ)　精神科救急情報センター，都道府県，市町村，保健所，警察，消防（救急車），救命救急センター，一般医療機関等からの患者に関する問合せ等に対し，原則として当該保険医療機関において，常時対応できる体制がとられている。また，やむを得ない事由により電話等による問い合わせに応じることができなかった場合であっても，速やかにコールバックすることができる体制がとられている。

２　精神科在宅患者支援管理料「３」に関する施設基準

精神科在宅患者支援管理料「１」又は「２」の届出を行っている。

【届出に関する事項】

(1)　精神科在宅患者支援管理料「１」及び「２」の施設基準に係る届出は**別添２**（→Web 版）の**様式47の２**を用いる。

(2)　精神科在宅患者支援管理料「３」の施設基準に係る届出は**別添２の２**（→Web 版）を用いる。

5　精神科オンライン在宅管理料の施設基準

情報通信機器を用いた診療を行うにつき十分な体制が整備されていること。

→　精神科オンライン在宅管理料に関する施設基準

情報通信機器を用いた診療の届出を行っている。

【届出に関する事項】 情報通信機器を用いた診療の届出を行っていればよく，精神科オンライン在宅管理料として特に地方厚生（支）局長に対して，届出を行う必要はない。

第11　処置

1　医科点数表第２章第９部処置通則に規定する施設基準

(1)　休日加算１，時間外加算１及び深夜加算１の施設基準

イ　休日，保険医療機関の表示する診療時間以外の時間及び深夜の処置に対応するための十分な体制が整備されていること。

ロ　急性期医療に係る実績を相当程度有している病院であること。

ハ　病院勤務医の負担の軽減及び処遇の改善に資する体制が整備されていること。

(2)　耳鼻咽喉科小児抗菌薬適正使用支援加算の施設基準

イ　抗菌薬の適正な使用を推進するための体制が整備されていること。

ロ　当該保険医療機関が病院の場合にあっては，データ提出加算２に係る届出を行っていること。

→　処置の休日加算１，時間外加算１及び深夜加算１の施設基準

1　処置の休日加算１，時間外加算１及び深夜加算１を算定する診療科を届け出ている。

2　次のいずれかを満たしている。

(1)「救急医療対策事業実施要綱」（昭和52年7月6日医発第692号）に規定する第三次救急医療機関，小児救急医療拠点病院又は「疾病・事業及び在宅医療に係る医療提供体制について」（平成29年3月31日医政地発0331第3号）の別紙「疾病・事業及び在宅医療に係る医療体制の構築に係る指針」に規定する「周産期医療の体制構築に係る指針」による総合周産期母子医療センターを設置している保険医療機関である。

(2)「災害時における医療体制の充実強化について」（平成24年3月31日医政地発0331第3号）に規定する災害拠点病院，「へき地保健医療対策事業について」（平成13年5月16日医政発第529号）に規定するへき地医療拠点病院又は地域医療支援病院の指定を受けている。

(3) 基本診療料の施設基準等**別表第6の2**に規定する地域に所在する保険医療機関である。

(4) 年間の緊急入院患者数が200名以上の実績を有する病院である。

(5) 全身麻酔による手術の件数が年間800件以上の実績を有する病院である。

3　緊急入院患者数とは，救急搬送〔特別の関係（p.30）にある保険医療機関に入院する患者を除く〕により緊急入院した患者数及び当該保険医療機関を受診した次に掲げる状態の患者であって，医師が診察等の結果，緊急に入院が必要と認めた重症患者のうち，緊急入院した患者数の合計をいう。なお，「周産期医療対策整備事業の実施について」（平成21年3月30日医政発第0330011号厚生労働省医政局長通知）に規定される周産期医療を担う医療機関において救急搬送となった保険診療の対象となる妊産婦については，母体数と胎児数を別に数える。

(1) 吐血，喀血又は重篤な脱水で全身状態不良の状態
(2) 意識障害又は昏睡
(3) 呼吸不全又は心不全で重篤な状態
(4) 急性薬物中毒
(5) ショック
(6) 重篤な代謝異常（肝不全，腎不全，重症糖尿病等）
(7) 広範囲熱傷，顔面熱傷又は気道熱傷
(8) 外傷，破傷風等で重篤な状態
(9) 緊急手術，緊急カテーテル治療・検査又はt-PA療法を必要とする状態
(10) 消化器疾患で緊急処置を必要とする重篤な状態
(11) 蘇生術を必要とする重篤な状態
(12) (1)から(11)までに準ずるような状態又はその他の重症な状態であって，医師が診察等の結果，緊急に入院が必要であると認めた重症患者

4　医師の負担の軽減及び処遇の改善に資する体制として，次の体制を整備している。なお，総合入院体制加算や急性期看護補助体制加算等を届け出ている保険医療機関において，医療従事者の負担の軽減及び処遇の改善に資する体制又は看護職員の負担の軽減及び処遇の改善に資する体制を整備する場合は，当該加算等に係る体制と合わせて整備して差し支えない。

(1) 当該保険医療機関内に，医師の負担の軽減及び処遇の改善に関し，当該保険医療機関に勤務する医師の勤務状況を把握し，その改善の必要性等について提言するための責任者を配置する。

(2) 特別の関係（p.30）にある保険医療機関での勤務時間も含めて，医師の勤務時間及び当直を含めた夜間の勤務状況を把握している。その上で，業務の量や内容を勘案し，特定の個人に業務負担が集中しないよう配慮した勤務体系を策定し，職員に周知徹底している。

(3) 当該保険医療機関内に，多職種からなる役割分担推進のための委員会又は会議（以下この項において「委員会等」という）を設置し，「医師の負担の軽減及び処遇の改善に資する計画」を作成する。当該委員会等は，当該計画の達成状況の評価を行う際，その他適宜必要に応じて開催している。また，当該委員会等において，当該保険医療機関の管理者が年1回以上出席する。なお，当該委員会等は，当該保険医療機関における労働安全衛生法（昭和47年法律第57号）第19条に規定する安全衛生委員会等，既存の委員会を活用することで差し支えない。

(4) (3)の計画は，現状の勤務状況等を把握し，問題点を抽出した上で，具体的な取組み内容と目標達成年次等を含めた医師の負担の軽減及び処遇の改善に資する計画とする。また，当該計画を職員に対して周知徹底している。

(5) 当該計画には以下の項目を含む。

ア　医師と医療関係職種，医療関係職種と事務職員等における役割分担の具体的内容（例えば，初診時の予診の実施，静脈採血等の実施，入院の説明の実施，検査手順の説明の実施，服薬指導など）について計画に記載し，院内の職員に向けて周知徹底するとともに，(3)に規定する委員会等で取組状況を定期的に評価し，見直しを行う

イ　予定手術前日の当直や夜勤に対する配慮等

(6) 当該計画には，医師（当該加算を算定している診療科以外の医師も含む）の勤務体制等に係る取組について，次に掲げる項目のうち少なくとも2項目以上を含んでいる。

① 勤務計画上，連続当直を行わない勤務体制の実施
② 前日の終業時刻と翌日の始業時刻の間の一定時間の休息時間の確保（勤務間インターバル）
③ 当直翌日の業務内容に対する配慮
④ 交替勤務制・複数主治医制の実施
⑤ 育児休業・介護休業法第23条第1項若しくは第3項又は第24条の規定による措置を活用した短時間正規雇用医師の活用

(7) 医師の負担の軽減及び処遇の改善に関する取組事項を当該保険医療機関内に掲示する等の方法で公開する。

5　静脈採血，静脈注射及び留置針によるルート確保について，次のいずれも実施している。

(1) 静脈採血，静脈注射及び留置針によるルート確保について，原則として医師以外の医療従事者が実施することとし，以下のアからウまでのいずれかの場合のみ医師が対応することとしている。

ア　教育的観点から，臨床研修の責任者が必要とあらかじめ認める場合であって，臨床研修1年目の医師が実施する場合（ただし，当該臨床研修医が所属する診療科において行われるものであって，研修プログラムに支障のない範囲に留まる場合に限る）

イ　医師以外の医療従事者が，実際に患者に静脈採血，静脈注射及び留置針によるルート確保を試みたが，実施が困難であると判断した場合（患者を実際に観察し，穿刺を行う前に判断する場合を含む）

ウ　新生児に対して実施する場合。

(2) 静脈採血，静脈注射又は留置針によるルート確保が実施可能な医師以外の者が各部門又は病棟ごとに常時1名以上配置されており，当該医師以外の者の氏名について，院内掲示等により，職員に周知徹底されている。

6　当該加算を算定している全ての診療科において，予定手術前日における医師の当直や夜勤に対する配慮として，次のいずれも実施している。

(1) 年間の当直表（当該保険医療機関全体の当直の実績が分かるもの）及び当該加算を算定している全ての診療科における予定手術に係る術者，第一助手の実績一覧及び緊急呼出し当番表（勤務実績が分かるもの）を少なくとも5年間保管している。

(2) 以下のア及びイの事項について記録している。

ア　当該加算を算定している全ての診療科において予定手術に係る術者及び第一助手について，その手術の前日の夜勤時間帯（午後10時から翌日の午前5時までをいう。以下，同様とする）に当直，夜勤及び緊急呼出し当番（以下「当直等」という）を行った者がある場合は，該当する手術と当直等を行った日

イ　当該加算を算定している全ての診療科において2日以上連続で夜勤時間帯に当直を行った者がある場合は，

該当する当直を行った日

(3)　(2)のアの当直等を行った日が届出を行っている診療科の各医師について年間４日以内であり，かつ，(2)のイの２日以上連続で夜勤時間帯に当直を行った回数が，それぞれについて届出を行っている診療科の各医師について年間４回以内である。ただし，緊急呼出し当番を行う者について，当番日の夜勤時間帯に当該保険医療機関内で診療を行わなかった場合は，翌日の予定手術に係る術者及び第一助手となっていても，(2)のアの当直等を行った日には数えない。

7　当該加算を算定する全ての診療科において，(1)又は(2)のいずれか及び(3)を実施している。

(1)　交代勤務制を導入しており，以下のアからキまでのいずれも実施している。

ア　当該診療科に常勤の医師が３名以上配置されている。

イ　夜勤時間帯において，１名以上の医師が勤務している。

ウ　夜勤を行った医師については，翌日の日勤帯は，休日としている。

エ　日勤から連続して夜勤を行う場合は，当該夜勤時間帯に２名以上の医師が勤務していることとし，夜勤時間帯に，日勤から連続して勤務している者１名につき，４時間以上の休憩を確保する。

オ　原則として，当該診療科において夜勤時間帯に行われる診療については，夜勤を行う医師のみによって実施されている。また，緊急呼出し当番を担う医師を置かなくても差し支えない。ただし，同時に２列以上の手術を行う場合は，夜勤を行う医師以外の医師が行ってもよい。また，同時に２列以上の手術を行う場合，手術を行う医師（夜勤を行っている医師を除く）は，**6**(2)のアにおける当直等を行っている者には数えない。

カ　交代勤務の勤務実績を少なくとも５年間保管している。また，**6**(1)に加え，交代勤務制を導入している全ての診療科について，予定手術以外の手術の一覧（術者及び全ての助手の医師の氏名並びに開始時間及び終了時間が分かるもの）を作成し，少なくとも５年間保管している。

キ　交代勤務制の概要を，診療科ごとにとりまとめ，地方厚生（支）局長に報告している。

(2)　チーム制を導入しており以下のアからカまでのいずれも実施している。

ア　休日，時間外又は深夜（以下「休日等」という）において，当該診療科に配置されている医師の数が５名又はその端数を増すごとに１名の緊急呼出し当番を担う医師を置いている。

イ　休日等において，当該診療科における診療が必要な場合は，原則として緊急呼出し当番又は当直医（当該診療科以外の医師を含む）が行う（ただし，当該診療科において，緊急手術を行う場合は，緊急呼出し当番以外の者が手術に参加しても良い）。

ウ　夜勤時間帯に緊急呼出し当番を行った者について，翌日を休日としている。ただし，夜勤時間帯に当該保険医療機関内で診療を行わなかった場合は，翌日を休日としなくても差し支えない。

エ　夜勤時間帯において，緊急手術を行った医師（術者及び全ての助手をいう）について，翌日の予定手術を行う場合は，**6**(2)のアにおける当直等を行っている者として数える。

オ　**6**(1)に加え，チーム制を導入している全ての診療科について，予定手術以外の手術の一覧（術者及び全ての助手の医師の氏名並びに開始時間及び終了時間が分かるもの）及び緊急呼出しを実施した実績一覧（実際に保険医療機関内で診療を行ったもの全てを含む。また，保険医療機関内で診療を行った医師の氏名及び保険医療機関内の診療を開始した時間と終了した時間が分かるものである）を作成し，少なくとも５年間保管している。

カ　緊急呼出し当番の方法等に関する概要を診療科ごとにとりまとめ，地方厚生（支）局長に報告している。

(3)　医師が時間外，休日又は深夜の手術等を行った場合の手当等を支給しており，以下のア又はイのいずれかを実施するとともに実施内容について就業規則に記載を行い，その写しを地方厚生（支）局長に届け出ている。また，休日等において，当該診療科に１名以上の緊急呼出し当番を担う医師を置いている。ただし，休日等において，当該診療科における緊急呼出し当番以外の医師の診療も必要な場合は，緊急呼出し当番以外の医師も診療を行ってもよい。この場合，緊急呼出し当番以外の医師が夜勤時間帯において手術を行っていても，**6**(2)のアにおける当直等を行っている者としては数えないが，特定の医師に夜勤時間帯の手術が集中しないような配慮を行い，**4**の負担の軽減及び処遇の改善に資する体制に反映する。

ア　当該診療科において，医師が，休日等の手術又は処置（所定点数が1,000点以上の処置に限る）を行った場合，その都度，休日手当，時間外手当，深夜手当，当直手当等とは別の手当を支給しており，その内容を当該保険医療機関内の全ての医師に周知している。

イ　当該診療科において，医師が，休日等の手術又は処置（所定点数が1,000点以上の処置に限る）を年間に行った数に応じた手当を支給しており，その内容を当該保険医療機関内の全ての医師に周知している。

8　「夜勤」とは，各保険医療機関が定める午後10時から翌日の午前５時までの時間を含めた連続する16時間の間において，現に勤務することをいう。

【届出に関する事項】

(1)　施設基準の届出は**別添２**（→Web 版）の**様式48の２，48の２の２，48の３及び48の４**を用いる。また，毎年８月において，前年度における病院勤務医の負担の軽減及び処遇の改善に資する計画の取組状況を評価するため，基本診療料の施設基準等及びその届出に関する手続きの取扱いについて（令和６年３月５日保医発0305第５号）の**別添７**（→Web 版）の**様式13の４**により届け出る。

(2)　静脈採血，静脈注射又は留置針によるルート確保が実施可能な医師以外の者の氏名を，**別添２の様式４**を用いて提出する。

(3)　当該加算の変更の届出に当たり，医師の負担の軽減及び処遇の改善の取組状況について，直近７月に届け出た内容と変更がない場合は，**様式13の４**の届出を略すことができる。

(4)　令和６年３月31日時点で休日加算１，時間外加算１及び深夜加算１の届出を行っている保険医療機関については，７に係る規定は令和８年５月31日までの間に限り，なお従前の例による。

→　耳鼻咽喉科小児抗菌薬適正使用支援加算の施設基準

(1)　耳鼻咽喉科を標榜している保険医療機関である。

(2)　薬剤耐性（AMR）対策アクションプラン（平成28年４月５日 国際的に脅威となる感染症対策関係閣僚会議）に位置づけられた「地域感染症対策ネットワーク（仮称）」に係る活動に参加し，又は感染症にかかる研修会等に定期的に参加している。

【届出に関する事項】　当該基準を満たしていればよく，特に地方厚生（支）局長に対して，届出を行う必要はない。

１の２　静脈圧迫処置（慢性静脈不全に対するもの）の施設基準

慢性静脈不全の患者に対する静脈圧迫処置を行うにつき十分な体制が整備されていること。

→　静脈圧迫処置の施設基準

(1)　血管外科，心臓血管外科，皮膚科，形成外科又は循環器内科を専ら担当する専任の常勤医師１名以上及び専任の常勤看護師１名以上が勤務している。

(2)　静脈疾患に係る３年以上の経験を有しており，所定の研修を修了した専任の常勤医師が１名以上配置されている。
(3) 静脈疾患の診断に必要な検査機器を備えている又は当該検査機器を備えている他の医療機関と連携している。
【届出に関する事項】 静脈圧迫処置の施設基準に係る届出は，**別添２**（→Web 版）の**様式48の５**を用いる。

１の３ 多血小板血漿処置の施設基準

当該療養を行うにつき必要な体制が整備されていること。

→ 多血小板血漿処置の施設基準
(1) 形成外科，血管外科又は皮膚科を標榜している保険医療機関である。
(2) 形成外科，血管外科又は皮膚科の常勤医師が２名以上配置されている。また，このうち１名以上は当該診療科について５年以上の経験を有している。
(3) 常勤の薬剤師又は臨床工学技士が１名以上配置されている。また，臨床検査技師が配置されていることが望ましい。
(4) 当該処置の実施に当たり，再生医療等の安全性の確保等に関する法律第３条に規定する再生医療等提供基準を遵守している。
(5) 関係学会等から示されている指針に基づき，当該処置を適切に実施している。
【届出に関する事項】
(1) 多血小板血漿処置に係る届出は，**別添２**（→Web 版）の**様式48の７**を用いる。
(2) 再生医療等の安全性の確保等に関する法律第３条に規定する再生医療等提供基準を遵守していることを証する文書として，地方厚生（支）局で受理された再生医療等提供計画の写しを添付する。

１の４ 硬膜外自家血注入の施設基準

当該療養を行うにつき必要な体制が整備されていること。

→ 硬膜外自家血注入の施設基準
(1) 脳神経外科，整形外科，神経内科又は麻酔科を標榜している保険医療機関である。
(2) 脳神経外科，整形外科，神経内科又は麻酔科について５年以上及び当該療養について１年以上の経験を有している常勤の医師が１名以上配置されている。また，当該医師は，当該療養を術者として実施する医師として３例以上の症例を実施している。
(3) 病床を有している。
(4) 当直体制が整備されている。
(5) 緊急手術体制が整備されている。
(6) 当該処置後の硬膜下血腫等の合併症等に対応するため，(2)について脳神経外科又は整形外科の医師が配置されていない場合にあっては，脳神経外科又は整形外科の専門的知識及び技術を有する医師が配置された医療機関との連携体制を構築している。
【届出に関する事項】 硬膜外自家血注入に係る届出は，**別添２**（→Web 版）の**様式48の６**及び**様式52**を用いる。

特施

２ エタノールの局所注入の施設基準

(1) 甲状腺又は副甲状腺に対するエタノールの局所注入を行うにつき必要な器械・器具が具備されていること。
(2) 甲状腺又は副甲状腺に対するエタノールの局所注入を行うにつき必要な体制が整備されていること。

→１ 甲状腺に対する局所注入の診療料を算定するための施設基準
(1) 甲状腺治療に関し，専門の知識及び５年以上の経験を有する医師が１名以上いる。
(2) カラードプラエコー（解像度 7.5MHz以上）を備えている。
２ 副甲状腺に対する局所注入の診療料を算定するための施設基準
(1) 副甲状腺治療に関し，専門の知識及び５年以上の経験を有する医師が１名以上いる。
(2) カラードプラエコー（解像度 7.5MHz以上）を備えている。
【届出に関する事項】 エタノールの局所注入の施設基準に係る届出は**別添２**（→Web 版）の**様式49**又は**様式49の２**を用いる。

２の２ 人工腎臓に規定する厚生労働大臣が定める施設基準等

(1) 導入期加算の施設基準
イ 導入期加算１の施設基準
当該療法を行うにつき必要な説明を行っていること。
ロ 導入期加算２の施設基準
① 導入期加算１の施設基準を満たしていること。
② 当該療法を行うにつき必要な実績を有していること。
③ 当該療法を行うにつき十分な説明を行っていること。
ハ 導入期加算３の施設基準
① 導入期加算１の施設基準を満たしていること。
② 当該療法を行うにつき十分な実績を有していること。
③ 当該療法を行うにつき十分な説明を行っていること。
(2) 人工腎臓に規定する薬剤
別表第10の３（p.1035）に掲げる薬剤
(3) 人工腎臓の注８に規定する算定回数上限の除外患者
妊娠中の患者
(4) 透析液水質確保加算の施設基準
透析治療に用いる透析液の水質を管理するにつき十分な体制が整備されていること。
(5) 下肢末梢動脈疾患指導管理加算の施設基準
人工腎臓を実施している患者に係る下肢末梢動脈疾患の重症度等を評価し，療養上必要な指導管理を行うための十分な体制が整備されていること。
(6) 人工腎臓の施設基準
イ 慢性維持透析を行った場合１の施設基準
① 次のいずれかに該当すること。
１ 当該保険医療機関における透析用監視装置が一定数未満であること。
２ 当該保険医療機関における透析用監視装置の台数に対する人工腎臓を行う患者の数の割合が一定割合未満であること。
② 透析液の水質を管理する専任の医師又は専任の臨床工学技士が１名以上配置されていること。
ロ 慢性維持透析を行った場合２の施設基準
① 当該保険医療機関における透析用監視装置が一定数以上であること。
② 当該保険医療機関における透析用監視装置の台数に対する人工腎臓を行う患者の数の割合が一定割合であること。
③ 透析液の水質を管理する専任の医師又は専任の臨床工学技士が１名以上配置されていること。
(7) 慢性維持透析濾過加算の施設基準
複雑な慢性維持透析濾過を行うにつき十分な体制が整備されていること。

→1　人工腎臓の施設基準

(1)　**慢性維持透析を行った場合１の施設基準**

ア　次のいずれかに該当する保険医療機関である。

①　透析用監視装置の台数が26台未満である。

②　透析用監視装置１台当たりのＪ038人工腎臓の「１」から「３」を算定した患者数（外来患者に限る）の割合が3.5未満である。

イ　関連学会から示されている基準に基づき，水質管理が適切に実施されている。

ウ　透析機器安全管理委員会を設置し，その責任者として専任の医師又は専任の臨床工学技士が１名以上配置されている。

(2)　**慢性維持透析を行った場合２の施設基準**

ア　次のいずれにも該当する保険医療機関である。

①　透析用監視装置の台数が26台以上である。

②　透析用監視装置１台当たりのＪ038人工腎臓の「１」から「３」を算定した患者数（外来患者に限る）の割合が3.5以上4.0未満である。

イ　関連学会から示されている基準に基づき，水質管理が適切に実施されている。

ウ　透析機器安全管理委員会を設置し，その責任者として専任の医師又は専任の臨床工学技士が１名以上配置されている。

(3)　**透析用監視装置の台数**

透析用監視装置の台数の計算に当たり，以下のいずれも満たす透析用監視装置を台数に数えることとする。

ア　透析室に配置されている。

イ　患者に対して使用できる状態である。

なお，直近12か月の各月はじめの人工腎臓を行う日の透析用監視装置の台数の合計を12で除した値をもって透析用監視装置の台数とする。

(4)　(1)のアの②及び(2)のアの②における**人工腎臓を算定した患者数**

直近12か月の各月の患者数（外来患者に限る）の合計を12で除した値をもって患者数とする。なお，人工腎臓を算定した患者数の計算に当たり，外来で人工腎臓を実施した回数が当該月において５回以下の患者は，当該月の患者数の合計に数えないこととする。

2　導入期加算の施設基準

(1)　**導入期加算１の施設基準**

ア　関連学会の作成した資料又はそれらを参考に作成した資料に基づき，患者ごとの適応に応じて，腎代替療法について，患者に対し必要な説明を行っている。

イ　腎代替療法に係る所定の研修を修了した者が配置されていることが望ましい。

(2)　**導入期加算２の施設基準**

次の全てを満たしている。

ア　(1)のアを満たしている。

イ　腎代替療法に係る所定の研修を修了した者が配置されている。

ウ　腎代替療法に係る所定の研修を修了した者が，導入期加算３を算定している施設が実施する腎代替療法に係る研修を定期的に受講している。

エ　Ｃ102在宅自己腹膜灌流指導管理料を過去１年間で24回以上算定している。

オ　腎移植について，患者の希望に応じて適切に相談に応じており，かつ，腎移植に向けた手続きを行った患者が前年に２人以上いる。なお，腎移植に向けた手続きを行った患者とは，日本臓器移植ネットワークに腎臓移植希望者として新規に登録された患者，先行的腎移植が実施された患者又は腎移植が実施され透析を離脱した患者をいう。

カ　腎代替療法を導入するに当たって，(1)のアに加え，心血管障害を含む全身合併症の状態及び当該合併症について選択することができる治療法について，患者に対し十分な説明を行っている。

(3)　**導入期加算３の施設基準**

次の全てを満たしている。

ア　(1)のア及び(2)のイを満たしている。

イ　腎臓移植実施施設として，日本臓器移植ネットワークに登録された施設であり，移植医と腎代替療法に係る所定の研修を修了した者が連携して診療を行っている。

ウ　導入期加算１又は２を算定している施設と連携して，腎代替療法に係る研修を実施し，必要に応じて，当該連携施設に対して移植医療等に係る情報提供を行っている。

エ　Ｃ102在宅自己腹膜灌流指導管理料を過去１年間で36回以上算定している。

オ　腎移植について，患者の希望に応じて適切に相談に応じており，かつ，腎移植に向けた手続きを行った患者が前年に５人以上いる。なお，腎移植に向けた手続きを行った患者とは，日本臓器移植ネットワークに腎臓移植希望者として新規に登録された患者，先行的腎移植が実施された患者又は腎移植が実施され透析を離脱した患者をいう。

カ　当該保険医療機関において献腎移植又は生体腎移植を実施した患者が前年に２人以上いる。

キ　(2)のカを満たしている。

3　透析液水質確保加算の施設基準

月１回以上水質検査を実施し，関連学会から示されている基準を満たした血液透析濾過用の置換液を作製し，使用している。

4　慢性維持透析濾過加算の施設基準

慢性維持透析濾過加算の施設基準及び届出に関する事項は，**第57の２の「３」透析液水質確保加算の例による。**

【届出に関する事項】

(1)　人工腎臓の施設基準に係る届出は**別添２**（→Web 版）の**様式87の４**を用いる。なお，透析機器安全管理委員会において作成した透析機器及び水処理装置の管理計画を添付する。

(2)　導入期加算１，２及び３の施設基準に係る届出は**別添２の様式２の２**を用いる。

(3)　透析液水質確保加算及び慢性維持透析濾過加算の施設基準に係る届出は**別添２の様式49の３**を用いる。

→　下肢末梢動脈疾患指導管理加算に関する施設基準

(1)　当該保険医療機関において慢性維持透析を実施している全ての患者に対し，下肢末梢動脈疾患に関するリスク評価を行っている。また，当該内容をもとに当該保険医療機関において慢性維持透析を実施している全ての患者に指導管理等を行い，臨床所見，検査実施日，検査結果及び指導内容等を診療録に記載している。

(2)　検査の結果，ABI検査0.7以下又はSPP検査40mmHg以下の患者については，患者や家族に説明を行い，同意を得た上で，専門的な治療体制を有している保険医療機関へ紹介を行っている。また，当該保険医療機関が専門的な治療体制を有している保険医療機関の要件を満たしている場合は，当該保険医療機関内の専門科と連携を行っている。

(3)　専門的な治療体制を有している連携先の保険医療機関をあらかじめ定めた上で，当該医療機関について事前に届出を行っている。また，当該医療機関について，院内掲示をする。なお，専門的な治療体制を有している保険医療機関とは，次に掲げるアからウまでの全ての診療科を標榜している病院のことをいう。

ア　循環器内科

イ　胸部外科又は血管外科

ウ　整形外科，皮膚科又は形成外科

【届出に関する事項】　下肢末梢動脈疾患指導管理加算の施設基準に係る届出は**別添２**（→Web 版）の**様式49の３の２**を用いる。

2の2の2　血漿交換療法に規定する施設基準

(1)　難治性高コレステロール血症に伴う重度尿蛋白を

呈する糖尿病性腎症に対するLDLアフェレシス療法の施設基準
イ 当該保険医療機関内に難治性高コレステロール血症に伴う重度尿蛋白を呈する糖尿病性腎症に対するLDLアフェレシス療法を行うにつき必要な医師，看護師及び臨床工学技士が配置されていること。
ロ 緊急事態に対応するための体制その他当該療法につき必要な体制が整備されていること。
(2) 移植後抗体関連型拒絶反応治療における血漿交換療法の施設基準
イ 当該保険医療機関内に移植後抗体関連型拒絶反応治療における血漿交換療法を行うにつき必要な医師，看護師及び臨床工学技士が配置されていること。
ロ 緊急事態に対応するための体制その他当該療法につき必要な体制が整備されていること。

→ 難治性高コレステロール血症に伴う重度尿蛋白を呈する糖尿病性腎症に対するLDLアフェレシス療法の施設基準
(1) 内科又は泌尿器科を標榜している病院である。
(2) 腎臓内科について５年以上の経験を有している医師が２名以上配置されている。
(3) (2)のうち，１名は専ら腎臓内科又は泌尿器科に従事し，当該診療科について５年以上の経験を有する医師である。また，当該医師は，リポソーバーを用いた血液浄化療法について１年以上の経験を有しており，当該療養を術者として実施する医師として２例以上の症例を実施している。
(4) 当該保険医療機関においてリポソーバーを用いた血液浄化療法が５例以上実施されている。
(5) 臨床工学技士が１名以上配置されている。
(6) 当該療法に用いる医療機器について，適切に保守管理がなされている。
【届出に関する事項】 難治性高コレステロール血症に伴う重度尿蛋白を呈する糖尿病性腎症に対するLDLアフェレシス療法に係る届出は，**別添２**（→Web 版）の**様式49の３の３**及び**様式52**を用いる。

→ 移植後抗体関連型拒絶反応治療における血漿交換療法の施設基準
(1) 内科，外科又は泌尿器科を標榜している保険医療機関である。
(2) 血液浄化療法について１年以上の経験を有する医師が配置されている。
(3) 看護師及び臨床工学技士がそれぞれ１名以上配置されている。
【届出に関する事項】 移植後抗体関連型拒絶反応治療における血漿交換療法に係る届出は，**別添２**（→Web 版）の**様式49の３の４**を用いる。

2の2の2の2 ストーマ合併症加算の施設基準

ストーマ合併症を有する患者に対するストーマ処置を行うにつき必要な体制が整備されていること。

→ ストーマ合併症加算に関する施設基準
(1) 関係学会から示されている指針等に基づき，当該処置が適切に実施されている。
(2) 排泄ケア関連領域における適切な研修を修了した常勤の看護師が配置されている。
【届出に関する事項】 ストーマ合併症加算に係る届出は，**別添２の様式49の10**を用いる。

2の2の3 人工膵臓療法の施設基準

(1) 当該保険医療機関内に人工膵臓療法を行うにつき必要な医師及び看護師が配置されていること。
(2) 緊急事態に対応するための体制その他当該療養につき必要な体制が整備されていること。

→ 人工膵臓療法に関する施設基準
(1) 患者の緊急事態に対応する緊急検査が可能な検査体制を有している。
(2) 担当する医師が常時待機しており，糖尿病の治療に関し，専門の知識及び少なくとも５年以上の経験を有する常勤の医師が２名以上配置されている。
(3) 人工膵臓療法を行うために必要な次に掲げる検査が当該保険医療機関内で常時実施できるよう必要な機器を備えている。
ア 血液学的検査
赤血球数，白血球数，血小板数，ヘマトクリット値
イ 生化学的検査
グルコース，尿素窒素，インスリン，ナトリウム，クロール，カリウム
(4) 100人以上の糖尿病患者を入院又は外来で現に管理している。
(5) 入院基本料（特別入院基本料を除く）を算定している。
(6) 前記各項でいう「常時」とは，勤務態様の如何にかかわらず，午前０時より午後12時までの間のことである。
(7) 医療法第30条の４第１項に規定する医療計画との連携も図りつつ，地域における当該療法に使用する機器の配置の適正にも留意されている。
【届出に関する事項】
(1) 人工膵臓療法の施設基準に係る届出は，**別添２**（→Web版）の**様式24の４**を用いる。
(2) 当該治療に従事する医師の氏名，勤務の態様（常勤・非常勤，専従・非専従，専任・非専任の別）及び勤務時間を**別添２の様式４**を用いて提出する。
(3) 当該地域における必要性を記載する（理由書）。

2の2の3の2 人工呼吸の注５に規定する対象患者

別表第10の３の２に掲げる患者

2の3 磁気による膀胱等刺激法の施設基準

磁気による膀胱等刺激法を行うにつき必要な体制が整備されていること。

→ 磁気による膀胱等刺激法に関する施設基準
５年以上の泌尿器科の経験又は５年以上の産婦人科の経験を有する常勤の医師が併せて２名以上配置されている。
【届出に関する事項】 磁気による膀胱等刺激法に関する施設基準に係る届出は**別添２**（→Web 版）の**様式49の４**を用いる。

4 一酸化窒素吸入療法（新生児の低酸素性呼吸不全に対して実施するものに限る）の施設基準

当該療法を行うに当たり，必要な体制が整備されていること。

→ 一酸化窒素吸入療法（新生児の低酸素呼吸不全に対して実施するものに限る）に関する施設基準
A302新生児特定集中治療室管理料又は**A303**総合周産期特定集中治療室管理料の届出を行っている保険医療機関である。
【届出に関する事項】 **A302**新生児特定集中治療室管理料又は**A303**総合周産期特定集中治療室管理料の届出を行っていればよく，一酸化窒素吸入療法（新生児の低酸素呼吸不全に対して実施するものに限る）として特に地方厚生（支）局長に対して，届出を行う必要はない。

4の2　心不全に対する遠赤外線温熱療法に規定する厚生労働大臣が定める施設基準等

(1) **心不全に対する遠赤外線温熱療法に規定する施設基準**
イ　当該療法を行うにつき必要な医師が１名以上配置されていること。
ロ　当該療法を行うにつき十分な機器及び施設を有していること。
ハ　当該療法を行うにつき必要な体制が整備されていること。
ニ　心大血管疾患リハビリテーション料に係る届出を行っている病院であること。

(2) **心不全に対する遠赤外線温熱療法に規定する患者**
慢性心不全により，一定程度以上の呼吸循環機能の低下及び日常生活能力の低下を来している患者

→　心不全に対する遠赤外線温熱療法に関する施設基準
(1) H000心大血管疾患リハビリテーション料（Ⅰ）又は（Ⅱ）に係る届出を行っている。
(2) 当該療法の経験を有し，循環器内科又は心臓血管外科の経験を５年以上有する常勤の医師が２名以上配置されている。
(3) 関係学会が主催又は後援する所定の研修を修了した医師が１名以上配置されている。
(4) 当該療法に用いる医療機器について，適切に保守管理がなされている。
(5) 関係学会から示されている指針に基づき，当該療法が適切に実施されている。

【届出に関する事項】　心不全に対する遠赤外線温熱療法の施設基準に係る届出は，**別添２**（→Web 版）の**様式49の４の２**及び**様式52**を用いる。

5　歩行運動処置（ロボットスーツによるもの）の施設基準

(1) 当該療法を行うに当たり，必要な医師その他の従事者が１名以上配置されていること。
(2) 当該療法を行うにつき十分な機器及び施設を有していること。
(3) 当該療法を行うにつき必要な体制が整備されていること。

→　歩行運動処置（ロボットスーツによるもの）に関する施設基準
(1) 当該保険医療機関において，神経・筋疾患の診療及びリハビリテーションに３年以上の経験を有しており，所定の研修を修了した専任の常勤医師が１名以上勤務している。
(2) 従事者の職種，人数及び勤務形態並びに訓練室の具備すべき条件（装置，広さ等）について，関連学会が監修する適正使用ガイドに規定された基準を満たす。
(3) 定期的に，担当の複数職種が参加し，当該処置による歩行運動機能改善効果を検討するカンファレンスが開催されている。
(4) 当該処置に関する記録（医師の指示，実施時間，訓練内容，担当者，歩行運動機能改善効果に係る検討結果等）は患者ごとに一元的に保管され，常に医療従事者により閲覧が可能であるようにする。

【届出に関する事項】
(1) 歩行運動処置（ロボットスーツによるもの）の施設基準に係る届出は，**別添２**（→Web 版）の**様式49の６**を用いる。
(2) 当該処置に従事する医師の氏名，勤務の態様（常勤・非常勤，専従・非専従，専任・非専任の別）及び勤務時間を**別添２**の**様式４**を用いて提出する。
(3) 当該処置に従事する理学療法士，作業療法士，看護師等の氏名，勤務の態様（常勤・非常勤，専従・非専従，専任・非専任の別）等を**別添２**の**様式49の７**を用いて提出する。
(4) 当該処置が行われる機能訓練室及び歩行路の平面図を添付する。

第12　手術

1　医科点数表第２章第10部手術通則第４号に掲げる手術等の施設基準等

(1) **通則**
緊急事態に対応するための体制その他当該療養を行うにつき必要な体制が整備されていること。

(2) 皮膚悪性腫瘍切除術（皮膚悪性腫瘍センチネルリンパ節生検加算を算定する場合に限る），皮膚移植術（死体），自家脂肪注入，組織拡張器による再建手術〔乳房（再建手術）の場合に限る〕，四肢・躯幹軟部悪性腫瘍手術（処理骨再建加算を算定する場合に限る），骨折観血的手術（緊急整復固定加算を算定する場合に限る），骨悪性腫瘍手術（処理骨再建加算を算定する場合に限る），骨悪性腫瘍，類骨骨腫及び四肢軟部腫瘍ラジオ波焼灼療法，骨移植術（軟骨移植術を含む）〔同種骨移植（非生体）〔同種骨移植（特殊なもの）に限る〕及び自家培養軟骨移植術に限る〕，人工骨頭挿入術（緊急挿入加算を算定する場合に限る），人工股関節置換術（手術支援装置を用いるもの），後縦靱帯骨化症手術（前方進入によるもの），椎間板内酵素注入療法，腫瘍脊椎骨全摘術，緊急穿頭血腫除去術，頭蓋内腫瘍摘出術（脳腫瘍覚醒下マッピング加算又は原発性悪性脳腫瘍光線力学療法加算を算定する場合に限る），内視鏡下脳腫瘍生検術，内視鏡下脳腫瘍摘出術，経皮的脳血栓回収術（脳血栓回収療法連携加算を算定する場合に限る），頭蓋骨形成手術（骨移動を伴うものに限る），脳刺激装置植込術，脳刺激装置交換術，頭蓋内電極植込術〔脳深部電極によるもの（７本以上の電極による場合）に限る〕，癒着性脊髄くも膜炎手術（脊髄くも膜剥離操作を行うもの），脊髄刺激装置植込術，脊髄刺激装置交換術，仙骨神経刺激装置植込術，仙骨神経刺激装置交換術，舌下神経電気刺激装置植込術，角結膜悪性腫瘍切除術，治療的角膜切除術（エキシマレーザーによるものに限る），角膜移植術（内皮移植加算を算定する場合に限る），羊膜移植術，緑内障手術〔流出路再建術（眼内法に限る），緑内障治療用インプラント挿入術（プレートのあるもの），水晶体再建術併用眼内ドレーン挿入術及び濾過胞再建術（needle法）の場合に限る〕，毛様体光凝固術（眼内内視鏡を用いるものに限る），網膜付着組織を含む硝子体切除術（眼内内視鏡を用いるもの），網膜再建術，植込型骨導補聴器（直接振動型）植込術，耳管用補綴材挿入術，経外耳道的内視鏡下鼓室形成術，人工中耳植込術，人工内耳植込術，植込型骨導補聴器移植術，植込型骨導補聴器交換術，内視鏡下鼻・副鼻腔手術Ⅴ型（拡大副鼻腔手術），経鼻内視鏡下鼻副鼻腔悪性腫瘍手術（頭蓋底郭清，再建を伴うものに限る），鏡視下咽頭悪性腫瘍手術（軟口蓋悪性腫瘍手術を含む），内喉頭筋内注入術（ボツリヌス毒素によるもの），鏡視下喉頭悪性腫瘍手術，喉頭形成手術（甲状軟骨固定用器具を用いたものに限る），上顎骨形成術（骨移動を伴う場合に限る），下顎骨形成術（骨移動を伴う場合に限る），顎関節人工関節全置換術，内視鏡下甲状腺部分切除，腺腫摘出術，内視鏡下バセドウ甲状腺全摘（亜全摘）術（両葉），内視鏡下甲状腺悪性腫瘍手術，内視鏡下

副甲状腺（上皮小体）腺腫過形成手術，頭頸部悪性腫瘍光線力学療法，乳腺腫瘍画像ガイド下吸引術（一連につき）（MRIによるものに限る），乳房切除術〔1の(3)に規定する患者に対して行う場合に限る〕，乳腺悪性腫瘍手術〔単純乳房切除術（乳腺全摘術），乳房部分切除術（腋窩部郭清を伴わないもの），乳房切除術（腋窩部郭清を伴わないもの），乳房部分切除術〔腋窩部郭清を伴うもの（内視鏡下によるものを含む）〕，乳房切除術（腋窩鎖骨下部郭清を伴うもの）・胸筋切除を併施しないもの，乳房切除術（腋窩鎖骨下部郭清を伴うもの）・胸筋切除を併施するもの及び拡大乳房切除術（胸骨旁，鎖骨上，下窩など郭清を併施するもの）については，乳癌センチネルリンパ節生検加算1又は乳癌センチネルリンパ節生検加算2を算定する場合に限る〕，ゲル充填人工乳房を用いた乳房再建術（乳房切除後），乳腺悪性腫瘍ラジオ波焼灼療法，気管支バルブ留置術，肺悪性腫瘍手術〔壁側・臓側胸膜全切除（横隔膜，心膜合併切除を伴うもの）に限る〕，胸腔鏡下肺悪性腫瘍手術（気管支形成を伴う肺切除に限る），同種死体肺移植術，生体部分肺移植術，肺悪性腫瘍及び胸腔内軟部腫瘍ラジオ波焼灼療法，食道縫合術（穿孔，損傷）（内視鏡によるものに限る），内視鏡下筋層切開術，経皮的冠動脈形成術，経皮的冠動脈形成術（特殊カテーテルによるもの），経皮的冠動脈ステント留置術，胸腔鏡下弁形成術，経カテーテル弁置換術，胸腔鏡下弁置換術，経皮的僧帽弁クリップ術，胸腔鏡下動脈管開存閉鎖術，胸腔鏡下心房中隔欠損閉鎖術，不整脈手術〔左心耳閉鎖術〔(胸腔鏡下によるもの及び経カテーテル的手術によるものに限る〕に限る〕，経皮的カテーテル心筋焼灼術（磁気ナビゲーション加算を算定する場合に限る），経皮的中隔心筋焼灼術，ペースメーカー移植術，ペースメーカー交換術，植込型心電図記録計移植術，植込型心電図記録計摘出術，両心室ペースメーカー移植術，両心室ペースメーカー交換術，植込型除細動器移植術，植込型除細動器交換術，両室ペーシング機能付き植込型除細動器移植術，両室ペーシング機能付き植込型除細動器交換術，経静脈電極抜去術，大動脈バルーンパンピング法（IABP法），経皮的循環補助法（ポンプカテーテルを用いたもの），補助人工心臓，小児補助人工心臓，植込型補助人工心臓（非拍動流型），同種心移植術，同種心肺移植術，骨格筋由来細胞シート心表面移植術，経皮的大動脈遮断術，経皮的下肢動脈形成術，内視鏡下下肢静脈瘤不全穿通枝切離術，腹腔鏡下リンパ節群郭清術（後腹膜，傍大動脈及び側方に限る），腹腔鏡下小切開骨盤内リンパ節群郭清術，腹腔鏡下小切開後腹膜リンパ節群郭清術，ダメージコントロール手術，腹腔鏡下小切開後腹膜腫瘍摘出術，腹腔鏡下小切開後腹膜悪性腫瘍手術，骨盤内悪性腫瘍及び腹腔内軟部腫瘍ラジオ波焼灼療法，内視鏡下胃，十二指腸穿孔瘻孔閉鎖術，内視鏡的逆流防止粘膜切除術，腹腔鏡下十二指腸局所切除術（内視鏡処置を併施するもの），腹腔鏡下胃切除術〔悪性腫瘍手術（内視鏡手術用支援機器を用いるもの）に限る〕，腹腔鏡下噴門側胃切除術〔悪性腫瘍手術（内視鏡手術用支援機器を用いるもの）に限る〕，腹腔鏡下胃全摘術〔悪性腫瘍手術（内視鏡手術用支援機器を用いるもの）に限る〕，腹腔鏡下胃縮小術，胃瘻閉鎖術（内視鏡によるものに限る），バルーン閉塞下逆行性経静脈的塞栓術，腹腔鏡下胆嚢悪性腫瘍手術（胆嚢床切除を伴うもの），胆管悪性腫瘍手術〔膵頭十二指腸切除及び肝切除（葉以上）を伴うものに限る〕，体外衝撃波胆石破砕術，腹腔鏡下胆道閉鎖症手術，腹腔鏡下肝切除術，移植用部分肝採取術（生体）（腹腔鏡によるものに限る），生体部分肝移植術，同種死体肝移植術，体外衝撃波膵石破砕術，腹腔鏡下膵腫瘍摘出術，腹腔鏡下膵中央切除術，腹腔鏡下膵体尾部腫瘍切除術，腹腔鏡下膵頭部腫瘍切除術，同種死体膵移植術，同種死体膵腎移植術，同種死体膵島移植術，生体部分小腸移植術，同種死体小腸移植術，早期悪性腫瘍大腸粘膜下層剥離術，内視鏡的小腸ポリープ切除術，小腸瘻閉鎖術（内視鏡によるものに限る），結腸瘻閉鎖術（内視鏡によるものに限る），腹腔鏡下小切開副腎摘出術，副腎腫瘍ラジオ波焼灼療法，体外衝撃波腎・尿管結石破砕術，腹腔鏡下小切開腎部分切除術，腹腔鏡下小切開腎摘出術，腹腔鏡下小切開腎（尿管）悪性腫瘍手術，腎腫瘍凝固・焼灼術（冷凍凝固によるもの），腹腔鏡下腎悪性腫瘍手術（内視鏡手術用支援機器を用いるもの），腹腔鏡下尿管悪性腫瘍手術（内視鏡手術用支援機器を用いるもの），腎悪性腫瘍ラジオ波焼灼療法，腎（腎盂）腸瘻閉鎖術（内視鏡によるものに限る），同種死体腎移植術，生体腎移植術，腹腔鏡下小切開尿管腫瘍摘出術，尿管腸瘻閉鎖術（内視鏡によるものに限る），膀胱水圧拡張術，ハンナ型間質性膀胱炎手術（経尿道），腹腔鏡下小切開膀胱腫瘍摘出術，腹腔鏡下膀胱悪性腫瘍手術，腹腔鏡下小切開膀胱悪性腫瘍手術，膀胱腸瘻閉鎖術（内視鏡によるものに限る），腹腔鏡下膀胱尿管逆流手術（膀胱外アプローチ），尿道形成手術〔前部尿道〔1の(3)に規定する患者に対して行う場合に限る〕に限る〕，尿道下裂形成手術〔1の(3)に規定する患者に対して行う場合に限る〕，陰茎形成術〔1の(3)に規定する患者に対して行う場合に限る〕，尿道狭窄グラフト再建術，人工尿道括約筋植込・置換術，膀胱頸部形成術（膀胱頸部吊上術以外），陰茎全摘術〔1の(3)に規定する患者に対して行う場合に限る〕，埋没陰茎手術，精巣摘出術〔1の(3)に規定する患者に対して行う場合に限る〕，精巣温存手術，陰嚢水腫手術（鼠径部切開によるものに限る），精巣内精子採取術，焦点式高エネルギー超音波療法，腹腔鏡下前立腺悪性腫瘍手術，腹腔鏡下小切開前立腺悪性腫瘍手術，腹腔鏡下前立腺悪性腫瘍手術（内視鏡手術用支援機器を用いるもの），女子外性器悪性腫瘍手術（女子外性器悪性腫瘍センチネルリンパ節生検加算を算定する場合に限る），会陰形成手術〔筋層に及ばないもの〔1の(3)に規定する患者に対して行う場合に限る〕に限る〕，腟腸瘻閉鎖術（内視鏡によるものに限る），造腟術，腟閉鎖症術〔遊離植皮によるもの，腸管形成によるもの及び筋皮弁移植によるもの〔1の(3)に規定する患者に対して行う場合に限る〕に限る〕，腹腔鏡下仙骨腟固定術，子宮全摘術〔1の(3)に規定する患者に対して行う場合に限る〕，腹腔鏡下腟式子宮全摘術〔1の(3)に規定する患者に対して行う場合に限る〕，腹腔鏡下子宮悪性腫瘍手術，腹腔鏡下子宮瘢痕部修復術，人工授精，胚移植術，子宮附属器腫瘍摘出術（両側）〔1の(3)に規定する患者に対して行う場合に限る〕，採卵術，内視鏡的胎盤吻合血管レーザー焼灼術，胎児胸腔・羊水腔シャント術，無心体双胎焼灼術，胎児輸血術，臍帯穿刺，体外式膜型人工肺管理料，体外受精・顕微授精管理料，受精卵・胚培養管理料，胚凍結保存管理料，採取精子調整管理料及び精子凍結保存管理料の施設基準

イ　当該療養を行うにつき十分な専用施設を有している病院であること。ただし，人工股関節置換術（手術支援装置を用いるもの），椎間板内酵素注入療法，脊髄刺激装置植込術，脊髄刺激装置交換術，治療的角膜切除術（エキシマレーザーによるものに限る），組織拡張器による再建手術〔乳房（再建手術）の場合に限る〕，角膜移植術（内皮移植加算を算定する場合に

限る)，緑内障手術〔流出路再建術（眼内法に限る)，緑内障治療用インプラント挿入術（プレートのあるもの)，水晶体再建術併用眼内ドレーン挿入術及び濾過胞再建術(needle法)〕，毛様体光凝固術（眼内内視鏡を用いるものに限る)，網膜付着組織を含む硝子体切除術（眼内内視鏡を用いるもの)，乳腺悪性腫瘍手術〔単純乳房切除術（乳腺全摘術)，乳房部分切除術（腋窩部郭清を伴わないもの)，乳房切除術（腋窩部郭清を伴わないもの)，乳房部分切除術〔腋窩部郭清を伴うもの（内視鏡下によるものを含む)〕，乳房切除術（腋窩鎖骨下部郭清を伴うもの）・胸筋切除を併施しないもの，乳房切除術（腋窩鎖骨下部郭清を伴うもの）・胸筋切除を併施するもの及び拡大乳房切除術（胸骨旁，鎖骨上，下窩など郭清を併施するもの）については，乳癌センチネルリンパ節生検加算１又は乳癌センチネルリンパ節生検加算２を算定する場合に限る〕，ゲル充填人工乳房を用いた乳房再建術（乳房切除後)，経皮的冠動脈形成術，経皮的冠動脈ステント留置術，植込型心電図記録計移植術，植込型心電図記録計摘出術，腹腔鏡下胃縮小術，膀胱水圧拡張術，ハンナ型間質性膀胱炎手術（経尿道)，女子外性器悪性腫瘍手術（女子外性器悪性腫瘍センチネルリンパ節生検加算を算定する場合に限る)，ペースメーカー移植術，ペースメーカー交換術，大動脈バルーンパンピング法（IABP法)，腹腔鏡下仙骨腟固定術，耳管用補綴材挿入術，精巣内精子採取術，人工授精，胚移植術，採卵術，体外受精・顕微授精管理料，受精卵・胚培養管理料，胚凍結保存管理料，採取精子調整管理料及び精子凍結保存管理料については，診療所〔人工股関節置換術（手術支援装置を用いるもの)，椎間板内酵素注入療法，脊髄刺激装置植込術，脊髄刺激装置交換術，乳腺悪性腫瘍手術，膀胱水圧拡張術，ハンナ型間質性膀胱炎手術（経尿道）及び腹腔鏡下仙骨腟固定術については有床診療所に限り，植込型心電図記録計移植術及び植込型心電図記録計摘出術についてはペースメーカー移植術及びペースメーカー交換術に係る届出を行っている診療所に限る〕でもよいこととする。

ロ 当該保険医療機関内に当該療養を行うにつき必要な医師及び看護師が配置されていること。

ハ 胸腔鏡下肺悪性腫瘍手術（気管支形成を伴う肺切除に限る)，胸腔鏡下弁形成術，経カテーテル弁置換術，胸腔鏡下弁置換術，経皮的僧帽弁クリップ術，胸腔鏡下動脈管開存閉鎖術，胸腔鏡下心房中隔欠損閉鎖術，不整脈手術〔左心耳閉鎖術（胸腔鏡下によるもの及び経カテーテル的手術によるものに限る）に限る〕，腹腔鏡下リンパ節群郭清術（後腹膜，傍大動脈及び側方に限る)，腹腔鏡下小切開骨盤内リンパ節群郭清術，腹腔鏡下小切開後腹膜リンパ節群郭清術，腹腔鏡下小切開後腹膜腫瘍摘出術，腹腔鏡下小切開後腹膜悪性腫瘍手術，腹腔鏡下十二指腸局所切除術（内視鏡処置を併施するもの)，腹腔鏡下胃切除術〔悪性腫瘍手術（内視鏡手術用支援機器を用いるもの）に限る〕，腹腔鏡下噴門側胃切除術〔悪性腫瘍手術（内視鏡手術用支援機器を用いるもの）に限る〕，腹腔鏡下胃全摘術〔悪性腫瘍手術（内視鏡手術用支援機器を用いるもの）に限る〕，腹腔鏡下胃縮小術，腹腔鏡下胆嚢悪性腫瘍手術（胆嚢床切除を伴うもの)，腹腔鏡下胆道閉鎖症手術，腹腔鏡下肝切除術，移植用部分肝採取術（生体)（腹腔鏡によるものに限る)，腹腔鏡下膵腫瘍摘出術，腹腔鏡下膵中央切除術，腹腔鏡下膵体尾部腫瘍切除術，腹腔鏡下膵頭部腫瘍切除術，腹腔鏡下小切開副腎摘出術，腹腔鏡下小切開腎部分切除術，腹腔鏡下小切開腎摘出術，腹腔鏡下小切開腎（尿管）悪性腫瘍手術，腹腔鏡下腎悪性腫瘍手術（内視鏡手術用支援機器を用いるもの)，腹腔鏡下尿管腫瘍手術（内視鏡手術用支援機器を用いるもの)，腹腔鏡下小切開尿管腫瘍摘出術，腹腔鏡下小切開膀胱腫瘍摘出術，腹腔鏡下膀胱悪性腫瘍手術，腹腔鏡下小切開膀胱悪性腫瘍手術，腹腔鏡下膀胱尿管逆流手術（膀胱外アプローチ)，腹腔鏡下前立腺悪性腫瘍手術，腹腔鏡下小切開前立腺悪性腫瘍手術，腹腔鏡下前立腺悪性腫瘍手術（内視鏡手術用支援機器を用いるもの)，腹腔鏡下仙骨腟固定術，腹腔鏡下腟式子宮全摘術（１の(3)に規定する患者に対して行う場合に限る)，腹腔鏡下子宮悪性腫瘍手術及び腹腔鏡下子宮瘢痕部修復術については，医療安全対策加算１に係る届出を行っている保険医療機関であること。

(3) 医科点数表第２章第10部手術通則第４号に規定する患者

性同一性障害の患者

→ 皮膚悪性腫瘍切除術（皮膚悪性腫瘍センチネルリンパ節生検加算を算定する場合に限る）の施設基準（K007）

(1) 皮膚科，形成外科，耳鼻咽喉科又は歯科口腔外科の経験を５年以上有しており，皮膚悪性腫瘍切除術における皮膚悪性腫瘍センチネルリンパ節生検を，当該手術に習熟した医師の指導の下に，術者として５症例以上経験している医師が配置されている。
(2) 当該保険医療機関が皮膚科，形成外科，耳鼻咽喉科又は歯科口腔外科及び放射線科を標榜しており，当該診療科において常勤の医師が配置されている。
(3) 麻酔科標榜医が配置されている。
(4) 病理部門が設置され，病理医が配置されている。

【届出に関する事項】 皮膚悪性腫瘍切除術（皮膚悪性腫瘍センチネルリンパ節生検加算を算定する場合に限る）の施設基準に係る届出は，**別添２**（→Web 版）の**様式50の４及び様式52**を用いる。

→ 皮膚移植術（死体）に関する施設基準（K014-2）

(1) 広範囲熱傷及び重症熱傷の治療の実績を有する施設である。
(2) 関連学会の主催する講習会を受講し，同種皮膚移植の十分な経験を有する常勤の医師が１名以上配置されている。
(3) 日本組織移植学会の認定する，採取して保存した組織を他施設へ供給できる組織バンクと，当該保存同種組織の適切な使用及び保存方法等について契約している保険医療機関である。

【届出に関する事項】 皮膚移植術（死体）に係る届出は，**別添２**（→Web 版）の**様式87の６及び様式52**を用いる。なお，１の(3)に係る契約に関する文書の写しも併せて提出する。

→ 自家脂肪注入に関する施設基準（K019-2）

(1) 形成外科を標榜している病院である。
(2) 形成外科の経験を５年以上有する常勤の医師が２名以上配置されており，そのうち１名以上が形成外科について10年以上の経験を有している。
(3) 関係学会から示されている指針に基づいた所定の研修を修了し，その旨が登録されている医師が１名以上配置されている。
(4) 耳鼻咽喉科の専門的な研修の経験を10年以上有している常勤の医師が１名以上配置されており，連携して手術を行う。
(5) 緊急手術の体制が整備されている。
(6) 関係学会から示されている指針に基づき，自家脂肪注入が適切に実施されている。

【届出に関する事項】 自家脂肪注入の施設基準に係る届出は，**別添２**（→Web 版）の**様式87の24**を用いる。

→　組織拡張器による再建手術（一連につき）〔乳房（再建手術）の場合に限る〕に関する施設基準（Ｋ022）

(1)　形成外科又は乳腺外科の専門的な研修の経験を５年以上有している医師若しくはその指導下で研修を行う医師が１名以上配置されている。
(2)　関係学会から示されている指針に基づいた所定の研修を修了し，その旨が登録されている医師が１名以上配置されている。
(3)　一次再建の場合は，乳腺外科の専門的な研修の経験を５年以上有している常勤の医師が１名以上及び形成外科の専門的な研修の経験を５年以上有している常勤又は非常勤の医師が配置されており，連携して手術を行う。
(4)　二次再建の場合は，形成外科の専門的な研修の経験を５年以上有している常勤の医師が１名以上配置されている又は乳腺外科の専門的な研修の経験を５年以上有している常勤の医師が１名以上及び形成外科の専門的な研修の経験を５年以上有している常勤又は非常勤の医師が１名以上配置されており，連携して手術を行う。
(5)　関係学会から示されている指針に基づき，乳房再建術が適切に実施されている。

【届出に関する事項】　組織拡張器による再建手術（一連につき）〔乳房（再建手術）の場合に限る〕の施設基準に係る届出は，**別添２**（→Web 版）の**様式50の５**を用いる。

→　処理骨再建加算に関する施設基準（Ｋ031，Ｋ053）

(1)　整形外科を標榜している病院である。
(2)　整形外科について５年以上の経験を有する常勤の医師が１名以上配置されている。
(3)　骨・軟部腫瘍手術を術者として50例（このうち10例は骨・軟部悪性腫瘍手術である）以上実施した経験を有する常勤の整形外科の医師が１名以上配置されている。
(4)　処理骨を作製するにつき，必要な設備や機器等を備えている。
(5)　病理部門が設置され，病理医が配置されている。
(6)　緊急手術が可能な体制を有している。
(7)　関係学会から示されている指針等に基づき，当該手術が適切に実施されている。

【届出に関する事項】　処理骨再建加算に係る届出は，**別添２**（→Web 版）の**様式50の５の３及び様式52**を用いる。

→　緊急整復固定加算及び緊急挿入加算に関する施設基準（Ｋ046，Ｋ081）

(1)　整形外科，内科及び麻酔科を標榜している病院である。
(2)　整形外科について５年以上の経験を有する常勤の医師が２名以上配置されている。
(3)　麻酔科標榜医が配置されている。
(4)　常勤の内科の医師が１名以上配置されている。
(5)　緊急手術が可能な体制を有している。
(6)　大腿骨近位部骨折患者に対する，前年の**Ｋ046**骨折観血的手術及び**Ｋ081**人工骨頭挿入術の算定回数の合計が60回以上である。
(7)　当該施設における大腿骨近位部骨折後48時間以内に手術を実施した前年の実績について，院内掲示する。
(8)　関係学会等と連携の上，手術適応等の治療方針の決定及び術後の管理等を行っている。
(9)　多職種連携を目的とした，大腿骨近位部骨折患者に対する院内ガイドライン及びマニュアルを作成する。
(10)　速やかな術前評価を目的とした院内の内科受診基準を作成する。
(11)　**H002**運動器リハビリテーション料（Ⅰ）又は（Ⅱ）の施設基準に適合しているものとして地方厚生（支）局長に届け出ている。
(12)　二次性骨折予防継続管理料１の施設基準に適合しているものとして地方厚生（支）局長に届け出ている。
(13)　関係学会から示されているガイドライン等に基づき，当該手術が適切に実施されている。

【届出に関する事項】　緊急整復固定加算又は緊急挿入加算に係る届出は，**別添２**（→Web 版）の**様式87の25**を用いる。

→　骨悪性腫瘍，類骨骨腫及び四肢軟部腫瘍ラジオ波焼灼療法に関する施設基準（Ｋ053-2）

(1)　整形外科及び麻酔科を標榜している保険医療機関である病院である。
(2)　整形外科について専門の知識及び５年以上の経験を有する常勤の医師が２名以上配置されている。
(3)　麻酔科標榜医が配置されている。
(4)　悪性骨腫瘍手術を年間10例以上実施している。
(5)　緊急手術が可能な体制を有している。

【届出に関する事項】　骨悪性腫瘍，類骨骨腫及び四肢軟部腫瘍ラジオ波焼灼療法の施設基準に係る届出は，**別添２の様式52及び様式87の53**を用いる。

→　骨移植術（軟骨移植術を含む）〔同種骨移植（非生体）〔同種骨移植（特殊なものに限る）〕〕に関する施設基準（Ｋ059）

(1)　整形外科を標榜している病院である。
(2)　整形外科について５年以上の経験を有する常勤の医師が１名以上配置されている。
(3)　日本組織移植学会の認定する採取して保存した組織を他施設へ供給できる組織バンクを有している。当該バンクを有していない場合は，当該バンクを有する保険医療機関とあらかじめ当該保存同種組織の適切な使用及び保存方法等について契約を有している。

【届出に関する事項】　骨移植術（軟骨移植術を含む）〔同種骨移植（非生体）〔同種骨移植（特殊なものに限る）〕〕に係る届出は，**別添２**（→Web 版）の**様式50の５の２**を用いる。なお，１の(3)に係る契約に関する文書の写しも併せて提出する。

→　骨移植術（軟骨移植術を含む）（自家培養軟骨移植術に限る）に関する施設基準（Ｋ059）

次のいずれにも該当する保険医療機関において実施する。

(1)　CT撮影及びMRI撮影の施設基準に適合しているものとして地方厚生（支）局長に届け出ている。
(2)　**H002**運動器リハビリテーション料（Ⅰ）又は（Ⅱ）の施設基準に適合しているものとして地方厚生（支）局長に届け出ている。
(3)　関節軟骨修復術を含む骨切り術，関節鏡下靱帯再建術，半月板手術，人工膝関節置換術等の膝関節手術を年間100症例以上実施していること又は大学病院本院である。
(4)　整形外科の経験を５年以上有しており，関節軟骨修復術10症例以上を含む膝関節手術を術者として100症例以上実施した経験を有する常勤の医師であって，所定の研修を修了している常勤の整形外科の医師が１名以上配置されている。なお，当該研修は次の内容を含むものである。
　ア　自家培養軟骨の適応に関する事項
　イ　変形性膝関節症との鑑別点に関する事項
　ウ　軟骨採取法に関する事項
　エ　周術期管理に関する事項
　オ　合併症への対策に関する事項
　カ　リハビリテーションに関する事項
　キ　全例調査方法に関する事項
　ク　手術方法に関する事項（自家培養軟骨に類似した人工物を用いた手技を含む）

【届出に関する事項】　骨移植術（軟骨移植術を含む）（自家培養軟骨移植術に限る）の施設基準に係る届出は，**別添２**（→Web 版）の**様式50の６及び様式52**を用いる。

→　人工股関節置換術（手術支援装置を用いるもの）の施設基準（Ｋ082-7）

(1)　整形外科を標榜している保険医療機関である。
(2)　当該保険医療機関において，人工関節置換術に係る手術〔**Ｋ082**の「１」（股関節に限る）又は**Ｋ082-3**の「１」（股関節に限る）〕を年間10例以上実施している。

(3)　整形外科について専門の知識及び５年以上の経験を有する常勤の医師が２名以上配置されている。
(4)　当該手術に用いる機器について，保守管理の計画を作成し，適切に保守管理がなされている。
(5)　当該手術を実施する患者について，関連学会と連携の上，手術適応等の治療方針の決定及び術後の管理等を行っている。

【届出に関する事項】　人工股関節置換術（手術支援装置を用いるもの）の施設基準に係る届出は，**別添２の様式52及び様式87の54**を用いる。

→　後縦靱帯骨化症手術に関する施設基準（Ｋ133-2）

(1)　整形外科又は脳神経外科を標榜している保険医療機関である。
(2)　脊椎又は脊髄に係る手術について100例以上の経験を有し，かつ，後縦靱帯骨化症に係る手術について20例以上の経験を有する医師が配置されている。
(3)　整形外科又は脳神経外科について10年以上の経験を有する常勤の医師が１名以上配置されている。
(4)　顕微鏡下に手術が実施できる体制を有している。
(5)　緊急手術が可能な体制を有している。

【届出に関する事項】　後縦靱帯骨化症手術（前方進入によるもの）に係る届出は，**別添２**（→Web 版）の**様式52及び様式87の７**を用いる。

→　椎間板内酵素注入療法に関する施設基準（Ｋ134-4）

(1)　整形外科又は脳神経外科を標榜している保険医療機関である。
(2)　整形外科又は脳神経外科について10年以上の経験を有する常勤の医師が１名以上配置されている。
(3)　緊急手術が可能な体制を有している。ただし，緊急手術が可能な保険医療機関との連携（当該連携について，文書による契約が締結されている場合に限る）により，緊急事態に対応するための体制が整備されている場合は，この限りでない。
(4)　椎間板内酵素注入療法を行うに当たり関係学会より認定された施設である。
(5)　病床を有している。

【届出に関する事項】

(1)　椎間板内酵素注入療法に係る届出は，**別添２**（→Web 版）の**様式50の７**を用いる。
(2)　関係学会より認定された施設であることを証する文書の写しを添付する。

→　腫瘍脊椎骨全摘術に関する施設基準（Ｋ136-2）

(1)　整形外科を標榜している病院である。
(2)　当該保険医療機関において，常勤の整形外科の医師が２名以上配置されている。
(3)　**Ｋ118**，**Ｋ131-2**から**Ｋ136**まで，**Ｋ138**，**Ｋ139**，**Ｋ142**及び**Ｋ142-2**に掲げる脊椎手術を，術者として300例以上実施した経験を有する常勤の整形外科の医師が１名以上配置されている。
(4)　当該手術に熟練した医師の指導の下に，術者として，当該手術を３例以上実施した経験を有する常勤の整形外科の医師が１名以上配置されている。
(5)　手術の際の緊急事態に対応可能な体制を有している。

【届出に関する事項】　腫瘍脊椎骨全摘術に係る届出は，**別添２**（→Web 版）の**様式51及び様式52**を用いる。

→　緊急穿頭血腫除去術に関する施設基準（Ｋ147-3）

(1)　**Ａ300**救命救急入院料，**Ａ301**特定集中治療室管理料，**Ａ301-2**ハイケアユニット入院医療管理料，**Ａ301-3**脳卒中ケアユニット入院医療管理料又は**Ａ301-4**小児特定集中治療室管理料の届出を行った保険医療機関である。
(2)　脳神経外科を標榜している保険医療機関である病院である。
(3)　脳神経外科の常勤医師が２名以上配置されており，そのうち１名以上が５年以上の脳神経外科の経験を有している。
(4)　救急医療に関する３年以上の経験を有する専任の看護師が配置されている。

【届出に関する事項】　緊急穿頭血腫除去術に係る届出は**別添２の様式87の55**を用いる。

→　頭蓋内腫瘍摘出術（脳腫瘍覚醒下マッピング加算を算定する場合に限る）に関する施設基準（Ｋ169）

(1)　脳神経外科及び麻酔科を標榜している病院である。
(2)　当該手術を行うに当たり関係学会から認定された施設である。
(3)　５年以上の脳神経外科の経験を有しており，所定の研修を修了している常勤の医師が２名以上配置されており，そのうち１名以上は当該手術を主として実施する医師又は補助を行う医師として合わせて５例以上実施した経験を有する。
(4)　５年以上の麻酔科の経験を有しており，所定の研修を修了している常勤の医師が１名以上配置されている。
(5)　頭蓋内腫瘍摘出術を年間５例以上実施している。

【届出に関する事項】

(1)　頭蓋内腫瘍摘出術（脳腫瘍覚醒下マッピング加算を算定する場合に限る）に係る届出は，**別添２**（→Web 版）の**様式51の２及び様式52**を用いる。
(2)　関係学会より認定された施設であることを証する文書の写しを添付する。

→　頭蓋内腫瘍摘出術（原発性悪性脳腫瘍光線力学療法加算を算定する場合に限る）に関する施設基準（Ｋ169）

(1)　脳神経外科を標榜している病院である。
(2)　５年以上の脳神経外科の経験を有する常勤の医師が１名以上配置されており，このうち１名以上は関係学会から示されている悪性脳腫瘍患者に対する光線力学療法に関する所定の研修を修了している。
(3)　脳腫瘍摘出術中の病理検査が可能な体制が整っている。
(4)　脳腫瘍摘出術に伴う合併症への対応ができる体制が整っている。
(5)　当該手術に用いる機器について，適切に使用管理区域の設定がなされている。
(6)　悪性脳腫瘍患者に対する光線力学療法の研修プログラムを受講した機器管理責任者（医師又は臨床工学技士）が選定されており，当該手術に用いる装置について，保守管理の計画を作成し，適切に保守管理されている。
(7)　実際の手技に当たって，５年以上の脳神経外科の経験を有する常勤の医師であって関係学会から示されている所定の研修を修了している医師が１名以上参加する。

【届出に関する事項】　頭蓋内腫瘍摘出術（原発性悪性脳腫瘍光線力学療法加算を算定する場合に限る）に係る届出は，**別添２**（→Web 版）の**様式51の３**を用いる。

→　内視鏡下脳腫瘍生検術及び内視鏡下脳腫瘍摘出術に関する施設基準（Ｋ169-2，Ｋ169-3）

(1)　脳神経外科及び麻酔科を標榜している病院である。
(2)　内視鏡下脳腫瘍生検術又は内視鏡下脳腫瘍摘出術を，当該手術に習熟した医師の補助として合わせて10例以上経験し，当該手術に習熟した医師の指導の下に術者として合わせて10例以上実施した経験を有する常勤の脳神経外科の医師（当該診療科について５年以上の経験を有するものに限る）が術者として１名以上配置されている。
(3)　５年以上の脳神経外科の経験を有している常勤の医師が２名以上配置されている。
(4)　常勤の麻酔科標榜医が１名以上配置されている。
(5)　内視鏡下脳腫瘍生検術及び内視鏡下脳腫瘍摘出術に伴う合併症への対応ができる体制が整っている。

【届出に関する事項】　内視鏡下脳腫瘍生検術及び内視鏡下脳腫瘍摘出術に係る届出は，**別添２**（→Web 版）の**様式87の26**を用いる。

→ **脳血栓回収療法連携加算の施設基準**（K178-4「注」）
(1) **A205-2**超急性期脳卒中加算に関する施設基準における(1)のアを満たすものとして当該加算の届出を行っている施設である。
(2) 関係学会の定める指針に基づき，**A205-2**超急性期脳卒中加算に関する施設基準における(1)のイを満たすものとして当該加算の届出を行っている他の保険医療機関との間で，脳梗塞患者に対する経皮的脳血栓回収術の適応の可否の判断における連携について協議し，手順書を整備した上で，対象となる患者について当該他の保険医療機関に対して助言を行っている。

【届出に関する事項】 脳血栓回収療法連携加算に係る届出は，**別添2の様式87の56**を用いる。

→ **頭蓋骨形成手術（骨移動を伴うものに限る）に関する施設基準**（K180）
(1) 形成外科及び脳神経外科を標榜している病院である。
(2) 頭蓋骨形成手術を，当該手術に習熟した医師の指導の下に，術者として5例以上実施した経験を有する常勤の形成外科及び脳神経外科の医師（当該診療科について5年以上の経験を有するものに限る）がそれぞれ1名以上配置されている。
(3) 当該保険医療機関において頭蓋骨形成手術（骨移動を伴うものに限る）が5例以上実施されている。
(4) 関係学会から示されている指針に基づき当該手術が適切に実施されている。

【届出に関する事項】 頭蓋骨形成手術（骨移動を伴うものに限る）に係る届出は，**別添2**（→Web 版）の**様式52**及び**様式54**を用いる。

→ **脳刺激装置植込術及び脳刺激装置交換術，脊髄刺激装置植込術及び脊髄刺激装置交換術に関する施設基準**（K181，K181-2，K190，K190-2）
(1) 脳刺激装置植込術及び脳刺激装置交換術
　第24の長期継続頭蓋内脳波検査の施設基準（p.936）に準ずる。
(2) 脊髄刺激装置植込術及び脊髄刺激装置交換術
　脳神経外科，整形外科又は麻酔科を標榜しており，当該診療科の常勤医師が1名以上配置されている。なお，診療所である保険医療機関においても届出が可能である。

【届出に関する事項】 脳刺激装置植込術，脳刺激装置交換術，脊髄刺激装置植込術又は脊髄刺激装置交換術の施設基準に係る届出は，**別添2**（→Web 版）の**様式25**を用いる。

→ **頭蓋内電極植込術〔脳深部電極によるもの（7本以上の電極による場合）に限る〕に関する施設基準**（K181-6）
(1) 脳神経外科及び脳神経内科を標榜している病院である。
(2) 5年以上の脳神経外科の経験を有する常勤の医師及びてんかんに係る診療の経験を5年以上有する常勤の医師がそれぞれ1名以上配置されており，このうち1名以上は関係学会から示されている頭蓋内電極植込術に関する所定の研修を修了している。
(3) 頭蓋内電極植込術に伴う合併症への対応ができる体制が整っている。
(4) 常勤の臨床工学技士が1名以上配置されている。
(5) 当該手術に用いる機器について，保守管理の計画を作成し，適切に保守管理がなされている。
(6) 関連学会の定める指針に基づき，当該手術が適切に実施されている。

【届出に関する事項】 頭蓋内電極植込術〔脳深部電極によるもの（7本以上の電極による場合）に限る〕に係る届出は，**別添2**（→Web 版）の**様式25の3**を用いて提出する。

→ **癒着性脊髄くも膜炎手術（脊髄くも膜剥離操作を行うもの）に関する施設基準**（K188-3）
(1) 脳神経外科又は整形外科を標榜している保険医療機関である。
(2) 10年以上の脳神経外科又は整形外科の経験を有するものであって，脊椎又は脊髄に係る専門的知識を有する医師が配置されている。
(3) 緊急事態に対応するための体制が整備されている。
(4) 当該保険医療機関において**K930**脊髄誘発電位測定等加算又は**K939**画像等手術支援加算をあわせて年間5回以上算定している。

【届出に関する事項】 癒着性脊髄くも膜炎手術に係る届出は，**別添2**（→Web 版）の**様式87の27**を用いて提出する。

→1 **仙骨神経刺激装置植込術，仙骨神経刺激装置交換術（便失禁に対して実施する場合）に関する施設基準**（K190-6，K190-7）
(1) 大腸肛門疾患の診療の経験を5年以上有する常勤の医師が2名以上配置されており，そのうち1名以上は所定の研修を修了している。
(2) 大腸肛門疾患の診療の経験を5年以上有する常勤の医師で，所定の研修を修了している者が実施する。
(3) 緊急事態に対応するための体制が整備されている。
(4) 関係学会から示されている指針に基づき，当該手術が適切に実施されている。

2 **仙骨神経刺激装置植込術，仙骨神経刺激装置交換術（過活動膀胱に対して実施する場合）に関する施設基準**
(1) 下部尿路機能障害の診療の経験を5年以上有する常勤の医師が2名以上配置されており，そのうち1名以上は所定の研修を修了している。
(2) 下部尿路機能障害の診療の経験を5年以上有する常勤の医師で，所定の研修を修了している者が実施する。
(3) 緊急事態に対応するための体制が整備されている。
(4) 関係学会から示されている指針に基づき，当該手術が適切に実施されている。

【届出に関する事項】 仙骨神経刺激装置植込術及び仙骨神経刺激装置交換術に係る届出は，**別添2**（→Web 版）の**様式53**を用いて適応ごとにそれぞれ提出する。

→ **舌下神経電気刺激装置植込術に関する施設基準**（K190-8）
(1) 耳鼻咽喉科又は頭頸部外科を標榜している病院である。
(2) 耳鼻咽喉科又は頭頸部外科の経験を5年以上有する常勤の医師が1名以上配置されており，そのうち1名以上は所定の研修を修了している。
(3) 耳鼻咽喉科又は頭頸部外科の経験を5年以上有する常勤の医師で，所定の研修を修了している者が実施する。
(4) 関係学会から示されている指針に基づき，当該手術が適切に実施されている。

【届出に関する事項】 舌下神経電気刺激装置植込術に係る届出は，**別添2**（→Web 版）の**様式87の28**を用いて提出する。

→ **角結膜悪性腫瘍切除術に関する施設基準**（K225-4）
(1) 眼科を標榜している保険医療機関である。
(2) 眼科の経験を5年以上有する常勤の医師が1名以上配置されている。
(3) 当該手術を担当する診療科において，常勤の医師が3名以上配置されている。
(4) 病理部門が設置され，病理医が配置されている。

【届出に関する事項】 角結膜悪性腫瘍切除術に係る届出は，**別添2**（→Web 版）の**様式87の50**を用いる。

（令4.3.31事務連絡により一部修正）

→ **治療的角膜切除術に関する施設基準（エキシマレーザーによるものに限る）**（K254）
(1) 眼科の経験を5年以上有しており，エキシマレーザーによる治療的角膜切除術を，当該手術に習熟した医師の指導の下に，術者として10症例以上経験している医師が配置されている。
(2) 当該保険医療機関が眼科を標榜しており，当該診療科において常勤の医師が１名以上配置されている。
【届出に関する事項】 治療的角膜切除術に係る届出は，**別添２**（→Web 版）の**様式52**及び**様式54の２**を用いる。

→ 内皮移植加算に関する施設基準（Ｋ259）
(1) 眼科を標榜している保険医療機関である。
(2) 眼科の経験を５年以上有する常勤の医師が１名以上配置されている。
(3) 当該手術を担当する診療科において，常勤の医師が２名以上配置されている。
(4) 当該保険医療機関において，角膜移植術を年間５例以上実施している。
【届出に関する事項】 内皮移植に係る届出は，**別添２**（→Web 版）の**様式52**及び**様式54の２の２**を用いる。

→ 羊膜移植術に関する施設基準（Ｋ260-2）
(1) 眼科の経験を５年以上有し，かつ，当該手術について主として実施する医師又は補助を行う医師として６例以上の経験を有する常勤の医師が１名以上配置されている。
(2) 当該手術を担当する診療科において，常勤の医師が３名以上配置されている。
(3) 日本組織移植学会が作成した「ヒト組織を利用する医療行為の安全性確保・保存・使用に関するガイドライン」等関連学会から示されている基準等を遵守している旨を届け出ている。
【届出に関する事項】 羊膜移植術に係る届出は，**別添２**（→Web 版）の**様式52**及び**様式54の３**を用いる。

→ 緑内障手術〔緑内障治療用インプラント挿入術（プレートのあるもの）〕に関する施設基準（Ｋ268）
(1) 眼科を標榜している保険医療機関である。
(2) 眼科の経験を５年以上有する常勤の医師が１名以上配置されている。
(3) 当該保険医療機関において，濾過手術又は緑内障インプラント手術が合わせて50例以上実施されている。
(4) 関係学会から示されている指針に基づき，当該手術が適切に実施されている。
【届出に関する事項】 緑内障手術〔緑内障治療用インプラント挿入術（プレートのあるもの）〕に係る届出は，**別添２**（→Web 版）の**様式52**及び**様式54の４**を用いる。

→ 緑内障手術〔流出路再建術（眼内法）及び（水晶体再建術併用眼内ドレーン挿入術）〕に関する施設基準（Ｋ268）
(1) 眼科を標榜している保険医療機関である。
(2) 眼科の経験を５年以上有し，水晶体再建術の手術を100例以上及び観血的緑内障手術を10例以上経験している常勤の医師が１名以上配置されている。
(3) 緑内障手術（水晶体再建術併用眼内ドレーン挿入術）については，関係学会から示されている指針に基づき，当該手術が適切に実施されている。
【届出に関する事項】 緑内障手術〔流出路再建術（眼内法）〕又は緑内障手術（水晶体再建術併用眼内ドレーン挿入術）の施設基準に係る届出は，**別添２**（→Web 版）の**様式52**及び**様式54の８**を用いる。

→ 緑内障手術〔濾過胞再建術（needle法）〕に関する施設基準（Ｋ268）
(1) 眼科を標榜している保険医療機関である。
(2) 眼科の経験を５年以上有する常勤の医師が１名以上配置されている。
【届出に関する事項】 緑内障手術〔濾過胞再建術（needle法）〕の施設基準に係る届出は，**別添２**（→Web 版）の**様式52**及び**様式54の８**を用いる。

→ 毛様体光凝固術（眼内内視鏡を用いるものに限る）に関する施設基準（Ｋ271「1」）
(1) 眼科を標榜している保険医療機関である。
(2) 眼科の経験を５年以上有し，水晶体再建術の手術を100例以上及び観血的緑内障手術を10例以上経験している常勤の医師が配置されている。
(3) 当該手術に必要なモニター，眼内内視鏡等の設備を有しており，当該手術に用いる機器について，保守管理の計画を作成し，適切に保守管理がなされている。なお，当該設備は，リース等であっても差し支えない。
【届出に関する事項】 毛様体光凝固術の施設基準に係る届出は，**別添２**の**様式52**及び**様式54の８**を用いる。

→ 網膜付着組織を含む硝子体切除術（眼内内視鏡を用いるもの）に関する施設基準（Ｋ280-2）
(1) 眼科に係る診療の経験を10年以上有し，Ｋ277-2，Ｋ280の「1」，Ｋ280の「2」又はＫ281の手術を，１年間に，主たる術者として合わせて30例以上行った常勤の医師が１名以上配置されている。
(2) 眼科を標榜している医療機関である。
(3) 当該手術に必要なモニター，眼内内視鏡等の設備を有しており，当該手術に用いる機器について，保守管理の計画を作成し，適切に保守管理がなされている。なお，当該設備は，リース等であっても差し支えない。
【届出に関する事項】 網膜付着組織を含む硝子体切除術（眼内内視鏡を用いるもの）に係る届出は，**別添２**（→Web 版）の**様式52**及び**様式54の５**を用いる。

→ 網膜再建術に関する施設基準（Ｋ281-2）
(1) 眼科及び麻酔科を標榜している保険医療機関である。
(2) 常勤の眼科の医師が２名以上配置されており，このうち１名以上は当該手術に習熟した医師の指導の下に３例以上実施した経験を有する医師（当該診療科について10年以上の経験を有するものに限る）である。
(3) 常勤の麻酔科標榜医が１名以上配置されている。
(4) 当該保険医療機関において増殖性硝子体網膜症手術が10例以上実施されている。
(5) 緊急手術が可能な体制を有している。
【届出に関する事項】 網膜再建術に係る届出は，**別添２**（→Web 版）の**様式52**及び**様式54の６**を用いる。

→ 経外耳道的内視鏡下鼓室形成術に関する施設基準（Ｋ319-2）
(1) 耳鼻咽喉科を標榜している病院である。
(2) 鼓室形成に係る手術を年間20例以上実施している。
(3) 常勤の耳鼻咽喉科の医師が３名以上配置されており，このうち２名以上は耳鼻咽喉科の経験を５年以上有している。
【届出に関する事項】 経外耳道的内視鏡下鼓室形成術の施設基準に係る届出は，**別添２**（→Web 版）の**様式52**及び**様式87の29**を用いる。

→ 植込型骨導補聴器（直接振動型）植込術，人工中耳植込術，人工内耳植込術，植込型骨導補聴器移植術及び植込型骨導補聴器交換術に関する施設基準（Ｋ305-2，Ｋ320-2，Ｋ328，Ｋ328-2，Ｋ328-3）
(1) 耳鼻咽喉科を標榜している病院である。
(2) 内耳又は中耳の手術が年間30例以上ある。
(3) 常勤の耳鼻咽喉科の医師が３名以上配置されており，このうち２名以上は耳鼻咽喉科の経験を５年以上有しており，１名は少なくとも１例以上の人工内耳植込術の経験を有している。
(4) 言語聴覚療法に専従する職員が２名以上配置されている。なお，届出を行う保険医療機関と密接な連携を有する保険医療機関で植込型骨導補聴器（直接振動型）植込術，人工中耳植込術，人工内耳植込術，植込型骨導補聴器移植術及び植込型骨導補聴器交換術を実施した患者のリハビリテーションを行う場合は，リハビリテーションを実施する施設に常勤の耳鼻咽喉科医師が１名以上及び言語聴覚療法に専従する職員が２名以上配置されていれば差し支えない。

【届出に関する事項】 植込型骨導補聴器（直接振動型）植込術，人工中耳植込術，人工内耳植込術，植込型骨導補聴器移植術及び植込型骨導補聴器交換術の施設基準に係る届出は，**別添２**（→Web 版）の**様式52**及び**様式55**を用いる。

→ 耳管用補綴材挿入術に関する施設基準（Ｋ308-3）

(1) 耳鼻咽喉科を標榜している保険医療機関である。
(2) 耳鼻咽喉科について５年以上の経験を有する常勤の医師が１名以上配置されている。
(3) (2)のうち１名以上が，鼓膜形成術又は鼓室形成術を術者として合わせて20例以上実施した経験を有し，関係学会より認定されている。
(4) 関係学会より認定された施設である。

【届出に関する事項】 耳管用補綴材挿入術に係る届出は，**別添２**（→Web 版）の**様式87の49**及び**様式52**を用いる。

→ 内視鏡下鼻・副鼻腔手術Ｖ型（拡大副鼻腔手術）及び経鼻内視鏡下鼻副鼻腔悪性腫瘍手術（頭蓋底郭清，再建を伴うものに限る）に関する施設基準（Ｋ340-7，Ｋ343-2）

(1) 耳鼻咽喉科，脳神経外科及び眼科を標榜している病院である。
(2) 耳鼻咽喉科の経験を５年以上有する常勤の医師が２名以上配置されており，このうち１名以上は少なくとも５例以上の内視鏡下鼻・副鼻腔手術Ｖ型（拡大副鼻腔手術）の経験を有している。
(3) 脳神経外科又は眼科の経験を５年以上有する常勤の医師がそれぞれ１名以上配置されている。
(4) 緊急手術が可能な体制を有している。

【届出に関する事項】 内視鏡下鼻・副鼻腔手術Ｖ型（拡大副鼻腔手術）及び経鼻内視鏡下鼻副鼻腔悪性腫瘍手術（頭蓋底郭清，再建を伴うものに限る）に係る届出は，**別添２**（→Web 版）の**様式52**及び**様式54の７**を用いる。

→ 鏡視下咽頭悪性腫瘍手術（軟口蓋悪性腫瘍手術を含む）に関する施設基準（Ｋ374-2）

(1) 耳鼻咽喉科又は頭頸部外科を標榜している病院である。
(2) 耳鼻咽喉科又は頭頸部外科について10年以上の経験を有し，**Ｋ374**咽頭悪性腫瘍手術（軟口蓋悪性腫瘍手術を含む）又は**Ｋ394**喉頭悪性腫瘍手術の術者として合わせて５例以上実施した経験及び**Ｋ374-2**鏡視下咽頭悪性腫瘍手術（軟口蓋悪性腫瘍手術を含む）又は**Ｋ394-2**鏡視下喉頭悪性腫瘍手術を術者として３例以上実施した経験を有している常勤の医師が１名以上配置されている。
(3) 緊急手術の体制が整備されている。

【届出に関する事項】

(1) 鏡視下咽頭悪性腫瘍手術（軟口蓋悪性腫瘍手術を含む）に係る届出は，**別添２**（→Web 版）の**様式56の７**及び**様式52**を用いる。
(2) （略）

特施

→ 内喉頭筋内注入術（ボツリヌス毒素によるもの）に関する施設基準（Ｋ388-3）

(1) 耳鼻咽喉科又は神経内科を標榜している病院である。
(2) 耳鼻咽喉科又は神経内科の経験を５年以上有する常勤の医師が２名以上配置されており，そのうち１名以上が耳鼻咽喉科又は神経内科について10年以上の経験を有している。
(3) 緊急手術の体制が整備されている。

【届出に関する事項】 内喉頭筋内注入術（ボツリヌス毒素によるもの）に係る届出は，**別添２**（→Web 版）の**様式87の31**を用いる。

→ 喉頭形成手術（甲状軟骨固定用器具を用いたもの）に関する施設基準（Ｋ400）

(1) 耳鼻咽喉科の経験を５年以上有する常勤の医師が２名以上配置されており，そのうち１名以上が耳鼻咽喉科について10年以上の経験を有している。
(2) (1)の医師のうち１名以上は，20例以上の喉頭形成手術の手術経験を有し，関係学会による手術講習会を受講している。
(3) 音声障害に対する言語聴覚士による指導・訓練を実施できる十分な体制を整えている。

【届出に関する事項】 喉頭形成手術（甲状軟骨固定用器具を用いたもの）の施設基準に係る届出は，**別添２**（→Web 版）の**様式52**及び**様式87の５**を用いる。

→ 上顎骨形成術（骨移動を伴う場合に限る）及び下顎骨形成術（骨移動を伴う場合に限る）に関する施設基準（Ｋ443，Ｋ444）

(1) 形成外科又は耳鼻咽喉科を標榜している病院である。
(2) 上顎骨形成術又は下顎骨形成術を，当該手術に習熟した医師の指導の下に，術者として合わせて５例以上実施した経験を有する常勤の形成外科又は耳鼻咽喉科の医師（当該診療科について５年以上の経験を有するものに限る）が１名以上配置されている。
(3) 当該保険医療機関において当該手術が５例以上実施されている。
(4) 関係学会から示されている指針に基づき，当該手術が適切に実施されている。

【届出に関する事項】 上顎骨形成術（骨移動を伴う場合に限る）及び下顎骨形成術（骨移動を伴う場合に限る）に係る届出は，**別添２**（→Web 版）の**様式52**及び**様式56**を用いる。

→ 顎関節人工関節全置換術に関する施設基準（Ｋ445-2）

(1) 形成外科又は耳鼻咽喉科を標榜している病院である。
(2) 関連学会から示されている指針に基づいた所定の研修を修了し，形成外科又は耳鼻咽喉科について５年以上の経験を有する常勤医師が１名以上配置されている。

【届出に関する事項】 顎関節人工関節全置換術に係る届出は，**別添２**（→Web 版）の**様式56の８**を用いる。

→ 内視鏡下甲状腺部分切除，腺腫摘出術，内視鏡下バセドウ甲状腺全摘（亜全摘）術（両葉），内視鏡下副甲状腺（上皮小体）腺腫過形成手術に関する施設基準（Ｋ461-2，Ｋ462-2，Ｋ464-2）

(1) 外科，頭頸部外科，耳鼻咽喉科又は内分泌外科を標榜している病院である。
(2) 外科，頭頸部外科，耳鼻咽喉科又は内分泌外科について10年以上及び**Ｋ461-2**，**Ｋ462-2**及び**Ｋ464-2**の手術を術者として合わせて５例以上実施した経験を有している常勤の医師が１名以上配置されている。
(3) 緊急手術体制が整備されている。

【届出に関する事項】 内視鏡下甲状腺部分切除，腺腫摘出術，内視鏡下バセドウ甲状腺全摘（亜全摘）術（両葉），内視鏡下副甲状腺（上皮小体）腺腫過形成手術に係る届出は，**別添２**（→Web 版）の**様式52**及び**様式56の４**を用いる。

→ 内視鏡下甲状腺悪性腫瘍手術に関する施設基準（Ｋ463-2）

(1) 外科，頭頸部外科，耳鼻咽喉科又は内分泌外科を標榜している病院である。
(2) 外科，頭頸部外科，耳鼻咽喉科又は内分泌外科について10年以上の経験を有し，**Ｋ461-2**，**Ｋ462-2**及び**Ｋ464-2**の手術を術者として合わせて５例以上実施した経験及び内視鏡下甲状腺悪性腫瘍手術を術者として３例以上実施した経験を有している常勤の医師が１名以上配置されている。
(3) 緊急手術体制が整備されている。

【届出に関する事項】 内視鏡下甲状腺悪性腫瘍手術に係る届出は，**別添２**（→Web 版）の**様式52**及び**様式56の４**を用いる。

→ 頭頸部悪性腫瘍光線力学療法に関する施設基準（Ｋ470-2）

(1) 関係学会により教育研修施設として認定された施設である。
(2) 頭頸部外科について5年以上の経験を有し，所定の研修を修了している常勤の医師が1名以上配置されている。
(3) 常勤の麻酔科標榜医が配置されている。
(4) 緊急手術の体制が整備されている。
(5) 当該療養に用いる機器について，保守管理の計画を作成し，適切に保守管理がなされている。
【届出に関する事項】 頭頸部悪性腫瘍光線力学療法の施設基準に係る届出は，**別添2**（→Web 版）の**様式87の46**を用いる。

→ 乳腺腫瘍画像ガイド下吸引術（MRIによるもの）に関する施設基準（K474-3）
(1) 1.5テスラ以上のMRI装置を有している。
(2) 画像診断管理加算1，2，3又は4に関する施設基準を満たす。
(3) 関係学会より乳癌の専門的な診療が可能として認定された施設である。
【届出に関する事項】 乳腺腫瘍画像ガイド下吸引術（MRIによるもの）の施設基準に係る届出は，**別添2**（→Web 版）の**様式38**を用いる。

→1 乳腺悪性腫瘍手術（乳癌センチネルリンパ節生検加算1又は乳癌センチネルリンパ節生検加算2を算定する場合に限る）に関する施設基準（K476）
(1) 乳腺外科又は外科の経験を5年以上有しており，乳房悪性腫瘍手術における乳癌センチネルリンパ節生検を，当該手術に習熟した医師の指導の下に，術者として5症例以上経験している医師が配置されている。
(2) 当該保険医療機関が乳腺外科又は外科及び放射線科を標榜しており，当該診療科において常勤の医師が2名以上配置されている。ただし，「注1」の乳癌センチネルリンパ節生検加算1のうち，インドシアニングリーンによるもの及び「注2」の乳癌センチネルリンパ節生検加算2のうち，色素のみによるもののみを算定する保険医療機関にあっては，放射線科を標榜していなくても差し支えない。
(3) 麻酔科標榜医が配置されている。
(4) 病理部門が設置され，病理医が配置されている。

2 乳腺悪性腫瘍手術〔乳輪温存乳房切除術（腋窩郭清を伴わないもの）及び乳輪温存乳房切除術（腋窩郭清を伴うもの）〕に関する施設基準
(1) 乳腺悪性腫瘍手術が年間20例以上ある。
(2) 乳腺外科又は外科の経験を5年以上有しており，乳輪温存乳房切除術を，当該手術に習熟した医師の指導の下に，術者として10症例以上経験している医師が配置されている。
(3) 当該保険医療機関が乳腺外科又は外科を標榜しており，当該診療科において常勤の医師が2名以上配置されている。
(4) 麻酔科標榜医が配置されている。
(5) 病理部門が設置され，病理医が配置されかつ迅速病理検査の体制が整っている。
【届出に関する事項】 乳腺悪性腫瘍手術〔単純乳房切除術（乳腺全摘術），乳房部分切除術（腋窩部郭清を伴わないもの），乳房切除術（腋窩部郭清を伴わないもの），乳房部分切除術〔腋窩部郭清を伴うもの（内視鏡下によるものを含む）〕，乳房切除術（腋窩鎖骨下部郭清を伴うもの）・胸筋切除を併施しないもの，乳房切除術（腋窩鎖骨下部郭清を伴うもの）・胸筋切除を併施するもの及び拡大乳房切除術（胸骨旁，鎖骨上，下窩など郭清を併施するもの）については，乳癌センチネルリンパ節生検加算1又は乳癌センチネルリンパ節生検加算2を算定する場合に限る〕の施設基準に係る届出は，**別添2**（→Web 版）の**様式52**及び**様式56の2**を用いる。乳腺悪性腫瘍手術〔乳輪温存乳房切除術（腋窩郭清を伴わないもの）及び乳輪温存乳房切除術（腋窩郭清を伴うもの）〕に関する施設基準については，**別添2**の**様式52**及び**様式56の5**を用いる。

→ ゲル充填人工乳房を用いた乳房再建術（乳房切除後）に関する施設基準（K476-4）
(1) 形成外科又は乳腺外科の専門的な研修の経験を5年以上有している医師若しくはその指導下で研修を行う医師が1名以上配置されている。
(2) 関係学会から示されている指針に基づいた所定の研修を修了し，その旨が登録されている医師が1名以上配置されている。
(3) 一次一期的再建の場合は，乳腺外科の専門的な研修の経験を5年以上有している常勤の医師が1名以上及び形成外科の専門的な研修の経験を5年以上有している常勤又は非常勤の医師が1名以上配置されており，両者が術者となり共同して手術を行う。
(4) 一次二期的再建の場合は，形成外科の専門的な研修の経験を5年以上有している常勤の医師が1名以上配置されていること又は乳腺外科の専門的な研修の経験を5年以上有している常勤の医師が1名以上及び形成外科の専門的な研修の経験を5年以上有している常勤又は非常勤の医師が1名以上配置されており，両者が術者となり共同して手術を行う。
(5) 二次再建の場合は，形成外科の専門的な研修の経験を5年以上有している常勤の医師が1名以上配置されている。
(6) 関係学会から示されている指針に基づき，乳房再建術が適切に実施されている。
【届出に関する事項】 ゲル充填人工乳房を用いた乳房再建術（乳房切除後）に係る届出は，**別添2**（→Web 版）の**様式50の5**を用いる。

→ 乳腺悪性腫瘍ラジオ波焼灼療法に関する施設基準（K476-5）
(1) 乳腺外科又は外科を標榜している保険医療機関である病院である。
(2) 乳腺外科又は外科について専門の知識及び5年以上の経験を有する常勤の医師が2名以上配置されている。
(3) 乳腺手術を年間10例以上実施している。
(4) 緊急手術が可能な体制を有している。
(5) 乳癌センチネルリンパ節生検加算1又は乳癌センチネルリンパ節生検加算2は次に掲げる要件をいずれも満たす場合に限り算定する。
ア 乳腺外科又は外科の経験を5年以上有しており，乳癌センチネルリンパ節生検を，当該手術に習熟した医師の指導の下に，術者として5症例以上経験している医師が配置されている。
イ 当該保険医療機関が乳腺外科又は外科のいずれか及び放射線科を標榜しており，当該診療科において常勤の医師が合わせて2名以上配置されている。ただし，「2 単独法」のうち，色素のみによるもののみを実施する施設にあっては，放射線科を標榜していなくても差し支えない。
ウ 麻酔科標榜医が配置されている。
エ 病理部門が設置され，病理医が配置されている。
【届出に関する事項】 乳腺悪性腫瘍ラジオ波焼灼療法の施設基準に係る届出は，**別添2**の**様式52**及び**様式87の57**を用いる。

→ 気管支バルブ留置術に関する施設基準（K508-4）
(1) 呼吸器内科，呼吸器外科及び麻酔科を標榜している保険医療機関である病院である。
(2) 呼吸器内科，呼吸器外科又は気管支鏡手技に関する専門の知識及び5年以上の経験を有する常勤の医師が2名以上配置されている。
(3) 常勤の呼吸器外科の医師が配置されている。
(4) 麻酔科標榜医が配置されている。
(5) 緊急手術が可能な体制を有している。
【届出に関する事項】 気管支バルブ留置術の施設基準に係る届出は，**別添2**の**様式52**及び**様式87の58**を用いる。

→ 肺悪性腫瘍手術〔壁側・臓側胸膜全切除（横隔膜，心膜合併切除を伴うもの）に限る〕に関する施設基準（K514）
(1) 呼吸器外科の経験を15年以上有しており，悪性胸膜中皮腫に係る手術に習熟した医師の指導下に，術者として５例以上経験している常勤の医師が配属されている。
(2) 当該保険医療機関に呼吸器内科及び放射線科の経験を５年以上有している常勤の医師がそれぞれ１名以上配置されている。
【届出に関する事項】 肺悪性腫瘍手術〔壁側・臓側胸膜全切除（横隔膜，心膜合併切除を伴うもの）に限る〕の施設基準に係る届出は，**別添２**（→Web 版）の**様式52**及び**様式56の６**を用いる。

→ 胸腔鏡下肺悪性腫瘍手術（気管支形成を伴う肺切除）に関する施設基準（K514-2）
(1) 呼吸器外科及び麻酔科を標榜している病院である。
(2) 胸腔鏡下肺悪性腫瘍手術を術者として，合わせて50例以上実施した経験を有する常勤の医師が１名以上配置されている。
(3) 当該保険医療機関において，肺悪性腫瘍に係る手術を年間50例以上実施されており，このうち胸腔鏡下手術を年間20例以上実施している。
(4) ５年以上の呼吸器外科の経験及び専門的知識を有する常勤の医師が２名以上配置されており，そのうち１名以上は10年以上の呼吸器外科の経験を有している。
(5) 緊急手術が実施可能な体制が整備されている。
【届出に関する事項】 胸腔鏡下肺悪性腫瘍手術（気管支形成を伴う肺切除）の施設基準に係る届出は，**別添２**（→Web 版）の**様式52**及び**様式87の51**を用いる。

→ 同種死体肺移植術に関する施設基準（K514-4）
移植関係学会合同委員会において，肺の移植実施施設として選定された施設である。
【届出に関する事項】
(1) 同種死体肺移植術の施設基準に係る届出は，**別添２**（→Web 版）の**様式57**を用いる。
(2) 移植関係学会合同委員会により選定された施設であることを証する文書の写しを添付する。

→ 生体部分肺移植術に関する施設基準（K514-6）
(1) 肺切除術が年間20例以上ある。
(2) 当該手術を担当する診療科の常勤医師が５名以上配置されており，このうち少なくとも１名は臓器移植の経験を有している。
(3) 生体部分肺移植術の実施に当たり，臓器の移植に関する法律の運用に関する指針（ガイドライン），世界保健機関「ヒト臓器移植に関する指針」，国際移植学会倫理指針並びに日本移植学会倫理指針及び日本移植学会「生体部分肺移植ガイドライン」を遵守している。
【届出に関する事項】
(1) 生体部分肺移植術の施設基準に係る届出は，**別添２**（→Web 版）の**様式52**及び**様式58**を用いる。
(2) 臓器の移植に関する法律の運用に関する指針（ガイドライン），世界保健機関「ヒト臓器移植に関する指針」，国際移植学会倫理指針並びに日本移植学会倫理指針及び日本移植学会「生体部分肺移植ガイドライン」を遵守する旨の文書（様式任意）を添付する。

→ 肺悪性腫瘍及び胸腔内軟部腫瘍ラジオ波焼灼療法に関する施設基準（K514-7）
(1) 呼吸器外科及び麻酔科を標榜している保険医療機関である病院である。
(2) 呼吸器外科について専門の知識及び５年以上の経験を有する常勤の医師が２名以上配置されている。
(3) 麻酔科標榜医が配置されている。
(4) 肺悪性腫瘍手術を年間10例以上実施している。
(5) 緊急手術が可能な体制を有している。
【届出に関する事項】 肺悪性腫瘍及び胸腔内軟部腫瘍ラジオ波焼灼療法の施設基準に係る届出は，**別添２**の**様式52**及び**様式87の59**を用いる。

→ 内視鏡下筋層切開術に関する施設基準（K530-3）
(1) 消化器内科又は消化器外科及び麻酔科を標榜している病院である。
(2) 当該医療機関において，当該手術が10例以上実施されている。
(3) 消化器外科又は消化器内科について５年以上の経験を有し，内視鏡的食道粘膜切開術（早期悪性腫瘍粘膜下層剥離術に限る）について20例以上の経験を有する常勤の医師が１名以上配置されている。また，当該医師は，当該手術について術者として又は補助を行う医師として15例（このうち５例は術者として実施しているものに限る）以上の経験を有している。
(4) 実施診療科において，常勤の医師が３名以上配置されている。ただし，消化器外科において，医師が１名以上配置されている。
(5) 常勤の麻酔科標榜医が配置されている。
(6) 緊急手術体制が整備されている。
【届出に関する事項】 内視鏡下筋層切開術の施設基準に係る届出は，**別添２**（→Web 版）の**様式52**及び**様式58の２**を用いる。

→ 食道縫合術（穿孔，損傷）（内視鏡によるもの），内視鏡下胃，十二指腸穿孔瘻孔閉鎖術，胃瘻閉鎖術（内視鏡によるもの），小腸瘻閉鎖術（内視鏡によるもの），結腸瘻閉鎖術（内視鏡によるもの），腎（腎盂）腸瘻閉鎖術（内視鏡によるもの），尿管腸瘻閉鎖術（内視鏡によるもの），膀胱腸瘻閉鎖術（内視鏡によるもの）及び腟腸瘻閉鎖術（内視鏡によるもの）に関する施設基準（K520，K647-3，K665，K730，K731，K777，K792，K808，K858）
(1) 消化器内科又は消化器外科を標榜している病院である。
(2) 消化器外科において，医師が１名以上配置されている。
(3) 関係学会により認定された施設である。
(4) 緊急手術の体制が整備されている。
【届出に関する事項】
(1) 食道縫合術（穿孔，損傷）（内視鏡によるもの），内視鏡下胃，十二指腸穿孔瘻孔閉鎖術，胃瘻閉鎖術（内視鏡によるもの），小腸瘻閉鎖術（内視鏡によるもの），結腸瘻閉鎖術（内視鏡によるもの），腎（腎盂）腸瘻閉鎖術（内視鏡によるもの），尿管腸瘻閉鎖術（内視鏡によるもの），膀胱腸瘻閉鎖術（内視鏡によるもの）及び腟腸瘻閉鎖術（内視鏡によるもの）の施設基準に係る届出は，**別添２**（→Web 版）の**様式87の９**を用いる。
(2) 関係学会より認定された施設であることを証する文書の写しを添付する。

→ 経皮的冠動脈形成術に関する施設基準（K546）
当該手術について，前年（１月から12月まで）の以下の手術件数を院内掲示する。
(1) 急性心筋梗塞に対するもの
(2) 不安定狭心症に対するもの
(3) その他のもの
【届出に関する事項】 経皮的冠動脈形成術の施設基準に係る取扱いについては，当該基準を満たしていればよく，特に地方厚生（支）局長に対して，届出を行う必要はない。

→ 経皮的冠動脈形成術（特殊カテーテルによるもの）に関する施設基準（K548）
(1) 循環器内科を標榜している病院である。
(2) 開心術又は冠動脈，大動脈バイパス移植術に係る緊急手術が実施可能な体制を有している。ただし，緊急手術が可能な保険医療機関との連携（当該連携について，文書による契約が締結されている場合に限る）により，緊急事態に対応するための体制が整備されている場合は，この限りでない。
(3) ５年以上の循環器内科の経験を有する医師が１名以上配置されている。

(4) 経皮的冠動脈形成術について術者として実施する医師として300例以上の経験を有する常勤の医師が１名以上配置されている。
(5) 日本心血管インターベンション治療学会の定める指針を遵守している。
(6) 「3 アテローム切除アブレーション式血管形成術用カテーテルによるもの」については，既に経皮的冠動脈形成術（特殊カテーテルによるもの）の施設基準に係る届出を行っており，複数の高速回転式経皮経管アテレクトミーカテーテルを設置している又は１種類のみの高速回転式経皮経管アテレクトミーカテーテルの導入施設で過去２年間25例以上の使用実績のある保険医療機関である。
【届出に関する事項】 経皮的冠動脈形成術（特殊カテーテルによるもの）の施設基準に係る届出は，**別添２**（→Web 版）の**様式52**及び**様式59**を用いて提出する。

→ 経皮的冠動脈ステント留置術に関する施設基準（Ｋ549）
当該手術について，前年（1月から12月まで）の以下の手術件数を院内掲示する。
(1) 急性心筋梗塞に対するもの
(2) 不安定狭心症に対するもの
(3) その他のもの
【届出に関する事項】 経皮的冠動脈ステント留置術の施設基準に係る取扱いについては，当該基準を満たしていればよく，特に地方厚生（支）局長に対して，届出を行う必要はない。

→ 胸腔鏡下弁形成術及び胸腔鏡下弁置換術に関する施設基準（Ｋ554-2，Ｋ555-3）
(1) 心臓血管外科及び麻酔科を標榜している保険医療機関である。
(2) 体外循環を使用する手術を年間50例以上（心臓弁膜症手術30例以上を含む）実施していること又は心臓弁膜症手術を術者として200例以上実施した経験を有する常勤の医師が１名以上配置されている。
(3) ５年以上の心臓血管外科の経験及び専門的知識を有する常勤の医師が２名以上配置されており，そのうち１名以上は10年以上の心臓血管外科の経験を有している。
(4) 経食道心エコーを年間100例以上実施している。
(5) 麻酔科標榜医が配置されている。
(6) 常勤の臨床工学技士が２名以上配置されており，そのうち１名以上は手術における体外循環の操作を30例以上実施した経験を有している。
(7) 当該手術を実施する患者について，関連学会と連携の上，手術適応等の治療方針の決定及び術後の管理等を行っている。
【届出に関する事項】 胸腔鏡下弁形成術，胸腔鏡下弁置換術及び胸腔鏡下弁形成術（内視鏡手術用支援機器を用いる場合）及び胸腔鏡下弁置換術（内視鏡手術用支援機器を用いる場合）に係る届出は，**別添２**（→Web 版）の**様式52**及び**様式87の11**を用いる。

→１ 経カテーテル弁置換術（経心尖大動脈弁置換術及び経皮的大動脈弁置換術）に関する施設基準（Ｋ555-2）
(1) 循環器内科及び心臓血管外科を標榜している病院である。
(2) 次のいずれにも該当する。
ア 緊急開心・胸部大動脈手術の経験がある。
イ 大動脈弁置換術（大動脈基部置換術を含む）を年間20例以上実施しており，かつ，大動脈に対するステントグラフト内挿術を年間10例以上実施している。
ウ 冠動脈に関する血管内治療（PCI）を年間100例以上実施している。
エ 経食道心エコー検査を年間200例以上実施している。
(3) ５年以上の循環器内科の経験を有する常勤の医師が３名以上配置されており，かつ，５年以上の心臓血管外科の経験を有する常勤の医師が３名以上配置されている。
(4) ５年以上の心血管インターベンション治療の経験を有する常勤の医師が１名以上配置されている。なお，(3)に掲げる医師と同一の者であっても差し支えない。
(5) 関係学会より認定された施設である。
(6) 以下のいずれも満たす手術室を有している。
ア 設置型透視装置を備えている。
イ 高性能フィルタを使用して空気浄化を行い，周辺諸室に対して適切な空気圧と気流の方向を維持している。
ウ 必要な設備及び装置を清潔下で使用できる十分なスペースがある。
エ 速やかに開胸手術に移行可能である。
(7) 術中経食道心エコー検査，経皮的心肺補助装置及び緊急開心・胸部大動脈手術が実施可能である。
(8) 実際の手技に当たって，５年以上の循環器内科の経験を有する常勤の医師と５年以上の心臓血管外科の経験を有する常勤の医師がそれぞれ１名以上参加する。
(9) 関係学会の策定する実施施設基準を遵守する。

２ 経カテーテル弁置換術（経皮的肺動脈弁置換術）に関する施設基準
(1) 循環器内科又は小児循環器内科及び心臓血管外科を標榜している病院である。
(2) 経カテーテル人工生体弁セットを用いる場合は，人工心肺を使用する開心術を年間40例以上実施している。
(3) 経カテーテル人工生体弁セット（ステントグラフト付き）を用いる場合は，人工心肺を使用する開心術（先天性心疾患に係るものに限る）を年間30例以上実施している。
(4) ５年以上の循環器内科又は小児循環器内科の経験を有する常勤の医師が２名以上配置されており，かつ，５年以上の心臓血管外科の経験を有する常勤の医師が２名以上配置されている。
(5) 先天性心疾患について２年以上の経験を有する常勤の医師が１名以上配置されている。なお，(4)に掲げる医師と同一の者であっても差し支えない。
(6) 関係学会より認定された施設である。
(7) 以下のいずれかの設備を有している。
ア 設置型透視装置を備えており，速やかに開胸手術に移行可能である手術室
イ ２方向以上の透視が可能な装置を備えている血管造影室
(8) 経皮的心肺補助装置及び緊急開心・胸部大動脈手術が実施可能である。
(9) 関係学会の策定する実施施設基準を遵守する。
【届出に関する事項】
(1) 経カテーテル弁置換術（経心尖大動脈弁置換術及び経皮的大動脈弁置換術）の施設基準に係る届出は，**別添２**（→Web 版）の**様式52**及び**様式59の２**を用いる。
(2) 経カテーテル弁置換術（経皮的肺動脈弁置換術）の施設基準に係る届出は，**別添２**の**様式52**及び**様式59の２の２**を用いる。
(3) 関係学会より認定された施設であることを証する文書の写しを添付する。

→ 経皮的僧帽弁クリップ術に関する施設基準（Ｋ559-3）
(1) 循環器内科及び心臓血管外科を標榜している病院である。
(2) 次のいずれにも該当する。
ア 経皮的冠動脈形成術を年間100例以上実施している。
イ 経食道心エコー検査を年間100例以上実施している。
(3) ５年以上の循環器内科の経験を有する医師が３名以上配置されており，かつ心臓血管外科の経験を有する医師が３名以上配置されており，うち２名以上は５年以上の心臓血管外科の経験を有する医師である。
(4) ５年以上の心血管インターベンション治療の経験を有する常勤の医師が１名以上配置されている。なお，(3)に掲げる医師と同一の者であっても差し支えない。
(5) 経皮的僧帽弁クリップ術を行うに当たり関係学会より認定された施設である。
(6) 関係学会から示されている指針に基づき，経皮的僧帽弁クリップ術が適切に実施されている。

【届出に関する事項】
(1) 経皮的僧帽弁クリップ術の施設基準に係る届出は，**別添２**（→Web 版）の**様式52**及び**様式87の12**を用いる。
(2) 関係学会より認定された施設であることを証する文書の写しを添付する。

→ 胸腔鏡下動脈管開存閉鎖術に関する施設基準（K562-2）
(1) 心臓血管外科，麻酔科及び小児科を標榜している病院である。
(2) 当該手術を担当する診療科において，常勤の医師が２名以上配置されている。
(3) 常勤の麻酔科標榜医が配置されている。
(4) 直視下又は胸腔鏡下の動脈管開存閉鎖術を３年間に10例以上実施している。
(5) K552からK605-4までに掲げる手術〔経皮的手術，K591，K596からK602までに掲げるもの及び２日目以降の補助人工心臓（植込型を含む）に係るものを除く〕を年間50例以上（16歳未満に実施したものに限る）実施している。
(6) 心臓血管外科の経験を５年以上有し，当該療法を術者として又は補助を行う医師として10例（このうち５例は術者として実施しているものに限る）以上実施した経験及び直視下動脈管開存閉鎖術を術者として20例以上実施した経験を有する常勤の心臓血管外科医が１名以上配置されている。
(7) 緊急手術が可能な体制を有している。

【届出に関する事項】 胸腔鏡下動脈管開存閉鎖術の施設基準に係る届出は，**別添２**（→Web 版）の**様式52**及び**様式59の３**を用いる。

→ 胸腔鏡下心房中隔欠損閉鎖術に関する施設基準（K574-4）
(1) 心臓血管外科，麻酔科及び小児科を標榜している保険医療機関である病院である。
(2) 当該手術を担当する診療科において，常勤の医師が２名以上配置されている。
(3) 常勤の麻酔科標榜医が配置されている。
(4) 直視下又は胸腔鏡下の心房中隔欠損閉鎖術を５年間に10例以上実施している。
(5) K552からK605-4までに掲げる手術〔経皮的手術，K591，K596からK602までに掲げるもの及び２日目以降の補助人工心臓（植込型を含む）に係るものを除く〕を年間50例以上（16歳未満に実施したものに限る）実施している。
(6) 心臓血管外科の経験を５年以上有し，当該療法を術者として又は補助を行う医師として10例（このうち５例は術者として実施しているものに限る）以上実施した経験及び直視下心房中隔欠損閉鎖術を術者として20例以上実施した経験を有する常勤の心臓血管外科医が配置されている。
(7) 緊急手術が可能な体制を有している。

【届出に関する事項】 胸腔鏡下心房中隔欠損閉鎖術の施設基準に係る届出は，**別添２**の**様式52**及び**様式87の60**を用いる。

→１ 不整脈手術〔左心耳閉鎖術（胸腔鏡下によるもの）に限る〕に関する施設基準（K594）
(1) 心臓血管外科及び麻酔科を標榜している保険医療機関である。
(2) ５年以上の心臓血管外科の経験及び専門的知識を有する常勤の医師が２名以上配置されており，そのうち１名以上は10年以上の心臓血管外科の経験を有している。
(3) 経食道心エコーを年間100例以上実施している。
(4) 緊急手術が可能な体制を有している。
(5) 常勤の臨床工学技士が１名以上配置されている。

２ 不整脈手術〔左心耳閉鎖術（経カテーテル的手術によるもの）に限る〕に関する施設基準
(1) 循環器内科及び心臓血管外科を標榜している病院である。
(2) 経カテーテル大動脈弁置換術，経皮的大動脈弁拡張術，経皮的僧帽弁拡張術，経皮的僧帽弁クリップ術，経皮的動脈管開存閉鎖術，経皮的大動脈形成術，経皮的肺動脈弁拡張術，経皮的肺動脈形成術，経皮的肺動脈穿通・拡大術，心房中隔欠損作成術（経皮的心房中隔欠損作成術に限る），経皮的心房中隔欠損閉鎖術，経皮的卵円孔開存閉鎖術，不整脈手術〔左心耳閉鎖術（経カテーテル的手術によるもの）に限る〕，経皮的カテーテル心筋焼灼術又は経皮的中隔心筋焼灼術を合わせて年間50例以上実施している。
(3) ５年以上の循環器内科の経験を有する医師が２名以上配置されている。
(4) 心臓血管外科の経験を有する医師が２名以上配置されており，うち１名以上は５年以上の心臓血管外科の経験を有する医師である。
(5) ５年以上の心血管インターベンション治療の経験を有する常勤の医師及び５年以上の不整脈についての治療の経験を有している常勤の医師がそれぞれ１名以上配置されている。なお，(3)に掲げる医師と同一の者であっても差し支えない。
(6) 緊急手術が可能な体制を有している。
(7) 常勤の臨床工学技士が１名以上配置されている。
(8) 不整脈手術〔左心耳閉鎖術（経カテーテル的手術によるもの）に限る〕を行うに当たり関係学会より認定された施設である。
(9) 関係学会から示されている指針に基づき，不整脈手術〔左心耳閉鎖術（経カテーテル的手術によるもの）に限る〕が適切に実施されている。

【届出に関する事項】
(1) 不整脈手術〔左心耳閉鎖術（胸腔鏡下によるもの）に限る〕の施設基準に係る届出は，**別添２**（→Web 版）の**様式52**及び**様式87の32**を用いる。
(2) 不整脈手術〔左心耳閉鎖術（経カテーテル的手術によるもの）に限る〕の施設基準に係る届出は，**別添２**の**様式52**及び**様式59の３の２**を用いる。
(3) 不整脈手術〔左心耳閉鎖術（経カテーテル的手術によるもの）に限る〕の施設基準に係る届出は，関連学会より認定された施設であることを証する文書の写しを添付する。

→ 経皮的カテーテル心筋焼灼術（磁気ナビゲーション加算を算定する場合に限る）に関する施設基準（K595）
(1) 循環器内科及び麻酔科を標榜している病院である。
(2) 経皮的カテーテル心筋焼灼術を年間50例以上実施している。
(3) 循環器内科についての専門の知識及び５年以上の経験を有する常勤の医師が２名以上配置されており，このうち１名以上は５名以上の不整脈についての治療の経験を５年以上有している。
(4) 麻酔科の標榜医が１名以上配置されている。
(5) 緊急手術が可能な体制を有している。
(6) 常勤の臨床工学技士が１名以上配置されている。
(7) 該当手術に用いる機器について，保守管理の計画を作成し，適切に保守管理がなされている。

【届出に関する事項】 経皮的カテーテル心筋焼灼術（磁気ナビゲーション加算を算定する場合に限る）の施設基準に係る届出は，**別添２**（→Web 版）の**様式52**及び**様式59の４**を用いる。

→ 経皮的中隔心筋焼灼術に関する施設基準（K595-2）
(1) 循環器内科を標榜している保険医療機関である。
(2) 経皮的冠動脈形成術，経皮的冠動脈粥腫切除術又は経皮的冠動脈ステント留置術に関し，10年以上の経験を有する常勤の医師が１名以上配置されている。
(3) ５年以上の心臓血管外科の経験を有する常勤の医師が１名以上配置されている。ただし，５年以上の心臓血管外科の経験を有する常勤の医師が配置されている保険医療機関との連携（当該連携について，文書による契約が締結されている場合に限る）により，緊急事態に対応するための体制が整備されている場合は，この限りでない。
(4) 常勤の臨床工学技士が１名以上配置されている。
(5) 経皮的冠動脈形成術，経皮的冠動脈粥腫切除術又は経皮的冠動脈ステント留置術を年間合計100例以上実施している。

【届出に関する事項】
(1) 経皮的中隔心筋焼灼術の施設基準に係る届出及び届出前1年間の経皮的冠動脈形成術，経皮的冠動脈粥腫切除術及び経皮的冠動脈ステント留置術の実施件数は，**別添2**（→Web 版）の**様式52**及び**様式60**を用いて提出する。
(2) 経皮的中隔心筋焼灼術に係る届出を行う場合であって，他の保険医療機関との連携により1（上記）の(3)に掲げる要件を充足するものとする場合は，当該他の保険医療機関との連携に係る契約に関する文書の写しを提出する。
なお，当該契約においては，緊急事態が発生したときは，当該他の保険医療機関が即時に適切な対応を図ることが明記されているものである。

→　ペースメーカー移植術及びペースメーカー交換術に関する施設基準（K597，K597-2）
(1) 循環器内科又は心臓血管外科の経験を5年以上有する医師が1名以上配置されている。なお，診療所である保険医療機関においても届出が可能である。
(2) リードレスペースメーカーの場合には，**K597**ペースメーカー移植術又は**K597-2**ペースメーカー交換術を合わせて年間10例以上実施している。
(3) リードレスペースメーカーの場合には，緊急手術が可能な体制を有している。ただし，緊急手術が可能な保険医療機関との連携（当該連携について，文書による契約が締結されている場合に限る）により，緊急事態に対応するための体制が整備されている場合は，この限りでない。

【届出に関する事項】　ペースメーカー移植術及びペースメーカー交換術の施設基準に係る届出は，**別添2**（→Web 版）の**様式24**及び**様式52**を用いる。

→　植込型心電図記録計移植術及び植込型心電図記録計摘出術に関する施設基準（K597-3，K597-4）
下記のいずれかの施設基準の届出を行った保険医療機関において算定できる。
(1) **K597**ペースメーカー移植術及び**K597-2**ペースメーカー交換術
(2) **K598**両心室ペースメーカー移植術及び**K598-2**両心室ペースメーカー交換術
(3) **K599**植込型除細動器移植術及び**K599-2**植込型除細動器交換術
(4) **K599-3**両室ペーシング機能付き植込型除細動器移植術及び**K599-4**両室ペーシング機能付き植込型除細動器交換術

【届出に関する事項】　ペースメーカー移植術及びペースメーカー交換術，両心室ペースメーカー移植術及び両心室ペースメーカー交換術，植込型除細動器移植術及び植込型除細動器交換術又は両室ペーシング機能付き植込型除細動器移植術及び両室ペーシング機能付き植込型除細動器交換術のいずれかの届出を行っていればよく，植込型心電図記録計移植術及び植込型心電図記録計摘出術として特に地方厚生（支）局長に対して，届出を行う必要はない。

→1　両心室ペースメーカー移植術（心筋電極の場合）及び両心室ペースメーカー交換術（心筋電極の場合）に関する施設基準（K598，K598-2）
(1) 循環器内科又は小児循環器内科及び心臓血管外科を標榜している病院である。
(2) 心臓電気生理学的検査又は体外式ペースメーカーを用いた循環器集中管理を年間50例以上実施している。
(3) 開心術，冠動脈バイパス術，大血管（ただし，動脈管開存に対する根治術を除く），弁疾患又は短絡手術を合わせて年間30例以上実施しており，かつ，経静脈電極によるペースメーカー移植術を年間10例以上又は心筋電極によるペースメーカー移植術を3年間に3例以上実施している。
(4) 体外式を含む補助人工心臓等の経験又は**A301**特定集中治療室管理料若しくは**A301-4**小児特定集中治療室管理料の届出を行っている十分な体制や設備を備えた，重症心不全治療に対して適切に対応できる施設である。
(5) 常勤の循環器内科又は小児循環器内科及び心臓血管外科の医師がそれぞれ2名以上配置されており，そのうち2名以上は，所定の研修を修了している。
(6) 当該手術を行うために必要な次に掲げる検査等が，当該保険医療機関内で常時実施できるよう，必要な機器を備えている。
ア　血液学的検査
イ　生化学的検査
ウ　画像診断
(7) 定期的に循環器内科又は小児循環器内科の医師と心臓血管外科の医師が参加する，重症心不全患者又は不整脈患者の治療方針を決定するカンファレンスが開催されている。

2　両心室ペースメーカー移植術（経静脈電極の場合）及び両心室ペースメーカー交換術（経静脈電極の場合）に関する施設基準
(1) 循環器内科及び心臓血管外科を標榜している病院である。
(2) 心臓電気生理学的検査を年間50例以上実施している。
(3) 開心術又は冠動脈，大動脈バイパス移植術を合わせて年間30例以上実施しており，かつ，ペースメーカー移植術を年間10例以上実施している。
(4) 体外式を含む補助人工心臓等を用いた重症心不全治療の十分な経験のある施設である。
(5) 常勤の循環器内科及び心臓血管外科の医師がそれぞれ2名以上配置されており，そのうち2名以上は，所定の研修を修了している。
(6) 当該手術を行うために必要な次に掲げる検査等が，当該保険医療機関内で常時実施できるよう，必要な機器を備えている。
ア　血液学的検査
イ　生化学的検査
ウ　画像診断

【届出に関する事項】　両心室ペースメーカー移植術及び両心室ペースメーカー交換術の施設基準に係る届出は，**別添2**（→Web 版）の**様式52**及び**様式61**を用いる。

→1　植込型除細動器移植術（心筋リードを用いるもの）及び植込型除細動器交換術（心筋リードを用いるもの）に関する施設基準（K599，K599-2）
(1) 循環器内科又は小児循環器内科及び心臓血管外科を標榜している病院である。
(2) 心臓電気生理学的検査又は体外式ペースメーカーを用いた循環器集中管理を年間50例以上実施している。なお，このうち5例以上は致死性不整脈（心室性頻拍性不整脈症例又は開心術術後不整脈）に対するものである。
(3) 開心術，冠動脈又は大動脈バイパス移植術を合わせて年間30例以上実施しており，かつ，経静脈電極によるペースメーカー移植術を年間10例以上又は心筋電極によるペースメーカー移植術を3年間に3例以上実施している。
(4) 常勤の循環器内科又は小児循環器内科及び心臓血管外科の医師がそれぞれ2名以上配置されており，そのうち2名以上は，所定の研修を修了している。
(5) 当該手術を行うために必要な次に掲げる検査等が，当該保険医療機関内で常時実施できるよう，必要な機器を備えている。
ア　血液学的検査
イ　生化学的検査
ウ　画像診断
(6) 定期的に循環器内科又は小児循環器内科の医師と心臓血管外科の医師が参加する，重症心不全患者又は不整脈患者の治療方針を決定するカンファレンスが開催されている。

2　植込型除細動器移植術（経静脈リードを用いるもの又は皮下植込型リードを用いるもの），植込型除細動器交換術（その他のもの）及び経静脈電極抜去術に関する施設基準（K599，K599-2，K599-5）
(1) 循環器内科及び心臓血管外科を標榜している病院である。
(2) 心臓電気生理学的検査を年間50例以上実施している。なお，このうち5例以上は心室性頻拍性不整脈症例に対するものである。
(3) 開心術又は冠動脈，大動脈バイパス移植術を合わせて年間30例以上実施しており，かつ，ペースメーカー移植術を年間10例以上実施している。
(4) 常勤の循環器内科及び心臓血管外科の医師がそれぞれ2名以上配置されており，そのうち2名以上は，所定の研修を修了している。
(5) 当該手術を行うために必要な次に掲げる検査等が，当該保険医療機関内で常時実施できるよう，必要な機器を備えている。
ア 血液学的検査
イ 生化学的検査
ウ 画像診断

【届出に関する事項】 植込型除細動器移植術，植込型除細動器交換術及び経静脈電極抜去術の施設基準に係る届出は，**別添2**（→Web 版）の**様式52**及び**様式62**を用いる。

→1 両室ペーシング機能付き植込型除細動器移植術（心筋電極の場合）及び両室ペーシング機能付き植込型除細動器交換術（心筋電極の場合）に関する施設基準（K599-3，K599-4）
(1) 循環器内科又は小児循環器内科及び心臓血管外科を標榜している病院である。
(2) 心臓電気生理学的検査又は体外式ペースメーカーを用いた循環器集中管理を年間50例以上実施している。なお，このうち5例以上は致死性不整脈（心室性頻拍性不整脈症例又は開心術術後不整脈）に対するものである。
(3) 開心術，冠動脈又は大動脈バイパス移植術を合わせて年間30例以上実施しており，かつ，経静脈電極によるペースメーカー移植術を年間10例以上又は心筋電極によるペースメーカー移植術を3年間に3例以上実施している。
(4) 常勤の循環器内科又は小児循環器内科及び心臓血管外科の医師がそれぞれ2名以上配置されており，そのうち2名以上は，所定の研修を修了している。
(5) 当該手術を行うために必要な次に掲げる検査等が，当該保険医療機関内で常時実施できるよう，必要な機器を備えている。
ア 血液学的検査
イ 生化学的検査
ウ 画像診断
(6) 定期的に循環器内科又は小児循環器内科の医師と心臓血管外科の医師が参加する，重症心不全患者又は不整脈患者の治療方針を決定するカンファレンスが開催されている。

2 両室ペーシング機能付き植込型除細動器移植術（経静脈電極の場合）及び両室ペーシング機能付き植込型除細動器交換術（経静脈電極の場合）に関する施設基準
(1) 循環器内科及び心臓血管外科を標榜している病院である。
(2) 心臓電気生理学的検査を年間50例以上実施しており，このうち5例以上は心室性頻拍性不整脈症例に対するものである。
(3) 開心術又は冠動脈，大動脈バイパス移植術を合わせて年間30例以上実施しており，かつ，ペースメーカー移植術を年間10例以上実施している。
(4) 常勤の循環器内科及び心臓血管外科の医師がそれぞれ2名以上配置されており，そのうち2名以上は所定の研修を修了している。
(5) 当該手術を行うために必要な次に掲げる検査等が，当該保険医療機関内で常時実施できるよう，必要な機器を備えている。
ア 血液学的検査
イ 生化学的検査
ウ 画像診断

【届出に関する事項】 両室ペーシング機能付き植込型除細動器移植術及び両室ペーシング機能付き植込型除細動器交換術の施設基準に係る届出は，**別添2**（→Web 版）の**様式52**及び**様式63**を用いる。

→ 大動脈バルーンパンピング法（IABP法）に関する施設基準（K600）
循環器内科，心臓血管外科又は麻酔科のうち，いずれか1つの診療科の経験を5年以上有する医師が1名以上配置されている。

【届出に関する事項】 大動脈バルーンパンピング法（IABP法）の施設基準に係る届出は，**別添2**（→Web 版）の**様式24**を用いる。

→ 経皮的循環補助法（ポンプカテーテルを用いたもの）に関する施設基準（K602-2）
(1) 循環器内科の経験を5年以上有する常勤医師及び心臓血管外科の経験を5年以上有する常勤医師（小児を対象とする場合は小児循環器内科の経験を5年以上有する常勤の医師）がそれぞれ1名以上配置されている。
(2) 次のいずれにも該当する。
ア 心臓血管手術の症例が年間100例以上であり，小児を対象とする場合は，そのうち18歳未満の症例に対する心臓手術が年間50例以上である。
イ 経皮的冠動脈形成術を3年間に300例以上実施している。ただし，小児を対象とする場合を除く。
ウ K600大動脈バルーンパンピング法を3年間に30例以上及びK602経皮的心肺補助法を3年間に20例以上実施している。ただし，小児を対象とする場合を除く。
エ 小児を対象とする場合は11歳未満の症例に対する機械的循環補助を過去5年間で3例以上経験している。なお，機械的循環補助とは，補助人工心臓，左心バイパス又は左心系脱血を伴う膜型人工肺の装着を指す。
(3) 経皮的循環補助法（ポンプカテーテルを用いたもの）を行うに当たり関係学会より認定された施設である。
(4) 関係学会から示されている指針に基づき，経皮的循環補助法（ポンプカテーテルを用いたもの）が適切に実施されている。

【届出に関する事項】
(1) 経皮的循環補助法（ポンプカテーテルを用いたもの）に係る届出は，**別添2**（→Web 版）の**様式52**及び**様式87の13**を用いる。
(2) 関係学会より認定された施設であることを証する文書の写しを添付する。
(3) 経皮的循環補助法の施設基準に係る届出書添付書類及び経皮的循環補助法（小児を対象とする場合）の施設基準に係る届出書添付書類ともに届出を行う場合は別にそれぞれ届け出る。

→ 補助人工心臓に関する施設基準（K603）
(1) 心臓血管外科を標榜している病院である。
(2) 開心術（冠動脈，大動脈バイパス移植術を含む）の症例が年間50例以上ある。
(3) 常勤の心臓血管外科の医師が5名以上配置されており，このうち2名以上は心臓血管外科の経験を5年以上有しており，1名は少なくとも1例以上の補助人工心臓の経験を有している。
(4) 当該手術を行うために必要な次に掲げる検査等が，当該保険医療機関内で常時実施できるよう，必要な機器を備えている。
ア 血液学的検査
イ 生化学的検査
ウ 画像診断

【届出に関する事項】 補助人工心臓の施設基準に係る届出は，**別添2**（→Web 版）の**様式52**及び**様式64**を用いる。

→ 小児補助人工心臓に関する施設基準（K603-2）
(1) 心臓血管手術の症例が年間100例以上であり，そのうち18歳未満の症例に対する心臓手術が年間50例以上である。
(2) 11歳未満の症例に対する機械的循環補助を過去5年間で3例以上経験している。なお，機械的循環補助とは，補助人工心臓，左心バイパス又は左心系脱血を伴う膜型人工肺の装着を指す。
(3)　常勤の心臓血管外科の医師が３名以上配置されており，このうち２名以上は心臓血管外科の経験を５年以上有しており，１名は少なくとも１例以上の補助人工心臓の経験を有している。
(4)　５年以上の経験を有する小児循環器内科の医師が１名以上配置されている。
(5)　当該療養を行うに当たり関係学会から認定され，その旨が当該学会のホームページ等で広く周知された施設である。
【届出に関する事項】　小児補助人工心臓の施設基準に関する届出は，**別添２**（→Web 版）の**様式52**及び**様式64の２**を用いる。

→　植込型補助人工心臓（非拍動流型）に関する施設基準（Ｋ604-2）
(1)　心臓血管外科を標榜している病院である。
(2)　開心術の症例が年間100例以上である。
(3)　常勤の心臓血管外科の医師が５名以上配置されており，このうち２名以上は心臓血管外科の経験を５年以上有しており，１名は少なくとも１例以上の補助人工心臓の経験を有している。
(4)　補助人工心臓の装着経験が５例以上あり，うち３例は過去３年間に経験している。そのうち１例は90日以上連続して補助人工心臓を行った経験がある。
(5)　当該療養を行うに当たり関係学会から認定された施設である。
(6)　所定の研修を修了している常勤医師が２名以上配置されている。
(7)　当該手術を行うために必要な次に掲げる検査等が，当該保険医療機関内で常時実施できるよう，必要な機器を備えている。
ア　血液学的検査
イ　生化学的検査
ウ　画像診断
(8)　補助人工心臓装着の適応を検討する循環器内科医を含めた委員会が組織され，装着患者を統合的に治療・看護する体制が組める。
(9)　体外設置型補助人工心臓駆動装置について，緊急時の装着がいつでも施行可能な体制を確保している。
【届出に関する事項】
(1)　植込型補助人工心臓（非拍動流型）の施設基準に関する届出は，**別添２**（→Web 版）の**様式52**及び**様式65の３**を用いる。
(2)　関係学会より認定された施設であることを証する文書の写しを添付する。

→　同種心移植術に関する施設基準（Ｋ605-2）
移植関係学会合同委員会において，心臓移植実施施設として選定された施設である。
【届出に関する事項】
(1)　同種心移植術の施設基準に係る届出は，**別添２**（→Web 版）の**様式57**を用いる。
(2)　移植関係学会合同委員会により選定された施設であることを証する文書の写しを添付する。

→　同種心肺移植術に関する施設基準（Ｋ605-4）
移植関係学会合同委員会において，心肺同時移植実施施設として選定された施設である。
【届出に関する事項】
(1)　同種心肺移植術の施設基準に係る届出は，**別添２**（→Web 版）の**様式57**を用いる。
(2)　移植関係学会合同委員会により選定された施設であることを証する文書の写しを添付する。

→　骨格筋由来細胞シート心表面移植術に関する施設基準（Ｋ605-5）
(1)　植込型補助人工心臓（非拍動流型）の実施施設として届出のある施設又は植込型補助人工心臓（非拍動流型）の実施施設として届出のある施設と連携可能な施設である。
(2)　医薬品医療機器等法に基づく薬局等構造設備規則又は再生医療等の安全性の確保等に関する法律（平成25年法律第85号）に基づく細胞培養加工施設の構造設備に関する基準に則った設備を有する。
(3)　循環器内科の経験を５年以上有する常勤医師及び心臓血管外科の経験を５年以上有する常勤医師がそれぞれ１名以上配置され，これらの医師は所定の研修を修了している。
(4)　定期的に循環器内科の医師と心臓血管外科の医師が参加する心臓移植を含む重症心不全患者の治療方針を決定するカンファレンスが開催されている。
(5)　関連学会の定める「ヒト（自己）骨格筋由来細胞シートの使用要件等の基準について」において定められた実施施設基準に準じている。
【届出に関する事項】
(1)　骨格筋由来細胞シート心表面移植術の施設基準に係る届出は，**別添２**（→Web 版）の**様式65の３の２**を用いる。
(2)　過去１年間に実施した，心臓移植を含む重症心不全患者の治療方針を決定するカンファレンスの議事録を，個人情報をマスクした上で，添付する。

→　経皮的大動脈遮断術に関する施設基準（Ｋ615-2）
Ａ300救命救急入院料又は**Ａ301**特定集中治療室管理料の届出を行った保険医療機関である。
【届出に関する事項】　救命救急入院料又は特定集中治療室管理料の届出を行っていればよく，経皮的大動脈遮断術として特に地方厚生（支）局長に対して，届出を行う必要はない。

→　経皮的下肢動脈形成術に関する施設基準（Ｋ616-6）
(1)　外科又は心臓血管外科を標榜している病院である。
(2)　当該保険医療機関に日本IVR学会，日本心血管インターベンション治療学会又は日本血管外科学会が認定する常勤の医師が１名以上配置されている。
(3)　緊急手術が可能な体制を有している。
(4)　日本IVR学会，日本心血管インターベンション治療学会又は日本血管外科学会により認定された施設である。
(5)　日本IVR学会，日本心血管インターベンション治療学会及び日本血管外科学会から示されている指針に基づき，当該手術が適切に実施されている。
【届出に関する事項】
(1)　経皮的下肢動脈形成術の施設基準に係る届出は，**別添２**（→Web 版）の**様式65の３の３**を用いる。
(2)　日本IVR学会，日本心血管インターベンション治療学会又は日本血管外科学会により選定された施設であることを証する文書の写しを添付する。

→　内視鏡下下肢静脈瘤不全穿通枝切離術に関する施設基準（Ｋ617-5）
(1)　外科，血管外科又は心臓血管外科を標榜している病院である。
(2)　当該保険医療機関において，血管外科又は心臓血管外科の経験を合わせて５年以上有し，かつ，当該療法を術者として10例以上実施した経験を有する常勤の医師が配置されている。
(3)　下肢静脈瘤手術（抜去切除術，硬化療法及び高位結紮術をいう），大伏在静脈抜去術，下肢静脈瘤血管内焼灼術及び内視鏡下下肢静脈瘤不全穿通枝切離術を合わせて年間50例以上実施している。
【届出に関する事項】　内視鏡下下肢静脈瘤不全穿通枝切離術の施設基準に係る届出は，**別添２**（→Web 版）の**様式52**及び**様式65の４**を用いる。

→１　腹腔鏡下リンパ節群郭清術（後腹膜）に関する施設基準（Ｋ627-2）
(1)　泌尿器科を標榜している病院である。
(2)　以下のアからキまでの手術を術者として，合わせて20例以上実施した経験を有する常勤の泌尿器科の医師が２名以上配置されている。
ア　腹腔鏡下リンパ節群郭清術（骨盤）
イ　腹腔鏡下リンパ節群郭清術（後腹膜）
ウ　腹腔鏡下後腹膜腫瘍摘出術
エ　腹腔鏡下腎摘出術
オ　腹腔鏡下副腎摘出術
カ　腹腔鏡下腎（尿管）悪性腫瘍手術
キ　腹腔鏡下前立腺悪性腫瘍手術
(3) 当該手術に習熟した医師の指導の下に，当該手術，腹腔鏡下リンパ節群郭清術（骨盤）又は腹腔鏡下後腹膜腫瘍摘出術を術者として合わせて10例以上実施した経験を有する常勤の泌尿器科の医師が１名以上配置されている。
(4) 当該保険医療機関において当該手術，腹腔鏡下リンパ節群郭清術（骨盤）又は腹腔鏡下小切開後腹膜リンパ節群郭清術が合わせて10例以上実施されている。
(5) 関係学会から示されている指針に基づき適切に実施されている。

２　腹腔鏡下リンパ節群郭清術（傍大動脈）に関する施設基準

腹腔鏡下子宮悪性腫瘍手術（子宮体がんに限る）及び病理診断管理加算２に係る届出を行っている施設である。

３　腹腔鏡下リンパ節群郭清術（側方）に関する施設基準

(1) 外科又は消化器外科を標榜している病院である。
(2) 外科又は消化器外科について専門の知識及び５年以上の経験を有する常勤の医師が２名以上配置されており，そのうち１名以上が，外科又は消化器外科について10年以上の経験を有する。

【届出に関する事項】
(1) 腹腔鏡下リンパ節群郭清術（後腹膜）の施設基準に係る届出は，**別添２**（→Web 版）の**様式52**及び**様式65の４の２**を用いる。
(2) 腹腔鏡下リンパ節群郭清術（傍大動脈）の施設基準に係る届出は，**別添２の２**（→Web 版）を用いる。
(3) 腹腔鏡下リンパ節群郭清術（側方）の施設基準に係る届出は，**別添２の87の33**を用いる。

→　腹腔鏡下小切開骨盤内リンパ節群郭清術に関する施設基準（Ｋ627-3）

(1) 泌尿器科を標榜している病院である。
(2) 以下のアからタまでの手術を術者として，合わせて20例以上実施した経験を有する常勤の泌尿器科の医師が２名以上配置されている。
ア　腹腔鏡下リンパ節群郭清術
イ　腹腔鏡下小切開骨盤内リンパ節群郭清術
ウ　腹腔鏡下小切開後腹膜リンパ節群郭清術
エ　腹腔鏡下後腹膜腫瘍摘出術
オ　腹腔鏡下小切開後腹膜腫瘍摘出術
カ　腹腔鏡下小切開後腹膜悪性腫瘍手術
キ　腹腔鏡下腎摘出術
ク　腹腔鏡下小切開腎摘出術
ケ　腹腔鏡下副腎摘出術
コ　腹腔鏡下小切開副腎摘出術
サ　腹腔鏡下小切開尿管腫瘍摘出術
シ　腹腔鏡下腎（尿管）悪性腫瘍手術
ス　腹腔鏡下小切開腎（尿管）悪性腫瘍手術
セ　腹腔鏡下小切開膀胱腫瘍摘出術
ソ　腹腔鏡下前立腺悪性腫瘍手術
タ　腹腔鏡下小切開前立腺悪性腫瘍手術
(3) 当該手術に習熟した医師の指導の下に，当該手術を術者として10例以上実施した経験を有する常勤の泌尿器科の医師が１名以上配置されている。
(4) 当該保険医療機関において当該手術が10例以上実施されている。
(5) 関係学会から示されている指針に基づき適切に実施されている。

【届出に関する事項】　腹腔鏡下小切開骨盤内リンパ節群郭清術の施設基準に係る届出は，**別添２**（→Web 版）の**様式52**及び**様式65の５**を用いる。

→　腹腔鏡下小切開後腹膜リンパ節群郭清術の施設基準及び届出に関する事項（Ｋ627-4）

腹腔鏡下小切開骨盤内リンパ節群郭清術（p.990）の例による。

→　ダメージコントロール手術に関する施設基準（Ｋ636-2）

Ａ300救命救急入院料又は**Ａ301**特定集中治療室管理料の届出を行った保険医療機関である。

【届出に関する事項】　救命救急入院料又は特定集中治療室管理料の届出を行っていればよく，ダメージコントロール手術として特に地方厚生（支）局長に対して，届出を行う必要はない。

→　腹腔鏡下小切開後腹膜腫瘍摘出術及び腹腔鏡下小切開後腹膜悪性腫瘍手術の施設基準及び届出に関する事項（Ｋ642-3，Ｋ643-2）

腹腔鏡下小切開骨盤内リンパ節群郭清術（p.990）の例による。

→　骨盤内悪性腫瘍及び腹腔内軟部腫瘍ラジオ波焼灼療法に関する施設基準（Ｋ645-3）

(1) 消化器外科及び麻酔科を標榜している保険医療機関である病院である。
(2) 消化器外科について専門の知識及び５年以上の経験を有する常勤の医師が２名以上配置されている。
(3) 麻酔科標榜医が配置されている。
(4) 消化器悪性腫瘍手術を年間10例以上実施している。
(5) 緊急手術が可能な体制を有している。

【届出に関する事項】　骨盤内悪性腫瘍及び腹腔内軟部腫瘍ラジオ波焼灼療法の施設基準に係る届出は，**別添２**の**様式52**及び**様式87の61**を用いる。

→　内視鏡的逆流防止粘膜切除術に関する施設基準（Ｋ653-6）

(1) 消化器内科，外科又は消化器外科を標榜している保険医療機関である。
(2) 消化管内視鏡手術について５年以上の経験を有し，早期悪性腫瘍に係る消化管内視鏡手術（**Ｋ526-2**の「２」，**Ｋ653**の「２」，「３」及び**Ｋ721-4**）を術者として30例以上実施した経験を有する常勤の医師が１名以上配置されている。
(3) 消化器内科又は消化器外科について５年以上の経験を有する常勤の医師が２名以上配置されている。

【届出に関する事項】　内視鏡的逆流防止粘膜切除術の施設基準に係る届出については，**別添２**（→Web 版）の**様式52**及び**様式87の34**を用いる。

→　腹腔鏡下十二指腸局所切除術（内視鏡処置を併施するもの）の施設基準（Ｋ654-4）

(1) 当該保険医療機関において，胃悪性腫瘍に係る手術〔**Ｋ654-2**，**Ｋ654-3**，**Ｋ655**，**Ｋ655-2**（「１　単純切除術」については，内視鏡手術用支援機器を用いる場合を含む），**Ｋ655-4**，**Ｋ655-5**（「１　単純切除術」については，内視鏡手術用支援機器を用いる場合を含む），**Ｋ657**及び**Ｋ657-2**（「１　単純全摘術」については，内視鏡手術用支援機器を用いる場合を含む）〕を年間40例以上施行している。
(2) 当該保険医療機関において，腹腔鏡手術を年間50例以上実施している。
(3) 当該保険医療機関において，膵頭十二指腸切除術（**Ｋ703**及び**Ｋ703-2**）を年間10例以上施行している。
(4) 当該保険医療機関において，粘膜下層剥離術（**Ｋ526-2**の「２」又は**Ｋ653**の「２」）を年間20例以上実施している。
(5) 外科又は消化器外科，消化器内科及び麻酔科を標榜している保険医療機関である。
(6) 外科又は消化器外科について専門の知識及び５年以上の経験を有する常勤の医師が２名以上配置されており，そのうち１名以上が外科又は消化器外科について10年以上の経験を有している。
(7) 消化管内視鏡手術について5年以上の経験を有する常勤の医師が配置されている。
(8) 緊急手術が実施可能な体制が整備されている。
(9) 当該手術を実施する患者について，関連学会と連携の上，手術適応等の治療方針の決定及び術後の管理等を行っている。

【届出に関する事項】 腹腔鏡下十二指腸局所切除術（内視鏡処置を併施するもの）の施設基準に係る届出は，**別添２**（→Web 版）の**様式52**及び**様式65の８**を用いる。

→ 腹腔鏡下胃切除術〔悪性腫瘍手術（内視鏡手術用支援機器を用いるもの）〕の施設基準（Ｋ655-2）
(1) 外科又は消化器外科，消化器内科，放射線科及び麻酔科を標榜している病院である。
(2) 当該保険医療機関において，以下のアからカまでの手術を年間30例以上実施しており，このうちイ，エ及びカの手術を合わせて年間15例以上実施している。
ア 胃切除術
イ 腹腔鏡下胃切除術
ウ 噴門側胃切除術
エ 腹腔鏡下噴門側胃切除術
オ 胃全摘術
カ 腹腔鏡下胃全摘術
(3) 外科又は消化器外科について専門の知識及び5年以上の経験を有する常勤の医師が２名以上配置されており，そのうち１名以上が外科又は消化器外科について10年以上の経験を有している。
(4) 緊急手術が実施可能な体制が整備されている。
(5) 常勤の臨床工学技士が１名以上配置されている。
(6) 当該手術に用いる機器について，保守管理の計画を作成し，適切に保守管理がなされている。
(7) 当該手術を実施する患者について，関連学会と連携の上，手術適応等の治療方針の決定及び術後の管理等を行っている。
(8) 関係学会から示されている指針に基づき，当該手術が適切に実施されている。

【届出に関する事項】 腹腔鏡下胃切除術〔悪性腫瘍手術（内視鏡手術用支援機器を用いるもの）〕の施設基準に係る届出は，**別添２**（→Web 版）の**様式52**及び**様式87の14**を用いる。

→ 腹腔鏡下噴門側胃切除術〔悪性腫瘍手術（内視鏡手術用支援機器を用いるもの）〕の施設基準（Ｋ655-5）
(1) 外科又は消化器外科，消化器内科，放射線科及び麻酔科を標榜している病院である。
(2) 当該保険医療機関において，以下のアからカまでの手術を年間30例以上実施しており，このうちイ，エ及びカの手術を合わせて年間15例以上実施している。
ア 胃切除術
イ 腹腔鏡下胃切除術
ウ 噴門側胃切除術
エ 腹腔鏡下噴門側胃切除術
オ 胃全摘術
カ 腹腔鏡下胃全摘術
(3) 外科又は消化器外科について専門の知識及び5年以上の経験を有する常勤の医師が２名以上配置されており，そのうち１名以上が外科又は消化器外科について10年以上の経験を有している。
(4) 緊急手術が実施可能な体制が整備されている。
(5) 常勤の臨床工学技士が１名以上配置されている。
(6) 当該手術に用いる機器について，保守管理の計画を作成し，適切に保守管理がなされている。
(7) 当該手術を実施する患者について，関連学会と連携の上，手術適応等の治療方針の決定及び術後の管理等を行っている。
(8) 関係学会から示されている指針に基づき，当該手術が適切に実施されている。

【届出に関する事項】 腹腔鏡下噴門側胃切除術〔悪性腫瘍手術（内視鏡手術用支援機器を用いるもの）〕の施設基準に係る届出は，**別添２**（→Web 版）の**様式52**及び**様式87の14**を用いる。

→ 腹腔鏡下胃縮小術に関する施設基準（Ｋ656-2）
(1) 外科又は消化器外科，麻酔科及び内科，循環器内科，内分泌内科，代謝内科又は糖尿病内科を標榜している保険医療機関である。
(2) 「１ スリーブ状切除によるもの」については，以下のア又はイのいずれも満たしている。
ア 腹腔鏡を使用した胃の手術〔Ｋ647-2，Ｋ649-2，Ｋ654-3，Ｋ655-2（「１ 単純切除術」については，内視鏡手術用支援機器を用いる場合を含む），Ｋ655-5（「１ 単純切除術」については，内視鏡手術用支援機器を用いる場合を含む），Ｋ656-2，Ｋ657-2（「１ 単純全摘術」については，内視鏡手術用支援機器を用いる場合を含む），Ｋ662-2，Ｋ666-2，Ｋ667-2又はＫ667-3〕を１年間に合わせて10例以上実施している。
イ 外科又は消化器外科について5年以上の経験を有し，当該手術に習熟した医師の指導の下に，当該手術を術者として5例以上実施した経験を有する常勤の医師が１名以上配置されている。
(3) 「２ スリーブ状切除によるもの（バイパス術を併施するもの）」については，以下のア又はイのいずれも満たしている。
ア 「１ スリーブ状切除によるもの」を１年間に合わせて10例以上実施している。
イ 外科又は消化器外科について5年以上の経験を有し，当該手術に習熟した医師の指導の下に，当該手術を術者として5例以上実施した経験を有する常勤の医師が１名以上配置されている。
(4) 当該手術を担当する診療科において，常勤の医師が２名以上配置されている。
(5) 常勤の麻酔科標榜医が配置されている。
(6) 高血圧症，脂質異常症，糖尿病又は肥満症に関する診療について合わせて5年以上の経験を有する常勤の医師１名が配置されている。
(7) 常勤の管理栄養士が配置されている。
(8) 緊急手術が実施可能な体制が整備されている。
(9) 前年度の実績等を地方厚生（支）局長に届け出ている。
(10) 当該保険医療機関において当該手術を実施した患者に対するフォローアップ（年に１回，体重，生活習慣病の重症度等を把握することをいう）を行っており，フォローアップの内容が一元的に記録されている。なお，術後5年目の捕捉率が7割5分以上であることが望ましい。

【届出に関する事項】 腹腔鏡下胃縮小術の施設基準に係る届出は，**別添２**（→Web 版）の**様式52**及び**様式65の６**を用いる。

→ 腹腔鏡下胃全摘術〔悪性腫瘍手術（内視鏡手術用支援機器を用いるもの）〕の施設基準（Ｋ657-2）
(1) 外科又は消化器外科，消化器内科，放射線科及び麻酔科を標榜している病院である。
(2) 当該保険医療機関において，以下のアからカまでの手術を年間30例以上実施しており，このうちイ，エ及びカの手術を合わせて年間15例以上実施している。
ア 胃切除術
イ 腹腔鏡下胃切除術
ウ 噴門側胃切除術
エ 腹腔鏡下噴門側胃切除術
オ 胃全摘術
カ 腹腔鏡下胃全摘術
(3) 外科又は消化器外科について専門の知識及び5年以上の経験を有する常勤の医師が２名以上配置されており，そのうち１名以上が外科又は消化器外科について10年以上の経験を有している。
(4) 緊急手術が実施可能な体制が整備されている。
(5) 常勤の臨床工学技士が1名以上配置されている。
(6) 当該手術に用いる機器について，保守管理の計画を作成し，適切に保守管理がなされている。
(7) 当該手術を実施する患者について，関連学会と連携の上，手術適応等の治療方針の決定及び術後の管理等を行っている。
(8) 関係学会から示されている指針に基づき，当該手術が適切に実施されている。
【届出に関する事項】 腹腔鏡下胃全摘術〔悪性腫瘍手術（内視鏡手術用支援機器を用いるもの）〕の施設基準に係る届出は，**別添2**（→Web 版）の**様式52**及び**様式87の14**を用いる。

→ バルーン閉塞下逆行性経静脈的塞栓術に関する施設基準（K668-2）
(1) 当該手術を術者として5例以上実施した経験を有する常勤の医師が配置されている。
(2) 消化器内科の経験を5年以上有している常勤の医師が1名以上配置されており，そのうち1名以上が消化管内視鏡検査について5年以上の経験を有している。
(3) 放射線科の経験を5年以上有している常勤の医師が1名以上配置されている。
(4) 外科又は消化器外科，内科又は消化器内科及び放射線科を標榜している保険医療機関である。
(5) 緊急手術が実施可能な体制が整備されている。
【届出に関する事項】 バルーン閉塞下逆行性経静脈的塞栓術の施設基準に係る届出は，**別添2**（→Web 版）の**様式52**及び**様式87の15**を用いる。

→ 腹腔鏡下胆嚢悪性腫瘍手術（胆嚢床切除を伴うもの）に関する施設基準（K675-2）
(1) 当該保険医療機関において肝切除術又は腹腔鏡下肝切除術を，1年間に10例以上実施している。
(2) 腹腔鏡を用いる手術について十分な経験を有する医師が配置されている。
(3) 当該保険医療機関が外科又は消化器外科及び麻酔科を標榜しており，消化器外科において常勤の医師が3名以上配置されており，そのうち1名以上が消化器外科について5年以上の経験を有している。
(4) 病理部門が設置され，病理医が配置されている。
(5) 緊急手術が可能な体制を有している。
【届出に関する事項】 腹腔鏡下胆嚢悪性腫瘍手術（胆嚢床切除を伴うもの）の施設基準に係る届出は，**別添2**（→Web 版）の**様式87の36**及び**様式52**を用いる。

→ 胆管悪性腫瘍手術〔膵頭十二指腸切除及び肝切除（葉以上）を伴うものに限る〕に関する施設基準（K677）
(1) 当該医療機関において，膵頭十二指腸切除術又は肝切除術を年間20例以上実施している。
(2) 外科又は消化器外科について5年以上の経験を有する常勤の医師が2名以上配置されている。
【届出に関する事項】 胆管悪性腫瘍手術〔膵頭十二指腸切除及び肝切除（葉以上）を伴うものに限る〕の施設基準に係る届出については，**別添2**（→Web 版）の**様式52**及び**様式65の7**を用いる。

→ 体外衝撃波胆石破砕術に関する施設基準（K678）
(1) 体外衝撃波胆石破砕術を行う専用の室を備えているとともに，患者の緊急事態に対応するため緊急手術が可能な手術室を有している。ただし，体外衝撃波胆石破砕術，体外衝撃波膵石破砕術及び体外衝撃波腎・尿管結石破砕術を行う専用の室は同一のものであって差し支えない。
(2) 担当する医師が常時待機しており，胆石症の治療に関し専門の知識及び少なくとも5年以上の経験を有する常勤の医師が2名以上配置されている。
(3) 当該手術を行うために必要な次に掲げる検査等が，当該保険医療機関内で常時実施できるよう，必要な機器を備えている。
ア 生化学的検査
イ 血液学的検査
ウ 微生物学的検査
エ 画像診断
(4) 医療法第30条の4第1項に規定する医療計画との連携も図りつつ，地域における当該手術に使用する機器の配置の適正にも留意されている。
【届出に関する事項】
(1) 体外衝撃波胆石破砕術の施設基準に係る届出は，**別添2**（→Web 版）の**様式66**を用いる。
(2) 当該治療が行われる専用の施設の平面図を添付する。
(3) 当該地域における必要性を記載した理由書を添付する。

→ 腹腔鏡下胆道閉鎖症手術の施設基準（K684-2）
(1) 当該手術を5例以上実施した経験を有する常勤の医師が配置されている。
(2) 当該保険医療機関において，胆道閉鎖症に係る手術（**K684**先天性胆道閉鎖症手術又は**K684-2**腹腔鏡下胆道閉鎖症手術）が1年間に合わせて2例以上実施されている。
(3) 当該保険医療機関において，腹腔鏡を用いる手術〔16歳未満に実施したものに限る。**K634**腹腔鏡下鼠径ヘルニア手術（両側）を除く〕が1年間に50例以上実施されている。
【届出に関する事項】 腹腔鏡下胆道閉鎖症手術の施設基準に係る届出は，**別添2**（→Web 版）の**様式52**及び**様式87の16**を用いる。

→1 腹腔鏡下肝切除術（部分切除及び外側区域切除）に関する施設基準（K695-2）
(1) 当該保険医療機関において肝切除術又は腹腔鏡下肝切除術を，1年間に10例以上実施している。
(2) 腹腔鏡を用いる手術について，関連学会から示されているガイドライン等を踏まえ，手術適応等の治療方針についての検討を適切に実施する。
(3) 腹腔鏡を用いる手術について十分な経験を有する医師が配置されている。
(4) 当該保険医療機関が消化器外科及び麻酔科を標榜しており，消化器外科において常勤の医師が3名以上配置されており，そのうち1名以上が消化器外科について5年以上の経験を有している。
(5) 病理部門が設置され，病理医が配置されている。
(6) 緊急手術が可能な体制を有している。

2 腹腔鏡下肝切除術〔亜区域切除，1区域切除（外側区域切除を除く），2区域切除及び3区域切除以上のもの〕に関する施設基準
(1) 当該保険医療機関において肝切除術又は腹腔鏡下肝切除術を，1年間に20例以上実施している。
(2) 当該保険医療機関において腹腔鏡手術を年間100例以上実施している。
(3) 腹腔鏡を用いる手術について，関連学会から示されているガイドライン等を踏まえ，手術適応等の治療方針についての検討を適切に実施する。
(4) 腹腔鏡下肝切除を術者として10例以上実施した経験を有する常勤の医師が配置されている。
(5) 当該保険医療機関が消化器外科及び麻酔科を標榜しており，消化器外科において常勤の医師が3名以上配置されており，そのうち1名以上が消化器外科について5年以上の経験を有している。
(6) 病理部門が設置され，病理医が配置されている。
(7) 緊急手術が可能な体制を有している。
(8) 当該手術を実施する患者について，関連学会と連携の上，手術適応等の治療方針の決定及び術後の管理等を行っている。
【届出に関する事項】 腹腔鏡下肝切除術の施設基準に係る届出は，**別添2**（→Web 版）の**様式52**及び**様式66の2**を用いる。

特施

→　移植用部分肝採取術（生体）（腹腔鏡によるもの）に関する施設基準（Ｋ697-4）

(1)　腹腔鏡を用いる手術について，関連学会から示されているガイドライン等を踏まえ，手術適応等の治療方針についての検討を適切に実施する。

(2)　移植用部分肝採取術（生体）と生体部分肝移植術，又は移植用肝採取術（死体）と同種死体肝移植術を術者として合計10例以上実施したものであって，腹腔鏡下肝切除を術者として50例以上実施した経験を有する医師が配置されている。

(3)　当該保険医療機関が外科，消化器外科又は小児外科及び麻酔科を標榜しており，外科，消化器外科又は小児外科において常勤の医師が３名以上配置されており，そのうち１名以上が当該診療科について５年以上の経験を有している。

(4)　病理部門が設置され，病理医が配置されている。

(5)　緊急手術が可能な体制を有している。

(6)　当該手術を実施する患者について，関連学会と連携の上，手術適応等の治療方針の決定及び術後の管理等を行っている。

(7)　生体部分肝移植術の施設基準に適合しているものとして地方厚生（支）局長に届け出ている。

【届出に関する事項】　移植用部分肝採取術（生体）（腹腔鏡によるもの）の施設基準に係る届出は，**別添２**（→Web 版）の**様式87の38**及び**様式52**を用いる。

→　生体部分肝移植術に関する施設基準（Ｋ697-5）

(1)　肝切除術が年間20例以上ある，又は小児科及び小児外科の病床数が合わせて100床以上の保険医療機関については肝切除術及び先天性胆道閉鎖症手術が合わせて年間10例以上ある。

(2)　当該手術を担当する診療科の常勤医師数が５名以上配置されており，このうち少なくとも１名は臓器移植の経験を有している。

(3)　生体部分肝移植術の実施に当たり，臓器の移植に関する法律の運用に関する指針（ガイドライン），世界保健機関「ヒト臓器移植に関する指針」，国際移植学会倫理指針，日本移植学会倫理指針，日本移植学会「肝移植ガイドライン」及び日本肝移植研究会「生体肝提供手術に関する指針」を遵守している。

【届出に関する事項】

(1)　生体部分肝移植術の施設基準に係る届出は，**別添２**（→Web 版）の**様式52**及び**様式67**を用いる。

(2)　臓器の移植に関する法律の運用に関する指針（ガイドライン），世界保健機関「ヒト臓器移植に関する指針」，国際移植学会倫理指針，日本移植学会倫理指針，日本移植学会「肝移植ガイドライン」及び日本肝移植研究会「生体肝提供手術に関する指針」を遵守する旨の文書（様式任意）を添付する。

→　同種死体肝移植術に関する施設基準（Ｋ697-7）

移植関係学会合同委員会において，肝臓移植実施施設として選定された施設である。

【届出に関する事項】

(1)　同種死体肝移植術の施設基準に係る届出は，**別添２**（→Web 版）の**様式57**を用いる。

(2)　移植関係学会合同委員会により選定された施設であることを証する文書の写しを添付する。

→　体外衝撃波膵石破砕術（一連につき）に関する施設基準（Ｋ699-2）

(1)　体外衝撃波膵石破砕術を行う専用の室を備えているとともに，患者の緊急事態に対応するため緊急手術が可能な手術室を有している。ただし，体外衝撃波胆石破砕術，体外衝撃波膵石破砕術及び体外衝撃波腎・尿管結石破砕術を行う専用の室は同一のものであって差し支えない。

(2)　担当する医師が常時待機（院外での対応も含む）しており，膵石の治療に関し，専門の知識及び少なくとも５年以上の経験を有する常勤の医師が２名以上配置されている。

(3)　当該手術を行うために必要な次に掲げる検査等が，当該保険医療機関内で常時実施できるよう，必要な機器を備えている。

ア　生化学的検査
イ　血液学的検査
ウ　微生物学的検査
エ　画像診断

(4)　膵石に対する内視鏡的治療が可能な体制を有している。

(5)　医療法第30条の４第１項に規定する医療計画との連携も図りつつ，地域における当該手術に使用する機器の配置の適正にも留意されている。

【届出に関する事項】　体外衝撃波膵石破砕術（一連につき）の施設基準に係る届出は，**別添２**（→Web 版）の**様式66**を用いる。

→　腹腔鏡下膵腫瘍摘出術の施設基準（Ｋ700-3）

(1)　当該保険医療機関において，膵臓手術（内視鏡によるものを除く）を１年間に５例以上実施している。

(2)　腹腔鏡を用いる手術について，関連学会から示されているガイドライン等を踏まえ，手術適応等の治療方針についての検討を適切に実施する。

(3)　腹腔鏡を用いる手術について十分な経験を有する医師が配置されている。

(4)　当該保険医療機関において，消化器外科及び麻酔科を標榜しており，消化器外科において，医師が３名以上配置されており，そのうち１名以上が消化器外科について５年以上の経験を有している。

(5)　病理部門が設置され，病理医が配置されている。

(6)　緊急手術が可能な体制を有している。

【届出に関する事項】

(1)　腹腔鏡下膵腫瘍摘出術及び腹腔鏡下膵体尾部腫瘍切除術の施設基準に係る届出は，**別添２**（→Web 版）の**様式52**及び**様式67の２**を用いる。

(2)　（略）

→　腹腔鏡下膵頭部腫瘍切除術及び腹腔鏡下膵中央切除術の施設基準（Ｋ703-2，Ｋ700-4）

(1)　当該保険医療機関で膵臓に係る手術を年間50例以上施行しており，そのうち膵頭十二指腸切除術を年間20例以上施行している。

(2)　当該保険医療機関において腹腔鏡手術を年間100例以上，かつ，胆嚢摘出術を除く腹腔鏡下上腹部手術を年間20例以上実施している。

(3)　腹腔鏡下膵頭部腫瘍切除術又は腹腔鏡下膵体尾部切除術を術者として20例以上実施した経験を有する常勤医師が配置されている。

(4)　外科又は消化器外科，消化器内科，放射線科及び麻酔科を標榜している保険医療機関である。

(5)　病理部門が設置され，病理医が配属されている。

(6)　外科又は消化器外科において常勤の医師が５名以上配置されており，そのうち１名以上が消化器外科について15年以上の経験を有している。

(7)　麻酔科標榜医が配置されている。

(8)　当該手術を実施する患者について，関連学会と連携の上，手術適応等の治療方針の決定及び術後の管理等を行っている。

【届出に関する事項】

(1)　腹腔鏡下膵頭部腫瘍切除術及び腹腔鏡下膵中央切除術の施設基準に係る届出については，**別添２**（→Web 版）の**様式52**及び**様式67の２の３**を用いる。

(2)　（略）

→　同種死体膵移植術，同種死体膵腎移植術に関する施設基準（Ｋ709-3，Ｋ709-5）

移植関係学会合同委員会において，膵臓移植実施施設として選定された施設である。

【届出に関する事項】

(1) 同種死体膵移植術，同種死体膵腎移植術の施設基準に係る届出は，**別添２**（→Web 版）の**様式57**を用いる。

(2) 移植関係学会合同委員会により選定された施設であることを証する文書の写しを添付する。

→ **同種死体膵島移植術に関する施設基準**（K709-6）

(1) 当該保険医療機関において，同種死体膵移植術，同種死体膵腎移植術又は同種死体膵島移植術を合わせて３年間に５例以上実施している。

(2) 当該手術を担当する診療科の常勤医師数が２名以上配置されており，このうち１名以上は３例以上の同種死体膵島移植術の経験を有している。

(3) 糖尿病の治療に関し，専門の知識及び５年以上の経験を有する常勤の医師が２名以上配置されており，このうち１名以上は膵臓移植又は膵島移植患者の診療の経験を有している。

(4) 同種死体膵島移植術を行うに当たり医療関係団体より認定された施設である。

(5) 日本組織移植学会が作成した「ヒト組織を利用する医療行為の安全性確保・保存・使用に関するガイドライン」等関連学会から示されている基準等を遵守している旨を届け出ている。

(6) 同種死体膵島移植術の実施に当たり，再生医療等の安全性の確保等に関する法律第３条に規定する再生医療等提供基準を遵守している。

【届出に関する事項】

(1) 同種死体膵島移植術の施設基準に係る届出は，**別添２**（→Web 版）の**様式52**及び**様式57の２**を用いる。

(2) 医療関係団体より認定された施設であることを証する文書の写しを添付する。

(3) 再生医療等の安全性の確保等に関する法律第３条に規定する再生医療等提供基準を遵守していることを証する文書として，地方厚生（支）局で受理された再生医療等提供計画の写しを添付する。

→ **生体部分小腸移植術に関する施設基準**（K716-4）

(1) 当該保険医療機関において，生体部分肝移植術又は生体部分小腸移植術を合わせて１年間に５例以上実施している。

(2) 当該手術を担当する診療科の常勤医師数が５名以上配置されており，このうち少なくとも１名は生体部分小腸移植術又は同種死体小腸移植術の経験を有している。

(3) 生体部分小腸移植術の実施に当たり，臓器の移植に関する法律の運用に関する指針（ガイドライン），世界保健機関「ヒト臓器移植に関する指針」，国際移植学会倫理指針，日本移植学会倫理指針及び日本移植学会「生体小腸移植実施指針」を遵守している。

【届出に関する事項】

(1) 生体部分小腸移植術の施設基準に係る届出は，**別添２**（→Web 版）の**様式52**及び**様式87の17の２**を用いる。

(2) 臓器の移植に関する法律の運用に関する指針（ガイドライン），世界保健機関「ヒト臓器移植に関する指針」，国際移植学会倫理指針，日本移植学会倫理指針及び日本移植学会「生体小腸移植実施指針」を遵守する旨の文書（様式任意）を添付する。

→ **同種死体小腸移植術に関する施設基準**（K716-6）

移植関係学会合同委員会において，小腸移植実施施設として選定された施設である。

【届出に関する事項】

(1) 同種死体小腸移植術の施設基準に係る届出は，**別添２**（→Web 版）の**様式57**を用いる。

(2) 移植関係学会合同委員会により選定された施設であることを証する文書の写しを添付する。

→ **早期悪性腫瘍大腸粘膜下層剥離術に関する施設基準**（K721-4）

(1) 当該保険医療機関において，粘膜下層剥離術（K526-2の「２」，K653の「２」若しくは「３」及びK721-4）を年間20件以上実施している。

(2) 消化器内科，消化器外科，内視鏡内科又は内視鏡外科を標榜している。

(3) 当該保険医療機関において，消化管内視鏡手術について５年以上の経験を有する常勤の医師が配置されている。

(4) 緊急手術が可能な体制を有している。

【届出に関する事項】 早期悪性腫瘍大腸粘膜下層剥離術の施設基準に係る届出は，**別添２**（→Web 版）の**様式52**及び**様式67の３**を用いる。

→ **内視鏡的小腸ポリープ切除術の施設基準**（K721-5）

(1) 消化器内科，消化器外科，内視鏡内科又は内視鏡外科を標榜している。

(2) 当該保険医療機関において，消化管内視鏡手術について５年以上の経験を有する常勤の医師が配置されている。

(3) 緊急手術が可能な体制を有している。

【届出に関する事項】 内視鏡的小腸ポリープ切除術の施設基準に係る取扱いについては，当該基準を満たしていればよく，特に地方厚生（支）局長に対して，届出を行う必要はない。

→ **腹腔鏡下小切開副腎摘出術の施設基準及び届出に関する事項**（K754-3）

腹腔鏡下小切開骨盤内リンパ節群郭清術(p.990)の例による。

→ **副腎腫瘍ラジオ波焼灼療法に関する施設基準**（K755-3）

(1) 放射線科を標榜している病院である。

(2) 内分泌内科又は高血圧症について専門の知識及び３年以上の経験を有する常勤の医師，泌尿器科について専門の知識及び５年以上の経験を有する常勤の医師並びに放射線科について専門の経験及び５年以上の経験を有する常勤の医師がそれぞれ１名以上配置されている。

(3) 副腎静脈サンプリングが年間20例以上実施されている。

(4) 副腎手術が年間10例以上実施されている又は原発性アルドステロン症に対する副腎手術が年間５例以上実施されている。

(5) 緊急手術が可能な体制を有している。

【届出に関する事項】 副腎腫瘍ラジオ波焼灼療法の施設基準に係る届出は，**別添２**（→Web 版）の**様式52**及び**様式87の47**を用いる。

→ **体外衝撃波腎・尿管結石破砕術に関する施設基準**（K768）

(1) 体外衝撃波腎・尿管結石破砕術を行う専用の室を備えているとともに，患者の緊急事態に対応するため緊急手術が可能な手術室を有している。ただし，体外衝撃波胆石破砕術，体外衝撃波膵石破砕術及び体外衝撃波腎・尿管結石破砕術を行う専用の室は同一のものであって差し支えない。

(2) 担当する医師が常時待機（院外での対応も含む）しており，腎・尿管結石の治療に関し，専門の知識及び少なくとも５年以上の経験を有する常勤の医師が２名以上配置されている。

(3) 当該手術を行うために必要な次に掲げる検査等が，当該保険医療機関内で常時実施できるよう，必要な機器を備えている。

ア 生化学的検査

イ 血液学的検査

ウ 微生物学的検査

エ 画像診断

(4) なお，医療法第30条の４第１項に規定する医療計画との連携も図りつつ，地域における当該手術に使用する機器の配置の適正にも留意されている。

【届出に関する事項】

(1)　体外衝撃波腎・尿管結石破砕術の施設基準に係る届出は，**別添２**（→Web 版）の**様式66**を用いる。
(2)　当該治療が行われる専用の施設の平面図を添付する。
(3)　当該地域における必要性を記載した理由書を添付する。

→　腹腔鏡下小切開腎部分切除術，腹腔鏡下小切開腎摘出術，腹腔鏡下小切開腎（尿管）悪性腫瘍手術の施設基準及び届出に関する事項（Ｋ769-3，Ｋ772-3，Ｋ773-3）
腹腔鏡下小切開骨盤内リンパ節群郭清術（p.990）の例による。

→　腎腫瘍凝固・焼灼術（冷凍凝固によるもの）の施設基準（Ｋ773-4）
(1)　泌尿器科を標榜している病院である。
(2)　当該手術を担当する医師が常時待機（院外での対応を含む）しており，腎腫瘍の治療に関し，専門の知識及び少なくとも５年以上の経験を有する常勤の泌尿器科の医師が２名以上配置されている。
【届出に関する事項】　腎腫瘍凝固・焼灼術（冷凍凝固によるもの）の施設基準に係る扱いについては，当該基準を満たしていればよく，特に地方厚生（支）局長に対して，届出を行う必要はない。

→　腹腔鏡下腎悪性腫瘍手術（内視鏡手術用支援機器を用いるもの）及び腹腔鏡下尿管悪性腫瘍手術（内視鏡手術用支援機器を用いるもの）に関する施設基準（Ｋ773-5，Ｋ773-6）
(1)　泌尿器科及び麻酔科を標榜している病院である。
(2)　泌尿器科について５年以上の経験を有しており，また，当該手術について10例以上の経験を有する常勤の医師が配置されている。
(3)　泌尿器科において常勤の医師２名を有し，いずれも泌尿器科について専門の知識及び５年以上の経験を有する。
(4)　麻酔科の標榜医が配置されている。
(5)　当該保険医療機関において，腎悪性腫瘍，尿管悪性腫瘍に係る手術に係る手術（**Ｋ773，Ｋ773-2，Ｋ773-3，Ｋ773-4，Ｋ773-5又はＫ773-6**）が１年間に合わせて10例以上実施されている。
(6)　緊急手術体制が整備されている。
(7)　常勤の臨床工学技士が１名以上配置されている。
(8)　当該手術に用いる機器について，保守管理の計画を作成し，適切に保守管理がなされている。
【届出に関する事項】　腹腔鏡下腎悪性腫瘍手術（内視鏡手術用支援機器を用いるもの）及び腹腔鏡下尿管悪性腫瘍手術（内視鏡手術用支援機器を用いるもの）に係る届出は，**別添２**（→Web 版）の**様式52**及び**様式68の３**を用いる。

→　腎悪性腫瘍ラジオ波焼灼療法に関する施設基準（Ｋ773-7）
(1)　泌尿器科及び麻酔科を標榜している保険医療機関である病院である。
(2)　泌尿器科について専門の知識及び５年以上の経験を有する常勤の医師が２名以上配置されている。
(3)　麻酔科標榜医が配置されている。
(4)　腎悪性腫瘍手術を年間10例以上実施している。
(5)　緊急手術が可能な体制を有している。
【届出に関する事項】　腎悪性腫瘍ラジオ波焼灼療法の施設基準に係る届出は，**別添２**の**様式52**及び**様式87の62**を用いる。

→　同種死体腎移植術に関する施設基準（Ｋ780）
腎臓移植実施施設として，日本臓器移植ネットワークに登録された施設である。
【届出に関する事項】
(1)　同種死体腎移植術の施設基準に係る届出は，**別添２**（→Web 版）の**様式57**を用いる。
(2)　日本臓器移植ネットワークに登録された施設であることを証する文書の写しを添付する。

→　生体腎移植術に関する施設基準（Ｋ780-2）
(1)　腎尿路系手術（**Ｌ008**マスク又は気管内挿管による閉鎖循環式全身麻酔を伴うものに限る）が年間10例以上ある。
(2)　当該手術を担当する診療科の常勤の医師が２名以上配置されており，このうち少なくとも１名は，１例以上の死体腎移植又は５例以上の生体腎移植の経験を有している。
(3)　生体腎移植術の実施に当たり，臓器の移植に関する法律の運用に関する指針（ガイドライン），世界保健機関「ヒト臓器移植に関する指針」，国際移植学会倫理指針並びに日本移植学会倫理指針及び日本移植学会「生体腎移植ガイドライン」を原則として遵守している。
【届出に関する事項】
(1)　生体腎移植術の施設基準に係る届出は，**別添２**（→Web 版）の**様式52**及び**様式69**を用いる。
(2)　臓器の移植に関する法律の運用に関する指針（ガイドライン），世界保健機関「ヒト臓器移植に関する指針」，国際移植学会倫理指針並びに日本移植学会倫理指針及び日本移植学会「生体腎移植ガイドライン」を遵守する旨の文書（様式任意）を添付する。

→　腹腔鏡下小切開尿管腫瘍摘出術の施設基準及び届出に関する事項（Ｋ785-2）
腹腔鏡下小切開骨盤内リンパ節群郭清術（p.990）の例による。

→　膀胱水圧拡張術及びハンナ型間質性膀胱炎手術（経尿道）に関する施設基準（Ｋ800-3，Ｋ800-4）
(1)　泌尿器科の経験を５年以上有しており，膀胱水圧拡張術を，当該手術に習熟した医師の指導の下に，術者として，５例以上実施した経験を有する医師が配置されている。
(2)　当該保険医療機関が泌尿器科を標榜しており，当該診療科において常勤の医師が配置されている。
(3)　麻酔科標榜医が配置されている。
(4)　緊急手術が可能な体制を有している。
【届出に関する事項】　膀胱水圧拡張術及びハンナ型間質性膀胱炎手術（経尿道）の施設基準に係る届出は，**別添２**（→Web 版）の**様式52**及び**様式69の２**を用いる。

→　腹腔鏡下小切開膀胱腫瘍摘出術の施設基準及び届出に関する事項（Ｋ802-4）
腹腔鏡下小切開骨盤内リンパ節群郭清術（p.990）の例による。

→　腹腔鏡下膀胱悪性腫瘍手術に関する施設基準（Ｋ803-2）
(1)　当該保険医療機関において，膀胱悪性腫瘍手術〔**Ｋ803，Ｋ803-2**（内視鏡手術用支援機器を用いる場合を含む）及び**Ｋ803-3**〕を１年間に10例以上実施している。
(2)　腹腔鏡を用いる手術について，関連学会から示されているガイドライン等を踏まえ，手術適応等の治療方針についての検討を適切に実施する。
(3)　腹腔鏡を用いる手術について十分な経験を有する医師が配置されている。
(4)　当該保険医療機関が泌尿器科及び麻酔科を標榜している医療機関であり，泌尿器科において常勤の医師が２名以上配置されており，そのうち少なくとも１名は，５年以上の経験を有する。
(5)　病理部門が設置され，病理医が配置されている。
(6)　緊急手術が可能な体制を有している。
【届出に関する事項】　腹腔鏡下膀胱悪性腫瘍手術の施設基準に係る届出は，**別添２**（→Web 版）の**様式52**及び**様式69の３**を用いる。

→　腹腔鏡下小切開膀胱悪性腫瘍手術の施設基準及び届出に関する事項（Ｋ803-3）
腹腔鏡下膀胱悪性腫瘍手術（p.995）の例による。

→　腹腔鏡下膀胱尿管逆流手術（膀胱外アプローチ）の施設基準（Ｋ809-4）
(1)　泌尿器科又は小児外科及び麻酔科を標榜している保険医

療機関である。
(2) 泌尿器科又は小児外科について5年以上の経験を有し，当該手術に習熟した医師の指導の下に，当該手術を術者として5例以上実施した経験を有する常勤の医師が配置されている。
(3) 当該手術を担当する診療科において，常勤の医師が2名以上配置されている。
(4) 麻酔科標榜医が配置されている。
(5) 緊急手術が可能な体制を有している。

【届出に関する事項】 腹腔鏡下膀胱尿管逆流手術（膀胱外アプローチ）の施設基準に係る届出は，**別添2の様式52及び様式87の63**を用いる。

→ 尿道狭窄グラフト再建術に関する施設基準（K821-4）
(1) 泌尿器科及び麻酔科を標榜している保険医療機関である。
(2) 5年以上の経験を有する泌尿器科の常勤医師が配置されている。
(3) 麻酔科標榜医が配置されている。

【届出に関する事項】 尿道狭窄グラフト再建術の施設基準に係る届出は，**別添2の様式69の4**を用いる。

→ 人工尿道括約筋植込・置換術の施設基準（K823-5）
(1) 泌尿器科を標榜している医療機関であり，泌尿器科において常勤の医師が2名以上配置されており，そのうち少なくとも1名は，5年以上の経験を有する。
(2) 緊急手術体制が整備されている。

【届出に関する事項】 人工尿道括約筋植込・置換術の施設基準に係る届出は，**別添2**（→Web 版）の**様式69の4**を用いる。

→ 膀胱頸部形成術（膀胱頸部吊上術以外），埋没陰茎手術及び陰嚢水腫手術（鼠径部切開によるもの）に関する施設基準（K823-7，K828-3，K835）
(1) 泌尿器科，小児外科，外科又は形成外科を標榜している病院である。
(2) 泌尿器科において常勤の医師が2名以上配置されており，そのうち少なくとも1名は，5年以上の経験を有する。

【届出に関する事項】 膀胱頸部形成術（膀胱頸部吊上術以外），埋没陰茎手術及び陰嚢水腫手術（鼠径部切開によるもの）の施設基準に係る扱いについては，当該基準を満たしていればよく，特に地方厚生（支）局長に対して，届出を行う必要はない。

→ 精巣温存手術の施設基準（K830-3）
(1) 泌尿器科又は小児外科について5年以上の経験を有する常勤の医師が配置されている。
(2) 病理部門が設置され，常勤の病理医が配置されている。
(3) 関係学会の定めるガイドラインに基づき，当該治療を適切に実施している。

【届出に関する事項】 精巣温存手術の施設基準に係る届出は，**別添2の様式87の64**を用いる。

→ 精巣内精子採取術の施設基準（K838-2）
(1) 次のいずれかに該当する。
ア 次のいずれの基準にも該当する。
① 泌尿器科を標榜している保険医療機関である。
② 泌尿器科について5年以上の経験を有する常勤の医師が1名以上配置されている。
③ 生殖補助医療管理料に係る届出を行っている又は生殖補助医療管理料に係る届出を行っている他の保険医療機関と連携している。
イ 次のいずれの基準にも該当する。
① 産科，婦人科又は産婦人科を標榜している保険医療機関である。
② 精巣内精子採取術について過去2年に10例以上の経験を有する常勤の医師又は泌尿器科について5年以上の経験を有する医師が1名以上配置されている。
③ 生殖補助医療管理料に係る届出を行っている保険医療機関である。
④ 泌尿器科を標榜している他の保険医療機関との連携体制を構築している。
(2) 緊急時の対応のため，時間外・夜間救急体制が整備されていること又は他の保険医療機関との連携により時間外・夜間救急体制が整備されている。
(3) 国が示す不妊症に係る医療機関の情報提供に関する事業に協力する。

【届出に関する事項】 精巣内精子採取術の施設基準に係る届出は，**別添2の様式87の42**を用いる。また，毎年8月において，医療安全管理体制等について，**別添2**（→Web 版）の**様式87の42の2**により届け出る。

→ 焦点式高エネルギー超音波療法に関する施設基準（K841-4）
(1) 泌尿器科を標榜している病院である。
(2) 当該手術を主として実施する医師及び補助を行う医師としてそれぞれ5例以上実施した経験を有する常勤の泌尿器科の医師（当該診療科について5年以上の経験を有するものに限る）が1名以上配置されている。
(3) 当該保険医療機関において当該手術が5例以上実施されている。
(4) 関係学会から示されている指針に基づき，当該手術が適切に実施されている。

【届出に関する事項】 焦点式高エネルギー超音波療法の施設基準に係る届出は，**別添2**（→Web 版）の**様式52及び様式70**を用いる。

→ 腹腔鏡下前立腺悪性腫瘍手術に関する施設基準（K843-2）
(1) 当該保険医療機関において，前立腺悪性腫瘍手術又は腹腔鏡下前立腺悪性腫瘍手術を，1年間に合わせて10例以上実施している。
(2) 当該保険医療機関が，泌尿器科及び麻酔科を標榜している医療機関であり，泌尿器科において5年以上の経験を有する常勤の医師が2名以上配置されており，このうち1名は少なくとも10年以上の経験を有する。
(3) 腹腔鏡を用いる手術について十分な経験を有する医師が配置されており，当該手術に習熟した医師の指導の下に，当該手術を術者として10例以上実施した経験を有する常勤の泌尿器科の医師が1名以上配置されており，少なくとも1名以上は手術に参加する。
(4) 病理部門が設置され，病理医が配置されている。
(5) 緊急手術が可能な体制を有している。
(6) 関係学会から示されている指針に基づき，当該手術が適切に実施されている。

【届出に関する事項】 腹腔鏡下前立腺悪性腫瘍手術に係る届出は，**別添2**（→Web 版）の**様式52及び様式71**を用いる。

→ 腹腔鏡下小切開前立腺悪性腫瘍手術の施設基準及び届出に関する事項（K843-3）
腹腔鏡下小切開骨盤内リンパ節群郭清術(p.990)の例による。

→ 腹腔鏡下前立腺悪性腫瘍手術（内視鏡手術用支援機器を用いるもの）に関する施設基準（K843-4）
(1) 泌尿器科及び麻酔科を標榜している病院である。
(2) 泌尿器科において常勤の医師2名を有し，いずれも泌尿器科について専門の知識及び5年以上の経験を有する。
(3) 麻酔科の標榜医が配置されている。
(4) 当該保険医療機関において前立腺悪性腫瘍手術に係る手術（K843，K843-2，K843-3又はK843-4）が1年間に合わせて20例以上実施されている。
(5) 緊急手術が可能な体制を有している。
(6) 常勤の臨床工学技士が1名以上配置されている。
(7) 当該手術に用いる機器について，保守管理の計画を作成し，適切に保守管理がなされている。

【届出に関する事項】 腹腔鏡下前立腺悪性腫瘍手術（内視鏡手術用支援機器を用いるもの）に係る届出は，**別添２**（→Web版）の**様式52**及び**様式71の１の２**を用いる。

→　女子外性器悪性腫瘍手術（女子外性器悪性腫瘍手術センチネルリンパ節生検加算を算定する場合に限る）に関する施設基準（Ｋ850「注」）

(1) 産婦人科又は婦人科の経験を５年以上有しており，女子外性器悪性腫瘍手術における女子外性器悪性腫瘍手術センチネルリンパ節生検を，当該手術に習熟した医師の指導の下に，術者として３例以上経験している医師が配置されている。

(2) 産婦人科又は婦人科及び放射線科を標榜している保険医療機関であり，当該診療科において常勤の医師が配置されている。

(3) 病理部門が設置され，病理医が配置されている。

【届出に関する事項】 女子外性器悪性腫瘍手術（女子外性器悪性腫瘍手術センチネルリンパ節生検加算を算定する場合に限る）の施設基準に係る届出は，**別添２**の**様式52**及び**様式87の65**を用いる。

→　腹腔鏡下仙骨腟固定術に関する施設基準（Ｋ865-2）

(1) 産婦人科，婦人科又は泌尿器科を標榜している保険医療機関である。

(2) 当該保険医療機関において当該手術が５例以上実施されている。

(3) 産婦人科又は泌尿器科について５年以上の経験を有し，当該手術を術者として５例以上の経験を有する常勤の医師が１名以上配置されている。

(4) 実施診療科において常勤の医師が２名以上配置されている。

(5) 麻酔科標榜医が配置されている。

(6) 緊急手術体制が整備されている。

(7) 病床を有している。

【届出に関する事項】 腹腔鏡下仙骨腟固定手術に係る届出は，**別添２**（→Web 版）の**様式52**及び**様式71の１の３**を用いる。

→１　腹腔鏡下子宮悪性腫瘍手術（子宮体がんに限る）の施設基準（Ｋ879-2）

(1) 産婦人科又は婦人科を標榜している保険医療機関である。

(2) 産婦人科又は婦人科について合わせて５年以上の経験を有し，開腹の子宮悪性腫瘍手術について20例以上実施した経験，腹腔鏡下腟式子宮全摘術（内視鏡手術用支援機器を用いる場合を除く）について20例以上実施した経験及び腹腔鏡下子宮悪性腫瘍手術（子宮体がんに限る。内視鏡手術用支援機器を用いる場合を除く）について術者として５例以上実施した経験を有する常勤の医師が１名以上配置されている。

(3) 当該手術を担当する診療科において，常勤の医師が２名以上配置されている。

(4) 常勤の麻酔科標榜医が配置されている。

(5) 病理部門が設置され，常勤の病理医が配置されている。

(6) 子宮悪性腫瘍手術又は腹腔鏡下子宮悪性腫瘍手術（子宮体がんに対して内視鏡手術用支援機器を用いる場合を含む）が１年間に合わせて20例以上実施されている。

(7) 緊急手術が可能な体制を有している。

(8) 関係学会から示されている指針に基づき，当該手術が適切に実施されている。

２　腹腔鏡下子宮悪性腫瘍手術（子宮頸がんに限る）の施設基準

(1) 産婦人科又は婦人科を標榜している保険医療機関である。

(2) 産婦人科又は婦人科について合わせて５年以上の経験を有し，開腹の子宮悪性腫瘍手術について20例以上実施した経験，腹腔鏡下腟式子宮全摘術（内視鏡手術用支援機器を用いる場合を除く）について20例以上実施した経験及び腹腔鏡下子宮悪性腫瘍手術（子宮頸がんに限る）について術者として３例以上実施した経験を有する常勤の医師が１名以上配置されている。

(3) 当該手術を担当する診療科において，常勤の医師が２名以上配置されている。

(4) 常勤の麻酔科標榜医が配置されている。

(5) 病理部門が設置され，常勤の病理医が配置されている。

(6) 子宮悪性腫瘍手術又は腹腔鏡下子宮悪性腫瘍手術（子宮体がんに対して内視鏡手術用支援機器を用いる場合を含む）が１年間に合わせて20例以上実施されている。

(7) 緊急手術が可能な体制を有している。

(8) 関係学会から示されている指針に基づき，当該手術が適切に実施されている。

【届出に関する事項】 腹腔鏡下子宮悪性腫瘍手術（子宮体がんに限る）及び腹腔鏡下子宮悪性腫瘍手術（子宮頸がんに限る）の施設基準に係る届出は，**別添２**（→Web 版）の**様式52**及び**様式71の２**を，腹腔鏡下子宮悪性腫瘍手術（子宮体がんに対して内視鏡手術用支援機器を用いる場合）の施設基準に係る届出は，**別添２**の**様式52**及び**様式71の５**を用いる。

→　腹腔鏡下子宮瘢痕部修復術の施設基準（Ｋ882-2）

(1) 産科又は産婦人科を標榜している保険医療機関である。

(2) 産科又は産婦人科について５年以上の経験を有する常勤の医師が１名以上配置されている。

(3) 当該保険医療機関において腹腔鏡手術が年間20例以上実施されている。

(4) 腹腔鏡を用いる手術について十分な経験を有する医師が配置されている。

(5) 実施診療科において常勤の医師が２名以上配置されている。

(6) 麻酔科標榜医が配置されている。

【届出に関する事項】 腹腔鏡下子宮瘢痕部修復術に係る届出は，**別添２**（→Web 版）の**様式52**及び**様式87の43**を用いる。

→　人工授精の施設基準（Ｋ884-2）

(1) 産科，婦人科，産婦人科又は泌尿器科を標榜している保険医療機関である。

(2) **Ｂ001**の「32」一般不妊治療管理料の施設基準に係る届出を行った保険医療機関である。

【届出に関する事項】 一般不妊治療管理料の届出を行っていればよく，人工授精として特に地方厚生（支）局長に対して届出を行う必要はない。

→　採取精子調整管理料及び精子凍結保存管理料の施設基準（Ｋ917-4，Ｋ917-5）

(1) 産科，婦人科，産婦人科又は泌尿器科を標榜している保険医療機関である。

(2) **Ｂ001**の「33」生殖補助医療管理料又は**Ｋ838-2**精巣内精子採取術の施設基準に係る届出を行った保険医療機関である。

【届出に関する事項】 生殖補助医療管理料又は精巣内精子採取術の届出を行っていればよく，採取精子調整管理料及び精子凍結保存管理料として特に地方厚生（支）局長に対して届出を行う必要はない。

→　胚移植術，採卵術，体外受精・顕微授精管理料，受精卵・胚培養管理料及び胚凍結保存管理料の施設基準（Ｋ884-3，Ｋ890-4，Ｋ917，Ｋ917-2，Ｋ917-3）

(1) 産科，婦人科又は産婦人科を標榜する保険医療機関である。

(2) **Ｂ001**の「33」生殖補助医療管理料の施設基準に係る届出を行った保険医療機関である。

【届出に関する事項】 生殖補助医療管理料の届出を行っていればよく，胚移植術，採卵術，体外受精・顕微授精管理料，受精卵・胚培養管理料及び胚凍結保存管理料として特に地方厚生（支）局長に対して届出を行う必要はない。

→　内視鏡的胎盤吻合血管レーザー焼灼術の施設基準（Ｋ

910-2)
(1) 産科又は産婦人科，小児科及び麻酔科を標榜している。
(2) 当該保険医療機関において，双胎間輸血症候群に関する十分な経験を有した常勤の医師が配置されている。
(3) A303総合周産期特定集中治療室管理料の届出を行った保険医療機関である又は緊急帝王切開に対応できる体制を有しており，A302新生児特定集中治療室管理料の届出を行った保険医療機関である。
(4) 倫理委員会が設置されており，必要なときは事前に開催する。

【届出に関する事項】
(1) 内視鏡的胎盤吻合血管レーザー焼灼術の施設基準に係る届出は，**別添２**（→Web 版）の**様式71の３**を用いる。
(2) 倫理委員会の開催要綱（運営規定等）の写しを添付する。

→ 胎児胸腔・羊水腔シャント術（一連につき）に関する施設基準（K910-3)
(1) 産科又は産婦人科，小児科及び麻酔科を標榜し，それぞれの診療科において２名以上の医師が配置されており，そのうち１名以上は５年以上の経験を有する医師である。
(2) ５例以上の胎児胸水症例を経験した常勤の医師が配置されている。
(3) A303総合周産期特定集中治療室管理料の届出を行った保険医療機関である又は緊急帝王切開に対応できる体制を有しており，A302新生児特定集中治療室管理料の届出を行った保険医療機関である。

【届出に関する事項】 胎児胸腔・羊水腔シャント術（一連につき）に係る届出は，**別添２**（→Web 版）の**様式52**及び**様式71の４**を用いる。

→ 無心体双胎焼灼術の施設基準（K910-4)
(1) 産科又は産婦人科，小児科及び麻酔科を標榜している。
(2) 当該保険医療機関において，無心体双胎に関する十分な経験を有した常勤の医師が配置されている。
(3) A303総合周産期特定集中治療室管理料の届出を行った保険医療機関である又は緊急帝王切開に対応できる体制を有しており，A302新生児特定集中治療室管理料の届出を行った保険医療機関である。
(4) 倫理委員会が設置されており，必要なときは事前に開催する。

【届出に関する事項】
(1) 無心体双胎焼灼術の施設基準に係る届出は，**別添２**（→Web 版）の**様式71の４**を用いる。
(2) 医師が経験した当該手術の症例数が分かる書類を添付する。
(3) 倫理委員会の開催要綱（運営規定等）の写しを添付する。

→ 胎児輸血術（一連につき）及び臍帯穿刺に関する施設基準（K910-5，K910-6)
(1) 産科又は産婦人科，小児科及び麻酔科を標榜し，それぞれの診療科において２名以上の医師が配置されており，そのうち１名以上は５年以上の経験を有する医師である。
(2) 超音波ガイド下の胎児治療に十分な治療経験を有し，２例以上の臍帯穿刺又は胎児輸血を経験した常勤の医師が配置されている。
(3) A303総合周産期特定集中治療室管理料の届出を行った保険医療機関である又は緊急帝王切開に対応できる体制を有しており，A302新生児特定集中治療室管理料の届出を行った保険医療機関である。

【届出に関する事項】 胎児輸血術（一連につき）又は臍帯穿刺に係る届出は，**別添２**（→Web 版）の**様式52**及び**様式71の４**を用いる。

→ 体外式膜型人工肺管理料の施設基準（K916)
(1) 下記のいずれかの施設基準に係る届出を行った保険医療機関である。
ア A300救命救急入院料
イ A301特定集中治療室管理料
ウ A301-4小児特定集中治療室管理料
(2) 当該保険医療機関内に専任の臨床工学技士が常時１名以上配置されている。

【届出に関する事項】 体外式膜型人工肺管理料の施設基準に係る届出は，**別添２**（→Web 版）の**様式87の44**を用いる。

→ 医科点数表第２章第10部手術の通則４（性同一性障害の患者に対して行うものに限る）に掲げる手術の施設基準
(1) 形成外科，泌尿器科又は産婦人科を標榜している一般病床を有する病院である。
(2) 当該保険医療機関に関連学会が認定する常勤又は非常勤の医師が１名以上配置されている。
(3) 当該保険医療機関において，医科点数表第２章第10部手術の通則４（性同一性障害の患者に対して行うものに限る）に掲げる手術を合わせて20例以上実施している。ただし，当該保険医療機関において，形成外科，泌尿器科又は産婦人科について５年以上の経験を有し当該手術を合わせて20例以上実施した経験を有する関連学会が認定する常勤の医師が１名以上配置されている場合は，この限りではない。
(4) 関連学会のガイドラインを遵守している。
(5) 当該手術を実施する患者について，関連学会と連携の上，手術適応等の治療方針の決定及び術後の管理等を行っている。

【届出に関する事項】 医科点数表第２章第10部手術の通則４（性同一性障害の患者に対して行うものに限る）に掲げる手術の施設基準に係る届出は，**別添２**（→Web 版）の**様式52**及び**様式87の20**を用いる。

2 医科点数表第２章第10部手術通則第５号及び第６号並びに歯科点数表第２章第９部手術通則第４号に掲げる手術の施設基準

(1) 緊急事態に対応するための体制その他当該療養を行うにつき必要な体制が整備されていること。
(2) 当該保険医療機関内に当該療養を行うにつき必要な医師が配置されていること。
(3) 当該手術の１年間の実施件数を当該保険医療機関の見やすい場所に掲示していること。
(4) (3)の掲示事項について，原則として，ウェブサイトに掲載していること。
(5) 手術を受ける全ての患者に対して，それぞれの患者が受ける手術の内容が文書により交付され，説明がなされていること。

→ 医科点数表第２章第10部手術の通則の５及び６（歯科点数表第２章第９部手術の通則４を含む）に掲げる手術
1 手術を受ける全ての患者に対して，当該手術の内容，合併症及び予後等を文書を用いて詳しく説明を行い，併せて，患者から要望のあった場合，その都度手術に関して十分な情報を提供する。
2 患者への説明を要する全ての手術とは，手術の施設基準を設定されている手術だけではなく，当該医療機関において行われる全ての手術を対象とする。
　なお，患者への説明は，図，画像，映像，模型等を用いて行うことも可能であるが，説明した内容については文書（書式様式は自由）で交付，**診療録**に添付する。また，患者への説明が困難な状況にあっては，事後の説明又は家族等関係者に説明を行っても差し支えない。ただし，その旨を**診療録**に記載する。
3 当該手術について，以下の区分ごとに前年（１月から12月まで）の手術件数を院内掲示する。
(1) 区分１に分類される手術
ア 頭蓋内腫瘍摘出術等〔頭蓋内腫瘍摘出術，頭蓋内腫

特施

瘍摘出術，経鼻的下垂体腫瘍摘出術，脳動脈瘤被包術，脳動脈瘤流入血管クリッピング，脳硬膜血管結紮術，脳動脈瘤頸部クリッピング，緊急穿頭血腫除去術，広範囲頭蓋底腫瘍切除・再建術，機能的定位脳手術，顕微鏡使用によるてんかん手術，脳刺激装置植込術，脊髄刺激装置植込術，脊髄刺激装置交換術及び脳神経手術（開頭して行うもの）をいう〕

イ 黄斑下手術等〔黄斑下手術，硝子体茎顕微鏡下離断術，増殖性硝子体網膜症手術，眼窩内腫瘍摘出術（表在性），眼窩内腫瘍摘出術（深在性），眼窩悪性腫瘍手術，眼窩内異物除去術（表在性），眼窩内異物除去術（深在性），眼筋移動術，毛様体腫瘍切除術及び脈絡膜腫瘍切除術をいう〕

ウ 鼓室形成手術等（鼓室形成手術，内耳窓閉鎖術，経耳的聴神経腫瘍摘出術及び経迷路的内耳道開放術をいう）

エ 肺悪性腫瘍手術等〔肺悪性腫瘍手術，胸腔鏡下肺悪性腫瘍手術，肺切除術，胸壁悪性腫瘍摘出術，醸膿胸膜，胸膜胼胝切除術（通常のものと胸腔鏡下のもの），胸膜外肺剥皮術，胸腔鏡下膿胸腔掻爬術，膿胸腔有茎筋肉弁充填術，膿胸腔有茎大網充填術，胸郭形成手術（膿胸手術の場合）及び気管支形成手術をいう〕

オ 経皮的カテーテル心筋焼灼術，肺静脈隔離術

⑵ **区分２に分類される手術**

ア 靱帯断裂形成手術等〔靱帯断裂形成手術，関節鏡下靱帯断裂形成手術，観血的関節授動術，関節鏡下関節授動術，関節鏡下肩関節授動術（関節鏡下肩腱板断裂手術を伴うもの），骨悪性腫瘍手術及び脊椎，骨盤悪性腫瘍手術をいう〕

イ 水頭症手術等（水頭症手術，髄液シャント抜去術，脳血管内手術及び経皮的脳血管形成術をいう）

ウ 鼻副鼻腔悪性腫瘍手術等〔涙嚢鼻腔吻合術，鼻副鼻腔悪性腫瘍手術，経鼻内視鏡下鼻副鼻腔悪性腫瘍手術（頭蓋底郭清，再建を伴うものを除く）及び上咽頭悪性腫瘍手術をいう〕

エ 尿道形成手術等〔尿道下裂形成手術，陰茎形成術，前立腺悪性腫瘍手術，尿道上裂形成手術，尿道狭窄グラフト再建術，尿道形成手術，経皮的尿路結石除去術，経皮的腎盂腫瘍切除術，膀胱単純摘除術及び膀胱悪性腫瘍手術（経尿道的手術を除く）をいう〕

オ 角膜移植術

カ 肝切除術等〔腹腔鏡下胆嚢悪性腫瘍手術（胆嚢床切除を伴うもの），肝切除術，腹腔鏡下肝切除術，移植用部分肝採取術（生体）（腹腔鏡によるもの），膵体尾部腫瘍切除術，腹腔鏡下膵頭部腫瘍切除術，膵頭部腫瘍切除術，骨盤内臓全摘術（通常のものと腹腔鏡下のもの），胆管悪性腫瘍手術，肝門部胆管悪性腫瘍手術及び副腎悪性腫瘍手術をいう〕

キ 子宮附属器悪性腫瘍手術等〔子宮附属器悪性腫瘍手術（両側），卵管鏡下卵管形成術，腟壁悪性腫瘍手術，造腟術，腟閉鎖症術（拡張器利用によるものを除く），女子外性器悪性腫瘍手術及び子宮鏡下子宮内膜焼灼術をいう〕

⑶ **区分３に分類される手術**

ア 上顎骨形成術等（顔面神経麻痺形成手術，上顎骨形成術，頬骨変形治癒骨折矯正術及び顔面多発骨折観血的手術をいう）

イ 上顎骨悪性腫瘍手術等（耳下腺悪性腫瘍手術，上顎骨悪性腫瘍手術，喉頭，下咽頭悪性腫瘍手術，舌悪性腫瘍手術及び口腔，顎，顔面悪性腫瘍切除術をいう）

ウ バセドウ甲状腺全摘（亜全摘）術（両葉）

エ 母指化手術等〔自家遊離複合組織移植術（顕微鏡下血管柄付きのもの），神経血管柄付植皮術（手・足），母指化手術及び指移植手術をいう〕

オ 内反足手術等（内反足手術及び先天性気管狭窄症手術をいう）

カ 食道切除再建術等〔食道切除再建術，食道腫瘍摘出術（開胸又は開腹手術によるもの，腹腔鏡下，縦隔鏡下又は胸腔鏡下によるもの），食道悪性腫瘍手術（単に切除のみのもの），食道悪性腫瘍手術（消化管再建手術を併施するもの），喉頭温存頸部食道悪性腫瘍手術（消化管再建手術を併施するもの），食道切除後２次的再建術，食道裂孔ヘルニア手術及び腹腔鏡下食道裂孔ヘルニア手術をいう〕

キ 同種死体腎移植術等〔移植用腎採取術（生体），腹腔鏡下移植用腎採取術（生体），同種死体腎移植術及び生体腎移植術をいう〕

⑷ **区分４に分類される手術**

胸腔鏡下交感神経節切除術（両側），漏斗胸手術（胸腔鏡によるもの），胸腔鏡下試験開胸術，胸腔鏡下試験切除術，胸腔鏡下胸管結紮術（乳糜胸手術），胸腔鏡下縦隔切開術，胸腔鏡下拡大胸腺摘出術，胸腔鏡下縦隔悪性腫瘍手術，胸腔鏡下肺切除術，胸腔鏡下良性縦隔腫瘍手術，胸腔鏡下良性胸壁腫瘍手術，胸腔鏡下肺縫縮術，胸腔鏡下食道憩室切除術，腹腔鏡下食道憩室切除術，胸腔鏡下先天性食道閉鎖症根治手術，胸腔鏡下食道悪性腫瘍手術，縦隔鏡下食道悪性腫瘍手術，腹腔鏡下食道アカラシア形成手術，腹腔鏡下食道静脈瘤手術（胃上部血行遮断術），胸腔鏡下（腹腔鏡下を含む）横隔膜縫合術，胸腔鏡下心膜開窓術，心腫瘍摘出術，心腔内粘液腫摘出術（胸腔鏡下によるものに限る），不整脈手術〔左心耳閉鎖術（胸腔鏡下によるものに限る）に限る〕，腹腔鏡下リンパ節群郭清術（骨盤及び側方に限る），腹腔鏡下ヘルニア手術，腹腔鏡下鼠径ヘルニア手術（両側），腹腔鏡下連続携行式腹膜灌流用カテーテル腹腔内留置術，腹腔鏡下試験開腹術，腹腔鏡下試験切除術，腹腔鏡下汎発性腹膜炎手術，腹腔鏡下大網，腸間膜，後腹膜腫瘍摘出術，腹腔鏡下胃，十二指腸潰瘍穿孔縫合術，腹腔鏡下胃吊上げ固定術（胃下垂症手術），胃捻転症手術，腹腔鏡下胃局所切除術，腹腔鏡下胃切除術，腹腔鏡下噴門側胃切除術，腹腔鏡下胃全摘術，腹腔鏡下食道下部迷走神経切断術（幹迷切），腹腔鏡下食道下部迷走神経選択的切除術，腹腔鏡下胃腸吻合術，腹腔鏡下幽門形成術，腹腔鏡下噴門形成術，腹腔鏡下食道噴門部縫縮術，腹腔鏡下胆管切開結石摘出術，腹腔鏡下胆嚢摘出術，腹腔鏡下総胆管拡張症手術，腹腔鏡下肝嚢胞切開術，腹腔鏡下脾固定術，腹腔鏡下脾摘出術，腹腔鏡下腸管癒着剥離術，腹腔鏡下腸重積症整復術，腹腔鏡下小腸切除術，腹腔鏡下虫垂切除術，腹腔鏡下結腸切除術，腹腔鏡下結腸悪性腫瘍切除術，腹腔鏡下全結腸・直腸切除嚢肛門吻合術，腹腔鏡下人工肛門造設術，腹腔鏡下腸瘻，虫垂瘻造設術，腹腔鏡下腸閉鎖症手術，腹腔鏡下人工肛門閉鎖術（悪性腫瘍に対する直腸切除術後のものに限る），腹腔鏡下腸回転異常症手術，腹腔鏡下先天性巨大結腸症手術，腹腔鏡下直腸切除・切断術，腹腔鏡下直腸脱手術，腹腔鏡下鎖肛手術（腹会陰，腹仙骨式），腹腔鏡下副腎摘出術，腹腔鏡下副腎髄質腫瘍摘出術（褐色細胞腫），腹腔鏡下副腎悪性腫瘍手術，腹腔鏡下腎部分切除術，腹腔鏡下腎嚢胞切除縮小術，腹腔鏡下腎嚢胞切除術，腹腔鏡下腎摘出術，腹腔鏡下腎（尿管）悪性腫瘍手術，腹腔鏡下腎盂形成手術，腹腔鏡下移植用腎採取術（生体），腹腔鏡下膀胱部分切除術，腹腔鏡下膀胱脱手術，腹腔鏡下尿膜管摘出術，腹腔鏡下膀胱内手術，腹腔鏡下尿失禁手術，腹腔鏡下内精巣静脈結紮術，腹腔鏡下腹腔内停留精巣陰嚢内固定術，腹腔鏡下停留精巣内精巣動静脈結紮術，腹腔鏡下造腟術，腹腔鏡下腟断端挙上術，腹腔鏡下子宮内膜症病巣除去術，腹腔鏡下子宮筋腫摘出（核出）術，腹腔鏡下子宮腟上部切断術，腹腔鏡下腟式子宮全摘術，腹腔鏡下広靱帯内腫瘍摘出術，子宮附属器癒着剥離術（両側）（腹腔鏡によるもの），卵巣部分切除術（腟式を含む）（腹腔鏡によるもの），卵管結紮術（腟式を含む）（両側）（腹腔鏡によるものに限る），卵管口切開術（腹腔鏡によるもの），腹腔鏡下多嚢胞性卵巣焼灼術，子宮附属器腫瘍摘出術（両側）（腹腔鏡によるもの），卵管全摘除術，卵管腫瘤全摘除術，子宮卵管留血腫手術（両側）（腹腔鏡によるもの），腹腔鏡下卵管形成術，子宮外妊娠手術（腹腔鏡に

特施

よるもの），性腺摘出術（腹腔鏡によるもの）

(5)　その他の区分

ア　人工関節置換術及び人工股関節置換術（手術支援装置を用いるもの）

イ　１歳未満の乳児に対する先天性食道閉鎖症根治手術，胸腔鏡下先天性食道閉鎖症根治手術，胸腹裂孔ヘルニア手術，経皮的肺動脈穿通・拡大術，単心室症又は三尖弁閉鎖症手術（心室中隔造成術），大血管転位症手術，左心低形成症候群手術（ノルウッド手術），先天性胆道閉鎖症手術，肝切除術，鎖肛手術（仙骨会陰式及び腹会陰式並びに腹仙骨式），仙尾部奇形腫手術，副腎悪性腫瘍手術及び腎（尿管）悪性腫瘍手術（以下「乳児外科施設基準対象手術」という）

ウ　ペースメーカー移植術及びペースメーカー交換術

エ　冠動脈，大動脈バイパス移植術（人工心肺を使用しないものを含む）及び体外循環を要する手術

オ　経皮的冠動脈形成術，経皮的冠動脈粥腫切除術及び経皮的冠動脈ステント留置術

4　３の掲示事項について，原則として，ウェブサイトに掲載している。自ら管理するホームページ等を有しない場合については，この限りではない。

5　同種死体腎移植術等〔移植用腎採取術（生体），腹腔鏡下移植用腎採取術（生体），同種死体腎移植術及び生体腎移植術をいう〕の実施に当たっては，臓器の移植に関する法律の運用に関する指針（ガイドライン），世界保健機関「ヒト臓器移植に関する指針」，国際移植学会倫理指針，日本移植学会倫理指針，日本移植学会「生体腎移植実施までの手順」を遵守している。

6　３の(1)区分１から(3)区分３までに分類される手術であって胸腔鏡又は腹腔鏡を用いる手術及び３の(4)区分４に分類される手術の実施に当たっては，次のいずれにも該当する。

(1)　速やかに開胸手術や開腹手術に移行できる体制を整えている。

(2)　関連学会から示されているガイドライン等を踏まえ，手術適応等の治療方針についての検討を適切に実施する。

(3)　胸腔鏡又は腹腔鏡を用いる手術について十分な経験を有する医師が配置されている。

【届出に関する事項】

(1)　当該施設基準を満たしていればよく，特に地方厚生（支）局長に対して，届出を行う必要はない。

(2)　同種死体腎移植術等〔移植用腎採取術（生体），腹腔鏡下移植用腎採取術（生体），同種死体腎移植術及び生体腎移植術をいう〕の実施に当たっては，臓器の移植に関する法律の運用に関する指針（ガイドライン），世界保健機関「ヒト臓器移植に関する指針」，国際移植学会倫理指針，日本移植学会倫理指針，日本移植学会「生体腎移植実施までの手順」を遵守する旨の文書（様式任意）を添付する。

(3)　令和７年５月31日までの間に限り，４に該当するものとみなす。

2の2　手術の休日加算１，時間外加算１及び深夜加算１の施設基準

(1)　休日，保険医療機関の表示する診療時間以外の時間及び深夜の手術に対応するための十分な体制が整備されていること。

(2)　急性期医療に係る実績を相当程度有している病院であること。

(3)　病院勤務医の負担の軽減及び処遇の改善に資する体制が整備されていること。

→　手術の休日加算１，時間外加算１及び深夜加算１の施設基準及び届出に関する事項

処置の休日加算１，時間外加算１及び深夜加算１（p.969）の例による。この場合において，同１中「処置」とあるのは，「手術」と読み替える。

2の3　医科点数表第２章第10部手術通則第16号に掲げる手術における適合していない場合には所定点数の100分の80に相当する点数により算定することとなる施設基準

(1)　摂食機能に係る療養を行うにつき相当の実績を有していること。

(2)　摂食機能に係る療養を行うにつき十分な体制が整備されていること。

→　該当しない場合は所定点数の100分の80に相当する点数を算定することとなる施設基準

次のいずれかに該当する。

(1)　胃瘻造設術（内視鏡下胃瘻造設術，腹腔鏡下胃瘻造設術を含む）（以下「胃瘻造設術」という）を実施した症例数（Ｋ664-3薬剤投与用胃瘻造設術の症例数及び頭頸部悪性腫瘍患者に対して行った胃瘻造設術の症例数を除く。ただし，薬剤投与用の胃瘻から栄養剤投与を行った場合は，その時点で当該症例数に計上する）が１年間に50未満である。

(2)　胃瘻造設術を実施した症例数（Ｋ664-3薬剤投与用胃瘻造設術の症例数及び頭頸部悪性腫瘍患者に対して行った胃瘻造設術の症例数を除く。ただし，薬剤投与用の胃瘻から栄養剤投与を行った場合は，その時点で当該症例数に計上する）が１年間に50以上である場合であって，以下のア又はイのいずれも満たしている。

ア　当該保険医療機関において胃瘻造設術を行う全ての患者（以下の①から⑥までに該当する患者を除く）に対して，事前に嚥下造影又は内視鏡下嚥下機能検査を行っている。

①　消化器疾患等の患者であって，減圧ドレナージ目的で胃瘻造設を行う患者

②　炎症性腸疾患の患者であって，成分栄養剤の経路として胃瘻造設が必要な患者

③　食道，胃噴門部の狭窄，食道穿孔等の食道や胃噴門部の疾患によって胃瘻造設が必要な患者

④　意識障害等がある場合，認知症等で検査上の指示が理解できない場合，誤嚥性肺炎を繰り返す場合等嚥下造影又は内視鏡下嚥下機能検査の実施が危険であると判断される患者（ただし，意識障害が回復し，安全に嚥下造影又は内視鏡下嚥下機能検査の実施が可能と判断された場合は，速やかに実施する）

⑤　顔面外傷により嚥下が困難な患者

⑥　筋萎縮性側索硬化症，多系統萎縮症，脊髄小脳変性症又は６歳未満の乳幼児であって，明らかに嚥下が困難と判断される患者

イ　以下の①又は②のいずれかを満たしている。

①　経口摂取以外の栄養方法を使用している患者であって，以下の(ア)又は(イ)のいずれかに該当する患者（転院又は退院した患者を含む）の合計数（ウに該当する患者を除く）の３割５分以上について，鼻腔栄養を導入した日又は胃瘻を造設した日から起算して１年以内に栄養方法が経口摂取のみである状態へ回復させている。

(ア)　他の保険医療機関等から紹介された患者で，鼻腔栄養又は胃瘻を使用している者であって，当該保険医療機関において，摂食機能療法を実施した患者

(イ)　当該保険医療機関で新たに鼻腔栄養を導入又は胃瘻を造設した患者

②　当該保険医療機関において胃瘻造設術を行う全ての患者に対して，以下(ア)及び(イ)のいずれも実施している。

(ア)　胃瘻造設術を行う患者に対し多職種による術前カンファレンスを行っている。なお，カンファレンスの出席者については，当該患者を担当する医師１名，当該手術を実施する診療科に属する医師１名，リハビリテーション医療に関する経験を３年以上有する医師，耳鼻咽喉科に関する経験を３年以上有する医師又は神経内科に関する経験を３年以上有する医師

のうち1名の合計3名以上の出席を必須とし，その他歯科医師，看護師，言語聴覚士，管理栄養士などが参加することが望ましい。また，カンファレンスを実施した際には，当該カンファレンスの概要及び出席者を**診療録**に記載している。更に，当該カンファレンスに出席した医師については，その診療科名及び経験年数も記録している。

(イ) 胃瘻造設術を行う患者に対し，当該患者の臨床症状，検査所見及び経口摂取回復の見込み等を記した計画書を作成し，本人又はその家族等に十分に説明を行った上で胃瘻造設術を実施している。

ウ　以下の①から⑥までの患者はイの①の合計数には含まないものとする。

① 鼻腔栄養を導入した日又は胃瘻を造設した日から起算して1年以内に死亡した患者（栄養方法が経口摂取のみの状態に回復した患者を除く）

② 鼻腔栄養を導入した日又は胃瘻を造設した日から起算して1か月以内に栄養方法が経口摂取のみである状態へ回復した患者

③ (2)イ①の(ア)に該当する患者であって，当該保険医療機関に紹介された時点で，鼻腔栄養を導入した日又は胃瘻を造設した日から起算して1年以上が経過している患者

④ 消化器疾患等の患者であって，減圧ドレナージ目的で胃瘻造設を行う患者

⑤ 炎症性腸疾患の患者であって，成分栄養剤の経路として胃瘻造設が必要な患者

⑥ 食道，胃噴門部の狭窄，食道穿孔等の食道や胃噴門部の疾患によって胃瘻造設が必要な患者

(3) (2)イの①でいう「栄養方法が経口摂取のみである状態」とは，以下のア又はイの状態をいう。

ア　鼻腔栄養の患者にあっては，経鼻経管を抜去した上で，1か月以上にわたって栄養方法が経口摂取のみである状態。

イ　胃瘻を造設している患者にあっては，胃瘻抜去術又は胃瘻閉鎖術を実施しており，かつ，1か月以上にわたって栄養方法が経口摂取のみである状態。

(4) 栄養方法が経口摂取である状態に回復した日とは，鼻腔栄養の患者にあっては，経鼻経管を抜去した日，胃瘻の患者にあっては，胃瘻抜去術又は胃瘻閉鎖術を実施した日とする。ただし，(3)の条件を満たす。

【届出に関する事項】 胃瘻造設術に係る届出は**別添2**（→Web 版）の**様式43の4**及び**様式43の5**を用いる。

2の4　医科点数表第2章第10部手術通則第17号に掲げる手術

医科点数表の人工関節置換術，人工股関節置換術（手術支援装置を用いるもの）若しくは人工関節再置換術（股関節に対して実施したものに限る），第6款（顔面・口腔・頸部），第7款（胸部）及び第9款（腹部）に掲げる悪性腫瘍手術若しくは第8款〔心・脈管（動脈及び静脈を除く）〕に掲げる手術をそれぞれ全身麻酔下で実施した場合又は造血幹細胞移植を実施した場合

2の5　医科点数表第2章第10部手術通則第18号に掲げる手術の施設基準等

(1) 通則

緊急事態に対応するための体制その他当該療養を行うにつき必要な体制が整備されていること。

(2) 鏡視下咽頭悪性腫瘍手術（軟口蓋悪性腫瘍手術を含む），鏡視下喉頭悪性腫瘍手術，胸腔鏡下拡大胸腺摘出術，胸腔鏡下縦隔悪性腫瘍手術，胸腔鏡下肺切除術（区域切除及び肺葉切除又は1肺葉を超えるものに限る），胸腔鏡下良性縦隔腫瘍手術，胸腔鏡下肺悪性腫瘍手術（区域切除及び肺葉切除又は1肺葉を超えるものに限る），胸腔鏡下食道悪性腫瘍手術，縦隔鏡下食道悪性腫瘍手術，胸腔鏡下弁形成術，胸腔鏡下弁置換術，腹腔鏡下胃切除術（単純切除術に限る），腹腔鏡下噴門側胃切除術（単純切除術に限る），腹腔鏡下胃全摘術（単純切除術に限る），腹腔鏡下総胆管拡張症手術，腹腔鏡下肝切除術，腹腔鏡下膵体尾部腫瘍切除術，腹腔鏡下膵頭部腫瘍切除術，腹腔鏡下結腸悪性腫瘍切除術，腹腔鏡下直腸切除・切断術，腹腔鏡下副腎摘出術，腹腔鏡下副腎髄質腫瘍摘出術（褐色細胞腫），腹腔鏡下腎盂形成手術，腹腔鏡下膀胱悪性腫瘍手術，腹腔鏡下膣断端挙上術，腹腔鏡下仙骨膣固定術，腹腔鏡下膣式子宮全摘術，腹腔鏡下子宮悪性腫瘍手術（子宮体がんに限る）の施設基準

イ　当該療養を行うにつき十分な専用施設を有している病院であること。

ロ　当該保険医療機関内に当該療養を行うにつき必要な医師及び看護師が配置されていること。

ハ　医療安全対策加算1に係る届出を行っている保険医療機関であること。

→　鏡視下咽頭悪性腫瘍手術（軟口蓋悪性腫瘍手術を含む）（内視鏡手術用支援機器を用いる場合）及び鏡視下喉頭悪性腫瘍手術（内視鏡手術用支援機器を用いる場合）に関する施設基準（Ｋ374-2，Ｋ394-2）

(1) 耳鼻咽喉科又は頭頸部外科並びに放射線科及び麻酔科を標榜している病院である。

(2) 耳鼻咽喉科又は頭頸部外科について10年以上の経験を有しており，以下のア又はイの手術を術者として，合わせて3例以上実施した経験を有する常勤の医師が1名以上配置されている。

ア　鏡視下咽頭悪性腫瘍手術（軟口蓋悪性腫瘍手術を含む）（内視鏡手術用支援機器を用いる場合）

イ　鏡視下喉頭悪性腫瘍手術（内視鏡手術用支援機器を用いる場合）

(3) 耳鼻咽喉科又は頭頸部外科について専門の知識及び5年以上の経験を有する常勤の医師が2名以上配置されており，そのうち1名以上が10年以上の経験を有する。

(4) 麻酔科の標榜医が配置されている。

(5) 当該保険医療機関において，咽頭悪性腫瘍又は喉頭悪性腫瘍に係る手術（Ｋ374，Ｋ374-2，Ｋ394，Ｋ394-2又はＫ395）が1年間に合わせて10例以上実施されている。

(6) 緊急手術の体制が整備されている。

(7) 常勤の臨床工学技士が1名以上配置されている。

(8) 当該手術に用いる機器について，保守管理の計画を作成し，適切に保守管理がなされている。

(9) 当該手術を実施する患者について，関連学会と連携の上，手術適応等の治療方針の決定及び術後の管理等を行っている。

【届出に関する事項】

(1) （略）

(2) 鏡視下咽頭悪性腫瘍手術（軟口蓋悪性腫瘍手術を含む）（内視鏡手術用支援機器を用いる場合）及び鏡視下喉頭悪性腫瘍手術（内視鏡手術用支援機器を用いる場合）に係る届出は，**別添2**（→Web 版）の**様式87の30**及び**様式52**を用いる。

→　鏡視下喉頭悪性腫瘍手術に関する施設基準（Ｋ394-2）

(1) 耳鼻咽喉科又は頭頸部外科を標榜している病院である。

(2) 耳鼻咽喉科又は頭頸部外科について10年以上の経験を有し，**Ｋ374**咽頭悪性腫瘍手術（軟口蓋悪性腫瘍手術を含む）又は**Ｋ394**喉頭悪性腫瘍手術の術者として合わせて5例以上

実施した経験及びＫ374-2鏡視下咽頭悪性腫瘍手術（軟口蓋悪性腫瘍手術を含む）又はＫ394-2鏡視下喉頭悪性腫瘍手術を術者として３例以上実施した経験を有している常勤の医師が１名以上配置されている。

(3) 緊急手術の体制が整備されている。

【届出に関する事項】 鏡視下喉頭悪性腫瘍手術に係る届出は，**別添２**（→Web 版）の**様式56の７**及び**様式52**を用いる。

→ 胸腔鏡下拡大胸腺摘出術（内視鏡手術用支援機器を用いる場合）の施設基準（Ｋ502-5）

(1) 呼吸器外科及び麻酔科を標榜している病院である。

(2) 以下のアからエまでの手術を術者として，合わせて10例以上実施した経験を有する常勤の医師が１名以上配置されている。

ア 胸腔鏡下拡大胸腺摘出術（内視鏡手術用支援機器を用いる場合）

イ 胸腔鏡下縦隔悪性腫瘍手術（内視鏡手術用支援機器を用いる場合）

ウ 胸腔鏡下良性縦隔腫瘍手術（内視鏡手術用支援機器を用いる場合）

エ 胸腔鏡下肺悪性腫瘍手術（区域切除及び肺葉切除又は１肺葉を超えるものに限る）（内視鏡手術用支援機器を用いる場合）

(3) 当該保険医療機関において，胸腺関連疾患に係る手術を年間５例以上施行しており，このうち当該手術又は胸腔鏡下手術を３例以上実施している。

(4) ５年以上の呼吸器外科の経験及び専門的知識を有する常勤の医師が２名以上配置されており，そのうち１名以上は10年以上の呼吸器外科の経験を有している。

(5) 緊急手術が実施可能な体制が整備されている。

(6) 常勤の臨床工学技士が１名以上配置されている。

(7) 当該手術に用いる機器について，保守管理の計画を作成し，適切に保守管理がなされている。

(8) 当該手術を実施する患者について，関連学会と連携の上，手術適応等の治療方針の決定及び術後の管理等を行っている。

(9) 関連学会の定める指針に基づき，当該手術が適切に実施されている。

【届出に関する事項】 胸腔鏡下拡大胸腺摘出術（内視鏡手術用支援機器を用いる場合）の施設基準に係る届出は，**別添２**（→Web 版）の**様式52**及び**様式87の22**を用いる。

→ 胸腔鏡下縦隔悪性腫瘍手術及び胸腔鏡下良性縦隔腫瘍手術（内視鏡手術用支援機器を用いる場合）の施設基準（Ｋ504-2，Ｋ513-2）

(1) 呼吸器外科及び麻酔科を標榜している病院である。

(2) 以下のアからエまでの手術を術者として，合わせて５例以上実施した経験を有する常勤の医師が１名以上配置されている。

ア 胸腔鏡下縦隔悪性腫瘍手術（内視鏡手術用支援機器を用いる場合）

イ 胸腔鏡下良性縦隔腫瘍手術（内視鏡手術用支援機器を用いる場合）

ウ 胸腔鏡下肺悪性腫瘍手術（区域切除及び肺葉切除又は１肺葉を超えるものに限る）（内視鏡手術用支援機器を用いる場合）

エ 胸腔鏡下拡大胸腺摘出術（内視鏡手術用支援機器を用いる場合）

(3) 当該保険医療機関において，縦隔腫瘍に係る手術を年間10例以上施行しており，このうち当該手術又は胸腔鏡下手術を年間５例以上実施している。

(4) ５年以上の呼吸器外科の経験及び専門的知識を有する常勤の医師が２名以上配置されており，そのうち１名以上は10年以上の呼吸器外科の経験を有している。

(5) 緊急手術が実施可能な体制が整備されている。

(6) 常勤の臨床工学技士が１名以上配置されている。

(7) 当該手術に用いる機器について，保守管理の計画を作成し，適切に保守管理がなされている。

(8) 当該手術を実施する患者について，関連学会と連携の上，手術適応等の治療方針の決定及び術後の管理等を行っている。

(9) 関連学会の定める指針に基づき，当該手術が適切に実施されている。

【届出に関する事項】 胸腔鏡下縦隔悪性腫瘍手術及び胸腔鏡下良性縦隔腫瘍手術（内視鏡手術用支援機器を用いる場合）の施設基準に係る届出は，**別添２**（→Web 版）の**様式52**及び**様式87の８**を用いる。

→ 胸腔鏡下肺切除術（区域切除及び肺葉切除術又は１肺葉を超えるものに限る）（内視鏡手術用支援機器を用いる場合）の施設基準（Ｋ513）

(1) 呼吸器外科及び麻酔科を標榜している保険医療機関である病院である。

(2) 胸腔鏡下肺悪性腫瘍手術（区域切除及び肺葉切除又は１肺葉を超えるものに限る）（内視鏡手術用支援機器を用いる場合）又は胸腔鏡下肺切除術（区域切除及び肺葉切除術又は１肺葉を超える場合）（内視鏡手術用支援機器を用いる場合）の手術を術者として，合わせて10例以上実施した経験を有する常勤の医師が配置されている。

(3) 当該保険医療機関において，肺良性腫瘍，炎症性肺疾患及び肺悪性腫瘍に係る手術を年間50例以上実施しており，このうち胸腔鏡下手術を年間20例以上実施している。

(4) ５年以上の呼吸器外科の経験及び専門的知識を有する常勤の医師が２名以上配置されており，そのうち１名以上は10年以上の呼吸器外科の経験を有している。

(5) 緊急手術が実施可能な体制が整備されている。

(6) 麻酔科標榜医が配置されている。

(7) 常勤の臨床工学技士が配置されている。

(8) 当該手術に用いる機器について，保守管理の計画を作成し，適切に保守管理がなされている。

(9) 当該手術を実施する患者について，関連学会と連携の上，手術適応等の治療方針の決定及び術後の管理等を行っている。

(10) 関連学会が定める指針に基づき，当該手術が適切に実施されている。

【届出に関する事項】 胸腔鏡下肺悪性腫瘍手術（区域切除及び肺葉切除又は１肺葉を超えるものに限る）（内視鏡手術用支援機器を用いる場合）の施設基準に係る届出は，**別添２の様式52**及び**様式87の17**を用いる。

→ 胸腔鏡下肺悪性腫瘍手術（区域切除及び肺葉切除又は１肺葉を超えるものに限る）（内視鏡手術用支援機器を用いる場合）の施設基準（Ｋ514-2）

(1) 呼吸器外科及び麻酔科を標榜している病院である。

(2) 胸腔鏡下肺悪性腫瘍手術（区域切除及び肺葉切除又は１肺葉を超えるものに限る）（内視鏡手術用支援機器を用いる場合）の手術を術者として，合わせて10例以上実施した経験を有する常勤の医師が１名以上配置されている。

(3) 当該保険医療機関において，肺悪性腫瘍に係る手術を年間50例以上実施されており，このうち胸腔鏡下手術を年間20例以上実施している。

(4) ５年以上の呼吸器外科の経験及び専門的知識を有する常勤の医師が２名以上配置されており，そのうち１名以上は10年以上の呼吸器外科の経験を有している。

(5) 緊急手術が実施可能な体制が整備されている。

(6) 麻酔科標榜医が配置されている。

(7) 常勤の臨床工学技士が１名以上配置されている。

(8) 当該療養に用いる機器について，保守管理の計画を作成し，適切に保守管理がなされている。

(9) 当該手術を実施する患者について，関連学会と連携の上，手術適応等の治療方針の決定及び術後の管理等を行っている。

(10) 関連学会の定める指針に基づき，当該手術が適切に実施されている。

【届出に関する事項】　胸腔鏡下肺悪性腫瘍手術（区域切除及び肺葉切除又は１肺葉を超えるものに限る）（内視鏡手術用支援機器を用いる場合）の施設基準に係る届出は，**別添２**（→Web版）の**様式52**及び**様式87の17**を用いる。

→　胸腔鏡下食道悪性腫瘍手術（内視鏡手術用支援機器を用いる場合）に関する施設基準（Ｋ529-2）

⑴　外科又は消化器外科，消化器内科，放射線科及び麻酔科を標榜している病院である。
⑵　当該保険医療機関において，以下のアからエまでの手術を合わせて年間10例以上実施しており，このうちウ又はエの手術を合わせて年間10例以上実施している。
　ア　食道悪性腫瘍手術（単に切除のみのもの）
　イ　食道悪性腫瘍手術（消化管再建手術を併施するもの）
　ウ　胸腔鏡下食道悪性腫瘍手術
　エ　縦隔鏡下食道悪性腫瘍手術
⑶　外科又は消化器外科について専門の知識及び５年以上の経験を有する常勤の医師が２名以上配置されており，そのうち１名以上が外科又は消化器外科について10年以上の経験を有する。
⑷　緊急手術が実施可能な体制が整備されている。
⑸　常勤の臨床工学技士が１名以上配置されている。
⑹　当該手術に用いる機器について，保守管理の計画を作成し，適切に保守管理がなされている。
⑺　当該手術を実施する患者について，関連学会と連携の上，手術適応等の治療方針の決定及び術後の管理等を行っている。
⑻　関係学会から示されている指針に基づき，当該手術が適切に実施されている。

【届出に関する事項】　胸腔鏡下食道悪性腫瘍手術（内視鏡手術用支援機器を用いる場合）の施設基準に係る届出は，**別添２**（→Web版）の**様式52**及び**様式87の10**を用いる。

→　縦隔鏡下食道悪性腫瘍手術（内視鏡手術用支援機器を用いる場合）に関する施設基準（Ｋ529-3）

⑴　外科又は消化器外科，消化器内科，放射線科及び麻酔科を標榜している病院である。
⑵　当該保険医療機関において，以下のアからエまでの手術を合わせて年間10例以上実施しており，このうちウ又はエの手術を合わせて年間10例以上実施している。
　ア　食道悪性腫瘍手術（単に切除のみのもの）
　イ　食道悪性腫瘍手術（消化管再建手術を併施するもの）
　ウ　胸腔鏡下食道悪性腫瘍手術
　エ　縦隔鏡下食道悪性腫瘍手術
⑶　外科又は消化器外科について専門の知識及び５年以上の経験を有する常勤の医師が２名以上配置されており，そのうち１名以上が外科又は消化器外科について10年以上の経験を有する。
⑷　緊急手術が実施可能な体制が整備されている。
⑸　常勤の臨床工学技士が１名以上配置されている。
⑹　当該手術に用いる機器について，保守管理の計画を作成し，適切に保守管理がなされている。
⑺　当該手術を実施する患者について，関連学会と連携の上，手術適応等の治療方針の決定及び術後の管理等を行っている。
⑻　関係学会から示されている指針に基づき，当該手術が適切に実施されている。

【届出に関する事項】　縦隔鏡下食道悪性腫瘍手術（内視鏡手術用支援機器を用いる場合）の施設基準に係る届出は，**別添２**（→Web版）の**様式52**及び**様式87の10の２**を用いる。

→１　胸腔鏡下弁形成術（内視鏡手術用支援機器を用いる場合）に関する施設基準（Ｋ554-2）

⑴　心臓血管外科及び麻酔科を標榜している病院である。
⑵　体外循環を使用する手術を年間100例以上（心臓弁膜症手術60例以上を含む）実施している。
⑶　胸腔鏡下弁形成術を年間20例以上実施している。
⑷　胸腔鏡下弁形成術（内視鏡手術用支援機器を用いる場合）を術者として，５例以上実施した経験を有する常勤の医師が１名以上配置されている。
⑸　麻酔科標榜医が配置されている。
⑹　５年以上の心臓血管外科の経験及び専門的知識を有する常勤の医師が２名以上配置されており，そのうち１名以上は10年以上の心臓血管外科の経験を有している。
⑺　経食道心エコーを年間100例以上実施している。
⑻　常勤の臨床工学技士が２名以上配置されており，そのうち１名以上は手術における体外循環の操作を30例以上実施した経験を有している。
⑼　緊急手術が実施可能な体制が整備されている。
⑽　当該手術に用いる機器について，保守管理の計画を作成し，適切に保守管理がなされている。
⑾　関連学会の定める指針に基づき，当該手術が適切に実施されている。
⑿　当該手術を実施する患者について，関連学会と連携の上，手術適応等の治療方針の決定及び術後の管理等を行っている。

→２　胸腔鏡下弁置換術（内視鏡手術支援機器を用いる場合）（Ｋ555-3）

⑴　心臓血管外科及び麻酔科を標榜している保険医療機関である病院である。
⑵　体外循環を使用する手術を年間100例以上（心臓弁膜症手術60例以上を含む）実施している。
⑶　胸腔鏡下弁置換術を年間20例以上実施している。
⑷　胸腔鏡下弁置換術（内視鏡手術用支援機器を用いる場合）を術者として，５例以上実施した経験を有する常勤の医師が配置されている。
⑸　５年以上の心臓血管外科の経験及び専門的知識を有する常勤の医師が２名以上配置されており，そのうち１名以上は10年以上の心臓血管外科の経験を有している。
⑹　麻酔科標榜医が配置されている。
⑺　経食道心エコーを年間100例以上実施している。
⑻　常勤の臨床工学技士が２名以上配置されており，そのうち１名以上は手術における体外循環の操作を30例以上実施した経験を有している。
⑼　緊急手術が実施可能な体制が整備されている。
⑽　当該手術に用いる機器について，保守管理の計画を作成し，適切に保守管理がなされている。
⑾　関連学会の定める指針に基づき，当該手術が適切に実施されている。
⑿　当該手術を実施する患者について，関連学会と連携の上，手術適応等の治療方針の決定及び術後の管理等を行っている。

【届出に関する事項】　胸腔鏡下弁形成術，胸腔鏡弁置換術及び胸腔鏡下弁形成術（内視鏡手術用支援機器を用いる場合）及び胸腔鏡弁置換術（内視鏡手術用支援機器を用いる場合）に係る届出は，**別添２**の**様式52**及び**様式87の11**を用いる。

→　腹腔鏡下胃切除術〔単純切除術（内視鏡手術用支援機器を用いる場合）〕の施設基準（Ｋ655-2）

⑴　外科又は消化器外科，消化器内科，放射線科及び麻酔科を標榜している病院である。
⑵　当該保険医療機関において，以下のアからカまでの手術を年間30例以上実施しており，このうちイ，エ及びカの手術を合わせて年間15例以上実施している。
　ア　胃切除術
　イ　腹腔鏡下胃切除術
　ウ　噴門側胃切除術
　エ　腹腔鏡下噴門側胃切除術
　オ　胃全摘術
　カ　腹腔鏡下胃全摘術
⑶　外科又は消化器外科について専門の知識及び５年以上の経験を有する常勤の医師が２名以上配置されており，そのうち１名以上が外科又は消化器外科について10年以上の経験を有している。

(4)　緊急手術が実施可能な体制が整備されている。
(5)　常勤の臨床工学技士が１名以上配置されている。
(6)　当該手術に用いる機器について，保守管理の計画を作成し，適切に保守管理がなされている。
(7)　当該手術を実施する患者について，関連学会と連携の上，手術適応等の治療方針の決定及び術後の管理等を行っている。
(8)　関係学会から示されている指針に基づき，当該手術が適切に実施されている。

【届出に関する事項】　腹腔鏡下胃切除術〔単純切除術（内視鏡手術用支援機器を用いる場合)〕の施設基準に係る届出は，**別添２**（→Web 版）の**様式52**及び**様式87の14**を用いる。

→　腹腔鏡下噴門側胃切除術〔単純切除術（内視鏡手術用支援機器を用いる場合)〕の施設基準（Ｋ655-5）

(1)　外科又は消化器外科，消化器内科，放射線科及び麻酔科を標榜している病院である。
(2)　当該保険医療機関において，以下のアからカまでの手術を年間30例以上実施しており，このうちイ，エ及びカの手術を合わせて年間15例以上実施している。
ア　胃切除術
イ　腹腔鏡下胃切除術
ウ　噴門側胃切除術
エ　腹腔鏡下噴門側胃切除術
オ　胃全摘術
カ　腹腔鏡下胃全摘術
(3)　外科又は消化器外科について専門の知識及び５年以上の経験を有する常勤の医師が２名以上配置されており，そのうち１名以上が外科又は消化器外科について10年以上の経験を有している。
(4)　緊急手術が実施可能な体制が整備されている。
(5)　常勤の臨床工学技士が１名以上配置されている。
(6)　当該手術に用いる機器について，保守管理の計画を作成し，適切に保守管理がなされている。
(7)　当該手術を実施する患者について，関連学会と連携の上，手術適応等の治療方針の決定及び術後の管理等を行っている。
(8)　関係学会から示されている指針に基づき，当該手術が適切に実施されている。

【届出に関する事項】　腹腔鏡下噴門側胃切除術〔単純切除術（内視鏡手術用支援機器を用いる場合)〕の施設基準に係る届出は，**別添２**（→Web 版）の**様式52**及び**様式87の14**を用いる。

→　腹腔鏡下胃全摘術〔単純全摘術（内視鏡手術用支援機器を用いる場合)〕の施設基準（Ｋ657-2）

(1)　外科又は消化器外科，消化器内科，放射線科及び麻酔科を標榜している病院である。
(2)　当該保険医療機関において，以下のアからカまでの手術を年間30例以上実施しており，このうちイ，エ及びカの手術を合わせて年間15例以上実施している。
ア　胃切除術
イ　腹腔鏡下胃切除術
ウ　噴門側胃切除術
エ　腹腔鏡下噴門側胃切除術
オ　胃全摘術
カ　腹腔鏡下胃全摘術
(3)　外科又は消化器外科について専門の知識及び５年以上の経験を有する常勤の医師が２名以上配置されており，そのうち１名以上が外科又は消化器外科について10年以上の経験を有している。
(4)　緊急手術が実施可能な体制が整備されている。
(5)　常勤の臨床工学技士が１名以上配置されている。
(6)　当該手術に用いる機器について，保守管理の計画を作成し，適切に保守管理がなされている。
(7)　当該手術を実施する患者について，関連学会と連携の上，手術適応等の治療方針の決定及び術後の管理等を行っている。
(8)　関係学会から示されている指針に基づき，当該手術が適切に実施されている。

【届出に関する事項】　腹腔鏡下胃全摘術〔単純全摘術（内視鏡手術用支援機器を用いる場合)〕の施設基準に係る届出は，**別添２**（→Web 版）の**様式52**及び**様式87の14**を用いる。

→　腹腔鏡下総胆管拡張症手術（内視鏡手術用支援機器を用いる場合）に関する施設基準（Ｋ674-2）

(1)　小児外科，外科若しくは消化器外科及び麻酔科を標榜している病院である。
(2)　腹腔鏡下総胆管拡張症手術（内視鏡手術用支援機器を用いる場合）を術者として，３例以上実施した経験を有する常勤の医師が１名以上配置されている。
(3)　小児外科，外科又は消化器外科について専門の知識及び５年以上の経験を有する常勤の医師が２名以上配置されており，そのうち１名以上が10年以上の経験を有する。
(4)　麻酔科の標榜医が配置されている。
(5)　当該保険医療機関において，総胆管拡張症に係る手術〔Ｋ674又はＫ674-2（内視鏡手術用支援機器を用いる場合）を含む〕が１年間に合わせて２例以上実施されている。
(6)　緊急手術の体制が整備されている。
(7)　常勤の臨床工学技士が１名以上配置されている。
(8)　当該手術に用いる機器について，保守管理の計画を作成し，適切に保守管理がなされている。
(9)　当該手術を実施する患者について，関連学会と連携の上，手術適応等の治療方針の決定及び術後の管理等を行っている。

【届出に関する事項】　腹腔鏡下総胆管拡張症手術（内視鏡手術用支援機器を用いる場合）の施設基準に係る届出は，**別添２**（→Web 版）の**様式87の35**及び**様式52**を用いる。

→　腹腔鏡下肝切除術（内視鏡手術用支援機器を用いる場合）に関する施設基準（Ｋ695-2）

(1)　外科又は消化器外科及び麻酔科を標榜している病院である。
(2)「腹腔鏡下肝切除術」（内視鏡手術用支援機器を用いる場合）を術者として，10例以上実施した経験を有する常勤の医師が１名以上配置されている。
(3)　消化器外科について専門の知識及び５年以上の経験を有する常勤の医師が２名以上配置されており，そのうち１名以上が10年以上の経験を有する。
(4)　麻酔科の標榜医が配置されている。
(5)　当該保険医療機関において，腹腔鏡下肝切除術（内視鏡手術用支援機器を用いる場合）を通算３例以上実施している。また，以下のアからエまでの手術を合わせて年間20例以上実施しており，このうち，ウ又はエの手術を10例以上実施している。
ア　肝切断術（部分切除及び外側区域切除）
イ　肝切除術〔亜区域切除，１区域切除（外側区域切除を除く），２区域切除及び３区域切除以上のもの〕
ウ　腹腔鏡下肝切除術（部分切除及び外側区域切除）
エ　腹腔鏡下肝切除術〔亜区域切除，１区域切除（外側区域切除を除く），２区域切除及び３区域切除以上のもの〕
(6)　緊急手術の体制が整備されている。
(7)　常勤の臨床工学技士が１名以上配置されている。
(8)　当該手術に用いる機器について，保守管理の計画を作成し，適切に保守管理がなされている。
(9)　当該手術を実施する患者について，関連学会と連携の上，手術適応等の治療方針の決定及び術後の管理等を行っている。

【届出に関する事項】　腹腔鏡下肝切除術（内視鏡手術用支援機器を用いる場合）の施設基準に係る届出は，**別添２**（→Web 版）の**様式87の37**及び**様式52**を用いる。

→　腹腔鏡下膵体尾部腫瘍切除術（内視鏡手術用支援機器を

用いる場合）の施設基準（Ｋ702-2）

(1)　外科又は消化器外科，消化器内科，放射線科及び麻酔科を標榜している病院である。

(2)　以下のア又はイの手術を術者として，合わせて５例以上実施した経験を有する常勤の医師が１名以上配置されている。

ア　腹腔鏡下膵体尾部腫瘍切除術（内視鏡手術用支援機器を用いる場合）

イ　腹腔鏡下膵頭部腫瘍切除術（内視鏡手術用支援機器を用いる場合）

(3)　当該保険医療機関において，膵臓に係る手術を年間20例以上実施している。

(4)　外科又は消化器外科について専門の知識及び５年以上の経験を有する常勤の医師が３名以上配置されている。

(5)　緊急手術が実施可能な体制が整備されている。

(6)　常勤の臨床工学技士が１名以上配置されている。

(7)　当該手術に用いる機器について，保守管理の計画を作成し，適切に保守管理がなされている。

(8)　当該手術を実施する患者について，関連学会と連携の上，手術適応等の治療方針の決定及び術後の管理等を行っている。

(9)　関係学会から示されている指針に基づき，当該手術が適切に実施されている。

【届出に関する事項】

(1)　(略)

(2)　腹腔鏡下膵体尾部腫瘍切除術（内視鏡手術用支援機器を用いる場合）の施設基準に係る届出は，**別添２**（→Web 版）の**様式52**及び**様式67の２の２**を用いる。

→　腹腔鏡下膵頭部腫瘍切除術（内視鏡手術用支援機器を用いる場合）の施設基準（Ｋ703-2）

(1)　外科又は消化器外科，消化器内科，放射線科及び麻酔科を標榜している病院である。

(2)　以下のア又はイの手術を術者として，合わせて５例以上実施した経験を有する常勤の医師が１名以上配置されている。

ア　腹腔鏡下膵体尾部腫瘍切除術（内視鏡手術用支援機器を用いる場合）

イ　腹腔鏡下膵頭部腫瘍切除術（内視鏡手術用支援機器を用いる場合）

(3)　腹腔鏡下膵頭部腫瘍切除術又は腹腔鏡下膵体尾部切除術を術者として20例以上実施した経験を有する常勤医師が配置されている。

(4)　当該保険医療機関において膵臓に係る手術を年間50例以上実施しており，そのうち膵頭十二指腸切除術を年間20例以上実施している。

(5)　当該保険医療機関において腹腔鏡手術を年間100例以上，かつ，胆嚢摘出術を除く腹腔鏡下上腹部手術を年間20例以上実施している。

(6)　病理部門が設置され，病理医が配属されている。

(7)　緊急手術が実施可能な体制が整備されている。

(8)　麻酔科標榜医が配置されている。

(9)　常勤の臨床工学技士が１名以上配置されている。

(10)　当該手術に用いる機器について，保守管理の計画を作成し，適切に保守管理がなされている。

(11)　当該手術を実施する患者について，関連学会と連携の上，手術適応等の治療方針の決定及び術後の管理等を行っている。

(12)　関係学会から示されている指針に基づき，当該手術が適切に実施されている。

【届出に関する事項】

(1)　(略)

(2)　腹腔鏡下膵頭部腫瘍切除術（内視鏡手術用支援機器を用いる場合）の施設基準に係る届出については，**別添２**（→Web 版）の**様式52**及び**様式67の２の４**を用いる。

→　腹腔鏡下結腸悪性腫瘍切除術（内視鏡手術用支援機器を用いる場合）の施設基準（Ｋ719-3）

(1)　外科又は消化器外科，消化器内科，放射線科及び麻酔科を標榜している病院である。

(2)　腹腔鏡下結腸悪性腫瘍切除術（内視鏡手術用支援機器を用いる場合）を術者として，10例以上実施した経験を有する常勤の医師が１名以上配置されている。

(3)　当該保険医療機関において，結腸悪性腫瘍に係る手術（**Ｋ719**の「**３**」又は**Ｋ719-3**）を年間30例以上実施している。

(4)　外科又は消化器外科について専門の知識及び５年以上の経験を有する常勤の医師が２名以上配置されており，そのうち１名以上が，外科又は消化器外科について10年以上の経験を有する。

(5)　緊急手術が実施可能な体制が整備されている。

(6)　常勤の臨床工学技士が１名以上配置されている。

(7)　当該手術に用いる機器について，保守管理の計画を作成し，適切に保守管理がなされている。

(8)　当該手術を実施する患者について，関連学会と連携の上，手術適応等の治療方針の決定及び術後の管理等を行っている。

(9)　関係学会から示されている指針に基づき，当該手術が適切に実施されている。

【届出に関する事項】　腹腔鏡下結腸悪性腫瘍切除術（内視鏡手術用支援機器を用いる場合）の施設基準に係る届出は，**別添２**（→Web 版）の**様式52**及び**様式87の39**を用いる。

→　腹腔鏡下直腸切除・切断術（内視鏡手術用支援機器を用いる場合）の施設基準（Ｋ740-2）

(1)　外科又は消化器外科，消化器内科，放射線科及び麻酔科を標榜している病院である。

(2)　当該保険医療機関において，以下のア及びイの手術を年間30例以上実施しており，このうちイの手術を年間10例以上実施している。

ア　直腸切除・切断術

イ　腹腔鏡下直腸切除・切断術

(3)　外科又は消化器外科について専門の知識及び５年以上の経験を有する常勤の医師が２名以上配置されており，そのうち１名以上が，外科又は消化器外科について10年以上の経験を有する。

(4)　緊急手術が実施可能な体制が整備されている。

(5)　常勤の臨床工学技士が１名以上配置されている。

(6)　当該手術に用いる機器について，保守管理の計画を作成し，適切に保守管理がなされている。

(7)　当該手術を実施する患者について，関連学会と連携の上，手術適応等の治療方針の決定及び術後の管理等を行っている。

(8)　関係学会から示されている指針に基づき，当該手術が適切に実施されている。

【届出に関する事項】　腹腔鏡下直腸切除・切断術（内視鏡手術用支援機器を用いる場合）の施設基準に係る届出は，**別添２**（→Web 版）の**様式52**及び**様式87の18**を用いる。

→　腹腔鏡下副腎摘出手術（内視鏡手術用支援機器を用いるもの）及び腹腔鏡下副腎髄質腫瘍摘出手術（褐色細胞腫）（内視鏡手術用支援機器を用いるもの）の施設基準（Ｋ754-2，Ｋ755-2）

特施

(1)　泌尿器科及び麻酔科を標榜している病院である。

(2)　以下のア又はイの手術を術者として，合わせて５例以上実施した経験を有する常勤の医師が１名以上配置されている。

ア　腹腔鏡下副腎摘出手術（内視鏡手術用支援機器を用いるもの）

イ　腹腔鏡下副腎髄質腫瘍摘出手術（褐色細胞腫）（内視鏡手術用支援機器を用いるもの）

(3)　泌尿器科において常勤の医師２名を有し，いずれも泌尿器科について専門の知識及び５年以上の経験を有する。

(4)　麻酔科の標榜医が配置されている。
(5)　当該保険医療機関において，副腎腫瘍に係る手術（Ｋ754，Ｋ754-2，Ｋ754-3，Ｋ755又はＫ755-2）が１年間に合わせて10例以上実施されている。
(6)　緊急手術体制が整備されている。
(7)　常勤の臨床工学技士が１名以上配置されている。
(8)　当該手術に用いる機器について，保守管理の計画を作成し，適切に保守管理がなされている。
(9)　当該手術を実施する患者について，関連学会と連携の上，手術適応等の治療方針の決定及び術後の管理等を行っている。

【届出に関する事項】　腹腔鏡下副腎摘出手術（内視鏡手術用支援機器を用いるもの）及び腹腔鏡下副腎髄質腫瘍摘出手術（褐色細胞腫）（内視鏡手術用支援機器を用いるもの）に係る届出は，**別添２**（→Web 版）の**様式52**及び**様式87の48**を用いること。

→　腹腔鏡下腎盂形成手術（内視鏡手術用支援機器を用いる場合）に関する施設基準（Ｋ778-2）

(1)　泌尿器科及び麻酔科を標榜している病院である。
(2)　以下のアからウの手術を術者として，合わせて10例以上実施した経験を有する常勤の医師が１名以上配置されている。
　ア　腹腔鏡下腎悪性腫瘍手術（内視鏡手術用支援機器を用いるもの）
　イ　腹腔鏡下尿管悪性腫瘍手術（内視鏡手術用支援機器を用いるもの）
　ウ　腹腔鏡下腎盂形成手術（内視鏡手術用支援機器を用いる場合）
(3)　当該保険医療機関において，以下のアからクまでの手術を合わせて年間10例以上実施しており，このうちキ又はクの手術を年間１例以上実施している。
　ア　腎（尿管）悪性腫瘍手術
　イ　腹腔鏡下腎（尿管）悪性腫瘍手術
　ウ　腹腔鏡下小切開腎（尿管）悪性腫瘍手術
　エ　腎腫瘍凝固・焼灼術（冷凍凝固によるもの）
　オ　腹腔鏡下腎悪性腫瘍手術（内視鏡手術用支援機器を用いるもの）
　カ　腹腔鏡下尿管悪性腫瘍手術（内視鏡手術用支援機器を用いるもの）
　キ　腎盂形成手術
　ク　腹腔鏡下腎盂形成手術
(4)　泌尿器科において常勤の医師２名を有し，いずれも泌尿器科について専門の知識及び５年以上の経験を有する。
(5)　緊急手術体制が整備されている。
(6)　常勤の臨床工学技士が１名以上配置されている。
(7)　当該手術に用いる機器について，保守管理の計画を作成し，適切に保守管理がなされている。

【届出に関する事項】　腹腔鏡下腎盂形成手術（内視鏡手術用支援機器を用いる場合）に係る届出は，**別添２**（→Web 版）の**様式52**及び**様式68の４**を用いる。

特施

→　腹腔鏡下膀胱悪性腫瘍手術（内視鏡手術用支援機器を用いる場合）に係る施設基準（Ｋ803-2）

(1)　泌尿器科，放射線科及び麻酔科を標榜している病院である。
(2)　腹腔鏡下膀胱悪性腫瘍手術（内視鏡手術用支援機器を用いる場合）を術者として，５例以上実施した経験を有する常勤の医師が１名以上配置されている。
(3)　当該保険医療機関において，以下のアからウまでの手術を合わせて年間５例以上実施している。
　ア　膀胱悪性腫瘍手術〔全摘（腸管等を利用して尿路変更を行わないもの，尿管Ｓ状結腸吻合を利用して尿路変更を行うもの，回腸若しくは結腸導管を利用して尿路変更を行うもの又は代用膀胱を利用して尿路変更を行うもの）に限る〕
　イ　腹腔鏡下膀胱悪性腫瘍手術
　ウ　腹腔鏡下小切開膀胱悪性腫瘍手術
(4)　泌尿器科において常勤の医師が２名以上配置され，いずれも泌尿器科について専門の知識及び５年以上の経験を有する。
(5)　緊急手術体制が整備されている。
(6)　常勤の臨床工学技士が１名以上配置されている。
(7)　当該手術に用いる機器について，保守管理の計画を作成し，適切に保守管理がなされている。
(8)　当該手術を実施する患者について，関連学会と連携の上，手術適応等の治療方針の決定及び術後の管理等を行っている。
(9)　関係学会から示されている指針に基づき，当該手術が適切に実施されている。

【届出に関する事項】
(1)　（略）
(2)　腹腔鏡下膀胱悪性腫瘍手術（内視鏡手術用支援機器を用いる場合）に係る届出
　腹腔鏡下膀胱悪性腫瘍手術（内視鏡手術用支援機器を用いる場合）に係る届出は，**別添２**（→Web 版）の**様式52**及び**様式69の５**を用いる。

→　腹腔鏡下膣断端挙上術（内視鏡手術用支援機器を用いる場合）の施設基準（Ｋ860-3）

(1)　産婦人科又は婦人科及び麻酔科を標榜している保険医療機関である病院である。
(2)　腹腔鏡下膣断端挙上術（内視鏡手術用支援機器を用いる場合）を術者として５例以上を実施した経験を有する常勤の医師が配置されている。
(3)　当該保険医療機関において膣断端挙上術，腹腔鏡下膣断端挙上術又は子宮腫瘍に係る手術を合わせて年間30例以上実施しており，このうち膣断端挙上術及び腹腔鏡下膣断端挙上術を合わせて年間３例以上実施している。
(4)　産婦人科，婦人科について専門の知識及び５年以上の経験を有する常勤の医師が２名以上配置されており，このうち１名以上が産婦人科，婦人科について10年以上の経験を有している。
(5)　麻酔科標榜医が配置されている。
(6)　緊急手術が実施可能な体制が整備されている。
(7)　常勤の臨床工学技士が配置されている。
(8)　当該手術に用いる機器について，保守管理の計画を作成し，適切に保守管理がなされている。
(9)　当該手術を実施する患者について，関連学会と連携の上，手術適応等の治療方針の決定及び術後の管理等を行っている。
(10)　関係学会から示されている指針に基づき，当該手術が適切に実施されている。

【届出に関する事項】　腹腔鏡下膣断端挙上術（内視鏡手術用支援機器を用いる場合）に係る届出は，**別添２**の**様式52**及び**様式87の66**を用いる。

→　腹腔鏡下仙骨膣固定術（内視鏡手術用支援機器を用いる場合）に関する施設基準（Ｋ865-2）

(1)　産婦人科又は婦人科，泌尿器科，放射線科及び麻酔科を標榜している病院である。
(2)　以下のアからウまでの手術について，イの手術を３例以上含む，合わせて10例以上を術者として実施した経験を有する常勤の医師が１名以上配置されている。
　ア　腹腔鏡下膀胱悪性腫瘍手術（内視鏡手術用支援機器を用いる場合）
　イ　腹腔鏡下仙骨膣固定術（内視鏡手術用支援機器を用いる場合）
　ウ　腹腔鏡下膣式子宮全摘術（内視鏡手術用支援機器を用いる場合）
(3)　当該保険医療機関において，膀胱瘤，膀胱悪性腫瘍，子宮脱又は子宮腫瘍に係る手術を合わせて年間30例以上実施しており，このうち腹腔鏡下仙骨膣固定術を年間５例以上実施している。

(4)　産婦人科，婦人科又は泌尿器科について専門の知識及び5年以上の経験を有する常勤の医師が2名以上配置されており，このうち1名以上が産婦人科，婦人科又は泌尿器科について10年以上の経験を有している。
(5)　麻酔科標榜医が配置されている。
(6)　緊急手術が実施可能な体制が整備されている。
(7)　常勤の臨床工学技士が1名以上配置されている。
(8)　当該手術に用いる機器について，保守管理の計画を作成し，適切に保守管理がなされている。
(9)　当該手術を実施する患者について，関連学会と連携の上，手術適応等の治療方針の決定及び術後の管理等を行っている。
(10)　関係学会から示されている指針に基づき，当該手術が適切に実施されている。

【届出に関する事項】
(1)　（略）
(2)　腹腔鏡下仙骨腟固定手術（内視鏡手術用支援機器を用いる場合）に係る届出は，**別添2**（→Web 版）の**様式52**及び**様式71の1の4**を用いる。

→　腹腔鏡下腟式子宮全摘術（内視鏡手術用支援機器を用いる場合）の施設基準（K877-2）
(1)　産婦人科又は婦人科，放射線科及び麻酔科を標榜している病院である。
(2)　腹腔鏡下腟式子宮全摘術（内視鏡手術用支援機器を用いる場合）を術者として5例以上実施した経験を有する常勤の医師が1名以上配置されている。
(3)　当該保険医療機関において，以下のアからエまでの手術を年間30例以上実施しており，このうちイの手術を年間10例以上実施している。
ア　子宮全摘術
イ　腹腔鏡下腟式子宮全摘術
ウ　子宮悪性腫瘍手術
エ　腹腔鏡下子宮悪性腫瘍手術
(4)　産婦人科又は婦人科について専門の知識及び5年以上の経験を有する常勤の医師が2名以上配置されており，そのうち1名以上が産婦人科又は婦人科について10年以上の経験を有している。
(5)　緊急手術が実施可能な体制が整備されている。
(6)　常勤の臨床工学技士が1名以上配置されている。
(7)　当該手術に用いる機器について，保守管理の計画を作成し，適切に保守管理がなされている。
(8)　当該手術を実施する患者について，関連学会と連携の上，手術適応等の治療方針の決定及び術後の管理等を行っている。
(9)　関係学会から示されている指針に基づき，当該手術が適切に実施されている。

【届出に関する事項】　腹腔鏡下腟式子宮全摘術（内視鏡手術用支援機器を用いる場合）に係る届出は，**別添2**（→Web 版）の**様式52**及び**様式87の19**を用いる。

→　腹腔鏡下子宮悪性腫瘍手術（子宮体がんに対して内視鏡手術用支援機器を用いる場合）の施設基準（K879-2）
(1)　産婦人科又は婦人科，放射線科及び麻酔科を標榜している病院である。
(2)　腹腔鏡下子宮悪性腫瘍手術（子宮体がんに対して内視鏡手術用支援機器を用いる場合）を術者として，10例以上実施した経験を有する常勤の医師が1名以上配置されている。
(3)　当該保険医療機関において，以下のア又はイの手術を年間20例以上実施しており，このうちイの手術を年間5例以上実施している。
ア　子宮悪性腫瘍手術
イ　腹腔鏡下子宮悪性腫瘍手術
(4)　産婦人科又は婦人科について専門の知識及び5年以上の経験を有する常勤の医師が2名以上配置されており，そのうち1名以上が産婦人科又は婦人科について10年以上の経験を有する。
(5)　緊急手術が実施可能な体制が整備されている。
(6)　常勤の臨床工学技士が1名以上配置されている。
(7)　当該手術に用いる機器について，保守管理の計画を作成し，適切に保守管理がなされている。
(8)　当該手術を実施する患者について，関連学会と連携の上，手術適応等の治療方針の決定及び術後の管理等を行っている。
(9)　関係学会から示されている指針に基づき，当該手術が適切に実施されている。

【届出に関する事項】
腹腔鏡下子宮悪性腫瘍手術（子宮体がんに対して内視鏡手術用支援機器を用いる場合）の施設基準に係る届出は，別添2の様式52及び様式71の5を用いる。

2の6　医科点数表第2章第10部手術通則第19号に掲げる手術の施設基準

当該手術を行うにつき十分な体制が整備されていること。

→1　乳房切除術（遺伝性乳癌卵巣癌症候群の患者に対して行うものに限る）の施設基準
(1)　乳腺外科又は外科を標榜しており，乳腺外科の専門的な研修の経験を5年以上有する常勤医師が配置されている。なお，当該医師は医療関係団体が主催する遺伝性乳癌卵巣癌症候群に関する研修を修了している。
(2)　臨床遺伝学の診療に係る経験を3年以上有する常勤の医師が配置されている。なお，当該医師は医療関係団体が主催する遺伝性乳癌卵巣癌症候群に関する研修を修了している。
(3)　乳房切除術を行う施設においては乳房MRI加算の施設基準に係る届出を行っている。ただし，次の項目をいずれも満たす場合においては，当該施設基準を満たすものとして差し支えない。
ア　関係学会より乳癌の専門的な診療が可能として認定された施設である。
イ　遺伝性乳癌卵巣癌症候群の患者の診療に当たり，1.5テスラ以上のMRI装置を有する他の保険医療機関と連携し，当該患者に対してMRI撮影ができる等，乳房MRI撮影加算の施設基準を満たす保険医療機関と同等の診療ができる。なお，当該連携について文書による契約が締結されており，届出の際に当該文書を提出する。
(4)　病理部門が設置され，病理医が配置されている。
(5)　遺伝カウンセリング加算の施設基準に係る届出を行っている。

2　子宮附属器腫瘍摘出術（遺伝性乳癌卵巣癌症候群の患者に対して行うものに限る）の施設基準
(1)　産婦人科又は婦人科及び麻酔科を標榜しており，産婦人科及び婦人科腫瘍の専門的な研修の経験を合わせて6年以上有する常勤医師が配置されている。なお，当該医師は医療関係団体が主催する遺伝性乳癌卵巣癌症候群に関する研修を修了している。
(2)　臨床遺伝学の診療に係る経験を3年以上有する常勤の医師が配置されている。なお，当該医師は医療関係団体が主催する遺伝性乳癌卵巣癌症候群に関する研修を修了している。
(3)　病理部門が設置され，病理医が配置されている。
(4)　麻酔科標榜医が配置されている。
(5)　遺伝カウンセリング加算の施設基準に係る届出を行っている。

【届出に関する事項】　医科点数表第2章第10部手術の「通則19」に掲げる手術に係る届出は**別添2**（→Web 版）の**様式87の23**を用いる。
（令4.4.28）

2の7　医科点数表第2章第10部手術通則第20号及

び歯科点数表第２章第９部手術通則第17号に規定する周術期栄養管理実施加算の施設基準

(1)　当該保険医療機関内に周術期の栄養管理を行うにつき十分な経験を有する専任の常勤の管理栄養士が配置されていること。
(2)　総合入院体制加算又は急性期充実体制加算に係る届出を行っている保険医療機関であること。

→　周術期栄養管理実施加算の施設基準

(1)　基本診療料施設基準通知別添３の第19の１の(2)に規定する研修を修了した医師が配置されていることが望ましい。
(2)　基本診療料施設基準通知別添３の第19の１の(3)に規定する研修を修了し，栄養サポートチームにおいて，栄養管理に係る３年以上の経験を有する常勤の管理栄養士が配置されている。
(3)　A200総合入院体制加算又は，A200-2急性期充実体制加算に係る届出を行っている保険医療機関である。

【届出に関する事項】周術期栄養管理実施加算の施設基準に係る届出は，別添２（→Web 版）の様式87の45を用いる。

２の８　医科点数表第２章第10部手術通則第21号に規定する再製造単回使用医療機器使用加算の施設基準

(1)　再製造単回使用医療機器の使用につき必要な実績を有していること。
(2)　再製造単回使用医療機器の使用につき必要な体制が整備されていること。

→　再製造単回使用医療機器使用加算の施設基準

(1)　再製造単回使用医療機器（特定保険医療材料に限る）を手術に使用した実績が５例以上ある。
(2)　再製造単回使用医療機器を使用することについて，あらかじめ文書を用いて患者に説明を行っている。
(3)　再製造単回使用医療機器の原型医療機器の回収等について，再製造単回使用医療機器基準（平成29年厚生労働省告示第261号）第４の１(5)に規定する「再製造単回使用医療機器の製造販売の承認の際に交付される承認書に記載された方法」に基づき，適切に実施している。

【届出に関する事項】　再製造単回使用医療機器使用加算に係る届出は，別添２（→Web 版）の様式87の52を用いる。

３　手術の所定点数に含まれる薬剤

外皮用消毒剤に係る薬剤

３の２　不整脈手術の注１に規定する対象患者

開胸式心大血管手術を受ける患者のうち，手術前に心房細動又は心房粗動と診断され，特に左心耳閉鎖術を併せて実施することが適当と認められるもの

３の２の２　輸血管理料の施設基準

(1)　**輸血管理料Ⅰの施設基準**
　イ　当該保険医療機関内に臨床検査技師が常時１名以上配置されていること。
　ロ　輸血管理を行うにつき十分な体制が整備されていること。
(2)　**輸血管理料Ⅱの施設基準**
　輸血管理を行うにつき十分な体制が整備されていること。
(3)　**輸血適正使用加算の施設基準**
　輸血製剤が適正に使用されていること。
(4)　**貯血式自己血輸血管理体制加算の施設基準**
　貯血式自己血輸血管理を行うにつき十分な体制が整備されていること。

→１　輸血管理料Ⅰに関する施設基準

(1)　当該保険医療機関の輸血部門において，当該保険医療機関の輸血業務全般に関する責任者として専任の常勤医師が配置されている。
(2)　当該保険医療機関の輸血部門において，臨床検査技師が常時配置されており，専従の常勤臨床検査技師が１名以上配置されている。
(3)　当該保険医療機関の輸血部門において，輸血用血液製剤及びアルブミン製剤（加熱人血漿たん白を含む）の一元管理がなされている。
(4)　次に掲げる輸血用血液検査が常時実施できる体制が構築されている。
　ABO血液型，Rh（D）血液型，血液交叉試験又は間接Coombs検査，不規則抗体検査
(5)　輸血療法委員会が設置され，年６回以上開催されるとともに，血液製剤の使用実態の報告がなされる等，輸血実施に当たっての適正化の取組がなされている。
(6)　輸血前後の感染症検査の実施又は輸血前の検体の保存が行われ，輸血に係る副作用監視体制が構築されている。
(7)　(5)，(6)及び血液製剤の使用に当たっては，『「輸血療法の実施に関する指針」及び「血液製剤の使用指針」の一部改正について』（平成26年11月12日付薬食発1112第12号厚生労働省医薬食品局長通知）を遵守し適正に実施されている。特に，血液製剤の使用に当たっては，投与直前の検査値の把握に努めるとともに，これらの検査値及び患者の病態を踏まえ，その適切な実施に配慮されている。

２　輸血管理料Ⅱに関する施設基準

(1)　当該保険医療機関の輸血部門において，当該保険医療機関の輸血業務全般に責任を有する常勤医師を配置している。
(2)　当該保険医療機関の輸血部門において，専任の常勤臨床検査技師が１名以上配置されている。
(3)　当該保険医療機関の輸血部門において輸血用血液製剤の一元管理がなされている。
(4)　輸血管理料Ⅰの施設基準のうち，(4)から(7)までの全てを満たしている。

３　輸血適正使用加算の施設基準

(1)　「１」の輸血管理料Ⅰを算定する保険医療機関において，新鮮凍結血漿（FFP）の使用量を赤血球濃厚液（MAP）の使用量で除した値が0.54未満であり，かつ，アルブミン製剤の使用量を赤血球濃厚液（MAP）の使用量で除した値が２未満である。なお，新鮮凍結血漿（FFP）及びアルブミン製剤の使用量を赤血球濃厚液（MAP）の使用量で除した値は次により算出する。
　①　赤血球濃厚液（MAP）の使用量
　②　新鮮凍結血漿（FFP）の全使用量
　③　血漿交換療法における新鮮凍結血漿（FFP）の使用量
　④　アルブミン製剤の使用量
　⑤　血漿交換療法におけるアルブミン製剤の使用量
　（②－③／２）／①＝0.54未満
　（④－⑤）／①＝２未満
(2)　「２」の輸血管理料Ⅱを算定する保険医療機関において，新鮮凍結血漿（FFP）の使用量を赤血球濃厚液（MAP）の使用量で除した値が0.27未満であり，かつ，アルブミン製剤の使用量を赤血球濃厚液（MAP）の使用量で除した値が２未満である。なお，新鮮凍結血漿（FFP）及びアルブミン製剤の使用量を赤血球濃厚液（MAP）の使用量で除した値は次により算出する。
　①　赤血球濃厚液（MAP）の使用量
　②　新鮮凍結血漿（FFP）の全使用量
　③　血漿交換療法における新鮮凍結血漿（FFP）の使用量
　④　アルブミン製剤の使用量

⑤　血漿交換療法におけるアルブミン製剤の使用量
（②－③／２）／①＝0.27未満
（④－⑤）／①＝２未満

4　貯血式自己血輸血管理体制加算の施設基準

(1)　関係学会から示されている指針に基づき，貯血式自己血輸血が十分な体制のもとに適正に管理及び保存されている。
(2)　関係学会から示された指針の要件を満たし，その旨が登録されている常勤の医師及び看護師がそれぞれ１名以上配置されている。

【輸血管理料の届出に関する事項】　輸血管理料Ⅰ，Ⅱ，輸血適正使用加算及び貯血式自己血輸血管理体制加算の施設基準に係る届出は，**別添２**（→Web 版）の**様式73**を用いる。

3の2の2の2　コーディネート体制充実加算の施設基準

造血幹細胞移植における同種移植のコーディネートを行うにつき十分な体制が整備されていること。

→　コーディネート体制充実加算に関する施設基準

(1)　当該療養について専門の知識及び10年以上の経験を有する常勤の医師が１名以上配置されている。
(2)　同種移植のコーディネート体制が十分に整備されている。
(3)　当該手術を担当する診療科が関係学会による認定を受けている。

【届出に関する事項】

(1)　コーディネート体制充実加算に係る届出は，**別添２**（→Web 版）の**様式87の21**を用いる。
(2)　当該手術を担当する診療科が関係学会により認定されていることを証する文書の写しを添付する。

3の2の3　自己生体組織接着剤作成術，自己クリオプレシピテート作製術（用手法）及び同種クリオプレシピテート作製術の施設基準

(1)　当該療養を行うにつき十分な体制が整備されている病院であること。
(2)　当該保険医療機関内に当該療養を行うにつき必要な医師が配置されていること。

→　自己生体組織接着剤作成術に関する施設基準

(1)　当該保険医療機関の輸血部門において，当該保険医療機関の輸血業務全般に関する責任を有する常勤医師が配置されている。
(2)　当該保険医療機関の輸血部門において，専任の常勤臨床検査技師が１名以上配置されている。
(3)　血液製剤の使用に当たって『「輸血療法の実施に関する指針」及び「血液製剤の使用指針」の一部改正について』を遵守し適正に実施されている。特に血液製剤の使用に当たっては，投与直前の検査値の把握に努めるとともに，これらの検査値及び患者の病態を踏まえ，その適切な実施に配慮されている。
(4)　当該技術の適応の判断及び実施に当たって，関連学会から示されているガイドラインを遵守している。

【届出に関する事項】

(1)　自己生体組織接着剤作成術の施設基準に係る届出は，**別添２**（→Web 版）の**様式73の２**を用いる。
(2)　臨床検査技師の勤務状況について具体的に分かるものを添付する。

→　自己クリオプレシピテート作製術（用手法）及び同種クリオプレシピテート作製術に関する施設基準

(1)　当該保険医療機関の輸血部門において，当該保険医療機関の輸血業務全般に関する責任を有する常勤医師が配置されている。
(2)　当該保険医療機関の輸血部門において，専任の常勤臨床検査技師が１名以上配置されている。
(3)　血液製剤の使用に当たって『「輸血療法の実施に関する指針」及び「血液製剤の使用指針」の一部改正について』を遵守し適正に実施されている。特に血液製剤の使用に当たっては，投与直前の検査値の把握に努めるとともに，これらの検査値及び患者の病態を踏まえ，その適切な実施に配慮されている。
(4)　当該技術の適応の判断及び実施に当たって，関連学会から示されているガイドラインを遵守している。

【届出に関する事項】

(1)　自己クリオプレシピテート作製術（用手法）及び同種クリオプレシピテート作製術の施設基準に係る届出は，**別添２**（→Web 版）の**様式73の２**を用いる。
(2)　臨床検査技師の勤務状況について具体的に分かるものを添付する。

3の2の4　人工肛門・人工膀胱造設術前処置加算の施設基準

当該保険医療機関内に当該療養を行うにつき必要な医師及び看護師が配置されていること。

→　人工肛門・人工膀胱造設術前処置加算に関する施設基準

(1)　人工肛門又は人工膀胱造設に関する十分な経験を有する常勤の医師が配置されている。
(2)　５年以上の急性期患者の看護に従事した経験を有し，急性期看護又は排泄ケア関連領域における適切な研修を修了した常勤の看護師が配置されている。なお，ここでいう急性期看護又は排泄ケア等に係る適切な研修とは，次の事項に該当する研修のことをいう。
ア　医療関係団体等が認定する教育施設において実施され，20時間以上を要し，当該団体より修了証が交付される研修である。
イ　急性期看護又は排泄ケア関連領域における専門的な知識・技術を有する看護師の養成を目的とした研修である。

【届出に関する事項】

(1)　人工肛門・人工膀胱造設術前処置加算の施設基準に係る届出は，**別添２**（→Web 版）の**様式73の３**を用いる。
(2)　人工肛門又は人工膀胱造設に関する十分な経験を有する常勤の医師の勤務状況について具体的に分かるものを添付する。

3の2の5　胃瘻造設時嚥下機能評価加算における適合していない場合には所定点数の100分の80に相当する点数により算定することとなる施設基準

(1)　摂食機能に係る療養を行うにつき相当の実績を有していること。
(2)　摂食機能に係る療養を行うにつき十分な体制が整備されていること。

→　胃瘻造設時嚥下機能評価加算の施設基準及び届出に関する事項

医科点数表第２章第10部手術の通則の16に掲げる手術（p.1000）の例による。

特施

3の2の6　凍結保存同種組織加算の施設基準

(1)　当該療養を行うにつき十分な経験を有する医師が１名以上配置されていること。
(2)　当該療養を行うにつき十分な体制が整備されていること。

→　凍結保存同種組織加算に関する施設基準

(1)　外科，心臓血管外科又は小児外科及び麻酔科を標榜して

いる病院である。
(2) 当該医療機関において，当該療養が3例以上実施されている。
(3) 外科，心臓血管外科又は小児外科について10年以上及び当該療養について5年以上の経験を有し，また，当該療養について術者として実施する医師又は補助を行う医師として8例以上の経験を有する常勤の医師が配置されている。そのうち，術者として5例以上の経験を有する常勤の医師が配置されている。
(4) 実施診療科において常勤の医師が3名以上配置されている。
(5) 常勤の麻酔科標榜医が配置されている。
(6) 臨床検査技師が配置されている。
(7) 緊急手術体制が整備されている。
(8) 日本組織移植学会の認定する採取して保存した組織を他施設へ供給できる組織バンクを有している。当該バンクを有していない場合は，当該バンクを有する保険医療機関とあらかじめ当該同種保存組織の適切な使用及び保存方法等について契約を有している。

【届出に関する事項】 凍結保存同種組織加算に係る届出は，**別添2**（→Web 版）の**様式52**及び**様式73の5**を用いる。なお，1（上記）の凍結保存同種組織加算に関する施設基準の(8)に係る契約に関する文書の写しも併せて提出する。

3の7　レーザー機器加算の施設基準

(1) 当該療養を行うにつき十分な体制が整備されていること。
(2) 当該療養を行うにつき十分な機器を有していること。

→ レーザー機器加算に関する施設基準

(1) 当該レーザー治療に係る専門の知識及び3年以上の経験を有する医師又は歯科医師が1名以上配置されている。
(2) 口腔内の軟組織の切開，止血，凝固及び蒸散を行うことが可能なレーザー機器を備えている。

【届出に関する事項】 レーザー機器加算に係る届出は**別添2**（→Web 版）の**様式49の9**を用いる。

第12の2　麻酔

1　マスク又は気管内挿管による閉鎖循環式全身麻酔に規定する麻酔が困難な患者

別表第11の2（p.1035）に掲げる患者であって，麻酔が困難なもの

1の2　神経ブロック併施加算のイの対象患者

手術後の疼痛管理を目的とした硬膜外麻酔が適応となる手術を受ける患者であって，当該麻酔の代替として神経ブロックが必要と医学的に認められるもの

2　麻酔管理料（Ⅰ）の施設基準

(1) 麻酔科を標榜している保険医療機関であること。
(2) 常勤の麻酔に従事する医師〔麻酔科につき医療法（昭和23年法律第205号）第6条の6第1項に規定する厚生労働大臣の許可を受けた者に限る。以下「麻酔科標榜医」という〕が配置されていること。
(3) 麻酔管理を行うにつき十分な体制が整備されていること。

→ 麻酔管理料（Ⅰ）の施設基準

(1) 麻酔科を標榜している保険医療機関である。
(2) 麻酔科標榜医が1名以上配置されている。
(3) 常勤の麻酔科標榜医により，麻酔の安全管理体制が確保されている。

【届出に関する事項】 麻酔管理料（Ⅰ）の施設基準に係る届出は，**別添2**（→Web 版）の**様式75**を用いる。

3　麻酔管理料（Ⅱ）の施設基準

(1) 麻酔科を標榜している保険医療機関であること。
(2) 常勤の麻酔科標榜医が5名以上配置されていること。
(3) 麻酔管理を行うにつき十分な体制が整備されていること。

→ 麻酔管理料（Ⅱ）の施設基準

(1) 麻酔科を標榜している保険医療機関である。
(2) 常勤の麻酔科標榜医が5名以上配置されている。なお，週3日以上常態として勤務しており，かつ，所定労働時間が週22時間以上の勤務を行っている麻酔科標榜医である非常勤医師を2名以上組み合わせることにより，常勤医師の勤務時間帯と同じ時間帯にこれらの非常勤医師が配置されている場合には，当該医師の実労働時間を常勤換算し常勤医師数に算入することができる。ただし，常勤換算し常勤医師数に算入することができるのは，常勤配置のうち4名までに限る。
(3) 常勤の麻酔科標榜医により麻酔の安全管理体制が確保されている。
(4) 24時間緊急手術の麻酔に対応できる体制を有している。
(5) 麻酔科標榜医と麻酔科標榜医以外の医師が共同して麻酔を実施する体制が確保されている。なお，ここでいう「麻酔科標榜医以外の医師」とは，当該保険医療機関において常態として週3日以上かつ週22時間以上の勤務を行っている医師であって，当該保険医療機関の常勤の麻酔科標榜医の指導の下に麻酔を担当するもの（以下この項において，単に「担当医師」という）をいう。
(6) 担当医師が実施する一部の行為を，麻酔中の患者の看護に係る適切な研修を修了した常勤看護師が実施する場合にあっては，当該研修を修了した専任の常勤看護師が1名以上配置されている。ここでいう「適切な研修」とは，保健師助産師看護師法第37条の2第2項第5号に規定する指定研修機関において行われる麻酔中の患者の看護に係る研修である。
(7) 担当医師が実施する一部の行為を，(6)に規定する看護師が実施する場合にあっては，麻酔科標榜医又は担当医師と連携することが可能な体制が確保されている。

【届出に関する事項】 麻酔管理料（Ⅱ）の施設基準に係る届出は，**別添2**（→Web 版）の**様式75**を用いる。

3の2　周術期薬剤管理加算の施設基準

(1) 当該保険医療機関内に周術期の薬学的管理を行うにつき必要な専任の薬剤師が配置されていること。
(2) 病棟薬剤業務実施加算1に係る届出を行っている保険医療機関であること。

→ 周術期薬剤管理加算の施設基準

(1) 周術期薬剤管理に関するプロトコルを整備している。なお，周術期薬剤管理の実施状況を踏まえ，定期的なプロトコルの見直しを行う。
(2) 周術期薬剤管理加算の施設基準における専任の薬剤師，**A244**病棟薬剤業務実施加算の施設基準における専任の薬剤師及び医薬品情報管理室の薬剤師が必要に応じカンファレンス等を行い，周術期薬剤管理における問題点等の情報を共有するとともに，各薬剤師が周術期薬剤管理を実施するにつき必要な情報が提供されている。
(3) 医薬品の安全使用や，重複投与・相互作用・アレルギー

のリスクを回避するための手順等を盛り込んだ薬剤の安全使用に関する手順書（マニュアル）を整備し，必要に応じて当直等の薬剤師と連携を行っている。なお，周術期薬剤管理の実施状況等を踏まえ，定期的に当該手順書の見直しを行う。

【届出に関する事項】 周術期薬剤管理加算の施設基準に係る届出は，**別添２**（→Web 版）の**様式75の３**を用いる。

第13　放射線治療

1　放射線治療専任加算の施設基準

(1) 当該保険医療機関内に放射線治療を専ら担当する常勤の医師又は歯科医師（放射線治療について，相当の経験を有するものに限る）が１名以上配置されていること。
(2) 当該治療を行うにつき必要な体制が整備されていること。
(3) 当該治療を行うにつき十分な機器及び施設を有していること。

→　放射線治療専任加算に関する施設基準

(1) 放射線治療を専ら担当する常勤の医師（放射線治療の経験を５年以上有するものに限る）が配置されている。なお，当該常勤の医師は，医療機器安全管理料２，外来放射線治療加算，遠隔放射線治療計画加算，一回線量増加加算，強度変調放射線治療（IMRT），画像誘導放射線治療加算，体外照射呼吸性移動対策加算，定位放射線治療，定位放射線治療呼吸性移動対策加算，粒子線治療，粒子線治療適応判定加算，粒子線治療医学管理加算，ホウ素中性子捕捉療法，ホウ素中性子捕捉療法適応判定加算，ホウ素中性子捕捉療法医学管理加算及び画像誘導密封小線源治療加算に係る常勤の医師を兼任することができる。
(2) 放射線治療を専ら担当する常勤の診療放射線技師（放射線治療の経験を５年以上有するものに限る）が配置されている。なお，当該常勤の診療放射線技師は，外来放射線照射診療料，外来放射線治療加算，遠隔放射線治療計画加算，一回線量増加加算，強度変調放射線治療（IMRT），画像誘導放射線治療加算，体外照射呼吸性移動対策加算，定位放射線治療，定位放射線治療呼吸性移動対策加算，粒子線治療，粒子線治療医学管理加算，ホウ素中性子捕捉療法，ホウ素中性子捕捉療法医学管理加算及び画像誘導密封小線源治療加算に係る常勤の診療放射線技師を兼任することができる。ただし，外来放射線照射診療料及び医療機器安全管理料２における技術者との兼任はできない。
(3) 当該管理を行うために必要な次に掲げる機器，施設を備えている。
　ア　高エネルギー放射線治療装置
　イ　X線あるいはCTを用いた位置決め装置
　ウ　放射線治療計画システム

【届出に関する事項】 放射線治療専任加算の施設基準に係る届出は，**別添２**（→Web 版）の**様式76**を用いる。

→　外来放射線治療加算に関する施設基準

(1) 放射線治療を専ら担当する常勤の医師（放射線治療の経験を５年以上有するものに限る）が配置されている。なお，当該常勤の医師は，医療機器安全管理料２，放射線治療専任加算，遠隔放射線治療計画加算，一回線量増加加算，強度変調放射線治療（IMRT），画像誘導放射線治療加算，体外照射呼吸性移動対策加算，定位放射線治療，定位放射線治療呼吸性移動対策加算，粒子線治療，粒子線治療適応判定加算，粒子線治療医学管理加算，ホウ素中性子捕捉療法，ホウ素中性子捕捉療法適応判定加算，ホウ素中性子捕捉療法医学管理加算及び画像誘導密封小線源治療加算に係る常勤の医師を兼任することができる。
(2) 放射線治療を専ら担当する常勤の診療放射線技師（放射線治療の経験を５年以上有するものに限る）が配置されている。なお，当該常勤の診療放射線技師は，外来放射線照射診療料，放射線治療専任加算，遠隔放射線治療計画加算，一回線量増加加算，強度変調放射線治療（IMRT），画像誘導放射線治療加算，体外照射呼吸性移動対策加算，定位放射線治療，定位放射線治療呼吸性移動対策加算，粒子線治療，粒子線治療医学管理加算，ホウ素中性子捕捉療法，ホウ素中性子捕捉療法医学管理加算及び画像誘導密封小線源治療加算に係る常勤の診療放射線技師を兼任することができる。ただし，外来放射線照射診療料及び医療機器安全管理料２における技術者との兼任はできない。
(3) 当該治療を行うために必要な次に掲げる機器，施設を備えている。
　ア　高エネルギー放射線治療装置
　イ　X線又はCTを用いた位置決め装置
　ウ　放射線治療計画システム
　エ　患者が休憩できるベッド等

【届出に関する事項】 外来放射線治療加算の施設基準に係る届出は，**別添２**（→Web 版）の**様式76**を用いる。

1の2　遠隔放射線治療計画加算の施設基準

(1) 放射線科を標榜している保険医療機関であること。
(2) 当該治療を行うにつき必要な体制が整備されていること。
(3) 当該治療を行うにつき十分な機器及び施設を有していること。

→　遠隔放射線治療計画加算に関する施設基準

(1) 放射線治療を行う施設は，次の施設基準を満たしている。
　ア　放射線科を標榜している保険医療機関である。
　イ　専ら放射線治療を担当する常勤の医師が配置されていない。
　ウ　放射線治療を担当する常勤の診療放射線技師が２名以上配置されており，そのうち１名は放射線治療を専ら担当し，かつ，５年以上の経験を有する。なお，当該常勤の診療放射線技師は，外来放射線照射診療料，放射線治療専任加算，外来放射線治療加算，一回線量増加加算，強度変調放射線治療（IMRT），画像誘導放射線治療加算，体外照射呼吸性移動対策加算，定位放射線治療，定位放射線治療呼吸性移動対策加算，粒子線治療，粒子線治療医学管理加算，ホウ素中性子捕捉療法，ホウ素中性子捕捉療法医学管理加算及び画像誘導密封小線源治療加算に係る常勤の診療放射線技師を兼任することができる。
　エ　当該治療を行うために必要な次に掲げる機器及び施設を備えている。
　　①　直線加速器
　　②　治療計画用CT装置及び三次元放射線治療計画システム
　　③　セキュリティ対策を講じた遠隔放射線治療システム
　　④　第三者機関による直線加速器の出力線量の評価
　オ　遠隔放射線治療の支援施設の放射線治療を専ら担当する医師と，常時連絡がとれる体制にある。
　カ　遠隔放射線治療及び医療情報のセキュリティ対策に関する指針が策定されている。
　キ　関係学会の定めるガイドラインに基づき，当該治療を適切に実施している。
(2) 放射線治療を支援する施設は，次の施設基準を満たしている。
　ア　放射線治療を専ら担当する常勤の医師が２名以上配置されており，そのうち１名は５年以上の放射線治療の経験を有する。なお，当該常勤の医師は，医療機器安全管理料２，放射線治療専任加算，外来放射線治療加算，一回線量増加加算，強度変調放射線治療（IMRT），画像誘導放射線治療加算，体外照射呼吸性移動対策加算，定位放射線治療，定位放射線治療呼吸性移動対策加算及び画像誘導密封小線源治療加算に係る常勤の医師を兼任することができるが，粒子線治療，粒子線治療適応判定加算，粒子線治療医学管理加算，ホウ素中性子捕捉療法，ホウ素中性子捕捉療法適応判定加算及びホウ素中性子捕捉療法医学管理加算に係る常勤の医師を兼任することはできない。

イ　照射計画補助作業等を専ら担当する者（診療放射線技師その他の技術者等）が１名以上配置されている。なお，当該担当者は強度変調放射線治療（IMRT），画像誘導放射線治療加算，体外照射呼吸性移動対策加算，定位放射線治療，定位放射線治療呼吸性移動対策加算，粒子線治療，粒子線治療医学管理加算，ホウ素中性子捕捉療法，ホウ素中性子捕捉療法医学管理加算及び画像誘導密封小線源治療加算に係る担当者を兼任することができる。ただし，外来放射線照射診療料及び医療機器安全管理料２における技術者との兼任はできない。

ウ　セキュリティ対策を講じた遠隔放射線治療システムを備えている。

エ　遠隔放射線治療及び医療情報のセキュリティ対策に関する指針が策定されており，実際の遠隔放射線治療の支援が当該指針に沿って行われているとともに，公開可能な遠隔放射線治療の実施に係る記録が保存されている。

オ　関係学会の定めるガイドラインに基づき，当該支援を適切に実施している。

【届出に関する事項】　遠隔放射線治療計画加算の施設基準に係る届出は，**別添２**（→Web 版）の**様式76の２**を用いる。

2　高エネルギー放射線治療の施設基準

当該治療を行うにつき必要な体制が整備されていること。

→　高エネルギー放射線治療に関する施設基準

照射方法を問わず，高エネルギー放射線治療を年間合計100例以上実施又は小児入院医療管理料１を届け出ている。

【届出に関する事項】　高エネルギー放射線治療の施設基準に係る届出は，**別添２**（→Web 版）の**様式77**を用いる。

2の2　高エネルギー放射線治療の一回線量増加加算の施設基準

(1)　当該保険医療機関内に放射線治療を専ら担当する常勤の医師（放射線治療について，相当の経験を有するものに限る）が１名以上配置されていること。

(2)　高エネルギー放射線治療による全乳房照射を行うにつき必要な体制が整備されていること。

→　高エネルギー放射線治療の一回線量増加加算に関する施設基準

(1)　照射方法を問わず，高エネルギー放射線治療を年間100例以上実施している。

(2)　放射線治療を専ら担当する常勤の医師（放射線治療の経験を５年以上有するものに限る）が配置されている。なお，当該常勤の医師は，医療機器安全管理料２，放射線治療専任加算，外来放射線治療加算，遠隔放射線治療計画加算，強度変調放射線治療（IMRT），画像誘導放射線治療加算，体外照射呼吸性移動対策加算，定位放射線治療，定位放射線治療呼吸性移動対策加算，粒子線治療，粒子線治療適応判定加算，粒子線治療医学管理加算，ホウ素中性子捕捉療法，ホウ素中性子捕捉療法適応判定加算，ホウ素中性子捕捉療法医学管理加算及び画像誘導密封小線源治療加算に係る常勤の医師を兼任することができる。

(3)　放射線治療を専ら担当する常勤の診療放射線技師（放射線治療の経験を５年以上有するものに限る）が配置されている。なお，当該常勤の診療放射線技師は，外来放射線照射診療料，放射線治療専任加算，外来放射線治療加算，遠隔放射線治療計画加算，強度変調放射線治療（IMRT），画像誘導放射線治療加算，体外照射呼吸性移動対策加算，定位放射線治療，定位放射線治療呼吸性移動対策加算，粒子線治療，粒子線治療医学管理加算，ホウ素中性子捕捉療法，ホウ素中性子捕捉療法医学管理加算及び画像誘導密封小線源治療加算に係る常勤の診療放射線技師を兼任することができる。ただし，外来放射線照射診療料及び医療機器安全管理料２における技術者との兼任はできない。

【届出に関する事項】　一回線量増加加算の施設基準に係る届出は，**別添２**（→Web 版）の**様式77**を用いる。

2の3　強度変調放射線治療（IMRT）の施設基準等

(1)　強度変調放射線治療（IMRT）の施設基準

イ　当該保険医療機関内に放射線治療を専ら担当する常勤の医師又は歯科医師が２名以上配置されており，うち１名以上は放射線治療について相当の経験を有するものであること。

ロ　当該治療を行うにつき必要な体制が整備されていること。

ハ　当該治療を行うにつき十分な機器及び施設を有していること。

(2)　強度変調放射線治療（IMRT）の対象患者

別表第11の３（p.1035）に掲げる患者

(3)　強度変調放射線治療（IMRT）の一回線量増加加算の施設基準

イ　当該保険医療機関内に放射線治療を専ら担当する常勤の医師（放射線治療について，相当の経験を有するものに限る）が１名以上配置されていること。

ロ　強度変調放射線治療（IMRT）による前立腺照射を行うにつき必要な体制が整備されていること。

→　強度変調放射線治療（IMRT）に関する施設基準

(1)　放射線科を標榜している保険医療機関である。

(2)　放射線治療を専ら担当する常勤の医師が２名以上配置されており，このうち１名は放射線治療の経験を５年以上有する者である。なお，当該常勤の医師は，医療機器安全管理料２，放射線治療専任加算，外来放射線治療加算，遠隔放射線治療計画加算，一回線量増加加算，画像誘導放射線治療加算，体外照射呼吸性移動対策加算，定位放射線治療，定位放射線治療呼吸性移動対策加算，粒子線治療，粒子線治療適応判定加算，粒子線治療医学管理加算，ホウ素中性子捕捉療法，ホウ素中性子捕捉療法適応判定加算，ホウ素中性子捕捉療法医学管理加算及び画像誘導密封小線源治療加算に係る常勤の医師を兼任することができる。

また，週３日以上常態として勤務しており，かつ，所定労働時間が週22時間以上の勤務を行っている専任の非常勤医師を２名以上組み合わせることにより，常勤医師の勤務時間帯と同じ時間帯にこれらの非常勤医師が配置されている場合には，当該医師の実労働時間を常勤換算し常勤医師数に算入することができる。ただし，常勤換算し常勤医師数に算入することができるのは，常勤配置のうち１名（放射線治療の経験を５年以上有する者１名を除く）に限る。

また，この場合には強度変調放射線治療（IMRT）は年間50例を限度として実施できる。

(3)　放射線治療を専ら担当する常勤の診療放射線技師（放射線治療の経験を５年以上有するものに限る）が１名以上配置されている。なお，当該常勤の診療放射線技師は，外来放射線照射診療料，放射線治療専任加算，外来放射線治療加算，遠隔放射線治療計画加算，一回線量増加加算，画像誘導放射線治療加算，体外照射呼吸性移動対策加算，定位放射線治療，定位放射線治療呼吸性移動対策加算，粒子線治療，粒子線治療医学管理加算，ホウ素中性子捕捉療法，ホウ素中性子捕捉療法医学管理加算及び画像誘導密封小線源治療加算に係る常勤の診療放射線技師を兼任することができる。

特施

(4) 放射線治療における機器の精度管理，照射計画の検証，照射計画補助作業等を専ら担当する者（診療放射線技師その他の技術者等）が1名以上配置されている。なお，当該担当者は遠隔放射線治療計画加算，画像誘導放射線治療加算，体外照射呼吸性移動対策加算，定位放射線治療，定位放射線治療呼吸性移動対策加算，粒子線治療，粒子線治療医学管理加算，ホウ素中性子捕捉療法，ホウ素中性子捕捉療法医学管理加算及び画像誘導密封小線源治療加算に係る担当者を兼任することができる。ただし，外来放射線照射診療料及び医療機器安全管理料2における技術者との兼任はできない。

(5) 強度変調放射線治療（IMRT）を年間10例以上実施している。

(6) 当該治療を行うために必要な次に掲げる機器，施設を備えている。

ア　直線加速器

イ　治療計画用CT装置

ウ　インバースプラン（逆方向治療計画）の可能な三次元放射線治療計画システム

エ　照射中心に対する患者の動きや臓器の体内移動を制限する装置

オ　平面上の照射強度を変化させることができる装置

カ　微小容量電離箱線量計又は半導体線量計（ダイヤモンド線量計を含む）及び併用する水ファントム又は水等価固体ファントム

キ　二次元以上で相対的な線量分布を測定・比較できる機器

(7) 当該保険医療機関において，強度変調放射線治療（IMRT）に関する機器の精度管理に関する指針が策定されており，実際の線量測定等の精度管理が当該指針に沿って行われているとともに，公開可能な精度管理に係る記録が保存されている。

→　強度変調放射線治療（IMRT）の一回線量増加加算に関する施設基準

(1) 照射方法を問わず，高エネルギー放射線治療を年間100例以上実施している。

(2) 放射線治療を専ら担当する常勤の医師（放射線治療の経験を5年以上有するものに限る）が配置されている。なお，当該常勤の医師は，医療機器安全管理料2，放射線治療専任加算，外来放射線治療加算，遠隔放射線治療計画加算，強度変調放射線治療（IMRT），画像誘導放射線治療加算，体外照射呼吸性移動対策加算，定位放射線治療，定位放射線治療呼吸性移動対策加算，粒子線治療，粒子線治療適応判定加算，粒子線治療医学管理加算，ホウ素中性子捕捉療法，ホウ素中性子捕捉療法適応判定加算，ホウ素中性子捕捉療法医学管理加算及び画像誘導密封小線源治療加算に係る常勤の医師を兼任することができる。

(3) 放射線治療を専ら担当する常勤の診療放射線技師（放射線治療の経験を5年以上有するものに限る）が配置されている。なお，当該常勤の診療放射線技師は，外来放射線照射診療料，放射線治療専任加算，外来放射線治療加算，遠隔放射線治療計画加算，強度変調放射線治療（IMRT），画像誘導放射線治療加算，体外照射呼吸性移動対策加算，定位放射線治療，定位放射線治療呼吸性移動対策加算，粒子線治療，粒子線治療医学管理加算，ホウ素中性子捕捉療法，ホウ素中性子捕捉療法医学管理加算及び画像誘導密封小線源治療加算に係る常勤の診療放射線技師を兼任することができる。ただし，外来放射線照射診療料及び医療機器安全管理料2における技術者との兼任はできない。

(4) 強度変調放射線治療（IMRT）を行うために必要な機器及び施設を備えている。

(5) 強度変調放射線治療（IMRT）を年間10例以上実施しており，かつ**M001**の「注4」の「ハ」画像誘導放射線治療（腫瘍の位置情報によるもの）を年間10例以上実施している。

【届出に関する事項】　強度変調放射線治療（IMRT）の施設基準に係る届出は，**別添2**（→Web 版）の**様式52**及び**様式78**を用いる。

一回線量増加加算の施設基準に係る届出は，**別添2の様式77**を用いる。

2の4　画像誘導放射線治療加算の施設基準

(1) 当該保険医療機関内に放射線治療を専ら担当する常勤の医師又は歯科医師（放射線治療について，相当の経験を有するものに限る）が1名以上配置されていること。

(2) 当該治療を行うにつき必要な体制が整備されていること。

(3) 当該治療を行うにつき十分な機器及び施設を有していること。

→　画像誘導放射線治療加算に関する施設基準

(1) 放射線科を標榜している保険医療機関である。

(2) 放射線治療を専ら担当する常勤の医師又は歯科医師（放射線治療の経験を5年以上有するものに限る）が配置されている。なお，当該常勤の医師は，医療機器安全管理料2，放射線治療専任加算，外来放射線治療加算，遠隔放射線治療計画加算，一回線量増加加算，強度変調放射線治療（IMRT），体外照射呼吸性移動対策加算，定位放射線治療，定位放射線治療呼吸性移動対策加算，粒子線治療，粒子線治療適応判定加算，粒子線治療医学管理加算，ホウ素中性子捕捉療法，ホウ素中性子捕捉療法適応判定加算，ホウ素中性子捕捉療法医学管理加算及び画像誘導密封小線源治療加算に係る常勤の医師を兼任することができる。

(3) 放射線治療を専ら担当する常勤の診療放射線技師（放射線治療の経験を5年以上有するものに限る）が1名以上配置されている。なお，当該常勤の診療放射線技師は，外来放射線照射診療料，放射線治療専任加算，外来放射線治療加算，遠隔放射線治療計画加算，一回線量増加加算，強度変調放射線治療（IMRT），体外照射呼吸性移動対策加算，定位放射線治療，定位放射線治療呼吸性移動対策加算，粒子線治療，粒子線治療医学管理加算，ホウ素中性子捕捉療法，ホウ素中性子捕捉療法医学管理加算及び画像誘導密封小線源治療加算に係る常勤の診療放射線技師を兼任することができる。

(4) 放射線治療における機器の精度管理，照射計画の検証，照射計画補助作業等を専ら担当する者（診療放射線技師その他の技術者等）が1名以上配置されている。なお，当該担当者は，遠隔放射線治療計画加算，強度変調放射線治療（IMRT），体外照射呼吸性移動対策加算，定位放射線治療，定位放射線治療呼吸性移動対策加算，粒子線治療，粒子線治療医学管理加算，ホウ素中性子捕捉療法，ホウ素中性子捕捉療法医学管理加算及び画像誘導密封小線源治療加算に係る担当者を兼任することができる。ただし，外来放射線照射診療料及び医療機器安全管理料2における技術者との兼任はできない。

(5) 当該治療を行うために必要な次に掲げるいずれかの機器が当該治療を行う室内に設置されている。

ア　2方向以上の透視が可能な装置

イ　画像照合可能なCT装置

ウ　画像照合可能な超音波診断装置

(6) 当該治療を行うために必要な次に掲げるいずれかの機器が当該治療を行う室内に設置されている。

ア　体表面の位置情報により位置照合可能な装置

イ　骨構造の位置情報により位置照合可能な装置

ウ　腫瘍の位置情報により位置照合可能な装置

(7) 当該保険医療機関において，画像誘導放射線治療（IGRT）に関する手法と機器の精度管理に関する指針が策定されており，実際の画像誘導の精度管理が当該指針に沿って行われているとともに，公開可能な実施記録と精度管理に係る記録が保存されている。

【届出に関する事項】　画像誘導放射線治療加算の施設基準に係る届出は，**別添2**（→Web 版）の**様式78の2**を用いる。

2の5 体外照射呼吸性移動対策加算の施設基準

(1) 当該保険医療機関内に放射線治療を専ら担当する医師（放射線治療について，相当の経験を有するものに限る）が配置されていること。
(2) 当該治療を行うにつき必要な体制が整備されていること。
(3) 当該治療を行うにつき十分な機器及び施設を有していること。

→ 体外照射呼吸性移動対策加算の施設基準

(1) 放射線治療を専ら担当する常勤の医師が1名以上配置されている。なお，当該常勤の医師は，医療機器安全管理料2，放射線治療専任加算，外来放射線治療加算，遠隔放射線治療計画加算，一回線量増加加算，強度変調放射線治療(IMRT)，画像誘導放射線治療加算，定位放射線治療，定位放射線治療呼吸性移動対策加算，粒子線治療，粒子線治療適応判定加算，粒子線治療医学管理加算，ホウ素中性子捕捉療法，ホウ素中性子捕捉療法適応判定加算，ホウ素中性子捕捉療法医学管理加算及び画像誘導密封小線源治療加算に係る医師を兼任することができる。
(2) 放射線治療を専ら担当する常勤の診療放射線技師（放射線治療の経験を5年以上有するものに限る）が1名以上配置されている。なお，当該診療放射線技師は，外来放射線照射診療料，放射線治療専任加算，外来放射線治療加算，遠隔放射線治療計画加算，一回線量増加加算，強度変調放射線治療（IMRT），画像誘導放射線治療加算，定位放射線治療，定位放射線治療呼吸性移動対策加算，粒子線治療，粒子線治療医学管理加算，ホウ素中性子捕捉療法，ホウ素中性子捕捉療法医学管理加算及び画像誘導密封小線源治療加算に係る診療放射線技師を兼任することができる。
(3) 放射線治療における機器の精度管理，照射計画の検証，照射計画補助作業等を専ら担当する者（診療放射線技師その他の技術者等）が1名以上配置されている。なお，当該担当者は遠隔放射線治療計画加算，強度変調放射線治療(IMRT)，画像誘導放射線治療加算，定位放射線治療，定位放射線治療呼吸性移動対策加算，粒子線治療，粒子線治療医学管理加算，ホウ素中性子捕捉療法，ホウ素中性子捕捉療法医学管理加算及び画像誘導密封小線源治療加算に係る担当者を兼任することができる。ただし，外来放射線照射診療料及び医療機器安全管理料2における技術者との兼任はできない。
(4) 当該治療を行うために必要な次に掲げる機器が当該治療を行う室内に設置されている。
ア 呼吸性移動が10mm以上の腫瘍（左乳癌に対して行う場合は，標的）に対して，呼吸性移動を補償するために必要な照射範囲の拡大が5mm以下とするために必要な装置
イ 実際の照射野内に腫瘍（左乳癌に対して行う場合は，標的）が含まれていることを毎回の照射直前又は照射中に確認・記録するために必要な装置
(5) 当該保険医療機関において，当該治療に係る公開可能な実施記録と精度管理に係る記録が保存されている。

【届出に関する事項】 体外照射呼吸性移動対策加算の施設基準に係る届出は**別添2**（→Web版）の**様式78の3**を用いる。

3 定位放射線治療の施設基準

(1) 当該保険医療機関内に放射線治療を専ら担当する常勤の医師（放射線治療について，相当の経験を有するものに限る）が1名以上配置されていること。
(2) 当該治療を行うにつき必要な体制が整備されていること。
(3) 当該治療を行うにつき十分な機器及び施設を有していること。

→ 定位放射線治療に関する施設基準

(1) 放射線科を標榜している保険医療機関である。
(2) 放射線治療を専ら担当する常勤の医師（放射線治療の経験を5年以上有するものに限る）が配置されている。なお，当該常勤の医師は，医療機器安全管理料2，放射線治療専任加算，外来放射線治療加算，遠隔放射線治療計画加算，一回線量増加加算，強度変調放射線治療（IMRT），画像誘導放射線治療加算，体外照射呼吸性移動対策加算，定位放射線治療呼吸性移動対策加算，粒子線治療，粒子線治療適応判定加算，粒子線治療医学管理加算，ホウ素中性子捕捉療法，ホウ素中性子捕捉療法適応判定加算，ホウ素中性子捕捉療法医学管理加算及び画像誘導密封小線源治療加算に係る常勤の医師を兼任することができる。
(3) 放射線治療を専ら担当する常勤の診療放射線技師（放射線治療の経験を5年以上有するものに限る）が1名以上配置されている。なお，当該常勤の診療放射線技師は，外来放射線照射診療料，放射線治療専任加算，外来放射線治療加算，遠隔放射線治療計画加算，一回線量増加加算，強度変調放射線治療（IMRT），画像誘導放射線治療加算，体外照射呼吸性移動対策加算，定位放射線治療呼吸性移動対策加算，粒子線治療，粒子線治療医学管理加算，ホウ素中性子捕捉療法，ホウ素中性子捕捉療法医学管理加算及び画像誘導密封小線源治療加算に係る常勤の診療放射線技師を兼任することができる。
(4) 放射線治療における機器の精度管理，照射計画の検証，照射計画補助作業等を専ら担当する者（診療放射線技師その他の技術者等）が1名以上配置されている。なお，当該担当者は，遠隔放射線治療計画加算，強度変調放射線治療(IMRT)，画像誘導放射線治療加算，体外照射呼吸性移動対策加算，定位放射線治療呼吸性移動対策加算，粒子線治療，粒子線治療医学管理加算，ホウ素中性子捕捉療法，ホウ素中性子捕捉療法医学管理加算及び画像誘導密封小線源治療加算に係る担当者を兼任することができる。ただし，外来放射線照射診療料及び医療機器安全管理料2における技術者との兼任はできない。
(5) 当該治療を行うために必要な次に掲げる機器，施設を備えている。
ア 直線加速器
イ 治療計画用CT装置
ウ 三次元放射線治療計画システム
エ 照射中心に対する患者の動きや臓器の体内移動を制限する装置
オ 微小容量電離箱線量計又は半導体線量計（ダイヤモンド線量計を含む）及び併用する水ファントム又は水等価固体ファントム

【届出に関する事項】 定位放射線治療の施設基準に係る届出は，**別添2**（→Web版）の**様式79**を用いる。

3の2 定位放射線治療呼吸性移動対策加算の施設基準

(1) 当該保険医療機関内に放射線治療を専ら担当する医師（放射線治療について，相当の経験を有するものに限る）が配置されていること。
(2) 当該治療を行うにつき必要な体制が整備されていること。
(3) 当該治療を行うにつき十分な機器及び施設を有していること。

→1 定位放射線治療呼吸性移動対策加算（動体追尾法）の施設基準

(1) 放射線治療を専ら担当する常勤の医師が2名以上配置されており，このうち1名は放射線治療の経験を5年以上有する者である。なお，当該常勤の医師は，医療機器安全管理料2，放射線治療専任加算，外来放射線治療加算，遠隔放射線治療計画加算，一回線量増加加算，強度変調放射線

治療（IMRT），画像誘導放射線治療加算，体外照射呼吸性移動対策加算，定位放射線治療，粒子線治療，粒子線治療適応判定加算，粒子線治療医学管理加算，ホウ素中性子捕捉療法，ホウ素中性子捕捉療法適応判定加算，ホウ素中性子捕捉療法医学管理加算及び画像誘導密封小線源治療加算に係る医師を兼任することができる。

(2)　体外照射呼吸性移動対策加算の(2)から(5)までを満たす。ただし，「定位放射線治療呼吸性移動対策加算」は「体外照射呼吸性移動対策加算」と読み替えるものとする。

2　定位放射線治療呼吸性移動対策加算（その他のもの）の施設基準

体外照射呼吸性移動対策加算の(1)から(5)までを満たす。ただし，「定位放射線治療呼吸性移動対策加算」は「体外照射呼吸性移動対策加算」と読み替えるものとする。

【届出に関する事項】　定位放射線治療呼吸性移動対策加算の施設基準に係る届出は，**別添２**（→Web 版）の**様式78の３**を用いる。

4　粒子線治療の施設基準等

(1)　**粒子線治療の施設基準**

イ　当該保険医療機関内に放射線治療を専ら担当する常勤の医師が２名以上配置されており，うち１名以上は放射線治療について相当の経験を有するものであること。

ロ　当該治療を行うにつき必要な体制が整備されていること。

ハ　当該治療を行うにつき十分な機器及び施設を有していること。

(2)　**粒子線治療の注１に規定する患者**

別表第11の４（p.1035）に掲げる患者

→　粒子線治療に関する施設基準

(1)　放射線科を標榜している保険医療機関である。

(2)　放射線治療を専ら担当する常勤の医師が２名以上配置されている。このうち１名は，放射線治療の経験を10年以上有するとともに，陽子線治療については陽子線治療の経験を，重粒子線治療については重粒子線治療の経験を２年以上〖放射線治療〔４門以上の照射，運動照射，原体照射又は強度変調放射線治療（IMRT）による体外照射に限る〕による療養について１年以上の経験を有する者については，１年以上〗有する。なお，当該常勤の医師は，医療機器安全管理料２，放射線治療専任加算，外来放射線治療加算，一回線量増加加算，強度変調放射線治療（IMRT），画像誘導放射線治療加算，体外照射呼吸性移動対策加算，定位放射線治療，定位放射線治療呼吸性移動対策加算，粒子線治療適応判定加算，粒子線治療医学管理加算，ホウ素中性子捕捉療法，ホウ素中性子捕捉療法適応判定加算，ホウ素中性子捕捉療法医学管理加算及び画像誘導密封小線源治療加算に係る常勤の医師を兼任することができるが，遠隔放射線治療計画加算に係る常勤の医師を兼任することはできない。

(3)　放射線治療を専ら担当する常勤の診療放射線技師が配置されている。なお，当該常勤の診療放射線技師は，外来放射線照射診療料，放射線治療専任加算，外来放射線治療加算，遠隔放射線治療計画加算，一回線量増加加算，強度変調放射線治療（IMRT），画像誘導放射線治療加算，体外照射呼吸性移動対策加算，定位放射線治療，定位放射線治療呼吸性移動対策加算，粒子線治療医学管理加算，ホウ素中性子捕捉療法，ホウ素中性子捕捉療法医学管理加算及び画像誘導密封小線源治療加算に係る常勤の診療放射線技師を兼任することができる。

(4)　放射線治療における機器の精度管理，照射計画の検証，照射計画補助作業等を専ら担当する者（診療放射線技師その他の技術者等）が１名以上配置されている。なお，当該担当者は，遠隔放射線治療計画加算，強度変調放射線治療（IMRT），画像誘導放射線治療加算，体外照射呼吸性移動対策加算，定位放射線治療，定位放射線治療呼吸性移動対策加算，粒子線治療医学管理加算，ホウ素中性子捕捉療法，ホウ素中性子捕捉療法医学管理加算及び画像誘導密封小線源治療加算に係る担当者を兼任することができる。ただし，外来放射線照射診療料及び医療機器安全管理料２における技術者との兼任はできない。

(5)　当該治療を行うために必要な次に掲げる機器，施設を備えている。

ア　粒子線治療装置

イ　治療計画用CT装置

ウ　粒子線治療計画システム

エ　照射中心に対する患者の動きや臓器の体内移動を制限する装置

オ　微小容量電離箱線量計又は半導体線量計（ダイヤモンド線量計を含む）及び併用する水ファントム又は水等価固体ファントム

(6)　当該治療に用いる医療機器について，適切に保守管理がなされている。

(7)　重粒子線治療については重粒子線治療の実績を，陽子線治療については陽子線治療の実績を10例以上有している。

【届出に関する事項】　粒子線治療の施設基準に係る届出は，**別添２**（→Web 版）の**様式52**及び**様式79の１の２**を用いる。

5　粒子線治療適応判定加算の施設基準

(1)　当該保険医療機関内に放射線治療を専ら担当する専従の常勤医師（放射線治療について，相当の経験を有するものに限る）が２名以上配置されていること。

(2)　当該治療の適応判定を行うにつき必要な体制が整備されていること。

→　粒子線治療適応判定加算に関する施設基準

(1)　放射線治療に専従の常勤の医師（放射線治療の経験を５年以上有するものに限る）が２名以上配置されている。なお，当該常勤の医師は，医療機器安全管理料２，放射線治療専任加算，外来放射線治療加算，一回線量増加加算，強度変調放射線治療（IMRT），画像誘導放射線治療加算，体外照射呼吸性移動対策加算，定位放射線治療，定位放射線治療呼吸性移動対策加算，粒子線治療，粒子線治療医学管理加算，ホウ素中性子捕捉療法，ホウ素中性子捕捉療法適応判定加算，ホウ素中性子捕捉療法医学管理加算及び画像誘導密封小線源治療加算に係る常勤の医師を兼任することができるが，遠隔放射線治療計画加算に係る常勤の医師を兼任することはできない。

(2)　粒子線治療に係るキャンサーボードについて，以下のいずれかを満たしている。

ア　当該保険医療機関において「がん診療連携拠点病院等の整備について」に準拠したキャンサーボード（手術，放射線診断，放射線治療，化学療法，病理診断及び緩和ケアに携わる専門的な知識及び技能を有する医師その他の専門を異にする医師等によるがん患者の症状，状態及び治療方針等を意見交換，共有，検討，確認等を行うためのカンファレンスをいう。以下同じ）が開催され，当該キャンサーボードによって，当該保険医療機関で当該治療を受ける患者に対して，粒子線治療の適応判定等が実施される体制を有する。なお，当該キャンサーボードについては，月に１回以上開催されており，手術，放射線診断，放射線治療，化学療法，病理診断及び緩和ケアの分野に携わる専門的な知識及び技能を有する医師のうち３分野以上の医師が毎回出席している。

イ　連携体制のあるがん診療連携拠点病院のキャンサーボードに，当該保険医療機関の医師が参加することによって，当該保険医療機関で当該治療を受ける患者に対して，粒子線治療の適応判定等が実施される体制を有する。

【届出に関する事項】　粒子線治療適応判定加算の施設基準に係る届出は，**別添２**（→Web 版）の**様式79の１の３**を用いる。

6　粒子線治療医学管理加算の施設基準

(1)　当該保険医療機関内に放射線治療を担当する専従の常勤医師（放射線治療について，相当の経験を有するものに限る）が２名以上配置されていること。
(2)　当該医学管理を行うにつき必要な体制が整備されていること。
(3)　当該医学管理を行うにつき必要な機器を有していること。

→　粒子線治療医学管理加算に関する施設基準

(1)　放射線治療に専従の常勤の医師（放射線治療の経験を５年以上有するものに限る）が２名以上配置されている。なお，当該常勤の医師は，医療機器安全管理料２，放射線治療専任加算，外来放射線治療加算，一回線量増加加算，強度変調放射線治療（IMRT），画像誘導放射線治療加算，体外照射呼吸性移動対策加算，定位放射線治療，定位放射線治療呼吸性移動対策加算，粒子線治療，粒子線治療適応判定加算，ホウ素中性子捕捉療法，ホウ素中性子捕捉療法適応判定加算，ホウ素中性子捕捉療法医学管理加算及び画像誘導密封小線源治療加算に係る常勤の医師を兼任することができるが，遠隔放射線治療計画加算に係る常勤の医師を兼任することはできない。
(2)　放射線治療を専ら担当する常勤の診療放射線技師（放射線治療の経験を５年以上有するものに限る）が粒子線治療室１つにつき２名以上，かつ当該保険医療機関に合計３名以上配置されている。なお，当該常勤の診療放射線技師は，外来放射線照射診療料，放射線治療専任加算，外来放射線治療加算，遠隔放射線治療計画加算，一回線量増加加算，強度変調放射線治療（IMRT），画像誘導放射線治療加算，体外照射呼吸性移動対策加算，定位放射線治療，定位放射線治療呼吸性移動対策加算，粒子線治療，ホウ素中性子捕捉療法，ホウ素中性子捕捉療法医学管理加算及び画像誘導密封小線源治療加算に係る常勤の診療放射線技師を兼任することができる。ただし，外来放射線照射診療料及び医療機器安全管理料２における技術者との兼任はできない。
(3)　放射線治療における機器の精度管理，照射計画の検証，照射計画補助作業等を専ら担当する者（診療放射線技師その他の技術者等）が１名以上配置されている。なお，当該担当者は，遠隔放射線治療計画加算，強度変調放射線治療（IMRT），画像誘導放射線治療加算，体外照射呼吸性移動対策加算，定位放射線治療，定位放射線治療呼吸性移動対策加算，粒子線治療，ホウ素中性子捕捉療法，ホウ素中性子捕捉療法医学管理加算及び画像誘導密封小線源治療加算に係る担当者を兼任することができる。ただし，外来放射線照射診療料及び医療機器安全管理料２における技術者との兼任はできない。
(4)　放射線治療に専従の常勤の看護師が１名以上配置されている。なお，当該常勤の看護師は，外来放射線照射診療料に係る常勤の看護師を兼任することはできない。
(5)　次に掲げる機器を備えている。なお，アとイについては，患者ごとのスキャニング法による照射を行う場合にはこの限りではない。
ア　患者毎のコリメーターを用いる照射野形成装置
イ　患者毎のボーラスを用いる深部線量分布形成装置
ウ　２方向以上の透視が可能な装置，画像照合可能なCT装置，又は画像照合可能な超音波装置（いずれも治療室内に設置されているものに限る）

【届出に関する事項】　粒子線治療適応判定加算の施設基準に係る届出は，**別添２**（→Web 版）の**様式79の１の３**を用いる。

6の2　ホウ素中性子捕捉療法の施設基準

(1)　当該保険医療機関内に当該療法を行うにつき必要な医師が配置されていること。
(2)　当該療法を行うにつき必要な体制が整備されていること。
(3)　当該療法を行うにつき十分な機器及び施設を有していること。

→　ホウ素中性子捕捉療法に関する施設基準

(1)　放射線科を標榜している保険医療機関である。
(2)　関連学会が認定する常勤の医師が１名以上配置されている。なお，当該常勤の医師は，医療機器安全管理料２，放射線治療専任加算，外来放射線治療加算，一回線量増加加算，強度変調放射線治療（IMRT），画像誘導放射線治療加算，体外照射呼吸性移動対策加算，定位放射線治療，定位放射線治療呼吸性移動対策加算，粒子線治療適応判定加算，粒子線治療医学管理加算，ホウ素中性子捕捉療法適応判定加算，ホウ素中性子捕捉療法医学管理加算及び画像誘導密封小線源治療加算に係る常勤の医師を兼任することができるが，遠隔放射線治療計画加算に係る常勤の医師を兼任することはできない。
(3)　放射線治療を専ら担当する常勤の診療放射線技師が配置されている。なお，当該常勤の診療放射線技師は，外来放射線照射診療料，放射線治療専任加算，外来放射線治療加算，遠隔放射線治療計画加算，一回線量増加加算，強度変調放射線治療（IMRT），画像誘導放射線治療加算，体外照射呼吸性移動対策加算，定位放射線治療，定位放射線治療呼吸性移動対策加算，粒子線治療医学管理加算，ホウ素中性子捕捉療法医学管理加算及び画像誘導密封小線源治療加算に係る常勤の診療放射線技師を兼任することができる。
(4)　放射線治療における機器の精度管理，照射計画の検証，照射計画補助作業等を専ら担当する者（診療放射線技師その他の技術者等）が１名以上配置されている。なお，当該担当者は，遠隔放射線治療計画加算，強度変調放射線治療（IMRT），画像誘導放射線治療加算，体外照射呼吸性移動対策加算，定位放射線治療，定位放射線治療呼吸性移動対策加算，粒子線治療医学管理加算，ホウ素中性子捕捉療法医学管理加算及び画像誘導密封小線源治療加算に係る担当者を兼任することができる。ただし，外来放射線照射診療料及び医療機器安全管理料２における技術者との兼任はできない。
(5)　当該療法を行うために必要な次に掲げる機器，施設を備えている。
ア　ホウ素中性子捕捉療法装置
イ　治療計画用CT装置
ウ　ホウ素中性子捕捉療法計画システム
エ　照射中心に対する患者の動きや臓器の体内移動を制限する装置
オ　ホウ素中性子捕捉療法装置での中性子計測の放射化法に適した検出器及び併用する水ファントム又は固体ファントム
(6)　当該療法に用いる医療機器について，適切に保守管理がなされている。
(7)　当該療法の実績を10例以上有している。
(8)　関係学会から示されている指針に基づき，当該療法が適切に実施されている。

【届出に関する事項】　ホウ素中性子捕捉療法の施設基準に係る届出は，**別添２**（→Web 版）の**様式52**及び**様式79の１の４**を用いる。

6の3　ホウ素中性子捕捉療法適応判定加算の施設基準

(1)　当該保険医療機関内に当該療法の適応判定を行うにつき必要な医師が配置されていること。
(2)　当該療法の適応判定を行うにつき必要な体制が整備されていること。

→　ホウ素中性子捕捉療法適応判定加算に関する施設基準

(1)　関連学会が認定する常勤の医師が１名以上配置されている。なお，当該常勤の医師は，医療機器安全管理料２，放射線治療専任加算，外来放射線治療加算，一回線量増加加算，強度変調放射線治療（IMRT），画像誘導放射線治療加算，体外照射呼吸性移動対策加算，定位放射線治療，定位放射線治療呼吸性移動対策加算，粒子線治療，粒子線治療医学管理加算，ホウ素中性子捕捉療法，ホウ素中性子捕捉療法医学管理加算及び画像誘導密封小線源治療加算に係る常勤の医師を兼任することができるが，遠隔放射線治療計画加算に係る常勤の医師を兼任することはできない。

(2)　ホウ素中性子捕捉療法に係るキャンサーボードについて，以下のいずれかを満たしている。

ア　当該保険医療機関において「がん診療連携拠点病院等の整備について」に準拠したキャンサーボード（手術，放射線診断，放射線治療，化学療法，病理診断及び緩和ケアに携わる専門的な知識及び技能を有する医師その他の専門を異にする医師等によるがん患者の症状，状態及び治療方針等を意見交換，共有，検討，確認等を行うためのカンファレンスをいう。以下同じ）が開催され，当該キャンサーボードによって，当該保険医療機関で当該療法を受ける患者に対して，ホウ素中性子捕捉療法の適応判定等が実施される体制を有する。なお，当該キャンサーボードについては，月に１回以上開催されており，手術，放射線診断，放射線治療，化学療法，病理診断及び緩和ケアの分野に携わる専門的な知識及び技能を有する医師のうち３分野以上の医師が毎回出席している。

イ　連携体制のあるがん診療連携拠点病院のキャンサーボードに，当該保険医療機関の医師が参加することによって，当該保険医療機関で当該療法を受ける患者に対して，ホウ素中性子捕捉療法の適応判定等が実施される体制を有する。

【届出に関する事項】　ホウ素中性子捕捉療法適応判定加算の施設基準に係る届出は，**別添２**（→Web 版）の**様式79の１の４**を用いる。

6の4　ホウ素中性子捕捉療法医学管理加算の施設基準

(1)　当該保険医療機関内に当該医学管理を行うにつき必要な医師が配置されていること。

(2)　当該医学管理を行うにつき必要な体制が整備されていること。

(3)　当該医学管理を行うにつき必要な機器を有していること。

→　ホウ素中性子捕捉療法医学管理加算に関する施設基準

(1)　関連学会が認定する常勤の医師が１名以上配置されている。なお，当該常勤の医師は，医療機器安全管理料２，放射線治療専任加算，外来放射線治療加算，一回線量増加加算，強度変調放射線治療（IMRT），画像誘導放射線治療加算，体外照射呼吸性移動対策加算，定位放射線治療，定位放射線治療呼吸性移動対策加算，粒子線治療，粒子線治療適応判定加算，ホウ素中性子捕捉療法，ホウ素中性子捕捉療法適応判定加算及び画像誘導密封小線源治療加算に係る常勤の医師を兼任することができるが，遠隔放射線治療計画加算に係る常勤の医師を兼任することはできない。

(2)　放射線治療を専ら担当する常勤の診療放射線技師（放射線治療の経験を５年以上有するものに限る）が２名以上配置されている。なお，当該常勤の診療放射線技師は，外来放射線照射診療料，放射線治療専任加算，外来放射線治療加算，遠隔放射線治療計画加算，一回線量増加加算，強度変調放射線治療（IMRT），画像誘導放射線治療加算，体外照射呼吸性移動対策加算，定位放射線治療，定位放射線治療呼吸性移動対策加算，粒子線治療，ホウ素中性子捕捉療法及び画像誘導密封小線源治療加算に係る常勤の診療放射線技師を兼任することができる。ただし，外来放射線照射診療料及び医療機器安全管理料２における技術者との兼任はできない。

(3)　放射線治療における機器の精度管理，照射計画の検証，照射計画補助作業等を専ら担当する者（診療放射線技師その他の技術者等）が１名以上配置されている。なお，当該担当者は，遠隔放射線治療計画加算，強度変調放射線治療（IMRT），画像誘導放射線治療加算，体外照射呼吸性移動対策加算，定位放射線治療，定位放射線治療呼吸性移動対策加算，粒子線治療，ホウ素中性子捕捉療法及び画像誘導密封小線源治療加算に係る担当者を兼任することができる。ただし，外来放射線照射診療料及び医療機器安全管理料２における技術者との兼任はできない。

(4)　放射線治療に専従の常勤の看護師が１名以上配置されている。なお，当該常勤の看護師は，外来放射線照射診療料に係る常勤の看護師を兼任することはできない。

【届出に関する事項】　ホウ素中性子捕捉療法医学管理加算の施設基準に係る届出は，**別添２**（→Web 版）の**様式79の１の４**を用いる。

7　画像誘導密封小線源治療加算の施設基準

(1)　当該保険医療機関内に放射線治療を専ら担当する常勤の医師又は歯科医師（放射線治療について，相当の経験を有するものに限る）が１名以上配置されていること。

(2)　当該治療を行うにつき必要な体制が整備されていること。

(3)　当該治療を行うにつき十分な機器及び施設を有していること。

→　画像誘導密封小線源治療加算に関する施設基準

(1)　放射線科を標榜している保険医療機関である。

(2)　放射線治療を専ら担当する常勤の医師又は歯科医師（放射線治療の経験を５年以上有するものに限る）が配置されている。なお，当該常勤の医師又は歯科医師は，医療機器安全管理料２，放射線治療専任加算，外来放射線治療加算，遠隔放射線治療計画加算，一回線量増加加算，強度変調放射線治療（IMRT），画像誘導放射線治療加算，体外照射呼吸性移動対策加算，定位放射線治療，定位放射線治療呼吸性移動対策加算，粒子線治療，粒子線治療適応判定加算，粒子線治療医学管理加算，ホウ素中性子捕捉療法，ホウ素中性子捕捉療法適応判定加算及びホウ素中性子捕捉療法医学管理加算に係る常勤の医師又は歯科医師を兼任することができる。

(3)　放射線治療を専ら担当する常勤の診療放射線技師（放射線治療の経験を５年以上有するものに限る）及び看護師がそれぞれ１名以上配置されている。なお，当該常勤の診療放射線技師は，外来放射線照射診療料，放射線治療専任加算，外来放射線治療加算，遠隔放射線治療計画加算，一回線量増加加算，強度変調放射線治療（IMRT），画像誘導放射線治療加算，体外照射呼吸性移動対策加算，定位放射線治療，定位放射線治療呼吸性移動対策加算，粒子線治療，粒子線治療医学管理加算，ホウ素中性子捕捉療法及びホウ素中性子捕捉療法医学管理加算に係る常勤の診療放射線技師を兼任することができる。

(4)　放射線治療における機器の精度管理，照射計画の検証，照射計画補助作業等を専ら担当する者（診療放射線技師その他の技術者等）が１名以上配置されている。なお，当該担当者は，遠隔放射線治療計画加算，強度変調放射線治療（IMRT），画像誘導放射線治療加算，体外照射呼吸性移動対策加算，定位放射線治療，定位放射線治療呼吸性移動対策加算，粒子線治療，粒子線治療医学管理加算，ホウ素中性子捕捉療法及びホウ素中性子捕捉療法医学管理加算に係る担当者を兼任することができる。ただし，外来放射線照射診療料及び医療機器安全管理料２における技術者との兼任はできない。
(5) 当該治療を行うために必要な次に掲げる機器を有している。
ア 画像照合可能なCT又はMRI装置
イ 遠隔操作式密封小線源治療装置
ウ 小線源治療用三次元的治療計画装置
(6) 当該保険医療機関において，画像誘導密封小線源治療に関する手法と機器の精度管理に関する指針が策定されており，実際の画像誘導の精度管理が当該指針に沿って行われているとともに，公開可能な実施記録と精度管理に係る記録が保存されている。
【届出に関する事項】 画像誘導密封小線源治療加算の施設基準に係る届出は，**別添２**（→Web 版）の**様式78の２**を用いる。

第14の２ 病理診断

１ 保険医療機関間の連携による病理診断の施設基準

(1) **標本の送付側**
離島等に所在する保険医療機関その他の保険医療機関であって，病理標本の作製につき十分な体制が整備されていること。
(2) **標本の受取側**
次のいずれにも該当するものであること。
イ 病理診断管理加算又は口腔病理診断管理加算に係る届出を行っている施設であること。
ロ 病理診断を行うにつき十分な体制が整備された医療機関であること。
ハ 衛生検査所〔臨床検査技師等に関する法律（昭和33年法律第76号）第20条の３第１項に規定する衛生検査所をいう。以下同じ〕で作製され，送付された病理標本のうち，同一の者が開設する衛生検査所で作製された病理標本が一定割合以下であること。

→ 保険医療機関間の連携による病理診断に関する施設基準
(1) 標本，検体又はデジタル病理画像（以下「標本等」という）の送付又は送信側（検体採取が行われる保険医療機関）においては，病理診断業務について５年以上の経験を有し，病理標本作製を行うことが可能な常勤の検査技師（臨床検査技師又は衛生検査技師）が１名以上配置されていることが望ましい。
(2) 標本等の受取又は受信側（病理標本等の観察及び評価が行われる保険医療機関）においては，次に掲げる基準を全て満たしている。
ア 病理診断管理加算又は口腔病理診断管理加算の届出を行っている施設である。
イ 特定機能病院，臨床研修指定病院，へき地医療拠点病院，基本診療料の施設基準等**別表第６の２**に規定する地域に所在する保険医療機関又は病理診断科を標榜する医療機関である。
ウ イに掲げる医療機関のうち，特定機能病院，臨床研修指定病院，へき地医療拠点病院及び基本診療料の施設基準等**別表第６の２**に規定する地域に所在する保険医療機関以外の医療機関であって，病理診断科を標榜する医療機関における病理診断に当たっては，同一の病理組織標本等について，病理診断を専ら担当する複数の常勤の医師又は常勤の歯科医師が観察を行い，診断を行う体制が整備されている。なお，診断に当たる医師又は歯科医師のうち少なくとも１名以上は，病理診断の経験を７年以上有している。
エ 病理標本が送付される場合においては，受取側の保険医療機関に送付される病理標本について，**別添２**（→Web 版）の**様式79の２**に定める計算式により算出した数値が100分の80以下である。
オ デジタル病理画像の観察及び評価を行う場合は，デジタル病理画像による病理診断の施設基準に係る届出を行っている。
【届出に関する事項】 保険医療機関間の連携による病理診断の施設基準に係る届出は，**別添２**（→Web 版）の**様式79の２**を用いる。

２ 保険医療機関間の連携におけるデジタル病理画像による術中迅速病理組織標本作製及び迅速細胞診の施設基準

(1) **送信側**
離島等に所在する保険医療機関その他の保険医療機関であって，病理標本の作製を行うにつき十分な体制が整備されていること。
(2) **受信側**
当該保険医療機関内に病理診断を担当する常勤の医師又は歯科医師が配置されており，病理診断を行うにつき十分な体制が整備された病院であること。

→ 保険医療機関間の連携におけるデジタル病理画像による術中迅速病理組織標本作製に関する施設基準
(1) 送信側（検体採取が行われる保険医療機関）においては，病理診断業務の経験５年以上を有し，凍結切片を作製することが可能な常勤の検査技師（臨床検査技師又は衛生検査技師）が１名以上配置されている。
(2) 受信側（病理診断が行われる保険医療機関）においては，病理診断を専ら担当する常勤の医師又は歯科医師が勤務する特定機能病院，臨床研修指定病院又はへき地医療拠点病院である。
【届出に関する事項】 保険医療機関間の連携におけるデジタル病理画像による術中迅速病理組織標本作製の施設基準に係る届出は，**別添２**（→Web 版）の**様式80**を用いる。

→ 保険医療機関間の連携におけるデジタル病理画像による迅速細胞診に関する施設基準
(1) 送信側（検体採取が行われる保険医療機関）においては，病理診断業務の経験５年以上を有し，細胞診の経験を十分に有する常勤の検査技師（臨床検査技師又は衛生検査技師）が１名以上配置されている。
(2) 受信側（病理診断が行われる保険医療機関）においては，病理診断を専ら担当する常勤の医師又は歯科医師が勤務する特定機能病院，臨床研修指定病院，へき地医療拠点病院又は基本診療料の施設基準等**別表第６の２**に規定する地域に所在する保険医療機関である。
【届出に関する事項】 保険医療機関間の連携におけるデジタル病理画像による迅速細胞診の施設基準に係る届出は，**別添２**（→Web 版）の**様式80**を用いる。

２の２ 病理標本のデジタル病理画像による病理診断の施設基準

(1) 病理診断管理加算又は口腔病理診断管理加算に係る届出を行っている施設であること。
(2) デジタル病理画像の管理を行うにつき十分な体制が整備されていること。

→ デジタル病理画像による病理診断に関する施設基準
(1) 病理診断管理加算又は口腔病理診断管理加算に係る届出を行っている施設である。
(2) デジタル病理画像の作成及び管理を行うにつき，十分な体制を整備している。
【届出に関する事項】 デジタル病理画像による病理診断の施設基準に係る届出は，**別添２**（→Web 版）の**様式80の２**を用いる。

2の3　ミスマッチ修復タンパク免疫染色（免疫抗体法）病理組織標本作製の注に規定する病理診断の遺伝カウンセリング加算の施設基準

(1)　当該保険医療機関内に遺伝カウンセリングを要する治療に係る十分な経験を有する常勤の医師が配置されていること。
(2)　当該遺伝カウンセリングを行うにつき十分な体制が整備されていること。

→　ミスマッチ修復タンパク免疫染色（免疫抗体法）病理組織標本作製の注に規定する病理診断の遺伝カウンセリング加算に関する施設基準

第21の遺伝カウンセリング加算の施設基準に係る届出を行っている。

【届出に関する事項】　第21の遺伝カウンセリング加算の届出を行っていればよく，ミスマッチ修復タンパク免疫染色（免疫抗体法）病理組織標本作製の注に規定する病理診断の遺伝カウンセリング加算として特に地方厚生（支）局長に対して，届出を行う必要はない。

3　病理診断管理加算の施設基準

(1)　**病理診断管理加算１の施設基準**
イ　当該保険医療機関内に病理診断を専ら担当する常勤の医師が１名以上配置されていること。
ロ　病理診断管理を行うにつき十分な体制が整備された保険医療機関であること。
(2)　**病理診断管理加算２の施設基準**
イ　当該保険医療機関内に病理診断を専ら担当する常勤の医師が２名以上配置されていること。
ロ　病理診断管理を行うにつき十分な体制が整備された病院であること。

→１　病理診断管理加算１に関する施設基準

(1)　病理診断科を標榜している保険医療機関である。
(2)　病理診断を専ら担当する常勤の医師（専ら病理診断を担当した経験を５年以上有するものに限る）が１名以上配置されている。なお，病理診断を専ら担当する医師とは，勤務時間の大部分において病理標本の作製又は病理診断に携わっている者をいう。
(3)　病理標本作製及び病理診断の精度管理を行うにつき十分な体制が整備されている。
(4)　年間の剖検数・生検数が十分にあること，剖検室等の設備や必要な機器等を備えていること等を満たしていることが望ましい。

２　病理診断管理加算２に関する施設基準

(1)　病理診断科を標榜している保険医療機関である。
(2)　病理診断を専ら担当する常勤の医師（専ら病理診断を担当した経験を５年以上有するものに限る）が１名以上及び病理診断を専ら担当する常勤の医師（専ら病理診断を担当した経験を７年以上有するものに限る）が１名以上配置されている。なお，病理診断を専ら担当する医師とは，勤務時間の大部分において病理標本の作製又は病理診断に携わっている者をいう。
(3)　病理標本作製及び病理診断の精度管理を行うにつき十分な体制が整備されている病院である。
(4)　年間の剖検数・生検数が十分にある，剖検室等の設備や必要な機器等を備えていること等を満たしている。
(5)　臨床医及び病理医が参加し，個別の剖検例について病理学的見地から検討を行うための会合（CPC：Clinicopathological Conference）を少なくとも年２回以上行っている。
(6)　同一の病理組織標本について，病理診断を専ら担当する複数の常勤の医師が鏡検し，診断を行う体制が整備されている。なお，診断に当たる医師のうち少なくとも１名以上は専ら病理診断を担当した経験を５年以上有する。

【届出に関する事項】　病理診断管理加算の施設基準に係る届出は，**別添２**（→Web 版）の**様式80の２**を用いる。

3の2　悪性腫瘍病理組織標本加算の施設基準

(1)　当該保険医療機関内に病理診断を専ら担当する医師が１名以上配置されていること。
(2)　病理診断管理を行うにつき十分な体制が整備された保険医療機関であること。

→ 悪性腫瘍病理組織標本加算に関する施設基準

病理診断管理加算又は口腔病理診断管理加算に係る届出を行っている施設であるか，以下の全てを満たす施設である。
(1)　病理診断科を標榜している保険医療機関である。
(2)　専ら病理診断を担当した経験を７年以上有する医師が１名以上配置されている。
(3)　病理標本作製及び病理診断の精度管理を行うにつき十分な体制が整備されている。
(4)　年間の剖検数・生検数が十分にあること，剖検室等の設備や必要な機器等を備えていること等を満たしていることが望ましい。

【届出に関する事項】　悪性腫瘍病理組織標本加算の施設基準に係る届出は，**別添２**（→Web 版）の**様式80の２**を用いる。

第14の3　その他　新

1 看護職員処遇改善評価料の施設基準

(1)　次のいずれかに該当すること。
イ　救急医療管理加算に係る届出を行っている保険医療機関であって，救急搬送に係る実績を一定程度有しているものであること。
ロ　都道府県が定める救急医療に関する計画に基づいて運営される救命救急センターその他の急性期医療を提供するにつき十分な体制が整備されている保険医療機関であること。
(2)　それぞれの評価料に対応する数〔当該保険医療機関の保健師，助産師，看護師及び准看護師（以下「看護職員等」という）の数を入院患者の数で除して得た数をいう〕を算出していること。
(3)　看護職員等の処遇の改善に係る計画を作成していること。
(4)　(3)の計画に基づく看護職員等の処遇の改善に係る状況について，定期的に地方厚生局長等に報告すること。

2　外来・在宅ベースアップ評価料(Ⅰ)の施設基準

(1)　外来医療又は在宅医療を実施している保険医療機関であること。
(2)　主として医療に従事する職員（医師及び歯科医師を除く。この号において「対象職員」という）が勤務していること。
(3)　対象職員の賃金の改善を実施するにつき必要な体制が整備されていること。

3　歯科外来・在宅ベースアップ評価料(Ⅰ)の施設基準（歯科・略）

4　外来・在宅ベースアップ評価料（Ⅱ）の施設基準

(1)　医科点数表又は歯科点数表第１章第２部第１節の入院基本料（特別入院基本料等を含む），同部第３節の特定入院料又は同部第4節の短期滞在手術等基本料（短期滞在手術等基本料1を除く）を算定していない保険医療機関であること。
(2) 外来・在宅ベースアップ評価料（Ⅰ）の届出を行っている保険医療機関であること。
(3) 外来・在宅ベースアップ評価料（Ⅰ）及び歯科外来・在宅ベースアップ評価料（Ⅰ）により算定する見込みの点数を合算した点数に10円を乗じて得た額が，主として医療に従事する職員（医師及び歯科医師を除く。この号において「対象職員」という）の給与総額の1分2厘未満であること。
(4) 当該保険医療機関における常勤の対象職員の数が，2以上であること。ただし，基本診療料の施設基準等**別表第6の2**に掲げる地域に所在する保険医療機関にあっては，この限りでない。
(5) 主として保険診療等から収入を得る保険医療機関であること。
(6) 対象職員の賃金の改善を行うにつき十分な体制が整備されていること。

5 歯科外来・在宅ベースアップ評価料（Ⅱ）の施設基準（歯科・略）

6 入院ベースアップ評価料の施設基準

(1) 医科点数表又は歯科点数表第1章第2部第1節の入院基本料（特別入院基本料等を含む），同部第3節の特定入院料又は同部第4節の短期滞在手術等基本料（短期滞在手術等基本料1を除く）算定している保険医療機関であること。
(2) 外来・在宅ベースアップ評価料（Ⅰ）又は歯科外来・在宅ベースアップ評価料（Ⅰ）の届出を行っている保険医療機関であること。
(3) 外来・在宅ベースアップ評価料（Ⅰ）及び歯科外来・在宅ベースアップ評価料（Ⅰ）により算定する見込みの点数を合算した点数に10円を乗じて得た額が，主として医療又は歯科医療に従事する職員（医師及び歯科医師を除く。この号において「対象職員」という）の給与総額の2分3厘未満であること。
(4) 主として保険診療等から収入を得る保険医療機関であること。
(5) 対象職員の賃金の改善を行うにつき十分な体制が整備されていること。

→ 看護職員処遇改善評価料の施設基準

(1) 以下のいずれかに該当する。
ア 次の(イ)及び(ロ)のいずれにも該当する。
(イ) A205救急医療管理加算に係る届出を行っている保険医療機関である。
(ロ) 救急用の自動車〔消防法（昭和23年法律第186号）及び消防法施行令（昭和36年政令第37号）に規定する市町村又は都道府県の救急業務を行うための救急隊の救急自動車並びに道路交通法（昭和35年法律第105号）及び道路交通法施行令（昭和35年政令第270号）に規定する緊急自動車（傷病者の緊急搬送に用いるものに限る）をいう〕又は救急医療用ヘリコプター〔救急医療用ヘリコプターを用いた救急医療の確保に関する特別措置法（平成19年法律第103号）第2条に規定する救急医療用ヘリコプターをいう〕による搬送件数（以下「救急搬送実績」という）が，年間で200件以上である。
イ 「救急医療対策事業実施要綱」（昭和52年7月6日医発第692号）に定める第3「救命救急センター」，第4「高度救命救急センター」又は第5「小児救命救急センター」を設置している保険医療機関である。
(2) 救急搬送実績については，以下の取扱いとする。
ア 救急搬送実績は，賃金の改善を実施する期間を含む年度（以下「賃金改善実施年度」という）の前々年度1年間における実績とする。
イ アにかかわらず，新規届出を行う保険医療機関については，新規届出を行った年度に限り，賃金改善実施年度の前年度1年間における実績とする。
ウ 現に看護職員処遇改善評価料を算定している保険医療機関については，賃金改善実施年度の前々年度1年間の救急搬送実績が(1)のアの(ロ)の基準を満たさない場合であっても，賃金改善実施年度の前年度のうち連続する6か月間における救急搬送実績が100件以上である場合は，同(ロ)の基準を満たすものとみなす。ただし，本文の規定を適用した年度の翌年度においては，本文の規定は，適用しない。
(3) 当該評価料を算定する場合は，当該保険医療機関に勤務する看護職員等〔保健師，助産師，看護師及び准看護師（非常勤職員を含む）をいう。以下同じ〕に対して，当該評価料の算定額に相当する賃金〔基本給，手当，賞与等（退職手当を除く）を含む。以下同じ〕の改善を実施しなければならない。

この場合において，賃金の改善措置の対象者については，当該保険医療機関に勤務する看護職員等に加え，当該保険医療機関の実情に応じて，当該保険医療機関に勤務する看護補助者，理学療法士，作業療法士その他**別表1**（p.1024）に定めるコメディカルである職員（非常勤職員を含む）も加えることができる。
(4) (3)について，賃金の改善は，基本給，手当，賞与等のうち対象とする賃金項目を特定した上で行うとともに，特定した賃金項目以外の賃金項目（業績等に応じて変動するものを除く）の水準を低下させてはならない。

また，賃金の改善は，当該保険医療機関における「当該評価料による賃金の改善措置が実施されなかった場合の賃金総額」と，「当該評価料による賃金の改善措置が実施された場合の賃金総額」との差分により判断する。
(5) (3)について，安定的な賃金改善を確保する観点から，当該評価料による賃金改善の合計額の3分の2以上は，基本給又は決まって毎月支払われる手当（以下「基本給等」という）の引上げ（以下「ベア等」という）により改善を図る。

ただし，令和6年度及び令和7年度に，翌年度以降のベア等の改善のために繰り越しを行った場合においては，当該評価料の算定額から当該繰り越しを行った額を控除した額のうち3分の2以上をベア等により改善を図ることで足りるものとする。
(6) (5)について，原則として，賃金改善実施期間内に賃金の改善措置を行う必要がある。ただし，届出時点の計画を上回る収入が生じた場合又は看護職員が減った場合であって，当該計画に基づく収入の3分の2以上を賃金の改善措置を行っている場合に限り，当該差分については，翌年度の12月までに賃金の改善措置を行えばよいものとする。
(7) 当該評価料を算定する場合は，当該保険医療機関における看護職員等の数（保健師，助産師，看護師及び准看護師の常勤換算の数をいう。以下同じ）及び延べ入院患者数〔入院基本料，特定入院料又は短期滞在手術等基本料（短期滞在手術等基本料1を除く）を算定している患者の延べ人数をいう。以下同じ〕を用いて次の式により算出した数【A】に基づき，**別表2**（p.1024）に従い該当する区分を届け出る。

常勤の職員の常勤換算数は1とする。常勤でない職員の常勤換算数は，「当該常勤でない職員の所定労働時間」を「当該保険医療機関において定めている常勤職員の所定労働時間」で除して得た数（当該常勤でない職員の常勤換算数が1を超える場合は，1）とする。

$$【A】=\frac{\text{看護職員等の賃上げ必要額（当該保険医療機関の看護職員等の数×12,000円×1.165）}}{\text{当該保険医療機関の延べ入院患者数×10円}}$$

(8) (7)について，算出を行う月，その際に用いる「看護職員等の数」及び「延べ入院患者数」の対象となる期間，算出した【A】に基づき届け出た区分に従って算定を開始する月は別表３（p.1025）のとおりとする。「看護職員等の数」は，別表３の対象となる３か月の期間の各月１日時点における看護職員等の数の平均の数値を用いる。「延べ入院患者数」は別表３の対象となる３か月の期間の１月あたりの延べ入院患者数の平均の数値を用いる。

また，別表３のとおり，毎年３，６，９，12月に上記の算定式により新たに算出を行い，区分に変更がある場合は算出を行った月内に地方厚生（支）局長に届出を行った上で，翌月（毎年４，７，10，１月）から変更後の区分に基づく点数を算定する。新規届出時（区分変更により新たな区分を届け出る場合を除く。以下この項において同じ）は，直近の別表３の「算出を行う月」における対象となる期間の数値を用いる。

ただし，前回届け出た時点と比較して，別表３の対象となる３か月の「看護職員等の数」，「延べ入院患者数」及び【A】のいずれの変化も１割以内である場合においては，区分の変更を行わないものとする。

(9) 当該保険医療機関は，当該評価料の趣旨を踏まえ，労働基準法等を遵守する。

(10) 当該保険医療機関は，(3)の賃金の改善措置の対象者に対して，賃金改善を実施する方法等について，２〔下記【届出に関する事項】〕の届出に当たり作成する「賃金改善計画書」の内容を用いて周知するとともに，就業規則等の内容についても周知する。また，当該対象者から当該評価料に係る賃金改善に関する照会を受けた場合には，当該対象者についての賃金改善の内容について，書面を用いて説明すること等により分かりやすく回答する。

【届出に関する事項】

(1) 看護職員処遇改善評価料の施設基準に係る届出及び１の(7)及び(8)に基づき，新規届出時及び毎年３，６，９，12月において算出した該当する区分に係る届出は，別添２（→Web版）の様式93を用いる。

(2) １の(7)に基づき算出した看護職員処遇改善評価料の見込額，賃金改善の見込額，賃金改善実施期間，賃金改善を行う賃金項目及び方法等について記載した「賃金改善計画書」を，別添２（→Web版）の様式93の２により新規届出時及び毎年４月に作成し，新規届出時及び毎年６月において，地方厚生（支）局長に届け出る。

(3) 毎年８月において，前年度における賃金改善の取組状況を評価するため，「賃金改善実績報告書」を別添２（→Web版）の様式93の３により作成し，地方厚生（支）局長に報告する。

(4) 事業の継続を図るため，職員の賃金水準（看護職員処遇改善評価料，外来・在宅ベースアップ評価料（Ⅰ）及び（Ⅱ），歯科外来・在宅ベースアップ評価料（Ⅰ）及び（Ⅱ）並びに入院ベースアップ評価料による賃金改善分を除く）を引き下げた上で，賃金改善を行う場合には，当該保険医療機関の収支状況，賃金水準の引下げの内容等について記載した「特別事情届出書」を，別添２（→Web版）の様式94により作成し，届け出る。

なお，年度を超えて看護職員等の賃金を引き下げることとなった場合は，次年度に(2)の「賃金改善計画書」を提出する際に，「特別事情届出書」を再度届け出る必要がある。

(5) 保険医療機関は，看護職員処遇改善評価料の算定に係る書類（「賃金改善計画書」等の記載内容の根拠となる資料等）を，当該評価料を算定する年度の終了後３年間保管する。

→ 外来・在宅ベースアップ評価料(Ⅰ)の施設基準

(1) 外来医療又は在宅医療を実施している保険医療機関である。

(2) 主として医療に従事する職員(医師及び歯科医師を除く。以下，この項において「対象職員」という)が勤務している。対象職員は別表４（p.1025）に示す職員であり，専ら事務作業(医師事務作業補助者，看護補助者等の医療を専門とする職員の補助として行う事務作業を除く)を行うものは含まれない。

(3) 当該評価料を算定する場合は，令和６年度及び令和７年度において対象職員の賃金(役員報酬を除く)の改善(定期昇給によるものを除く)を実施しなければならない。

(4) (3)について，ベア等により改善を図るため，当該評価料は，対象職員のベア等及びそれに伴う賞与，時間外手当，法定福利費(事業者負担分等を含む)等の増加分に用いる。ただし，ベア等を行った保険医療機関において，患者数等の変動等により当該評価料による収入が上記の増加分に用いた額を上回り，追加でベア等を行うことが困難な場合であって，賞与等の手当によって賃金の改善を行った場合又は令和６年度及び令和７年度において翌年度の賃金の改善のために繰り越しを行う場合(令和８年12月までに賃金の改善措置を行う場合に限る)についてはこの限りではない。いずれの場合においても，賃金の改善の対象とする項目を特定して行う。なお，当該評価料によって賃金の改善を実施する項目以外の賃金項目(業績等に応じて変動するものを除く)の水準を低下させてはならない。

また，賃金の改善は，当該保険医療機関における「当該評価料による賃金の改善措置が実施されなかった場合の賃金総額」と，「当該評価料による賃金の改善措置が実施された場合の賃金総額」との差分により判断する。

(5) 令和６年度に対象職員の基本給等を令和５年度と比較して２分５厘以上引き上げ，令和７年度に対象職員の基本給等を令和５年度と比較して４分５厘以上引き上げた場合については，40歳未満の勤務医及び勤務歯科医並びに事務職員等の当該保険医療機関に勤務する職員の賃金(役員報酬を除く)の改善(定期昇給によるものを除く)を実績に含めることができる。

(6) 令和６年度及び令和７年度における当該保険医療機関に勤務する職員の賃金の改善に係る計画(以下「賃金改善計画書」という)を作成している。

(7) 当該保険医療機関は，当該評価料の趣旨を踏まえ，労働基準法等を遵守する。

(8) 当該保険医療機関は，対象職員に対して，賃金改善を実施する方法等について，２〔下記【届出に関する事項】〕の届出に当たり作成する「賃金改善計画書」の内容を用いて周知するとともに，就業規則等の内容についても周知する。また，対象職員から当該評価料に係る賃金改善に関する照会を受けた場合には，当該対象者についての賃金改善の内容について，書面を用いて説明すること等により分かりやすく回答する。

【届出に関する事項】

(1) 外来・在宅ベースアップ評価料(Ⅰ)の施設基準に係る届出は，別添２（→Web版）の様式95を用いる。

(2) １の(6)の「賃金改善計画書」を，別添２の様式95又は様式98の２により新規届出時及び毎年４月に作成し，新規届出時及び毎年６月において，地方厚生(支)局長に届け出る。

(3) 毎年８月において，前年度における賃金改善の取組状況を評価するため，「賃金改善実績報告書」を別添２の様式99の１又は様式99の２により作成し，地方厚生(支)局長に報告する。

(4) 事業の継続を図るため，対象職員の賃金水準〔看護職員処遇改善評価料，外来・在宅ベースアップ評価料(Ⅰ)及び(Ⅱ)，歯科外来・在宅ベースアップ評価料(Ⅰ)及び(Ⅱ)並びに入院ベースアップ評価料による賃金改善分を除く〕を引き下げた上で，賃金改善を行う場合には，当該保険医療機関の収支状況，賃金水準の引下げの内容等について記載した「特別事情届出書」を，別添２の様式94により作成し，届け出る。

なお，年度を超えて対象職員の賃金を引き下げることとなった場合は，次年度に(2)の「賃金改善計画書」を提出する際に，「特別事情届出書」を再度届け出る必要がある。

(5) 保険医療機関は，外来・在宅ベースアップ評価料(Ⅰ)の算定に係る書類(「賃金改善計画書」等の記載内容の根拠となる資料等)を，当該評価料を算定する年度の終了後３年間保管する。

→ 外来・在宅ベースアップ評価料(Ⅱ)の施設基準

(1)　医科点数表又は歯科点数表第1章第2部第1節の入院基本料（特別入院基本料等を含む），同部第3節の特定入院料又は同部第4節の短期滞在手術等基本料（短期滞在手術等基本料1を除く）を算定していない保険医療機関である。

(2)　外来・在宅ベースアップ評価料(Ⅰ)の届出を行っている保険医療機関である。

(3)　外来・在宅ベースアップ評価料(Ⅰ)及び歯科外来・在宅ベースアップ評価料(Ⅰ)により算定される点数の見込みを合算した数に10円を乗じた額が，主として医療に従事する職員(医師及び歯科医師を除く。以下，この項において「対象職員」という)の給与総額の1分2厘未満である。対象職員は**別表4**（p.1025）に示す職員であり，専ら事務作業(医師事務作業補助者，看護補助者等が医療を専門とする職員の補助として行う事務作業を除く)を行うものは含まれない。

(4)　外来・在宅ベースアップ評価料(Ⅱ)の保険医療機関ごとの区分については，当該保険医療機関における対象職員の給与総額，外来・在宅ベースアップ評価料(Ⅰ)及び歯科外来・在宅ベースアップ評価料(Ⅰ)により算定される点数の見込み並びに外来・在宅ベースアップ評価料(Ⅱ)及び歯科外来・在宅ベースアップ評価料(Ⅱ)の算定回数の見込みを用いて算出した数【B】に基づき，**別表5**（p.1026）に従い該当するいずれかの区分を届け出る。ただし，医科歯科併設の保険医療機関であって，歯科外来・在宅ベースアップ評価料(Ⅱ)の施設基準についても届出を行う保険医療機関については，同一の区分により届け出る〔例えば歯科外来・在宅ベースアップ評価料(Ⅱ)2の届出を行う場合は，外来・在宅ベースアップ評価料(Ⅱ)2を届け出る〕。

$$【B】=\frac{\left\{\text{対象職員の給与総額}\times 1\text{分}2\text{厘}-（\text{外来・在宅ベースアップ評価料（Ⅰ）及び歯科外来・在宅ベースアップ評価料（Ⅰ）により算定される点数の見込み}）\times 10\text{円}\right\}}{\left\{（\text{外来・在宅ベースアップ評価料（Ⅱ）イの算定回数の見込み}\times 8+\text{外来・在宅ベースアップ評価料（Ⅱ）ロの算定回数の見込み}+\text{歯科外来・在宅ベースアップ評価料（Ⅱ）イの算定回数の見込み}\times 8+\text{歯科外来・在宅ベースアップ評価料（Ⅱ）ロの算定回数の見込み}）\times 10\text{円}\right\}}$$

(5)　(4)について，算出を行う月，その際に用いる「対象職員の給与総額」，「外来・在宅ベースアップ評価料(Ⅰ)及び歯科外来・在宅ベースアップ評価料(Ⅰ)により算定される点数の見込み」及び「外来・在宅ベースアップ評価料(Ⅱ)及び歯科外来・在宅ベースアップ評価料(Ⅱ)の算定回数の見込み」の対象となる期間，算出した【B】に基づき届け出た区分に従って算定を開始する月は**別表7**（p.1027）のとおりとする。

「対象職員の給与総額」は，**別表7**の対象となる12か月の期間の1月あたりの平均の数値を用いる。「外来・在宅ベースアップ評価料(Ⅰ)及び歯科外来・在宅ベースアップ評価料(Ⅰ)により算定される点数の見込み」及び「外来・在宅ベースアップ評価料(Ⅱ)及び歯科外来・在宅ベースアップ評価料(Ⅱ)の算定回数の見込み」は，初診料等の算定回数を用いて計算し，**別表7**の対象となる3か月の期間の1月あたりの平均の数値を用いる。

また，**別表7**のとおり，毎年3，6，9，12月に上記の算定式により新たに算出を行い，区分に変更がある場合は算出を行った月内に地方厚生(支)局長に届出を行った上で，翌月(毎年4，7，10，1月)から変更後の区分に基づく点数を算定する。なお，区分の変更に係る届出においては，「当該評価料による賃金の改善措置が実施されなかった場合の賃金総額」によって対象職員の賃金総額を算出する。

ただし，前回届け出た時点と比較して，**別表7**の対象となる3か月の「対象職員の給与総額」，「外来・在宅ベースアップ評価料(Ⅰ)及び歯科外来・在宅ベースアップ評価料(Ⅰ)により算定される点数の見込み」，「外来・在宅ベースアップ評価料(Ⅱ)及び歯科外来・在宅ベースアップ評価料(Ⅱ)の算定回数の見込み」及び【B】のいずれの変化も1割以内である場合においては，区分の変更を行わないものとする。

新規届出時(区分変更により新たな区分を届け出る場合を除く。以下この項において同じ)は，直近の**別表7**の「算出を行う月」における対象となる期間の数値を用いる。ただし，令和6年6月3日までに届出を行った場合は，令和6年6月に区分の変更を行わないものとする。

(6)　当該評価料を算定する場合は，令和6年度及び令和7年度において対象職員の賃金(役員報酬を除く)の改善(定期昇給によるものを除く)を実施しなければならない。

(7)　(6)について，ベア等により改善を図るため，当該評価料は，対象職員のベア等及びそれに伴う賞与，時間外手当，法定福利費(事業者負担分等を含む)等の増加分に用いる。ただし，ベア等を行った保険医療機関において，患者数等の変動等により当該評価料による収入が上記の増加分に用いた額を上回り，追加でベア等を行うことが困難な場合であって，賞与等の手当によって賃金の改善を行った場合又は令和6年度及び令和7年度において翌年度の賃金の改善のために繰り越しを行う場合(令和8年12月までに賃金の改善措置を行う場合に限る)についてはこの限りではない。ただし，いずれの場合においても，賃金の改善の対象とする項目を特定して行う。なお，当該評価料によって賃金の改善を実施する項目以外の賃金項目(業績等に応じて変動するものを除く)の水準を低下させてはならない。

また，賃金の改善は，当該保険医療機関における「当該評価料による賃金の改善措置が実施されなかった場合の賃金総額」と，「当該評価料による賃金の改善措置が実施された場合の賃金総額」との差分により判断する。

(8)　令和6年度及び令和7年度における「賃金改善計画書」を作成している。

(9)　常勤換算2名以上の対象職員が勤務している。ただし，「基本診療料の施設基準等」**別表第6の2**に掲げる地域に所在する保険医療機関にあっては，この限りでない。

(10)　当該保険医療機関において，以下に掲げる社会保険診療等に係る収入金額(以下，「社会保険診療等収入金額」という)の合計額が，総収入の100の80を超える。

ア　社会保険診療〔租税特別措置法（昭和32年法律第26号）第26条第2項に規定する社会保険診療をいう。以下同じ〕に係る収入金額〔労働者災害補償保険法（昭和22年法律第50号）に係る患者の診療報酬〔当該診療報酬が社会保険診療報酬と同一の基準によっている場合又は当該診療報酬が少額（全収入金額のおおむね100の10以下の場合をいう）の場合に限る〕を含む〕

イ　健康増進法(平成14年法律第103号)第6条各号に掲げる健康増進事業実施者が行う同法第4条に規定する健康増進事業(健康診査に係るものに限る。以下同じ)に係る収入金額(当該収入金額が社会保険診療報酬と同一の基準により計算されている場合に限る)

ウ　予防接種〔予防接種法(昭和23年法律第68号)第2条第6項に規定する定期の予防接種等その他医療法施行規則第30条の35の3第1項第2号ロの規定に基づき厚生労働大臣が定める予防接種(平成29年厚生労働省告示第314号)に規定する予防接種をいう〕に係る収入金額

エ　助産(社会保険診療及び健康増進事業に係るものを除く)に係る収入金額(1の分娩に係る助産に係る収入金額が50万円を超えるときは，50万円を限度とする)

オ　介護保険法の規定による保険給付に係る収入金額(租税特別措置法第26条第2項第4号に掲げるサービスに係る収入金額を除く)

カ　障害者の日常生活及び社会生活を総合的に支援するための法律第6条に規定する介護給付費，特例介護給付費，訓練等給付費，特例訓練等給付費，特定障害者特別給付費，特例特定障害者特別給付費，地域相談支援給付費，特例地域相談支援給付費，計画相談支援給付費，特例計画相談支援給付費及び基準該当療養介護医療費並びに同法第77条及び第78条に規定する地域生活支援事業に係る収入金額

キ　児童福祉法第21条の5の2に規定する障害児通所給付費及び特例障害児通所給付費，同法第24条の2に規定す

る障害児入所給付費，同法第24条の7に規定する特定入所障害児食費等給付費並びに同法第24条の25に規定する障害児相談支援給付費及び特例障害児相談支援給付費に係る収入金額

ク 国，地方公共団体及び保険者等が交付する補助金等に係る収入金額

⑾ 当該保険医療機関は，当該評価料の趣旨を踏まえ，労働基準法等を遵守する。

⑿ 当該保険医療機関は，対象職員に対して，賃金改善を実施する方法等について，**2**〔下記【**届出に関する事項**】〕の届出に当たり作成する「賃金改善計画書」の内容を用いて周知するとともに，就業規則等の内容についても周知する。また，対象職員から当該評価料に係る賃金改善に関する照会を受けた場合には，当該対象者についての賃金改善の内容について，書面を用いて説明すること等により分かりやすく回答する。

【届出に関する事項】

⑴ 外来・在宅ベースアップ評価料(Ⅱ)の施設基準に係る届出は，**別添2**（→Web 版）の**様式96**を用いる。

⑵ 1の⑻の「賃金改善計画書」を，**別添2**の**様式96**により新規届出時及び毎年4月に作成し，新規届出時及び毎年6月において，地方厚生(支)局長に届け出る。

⑶ 毎年8月において，前年度における賃金改善の取組状況を評価するため，「賃金改善実績報告書」を**別添2**の**様式98**により作成し，地方厚生(支)局長に報告する。

⑷ 事業の継続を図るため，対象職員の賃金水準〔看護職員処遇改善評価料，外来・在宅ベースアップ評価料(Ⅰ)及び(Ⅱ)，歯科外来・在宅ベースアップ評価料(Ⅰ)及び(Ⅱ)並びに入院ベースアップ評価料による賃金改善分を除く〕を引き下げた上で，賃金改善を行う場合には，当該保険医療機関の収支状況，賃金水準の引下げの内容等について記載した「特別事情届出書」を，**別添2**の**様式94**により作成し，届け出る。

なお，年度を超えて対象職員の賃金を引き下げることとなった場合は，次年度に⑵の「賃金改善計画書」を提出する際に，「特別事情届出書」を再度届け出る必要がある。

⑸ 保険医療機関は，外来・在宅ベースアップ評価料(Ⅱ)の算定に係る書類(「賃金改善計画書」等の記載内容の根拠となる資料等)を，当該評価料を算定する年度の終了後3年間保管する。

→ 入院ベースアップ評価料の施設基準

⑴ 医科点数表又は歯科点数表第1章第2部第1節の入院基本料（特別入院基本料等を含む)，同部第3節の特定入院料又は同部第4節の短期滞在手術等基本料（短期滞在手術等基本料1を除く）を算定している保険医療機関である。

⑵ 外来・在宅ベースアップ評価料(Ⅰ)又は歯科外来・在宅ベースアップ評価料(Ⅰ)の届出を行っている保険医療機関である。

⑶ 外来・在宅ベースアップ評価料(Ⅰ)及び歯科外来・在宅ベースアップ評価料(Ⅰ)により算定される点数の見込みを合算した数に10円を乗じた額が，主として医療に従事する職員(医師及び歯科医師を除く。以下，この項において「対象職員」という)の給与総額の2分3厘未満である。対象職員は**別表4**（p.1025）に示す職員であり，専ら事務作業(医師事務作業補助者，看護補助者等が医療を専門とする職員の補助として行う事務作業を除く)を行うものは含まれない。

⑷ 入院ベースアップ評価料の保険医療機関ごとの点数については，当該保険医療機関における対象職員の給与総額，外来・在宅ベースアップ評価料(Ⅰ)及び歯科外来・在宅ベースアップ評価料(Ⅰ)により算定される点数の見込み並びに延べ入院患者数の見込みを用いて次の式により算出した数【**C**】に基づき，**別表6**（p.1026）に従い該当する区分を届け出る。

【**C**】＝ 〔対象職員の給与総額×2分3厘－（外来・在宅ベースアップ評価料（Ⅰ）及び歯科外来・在宅ベースアップ評価料（Ⅰ）により算定される点数の見込み）×10円〕 ／ 当該保険医療機関の延べ入院患者数×10円

⑸ ⑷について，算出を行う月，その際に用いる「対象職員の給与総額」，「外来・在宅ベースアップ評価料(Ⅰ)及び歯科外来・在宅ベースアップ評価料(Ⅰ)により算定される点数の見込み」及び「延べ入院患者数」の対象となる期間，算出した【**C**】に基づき届け出た区分に従って算定を開始する月は**別表7**（p.1027）のとおりとする。

「対象職員の給与総額」は，**別表7**の対象となる12か月の期間の1月あたりの平均の数値を用いる。「外来・在宅ベースアップ評価料(Ⅰ)及び歯科外来・在宅ベースアップ評価料(Ⅰ)により算定される点数の見込み」は，初診料等の算定回数を用いて計算し，**別表7**の対象となる3か月の期間の1月あたりの平均の数値を用いる。「延べ入院患者数」は，**別表7**の対象となる3か月の期間の1月あたりの延べ入院患者数の平均の数値を用いる。

また，毎年3，6，9，12月に上記の算定式により新たに算出を行い，区分に変更がある場合は地方厚生(支)局長に届出を行った上で，翌月(毎年4，7，10，1月)から変更後の区分に基づく点数を算定する。なお，区分の変更に係る届出においては，「当該評価料による賃金の改善措置が実施されなかった場合の賃金総額」について対象職員の賃金総額を算出する。

ただし，前回届け出た時点と比較して，**別表7**の対象となる3か月の「対象職員の給与総額」，「外来・在宅ベースアップ評価料(Ⅰ)及び歯科外来・在宅ベースアップ評価料(Ⅰ)により算定される点数の見込み」，「延べ入院患者数」及び【**C**】のいずれの変化も1割以内である場合においては，区分の変更を行わないものとする。

新規届出時(区分変更により新たな区分を届け出る場合を除く。以下この項において同じ)は，直近の**別表7**の「算出を行う月」における対象となる期間の数値を用いる。ただし，令和6年6月3日までに届出を行った場合は，令和6年6月に区分の変更を行わないものとする。

⑹ 当該評価料を算定する場合は，令和6年度及び令和7年度において対象職員の賃金(役員報酬を除く)の改善(定期昇給によるものを除く)を実施しなければならない。

⑺ ⑹について，ベア等により改善を図るため，当該評価料は，対象職員のベア等及びそれに伴う賞与，時間外手当，法定福利費(事業者負担分等を含む)等の増加分に用いる。ただし，ベア等を行った保険医療機関において，患者数等の変動等により当該評価料による収入が上記の増加分に用いた額を上回り，追加でベア等を行うことが困難な場合であって，賞与等の手当によって賃金の改善を行った場合又は令和6年度及び令和7年度において翌年度の賃金の改善のために繰り越しを行う場合(令和8年12月までに賃金の改善措置を行う場合に限る)についてはこの限りではない。ただし，いずれの場合においても，賃金の改善の対象とする項目を特定して行う。なお，当該評価料によって賃金の改善を実施する項目以外の賃金項目(業績等に応じて変動するものを除く)の水準を低下させてはならない。

また，賃金の改善は，当該保険医療機関における「当該評価料による賃金の改善措置が実施されなかった場合の賃金総額」と，「当該評価料による賃金の改善措置が実施された場合の賃金総額」との差分により判断する。

⑻ 令和6年度及び令和7年度における「賃金改善計画書」を作成している。

⑼ 常勤換算2名以上の対象職員が勤務している。ただし，「基本診療料の施設基準等」**別表第6の2**に掲げる地域に所在する保険医療機関にあっては，この限りでない。

⑽ 当該保険医療機関において，以下に掲げる社会保険診療等に係る収入金額(以下，「社会保険診療等収入金額」という)

の合計額が，総収入の100の80を超える。

ア 社会保険診療〔租税特別措置法（昭和32年法律第26号）第26条第２項に規定する社会保険診療をいう。以下同じ〕に係る収入金額〘労働者災害補償保険法（昭和22年法律第50号）に係る患者の診療報酬〔当該診療報酬が社会保険診療報酬と同一の基準によっている場合又は当該診療報酬が少額（全収入金額のおおむね100の10以下の場合をいう）の場合に限る〕を含む〙

イ 健康増進法（平成14年法律第103号）第６条各号に掲げる健康増進事業実施者が行う同法第４条に規定する健康増進事業（健康診査に係るものに限る。以下同じ）に係る収入金額（当該収入金額が社会保険診療報酬と同一の基準により計算されている場合に限る）

ウ 予防接種〔予防接種法（昭和23年法律第68号）第３条第６項に規定する定期の予防接種等その他医療法施行規則第30条の35の３第２項第２号ロの規定に基づき厚生労働大臣が定める予防接種（平成29年厚生労働省告示第314号）に規定する予防接種をいう〕に係る収入金額

エ 助産（社会保険診療及び健康増進事業に係るものを除く）に係る収入金額（１の分娩に係る助産に係る収入金額が50万円を超えるときは，50万円を限度とする）

オ 介護保険法の規定による保険給付に係る収入金額（租税特別措置法第26条第２項第４号に掲げるサービスに係る収入金額を除く）

カ 障害者の日常生活及び社会生活を総合的に支援するための法律第６条に規定する介護給付費，特例介護給付費，訓練等給付費，特例訓練等給付費，特定障害者特別給付費，特例特定障害者特別給付費，地域相談支援給付費，特例地域相談支援給付費，計画相談支援給付費，特例計画相談支援給付費及び基準該当療養介護医療費並びに同法第77条及び第78条に規定する地域生活支援事業に係る収入金額

キ 児童福祉法第21条の５の２に規定する障害児通所給付費及び特例障害児通所給付費，同法第24条の２に規定する障害児入所給付費，同法第24条の７に規定する特定入所障害児食費等給付費並びに同法第24条の25に規定する障害児相談支援給付費及び特例障害児相談支援給付費に係る収入金額

ク 国，地方公共団体及び保険者等が交付する補助金等に係る収入金額

(11) 当該保険医療機関は，当該評価料の趣旨を踏まえ，労働基準法等を遵守する。

(12) 当該保険医療機関は，対象職員に対して，賃金改善を実施する方法等について，２〔下記【届出に関する事項】〕の届出に当たり作成する「賃金改善計画書」の内容を用いて周知するとともに，就業規則等の内容についても周知する。また，対象職員から当該評価料に係る賃金改善に関する照会を受けた場合には，当該対象者についての賃金改善の内容について，書面を用いて説明すること等により分かりやすく回答する。

【届出に関する事項】

(1) 入院ベースアップ評価料の施設基準に係る届出は，**別添２の様式97**を用いる。

(2) １の(8)の「賃金改善計画書」を，**別添２の様式97**により新規届出時及び毎年４月に作成し，新規届出時及び毎年６月において，地方厚生(支)局長に届け出る。

(3) 毎年８月において，前年度における賃金改善の取組状況を評価するため，「賃金改善実績報告書」を**別添２の様式98**により作成し，地方厚生(支)局長に報告する。

(4) 事業の継続を図るため，対象職員の賃金水準〔看護職員処遇改善評価料，外来・在宅ベースアップ評価料(Ⅰ)及び(Ⅱ)，歯科外来・在宅ベースアップ評価料(Ⅰ)及び(Ⅱ)並びに入院ベースアップ評価料による賃金改善分を除く〕を引き下げた上で，賃金改善を行う場合には，当該保険医療機関の収支状況，賃金水準の引下げの内容等について記載した「特別事情届出書」を，**別添２の様式98**により作成し，届け出る。

なお，年度を超えて対象職員の賃金を引き下げることとなった場合は，次年度に(2)の「賃金改善計画書」を提出する際に，「特別事情届出書」を再度届け出る必要がある。

(5) 保険医療機関は，入院ベースアップ評価料の算定に係る書類（「賃金改善計画書」等の記載内容の根拠となる資料等）を，当該評価料を算定する年度の終了後３年間保管する。

別表１（看護職員処遇改善評価料において，看護補助者，理学療法士及び作業療法士以外の賃金の改善措置の対象とすることができるコメディカル）

ア 視能訓練士
イ 言語聴覚士
ウ 義肢装具士
エ 歯科衛生士
オ 歯科技工士
カ 診療放射線技師
キ 臨床検査技師
ク 臨床工学技士
ケ 管理栄養士
コ 栄養士
サ 精神保健福祉士
シ 社会福祉士
ス 介護福祉士
セ 保育士
ソ 救急救命士
タ あん摩マツサージ指圧師，はり師，きゆう師
チ 柔道整復師
ツ 公認心理師
テ その他医療サービスを患者に直接提供している職種

別表２（看護職員処遇改善評価料の区分）

【A】	看護職員処遇改善評価料の区分	点数
1.5 未満	看護職員処遇改善評価料１	１点
1.5 以上 2.5 未満	看護職員処遇改善評価料２	２点
2.5 以上 3.5 未満	看護職員処遇改善評価料３	３点
3.5 以上 4.5 未満	看護職員処遇改善評価料４	４点
4.5 以上 5.5 未満	看護職員処遇改善評価料５	５点
5.5 以上 6.5 未満	看護職員処遇改善評価料６	６点
6.5 以上 7.5 未満	看護職員処遇改善評価料７	７点
7.5 以上 8.5 未満	看護職員処遇改善評価料８	８点
8.5 以上 9.5 未満	看護職員処遇改善評価料９	９点
9.5 以上 10.5 未満	看護職員処遇改善評価料10	10点
10.5 以上 11.5 未満	看護職員処遇改善評価料11	11点
11.5 以上 12.5 未満	看護職員処遇改善評価料12	12点
12.5 以上 13.5 未満	看護職員処遇改善評価料13	13点
13.5 以上 14.5 未満	看護職員処遇改善評価料14	14点
14.5 以上 15.5 未満	看護職員処遇改善評価料15	15点
15.5 以上 16.5 未満	看護職員処遇改善評価料16	16点
16.5 以上 17.5 未満	看護職員処遇改善評価料17	17点
17.5 以上 18.5 未満	看護職員処遇改善評価料18	18点
18.5 以上 19.5 未満	看護職員処遇改善評価料19	19点
19.5 以上 20.5 未満	看護職員処遇改善評価料20	20点
20.5 以上 21.5 未満	看護職員処遇改善評価料21	21点
21.5 以上 22.5 未満	看護職員処遇改善評価料22	22点
22.5 以上 23.5 未満	看護職員処遇改善評価料23	23点
23.5 以上 24.5 未満	看護職員処遇改善評価料24	24点
24.5 以上 25.5 未満	看護職員処遇改善評価料25	25点
25.5 以上 26.5 未満	看護職員処遇改善評価料26	26点
26.5 以上 27.5 未満	看護職員処遇改善評価料27	27点
27.5 以上 28.5 未満	看護職員処遇改善評価料28	28点
28.5 以上 29.5 未満	看護職員処遇改善評価料29	29点
29.5 以上 30.5 未満	看護職員処遇改善評価料30	30点
30.5 以上 31.5 未満	看護職員処遇改善評価料31	31点
31.5 以上 32.5 未満	看護職員処遇改善評価料32	32点
32.5 以上 33.5 未満	看護職員処遇改善評価料33	33点
33.5 以上 34.5 未満	看護職員処遇改善評価料34	34点
34.5 以上 35.5 未満	看護職員処遇改善評価料35	35点
35.5 以上 36.5 未満	看護職員処遇改善評価料36	36点
36.5 以上 37.5 未満	看護職員処遇改善評価料37	37点
37.5 以上 38.5 未満	看護職員処遇改善評価料38	38点
38.5 以上 39.5 未満	看護職員処遇改善評価料39	39点
39.5 以上 40.5 未満	看護職員処遇改善評価料40	40点

40.5 以上 41.5 未満	看護職員処遇改善評価料41	41点
41.5 以上 42.5 未満	看護職員処遇改善評価料42	42点
42.5 以上 43.5 未満	看護職員処遇改善評価料43	43点
43.5 以上 44.5 未満	看護職員処遇改善評価料44	44点
44.5 以上 45.5 未満	看護職員処遇改善評価料45	45点
45.5 以上 46.5 未満	看護職員処遇改善評価料46	46点
46.5 以上 47.5 未満	看護職員処遇改善評価料47	47点
47.5 以上 48.5 未満	看護職員処遇改善評価料48	48点
48.5 以上 49.5 未満	看護職員処遇改善評価料49	49点
49.5 以上 50.5 未満	看護職員処遇改善評価料50	50点
50.5 以上 51.5 未満	看護職員処遇改善評価料51	51点
51.5 以上 52.5 未満	看護職員処遇改善評価料52	52点
52.5 以上 53.5 未満	看護職員処遇改善評価料53	53点
53.5 以上 54.5 未満	看護職員処遇改善評価料54	54点
54.5 以上 55.5 未満	看護職員処遇改善評価料55	55点
55.5 以上 56.5 未満	看護職員処遇改善評価料56	56点
56.5 以上 57.5 未満	看護職員処遇改善評価料57	57点
57.5 以上 58.5 未満	看護職員処遇改善評価料58	58点
58.5 以上 59.5 未満	看護職員処遇改善評価料59	59点
59.5 以上 60.5 未満	看護職員処遇改善評価料60	60点
60.5 以上 61.5 未満	看護職員処遇改善評価料61	61点
61.5 以上 62.5 未満	看護職員処遇改善評価料62	62点
62.5 以上 63.5 未満	看護職員処遇改善評価料63	63点
63.5 以上 64.5 未満	看護職員処遇改善評価料64	64点
64.5 以上 65.5 未満	看護職員処遇改善評価料65	65点
65.5 以上 66.5 未満	看護職員処遇改善評価料66	66点
66.5 以上 67.5 未満	看護職員処遇改善評価料67	67点
67.5 以上 68.5 未満	看護職員処遇改善評価料68	68点
68.5 以上 69.5 未満	看護職員処遇改善評価料69	69点
69.5 以上 70.5 未満	看護職員処遇改善評価料70	70点
70.5 以上 71.5 未満	看護職員処遇改善評価料71	71点
71.5 以上 72.5 未満	看護職員処遇改善評価料72	72点
72.5 以上 73.5 未満	看護職員処遇改善評価料73	73点
73.5 以上 74.5 未満	看護職員処遇改善評価料74	74点
74.5 以上 75.5 未満	看護職員処遇改善評価料75	75点
75.5 以上 76.5 未満	看護職員処遇改善評価料76	76点
76.5 以上 77.5 未満	看護職員処遇改善評価料77	77点
77.5 以上 78.5 未満	看護職員処遇改善評価料78	78点
78.5 以上 79.5 未満	看護職員処遇改善評価料79	79点
79.5 以上 80.5 未満	看護職員処遇改善評価料80	80点
80.5 以上 81.5 未満	看護職員処遇改善評価料81	81点
81.5 以上 82.5 未満	看護職員処遇改善評価料82	82点
82.5 以上 83.5 未満	看護職員処遇改善評価料83	83点
83.5 以上 84.5 未満	看護職員処遇改善評価料84	84点
84.5 以上 85.5 未満	看護職員処遇改善評価料85	85点
85.5 以上 86.5 未満	看護職員処遇改善評価料86	86点
86.5 以上 87.5 未満	看護職員処遇改善評価料87	87点
87.5 以上 88.5 未満	看護職員処遇改善評価料88	88点
88.5 以上 89.5 未満	看護職員処遇改善評価料89	89点
89.5 以上 90.5 未満	看護職員処遇改善評価料90	90点
90.5 以上 91.5 未満	看護職員処遇改善評価料91	91点
91.5 以上 92.5 未満	看護職員処遇改善評価料92	92点
92.5 以上 93.5 未満	看護職員処遇改善評価料93	93点
93.5 以上 94.5 未満	看護職員処遇改善評価料94	94点
94.5 以上 95.5 未満	看護職員処遇改善評価料95	95点
95.5 以上 96.5 未満	看護職員処遇改善評価料96	96点
96.5 以上 97.5 未満	看護職員処遇改善評価料97	97点
97.5 以上 98.5 未満	看護職員処遇改善評価料98	98点
98.5 以上 99.5 未満	看護職員処遇改善評価料99	99点
99.5 以上 100.5 未満	看護職員処遇改善評価料100	100点
100.5 以上 101.5 未満	看護職員処遇改善評価料101	101点
101.5 以上 102.5 未満	看護職員処遇改善評価料102	102点
102.5 以上 103.5 未満	看護職員処遇改善評価料103	103点
103.5 以上 104.5 未満	看護職員処遇改善評価料104	104点
104.5 以上 105.5 未満	看護職員処遇改善評価料105	105点
105.5 以上 106.5 未満	看護職員処遇改善評価料106	106点
106.5 以上 107.5 未満	看護職員処遇改善評価料107	107点
107.5 以上 108.5 未満	看護職員処遇改善評価料108	108点
108.5 以上 109.5 未満	看護職員処遇改善評価料109	109点
109.5 以上 110.5 未満	看護職員処遇改善評価料110	110点
110.5 以上 111.5 未満	看護職員処遇改善評価料111	111点
111.5 以上 112.5 未満	看護職員処遇改善評価料112	112点
112.5 以上 113.5 未満	看護職員処遇改善評価料113	113点
113.5 以上 114.5 未満	看護職員処遇改善評価料114	114点
114.5 以上 115.5 未満	看護職員処遇改善評価料115	115点
115.5 以上 116.5 未満	看護職員処遇改善評価料116	116点
116.5 以上 117.5 未満	看護職員処遇改善評価料117	117点
117.5 以上 118.5 未満	看護職員処遇改善評価料118	118点
118.5 以上 119.5 未満	看護職員処遇改善評価料119	119点
119.5 以上 120.5 未満	看護職員処遇改善評価料120	120点
120.5 以上 121.5 未満	看護職員処遇改善評価料121	121点
121.5 以上 122.5 未満	看護職員処遇改善評価料122	122点
122.5 以上 123.5 未満	看護職員処遇改善評価料123	123点
123.5 以上 124.5 未満	看護職員処遇改善評価料124	124点
124.5 以上 125.5 未満	看護職員処遇改善評価料125	125点
125.5 以上 126.5 未満	看護職員処遇改善評価料126	126点
126.5 以上 127.5 未満	看護職員処遇改善評価料127	127点
127.5 以上 128.5 未満	看護職員処遇改善評価料128	128点
128.5 以上 129.5 未満	看護職員処遇改善評価料129	129点
129.5 以上 130.5 未満	看護職員処遇改善評価料130	130点
130.5 以上 131.5 未満	看護職員処遇改善評価料131	131点
131.5 以上 132.5 未満	看護職員処遇改善評価料132	132点
132.5 以上 133.5 未満	看護職員処遇改善評価料133	133点
133.5 以上 134.5 未満	看護職員処遇改善評価料134	134点
134.5 以上 135.5 未満	看護職員処遇改善評価料135	135点
135.5 以上 136.5 未満	看護職員処遇改善評価料136	136点
136.5 以上 137.5 未満	看護職員処遇改善評価料137	137点
137.5 以上 138.5 未満	看護職員処遇改善評価料138	138点
138.5 以上 139.5 未満	看護職員処遇改善評価料139	139点
139.5 以上 140.5 未満	看護職員処遇改善評価料140	140点
140.5 以上 141.5 未満	看護職員処遇改善評価料141	141点
141.5 以上 142.5 未満	看護職員処遇改善評価料142	142点
142.5 以上 143.5 未満	看護職員処遇改善評価料143	143点
143.5 以上 144.5 未満	看護職員処遇改善評価料144	144点
144.5 以上 147.5 未満	看護職員処遇改善評価料145	145点
147.5 以上 155.0 未満	看護職員処遇改善評価料146	150点
155.0 以上 165.0 未満	看護職員処遇改善評価料147	160点
165.0 以上 175.0 未満	看護職員処遇改善評価料148	170点
175.0 以上 185.0 未満	看護職員処遇改善評価料149	180点
185.0 以上 195.0 未満	看護職員処遇改善評価料150	190点
195.0 以上 205.0 未満	看護職員処遇改善評価料151	200点
205.0 以上 215.0 未満	看護職員処遇改善評価料152	210点
215.0 以上 225.0 未満	看護職員処遇改善評価料153	220点
225.0 以上 235.0 未満	看護職員処遇改善評価料154	230点
235.0 以上 245.0 未満	看護職員処遇改善評価料155	240点
245.0 以上 255.0 未満	看護職員処遇改善評価料156	250点
255.0 以上 265.0 未満	看護職員処遇改善評価料157	260点
265.0 以上 275.0 未満	看護職員処遇改善評価料158	270点
275.0 以上 285.0 未満	看護職員処遇改善評価料159	280点
285.0 以上 295.0 未満	看護職員処遇改善評価料160	290点
295.0 以上 305.0 未満	看護職員処遇改善評価料161	300点
305.0 以上 315.0 未満	看護職員処遇改善評価料162	310点
315.0 以上 325.0 未満	看護職員処遇改善評価料163	320点
325.0 以上 335.0 未満	看護職員処遇改善評価料164	330点
335.0 以上	看護職員処遇改善評価料165	340点

別表３（算出を行う月，その際に用いる「看護職員等の数」及び「延べ入院患者数」の対象となる期間，算出した【A】に基づき届け出た区分に従って算定する期間）

算出を行う月	算出の際に用いる「看護職員等の数」及び「延べ入院患者数」の対象となる期間	算出した【A】に基づき届け出た区分に従って算定を開始する月
3月	前年12月～2月	4月
6月	3～5月	7月
9月	6～8月	10月
12月	9～11月	翌年1月

別表４(ベースアップ評価料における対象職員)

ア　薬剤師
イ　保健師
ウ　助産師
エ　看護師
オ　准看護師
カ　看護補助者
キ　理学療法士
ク　作業療法士
ケ　視能訓練士
コ　言語聴覚士
サ　義肢装具士
シ　歯科衛生士

ス　歯科技工士
セ　歯科業務補助者
ソ　診療放射線技師
タ　診療エックス線技師
チ　臨床検査技師
ツ　衛生検査技師
テ　臨床工学技士
ト　管理栄養士
ナ　栄養士
ニ　精神保健福祉士
ヌ　社会福祉士
ネ　介護福祉士
ノ　保育士
ハ　救急救命士
ヒ　あん摩マッサージ指圧師，はり師，きゅう師
フ　柔道整復師
ヘ　公認心理師
ホ　診療情報管理士
マ　医師事務作業補助者
ミ　その他医療に従事する職員(医師及び歯科医師を除く)

別表５

【B】	外来・在宅ベースアップ評価料（Ⅱ）及び歯科外来・在宅ベースアップ評価料（Ⅱ）の区分	点数（イ）	点数（ロ）
0を超える	外来・在宅ベースアップ評価料（Ⅱ）１及び歯科外来・在宅ベースアップ評価料（Ⅱ）１	8点	1点
1.5以上	外来・在宅ベースアップ評価料（Ⅱ）２及び歯科外来・在宅ベースアップ評価料（Ⅱ）２	16点	2点
2.5以上	外来・在宅ベースアップ評価料（Ⅱ）３及び歯科外来・在宅ベースアップ評価料（Ⅱ）３	24点	3点
3.5以上	外来・在宅ベースアップ評価料（Ⅱ）４及び歯科外来・在宅ベースアップ評価料（Ⅱ）４	32点	4点
4.5以上	外来・在宅ベースアップ評価料（Ⅱ）５及び歯科外来・在宅ベースアップ評価料（Ⅱ）５	40点	5点
5.5以上	外来・在宅ベースアップ評価料（Ⅱ）６及び歯科外来・在宅ベースアップ評価料（Ⅱ）６	48点	6点
6.5以上	外来・在宅ベースアップ評価料（Ⅱ）７及び歯科外来・在宅ベースアップ評価料（Ⅱ）７	56点	7点
7.5以上	外来・在宅ベースアップ評価料（Ⅱ）８及び歯科外来・在宅ベースアップ評価料（Ⅱ）８	64点	8点

別表６

【C】	入院ベースアップ評価料の区分	点数
0 を超え 1.5 未満	入院ベースアップ評価料1	1点
1.5 以上 2.5 未満	入院ベースアップ評価料2	2点
2.5 以上 3.5 未満	入院ベースアップ評価料3	3点
3.5 以上 4.5 未満	入院ベースアップ評価料4	4点
4.5 以上 5.5 未満	入院ベースアップ評価料5	5点
5.5 以上 6.5 未満	入院ベースアップ評価料6	6点
6.5 以上 7.5 未満	入院ベースアップ評価料7	7点
7.5 以上 8.5 未満	入院ベースアップ評価料8	8点
8.5 以上 9.5 未満	入院ベースアップ評価料9	9点
9.5 以上 10.5 未満	入院ベースアップ評価料10	10点
10.5 以上 11.5 未満	入院ベースアップ評価料11	11点
11.5 以上 12.5 未満	入院ベースアップ評価料12	12点
12.5 以上 13.5 未満	入院ベースアップ評価料13	13点
13.5 以上 14.5 未満	入院ベースアップ評価料14	14点
14.5 以上 15.5 未満	入院ベースアップ評価料15	15点
15.5 以上 16.5 未満	入院ベースアップ評価料16	16点
16.5 以上 17.5 未満	入院ベースアップ評価料17	17点
17.5 以上 18.5 未満	入院ベースアップ評価料18	18点
18.5 以上 19.5 未満	入院ベースアップ評価料19	19点
19.5 以上 20.5 未満	入院ベースアップ評価料20	20点
20.5 以上 21.5 未満	入院ベースアップ評価料21	21点
21.5 以上 22.5 未満	入院ベースアップ評価料22	22点
22.5 以上 23.5 未満	入院ベースアップ評価料23	23点
23.5 以上 24.5 未満	入院ベースアップ評価料24	24点
24.5 以上 25.5 未満	入院ベースアップ評価料25	25点
25.5 以上 26.5 未満	入院ベースアップ評価料26	26点
26.5 以上 27.5 未満	入院ベースアップ評価料27	27点
27.5 以上 28.5 未満	入院ベースアップ評価料28	28点
28.5 以上 29.5 未満	入院ベースアップ評価料29	29点
29.5 以上 30.5 未満	入院ベースアップ評価料30	30点
30.5 以上 31.5 未満	入院ベースアップ評価料31	31点
31.5 以上 32.5 未満	入院ベースアップ評価料32	32点
32.5 以上 33.5 未満	入院ベースアップ評価料33	33点
33.5 以上 34.5 未満	入院ベースアップ評価料34	34点
34.5 以上 35.5 未満	入院ベースアップ評価料35	35点
35.5 以上 36.5 未満	入院ベースアップ評価料36	36点
36.5 以上 37.5 未満	入院ベースアップ評価料37	37点
37.5 以上 38.5 未満	入院ベースアップ評価料38	38点
38.5 以上 39.5 未満	入院ベースアップ評価料39	39点
39.5 以上 40.5 未満	入院ベースアップ評価料40	40点
40.5 以上 41.5 未満	入院ベースアップ評価料41	41点
41.5 以上 42.5 未満	入院ベースアップ評価料42	42点
42.5 以上 43.5 未満	入院ベースアップ評価料43	43点
43.5 以上 44.5 未満	入院ベースアップ評価料44	44点
44.5 以上 45.5 未満	入院ベースアップ評価料45	45点
45.5 以上 46.5 未満	入院ベースアップ評価料46	46点
46.5 以上 47.5 未満	入院ベースアップ評価料47	47点
47.5 以上 48.5 未満	入院ベースアップ評価料48	48点
48.5 以上 49.5 未満	入院ベースアップ評価料49	49点
49.5 以上 50.5 未満	入院ベースアップ評価料50	50点
50.5 以上 51.5 未満	入院ベースアップ評価料51	51点
51.5 以上 52.5 未満	入院ベースアップ評価料52	52点
52.5 以上 53.5 未満	入院ベースアップ評価料53	53点
53.5 以上 54.5 未満	入院ベースアップ評価料54	54点
54.5 以上 55.5 未満	入院ベースアップ評価料55	55点
55.5 以上 56.5 未満	入院ベースアップ評価料56	56点
56.5 以上 57.5 未満	入院ベースアップ評価料57	57点
57.5 以上 58.5 未満	入院ベースアップ評価料58	58点
58.5 以上 59.5 未満	入院ベースアップ評価料59	59点
59.5 以上 60.5 未満	入院ベースアップ評価料60	60点
60.5 以上 61.5 未満	入院ベースアップ評価料61	61点
61.5 以上 62.5 未満	入院ベースアップ評価料62	62点
62.5 以上 63.5 未満	入院ベースアップ評価料63	63点
63.5 以上 64.5 未満	入院ベースアップ評価料64	64点
64.5 以上 65.5 未満	入院ベースアップ評価料65	65点
65.5 以上 66.5 未満	入院ベースアップ評価料66	66点
66.5 以上 67.5 未満	入院ベースアップ評価料67	67点
67.5 以上 68.5 未満	入院ベースアップ評価料68	68点
68.5 以上 69.5 未満	入院ベースアップ評価料69	69点
69.5 以上 70.5 未満	入院ベースアップ評価料70	70点
70.5 以上 71.5 未満	入院ベースアップ評価料71	71点
71.5 以上 72.5 未満	入院ベースアップ評価料72	72点
72.5 以上 73.5 未満	入院ベースアップ評価料73	73点
73.5 以上 74.5 未満	入院ベースアップ評価料74	74点
74.5 以上 75.5 未満	入院ベースアップ評価料75	75点
75.5 以上 76.5 未満	入院ベースアップ評価料76	76点
76.5 以上 77.5 未満	入院ベースアップ評価料77	77点
77.5 以上 78.5 未満	入院ベースアップ評価料78	78点
78.5 以上 79.5 未満	入院ベースアップ評価料79	79点
79.5 以上 80.5 未満	入院ベースアップ評価料80	80点
80.5 以上 81.5 未満	入院ベースアップ評価料81	81点
81.5 以上 82.5 未満	入院ベースアップ評価料82	82点
82.5 以上 83.5 未満	入院ベースアップ評価料83	83点
83.5 以上 84.5 未満	入院ベースアップ評価料84	84点
84.5 以上 85.5 未満	入院ベースアップ評価料85	85点
85.5 以上 86.5 未満	入院ベースアップ評価料86	86点
86.5 以上 87.5 未満	入院ベースアップ評価料87	87点
87.5 以上 88.5 未満	入院ベースアップ評価料88	88点
88.5 以上 89.5 未満	入院ベースアップ評価料89	89点
89.5 以上 90.5 未満	入院ベースアップ評価料90	90点
90.5 以上 91.5 未満	入院ベースアップ評価料91	91点
91.5 以上 92.5 未満	入院ベースアップ評価料92	92点

92.5 以上	93.5 未満	入院ベースアップ評価料93	93点
93.5 以上	94.5 未満	入院ベースアップ評価料94	94点
94.5 以上	95.5 未満	入院ベースアップ評価料95	95点
95.5 以上	96.5 未満	入院ベースアップ評価料96	96点
96.5 以上	97.5 未満	入院ベースアップ評価料97	97点
97.5 以上	98.5 未満	入院ベースアップ評価料98	98点
98.5 以上	99.5 未満	入院ベースアップ評価料99	99点
99.5 以上	100.5 未満	入院ベースアップ評価料100	100点
100.5 以上	101.5 未満	入院ベースアップ評価料101	101点
101.5 以上	102.5 未満	入院ベースアップ評価料102	102点
102.5 以上	103.5 未満	入院ベースアップ評価料103	103点
103.5 以上	104.5 未満	入院ベースアップ評価料104	104点
104.5 以上	105.5 未満	入院ベースアップ評価料105	105点
105.5 以上	106.5 未満	入院ベースアップ評価料106	106点
106.5 以上	107.5 未満	入院ベースアップ評価料107	107点
107.5 以上	108.5 未満	入院ベースアップ評価料108	108点
108.5 以上	109.5 未満	入院ベースアップ評価料109	109点
109.5 以上	110.5 未満	入院ベースアップ評価料110	110点
110.5 以上	111.5 未満	入院ベースアップ評価料111	111点
111.5 以上	112.5 未満	入院ベースアップ評価料112	112点
112.5 以上	113.5 未満	入院ベースアップ評価料113	113点
113.5 以上	114.5 未満	入院ベースアップ評価料114	114点
114.5 以上	115.5 未満	入院ベースアップ評価料115	115点
115.5 以上	116.5 未満	入院ベースアップ評価料116	116点
116.5 以上	117.5 未満	入院ベースアップ評価料117	117点
117.5 以上	118.5 未満	入院ベースアップ評価料118	118点
118.5 以上	119.5 未満	入院ベースアップ評価料119	119点
119.5 以上	120.5 未満	入院ベースアップ評価料120	120点
120.5 以上	121.5 未満	入院ベースアップ評価料121	121点
121.5 以上	122.5 未満	入院ベースアップ評価料122	122点
122.5 以上	123.5 未満	入院ベースアップ評価料123	123点
123.5 以上	124.5 未満	入院ベースアップ評価料124	124点
124.5 以上	125.5 未満	入院ベースアップ評価料125	125点
125.5 以上	126.5 未満	入院ベースアップ評価料126	126点
126.5 以上	127.5 未満	入院ベースアップ評価料127	127点
127.5 以上	128.5 未満	入院ベースアップ評価料128	128点
128.5 以上	129.5 未満	入院ベースアップ評価料129	129点
129.5 以上	130.5 未満	入院ベースアップ評価料130	130点
130.5 以上	131.5 未満	入院ベースアップ評価料131	131点
131.5 以上	132.5 未満	入院ベースアップ評価料132	132点
132.5 以上	133.5 未満	入院ベースアップ評価料133	133点
133.5 以上	134.5 未満	入院ベースアップ評価料134	134点
134.5 以上	135.5 未満	入院ベースアップ評価料135	135点
135.5 以上	136.5 未満	入院ベースアップ評価料136	136点
136.5 以上	137.5 未満	入院ベースアップ評価料137	137点
137.5 以上	138.5 未満	入院ベースアップ評価料138	138点
138.5 以上	139.5 未満	入院ベースアップ評価料139	139点
139.5 以上	140.5 未満	入院ベースアップ評価料140	140点
140.5 以上	141.5 未満	入院ベースアップ評価料141	141点
141.5 以上	142.5 未満	入院ベースアップ評価料142	142点
142.5 以上	143.5 未満	入院ベースアップ評価料143	143点
143.5 以上	144.5 未満	入院ベースアップ評価料144	144点
144.5 以上	145.5 未満	入院ベースアップ評価料145	145点
145.5 以上	146.5 未満	入院ベースアップ評価料146	146点
146.5 以上	147.5 未満	入院ベースアップ評価料147	147点
147.5 以上	148.5 未満	入院ベースアップ評価料148	148点
148.5 以上	149.5 未満	入院ベースアップ評価料149	149点
149.5 以上	150.5 未満	入院ベースアップ評価料150	150点
150.5 以上	151.5 未満	入院ベースアップ評価料151	151点
151.5 以上	152.5 未満	入院ベースアップ評価料152	152点
152.5 以上	153.5 未満	入院ベースアップ評価料153	153点
153.5 以上	154.5 未満	入院ベースアップ評価料154	154点
154.5 以上	155.5 未満	入院ベースアップ評価料155	155点
155.5 以上	156.5 未満	入院ベースアップ評価料156	156点
156.5 以上	157.5 未満	入院ベースアップ評価料157	157点
157.5 以上	158.5 未満	入院ベースアップ評価料158	158点
158.5 以上	159.5 未満	入院ベースアップ評価料159	159点
159.5 以上	160.5 未満	入院ベースアップ評価料160	160点
160.5 以上	161.5 未満	入院ベースアップ評価料161	161点
161.5 以上	162.5 未満	入院ベースアップ評価料162	162点
162.5 以上	163.5 未満	入院ベースアップ評価料163	163点
163.5 以上	164.5 未満	入院ベースアップ評価料164	164点
164.5 以上		入院ベースアップ評価料165	165点

別表7

算出を行う月	算出の際に用いる「対象職員の給与総額」の対象となる期間	算出の際に用いる「外来・在宅ベースアップ評価料（Ⅰ）及び歯科外来・在宅ベースアップ評価料（Ⅰ）により算定される点数の見込み」，「外来・在宅ベースアップ評価料（Ⅱ）及び歯科外来・在宅ベースアップ評価料（Ⅱ）の算定回数の見込み」及び「延べ入院患者数」の対象となる期間	算出した【B】及び【C】に基づき届け出た区分に従って算定を開始する月
3月	前年3月～2月	前年12月～2月	4月
6月	前年6月～5月	3～5月	7月
9月	前年9月～8月	6～8月	10月
12月	前年12月～11月	9～11月	翌年1月

第16 介護老人保健施設入所者について算定できない検査等

1 介護老人保健施設入所者について算定できない検査

別表第12第1号（p.1035）に掲げる検査

2 介護老人保健施設入所者について算定できる投薬

医科点数表F400に掲げる処方箋料（3に規定する薬剤を投与した場合に限る）

3 介護老人保健施設入所者について算定できる内服薬及び外用薬の費用

抗悪性腫瘍剤（悪性新生物に罹患している患者に対して投与された場合に限る）の費用
HIF-PH阻害剤（人工腎臓又は腹膜灌流を受けている患者のうち腎性貧血状態にあるものに対して投与された場合に限る）の費用
疼痛コントロールのための医療用麻薬の費用
抗ウイルス剤（B型肝炎又はC型肝炎の効能若しくは効果を有するもの及び後天性免疫不全症候群又はHIV感染症の効能若しくは効果を有するものに限る）の費用

4 介護老人保健施設入所者について算定できる注射及び注射薬等の費用

医科点数表B001-2-12に掲げる外来腫瘍化学療法診療料の1のイ，2のイ又は3のイ
医科点数表第2章第6部注射通則第6号に規定する外来化学療法加算
医科点数表G000に掲げる皮内，皮下及び筋肉内注射〔医科点数表B001-22に掲げるがん性疼痛緩和指導管理料又は医科点数表B001-24に掲げる外来緩和ケア管理料（悪性腫瘍の患者に限る）を算定するものに限る〕
医科点数表G001に掲げる静脈内注射〔保険医療機関の保険医が平成18年7月1日から令和6年3月31日までの間に介護老人保健施設の人員，施設及び設備並びに運営に関する基準（平成11年厚生省令第40号）附則第13条に規定する転換を行って開設した介護老人保健施設（以下「療養病床から転換した介護老人保健施設」という）に赴いて行うもの，医科点

特施

数表B001-22に掲げるがん性疼痛緩和指導管理料，医科点数表B001-24に掲げる外来緩和ケア管理料（悪性腫瘍の患者に限る），医科点数表B001-2-12に掲げる外来腫瘍化学療法診療料の1のイ，2のイ若しくは3のイ又は医科点数表第2章第6部注射通則第6号に規定する外来化学療法加算を算定するものに限る〕
医科点数表G002に掲げる動脈注射（医科点数表B001-2-12に掲げる外来腫瘍化学療法診療料の1のイ，2のイ若しくは3のイ又は医科点数表第2章第6部注射通則第6号に規定する外来化学療法加算を算定するものに限る）
医科点数表G003に掲げる抗悪性腫瘍剤局所持続注入（医科点数表B001-2-12に掲げる外来腫瘍化学療法診療料の1のイ，2のイ又は3のイを算定するものに限る）
医科点数表G003-3に掲げる肝動脈塞栓を伴う抗悪性腫瘍剤肝動脈内注入（医科点数表B001-2-12に掲げる外来腫瘍化学療法診療料の1のイ，2のイ又は3のイを算定するものに限る）
医科点数表G004に掲げる点滴注射〔保険医療機関の保険医が療養病床から転換した介護老人保健施設に赴いて行うもの，医科点数表B001-22に掲げるがん性疼痛緩和指導管理料，医科点数表B001-24に掲げる外来緩和ケア管理料（悪性腫瘍の患者に限る），医科点数表B001-2-12に掲げる外来腫瘍化学療法診療料の1のイ，2のイ若しくは3のイ又は医科点数表第2章第6部注射通則第6号に規定する外来化学療法加算を算定するものに限る〕
医科点数表G005に掲げる中心静脈注射〔医科点数表B001-22に掲げるがん性疼痛緩和指導管理料，医科点数表B001-24に掲げる外来緩和ケア管理料（悪性腫瘍の患者に限る），医科点数表B001-2-12に掲げる外来腫瘍化学療法診療料の1のイ，2のイ若しくは3のイ又は医科点数表第2章第6部注射通則第6号に規定する外来化学療法加算を算定するものに限る〕
医科点数表G006に掲げる植込型カテーテルによる中心静脈注射〔医科点数表B001-22に掲げるがん性疼痛緩和指導管理料，医科点数表B001-24に掲げる外来緩和ケア管理料（悪性腫瘍の患者に限る），医科点数表B001-2-12に掲げる外来腫瘍化学療法診療料の1のイ，2のイ若しくは3のイ又は医科点数表第2章第6部注射通則第6号に規定する外来化学療法加算を算定するものに限る〕
エリスロポエチン（人工腎臓又は腹膜灌流を受けている患者のうち腎性貧血状態にあるものに対して投与された場合に限る）の費用
ダルベポエチン（人工腎臓又は腹膜灌流を受けている患者のうち腎性貧血状態にあるものに対して投与された場合に限る）の費用
エポエチンベータペゴル（人工腎臓又は腹膜灌流を受けている患者のうち腎性貧血状態にあるものに対して投与された場合に限る）の費用
抗悪性腫瘍剤（悪性新生物に罹患している患者に対して投与された場合に限る）の費用
疼痛コントロールのための医療用麻薬の費用
インターフェロン製剤（B型肝炎又はC型肝炎の効能又は効果を有するものに限る）の費用
抗ウイルス剤（B型肝炎又はC型肝炎の効能又は効果を有するもの及び後天性免疫不全症候群又はHIV感染症の効能又は効果を有するものに限る）の費用
血友病の患者に使用する医薬品（血友病患者における出血傾向の抑制の効能又は効果を有するものに限る）

5 介護老人保健施設入所者について算定できないリハビリテーション

別表第12第2号（p.1036）に掲げるリハビリテーション

6 介護老人保健施設入所者について算定できない処置

別表第12第3号（p.1036）に掲げる処置

7 介護老人保健施設入所者について算定できない手術

別表第12第4号（p.1036）に掲げる手術

8 介護老人保健施設入所者について算定できない麻酔

別表第12第5号（p.1036）に掲げる麻酔

第17 経過措置 （編注）「経過措置一覧」をp.6に掲載

1 令和6年3月31日において現に地域包括診療料に係る届出を行っている保険医療機関については，同年9月30日までの間に限り，第3の4の8の(1)のハ又は(2)〔(1)のハに限る〕に該当するものとみなす。
2 令和6年3月31日において現にかかりつけ歯科医機能強化型歯科診療所に係る届出を行っている保険医療機関については，令和7年5月31日までの間に限り，第3の6の2の3の(4)に該当するものとみなす。
3 令和6年3月31日において現に在宅療養支援病院に係る届出を行っている保険医療機関については，令和7年5月31日までの間に限り，第4の1の(1)のカ，(2)のカ又は(3)のヲに該当するものとみなす。
4 令和6年3月31日において現に在宅療養支援診療所又は在宅療養支援病院に係る届出を行っている保険医療機関については，令和7年5月31日までの間に限り，第3の6の(1)のタ，(2)のヨ並びに第4の1の(1)のタ又は(2)のタに該当するものとみなす。
5 令和6年3月31日において現に在宅療養支援診療所又は在宅療養支援病院に係る届出を行っている保険医療機関については，同年9月30日までの間に限り，第4の1の5の2に該当するものとみなす。
6 令和6年3月31日において現に在宅時医学総合管理料又は施設入居時等医学総合管理料に係る届出を行っている保険医療機関については，同年9月30日までの間に限り，第4の1の6の(10)に該当するものとみなす。
7 令和6年3月31日において医科点数表第2章第10部手術の通則の第4号又は第18号に係る届出を行っている場合については，令和7年5月31日までの間に限り，第12の1の(2)のハ又は2の5の(2)のハに該当するものとみなす。
8 令和6年3月31日において現に調剤基本料の連携強化加算の施設基準に係る届出を行っている保険薬局については，同年12月31日までの間に限り，第15の4の2の(1)の基準を満たしているものとみなす。
9 令和7年5月31日までの間に限り，第3の4の4

特施

の(1)のハ及び第３の９の(1)のハ中「ロの掲示事項について，原則として，ウェブサイトに掲載していること」とあるのは「削除」と，第４の１の３の３(4)，第４の１の６の２の(4)，第４の４の３の６の(4)，第10の１の９の２の(4)，第12の２の(4)，第13の２の２の(4)，第15の９の５の(4)中「(3)の掲示事項について，原則として，ウェブサイトに掲載していること」とあるのは「削除」と，第４の１の５の３の(6)中「(5)の掲示事項について，原則として，ウェブサイトに掲載していること」とあるのは「削除」と，第５の11の(1)のロ中「イの掲示事項について，原則として，ウェブサイトに掲載していること」とあるのは「削除」と，第７の４の(1)のへ中「ホの掲示事項について，原則として，ウェブサイトに掲載していること」とあるのは「削除」と，第７の５の(2)中「(1)の掲示事項について，原則として，ウェブサイトに掲載していること」とあるのは「削除」とする。

10　基本診療料の施設基準等の一部を改正する件（令和６年厚生労働省告示第58号）による改正前の基本診療料の施設基準等**別表第６の２**に規定する地域に所在する保険医療機関であって，令和６年３月31日において現に外来緩和ケア管理料の注４，糖尿病透析予防指導管理料の注３，在宅療養支援診療所，在宅療養支援病院，在宅療養後方支援病院又は調剤基本料の注１ただし書に係る届出を行っているものは，令和８年５月31日までの間に限り，基本診療料の施設基準等**別表第６の２**に規定する地域に所在するものとみなす。

別表第１　特定疾患療養管理料並びに処方料並びに処方箋料の特定疾患処方管理加算に規定する疾患

結核
悪性新生物
甲状腺障害
処置後甲状腺機能低下症
スフィンゴリピド代謝障害及びその他の脂質蓄積障害
ムコ脂質症
リポ蛋白代謝障害及びその他の脂（質）血症（家族性高コレステロール血症等の遺伝性疾患に限る）
リポジストロフィー
ローノア・ベンソード腺脂肪腫症
虚血性心疾患
不整脈
心不全
脳血管疾患
一過性脳虚血発作及び関連症候群
単純性慢性気管支炎及び粘液膿性慢性気管支炎
詳細不明の慢性気管支炎
その他の慢性閉塞性肺疾患
肺気腫
喘息
喘息発作重積状態
気管支拡張症
胃潰瘍
十二指腸潰瘍
胃炎及び十二指腸炎
肝疾患（経過が慢性なものに限る）
慢性ウイルス肝炎
アルコール性慢性膵炎
その他の慢性膵炎
思春期早発症
性染色体異常
アナフィラキシー
ギラン・バレー症候群

別表第２　特定疾患治療管理料に規定する疾患等

１　特定薬剤治療管理料１の対象患者
(1)　テオフィリン製剤を投与している患者
(2)　不整脈用剤を投与している患者
(3)　ハロペリドール製剤又はブロムペリドール製剤を投与している患者
(4)　リチウム製剤を投与している患者
(5)　免疫抑制剤を投与している患者
(6)　サリチル酸系製剤を投与している若年性関節リウマチ，リウマチ熱又は関節リウマチの患者
(7)　メトトレキサートを投与している悪性腫瘍の患者
(8)　アミノ配糖体抗生物質，グリコペプチド系抗生物質又はトリアゾール系抗真菌剤を投与している入院中の患者
(9)　イマチニブを投与している患者
(10)　シロリムス製剤を投与している患者
(11)　スニチニブを投与している患者
(12)　治療抵抗性統合失調症治療薬を投与している患者
(13)　ブスルファンを投与している患者
(14)　(1)から(13)までに掲げる患者に準ずるもの

２　小児特定疾患カウンセリング料の対象患者
18歳未満の気分障害，神経症性障害，ストレス関連障害及び身体的要因に関連した行動症候群，心理的発達の障害又は小児期及び青年期に通常発症する行動及び情緒の障害の患者

３　削除

４　皮膚科特定疾患指導管理料（Ⅰ）の対象疾患
天疱瘡
類天疱瘡
エリテマトーデス（紅斑性狼瘡）
紅皮症
尋常性乾癬
掌蹠膿疱症
先天性魚鱗癬
類乾癬
扁平苔癬
結節性痒疹その他の痒疹（慢性型で経過が１年以上のものに限る）

５　皮膚科特定疾患指導管理料（Ⅱ）の対象疾患
帯状疱疹
じんま疹
アトピー性皮膚炎（16歳以上の患者が罹患している場合に限る）
尋常性白斑
円形脱毛症
脂漏性皮膚炎

別表第３　外来栄養食事指導料，入院栄養食事指導料，集団栄養食事指導料及び在宅患者訪問栄養食事指導料に規定する特別食

腎臓食
肝臓食
糖尿食

特施

胃潰瘍食
貧血食
膵臓食
脂質異常症食
痛風食
てんかん食
フェニールケトン尿症食
楓糖尿症食
ホモシスチン尿症食
尿素サイクル異常症食
メチルマロン酸血症食
プロピオン酸血症食
極長鎖アシル－CoA脱水素酵素欠損症食
糖原病食
ガラクトース血症食
治療乳
無菌食
小児食物アレルギー食（外来栄養食事指導料及び入院栄養食事指導料に限る）
特別な場合の検査食（単なる流動食及び軟食を除く）

別表第3の1の2　療養・就労両立支援指導料の「注1」に規定する疾患

悪性新生物
脳梗塞，脳出血，くも膜下出血その他の急性発症した脳血管疾患
肝疾患（経過が慢性なものに限る）
心疾患
糖尿病
若年性認知症
難病の患者に対する医療等に関する法律第5条第1項に規定する指定難病〔同法第7条第4項に規定する医療受給者証を交付されている患者（同条第1項各号に規定する特定医療費の支給認定に係る基準を満たすものとして診断を受けたものを含む）に係るものに限る〕その他これに準ずる疾患

別表第3の1の3　退院時共同指導料1及び退院時共同指導料2を2回算定できる疾病等の患者並びに頻回訪問加算に規定する状態等にある患者

1　末期の悪性腫瘍の患者（在宅がん医療総合診療料を算定している患者を除く）
2　(1)であって，(2)又は(3)の状態である患者
(1)　在宅自己腹膜灌流指導管理，在宅血液透析指導管理，在宅酸素療法指導管理，在宅中心静脈栄養法指導管理，在宅成分栄養経管栄養法指導管理，在宅人工呼吸指導管理，在宅麻薬等注射指導管理，在宅腫瘍化学療法注射指導管理，在宅強心剤持続投与指導管理，在宅自己疼痛管理指導管理，在宅肺高血圧症患者指導管理又は在宅気管切開患者指導管理を受けている状態にある者
(2)　ドレーンチューブ又は留置カテーテルを使用している状態
(3)　人工肛門又は人工膀胱を設置している状態
3　在宅での療養を行っている患者であって，高度な指導管理を必要とするもの

別表第3の2　ハイリスク妊産婦共同管理料（Ⅰ）に規定する状態等である患者

1　妊婦であって次に掲げる状態にあるもの
分娩時の妊娠週数が22週から32週未満の早産である患者
妊娠高血圧症候群重症の患者
前置胎盤（妊娠28週以降で出血等の病状を伴うものに限る）の患者
妊娠30週未満の切迫早産（子宮収縮，子宮出血，頸管の開大，短縮又は軟化のいずれかの兆候を示すもの等に限る）の患者
多胎妊娠の患者
子宮内胎児発育遅延の患者
心疾患（治療中のものに限る）の患者
糖尿病（治療中のものに限る）の患者
甲状腺疾患（治療中のものに限る）の患者
腎疾患（治療中のものに限る）の患者
膠原病（治療中のものに限る）の患者
特発性血小板減少性紫斑病（治療中のものに限る）の患者
白血病（治療中のものに限る）の患者
血友病（治療中のものに限る）の患者
出血傾向のある状態（治療中のものに限る）の患者
HIV陽性の患者
Rh不適合の患者
当該妊娠中に帝王切開術以外の開腹手術を行った患者又は行うことを予定している患者
精神疾患の患者（精神療法が実施されているものに限る）

2　妊産婦であって次に掲げる状態にあるもの
妊娠22週から32週未満の早産の患者
40歳以上の初産婦の患者
分娩前のBMIが35以上の初産婦の患者
妊娠高血圧症候群重症の患者
常位胎盤早期剥離の患者
前置胎盤（妊娠28週以降で出血等の病状を伴うものに限る）の患者
双胎間輸血症候群の患者
多胎妊娠の患者
子宮内胎児発育遅延の患者
心疾患（治療中のものに限る）の患者
糖尿病（治療中のものに限る）の患者
特発性血小板減少性紫斑病（治療中のものに限る）の患者
白血病（治療中のものに限る）の患者
血友病（治療中のものに限る）の患者
出血傾向のある状態（治療中のものに限る）の患者
HIV陽性の患者
当該妊娠中に帝王切開術以外の開腹手術を行った患者又は行うことを予定している患者
精神疾患の患者（精神療法が実施されているものに限る）

別表第3の3　薬剤管理指導料の対象患者並びに服薬管理指導料及びかかりつけ薬剤師指導料に規定する医薬品

抗悪性腫瘍剤
免疫抑制剤
不整脈用剤
抗てんかん剤
血液凝固阻止剤（内服薬に限る）
ジギタリス製剤
テオフィリン製剤
カリウム製剤（注射薬に限る）
精神神経用剤

特施

糖尿病用剤
膵臓ホルモン剤
抗HIV薬

別表第7　在宅患者訪問診療料（Ⅰ）及び在宅患者訪問診療料（Ⅱ）並びに在宅患者訪問看護・指導料及び同一建物居住者訪問看護・指導料に規定する疾病等

末期の悪性腫瘍
多発性硬化症
重症筋無力症
スモン
筋萎縮性側索硬化症
脊髄小脳変性症
ハンチントン病
進行性筋ジストロフィー症
パーキンソン病関連疾患〔進行性核上性麻痺，大脳皮質基底核変性症及びパーキンソン病（ホーエン・ヤールの重症度分類がステージ3以上であって生活機能障害度がⅡ度又はⅢ度のものに限る。）〕
多系統萎縮症（線条体黒質変性症，オリーブ橋小脳萎縮症及びシャイ・ドレーガー症候群）
プリオン病
亜急性硬化性全脳炎
ライソゾーム病
副腎白質ジストロフィー
脊髄性筋萎縮症
球脊髄性筋萎縮症
慢性炎症性脱髄性多発神経炎
後天性免疫不全症候群
頸髄損傷
人工呼吸器を使用している状態

別表第8　退院時共同指導料1の注2に規定する特別な管理を要する状態等にある患者並びに退院後訪問指導料，在宅患者訪問看護・指導料及び同一建物居住者訪問看護・指導料に規定する状態等にある患者

1　在宅麻薬等注射指導管理，在宅腫瘍化学療法注射指導管理又は在宅強心剤持続投与指導管理若しくは在宅気管切開患者指導管理を受けている状態にある者又は気管カニューレ若しくは留置カテーテルを使用している状態にある者
2　在宅自己腹膜灌流指導管理，在宅血液透析指導管理，在宅酸素療法指導管理，在宅中心静脈栄養法指導管理，在宅成分栄養経管栄養法指導管理，在宅自己導尿指導管理，在宅人工呼吸指導管理，在宅持続陽圧呼吸療法指導管理，在宅自己疼痛管理指導管理又は在宅肺高血圧症患者指導管理を受けている状態にある者
3　人工肛門又は人工膀胱を設置している状態にある者
4　真皮を越える褥瘡の状態にある者
5　在宅患者訪問点滴注射管理指導料を算定している者

別表第8の2　在宅時医学総合管理料及び施設入居時等医学総合管理料に規定する別に厚生労働大臣が定める状態の患者

1　次に掲げる疾患に罹患している患者
　末期の悪性腫瘍
　スモン
　難病の患者に対する医療等に関する法律第5条第1項に規定する指定難病
　後天性免疫不全症候群
　脊髄損傷
　真皮を越える褥瘡
2　次に掲げる状態の患者
　在宅自己連続携行式腹膜灌流を行っている状態
　在宅血液透析を行っている状態
　在宅酸素療法を行っている状態
　在宅中心静脈栄養法を行っている状態
　在宅成分栄養経管栄養法を行っている状態
　在宅自己導尿を行っている状態
　在宅人工呼吸を行っている状態
　植込型脳・脊髄刺激装置による疼痛管理を行っている状態
　肺高血圧症であって，プロスタグランジンI_2製剤を投与されている状態
　気管切開を行っている状態
　気管カニューレを使用している状態
　ドレーンチューブ又は留置カテーテルを使用している状態
　人工肛門又は人工膀胱を設置している状態

別表第8の3　在宅時医学総合管理料の注10（施設入居時等医学総合管理料の注5の規定により準用する場合を含む）に規定する別に厚生労働大臣が定める状態の患者

要介護3以上の状態又はこれに準ずる状態
日常生活に支障を来たすような症状・行動や意思疎通の困難さが見られ，介護を必要とする認知症の状態
頻回の訪問看護を受けている状態
訪問診療又は訪問看護において処置を受けている状態
介護保険法第8条第11項に規定する特定施設等看護職員が配置された施設に入居し，医師の指示を受けた看護職員による処置を受けている状態
麻薬の投薬を受けている状態
その他関係機関との調整等のために訪問診療を行う医師による特別な医学管理を必要とする状態

別表第8の4　在宅時医学総合管理料の注11及び施設入居時等医学総合管理料の注4に規定する別に厚生労働大臣が定める状態の患者

別表第8の2（p.1031）に掲げる状態
要介護2以上の状態又はこれに準ずる状態
訪問診療又は訪問看護において処置を受けている状態
介護保険法第8条第11項に規定する特定施設等看護職員が配置された施設に入居し，医師の指示を受けた看護職員による処置を受けている状態
がんの治療を受けている状態
精神疾患以外の疾患の治療のために訪問診療を行う医師による特別な医学管理を必要とする状態

別表第9　在宅自己注射指導管理料，間歇注入シリンジポンプ加算，持続血糖測定器加算及び注入器用注射針加算に規定する注射薬

インスリン製剤
性腺刺激ホルモン製剤
ヒト成長ホルモン剤

遺伝子組換え活性型血液凝固第Ⅶ因子製剤
遺伝子組換え型血液凝固第Ⅷ因子製剤
遺伝子組換え型血液凝固第Ⅸ因子製剤
乾燥濃縮人血液凝固第Ⅹ因子加活性化第Ⅶ因子製剤
乾燥人血液凝固第Ⅷ因子製剤
乾燥人血液凝固第Ⅸ因子製剤
顆粒球コロニー形成刺激因子製剤
性腺刺激ホルモン放出ホルモン剤
ソマトスタチンアナログ
ゴナドトロピン放出ホルモン誘導体
グルカゴン製剤
グルカゴン様ペプチド-1受容体アゴニスト
ヒトソマトメジンC製剤
インターフェロンアルファ製剤
インターフェロンベータ製剤
エタネルセプト製剤
ペグビソマント製剤
スマトリプタン製剤
グリチルリチン酸モノアンモニウム・グリシン・L-システイン塩酸塩配合剤
アダリムマブ製剤
テリパラチド製剤
アドレナリン製剤
ヘパリンカルシウム製剤
アポモルヒネ塩酸塩製剤
セルトリズマブペゴル製剤
トシリズマブ製剤
メトレレプチン製剤
アバタセプト製剤
pH4処理酸性人免疫グロブリン（皮下注射）製剤
アスホターゼ アルファ製剤
グラチラマー酢酸塩製剤
セクキヌマブ製剤
エボロクマブ製剤
ブロダルマブ製剤
アリロクマブ製剤
ベリムマブ製剤
イキセキズマブ製剤
ゴリムマブ製剤
エミシズマブ製剤
イカチバント製剤
サリルマブ製剤
デュピルマブ製剤
インスリン・グルカゴン様ペプチド-1受容体アゴニスト配合剤
ヒドロコルチゾンコハク酸エステルナトリウム製剤
遺伝子組換えヒトvon Willebrand因子製剤
ブロスマブ製剤
メポリズマブ製剤
オマリズマブ製剤
テデュグルチド製剤
サトラリズマブ製剤
ガルカネズマブ製剤
オファツムマブ製剤
ボソリチド製剤
エレヌマブ製剤
アバロパラチド酢酸塩製剤
カプラシズマブ製剤
乾燥濃縮人C1-インアクチベーター製剤
フレマネズマブ製剤
メトトレキサート製剤
チルゼパチド製剤
ビメキズマブ製剤
ホスレボドパ・ホスカルビドパ水和物配合剤
ペグバリアーゼ製剤
ラナデルマブ製剤
ネモリズマブ製剤
ペグセタコプラン製剤
ジルコプランナトリウム製剤
コンシズマブ製剤
テゼペルマブ製剤
オゾラリズマブ製剤

別表第9の1の1の2　在宅強心剤持続投与指導管理料に規定する注射薬 新

ドブタミン塩酸塩製剤
ドパミン塩酸塩製剤
ノルアドレナリン製剤

別表第9の1の2　在宅難治性皮膚疾患処置指導管理料に規定する疾患

表皮水疱症
水疱型先天性魚鱗癬様紅皮症

別表第9の1の3　注入器加算に規定する注射薬

別表第9（p.1031）に規定する注射薬のうち，pH4処理酸性人免疫グロブリン（皮下注射）製剤及びペグセタコプラン製剤以外のもの

別表第9の1の4　経腸投薬用ポンプ加算に規定する内服薬

レボドパ・カルビドパ水和物製剤

別表第9の1の4の2　持続皮下注入シリンジポンプ加算に規定する注射薬 新

ホスレボドパ・ホスカルビドパ水和物配合剤

別表第9の1の5　注入ポンプ加算に規定する注射薬

pH4処理酸性人免疫グロブリン（皮下注射）製剤
ペグセタコプラン製剤

別表第9の2　検体検査実施料に規定する検体検査

1　D000に掲げる尿中一般物質定性半定量検査
2　D002に掲げる尿沈渣（鏡検法）
3　D003に掲げる糞便検査のうち次のもの
　糞便中ヘモグロビン
4　D005に掲げる血液形態・機能検査のうち次のもの
　赤血球沈降速度（ESR）
　末梢血液一般検査
　ヘモグロビンA1c（HbA1c）
5　D006に掲げる出血・凝固検査のうち次のもの
　プロトロンビン時間（PT）
　フィブリン・フィブリノゲン分解産物（FDP）定性

フィブリン・フィブリノゲン分解産物（FDP）半定量
フィブリン・フィブリノゲン分解産物（FDP）定量
Dダイマー

6　D007に掲げる血液化学検査のうち次のもの
総ビリルビン
総蛋白
アルブミン（BCP改良法・BCG法）
尿素窒素
クレアチニン
尿酸
アルカリホスファターゼ（ALP）
コリンエステラーゼ（ChE）
γ-グルタミルトランスフェラーゼ（γ-GT）
中性脂肪
ナトリウム及びクロール
カリウム
カルシウム
グルコース
乳酸デヒドロゲナーゼ（LD）
クレアチンキナーゼ（CK）
HDL-コレステロール
総コレステロール
アスパラギン酸アミノトランスフェラーゼ（AST）
アラニンアミノトランスフェラーゼ（ALT）
LDL-コレステロール
グリコアルブミン

7　D008に掲げる内分泌学的検査のうち次のもの
甲状腺刺激ホルモン（TSH）
遊離サイロキシン（FT_4）
遊離トリヨードサイロニン（FT_3）

8　D009に掲げる腫瘍マーカーのうち次のもの
癌胎児性抗原（CEA）
α-フェトプロテイン（AFP）
前立腺特異抗原（PSA）
CA19-9

9　D015に掲げる血漿蛋白免疫学的検査のうち次のもの
C反応性蛋白（CRP）

10　D017に掲げる排泄物，滲出物又は分泌物の細菌顕微鏡検査のうち次のもの
その他のもの

別表第9の2の2　中心静脈注射用カテーテル挿入の注3に規定する患者

3歳未満の乳幼児であって次の疾患である者
先天性小腸閉鎖症
鎖肛
ヒルシュスプルング病
短腸症候群

別表第9の3　医科点数表第2章第7部リハビリテーション通則第4号に規定する患者

回復期リハビリテーション病棟入院料又は特定機能病院リハビリテーション病棟入院料を算定する患者（運動器リハビリテーション料を算定するものを除く）
脳血管疾患等の患者のうち発症後60日以内のもの
入院中の患者であって，その入院する病棟等において早期歩行，ADLの自立等を目的として心大血管疾患リハビリテーション料（Ⅰ），脳血管疾患等リハビリテーション料（Ⅰ），廃用症候群リハビリテーション料（Ⅰ），運動器リハビリテーション料（Ⅰ）又は呼吸器リハビリテーション料（Ⅰ）を算定するもの

別表第9の4　心大血管疾患リハビリテーション料の対象患者

1　急性心筋梗塞，狭心症発作その他の急性発症した心大血管疾患又はその手術後の患者
2　慢性心不全，末梢動脈閉塞性疾患その他の慢性の心大血管疾患により，一定程度以上の呼吸循環機能の低下及び日常生活能力の低下を来している患者

別表第9の5　脳血管疾患等リハビリテーション料の対象患者

1　脳梗塞，脳出血，くも膜下出血その他の急性発症した脳血管疾患又はその手術後の患者
2　脳腫瘍，脳膿瘍，脊髄損傷，脊髄腫瘍その他の急性発症した中枢神経疾患又はその手術後の患者
3　多発性神経炎，多発性硬化症，末梢神経障害その他の神経疾患の患者
4　パーキンソン病，脊髄小脳変性症その他の慢性の神経筋疾患の患者
5　失語症，失認及び失行症並びに高次脳機能障害の患者
6　難聴や人工内耳植込手術等に伴う聴覚・言語機能の障害を有する患者
7　顎・口腔の先天異常に伴う構音障害を有する患者
8　舌悪性腫瘍等の手術による構音障害を有する患者
9　リハビリテーションを要する状態の患者であって，一定程度以上の基本動作能力，応用動作能力，言語聴覚能力及び日常生活能力の低下を来しているもの〔心大血管疾患リハビリテーション料，廃用症候群リハビリテーション料，運動器リハビリテーション料，呼吸器リハビリテーション料，障害児（者）リハビリテーション料又はがん患者リハビリテーション料の対象患者に該当するものを除く〕

別表第9の6　運動器リハビリテーション料の対象患者

1　上・下肢の複合損傷，脊椎損傷による四肢麻痺その他の急性発症した運動器疾患又はその手術後の患者
2　関節の変性疾患，関節の炎症性疾患その他の慢性の運動器疾患により，一定程度以上の運動機能及び日常生活能力の低下を来している患者

別表第9の7　呼吸器リハビリテーション料の対象患者

1　肺炎，無気肺，その他の急性発症した呼吸器疾患の患者
2　肺腫瘍，胸部外傷その他の呼吸器疾患又はその手術後の患者
3　慢性閉塞性肺疾患（COPD），気管支喘息その他の慢性の呼吸器疾患により，一定程度以上の重症の

呼吸困難や日常生活能力の低下を来している患者
4 食道癌，胃癌，肝臓癌，咽・喉頭癌，大腸癌，卵巣癌，膵癌等の手術前後の呼吸機能訓練を要する患者

別表第９の８ 心大血管疾患リハビリテーション料，脳血管疾患等リハビリテーション料，廃用症候群リハビリテーション料，運動器リハビリテーション料及び呼吸器リハビリテーション料に規定する算定日数の上限の除外対象患者

1 失語症，失認及び失行症の患者
高次脳機能障害の患者
重度の頚髄損傷の患者
頭部外傷及び多部位外傷の患者
慢性閉塞性肺疾患（COPD）の患者
心筋梗塞の患者
狭心症の患者
軸索断裂の状態にある末梢神経損傷（発症後１年以内のものに限る）の患者
外傷性の肩関節腱板損傷（受傷後180日以内のものに限る）の患者
回復期リハビリテーション病棟入院料又は特定機能病院リハビリテーション病棟入院料を算定する患者
回復期リハビリテーション病棟又は特定機能病院リハビリテーション病棟において在棟中に回復期リハビリテーション病棟入院料又は特定機能病院リハビリテーション病棟入院料を算定した患者であって，当該病棟を退棟した日から起算して３月以内の患者（保険医療機関に入院中の患者，介護老人保健施設又は介護医療院に入所する患者を除く）
難病患者リハビリテーション料に規定する患者（先天性又は進行性の神経・筋疾患の者を除く）
障害児（者）リハビリテーション料に規定する患者（加齢に伴って生ずる心身の変化に起因する疾病の者に限る）
その他**別表第９の４**（p.1033）から**別表第９の７**（p.1033）までに規定する患者又は廃用症候群リハビリテーション料に規定する患者であって，リハビリテーションを継続して行うことが必要であると医学的に認められるもの
2 先天性又は進行性の神経・筋疾患の患者
障害児（者）リハビリテーション料に規定する患者（加齢に伴って生ずる心身の変化に起因する疾病の者を除く）

別表第９の９ 心大血管疾患リハビリテーション料，脳血管疾患等リハビリテーション料，廃用症候群リハビリテーション料，運動器リハビリテーション料及び呼吸器リハビリテーション料に規定する別に厚生労働大臣が定める場合

1 **別表第９の８**（p.1034）第１号に規定する患者については，治療を継続することにより状態の改善が期待できると医学的に判断される場合
2 **別表第９の８**（p.1034）第２号に規定する患者については，患者の疾患，状態等を総合的に勘案し，治療上有効であると医学的に判断される場合

別表第９の10 心大血管疾患リハビリテーション料，脳血管疾患等リハビリテーション料，廃用症候群リハビリテーション料，運動器リハビリテーション料及び呼吸器リハビリテーション料に規定する急性期リハビリテーション加算の対象となる患者 新

1 相当程度以上の日常生活能力の低下を来している患者
2 重度認知症の状態にあり，日常生活を送る上で介助が必要な患者
3 特別な管理を要する処置等を実施している患者
4 リハビリテーションを実施する上で感染対策が特に必要な感染症並びにそれらの疑似症患者

別表第10 難病患者リハビリテーション料に規定する疾患

ベーチェット病
多発性硬化症
重症筋無力症
全身性エリテマトーデス
スモン
筋萎縮性側索硬化症
強皮症，皮膚筋炎及び多発性筋炎
結節性動脈周囲炎
ビュルガー病
脊髄小脳変性症
悪性関節リウマチ
パーキンソン病関連疾患（進行性核上性麻痺，大脳皮質基底核変性症及びパーキンソン病）
アミロイドーシス
後縦靱帯骨化症
ハンチントン病
モヤモヤ病（ウィリス動脈輪閉塞症）
ウェゲナー肉芽腫症
多系統萎縮症（線条体黒質変性症，オリーブ橋小脳萎縮症，シャイ・ドレーガー症候群）
広範脊柱管狭窄症
特発性大腿骨頭壊死症
混合性結合組織病
プリオン病
ギラン・バレー症候群
黄色靱帯骨化症
シェーグレン症候群
成人発症スチル病
関節リウマチ
亜急性硬化性全脳炎
ライソゾーム病
副腎白質ジストロフィー
脊髄性筋萎縮症
球脊髄性筋萎縮症
慢性炎症性脱髄性多発神経炎

別表第10の２ 障害児（者）リハビリテーション料の対象患者

脳性麻痺の患者
胎生期若しくは乳幼児期に生じた脳又は脊髄の奇形及び障害の患者
顎・口腔の先天異常の患者
先天性の体幹四肢の奇形又は変形の患者
先天性神経代謝異常症，大脳白質変性症の患者
先天性又は進行性の神経筋疾患の患者

神経障害による麻痺及び後遺症の患者
言語障害，聴覚障害又は認知障害を伴う自閉症等の発達障害の患者

別表第10の2の2　がん患者リハビリテーション料の対象患者

1　がん患者であって，がんの治療のために入院している間に手術，化学療法（骨髄抑制が見込まれるものに限る），放射線治療若しくは造血幹細胞移植が行われる予定のもの又は行われたもの
2　緩和ケアを目的とした治療を行っている進行がん又は末期がんの患者であって，症状の増悪により入院している間に在宅復帰を目的としたリハビリテーションが必要なもの

別表第10の2の3　集団コミュニケーション療法料の対象患者

別表第9の5（p.1033）若しくは**別表第10の2**（p.1034）に掲げる患者又は廃用症候群リハビリテーション料に規定する患者であって，言語・聴覚機能の障害を有するもの

別表第10の2の4　通院・在宅精神療法の注6及び精神科継続外来支援・指導料の注5に規定する別に厚生労働大臣が定める要件

次に掲げる要件をいずれも満たすこと。
1　当該保険医療機関における3種類以上の抗うつ薬及び3種類以上の抗精神病薬の投与の頻度が低いこと。
2　当該患者に対し，適切な説明及び医学管理が行われていること。
3　当該処方が臨時の投薬等のもの又は患者の病状等によりやむを得ないものであること。

別表第10の3　人工腎臓に規定する薬剤

エリスロポエチン
ダルベポエチン
エポエチンベータペゴル
HIF-PH阻害剤

別表10の3の2　人工呼吸の注5に規定する対象患者 新

A300救命救急入院料2又は4を算定する患者
A301特定集中治療室管理料1又は2を算定する患者
A301-4小児特定集中治療室管理料を算定する患者
A302新生児特定集中治療室管理料1を算定する患者
A302-2新生児特定集中治療室重症児対応体制強化管理料を算定する患者
A303総合周産期特定集中治療室管理料の新生児集中治療室管理料を算定する患者

別表第11の2　マスク又は気管内挿管による閉鎖循環式全身麻酔に規定する麻酔が困難な患者

心不全の患者
冠動脈疾患の患者
弁膜症の患者
不整脈の患者
先天性心疾患の患者
肺動脈性肺高血圧症の患者
呼吸不全の患者
呼吸器疾患の患者
糖尿病の患者
腎不全の患者
肝不全の患者
血球減少の患者
血液凝固異常の患者
出血傾向のある患者
敗血症の患者
神経障害の患者
BMIが35以上の患者

別表第11の3　強度変調放射線治療（IMRT）の対象患者

限局性の固形悪性腫瘍の患者

別表第11の4　粒子線治療の注1に規定する対象患者

小児腫瘍（限局性の固形悪性腫瘍に限る）の患者
手術による根治的な治療が困難な骨軟部腫瘍の患者
頭頸部悪性腫瘍（口腔・咽喉頭の扁平上皮癌を除く）の患者
手術による根治的な治療が困難な早期肺癌（日本肺癌学会が定める「肺癌取扱い規約」におけるⅠ期からⅡA期までの肺癌に限る）の患者
手術による根治的な治療が困難な肝細胞癌（長径4cm以上のものに限る）の患者
手術による根治的な治療が困難な肝内胆管癌の患者
手術による根治的な治療が困難な局所進行性膵癌の患者
手術による根治的な治療が困難な局所大腸癌（手術後に再発したものに限る）の患者
手術による根治的な治療が困難な局所進行性子宮頸部腺癌の患者
手術による根治的な治療が困難な局所進行性子宮頸部扁平上皮癌（長径6cm以上のものに限る）の患者
手術による根治的な治療が困難な悪性黒色腫（婦人科領域の臓器から発生した悪性黒色腫に限る）の患者
限局性及び局所進行性前立腺癌（転移を有するものを除く）の患者

別表第12　介護老人保健施設入所者について算定できない検査，リハビリテーション，処置，手術及び麻酔

1　**算定できない検査**
(1)　検体検査〔医科点数表**D007**の36に掲げる血液ガス分析及び当該検査に係る**D026**の4に掲げる生化学的検査（Ⅰ）判断料並びに**D419**の3に掲げる動脈血採取であって，保険医療機関の保険医が療養病床から転換した介護老人保健施設に赴いて行うものを除く〕
(2)　呼吸循環機能検査等のうち医科点数表**D208**に掲げる心電図検査及び**D209**に掲げる負荷心電図検査（心電図検査の注に掲げるもの又は負荷心電図検査の注1に掲げるものであって，保険医療機関の保険医が療養病床から転換した介護老人保健施設に赴いて行う診療に係るものを除く）
(3)　負荷試験等のうち肝及び腎のクリアランステス

特施

ト，内分泌負荷試験及び糖負荷試験
(4) (1)から(3)までに掲げる検査に最も近似するものとして医科点数表により点数の算定される特殊な検査

2 算定できないリハビリテーション
(1) 脳血管疾患等リハビリテーション
(2) 廃用症候群リハビリテーション
(3) 運動器リハビリテーション
(4) 摂食機能療法
(5) 視能訓練
(6) (1)から(5)までに掲げるリハビリテーションに最も近似するものとして医科点数表により点数の算定される特殊なリハビリテーション

3 算定できない処置
(1) **一般処置のうち次に掲げるもの**
イ 創傷処置〔6,000cm²以上のもの（褥瘡に係るものを除く）を除く〕
ロ 手術後の創傷処置
ハ ドレーン法（ドレナージ）
ニ 腰椎穿刺
ホ 胸腔穿刺（洗浄，注入及び排液を含む）（保険医療機関の保険医が療養病床から転換した介護老人保健施設に赴いて行うものを除く）
ヘ 腹腔穿刺（洗浄，注入及び排液を含む）（保険医療機関の保険医が療養病床から転換した介護老人保健施設に赴いて行うものを除く）
ト 喀痰吸引
チ 高位浣腸，高圧浣腸，洗腸
リ 摘便
ヌ 酸素吸入
ル 酸素テント
ヲ 間歇的陽圧吸入法
ワ 肛門拡張法（徒手又はブジーによるもの）
カ 非還納性ヘルニア徒手整復法（保険医療機関の保険医が療養病床から転換した介護老人保健施設に赴いて行うものを除く）
ヨ 痔核嵌頓整復法（脱肛を含む）
(2) **救急処置のうち次に掲げるもの**
イ 救命のための気管内挿管
ロ 人工呼吸
ハ 非開胸的心マッサージ
ニ 気管内洗浄
ホ 胃洗浄
(3) **泌尿器科処置のうち次に掲げるもの**
イ 膀胱洗浄（薬液注入を含む）
ロ 留置カテーテル設置
ハ 嵌頓包茎整復法（陰茎絞扼等）
(4) **整形外科的処置**（鋼線等による直達牽引を除く）
(5) **栄養処置のうち次に掲げるもの**
イ 鼻腔栄養
ロ 滋養浣腸
(6) **(1)から(5)までに掲げる処置に最も近似するものとして医科点数表により点数の算定される特殊な処置**

4 算定できない手術
(1) 創傷処理（長径5cm以上で筋肉，臓器に達するもの及び保険医療機関の保険医が療養病床から転換した介護老人保健施設に赴いて行うものを除く）
(2) 皮膚切開術（長径20cm未満のものに限る）
(3) デブリードマン（100cm²未満のものに限る）
(4) 爪甲除去術
(5) ひょう疽手術
(6) 外耳道異物除去術（複雑なものを除く）
(7) 咽頭異物摘出術（保険医療機関の保険医が療養病床から転換した介護老人保健施設に赴いて行うものであって，複雑なものを除く）
(8) 顎関節脱臼非観血的整復術（保険医療機関の保険医が療養病床から転換した介護老人保健施設に赴いて行うものを除く）
(9) 血管露出術
(10) (1)から(9)までに掲げる手術に最も近似するものとして医科点数表により点数の算定される特殊な手術

5 算定できない麻酔
(1) 静脈麻酔
(2) 神経ブロックにおける麻酔剤の持続的注入
(3) (1)及び(2)に掲げる麻酔に最も近似するものとして医科点数表により点数の算定される特殊な麻酔

【通知】特掲診療料の施設基準等及びその届出に関する手続きの取扱いについて

（令6保医発0305・6）

（編注） 以下の通知の別添1のうち，個々の診療報酬に対応する部分を，該当する告示（p.886以下の「厚生労働省告示第63号」）の直下に移動した。

特施

第1 特掲診療料の施設基準等
1 特掲診療料の施設基準等は，「特掲診療料の施設基準等の一部を改正する件」による改正後の特掲診療料の施設基準等（平成20年厚生労働省告示第63号）に定めるものの他，**別添1**（p.1050）のとおりとする。
2 **別添1**に定める施設基準を歯科診療について適用する場合にあっては，必要に応じ，当該基準中「医師」とあるのは，「歯科医師」と読み替えて適用するものとする。
3 特掲診療料の施設基準等及び本通知において規定する診療科については，医療法施行令（昭和23年政令第326号）及び医療法施行規則（昭和23年厚生省令第50号）の規定に基づき，当該診療科名に他の事項を組み合わせて標榜する場合も含む。
4 特掲診療料の施設基準等における常勤配置とは，従事者が労働基準法（昭和22年法律第49号）第65条に規定する休業，育児休業，介護休業等育児又は家族介護を行う労働者の福祉に関する法律（平成3年法律第76号。以下「育児・介護休業法」という）第2条第1号に規定する育児休業，同条第2号に規定する介護休業又は育児・介護休業法第23条第2項に規定する育児休業に関する制度に準ずる措置若しくは育児・介護休業法第24条第1項の規定により同項第2号に規定する育児休業に関する制度に準じて講ずる措置による休業を取得中の期間において，当該施設基準等において求められる資質を有する複数の非常勤従事者の常勤換算後の人員数を原則として含めるものである。

また，正職員として勤務する者について，育児・介護休業法第23条第1項若しくは第3項又は第24条の規定による措置が講じられ，当該労働者の所定労働時間が短縮された場合にあっては，週30時間以上の勤務で常勤扱いとする。

5　カンファレンス等をリアルタイムでの画像を介したコミュニケーション（以下「ビデオ通話」という）が可能な機器を用いて実施する場合において，患者の個人情報を当該ビデオ通話の画面上で共有する際は，患者の同意を得ている。また，保険医療機関の電子カルテなどを含む医療情報システムと共通のネットワーク上の端末においてカンファレンスを実施する場合又は電子的方法によって，個々の患者の診療に関する情報等を他の保険医療機関に提供する場合には，厚生労働省「医療情報システムの安全管理に関するガイドライン」に対応するとともに安全な通信環境を確保している。

6　平成31年４月１日から当分の間，以下のいずれかの要件に該当する者を公認心理師とみなす。

ア　平成31年３月31日時点で，臨床心理技術者として保険医療機関に従事していた者

イ　公認心理師に係る国家試験の受験資格を有する者

7　区分番号は，例えば**Ａ000**初診料における**Ａ000**を指す。なお，以下区分番号という記載は省略し，**Ａ000**のみ記載する。

第２　届出に関する手続き

１　「特掲診療料の施設基準等」に係る届出に際しては，特に規定のある場合を除き，当該保険医療機関単位又は当該保険薬局単位で行う。

２「特掲診療料の施設基準等」の各号に掲げる施設基準に係る届出を行おうとする保険医療機関又は保険薬局の開設者は，当該保険医療機関又は保険薬局の所在地の地方厚生（支）局長に対して，**別添２**（→Web 版）の当該施設基準に係る届出書（届出書添付書類を含む。以下同じ）を１通提出する。なお，国立高度専門医療研究センター等で内部で権限の委任が行われているときは，病院の管理者が届出書を提出しても差し支えない。また，当該保険医療機関は，提出した届出書の写しを適切に保管するものである。

３　届出書の提出があった場合は，届出書を基に，「特掲診療料の施設基準等」及び本通知に規定する基準に適合するか否かについて要件の審査を行い，記載事項等を確認した上で受理又は不受理を決定する。また，補正が必要な場合は適宜補正を求める。なお，この要件審査に要する期間は原則として２週間以内を標準とし，遅くとも概ね１か月以内（提出者の補正に要する期間を除く）とする。

４　届出に当たっては，当該届出に係る基準について，特に定めがある場合を除き，実績期間を要しない。

ただし，以下に定める施設基準については，それぞれ以下に定めるところによる。

⑴　開放型病院の施設基準

届出前30日間の実績を有している。

⑵　中枢神経磁気刺激による誘発筋電図，光トポグラフィー，ポジトロン断層撮影，ポジトロン断層・コンピューター断層複合撮影，ポジトロン断層・磁気共鳴コンピューター断層複合撮影，乳房用ポジトロン断層撮影，コンピューター断層撮影，磁気共鳴コンピューター断層撮影に係る施設共同利用率，輸血管理料に係る新鮮凍結血漿・赤血球濃厚液割合等及び保険医療機関間の連携による病理診断に係る病理標本割合

ア　１月から12月までの１年間の実績をもって施設基準の適合性を判断し，当該要件及び他の要件を満たしている場合は，翌年の４月１日から翌々年の３月末日まで所定点数を算定できる。

イ　アにかかわらず，新規届出の場合は，届出前６月の実績を有していれば足りるものとし，届出のあった月の末日までに要件審査を終え，届出を受理した場合は，翌月の１日から翌年の３月末日まで所定点数を算定することができる。また，月の最初の開庁日に要件審査を終え，届出を受理した場合には当該月の１日から翌年の３月末日まで所定点数を算定することができる。なお，施設基準に適合しなくなったため所定点数を算定できなくなった後に，再度届出を行う場合は，新規届出に該当しない。

ウ　既に施設基準の要件を満たし所定点数を算定している場合であって，当該基準に係る機器を増設する場合にあっては，実績期間を要しない。この場合において，届出のあった月の末日までに要件審査を終え，届出を受理した場合は，翌月の１日から翌年の３月末日までは，当該機器についても所定点数を算定することができる。また，月の最初の開庁日に要件審査を終え，届出を受理した場合には当該月の１日から翌年の３月末日まで当該機器についても所定点数を算定することができる。

エ　イ又はウに該当する場合は，所定点数を算定し始めた月の初日から同年12月の末日までの実績をもって施設基準の適合性を判断し，当該要件及び他の要件を満たしている場合は，翌年の４月１日から翌々年の３月末日まで所定点数を算定できる。

新規届出の場合

例１：８月１日から算定を開始した場合

・翌年３月末（③の前日）までは算定可
・①～②までの実績により施設共同利用率に係る基準の適合性を判断
　・施設基準に適合している場合は，③～⑤までの期間算定可
　・施設基準に適合していない場合は，③～⑤までの期間算定不可
・⑤の翌日以後の期間の算定の可否は，②の翌日から④までの期間における実績で判断する。

①８月１日　②12月末日　③４月１日　④12月末日　⑤３月末日

例２：２月１日から算定を開始した場合

・翌年の３月末（③の前日）までは算定可
・①～②までの実績により施設共同利用率に係る基準の適合性を判断
　・施設基準に適合している場合は，③～⑤までの期間算定可
　・施設基準に適合していない場合は，③～⑤までの期間算定不可
・⑤の翌日以後の期間の算定の可否は，②の翌日から④までの期間における実績で判断する。

①２月１日　②12月末日　③４月１日　④12月末日　⑤３月末日

⑶　在宅腫瘍治療電場療法指導管理料，長期脳波ビデオ同時記録検査１，光トポグラフィー，終夜睡眠ポリグラフィー（１及び２以外の場合）（安全精度管理下で行うもの），筋電図検査〔単線維筋電図（一連につき）〕，緊急整復固定加算及び緊急挿入加算，骨悪性腫瘍，類骨骨腫及び四肢軟部腫瘍ラジオ波焼灼療法，骨移植術（軟骨移植術を含む）（自家培養軟骨移植術），人工股関節置換術（手術支援装置を用いるもの），脳腫瘍覚醒下マッピング加算，癒着性脊髄くも膜炎手術（脊髄くも膜剥離操作を行うもの），角膜移植術（内皮移植による角膜移植を実施した場合），網膜付着組織を含む硝子体切除術（眼内内視鏡を用いるもの），経外耳道的内視鏡下鼓室形成術，植込型骨導補聴器（直接振動型）植込術，人工中耳植込術，人工内耳植込術，植込型骨導補聴器移植術，植込型骨導補聴器交換術，乳腺悪性腫瘍手術〔乳輪温存乳房切除術（腋窩郭清を伴わないもの）及び乳輪温存乳房切除術（腋窩郭清を伴うもの）〕，乳腺悪性腫瘍ラジオ波焼灼療法，胸腔鏡下拡大胸腺摘出術（内視鏡手術用支援機器を用いる場合），胸腔鏡下縦隔悪性腫瘍手術（内視鏡手術用支援機器を用いる場合），胸腔鏡下肺切除術（区域切除及び肺葉切除術又は１肺葉を超えるもので内視鏡手術用支援機器を用いる場合），胸腔鏡下良性縦隔腫瘍手術（内視鏡手術用支援機器を用いる場合），胸腔鏡下肺悪性腫瘍手術（区域

切除及び肺葉切除又は1肺葉を超えるもので内視鏡手術用支援機器を用いる場合)，胸腔鏡下肺悪性腫瘍手術（気管支形成を伴う肺切除)，生体部分肺移植術，肺悪性腫瘍及び胸腔内軟部腫瘍ラジオ波焼灼療法，胸腔鏡下食道悪性腫瘍手術（内視鏡手術用支援機器を用いる場合)，縦隔鏡下食道悪性腫瘍手術（内視鏡手術用支援機器を用いる場合)，胸腔鏡下弁形成術，胸腔鏡下弁形成術（内視鏡手術用支援機器を用いる場合)，胸腔鏡下弁置換術，胸腔鏡下弁置換術（内視鏡手術支援機器を用いる場合)，経カテーテル弁置換術，経皮的僧帽弁クリップ術，胸腔鏡下動脈管開存閉鎖術，胸腔鏡下心房中隔欠損閉鎖術，不整脈手術（左心耳閉鎖術）(胸腔鏡下によるもの及び経カテーテル的手術によるもの)，磁気ナビゲーション加算，経皮的中隔心筋焼灼術，ペースメーカー移植術（リードレスペースメーカーの場合)，両心室ペースメーカー移植術（心筋電極の場合）及び両心室ペースメーカー交換術（心筋電極の場合)，両心室ペースメーカー移植術（経静脈電極の場合）及び両心室ペースメーカー交換術（経静脈電極の場合)，植込型除細動器移植術（心筋リードを用いるもの）及び植込型除細動器交換術（心筋リードを用いるもの)，植込型除細動器移植術（経静脈リードを用いるもの又は皮下植込型リードを用いるもの）及び植込型除細動器交換術（その他のもの)，経静脈電極抜去術，両室ペーシング機能付き植込型除細動器移植術（心筋電極の場合）及び両室ペーシング機能付き植込型除細動器交換術（心筋電極の場合)，両室ペーシング機能付き植込型除細動器移植術（経静脈電極の場合）及び両室ペーシング機能付き植込型除細動器交換術（経静脈電極の場合)，経皮的循環補助法（ポンプカテーテルを用いたもの)，補助人工心臓，小児補助人工心臓，植込型補助人工心臓（非拍動流型)，内視鏡下下肢静脈瘤不全穿通枝切離術，骨盤内悪性腫瘍及び腹腔内軟部腫瘍ラジオ波焼灼療法，腹腔鏡下十二指腸局所切除術（内視鏡処置を併施するもの)，腹腔鏡下胃切除術〔単純切除術（内視鏡手術用支援機器を用いる場合)〕，腹腔鏡下胃切除術〔悪性腫瘍手術（内視鏡手術用支援機器を用いるもの)〕，腹腔鏡下噴門側胃切除術〔単純切除術（内視鏡手術用支援機器を用いるもの)〕腹腔鏡下噴門側胃切除術〔悪性腫瘍手術（内視鏡手術用支援機器を用いるもの)〕，腹腔鏡下胃全摘術〔単純全摘術（内視鏡手術用支援機器を用いるもの)〕腹腔鏡下胃全摘術〔悪性腫瘍手術（内視鏡手術用支援機器を用いるもの)〕，腹腔鏡下胃縮小術，腹腔鏡下総胆管拡張症手術（内視鏡手術用支援機器を用いる場合)，腹腔鏡下胆嚢悪性腫瘍手術（胆嚢床切除を伴うもの)，腹腔鏡下胆道閉鎖症手術，腹腔鏡下肝切除術（内視鏡手術用支援機器を用いる場合を含む)，移植用部分肝採取術（生体）(腹腔鏡によるもの)，生体部分肝移植術，腹腔鏡下膵腫瘍摘出術，腹腔鏡下膵中央切除術，腹腔鏡下膵体尾部腫瘍切除術，腹腔鏡下膵体尾部腫瘍切除術（内視鏡手術用支援機器を用いる場合)，腹腔鏡下膵頭部腫瘍切除術，腹腔鏡下膵頭部腫瘍切除術（内視鏡手術用支援機器を用いる場合)，同種死体膵島移植術，生体部分小腸移植術，早期悪性腫瘍大腸粘膜下層剥離術，腹腔鏡下結腸悪性腫瘍切除術（内視鏡手術用支援機器を用いる場合)，腹腔鏡下直腸切除・切断術（切除術，低位前方切除術及び切断術に限る）(内視鏡手術用支援機器を用いる場合)，腹腔鏡下副腎摘出術（内視鏡手術用支援機器を用いるもの)，腹腔鏡下副腎髄質腫瘍摘出術（褐色細胞腫)，(内視鏡手術用支援機器を用いるもの）副腎腫瘍ラジオ波焼灼療法，腹腔鏡下腎悪性腫瘍手術（内視鏡手術用支援機器を用いるもの)，腹腔鏡下尿管悪性腫瘍手術（内視鏡手術用支援機器を用いるもの)，腎悪性腫瘍ラジオ波焼灼療法，腹腔鏡下腎盂形成手術（内視鏡手術用支援機器を用いる場合)，生体腎移植術，腹腔鏡下膀胱悪性腫瘍手術，腹腔鏡下膀胱悪性腫瘍手術（内視鏡手術用支援機器を用いる場合)，腹腔鏡下小切開膀胱悪性腫瘍手術，腹腔鏡下前立腺悪性腫瘍手術，腹腔鏡下前立腺悪性腫瘍手術（内視鏡手術用支援機器を用いるもの)，腹腔鏡下膣断端挙上術（内視鏡手術用支援機器を用いる場合)，腹腔鏡下仙骨腟固定術，腹腔鏡下仙骨腟固定術（内視鏡手術用支援機器を用いた場合)，腹腔鏡下腟式子宮全摘術（内視鏡手術用支援機器を用いる場合)，腹腔鏡下子宮悪性腫瘍手術（子宮体がんに限る)，腹腔鏡下子宮悪性腫瘍手術（子宮頸がんに限る)，腹腔鏡下子宮悪性腫瘍手術（子宮体がんに対して内視鏡手術用支援機器を用いる場合)，腹腔鏡下子宮瘢痕部修復術，高エネルギー放射線治療，一回線量増加加算，強度変調放射線治療（IMRT)，腎代替療法指導管理料並びに導入期加算2及び3に係る年間実施件数

ア　1月から12月までの1年間の実績をもって施設基準の適合性を判断し，当該要件及び他の要件を満たしている場合は，翌年の4月1日から翌々年3月末日まで所定点数を算定できる。

イ　アにかかわらず，新規届出の場合は，届出前6月以内の実施件数が，要件とされる年間実施件数の半数以上であれば足りるものとし，届出のあった月の末日までに要件審査を終え，届出を受理した場合は，翌月の1日から翌年の3月末日まで所定点数を算定することができる。また，月の最初の開庁日に要件審査を終え，届出を受理した場合には当該月の1日から翌年の3月末日まで所定点数を算定することができる。なお，施設基準に適合しなくなったため所定点数を算定できなくなった後に，再度届出を行う場合は，新規届出に該当しない。ただし，建物の工事等に伴いやむを得ず当該治療を実施できなくなり，施設基準に適合しなくなった後，再度届出を行う場合には，新規届出として取り扱う。

ウ　イに該当する場合は，所定点数を算定し始めた月の初日から同年12月末日までの実施件数をもって施設基準の適合性を判断し（実施件数が，各施設基準に規定する年間実施件数を12で除して得た数に所定点数を算定した月数を乗じて得た数以上であれば，施設基準に適合しているものと判断する)，当該要件及び他の要件を満たしている場合は，翌年の4月1日から翌々年3月末日まで所定点数を算定できる。

エ　医科点数表第2章第10部第1節手術料に掲げる手術のうち，通則18に掲げる内視鏡手術用支援機器を用いて行った場合にも算定できることとされているものにおける実施件数は，別に規定する場合を除き，内視鏡又は内視鏡手術用支援機器による実施件数を合算して施設基準の適合性を判断するものとする。

新規届出の場合

例1：8月1日から算定を開始した場合

・翌年3月末（③の前日）までは算定可
・①～②までの実績により実施件数に係る基準の適合性を判断（実施件数が，各施設基準に規定する年間実施件数を12で除して得た数に所定点数を算定した月数を乗じて得た数以上であれば，施設基準に適合しているものと判断する）
　・施設基準に適合している場合は，③～⑤までの期間算定可
　・施設基準に適合していない場合は，③～⑤までの期間算定不可
・⑤の翌日以後の期間の算定の可否は，②の翌日から④までの期間における実績で判断する。

①8月1日　②12月末日　③4月1日　④12月末日　⑤3月末日

例2：2月1日から算定を開始した場合

・翌年3月末（③の前日）までは算定可
・①～②までの実績により実施件数に係る基準の適合性を判断（実施件数が，各施設基準に規定する年間実施件数を12で除して得た数に所定点数を算定した月数を乗じて得た数以上であれば，施設基準に適合しているものと判断する）

特施

・施設基準に適合している場合は，③～⑤までの期間算定可
・施設基準に適合していない場合は，③～⑤までの期間算定不可
・⑤の翌日以後の期間の算定の可否は，②の翌日から④までの期間における実績で判断する。

①２月１日　②12月末日　③４月１日　④12月末日　⑤３月末日

(4)　コンタクトレンズ検査料１から３までに係る検査割合及び院内交付割合

ア　１月から12月までの１年間の実績をもって施設基準の適合性を判断し，当該要件を満たしている場合は，翌年の４月１日から翌々年３月末日まで所定点数を算定できる。

イ　アにかかわらず，新規に届出をする場合は，届出前６月の実績（当該保険医療機関の新規開設又は眼科学的検査を実施する診療科を新規開設する場合であって，当該新規開設後６月以内に届け出る場合は，届出前３月の実績）をもって施設基準の適合性を判断し，届出のあった月の末日までに要件審査を終え，届出を受理した場合は，翌月の１日から翌年の３月末日まで所定点数を算定することができる。また，月の最初の開庁日に要件審査を終え，届出を受理した場合には当該月の１日から翌年の３月末日まで所定点数を算定することができる。なお，施設基準に適合しなくなったため所定点数を算定できなくなった後に，再度届出を行う場合は，新規に届出をする場合には該当しない。

ウ　イに該当する場合は，所定点数を算定し始めた月の初日から同年12月末日までの実績をもって施設基準の適合性を判断（コンタクトレンズ検査料を算定した患者数については，施設基準に規定する年間患者数を12で除して得た数に所定点数を算定した月数を乗じて得た数をもって判断する。なお，エに該当する場合においても同様の取扱いとする）し，当該要件を満たしている場合は，翌年の４月１日から翌々年３月末日まで所定点数を算定できる。

エ　アにかかわらず，コンタクトレンズに係る検査（コンタクトレンズ装用のための眼科学的検査及びコンタクトレンズの既装用者に対する眼科学的検査）を実施した患者の**診療報酬明細書**の件数が，届出時の実績が１月当たり平均500件を超える保険医療機関にあっては，１月から６月までの６か月間の実績（イに該当し，かつ，６月までに所定点数の算定を開始した場合は，ウにかかわらず，所定点数の算定を開始した月の初日から同年６月末日までの実績）をもって施設基準の適合性を判断し，当該要件を満たしている場合は，同年の10月１日から翌年３月末日まで所定点数を算定できるものとし，７月から12月までの６か月間の実績（イに該当し，かつ，12月までに所定点数の算定を開始した場合は，ウにかかわらず，所定点数の算定を開始した月の初日から同年12月末日までの実績）をもって施設基準の適合性を判断し，当該要件を満たしている場合は，翌年の４月１日から９月末日まで所定点数を算定できる。

オ　コンタクトレンズに係る検査（コンタクトレンズ装用のための眼科学的検査及びコンタクトレンズの既装用者に対する眼科学的検査）に係る患者数の割合が，暦月１月間で33％（又は44％）を超えた場合又は30％（又は40％）以上33％（又は44％）未満の場合が暦月で３か月を超えた場合は，遅滞なく変更の届出を行う。

新規届出の場合

例１：８月１日から算定を開始した場合

・翌年３月末（③の前日）までは算定可
・①～②までの実績により適合性を判断
・施設基準に適合している場合は，③～⑤までの期間算定可
・施設基準に適合していない場合は，③～⑤までの期間算定不可
・⑤の翌日以後の期間の算定の可否は，②の翌日から④までの期間における実績で判断する。

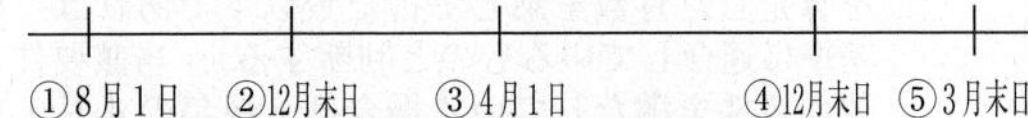

①８月１日　②12月末日　③４月１日　④12月末日　⑤３月末日

例２：２月１日から算定を開始した場合

・翌年３月末（③の前日）までは算定可
・①～②までの実績により適合性を判断
・施設基準に適合している場合は，③～⑤までの期間算定可
・施設基準に適合していない場合は，③～⑤までの期間算定不可
・⑤の翌日以後の期間の算定の可否は，②の翌日から④までの期間における実績で判断する。

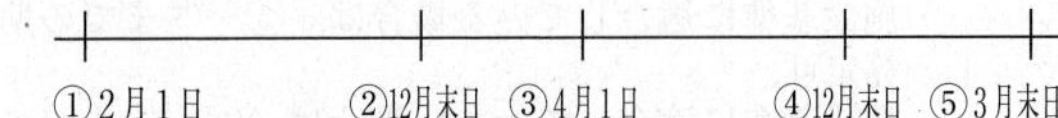

①２月１日　②12月末日　③４月１日　④12月末日　⑤３月末日

(5)　後発医薬品調剤体制加算及び外来後発医薬品使用体制加算の施設基準

届出前３月間の実績を有している。

(6)　高度腎機能障害患者指導加算に係る施設基準

ア　新規に届出をする場合は，届出のあった月の４月前までの３か月間に糖尿病透析予防指導管理料を算定した患者で，**別添**１第４の**６**(9)のアの他の要件に該当するもののうち，イに該当するものの割合をもって施設基準の適合性を判断し，当該要件を満たす場合には，当該月の翌月から２か月間に限り所定点数を算定できる。また，月の最初の開庁日に要件審査を終え，届出を受理した場合には当該月の１日から起算して３か月間に限り所定点数を算定することができる。

イ　継続して所定点数を算定しようとする場合は，その月の４月前までの３か月間に糖尿病透析予防指導管理料を算定した患者で，**別添**１第４の**６**(9)のアの他の要件に該当するもののうち，イに該当するものの割合をもって施設基準の適合性を判断し，当該要件を満たしている場合は，当該月の１日から起算して３か月間に限り所定点数を算定することができる。

(7)　処置の休日加算１，時間外加算１及び深夜加算１に係る年間実施日数

ア　緊急入院患者及び全身麻酔による手術の患者の実績数

１月から12月までの１年間の実績をもって施設基準の適合性を判断し，当該要件及びイを含む他の要件を満たしている場合は，翌年の４月１日から翌々年３月末日まで所定点数を算定できる。

イ　処置の休日加算１，時間外加算１及び深夜加算１を算定する全ての診療科における予定手術に係る術者及び第１助手について，その手術の前日に当直等を行っている者がある日数及び２日以上連続で夜勤時間帯に当直を行った回数及び２日以上連続で夜勤時間帯に当直を行った回数

(イ)　１月から12月までの１年間の実績をもって施設基準の適合性を判断し，当該要件及び他の要件を満たしている場合は，翌年の４月１日から翌々年３月末日まで所定点数を算定できる。

(ロ)　(イ)にかかわらず，新規届出の場合は実績期間を要しない。なお，届出のあった月の末日までに要件審査を終え，届出を受理した場合は，翌月の１日から翌年の３月末日まで所定点数を算定することができる。また，月の最初の開庁日に要件審査を終え，届出を受理した場合には当該月の１日から翌年の３月末日まで所定点数を算定することができる。なお，施設基準に適合しなくなったため所定点数を算定できなくなった後に，再度届出を行う場合は，新規届出に該当しない。

(ハ)　(ロ)に該当する場合は，所定点数の算定を開始した月の初日から同年12月末日までの実績をもって施設基準の適合性を判断し（実施日数が，施設基準に規定する年間実施日数を12で除して得た数に所定点数を算定した月数を乗じて得た数以下であれば，施設基準に適合しているものと判断する），当該要件及び他の要件を満たしている場合は，翌年の４月１日から翌々年３月末日まで所定点数を算定できる。

例１：イの(ハ)による届出の場合

８月１日から新規に算定を開始した場合

・翌年３月末（③の前日）までは算定可

・①～②までの実績により実施日数に係る基準の適合性を判断（実施日数が，各施設基準に規定する年間実施日数を12で除して得た数に所定点数を算定した月数を乗じて得た数以下であれば，施設基準に適合しているものと判断する）

　・施設基準に適合している場合は，③～⑤までの期間算定可

　・施設基準に適合していない場合は，③～⑤までの期間算定不可

・⑤の翌日以後の期間の算定の可否は，②の翌日から④までの期間における実績で判断する。

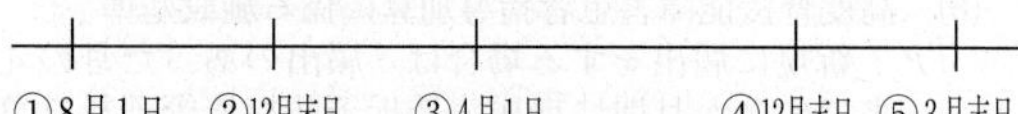

例２：２月１日から新規に算定を開始した場合

・翌年３月末（③の前日）までは算定可

・①～②までの実績により適合性を判断

　・施設基準に適合している場合は，③～⑤までの期間算定可

　・施設基準に適合していない場合は，③～⑤までの期間算定不可

・⑤の翌日以後の期間の算定の可否は，②の翌日から④までの期間における実績で判断する。

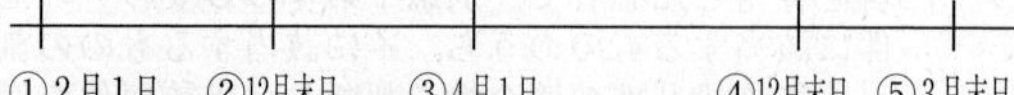

(8)　手術の休日加算１，時間外加算１及び深夜加算１に係る年間実施日数

手術の休日加算１，時間外加算１及び深夜加算１については，(7)処置の休日加算１，時間外加算１及び深夜加算１の例による。

(9)　人工腎臓（慢性維持透析を行った場合１及び２に限る）に係る透析用監視装置１台あたりのＪ038人工腎臓を算定した患者数の割合

ア　１月から12月までの１年間の実績をもって施設基準の適合性を判断し，当該要件を満たしている場合は，翌年の４月１日から翌々年の３月末まで所定点数を算定できるものとする。

イ　アにかかわらず，新規に届出をする場合は，届出前12月の実績（届出前12月の実績がない場合は届出前３月の実績）をもって施設基準の適合性を判断し，届出のあった月の末日までに要件審査を終え，届出を受理した場合は，翌月の１日から所定点数を算定することができるものとする。また，月の最初の開庁日に要件審査を終え，届出を受理した場合には当該月の１日から所定点数を算定することができるものとする。

ウ　イに該当する場合は，所定点数を算定し始めた月の翌月初日から同年12月末までの実績をもって施設基準の適合性を判断（透析用監視装置１台あたりのＪ038人工腎臓を算定した患者数については，施設基準に規定する透析用監視装置の台数及びＪ038人工腎臓を算定した患者数の各月の合計を月数で除して得た値を用いて求める）し，当該要件を満たしている場合は，翌年の４月１日から翌々年の３月末まで所定点数を算定できるものとする。

エ　アにかかわらず，届出前12月の実績をもって施設基準の適合性を判断し，適合する施設基準に変更が生じた場合は，変更の届出を行うことができるものとする。

(10)　胃瘻造設術（経皮的内視鏡下胃瘻造設術，腹腔鏡下胃瘻造設術）及び胃瘻造設時嚥下機能評価加算に係る年間実施件数

ア　胃瘻造設術（経皮的内視鏡下胃瘻造設術及び腹腔鏡下胃瘻造設術を含む）を実施した症例数

１月から12月までの１年間の患者数をもって施設基準の適合性を判断し，当該要件及びその他の要件を満たしている場合は，翌年４月１日から翌々年３月末日まで所定点数を算定できる。

イ　経口摂取回復率

(イ)　１月から12月までの１年間に**別添１**の第79の３の１の(2)のイの①の(ア)又は(イ)のいずれかに該当することとなった患者（以下「鼻腔栄養を導入した患者又は胃瘻を造設した患者等」という）のうち，１年以内に栄養方法が経口摂取のみである状態に回復した患者の割合をもって施設基準の適合性を判断し，当該要件及びアを含む他の要件を満たしている場合は，翌々年４月１日から翌々々年３月末日まで所定点数を算定できる。

(ロ)　胃瘻造設術等に係る新規に届出をする場合は，(イ)にかかわらず，４月から６月（直近２年以内）までの３か月間に鼻腔栄養を導入した患者又は胃瘻を造設した患者等のうち，１年以内に栄養方法が経口摂取のみである状態に回復した患者の割合をもって施設基準の適合性を判断することができるものとし，当該要件及びアを含む他の要件と合わせて，届出のあった月の末日までに要件審査を終え，届出を受理した場合は，翌月の１日から翌年３月末日まで所定点数を算定することができる。また，月の最初の開庁日に要件審査を終え，届出を受理した場合には当該月の１日から翌年３月末日まで所定点数を算定することができる。なお，施設基準に適合しなくなったため所定点数を算定できなくなった後に，再度届出を行う場合は新規に届出をする場合には該当しない。

(ハ)　(ロ)に該当する場合であって，継続して所定点数を算定しようとする場合は，(イ)に規定するところによる他，所定点数の算定を開始した年の１月から12月までの１年間に鼻腔栄養を導入した患者又は胃瘻を造設した患者等のうち，１年以内に栄養方法が経口摂取のみである状態に回復した患者の割合をもって施設基準の適合性を判断することができるものとし，当該要件及びアを含む他の要件を満たしている場合は，翌年４月１日から翌々年３月末日まで所定点数を算定できる。

例１：イ(イ)による届出の場合

・令和６年１月１日から12月末日までの期間（下図①）に鼻腔栄養を導入した患者又は胃瘻を造設した患者等にかかる回復の割合をもって適合性を判断し，適合している場合は令和８年４月１日から令和９年３月31日まで（②）算定可

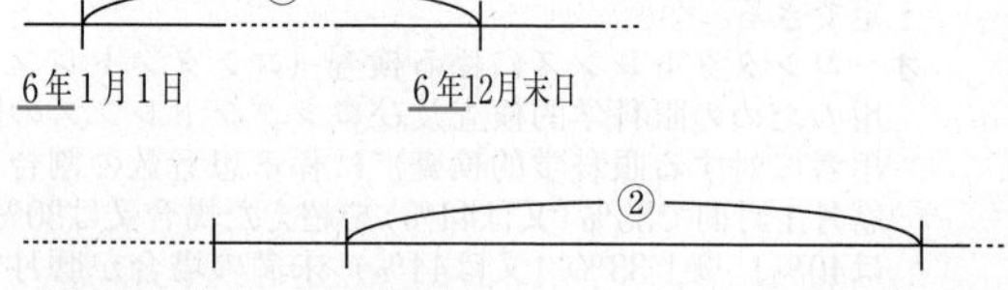

例２：イ(ロ)による新規届出の場合

・令和６年４月１日から６月末日までの期間（①）に鼻腔栄養を導入した患者又は胃瘻を造設した患者等にかかる回復の割合をもって適合性を判断し，適合している場合は，算定開始月から令和７年３月末日まで（②）算定可

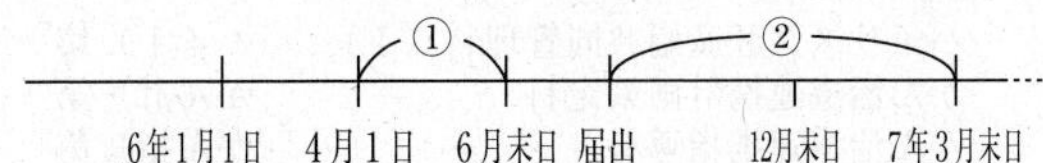

※算定開始が令和6年1月以降である場合は，令和7年3月末日まで算定可

例3：イ(ハ)による届出の場合

・令和6年1月1日から12月末日までの期間（①）に鼻腔栄養を導入した患者又は胃瘻を造設した患者等にかかる回復の割合をもって適合性を判断し，適合している場合は令和7年4月1日から令和8年3月末日まで（②）算定可

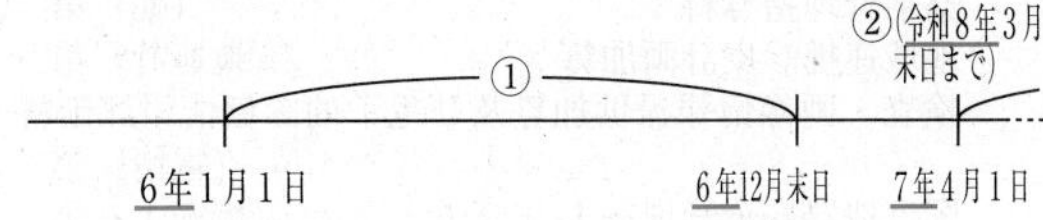

⑾　摂食嚥下機能回復体制加算に係る施設基準

ア　摂食嚥下回復体制加算1に係る経口摂取回復率

(イ)　1月から12月までの1年間に**別添1**の第45の2の1の⑷のア又はイのいずれかに該当することとなった患者（以下「鼻腔栄養を導入した患者，胃瘻を造設した患者又は中心静脈栄養を実施している患者等」という）のうち，1年以内に栄養方法が経口摂取のみである状態に回復した患者の割合をもって施設基準の適合性を判断し，当該要件及び他の要件を満たしている場合は，翌々年4月1日から翌々々年3月末日まで所定点数を算定できるものとする。

(ロ)　新規に届出をする場合は，(イ)にかかわらず，4月から6月（直近2年以内）までの3か月間に鼻腔栄養を導入した患者，胃瘻を造設した患者又は中心静脈栄養を実施している患者等のうち，1年以内に栄養方法が経口摂取のみである状態に回復した患者の割合をもって施設基準の適合性を判断することができるものとし，当該要件及び他の要件と合わせて，届出のあった月の末日までに要件審査を終え，届出を受理した場合は，翌月の1日から翌年3月末日まで所定点数を算定することができるものとする。また，月の最初の開庁日に要件審査を終え，届出を受理した場合には当該月の1日から翌年3月末日まで所定点数を算定することができるものとする。なお，施設基準に適合しなくなったため所定点数を算定できなくなった後に，再度届出を行う場合は新規に届出をする場合には該当しないものである。

(ハ)　(ロ)に該当する場合であって，継続して所定点数を算定しようとする場合は，(イ)に規定するところによる他，所定点数の算定を開始した年の1月から12月までの1年間に鼻腔栄養を導入した患者，胃瘻を造設した患者又は中心静脈栄養を実施している患者等のうち，1年以内に栄養方法が経口摂取のみである状態に回復した患者の割合をもって施設基準の適合性を判断することができるものとし，当該要件及び他の要件を満たしている場合は，翌年4月1日から翌々年3月末日まで所定点数を算定できるものとする。

イ　摂食嚥下回復体制加算3に係る患者数

1月から12月までの1年間の患者数をもって**別添1**の第45の2の3の⑶の施設基準の適合性を判断し，当該要件及びその他の要件を満たしている場合は，翌年4月1日から翌々年3月末日まで所定点数を算定できるものとする。

例1：ア(イ)による届出の場合

・令和6年1月1日から12月末日までの期間（下図①）に鼻腔栄養を導入した患者，胃瘻を造設した患者又は中心静脈栄養を実施している患者等にかかる回復の割合をもって適合性を判断し，適合している場合は令和8年4月1日から令和9年3月31日まで（②）算定可

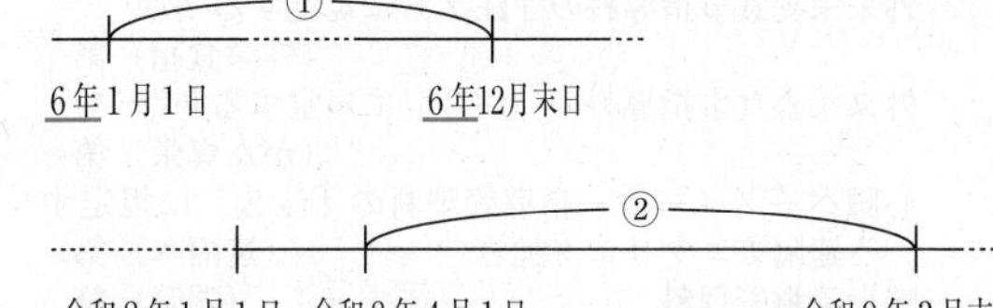

例2：ア(ロ)による新規届出の場合

・令和6年4月1日から6月末日までの期間（①）に鼻腔栄養を導入した患者，胃瘻を造設した患者又は中心静脈栄養を実施している患者等にかかる回復の割合をもって適合性を判断し，適合している場合は，算定開始月から令和7年3月末日まで（②）算定可

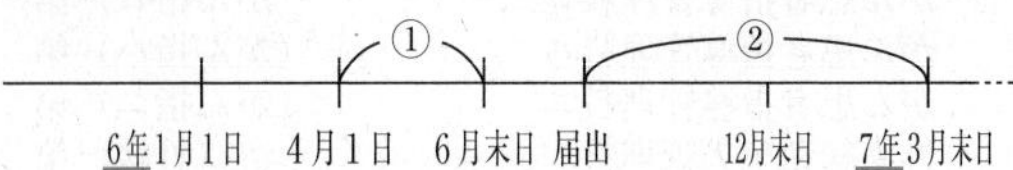

※算定開始が令和6年1月以降である場合は，令和7年3月末日まで算定可

例3：ア(ハ)による届出の場合

・令和6年1月1日から12月末日までの期間（①）に鼻腔栄養を導入した患者，胃瘻を造設した患者又は中心静脈栄養を実施している患者等にかかる回復の割合をもって適合性を判断し，適合している場合は令和7年4月1日から令和8年3月末日まで（②）算定可

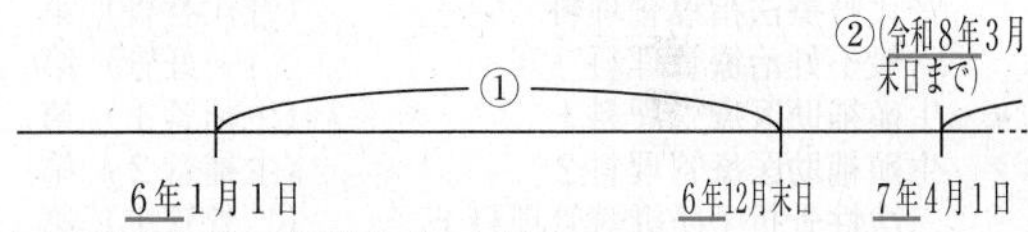

⑿　調剤基本料の施設基準（略）

⒀　調剤基本料の注1ただし書に規定する施設基準（略）

⒁　妥結率の実績（略）

⒂　調剤基本料の注8に規定する保険薬局（略）

5　特掲診療料の施設基準等に係る届出を行う保険医療機関又は保険薬局が，次のいずれかに該当する場合にあっては当該届出の受理は行わない。

⑴　当該届出を行う前6か月間において当該届出に係る事項に関し，不正又は不当な届出（法令の規定に基づくものに限る）を行ったことがある保険医療機関又は保険薬局である場合。

⑵　当該届出を行う前6か月間において療担規則及び薬担規則並びに療担基準に基づき厚生労働大臣が定める掲示事項等（平成18年厚生労働省告示第107号）に違反したことがある保険医療機関又は保険薬局である場合。

⑶　地方厚生（支）局長に対して当該届出を行う時点において，厚生労働大臣の定める入院患者数の基準及び医師等の員数の基準並びに入院基本料の算定方法（平成18年厚生労働省告示第104号）に規定する基準のいずれかに該当している保険医療機関である場合。

⑷　当該届出を行う前6か月間において，健康保険法（大正11年法律第70号）第78条第1項（同項を準用する場合を含む）及び高齢者の医療の確保に関する法律（昭和57年法律第80号）第72条第1項の規定に基づく検査等の結果，診療内容若しくは調剤内容又は診療報酬若しくは調剤報酬の請求に関し，不正又は不当な行為が認められた保険医療機関又は保険薬局である場合。なお，「診療内容又は診療報酬の請求に関し，不正又は不当な行為が認められた場合」とは，「保険医療機関及び保険医等の指導及び監査について」（平成12年5月31日保発第105号厚生省保険局長通知）に規定する監査要綱に基づき，戒告若しくは注意又はその他の処分を受けた場合をいう。

6　届出の要件を満たしている場合は届出を受理し，次の受理番号を決定し，提出者に対して受理番号を付して通知するとともに，審査支払機関に対して受理番号を付して通知する。

ウイルス疾患指導料　（ウ指）第　号

特施

外来栄養食事指導料の「注２」に規定する基準　（外栄食指）　第　号
外来栄養食事指導料の「注３」に規定する基準　（がん専栄）　第　号
心臓ペースメーカー指導管理料の「注５」に規定する遠隔モニタリング加算　（遠隔ペ）　第　号
喘息治療管理料　（喘管）　第　号
糖尿病合併症管理料　（糖管）　第　号
がん性疼痛緩和指導管理料　（がん疼）　第　号
がん性疼痛緩和指導管理料の注２に規定する難治性がん性疼痛緩和指導管理加算　（難がん疼）　第　号
がん患者指導管理料イ　（がん指イ）　第　号
がん患者指導管理料ロ　（がん指ロ）　第　号
がん患者指導管理料ハ　（がん指ハ）　第　号
がん患者指導管理料ニ　（がん指ニ）　第　号
外来緩和ケア管理料　（外緩）　第　号
移植後患者指導管理料（臓器移植後）　（移植管臓）　第　号
移植後患者指導管理料（造血幹細胞移植後）　（移植管造）　第　号
糖尿病透析予防指導管理料　（糖防管）　第　号
小児運動器疾患指導管理料　（小運指管）　第　号
乳腺炎重症化予防ケア・指導料　（乳腺ケア）　第　号
婦人科特定疾患治療管理料　（婦特管）　第　号
腎代替療法指導管理料　（腎代替）　第　号
一般不妊治療管理料　（一妊管）　第　号
生殖補助医療管理料１　（生補管１）　第　号
生殖補助医療管理料２　（生補管２）　第　号
二次性骨折予防継続管理料１　（二骨管１）　第　号
二次性骨折予防継続管理料２　（二骨継２）　第　号
二次性骨折予防継続管理料３　（二骨継３）　第　号
下肢創傷処置管理料　（下創管）　第　号
慢性腎臓病透析予防指導管理料　（腎防管）　第　号
地域連携小児夜間・休日診療料１　（小夜１）　第　号
地域連携小児夜間・休日診療料２　（小夜２）　第　号
地域連携夜間・休日診療料　（夜）　第　号
院内トリアージ実施料　（トリ）　第　号
夜間休日救急搬送医学管理料の「注３」に規定する救急搬送看護体制加算　（救搬看体）　第　号
外来放射線照射診療料　（放射診）　第　号
地域包括診療料　（地包診）　第　号
小児かかりつけ診療料１　（小か診１）　第　号
小児かかりつけ診療料２　（小か診２）　第　号
外来腫瘍化学療法診療料１　（外化診１）　第　号
外来腫瘍化学療法診療料２　（外化診２）　第　号
外来腫瘍化学療法診療料３　（外化診３）　第　号
連携充実加算　（外化連）　第　号
外来腫瘍化学療法診療料の注９に規定するがん薬物療法体制充実加算　（外化薬）　第　号
外来データ提出加算　（外データ提）　第　号
ニコチン依存症管理料　（ニコ）　第　号
療養・就労両立支援指導料の「注３」に規定する相談支援加算　（両立支援）　第　号
開放型病院共同指導料　（開）　第　号
別添１の「第９」の１の⑴に規定する在宅療養支援診療所　（支援診１）　第　号
別添１の「第９」の１の⑵に規定する在宅療養支援診療所　（支援診２）　第　号
別添１の「第９」の１の⑶に規定する在宅療養支援診療所　（支援診３）　第　号
別添１の「第９」の２の⑶に規定する在宅緩和ケア充実診療所・病院加算　（在緩診実）　第　号
別添１の「第９」の２の⑷に規定する在宅療養実績加算１　（在診実１）　第　号
別添１の「第９」の２の⑸に規定する在宅療養実績加算２　（在診実２）　第　号

ハイリスク妊産婦共同管理料（Ⅰ）　（ハイⅠ）　第　号
がん治療連携計画策定料　（がん計）　第　号
がん治療連携指導料　（がん指）　第　号
外来排尿自立指導料　（外排自）　第　号
ハイリスク妊産婦連携指導料１　（ハイ妊連１）　第　号
ハイリスク妊産婦連携指導料２　（ハイ妊連２）　第　号
肝炎インターフェロン治療計画料　（肝炎）　第　号
こころの連携指導料（Ⅰ）　（こ連指Ⅰ）　第　号
こころの連携指導料（Ⅱ）　（こ連指Ⅱ）　第　号
プログラム医療機器等指導管理料　（プログラム）　第　号
薬剤管理指導料　（薬）　第　号
地域連携診療計画加算　（地連計）　第　号
検査・画像情報提供加算及び電子的診療情報評価料　（電情）　第　号
医療機器安全管理料１　（機安１）　第　号
医療機器安全管理料２　（機安２）　第　号
医療機器安全管理料（歯科）　（機安歯）　第　号
精神科退院時共同指導料１及び２　（精退共）　第　号
歯科治療時医療管理料　（医管）　第　号
小児口腔機能管理料の注３に規定する口腔管理体制強化加算　（口管強）　第　号
在宅療養支援歯科診療所１　（歯援診１）　第　号
在宅療養支援歯科診療所２　（歯援診２）　第　号
在宅療養支援歯科病院　（歯援病）　第　号
別添１の「第14の２」の１の⑴に規定する在宅療養支援病院　（支援病１）　第　号
別添１の「第14の２」の１の⑵に規定する在宅療養支援病院　（支援病２）　第　号
別添１の「第14の２」の１の⑶に規定する在宅療養支援病院　（支援病３）　第　号
別添１の「第14の２」の２の⑵に規定する在宅緩和ケア充実診療所・病院加算　（在緩診病）　第　号
別添１の「第14の２」の２の⑶に規定する在宅療養実績加算１　（在病実１）　第　号
別添１の「第14の２」の２の⑷に規定する在宅療養実績加算２　（在病実２）　第　号
在宅患者歯科治療時医療管理料　（在歯管）　第　号
往診料の注９に規定する介護保険施設等連携往診加算　（介保連）　第　号
在宅患者訪問診療料（Ⅰ）の注13及び歯科訪問診療料の注20に規定する在宅医療DX情報活用加算　（在宅DX）　第　号
在宅時医学総合管理料及び施設入居時等医学総合管理料　（在医総管）　第　号
在宅データ提出加算　（在データ提）　第　号
在宅時医学総合管理料の注14（施設入居時等医学総合管理料の注５の規定により準用する場合を含む）に規定する基準　（在医総管２）　第　号
在宅時医学総合管理料の注15（施設入居時等医学総合管理料の注５の規定により準用する場合を含む）及び在宅がん医療総合診療料の注９に規定する在宅医療情報連携加算　（医情連）　第　号
歯科疾患在宅療養管理料の注７，在宅患者訪問口腔リハビリテーション指導管理料の注８及び小児在宅患者訪問口腔リハビリテーション指導管理料の注８に規定する在宅歯科医療情報連携加算　（歯医情連）　第　号
在宅がん医療総合診療料　（在総）　第　号
救急搬送診療料の「注４」に規定する重症患者搬送加算　（重患搬）　第　号
救急患者連携搬送料　（救患搬）　第　号
在宅患者訪問看護・指導料及び同一建物居住者訪問看護・指導料の「注２」　（在看）　第　号
在宅患者訪問看護・指導料の「注15」（同一建物居住者訪問看護・指導料の「注６」の規定により準用する場合を含む）に規定する訪問看護・指導体制

充実加算　（訪看充）第　号
在宅患者訪問看護・指導料の「注16」（同一建物居住者訪問看護・指導料の「注６」の規定により準用する場合を含む）に規定する専門管理加算　（訪看専）第　号
在宅患者訪問看護・指導料の注17（同一建物居住者訪問看護・指導料の注６の規定により準用する場合を含む）及び精神科訪問看護・指導料の注17に規定する訪問看護医療DX情報活用加算　（訪看DX）第　号
在宅患者訪問看護・指導料の注18（同一建物居住者訪問看護・指導料の注６の規定により準用する場合を含む）に規定する遠隔死亡診断補助加算　（訪看遠隔）第　号
在宅療養後方支援病院　（在後病）第　号
在宅患者訪問褥瘡管理指導料　（在訪褥）第　号
在宅血液透析指導管理料　（在血液）第　号
在宅酸素療法指導管理料の「注２」に規定する遠隔モニタリング加算　（遠隔酸素）第　号
在宅持続陽圧呼吸療法指導管理料の「注２」に規定する遠隔モニタリング加算　（遠隔持陽）第　号
在宅植込型補助人工心臓（非拍動流型）指導管理料　（在植補心）第　号
在宅腫瘍治療電場療法指導管理料　（在電場）第　号
在宅経肛門的自己洗腸指導管理料　（在洗腸）第　号
持続血糖測定器加算（間歇注入シリンジポンプと連動する持続血糖測定器を用いる場合）及び皮下連続式グルコース測定　（持血測１）第　号
持続血糖測定器加算（間歇注入シリンジポンプと連動しない持続血糖測定器を用いる場合）　（持血測２）第　号
地域医療連携体制加算　（歯地連）第　号
歯科訪問診療料の「注15」に規定する基準　（歯訪診）第　号
在宅歯科医療推進加算　（在推進）第　号
遺伝学的検査の注１に規定する施設基準　（遺伝検１）第　号
遺伝学的検査の注２に規定する施設基準　（遺伝検２）第　号
染色体検査の「注２」に規定する基準　（染色体）第　号
骨髄微小残存病変量測定　（骨残測）第　号
BRCA1/2遺伝子検査　（BRCA）第　号
がんゲノムプロファイリング検査　（がんプロ）第　号
角膜ジストロフィー遺伝子検査　（角ジ遺）第　号
先天性代謝異常症検査　（先代異）第　号
抗アデノ随伴ウイルス９型（AAV9）抗体　（AAV9）第　号
抗HLA抗体（スクリーニング検査）及び抗HLA抗体（抗体特異性同定検査）　（抗HLA）第　号
HPV核酸検出及びHPV核酸検出（簡易ジェノタイプ判定）　（HPV）第　号
ウイルス・細菌核酸多項目同時検出（SARS-CoV-2核酸検出を含まないもの）　（ウ細多同）第　号
ウイルス・細菌核酸多項目同時検出（髄液）　（ウ細髄液）第　号
検体検査管理加算（Ⅰ）　（検Ⅰ）第　号
検体検査管理加算（Ⅱ）　（検Ⅱ）第　号
検体検査管理加算（Ⅲ）　（検Ⅲ）第　号
検体検査管理加算（Ⅳ）　（検Ⅳ）第　号
国際標準検査管理加算　（国標）第　号
遺伝カウンセリング加算　（遺伝カ）第　号
遺伝性腫瘍カウンセリング加算　（遺伝腫カ）第　号
心臓カテーテル法による諸検査の血管内視鏡検査加算　（血内）第　号
時間内歩行試験及びシャトルウォーキングテスト　（歩行）第　号
胎児心エコー法　（胎心エコ）第　号
ヘッドアップティルト試験　（ヘッド）第　号
人工膵臓検査，人工膵臓療法　（人膵）第　号
長期継続頭蓋内脳波検査　（長）第　号
長期脳波ビデオ同時記録検査１　（脳ビ）第　号
中枢神経磁気刺激による誘発筋電図　（中磁誘）第　号
単線維筋電図　（単筋電）第　号
光トポグラフィー　（光ト）第　号
脳磁図（自発活動を測定するもの）　（脳磁診１）第　号
脳磁図（その他のもの）　（脳磁診２）第　号
終夜睡眠ポリグラフィー（安全精度管理下で行うもの）　（終夜睡安）第　号
脳波検査判断料１　（脳判）第　号
遠隔脳波診断　（遠脳）第　号
神経学的検査　（神経）第　号
補聴器適合検査　（補聴）第　号
黄斑局所網膜電図　（黄網電）第　号
全視野精密網膜電図　（全網電）第　号
ロービジョン検査判断料　（ロー検）第　号
コンタクトレンズ検査料１　（コン１）第　号
コンタクトレンズ検査料２　（コン２）第　号
コンタクトレンズ検査料３　（コン３）第　号
小児食物アレルギー負荷検査　（小検）第　号
内服・点滴誘発試験　（誘発）第　号
経頸静脈的肝生検　（肝生検）第　号
前立腺針生検法（MRI撮影及び超音波検査融合画像によるもの）　（前立腺）第　号
CT透視下気管支鏡検査加算　（C気鏡）第　号
経気管支凍結生検法　（経気凍）第　号
口腔細菌定量検査　（口菌検）第　号
有床義歯咀嚼機能検査１のイ　（咀嚼機能１）第　号
有床義歯咀嚼機能検査１のロ及び咀嚼能力検査　（咀嚼能力）第　号
有床義歯咀嚼機能検査２のイ　（咀嚼機能２）第　号
有床義歯咀嚼機能検査２のロ及び咬合圧検査　（咬合圧）第　号
精密触覚機能検査　（精密触覚）第　号
睡眠時歯科筋電図検査　（歯筋電図）第　号
画像診断管理加算１　（画１）第　号
画像診断管理加算２　（画２）第　号
画像診断管理加算３　（画３）第　号
画像診断管理加算４　（画４）第　号
歯科画像診断管理加算１　（歯画１）第　号
歯科画像診断管理加算２　（歯画２）第　号
遠隔画像診断　（遠画）第　号
ポジトロン断層撮影（アミロイドPETイメージング剤を用いた場合を除く）　（ポ断）第　号
ポジトロン断層撮影（アミロイドPETイメージング剤を用いた場合に限る）　（ポ断P）第　号
ポジトロン断層・コンピューター断層複合撮影（アミロイドPETイメージング剤を用いた場合を除く）　（ポ断コ複）第　号
ポジトロン断層・コンピューター断層複合撮影（アミロイドPETイメージング剤を用いた場合に限る）　（ポ断コ複P）第　号
ポジトロン断層・磁気共鳴コンピューター断層複合撮影（アミロイドPETイメージング剤を用いた場合を除く）　（ポ断磁複）第　号
ポジトロン断層・磁気共鳴コンピューター断層複合撮影（アミロイドPETイメージング剤を用いた場合に限る）　（ポ断磁複P）第　号
乳房用ポジトロン断層撮影　（乳ポ断）第　号
CT撮影及びMRI撮影　（C・M）第　号
冠動脈CT撮影加算　（冠動C）第　号
血流予備量比コンピューター断層撮影　（血予備断）第　号

特施

外傷全身CT加算 (外傷C) 第 号
心臓MRI撮影加算 (心臓M) 第 号
乳房MRI撮影加算 (乳房M) 第 号
小児鎮静下MRI撮影加算 (小児M) 第 号
頭部MRI撮影加算 (頭部M) 第 号
全身MRI撮影加算 (全身M) 第 号
肝エラストグラフィ加算 (肝エラ) 第 号
抗悪性腫瘍剤処方管理加算 (抗悪処方) 第 号
外来後発医薬品使用体制加算 (外後発使) 第 号
外来化学療法加算1 (外化1) 第 号
外来化学療法加算2 (外化2) 第 号
無菌製剤処理料 (菌) 第 号
心大血管疾患リハビリテーション料(Ⅰ) (心Ⅰ) 第 号
リハビリテーションデータ提出加算 (リデータ提) 第 号
心大血管疾患リハビリテーション料(Ⅱ) (心Ⅱ) 第 号
脳血管疾患等リハビリテーション料(Ⅰ) (脳Ⅰ) 第 号
脳血管疾患等リハビリテーション料(Ⅱ) (脳Ⅱ) 第 号
脳血管疾患等リハビリテーション料(Ⅲ) (脳Ⅲ) 第 号
運動器リハビリテーション料(Ⅰ) (運Ⅰ) 第 号
運動器リハビリテーション料(Ⅱ) (運Ⅱ) 第 号
運動器リハビリテーション料(Ⅲ) (運Ⅲ) 第 号
呼吸器リハビリテーション料(Ⅰ) (呼Ⅰ) 第 号
呼吸器リハビリテーション料(Ⅱ) (呼Ⅱ) 第 号
摂食機能療法の「注3」に規定する摂食嚥下回復体制加算1 (摂嚥回1) 第 号
摂食機能療法の「注3」に規定する摂食嚥下機能回復体制加算2 (摂嚥回2) 第 号
摂食機能療法の「注3」に規定する摂食嚥下機能回復体制加算3 (摂嚥回3) 第 号
難病患者リハビリテーション料 (難) 第 号
障害児(者)リハビリテーション料 (障) 第 号
がん患者リハビリテーション料 (がんリハ) 第 号
認知症患者リハビリテーション料 (認リハ) 第 号
歯科口腔リハビリテーション料2 (歯リハ2) 第 号
経頭蓋磁気刺激療法 (頭磁刺) 第 号
児童思春期精神科専門管理加算 (児春専) 第 号
療養生活継続支援加算 (療活継) 第 号
児童思春期支援指導加算 (児春支) 第 号
早期診療体制充実加算 (早充実) 第 号
通院・在宅精神療法の注12に規定する情報通信機器を用いた通院精神療法の施設基準 (情通精) 第 号
救急患者精神科継続支援料 (急精支) 第 号
認知療法・認知行動療法1 (認1) 第 号
認知療法・認知行動療法2 (認2) 第 号
依存症集団療法1 (依集1) 第 号
依存症集団療法2 (依集2) 第 号
依存症集団療法3 (依集3) 第 号
精神科作業療法 (精) 第 号
精神科ショート・ケア「大規模なもの」 (ショ大) 第 号
精神科ショート・ケア「小規模なもの」 (ショ小) 第 号
精神科デイ・ケア「大規模なもの」 (デ大) 第 号
精神科デイ・ケア「小規模なもの」 (デ小) 第 号
精神科ナイト・ケア (ナ) 第 号
精神科デイ・ナイト・ケア (デナ) 第 号
抗精神病特定薬剤治療指導管理料(治療抵抗性統合失調症治療指導管理料に限る) (抗治療) 第 号
重度認知症患者デイ・ケア料 (認デ) 第 号
精神科在宅患者支援管理料 (精在宅援) 第 号

医療保護入院等診療料 (医療保護) 第 号
医科点数表第2章第9部処置の通則の5に掲げる処置の休日加算1 (医処休) 第 号
医科点数表第2章第9部処置の通則の5に掲げる処置の時間外加算1 (医処外) 第 号
医科点数表第2章第9部処置の通則の5に掲げる処置の深夜加算1 (医処深) 第 号
歯科点数表第2章第8部処置の通則第6号に掲げる処置の休日加算1 (歯処休) 第 号
歯科点数表第2章第8部処置の通則第6号に掲げる処置の時間外加算1 (歯処外) 第 号
歯科点数表第2章第8部処置の通則第6号に掲げる処置の深夜加算1 (歯処深) 第 号
静脈圧迫処置(慢性静脈不全に対するもの) (静圧) 第 号
多血小板血漿処置 (多血) 第 号
硬膜外自家血注入 (血入) 第 号
エタノールの局所注入(甲状腺) (エタ甲) 第 号
エタノールの局所注入(副甲状腺) (エタ副甲) 第 号
人工腎臓 (人工腎臓) 第 号
導入期加算1 (導入1) 第 号
導入期加算2及び腎代替療法実績加算 (導入2) 第 号
導入期加算3及び腎代替療法実績加算 (導入3) 第 号
透析液水質確保加算及び慢性維持透析濾過加算 (透析水) 第 号
下肢末梢動脈疾患指導管理加算 (肢梢) 第 号
難治性高コレステロール血症に伴う重度尿蛋白を呈する糖尿病性腎症に対するLDLアフェレシス療法 (難重尿) 第 号
移植後抗体関連型拒絶反応治療における血漿交換療法 (移後拒) 第 号
ストーマ合併症加算 (スト合) 第 号
磁気による膀胱等刺激法 (磁膀刺) 第 号
心不全に対する遠赤外線温熱療法 (心遠温) 第 号
歩行運動処置(ロボットスーツによるもの) (歩行ロボ) 第 号
手術用顕微鏡加算 (手顕微加) 第 号
口腔粘膜処置 (口腔粘膜) 第 号
う蝕歯無痛的窩洞形成加算 (う蝕無痛) 第 号
歯科技工士連携加算1及び光学印象歯科技工士連携加算 (歯技連1) 第 号
歯科技工士連携加算2 (歯技連2) 第 号
光学印象 (光印象) 第 号
CAD/CAM冠及びCAD/CAMインレー (歯CAD) 第 号
歯科技工加算1及び2 (歯技工) 第 号
皮膚悪性腫瘍センチネルリンパ節生検加算 (皮セ節) 第 号
皮膚移植術(死体) (皮膚植) 第 号
自家脂肪注入 (自脂注) 第 号
組織拡張器による再建手術〔乳房(再建手術)の場合に限る〕 (組再乳) 第 号
四肢・躯幹軟部悪性腫瘍手術及び骨悪性腫瘍手術の「注」に掲げる処理骨再建加算 (処骨) 第 号
緊急整復固定加算及び緊急挿入加算 (緊整固) 第 号
骨悪性腫瘍,類骨骨腫及び四肢軟部腫瘍ラジオ波焼灼療法 (骨悪ラ) 第 号
骨移植術(軟骨移植術を含む)〔同種骨移植(非生体)〔同種骨移植(特殊なものに限る)〕〕 (同種) 第 号
骨移植術(軟骨移植術を含む)(自家培養軟骨移植術に限る) (自家) 第 号
人工関節置換術(手術支援装置を用いるもの)(股) (人関支) 第 号
後縦靱帯骨化症手術(前方進入によるもの)

（後縦骨）第　　号
椎間板内酵素注入療法　（椎酵注）第　　号
腫瘍脊椎骨全摘術　（脊椎摘）第　　号
緊急穿頭血腫除去術　（緊穿除）第　　号
脳腫瘍覚醒下マッピング加算　（脳覚）第　　号
原発性悪性脳腫瘍光線力学療法加算　（脳光）第　　号
内視鏡下脳腫瘍生検術及び内視鏡下脳腫瘍摘出術　（内脳腫）第　　号
脳血栓回収療法連携加算　（脳回）第　　号
頭蓋骨形成手術（骨移動を伴うものに限る）　（頭移）第　　号
脳刺激装置植込術及び脳刺激装置交換術　（脳刺）第　　号
脊髄刺激装置植込術及び脊髄刺激装置交換術　（脊刺）第　　号
頭蓋内電極植込術〔脳深部電極によるもの（7本以上の電極による場合）に限る〕　（頭深電）第　　号
癒着性脊髄くも膜炎手術（脊髄くも膜剥離操作を行うもの）　（癒脊膜）第　　号
仙骨神経刺激装置植込術及び仙骨神経刺激装置交換術（便失禁）　（仙神交便）第　　号
仙骨神経刺激装置植込術及び仙骨神経刺激装置交換術（便過活動膀胱）　（仙神交膀）第　　号
舌下神経電気刺激装置植込術　（舌刺）第　　号
角結膜悪性腫瘍切除手術　（角結悪）第　　号
治療的角膜切除術〔エキシマレーザーによるもの（角膜ジストロフィー又は帯状角膜変性に係るものに限る）〕　（角膜切）第　　号
角膜移植術（内皮移植加算）　（内移）第　　号
羊膜移植術　（羊膜移）第　　号
緑内障手術〔緑内障治療用インプラント挿入術（プレートのあるもの）〕　（緑内イ）第　　号
緑内障手術〔緑内障手術〔流出路再建術（眼内法）及び水晶体再建術併用眼内ドレーン挿入術〕〕　（緑内眼ド）第　　号
緑内障手術〔濾過胞再建術（needle法）〕　（緑内ne）第　　号
毛様体光凝固術（眼内内視鏡を用いるものに限る）　（毛光）第　　号
網膜付着組織を含む硝子体切除術（眼内内視鏡を用いるもの）　（硝切）第　　号
網膜再建術　（網膜再）第　　号
経外耳道的内視鏡下鼓室形成術　（経内鼓）第　　号
人工中耳植込術　（人工中耳）第　　号
植込型骨導補聴器（直接振動型）植込術，人工内耳植込術，植込型骨導補聴器移植術及び植込型骨導補聴器交換術　（植補聴）第　　号
耳管用補綴材挿入術　（耳補挿）第　　号
内視鏡下鼻・副鼻腔手術Ⅴ型（拡大副鼻腔手術）及び経鼻内視鏡下鼻副鼻腔悪性腫瘍手術（頭蓋底郭清，再建を伴うものに限る）　（内鼻Ⅴ腫）第　　号
鏡視下咽頭悪性腫瘍手術（軟口蓋悪性腫瘍手術を含む）　（鏡咽悪）第　　号
鏡視下咽頭悪性腫瘍手術（軟口蓋悪性腫瘍手術を含む）（内視鏡手術用支援機器を用いる場合）及び鏡視下喉頭悪性腫瘍手術（内視鏡手術用支援機器を用いる場合）　（鏡咽喉悪）第　　号
内喉頭筋内注入術（ボツリヌス毒素によるもの）　（内筋ボ）第　　号
鏡視下喉頭悪性腫瘍手術　（鏡喉悪）第　　号
喉頭形成手術（甲状軟骨固定用器具を用いたもの）　（喉頭形成）第　　号
上顎骨形成術（骨移動を伴う場合に限る），下顎骨形成術（骨移動を伴う場合に限る）　（顎移）第　　号
上顎骨形成術（骨移動を伴う場合に限る）（歯科），下顎骨形成術（骨移動を伴う場合に限る）（歯科）　（歯顎移）第　　号
顎関節人工関節全置換術　（顎人工）第　　号
顎関節人工関節全置換術（歯科）　（歯顎人工）第　　号
内視鏡下甲状腺部分切除，腺腫摘出術，内視鏡下バセドウ甲状腺全摘（亜全摘）術（両葉），内視鏡下副甲状腺（上皮小体）腺腫過形成手術　（内下）第　　号
内視鏡下甲状腺悪性腫瘍手術　（内甲悪）第　　号
乳腺腫瘍画像ガイド下吸引術（一連につき）（MRIによるもの）　（乳腺ガ）第　　号
頭頸部悪性腫瘍光線力学療法　（頭頸悪光）第　　号
頭頸部悪性腫瘍光線力学療法（歯科）　（歯頭頸悪光）第　　号
乳房切除術（性同一性障害の患者に対して行う場合に限る）　（乳切性障）第　　号
乳癌センチネルリンパ節生検加算1及びセンチネルリンパ節生検（併用）　（乳セ1）第　　号
乳癌センチネルリンパ節生検加算2及びセンチネルリンパ節生検（単独）　（乳セ2）第　　号
乳腺悪性腫瘍手術〔乳輪温存乳房切除術（腋窩郭清を伴わないもの）及び乳輪温存乳房切除術（腋窩郭清を伴うもの）〕　（乳腫）第　　号
ゲル充填人工乳房を用いた乳房再建術（乳房切除後）　（ゲル乳再）第　　号
乳腺悪性腫瘍ラジオ波焼灼療法　（乳腺ラ）第　　号
胸腔鏡下拡大胸腺摘出術（内視鏡手術用支援機器を用いる場合）　（胸腔拡胸支）第　　号
胸腔鏡下縦隔悪性腫瘍手術（内視鏡手術用支援機器を用いる場合）　（胸腔縦悪支）第　　号
胸腔鏡下良性縦隔腫瘍手術（内視鏡手術用支援機器を用いる場合）　（胸腔縦支）第　　号
気管支バルブ留置術　（気バ留）第　　号
胸腔鏡下肺切除術（区域切除及び肺葉切除術又は1肺葉を超えるもので内視鏡手術用支援機器を用いる場合）　（胸腔肺支）第　　号
胸腔鏡下肺悪性腫瘍手術（区域切除で内視鏡支援機器を用いる場合）　（胸腔肺悪区）第　　号
肺悪性腫瘍手術〔壁側・臓側胸膜全切除（横隔膜，心膜合併切除を伴うもの）に限る〕　（肺腫）第　　号
胸腔鏡下肺悪性腫瘍手術（肺葉切除又は1肺葉を超えるもので内視鏡手術用支援機器を用いる場合）　（胸腔肺悪）第　　号
胸腔鏡下肺悪性腫瘍手術（気管支形成を伴う肺切除）　（胸腔形成）第　　号
同種死体肺移植術　（肺植）第　　号
生体部分肺移植術　（生肺）第　　号
肺悪性腫瘍及び胸腔内軟部腫瘍ラジオ波焼灼療法　（肺ラ）第　　号
胸腔鏡下食道悪性腫瘍手術（内視鏡手術用支援機器を用いる場合）　（胸腔食悪支）第　　号
縦隔鏡下食道悪性腫瘍手術（内視鏡手術用支援機器を用いる場合）　（縦隔食悪支）第　　号
内視鏡下筋層切開術　（内筋）第　　号
食道縫合術（穿孔，損傷）（内視鏡によるもの），内視鏡下胃，十二指腸穿孔瘻孔閉鎖術，胃瘻閉鎖術（内視鏡によるもの），小腸瘻閉鎖術（内視鏡によるもの），結腸瘻閉鎖術（内視鏡によるもの），腎（腎盂）腸瘻閉鎖術（内視鏡によるもの），尿管腸瘻閉鎖術（内視鏡によるもの），膀胱腸瘻閉鎖術（内視鏡によるもの），腟腸瘻閉鎖術（内視鏡によるもの）　（穿瘻閉）第　　号
経皮的冠動脈形成術（特殊カテーテルによるもの）　（経特）第　　号
胸腔鏡下弁形成術　（胸腔弁形）第　　号
胸腔鏡下弁形成術（内視鏡手術用支援機器を用いる場合）　（胸弁形内支）第　　号
胸腔鏡下弁置換術　（胸腔下置）第　　号
胸腔鏡下弁置換術（内視鏡手術用支援機器を用いる

特施

場合） （胸下置内支）第 号
経カテーテル弁置換術（経心尖大動脈弁置換術及び経皮的大動脈弁置換術） （カ大弁置）第 号
経カテーテル弁置換術（経皮的肺動脈弁置換術） （カ肺弁置）第 号
経皮的僧帽弁クリップ術 （経僧帽）第 号
胸腔鏡下動脈管開存閉鎖術 （脈動開）第 号
胸腔鏡下心房中隔欠損閉鎖術 （胸下房）第 号
不整脈手術 左心耳閉鎖術（胸腔鏡下によるもの） （不整胸腔）第 号
不整脈手術 左心耳閉鎖術（経カテーテル的手術によるもの） （不整経カ）第 号
磁気ナビゲーション加算 （磁場心）第 号
経皮的中隔心筋焼灼術 （経中）第 号
ペースメーカー移植術及びペースメーカー交換術 （ペ）第 号
ペースメーカー移植術及びペースメーカー交換術（リードレスペースメーカー） （ぺリ）第 号
両心室ペースメーカー移植術（心筋電極の場合）及び両心室ペースメーカー交換術（心筋電極の場合） （両ぺ心）第 号
両心室ペースメーカー移植術（経静脈電極の場合）及び両心室ペースメーカー交換術（経静脈電極の場合） （両ぺ静）第 号
植込型除細動器移植術（心筋リードを用いるもの）及び植込型除細動器交換術（心筋リードを用いるもの） （除心）第 号
植込型除細動器移植術（経静脈リードを用いるもの又は皮下植込型リードを用いるもの），植込型除細動器交換術（その他のもの）及び経静脈電極抜去術 （除静）第 号
両室ペーシング機能付き植込型除細動器移植術（心筋電極の場合）及び両室ペーシング機能付き植込型除細動器交換術（心筋電極の場合） （両除心）第 号
両室ペーシング機能付き植込型除細動器移植術（経静脈電極の場合）及び両室ペーシング機能付き植込型除細動器交換術（経静脈電極の場合） （両除静）第 号
大動脈バルーンパンピング法（IABP法） （大）第 号
経皮的循環補助法（ポンプカテーテルを用いたもの） （経循補）第 号
補助人工心臓 （補心）第 号
小児補助人工心臓 （小補心）第 号
植込型補助人工心臓（非拍動流型） （植補心非）第 号
同種心移植術 （心植）第 号
同種心肺移植術 （心肺植）第 号
骨格筋由来細胞シート心表面移植術 （筋シ心移）第 号
経皮的下肢動脈形成術 （経下肢動）第 号
内視鏡下下肢静脈瘤不全穿通枝切離術 （内下不切）第 号
腹腔鏡下リンパ節群郭清術（後腹膜） （腹リ後腹）第 号
腹腔鏡下リンパ節群郭清術（傍大動脈） （腹リ傍大）第 号
腹腔鏡下リンパ節群郭清術（側方） （腹リ傍側）第 号
腹腔鏡下小切開骨盤内リンパ節群郭清術，腹腔鏡下小切開後腹膜リンパ節群郭清術，腹腔鏡下小切開後腹膜腫瘍摘出術，腹腔鏡下小切開後腹膜悪性腫瘍手術，腹腔鏡下小切開副腎摘出術，腹腔鏡下小切開腎部分切除術，腹腔鏡下小切開腎摘出術，腹腔鏡下小切開尿管腫瘍摘出術，腹腔鏡下小切開腎（尿管）悪性腫瘍手術，腹腔鏡下小切開膀胱腫瘍摘出術及び腹腔鏡下小切開前立腺悪性腫瘍手術 （腹小切）第 号
骨盤内悪性腫瘍及び腹腔内軟部腫瘍ラジオ波焼灼療法 （骨盤ラ）第 号
内視鏡的逆流防止粘膜切除術 （内胃切）第 号
腹腔鏡下十二指腸局所切除術（内視鏡処置を併施するもの） （腹十二局）第 号
腹腔鏡下胃切除術〔単純切除術（内視鏡手術用支援機器を用いる場合）〕及び腹腔鏡下胃切除術〔悪性腫瘍手術（内視鏡手術用支援機器を用いるもの）〕 （腹胃切支）第 号
腹腔鏡下噴門側胃切除術〔単純切除術（内視鏡手術用支援機器を用いる場合）〕及び腹腔鏡下噴門側胃切除術〔悪性腫瘍手術（内視鏡手術用支援機器を用いるもの）〕 （腹側胃切支）第 号
腹腔鏡下胃全摘術〔単純全摘術（内視鏡手術用支援機器を用いる場合）〕及び腹腔鏡下胃全摘術〔悪性腫瘍手術（内視鏡手術用支援機器を用いるもの）〕 （腹胃全）第 号
腹腔鏡下胃縮小術 （腹胃縮）第 号
バルーン閉塞下逆行性経静脈的塞栓術 （バ経静脈）第 号
腹腔鏡下総胆管拡張症手術（内視鏡手術用支援機器を用いる場合） （腹総拡支）第 号
腹腔鏡下胆嚢悪性腫瘍手術（胆嚢床切除を伴うもの） （腹胆床）第 号
胆管悪性腫瘍手術〔膵頭十二指腸切除及び肝切除（葉以上）を伴うものに限る〕 （胆腫）第 号
体外衝撃波胆石破砕術 （胆）第 号
腹腔鏡下肝切除術 （腹肝）第 号
腹腔鏡下肝切除術（内視鏡手術用支援機器を用いる場合） （腹肝支）第 号
腹腔鏡下胆道閉鎖症手術 （腹胆閉鎖）第 号
移植用部分肝採取術（生体）（腹腔鏡によるもの） （腹移肝）第 号
生体部分肝移植術 （生）第 号
同種死体肝移植術 （肝植）第 号
体外衝撃波膵石破砕術 （膵石破）第 号
腹腔鏡下膵腫瘍摘出術 （腹膵腫瘍）第 号
腹腔鏡下膵体尾部腫瘍切除術 （腹膵切）第 号
腹腔鏡下膵体尾部腫瘍切除術（内視鏡手術用支援機器を用いる場合） （腹膵切支）第 号
腹腔鏡下膵中央切除術 （腹膵中切）第 号
腹腔鏡下膵頭部腫瘍切除術 （腹膵頭）第 号
腹腔鏡下膵頭部腫瘍切除術（内視鏡手術用支援機器を用いる場合） （腹膵頭支）第 号
同種死体膵移植術，同種死体膵腎移植術（膵植）第 号
同種死体膵島移植術 （膵島植）第 号
生体部分小腸移植術 （生小腸植）第 号
同種死体小腸移植術 （小腸移植）第 号
早期悪性腫瘍大腸粘膜下層剥離術 （早大腸）第 号
腹腔鏡下結腸悪性腫瘍切除術（内視鏡手術用支援機器を用いる場合） （腹結悪支）第 号
腹腔鏡下副腎摘出術（内視鏡手術用支援機器を用いるもの）及び腹腔鏡下副腎髄質腫瘍摘出術（褐色細胞腫）（内視鏡手術用支援機器を用いるもの） （腹腎摘出支）第 号
腹腔鏡下直腸切除・切断術（切除術，低位前方切除術及び切断術に限る）（内視鏡手術用支援機器を用いる場合） （腹直腸切支）第 号
副腎腫瘍ラジオ波焼灼療法 （副腎ラ）第 号
体外衝撃波腎・尿管結石破砕術 （腎）第 号
腹腔鏡下腎悪性腫瘍手術（内視鏡手術用支援機器を用いるもの）及び腹腔鏡下尿管悪性腫瘍手術（内視鏡手術用支援機器を用いるもの） （腹腎尿支器）第 号
腎悪性腫瘍ラジオ波焼灼療法 （腎悪ラ）第 号
腹腔鏡下腎盂形成手術（内視鏡手術用支援機器を用いる場合） （腹腎形支）第 号

同種死体腎移植術　（腎植）第　号
生体腎移植術　（生腎）第　号
膀胱水圧拡張術及びハンナ型間質性膀胱炎手術（経尿道）　（膀胱ハ間）第　号
腹腔鏡下膀胱悪性腫瘍手術（内視鏡手術用支援機器を用いる場合）　（腹膀胱悪支）第　号
腹腔鏡下膀胱悪性腫瘍手術　（腹膀）第　号
腹腔鏡下小切開膀胱悪性腫瘍手術　（腹小膀悪）第　号
腹腔鏡下膀胱尿管逆流手術（膀胱外アプローチ）　（腹膀尿）第　号
尿道狭窄グラフト再建術　（尿狭再）第　号
人工尿道括約筋植込・置換術　（人工尿）第　号
精巣温存手術　（精温）第　号
精巣内精子採取術　（精精採）第　号
焦点式高エネルギー超音波療法　（焦超）第　号
腹腔鏡下前立腺悪性腫瘍手術　（腹前）第　号
腹腔鏡下前立腺悪性腫瘍手術（内視鏡手術用支援機器を用いるもの）　（腹前支器）第　号
女子外性器悪性腫瘍手術センチネルリンパ節生検加算　（女外セ）第　号
腹腔鏡下腟断端挙上術（内視鏡手術用支援機器を用いる場合）　（腹断端支）第　号
腹腔鏡下仙骨腟固定術　（腹仙骨固）第　号
腹腔鏡下仙骨腟固定術（内視鏡手術用支援機器を用いる場合）　（腹仙骨固支）第　号
腹腔鏡下腟式子宮全摘術（内視鏡手術用支援機器を用いる場合）　（腹腟子内支）第　号
腹腔鏡下子宮悪性腫瘍手術（子宮体がんに対して内視鏡手術用支援機器を用いる場合）　（腹子悪内支）第　号
腹腔鏡下子宮悪性腫瘍手術（子宮体がんに限る）　（腹子）第　号
腹腔鏡下子宮悪性腫瘍手術（子宮頸がんに限る）　（腹子頸）第　号
腹腔鏡下子宮瘢痕部修復術　（腹瘢修）第　号
内視鏡的胎盤吻合血管レーザー焼灼術　（内胎）第　号
胎児胸腔・羊水腔シャント術　（胎羊）第　号
無心体双胎焼灼術　（無心）第　号
胎児輸血術及び臍帯穿刺　（胎輸臍穿）第　号
体外式膜型人工肺管理料　（体膜肺）第　号
尿道形成手術（前部尿道）（性同一性障害の患者に対して行う場合に限る）　（尿形性障）第　号
尿道下裂形成手術（性同一性障害の患者に対して行う場合に限る）　（尿裂性障）第　号
陰茎形成術（性同一性障害の患者に対して行う場合に限る）　（陰形性障）第　号
陰茎全摘術（性同一性障害の患者に対して行う場合に限る）　（陰全性障）第　号
精巣摘出術（性同一性障害の患者に対して行う場合に限る）　（精摘性障）第　号
会陰形成手術（筋層に及ばないもの）（性同一性障害の患者に対して行う場合に限る）（会形性障）第　号
造腟術，腟閉鎖症術（遊離植皮によるもの，腸管形成によるもの，筋皮弁移植によるもの）（性同一性障害の患者に対して行う場合に限る）　（造腟閉性障）第　号
子宮全摘術（性同一性障害の患者に対して行う場合に限る）　（子宮全性障）第　号
腹腔鏡下腟式子宮全摘術（性同一性障害患者に対して行う場合に限る）　（腹腟子性障）第　号
子宮附属器腫瘍摘出術（両側）（性同一性障害の患者に対して行う場合に限る）　（子宮附性障）第　号
医科点数表第２章第10部手術の通則の12に掲げる手術の休日加算１　（医手休）第　号
医科点数表第２章第10部手術の通則の12に掲げる手術の時間外加算１　（医手外）第　号
医科点数表第２章第10部手術の通則の12に掲げる手術の深夜加算１　（医手深）第　号
歯科点数表第２章第９部手術の通則第９号に掲げる手術の休日加算１　（歯手休）第　号
歯科点数表第２章第９部手術の通則第９号に掲げる手術の時間外加算１　（歯手外）第　号
歯科点数表第２章第９部手術の通則第９号に掲げる手術の深夜加算１　（歯手深）第　号
医科点数表第２章第10部手術の通則の16に掲げる手術　（胃瘻造）第　号
医科点数表第２章第10部手術の通則の19に掲げる手術（遺伝性乳癌卵巣癌症候群患者に対する乳房切除術に限る）　（乳切遺伝）第　号
医科点数表第２章第10部手術の通則の19に掲げる手術（遺伝性乳癌卵巣癌症候群患者に対する子宮附属器腫瘍摘出術）　（子宮附遺伝）第　号
周術期栄養管理実施加算　（周栄管）第　号
再製造単回使用医療機器使用加算　（再単器）第　号
輸血管理料Ⅰ　（輸血Ⅰ）第　号
輸血管理料Ⅱ　（輸血Ⅱ）第　号
輸血適正使用加算　（輸適）第　号
貯血式自己血輸血管理体制加算　（貯輸）第　号
コーディネート体制充実加算　（コ体充）第　号
自己生体組織接着剤作成術　（自生接）第　号
自己クリオプレシピテート作製術（用手法）　（自己ク）第　号
同種クリオプレシピテート作製術　（同種ク）第　号
人工肛門・人工膀胱造設術前処置加算　（造設前）第　号
胃瘻造設時嚥下機能評価加算　（胃瘻造嚥）第　号
凍結保存同種組織加算　（凍保組）第　号
歯周組織再生誘導手術　（GTR）第　号
手術時歯根面レーザー応用加算　（手術歯根）第　号
広範囲顎骨支持型装置埋入手術　（人工歯根）第　号
歯根端切除手術の「注３」　（根切顕微）第　号
口腔粘膜血管腫凝固術　（口血凝）第　号
レーザー機器加算　（手光機）第　号
麻酔管理料（Ⅰ）　（麻管Ⅰ）第　号
麻酔管理料（Ⅱ）　（麻管Ⅱ）第　号
周術期薬剤管理加算　（周薬管）第　号
歯科麻酔管理料　（歯麻管）第　号
放射線治療専任加算　（放専）第　号
外来放射線治療加算　（外放）第　号
遠隔放射線治療計画加算　（遠隔放）第　号
高エネルギー放射線治療　（高放）第　号
一回線量増加加算　（増線）第　号
強度変調放射線治療（IMRT）　（強度）第　号
画像誘導放射線治療（IGRT）　（画誘）第　号
体外照射呼吸性移動対策加算　（体対策）第　号
定位放射線治療　（直放）第　号
定位放射線治療呼吸性移動対策加算　（定対策）第　号
粒子線治療　（粒）第　号
粒子線治療適応判定加算　（粒適）第　号
粒子線治療医学管理加算　（粒医）第　号
ホウ素中性子捕捉療法　（ホ中）第　号
ホウ素中性子捕捉療法適応判定加算　（ホ中適）第　号
ホウ素中性子捕捉療法医学管理加算　（ホ中医）第　号
画像誘導密封小線源治療加算　（誘密）第　号
保険医療機関間の連携による病理診断（連携診）第　号
保険医療機関間の連携におけるデジタル病理画像による術中迅速病理組織標本作製　（連組織）第　号
保険医療機関間の連携におけるデジタル病理画像による迅速細胞診　（連細胞）第　号
デジタル病理画像による病理診断　（デ病診）第　号
病理診断管理加算１　（病理診１）第　号
病理診断管理加算２　（病理診２）第　号
悪性腫瘍病理組織標本加算　（悪病組）第　号
看護職員処遇改善評価料　（看処遇）第　号
外来・在宅ベースアップ評価料（Ⅰ）

特施

（外在ベⅠ）第　　号
外来・在宅ベースアップ評価料（Ⅱ）
（外在ベⅡ）第　　号
入院ベースアップ評価料　（入ベ）第　　号
（以下，歯科・調剤　略）

7 次の⑴から⒃までに掲げるものについては，それらの点数のうちいずれか１つについて届出を行っていれば，当該届出を行った点数と同一の区分に属する点数も算定できるものであり，点数ごとに別々の届出を行う必要はない。
⑴ 持続血糖測定器加算（間歇注入シリンジポンプと連動する持続血糖測定器を用いる場合），皮下連続式グルコース測定
⑵ 腹腔鏡下小切開骨盤内リンパ節群郭清術，腹腔鏡下小切開後腹膜リンパ節群郭清術，腹腔鏡下小切開後腹膜腫瘍摘出術，腹腔鏡下小切開後腹膜悪性腫瘍手術，腹腔鏡下小切開副腎摘出術，腹腔鏡下小切開腎部分切除術，腹腔鏡下小切開腎摘出術，腹腔鏡下小切開尿管腫瘍摘出術，腹腔鏡下小切開腎（尿管）悪性腫瘍手術，腹腔鏡下小切開膀胱腫瘍摘出術，腹腔鏡下小切開前立腺悪性腫瘍手術
⑶ センチネルリンパ節生検（併用），乳癌センチネルリンパ節生検加算１
⑷ センチネルリンパ節生検（単独），乳癌センチネルリンパ節生検加算２
⑸ 人工膵臓検査，人工膵臓療法
⑹ 時間内歩行試験，シャトルウォーキングテスト
⑺ 検査・画像情報提供加算，電子的診療情報評価料
⑻ 導入期加算２，導入期加算３，腎代替療法実績加算
⑼ 透析液水質確保加算，慢性維持透析濾過加算
⑽ 緊急整復固定加算，緊急挿入加算
⑾ 食道縫合術（穿孔，損傷）（内視鏡によるもの），内視鏡下胃，十二指腸穿孔瘻孔閉鎖術，胃瘻閉鎖術（内視鏡によるもの），小腸瘻閉鎖術（内視鏡によるもの），結腸瘻閉鎖術（内視鏡によるもの），腎（腎盂）腸瘻閉鎖術（内視鏡によるもの），尿管腸瘻閉鎖術（内視鏡によるもの），膀胱腸瘻閉鎖術（内視鏡によるもの），腟腸瘻閉鎖術（内視鏡によるもの）
⑿ 腹腔鏡下膵体尾部腫瘍切除術（内視鏡手術用支援機器を用いる場合を除く），腹腔鏡下膵中央切除術
⒀ 腹腔鏡下副腎摘出術（内視鏡手術用支援機器を用いるもの），腹腔鏡下副腎髄質腫瘍摘出術（褐色細胞腫）（内視鏡手術用支援機器を用いるもの）
⒁ 腹腔鏡下腎悪性腫瘍手術（内視鏡手術用支援機器を用いるもの），腹腔鏡下尿管悪性腫瘍手術（内視鏡手術用支援機器を用いるもの）
⒂ 膀胱水圧拡張術，ハンナ型間質性膀胱炎手術（経尿道）
⒃ 採取精子調整管理料，精子凍結保存管理料
⒄ 胎児輸血術（一連につき），臍帯穿刺

8 4に定めるもののほか，各月の末日までに要件審査を終え，届出を受理した場合は，翌月の１日から当該届出に係る診療報酬を算定する。また，月の最初の開庁日に要件審査を終え，届出を受理した場合には当該月の１日から算定する。令和６年６月１日からの算定に係る届出については，令和６年５月２日以降に届出書の提出を行うことができる。

9 届出の不受理の決定を行った場合は，速やかにその旨を提出者に対して通知する。

特施

第３ 届出受理後の措置等

1 届出を受理した後において，届出の内容と異なった事情が生じ，当該施設基準を満たさなくなった場合又は当該施設基準の届出区分が変更となった場合には，保険医療機関又は保険薬局の開設者は届出の内容と異なった事情が生じた日の属する月の翌月に変更の届出を行う。ただし，神経学的検査，精密触覚機能検査，画像診断管理加算１，２，３及び４歯科画像診断管理加算１及び２，麻酔管理料（Ⅰ），歯科麻酔管理料，歯科矯正診断料並びに顎口腔機能診断料について届け出ている医師に変更があった場合にはその都度届出を行い，届出にあたり使用する機器を届け出ている施設基準については，当該機器に変更があった場合には，その都度届出を行う。また，CT撮影及びMRI撮影について届け出ている撮影に使用する機器に変更があった場合にはその都度届出を行う。その場合においては，変更の届出を行った日の属する月の翌月（変更の届出について，月の最初の開庁日に要件審査を終え，届出を受理された場合には当該月の１日）から変更後の特掲診療料を算定する。ただし，面積要件や常勤職員の配置要件のみの変更の場合など月単位で算出する数値を用いた要件を含まない施設基準の場合には，当該施設基準を満たさなくなった日の属する月に速やかに変更の届出を行い，当該変更の届出を行った日の属する月の翌月から変更後の特掲診療料を算定する。

2 届出を受理した保険医療機関又は保険薬局については，適時調査を行い（原則として年１回，受理後６か月以内を目途），届出の内容と異なる事情等がある場合には，届出の受理の変更を行うなど運用の適正を期する。

3 「特掲診療料の施設基準等」に適合しないことが判明した場合は，所要の指導の上，変更の届出を行わせるものである。その上で，なお改善がみられない場合は，当該届出は無効となるものであるが，その際には当該保険医療機関又は当該保険薬局の開設者に弁明を行う機会を与える。

4 届出を行った保険医療機関又は保険薬局は，毎年８月１日現在で届出の基準の適合性を確認し，その結果について報告を行う。

5 地方厚生（支）局においては，届出を受理した後，当該届出事項に関する情報を都道府県に提供し，相互に協力するよう努める。

6 届出事項については，被保険者等の便宜に供するため，地方厚生（支）局において閲覧（ホームページへの掲載等を含む）に供するとともに，当該届出事項を適宜とりまとめて，保険者等に提供するよう努める。また，保険医療機関及び保険薬局においても，保険医療機関及び保険医療養担当規則（昭和32年厚生省令第15号。以下「療担規則」という），高齢者の医療の確保に関する法律の規定による療養の給付等の取扱い及び担当に関する基準（昭和58年厚生省告示第14号。以下「療担基準」という）及び保険薬局及び保険薬剤師療養担当規則（昭和32年厚生省令第16号）の規定に基づき，院内の見やすい場所に届出内容の掲示を行うよう指導をする。

第４ 経過措置等

第２及び第３の規定にかかわらず，令和６年３月31日現在において現に特掲診療料を算定している保険医療機関及び保険薬局において，引き続き当該特掲診療料を算定する場合（名称のみが改正されたものを算定する場合を含む）には，新たな届出を要しない。ただし，令和６年６月以降の実績により，届出を行っている特掲診療料の施設基準等の内容と異なる事情等が生じた場合は，変更の届出を行う。また，令和６年度診療報酬改定において，新設された又は施設基準が創設された特掲診療料（**表１**）及び施設基準が改正された特掲診療料（**表２**）については，令和６年６月１日以降の算定に当たり届出を行う必要がある。

表１ 新設された又は施設基準が創設された特掲診療料

がん性疼痛緩和指導管理料の注２に規定する難治性がん性疼痛緩和指導管理加算
慢性腎臓病透析予防指導管理料
外来腫瘍化学療法診療料３
外来腫瘍化学療法診療料の注９に規定するがん薬物療法体制充実加算
プログラム医療機器等指導管理料
在宅療養支援歯科病院
往診料の注９に規定する介護保険施設等連携往診加算
在宅患者訪問診療料（Ⅰ）の注13及び歯科訪問診療料の注20に規定する在宅医療DX情報活用加算
在宅時医学総合管理料の注14（施設入居時等医学総合管

理料の注５の規定により準用する場合含む）に規定する基準
在宅時医学総合管理料の注15（施設入居時等医学総合管理料の注５の規定により準用する場合を含む）及び在宅がん医療総合診療料の注９に規定する在宅医療情報連携加算
歯科疾患在宅療養管理料の注７，在宅患者訪問口腔リハビリテーション指導管理料の注８及び小児在宅患者訪問口腔リハビリテーション指導管理料の注８に規定する在宅歯科医療情報連携加算
救急患者連携搬送料
在宅患者訪問看護・指導料の注17（同一建物居住者訪問看護・指導料の注６の規定により準用する場合を含む）及び精神科訪問看護・指導料の注17に規定する訪問看護医療DX情報活用加算
在宅患者訪問看護・指導料の注18（同一建物居住者訪問看護・指導料の注６の規定により準用する場合を含む）に規定する遠隔死亡診断補助加算
遺伝学的検査の注２に規定する施設基準
ウイルス・細菌核酸多項目同時検出（髄液）
経頸静脈的肝生検
画像診断管理加算３
ポジトロン断層撮影，ポジトロン断層・コンピューター断層複合撮影又はポジトロン断層・磁気共鳴コンピューター断層複合撮影（アミロイドPETイメージング剤を用いた場合に限る）に係る費用を算定するための施設基準
通院・在宅精神療法の注10に規定する児童思春期支援指導加算
通院・在宅精神療法の注11に規定する早期診療体制充実加算
通院・在宅精神療法の注12に規定する情報通信機器を用いた通院精神療法の施設基準
ストーマ合併症加算
歯科技工士連携加算１
歯科技工士連携加算２
光学印象
光学印象歯科技工士連携加算
骨悪性腫瘍，類骨骨腫及び四肢軟部腫瘍ラジオ波焼灼療法
人工股関節置換術（手術支援装置を用いるもの）
緊急穿頭血腫除去術
脳血栓回収療法連携加算
毛様体光凝固術（眼内内視鏡を用いるものに限る）
頭頸部悪性腫瘍光線力学療法（歯科）
乳腺悪性腫瘍ラジオ波焼灼療法
気管支バルブ留置術
胸腔鏡下肺切除術（区域切除及び肺葉切除術又は１肺葉を超えるものに限る）（内視鏡手術用支援機器を用いる場合）
肺悪性腫瘍及び胸腔内軟部腫瘍ラジオ波焼灼療法
胸腔鏡下弁置換術（内視鏡手術支援機器を用いる場合）
胸腔鏡下心房中隔欠損閉鎖術
骨盤内悪性腫瘍及び腹腔内軟部腫瘍ラジオ波焼灼療法
腹腔鏡下膵中央切除術
腎悪性腫瘍ラジオ波焼灼療法
腹腔鏡下膀胱尿管逆流手術（膀胱外アプローチ）
尿道狭窄グラフト再建術
精巣温存手術
女子外性器悪性腫瘍手術（女子外性器悪性腫瘍手術センチネルリンパ節生検加算を算定する場合に限る）
腹腔鏡下腟断端挙上術（内視鏡手術用支援機器を用いる場合）
再製造単回使用医療機器使用加算
在宅薬学総合体制加算
医療DX推進体制整備加算
看護職員処遇改善評価料
外来・在宅ベースアップ評価料（Ⅰ）
外来・在宅ベースアップ評価料（Ⅱ）
歯科外来・在宅ベースアップ評価料（Ⅰ）
歯科外来・在宅ベースアップ評価料（Ⅱ）
入院ベースアップ評価料

表２　施設基準の改正された特掲診療料（届出が必要なもの）

地域包括診療料（令和６年10月以降に引き続き算定する場合に限る）
外来腫瘍化学療法診療料１（令和６年10月以降に引き続き算定する場合に限る）
小児口腔機能管理料の注３に規定する口腔管理体制強化加算（令和６年３月31日時点で「診療報酬の算定方法の一部を改正する告示」による改正前の診療報酬の算定方法別表第二Ｂ000-4に掲げる歯科疾患管理料の注10に規定するかかりつけ歯科医機能強化型歯科診療所に係る届出を行っている保険医療機関において，令和７年６月１日以降に引き続き算定する場合に限る）
医科点数表第２章第９部処置の通則の５並びに歯科点数表第２章第８部処置の通則の６に掲げる処置の休日加算１，時間外加算１及び深夜加算１（令和８年６月１日以降に引き続き算定する場合に限る）
調剤基本料２
特別調剤基本料Ａ
調剤基本料の注１ただし書に規定する施設基準（処方箋集中率等の状況によらず例外的に調剤基本料１を算定することができる保険薬局）（令和８年６月１日以降に引き続き算定する場合に限る）
調剤基本料の注４に規定する保険薬局
地域支援体制加算（令和６年９月１日以降に引き続き算定する場合に限る）
連携強化加算（令和７年１月１日以降に引き続き算定する場合に限る）

表３　施設基準の改正された特掲診療料（届出が必要でないもの）

外来緩和ケア管理料
一般不妊治療管理料
二次性骨折予防継続管理料
小児かかりつけ診療料
外来腫瘍化学療法診療料２
生活習慣病管理料（Ⅰ）
在宅療養支援診療所
こころの連携指導料（Ⅰ）
在宅療養支援歯科診療所１
在宅療養支援歯科診療所２
在宅療養支援病院
がんゲノムプロファイリング検査
国際標準検査管理加算
遠隔画像診断
冠動脈CT撮影加算
血流予備量比コンピューター断層撮影
外来後発医薬品使用体制加算
心大血管疾患リハビリテーション料（Ⅰ）
心大血管疾患リハビリテーション料（Ⅱ）
脳血管疾患等リハビリテーション料（Ⅰ）
脳血管疾患等リハビリテーション料（Ⅱ）
脳血管疾患等リハビリテーション料（Ⅲ）
廃用症候群リハビリテーション料（Ⅰ）
廃用症候群リハビリテーション料（Ⅲ）
運動器リハビリテーション料（Ⅰ）
運動器リハビリテーション料（Ⅱ）
運動器リハビリテーション料（Ⅲ）

呼吸器リハビリテーション料（Ⅰ）
呼吸器リハビリテーション料（Ⅱ）
障害児（者）リハビリテーション料
通院・在宅精神療法の注８に規定する療養生活継続支援加算
導入期加算１，２及び３
歯科技工加算１
歯科技工加算２
皮膚悪性腫瘍切除術（皮膚悪性腫瘍センチネルリンパ節生検加算を算定する場合に限る）
頭蓋内腫瘍摘出術（原発性悪性脳腫瘍光線力学療法加算を算定する場合に限る）
頭蓋内電極植込術〔脳深部電極によるもの（７本以上の電極による場合）に限る〕
網膜付着組織を含む硝子体切除術（眼内内視鏡を用いるもの）
鏡視下咽頭悪性腫瘍手術（軟口蓋悪性腫瘍手術を含む）（内視鏡手術用支援機器を用いる場合）及び鏡視下喉頭悪性腫瘍手術（内視鏡手術用支援機器を用いる場合）
頭頸部悪性腫瘍光線力学療法
乳腺悪性腫瘍手術（乳癌センチネルリンパ節生検加算１又は乳癌センチネルリンパ節生検加算２を算定する場合に限る）
胸腔鏡下拡大胸腺摘出術（内視鏡手術用支援機器を用いる場合）
胸腔鏡下縦隔悪性腫瘍手術及び胸腔鏡下良性縦隔腫瘍手術（内視鏡手術用支援機器を用いる場合）
胸腔鏡下肺悪性腫瘍手術（区域切除及び肺葉切除又は１肺葉を超えるものに限る）（内視鏡手術用支援機器を用いる場合）
胸腔鏡下食道悪性腫瘍手術（内視鏡手術用支援機器を用いる場合）
縦隔鏡下食道悪性腫瘍手術（内視鏡手術用支援機器を用いる場合）
経皮的冠動脈形成術（特殊カテーテルによるもの）
胸腔鏡下弁形成術及び胸腔鏡下弁置換術
不整脈手術〔左心耳閉鎖術（胸腔鏡下によるもの及び経カテーテル的手術によるもの）に限る〕
経皮的カテーテル心筋焼灼術（磁気ナビゲーション加算を算定する場合に限る）
腹腔鏡下胃切除術〔単純切除術（内視鏡手術用支援機器を用いる場合）〕及び腹腔鏡下胃切除術〔悪性腫瘍手術（内視鏡手術用支援機器を用いるもの）〕
腹腔鏡下胃縮小術
腹腔鏡下総胆管拡張症手術（内視鏡手術用支援機器を用いる場合）
腹腔鏡下肝切除術（内視鏡手術用支援機器を用いる場合）
腹腔鏡下膵体尾部腫瘍切除術（内視鏡手術用支援機器を用いる場合）
腹腔鏡下膵頭部腫瘍切除術
腹腔鏡下結腸悪性腫瘍切除術（内視鏡手術用支援機器を用いる場合）
腹腔鏡下直腸切除・切断術（内視鏡手術用支援機器を用いる場合）
腹腔鏡下副腎摘出手術（内視鏡手術用支援機器を用いるもの）及び腹腔鏡下副腎髄質腫瘍摘出手術（褐色細胞腫）（内視鏡手術用支援機器を用いるもの）
腹腔鏡下腎悪性腫瘍手術（内視鏡手術用支援機器を用いるもの）及び腹腔鏡下尿管悪性腫瘍手術（内視鏡手術用支援機器を用いるもの）
腹腔鏡下腎盂形成手術（内視鏡手術用支援機器を用いる場合）
腹腔鏡下膀胱悪性腫瘍手術（内視鏡手術用支援機器を用いる場合）
腹腔鏡下前立腺悪性腫瘍手術（内視鏡手術用支援機器を用いるもの）
腹腔鏡下仙骨腟固定術
腹腔鏡下腟式子宮全摘術（内視鏡手術用支援機器を用いる場合）
腹腔鏡下子宮悪性腫瘍手術（子宮体がんに対して内視鏡手術用支援機器を用いる場合）
医科点数表第２章第10部手術の通則の５及び６（歯科点数表第２章第９部手術の通則４を含む）に掲げる手術
医科点数表第２章第10部手術の通則の19に掲げる手術
調剤基本料の注２に規定する保険薬局
調剤管理加算
医療情報取得加算
服薬管理指導料の注14に規定する保険薬剤師（かかりつけ薬剤師と連携する他の薬剤師が対応した場合）

表４　施設基準等の名称が変更されたが，令和６年３月31日において現に当該点数を算定していた保険医療機関及び保険薬局であれば新たに届出が必要でないもの

旧		新
ウイルス・細菌核酸多項目同時検出	→	ウイルス・細菌核酸多項目同時検出（ＳＡＲＳ－ＣｏＶ－２核酸検出を含まないもの）
画像診断管理加算３	→	画像診断管理加算４
内視鏡下鼻・副鼻腔手術Ⅴ型（拡大副鼻腔手術）及び経鼻内視鏡下鼻副鼻腔悪性腫瘍手術（頭蓋底郭清，再建を伴うもの）	→	内視鏡下鼻・副鼻腔手術Ⅴ型（拡大副鼻腔手術）及び経鼻内視鏡下鼻副鼻腔悪性腫瘍手術（頭蓋底郭清，再建を伴うものに限る）

別添１　特掲診療料の施設基準等

第１～第91　別掲（p.886）～（p.1027）

別添２　特掲診療料の施設基準に係る届出書

※web版にて参照，ダウンロード可能です。
〈医学通信社 HP：https://www.igakutushin.co.jp〉

特施

欧文・数字索引〔αβγ，数字は欧文索引末尾に掲載 ノンブルの太字は点数・告示の掲載ページ〕

欧　文

A

B

C

D

E

F

G

H

I

数字

A

S

和文索引〔ノンブルの太字は点数・告示の掲載ページ〕

あ

い

か行

き

こ

さ

さ行

す

せ

そ

た

ち

な

に

ね

の

は

は行

ひ

へ

ほ

ろ

わ